PEDRETTI
作业治疗
躯体功能障碍实践技能

PEDRETTI'S OCCUPATIONAL THERAPY
PRACTICE SKILLS FOR PHYSICAL DYSFUNCTION

第 8 版

主　　编　Heidi McHugh Pendleton　Winifred Schultz-Krohn

主　　审　励建安　林克忠　唐　丹

主　　译　李奎成　黄锦文　张瑞昆　闫彦宁

副主译　胡　军　曹梦安　杨永红　朱　毅　徐艳文　伊文超

人民卫生出版社
·北　京·

图书在版编目（CIP）数据

PEDRETTI 作业治疗：躯体功能障碍实践技能/（美）
海蒂·麦克休·彭德尔顿（Heidi McHugh Pendleton），
（美）温妮弗雷德·舒尔茨-克罗恩
（Winifred Schultz-Krohn）主编；李奎成等译. —北
京：人民卫生出版社，2023.2
ISBN 978-7-117-33376-4

Ⅰ.①P… Ⅱ.①海…②温…③李… Ⅲ.①运动障
碍-诊疗 Ⅳ.①R745.1

中国版本图书馆 CIP 数据核字（2022）第 126857 号

| 人卫智网 | www.ipmph.com | 医学教育、学术、考试、健康，
购书智慧智能综合服务平台 |
| 人卫官网 | www.pmph.com | 人卫官方资讯发布平台 |

图字：01-2019-7729 号

PEDRETTI 作业治疗：躯体功能障碍实践技能
PEDRETTI Zuoye Zhiliao:
Quti Gongneng Zhang'ai Shijian Jineng

主　　译：李奎成　黄锦文　张瑞昆　闫彦宁
出版发行：人民卫生出版社（中继线 010-59780011）
地　　址：北京市朝阳区潘家园南里 19 号
邮　　编：100021
E - mail：pmph @ pmph.com
购书热线：010-59787592　010-59787584　010-65264830
印　　刷：三河市宏达印刷有限公司（胜利）
经　　销：新华书店
开　　本：889×1194　1/16　印张：81
字　　数：2563 千字
版　　次：2023 年 2 月第 1 版
印　　次：2023 年 4 月第 1 次印刷
标准书号：ISBN 978-7-117-33376-4
定　　价：498.00 元

打击盗版举报电话：010-59787491　E-mail：WQ @ pmph.com
质量问题联系电话：010-59787234　E-mail：zhiliang @ pmph.com
数字融合服务电话：4001118166　E-mail：zengzhi @ pmph.com

PEDRETTI
作业治疗
躯体功能障碍实践技能

PEDRETTI'S OCCUPATIONAL THERAPY
PRACTICE SKILLS FOR PHYSICAL DYSFUNCTION

第 8 版

主　编　Heidi McHugh Pendleton　Winifred Schultz-Krohn

主　审　励建安　林克忠　唐　丹

主　译　李奎成　黄锦文　张瑞昆　闫彦宁

副主译　胡　军　曹梦安　杨永红　朱　毅　徐艳文　伊文超

主译助理　史东东　鲁　智　刘晓艳

人民卫生出版社
·北京·

ELSEVIER

Elsevier(Singapore)Pte Ltd.
3 Killiney Road
#08-01 Winsland House I
Singapore 239519
Tel:(65)6349-0200
Fax:(65)6733-1817

译 者（按姓氏汉语拼音排序）

卞　立	无锡市中心康复医院	聂天翠	广东省工伤康复医院
蔡素芳	福建中医药大学附属康复医院	秦郑圆	浙江康复医疗中心
曹梦安	杭州贝蓓儿童康复中心	施晓畅	山东中医药大学
陈　颖	海南医学院第一附属医院	史东东	扬州市残疾人康复医疗中心
陈肖雨	Thousand Oaks Post Acute	苏　彬	无锡市中心康复医院
陈许艳	温州医科大学附属第二医院	孙嘉慧	香港体育学院诊所
崔金龙	湘雅博爱康复医院	汪　杰	常德市第一人民医院
董安琴	郑州大学第五附属医院	王　聪	昆明医科大学
杜慧君	湖北医药学院附属太和医院	王　骏	无锡市第九人民医院(无锡市骨科医院)
樊　巍	华中科技大学同济医学院附属同济医院	王　蕾	昆明医科大学
冯丹玲	香港理工大学(博士)	王　权	上海市养志康复医院(上海市阳光康复中心)
冯梦晨	中国康复研究中心	王　杨	广东省工伤康复医院
高　峰	湖北医药学院附属太和医院	王泽普	河北省人民医院
耿　超	上海市第一康复医院	吴　嬿	上海中医药大学康复医学院
耿红荔	深圳大学第一附属医院	萧玉婷	甘肃省康复中心医院
郭秋娜	广东省工伤康复医院	徐　磊	佳木斯大学附属第三医院
何爱群	广东省工伤康复医院	徐　丽	四川省医学科学院·四川省人民医院
胡　岱	北京优术康源医疗技术有限公司	徐　睿	中南大学湘雅二医院
胡　军	上海中医药大学康复医学院	徐艳文	无锡市第九人民医院
黄　犇	苏州倍磅康复医院	徐远红	湖北医药学院附属太和医院
黄锦文	香港职业治疗学院	许志生	浙江大学医学院附属第一医院
蒋飞云	昆明医科大学	薛夏琰	上海中医药大学附属岳阳中西医结合医院
黎景波	广东省工伤康复医院	薛燕萍	山西白求恩医院　山西医学科学院
李　攀	成都市第二人民医院	闫彦宁	河北省人民医院
李　睿	中山大学孙逸仙纪念医院	杨　琼	华中科技大学同济医学院附属同济医院
李　娴	中山大学附属第六医院	杨　雯	中南大学湘雅二医院
李开元	福建医科大学附属协和医院	杨　玺	东南大学附属中大医院
李奎成	潍坊医学院	杨惟翔	无锡市第九人民医院(无锡市骨科医院)
李旻瑶	南京医科大学第二附属医院	杨永红	四川大学华西医院
李文兮	上海中医药大学附属岳阳中西医结合医院	伊文超	南京医科大学第一附属医院
李晓林	上海中医药大学康复医学院	余秋华	中山大学附属第一医院
廖　鹏	香港理工大学(博士在读)	张　超	中国康复研究中心
廖麟荣	广东医科大学附属东莞第一医院	张丹迎	温州医科大学附属第二医院
刘　浩	潍坊医学院	张裴景	河南中医药大学第一附属医院
刘　娜	香港理工大学(博士在读)	张瑞昆	台湾高雄长庚医院
刘晓艳	潍坊医学院	张妍昭	华中科技大学同济医学院附属协和医院
龙　艺	中南大学湘雅医院	张莹莹	香港理工大学
芦剑峰	河北省人民医院	张玉婷	四川大学华西医院
鲁　智	宜兴九如城康复医院	张祝筠	香港大学深圳医院
陆佳妮	上海市养志康复医院(上海市阳光康复中心)	赵美丹	天津中医药大学
吕　星	深圳大学第一附属医院	郑　玉	无锡市中心康复医院
马嘉吟	上海中医药大学附属岳阳中西医结合医院	周　晶	南方医科大学珠江医院
马婉霞	武汉设计工程学院	周欢霞	上海中医药大学附属第七人民医院
马锡超	四川大学华西医院	朱　琳	首都医科大学宣武医院
莫玉兴	广东省工伤康复医院	朱　毅	郑州大学康复医院

秘　书　王　颖　马锡超　芦剑峰　王　凯　刘倩雯　董银芳

5

献词

我们非常荣幸地谨将第 8 版《PEDRETTI 作业治疗：躯体功能障碍实践技能》献给 Lorraine Williams Pedretti 教授。Lorraine Williams Pedretti 教授是美国作业治疗学会在作业治疗百年庆典时选出的作业治疗领域最具影响力的 100 位人物之一。她高瞻远瞩，热爱她的专业，并致力于学生的教育，担起编写（以及后来修订）用于评估和治疗成人躯体功能障碍的作业治疗教科书的艰巨任务。作为 Pedretti 教授的同行，我们被她的精神所感召，追寻她的足迹，继续承担起专业进步的责任。希望我们的努力能够增进她的荣光，没辜负她对我们的信任。

我们也想把这个版本献给作业治疗过去、现在和将来的学生，你们是我们美好职业的未来，希望你们能够体会到作业治疗所带给我们的幸福和满足感。

作业治疗关注康复对象的生活、工作、学习和娱乐等各个方面，通过作业干预促进健康生活方式，促进活动和参与以及生活质量的提高，是康复治疗的重要组成部分，在大健康、大康复中扮演着重要的角色。但由于各种原因，我国作业治疗专业水平还不高，与发达国家相比还存在一定差距。到 2019 年底，中国内地仅有 12 所高校开设了作业治疗专业本科或研究生课程，符合国际标准的作业治疗专业人员还比较匮乏，也缺少全面系统的高质量作业治疗工具书。而随着我国人口老龄化的加剧和人们健康意识的提高，对作业治疗的需求将急剧增加。在加速作业治疗专业人员培养的同时，出版高质量的工具书也十分必要。刚好人民卫生出版社考虑引进国外高质量康复工具书，当拿到 *Pedretti's Occupational Therapy：Practice Skills for Physical Dysfunction* 一书的第 8 版时，我发现这本作业治疗专著内容全面、系统，十分贴近作业治疗的临床实践和最新发展，而且重视临床思维和循证证据，自 1981 年起已出版了八版，被翻译成多种语言应用了 40 年，是不可多得的作业治疗工具书。故特别向人民卫生出版社推荐由李奎成等中青年作业治疗专家牵头进行翻译引进，为国内作业治疗及康复从业者提供参考。希望此书的出版能够让作业治疗人员开拓视野，开辟更广阔的专业领域，如疼痛管理、老年康复、肿瘤康复、传染病康复、辅助技术应用等，希望作业治疗在大健康领域中发挥更大的作用，以更好地满足人们对幸福生活的美好追求。

励建安　教授

美国国家医学院　院士

南京医科大学康复医学中心　主任

2022 年 3 月

祝贺《PEDRETTI 作业治疗：躯体功能障碍实践技能》2022 年第 8 版之中文译本正式出版，本书原名："*Pedretti's Occupational Therapy：Practice Skills for Physical Dysfunction*"，夙有"OT 圣经"之美誉，该书汇集生理障碍作业治疗学科之学理、原则、技术、应用及具体案例，提供作业治疗人员扎实的临床推理与循证实践依据。

原书第 8 版由美国圣荷西州立大学 Heidi McHugh Pendleton 及 Winifred Schultz-Krohn 教授担任共同主编，修订第 7 版内容，深入浅出地举证最新文献，将学科知识分门别类成 6 大部分：躯干障碍作业治疗基础、作业治疗过程与实践、作业表现的评估与干预、作业技巧的评估与干预、干预的实施及干预的应用，本书综合循证推理与实践技术，有系统地展现作业治疗"以人为本"的特色。本书共 49 章，分章介绍生理障碍作业治疗循证实践的重点课题，由急症干预，到慢性病康复，到近年广受瞩目的癌症和肿瘤康复，末章以临终关怀与缓和照顾做结，呼应全方位照顾的现代康复工作趋势与潮流。

该书已有多种译本流通，读者遍及世界各地，多所作业治疗高校以该书作为重要参考书目，嘉惠各地学子。该书提供世界各地作业治疗人员实务导引与案例分析，也带来科研工作的脑力激荡，提纲挈领地帮助读者掌握作业治疗评估干预与技术创新之要赅。

中文译本的付梓意义深远，标示中国作业治疗知识技术与国际水平接轨的决心。本书中文版译者皆一时之选，原书翻译过程，考虑国情与文化差异，将英语新知翻介为地道的中文，其中不乏可供中国作业治疗专业学生与临床实践者反刍创新的信息。中译本完稿刊行，意义深远，谨向读者推介这本实用的好书。

林克忠　教授
美国作业治疗科学院　院士
中国台湾大学作业治疗　教授
2022 年 3 月

Pedretti's Occupational Therapy: Practice Skills for Physical Dysfunction（《PEDRETTI 作业治疗：躯体功能障碍实践技能》）一书自 1981 年首版以来，至今已经出版了八版，是一本实用、系统的作业治疗专业巨著。其主要读者对象为作业治疗专业研究生及临床实践者，内容全面、系统、实用，对我国作业治疗及相关从业人员的培养有很好的借鉴意义。很高兴由人民卫生出版社引进，两岸三地几位优秀的作业治疗临床专家担任主译，汇集多位优秀中青年作业治疗专家，将此书奉献给广大读者。4 位主译都是我 20 多年的老朋友，是两岸三地最优秀的作业治疗专家和作业治疗实践的推动者，黄锦文先生和张瑞昆先生近 20 多年一直在推动内地作业治疗专业的发展，李奎成和闫彦宁主任也是内地作业治疗发展的中坚力量，相信他们的这次合作对中国内地作业治疗的推动具有里程碑式的重要意义。

美国作业治疗专业已有 100 多年的发展历程，作业治疗师及作业治疗助理总数近 20 万人，专业领域、专业技术都值得世界各国学习和参考。我国作业治疗的发展相对较慢，还有很多重要领域涉及较少，如疼痛管理、老年驾驶、睡眠干预、临终关怀、性功能障碍等领域的作业治疗，而且国内作业治疗还存在重躯体功能干预、轻活动和参与干预及辅助技术应用不足等情况，需要借鉴和学习先进经验。希望此书的引进和出版能给广大作业治疗及相关康复专业人员以启发和思考，弥补国内作业治疗的不足，加速作业治疗的发展，使作业治疗在改善人民群众健康水平、幸福指数和社会参与等方面发挥更大作用。

唐 丹 教授
康复医学与康复管理专家
国务院特殊津贴获得者
2022 年 3 月

译者序

Pedretti's Occupational Therapy：Practice Skills for Physical Dysfunction 一书于 1981 年首次出版，至 2018 年已经出版了八版，受到业内的广泛赞誉，被翻译为多种语言在世界各地广泛使用，被称为"OT 圣经"。该书最大特点为实践性强、通俗、易懂、全面，且融合了作业治疗的最新进展和循证实践证据。每一章均以具体的案例分析开始，结合案例分析、实践要点、伦理考虑、复习思考题等强化学习和理解，增强读者的掌握程度。

该书由美国作业治疗领域最具影响力的 100 位人物之一、美国 San Jose 州立大学的 Lorraine Williams Pedretti 教授担任前五版的主编，第 6 版至第 8 版由她的学生兼同事 Heidi McHugh Pendleton 教授和同事 Winifred Schultz-Krohn 教授共同担任主编，两位教授为 San Jose 州立大学作业治疗系前主任和现主任，均有着非常丰富的作业治疗教学和临床经验。

第 8 版由 60 多位作业治疗临床、教学和管理专家共同完成。全书共六个部分 49 章，第一部分介绍了躯体功能障碍作业治疗基础；第二部分为作业治疗的过程和实践；第三部分介绍了作业表现层次的评价和干预方法；第四部分介绍了作业技能和个人因素的评估和干预方法；第五部分为作业治疗实施过程和常用技术；第六部分介绍了常见病作业治疗的应用。与前几版相比，第 8 版增加了循证实践内容及作业治疗最新技术和进展，特别强调临床推理过程，并围绕 2014 年修订的《美国作业治疗实践框架》（OTPF-3）组织全书内容，系统介绍了躯体功能障碍作业治疗的基本理论和实践技术，更加紧密贴近临床实践，是作业治疗专业学生和临床实践者重要的参考书。

由于本书内容丰富、全面、体量大，首次引进对所有译者来说都是非常大的挑战。好在有来自全国各地 90 余位作业治疗同道的积极参与，使得翻译工作历时两年余成功完成。在 90 多位译者中有 58 位有境外作业治疗硕士及以上研究生学习经历，研究生以上学历者超过 80%，其中硕士 66%（58 人）、博士 16%（14 人），高级职称比例超过 20%。他们不仅有良好的英语基础，也有着丰富的临床经验，保证了翻译工作的质量，力图使本书成为国内作业治疗教育及临床从业者一本实用的重要参考用书。

特别感谢美国国家医学院外籍院士、南京医科大学励建安教授的推荐！感谢人民卫生出版社对本书的引进！感谢励建安院士、美国作业治疗科学院院士、中国台湾大学林克忠教授以及康复专家唐丹教授担任本书主审并对翻译工作给予了大量的支持！感谢本书所有译者和工作人员的大力支持，使得本书得以如期与大家见面！

自立项以来，我们组织了编写会、章节内互审、章间互审、副主译审稿、主译审稿及主审审稿等多个环节，力求精准译出原作者的专业思想和专业内容。但由于中美文化的差异和临床实践上的不同，未必能完美译出原著内容，在此也请广大读者不吝批评指正。

本书主译
李奎成　黄锦文　张瑞昆　闫彦宁
2022 年 3 月

很荣幸为第 8 版《PEDRETTI 作业治疗:躯体功能障碍实践技能》作序。我是这本书的原作者和前五版的主编。这本书于 1981 年首次出版,已被美国和国外的作业治疗学生广泛使用了 36 年。在此期间,它因实用和通俗易懂而享有盛誉,并且涵盖了临床实践所需的基本理论和实践知识。这本书随着版本的发展而不断完善,以跟上快速增长的知识领域的变化和拓展作业治疗临床实践领域。我非常欣喜地看到,这本书仍然是学生、作业治疗教育者和临床人员在该领域重要的参考书。

很高兴我在 San Jose 州立大学的同事 Heidi McHugh Pendleton 博士和 Winifred Schultz-Krohn 博士将继续担任本书主编。Pendleton 博士是我多年前的学生,经过多年的临床实践后,于 1987 年加入了 San Jose 州立大学,致力于躯体功能障碍作业治疗工作。我非常欣慰地见证了她的专业和学术发展,目睹她无数的专业成就,并见证了她获得该领域的博士学位。2008—2012 年担任 San Jose 州立大学作业治疗系主任,随后她回到了作业治疗和专业发展的历史和理论课程的教学工作。她于 2011 年获得了 California 作业治疗学会的终身成就奖。

1996 年,Winifred Schultz-Krohn 博士凭借优异的资历和表现加入到 San Jose 州立大学。她有多年的儿科临床实践经验,是认证的儿科作业治疗师,并且也有学术经验。她精于神经功能障碍领域的作业治疗。由于超过 17 年为 San Jose Family Homeless Shelter 提供公益性作业治疗服务,Schultz-Krohn 教授荣获 Jefferson 奖。她不知疲倦的志愿者工作从开发和督导暑期作业治疗实践项目,到为数以百计的作业治疗学生提供实习和研究机会。她于 2014 年获得 San Jose 州立大学杰出教授奖。Schultz-Krohn 教授是现任 San Jose 州立大学作业治疗系主任。

这些编者都是该领域的专业和学术带头人。他们发表了大量的文章和专著,并获得了许多专业的奖项和认可。他们拥有临床和学术专长及丰富的专业知识,使得他们非常胜任本书的编辑角色。他们在撰写章节、编辑和协调第 6 版、第 7 版和现在的第 8 版方面均表现优异。

这些编者汇集了优秀的撰稿人:作业治疗专业的领导者和专家,他们非常有资格书写各自的内容。随着专业的发展和变化,教科书的内容和形式也不断完善,以反映这些变化。因此,更多的编者被邀请参加每一版本的书写。第 8 版有超过 60 名编委,其中 21 位是新增编委。

第 8 版的内容反映了作业治疗哲学和实践中发生的实质性变化。基于新的作业治疗实践框架-3 进行了内容重组,并着重强调循证实践和新兴的实践领域。在保持专注于以康复对象为中心的实践的同时,内容上反映了新的研究和理论进展、新技术以及本领域的目前趋势。这一版继续延用案例研究、临床推理技巧、伦理问题和关注因素、文化多样性因素等内容以及贯穿本书的实践笔记。这一版增加了一个新的章节:第 49 章,临终关怀和缓和照顾中的作业治疗;并在第 7 章增加新的一节,*第 2 节,治疗性自我应用(Therapeutic Use of Self):作业治疗中的正念(Embodying Mindfulness)*。增强的内容将教会学生基本的临床推理技能,并激发在治疗中对潜在的伦理和文化的考虑。本书全面覆盖了躯体功能障碍作业治疗内容。关节活动范围评定(第 21 章)和肌力评定(第 22 章)的章节使用照片和绘图,以及简化和澄清评定过程的方法,而展现出全新的面貌。

编写和修订教科书不是一件小事。这需要大量的时间、耐心和毅力。它涉及众多的人——编辑、撰稿人、销售商、模特、摄影师和艺术家。我很幸运,我值得尊敬的同事们在我退休后同意采用这本教科书并继续再版。非常感谢他们已经完成了这项出色的工作,并且很高兴它将继续与 San Jose 州立大学卓越的作业治疗项目相伴。

Lorraine Williams Pedretti,MS,OT(退休)

荣誉教授

San Jose 州立大学

原著前言

非常荣幸被邀请编辑第 8 版《PEDRETTI 作业治疗：躯体功能障碍实践技能》，继续追随脚下的责任和充满收获的旅程。与各自领域领先的专家作者们一起合作，依然是一个无与伦比的经历，这些有卓越能力的作业治疗师们花费时间并无私地奉献他们的学识，来教育本专业的下一代。

自第 7 版出版以来，躯体功能障碍作业治疗领域在专业内和临床实践中均发生了变化。我们将基于这些变化所形成的方法融合进了新的版本，并反映在每一章节中。我们的使命和目标是接受这些变化，在前七版的基础上继续赋予作业活动的首要地位。

最新的第 8 版是以《作业治疗实践框架：领域和流程（第 3 版）》（the Occupational Therapy Practice Framework：Domain and Process-3rd, OTPF-3）为框架和指导，旨在描述该行业的重点和动态过程。OTPF-3 的关键在于对作业治疗总体目标的看法，即从事作业活动以支持生活中的参与。在整本书中都强调了作业活动重要性的概念。过程和实践、评价和干预、表现技巧和模式、情境和活动需求、个体因素以及干预应用等观念都得到了充分的阐述。

为了体现案例在作业治疗实践中的中心价值，书中章节从案例研究开始，并贯穿文中，通过知识介绍并结合典型案例描述来引导读者学习。因此，读者能够学习撰写相应章节的专家的临床推理和决策技巧。本书要求每个章节的作者在最初案例呈现时，都遵从先提出几个证明性的问题或"批判性思维"的问题，以激发读者的好奇心，然后进一步激发他们对章节内容的关注和探索，来促进学习的过程。这些批判性思维问题的直接答案也提供于每章内或结尾处。

这本教科书，以作业治疗研究生为主要读者对象进行编写，也作为临床作业治疗师的参考，一直因为实用和注重实践而被广泛认可。在每个章节中提出理论和循证证据，然后通过案例应用描述作为实践的基础。作业治疗在健康保健和预防中的角色和作用贯穿全文。同样，作业治疗对文化和民族多样性的重要性也反映在每一章节中。

在许多章节中，第 8 版继续以 OT 实践要点（OT Practice Notes）和伦理考虑（Ethical Considerations）的专栏（boxes）为特色。包含在这些专栏中的信息（从章节内容中提取）传达了与学生未来的实践领域相关的观点和一些可能面临的伦理困境以及需要作出的决策。在本书的编写过程中，包括内容和格式的构想和设计、编委遴选、阅读文献和书写阶段，我们都是在赋予个案作业福祉（occupational welfare）这一原则的指导下进行，特别是针对躯体残疾的成年人，通过培养未来出色的作业治疗师来达到这一目的。为此，我们寻找那些不仅在他们的专题的领域得到认可，而且也把作业活动的首要重要性融入他们的实践和学术中优秀的编委。我们的目标是激发读者对躯体功能障碍领域作业治疗的兴趣，同时提供最前沿的信息和促进最佳实践的模式。我们在作业治疗专业领域的广泛和有意义的临床和学术生涯，以及我们的辛勤工作和激励个案和学生的经验，是我们的最大努力的灵感的源泉，我们相信这些在本书中是显而易见的。

主　编
Heidi McHugh Pendleton
Winifred Schultz-Krohn

我们要感谢以往和现在的作者的卓越贡献和愿意继续追求卓越，这些已成为与 Pedretti 书相伴的传统。第 8 版编者名单让人印象深刻，继续保持着 Pedretti 的声誉，包括了国内和国际在相应领域和学科知名的专家。幸运的是，这一版有新的作者加盟，其中包括了管理人员、教育工作者、研究人员和临床专家。

我们还要感谢 Elsevier 出版社的责任编辑和工作人员的卓越贡献。我们特别感谢内容开发经理（Content Development Manager）Jolynn Gower，执行内容策划（Executive Content Strategist）Kellie White，高级内容开发专家（Senior Content Development Specialist）Courtney Sprehe，感谢他们在漫长而艰巨的编写过程中给予的耐心和精心指导。他们简直太棒了！我们要感谢高级项目经理 Rich Barber，他特别注重细节，确保最终作品反映了所有参与者的努力成果。

我们诚挚地感谢那些允许我们使用他们出版物中资料的出版商和销售商。感谢摄影师和美术师，以及为照片拍照的个案和模特们。我们感谢那些特别慷慨的投稿者，他们提供合适的照片来呈献作业活动对参与生活的重要性，感谢你们！

最后，我们衷心感谢我们的同事、朋友和家人，没有他们的帮助和支持，这一成就是无法实现的。特别感谢 San Jose 州立大学的教职员工在这一过程中的支持和美好祝愿。

Heidi McHugh Pendleton 向丈夫 Forrest Pendleton 表达感激之情（为他无限的爱和支持，如果没有这些，再多的努力也永远不会成功），同时感谢她的姐妹 Deirdre McHugh 和 Kathleen McHugh（为她们的终身支持）。她要把爱和感激送给所有的侄女、侄子和继子，包括 Dar，Jim，Nicky，Elizabeth，Jimmy D，Megan，Kelsey，Jamie，Jessica 和 Katie，她们的爱和热情使一切成为可能。她也要感谢她的姐夫 H. Duncan Mason（MD），来自 Towson University 的作业治疗学生 Morgan Gralla，他们通过专业知识识别和纠正了上一版一章中无意的错误。展示目前可获得的最佳信息一直是我们的心愿，我们非常感谢来自读者的反馈。

Winifred Schultz-Krohn 对一贯支持、极度耐心的丈夫 Kermit Krohn 表示极大的感谢，他的不知疲倦的爱使得这个项目成为可能。她也非常感谢她的兄弟 Tom Schultz，弟妹 Barb Fraser 和侄女 Sarah；感谢她的姐姐 Donna Friedrich 和姐夫 Don 以及外甥 Brian 和 Andrew；感谢 Andrew 的妻子 Kirsten 和儿子 Zachary；感谢妹妹 Nancy Yamasaki 和她的丈夫 Bryan；感谢他们所有人的支持和鼓励。

共同的编辑们也相互致谢——在项目一开始大家就成为极好的朋友——我们相互支持，作出自己独特的贡献，在整个过程中始终保持友谊，在成功的喜悦中成为更好的朋友。

Michelle R. Abrams, MS, OT, CHT
Occupational Therapist, Certified Hand
 Therapist
Department of Occupational Therapy
Mayo Clinic
Phoenix, Arizona

Denis Anson, BA, OTL
Director of Research and Development
Assistive Technology Research Institute
Misericordia University
Dallas, Pennsylvania

Michal Atkins, MA, OTR/L
Occupational Therapy Clinical Instructor
Occupational Therapy Department
Rancho Los Amigos National Rehabilitation
 Center
Downey, California

**Jennifer Bashar, OTD, OTR/L, BCPR,
CBIS**
Occupational Therapy Instructor
Occupational Therapy Department
Rancho Los Amigos National Rehabilitation
 Center
Downey, California

Jane Baumgarten, OTR/L
Academic Field Work Administrator
Chan Division of Occupational Science and
 Occupational Therapy
University of Southern California
Los Angeles, California

Deborah Bolding, PhD, OTR/L, FAOTA
Assistant Professor
Occupational Therapy Department
San Jose State University
San Jose, California
Occupational Therapist
Community Outreach and Injury Prevention
Stanford Health Care
Stanford, California

Brent Braveman, PhD, OTR/L, FAOTA
Director of Rehabilitation Services
University of Texas
MD Anderson Cancer Center
Houston, Texas

Sandra E. Burnett, MA, OTR/L, MFT/L
Professor
Disabled Students Programs and Services
Santa Monica College
Santa Monica, California

**Gordon Umphred Burton, PhD
(Contributor to the 7th edition)**
Retired Professor
San Jose State University
San Jose, California

Megan Chang, PhD, OTR/L
Assistant Professor
Occupational Therapy
San Jose State University
San Jose, California

Nancy Chee, OTD, OTR/L, CHT
Adjunct Assistant Professor
Department of Occupational Therapy
Samuel Merritt University
Oakland, California
Hand Therapist IV
Hand Therapy Department
California Pacific Medical Center
San Francisco, California

Janice Kishi Chow, MA, DOT, OTR/L
Occupational Therapist
Physical Medicine and Rehabilitation
VA Palo Alto Health Care System
Palo Alto, California

Chelsey L. Cook, MS, OTR/L
Occupational Therapist
Department of Pediatric Rehabilitation
Miller Children's and Women's Hospital
Long Beach, California

Sharon Dekelboum, OTR/L, ATP
Occupational Therapist
Physical Medicine and Rehabilitation
VA Palo Alto Health Care System
Palo Alto, California

Richard Delmonico, PhD
Associate Clinical Professor
Physical Medicine and Rehabilitation
University of California—Davis
School of Medicine
Sacramento, California
Chief of Neuropsychology
Kaiser Foundation Rehabilitation Center
Vallejo, California
Northern California Regional Lead
Neuropsychology Services
The Permanente Medical Group
Kaiser Permanente Northern California
Oakland, California

Elizabeth DePoy, PhD, MSW, OTR
Professor
Disability Studies, Social Work, and
 Mechanical Engineering
University of Maine
Orono, Maine

Lisa Deshaies, OTR/L, CHT
Adjunct Clinical Faculty
Chan Division of Occupational Science and
 Occupational Therapy
University of Southern California
Los Angeles, California
Clinical Specialist
Occupational Therapy Department
Rancho Los Amigos National Rehabilitation
 Center
Downey, California

Joyce M. Engel, PhD, OT, FAOTA
Professor and Program Director
Occupational Science and Technology
University of Wisconsin-Milwaukee
Milwaukee, Wisconsin

Diane Foti, MS, OTR/L
Senior Occupational Therapist
Petaluma, California
Formerly Senior Occupational Therapist
Kaiser Permanente Medical Center
Union City, California

Alison Hewitt George, MS, OTR/L
Lecturer
Department of Occupational Therapy
San Jose State University
San Jose, California

Glen Gillen, EdD, OTR, FAOTA
Associate Professor of Regenerative and
 Rehabilitation Medicine
Columbia University Medical Center
Programs in Occupational Therapy
Columbia University
New York, New York

Lynn Gitlow, PhD, OTR/L, ATP, FAOTA
Associate Professor
Occupational Therapy
Ithaca College
Ithaca, New York

Carolyn Glogoski, PhD, OTR/L
Associate Professor
Department of Occupational Therapy
San Jose State University
San Jose, California

Jennifer S. Glover, MS, OTR
(Contributor to the 7th edition)
Occupational Therapist
Department of Rehabilitation
Life Care Center of Aurora
Aurora, Colorado

Julie McLaughlin Gray, PhD, OTR/L,
FAOTA
Associate Chair of Curriculum and Faculty
Associate Professor of Clinical Occupational
    Therapy
Chan Division of Occupational Science and
    Occupational Therapy
University of Southern California
Los Angeles, California

Denise Haruko Ha, OTR/L, CBIS
Occupational Therapist II
Occupational Therapy Vocational Services
Rancho Los Amigos National Rehabilitation
    Center
Downey, California

Agnes Haruko Hirai, MA, OTR/L, HTC,
PAM
Occupational Therapy Supervisor II
Rehabilitation Services, Occupational
    Therapy
LAC-USC Medical Center
LAC Department of Health Services
Los Angeles, California

Carole Adler Hughes, BA, OT/L
Spinal Cord Injury Clinical Specialist
Rehabilitation Consultant
San Jose, California

Jennifer Kaye Hughes, MOT, OTR/L
University of Texas
MD Anderson Cancer Center
Department of Rehabilitation Service
Houston, Texas

Cynthia C. Ivy, OTD, OTR, CHT
Associate Clinical Professor
Northern Arizona University
Phoenix, Arizona
Associate Professor
Physical Medicine and Rehabilitation
Mayo Clinic
Phoenix, Arizona

Vicki Kaskutas, OTD, OTR/L, FAOTA
Associate Professor in Occupational Therapy
    and Medicine
Assistant Director of Post-Professional OT
    Doctoral Degree Program
Washington University School of Medicine
St. Louis, Missouri

Amy Phillips Killingsworth, MA, OTR/L
(Retired)
Professor Emerita
Department of Occupational Therapy
San Jose State University
San Jose, California

Jean S. Koketsu, MS, OTR/L
Lecturer
Department of Occupational Therapy
San Jose State University
San Jose, California
Occupational Therapist
On Lok Lifeways
San Jose, California

Barbara L. Kornblau, JD, OT/L, FAOTA,
DASPE, CCM, CDRS, CPE
Adjunct Professor and Professor of
    Occupational Therapy (Courtesy)
Department of Occupational Therapy
Florida A & M University
Tallahassee, Florida

Mark Kovic, OTD, OTR/L
Associate Program Director and Associate
    Professor
Occupational Therapy, College of Health
    Sciences
Midwestern University
Downers Grove, Illinois

Sheama Krishnagiri, PhD, OTR/L,
FAOTA
Occupational Therapist and Education
    Consultant
Private Practice
Los Angeles, California

Dawn Kurakazu, OTR/L
Occupational Therapist II
Rehabilitation Medicine
LAC-USC Medical Center
Los Angeles, California

Donna Lashgari, DHSc, OTR/L, CHT
Supervisor
Hand Therapy Department
Stanford Health Care
Redwood City, California
Lecturer
Department of Occupational Therapy
San Jose State University
San Jose, California

Sonia Lawson, PhD, OTR/L, FAOTA
Associate Professor
MS Professional Program Director
Department of Occupational Therapy and
    Occupational Science
Towson University
Towson, Maryland

Gayle Jean San Marco, OTR/L, CDRS
Program Coordinator
Driver Preparation Program
Center for Rehabilitation Medicine
Northridge Hospital Medical Center
Northridge, California

Maureen Michele Matthews, OT/L
Occupational Therapist III
Good Samaritan Hospital
San Jose, California
Independent Occupational Therapist
REACH (a program for stroke survivors)
Palo Alto, California

Rochelle McLaughlin, MS, OTR/L, RYT,
Certified MBSR Instructor
Lecturer
Department of Occupational Therapy
San Jose State University
San Jose, California
Host, Revolutionary Wellness Talk Radio on
    VoiceAmerica's Health and Wellness
    Channel
Publisher, Revolutionary Wellness Magazine

Lauro A. Munoz, OTR, MOT, FAOTA
Occupational Therapist
Houston, Texas

Lynne F. Murphy, EdD, OTR/L
Assistant Professor
Department of Occupational Therapy
East Carolina University
Greenville, North Carolina

Jennifer Nicholson, MOT, OTR/L
Occupational Therapist
University of Texas
MD Anderson Cancer Center
Department of Rehabilitation Service
Houston, Texas

Sandra Hattori Okada, OTR/L, MSG, CDRS
Occupational Therapy Driving Evaluator
Rancho Los Amigos National Rehabilitation Center/Rancho Research Institute
Downey, California

Annemarie E. Orr, OTD, OTR/L
Occupational Therapist
Department of Rehabilitation
Occupational Therapy Services
Walter Reed National Military Medical Center
Bethesda, Maryland

Jill J. Page, OTR/L
VP Work and Industry Services
Drayer Physical Therapy Institute
Hummelstown, Pennsylvania

Karen Parecki, MS, OTR/L, ATP
Occupational Therapist
Physical Medicine and Rehabilitation
VA Palo Alto Health Care System
Palo Alto, California

Lorraine Williams Pedretti, BS, MS, OT (Retired)
Professor Emeritus
Department of Occupational Therapy
San Jose State University
San Jose, California

Shawn Phipps, PhD, MS, OTR/L, FAOTA
Chief Quality Officer
Associate Hospital Administrator
Rancho Los Amigos National Rehabilitation Center
Downey, California
Vice President
American Occupational Therapy Association
Adjunct Assistant Professor of Clinical Occupational Therapy
Chan Division of Occupational Science and Occupational Therapy
University of Southern California
Los Angeles, California

Michael Pizzi, PhD, OTR/L, FAOTA
Wellness Lifestyle Coach
Associate Professor
Department of Occupational Therapy
Dominican College
Orangeburg, New York

Linda Anderson Preston, MS, OTR/L, CHT
Clinical Specialist
Patricia Neal Outpatient Therapy Center
Roane Medical Center
Harriman, Tennessee

Samia Husam Rafeedie, OTD, OTR/L, BCPR, CBIS
Director of the Occupational Therapy Professional Program
Assistant Professor of Clinical Occupational Therapy
Chan Division of Occupational Science and Occupational Therapy
University of Southern California
Los Angeles, California
Occupational Therapist
Department of Occupational Therapy
Keck Hospital of USC
Los Angeles, California

S. Maggie Reitz, PhD, OTR/L, FAOTA
Vice Provost
Office of the Provost
Towson University
Towson, Maryland

Pamela Richardson, PhD, OTR/L, FAOTA
Associate Dean and Professor of Occupational Therapy
College of Applied Sciences and Arts
San Jose State University
San Jose, California

Pamela Roberts, PhD, OTR/L, SCFES, FAOTA, CPHQ, FNAP
Director and Professor
Physical Medicine and Rehabilitation
Cedars-Sinai Medical Center
Los Angeles, California

Marjorie E. Scaffa, PhD, OTR/L, FAOTA
Professor
Department of Occupational Therapy
University of South Alabama
Mobile, Alabama

Kathleen Barker Schwartz, EdD, OTR, FAOTA (Retired)
Professor Emerita
Department of Occupational Therapy
San Jose State University
San Jose, California

Tim Shurtleff, OTD, OTR/L
Instructor
Program in Occupational Therapy
Washington University
St. Louis, Missouri

Ashley Uyeshiro Simon, OTD, OTR/L
Assistant Professor of Clinical Occupational Therapy
USC Occupational Therapy Faculty Practice
Chan Division of Occupational Science and Occupational Therapy
University of Southern California
Los Angeles, California

Jerilyn (Gigi) Smith, PhD, OTR/L, FAOTA
Associate Professor
Department of Occupational Therapy
San Jose State University
San Jose, California

Graham Teaford, MS, OTR/L
Occupational Therapist
On Lok Lifeways
Lecturer
Department of Occupational Therapy
San Jose State University
San Jose, California

Michelle Tipton-Burton, MS, OTR/L
Lecturer
Department of Occupational Therapy
San Jose State University
San Jose, California
Patient Care Coordinator
Rehabilitation Case Management
Santa Clara Valley Medical Center
San Jose, California

Ana Verran, MA, OTR/L, CDRS
Research Adjunct Instructor
Chan Division of Occupational Science and Occupational Therapy
University of Southern California
Los Angeles, California

J. Martin Walsh, OTR/L, CHT
Executive Director
Hand Therapy Certification Commission
Sacramento, California

Jacqueline Reese Walter, PhD, OTR/L, CHT
Associate Professor
Department of Occupational Therapy
Nova Southeastern University
Davie, Florida

Mary Warren, PhD, OTR/L, SCLV, FAOTA
Associate Professor
Department of Occupational Therapy
Co-Director
Center for Low Vision Rehabilitation
University of Alabama at Birmingham
Birmingham, Alabama

Christine M. Wietlisbach, OTD, MPA, CHT
Assistant Professor
West Coast University
Los Angeles, California
Occupational Therapist
Eisenhower Medical Center
Rancho Mirage, California
Assistant Professor
Rocky Mountain University of Health
   Professions
Provo, Utah

Kristin Winston, PhD, OTR/L
MSOT Program Director
Associate Professor
Occupational Therapy
University of New England
Portland, Maine

目录

第一部分　概述：躯体功能障碍中作业治疗的基础

第1章

作业治疗实践框架及其在躯体残疾者中的实践应用

Heidi McHugh Pendleton, Winifred Schultz-Krohn

学习目标

在学习本章之后，学生或从业人员将可以做到：

1. 简要描述作业治疗实践框架的发展历程。
2. 描述在针对躯体残疾者的作业治疗中使用 OTPF-3 的必要性。
3. 描述 OTPF-3 与 ICF 的适配度，并解释它们如何向作业治疗师提供相关信息，并增进其对于躯体残疾的理解。
4. 描述 OTPF-3 的组成要素，包括领域和过程，以及它

们之间的关系。

5. 能列举、描述及举例说明组成作业治疗领域的组成部分。
6. 能列举、描述及举例说明组成作业治疗过程的组成部分。
7. 简要描述作业治疗干预的层级，针对身体功能障碍举例说明各层级如何在实践中进行应用。

章节大纲

关键术语

个人因素（client factors）
背景（contexts）
领域（domain）
环境（environment）
评估（evaluation）
国际功能、残疾与健康分类（ICF）（International Classification of Functioning, Disabilities, and Health, ICF）
干预（intervention）

作业（occupations）
表现模式（performance patterns）
表现技能（performance skills）
过程（process）
目标结果（targeted outcomes）
"作业治疗实践框架：领域和过程"第 3 版（"*The Occupational Therapy Practice Framework: Domain and Process*" third edition）

1

案例研究

Kent 和 Karen，第一部分

Kent 是一位非常有能力的作业治疗师，技术娴熟，且有超过 25 年的临床经验。他在一所大型康复中心工作，具体负责治疗躯体残疾的成年人。他目前是脊髓损伤（SCI）组的作业治疗师长。Kent 平时阅读大量作业治疗相关的文章[3,14,15,18,23]、积极参加学术会议和工作坊、经常与 OT 同事和实习学生交流，逐渐增加了他对作业治疗框架（OTPF）及其最新版本 OTPF-3 的理解。在 OTPF-3 刚出版的时候，他觉得非常烦恼，因为他不得不再一次花费大量的时间和精力去学习一种新的"语言"，以便提供优质的服务。他甚至还尚未熟练运用之前两版，现在又出现了第 3 版。他不禁质疑，"为何要修改那根本没有损坏的东西？"他不愿意认同改变的必要性。随着进一步的了解，他更加认同 OTPF-3 中的内容。因此，他迫不及待地研读 OTPF-3，并争取尽快将其运用于临床实践中。

Kent 在临床工作中发现，将自己正在学习的作业治疗新知识关联到自己或自己的康复对象所经历的情境中是非常有帮助的。通过这样的方式，他开始思考这个最新版 OTPF 的内容对他自身或是他的康复对象的生活可能产生的影响。

Kent 决定在他学习 OTPF-3（或称之为框架）的同时，将他最近收治的康复对象 Karen 代入其中。Karen 是一名 25 岁的单身女性，独自居住在自己的公寓中，并在一家业务繁忙的法律机构担任行政助理。她颈部 C_6 脊髓损伤导致四肢瘫痪，使她必须使用轮椅来完成日常移动。借助 Karen 的案例，Kent 希望自己不仅可以学习到框架内容的各种变化，还可以将新的知识运用于临床实践中，从而巩固学习的效果。

思辨问题

当你阅读本章内容时，请牢记 Kent 在学习 OTPF-3 及将其运用于临床实践时所面临的挑战。思考一下你可能给出的建议，或是你会如何学习并将其运用于临床实践中。此外，思考本章之前列出的学习目标，并回答以下问题：

1. 为何会有对 OTPF 及后续的两个版本的需求？这三版框架是如何满足此需求的？

2. OTPF-3 中特定的内容是如何应用于 Kent 或 Karen 身上的？

3. Kent 或其他 OT 从业人员是否有其他工具，以促进他们对 OTPF-3 的学习并将其应用到实际工作中？

"作业治疗实践框架：领域和过程"第 3 版——概述

自从上一版《作业治疗：躯体功能障碍实践技能》（*Occupational Therapy: Practice skills for Physical Dysfunction*）在 2014 年出版后，针对躯体残疾者的作业治疗又出现了各种各样的变化。作业治疗的工作场所逐渐从传统的医疗机构（如：医院和康复中心）明确地转向以家庭或社区环境为主。作业治疗所提供的服务变得更加以康复对象为中心，并且作业逐渐成为人们所想要的引以为豪的干预方式，并获得了预期的结果。临床工作者、研究者和学者开始寻求循证实践，来了解更多有关作业治疗的信息，以做到不仅在躯体功能障碍发生后解决障碍问题，还可以预测并预防躯体功能障碍的发生，促进康复对象的健康状态。由于经济上的考量，作业治疗师服务的时间分配被严重缩减，因此必须要有慎重的、策略性的决策方案，才能更有效地提供这些服务。

为了应对这些改变和在其他实践中发展，作业治疗师在描述其工作时，应该要改变或更新所使用的语言。这些改变促使美国作业治疗学会（American Occupational Therapy Association，AOTA）于 2002 年在美国作业治疗杂志（*American Journal of Occupational Therapy*，*AJOT*）[1]上发表了《作业治疗实践框架：领域和过程》（*The Occupational Therapy Practice Framework: Domain and Process*）（在此文件中所阐述的模型常被称为作业治疗实践框架[OTPF]或简称为框架）。

OTPF 是 OT 专业的工具，用来清晰地阐述 OT 从业人员所从事的工作内容（作业治疗领域[domain]）并促进对其的理解，以及他们是如何执行这些工作（作业治疗过程[process]）的。这三版 OTPF 的预期受益者不仅局限于 OT 从业人员（内部受众）；还包括了 OT 的接受者（亦称为康复对象）、其他医疗卫生专业人员以及为 OT 服务付费的机构（外部受众）。

第 1 版的框架运用到临床实践后，对其相关性和功效进行了评估，评估的结果促成了 OTPF-2[2]于 2008 年在 AJOT 的出版。同样地，针对 OTPF-2 严格的检查促成了现在这版"作业治疗实践框架：领域和过程"第 3 版（"*The Occupational Therapy Practice Framework: Domain and Process*" third edition，OTPF-3）于 2014 在 AJOT 上出版[3]。

OTPF-3 是一份非常重要的文件，每一位 OT 从业人员都应该拥有并经常查阅。想要下载 OPTF-3 可以登录 AOTA 的官方网站（http://www.aota.org），点击 AJOT（在顶部"出版 & 新闻"的子菜单中）选择 2014 年 3 月/4 月刊，AOTA 会员就可以下载 OTPF-3 的 PDF 版并打印。另一个有助于学习框架的工具是 Youngstrom，在 AJOT 2002 年 11 月/12 月刊发表的介绍性文章："作业治疗实践框架：我们专业语言的进化史"（*The Occupational Therapy Practice Framework: The Evolution of Our Professional Language*）[27]。

本章的目的不是要取代 OTPF-3 的文件，而是描述这个模型并增进读者对 OTPF-3 的理解，以及阐述它与

针对有躯体残疾的成人的 OT 实践工作的关系。为此目标,本章会先探讨 OTPF-3 的历史,然后叙述对于 OTPF-3 的需求,以及 OTPF-3 与世界卫生组织(World Health Organization,WHO)出版的国际功能、残疾与健康分类(International Classification of Functioning, Disability and Health,ICF)的适配程度。接着,将对第 3 版框架进行更详尽的描述,主要着重通过案例分析来说明作业治疗的领域,以及介绍 OT 的过程和在躯体残疾者的干预工作中如何运用框架(第 3 章会做更深入的探讨)。借由躯体残疾者临床实践工作的典型案例,我们将检验与呈现第 3 版框架中所提出的作业治疗干预类型。在本章最后总结了针对学习 OTPF-3 的建议与策略,并综述了最新版的框架如何整合本书的其他章节内容。

作业治疗实践框架的发展历史

1999 年,美国作业治疗学会常务委员会(Commission on Practice,COP)负责复审该协会 5 年前出版的《作业治疗统一术语》第 3 版(“Uniform Terminology for Occupational Therapy” third edition, UT-Ⅲ)[4]。在 Mary Jane Youngstrom 主席的带领下,COP 为了 UT-Ⅲ 能维持其适宜性,向无数的 OT 临床从业人员、学者及行业带头人征求意见,以决定是否更新 UT-Ⅲ,还是彻底废除此份文件。UT 之前的版本也曾分别于 1979 年与 1989 年以同样的方式被复审并更新,以反映专业的变化和发展过程。复审者发现虽然 UT-Ⅲ 仍是作业治疗师的宝贵工具,但是它无法清晰地向康复对象和相关专业人士阐述作业治疗师的工作内容以及工作方法。此外,他们发现 UT-Ⅲ 没有充分描述或强调 OT 对于作业的关注,而这正是 OT 专业的基石[12]。

根据复审得到的反馈,COP 决定制定一份新的文件,使其既不改变 UT-Ⅲ 的初衷(概述并命名此专业的结构),又能更详细地描述作业治疗师和作业治疗助理的工作内容及工作方法。此外,除了展示作业治疗师帮助康复对象达成作业目标的过程,新的文件再次确立了作业作为专业的基石和预期干预结果的首要地位。

作业治疗实践框架的必要性

OTPF 的最初版与修订版(OTPF-2 和 OTPF-3)将专业的核心建立在作业的概念上。虽然有些作业治疗师的工作内容被康复对象和其他医疗卫生专业人员理解成与其他专业的治疗方法相似甚至相同。但是,将作业正式定义为所有 OT 工作的首要目标,并清晰地记录为达到总目标而设立的各项支持性目标,是 OT 专业在康复对象的干预中独一无二的贡献。

这并不是说在 OTPF 发表之前 OT 从业人员不认同或注重作业或康复对象的作业目标,实际上大部分的 OT 从业人员都做到了这一点。然而,躯体残疾服务机构在还原论(reductionistic)、由下至上方法(bottom-up approach)以及医学模型(medical model)的普遍影响下,作业几乎很少被提及或联系到作业治疗所做的事情上。在保险文书上,更倾向使用“医学语言”,很难甚至不可能使用躯体残疾实践机构特色的方式来记录作业表现或是作业目标。在案例分析中的治疗师 Kent 仍然感受到医疗团队成员在他汇报肌力和感觉状态时表现出高度的兴趣;相反,当他在描述他的康复对象在恢复家务劳动、休闲娱乐或其他与家庭和社区相关的技能所面临的困难时,他们露出困惑和呆滞的表情。OTPF-3 提供了一个与非作业治疗背景的医疗卫生人员沟通的媒介,告诉他们作业参与应当是所有干预的首要结果。

OTPF-3 提供了一个语言框架,使得作业的概念表达得更清楚。它让作业治疗师能够重新规划评估、进展和其他文书表格,借此反映 OT 所做的事情是以作业为首要考量,用它描述所有支持或限制康复对象参与的因素间的相互关系。因此,通过清楚地向康复对象、医疗专业人士和其他相关人士呈现与表达出 OT 在实践领域中的全面性,作业治疗师的服务可以获得相关人士的支持和需求。最重要的是可以确保康复对象可以从 OT 获得独一无二的、重要的服务。同样重要的是,OTPF-3 在过程中每一个步骤都把康复对象视作治疗师的合作者,借此重塑康复对象原先被动接受的形象,将个体赋权成为推动者[13]。

OTPF-3 与 ICF 的适配程度

OTPF-3 与 ICF 有完美的适配程度。在探讨 UT-Ⅲ 是否可以继续使用,以及它是否适用于当代语言和临床实践的同时,世界卫生组织(World Health Organization,WHO)也在修订它的语言和分类模型。WHO 最终出版的国际功能、残疾与健康分类(International Classification of Functioning, Disability and Health,ICF)对于理解躯体残疾的复杂性作出了贡献[26]。ICF 将以“疾病结果(consequences of disease)”分类改成了以“健康要素(components of health)”分类[26];从损伤(impairment)、残疾(disability)和残障(handicap)发展为身体功能和结构(body functions and structures)、活动(activities)和参与(participation)。在 ICF 中,身体结构(body structures)指的是身体的解剖构造,而身体功能(body functions)指的是个体生理和心理的功能。同时,此模型也考虑了与功能相关的环境和个人因素的影响。ICF 采用了通用的模型,它认为健康状态是连续性的,而每个人都可能有残疾情况存在。WHO 认为这是一次彻底的改变,从过去强调残疾,变为关注其健康水平。

ICF 还为 OT 提供了支持和援助,特别是在处理躯体残疾人群所面对的活动与活动限制[26]。另外,也描述了"参与"在生活情境或称为领域(domain)中的重要性,包括:①知识的学习和应用;②一般任务和任务需求;③交流;④移动;⑤自理;⑥家庭生活领域;⑦人际互动;⑧与工作、学校及家庭生活有关的主要生活领域;⑨社区、社会和公民生活。所有这些领域都是 OT 专业一直以来熟悉、关注和干预介入的领域。虽然,躯体残疾会影响个体举手去梳头的能力,但是 ICF 重新引导服务提供者也去考虑活动限制也可能导致期望参与的生活受限,比如无法参与运动或育儿。个体的身体结构出现问题,比如瘫痪或缺失一个肢体,被认为是潜在的限制因素,但这不是干预的重点。

OT 从业人员相信针对躯体残疾者提供的干预应当不仅局限于身体技能的恢复,还应当包括提升个体在作业活动中的参与度或鼓励其主动参与作业。这个观点是 OTPF-3 和之前几版的基石。这样的主动参与作业与康复对象的心理和社会健康状态是相互依存的关系,这也是 OT 干预中需要同时处理的。这一方向与 ICF 强调的是一致的。

在很多例子中,UT-Ⅲ 的用语与其他医疗卫生专业人员等外部受众所使用的/所理解的语言不同。同样地,之前 WHO 分类系统所使用的专业术语,也常常与WHO 试图沟通的受众(如:医疗卫生专业人员和其他服务提供者)所使用的不同。新的 WHO 的分类系统——ICF 的目标,是为了促进对躯体残疾的理解与沟通,以及整合所有的服务。同样,最初版的 OTPF 和现在修订的 OTPF-3 是为了增进他人对于作业治疗专业的知识与了解而设计的,并适当地加入了 ICF 中的语言,关于 OT 领域与过程的讨论后文中会再进行阐述。

有关 ICF 更详细的信息可以在本章的参考文献[26]中找到,或者可以登录 http://www.who.int/icf/cfm 下载此文件的综述。ICF 初学者引导(Beginners Guide to the ICF)也是一个有利于学习 ICF 的资源,网址是:http://www.who.int/classification/icf。ICF 的附件和每年的更新文件都会在这个网址上找到。

OTPF-3:说明

OTPF-3 由领域和过程两个相互关联的部分所组成。领域(domain)包含了该专业着重点和因素;过程(process)描述了 OT 如何完成其工作内容(评估、干预及结果),换而言之,就是如何把领域运用在实践中。

这两个部分的中心即是作业的重要概念。第 1 版框架的作者将作业定义为:

> 每日所做的活动是由个人和其文化命名、组织和赋予价值的。作业是人们花费时间所从事的所有事情,其中包括照顾自己、享受生活以及对他们所处社区作出经济和社会层面的贡献[16]。

在修订版的框架(OTPF-2 和 OTPF-3)中不只包含了单一的定义,还用了几个 OT 著作中建立的定义[2,3](OTPF-3,pp. S5-S6)。负责修订 OTPF-3 的委员会最终建议纳入一系列专家学者所提出的作业的定义,以增进对于这个核心概念的理解(见 OTPF-3, pp. S5-S6)[3]。在采用这些定义的精华后,OTPF-3 的修订者通过使用动态和行为为导向的形式,描绘作业治疗专业重视作业的特性,他们描述为"通过参与作业来获得健康、幸福和参与生活"[3](OTPF-3, p. S2)。这个词语连接了框架的两个部分,即明确作业治疗领域统一的主题或重点,以及作业治疗过程的预期结果。OTPF-3 的作者描述作业治疗领域和过程之间解不开的联系为"交互的(transactional)"[3](OTPF-3, p. S4)。

作业治疗领域

作业治疗的领域包括作业治疗师可从事的全部工作,以及作业治疗专业所致力关注的方面和重点。如同 OTPF-3 领域中所展示的,所有 OT 所做和所关注的事情,都是为了支持个体参与有意义的作业活动,进而最终影响个体的健康、幸福感与生活满意度。

作业治疗领域关心的五个方面或类别为作业(occupations)、个人因素(client factors)、表现技能(performance skills)、表现模式(performance patterns)以及背景和环境(context and environment)(图 1.1)。在前两版的框架中,领域中还有第六个方面即活动需求。然而,在 OTPF-3 中这一部分从领域中被移除,"放到了过程概述中,以辅助对作业治疗从业人员活动分析基本技能的讨论"[3](OTPF-3, p. S2)。OTPF-3 的研发者指出领域的这些方面之间都有复杂的联系,没有一部分比另一部分更重要,所有方面都被视为会决定作业的参与度。而且,作业治疗师对于作业领域所有方面的专业知识会影响到作业过程(评估、干预和目标结果)的成功实施与否。作业治疗实践的专业性需要治疗性使用自我、临床推理(理论和证据的知识储备)以及活动分析和活动需求的技能以产生一个概况来指导过程中的每一步。

作业

作业治疗师经常交替使用作业(occupation)和活动(activity)这两个名词。在框架中,作业(occupation)

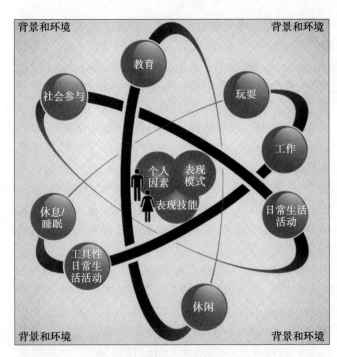

图 1.1　作业治疗领域（From the American Occupational Therapy Association：Occupational therapy practice framework：domain and process，Am J Occup Ther March/April[Suppl]：S4，2014）

这个术语包含活动这个术语。作业也许是有意义、且以目标为导向的，但对于个体生活而言，并不一定是最重要的。相似地，作业也可能被视为：①个体所参与的活动；②可赋予个体生活意义，并增进个体自我认同感的活动；③个体希望参与的活动。例如，Kent 的四肢瘫患者 Karen，她认为自己在购买优质的衣服和配饰方面非常在行，每次节假日她都会花很多时间在这项重要作业上。然而另一方面，Kent 认为购买衣物的重要性仅在于可以让自己有衣服穿与被社会接纳。Kent 总是尽量避免购物活动。二人参与购物这项活动都是为了支持生活参与，但是二人的热情程度与态度不同。在OTPF-3 中，这两个相似的术语都用了，为了分辨，针对康复对象个体的作业分为两种，一种是其认为有意义的，另一种是那些必需的或是支持其参与生活的活动。对于 Kent 来说，购物是一个必需的作业或活动，但对于 Karen 来说，这是一个挚爱的作业。

在作业治疗领域中的作业这一类别，包括了人类活动或作业的 8 个综合性类型。在接下来的讨论中，将简要说明每一个类型，并列举出该类型典型的活动，还会在 Karen 的背景下，举出躯体残疾方面的例子。

表现技能和表现模式

记住，在 OTPF-3 的文件中，在学习或是遵循作业治疗领域的不同方面没有正确或不正确的顺序——没有层级："作业治疗领域的所有方面都是为了获得健康、幸福感和通过参与作业来参与生活"[3]（OTPF-3，p. S4）。记住这一点，接下来作业治疗领域中需要考虑的主要方面则是表现技能与表现模式。这两者皆与康复对象在先前所阐述的作业方面的表现能力有关，并且在康复对象从事作业时，这两者皆是 OT 可观察到的动作与行为。

表现技能的考量包括了 3 个类别：运动技能（motor skills）、处理技能（process skills）以及社交技能（social interaction skills）。康复对象能否成功参与作业或有成功的作业表现，取决于他/她是否拥有或达到相当的表现技能。在 OTPF-3 中，表现技能被定义为"可见的、有潜在功能性目的动作的元素；技能被认为是动作的分类，包含不同能力（身体功能和身体结构），当它们整合起来之后，成为参与预期作业和活动的能力的基础"[3]（OTPF-3，p. S25）。简单来说，表现技能（performance skills）是康复对象在他们做动作时展现出来的能力。表现技能的三个方面中任意一个出现的问题，都可以用来设立短期目标，进而以达到长期目标——参与作业。

运动技能由康复对象移动或与任务、物体、背景及环境互动所需的动作或行为组成，包括了计划、排序和执行新的动作。在 OTPF-3 的表 3 中，运动技能被定义为"任务环境中，在个体移动和作用于目标物体及自身时，观察到的作业表现技能"[7]（如，日常生活活动[ADL]中的运动技能，学校生活中的运动技能）。运动技能的例子包括协调身体运动以完成工作任务，为了应对环境变化而需要预测或调整姿势或身体的位置，如：避开障碍物或使用钥匙或锁来开门。

Kent 有天下午观察到 Karen 在 OT 诊室里和朋友一起玩桥牌。通过观察她的表现技能，尤其是她的运动技能，Kent 注意到 Karen 将她的手肘环绕在轮椅的支柱上，身体前倾靠着桌子，向放桥牌的架子伸出另一个手臂，在 3 次尝试失败后，终于成功地使用肌腱固定抓握法拿到了牌。Kent 认识到这说明 Karen 意识到了不断调整尝试的必要性（见第 36 章）。

OTPF-3 定义处理技能为"在个体：①选择、作用和使用任务工具和材料；②执行单个动作和步骤；③遇到困难时调整表现过程中所观察到的作业表现技能（如，ADL 过程技能，学校生活过程技能）"[7]。简单来说，处理技能是用来执行和调整作业任务的可见动作。比如，运用知识寻求解决问题的方法；以及组织任务，包括为执行任务选择合适的工具和方法。

Karen 玩牌的过程中，Kent 观察到她的许多处理技能。她使用了她的牌架子，这样她的对手就无法看见她的牌（选取适当的工具以及适当地安排空间），浏览她的牌、暂停、借助她的肌腱手部支具/矫形器来排列她的牌（参与这个任务需要用到有关桥牌规则的知识，以及选用适当的器具），然后开始她的叫牌（展示其观察力、选择能力和问题解决能力）。

表现技能的第三个类别是社交技能，即"在社会交流持续过程中观察到的技能"[7]。这些可见的行为展示出康复对象如何传达他/她的意图与需求，以及如何协调社会行为以与他人互动。这类的技能包括询问信息、表达情绪以及与他人交流，用这样的方法，有助于参与手边的作业。

在牌局中，Kent得以观察到Karen社交技能的各种例子。他看见Karen皱眉、眯起眼睛、思考谋划、抿嘴；以及面无表情地检视自己牌架上的牌（在玩牌的时候选择表现合适的表情以展示社交技能：她决定下一步策略的时候，表现出适当的情绪和认知技能）。当她要拿牌的时候，牌架子在她够不到的地方，她请坐在她旁边的朋友帮忙推回来，并微笑着告诫她"不要偷看"（展现其可以执行多任务的能力——寻求帮助，并同时使用了恰当的社交性玩笑［社交技能］，让对手可以配合不偷看她的牌，进而展现出她很擅长玩桥牌的形象）。观察到的这些表现技能让Karen够继续与朋友一起参与休闲作业。

每一个特定的运动技能、处理技能和社交技能的类别都详细地列出了其代表性技能及其定义、描述和范例（见OTPF-3，表3）[3]。

表现模式（performance patterns）是支持或限制个体参与作业的可见的行为模式。模式的类型或类别包括习惯（habits）、常规流程（routines）、角色（roles）和仪式（rituals）。在OTPF-3中，个人的习惯（habits）描述为"由复杂模式整合的自动行为，使个人能够完成每日基本事务"[3]；它们可以是"有用的、具有主导性的，或是无创造性的，以及支持或影响作业表现的"[3]（OTPF-3，p. S27）。在OTPF-3表4中列举的例子包括自动把车钥匙放到同样的地方，以及过马路前自发地观望左右两侧的车辆[3]（OTPF-3，p. S27）。常规流程（routines）反映了"可以观察到的、定期的、重复的以及建构每日生活的行为模式。另外，常规流程是可以有满足感、有提升的作用，也可以是有害的。常规流程需要随时的时间保证，并且与文化和生态背景有关"[3]（OTPF-3，p. S27）。常规流程展示个人如何在日常生活中安排时间或作业顺序。习惯通常对于个人的作业常规流程有（正向或反向的）影响，都是建立在重复发生的时间上。表现模式中的角色（role）类别是由"一系列被社会所期待、被文化影响、且可能会被康复对象进一步概念化和定义的行为[3]（OTPF-3，p. S27）。仪式具有很强的情感成分，代表一系列事件的合集"[3]（OTPF-3，p. S27）。OTPF-3的表4概述了组织和大众的表现模式的定义与例子（OTPF-3，p. S27）。

个人的表现模式，以及支持（或干扰、阻碍）作业表现的方式会在Kent和Karen案例研究第三部分进一步阐述。

案例研究

Kent和Karen，第二部分

当Kent钻研OTPF-3表1：日常生活活动（ADLs）的列表时，他发现除了饮食（包括在口腔中保持和咀嚼食物的能力以及吞咽的能力）几乎每项都与他的康复对象Karen相关，这是由于她脊髓损伤的性质和程度造成的。当Kent与Karen就这个列表进行讨论的时候，她认为这些活动几乎全是必要的。但她个人认为进食、性生活和个人卫生及修饰对她充分参与生活来说更加重要。当Karen发现性生活也包括在列表中时，她感到有些惊讶，她想"这就是作业治疗吗？我想我需要一点时间才能开始讨论这个话题，但是我很高兴知道有人关心这一点"。

目前Karen特别关注与个人卫生及修饰类别相关的活动及其描述：

获取并使用生活用品，脱毛（使用剃刀、镊子、脱毛膏等），化妆及卸妆，清洗、吹干、梳顺、造型、梳理和修剪头发，美甲（手指甲和脚指甲），护理皮肤、耳朵、眼睛和鼻子，使用除臭剂，清洁口腔、刷牙、剔牙，或是拆装、清洁假牙及牙齿矫形器[3]（OTPF-3，p. S19）。

这些细节让她想起之前这些修饰活动对她来说有多重要，这些是她想通过作业治疗来解决的日常生活活动范畴。在这些修饰活动中，Karen最关注的是修眉和美发，她认为这些

身体护理活动都是隐私行为，所以不愿意让其他人来为她代劳。虽然在同样情况下，Kent应该会乐意搁置这两项ADL，但是很明显，Karen会优先把它们列为具有个人意义的作业目标。

在研究ADL列表时，Kent发现在OTPF-3文件的表格里，就如同个人卫生及修饰一样，每个列出的ADL项目都附有类似的实用的定义和详细的实例清单。他记得读到过，这些列表的作用是举一些例子，但是并不代表全部。事实上，这个列表随着OTPF-3为人熟知，以及在实践中运用增多，会进一步得到调整及扩充。

日常生活活动（activities of daily living，ADL）也被称为个人日常生活活动（personal activities of daily living，PADL）或基本日常生活活动（basic activities of daily living，BADL），是进行个人身体护理时所必需的活动。ADL中身体护理活动类别包括泡澡/淋浴、如厕（如厕后清洁）、穿衣、吞咽/饮食、进食、功能性移动、个人用品维护、个人卫生和修饰以及性生活。

工具性日常生活活动（instrumental activities of daily living，IADL）是指"在家或社区中支持日常生活的活动，这些活动通常要比ADL需要更复杂的互动"[3]（OTPF，p. S19）。IADL中具体包括照顾他人（包括选择和监督照顾者）、照顾宠

案例研究（续）

Kent 和 Karen，第二部分

物、育儿、沟通渠道管理、驾车和社区内移动、财务管理、健康管理和保健、居家建造和维护、三餐准备与清理、参与与精神生活相关的活动与表达、安全维护和紧急逃生，以及购物。

对于 Karen 来说，IADL 中的购物毫无疑问是第一优先的作业，Kent 记录下了在 OTPF-3 的表 1 里 IADL 相关清单中关于购物的所有描述。购物被描述为"准备购物清单（食品杂货和其他）；选择、购买、运输物品；选择付款方式并完成金钱交易，包括网上购物和使用电子设备，如电脑、手机和平板的相关使用"[3]（OTPF-3，p. S20）。购物这一项并不如某些项目描述得详细，但是若 Kent 要和 Karen 协作帮助其重新参与到购物中，这是查找相关活动的一个比较好的切入点。Kent 也记下了驾车和社区移动这一类别，包括驾车和公共交通。这个类别的重要性在于，Karen 想要回到工作岗位挣钱。事实上，IADL 整个列表包含了无数 OT 需要处理的内容。

休息和睡眠在 OTPF-3 中也被认为是一种作业，"包括通过休息和睡眠恢复体力，以维持健康及有足够的精力参与其他活动"[3]（OTPF-3，p. S20）。构成休息和睡眠的活动包括：休息、睡前准备及睡眠（关于这个重要作业的深入探讨见第 13 章）。Karen 的睡眠作业由于她所患的疾病有了显著改变。提出两个 OT 需处理的内容，一是为了预防皮肤问题，她晚上需要经常转换姿势；二是她需要操作和设定仪器以帮助其在睡眠时控制膀胱功能。

教育这个作业包括"在环境中学习和参与所需的相关活动"[3]（OTPF-3，p. S20）。教育活动又细分为参与正式的教学、非正式的个人学习需求或兴趣探索（正式教育之外的学习），以及参与非正式个人学习。OTPF-3 的表 1 包含了更多关于此分类的相关活动。

工作包括与有薪资的工作和志愿者工作相关的活动（详见第 14 章）。这个类别的活动与关注内容包括就业兴趣与追求、寻找工作及被录用、工作表现、退休准备和调整、探索志愿者工作以及参与志愿者工作[3]（OTPF-3，p. S21）。

与玩耍作业相关的活动被描述为"任何自发或有组织的可以提供享受、娱乐、乐趣或消遣的活动"[19]。这一作业内容包括玩耍探索和参与玩耍[3]（OTPF-3，p. S21）。

休闲被定义为"非强制性的、自发参与的、在业余时间进行的活动"。换而言之，在必须进行的活动（如：工作、自理活动或睡眠）以外时间从事的活动"[19]。休闲的探索和参与是休闲作业中主要的活动类别[3]（OTPF-3，p. S21）（见第 16 章）。Karen 告诉 Kent 她在休闲时间喜欢听音乐、旅行、觅购古玩、游泳、打桥牌和阅读。当 Kent 在研究休闲的描述时，他突然意识到，购物对于 Karen 来说除了是 IADL，同时也是休闲活动。他认为这主要取决于她参与购物的情境或背景，他想：这是他会学到的 OTPF-3 领域的另一个元素。

社会参与包含"各项相关联的作业，以支持康复对象参与到社区和家庭活动，包括与同龄人和朋友之间互动的活动[7]，同时也包括在社会情境下与其他人[5]一系列有助于社会相互依存的活动[7]。社会参与可以亲身当面交流，也可以通过远程技术，如打电话、电脑交流以及视频会议"[3]（OTPF-3，p. S21）。社会参与的作业还包括了参与可以促进社区、家庭和同龄人/朋友交流的活动。（就像之前讨论过的那些作业，参见 OTPF-3，表 1，以获得更多关于工作、玩耍、休闲和社会参与的定义以及 OT 所涵盖的活动）。

如同 Kent 一样正在学习 OTPF-3 的读者可以从研读这些扩充列表，以拓展对 OT 领域的理解。当 Kent 在学习表 1 时，他发现记下每一个与 Karen 有关的作业活动内容是非常有帮助的。例如，Kent 考虑了可以使 Karen 重回自己行政助理的工作岗位所需的一系列工作技能和工作常规流程。他还写了一张关于让她重拾心爱的玩耍和休闲作业（包括游泳、阅读和纸牌游戏）所涉及内容的清单。Kent 也重考虑哪些活动会支持或限制 Karen 继续从事社交参与，包括 Karen 作为社区中女童子军队长，家中长女的社会参与，以及在她所珍惜的朋友圈中的社交参与。

背景和环境

OTPF-3 声明"康复对象是处于背景下的社会和物质的环境中参与作业"[3]。环境（environment）"指的是康复对象所处和作业发生的外部物质和社会的情境"，[3]（OTPF-3，p. S28）。物质环境包括自然和人为的非人类环境（nonhuman environment），以及处于这些环境中的物体。而社交环境包括参与（presence）、人际关系以及活动对象接触的人、团体或组织的期望[3]（OTPF-3，p. S28）。背景（contexts）被认为是康复对象身边的、会对其产生影响的各种相关情况、境遇或事件。康复对象的日常作业也是在这样的背景下进行的。在 OTPF-3 的领域中，背景包括 4 个类别或类型：文化、个人、时间、虚拟。背景的类别中有一个是在个人外部的

（虚拟背景），有些是康复对象内在的（如，个人背景）。有些背景，如文化背景，提供了外部对于康复对象行为的期望，而这又常常会转化为内在的信仰。OTPF-3 的表 5 提供了每个类别详细的定义和例子。例如，个人背景中描述了"与健康状况无关的个人特征"[3]（OTPF-3，p. S28）。个人背景包括年龄、性别、社会经济地位以及教育程度。它也包括了团队成员身份（如志愿者，雇员）和群众身份（如，社会的成员）[3]（OTPF-3，p. S28）。

每个和 Karen 特定情况有关的背景和环境都会显著影响她将来在作业中的参与度。有助于 Karen 参与作业的物理环境包括无障碍工作场所；社区里可靠且无障碍的公共交通系统；以及轮椅可到达范围内市中心固定区域内的店面、商场和饭店。会限制她重获作

业的物理环境包括 Karen 在二楼的公寓以及无法容纳轮椅通行的小卫生间。有助于 Karen 的个人背景是她商学学士学历和她的失业保险，这个保险可以在她生病离开工作时给予她支持，支付其医疗费用。从社会环境角度来看，Karen 有来自家庭和朋友的支持，另外她的雇主和同事也十分希望她能够回到律师事务所。Karen 成长所处的美国主流文化背景很主张通过努力来战胜逆境（解决问题而不是接受命运），以及独立（个人主义），这些都激励 Karen 努力在所有环境和背景下恢复之前水平的作业参与度，并最终恢复她的生活。

考虑到 Karen 恢复购物作业可能会遇到的困难，Kent 建议通过网络购买一些物品。虽然 Karen 对此有些兴趣，但是她表明她更喜欢"在真实世界"购物，而非用电脑和网络在虚拟的背景中购物。Karen 最终的决定无疑会受到她在时间背景中的经历影响，因为她要经历并适应花费更多的时间（这些时间需要牺牲其他作业的时间）在她基本日常常规流程中，而之后才能参与她喜欢的作业。

个人因素

OTPF-3 对个人因素（client factors）的描述方式与 ICF 相似[3,20]。在 OTPF-3 中这一部分有三个类别：①价值观（values）、信仰（beliefs）和精神生活（spirituality）；②身体功能；③身体结构。这三个元素被认为隶属于康复对象，且它们也能影响作业表现[3]。个人因素可以被表现技能、表现模式以及背景和环境影响。另外，个人因素与康复对象在这些方面的能力之间是一个环形/相互的关系，它们对康复对象在这方面的能力乃至最终达到满意的作业表现有深远的影响。

价值观、信仰和精神生活这一个人因素类别的描述为：与作业参与相互影响的康复对象的看法、动机和相关意义[3]。OTPF-3 的表 2 对价值观进行了详细的描述：从文化中得到的关于什么是正确、积极和重要的事情（如，对家庭的忠诚）的信仰和承诺。而信仰的描述为：康复对象坚持是正确的认知内容（如，努力工作挣钱）[3]。第三个方面，精神生活的描述为代表"个人寻找和表达意义及目的的方式，以及他们与时刻、自身、他人、自然及意义重大或神圣事件关联的方式"[17,22]。例如，Karen 的价值观包括她强烈的职业道德，以及她的信仰和她的精神生活，这些给予她安慰，她认为她的脊髓损伤是神给她的安排，而她会从中获得克服与超越困难的力量。

身体构造这一个类别指的是健全的身体部位，比如健全的视力（详见第 24 章）或健全的肢体（见第 43 章）。当没有健全的身体构造时，就会影响其功能，或

是需要其他的方式来参与活动，像是对于黄斑变性康复对象来说，需要使用大字体印刷。或者对于前臂截肢者来说，需要使用假肢。这个类别无法应用到 Karen 身上，因为她的疾病并非影响她肢体的完整性。如果她有压疮，一种 SCI 常见的并发症，那么她身体的完整性（即皮肤）会受到影响。她参与作业的能力会因此而明显受限，因此需要其他方案，像是摆位装置与辅助设备，减少压疮发生的可能。

个人因素中的身体功能这一类别指的是生理和心理的功能。这包含各种系统，例如神经肌肉和运动相关的功能。身体功能的类别包括肌肉功能，也就是包括肌肉力量。身体功能和表现技能有明显的差别。如前所述，表现技能可以在康复对象参与作业或活动时观察到。身体功能指的是身体运作的能力。例如，一名康复对象具备足够的神经肌肉功能（个人因素的身体功能；特别是肌力），可以握住梳子，将梳子举到头顶，也有把梳子顺着头发梳下来的力量。但是当你要求其梳头时（活动），你可能会发现他用手操作梳子存在困难（操作的运动技能），以及无法流畅地用梳子梳头（流畅的动作技能）。在 OTPF-3 中，这些运动技能都被归为表现技能。

在 Karen 的案例中，她手部肌肉功能障碍，导致她需要使用功能性手部支具或改良的书写工具，使其可以在信用卡收据上签名，这是在她购物作业中一个必要的动作。她可以使用腕驱动手指屈曲支具来握住笔，在这种情况下她需要具备的身体功能是她需一般或较好的桡侧腕伸肌肌肉力量。然而，Karen 也必须拥有足够的表现技能，包括运用足够的力量书写自己名字的运动能力；选择最省力的笔的认知或辨识技能；以及社交技能，让其可以问营业员索要一个坚固的书写平面（写字板），让她可以放在大腿上签名，以代偿其够不到结账柜台的状况。

精神功能包括情感、认知和感知能力。这个类别也包括自身经历和身体形象（body image）（详见第 6 章、第 25 章和第 26 章）。像 Karen 这些经历躯体残疾的康复对象常会存在自我概念（self-concept）改变、自尊（self-esteem）下降、抑郁、焦躁、处理事情技能减退以及其他因损伤而产生的情绪相关的功能障碍[21,22]（详见第 6 章）。身体功能中还包括了感觉功能和疼痛（详见第 23 章和第 28 章）。

神经肌肉和运动相关功能指的是肌力、关节活动度等（详见第 19～22 章）。然而它们不涉及康复对象把这些因素运用到活动或作业中，就像案例中 Karen 给信用卡收据签名那样。身体功能还指心血管系统、

呼吸系统、消化系统、新陈代谢系统和泌尿生殖系统支持康复对象参与的能力。这些在 OTPF-3 和 ICF 中都有详细的描述，OTPF-3 的表 2 对于此类别中每一个功能也有详细的描述[3]。

案例研究

Kent 和 Karen，第三部分

有些人也许会将 Karen 参与有薪资的工作这一作业视为一个工作者角色的例子。在这个角色中，需要遵守规则：按时出勤、按照时间表完成工作，以及承担完成任务的责任。Karen 的工作角色与在一个忙碌的律师事务所担任行政助理所需要完成的工作相符合。简单列举几个例子，包括按时上班；以专业的态度回复邮件和通信；按照审计规范管理公司预算和工资单；以公正、尊重的态度与公司主管、同事、下属进行交流。之前，为了表彰她一流的工作表现，Karen 在律师事务所还可以享受节日购物日的奖励。Karen 和她三个行政助理同事可在节日前的周五享受带薪休假。有专车会把他们从家里送到市中心购物区，还会给予他们丰厚的礼券，早上会有 Spa 护理，中午在市中心的餐厅享受午餐，下午进行购物，晚上再由专车送他们回家。

Karen 的工作日常规流程包括早上 6:30 起床；洗澡、修饰和穿衣；开车去上班，在路上购买早餐；于 7:45 提早到公司，8:00 开始工作。对 Karen 来说对其工作常规流程有助的习惯是使用日程表仔细地记录预约、电话号码和待办事项。另一个她认为有助于她顺利完成工作日常规流程的习惯是在前一天晚上选配好第二天穿的衣服，以节省早上的时间，确保准时上班。会影响她工作日流程的坏习惯是她会习惯按下手机闹铃的贪睡功能。Kent 和 Karen 都承认虽然她会回到工作岗位上恢复其工作者角色，但是她的脊髓损伤改变了她的能力，导致她无法执行预期行为，以及完成习以为常的习惯和常规流程。她需要发展新的技能确立新的习惯和常规流程。能否运用新的习惯和常规流程，无疑将决定 Karen 能否继续参与她期待的、心爱的节日购物惯例。

接下来将讨论的两个领域：背景和环境，以及个人因素会显著影响 Karen 的作业表现、表现技能和模式。

作业治疗过程

如之前所述，OTPF-3 包括领域和过程 2 个部分。广义上，领域描绘了实践的范围，或是回答了"作业治疗师是做什么的？"这个问题。过程则描述了提供 OT 服务的方法，或是回答了"作业治疗师如何提供作业治疗服务？"这个问题。

为了文章的连续性，在此我们简要概述了作业治疗过程（图 1.2），读者可以参考第 3 章进行深入研读。OTPF-3 中过程的首要重点是评估（evaluation）康复对象作业能力和需求，进而决定并提供服务（干预［intervention］），促进并支持其作业表现（目标效果［targeted

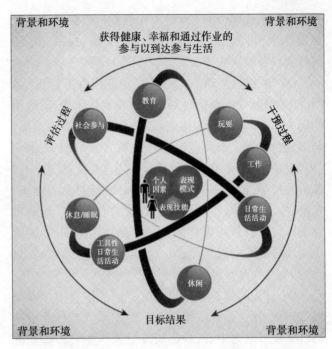

图 1.2　作业治疗过程（From the American Occupational Therapy Association：Occupational therapy practice framework：domain and process, Am J Occup Ther March/April［Suppl］：S10，2014）

outcomes］）。整个过程中，重点是作业。评估开始于明确作业轮廓和作业史。较好的干预方式应以作业为基础，且过程的总体结果应是使得康复对象获得健康、幸福感以及通过作业的参与以到达参与生活。在过程的每一步，作业治疗师要应用职业生涯中所学的、所精通的知识和技能，包括与临床推理、"带有治疗性质地使用自身特点"、活动分析以及活动需求相关的技能。

干预因康复对象——个人、组织或群体不同而有所差别。在躯体残疾的成人作业治疗中，康复对象（client）这个词在个体层面会因治疗场所或环境的不同而存在差异。在医院或康复中心，这个对象指的是康复对象。而在社区学校的中风后宣教课程中这个对象则指的是学生。康复对象或消费者（consumer）是用来描述在独立生活中心里，接受作业治疗干预的对象的最好用词。在独立生活中心生活的个体是居住在社区中，因自己发现的问题而寻求干预的对象。

揭示和指导作业治疗过程的技能

如前所述，作业治疗师要根据职业过程中所学的、熟识的知识和技能来引导过程中的每一步，包括与临床推理、"带有治疗性质地使用自身特点"、活动分析以及活动需求相关的技能。

临床推理是"从业人员用来计划、指导、执行和反思对康复对象干预的过程"——这些是 OT 过程中所

有必要的步骤[3,7]。OT 师的工作依靠他们在职业生涯中积累的专业知识，包括对于理论的理解，对研究结果的解读以及临床技能。

OTPF-3 描述"带有治疗性质地使用自身特点"为"作业治疗从业人员通过叙述性推理和临床推理，运用同理心，以康复对象为中心、以合作的方式提供服务，与康复对象建立及发展治疗性关系"[3,25]。OT 文献中一名成功运用"带有治疗性质地使用自身特点"这一技能的治疗师，都具有同理心（包括对康复对象的残疾、年龄、性别、信仰、社会经济地位、教育和文化背景的敏感度）的品质；且可以自我反省与自我觉察；可以运用主动性聆听来有效交流；以及可以始终坚持以康复对象为中心以营造信任的氛围[8,11,20,25]。

OT 过程的核心是提供一个有助于作业治疗师能够"带有治疗性质地使用自身特"的环境。当作业治疗师以康复对象为中心，根据康复对象作业史和作业偏好的信息进行评估，开始作业治疗过程，康复对象会感觉治疗师有兴趣了解自己所做的事（作业表现）；自己是怎样的一个人（背景和环境，以及个人因素，如价值观、信仰和精神生活）；以及对自己生活有意义的作业。（本章后面写到的 Kent 和 Karen 的案例研究第四部分，描述了 Kent 在治疗过程的每一步骤中如何"带有治疗性质地使用自身特点"。）

活动分析被认为是"作业治疗从业人员用来理解特定活动对康复对象的要求的重要过程"[3]（OTPF-3, p. S12）。活动分析认为作业或活动对康复对象有至高无上的重要性，考虑到康复对象的目标、兴趣和能力，以及活动本身对于身体结构、身体功能、表现技能和表现模式的要求。活动分析和活动需求有难解难分的联系，活动需求着重于参与活动或作业所需的内容，对于作业治疗师来说，要让康复对象完成特定的活动，作业治疗师必须了解以下几个方面：包括活动与康复对象的相关性及重要性；活动中使用的物品和它们的性能；空间需求；社会需求；顺序和时间；需要的动作和表现技能；需要的身体功能以及需要的身体结构。OTPF-3 的表 7 提供了一张全面的列表，详细描述了每一项活动需求的定义和例子，以帮助治疗师们理解[3]。

让我们一起思考 Karen 对恢复在"真实世界"购物而非网上购物（即，在现实背景）这一作业的强烈兴趣。她需要的工具或材料有钱包或信用卡包。空间需求为无障碍的商店或购物中心以及试衣间（可以让 Karen 在购买前先试穿）。社会需求包括在离店前付款。顺序和时间过程包括挑选；去收银台；可能需要排队；把

衣服放在柜台上；付款；然后离店。需要的动作指参与这个活动所涉及的表现技能，如试穿时所需的协调性；从一大堆候选衣服中挑选出一件毛衣或衬衫所需的处理技能；以及寻求帮助或询问方向时所需的社交技能。

这些表现技能不应该单独考虑，而应当被代入 Karen 参与购买衣物这一作业中。所需的身体功能和结构是完成购物活动的基本个人因素。购物行为需要一定程度的认知能力和判断力，因为购物活动的本质是在现有物品中做选择。Karen 有能力选择购买的方式，这说明她的认知能力达到可以进行购物活动的水平。

Kent 通过使用其临床推理技能，"带有治疗性质地使用自身特点"，以及运用活动分析与活动需求的相关专业知识，不断评估 Karen 的强项与能力，并结合她的作业目标，以此来选择能最有效达到目标的干预措施。这些干预措施会在接下来详细描述。

OT 实践要点

在 OT 的整个过程中，治疗师应当确保康复对象知晓他们会根据康复对象的选择，一起确定目标结果，一起合作制订干预计划。这有助于营造关怀和信任的治疗关系。

案例研究

Kent 和 Karen，第四部分

Kent 之前没有把"带有治疗性质地使用自身特点"这一技能作为 OT 过程不可分割的、独立的一部分，但是通过他对于 OTPF-3 的学习，他越来越重视"带有治疗性质地使用自身特点"，并在实践中运用。康复对象们对 Kent 关怀、温和的态度都反应良好。他喜欢治疗关系中个人的一面、互动的一面，他真诚地流露出对康复对象的过去感兴趣，然后聆听他们的回答。他习惯将自我介绍以及阐述自己的角色作为 OT 过程的第一步，通过这种方式，Kent 既确立了康复对象的首要地位，也将他从康复对象处所获得的信息与他刚刚见到的康复对象本人的形象结合起来。

Kent 在和 Karen 共同进行作业治疗的过程中，练习如何"带有治疗性质地使用自身特点"。他把自己关于 SCI 的 25 年的工作经验、继续教育经验和知识储备，融入了 OT 过程中，也把自己熟练的临床推理技能，以及他在其他无数康复对象身上成功或没那么成功的经验都投入干预过程中。Kent 的大学室友兼好友存在躯体残疾，这也让 Kent 更加能够理解躯体残疾，并让 Kent 形成了对躯体残疾的态度和信念。他与他姐妹、妻子和青春期的女儿关系亲近，这让他更能意识到女性的担忧和问题，也让他思考女性在遭受躯体残疾时，和男性相比会有什么不同。Kent 这些个人的和专业的看家本领使他能够在 Karen 的 OT 治疗过程中，运用"带有治疗性质地使用自身特点"、活动分析以及临床推理等有效的治疗技能，来持续为 Karen 提供帮助。

作业治疗干预的类型

表 1.1 展示了在躯体残疾的实践中，OT 典型的干预手段，以及它们与作业领域的关系。OTPF-3 中干预有五大类：作业和活动；准备性方法和任务；教育和训练；倡议和小组治疗[3]。

由于作业是 OTPF-3 中的重点，所以不应该以线性或阶梯式顺序考虑干预的类型。取而代之的，作业治疗师应该考虑康复对象倾向的参与目标，让康复对象自选作业，然后与其合作完成干预，从治疗师认为最能帮助其达成作业目标的各种干预方式中，一起选择适合的方式。

表 1.1　躯体残疾实践中 OT 干预的典型类型

干预类型	描述
作业和活动	针对特定的康复对象选定干预类型，为达到治疗性目标进行设计，满足康复对象潜在的智力、身体、精神的需求
作业	符合和支持选定的参与目标的、以康复对象为导向的日常生活活动
活动	为了能最大限度地参与到目标作业中而选择的部分，即康复对象学习和练习想要完成的作业的部分
准备性方法和任务	为作业表现做准备
准备性方法	为康复对象的作业表现做准备的手段、设备和技术——通常无需康复对象主动参与。包括支具、辅助技术和环境改造、轮椅移动
准备性任务	针对特定康复对象个人因素或表现技能的动作
教育和训练	
教育	OT 传授有关作业、健康、幸福、参与的知识与信息，使康复对象获得在干预期间可能需要应用（也可能不需要应用）的有利的行为、习惯和常规流程
训练	促进获得具体技能，并能运用在现实生活中、特定场景中。与教育不同的是，它的目标是改善表现，而不是增进理解
倡议	为促进作业公正性；鼓励康复对象寻求能帮助其完全参与到日常生活作业的资源所做的努力。可以是由从业人员代表康复对象提出倡议，也可以是康复对象自己提出
小组治疗	使用独特的知识和领导技巧，利用群体动力学（group dynamics）和社交的形式，促进学习，并在生活经历中获取技能。治疗师可以选用小组作为提供服务的一种方式

自从初版的 OTPF（及之后的 OTPF-2 和 OTPF-3）出版后，传统的"干预层级"的概念被抛弃了，取而代之的是把干预分成不同的类型，没有任何一个类型比另一个更重要。每一个类型都有助于促成终极目标：获得健康、幸福感和通过作业的参与以到达参与生活。

作业和活动

在第 1 版 OTPF（2002 年）中，作业和活动是 OT 干预的一个类别，是根据本书第 5 版（第 1 章）"在作业表现背景下的持续性治疗"改写的。在 OTPF-3 中，这一类别被定义为"针对特定的康复对象选定干预类型，为达到治疗性目标进行设计，满足康复对象潜在的智力、身体、精神的需求。想要治疗性地使用作业/活动，从业人员要考虑活动需求和康复对象个人因素与其治疗目标、背景和环境的关系"[3]（OTPF-3, p. S29）。可以代表作业和活动类别的特定活动，又被进一步分为接下来会讨论的作业和活动两种类型。

OTPF-3 把作业（作为干预）描述为"符合和支持选定的参与目标的、以康复对象为导向的日常生活活动"[3]（OTPF-3, p. S29）。OTPF-3 的表 6 有一个例子：

购买食品杂货和准备膳食。以 Karen 来举例，可以是使用公共交通去购买衣物，或是独立地完成办公室常规晨间工作。

活动（作为干预）被描述为"被选为、设计成能够通过提升表现技能和促进表现模式发展，以此来增加作业参与度的行为。活动通常是作业的一部分，而且对于康复对象，在其兴趣和积极程度方面来说是有意义的，相关的和有实用性的"[3]（OTPF-3, p. S29）。OTPF-3 的表 6 举的例子包括练习安全地进出浴缸的方式，以及在申请表上填写答案。

在阅读以干预为目的的作业和活动的描述后，Kent 现在相信以作业为基础的干预可以促进所有作业方面的参与度，包括 ADL、IADL、休息和睡眠、教育、工作、玩耍、休闲和社会参与。大部分针对 Karen 所提供的干预，都是以作业为基础的。为了达到她想要恢复其挚爱的休闲作业——买衣服的目标，Kent 和 Karen 去了附近的百货商店，Karen 想在那里购买一件七分袖、前面有纽扣的女式衬衫。Karen 浏览了衣架上陈列的女式衬衫；向导购寻求了帮助；在试衣间试穿了衬衫,做了选择,付了钱。所有这些步骤,皆是在普通的购物环境中发生的典型购物流程。必要的时候,Kent会向 Karen 演示或建议在执行较困难的购物活动时应该怎么做。比如,如何通过拥挤的衣架;如何在狭窄的走廊中调整轮椅进入到试衣间;以及在移动时如何携带放在大腿上的衣服与衣架,避免其落地。

在 OTPF-3 中,关于干预中活动目的的描述和相关例子让 Kent 对"与作业相关的活动包含什么"的观点有了改变。参考 OTPF-3 的分类,他认为当他让 Karen 练习她在买衣服这项作业中会面临的各种活动时,他是把活动作为了干预手段。出发去购物之前,在 OT 诊所,Karen 和 Kent 一起提升她执行活动(从支票本上撕下支票;从钱包里拿出信用卡;用系扣器系上其毛衣的扣子;从衣橱里拿出衣架上的衣服)的能力。一些她在买衬衫时所要完成的购物活动,同时也是其他以作业为基础的干预中的一部分,例如轮椅移动、书写和穿衣。当用活动作为干预手段时,从业人员着重于如何评估和修复表现技能和表现模式中的问题。

准备性方法和准备性任务

当进行准备性干预的时候,从业人员选择有指向性的"让康复对象做好作业表现的准备的方法和技术。作为治疗的一部分,为作业和活动做好准备或与其同时进行;或是提供康复对象在家中自行实施,以支持其日常作业表现"[3](OTPF-3,p. S29)。作业治疗中使用的准备性方法包括运动、促进与抑制技术、摆位、感觉刺激、物理因子治疗以及准备矫形器,如吊带和支具。准备性任务被描述为"根据康复对象个人因素或表现技能而选择使用的动作。任务包含康复对象主动参与的任务,有时也包括使用不同种类的素材来模拟活动或作业的组成部分。准备性任务本身单独来看可能没有任何意义、相关性或实用性"[3](OTPF-3,p. S29)。

为躯体残疾者提供的 OT 服务,通常在疾病或损伤急性期会使用这些准备性活动、器具和任务。当用这些方法时,作业治疗师主要着重于评估和修复个人因素(如身体结构和身体功能)中出现的问题。治疗师制订这类的干预方法的进阶很重要,这样选定的方法用来为作业或活动做好准备,并向最终目标——获得健康、幸福感以及通过作业参与以参与生活而努力。

Kent 反映在为 Karen 买衣服作业的干预做准备时,他用了几种其他的干预手段,这些手段可以认为是准备方法。比如,他和 Karen 考虑抓握物品的方式时决定用肌腱手支具,使用矫形器作为干预手段。为了能有效使用这个支具,她必须有较强壮的腕伸肌;为推动轮椅或将挂有衣服的衣架挂回去/拿下来,她需要有强壮的肩部肌肉;因此,他们选择以运动作为准备性干预手段

来促进 Karen 最终在有目的的作业和活动中的参与度。

教育和训练

OTPF-3 描述教育为一种"传授有关作业、健康、幸福、参与的知识与信息的一种干预手段,使康复对象获得在该干预期间可能需要应用的(也可能不需要应用的)有利的行为、习惯和常规流程"[3](OTPF-3,p. S30)。

Kent 在思考这个定义的时候,立刻联想起他提供教育作为干预手段的例子。最近,他回应了 Karen 关于她能否回到行政助理的工作岗位的担忧。她有些担心自己的体力无法负荷繁重的工作量;担心她微薄的工资仅能够支付受伤前的开销;担心无法负担给护工及家居保姆的额外开支。Kent 用他多年来的知识与经验,作为干预的内容,向 Karen 介绍了她可以选择的方向。他向她介绍职业康复可以提供的服务,分析她进一步学习的机会和可能性,以帮助其达成成为律师的工作目标——一个新的工作职位,这个职位相比行政助理有机会有更高的薪水,对于体力的需求也更少一些。Kent 还告诉 Karen 根据美国残障人士法案(Americans with Disabilities Act,ADA),她有权享有就业便利(employment accommodation)(详见第 15 章)。Kent 还与她分享他之前一些情况相似的康复对象的经历,描述了他们不同的情况和疗效(注意匿名和保护隐私)。他还以他丰富的经验,与 Karen 讨论了许多可使用的资源,以提升这些选择的可行性。Karen 已经在准备回归职场了(她首选的作业目标),并且主动地参与作业治疗,主动参与作业和活动,包括她真实工作作业以及支持性的活动。教育这个干预手段让她了解了她的选择范围,但这过程不包括任何实际的活动表现。Kent 可以用同样的干预过程来教导 Karen 的职业顾问和 Karen 工作的律师事务所。

OTPF-3 中,训练与教育不同,它被描述为"促进获得具体技能,并能运用在现实生活中、特定场景中。在这种情况下,技能是可量化的功能的组成部分,有助于在现实生活实际应用中熟练使用。训练与教育的另外一项不同是,它的目标是改善表现,而不是增进理解。虽然这些目标总是息息相关"[3](OTPF-3,p. S30)。训练的例子包括指导护工协助康复对象完成 ADL 的方法。

Kent 认为他在教 Karen 如何完成其行政助理的职责时运用了训练的手段,他向她演示如何拿到文件、操控环境控制系统以及使用语音识别软件记录笔记。Kent 期望训练 Karen 控制她的膀胱(排空她的附腿尿袋),定时转移负重,以及进入公司的自助餐厅——这些技能都是 Karen 希望在回到全职工作之前,熟练掌握的个人护理技能的一部分。

倡议

　　倡议这个干预类型是为了努力促进作业公正性（作业的使用权），和鼓励康复对象寻求能帮助其完全参与到日常生活作业的资源[3]（OTPF-3, p. S41）。Kent与 Karen 及其领导一同合作，向其律师事务所合作伙伴要求合理的调整，以帮助 Karen 能够继续工作。Karen 成功工作 1 年后，Kent 和 Karen 被邀请参加州律师协会会议，代表其他有相似情况的雇员提出倡议。

小组治疗

　　小组治疗的描述为在住院机构、社区或学校中的功能性团体、活动团体、任务团体、社会团体和其他团体。这些小组治疗可以让康复对象探索并发展参与的技能，包括帮助自我调节、设立目标及作出积极选择的工具和基本社交技能[3]（OTPF-3, p. S31）。

　　反思了 Karen 的作业治疗过程，Kent 总结出，对于 Karen 来说最重要的一项干预可能是她在康复住院期间，由作业治疗部门开设的家庭和社区技能（Home and Community Skills）课程。这是一个由 Kent 和其他几名 OT 同事共同教授的 8 节课程。课程介绍了一些主题，包括处理友谊关系、在环境中调整作业（如，去电影院、美发店、杂货商店等）、寻求帮助、约会、抚养孩子、使用公共交通等。之前成功达到获得健康、幸福和参与生活目标的康复对象也被治疗师邀请来，作为朋辈专家（peer expert）分享、讨论他们的经验。除了讨论问题（作为 OT 干预），Kent 还确保每个康复对象都有后续跟进的实践机会。

　　在 Karen 出院后 1 年，她被邀请来分享她重回工作岗位的经验，寻找无障碍住所的经验，以及和她新男友确立关系的经验。Kent 用他临床推理技能和关于这些主题的知识，加上活动分析和活动需求的能力，促进这种讨论，他有策略地问 Karen 一些问题，以确保这个讨论包含特定的细节，并介绍对课堂中其他人更合适的解决方案。

　　Kent 认真学习了 OTPF-3 的领域，过程和各种干预手段。通过在他自己身上，在康复对象 Karen 身上应用这些知识，他又巩固了学习成果。然而，Kent 仍然觉得需要额外的建议或者策略才能更细致地学习 OTPF-3。下一个部分我们将探讨相关的策略。

学习 OTPF-3 的策略

　　学习 OTPF-3 最有效的第一步可能是获取并通读原始文件，标记重点，以图示的方式增进自己的理解，在页面空白处写上问题和观察，根据文中要求参照表格、图示、术语表，来强化、明确信息。OTPF-3 将专业全面概念化，因此在觉得可以轻松使用这个框架之前，需要投入大量时间和精力来学习并将其运用于实践中。扩展内容 1.1 提供了 OTPF-3 核心术语和概念的简化清单，这可以让初学者在学习框架时，用来快速查询；也可以在读者学习框架时唤起其记忆。

　　对于习惯运用 OTPF（2002 年）和 OTPF-2 的有经验的作业治疗师，查阅 OTPF-3 的引言（pp. S1-S2）将非常有帮助，新版框架的大部分变化和修改都在此罗列出，并讨论了。

　　几位先驱作者已经为美国作业治疗杂志（AJOT）的各种特殊主题（Special Interest Section, SIS）季刊写了相当有帮助的文章，来展示框架的运用。为《家庭和社区健康特殊主题季刊》（Home and Community Health SIS Quarterly）撰文的 Siebert 鼓励从业人员意识到"与其单纯地学习 OTPF，不如将其作为工具，用于交流实践，支持促进作业参与的实践模式，反思和改善我们的实践工作"[24]。她还指出背景通过向康复对象提供延续性，在家庭和社区实践中扮演主导性角色，借此说明框架是多坚定地支持这个概念。她相信此框架对于作业的关注，通过了解康复对象的作业侧写开始作业治疗过程，可以确保 OT 干预的结果对康复对象是有意义的。

　　Coppola 是为《老年病学特殊主题季刊》（Gerontology SIS Quarterly）撰文的作者，她描述了框架可以如何运用于老年的实践中，并解释了评估是一种作业治疗师向他人（包括向康复对象和同事）传递 OT 是什么、OT 做什么的强有力的工具。她起草了一份作业治疗评估总结表（Occupational Therapy Evaluation Summary Form），使此表成为框架的一部分，并在她的老年诊所实践工作中以视觉化的方式强调作业。这个总结表不受传统病例文件形式的限制，作业这个词不会像传统病例中那样被诊断和临床术语掩盖[9]。

　　相似地，Boss 为《科技特殊主题季刊》（Technology SIS Quarterly）读者提供了他的反思：如何在辅助科技机构运用框架。针对领域中每一个类别，他举出了辅助科技如何支持参与作业的例子（让活动或作业可以完成），以及如何将这些辅助科技的使用（个人辅具护理和辅具使用）成为作业的一部分或成为作业本身。他在文章总结中指出"所有的辅助科技均为康复对象在他们所选背景下的参与提供了支持，因此也是作业治疗核心的一部分"[6]。

　　虽然上文引用的文献针对的是初版 OTPF 使用，但是它们也详尽地展示了在广泛的 OT 实践机构中，如何有创造性地运用框架。另外一个促进读者对于框架学习的策略是本书章节的设计，将在下一部分中介绍。

扩展内容1.1　作业治疗实践框架的快速指南

获得健康、幸福感和通过作业参与以参与生活:OT的独特贡献,作业治疗领域的首要主题,作业治疗过程的首要结果

作业治疗师(OT)用他们"带有治疗性质地使用自身特点"、活动分析和活动需求(空间需求、社会需求、顺序和时间)方面的知识和经验,以及临床推理技能,指导他们在OT过程中每一步的行动[10]。

实践框架主要由2个相关的部分组成:领域和过程。这些主要元素由框架的其他部分支持和强化。

领域:(OT)工作内容——没有任何一方面比其他一方面重要。

- 作业表现(日常生活活动[ADL],工具性日常生活活动[IADL],休息与睡眠,教育,工作,玩耍,休闲以及社会参与)。
- 个人因素(价值观,信仰和精神生活,身体功能,以及身体结构)。
- 表现技能(运动技能,过程技能和社交技能)。
- 表现模式(习惯,常规流程,角色和仪式)。
- 背景和环境(文化、个人、时间和虚拟)。

过程:OT如何提供服务——康复对象与OT之间的协作过程。

- 评估(作业侧写和作业表现分析)。
- 干预(这个词比治疗更恰当——包括制订干预计划,执行干预,反思干预)。
- 目标结果(所有目标都是为了达到终极目标:获得健康、幸福感和通过作业参与以参与生活)。

康复对象:OT服务的接受者(康复对象是首选用词,但是可根据不同实践机构而变化——可以是患者、学生、用户、雇员、雇主等)。

- 个体(广义上的康复对象——可以是存在躯体残疾的人,或是为康复对象提供支持的个体,如家庭成员、照顾者、老师或雇主,他们可能也会间接提供帮助或接受OT服务)。
- 组织(如,企业、产业和中介)。
- 人群(在社区内的)。
- 以康复对象为中心的方法——一种在评估和干预过程中强调康复对象和其目标的方法。

- 作业vs.活动——活动是有意义的和以目标为导向的,但是不是个体生活中最重要的事。作业是可以给个体的生活赋予意义,增进其自我认同感的活动,也是个体期望参与的事情。在"作业治疗实践框架:领域和过程",第3版(OTPF-3)中,作业这个术语包含活动。

参与:包括表现的主观(情感的或心理的)和客观(实质可见的)方面。

干预的类型

作业和活动

- 作业——以康复对象为导向的日常生活活动,符合以及支持或涉及其认定的参与目标。
- 活动——有助于表现技能和模式发展以增进作业参与度的动作;作业的一部分,可供康复对象学习和实践。

准备性方法和任务

- 准备性方法——为康复对象的作业表现做准备的形式、设备和技术——通常无需康复对象主动参与。包括支具、辅助科技和环境改造、轮椅移动。
- 准备性任务——针对特定个人因素或表现技能的动作。

教育和训练

- 教育——OT传授有关作业、健康、幸福、参与的知识与信息,使康复对象获得在干预期间可能需要应用(也可能不需要应用)的有利行为、习惯和常规流程。
- 训练——促进获得具体技能,并能运用在现实生活中、特定场景中。与教育不同的是,它的目标是改善表现,而不是增进理解。
- 倡议——为促进作业公正性;鼓励康复对象寻求能帮助其完全参与到日常生活作业的资源所做的努力。可以是由从业人员代表康复对象提出倡议,也可以是康复对象自己提出。
- 小组治疗——用独特的知识和领导技巧,利用群体动力学(group dynamics)和社交的形式,促进学习,并在生活经历中获取技能。治疗师可以选用小组作为提供服务的一种方式。

OTPF-3:在本书的使用方法

为了体现OTPF-3核心:康复对象、背景和参与作业的重要性,本书每个章节一开始都会介绍一个案例,然后将章节内容融入案例中康复对象和相关情境中,就像本章将Kent和Karen的经历贯穿整个章节一样。当出现了特定的内容信息,读者常常需要回顾案例并思考如何将信息运用于案例中的康复对象。案例第一部分结尾的启发性问题会通过全章回答,并且在章节的最后部分再次强调。

▊ 总结

"作业治疗实践框架:领域和过程"此模型的第1版由AOTA于2002年出版,OT专业之后又更新出版

了OTPF-2和现在这版OTPF-3,主要是出于两个目的:①重申作业治疗的重点在作业上;②向内部受众(专业人士)和外部受众(康复对象、医疗卫生专业人士和利益相关者),澄清及增强对于作业治疗领域(OT从业人员的工作内容)和作业治疗过程(他们如何工作)的理解。OTPF-3的终极目标是"获得健康、幸福和通过参与作业参与生活"[3],这一点强调了作业的首要地位,把它视作领域的主题和过程的指标。

领域包括了5个类别:作业、个人因素、表现技能、表现模式以及背景和环境,它们构成了作业治疗的范畴。OT过程包括了OT服务3个相互作用的阶段——评估、干预和结果——以相互协作、非线性关系的方式发展。OTPF-3中包括的作业干预类型和躯体残疾实践机构常用的干预,包括治疗性使用作业和活动(包括以作业为基础的活动和有意义的活动);准备

性方法和任务(包括让康复对象为作业表现做好准备的技术;支具和矫形器;辅助科技和环境改造;以及轮椅移动);教育和训练;倡议(可以是由从业人员提出,也可以是由康复对象提出自我倡议);以及小组治疗。

除了学习本章之外,读者最好也阅读 OTPF-3 的完整版,将 OTPF-3 运用于自身、本书案例中的康复对象或是现实生活中诊所内遇到的康复对象,以此来积累经验,巩固学习成果。

复习题

1. 简要描述包括 OTPF-3 在内的,作业治疗实践框架的发展史。

2. 描述 OTPF-3 在躯体残疾者的 OT 实践中的重要性。

3. 描述 OTPF-3 和 ICF 之间的适配度,并解释它们如何向作业治疗师提供相关信息,并增进其对于躯体残疾的理解。

4. 列出并描述 OT 领域的组成部分,并举例说明。

5. 列出并描述 OT 过程的组成部分,并举例说明。

6. 简要描述 OT 干预层级,并举例说明每一项如何应用到针对躯体残疾实践机构中。

（胡军　薛夏琰 译,胡岱 校,

徐艳文　闫彦宁 审）

参考文献

1. American Occupational Therapy Association: Occupational therapy practice framework: domain and process, *Am J Occup Ther* 56(6):609, 2002.
2. American Occupational Therapy Association: Occupational therapy practice framework: domain and process, ed 2, *Am J Occup Ther* 62(6):625–688, 2008.
3. American Occupational Therapy Association: Occupational therapy practice framework: domain and process, ed 3, *Am J Occup Ther* 68(Suppl 1):S1–S48, 2014.
4. American Occupational Therapy Association: Uniform terminology for occupational therapy, ed 3, *Am J Occup Ther* 48:1047, 1994.
5. Bedell GM: Measurement of social participation. In Anderson V, Beauchamp MH, editors: *Developmental social neuroscience and childhood brain insult: theory and practice*, New York, 2012, Guilford Press, pp 184–206.
6. Boss J: The occupational therapy practice framework and assistive technology: an introduction, *Technol Special Interest Section Quarterly* 13(2):1–3, 2003.
7. Boyt Schell BA, et al: Glossary. In Boyt Schell BA, Gillen G, Scaffa M, editors: *Willard and Spackman's occupational therapy*, ed 12, Philadelphia, 2014, Lippincott Williams & Wilkins, p 607.
8. Cara E: Methods and interpersonal strategies. In Cara E, MacRae A, editors: *Psychosocial occupational therapy: a clinical practice*, Clifton Park, NY, 2005, Thomson/Delmar Learning, p 359.
9. Coppola S: An introduction to practice with older adults using the occupational therapy practice framework: domain and process, *Gerontol Special Interest Section Quarterly* 26(1):1–4, 2003.
10. Crabtree JL, et al: Cultural proficiency in rehabilitation: an introduction. In Royeen M, Crabtree JL, editors: *Culture in rehabilitation: from competency to proficiency*, Upper Saddle River, NJ, 2006, Pearson/Prentice Hall, p 1.
11. Crawford K, et al: Therapeutic use of self in occupational therapy, unpublished master's project, San Jose State University, San Jose, CA, 2004.
12. Delany JV, Squires E: From UT-III to the framework: making the language work, *OT Practice* 20, May 10, 2004.
13. Dunn W: *Best practice in occupational therapy in community service with children and families*, Thorofare, NJ, 2000, Slack.
14. Gutman SA, et al: Revision of the occupational therapy practice framework, *Am J Occup Ther* 61:119–126, 2007.
15. Hunt L, et al: Putting the occupational therapy practice framework into practice: enlightening one therapist at a time, *OT Practice* 12:18–22, 2007.
16. Law M, et al: Core concepts of occupational therapy. In Townsend E, editor: *Enabling occupation: an occupational therapy perspective*, Ottawa, ONT, 1997, CAOT, p 29.
17. Magassi S, Hammel J: Social support and social network mobilization in African American women who have experienced strokes, Disabilities Studies Quarterly, 2004. <http://dsq-sds.org/article/view/878/1053>.
18. Nelson DL: Critiquing the logic of the domain section of the occupational therapy practice framework: domain and process, *Am J Occup Ther* 60:511–523, 2006.
19. Parham LD, Fazio LS, editors: *Play in occupational therapy for children*, St Louis, 1997, Mosby.
20. Peloquin S: The therapeutic relationship: manifestations and challenges in occupational therapy. In Crepeau EB, Cohn ES, Schell BAB, editors: *Willard and Spackman's occupational therapy*, ed 10, Philadelphia, 2003, Lippincott Williams & Wilkins, p 157.
21. Pendleton HMH, Schultz-Krohn W: Psychosocial issues in physical disability. In Cara E, MacRae A, editors: *Psychosocial occupational therapy: a clinical practice*, ed 3, Clifton Park, NY, 2013, Delmar/Cengage Learning, p 501.
22. Puchalski C, et al: Improving the quality of spiritual care as a dimension of palliative care: the report of the Consensus Conference, *J Palliat Med* 2009. <http://dx.doi.org/10.1089/jpm.2009.0142>.
23. Roley SA, Delany J: Improving the occupational therapy practice framework: domain and process: the updated version of the framework reflects changes in the profession, *OT Practice* February 2, 2009.
24. Siebert C: Communicating home and community expertise: the occupational therapy practice framework, *Home Community Special Interest Section Quarterly* 10(2):2003.
25. Taylor RR, Van Puymbroeck L: Therapeutic use of self: applying the intentional relationship model in group therapy. In O'Brien JC, Soloman JW, editors: *Occupational analysis and group process*, St Louis, 2013, Elsevier, pp 36–52.
26. World Health Organization: *International classification of functioning, disability, and health*, Geneva, 2001, WHO.
27. Youngstrom MJ: The occupational therapy practice framework: the evolution of our professional language, *Am J Occup Ther* 56:607, 2002.

推荐阅读

Christiansen CH, Baum CM, editors: *Occupational therapy: enabling function and well-being*, Thorofare, NJ, 1997, Slack.

Law M: *Evidence-based rehabilitation: a guide to practice*, Thorofare, NJ, 2002, Slack.

Law M, et al: *Occupation-based practice: fostering performance and participation*, Thorofare, NJ, 2002, Slack.

Youngstrom MJ: Introduction to the occupational therapy practice framework: domain and process, AOTA continuing education article, *OT Practice* September: CE1-7, 2002.

第 2 章

躯体功能障碍干预的历史与实践趋势

Kathleen Barker Schwartz

学习目标

通过本章学习,读者应该可以:

1. 追溯影响作业治疗作为一门专业发展的理念、价值和信念。
2. 在文化、社会、政治、法制等的大背景下分析作业治疗的发展。
3. 阐述作业治疗历史的演变,以及解释躯体功能障碍从业者目前所面临的机遇和挑战是作业治疗历史演变的结果。

章节大纲

关键术语

工艺美术运动(arts and crafts movement)
医学模式(medical model)
康复模式(rehabilitation model)
残疾人权益运动(disability rights movement)

道德治疗运动(moral therapy movement)
社会模式(social model)
独立生活运动(independent living movement)

作业治疗的起源

　　直到 20 世纪初期,躯体残疾者仍然"被为他们的存在而感到尴尬和羞耻的家庭关在家里,远离大众的视线,深居卧室深处"[19]。这种对躯体残疾不利、却又普遍存在的情形随着医学模式的发展而开始改变。从医学角度来看,残疾作为一种生物上的缺陷是可以通过专业的治疗而改善的。事实上,在 20 世纪初,"进步的改革家们"正在寻求医疗专业人员的帮助来使残疾人恢复他们在社区和工作场所的地位[53]。正是在这样的背景下,作业治疗专业于 1917 年诞生了。

　　作业治疗的创立者们相信,他们可以通过使残疾人参与作业活动来帮助其康复。他们选择作业治疗(occupational therapy)一词来反映这一目标,因为在 1917 年,作业(occupation)通常指"被占用或雇用,或从事某事"[37]。创始人意识到这样宽泛的术语可能会令人感到困惑[15]。然而,他们更重视这个术语的广度,它会让作业治疗师们应用各种媒介和策略,量身定制方案,以满足每个人的希望和需求。

作业治疗的创建者包括精神病学家 William Rush Dunton、医生 Herbert J. Hall、社会福利工作者 Eleanor Clarke Slagle、原工艺美术教师 Susan Johnson、两位建筑师 Thomas Kidner 和 George Barton,以及护士 Susan Tracey。19 世纪末和 20 世纪初盛行的观念和信念影响了他们对作业治疗的看法。最影响这个专业早期发展的观念主要体现在以下三个运动:道德治疗、工艺美术和科学管理运动。

道德治疗运动

道德治疗运动(moral therapy movement)产生于人本主义哲学,起源于 19 世纪的欧洲,由法国的 Philippe Pinel 和英国的 Samuel Tuke 等医生所推动。它代表了针对精神病患者观念的转变,从之前悲观地把精神病患者看作是低人一等(subhuman)的、无法治愈的(incurable),到之后乐观的观点:认为可以找出精神病患者发病的原因、人道治疗对其有效。道德治疗的主要特征包括对人个性的尊重,对身心统一的接受,以及相信应用日常任务和作业活动这类人性化的方法可以促进其恢复[9]。这些作业活动除了农业、木工、绘画和手工艺外[41],还包括音乐、体育锻炼和艺术[14]。

基于这些观点,半个世纪后,著名的神经精神病学家 Adolf Meyer 提出了许多疾病是可以通过参与治疗性作业而得到纠正的"适应问题"[33]。Dunton 和 Slagle 强烈支持这一观点,Meyer 的"作业治疗"哲学思想发表在这个专业的杂志的第一期。和 Meyer 一起在 Phipps Clinics 诊所工作的 Slagle 在精神病院发展了"习惯训练计划",以重建自我照顾和社会行为中的健康习惯。

工艺美术运动

19 世纪 90 年代兴起的工艺美术运动(arts and crafts movement),是对工业革命造成的社会弊病的反应[11]。当时的经济正在从农业转变为工业社会,所以以前手工制造的产品变为在工厂里生产。工艺运动的支持者声称,这让不满单调重复工作环境的工人们对社会感到不满。

在作业治疗(OT)中,艺术和手工艺作为治疗媒介的使用源于这一趋势。艺术和手工艺的方法是基于这样一种信念,即手工艺可以通过用自己的双手创造有

用的或装饰性的物品所获得的满足感,来促进躯体和精神健康。Johnson 认为,手工艺品的治疗价值在于能够提供同时刺激"精神活动和肌肉锻炼"的作业活动的能力[26]。不同的手工艺品还可以根据所能达到的身心治疗效果进行分级。在第一次世界大战期间,OT 通过应用手工艺让残疾军人身心功能重建成功地确立了地位[43]。为了治疗结核病,Kidner 提倡循序渐进的方法,先从床边手工艺和习惯训练开始,然后到与商店工作相关的作业活动,最终在机构内进行实际的工作[28]。

因此,源于道德治疗和工艺美术运动思想的结合,OT 的定义演变为包括个人躯体和精神残疾的治疗。在作业治疗专业的早期,作业治疗师在整个康复过程的三个阶段与患者一起进行治疗[28]。在卧床期间,患者主要从事如刺绣和篮子编织等床边手工艺作业活动。一旦患者能够下床,他们将从事预先设计的加强身体和精神的作业活动,如编织或园艺,以及旨在重建自理和沟通的基本生活习惯的作业活动。当他们准备重返社区时,患者会从事为成功就业做准备的作业活动,如木工、绘画或手工艺作业活动。

科学管理

杰出的工程师 Frederick Taylor 在 1911 年提出了他的科学管理(scientific management)理论[48]。他提出理性、效率和系统的观察可以应用于工业管理和其他所有的生活领域,包括教学、传教和医学。这一时期进步的改革者们主张用科学管理的思想解决诸如贫困和疾病这样的社会问题。这些改革者批评 19 世纪的收容所太过嘈杂和肮脏,并敦促医疗保健的形象转变为清洁高效的医院[25]。知识可以通过研究和观察而获得,并且应用于照料患者,这一观点成为医学科学的基本原则,并最终导致外科手术和医疗干预计划的可靠发展[53]。

OT 的创始人们被这种科学的治疗方法所吸引。Barton 更被 Taylor 的时间和运动研究所吸引,并认为它们应该成为 OT 研究的范本[8]。Dunton 主张,那些进入这一职业的人应能够从事系统性的调查,以便进一步达到专业目标[16]。类似的,Slagle 主张通过 OT 领域的研究来验证其有效性[45]。到 1920 年,通过倡导"作业活动作为疗效评估的进步、作业活动对人类影响的研究以及这一领域科学知识的传播",作业的"科学"的概念正在得到提升[12]。

然而,在 20 世纪初,OT 的文献中很少有人提出通过系统观察来了解 OT 实践。但在 Washington,D. C 的

Walter Reed Hospital,心理学家 Bird T. Baldwin 领导下的作业治疗部却是一个例外[7]。OT 重建助手被分配到骨科病房,那里已建立了系统地记录关节活动范围和肌肉力量的方法。基于对涉及的运动的分析,包括关节位置、肌肉活动和肌肉力量来选择活动。提出了调整工具(adapting tools)的方法和制作支具(splints)以便在恢复过程中提供支持。这种系统的方法虽有时较为局限,但仍在 Baldwin 所说的"功能恢复"的背景下应用。在这一背景下,作业治疗师的目的是"帮助每个患者重获自我和能力,在身体上、社会上、教育上、经济上成为一个完整的人"[6]。

除了提倡科学的实践方法外,科学管理思想还强调效率和机械化的医疗处理。若拿工厂来打比方,患者就是产品,护士和治疗师是工厂工人。医生被假定为拥有最科学的知识,因此应该被定位在医疗层次的最顶端。Dunton 作为一名医生似乎支持这一观点,他说:"作业治疗师与医生的关系如同护士和医生的关系,也就是说,她是一名技术助理"[13]。随着专业的发展,强调效率和尊重医疗权威成为这个行业的问题。对科学的关注和医学模式的发展对 OT 实践既有益也有弊。

拓展与专业化

康复模式

康复模式(rehabilitation model)的发展始于第二次世界大战后,随着大量资金用于医疗保险(medicare)和医疗补助(medicaid),在 20 世纪 70 年代医疗保健业(healthcare industry)发展达到繁荣。

第二次世界大战唤起了美国为受伤士兵提供医疗照顾的需求。由于近代科学的发现,如磺胺和青霉素等的发现,相较第一次世界大战,让更多的士兵得以幸存下来。第二次世界大战也凸显了 OT 服务的价值:"虽然作业治疗始于第一次世界大战,但发展缓慢,直到现在,医生们才认识到这对患者和伤员的辅助是无价的"[35]。一项重大的努力是重组和振兴退伍军人管理局(Veterans Administration,VA)的医院系统,建立了物理医学与康复科,以整合所有的服务来照顾大量的战争伤员:

> 残疾人可以从那些了解他们特殊需要的人那里获得帮助的理论源于第二次世界大战期间。武装部队建立……残疾军人医院对患者的

士气和身体状况有如此大帮助,促使其他医院为平民也建立同样的服务[35]。

私营机构也效仿跨学科的照顾模式。随着慢性残疾的治疗成为当务之急,平民的医疗服务需求明显增加。康复医学发展的著名倡导者 Howard Rusk 断言,受过培训的人员严重短缺将阻碍国家向"国内 5 300 000 患有慢性残疾的人"提供服务的能力[27]。他指出 OT 是康复服务不可缺少的专业之一。为了应对日益增长的康复服务需求,为康复中心的建设提供联邦援助,国会于 1946 年通过了 Hill-Burton Act 法案,通过立法强制要求康复中心必须"在医学(包括作业治疗和物理治疗)、心理、社会和职业四个领域提供综合服务"[54]。1965 年通过立法建立了医疗保险和医疗补助制度,进一步保障了医疗机构和社区中的慢性病患者和老年人的康复服务需求。

躯体功能障碍成为一个专业领域

作业治疗中的躯体功能障碍专科的创立是为了应对市场不断变化的需求和对有特定的医学知识和技术技能专业人员的要求[22]。这一新的专业从越来越注重促进身体力量和耐力的作业开始:

> 军队擅长于应用旧时代篮子编织、藤椅编织、陶器和编织等过时的作业活动。军医总署办公室的一位官员说,这些"不被目前服兵役的男人们认为是有趣的作业活动"。现在的重点是木工、医院的维修工、像编织迷彩网之类的与战争有关的工作和印刷[51]。

由 Baldwin 于第一次世界大战末首创的关节测量和肌肉强化的科学方法被采纳和改良。与 Helen Willard 一起撰写了作业治疗专业第一本教科书的 Claire Spackman 认为,治疗师必须能熟练地根据改进的技术推出新的治疗方法。Spackman 认为,为躯体残疾者提供服务的作业治疗师需要熟练地进行日常生活活动(ADLs)的教育、工作简化以及上肢假肢的使用训练。但她认为首要的是"作业治疗在模拟的、正常的生活和/或工作环境下,通过使用建设性的活动来治疗患者,建设性的活动是作业治疗的关键"[46]。

正如康复运动帮助确立了 OT 的重要性,它进一步协助这一专业在医学模式(medical model)下奠定了地位。OT 被要求专科化并分成躯体功能障碍和精神疾病两个不同的领域。California 州 Downey 市的 Rancho Los Amigos Hospital 的外科主任认为,这种分化将促使"治疗技术的强化",从而在"你的领域不被认为

是公认的必要专业"[24]的医疗专业中获得更多认可。美国作业治疗学会(the American Occupational Therapy Association,AOTA)试图与美国医学会(American Medical Association)建立更紧密的联系,以提高作业治疗作为一个致力于通过参与作业活动来促进个体康复的专业的知名度和声誉。

与医学的紧密关系可能有助于该行业获得信誉,至少在医学模式之内如此。医学模式的积极方面是强调残疾人康复的重要性,并且有助于推动新科学技术的发展。而医学模式的消极方面是,它假定个体是治疗过程中的被动参与者。针对这一观点,提出了一种新的将个体置于康复过程中心的社会模式[36]。

新的残疾范例:残疾人权益和独立生活运动

20 世纪 70 年代倡导的残疾人权益主张源于 20 世纪 60 年代的社会和政治运动。在 20 世纪 60 年代,残疾人深受他们所目睹的社会和政治动荡的影响。他们参与其他没有特权的群体的抗争,以获得融入和意义非凡的平等机会。他们从其他民权活动家那里学到了诉讼策略和非暴力反抗的艺术。他们从许多方面吸收了改革思想,包括:消费主义、去医疗化和去机构化[18]。

像民权运动和妇女运动一样,残疾人权益运动(disability rights movement)源于自我倡导。也就是说,残疾人士自己在推动自己的事业。他们的行动采取了多种形式,包括诉讼、示威、建立大量致力于实现残疾人权益的组织,以及为立法来解决不平等和保护权益而进行政治游说。

残疾人权益运动的理念是建立在社会模式而不是医学模式之上的。在 20 世纪的大部分时间里,医学模式主导了对残疾人士的看法。认为医学专业人员是康复过程的核心,而外围的患者则是正在被专家帮助的人。这种模式根据医学失能(如截瘫或四肢瘫痪)对个人进行分类,并将医疗的矫正视为消除残疾的方法。残疾权益倡导者拒绝这一过于家长式、被动的和还原主义的观点。相反地,他们倡导一种将残疾个体作为中心,因为残疾个体很了解经历残疾的感受是怎样的。

社会模式(social model)认为,残疾是由于环境因素阻碍个体充分发挥社会成员作用而造成的。物理障碍阻碍了个人进入学校、工作场所和家庭。社会观念认为残疾的个体是令人同情的,这种观念阻碍了残疾人完全参与生活活动。政治和法律解释提倡"区分但平等"的参与,而不是包容。社会模式认为,残疾必须

从文化、政治和社会的角度来看待,而不单是从生物医学的角度:

> 这个(生物医学)模式使我们意识到,一个相互支持的信念和实践的复杂系统可以通过以下方面影响残疾人:诬蔑他们不是健全的人;通过禁锢政策或建筑环境孤立他们;使他们过分依赖于专业人员而不是帮助他们发展负责任的行为;剥夺他们的独立决策权益;在他们的许多能力方面削弱他们的信心;过度强调一些残损的影响;把他们定义为税务受益者,而不是税收贡献者[47]。

与社会模式相适应,在 1963 秋,当 Edward Roberts 被录取到 University of California 大学 Berkeley 分校时,就开始了独立生活运动(independent living movement)[47]。Roberts 在 14 岁时患上的小儿麻痹症使他颈部以下瘫痪,白天需要呼吸器,晚上需要铁肺(译者注:一种利用抽压空气专门帮助脊髓损伤患者呼吸的机器)维持生命。Roberts 被安排留在 Berkeley 校园的 Cowell 医院,由他的兄弟 Ron 照顾。尽管 Roberts 是第一个,但 Berkeley 分校在随后的几年里,又录取了其他严重残疾的学生。他们建立了"Rolling Quads"社团,并致力于使校园和周围的环境物理上无障碍。

在完成了硕士学位后,Roberts 和他的社团 Rolling Quads 在 1969 被邀请到 Washington 协助制订一项旨在将残疾学生留在大学校园的项目。他们创建了躯体残疾学生项目(Physically Disabled Students' Program, PDSP),提供包括个人助理、轮椅维修和财务援助服务。1972 年,Roberts 成为位于 Berkeley 的第一个独立生活中心(Center for Independent Living,CIL)的首任执行董事。Roberts 在基于 PDSP 基本原则的 CIL[1]指出,"残疾人是残疾方面的专家[4];残疾人的需求能够通过综合的或整体的计划来得到最好的实现,而不是由不同机构和办公室的分散式方案来满足[4];残疾人应融入社区"[39]。自从第一个 CIL 成立以来,数以百计的其他中心在全国各地建立。

提供人文科学的照顾:专业内部持续的争论

道德治疗和医学模式

如前所述,作业治疗建立于人文架构和科学架构两个范例之上。在 20 世纪 60 年代和 70 年代,作业治疗范例之间的矛盾表现在道德治疗与医学模式方面。

一些专业领袖呼吁回归道德治疗,并且放弃了 Shannon 所提出的"技术哲学"[44]。Shannon 在他称之为"作业治疗的脱轨"的文章中描述了两种不同的哲学:一是把个体看作是"作为一个机械性的生物,容易通过技术运用来操纵和控制";另一种是,基于该专业早期的道德治疗哲学,强调个体的整体性和人本主义的观点。

Kielhofner 和 Burke 把这种情况描述为人本主义和科学范例之间的分歧[29]。他们主张早期的 OT 实践是建立在以道德治疗为本的作业模式的基础上的。这种范例提供"在日常生活及其文化背景下的人和健康的整体观"。他们认为,第二次世界大战后的实践是建立在还原论的科学范例之上的,这是一种医学模式下的思维方式。这一观点强调了个体的"内部状态",并将焦点转移到"内在肌肉、心理平衡和感觉运动问题"。作者认为,基于科学范例的实践,"将为发展更加精准的内在缺陷的治疗技术铺平道路"。然而,他们担心的是它"有必要缩小作业治疗的概念范围"[29]。

认为早期 OT 实践是基于道德治疗的人本主义和整体哲学的说法是准确的,但他们的说法并不全面。如本章所描述的,OT 创建者们也重视医学模式和"科学"在建立专业可靠性方面所发挥的重要作用。例如,由 Dunton 所领导的设施与咨询委员会(the Committee on Installations and Advice)就是为了科学地分析最常用的工艺,并将每种工艺的治疗价值与特定残疾相匹配而建立[42]。

既然道德治疗和医学模式有不同的观点,那创建者为什么会支持 20 世纪 70 年代产生的观点呢?答案或许可以从 1917 年该专业创建之初时来了解。当时医学模式并未全面主导整个专业,两种理论之间并不是完全不相容。在初创时期,作业治疗是以道德治疗进行实践的,但同时探讨怎样可以使实践医疗化和科学化。在早期的治疗模式中,实践者虽然被要求通过"重建神经和肌肉功能",或者通过患者使用"受伤的上肢或下肢"[46]来治疗,但他们是基于作业活动的重要性、习惯训练以及对于工艺活动的了解来进行治疗的。一旦知识和技术发展成熟并且作业治疗师能够以科学化和医疗化的观点来进行实践,两种模式下的价值观之间的冲突就开始明显了。

躯体障碍治疗师面对如何治疗的问题,一方面需要考虑整体化和人本主义,另一方面也需要考虑医疗化和科学化。Baldwin 在 1919 年的答案是,把增加肌肉力量和矫形器制作这些活动视为达到更大的"功能重建"(functional restoration)个体的社会、躯体和经济

健康的目标的技术[7]。Spackman 在 1968 年认为,治疗师应该应用"仿真的、真实的和/或工作环境下的建设性活动(constructive activity),这才是,也一直是我们的职能"[46]。她强调 ADL 的教学以及工作程序的简化,不喜欢单纯地使用沙盘游戏或自行车锯(bicycle saw)而未融合建设性活动的治疗。

关于模式分化问题也可以从医学模式之外找到答案。Bockoven 认为 OT 应该以道德治疗为基础在社区提供服务:

> 作业治疗师的天生职责就是着眼于真实的生活,生活中真实的任务,以及个体发展处理任务的能力的时间,这些使我极力主张这个专业……应坚持在规划人性化服务过程中的领导地位。……别放弃,要承担起来[10]。

Yerxa 力劝治疗师,不要只是听从医生的指示:

> 我们大多数人都认为手写处方已不再是必要的、神圣的或者健全的……处方的安全假象将使我们付出更大的代价。这个代价减少了我们帮助康复对象的可能性,因为这样我们只会停留在仅使用技能的阶段而已[56]。

然而,随着实践进入 20 世纪 80 年代,人们担心是否作业治疗师像评论家说的那样,将危及辅助(reimbursement)与转介(referrals)。治疗师们担心他们将会被要求不用他们认为对患者治疗有用的技术或知识,例如运动(exercise)、矫形器(splinting)和易化(facilitation)技术。此外他们还认为,很多接受 OT 服务的患者开始的时候还没有足够的能力完成令其满意的作业活动。而一些辅助的技术(adjunctive techniques),如运动和生物反馈,应合理地考虑应用到康复对象的恢复中来,以提高其后期作业活动水平[52]。Pasquinelli 在 1984 年的研究显示,虽然当时的治疗师重视作业活动,但是他们也应用了大量的技术和方法,例如易化和非活动导向的技术[38]。Ayres[5] 和 Trombly[52] 指出,与其试图重新引导 OT 的关注点,不如融合目前在经验和实践基础上已证明有效的临床实践。

康复模式和社会模式

在 20 世纪的后面几十年中,争论开始转移到康复模式和社会模式间的分歧。一些学者,如 Gill[20],从残疾权益倡导者支持的社会模式来思考最理想的作业治疗实践方式。她认为,康复模式使社会不用为其在限制残疾人权益和机会中所起的作用负责。同时她认为作业治疗师应该时时检视自己的实际工作,以确保关

注的不只是个体的躯体功能状况。

　　为了让康复能起到更好的帮助作用，必须重现残疾者真实的生活情形。如果康复专业人员无法提供与患者需求、价值观以及兴趣爱好相吻合的服务，那么他们就失去了患者和自己的专业理想。……躯体治疗和现实社会的讯息间没有有效平衡，康复就不能让患者受益……当患者的斗志在工作歧视（job discrimination）和社会排斥（social rejection）中消磨殆尽时，恢复其关节活动范围和提高手灵活性还有什么意义呢[20]？

　　Pendleton 在 1990 年的研究支持了 Gill 的观点。Pendleton 发现，与躯体功能恢复训练相比，作业治疗师提供独立生活技能的训练相对更少[40]。她把独立生活技能（independent living skills）定义为"与家庭管理、解决社会/社区问题广泛相关的特定能力"。她继续阐述道："掌握这样的技能有助于实现对自我生活的控制，减少对他人的依赖……实现这种控制的结果是，人们可以积极地参与到社区的日常生活中去"[40]。她建议，如果作业治疗师不能在住院康复中心提供有效的独立生活技能训练，他们应该把治疗转向以社区为基础的项目中去。Pendleton 把独立生活的技能看作是作业治疗的精髓，并提倡作业治疗师应将掌握这项技巧作为首要目标之一。

　　著名的历史学家和残疾权益活动家 Longmore 强调了 Gill 和 Pendleton 所提出的问题的重要性。他表示，虽然残疾权益活动者从 20 世纪 70 年代起就参与许多条法规，其目的是让残疾人士平等地参与到社会的各个方面，包括学校、工作、公共场所和交通等，然而还有很多事情尚待完成。这一时期通过的最重要的法规包括 1973 年的康复法案（the Rehabilitation Act），1973 年的残疾人教育法案（Individuals with Disabilities Education Art，IDEA），以及 1990 年的美国残疾人教育法案（Americans with Disabilities Education Art，ADA）。Longmore 说道，尽管有这些法案的保护，很多残疾人仍然遭受排挤以及经济剥夺。他写道，"根据年龄以及残疾程度的不同，残疾人贫困的比例比正常群体高出 50%～300%"[31]。他担心很多人认为 ADA 已经消除了残疾人的主要问题，而真实的情况是"美国社会持续限制或排挤残疾人已经到了令人惊讶的地步"[31]。

当代的实践：注重康复模式中的非预期结果

　　如前所述，正如残疾学者 Longmore[32] 和 Gill[21] 所批判的那样，康复模式最重要的前提是——残疾人的某些方面不正常或残缺。提供康复服务最主要的理由是，通过专业人员的干预（例如作业治疗师），使康复对象变得更加独立，并且可以为社会带来更多贡献。这个问题的前提是，它假定康复对象希望变得更加"独立"（如康复专家定义的那样）并且在他们现在的状况下无法全身心地贡献社会。因此，康复模式有贬低残疾人的价值及将干预重点放在矫正残疾上，而不是从时下社会、政治以及经济对其造成的阻碍来考虑问题。Kielhofner 在《美国作业治疗杂志》（American Journal of Occupational Therapy）中的残疾研究特刊（Special Issue on Disability Studies）中探讨这一问题："就像本文和特刊中其他文章所阐述的那样，残疾研究提出了一些议题及不容易回答的问题"[30]。他引用了残疾学者 Paul Abberley 的话："OT，不管参与者的最佳动机为何，它可能使残疾者的残疾过程更有价值"[30]。

　　一种解决办法是通过重新定义残疾来重建框架，以达到康复模式与社会模式的融合。世界卫生组织（World Health Organization，WHO）2001 年在国际功能、残疾与健康分类（International Classification of Functioning, Disability, and Health, ICF）[55]中尝试解决这一问题。ICF 提供了一种新的分类方法，除了考虑环境因素和个人因素之外，还考虑了身体和精神损害，这其中任何一个或全部都可能会导致活动受限和参与障碍。

　　以世界卫生组织的概念系统为基础，AOTA 于 2002 年制定了作业治疗实践框架（Occupational Therapy Practice Framework，OTPF），并分别于 2008 年和 2014 年进行了修订[1-3]。这提供了一种以康复对象为中心（client-centered），促进参与作业活动为核心的作业治疗实践框架。这个架构除了解决社会模式和医学模式的固有问题外，也解决了道德治疗支持者所提出的问题。它通过注重以作业为基础的治疗（occupation-based treatment）来重塑道德治疗的价值，并且兼顾整体性和人本主义。它通过倡导降低由于生理和心理障碍带来的功能损害，来整合医学模式的各个方面。最后，他通过强调在社会、文化与政治环境中，以康复对象为中心的治疗，来支持残疾权益运动的社会模式。

　　另一种解决办法是作业治疗师应在所有与康复对象有关的社会关系中，持续强调治疗性自我运用（the therapeutic use of self）。从作业治疗创立并持续至今，强调治疗师与康复对象的互动的重要性已成为作业治疗的重要原则。确实，Taylor 等人对 568 位作业治疗师的调查中发现:"大多数治疗师认为治疗性自我运用是作业治疗实践中最重要的技能及临床推理的重要元素"[50]。通过关注康复对象与治疗师的关系,实践工作者可以更能了解康复对象作为一位残疾者的经历,并一同制订以康复对象目标为中心的干预计划。当一个较好的治疗关系形成时,以康复对象为中心的治疗才能更好地实施。

以残疾经验为主的知识能进一步融入专业的知识体系中去,并帮助我们理解作业治疗是如何处理残疾研究中的关注点。举例来说,像 Taylor[49], Neville-Jan[34]和 Guidetti[23]等作业治疗学者所做的研究,他们通过现象描述与叙事的研究方式来检视残疾者的经验,进而协助治疗师从个体的角度来了解残疾。

最后,历史的经验可以提供一种情形,从中来理解躯体功能障碍所带来的挑战。如同历史经历的一样,早期的作业治疗基于对作业的重要性、习惯训练以及手工艺知识的信念进行。随着科学知识和技术的发展,作业治疗师开始将自己的角色定位在康复模式中。如此促进将躯体功能障碍纳入到作业治疗领域中。与医学的紧密联系使得本专业得到信任。然而医疗模式中的简化理论与专业实践中的道德治疗的整体化相冲突。而今天我们谈论的是康复模式与残疾学者所倡导的社会模式间的紧张关系。

我们现在的挑战是尽可能地融合康复模式和社会模式。作业治疗专业是唯一有能力处理这种关系的一门专业,因为我们建立了两种冲突的范例——整体化和科学化;这种冲突的关系对我们专业来说并不陌生。自 20 世纪 60 年代开始我们便讨论如何调和两种范例间的冲突。这些讨论将我们这个专业带回到其最持久的信念:参与作业活动的益处。正如 Dunton 在 1919 年强调的一样,"作业活动就像食物和水一样是生活的必需"[17]。当作业治疗师将作业活动作为关注的中心时,就更容易找到康复模式和社会模式的共同基础。

随着新的方法和技术的发展,作业治疗促进失能者参与活动的哲学基础不会改变,并且其将会帮助作业治疗得到更长远的发展,为躯体功能障碍实践提供有价值的服务。

通过历史来了解今天的实践

不需使用案例学习的方法,我们将通过作业治疗的历史来回答学生和治疗师今天常常面临的一个普遍问题:为什么作业治疗师一直需要向其他人解释作业治疗的定义呢?

首先,我们应该承认,与之前相比有更多的人了解了作业治疗。这些人多数都是经历过作业治疗服务或者身边有人接受过作业治疗的。因此,每当作业治疗师成功地为一位康复对象提供治疗后,康复对象将会对作业治疗有一个积极的定义。换句话说,作业治疗师每次都花相当多的时间来告诉他人我们在做什么。我们可以通过回顾专业成立之初的历史去理解为什么是这样。答案是复杂的,且其中牵涉到多种因素。

第一,与专业的目的有关。就像本章开始时提到的一样,在给专业命名的时候,创立者们正在寻找一个足够广泛的术语来涵盖作业治疗师所做的所有事情。在 1923 年时美国作业治疗学会这样描述作业治疗:

> 作业治疗是一种通过指导或使用生产性活动的方式来治疗生病或者损伤的人的方法。目的是唤起兴趣、勇气和自信:在健康的活动中锻炼其身心;克服残疾;重建对工业和社会有用的能力[4]。

这个定义反映了对个体、康复过程以及作业治疗在其中角色的全面性、人性化和整体性的观点。这个定义解释了心理和身体、社会和医疗目标。创立者们最终选用最能反映专业目标的术语作业治疗(occupational therapy)一词。这并不是说明创立者们没有考虑这个术语可能带来的负面影响。从他们的著作中可以清楚地了解到,他们也意识到范围如此广的一个术语很可能会让人误解。然而,最终他们认为这个术语的负面影响会被它的正面影响所抵消,而这个正面影响给作业治疗师更宽广的自由空间,可以尽可能用最佳的方法去治疗每一个个体。

第二,我们必须意识到作业治疗这一术语在 1917 年就在使用了,并且这一术语的含义随时间而改变。例如,在 20 世纪初,残疾的孩子被安置在"残疾人收容所"中。而如今我们已经不再使用这一术语了。幸运的是,作业一词并未在今天的释义中包涵有负面的意思,但是这个术语在意思上发生了变化。在 1917 年时,作业一词常用来形容一个人正在进行的非常重要的活动。例如,在小说中你可能会读到这样的描述,一位妇女在寻找满足她空闲时间的作业活动。然而随着时间的推移,作业(occupation)这一术语越来越接近一个人所从事的有薪的工作,就像"你的职业(occupation)是什么?"当专业的术语从这个角度解读时,就更容易解释现在为什么会有很多人对这个术语感到困惑,以及为什么作业治疗师需要不断地传播作业治疗在当今社会中的意义。

第三,我们必须考虑到今天的专业内容在作业治疗成立之初并不存在。这也是作业治疗的概念为什么如此广泛的原因之一。在作业治疗创建之初,社会正需要一个协助治疗受伤或生病的退伍军人的专业,并且使他们成为社会上有生产力的成员。而作业治疗带来了这个希望。社会工作和物理治疗专业当时也处于初始阶段,哪一个专业将会为士兵做康复治疗也尚不明朗。此外,艺术、音乐、文体和职业治疗等当时都还没有被提出。

最后,正如本章所讨论的一样,作业治疗的概念并非在单一的理论模式之下。作业治疗是以作业为基础,以康复对象为中心的方式,是连接医学模式和社会模式的桥梁,作业治疗实践框架证实了这一点。尽管在理论上是好的,但在实际中如果作业治疗师只应用医学模式与个体(包括第三方)互动,将会导致对作业治疗正确角色的误解。这就是作业治疗师应积极主动地描述我们在做什么的地方。

历史告诉我们,作业治疗总是以全面的及人性化的方式来看待康复对象以及作业治疗角色,并且他不能局限于单一医学或者社会范例中。通过 ICF 以及 OTPF 融合了这些框架后,最后找到了作业治疗合适的归宿。然而,这些是新的想法,需要花费一段时间才能够被接受。这也是作业治疗短时间内无法完成定义我们所做的事情的另一个原因。但这难道不是一个值得迎接的挑战吗? 历史将会告诉我们这是值得的。因此,当你下次需要定义作业治疗时,把你自己看作是最新的一代人,继续这自豪的传统去定义你的目标,提供对康复对象最好的而非什么"适合"主要理论模式的目标。

复习题

1. 请写出作业治疗七位创立者的名字,并列出每个人的专业背景。

2. 19 世纪末和 20 世纪初,什么思想观念塑造了作业治疗的发展?

3. 道德治疗哲学的主要特点是什么?

4. 描述作业活动为什么是治疗心理和生理疾病的基石?

5. 什么导致了工艺美术运动的产生?

6. 工艺美术运动怎样影响了作业治疗?

7. 描述科学管理,并阐述它是怎么影响作业治疗发展的?

8. 康复模式是何时开始提出的? 世界大战是如何影响康复模式发展的?

9. 躯体功能障碍是如何形成一门专业的?

10. 什么因素影响使得作业治疗采用医学模式?

11. 道德治疗与医学模式的主要冲突是什么?

12. 残疾人权益运动以及独立生活运动对作业治疗的影响是什么?

13. 在作业治疗的实践中是如何解决医学模式与社会模式之间的主要冲突的?

(李奎成　史东东 译,胡岱 校,

徐艳文　闫彦宁 审)

参考文献

1. American Occupational Therapy Association: Occupational therapy practice framework: domain and process, *Am J Occup Ther* 56:69–639, 2002.

2. American Occupational Therapy Association: Occupational therapy practice framework: Domain and process, ed 2, *Am J Occup Ther* 62:625–683, 2008.

3. American Occupational Therapy Association: Occupational therapy practice framework: domain and process, ed 3, *Am J Occup Ther* 68 (Suppl 1):S1–S48, 2014.

4. American Occupational Therapy Association: *Principles of occupational therapy*, Bulletin 4, Bethesda, MD, 1923, Wilma West Archives.

5. Ayres AJ: Basic concepts of clinical practice in physical disabilities, *Am J Occup Ther* 12:300, 1958.

6. Baldwin BT: Occupational therapy, *Am J Care Cripples* 8:447, 1919.

7. Baldwin BT: *Occupational therapy applied to restoration of function of disabled joints*, Washington, DC, 1919, Walter Reed General Hospital.

8. Barton GE: *The movies and the microscope*, Bethesda, MD, 1920, Wilma West Archives.

9. Bing R: Occupational therapy revisited: a paraphrasic journey, 1981 Eleanor Clark Slagle Lecture, *Am J Occup Ther* 35:499, 1981.

10. Bockoven JS: Legacy of moral treatment: 1800s to 1910, *Am J Occup Ther* 25:224, 1971.

11. Boris E: *Art and labor: Ruskin, Morris and the craftsman ideal in America*, Philadelphia, 1986, Temple University.

12. Constitution of the National Society for the Promotion of Occupational Therapy, Baltimore, 1917, Sheppard Pratt Hospital Press.

13. Dunton WR: *Prescribing occupational therapy*, Springfield, IL, 1928, Charles C Thomas.

14. Dunton WR: History of occupational therapy, *Mod Hosp* 8:60–382, 1917.

15. Dunton WR: The growing necessity for occupational therapy. An address delivered before the class of nursing and health, Columbia University, Bethesda, MD, 1917, Wilma West Archives.

16. Dunton WR: The three "R's" of occupational therapy, *Occup Ther Rehabil* 7:345–348, 1928.

17. Dunton WR: *Reconstruction therapy*, Philadelphia, 1919, Saunders.

18. Funk R: *Challenges of emerging leadership: community-based independent living programs and the disability rights movement*, Washington, DC, 1984, Institute for Educational Leadership.

19. Gallagher H: *FDR's splendid deception*, Arlington, VA, 1999, Vandamere Press.

20. Gill C: A new social perspective on disability and its implications for rehabilitation, *Occup Ther Health Care* 4:49–55, 1987.

21. Gill C: Divided understandings: the social experience of disability. In Albrecht G, Seelman K, Bury M, editors: *Handbook of disability studies*, Thousand Oaks, CA, 2001, Sage, pp 351–372.

22. Gritzer G, Arluke A: *The making of rehabilitation*, Berkeley, 1985, University of California Press.

23. Guidetti S, Asaba E, Tham K: Meaning of context in recapturing self-care after stroke or spinal cord injury, *Am J Occup Ther* 63:323–332, 2009.

24. Higher status near, doctor tells therapists: department scrapbooks, Occupational Therapy Department Archives, San Jose, CA, 1955–1963, San Jose State University.

25. Hofstadter R: *The age of reform*, New York, 1969, Knopf.

26. Johnson SC: Instruction in handcrafts and design for hospital patients, *Mod Hosp* 15(1):69–72, 1920.

27. Lack of trained personnel felt in rehabilitation field, New York Times, January 25, 1954.

28. Kidner TB: Planning for occupational therapy, *Mod Hosp* 21:414–428, 1923.

29. Kielhofner G, Burke JP: Occupational therapy after 60 years, *Am J Occup Ther* 31:15–689, 1977.

30. Kielhofner G: Rethinking disability and what to do about it: disability studies and its implications for occupational therapy, *Am J Occup Ther* 59:487–496, 2005.

31. Longmore P: *Why I burned my book and other essays on disability*, Philadelphia, 2003, Temple University Press.

32. Longmore P: Medical decision making and people with disabilities: a clash of cultures, *J Law Med Ethics* 23:82–87, 1995.

33. Meyer A: The philosophy of occupation therapy, *Arch Occup Ther* 1:1–10, 1922.

34. Neville-Jan A: The problem with prevention: the case of spina bifida, *Am J Occup Ther* 59:527–539, 2005.

35. Occupational therapy classes have outstanding guest speakers from various Army and civilian hospitals: department scrapbook, Occupational Therapy Department Archives, San Jose, CA, 1943–1954, San Jose State University.

36. OT instructor says San Jose needs rehabilitation center, *Spartan Daily*, San Jose, CA, San Jose State College, February 9, 1953.

37. *Oxford English Dictionary*, ed 2, 10:681–683, 1989.

38. Pasquinelli S: The relationship of physical disabilities treatment methodologies to the philosophical base of occupational therapy, unpublished thesis, San Jose, CA, 1984, San Jose State University.

39. Pelka F: *The ABC-CLIO companion to the disability rights movement*, Santa Barbara, CA, 1997, ABC-CLIO.

40. Pendleton H: Occupational therapists current use of independent living skills training for adult inpatients who are physically disabled, *Occup Ther Health Care* 6:93–108, 1990.

41. Pinel P: *Traite medico-philosophique sur l'alienation mentale*, Paris, 1809, JA Brosson.

42. Putnam ML: Report of the Committee on Installations and Advice, *Occup Ther Rehabil* 4:57–60, 1924.

43. Quiroga V: *Occupational therapy: the first 30 years, 1900–1930*, Bethesda, MD, 1995, American Occupational Therapy Association.

44. Shannon PD: The derailment of occupational therapy, *Am J Occup Ther* 31:229, 1977.

45. Slagle EC: A year's development of occupational therapy in New York state hospitals, *Mod Hosp* 22:98–104, 1924.

46. Spackman CS: A history of the practice of occupational therapy for restoration of physical function: 1917–1967, *Am J Occup Ther* 22:67–71, 1968.

47. Stroman D: *The disability rights movement*, Lanham, MD, 2003, University Press of America.

48. Taylor F: *The principles of scientific management*, New York, 1911, Harper.

49. Taylor R: Can the social model explain all of disability experience? Perspectives of persons with chronic fatigue syndrome, *Am J Occup Ther* 59:497–506, 2005.

50. Taylor R, Wook S, Kielhofner G, Kelkar M: Therapeutic use of self: a nationwide survey of practitioners' attitudes and experiences, *Am J Occup Ther* 63:198–207, 2009.

51. The gift of healing, Occupational Therapy Department Archives, San Jose, CA, 1943, San Jose State University.

52. Trombly CA: Include exercise in purposeful activity, *Am J Occup Ther* 36:467, 1982. (letter).

53. Weibe R: *The search for order, 1877–1920*, New York, 1967, Farrar, Straus & Giroux.

54. Workshop on rehabilitation facilities: department scrapbooks 1955–63, Department of Occupational Therapy Archives, San Jose, CA, 1955, San Jose State University.

55. World Health Organization: *International classification of functioning, disability and health (ICF)*, Geneva, 2001, WHO.

56. Yerxa EJ: Authentic occupational therapy, Eleanor Clarke Slagle Lecture, *Am J Occup Ther* 21:1–9, 1967. 1966.

推荐阅读

Kielhofner G: *Conceptual foundations of occupational therapy*, ed 3, Philadelphia, 2004, FA Davis.

作业治疗实践框架在躯体功能障碍中的应用

Winifred Schultz-Krohn, *Heidi McHugh Pendleton*

学习目标

在阅读本章后,学生或 OT 从业人员将可以达成:

1. 发现并描述作业治疗(OT)过程中的主要功能。
2. 描述临床推理如何考虑干预情景中可能出现的各种因素。
3. 明白理论、实践模式以及参考架构如何提供信息并支持 OT 的干预。
4. 分辨不同等级的 OT 从业人员的职业分层负责制。
5. 探讨在康复对象诊疗中,OT 工作者与其他专业人员间的有效合作方式。
6. 识别在 OT 实践过程中可能发生的伦理冲突,并找出解决与处理的方法。
7. 描述 OT 在生理障碍的实践领域中,各种不同的实践机构。
8. 讨论在不同的实践场所中常见的服务类型。
9. 认识到对于接受作业治疗服务的个体来说,不同的实践场景会影响其作业表现。
10. 认识到在治疗师不在场时,影响康复对象表现的最大的现实因素是环境。
11. 发现至少三种实践场所的环境与时间特征。
12. 讨论作为治疗师如何通过改变环境与时间特征以获得更加准确的表现评估结果。

章节大纲

关键术语

急性照护(acute care)

急性康复(acute rehabilitation)

临床推理(clinical reasoning)

以社区为基础的机构(community-based settings)

条件性推理(conditional reasoning)

伦理困境(ethical dilemmas)

伦理(ethics)

评估(evaluation)

参考架构(frame of reference,FOR)

住院机构(inpatient settings)

互动性推理(interactive reasoning)

叙事性推理(narrative reasoning)

作业治疗师(occupational therapist,OT)

作业治疗师助手(occupational therapy aide)

作业治疗师助理(occupational therapy assistant, OTA)

作业治疗实践者(occupational therapy practitioners)

实践机构(practice setting)

程序性推理(procedural reasoning)

转介(referral)

筛查(screening)

专业护理机构(skilled nursing facility,SNF)

亚急性康复(subacute rehabilitation)

案例研究

Serena,第一部分

> Serena 是一位作业治疗学专业的学生,于 2 周前开始了她的第一次临床实习,她觉得很幸运能够被派到可以提供多样性服务的实习场所。她去的是一家社区医院,可以提供从急诊、重症监护、到门诊康复的一系列服务。她的实习大纲内容包括了在以上各种情景中提供 OT 干预。她的临床带教老师要求她复习制订干预计划的过程,并预先了解作业治疗在不同情景中扮演的角色。

> **思辨问题**
> 1. 制订干预计划的过程是怎样的?
> 2. 理论、实践模式和参考架构如何指导干预计划?
> 3. 在提供作业治疗服务时,使用哪种临床推理?

本章分为两个部分,第一部分介绍作业治疗(OT)的过程,从作业治疗实践框架第三版"*Occupational Therapy Practice Framework*, third edition(OTPF-3)"中总结说明评估、干预和结果的作用,使读者在现代临床环境中熟悉临床推理的复杂性与创造性[6,7]。本章将描述不同作业治疗实践工作者之间互辅的角色,同样也将介绍在针对有生理疾患的康复对象的照护中,OT 与其他专业人员间的关系;常见的伦理困境以及他们的分析处理方法。

第二部分描述了对于有生理疾患的个体,作业治疗在不同的情景下提供服务,并探讨了各情景中的典型服务内容。

第一部分:作业治疗过程

作业治疗过程中的步骤

OTPF-3 探讨了 OT 专业的领域与过程[6,93],第一章中已经说明了领域的部分,而读者应先熟悉领域,再开始阅读作业治疗的过程。

作业治疗于概念上来说是一个始于转介的循环过程(图 3.1)。转介可能源自其他专业或者基于康复对象主动的作业需求,作业治疗将"个体、团体和人群"都

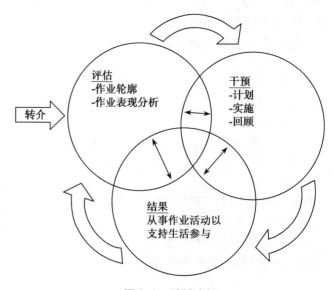

图 3.1 干预过程

归到"康复对象"的定义中（OTPF-3, p. S2）[7]。转介后，需要通过评估来明确康复对象的作业需求，并基于评估结果来开展干预计划，以达到"通过参与作业来达到健康、幸福及参与生活"的干预目标。评估、干预和结果的步骤不应视为线性关系，而应该是循环或螺旋状的过程，且各个环节间互相影响。

转介

临床医生或其他具有资质的专业人士会为康复对象申请作业治疗服务，即使转介一开始是口头的，但是仍需附上书面记录。个人、团体和/或人群即使缺少正式的转介程序，但仍旧可以寻求作业治疗服务。转介的指导方针因人因时因环境而异，有时要通过临床医生的转介之后才能开始作业治疗服务，作业治疗师则负责转介后的诊治工作。虽然有时候康复对象会在缺少转介程序的情况下主动寻求作业治疗服务，但是作业治疗师在开展治疗之前仍需要获得转诊/转介凭证。开展治疗服务之前需检查该州管理委员会的规范及资格注册的要求，以决定该转介是否必要（译者注：此处参照的是美国的国情）。

筛查

OT 需决定是否要为康复对象做进一步的评估，以及作业治疗服务是否能对其有所帮助。治疗师可以独立或与其他健康照护团队成员一起完成筛查工作。筛查的过程通常比较简短，并不会涵盖所有的作业治疗领域。虽然不会经常对康复对象做正式的筛查，但是在评估之前 OT 需要回顾病历记录，并考虑诊断、生理情况、转介及来自其他专业人员的信息，整合这些信息后才能开始正式的评估。而在有些场所，筛查过程则直接被纳入康复对象的正式评估中。因此，需要 OT 根据康复对象愿意参与作业的方式来评价并分析各种影响因素后再决定。

评估

评估（evaluation）指的是"获得并解释开展干预所需资料数据的过程，包括计划并记录评估过程与结果"[1]。评价工具指的是"评估过程中所使用的特定的工具或仪器、设备"[1]评估过程包含两个部分：呈现作业轮廓和分析作业表现（OTPF-3, p. S10），[7]选择合适的评价工具有助于更好地建立作业轮廓，OT 将整合不同方式收集到了信息、资料来分析康复对象的作业表现。

评估的部分从 OT 与康复对象一起建立作业轮廓开始，回顾康复对象的作业历史，描述当下的需求与优先目标（OTPF-3, p. S10），[6,7,16]其中包括了康复对象之前的角色和作业表现的情景。比如，Serena 负责为一位 56 岁的男子建立作业轮廓，他最近因手术移除右脑的肿瘤而导致了严重的左侧偏瘫，与妻子结婚 27 年，从未下厨做过饭菜；在进一步建立作业轮廓的过程中，进一步沟通之下，他认为对他来说重要的作业活动之一就是烤肉，还强调比起燃气烧烤，他更倾向于木炭烧烤。Serena 起初可能觉得无需深入探究康复对象的厨艺，但她现在知道了烤肉这一项作业活动对于他来说意义重大，以及从康复对象的角度来看，烤肉与下厨做菜是两回事！由此可见，作业轮廓可以使 OT 了解康复对象的作业历史、当下的需求和优先目标，并且分别发现康复对象能够成功完成或者面临困难的作业活动。

作业轮廓的建立通常是从访谈康复对象及围绕其生活的重要人士开始的，并且全面检查可获得的病历记录[6]，访谈可利用正式或非正式的评价工具完成。虽然作业轮廓是用于指导后续的干预重点，但在整个干预的过程中仍可以不断修改以满足康复对象的需求。作业轮廓的目标就是帮助我们回答下列由美国作业治疗学会（American Occupational Therapy Association, AOTA）的作业治疗实践框架第 3 版（OTPF-3, p. S13）[6,7]中提出的问题。这些问题可以为我们提供关于作业治疗师 Serena 如何为她康复对象之一的 Nora 建立作业轮廓的例子。

1. 康复对象是谁？这里需要考虑的康复对象不只是个人，还应包括围绕其生活的重要人士，在一些情况下，要将一个团体并非个人视为康复对象。Serena 的康复对象 Nora 是一位 28 岁的女性，遭遇脑外伤后遗留记忆缺失和协调障碍，她的角色是妻子和两个孩子的母亲。在评估的过程中，Serena 不仅需要考虑 Nora 个人的作业需求，还需要考虑她整个家庭的需求以及她作为家庭成员所扮演的角色。

2. 康复对象为什么会寻求服务，哪些作业及日常生活活动是康复对象当下所关注的？这个问题涉及康复对象及围绕其生活的重要人士的作业需求，所以在回答时，需要同时考虑到 Nora 她的丈夫及孩子的需求。

3. 康复对象可以成功从事以及可能遭遇困难的作业活动分别有哪些？这个问题就需要了解康复对象能够成功完成的作业活动是哪些。从 Nora 的生理功能来看她具有驾驶的本领，但是却有严重的记忆问题而导致无法记住接送孩子上下学及从事其他活动的驾驶路线。

4. 康复对象的环境和情景的哪些方面会影响参与

作业及期望的治疗目标？虽然有些情景对康复对象来说是支持性的，但有些却存在着挑战或者阻碍其作业表现。Nora 的父母期望她可以成为小孩的主要照顾者，所以当她的丈夫试图帮助时，她的父母便出面干涉。

5. 康复对象的作业历史是什么？康复对象的价值取向和兴趣是什么？这包括参与各种各样的作业活动的程度，以及康复对象赋予这些作业的价值。虽然在遭受创伤性脑外伤之前 Nora 承担了家中大部分的清洁工作，但是她却并不认为这些工作在她生活中具有很大的价值。她也负责准备日常三餐，同时表示自己很享受烹饪，而她把能够接送孩子上下学、参与他们的课后活动视为具有较高价值的作业活动。

6. 康复对象参与作业的模式是什么？这些随着时间的推移是如何改变的？在评估期间，Nora 解释道在社区生活以及与家人互动中，她一直都是非常积极主动的，任何人生病了，她都会去帮助对方。Nora 对 Serena 透露说对于别人需要照顾她这一点她有些担忧，因为她从来就不是一个被照顾、被支持的角色。Serena 认为这标志了在遭受创伤性脑外伤之后她正在经历自我意识的变化。

7. 康复对象的优先目标和预期结果是什么？这些可能是指作业表现、角色能力、情景中的自我适应、健康与幸福、预防、生活质量。对于 Nora 来说，能够安全驾驶并恢复支持孩子参与社区活动的职责是她的优先目标和预期结果。这些也反映了她在作业表现上的兴趣，同时也不希望借助父母或者丈夫来替她承担责任。

建立作业轮廓之后，在开始分析康复对象的作业表现之前，OT 需要确定并收集一些必要的额外信息，包括决定评估的范围及在分析作业表现前需使用的评价工具。OT 可能会委派 OTA 参与部分评估项目，如实施特定的评价工具，但解释评估数据仍然是 OT 的责任。因为这需要 OT 先完成作业轮廓并解释作业轮廓中包含的信息，再分析作业表现，然后进一步评估康复对象的各种因素，依据这些来指导评估过程的进行。如果想要收集作业轮廓范围以外的其他信息的话，则要能回答以下问题：

1. 哪些额外的信息能帮助我们了解康复对象的作业需求、情景的支持与阻碍？

2. 收集这些信息最佳（最有效、最准确）的方式是什么？

3. 这些信息将如何支持干预计划？

4. 这些信息将如何影响可能的治疗结果？

接下来 OT 会评估康复对象能够成功完成计划、

开展并完成不同作业活动的能力，根据作业轮廓选择特定的作业活动，随后 OT 分析相关资料找出具体影响康复对象作业表现的强项和弱项。情景因素对于作业表现的影响也被包含在信息、数据分析中。举一个简单的例子，当一个完全依赖轮椅行动的康复对象想要进入办公大楼工作却止步于楼梯前时，我们知道了即使他/她具有功能性移动的技巧，却依然受制于环境因素而无法顺利参与作业活动。分析相关的数据信息需要包括活动需求有关的信息、康复对象过去与现在的作业模式、支持或阻碍作业表现的因素，有关康复对象特定因素的信息可能有助于建立干预计划，但应该先完成作业轮廓并开始分析作业表现，之后再拟定治疗计划。从作业轮廓分析中获得的信息可以使 OT 更加谨慎地选择需要的评价工具，以进一步收集资料、信息。OT 也需要考虑将康复对象转介给其他专业人士后能否够获得帮助。

案例研究

Serena，第二部分

即使 Serena 有能力完成徒手肌力测试和关节活动度测量，却并非所有的康复对象都有必要做这些评估。Serena 应该先建立康复对象的作业轮廓作为指导，据此选择最适合的评价工具来完成对康复对象的作业表现的评估。在完成这些步骤后，Serena 将更加明确需要哪些额外信息以便更好地计划、完成后续的干预服务。

干预计划

作业治疗实践工作者（occupational therapy practitioner）（OT 和 OTA）运用下列方法或策略与康复对象一起建立干预计划（intervention planning）以提高康复对象参与能力、促进作业表现[6,7,16]。虽然干预计划由 OT 负责，但 OTA 仍具有其相应的贡献，并且"对于评估结果有所了解"[3]策略的选择应该与期望的服务结果有所连接[6]，这些方法或策略能够回答这个问题："为了达成康复对象的目标，将提供何种干预方式（方法或策略）？"以下为各种干预方法或策略提供了示例，并选择相关文献来支持该形式的作业治疗干预[7]。

1. 创造或促进健康的作业参与　作业治疗的范围不应当仅局限于处理失能问题，也应用于促进、丰富作业追求。此方法可以用来帮助正在经历角色转换的康复对象，或者用来促进不同情景间的作业表现。例如使用叙述性的方式来促进一位工作者能够健康地将其角色转移至退休者。当工作者描述预期的退休状态时,他们联结了"过去、现在与未来",这种预期生活变化并作出选择的过程被认为是可以用来"了解人们如何适应其生活上的改变"的重要因素。

2. 建立或恢复技能或能力 此策略的目标是借由改善康复对象的技能或能力,从而允许其更好地参与作业。一些学者证明了作业治疗服务提供此种干预方法的成效。Walker 等人[90]调查了脑卒中(cerebrovascular accident,CVA)后未接受住院康复的康复对象,在接受作业治疗服务来恢复日常生活活动(activities of daily living,ADL)、工具性日常生活活动(instrumental activities of daily living,IADL)的技能的成效,通过随机对照试验,发现接受作业治疗服务的康复对象比起未接受者,明显具有更好的 ADL 和 IADL 表现。Rogers 等人[77]也发现康复对象在接受了 OT 实践工作者们提供的系统性训练后,ADLs 的表现有了显著的进步。

3. 维持现有功能 此方法认为对于那些面临退行性疾病的康复对象来说,作业治疗服务应该积极关注他们希望维持作业参与的需求[24,36]。干预的方式着重于作业表现的活动需求、表现模式或情景。例如帕金森疾病的早期阶段仍然有能力完成许多自我照顾的活动,但因其运动功能的持续退化,应该建立习惯来维持这些技巧。慢性或非退行性疾病的康复对象们也需要这种维持性的干预方法,应该帮助他们维持生理状态,以达到活动与环境的要求。

4. 调节、适应或代偿 此方法着重于调节环境、活动要求,或者是康复对象的表现模式来支持其健康与作业参与。针对因慢性阻塞性肺病造成的呼吸困难(呼吸短促或呼吸困难)的康复对象,宣教其使用能量节约技术就是应用了此方法[63]。使用电动生活辅具(electronic aids to daily living,EADL)则是另一个调节活动来促进参与的例子,在 Erikson 的一项研究中[34],提供脑损伤康复对象 EADL 的使用训练后发现他们能更好地主导自己的生活了,即使他们之前的能力无法重新恢复,通过运动适应或代偿的方法仍然可以促进作业活动的参与。

5. 预防 此方法可以针对那些尚未有明显残障表现或失能情况的康复对象使用,此方法着重于发展表现技能和表现模式,来支持作业表现,不仅将干预方法用于作业表现中潜在的危险或挑战,也会将情景因素和环境障碍考虑在内。例如,如果一个康复对象有站姿平衡问题,通过防跌倒技能的训练以及宣教移除家中易滑动的小地毯来避免跌倒的方法就是一种预防性的干预[29]。Clark 等人[26]证明了预防性作业治疗服务对于一般老年人的成效,接受预防性作业治疗的成人比未接受者少了很多健康与功能性问题。

通过与康复对象及其生活中重要人士的合作,建立的干预计划不仅可以明确特定的目标,还可以清楚地知道目标的内容。例如,Serena 的康复对象脑外伤患者 Nora 表示希望能够再开车接送小孩参与各种社区活动。此时作业治疗服务将侧重于两种方法应用:重建作业技能——促进其接送孩子参与社区活动所需的能力;调节作业表现——避开参与需要在早晚交通高峰开车接送的社区活动。

通过使用相关的策略来促进反应时间、提高问题解决能力并注意潜在的安全风险,能够改善特定的驾驶技能。由于 Nora 的记忆能力受限,并且难以处理复杂的信息,驾驶接送孩子参与社会活动这一项作业需要被调整。Nora 可以挑选离孩子的学校和家里较近的社区活动,这样就可以减短驾驶的时间;借由使用电脑控制引导系统,如全球定位系统(global positioning system,GPS),她可以按照明确的指示到达各处的社区活动。如果这些干预策略不管用,那么 OT 就要为她寻找其他替代方案,比如 Nora 可以骑自行车或者走路来接送孩子到邻近的社区活动;或是找其他家长合作用车,由对方负责驾驶接送的角色,而 Nora 可以通过制作点心或分摊油费的方式作出自己的贡献。替代方法是更安全的解决方法,也能满足 Nora 参与接送孩子去社会活动的作业需求。

OT 负责整个干预计划,包含了计划中任何委派给 OTA 的部分,整个计划包括以康复对象为中心的干预目标,以及上述用来达成目标的方法或策略。康复对象所重视的价值与目标是最重要的,而治疗师价值与目标则为次要考量[6]。文化、社会及环境因素都应该考虑到计划中,并确认干预范围与干预频率,以及完成计划的预期时间。当干预计划建立后,则应该记录干预的结果,在干预计划完成的过程中,也需要开始考虑出院计划,这可以借助明确的预期成效及达到目标所需要的时间来完成。

在计划过程中,制订明确、可测量的目标是非常重要的一个步骤,长期目标或最终行为应该能够反映出作业表现的改变。为了使康复对象能够得到可靠的作业治疗服务,治疗计划应该秉持"通过参与作业活动来促进康复对象的健康和生活参与"的原则[6]。这个目标可以通过一些方法来达成,包括改善作业表现、提升角色能力、采取适应、预防策略,以提升生活质量、增进健康及幸福。目标同样关注作业公正,为个人、团体及人群提供作业参与的机会。为了达成这些目标,短期目标或行为目标需要包含渐进的步骤。比如 Nora 为了重建驾驶的能力,必须先达成一些短期的目标,才能逐步达到最终行为或长期目标,干预计划会先关注 Nora 的双侧协调和反应速度,再逐渐恢复驾驶能力。一些作者详细地列举了建立明确目标所应具备的关键元素[48],表 3.1 可以作为建立干预目标时的简要指导(第 8 章将针对如何制订目标及病历书写作了详细的介绍)。

表 3.1　目标书写的 ABCDE 格式	
A-actor 完成人	以陈述语句如"Nora 将会……"开始目标的书写,而服务即为实践目标的完成人
B-behavior 行为	康复对象能够从事的作业、活动、任务或技能。如果此行为是预期成果或者最终目标,则书写时必须能反映出作业表现。短期目标、行为都是达成长期目标或预期成果的步骤,短期目标可以将康复对象的因素或表现技能确定为所要训练的行为,例如对在案例学习中的 Nora 而言,她的预期成果是能够驾驶,而短期的目标行为就可以是进入车子或系好安全带
C-condition 环境条件	完成目标行为所面临的情景包括了社会环境、物理环境,干预目标所涉及的环境条件的例子包括了使用器材、社会场景、目的行为所需的训练等。在 Nora 的案例中,驾驶自动挡的汽车与驾驶手动挡的汽车的环境条件就有很大的区别了
D-degree 量化程度	应用关于测量行为的方式来评估表现的优劣。这些可能包括:重复次数、持续时间、需要完成的活动量等。短期目标可能是希望康复对象可以完成活动的某一部分即可,长期目标的设定应该是要达到完整的目标作业。为康复对象提供帮助的程度可以作为行为表现程度的测量方式,其中包括了康复对象是否需要最小辅助、口头提示或者能否独立完成任务。这些标准对于目标行为来说必须是恰当的,比如对于 Nora 来说,50% 的驾驶时间能够安全驾驶是不恰当的标准,但是利用百分比来描述 Nora 可以独立系安全带,如 100% 的时间能够系好安全带,即是针对这项行为恰当的标准
E-expected time frame 预期达成时间	目标将于何时达成,或达成所述目标预期的时间

(Adapted from Kettenbach G: *Writing SOAP notes*, ed 3, Philadelphia, 2004, FA Davis.)

干预实施

干预计划是由 OT 实践工作者们负责完成的,OT 可以委派 OTA 负责完成干预计划中的特定部分,然而,整个干预计划仍需 OT 指导、监控、管理,他/她必须确保相关及必要的干预是以恰当、安全的方式完成,病历书写是正确、完整的[3]。干预方法包括有治疗性使用自我、治疗性的作业和活动运用、准备性方法和任务、团体干预、宣教、训练或倡议[6,7]。(有关这些干预的方法详见第 1 章)。这些方法回答了这个问题:"如何提供干预策略?"干预计划应该说明干预方法结合了何种方式或策略,在干预服务的实际完成过程中,临床工作者可能会根据康复对象的需求,在不同的方法间无缝地转换干预方式。

OT 实践要点

干预计划的完成并非单独发生,而是需要临床工作者关注康复对象对于干预的反应,持续检查服务的成效。在每次干预疗程开始前,OT 应该思考回答以下问题:

1. 在这次疗程中,最主要的干预重点是什么?
2. 本次服务如何达成康复对象的目标和需求?

在完成服务过程中,应该包括帮助康复对象预设其需求及解决方法。由 Schultz-Krohn[84] 发展而来的方法为这一过程提供了一个结构,名为预期性问题解决,这个过程源自以康复对象为中心的理论,比如人类作业模式[44]和人-环境-作业模式[55,58](这些都会在后续章节中介绍),目的在于赋能于康复对象在遭遇到困难前,能预见到可能的挑战,并找出解决的方法。预期性问题解决过程的要素包括有:

1. 康复对象和临床工作者一起明确将要完成的作业或活动。

2. 找出作业/活动表现必要的环境特征,包括情景、环境以及参与作业/活动必要的器材。

3. OT 和康复对象发现参与该作业/活动时,环境及所使用的物品有何安全风险或挑战。

4. OT 和康复对象发展出处理这些风险和挑战的解决方法。

以 Nora 为例,她希望能够驾驶接送孩子参与课后活动,在她重新习得驾驶能力后,借助预期性问题解决策略的使用,可以帮助她准备面对潜在的环境挑战。这个过程遵循以下步骤:

1. Nora 和 OT 将驾驶接送孩子去参加课后音乐课作为干预的重点。

2. 汽车是自动挡,平时接送孩子从学校到音乐课的路线不需要上高速公路,但有其中一段是一条繁忙的四车道,她需要在驾驶中左转一次,不过那里有指示左转的红绿灯,驾驶的时间通常是 10 分钟左右。

3. Nora 认为行驶在繁忙的马路上对她来说是个挑战,因为很多司机会有超速行为,并且驾驶行为很不规律、不文明,然而,这却是最省时的线路,并且她非常熟悉,记忆起来也比较容易。Nora 的丈夫则提到了这条路会经常施工,这就带来了额外的挑战。

4. Nora 没有改变线路,而是想出了一个解决方法,她决定提早 5 分钟来接送孩子去上音乐课,这样一来,即使其他车辆超速行驶时,她也不会感到很有压力。针对其他危险驾驶的策略有,包括多看后视镜、在左转前两个路口就先切换到左侧车道等。此外,作为道路施工时的备案,也为 Nora 绘制了另一条代替线路。

以上过程为完成干预计划时,如何使用预测性问题解决方法提供了一个简要示范。这个方法也同样可以被用于其他活动,比如洗澡,康复对象可以预期地板湿滑存在的潜在风险,并在踏入浴缸前先找出适当的对策。这个过程的基本原则就是,促使康复对象在日常生活中能面对作业/活动日复一日的挑战,找出解决方法。因此,康复对象不仅可以主动了解到所参与的作业/活动,更能找出潜在的挑战或危险,并针对这些挑战或危险提出解决方法。

干预的过程包括了观察康复对象对于干预服务的反应,在治疗服务开始以后,OT 应该持续关注康复对象的进展,并在需要的时候调整干预方法,以支持康复对象的健康及生活参与。

干预回顾

作业治疗实践工作者会定期评估干预计划,来确定该计划是否达成了康复对象的目标[6]。OT“负责决定是否继续、改变或停止作业治疗服务”,而 OTA 的贡献在于参与了这一过程[3]。回顾时可能需要重新评估康复对象的状态,以了解从上次评估至今所发生的变化,所以评估干预的成果对于展现干预的成效至关重要。根据重新评估的结果,干预计划可能会因此而改变、继续或终止,也可以借由再评估的机会来确定干预内容是否符合干预计划中所制订的目标。

结果

与康复对象本人及其家庭,以及干预团队成员间的合作,OT 和 OTA 可以找出干预所期望达成的成果。在 OTPF-3 中清楚地说明了作业治疗服务的成果应着重于许多不同的因素,包括了作业表现、“康复对象对目标的主观印象”(OTPF-3,p. S16)[7]、照顾者的幸福

等,这里只列举了很少一部分,这些成果可以通过一些方式来测量。成果可以体现在:康复对象的作业表现得到改善,对于作业挑战的反应的转变、角色表现提升,拥有促进健康、幸福生活的习惯和常规活动线路,预防或减缓进一步的残障,对于治疗服务的满意度等。康复对象的满意度也可以纳入整体生活质量的成果中,这其中也包含了之前提到的成果。照顾者的信任度可以作为一种结果测量的工具,同样有此作用的还有照顾者作业参与程度的多少。对于团体和特定人群来说,干预成果一般都是关注与如何获得“健康促进、作业公正及自我倡议”(OTPF-3,p. S16)[7]。

虽然作业治疗服务的整体成效在于“通过参与作业来支持健康和生活参与”[6],这个目标可以通过不同的个别成果来达成。所选择的成果是否达到目标,要由 OT 与干预团队的成员及康复对象本人来达成共识,这些成果可能会因为康复对象状态的改变而需要定期修改。当康复对象已经达到了干预目标,或者已经从作业诊疗服务中获得最大收益时,OT 会正式终止服务,着手停止计划,记录并提供后续建议与安排。在最后一次的病历记录中,需要包含从干预计划首次评估到结束服务期间,康复对象所有状态改变的信息。

图 3.1 说明了干预过程中各个环节间的关系,它并非以线性的方式完成,反而需要持续监督,每一个环节均可以影响整个过程中的其他环节。在计划阶段中,所制订的预期成果可以引导 OT 选择最恰当的干预方式来完成康复对象期望的目标;也有可能在干预计划完成的过程中才发现原定期望的成果是不切实际的,所以在此时,康复对象的目标和预期成效需要进行必要的修正。

临床推理在干预过程中的应用

自 1986 年以来,美国作业治疗学会(AOTA)资助一系列的研究,来考察作业治疗师为康复对象开展工作时是如何思考、推理的[40]。临床推理(clinical reasoning)可以初步定义为:OT 实践工作者如何了解康复对象的作业需求并决定干预服务的过程,或者是一种用于思考多重因素互动并影响作业参与的方式。临床推理有几种方式,但是作者没有统一描述特定推理方式的专有名词。作者有时也会使用“专业推理”这一词,可以使作业治疗得以在更广泛的场景中实践,因为“临床推理”一般都与医疗场景联系在一起[82]。在 AOTA 持续能力标准(AOTA's Standards for Continuing Competence）中会使用"批判性推理"一词来指代 OT 实践工作者所使用的帮助他们判断并决策的方法[5]。在本章中，我们会用"临床推理"一词关注 OT 实践工作者和康复对象之间的关系。

本章中包含了探讨专业推理及批判性推理的信息。Fleming[38]发现了临床工作的专家通常使用三种临床推理思路来组织并处理信息：程序性推理、互动性推理和条件性推理；另一种临床推理：叙述性推理则由 Mattingly[61]著有文献讨论；第五种方法：务实性推理，旨在描述实践性的议题和情景因素[65,81]。本节将说明上述五项现代文献中探讨的基本临床推理方式如何被应用到实践工作中。

程序性推理（procedural reasoning）借由考虑"接下来该怎么做"来解决问题。这个推理过程与医疗领域的问题解决策略密切相关，应用此推理方法是着重关注康复对象的因素、躯体功能及生理结构。它可以找出问题与干预服务的联结，有些医院会采取的批判性决策途径，决策途径会以决策树（decision-making tree）的形式呈现，由一系列是/否的问题来引导干预的方式。例如对于全髋关节置换术后的干预计划而言，可以允许其按照预期或者预定的轨迹来康复。

当可以从大量与康复对象相关的手术流程及医疗处理资料中获取有效的信息时，批判性决策途径得以发展以支持更好的临床实践。程序性推理通过考虑康复对象的诊断，引用类似的病例作为参考，预测可能的结果，可以用来发展批判性决策途径，同时受到与康复对象相关的文献资料及所采用的干预方法的影响[59]。因此 OT 需要定期回顾文献，以提供有效且恰当的干预服务[62]，运用这些资讯来发展、完成干预反映了程序性推理在实践工作中的应用。

这个形式的临床推理同样支持循证实践（evidence-based practice）。Schaaf[80]叙述了在参与数据驱动的决策产生过程中，OT 实践者们不仅可以有效使用现代的证据来做决策选择干预方式，同样借助这些证据来决定恰当的成果。因为通过这个方法联结了作业轮廓产生的过程、干预方法的选择，不仅可以决定恰当的成果，还包括了最佳描绘 OT 服务成果的信息。

互动性推理（interaction reasoning）注重康复对象与治疗师之间的交流，治疗师通过运用互动性推理来与康复对象建立联系、了解并激发参与的动机。从康复对象的角度出发来理解残障是此推理的基础，在评估阶段，可以用来找出康复对象所提供的重要信息，并

进一步发现康复对象的作业需求；在干预阶段，此推理可用来理解康复对象是怎么对选择的干预内容作出反应的，评估干预的成效、是否完成了康复对象的目标。治疗性自我运用时，需要治疗师善用个人技巧与特质，来引导康复对象参与干预过程，这很好地体现了互动性推理的应用。

条件性推理（conditional reasoning）关注干预发生的情景、康复对象从事作业的情景以及不同因素将以何种方式影响治疗结果与方向。治疗师运用"如果……会怎样？"的提问或者条件式的方法，为康复对象设想可能会遇到的情况。治疗师可以借助条件性推理整合康复对象目前的状态与期望的未来，干预则需要因时制宜地调整，以期康复对象能够顺利参与到不同的情景中。尽管干预的设计和完成是为了促进作业追求，条件性推理却不仅只专注于达成目标，反而认为在干预的过程中需要经常对成果目标进行重新评估，以帮助康复对象更好地制订目标和预期成果。

叙事性推理（narrative reasoning）可以用创作故事或叙述故事的方式来了解康复对象的经历，关于生活及残障经验的解释和描述可以反映其主观关注的主题，并将影响治疗干预的制订和成效。因此，叙述性推理是重现象化的过程。治疗师可以使用叙述性推理来计划干预过程，用将会在康复对象身上发生的事情创作出故事轴线，作为治疗的结果。治疗师运用康复对象特有的语言及隐喻方式，同时结合应用互动性推理、条件性推理来设想康复对象可能的未来。

在使用叙述性推理时，治疗性使用自我是非常重要的，为康复对象提供机会来分享残障经验的意义，可以帮助 OT 实践工作者们建立计划、并设想未来的作业表现，在这里情景与作业表现发生了交集。虽然有时候通过调整可以让一个个体参与活动，但有时候这些调整策略在康复对象的文化和社会环境中是不可接受的，比如个体在卒中前是机车爱好者，现在却有平衡障碍，并且无法控制离合器以及手动操作油门和刹车来安全驾驶机车，尽管市面上已经有了三轮式的自动机车，但他/她不愿接受这个选择，认为它并不属于机车文化中的一部分。

务实性推理（pragmatic reasoning）并不仅仅局限于康复对象和治疗师的互动关系，这个形式的推理整合了多种因素，包括有干预场景的要求、治疗师的能力、康复对象的社会与经济资源及其出院后可能面临的环境。务实性推理在康复对象与治疗师的互动关系之外，认识到了治疗师会因其他外界因素而面临限制，比

如:提供住院康复服务的医院可能无法提供治疗师在康复对象出院前就拥有居家探访的资源;通过家庭健康机构独立工作的治疗师,在康复对象家中治疗时无法获得临床的设备。因此,在建立干预计划时,可以通过运用务实性推理来考虑提供干预时会面临的挑战。

有经验的临床工作者们可以通过以上这些临床推理方法在作业治疗过程的任何阶段随时来建立和调整他们的计划和行动。任何一种推理方法之下都有一些特定的问题需要治疗师来考虑,我们将它们罗列在框3.1中。

框3.1　从事临床推理之问题

程序性推理之问题

诊断是什么?

预后、并发症以及与此诊断有关的其他因素是怎么样的?

一般针对此诊断的评估和干预方案是怎么样的?

可以使用何种干预方法(附属方法、赋能性活动、目的性活动)?

有什么证据可以支持治疗师使用特定的干预方式能够促进作业表现?

互动性推理之问题

康复对象是谁?

康复对象的目标、关注点、兴趣和价值是什么?

康复对象如何看待他/她的作业表现状态?

疾病或残障如何符合康复对象的表现形态?

我如何接触这位康复对象?

我们如何沟通?

条件性推理之问题

康复对象认为哪种情景在他/她的生活中时重要的?

康复对象的未来是怎样的?

哪些事件可以或将会塑造其未来?

我将如何促使康复对象去想象、相信并为未来而努力?

叙述性推理之问题

作业表现的改变对于康复对象来说意味着什么?

这个改变在其生活史上将如何定位?

康复对象是如何经历障碍的情况的?

作为一个治疗师对于康复对象的未来所秉持的观点是怎样的?

何种"呈现出来的故事"可以使这个观点实现?

务实性推理之问题

服务的提供中必须整合那种组织上的支持与限制?

当设计建立一个干预计划时,必须将哪些物理环境中的因素考虑在内?

作为一个治疗师,我的知识和技术程度如何?

临床推理在背景中的应用

因控制成本及减少不必要的服务所带来的压力,治疗师必须在康复对象的需求及健康保险、病历书写的实践现实间维持平衡。因此,在第一次见到康复对象时,治疗师就希望了解康复对象的预期或要求的出院时间、哪些治疗项目可以获得健康保险报销而哪些则不能。同时,治疗师会建立作业轮廓、评估作业表现、帮助康复对象明确干预的目标及预期成果、并且决定干预的方式以期达到康复对象期望的结果。OT同样也会考虑影响作业表现的情景因素。此外,治疗师需要意识到病历书写的需求,使用当代操作术语集(current procedural terminology, CPT)的代码,能够精确、有效地记录干预的内容,这样在申请保险报销的时候才不会遭遇阻碍,而且康复对象的需求也能得到充分的重视(病历记录的详细讨论参见第8章)。

从第一次见到康复对象开始,治疗师便受到对方的目标和偏好的引导,以康复对象为中心的服务即需要康复对象(或家庭)参与到治疗过程中的每一个阶段,并且共同合作[6]。为了能够有效满足康复对象与家庭的要求,治疗师需要具备文化敏感度,以及与来自不同背景的人的沟通能力[21,85,89,91];在一些文化中,康复对象参与和健康专业人员一起平等制订决策的过程可能尚不普遍,当治疗师要求康复对象作出决定时,对方可能会感到不熟悉、不自在。因此治疗师必须支持、帮助康复对象共同参与决策、调整观点,并找出其他方式来确保整个干预计划及预期的结果对康复对象及其生活中的重要人物来说是可接受的。了解文化对于作业表现及表现模式的影响是提供服务的基础[21],OT可以问问自己以下这些问题,来培养提供服务时所需要的文化能力:

1. 我对于康复对象关于健康的文化和信念了解多少? 这是关于文化健康习惯和信念的基本常识,对于这些习惯和信念为何存在则不应该妄下结论或评价。

2. 康复对象是否同意这些信念? 虽然康复对象可能隶属于一个特定的文化团体中,OT仍然需要去考察、确认康复对象关于健康的信念是否与其所处的文化一致。

3. 这些信念将如何影响提供的干预及服务成果? OT需要在干预计划中认识到文化信念、风俗习惯所带来的影响,并作出回应。建立的计划如果和文化相冲突,那么不但使以康复对象为核心的服务适得其反,而且也是对康复对象的信念系统的不尊重。如果康复对象顺从 OT 的权威,接受了与其自身文化习俗相悖的干预方案,则可能影响与其所属文化团体的关系,难以获得支持,陷入不利的处境。

4. 干预计划如何支持受文化认可的作业活动、角色、责任,来促进康复对象的作业参与? OT 必须从文化的角度来考虑重要的作业活动,对于有些人来说,晚餐必须附带含有强烈文化象征的特定行为,然而对于有些人来说,晚餐只是为了填饱肚子,不需要特定的仪式。

以康复对象为中心的实践

由康复对象主动参与并明确康复目标、决定自己的照护及干预服务,这一理念在 OT 专业的引领者中受到极高的重视[37,71,83],同样也被明确归到 AOTA 的政策与实践指导方针中[9]。以康复对象为核心的实践始于治疗师与康复对象的首次会面,在评估过程早期,治疗师会先使用以作业为基础的评估工具,如加拿大作业表现量表(Canadian Occupational Performance Measure,COPM)[53],治疗师要求康复对象尽早找出并选择干预的目标以启动评估,如果治疗师能够察觉到影响目标建立的潜在偏见,则能促进这个过程[79]。即使康复对象有残障状态或认知功能受限,还是应该参与评估、介入的决策过程。以康复对象为中心的实践应遵循以下理念[11]:

- 所使用的语言,应该是将康复对象看作是一个完整的个体作为首要考虑点,而其障碍状态则为次要考虑点。
- 为康复对象提供选择,并支持其主导作业治疗的过程。这就需要作业治疗师提供有关康复对象情况的信息,以及与各种干预方式相关的参考证据。
- 应该以弹性且易取得的方式提供干预,以满足康复对象的需求。
- 干预在相关情景中应该是恰当的,能与情景连结的。
- 在作业治疗的过程中,重视存在的差异性与多样性。

虽然以康复对象为中心的实践是 OT 实践工作者与康复对象及其生活中的重要人士合作时秉持的基本理念,然而,在 OTPF-3 中则进一步认为"康复对象"指的是个人、团体和人群[7]。当为组织或人群提供 OT 服务时,OT 实践工作者仍被期许应用以康复对象为中心的理念来帮助他们明确目标,并选择结果。

理论、实践模式、参考架构

作业治疗专业人士认为需要理论、实践模式与参考架构的使用来提升专业、呈现基于循证的干预以及更加清楚地看待作业[49]。理论、实践模式与参考架构能够为 OT 实践工作者们提供一个方法来理解、解释所获得的信息,进而建立一个更加有效的干预计划。这些专业名字在运用于实践之前需要有清楚的定义和理解。

理论

理论(theory)指的是理解现象的过程,包括那些用来描述与定义现象,以及所观察到的事件在不同场合间的关系的明确概念,一个理论的概念和关系都经得起不同情景的考验。虽然一个理论可能源于某个专业,但只要该理论成了一个广被接受的理解现象的方法,那么它就可以被跨学科应用。Reed[74]认为,理论应该致力于:

- 对于关注的现象,应该能定义、解释其概念或想法间的关系(如:作业表现与作业活动)。
- 解释这些关系如何用来预测行为或事件。
- 针对可以改变或控制的现象提出建议。

著名的细菌论即为清楚的理论示例,其满足了上述要求[19]。细菌论被广泛接受与试验,证实了微生物会引发感染;过去因不了解这些微生物与感染之间的关系,临床医生完成尸体解剖后没有洗手就到邻近的产房接生婴儿。后来,随着细菌论受到了认同并有效应用于实践工作上(作为一个参考架构),借由正确的洗手步骤,产后感染的数量与严重程度明显下降。从作业治疗的角度来看,理论提供了一个方法,来检查作业与作业表现,了解从事作业与参与情景间的关系[44]。理论的主要目的是了解特定的现象,Mary Reilly 的作业行为理论就是用来解释作业的重要性,以及作业与健康的关系[75,76];她的理论也成了作业治疗专业中其他实践模式的基础。

实践模式

实践模式指的是将理论应用于作业治疗的实践中,这个过程可以通过不同的方式完成,包括发展特定的评价工具,连结原理准则来指导干预。实践模式并不是特定的干预程序,反而可以看成是通过理论的镜头来看待作业的一种方法,其中特别关注的是康复对象的作业表现。实践模式通常是作为一种机制来进一步验证理论[44];有些学者会将实践模式当作概念性模式[22],然而有些学者则将实践模式纳入专业理论的探讨中[28]。在作业治疗专业中,存在各种实践模式,而它们的共性就是都关注作业。实践模式的主要目的就是在于促进作业轮廓的分析,针对所选择的干预方式来考虑潜在的成果。模式可以应用于不同的情景及不同的康复对象,而不是仅限于特定诊断的人群。用一种非常通俗的表达来说就是,实践模式要求实践者"戴上 OT 的眼镜",关注康复对象的需求和能力、各种不同的情景问题以及作业的参与。以下简单介绍了几种实践模式,建议读者可以从以下提到的文献中进一步取得相关信息。

人类作业模式

在人类作业模式(model of human occupation,MOHO)中[49],作业参与被认为是三个相互关联的子系统:意志、习惯和表现能力的产物。子系统间的关系无法被简化为线性过程来解释,他们与作业表现的产生有关。

- 意志子系统(the volitional subsystem)指的是康复对象的价值观、兴趣与个人归因(personal causation)。康复对象需要清楚地向 OT 工作者指出其价值观与兴趣,然而对于参与渴望的作业活动却表现出了无力感,意志是康复对象的想法与感觉,包括了作业选择。

- 习惯子系统(the habituation subsystem)指的是习惯和角色,对于自我意识是非常重要的。当康复对象出现惯用语如"我觉得我不像我自己了",通常意味其在生活中经历到了习惯或角色的扭曲。当康复对象面对失能、障碍的情况时,通常都会经历角色和习惯的严重干扰。当诸如开车去工作、开车去购物、接送朋友去野餐等角色,因为失能状态而被排除时,自我意识将会恶化。

- 表现能力子系统(the performance capacity subsystem)反映出了康复对象身体经验,这里指的不是肌力或关节活动度,而是康复对象表现能力从过去到现在的经验、改变、期望。简单来说,"一旦学会了骑自行车,你永远也不会忘记怎么骑",这句话就展现出了表现能力子系统的部分概念,所以,治疗师也应该考虑康复对象运用身体参与作业活动时,其成功与失败的经验。

人类表现生态模式

人类表现生态模式(ecology of human performance,EHP)并不是设计来专供于作业治疗专业的[32],

而是可以作为不同专业间用来了解人类表现的一种机制。在 EHP 中有一个重要的概念就是人、任务(活动要求)、情景三者间的交互关系,而作业表现交织于这三个变量的交互作用之上,并成为其产物。EHP 是一个以康复对象为中心的模式,及每位康复对象被视为独特而复杂的个体,拥有其自己的过去的经验、技能、需求和属性。任务被理解为是客观且可观察到的行为,用来完成目标。情景是从文化与社会意义的角度来看个体的年龄、生命周期、健康状态,并指出影响作业表现的物理、社会、文化因素。EHP 认为这三个因素是相互影响的,人、任务和情景的连结是密不可分的,作业表现是人在某一情景中参与某项任务的产物。

这个模式最重要的贡献就是,对于产生作业表现的过程,赋予每一个变量同等重要的地位。以 EHP 为主导的干预不仅仅只关注提升康复对象的技能,也呈现出几种不同的类型。五种干预策略描述如下,发现与 OTPF-3 非常相似[33]。

1. 建立/重建(establish/restore)　虽然此策略关注康复对象的技能和能力,干预是仍需考虑表现的情景。

2. 改变(alter)　干预时以改变情景因素来促进作业表现为目标,比如,进行居家改造以便轮椅活动。

3. 适应/改造(adapt/modify)　适应、改造任务或情景以支持表现,比如,使用持物夹来夹取物品、使用弹性鞋带来免去系鞋带的麻烦。

4. 预防(prevent)　干预是可以关注人、情景或任务来预防潜在的问题,比如,宣教背部安全技巧(back safety techniques)来预防背部受伤;移除环境中的地毯来减少跌倒的风险,这是作为一种情景预防的方法;对于有感觉问题的康复对象,可以通过降低水温来降低洗澡时烫伤的风险。

5. 创造(create)　干预时同时关注人、任务与情景这个三个变量,目的在于发展、创造作业表现的机会。

人-环境-作业模式

人-环境-作业模式(person-environment-occupation model,PEO)[54,55]与 EHP 模式有共同的特征,即作业表现为人、环境、作业三者的交集。虽然是以康复对象为中心的模式,但设计干预时却同样强调环境与作业的重要性。PEO 定义人是动态的且不断变化的,随着时间推移不断使自己的技能与能力满足角色需求的存在;环境包括影响作业表现的物理环境、社会环境、文化环境及机构性因素;作业指的是包含了自我照顾、工作生产、休闲娱乐追求的活动。PEO 模式更进一步划分出作业活动的层级,从活动、任务的一小部分、组成作业活动的某一步骤的任务、作业本身,等级的发展随时间进化。以安全使用刀为例,安全用刀这活动是涂抹制作花生酱与果冻三明治任务的一小部分,而制作三明治任务则是准备一顿饭这项作业的一个步骤。所以,作业表现是人、环境、作业三者动态交互作用下的结果。

参考架构

参考架构(frame of reference,FOR)的目的是帮助OT实践工作者连结理论与干预策略,并将临床推理应用到所选择的干预方法上[51,64]。相较于实践模式,FOR倾向于用更聚焦的观点来接近作业表现。各种FOR中提到的干预策略,并非硬性规定的准则,而是希望能为实践工作者们提供一些方法来构建干预的内容,思考干预的过程。因此,实践工作者们需要使用各种临床推理来思考干预的成效,以确保完成康复对象的目标与预期成果。

参考架构的选择应适合,以有助于完成康复对象的目标和预期成果。"一种尺寸适用全部"的概念绝对不能应用于使用FOR来指导干预中,这也是为什么需要运用多种FOR来完成康复对象不同的目标与预期成果的原因。实践工作者会搭配使用不同FOR的干预策略,来有效满足康复对象的需求,例如,如果OT实践工作者结合应用生物力学架构与感觉运动参考架构,则脑外伤康复对象也许能恢复双侧上肢的精细协调和控制能力,另一方面,如果康复对象有持续性的记忆损伤,则需要用到康复参考架构中的策略。在以下的简短描述中,并没有列举作业治疗中所有可用的FOR,而是通过举例来说明如何通过应用FOR来指导干预过程。

生物力学参考架构

对于运动学与肌动学的了解是学习生物力学FOR的基础[74]。实践工作者们从生物力学的角度来看待作业表现的限制,分析参与作业所需的动作能力,并根据物理学原理测量从事任务或活动时所需的力量、杠杆作用、力矩,作为干预的基础。康复对象可能会因为抓握力量受限或握持瓶罐时所需的关节活动度不足而无法打开果酱瓶,此时通过运用生物力学参考架构将会针对这些个体本身的因素来进行干预,以改善作业表现。虽然干预可能以运动、矫形器制作或其他矫正方式进行,干预的成果必须反映出作业的参与[46]。

康复参考架构

康复(rehabilitation)FOR着重尽可能改善康复对象的能力,使其恢复最佳的生理、心理、社会、职业与经济能力,因此,康复FOR强调的是个体的能力及运用现有的能力搭配科技设备或辅具来完成作业表现。代偿策略是经常被使用的干预方法,例如,对于患侧手没有任何功能的脑外伤康复对象来说,宣教其单手穿衣的技巧就是运用代偿策略的干预方法。干预的重点通常是运用替代性的方法来参与作业(利用康复FOR干预策略的其他例子详见第10章、第11章及第17章)。让我们回到前文列举的制作花生果酱三明治这个例子上,除了借由提升康复对象的手功能来打开瓶罐,OT工作者们也可以建议其利用辅具来稳定瓶身并利用夹子来完成这项任务,这些都是利用了个体现有的能力来完成的。无论使用了什么科技设备或辅具,OT工作者们都必须将干预联系到康复对象的作业表现上。

感觉运动参考架构

感觉运动的范畴中包括了几种不同的FOR,比如本体感觉神经肌肉促通技术(proprioceptive neuromuscular facilitation,PNF)和神经发育疗法(neurodevelopmental treatment,NDT)(更多内容详见第31章)。这些FOR对于因中枢神经系统的上运动神经元损伤而难以控制下运动神经元的康复对象,有相同的观点。为了重建对于下运动神经元的控制能力,便应用一些技术来促进大脑感觉与运动皮质重组,尽管这些技术的具体内容不同,但是基本的前提都是当康复对象获得系统性的感觉信息时,他/她的大脑会重新组织这些信息,而动作功能也将恢复。

满足康复对象的需求

正如前文所述,OT根据理论、实践模式及参考架构来解释、整合评估汇总得到的信息,来达到康复对象所希望的成果。这些元素可被用于与临床推理建立联系,并发展干预计划,并检视计划是否成功。比如,OT会使用程序性推理来选择已经被证实可成功应用于相同诊断的理论、模式或FOR,并使用互动性推理来确认所选择的模式、FOR可以满足康复对象的需求。当治疗师运用理论、模式、FOR来满足康复对象的需求时,应思考以下一系列的专业问题:

1. 考虑康复对象表达的需求时,理论、实践模式、参考架构是否可以帮助我们理解、解释评估所得的信息?

2. 理论、实践模式、参考架构提供的干预形式,可以恰当地满足康复对象的需求吗?

3. 有什么证据可以支持理论、实践模式、参考架构能够有效达成康复对象所预期的结果？

在整个干预过程中，应该不断思考以上问题，来回顾所提供服务的成效。虽然 OT 负责解释、整合评估所得的信息，与康复对象合作一同来发展干预计划，并定期回顾干预成效；然而 OTA 对于评估以及干预的过程也同样作出了贡献。

作业治疗专业人员间的团队合作

作业治疗专业承认并认证了两个阶层的实践工作者，即作业治疗师（occupational therapist，OT）和作业治疗师助理（occupational therapy assistant，OTA）[3,4]。美国作业治疗学会提供了许多文件来指导这两类作业治疗工作者的实践工作，并阐明了这两个阶层的工作者之间的关系[3,9]。作业治疗师是自主实践工作者，有能力独立提供作业治疗服务，而作业治疗师助理"必须在作业治疗师的监督下提供作业治疗服务"[3]。尽管作业治疗师是被公认为有能力独立提供作业治疗服务，他们仍应寻求专业的监督和指导，来促进其专业的成长。从事康复对象管理或提供治疗服务的作业治疗师应使用以下几点作为职业指南：

- 作业治疗服务必须由有能力胜任的人员提供。在美国的某些州规定在一些特定领域的实践，需要受过高阶训练并达到精通程度。例如，在美国加利福尼亚州，作业治疗师若要从事吞咽障碍治疗或使用物理因子治疗仪器，需要取得高阶的执业许可。
- 为了利用最少的成本来提供最佳服务，作业治疗师可以委派作业治疗师助理某些任务，在一些特殊情况下，也可以委派给有能力胜任提供服务的助手或其他人员。这需要作业治疗师能够判断任务的完成难度，并衡量作业治疗师助理、助手或其他人员承担这些责任的能力。
- 有关所有的照护层面，包括档案记录在内，作业治疗师将负有最终责任。

作业治疗师-作业治疗师助理之间的关系

为了有效地与作业治疗师助理合作，作业治疗师须了解接受一定技术水平训练的实践工作者的角色[3]。作业治疗师常常会高估或低估作业治疗师助理的能力，在高估作业治疗师助理受过的训练和其能力时，作业治疗师可能会假设作业治疗师助理受过训练，可以提供与作业治疗师相同的服务内容，但可能是以更低的节奏与难度和较少的康复对象量；在低估作业治疗

师助理时，作业治疗师可能会假设即使作业治疗师助理在最严格的监督下，也只能从事具体的重复性任务[3]。

作业治疗师助理适合的角色应是与作业治疗师角色互补。若能有效运用其角色，作业治疗师助理可以在不同程度的监督下，提供作业治疗服务。美国作业治疗学会也提出了一些委派作业治疗服务的考虑因素[3]。这些因素包括康复对象的情况与需求的严重性和复杂性、受委派人员的胜任能力、为满足康复对象的预期结果所选择的治疗干预类型、实践机构的要求。如果能有若干作业治疗师助理一起合作，由于作业治疗师助理可以负责提供例行的作业治疗服务，作业治疗师将可以处理更多的康复对象量，并有富余机会引进其他进展性、专业性领域的服务。作业治疗师助理在不同机构中也有很多工作差异，作为监督者的作业治疗师会委派给有胜任能力的作业治疗师助理的服务包括：

1. 完成特定的筛检、评估，例如：关节活动度测量、会谈、问卷、ADL 评估，或其他依据方案要完成的评估[9]。

2. 与作业治疗师、康复对象共同合作，来发展部分的治疗干预计划（例如：穿衣训练、厨房安全使用训练）[9]。

3. 在作业治疗师监督下，完成 ADL、工作、休闲娱乐、游戏的治疗干预。经过适当的训练和监督，作业治疗师助理可以于其他领域完成有关作业表现的治疗干预[9]。作业治疗师助理也可完成由作业治疗师决定的、其表现有胜任能力的相关治疗干预，例如与个人因素有关的肌力、关节活动度的治疗干预。

4. 在作业治疗师的委派下，作业治疗师助理可以于实践机构间的转介中对康复对象进行协助，例如做转介计划、对家庭成员进行转介的宣教，或联系社区服务提供者来满足康复对象的需求。

5. 作业治疗师助理可以在档案记录、档案储存、资源管理、服务质量保证、器材设备的选择和取得和其他服务管理方面有所工作投入。

6. 在作业治疗师的监督下，对康复对象、其家庭或社区进行有关作业治疗服务的宣教。

作业治疗助手

作业治疗师也可以聘用助手来延伸其服务范围[8]，美国作业治疗学会的指导方针规定作业治疗助手（occupational therapy aide）仅能于作业治疗实践工

作者(包括作业治疗师、作业治疗师助理)密切监督与指导下,提供支持性服务,"作业治疗助手不能从事技术性作业治疗服务"[3],仅能从事特定的、选择的、被委派的工作。虽然作业治疗师助理可以指导、监督作业治疗助手,作业治疗师仍然全权对助手的行为负责。可以委派给助手的任务包括接送康复对象、装配设备、准备器材用品,并且完成其受过训练的、简单、例行的服务。康复对象的个人权限和健康卫生立法组织可能会限制助手提供服务;而一些由助手提供的服务可能也无法获得保险理赔。然而,当情况允许时,作业治疗师仍可委派助手从事例行性任务,来提升服务成效[9]。

与其他专业人士的团队合作

许多健康卫生工作者在躯体障碍的个体上会共同合作。根据机构不同,作业治疗师可能合作的对象包括:物理治疗师、语言病理学家、活动治疗师、游戏治疗师、护士、职业顾问、心理学家、社工、教牧关怀师、矫形器装配师、假肢装配师、康复工程师、医疗器材供应商以及各专业领域的医生等。

对不同健康卫生工作者之间的关系和职业期望通常取决于所在的医疗机构或环境。例如,在一些情况下,健康卫生服务是由护士来负责协调的。然而,在应用医学模式的医院或康复机构中,大多数情况下是由医生来主导康复对象的医疗方案。有些康复机构会以团队方式来进行对康复对象的评估和治疗干预,以减少医疗服务的重复提供和增加团队间沟通合作。不同的健康卫生工作者也可能一起进行某项评估,例如,在一些情况下,作业治疗师可能是整个团队的领导者,或是康复服务的主导者。在一个团队中,团队成员调整工作进度和对其职业期望以互相合作来促成对康复对象的有效医疗服务。

另一种根据实践境况可能出现的团队间合作是康复专业专家之间的合作关系,包括作业治疗师、物理治疗师和语言病理学家。根据官方定义,每个康复专业有已划分好的实践范围,然而,有一些领域是存在专业间的重叠和职业划分方面的争议的。在 OTPF-3 的实践领域的模块中和美国作业治疗学会所制定的文件"实践范围"中[10],作业治疗的实践范围有具体的描述。然而,健康卫生工作者在不同专业间分享技术和处理的康复对象,并训练彼此提供各个专业领域里较简明的部分,这样的合作是很普遍的。有两个专业名词来描述这种合作现象,跨专业训练(cross training)和多元技能(multiskilling)。

跨专业训练指的是训练某个康复工作者,提供原本由其他不同专业的工作者所提供的服务;多元技能有时和跨专业训练同义,但也同时指同一位健康卫生工作者习得的许多不同的技能。

关于跨专业训练和多元技能仍存在许多争议[27,39,70,92]。跨专业训练和多元技能的优势在于康复对象可以从更少的健康卫生工作者和更好的服务整合中获益,健康卫生工作者的数量减少可以减低其医疗成本。然而,这两种合作模式也有劣势:专业特殊性会遭到破坏,人员训练不精可能会提高康复对象接受服务的风险,以及将专业的控制主权交给了专业外部的团体,如保险公司和其他竞争行业的拥护者。

伦理

虽然在作业治疗课程中对伦理(ethics)的学习会成为一个独立的课程或话题来探讨,实践工作者还是会十分经常地遇到伦理难题(ethical dilemmas)。1997年、1998年[51],在 Penny Kyler 为美国作业治疗协会实施的伦理调查中,发现实践工作者在实践中最常遇到5种伦理问题,依序列举如下:

1. 对照护康复对象不利的成本遏制政策。
2. 不准确、不适当的档案记录。
3. 不合适或不充分的监督。
4. 向不需要治疗的康复对象提供治疗。
5. 同行违反对康复对象的隐私保密责任。

其他伦理问题有关于同事间的冲突、有些康复对象没有取得作业治疗服务的渠道和带有歧视的实践工作等。在另一项研究中报道了实践工作者遭遇伦理难题的频率:21%的实践工作者报道每天会遇到伦理难题,31%为每周,32%为每月至少1次[51]。

美国作业治疗学会提供了一些协助作业治疗的实践工作者分析、解决伦理问题的文件,包括《作业治疗伦理规范与伦理准则》[4]《作业治疗的核心价值与态度》[2]《专业继续教育标准》[12]以及《实践范围》;[10]这些文件是解决伦理问题的基础,若实践工作者寻求机构性的伦理委员会和审查会议的指导,也可能会发现额外的资源和帮助。Kyler[51]也建议作业治疗实践工作者在面临反复出现的伦理问题时,可借由同事和其他人来协助,一起分析、考虑各种对策,来寻求解决之道。

伦理考虑

临床实践中的伦理问题决定过程,包括下列步骤:
1. 应针对伦理问题收集足够的资料。
2. 清楚地阐述问题,包括采取的行动和结果。
3. 运用理论架构和原则来分析问题。
4. 探索实践中的选择。
5. 针对问题选择并实施解决方案。
6. 评估整个过程和结果的成效。

(Adapted from Dohearty RF, Purtilo RB: Ethical dimensions in the health professions, ed 6, St Louis, 2016, Elsevier.)

Lohman[58]等人扩大了伦理实践的讨论范围以将公共政策层面纳入考虑范畴中。作业治疗实践工作者不仅仅可以从对康复对象的服务传递方面考虑伦理实践,这些研究者建议实践工作者也应设法影响公共政策,来为所有康复对象提供更好的服务。

在此重申,作业治疗实践工作者应该知道在临床实践中会经常受到伦理问题的困扰(由于伦理原则间的冲突而导致的不适的主观体验);对伦理问题带来的困扰也许会有很多解决策略和方法。例如,为了解决伦理问题带来的困扰和伦理难题,所采取的方案应包括下列步骤:
1. 回顾美国作业治疗学会实践指南[2,4]。
2. 寻求机构伦理委员会和审查会议的协助。
3. 寻求同事、同行、社区来确认、探讨伦理问题,形成解决方案方法。

■ 总结:第一部分

作业治疗过程起始于转介,终止于服务的结束。尽管作业治疗可以被区分为评估、治疗干预和结果等不同阶段,整个过程不单单是这些步骤组成的线性结构,更具有螺旋性和循环性的特点,过程中的评估、治疗干预与结果之间互相作用,相互影响。或许这对于初学者来说是令人感到困惑的,但这实际上就是临床推理的特点[18,47,60]。

不同类型的临床推理可以同时使用,来决定提供何种形式、种类的服务。作业治疗师虽然依据程序性推理来对治疗步骤进行逻辑推理,但同时也会思考如何与康复对象进行最佳的互动,除此以外,作业治疗师创造一些康复对象未来可能面临的情境。资深的实践工作者会尝试去揭示康复对象对自己失能的理解,并运用叙事性或故事创造的方法来帮助康复对象想象如何获益于作业治疗。这个过程也会受到实用推理的影响,着眼于现实健康照护层面的需求。

作业治疗专业认同以康复对象为中心的实践,支持其参与始于评估的各阶段决策。为了使这个过程更加理想,实际的临床工作中需要作业治疗师将自己视作每一个康复对象的协同参与者,协助康复对象确定治疗目标并排列其优先等级,考虑并选择治疗干预的方式。

作业治疗师和作业治疗师助理在作业治疗过程中有各自特定的职责和工作的重心。作业治疗师是整个过程的管理者和指导者,将特定的任务和步骤委派给合格的作业治疗师助理,此外也有可能需要作业治疗助手来延伸作业治疗服务。

有效的作业治疗实践通常涉及与其他专业人员的互动。这需要作业治疗师考虑治疗干预的实践机构、其他专业人员的实践范围,适用的法律权限和健康卫生法规以及影响康复对象的其他因素(如文化、性格和个人史)。

现代健康卫生事业越来越容易遇到伦理问题,美国作业治疗学会提供了指南和其他资源来帮助解决伦理问题。此外,实践工作者也迫切需要考虑机构性和当地的资源,在确定和解决伦理问题时处于主动地位。

■ 第二部分:躯体障碍的不同实践机构

有躯体障碍的康复对象会在各种不同的机构中接受作业治疗。这些实践机构可能包括急性照护医院、急性期住院康复、亚急性康复、门诊诊所、专业护理机构、辅助居住单元、居家健康服务、日间治疗、社区照护项目和工作机构等。无论是在哪种机构提供服务,作业治疗师应该始终着重于促进康复对象的作业表现,来支持其在不同机构之间的参与。作业治疗师需要留意在各种实践机构中面临的支持与限制。

实践机构(practice setting)一词指的是作业治疗干预发生的机构,其包括物理设施或空间,以及围绕物理空间所发生的社会、经济、文化、政治背景。在特定实践机构下,影响作业治疗提供服务有诸多因素,包括:①政府法规;②理赔规则的经济实际情况;③工作机构中严谨规则与其他临床规定带来的压力;④被认为是惯常的、合理的服务范围;⑤全体职员发展已久的传统和文化。

机构的物理性方面同样也很重要,例如建筑物本身、空气的温度和湿度、所使用的颜色与材料、空间的规划、室内陈设与光线等。实践工作者必须经常注意到情景会影响康复对象在评估、治疗干预时的表现。实践的机构也会影响可干预的类型[68]。住院时间长短和访视次数的限制，使作业治疗实践工作者必须谨慎检视、选择的在规定的有限时间内达到一定结果的干预方式。每种实践机构有其独特的物理性、社会性、文化性背景，会对康复对象参与作业活动的能力造成影响，考虑这些环境特点，对于预测康复对象在另一个机构中的表现是相当重要的，例如，康复对象原本对其家庭环境是管理和控制的，但到了急性照护医院中连简单事务都不能进行决定，给人一种错误的印象，认为他们是被动且没有决策能力的[20]。

接下来的这一部分将要具体描述对于躯体障碍的康复对象提供作业治疗服务的常见的实践机构。表3.2中对各种不同机构所采用的实践方法进行比较，包括可以提供服务的时间长短和频率。要注意的是，虽然通常康复对象的情况在机构之间大体上不会发生变化，但作业治疗实践会随着机构的改变来满足康复对象不同的需求。表中也提供了治疗性机构的改变和临床实践方法的建议。

表 3.2　实践机构的比较

实践机构	提供服务的时间长短	需要作业治疗服务的康复对象举例	典型的作业治疗方法举例	服务频率
急性照护住院	数日至1~2周	急性损伤、急性疾病，或慢性疾病恶化	重建能力或技能、调整活动或机构、预防进一步失能，并着重于出院后下一级机构	每日1次
急性期康复	数周	神经、骨伤科、心脏及大多数医疗状况	重建能力或技能，调整活动或机构，预防进一步失能，并着重于作业表现	每日3小时1次
亚急性期康复	数周至数月	神经、矫形外科、心脏及大多数医疗状况	重建能力或技能，调整活动或机构，预防进一步失能，并着重于作业表现	每日至每周1次
专业护理机构	数月至数年	神经、矫形外科、心脏及大多数医疗状况	重建能力或技能、调整活动或环境、预防进一步失能、维持现有技能	每日、每周或每月1次顾问
基于居家与社区的机构	数周至数月	神经、矫形外科、心脏及大多数医疗状况	重建能力或技能，调整活动或环境，预防进一步失能，并着重于作业表现	每日至每周1次
家庭护理与辅助居住单元	数月至数年	神经、矫形外科、心脏及大多数医疗状况	重建能力或技能、调整活动或环境、预防进一步失能、维持现有技能、促进健康	每周或每月1次顾问
居家健康照护	数周至数月	神经、矫形外科、心脏及大多数医疗状况	重建能力或技能、调整活动或环境、预防进一步失能	每周1次
门诊	数周至数月	神经、矫形外科、心脏及大多数医疗状况	重建能力或技能，调整活动或环境，预防进一步失能，并着重于作业表现	每周1次
日间治疗	数月至数年	神经、矫形外科、心脏及大多数医疗状况	重建能力或技能，调整活动或环境，预防进一步失能、维持现有技能、促进健康	每日或每周1次
工作机构	数周至数月	神经、矫形外科、心脏及大多数医疗状况	重建能力或技能，调整活动或环境，预防进一步失能，并着重于作业表现	每周或每月1次顾问

健康照护的连贯性

机构的多样性能为有躯体障碍的康复对象建立照护的连贯性，但是不一定是完全按照顺序。转介给作业治疗服务的有躯体障碍的康复对象可以在任意时间点进入这个有连贯性的健康照护系统中，但并不一定会完全依照顺序进入这里介绍的诸多实践机构。在急性照护医院的康复对象可能以需要干预床上移动、转移、自我照顾再训练而转介给作业治疗。根据康复对象功能障碍的严重性和进步的趋势，也可进入康复或日间治疗项目。居家健康照护或门诊治疗师也可能需面对同一个康复对象，来处理还未得到解决的问题，改造居家环境，促使康复对象的作业表现的最优化。

若康复对象回到工作岗位上，他或她还可能从作业治疗服务中获益,如对工作环境或工作任务的评估和调整、改变的建议(见第 14 章)。已有文献证实作业治疗服务对帮助康复对象在经历失能之后重返工作的有效性[60]。有些医院提供一系列的健康照护服务,从急诊室、急性照护或重症监护室到住院和门诊康复等,其他机构可能仅仅能够提供门诊康复服务。

住院机构

康复对象在过夜居住期间接受护理及其他健康照护服务的机构,即为住院机构(inpatient setting)。

急性照护住院机构

在急性照护(acute care)住院机构中的康复对象通常会有新的需要住院治疗的医疗状况(例如心脏病、烧伤、脑卒中或脑外伤)或是慢性医疗状况的恶化(例如多发性硬化症)。康复对象原本慢性渐进的疾病状况的急性恶化使其面临失能状况加重的长期预后。由于疾病状况的严重性,康复对象可能需要生活支持。临终关怀项目支持的、于自家安养的疾病末期的康复对象,可能需要急性住院来进行疼痛管理、安置或濒临死亡的问题处理;在面对这样的康复对象时,临终关怀目标应在医院专业人员的协助下明确并得到尊重(关于临终关怀的额外信息,请详见此章节介绍专业护理机构的部分)。

急性住院,特别是无预期的住院,会导致康复对象的环境支持和周围环境的骤然改变。在其住院期间,其原本的社会角色可能无法维持并被摒弃。在急性照护住院阶段,外部压力必须得到考虑(例如,经济问题、职业和接受教育的中断)。原先可以对自己生活掌控的康复对象,将其对生活的控制权,不得不交给住院机构。

案例研究

Serena,第三部分

Serena 的康复对象,Nora,在掌控其环境和担任她妻子和母亲的角色方面遭遇了突然的改变。Nora 遭遇了脑外伤时,被送到了急诊室,然后住进重症监护室稳定病情,并装上了鼻胃管和导尿管;第 2 天,作业治疗师在重症监护室中对 Nora 口腔分泌唾液和吞咽唾液的能力进行评估,Nora 已经可以开始吃比较浓稠的流质食物,比如蜂蜜,但仍然需要使用鼻胃管来获得大部分营养;第 3 天,生命体征稳定了下来,她便转到急性康复病房,继续接受治疗服务。

在急性照护机构中,作业治疗师一般有 3 个角色:宣教、开始康复进程、顾问[18]。宣教强调安全预防措施和活动分析;针对即将转到康复机构的服务对象康复

服务也可以就此开始;顾问着重于康复对象的下一个转介机构和离开急性照护医院后的康复对象的需求。有经验的作业治疗师,由于熟悉有关医院、社区可用资源的许多信息,能够提供更配合康复对象需求和高效的治疗干预计划来促进其朝向预期结果进展。例如,治疗师确定了康复对象出院后将独居却无法准备一日三餐,治疗师会联系社工协助安排将餐食送到康复对象的家里。另一个例子是,治疗师评估一个即将出院的康复对象时,发现其情绪冲动,对自己的行为后果缺乏自知力,并且对自我照顾任务感到困惑。在这种情况下,治疗师应该将这些问题转达给出院协调工作人员或医生,也可以咨询社工关于康复对象可用的家庭支持,或者出院是否需要延后,以确认康复对象有适当的环境支持。

急性住院对于康复对象来说常常是有压力并令人困惑的。康复对象由于疾病而远离自己的居家环境,并不得不接受多项检查和测试,睡眠也受到困扰,处于一个社会参与作出让步的环境中。康复对象可能由于频繁的医疗程序或治疗干预,有睡眠被剥夺或过度激化的状况。有些康复对象在重症监护室 2~3 天后,可能会出现明显的定向困难,变得困惑、躁动、行为紊乱等状况[70],这种现象被称为"重症监护室精神错乱",康复对象可能在焦虑和困惑以外会出现幻觉。康复对象的病史应进行回顾来决定其是否曾发生定向困难、困惑等情形,或曾因为住在重症监护室中而出现这些现象。住院后何时能够回家、谁能协助照顾,或谁能协助照顾需要照顾的家人,都会加重康复对象的压力。

急性住院设计了许多物理性环境因素,对康复对象带来了挑战。通常他们身上会装有监测仪器或插有很多管子(例如,血氧饱和监护仪、心率监测器、动脉导管和导尿管),这些都会使康复对象在作业活动中的参与作出让步[45]。医院病房和其他设施的布置,也可能会进一步影响康复对象的作业表现。没有地毯的光滑地板,造成其在转移和步行时的困难。文献显示,急性照护医院中,老年群体的摔倒发生率,高于社区或专业护理机构[25]。

在急性照护机构中提供作业治疗服务,对于治疗师而言也许是困难的,这是因为治疗师通常需要在康复对象的病房中在进行评估,而非在较为自然的日常生活机构中进行。前文有提及,许多不同活动表现都有可能受导尿管、鼻胃管、监测仪等影响;类似地,康复对象可能会因为缺少平时加重的外部刺激和借助医院设备的物理性特点,在自我照护活动中反而显示出有

进步的假象。例如,家中有 3 只活泼好动的猫、光滑的地板上有几块小地毯、1 张离厕所有几尺远而且非常柔软的床、小型厕所等,这些因素使得康复对象若要半夜起来如厕,比在医院时如厕更具有挑战性,医院内没有小地毯和活泼好动的猫作为障碍物,厕所的设计也较为安全、方便使用。

在干预期间,为了复制康复对象部分的家居环境,治疗师可能会将其床变得更为平坦,去除床缘的栏杆,并降低床的高度。大部分的医院不会允许进一步的环境挑战,如把猫带进病房,或是在地面上铺上小地毯来当作障碍物。借由临床经验和判断,加之康复对象提供的居家环境的信息,治疗师也应该能够预期康复对象在家中的表现。转介给居家治疗师也是一种推荐方式,来评估康复对象在家中真正的作业表现和在居家环境中通行的情况。

急性照护医院同时也对作业治疗师有独特的经济性、社会性和物理性挑战。医疗治疗干预目的在于促进病情稳定,提供安全、便利的出院。因此对于急性照护的康复对象来说,出院当天往往才是他们第 1 次接受作业治疗的服务;在这仅仅 1 次的访视中,治疗师须与康复对象沟通作业治疗师的角色、建立作业治疗档案、并协助康复对象明确出院后环境中存在的困难与支持。康复对象及其家庭会经常指望作业治疗师来帮助他们确定康复对象在家中的需要。治疗师须与康复对象及其家庭合作,通过确立从急性照护机构出院后的问题和所要关注的方面,发展出需要治疗干预的优先顺序。治疗干预计划应该包括购买长期使用的医疗设备,转介到住院康复、专业护理机构、门诊或是居家治疗服务提供者以接受进一步的治疗干预。通过与健康卫生团队中的其他人员沟通需要关注的问题,作业治疗师能够提出更完善的建议。

住院康复机构

当康复对象每天能够承受若干小时(通常是 3 小时)的康复治疗,并且确实可以从康复中获益,通常会被转到住院康复机构。康复机构可以分为急性期与亚急性期(后面会讨论)。相较于急性照护医院,在住院康复机构中的康复对象通常病情比较稳定,减少了急性医疗照护的需求。但是在这个阶段可能出现的疼痛,会影响康复对象的日常生活的作业表现,因此疼痛问题需要得到考虑和处理,康复对象日常生活作业表现会反映他或她对疼痛的耐受程度,并且,日常生活所需消耗的能量也是需要考虑的(关于疼痛的进一步讨论,详见第 28 章)。

Nora 在急性康复住院期间,接受每天 2 次的作业治疗服务,以及每天 1 次的言语治疗和物理治疗。这些服务经过协调以支持 Nora 和作业治疗师选择的所期望的结果。如同急性康复住院机构中常见的,Nora 被期望做到能够穿上平常外出的衣服,并到餐厅区域坐在桌前用餐。急性康复住院机构的这个环境特征提供了急性照护医院所没有的社会性元素。

急性期康复

当康复对象的病情稳定并且能够承受每周 5~6 天、每天 3 小时的综合治疗时,就可以转介到急性住院康复机构,此时康复对象可能仍需要一定程度的急性医疗照护。急性康复(acute rehabilitation)机构的住院时间长短通常是 2~3 周,但这会根据康复对象的需求而有所变化。通常急性期康复的出院目标是能够接受更低水平的照护(例如,照护机构或有协助的居家,比如请 1 位居家健康助手或个人照护员)。

当康复对象开始进入急性期康复,就已经开始适应了失能状态。在他们开始参与各项作业活动时,就可以开始定义其损伤的功能和仍处于优势的功能,相较于一开始的失能状态,其功能已发生了进步和改善。在康复机构里,很多康复对象会和其他有相似失能状态的个体建立新的社交关系,这种社交关系的优点在于情感性的支持和来自他人进步而受到的鼓舞。在康复期间,治疗干预主要着重于恢复对康复对象的生活重要的角色和作业活动,例如,青少年要重新建立在同龄人之间的社会角色;父母要重新负担起照顾子女的责任。

急性住院康复机构虽然看起来与急性照护医院在病房设置上没有不同,但是在这个机构中会鼓励请康复对象的家人或朋友带来一些照片、毛毯或其他家里的物品来进行病房个性化的布置。并且,在这个机构中,与其让康复对象穿着睡衣,他们更会被期望能够穿着平时外出的衣服,作业治疗实践工作者在治疗时必须考虑康复对象出院后所要恢复的社会角色相应的服装,并且进行必要的合适的穿衣训练(例如,打领带、穿有前排纽扣的衣服、穿着裤袜等)。

在大多康复机构里,可以经常见到模拟居家环境,例如起居卧室、厨房、浴室以及洗衣间,但这些环境是无法完全复制康复对象的居家环境的。例如,在家里,洗衣机可能是上开门式或者是干洗分离式的,而不是像康复机构中的前开门式和投币式的洗衣机;厨房可能在康复机构是可以允许轮椅通行的,而家中无法做到。康复机构里常见的凌乱状况、嘈杂和各种设施都和康复对象的自然居家环境有所不同。

急性康复住院的康复对象通常无法评估其社区适应能力,有些康复机构能够顺利地结合一些社区训练,因为商店、餐厅和剧院等都邻近康复机构。虽然医院所在的社区环境和康复对象原先所在的社区环境可能不同,但这样的社区训练仍为康复对象提供了体验更为自然环境的机会。

康复机构会更加关注康复对象的表现和目标制订,他们在康复过程中可能不得不先妥协放弃本身文化,除非治疗团队能够充分了解康复对象,将其想法纳入治疗干预计划中来[21]。例如,有些文化将医院环境视作暂时休养和被动参与的地方,此时让康复对象参与到日常生活中来,反而会和康复对象及其家庭的期望产生冲突,这种观点的冲突会使制订的目标变得不切实际。无论这种情况在哪一种机构中发生,想要达到理想的康复预期成果依赖于清楚明了的沟通和建立于康复对象有关,并对其有意义的康复目标[79]。

有些康复对象在急性住院康复阶段结束会回家并接受居家健康服务,但可惜的是,不是所有康复对象都能够接受到居家健康服务而被转介[66]。作业治疗师应主动参与康复对象的出院计划,以确保康复对象从急性康复住院机构出院后,能接受必要的服务。有些康复对象在急性期康复出院后会被转介到亚急性期康复机构以接受后续的服务。急性期和亚急性期康复机构有很多相似之处,在下一模块会主要讨论亚急性期康复机构与急性期康复机构不同之处。

亚急性期康复

亚急性期康复(subacute rehabilitation)机构常见于专业护理机构或其他机构,是不提供急性期医疗照护的,此机构也可被视作短期专业护理机构。在这个机构中,作业治疗师用来评估、治疗干预的设施,可能与急性期康复机构相似。治疗干预的关键依旧是重建功能,但是由于功能进步的速度减缓,因此作业治疗师还必须考虑是否需要调整或改变环境,以促进康复对象的作业表现。亚急性期康复的住院时间长短没有一定的标准,可能持续 1 周到数月,通常康复对象在离开亚急性期康复机构之后会被转介到更低水平的照护机构。

治疗干预服务的强度根据康复对象情况而定,并不强制康复对象接受每天 3 小时的治疗服务,而是根据康复对象的耐受力来决定治疗服务的频率和持续时间。康复对象会继续稳定地进步,但相比急性住院康复阶段进步的速度较缓慢。

许多亚急性期康复都在专业护理机构中进行,康复对象会有共同居住的室友,他们可能会静待恢复、而非主动参与康复服务。这样的情形会对治疗干预计划增加变数,主要是因为如此的社会性环境不会对康复对象在康复服务中的参与产生支持作用。另外,专业护理机构内的工作人员可能会更致力于专业护理照护服务,而不会等同致力于达成生活独立的康复目标。

专业护理机构

专业护理机构(skilled nursing facility,SNF)是符合医疗照顾计划和医疗辅助计划,提供专业护理照护,并包括康复服务的机构。虽然亚急性期和短期康复项目也会在专业护理机构中进行,作业治疗服务也会提供给不处于亚急性期康复的康复对象,通常被称作长期康复照护项目。很多康复对象(在长期照护机构中的人群更能接受"居民"这个称呼)会在专业护理机构中度过余生;其他人则会出院回家[17]。作业治疗的目标应指向生活独立和有意义的作业追求,也可以借由环境改造和调整来支持康复对象在作业活动中的参与。例如,对于黄斑病变的康复对象,可以将读物和纸牌的印刷字体放大,来支持其休闲娱乐活动的作业追求。

专业护理机构中也可囊括临终关怀服务[89],临终关怀服务需要医生记录康复对象为"只剩下 6 个月或更短的时间可以存活"[88]。服务并不着重于康复,而是着重于缓和照护和环境改造。作业治疗服务针对临终的康复对象,应借由支持和改造等方式使其能够和环境有互动并有作业活动的参与。例如,作业治疗师可以通过协助临终的康复对象为对其重要的人创作回忆录来增进休闲娱乐活动的参与中。

专业护理机构中的物理、社会环境都会影响康复对象在日常生活中的自然表现。康复对象经常在自我照顾任务中受到协助来加快完成任务,但这种协助并不是着重于促进其作业表现[78]。1 项在专业护理机构中的调查发现,即使康复对象有严重的认知损伤,仍可以从增进日常生活中的参与中获益,研究发现这些康复对象不仅可以增加自我照顾任务的参与,还能够减少错乱行为。

康复对象在专业护理机构中的失能状态会有很大的个体差异。观察到有一些严重或永久失能的康复对象会使新失能者对他们自身的预后和功能表现产生负面的想法和期望。在专业护理机构中年纪较轻的成年人(通常专业护理机构中多为老年人)会感受到社会的隔离感和被抛弃感,会对其表现造成负面影响。专业护理机构内居住的康复对象,其朋友们不会那么经常来探访他们,相较于其他机构,家人和朋友们对康复对象的期望也会比较低。因此,维持与社区里朋友的联系需要他们积极主动联络外界。能够与康复对象一起建立切合实际的、有意义的康复期望和目标的作业治疗师,是能够帮助他们让其有更积极乐观的态度和结果的。此外,有紧密联系的家庭能够通过接送康复对象参加各种不同的社区活动来支持康复对象与外界的联系。

基于社区的机构

基于社区的机构(community-based setting)常能使作业治疗师可以接触到康复对象自然的物理、社会、文化环境。在社区机构中提供的服务不仅能够促使康复对象习得技能、形成习惯,也能够促进其在自然机构中的作业活动参与。基于社区的机构也许会包括居住方面,但康复对象并不是住院的,他们可以住在自己家里来接受基于社区的服务。

基于居家和社区的机构

创伤性损伤的康复对象(例如,脑外伤或脊髓损伤)除了转介到急性住院康复项目也可转介到基于居家和社区的治疗项目中。这种类型的治疗项目直接在康复对象的居家和社区环境中提供密集的康复服务。康复对象可以在家、学校、工作场所、社区等自然环境中接受全面的康复服务,并在日常生活中习得技能,这样的治疗项目更有可能达到成功的功能预期成果。例如,前文提及的 Nora,在居家和社区中进行日常生活任务学习比在医疗诊所或急性期康复机构中能获益更大。

在基于居家和社区的机构中,Nora 会在物理、社会、文化的自然环境中从事活动。如何安排治疗干预可以由 Nora 来控制,干预会根据目标的不同在持续时间、频率有所变化。例如,若要规划整个上午的例行日常活动的干预(例如,给孩子洗澡、穿衣,超市购物,做各种家务),在这种情景下就可以完成。

OT 实践要点

作业治疗师必须要运用能够适应居家的自然的社会、文化环境的干预方式,试图去改变自然的社会、文化的常规是不推荐的,这是因为当作业治疗师结束服务离开后,所有事物又会回归原样。

当目标设定好还需要一定的实践,康复技工或作业治疗助手可以被委派完成作业治疗师制订好的特定的、在有限范围内的治疗项目。康复技工可以与康复对象有充分的接触时间,来仔细洞察治疗项目是否干扰了康复对象生活的自然环境从而不能顺利完成项目,再通过策略的调整来适应康复对象生活方式的差异性,以达到更好的临床预期成果。

中期照顾机构(疗养)

通常来说,疗养机构更贴近居家机构,依据康复对象的预后不同,永久性居住或过渡性居住都有可能[63]。在这个机构中康复对象的年龄、失能状态、甚至疾病诊断都基本相同。虽然康复对象不需要持续的密集医疗照护,但出于人身安全的考虑,对其监督管理,机构仍需设置每天 24 小时的照护人员提供服务。该机构中作业治疗师无法每日提供作业治疗服务,康复技工可以针对 ADL、选择的 IADL 和休闲娱乐活动完成部分专业技能要求较低的治疗干预计划。而且,康复对象通常在部分任务中需要持续的协助来完成,这些协助是由个人照护员或照护技术人员来完成的。治疗师主要是在该机构中找出关键的表现问题,并负责审查与讨论康复对象在夜间自我照顾、遵守安全规定、解决问题、规划生活的困难和其具体表现,再在治疗干预计划中作出调整和改变,在严密的监督之下促进康复对象的生活自理、独立。

辅助居住单元或住所

辅助居住单元(assisted living unit or residence,ALU)在共同居住的生活机构中提供健康服务。康复对象可能住在一间公寓或村舍里,那里每天可供应 1 餐至多餐,必要时提供医疗管理,并有 24 小时全天的支持服务。这样的机构通常对康复对象有年龄限制,必须在 55 岁以上;若是夫妻同住,则两人间其中一人年龄要在 55 岁以上。康复对象通常不会再计划或期望转移到其他机构居住,并且希望能在辅助居住单元中购置或租赁专属的居住空间。由于大多数辅助居住单元都有年龄限制,社会和环境支持都能够使康复对象安居。例如,公寓或村舍里的浴室和壁橱都安装了安全栏杆以便通行。

在辅助居住单元中,作业治疗服务的提供是为了促进康复对象培养必要的习惯、例行活动以适应该环境的居住,通常包括个人照护技能训练,例如穿衣、洗漱、个人卫生和一些简单的家务。有一些家务可能是由辅助居住单元来提供协助服务的,例如,辅助居住单元会负责清洗毛巾、床上用品,但康复对象需要自行负责洗涤穿着的衣物;有些辅助居住单元会提供 1 天所有的餐食;也有一些机构只提供一餐,因此住在那的康复对象还需具备简单的备餐技能。对作业治疗师很重要的是确认辅助居住单元可以提供哪些服务,再拟定治疗干预计划。在辅助居住单元中,康复对象很重要的作业追求是休闲娱乐活动,因此在该机构中的一些环境支持,例如阅读用放大镜、印刷字体放大的纸牌、电视机遥控器都为他们提供了进行休闲娱乐活动的便利。

居家健康

居家健康照护于康复对象家中提供服务,治疗干预是发生于最自然的环境之中[86]。居家健康服务所要达到的服务成果是康复对象在协助下完成 ADL 或 IADL,例如洗澡、穿衣、备餐。康复对象从医院回到家,开始恢复在家中的生活角色。Stark 等人[86]罗列了促进临床决策进程的居家环境改造的指南,指南包含了内在和外在因素。内在因素包括康复对象是否愿意接受居家环境的改变或其作出居家环境改造的能力;外在因素包括经济来源、居家结构的类型和典型的气候类型。居家环境改造策略即可使作业治疗师着重于支持康复对象在居家环境中的作业活动参与[87]。

居家治疗师作为康复对象家中的访客,必须遵守访客应有的社交规范,例如,有些家庭可能会要求将外出鞋放置门外,治疗师便应尊重并配合这个规范。康复对象家中有固定的日常饮食、作息安排,治疗师访视应配合其家庭的生活例行安排,不能造成干扰和妨碍,例如,若康复对象习惯在午餐吃得较丰盛,而在晚餐吃得较简单,那么备餐技能干预也应能适应、支持这个例行安排。

通过在居家环境中评估康复对象的自我照顾、做家务、做饭等任务可以确定其每天遇到的实际困难。使用平日里熟悉的衣物、家具、电器以及餐具可以促进定向感和任务表现,然而,若是出于使用便利和安全考虑而移动家具或改变家中的一些设施可能会对康复对象定向感造成挑战,并造成困惑。还有很多居家环境中要考虑并处理的方面,例如抚养宠物、安全应门、决定每周的采购清单等。一些自我照顾任务比如洗澡可以在自然环境中干预,并且,在一些合适的家居改造后,康复对象对他人的依赖性可能可以降低许多[35]。

居家治疗师应随时掌握康复对象的社会以及家庭支持情况。有些康复对象住院时很孤立无助,但返回家中可能受到亲朋好友等人际网络的支持和援助;相反地,有些康复对象在住院期间常有访客,可能因为返回家中失能状态的种种现实,遭到亲友的抛弃。

接受居家健康服务的康复对象,通常在 ADL 的一些方面需要协助,近 20% 的家庭照顾者是有外出家门的全职工作的,这些照顾者只能负责康复对象 1 天中的小部分时间的照顾,并且主要的担忧是他们在外出工作期间康复对象在家中的安全问题。

压力是所有照顾者普遍存在的现象,喘息服务则是由其他照顾者暂代为照顾、监督康复对象数小时至数天,借此机会来得到必要的休息时间[15]。在家中照顾失能者不是一件轻松的事情,框 3.2 列举了居家环境中康复对象在家受照顾需要考虑的实践问题。Dooley 和 Hinojosa[30]的 1 项研究中显示当作业治疗师针对阿尔茨海默症的康复对象提供个性化的作业治疗建议,包括家居改造、照顾者的照护方法、社区资源等相关信息,照顾者反应负担能够减轻,并且生活质量也得到提升[30]。

框 3.2　在居家机构中照顾失能者需考虑的问题

所需照顾的程度与类型

长期和暂时照顾;密集监督或协助和最小监督和协助;照顾着可得到的协助;替代解决方法;对康复对象的个人情感和所需要的照顾类型(亲密协助和家务协助)。

对家庭的影响

对于配偶、子女及家中其他人的影响;做决策时可能涉及的家庭成员。

环境的考虑

调整居家环境的需求和可能性;调整所产生的支出。

工作和经济

家庭医疗休假的选择;离职的需求以及是否有能力离职;可以取得的福利、津贴。

(Adapted from Visiting Nurses Association of America; *Caregiver's handbook: a complete guide to home medical care*, New York, 1997, DK Publishing.)

观察康复对象的居家环境,提出改造建议并监督完成,同时尽可能根据他们的需求来进行改造和调整[44]。居家环境的物理环境的改变,例如家居、碗碟或洗澡用具的移动,若没有得到康复对象的允许不能够改动,因此进行家居改造时最好以团队方式进行,以支持各专业人士与康复对象之间的合作关系[73]。若康复对象居住在其他家人或是朋友的家,则必须取得房屋所有人同意才能进行家居改造。

康复对象及其家庭是居家环境的掌控者,实践工作者若无事先取得全家人同意就调整、改造环境,与康复对象及其家庭之间的合作关系将会迅速疏远。例如,1 块小地毯,可能在作业治疗师眼中是妨碍通行的危险物品,却可能是康复对象儿时故居的珍贵回忆。治疗师为了征求康复对象及其家庭的认同,并给他们提供选择,可以进行开放式的沟通,例如,在小地毯下放置防滑垫,行走起来就会较为安全,另一种可行的解决方法,则是将小地毯当作挂毯,挂在墙上显而易见,也不容易损坏。

居家照护工作者在居家环境中偶尔会遇到伦理难题,通常涉及安全问题[67]。治疗师必须找出解决安全风险的最佳方法。当康复对象或邻居的居住安全受到威胁时,火灾风险和健康风险必须要讨论并及时纠正;治疗师通过直接和涉及的个体展开交流讨论,从而解决大部分安全风险,并提出大家都能接受的解决方法。与康复对象、其家庭成员、其他团队成员一起找出安全问题和解决方法是最为推荐的一种方式。

当 Nora 从急性康复住院返回家中后,Serena 听过居家健康中介绍她去接受作业治疗服务。Nora、Serena 和居家健康作业治疗师共同确认了备餐、洗衣、陪伴孩子玩耍时 Nora 最重要、最优先干预的作业活动。Serena 在 Nora 出院回家之前无法进行居家访视,但她可以透过居家康复中介协调接下来的服务。居家健康作业治疗师和 Nora 一起商量了一些策略,来提高备餐时的安全性、简化洗衣和清理工作、为在家中与孩子玩耍提供了休闲娱乐活动方面的建议。

门诊机构

门诊作业治疗服务在医院或独立诊所中为非住院的康复对象提供服务。接受门诊服务的康复对象病情稳定,能够承受数小时的治疗和来门诊诊所的交通。虽然多数康复对象正在适应新的失能状态,有一些长期失能的康复对象也可能被转介过来进行功能状态和辅具设施相关的问题的再评估。接受门诊服务的频率相当变化多样,有一些康复对象 1 周接受数次服务,有一些是数月 1 次,服务的频率取决于康复对象的需求和门诊所能提供的服务量。

相较于住院治疗,康复对象更能掌控门诊治疗的时间安排。但交通问题、家庭压力等问题要求诊所能够提供多种可选择的治疗时间,若是无法满足,康复对象可能会选择其他诊所或选择放弃治疗。

为了在门诊机构中评估康复对象的 ADL 和 IADL 表现,治疗师必须推理其在家中的任务表现[78]。在门诊机构中进行自我照顾任务可能会让康复对象感到不适,出门前已经在协助下完成洗澡、穿衣的康复对象,可能不愿在治疗中重复完成相同的任务。任务与机构

越不自然、不合适,康复对象越难有好的表现,也很难从门诊服务中获益。

门诊诊所中的构造和设施摆放会进行变化,以适应特定失能状态的治疗干预需求。例如,手功能治疗的诊所,会有可以进行手功能活动的治疗桌和辅具制作区。职业重建门诊诊所通常会配备特殊训练设备,比如模拟仿真测试评价训练系统(Baltimore Therapeutic Equipment,BTE),可以用来模拟工作任务。其他较为少见于门诊诊所的设施有配备完整的厨房、有洗浴设施的模拟治疗用房屋、客厅、卧室等。

门诊治疗项目中的社会环境是很特殊的。康复对象已经开始在居家和社区中恢复原先的生活,可能会新察觉一些之前未预见或不了解的问题。若康复对象及其家人能将治疗师当作一个生活的同伴,一起解决问题,并促成康复对象能顺利转介回家,那么他们就能向治疗师坦诚地沟通一些担忧和问题。但是,若康复对象及其家人害怕康复对象会由于无法适应居家生活而从家中转介出去,他们就可能会向治疗师有所隐瞒。在前者中,康复对象及其家人,认同他们本身对环境是能够掌控的,而后者,他们则认为掌控能力和权力都属于健康照护的专业人员。因此,门诊治疗师必须擅长激励康复对象,询问其意见和聆听其话外音是两个增加康复对象掌控感的好方法[44]。另外,让康复对象自主选择治疗干预的方式,会很大程度上动员康复对象,并增进其在目标任务中的表现。

日间治疗

日间治疗项目作为一种基于社区的治疗干预机构越来越常见。各种日间治疗方案各有不同,但根本理念都是为不需住院的康复对象提供密集性跨专业的治疗干预[41]。接受日间治疗的康复对象通常居住在家中,但经常需要 ADL 和 IADL 的支持和协助。大多数项目是采取团体方式进行的,各专业的人员分工合作,各展专业所长来达成康复对象个性化的目标。在急性损伤后如脑外伤或脑卒中的康复对象可能会从日间治疗项目中寻求服务,进一步恢复其功能,或者,进行性退行性疾病的康复对象,比如帕金森综合征或阿尔茨海默症,也会通过环境的改变和调整促进作业活动的持续参与,如此从日间治疗项目中获益。

相较于门诊治疗,许多日间治疗项目没有时间上的限制。长时间的社区外出、家庭和工作场地的治疗干预项目都可以用作达成目标的方法。在日间治疗机构中,作业治疗师有绝佳的机会在康复对象的所有自然环境中进行评估和治疗干预。

工作场所治疗机构

职业康复可以在受雇者的工作场所进行,在工作场所开展的治疗干预项目用于解决与工作损伤有关的治疗需求。受伤的工作者接受治疗干预以促进工作场所所需的作业表现,治疗干预的内容包括:工作强化、腰背部安全、能量节省、工作简化技巧。这种方法可以帮助康复对象回归工作角色,且因受雇者在实际工作场所中接受治疗干预,更能够预防自然环境中可能发生的二次损伤。

在康复对象的工作场所提供作业治疗服务,可以帮助他们顺利从患者角色转换到工作者角色。治疗师在工作场所提供服务服务时,应避免使工作者的立场受到影响[43]。雇主和同事应将该受雇者视作工作者而非康复对象,然而,治疗师出现在工作场所往往会引起同事的好奇心,想要维护康复对象的隐私变得就很难。治疗师须谨记,任何可能危害康复对象和治疗师之间保密协议的相关问题都不应回答,而其他同事针对医疗建议、工作场所环境改造等未经请求提出的问题,最好是转介于该受雇者健康照护服务提供者或管理者。

在工作机构中,治疗师不仅要和康复对象互动,也经常需要和雇主以及保险公司来往。通过鼓励康复对象(受伤的受雇者)去表达工作调整的需求以及维持工作绩效的方法,治疗师可为康复对象成功转介至工作机构做好准备。治疗师也须设法平衡受雇者与雇主双方的需求,才能在影响顺利转介至高效工作的工作相关问题上推动解决的方法。另外,前往工作场所访视的行程安排需要同时满足受雇者和雇主双方的需求,同时也应避免干扰正常的工作流程。

工作调整对财政情况的影响常常是雇主的担忧,因为雇主可以用于改造工作环境的资源很有限,只有合理且必要的工作调整才能纳入考虑范围中,并应与雇主商量与开支相关的工作调整意见。治疗师可以提出建议,但也一定要考虑工作调整对使用相同设备的其他员工造成的影响;原则上,会影响到其他员工的工作调整应在与受雇者讨论之前,先与管理层讨论商量。

在传统的临床机构中,由于手腕重复性动作导致损伤的秘书,会接受各种物理因子疗法来控制疼痛和水肿的症状,并学习进行不同动作所需的关节、肌腱保护技巧;而在工作环境中接受作业治疗时,将会额外地获益,例如,关节、肌腱保护技巧可以应用于每日例行的工作任务中。由于康复对象的损伤发生于工作中,这种类型的损伤在工作时是可以恶化或是可以预防的(于工作者或工作机构提供服务的作业治疗师角色的更多信息,详见第 14 章、第 15 章)。

新兴的实践方式:远程医疗

远程医疗是运用"电子信息交流技术远距离向康复对象提供、支持健康照护服务"[42]。乡村区域获得所需作业治疗服务是比较困难的,这个方法可有效用于满足住在乡村区域的康复对象的医疗需求[31]。美国作业治疗学会(AOTA)发布了一个文件,文件中讨论了运用远程医疗于评估、治疗干预,文件中也指出了一些伦理上需要考虑的问题[11]。

远程医疗也可用作康复对象家庭训练项目的监管和调整[52,57]。Cason[23]详细地讨论了作业治疗在远程医疗中的重要地位,以推动对更多人群的使用,如此的关注让更多人可以接受作业治疗服务。Linder 等人[57]研究了远程医疗的使用来促进脑卒中后的运动康复成果,同时也促进了脑卒中康复对象的生活质量,并减少了该人群的抑郁症状。他们运用了有 99 位参与者的随机对照试验来比较两种治疗干预方法。其中 1 组接受远程医疗,着重于监管和调整家庭训练项目,另 1 组接受相似的远程医疗,同时使用机器人协助的康复来促进手功能使用。所有参与者都在运动能力、生活质量评估和减少的抑郁症状上有显著改善。这项研究表明运用远程医疗来监管、调整家庭训练项目是有显著功能改善的,而远程医疗与机器人并用的治疗项目并没有显示比单纯用远程医疗更具有优势。

Asano 等人[14]研究了运用远程会议来帮助多发性硬化症的康复对象管理疲劳症状。作业治疗师会每周利用会议电话在 4~7 人的小组中开展多元化的话题,包括疲劳的自我管理、能量节省技术。研究中的 81 个参与者,超过 75% 表示他们在目标上是有进展的,大约 50% 的参与者说他们已经达到了疲劳管理的目标。

总结:第二部分

实践机构(即治疗干预发生的环境),都有时间、社会、文化、物理环境的不同维度,同时影响了治疗师和接受治疗服务的康复对象。了解每个实践机构的特点,并预想机构会如何影响作业表现,可以使治疗师做更好的准备去满足康复对象的需求。由于治疗师是在特定机构中对康复对象进行治疗干预,照护的连贯性是必须要考虑的。专业水平高的作业治疗师会与康复对象一同合作,发展出有意义、实际可达到的治疗目标,并且将这个治疗目标在不同机构中进行沟通讨论以促进达到有意义的成果。基于循证的治疗干预和成果质量评估应该在作业治疗服务提供的整个过程中贯穿[56],并且敏锐察觉到在每个实践机构中,每个康复对象独特的需求是至关重要的[69,72]。

■ 复习题

1. 作业治疗流程的主要功能是什么?

2. 不同形式的临床推理是如何运用来指导作业治疗流程的?

3. 理论、实践模型和参考构架是如何启示和支持作业治疗的治疗干预的?

4. 在不同层级的作业治疗实践工作者之间责任的合理分配是什么?

5. 什么服务是可以委派给作业治疗助手的? 有什么限制吗,为什么?

6. 作业治疗实践工作者是如何与其他专业的实践工作者于康复对象的照护中协作的?

7. 在作业治疗实践中经发生的伦理难题有哪些? 怎么解决和处理?

8. 对于躯体功能障碍人士的 OT 服务可以在哪些机构中开展?

9. 不同的机构中会提供哪些特定的不同的服务?

（周欢霞　马嘉吟 译,施晓畅 校,
胡军　闫彦宁 审）

参考文献

1. American Occupational Therapy Association: Clarification of the use of terms assessment and evaluation, *Am J Occup Ther* 49:1072, 1995.
2. American Occupational Therapy Association: Core values and attitudes of occupational therapy practice, *Am J Occup Ther* 47:1083, 1993.
3. American Occupational Therapy Association: Guide for supervision, roles, and responsibilities during the delivery of occupational therapy services, *Am J Occup Ther* 63:797–803, 2009.
4. American Occupational Therapy Association: Occupational therapy code of ethics and ethics standards, *Am J Occup Ther* 64(Suppl):S17–S26, 2010.
5. American Occupational Therapy Association: Occupational therapy code of ethics, *Am J Occup Ther* 69(Suppl 3):6913410030, 2015. <http://dx.doi.org/10.5014/ajot.2015.696S03>.
6. American Occupational Therapy Association: Occupational therapy practice framework: domain and process, ed 2, *Am J Occup Ther* 62:625, 2008.
7. American Occupational Therapy Association: Occupational therapy practice framework: domain and process, ed 3, *Am J Occup Ther* 68(Suppl 1):S1–S48, 2014. <http://dx.doi.org/10.5014/ajot.2014.682006>.
8. American Occupational Therapy Association: Position paper: use of occupational therapy aides in occupational therapy practice, *Am J Occup Ther* 49:1023, 1995.
9. American Occupational Therapy Association: Standards of practice for occupational therapy, *Am J Occup Ther* 64:S106, 2010.
10. American Occupational Therapy Association: Scope of practice, *Am J Occup Ther* 64:S70–S77, 2010.
11. American Occupational Therapy Association: Telemedicine, *Am J Occup Ther* 64:S92–S102, 2010.
12. American Occupational Therapy Association: Standards for continuing competence, *Am J Occup Ther* 69(Suppl 3):S103–S105, 2015. <http://dx.doi.org/10.5014/ajot.2015.696S16>.
13. Reference deleted in proofs.
14. Asano M, et al: Goals set after completing a teleconference-delivered program for managing multiple sclerosis fatigue, *Am J Occup Ther* 69:1–8, 2015. <http://dx.doi.org/10.5014/ajot.2015.015370>.
15. Atchison B: Occupational therapy in home health: rapid changes need proactive planning, *Am J Occup Ther* 51:406, 1997.
16. Baptiste SE: Client-centered practice: implications for our professional approach, behaviors, and lexicon. In Kramer P, Hinojosa J, Royeen CB, editors: *Perspectives in human occupation*, Baltimore, 2003, Lippincott Williams & Wilkins.
17. Bausell RK, et al: *How to evaluate and select a nursing home*, Beverly, MA, 1988, Addison-Wesley, pp 264–277.
18. Belice PJ, McGovern-Denk M: Reframing occupational therapy in acute care, *OT Practice* April 29:21, 2002.
19. Black JG: *Microbiology: principles and applications*, ed 3, Upper Saddle River, NJ, 1996, Prentice Hall, pp 9–25.
20. Blau SP, Shimberg EF: *How to get out of the hospital alive: a guide to patient power*, New York, 1997, Macmillan.
21. Bonder BR, et al: *Culture in clinical care*, Thorofare, NJ, 2002, Slack.
22. Burke JP: Philosophical basis of human occupation. In Kramer P, Hinojosa J, Royeen CB, editors: *Perspectives in human occupation*, Baltimore, 2003, Lippincott Williams & Wilkins, pp 32–44.
23. Cason J: Telehealth and occupational therapy: integral to the triple aim of health care reform, *Am J Occup Ther* 69:1–8, 2015. doi:10.5014/ajot.2015.692003.
24. Chan SCC: Chronic obstructive pulmonary disease and engagement in occupation, *Am J Occup Ther* 58:408, 2004.
25. Chu LW, et al: Risk factors for falls in hospitalized older medical patients, *J Gerontol A Biol Sci Med Sci* 54:M38, 1999.
26. Clark F, et al: Occupational therapy for independent-living older adults: a randomized controlled trial, *JAMA* 278:1321, 1999.
27. Collins AL: Multiskilling: a survey of occupational therapy practitioners' attitudes, *Am J Occup Ther* 51:749, 1997.
28. Crepeau EB, Schell BAB, Cohn ES: Theory and practice in occupational therapy. In Crepeau EB, Cohn ES, Schell BAB, editors: *Willard and Spackman's occupational therapy*, ed 11, Baltimore, 2009, Lippincott Williams & Wilkins, pp 428–434.
29. Cumming RG, et al: Home visits by an occupational therapist for assessment and modification of environmental hazards: a randomized trial of falls prevention, *J Am Geriatr Soc* 47:1397, 1999.
30. Dooley NR, Hinojosa J: Improving quality of life for persons with Alzheimer's disease and their family caregivers: brief occupational therapy intervention, *Am J Occup Ther* 58:561, 2004.
31. Dreyer NC, Dreyer KA, Shaw DK, Wittman PP: Efficacy of telemedicine in occupational therapy: a pilot study, *J Allied Health* 30:39–42, 2001.
32. Dunn W, et al: The ecology of human performance: a framework for considering the effect of context, *Am J Occup Ther* 48:595, 1994.
33. Dunn W, et al: Ecological model of occupation. In Kramer P, Hinojosa J, Royeen CB, editors: *Perspectives in human occupation*, Baltimore, 2003, Lippincott Williams & Wilkins, pp 222–263.
34. Erikson A, et al: A training apartment with electronic aids to daily living: lived experiences of persons with brain damage, *Am J Occup Ther* 58:261, 2004.
35. Fange A, Iwarsson S: Changes in ADL dependence and aspects of usability following housing adaptation: a longitudinal perspective, *Am J Occup Ther* 59:296, 2005.
36. Finlayson M: Concerns about the future among older adults with multiple sclerosis, *Am J Occup Ther* 58:54, 2004.
37. Fisher AG: Uniting practice and theory in an occupational framework,

1998 Eleanor Clarke Slagle Lecture, *Am J Occup Ther* 52:509, 1998.

38. Fleming MH: The therapist with the three-track mind, *Am J Occup Ther* 45:1007, 1991.

39. Foto M: Multiskilling: who, how, when, and why? *Am J Occup Ther* 50:7, 1996.

40. Gillette NP, Mattingly C: Clinical reasoning in occupational therapy, *Am J Occup Ther* 41:399, 1987.

41. Gilliand E: The day treatment program: meeting rehabilitation needs for SCI in the changing climate of health care reform, *SCI Nurs* 13:6, 1996.

42. Grigsby J, Saunders JH: Telemedicine: where is it and where is it going? *Ann Intern Med* 129:123–127, 1998.

43. Haffey WJ, Abrams DL: Employment outcomes for participants in a brain injury reentry program: preliminary findings, *J Head Trauma Rehabil* 6:24, 1991.

44. Head J, Patterson V: Performance context and its role in treatment planning, *Am J Occup Ther* 51:453, 1997.

45. Hogan-Kelley D: Occupational therapy frames of reference for treatment in the ICU, *OT Practice* February 7:15, 2005.

46. James AB: Biomechanical frame of reference. In Crepeau EB, Cohn ES, Schell BAB, editors: *Willard and Spackman's occupational therapy*, ed 10, Baltimore, 2003, Lippincott Williams & Wilkins, pp 240–242.

47. Jonsson H, et al: Anticipating retirement: the formation of narratives concerning an occupational transition, *Am J Occup Ther* 51:49, 1997.

48. Kettenbach G: *Writing SOAP notes*, ed 2, Philadelphia, 2004, FA Davis.

49. Kielhofner G: Motives, patterns, and performance of occupation: basic concepts. In Kielhofner G, editor: *Model of human occupation*, ed 3, Baltimore, 2002, Lippincott Williams & Wilkins, pp 13–27.

50. Reference deleted in proofs.

51. Kyler P: Issues in ethics for occupational therapy, *OT Practice* 3:37, 1998.

52. Laver KE, et al: Telerehabilitation services for stroke, *Cochrane Database Syst Rev* (12):CD010255, 2013. doi:10.1002/14651858.CD010255.pub2.

53. Law M, et al: *Canadian occupational performance measure*, ed 2, Toronto, 1994, Canadian Association of Occupational Therapists.

54. Law M, et al: Theoretical contexts for the practice of occupational therapy. In Christensen C, Baum C, editors: *Enabling function and well being*, ed 2, Thorofare, NJ, 1997, Slack.

55. Law M, et al: The person-environment-occupation model: a transactive approach to occupational performance, *Can J Occup Ther* 63:9, 1996.

56. Leland NE, et al: Health policy perspectives: advancing the value and quality of occupational therapy in health service delivery, *Am J Occup Ther* 69:34, 2015. <http://dx.doi.org/10.5014/ajot.2015.691001>.

57. Linder SM, et al: Improving quality of life and depression after stroke through telerehabilitation, *Am J Occup Ther* 69, 2015. <http://dx.doi.org/10.5014/ajot.2015.014498>.

58. Lohman H, et al: Bridge from ethics to public policy: implications for occupational therapy practitioners, *Am J Occup Ther* 58:109, 2004.

59. Lou JQ, Durando P: Asking clinical questions and searching for the evidence. In Law M, MacDermid J, editors: *Evidence-based rehabilitation: a guide to practice*, ed 2, Thorofare, NJ, 2008, Slack, pp 95–117.

60. Macedo AM, Oakley SP, Panayi GS, Kirkham BW: Functional and work outcomes improve in patients with rheumatoid arthritis who receive targeted, comprehensive occupational therapy, *Arthritis Rheum* 61:1522–1530, 2009.

61. Mattingly C: The narrative nature of clinical reasoning, *Am J Occup Ther* 45:998, 1991.

62. McCluskey A, Home S, Thompson L: Becoming an evidence-based practitioner. In Law M, MacDermid J, editors: *Evidence-based rehabilitation: a guide to practice*, ed 2, Thorofare, NJ, 2008, Slack, pp 35–60.

63. Migliore A: Case report: improving dyspnea management in three adults with chronic obstructive pulmonary disease, *Am J Occup Ther* 58:639, 2004.

64. Mosey AC: *Three frames of reference for mental health*, Thorofare, NJ, 1970, Slack.

65. Neistadt ME: Teaching clinical reasoning as a thinking frame, *Am J Occup Ther* 52:221, 1998.

66. Neufeld S, Lysack C: Allocation of rehabilitation services: who gets a home evaluation, *Am J Occup Ther* 58:630, 2004.

67. Opachich KJ: Moral tensions and obligations of occupational therapy practitioners providing home care, *Am J Occup Ther* 51:430, 1997.

68. Park S, et al: Using the assessment of motor and process skills to compare occupational performance between clinics and home setting, *Am J Occup Ther* 48:697, 1994.

69. Reference deleted in proofs.

70. Pew Health Professions Commission: *Health professions education for the future: schools in service to the nation*, San Francisco, 1993, The Commission.

71. Pollock N: Client-centered assessment, *Am J Occup Ther* 47:298, 1993.

72. Reference deleted in proofs.

73. Pynoos J, et al: A team approach for home modifications, *OT Practice* April 8:15, 2002.

74. Reed KL: Theory and frame of reference. In Neistadt ME, Crepeau EB, editors: *Willard and Spackman's occupational therapy*, Philadelphia, 1998, Lippincott, pp 521–524.

75. Reilly M: Occupational therapy can be one of the great ideas of 20th century medicine, *Am J Occup Ther* 16:1, 1962.

76. Reilly M: The educational process, *Am J Occup Ther* 23:299, 1969.

77. Rogers JC, et al: Improving morning care routines of nursing home residents with dementia, *J Am Geriatr Soc* 47:1049, 1999.

78. Rogers JC, et al: Evaluation of daily living tasks: the home care advantage, *Am J Occup Ther* 51:410, 1997.

79. Rosa SA, Hasselkus BR: Finding common ground with patients: the centrality of compatibility, *Am J Occup Ther* 59:198, 2005.

80. Schaaf RC: The issue is: creating evidence for practice using data-driven decision making, *Am J Occup Ther* 69, 2015. <http://dx.doi.org/10.5014/ajot.2015.010561>.

81. Schell BA, Cervero RM: Clinical reasoning in occupational therapy: an integrative review, *Am J Occup Ther* 47:605, 1993.

82. Schell BAB, Schell JW: *Clinical and professional reasoning n occupational therapy*, Baltimore, 2008, Lippincott Williams & Wilkins.

83. Schlaff C: From dependency to self-advocacy: redefining disability, *Am J Occup Ther* 47:943, 1993.

84. Schultz-Krohn WA: ADLs and IADLs within school-based practice. In Swinth Y, editor: *Occupational therapy in school-based practice*, Bethesda, MD, 2004. Online course: Elective Sessions (Lesson 10) at <http://www.aota.org>.

85. Reference deleted in proofs.

87. Stark SL, et al: Clinical reasoning guideline for home modification interventions, *Am J Occup Ther* 69:1–8, 2015. doi:10.5014/ajot.2015.014266.

88. Steultjens EM, et al: Evidence of the efficacy of occupational therapy in different conditions: an overview of systematic reviews, *Clin Rehabil* 19:247–254, 2005.

89. Trump SM: Occupational therapy and hospice: a natural fit, *OT Practice* November 5:7, 2001.

90. Velde BP, Wittman PP: Helping occupational therapy students and faculty develop cultural competence, *Occup Ther Health Care* 13:23, 2001.

91. Walker MF, et al: Occupational therapy for stroke patients not admitted to hospital: a randomized controlled trial, *Lancet* 354:278, 1999.

92. Well SA, Black RM: *Cultural competency for health professionals*, Bethesda, 2000, American Occupational Therapy Association.

93. Yerxa EJ: Who is the keeper of occupational therapy's practice and knowledge? *Am J Occup Ther* 49:295, 1995.

94. Youngstrom MJ: From the guest editor: The Occupational Therapy Practice Framework: the revolution of our professional language, *Am J Occup Ther* 56:607, 2002.

推荐阅读

Heron E: *Tending lives: nurses on the medical front pulse*, New York, 1998, Ballantine.

Visiting Nurses Association of America: *Caregiver's handbook: a complete guide to home medical care*, New York, 1997, DK Publishing.

第4章

作业治疗的循证实践

Lynn Gitlow, Elizabeth DePoy

学习目标

在学习本章之后,学生或从业人员将能够完成以下工作:

1. 区别循证实践的各种模式。
2. 定义系统化作业治疗实践(systematic occupational therapy practice,SOTP)。
3. 按顺序列出系统化作业治疗实践(SOTP)的五个步骤,并详细描述每个步骤的内容和过程。
4. 在作业治疗实践框架中比较 SOTP 与 OT 过程。

章节大纲

关键术语

反绎推理(abductive reasoning)
行动过程(action processes)
演绎推理(deductive reasoning)
证据(evidence)
循证实践(evidence-based practice,EBP)
目标(goals)
归纳推理(inductive reasoning)
需求陈述(need statement)

目的(objectives)
结果目的(outcome objectives)
问题导图(problem mapping)
问题陈述(problem statement)
过程目的(process objectives)
特定性(specificity)
系统化作业治疗实践(systematic OT practice,SOTP)
思维过程(thinking processes)

在本章中,我们介绍、讨论及应用系统化作业治疗实践(systematic occupational therapy practice, SOTP),这是一个在循证方法上产生及建立的专业实践模式。深入实践的重要性是有系统地建立作业治疗(OT)领域和扩展更广泛的健康照护领域。对问题的经验分析需求和 OT 从业人员可以处置的康复对象需求,持续在地方、国家和国际层面中被强调,这反映在作业治疗学会(AOTA)和美国作业治疗基金会(AOTF)的众多方案中。框4.1列出了当前的一些方案。

教育家、学者和从业人员继续讨论和鼓励以理论为基础,并支持 OT 干预的应用,以及成功的干预结果的确凿证据的发展[1,8,33]。我们主张，如果要让 OT 这个领域保持得有活力且有价值，并持续在健康照护领域及财政困难的竞争环境中繁荣发展的话，那么在所有的专业领域（个人、团体和社会）中，将当前和正在进行的作业治疗实践系统化是必要的。

框 4.1　以实证为基础的方案举例

- 美国作业治疗基金会干预补助项目[9]
  - （http://aotf. org/scholarshipsgrants/aotfinterventionresearch-grantprogram）
- EBP 资源目录
  - （http://www.aota.org/Practice/Researchers/EBP-Resource-Directory.aspx）
- 美国作业治疗杂志的特刊，包括对某一特定领域的文献进行系统性回顾；还有美国作业治疗学会（AOTA）的实践指南，它是基于对某一特定实践领域的相关文献进行系统性综述[8,23]
  - （http://www. aota. org/Practice/Researchers/practice-guide-lines.aspx）
- AOTA 网站上提供的循证资源
  - （http://www. aota. org）[4]

系统化 OT 实践涉及将以研究为基础的技术整合至 OT 实践的所有要素中。本章提供了一个框架，它将帮助读者理解和学习在进行所有或部分的 SOTP 顺序时，所必须使用的、以研究为基础的思维和行动过程。本章以讨论及分析循证实践（evidence-based practice，EBP）的现有模式作为开始。然后定义所谓的系统化 OT 实践，并通过我们模式的表现和应用方法持续讨论。之后，您将会了解 SOTP 在 OT 的所有领域中都是有价值的。

Maria，第一部分

　　Maria 是一名作业治疗师，接收和治疗一名有腕管综合征的转介康复对象。转介资料上陈述："康复对象需要提高手部肌力以增加日常生活活动（activities of daily living，ADLs）的独立性"。

思辨问题
随着阅读本章内容，思考如何回答以下问题。
　　1. 您如何理清 OT 问题，以及需要什么来解决它？您需要什么证据来支持您的决定？
　　2. 在检查您的专业活动和干预措施时，您需要考虑哪些因素，以及需要哪些证据？
　　3. 您如何达成您既定的需求和想要解决的问题？您需要什么样的证据？

循证实践模式

　　许多的 EBP 模式已经在文献中被提及。将多样的调查方法整合到专业实践内所有领域的实践模式，即被称为循证医学[13,28,32]，循证实践[11]，循证康复[27]，成果研究[14]等。由于关于 EBP 方法的文献迅速扩增，已经超过以单一章节的范围来对所有的工作进行全面回顾。因此，我们选择呈现文献中的先进、重要的定义，并讨论它们的变化。这些讨论为系统化 OT 实践、与 OT 实践符合且相关的循证方法及我们的模式应用提供了基本的原理。在此，您可能会问："如果有这么多的模式，为什么还要创建另一个模式呢？"我们的方法并不完全是新的。然而，我们将其发展成一个全面性的结构化框架，将系统化 OT 实践和调查视为一体。换句话说，在所有的专业活动中，遵循 SOTP 步骤，不仅仅可以引导良好的实践，而且还会持续地创造 OT 知识。

　　表 4.1 展示了多种分别以证据和调查为基础的实践

表 4.1　以证据和调查为基础的实践方法

作者	描述	可信证据		
		康复对象	科学	专业
Sackett 等[31]	循证医学是谨慎地、清楚地，并且公正地利用目前最好的证据，制定康复对象照顾的决策。循证医学实践是个人临床专业和系统化研究中最佳的临床证据的结合		×	×
医学机构[21]	循证实践（EBP）是最佳的研究证据和临床专业、康复对象价值观的结合	×	×	×
Law[24]	循证康复是 EBP 中的一个领域，包括 4 个概念： 1. 察觉：意识到单一领域中证据的存在和优点 2. 咨询：康复对象与其他健康照护专业人员的合作，决定了与康复对象相关的问题以及解决方案 3. 判断：可将最佳的证据应用在现在正在治疗的康复对象身上 4. 创意：强调 EBP 并不只是一种固定模式的应用，也可以是艺术和科学的结合	×	×	×

表 4.1　以证据和调查为基础的实践方法(续)

作者	描述	可信证据		
		康复对象	科学	专业
Lee 和 Miller[26]	以证据为基础的临床决策过程,鼓励 OT 专业人员接受康复对象与其他健康照护专业人员的"价值观、知识和经验"	×	×	×
Kielhofner, Hammel, Helfrich 等[23]	调查可提供有关服务效果的证据 确认康复对象需求 创造最佳的服务以解决需求 制造有关特定的服务本质及其影响的证据 积累并评估特定 OT 服务证据	×	×	×

方法。当您在阅读这些内容时,您会发现,每种方法都将来源不同的有效证据分为三类:来自康复对象、来自专业、或以科学为根基的证据。来自康复对象指的是把康复对象提供的信息,当作专业互动的部分证据基础。来自专业指的是以专业教育及经验作为使用知识的珍贵来源。科学证据指的是由严格的调查方法所发展出来的证据[30,31]。如同表 4.1 所示,并非所有模式都看重这三种来源。

伦理考虑

与 OT 伦理、哲学、价值观及理论相同,我们所认同的原则是根据康复对象的服务需求、预防措施、风险及成效等全方位的与康复对象合作,这是我们身为专业人员[6,7]的伦理责任。因此,我们不仅支持由康复对象、从业人员及科学所产生的证据价值,也鼓励关键性地使用各式各样的证据来源,使其有发展性和目的性。

系统化作业治疗实践模式

在 EBP 的基础上,建立优秀的成果并将它们整合,我们称之为系统化 OT 实践,定义为在 OT 实践的所有阶段及领域中,关键性、分析性、科学性思维及行动过程的整合。让我们更近一步来看待这个定义。

尽管思维和行动是相互交织的过程,但为了教学,我们将它们彼此区分。在系统化的调查中,能清楚地呈现思维顺序及其基本理论是很重要的。思维过程是由推理的顺序及逻辑所组成,这是 OT 专业人员用来使介入计划概念化及指明所期望的结果。思维过程(thinking processes)涉及理论框架的选择,是一个 OT 从业人员在评估问题、评估介入计划、指明所期待的结果,及制订一个用来决定和系统化地证明康复对象在接受 OT 服务时应达到的、以康复对象为主的结果程度时必须用来计划并实施的步骤。有时候,我们不能完全意

识到我们的思维过程,尽管如此,它是实际存在的也是系统化 OT 实践的基础,可见于本章后面的内容。

行动过程(action processes)是涉及执行思维过程的具体行为[16]。行动过程即行为步骤。在系统化 OT 实践中,这些步骤以逻辑化的调查为基础,因此任何一个主张都被各种来源的、由经验衍生的信息所支持。

虽然 SOTP 在本质上并不属于研究行为,但它是将研究有组织性地应用,形成概念、法规以及探究干预的过程和效果。此外,SOTP 促进研究,同时可以作为一个提出研究问题并解答的组织框架来应用。OT 及健康照护的研究者、教育者及从业人员已经确认 EBP 在许多领域中是有价值的。AOTA 的百年愿景宣言声称,OT 将是一个"以证据为基础的专业"[2]。证据的同义词有资料、记录、指示、征兆、证明、鉴定和证实。在一些 EBP 的模式中,可信度等级中信度最高的证据来自实践主义者、实验性质的调查和临床试验最常用到的方法。这个观点亦反映在基于 Sackett 等[32]所描述的 AOTA 证据标准的应用中。然而,其他的 OT 从业者和作者建议应用更广泛的方法可以产生实用的证据[20,27,36]。

在本章及 SOTP 中,我们将证据(evidence)定义为用来支持一项主张的信息。这个扩展定义使得证据的广泛定义可以被认同及接受,亦可当作实践中制定决策的基础,只要这个证据被认同,并被应用于系统化思维以及我们在这里详细讨论到的行动过程。

伦理考虑

未经证实的信念或主张本身,并不足以在对竞争、品质、安全、成本意识和责任需求增加的健康照护环境中,给予专业活动足够的支持。作业治疗教育认证委员会(ACOTE)制定的标准是对这个专业责任的证明:"做好准备,成为一个最新研究和基础知识的有效消费者,可以支持实践并为研究、知识的成长和传播作贡献"。

在 OT 专业领域中，从业人员可以使用来自 SOTP 的信息，不仅用来改善实践的过程和结果，还可在选择可能的干预措施时理性思维，并有益于增加我们专业领域的整体知识基础。尽管 OT 文献和学术中强调应用证据结合实践的重要性，一项关于从业人员使用 EBP 指导干预措施的研究，揭示了仅有少数的从业人员在制订干预措施时会使用 EBP[12]。SOTP 可以有系统地引导治疗师决定何种干预措施对产生预期结果是有效的；何种干预措施是必须被改善的；以及需要发展哪一类型的新知识。此外，有可信的证据可以支持 OT 从业人员用于产生预期结果的干预措施，并给予康复对象具体的反馈[34,35]。再者，通过系统化地评估干预措施，OT 从业人员可以为专业领域中临床实践的推进提供证据。

来自外界的压力及要求被加注在健康从业人员身上，使得 SOTP 变得更加重要，主要有三个原因：

第一，提供服务的地点及允许提供服务的时间一直在改变，急性照护单位的长期留院和治疗，已被社区治疗所取代，且提供治疗的时间也因第三方支持者更有效、更节省花费的照护而缩短。SOTP 指导从业人员在一个注重质量、财政驱使下的健康照护环境中，平衡与实践有关的多重因素。

第二，通过系统化地检查目前实践的过程和结果，OT 从业人员可以为临床思维及行动提供证据性的基础，之后可以呈现给康复对象、其他专业人员、保险者及政策制定者作为参考。

第三，通过语言和理论上的分享，系统化的调查可超越专业的范围。例如，在身体康复的环境中，世界卫生组织（WHO）的系统化基础，国际功能、残疾和健康分类（*International Classification of Functioning, Disability and Health*, ICF）[36]是与作业治疗实践框架（OTPF-3）[7]相一致的，并提供跨专业领域沟通的共同论坛和语言。

当我们继续对 SOTP 进行探讨时，请记住您已掌握的技能和知识与这一概念性的方法有很大的关系。现在让我们开始学习这个模式的哲学基础及步骤。

OT 实践要点

对 OT 从业人员而言，无法向非专业人士清楚地描述自己的工作内容，这并不是一个秘密。此外，OT 从业人员通常都将大部分的重心放在提供直接服务，而不是发表关于记录结果或促进 OT 干预的成功结果的研究。在目前越来越复杂且竞争激烈的健康照护环境中，OT 从业人员必须清楚地展现出他们对临床成果的贡献。特别重要的是让转介康复对象的机构了解 OT 给各式各样的康复对象群组所带来的好处。

SOTP 的理论及逻辑基础

SOTP 是以逻辑和系统化思维为根基，加强所有研究的思维过程。归纳、反绎和演绎性推理方法形成了这些思维过程的基础。而且，三种主要的研究设计的传统方法——自然主义的、实验性质的以及两种方法混合的调查——都以这些逻辑结构为依据[16]。因此，OT 从业人员必须了解它们，并用它们来引导思维、行动以及支持关于 OT 干预过程和结果的主张。

归纳推理（inductive reasoning）是一种思维过程，从看似不相关的数据开始，通过发现这些数据群组中的关系及原则，再将这些数据连接在一起。在归纳性的系统化方法中，数据可能有多种形式。归纳推理引导我们选择自然主义的策略，在这些策略中，理论是从收集到的证据中衍生出来的，而并不是由科学实验测试出来的。这些可以用于自然主义的设计方法有面谈、观察和内容分析[16]。在理论化的环境中，收集数据，并对数据重复检查所产生的主题命名、定义及存储。

反绎（abduction），这个术语是由 Charles Peirce[29]于 1957 年提出的，目前被研究人员和逻辑学家使用，在自然主义的调查中它是一个反复过程。这个过程涉及新的理论观点的发展，它能最好地解释一组观察结果，而这些观察不能被先前的观点或理论框架所解释。作为研究过程的一部分，这个新的理论观点被验证和修改。

把反绎法和归纳法区别开来的是，在归纳推理中，尝试将数据嵌入一个理论框架，或是从数据中生成一组可识别的和定义明确的概念。在反绎推理（abduction reasoning）中，分析数据本身的模式和概念，在某些案例中，它们可能与可用的理论有关，而在其他案例中则未必。

演绎推理（deductive reasoning）从单个理论开始，将理论缩减成小部分内容，再将这些小部分内容通过检验加以验证或去除。演绎推理为实验性质的研究提供基础，也可以将理论或部分内容以可测量的术语、标准化的测量形式陈述，形成了所有调查的基础。使用演绎性传统方法的策略包括取样、测量和统计分析。因为逻辑的规则引导思维，一个人可以容易地遵循思维过程，以及识别已经确定并验证的猜测、主张、决定和宣言。

把反绎和/或归纳以及演绎的方法结合起来，构成混合方法的研究，在研究中，采用自然主义和实验性质的传统方法的技术和策略。

当代实践模式的补充

进行正式的、逻辑的思维过程,为研究提供基础,尽管这在开始看起来是困难的,但其实我们每天做这样的思维过程。考虑 OT 实践中使用的决策制定技巧的方法,反映出形成 SOTP 基础的逻辑思维过程。框4.2 展示了 SOTP 的步骤,表4.2 说明了 OT 过程/临床决策制定和系统性思维过程之间的关系。

框4.2 SOTP 的步骤

1. 辨认及理清在干预中所需要解决的问题。
2. 了解需求——哪些是需要全部或部分解决的问题?
3. 设定目的和目标去解决需求。
4. 达成目的和目标的反馈干预。
5. 结果评估。

表4.2 SOTP 和 OT 过程的关系

SOTP	OT 过程/临床决策制定
最初的问题陈述	转介至 OT
需求陈述	康复对象的系统性评估/作业轮廓和作业表现分析
目的和目标	干预目的和目标
反馈干预	常规性进展监控,及对干预修正的回应
结果评估	康复对象进展的最终评估

SOTP 的顺序

我们的 SOTP 模式有5个步骤(框4.2)。这个过程首先是要解决问题的概念化。但是究竟要解决什么问题呢?

问题的陈述

虽然我们时常将问题视为存在于我们自身之外的实体,但问题却嵌入到个人的、文化的价值观中。问题就是关于什么是不想要的或什么是改良的需求的价值判断。因此,问题陈述(problem statement)可被定义为关于什么是不想要的或什么是需要被改变的特定主张。虽然将问题指出来看起来似乎是件简单的事情,但我们有时会以个人偏好的解决方式去陈述问题;在分析问题的造成原因和解决方案时,这种错误会限制我们的选择。此外,在系统化 OT 实践中,问题的陈述必须是来源于可信的、系统化产生的知识,包括学术文献及调查、康复对象的报告及数据,及稍后会在本章讨论到的其他资源。

案例研究

Maria,第二部分

记得 Maria 接收了一个转介康复对象,并特别标记康复对象的问题为"需要提高手部肌力以增加日常生活活动(ADLs)的独立性"。此问题,作为首要需求的陈述,仅仅只建议了一种解决方案:增加手部的肌力。然而,通过与康复对象一起做系统化分析并思考问题的解决方案,Maria 将问题的分析扩展为:受限的手部肌力无法让康复对象参与工作或进行自我照顾的作业活动;这使得 Maria 拥有了其他潜在的解决方案。例如,康复对象可能接受下列干预措施:寻找替代工作、增加手的肌力、工作时使用辅助设备、调整工作环境等。通过扩展问题陈述,OT 从业人员跨越了明显的主要困难或障碍,以及一个单一的解决方案,能够抓住问题的广度,这些问题是从文献、康复对象或其他人的系统性来源的证据中揭露的。

如果 OT 从业人员仅仅从转介资料中的问题陈述出发,他或她可能错过康复对象问题的实质,从而可能选择不恰当的干预措施和结果。OTPF-3 引导我们在 OT 中使用以康复对象为中心的方法定义问题。因此,在 SOTP 中,将康复对象和超过从业人员猜测的不同来源的知识纳入,并形成问题陈述是很关键的。

有许多辨认问题的方法。问题导图是一种方法,OT 从业人员通过询问两个问题:"什么原因引起的?"及"问题的后果是什么?"将问题陈述扩展到超越其最初的概念[3]。与其他专业人员相同,OTs 无法处理问题陈述的所有问题。问题导图(problem mapping)帮助我们操作 OTPF,在 OTPF 中它提供了一个思维过程,从以下几个方面去定位残损和个人功能:①在一些广泛的情景中(文化的、个人的、时间的及虚拟的);②在不同的环境中;③受社会和物理因素的影响[7]。我们在下面的例子中看到,OT 干预的问题领域是由我们专业活动的范围来定义的。

在下面的临床案例中,我们将问题导图方法应用到问题陈述中,"Jane 的短期记忆受损,是由于一名醉酒司机醉驾引起的车祸,造成创伤性脑损伤所导致的"。要进行问题导图,我们首先需要将概念化的问题想象成一条河流。把问题的原始陈述清楚地表达出来,类似于进入河中,捡起一块石头。当我们向上游看时,我们看到了问题的形状(以及产生问题的原因);当我们往下游看时,我们看到问题的波纹或结果。这个问题导图是如何工作的呢?

请看图4.1 中的问题导图。每个初始问题上方的框,都包含了一个关于什么引起这个问题的可能的答案。一旦我们决定了问题的第一级的原因后,我们就问,"是什么造成了问题的起因?"等,直到我们达到符合文化及社会价值观的陈述内容,这两种情景(文化的和社会的)都在 OTPF-3 中被指定为 OT 实践中的情景。务必要记住,可用来确认原因和结果的证据,必须从可信的、可确认的来源产生,包括来自康复对象、专家和科学。

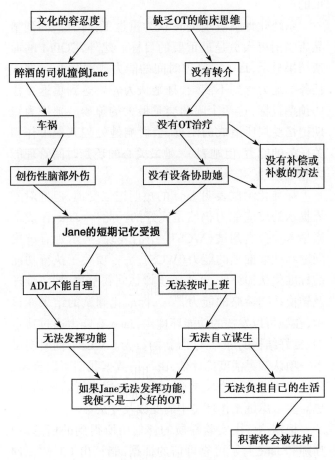

图 4.1　问题导图

在初始问题陈述的下方,我们要反复地询问这个问题:"这个问题的结果是什么?"如同在上游导图中,有关结果的问题会一直反复地询问,直到我们自身看到了问题的效果。此时,您可能会问:"为什么?"这是因为问题本身是有价值的,可被观察者所观察到。问题导图将问题陈述从记录到的文化、社会和环境因素扩大到个人影响,并为干预提供了许多不同的场所或目标。

正如您可能会从 Jane 的临床案例中思考,造成问题的许多原因和问题的结果并不在 OT 实践的范围内,因此不能通过 OT 干预来解决。许多 OT 从业人员可能会在他们职业生涯的某个阶段,将他们的努力扩展到政治活动或其他领域中;然而,其他人员将继续寻求可以促进个人作业表现的临床干预措施。鉴于这本

书的重点,本章强调的是临床干预,而不是 OTs 可能承担的其他角色。

Jane 的问题导图建议了许多临床 OT 干预的要点;例如,在认知补救、补偿性训练中,提供辅助设备和服务,如辅助技术(AT)。因为我们的重点是临床实践,在 Jane 的案例中,作业表现中的一个领域应当纳入考虑——发展与职业相关的策略,使 Jane 可以重返工作岗位。OT 从业人员也可以将 Jane 转介至社会服务机构,她可能有资格领取社会福利残疾保险金;通过这种方法,当 Jane 的经济情况无法支持她时,OT 从业人员可以间接地介入(通过转介到团队中的另一个专业人员)。此外,当我们着眼于扩大的问题时,OT 从业人员可能希望通过介入更加宏观的层面提倡更严格的立法和对醉酒驾驶"零容忍"的文化推广,也许是通过教育青少年和年轻人的方式,达到最大程度的干预效果。这些实践领域超出了本章的范围,但它们让我们看到了问题扩展和问题导图是如何通过合作帮助 OTs 确定不同的领域,制订 OT 目标或场所。

考虑最初的问题陈述是关注 Jane 的短期记忆损伤。正如所描述的,这不是 OT 从业人员可以解决的问题。因此,在与康复对象合作中,OT 必须重新概念化并重新陈述问题,以便 OT 能够在实践的 OT 专业范围内使用有意义和系统的方法进行干预[5]。问题导图或其他逻辑的、基于证据的问题识别技术帮助 OT 从业人员检查和分析原始陈述之外的问题,并可确认已分析的问题的证据强度。在 SOTP 中,如果要实现其余步骤,问题分析和要处理的部分问题的详细说明是至关重要的。包括在过程中收集来自康复对象观点的证据,这在我们模式中也是必要的。澄清问题将有助于治疗师确定需要哪些东西去解决提及的问题。现在让我们进行到 SOTP 的下一个步骤,确定需求。

确定需求

在问题导图之后,下一步是确定需求。在这个步骤中,从业人员必须清楚地阐明需要什么来解决这个被确定需要改变的部分问题。

问题(problem)和需要(need)之间一定是有区别的。正如前面所讨论的,问题是关于什么是不需要的价值陈述。一个问题要与 OT 从业人员相关,必须与作业表现的改善或维持有关。因此,OT 从业人员选定导图上的问题领域会被 OT 所关心的专业的、理论的领域所划定和指导。需求陈述(need statement)是一种系统的、以证据为基础的主张,它与问题的全部或部分联系在一起,指定了解决部分问题所需要的条件和行

动。需要的确认涉及收集和分析各种类型的信息（例如，康复对象访谈中得到的评估数据与信息），从而形成作业轮廓，进而确认解决一个问题所需要的东西。

在 SOTP 顺序中的需求评估阶段，OT 可能已经有了形成需求的信息，或者他/她可能已经用系统化的方式收集数据，以便清楚地区别和辨认需求。需求陈述应该包括以下四个具体问题：①问题的目标是谁（这定义了康复对象或 OT 服务的接受者）；②需要什么样的改变；③需要多大程度的改变；④如何辨认已经发生的改变。需求陈述必须基于系统化地整理并衍生而得的数据，这些数据可以从可信资源中（如相关的实践和研究文献或记录，以及专业教育、知识和经验），或是康复对象在需求评估调查中所透露的信息获得。您是否能够观察到，需求陈述采用了系统化、基于研究的过程来定义下一步：指明目的和目标，制订干预措施，并指定评估标准以确定是否达到了预期的干预结果？

让我们回到问题陈述的例子中。如同先前所提到的，陈述中的问题（短期记忆损伤）并不是 OT 从业人员可以解决的。然而这类康复对象经常被转介至 OT 进行干预以确定问题，正如本章的案例一样。因此，问题导图或相似问题分析策略的应用，不仅是一个推理思维工具，而且对于更清楚地定义干预的本质，进而记录 OT 领域内或领域外的独特贡献和成果是很重要的。因此，在 Jane 的案例中，OT 从业人员选择推理问题的原因和结果，去确认 Jane 需要的 OT 干预领域。通过导图来分析这个问题，治疗师发现 OT 在 Jane 的治疗中确实扮演着十分重要的角色。于是 OT 的问题陈述变成了：由于她短期记忆受损，Jane 从事有意义的作业活动的能力受损，表现在她无法管理自己的时间，也不能按时上班。

根据所提出的问题陈述，治疗师决定进行一项以研究为基础的需求评估，以确定在解决部分问题的目标时，哪些是需要的；设定目的和目标以指导干预措施的选择；并决定哪一种过程和结果是被期待的。

应用系统化方法去收集资料，OT 从业人员可以使用综合的方法技术，包括 Jane 的面谈和系统化的观察，去确定 Jane 的需求和技巧表现。OT 从业人员也可以执行一项标准化的认知评估和作业表现评估。在这个例子中，OT 从业人员整合定性和定量的调查方法，将对需求的完整理解以书面形式记录下来，并为临床决定和结果预测提供经验基础。

OT 从业人员可以用来收集资料的其中一个工具

是加拿大作业表现评估（COPM）。这个标准参照测试被用于确认康复对象在自我照顾、生产、休闲的日常功能领域中所遇到的困难。通过半结构化的面谈形式，COPM 可用于评估康复对象在确认的特定功能领域中的表现技巧和形式。从 COPM 所获得的资料是可信的、有结果作为依据的，且在研究中作为证据被认可的[25]。

系统化评估发现 Jane 认为重返工作岗位，回到精品店当销售人员是最重要的目标。此外，COPM 的面谈结果显示，Jane 对管理时间的能力或准时上班/完成任务的能力感到不满意，且她认为若要达到重返工作的预期目标，这两个问题会是最大的障碍。她认为短期记忆受损所造成的困难，会影响她处理其他工作相关任务的能力，但她表示，她最关心的还是时间管理能力和敏捷性。

标准化测试表明 Jane 的短期记忆受损，但她对外界提示的反应能力仍然是完好的。此外，Jane 在威斯康星卡片分类测试（WCST）中的表现，揭示她有解决问题和抽象推理的能力（WCST 是一项关于执行功能的标准化认知评估，并进一步评估问题解决、抽象推理及转换认知策略的能力[19]）。标准化测试的结果亦显示，在她可以发挥的功能环境中，Jane 有能力通过特定的、良好结构的练习，学习新的行为。WCST 同时提供了一项认知灵活度的评估，由评估数据我们可以推断，Jane 将能够在一个结构化的环境中学习新的技能，但也需要考虑她工作环境中的变数及复杂性。

根据这些由实验性质的评估中所得到的信息，治疗师和 Jane 有了可靠可信的证据，制订出 OT 的干预计划是发现并引导 Jane 在时间管理及敏捷性之补偿性策略的需求。

此外，Jane 在她的作业轮廓中提到，她已经结婚了且她的丈夫可以支持她重返工作岗位。根据这些从自然主义方法得到的需求评估信息，治疗师和 Jane 决定将她的丈夫纳入干预措施中，并先从 Jane 的家庭环境开始干预，之后再把治疗转移至工作环境中。

您是否从这康复对象例中看到，SOTP 是如何为临床决定提供引导和书面记录，如何建议未来干预措施的步骤以及结果评估过程？任何有观察到干预过程的人，都可以简单地看出决定和行动的根本原因。可信的、以证据为基础的知识是以提供清楚的推理线索的方式构建的。

期望结果隐含在需求陈述中，它为制订可衡量的干预结果提供依据。根据闭合性颅脑损伤的文献及专业知识[22]，Jane 需要的是以情景为基础的家庭 OT 干预及在工作场所中协助她做好时间管理和提高敏捷性，作为促进她重返工作岗位的技巧。针对这种干预措施的证据和所遵循的目的、目标是清楚的、特定的，正如预期的结果一样。

接下来的案例，乔治（George），另外一个 OT 从业人员，考虑了不同形式的需求陈述，这也因此说明了为什么 OT 实践需要系统化调查。

案例研究

George

George 是一名 OT 从业人员，受到雇主的要求，解决一个会影响多位电脑操作员的问题，这个问题是由于颈部的疼痛，导致电脑操作员执行工作的能力下降或丧失。参照有关颈部疼痛的原因及预后的文献，在构建问题导图后，George 根据他相信的可以解决问题的两个领域形成需求陈述：指导适当的人体力学，以及指导规律性的、安排好的上肢及躯干牵伸动作。一份文献回顾为他提供了有经验的证据，作为干预的基础。从教导电脑操作员适当的人体力学及上肢及躯干牵伸技巧开始，George 开始了他的干预，但问题仍未得到解决。电脑操作员仍然无法进行工作，且持续抱怨颈部疼痛。George 的干预并未成功地解决雇主的问题。

George 的推理错过了什么？他根据来自有经验的文献、受教育的程度构建问题导图，但是在没有全盘评估状况的情况下就先进行了猜测。假如他进行了包括面谈、测验及观察员工的系统化需求评估，他可能就会发现电脑屏幕对于操作员来说太高了，且椅子的高度是不可调的。因此，在另外一种没有 George 未能确定的具体需求的情况下，人体力学指导和上半身牵伸的干预是可行的。假如他用系统化的思维及行动来确认需求，而非用猜测来确认，之后也没有从问题直接跳至干预，George 可能很快地就可以辨认出适当的目标领域。

在需求评估中，有许多系统化方法在确认和记录需求上是很实用的，包括但不局限于正式的研究策略、执行良好的预研究、信息收集和分析的综合方法。针对个别的临床问题，单一康复对象设计的策略在引导、测试康复对象干预决定之有效性上是十分有用的[16]。对于计划的发展，治疗师可能想使用"群组 group"（也称之为 nomothetic 通则）的方法，例如调查、面谈，或标准化测试方法去获得所需要的信息，这些信息用来支持一项需求主张。自然主义的调查或整合式思维及行动策略，可能对于确认治疗师很少了解的康复对象群组关于他们的问题及需求的观点来说，是很有价值的。许多优秀的研究内容从建立研究知识开始就已经有了（请参阅本章末尾的推荐阅读）。

系统化 OT 实践过程的下一步是将需求转换为目的和目标。

目的和目标

目的和目标是 OT 从业人员很熟悉的两个词，因为这两个字的概念可用来构建治疗过程。在 SOTP 中，目的及目标是从需求陈述中产生的，不仅对于构建干预措施，也对指明该如何验证、支持干预措施的过程和结果很重要。

定义这两个词是有帮助的。目标（goals）是由来自康复对象和相关人员的陈述，所确认的康复对象所期望的服务结果——康复对象希望做的或想成为的[10]。换句话说，目标是有关于未来期待的愿景，由康复对象所提出的需求划定出来的。目的（objectives）是有关于如何达到目标，以及决定是否需要达到全部或部分目标的叙述。目的设置系统化的方法，来达到目标并决定它的经验测量或评估[17]。

目的有两种基本形式：过程和结果。过程目的（process objectives）的定义是达成目标所需的具体步骤。过程目的为由 OT 从业人员提供或构建的干预措施或服务[15]。结果目的（outcome objectives）的定义是，为了达到全部或部分目标而制定的标准；结果目的进一步明确了如何展现这些标准。最终，评估结果目的的达成，着重于在参与 OT 过程之后，确认是否已发生预期的改变。

要在我们的模式中发展目的和目标陈述，治疗师必须仔细地检查需求，包括支持需求陈述的证据。接着，治疗师和康复对象制订概念化的目的和目标陈述，指导并说明如何评估干预过程和结果。目标是想要达到的、整体概念性陈述；目的是操作性陈述（例如：就他们如何测量或了解来做陈述）。两者皆以从需求陈述所系统化产生的知识为基础[15]。

让我们回到 Jane 的例子，来举例说明目的和目标。从问题及需求陈述，OT 从业人员决定了 Jane 的干预措施的整体目标，包括发展、教育及让 Jane 学习有关敏捷性和时间管理的补偿策略，这样她才能改善这些领域的表现并重返工作岗位。基于需求陈述的证据，OT 干预措施是先在 Jane 的家庭中展开治疗，她的丈夫也参与其中；之后，再转移至工作场所。

SOTP 中设定目标的重要元素是特定性（specificity）。下面的例子使用了我们先前讨论的治疗目的，作为书写特定的目的和目标陈述的基础。

目标：Jane 将提高她的敏捷性，为了能够准时上班

(表现)以及让她自己感到满意。过程(P)和结果(O)目的被用来达到这个目标：

1. Jane 可以使用辅助技术支持和服务,并从辅助器具的目录中选择那些她认为对她最有用的工具来实现目标。(P)

2. 给予多种多样辅助器具(例如:智能手表、通知应用程序和闹钟),Jane 将选择一个或多个器具来当作敏捷性的外在提示。(P)

3. Jane 将选择一个需要外界及时提示的家庭日常生活活动。(P)

4. 在 OT 从业人员的协助下,Jane 和她的丈夫会找出可以提示 Jane 参与这项日常生活活动的辅助器具。(P)

5. Jane 的丈夫会监控她的敏捷性,并向 Jane 及治疗师提供有关辅助器具在实现目标方面的有效性的反馈。(P)

6. 一旦 Jane 展示出她可以及时地参与家中的行程表,她将开始应用及时提示的方法帮助她准时上班。(O)

7. 一旦 Jane 证明了她可以准时上班,治疗师会在她的工作地方与她合作,这样她就可以使用辅助器具来按时完成工作计划,并使她自己和雇主满意。(P)

8. 通过使用最有效的策略和辅具,Jane 将提高她的敏捷性和工作表现上的满意度。(O)

正如您所阅读的有关目标和相关的目的,在 SOTP 中,目的是非常直接的概念性陈述,是用来达成对需求有实际了解的广义目标陈述。正如我们将在下面的章节(反馈干预和结果评估)中看到的,在本章中所展示的目的和目标陈述,决定什么将被有形地监控及检验,以确保治疗的成功。

反馈干预

从自然主义的调查方法推断,Depoy 和 Gilson[15]选择反馈干预(reflexive intervention)术语,强调在干预实施过程中,系统化思维不会停止。因此,我们将这一术语整合到我们的模式中,提醒从业人员,随着实践的进行,OT 会根据实际干预本身的反馈、自我治疗的检查、干预过程中的其他影响因素来制定决策。我们使用反馈干预术语,是用来指 OT 实践干预阶段中所采用的思维及行动策略。在反馈干预中,OT 会有系统地监控康复对象、合作情况、专业实践、机构资源、治疗性的运用自己,以及其他影响实践过程及结果的内外部影响因素。这不是说,实践智慧和直觉不会发生,或无法被

当作证据使用。它们确实发生了,在 SOTP 中 OT 清楚地意识到他或她在做决定时的多元证据基础,仔细观察所有的实践,以弄清楚所做的事情,并从实践中考虑反馈意见。

过程评估,过程目的的系统化监测(在目的列表中用"P"表示)贯穿于反馈干预阶段,提供描述干预的证据和干预发生的背景;它还提供了关于需要进行干预或计划改变的证据。知道结果是什么,而不知道做了什么导致这个结果,这就限制了我们的知识基础,也限制了我们向专业之外的人传达 OT 实践的好处。因此,反馈干预对 OT 知识、理论和实践策略的发展至关重要。让我们回到 Jane 的例子来说明。

正如我们前面提到的,COPM 是记录对康复对象有意义的作业表现的一种很好的方法。在过程评估中,COPM 可以用来记录作业表现的变化,以及说明 OT 对 Jane 和其他人带来的好处。使用这个工具在不同的时间点收集数据可以支持干预措施"保持原样",或者它可以帮助治疗师重新制订干预措施。OT 可能还跟踪记录了 Jane 在治疗过程中的敏捷性,以确定是否需要修订干预措施。此外,文档是一种很好的方式,向 Jane 和其他人展示 Jane 通过 OT 获得了改善。类似的策略可以用来检查和记录 Jane 和 OT 正在处理的时间管理和其他方面。OTPF 为反馈干预提供了极好的指导。

结果评估

结果评估是一套思维和行动过程,旨在确定和记录因康复对象自愿或非自愿地接触有目的的干预过程而发生的情况,并评估干预的价值(在前面显示的目的列表中,结果目的用"O"表示)。这些目的可以通过定量的、自然主义的和混合方法进行评估,并通过应用系统化调查来检查目标是否已经达到。为进一步研究,我们建议您参考阅读一些非常优秀的调查方法文章,本章的最后我们列举了一些参考文献。

为了对 Jane 的干预进行结果评估,在使用 COPM 时,OT 选择了前后测试的设计,以及其他我们在反馈干预中讨论过的记录。虽然 Jane 的表现被多次测量,但只有从头到尾的变化被用于结果评估。正如您所看到的,所有 OTs 都已经进行了结果评估。诀窍在于你要意识到你做了这件事,并且有目的地选择那些可信的和有用的方法。我们建议您选择使用混合方法的策略。框 4.3 展示了在 Jane 的案例中如何评估每个目标。

框 4.3 把这些联系起来：目的、目标、证据和成功标准

目标：Jane 将提高她的敏捷性，以便能够按时完成工作（表现），让她满意。

1. （P）给 Jane 提供目录和辅助器具，她从中选择对她最有用的器具来实现目标。
   成功的标准：活动的完成。
   证据：每个治疗时期的记录都在向目标前进。

2. （P）提供各种辅助器具（如：智能手表、提示应用程序和闹钟），Jane 将选择一个设备作为敏捷性的外在提示。
   成功的标准：器具的选择。
   证据：每个治疗时期的记录都在向目标前进。

3. （P）Jane 将选择一个需要外界及时提示的家庭日常生活活动。
   成功的标准：活动的选择。
   证据：每个治疗时期的记录都在向目标前进。

4. （P）在 OT 从业人员的协助下，Jane 和她的丈夫会找出可以提示 Jane 参与这项日常生活活动的器具。
   成功的标准：Jane 和她的丈夫已经完成目标的证明。
   证据：进展记录显示出对任务的掌握力。

5. （P）Jane 的丈夫会监控她的敏捷性，并向 Jane 及治疗师提供有关辅助器具在实现目标方面的有效性的反馈。
   成功的标准：每天晚饭后，提供给 Jane 关于她每天敏捷性的记录。
   证据：丈夫记录的时间表。

6. （O）Jane 将证明她可以及时地参与家中的行程。
   成功的标准：在家中 Jane 的敏捷性的每日记录。
   证据：丈夫记录的时间表。

7. （P）一旦 Jane 展示出她可以及时地参与家中的行程，她将开始应用及时提示的方法帮助她准时上班。
   成功的标准：Jane 使用提示的每日记录。
   证据：康复对象的自我报告。

8. （O）Jane 可以规律地准时上班。
   成功的标准：在工作中 Jane 的敏捷性的每日记录。
   证据：康复对象的到达时间记录。

9. （P）一旦 Jane 证明了她可以准时上班，治疗师会在她的工作地方与她合作，这样她就可以使用辅助器具来按时完成工作计划，并使她自己和雇主满意。
   成功的标准：OT 会持续一周的时间，每天与 Jane 一起在工作场所合作，以支持她的器具使用。
   证据：OT 的记录。

10. （O）使用最有效的策略和辅助器具，Jane 将提高她的敏捷性，足以达到工作表现上的满意度。
    成功的标准：Jane 的敏捷性显著提高。
    证据：该项目之前和进行了该项目的 COPM 评分比较。

COPM，加拿大作业表现测量；O，结果目的；P，过程目的。

OT 实践要点

专业实践中的 SOTP

OT 应该谨慎地执行 SOTP 的每个步骤，并在专业实践中找到使用证据的个人风格。SOTP 不仅仅在直接干预中作为一种有价值的方法服务，也为所有专业领域中的知识建设和干预发展提供基础。

总结

在本章中我们介绍了 SOTP，它是一种实践方法，在这当中，系统化的思维和行动是 OT 实践中必不可少的工具。我们的模式开始于一个清晰的问题陈述，它指导所有剩下的步骤。自然主义和实验性质的传统方法应用于制定临床决策，指导步骤的顺序，包括辨认和记录需求、定位目的和目标、反馈干预和结果评估[18]。

现在根据需要陈述重新检查表 4.2。问题、需求、目的和目标、过程和结果之间的关系已经被清楚地说明了。SOTP 的每一个步骤都从前面的步骤中产生并紧扣着前一个步骤。此外，系统化的思维和行动提供了特定性和可信证据，在相当程度上支持了解决被认定属于 OT 范畴中的部分问题的干预措施。

复习题

1. 列举 OT 从业人员需要使用 SOTP 向外界人士证明 OT 有效性的三个原因。

2. 列出并描述 SOTP 的每个步骤。

3. 比较 SOTP 的步骤与 OT 过程的步骤。

4. 以一个可能需要 OT 的康复对象作为案例研究，选择一个问题并建立问题导图。

5. 根据您的问题陈述，建议确定需求的策略。

6. 根据您的问题陈述，确定您的康复对象需求。

7. 目标和目的的区别是什么，他们的关系是什么？

8. 目标和目的是如何联系在一起的？

9. 目标和目的如何与问题相连接？

10. 为您的康复对象确定目标。

11. 本章描述的两种类型的目的是什么，它们之间有什么区别？

12. 根据您的康复对象目标，确定至少两个过程目的和两个结果目的。

13. 解释您如何知道你的目标已经实现了。

14. 选择至少两种干预措施来实现你在问题 12 中

所建立的目的和目标。

15. 确定您会问什么样的问题,以及如何在反馈干预中回答这些问题。

16. 讨论如何使用反馈干预和结果评估数据来促进 OT 知识的发展。

（马婉霞 译,王权 校,胡军　闫彦宁 审）

参考文献

1. American Occupational Therapy Association: ACOTE interpretative guide. <http://www.aota.org/-/media/corporate/files/educationcareers/accredit/standards/2011-standards-and-interpretive-guide.pdf>.
2. American Occupational Therapy Association: AOTA's centennial vision and executive summary, *Am J Occup Ther* 61:613–614, 2007.
3. American Occupational Therapy Association: Evidence based resource directory. <http://www.aota.org/practice/researchers/ebp-resource-directory.aspx>.
4. American Occupational Therapy Association: EBP Project 1 CAP guidelines evidence exchange. <http://www.aota.org/-/media/corporate/files/practice/evidenceexchange/cap%20guidelines%20for%20evidence%20exchange.pdf>.
5. American Occupational Therapy Association: OT practice guidelines. <http://www.aota.org/Practice/Researchers/practice-guidelines.aspx>.
6. American Occupational Therapy Association: Occupational therapy code of ethics and ethics standards, *Am J Occup Ther* 64:S17–S26, 2010.
7. American Occupational Therapy Association: Occupational therapy practice framework: domain and process, ed 3, *Am J Occup Ther* 68:S1–S48, 2014.
8. American Occupational Therapy Association: Scope of practice, *Am J Occup Ther* 64:S70–S77, 2010.
9. American Occupational Therapy Foundation: Research grant. <http://aotf.org/scholarshipsgrants/aotfinterventionresearchgrantprogram>.
10. Bloom M, Fischer J, Orme JG: *Evaluating practice: guidelines for the accountable professional*, ed 6, Boston, 2009, Pearson.
11. Brownson RC, et al: *Evidence-based public health*, ed 2, Oxford, 2010, Oxford University Press.
12. Cameroon K, et al: Utilization of evidence-based practice by registered occupational therapists, *Occup Ther Int* 12:123–136, 2005.
13. Cochrane Collaboration. <www.cochrane.org>.
14. Coster WJ: Making the best match: selecting outcome measures for clinical trials and outcome studies, *Am J Occup Ther* 67:162–170, 2013. <http://dx.doi.org/10.5014/ajot.2013.006015>.
15. Depoy E, Gilson S: *Examined practice*, Los Angeles, in press, Sage.
16. DePoy E, Gitlin L: *Introduction to research: understanding and applying multiple strategies*, ed 5, St Louis, 2015, Mosby.
17. Fitzpatric JL, Sanders JR, Worthen BR: *Program evaluation: alternative approaches and practical guidelines*, ed 4, Boston, 2011, Allyn & Bacon.
18. Reference deleted in proofs.
19. Heaton RK, et al: Wisconsin Card Sorting Test professional manual: 1993. <http://www4.parinc.com/products/product.aspx?productid=wcst>.
20. Hinojosa J: The issue is: the evidence-based paradox, *Am J Occup Ther* 67:e18–e23, 2013. <http://dx.doi.org/10.5014/ajot.2013.005587>.
21. Institute of Medicine, Committee on Quality of Health Care in America: *Crossing the quality chasm: a new health system for the 21st century*, Washington, DC, 2001, National Academies Press.
22. Johnstone B, et al, editors: *Rehabilitation of neuropsychological disorders: a practical guide for rehabilitation professionals and family members*, ed 2, Brighton, NY, 2009, Psychology Press.
23. Kielhofner G, et al: Studying practice and its outcomes: a conceptual approach, *Am J Occup Ther* 58:15–23, 2004.
24. Law MC, editor: *Evidence-based rehabilitation: a guide to practice*, ed 3, Thorofare, NJ, 2013, Slack.
25. Law MC, et al: *The Canadian Occupational Performance Measure*, Ottawa, ONT, 1998, Canadian Association of Occupational Therapists.
26. Lee C, Miller L: The process of evidence-based clinical decision making in occupational therapy, *Am J Occup Ther* 57:473–477, 2001.
27. MacDermid J, Law MC: Evaluating the evidence. In Law MC, editor: *Evidence-based rehabilitation: a guide to practice*, ed 3, Thorofare, NJ, 2013, Slack, pp 175–186.
28. OTseeker. www.OTseeker.com.
29. Peirce CS: *Essays in the philosophy of science*, Indianapolis, IN, 1957, Bobbs-Merrill.
30. Risjord M: Genes, neurons, and nurses: New directions for nursing philosophy of science, *Nurs Philos* 15(4):231–237, 2014. doi:10.1111/nup.12069.
31. Sackett DL, et al: Evidence based medicine: what it is and what it isn't, *Br Med J* 312:70231–70272, 1996.
32. Sackett DL, et al: *Evidence-based medicine: how to practice and teach EBM*, ed 2, New York, 2000, Churchill Livingstone.
33. Susawad P: Definition, evolution and implementation of evidence-based practice in occupational therapy. In Keilhofner G, editor: *Research in occupational therapy: methods of inquiry for enhancing practice*, Philadelphia, 2006, FA Davis.
34. Tickle-Degnan L: Communicating evidence to clients, managers, and funders. In Law MC, editor: *Evidence-based rehabilitation: a guide to practice*, ed 3, Thorofare, NJ, 2013, Slack.
35. Tomlin G, Borgetto B: Research pyramid: a new evidence based practice model for occupational therapy, *Am J Occup Ther* 65:189–196, 2011.
36. World Health Organization: *International classification of functioning, disability and health*, Geneva, 2001, WHO.

推荐阅读

Babbie E: *The practice of social research*, ed 13, Belmont, CA, 2012, Wadsworth.

Coley SM, Scheinberg CA: *Proposal writing*, Thousand Oaks, CA, 2013, Sage.

Creswell J: *Research Design: Qualitative, Quantitative, and Mixed Methods Approaches*, ed 4. Los Angeles, CA, 2013, Sage.

Denzin NK, Lincoln YS: *Handbook of qualitative research*, ed 4, Thousand Oaks, CA, 2011, Sage.

Fetterman DL: *Ethnography step by step*, ed 3, Thousand Oaks, CA, 2010, Sage.

Gambrill E: *Critical thinking in clinical practice: improving the quality of judgments and decisions*, ed 2, Hoboken, NJ, 2012, Wiley.

Grinell RM: *Social work research and evaluation*, Itasca, IL, 2014, Peacock.

Patton MQ: *Qualitative research and evaluation methods: integrating theory and practice*, ed 4, Thousand Oaks, CA, 2014, Sage.

Royse D, et al: *Program evaluation: an introduction*, ed 5, Belmont, CA, 2009, Wadsworth.

Stringer E: *Action research*, ed 4, Englewood, NJ, 2014, Sage.

Thyer B: *The handbook of social work research methods*, ed 2, Thousand Oaks, CA, 2009, Sage.

Yin R: *Case study research: design and methods*, ed 5, Thousand Oaks, CA, 2014, Sage.

第 5 章

身体残疾人士的健康促进和幸福

Michael A. Pizzi, *S. Maggie Reitz*, *Marjorie E. Scaffa*

学习目标

在学习本章之后,学生或从业者将能够做到:

1. 探讨作业治疗在健康促进和幸福感中的历史影响。
2. 定义关键的健康促进和疾病预防的概念和术语。
3. 描述全民健康 2020 对作业治疗实践的影响。
4. 确定将健康促进纳入身体残疾实践的策略。
5. 为身体残疾的实践,建立一个整体的、以康复对象和作业为中心的健康促进观点。

章节大纲

关键术语

以康复对象为中心的照护(以康复对象为中心的实践)
  [client-centered care(client-centered practice)]
赋权(empowerment)
赋能(enablement)
以专家为中心(expert-centered)
健康促进(health promotion)
健康保护策略(health protection strategies)
道德治疗(moral treatment)
作业公正(occupational justice)
PRECEDE-PROCEED 模式(PRECEDE-PROCEED model)

预防(prevention)
一级预防(primary prevention)
生活质量(quality of life)
风险因素(risk factors)
后遗症(secondary conditions)
二级预防(secondary prevention)
三级预防(tertiary prevention)
跨理论模式(transtheorectical model,TTM)
幸福(well-being)
健康(wellness)

美国作业治疗学会（American Occupational Therapy Association，AOTA）旨在支持与提倡作业治疗师与作业治疗师助理参与发展和提供促进全民健康、幸福和社会参与的项目和服务（美国作业治疗学会）[59]。

在其关于健康促进和幸福的官方声明中，AOTA描述了此行业三个重要的角色：

> 提倡健康的生活方式；强调作业是健康促进策略的一个基本要素；以及治疗的提供，不仅针对个人，也能针对人群。重要的是，作业治疗实践者应促进所有个体和其家庭的健康生活方式，包括有身体、精神或认知障碍的民众[59]。

社会对其民众健康和福利的重视程度，可以通过其对医疗保健政策和资金的投入程度来衡量。一个社会是否有智慧，还体现在对预防和健康促进的投入。除了介绍政策的发展，本章还描述了涉及健康促进和预防活动的作业治疗行业。同时确定了一个新的方向，即历史性的转变会回到 OT 对社会层面问题的关注。

在回顾历史之后，接着回顾了健康促进的原则，描述以身体残疾人士的评估和干预为重点的健康促进。为帮助读者整合身体残疾和障碍者的健康促进和损伤预防的原则和实践，这里提供了案例研究。

案例研究

Jean，第一部分

Jean 49 岁，已婚，有三个孩子，均已成年，其中两个子女已离家居住。居住在家的那个孩子有一个 2 岁的孩子。Jean 结婚已 27 年。她在怀第一胎时，出现了妊娠糖尿病，因此在她婚后的大部分时间中都需要依赖胰岛素。Jean 对饮食、运动和活动的要求以及胰岛素调节都有很丰富的知识。她在社区很活跃，兼职做出纳补充丈夫的收入，而且喜欢每周五晚上和朋友打保龄球和打牌、钩编和维持家务。

Jean 出现了一些症状，后来确诊为轻度卒中。她的指尖和双下肢感觉丧失。因此，她的动态平衡和双手抓握能力都有改变。她正在应对刚出现的青光眼和伴随多年的糖尿病神经病变。尽管她大部分的生活都很积极，但由于糖尿病性神经病，她的心脏状况变差。Jean 的身体超重，从她 18 岁起每天抽一包烟。她丈夫也经常抽烟。

思辨问题

1. 从健康促进的角度考虑，你如何评估这个康复对象？

2. 除了标准的作业治疗服务外，你还可以在这个康复对象和/或她的家人身上使用什么样的健康促进措施？

历史影响与考虑

早期历史和标志

长期以来，人类一直对作业参与的健康促进和治疗质量表示赞同[55,58]。历史和人类学[24]，以及考古学[90]，提供了大量的例子表明人类如何通过时间和世界各地的文化使用作业，不仅为了生存，而且还作为一种治疗和表达身份及精神的方式[12,25,90]。在美国，岩画（即岩石雕刻）对几个世纪前的雕刻者来说很重要。全体印第安普埃布洛族公会（All-Indian Pueblo Coucil）的主席 Herman Agoyoyo 曾指出：

> 对我们来说，这些岩画并不是一些消逝许久、失落文明的遗迹……，它们是我们生活文化的一部分。岩画里存储的是任何书本都不能记载完或在任何图书馆都找不到的。我们需要追溯岩画里所存储的，以提醒我们，我们是谁，来自哪里，并以此来教导我们的儿女[84]。

这种图式证据经常描绘人类在狩猎或其他生存活动的参与度，符号、人类手表达或动物的使用[25,83]。当生活条件允许有时间进行作业而不仅仅是谋生（例如，日常生活活动和工具性日常生活活动）时，人类会将精力转而透过符号和艺术品，确认作业活动和其共同生活的动物。这些符号表达了这些重要作业的情感、身份、信仰和知识。

出于同样的目的，人们现在常常下意识地使用符号[26]。岩画的出现是符号重要性及其对健康影响的早期证据。通过这些符号，早期的人类可向后代传达他们的精华知识，根据 Reilly 的说法[57]，"由于人的双手被思想和意志所激发，因此通过双手的使用，[人]可以影响到自己的健康状态"。

随着时间的推移，特定符号的含义或其关联在社会和个体中可能发生变化。在旧石器时代，Chauvet-Pont-d'Arc[29]洞穴上的手印可能带有某个含义，既相似又不同于今日一个小孩的手印对于父母的象征意义。对一个有残疾的康复对象来说，大家熟悉的，用人坐在轮椅上的简笔画表示无障碍通行，可能在这个人遭受残疾之前仅有一点点或根本没有意义。然而，当一个人被诊断或患有身体残疾后，这个符号（图 5.1），国际通行标志（ISA），对这个人和他/她的家庭来说可能具有新的意义和相关性。

专业的发展

作业治疗作为一个专业，许多对它的发展描述，不

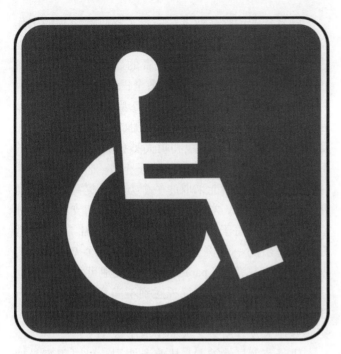

图 5.1　国际通行标志（ISA）

是从对道德治疗（moral treatment）的讨论开始的就是将其涵括其中[39,55,56,61]。道德治疗被定义为一个"人道方式对待精神患者"，这包括基于作业的干预，并强调自律、努力工作、学习自控，同时养成良好的习惯[90]（第 2 章描述了许多该时期及影响美国残疾人作业治疗实践的人）。美国作业治疗创始人的价值观和信念与当时心理卫生运动、手工艺运动、睦邻友好运动以及其他社会活动家和改革者行动的价值观和信念相一致，并受它们的影响[13,40]。这些理想主义的个人和团体致力于纠正他们所处时代的社会不公，因而被认为有助于促进健康、幸福和社会参与[61]。

美国作业治疗创始人的背景和贡献是有详细记录的[9,13,38,42,55,56,69]。因此，下面的讨论主要集中在：①在美国，涉及健康促进和政策发展的关键事件总结；和②可能影响美国未来几十年实践的最新国际进展。

作业治疗健康促进干预的里程碑

几十年来，作业治疗领域的领导者一直鼓励行业能更多地关注健康促进。早在 20 世纪 60 年代，领导者们就已经明确阐述了，他们对于在预防和健康促进中作业治疗角色的看法[15,85,86,88,89]。这些主题包括：①关注把重点放在治愈或者抢救生命，与最大程度提高现有生活质量和预防疾病或损伤的服务提供相比较；②将 OT 的价值观和原则与公共卫生的价值观和原则相匹配；③作业治疗促进社会幸福尚未拓展的潜力及责任；④创建和重新定义专业基础知识的需求；

⑤负责开展研究，确定以社区为基础的主动促进健康和预防措施的有效性。Finn[27,28]通过 Eleanor Clarke Slagle 讲座[26]和后续工作，持续推动该内容。

这些年，AOTA 已出了一系列声明和使用其他手段来关注健康促进。1979 该组织发表了第一份有关健康促进和预防的官方报告，"作业治疗师在促进健康和残疾预防的角色"[1]。从那以后，该文档已经 4 次修订和改版，分别在 1989 年[2]，2001 年[14]，2008 年[68]和 2013 年[59]。1986 年 AOTA 通过其期刊，美国作业治疗杂志（the American Journal of occupational Therapy，AJOT）出版关于健康促进的一整期内容以支持此角色[87]。1992 年的一篇关于在健康预防中作业治疗师的历史角色的文章被刊登在 AJOT 七十五周年的特别版上[58]。

除了鼓励行业里作业治疗师在健康促进中的角色，AOTA 也将该理念向行业外人群传播。AOTA 是 2000 年全民健康联盟的参与者之一[4]。此联盟与 22 个专家组和众多州和国家政府机构和服务部门合作，制定国家未来十年的卫生议程[80]。这个文件及当前版本——全民健康 2020[77,81,82]都包括针对有残疾的个人的健康目标。2020 全民健康在 2010 年发布[77,81,82]，确定下一个十年的健康目标。2020 全民健康的总体目标是：

- 获得高生活质量、更长寿，避免可预防的疾病、残疾、损伤和过早死亡。
- 实现健康公平，消除差距，改善所有群体的健康。
- 创造可推动全民身体健康的社会和物理环境。
- 提高生命每个阶段的生活质量，健康发展和健康行为[81,82]。

回顾 2020 全民健康（http://healthypeople.gov）可帮助作业治疗师发展新的干预策略，为解决美国居民未满足的健康需求，无论其有没有残疾。2007 年，AOTA 选择出该专业在未来十年的六个重点领域，并在 2017 年其百年纪念会上强调。健康是这六个领域之一；其他的包括儿童和青年；生产力的老龄化；精神健康；工作与产业；康复、残疾及参与[5]。

AOTA 的另一个文件，"作业治疗在防灾准备、反应和恢复方面的角色"[6]，给 OT 从业者提供了一个预防和行动的工具，有助于满足残疾人的防灾准备需求和协助雇主做好由于极端天气、大量交通事故，或恐怖活动造成的大规模伤亡的准备。正如本章后面将要讨论的，预防是全面健康促进战略的一部分。

生活重整项目

生活重整项目（lifestyle redesign programs）的发展是 OT 健康促进实践的一个重要事件，这个项目是由南加州大学（University of Southern California, USC）Mrs. TH. Chan 作业科学与作业治疗部的教职人员所创造的。在《美国医学协会》杂志的一篇具有里程碑意义的文章中，他们发表了针对老年人首批项目的研究成果[20]。这个由健康长者研究发展出的干预方案最终被命名为"生活重整"[44]。生活重整项目的结果表明，"预防性作业治疗可大大提高独立生活的成年者的健康和生活质量（quality of life）"[44]。至此，其他针对有或无残疾者的生活重整项目被发展出来[79]。这些方案包括解决体重、疼痛、头痛、糖尿病管理和人体工程学等。南加州大学的教职工实践还为患有多发性硬化症（优化 MS 生活）的个体，设计了一个与物理治疗有关的跨学科项目，此外还有针对退伍军人和大学生的计划、生活指导和生活方式风险评估的项目[79]。

国际趋势

Wilcock[90,91]和 Townsend[74]引发的一场国际讨论，塑造了作业治疗在参与全球健康促进和预防的未来。这些研究人员呼吁关注作业治疗师和作业治疗师助理与社会及作业不公斗争的潜力[53]。

澳大利亚和加拿大最先提出作业公正（occupation justice）的理念。作业公正是指"促进社会和经济变革，以提高个人、集体和政策意识、资源和接受多种作业机会的平等机会，让人们有潜能和体会幸福"[90]。

世界作业治疗师联盟（The World Federation of Occupational Therapists, WFOT）已经积极响应，号召业界参与推动作业公正；它鼓励作业治疗师致力于消除作业剥夺[70]。WFOT 在美国逐渐引发讨论[8,60,65,78]。WFOT 继续倡导作业治疗，以解决影响健康和幸福的广泛的社会问题。2012 联合会批准了文件："环境的可持续性，作业治疗中的可持续实践"[92]，此文件鼓励行业"重新评估实践模式和拓展作业表现的临床推理，包括可持续实践"。

伦理考虑

作业治疗专业有对影响边缘化个人、群体和社区的日常作业权利和职能的社会问题进行评估的潜能。作业治疗师通过教育、政治宣传和行动主义，可以引起人们对存在的不平等现象的关注。

随着作业治疗从业者进一步了解政治流程的工作知识，他们既可以提倡预防残疾，也可以提倡健康促进，并且预防已被边缘化残疾者的后遗症。为了准备这一倡议，OT 从业者应该熟悉全民健康 2020 的总目标[8]，特别是第二个总体目标，"实现健康公平，消除差距，改善所有群体的健康状况"。他们还应该研究全民健康 2020 关于减少差距和提高残疾人的生活质量的其他数据。

当前从业者所能采取的一个方法是提高他们努力创造历史的意识，这些付出是可以累积和支持的。独立生活运动致力于消除残疾人的差距和社会不公，就是这种付出的一个例子。然而，如果一个 OT 从业者非常拥护康复范例（paradigm），他或她可能会对独立生活运动的原则或政治议程感到不满意。将积极的方法融入健康，包括促进健康、健康和康复，可以极大地影响残疾人及其所爱之人的生活质量[49,52]。

康复范例显然被 OT 从业者使用。可以很容易地把健康和健康促进策略引入到任何实践领域。当 OT 与一个卒中后肥胖的患者工作时，可看到这样的例子。OT 实践者将解决健康营养和活动水平问题，确定积极的环境支持，并帮助制订促进健康和幸福的常规，此外通过矫正卒中后遗的症状来提高作业表现。当 OT 的工作是以服务对象为中心，而不是以专家为中心（expert-centered）时，服务对象就被给予积极独立生活的更多控制权。Arbesman 等人说："随着在 Medicare 和私人保险业中新方式的发展，作业治疗的角色可能从被认为是一项康复服务，转变为任何精心设计、有效和高效的医疗保健系统的重要组成部分。有充分证据表明，作业治疗实践者可能涉及健康和虚弱社区老年人的领域[7]"。

2006 年联合国通过了《残疾人权利公约》，这是国际努力确保残疾人独立生活和其他平等权利的一个重要里程碑。美国直到 2009 年才签署这项公约，当时已有 142 个国家签署了此公约[75,76]。

OT 从业者需要考虑在达到即刻康复目标之后，在实践中真正做到以康复对象为中心（client centered）[74]。这包括拥护所有人平等的机会和权利，不论其是否会被边缘化，不论躯体残疾与否。从某种意义上说，这场讨论使 OT 得到了全面的发展，使其有机会效仿其创始人成为社会活动家。

健康促进的原则与实践

健康是多种因素的相互作用。决定健康状况的重要因素包括：生物学和遗传学、个人行为、社会因素、政策制定和卫生服务（图 5.2）[58,59]。公共卫生专业人员通过检查出生率和死亡率、疾病的发病率和患病率、损伤和残疾、医疗服务使用、预期寿命、生活质量以及其他因素来评估人口的健康状况。在全民健康 2020 的发展过程中，美国确定了人口的主要健康指标，以确定优先事项，并将重点放在国家健康促进议程上。作为战略规划过程的基本主要卫生指标是：

- 获得卫生服务。
- 临床预防服务。

- 环境质量。
- 损伤和暴力。
- 孕产妇、婴儿和儿童健康。
- 心理健康。
- 营养、身体活动和肥胖。
- 口腔健康。
- 生殖健康和性健康。
- 社会决定因素。
- 物质滥用。
- 烟草[81,82]。

全民健康2020
一个人人都能长寿、健康生活的社会

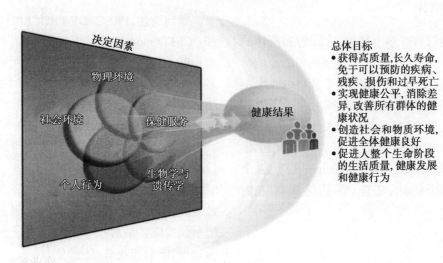

图 5.2　健康的决定因素（*From Healthy People 2020. Washington, DC, U.S. Department of Health and Human Services, Office of Disease Prevention and Health Promotion. http://www.healthypeople.gov/2020/about-healthy-people*）

世界卫生组织（The World Health Organization, WHO）将健康促进定义为：使人们能够增强控制和改善健康的过程。为了达到完全身心统一和社会幸福的状态，个人或群体必须能够确定并实现愿望，满足需求，并且改变或适应环境。健康也因此被视为日常生活的资源，并非生活的目的[93]。

健康促进（health promotion）包括健康保护和疾病预防（prevention of disease）。健康保护策略（health protection strategies）是针对人群和包括传染病控制、免疫、职业危害防护，以及符合政府监管标准的清洁的空气和水、卫生、食品和药品安全，以及其他事项[22]。根据 Pickett 和 Hanlon 所指出的[47]，预防是指"采取行动，降低某事或某情况的发生或发展的可能性，或将某事或某情况一旦发生可能产生的损害最小化[47]"。预防策略可分为三个层次：一级、二级和三级。

- 一级预防（primary prevention）侧重于针对健康个体，以减少疾病或功能障碍的易损性或敏感性。预防一级策略包括良好的营养、规律的身体活动、适当的住房、娱乐和工作条件、定期体格检查和安全带使用的法律条文（seatbelt laws）。
- 二级预防（secondary prevention）侧重于针对处于危险或疾病早期的人，其目的是阻止疾病进展和预防并发症和残疾。二级预防策略包括早期发现和干预，以及对慢性病的筛查如癌症、冠心病和糖尿病等。
- 三级预防（tertiary prevention）侧重于针对有疾病或残疾的个体，试图阻止继发的并发症，尽量减少该情况的影响，并提供社交机会。三级预防战略包括康复服务和去除社会参与的建筑和态度障碍[23,33,66]。

健康促进和预防措施试图减少危险因素和加强保

护性或可恢复性因素。危险因素（risk factors）指人类的特征或行为、环境，或增加了个人或群体患特定疾病可能性或倾向性的因素。危险因素不仅包括身体状况，如高血压和吸烟等行为，也包括社会、经济和环境状况，例如贫穷、无家可归、暴露于辐射和污染中[23,66]。研究表明，"它通常是累积的风险而不是受某个单一的风险因素影响的结果，并且多个风险通常具有倍数而非叠加效应"[22]。保护性或可恢复性因素是人类的特征或行为、环境或条件以降低易受影响性或增加个人或群体对疾病、功能障碍或损害的抵抗力。保护因素不仅包括个人的基因情况、个性和健康行为，还包括同伴关系和家庭关系、社会规范和社会支持[22,66]。

健康促进的实践模式

在健康促进领域，有许多个体的、人际的和群体的健康行为改变的模式和理论[62,63]。在这里简要的介绍两种模式，以帮助 OT 实践者对健康促进干预（health promotion interventions）有更好的概念理解。跨理论模式（也被称为阶段改变模式）是为促进个人健康行为改变而设计的，因此与 OT 实践者极其相关。PRECEDE-PROCEED 模式（PRECEDE-PROCEED model）是一个计划的方法，有利于设计、实施、评估健康促进的干预[30]。

跨理论模型

跨理论模型（transtheoretical model，TTM）是基于阶段发生变化的前提。该模型包括六个阶段：前预期，预期，准备，行动，维持和终止阶段。前预期阶段（precontemplation）是人无意采取行动改变健康行为的阶段。这可能是由于缺乏知识，之前尝试改变健康行为的失败经历，或仅仅是缺乏动力。预期阶段（contemplation）的特点是打算在今后 6 个月内调整行为，但有这样做所产生的成本和收益的矛盾心理。准备阶段（preparation）表明，此人已准备好在不久的将来（30 天或更少）采取行动，并已表现出一些计划改变策略的主动性，比如阅读自助书籍，参加健康俱乐部，或与医疗保健提供者交谈。行动（action）是指生活方式改变的具体表现。这一阶段至少持续 6 个月。经过 6 个月的持续健康行为改变，这个人就被认为处于维持期（maintenance stage）。这个阶段的目标是防止以前不良行为的再次出现。终止（termination）是一个人不再受到诱惑和自我效能的阶段，即使在有压力、高风险的情况下，也能使自己保持健康的行为。真正的终止对大多

数行为改变可能是不现实的，对于大多数人而言，终身维持可能是合适的目标[54]。

根据 TTM，改变是通过"人们在各个阶段中进阶进行的隐蔽和公开活动"出现的[54]。这些活动或过程中的变化包括意识提高，痛苦减轻，自我再评估、环境再评估、自我解放，帮助关系，反制约，应急或加强管理，刺激控制和社会自由。TTM 的开发者发现，每一个过程在不同阶段都有或多或少的效果。例如，提高意识对于个人从前预期阶段进入预期阶段是个关键。应急管理和刺激控制是在维持阶段防止再次发生的最有效策略[54]。

PRECEDE-PROCEED 模式

如前所述，PRECEDE-PROCEED 模式（PRECEDE-PROCEED model）是用于规划干预。它由九个步骤组成。PRECEDE 模型部分基于这样的假设：健康行为是多种因素复杂交互的结果[31,32]。在 PRECEDE 框架中，确定这些因素并为一个群体制订具体的目标。此模型的 PROCEED 部分由政策制定、干预实施和评价组成。

前五个步骤是一个全面的需求评估，评估一系列社会、流行病学、行为、环境、教育、生态、行政和政策问题，这些问题可能会影响健康促进干预的发展、实施和最终的成功。在考虑完所有这些因素后，就制订和实施干预措施。最后三个步骤是对干预的全面评价，包括过程、影响和效果评测[32]。

PRECEDE-PROCEED 已在学校、工作场地、卫生保健和社区中用于计划、实施和评估健康促进干预。它已经被用来解决（address）许多健康问题（health issues），包括戒烟、预防人类免疫缺陷病毒（HIV）感染，使用安全带，酒驾，营养，运动和健身，控制血压和管理压力[32]，还包括类风湿关节炎康复对象的抑郁和疼痛[45]。通常情况下，干预措施运用 PRECEDE-PROCEED 模式解决多个风险因素和健康行为并且使用多种干预策略。

参与健康促进和疾病预防的作业治疗

根据人口健康估量，残疾者（disabilities，PWDs）与无残疾者相比健康上有差异。PWDs 更可能患高血压、吸烟、超重和有心理不适。他们也很少得到他们所需的医疗保健，1 年看 1 次牙医，参加健身活动或参加健康体检[59]。全民健康 2020 在残疾和健康领域的目标是"促进残疾人的健康和幸福"[59,76]。OT 干预适用

于在这个领域的若干目标(框 5.1)。全民健康 2020 目标是解决残疾人和他们发挥功能时所处的环境,因为已经认识到残疾是个人限制和环境障碍之间的相互作用的结果[59,76]。

在作业治疗实践框架:领域和过程,第三版(OT-PF-3)[3],AOTA 描述了健康促进和预防是合适该专业的干预方法:

> "促进健康是通过了解健康的决定因素:和平、庇护、教育、食品、收入、稳定的生态系统,可持续的资源,社会公正和公平,在个人、结构、社会和环境层面创造健康平等和必要条件"[59,75]。

AOTA 认同 WHO 对幸福的定义,即"涵盖人类生活的整个领域,包括身体、心理和社会方面的通用术语"[3]。

框 5.1　全民健康 2020 残疾和健康目标

医疗保健的障碍

DH-4 减少因特定障碍报告延迟接受一级和定期预防保健的残疾人士的比例。

DH-5 增加具有特殊医疗需求的年青人比例,他们的医疗服务提供者已经讨论了从儿科到成人医疗的过渡规划。

DH-7 减少老年残疾者不恰当使用药物的比例。

环境

DH-8 减少向当地卫生和健康项目报告身体或项目障碍的残疾人比例。

DH-9 减少在家庭、学校、工作或社区活动中遇到障碍的残疾人的比例。

DH-10 减少残疾人士在获得辅助设备、服务型动物、技术服务和所需可访问技术的障碍。

DH-11 增加新建和改造美国家庭和住宅建筑的比例,使其有便于参访的特点。

DH-12 减少居住在聚集护理中心的残疾人数。

活动与参与

DH-13 提高参与社会、精神、娱乐、社区和公民活动的残疾人比例,达到他们所希望的程度。

DH-14 增加花费至少 80% 的时间在常规教育项目中的残疾儿童和青少年的比例。

DH-15 减少残疾人的失业率。

DH-16 增加就业残疾人数。

DH-17 增加报告充分社会和情感支持的成人残疾者比例。

DH-18 减少报告严重的心理困扰的残疾人比例。

DH-19 减少经历非致命意外事故伤害需要医疗照顾的残疾人比例。

DH-20 增加出生超过 2 岁,在家中或以社区为基础接受早期干预服务残疾儿童比例。

全民健康 2020 修订版. http://www.healthpeople.gov/2020/topicsobjectives/topic/disability-and-health/objectives

---

健康促进项目可以帮助个人、家庭和社区在他们的生活中达到身心健康状态[66]。身心健康被描述为"对心理健康和身体健康的感知和责任,因为这些有助于一个人生活状况的总体满意度"[11]。OT 实践者通过以整体和以康复对象为中心的健康促进实践来促进身心健康。

OT 在健康促进和预防中的参与可以采取多种形式。例如,一级预防可能包括向工人提供关于工作中受伤的个人危险因素(例如,身体机能不良)的教育或改变环境以减少工作场所事故的发生。OT 实践中的二级预防策略包括关节保护、能量节约和工作简化技术。二级预防的其他例子如针对于虚弱老者的防摔倒项目和家庭安全评估。OT 实践者已经是三级预防专家,因为他们能够提供实现功能最大化和作业表现障碍最小化服务[33,66]。OT 实践者开始参与一级和二级预防,这对于循证作业治疗在卫生和健康的作用很重要。能从三种预防中获益最多的是军事人员[21]。因为《平价医疗法案》使得 OT 服务量增加,OT 在各地区健康促进和预防服务的远程医疗也得以实现[16,17]。

建立以作业为基础的健康促进和预防项目的 OT 实践者应了解公共卫生方面的文献,并利用现有的最佳证据实践。美国公共卫生协会(the American Public Health Association,APHA)发展了健康促进项目的设计和实施标准,可以指导 OT 健康促进的工作。这五个原则包括[9]:

- 着重可测量和明确定义的多种风险因素。
- 专注于康复对象和目标人群确定的和表达出的需求和偏好。
- 包括证明有效性的循证干预。
- 利用康复对象和社区的优势和可用资源。
- 设计能够持续和评估的项目。

健康促进与作业参与

健康促进干预有助于使残疾人更充分地参加和参与社会。据 Hills[34],有三个健康促进的"支柱和相关假设":①人的首要地位;②赋权(empowerment);③赋能(enablement)。

所有这三种结构,尤其是人们的首要地位,都集中在作业治疗专业所说的以康复对象为中心的照顾或以康复对象为中心的实践。以康复对象为中心的实践可以被定义为"[一种]服务的方法,它将尊重和以伙伴关系使康复对象作为治疗过程中的积极参与者。这种方法强调康复对象的知识和经验、长处、选择能力和整体自治"[11]。

这是以康复对象为中心的方法,对身体残疾的个体进行健康促进。尊重和参与决策,特别是在作业参与中,是健康促进和作业治疗的基本相似之处。作业治疗师通过投入作业和赋能参与来帮助他人看到一个充满希望的未来。这一重点有助于促进残疾人的最佳健康和福利。越来越多的 OT 证据表明,已出现以康复对象为中心的照顾和以康复对象为中心的实践[51]。

赋能意味着自治和自我控制的发展。作业治疗师擅长创造情境和以作业为基础的干预,以支持和促进被赋权的感觉。Harlowe[33]说:"为了增加对健康的控制和改善,人们不仅要被赋权去做,更要有能力去做。为了能够这么做,个人必须具备必要的技能、资源和知识。伴有损伤和残疾的或者处于该种风险下的人应当了解对于那些损害健康生活的行为(如吸烟)有必要改变健康习惯,然而,他们可能缺乏技能和资源来达到最佳的幸福感"。Harlowe 认为[33],赋能概念所基于的最基本假设,"是人们有能力确定他们自己的需求,解决自身的问题,通常知道什么是最适合他们的"。

为了有效促进健康和幸福,作业治疗师应该相信人们能够辨别需求并能够解决生活中的挑战。一个实践者采取以康复对象为中心的方法,而不是以专家为中心的方法(那些由治疗师提供的方法,并不包括康复对象或其照顾者),使残障人士认为自己是有价值的和有贡献的社会成员。

> **OT 实践要点**
>
> OT 实践者必须开始进行思考模式的转变,从定义自己为康复专家,到作业、健康促进和幸福方面的专家,利用作业来促进健康生活。通过倾听残疾人士的叙述和从事以康复对象为中心的评价和干预,作业治疗师和作业治疗师助理可以使残疾人和慢性病康复对象最大限度地提高他们的生活质量和社会参与度[44]。

Powers[55]对残疾人的生活经历以及他们对健康和幸福的看法进行了大致的了解。她认为有必要建立更多的健康和幸福模式,专门解决残疾人的需要。然而,目前使用的模型,其中一些在前面讨论过,确实提高了卫生专业人员对残疾人的认知。并且健康和疾病确实可以在身体损伤和残疾者的日常生活中同时存在。正如 Pizzi 和 Renwick 发现:

> 对残疾人来说,生活健康和满意并不是一件新鲜事。目前,有一种刻板印象:认为残疾人是"有病的",或是不能被考虑为"健康"或"好"的"长期患者"。然而,多年来,残疾人士已使用各种策略来维持健康和身心健康,建立支持性的关系,并从各种服务系统中获取所需的资源。从拥有资源丰富的人来看,卫生专业人员需要愿意继续学习有关健康和长期残疾的问题[52]。

后遗症和残疾人

后遗症(secondary conditions)可以被定义为"身体、医学、认知、情感或社会心理的结果,使残疾人更容易受到潜在损害的影响,包括健康、参与和生活质量的不良后果"[34]。

"后遗症"一词可延伸到"合并症(comorbidity)"这个词,这一术语通常用于医学环境中。然而,"后遗症"这一术语,增加了"合并症"还没有完全包括的三个维度:①非医疗事件(如隔离);②影响普通人群的情况(如肥胖,在残疾人中患病率较高);③在一生中任何时间可能出现的问题(如无法进行乳房 X 线检查)。残疾儿童和成人在其一生的任何时候都会出现后遗症[18]。

OT 实践者可以通过提高康复对象意识和对患者进行健康、健康习惯和常规教育,以及消除后遗症或其他残疾的策略来帮助预防后遗症。鉴于青年残疾率的增加,特别重要的是,除提供医疗服务外,还应包括解决健康和幸福各方面问题的目标性活动和服务,包括促进健康、预防后遗症和消除环境障碍等。面对一个有残疾的老年人,重要的是针对整体情况的恶化,这些条件可能加剧甚至威胁到总体幸福。例如,视力下降合并听力下降会严重影响移动性、营养和身体素质;这些损伤可能加剧,从而威胁整体的幸福感[76]。

Hough 认为,需要从预防残疾向预防后遗症的模式转变。在无力阻止原发性残疾之后,"后遗症的负面影响可以在环境中得到改善甚至预防"[35]。公共卫生机构往往把重点放在一级预防上,但后遗症也需要得到同等关注。强调政策改革和卫生专业人员对残疾人健康促进的教育有助于促进残疾人自我管理干预措施的实施。

Stuifbergen 等人[71]强调,卫生从业人员有必要将健康促进策略与卒中患者的神经康复结合起来。Krahn[39]强调有必要鼓励人们在有残疾的情况下,推动健康和幸福感的自我健康责任意识。而 Rimmer[64]把健康促进看作一种通过预防后遗症来保持功能独立性的手段。Trentham 和 Cockburn[75]表明,"残疾人对健康和对后遗症的易感性的关注已经增加。长期下来会增加对健康促进的需求,包括医疗、身体、社会、情感或社会"。

后遗症和职业损伤的发展可直接影响一个人的精神健康。确认和帮助改善躯体残疾者的社会心理因素与确认和改善作业参与中的躯体障碍一样重要。

对比没有活动限制的人,在过去 1 个月有活动限制的人报告有更多天的疼痛、抑郁、焦虑、失眠和更少的活动。然而,情感痛苦的增加并不直接来自个人受限。这种痛苦很可能源于对面临的环境障碍,这些障碍会降低个人参与生活活动的能力,从而破坏身体和情感的健康[75]。

结合他/她的生活情境对个人的残疾探究,以及该残疾对参与的躯体和情绪影响,例证了 OT 致力于优化生活质量(quality of life,QOL)的实践。QOL 是由 OTPF-3 定义的作业治疗的一个结果。QOL 是"一个人对他或她的生活满意度的动态评估(对一个人的目标过程的认知),自我概念(对自己的信念和感觉的综合),健康和功能(包括健康状况、自我照顾能力、角色能力)和社会经济因素(如职业、教育、收入)"[3]。

Stuifbergen 和 rogers[72]采访了 20 个有 MS 的人,他们分享了他们对健康促进、QOL 以及影响这些健康领域因素的故事。他们确定了与 QOL 相关的六个生活领域,包括家庭(最常被确认的领域)、维持独立的功能、精神层面、工作、社会经济安全和自我实现。同时也出现了与健康促进相关的六大主题:根据 Pizzi 的说法[48],其中包括运动或身体活动,营养策略,生活方式重建(lifestyle adjustment),保持积极的态度,健康责任行为,寻求和接受人际关系的支持。OT 实践者在帮助人们通过包括这些主题的干预措施来实现 QOL 方面起着关键作用。身体残疾并不代表不能参与和体验良好的 QOL。促进健康、幸福的模式转变对于优化 QOL 是必要的。

评估:强调促进健康和幸福

对残疾人的评价包括必须通过仔细询问人的既往作业史,获得个人的生活故事或叙述。这一作业轮廓(在 index 中将 occupational profile 译为作业轮廓)与躯体、感觉运动、社会、心理和情绪评估结合在一起,形成了对人的整体看法。评价中最重要的因素是,除了他或她的价值观、信仰和生活经验的情境之外,还要考虑到康复对象对健康和幸福的看法。从 OT 干预开始到出院,以康复对象为中心的照护促进了康复对象和家庭体系的生活健康观。

Pizzi 健康评估(the Pizzi Health and Wellness Assessment,PHWA)[50]是一个主观的,以作业为重点,并以康复对象为中心的评估工具,专为成人设计。它从定性和定量两个方面对一个人的健康的自我认知进行了六种不同类别的衡量。这是一项不以残疾为重点的评估,而是强调康复对象的能力和目前的幸福水平。以合作的方式,康复对象和治疗师协作制订康复对象所确定的各领域的健康促进策略;治疗师利用临床推理解决与作业表现相关的健康问题。在这一评估的发展过程中使用了系统观点。因此,对于康复对象和残疾人的照料者来说,它是一个有用的评估和研究工具。例如,照料者除了照顾责任外,还可能报告在实现角色和作业的作业平衡方面有额外的负担。照顾者可以基于 PHWA 的反馈从 OT 干预中受益,以解决已确定的需要(此评估可通过联系本章作者 Michael Pizzi 获得,联系的电子邮箱是:mp1zz158@gmail.com)。

表 5.1 显示了来自不同学科的一些评估,这可能对作业治疗师有帮助,因为这些评估方法思考如何加强残疾人的健康促进干预[36]。本表的目的是鼓励从业人员在本学科之外寻找可增加选择的资源,以促进增强作业参与的最终目标。在这个表中所包含的工具不应被认为是对该工具的认可。在使用前除了可能的培训或认证要求外,鼓励读者从可靠性、有效性、敏感性和实用性方面批判性地评价评估工具。在该领域范围和其他领域都研发了类似的表和评估工具,这些工具被 OT 从业人员更为普遍使用和熟知[10,19]。对于所有的评估和资源,OT 在为特定的康复对象或群体选择一个评估前,应该审查和审议这些材料。当正确选择并恰当使用时,评估可以成为实施以康复对象为中心的照护的重要工具[41,46]。表 5.2 为评估的选择提供了额外的指导和考虑[67]。

表5.1 健康促进身体残疾实践中使用的评估选单

评估类型	范 例
适应量表	• 生活适应情况表(profile of adaptation to live) • 社会支持问卷(social support questionnaire)
其他幸福量表	• 幸福感知量表(perceived well-being scale)
关节炎	• McMaster-Tornoto 关节炎患者参考残疾问卷(arthritis McMaster-Toronto arthritis patient,MACTAR) • 健康评估问卷(health assessment questionnaire,HAQ) • 关节炎影响测量量表(arthritis impact measurement scales,AIMS)
背痛	• 残疾问卷(disability questionnaire)
癌症	• Karnofsky 表现状态测量(Karnofsky performance status measure,KPS) • 癌症功能性生活指数(functional living index:cancer)
慢性阻塞性肺疾病 （COPD）	• 美国胸腔学会呼吸问卷及呼吸困难分级量表(American Thoracic Society Respiratory questionnaire and grade of breathlessness scale)
抑郁	• Beck 抑郁量表(Beck depression inventory)
糖尿病	• DCCT 问卷(DCCT questionnaire)
家庭量表	• 照顾者时间平衡量表(caregiver time-tradeoff scale) • 家庭坚强清单(family hardiness inventory)
坚强量表	• 坚强量表(hardiness scale)
健康风险评估	• 健康人群网络风险评估(the healthier people network risk appraisal) • 1999 青少年风险行为调查(1999 youth risk behavior survey)
艾滋病毒/艾滋病	• AIDS 健康评估问卷(AIDS health assessment questionnaire)
心脏	• 纽约心脏协会功能性分类(New York heart association functional classification,NYHA)
生活满意度量表	• Kansas 家庭生活满意度指数(Kansas family life satisfaction index) • 生活满意度指数(index of life satisfaction)
多发性硬化	• 扩展的残疾状态量表(expanded disability status scale)
神经性脑损伤	• 改良疾病影响简况表(modified sickness impact profile)
骨科	• 肌肉骨骼成效数据评估和管理系统(musculoskeletal outcomes data evaluation and management system, MO-DEMS)
疼痛	• 医疗成效研究的疼痛测量(medical outcomes study pain measures,MOS)
生活质量	• 整体生活状况(overall life status)

Data from Hyner GC,et al,editors:Society of prospective medicine handbook of health assessment tools,Stoughton,WI,1999,Wellness Associates publications.

表5.2 组织查找评估证据以与不同的决策者讨论

决策者	决策者使用的证据	以问题为导向的证据检索
康复对象和家庭成员	在选择评估程序时作出明智的决定	对于 75 岁帕金森病男性康复对象,目标达成量表在评估实现有意义的个人目标时是否可靠
管理者	决定哪些评估程序应被组织支持和提供	对于患有帕金森病的个人,在评估实现有意义的个人目标时,有什么最可靠和有效的评估方法
投资者	确定评估程序是否能有效地记录康复对象的重要属性及其对康复的反应	与管理者相同的问题

From Tickle-Degen L:Communicating evidence to clients,managers,and funders.In Law M,editor:Evidence-based rehabilitation:a guide to practice, Thorofare,NJ.2002.Slack,p225.

干预措施

对残疾人士来说,促进健康的干预措施旨在优化健康状况。这些干预措施的一个重点是帮助预防后遗症,从而帮助残疾人保持较好的幸福水平,使他们能够参与有意义的生活角色。该框架确定了六个重点干预领域:①作业领域;②表现技能;③表现模式;④情境或物理环境;⑤活动需求;⑥个人因素[3]。所有这些领域相互影响,反过来又影响到作业表现和参与。

在考虑所有这些领域的情况下,实施促进健康和幸福的干预措施。在框架中列出了五种干预方法。虽然它们都与健康促进相关,但框架明确地将创建和促进方法[3]与健康促进联系起来。该框架表明这种方法“不假设残疾存在”[3]。它可以与有作业障碍和残疾的人一起使用,因为它“旨在提供丰富的情境和活动经验,从而提高所有人在生活的自然环境中的表现”[3]。

如前所述,从业者需要从治疗推理的范例进行转变,以了解健康、幸福和残疾是可同时存在的,促进残疾人健康生活的干预措施对于残疾者是至关重要的。虽然创建或促进的干预方法与健康促进密切相关,但其他四种方法(即建立/恢复、维持、调整和预防)[3]都与创造健康的生活方式和幸福有联系。它们也应被视为恢复和促进残疾人健康的可行办法。

通常,多学科小组执行这种工作能更容易成功。一个多学科项目的优秀范例是,使用之前在纽约大学的朗格尼医疗中心的 MS 护理中心讨论的几种方法[37]。

案例研究

Jean,第二部分

对于 Jean,PHWA 可以用来评估以下内容:

- 作业习惯、常规和模式可能是整体健康的障碍(例如吸烟、饮食习惯)。
- 平衡日常生活活动和充分参与作业的矛盾。
- 压力和心理方面,可能加剧心功能不全,增加吸烟和饮食问题,并导致胰岛素失衡(使用压力和抑郁症的量表,以帮助评估这些方面)。
- 体力与久坐活动水平及这些活动模式的原因。
- 与她的生理机能和既往病史有关的后遗症发展的危险因素。
- 作业情境,包括目前在工作和在家的支持系统。照顾者的评估,尤其是对 Jean 的支持程度,对健康促进规划至关重要。

案例研究

Jean,第三部分

Jean 的案例显示了如何为一个残疾人实施健康促进方法。除了标准的 OT 服务,健康促进方法可能适合这个康复对象或她的家庭。

- 如果 Jean 有不良的作业习惯、生活习惯和模式,并且阻碍健康生活,那么应该对患者实施有关培养健康习惯(包括她的习惯将如何导致未来的医疗并发症)的教育。
- 作业和作业表现的不平衡会加剧压力和心脏问题,并会影响胰岛素的产生。提高 Jean 平衡日常生活的意识,包括平衡工作、玩耍、休息、睡眠和休闲,可以给她的日常生活创建一个新的结构,优化她的生活质量。
- 压力、抑郁和其他社会心理因素会加剧先前存在的条件,导致不活动、低自尊以及最终导致更糟糕的健康状况。以康复对象为中心的照护融合与个人有关的有意义、有趣的作业,可以帮助抵消社会心理状况。关注的领域可能感觉是无用或无效的,因为这个人不能在作业中从事有意义的生活活动。Jean 可能会遇到这些问题,因为她受限(和潜在限制)的医疗条件。探究压力、抑郁和其他因素对作业表现的影响,为 Jean 制订可以提升作业表现的新的作业战略,并指引 Jean 培养一个包括“预防性作业”的未来——在这种情况下,防止进一步或未来的抑郁并管理她的压力。
- 在评估 Jean 的活动水平后,作业干预是她的首要任务,干预能促进心脏健康,减少吸烟和暴饮暴食,并提高一般的心理和体能。一旦 Jean 认识到她的能力,并根据她真实的和感知的活动水平来储备知识,OT 实践者可以帮助她调整和适应她的生活方式,并纳入能改善精神和身体健康的活动。对于 Jean 来说,在多种环境下,对目前和未来的作业表现进行健康优化是很重要的。
- 干预措施必须包括防止后遗症发展的措施。例如,Jean 已有警告提示(短暂性脑缺血发作[TIA])未来卒中的可能性。作业预防可以包括每周增加 5 分钟的室外步行达到每日最多 30 分钟步行,与 OT 实践者一起努力减少吸烟和暴饮暴食的习惯或制订压力管理项目。这些健康促进的想法可以在急性护理和家庭照护环境中养成习惯,并由 Jean 和她所爱之人遵守。
- 照顾者的支持对于实施和贯彻健康促进计划至关重要。在 Jean 的案例中,她需要强有力的支持来帮助她认识和防止未来的健康问题(如,提醒,环境和口头提示,持续教育)。她还将需要戒烟的支持,培养健康的饮食(和烹调)习惯,并对健康和光明的未来越来越乐观。

总结

在身体残疾的实践的情境中,向读者介绍了健康促进、幸福和身心健康术语。阐述了符号的力量,阐明了重要理念(例如,职业公正)的角色,以及健康促进在帮助支持最佳实践中的原则和实践。尽管从业人员长期促进了各年龄段康复对象的最佳健康，但对健康促进的评估和干预基本理论的讨论却很少。OTPF-3 是一个有用的指南，可以帮助从业者缩小服务提供的差距，并将健康促进融入日常的实践中。通过这个框架，AOTA 强调作业投入和生活参与，是通往健康（health and wellness）、生活质量（quality of life）和幸福（wellbeing）的手段。从业人员通过仔细地关注支持或阻碍作业表现的身体、社会心理、精神、社会、情感等方面的能力和挑战，以创造和促进健康生活方式。使用以康复对象为中心的方法进行整体评估和目标制订时，应包括由康复对象和从业者共同制订健康促进目标[43,73]。

该框架的一个关键重点是用作业投入（engagement in occupation）来支持特定环境的参与。促进健康的方法加强了妨碍健康和健康的意识，并制订了策略，以优化健康和幸福，防止未来的健康问题。在创建对康复对象有意义的新生活方式时，应考虑到风险因素，并实施干预措施来支持参与。虽然优化作业表现很重要，但是在提供健康促进计划时，尽管个人因素是很重要的，它被融入一个自上而下的照护方式。在这个案例研究中，Jean 可以参加一个体育活动计划，以改善她的心脏状况，同时因为她努力减少或停止吸烟，她制订了控制她的疼痛和不适（这是她糖尿病的继发性并发症）的策略。如果 Jean 能减少或停止吸烟，通过减少或消除接触二手烟的健康风险，这也将对她的家庭，特别是她孙子女的整体健康产生积极影响。

随着从业者更多地了解健康促进、预防和身心健康，他们将更有能力在个人生活方式的情境内促进健康生活。以康复对象为中心（client-centered）和以作业为中心的照护包括促进健康并关注残疾人的整体生活，可以是作业治疗对人类的特殊贡献。

▌复习题

1. 考虑到符号的重要性。你认为目前的国际通行标志是否把所有存在身体残疾的人包含在内？是或为什么不是？画一个替代符号。

2. 描述残疾人的社会运动与作业公正之间的历史关系。

3. 从全民健康 2020 中确定一个目标，来支持您想为您的康复对象群体开发的新的健康促进计划。

4. 描述全民健康 2020 中确定的健康决定因素，并讨论作业治疗如何处理这些决定因素。

5. 确定预防水平，并举例说明在每个级别可能用到的作业治疗干预措施。

6. 选择一个感兴趣的健康行为，并使用跨理论模式描述与该健康行为相关的更改阶段。

7. 讨论作业治疗师和作业治疗师助理如何促进其残疾康复对象的健康恢复力。

8. 健康促进方法如何符合作业治疗实践框架？

（朱毅　王颖 译，王蕾 校，胡军　闫彦宁 审）

参考文献

1. American Occupational Therapy Association: Association official position paper: role of the occupational therapist in the promotion of health and the prevention of disabilities, *Am J Occup Ther* 26:59, 1979.
2. American Occupational Therapy Association: Occupational therapy in the promotion of health and the prevention of disease and disability (position paper), *Am J Occup Ther* 43:1206, 1989.
3. American Occupational Therapy Association: Occupational therapy practice framework: domain and process, third edition, *Am J Occup Ther* 68(Suppl 1):S1–S68, 2014.
4. American Occupational Therapy Association: Year 2000 health consortium meets, *OT Week* December 7: 9, 1989.
5. American Occupational Therapy Association: April 2007 RA meeting highlights. <www.aota.org/governance/ra/pastmeetings/highlights/40465.aspx>.
6. American Occupational Therapy Association: The role of occupational therapy in disaster preparedness, response, and recovery, *Am J Occup Ther* 65(Suppl):S11–S25, 2011. doi:10.5014/ajot.2011.65 S11.
7. Arbesman M, Lieberman D, Metzler CA: Using evidence to promote the distinct value of occupational therapy, *Am J Occup Ther* 68:381–385, 2015.
8. Arnold MJ, Rybski D: Occupational justice. In Scaffa ME, et al, editors: *Occupational therapy in the promotion of health and wellness*, Philadelphia, 2010, FA Davis, pp 135–156.
9. Bing RK: Point of departure (a play about founding the profession), *Am J Occup Ther* 46:27, 1992.
10. Boop C: Appendix A: Assessments: listed alphabetically by title. In Crepeau EB, et al, editors: *Willard and Spackman's occupational therapy*, ed 10, Philadelphia, 2003, Lippincott Williams & Wilkins, p 981.
11. Boyt Schell BA, Gillen G, Scaffa ME: Glossary. In Boyt Schell BA, et al, editors: *Willard and Spackman's occupational therapy*, ed 12, Philadelphia, 2014, Lippincott Williams & Wilkins, pp 1229–1243.
12. Breines EB: *From clay to computers*, Philadelphia, 1995, FA Davis.
13. Breines EB: *Origins and adaptations*, Lebanon, NJ, 1986, Geri-Rehab (preface, pp ix–xii; chapters 2 and 8).
14. Brownson CA, Scaffa ME: Occupational therapy in the promotion of health and the prevention of disease and disability statement, *Am J Occup Ther* 55:656, 2001.
15. Brunyate RW: After fifty years, what stature do we hold? *Am J Occup Ther* 21:262, 1967.
16. Cason J: Telehealth opportunities in occupational therapy through the Affordable Care Act, *Am J Occup Ther* 66:131–136, 2012.
17. Cason J: Telehealth and occupational therapy: integral to the triple aim of healthcare reform, *Am J Occup Ther* 69:1–8, 6902090010p1–6902090010p8, 2015.
18. Centers for Disease Control and Prevention (CDC): Secondary conditions: children and adults with disabilities, 2003. <www.cdc.gov/ncbddd/factsheets/secondary_cond.pdf>.
19. Christiansen C, Baum C: Index of assessments. In Christiansen C, Baum C, editors: *Occupational therapy: enabling function and well-being*, ed 2, Thorofare, NJ, 1997, Slack, p 607.
20. Clark F, et al: Occupational therapy for independent-living older adults:

a randomized controlled trial, *J Am Med Assoc* 278:1312, 1997.

21. Cogan AM: Supporting our military families: a case for a larger role for occupational therapy in prevention and mental healthcare, *Am J Occup Ther* 68:478–483, 2014.

22. Durlak JA: Common risk and protective factors in successful prevention programs, *Am J Orthopsychiatry* 68:512, 1998.

23. Edelman CL, Mandle CL: *Health promotion throughout the lifespan*, ed 5, St Louis, 2002, Mosby.

24. Fidler G: Introductory overview. In Fidler G, Velde B, editors: *Activities: reality and symbols*, Thorofare, NJ, 1999, Slack, p 1.

25. Fidler G, Velde B, editors: *Activities: reality and symbols*, Thorofare, NJ, 1999, Slack.

26. Fine S: Symbolization: making meaning for self and society. In Fidler G, Velde B, editors: *Activities: reality and symbols*, Thorofare, NJ, 1999, Slack, p 11.

27. Finn G: The occupational therapist in prevention programs, *Am J Occup Ther* 26:59, 1972.

28. Finn G: Update of Eleanor Clarke Slagle Lecture: the occupational therapist in prevention programs, *Am J Occup Ther* 31:658, 1977.

29. French Ministry of Culture and Communication, Great Archeological Sites: The cave of Chauvet-Pont-d'Arc, 2000. <www.culture.gouv.fr/culture/arcnat/chauvet/en/index.html>.

30. Glanz K, Rimer BK, Lewis FM: *Health behavior and health education: theory, research and practice*, ed 3, San Francisco, 2002, Jossey-Bass.

31. Green LW, Kreuter MW: *Health promotion planning: an educational and environmental approach*, ed 2, Mountain View, CA, 1991, Mayfield.

32. Green LW, Kreuter MW: *Health promotion planning: an educational and ecological approach*, ed 3, Mountain View, CA, 1999, Mayfield.

33. Harlowe D: Occupational therapy for prevention of injury and physical dysfunction. In Pedretti LW, Early MB, editors: *Occupational therapy practice skills for physical dysfunction*, ed 5, St Louis, 2001, Mosby, pp 69–82.

34. Hills MD: Perspectives on learning and practicing health promotion in hospitals: nursing students' stories. In Young L, Hayes V, editors: *Transforming health promotion practice: concepts, issues and applications*, Philadelphia, 2002, FA Davis, p 229.

35. Hough J: Disability and health: a national public health agenda. In Simeonsson RJ, Bailey DB, editors: *Issues in disability and health: the role of secondary conditions and quality of life*, Chapel Hill, 1999, North Carolina Office on Disability and Health, p 161.

36. Hyner GC, et al, editors: *Society of Prospective Medicine handbook of health assessment tools*, Stoughton, WI, 1999, Wellness Associates Publications.

37. Kalina JT: The role of occupational therapy in a multiple sclerosis center, *OT Practice* 14:9, 2009.

38. Kielhofner G: The development of occupational therapy knowledge. In Kielhofner G, editor: *Conceptual foundations of occupational therapy*, ed 3, Philadelphia, 2004, FA Davis, p 27.

39. Krahn G: Keynote: changing concepts in health, wellness, and disability. Paper presented at the Changing Concepts of Health and Disability State of the Science Conference and Policy Forum, Bethesda, MD, 2003. <http://healthwellness.org/WIP/training/sciconf/sciconf_proceedings/Proceedings03.pdf>.

40. Larson E, Wood W, Clark F: Occupational science: building the science and the practice of occupation through an academic discipline. In Crepeau EB, et al, editors: *Willard and Spackman's occupational therapy*, ed 10, Philadelphia, 2003, Lippincott Williams & Wilkins, p 15.

41. Law M: *Evidence-based rehabilitation*, Thorofare, NJ, 2002, Slack.

42. Licht S: The founding and the founders of the American Occupational Therapy Association, *Am J Occup Ther* 21:269, 1967.

43. Reference deleted in proofs.

44. Mandel DR, et al: *Lifestyle Redesign: implementing the well-elderly program*, Bethesda, MD, 1999, American Occupational Therapy Association.

45. Oh H, Seo W: Decreasing pain and depression in a health promotion program for people with rheumatoid arthritis, *J Nurs Scholarsh* 35:127–132, 2003.

46. Ottenbacher KJ, Christiansen C: Occupational performance assessment. In Christiansen C, Baum C, editors: *Occupational therapy: enabling function and well-being*, ed 2, Thorofare, NJ, 1997, Slack, p 104.

47. Pickett G, Hanlon JJ: *Public health: administration and practice*, St Louis, 1990, Mosby.

48. Pizzi M: Health promotion for people with disabilities. In Scaffa M, Reitz SM, Pizzi M, editors: *Occupational therapy in the promotion of health and wellness*, Philadelphia, 2010, FA Davis, pp 376–396.

49. Pizzi MA: Promoting disability awareness and occupational and social justice through a community-based arts and education not for profit organization. Presentation at the Medical Anthropology at the Intersections conference, Yale University, September 27, 2009.

50. Pizzi M: The Pizzi Holistic Wellness Assessment, *Occup Ther Health Care* 13:51, 2001.

51. Pizzi MA: Promoting health and well-being at the end of life through client-centered care, *Scand J Occup Ther* 22:442–449, 2015.

52. Pizzi MA, Renwick R: Quality of life and health promotion. In Scaffa ME, Reitz SM, Pizzi MA, editors: *Occupational therapy in the promotion of health and wellness*, Philadelphia, 2010, FA Davis, pp 122–134.

53. Powers L: Health and wellness among persons with disabilities. Paper presented at the Changing Concepts of Health & Disability State of the Science Conference & Policy Forum, Bethesda, MD, 2003. <http://healthwellness.org/WIP/training/sciconf/sciconf_proceedings/Proceedings03.pdf>.

54. Prochaska JO, Redding CA, Evers KE: The transtheoretical model and stages of change. In Glanz K, Rimer BK, Lewis FM, editors: *Health behavior and health education: theory, research and practice*, ed 3, San Francisco, 2002, Jossey-Bass, p 99.

55. Punwar AJ: The development of occupational therapy. In Punwar AJ, Peloquin SM, editors: *Occupational therapy: principles and practice*, Baltimore, 2000, Lippincott Williams & Wilkins, p 21.

56. Reed K: The beginnings of occupational therapy. In Hopkins H, Smith H, editors: *Willard and Spackman's occupational therapy*, ed 8, Philadelphia, 1993, Lippincott Williams & Wilkins, p 26.

57. Reilly M: Occupational therapy can be one of the great ideas of the 20th century medicine, *Am J Occup Ther* 16:1, 1962.

58. Reitz SM: A historical review of occupational therapy's role in preventive health and wellness, *Am J Occup Ther* 46:50, 1992.

59. Reitz SM, Scaffa ME: Occupational therapy in the promotion of health and well-being, *Am J Occup Ther* 67:S47–S59, 2013.

60. Reitz SM: Functional ethics. In Sladyk K, Ryan SE, editors: *Ryan's occupational therapy assistant: principles, practice issues, and techniques*, ed 4, Thorofare, NJ, 2005, Slack.

61. Reitz SM: Historical and philosophical perspectives of occupational therapy's role in health promotion. In Scaffa ME, Reitz SM, Pizzi MA, editors: *Occupational therapy in the promotion of health and wellness*, Philadelphia, 2010, FA Davis, pp 1–21.

62. Reitz SM, Scaffa ME, Campbell RM, Rhynders PA: Health behavior frameworks for health promotion practice. In Scaffa ME, Reitz SM, Pizzi MA, editors: *Occupational therapy in the promotion of health and wellness*, Philadelphia, 2010, FA Davis, pp 46–69.

63. Reitz SM, Scaffa ME, Pizzi MA: Occupational therapy conceptual models for health promotion practice. In Scaffa ME, Reitz SM, Pizzi MA, editors: *Occupational therapy in the promotion of health and wellness*, Philadelphia, 2010, FA Davis, pp 22–45.

64. Rimmer JH: Health promotion for people with disabilities: the emerging paradigm shift from disability prevention to prevention of secondary conditions, *Phys Ther* 79:495, 1999.

65. Rybski D, Arnold MJ: Broadening the concepts of community and occupation: perspectives in a global society. Paper presented at the Society for the Study of Occupation: USA Second Annual Research Conference, Park City, UT, October 17, 2003.

66. Scaffa ME: *Occupational therapy in community-based practice settings*, Philadelphia, 2001, FA Davis.

67. Scaffa ME, Reitz SM, Pizzi MA: *Occupational therapy in the promotion of health and wellness*, Philadelphia, 2010, FA Davis.

68. Scaffa ME, Van Slyke N, Brownson CA: Occupational therapy services in the promotion of health and the prevention of disease and disability, *Am J Occup Ther* 62:694–703, 2008.

69. Schwartz KB: The history of occupational therapy. In Crepeau EB, Cohn ES, Schell BA, editors: *Willard and Spackman's occupational therapy*,

ed 10, Philadelphia, 2003, Lippincott Williams & Wilkins, p 5.

70. Sinclair K: Message to the AOTA Representative Assembly from the WFOT President, Department of Rehabilitation Sciences, Hong Kong Polytechnic University, May 2004.

71. Stuifbergen AK, Gordon D, Clark AP: Health promotion: a complementary strategy for stroke rehabilitation, *Topics Stroke Rehabil* 52:11, 1998.

72. Stuifbergen AK, Rogers S: Health promotion: an essential component of rehabilitation for persons with chronic disabling conditions, *ANS Adv Nurs Sci* 19:1, 1997.

73. Reference deleted in proofs.

74. Townsend E: Invited comment: enabling occupation in the 21st century: making good intentions a reality, *Aust Occup Ther J* 46:147, 1999.

75. Trentham B, Cockburn L: Participatory action research: creating new knowledge and opportunities for occupational engagement. In Kronenberg F, Simo Algado S, Pollard N, editors: *Occupational therapy without borders: learning from the spirit of survivors*, London, 2005, Elsevier, pp 440–453.

76. United Nations: Convention on the Rights of Persons with Disabilities. <www.un.org/disabilities/default.asp?navid=12&pid=150>.

77. United Nations: Convention and optional protocol signatures and ratifications. <www.un.org/disabilities/countries.asp?id=166>.

78. University of Southern California, Department of Occupational Science and Occupational Therapy: Occupational science and the making of community, Fourteenth Annual Occupational Science Symposium, Davidson Center, Los Angeles, January 26, 2002.

79. University of Southern California, Mrs. T.H. Chan Division of Occupational Science and Occupational Therapy: Patient care—about the USC occupational therapy practice. <http://chan.usc.edu/patient-care/faculty-practice>.

80. US Department of Health and Human Services, US Public Health Service: *Healthy people 2000: national health promotion and disease prevention objectives*, conference edition, Washington, DC, 1990, US Government Printing Office.

81. US Department of Health and Human Services: Healthy people 2020: about healthy people. <http://www.healthypeople.gov/2020/about-healthy-people>.

82. US Department of Health and Human Services: Healthy people 2020: framework. <http://www.healthypeople.gov/sites/default/files/hp2020framework.pdf>.

83. US Department of the Interior, National Park Service: Petroglyph national monument photos. <www.nps.gov/petr/images/petroglyphs/pmdeerhunt.jpg>.

84. ScienceViews: Petroglyphs of Petroglyph National Monument. <http://scienceviews.com/indian/pnmpetroglyphs.html>.

85. West WL: The growing importance of prevention, *Am J Occup Ther* 23:226, 1969.

86. West WL: The occupational therapist's changing responsibility to the community, *Am J Occup Ther* 21:312, 1967.

87. White V, editor: Special issue on health promotion, *Am J Occup Ther* 40:743–748, 1986.

88. Wiemer R: Some concepts of prevention as an aspect of community health, *Am J Occup Ther* 26:1, 1972.

89. Wiemer R, West W: Occupational therapy in community healthcare, *Am J Occup Ther* 24:323, 1970.

90. Wilcock AA: *An occupational perspective of health*, Thorofare, NJ, 1998, Slack.

91. Wilcock AA, Townsend E: Occupational terminology interactive dialogue: occupational justice, *J Occup Sci* 7:84, 2000.

92. World Federation of Occupational Therapists: Position statement—environmental sustainability, sustainable practice within occupational therapy, 2012. <http://www.wfot.org/resourcecentre/tabid/132/cid/31/default.aspx>.

93. World Health Organization: The Ottawa Charter for Health Promotion, First International Conference on Health Promotion, Ottawa, Ontario. <http://www.who.int/healthpromotion/conferences/previous/ottawa/en/>.

第 6 章

残疾个体及社会背景:作业治疗师的启示

Sandra E. Burnett[*]

学习目标

在学习过本章之后,学生或从业人员将能够做到:

1. 描述独立生活运动的哲学内涵并对比它对医学模式和社会模式中对残疾的观念不同之处。同时,讨论独立生活运动哲学在作业治疗实践中启示。
2. 描述个体残疾经历的个体背景,明白个体差异、性别、残疾类型、兴趣、信仰及人生阶段对个体背景的影响。同时,解释残疾适应阶段模式的有效性。
3. 使用污名(stigma)、刻板印象(stereotypes)、阈限

(liminality)、传播(spread)等概念描述残疾的社会背景。同时,讨论人第一语言(person-first language)、残疾相关文化及通用设计原则对社会背景的影响。

4. 描述国际功能、残疾及健康国际分类(ICF)带给全球、关于健康及残疾主流思想的挑战。
5. 讨论作业治疗师及残疾人之间所形成的不同关系的议题。

章节大纲

关键术语

贬值(devaluation)

独立生活运动(independent living movement)

阈限(liminality)

医学模式(medical model)

人第一语言(person-first language)

社会模式(social model)

传播(spread)

刻板印象(stereotype)

污名化(stigma)

[*] 本章作者感谢洛杉矶加州大学 Tarjan 卓越残疾人中心的主管、作业治疗师 Dr Olivia Rayner 对本章目前内容的贡献。作者也感谢南加州大学的退休教授、作业治疗师 Dr. Elizabeth J. Yerxa 在本章基础性创作中贡献出的鼓励及努力。

案例研究

Angela,第一部分

The following case study is a first-person account by Angela More, who describes her experience of living with a severe physical disability that she acquired as an infant.[63]

In Western society we live in an environment where image is valued and sought after. Acquiring spastic cerebral palsy through no fault of one's own directly challenges and contradicts this. We tend to base our judgments of other people on the way they "look" before we even speak to them or get to know them. For many centuries Western society has valued and aspired to having the "perfect" image and body shape.

The children's nursery rhyme "Humpty Dumpty" illustrates that as far back as the 1600's when something was broken people felt there was a "need" to correct the damage and fix the problem. Maybe "Humpty Dumpty" was an obese person who fell off the wall, maybe he was an intoxicated soldier, maybe it was a name of a large cannon that was sitting on the wall of Colchester … which was set up to protect the city. No matter what the situation, the reader is left with a feeling that whenever there was something wrong with Humpty Dumpty, there was a need to correct the error and fix what was broken. Because he was "different" or "not normal" in one way or another he was not valued for his role by members of his local community. The reader is left to form his or her own opinion. Society continues to hold those views to this very day.

I am a secondary emergency teacher, have completed a Masters in Special Needs along with having a permanent acquired physical disability, spastic cerebral palsy, affecting my four limbs. This was caused after an initial medical examination was "botched" by an unsupervised intern—the specialist left the theatre during the procedure when I was 14 weeks of age, over forty years ago. Further medical testing was arranged because there was a belief that I may have had hydrocephalus—swelling and excess fluid buildup around my brain causing it to be unnecessarily enlarged for my age. In my family's case this seems to be an hereditary trait that has passed from my father who has a large head. It's interesting to note that an obstetrician made a comment to my sister on the size of her toddler's head. Since 1970 I have had a range of both positive and negative medical experiences. As a child who wasn't able to comprehend what and why things were happening I was very frightened and often very upset. As an adult I am able to understand what and why something is going on and I ask questions when needed.

"Normal" has always been completing the same things but in a different way to other people while intending to reach the same outcome of "success." There are many ways to skin a cat and "normal" is a term that has a very broad definition which is dependent upon the individual and the situation at hand. What is "normal" for me will be "different" for someone else. What is "normal" for another person will be "different" for me. It's the differences between individuals that we come to value later on in life. That I cope in a different manner from others has clearly been aided by being able to make use of information technology—laptop, mobile phones, printers, etc.—along with a feeling that the acquired physical disability that I have is a small part of the overall person that I am. Before I became a person with an acquired disability I was a normal, happy, healthy baby and even now although I will always have a disability I have excellent health and choose not to be defined by having acquired a disability. Unlike some other people I consider myself to be a person who "acquired" a disability instead of being a "disabled" person. Having an acquired physical disability is a small part of the person I am. The manner in which I acquired a severe physical disability is what I have come to value along with the fact that I have done well in many areas of life while having such a severe condition.

Unlike people who had disabilities in the 19th century who were not given such an opportunity, I have the opportunity to participate freely in society. Traditionally people who had disabilities in Europe during early 20th century (1930's) Germany were considered along with those who were Jews, gypsies or homosexuals to be "pseudo humans" … who were considered to be the "deserving poor" who were "appropriate objects for pity, protection and charity" … who were deliberately excluded. They were seen as "victims" who were different and were segregated from their local communities because the view was held that they had nothing to offer and were feared as they were often controlled by copious amounts of medication.

The Medical Model of Disability, which operated until the mid 1970's in Australia, maintained the view that people who had a disability needed to be "cured and cared for" … which automatically disempowered and disengaged them within their own communities. The Medical Model of Disability defined an individual by his or her disability and sought to control the person's access to medical care, education, employment, housing and leisure. At no stage did this Model of Disability provide families with any notion of "hope" for their member who had the disability and usually painted a very black and bleak picture for their future outlook.

Medicine still doesn't offer a lot of hope for people with conditions as serious as spastic cerebral palsy. Traditionally on medical advice individuals with severe physical disabilities were admitted to fully serviced institutions where all of their physical needs were met within the one facility away from their families and the general community, which reinforced the "stigma" of fear and difference. Once admitted to such institutions it was uncommon for people to leave them. It wasn't until after the days of deinstitutionalization that people with disabilities formed self-help groups, started to seek and exercise their rights to equal opportunities, and commenced making a contribution to the local communities in which they lived. In Australia, this took place during the late 1960's and 1970's and was supported through the choice that my parents and others in similar situations made when they chose to keep their disabled children within the family unit even though they were advised to "leave the baby" in a hospital as it would be likely to die a natural death sooner rather than later.

As a small child I can clearly recall not a lot of "hope" offered from medical professionals for my own lifelong outcomes and now it's interesting to think that no one has ever really taken a look back to see what I have accomplished. From a medical point of view as a young child I [was] able to recall there were many appointments, a few operations, living with the label "Disability" 215 and very intense physiotherapy performed by my mother up until the time of puberty when my family was told that there was not a lot more that could be done to improve my situation. At one stage later on I did make inquiries into having my hands straightened but didn't follow it through when I was told they "would look better but wouldn't function any better." There was not much point in going through major surgery for little or no improvement. Apart from that I have never been the type of person who has sought to "doctor shop" to try and find a way of improving my physical being.

Nine months ago after walking in off the street for a mammogram one afternoon it was found that I had early stage breast cancer. As a result of this diagnosis I had a mastectomy and am about to complete my 6th and final round of optional chemotherapy as a preventive measure. I had all the necessary tests completed which included a CAT scan which came back clear, a bone scan which was clear, my heart checked, many blood tests, a port put in my arm to prevent my veins from deteriorating under a local anesthetic in addition to any other necessary treatment. Radiation therapy was very quickly ruled out as an option because I am unable to raise my left arm above my head. This rather suited me because I would not be at all comfortable being on a bed that needed to move in and out of the radiotherapy machine.

Having these tests completed reinforced to me that the disability I acquired was exactly that—acquired—through an unnecessary chain of events. My health has been excellent for over forty years and having spastic cerebral palsy hasn't affected it. With no history of cancer in my family it has been like dealing with the great "unknown" on so many levels but as an adult I am determined to exhaust all of my options in order to overcome this. At the time when the initial diagnosis was made I was extremely concerned about the effect surgery and treatment would have on my disability. Fortunately I needn't have worried because there has been no effect at all. In addition the surgery took place on the same date 42 years later. The surgery went well and I was discharged within two days of the procedure and made a good recovery before starting chemotherapy. I did smile when both the surgeon and anaesthetist were quick to inform me separately that "there was a product available now called Botox …" that may get my left arm to be able to form a fist. Quietly and confidently I reminded them both that I was there to be treated for breast cancer and although I appreciated their thoughts I had accepted my disability many years ago. The surgeon the following day commented on my "constructiveness." I smiled and thought why fix what isn't broken. It would have been different if I had gone seeking treatment to fix the disability.

While I was extremely shocked at being diagnosed with a serious health condition at a young age I feel very fortunate that this was able to be picked up and treated quickly. While what has taken place in one sense seems extreme, as a preventive measure I feel it was the way to go. In a country like Australia I had gone from being outside the health system to front and centre within eight days. In some other parts of the world such diagnostic testing is simply not available let alone treatable. One would simply die and the cause would not become known until an autopsy was completed.

There were many falls, many tears and major fears as a young child. However, as an adult, while there are still some occasional falls I consider myself to be in a good position because I understand what event took place on a particular date and the reason why it happened. Presently having no hair my scalp bears testament to the number and severity of falls that I had as a child by the scarring that is clearly visible. I know where the incident happened and understand that no one in their right mind would wish to inflict this type of disability onto a small and innocent baby. While it's visual and

案例研究(续)

Angela,第一部分

one can clearly see that there is a problem I consider it to be but a small part of the overall person that I am and how I perceive it determines how other people in turn perceive it to be.

Over forty years I really haven't had a lot to do with the healthcare system as a result of acquiring spastic cerebral palsy because I chose to accept it and not fight it. I haven't sought to be cured or fixed. I am still a daughter, sister, aunt, sister-in-law, teacher, cousin, niece, friend and neighbour regardless of what state of health my body is in. As long as I am relatively healthy I will always be happy and contented with life.

Critical Thinking Questions

1. How does Angela describe society's view of normalcy and difference in comparison with her view?
2. What impairment-based difficulties and participation restrictions are described?
3. Discuss Angela's use of language about herself.

Moore, Angela. A medical mishap. Narrative inquiry in Bioethics 3:3, 213-216, 2013; Johns Hopkins University Press. Reprinted with permission of Johns Hopkins University Press.

从专业存在至今,作业治疗专业一直推动遭受残疾经历的人士的独立,及帮助其找寻到自我的方向。最新版本的美国作业治疗实践框架(OTPF-3)支持这项长期持有的价值,表明作业治疗的目标大体是"通过作业活动的参与,达到健康、良好状态及生活参与"(OTPF, P. S4)[5]。自1970年中期以来,独立生活运动(independent living movement)已经同时得到学术界及社会支持,可以用于促进上述最终目标的达成。它已经转变了残疾模式及人们认识残疾的方式。基于作业治疗实践者(作为健康及康复团队中的一部分)及独立生活运动活动家(主要由残疾人的领导组成)的互动,结果可以达成共同目标或创造多目标的战场。本章即是描述了作业治疗师如何与独立生活运动的活动家接近,获得可能合作的方式。

在1980年初,Irving Zola,是一位有高学术资历及身体残疾经历的社会科学家,他开始将康复及社会类文献融入其工作中。Zola的两本书《丢失的碎片:与残疾共生的生活记事(*Missing Pieces: A Chronicle of Living with a Disability*)》[1]《平凡的生活:残疾及疾病者的心声(*Ordinary Lives: Voices of Disability and Disease*)》[103]提供了一些内在发现关于对残疾人无法言说的社会经历,那些隐藏在大众的视野下的故事。Zola提及,有身体残疾的研究者,他们自我构架内探索的社会状态可被其他人直观地看到。对于许多也投身于独立生活运动的人来说,如同谚语"房间里的大象"一样(译者注:意思是这是一个回避不谈的问题),但最终在他们的学术生命中被承认。

独立生活运动得到了1970年代公众的认可,是一个针对先前的残疾政策、相关实践及研究的社会正义及公民权利所提出的政治性挑战[23]。残疾人与其他弱势群体(比如,民族、性别及种族)一致,都在主流社会中呼吁平等,这是一场民权运动,认识到的残疾的不同主要是由于在当今社会中被无中生有、恐惧及刻板印象制造出来的[80]。这场运动旨在通过社会及环境的改变,寻求改善社会公约,将被孤立的残疾人安稳下来[80]。最大的成就在于促进通过了美国残疾法案(Americans with Disabilities Act, ADA),该法案在1990年被纳入法律,并在2008年完成ADA修订案(随后部分修订于2010年及2011年)(见第2章及第15章)。美国残疾法案广泛定义了残疾,强调个体残疾的主要因素是因残疾为本,遭遇污名的经历[37,38]。对于民权运动亦有它的批评者,包括认为其代表了健康照护产业,但确实保持了有延续性的劲头[42]。从2008年5月3日起,社会公平运动因联合国残疾人权利公约(United Nations' Convention on the Rights of Persons with Disabilities, CRPD),成功进入了国际视野。此公约使得联合国成员国有义务为残疾人提供平等的健康和相关服务。它代表了第一个具有法律约束力的直接保护残疾人权利的国际性文件。联合国预计十亿人(四分之一的定居家庭)会有至少一项残疾情况[31]。这也是第一个由非政府组织协商并提供干预的协议。残疾者参与残疾者组织、代表团及联合国组织成为成员。因为某种程度上是消除歧视的立法,CRPD得到了广泛的支持,截止到2016年,共有157个国家签署文件[31]。

CRPD的核心准则是尊重人的尊严,抵制污名,投入参与,社会融合,公平机会及便捷途径[86]。美国作业治疗学会对此完全赞同。该学会第3版的作业治疗实践框架(OTPF-3),强调了以下两点:

- 作业活动、公平及以康复对象为中心的实践之间的平衡是作业治疗专业人士越发关注的[5,15]。
- 作业治疗学前瞻性提到人类作业活动在每日生活中的必要性及作用。残疾人每日生活的干预及回归作业是治疗重点。当个体有能力参与他们在意的作业活动时,健康便得以促进及保持。作业活动总是发生在内在相关的背景下,且影响个体的作业表现[5,15]。

当考虑残疾者的生活经历及促进作业参与时,不可避免地要联系残疾者的社会及个人背景。本章节尝试去说明这些背景,以期达成有价值的目标。

以康复对象为中心的自我汇报

独立生活运动参与者反对临床医疗及康复方面的专业人士不听取康复对象个人的想法,而将个体分类[48,68]。医疗康复传统的康复对象汇报一般用专业人士的视角去框定残疾人。为了描述一个"康复对象"会用多样的目标:治疗的缘由、获得支持性服务的权利、作为专业人士目击的法律见证、赔偿费用、社会科学调研、教育过程等。作业治疗师的角色是与康复对象一起工作以协助达到他们所期望的目标的人[89]。作业治疗师帮助个体创建在作业活动中的自我,必须将其周遭社会及个体背景下的相关情况考虑在内,必须将康复对象个体的背景囊括以构建准确的作业画像,才能对其个体价值和目标作出有效回应。

个体背景

残疾经历

残疾人常有感到羞愧自卑感的经历,并希望不被当作残疾人[98]。

神经科学的研究,使用最先进的脑成像技术证实了生物、心理及社会学的研究理论已构成;人类是具有社会属性的人;当社会交往的条件发生变化时,最基本的生理层面的神经反应是显而易见的[2]。简而言之,我们倾向于与"我们的同类"互动,而与社会上被认为不正常的人群隔离开来。

社会心理学家发现个体形成角色认定是与社会环境相关的。当个体被认为处于卑微或者说缺乏个体选择及人权的社会定位及状态,他们便偏移了社会为本的准则,问题也就出现了[72]。

残疾较为普遍的影响是无论情况如何,残疾人都和社会污名相关联[92]。心理学上的效应是被贴上"失能者"这样的标签,这样的过程便是贬值(devaluation)的过程。无论实际情况如何,持续性的认为残疾人在形态及功能上的"瑕疵"是心理层面的贬低[92]。广泛性定义的失能(disabled)带给每位残疾人以排除在规范准则之外的特性[92]。

残疾人必须准备好接受自己是异常的刺激;一些生理上的,比如瘫痪;一些环境上的,比如有障碍通道;一些社会上的,比如他人傲慢的友好行为或者优先通过事务。这一持续性的感官是没有残疾的人士无法经历的。总之,残疾人许多类似的经历无法与主流社会分享。孤独及无法考虑个体的想法及感受使得非主流情景复杂化[92]。

在定义残疾经历时,社会学家[92]及心理学家构架了不仅仅针对心理残疾的描述。有趣的是,虽然残疾人的社会经历就是具有差异的,他本身也导致了社会准则差异性之间的差距被夸大。因此残疾人的贬值效应是那些试图寻求理解并改变社会感官的人士所保存下来。而事实是,无论身体、感觉能力或智力有什么差异,相比差异性,人类都是希望可以求同[14]。

可以发现,残疾人通过在社会上与他人互动之后结果和差异性的相处模式,来形成他们自我的定位及对社会的感官。比如,如果个体认为他/她的情况是不相称的,那是因为外部社会环境的作用,并不是一种同性条件的表现[84]。什么是残疾人及非残疾人可被认识到的相似性及差异性? Siller 认为,当一个人远离残疾的事实,残疾人才能通过证据提供证明,他们是否有发展轨迹,社会技能和戒律,防御方向,同理心潜力等不同。数据表明如果残疾并不能代表他们的不同,差异性往往是社会环境作用的次要结果,而不是固有的残疾特定现象[84]。

另外一个研究认为,残疾人与非残疾人相比,在生活满意度、挫败感及幸福上没有差异性[94]。唯一的不同是在生活困难程度上的差异。残疾人判定他们的生活更容易遭遇困难,但更趋向于与之共存。比如说,有慢性健康问题的人士不仅看上去很快乐,当他们战胜困难时会获得更多幸福感。我们可以对这样的假设提出疑问:身体的限制是否直接与幸福感有关。反之,许多有障碍的人士可以不顾自己的残疾去找到幸福感,只要完整可行的公众领域对他们有其他的期望。

个体差异

社会学家观察残疾对个体的影响,这一过程不仅包括残疾开始的过程、残疾的类型,功能障碍水平及疼痛的经历。他们也同时关心性别、兴趣、价值及目标、内在自由、性格及脾气、自我定位、活动影响及环境因素[92]。

Angela 的案例中人第一叙事理论支持这样的观察:"'正常'带来相同的结果,但尝试达到相同'成功'的结果,可以使用不用的策略"。

Vash 及 Crewe[92]认为不同的残疾(比如,失明和瘫痪)因个体遭遇了不同问题及挑战,而形成了不同的反应。然而,内因外因的视角同样被应用到对残疾人的理解上。因此,残疾人可能会感觉自己的情况并不与他人处在一样的难度。比如,盲人会觉得如果他聋了会更糟。这样的想法同样适用于个体对自身情况的严重程度的感受。无步行能力的人可能会认为自身的残疾不如没有腿一样严重。个体失去原本对其而言有价值的技能和能力也影响调控着这样的反应。比如,喜欢听觉艺术(比如音乐)多过视觉艺术(比如摄影)的人会比倾向于其他感觉输入的人(视觉性个体就属于这样的范例)更会有因失去听力而产生的强烈反应。同时,残疾的严重程度可能不与个体的反应有直接线性的关系(注意:使用"可能"在此文中,表明了此反应的个性化和不可预测性)。

因为社会作用影响,损伤的可见性或不可见性影响个体对自身残疾的反应。比如,不可见的损伤,比如疼痛,可能因为他人对其表现有不实际的期待而产生更多困难。一位有关节炎的女士会表示,当她穿戴了手支具购物时,因为她残疾的可见性而会获得他人提重物的帮助,无需她主动提出[92]。

残疾状态的持续,或者残疾随时间而进展都会影响到残疾人及他/她周围的人。一些进展性的障碍,个体面对不可确定的限制层级,在一些残疾进展的情况下,个体面临了许多不确定性,包括限制的程度甚至是生命的威胁。对残疾的反应是被现实及他人对未来的描述所影响的[92]。当既不能抑制残疾进展又不能治愈时,个体可能会经历又一轮的失望、恐惧及愤怒。对最终结局的期望会在个体层面影响每个个体。一些个体可能会在有意识状态下,忽略疼痛的经历。个体对疼痛的反应受文化的影响。这对于作业治疗师而言是非常重要的,找到并运用资源来帮助康复对象发展有效的令人满意的生活方式。作业活动、活动和作业表现形式对残疾人的影响是作业治疗师的治疗核心。作业治疗师关心的问题必须包括个体的精神及哲学层面(比如,什么是可以充实一个人的)。

性别也常被认为是引起康复对象建立与他人关系的一些棘手问题。性别的社会期待支配个体去满足常具有浪漫情怀的性别角色。比如,女性的理想型是外观完美的范例在照管家庭事务及养育孩子中担负主要责任,这些责任可能对于女性康复对象来说比男性康复对象更为关注。

活动的时间元素是影响残疾的一部分。干扰个体正在做的事情的方式,通过中断正在进行的活动,将影响人的反应。此外,从未做过但想象为未来目标的活动也可能对个体的反应有同样强大的影响。

兴趣、价值和目标影响一个人对他/她的残疾的反应。仅有一些兴趣的个体会对影响他/她表达方式的残疾作出更消极的反应,而具有广泛兴趣和目标的个体可能会更容易适应。许多人甚至可能意识不到自己的兴趣、价值观和目标,因此他们在获得残疾后可能意识不到那些有可能带来满足感。因此,有多个兴趣、活动和目标的康复对象在能满足自我的活动中具有更大的参与可能性。个体用来应对和享受生活的资源是可以抚平残疾所带来的负面影响。其中一些资源,如社交技能和社交圈维持,可以发展到一定水平的有偿就业,而其他资源,如艺术天赋或休闲技能,可以有助于建立一个更令人满意的生活[92]。

一个经常被忽视的方面是精神和哲学信仰对于残疾人士的重要性。具有生命的精神维度及相信残疾仍能够以有意义的、非破坏性方式生活的哲学思维的人可能会更有能力处理残疾的状况[92]。特定的宗教信仰可能会带来一些帮助。一项在英国关于非洲加勒比的女性卒中后的研究描述了一个紧密融合在一起的三元素:宗教、信念及信仰(听从神的旨意),卒中治疗的临床规范化途径,还有宗教在卒中恢复中的潜在价值[64]。将残疾视为对过往罪恶的惩罚的人和将残疾视为一次测试或是心灵发展的一次机会的人代表了不同的状态。

作业治疗师必须明白环境在影响他或她对残疾的反应中的重要性。直接的环境质量,如家庭支持和接受程度、收入、社区资源和忠实的朋友是强有力的作用因素。如果一个人住院,制度环境也会产生深远的影响,尤其是员工的态度和行为。文化及其支持(或缺乏)解决功能问题或保护残疾人的民事权利是其他重要的影响。

残疾调适的阶段模式

医学模式为医疗康复团队提供一个调整四阶段模式残疾经历的适应(框 6.1)[65]:

证据只存在于情绪困扰中,通常经历为最初的反应,并且随着时间的推移趋向于减少,然而这并不普遍。康复研究人员正将研究方向转向一个更为复杂的过程,包括身体、身体图示、自我概念以及人与环境之间的相互作用的变化。例如,个体个性差异(即个体背景)很少被人所提及,但它却是影响人在环境中作业(例如,工作、婚姻、玩耍、教育和作业)的因素。更确切地说,残疾代替了所有个性差异,成为了唯一元素。

"适应(adaptation)""调整(adjustment)"和"接受

（acceptance）"这些术语通常用于残疾人面对消极经验的过程。近年来,社会科学家与残疾的社会模式都质疑这些术语的价值。他们指出专业服务提供者对残疾人经历的心理损失或丧失亲人阶段,病伤后的适当调整等过程具有偏见。而四个阶段的心理调整及康复过程常规应用于脊髓损伤人士,这对于社会理论学者来说确实有点麻烦[8,9]。四阶段包括:震惊及恐惧的最初反应,随即无法面对现状的否认,导致了对他人的愤怒、对现状的讨价还价,最后因获得性损伤而导致的抑郁。接受现状或者说调整的过程需要1～2年达到[8]。这一过程是Kübler-Ross在其学术中用来描述悲伤的过程及死亡的阶段,它隐含的假设是:无残疾的自我已死,而重生之后的自我必须向前者哀悼[50]。

框6.1 残疾经历的四阶段适应模式

阶段1:警觉

被突发的损伤或急性疾病所吞噬。在紧张而紧迫的事件危机中,许多个体描述主观的思维和客观的身体分离。他们经历着内心的死寂,与之对比,是巨大压力和极度痛苦的外在表现。个体对周围照护的人,通常对急救医务人员屈服,代表着该阶段的结束。

阶段2:破坏

时间被抽离,现实被破坏,通常被描述为感觉就像在雾中一样。身边重要的人不仅仅提供情绪上的支持,而且在混乱的混乱环境中充当定向的力量;他们作为急性医疗环境这般无序世界中的情感支柱。

阶段3:忍受自我

面对和重新组合,并认识到损伤的影响来改善现实导向。这是物理极度限制必须所面临的阶段。需要其他人的支持来控制惊恐和对身体功能退化的恐惧感。在这个阶段,即使在治疗过程中见到的微小收益也被解释为可以完全康复的证据。这种重新恢复之前能力的希望的保持可能有助于忍受从烧伤、截肢和脊髓损伤开始的愈合过程,坚持对医学奇迹的信仰并恢复到之前的身体功能。

阶段4:努力恢复自我

合并过去的和新的现实,在试图重新获得以前被认为是理所当然的任务时表现出令人沮丧的感觉,例如通过使用补偿方法步行和独立进食。在开发新的生活日程时有疲惫的感觉,对参与一系列活动所需但目前有限的身体能力以及需要重新制订目标感到沮丧。

Apapted from Morse JM, O'Brien B: Preserving self: from victim, to patient, to disabled person, J Adv Nurs 21:886, 1995.

社会模式（social model）认为在不公平社会中适应、调整或者接受的概念与基本人权和社会公平层面不一致。其他弱势社群不能忍受在民主社会里有这样的治疗,残疾权利活动家也认为残疾人不应该享有。

他们指出在这些阶段性模式的一个主要缺陷是:如果是自然发生的渐进性的身体状况（如多发性硬化症、类风湿关节炎等）呢? 或如果是随着身体衰老而造成生理改变的终身障碍（如脊柱裂）呢? 或如果是生命早期的创伤（如脊髓损伤,或脊髓灰质炎后）呢? 关于丧失阶段的概念（stage-of-loss concept）在临床医学模式中十分常见,但对基于社区解决慢性及渐进性残疾的作业治疗学却极少提及。有人认为当康复对象从急性康复医学中转介出来时这些结束并解决问题的感受,是最适合用丧失阶段的概念传达临床专业人士感性需求的。

社会残疾模式

强调于个体身体及心理损伤的医学残疾模式与强调于让残疾人远离社会参与和适度健康照护的障碍和不公的社会残疾模式中间总有矛盾存在（见第2章）。不幸的是,让残疾人远离健康照护的最大障碍来源于健康专业人士的态度,那些态度进一步隔离和造成了残疾人的污名。尽管许多健康专业人士假设,残疾人可以保持健康不需要被"修复",可以保持独立,向健康专业人士咨询与残疾无关的问题。然而,相反地,有慢性疾患的人士,比如慢性阻塞性肺疾病,常常因情况而变得虚弱,但健康专业人士不将此看作是一种残疾。这样重要的感知是:残疾人与其他社群一样有健康的需求,有权享有特定的权利,包括对健康照护作出选择的权利[99]。

广义上的健康照护对残疾人而言是难以接近的。残疾权利教育和防卫基金（Disability Rights Education and Defense Fund,DREDF）聚焦对照护广泛人士的障碍,制作了一系列广受好评的视频,名为健康照护故事（Healthcare Stories, http://dredf.org/healthcarestories）。从有特色的系列故事中摘录三段短片是关于:难以接近的检查桌、体重指数和健康服务提供者的错误感知和刻板印象。倡导者及实践者愿意描述他们的个体经历,提出改进照护质量的建议。这些可下载的视频代表着最近10年关于人权思维和对什么导致了照护的障碍的研究发现。其中有作业治疗文献特别针对肥胖人士的偏见[93]。

相反地,生物伦理学家Singer基于并量化于质量调整的生命年（quality adjusted life-year,QALY）提出医疗配给决策[83]。此方式可以与有障碍生活的价值进行的比较,评估出无障碍生活的价值。这与社会公平模式形成鲜明对比,每个个体都拥有同等价值。

自我意识和生活阶段

个体及社群的许多观点将人的生命周期分为三个阶段:童年、成年和老年。它的阶段、地位和转变在很大程度上是由社会制度(即家庭、经济需求和教育)和主导文化构成的。人们可以识别生命周期中身体损伤的发生,可以知道包括自我概念在内的许多因素的发展轨迹。残疾发生的生活阶段也是对个体整体的影响,因为当他/她会被打断与其他人及发展性任务之间的联系。以同样的中,可以划分为三条主要人生轨迹:①在出生时或者儿童早期被诊断的损伤者;②在青少年或成年早期期间遭遇获得性障碍,通常是指疾病或损伤;③在衰老过程中获得损伤的老年人[8]。

天生或在婴儿及儿童期残疾的个体可能经历在家庭生活、玩耍及教育方面与主流的隔离及疏远。早发性残疾的人生轨迹普遍认为包括异常低期望的社会化,很少出现角色榜样以解释替代性方法的生活模式。家庭和特殊需要的学校可能为了保护他们免受欺负同龄人的污名和排斥隐藏先天性障碍的孩子。一个残疾孩子带有"残疾身份",可以是由于成长在一个没有其他残疾人、长期住院、区别对待的特殊教育或难以亲近的物理环境下的家庭和社区[8]。

一个 2003 年的研究,关于罹患脑瘫瑞典年轻人自我形象的研究显示,大多数受访者认为自己在一个非常积极的态度和相比正常人群具有更高的自我形象评分。在生命早期形成的一种对自我普遍积极或消极的态度以及与家庭之外其他人之间的浅薄交流是对研究结果的解释。未来的研究必须关注自我形象和与直系亲属以外的人的社会交往之间的关系,因为具有障碍的个体开始与更广泛的社会群体交互。

Barnes 和 Mercer[8]认为许多残疾青年直到他们寻求参与更多与同辈在一起的休闲活动或加入职场时才会经历残疾带来全面影响。相比健康同龄人,残疾年轻人表示工作抱负较低,职业建议少或无,受到雇主污名,感受得到被就业市场边缘化。有证据表明,关键的生活转变指标(如离家、结婚、成为父母、进入就业市场)发生年龄在残疾人中较健康人群普遍更迟[8]。

人们不能假设如果有一个人早期发生残疾,对其自尊会产生持续的负面影响。一项纵向研究发现,虽然罹患脑瘫的青少年在身体,社交和个体自尊评估得分显著降低,但成年后,相同的个体与健康人群的得分差距并不明显[60]。作者推测,受试者自尊发生变化的因素

可能是由于交互环境范围扩大,社会关系更好,或者教育,工作和商业方面的经验更丰富(与前几年相比)。

一项关于残疾青少年(例如脑瘫,口面裂痕和脊柱裂)全球自我价值的自评研究发现,参与者与健康比较组没有区别,根据最近的研究,自尊因残疾而减少的假设需要重新进行评估)[49]。

一个在生命后期获得残疾的人可能会面临不同的问题,例如需要改变作业、寻找婚姻伴侣或者通过日常生活流程保持他/她的文化属性[11,92]。有些人可能会在短时间内由于经济和社会流动性的下降而被迫对其身份进行突发而重大的再评估。将那些经历了急剧变化变为失业的人与更加渐进地向下流转的人相比,两者是有区别的。一般来说,慢性疾病比导致残疾事故的经历更为平缓,让个体有机会进行计划和自我认同危机的调整[8]。

有人提出,在中年受损的人可能比年龄较大的人更容易将残疾的发生视为个体意外悲剧。相比之下,那些年龄较大的人以及周围人,包括家庭和服务提供者,都可能将残疾经历解释为生活中不可避免的事实,因此更多的是正常的事件[8]。

社会学家呼吁对残疾人进行研究,其中包括更多的描述性因素,如障碍的可见性、不同的损伤类型、是否可预防损伤,发病年龄、公众对个体的感知影响和社交互动。越来越多的具有不同背景的残疾人正在学习将残疾问题视为社会公平的问题,而不是将其视为一种个体缺陷。一些调查显示,在美国,年龄较轻,而受残疾人权利运动影响的残疾人比年长的人更有可能将自己确定为弱势群体的成员,即残疾人社群[32]。

Carol Gill[32]呼吁"残疾问题去个体化"[31]将这种观点与残疾视为个体悲剧形成对比。在通过挑战残疾社会来理解社会地位贬低的决定因素时,人们会强化那些残疾人的有效和整体感受。更明确地说,如果残疾人将个体经历视为受自身之外因素影响的问题,这种观点提供了一种方法来有效挑战社会对贬值地位的看法。

面对环境障碍和社会排斥,残疾人往往表现出非凡的实力和成就。那些试图真正了解残疾人体验的人应该考虑残疾人身份的各个方面,这些方面会产生创造,并增强人们对许多普遍未受到重视的人类体验的认识[32]。

理解个体经历

为了避免将残疾定义放入刻板的框架内,作业治

疗师必须规范方法来引出残疾人表达个体经验和观点[1]。通过叙述过程发现自我是一种推荐的方法。这个过程较少依赖于可观察到的行为，更多依赖于人们如何使用自己的故事来表达对日常经历和情感的理解。将研究对象的个体作为积极参与者，这样的方式使我们能够分析社交互动塑造个体身份的方式[8]。Project Muse，捕捉到了 Angela Moore 的描述，这也是一个生物伦理学领域中的例子。

针对残疾人治疗计划的一部分应该包括以个体为中心、以康复对象为中心的探索。最初，研究表明，为了更好地定义康复对象，讨论核心分类的含义可以影响对康复对象的感受和态度的人士[24]。核心分类的例子包括（但不限于）疾病，独立，活动，利他主义，自我照顾和自尊。研究人员证明，独立性、活动性和利他主义这几个分类在治疗前和治疗期间可以积极主导行为，最后两种含义是随着治疗的进展而出现的一种转变过程。所确定分类的解释应该是康复干预的一部分，治疗师和康复对象都从个体意识和自我反思的提高中受益。

Padilla[68]的一项研究采用现象学的方法来描述一位 21 年前遭受头部受伤的女士其个体的残疾经历。这位女士定义了怀旧、遗弃和希望的主题，以及对她而言具有意义的核心范畴。比简单地定义这些术语更重要的是，她反思了这些意义如何塑造了她 21 年的生活经历。这一结果注重于将她的视角从被动的受害者转移到自己的身份的积极构造者身上[8]。

与个体重新评估这些主题可能会让治疗师和康复对象发现独特的残疾体验。

社会背景

社会地位和残疾

框 6.2 记录的芝加哥市法令是隔离和污名社会公开传达给残疾人的一个例子。一个更极端的例子是在二战时期纳粹政权的死亡集中营中消灭了 20 万残疾人。以 21 世纪的观点可能会嘲笑和感受到这种显而易见的偏见。这些似乎是发生在另一个空间及时间的事件。然而，要看到我们所处的现代社会中在仍然包括污名和不公正的现象是很困难的。这是一个我们不能回避的调查；没有它，我们专业诚信成本就会过高；而且，我们提供有用服务的能力在没有这种理解的情况下会受到损伤。

框6.2　芝加哥城市法令，1911 年设立，1974 年废止

1911 年美国芝加哥市通过了一项城市法令，在 1974 年被废止，内容如下：

任何人患病、残疾、残缺或以任何方式外貌变形以致无法观看的人，或是令人厌恶的物体或不适当的人不被允许进入或在该城市的公共场所或其他公共场所，不可以在公众视野中或公众视野上展露自己。

Goffman 的经典作品《污名化：关于被宠坏身份的管理说明（*Stigma: Notes on the Management of Spoiled Identity*）》[33]中用术语污名化（stigma）一词来描述残疾人和非残疾人之间紧张关系中社会质疑的过程[33]，这些过程降低了残疾人或非残疾人[31]的生活机会。在这个过程中，一个明显的缺陷或知识的隐藏便意味着道德缺陷。贴有污名的个体被认为不太有人性。社会倾向于根据损伤来估计各种不完善之处。

与来自其他弱势群体的个体一样，残疾人也被归类为刻板印象（stereotypes）。刻板印象的标准定义是一种不变的形式或模式，一种固定的概念，没有个性，就像铸模一样[95]。刻板印象是污名化的过程的一部分，适用于那些被认为具有某些特质的人。污名可能表现为对未知的恐惧的社会反应。一种适用于残疾人的刻板印象的解释是，尽管近来教育主流化和消除一些环境障碍，但直接经验很少，但对日常生活中所期待的内容知之甚少。

有视觉障碍的人可能会在社交场合中被质疑，而不考虑他们的实际能力。Segal 等人[79]的"文献记载了将身体残疾人从教育环境和工作环境中排除在外，无论他们参与和执行所有必需的活动的能力"。

一些研究人员已经注意到残疾人在主流媒体中的描绘形成并加强了我们常见的刻板印象的基础，即使对于我们这些健康专业人士来说也是如此（参见框6.3）[68]。比如 Fleischer 和 Zames[28]发现"电影给残疾人带来'鼓舞人心'，尽可能通过'克服'他们的局限性，尽可能地'保持正常'，或者通过毁容的怪物'削尖脑袋去赢得票房成功'"。Cahill 和 Norden[18]讨论了在媒体上出现的对于女性残疾人的刻板印象时，发现了两类最常见的描述：残疾的纯洁少女受害者和令人敬畏、鼓舞人心且成就斐然者。少女由于她的残疾而显得无助，未来可能会受到其他人的伤害或恐吓。通常她会治愈她的疾病，并能在故事结束时回到主流。她的回归，或者"重新吸收（reabsorption）"，往往会产生一种对生活生发新观点的能力。同样地，这位令人敬畏、鼓舞人心且成就斐然者具有吸引力，并且成功地达到了超乎寻常的竞争优势,只能被不可治愈的残疾所淘汰。她最终以坚定的毅力和经常无法解释的经济资源"克服"自己的残疾。

框 6.3 七个关于"残疾人刻板印象"的描述性图像

1. 残疾人是可怜可悲的。在慈善电话中发现,将残疾人的形象永久化为可怜的对象。他们的故事通常是以悲剧命运受害者的角度讲述的。

2. 残疾人士是超人。表现出残疾人既可爱又成功、英勇地取得了胜利或者屈服,是极大勇气的、令人心旷神怡的故事,这些通常被认为是"鼓舞人心"的故事。如果他们没有做出非凡的事情,这个形象让许多普通残疾人感到失败。

3. 残疾人是邪恶和犯罪的。这种刻板印象深刻地持有恐惧和偏见。残疾人(特别是患有精神疾痪的人)几乎总是一个危险、不可预知和邪恶的人。

4. 死亡总比残疾好。"死亡总比残疾好综合征"是媒体表达出医疗费用飙升和资源有限的一种方式,残疾人会因为生活无法忍受而寻求自杀。社会,尤其是家庭,因此免除了照顾残缺或者无用者的问题。

5. 残疾人是失调的——他/她是自己的最大敌人。"只要残疾人不那么痛苦,会接受自己,他们会有更好的生活"是这种刻板印象的一般性陈述。通常情况下,它涉及一名帮助残疾人的非残疾人士看到他/她损伤的"正面"。它包含了残疾人需要指导的谬论,因为他们无法作出合理的判断。

6. 残疾人是负担。家庭责任和义务构成了这种刻板印象的核心,其基础是假设残疾人是需要他人照顾的。就像"死亡总比残疾好"的刻板印象一样,它产生了这样的信念:无论是经济还是情绪上的负担都如此真实以致毁掉了家庭和他们的生活。

7. 残疾人无法过上成功的生活。媒体通过不曝光他们在日常生活中的存在来歪曲社会对残疾人的看法。尽管更多的残疾人开始出现在场景的背景中或作为群众演员,但他们很少在普通的工作场所或作为快乐、健康的家庭成员被看到。

From Switzer JV: Disability rights: American disability policy and the fight for equality, Washington, DC, 2003, Georgetown University Press.

在一些电视节目及募捐活动中残疾人往往被描绘成残疾的受害者,这加重了大众的负面态度、刻板印象与歧视。最近几年,在残疾人倡导团体的压力下,一些网络电视节目和广告将残疾人列为日常生活中的常规参与者、工作人员或家庭成员。

越来越多的国际医学和公共卫生文献中反映了关于不同社会对加注在有残障个体身上的耻辱、歧视和社会排斥行为采取直接行动的认识。有一些例子如加纳残疾人权利的最新观点[76];在印度农村社区对残障儿童的歧视减少了并肯定了采取行动的必要性[41];在印度尼西亚开展的关于病耻感影响残疾人的研究[58];

在巴西,对残疾人的社会、社区包容和社会参与进行了分析,以改善人们获得医疗健康的机会[27]。

作为集体经验的残疾

几年前,Vash 和 Crewe[92] 回顾了一次康复会议,当时精神病医生身为讲者的身份发表演讲,他站起来然后几次坐回轮椅上[82]。他质疑当自己站在听众面前或坐在轮椅上时他们是否对其能力的感知发生了改变,间接否认了他的能力。Vash 报告说,随后的讨论中,大多数人承认他们对他能力的看法是有转变的;讲者在站立时更可信,得到更多关注。这样的演示迫使听众承认自身对残疾人能力的否认及偏见,包含情绪上的指责。轮椅可以成为一个强大的社会象征,传达在轮椅中个体的贬值效应。

Zola[102] 观察到,最坏的情况是社会诋毁,污名化使得人群与慢性病患者的疏远。他几乎没有得到过将其残疾身份融入生活中的鼓励,因为这会认为放弃了变为普通人。让他的残疾表面成为一个真实的,并不一定是自己不好的一部分,他能够摆脱过于强大的"我自己可以做到"的态度,并对他所需要的帮助要求更高。后来他才相信自己有权提出要求或要求某些改造。他开始拒绝演讲活动的邀请,除非他们在一个完全无障碍的设施(不仅是他作为讲者,而且也是为了观众)。

另一位从残疾人自身出发的观点是在 1990 年在《身体的沉默》一书中由人类学家 Robert Murphy 提供的[66],他罹患了一种进行性脊髓肿瘤,最终导致四肢瘫。他从患者的角度重审了医疗和康复设置。他描述了自己最初反应:"但最让我感到压抑的是我意识到自己失去了自由,以至于在未来一段时间里我会成为这所医院暂时关押的囚犯,我的未来受到医疗制度的控制"[66]。他说这种感觉就像陷入了一个巨大的网,一个他永远无法逃脱的陷阱。

住院的个体必须符合医疗机构规定的程序。例如,Murphy 在一个病房花了 5 周时间,每天必须早上五点半洗澡,因为白班护士工作太忙了。来自以医生权威为主创建了一个官僚结构,滋生出非人性的服务[66]。这些具有社会隔离特性的机构的数量在长期护理机构(如心理健康和康复中心)中更多。一个封闭的、完全机构化的服务通常会试图抹去个体从前的身份,并让其承担一个由权力强加的新身份。医院要求"囚犯"主要将自己视为患者,这是符合性和从属性的条件。

Murphy 强调了他的一些朋友避开他从而使他的社会孤立感增加的经历[66]。他经常在环境中遇到物理障碍，这些都限制了与社交接触的机会。他运用人类学的一个术语阈限（liminality）来指出，残疾人具有被正常生活普遍排斥的社会经验。对人性充分发挥的否定，一个如同被囚禁般的无法解决的存在状态，换言之，一个未通过社会全员考试的边缘状态。那些具有这种社会地位的人具有某种不可见性；因为他们的身体受损，他们的社会地位也是如此。就像 Goffman 指出的"陷入隔离与融入之间的过渡状态"的残疾人"不被视为文化公认的公民"[32]。这种类似囚禁的状态影响着所有的社会互动。"他们的人被认为受到污染；他人的眼神会避开轮椅，并且人们注意不要太靠近轮椅"[32]。他的一位同事将轮椅视为便携式隔离小屋或隔离室。

Murphy 惊讶地发现，在参加由残疾人组成的组织会议中，尽管他有残疾，并且是人类学教授，但他们往往更多地关注那些身体健康的专家意见，而不是作为人类学教授同时患有残疾的他的意见[66]。那些残疾人可能会对残疾文化持有相同的社会态度，并且言行一致。

Murphy 生活主要方面是他作为一名教授的工作，他尽可能延续下去。但即使他具有国际公认的人类学家及研究者的身份，医院的工作人员经常将他视为异类（基于同为残疾人的专业人士近期共同的观察）[62]。尽管 Murphy 正在全职工作中并在与医疗专业相关的领域进行研究，医院社工仍询问他："你的工作是什么？"。凭借医院工作人员的心态，他们似乎无法将其置于社会主流。Murphy 总结说，残疾人必须作出额外的努力，将自己成长为自主的、有价值的个体[66]。Gill 表示：

> 在某些方面，许多残疾人被迫过着双重生活。首先，他们一再被误认为不是他们的东西：悲剧化、英雄化、而不是全人类。具有不同类别障碍的个体提出了这种身份错误归属的广泛经验。其次，残疾人必须掩盖他们的自发反应和真实感受，以平息与他人的关系，从陌生人到家庭成员，以及他们每天依靠的私人助理[32]。

Murphy 的这本书以这样的观察结束：

> 但是，生活良好的本质是对否认、惰性和死亡的蔑视。生活有一个礼仪，必须不断庆祝和更新；这是一场盛宴，在骨肉痛苦煎熬后暴发，以追求自治[66]。

Beatrice Wright 是一位社会心理学家，多年来一直研究和撰写社会对残疾人的反应[98]。她用"传播（spread）"这个术语来描述残疾或非典型体形如何作为对残疾人的推论、假设或期望的刺激。例如，人们可能对着盲人叫喊，就好像视力不足也显示听力受损一样，或者脑瘫和语言障碍的人可能被认为是智力迟钝。传播的极端表现是相信个体生活由于患有残疾而一定是悲剧。这种态度可以用"我宁愿死于多发性硬化症"这样的陈述来表达。假设存在一种失能状态是对一种悲剧存在的无期徒刑，否认可能拥有满意和快乐的机会。这种态度是一种特殊的道德关怀，同时，遗传咨询和安乐死提供了消除残疾人人群的可接受手段[90]。如果生命被看作是悲惨的或不值得的生活，这将是一个无需争辩的简单步骤，如果残疾人不复存在，对所有人都是更好的选择[71]。

Wright 描述了将残疾与积极的自我意识相结合的意义，明确认识到残疾人的贬值状态是集体强加给这些人的[98]。Gill[32] 指出残疾人从其对人生的贡献进行评估（比较状态值与资产价值对比）。她用使用辅助设备所需的技能作为例子；尽管其他人可能会认为这些设备的使用较差（与原本"正常"功能相比），但残疾人将这些设备作为资产，因为他们已经学会了欣赏其使用所带来的好处。

作业治疗实践和独立生活哲学

直到最近，康复中的许多重点已经放在调整个体以适应现有环境。个体已经通过机器、手术、物理治疗、作业治疗、心理治疗、作业咨询、社会工作、假肢和矫形器、教育、培训等进行了调整[92]。这种强调使得个体得以调整的术语被称为医学模式（medical model）（或者说生物医学模型）的介入治疗。它是基于这样的想法，必须将偏离常规的进行干预、治疗、修复或纠正病理学。常规可能是生理的、解剖学的、行为的或功能的。在这个模型中，问题的原因是人所固有的；目标是正常化。相反，与独立生活哲学-残疾的模式相一致的残疾社会模式认为这些正常化的模式是错误的且危险的。特别值得关注的是倾向于孤立特定差异，然后利用这些差异来确定和解释社会层面的结果[29]。这种倾向产生了一种逻辑谬误，其中用"什么是正常的"的证据解释社会中影响参与的结果性问题。

DeJong 在 1979 年首次发表的具有里程碑意义的文章中描述了医疗康复模式与独立生活模式及其衍生物-残疾社会模式之间的差异[23]。在医学模式中，医生是主要决策者,医疗保健专业人士被认为是专家。问题被定义为康复对象的损伤或疾病;解决方案在于医疗专业人士提供的服务。通常情况下,康复的目标是使康复对象在日常生活活动(ADL)中独立行事。患者被希望积极参与由医疗专业人士制订的计划,成功取决于康复对象是否遵守规定的计划并达到医疗康复团队制订的目标[14]。

Fleischer 和 Zames[27] 指出,随着从被隔离的机构体制走出来的重度残疾人拥有独立生活的能力,是他们促成参与社区的战略,成为一支获得了动力的关键力量,形成了残疾人权利运动。以前,许多身为初期公民权利斗争主要推动者的残疾人都被藏在隔离的机构或家庭中。全球独立生活运动之父 Edward Roberts 不得不睡在铁肺(译者注:德林克氏人工呼吸器)之中。前助理教育部长兼残疾人在行动(Disabled in Action)的创始人 Judith E. Heumann 和世界残疾研究所(World Institute on Disability)的 Roberts 都需要日常生活的照顾。据报道,20 世纪 90 年代,独立生活中心和美国残疾人联盟(Center for Independent Living and the American Coalition of Citizens with Disabilities)的创始人之一 Fred Fay 每天都得仰躺在家,通过使用个人助理和三台计算机,不仅管理他的家,还管理州和国家的政治运动以及国际残疾人宣传方案[14]。

Bowen 指出,作业治疗实践者不应该欺骗自己,相信他们可以使用独立的生活或社会模式,因为他们的专业角色就是帮助人们独立生活[3-5]。这只是一个简单的词语转换,而不是模式的核心。独立的生活运动和相关的模式与大多数实践者使用的传统医学模式是完全不同的独立的实践方法[14]。

当使用独立生活模式时,接受服务的个体被认为是消费者,而不是康复对象;他/她是知道自己需要的专家;并且是应该成为主要决策者的人。在这个模式中,医疗保健服务提供者描述自己可以对消费者做什么,然后消费者决定他/她想要使用的服务的哪些方面。最重要的问题是有障碍限制的环境,其他人对残疾的负面态度,以及倾向于产生对他人依赖的医疗康复过程(在随后的章节可见:以康复对象为本的实践:从医学模式向社会模式的转变)。

Hammel,一位作业治疗师,在其主要的研究项目中强调:

> 康复专业人士可以更积极、具有意向性的与消费者合作,在康复服务中引导方向、赋予能量、激活策略,因此残疾人可以变成更有咨询的

> 消费者,感受到赋能的力量去与机构、服务、资源相互协商,生活及参与到社区的长效团队中去,包括同辈辅导、自我效能的社会学习、构建康复递送服务的小组等融合[37]。

作业治疗师可以启动同辈支持小组,鼓励患者参与在线远程支持性小组。这些问题最好通过自我帮助和消费者控制决策、自我宣传、同伴咨询以及消除态度性及结构性障碍来最好地解决。独立生活的目标是全面参与和融入整个社会[14]。

以消费者为控制和以消费者为导向的独立生活方案提供广泛的服务,其中包括作业治疗实践者认为的专业特点的一些特征,如辅助设备适配和日常生活技能培训等,均由联邦、州、本地和私人资源出资。1993年,美国作业治疗学会(American Occupational Therapy Association,AOTA)发布了一份立场文件,概述作业治疗在这些项目中的作用。专业本身的一般做法与其他设置没有区别。主要区别在于消费者选择使用哪种服务,而不是接受治疗师选择的服务。与基于社区的环境相比,与医疗机构设置相反,服务与消费者在本地社区中的角色职能直接相关。从业者可能需要更高层次的创造力来解决各种与角色相关的职能活动。

OT 实践要点

> 独立生活哲学要求治疗师在帮助康复对象成为主要参与者解决环境问题时,发挥支持作用。这种作用与治疗师更常见的、使用治疗活动恢复能力的方法形成对比[14]。

Bowen 指出,实践者往往在执行独立生活哲学方面存在缺陷,即努力让其他人意识到环境的制约性。使用独立生活哲学的重点目标是存在于身体和社会环境中的问题,而不是残疾人自身缺损的问题。研究指出,实践者编写的治疗目标对康复对象的改变是对环境的改变的 12 倍[14]。其他作业治疗研究者表示,实践者对建筑无障碍条例的认识极度缺乏,从而降低了他们促进融入社区和赋能消费者使用轮椅的能力[64]。

人第一语言

用于沟通有关残疾人想法的语言非常重要,因为它会传达关于人们的既定印象,也可能会降低残疾者的地位和形象。Kailes 是一位终身残疾的残疾政策顾问,他写道:

> 语言是强大的。它构成了我们的现实并影响着我们的态度和行为。言语可以授权、鼓励、

混淆、歧视、保护、诋毁、激化，开始战争并实现和平。文字可以产生爱和仇恨，文字可以描绘出生动且持久的画面[43]。

例如，用医疗环境的术语来说，残疾人可能被称为"四肢瘫（quads）""偏瘫（paras）""脑瘫（CPs）"或者"卒中倒下的（that stoke down the hall）"这种分类影响了如何看待康复对象的刻板化的示例，对损伤的理解吞没了对整体-人的认识[13]。一些人认为，将人称为"残疾人"会使残疾吞噬他们的整个身份，让他们脱离人道主流。那么，作业治疗实践者如何能够以有尊严的精神使用语言？

Switzer 在她关于讨论残疾人政策的复杂性时指出：

> 有一种虚拟化的一致性认为将残疾人具体化的词汇（例如畸形或轮椅）都削弱了个体的重要性，创造人们对仅仅针对残疾的看法。同样，试图发展使用委婉语（身体受到挑战，高度受损）通常被认为隐藏了仍然只凭其残疾来识别一个个体的企图[87]。

对于残疾人（persons with disabilities，PWDs）发展自豪感、文化和社区意识而言，过去的消极态度必须改变。使用以个体作为先入为主的语言让人们认识到残疾人首先是作为个体存在，其次才是具有残疾的特性[87]。语言使用的这种转变广为人知的名字是人第一语言（person-first language）[53]。

所有基本人权的斗争都包含了一个重要的问题，即什么标签将会被某个特定的人群所用。与其他少数群体一样，例子包括"黑人（Negro）"被"黑人（black）"取代，然后变成"非洲裔美国人（African American）"；"印第安人"改为"美洲原住民（Native American）"或"原住民族（People of First Nations）"；而"女士（ladies）"或"女孩（girls）"现在更常称为"女性（women）"。Kailes 提醒我们，废（crippled）、残疾（disabled）和残废（handicapped）等术语是来自残疾人社区之外的标签，由社会服务机构、医疗机构、政府和雇主制订的定义。

首选术语不断发展和变化。消极的态度、价值观、偏见和刻板印象可以通过使用精确、客观和中立的残疾相关语言加以修改。与残疾有关的术语往往是主观的，并通过暗示和语气间接地感受或偏见。但是这些术语对残疾人的影响可能是非常直接和令人不安的，在面对"最有能力"和"最无能力"的语言时，会出现无法抑制的愤怒、尖锐的矛盾及互动消失。使用这类语言会增加社会中人与人的距离，在互动中确立不平等，并产生贬低的期望[43]。

我们应该称之为作业治疗的服务接受者"患者""康复对象"或"患者-康复对象"（见框 6.4）。"患者"传达出实践者的伦理责任感[75]，以及来自接受照护者的被动和依赖[66]。另一方面，"康复对象"传达出一种经济关系，就像消费者一样[81]。一个人可能会向康复对象出售产品或服务，但买方应谨防自由市场经济的道德规范，而我们的职业道德要求完全根据其提供给受益人的好处来提供服务。治疗师也许有必要向个体小心翼翼地询问，哪些术语是他/她所偏向的。

框 6.4　词汇的运用

残疾人（disabled）与残障人士（handicapped）

残障（handicapped）暗示了一个人在街角上手上"残障"，正在乞求钱的负面形象。残疾（disabled）这个词也并不完美，因为它仍然意味着一个人不能做事的负面情绪，但它已经成为残疾人中最广泛使用和接受的词。残疾是一种情况，残障是残疾人在环境中可能遇到的障碍。人们的残障不是一直受残疾的影响。轮椅使用者在没有台阶的环境中不会产生残障。残疾可能意味着一个人可能会做一些不同于其他未残疾者的事情，但同样有平等的参与和平等的结果。"残疾人"这个词语是包含更多、虽然尴尬但便于表达的这类人的缩写。它将残疾人首先描述为人，除了残疾之外还具有多方面的特征。

例如，由于脊髓灰质炎导致残疾而使用轮椅的女性也可能是母亲、妻子、行政人员、学生、公民、董事会成员、有天赋的公众演讲人等。一名因车祸而四肢瘫痪的男子不是一个"植物人"。尽管他有明显的身体残疾，但他也可能是一名积极的、有贡献的、有成效的社会成员。残疾人可以代表不同性和独立性，我们有时会将某人的身份仅限于他或她的残疾；我们并没有将腿部断裂的人称为"断腿人"。一个例外是失聪人士将自己称为"大写字母为 D 的失聪（deaf）"。许多聋人认为自己拥有自己语言的文化的成员。在残疾人群体中也有支持残疾人这个词代表一种自豪感、文化感、共同的历史和经验的新的讨论。

轮椅使用者（wheelchair user）与坐轮椅的人（wheelchair bound）与局限于轮椅的人（confined to a wheelchair）

人们不会被束缚在轮椅上。坐轮椅的人（wheelchair bound）与局限于轮椅的人（confined to a wheelchair）传达了一种刻板印象，将残疾人与其他人分开，并描绘轮椅使用者贬值、无力、缓慢和被动。人们使用轮椅来增加他们的机动性，类似于人们使用汽车的方式。许多使用轮椅的人可以走路，但由于功能限制，例如耐力下降、平衡减少或行走速度慢，因此选择使用轮椅或滑板车。通常，轮椅的使用提高了能力、生

框 6.4　词汇的运用(续)

产力、独立性、易用性和运动速度等因素。对于很多人来说，轮椅意味着增加行动能力和自由度，而这并不意味着监禁！使用轮椅的人可以转移到汽车和椅子上。因此，他们既不被束缚也并不仅坐在他们的轮椅上。

患者(patient)

大多数人在某些时刻都是患者，但这并不意味着一直是患者的角色，也不应该总称为患者。患者是经常与残疾人配对的形容词。通常会听到像"多发性硬化症患者在我的课堂上"，"他是阿尔茨海默病患者"，或"卒中患者每天在商场走路"等表达方式。这些文字让人联想到一个人，胸前连接静脉注射和心电监护导线，在医生陪同下走在商场里。让残疾人与高度医疗化下的患者匹配。它赋予了他们永久性的"永久和慢性病患者"地位，并强化了一种常见的误解，即残疾人都患病。残疾人不一直是患者，大多数残疾人没有生病。

残废(crippled)

残废是源自一个古老的英语单词，意思是"蠕动"。Webster 的新世界词典给残废的第二个含义是"劣等"。这些是贬值、负面的刻板印象！

克服(overcome)

人们应对、适应并与残疾生活在一起。残疾是一个特征，就像人不能克服黑人一样，没有克服残疾。人们克服社会、经济、心理、态度、建筑、交通、教育和就业障碍。

特殊(special)

不应将残疾人标记为特殊。虽然这个术语经常用于特殊教育等描述，但它是傲慢、不恰当和疏远的。并没有必要。特别的是残疾人群体遭遇隔离的委婉语，因为它意味着不同和孤立。

受苦(suffer)

一个有残疾的人不一定会受苦。受难者表达了永不休止的哀悼的刻板印象。如果有人想说特定的人正在遭受痛苦，那么应该明确地阐述这一点。哀悼是适应残疾的一个阶段。这不是一个慢性状态。

受害者(victim)

"受害者"一词适用于在诊断、受伤后或者经历过某种形式的虐待(暴力犯罪的受害者，意外受害者或强奸受害者)后立即使用。用这个词来描述持续状态是不恰当的。一个人不是终生多发性硬化症受害者、脑瘫受害者或卒中受害者。被不断称为受害者加剧了初始经验的无奈和退化。

From Kailes JI: Language is more than a trivial concern! 2010.Self-published.http://www.jik.com.

尽管第三版的作业治疗实践指南(OTPF)使用了"康复对象"这个词去命名作业治疗的服务接受者，但显而易见的是，指南仍在不断的反思斗争，去推荐作业治疗师去适应使用服务接受者所偏向的术语[3-5]。

残疾文化

受到高度评价的记者 J. P. Shapiro[80] 撰写了关于通过数百万残疾人及其家人和为其工作的人共同参与的强大联盟形成的新群体意识。他注意到残疾文化的开始，这种文化在 1970 年代末期还没有全国性存在。英国社会学家 Barnes 和 Mercer[9] 最近指出，残疾文化是一种用以联合残疾人，关于身份和兴趣的共识，这种共识将残疾人与非残疾人隔离开。

正如新墨西哥州 Las Cruces 残疾文化研究所的联合创始人 Steven Brown 所说:

> 残疾人伪造了一个群体身份。我们分享共同的压迫历史和共同的应对联盟。我们创造了艺术、音乐、文学以及其他表达我们生活和文化的表达，并从我们的残疾经历中灌输出来。最重要的是，我们以自己为残疾人而感到自豪。作为我们身份的一部分，我们自豪地宣称我们的残疾。我们是谁:我们是残疾人。

作为"黑人自豪感"或"同性恋自豪感"的回声，"残疾自豪感"的概念在 20 世纪 70 年代中期甚至在独立的生活运动圈内都被认为是无法实现的。然而在 2004 年夏天，第一次残疾人自豪感游行在芝加哥举行(残疾自豪感的网址是 http://www.ieccil.org/independent-living/disability-pride.)

残疾人自豪感游行计划联合主席 Sarah Triano 表示:

> 残疾人自豪感代表着我们拒绝这样的概念，认为残疾人的身体、感觉、心理和认知与非残疾的标准有所不同，这种想法在任何形式下都是错误且坏的。残疾人自豪感展示了我们的自我接受、尊严和自豪。向公众表达我们的信仰，那就是:残疾是人类多样性中一个自然的部分，是对于遗传和文化的庆贺，是对我们的经历的认可。残疾人自豪感是运动建设中的一个组成部分，对系统性残疾歧视(ableism)和残疾污名化的定义发出直接的挑战。这是一个自我定义的激进举措;对被社会贬值的残疾人有目的升值;一种将自己从负面信念、态度和感情的复杂矩阵中解放出来的尝试，这些都来自主流的假设，即我们的残疾和身份存在内在的错误。

残疾艺术运动的出现标志着在残疾社会模式的基础上向残疾人积极描绘过渡的重要阶段。从 20 世纪 80 年代中期开始,残疾诗人、音乐家、艺术家和演艺人员的工作有了大幅增加,这些人阐明了"残疾"生活方式的经验和价值[9]。艺术、文学和表演,从莎士比亚时代到如今的 Axis 舞蹈公司,这些方式都渴望传达我们共同分享的具有普遍性的人类体验。20 多年以来,已故的漫画家 John Callahan 是一位玩世不恭的漫画家,并自称为"轮椅上的四肢瘫痪者",描绘了全国各地报纸上发表的关于生活的观点,包括残疾的经历[55]。Callahan 的自传《不要担心他不会走得太远(Don't Worry He Won't Get Far on Foot)》登上了纽约时报的畅销书排行榜。

正如 Fleischer 和 Zames 所说:"蔑视怜悯,残疾文化利用常见的其他文化如电影、文学、舞蹈和绘画等各种表现形式的表达来庆祝它的继承和关于社区意识"[28]。

加州大学洛杉矶分校国家艺术与残疾中心(The UCLA National Arts and Disability Center)致力于促进残疾儿童和成年人充分融入视觉、表演、媒体和文学艺术界。书籍《超越受害者和恶棍:残疾剧作家的当代戏剧(Beyond Victims and Villains: Contemporary Plays by Disabled Playwrights)》[55] 和《共同体:残疾与表现(Bodies in Commotion: Disability and Performance)》[77] 都是极好的例子。Josh Blue,一位患有脑瘫的喜剧演员是另一个通过残疾人的视角进入主流娱乐领域的例子。体育和游戏,文化追求的先驱,在残疾文化中非常明显。残疾运动员(disabled athlete)一词已从运动医学和骨科学中被纠正,而使用的竞争性残疾运动员(competitive athletes with disabilities)。每个马拉松主办城市都欢迎使用轮椅的"跑步者"。国际残奥会从 1960 年举办至今,每 4 年 1 次与奥运会同时进行,已经成为世界第二大体育运动盛事。一位英国使用轮椅的残疾网球运动员描述了她的个体经历,她在 2001 年因摩托车祸而导致 C_6 以下的脊髓损伤,但她给出了残疾的另一种解释,这个精力反映了虽然不同但是积极的社会身份[44]。

2005 年的电影《扣杀球(Murderbal)》,关于一位截瘫使用 Mad Max 式轮椅上全接触橄榄球的残疾运动员,他在希腊雅典举行的残奥会上比赛。该片被奥斯卡提名为最佳动作片[40]。另一案例是专业轮椅溜冰运动员在溜冰公园中表演[26]。

国家健康、运动及残疾中心(The National Center on Health, Physical Activity and Disability, NCHPAD)着重通过建立残疾人社区的国家行为去促进运动及营养方面的社区健康融合运动。社区融合持续性计划指南:关于健康社区持续性计划指南的附录(http://www.nchpad.org/CHISP.pdf)可以用于帮助创建融合性健康联盟。

James Charlton 的书《没有我们就没有关于我们:残疾压迫和赋权(Nothing about Us without Us: Disability Oppression and Empowerment)》详细介绍了全球推行的"基层残疾人行动主义"。他表示:"残疾人的权利意识正在增强……这与自我感到自豪并且具有强化和传播这种感觉的文化有关"[19]。

John Hockenberry[39] 作为一名知名记者和书籍《动作违规,回忆录:战争地带、轮椅和独立宣言(Moving Violations, A Memoir: War Zones, Wheelchairs, and Declarations of Independence, has a spinal cord injury and uses a wheelchair)》的作者,同样是一名使用轮椅的脊髓损伤残疾人。他从新颖的角度看待残疾,作为一种文化的资源:

> 为什么一个人如果上过学但从来不知道法国或法国的语言会被认为没受过教育?但是,如果一个人上过学,但对残疾一无所知,从来没有遇到一个残疾人,从来没有听说过美国手语,他可能不仅被认为是受过教育的,而且也是幸运的?也许我们这个残疾人社区需要摆脱医疗领域,甚至脱离人权领域,进入文化领域,并且展示如何建立对每个个体都更好的融合性社区[39]。

Murphy 在《身体无声(The Body Silent)》一书中描述了他的退行性残疾如何促使他用于研究偏远地理区域深奥文化的相同分析工具来研究残疾人社会,这是他学科典型的研究领域。他表示[66]:

> 正如人类学家通过长期深入研究完全不同的文化而拥有看待自己文化更好的视角一样,无论我是否喜欢,我在残疾状态的无限延伸逗留让我获得了远远超过了任何旅行的收益。我现在与美国文化站在不同的角度,让我在很多方面都是陌生人。而随着这种疏离,更深入地渴望渗透到文化差异的层面,并理解所有人类经验的基本统一性[66]。

为什么作业治疗师应该知道这种不断发展的社会现象-残疾文化?我们的贡献是否如此受医学模式的约束,我们无法承认这种文化表达?如果不是为了支持参与各方面的作业活动,包括那些表达残疾文化视角的残疾人,我们与残疾人的关系有何价值?

设计及残疾

Bickenbach[12]是一位残疾人权利法律和政策制定者,他利用 Irving Zola 的工作提醒我们,残疾的"特殊需要"方法不可避免地是短视的。如果我们认为障碍与社会、态度、建筑、医疗、经济和政治环境之间的不匹配仅仅是残疾人面临的问题,那么我们忽视了残疾是人类状况的基本特征。不是残疾是否会发生,而是什么时候发生;不是哪一个,而是多少个,是什么组合。整体人口处于与慢性疾病和残疾相关的损伤风险中。随着人们寿命的延长,残疾的发生率也在增加。将残疾视为异类不能够提供人类经历的现实场景。Bickenbach 在关于残疾人权问题的讨论中强调了残疾是人类经历中不变的和基本的部分,并且没有人在所有情况下都具有完美的能力;没有固定的界限划分人类能力的所有变化。我们对能力和残疾之间的对比的一般描述实际上是各种环境中功能的连续体[12]。

这种观点影响辅助技术领域中作业治疗作用,改变环境以提高作业行为中的个体表现。我们的文献充斥着关于辅助技术(参见第 17 章)和环境改造的讨论:具有各种诊断分类的应用,关于辅助技术使用的培训方法,提供专用设备以提高性能的用处以及家庭改造。在我们的专业文献中,通用设计的概念(环境可以用来支持个体差异的方式)并不突出。这个想法包括建筑环境、信息技术和可消费的产品,以及所有人都可以使用的大量商业和社会交易,而不需要适应或专门设计。因此,这个概念是:如果设备(建筑物,计算机,教育服务等)的设计符合残疾人的需求,它们将更适用于所有用户,无论有无残疾。

残疾只是个体可能拥有的影响我们环境设计的多个特征之一。通用设计的一个例子是公共建筑(包括机场和火车站等运输服务)中的联邦法律(美国残疾人法案无障碍指南 Americans with Disabilities Act Accessibility Guidelines[ADAAG])规定要求并为那些使用轮椅的人设计的斜坡入口。随着设计要求越来越多地实施,所有旅客普遍使用带轮子的行李箱,以及父母推着婴儿车上的儿童和带着滚动推车的送货员,已经变得司空见惯。试想一下,如果新的房屋建筑设计包括都容易进入的入口和足够宽敞的卫生间门以容纳轮椅通道,那么对家庭改造的影响有多大(参见第 15 章)。

来自独立生活运动的参与者影响了个人电脑及电子设备工业,改革中结合了大量个性化偏好,从字体的大小和类型整合到适应性技术之间,如语音识别与操作系统中可代替的内置键盘等辅助科技技术。另一个成功的倡导例子是,2000 年在康复法案下设立了标准:为身体、感觉及认知残疾的人士解决电子及信息技术的使用问题(http://www. access-board. gov/guidelines-and-standards/communications-and-it/about-the-section-508-standards)。通用设计的指令显而易见,因为教育者越来越多地接受培训,包括多种形式的视觉、听觉和触觉系统,以满足人们在看、听、说、移动、读、写、理解英语、出席、组织、参与和记忆等方面差异巨大的需求[16]。

有人认为,通用设计的原则可能会使辅助技术在许多涉及损伤的场合不被需要。单手使用的开罐器可以在任何人在忙着准备食谱中多个步骤时使用,也可以在因脑血管意外导致偏瘫的厨师做饭时使用。

通用设计的设备和辅助设备可能是对因设备特殊而污名化的一种补救措施。Daarragh 等人指出"我们从文献中知道老年人对设备的潜在用处往往会因顾虑社会的可接受性和美学而抵消"[22]。个性化处方的设备需求始终存在,因为如此多种的残疾与个体的需求相关。

互动过程:残疾人与环境

国际功能、残疾和健康分类

2001 年,世界卫生组织(WHO)对卫生和健康相关领域的分类(国际功能、残疾和健康分类,称为 ICF)进行了重组,其中描述了身体功能和结构、活动和参与。这些领域从身体、个体和社会角度分类。ICF 还包括一系列环境因素,因为个体是在某种情况下执行的。ICF 分类的目的是提供统一和标准的语言和框架来描述身体功能和结构的变化,健康的个体在标准环境中能够做什么(个体能力水平),以及个体实际上在他/她实际环境中能够做什么(个体的表现水平)。用语言编写的文件将取决于用户,他们的创造力和他们的科学定位。本文件是世界卫生组织"国际疾病分类第十次修订本"(ICD-10)的配套文件[96]。对于包括作业治疗师在内的卫生从业人员,ICF 对如何理解健康和残疾提出了主流观点。

相比残疾,ICF 强调健康和功能。残疾始于健康结束的时刻,这个概念可以抛弃了。ICF 是衡量功能行为的工具,不考虑损伤的病因。这种根本转变强调了人的健康水平,而不是个体的残疾[97]。

Fougeyrollas 和 Beauregard[29]指出,ICF 的修订更符合社会生态学对残疾的理论描述,并且通过强调环境因素的作用而远离还原社会理论。它还更符合残疾人权利运动。经修订的《作业治疗实践框架:领域与过程》(第 3 版)使用 ICF 术语来加强与其他医疗领域的沟通。[3-5,35]如人体工程学和作业治疗学这些学科认为环境是人类行为的重要组成部分。为了说明这种思维转变,社会生态学家特别指出作业治疗学中使用的有关人类作业活动的模式,如人类行为生态学模式[25]、人类作业活动模式[46]和人-环境-作业活动模式[52]。作业治疗理论的发展对于改变康复模式具有重要影响,将整体和生态学原理应用于理解人类状况[29]。

从历史上看,作业治疗一直与医学领域相关,并强调病因学或因果关系来解释功能和残疾。相反,我们的专业目前正在把作业活动理解为一种社会建设。为了与残疾社会模式保持一致,我们关注于作业活动的产生,如 Padilla[68]所说"明白个体是谁,从哪里变成这样,在变化成那样的过程中"。

正如世卫组织所定义的,健康是身体、心理和良好社会状态的一种表现。个体在他/她在环境中发挥出最佳功能,或者个体对他/她对环境适应的能力[29]。

ICF 评估身体功能与结构的生理性改变,但同时也同等看中个体及环境因素的背景因素。这些识别健康的各因素组成了对健康的概念(表 6.1),而健康的结果主要集中在疾病后可能出现的后果上。这从独立的残疾观点转变为直接由疾病、创伤或需要专业人士个体治疗的其他健康状况导致的医学模式,转变为一种可以整合社会模式的模式,其中残疾不是个体的特质而是复杂的条件集合,其中许多是由社会环境创造的(框 6.5)。社会模式需要社会行动,是整个社会的

共同责任,为残疾人全面参与社会生活的各个领域进行必要的环境改造[96]。

表 6.1　健康的组成及各元素	
组成	元素
功能及残疾	身体功能及结构
	活动及参与
背景因素	社会因素
	个人因素

框 6.5　ICF 对社会因素的识别

- 产品及技术。
- 自然环境及人造原因改变的环境。
- 支持及人际关系。
- 态度。
- 服务、系统及政策。

据世界卫生组织称,医学模式和社会模式都不能提供残疾的全貌,尽管两者都有部分用处。被称为残疾的复杂现象可以从人的身体层面来观察,也可以从社会层面来观察。它始终是人的特征和人的整体环境之间的动态交换,但残疾的某些方面存在于人内(例如,与疾病过程相关的细胞变化),而其他方面基本上是外部(例如,对其他人的恐惧和偏见)。因此,医疗和社会模式的应用都是适当的。最好的残疾模式是在不排除其他观点的情况下,综合每种模式的准确之处。世界卫生组织建议将此称为生理-心理-社会模型,并以 ICF 为基础进行这种合成(synthesis)。其目的是整合医学和社会学,从而形成对健康连贯性的观点,并结合生物学、个体和社会观点[97]。

ICF 允许真实世界的观察结果,即两名同病的个体可以有不同程度的功能,两名功能相同的个体不一定有相同的健康问题(表 6.2)。两个人通常会有不同的环境与个人因素同身体机能进行互动。

表 6.2　ICF 术语的举例			
情况	损伤	活动受限	参与受限
脊髓损伤	瘫痪	无法使用公共交通	无法使用公共交通导致无法参与宗教活动
双向情感障碍	认知及情绪障碍	无法理财	缺乏信用系统导致无家可归

在作业治疗实践中,从依赖医学模式(即从解决个体中存在的问题)转向整合作业治疗到社会模式中,这种模式解释了人与环境的相互作用,导致了不断演变

的理论结构。[21,47]例如,环境适应的治疗概念,即个体希望通过治疗改造自己,已被作业科学理论学家质疑。相反,人与环境的相互作用,动态相互适应更强调社会

模式的思考方式。Cutchin[21] 提出了空间整合而不是环境适应的概念,即"人更多地是他们环境的一部分,环境更多地成为人的一部分",这个个体的"动机和过程从未完全独立于物质、社会以及塑造自我和欲望的文化领域"[21]。在 Cutchin 的结论中,他强调康复对象和实践者都应该是反思性的社会自我,具有"治疗中哪些进展的时刻是康复对象和治疗师与治疗师协同空间及社会关系,使用这样的合作的作用共同完成作业活动,使得个体及空间再次整合,变为一体"的潜能[21]。

一份加拿大对女性轮椅使用者的研究强调了这些不断演变的理论结构。研究人员总结说,这些女性遇到的障碍是缺乏空间、楼梯、有障碍的空间、交通不便和社区接触有限。该研究认识到妇女用于恢复对环境的控制、实现自治、参与社区等许多策略的重要性。研究人员呼吁实践者通过身体和周围环境特征之间的关系,保持对家庭概念的敏感[74]。

瑞典研究人员 Lexell 等人[57] 研究多发性硬化症(MS)人群,同样得出结论认为,专业人士需要拓展他们的治疗范畴以影响有意义作用活动的社会条件。他们描述了那些研究对象表示他们被迫优先考虑那些最需要的作业活动以及那些可以随时进行的需要预先计划的作业活动。随着时间的推移,规划和解决活动之间的平衡问题比以前认识到的情况更为复杂。此外,由于随着时间的推移,活动规划和平衡似乎受到他人的强烈影响,所以干预措施不仅应针对患者,还应针对其他参与患者的活动中的人。

作业治疗师与残疾人的关系

Aagela Morre 在本章开头的案例研究中描述了她的痉挛性脑瘫经验,并没有描述到目前与康复专业人士有任何联系,在生活早期的经历却有大量与医疗专业人士之间社会及个体的经历。与之对应的,她的故事描述了一段这是漫长而艰苦的过程,其中有不同治疗介入的尝试,多重原因的推测和建议,以及在损伤或突发的病情发作时,康复医学给予的为之甚少的直接帮助。

道德考虑

专业医疗咨询通常不是一种选择,而是需要从创伤或更隐蔽的功能障碍影响个人的生活状态。服务提供者必须尊重那些致力于恢复健康的人们的脆弱。面对寻求作业治疗服务的人们,我们必须谨慎和体贴以确保尊重、尊严和道德责任。

作业治疗价值观以人文关怀为中心[68],特别是那些患有慢性、严重和终身残疾并且永远无法治愈的个体[100]。一些作业治疗实践者可能会接触暂时残疾人员(例如,手部外伤但恢复了大部分甚至全部功能)或者参与旨在减少工伤的预防计划,这些专业人士不会与被认为是残疾人的群体接触。然而,作业治疗师服务的大多数人的终生条件不能被"治愈"[6],因此,大多数人无法摆脱贬值、污名化、限制、刻板印象以及世界无法包容其不同之处的经历。有些人在随意的接触时无法被观察到存在差异(如自体免疫缺陷、癫痫、疼痛、心肺问题),但是一旦被他人发现或披露,这些不同之处就会产生类似的个体和社会效果。

作业治疗师不是根除疾病,而是确定并加强个体健康方面的潜力。强调个体的自我指导和自我责任,而不是遵守或遵守命令。作为一个与他/她的环境相互作用的个体,其对自身综合性观点指导了作业治疗实践,而不是作业治疗师作为专业人士去提供整合建议。这种整合需要强调日常生活活动和参与被文化所预期的作业活动。作业治疗师的治疗关系应建立在相互合作的基础上[82],而不是积极的治疗师和被动的康复对象这样的方式。我们服务的接受者应该被视为具有目标、兴趣和动机的独立思考和行为能力者,而不是其行为仅仅由物理法则所决定的个体[56];而是,我们相信潜在的能力,通过参与活动来实现。强调接受者的生产力和参与,而不是避免承担责任。

OT 实践要点

作业治疗师寻求促进工作领域的平衡,如工作、休息、娱乐、睡眠、日常生活和良好状态的获得感。为了实现这一目标,作业治疗师必须了解个人的经验和观点,而不是依靠观察作为唯一可靠的信息来源。

虽然许多作业治疗师在医学模式环境中提供服务,但我们从与诊断、治疗和康复的传统医学视角不同的方式来看待康复对象,并应遵循不同的思维过程。我们对从事日常生活活动能力的关注意味着我们的实践范围不仅包括医院环境,还包括家庭和社区。因此,作业治疗可以在医疗环境内外进行,常常帮助康复对象成为独立生活的人,恢复健康和幸福。从这个意义上说,作业治疗实践将急性医学照护的外部世界与家庭,家庭和文化的世界联系起来。

作为环境因素的治疗师

作业治疗师和其他康复专业人士是残疾人社会背

景的一个独特部分;作业治疗师是残疾人的社会背景之一;作业治疗师是个体寻求良好状态的环境因素。行为、信仰和表现出的态度与作业治疗师提供服务的个体生活经历有关。作业治疗师会给环境带来文化偏见(如妇女作为家庭主妇,作为养家者的人)、宗教信仰(例如,疾病是罪恶或神圣干预)以及对残疾态度(如大众传媒的刻板印象)。个体心态可能与对每个个体真正理解的渴望相冲突;例如,Asch 在讨论生物伦理学时报道说:"康复专家……大大低估了残疾人的生活满意度,无论他们该领域工作的时间长短或他们曾经服务过多少人"[7]。这是合理的,得出的结论是,这种低估影响了康复对象与专家之间相互作用的质量,并且必然影响了社会背景中的关系系统。

Basnett[10],一位患有颈髓损伤的医生认为,对医学专业人士及其态度的主要影响是社会规范。医学专业人士主要通过在患病期间看到残疾人的状况而培训和实践自身的医疗能力,因此他们可以形成与许多残疾人实际情况相差甚远的残疾认识,这可能会影响医疗重要决策并影响到残疾人的就医体验。Basnett 的研究成果包括:①一般卫生专业人士的态度,随着职业教育的进行,态度变得更加消极;②专业人士与康复对象之间关系的力量不平衡;③强调功能局限性和残疾人的不同之处,而不是强调优势和相似之处的联系。他指出,其他专业人士,比如作业治疗师,更专注于残疾和不同功能限制的作业治疗师,可能会形成与医生不同的观点。

Wright 注意到康复过程中必须培养独立和自主导向的目标[98]。她提出,共同管理可以改善结果。她观察到,施予性人际关系可能会减弱受助人的服从和权力,并强化专业人士已有并应该有答案的观点。康复对象可能期望并希望专业人士完全负责。在某些情况下比如急性医疗照护,这种方法是必要和值得赞扬的。然而,将责任和权力转移给治疗师可能会大大干扰康复和作业治疗的目标,特别是独立生活的目标。因此,Wright 认为:"必须尽快让服务担当决策者的未知"[98]。同样,Guidetti 等人[34]的中心研究成果之一"治疗关系提升赋能的可能性"[34]强调自我照顾治疗介入的结论。

Wright 还认为,康复专业人士可能有共同管理介入的需要[98]。康复对象也需要自信、展示自己的知识、获得权力或以权威的角色达到满意。Wright 还指出,系统中效率和成本控制的压力越来越大,成为绊脚石,因为共同管理可能需要比下达治疗处方更多的时间和精力。她的建议是"不要陷入这个问题而是转向解决方案"来推动建设性思维。

研究支持关于共同管理的长期影响的研究结果。在 Wright 的研究中[98],一组 100 名严重残疾康复对象在医院进行康复治疗,鼓励他们最大限度地加入和参与。出院后 1 年,他们的身份与在同一医院完成传统康复项目的对照组进行比较。实验组显示自理和步行能力的持续改善程度更高,死亡率更低。Wright 总结认为,只要可行,应该促进康复对象与之类似的共同管理[98]。治疗师应该通过表明他/她尊重康复对象,表现出友好和关怀,以及表达关切关于康复对象的整体福利。基本的社会文明,如敲门房的病房,介绍自己,并且按名称称呼服务接受者是重要的。专业人士需要"随时质疑康复对象是否掌握主动权"或者其是否"正在受家长式指导"。对于作业治疗师而言,最终的结果可能对于习惯在专业威权条件环境中工作的作业治疗师来说是尤为重要的准则。

治疗性自我使用

Gill 表示,尽管文献中有负面描述,但许多残疾人与非残疾家庭成员、朋友、亲密伴侣、医疗相关人士和雇主之间有着值得称赞的关系,事实上,这种关系促进了健康[31]。她指出许多残疾人对他们生活描述性的故事中,其中关键的是非残疾人本身没有残疾偏见,偏见出现在意识到它的时候,并在轻视它的时候联合在一起了。这些联合在一起让人无法摆脱的偏见似乎窥察出残疾人其实是在"充满荣耀和完全普通的状态"[32]。

Ann Neville-Jan[67]是一位罹患脊柱裂的作业治疗师和学者,在她的"痛苦世界"的自言论中描述了真实和尊重的关系如何创建。她回顾了 Elizabeth Yerxa 的 1967 年 Eleanor Clarke Slagle 讲座,并提醒我们"真正的作业治疗意味着对康复对象价值系统的承诺和最好被描述为'与我们的康复对象在一起'的治疗关系"[67]。引用 Clark 等人[20]的描述:"合作技巧、建立同理心、融合平常心、倾听和反思、对于理解康复对象生活的故事以及从而发展信任和希望非常重要"[20]。她也写道:

> 在我的故事中,有两位专业人士不论治疗是否奏效,都能始终如一地对我保持信任和希望。我们是合作伙伴;他们倾听并分享了他们的生活、家庭和他们的兴趣。他们是具有同理心的听众……当我告诉他们我每天在痛苦中挣

扎时,他们并没有急躁或不耐烦。他们并没有试图将这个话题改变为与疼痛无关的话题。

Darragh 等人[22]从对罹患脑损伤的参与者的研究中,描述了积极感知治疗所需的类似特质和特征。

Neville-Jan 对真实的治疗师行为的描述与 Vash 和 Crewe 关于贬值的描述截然不同:对较轻微、较低等的存在感的漠视,被认为无能为力、无用,可能是一种负担,缺乏吸引力和较低的社会地位[92]。而真正的治疗师是一个不会使残疾人贬值的人。

Smith[85]是教育领域教授,也是一名残疾人,他呼吁建立盟友的关系,并与他人建立关系以达到共同的目的;作业治疗师应当是一个以合作的方式尊重、重视和支持他人的目标和愿望,并相信他/她可以代表自己发言并采取行动。这与倡导者为他人发言或者假设知道对方想要什么或需要什么不一样。用 Yerxa 的话来说,"制订明智的问题需要与我们希望服务的对象建立伙伴关系","我们需要通过个体的眼睛了解日常生活与个体目标和环境的关系"[101]。

康复对象为中心的实践:从医疗到社会模式的转变

过去 20 年来,以康复对象为中心的做法越来越重要。作业治疗师认为有必要与康复对象建立合作伙伴关系,其中康复对象确定需要解决的问题,并在干预措施的选择和实施方面进行合作。这种方法的采用与更多的治疗师在希望以康复对象为中心的实践中工作相一致:学校,独立生活中心,社区环境和健康促进中心[54]。

查克·克洛斯(Chuck Close)一位备受好评的视觉艺术家,他患有大面积脊椎动脉压塌,几乎完全瘫痪,之后经历了几年的康复,他接受采访并成功后重返艺术的竞争世界。他部分可移动的手上有铁架支撑装置、有一台精密的轮椅和其他能辅助他绘画的工具。他理所当然地批评治疗师不顾他生理上的限制而试图让他参与家务工作,参与艺术和艺术创作才是他所定义的作业。在康复中心的地下室找到绘画和给绘画作记号的方式是他"康复"的转折点[30]。

在康复中心工作的作业治疗师经常更强调技术性的目标(如关节活动度和肌肉强化),而不是独立生活所需的技能[69]。独立生活技能要求作业治疗师将康复对象参与到最重要的作业活动中,不仅涉及这些作业活动发生的环境,还涉及支持参与这些作业活动的社会化。作业治疗师应该投入更多的时间和精力来帮助康复对象准备在自己的社区中发挥作用[69]。

Lyons 和他的同事[59],一家主要康复中心的作业治疗实践者指出,"从医学模式转向鼓励康复对象负责作出有关治疗过程的决定",为作业治疗师提供了一个独特的机会,让他们回到更真实的以活动为本的实践方法,并重新发现其以康复对象为中心的实践根源。这些研究者也描述了医学模式背景下真正以康复对象为中心、以作业为本的方法所带来的好处,从而宣布作业治疗对康复对象关怀的独特方式,并将他们的愿景定位于以康复对象为中心的康复团队。实现以上理念的方法包括使用半结构化作业表现问卷——加拿大作业表现量表(Canadian occupational performance measure,COPM)[51]作业活动为本的故事讲述及故事创造,旨在更好地了解康复对象,以及作业工具包,以使得康复对象参与到所选择的活动中去,如园艺、写信、宠物照护、钓鱼、剪贴簿和汽车护理。实践的再造,回归到真实的以作业为本的方法,对于专业人士来说是一场胜利,也是一场为康复对象而来的胜利[59]。

作业治疗师可以帮助重新定义残疾[78]。这一重新定义将包括改变社会态度和做法,以便社会承认残疾人的尊严和价值,赋予他们自我定义和自我指导的权利。作业治疗师将努力在社会模式中担任顾问、助手和倡导者,而不是诊断者、开处方者和治疗经理。Schlaff[78]提出"消费者正在或变得自我导向,消费者和作业治疗师都在努力消除社区障碍及限制因素以获得经济独立性。"

生活满意度及生活质量

在讨论身体残疾的个体和社会背景时,生活满意度和生活质量的概念非常重要[70]。生活满意度被认为是个体整体生活质量的主观组成部分[91]。个体对他或她的生活可能包括诸如满足家庭生活、参与休闲活动、职业追求、自我照顾和性表达等因素。满意度并不要求每个体的参与程度相同,而是要反映出个体对他/她参与各种生活情况的程度的看法。无论具何种中慢性致残条件(无论是急性的,进行性的还是先天性的)的残疾人,关于其心理社会问题的文献描述使用个体的感知生活质量或生活满意度来衡量其成功适应或克服这些诊断的情绪后果。自我报告没有抑郁、焦虑和自杀意念被视为心理健康的证据,这常常等同于高质量的生活和生活满意度[45,88]。

康复对象与作业治疗特别相关的报告有助于他们的生活质量和生活满意度。在 20 世纪 80 年代早期,

Burnett 和 Yerxa[17]发现,残疾人在对康复出院后个体日常生活活动表现满意的同时,对家庭及社会功能的准备不足。最近的研究表明,那些报告高生活质量和生活满意度的残疾人士认为社交(友谊),休闲和生产性活动是对他们提及的高生活质量和生活满意度特别重要。事实上,对于 Pendleton 关于残疾的成功

女性友谊的定性研究,其中的四名参与者来说,友谊有助于作业活动参与,作业活动参与反过来促进了他们的友谊[70]。

瑞典的研究表明,在社区卒中康复对象中,生活满意度与身体损伤程度无关。相反,这与人们实现自己的重要目标的能力有关[13]。

案例研究

Angela,第二部分

Angela's account of the experience of living with spastic cerebral palsy was not written to form a relationship with an OT practitioner or, for that matter, any other professional. Rather, this insider's reflection was written, in the Project Muse editors' words, to explore bioethical topics and, on behalf of individuals with disabilities, to "share deeply personal accounts of how their lives are affected by their disabilities and the way society views their disabilities."

With that understanding, one should not be drawn into speculation, based on her account, about what Angela may or may not find useful from a practitioner. Instead, reflect on her use of language to describe her disability and her view of health: How has Angela's perception of herself changed over time? What has contributed to those changes? What impairment-based difficulties does she describe? What interventions have been rejected? What effect does her disability have within treatment for an unrelated disease?

In a commentary on the Project Muse narratives, Lorna Hallahan, a bioethicist, wrote:

Acknowledging that respect compromised is a doorway to oppression in which the autonomy of the person is sacrificed in the interests of social hygiene and service efficiency opens a wide sphere for solidarity building and action. In order to understand the potency of this mechanism which masquerades as care, we need to know the history of exclusion, rights denial and violence that has shaped our social responses to those labeled disabled. It is this history, alive today, that produces and reproduces affliction.[36]

Angela's story highlights the theory of profoundly negative experiences caused by societal factors. Hallahan's conclusions help reinforce the idea that respectful understanding of all the factors affecting full participation is the first step toward collaborative partnership with those who have a disability.

总结

本章探讨了身体残疾的个体和社会背景以及对作业治疗师的影响。残疾人的个体经历是从业人员为残疾生活问题创造有意义和有用的方法的必要资源[36,73]。

医学模式与社会模式及其附属理论独立生活哲学之间的区别,适用于残疾体验,为我们与可能从我们的专业知识和技能中受益的人建立有用的关系提供了重要的经验教训。当我们探索参与独特的作业活动模式时,在与具有特定兴趣的个体的独特环境中,我们寻求提高潜在的残疾经历的满意度。我们的注意力必须包括如何清除作业活动参与的障碍。

利用我们的专业知识,我们的实践者通过与其他专业人士直接联系和建设康复(或健康促进)环境,成为康复对象环境的一个组成部分。我们秉承道德标准和我们职业的使命,培养促进生活质量和个体自主的关系。我们使用的语言传达出强烈的情感信息,并且必须反映我们的价值观。作为社会中的成员,面对社会中可见的残疾人的形象,我们可能需要研究自己的偏见,即"残疾主义者"的刻板印象,为残疾人带来态度上障碍。

我们致力于改善残疾人的生活机会,使我们始终致力于改善我们的实践和知识基础。我们对所期望的、认为有价值的、对个体可以发生的积极改变深思熟

虑,必将引导我们在整个职业生涯中不断进行自我检查。

复习题

1. 如果采用独立生活运动的哲学,治疗师如何使之接近临床情况? 这种方法与传统治疗方法有何不同?

2. 影响残疾经历个体背景的个人因素是什么?

3. 我们对残疾适应阶段模式了解多少? 他们在哪些方面有用?

4. 污名化、刻板印象、限制和传播如何影响残疾的社会背景?

5. 什么是对残疾、文化和环境进行概念化的创新方式?

6. 世界卫生组织 ICF 以何种方式促进残疾的生理-心理-社会模式? 这个模式如何得到作业治疗学者的支持?

7. 作业治疗师在哪些方面成为残疾人的环境因素?

8. 治疗性自我使用的用途是什么? 为什么它很重要?

9. 作业治疗实践如何才能变得以作业为本,以康复对象为中心?

10. 关于残疾人的生活质量和生活满意度我们了解什么？

（施晓畅 译，周欢霞 校，胡军　闫彦宁 审）

参考文献

1. Adamson L: Self-image, adolescence, and disability, *Am J Occup Ther* 57:578, 2003.
2. Amen DG: *Healing the hardware of the soul: how making the brain-soul connection can optimize your life, love, and spiritual growth*, New York, 2002, Free Press.
3. American Occupational Therapy Association: Occupational therapy practice framework: domain and process, *Am J Occup Ther* 56:609, 2002.
4. American Occupational Therapy Association: Occupational therapy practice framework: domain and process, ed 2, *Am J Occup Ther* 62:609, 2008.
5. American Occupational Therapy Association: Occupational therapy practice framework: domain and process, ed 3, *Am J Occup Ther* 68(Suppl 1):S1–S48, 2014.
6. American Occupational Therapy Association: *Summary report: 1990 member data survey*, Rockville, MD, 1990, The Association.
7. Asch A: Disability, bioethics, and human rights. In Albrecht GL, Seelman KD, Bury M, editors: *Handbook of disability studies*, Thousand Oaks, CA, 2001, Sage.
8. Barnes C, Mercer G: *Disability*, Malden, MA, 2003, Blackwell.
9. Barnes C, Mercer G: Disability culture: assimilation or inclusion? In Albrecht GL, Seelman KD, Bury M, editors: *Handbook of disability studies*, Thousand Oaks, CA, 2001, Sage.
10. Basnett I: Healthcare professionals and their attitudes toward and decisions affecting disabled people. In Albrecht GL, Seelman KD, Bury M, editors: *Disability studies handbook*, Thousand Oaks, CA, 2001, Sage.
11. Bernspang B: *Consequences of stroke: aspects of impairments, disabilities and life satisfaction with special emphasis on perception and occupational therapy*, Umea, Sweden, 1987, Umea University Printing Office.
12. Bickenbach JE: Disability human rights, law, and policy. In Albrecht GL, Seelman KD, Bury M, editors: *Handbook of disability studies*, Thousand Oaks, CA, 2001, Sage.
13. Bickenbach JE: *Physical disability and social policy*, Toronto, Ontario, 1993, University of Toronto Press.
14. Bowen R: Practice what we preach: Embracing the independent living movement, *OT Practice* 1(5):20–24, 1996.
15. Braveman B, Bass-Haugen JD: Social justice and health disparities: an evolving discourse in occupational therapy research and intervention, *Am J Occup Ther* 63:7–12, 2009.
16. Burgstahler S: Universal design of instruction. In Cory R, et al, editors: *Beyond compliance: an information package on the inclusion of people with disabilities in postsecondary education*, Syracuse, NY, 2003, Center on Human Policy, Syracuse University.
17. Burnett SE, Yerxa EJ: Community based and college based needs assessment of physically disabled persons, *Am J Occup Ther* 34:201, 1980.
18. Cahill MA, Norden MF: Hollywood's portrayals of disabled women. In Hans A, Patri A, editors: *Women, disability and identity*, Thousand Oaks, CA, 2003, Sage.
19. Charlton JI: *Nothing about us without us: disability oppression and empowerment*, Berkeley, CA, 1998, University of California Press.
20. Clark F, et al: A grounded theory of techniques for occupational storytelling and occupational story making. In Zemke R, Clarke F, editors: *Occupational science: the evolving discipline*, Philadelphia, 1996, FA Davis.
21. Cutchin MP: Using Deweyan philosophy to rename and reframe adaptation-to-environment, *Am J Occup Ther* 58:303, 2004.
22. Darragh AR, et al: "Tears in my eyes cause somebody finally understood": client perceptions of practitioners following brain injury, *Am J Occup Ther* 55:191, 2001.
23. DeJong G: Defining and implementing the independent living concept. In Crewe NM, Zola IK, editors: *Independent living for physically disabled people*, San Francisco, 1983, Jossey-Bass.
24. Dubouloz CJ, et al: Transformation of meaning perspectives in clients with rheumatoid arthritis, *Am J Occup Ther* 58:399, 2004.
25. Dunn W, et al: The ecology of human performance: a framework for considering the effects of context, *Am J Occup Ther* 48:595, 1994.
26. Echavaria V: Wheelchair skaters get lesson in "rolling on" with aspirations at Venice Beach Skate Park, The Argonaut, March 11, 2010.
27. Fiorat RC, Carril Elui VM: Social determinants of health, inequality and social inclusion among people with disabilities, *Rev Lat Am Enfermagem* 23:329–336, 2015.
28. Fleischer DZ, Zames F: *The disability rights movement: from charity to confrontation*, Philadelphia, 2001, Temple University Press.
29. Fougeyrollas P, Beauregard L: An interactive person-environment social creation. In Albrecht GL, Seelman KD, Bury M, editors: *Handbook of disability studies*, Thousand Oaks, CA, 2001, Sage.
30. National Public Radio: Fresh Air: interview with Chuck Close by Terry Gross, Philadelphia, April 14, 1998.
31. Geiger BF: Establishing a disability-inclusive agenda for sustainable development in 2015 and beyond, *Glob Health Promot* 22:64–69, 2014.
32. Gill CJ: Divided understandings: the social experience of disability. In Albrecht GL, Seelman KD, Bury M, editors: *Handbook of disability studies*, Thousand Oaks, CA, 2001, Sage.
33. Goffman E: *Stigma: notes on the management of spoiled identity*, Englewood Cliffs, NJ, 1963, Prentice-Hall.
34. Guidetti S, Asaba E, Tham K: Meaning and context in re-capturing self-care after stroke or spinal cord injury, *Am J Occup Ther* 63:323–332, 2009. (Tham's central research findings: (*AJOT*, May/June, 2009).
35. Gutman SA, Mortera MH, Hinojosa J, Kramer P: Revision of the occupational therapy practice framework, *Am J Occup Ther* 61:119–126, 2007.
36. Hallahan L: Down the rabbit hole: reflections on thirteen narratives of living with the "disabled" label (narrative inquiry), *Bioethics* 3:229–234, 2013.
37. Hammel J, et al: Environmental barriers and supports to everyday participation: a qualitative insider perspective from people with disabilities, *Arch Phys Med Rehabil* 96:578–588, 2015.
38. Hill E, Goldstein D: The ADA, disability and identity, *JAMA* 313:2227–2228, 2015.
39. Hockenberry J: *Moving violations, a memoir: war zones, wheelchairs and declarations of independence*, New York, 1995, Hyperion.
40. IMDb.com. *Murderball.* <http://www.imdb.com/title/tt0436613>.
41. Janardhana N, et al: Discrimination against differently abled children among rural communities in India: need for action, *J Nat Sci Biol Med* 6:7–11, 2015.
42. Johnson M: *Make them go away: Clint Eastwood, Christopher Reeve and the case against disability rights*, Louisville, KY, 2003, Advocado Press.
43. Kailes JI: Language is more than a trivial concern! 2010. Self–published. <http://www.jik.com>.
44. Kavanagh E: Affirmation through disability: one athlete's personal journey to the London Paralympic Games, *Perspect Public Health* 132(2):68–74, 2012.
45. Kemp BJ, Kraus JS: Depression and life satisfaction among people aging with post-polio and spinal cord injury, *Disabil Rehabil* 21:241, 1999.
46. Kielhofner G: Functional assessment: toward a dialectical view of person-environment relations, *Am J Occup Ther* 47:248, 1993.
47. Kielhofner G, Forsyth K: Commentary on Cutchin's using Deweyan philosophy to rename and reframe adaptation-to-environment, *Am J Occup Ther* 58:313, 2004.
48. Kielhofner G, et al: Documenting outcomes of occupational therapy: the Center for Outcomes Research and Education, *Am J Occup Ther* 58:15, 2004.
49. King GA, et al: Self-evaluation and self-concept of adolescents with physical disabilities, *Am J Occup Ther* 47:132, 1993.
50. Kübler-Ross E: *On death and dying*, New York, 1969, Macmillan.

51. Law M, et al: *Canadian Occupational Performance Measure manual*, ed 3, Ottawa, Ontario, 1998, CAOT.

52. Law M, et al: The person-environment-occupation model: a transactive approach to occupational performance, *Can J Occup Ther* 63:9, 1996.

53. Lehrer S: The language of disability, *OT Practice* 9:18–21, 2004.

54. Letts L: Occupational therapy and participatory research: a partnership worth pursuing, *Am J Occup Ther* 57:77, 2003.

55. Lewis VA: *Beyond victims and villains: contemporary plays by disabled playwrights*, 2005, Theatre Communications Group, New York.

56. Lewontin RC: *Biology as ideology*, New York, 1991, Harper Collins.

57. Lexell EM, Lund ML, Iwarson S: Constantly changing lives: experiences of people with multiple sclerosis, *Am J Occup Ther* 63:772–781, 2009.

58. Lusli M, et al: Dealing with stigma: experiences of persons with disabilities and leprosy, *Biomed Res Int*, 2015:261329. doi: 10.1155/2015/261329. Epub 2015 Apr 15.

59. Lyons A, Phipps S, Berro M: Using occupation in the clinic, *OT Practice* 9(3):11–15, 2004.

60. Magill-Evans JE, Restall G: Self-esteem of persons with cerebral palsy: from adolescence to adulthood, *Am J Occup Ther* 45:819, 1991.

61. McLellan D: John Callahan dies at 59; politically incorrect cartoonist was a quadriplegic, Los Angeles Times, July 29, 2010.

62. Minicozzi A: Let me pay taxes! (narrative inquiry), *Bioethics* 3:210–213, 2013.

63. Moore A: A medical mishap (narrative inquiry), *Bioethics* 3:213–216, 2013. doi:10.1353/nib.2013.0058.

64. Moorley CR, Cahill S, Corcoran NT: Life after stroke: coping mechanisms among African Caribbean women, *Health Soc Care Community* 24(6):769–778, 2015. doi:10.1111/hsc.12256.

65. Morse JM, O'Brien B: Preserving self: from victim, to patient, to disabled person, *J Adv Nurs* 21:886, 1995.

66. Murphy RF: *The body silent*, New York, 1990, WW Norton.

67. Neville-Jan A: Encounters in a world of pain: an autoethnography, *Am J Occup Ther* 57:88, 2003.

68. Padilla R: Clara: a phenomenology of disability, *Am J Occup Ther* 57:413, 2003.

69. Pendleton HM: Occupational therapists' current use of independent living skills training for adult inpatients who are physically disabled, *Occup Ther Health Care* 6:93, 1989.

70. Pendleton HM: *Establishment and sustainment of friendship of women with physical disability: the role of participation in occupation*, doctoral dissertation, Los Angeles, 1998, University of Southern California, Los Angeles.

71. Proctor RN: *Racial hygiene: medicine under the Nazis*, Cambridge, MA, 1988, Harvard University Press.

72. Rappaport J: *Community psychology: values, research, action*, New York, 1977, Holt, Rinehart & Winston.

73. Redick AG, et al: Consumer empowerment through occupational therapy: the Americans with Disabilities Act Title III, *Am J Occup Ther* 54:207, 2000.

74. Reid D, et al: Home is where their wheels are: experiences of women wheelchair users, *Am J Occup Ther* 57:186, 2003.

75. Reilly M: The importance of the client versus patient issue for occupational therapy, *Am J Occup Ther* 38:404, 1984.

76. Reynolds S: Disability culture in West Africa: qualitative research indicating barriers and progress in the greater Accra region of Ghana, *Occup Ther Int* 17(4):198–207, 2010.

77. Sandahl C, Auslander P, editors: *Bodies in commotion: disability and performance*, Ann Arbor, MI, 2005, University of Michigan Press.

78. Schlaff C: Health policy from dependency to self-advocacy: redefining disability, *Am J Occup Ther* 47:943, 1993.

79. Segal R, et al: Stigma and its management: a pilot study of parental perceptions of the experience of children with developmental coordination disorder, *Am J Occup Ther* 56:422, 2002.

80. Shapiro JP: *No pity: people with disabilities forging a new civil rights movement*, New York, 1993, Times Books.

81. Sharrott GW, Yerxa EJ: Promises to keep: implications of the referent "patient" versus "client" for those served by occupational therapy, *Am J Occup Ther* 39:401, 1985.

82. Shortell SM: Occupational prestige differences within the medical and allied health professions, *Soc Sci Med* 8:1, 1974.

83. Singer P: Why we must ration healthcare, The NY Times Magazine, July 15, 2009.

84. Siller J: The measurement of attitudes toward physically disabled persons. In Herman CP, Zanna MP, Higgins ET, editors: *Ontario Symposium on Personality and Social Psychology* (vol 3). Hillsdale, NJ, 1986, Lawrence Erlbaum.

85. Smith V: Why being an ally is important. In Cory R, et al, editors: *Beyond compliance: an information package on the inclusion of people with disabilities in postsecondary education*, Syracuse, NY, 2003, Syracuse University.

86. Stein MA, Stein PJS, Weiss D, Lang R: Healthcare and the UN disability rights convention, *Lancet* 374:1796–1798, 2009.

87. Switzer JV: *Disability rights: American disability policy and the fight for equality*, Washington, DC, 2003, Georgetown University Press.

88. Tate DG, Forchheimer M: Health-related quality of life and life satisfaction for women with spinal cord injury, *Top Spinal Cord Inj Rehabil* 7:1, 2001.

89. Townsend E, et al: Professional tensions in client-centered practice: using institutional ethnography to generate understanding and transformation, *Am J Occup Ther* 57:17, 2003.

90. Turner C: Death of Canada "right to die" advocates triggers new debate, Los Angeles Times, April 8, 1994, p A5.

91. Tzonichaki I, Kleftaras G: Paraplegia from spinal cord injury: self-esteem, loneliness, and life satisfaction, *Occup Ther J Res* 22:96, 2002.

92. Vash CL, Crewe NM: *Psychology of disability*, New York, 2004, Springer.

93. Vroman K, Cote S: Prejudicial attitudes towards clients who are obese: measuring implicit attitudes of occupational therapy students, *Occup Ther Health Care* 25:77–90, 2011.

94. Weinberg N: Another perspective: attitudes of people with disabilities. In Yuker E, editor: *Attitudes toward persons with disabilities*, New York, 1988, Springer.

95. *Webster's New World Dictionary*, college edition, Cleveland/New York, 1966, New World.

96. World Health Organization: International classification of functioning, disability and health (ICF). 2001. <http://www.who.int/icf/icftemplate.cfm>.

97. World Health Organization: Towards a common language for functioning, disability and health. 2002. <http://www.who.int/icf/beginners/bg.pdf>.

98. Wright B: *Physical disability: a psychological approach*, ed 2, New York, 1983, Harper & Row.

99. Yeng W: Disability: beyond the medical model, *Lancet* 374:1793, 2009 (editorial).

100. Yerxa EJ: Audacious values: the energy source for occupational therapy practice. In Kielhofner G, editor: *Health through occupation*, Philadelphia, 1983, FA Davis.

101. Yerxa EJ: Infinite distance between the I and IT, *Am J Occup Ther* 63:490–497, 2009.

102. Zola IK: *Missing pieces: a chronicle of living with a disability*, Philadelphia, 1982, Temple University Press.

103. Zola IK, editor: *Ordinary lives: voices of disability and disease*, Cambridge/Watertown, 1982, Apple-Wood Books.

第7章

作业治疗教学活动

Pamela Richardson, *Rochelle McLaughlin*

学习目标

在学习这一章节后,学生或参与者将掌握以下内容:

1. 讨论作业治疗教学中的目的和目标结果。
2. 分析教学技术如何根据不同的康复对象,任务和环境的类型而改变。
3. 将现有的关于影响主观能动性和主动参与因素的知识运用到作业治疗干预中。
4. 根据康复对象的任务和目标提供合适的工具、反馈和训练。
5. 利用有效的教学方法帮助人们把学习到的技术运用到真实生活环境中。
6. 执行用于促进自我监督和能力提升的作业治疗干预。
7. 定义正念和治疗性自我运用。
8. 解释用以培养和促进治疗提供者实施治疗应用的方法。
9. 讲述西方医学文化和西方社会文化标准在一般情况下是如何阻碍我们培养和促进治疗性自我运用的能力。
10. 了解正念是如何植入西方医学系统中的。
11. 作为作业治疗师应该检视,如何通过使用正念培养和发展治疗性自我运用的能力。
12. 评估和证明正念作为一种技巧性的方法,在发展治疗性自我运用的过程中的有效性。
13. 区分正念作业参与和自动随机模式作业参与的不同。

章节大纲

关键术语

组块训练(blocked practice)

环境干扰(contextual interference)

叙述学习(declarative learning)

外在反馈(extrinsic feedback)

内在反馈(intrinsic feedback)

元认知(metacognition)

程序学习(procedural learning)

随机训练(random practice)

躯体感觉指导(somatosensory instruction)

技术(strategies)

所学知识的转移(eransfer of learning)

言语指导(verbal instruction)

视觉指导(visual instruction)

治疗性自我运用的发展(the development of the therapeutic use of self)

有准备的和有效的人际交往(prepared and effective interpersonal interaction)

以正念为基础的医护参与者(mindfulness-based healthcare practitioners)

参与作业的质量(quality of the engagement and participation in occupations)

第1节　作业治疗教学中的技术

案例研究

Li,第一部分

　　Li 是一位 67 岁的退休高中科学老师,在过马路的时候遭遇车祸。事故发生前,他在许多志愿者活动中都非常活跃,包括在成人教育中教授作为第二语言的英语,在当地植物园做讲解员,在附近的乡村公园带领远足。他也是一位业余水彩画爱好者,最近他的山水画开始受到关注。

　　在最初接受作业治疗时,由于骨盆和右侧股骨骨折,他无法移动。他还有右锁骨和肱骨骨折,以及多处右侧优势手的前臂和手部骨折。他有严重的脑震荡伴眩晕和平衡功能丧失,记忆缺失和困惑阶段。

　　在首次作业治疗评估中,Li 表示他希望可以回归志愿者活动和画画。他明白恢复和康复的过程需要一段时间,他立刻想到的是能否重新获得躯体的运动能力,这样他就可以在生活自理中更加独立。他的妻子参与了他的作业治疗,并同意在他的康复中为他提供帮助。

思辨问题

1. Li 需要学习什么?
2. Li 的治疗师应该使用什么技术来促进他的学习?
3. Li 首先需要学习什么?

　　教授能力是作业治疗师的一项基本技能。治疗师用很长的时间教康复对象学习各种各样的活动。作为老师,治疗师的教学效果取决于其整合环境和指导方法以达到个人学习需要的能力。这一章节讨论作业治疗师对有身体残障的康复对象进行教学的过程。这章同时也表述了作业治疗师进行教学活动的原因、学习的类型和阶段,针对这些人群的教学与学习的原则。

为何进行作业治疗教学

　　作业治疗师在提供干预治疗中会使用许多教学技术。作业治疗师进行教学活动出于以下原因:

　　1. 帮助康复对象重新学习因疾病或损伤而失去的技能。康复对象可能需要重新学习如何进行日常活动,例如进食和穿衣。他们可能也需要重新学习基本技能,例如保持坐位或站位平衡的能力,够物,抓握。在 Li 的案例中,他的头部损伤影响他的短时和长时记忆,也损伤了他生活自理的能力。在他的作业治疗计划中,一个最初的目标就是重新学习卫生和洗漱技能,这样他可以重新获得生活自理方面的独立性。

　　2. 为帮助康复对象完成有意义的作业能力,发展可替代和补偿的技术。可能需要教授康复对象新方法来完成相似的活动。学习这些替代或补偿技术也可以用来预防损伤和增加安全性。这些技术可能需要暂时使用的,比如在髋置换术后的病例中康复对象需要学习髋部的保护措施;或技术可能需要永久使用的,比如在 C_6 阶段完全性脊髓损伤的病例中康复对象需要学习使用腱固定抓握。在一些案例中,可能需要辅具以达到独立性,同时教授补偿技术必须包含对辅具使用的指导。Li 的作业治疗指导他用改进的方法完成穿衣和洗澡,学会这些方法使他在骨折愈合后能够保持完成这些活动的独立性。

3. 帮助康复对象发展新的动作完成技巧，使康复对象能在身体残损的条件下仍能完成目标活动。在一些案例中康复对象需要学习新技能来参与日常生活。发展新技能的例子包括如推动轮椅，操作义肢辅具，管理大小便的方法等，这些新技能对于有特定损伤的康复对象来说是必须学习的。Li 的治疗师和他一起针对他的记忆障碍发明了一个提醒系统。他学会了记录和保留重要信息在他的手机里，这样他可以很容易地获得电话号码，约定计划和其他需要的信息。

4. 在治疗上为康复对象提供一定的难度挑战，这将有助于提升康复对象执行任务的技能，从而增进康复对象在作业领域的参与性。治疗师可能教授康复对象提供身体和/或认知挑战的活动来促进康复过程。例如平板游戏和手工可以被用于提高肌力、灵活性、姿势控制、问题解决和顺序技能。在康复对象遵循活动的规则以及如何组织他们自己来参与活动方面，康复对象可能需要指导。在拆除支具后，为了改善 Li 受伤的右侧上肢的灵活性和提高她的注意力和定向力，他的治疗师指导他画数字画的活动。这些活动是用来针对性地训练他的运动和执行能力的不足。通过这些活动能够帮助他重新参与到他希望从事的水粉画作业中。

5. 在活动中指导家庭成员或照顾者，加强康复对象日常作业中的独立性和/或安全。如果康复对象无法学习使用补偿和/或辅助技术进行活动，那就需要教授其家庭成员或照顾者如何在活动中辅助或监督康复对象。康复对象在很多自我照顾和家庭活动中需要辅助或督导以确保其安全。进行环境改造需要确保康复对象和照顾者的安全，同时促进康复对象独立性的最大化。Li 的妻子被指导了如何帮助他轮椅转移。她也被指导了如何提示他在家使用提示笔记本。

学习阶段

学习分为三个阶段逐渐推进。这些阶段分别为获得阶段、保留阶段、转移泛化阶段。获得（学习）阶段发生在最初的指导和训练，学习者为了掌握如何成功地完成任务而发展技术和图解的过程中常常发生一系列的错误。保留阶段是在这之后的阶段，当学习者在相似的环境中展现对任务的复述或者保留。所学知识的转移(transfer of learning)或泛化技能，是学习者能够自

发地在不同环境下完成任务，比如康复对象在治疗诊所学习了预防措施后，在家能够正确地做到骨盆预防措施。

学习能力

不是所有接受治疗的康复对象都可以将在一个环境中学到的技能转移到另一个环境中应用的。不能进行所学知识的转移的康复对象就需要通过环境改造、督导和/或提示来保证康复对象成功地参与到教学活动中。因此，治疗师需要判别每一个康复对象保留和转移知识的能力，这样治疗师和康复对象就可以建立合适的目标和使用合适的教学方法。

动态评估是一种用于判别接受治疗的康复对象从教学指导中学习能力的方法。在这个评估框架中使用了一种交互式过程，因此治疗师使用反馈、鼓励和引导的方法来帮助康复对象完成最佳的动作表现，整个过程都会在测试-教学-再测试的模式中进行。动态评估是对传统评估方法的补充，给治疗师提供了观察学习和改变的机会，这些观察有助于指导治疗方案。Li 的治疗师在他的康复计划中使用这个技术教授他早期安全转移体位的技能。治疗师在初步指导后要求他自行完成一次转移，然后治疗师根据刚刚观察到的不安全因素对他进行了额外的指导。在进行第二次指导后，治疗师要求他再次自行完成转移，从而判定他是否应用了治疗师刚刚提出的反馈意见。治疗师在每一次的治疗中都重复这个过程，直到确定他能够持续地使用安全的技术。

评估学习的知识是否得到转移可以通过改变任务的一个或多个特性然后观察康复对象是否仍然能够完成任务来决定。例如，治疗师在教康复对象如何上身穿衣后，应该改变康复对象在穿衣服的任务、地点或穿衣的顺序，或者康复对象的姿势中的穿着类型。在改变了任务特性后，如果康复对象不能完成任务那么他可能没有转移新技能的能力。

OT 实践要点

某些康复对象的学习能力可以因为神经损伤自发地恢复而出现戏剧性的改变，因此治疗师应该经常重新评估康复对象来决定教授方法和目标是否需要调整。

程序和叙述学习

在治疗师教学任务中学习是有意识和无意识发生

的。知识在两种类型的任务中以不同方式展示。程序学习(procedural learning)通常发生在任务不需注意力和有意识思考地被自动地表现出来,比如很多运动和感知技能。程序性知识是在不同环境下的重复的训练中发展的。例如,一个个体在程序学习的过程中学习操作一个轮椅,同时逐渐为这项活动发展一个运动模式[84]。单独的言语指导(verbal instruction)几乎没有价值。更准确地说,完成这个活动的过程是通过在各种方向和速度下,手臂或手臂和腿的运动的不同组合以达到推进轮椅目的的实验机会来达到学习的。学习是通过表现来表达的;所以,在认知和言语中有限制的个体仍然可以展示程序性知识。

叙述学习(declarative learning)创造那些可以被认知上回忆的知识。学习一个多步骤的活动,例如系鞋带或者演示一个转移,如果康复对象可以在完成任务时用言语表达任务的步骤就可以被促进。学习也可以被以在完成任务中言语描述(叙述)步骤的方式来演示。通过重复一项活动,叙述性知识可以变为程序性,当活动变成更自动化和要求更少的认知注意力。心理预演是对促进叙述学习的一项有效的技术。在心理预演中,个体用心理复习或者用言语表达过程训练活动顺序。这个方法可以被有效使用于由于疲劳性虚弱而限制了他们实践训练活动能力的康复对象。然而,由于认知要求,有明显认知或言语缺陷的康复对象可能不能够表达叙述性知识。

作业治疗教与学的原则

教学的过程包含一系列临床推理决策。不管康复对象和活动的特性,基本的学习原则可以应用到任何教学和学习情况中。

框7.1罗列的原则表明在开始一项教学活动前,作业治疗师必须认识到:①康复对象的认知能力;②作业必须对康复对象和家庭有价值;③教学任务的属性;④康复对象期待进行活动的环境。治疗师需要在首次评估中收集信息来创造一个准确的知识库而从中发展干预计划、活动的选择、教学的方法。有效的干预需要在每一个康复对象独特的境况下合适地、以证据为基础地应用这些原则来教学。两个例子包括作业等级的框架结构和有目的的训练。作业等级的框架结构是一个系统性地操作任务、人、物体和环境的内容来最佳地挑战个体的功能性表现的方法,特别是在上肢运动学习方面。这个框架结构合并了运动学习、运动控制、个

人因素、环境因素、任务和物体的属性。任务的意义、康复对象的目标、结合任务到日常生活中的能力也是关键的考虑[84]。有目的的训练方法是用康复对象选择的目标来为康复对象创造主动地解决问题的机会。干预集中于任务是否完成,而不是可能限制表现的损伤。这个方法是在运动控制和运动学习和动态系统模式的基础上以作业为基础的生态学的模式的干预。过程是通过用目标达成评级来增加步骤的方式来测量的[64]。

> **框7.1　作业治疗教学与学习的原则**
>
> - 定义一项对康复对象和/或家庭有意义或价值的活动。
> - 选择一个符合康复对象认知的任务特性的指导模式来教学。
> - 组织学习环境。
> - 提供活动的强化和分级。
> - 建立反馈和训练计划。
> - 帮助康复对象发展自我意识和自我监督技能。

每一个方法都结合以作业为中心的活动和康复对象的主动参与,应用根据康复对象认知和运动能力量身定做的运动学习和教学技术。过程推论和叙事推理辅助治疗师为每一个个体决定合适的目标、活动和教学方法的配置。作业治疗教和学的原则将在接下来的部分中进一步讨论。

定义一个有意义的作业、活动或任务

当执行一个以康复对象为中心的评估时,治疗师探索对康复对象有最大价值和重要性的作业。参与到这些作业中可以作为干预的结果和使用到干预过程的活动。如果活动被认为是有意义的,康复对象将被激发积极性而成为治疗过程中的一个主动参与者[112]。如果康复对象没有能力自己参与到作业中,有助于作业参与的执行技能和活动通常被处理到干预中。康复对象需要被告知如何提高这些将有助于参与到有价值的作业的能力的技能。这样做可以帮助康复对象把意义带入活动中和促进最佳的参与。

Li的作业治疗师在Li和他妻子的首次采访中听说他作为一个画家的技能。治疗师可以用Li的主观能动性让他重返这个有价值的作业中来指导画画活动的选择,从而提高他患侧手臂的功能。治疗师也可以向Li解释他如何参与到其他治疗性活动中来提高肌力、关节活动度和耐力,这将有助于他重新开始画画这项作业,还有日常生活技能的独立性。治疗师对于Li的兴趣和价值的注意创造了信任,通向了富有成效的

学习伙伴关系[30]。

选择适合康复对象认知的工具性兼容模式

当思考教学起的作用，言语指导是许多人想到的。言语指导对于指导小组是一个有效的方法，比如在 back-safety classes 中，在髋置换手术后训练髋预防措施时，通过对组员的身体力学和人体工程学原理进行指导。言语指导也可以被有效地用于指导个体康复对象。言语提示可以被用于提供强化或者给一系列顺序中的下一步的信息或表现的质量。言语提示可以是一种有效地在早期和中期学习阶段提供反馈的方式；然而，它应该被尽早地逐步淘汰，这样康复对象不会变为依赖言语提示来完成任务。当康复对象不能独立回忆移向任务顺序时，家庭成员和照顾者可以被指导如何提供合适的言语提示。Li 的妻子参与了转移技术指导，治疗师教了她 Li 转移过程关键步骤的简单言语提示。

视觉指导（visual instruction）对于有认知和/或注意力缺陷、处理口头语言困难的康复对象是有效的，同样对于用言语描述太复杂的任务也是有效的。治疗师演示活动，康复对象观察治疗师然后跟着治疗师去做。治疗师可以多次重复演示让康复对象准确地学习任务。治疗时也可以拆分任务的步骤，一次演示一个步骤，康复对象完成前一步后继续下一个步骤。其他视觉指导的形式包括画画或拍照。视觉指导可以有效搭配言语指导，但是治疗师必须防止康复对象言语指导和视觉指导输入过量。

躯体感觉指导（somatosensory instruction）是第三个指导的模式。包括触觉、本体感觉和运动提示来帮助指导一个运动的速度和方向。手动指导是一种对于程序学习特别有效的躯体感觉指导形式，例如坐到站的形式中的重心转移和姿势调整的过程。手把手的辅助在教学活动中对于有认知和/或感觉缺陷的康复对象是有效的；治疗师在任务的完成中指引康复对象的手。

Li 的治疗师用了这三个指导模式。言语指导对于自我护理技能再学习是最有效的；言语提示被用来指引 Li 在学习的获得阶段中的任务顺序。视觉指导被用来加强上肢功能的治疗性活动。躯体感觉指导在平衡再训练中是有效的。

建立学习环境

选择合适的环境在指导一位康复对象的成功教学中起到决定性的作用。如果一位康复对象迷惑或容易心烦意乱，当教学任务开始时经常需要一个安静的最小言语干扰的环境。当康复对象在教学技能时变得更加熟练，言语和声音指导需要被引入使环境更加接近类似于康复对象最后要参与活动的环境。举例来说，一位治疗师和一位康复对象在进行自我进食时可能首先在康复对象的房间实施干预。当康复对象变得更加熟练和自信时，治疗师可能将干预移至会出现多种干扰的餐厅。另外，为了给康复对象注意力的挑战，餐厅提供了社会互动的机会，这也作为康复对象进一步提高自我进食技能的动力。

相似的，康复对象需要有在各种环境中训练新技能的机会，这样他们在遇到环境挑战时才能熟练应对。一位康复对象在学习如何控制轮椅时需要在室外和室内的各种地面上训练。一位在改善抓握和灵敏的康复对象需要体验各种日常活动中所遇到的功能任务中的不同型号、形状和重量的物体。

提供活动的强化和分级

强化的观念来自操作制约理论，被奖励或强化的行为更趋向于被重复[50]。许多类型的强化可以被使用。对于一些康复对象，社会强化（比如一个微笑或言语鼓励）创造了继续的动力。另一些康复对象可能要求更多的有形的奖励，比如休息、零食、最喜欢的活动等。另外一些康复对象靠他们可见的进步的迹象作为动力。用图表或表格来体现在表现技能或个人因素中每日的提高，例如抓握肌力，坐位耐受，或者关节活动度可以帮助康复对象更主动地参与治疗过程。这些是外在强化的例子。

许多康复对象以完成一项任务为动力。例如，准备一个零食然后吃了它，自己独立地穿衣服这样他们可以去拜访朋友。任务的完成提供了内在的强化，见于个体是否满意在他或她参与可描述的活动作为完成任务的结果的能力。一项对康复对象有动力的和有意义的活动可以增加主动参与和提高干预结果。

几项研究表明：①在生硬的训练中增加目的性或基于想象的作业会比单独使用生硬的训练引起更多的重复性[36]；②康复对象选择作业性的嵌入式活动多于生硬的训练任务[121]；③增加目的的作业比生硬的训练引起运动学习更高的记忆力和转移[23]。Sietsema 等人[106]发现脑外伤康复对象专注于去控制一个游戏面板比专注于他们能够到前面多远更容易达到好的肩胛骨外展和有效的前伸。相似的，Nelson 等人[77]认为在偏瘫康复中,当康复对象在游戏环境中专注于改造的掷骰子器比专注于动作本身对于提高前臂旋前旋后的协调性的干预更有效。Wu 等人[120]发现提高成年人偏瘫对称性姿势的干预中,当个体专注于抛光木头和扔豆袋游戏时有明显更好的结果。这些研究支持了在康复过程中教学有意义的活动和作业的有效性。

另外,对于建立强化的类型,治疗师需要仔细地分级活动的挑战性,这样康复对象在学习活动的过程中可以体验成功和掌握。如果康复对象在完成一项任务中有太多的困难,活动的社会强化或固有的意义将不足以覆盖挫折和疲劳。因此,治疗师必须分析活动来决定如何分级活动达到个体康复对象学习和强化的需要。这包括决定最适合的指令的模式(像前面部分描述的),什么类型的强化将提升内在的动力,如何最好地建立反馈和训练计划;这些决定将在下一个部分讨论。

Li 的治疗师知道想返回带领远足的活动的强烈欲望将激发他提高平衡和站立位耐受的积极性。治疗师解释了许多包含对 Li 坐位和站立位平衡的挑战的活动如何帮助他重新获得姿势稳定。Li 主动参与了这些任务并产生了可以结合到他作业治疗项目中的额外任务的想法;他也训练了室外的训练环境。在他提高的平衡技能中,他在各种环境下进行这些任务的内在的动力是显而易见的。

建立反馈和训练

反馈是可以提供关于学习者活动中的表现或结果的一种反映的信息[83]。内在反馈(intrinsic feedback)形成于个体的感觉系统。个体用视觉和本体反馈来评估表现,以学习击打高尔夫球为例。视觉系统用于使高尔夫球和高尔夫球员在正确的并排位置。运动和本体感觉输入告诉高尔夫球员身体部分的关节姿势和位置。这要求高尔夫球员做必要的姿势调整和上肢运动来带动球棒滑向球时保持合适的速度和力量。

外在反馈(extrinsic feedback)是来自外界资源的信息。高尔夫球的轨道、运动的距离、球在球道上的位置都提供了关于高尔夫球员行动结果的外在反馈。一位观察者可以用给高尔夫球员信息的方式提供关于任务表现的外在反馈,比如"你的步子太开了","你没有在轨迹上跟进足够远"或者"你的头部位置很好"。对感觉识别或处理能力损伤的康复对象,在获得阶段,治疗师或技术设备的外在反馈可以提供有用的支持信息来促进学习。技术反馈机制包括生理反馈系统、虚拟

现实和游戏技术[53]、训练设备上运动和心肺数据的数字显示。

虽然外在反馈在早期学习阶段更有用,康复对象将通过内在而不是外在反馈发展继续学习的能力而达到活动中更高的独立性和有效性。事实上,如果反馈被移除,外在反馈可能不会产生最佳的学习,反而产生依赖性和表现的恶化[54]。因此,如果康复对象的目标是在各种表现环境中独立地表现,外在反馈必须逐渐减少。

练习是作业治疗过程中一个强大的内容。治疗师制造的训练情景可以影响一位康复对象在保留和转移学习中的成功。训练的几个方面将在接下来的段落中讨论。

Li 在他的受伤中经历了右臂严重的感觉缺失。他的支具被移除然后开始主动的康复,当他的上肢功能进步了,治疗师逐渐减少外在反馈的数量。Li 在肌力、关节活动度和灵敏度的功能性活动中使用外在反馈去调整他动作的时间、速度、方向。包括许多任务挑战训练部分的参与,帮助他学习可以转移到许多活动中的技术。

环境干扰

环境干扰(contextual interference)涉及在最初的学习中增加困难的学习环境中的因素。有限的外在反馈提供关于表现的结果是环境干扰的一个例子。一位治疗师尝试有限的外在反馈将在任务中提供最小化言语反馈和/或手动指导的数量。环境干扰可能会导致获得阶段的表现不良;保留和泛化阶段更受影响。在环境干扰达到高级别时可能会发生使学习者依赖于内在反馈和调整运动和认知技能来完成任务的情况,从而达到更有效的学习[41]。

组块训练和随机训练计划

组块训练(blocked practice)和随机训练(random practice)计划分别是低或高环境干扰的例子。在组块训练中,康复对象训练一项任务直到他们掌握它。紧接着是训练第二个任务直到它也被掌握。随机训练中,康复对象在他们掌握其中任何一项任务之前尝试多项任务或一项任务的变化。一个随机训练计划可能被用于教学轮椅转移技能。康复对象在每一单元课程中训练几个转移中的每一个。例如,康复对象将训练轮椅与治疗垫之间、轮椅与椅子之间、马桶与轮椅之间的转移。一个为了提高姿势稳定性的随机训练计划可

能包括让康复对象站在各种不稳定的平面,例如平衡板、平衡木或泡沫垫,同时进行接的游戏。这些类型的训练计划可能减慢最初的技能获得但是对于长期保留这些技能[23]和所学知识转移到另外环境或任务中是有益的[31]。这是因为随机训练比组块训练需要更深的认知过程。作为结果,更强的运动记忆形成促进保留,特别是对于更复杂的运动任务[44,80]。

整体和局部训练

为了教学目的的拆分一项任务到不同内容部分仅对于可以自然的被拆分到离散的、可辨认的单元的任务是有效的[119]。这样是因为连续技能(或整体人物表现)比离散反应更容易记住[93]。例如,当一个人学习了骑自行车,这项运动技能将被记住即便多年没有练习。连续技能应该完整地而不是分割地被教学。例如,做蔬菜汤的活动包括几个拆分的任务,包括剁碎蔬菜、测量原料、将原料装进汤锅中、烹饪原料。在一个环节中,治疗师可以交换着剁碎蔬菜;任务中其他的内容可以随后的环节中教学。然而,煮咖啡的活动中,任务内容(测量水,倒入咖啡机中,测量咖啡,将咖啡倒入咖啡机中,打开咖啡机)需要被按照特定顺序完成。孤立地教学其中任何一个任务内容将不会成为有意义的学习或独立的活动表现。为了最好的保留和泛化,煮咖啡应该以一个完整的任务被教学,而不是让康复对象在每一个训练环节中训练任务的一个不同部分。

为了促进学习过程,在选择任务方面治疗师可能在需要时提供演示、言语提示或手动指导。这样康复对象体验每一次的任务完成,治疗师在接下来的训练环节中逐渐给更少的辅助。

认知技术

有大量的文献支持认知技术对于帮助个体学习运动技能的有效性。认知技术是支持运动学习的有目的的、持续的控制过程,包括记忆、问题解决、心理画面、本体和元认知(metacognition)[69]。认知技术可以被泛化或精确。普通的技术被用于许多情况中,精确的技术用于特别的任务。许多研究的证据建议认知技术可以辅助偏瘫的个体转移技能到不同环境中[55,56,69,116]。认知技术可被用于不同环境下训练的结合来促进运动和功能表现技能的学习。

训练环境

不同环境下的训练加强了所学知识的转移。运动

技能最佳的保留和转移发生在自然的而不是模拟的训练环境[60,66]。这反映了丰富的自然的环境比简单的模拟的环境提供更多关于表现的反馈和信息的资源。然而,当训练环境的要求更接近类似于康复对象最终将要表现的环境时所学知识的转移会更好[121]。因此,在康复对象自己家中或非常接近康复对象的厨房环境中教学厨房技能,当康复对象在家中参与任务时将产生更好的任务表现。

个人因素可能影响有关训练环境的结果。一项环境影响的元分析发现,治疗影响对于神经损伤人群远比没有神经损伤人群大[54]。无错学习,也被称为系统指导,是一项基于如果学习者没有在学习过程中参与尝试和错误,学习将更快更有效地发生的原则的干预的范例。这种学习技能已经被有效地用于由于获得性脑损伤或痴呆导致认知和记忆缺失的个体[86],这也对在康复过程中促进训练技能的学习(适应一个假肢)是有效的[16]。

很少得到研究注意的训练环境的一方面是任务学习中社会环境的角色。作业表现中的社会环境和社会参与的作业的重要性被 OTPF-3 所赞同[2]。小组中和其他康复对象一起工作促进了社会化、合作和竞赛,可以增加康复对象的积极性。技能的获得通过对别人学习一项任务的观察而被加强。另外,小组干预可以促进解决问题技能的发展和创造监督式治疗环境和无监督家庭环境之间的桥梁[13]。

帮助康复对象发展自我意识和自我监督技能

要最大化学习的保留和转移,康复对象必须发展自我监督的能力,这样他们不会依赖于外在反馈和强化。个人认知过程、能力、知识和规则是元认知[45]。这包括个人优势和缺点的意识及评估任务难度的能力,提前计划,选择合适的技能和根据环境提示转换技能。尽管元认知经常同提高认知能力、自我意识和监督相关表现技能等因素一同被讨论,元认知与这些因素对发展有效运动、人际和应对技能是同样重要的先决条件。特别是,一个针对帮助康复对象发展身体运动和校准的强化意识的干预可能是运动学习的一项重要内容[12]。对一个个体泛化和应用合适的技能来说,表现的自我审视和指导计划对于处理未来任务的挑战是治疗过程中的关键因素和关键的先决条件。

技术(strategies)是组织计划或制订规则来指导不同情况下的动作[90]。运动技术包括以技能性有效运动

表现为基础的运动学连接和图解的全部技能。向侧边迈步的过程是一项为了保持站立位平衡的运动技术[101]。认知技能包括各种用于促进处理、存储、取回和操作信息的技术。用一个记忆的设备来记住一个电话号码是一项认知技术。人际技术有助于与其他个体的社会互动。一个人被介绍时用直接眼神接触和用名字与别人打招呼是用了人际技术。应对技术允许人们建设性地适应压力。应对技术可以包括深呼吸、运动或放松活动。

技术提供个体可被用于适应不同环境下作业任务不同要求的基本技能。所以，当有机会发展基本技术时学习更可能被转移到新情况[107]。个体发展技术通过遇到问题，实施解决，监控解决方式的有效性。作业治疗师用活动来帮助康复对象发展有用的技术，通过在一个安全的环境下提出任务挑战，提供尝试不同解决方式的机会[90]。

当 Li 即将从作业治疗服务出院时，治疗师和他一起致力于发展技术来促进他作业的表现。尽管他的记忆提高了，名字和数字的回忆仍然较差，所以继续用一本笔记本记录重要信息的认知技术。另外，为了应对持续严重的平衡缺失，Li 和他的治疗师发展了一项运动技术，当他在植物园站着和来访者交流时放一张坚固的桌子在旁边。这项技术提供了一个支持，这样他如果需要能倚靠或支撑在上面，这也是一项可以被使用于其他情况下的技术。

影响学习过程的因素

学习的最终目标是创造个人能灵活运用于各种环境和作业的技术和技能。如本章节所述，作业治疗时有许多方法可以帮助他们的康复对象实现这个目标。本章节讨论的内容有助于所学知识转移到框 7.2 所列出的其他环境中。

框7.2　　支持所学知识的转移的因素
● 主动参与
● 职业嵌入式指令
● 内在反馈
● 环境干扰
● 随机训练计划
● 自然环境
● 整体任务训练
● 技术发展

案例研究

Li,第二部分

在 Li 的案例中，治疗师使用了在最初的评估过程中收集的信息来决定她应该教 Li 和他的妻子做什么，应该按什么顺序教这些任务、活动和作业。她从卫生任务开始，因为这些可以在坐位下完成，并且 Li 有强烈的独立完成这些任务的意愿。她也教了转移技能和改良日常生活（ADL）的技术，这样 Li 可以最大化他在轮椅上的移动、安全和功能性独立。同时他的下肢骨折愈合了。

随着 Li 的康复，他的治疗师能够开始教学任务来提高姿势稳定以及上肢肌力和协调性。这一阶段教学的作业包括日常生活和工具性日常生活，另外设计提高运动技能的活动。当 Li 的表现技能提高了，治疗师能够引入更复杂的人物和作业，来进一步挑战他的运动和执行能力，准备回归他的有价值的作业，包括画画、远足和教学。

当 Li 将要从治疗中出院，治疗师改变了她的关注点到教学认知和运动技术使 Li 能够用与帮助弥补平衡和记忆的残留损伤。通过干预过程，治疗师重新评估了 Li 的功能状态，这样她可以根据他现在的认知和运动能力以及任务环境的具体要求来调整她的教学技术。

总结

作业治疗师进行教学活动有多种原因。他们重复教学相似的活动，教授替代或补偿技术来进行有价值的活动，教授新表现技能来支持角色扮演，教授治疗型挑战来提高表现技能以支持作业参与，教照顾者或家庭成员来促进个人在家庭环境中的独立性和安全。

作业治疗师用各种教学技术来促进学习的技能获得、技能保留和转移。过程和叙述的学习分别代表有意识和无意识的学习过程。

作业治疗师用：①确定对的一个方案/家庭有意义和价值的活动；②根据个人和任务的需要提供指导；③规范环境来促进学习；④提供活动的强化和分级来建立内在积极性；⑤规范反馈和训练来促进学习的获得，保留和转移；⑥帮助发展自我意识和自我监控能力来最大化学习过程。

第 2 节　治疗性自我运用：作业治疗中的正念

你今天的经历将影响你的身体在接下来80天里的分子组成，因为这是今天你身体的平均蛋白质未来将停留在你身体里的时间,所以相应地计划你的日子。

Dr. Steven Cole, Professor of Medicine and Psychiatry at UCLA

案例研究

Irene,第一部分

Irene,一位有经验的作业治疗师(OT),全职在她所在的大都市一家康复医院工作。Irene 从过去的 OT 工作经历中获得了很多满足。然而,在过去的几年中她在家经历着由于家庭的复杂性不断增加的压力,比如她的丈夫最近被解雇和她 4 岁的女儿不断加重的注意力集中困难的体征和症状,严重干扰了她的家庭,严重的营养不良食物偏好,持续增加的感觉寻找和排斥行为,失眠和劳累。Irene 的父亲最近也被诊断 Lyme 病,经历着严重的残疾。Irene 最近是她父亲的主要照顾者,因为她的母亲已经去世。在她的家庭责任和强度外,Irene 的工作时长和工作强度都很大,以及整个医院不断增加的生产标准、专业性、技术标准和"收费能力"的要求。她发现越来越难以熟练有效地满足康复对象-家庭-照顾的复杂需求、高强度的工作标准、工作量、她团队的复杂需求和照顾自己。

Irene 确定了她在满足和应对负责的家庭工作要求中的困难造成的个人心理体征和症状,比如失眠;性欲减退;频繁胸部和鼻窦感染;浅呼吸;肌肉紧张;头痛,背痛;消化问题;食物选择越来越差;咖啡因、糖、精制碳水化合物的依赖;增加的媒体使用和总是感觉"过度忙碌"的疲惫感;积极性降低;生产力下降;愤世嫉俗和绝望感;堕落感;脱离她认为有恢复健康作用的有营养的日常生活和活动。

Irene 希望在她的工作和生活中可以有更多的安逸和幸福。她希望她在工作中更有成效,家庭和社区联系更紧密。她感觉自己被困住了,必须有一种更健康,更有效的方式维持她生活的强度。

思辨问题

1. Irene 如何获得首先或受损的有价值的临床思维和思维技能?在什么特定方式下,她可能不能满足我们作业治疗和照顾康复对象的复杂专业性?根据她的能力和不足来建立或不建立和她的康复对象有意义的关系,或用有效的治疗方法进行个体治疗中的能力和不足。

2. Irene 的职业参与模式是什么?他们如何改变以及为何改变?考虑她参与作业的质量(quality of the engagement and participation in occupations),有什么不足影响她在一个母亲、妻子和照顾着的角色中的成功?

3. 根据 Irene 作业表现、预防、参与、角色补偿、健康和健全、生活质量和幸福,思考她的优先和想达到的目标结果?

治疗性自我运用的发展(the development of the therapeutic use of self)可以被考虑为我们作业治疗师提供的干预中单一的最重要的线,治疗性自我运用已经被加入 2014 年出版的 OTPF-3 的概述中[1,2]。然而,文献甚至作业治疗教学中仍然只有很少的关注在如何发展、获得和执行这项重要而难以捉摸的技能。

我们的案例里,Irene 的情况是不幸且独特的。现在作业治疗师工作的医学环境趋向于不对他们的雇员制度的文化规范以培养或支持雇员的技能。现在西方医学的医学环境本身事实上趋向于不合理的重视生产力和自我奉献并凌驾于职员的健康与幸福之上。健康管理系统也因为慢性公共健康疾病危机影响而持续增加的超负荷。产业专家认为入院率在过去的 30 年持续增加,美国医院已经达到临界,职员承担了繁重的照顾责任。这并不惊讶,倦怠和慢性疾病在健康管理专业中令人震惊的增长。美国报告现实健康管理工作者有 25%~70% 的倦怠率,取决于工作环境;美国报告显示 70% 倦怠率;加拿大肿瘤学健康管理工作者多达 45% 倦怠率[a]。

尽管这些数据显示了健康管理工作者可怕的环境,也有有前途的新兴的研究表明技能的发展和正念的品质作为一个迫切需要的补救办法,有效的干预和恢复性理疗,对于达到我们世界的健康管理工作者和与他们工作个体的心理、情绪、身体、环境和治疗需要有着显著有益的效果[b]。以正念为基础的医护参与者(mindfulness-based healthcare practitioners)的特征(MBHPs;表现正念参与的健康管理工作者)是和提供技术性的有效的自我治疗使用的提供者的特征相结合的[c]。

正念的训练、技能、特征和品质需要时间去发展到个人生活和工作中,和治疗性自我运用一样。至今他们还是难以置信的简单、实际和实用。在作业治疗训练中使用正念和试图发展个人用自己有效的和治疗性方法的能力不是一个快速解决任何作业治疗师在他或她的生活和工作中遇到的复杂问题的方法。然而,根据大量的研究,这种训练的含义是有深度和广泛性的[d]。在这一章节,在 Irene 案例的辅助下,我们将看一看正念的质量和能力的体现,在作业治疗中如何引出治疗性自我运用的发展和加强我们的健康、效力、目的和意义的感觉。

[a] References 9, 18, 24, 25, 39, 40, 49, 57, 61-63, 72, 73, 82, 94, 95, and 114.

[b] References 7, 11, 14, 19-21, 34, 38, 42, 46, 51, 76, and 81.

[c] References 28, 32, 34, 91, 97-100, 102, and 109.

[d] References 28, 32, 34, 91, 97-100, 105, and 109.

治疗性自我运用

2014 年，美国作业治疗学会（AOTA）将"治疗性自我运用"加入了 OTPF-3 过程概述中。这一改变是为了确保从业者理解自我作为一种治疗媒介的使用在作业治疗训练中构成整体所必需的，被用于与所有康复对象的互动中[1,2]。委员会指出，治疗性自我运用允许作业治疗从业者用技术性叙述和临床推理来发展和管理他们和康复对象的治疗关系[51,89]；共鸣[110]；以康复对象为中心的[20,76,79]合作的方法来服务。开放的沟通确保了从业者和康复对象的联系在一个情感层面来帮助他们现在的生活情况[33,34]。自我的使用在治疗方法中被定义为能力和技巧在评估和干预过程中用自己作为一个有效工具[1,2]。

下面强调一些有效的使用个体治疗应用的品质和特征来帮助我们开始明确有力地表达训练和技能。他们能被描述为植入正念模式中的[99]，Shapiro 等人[99]强调三个重要关于发展治疗性自我运用的方面：作业治疗师带入治疗关系中的注意力水平（LOA）、态度（A）和意图（I）。如下面所列出的定义特征、品质或行为是否被注意力水平、态度或意图（或全部三项）所表达在治疗师的一部分中。例如，Irene 能够自己承认她自己的情绪反应，她必须整合意图来表现（注意力水平）她自己身体里的情绪经历；对于她自己的情绪，她必须开始培养一种对于她内在经历的开放态度、好奇心、亲和力和同情。因此，这个例子（图 7.1）中 Shapiro 和同事定义的所有三项特征都表现出来了。

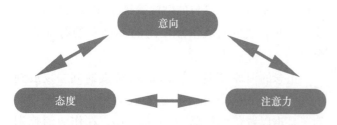

图 7.1 正念模式，每一项的品质和特征都互相影响

将治疗植入他或她个人生活中是非常重要的。例如，如果 Irene 不能承认她自己的情绪状态或她趋向于麻木或克制自己的感受，而不是去代谢他们，她处理其他伤痛的技能将被限制和妨碍。这会明显影响 Irene 治疗性自我运用的技能和发展，将影响她治疗和个人的关系。对自己和其他人有充分了解的情况下有意图地提供有准备的和有效的人际交往（prepared and ef-

fective interpersonal interaction）[102]。有准备的和有效的人际交往需要一个明确的意图、注意力水平、态度和技能，可以被明确的通过治疗师这几年的个人和工作生活正念训练来发展；从而成为一个"训练"和一个"方式"，包括（但不局限于）下面所列出的特征和品质。

这些特征和品质可以和作业治疗建立的核心价值和标准相关联（表 7.1），显示正念技能特征和品质的关系，治疗性自我运用以及有准备的和有效的人际交往，作业治疗核心价值，伦理原则和管理标准。作业治疗的专业性存在于七个长期的核心价值（CVs）中：①利他主义（altruism）；②平等（equality）；③自由（freedom）；④正义（justice）；⑤尊严（dignity）；⑥信任（truth）；⑦审慎（prudence）。这也决定大多数伦理课程的六个伦理原则和管理标准（PSCs）：①善行（beneficence）；②无害性（nonmaleficence）；③自治（autonomy）；④正义（justice）；⑤诚实（veracity）；⑥忠诚（fidelity）。这些内容或词不是经常被使用于我们现代词典中，但每一个词获益于大量深入探究和约定，这样就有了它的真实含义、潜在的效果以及更深的理解。深入的研究原始文件中全面定义和讨论的这些原则是首要的。探讨作业治疗伦理章程（Occupational Therapy Code of Ethics）（2015）超出了这一章节的范围。然而，我们鼓励阅读者拓展研究每一个原则所包含的个人、文化、社会、甚至和精神意义。

列表中有准备的和有效的人际交往的特征和品质可以很容易成为另一内容或理智的理解。真实可靠的品质与特征共存的关键取决于个人培养生活中全方面的一种新方式的能力。这成为了个体创造对自己承诺的真实性：参与正念训练和"做工作"融入自己的全方面，学习面对自己的全部灾难，培养面对而不是逃避生活挑战的勇气，用基本的无条件的爱营养自己和全心全意生活。这样的方式成就了专注的训练。一个人可以建立留心的意识技能作为一个有力和有意义的方式来重新学习被覆盖的和"未被覆盖"带入你的生活。尽管这不是一个快速解决方法，这是一个成功的旅程，一个人非常需要在这期间复杂和彻底地分散注意力。每一个个体表现期是一个机会，每一次你参与表明这些你生活中的正念品质，他们将加深，指导你整个生活变成一条清晰的、可靠的、全心全意的、体现生活的一致路线。这是非常值得的效果，因为随着时间和勤奋的努力，改变就会发生。

表 7.1　正念训练的特征和品质在作业治疗核心价值和作业治疗伦理原则和管理标准之间的关系

这些特征和品质在治疗性自我运用中被正念训练促进

特征与品质	作业治疗核心价值	作业治疗伦理原则和管理标准
能够承认、了解、证实和尊重一个人的情绪、感受和经历,包括治疗师自己和康复对象	利他主义,尊严,信任和审慎	有益,无害性
在场倾听时练习留心,开放和好奇。真实地不带判断和思考地听到其他人说的。这包括"倾听"一个人的感受和情绪	利他主义,平等,自由,正义,尊严,信任和审慎	有益,无害性,自治,正义,真实,尽责
(为自己或其他人)提供能减轻害怕或焦虑的温和的、可靠的和宽容的使人恢复信心的事物	利他主义,尊严和审慎	有益,无害性
获得需要的信息,理解事实和所有环境下的情况,来定义、提供和区别优先次序关于干预计划的着眼点	利他主义,平等,自由,尊严,信任和审慎	有益,无害性,自治,正义,真实,尽责
定义、提高合适的、有用的支持和资源	利他主义,平等,自由,正义,尊严,信任和审慎	有益,无害性,自治,正义,真实,尽责
定义、获得和提供有效的、有技巧的支持、行为和态度模型	利他主义,尊严和审慎	有益,无害性
(对自己或其他人)开放、承认、提升,尊重成长、改变和发展	利他主义,平等,自由,正义,尊严,信任和审慎	有益,无害性,自治,正义,真实,尽责
提高作业的参与、功能和参与的质量	利他主义,平等,自由,正义,尊严,信任和审慎	有益,无害性,自治,正义,真实,尽责
培养更高的能力来技巧性管理和联系生活中不可避免的压力。技巧性回应,承认当"反应"和做神志清醒的决定如何联系内在外在压力或被给予的技巧性和有效的情况	利他主义,尊严,信任和审慎	有益,无害性,真实,尽责
发展"自我神志清醒的使用""深思熟虑的观察"和"情景意识"的技巧	利他主义,尊严,信任和审慎	有益,无害性,真实,尽责
表现出生活中自发的、暂时的、复杂自然和作业治疗专业的参与并对此表示开放的态度	利他主义,尊严,信任和审慎	有益,无害性,真实,尽责
承认、包含、庆祝的个人体征和多样化	利他主义,平等,自由,正义,尊严,信任和审慎	有益,无害性,自治,正义,真实,尽责
尊重每一个人的诚实、尊严和权利,包括自己的	利他主义,平等,自由,正义,尊严,信任和审慎	有益,无害性,自治,正义,真实,尽责
加强移情作用:不失去自己经历感觉地进入另一个人的经历中,训练建立健康、有爱的界限	利他主义,尊严,信任和审慎	有益,无害性,真实,尽责
承认、尊重,表达谦卑、诚恳和真诚的能力	利他主义,尊严,信任和审慎	有益,无害性,真实,尽责
对自己、康复对象和情况无条件的积极的尊重	利他主义,尊严,信任和审慎	有益,无害性,真实,尽责
心理清晰和灵活。自我意识、理解和洞察力	利他主义,尊严,信任和审慎	有益,无害性,真实,尽责
明白地被个人(直觉的)价值和道德指导,可能或可能不需要被那些现代产业型社会或西方医学表达	利他主义,尊严,信任和审慎	有益,无害性,正义,真实,尽责
通过有意向的生活方式选择来自我照顾,自我同情,副交感神经系统的营养	利他主义,尊严,信任和审慎	有益,无害性,真实

在发展个体治疗应用中的环境影响

治疗性自我运用成为一个作业治疗师受人欢迎的必要的组成部分。其挑战在于健康的专业性，作业治疗师在不断增加的、快速的、生产力导向的、资源驱使的西方医学环境下工作，不成比例的繁重劳动和自我牺牲凌驾于员工的健康与幸福之上。不断增加的生产力标准，不断增加的康复对象负荷，自我照顾差异在健康专业性中显示健康专业者心理、身体和精神上难以置信的影响。研究表明健康专业者的倦怠显著影响和降低康复对象的预后、治疗性自我运用的发展和信任的建立[a]。

倦怠是健康和心理工作者的情绪性疲劳状态，可出现一系列心理问题、身体疾病、不适，且不断加重[25,61,63,82]。倦怠和沮丧、自杀、物质滥用、不良性行为都是对于不能有效照顾自己以及没有有效面对个人和作业压力[98,99]。Stephen Porges 博士在他的书 *The Polyvagal Theory: Neurophysiological Foundation of Emotion, Attachment, Communication, and Self-regulation*（2011）[85]中非常详细地描述了吵架、逃避和冷战模式的影响以及慢性交感神经系统激活模式对人际关系的破坏性后果。在 *The Body Keeps the Score: Brain, Mind, and Body In The Healing of Trauma*[115]（2014）这本书中，Bessel 博士率先指出 Kolk 解释为什么交感神经系统激活影响专注和记忆，造成形成信任关系的困难，另外还有在家中参与和感受自身的困难。

Irene 的情况清楚地表达了这些不幸的事实，她明显不能承受有效的技能性关系中的个人或专业生活。她麻木地克制他自己去承受各种机能障碍，这种不明智的方式加深了她所承受的外界压力带来的痛苦。

Broken Open: How Difficult Times Can Help Us Grow[52]（2005）的作者 Elizabeth Lesser 指出，每一次努力的经历告诉我们自己需要重建什么。当我们面对和理解发生在西方医学现实中的事实和深层困难，我们着力于走出黑暗将比以前更加具有勇气。我们可以整体性和创造性地做，在这个转变的旅程中有路径指导我们。在这一章节我们将探索发展正念作为指导指南。

---

[a]References 9, 18, 24, 25, 39, 40, 49, 57, 61-63, 72-74, 82, 87, 94, 95, and 114.

治疗师会因为无法从共同的途径意识到和满足他们自身的需求，和还未发展出一定程度的相关技能，这样对他们的康复对象和他们自己会产生无意识的伤害，这个意识正在推动这方面研究的发展。越来越多研究表明，正念的技能似乎对许多，也许不是全部的社会、情感、身体、作业、环境、道德、轮流和环境问题能够产生有效干预。研究表明，对健康管理专业者的正念训练可以作为一项可行的、使用的、有用的工具来促进有效的熟练的参与。特别是身体意识的发展以及被证明是一种有力的治疗方法[85,115]。

熟练和有效的作业治疗是由作业的核心价值、道德标准和照顾原则所推动和激励的。*Occupational Therapy Code Of Ethics*（2015）的序文指出：

> 道德行为超越了机械地遵循这些原则，是道德品质和正念反思的表现。这是一种对他人有益的承诺，对艺术和科学的良性实践，对真实的良好行为和高尚的勇气行为的承诺。认识和解决伦理问题是一个系统的过程，包括分析各种情况的复杂动态，权衡后果，作出合理决定，采取行动并反思结果。

作为例子，该法典将原则 2 列为"无害性"，即"作业治疗人员应在理论上避免造成伤害的行为"。具体地说，原则 2 中的详细条例 2C 提出我们必须认识并采取合适的行动来纠正可能对服务接受者、同事、学生、研究人员或其他人造成伤害的个人问题和限制。条例 2D 提出我们必须避免任何可能损害作业服务、教育或研究能力的不良影响[1]。

对 Irene 而言，参与正念训练，发展意识，获得有意义的支持，以及缓慢、稳定和专注的生活方式的改变可以解决产生负面影响的个人问题。这些问题是发展心理清晰和直觉的意向来实施有意义的道德标准和护理的原则。当你开始看到一个人的行为和选择影响到自己的行为和选择的时候，全身心从事正念训练将培养必要程度的自我同情，从而坚定了个人和作业价值。

正念和加强治疗性自我运用

使用正念作为加强治疗性自我运用的发展的框架或基体似乎是正确的，因为许多研究已经证明了专业正念训练对医护专业人员个人自我照顾的潜在有益影响和对人际关系的改善。这些专业人员发现康复对象的需求变化，较少的愤恨，较少的反应和较少的防御。

另外,他们表现出积极的影响和自我同情,更多的自我意识和接受,提高了注意力和专注,加强了生活满意度和意义,提高了士气。另外,他们展现出更高的表现和决定能力,改善自我规范和冲动控制,提高移情反应,加强创造力和提高感觉的自制、自尊、自信和精神灵活性[4,6,35,96]。这些注意力,态度和意图的特定品质是发展治疗性自我运用的基本组成并可以有深远影响[14,89,100,114]。

正念是有意识地专注于自己经历的技巧;随着他的展开,没有经常被承认的判断和概念体现出来。这并不意味着治疗师会突然变成一个永远从容不迫和平静的人。事实上,从一开始就把自己的经历和勇气结合起来,会比想象中的更具挑战性。然而,在坚定的实践和好奇心驱使下,人类警觉的能力提供了一个有益健康的方式趋向于主观的经历并帮助我们学习、成长和克服导致我们遭受不必要痛苦的思维习惯[113]。不带批判的训练注意到什么在这里给你鼓励,随着时间这种鼓励感觉可以变大并逐渐成为个人感觉的力量。很明显,正念能帮助培养精神状态,有助于发展和加强自我治疗的使用[38,103,104,108]。

关注当下尽管听起来很简单,因为我们现代社会趋向于使用外在刺激。例如,在 Irene 的案例中,媒体和电视、过度的忙碌、盲目的自动驾驶模式的作业参与,还有试图在绝望中集中注意力或试图避免混乱或不正常思维的不适[11,15]。我们开始意识到家庭、社会和文化环境是如何鼓励我们避免和拒绝任何的不适,开始欣赏正式正念训练可以加深生活挑战和帮助我们识别人类的能力在技能中的关系。在她的书 *A Mind of Your Own* (2016)中[10],Kelly Brogan 博士鼓励我们认识和质疑这种条件,所以我们开始纠正我们个人力量,与生俱来的智慧来治愈我们的身体和纠正我们的生活。如 Kabat-Zinn 写的,"如果有一种自我分心的指数,在我们家庭生活的技术快速发展的社会中,它将会穿过屋顶"[42,43]。重复本部分开头引用:Steven Cole 博士,加利福尼亚大学洛杉矶分校医学与精神病学教授所说,"你今天的经历将会影响你接下来 80 天的体内组成,因为这是平均蛋白质未来在你体内保留的时间,所以相应地去计划你的日子"。

作为回应,人们可能会回答:好吧,所以我们该怎么做?培养留心意识的关键训练必要时正式的训练或思考。正式训练是一种精神和身体联系,为了加强加深人类固有能力来表达我们生活现状[99,102,105]。因为正念是一种不需要判断就能进入我们生活的技能,所以我们必须以这种精神来处理时间,放弃之前的想法,尽可能多地去实践和培养一种开放和好奇的心态。这为我们提供了更多的机会,让我们从他们那里得到更多的益处和加深我们的经验和成长。当然,健康的怀疑态度是有价值的;对每个人进行测试是很重要的,在发展洞察力、同理心、同情和理解的整个过程中反思并承认这些经验是至关重要的[79]。这是一种"循证实践"的表达;当我们能够认识到实践这些技能的成果是"自我证明"的,他们会变为个人的、明显的和难以置信的治愈。

因此,在作业治疗的背景下,使用正念的关键是要发展治疗性自我运用,这是在正式和非正式的正念训练中坚定的个人工作。正念治疗对任何人群都有很强的适应性,可以应用于任何作业,比如坐、进食、洗手、开车、散步、购物、使用媒体、学习、约定、表达爱的善意等。尽管最初的做法看起来很简单,但实际情况对于我们来说是相当复杂的,提供无限的机会带来基本的同情和亲和力到我们现在的经历中[91]。在整个旅程中向我们自己提供同情(缓解痛苦的要求)的品质是一项最大的训练。给自己同情是一个挑战,意识到我们什么时候需要它是很重要的。正念技巧和技术能帮我们开放地学习了解我们的挑战,通过开放加深我们的自由、谦卑和更深层的人性。当我们相信自己可以在有智慧、有同情心的关系中时,我们更加有能力在他人的痛苦中出现。

在基于正念的减压课程中所教学的主要形式是身体检查,呼吸意识训练和坐位意识训练,正念卧位瑜伽,正念站立位瑜伽,步行冥想和有爱的亲和力。每一种时间都是特别的关注点,他们有许多共同点,例如有意地对于我们现在的经历不加判断[67](请参照本章节这部分的正式的正念训练的例子)。

随着时间,正念训练揭示和发展人类基本智慧和同情的品质,这是正念技能的主要价值。只会意味着看清现实的本质。通过正念训练,我们开始认识到暂时的自然现象和看到普通人经历中自然的不完美,产生错觉性的脱离于现实存在的自我[26,76]。我们开始在我们分享的人类经历的全范围内相互联系我们的感觉。我们有更大的能力来达到不害怕或厌恶悲伤和失去。不管什么情况下我们都能更有能力保持内在外在平静的智慧和同情[118]。我们开始认识到什么对我们的幸福是最重要的,并对我们和他人的经验有深刻见解和理解(图 7.2)[85,92]。

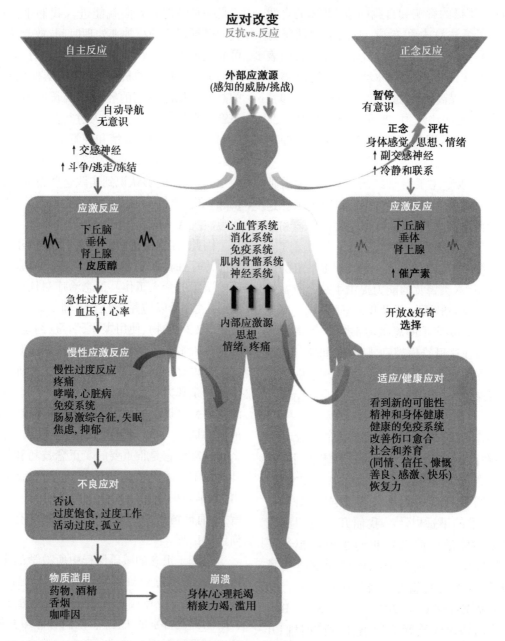

图 7.2 应对改变(ⓒ2015 Elizabeth Lin MD,MPH,ehbin@uw. edu. Adapted with permission from Kabat-Zinn J:Full catastrophe living,2013;Bardacke N:Mindful birthing,2012;Graphics courtesy R.Ryan.)

　　正念给我们提供了一个机会,让我们认识到所有现象的产生和消失,所有现象的无常,包括我们的思想和情感,痛苦和不适,以及生活本身。通过这一认识,训练引出我们自身主观经验,我们可以学习运用我们所有的感官去拥抱生命的短暂,理解每一个时刻的价值。这尤其适用于让作业治疗师自己在此刻的价值中工作,表达给我们的康复对象,不管他们的损失和情况的严重程度。从业者的参与能够锁定灾难性生活经历的存在。这可能是感觉不到的,但是研究已经显示这些品质是非常明显的,可被深刻有效治愈的[68]。

OT 实践要点

延长正念撤退训练

　　参与延长正念训练撤退是一种最好的加强一个人生活中的正念技能和感受更深的更快的益处。培养一个正念和不抗争态度的关系是必要的,任何事物都不需要被"修复",理解我们已经是完整的,就像我们参与正念训练中一样。去相信当正念在脑海中时我们转向我们自己的完整性和人性,我们将开放更大程度的洞察力和幸福在各自独特的时间框架中(参考美国的以正念为基础的撤退中心的资料)。

正念能力提供有力的方法来解决疼痛和身体不适,越来越意识和感受到一个人疼痛和痛苦的区别-适用于我们自身经历的感知[43]。当我们参与非常强烈和复杂的作业治疗训练时,这些品质是无价值的,在一线工作中难以置信的痛苦:我们自己的、世界的和我们治疗的个体。

Irene 的转变是缓慢但明显的,因为他开始意识到"疼痛"和"痛苦"之间的区别(知觉转变)。她一开始最有价值的经历是哪些对他自己痛苦的真实"感受"。当她在生活中建立了留心意识,Irene 开始认识到她经历的身体痛苦起伏不定取决于她在做什么,是暂时的,不表现为"一直",并且没有像她之前的"想法"一样延伸到她的全身。Irene 认识到当她精神上抗拒和反复思考她背上的痛时,痛会变得更强。她认识到心理和情感上的反抗是她"痛苦"的根源。身体上的疼痛感受是从他的身体传出的信息,她可以实际听到和技巧性回应。她发现坚定的自我照顾和自我同情是治疗她身体疼痛的方法。当她放松了精神和情感的沉思和抵抗,她发现她有更多的能量来用于她的治疗,她有更高的心理清晰和好奇心,所有这些降低了她之前和身体痛苦连在一起的心理和感情上的"痛苦"经历。

Irene 感觉到她对身体疼痛和心理痛苦的反应。她注意到当她思考一件事或情况时,她的想法会发散,然后她无法集中注意力,变得焦虑,易受挫,心理不清晰。她很快认识到,当她不进入持续和没有帮助的思维方式时,她可以保持一段距离,观察,不主观并真实地找到习惯性心理方式中的幽默,这样她可以在靠近时放开它。她从这个正念技巧中感觉到立刻和强大的放松,每一个时刻变为如何应对她身体的、心理的或情感的痛苦的一次训练和一个选择。每一刻她选择轻松而不是疾病,这使她获得力量。她感觉充满力量。她将现在的经历与她更高的生活价值观、前额皮质行为(而不是自我中心的小自我)情感和身体健康联系起来。

Irene 在她的工作中体验到了身体疼痛和精神折磨之间的区别,她也在她的康复对象身上意识到了这点。她知道他们并不了解,但她意识到正念技能训练(如果他们选择学习)可以减少精神和情绪上的痛苦,他们最终将更加清晰和专注于真正的痊愈、进入新的常态和自由。她还认识到,这是每个人都必须为自己选择的道路。Irene 自己体验精神痛苦的经历让她能知道康复对象原本该有的样子,他们无需被"修改"。她可以体会到她的康复对象的感受,并对她的客户有一种比以前更深刻和更真实的同情心。她将这种共情体验描述为:人们不仅被共情知识上的理解所引导,更多是被具体的、内在的体验或"认识""洞察"和"理解"所引导。她用这句话来形容:"是的,生活就是这样的"。她的幸福感随着她尽可能地满足客户的需求而来得更加容易。她让他的客户参与 OT 实践时,她知道他们从她的轻松和理解中受益。

西方医学、医疗和社会中的正念

在心理学和人文传统中,补充替代医学(complementary and alternative medicine, CAM)和整合医学(integrative medicine, IM)迅速发展,它们帮助满足我们日益增长的、对于治愈慢性公共健康疾病的需求。近年来,对于传授正念技能的高素质专业人才的需求呈指数增长。1990 年是一个分水岭,在那之后,在学术医学和心理学的演讲中,"正念"作为一个离散术语开始出现[17]。这一年 Jon Kabat-Zinn 的书:《多舛的生命:用你身体和思想的智慧去面对压力、痛苦和疾病》[42]出版。Kabat-Zinn 在他的书中描述了他于 1979 年在马萨诸塞大学医学中心开发的正念减压(mindfulness-based stress reduction, MBSR)项目。在中心开设的课程培养了近 1 000 名认证 MBSR 讲师,他们遍布几乎美国各州和 30 多个国家[67]。

现在美国几乎所有的主要医疗中心都有一个 IM 中心,其中很多将正念和/或 MBSR 作为其项目的一个组成部分。MBSR 现在全球 700 多家医院被作为治疗来干预。"科学美国人""纽约时报""时代"杂志、"纽约客"和"新闻周刊"的封面故事也有冥想和正念板块。MBSR 和其他基于正念的方法现在被认为是具有循证意义的,因为过去 10 年来随机对照临床试验的研究数量和质量都很高。事实上,2003 年发表了 52 篇论文,到 2012 年增至 477 篇。2014 年初已发表了近 100 篇随机对照试验[67]。

目前正在研究基于正念的干预(mindfulness-based interventions, MBIs)疗效的临床试验包含以下状况:哮喘,骨髓移植,乳腺癌,慢性疼痛,慢性阻塞性肺病(COPD),艾滋病(HIV/AIDS),潮热,高血压,人乳头瘤病毒(HPV),肠易激综合征(IBS),狼疮,心肌缺血,肥胖症,癌症,关节炎,器官移植,2 型糖尿病和其他身体状况,包括精神障碍,如焦虑症,进食障碍,人格障碍,创伤后应激障碍(PTSD),疲劳综合征,精神分裂症和自杀[27,59]。Grossman 等人[29]描述了目前的研究结果："迄今为止,文献似乎明显倾向于支持关于正念在精神和身体健康上的效果的基本假设"[22,75]。

来自 Google、Facebook 和 Instagram 等公司的 2 000 多人参加了 2016 年旧金山称为"智慧 2.0"的正念会议。Google 现在为其 52 000 名员工提供了正念的免费课程。这些公司已经将课程提供给员工,并留出房间来进行冥想。2012 年,俄亥俄州议员 Tim Ryan 出版了一本名叫《正念国家》的书籍,并在国会山组织定期集体冥想。英国为上议院开设了一个全党议会正念小组。在英国,三所大学开设了以正念为基础的硕士研究生专业培训课程:英格兰埃克塞特大学和牛津大学正念中心以及威尔士的班戈大学正念、研究和实践中心。在过去的 6 年,圣何塞州立大学作业治疗系为他们的学生提供了为期一学期的基于正念的作业治疗(mindfulness-based occupational therapy,MBOT)课程。

基于正念的干预(mindfulness-based interventions,MBIs)在快速发展。基于正念的认知疗法(mindfulness-based cognitive therapy,MBCT),辩证行为疗法(dialectical behavioral,DBT),接受与承诺疗法(acceptance and commitment,ACT),基于正念的复发预防(mindfulness-based relapse prevention,MBRP)和基于正念的治疗社区(mindfulness-based therapeutic community,MBTC)治疗是几个当下吸引最多文化关注的基于正念的干预[67]。http://ggia.berkeley.edu 上发布的加州大学伯克利分校的极好行动(greater good in action,GGIA)项目突出强调了基于科学的实践:如何建立如同情、联系、共情、宽恕、欣赏、幸福、正念、乐观和适应能力等的特质。圣何塞州立大学作业治疗系目前正在开展一个以正念为基础的医疗从业者(mindfulness-based healthcare practitioner,MBHP)研究生认证项目,提供给世界各地的作业治疗师,目的是继续加强正在形成的基于正念的作业治疗(MBOT)、MBHP 演讲和循证干预的技巧性和有效性[70]。

作业治疗师目前正在以各种方式将这些基于正念的干预元素用作实践中的干预措施,但显然尚未直接将正念应用于复杂的作业治疗实践、自我使用和干预中。目前在 OT 文献中尚未明确定义正念和日常作业参与质量是如何相连的,或者如何对个人健康和幸福产生影响。本章旨在开始讨论这个话题并考虑一些可能性。

案例研究

Irene,第二部分

作业治疗师在生活和工作中体现正念

Irene 开始意识到,她作为作业治疗师的伦理道德责任与她对自己的精神、情感、身体健康、发展和自我照顾的责任不可分离。她非常重视她的能力,以确保她不会伤害她的康复对象。她遵从道德原则和无害的实践标准,而且也希望为她的客户的生活作出有意义的贡献。为了提高自己的幸福感、生活质量、作业参与和对治疗性自我运用,Irene 在自己的生活中追求正念的实践,这对于她有许多好处。尽管确实有许多"要做的工作和参与的实践",但将正念融入到她的生活中的影响是如此之深,以至于她实践正念之路的动力创造了明显的反馈循环,从而使她能够持续成长和发展。她认识到,在她最糟糕的时刻培养意识、好奇心和自我怜悯,将这些时刻转化为充满勇气、力量、成长和学习的时刻。

自我的正念
身体意识

Irene 通过正式和非正式的正念练习培养了正念意识,她更加意识到自己身体的需要。最初 Irene 注意到身体的紧张、不适和疼痛,但是想知道所经历的具体情况非常难。她注意到无论如何尝试分散自己的不适,这种经历仍会触发她对于各种事物分散注意力。她善良和自我同情的品质对她在日常正式练习中至关重要,即使在她屈从于冲动来分散自己注意力的时候。

随着 Irene 的身体意识有了更高程度的提高,她能以更大的意愿和轻松感完成她的日常生活和循环的作业活动。她在 ADL 参与中放慢了脚步,她能够识别哪些活动加剧了她的疼痛,并不时地调整以支持身体的需求。无论在哪,她都可以用调整呼吸来缓解不必要的紧张。经过长时间的培养,她对身体的关注和友好表达使她保持更多的副交感神经系统反应,这减少了压力激素的产生和同化。有时她注意到自己对她的身体表示赞赏和感谢,她的身体在各个层面都感到愈合和滋养。她可以感受到更大程度的安逸和幸福感。Irene 注意到日常活动,例如看电视和浏览社交媒体网站增加了沉思思维模式,激发了她的同情应激反应(图 7.3)。展示了 Irene 如何被赋予权力来选择她将作出的反应,并作出生活方式的选择,以符合她追求健康、有效和幸福的意愿。她可以感受到她参与这些活动的应激反应,她开始削减他们。这反过来又多了更多的时间和精力,使她能够与丈夫和女儿联系并为她的家人准备健康的膳食,所有这些激活了她的副交感神经反应,并且促进了她的健康和幸福。

Irene 的消化得到改善,让她从吃的食物中获得更多营养。她开始吃那些她认识到会滋养身体的食物,并注意到以往吃的那些食物营养不是很高。她作出了更多的饮食调整,来支持体内更健康的体验。她慢慢减少了咖啡因的摄入,直到她能够改用草本茶而不是喝咖啡。她大大减少了糖分摄入,改用当地的蜂蜜作为甜味剂。她更加意识到这些健康反馈循环,

案例研究(续)

Irene,第二部分

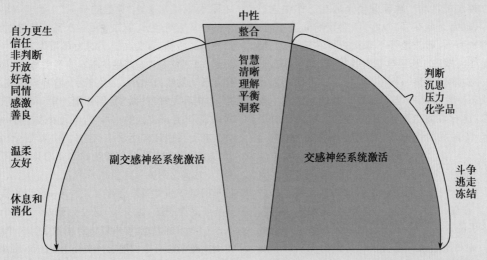

图7.3 展示了艾琳如何被赋予权力来选择她将作出的反应,并作出生活方式的选择,以符合她追求健康、有效和幸福的意愿

这促使她进一步继续深化她生活中的实践,并继续为她的家人作出健康的饮食调整。她可以通过身体意识练习感受到她的健康和幸福的差异,这些练习充满了善良和自我同情,还有生活方式调整的品质。她的失眠开始减轻,头痛减少,她更加控制自己的饮食习惯。她注意到她的女儿在行为上也积极响应了饮食的变化,这继续激励她不断作出更健康的选择:不吃一切含精制糖、着色剂、化学添加剂、稳定剂、树胶和防腐剂的加工食品。Irene 从她和她家人的愈合之旅中获得了更多的力量,而这一切都是在她自己的手中完成的。

呼吸意识

当 Irene 注意到她的思想在别处时,她学会了经常使用呼吸意识(awareness of breath, AOB)练习,来将意识集中在当下。她注意到,在她无法控制的情况下常常陷入沉思,例如父亲的健康,她所担负的大量工作,以及她丈夫杰克的收入。她会温和并且轻轻地将注意力重新集中在眼前的工作上。当她白天有时间时,她会坐下来与丈夫解决问题,例如在他们生活中需要作出什么样的调整来变得更轻松、更有控制力和连通感。随着时间流逝,他们一起对自己的生活方式进行必要的调整:简化、减少额外支出、获得社区资源的支持,以及作出小而有意义的以问题为中心和以情绪为中心的调整,从而使他们具有自我效能感,希望未来情况会更好。Irene 对作业治疗师在工作中经常教授的真正价值有了新的切身感受,并且这些个人生活调整形成了一种深刻的信任和自我效能感,以帮助他人创造有意义的生活方式的改变,这些改变可能提高他们的生活满意度和幸福感。

虽然 Irene 认识到她无法改变生产力、支付能力或者她工作环境的技术标准,她现在意识到她能完全控制对工作环境的

反应。她注意到,当她精神上以任何方式抵制某种状况时,这会激活她的交感神经应激反应,她整个身体都会紧张,并释放一股应激激素和化学物质,影响她身体的每个器官。随着时间的推移和实践,Irene 注意到她能在工作环境保持原样的情况下,对现实情况有更大程度的接受,而无需在精神上或身体上抵制它。她可能只是注意到了它该有的样子,就像这种说法:"是的,作业治疗实践和西医有时候就是这样",带着好奇并尊重她自己对这个情况的体验,善意并同情地对待自己、她的团队和她的客户,他们都以自己独特的方式参与和管理这个系统。她注意到,她一贯的玩世不恭模式随着时间的流逝而消失,取而代之的是对她康复环境的复杂性(例如她所工作的复杂环境)的惊叹和敬畏。她能够更好地认识到她工作时的简单而深刻的细节,比如一个家庭如何勇敢地对待他们所爱的人的痛苦。此外,她还注意到,工作人员每天都会来,并尽其所能,还有社会如何为其人民开展这种鼓舞人心的紧急医疗护理。她认识到作业治疗是多么美的职业,它能整体地考虑每个客户和他或她的情况。Irene 注意到她与工作环境的新关系如何激活了她的副交感神经系统反应,她的身体没那么紧张了,即使在她一天中比较紧张的时刻,她也感觉到无比的轻松和平静。她观察到,她更有能力熟练地对待康复对象和家庭护理的复杂性,并能时时在场,更快速、更熟练地响应她的团队的需求。同样,她在精神上和情绪上较少受到所谓的"支付能力"和"生产力"标准的影响,继续尽其所能地以诚信和道德行为来满足他们,而不是被自我谴责或系统谴责思想模式所覆盖。

Irene 认识到,她对生活中的简单经历的自我同情和欣赏的加深,实际上重新激励她参与了她以前觉得滋养和恢复活力的作业活动——她已经放弃了那些随着生活和工作变得

案例研究(续)

Irene,第二部分

更加紧张和难以控制的活动。她确保频繁地在工作中进行"三次呼吸循环",通常是她在客户和团队会议期间洗手时。她发现这样做特别有效,能让她停下来检查她在精神上、情绪上和身体上是如何做的。基于这种自我检查,她会作出任何必要的调整,在她进行当下一个任务前将自己带回当前状态和更轻松的状态。她注意到,当她需要与她的团队或主管进行困难交谈时,她比以前更放松,更能胜任。她说话时更加清晰和冷静。在困难的情况下,她能够抓住重点,主导谈话。

Irene通过计划他们都喜欢参加的定期活动,例如在大自然中露营和散步,重新与家人联系。他们每周多了更多的联系时间,每天至少在餐桌上一起吃一顿饭,享受健康、完整、干净的食物和愉快的谈话。Irene作出的最大调整是降低她的"繁忙程度"。她和她的家人重新审视了他们深信的家庭价值观,并作出调整,甚至取消了不符合这些价值观的任务或活动;这开启了他们生活中更宽敞的空间。他们都觉得不那么匆忙和烦扰了。随着时间的推移,Irene一家人一起形成了一种更加联通、简单、轻松和幸福的感觉。这种经历和新实践打开了她与客户和同事之间更真实、更现实的互动和关系。Irene成为她的团队中轻松的源泉,在为她的团队和她的客户作出重要事项和决定时,她经常被要求来做指导。

思想和情绪意识

随着时间的推移,随着她对正式正念实践更多的沉思和观察,Irene开始逐渐注意到她的日常作业活动参与的质量如何影响她的生活质量和她的精神、情感和身体健康。她曾在基本的日常自我照顾活动中经常处于"自动驾驶模式",老是想着过去不愉快的事件和经历,对未来充满恐惧,激活了她的交感神经系统,在她的全身释放了一股应激化学物,并增加她的身体紧张,影响她的消化。当她以不熟练的方式参与日常生活活动时,她习惯性地忽视了身体的暗示和加重的疼痛感。然而,通过练习,Irene不再沉思过去和担心未来,更能将注意和意识集中在当下。她比以前更能注意到她的思想何时不在当下,她以好奇而不是谴责的方式注意到思想和情绪。当她需要计划将来,她会为此规划这一天的时间,并将注意力集中在手头的任务上。她为当下做了"计划"。Irene将之前花在沉思和紧张思考上的精力转移集中在欣赏、敬畏和惊叹于日常工作上。Irene开始认识到生活中她所感恩的事情,比如自来水和有效的水电设施有多特别。对日常生活活动参与的感激部分归因于她能够越来越多地参与这些活动。她不再陷于过去或未来的疲惫、沉思、无用的思维模式中,这些模式曾经耗尽了她的时间和精力。通过练习,她的大脑中形成了支持当下的新神经通路,随着时间的推移,活在当下变得越来越容易。

情境意识

随着Irene对她目前在基本日常生活活动中的经历形成了

一种协调,她知道她"觉醒的感觉"。她能够享受和感激最简单的日常生活经历,例如洗手时水温暖的感觉,穿衣服时裤子那光滑的质感,为女儿梳头时发丝散发着干净的味道。她认识到,以这种方式参与她的基本自我照顾,增加了她参与这些作业活动的能力;激活了她的副交感神经系统,从而释放了治疗"倾向和友好"的激素(例如催产素和内啡肽),这有助于她缓解紧张,并减少她的精神、情绪和身体疼痛(图7.3)。

在工具性日常活动中,比如膳食计划、准备和清理,Irene开始注意到她的思想和情绪如何开始怨恨"不得不做所有家务"。她感受到她身体里愤怒和沮丧,当她思考障碍时,她身体里的紧张和疼痛感会增加。她又一次以积极的心态巧妙地认识了这类想法,认识到"这也会过去","这个想法是不会永久的",如果她愿意,她可以将思想置于每一个当下的时刻,她也确实越来越有意识地选择在当下。Irene有意识地选择了符合她较高自我和她的家庭及关系的核心价值观念。她注意到,当她把注意力集中到手头的任务时,例如为家人准备健康的一餐时,她感激拥有能完成这些复杂的作业任务的力量和能力。Irene开始感激准备一顿饭所需的看似简单然而复杂的感觉体验,例如锅的沉重感、轻松打开燃烧器加热食物、流动的自来水和芬芳的味道。她体验到,她对职业的这种关注程度如何将其从苦工、怨恨和脱离(从她自己的身体和她的家庭)转变为令人难以置信的感官体验,对她自己和家人的爱的表达和联系。如果她注意到她的思绪在徘徊,她会停下来注意自己身体呼吸的感觉,然后专注于手头任务的感受和体验。她注意到,她做得越多,就越容易做到正如所有的正念意识练习一样,她的大脑形成了支持当下的新的神经通路,并且随着时间的推移,越来越容易活在当下。她对她的家人表示感谢,她感觉像"为我们的灵魂提供一种治愈的药膏"。她的家人注意到,也开始更加感激。曾经日常的苦差事变得充满了奇迹和感激。这是人生中最真实和最有意义的神奇力量(框7.3)。

Irene也注意到她与客户在一起时更能全神贯注。她认识到,她更有能力协调客户的精神状态、情绪状态和身体状态,并在需要她时作出适当的反应。她还体会到,她如何能够更好地保持清醒,不需要陷入客户的痛苦之中,不那么容易就被带走。即使她深深地为客户的痛苦动容,她也能够承认和承受痛苦,活在当下并尊重自己的经历。她认识到,当她为他们的痛苦所动容时,她发誓要在适当的时候给自己留出空间来悲伤,以温柔的态度承认和证实她的感受,并在需要时寻求支持和喘息机会。Irene变得更能意识到她是如何接近她的客户和团队成员,她也更加意识到她的意图、她的身体语言、使用的口头和/或触觉暗示、她的交流方式以及这些复杂的东西如何有效地影响他人。通过她的反应来影响与她接触的人,她体验了相互联系的真正意义。她承认并尊重她自己并非完美,她仍然是一个有潜力感受人类经验的人。她更容易明确自己犯了错误,通过经验沉思,从这些经验中学习,作出

案例研究(续)

Irene,第二部分

框7.3　正念聆听/正念交流练习

为了使本指南的语言清晰简洁,我们假设你的伴侣是年轻女性。无论性别如何,这个过程都是一样的。

坐在离你的伴侣3~4英尺远的地方,你之间没有任何东西。降低你的目光或闭上眼睛。首先将你的意识投入到你身体的感受中,承认现在你所感受到的,而不需要它是任何其他样子。这一刻只要注意和认识你身体的状况。(暂停)在这一刻,让你意识到你的思维状态是什么,同样不要试图让任何思想或情绪消失,只要怀着开放和好奇地注意到它们本该有的样子。(暂停)

请注意你的身体。如果你发现任何不必要的紧张,看看你是否能放松下来,如果没有,就让这些感觉去他们需要去的地方……现在注意你呼吸的感觉,这样,当你吸气时你意识到你正在吸气,当你呼气时你意识到你正在呼气。

了解你和你的伴侣沟通的意图是什么。

在睁开眼交流之前,看看你是否能将部分意识集中在你的身体和/或呼吸感受上。睁开眼睛,尽可能地倾听,不要评论,怀着开放和好奇,不需要想下面要说什么,不要有自己的精神对话让你分心。尽可能深入地倾听。

当你的伴侣分享完毕后,你可以问她是否有其他的东西要分享,然后暂停。当她说她说完了时,你俩可以闭上眼睛。将你的意识放回到你的身体感受中;注意任何不必要的紧张,看看你是否能放松。

现在花一些时间来明确清晰地表达对你来说什么是正确的/你想要分享什么。

在再次睁开你的眼睛分享交流之前,看看你是否能将部分意识集中在你的身体和/或你的呼吸感觉上。睁开你的眼睛,说出对你来说是正确的。注意你分享时可能出现的身体感受。如果你觉得你偏离了中心,闭上你的眼睛,把你的意识重新集中到你身体的感觉中,看看你是否能缓解紧张。重回你的观点,当你准备好后再开始。

当你们都认为沟通已经完成时,相互感谢对方的在场和聆听。这是一种深度治愈的做法。被倾听和倾听是一种同情的做法,是我们可以给予我们自己和他人极好的礼物。

必要和巧妙的调整,并在适当的情况下继续前进。她注意到自我同情的实践以及善良和温柔的表达在她觉得"她可以做得更好"的时候特别有用。

作业意识

参与作业活动的质量

作业治疗师将正念意识融入他们日常的个人和职业生活中,他们开始意识到他们个人日常作业活动参与的质量。通过

参与有意义的作业活动,治疗师将深入了解自己经验的治愈本质的重要性。作业意识(IOA)是一种个体在作业参与期间有意识地建立清醒、警觉和非判断意识的状态。在日常作业中建立与我们经验的联系,使我们有机会深入了解日常作业在我们生活中的重要性、对我们习惯性思维和行为模式的意识的重要性以及这些模式对我们健康和幸福的影响的重要性。

例如,Irene描述说,当她在日常活动中培养了正念意识的时候,她注意到洗碗时满脑子都是她对家人的怨恨!她质疑"为什么她不得不洗这些碗,她有其他能更好利用她时间的事情要做"。她体验到这种思想如何激活了她的交感神经系统反应,反过来在她身上释放出强大的压力化学物质和激素,使她的消化系统紊乱,并破坏了她对参与的作业活动的能力。随着时间的推移,一旦她形成了更强的意识,并且她有意识地选择了她与洗碗的关系(以思想,信仰和期望的形式),她首先能够培养出中立的品质,最终她能够真正享受这项活动。她注意到,与活动的关系是她的选择。她注意到她是如何开始能够有力量站在水槽边上、能够使用她的双臂、有自来水和热水、能够买得起且能够为家人准备健康的食物、感受洗碗的感官体验。她注意到她能感受到自己拥有洗盘子的能力,然后成为一种激活她的副交感神经的"休息和消化,温和与友善"神经系统的活动(图7.3)。她感到轻松,似乎洗盘子的活动是恢复性活动,而不是她以前认为的沮丧、怨恨的经历。

Irene的例子表明,提高意识使我们能够注意我们与日常作业的关系,这种意识为我们提供了能够赋予我们能量的信息,并赋予我们机会和自由去选择和建立与我们作业活动更深层次的明智关系。在我们参与的任何作业活动中都可以体验副交感神经系统激活(PNSA模式)的作业经历。不仅那些我们选择的"特殊的作业活动",我们所有的作业活动都是开启快乐和敬畏的钥匙,如果我们愿意选择与我们选择的能力相关的潜力,我们将如何与他们联系起来,这是个人赋权的终极目标。

"醒来-拖着自己-然后醒来"Kabat-Zinn说。在浴室里,刷牙——这是形成意识的一部分,你可以在早晨的任务中建立注意习惯。Kabat-Zinn的主要建议是休息一下,然后关注下自己。"关注自己,休息一段时间"他说,"然后当你开始你的日常生活时,请检查一下。1小时1次,1分钟1次,还是1天1次,你自己决定"[118a]。

我们为什么不在我们所有的作业活动中"关注自己"并自省……在这个作业期间,我的身体在这一刻的状况如何?在这个作业期间,我思想的状况如何?在我们职业背景下作业参与的影响在下一节中讨论。

将正念用于作业治疗实践

作业治疗是在西方医学背景下发展的美妙而复杂的专业学科，同时较其他西方现代医学干预有独特之处，因为干预的重点是整体看待客户及其情况，考虑到精神、情绪、身体、文化、社会和背景方面。在某些情况下，作业治疗师甚至可能会考虑个体精神方面的功能，如果他或她有这个倾向并且在他/她自己的"自我证明"经验中对此轻车熟路。

作业治疗通过使人们能够进行有意义和有目的的作业活动来促进健康[1]。但是，我们（客户、治疗师，或者任何人）在参与所谓的有意义和/或有目的的作业活动时可能并不在现在或"有意识"。我们不但不在当下，而且往往会迷失在沉思和未经承认的判断中。我们往往会在对于过去或未来的思考中迷失，完全脱离了我们在任何特定时刻实际做的事情，并且从我们真正必须在这一生中生活的时刻脱离——这是唯一的时刻。诸如计划、担忧、希望、期望、沉思、想象、幻想等心理现象不仅可以使我们脱离当前的经验和作业参与，而且它们往往会通过激活我们的交感神经应激反应给我们的情绪、精神和身体健康带来功能失调或破坏。这些想法和沉思往往不是我们自己的。他们通过家庭、教师、社区、社会、宗教、大众媒体和其他来源传递给我们。我们只生活在未经承认的、习惯性的、经验的认知领域，这大幅限制了我们的生活经验。我们可以很长时间甚至一生都脱离我们的作业经历和我们的身体。当我们脱离生活时，我们无法充分体验我们的日常活动，甚至那些我们可能认为是"有意义的"的活动，参与作业活动的质量会受到很大的影响，影响到我们生活的每一个方面。

当参与者没有参与、不在场或"无意识"时，我们的"作业"甚至可能会失去"作业的意义"。如果我们因为家庭、社会、文化或社会规范而出于习惯参与我们的作业活动，那它们真的是真正的作业活动吗？它们是真的有意义还是有目的？或者，它们只是纯粹的麻烦事？如果我们作为治疗师不知道充分展示我们的作业活动的意义是什么，那么作业参与是否真的可以被视为一种治疗方式和熟练的工具？当我们探索和共同创造正念与作业治疗实践的结合时，这些是需要面对、参与、体现和智能化的问题。

这是一个深刻的认识，建立一个人身心正念意识的能力可以辅助熟练地解决现代疾病的许多潜在问题。正念是一种以开放和好奇的态度有目的地参与当下活动的做法。当我们作为作业治疗师全心全意教授正念而且技法纯熟时，我们就会成为治疗促进者，帮助我们的客户使用他或她自己的身体和思想的智慧成为一名共同治疗者[47,48,58,88]。正如我们与Irene的案例共同经历的那样，这可以强大得令人难以置信。

基于正念的作业治疗（MBOT）探索真正的治疗，是成长、学习和联系的过程。它不是修复或纠正的模型。MBOT认为我们本就是那样的完整，我们的客户也本就是那样的完整。从这种认识中，我们意识到我们没有必要"修复"。我们在面对自己和客户时，都以彻底的态度接受最重要的事。如果我们向它敞开大门，并且可以为它保留空间，那么我们就可以高效地促进我们自己和我们的客户的治疗过程。

AOTA发布了作业治疗的最新定义：一种通过促进日常生活参与的有效解决方案，最大限度地提高所有民族、人群和社区的健康、幸福和生活质量的方法。MBOT是一种有效的方法，一种治愈剂或"解决方案"，沉浸在培养更深层次的个人理解和更高程度的洞察力和自由的模型中，这可以促进日常生活参与。这是开放式的教育，因为它是"真正有用的知识"，可以使人们摆脱压迫。这些压迫可能是我们自己的思想通过工业化文化、社会和家庭传递给我们的，我们甚至不知道。

正念意识的技能是帮助我们所有人在每一刻与我们自己以及我们无限庞大而复杂的人类经历紧密连接的工具。这些技能阐明了我们当下的体验，并帮助我们建立对我们能力的信任，抵制我们每个人最重视的事情，实现有效的生活方式转变，来治愈我们自己、社区和世界。

作业治疗师在令人难以置信的人类痛苦的现实面前工作。具有自己的个人正念实践的作业治疗师能够更好地时刻保持关注自己内心的精神和情绪体验以及身体健康，从而减少潜在倦怠和增强自我效能[65]。加州大学洛杉矶分校的心灵之眼研究所的研究员、作者和主任Dan Siegel博士将这一过程描述为神经逻辑"整合"[102-104,108]。他让我们"连接而不是纠正"！这种整合的过程涉及学习与我们每个时刻的经验保持明智关系，不需要以任何其他方式，而是勇敢地接受现实。这样我们就能够学习、成长和治愈并且作为作业治疗师，培养与工作更明智、更具体的关系。

MBOT让我们将以下问题作为探索、治疗、成长和学习的过程：

- 我对日常作业参与的质量的体验是什么？
- 我和作业的关系（信仰、态度、期望）是什么？我如何才能培养健康、有效和有意义的关系?
- 这种更高质量的作业参与如何为自我服务?
- 我如何协助我的客户培养和体现更高质量的参与,以及与其作业的关系?这会如何影响客户的健康和幸福?

为了回答这些问题,治疗师必须练习并形成一系列成为日常表现模式(习惯、常规、仪式和角色)的工具、技能和实践。正念意识工具和技能必须体现出来才能真实地模拟或共享。如果任何正念技能、工具或实践不适合你,请勿使用它们。如果你将一种意识工具、实践或技能作为一种治疗方式,你也会从这种实践中受益并成长。治疗师成为真正治愈关系过程的一部分(请参阅参考文献末尾的其他参考资料部分,获取建议的培训途径和一些简单的正念练习,以开始练习)。

整合作业治疗和正念

基于正念的作业治疗(MBOT)能力

当作业治疗和正念巧妙融合时,以正念为基础的作业治疗能力有了更肥沃的土壤。最终由作业治疗师体现,并以适当和深刻的方式与客户分享。以下提供了五组相关的认知、情感和行为能力。治疗师五个能力集群的定义是:

- 能力 1:自我意识。如果通过注意力集中和培养自我同情的正念实践,作业治疗师的自我意识就会加深。它包括识别一个人的情绪、思想、态度、信仰和认知以及它们对行为的影响能力。这包括准确评估自己的优势和局限性,并具备良好的信心和热情。
- 能力 2:自我管理。正念增加了作业治疗师的情绪、思想和行为调节技能,这增强了他或她满足复杂职业需求的能力,更有创造性地解决内部和情境冲突,识别和尊重他或她如何以情感平衡的方式去感受,从他或她的深刻见解和逐渐加深的正念中学习和成长。这包括熟练处理压力反应、认识到可能不成熟的冲动、激励自己、寻找意义、制订和努力实现以个人价值观为指导的个人和职业目标。
- 能力 3:社会意识。正念通过帮助作业治疗师验证、承认和调节他们的情绪,而不是在遇到困难的情况时情绪不知所措,来增加他们的共同驱动力。因此,他们注意和尊重自己的痛苦和他人的痛苦,并熟练对其作出回应的能力提高了。除此之外,他或

她能够采取更广泛的背景和人类学视角,接受来自不同背景和文化的人,理解社会和道德行为规范,认识并提供适当的资源和支持。
- 能力 4:关系技能。正念增加了同情心。因此,当作业治疗师们练习正念技巧时,比如不努力(保持事物本身而不需它们有任何改变,不是因为其他原因,只是因为这就是此刻它该有的方式),他们正在以更富有同情心、开放、好奇、接受和非判断性的理解在做。这表现为清晰沟通、积极倾听,并在需要时寻求和提供帮助。这还包括认识到治疗师与他们自己的作业参与之间的关系,认识到他们对作业的认知和想法如何影响他们的经历,以及如何提高或降低作业参与的健康。作业治疗师认识到参与质量取决于他或她,并且随着时间推移作出有效、提高和确保生活的调整。
- 能力 5:决策。正念提高了认知灵活性和创造性,这为作业治疗师提供了更广泛的背景视角和对挑战或复杂情况的更广泛的潜在反应。这包括能够在考虑到道德标准、安全问题、社会规范、各种行为后果的现实评估以及自己和他人的幸福下,对个人行为和社会交往作出建设性和受尊重的选择[71,117]。

最终,当一起教和学,正念作业治疗有可能将我们的专业从专注于鼓励我们的客户成为"作业执行者"的职业,转变为培养"作业生命体"模式。凭借正念培养的同情和道德生活倾向技能,以及 MBOT 教授的技能使我们能够绕过鼓励"作业生命体"模式的倾向,我们可以通过培养我们的客户那些标志为"作业生命体"真正意义的素质,来真正感受"人类生命体"这一术语。

作为熟练的正念医疗从业人员,我们每个人都成为西医新模式的强大共同创造者;从个人和集体上突出我们巨大的力量,以利用新发现的"不证自明"的科学知识和具体临床实践。我们每个人都有机会参与人类进化这个令人兴奋的阶段[37]:生活方式医学的发展[10],以及向这种迫切需要的新型护理模式的转型。这样,我们将成为真正的人类治疗者[78]。

现在就应用起来:练习描述

这个部分描述了基于正念的减压核心练习的改良版本。传统 MBSR 练习的身体扫描、静坐冥想、正念瑜伽和步行禅修已经调整得很好,以适应作业治疗师将练习融于治疗的兴趣需求。只要治疗师先将这些练习融于他或她的生活,就有很多解释这些练习的真正方

式。切身体验过参与这些实践的真正意义的治疗师能以共情、理解和真实的方式将这些练习用于作业治疗干预。如果治疗师自己还不清楚正念的益处和有效性，不推荐将这些练习植入干预[67]。

练习1：坐位或仰卧位身体意识练习

大概时间：介绍3分钟；练习25分钟。

介绍：这是一个为你（作业治疗师）设计的身体意识练习，可以经常练习，在你健康和幸福中承担积极和强大的角色。最好使用指导的身体扫描记录，找一个你感觉安全且免受干扰的舒服的地方，按照上面说的做。把这个练习时间当成一次充分做自己的机会……滋养自己、开启并体验自己内在的力量和洞察力。

这是一个彻底的重新定义，表明对认知、言语过程的偏好。你选择出席这一刻发生的事情……选择让自己在这个时刻做你自己。完全就是你自己。

我们的文化要求我们生活在认知和智力领域的经验中。我们经常忘记整个身体的感受和了解，还有一种超越言语的智慧。

身体意识练习，和这里描述的其他所有的意识练习一样，除了对自己的友善和同情之外，还提供了充足的机会来强化培养非判断力和好奇的强大实践。

正念练习：3分钟呼吸空间。以下针对3分钟呼吸空间说明来自Segal，Williams和Teasdale（2014）[93a]，你现在可能需要大约5分钟的时间阅读说明并使用它们指导你完成练习，阅读完后，每一步练习1分钟左右。

- **第1步：意识到当下的体验。**首先采取直立但不僵硬的有意姿势，轻轻地闭上眼睛，温柔地凝视地面或眼前几英尺处的墙壁。接下来，开始注意您的内部体验，可以通过询问"我现在的体验是什么？""我脑海中有什么想法？"尽可能承认这个想法是真实存在的，可以将想法说出来："这里有什么感觉？""有一种愉快的、不愉快的或中性的感觉存在吗？"特别要让任何不愉快的感受被知道："现在注意到身体什么感觉或反应？"承认你身体的任何感觉，包括身体任何地方的紧张。

- **第2步：注意呼吸。**在这一步中，将注意力转移到身体呼吸的感受上。专注于身体最容易感知呼吸的特定区域，可能是腹部的起伏，或者是通过你的鼻孔进出的空气。跟随你选定区域的呼吸，从开始吸气一直到变成呼气时的停顿，并一直随着呼气的感觉。以这种方式继续下去，让你的注意力放在呼吸的感觉上，当你注意到它已经游离时，轻轻地将注

意力转回到这些感觉上。

- **第3步：将注意力扩大到全身。**在第3步中，再一次展开您关注的焦点，保持对呼吸的意识，同时包括全身感觉，可以是姿势感，以及面部表情的内在感觉。如果有任何不适、紧张或阻抗的感觉，承认它们并带着它们呼吸。可以在呼气时，看看是否可以缓解紧张。尽你所能，将这种扩展的意识带到你之后的一天中。

探索呼吸及其宽慰的潜能：来慢慢地注意呼吸。它是生命中不变的特征，以致我们经常忽略它……所以现在就花点时间吧……实际感受呼吸自主地进入和离开身体时的感觉……让呼吸按照它吸气和呼气的循环，不需要控制，也不需要改变它……如果感觉它正适合你，请注意腹部和下腹部，注意它会随着呼吸的循环上升和下降。如果你在关注，把你的双手放在你的腹部，感受呼吸节奏，起伏的运动……只要时刻跟随你呼吸的起伏。

提供一个安全的避风港。当你跟随身体扫描时，如果在任何时候身体的感觉不太舒服，或者情绪难以抵达，那么要知道总可以回到这个安全的地方、这个避难所、这个让你休息的寓所，直到你准备好再次进入身体冒险。

身体意识练习——感觉意识，从概念转向直接体验。如果您已将双手放在腹部，请让手臂和双手靠在身体两侧，然后将注意力移至头顶。注意，当你注意某个特定部位时，可能会产生感觉……可能是刺痛，可能是压力，或许是呼吸的感觉。或者也许没有什么感觉……没关系，那只是你现在的体验。当你准备好后，把注意力转移到额头上……观察感觉……也许感觉到紧张，刺痛或放松感。让自己感受你的任何感受。

现在把注意力从额头移到眼睛和眼睑上……注意你是如何保持的。保持眼睛闭着要多少压力？从内部和眼睑下面体验眼睛。眼球是移动还是静止？有黑暗吗？光？颜色？呼吸如何影响这个区域？

当感觉合适的时候，开始注意脸颊……感觉到脸颊皮肤下的骨骼和肌肉……空气，凉爽或温暖的感觉……注意也许有一些感觉会保留一会，而其感觉则很快就会过去……而紧张感可能会随着您的注意力而改变。现在注意鼻子，从鼻梁到鼻孔的边缘……可以感受鼻孔里的气息进出。注意上唇的温度，湿度和感觉。

将注意力转移到下颚上……注意松紧度或柔软度……让下颚稍微下降，注意面部和颈部或身体其他部位肌肉的感觉变化，可能会产生小的动作。将你的

注意放宽至包括口腔和嘴唇，嘴里，舌头在牙齿上，上颚的感觉，牙龈……如果你注意到，从鼻子吸入，从嘴唇呼出，观察潮湿、干燥、温暖或凉爽的感觉。

扩大注意力以涵盖整个面部……不要仅仅在你的头脑中描绘你的面部，而是真正感受到那个我们称之为面部的感觉。对你来说，那是哪里？也要注意任何想法和情绪……如果想法或情绪出现，只要让他们进入意识，然后消失，就像天空中的云彩一样。

把注意力转移到你的脖子上……注意脖子后部，从头骨底部到肩膀……喉咙里的大肌肉现在是怎样的……可以注意空气或衣服的触感……感受这个体验。

现在到了肩膀上，看看它们现在的状况。注意到任何紧张度或柔软度，承认这是目前的状况……接受它，知道它不需要改变。并且知道情况也会改变……注意肩膀是否有呼吸感。呼吸影响身体多少地方？

可以让注意转至上背、中背……感受肌肉，紧张或松弛……可以注意到身体这里重量的感觉……靠在椅子上的压力，衣服质感的感觉。注意呼吸在这个地方运动的方式。

将注意放到腰部。感觉接触或不接触椅子……感受重力吸引或抗重，任何紧张度或柔软度。注意任何感觉、想法或感受到来或消失的趋势，或者可能产生的判断……请记住，这仅仅是现在的腰部情况。

现在体验整个背部，从肩膀到脊柱底部……注意呼吸时背部的微妙和不是那么微妙的动作……留在背部的感觉中，不要观察头部，只要知道背部的感觉。

转移到手臂，然后到上臂和前臂。要注意重力，手臂的重量，肌肉和关节的感觉……衣服的触感和质地。扩大对手腕和手的注意……注意温暖或凉爽、刺痛、潮湿或干燥。呼吸如何影响手臂和手？在这里可以感受到脉搏吗？现在就感受这里。

在你准备好的时候，转移到你的胸部……这里的肺和心脏……随着肺充满和放空，从里面感受……可以注意心跳……心脏和呼吸的节奏。感受生命的感觉……活着的感觉……感受表面，衣服的触感和任何运动的感觉。

现在把注意力放在上腹部、下腹部，首先感觉里面……这里我们能感到下消化道…这里真的有感觉的神经……感觉膈肌的运动，感觉你上腹的呼吸。

如果感觉合适，请注意骨盆区域，从臀部到臀部……注意重力的影响，下身的重量……压在地板或椅子上的臀部，关节感觉。腹股沟，生殖器……小腹……呼吸的感觉，或这里的脉搏。他们能到多远？注意可能会

产生的想法和感受……注意到任何判断，并且尽可能让它消失。

将注意力转移到大腿……注意重力感，对地板或椅子的压力，衣服对皮肤的感觉以及感觉肌肉的质量。肌肉紧张还是松弛？是否有可能感觉到骨头穿过？

现在把注意力放到小腿、腓骨和胫骨上……注意与地板或椅子接触或不接触的点……注意重力，注意到腿还是好的。呼吸如何影响它们？脉搏如何？有没有血液流动的感觉？

当你准备好时，探索脚……感受它们的位置……感受地板……可以感受温度……温暖或凉爽。可以感觉脚上的心跳？

现在，把注意力扩大到包括整个身体，从足底到达头顶……完全感受这个时刻坐着或躺着的整体体验……可以感觉呼吸、脉搏、心跳……感觉重力感……温柔地，紧紧地支持住，不会掉的感觉……关注身体的感觉……以及它知道的。

在身体意识练习的最后时刻，祝贺自己花时间和精力以这种方式滋养自己。继续作出选择，过上更健康、更令人满意的生活……并且知道你可以除了这次练习之外，无论你身在何处，还将这种对身体深层智慧的认识传达到你每一天的每一刻。

练习 2：意识练习的开放和拓展

大概时间：介绍 3 分钟；练习 25 分钟。

介绍：正式静坐冥想练习中，你要在你人生正中间有一席之地。你要有意识地尽可能与当下和当下会发生的建立直接且密切的关系，不要判断。

在这个练习中，你有机会扩展你的注意去探索身体的感觉、声音、想法、情感，并且当你准备好时，向所有这些开放——全方位的事件和现象，随着它们移动和改变或有或无，在意识中出现和消失。你正在花时间变得更加熟悉你自己，超越所有想要的、拥有和在做的……

从某种意义上说，这种做法是您在世界上独特存在的完美体现。以一种善意和关心自己的方式来实践这种练习是有帮助的，并且带来一种与你坐着练习的时间、地点和姿势的特殊身份共鸣的尊严和能力。设定一个常规时间，这个时间里你不会被打扰，并且可以在安静舒适的地方做你的练习。无论坐在椅垫上还是坐在地板上，都要保持自信和稳定的态度。不要倾斜或者离开任何东西，只要与现在发生的事情同在并敞开心扉。

开放并扩大意识练习：坐直，背部挺直，腹部放松。体现尊严和自信……让尊严感成为你自身天生的正直和觉醒的表达和反映。感受你下面的地板或椅垫支持你。感知重力的牵引支持你、接受你。找到一个平衡点，在这个平衡点下，重力让你舒舒服服地挺直，没有紧张。让身体变得静止。

现在把你的注意力放在身体呼吸的感觉上，让自己适应呼吸进出身体，让身体对此刻带来开放和好奇。注意你现在最能感受到呼吸的感觉……把你的注意力集中在那里。

注意到吸气和呼气的开始、中间和结束……（长时间停顿）。

从头到尾观察整个呼吸周期。注意当吸气转变成呼气的时刻……然后注意呼气，从呼气开始到转变成吸气……（长时间停顿）。

意识到不管注意力多少次离开呼吸，对此的认识会出现，并且有机会选择并将注意力带回……带回到现在的吸气和/或呼气……（长时间停顿）。

让呼吸成为你关注的中心……成为中心舞台……让任何想法像天空中的云彩一样来来去去。如果注意力从呼吸中游离，温柔但坚定地护送它回来，使呼吸再次成为关注的焦点……（长时间停顿）。

当你准备好时，坐着，把注意力放在呼吸之外，也包括整个身体。从身体有明显感觉的地方开始，可以是与椅垫接触的感觉，可以是你身体上衣服的触感，或者是你的双手现在的感觉……可以是温度的感觉。当任何感觉出现时，与之同在。

注意感觉有时会停留很短的时间，而有时它们又会徘徊……注意它们可能随着新的感觉出现改变紧张度、转移和消失。就像呼吸一样，他们也有一个开始，中间和结束……（长时间停顿）。

当你坐着时，与身体的感觉保持联系。当注意力徘徊时，注意你正在作出一个选择，以小心和善良的方式将它带回身体的呼吸……（长时间停顿）。

我们总是有选择和许可来探索我们的体验，并注意到所有现象的无常性。如果身体出现非常紧张的感觉，难以专注于身体或呼吸，有两种方法可以解决这个问题：

1. 你可以选择谨慎地改变姿势，在转换时注意动作的感觉。

2. 你可以选择将注意力直接转到紧张和感觉本身。用温柔的好奇心探索它……注意感觉的细微差别……可以注意思想和判断……也许注意阻抗或支

持……并且尽可能地退后一步观察，打开意识空间，可以减轻紧张的感觉。注意持续期……注意持续期和感觉变化……注意他们有一个开始，中间和结束……（长时间停顿）。

现在，让你的注意力从呼吸和身体转移到听觉……不是寻找声音，而是接受身体内以及近处和远处的环境中可获得的任何声音。特别注意听力……注意意识如何不费力地接收声音……（长时间停顿）。

请注意声音的起点、中间和终点……有些声音短，有些声音长……声音多变，有质感……声音之间有空间。

注意大脑如何标记声音……对声音有意见……喜欢和不喜欢某些声音。注意任何想要远离一些声音，转向另外的声音的愿望……尽可能创造一个空间，在这个空间中，可以体验到声音本身……（长时间停顿）。

当你准备好时，让你的注意力听从转移，让它扩展到思想的领域。不要将其看作是分心，而应该将你的意识带入思考过程本身。注意想法如何产生，简短地保持，或者保留长一点时间，然后消失……他们也有一个开始、中间和结束。所以为了在思想的内容中迷失，让思想处于意识的显著位置，让声音、身体感觉和呼吸隐藏其后……（长时间停顿）。

注意思想……它们可能与任何事情有关，睡眠、义务、过去、未来……如果你在思考的潮流中被带走，那么回来观察思想，作为独立的元素来来去去。想法在一个开放而宽敞的大脑中活动。

情绪也会在身体和大脑中出现……也许令人沮丧、烦躁不安、安宁、悲伤、欢乐或恐惧……观察情绪……注意情绪和情绪状态。你现在的情绪是什么？注意某些情绪可能会在身体的哪个部分（长时间停顿）？

探索情绪……注意这里可能是想要的还是不想要的……如何倾向于坚持被判断为愉快的情绪，而与被判断为消极的情绪作斗争。比如悲伤或恐惧……（长时间停顿）。

注意当下出现的任何情绪。知道它们有一个开始、中间和结束……也许只是在身体中观察他们，让它支持想法、叙事或故事……（长时间停顿）。

如果在任何时候情绪或感觉变得不太舒服，请记住，你总是可以回到呼吸中……寻找一个安全的港口并聚焦在那里，直到你准备再次冒险……（长时间停顿）。

如果你在意，现在就到无选择的意识中去……不要选择将注意放到特定的东西上。只需坐下来，充分

意识每一刻呈现给你的东西。如果声音出现,让声音成为关注的中心……如果身体的感觉出现,让它成为你注意力的中心直到下一个感觉出现,可能是另一种身体感觉或对身体感觉的一种想法……或情绪(长时间停顿)。

在某一时刻,呼吸可能是主要的,然后,也许声音可能是最突出的。只要随着开放的意识,关注任何出现的……(长时间停顿)。

观察现在出现的……给它留出空间……(长时间停顿)。

静静地坐着,随来去的一切……(暂停)……和它们同在……(暂停)……现在就在这里……(暂停)……打开你所有的体验……(暂停)……成为一个完整的人……(长时间停顿)。

现在,当你坐下时,将注意力返回到身体……感受进出的呼吸……完全与身体和呼吸同在……(长时间停顿)。

当这冥想练习结束时,你将意识到通过练习正念,有意地加强你在日常生活中的能力。如果感觉正确,恭喜你自己花的时间和精力滋养和关怀了自己。请记住以这种方式练习有助于创造更广泛、更深入、更开放的生活方式,让你看得更清晰并为健康,幸福和自由作出更有意识的选择。

练习 3:ADL 中的正念运动练习

大概时间:介绍 3 分钟;练习 20 分钟。

介绍:ADL 中这种温和运动的指导让你更深入地了解身体……在身体活动时体验精神和身体融合在一起,作为一个整体。正如所有的正念实践一样,这种运动实践时刻关注你意识中出现的感觉、思想和感受。这种指导性冥想中的动作设计为在基本和日常 ADL 中完成,例如洗手、洗脸或叠衣物。

当你做这个指导性练习时,你将会尽可能深入地进入身体的体验,而不需要任何判断。这不是表演,不是为重要的观众以一种理想的方式做正念运动……而是为了让它们在你活动和参与 ADL 时更紧密地联系、更好地理解身体。不要强迫任何动作,而应该放松自己……而是用自己身体的洞察和知识,及其限制来引导你,不要管那些指示,以适合你的方式调整练习。或者想象一下你自己以正念的方式活动,当你以一种有意识的方式设想参与 ADL 时,感觉它们处于静止状态,这本身就是一种有价值的做法。

ADL 中的正念运动实践:对于这个有意识的 ADL

练习,让我们以一种警觉、庄重、坐着的姿势开始……注意椅子或其他东西如何支持着你……重力如何工作,因此你不必……感知你身体接触座位或椅子的部分……感知你的脚在地板上。将注意力放在身体呼吸的感觉上……注意上升和下降、扩张和收缩、吸气和呼气的感觉……以及每次呼吸时,让椅子或支持物承受你更多的体重……。少做,多相信和接受……吸气和呼气。

当你准备好时,吸气并想象自己站在水槽边上准备洗手……当你站在水槽边上时,注意你的身体感觉,注意当下可能出现的任何想法或情绪,让它们在那,并善良而坚定地引导你的注意回到你身体的感受。然后实际有意识地走到水槽边上……对这个活动带来一颗好奇心和新鲜感。每走一步,感受脚底的压力……感受每一步的抬脚、摆动、放置阶段。当你到达水槽时,将你的手臂和双手放在两侧,静静地站着,只要感知站着的感受……感知重力的拉力和你所站立的表面的支撑。注意肌肉中的任何不必要的紧张,看看你是否能缓解任何紧张……如果不能,就让感觉去他们需要去的地方。

注意可能会出现在你意识里的任何想法或感受,并尽可能让它们像天空中的云彩那样来去……注意力集中在身体的感觉上。

现在,把你的手放到皂液器或肥皂盒上,把肥皂放在你的手中,体验一下你手中肥皂重力的感觉,肥皂的重量、凉爽或温暖、质地……你可能会注意到肥皂有一种香味,只要注意到它,不要判断,不要叙述……然后慢慢地,意识到运动的感觉,但不要预测下一个动作,开始洗手。当你将肥皂在手中移动时,让你体验一下新鲜的元素。当你移动你的手打开水龙头时,现在感受你的身体,你冲洗你的手时感受水的感觉,温暖或凉爽,重量和质地,声音本身。注意身体参与了这项活动的多少,你移动时呼吸如何改变。现在请注意用毛巾擦干双手,感受手和手腕上的毛巾质地,然后双手放在身体两侧站立。当你站立不动时,以开放、好奇的意识注意你在体验用这种方式完成洗手的 ADL 后身体的感受。

在你自己的时间,有意识地走路,回到一个高大、端庄的坐位,然后开始注意你的感受。当你在这一刻专注于身体的感觉时,意识到思想和情绪,尽可能让他们消失,……让它像天空中的云一样飘过,在以这种方式体验这项 ADL 后专注于身体的感觉。如果感觉正确,恭喜你自己花的时间和精力滋养和关怀了自己。

请记住以这种方式练习有助于创造更广泛、更深入、更开放的生活方式,让你看得更清晰并为健康、幸福和自由作出更有意识的选择。

总结

多年来,AOTA 实践委员会已经明确尝试将发展治疗性自我运用的重要意义交织到 OTPF 中。现在,我们必须勇于努力表达和体现其实际意义,不仅仅关注知识上的理解或"概念",还因为治疗性自我运用的发展可以用作知识上的概念解释。而且它必须单独体验[3,5,111,112,118a]。

在此刻的这些努力中,我们如此幸运地以一个职业来使用这些研究,为我们提供实践的机会,并且阐述具体的技能、质量、特点和实践,可以像魔毯一样,带领我们踏上一次富有同情心的自我探索之旅,增强洞察力和理解力,并最终使我们更加接近体验将自己作为治疗方式使用的真正含义,并为自己在"是什么"和"做什么"间寻找一种有意义的平衡。必须体现出正念,正如必须体现治疗性自我运用一样。这些做法密不可分,深度无限。如果不发展其中一个,另一个就无法发展,而在做其中一个时,我们也在深化另一个。这是一次真正的探索之旅,也是我们美丽而复杂的康复专业正在兴起的一段旅程。

致谢

作业治疗和基于正念的减压课程中遇到的人对我的成长、理解深度和教育有非常大的影响,这毫不夸大。他们教给我的东西比我多年来想象中的还要多,我深深地被我们共同的旅程、人性和人类状况所感染。我也有幸拥有非常好的临床老师和导师,他们在我的旅程中特别支持和鼓励我,将正念实践的美好深度和作业治疗实践的精妙的复杂程度,以明确、实际和有意义的方式结合在一起。

复习题

1. 学习的获得、保留和转移有什么区别? 应用这些术语来描述你观察过的康复对象的学习情况。

2. 何时使用叙述式学习和程序学习? 当需要叙述式或程序式学习时,教学方法如何不同?

3. 治疗师教授活动的原因是什么?

4. 在哪些情况下,外在反馈对治疗过程有价值? 向康复对象提供外在反馈有哪些优点和缺点?

5. 为什么情境干预有助于转移学习? 想想如何将情境干扰纳入 OT 会话,举例说明。

6. 区分随机和封闭的练习计划。在哪些情况下会选择这些练习计划?

7. 举例说明治疗师如何构建整个实践与部分实践。这些类型的做法适合在哪种情况下应用?

8. 作业治疗师可以通过哪些方法来增强实践环境的多样性? 举例说明在住院环境中作业治疗师如何利用自然环境进行治疗。

9. 作业治疗师如何帮助康复对象开发元认知技能? 为什么这些技能在学习过程中很重要?

10. 定义正念和治疗性自我运用。

11. 解释如何培养和促进治疗性自我运用。

12. 描述西方医学文化、西方社会和文化规范如何破坏我们培养和促进对治疗性自我运用能力的方式。

13. 确定目前正念植入西方医疗体系的方式。

14. 描述三种或四种作业治疗师体现正念的艺术和实践的方法,以加强治疗性自我运用的培养和发展。

15. 学习如何开放和热情地转向自己的当下体验有什么意义? 熟练掌握这一特点的作业治疗师如何能够使他们与客户的关系受益?

16. 一位温柔对待自己的作业治疗师会怎么做以利于他或她的专业和个人关系? 真正关心自己意味着什么? 这对你有什么用?

17. 目前西方医疗环境对治疗性自我运用的发展的潜在影响是什么? 你如何缓解这些现代挑战?

18. 正念适合谁? 正念的主要方法是什么? 为什么自我同情能够成为人生中正念形成的一部分?

19. 身体疼痛和精神痛苦之间有什么区别?

20. 列举一些可以训练作业治疗师的基于正念的干预措施。

21. 开发呼吸和身体意识如何使 Irene 能够作出有意义和持久的生活方式改变,从而增强她的健康和幸福感?

22. 培养作业意识的重点是什么?

23. 如果我们作为作业治疗师不知道作业活动的意义,那么作业参与是否真的被认为是一种治疗方式和熟练的工具?

24. 在术语"作业生命体"中"生命体"一词的意义何在? MBOT 在为客户培养"是什么"而不是"做什么"中的角色是什么?

(王权　秦郑圆 译,孙嘉慧 校,

胡军　闫彦宁 审)

参考文献

1. American Occupational Therapy Association (AOTA): Occupational therapy code of ethics (2015), *Am J Occup Ther* 69(Suppl 3):2015.
2. American Occupational Therapy Association: Occupational therapy practice framework: domain and process, third edition, *Am J Occup Ther* 68(Suppl 1):S1–S48, 2014.
3. American Hospital Association: *AHA hospital statistics: 2005*, Chicago, 2005, Health Forum.
4. Birnie K, Speca M, Carlson L: Exploring self-compassion and empathy in the context of mindfulness-based stress reduction (MBSR), *Stress Health* 26(5):359–371, 2010. doi:10.1002/smi.1305.
5. Bishop SR, et al: Mindfulness: a proposed operational definition, *Clin Psychol (New York)* 11:230–241, 2004.
6. Bowen S, et al: Mindfulness-based relapse prevention for substance use disorders: a pilot efficacy trial, *Subst Abuse* 30(4):295–305, 2009.
7. Brady J, Guy J, Norcross J: Managing your own distress: lessons from psychotherapists healing themselves, *Innovations in Clinical Practice: a Source Book* 14:294–306, 1994.
8. Brazzoli GJ, Brewster GL, Kuo S: Does U.S. hospital capacity need to be expanded?, *Milbank Q* 22(6):40–54, 2003. doi:10.1377/hlthaff.22.6.40.
9. Brice H: Working with adults with enduring mental illness: emotional demands experienced by occupational therapists and the coping strategies they employ, *Br J Occup Ther* 64(4):175–182, 2001.
10. Brogan K: *A mind of your own: the truth about depression and how women can heal their bodies to reclaim their lives*, New York, 2016, Harper Wave.
11. Brown KW, Ryan RM: The benefits of being present: mindfulness and its role in psychological well-being, *J Pers Soc Psychol* 84:822–848, 2003.
12. Carr JH, Shepherd RB: *Neurological rehabilitation: optimizing motor performance*, Oxford, England, 1998, Butterworth-Heinemann.
13. Carr JH, Shepherd RB: *Stroke rehabilitation: guidelines for exercise and training to optimize motor skill*, London, 2003, Butterworth-Heinemann.
14. Christopher JC, et al: Teaching self-care through mindfulness practices: the application of yoga, meditation, and qigong to counselor training, *Journal of Humanistic Psychology* 46:494, 2006.
15. Csikszentmihalyi M: *Flow: the psychology of optimal experience*, New York, 2008, Harper Perennial Modern Classics.
16. Donaghey CL, McMillan TM, O'Neill B: Errorless learning is superior to trial and error when learning a practical skill in rehabilitation: a randomized controlled trial, *Clin Rehabil* 24:195–201, 2010.
17. Dryden W, Still A: Historical aspects of mindfulness and self-acceptance in psychotherapy, *J Ration Emot Cogn Behav Ther* 24(1):3–28, 2006.
18. Embriaco N, et al: Burnout syndrome among critical care healthcare workers, *Curr Opin Crit Care* 13(5):482–488, 2007. <http://search.ebscohost.com/login.aspx?direct=true&db=ccm&AN=2009668556&site=ehost-live>.
19. Epstein RM: Mindful practice, *JAMA* 282(9):833–839, 1999.
20. Epstein RM: Mindful practice in action. Part 1. Technical competence, evidence-based medicine, and relationship-centered care, *Families, Systems & Health* 21(1):1–9, 2003.
21. Epstein RM, Siegel DJ, Silberman J: Self-monitoring in clinical practice: a challenge for medical educators, *J Contin Educ Health Prof* 28(1):5–13, 2008.
22. Fang CY, et al: Enhanced psychosocial well-being following participation in a mindfulness-based stress reduction program is associated with increased natural killer cell activity, *J Altern Complement Med* 16(5):531–538, 2010. doi:10.1089/acm.2009.0018.
23. Ferguson JM, Trombly CA: The effect of added-purpose and meaningful occupation on motor learning, *Am J Occup Ther* 51:508–515, 1997.
24. Figley CR, editor: *Treating compassion fatigue*, New York, 2002, Brunner-Routledge.
25. Freudenberger H: Staff burn-out, *J Soc Issues* 30(1):159–165, 1974.
26. Germer CK: *The mindful path to self-compassion: freeing yourself from destructive thoughts and emotions*, New York, 2009, Guilford Press.
27. Greeson JM: Mindfulness research update: 2008, Complementary health practice review. 14(1):10–18, 2009.
28. Grepmair L, et al: Promoting mindfulness in psychotherapists in training influences the treatment results of their patients: a randomized, double-blind, controlled study. *Psychother Psychosom* 76(6):332–338, 2007.
29. Grossman P, Niemann L, Schmidt S, Walach H: Mindfulness-based stress reduction and health benefits: a meta-analysis, *J Psychosom Res* 57(1):35–43, 2004.
30. Guidetti S, Tham K: Therapeutic strategies used by occupational therapists in self-care training: a qualitative study, *Occup Ther Int* 9:257–276, 2002.
31. Guiffrida CG, et al: Functional skill learning in men with traumatic brain injury, *Am J Occup Ther* 63:398–407, 2009.
32. Gura ST: Mindfulness in occupational therapy education, *Occup Ther Health Care* 24(3):266–273, 2010.
33. Guy J: Holding the holding environment together: Self-psychology and psychotherapist care, *Prof Psychol Res Pr* 31(3):351–352, 2000.
34. Guy JD, Poelstra P, Stark MJ: Personal distress and therapeutic effectiveness: national survey of psychologists practicing psychotherapy, *Prof Psychol Res Pr* 20(1):48–50, 1989.
35. Hanson R: *Hardwiring happiness: the new brain science of contentment, calm, and confidence*, New York, 2013, Random House.
36. Hsieh C, et al: A comparison of performance in added-purpose occupations and rote exercise for dynamic standing balance in persons with hemiplegia, *Am J Occup Ther* 50:10, 1997.
37. Hubbard BM: *Conscious evolution: awakening the power of our social potential*, Novato, CA, 2015, New World Library.
38. Irving J, Dobkin P, Park J: Cultivating mindfulness in health care professionals: a review of empirical studies of mindfulness-based stress reduction (MBSR), *Complement Ther Clin Pract* 15:61–66, 2009.
39. Jackson S, Maslach C: After-effects of job related stress: families as victims, *Journal of Occupational Behavior* 3:63–77, 1982.
40. Jackson SE, Schwab RL, Schuler RS: Toward an understanding of the burnout phenomenon, *J Appl Psychol* 71:630–640, 1986.
41. Jarus T: Motor learning and occupational therapy: the organization of practice, *Am J Occup Ther* 48:810–816, 1994.
42. Kabat-Zinn J: *Full catastrophe living: using the wisdom of your body and mind to face stress, pain, and illness*, New York, 1990, 2013, Bantam Dell.
43. Kabat-Zinn J: *Coming to our senses: healing ourselves and the world through mindfulness*, London, 2005, Piatkus.
44. Kantak SS, Winstein C: Learning–performance distinction and memory processes for motor skills: a focused review and perspective, *Behav Brain Res* 228:219–231, 2012.
45. Katz N, Hartman-Maier A: Metacognition: the relationships of awareness and executive functions to occupational performance. In Katz N, editor: *Cognition and occupation in rehabilitation: cognitive models for intervention in occupational therapy*, Bethesda, MD, 1998, American Occupational Therapy Association.
46. Keng S-L, et al: Mechanisms of change in mindfulness-based stress reduction: self-compassion and mindfulness as mediators of intervention outcomes, *J Cogn Psychother* 26:270–280, 2012.
47. Kramer G, Meleo-Meyer F, Turner ML: Cultivating mindfulness in relationship: insight dialogue and the interpersonal mindfulness program. In Hick SF, Bien T, editors: *Mindfulness and the therapeutic relationship*, New York, 2007, Guilford Press, pp 195–214.
48. Krasner M, Epstein R: *Mindful communication: bringing intention, attention, and reflection to clinical practice (curriculum guide)*, Rochester, NY, 2010, University of Rochester.
49. Krasner M, et al: Association of an educational program in mindful communication with burnout, empathy, and attitudes among primary care physicians, *JAMA* 302:1284–1293, 2009.
50. Kupferman I: Learning and memory. In Kandel ER, Schwartz JH, Jessell TM, editors: *Principles of neuroscience*, ed 3, New York, 1991, Elsevier.
51. Leitch SB, Dickerson A: Clinical reasoning, looking back, *Occup Ther Health Care* 14(3/4):105–130, 2001.
52. Lesser E: *Broken open: How difficult times can help us grow*, New York, 2005, Random House.
53. Levin MF, Weiss PL, Keshner EA: Emergence of virtual reality as a tool

for upper limb rehabilitation: incorporation of motor control and motor learning principles, *Phys Ther* 95:415–425, 2015.

54. Lin K-C, et al: Enhancing occupational performance through occupationally embedded exercise: a meta-analytic review, *Occup Ther J Res* 17:25, 1997.

55. Liu KP, Chan CC, Lee TM, Hui-Chan CW: Mental imagery for promoting relearning for people after stroke: a randomized controlled trial, *Arch Phys Med Rehabil* 85:1403–1408, 2004.

56. Liu KP, et al: A randomized controlled trial of mental imagery augments generalization of learning in acute poststroke patients, *Stroke* 40:2222–2225, 2009.

57. Lloyd C, King R: A survey of burnout among Australian mental health occupational therapists and social workers, *Soc Psychiatry Psychiatr Epidemiol* 39:752–757, 2004.

58. Lloyd C, McKenna K, King R: Is discrepancy between actual and preferred work activities a factor in work-related stress for mental health occupational therapists and social workers?, *Br J Occup Ther* 67(8):353–360, 2004.

59. Ludwig DS, Kabat-Zinn J: Mindfulness in medicine, *JAMA* 300(11):1350–1352, 2008.

60. Ma H, Trombly CA, Robinson-Podolski C: The effect of context on skill acquisition and transfer, *Am J Occup Ther* 53:138–144, 1999.

61. Maslach C: The client role in staff burn-out, *J Soc Issues* 34(4):111–124, 1978.

62. Maslach C: Characteristics of staff burnout in mental health settings, *Hosp Community Psychiatry* 29(4):233–237, 1978.

63. Maslach C: Burnout research in the social services: a critique, *J Soc Serv Res* 10:95–105, 1986.

64. Mastos M, Miller K, Eliasson AC, Imms C: Goal-directed training: linking theories of treatment to clinical practice for improved functional activities in daily life, *Clin Rehabil* 21:47–55, 2007.

65. Mate G: *When the body says no: exploring the stress-disease connection*, Hoboken, NJ, 2011, John Wiley & Sons.

66. Mathiowetz V, Haugen JB: Motor behavior research: implications for therapeutic approaches to central nervous system dysfunction, *Am J Occup Ther* 48:733–745, 1994.

67. McCown D, Reibel DC, Micozzi MS: *Teaching mindfulness: a practical guide for clinicians and educators*, New York, 2010, Springer.

68. McCraty R, Childre D, Martin H, Rozman D: Heart intelligence: connecting with the intuitive guidance of the heart, Cardiff, Calif., 2016, Waterfront Press.

69. McEwen SE, Huijbregts UM, Ryan JD, Polatajko HJ: Cognitive strategy used to enhance motor skill acquisition post-stroke: a critical review, *Brain Inj* 23:263–277, 2009.

70. McLaughlin R, Giroux J: Occupational therapy in mental health: a vision for participation, emotion regulation, ed 2, 2016, Brown, Stoffel, and Munoz (in press).

71. McLaughlin R, Giroux J, Cara L, Chang M: Proposal and curriculum for mindfulness-based occupational therapy advanced certificate program, 2015, SJSU.

72. McLean S, Wade T: The contribution of therapist beliefs to psychological distress in therapists: an investigation of vicarious traumatization, burnout and symptoms of avoidance and intrusion, *J Behav Cogn Psychother* 31:417–428, 2003.

73. Miller KI, Stiff JB, Ellis BH: Communication and empathy as precursors to burnout among human service workers, *Commun Monogr* 55:250–265, 1988.

74. Moore K, Cooper C: Stress in mental health professionals: a theoretical overview, *Int J Soc Psychiatry* 42:82–89, 1996.

75. Morgan N, Irwin MR, Chung M, Wang C: The effects of mind-body therapies on the immune system: meta-analysis, *PLoS ONE* 9(7):e100903, 2014.

76. Morse JM, et al: Beyond empathy: expanding expressions of caring, *J Adv Nurs* 1:809–821, 1992.

77. Nelson DL, et al: The effects of an occupationally embedded exercise on bilaterally assisted supination in persons with hemiplegia, *Am J Occup Ther* 50:639–646, 1996.

78. Nepo M: *The book of awakening: having the life you want by being present to the life you have*, Boston, 2000, Red Wheel/Weiser.

79. Nugent P, Moss D, Barnes R, Wilks J: Clearing space: mindfulness-based reflective practice, *Reflective Practice* 12(1):1–13, 2010.

80. Pauwels L, Swinnen SP, Beets IAM: Contextual interference in complex bimanual skill learning leads to better skill persistence, *PLoS ONE* 9(6):e100906, 2014. doi:10.1371/journal.pone.0100906.

81. Philippot P, Segal Z: Mindfulness based psychological interventions: developing emotional awareness for better being, *J Conscious Stud* 16(10–12):285–306, 2009.

82. Pines AM, Maslach C: Characteristics of staff burnout in mental health settings, *Hosp Community Psychiatry* 29(4):233–237, 1978.

83. Poole J: Application of motor learning principles in occupational therapy, *Am J Occup Ther* 45:53–57, 1991.

84. Poole J, Burtner PA, Stockman G: The Framework of Occupational Gradation (FOG) to treat upper extremity impairments in persons with central nervous system impairments, *Occup Ther Health Care* 23:40–59, 2009.

85. Porges S: *The polyvagal theory: neurophysiological foundations of emotion, attachment, communication, and self-regulation*, New York, 2011, WW Norton.

86. Powell LE, et al: Systematic instruction for individuals with acquired brain injury: results of a randomised controlled trial, *Neuropsychol Rehabil* 22:85–112, 2012.

87. Raquepaw J, Miller R: Psychotherapist burnout: a componential analysis, *J Prof Psychol Res Pract* 20:32–36, 1989.

88. Reid D: Capturing presence moments: the art of mindfulness practice in occupational therapy, *Can J Occup Ther* 76(3):180–188, 2009.

89. Reid D: Mindfulness and flow in occupational engagement: presence in doing, *Can J Occup Ther* 78:50–56, 2011.

90. Sabari J: Activity-based intervention in stroke rehabilitation. In Gillen G, Burkhardt A, editor: *Stroke rehabilitation: a function-based approach*, ed 2, St Louis, 2004, Mosby.

91. Santorelli S: *Heal thy self: lessons on mindfulness in medicine*, New York, 1999, Random House.

92. Sapolski R: *Why zebras don't get ulcers: the acclaimed guide to stress, stress-related diseases, and coping*, New York, 2004, St Martin's Press.

93. Schmidt RA: *Motor performance and learning: principles for practitioners*, Champaign, IL, 1992, Human Kinetics.

93a. Segal ZV, Williams JMG, Teasdale JD: *Mindfulness-based cognitive therapy for depression: a new approach to preventing relapse*, New York, 2002, Guilford Press.

94. Seyle H: Stress without distress, *Vie Med Can Fr* 4(8):964–968, 1975.

95. Shanafelt TD, Bradley KA, Wipf JE, Back AL: Burnout and self-reported patient care in an internal medicine residence program, *Fam J Alex Va* 12:396–400, 2002.

96. Shapira LB, Mongrain M: The benefits of self-compassion and optimism exercises for individuals vulnerable to depression, *J Posit Psychol* 5:377–389, 2010.

97. Shapiro SL, Schwartz GE, Bonner G: Effects of mindfulness-based stress reduction on medical and premedical students, *J Behav Med* 21(6):581–599, 1998.

98. Shapiro S, Astin J, Bishop S, Cordova M: Mindfulness-based stress reduction for health care professionals: results from a randomized trial, *Int J Stress Manag* 12(2):164–176, 2005.

99. Shapiro SL, Carlson LE, Astin JE, Freedman B: Mechanisms of mindfulness, *J Clin Psychol* 62:373–386, 2006.

100. Shapiro S, Brown KW, Biegel GM: Teaching self-care to caregivers: effects of mindfulness-based stress reduction on the mental health of therapists in training, *Train Educ Prof Psychol* 1(2):105–115, 2007.

101. Shumway-Cook A, Woollacott M: *Motor control: theory and practical applications*, ed 3, Baltimore, 2007, Williams & Wilkins.

102. Siegel DJ: *The mindful therapist*, New York, 2010, WW Norton.

103. Siegel DJ: *Brainstorm: the power and purpose of the teenage brain*, New York, 2013, Penguin Group.

104. Siegel DJ, Bryson TP: *The whole-brain child: 12 revolutionary strategies to nurture your child's developing mind*, New York, 2011, Delacorte Press.

105. Siegel DJ: *The developing mind: how relationships and the brain interact to shape who we are*, New York, 2015, Guilford Press.

106. Sietsema JM, et al: The use of a game to promote arm reach in persons with traumatic brain injury, *Am J Occup Ther* 47:19–24, 1993.

107. Singer RN, Cauraugh JHL: The generalizability effect of learning

strategies for categories of psychomotor skills, *Quest* 37:103, 1985.

108. Smith BW, et al: Mindfulness is associated with fewer PTSD symptoms, depressive symptoms, physical symptoms, and alcohol problems in urban firefighters, *J Consult Clin Psychol* 79(5):613–617, 2011. doi:10.1037/a00251891.

109. Stew G: Mindfulness training for occupational therapy students, *Br J Occup Ther* 74(6):269–276, 2011. doi:10.4276/030802211X 13074383957869.

110. Szalavitz M, Perry BD: *Born for love: why empathy is essential – and endangered*, New York, 2010, William Morrow.

111. Toglia J, Cermak SA: Dynamic assessment and prediction of learning potential in clients with unilateral neglect, *Am J Occup Ther* 64:569–579, 2009.

112. Trombly CA: Occupation: purposefulness and meaningfulness as therapeutic mechanisms: 1995 Eleanor Clark Slagle Lecture, *Am J Occup Ther* 49:960–972, 1995.

113. Urbanowski F, Harrington A, Bonus K, Sheridan J: Alterations in brain and immune function produced by mindfulness meditation, *Psychosom Med* 65(4):564–570, 2003.

114. Valente V, Marotta A: The impact of yoga on the professional and personal life of the psychotherapist, *Contemp Fam Ther* 27(1):65–80, 2005.

115. van der Kolk B: *The body keeps the score: brain, mind, and body in the healing of trauma*, New York, 2014, Viking.

116. Walker MF, et al: The DRESS trial: a feasibility randomized controlled trial of a neuropsychological approach to dressing therapy for stroke inpatients, *Clin Rehabil* 26(8):675–685, 2011.

117. Weissberg R, Goren P, Domitrovich C, Dusenbury L: Collaborative for Academic Social and Emotional Learning (CASEL), KSA-Plus Communications, 2012.

118. Wigglesworth C: *SQ21: the twenty one skills of spiritual intelligence*, New York, 2014, SelectBooks.

118a. Winfrey O, interviewer. Interview with Jon Kabat-Zinn. OWN Network, 2015 (videotape).

119. Winstein CJ: Designing practice for motor learning clinical implications. In Lister MJ, editor: *Contemporary management of motor control problems: proceedings of the II STEP conference*, Alexandria, VA, 1991, Foundation for Physical Therapy.

120. Wu SH, et al: Effects of a program on symmetrical posture in patients with hemiplegia: a single-subject design, *Am J Occup Ther* 50:17–23, 1996.

121. Zimmerer-Branum S, Nelson DL: Occupationally embedded exercise versus rote exercise: a choice between occupational forms by elderly nursing home residents, *Am J Occup Ther* 49:397–402, 1995.

推荐阅读

Mindfulness Recording Resources

Kabat-Zinn J: *Mindfulness meditation practices*. http://www.mindfulnesscds.com

Stahl B: Mindful healing recordings. http://www.mindfulnessprograms.com

Sounds True Audio. http://www.Soundstrue.com

Parallax Press: Books and recordings of Thich Nhat Hanh. http://www.parallax.org

Professional Training in MBSR

OASIS Institute: An International Learning Center for MBSR Teacher training: Center for Mindfulness in Medicine, Health Care and Society at the University of Massachusetts, Worcester, MA. http://www.umassmed.edu/cfm/oasis

Jefferson-Myrna Brind Center for Integrative Medicine—Stress Reduction Program, Philadelphia, PA. http://www.jeffersonhospital.org/cim

El Camino Hospital Mindfulness Stress Reduction Program, Mountain View, CA. http://www.mindfulnessprograms.com/teacher-training.html

Duke Integrative Medicine, Durham, NC. http://www.dukeintegrative medicine.org/educational/mindfulness_training.aspx

Academic Education in Teaching Mindfulness-Based Interventions

Center for Mindfulness Research and Practice, School of Psychology, Bangor University, UK. http://www.bangor.ac.uk/imscar/mindfulness

Postgraduate Master of Science in MBCT at Oxford University. http://www.oxfordmindfulness.org

Centre for Mindfulness Studies affiliated with the University of Toronto, in Toronto, ON, Canada, offers a certificate program in MBCT facilitation. http://www.mindfulnessstudies.com/pro-training/

In development, to begin 2016: Mindfulness-Based Occupational Therapy Postgraduate Certificate Program at San Jose State University. http://www.sjsu.edu/occupationaltherapy/Programs/

DBT Training Resource: Marsha Linehan Behavioral Tech Research, Inc. http://www.behavioraltech.org

ACT Training Resource: Steven Hayes Association for Contextual Behavioral Science. http://www.contextualpsychology.org

第 8 章

作业治疗文书记录

Jerilyn(Gigi) Smith

学习目标

通过本章的学习,学生或从业人员将能够做到以下几点:

1. 明确文书记录的五个目的。
2. 描述在病历书写时应遵守的基本技术要点。
3. 解释为什么只有批准的缩写词才能应用于作业治疗(OT)文书记录。
4. 描述可用于纠正医疗记录错误的方法。
5. 解释为什么作业治疗文书记录应当反映作业治疗实践框架(OTPF)中的术语。
6. 描述一份良好的治疗进度记录的组成成分。
7. 明确需要文书记录的不同场合。
8. 简要总结初始评估的内容。
9. 明确评估在 OT 过程中的应用。
10. 描述治疗计划的目的。
11. 解释为什么需要康复对象和治疗师共同合作来确立治疗目标。
12. 解释"以康复对象为中心"的目标的意义。
13. 描述治疗进展报告的目的。
14. 解释专业干预的含义。
15. 列举 SOAP 记录的组成成分,并针对每一个组成要素举例。
16. 明确出院报告的目的。
17. 列出残疾人机构中 OT 服务的主要赔偿系统。
18. 描述两种确保文书机密性的方法[参阅美国作业治疗学会(AOTA)的伦理准则以及健康保险便利责任法案(HIPAA)的规定]。

章节大纲

关键术语

评估(assessment)
清单式病程记录(checklist notes)
案例记录(client record)
临床推理(clinical reasoning)
机密性(confidentiality)

出院报告(discharge report)
文书记录(documentation)
伦理实践(ethical practice)
评定(evaluation)
评定报告(evaluation report)

健康保险便利责任法案(Health Insurance Portability and Accountability Act, HIPAA)

初始评估报告(initial evaluation report)

干预计划(intervention plan)

法律文件(legal documentation)

长期目标(long-term goal)

医疗记录(medical record)

医疗指南(medicare guidelines)

叙述性记录(narrative notes)

作业轮廓(occupational profile)

第 3 版作业治疗实践框架(*Occupational Therapy Practice Framework*, *third edition*, OTPF-3)

隐私(privacy)

问题为导向的医疗记录(problem-oriented medical record, POMR)

专业推理(professional reasoning)

进度报告(progress report)

报销(reimbursement)

短期目标(short-term goal)

专业干预(skilled intervention)

专业服务(skilled service)

SOAP 记录(SOAP notes)

案例研究

Jane,第一部分

Jane 刚开始她的第一份工作,是一位专业护理机构的作业治疗师。本周,她完成了两次初始评估,每天处理四名接受治疗的康复对象。Jane 清楚准确文书记录的重要性,她希望自己能明确记录下报销所需的信息。她也知道文书记录是体现作业治疗价值的基础。然而,她从未在该实践机构中工作过,她担忧术语的准确使用以及如何有效记录以保证报销。

思辨问题

在阅读本章时,请考虑以下与案例相关的问题。

1. Jane 在决定如何记录评估过程时需要哪些专业技能?

2. 对于报销,哪些重要信息需要包含在 SOAP 记录中?从业机构会对记录中包含的内容产生影响吗?

3. 作业治疗伦理准则中提出的条例(HIPAA)和原则将如何影响 Jane 解释 OT 评估结果和干预项目的方式?

文书记录(documentation)是 OT 实践的必要组成部分。它是用来传达对康复对象所做处理的主要交流方法。文书记录补充了实践者的记忆,并建立纵向记录,以强化康复对象的医疗照护的连续性。它向其他人表明 OT 干预的价值,并为保险报销提供已开展服务的证明。文书记录还可以作为一种收集数据的手段,后期可为临床循证研究提供支持。

文书记录的目的

文书记录是记录康复对象医疗过程的永久资料。同时也是一份法律文件(legal documentation),因此必须遵循指南,以确保其能够经受住法律调查。报销(reimbursement)取决于准确的、书写良好的文书记录,且此记录须提供信息以证明 OT 服务的必要性和价值。

美国作业治疗学会(AOTA)已经明确文书记录具有以下目的:

- 从 OT 的角度来沟通关于康复对象的信息。
- 阐明提供 OT 服务的理论基础以及这些服务与康复对象结局之间的关系。
- 反映 OT 实践者的临床推理(clinical reasoning)和专业判断。
- 按时间顺序记录康复对象的状态、接受的 OT 服务、康复对象对 OT 干预的反应和结果[1]。

清晰、简明、准确、客观的信息是与其他人交流 OT 过程的基础。临床记录需提供足够的数据以支持 OT 干预的必要性。

只要进行 OT 服务都需要文书记录,包括直接的康复对象服务记录,以及证明 OT 干预必要性的支持性文件。

OT 实践要点

文书记录举例

文书记录是一持续贯穿于康复对象治疗项目始终的过程。例如,OT 将记录筛查报告、初始评估报告(initial evaluation report)、再评估报告、进度记录、出院总结、其他医疗记录条目(如跨学科的护理计划,电话医嘱)、干预和设备授权请求、向家人和其他医疗专业人士提供的信件和报告以及疗效数据。

最佳实践

不管记录文件发生在何处,书写医疗记录(medical record)时必须遵守几个基本的技术要点。框 8.1 列出了 AOTA[1]提出的文书记录的基本元素。恰当的语法、正确的拼写和语言结构以及书写良好的句子是任何专业书信的必要组成部分。保存常用术语清单、使用手持拼写检查设备是可以帮助有拼写困难的从业者的两种策略。不当的语法或不准确的拼写会导致读者质疑治疗师的专业技能。易读性对避免误解很重要。

　　医疗记录中只能使用经批准的缩写。所有临床医疗点都应该印有该处可接受使用的缩写词列表。文书记录时获取此列表并将其用作参考非常重要。框8.2

框8.1　AOTA文书记录的基本元素

所有文书记录中应包含以下内容:
1. 每页记录康复对象的全名和病例号。
2. 日期。
3. 文书记录类型的标识(如,评估报告、进度记录)。
4. 作业治疗师的签名,至少需要名字或其首字母,姓和专业职称。
5. 当完成记录或报告时,记录者直接在记录结尾和签名处签字。
6. 根据付款单位、政府规定或雇主的要求,OT在学生和OT助理书写的文书记录中联署签名。
7. 使用机构内定义的认可的术语。

8. 使用机构内认可的缩写用法。
9. 错误处全部采用单线划掉并更正。
10. OT服务以电子或书面形式记录时,须遵守专业技术标准。
11. 按法律或机构要求处置报告(电子和传统书写)。
12. 遵从保密标准。
13. 遵从机构或法律对存储报告的要求。
14. 文书记录应反映OT的专业临床推理能力和专业知识,以及OT服务以安全、有效的方式开展的特质。康复对象的诊断或预后不应是OT服务的唯一理由。

修改自 American Occupational Therapy Association: Guidelines for documentation of occupational therapy, *Am J Occup Ther* 67:S32-S38,2013.

框8.2　Abbreviations Commonly Used in Clinical Documentation

abd	abduction	PMH	past medical history
Add	adduction	post	posterior
ADLs	activities of daily living	Pt, pt	patient
Ⓐ	assistance	PTA	prior to admission
AE	above elbow	PWB	partial weight bearing
AFO	ankle-foot orthosis	q	every
AK	above knee	qd	every day
AM	morning	qh	every hour
ant	anterior	qid	four times a day
A/P	anterior-posterior	qn	every night
AROM	active range of motion	Ⓡ	right
Assist	Assistance, assistive	re:	regarding
Ⓑ	bilateral	rehab	rehabilitation
BE	below elbow	reps	repetitions
BM	bowel movement	R/O	rule out
BP	blood pressure	ROM	range of motion
c̄	with	RR	respiratory rate
CHF	congestive heart failure	RROM	resistive range of motion
CHI	closed head injury	Rx	prescription
C/O	complains of	s̄	without
D/C	discontinue or discharge	SLR	straight leg raise
dept	department	SNF	skilled nursing facility
DNR	do not resuscitate	SOB	short of breath
DOB	date of birth	S/P	status post
DOE	dyspnea on exertion	S/S	signs and symptoms
Dx	diagnosis	STM	short term memory
ECF	extended care facility	Sx	symptoms
eval	evaluation	TDWB	touch down weight bearing
ext	extension	TTWB	toe touch weight bearing
F/U	follow up	t.o.	telephone order
flex	flexion	Tx	treatment
FWB	full weight bearing	UE	upper extremity
fx	fracture	VC	vital capacity
HOB	head of bed	v.o.	verbal orders
HOH	hand over hand	WBAT	weight bearing as tolerated
LE	lower extremity	w/c	wheelchair
LOS	length of stay	WFL	within functional limits
NWB	non-weight bearing	WNL	within normal limits
OOB	out of bed	y.o.	year old
po	by mouth	<>	to and from
PMH	past medical history	->	to; progressing toward
PM	afternoon	@	at
prn	as needed	1°	primary
PWB	partial weight bearing	2°	secondary; due to

From Gateley C, Borcherding S: *Documentation manual for occupational therap: writing SOAP notes*, ed 4, Thorofare, NJ, 2016, Slack.

列出了临床实践中常用缩写的例子。当使用不适用于治疗环境的陌生的缩写或非正式语言时,可能会出现对原意的误解。案例记录(client record)中应绝对避免使用某一专业特定的语言(俚语或行话)。

医疗记录中的所有录入条目必须签署治疗师的合法姓名,签名后面还须有职业资质。为防止在文书书写完成后被添加其他信息,治疗记录末尾和签名之间不得留有空白,应从最后一个字到签名处划一条线,以防止多余的信息被添加至已完成的录入条目中。

对于学生和新治疗师来说,最大的挑战之一是写出简明而全面的记录,并包含所有必要的信息,以达到上述的文件记录目标。大多数第三方支付者的报销并不会考虑支付文书记录所花费的时间,因此效率变得至关重要。尽管准确描述治疗过程中发生的情况非常重要,但必须注意保持这些信息简明扼要、切题、具体地反映治疗计划中确立的目标。文书记录常见的错误是以流水账的形式描述治疗环节中发生的每个事件,这不仅耗时,实际上也不符合优质文书记录的要求。相反,应当使用简短的陈述,清楚客观地向读者传达必要的信息,使用已被批准并适用于具体执业环境的缩略语可节省时间和空间。使用根据具体执业环境定制的表格和清单有助于简化文书记录并减少用于叙述性记录的时间。

OT 有义务提供清晰易懂的信息(口头,书面或电子版),并且语言简练,康复对象易于理解[14]。

伦理考虑

AOTA 的伦理准则和道德标准的原则 5[3]规定 OT 从业者在代表专业时具有提供全面、准确和客观信息的责任。原则 5B 指出 OT 人员应"避免使用或参与使用无论何种形式的,包含错误的、欺诈性的、欺骗性的、误导性的或不公平的陈述或声明"[3],这同样适用于 OT 文书记录。为了维护道德标准,治疗师记录文书时必须真实和准确地报告康复对象的所有内容。

文书记录必须由实施治疗的治疗师书写,不得由其他治疗师代替书写,事实上这将被认为是欺诈行为。最佳实践是治疗师在治疗环节结束后尽快完成文书记录。评估或干预与书面记录完成之间的时间间隔越长,越有可能遗忘细节或其他重要信息。尽管理想情况文书是在提供服务时记录,但这并不完全可行,因此,治疗师可以携带记事本或剪贴板来记录数据并稍后写入官方报告中。

绝对不允许改变、替换或删除案例报告中的信息。

原始文书上的更改可能被用作指控篡改医疗记录的证据,即使这不是记录者的原始意图。然而,总有必须进行更正的时候存在,包括拼写错误、误写入错误的医疗报告中或者无意中遗漏信息或评估结果。此时,为避免对更正信息的合法性遭到质疑,应遵循修改原则。切勿删除报告中的任何内容。更正案例报告中的记录时,切勿使用修正液。在文书记录中可被接受的更正错误的方法是在单个单词或多个单词上划一条单线,标注姓名首字母和日期,并指出这是一个"错误"。不要试图抹掉句子或单词,因为这看上去像是为了防止别人知道最初写的内容。迟写的医疗记录不能更改日期。如果需要不按次序地写入信息(例如治疗师忘记写一条记录),报告中录入信息时须标注"迟写"。在书写之后,不能将单词或句子挤入现有文本中。这样做可能被认为是在添加缺失信息,来证实某些在原始文书完成后才发生的事情。尽管医疗记录中的即刻修正是可以接受的,但不能改变医疗记录本身[8]。

电子医疗记录(EMR)中的更正与纸质文件不同。每个机构或组织都有自己更正医疗记录的规则。治疗师必须主动学习所在执业场所的医疗记录更正指南。

伦理考虑

OT 记录可以成为诉讼或拒绝赔偿的最佳防御手段。即使记录本身不存在欺诈意图,但是只要内容有问题就可能会被怀疑。

不要在评估和预印表单上留下空白。任何不适宜填写的部分,可以插入 N/A 来指示该特定区域不适用。如果留有空白,阅读者可能认为这些区域被忽略了。

文件记录应与第 3 版作业治疗实践框架(Occupational Therapy Practice Framework, third edition, OTPF-3)[4]中概述的术语吻合。OTPF-3 的目的之一就是协助治疗师与其他专业人士、服务接受者和第三方付款人沟通,帮助他们了解作业治疗在作业活动和日常生活活动上的独特关注。文书记录应反映作业治疗对日常生活活动功能和表现的重要作用,并在评估和干预过程中体现作业治疗对融入、参与和健康相关因素的影响(表现技能、表现模式、个人因素、背景和环境)[4]。许多遵循医疗模式的实践机构(如医院)使用"康复对象"这一术语来描述服务的接受者。其他机构可能更偏向术语"居民"。虽然这些都是可以接受的,但OTPF-3 提倡使用术语"康复对象"。康复对象不仅包括接受治疗的个体,还包括参与该个体生活的其他人(如配偶、父母、子女、照顾者、雇主),以及他所处的更大范围的团体,例如组织或社区。OTPF-3 提供了可用于治疗过程每个阶段的术语。具体内容将在描述治疗评估、干预和出院过程的各部分章节时进行更详细的解释。

临床/专业推理技巧

作业治疗师必须在整个 OT 过程中使用临床或专业推理。一些作者使用更现代的术语专业推理(professional reasoning)来贴近医疗机构外 OT 实践中使用的语言,例如教育和社区机构[15]。然而,临床推理(clinical reasoning)这个术语仍然被作业治疗师广泛使用,尤其是那些从事身体残疾实践的人。临床推理在 OTPF-3 中也有定义。就本章而言,临床推理一词指作业治疗师在作出与康复对象有关的决策时使用的全面的思维和判断。临床推理还包括如何恰当记录评估、干预和出院过程的方式和决策。临床/专业推理用于计划、指导、执行和反思康复对象照护[14]。文书记录必须展示临床推理运用于所有康复对象治疗计划的决策过程。

临床/专业推理包含了推理能力的许多方面:科学的,诊断的,程序性的,叙述性的,实用性的,伦理的,互动的和条件性的[15]。科学推理用于帮助治疗师理解康复对象的损伤、残疾和表现背景,并帮助认定这些内容如何影响作业活动表现,指导治疗师选择最适合康复对象的干预方式。诊断性推理专门用于和康复对象诊断相关的临床问题的识别。程序性推理用于治疗师分析残疾或疾病,并针对已发现的问题采取干预措施。叙述性推理可以帮助治疗师评估作业表现受限对于康复对象的意义。当治疗师结合康复对象期望开展的作业活动的情境,来分析治疗服务的提供是否可行时,将使用实用性推理。治疗师的个人情况,如临床能力、对特定治疗技术的偏好、对专业的投入以及在与某些康复对象(某类诊断)工作时的舒适程度,是实用性推理过程的一部分。伦理推理是治疗师在制订干预计划时决定哪些应该做,考虑所有相关方面的需求和愿望的过程[15]。对作业治疗从业者而言,记住这些要点并利用临床推理技能来确定记录的内容和方式将有助于康复对象服务和治疗的报销。

文书记录中的临床推理

基于康复对象诊断和可能受累的作业活动来选择合适的评估方法时需要临床推理。技巧性地观察、理论知识和临床推理被用于识别、分析、解释和记录那些有助于康复对象融入作业活动的作业表现组成部分。作业治疗师通过文书记录展示临床推理,记录体现了作业轮廓信息的整合、解读康复对象评估结果以明确作业表现中的促进因素和障碍因素、与康复对象合作共同建立目标以及对干预中使用的治疗活动的需求、技能和意义的清晰理解[4]。文件中使用的术语应反映作业治疗师独特的专业服务,即关注个人因素、表现技能、表现模式、背景和环境以及与康复对象表现相关的活动要求。框 8.3 展示了一些临床推理的实例。

> ### OT 实践要点
> 简明、清晰、准确的文书记录使目标受众能够记住,从而确保能将恰当的信息传达给其他医疗保健专业人员,并符合报销标准。

> ### 框 8.3 临床推理举例
> - Page 先生因全髋关节置换术后情绪状况发生改变,将用老年抑郁量表为其评估并联系其主治医生。
> - 使用神经发育技术(NDT),包括髋部促进,康复对象现在可以独立站立在水槽前保持 2 分钟的平衡从而完成刷牙。
> - 建议进行家居评估以确定需要哪些辅助工具,以便康复对象能够独立安全地完成 ADL 任务。
> - Page 先生在解决问题、启动任务和任务进展方面遇到的困难,阻碍他独立准备简单餐食的能力。
> - 由于痉挛的出现,上肢的被动位置摆放不佳且有较高挛缩风险,因此为康复对象制作了手休息位矫形器。
> - Rogers 太太由于坐位平衡不好、右侧偏侧忽略以及失用,需要最大程度的协助来完成上/下身穿衣活动。

法律责任

医疗记录是一份法律文件。所有书面和电子化的治疗文书记录必须能够通过法律审查。医疗记录可能是医疗事故诉讼中最重要的文件,因为它列举了医疗服务的类型和数量[8]。治疗师必须了解康复对象报告中哪些信息是必需的,这样才能降低法律程序中医疗事故风险。

所有信息必须准确且来源于第一手医疗服务知识。避免推论和假设;判断性描述不要纳入治疗记录。治疗师应该描述观察到的动作、行为或体征和症状。如前所述,以任何形式的医疗记录更改均被视为欺诈行为。

初始评估

初始评估报告(initial evaluation report)是 OT 流程中非常重要的文件,它是康复对象所有治疗构成的基础。包括长期和短期目标、干预计划、进度记录和治疗建议。评定(evaluation)是获取和解释那些用于了解个人、系统或环境的必要数据的过程。它包括计划和记录评估过程、结果、建议(包括干预需求)[5]。OTPF-3强调,除了需要确定表现的促进和阻碍因素,评估过程的重点还应放在确定康复对象想要和需要做的事情。康复对象在此过程的参与对于帮助治疗师选择合适的评估工具至关重要。除了使得康复对象成功参与作业活动的自身因素之外,作业治疗师还须考虑表现技能、表现模式、背景和环境、活动和作业需求。这些信息必须在初始评估报告中进行阐述。

除了描述康复对象以前的状态外,清晰、准确记录康复对象当前状态对于证明 OT 服务的必要性是必不可少的。初始报告还须提供必要的信息以建立基线,以便和再评估数据以及进度记录比较,证明治疗干预的有效性。评估必须清楚地描述康复对象当前功能状态、优势、障碍和对作业治疗的需求。

作业轮廓是评估的重要组成部分。作业轮廓(occupational profile)包括关于康复对象的作业历史和经验、日常生活模式、兴趣、价值和需求等信息[4]。从作业轮廓获得的信息对于指导治疗师作出与评估、干预和目标相关的临床决定至关重要。

评估(assessment)包括评估过程中使用的工具、器具和交流方式[5]。评估包括标准化和非标准化测试,可包含书面测试或表现检查表。面谈和技巧性的观察是评估过程中经常使用的方法。具体评估的选择取决于康复对象的需求和康复对象所在的实践环境。应选择能够了解康复对象的作业需求、问题和顾虑的评估。临床推理技能主要用于决定哪些评估是恰当的以及应该评估哪些领域。没必要评估每个人的每个作业活动和所有表现技能。例如,如果康复对象居住在提供餐点的环境中,那么评估康复对象烹饪能力就不合适。评估结果应清晰可辨,并以可度量的术语进行陈述,这些术语是该实践场所认定的标准术语。表 8.1 列举了可用于描述完成功能性任务时辅助需求水平的术语。

AOTA 在作业治疗文书记录指南[1]中概述了专业文书记录中被推荐的组成部分,该指南为筛查报告、评估和再评估报告、干预计划、进度报告、过渡计划和出院报告中应该包含的信息内容提供了建议。

表 8.1 辅助水平

辅助水平	描述
独立	• 康复对象能够完全独立 • 完成任务不需要身体辅助或语言提醒 • 任务安全完成
有条件独立	• 除了可能需要额外的时间或辅助设备外,康复对象能够完全独立完成任务
监督	• 康复对象需要监督才能安全完成任务或需要口头提示以保证安全
接触保护/站在一旁辅助	• 用手保护或照顾者必须站在离康复对象一手臂的距离内以保证康复对象能够安全完成任务
最小程度的辅助	• 康复对象需要单人低于 25% 体力辅助或语言提醒从而安全完成任务
中等程度的辅助	• 康复对象需要单人 26%~50% 体力辅助或语言提醒从而安全完成任务
最大程度的辅助	• 康复对象需要一个人 51%~75% 体力辅助或语言提醒从而安全完成任务
依赖	• 康复对象需要超过 75% 的辅助从而完成任务

注释:注明辅助是体力辅助还是语言提醒很重要

筛查报告

筛查报告(screening report)是初步简要评估,用于确定康复对象是否需要进一步的 OT 评估或转介至其他服务。建议内容包括:

1. 康复对象信息 姓名/机构;出生日期;性别;适用的医疗、教育和发育诊断;注意事项;禁忌证。

2. 转介信息 转介日期和来源;请求的服务;转介原因;资金来源;预期的服务时长。

3. 简要作业轮廓 康复对象寻求 OT 服务的原因;当前能完成的作业领域和有问题的作业领域;支持或阻碍作业的背景因素;医疗、教育和工作史;作业史;康复对象的优先事项;目标效果。

4. 评估和结果 使用的评估类型和结果(如面谈、病历记录回顾、观察)。

5. 建议 是否需要进行完整 OT 评估的专业判断。

评估报告

评定报告(evaluation report)应包含以下信息:

1. 康复对象信息 姓名/机构;出生日期;性别;适

用的医疗、教育和发育诊断;注意事项;禁忌证。

2. 转介信息 转介日期和来源;请求的服务;转介原因;资金来源;预期的服务时间。

3. 简要作业轮廓 康复对象寻求 OT 服务的原因;当前能完成的作业领域和有问题的作业领域;支持或阻碍作业的背景因素;医疗、教育和工作史;作业史;康复对象的优先事项;目标效果。

4. 评估 使用的评估类型和结果(如面谈、病历记录回顾、观察、标准化或非标准化评估)。

5. 作业表现分析 对表现技能的描述和判断;表现模式;背景、环境方面或活动特点;促进或抑制作业表现的个人因素;测试结果的可信度。

6. 总结和分析 数据的解释和总结,因为它们与作业轮廓和转介的焦点有关。

7. 建议 恰当的 OT 服务或其他服务的判断。

干预计划

评估完成后,应建立干预计划(intervention plan)。分析从作业轮廓中获得的信息和各种评估结果,并生成问题清单。问题陈述应包括对潜在因素(表现技能,表现模式,个人因素,背景或环境限制,活动要求)的描述及其对相关作业领域的影响[9]。基于康复对象的具体问题制订干预计划。治疗师必须结合理论知识和临床推理能力来制订长期目标和短期目标,决定干预方法,并确定用于实现既定目标的干预措施。该计划还包括对其他专业人员或机构的建议和转介[1]。干预计划以康复对象的目标、价值观、信念和作业需求为导向,根据选定的理论、参考架构、实践模式和最佳证据制订[4]。

干预计划是在治疗师和康复对象的共同努力下完成的,当康复对象不能完成时,则由其家人或照顾者代替共同制订。虽然干预计划的制订和目标设定是作业治疗师(OT)的主要责任,但作业治疗助理(OTA)也可参与这一过程。OTA 与 OT 协作,选择、实现和修改干预措施,并提供案例文书记录[2]。

干预目标

干预目标基于发现的问题制订。目标必须是可测量的,并且和康复对象参与期望作业活动的能力直接相关。在制订长期和短期目标的时候,都必须牢记 OT 干预的总体目标是"通过从事作业活动实现健康、幸福和参与生活"(OTPF-3, p. S2)[4]。OTPF-3 进一步确定了

OT 干预的结果,即"帮助康复对象寻找达到身体、心理和社会健康状态的方法;确立和实现抱负;满足需求;改变或适应环境"(OTPF-3, p. S14)[4]。使用该术语的文书记录支持作业治疗对康复对象的照护计划和康复过程的独特关注。

AOTA 将干预目标定义为"可衡量和有意义的基于作业活动的长期和短期目标,与康复对象期望从事的作业活动的能力直接相关"[1]。为康复对象制订清晰、现实、可测量和适当的目标是治疗过程的重要组成部分,并有助于实现预期的结果。

目标是评估内容书写的一部分,是证明治疗干预必要性的关键因素。随着康复对象在整个治疗过程中的状态发生变化,目标可被升级或降级以指导进一步的干预。报销要求和治疗师工作的场所常会指导描述目标的措辞。

康复对象的干预计划包含短期和长期目标。一些治疗师更倾向于使用"目的"这一术语来代替短期目标。短期目标(short-term goals),或目的,是康复对象治疗计划的整个过程中为特定的时间段(如 1 周或 2 周)而写。随着康复对象的进步、服务机构指南或付款人的要求,他们会定期被更新。短期目标是实现长期目标的步骤,在某些情况下也称为出院目标。长期目标(long-term goals)通常被认为是干预的总体目标,在本质上比短期目标更广泛。例如,康复对象的长期目标可能是独立穿衣。实现这一目标的某个短期目标可能是康复对象将能够独立穿上并脱下一件简单的没有拉链的套头衫。当这个短期目标实现后,一个后续的目标可能是让康复对象能够独立穿着带有纽扣的衬衫。最后,将下肢穿着作为一个目标,然后是袜子、鞋子和外套,直到实现了独立穿衣的长期目标。

作业治疗哲学的核心是建立客观的、基于作业的、以康复对象为中心的目标,专注于从事作业和活动以促进生活参与[4]。熟练地写出目标需要不断练习,并仔细考虑治疗干预的预期结果。以康复对象为中心的目标是与康复对象共同商定目标,重点要反映康复对象将完成什么或做什么,而不是治疗师会做什么。目标必须反映结果,而不是用来实现结果的技术或干预手段。"教育康复对象在穿衣过程中使用节能技术",这是一个写得很差的目标的例子,它关注的是治疗的过程,而不是结果。正确的书写是"康复对象在穿衣时能独立使用三种节能技术"。

目标必须是客观的和可测量的,并且必须包括一

个时间框架。时间框架可以写在评估表的单独部分。一个写得很好的目标明确确定了以下内容:用具体的术语具体描述预期的行为结果,如功能任务、动作、行为或活动(例如,康复对象可以穿上裤子);预期可测量的作业表现(如独立);以及可帮助达到所列结果的条件或环境(如使用穿衣棒)。可测量的作业表现预期包括辅助水平、运动程度、重复次数和时间长度。条件/环境包括使用的辅助器具、自适应辅助设备、任务操作的位置(如床边),以及完成活动所需的额外时间等。下面的目标包含了所有必要的组成部分:B 先生在安静的环境中(条件),通过适度的语言暗示(预期可测量的表现)完成自己独立进食(预期的行为结果)。表 8.2 展示了短期和长期目标的例子。

表 8.2　短期和长期目标举例

短期目标[a]	长期目标[b]
康复对象将使用轮椅转移(从轮椅转移至别处或从别处转移至轮椅),升高马桶坐垫和扶手高度,在最低程度的体力辅助下完成轮椅和马桶间的转移	康复对象使用助行器独立转移到一个未经改造的厕所
康复对象坐在水池边,在中等程度的身体和言语辅助下刷牙	康复对象在完成准备工作后,能够坐在洗手池边使用辅助器具来完成早晨的刷牙和梳洗
康复对象坐在轮椅上通过穿袜器在最低程度辅助下穿上裤子	康复对象坐在床边,独立穿上下半身的衣服而不借助辅具

[a] 短期目标将在 2 周内完成。
[b] 长期目标将在 4 周内完成。

RUMBA

Perinchief[12] 认为 RUMBA 这样的工具(也叫 RHUMBA)有益于治疗师在书写目标时的思维组织过程。RUMBA 和 RHUMBA 是一组单词首字母缩写;每个单词都标明了治疗师在书写目标和记录治疗过程时需要铭记的内容。治疗师应该检查文档,以确定以下这些问题是否已经得到回答,同时关注读者的目标[13]。

- Relevant:信息是否相关(结果必须相关)? 目标/结果必须与某个作业领域相关(保证功能性)。长期和短期目标必须相互联系,并在评估中确定需要进行的干预。

- How long:要花多长时间? 预计何时达到目标/结果。

- Understandable:信息是否可以理解? 任何人读这些文书记录都明白其含义。避免使用专业术语,使用正确的语法和可接受的缩写。使用主动语态而不是被动语态(例如,康复对象会刷她的牙齿,而不是牙齿会被康复对象刷洗)。

- Measurable:信息是否可以测量? 必须有方法来标明目标已实现,应进行定量表述。

- Behavioral:信息是否与行为相关(描述行为)? 目标/效果必须是可以看到或听到,并且用行为动词来描述。

- Achievable:效果是否可行(现实)? 目标/效果必须是可行的,并且在既定的时间框架内能够实现。

SMART

另一种帮助治疗师制订目标的方法是 SMART 目标系统。SMART 代表 significant 重要(和 simple 简单)、measurable 可测量、achievable 可实现、related 相关和 time limited 有时限[13]。

- 实现这一目标将对康复对象的生活产生重大影响。

- 有一个明确的、可测量的目标,你会知道康复对象什么时候能达到了目标。

- 康复对象在规定的时间内完成这一目标是合理的。

- 长期和短期目标相互关联,目标与康复对象的作业需求有明确的相关性。

- 目标有时间限制:短期和长期目标有明确的截止日期[7]。

一旦确立了短期和长期目标,治疗师就需要与康复对象合作,选择适当的干预措施来实现目标。治疗计划包括治疗师在整个康复治疗项目中提供的专业的干预(skilled intervention)。选择的干预措施包括使用作业或活动(基于作业的活动、有目的的活动、准备方法);咨询和患者/照顾者的宣教[4]。OT 干预的例子如日常生活训练(ADL);工具性日常生活活动训练(IADL);治疗性活动;治疗练习;支具/矫形器的修改和应用;神经肌肉再训练;认知-知觉训练、社区再整合训练、患者/照顾者培训;出院计划。OTPF-3 概述了指导干预过程的各种方法(表 8.3)。这些方法基于理论和最佳实践证据。干预计划将根据康复对象的需要、优先次序和对干预措施的反应进行修改,对干预计划的修改必须记录在康复对象每周或每月的进度报告中。

表 8.3　OT 干预方法

干预方法	用于
创造、促进（健康促进）	提供丰富的背景和活动经验，以提高人在自然生活环境中的表现。假定康复对象无失能，也没有会影响到作业表现的特别情况
建立、恢复（修复、恢复）	针对康复对象的干预以开发尚未开发的技能或能力，或恢复已被削弱的技能或能力
维持	提供能帮助康复对象保持功能的支持。如果不进行持续干预，康复对象的表现将会下降，或作业需求不会得到满足，从而影响到个人的健康和生活质量
修改（补偿、适应）	找到改进当前环境或活动需求以提高作业表现的方法。包括使用补偿技术，增强某些特征以提供提示，或减少特征以减少注意力涣散等
预防（预防失能）	防止在当前环境中出现或发展出活动表现的障碍。这种方法针对的是有作业表现障碍风险的康复对象，无论他们是否已经有或没有表现障碍

进度报告

在大多数实践机构中，针对目标取得的进展是 OT 服务能够报销的标准。证明目标达成情况的进度记录对于支持持续治疗的必要性至关重要。进度报告（progress report）的目的是记录康复对象的进步，描述提供的专业干预和更新目标。进度报告可以每天记录 1 次或每周记录 1 次，具体情况取决于服务机构或付款人的要求。各种报告格式都可以用于记录康复对象的进度。生理失能机构最常用的进展记录格式是 SOAP 记录、列表要点（checklist notes）和叙述性记录。

无论使用何种形式，进度报告都应该确定干预阶段的以下关键要素：康复对象的治疗效果（用 OPTF-3 中的测量性术语）；由作业治疗师提供的专业干预以及 OT 干预的进展结果。专业干预那些需要专业知识、临床判断、决策制订和作业治疗师自身能力的干预措施。由于专业的治疗服务有其固有的复杂性，因此只有在合格治疗师的全面监督下才能安全、有效地进行。专业服务包括评估、与康复对象或照顾者以及其他医疗人员制订有效的目标和服务；分析和调整功能性活动和任务；通过测试和测量去制订和调整任务以获得最佳作业表现；定期重新评估康复对象的状态，对作业治疗计划进行相应的调整。框 8.4 展示了提供专业服务的术语例子。

专业服务的文书记录包括对干预类型和复杂性的

描述，并能反映干预决策下的理论基础。临床服务的报销依赖于能够展现治疗相关临床推理思维的文书记录。进度记录必须说明所提供的专业干预和既定目标实现的进度。对比陈述是说明这些信息的最佳方式。当前的状态与基线评估结果进行比较可清楚地展示治疗进度：康复对象现在在最低程度的辅助下完成穿下半身衣物并保持坐姿平衡（在上周需要中等程度的辅助）。若文书记录中康复对象的进展通过有效的测试和测量中得到功能性评分来展示，那这份文书记录可为治疗的报销提供强有力的证据。解释为什么需要额外治疗服务的陈述证实了持续治疗的必要性：需要作业治疗服务来促进平衡和纠正姿势以提高下半身穿衣的独立性和安全性。根据康复对象的进度调整和更新目标：康复对象坐在床边独立穿裤子时能够维持平衡。提升康复对象目标的难度包括减少完成目标需要的帮助次数、增加任务的复杂性或者为活动引入新的成分。这是一个持续的过程，需要细致的文件记录来证明持续作业治疗的必要性。如果康复对象没有朝既定的目标发展，必须在进度记录里面说明原因，并调整既定的目标和干预方法。

框 8.4　OT 服务中使用的术语

Skilled Terminology＝专业术语

Assess＝评估

Analyze＝分析

Interpret＝解释

Modify＝改良

Facilitate＝促进

Inhibit＝抑制

Instruct in＝指导

    compensatory strategies＝代偿策略

    hemiplegic dressing＝偏瘫患者穿衣

    techniques＝技术

    safety＝安全

    adaptive equipment＝辅具

Fabricate＝制作

Design＝设计

Adapt＝改良、适应

Environmental modifications＝环境改造

Determine＝决定

Establish＝建立

Unskilled Terminology＝非专业术语

Maintain＝维持

Help＝帮助

Watch＝看

Observe＝观察

Practice＝实践

Monitor＝监测

SOAP 进度记录

Lawrence Weed 于 1970 年提出 SOAP 记录的格式,并将其作为以问题为导向的医疗记录(problem-oriented medical record,POMR)方法[16]。以问题为导向的医疗记录关注康复对象的问题而不是他/她的诊断,编了号的问题列表成为这类医疗记录的重要组成部分。医疗团队中的每一位成员会撰写一份 SOAP 记录去解决列表上相对应的自己专业的问题。POMR 在康复对象住院期间不断修改和更新。SOAP 进度记录是记录康复对象状态最常用的方式之一。SOAP 缩写字母分别代表记录中的以下词汇:

S——Subjective＝主观的

O——Objective＝客观的

A——Assessment＝评估

P——Plan＝计划

主观部分(S)是治疗师记录的康复对象提供的信息。由家人或者照顾者提供的信息也包含在这部分。SOAP 记录可以包含很多不同类型的陈述。任何康复对象提供给治疗师的与治疗相关的当前情况(例如,主诉疼痛或乏力,关于感受、态度、关注,以及目标和计划)都适用于这部分[9]。康复对象对治疗的主观反应也记录在这个部分。适当时,可以直接引用康复对象的语录。家人、照顾者和其他与康复对象照顾相关人士都能提供有价值的信息。例如,护士可以报告康复对象在早饭时不能自主进食,家庭成员可以提供康复对象入院前的一般情况。若康复对象不能说话,姿势、面部表达、其他非语言类型的反应也应包含在内。这些信息可以用来展示进展、支持干预决策、记录康复对象的反应和依从性。但是,须谨慎决定记录中需要包含哪些信息。在康复对象治疗期间使用谨慎、有效的沟通技巧有助于治疗师收集康复对象态度和忧虑等相关主观信息,这些信息可用于确保干预和文书记录的恰当性[9]。

主观部分应该只包括支持治疗师决定哪些评估应该被使用以及哪些目标适合这个康复对象的相关信息。治疗师应避免使用可能被误解或影响报销的陈述。与记录中其他部分无关的主观陈述没有价值。对于与干预无关的康复对象的负面记录是不必要或无益的记录。如果主观部分没有相关信息,允许不记录陈述。在这种情况,用一条斜线穿过一个圈(Ø),表示你是故意将这部分留白的。

在 SOAP 记录的客观部分(O),治疗师除客观观察外,还应记录评估、测试和测量的结果。客观部分记录的数据是可测量、可量化或可以观察的。只有真实的信息才能被包括在里面。标准化和非标准化测试的结果记录在这部分记录中。SOAP 记录中适宜放在这部分的实例包括功能性活动的评估表现(ADLs,IADLs)、关节活动度(ROM)测量、肌力等级、感觉评估的结果和张力评估结果。治疗师需要记住的重要一点是,在客观记录部分不解释或分析数据。这部分只应包含康复对象表现相关的简明、具体、客观的记录。仅仅列出康复对象参与的活动是不够的。重点在干预的结果,而不是干预本身。客观部分中的信息可以按时间顺序排序,在一段时间内按事件发生的顺序讨论每一次治疗的结果[6,9],也可按类别组织排列。按照类别组织排列时应遵循 OTPF-3 的分类:表现技能、表现模式、环境和个人因素[4]。表 8.4 列出了客观部分文书记录的实例。

在 SOAP 记录的评估(A)部分,治疗师将综合分析主观和客观的数据,从而建立最合适的治疗方案。在这部分中,须对损伤和功能障碍进行分析并按重要性排序,以确定它们对康复对象作业表现和从事有意义的作业活动能力的影响。在评估这部分只讨论主观或客观部分已包含的信息。需要借助临床推理来分析信息和制订干预方案。SOAP 记录中的评估部分是治疗师展示其总结评估结果、综合信息、分析对作业表现的影响、并利用评估来制订干预计划的能力。除了识别作业表现相关的促进和抑制因素外,这部分还需要敏锐的观察、临床推理和判断技巧。评估部分应在结束时作出需要继续提供治疗服务的说明:*康复对象将受益于躯干旋转和前倾训练,以促进转移和下身穿衣的活动*[6,9]。评估部分所需的洞察力和技巧会随着临床实践经验而提高。

在 SOAP 记录的计划(P)章节中,OT 从业人员会概述干预计划。当康复对象实现短期目标时,会进一步修改计划,制订新的短期目标。除了治疗频率的更改外,文书记录还应反映康复对象最新的目标。本部分还包括进一步干预的建议。这些信息将指导后续治疗。图 8.1 列举了用 SOAP 格式的进度记录实例。

叙述性记录

叙述性记录(narrative note)是另一种用于记录康复对象日常表现的格式。叙述性记录其中一种组织方式就是将信息分为几个小节:问题、项目、结果/进展和计划。治疗针对的问题应该清晰且明确。应提出对作

表 8.4 Examples of Categories and Documentation for Objective Section of SOAP Note

Category	Objective Documentation
Activities of daily living (ADL) task performance	Note how each of the performance skills and client factors affects completion of ADL tasks. Include assist levels and setup needed, adaptive equipment required, or techniques used. Include client response to treatment.
Posture and balance	Note whether balance was static or dynamic. Note whether the client leans in one direction, has rotated posture, or has even or uneven weight distribution. Note the position of the head and what cues or feedback was necessary to maintain or restore balance.
Coordination	Include hand dominance, type of prehension used, ability to grasp and maintain grasp, reach and purposeful release, object manipulation, and gross versus fine motor ability.
Swelling or edema	Give volumetric measurements if possible, pitting or nonpitting type.
Movement patterns in affected upper extremities	Note tone, tremors, synergy pattern, facilitation required, and stabilization.
Ability to follow directions	Note type and amount of instruction required and ability to follow one-, two-, or three-step directions.
Cognitive status	Report on initiation of task, verbal responses, approach to the task, ability to stay on task, sequencing, orientation, and judgment.
Neurological factors	Note perseveration, sensory losses (specific), motor deficits, praxis, spasticity, flaccidity, rigidity, neglect, bilateral integration, and tremors.
Functional mobility	Note type of assistance required for the client to complete all types of mobility.
Psychosocial factors	Note client's overall mood, affect, and ability to engage with others. Also note family support, response to changes in body image, and ability to make realistic discharge decisions.

From Borcherding S: *Documentation manual for writing SOAP notes in occupational therapy*, ed 2, Thorofare, NJ, 2005, Slack.

S: 康复对象说: "每天穿衣服需要太多的精力, 我的手太僵硬了, 没有办法扣纽扣和系领带"。康复对象的家人反映, 康复对象似乎对自我照顾活动不再感兴趣。

O: 坐位下的自理(穿衣)活动5分钟后, 康复对象变得呼吸短促(SOB)。康复对象在穿上衣时需要最少的帮助, 在穿裤子时需要中度的帮助, 穿鞋需要最大程度的帮助(上周她所有任务都需要提供最大的帮助)。康复对象扣纽扣有中度的困难(上周她不能扣上衬衫)。康复对象不能系鞋带。双上肢肩部力量是3+/5(上周是3/5)。

A: 康复对象正在提高她完成自我照顾任务的能力。COPD(慢阻肺)仍影响ADL的独立性。穿下衣的辅助器具可能对她有帮助。

P: 继续ADL训练: 使用辅助器具(穿衣棒、长柄鞋拔和弹力鞋带)进行独立性的评估。指导康复对象在完成ADL过程中使用能量节省技术。在早上开始ADL任务前指导康复对象进行AROM(主动关节活动度)的练习。

图 8.1 SOAP(Subjective = 主观的, objective = 客观的, assessment = 评估, plan = 计划)

业表现的影响和潜在的损害(例如, 由于坐姿不平衡和姿势不稳定而不能穿上袜子)。项目部分明确干预或干预形式。结果部分, 包括治疗进展应量化地、客观地、用术语记录进度。本部分也包含了限制进展的阻碍。计划部分概述了干预的计划, 修订目标的必要性和理由也将包括在这一部分中。在一些实践机构中, 叙述性记录直接写在医疗记录上。在医疗记录中可能会有指定的区域供作业治疗师记录, 与康复对象有关

的临床医生也可在此处写一份综合的跨学科的记录。记录须包含日期, 一般是治疗开始和结束的时间。记录的最后须有治疗师的签名。图 8.2 展示了此格式的叙述性记录的示例。

问题: 观察康复对象60分钟。IADL任务: 准备简单的餐食。
结果: 康复对象能够在少量语言提示下收集必要的物品来准备一个简单的三明治, 因为康复对象对诊所厨房不熟悉, 所以少量帮助对于康复对象来说是必要的。少量的口头提示对于任务的开始和步骤的进展是必要的。虽然不需要体力的帮助, 但康复对象表现出轻微的协调障碍, 导致难以打开罐子、熟练操控刀和打开包装袋。耐力相对好——康复对象可以站立30分钟而不休息。
计划: 开展治疗性的锻炼和活动来提高协调性。教导康复对象启动任务的策略。渐进性IADL评估——准备热餐。

图 8.2 叙述性进度报告

叙述性记录也可以书写任何治疗师希望传达给其他团队成员的信息。例如, 治疗师可能会记录评估已经开始, 或者康复对象因病无法参加治疗。团队成员之间关于康复对象的计划的沟通记录也可以用叙述性格式进行。

描述性记录

有时, 简短的描述性记录对于传达康复对象相关

的重要信息非常有用。虽然应尽可能客观地记录病程,适当地包含主观信息也有必要。评判性评论、反面陈述、对其他工作人员的评论,以及与康复对象的干预计划没有直接关系的信息,都不属于官方的医疗记录。病历记录中包括的未观察到的行为应该像这样记录,并明确解释谁向治疗师提供了这些信息。

进度清单或流程表

清单或流程表可以简洁、高效地记录日常表现。在许多情况下,除了文书记录不可报销,许多场合还有对效率的要求,使这类文书记录类型成为一种有用的选择。流程表通常以表格或图表格式供治疗师每次治疗之后定期记录评估数据。使用流程图或表来记录每天特定任务的表现,可提高数据的清晰度和组织性、减少每次治疗后需要记录的数据量、提高专注于康复对象目标的特定干预、且易于明确地识别康复对象的功能状态和进展[13]。使用这种格式记录文件的缺点之一是,通常没有足够的空间供治疗师主观陈述康复对象表现的原因,也没有足够空间来记录治疗师对客观信息的解释,或者描述康复对象对干预的反应。进度清单记录了康复对象完成任务所需的帮助程度或客观的评估结果,但没有说明任务完成的质量或为顺利完成任务作出的改良。如果需要,这些信息应单独记录在叙述性描述中。每日清单或流程图中的信息可用于每周的进度记录。

出院报告

出院报告(discharge reports)在治疗项目结束时写。从初始评估到出院的作业表现都应该被记录下来,用来比较和显示康复对象的进展。应强调康复对象在作业活动参与方面取得的进步。还须向康复对象提供一份专业的治疗总结。须作出出院建议(例如,家庭计划、后续治疗或转介到其他项目)以促进治疗的顺利过渡。当康复对象达到既定目标、从 OT 服务中获得最大利益、不希望继续接受服务或超过赔偿限额时,他们将不再进行治疗。出院总结应该清楚地显示 OT 服务的有效性;它通常被用来获取信息以开展结局研究。

电子和纸质的文书记录

文书记录可以是纸质的(书面记录)或电脑生成。许多医疗机构和其他医疗服务提供者已采用电子病历,使案例数据收集标准化,提高合作性和工作效率,提高报告的质量。电子化的文书可以用来记录 OT 过程的所有方面,从评估报告到出院报告。报告表可以在电脑上获取,初始评估和出院报告的结果可以直接填写到表格上。这保证了清晰性,并确保所有区域都完成填写。

为满足机构或报销要求,电子评估表格和进度记录通常是格式化的(图 8.3)。治疗师通常能够从下拉式列表框中选择选项,从而减少在专业名词的正确使用上花费的时间(表 8.5)。表格中通常也留有填写叙述性内容的空间。由于所有的医疗机构都在一个公共数据库中输入信息,团队成员可以查看电脑中医疗记录表上的相关部分以快速获取康复对象相关信息。电子文书记录可能出现的问题或不便之一便是电脑的使用。治疗师必须花时间找到一台可供使用的电脑来才能输入数据。目前,许多临床机构正在使用手持设备来缓解这一阻碍。此外,一些电子表格对治疗师进行信息输入有很大的限制。这可能使治疗师难以充分记录治疗。仅从下拉式列表框输入的信息可能无法清楚地显示康复对象发生的情况。使用电子临床记录不应降低记录内容的质量。方便使用、可个性化记录报告的软件能够满足实践机构个体化的要求,也可输入叙述性记录来进一步补充信息,以提高电子文件记录的质量[10]。一般来说,电子化文件记录和计费对治疗机构是有益的。

表 8.5 基于功能独立量表(FIM)[a]的辅助水平分级概念

FIM levels=功能独立性评估水平

No Helper=没有助手

7 Complete independence(timely,safety)=完全独立(及时性,安全性)

6 Modified independence(device)=辅助独立(辅具)

Helper—Modified Dependence=助手——辅助依赖

5 Supervision(subject 100%)=监督(主动性 100%)

4 Minimal assistance(subject=75% or more)=最低程度帮助(主动性等于或大于 75%)

3 Moderate assistance(subject=50% or more)=中等程度帮助(主动性等于或大于 50%)

Helper—Complete Dependence=助手——完全性依赖

2 Maximal assistance(subject=25% or more)=最大程度帮助(主动性等于或大于 25%)

1 Total assistance or not testable(subject less than 25%)=完全性帮助或没有可测试性(主动性小于 25%)

a:FIM 采用 7 分制评定各领域的依赖水平

日期： 时间：	护理评估 OT 进展报告	第一页

顾客： 账户： 入院日期： 状态：住院 主治医生：		年龄/性别： 护理单元： 地址： 房间/床号：

诊断：
注意事项：
发病日期：　　　设备：

初始数据　　　　　　　　周状况

功能性技能	日期：	起始时间：	终止时间：
进食：	．	：	
修饰活动：	．	：	
海绵擦浴上肢/下肢：	．	：	
淋浴：	．	：	
如厕：	．	：	
穿上衣：	．	：	
穿裤子：	．	：	
厨房/家务活动：	．	：	
床/椅转移：	．	：	
厕所转移：	．	：	
浴缸/淋浴转移：	．	：	

疼痛：　　疼痛量表（1~10）　　/10
疼痛部位：　　　　　　　　疼痛性质：
疼痛对于日常生活活动的影响：
　疼痛评价：

目前的短期目标：　　　　　　　　　　　　　　　代谢当量：
1：　　　　　　　　　　　　　　　　　　　　　　　　　：
2：　　　　　　　　　　　　　　　　　　　　　　　　　：
3：　　　　　　　　　　　　　　　　　　　　　　　　　：

目前的问题：
1：　　　　　　　　　　　4：
2：　　　　　　　　　　　5：
3：　　　　　　　　　　　6：

新的短期目标：
1：
2：
3：

评价：　　　　　　　与 OT 协商进行治疗计划调整：
：
：
：
：
：

教育

接受教育的康复对象：　　接受教育的父母/其他重要人士：　　翻译者：
指导主题：
　：

图 8.3　电子化记录表格

```
┌─────────────────────────────────────────────────────────────────┐
│  日期：                                              第二页         │
│    时间：                    护理评估                               │
│                            OT 进展报告                             │
│                                                                   │
│  顾客：                              年龄/性别：                    │
│  账户：                              护理单元：                     │
│  入院日期：                          地址：                         │
│  状态：住院                          房间/床号：                     │
│  主治医生：                                                        │
├─────────────────────────────────────────────────────────────────┤
│                                                                   │
│     指导模式：                                                     │
│                                                                   │
│        简报/手册的标题：                                           │
│                                                                   │
│        指导评价：                                                 │
│     证明理解的方式：                                              │
│     医生通过讨论记录了解当前的状态                                  │
│                                                                   │
├─────────────────────────────────────────────────────────────────┤
│  发生日期：                          发生时间：                    │
│  印章：          缩写：        姓名：    护理类型：                 │
└─────────────────────────────────────────────────────────────────┘
```

图 8.3(续)

许多手写的表格都可以用来记录 OT 服务。表格的内容通常取决于第三方付款人报销服务的要求以及服务机构的需要。如前所述，文书必须包含证明 OT 服务必要性的信息，必须显示实施了专业的干预措施，并且必须向康复对象展示针对目标取得的进展。OT 文书记录应包括上述所有构成，以确保报销且能够准确描述康复对象的表现。

躯体失能服务机构中 OT 服务的主要报销系统包括医疗保险(Medicare)、医疗补助(Medicaid)、各种健康保健组织(HMOs)和首选服务提供组织(PPOs)。上述每种机构的文书记录都有特定的要求。独立机构(如，医院、诊所、家庭保健机构、专业护理机构)会设计文书记录表格以满足特定需求，并保证报销所需信息包含在内。在特定机构中，计费系统也会影响文书格式的类型。

医疗保险是老年人躯体失能服务机构的主要支付来源。医疗保险是国家保险计划，相应的文书记录有国家标准。政府机构提出了详细的指南，表明哪些信息是必须包括在病历中以证明 OT 服务的必要性。只有当医疗保险指南(medicare guidelines)和条例中所有要求都满足时，中介机构才会报销 OT 服务。2016 医疗保险福利政策手册[11]描述了医疗评审员在审查付款申请时关注的关键词和短语。医疗保险要求明确记录治疗服务的每一步治疗过程，以便报销。许多其他的成人康复治疗服务的付费者在制定报销文件记录政策时都遵循医疗保险指南[13]。全面、及时地理解这些要求对于确保服务报销至关重要。治疗医保康复对象的治疗师必须熟悉这些指南和条例，以防止服务被拒。详细信息可在医疗保险网站上找到。为确保文件记录包括了报销所需的所有内容，关注目前最新的医疗保险条例是很重要的。AOTA(http://www.aota.org)在其网站上有关于医疗保险报销范围的最新信息。

医疗照顾和医疗辅助服务中心(CMS)设计了特定的表格来评估门诊康复对象：CMS-700，门诊康复治疗方案(常用名是 Medicare 700 表格)。尽管医疗保险没有规定必须使用，但该表格专门说明了报销所需的信息。首次评估的文书记录须证明治疗师评估后的决策(治疗性或维持性服务)是合理且必要的。填全 Medicare 700 表中的信息非常重要(图 8.4)。表单中任意部分未完成都可能会被拒付。文书记录需要包含对于顾客转诊前的功能水平和经过 OT 干预后的功能变化的详细叙述。支持康复对象需要治疗干预的评估结果记录在这部分中。客观的测试和测量被用作基线数据，这些数据是确立近期目标和远期目标的基础。

为了帮助治疗师提供更多表明治疗服务必要性的信息，许多康复公司和医院修改了 Medicare 700 表中的标题和清单的内容(图 8.5)。表格上的空间是有限的，治疗师必须能够简明扼要地提炼信息，以清楚地证明康复对象需要作业治疗的干预。近期的功能变化(下降或改善)是支持治疗的关键点。治疗方案(第 12 节中详细讨论)包括基于 Medicare 700 表第 18 节所述的评估结果制订功能性的、可测量的目标(在 Medicare 评估表和图 8.4 中的分段可能有所不同)。目标设定不能针对评估部分(第 18 节)没有基线支撑数据的内

公共卫生服务部
医疗保险和医疗补助服务中心

门诊康复对象治疗计划
(仅初始索赔填写)

1. 患者姓	患者名	中间名缩写	2. 提供者电话	3. 医保编号
4. 提供者姓名	5. 病例号(选填)		6. 发病日期	7. 照护开始日期

8. 类型	9. 主要诊断(D.X.相关医疗文书)	10. 治疗诊断	11. 从诊断确立后的累计就诊次数
□ 物理治疗 □ 作业治疗 □ 言语治疗 □ 心脏康复 □ 呼吸治疗 □ 心理服务 □ 专业护理 □ 社工服务			

12. 基于功能目标的治疗计划 目标(短期) 最终目标（长期）	计划

13. 签名(专业设立POC,包括教授签字)	14. 频率/持续时间(例如,1周3次×4周)

我保证有必要在治疗计划指导下及我的照顾下提供服务 □ N/A	17. 证明
15. 医生签字	16. 日期	起始　　　　　　　持续　　　　　　N/A
		18. 存档(印刷/键入医生姓名) □

20. 初步评估(病史,并发症,开始治疗前的功能水平,转介理由)	19. 上次住院 起始　　　　　　截至　　　　　　N/A

21. 功能水平(治疗周期结束)进展报告　　　　　　　　　□继续治疗　或　　　　　□停止治疗

22. 服务日期
　起始　　　　　　　持续

表CMS-700-(11-91)

图8.4　医疗评估表及说明(Courtesy Medicare, http://www.medicare.org.)

CMS-700表填写说明
(输入6位数的日期,月份,年)

1. **康复对象的姓名**——根据医保卡上的提示输入康复对象的姓名。

2. **提供者编号**——输入由Medicare授权给计费提供者的编号(如,00—7000)。

3. **HICN**——根据医保卡上的提示输入康复对象的医保编号,认证,使用通知,临时资格通知,或由SSO报告。

4. **提供者姓名**——输入Medicare付费者的姓名。

5. **案例编号**——(可选的)输入计费提供者使用的康复对象医疗/临床记录编号。

6. **发病日期**——输入康复对象最新的初次诊断或者疾病恶化的最近日期作为起始日期。如果不知道确切日期则输入01(如,120191)。该日期与Ub-92上出现的代码11匹配。

7. **SOC(护理开始)日期**——输入计费提供者开始服务的编号(第一次医疗保险可付账单的日期,在随后的索赔中保持不变,直到解雇或拒绝为止,日期与Ub-92中出现的35的PT、44的OT、45的SLP和46的CR相对应)。

8. **类型**——检查所使用的治疗方式;如,物理治疗(PT)、作业治疗(OT)、语言病理学(SLP)、心脏康复(CR)、呼吸治疗(RT)、心理服务(PS)、专业护理服务(SN)或社会服务(SW)。

9. **主要诊断**——输入导致障碍并与治疗计划中50%或更多的处理相关的书面医学诊断。

10. **治疗诊断**——输入所提供的治疗服务的书面治疗诊断。例如,初步医学诊断为颈椎间盘退变,而PT治疗诊断可能为右侧冻结肩,或者当初步医学诊断为脑损伤,那么SLP的治疗诊断则可能是失语症。如果是相同的初步治疗诊断就输入 SAME。

11. **从诊断确立后的累计就诊次数**——输入从计费提供者开始治疗诊断到最后一次访问的累计总访问数(与UB-92中的50的PT、51的OT、52的SLP或53的心脏康复的价值代码相对应)。

12. **治疗计划/功能目标**——输入本次计费周期中康复对象的简要治疗目标计划。输入为了达到整体的长期结果的主要短期目标。输入为了达到目标和结果的主要治疗计划。

在可能的情况下,估计达到目标的时间轴。

13. **签名**——输入制订治疗计划的专业人员的签名(或姓名)和专业名称。

14. **频率/持续时间**——输入当前治疗频率和持续时间;如,3次/周持续4周则输入 3/Wk × 4Wk。

15. **医生签名**——如果使用CMS-700表格进行认证,医生要输入其签名。如果必须要认证,且该表格不适用认证,请选中项目18中的"ON FILE"框。如果所提供的类型服务不需要证书,请检查"N/A"框。

16. **日期**——只有当表单用于认证时,才输入医生签名的日期。

17. **认证**——输入认证的包含日期,即使在文件框中是项目18检查。如果不需要认证,请检查"N/A"框。

18. **ON FILE(指认证签名和日期)**——输入已键入/打印的医生的姓名,该医生证明了计费提供者存档的治疗计划。如果在第8项中检查的服务类型不需要认证,请键入/打印推荐或订购服务的医生的姓名,但不要选中"ON FILE"框。

19. **早前的住院治疗**——输入与康复对象目前的治疗计划有关的最近住院的日期(第一天到出院日期)。如果住院期间与正在进行的康复无关,则输入N/A。

20. **初步评估**——仅输入从病历或康复对象面谈中得到的当前相关历史记录。在可能的情况下,以客观可量的方式输入所述的主要功能限制。只包括相关的外科手术,早前住院和/或治疗相同的情况。只包括相关的基线测试和测量,从中判断未来的进展或退步。

21. **功能水平(计费周期的有效期)**——输入与初始评估的水平相比,在结算期结束时取得的相关进展和功能级别。使用客观的术语。日期记录到功能可以持续维持的时候。当只进行了几次随访,如果康复对象功能没有变化则输入一份说明,说明所提供的训练/治疗以及康复对象的反应。

22. **服务日期**——输入表示此计费期的开始日期和结束日期(应按月计算)。匹配UB-92上字段6中的开始日期和通过日期。不要在日期里使用00。例如: 01 08 91对应1991年1月8日。

图 8.4(续)

□ 部分A　□ 部分B　其他_____　房号_____　　　□ 服务付费　□ 直接汇票　　机构：_____

表格700 作业治疗方案(初次索赔填写)		□ 月末　□ 出院汇总

1. 患者姓	名　　中间名字缩写　□ 男 □ 女	2. 提供者编号	3. 提供者姓名
4. 医疗保险号	5. 案例编号	6. 发病日期	7. 照护开始日期
8. 出生日期	9. 主要诊断(相关书面临床诊断)(国际疾病分类,第9版)	10.治疗诊断(国际疾病分类,第9版)	11.从初次服务开始的随访数

12. 功能目标(短期)-在____周内，康复对象将：

1.

2.

3.

4.

治疗计划

□ 评估

□ 自我照顾/家居管理训练　　□ 认知再训练
□ 治疗性活动　　　　　　　　□ 矫形装配训练/上肢矫形器
□ 神经肌肉再教育　　　　　　□ 其他_____
□ 治疗性运动　　　　　　　　□ 其他_____

□ 单独和/或小组治疗

结果(长期目标)-在____周内，康复对象将：

14. 频率/疗程(如每周5次×4周)

我已经审查了这份治疗计划,并确认服务的必要性。
13. 医生签名　　　　日期　　　　□ N/A

15. 认证　　　　从(开始)至　□ N/A

16. 医生姓名

18. 初步评估：
转介原因：

17. 早前的住院治疗　　　　从(开始)至　□ N/A

评分标准：MDS日常生活自理表现：0=独立 1=监督→监督
(SBA=stand by assist,站在康复对象一旁监督) 2=受限→C.G.A
(contact guard assistant,接触与保护性的辅助) 3=广泛受限(小部分、中等程度、大部分) 4=完全依赖
支持(SUP)：0=不需要支持 1=仅需事先为康复对象做必要准备,
2=1人协助,3=2人协助

初始功能水平：

□ 关节活动度：

日常生活能力自理状态	0 Ind	1 Sup	2 CGA	3 Min	3 Mod	3 Max	4 Total	SUP
进食								
卫生/修饰								
穿衣(上半身)								
穿衣(下半身)								
如厕								
厕所转移								
洗浴(上半身)								
洗浴(下半身)								
功能性移动								

既往史/并发症：

预防措施/禁忌证：

使用专业的客观数据检查和记录受影响的功能。
□ 认知/安全判断：

□ 视知觉：

□ 神经肌肉运动：

□ 感觉运动：

□ 平衡：坐位静止平衡：　　　　　动态平衡：

□ 平衡：站立静止平衡：　　　　　动态平衡：

□ 肌力：

□ 活动耐受性：

□ 其他/建议：

临床诊断：

积极的预后指标：
康复潜能：　□ 好的　□ 极好的　　　　康复对象对预后的了解：□ 是 □ 否
Admit Cond：□ 轻度 □ 中等 □ 重度 □ 依赖　康复对象对诊断知晓：□ 是 □ 否

19. 签名(专业的有证书的PT,OT)　　时间

20. 功能水平(计费周期结束时)
专业干预

日常生活能力自理状态	0 Ind	1 Sup	2 CGA	3 Min	3 Mod	3 Max	4 Total	SUP
进食								
卫生/修饰								
穿衣(上半身)								
穿衣(下半身)								
如厕								
厕所转移								
洗浴(上半身)								
洗浴(下半身)								
功能性移动								

记录损伤和原因：
□ 继续治疗/出院

照顾者训练：

推荐：

出院后功能维持预后：□ 好　□ 一般　□ N/A
出院情况：□ 目标达到 □ 提高 □ 下降 □ 无变化
出院去向：□ 家 □ 有辅助看护的机构 □ 长期护理机构
　　　　　□ 专业护理机构 □ 医院 □ 其他 □ 终止

21. 治疗师签名：
治疗日期：　　　　　　　从到

REHABWORKS
A Division of Symphony Health Services　Modified OT 700Form

RW5904 作业治疗计划 11/2004

图 8.5　改良 Medicare 700 表格——作业治疗计划(Courtesy RehabWorks,a Division of Symphony Rehabilitation,Hunt Valley, MD. =Courtesy）

容。治疗计划是治疗师所能提供的专业干预方式。Medicare 700 表也用作月度进展报告和/或出院表格。表格的第 20 节会在计费周期结束时完成,本节包括之前几个月内康复对象取得的进展、当前的功能状态和作业治疗师所提供的干预技术。

图 8.6 是列举的某康复中心初始评估表。它已经根据实践机构的特定要求进行了改良。图 8.7 列举了一个基于作业治疗实践框架(OTPF)语言和过程完成的 OT 评估报告和初始干预计划。当机构更新评估表格时,应当融入 OTPF 语言。

洛杉矶	Rancho Los Amigos国家康复中心			健康服务部		
诊断:					发病日期:	入院日期:

生活状况/生活角色

出院计划

主要问题/干扰因素

行为/认知/交流

日常生活能力自理状态	首次	目标	现在	分级标准:	7分=完全独立/不需要帮助,6分=有条件独立/辅具,5分=监督或完成准备工作,4分=小部分帮助(康复对象自己做75%~100%),3分=中等程度帮助(康复对象自己做50%~74%),2分=大部分帮助(康复对象自己做25%~49%),1分=完全帮助(康复对象自己做小于25%),0=未评		
进食				预防措施:		
卫生/修饰				自我照顾:		
洗浴						
湿浴缸/淋浴转移				上肢情况:		
穿衣(上半身)				运动控制:		
穿衣(下半身)				右上肢:		
如厕				左上肢:		
书写/打字						
电话使用				感觉:		
指导下(自我)照顾				右上肢: 左上肢:		
备餐				职业史:		
购物						
洗衣						
驾驶						
公共交通						
轻家务						
重家务						
业余爱好						
职业						
其他						

康复对象/家属的目标:

作业治疗计划:

预期频率及疗程:

随访计划:

760193E(R11/97)

☐ 入院　　治疗师签名　　　　　　　　日期

☐ 中期

☐ 出院　　医生签名　　　　　　　　日期

名字

RLANRC编号

出生年月,性别

单位

作业治疗记录

图 8.6 作业治疗初评表格(Courtesy Rancho Los Amigos 国家康复中心,Downey,CA.)

治疗初评

姓名：_____ 出生年月：_____ 治疗服务开始日期：_____

医疗保险卡号：_____ 发病时间：_____

临床诊断（国际疾病分类，第9版）_____ 治疗诊断（国际疾病分类，第9版）_____

既往史：_____

作业轮廓：

作业领域：

日常生活活动状态	完全依赖	重度依赖	中度依赖	轻度依赖	监护依赖	完全自理	注释
进食							
卫生/洗漱							
上半身洗浴							
穿衣（上半身）							
穿衣（下半身）							
浴缸/淋浴							
如厕转移							
如厕技巧							
功能性移动							
个人设备护理							

工具性日常生活能力状态

厨房技能							
备餐							
购物							
洗衣物							
轻家务							
社区移动							
财务管理							
照顾他人							

工作/休闲/社会参与

图8.7 作业治疗评估报告及首次治疗计划

职业	
业余爱好	
休闲活动参与	
社会活动参与	

个人因素

功能性认知	
感知状态	
记忆	
视觉/听觉	
疼痛	
关节活动度 　右上肢 　左上肢	
运动控制 　右上肢 　左上肢	
肌力 　右上肢 　左上肢	
肌张力	
协调/双侧整合	
身体系统功能	

表现技巧　　　　　　　　　　　　　　　　　　　　　　　　康复对象/家属目标

体位 　坐 　站	
移动能力	
耐力/精力	

短期目标	长期目标
OT 治疗计划	频率/疗程

治疗师签名　　　　　　　　　　　　　　　　　　　日期

图 8.7(续)

机密性与文书记录

作业治疗师有责任维护顾客的医疗文书机密性（confidentiality）。保密原则是 AOTA 规定的作业治疗师伦理守则第 3H 条原则，它涉及包括所记录文书在内的所有对话内容的隐私和保密问题。它指出：

> 作业治疗师对于所有口头、书面、电子、讨论、非语言的交流内容，应遵从法律要求进行相应保密，包括隐私法和免责条例中的规定（例如 HIPPA，家庭教育权利，隐私法案）[3]。

同样，Fremgen[8]讨论了关于医疗法律规则和伦理学的问题，认为康复对象"有权利要求尊重其个人隐私以及医疗文件保密。在没有经过康复对象同意的情况下任何相关信息、检查结果、病史、甚至是身份都不能透露给他人"。AOTO 所发布的"伦理准则指南"中就保密相关问题提供了更多的指导[2]：

> 需要保密的文件信息必须保密。未经同意，这些信息不能以口头、电子或书面形式分享传播。这些信息只能与决策的主要责任人在必要的基础上进行共享。
>
> 5.1 所有作业治疗师应尊重任何作业治疗互动中所获得信息的保密性质。
>
> 5.2 所有作业治疗师应尊重个人的隐私权。
>
> 5.3 作业治疗师对于治疗过程中的所有口头、书面、电子、讨论、非语言的交流的保密性应采取一切必要的预防措施（按 HIPAA 的要求）[3]。伦理实践（ethical practice）要求治疗师了解保密信息的含义，并学习如何维护康复对象的个人隐私。康复对象的信息，包括姓名、诊断和干预项目，不能在治疗环境之外进行讨论。包含顾客个人信息的图表不应带离机构。包含个人信息（姓名、社保号码、医疗诊断）的报告不能遗漏在一目了然的地方而使得其他人可以阅读到这些信息。治疗师、学生和工作人员不能在公共场所讨论康复对象以免其他人无意听到谈话。

联邦法律已经颁布法案以保护消费者免受泄密的侵害。健康保险携带和责任法案法案章节（Health Insurance Portability and Accountability Act, HIPAA）已明确谈及对于医疗卫生专业人员在隐私权方面的要求。HIPAA 法案于 1996 年开始实施且由一系列规定组成，这些规定要求卫生和公共服务部遵守健康卫生信息电子传输的国家标准。该法律还要求医疗服务提供者采用隐私和安全标准来保护康复对象的私人医疗信息。自 2003 年 4 月起，HIPAA 法案要求医疗服务提供者遵守隐私标准。个体可识别的健康信息，也称为受保护的健康信息（PHI），同样受到 HIPAA 法规的保护。PHI 是与过去、现在或未来的身体或精神健康状况相关的健康信息。HIPAA 法案规定了最低限度使用和公开 PHI，并且明确康复对象有权访问他们的医疗记录。本规定保护康复对象的所有书面的、电子的（电脑）或口头传达的医疗记录，违反 HIPAA 法案规则将受到刑事或民事制裁[8]。

法律要求所有员工接受 HIPAA 法案政策和程序方面的培训，并且能够明白在自己特定执业场所的应用。除上述的康复对象保密规程外，现在必须遵守 HIPAA 法案内承诺的保护措施。治疗师有责任保护康复对象隐私信息免受未经授权的访问、使用或泄露。这些隐私信息包含病历中记录的所有信息。包含 PHI 的纸质记录、报告和表格不应同常规垃圾处置，而必须粉碎处理。不可将病历资料或部分医疗记录（如治疗记录）遗留在公共区域。除非康复对象以书面形式提供许可，否则不得与康复对象的家人分享康复对象个人信息（书面，口头或电子）。

如果文件记录是通过电子方式完成的，则必须特别注意防止未经授权的个人访问康复对象信息。登录密码不能在工作人员之间共享，治疗师在输入信息时必须注意确保隐私。

伦理考虑

应建立特殊的安全措施，如个人身份识别和访问病历记录的用户验证码，以防止未经授权的个人访问康复对象的医疗记录[8]。

案例研究

Jane, 第二部分

反思本案例讨论第 1 部分提出的问题。Jane 是一名 OT，她在一家专业护理机构开始她的第一份工作，在治疗过程的所有阶段必须使用临床推理技能，包括服务实施的文书记录、评估、治疗计划以及短期和长期目标都是基于合理的临床推理进行的，以决定哪些评估适合于医疗保险管理者，如何使用最佳的实践证据来制定干预措施，以及如何与康复对象达成最好的合作（在整个过程中考虑到康复对象的目标，问题优先程度及期望）。Jane 提供的文书中必须能反映这种综合方法的证据，OT 记录还必须指出为报销目的提供的专业服务或专业干预措施。用于记录这些信息的格式，以及所使用的术语，都需要适于特定的实践环境。所有记录文件的方式，无论是书面、口头还是电子，都必须始终遵守联邦（即 HIPAA）隐私权的要求以及作业治疗的伦理准则。

总结

　　文书记录是作业治疗过程的必要组成部分。作业治疗师对康复对象、雇主以及专业负责，发展能够使其准确记录治疗过程的技能。书写良好的文书记录通过提供 OT 干预价值的证据推动其专业性。它可以为结局研究和循证实践提供有价值的信息。紧跟最新的治疗师执业领域的文书要求，并具备准确记录作业治疗过程所需的技能是对作业治疗师的专业期望。

（杨永红　张玉婷 译，何爱群 校，
胡军　闫彦宁 审）

参考文献

1. American Occupational Therapy Association: *Guidelines for documentation of occupational therapy*, Bethesda, MD, 2014, The Association.
2. American Occupational Therapy Association: Guidelines to the occupational therapy code of ethics, *Am J Occup Ther* 60:652–658, 2006.
3. American Occupational Therapy Association: Occupational therapy code of ethics (2015), *Am J Occup Ther* 69(Suppl 3):8, 2015.
4. American Occupational Therapy Association: Occupational therapy practice framework: domain and process, third edition, *Am J Occup Ther* 68(Suppl 1):S1–S51, 2014.
5. American Occupational Therapy Association: Standards of practice for occupational therapy, *Am J Occup Ther* 64:415–420, 2010.
6. Borcherding S: *Documentation manual for writing SOAP notes in occupational therapy*, ed 2, Thorofare, NJ, 2005, Slack.
7. College of St Catherine: *Goal writing: documenting outcomes (handout)*, St Paul, MN, 2001, College of St Catherine.
8. Fremgen B: *Medical law and ethics*, ed 5, Upper Saddle River, NJ, 2016, Pearson Education.
9. Gateley CA, Borcherding S: *Documentation manual for occupational therapy: writing SOAP notes*, ed 3, Thorofare, NJ, 2012, Slack.
10. Kurfuerst S: The transition to electronic documentation: managing the change, AOTA, *Adm Manag Spec Interest Sect Q* 26:1–3, 2010.
11. Medicare Benefit Policy Manual: Covered medical and other health services, 2016. <https://www.cms.gov/regulations-and-guidance/guidance/manuals/>.
12. Perinchief JM: Documentation and management of occupational therapy services. In Crepeau EB, Cohn ES, Schell BAB, editors: *Willard and Spackman's occupational therapy*, Philadelphia, 2003, Lippincott Williams & Wilkins, p 897.
13. Sames KM: *Documenting occupational therapy practice*, ed 3, Upper Saddle River, NJ, 2015, Pearson/Prentice Hall.
14. Scott JB, Reitz SM: *Practical applications for the Occupational Therapy Code of Ethics and Ethics Standards*, Bethesda, MD, 2013, American Occupational Therapy Association.
15. Schell BAB: Professional reasoning in practice. In Schell BAB, Gillen G, Scaffa ME, editors: *Willard and Spackman's occupational therapy*, ed 12, Philadelphia, 2014, Lippincott Williams & Wilkins.
16. Weed LL: *Medical records, medical education and patient care*, Chicago, 1971, Year Book Medical Publishers.

第9章

临床工作中的感染控制和安全问题

Alison Hewitt George

学习目标

通过本章的学习,学生或从业人员将能够做到以下几点:

1. 认识作业治疗人员在防范突发事件中扮演的角色。
2. 了解在临床工作安全方面的建议。
3. 描述特殊医疗器具的应用目的。
4. 清楚在需要应用特殊医疗器具治疗时可能使用到的预防措施。
5. 了解在感染控制中会使用到的标准预防措施,并对客户解释使用措施的重要性。
6. 描述清洁手部的正确技巧。
7. 认识到在照护康复对象的过程中为了防止感染因子传播,理解和执行标准程序对所有健康工作人员是十分重要的。
8. 清楚处理康复对象受伤时的正确程序。
9. 描述在处理各种紧急情况时的指导方针。

章节大纲

关键术语

杀菌剂(antiseptic)
动脉监测通路(arterial monitoring line)
高压灭菌设备(autoclave)
心肺复苏(cardiopulmonary resuscitation,CPR)
导管(catheter)
疾病控制和预防中心(Centers for Disease Control and Prevention,CDC)
呼吸困难控制姿势(dyspnea control postures)
气管内导管(endotracheal tube,ET)
进餐泵(feeding pump)

Fowler 氏体位(Fowler's position)
医疗相关性感染(healthcare-associated infection,HAI)
高营养给液(hyperalimentation)
静脉营养法(intravenous feeding,IV feeding)
静脉通路(intravenous lines,IV lines)
隔离系统(isolation systems)
鼻饲管(nasogastric tube,NG tube)
院内感染(nosocomial infection)
职业安全健康管理局(Occupational Safety and Health Administration,OSHA)

病原体(pathogens)

标准防护措施(standard precautions)

全胃肠外营养(total parenteral nutrition,TPN)

以传播途径为依据的防护措施(transmission-based precautions)

综合防护措施(universal precautions,UP)

案例研究

Donna,第一部分

Donna 是一名注册的作业治疗师,在最近开始运营的社区医院中被任命为作业治疗服务部门的主管。这是一间拥有 300 张病床的常规急症医院,为有各种医疗需求的康复对象提供住院和门诊服务,这些医疗需求包括:心脏问题、脑损伤、神经和骨科问题以及一些在肿瘤及妇产科方面的需求。作业治疗所提供的服务包括:急诊照护、专业护理、急症康复和一些门诊服务。

作为作业治疗部的主管,Donna 必须建立相关的临床制度和程序,如:如何保证康复对象的安全、感染控制、应对医疗紧急事故和特殊医疗设备使用的注意事项。Donna 必须草拟临床工作指引,必须识别和建立临床训练要求,以确保她所领导的作业治疗团队人员对临床工作有清晰的方向和足够的准备。

思辨问题

在准备这些临床制度和程序时,Donna 考虑如下问题:

1. 为了保持安全的临床工作环境,应该执行什么样的常规安全程序和感染控制标准?

2. 在为康复对象提供临床治疗时,作业治疗团队人员可能需要使用什么特殊医疗设备? 当团队人员需要使用特殊医疗设备为康复对象治疗时应留意什么警惕指引?

3. 在应对医疗紧急事故时,应该遵循什么样的基本临床制度和程序?

4. 有什么资源能为健康照护人员提供不断更新的关于安全程序和感染控制的信息?

在你阅读这个章节的过程中,请带着这些问题阅读,并提出任何其他关心的问题,就好像 Donna 在为保证康复对象和作业治疗团队成员安全而建立临床制度和程序时所想到的问题一样。

伦理方面的考虑

在伦理方面,作业治疗师有责任减少会引起接受作业治疗服务人群伤害(p.3)的行为操作。为了在伦理方面担负起对康复对象的职责和提供一个可以让康复对象参与有意义的作业治疗的环境,作业治疗师需要接受培训,包括恰当的安全程序、感染控制标准和紧急情况的处置。

目前作业治疗框架的版本(2014)-《作业治疗的实践框架:范围和流程》第 3 版[2](OTPF-3)——把作业治疗服务描述成在客户和作业治疗操作者间的合作过程。这种合作可以出现在各种场所(如医院、学校、社区和家里)。物理环境是作业治疗服务范围的一方面,它会影响康复对象在作业过程中的参与程度。物理环境是指"在日常生活中作业所发生的自然环境(如地理位置、植物)和建筑环境(如建筑物、家具)"(OTPF-3,p.S8)。因此,实施作业治疗的场所或物理环境,通过帮助或抑制康复对象的表现成绩,对传递作业治疗服务起着重要作用。

医疗技术和费用控制压力使得康复专业人员必须在康复对象疾病的早期就提供全力医治,并只有较短的医治时间。在这样的医疗环境下,作业治疗师常常要应对一些正在通过使用一些特殊医疗设备接受治疗的康复对象,如导管(catheter)、静脉通路(intravenous lines,IV lines)、监测装置和通气装置。这些环境设施增加了康复对象的潜在损伤风险。作业治疗团队人员除了出于伦理责任方面的考虑为康复对象提供安全适当地治疗,如果团队人员由于没有按照恰当的照护程序或标准而引致患者损伤,还需要承担由于疏忽而出现的法律责任。

这个章节中回顾了针对各种患者进行医疗操作时的特殊安全预防措施。这些措施中指出了在使用常规的治疗康复对象仪器时应该留意的注意事项。这章中也提及了处理各种紧急情况的指导守则。需要强调的是,这个章节仅仅是一个总览,不能代替在执行具体操作时的特殊程序训练。除了遵循这些程序,作业治疗师必须教授康复对象和他们的家人在家中可以使用的应用技能。

临床上的安全建议

防范事故和相关的损伤要从始终如一地贯彻基本的临床安全预防措施开始:

1. 在每次提供治疗前后应该清洁双手(洗手或用酒精搓手)以减少交叉感染。

2. 确保有足够的空间操作仪器。不要将康复对象安置在可能被仪器或经过的人员碰撞到的地方。

3. 不要在拥挤狭小或移动会受到阻挡的地方尝试转运康复对象。

4. 常规检查仪器,确保其工作正常。

5. 确保在临床中的家具和仪器设备摆放稳定,在不被使用时,将其存放于临床治疗以外的地方。

6. 保持地上没有绳子、小块地毯、杂物和洒出的液体。确保地面不要过于光滑，防止滑到。

7. 不要将康复对象留在无人陪伴照管的地方。遵循联邦指引适度使用限制性装备（如床栏、约束带、约束背心）已做到在照护人员无法看到患者时能够保护其安全。

8. 在康复对象来到治疗场所前应该做好场地及相关供应物品地准备。

9. 只允许接受过适当培训的人员提供病患的照护。

10. 按照生产商和设备的使用程序操作，收好潜在的危险物品。确保物品做好标记，并存放于可以被清晰看到的地方。不要将物品存放于高过肩膀的地方。

11. 清晰标贴紧急出口的位置和逃生疏散途径。

12. 配置紧急装备，如灭火筒和急救装备，并置于方便拿到的地方。

特殊辅具的预防措施

新聘用的作业治疗团队人员需要接受培训和关于他们可能在治疗康复对象时使用的各种类型的医疗仪器设备的再教育。在床边为康复对象提供任何治疗前，作业治疗师应该仔细查阅医疗流程图，再决定是否有关于设备搬运小心指引、摆放方法或使用方法的特殊指引需要遵守。例如，一个康复对象可能需要遵循翻身的时间表，可能对保持在某一体位的时间有所限制。某些康复对象可能被禁止某些关节的移动；或需要遵从特殊的床上和轮椅上体位要求，如烧伤、脊髓损伤、卒中、股骨头置换和其他疾病的康复对象。当为带有导管（catheter）、喂食管、静脉通路（intravenous lines，IV lines）或其他监测装置的康复对象提供治疗时，提供治疗的人员需要掌握一些特殊的处理技能。这本书在讲解特殊诊断的不同章节中将会阐述必要的小心指引和处理建议。

医院病床

作业治疗团队成员必须接受培训如何适当使用医院病床以确保康复对象安全。最常使用的医院病床是电力驱动的，但有些是需要手动或水压调节的。所有医院病床的设计都是为了更容易地支撑康复对象和改变康复对象的体位。除此以外，为了管理更复杂或多创伤的康复对象，就需要更特殊的病床。无论使用什么类型的病床，都是为了将床摆放于某一位置，使得康复对象更容易被接近，并让治疗师在工作时能够保持合理的身体力学方式（见第11章）。

最标准的电动可调式病床是通过床头或床脚的电动按钮来调节的，或通过一个特殊电线让患者可以调节病床。控制按钮上有它的功能标识，这个按钮可以由手或脚来操作。整张床都可以升降，或床的上下部分可以升降，以满足患者的需求。当床头部分抬高达45～60度时，患者的体位被称作 Fowler 氏体位（Fowler's position）。这个常用的体位可以促进肺的膨胀、改善呼吸和减轻心脏负荷（与平躺体位比较）。但是作业治疗师需要观察和留意的一个重要警惕，即在 Fowler 氏体位康复对象可能会在床上向下滑动，这将增加康复对象背部组织的剪切力。

大多数床都配有侧面的护栏作为保护措施。一些床栏向上抬起会启动锁死系统，另外一些床栏则向床头方向移动会启动锁死系统。如果床栏被用作保护康复对象的安全，作业治疗师要确保在离开康复对象前将床栏锁上。应该确保检查过床栏没有压迫、拉扯或干扰任何静脉或其他通路管道。

通气装置

通气装置将气体或空气送入康复对象的肺部，这个装置是在康复对象正常呼吸减弱时用于保持肺部足够的气体交换。两种经常使用的通气装置是通气量或通气压力激发的通气装置。这两种通气装置可以将预设的定量气体在患者吸气时送入肺部，并允许被动呼气。通气装置传递的气体常常是由气管内导管（endotracheal tube，ET，是由鼻腔或嘴插入气管内的导管）传送给康复对象的。当导管放置于适当位置时，康复对象处于气管内插管的状态。气管内导管插入会阻碍康复对象的说话能力。当气管内导管移除后，康复对象可能抱怨喉部酸痛，不正常的发声可能在短时间内持续出现。一定要避免干扰、弯曲、打结或阻断导管，或不小心中断呼吸装置与气管内导管的连接。使用呼吸装置的康复对象可能会参与各种床边活动，包括坐和走动。确保呼吸装置的导管足够长而不影响床边活动。由于康复对象讲话有困难，请问些能够通过点头或其他不用说话的方式就能够回答的问题。使用呼吸装置的康复对象活动耐力较低，应该监测其呼吸困难的表现，如呼吸模式的改变、头晕或嘴唇发紫。

监测装置

临床中应用各种监测装置观察需要特殊照护康复对象的生理状态。假如能够保管好就能防止仪器损坏，这样康复对象就能在监测下进行治疗性活动。很多监测站会安装有声音和视觉上的信号指示，当康复对象的状态或所处位置改变、又或仪器的功能改变时,这些信号就会被激活发出提示。除非作业治疗师接受过特殊的指引,否则就有必要让护士来评估和纠正引起警报的原因。

心脏监护为康复对象的心脏提供了持续的监测,包括电活动(心电图[ECG])、心率、血压和呼吸频率。监测站可以设定三个生理标识的可接受或安全范围。当生理标识超过范围的上或下限、又或监测站发生故障,警报就会被激活。监测仪的屏幕可以展示康复对象生理指标的图表和数值,健康照护人员可以在屏幕上看到康复对象对治疗的反应。

肺动脉导管(PAC)(例如,Swan-Ganz Catheter)是一个长的塑料 IV 导管,它会插入大静脉中(例如锁骨下静脉、股静脉或颈静脉),然后通过右心漂浮到肺动脉。这个装置为肺动脉提供了精确稳定地测量,能够监测到康复对象心血管系统的细微变化,包括对药物、精神压力和身体活动所产生的反应性变化。如果康复对象不会影响到漂浮导管在身上的插入处,那么康复对象就可以在配戴肺动脉导管的同时进行一些活动,也包括完成作业治疗师所提供的治疗性活动。例如,导管是插入锁骨下静脉的,那么不应该屈曲肘关节和执行肩关节的活动。

颅内压(ICP)监测是测量脑组织、血流或脑脊液(CSF)对颅骨产生的压力。颅内压监测常常用于伴有闭合性脑损伤、脑出血、脑瘤或脑脊液分泌过多的康复对象。颅内压监测的并发症包括感染、出血和癫痫发作。两个较常用的颅内压监测装置是脑室内导管和蛛网膜下腔螺栓。这两个都是在颅骨上钻孔后插入。如有这些装置在,康复对象应该停止身体的活动。不应该进行会引起颅内压迅速增高的活动,如等张收缩训练。应该避免一些体位,包括颈屈曲、髋部屈曲大于 90 度和俯卧位。康复对象的头部不应该低过水平面超过 15 度。提供照护时不应该干扰塑料导管。

动脉监测通路(arterial monitoring line)是一种插入动脉的导管,用来持续精确地监测血压,或用来获得血液样本从而避免反复的针刺操作。在康复对象有动脉监测通路时,作业治疗师仍然可以提供治疗性操作,但应小心不要干扰到导管和插入的针头。

进餐用具

为了给无法食入、咀嚼或吞咽食物的客户提供营养,可能必须使用特殊的进餐用具。一些较为常见的用具是鼻饲管(nasogastric tube,NG tube)、胃管和静脉营养法(intravenous feeding,IV feeding)。

鼻饲管是一根由鼻孔插入,抵达人胃部的塑料管。插入鼻饲管可能引起人的喉咙酸痛或出现呕吐反射。留置鼻饲管时就可以开始喂食的训练。但在这种情况下必须多留意,因为鼻饲管可能会使人的吞咽机能变得不敏感。在移动客户的头和颈部,特别是颈前屈时,应该小心,以防止鼻饲管脱出。

胃管(G tube)是一根由人腹部的切口直接插入胃部的塑料管。同样需要多留意,以防止在从事治疗活动时胃管移位或脱出。

静脉营养法、全胃肠外营养(total parenteral nutrition,TPN)或高营养给液(hyperalimentation),这些器具使得人体可以注入大量所需的营养物质,从而促进人体组织的生长。高营养给液辅具是在人体无法通过胃肠道进食或吸收营养物质时所使用的器具。在使用这些器具时,通常会使用导液管与大静脉(代表性静脉是锁骨下静脉)相连,这样可以直接将液体注入心脏。导液管可能会与暂时固定的插管相连,或被直接缝合在插入人体的位置上。作业治疗师应该仔细观察各种与身体相连的器具,以确保在治疗前后这些器具是安全的。与客户身体相连的器具损坏,或连接不紧密,可能会导致气体栓子的形成,这将会危及生命。

系统通常包括一个特制的进餐泵(feeding pump),这样可以使得液体和营养物质以预设的恒定流速进入人体。如果这个系统变得不平衡或当液体流空没有可推注的液体时,声音报警器就会响起,提示有问题发生。只要导液管没有被损坏、松脱或阻断,同时没有对导液管在身体接入处产生过度压迫,作业治疗师就应该提供治疗活动。在导液管接入身体侧的肩部活动不应该进行,特别是肩外展和屈曲。

多数的静脉通路(intravenous lines,IV lines)是插入浅静脉的。为了配合静脉治疗的目的、导液管接入身体的部位和长期治疗的需要,有各种规格和类型的针头和导液管。在提供治疗时应该注意防止导液管被损坏、松脱或阻断。在导液管接入身体的部位应该保持干爽;静脉内的针头应该保持安全并未被移动过;在导液管接入身体部位的表面不应该受到限制。例如,血压计的袖带不应该放在导液管接入身体的部位。在治疗开始和结束时,应该观察以确保整个器具系统工作正常。如果导液管接入身体的部位在肘窝处,手肘不应该弯曲。对于那些在行走时带有静脉通路的人们,应该教会他们抓住静脉的支撑点,使得导液管接入身体的部位与心脏在同一高度。如果导液管接入身体的部位比较低,那么可能会影响血流。当康复对象在床上或治疗台上接受治疗时,同样建议导液管接入身体的部位保持在适当的位置上。不应该长时间进行一些需要将导液管接入身体的部位保持在心脏水平以上的活动。出现与静脉系统有关的问题应该向当值护士说明。一些简单的操作,如保持导液管伸直或移除阻断导液管的物体,应该由受过训练的治疗师完成。

导尿管

针对无法很好控制尿液潴留和排尿的人群,导尿管用来将膀胱内的尿液释放出来。通过塑料管,尿液被引入收集袋、瓶子或小便池。当人们由于受到任何形式的损伤、患有任何形式的疾病、处于任何状态或失常而导致膀胱括约肌的神经肌肉控制能力受到影响时,可能就需要使用导尿管。导尿管可能是短期应用或终生使用。

导尿管可以尿道内应用(留置导尿管)或尿道外应用(外套式尿管)。女性客户应使用留置导尿管插入尿道,进而插入膀胱。男性客户可能使用外套式尿管。尿管套是应用在阴茎上,其通过与皮肤粘贴、使用垫带或在阴茎的近端环绕粘带适当地固定在阴茎上。尿管套与尿管相连,并通向尿液收集袋。

当作业治疗师为带有导尿管的人士提供治疗时,有几个需要留意的地方。不要损毁或牵拉导尿管,也不要在导尿管上挤压。尿袋不应放在高于膀胱的位置超过数分钟,以防止尿液反流回膀胱或肾脏(当应用留置导尿管时)或弄脏治疗对象(当应用外套式尿管时)。当转运治疗对象时,不要将尿袋放在他们的腿上。应该观察尿液的性状、颜色和气味。下面列出的观察现象应该告知医生或护士:恶臭味、云絮状、黑色或血色尿液,或尿液的流动减慢或尿量减少。尿袋满了需要清空。

对于插有导尿管的人士,特别是使用留置导尿的人士,感染是主要的并发症。每个参与提供治疗的人员都应该保持清洁。更换或重新连接导尿管应该由那些受过训练的人员完成。为插有导尿管的客户提供治疗的场所应该有特定的指引来保护导尿管。

有两种经常使用的尿道内应用的导尿管,Foley 导尿管和耻骨上导尿管。Foley 导尿管是一种留置导尿管,是通过充有空气、水或生理盐水的小球囊适当地固定在膀胱。如要移除这类导尿管,将球囊放空后,导尿管即可移除。耻骨上导尿管是通过在下腹部和膀胱上的切口直接插入膀胱。这种导尿管可能是由粘性带适当固定,应该留意避免粘性带脱落,特别是在留置尿管人士进行自我照顾的动作时更应留意。导尿管的使用和膀胱的管理是日常生活的一部分,这些作为作业治疗所提供的整合服务的一部分应该经常教授给有需要的客户。

感染控制

感染控制程序经常用于防止在医疗服务对象、医疗人员和其他相关人员间的疾病和感染的传播。感染控制程序的设计是用于阻断感染循环或在感染循环步骤间建立屏障。疾病控制和防范中心(Centers for Disease Control and Prevention,CDC)于 1996 年出版了"医院的隔离防护指引(*Guideline for Isolation Precautions in Hospitals*)"。这份文件描述了综合防护措施(universal precautions,UP);这项措施是用来保护医疗人员和医疗服务对象的,因为他们会受到感染因子如人类免疫缺陷病毒(HIV)和一些疾病如获得性免疫缺陷综合征(AIDS)、乙型肝炎(hepatitis B)及丙型肝炎(hepatitis C)的危害。综合防护措施着重强调了防止通过血液和体液接触导致的病原体(pathogens)(有感染性的微生物)传播。疾病控制和防范中心修改并发展了关于隔离体系的附加指导准则,这个隔离体系被称作身体物质隔离;这个体系集中关注隔离潮湿并有潜在感染性的患者身体上的物质(如血液、粪便、尿液、痰液、唾液、伤口分泌液和其他身体液体)。这个指导准则建议使用标准防护措施(standard precautions),这个措施综合了身体物质隔离和综合防护措施两者的主要特性。标准防护措施应用于血液、所有身体排泄物和液体、黏膜和不完整的皮肤(框 9.1 和图 9.1)。

框 9.1 标准防护措施小结

1. 非常小心地防止由尖锐物品引起的损伤。
2. 使用有粘贴性的胶布覆盖轻度、无渗出、没有感染的皮肤损伤。
3. 如果出现受到感染或有渗出的损伤和有渗出的皮炎,要向你的上级报告。
4. 避免一些个人习惯(如咬手指)减少口腔黏膜与身体表面接触的潜在风险。
5. 谨慎地执行有关身体物质的程序,以减少物质的泼溅。
6. 当身体物质有可能泼溅时,应在环境的表面建立抗潮湿的屏障。
7. 无论是否戴手套,都应该规律洗手。
8. 避免不必要的使用保护衣。尽可能使用可替代的屏障。
9. 在接触任何人的黏膜或不完整皮肤时,又或者预见有可能直接接触身体物质时,应配戴手套。
10. 当预见身体物质会泼溅时,应穿戴保护服装(如衣罩、口罩和眼罩)。
11. 确保医院有相关程序针对环境表面和器具进行保护、清洁和灭菌。
12. 恰当处理污染的用品以减少微生物传递到其他康复对象和环境中。
13. 恰当处理照顾患者所需的器具以防止传染性微生物的传播。确保可再次使用的器具经过完整适当地清洁。

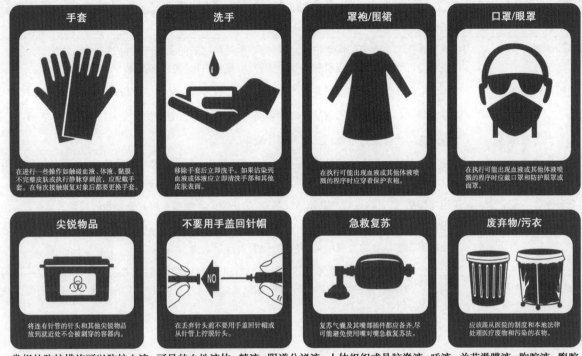

常规的防护措施可以防护血液、可见的血性液体、精液、阴道分泌液、人体组织或是脑脊液、唾液、关节滑膜液、胸腔液、腹腔液、心包液和胎儿的羊水。

图 9.1　常规的血液和体液防护措施（Courtesy Brevis, Salt Lake City, UT.）

疾病控制和防范中心在最近修订的版本"在医疗场所防止传染因子传播的隔离防护措施 2007 年指导准则[16]"中，建议使用二级防护来阻止传染因子的传播：标准防护措施和以传播为基础的防护措施。准则中提到：

　　标准防护措施用于保护所有在医疗场所中的患者，无论他们被怀疑还是证实有传染因子的存在。标准防护措施的实施由针对发生在患者和医疗人员间的与医疗相关的传染因子传播的主要防护策略组成。

标准防护措施包括洗手、防护服装（如手套、罩袍、口罩或眼罩，各种装备要根据所要防护的目的调整）的使用和安全注射方法。针对某个方面的标准防护措施建议可以具体参考疾病控制和防范中心提供的指导准则。这些建议的关键点已经在框 9.1 和表 9.1 中做了小结。以传播为基础的防护措施是一些额外的标准；当那些已经被确诊受到传染因子的感染，并需要额外的控制性测量以确保有效阻断其传播时，就会用到这些防护措施。疾病控制和防范中心最近给出的标准也反映了当前医疗健康服务的转变趋势，由主要以提供急症医院服务到提供其他形式的医疗服务（如长期护理、家居护理）。通常的感染控制执行原则可以适用于各种医疗服务形式，当然也可以通过调整来满足特定医疗服务的需要[16]。除此之外，院内感染（nosocomial infection）这个词（例如医院内获得性感染）已经转换为医疗相关性感染（healthcare-associated infection, HAI），"目的在于反映出医疗健康服务的转变模式，并指出很难判定接触到感染因子的地点和/或者被感染的地点"[16]。

表 9.1　在所有医疗机构中应用标准防护措施的建议	
防护措施项目	**应用防护时的建议**
清洁手部	在接触血液、体液、分泌物、排泄物、污染物后，脱下手套后，以及在接触不同患者间，应该清洁手部
个人保护装备	
手套	在接触血液、体液、分泌物、排泄物、污染物，及黏膜和不完整皮肤时，应戴手套
罩袍	如果预见到在执行操作和患者照护活动中，治疗提供者的衣服/将会暴露的皮肤会接触到血液/体液、分泌物和排泄物，应该穿着保护衣袍

表 9.1　在所有医疗机构中应用标准防护措施的建议(续)

防护措施项目	应用防护时的建议
口罩、眼罩、面罩	在执行操作和患者照护活动中,如果可能产生某些物质的泼溅或喷射,如血液、体液、分泌物,特别是物质可能来至负压吸引和气管内插管,应佩戴口罩、眼罩和面罩
患者使用后污染的器具	处理时应防止微生物传播到其他人和环境中;如有可见到的污染物应戴手套;之后清洗双手
环境防范	设立流程,对常规的照护、清洁和环境表面,特别是对在患者照护区经常接触的物体表面进行消毒
衣物类和它们的洗涤	处理时应防止微生物传播到其他人和环境中
针和其他尖锐物品	在使用注射器时不要盖回针帽,不要弯曲、损毁针头,或从针管上拧脱针头;如果必须将针帽盖回针头,只能使用单手盖帽技巧;将使用后的尖锐物品放入不会被刺穿的容器内
患者的急救复苏	使用嘴部插件、复苏气囊或其他通气装置,防止与患者嘴部和口腔分泌物的接触
患者安置	如果患者有较高的感染传播风险;可能污染周围的环境;无法保持适当的清洁;有较高的风险被感染或出现感染后的负面结果,应该给他们安排单人房
呼吸卫生/咳嗽礼仪(是对有症状表现的患者所产生的传染性呼吸分泌物源头的控制,由接触的最初点开始控制【例如,急诊室和医生办公室的患者分流站和接待区】)	指导有症状表现的患者在打喷嚏/咳嗽时应遮掩口/鼻;用纸巾遮掩,并丢弃在无需用手接触的容器内;手沾染呼吸分泌物后应进行清洗;如果无法避开呼吸分泌物应戴口罩,或尽可能与源头保持大约 1m 的空间相隔

From Healthcare Infection Control Practices Advisory Committee:2007 guideline for isolation precautions:preventing transmission of infectious agents in healthcare settings.http://www.cdc.gov/hicpac/pdf/isolation2007.pdf.

职业安全健康管理局(Occupational Safety and Health Administration,OSHA)出版了如何为卫生机构人员提供保护的规定。所有医疗保健机构必须遵守联邦规定如下:

1. 教导卫生机构人员,使他们了解疾病的传播途径,并能够防止受到乙型肝炎、人类免疫缺陷病毒和其他传染疾病的感染。

2. 为卫生机构人员提供安全和足够的保护装备,并告知人员可使用装备的位置和如何使用装备。

3. 教会卫生机构人员如何实际操作来防止疾病的职业性传播,这包括(但不限于)标准防护措施、恰当处理人们送检的样品和日常用品、恰当处理液体的泼溅(图9.2)和恰当处理废弃物的丢弃。

4. 提供适当的容器盛放废弃物和尖锐物品,教会卫生机构人员使用不同的颜色来区分不同的传染废物。

5. 粘贴警告标签和生物危害标识(图9.3)。

6. 为那些在职业上确实有机会受到乙型肝炎感染的人员接种乙型肝炎病毒疫苗。

7. 为那些与传染病有接触的人员提供教育和跟进照护。

职业安全健康管理局(Occupational Safety and

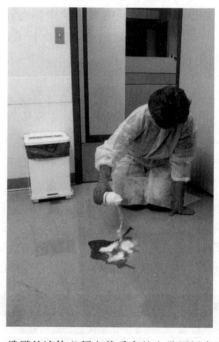

图9.2　泼溅的液体必须由戴手套的人员用纸巾清洁,将沾有液体的纸巾放到存放感染物品的容器内。然后用 5.25% 的次氯酸钠溶液(家用漂白水)以 1:10 稀释后消毒污染位置(来自 Young AP:*Kinn's the medical assistant*,ed 12,St Louis,2013,Elsevier.)

Health Administration,OSHA)给出了卫生机构人员工作时的职责,包括:

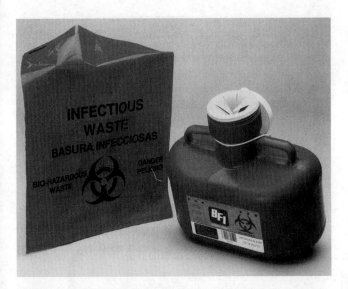

图9.3　生物危害标识(来自 Young AP:*Kinn's the medical assistant*, ed 12, St Louis, 2013, Elsevier.)

1. 当卫生机构人员接触或预计会接触到体液时,应该使用卫生机构提供的保护器具和保护服装。

2. 将废物放到适当的容器内;具备相应的知识并理解如何处理感染废物,能够使用不同的颜色来标记不同的袋子或容器。

3. 将尖锐器具和针头放在适当的容器内,不要尝试在丢弃物品前盖回针帽,不要弯曲、损毁针头,或从针管上拧脱针头。

4. 保持工作环境和将提供照管的区域清洁。

5. 脱去手套后和在医院或机构政策要求的任何时刻,应立即洗手。

6. 如果接触到针头或血液飞溅,或患有任何疾病应立即向上级报告,并听从进一步的指示措施。

尽管完全清除场所或物体上的病原体是不可能的,但这么做能够大大降低感染的风险。被照护者受到感染的最大源头是卫生机构人员受污染的双手,这是可以防范的。洗手(图9.4)和配戴手套是卫生机构人员与传染循环间最有效的屏障。佩戴手套并不能代替洗手,否则适得其反。乳胶手套能够提供对传染物质最好的保护。但很多人对乳胶过敏,这时非乳胶手套可以作为选择。世界卫生组织(WHO)还建议使用酒精液搓手作为替换洗手的清洁方法[19]。酒精液搓手可以快速起效,产生较小的皮肤敏感,同时明显减少皮肤上的微生物。

在诊所里,常规清洁及恰当控制热、光和空气对传染控制是很重要的。有液体的泼溅发生应该立即清洁。工作区和器具应该保持不被污染。

消毒是指"将物体表面的血液传播病原体移除、使失活或摧毁,使他们不再具有传播感染的能力;消毒后的物体就能够安全被用于操作、使用或丢弃了[15]"。被杀菌消毒的物品首先应该全面清洗移除任何附加物质。杀菌是用来摧毁所有形态的微生物生命,包括高抵抗性细菌孢子。高压灭菌设备(autoclave)就是通过高压蒸汽杀灭这类微生物的。环氧乙烷灭菌、干热和化学消毒液中浸泡是其他杀菌方法。

各种消毒方法可以用于清洁环境表面和可多次使用的器具。使用液体消毒和清洁剂时,应该使用手套保护皮肤免受反复或长时间接触引起的损害。疾病控制和防范中心、本地健康部门或医院的感染控制部门能够提供关于使用那些用于消毒的产品效果最好及其使用方法。

按照机构的原则和程序,用于治疗用途的器具应是清洁的,否则应被丢弃。被污染的可重复使用的器具应该小心地存放在容器内,贴上标签,并应被送至适当的部门进行灭菌。被污染的弃置物应该小心地存放在容器内,贴上标签,然后丢弃。

在处理污染或弄脏的日用织物时,应减少处理、折叠和移动,以免传播传染因子。这些物品在被送往洗衣房前,应该放到适当的袋子里系好并贴上标签;或在袋子上贴上颜色标签指示里面是什么类型或条件下的日用织物。其他污染的物品,如玩具、杂志、个人清洁物品、进餐用具,应该被丢弃或消毒。在消毒前不应给其他人使用。

OT 实践要点

治疗师应该常规清洁和消毒个人物品如钢笔、钥匙和写字板,因为这些物品会经常被接触,很可能被污染。治疗师穿的白色制服也应该常规的清洗。

隔离系统

隔离系统(isolation systems)是用来保护个人或物品不受病原体传播的污染或感染。不同的机构使用各种不同的隔离程序。让所有医疗人员理解并按照机构中的隔离方法操作十分重要,这样才能确保措施的有效。像上面提到的,疾病控制和防范中心建立了以传播为基础的防护措施,是针对那些有传染性的患者或怀疑受到有高传播性或高流行性的重要病原体感染的患者所采取的措施:"以传播为基础的防护措施是在单独使用标准防护措施不能完全阻断传染因子的传播路径时使用的"。有三种以传播为基础的防护措施,通过单独或联合使用这些措施来控制传染的传播:接触性

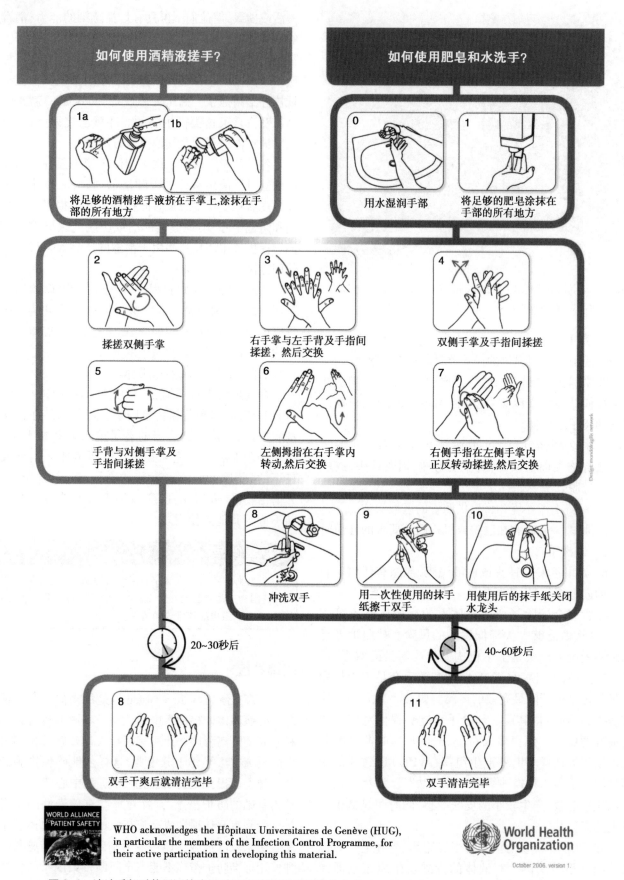

WHO acknowledges the Hôpitaux Universitaires de Genève (HUG), in particular the members of the Infection Control Programme, for their active participation in developing this material.

October 2006. version 1.

图 9.4　清洁手部时使用酒精液搓手和洗手的指导准则[来自 the World Health Organization（WHO），2006]

防护措施、飞沫传播防护措施和空气传播防护措施。疾病控制和防范中心针对每一种传染控制措施给出了特别的建议。另外，2007 年的指导准则中的附录 A 给出了完整的关于各种防护措施的列表（例如标准、接触、空气传播、飞沫传播等防护措施），并给出了不同传染和条件下建议采取的防护措施[16]。

采取以传播为基础的防护措施时，由于目标对象带有传播性疾病，所以他们通常被与其他人和医院环境隔离。隔离就是让目标对象进入单人房或与一个或多个有相同疾病的人共同进入一个空间，通过这种形式来减少传播疾病到其他人身上的机会。所有进入隔离空间的人员都应该执行特殊的传染控制技术。这些技术是基于传染性微生物的类型和它们常见的传播方法（如空气传播、直接或间接物理接触和飞沫传播）。在有颜色标记的卡片上注明特殊的指示，并将卡片贴到目标对象的房门上或与房门邻近的地方。图 9.5 给出了严格的隔离和空气隔离程序。可能需要保护性服装，包括：保护衣袍、口罩、帽子和手套。工作人员离开隔离空间前必须除去保护服装，将其放到恰当的地方或用于储存、洗涤、消毒或丢弃的容器内。对某些疾病需要执行以传播为基础的防护措施，比如肺结核、严重的急性呼吸道综合征（SARS）、难治性梭状芽孢杆菌感染、水痘、麻疹和脑膜炎。

```
┌─────────────────────────────────────┐
│              严格隔离                 │
│ 探视人员：进入隔离区前应先告知护士站    │
│ 1. 对于所有进入隔离区的人员都应戴口罩。 │
│ 2. 对于所有进入隔离区的人员都应穿保护衣袍。│
│ 3. 对于所有进入隔离区的人员都应戴手套。 │
│ 4. 在接触患者或接触潜在的受污染物品后，及在照护另一位│
│    患者前必须洗手。                    │
│ 5. 带有感染物的受污染物品应该丢弃或用袋子裹紧，并在送│
│    去消毒在处理前贴上标签。            │
└─────────────────────────────────────┘
A
```

```
┌─────────────────────────────────────┐
│              呼吸隔离                 │
│ 探视人员：进入隔离区前应先告知护士站    │
│ 1. 接近患者的人员应戴口罩。            │
│ 2. 无需穿保护衣袍。                    │
│ 3. 无需戴手套。                        │
│ 4. 在接触患者或接触潜在的受污染物品后，及在照护另一位│
│    患者前必须洗手。                    │
│ 5. 带有感染物的受污染物品应该丢弃或用袋子裹紧，并在送│
│    去消毒在处理前贴上标签。            │
└─────────────────────────────────────┘
B
```

图 9.5　A.严格隔离程序指示牌。卡片应该是黄色的，并将其贴到目标对象的房门上或与房门邻近的地方；B.呼吸隔离程序指示牌。卡片应该是蓝色的，并将其贴到目标对象的房门上或与房门邻近的地方

有时候患者的状态（如烧伤、系统性感染）使他们很容易受到感染。这类患者应进入保护性隔离区。当人员进入这类患者的隔离区时，可能需要穿戴保护性服装，以防止病原体传播到患者身上。移除保护性服装的先后次序和方法比穿戴这些服装的先后次序更重要。

医疗相关性感染一直都是各种医疗环境的大问题。为了防止不必要的感染扩散，给作业治疗师团队提供适当的关于感染控制标准的教育和训练是十分必要的。

事故和紧急情况

作业治疗师应该能够对各种医疗紧急情况作出反应，并且能够识别什么情况下寻求最具资历的人员帮助比较好，如医生、紧急医疗技工或护士。在医院获得帮助相对容易，但如果作业治疗师正在客户的家中或医疗门诊提供治疗服务时，要对医疗紧急情况作出反应可能就需要较长的时间了。这种情况下熟记急救电话就会较好。

伦理方面的考虑

大多数情况下，在实施急救前最好寻求帮助，除非延迟急救会危及客户的生命。

所有作业治疗师都应该考取心肺复苏证书，应该接受过基本的急救训练。某些组织提供训练和认证，如美国心脏协会（http://www.americanheart.org）和美国红十字会（http://www.redcross.org）。

始终遵循安全措施可以防止很多事故。然而，治疗师应常常对可能发生的损伤保持警觉，应该预见到不希望发生的事情。大多数机构都有特定的策略和程序来应对事故发生。一般来说，治疗师在遇到客户受伤的情况下应该用到如下方法：

1. 寻求帮助。不要将客户单独留下。防止客户进一步损伤，并提供紧急救助。

2. 在紧急情况结束时，应依据机构的指引记录事故。不要与客户或其他重要人士讨论事故；或向任何可能将事件归咎于医疗疏忽的人透露相关信息。

3. 通知事故的高级管理者，并与机构内部的适当人员一起填写事故报告。

跌倒

当客户出现功能性移动问题时，通常就会出现跌倒的风险。在开始训练前，作业治疗师可以通过仔细

准备环境来减少跌倒的风险。这些准备包括在移动活动中按需要使用步态安全带;清除环境中可能的危害物;准备好轮椅或椅子,以备在客户要跌倒时,可以将轮椅或椅子拉近客户。治疗师需要保持警惕来防止客户跌倒而受伤,这样可以在客户失去平衡时迅速扶稳他们。适当的保护技巧需要练习。在许多情况下,抵抗自然力来保持客户直立平稳是明智的。治疗师也应该能够小心地辅助客户坐在地板或平稳的物体上。

如果客户开始向前跌倒,治疗师应采取如下步骤:通过抓紧步行带拉停客户;将客户的骨盆向前推,同时将其肩和前胸向后拉;在确定客户没有受伤的情况下,帮助客户站直;客户可能会轻靠在治疗师身上以获得支撑;如果客户向前倒得过多,没有办法保持直立,应该引导客户慢慢接触地面;通过轻柔地向后牵拉步行带和客户的肩部来减慢客户向前的冲力;当客户倒下向地板移动时,治疗师应向前跨出一步;告诉客户在他们的手部接触地面时弯曲手肘,这样可以缓冲跌倒;客户的头应转向一侧,以避免面部撞伤。

如果客户开始向后跌倒,治疗师应采取如下步骤:使身体的一侧转向客户的背部并打开双脚;将客户的骨盆向前推,让客户斜靠在治疗师身上;然后帮助客户站直;如果客户向后倒得过多,没有办法保持直立,应进一步转动治疗师身体,使整个身体面向客户背部,并打开双脚;指导客户轻靠在治疗师身上,或坐在治疗师大腿上;治疗师可能要通过步行带和借助自身的机械力量降低客户的身体,使其坐在地板上。

烧伤

一般来说,只有轻微的一度烧伤可能会意外地发生在提供作业治疗的过程中。这个损伤可以通过基本的急救程序来处理。如果烧伤导致皮肤烧焦、缺失或出现水疱,应该立刻联络专业人员进行治疗。在皮肤仅仅出现一度红斑性烧伤时,治疗师应采取以下步骤:

1. 用凉水(不是冰水)冲洗或浸泡烧伤的区域。
2. 用清洁无菌的敷料覆盖烧伤区。
3. 不要用任何乳霜、软膏或油膏涂抹在烧伤区,这将会遮盖烧伤区域表面,可能引起感染或延迟愈合。
4. 报告事故,以让医生检查受伤区。

流血

割伤可以导致轻微或大量流血。急救治疗的目的是防止伤口污染并控制流血。治疗师应该采取下列步骤来控制流血:

1. 清洗双手并戴上手套。在治疗伤口过程中都要配戴手套。
2. 将清洁的毛巾或无菌的敷料放在伤口上并加压。如果没有敷料,可以直接通过佩戴手套的手加压。
3. 将受伤的部位抬高到心脏水平以上,以减少受伤部位的血液供应。
4. 让受伤客户保持冷静,并避免使用受伤侧的肢体。
5. 除非你接受过训练如何使用止血带,否则不要使用。

休克

客户出现休克可能由于过量失血、脓毒血症和呼吸窘迫而引起;由卧位到直立位的体位变换而引起的反应;或是对高热或过敏(严重过敏反应)的反应。休克会引起血压下降和无效的心脏输出,从而导致器官和组织血液充盈不足。休克的表现包括面色苍白、出冷汗和皮肤温度降低;表浅不规则的呼吸;瞳孔扩张;脉搏变弱跳动增快;头晕或恶心;意识状态改变。休克不应与昏厥混淆,后者会引起脉搏跳动缓慢、面色苍白和大汗。如果让出现晕厥的人平躺,他们通常都会迅速恢复。如果客户出现休克的症状,治疗师应该采取如下措施:

1. 尽快获得医疗上的协助,因为休克会危及生命。
2. 如果可能,应尝试判定引起休克的原因,并予以纠正。监测客户的血压、呼吸和脉率。
3. 让患者采取仰卧位,头稍低过下肢。如果头和胸有损伤或呼吸出现障碍,可能有必要将头和胸稍微抬高。
4. 不要使用增高温度的方法,但如果有必要,需通过冷敷客户的前额和用薄毯子遮盖客户身体来防止身体热量丢失。
5. 不要让客户过度使用体力。保持客户安静,直到急救人员抵达。

癫痫

癫痫可能是由特定疾病、脑损伤或药物使用引起的。作业治疗师应该能够识别什么是癫痫,并且能够采取恰当的措施以确保客户不受到伤害。癫痫发作的客户通常会出现几秒钟的强直,然后开始出现震颤伴有全身抽搐。癫痫发作的客户面色发青,同时可能出现 50～70 秒的呼吸停止。在癫痫发作中或结束时,客

户可能失去对括约肌的控制,出现大小便失禁。当客户表现出开始癫痫的症状时,治疗师应该采取以下的步骤:

1. 将客户安置在安全的地方,使他们远离可能引起身体受伤的事情。不要试图限制其身体抽搐。

2. 解开客户颈部的衣服,以帮助客户保持呼吸道通畅。

3. 不要将任何物体塞入客户口中,这会伤害客户。

4. 除去客户身上或周围的物品(眼镜、家具和其他物品),以防止损伤客户。

5. 当抽搐缓和后,转动客户于侧卧位,以保持呼吸道通畅,并防止客户吸入任何分泌物。

6. 在抽搐停止后,让客户休息。客户可能会经历一段时间的思维混乱。用毯子或屏风遮盖客户有助于保护其私隐。

7. 寻找医疗帮助。

胰岛素相关疾病

许多客户在接受作业治疗时出现与胰岛素相关疾病。这些问题可以是由胰岛素浓度严重不足(高血糖),或胰岛素浓度过高(低血糖)引起的。作业治疗师能够区分低血糖(胰岛素反应)和高血糖(酮症酸中毒)状态是非常重要的,后者会引起糖尿病昏迷(表9.2)。这两种情况都能导致意识丧失,但对这两种状态的医疗干预是完全不同的。

表9.2	胰岛素相关疾病的警告性体征与症状	
	胰岛素反应(胰岛素休克)	酮症酸中毒(糖尿病昏迷)
出现时间	突然出现	逐步出现
皮肤表现	湿润、苍白	干、发红
行为表现	兴奋、激惹	昏昏欲睡
呼气气味	无味道	水果味
呼吸节律	正常到表浅	沉重、费力
舌头表现	湿润	干
是否呕吐	无	有
是否有饥饿感	有	无
是否有口渴感	无	有

胰岛素反应(又称胰岛素休克)可以由很多原因引起,如过多的系统性胰岛素、摄入不足的食物或糖类或过量的体力活动。如果客户有意识,可以让他们吃一些糖类(如糖果、果汁)。如果客户已经无意识,应该静脉输注葡萄糖。客户应该保持休息,停止一切体力活动。胰岛素反应并不像酮症酸中毒那样严重,但应该让客户尽快恢复到正常状态。

当有糖尿病的客户没有足够的胰岛素摄入或吃了与糖尿病餐非常不同的食物就会出现血糖过高。酮症酸中毒和脱水的出现会导致糖尿病昏迷,如果没有治疗,最终会导致死亡。这种情况下,需要医疗上的迅速

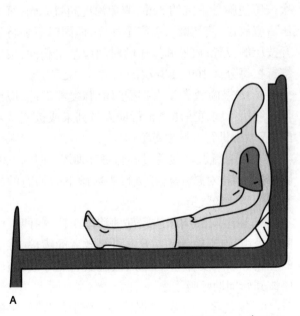
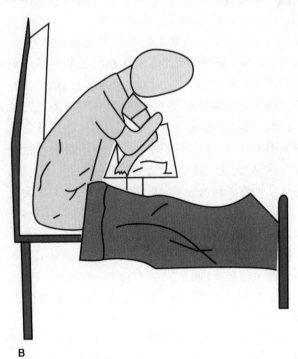

图 9.6 A.高 Fowler 氏体位;B.端坐呼吸体位

处理,包括符合资格的医疗人员的帮助。客户不应该摄入任何形式的糖。通常需要注射胰岛素,然后给予静脉液体和盐溶液。护士或医生应该尽可能快地提供照护。表9.2中解释了如何区分高血糖和低血糖的症状表现。

呼吸窘迫

呼吸困难控制姿势(dyspnea control postures)用于减轻有呼吸窘迫客户的呼吸困难。客户必须积极参与,同时客户的气道必须通畅不受阻碍。可能需要客户在床上维持Fowler氏体位(图9.6A)。床头需要抬高成90度。如果可以,客户的脚部需要有脚踏板支撑。对于需要维持在坐位或站位的客户,采取端坐呼吸体位(图9.6B)。在这两种呼吸体位下,客户的腰部稍微向前弯曲,通过双侧前臂依靠在桌子或台面上来支撑上身。在这个体位进行吹笛样呼吸(例如,通过鼻子吸气和吹笛样口型呼气)有助于减轻呼吸困难和呼吸频率(参见第44章的额外建议)。

窒息和心搏骤停

所有医疗照护人员都应该接受应对窒息和心搏骤停发生的训练。心肺复苏是一整套有效的生命救助措施,这能够提高人们从心搏骤停中恢复的概率。心肺复苏认证训练是指导受训者能够识别心搏骤停、激活紧急反应系统、执行特殊的心肺复苏技术和使用体外自主心脏除颤装置(AED)。除此以外,这个认证训练还提供给受训人员针对窒息发生的识别和救助方法。2010年,美国心脏协会提出了关于执行心肺复苏和紧急心血管照护的新标准[3]。针对心肺复苏,之前的指导准则包括3个基本步骤:通畅气道;提供嘴对嘴人工复苏(呼吸);提供心脏按压——这个步骤被称作紧急救助的A-B-Cs。新的指导准则[10]建议一开始就进行心脏按压,然后建立气道通畅,之后呼吸(或C-A-B)。特殊的认证训练课程由美国心脏协会和美国红十字会提供。下面是对基本技术的提示信息,了解这些提示并不代表能够取代认证训练。

窒息的紧迫性再怎么强调也不为过。即刻识别和恰当处理十分必要(图9.7)。在协助一个有意识的成年人或1岁以上的孩子处理窒息时,应该采取下列步骤:

1. 询问客户"你是否有窒息?"。如果客户能够说话或可以有效咳嗽,不要打断客户,让客户自己尝试移除阻塞物。

2. 如果客户不能说话、咳嗽或呼吸,应检查其嘴部并移除任何见到的阻塞物。

3. 如果客户不能说话或咳嗽,治疗师应站在客户后面,握紧双手放在客户的腹部,肚脐稍上膈肌下的位置。

4. 一只手握紧拳头,另一只手放在握紧的拳头上,向客户腹部内上方施以3次或4次的突然推力(这个技术也被称作Heimlich手法)。持续施以推力,直到阻塞物清除或客户意识变得不清。不建议施救者用手指清除阻塞物。

5. 寻求医疗支援。

在协助一个已经无意识的成年人或1岁以上的孩子处理窒息时,应该采取下列步骤:

1. 确保施救者能够安全地提供施救(在一个没有危害和没有危险的环境中)。

2. 激活紧急反应系统(寻求帮助,或打电话911。译者注:中国大陆急救电话号码120)。如果可以,使用体外自主心脏除颤装置。如果有两个人,一个寻求帮助并执行体外自主心脏除颤装置,另一个人开始心肺复苏。

3. 尝试唤醒被施救者。

4. 如果被施救者对唤醒没有反应,将其脸向上平卧位放到坚实的地面上。在10秒内完成检查脉搏。

5. 开始胸廓按压。跪在被施救者旁边,将一手掌根部放在胸骨下部剑突上(约与乳头平齐);将双手叠放并手指交叉;施救者的肩部应刚好在被救者胸骨的正上方,施救者保持双手肘伸直,坚实地向下按压,每次按压使胸骨下沉约5cm,避免深度超过6cm;每次按压后应放松,使胸廓可以完全回弹,但同时不要将手离开按压的位置;放松和按压的时间应基本相同;按压维持在每分钟100~120次。

6. 如果施救者没有接受过心肺复苏训练,应该仅仅连续执行胸廓按压直至帮助人员到来或被施救者苏醒(仅用手进行心肺复苏)。

7. 如果施救者接受过心肺复苏训练,在执行30次胸廓按压后,对被施救者执行头后倾下颌抬高的方法来帮助其通畅气道。

8. 通过观察胸廓或腹部的移动来监测呼吸,听一听呼吸声,让施救者的脸颊接近被救者的嘴部,感受他的呼吸。如果没有呼吸征象,被施救者无呼吸,施救者应该开始辅助呼吸技术。

9. 捏紧客户的鼻子,保持头后倾通畅气道;将施救者的嘴放到被救者嘴的上面,以形成一个气道;执行两

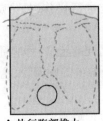
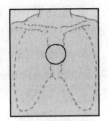

A 执行腹部推力
时手放的位置　　执行胸部推力
时手放的位置

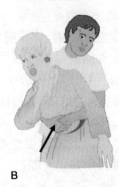
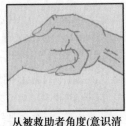
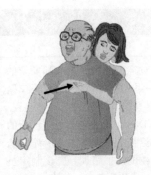

从被救助者角度(意识清
晰的窒息对象)看施救者
手放的位置

B

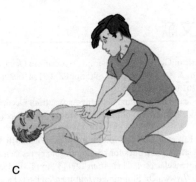
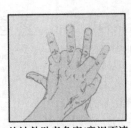
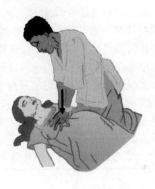

从被救助者角度(意识不清
晰的窒息对象)看施救者手
放的位置

C

图 9.7　用于移除阻塞上气道的外援性物体所用的腹部推力动作(也叫 Heimlich 手法)A.手放的
位置;B.对意识清醒窒息对象的手法;C.对意识不清醒窒息对象的手法(来自 Black JM,Hawks JH:
Medical-surgical nursing: clinical management for positive outcomes,ed 8,St Louis,2009,Saunders.)

次完整的呼吸运动;施救者的呼吸应该足够强,使被救者的胸廓扩张;一些人喜欢在进行嘴对嘴呼吸施救前放一个干净的布在被救者的嘴唇上;如果可能,使用用于心肺复苏的装置可以减少施救者与被救者的嘴间和唾液或呕吐物的接触。

10. 通过触摸颈动脉来监测被救者的循环情况。有时很难找到脉搏的位置,因此应该同时观察被救者的生命迹象——呼吸、移动、意识状态的改变。如果没有检测到脉搏或观察到意识状态改变的迹象,施救者必须执行另一次胸廓外按压。

11. 如果施救者在没有帮助的情况下执行心肺复苏,应该在执行 30 次胸廓按压后进行 2 次辅助呼吸。执行这个循环(30 次胸廓按压/2 次辅助呼吸),直到有资格的医疗团队到来;或被救者出现明显的生命迹象(如移动或呼吸);或施救者的体力下降无法再继续施

救。胸廓按压的间隔不应超过 10 秒钟。在所有情况下,被施救者将会住院治疗并接受医生的检查。

12. 如果有体外自主心脏除颤装置,施救者应该持续进行心肺复苏直到贴上电极片、开动除颤器。如果只有施救者一个人在场,发现被救者心搏骤停,立即使用体外自主心脏除颤装置。如果被救者没有心搏骤停,应该在大约心肺复苏 1 分钟后使用体外自主心脏除颤装置。体外自主心脏除颤装置会对被救者的心率进行分析,如果必要,就会给予电击。体外自主心脏除颤装置有声音指导救助程序。在贴好电击片后,体外自主心脏除颤装置会先分析被救者的心率,然后指导施救者是否提供电击或继续进行心肺复苏。

注意:在尝试帮助可能有颈椎损伤的人通畅气道时需要格外小心。对于这样的病例,应使用下颚抬高的方法,避免头部后倾。如果这样无法使气道通畅,应

该缓慢轻柔地抬高头部直到气道通畅。

就像上面提到的,这些程序适合对成年人或 1 岁以上的孩子使用。如果被救者清楚地表达"他不想接受复苏",应该禁止进行心肺复苏操作。这些信息应该在医疗记录中清晰记录。包含心肺复苏技术图解和指导的小册子和手册可以从美国心脏协会在当地的办公室或其相关网站获得。

案例研究

Donna,第二部分

为了使作业治疗诊所成为对客户和工作人员都安全的场所,应该发展和完善诊所的一系列有关客户安全、医疗紧急情况、感染控制和特殊医疗器具防范措施的指引和流程。在本章开头给出的案例学习中,Donna 作为作业治疗诊所的经理是有职责发展这些指引和流程的。所有作业治疗团队成员都必须接受心肺复苏和急救的证书培训。应该制定员工手册来指导员工一般的安全程序和感染控制标准。而且,应该对新入职的员工进行内部培训,让他们熟悉在对客户提供作业治疗时治疗团队可能用到的各种医疗器具。

很多可获得的资源有助于 Donna 建立这些指引和流程。疾病控制和防范中心(*http://www.cdc.gov*)、职业安全健康管理局(*http://www.OSHA.gov*)、国家健康局(*http://www.NIH.gov*)是提供与健康标准、感染控制、医学研究和工作安全相关的最新资讯的政府组织。关于急救、窒息和心肺复苏的信息可以从美国心脏协会和美国国家红十字会在当地的办公室得到。除此以外,关于紧急程序的信息可以在各种网站找到。

总结

所有作业治疗从业人员在法律上和专业上都有义务保证自己、客户、到访者和其他人士的安全。作业治疗师应该准备好对紧急情况作出迅速、果断和冷静的反应。一贯地使用安全操作有助于减少对客户和提供治疗人员的事故,同时缩短治疗长度和减少治疗花费[1,4-9,11-14,17,18]。

复习题

1. 为什么教会客户和其他重要人员处理各种紧急情况的准则十分重要?

2. 请至少描述 4 种你能够采取的行为来改善客户的安全。

3. 为什么在开始提供治疗时复查客户的病历很重要?

4. 当你为连有机械通气的客户进行治疗时应进行什么样的适合操作? 在进行操作时,你应采取什么防护措施?

5. 请给出如下名词的定义:静脉通路、动脉监测通路(arterial monitoring line)、鼻饲管、全胃肠外营养、高营养给液、导尿管。

6. 请描述标准防护措施。

7. 为什么所有客户都应遵从标准防护措施?

8. 请展示正确的洗手程序。

9. 当客户出现紧急情况时,你作何反应?

10. 请区分胰岛素反应和酮症酸中毒(糖尿病昏迷)。对这两种状态请给出适当的治疗方法。

11. 当客户向前及向后跌倒时,请你描述是如何帮助他们的。

12. 在什么紧急情况下需要更专业的医疗帮助? 在什么情况下治疗师可以独立处理?

(孙嘉慧 译,马婉霞 校,胡军 闫彦宁 审)

参考文献

1. American Occupational Therapy Association: Occupational therapy code of ethics, *Am J Occup Ther* 69(Suppl 3):6913410030p1-8. doi: 10.5014/ajot.2015.696S03, 2015.

2. American Occupational Therapy Association: Occupational therapy practice framework: domain and process, *Am J Occup Ther* 68:S1–S51, 2014.

3. Berg RA, et al: Part 5: adult basic life support: 2010 American Heart Association guidelines for cardiopulmonary resuscitation and emergency cardiovascular care, *Circulation* 122(18 Suppl 3):S685–S705, 2010. <http://www.ncbi.nlm.nih.gov/pubmed/20956221>.

4. Bolander VB, editor: *Sorensen and Luckmann's basic nursing: a psychophysiologic approach*, ed 3, Philadelphia, 1994, Saunders.

5. Christensen BL, Kockrow EO, editors: *Foundations of adult health nursing*, ed 6, St Louis, 2011, Mosby/Elsevier.

6. Ekelman Ranke BA, Moriarty MP: An overview of professional liability in occupational therapy, *Am J Occup Ther* 51:671–680, 1996.

7. Fairchild SL: *Pierson and Fairchild's principles and techniques of client care*, ed 5, St Louis, 2013, Elsevier.

8. Frazier MS, Drzymkowski JW: *Essentials of human diseases and conditions*, ed 4, St Louis, 2008, Elsevier.

9. Hinkel JL, Cheever KH: *Brunner and Suddarth's textbook of medical-surgical nursing*, ed 13, Philadelphia, 2013, Lippincott Williams & Wilkins.

10. Kleinman ME, et al: Part 5: Adult basic life support and cardiopulmonary resuscitation quality: 2015 American Heart Association guidelines update for cardiopulmonary resuscitation and emergency cardiovascular care, *Circulation* 132(Suppl 2):S414–S435, 2015.

11. Mayo Clinic Staff: Severe bleeding: first aid. (2014). <http://www.mayoclinic.org/first-aid/first-aid-severe-bleeding/basics/art-20056661?p=1>.

12. Migliore A: Management of dyspnea: guidelines for practice for adults with chronic obstructive pulmonary disease, *OT Health Care* 18:1–8, 2004.

13. *Mosby's dictionary of medicine: nursing and health professions*, ed 8, St Louis, 2009, Elsevier.

14. Occupational Safety and Health Administration: Hospital e-tool: healthcare wide hazards, slips/trips/falls. <https://www.osha.gov/SLTC/etools/hospital/hazards/slips/slips.htm>.

15. Occupational Safety and Health Administration: Bloodborne pathogens.

<https://www.osha.gov/needlesticks/needlesticks-regtxtrev.html>.

16. Centers for Disease Control and Prevention, Healthcare Infection Control Practices Advisory Committee: 2007 guideline for isolation precautions: preventing transmission of infectious agents in healthcare settings, US Department of Health and Human Services, Centers for Disease Control. <http://www.cdc.gov/hicpac/pdf/isolation/Isolation2007.pdf>.

17. Sussman C, Bates-Jensen B: *Wound care: a collaborative practice manual for health professionals*, ed 4, Philadelphia, 2013, Lippincott Williams & Wilkins.

18. Travers AH, et al: Part 4: CPR overview: 2010 American Heart Association guidelines for cardiopulmonary resuscitation and emergency cardiovascular care, *Circulation* 132(Suppl 3):S676–S684, 2010.

19. World Health Organization: (2009). WHO guidelines on hand hygiene in healthcare. (2009). <http://www.who.int/gpsc/5may/tools/9789241597906/en/>.

第 10 章

日常生活活动

Jean S. Koketsu[a]

学习目标

通过本章的学习，学生或从业人员将能够做到以下几点：

1. 正确描述日常生活活动（ADLs）和工具性日常生活活动（IADLs），并能解释 ADLs 和 IADLs 是如何与当前的作业治疗实践框架（OTPF-3）相联系的。

2. 解释在完成 ADL 与 IADL 的评估和训练时，考虑文化情境、个人情境、时间情境和虚拟情境为什么显得很重要。能举例说明个人、社区或一类人群中涉及影响 ADLs 与 IADLs 的具体文化、个人、时间和虚拟情境。

3. 描述如何使用以康复对象为中心的评估方式，并解释其在考虑 ADL 与 IADL 训练中的重要性。

4. 解释 ADL/IADL 评估的一般程序。

5. 解释如何记录独立等级和概述 ADL/IADL 的评估结果。

6. 解释完成家居评估的目的和运用时机。

7. 举出至少 5 个因服务对象本身影响其作业表现的例子，及其如何影响其 ADL 与 IADL 的表现（例如：如果康复对象的肩关节活动受限，他或她可能在穿衬衫时将手伸入袖口与煮饭时伸手取架子上物品时遇到困难）。

8. 举例说明，表现技巧（运动和动作运用能力、感知觉功能、情绪调节功能、认知功能和沟通及社交技巧）有困难时，如何影响具体的 ADL 与 IADL 能力。

9. 讨论选择适当的辅助工具促进 ADL 与 IADL 时应考虑的因素。描述至少 5 种可以用于提高康复对象独立性的辅助工具，及其运用时机。

10. 对于有关节活动度和肌力受限、协调障碍、截瘫、四肢瘫、低视力或者身形较大的康复对象，能描述、示范和教授具体日常生活活动的技巧。

章节大纲

[a] 作者要特别感谢本书以往版本中 Diane Foti 和 Lisa Meri Kanazawa 所做的杰出工作。本章的编写是在她们工作的基础上完成的。

关键术语

日常生活活动（activities of daily living,ADLs）

以康复对象为中心的策略（client-centered approach）

工具性日常生活活动（instrumental activities of daily living,IADLs）

适应性设备与技术（adaptive equipment and techniques）

家居评估（home evaluation）

案例研究

Anna,第一部分

Anna,一位 29 岁的女性,车祸后被诊断为 T₄ 脊髓损伤（spinal cord injury,SCI）。她的感觉和运动功能在损伤平面以下完全丧失。目前,她是一名康复住院患者。受伤前,Anna 和丈夫、2 岁的女儿同住在新购的两室一卫住宅里。除了要照顾女儿,Anna 花费了大量的时间处理家务,例如做饭、洗衣服与购买生活用品以及管理家庭财务,并喜爱与朋友一起研读圣经。当 Anna 前往教堂做兼职的图书管理员时,她会把女儿送到日间托儿所。她的丈夫在完成一天的汽车修理工作后,会负责把女儿接回来。家庭也需要 Anna 的兼职收入来支付部分账单。自从 Anna 车祸后,她的母亲 Martha 就代为照顾外孙女。Martha 同意在 Anna 出院回家后短暂的和 Anna、Anna 的丈夫、女儿住在一起,直到 Anna 可以独立照顾她的女儿。

由于耐力下降、背痛和躯干控制能力减弱,目前 Anna 在进行基本转移、床上移动和穿下身衣服时均要少量帮助。在少量的口头提示下才能完成轮椅上的减压和皮肤完整性检查的技巧。Anna 表示对所有需要学习的新事物感到不知所措。她需要中等帮助来处理大小便和洗澡的活动。她可以在室内平地上独立完成轮椅移动,但是在狭窄的地方、角落或者上斜坡时,因为疲劳、躯干控制和上肢力量下降,需要他人从旁监督

及随时提供协助。她能独立完成坐位下活动,例如:在洗手台进行个人卫生和洗漱,在康复中心的厨房进行简单的烹饪活动。

Anna 和她的丈夫很担心 Anna 出院后她所需要的帮助量。他们想要能延续后代,所以也担心性功能、性行为和生育能力。此外,他们的家居环境也不适合轮椅移动。尽管他们很感谢在出院后 Martha 能和他们一起生活,但是他们希望 Martha 不一定非要和他们长期生活在一起。

Anna 想要独立照顾自己、女儿、家务和她的丈夫。她想要重新开车、重返圣经学习课和继续她的兼职工作。她不知道如何能够重新完成那些对实现她作为妻子、母亲、家庭主妇、员工和社区积极成员的角色很重要的作业活动。

思辨问题

1. 为了更加独立和确保返家后与家人同住的居家安全,Anna 需要熟悉掌握哪些 ADL 与 IADL 任务?

2. 在协助 Anna 安全返家以及最终实现其独立目标的过程中,作业治疗师扮演的角色是什么?

3. 在所有需要解决的作业表现领域里,作业治疗师该如何对需要解决的作业领域进行优先排序?

《作业治疗实践框架：范畴和过程,第 3 版》（OT-PF-3）是代表美国作业治疗学会（美国国家作业治疗的专业组织）当前的治疗干预指南,是一份提供给内部和外部受众的官方文件[6]。本章描述了关于日常生活活

动(activities of daily living,ADLs)和工具性日常生活活动(instrumental activities of daily living,IADLs)的作业治疗范畴和过程两个方面,并聚焦了特定的介入策略以协助康复对象最大化其作业功能。

根据 OTPF-3,ADLs 与 IADLs 被认为是康复对象所从事的八大作业领域的其中两项[6]。ADLs 与 IADLs 包括但不限于个人照顾、功能性移动、沟通、家居管理和社区移动的日常任务[6,24]。在实质的每种健康实践领域中,评估与训练这些重要生活任务表现已经成为作业治疗项目中的重要方面。失去满足自我需要和克服环境的能力可导致自尊和深层独立意识的丧失。当一个人失去独立完成 ADLs 与 IADLs 的能力时,家庭的角色会被打乱,因为伴侣经常需要承担照顾者的职责。

从广义来说,作业治疗领域的服务提供始于作业治疗师接受服务转介、评估服务对象、制订治疗计划和评估介入成效。作业治疗实践者和康复对象合作找出能最优化康复对象健康并且康复对象想要或者需要参与的作业领域,例如 ADLs 与 IADLs。根据特定的失能情况、环境、恢复的预后和其他多重因素,康复对象可能需要暂时的或者永久的学习新方法、使用辅助设备完成日常任务或者改造环境。

日常生活活动和工具性日常生活活动的定义

日常生活活动可以被分为两大类:日常生活活动(也称为个人日常生活活动[personal activities of daily living,PADLs]和基本日常生活活动[basic activities of daily living,BADLs])和工具性日常生活活动(IADLs)。ADLs 需要基本的技巧和着重于自我身体照顾的活动。日常生活活动包括自我照顾的任务,例如:盆浴和淋浴,如厕和如厕卫生、穿衣、进食(或吞咽)、喂食、功能性移动(例如:转移和床上移动)、性行为和个人用具的管理(例如:助听器、矫形器、眼镜和辅助器具)[6]。

在所有表现领域中,工具性日常生活活动需要更高的技巧。相较于日常生活活动,工具性日常生活活动通常需要执行能力、社交技巧和更复杂的环境互动。工具性日常生活活动任务包括照顾他人和宠物、养育孩子、沟通管理、社区移动(例如:驾驶车辆和乘坐公共交通工具)和财务管理;个案研究里的 Anna 提到所重

视的项目大部分在此区域。其他工具性日常生活活动包括健康管理和维持,例如 Anna 定时在轮椅上进行体位转移来维持皮肤的完整性,以及熟记她的治疗时间。家居建设和管理作为一个类别,包括房屋打扫、三餐准备和收拾,这是 Anna 在家需要负责的其他两项工具性日常生活活动。宗教礼仪的作业活动(例如:Anna 带领和参加圣经学习的能力),安全和紧急应急(例如:紧急情况发生,Anna 恰当告知他人的能力)和购物是其他重要的工具性日常生活活动(框 10.1)。

框 10.1 OTPF-3 日常生活活动和工具性日常生活活动的分类

日常生活活动(ADLs)
- 盆浴和淋浴
- 如厕和如厕卫生
- 穿衣
- 吞咽/进食
- 喂食
- 功能性移动
- 个人设备照顾
- 个人卫生和洗漱
- 性活动

工具性日常生活活动(IADLs)
- 照顾他人(包括挑选和选择照顾者)
- 照顾宠物
- 抚养孩子
- 沟通管理
- 驾驶和社区移动
- 财务管理
- 健康管理和维持
- 家居建设和管理
- 准备饭菜和收拾
- 宗教和精神的活动及表达
- 安全和紧急情况处理
- 购物

更详细的列表,请参考 OTPF-3

日常生活活动和工具性日常生活活动作业分析和训练中的考虑

任何日常生活活动和工具性日常生活活动训练计划的整体目标都是为了康复对象和其家庭学习适应生活的改变或者状况,尽可能参与对他们有意义的作业活动。以下内容是作业治疗师在分析 ADLs 与 IADLs 时,必须要考虑的重要领域。每个领域的定义涉及

ADLs 与 IADLs 的评估和干预方式。

康复对象的定义

根据 OTPF-3,康复对象(clients)这个词指接受作业治疗服务的个人、小组和人群。"个人"包括实际接受服务的人(例如:Anna)和其的照顾者(例如:Anna 的丈夫和她的直系亲属)。小组指接受一般咨询或者作业治疗师转介的个人的组织(例如:Anna 的教会社区)。人群指居住在相似地点(例如:城市或者州)或者有相似担忧的更大集体;例如:自然或者人为灾害中的难民和幸存者,或在美国生活的截瘫康复对象,例如 Anna。尽管大家都认可作业治疗师为团体和人群提供在 ADLs 与 IADLs 领域的服务,但在本章节中,多数介入策略仍以个人(如 Anna)作为介入对象来讨论。

个人因素

个人因素是康复对象具体的能力、特征或信仰,可影响康复对象在作业中的表现[6]。个人因素的其中一个分类是价值、信仰和精神。Anna 是否相信她有进步的潜力或她对生活目的的看法是否会影响她的表现?作业治疗从业者在这个话题的舒适度和此领域的自我反思可能帮助他们更以康复对象为中心,当与康复对象一起时可能加强他们治疗性的自我运用(therapeutic use of self),例如 Anna[92]。个人因素的其他分类包括身体功能和结构(框 10.2)。Anna 是否有力量、关节活动范围、协调能力、感觉功能、平衡功能与认知功能参与她的作业? 在情绪上,Anna 是如何应对的?

评估个人因素可确定矫治与修复的潜能,以及辅具或其他改造的可能需求。对于 Anna 的例子,了解她脊髓损伤是否是完全性损伤和她的肌肉是否有恢复潜力,对于决定一个合适的治疗方式是重要的。心血管系统的运行是另一个相关的领域。Anna 进行日常生活活动时,血压是否足够稳定或是否有直立性低血压?评估与 ADLs 和 IADLs 相关的认知功能(例如:记忆力、注意力和问题解决的能力)也很重要。ADLs 与 IADLs 的表现是康复对象直接面对的能够和不能够做的作业活动,由于他们以前可以完成这些作业活动,因此,警惕情绪的变化是非常重要的。作业治疗师会疑惑,"因为 Anna 有记忆力损伤,在体位转移和皮肤检查时,她是否需要提示? 或者,因为应对失能的问题,在学习新的技巧和策略方面她是否有困难?"确认和测量康复对象因素的具体评估可了解影响日常生活活动和工具性日常生活活动表现的信息。

框 10.2　个人因素

价值、信仰和精神的例子

- 价值:诚实,公正,平等和承诺。
- 信仰(认为正确的想法):熟能生巧;审判是对过去错误的惩罚。
- 精神:人生的目的和意义。

身体功能的例子

- 具体的精神状态(情感的、认知的、知觉的):情绪调节、焦虑、执行功能(例如,组织和时间管理)、注意力、记忆力、感觉辨别。
- 总体的精神状态:警觉、人物定向、性情/性格、精力、睡眠质量。
- 感觉功能:视觉、听觉、前庭觉(身体位置和运动的知觉)、味觉、嗅觉、本体感觉、触觉、痛觉、温度觉、压觉。
- 神经肌肉和运动相关的功能:关节运动和稳定、肌肉力量/张力/耐力、反射、随意/不随意控制(例如,协调、精细运动和眼球运动)、步态模式。
- 心血管、血液、免疫和呼吸的功能:血压、心率、呼吸频率/节律/深度、身体耐力、体力、伤口愈合能力、擦伤的风险。
- 声音和语言功能:语言的流利度,语速,清晰度。
- 消化、代谢、内分泌功能:排便的效率,自控能力,愈合的速度,激素的失调。
- 泌尿生殖器和生殖功能:可控性,性交和生育的能力。
- 皮肤和相关的功能结构:伤口愈合,皮肤保护,指甲护理和异常的意识。

身体结构[a]

- 包括神经系统、眼睛、耳朵、声音/语言/吞咽结构、心血管、免疫学、内分泌、泌尿生殖器、生殖、运动、皮肤和相关的结构。

[a]OT 从业者必须了解这些与作业相关的功能和结构,包括本章的重点 ADL 和 IADL 相关的功能和结构。有关更详细的列表,请参阅 OTPF-3。

睡眠和休息

对所有人来说,为了在作业活动中达到最佳功能状态,足够的睡眠和休息是至关重要的,特别是对于在医院环境的康复对象或者是医学上或其他方面受累的人(见第 13 章)。生病住院的人尤其有睡眠不足的风险,这会影响康复对象(例如 Anna)在康复单元的表现。如 Yong 等人[100]引用的研究显示大约 50% 进入一般医疗单元的人会抱怨有睡眠干扰[35,57]。Yong 等人发现 50% ~ 70% 有慢性疼痛的人会抱怨睡眠不足,这说明其疼痛耐受性更差[100]。一个关于睡眠呼吸障碍(sleep-related breathing disorder, SRBD)和卒中对象康复成效的前瞻性研究显示,停留在医院康复期间其功能恢复率较差[26]。研究发现,当康复对象在医院时,电子警报的声音、员工的交谈和语音的寻呼尤其会妨碍睡眠[19]。研究假设睡眠障碍可能是康复疗效的一个可变预测因子,研究建议对于老年人,在康复中改善睡眠/唤醒模式可能会导致更好的功能恢复[1]。在医院,睡眠卫生宣教、最佳的睡眠/唤醒模式和提倡最佳的睡眠环境对接受作业治疗服务的康复对象大有帮助,例如 Anna。如果 Anna 得到足够的睡眠和休息,作业治疗师和她工作时能预期到更好的 ADLs 与 IADLs 训练疗效。

表现技巧

OTPF-3 描述表现技巧(performance skills)为"目标导向的"行动,这些行动能作为小的参与部分可以在日常生活作业中被观察到[6]。这些技巧包括动作运用、感知觉、情绪调节、认知、沟通和社交的技巧,表现技巧是可以被观察到和展示的。然而,个人因素是存在于个体内、ADLs 中的动作运用技巧的例子,如 Anna 伸手弯腰从低橱柜拿取水壶的能力或者当进行 ADLs 时转移到低处柔软表面维持平衡的能力。在日常生活活动穿衣时,一个有感知觉困难的康复对象可能在穿 T 恤时无法适当调整衣服方向。认知功能受损的康复对象则在执行顺序性的活动上有困难,无法判断先开水龙头还是先转移到淋浴间? 应该先擦干身体还是先冲洗肥皂沫?

表现模式

根据 OTPF-3,习惯、惯例、角色和习俗都属于表现模式(performance patterns)[6]。所有都可能对作业表现有帮助或不利。OTPF-3 描述习惯(habits)为"具体的、自动的行为,这些行为可以说是有用的、主动支配的或者少有影响的"(OTPF-3,P. S8)[6]。一个 ADL 习惯的例子,如吃饭前自动把餐巾纸放在大腿上或者穿裤子时先穿右脚再穿左脚。

惯例(routines)是指"建立作业或者活动的顺序,以提供一个日常生活的结构"(OTPF-3,P. S8)[6]。一个常规的日常生活活动例子可能是 Anna 每天在相同的时间起床,例行依次完成如厕、洗澡、穿衣、洗漱卫生和吃早餐。她的日常生活活动可能必须被彻底改变来适应其他从前不需要完成的日常生活活动,例如:由于她 C$_6$ 四肢瘫痪/四肢麻痹的诊断和压疮的高风险,需要进行皮肤检查和重心转移[37]。Anna 的工具性日常生活活动惯例可能是帮助女儿做好一天的准备,例如:换尿布、穿衣、清洁、做早餐、打包午餐及开车送她去日间托儿所。

角色(roles)是指"受到社会期待,受到文化和环境塑形,可能进一步被康复对象概念化和定义"(OTPF-3,P. S8)[6]。角色的例子可能包括作为有严重的类风湿关节炎妻子的丈夫或一个大学生和室友一起住在公寓,并独立生活。对于 Anna,她的重要角色有妻子、母亲、女儿、员工和圣经学习的带领者。

习俗(rituals)指"具有精神、文化、社会意义的象征性行动"[6]。习俗可能强化个人价值和信念"[6]。在日常生活活动和工具性日常生活活动领域中,习俗的例子包括每次吃饭前的祷告和感恩,或者在具有特殊文化含义的日子,用仅在当天招待的食物庆祝特定的节日。

理解习惯、惯例、角色和习俗等表现模式可使作业治疗从业者找出表现的不足,从而决定目标设定中的优先顺序,帮助康复对象重建日常生活的连续性。例如,以 Anna 新的功能状态,她也许不能像以前一样,和女儿完成所有早晨的工具性日常生活活动惯例。她可能需要和女儿一起建立新的生活惯例,并学习以不同的方式完成这些活动。或者是,至少在早期,由他人负责承担这些任务。Anna 也许需要重新定义自己完成角色活动的期望,这些活动是她目前视为的家庭角色活动,这是作业治疗师应该帮助促进的重要工作。

环境(environment)与情境(context)

OTPF-3 解释作业发生在一个情境中的社会和物理环境中,在文献中,环境与情境两个词可以相互替换(OTPF-3,P. S8)[6]。物理环境(physical enviroment)包括天然的和建筑的环境以及里面的物体。Anna 的一些外部环境包括她的住宅和其内容物,她工作的地方和教会。社会环境(social environment)包括康复对象与他人、团体和人群的关系。Anna 的社会环境包括:她的丈夫、女儿、父母、同事和朋友。Anna 的情况可引申出很多问题,例如,当她回家后,谁会是她的主要照顾者? 她的母亲或者她的丈夫? Anna 的母亲将和她一家住多久? Anna 将如何重返工作和社区活动? Anna 是否将会偶尔独自在家? 家居环境是否允许改变? 她是否会继续维持她现在的社交朋友圈,或者她是否也需要发展其他朋友? 这些关于物理环境和社会环境问题的答案会严重影响治疗的优先排序。

文化的、个人的、时间的和虚拟的情境

尽管在文献中,环境与情境两个词可以相互替换,但是在 OTPF-3 中他们是被分开定义的,同时认为他们是相互联系的(OTPF-3,P. S8)[6]。情境(context)是指康复对象内在或外在的处境和状况。OTPF-3 描述情境是文化的、个人的、时间的和虚拟的。

文化情境(cultural context)包括"社会所接受的风

俗、信仰、活动模式、行为标准和期望"，个人作为其中的一员[6]。对于日常生活活动和工具性日常生活活动，文化有极大的不同。例如，有的文化把洗澡看作为一个私人事件，然而其他的文化也许会视其为一个集体的事件。

在理解独立的不同定义和价值时，文化情境是重要的考虑因素。美国作业治疗学会关于独立性构建的意见书，支持独立是"被个人的文化、价值、支持系统和主导其生活的能力所定义的"的观点[44]。一个全面的评估可以让作业治疗从业者理解每个康复对象认为重要的活动；这可以帮助作业治疗师重建康复对象对其生活的主观感受。关于不同文化价值的例子通常发生在：一个成长在偏西方文化中的作业治疗师认为培养日常生活活动和工具性的日常生活活动的独立是很重要的，但是，来自其他文化的康复对象可能认为日常生活活动的独立性没有那么重要。作业治疗从业者也许会不公平地给这个康复对象贴上缺乏动机的标签。如果康复对象的文化不重视日常生活活动和工具性日常生活活动的独立性，作业治疗师可能要着重教导康复对象和其家人去适应。这个干预的重点将放在家庭训练和找出对康复对象和家庭有最高价值的活动。

个人情境（personal context）包括一个人的统计学特征，例如：年龄、性别和教育水平，对于日常生活活动和工具性的日常生活活动也需要考虑这些特征。基于众多人口统计学因素的任何一种因素，日常生活活动、工具性的日常生活活动任务与惯例而有所不同。例如，一个年轻的成年女性也许认为重新获得剔出腿毛的能力是很重要的，而年长的女性也许不这么想。时间情境（temporal context）包含涉及时间的情境，例如：当年的时间、当天的时间、人生的阶段等。时间情境在日常生活活动中如何重要的例子是：时间情境决定了任务在一天中何时发生，例如：穿衣和吃饭。虚拟情境（cirtual context）指"缺乏物理接触时，模拟的、实时的、接近实时的情况里的互动"（OTPF-3，P. S8）[6]。对于Anna，虚拟情境的例子是她使用科技的能力，例如：使用手机上的闹钟来提醒她进行减压从而保护皮肤，或者用手机完成其他作业活动，例如与朋友保持联系。其他不能使用双手的人也许会使用具有声控性能的设备来提示他们进行日常起居。

手机上的一些应用程序可以帮助人们实现一些特殊的目的，例如记录运动方式。美国作业治疗学会拥有一款经常更新的应用程序列表，作业治疗师可以在实践运用中获得帮助，康复对象也可以使用（例如：康复、残疾和参与的应用程序）。科技运用的普及要求作业治疗师能意识到康复对象虚拟情境的重要性。

财务情况

对于日常生活活动和工具性日常生活活动的表现，另外一个重要的考虑因素是提供潜在的开销的财务资源，如辅助性照顾、特殊设备、环境改造。比如，一位需要全天使用轮椅的康复对象，以后再也不能在站位下洗澡，因此需要照顾者的大量帮助才能完成这个任务。如果康复对象财务资源充裕、有自己的住宅、有健康尽责的照顾者、想要每天洗澡并且渴望将房子改建成无障碍的，作业治疗师在改造家居环境时建议具有执照的承包商对卫生间进行全面的改建。Anna的财务资源虽然较少，但是她有可信赖的照顾者，并和丈夫有自己的住宅。她也想要规律地洗澡。对于Anna的案例，作业治疗师可以建议低成本的环境改造，例如：从浴缸/淋浴间移除滑动式玻璃门，改用浴帘代替，使用洗澡椅或者其他设备。

作业公平性

"作业公平性"（occupational justice）这一词的概念由Townsend于2003年提出（OTPF-2，p. 630）[3]。根据OTPF-3，这一词的意思是指，作业治疗专业关注所有人的能力，"无论年龄、能力、性别、社会等级或者其他区别"[62]，获得机会来参与作业活动，包括对他们重要的ADLs和ADLs。很多时候作业治疗师率先发现由于社会、经济和其他因素，导致的能力与作业需求之间的不对等关系。作业治疗师能够在社会政策、社会活动和法律方面寻求支持，以便让所有人都能参与对他们重要的作业活动[6]。如，一个将"作业公平性"原则运用到最基础的ADLs当中的例子：Anna的室友住在康复住院部，但没有常规衣服来练习穿衣，她唯一的衣服在事故中毁损了。她只有使用医院的病服进行穿衣训练。基于作业的公平性，作业治疗师可以在这个较小的范围领域内与社工一起工作，动员社会公益资源获得衣物来提高Anna的室友在这项重要ADL活动中的独立性。

作业治疗师常常会遇到另一种情形：康复对象需要辅助器具，例如转移浴凳，既没有被医保覆盖，也不在康复对象的购买能力范围之内。富有创意、充满同情心、资源丰富的治疗师能够帮助弥补这一作业不平等关系，帮助每个康复对象参与到对他们重要的ADLs和IADLs中。

ADLs 和 IADLs 的评估

根据 OTPF-3，对于作业治疗领域和实施过程来讲，作业治疗的首要目标都是："获得健康与幸福，通过作业活动促进生活的参与"[6]。一个全面的作业治疗表现的评估包括了：与康复对象协作来决定他（她）想要做的和需要做的，以维持健康和参与[6]。根据 OTPF-3，作业活动包括 ADLs，IADLs，休息，睡觉，教育，工作，玩耍，休闲和社会参与。一个全面的评估包括：全面的作业活动概况和对作业表现的分析（包括评估个人因素、表现技能、表现模式、物理和社会环境，以及康复对象所处的情景）[6]。

根据 OTPF-3 所描述的，提供给康复对象的作业治疗服务过程，包括评估、介入和目标结果。实施过程可能看起来有些线性，但其实是动态的，作业治疗在整个过程持续评估，以达到最终目标[6]。

在"以康复对象为中心"的策略（client-centered approach）里，治疗师与康复对象和/或家人/照顾者合作，在作业治疗实施过程中，将"康复对象的优先考虑"放在中心，并促进康复对象积极参与以达到介入成效。评估，由最初建立作业活动概况和分析作业表现组成。作业活动概况描述了康复对象的作业史、日常生活模式、兴趣、价值观和需求[6]。

一般过程

作业治疗评估关注的是发现康复对象认为重要的作业活动，从而判断康复对象能做什么，发现阻碍其参与这些作业活动的障碍、问题，并提供支持[6]。基于康复对象的需求、实践地点以及作业治疗的活动参考框架或者实践模式，可通过不同方法搜集康复对象资料和数据[6]。本书着重描述成人躯体功能障碍的作业治疗，因此，一般过程突出强调的重点领域是评估。

首次面谈可能被作为筛查手段来帮助判断进一步的评估或者治疗。治疗师根据康复对象的知识了解程度、功能障碍和之前的评定，决定进一步评估和作业治疗介入需求。并非每个被转介至作业治疗部门的康复对象都需要作业治疗的介入。然而，如果仅仅依靠面谈，可能导致对康复对象真实的作业表现产生不准确的猜想。康复对象可能低估或高估他们的能力，或者不理解他们被问到的事情的时间轴。比起单纯面谈，观察康复对象在实际 ADLs 中的真实表现对康复对象的状态评估非常重要。

临床上对于相关个人因素的评定，例如 ROM、肌力、感觉和认知，可能会在实际观察 ADLs 或 ADLs 之前发生。在以躯体残障为主的地方，尤其是在医院里面，

或者在任何新的手术之后，最关键的是作业治疗师通过阅读病历或向医疗人员咨询，针对医疗注意事项和禁忌证，对康复对象进行教育。例如，医生可能要求卧床；进行任何下床的活动可能需要戴颈托；某个肢体可能禁忌负重；某个关节不允许进行主动活动；或禁忌洗澡等。

当做业治疗师在 Anna 入院后首次见到她，她可能已在 ICU 住过一段时间，或者她可能一直卧床等待手术或做脊柱的某种固定。在那段时间，也可能有作业治疗师已经跟她面谈过，搜集了一些背景资料和她的作业史，并且评估了她的上肢关节活动度和感觉功能。作业治疗根据这些简单的评定，可能已经收集了关于 Anna 认知功能和情绪状态的信息：她是否警醒？定向能力（人物、时间、地点）怎样？她能遵从指令吗？她能回忆起当天早餐吃的什么吗？她能主动提出帮助的请求吗？

理想情况下，作业治疗师应在真实的环境和情景中评定活动表现[10]。例如，当康复对象需要由护理人员帮忙更衣时，评定穿衣可能需在早晨于治疗室里进行，也可能在康复对象的家里进行。应当在常规的进餐时间评定自我进食。在作业治疗临床服务中，若不可以在这些常规的时间进行评定，那可以选择在常规的治疗项目、在模拟的情景下进行相关评估。要求康复对象在非常规的时间、在人工环境里进行常规的自我照顾活动，尤其对于进行综合学习有困难的康复对象，可能会导致无法转换到真实环境，或者可能会让引起有认知障碍的康复对象感到困惑。

治疗师最初应该从 ADL 和 IADL 清单/评估表中选择相对简单和安全的任务，然后逐渐过渡到更难和更复杂的项目。例如，对于 Anna，转移训练可能会从"轮椅-床"的转移开始，然后逐渐过渡到难度递增的马桶转移。应该省去不安全或者明显无法完成的活动，并在评估表上作出适当的标注。

在进行作业表现分析时，治疗师应观察康复对象使用或尝试使用完成活动的方法，并尝试判断引起表现问题的原因。常见的原因包括：无力、痉挛、不自主运动、知觉障碍、认知缺陷和耐力差。如果可以发现问题及原因，治疗师就能较好掌握训练目标的设定、训练优先排序、训练方法和辅具需求。

其他作业表现分析中不容忽略的重要方面是康复对象在完成个人 ADLs 过程及治疗师在对该内容的提问过程中的隐私保护和尊严需求；康复对象身体被观看、议论和触碰的感受和文化态度应当被尊重；除了谨记安全，在如厕、修饰、洗澡和穿衣等 ADLs 活动中，隐私应当持续受到尊重。例如，虽然在进行隐私 ADL 评估时，为了安全，作业治疗师需要离开康复对象一臂长

（或者稍微近一些）的距离，但治疗师应转移目光、拉上窗帘、确保没有其他人看到或听到讨论或在关键位置放置毛巾遮挡，均可使康复对象的尊严和类似"隐私"受到保护。康复对象通常会感激治疗师尝试尽最大可能地尊重康复对象的举动，且能够进一步在治疗关系中建立起信任。虽然最初的治疗师和康复对象之间的关系可能很好，但当进行隐私 ADL 增多时，可能有必要更换治疗师。例如，Anna 与一位男性作业治疗师进行做饭活动时表现挺好的，但是当完成洗澡、穿衣或谈及性功能/生育能力时，女性治疗师会更合适；治疗师与康复对象在完成日常活动的互动中有可能会诱发康复对象与 ADL 作业表现相关的个人特质，如某些特殊活动的态度及感受、训练的优先考量、独立与依赖、文化、家庭、个人价值观。

ADLs 和 IADLs 的作业表现

ADLs 和 IADLs 的作业表现分析可能包括：使用一个清单作为提问的参考、选择特定活动进行演示，以及面谈了解作业概况。例如，在 Anna 的案例中，作业治疗师可以选择穿裤子和基本转移作为两个关键活动来让 Anna 演示。然后，作业治疗师才能决定促进康复对象功能独立的策略，并指导照顾者如何给予适合 Anna 需求的帮助。

很多类型的 ADL 和 IADL 检查表和标准化测评，有着相似的分类和作业表现分析活动。使用标准化测评可确保有目的的评定，提供标准化的评测方法。标准化的评估工具可在以后的再评估中使用，有些评估可以用于与普通人群对比。Asher[12] 和 Letts[51] 开发出有关评估的资源，可用于选择合适的工具进行评估。作业治疗师应定期搜索文献学习作业治疗新开发的评估方法和已经开发用于跨专业的评估工具。例如，国际认可的运动和运用技能评估（AMPS）；着重个人 ADL 作业表现评估的作业治疗评估工具[29-32,58]。另外一个跨专业的评估工具就是功能独立性评估（FIM）[29,84]。

ADL 评估结果的记录

在进行面谈和作业表现分析时，治疗师应在清单上做合适的标注。假如使用标准化的评估工具，应用标准化的评估术语来描述或度量作业表现。非标准化的评估可能包括针对自我照顾、家居管理、移动和家居环境评定的活动清单。当描述功能的独立性时，作业治疗师经使用"最大""中等""最少"帮助这样的术语。这些量化的术语对于医疗人员没有太大意义，除非他们清楚地知道定义。需要指出的是，功能独立性的水平是指的单一活动，还是活动类别（如穿衣等），或整个

ADLs 领域。以下是建议的常见分类及其定义：

1. 独立（independent）　康复对象能够在无提示、监督、帮助、有或无使用辅具、以正常或接近正常的速度独立地完成活动。假如康复对象需要借助辅具或者完成速度慢于寻常，便可使用"改良独立"这一术语来描述。

2. 监督（supervised）　康复对象出于安全需要监督（无触碰）或口头提示，一般来讲，作业治疗师与康复对象之间保持一臂长的距离，会感觉比较自在。

3. 待命协助（standby assistance，SBA）/触碰引导协助（contact guard assistance，CGA）　康复对象需要照顾者或他人以手触碰引导以安全完成活动。注意：作业治疗师倾向于使用"待命协助"，而其他专业可能使用"触碰引导协助"。

4. 少量协助（minimal assistance）　康复对象需要他人提供 25% 的身体或者言语协助以安全完成活动（康复对象完成 75% 或以上的活动）。

5. 中等协助（moderate assistance）　康复对象需要他人提供 50% 的身体或者言语协助以安全完成活动（康复对象完成 50%～74% 的活动）。

6. 最大协助（maximal assistance）　康复对象需要他人提供 51%～75% 的身体或者言语协助以完成活动（康复对象完成 25%～49% 的活动）。帮助者完成超过了活动的一半以上，而康复对象完成小于活动一半。

7. 依赖（dependent）　康复对象需要他人提供超过 75% 的身体或者口语协助。康复对象仅完成 25% 以下的活动。举例来说，康复对象可能仅执行该活动的 1～2 个步骤而已。

这些定义已受到广泛使用，可根据特定治疗场所的方法进行改良。

如前所述，AOTA 出版了意见书来定义"独立"，与之前相对狭窄的定义不同。Hinojosa 表示："独立是一种自我导向的状态，个人参与自己需要、偏好的作业活动，并因此感到满足，无关乎所想要的、需要的外界协助量或协助类型"[44]。这就意味着，个人是否完成活动或以改良的方式完成或需协助完成，都与个人的独立性无关。ADL 评估的结果需要进行简明总结，存入康复对象的永久档案中，以便其他专业人员可以参考。图 10.1 展示了与案例 Hayes 女士（一名 79 岁、脑血管意外的老年妇女）相关的两个表格。两个评估表格用于描绘 Hayes 女士的进展：一份完整版的 ADL 评估表（图 10.1A），以及一份精简版的 ADL 评估表（图 10.1B）。完整版的 ADL 评估表将 Hayes 女士的信息融合，有助于新手作业治疗师关注到 ADLs 和 IADLs 中容易被忽略的细节。精简版的 ADL 评估表较常用于实际操作中。

作业治疗部门
日常生活活动评估/进展表

姓名：Hayers 太太　　　年龄：72　　　发病日期：2/3　　　当天日期：4/3

医学诊断：左侧脑卒中(Lt. CVA)　　　治疗诊断：吞咽困难,轻度右侧偏瘫;ADL/IADL 独立性下降

既往史：根据康复对象的主诉和检查,未有过去病史

预防：软质食物,黏稠液体

移动方式：中度帮助下使用前轮助行器走 20′,主要使用轮椅　　　利手：右利手

社会/家居环境：结婚 45 年,是丈夫的主要照顾者,住在他们自己的平房里;有四个成年的子女,但没有住在一起。患病以来有 24 小时的照顾者在家协助。

作业简况/患病前的功能表现：在患脑血管疾病之前,康复对象可独立完成 ADL、IADL,在二手店做志愿者,和朋友一起散步,付账单,开车和照顾视力下降并患有糖尿病的丈夫,丈夫的其他移动和认知能力未受损伤。康复对象是一名家庭主妇,抚养着四个孩子,并高度重视自身的独立性,社会活动和志愿服务都有参加。康复对象喜欢与朋友在一起,参与园艺活动,当孙子/女儿回来探望时招待她的家人。她的目标是在 ADL/IADL 方面尽可能地实现独立,能帮助她的丈夫以及能够享受原先的休闲活动。

主要分级	关键缩写词		关键符号
I ＝独立	ADL ＝日常生活活动	PROM ＝被动的关节活动度	↓减少(decrease)
S ＝监督	AROM ＝主动关节活动度	Pt. ＝康复对象	↑增加(increase)
SBA ＝待命协助(Stand-byassistance)	avg. ＝平均	PT ＝物理治疗师	↔来回/往返
	bilat. ＝双侧	ther ex ＝治疗性运动	′英尺(1 英尺＝0.304 8 米)
Min A ＝少量协助	c/o ＝主诉	UE ＝上肢	″英寸(1 英寸＝0.025 4 米)
Mod A ＝中等协助	CVA ＝脑血管疾病	w/c ＝轮椅	2°仅次于(因为)
Max A ＝大量协助	EFPT ＝执行功能表现测试	WFL ＝在功能范围内	
D＝依赖	FWW ＝前轮助行器	WNL ＝在正常范围内	
N/A ＝不适用	HTN ＝高血压		
N/T＝未评测	ibs. ＝磅		
	LE ＝下肢		
	min. ＝分钟		
	DTL ＝吞咽黏稠液体困难		

日常生活活动
功能性移动：转移/移动

日期	4/3/11	5/3		备注
浴缸或淋浴转移	Min A	S		需提示安全,平衡功能下降,需要事先准备洗澡椅
如厕转移	S	I		
轮椅转移	S	I		
床-椅转移	S	I		
汽车转移	N/T	S		
轮椅管理	SBA	I		使用扶手和脚踏板困难
轮椅移动	I（室内,平坦地面）	I（室外,光滑表面,稍倾斜）		
功能性移动	根据物理治疗师的报告 Mod A 20′	根据物理治疗师的报告 Min A 20′		FWW 20′

图 10.1A　作业治疗初始评估

自己喂食/进食（吞咽）				
日期	4/3/11	5/3		备注
在面包上涂奶油	N/T	I		
切肉	Min A	I		摇臂刀
用刀叉进食	I	I		
用勺子进食	I	I		
用筷子进食	N/T	N/A		
用吸管喝东西	N/T	I		果汁 DTL
用杯子喝东西（冷的）	I	I		
用杯子喝东西（热的）	N/T	I		
从水壶倒水	N/T	I		
饮食：				软质食物/果汁 DTL
饮用液体	Min A	I		提供书面指导语
食用食物	Min A	I		提供书面指导语
使用吞咽技巧的顺从性	Dep	S		吞咽技巧的顺从性不佳

脱去衣物				
日期	4/3/11	5/3		备注
内衣裤	Mod A	I		坐位
打底裤/背心/胸罩	Min A	I		坐位
连衣裙	N/A	N/A		个案表示"我只穿裤子"
短裙	N/A	N/A		
衬衫、短袖	N/T	I		坐位，扣纽扣缓慢
长裤/牛仔裤	Mod A	I		坐位
长筒袜/紧身裤袜	N/A	N/A		
家居服/睡袍	N/T	I		
夹克/外套	I	I		
腰带/背带	N/A	N/A		
帽子	N/A	N/A		
毛衣（开襟）	N/T	I		
毛衣（套衫）	N/T	I		
连指手套/手套	N/A	N/A		
眼镜	I	I		
踝足矫形器 AFO/假肢	N/A	N/A		
鞋	Min A	I		坐位，易穿脱（不系鞋带的），相比鞋带更喜欢尼龙搭扣
袜子	Min A	I		坐位
靴子	N/A	N/A		

图 10.1A（续）

	穿衣			
日期	4/3/11	5/3		备注
内衣裤	Mod A	I		
打底裤/背心/胸罩	Min A	I		
连衣裙	N/A	N/A		
短裙	N/A	N/A		
衬衫/短袖	N/T	I		
长裤/牛仔裤	Mod A	I		坐位,站起后提裤子
长筒袜/紧身裤袜	N/A	N/A		
家居服/睡袍	N/T	I		
夹克/外套	I	I		
腰带/背带	N/A	N/A		
帽子	N/A	N/A		
毛衣(开襟)	N/T	I		
毛衣(套衫)	N/T	I		
连指手套/手套	N/A	N/A		
眼镜	I	I		
踝足矫形器 AFO/假肢	N/A	N/A		
鞋	Min A	I		坐位,易穿脱(不系鞋带的),相比鞋带更喜欢尼龙搭扣
袜子	Min A	I		坐位
靴子	N/A	N/A		

	服装扣件			
日期	4/3/11	5/3		备注
纽扣	Min A	I		扣直径 1/2″的纽扣度慢
按扣	Min A	I		
拉链	Min A	I		使用大(1″×1/4″)的拉链拉上夹克
钩扣	N/T	I		速度慢(内衣)
统一鞋子	Mod A	I		康复对象目前喜欢尼龙搭扣或套穿鞋
粘尼龙搭扣	Mod A	I		坐位:鞋子

图 10.1A(续)

卫生和洗漱/洗澡/上厕所				
日期	4/3/11	5/3		备注
吹/擦鼻子	I	I		
洗脸和手	I	I		坐位
淋浴/盆浴的(一般情况)	Mod A	S(仅帮忙准备)		坐在洗澡椅上
清洗上半身	Min A	I		
清洗下半身	Mod A	I		长柄海绵,手持花洒软管
洗发水洗头	Min A	I		坐位
刷牙	I(坐位)	I(站位)		坐位
刷假牙	N/A	N/A		
刷/梳发	I	I(站位)		坐位
卷头发	N/A	N/A		
刮胡子	N/A	N/A		
化妆	N/T	I(坐位)		仅有口红
清洁指甲	N/T	I		
修剪指甲	N/T	SBA		推荐的指甲剪
使用除臭剂	N/A	N/A		
提出上厕所的需要,大小便管理	I	I		
使用厕纸	I	I		
使用女性卫生用品	N/A	N/A		
个人设备护理(例如:眼镜、助听器、支具等)	I	I		眼镜

性活动				
日期	4/3/11	5/3		备注
能够满足所需	Dep	I		3月4日,康复对象说,由于她丈夫勃起功能障碍,她和她丈夫5年都没有性生活。夫妻俩睡在同一张床上,但丈夫害怕拥抱她,因为怕会"伤害"她。3月5日,夫妇被告知拥抱不会伤害康复对象

图 10.1A(续)

工具性日常生活活动(IADL)
健康管理与维持

日期	4/3/11	5/3		备注
确定正确的药物	Min A	S		阅读需要戴上眼镜
打开药品瓶子	Min A	S		推荐选用预防儿童打开的瓶子和防滑产品
操作药物	SBA	SBA		需要药物管理盒(至少 1″的装药盒子)
管理注射器	N/T	Min A		准备丈夫的药物
取出药物	N/T	Min A		准备丈夫的药物
按时吃药	N/T	S		
坚持做家庭锻炼项目/治疗项目	Min A	S		上肢家庭训练项目和吞咽技巧
安排医疗预约	Dep	Min A		使用较大的墙上挂历

沟通管理

日期	4/3/11	5/3		备注
口语	S	S		缓慢/含糊的构音困难,但可以理解的,需要提示降低语速
口语和非口语的沟通	I	I		
阅读	I	I		
拿书	S(平装本)	I(阅读架)		拿书时,康复对象说会疲劳
翻页	S	I		
书写	Mod A	SBA(¼″大小的字);易读性尚可		易读性差(½″大小的字)
打字/使用键盘	N/A	N/A		康复对象不喜欢电脑
拿信	NIT	S		
使用呼叫灯	N/A	N/A		
使用座机	Mod A	I		
使用手机	N/T	S(仅接电话)		推荐使用按键大的手机,优先考虑脑血管意外发生以前,康复对象不常使用手机
读取短信	N/A	N/A		
使用个人数字助理	N/A	N/A		康复对象表示她不喜欢电子产品,尽管她的孩子想她用此进行沟通

照顾他人

日期	4/3/11	5/3		备注
照顾宠物	N/A	N/A		
抚养孩子	N/A	N/A		
照顾他人	Dep	Dep		由于手部协调性差,很难帮助丈夫注射胰岛素

图 10.1A(续)

财务管理

日期	4/3/11	5/3	备注
现金的管理	Mod A	I	
支票本的使用	Mod A	S	
偿还账单	Mod A	S	
其他			

宗教仪式(参与其选择的信仰活动中)

日期	4/3/11	5/3	备注
个人	I	I	吃饭前祈祷
集体	N/T	Dep	康复对象报告在假期间每年去做两次礼拜

安全与紧急情况处理

日期	4/3/11	5/3	备注
紧急时寻求协助	S	I	
识别安全隐患	S	I	
障碍和限制的意识	S	I	丈夫表示在需要的时候,康复对象不会每次都寻求帮助(例如:转移时)

休息与睡眠

日期	4/3/11	5/3	备注 如果睡眠和休息没有任何问题,请在这里标记
# 每晚睡觉时长 # 每天小憩几次 小憩多久	6 小时 1 次 2 小时	7.5 小时 1 次 45 分钟	3 月 4 日,康复对象主诉双侧下肢不舒服,并且因为"想得太多",晚上醒来不能继续入睡。她表示在脑血管意外发生以前,已经有睡眠障碍
起床去做 ADL 和 IADL	没有	没有,但是比之前好	3 月 5 日,作业治疗师建议:每天至少遵从两种睡眠卫生策略
傍晚,完成作业活动的情绪和能量水平在功能范围内(差,尚可,好)	差	尚可	"有段时间,很难记住事情和保持专注力"。推荐康复对象看关于睡眠障碍的医生,她同意了。4 月 5 日,预约了在 7 月 6 日进行整夜的睡眠检查

综合活动表现活动
在外部环境下操作物体

日期	4/3/11	5/3	备注
开关灯	I	I	轮椅高度
摁门铃	N/T	I	
锁门/把手	Dep	S(改造的钥匙扣)	旋转钥匙困难,2° 手部力量弱
水龙头	I	I	手柄式
百叶窗/窗帘	N/T	S	
打开/关闭窗户	N/T	Dep	打开房子里的窗户困难,丈夫叫孩子来修理
挂衣服	N/T	N/A	

图 10.1A(续)

社区移动

日期	4/3/11	5/3		备注
开车	Dep	Dep		
走路	Mod A	Min A 20′		3月5日在社区里使用轮椅
骑自行车	Dep	Dep		
电动移动	N/A	N/A		
公共交通				
公交车	N/T	N/T		
火车或轻轨,其他	N/T	N/T		
出租汽车	N/T	N/T		
辅助客运系统	N/T	N/T		

评估结果汇总(康复对象因素)

知觉/认知/情绪调节

日期	4/3/11		5/3				备注
完好=IN　损伤=IM	IN	IM	IN	IM	IN	IM	☐ 如果知觉,认知状态总体完整,请在这里标记
遵循方向	√		√				
定向(人,地点,时间)	√		√				
地理性定向	√						
记忆		√	√		√		
注意广度		√			√		在 ADL 评测中,专注 15 分钟需要最小帮助
问题解决的能力		√			√		3月4日完成烹饪活动需要最小帮助 3月5日完成烹饪活动需要随身帮助
任务排序	√		√				
视觉空间	√		√				
左/右辨别	√		√				
运动计划	√		√				
情绪调节和应对		√			√		3月4日,当康复对象完成精细活动挫败时,需要最少的提示和鼓励;3月5日,偶尔需要提示在 45 分钟内

功能性关节活动范围

日期	4/3/11		5/3				备注
完好=IN　损伤=IM	L IN IM	R IN IM	L IN IM	R IN IM	L IN IM	R IN IM	☑ 在以下所有的功能性活动中,如果 AROM 或 PROM 在功能范围内,请在这里标记(画圈标注 AROM,PROM 或两个一起)
梳头							
自我进食							
扣纽扣							
穿裤子的后部							
拉拉链							
系鞋带							
够到架子							
穿袜子							

图 10.1A(续)

感觉

日期	4/3/11		5/3				备注
完好=IN　损伤=IM	L IN IM	R IN IM	L IN IM	R IN IM	L IN IM	R IN IM	☑如果上肢感觉在功能范围内,请在这里标记
轻触觉							
疼痛(定位)							
温度觉							
本体感觉							
实体辨别觉							
其他							

视觉(感觉与知觉)

日期	4/3/11		5/3				备注
完好=IN　损伤=IM	L IN IM	R IN IM	L IN IM	R IN IM	L IN IM	R IN IM	☑ 如果视觉总体完整,请在这里标记 ☑ 如果需要矫正镜片,请在这里标记
视野							
视觉注意(例如忽略)							
视力(近距离)							
视力(远距离)							
视觉追踪							

肌力:指出肌力的等级

日期	4/3/11		5/3				备注
左边=L　右边=R	L	R	L	R	L	R	☑ 如果上肢、头、颈的肌力总在功能范围内,请在这里标记
头部/颈部							
肩关节屈曲							
肩关节伸展							
肘关节屈曲							
肘关节伸展							
旋后							
旋前							
腕关节伸展	WNL	WFL	WNL	WNL			
总体抓握	WNL	WNL	WNL	WNL			
捏力	35 lbs.	25 lbs.	37 lbs.	27 lbs.			Jamar 握力器 3 次取平均值
肌肉张力	WNL	WNL	WNL	WNL			

协调/耐力

日期	4/3/11		5/3				备注
左边=L　右边=R	L IN IM	R IN IM	L IN IM	R IN IM	L IN IM	R IN IM	☑ 如果上肢精细和粗大运动能力在功能范围内,请在这里标记
精细运动	√	√(IM)	√	√(IM)			扣纽扣和拨打电话困难
上肢粗大运动	√	√	√	√			
整体耐力(好,尚可,差)	尚可(对于评估)						在评估结束时康复对象主诉"很累",表示一天过后耐力会下降

图 10.1A(续)

表现技巧
功能性平衡

日期		4/3/11	5/3		备注
坐	静态	I(轮椅)	I		
	动态	Min A	I		床的边缘
站	静态	Min A	I		3月5日,当用一侧上肢稳定
	动态	Mod A	Min A		
步行	平坦路面	Mod A(物理治疗师报告步行20')	Min A(物理治疗师报告步行50')		
	不平坦路面	N/T	Mod A(物理治疗师报告步行20')		
弯腰		N/T	Min A		
携带物品		N/T	I(轮椅)Mod A 步行		
开关门					
伸手取物		Max A	Min A		

图 10.1A(续)

作业治疗初始评估

姓名:_____ 出生年月:_____ 发病日期:_____ 当天日期:_____
医学诊断:_____ 治疗诊断:_____
既往史:_____
预防:_____
作业简况/患病前的功能表现:_____
_____

作业领域:_____
_____
_____

ADL 状态	日期	日期	备注	IADL 状态	日期	日期	备注
进食/吞咽				照顾别人/抚养小孩			
自我进食				照顾宠物			
卫生/洗漱				沟通管理(如:书写,打电话等)			
穿上衣				社区移动			
穿下衣				财务管理			
大小便管理和用厕卫生				健康管理及维持			
床上移动				洗衣服			
功能性 AMB/运送物品				简单家务			
转移				餐点准备及清洁			
沐浴/盆浴				宗教仪式			
个人设备护理				安全及应急维持			
性活动				购物			

关键词缩写:	
独立:	I
监督:	S
待命协助:	SBA
少量协助:	Min
中等协助:	Mod
大量协助:	Max

图 10.1B

休息和睡觉	日期	日期	备注	功能性认知	日期	日期	备注
差:晚上睡眠后感觉休息不好,白天由于睡眠不足而导致疲劳,从而影响ADL。对接受良好睡眠卫生技巧的宣教的知识和遵从性不佳 尚可:睡眠足够在白天进行 ADL/IADL,但可以拥有更有效的睡眠。对睡眠卫生技巧的知识和遵从性良好 好:晚上睡眠后休息良好,精通和较好遵从良好的睡眠卫生技巧				☐ 对于 ADL/IADL,如果认知在功能范围内,请在这里标记			
教育(正式和非正式)				注意力			
受雇工作/志愿者				短期记忆力			
休闲活动				长期记忆力			
社会参与(社区,家庭,同辈)				解决问题的能力			
				安全意识			

个人因素	日期	日期	备注		日期	日期	备注
关节活动度 右上肢: 左上肢: 其他:				肌力 右上肢: 左上肢: 其他:			
感觉 右上肢: 左上肢: 其他:				肌张力 右上肢: 左上肢: 其他:			
精细协调 右上肢: 左上肢: 其他:				选择性肌肉运动和控制 右上肢: 左上肢: 其他:			
下肢功能				耐力			
听觉				视觉			

表现技巧	日期	日期	备注	功能性认知	日期	日期	备注
平衡 静态: 坐位: 站位:				感觉/知觉技巧(空间位置,身体意识,中线,忽略等)			
静态: 坐位: 站位:				情绪调节(行为,应对等)			

康复对象/家庭目标:

作业治疗/短期目标:

作业治疗/长期目标:

图 10.1B(续)

康复潜能:□ 差　　□ 尚可　　□ 好　　□ 非常好

作业治疗干预计划:＿＿＿＿＿＿＿＿＿＿＿＿＿＿＿＿＿＿＿＿＿＿＿＿＿＿＿＿＿＿＿＿＿＿＿

＿＿＿

频率/持续时间:

康复对象/家庭是否同意治疗计划和目标:□ 是　　　□ 否

治疗师签名:	日期:	再评估日期:	再评估日期:
医生签名:	日期:		

改编自 Smith,J.(2006).Documentation of occupational therapy services.In H.M.Pendleton and Schultz-Krohn(Eds),Pedretti's occupational thera-py:Practice skills for physical dysfunction(6th ed,p.127).St.Louis;Mosby Elsevier.

American occupational Therapy Association.(2008).Occupational therapy practice framework:Domain and process(2nd ed).American Journal of Oc-cupational Therapy Association,62,625-683.

图 10.1B(续)

另外,常用的评估表是家居管理检查表(home management checklist)(图 10.2)。

当回顾刚才介绍的评估表时,读者应当谨记,ADL 和 IADL 的评估和进展总结只是治疗干预的一部分。

必须注意的是,电脑病历记录已成为标准化的医疗记录方式[50]。电子医疗记录(EHR)这一术语在美国被广泛应用。EHR 是康复对象医疗表格的数字化/电子化版本,由提供者保存。作业治疗的病历记录也包括在 EHR 里面。

作业治疗部门家居管理检查表

姓名＿＿＿＿＿＿＿＿　　　　日期＿＿＿＿＿＿＿＿

地址＿＿＿＿＿＿＿＿　　　　年龄＿＿＿＿＿＿＿＿

角色＿＿＿＿＿＿＿＿

诊断＿＿＿＿＿＿＿＿＿＿＿＿＿＿＿＿＿＿＿＿＿＿＿＿＿＿＿＿

活动预防措施＿＿＿＿＿＿＿＿＿＿＿＿＿＿＿＿＿＿＿＿＿＿＿＿＿＿＿

家居环境描述

自己的房子＿＿＿＿＿＿＿　　公寓＿＿＿＿＿＿＿　　寄宿护理所＿＿＿＿＿＿＿

房间数量＿＿＿＿＿＿＿　　浴室描述＿＿＿＿＿＿＿

楼层数＿＿＿＿＿＿＿

楼梯＿＿＿＿＿＿＿

电梯＿＿＿＿＿＿＿

康复对象是否需要完成以下活动? 如果不需要,谁来完成? 发现对康复对象最重要的 IADL。

活动	是/否	谁来执行?	活动	是/否	谁来执行?
做饭			洗衣服		
服务			照顾孩子		
洗碗			家务管理		
购物			其他		

关键词缩写:

独立-I

监督下独立-S

待命协助-SBA

少量协助-Min

中等量协助-Mod

大量协助-Max

依赖-D

不适用-N/A

无法测试-NT

图 10.2　家居管理检查表(Courtesy Lorraine Pedretti,MS,OTR.)

做饭

日期				备注
使用水龙头				
手柄炉控制				
打开包装				
携带物品				
打开罐头				
打开罐子				
处理牛奶盒				
倒垃圾				
取出冰箱物品				
拿取橱柜里物品				
给蔬菜削皮				
安全切菜				
打鸡蛋				
使用电动搅拌器				
使用烤面包机				
使用咖啡机				
使用微波炉				
控制烤箱				
倒热水				

饭前准备/饭后清洁

日期				备注
铺桌子				
将物品搬运至桌上				
用洗碗机				
洗碗				
洗盆和盘子				
用抹布				
擦桌子				

清洁活动

日期				备注
从地上捡起物品				
擦去污渍				
铺床				
使用长柄拖把				
清除高处表面灰尘				
清除低处表面灰尘				
抹地				
扫地				
使用簸箕				
使用吸尘器				
清洁浴缸和厕所				
更换床单被褥				
提一桶水				
携带清洁用具				

图10.2(续)

洗衣/清洗活动

日期				备注
手洗衣物				
拧干衣物				
晾晒衣物				
将衣物送到洗衣机和烘干机及取出				
电器控制				
使用洗衣机				
从烘干机取回衣服				
熨烫				

繁重的家务活动

日期				备注
清洁炉灶和烤箱				
清洁冰箱				
购物				
收拾食品杂物				
清洗窗户				
更换灯泡				
清洗浴缸和马桶				
维护烟雾报警器				
回收/堆肥				

其他家务活动

日期				备注
取报纸				
取邮件				
喂宠物				
清洁宠物垃圾				
宠物室内外活动				
控制恒温器				
使用剪刀				
给植物浇水				

购物

日期				备注
准备购物清单				
选择合适的物品				
在商店中查找物品				
在商店有需要时请求帮助				
够取商店中的物品				
推推车				
在商店用现金、ATM、支票付钱				
在预算内采购				
将杂货或购买的物品放好				

家居改造建议：_____

_____

_____

_____

_____

_____

_____

_____

_____

图 10.2(续)

工具性日常活动

家居管理评估

　　家居管理活动的评估与自我照顾活动相似。首先，与康复对象交谈，并让其描述家居状况、以前和现在的家居管理责任，以及回家后需要完成及想要完成的活动。假如康复对象有沟通或认知障碍，可从康复对象可靠的朋友和家人处获取相关信息。另外，我们可根据活动清单表上的相关活动，来询问康复对象完成各项任务的能力，会谈后增加一个表现评估，并在治疗机构里的 ADL 厨房或公寓里，或者（可能的话）在康复对象的家里进行一个作业表现评估，那么评估会显得更加精准、有意义。另外，有评估康复对象完成 IADL 活动时执行技能的标准化评估工具，如：执行功能表现测试（executive function performance test，EF-PT）[16,41]。也有通过具体的 IADL 任务来评估家居管理的能力的评估工具，如：家居管理检查表（图 10.2）。

　　治疗师应该选择与康复对象的能力与限制相符的活动，并做好安全防范措施。最初的任务应该简单、安全，只有 1~2 个的步骤，如：擦洗盘子、擦桌面、开关水龙头。随着评估进展，任务可有复杂性的升级，并包含安全防范措施，例如：制作三明治、煮咖啡、给地毯吸尘等。以 Anna 为例，开始的任务可能包含制作三明治和使用微波炉，因为使用手动轮椅在她家生活是一个新的体验，需要采取坐位替代站立位来完成活动。当 Anna 可以使用轮椅在家完成这些活动之后，作业治疗师将观察厨房的环境，并给予改良建议，如：重新布置厨房环境、安全技能、转移物品和简化任务的方法。

　　家居管理技能适用于妇女、男性、（有时）青少年和儿童。康复对象可能是独居，或者与其他人一起共同承担家居管理职责。在一些家庭里，躯体功能的残疾发生后必然导致角色的反转。在 Anna 的例子里，她表明，自己想要参与到以前的家居管理活动当中，并最终回归工作。Anna 的作业治疗师会与她一起合作，并依据她的优先顺序来介入所需完成的家居活动。等到 Anna 可以更加独立地完成任务，她的母亲或者丈夫便可以根据 Anna 的情况来承担部分的任务。

　　假如康复对象是独居，出于安全和独立性考虑，基本的 ADL 和 IADL 技能是必需的。Lysack[54]研究了 122 名来自城市的、独居的非裔美籍妇女，她们有初级的康复条件，如 CVA 或者髋关节置换。研究者主要研究对象出院后 3 个月和 6 个月的 FIM 评分，在电话回访中，他们发现，其中 5 项 ADL 活动（进食、修饰、如厕、穿衣和洗澡）的独立性明显与独居生活状态相关。

同一研究中，在出院后 6 个月，9/10 的 IADL 活动显著与独居状态相关，其中 4 项活动（电话使用、服药、财务管理和食物准备）尤其显著。

　　研究数据提示，对改善功能的投入是值得的，功能表现可影响独居生活状态。另外的发现是，由于关注作业活动领域，如 ADL 和 IADL 活动，被包括在作业治疗实践领域里面，更加凸显出作业治疗介入的重要性。作业治疗师能够通过家居管理能力评估，来评估个人在家独居生活的潜力。例如像 EFPT 这样的评估工具，可以被用于帮助判断个人在家独居是否安全，或者帮助判断个人完成某些 IALD 任务需要多少协助[16,41]。一个患有永久残疾的儿童会长大和发育成熟，独立生活的需求也逐渐增长，因此也需要考虑进行 IADL 技能的评估和训练。

家居环境评估

　　美国作业治疗师学会代表会议的意见书中，关于复杂环境改造，坚持认为：对于人们完成日常作业活动的环境的评估和复杂改良的提供，属于作业治疗实践的范畴[66]。人们完成许多作业活动的最重要的场所之一便是家[24]。进行家居评估，通常是为了更好地帮助康复对象适应从治疗场所到家的环境转变，或者为了康复对象在已经居住的住所内，优化作业表现至最佳水平。家居评估可以有不同的服务目的，作业治疗师可以是为了安全和可及性进行评估，也可以是评估康复对象在家的功能状态和提供照顾者培训。

　　在与康复对象或照顾者的首次面谈中，作业治疗师必须要了解康复对象最终会回归的家居环境。例如，在 Anna 或者 Hayes 女士的康复对象中，作业治疗师应该最开始就了解康复对象是居住在没有电梯的 2 层楼公寓里，还是居住在平房里。

　　当康复对象即将从治疗机构出院时，治疗师可能需要进行家居评估以促进康复对象在生活环境里的最大独立性。其他专业人员也可以提出环境改造的建议，但是通常还是由作业治疗师提供相关建议[73]。Stark[77]发现，作业治疗师提供的家居环境改造介入方案比其他专业人员提供的相关方案在减少老年人跌倒发生和改善功能方面成效更大。

　　美国作业治疗师学会的文件"关于家居改造的研究机会圆桌会议"指出，将来的研究将朝着可被进一步深入研究的领域，并且要有强有力的证据表明作业治疗师在这个领域作出了重要的贡献[7]。

　　有与躯体功能障碍康复对象工作的丰富经验的作业作业治疗师可常规提供建议，但是作业治疗师也可专注在这一实践领域里深入发展,并参与专业培训[66]。想要提供环境改造建议的作业治疗实践者,必须确保自己是受过专门培训的。例如,一个没有受过专业培训的作业治疗师不可以建议 Anna 的家人拆墙或者做结构性的改造。作业治疗师必须遵从作业治疗伦理规范和伦理标准[5]。

在进行家居环境评估之前,作业治疗师必须认识到他们将需要对康复对象的其他能力进行评估。Chase 和 Christianson[22] 指出"关于家居环境的选择权属于康复对象,这对于他们而言尤其重要",另外,他们也提到,家居环境并非只有物理环境因素,情绪也是它的一部分[22]。很重要的是,作业治疗师在整个家居环境评估中要记住这一点,并采取"以康复对象为中心"的策略。研究表明在提出家居改造建议时需遵守该理念[90]。

并不是每一个在机构介入的康复对象都需要进行家居环境评估(这个观点稍后讨论)。家居评估可以提供给家人改造清单及需要的耐用医疗设备(durable medical equipment,DME)以最大化家居安全性和独立性(框 10.3)。它帮助治疗师了解康复对象即将回归的物理、文化和社会环境,以便制订出与移动、ADLs 和 IADLs 相关的、切实有效的治疗目标和方法。对于可及性的不充分或者不正确的信息,可能导致错误地预定设备,并最终有损康复对象安全性和潜在的更大独立性。

框 10.3　耐用医疗设备(DME)

1. 可以经得起反复使用的设备("耐用"和"持久")。
2. 主要和通常用于服务医疗目的。
3. 一般不用于无疾病或损伤的人群。
4. 适合在家使用。

在美国,作业治疗通常建议的 DME 包括:医疗床、坐便椅、洗浴设备和升降装置(用于转移)。其他专业人员可能会建议他们专业领域的 DME,例如助行器、药物输液泵和血糖检测仪等。

摘自美国社会保障管理局网站[89]:http://secure.ssa.gov/poms.nsf/lnx/0600610200 和联邦医疗保险网站[86]:http://www.medicare.gov/coverage.durable-medical-equipment-coverage.html.

家居评估应该在康复对象的移动能力已经稳定、且接近出院水平的时候进行。与物理治疗师一起合作来评估康复对象的转移能力与潜力,判断进行家居评估的必要性与时机很重要。例如,假如物理治疗师报告康复对象在出院时首选步行,与康复对象出院时以轮椅代步为主,那么在家居改造的建议将有很大不同。

理想情况下,作业治疗师可以和物理治疗师一起完成家居环境的评估。在进行家访时,康复对象、主要照顾者与家人都应该在场。然而,若是将康复对象带到现场的方法不可行,可以选择使用轮椅或者其他需要的辅助器具。另外,由于预算、时间因素、报销问题可能不允许两个专业人员同进行家访,甚至无法进行家居探访。

假如家访不能在出院之前进行,应该进行环境审核,使用包括了潜在环境危险因素的评估表[77,78]。康复团队和康复对象及其家人确认他们最关切的问题,并制订应对计划。针对快速的家居审核评估表,Stark[78] 列举了家居跌倒和意外筛查工具(home falls and accidents screening tool,home FAST[55])。图 10.3 展示了可由康复对象或者家人完成的家居安全检查表。家人或者照顾者可以通过拍照、测量家居环境或者画出平面图等方式呈现。图 10.4 展示了需由作业治疗师完成的家居环境评估表。

在康复对象的实验家访(家访必须经过保险公司的允许)之后,可以通过与康复对象及其家人的面谈获取大部分信息,我们可以在实验家访期间,指示康复对象及其家人完成家访清单、提供照片或者房间和布局的示意图。在实验家访期间,康复对象提出的问题应当进行讨论,并提出必要的解决方案。假如无法在康复对象住院期间进行家居评估,家居评估也可转介给家居健康代理机构,由他们来提供家居健康服务。

在进行家居评估之前,应当与康复对象和家人进行面谈,了解他们的期望、康复对象在家中和社区需要承担的角色。家人对残障的价值观或者文化背景可能会影响对康复对象的角色期待以及康复对象的独立性是否受到鼓励。也需要了解他们对家居环境改造的意愿。在实际家访前,需要清楚地向康复对象及其照顾者进行解释家居评估的目的和程序。

在疾病或者损伤之后首次返家(可能是在家居评估时),相关成员(尤其是康复对象本身)会充满情绪,这是可以理解的。作业治疗师在进行家居评估之前——特别是康复对象在场时——非常重要的一点是,治疗师需了解评估的房子对于康复对象而言是否为全新环境或是否已经发生剧烈的家居环境变化。例如,假如 Anna 在意外之前住在一个两层的公寓里,她的家人可能不得不搬到一个一层楼的房子里。或者 Anna 的母亲将搬到她家来照顾她和外孙女,房间可能进行了调换,家居和物品可能改变了位置。提前知道这些,可以帮助作业治疗师和其他康复团队成员有所准备,在需要的时候给予康复对象情感支持。

家居安全检查表

　　协助防止跌倒:使用这个清单来对工作任务进行优先排序。留下这个清单的复印件给康复对象家人,以便能帮助康复对象进一步改善功能。标注:32 英寸(1 英寸=0.025 4 米)的门宽是针对人的平均身材,假如轮椅或设备的整体宽度大于 28 英寸(1 英寸=0.025 4 米),则门的宽度应该是 34~36 英寸(1 英寸=0.025 4 米)之间。

1. 外部入口和出口

- 在入口区域增加照明。
- 在楼道两侧安装扶手。
- 门上安装杠杆把手;双螺栓锁。
- 安装斜坡,无台阶,无门槛。
- 必要时可安装可移动屏幕和防风门。
- 推开门时有位置放包裹。
- 在门外部安装窥探洞,高度符合移动设备。
- 修整过道上的坑、不平整处。
- 对过道或斜坡表面进行防滑处理。
- 增加斜坡:
  长度＿＿＿＿＿＿＿＿＿＿＿＿
  宽度＿＿＿＿＿＿＿＿＿＿＿＿
  扶手＿＿＿＿＿＿＿＿＿＿＿＿
  平台尺寸＿＿＿＿＿＿＿＿＿＿

2. 室内门、过道、楼梯

- 使卧室之间通道畅通。
- 应在楼梯顶部和底部梯级采用颜色对比或质感改变。
- 安置杠杆门把手。
- 安装摆动无阻铰链(swing-clear set hinges)来扩宽门,最小宽度:32 英寸(1 英寸=0.025 4 米)。
- 安装倾斜的门槛(最高 1/2 英寸)(1 英寸=0.025 4 米)。
- 将台阶表面改成防滑表面或增加防滑处理。
- 修整或安装楼梯两侧扶手。
- 清理杂物。

3. 浴室

- 安装摆动无阻铰链来扩宽门道,最小宽度:32 英尺(1 英尺=0.304 8 米)。
- 安装安全加固壁板,并且在马桶、盆浴和淋浴装置旁安装扶手。
- 安装可调高度的淋浴喷头。
- 在浴室/淋浴房安装防滑带。
- 采用双面胶带来固定地垫,增加浴室安全性。
- 通过使用马桶便携座圈或加高马桶底座来增加马桶高度。
- 调整冲洗手柄或者安装冲洗感应器。
- 调整或者重新摆放厕纸盒的位置。
- 弧形的台面边角以确保安全。
- 隔离暴露的热水管。
- 将水池下的柜门和架子去除,来增加水池下坐位膝盖摆放的空间。
- 安装适合站立位或坐位的镜子。
- 安装高质量不刺眼的灯。

图 10.3　居家安全检查表(Adapted from Rebuilding Together:*www. rebuildingtogether. org/downloads/home-safety-checklist. pdf*; from Ralph K Davies Medical Center:Occupational/physical therapy home evaluation form,San Francisco,1993;and Alta Bates Hospital:Occupational therapy home evaluation form,Albany,CA,1993.)

4. 厨房
- 增加水槽、灶台等处的工作照明
- 安装 D 型橱柜门把手
- 安装可调节搁架,以增加储物柜上部的可达性
- 通过安装拉出装置,增加柜台下存储空间的可达性
- 如果热水管暴露在外,则对其进行隔热处理
- 在烤箱附近安装隔热面
- 在操作台前面安装开关和插座
- 安装压力平衡,温度调节的杠杆式水龙头
- 通过移除门或搁板,在工作台下方留出腿部空隙
- 为视力低的人提高橱柜和台面边缘的颜色对比度
- 为视力低的人增加触觉和颜色对比控件
- 将微波炉移至可触及的工作面
- 根据当前使用的移动设备和功能情况,将经常存放的物品安排在容易拿取的地方

5. 起居室,餐厅,卧室
- 重新布置家具摆放来扩宽或清空室内通道。
- 用双面胶带固定地毯边缘。
- 去除移动的地毯。
- 通过加高家具腿来改善桌子和椅子的进出可及性。
- 使用有扶手的床或椅子。
- 在床和椅子旁安装电话插孔。
- 加大灯开关或安装触摸控制式开关。
- 安装可调节的壁橱杆、架子和照明,以改善存储可及性。
- 安装连在椅子和沙发上的垂直扶手杆。
- 使用腿延长产品将家具提升到合适的高度。
- 使用木头、瓷砖、低强度地毯将地面统一铺平。

6. 洗衣房
- 为分类整理衣服搭建一个柜台。
- 调整晾衣绳到方便的高度。
- 重新布置洗衣电器。
- 使用拾物器。

7. 电话和门
- 在床、椅子和沙发附近安装电话插孔。
- 针对视觉和听觉障碍的康复对象,安装闪光灯和声音扩大器来提示门铃被按响。
- 在可够到的高度安装邮箱。

8. 储藏室
- 在储藏室内安装照明灯。
- 安装可调式的壁橱杆和架子。
- 安装双折叠门。

9. 窗子
- 在容易抓握的、合适的高度安装扶手和锁。

10. 电插座和控制
- 安装灯具固定架和插座。
- 在楼梯底部和顶部安装开关。

11. 热,空气,光,安全,水温,一氧化碳控制
- 安装烟雾/一氧化碳探测器,灭火器。
- 增加居民使用环境控制系统的可及性。
- 确保建立在安全温度(120 华氏度,49 摄氏度)的水温以免被烫伤。

(美国消费品生产安全委员会, Tap water scalds, Document # 5098 retrieved from http://www.cpsc.gov/cpscpub/pubs/5098.html on August,26,2010)

图 10.3(续)

家居评估表

姓名 _____ 日期 _____

地址 _____

角色 _____

诊断 _____

住在家中的人数 _____

当前的移动状态　　　　☐ 独立　　　　　　☐ 需要协助　　　　　☐ 依赖的

用于家庭的移动设备:　　☐ 能移动、不需设备　☐ 助行器　　　　　☐ 拐杖

　　　　　　　　　　　　☐ 电动轮椅　　　　☐ 手动轮椅

外部

家庭地点: _____

房屋类型　　　　　　　☐ 自家房　　　　　　☐ 移动房屋

　　　　　　　　　　　☐ 公寓　　　　　　　☐ 寄宿护理所

楼层数　　　　　　　　☐ 一层　　　　　　　☐ 错层　　　　　　☐ 两层

车道表面　　　　　　　☐ 倾斜　　　　　　　☐ 平坦

　　　　　　　　　　　☐ 水平　　　　　　　☐ 粗糙

车道是否可调整以适合
　当前的移动设备?　　☐ 是　　　　　　　　☐ 否

　车库是否可进入?　　☐ 是　　　　　　　　☐ 否

入口

可通过的入口　　　☐ 前面　　　　　　　☐ 侧面　　　　　　☐ 后面

台阶　　　　　　数量 _____

　　　　　　　　每级高度 _____

　　　　　　　　宽度 _____

　　　　　　　　深度 _____

有扶手吗?　　　　　　☐ 有　　　　　　　　☐ 无

如果有,在哪?　　　　☐ 左　　　　　　　　☐ 右

扶手距离台阶表面的高度? _____

如果不是,有多少空间有扶手? _____

台阶着陆处可以调整吗?　☐ 是　　　　　　　☐ 否

简要描述台阶着陆处的问题:

_____

_____

_____

图 10.4 家居评估表(改良自 Ralph K Davies 医疗中心:作业治疗/物理治疗家居评估表,旧金山,1993;和 Alta Bates 医院:作业治疗家居评估表,奥尔巴尼,CA,1993.)

斜坡　　□ 有　　　　　　　　□ 无

□ 前面　　　　　　□ 后面

高度 ＿＿＿＿＿＿＿＿＿＿＿＿

宽度 ＿＿＿＿＿＿＿＿＿＿＿＿

长度 ＿＿＿＿＿＿＿＿＿＿＿＿

(斜坡处)有扶手吗?　　□ 有　　　　　　　　□ 无

如果有, 扶手的位置在哪里?　□ 左边　　　　□ 右边　　　　(扶手)高度 ＿＿＿＿＿＿＿＿＿＿

斜坡目前的情况 ＿＿＿＿＿＿＿＿＿＿＿＿＿＿＿＿＿＿

如果没有斜坡, 多少空间是可通过的? ＿＿＿＿＿＿＿＿＿＿＿＿＿＿

给定 1 : 12 的斜率, 斜坡的长度应该是? ＿＿＿＿＿＿＿＿＿＿＿＿＿＿

走廊

宽度 ＿＿＿＿＿＿＿＿＿＿＿＿

长度 ＿＿＿＿＿＿＿＿＿＿＿＿

与门槛在同一水平?　　□ 是　　　　　　　　□ 否

走廊是否有灯?　　　　□ 是　　　　　　　　□ 否

门

宽度 ＿＿＿＿＿＿＿＿＿＿＿＿

门槛高度 ＿＿＿＿＿＿＿＿＿＿

是否可调整?　　　　　□ 是　　　　　　　　□ 否

□ 门朝外开

□ 门朝内开

□ 滑动门

门锁是否完好?　　　　□ 是　　　　　　　　□ 否

使用当前的移动装置
可以够到门锁吗/当前
情况下可被安全锁上
和打开?　　　　　　　□ 是　　　　　　　　□ 否

门把手的类型?　　　　□ 杠杆形　　　　　　□ 圆球形

内部

起居室
家具是否布置得适合
目前移动状态, 以便
安全操作?　　　　　　□ 是　　　　　　　　□ 否

经常使用的家具/椅子的高度 ＿＿＿＿＿＿＿＿＿＿＿＿＿＿＿＿

地板的类型: ＿＿＿＿＿＿＿＿＿＿＿＿＿＿＿＿

坐在起居室里是否可以
控制电视, 电话, 灯光?　□ 是　　　　　　　□ 否

备注: ＿＿＿＿＿＿＿＿＿＿＿＿＿＿＿＿＿＿＿＿＿＿＿＿

图 10.4(续)

门厅/走廊

目前使用的移动设备
可以在走廊里使用?　　　□ 是　　　　　　　□ 否

走廊宽: _____

适合目前的移动
状态吗?　　　　　　　□ 是　　　　　　　□ 否

门宽: _____

适合目前的移动
状态吗?　　　　　　　□ 是　　　　　　　□ 否

有急转弯吗?　　　　　□ 是　　　　　　　□ 否

有台阶吗?　　　　　　□ 是　　　　　　　□ 否　　　　数量 _____

有扶手吗?　　　　　　□ 是　　　　　　　□ 否

如有, 在哪个位置?　　□ 左　　　　　　　□ 右　　　　高度 _____

照明: 开关在目前移动状态下
可以够取的范围内吗?　□ 是　　　　　　　□ 否

卧室

　　　　　　　　　　　□ 单人　　　　　　□ 共用

可以存放目前的移动
设备吗?　　　　　　　□ 是　　　　　　　□ 否

地面覆盖的类型? _____

门:

宽度: _____

门槛高度: _____

可调整吗?　　　　　　□ 是　　　　　　　□ 否
　　　　　　　　　　　□ 朝里开　　　　　□ 朝外开

床:

　　　　　　　　　　　□ 单人床　　　　　□ 双人床　　　　□ 大号床
　　　　　　　　　　　□ 特大号床　　　　□ 医用床

总体高度 _____

目前的移动情况安全
和可及吗?　　　　　　□ 是　　　　　　　□ 否

如需使用医用床,可以
放进房间吗?　　　　　□ 是　　　　　　　□ 否

从床上能够控制电视、
电话、灯吗?　　　　　□ 是　　　　　　　□ 否

衣物:

目前移动状态下可以
够到衣柜抽屉吗?　　　□ 是　　　　　　　□ 否

能够拿到衣柜(较高和
较矮)里的所有物品吗?　□ 是　　　　　　　□ 否

衣柜是否有足够的照明?　□ 是　　　　　　　□ 否

补充意见: _____

图 10.4(续)

卫生间	☐ 私人的	☐ 共用的	
门:			
宽度: _____			
弹簧/铰链	☐ 朝内	☐ 朝外	
目前移动状态下能够 关门吗?	☐ 是	☐ 否	
门槛高度: _____			
可调整吗?	☐ 是	☐ 否	
浴盆/淋浴间	☐ 盆浴/淋浴结合	☐ 淋浴间	☐ 只有浴盆
从地面到浴缸边缘的高度 _____			
浴缸内底部到其边缘的高度 _____			
浴缸内部的宽度和长度	宽度 _____	深度 _____	
玻璃门?	☐ 是	☐ 否	
	☐ 滑动	☐ 摆动	☐ 朝内开　☐ 朝外开
门宽: _____			
手握式淋浴喷头?	☐ 是	☐ 否	
水龙头控制类型?	☐ 二杠杆	☐ 单杠杆	☐ 圆头
使用者是否坐位下能够 够到水龙头?	☐ 是	☐ 否	
目前移动状态下能够安全地 进出浴盆和淋浴间吗?	☐ 是	☐ 否	
下面这些设备目前在家里在 使用吗?	☐ 淋浴椅	☐ 浴缸转移凳	☐ 三合一坐便椅
	☐ 淋浴/浴盆滑动系统	☐ 电动浴缸起吊机	☐ 淋浴坐便椅
是否有空间让照顾者进行协助?	☐ 是	☐ 否	
洗手盆:			
高度: _____		☐ 开放式的(没有柜子)	
水龙头类型: _____		☐ 封闭式的(下面有柜子)	
目前移动状态下 能够伸够、使用 水龙头和洗手池?	☐ 是	☐ 否	
镜子高度 _____			
坐位下的高度合适吗?	☐ 是	☐ 否	
目前移动状态下架子 能够够到吗?	☐ 是	☐ 否	
热水管隔热了吗?	☐ 是	☐ 否	
水龙头控制类型?	☐ 二杠杆	☐ 单杠杆	☐ 圆头
坐位或者站立位能够 够到电源插座?	☐ 是	☐ 否	
对于卫生间杂乱和布置的补充意见: _____			

图 10.4(续)

马桶:

距离地面高度 _____

手纸的位置 _____

马桶到侧壁的距离　　　左侧 _____　　　右侧 _____

扶手杆:　　　□ 是　　　　　　　　　　　□ 否

位置 _____

意见(说明): _____

_____

目前洗手间
使用的设备　　　□ 加高马桶座圈　　　□ 马桶安全扶手　　　□ 三合一坐便器

　　　　　　　　□ 扶手　　　　　　　□ 坐浴盆

厨房

门:

宽度 _____

门槛高度 _____

可调整?　　　□ 是　　　　　　　　　　　□ 否

火炉:

高度 _____

控制键的位置　　　□ 前面　　　　　　　□ 后面

当前移动状态下可触及
并操作控制键/炉子?　　　□ 是　　　　　　　□ 否

烤箱:

从地板到烤箱门铰链和门把手的高度 _____

烤箱的位置 _____

烤箱旁边是否有平
台放置从烤箱中
取出的热食?　　　□ 是　　　　　　　□ 否

微波炉:

从地板到微波炉门铰链和门把手的高度 _____

微波炉的位置 _____

微波炉旁边是否有
平台放置从微波炉
中取出的热食?　　　□ 是　　　　　　　□ 否

洗手盆:

洗手盆下面的空间是否
适合轮椅进入?　　　□ 是　　　　　　　□ 否

水龙头开关控制类型　　　□ 双杆　　　　　□ 单杆　　　　　□ 圆形

坐位下是否能触及水
龙头吗?　　　□ 是　　　　　　　□ 否

热水管是否隔热?　　　□ 是　　　　　　　□ 否

图 10.4(续)

橱柜:

操作台高度?_____

目前移动状态坐位下是否能 使用橱柜?	□ 是	□ 否
操作台下面是否有容纳膝的 空间?	□ 是	□ 否

冰箱:

类型:	□ 并列	□ 冷冻层在顶部	□ 冷冻层在底部
门铰链在	□ 左侧	□ 右侧	
是否能够够取冰箱里的所有 架子?	□ 是	□ 否	
是否能够取冷冻层里的所有 架子?	□ 是	□ 否	

开关/插座:

目前移动状态下是否能够 取到?	□ 是	□ 否

照明:

厨房操作区域是否足够?	□ 是	□ 否

餐桌:

距离地面高度_____

桌下是否能容纳轮椅?	□ 是	□ 否

备注:_____
_____

洗衣

门:

宽度_____

门槛高度_____

是否可调整?	□ 是	□ 否
台阶:	□ 是	□ 否

数量_____

高度_____

宽度_____

有扶手吗?	□ 是	□ 否	
如有,在哪里?	□ 左侧	□ 右侧	高度_____
洗衣机:	□ 顶部加载	□ 前侧加载	
使用者是否能伸够到控制键 和从洗衣机内部拿出衣服?	□ 是	□ 否	
干衣机:	□ 顶部加载	□ 前侧加载	
使用者是否能够取到控制键 和从洗衣机内部拿出衣服?	□ 是	□ 否	

备注:_____
_____

图 10.4(续)

安全性

移动的地垫	☐ 是	☐ 否
位置 _____		
康复对象或者家人愿意扔掉吗?	☐ 是	☐ 否
水温		
水温是否设置在120华氏摄氏度?	☐ 是	☐ 否
电话		
类型	☐ 可编程　　☐ 无线　　☐ 移动	
	☐ 带底座	
坐在椅子上可以够到?	☐ 是	☐ 否
躺床上可以够到?	☐ 是	☐ 否
能够取到电话,拨号和听电话?	☐ 是	☐ 否
紧急电话粘贴在旁边或者被编入电话?	☐ 是	☐ 否
位置 _____		
邮箱		
能够取到和清空?	☐ 是	☐ 否
位置 _____		
门铃		
能够识别来访者吗?	☐ 是	☐ 否
能够听到门铃吗?	☐ 是	☐ 否
恒温器		
能够取到控制键?	☐ 是	☐ 否
位置 _____		
电插座/开关		
插座高度?_____		
电线是否存在危险?	☐ 是	☐ 否
窗帘		
目前移动状态能打开吗?	☐ 是	☐ 否
窗户/门		
目前移动状态能打开吗?	☐ 是	☐ 否

图 10.4(续)

不理想的地面/地板	☐ 是	☐ 否
位置_____		
尖锐边缘的家具?	☐ 是	☐ 否
位置_____		
灭火器	☐ 是	☐ 否
位置_____		
烟雾探测器	☐ 是	☐ 否
位置_____		
康复对象能够听到并理解烟雾 报警器的作用?	☐ 是	☐ 否
有枪:	☐ 是	☐ 否
锁上的?	☐ 是	☐ 否

房屋状况补充:

清洁状况:_____

失修:_____

杂乱:_____

影响健康的问题:_____

现有设备:	☐ 浴椅	☐ 转移浴缸凳	☐ 三合一坐便器
	☐ 淋浴/坐便器滑动装置		☐ 电动浴缸起吊机
	☐ 马桶增高垫	☐ 马桶安全扶手	☐ 扶手安装
	☐ 浴缸安全扶手	☐ 淋浴坐便椅	☐ 站立倾斜椅
	☐ 带扶手医疗床	☐ 自滑梯	

其他设备/及其状况(如:租借的、失修……):_____

_____

问题:_____

_____

改造建议:_____

_____

建议的设备:_____

_____

康复对象/家人愿意做改造:	☐ 是	☐ 否
康复对象/家人能够做改造:	☐ 是	☐ 否

经费限制:_____

转介需要:_____

补充:_____

图 10.4(续)

家访时，若康复对象在场，应该预备充足的时间，以便康复对象可以展示需要的功能性移动技能，治疗师可以选定自我照顾与家居管理活动，要求康复对象在实际的家居环境中执行。评估时，康复对象应该使用他（她）习惯使用或期望使用的移动辅具或其他任何辅具。例如，Anna 和 Hayes 女士可能会被要求在家里驱动手动轮椅四处移动，以发现她们会遇到的通道障碍。治疗师则需要携带卷尺以测量门宽、阶梯高度、床的高度，以及其他空间尺寸。在获得许可的情况下，治疗师可以在评估时拍照记录，为后续解决问题作参考，如安全设备、适合的辅具和家居改造。

在调查房间的总体布局、家具和家电时，治疗师可以进行必要的测量。图 10.4 提供了记录关键测量数据的一种记录形式。描绘房间配置与尺寸是非常有益处的，可为后续的家居评估检查表作参考资料（想要了解更多的标准化评估工具，请参考 Letts[51]，Anemaet[8] 和 Stark[78]的相关文献）。三个常用的标准化的家居安全评估工具是：功能安全和家居安全评估（SAFER）[63]，Westmead 家居安全评估（WeHSA）[26]和 Housing Enabler[46]。然而，研究者发现这三个常用的评估工具并不能很好地评估低视力人群的家居环境问题[14]。

接下来，康复对象展示功能性移动技巧，主要是自我照顾活动和家居管理活动。康复对象使用通道进出住宅的能力、上下汽车（如果会被使用到）的转移应当包括在家居评估中。

在作业表现评估中，治疗师应该观察安全因素、移动的难易程度与表现、环境的限制。假如康复对象进行转移或其他活动需要协助，应当给予照顾者适当的指导。另外，还需要指导康复对象如何在狭小空间里提高可操作性、简化任务的技巧。

案例研究

Hayes 女士

Hayes 女士是一名 79 岁的女士，患有脑栓塞，2 个月前导致左侧脑血管意外（CVA）。她和丈夫在一个简朴的房子里生活了 45 年。在 CVA 发生前，Hayes 女士很活跃，在一个当地的慈善旧货店每周做志愿服务 10 个小时，并照顾患有糖尿病和视力不佳的丈夫。Hayes 女士需要协助其服药和做饭，但是他的移动能力、认知能力是完好的，在 ADL 活动方面是独立的。Hayes 女士可独立完成所有的室内家居管理活动及支付两人账单。他们聘请了一名园丁，但她还是更喜欢亲自栽培盆栽植物。

CVA 发生后，Hayes 女士在急性康复住院部住了 3 周。她在康复机构的时候，作业治疗师进行了一次家居评估（见下面的部分——家居评估）。Hayes 女士及家人遵从作业治疗师的建议，做了简单的家居改造，以增加了她回家生活的安全性和独立性。

CVA 导致了共济失调步态、轻度的构音障碍（言语不清）、吞咽障碍（吞咽缺陷），以及轻度的右侧偏瘫（无力）。Hayes 女士被转介至门诊作业治疗部，进行 ADL 和 IADL 的评估和训练，以及吞咽障碍的治疗。

初次面谈是与 Hayes 女士和她丈夫一起进行的，建立她的作业概况。Hayes 女士表达了自己的担忧，由于她的 5 个孩子都生活在距离他们 5 小时车程的地方，她不知道自己和丈夫该怎么办。她的孩子通过代理机构雇了几个照顾者轮班、24 小时陪着他们。两人面对回归独立生活感到焦虑，同时也不想给孩子造成经济负担。

基于 Hayes 及其丈夫提出的优先事项和问题，作业表现分析包括执行功能表现测试（EFPT）[41]和 ADL 表现评估。初次作业表现评估在第一次见面的 1 小时里进行，EFPT 在第二次见面时进行。

在初次评估时，Hayes 女士 15 分钟后就变得坐立不安，但在少量的引导下她又可以专注于面谈活动。在评估中，她还表现出挫折耐受力下降，针对她完成有困难的 5 项运动任务，她需要少量的鼓励才能继续完成。Hayes 女士进食（由于吞咽障碍，遵医嘱只吃软食）、基本清洁、坐位修饰和如厕活动是独立的。在轮椅-床、轮椅-马桶的转移过程中需要监督，但是在转移到浴凳时需要少量协助，因为偶尔会失去平衡，还需要帮助准备和安全提示。她在穿上衣、洗澡时需要少量协助，在穿裤子时需要中等量协助。她写字、打电话、使用钥匙有困难。她在步行 20 英尺（1 英尺 = 0.304 8 米）远的距离时，需要使用四脚手杖和中等量的协助，使用轮椅可以在室内平坦的路面移动。她的视野完好，也没有视空间障碍。她的左上肢肌力和关节活动度都在正常范围内（WNL）。她的右上肢近端肌力在正常范围内（WNL），但是使用握力计测试时轻微减弱，右上肢关节活动度在正常范围内（WNL）。双上肢的肌肉张力在正常范围内（WNL）。她右手的协调性轻度受损，在按电话按键和穿鞋时存在中等程度困难。她在辅助稳固支持面的时候可以站立，但由于平衡功能轻度受损，无法在站立下使用手完成活动。

使用 EFPT 评估的结果显示，做饭的组织和账单支付有明显的障碍，需要中等程度的协助。结果提示，在服药和电话使用上，Hayes 女士需要少量协助。

吞咽评估提示，中等程度的舌协调受损，轻度的吞咽延迟。Hayes 女士已经改良了她的饮食，选择质地非常柔软的食物和轻度黏稠的液体。

Hayes 女士忍耐着完成了整个作业治疗评估，但在评估结

案例研究（续）

Hayes 女士

束时表示"我很累，"她报告说她的耐力在 CVA 之后降低了，特别在一天快结束的时候明显。她说在下午晚些时候"我记住事情和保持注意力很困难"。当询问到睡眠时，Hayes 女士表示"太多事情在脑子里"，腿也不舒服。所以她入睡困难，夜间会醒过来，醒过来之后很难再入睡。她报告睡眠障碍要比 CVA 的问题更加严重。

Hayes 女士对于准备简单食物、完成基本的自我照顾活动的动机很强烈，且她有潜力，洗澡除外，因为洗澡她需要监督。她很想在 ADL 和 IADL 方面尽可能地独立，想要承担起照顾丈夫的职责。她认为右手已经变得更有力了，但是恢复的时间超过了她的预期让她有些沮丧。她希望最终可以重拾她的休闲活动。

进展报告

Hayes 女士每周进行 2 次作业治疗，持续 6 周。整个治疗过程中积极配合，除了对于持续存在的共济失调步态、需要使用手动轮椅进行转移，让她感到沮丧。治疗主要针对在穿下衣、浴盆转移、帮助改善吞咽功能的口肌运动训练、睡眠健康技巧指导和简单的食物制作等方面。由于照顾者开车载 Hayes 女士和她丈夫去作业治疗部门，所以治疗师已经训练了照顾者如何在 ADL 活动中帮助 Hayes 女士更加独立。

Hayes 女士在治疗过程中已经有很大进步：从穿下衣需要中等程度的协助，到坐位下独立穿下衣；从坐位修饰，到站立位一手支撑稳定、一手梳头和刷牙；从洗澡需要少量协助，到坐在浴凳上淋浴只需要监督；从一开始床-轮椅转移需要监督，到现在独立完成；从转移至浴凳需要少量协助，到现在需要监督，且只是需要帮助环境准备；从使用电话存在中等程度困难，到现在独立地使用电话；从账单支付和服药管理需要中等量的协助，到只需要监督的水平；从口肌运动训练依赖，到只需要监督。Hayes 女士最初制作冷食需要中等量的协助，现在可以独立进行。Hayes 女士报告说，她正在坚持采用 2 个睡眠

健康策略，她的夜间睡眠有所改善，但仍然存在困难，睡醒后没精神。

由于吞咽障碍，Hayes 女士仍然需要进食软食和稍微黏稠的液体。她坚持遵医嘱，采用安全吞咽技巧，且能够安全独立地进行吞咽。她的手功能仍然受限，但她正在学习补偿策略，将完成各种 ADL 的方法进行改良。她也正在进行作业治疗师提供的右手功能训练，以尽可能恢复右手功能。

作业治疗师在征询了 Hayes 女士的意见后，与物理治疗师和社工协调了治疗目标和治疗方案。作业治疗师建议社工将她的丈夫转诊至低视力中心进行评估，因为他一直依赖他妻子，从未接受低视力的训练。他的独立将降低 Hayes 女士的照顾负担。Hayes 女士被转介至国家睡眠基金会获取更多信息，并被转介至她的主治医生，主治医生将她转介至在睡眠药物方面更专业的医生。睡眠专家评估了 Hayes 女士，为她制订了 4 周的夜间睡眠学习计划（见第 13 章，获取更多关于睡眠和休息活动的信息）。

Hayes 女士和丈夫对她生活独立性的提升感到很高兴。在作业治疗师的建议下，家人减少了雇佣照顾者的工作时间至 16 小时，白天 8 小时，照顾者协助 Hayes 女士洗澡、做饭、驾驶赴约、购物和家务活动。现在作业治疗师的治疗重点集中在热食制作、整理床铺、探索休闲活动兴趣，同时坚持改善口肌运动、手功能和睡眠健康技巧。

思辨问题

1. Hayes 女士的功能障碍是什么？什么样的补偿策略可以帮助她改善她的 ADL 和 IADL？

2. 在帮助 Hayes 女士达到她在 ADL 和 IALD 方面的目标过程中，作业治疗师扮演了什么角色？

3. 在面对 Hayes 女士所有需要作业治疗师帮助的方面，作业治疗师如何将对于 Hayes 女士来讲重要的目标进行优先排序，以便她能安全地和她丈夫在家生活？

进入卫生间和操控轮椅或者助行器是常见的问题。通常，在卫生间被改造至可以通过或者改造至可以独立如厕之前（图 10.5），建议使用床旁坐便椅。假如康复对象可以转移过浴缸边缘，浴椅也可以在浴缸里使用，也可以用于淋浴。对于无法安全或独立跨过浴缸边缘的康复对象，建议使用转移浴凳（图 10.6）。安装淋浴软管可以增加获取水的便利性，且减少洗澡过程中转身和站立，降低危险。

美国残疾人行动组织（ADA）设立了无障碍设计标准，可用作总指南，且可从 ADA 的网站（www.ada.gov）[88] 上下载。但并非所有环境改造都必须符合

ADA 指南，因为家居环境应该改造得适合个人、能够补偿具体的功能残障。ADA 指南目的是适用于公共场所和符合各种残障人群（见第 15 章）的需求。ADA 指南可以作为一种资源，但不应该是作业治疗师给出建议时的唯一指南[24]。作业治疗师应该建议康复对象家人选取拥有执证的承包商来施工，他们熟悉在他们区域里的建筑规范要求。

Christenson 和 Lorentzen[24] 建议采用最佳够取范围（optimal reach zone，OZR）作为理想建议的标准[97]。根据 OZR 方法，物品应当摆放在地面以上 20~44 英寸（1 英寸=0.025 4 米）高度、最深 20 英寸（1 英寸=

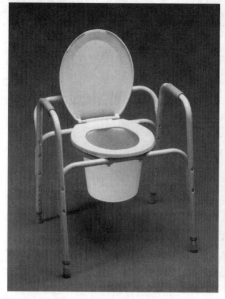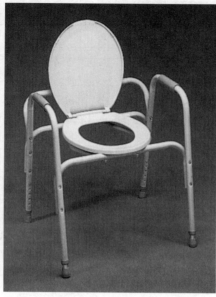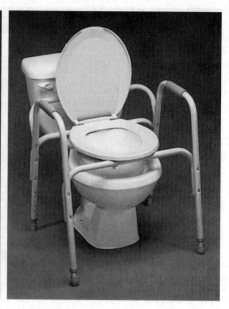

图 10.5　三合一便桶(Courtesy North Coast Medical, Gilroy, CA.)

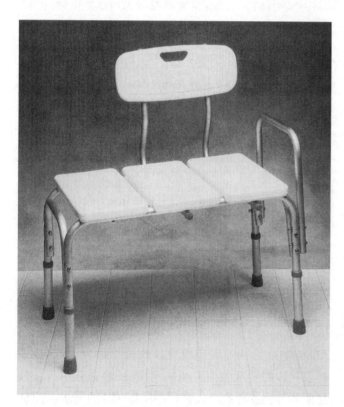

图 10.6　转移浴凳(Courtesy North Coast Medical, Gil-roy, CA.)

0.025 4 米)的位置。Christenson 和 Lorentzen[24]指出,没有具体的适合每个人的规则,但是已确定了针对某些需要注视、够取或者抓握的物品的理想高度;例如,穿衣杆、温度调节装置、电开关和门把手应该被固定在距离地面 27.3~45.5 英寸(1 英寸=0.025 4 米)高度的范围内[64]。

在 Cummings[27]的一项研究中,最常见的家居安全建议是:移走地毯和扔掉小块地垫(48%),更换鞋袜(24%),使用防滑浴垫(21%)。其他的建议包括:行为改变,例如,使用马桶或者在夜间把灯开着[27]。

Van Oss 及其团队对一个老年人独立生活社区的小规模研究显示,被评为最有用的物品包括:浴室防滑垫、抽吸式脚踏净气器、浴缸坐台、浴缸旁的防滑浴垫、拾物器、放大镜、药瓶放大镜、可加高的马桶座圈、辅助开罐器。框 10.4 列出了关于家居安全和家访的常见建议,框 10.5 列出了进行家居评估时常用的用品清单。

完成家居评估后,作业治疗师必须以报告的形式描述康复对象的评估结果及描述其家居表现,并以康复对象遇到的环境障碍与功能限制做总结。相关建议应该包括其所需的额外安全设备及辅助设备,对环境的修改建议应包括修改规模、建筑规格、成本和资金来源等具体细节。当然建议中可能还需要包含对康复对

框 10.4　常见家居建议

1. 在家门口安装斜坡或栏杆。
2. 去除地毯、杂物和暴露的电线。
3. 去除门槛(除开阶梯)和门边框。
4. 在厕所和浴缸周围安装安全扶手。
5. 重新布置或移除家具以容纳轮椅或其他辅助装置。
6. 重新布置厨房和其他的存储设备。
7. 降低衣橱里的挂衣杆。

框 10.5　家居评估所需的用品

- 卷尺——使用重型（至少 30 英尺长）（1 英尺 = 0.304 8 米）或红外距离测量仪。
- 纸、笔或笔记本电脑用来记录。
- 家居评估清单。
- 数码相机、摄像机。
- 光度计。
- 地图或者 GPS。
- 所有的紧急通话电话号码（如：护士站、你的监护人和健康服务提供者）。
- 所有你认为康复对象可能需要的耐用医疗设备（如：轮椅、助行器、马桶、浴凳）。
- 快速修理的工具包。
- 手机/移动电话。
  如果和康复对象一起做家居评估
- 尿壶，视情况而定。
- 血压计、听诊器、手套。

象设立的进一步的功能目标，以提高其在家居环境中的独立性。治疗师团队中的其他成员应该了解康复对象在家中的表现以及障碍问题，以便他们在康复对象住院期间练习相关技能并了解出院后可能遇到的问题。例如，作业治疗师需要和物理治疗师沟通为了让 Hayes 女士更独立，她到客厅需要步行一级台阶。作业治疗师需要告诉心理治疗师，Anna 在情感上较难应付和处理她即将以新的功能状态回归家庭。

治疗师需要细心地评阅康复对象及其家庭的所有建议，并给其家庭提供一份详细书写的建议报告。评阅建议应当以机智和较圆滑的方式进行，以便给康复对象及其家庭选择权，并有拒绝他们的权利或其他可替代的可能性。康复对象家庭的财务状况可能会导致训练计划实施的改变。社工、康复对象经理和/或保险公司都可能会参与支付所需设备和改变的资金，并且应当在讨论过程中让康复对象了解该服务所需的成本。Sprague[75]指出，如果需要，确定家庭可用资源和获得更多资金是家居改造过程中最重要的活动之一。作业治疗师可以有助于证明项目资金来源和发放优先顺序。Sprague 为美国家居改造的资金来源提供了想法和详细清单。治疗师的建议应包括关于康复对象离开家居环境的建议，或者仅仅能留在家中或者单独居住的康复对象的建议。如果对康复对象回归家庭的安全性和独立性仍然存在疑问，那么家居评估总结中还需要增加对康复对象回归家庭所需技能的评估。如果作业治疗师认为家居环境不宜居住或存在危险因素，应立即通知相关各方并采取措施以确保康复对象的安全。

财务管理

如果康复对象要恢复独立管理金钱（management of money）和处理财务（financial matters）事宜，便应进行认知与知觉评估，来准确评估所需的能力。有些身体残疾的康复对象可能伴有认知与知觉功能受损，因此应确定其损害程度。作业治疗师会评估康复对象财务管理方面的执行方法与例行事务。例如，一名康复对象可以通过手写支票的方式支付每一笔账单，而另一名康复对象可能每月在线支付一次账单。每个人需要的技能不同，所需的组织水平也不一样。与其他表现领域一样，作业治疗师把活动分解为各个小任务，治疗重点关注在为每项任务的组成构建技巧。如果财务管理者的身份是新的且必须假定的话，照顾者可能需要被培训。在 Hayes 太太的案例中，她存在认知缺陷和书写困难。她可能需要教她的老公如何管理账单支付，或者两人合作完成。康复对象可能只能处理少量的金钱，或者需要相关活动来重新学习金钱管理，例如购物、平衡支票或制订预算等。如果涉及生理上的限制，治疗师引荐使用书写辅具或练习技能，如处理硬币或纸币，从口袋中取出钱包，并计算提供服务所需的小费。当康复对象存在认知障碍而无法管理财务状况并没有可靠的支持时，社工需要被告知他们存在财务滥用的风险。

社区移动

OTPF-3[6]将社区移动（community mobility）归类为 IADL，并包括使用公共或私人交通工具，如步行、驾车、乘坐公共汽车、乘坐出租车、乘坐火车、乘飞机或任何其他交通系统。进行过培训和具有经验的作业治疗师可以专职于适应性驾驶领域，但在所有实践领域的作业治疗师都需解决社区移动的问题。社区移动的能力向很多其他的职业都敞开了大门[79,80]。而缺乏参与将无法融入社区，使许多人无法参与工作、教育、娱乐、休闲和社会参与等所有其他职业。Metz[59]的一项研究显示，社区移动可以通过提高身体、心理、社交和整体生活满意度，进而带来积极的健康结果。

在需要参与社区移动的情况下，作业治疗师将对康复对象潜在的某种类型的社区参与情况进行评估。

Zahoransky[101]以下列方式对社区移动进行了分类：

- 无论是否使用步行辅助器具，例如手杖或步行器，都可以步行。Lynott 和 Figueiredo 的研究显示，行走已经成为老年人在社区中活动的第二选择，仅次于驾驶私人汽车的首选方式。
- 使用有轮子的移动工具（例如，单车、摩托车）。
- 使用电动移动工具（例如，电动轮椅或摩托车）。
- 作为乘客出行，与家人、朋友或护理人员一起作为主要交通方式。
- 自己驾驶有/没有改造的车辆。
- 使用公共交通工具（如，的士、公交车、面包车、地铁、飞机或其他交通工具）。

作业治疗师必须评估康复对象的生理、知觉、认知、肢体功能和社交能力，以了解康复对象在社区移动能否独立和安全。作业治疗师应该熟悉康复对象居住和能够到达的社区环境，治疗师还应该了解社区可用的资源，如特殊的停车牌和如何获得它们，适应性驾驶计划和可用的交通类型。

需要考虑身体机能的例子包括康复对象是否具有社区安全移动的能力，以及他或她是否可以安全地使用辅助器具（如，助行器、手杖、拐杖或轮椅）并完成离开家居环境所需的转移。轮椅使用的能力：包括处理不平坦的路面、路缘、斜坡和过马路。作业治疗师还需要评估可能影响社区活动的活动技能，包括处理金钱，利用轮椅或其他辅助设备携带物品，以及在公共卫生间使用厕所。

认知技巧（cognitive skills）包括地理和地形定向，阅读日程表和地图，或知道如何辨别方向，遇到问题时的问题解决能力及获取帮助的能力。

如果是新的失能康复对象，可能需要建立或重新学习社交技巧。坚定或自信的行为，例如在餐厅要求使用无障碍餐桌，在杂货店获得帮助以拿到无法够到的物品，在健全的社区中适应新的身体形象，以及在需要时寻求帮助等，这些行为都可能令一个刚刚残疾的人望而生畏。

视觉空间技巧（visual-spatial skills）对于判断从路边行走的距离，驾驶汽车和在狭窄的人行道上操纵轮椅的安全性至关重要。该技巧可以在评估过程中被识别出来，且与康复对象表现出的认知、身体机能和功能缺陷有关。有些康复对象可以意识到自己的不足并且进行了很好的补偿。其他没有意识到不足或难以制订或记住补偿策略的康复对象，因此需要对社区移动进

行更多的监督。

作业治疗师应该对康复对象的社区环境进行评估，例如是否足够安全，地形如何，路面是否有凸起，最近的公交车站和火车站距离有多远，红绿灯的持续时间，获得帮助的可能性。对 Anna 而言，她进行礼拜的场所是很重要的，所以这是一个需要被评估的场所。根据美国残疾人法（ADA），宗教信仰场所的无障碍环境并不是强制性的，但是在犹太教堂、寺庙、清真寺、教堂等场所，包容是信仰的基本组成部分。Shamberg 和 Kidd[72]在他们的文章中提供了一个有用的清单，用于基本礼拜场所的无障碍环境改造，这对 Anna 和她教会中的其他人很有帮助。

公共交通工具（public transportation）的无障碍性也同样需要被考虑。有些社区具备上门的出租车和面包车服务，当然也有一些服务要求或签署协议。这些服务要求包括提前 1 周预约安排，能够独立下车并步行至路边，能够独立转移至汽车。如果康复对象需要使用公共巴士，他或她需要学会如何使用电梯，并知道如何将轮椅锁定到指定位置。由于并非所有的巴士都可以让轮椅无障碍通行，所以也应当对邻近的巴士站进行调查。

社区移动需要作业治疗师和康复对象共同参与重新规划；准确评估康复对象的活动能力；了解康复对象可能潜在的关于身体、认知、视觉-感知以及社交或情感等方面的障碍。Armstrong 和 Lauzen 的社区整合计划是一项十分宝贵的资源，为建立独立社区生活计划提供可使用的治疗方案及计划。在社区移动中实现独立性可以让康复对象将自己的生活作业扩展到家庭之外，并允许他们全面参与社区活动。

健康管理与维持

健康管理与维持（health management and mainte-nance）包含康复对象开展、管理和维持常规以促进健康和保健的能力。必须评估康复对象在健康管理实践方面的能力，包括保持健康、充足的营养和液体摄入量的能力，避免不健康的行为，获得充足的睡眠，服用药物，知道何时打电话给医疗保健提供者以及如何进行医疗预约。活动能力的评估通常可以由作业治疗师单独完成，但有时可能需要团队的其他成员，包括看护、执业护士和医生。看护者和家庭成员可能同样需要参与其中。Sanders 和 Van Oss[69]关于 149 位社区生活的老年人的研究中发现，其中 51% 的老年人需要在社工

的帮助下才能服用药物,而大部分的帮助包括口头提醒和帮助拿取或补充药物。作业治疗师对康复对象认知水平、视觉感知和身体机能的评估能为护士提供信息,为其在对康复对象教授药物管理知识时采用适当的干预措施及策略,极大地提高了效率。

作业治疗师的评估有助于了解康复对象在哪些方面仍需要提高独立性。例如,作业治疗师可以和护士协同合作,以确保一位偏瘫同时伴有糖尿病的康复对象自行完成胰岛素的注射。作业治疗师评估康复对象的将胰岛素从瓶子中抽出、测量胰岛素和注射胰岛素所需的认知和感知能力,身体机能包括如何保持胰岛素药瓶的稳定性、观察瓶身刻度和单手控制注射器。另一个例子则是涉及确定康复对象能否打开眼药水瓶,测量和分配正确的用量滴入眼睛。

Sanders 和 Van Oss 发现,研究中 91% 的老年人使用计时器来记住服用药物的时间。其中 71% 的研究者将服药时间设置在进餐时间附近,52% 设置在起床后或就寝前时间附近。由于作业治疗师经常询问康复对象 ADL 和 IADL 的训练进程,对于康复对象而言,将日常生活中的活动与服用药物的时间连贯起来是很有价值和意义的。

Sanders 和 Van Oss 在他们的研究中还发现 64% 的老年人会选择在吃早餐时服用药物,40% 在晨间洗漱时,33% 在晚间洗漱时。每周(如,周日将药盒装好)和每月的例行公事同样有助于药物治疗。有趣的是,研究者们发现,尽管医生推荐使用图表来记录药物使用情况,但仅仅不到 10% 的康复对象会遵照执行。

作业治疗师还会根据康复对象的情况练习一些别的技能来管理健康。例如使用电话,查找合适的电话号码,为医疗预约提供有效的信息。

由于 Anna 患有偏瘫,因此她的新的健康管理和日常保健需要包含的内容有定期进行皮肤检查和减压活动,以预防褥疮(压疮)的发生。Anna 的作业治疗师帮助她获得了适合她使用的辅助器具,并为皮肤管理制订了方案。由于许多的生活方式都可能影响康复对象皮肤的完整性,作业治疗师们能很好地为像 Anna 这样的康复对象提供帮助。

健康维持对康复对象和整个医疗保健团队而言是关键。作业治疗师对 ADL 和 IADL 方面的评估,在为如何帮助康复对象解决健康维持的相关问题上起到了

非常重要的作用。

ADL 和 IADL 训练

如果在评估之后确定要开始进行 ADL 和 IADL 的训练,那么根据康复对象的评估、康复对象的优先顺序和其独立潜能,来设定合适的短期和长期目标是很重要的。

作业治疗师应当评估哪些 ADL 和 IADL 是康复对象能够完成的,而哪些不能完成。也应当和康复对象一同探讨如何使用替代方式进行活动、环境改造增加独立性和安全性以及使用辅助设备。

ADL 和 IADL 训练项目将从简单的单个任务开始逐渐增加复杂的活动。

ADL 的教授方法

治疗师必须根据康复对象的学习风格和能力,量身定制教学方法,让其完成日常生活任务。在简短的演示和口头指令之后,能够快速掌握指令的康复对象可以快速完成整个过程。而存在有知觉问题、记忆问题和难以遵循任何指示的康复对象则需要一种更具体的、循序渐进的方法,在这种方法中,随着成功的实现,帮助的程度会逐渐减少。对于这部分康复对象而言,将活动分解成为小的步骤并逐渐训练这些步骤是很重要的。治疗师可以使用期待康复对象能够使用的方式来进行演示,这样会更具有帮助性。在演示过程中,口头指示是否有用取决于康复对象接受的语言技能、同时处理和整合两种感官信息的能力。

有证据表明,在 CVA(脑血管意外)之后,各种各样的干预措施可以有效地帮助认知障碍的康复对象,而对比虚拟的认知活动,使用临床中"真实的作业"会更加有效。一篇 Giller 及其团队的回顾性研究显示,运用"手势训练"对失用症康复对象进行 ADL 独立性功能评估与在 Smania 等人的描述呈相关性;认知策略训练,如内部排演、在执行 ADLs 时用语言表达的动作,以及外部的暗示,都有可能提供帮助。在 Gillen 及其团队的研究中提示[39],文献支持在治疗与脑血管意外相关性认知障碍的患者时,关注其功能焦点、训练技能和补偿性训练的效果是最佳的。

身体动作提示(physical cueing),例如通过所期望运动模式的被动运动来达到一个步骤或任务,并且通

过被动运动中温和的徒手指导诱发触觉和动觉的教学模式。在执行一个步骤或完成一项任务之前有必要告知康复对象当前学习的任务(有意识地知道该做什么),使之成为自动化/过程性学习(不知不觉地知道该如何做)。如果时间、康复对象的身体状况和情绪允许的状态下,任务可以重复几次,或者每天重复,直到保持残余功能或达到预期的技能水平。

其他的教学方法包括正向和反向链接(forward and backward chaining)。正如 Batra 及其团队[15]提出的那样,关于操作性条件反射(强化或惩罚改变行为)的前进性学习是由 B. F. Skinner 最先提出并描述的。在这种技术中,任务("链")被分解成一系列的步骤,然后从第一步贯穿到最后一步。反向链接的任务是按逆时间顺序进行训练排序。正向和反向链接可以在 ADL 的训练中起到很好的作用。例如对于穿袜子这项 ADL 的正向链接来说,可能是先让康复对象练习撑开袜子,如果康复对象卡住了,由作业治疗师完成剩下的任务。而在掌握了步骤之后,康复对象可以把袜子放在脚趾上方,最后拉起整只袜子。在反向链接中,治疗师帮助康复对象直到到达活动的最后一步,然后康复对象独立完成最后一步。在袜子的例子中,当训练开始时,治疗师帮助康复对象完成早期的步骤,如:撑开袜子,穿上脚趾,然后脚和袜子的后跟。接着康复对象把袜子拉过脚踝,并掌握此步骤。训练过程继续,治疗师提供越来越少的帮助,康复对象执行任务的连续步骤,从最后到第一个("反向"),直到其可以从头到尾完成整个任务。在对智力发育迟缓的印度儿童进行的小型研究中,Batra 及其团队发现,正向或反向链接技术对 ADL 训练同样有效(穿袜子或系鞋带)。作业治疗师可以在一个训练中同时使用这两种方法。

在开始任何 ADL 训练之前,作业治疗师必须准备充分的空间和安排设备、材料、家具以保证最大的安全和方便;这是康复对象使用工作简化(work simplification)和能量节约(energy conversation)技术的一个例子。作业治疗师应该熟悉所要执行的任务、完成任务所需的任何特殊方法及辅助设备。在准备之后,任务将呈现给康复对象,通常是在一个或多个指导、演示、口头指令的模式中。作业治疗师设置好适当的环境以确保任务成功完成和康复对象安全。例如,可以提供有扶手的椅子或安全的轮椅。康复对象将脚放在地板上(或者,使用轮椅时,脚放在踏板上)。当康复对象刚刚开始学习活动时,个人护理项目位于安全范围内。

然后,康复对象与作业治疗师一起进行活动,或在治疗师演示活动后,在治疗师的监督和协助下进行活动。根据需要对康复对象所进行的活动进行修改和修正,并重复此过程以确保学习。由于其他工作人员或家庭成员经常加强新技能的学习,工作人员和家庭培训对于加强学习和维持康复对象从既往治疗中获得的技能至关重要。治疗师应检查进展情况,然后检查康复对象、护理人员、陪护或家庭监护人的学习是否充分,是否有足够的学习能力。

记录 ADL 表现的进展

ADL 检查列表通常有一个或多个空格用于记录在初始评估中记录功能变化和重新评估的结果。本章前面所示的样本检查表(框 10.1)是根据 Hayes 夫人提供的信息设计完成的。如果在初始评估过程中使用标准化评估,则应在重新评价过程中继续使用它,以客观地衡量康复对象在训练过程中的进程。在医疗记录中通常会总结进展。进度记录应该总结康复对象的能力和当前独立性的变化,并且应当评估康复对象进一步独立性的潜力、态度和意见、ADL 训练的动机,以及进一步加强 ADL 独立性的计划。

辅助技术和适应性设备

辅助技术(assistive technology, AT)设备在 2004 年的《辅助技术法案》中定义的是:"无论是现成购买的、改造的、定制的,用于增加、保持或改善残障人士的功能性能力的任何物品、设备或产品系统"[85]。在 1994—1997 年进行的调查显示,1 660 万美国残疾人使用特殊设备辅助设备或 AT[93]。在同样的调查中 Carlson 及其团队发现,830 万人将 AT 设备用于基本的 ADL 中。术语"辅助技术(assistive technology)""适应性设备(adaptive equipment)"和"辅助设备(assistive devices)"通常在整个行业中交替使用。适应性设备用于补偿物理缺陷,促进安全,防止损伤。日常生活中的电子辅助设备(EADL)为功能受限的康复对象和电子设备(如电话或门自动启闭装置)之间提供了桥梁。需要使用这些辅助手段的功能障碍包括肌肉力量减弱、ROM 下降、动作不协调或感觉丧失。使用自适应设备来提高安全性的例子是,使用一张安装有警报系统的床或门来提醒看护人,一个认知能力受损的患者患者正在起床或游荡。对于类风湿关节炎康复对象,使用自适应设备来防止关节损伤

（这是一种有内置手柄的用餐器具）。一般情况下，作业治疗师会定期评估康复对象功能状态并推荐适应性设备和技术需求。当然作业治疗师们也可以专攻这一领域，并获得进一步的教育和认证，例如辅助技术专业（assistive technology professional，ATP），这是由北美的一个康复工程和辅助技术协会（RESNA）授予的证书（http：//www.resna.org）[65]。

在推荐一种自适应设备之前，作业治疗师必须完成一个全面的评估，以确定康复对象功能障碍的情况和导致原因。作业治疗师也可以先考虑其他的解决方案，然后再以适应性设备作为解决方案。一些实际中的解决方案包括避免问题的原因、使用补偿技术或替代方法、从他人获得帮助或修改环境。Rojas 先生考虑到了这些典型情况是（在后面的案例研究中讨论）采用环境调整，轮椅定位和安装的调整，以及补偿策略，代替自适应设备。

在选择适应性设备时要考虑的其他因素有：功能缺失是短期的还是长期的，康复对象对设备的耐受性，康复对象对设备的感受，以及设备的成本和保养费用。

针对康复对象的具体情况提供良好的建议和提高参与度的建议是作业治疗师的一项重要责任；然而，这些良好的建议，并不意味着他们会采用治疗师们所提供的方法和策略。在一项对 154 名 70 岁以上、功能脆弱的成年人进行的研究中，Chee[23]研究了一些可改变的因素，这些因素会影响适应性策略的使用。这些适应性策略主要由作业治疗师和物理治疗师提供，包括环境策略（辅助技术、家庭修改）或行为策略（节能、性能技术）。该研究考察了社会人口信息、功能状态、学习新策略的重要性以及适应功能衰退的程度。"准备状态"被定义为研究参与者承认功能性缺陷的程度，并表现出或显示出愿意改变或改变环境的意愿。这项研究的结果与其他研究一致；也就是说，处于"准备状态"较高阶段的人比那些没有准备好的人更有可能使用家居环境适应。

Chee 建议通过教育、解决问题和更多的实践机会来提高老年人的准备状态，从而提高环境战略的依从性。该研究针对的是老年人，但 Chee 建议，干预过程相关的变量（如准备程度）可能会影响治疗策略的可接受性，从而预测对行为策略的遵守。单独生活的参与者比那些与他人生活在一起的参与者更多的使用规定的行为策略。

案例研究

Rojas 先生

Rojas 先生现年 75 岁，住在一家养老院。因为最近体重减轻而需要接受作业治疗师的自我进食评估，而他的护理助手已经报告说他需要进食帮助。护士提到 Rojas 先生需要一个组合手柄来帮助自己进食。

作业治疗师的评估包括采访 Rojas 先生，观察他在平常的位置吃午饭（在他的房间里使用一张床上的桌子），身体评估（包括力量、ROM、感觉、协调），以及总体认知和知觉评估。Rojas 先生说，他希望可以自行进食，因为他喜欢趁热吃他的食物，而且他喜欢尽可能独立。评估结果显示，Rojas 先生在轮椅上的坐姿有问题。而床上的桌子太高使得他够不到盘子。他的力量、ROM、协调和感觉都在正常范围内，只有双肩屈肌和外展肌的肌力减弱（3/5 级）。而 Rojas 先生的认知和知觉足以让他重新学习简单的自我照顾任务。

对 Rojas 先生的治疗包括在轮椅上进行定位，降低床头柜的位置，然后再教他在吃饭时如何使用肘部支撑的补偿技术将手伸到嘴边。作业治疗师评估表明此时并不需要适应性设备；取而代之的是，环境适应性增加，轮椅的定位被改变了，并且有了一种补偿的方法。

如果评估的结果表明，Rojas 先生有一种微弱的抓握或不协调的情况，一种有组合柄的器具有可能被用来在自我进食时促进独立。

特殊 ADL 和 IADL 技术

在许多情况下，使用具体技术解决特定的 ADL 问题是不可能的。有时，作业治疗师需要探索各种方法或辅助设备来制订解决方案。有时，治疗师需要设计一种特殊设备、方法、矫正器使特定的活动可以完成。现在的许多辅助设备最初是由作业治疗师和康复对象共同设计的，用于执行特定活动的特殊方法也可以通过治疗师及康复对象不断尝试和实验得到发展。康复对象往往对治疗师有很好的建议，因为他们生活在有限的环境中，并且经常面临适应日常工作的需要。以下的技术总结目的是给读者关于如何解决 ADL 和 IADL 问题的一些想法，这些问题是关于功能障碍的具体分类。重点是补偿性策略，即改变行为方式、改变环境或使用辅助设备。如果康复对象有改善特定功能障碍的潜力，应考虑包括补偿性治疗和恢复性治疗。例如，如果一个患者由于手部骨折而导致手部力量减弱，治疗师可能会提供替代方法和适应性设备来进行治疗,直到力量得到改善。假设没有任何禁忌的情况下,手部强化应该是治疗方案的一个组成部分。理想情况下,每一个提供的建议都应该在提出建议之前与康复对象一起尝试。

在接下来的章节中,为具有躯体功能障碍的康复对象推荐的技术,总结如下:

- 关节活动度受限或肌力减退。
- 动作不协调。
- 偏瘫或只使用一侧上肢。
- 截瘫。
- 四肢瘫。
- 视力减退。
- 特大体型(肥胖人群)。

每项躯体功能障碍需要解决的 ADL 和 IADL 如下:

- 穿衣活动。
- 进食活动(进食和吞咽将在第 27 章介绍)。
- 个人卫生和洗漱活动。
- 沟通管理和环境适应。
- 功能性移动(转移和轮椅移动将在第 11 章介绍)。
- 家居管理,三餐准备,清洁活动。

适用于关节活动度受限和肌力减退康复对象的日常生活活动

关节活动度受限的康复对象最需要解决的问题是通过环境适应和辅助设备等手段来弥补伸够不足和关节偏移。肌力减退的康复对象可能需要一些相同的设备或技术来补偿和保存能量。这里概述了一些适应情况和设备。

穿上半身衣物

1. 使用一种商场里可买到的穿衣辅助器,在一端有一个塑料涂层的衣钩,另一端有一个小钩子用来将裤子在脚和腿之间穿脱(例如:内裤、裤子)。

2. 穿袜子,有许多不同作用模式的穿袜辅具(图 10.8)。脱袜子,使用一个持物器(图 10.9)或穿衣辅助器(图 10.7)。

3. 通过使用弹性鞋带或其他适合的鞋扣(例如,尼龙搭扣鞋或安全滑鞋),避免弯腰系鞋带或使用手指关节。

4. 使用持物器捡起袜子或者鞋子(图 10.9)、整理衣物、从挂衣架上取下衣服、从地上捡起物品和穿脱裤子。

穿下半身衣物

1. 使用前面开口的衣服,一般比所需的尺寸稍大一些并且是可拉伸面料制作的。

2. 使用穿衣辅助器(图 10.7)将衬衫和上衣套头穿上。

3. 使用较大的扣子或拉链拉环。

4. 用尼龙搭扣或拉链扣上纽扣、暗扣、钩眼扣(康复对象不能使用传统固定方式)。

5. 如果手指的关节活动度或者力量受限,使用几种商用的纽扣钩中的一种(图 10.10)。

6. 前开口或尼龙搭扣的女性内衣更方便穿脱。

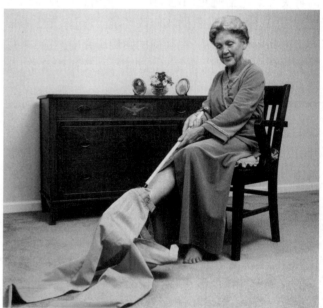

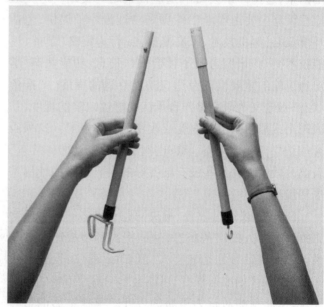

图 10.7　可折叠穿衣棍(Courtesy North Coast Medical,Gilroy,CA.)

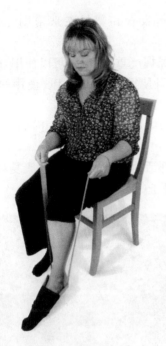

图 10.8　易拉出的穿袜辅具（Courtesy North Coast Medical，Gilroy，CA.）

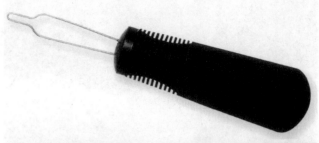

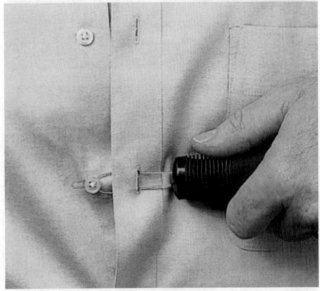

图 10.10　握把加粗的纽扣钩（Courtesy North Coast Medical，Gilroy，CA.）

滑块，套头的、弹性内衣（运动胸罩或者舒适型胸罩）或胸罩-滑套也可解决穿脱困难的问题以避免系紧的需要。通常胸罩可以先固定在腰部前方，然后向上滑到背部，接着将上肢穿过肩带，最后将肩带固定在肩膀上。也可以建议使用胸罩肩带扩展器。臀部较窄、平衡功能好及下肢关节活动度好，但上肢关节活动度受限的人也会发现将胸罩扣紧，放在地上，跨进去，再将它提拉到臀部再到胸部，这样穿戴起来比较容易。

7. 具有开袖口的背心（但不太大，它们会被抓住）更容易穿上和脱下，而不是那些有肩带限制的夹克。

进食活动

1. 使用可容纳有限或不受控制的餐具的组合手柄（握或捏）（图 10.11）。

2. 需要使用细长的或特别弯曲勺子和叉子上才能到达嘴部。旋转的勺叉组合可以弥补有限的前臂支撑（图 10.11）。

3. 当颈部、肘部或肩部关节活动度受限，或者手部抓握力量不足以抓握杯子时，可以在杯子或玻璃制

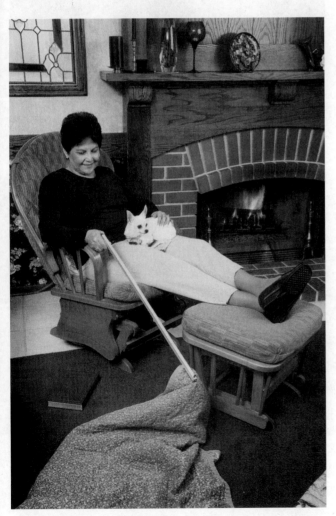

图 10.9　加长手柄的拾物器（Courtesy North Coast Medical，Gilroy，CA.）

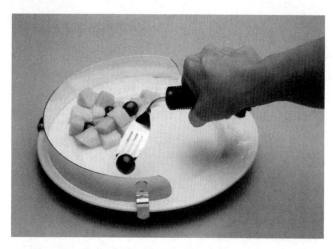

图 10.11　握把加粗且顶端旋转的叉子 (Courtesy North Coast Medical, Gilroy, CA.)

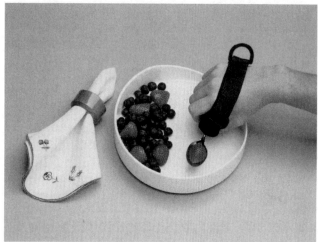

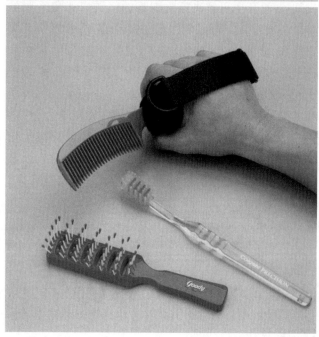

图 10.12　万能袖套 (Courtesy North Coast Medical, Gilroy, CA.)

品上使用塑料吸管和塑料夹来帮助完成手对口的动作。

4. 如果抓握严重受限,则可以使用万能袖套或抓握辅助器,并且使用套筒确保将要使用的工具放在手掌,而不是放在指尖 (图 10.12)。

5. 使用边缘加高的盘子有助于防止食物从盘子中滑落 (图 10.11)。

6. 为颈部活动受限或戴颈托的康复对象准备具有鼻形缺口的杯子 (图 10.13)。

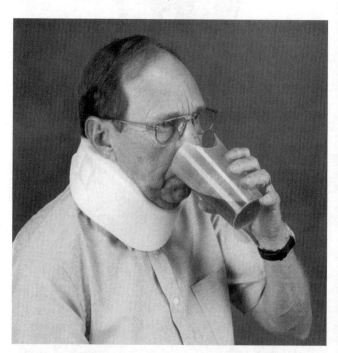

图 10.13　有鼻形缺口的口杯 (Courtesy North Coast Medical, Gilroy, CA.)

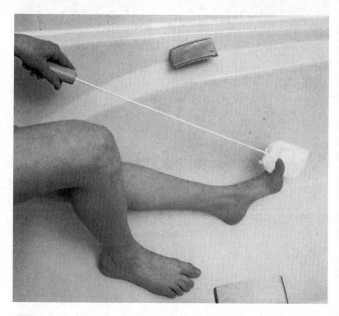

图 10.14　长柄刷 (Courtesy North Coast Medical, Gilroy, CA.)

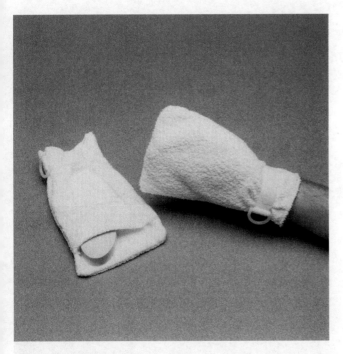

图 10. 15　洗澡垫（Courtesy North Coast Medical, Gilroy, CA.）

个人卫生及梳理活动

1. 洗浴和洗发的手持式柔性淋浴软管可以消除在淋浴中站立的需要，并且为康复对象提供了喷射方向的控制。可以为抓握受限的康复对象提供这种辅具。

2. 长柄浴刷（图 10. 14）或皂托或长布洗涤器，可以让使用者洗到腿部、足部和背部。洗面手套和捆绑式的肥皂可以帮助抓握（图 10. 15）。从经济学上考虑，可以把条形的肥皂放置在切断的浅色的连裤袜里面，然后固定在洗澡椅上，减少弯腰拾取肥皂的需求。如果洗头有限制，则可使用长手柄或特别设计的长处理自适应辅助的柔软橡皮刷来完成洗发的活动。

3. 在墙上安装吹风机是有必要的。这个建议对于关节活动受限，上身极度虚弱，协调障碍及半身不遂的康复对象非常有帮助。吹风机固定在墙上能让使用者通过一只手或者调整他的位置来代偿受限的关节活动度[28]。

4. 长柄的梳子、牙刷、口红、睫毛刷、安全剃须刀或电动剃须刀对于手-头及手-脸活动受限的康复对象会是很有帮助的。延伸部分（长柄）可以用廉价的木制销钉或各种直径的聚氯乙烯管制成。也可以为抓握受限的康复对象提供这种辅具。

5. 压泵式的除臭剂、发胶、喷粉或香水可以通过材料喷洒的距离来延伸。

6. 与标准牙刷相比，电动牙刷和冲牙器可能更容易被抓握受限的康复对象所使用。

7. 短的取物器（或厨房的钳子）可以用于卫生纸

的使用。在销售辅助设备的目录中有几种类型的厕所辅助设备。浴盆可以用来帮助进行会阴清洁；更昂贵的产品，如 ToTo Washlete 能在提供一个可变温的舒适位置上清洗并烘干会阴部。对于有关节活动受限不能伸至后面擦拭的人可以使用塑料挤压瓶进行冲洗。实用的除臭剂可以为捏力下降的康复对象快速逃离恶臭的气味。

8. 如果无法将肩膀抬到足以用剃刀或打蜡器除腋毛的高度，可以使用脱毛器脱毛设备（例如可充电除毛器）去除。

9. 在康复对象使用厕所之后，可以使用穿衣器来拉扯衣服。另一种方法是使用一种长的具有弹性的带子或网状带，将两端与裤子相固定，如厕时将其挂置康复对象的脖子以固定裤子而不落至地板上。

10. 安全扶手（图 10. 16）可用于浴缸转移，安全垫可放置在浴缸底部以防止滑倒。

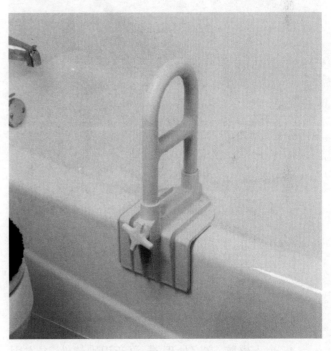

图 10. 16　浴缸安全扶手（North Coast Medical Inc.）

11. 浴缸转移凳（图 10. 16）、淋浴凳或在浴缸或淋浴间内放置椅子，可以消除坐在浴缸底部或站立淋浴的需要，从而提高安全性。

12. 可以安装扶手以防止跌倒并方便转移。

13. 对于洗发水、护发素和化妆水，压泵式比需要拿起并倾倒的容器更容易管理。如果需要使用拿起并倾倒的容器，则应该将内容物从较大的容器转移至较小的容器中，并将容器放在沐浴中伸手可得的地方。

沟通设备和环境改造

1. 将水龙头把手加长、加粗，或在水龙头上加装杠杆把手，可以代替受限的抓握能力。

2. 电话应该放在康复对象伸手可及的地方，或使用可随身携带的便携式电话。扬声器或者耳机可能是必需的。如果单个手指移动困难或不能，使用大按钮或语音电话可能会有帮助。带有蓝牙设备的手机减少抓握，通过语音控制应答和呼叫。

3. 套装式钢笔或者铅笔可适用于抓握能力有限的康复对象。Wanchik 书写辅具（图 10.17）和其他一些市售或定制的书写辅助工具也可以使用。

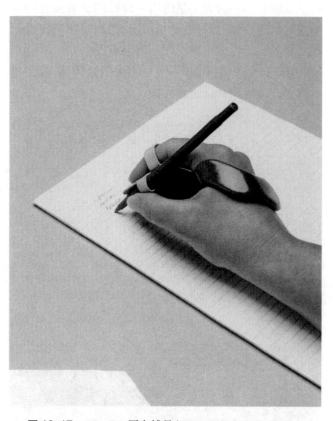

图 10.17　Wanchik 写字辅具（North Coast Medical Inc.）

4. 个人电脑、文字处理器、语音识别软件、书本固定器和电子书可以为关节受限或疼痛的人提供便利。

5. 杠杆式门把延长设备（图 10.18）或市售的杠杆式门把，适应车门的开关，装有按钮锁的门，以及适应钥匙的握持工具可以弥补康复对象受限的关节活动度和较小的握力。

功能性移动

对于关节活动度受限并且肌肉力量普遍减弱，但没有明显的肌肉无力的康复对象，或许可以从以下辅助设备中获益。

1. 如果髋、手或手臂活动受限，用脚操控的滑翔椅

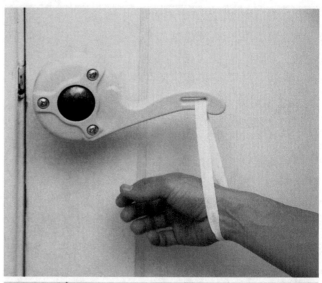

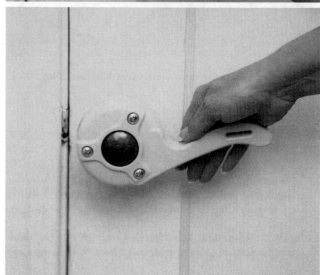

图 10.18　门把延长设备（Courtesy North Coast Medical, Gilroy, CA.）

可以促进转移能力。

2. 平台拐杖可以防止手或手指关节受压，并能适合抓握能力有限者。与物理治疗师讨论此选择，因为平台拐杖可能会增加步行辅助的重量和大小，实际上可能会损害康复对象的步态，或者增加肩膀的压力。

3. 在拐杖、手杖和助行器上加粗把手以适应受限的抓握能力。与物理治疗师讨论此选项。

4. 如果髋关节和膝关节活动受限，可以加高马桶坐垫。

5. 如果存在明显的手、前臂或肘关节受限，可以使用带有加垫把手和前臂槽的助行器。可与物理治疗师讨论此选项。

6. 助行器或拐杖包，托盘，或篮子可以方便携带物品。

家庭管理,食物准备和清洁活动

　　家庭管理活动可以通过各种各样的环境适应、辅助设备、管理、节能方法和工作简化技术来促进[25,99]。对于类风湿关节炎和其他炎性关节疾病的康复对象来说,关节保护原则是至关重要的(请参阅第 38 章)。

　　以下是为关节活动度受限的康复对象提供家庭管理指导的建议[49]。

　　1. 将经常使用的物品放在柜子的第一个架子上,就在柜台或柜台下面或柜台上。去除不必要的物品。

　　2. 使用高而稳定的凳子,可以在台面高度舒适地工作,双脚稳定地放在地面上;或者,如果使用轮椅的话,在墙上挂一个可以折叠的桌子,以创造一个规划和膳食准备区域。可拉出的面板也可以作为一种轮椅可进入的工作台。

　　3. 使用舒适的手推车,一次运输几件物品。

　　4. 使用取物器从高处的架子上取重量轻的物品(如麦片盒)。将经常使用的物品放在冰箱和柜子里,使这些物品容易取得。

　　5. 将碗和盘子用防滑垫固定。

　　6. 使用轻质器皿,如塑料或铝碗和铝锅。使用轻的盘子、杯子和其他上菜的容器。

　　7. 使用电动开罐器和电动搅拌器。

　　8. 使用电动剪刀或改装的环形剪刀打开包装袋(图 10.19)。避免使用牙齿撕开包装,因为这可能会磨损、松动或破坏牙齿。

　　9. 通过在拖把、扫帚和簸箕上使用延伸且柔软的塑料手柄来避免弯腰。

　　10. 使用改良的刀具进行切割,或考虑用预切好的蔬菜和肉做饭(图 10.20)。

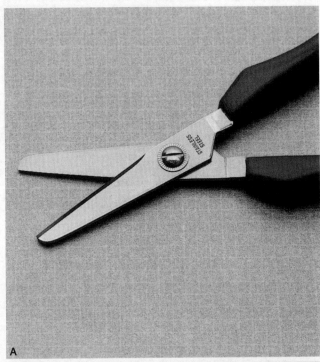

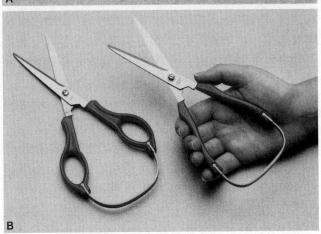

图 10.19　A.顶端钝圆的剪刀;B.环状剪刀(Courtesy North Coast Medical,Gilroy,CA.)

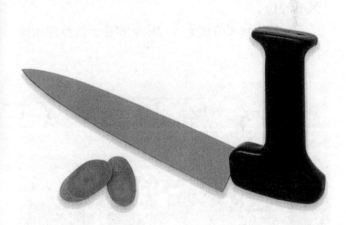

图 10.20　瑞典切肉排的刀(Courtesy North Coast Medical,Gilroy,CA.)

　　11. 使用拉出式货架或旋转架(lazy Susans)来组装柜子或冰箱,以避免弯腰和方便拿取物品。

　　12. 通过使用壁炉或台面式烤箱或微波炉来避免弯腰。当改造厨房时,应考虑将洗碗机升到适合轮椅使用的高度或适用于弯曲困难的人员。

　　13. 使用泵压式洗碗剂而不是需要拿起并倾倒的带有倾倒口的容器。确保压泵式容器不会太高而无法够取,并且底座是稳定的。一次性适用剂量的水溶性洗碗机清洁剂包可省去多个步骤。

　　14. 使用橡胶垫或其他防滑材料(例如,一块蓬松的货架衬垫,一根粗橡皮筋在罐盖上或开罐器)打开容器。在多个地方适用这些便利。

　　15. 使用顶部开口式自动洗衣机和烘干机免去身体倾斜和弯曲。或者,在高架平台上安装前开口式洗衣机和烘干机。轮椅使用者或身材矮小的人员可以从前开口式获益。使用拾物器或者其他扩展工具（如钳子或者甚至是小竹耙）从洗衣机或烘干机中取出衣物。将较小的物品放入网袋中以便于从机器中取出。

16. 使用可调节的熨衣板，可以在熨烫时坐下，或者通过选择免烫衣服或不皱的材料来免除熨烫。

17. 为了照顾孩子，可以抬高婴儿围栏和尿布台，并在厨房柜台上使用浴盆（便携式折叠式婴儿浴缸）或塑料浴盆进行沐浴，以减少父母弯腰和行走的量。婴儿床垫可以放于抬高的位置，直到孩子 3 个月或 4 个月大。

18. 在儿童身上穿稍大、宽松的合适服装，搭配魔术贴固定。

19. 使用拾物器从地上捡起物品。对于没有手功能的人，请了解 Cripper，这是一款适用于四肢瘫痪者使用的帮助腕伸肌、肘屈肌和肩部肌肉工作的够取装置（图 10.21）。

20. 使用轻便的被子代替床罩和毯子使整理床铺更容易。

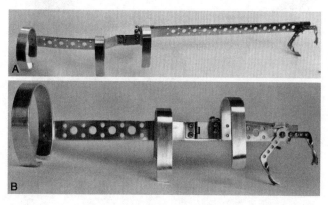

图 10.21　钳子。A.原始重量轻的钳子；B.短的重量轻的钳子（Courtesy Quadtools，Camino，CA.）

动作协调障碍康复对象的日常生活活动

以震颤、共济失调和手足徐动样或舞蹈样运动形式存在的协调障碍，可由于各种中枢神经系统疾病造成，如帕金森症、多发性硬化症、脑性瘫痪、Friedreich 共济失调，亨廷顿舞蹈症和头部损害等。日常生活活动表现中遇到的主要问题是步态、躯体控制以及完成任务的安全性和稳定性。

疲劳、压力、情绪因素和恐惧可能影响动作不协调的严重程度。教导康复对象适当的疲劳管理技巧，采用合适的工作节奏和安全方法，以防止疲劳和焦虑增加协调障碍并影响表现（参阅第 35 章，第 3 节）。

稳定躯干和手臂可一定程度减少协调障碍，提升个人作业表现[38]。将肘部支撑在柜台或桌面上，从肘部为支撑旋转，只移动前臂、手腕和手，这样可以在使用时为手臂提供一些稳定性。当肌肉无力对协调障碍的康复对象来说不是主要的缺陷时，使用重量袋可以帮助稳定物体。人们发现，由于静态大脑损伤引起的意向性震颤，人们在手腕上穿戴重量袋，可以提高自我进食的功能[56]。在康复对象的手臂，或手背上固定 Velcro-fastened 重量袋以减少震颤，或者对正在使用的工具（例如，餐具、钢笔和杯子）进行加重。

穿衣活动

为了预防跌倒，康复对象应该将双脚稳定于地面，坐在牢固的椅子上（如，有扶手和靠背的椅子），或者刹好刹车的轮椅上尝试穿衣。以下改装可减少穿衣困难。

1. 适度宽松的开衫使穿脱衣服的过程更容易。

2. 大纽扣、尼龙搭扣和带拉环的拉链更容易开合。加粗及加重把手的扣扣子辅助器或许是有帮助的。

3. 弹性鞋带、尼龙搭扣、其他改装的鞋扣和套穿式鞋子除去了绑鞋带的需要。

4. 女士带有松紧带和男士带有尼龙搭扣的休闲裤比带有钩子、纽扣和拉链的宽松裤更容易打理。

5. 前扣式或尼龙搭扣代替普通钩扣的胸罩可能更容易穿脱。套头、可拉伸的胸罩或运动背心也可以除去固定胸罩的需要。一般的胸罩可以在腰部系紧，然后滑到背部，手臂穿过肩带，然后将肩带拉到肩膀。

6. 当手功能或灵活性受损或缺失时，可以使用夹式领带、从头上划过的无缝项链和可拉伸的串珠手镯。

进食活动

进食对于协调障碍的康复对象来说是一个挑战。在进食过程中缺乏控制不仅令人沮丧，还会导致尴尬和社会排斥。如前所述，一些证据表明，在手腕上负重可能会提升进食能力。重要的是让饮食安全、愉快，并尽可能干净。以下是实现这一目标的一些建议。

1. 使用碗盘稳定器，如防滑垫（Dycem）、抽吸底座，甚至湿毛巾。

2. 使用盘子防护罩或固定碗以防止食物被拨出盘外。盘子防护罩可以夹在任何普通的餐盘上，所以康复对象在离开家时也可以使用它（图 10.22）。

3. 为防止从餐盘到口的过程中食物撒出，可使用加重或者旋转餐具来加强稳定性。可以在前臂上放置加重的袖带，或者可以在手背上放置砝码的手套，以减少不自主运动。

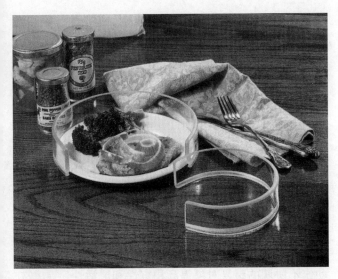

图 10.22　边缘加高的餐盘（Courtesy Patterson Medical, Warrenville, IL.）

4. 在玻璃杯上使用带有吸管夹的长塑料吸管，或者使用带有加重杯底的杯子来避免将玻璃杯或杯子送入口中时液体溢出（图 10.23）。具有盖子，一个或两个手柄和喷口的塑料杯可以用于相同的目的。为不同的饮料设计杯子可促进康复对象的独立性，并为个人和照顾者节省了时间和精力。

5. 使用与移动臂支架相似的阻力或摩擦式喂食器，以帮助控制成年人脑瘫和手足徐动症康复对象进食过程中的不自主运动模式。这些设备可以帮助许多重度协调障碍的康复对象在进食方面达到某种程度的独立。该设备可用于自定义设备目录，并被列为摩擦进食器 MAS（移动臂支持）套件（第 30 章第 2 节）。

6. 使用转动盘子、舀食物、并将食物放入口中的机械自动喂食设备。有几种型号可供选择。

个人卫生和修饰活动

康复对象可以通过以下方式来实现对洗漱用品的稳定和使用。

1. 如果剃刀、口红或牙刷之类的物品经常掉落的话，可以将它们系在绳子上。而电动牙刷也比手动牙刷更容易管理。重要的是要检查使用物品的重量、使用方式和其他性能，以确定康复对象能够安全使用。

2. 在护发、剃须和化妆等更精细的卫生活动中，加重手腕重量可能会有帮助。

3. 壁挂式（或立式）电吹风（对前面提到的 ROM 受限的康复对象）也可以对活动不协调的康复对象有用。

4. 电动剃须刀比刀片更稳定和安全。将剃须刀绑在手上可以防止掉落。

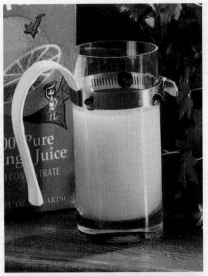

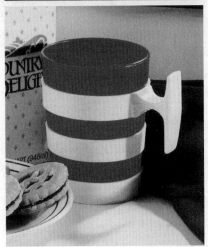

图 10.23　杯子握把（Courtesy Patterson Medical, Warrenville, IL.）

5. 在水槽或洗漱台上的吸力刷可用于指甲或假牙护理（图 10.24）。

6. 用绳子捆绑住肥皂，然后可以戴在脖子上，或者在洗澡时悬挂在浴缸或淋浴设备上，以保持它的触手可及。一个带口袋的浴室手套可以用来清洗，以消除频繁的皂洗、冲洗和拧干毛巾的需要。使用浅色连体裤袜的一只，将肥皂放入其中，然后将其捆绑在水龙头或浴椅上，以保持肥皂的触手可及。使用软尼龙的洗澡刷和液体肥皂可以减少对肥皂的使用。沐浴手套或液体肥皂可以消除肥皂条和毛巾的掉落。

7. 一种用细砂纸粘在纸上的金刚砂板或小木片，可以固定在桌面上用来锉钉子。指甲钳可以用同样的方式固定。

8. 大型固体除臭剂比喷雾剂好。

9. 贴在内裤上的卫生巾比卫生棉条更容易操作。

10. 洗澡时应在浴缸内外使用防滑垫。在使用前，

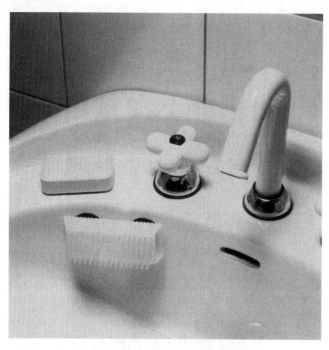

图 10.24　吸盘式假牙清洁刷（Courtesy North Coast Medical, Gilroy, CA.）

应将其吸口牢固地固定在地板和浴缸上。在浴缸旁边的墙壁上应安装安全扶手杆。可以使用浴缸座椅、淋浴凳和有靠背的长凳。在浴室的水槽边淋浴时可以用海绵。

沟通管理和环境适应

1. 如果用杠杆式把手或用橡胶或摩擦带盖住门把手，可以更容易地使用门把手开门（图 10.18）。

2. 大按钮电话、免提电话或使用耳机作为电话听筒可能是有帮助的。可能需要实施拨号操作员协助服务。

3. 选择手机或智能手机时应该考虑到康复对象对大型键盘和语音拨号功能的需求。

4. 写作可以使用加粗的铅笔或钢笔来管理。电脑鼠标可能经常被替换为键盘。语音识别程序可与个人计算机一起使用，以尽量减少键盘或鼠标的使用。大多数计算机在控制面板上都有"可访问性"功能。这些特性允许调整，比如降低键的灵敏度，消除按键的冗余，降低鼠标的灵敏度。

5. 钥匙可以通过放置在一个刚性的可调节钥匙支架上，提供更多的杠杆来转动钥匙。然而，除非不协调的情况相对轻，否则将钥匙插入锁孔都会很困难。汽车和家庭的锁可以改为键盘或电子门开启器。

6. 伸缩杠杆式水龙头比旋钮和推挽式龙头更容易使用。为了防止在洗澡和厨房活动中烫伤，动作不协调的康复对象应该先打开冷水，然后逐渐加热水。热

水器上的恒温器可调降至安全级别，或将淋浴头和浴缸龙头改为装有内置关闭阀的装置以防止烫伤。

7. 可以通过墙壁开关来开关灯，这是一个信号类型的装置，可以通过运动或通过触摸式开关来取代传统开关。如果有计时器，也可以设定在一天特定的时间打开电灯。

功能性移动

由于康复对象动作不协调的类型和严重程度不同，有动作不协调问题的康复对象可能会使用多种自适应辅助手段。患有退行性疾病的患者有时需要认识功能的帮助，并需要接受移动辅助；作业治疗师可向物理治疗师咨询关于步态的设备。下面的建议可以帮助动作不协调的康复对象提高稳定性和灵活性。

1. 把物体放在地板上或柜台上滑动来替代提举。

2. 与物理治疗师商议，选用合适的移动辅助工具（如手杖、拐杖或助行器）。

3. 使用手推车，最好是一辆有重量、结实的车，车轮上有防滑条。

4. 除去门框或门槛，去除地毯和厚地毯。

5. 在室内和室外楼梯上安装扶手栏杆。

6. 尽可能用斜坡代替楼梯。

7. 使用床上转移手柄（或栏杆）来辅助床上的移动和转移。

8. 如果直立行走不安全，应当在室内或室外使用轮椅。无论是作业治疗师还是物理治疗师都可以根据设施的不同提供准确的选择。

家庭管理、准备膳食和清洁活动

对于作业治疗师来说，要仔细评估家务活动的表现，以确定哪些活动可以安全完成，哪些活动可以安全进行，哪些不能安全完成，哪些活动需要他人协助完成。主要考虑的领域是稳定、处理和移动物体及经常使用的物品，以及使用工具，特别是锋利的工具。需要解决潜在的问题，以防止泄漏、事故和伤害，如割伤、烧伤、擦伤、电击和跌倒。以下是安全执行家庭管理任务的建议。

1. 即使可以使用移动设备进行移动，也应该使用轮椅和轮椅桌板。如果平衡和步态不稳定，轮椅可以省力并增加稳定性。一些上肢不协调的康复对象，他们不需要轮椅桌板，在他们进行手上操作时，在腿上放置塑料托盘会（当静止的时候）更安全。

2. 如果可能的话，尽可能地使用方便的和已经准备好的食物（例如，削皮、切肉、切片和混合）。

3. 使用容易打开的容器，或在原始容器被打开后

将食物储存在塑料容器中。开瓶器也很有用。

4. 使用重型餐具、搅拌碗、锅和盘子,以增加稳定性。

5. 在工作台面使用防滑垫。

6. 考虑使用一些电器用具,如:砂锅、室内电烧烤架、电煎锅、电热水器、烤箱、微波炉或具有台面传送带的烤箱,因为它们比使用火炉更安全。对电器的安全清理需要被认真考虑,因为像砂锅这样的器具非常重。自动关闭装置会更安全。

7. 使用搅拌机和搅拌器,因为它们比手持式搅拌器更安全,比用勺子或搅拌器搅拌更容易。需要考虑如何清理搅拌机和搅拌器,因为搅拌机和搅拌器可能很重,或者很难清洗,或者可能有尖锐的部件。

8. 如果可能的话,调整柜台、洗手池和工作范围的高度,以尽量减少康复对象站着或坐在轮椅时身体倾斜、弯曲、够到台面和举起等动作,不管康复对象是站着的还是坐着轮椅的。

9. 使用隔热手套比用隔热垫更安全。

10. 使用锅、平底锅、有盖砂锅和有两个把手的器具,因为它们可能比一个把手更容易使用。

11. 在切割的时候,用有边栏的切菜板(图 10.25)来固定肉和蔬菜。切菜板的末端应该安有吸盘,或应放置在防滑垫上以防止在使用时滑倒。

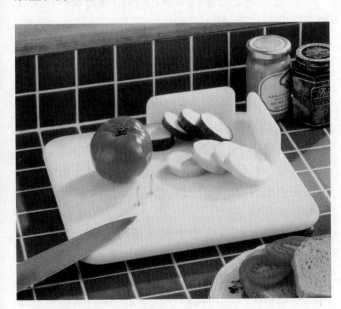

图 10.25　切菜板(Courtesy Patterson Medical, Warrenville, IL.)

12. 稍重的餐具可能更容易使用,因为它为上肢的远端提供了更好的稳定性和控制力。另一方面,如果考虑到掉落和破损问题的话,结实的餐具可能更实用。

13. 使用橡胶垫或网垫覆盖水槽、手推车和工作台起固定的作用。

14. 使用锯齿刀进行切割,因为它更容易控制。

15. 使用蒸笼或盛装油炸物品的篮子来准备煮沸或油炸的食物,减少使用存放热液体的锅的需求。

16. 在烹饪过程中使用钳子翻转食物,因为钳子可能比叉子、铲子、筷子或勺子能提供更多的控制度和稳定性。

17. 使用钝头环剪打开包装。

18. 具有一定移动能力的康复对象可以使用真空的、重的和直立的清洁器。轮椅使用者可以使用轻型的高管真空吸尘器或电动扫帚。

19. 使用防尘手套。考虑扔掉易碎的小摆设、不稳定的灯和其他物品,以减少可能造成的灰尘。

20. 使用永久性的滤布或定时干燥器,或将此任务分配给其他家庭成员来减少熨烫任务。可以将熨烫板放下坐着完成任务。

21. 使用前置开口的洗衣机,带轮子的洗衣车,按压式的清洗剂、漂白剂和衣物柔顺剂。

22. 坐位下与婴儿一起工作,可以使用泡沫橡胶洗澡辅助器、婴儿浴椅,以及在洗澡、穿衣和换尿布时使用宽的、带有尼龙搭扣的软的梳洗台以确保稳定性。如果有严重的动作不协调,一些婴儿养育工作是不能完成的。

23. 拥有胶带或尼龙搭扣的一次性纸尿裤会比布尿布更容易使用,也不需要经常更换。

24. 不能使用汤匙或叉子喂婴儿,除非动作不协调很轻微或上肢功能没有受影响。或者这个任务可能需要由另一个家庭成员完成。

25. 儿童服装应宽大、宽松,最好是非光滑的弹力织物制成并有尼龙搭扣。

26. 使用前置婴儿车。

偏瘫康复对象和仅使用一侧上肢康复对象的日常生活活动

日常生活技能的建议适用于因脑损伤而出现偏瘫的康复对象,也适用于那些有单侧上肢截肢、骨折、肩袖损伤、粘连性关节囊炎、烧伤和周围神经病变的康复对象,这些都可能导致上肢功能障碍。对 CVA、脑损伤或其他影响大脑的康复对象而言,在学习和执行单手技能方面可能比那些有骨科或较低运动神经元功能障碍的康复对象更困难,并可能需要使用特殊的教学方法。具有正常感知和认知功能但仅存一侧上肢功能的康复对象,可以快速、轻松地学习技术。

因为脑损伤，偏瘫康复对象会有躯干和下肢障碍，会影响坐位和站立位的动静态平衡功能。感官、视觉、知觉、认知和言语障碍会影响学习、保留信息以及将这些技能运用到功能性任务中的能力，尤其是忽视或偏侧忽略。在任何类型的失用症（例如，制订运动计划和使用物品困难）的康复对象中会发现重新学习不同的方法来完成熟悉的任务会产生深远的影响。这些康复对象需要评估感觉、知觉和认知的缺陷以确定 ADL 表现的潜力，并采用适当的教学方法来促进学习。

下面的部分主要介绍自适应技术，而不是恢复技术。然而，有上肢功能障碍的偏瘫康复对象最重要的是恢复上肢功能。Waddell 及其团队对 15 名 CVA 康复对象进行了一项研究，他们在住院部接受了康复治疗。这些人的患侧肢体均进行了高重复性、任务式的训练。研究人员发现，康复对象的上肢功能有了足够的改善，能让作业治疗师可以提供一种既能有适应性策略，又能有恢复性策略的治疗方案。

研究还表明，强制性运动疗法（CIMT）可以促进功能改善；健侧的上肢功能在训练早期受约束，有目的性地强制要求康复对象使用患侧上肢。Hayner 及其团队发现，对健侧肢体的约束结合对双侧使用的"侵入性暗示"，可能会使患侧肢体运动功能得到改善。

无论是永久的还是暂时的，保留一侧健康上肢的康复对象的主要问题包括工作速度和灵活性的降低，在双手操作时难以固定物体，并且需要学习使用非利手代替利手完成以前能完成的任务。在帮助此类康复对象完成作业活动时，作业治疗师需要使用适应性策略最大化地保持康复对象的安全和独立。

穿衣技能
基本设置

如果有平衡功能障碍，康复对象应该在锁住的轮椅或扶手椅上坐位下进行穿衣。衣服应该放在容易够取的地方。进行穿衣和其他 ADLs 活动时应最大限度地减少辅助设备的使用。补偿技术应优于使用不必要的设备。也就是说，取物器可以帮助固定物品和在穿衣活动中使用。

下面的单手穿衣技术可以为单侧上肢的康复对象提供便利。穿衣服的一般规则是从患侧肢体开始；脱掉衣服时，从健侧肢体开始。下面的列表总结了基本顺序：

- 使用结实的椅子或轮椅，然后进步到在更困难的表面（如更高、更低、更柔软或更不稳定但安全的表面）前进。

- 将衣服放在容易够取的范围内，并保持辅助设备的设置和在可够取范围内。
- 将双脚放置在地板和其他坚硬的表面。支撑地板或其他坚硬表面的足（或脚）。
- 通常保持身体直立位和中线位置，视任务而调整。
- 治疗师通常在康复对象的患侧或中线或前面。

衬衫

下面三种方法中的任何一种都可以用来穿前开扣衬衫。第一种方法也可以用于夹克、长袍、毛衣和前襟连衣裙。

方法 1

这种方法也适用于那些肩关节 ROM 减小或肩膀疼痛的人。

穿衬衫

1. 整理衣服，健侧手抓住衬衣衣领（图 10.26A）。
2. 将衬衣放置膝盖，衬衫内侧朝上，衣领朝向胸部（图 10.26B）。
3. 将患侧的袖口扩开，使开口尽可能大，将衣服尽可能靠近放置在膝盖上的患肢（图 10.26C）。
4. 用健侧的手将患侧的手穿过衣袖，将衣袖拉到肘部以上。在进入下一个步骤之前，要确保患侧的手可以通过袖口看到（图 10.26D1~D2）。
5. 将健侧手臂穿过衣袖，上抬手臂滑动或摇动衣袖到肘部的位置（图 10.26E）。
6. 用健侧手将衬衫的中间部分从下摆到衣领抓住，然后将衬衫从头上往上提起（图 10.26F）。
7. 身体前倾，低头，将衬衣从头顶穿过（图 10.26G）。
8. 身体前倾，使用健侧手调整衬衫，并将衬衫向下跨过肩膀，健手拉下衬衣衣摆（图 10.26H）。调整衬衫衣领、肩部及衣袖，使其光滑整洁（一个偏瘫的人可能存在感觉、认知或视觉功能障碍，从而无法意识到衬衫需要调整）。
9. 整理衬衫前襟，使其整齐排列，然后扣衣扣。扣上患侧上肢的袖口（图 10.26I）。如果袖口足够大，可以预先扣好健侧袖口。可以将纽扣使用弹性线进行缝制或者缝制在具有弹性的标签上，并且固定在袖口内部（可在适应性设备目录中找到可用于商业的按钮扩展器）。另一种选择是将小按钮固定在弹性线制成的钩环上，通过衣服纽扣孔来滑动小纽扣，这样弹性钩环就可以藏于衣服的里面。拉伸弹性钩环，以适应原始的袖扣。这个简单的装置可以被转移到每件衣服，并在衬衫被穿上之前定位。并且可以适应手的宽度。

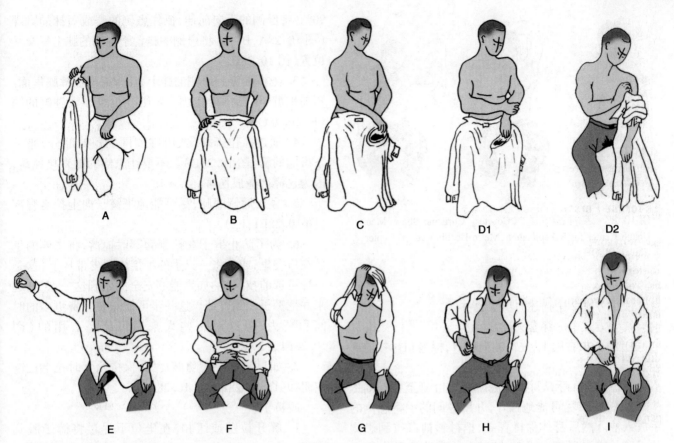

图 10.26 穿衬衫的步骤-方法 1（Courtesy Christine Shaw，Metro Health Center for Rehabilitation，Metro Health Medical Center，Cleveland，OH.）

脱去衬衫

1. 解开衬衫纽扣。

2. 身体前倾。

3. 用健侧的手抓住衣领，或从领口到下摆抓住衬衫。

4. 身体前倾，低下头，将衬衫拉过头顶。

5. 先从健侧的手臂上取下袖子，然后从患侧手臂上取下。

方法 2

穿衬衫

1. 如果康复对象不能整理衬衫或在从健侧穿过衣袖时有问题，可以使用方法 2。衬衫放置的位置与方法 1 中步骤 1~3 描述的一致。

2. 把健侧的手伸入袖口，将袖子卷到手和前臂上，但不要拉到肘部。

3. 健侧手从侧面抓住衬衫并将衬衫绕至后背，然后健侧上肢穿过衣袖，将衣袖拉至侧面穿上衬衫（大约 180 度外展）。从健侧上臂到患侧手腕时的衣物的张力可以帮助衣袖到达正确的位置。

4. 将患侧手臂上的衣袖向上拉至肘部。

5. 继续方法 1 中的第 6~9 步。

脱下衬衫（每次一个袖子）

1. 解开衬衫纽扣。

2. 先将患侧的衬衫拉至肩膀以下，先患侧再健侧。

3. 将健侧衬衫脱落。

4. 通过交替的挣扎肩膀、摇摆上臂将健侧的衣袖脱落，使用健侧的手将袖子交替卷起来。

5. 身体前倾，将衬衫拉到背后，脱下患侧肢体的衣袖。

方法 3

穿衬衣

1. 按方法 1 中步骤 1~4 所描述的，将衬衫穿过手臂。

2. 将袖子从患侧手臂拉到肩膀上（图 10.27A）。在下一步完成之前，应该通过袖口看到患侧的手。

3. 用健侧的手抓住衣领尖端，身体前倾，手臂伸到头部后面，将衬衫绕到健侧（图 10.27B）。

4. 健侧上肢向上穿过衣袖（图 10.27C）。

5. 按照方法 1、步骤 8 和步骤 9 中所描述的调整衬衫和纽扣。

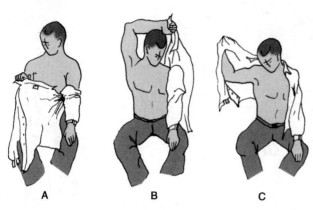

图10.27　穿衬衫-方法3(Courtesy Christine Shaw, Metro Health Center for Rehabilitation, Metro Health Medical Center, Cleveland, OH.)

脱衬衫

使用方法2中描述的步骤脱衬衫。

转变方式——穿套头衬衫

1. 衬衫放在腿上,底部朝向胸口,标签和衬衫前部朝下。

2. 用健侧的手从衬衫背面的底部向上抓至患侧衣袖。

3. 将袖口尽可能地打开,并用健侧的手将患侧的手放入袖。然后身体保持直立,把衬衫袖口拉到患侧的手臂并穿过肘部。或者,髋部向前弯曲让重力将患侧上肢穿过衣袖,直到手从袖口穿过。然后,坐起,把衣袖拉到患侧的手臂并穿过肘部。

4. 把健侧的手臂穿入衣袖。

5. 整理患侧衬衫并拉至肩膀。

6. 健侧手抓住衬衫,身体前倾,低头,将衬衫拉过头顶。

7. 整理衬衣,使其保持光滑整洁。

转变方式——脱套头衬衣

1. 用健侧手从顶部开始抓住衬衫。

2. 身体前倾,低头,将抓住的衬衫拉过头顶。

3. 脱下健侧衣袖,然后患侧。

裤子

裤子可以采用下列方法穿脱,同样适用于短裤和女式内裤。对于一些康复对象来说,按钮可以比拉链更容易操作。尼龙搭扣可以用来替代纽扣和拉链。适合穿比以前大一尺寸的裤子,并且应该在脚踝处有一个宽的开口。先穿好袜子,然后穿脱裤子。如果康复对象是坐在轮椅上,脚应该放在地板上,而不是放在轮椅的踏板上。

方法1

穿裤子

1. 坐在坚固的扶手椅子上或者被锁住的轮椅上。

2. 将健侧的腿放在身体的中线前,膝盖弯曲至90°。将健侧的手向前伸,抓住患侧的腿或短袜的脚踝(图10.28A,B1)。将患侧的腿置于健侧的腿上呈交叉位置(图10.28B2)。

3. 把裤腿穿到患侧的腿上,让脚完全在裤腿里面。不要把裤子拉到膝盖以上,否则会很难穿入健侧的腿(图10.28C)。

4. 通过抓住脚踝(或脚踝周围的短袜部分)来放下患侧的腿(图10.28D)。不要让患侧的腿直接掉落,因为这样会造成伤害。

5. 穿入健侧的腿,尽可能地把裤子向上拉至臀部(图10.28E1,E2)。

6. 为了防止裤子在拉到臀部时掉落,将患侧的手放在口袋里,或者将一只手的手指放到皮带环上(这是一种可选的技术)。如果能够安全的做到这一点,站起来并把裤子拉到臀部。这一步可能需要花费更多的时间和精力,但这对一些人来说可能是有用的(图10.28F1,F2)。

7. 如果站立平衡功能良好,保持站立时拉上拉链或纽扣(图10.28F3,图10.28G)。

脱裤子

1. 解开拉链或纽扣,在坐位下尽量将裤子脱到臀部。

2. 站立,让裤子从臀部垂下,或者将裤子拉到臀部以下。

3. 将裤子先从健侧的腿脱下。

4. 坐下,将患侧的腿越过健侧的腿,脱掉裤子,然后脱掉健侧。

方法2

穿裤子

方法2适用于以下三种情况:①康复对象使用的轮椅带有刹车锁,踏板可以调整,轮椅有防倾斜杆以及脚可以放置于地面;②康复对象坐在坚固的,有靠背的椅子,并将椅子摆放在背靠墙位置;③不能独立站立者。这种方法不推荐给那些不能安全地伸展臀部者;在患侧肢体上有严重感觉或知觉缺陷者;不能很好进行的安全判断和冲动控制者;或者是有倾向把轮椅向后倾斜者。

1. 如方法1中步骤1~5的描述,将裤子放在腿上。

2. 背靠椅背、健侧的腿下蹬地板上抬臀部。随着臀部的升高,用健侧的手上拉裤子穿过臀部。

3. 把臀部放回椅子上,系好裤子。

脱裤子

1. 把裤子解开,坐位尽可能地将裤子脱至臀部。

2. 向后靠在椅子上,用健侧的腿下蹬并抬起臀部,用健侧的手将裤子向下拉过臀部。

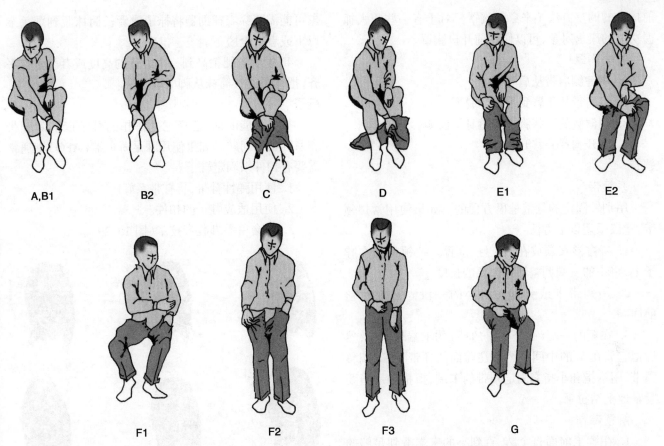

图 10.28　穿裤子-方法 1 (Courtesy Christine Shaw, Metro Health Center for Rehabilitation, Metro Health Medical Center, Cleveland, OH.)

3. 再进行方法 2 中的步骤 3~4。

方法 3

穿裤子

方法 3 适用于卧位的康复对象使用。这比坐位的方法更难执行。如果可能的话,应该把床头抬高到半卧位。

1. 使用健侧的手,将患侧的腿置于弯曲的位置,放于健腿之上,也可以部分弯曲以防止患侧的腿滑落。

2. 先把裤子放入患腿,然后拉至膝盖,然后打开交叉的双腿。

3. 将健侧的腿插入裤腿中,并尽可能地把裤子向上拉到臀部。

4. 如果床是平的,这一步可能会更容易。将健侧的腿弯曲,臀桥运动上抬臀部,用健侧的手臂将裤子拉过臀部,或者通过两侧翻转将裤子穿上。如果做桥式运动(臀部离床)有困难,床应平放,双膝弯曲,康复对象从一边翻身至另一边将裤子穿过臀部。

5. 系上裤子。

脱裤子

1. 躺在床上,通过桥式运动(见穿裤子方法 3,步骤 4),或者做桥式运动有困难,将床平放,弯曲膝盖,从一边翻身至另一边,将裤子从臀部移开。

2. 通过弯曲膝盖和侧滚,使裤子从臀部向下移动;先把裤子从健侧脱掉,然后再脱患侧腿。

胸罩

穿胸罩

1. 把胸罩的一端固定到裤子、腰带或裙子的腰带上,然后把另一端缠在腰上(将患侧进行缠绕会比较简单)。在腰部水平将胸罩纽扣扣住,然后将纽扣部位移至后背。

2. 患侧的手臂穿过肩带;然后健侧的手臂穿过另一条肩带。

3. 将肩带整理好位置。用健侧的手整理患侧的肩带。健侧的手通过手至手臂整理肩带。

4. 用健侧的手来调节胸部和罩杯中的位置。

注意:如果胸罩有松紧带,而且是用弹性面料做的,这是很有帮助的。如果患侧手残存一些功能,可以在纽扣附近的胸罩后面缝一圈布环。患侧的拇指可能会穿过环以稳定胸罩,而健侧的手则会系紧胸罩。所有可拉伸的胸罩重新折叠或没有紧固件,可以通过之前描述的调整方法 1 来穿戴胸罩。对于有一些粗大抓握功能的康复对象,可以使用前开口胸罩。

脱去胸罩

1. 将健侧肩带从肩膀滑下。
2. 将肩带从手臂到手逐步脱下。
3. 用健侧的手将胸罩绕道身体前侧。
4. 解开胸罩并移开它。

领带

系领带

用别针固定的领带是很方便的。如果使用常规领带,建议采用以下方法:

1. 将衬衫衣领放在"向上"位置。把领带围在脖子上,将小的一端调整到你想要的长度。
2. 用领带卡或弹簧夹将小的一段固定在衬衫前面。
3. 在短的一端(一个完整的环)的末端环上环,然后把它放在 V 的中间。然后在前面的环带下来,调整领带,用示指和小指来固定领带的末端,拇指和示指要紧紧地把结拉紧。

解领带

1. 在脖子前面打个结,直到小的末端滑到足够的地方,这样领带就可以滑过头顶。
2. 这条领带可能挂在这个状态。再把它戴上,把它套在头上,把它放在翻翻的领子上,然后按照上一节第 3 步的方式把它拧紧。

袜子或长筒袜

穿袜子或长筒袜

1. 坐在有扶手的椅子上,或者坐在有刹车的轮椅上,脚踩在地板上,将轮椅的脚踏板移开。
2. 患侧腿跨过健侧腿。
3. 将拇指和相邻两手指穿入袜口并撑开袜子。
4. 把袜子放在患侧脚上,然后拉过脚跟。应该注意消除褶皱。
5. 一遍一遍地将袜子穿过脚掌至脚踝。
6. 顶部有松紧带的长筒袜是一种可以接受的连裤袜的替代品,特别是对于移动障碍的个人。
7. 裤袜可能会像裤子一样穿上并脱掉,只是双腿在脚被放在腿洞之前的一段时间里被并起来的。

脱袜子或长筒袜

1. 用健侧手臂尽量把袜子或长筒袜脱下。
2. 如前一节第 2 步所述,将患侧腿交叉于健侧腿上。
3. 将患侧腿上的袜子或长筒袜脱下。一些康复对象可能需要穿衣辅助器将袜子或者长筒袜脱到踝关节以下或者完全脱下。
4. 把健侧腿抬高到一个舒适的高度或者与坐位平齐,把袜子或长筒袜从脚上取下来。

鞋子

如果可能的话,选择尼龙搭扣的鞋子以消除鞋带和系鞋带的问题。如果使用踝足矫形器(AFO)则通常需要有扣件来固定鞋子。

1. 使用弹性鞋带,将鞋带系好。
2. 使用适应鞋子的扣件。
3. 学会单手绑鞋带技术(图 10.29)。

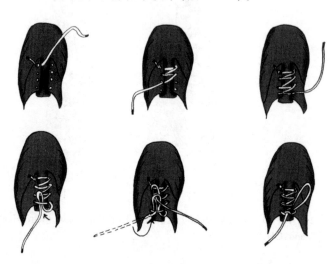

图 10.29　单手绑鞋带方法(Courtesy Christine Shaw, Metro Health Center for Rehabilitation, Metro Health Medical Center, Cleveland, OH.)

4. 学会用单手系一个标准的结是可能的,但这需要良好的视觉、知觉功能和运动技巧,以及多加练习。

踝足矫形器

偏瘫康复对象缺乏足够的踝关节背屈,通过使用 AFO 能够安全有效地行走,这可能是物理治疗师推荐的,由医生指定,并由一个矫形师做好。下面的方法是可以使用的两种技术。这种鞋要比平常大一尺寸。

穿踝足矫形器

方法 1

1. 坐在有扶手的椅子上,或者坐在刹住的轮椅上,脚踩在地板上。把鞋上的扣件解开,拉回鞋舌并把 AFO 塞进鞋里。调整好 AFO 在鞋子里的位置(图 10.30A)。
2. 将 AFO 和鞋朝上放在两腿之间的地板上(但更靠近患侧腿)(图 10.30B)。
3. 用健侧手从膝盖后方将患侧腿抬高,并将脚趾

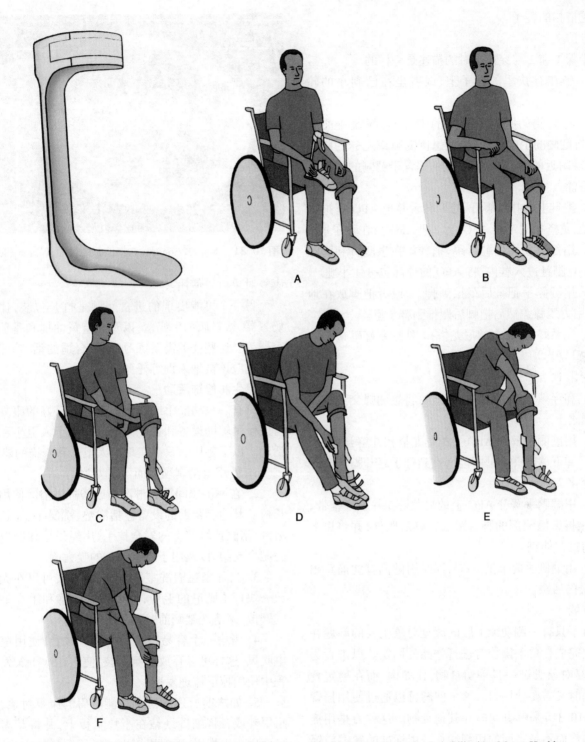

图 10.30 穿上踝足矫形器（Courtesy Christine Shaw, Metro Health Center for Rehabilitation, Metro Health Medical Center, Cleveland, OH.）

放入鞋内（图 10.30C）。

4. 健侧手下压腿部，并用小腿部位上提 AFO。同时，用健侧脚抵住患侧脚跟以保持鞋子和 AFO 在一起。在这一步时，鞋跟不会被推到鞋子里（图 10.30D）。

5. 如果腿部肌力减弱，用健侧手直接向患侧膝盖施加压力，将脚跟推入鞋内（图 10.30E）。为了防止受

伤，尤其是那些感觉功能减退的康复对象，要确保不会把脚跟硬塞进 AFO。

6. 先系好 AFO 上的尼龙搭扣，然后系好鞋带（图 10.30F）。患侧腿可以放在脚凳上，以协助系好鞋扣。

7. 为了系紧鞋带，康复对象可以使用单手系鞋带技术、有弹性的鞋带或其他商用鞋扣；另外，也可以使

用尼龙搭扣的鞋子。

方法 2

步骤 1 和 2 与穿裤子时的描述是一样的。

1. 坐在有扶手的椅子上，或者坐在已刹车的轮椅上。

2. 将健侧的腿放在身体的中线前，膝盖弯曲至90°。将健侧的手向前伸，抓住患侧的腿或短袜的脚踝（或脚踝附近的袜子）。将患侧的腿置于健侧的腿上呈交叉位置。

3. 把鞋上的扣件解开，拉回鞋舌并把 AFO 塞进鞋里；将尼龙搭扣固定在 AFO 上。把 AFO 放在鞋子里。

4. 用健侧手握住鞋后跟，把鞋放在患侧脚和脚趾上。一旦脚趾进入鞋内，将 AFO 的顶部包裹住小腿。

5. 用健侧手把鞋后跟拉到脚上，或者把脚放在地板上，用力压膝盖然后把脚后跟推到鞋子里。

6. 先系好 AFO 上的尼龙搭扣，然后系好鞋带。

脱下 AFO

变化 1

1. 和穿戴 AFO 一样采用坐位，将患侧腿交叉放在健侧腿之上。

2. 用健侧手解开 AFO 上的尼龙搭扣并解开鞋带。

3. 卸下 AFO 的小腿部分，直到鞋子离开脚。

变化 2

1. 用健侧手解开 AFO 上的尼龙搭扣并解开鞋带。

2. 将患侧腿部的脚后跟放在鞋后跟处，并将患侧腿向前推并伸直。

3. 用健侧手向下推 AFO，同时用健侧脚向前蹬出AFO 鞋的后跟。

进食技能

对于只有一侧功能上肢的康复对象主要的问题在于无法完成在单手操控时进行物品的固定。以进食为例，康复对象尝试一只手切食物，比如肉，而在稳定食物的同时又需要使用刀。这个问题可以通过使用摇臂刀（图 10.31）来解决切肉和其他食物。这种刀是用摇动的动作而不是来回的切割动作。用标准的餐刀或锋利的削皮刀进行摇动，可以切肉和柔软的食物。如果使用这样的刀，应指导康复对象在大拇指、第三、第四和第五根手指之间握住刀柄，示指沿着刀刃的顶部延伸。刀尖放置在食物的垂直位置，然后把刀放下来切食物。使用手腕屈曲和伸展进行摇摆运动，一直持续到食物被切断。为了稳定盘子或碗，可以在它下面放置泡沫衬垫或橡胶垫。还有许多其他的辅助设备，比如一个平板保护装置（图 10.22），只有一只功能手的

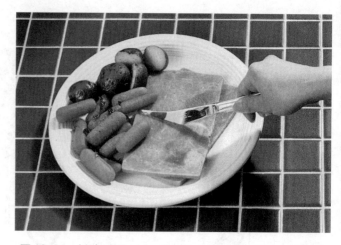

图 10.31　摇臂刀（Courtesy Patterson Medical，Warrenville，IL.）

康复对象可以使用。

另一个可能出现的进食问题是打开包装，比如酸奶容器、饮料瓶和牛奶盒，以及人造黄油桶和番茄酱的容器等。这些任务需要练习，如果合适的话，功能较弱的手也应该被纳入训练任务中。

个人卫生和修饰活动

只有一只功能手或身体一侧活动良好的康复对象可以使用辅助设备和替代方法来完成个人卫生和修饰活动。以下是用一只手实现个人卫生和修饰的建议。

1. 使用电动剃须刀而不是刀片。

2. 在淋浴隔间放置淋浴座或浴缸淋浴间使用浴缸长椅。其他有帮助的设备包括浴垫、洗澡手套、长柄浴海绵、浴缸或墙壁上的安全扶手、用绳子拴住肥皂或吸力肥皂支架，以及用于指甲护理的吸力刷。

3. 当你坐在盥洗室里洗澡的时候，可以在大腿上放一块打了肥皂的毛巾，通过健侧前臂和手在上面滑动摩擦，来清洗健侧前臂和手。

4. 考虑一个容易打理的发型。或者，使用壁挂式电吹风，这样可以释放健侧上肢，使它在吹干头发的过程中使用梳子梳理发型。

5. 如之前所述的协调功能障碍的康复对象，可用指甲锉或者将细砂纸粘在小块木板上，并将其固定在桌面用于锉指甲，而指甲钳也可以用同样的方式稳定。对于脚指甲，可以使用一个大的指甲锉。如果肢体循环障碍或感觉减退，可能需要咨询专科医生或应该训练这个重要但经常被忽视的 ADL。

6. 用一个带吸力的牙刷（图 10.24）刷假牙。也可使用吸力指甲刷。

如厕

使用单手或身体一侧的康复对象可以使用辅助设备和替代方法完成如厕。以下是使用一只手实现独立

和安全如厕的建议。

1. 如果不能快速或安全进入洗手间,建议使用带有或不带有可拆卸扶手的坐便器(图 10.32)。坐便器可以放在马桶上,使用防溅保护装置(看起来像一个没有底部的水桶)。马桶安全扶手和马桶增高垫也可以促进安全转移。

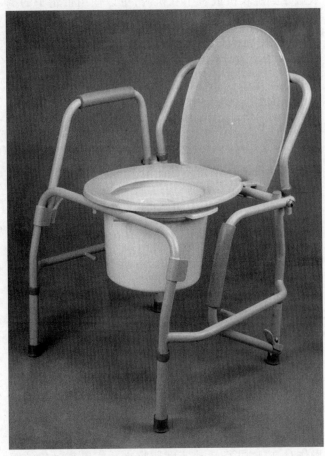

图 10.32　扶手可拆卸坐便椅(Courtesy North Coast Medical,Gilroy,CA.)

2. 使用尿壶而不是转移到厕所。有专门为女性和男性设计的尿壶,但女性尿壶并不总是有效,这取决于康复对象的身体尺寸。也有防溢出的尿壶。

3. 可以有策略地放置扶手以协助坐-站或站-坐的动作。

4. 将厕纸放在健侧。

5. 坐浴盆或者带清洗、干燥和其他功能的特殊厕所,可以用于优化和促进清洁。

6. 可能需要考虑失禁用品,尤其在社区外出时。

沟通管理和环境改良

1. 写字的主要问题是纸张或者桌面的固定。这个问题可以通过使用带夹书写板、镇尺、防滑表面(如橡胶垫)或者将纸粘贴在桌面上来克服。在许多情况下,患侧手臂可被放置在桌面来固定纸张。

2. 假如非利手转换成了利手,书写练习就有必要训练速度和协调性。单手书写和键盘使用说明手册有可能用得上。

3. 在阅读时,可以用阅读架固定书本,或者是在打字书法练习时用阅读架来固定住稿件。当康复对象坐在椅子上时,将软枕放在膝盖上以固定书本。喜欢阅读的康复对象可能想要一个电子阅读器(如,Kindle),可以使用触屏翻页和将字体放大至适合阅读者的大小。

4. 单手使用电话进行拨号时,需要几个动作,包括:将听筒举起来听拨号音、放下听筒、按键、将听筒举至耳边。免提装置或者耳机可以不用手,手可以接收讯息。使用经典老式电话听筒,用电话进行书写输入时,可以使用站立支架或者肩上电话听筒支架。一键式或者语音控制的电话、使用预编电话数字消除/减少按键需要、简化程序,可以帮助补偿记忆力障碍。

功能性移动

偏瘫康复对象的转移技巧原则将在第 11 章详细介绍。

家居管理、食物准备和清洁活动

许多辅具可以用于促进家居管理和食物准备活动。有许多因素决定了康复对象实际可以完成多少家居管理和食物准备活动、哪些方法可以采用、多少辅具可以被运用。这些因素包括:康复对象是否由于一侧手臂或者手功能缺失而残障;截肢或者周围神经疾病;或者在偏瘫案例里,是否手臂和腿都受累、伴有感觉、视觉、知觉和认知障碍。下面是针对单手操作康复对象完成家居管理和食物准备活动的一些建议:

1. 对于单手家务劳动者来讲,固定物品是一个主要的难题。切食物或者去皮时,可以使用带有两个钢钉或者铝钉的砧板来固定食物。做三明治或涂黄油时,加高的盘子边角可以帮助固定住面包。带吸盘水杯或者在杯子底部放橡胶垫,可以防滑。可以在砧板底部粘上防滑材料或者橡胶脚。

2. 在食物准备过程中,可以使用防滑垫或衬垫,湿抹布或者吸盘装置防止锅、碗、盘子的滑动。

3. 开罐头,可以把罐头放在双腿间夹住或放在打开的抽屉里用身体靠向抽屉来固定。打开气封罐头时,可以滑动开瓶器直至气体放完,然后使用 Zim 开罐器打开(图 10.33)。

4. 打开盒子、封好的纸张和塑料袋时,可以在两腿间或打开的抽屉里固定,使用家用大剪刀剪开。也可

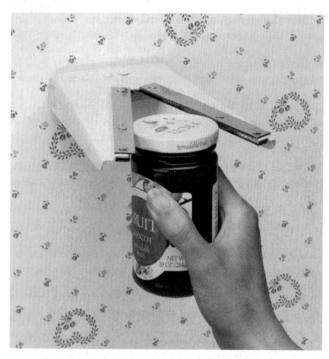

图 10.33   Zim 开瓶器(Courtesy ZIM Manufacturing, Chicago, IL.)

以从 ADL 设备供货商处买到特殊的盒子或袋子开口器。

5. 敲碎鸡蛋,首先将鸡蛋牢牢握在手掌中,要将鸡蛋中间对准碗口敲击,然后,用拇指和示指将鸡蛋壳的上半部分去掉,用环指和小指将鸡蛋壳下半部分去掉。用鸡蛋分离器、漏斗或漏勺来分开蛋白。

6. 为了不用固定擦子,可以使用较大的带吸盘的擦子,或者使用电动工作台食物加工机。

7. 将锅固定在操作台或者来回晃动进行混合或者搅拌时,可以使用一个带有吸盘手柄的锅(图 10.34)。

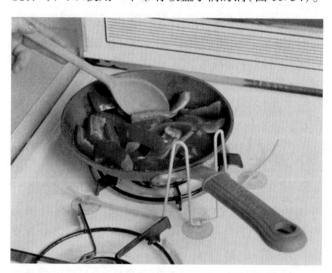

图 10.34   平底锅固定器(Courtesy SP Ableware-Maddak, Inc., Wayne, NJ.)

8. 为了免去使用需要双手的手动或电动的开瓶器,可以使用单手电动开瓶器。

9. 使用小推车来将物品从一个地方转移到另一地方。对于某些康复对象,比较重或木质的小推车可用于在转移时提供少量的支撑。

10. 将衣服从洗衣机或者干衣机拿去晾晒,或者将衣服拿到洗衣机或者干衣机时,可以使用带轮子的携带容器。

11. 使用单手操作的电器(如:轻量级的电动搅拌机、浸入式搅拌机、传统搅拌机和食物加工机)来节省时间和体力。考虑电器时,需要评估康复对象的安全因素和判断力。

12. 对于一侧手臂、转移和平衡功能受累的康复对象,地面清洁是一个较大的难题。对于只是一侧手臂受累的康复对象,使用标准的长柄拖把、地毯清扫器或直立式吸尘器是没有问题的。假如拖把手柄被固定在手臂下或拧干需要更大的力,可以选用自动拧干拖把。有转移和平衡问题的康复对象可以在坐位下清洁地板。步态和平衡好、不需要手杖辅助的康复对象可能可以使用拖把或者使用地毯清洁器。有些康复对象可能从来自 iRobot[45](*http://store.irobot.com/home/index.jsp*)的编程吸尘机器人(Roomba)或者洗地机(Scooba)获益。然而,选用这些装置需要仔细考虑,如果他们不能返回插接站,可能成为安全或者绊倒危险因素。

这些只是单手康复对象解决家居活动问题的一些可能方法。作业治疗师必须评估每个康复对象,判断功能障碍如何影响到家居活动的完成。单手操作技能对于某些康复对象来讲,掌握费时、困难。在进行单手操作时,应该进行活动速度调整来适应康复对象的躯体功能和耐力,并采用特殊装置。应当采用疲劳管理技巧。教授新的技能或者使用新装置时应该分级进行,从掌握一项技巧或装置使用开始,再教另一项技能。家人也需要了解康复对象的技能、特殊方法和计划。如果必要,治疗师可以和康复对象及其家人一起,在康复对象的监督下,促使家务职责被分配其他家庭成员。假如需要特殊的装置或者辅具来完成 IADL 活动,可以的话,应让康复对象在临床治疗时就练习使用。然后治疗师可以在购买装置和在家使用前,训练康复对象和在家人面前演示装置的使用。在训练之后,作业治疗师应该提供康复对象更换装置的资源,例如消费者目录或者网站。

截瘫康复对象的日常活动

使用轮椅移动的康复对象,需要找到在坐位下完成日常活动、搬运物品、适应为站立和步行者设计的环境的方法。考虑到正常的上肢功能和身体健康,轮椅使用者很可能独立完成日常活动。康复对象应该拥有稳定的脊柱,或者使用合适的矫形器或脊柱稳定辅具,医护服务提供者应该清楚地了解移动禁忌和防范措施。

穿衣活动

使用轮椅的康复对象,应该建议其按这样的顺序来穿衣:长袜或短袜、内衣、背带(如有带)、长裤、鞋子、衬衫或裙子。内衣可能被去掉,因为它是额外的一步,有可能导致皮肤破溃、更大的如厕困难。在最初的康复中,截瘫康复对象很可能是从床上穿衣开始训练;随着他(她)的肌肉力量、耐力、平衡改善,可以逐渐过渡到坐在轮椅上穿衣。轮椅上穿衣的能力可以简化如厕步骤,省去回到床上穿衣的麻烦。

长裤

穿长裤

长裤的纽扣或拉链在前面的话更容易扣上。假如有背带,拉链在侧边会更好。建议采用弹力布料、宽纽扣的长裤。

以下是穿短裤、长裤和内衣的步骤:

1. 使用侧边扶手、吊架或其他改良技术维持坐位,背部用枕头或床头板支撑。如果不需要侧边扶手或吊架,康复对象在半斜位时撑起肘部,用两个手肘部交替推,直到肘部抬高到足够高的位置,让康复对象在床上支撑双手。

2. 坐在床上,双臂向前够到脚,或者坐在床上,把膝盖拉到弯曲的位置。

3. 拿着宽松的裤子,把裤腿翻到脚上。

4. 把裤腿放在脚上,把裤子拉到臀部。过脚踝可能会让裤子穿得更紧。

5. 通常在半卧位时,用旋转的冲力将衣服从手臂转移到躯干,到骨盆,然后到下肢[48],翻滚到一边,穿上宽松的裤子,然后向另一侧翻身,拉起裤腿。

6. 如果康复对象下肢或躯干的平衡功能减弱或 ROM 受限,长柄取物器可能有助于将宽松长裤穿上或将其固定在脚上。

脱宽松长裤

脱下裤子和内裤与穿上它们的过程相反,穿衣辅助器可以帮助把裤子脱至脚踝处。

袜子和长袜

推荐柔软的弹力袜或长筒袜。稍微大一点的连裤袜可能有帮助。因为潜在的皮肤破损风险,弹性吊袜带或有弹性上衣的长筒袜应该避免使用。在一些康复对象看来,穿着短袜或长袜可能会有帮助。

穿上袜子和长袜

1. 在床上坐着的时候穿上袜子或长筒袜(长坐位)。

2. 在长坐位时,双腿伸直,将一条腿屈曲,交叉至另一条腿上。然后将腿伸到另一条腿上。

3. 用另一只手把袜子或袜子套在脚上,拉上短袜或长袜。为了防止压力导致皮肤破裂,确保袜子里没有皱纹或皱褶。

脱掉袜子或长袜

脱掉袜子或长筒袜时如上文将腿屈曲,然后把袜子或袜子脱到脚跟上。可能需要穿衣辅助器把袜子或长袜从脚跟和脚趾上脱下来,然后取回袜子。注意检查小腿和脚是否有皮肤破损或压红。

裙子

建议选择比通常所穿的略大的裙子。A 字裙、裹身裙和伞裙比窄裙更容易管理,而且可以在坐位更好的穿脱。

穿上裙子

1. 坐在床上,把裙子穿头上,然后下拉至腰部。

2. 在半卧位,从臀部一侧到另一侧,将裙子拉到臀部和大腿上。

脱下裙子

1. 坐位或者半卧位,解开裙子。

2. 从臀部一侧到另一侧,将衣服拉到腰部。

3. 将裙子从头部脱出。

衬衫

衣物应抗皱、光滑、耐用。宽松的袖子和后背、长袖衬衫可能会让衣服穿起来更容易,而且比贴身的衣服更容易脱下。

穿衬衫

康复对象坐在轮椅上时,将衬衫、睡衣、夹克、长袍和礼服放在面前。如果必须在床上穿着,可以使用下面的程序:

1. 通过将手掌放在身体两侧的床垫上来平衡身体。如果患者的平衡功能很差,可能需要帮助,或者需要抬高床背板或床头(如果床背板不能抬高,可以用1~2 个枕头来支撑背部)。在床背板或床头抬高的情况下,双手都可用。

2. 如果在采用习惯的穿衣服方法的时候出现困难,将衣服放置在膝盖上,衣领朝向胸部。把手臂伸到袖子里,把它们拉到肘部。然后,抓着衬衫的下摆或后背,把衣服拉过头顶,调整一下,然后扣上扣子。

脱下衬衫

1. 坐在轮椅或者床上,解开扣子。

2. 用惯用的方式脱下衣服。

3. 如果不能使用惯用的方式，则用一只手抓住领子，同时用另一只手平衡。

4. 身体前倾，低头，把衬衫拉过头顶。

5. 将袖子从手臂上脱下来，首先是支撑手臂，然后是工作手臂。

鞋子

穿鞋子

如果一个人有感觉功能异常，并且在转移过程中有受伤的风险，应该在床上穿鞋。

变化1

1. 坐在床上，而不是床沿（需要良好的平衡，高技能），或者在有靠背的轮椅上。用手将一侧膝盖屈曲。

2. 用一只手支撑屈曲的腿，用另一只手穿上鞋子。

变化2

1. 坐在床沿上或者有靠背的轮椅上。

2. 将一侧腿放在另一侧腿上，并将鞋子放在脚上。

3. 如果是坐在轮椅上，把脚放在地板或脚凳上，按下膝盖，把脚伸进鞋里。

脱鞋子

1. 正如描述的情况，弯曲和交叉的腿可进行适当的变化。

2. 在变化1中，用一只手把鞋脱下来，另一只手支撑起弯曲的腿。

3. 在变化2中，用一只手将鞋子从交叉的腿上移开，如果有必要，另一只手保持平衡。

进食

进食活动对使用轮椅但手臂功能正常的康复对象来说没有问题。建议康复对象可以坐在靠近桌子的地方，使用桌面式扶手和脚凳。轮椅上的脚凳可以拆卸或固定，但需要康复对象在环境中发挥最大的独立性。

个人卫生及修饰

康复对象应该能自理面部、口腔卫生、胳膊及上半身清洁。必要时可使用拾物器（取物夹）拿取放在储物柜上的毛巾、化妆品、除臭剂及剃须/除毛用具等。盆浴和淋浴时则可使用一些特殊的辅具（厕所转移技巧将于第11章讨论）。为了提高康复对象在洗澡活动中的安全性和独立性可以参考以下的建议：

1. 使用手持式花洒，将一个手指靠在喷头出水孔，来掌握水温变化。应确保热水器的温度设置在安全范围（华氏120°F，摄氏49℃）以免烫伤[87]。

2. 使用长柄洗澡刷，并可以在上面固定肥皂，以方便擦洗身体的各个部位。

3. 使用条状肥皂并安装绳索，挂在脖子上；或者直接使用沐浴露。

4. 使用加垫的洗澡椅或浴缸转移椅。洗澡时如果需要处理小便问题，可考虑使用洗澡便盆两用椅。

5. 在浴缸周围或淋浴间墙上安装扶手，可以帮助康复对象在转移、弯腰擦洗腿部和臀部时维持平衡，提高转移过程中的安全性。

6. 在浴缸和淋浴处放置防滑地垫或其他防滑材料。

7. 使用淋浴帘代替淋浴门增加使用浴缸的安全性及便于转移。

皮肤维护与卫生

感觉缺失增加了皮肤损伤的风险，应将定时检查皮肤状况及减压作为 ADL 的例行事项。并按照以下程序来指导康复对象：

1. 了解容易发生皮肤损伤的身体部位、皮肤问题形成的征象及维护皮肤的方法。

2. 为了预防压疮，坐在轮椅上时，应知道何时及如何进行；卧床时，应知道如何摆放体位。

3. 康复对象可以使用长柄镜（图10.35）来检查不容易观察到的地方。

4. 平常应维护相关辅助设备，以免因设备损坏而损伤皮肤，例如，浴缸座椅的椅垫若破损，可能会伤害

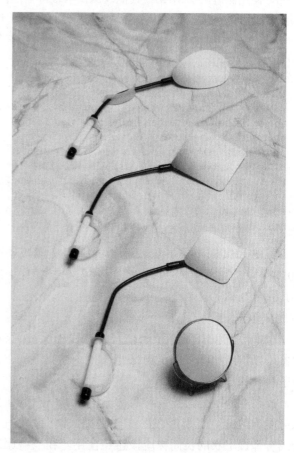

图 10.35　长柄镜（Courtesy North Coast Medical, Gilroy, CA.）

到臀部皮肤。

大小便管理

物理治疗师通常会关注康复对象的大小便问题,但是作业治疗师或者团队中其他成员也会提供一些理想的甚至是非常合适的建议[76]。例如,作业治疗师可以同护理人员一起指导康复对象学习使用手指刺激排便或间歇性导尿(intermittent catheterization,IC)来排空大小便。帮助康复对象建立这项 ADL 活动的例行程序也很重要,因为如果康复对象因为大小便排出困难而导致意外或者感染时,可能会令其难以从事其他活动。作业治疗师可以推荐适当的辅具来协助康复对象建立生活常规,解决相关问题。应重视采取跨学科模式来介入大小便管理问题,以维持健康。

1. 选择最佳的耐用医疗设备来完成这一任务(例如,使用加垫便盆椅或马桶增高垫等),并练习上下坐便的转移。

2. 协助学科内团队,了解康复对象意愿、认知能力、躯体能力、情绪能力、学习和执行所需技能[76]。

3. 选择合适的辅助器具和/或技术,例如插入栓剂或者改良数字刺激器来进行大便管理;倒空尿袋,间歇性导尿来进行小便管理。

4. 在公共浴室、朋友家中和工作场所等进行间歇导尿,可以使用相关策略,例如使用腰包存放物品,使用替代方法来消毒双手[47,76]。

5. 考虑如何将大小便管理问题融入康复对象和其家庭生活中,并帮助其制订出一个作息安排。

6. 对四肢瘫或高位截瘫的康复对象及家属进行并发症预防的教育,如便秘、尿路感染、意外事故和自主神经障碍。

沟通管理和环境调整

如果排除部分情况下伸手取物的困难,一般而言使用电话应该没有问题。可以使用移动电话或智能手机。可以使用书写工具和个人电脑。但开关门可能出现问题,如果是向内开的门则按下列步骤进行操作(图 10.36)。

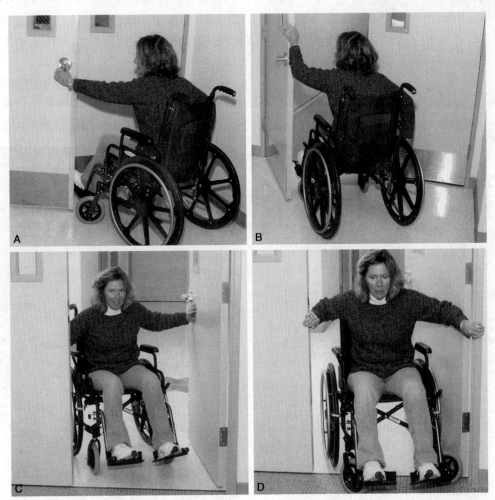

图 10.36 独立通过内开门。A.当门被拉开时,轮椅倾斜,准备转向;B.康复对象开始移动轮椅通过门口;C.康复对象用一只手拉着门框,用另一只手推开门;D.康复对象迅速驱动轮椅通过门口(From Fairchild SL:Pierson and Fairchild's principles and techniques of patients,ed5,St Louis,2013,Saunders.)

1. 如果门把手在右侧，就从门右侧靠近，用左手拧或者拉门把手进入。

2. 尽可能将门打开，驱动轮椅尽可能靠近门，利用轮椅协助保持门开放。

3. 用左手掩门，右手驱动轮椅过门。

4. 轮椅通过一半时，再开始关门。

如果门很重并且是向外开门，或者门离人很远，则按下列步骤进行操作。

1. 背向门，用右手拧门把手。

2. 门开后，由背部先通过门，利用轮椅维持门开放。

3. 也可用左肘关节维持门开放。

4. 右手驱动轮椅，倒退进入。

功能性移动

转移技巧的原则将在第 11 章讨论。

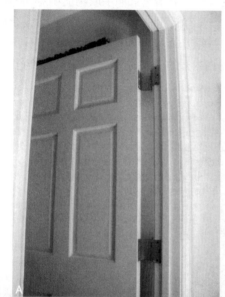

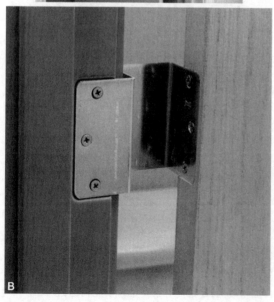

图 10.37　A.偏置门轴；B.偏置门轴可为轮椅使用者增加门道空间

家居管理、食物准备、家居清扫活动

当在轮椅上进行家务活动，主要存在的问题是工作台面的高度、操作空间是否足够，储物柜取物是否容易，以及移动物品、器材和材料的位置等。如果有足够的经费改造厨房，建议将橱柜的台面降低到符合轮椅使用者的高度，橱柜下面的空间也改成开放式。如此花费昂贵的改造通常并不可行。以下为针对家务活动提出的一些建议：

1. 移除橱柜门，就不必开关门。常用的物品应放置于易够取的柜子前方，位于橱柜的上方或下方皆可。

2. 如果入口和里面的门不够宽，可将周围的门柱移除使门稍微宽一些。也可使用偏置门轴代替一般门轴，可增加门框宽度约 2 英寸（1 英寸 =0.025 4 米）（图 10.37）。

3. 使用轮椅坐垫来增加使用者的高度，以符合一般柜子的使用高度。这一调整可能对某些人起作用，也可能不起作用。因为更换靠垫需要能量和/或对皮肤护理及安全性的要求。

4. 使用可拆卸式的扶手与可翻向两侧的脚踏板，让轮椅使用者可以尽量靠近柜子和桌面，可以的话，也能站在柜子前。

5. 用轮椅桌板能安全、方便地转移物品，也可作为书写、准备食物或擦干餐盘的工作台面（图 10.38）。还可以保护双膝，避免触到高温的锅而受伤，也可避免

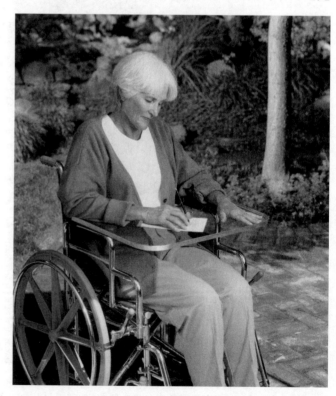

图 10.38　带桌板的轮椅（Courtesy North Coast Medical, Gilroy, CA.）

餐具滑落腿上。可选择使用硅胶垫来防滑、隔热。

6. 将可折叠的桌子固定于墙边,或者在柜子下放置可滑动的桌板,可提供一个符合厨房使用高度的工作台面。在不使用的情况下,可折叠的桌子可以安全地固定在墙上,以增加厨房的使用空间。

7. 在可开放的抽屉上放一个砧板也可增加一个工作台面。拉开抽屉时需能保持稳定,高度也需合适轮椅使用者靠近,并以舒适的方式伸手取物。

8. 使用定制化、圆转盘或有拉开式抽屉的柜子,就不必伸手拿去后方的物品。

9. 可以安装下拉式橱柜,以方便储存及拿取物品。

10. 一种商业上可用的木制或塑料圆形转盘,通常被称为"懒苏珊"(英文),可以通过旋转该设备来储存物品。

11. 轮椅使用者的炉灶应比一般炉灶的高度低,如果无法调整,需将控制板面放置于前方。

12. 在灶台上方加装镜子,在适当角度的反射下可让使用者看到锅内的食物。

13. 用微波炉取代小电子烤箱,如果炉灶使用不安全,也可使用微波炉来取代。

14. 使用侧开门的烤箱(代替向下开门的烤箱),让东西比较容易放进和从烤箱拿出。

15. 使用前开式洗衣机和烘干机。也可使用拾物器夹取其中较难取到的衣物。

16. 挂毯式吸尘器或矩形吸尘器较容易使用,因其较为轻便或可自我推进。可缩回的电线可以避免电线和轮椅缠绕的问题。

17. 清洁地板的扫帚和拖把可选择材质较轻、有旋转接头者,以方便拿取。

四肢瘫痪康复对象的日常生活自理活动

对于脊髓损伤(spinal cord injury,SCI)康复对象受伤水平功能表现请参考第 36 章详细的表格,查看基本的日常生活活动和工具性日常生活活动的预期功能结果。预期的结果部分取决于是否发生了完全或不完全性损伤。对于 $C_1 \sim C_4$ 损伤的康复对象如果有合适的辅具,可以进行交流和移动,除此之外,其他所有的日常生活活动均需要协助。C_5 损伤的康复对象需要一些特殊的设备和协助(针对保有 C_3、C_4 及 C_5 水平肌肉功能的康复对象可以穿戴外部动力矫形器、手臂支架或动力手臂。请参阅第 30 章第 2 节及第 36 章),C_6 功能水平的康复对象可以通过配戴一些合适的辅助器具达到一定程度的功能独立,例如配戴使用由腕关节驱

动的屈曲动作矫形器(也叫作腱固定矫形器)。

非常重要的是要考虑一些康复对象,例如高位脊髓节段损伤的四肢瘫痪者(例如,$C_1 \sim C_4$)可能在 ADL 及 IADL 某些方面存在依赖,但也可能通过一些调适和协助其在某些方面达到独立。OT 的职责是确保这样的康复对象可以在自己完成 ADL 和 IADL 过程中,独立地指导他人(例如照护人员)提供帮助。

穿衣/穿衣活动

当脊柱稳定时,可以开始进行穿衣训练。可进行上肢穿衣的最低标准为:

1. 三角肌、上/中斜方肌、肩胛骨内外旋肌群、菱形肌、肱二头肌、前臂旋后肌和桡侧腕伸肌等肌力尚可(fair)至良好(good)。

2. 肩关节屈曲及外展角度为 0~90°,肩关节内旋角度为 0~80°,肩关节外旋角度为 0~30°,肘关节屈曲角度为 15°~140°。

3. 具备床上或轮椅上坐位平衡能力。可使用床旁栏杆、医用的电动床或轮椅安全腰带来协助活动。

4. 在使用肌腱固定式抓握或腕关节屈曲动作的手部矫形器协助下,有手指抓握能力。

可穿下身衣服的其他标准如下:

1. 胸大肌、胸小肌、前锯肌、大小菱形肌的肌肉力量尚可或良好。

2. 膝关节可屈曲角度为 0~120°,髋关节可屈曲角度为 0~110°,髋关节可外旋角度为 0~80°。

3. 在少量帮助下可以从床转移到轮椅并可以控制躯体。

4. 能够从一边翻身倒另一边,可以从仰卧位到俯卧位再到仰卧位,可以侧卧位并保持平衡。

5. 肺活量(vital capacity)大于 50%。

如果存在如下因素则不可进行穿衣活动:

1. 脊柱受伤部位仍不稳定。

2. 翻身、移动和转移时产生压疮或皮肤损伤。

3. 腿部无法控制的肌肉痉挛。

4. 肺活量小于 50%。

穿衣步骤

建议的训练顺序是先在床上穿上裤子,然后转移到轮椅上,穿上衬衫,袜子和鞋子。有些康复对象可能想在裤子前穿上袜子,使双脚更容易滑过裤管。他们可能也想在床上穿鞋,之后穿上裤子,以防在转移过程中受伤。

预期能力

C_7 及以下脊髓水平损伤的康复对象均可独立完

成穿上下身衣。C₆ 损伤的康复对象可以实现独立穿衣,但穿下身衣可能存在困难,需要花费更多时间和精力。部分 C₅~C₆ 损伤的康复对象有希望独立穿上衣,但个别例外。对于这些康复对象而言穿上胸罩、把衬衫或上衣塞进腰带中,或者扣上衬衫前襟和袖口上的纽扣有困难、无法达成。年龄、体格、协调能力、继发疾病和动机等因素都会影响康复对象在穿衣技巧上所能达到的熟练程度。各种受伤的人,包括四肢瘫和四肢麻痹,现在在 YouTube 等网站上发布教育视频可以看到他们如何进行日常生活活动,比如穿衣。也有人在诸如 SCI 视频博客(http://www.scivideoblog.com)这样的网站上发表文章,演示一些技巧,并将这些技巧分享给其他有类似损伤的人。然而,这些信息要经过更专业治疗师的审查才能确保这些技巧是合适并恰当的才行。

衣服类型

应该选择宽松的、前开式的衣服。如果有尿袋或脚架,则需要稍大一号的裤子,以容纳这些装置。围带裙和尿片对女性而言相当有用。因为四肢瘫痪的康复对象通常用拇指钩住衣服协助穿衣、拉动拉链环、拉内裤、甚至拉高鞋子的后跟,所以拉链和尼龙搭扣的固定方式对康复对象来说比较容易操作。可将松紧带缝在裤腰上,便于拉动调节松紧。胸罩需装有弹性吊带并移除钢圈。前开式胸罩可以加装线圈与尼龙搭扣固定;后开式的胸罩可以在两端交扣处加装线圈。不必要的贴身衣物可以直接移除,避免造成皮肤损伤,增加如厕难度。

鞋子可选择大半码到 1 码,以适应脚部水肿和痉挛,并防止压疮和自主(神经)性反射异常。鞋扣可以采用尼龙搭扣、弹性鞋带、大型钩扣或鞋舌后翻的款式来改造鞋带。有些人会穿带拉链的鞋或使用带可调的止动器的鞋带。一开始可使用宽松羊毛袜或没有弹性袜口的棉袜。较贴身的尼龙袜可在习得技巧后使用。如果使用领带,可选择夹式领带或将预先打好的领结直接套入脖子,对某些康复对象而言将更方便打理。

裤子

穿裤子(脊髓损伤平面 C₆~C₇)

准备-可以在前一天晚上将裤子、袜子、鞋子和辅助设备(若需要)放在轮椅上或靠近床边方便康复对象早上穿衣服时拿取。

方法 1(无辅助设备)

1. 长腿坐位坐在床上,将床旁扶手拉起。如果需要的话,将床头抬高(如果使用的是全电动床)。将裤子放在床尾,裤管垂落床尾且裤子前面朝上[68]。坐起,右手钩住右膝下方将小腿拉起,呈膝关节屈曲姿势,将裤管套进右脚。将右腿伸直或半伸直,左手和左膝重复上述动作。使用手掌轻拍和滑动的方式将裤子拉高。在坐位时,将裤子拉到小腿的高度,将穿衣棍插入到皮带中。将穿衣棍环圈绕过手腕来控制穿衣棍。在伸展躯干的同时上拉穿衣棍,再回到仰卧位。回到坐位,重复这个步骤,上拉穿衣带,将宽松的裤子拉到大腿上。保持长坐位,左肘关节支撑,往右臀上拉上裤子;另一侧重复这个过程。

或者,保持仰卧位,向一侧翻身,把另一侧的手臂放在背后,把拇指钩住腰带上或者口袋将裤子拉到髋关节上。这些策略可依需要复操作,直到将裤子拉高超过臀部的位置(一名伤者在 YouTube 上传了视频演示了该技巧[91])。在推和滑动的过程中使用手掌,使松弛的腿伸直。

2. 仰卧位,拇指钩住拉链环将裤子系紧,将尼龙搭扣扣上。或使用手支具和钮扣钩扣上纽扣或拉上拉链[17,64]。

方法 2(辅助设备)

1. 重复方法 1 中的步骤 1 和步骤 2。

2. 如果不能单靠一只手或运用张力将脚维持在屈曲姿势,则可以使用穿衣带(dressing band)。穿衣带是一种 8 字形的弹性带,含有一大一小的套环。可用小环钩住脚掌,再用大环套在膝盖上。穿衣带需对康复对象进行测量,其长度要能适度让膝盖呈屈曲姿势。穿好裤子后,先拿掉膝盖处套环,再用穿衣杆从脚掌处将穿衣带移除。

3. 使用手掌轻拍和滑动的方式将裤子拉高。在坐位时,将裤子拉到小腿的高度,将穿衣棍插入到皮带中。将穿衣棍环圈绕过手腕来控制穿衣棍。在伸展躯干的同时上拉穿衣棍,再回到仰卧位。回到坐位,重复这个步骤,上拉穿衣带,将宽松的裤子拉到大腿上。保持长坐位,左肘关节支撑,往右臀上拉上裤子;另一侧重复这个过程。

4. 重复方法 1 中的步骤 5 和步骤 6。

变化

步骤 2 的替代方法是:坐起,并用右手钩住右脚膝盖,将脚拉起呈屈曲姿势,将右脚跨过左膝关节。这个姿势可以让脚掌腾空,使裤子更容易穿入,所需躯干平衡能力也较低;最后,继续前面所述的其他步骤。

脱下裤子(脊髓损伤平面 C₆~C₇)

1. 仰卧位,并将床旁扶手拉高,松开腰带及固定物。

2. 将拇指套进腰带环、腰带或口袋里,通过将手臂屈伸及身体向床头方向移动的动力,将裤子脱下至臀部。

3. 双臂维持步骤 2 的姿势,轮流向两侧翻身,将裤子脱到臀部下方。

4. 采取坐位,交替地将双腿弯曲,并将裤子拉下腿部。

5. 使用穿衣棍或拇指钩住腰带的方式,将裤子脱离脚掌。

开襟衫和套头衫(脊髓损伤平面 $C_5 \sim C_7$)

开襟衫和套头衫包括上衣、夹克、背心、毛衣、裙子和前开襟连衣裙。通常坐在轮椅上,在躯干比较稳定的情况下进行上肢穿衣活动。穿上这些衣物的程序如下:

穿开襟衫或套头衫(脊髓损伤平面 $C_5 \sim C_7$)

1. 把衣服放在大腿上,背部朝上,领口朝向膝盖。

2. 双臂置于衣服背面下方,并穿入袖孔。

3. 将双臂袖子拉高过手肘。

4. 使用手腕伸直抓握,大拇指钩住衣服背侧,将衣服底部到衣领处的布料收起集中在手里。

5. 将衣服套头,头部向前屈曲的同时,双肩内收、外旋,且手肘屈曲。

6. 当衣服套头后,放松双肩与手腕,双手离开衣服背面;大部分衣料此时会集中在颈部、肩部与手臂下方。

7. 耸肩、身体前倾,并利手肘屈曲、手腕伸展的方式,将衣服拉下。如果需要可利用轮椅扶手维持平衡。其他拉下衣服的调整策略,包括用手腕钩住袖子将手臂下的衣料拉开、身体前倾、手移到背部、手在衣料上滑动等。

8. 如果手功能不充分,可使用纽扣钩与腕关节驱动屈曲动作支具,从下往上将衣服的纽扣扣上。

脱下开襟衫或套头衫(脊髓损伤平面 $C_5 \sim C_7$)

1. 坐在轮椅上,戴上由腕关节驱动屈曲动作的支具。使用此支具和纽扣钩将扣子(如果有)松开,再拿掉支具,留到后面的步骤使用。

2. 为了将衣服拉过头部,可将大拇指钩住衣领后方,头弯向举高手臂的一侧,手腕伸直将衣服拉过头。利用靠着对侧轮椅扶手或伸直抵住大腿的方式维持平衡。

3. 对于有弹性的前开式衣服,将拇指钩住对侧的袖孔并将袖子自手臂拉下。可利用肩部的抬高与下压,并转动躯干让衣服尽可能滑下手臂。

4. 肘关节屈曲,同时利用对侧手的大拇指抓住袖子,将袖子自手臂拉出。

胸罩(后开式)

穿胸罩(脊髓损伤平面 $C_5 \sim C_7$)

这种胸罩是利用背后的钩扣与钩眼固定的,可利用延长线圈分别加装在胸罩左右两端的固定处,来进行调整。胸罩先在身体的前方扣好,再转向后侧。最后把胳膊套进带子里。

1. 将胸罩放在膝盖上,肩带朝向膝盖。胸罩里面朝上。

2. 按照从右到左的顺序,持住胸罩的末端。右手或持物器把胸罩从右到左穿过背部。躯干稍前倾,将胸罩靠在背上,用左手拇指钩住系在固定端的延长线圈,用同样的方法右手拇指钩住右侧固定端的线圈,并在腰部前方将胸罩固定好。

3. 把右手拇指钩在胸罩边缘,使用手腕伸展、肘关节屈曲、肩关节内收、内旋等动作,并旋转胸罩,将胸罩前面穿到适当位置。

4. 一只前臂支撑,对侧手拇指钩住对侧肩带的前侧末端,将肩带拉到肩膀上。重复相同步骤,穿上另一侧的肩带。

脱下胸罩

1. 将一只手拇指钩住对侧的肩带,边抬高肩膀边拉下肩带。

2. 将胳膊从肩带中拿出来,另一只胳膊重复上述动作。

3. 将胸罩拉到腰部,利用前述方法将胸罩固定处转到前侧。

4. 拇指钩住两端固定处的延长线圈,将胸罩解开。

可以用来代替后开扣的胸罩有:①使用前开式的胸罩,并加装延长线圈,以利腕关节伸直抓握;②选择完全弹性材质,不需固定的胸罩(例如,运动胸罩),以类似套头毛衣的方式来穿上。

袜子

穿袜子(脊髓损伤平面 $C_6 \sim C_7$)

方法 1

1. 坐在轮椅上(如果平衡好可坐床上),将一只脚搭在另一条腿的膝盖上。

2. 用手腕伸展和手掌拍动的动作将袜子套上脚掌。为避免压疮,需检查确保袜子上没有褶皱或者较厚的地方。

方法 2

1. 坐在轮椅上,系上安全带。其中一侧手肘钩住轮椅后背或手刹。这样做可以提高伸手向前取物过程中的稳定性。

2. 将脚放在凳子上、椅子上或者放在其他稳定的台面上,以提高脚部位置,方便伸手碰到。当稳定后,胳膊不要钩住推拉的手柄。

3. 用手腕伸展和手掌拍动的动作将袜子套上脚掌。为避免压疮,需检查确保袜子上没有褶皱或者较厚的地方。

方法3(使用合适的辅具)

1. 坐在轮椅上,使用穿袜子辅助器或穿袜锥来帮助穿上袜子(图10.8)。将穿袜锥涂上滑粉(降低摩擦),再利用拇指与手掌将袜子套入锥柱中,将袜子抚平。

2. 用手腕或拇指套住穿袜锥上的绳圈,将穿袜锥抛过脚掌。

3. 利用手肘屈曲拉动绳圈来调整锥柱,套上脚趾,并尽可能将脚掌穿入锥柱。

4. 当脚掌完全套入袜子后,再移除穿袜锥,此时脚跟可向前离开脚踏板。利用手腕伸直(未抓住穿袜锥的手)抵住膝盖,并持续拉动穿袜锥的线圈,直到袜子整个穿入脚掌中。手掌轻拍、轻抚将袜子弄平整。

脱下袜子(脊髓损伤平面 $C_6 \sim C_7$)

方法1(无辅助器具)

1. 长腿坐位,臀部向前微屈。手伸入袜子并逐渐伸直手腕,将袜子脱下来。

2. 如果坐在轮椅上,把拇指钩在袜子上。借助手腕伸展将袜子脱下来。

方法2(使用辅助器具)

坐在轮椅或长坐在床上,臀部向前微屈。使用穿衣棍或长柄鞋拔将袜子拉出脚跟,也可以交叠双腿来执行。

鞋

穿上鞋子(脊髓损伤平面 $C_6 \sim C_7$)

1. 使用和穿袜子一样的姿势。

2. 使用拇指,或者如果需要使用长柄穿衣棍穿入鞋舌中,将脚趾套入鞋子洞口,接着移除穿衣棍,让靴子悬吊于脚趾处。

3. 手掌托住鞋底,将鞋子拉向脚跟。一只手穿鞋时,另一只手可协助稳定脚部,使用手掌与手侧推动鞋子穿上。

4. 脚放平在地板上或者踏板上,膝盖屈曲90°,将长柄鞋拔插入鞋子后跟处,从屈曲的膝盖顶端下压,直到脚跟穿入鞋中。固定鞋子。

脱下鞋子(脊髓损伤平面 $C_6 \sim C_7$)

1. 坐在轮椅上如前述方法交叠双腿,松开鞋子。

2. 使用鞋拔或穿衣棍扎入鞋子后跟往下推,使脚跟从鞋子中脱离出来,此时鞋子将掉落或使用穿衣棍将其推落地上。

进食活动

根据康复对象的肌肉功能等级,可使用各种不同的辅具来协助进食。部分 $C_1 \sim C_4$ 损伤的康复对象可能会需要他人协助进食,除非使用电动喂食机器帮助。这些机器设定后,可由头部动作启动开关,移动盘子并操控汤匙到盘子,再回到嘴巴的高度,协助康复对象达到进食独立。

C_5 损伤康复对象可能需要电动手臂来支撑,或使用外部动力支具。如果没有使用腕关节驱动屈曲动作支具,可使用腕关节支具加万能袖套来替代(图10.12);万能袖套可固定进食餐具,支具可提高手腕稳定度。餐盘使用防滑垫与边缘增高架,可在推动、捞起食物时,协助稳定餐盘($C_5 \sim C_7$)。

尚有保留最低程度肌肉功能(C_5)时,可使用一般或旋转叉匙两用餐具,并架上万能袖套来协助进食。使用长吸管加上吸管固定器固定于杯缘,就不需要拿起杯子。带有双侧或单侧握把的杯子,可让许多手臂比较无力的康复对象饮用液体,不需要依赖吸管。

对尚有部分功能性抓握或肌腱固定式抓握能力的康复对象,可加粗餐具握柄来帮助进食。如果有足够的手臂肌力来操作工具,可使用调整过的刀子来切割食物;也可使用腕关节驱动屈曲动作支具加上锋利的刀子来切食物。

个人卫生和盥洗

1. 使用加垫的洗澡椅或浴缸转移椅、转移板来协助转移(脊髓损伤平面 $C_1 \sim C_7$)。

2. 利用长柄洗澡海绵刷来增加伸手距离,握把可加上线圈或加粗(脊髓损伤平面 $C_6 \sim C_7$)。

3. 使用洗澡垫或洗澡手套,就不必抓握搓澡巾(脊髓损伤平面 $C_5 \sim C_7$)。

4. 使用万能袖套协助抓握梳子和牙刷(脊髓损伤平面 $C_5 \sim C_7$)。

5. 使用固定于墙上的吹风机,吹头发的同时,可用万能袖套抓握刷子或梳子来为头发塑形(脊髓损伤平面 $C_5 \sim C_7$)(图10.39)。

6. 可使用附有夹式握把的电动剃须刀(脊髓损伤平面 $C_5 \sim C_7$)。

7. 四肢瘫痪康复对象可使用栓剂等来处理排便问

题,以达到独立(脊髓损伤平面 C_6 ~ C_7)。

8. 使用附有长柄、线圈握把的检查镜,独立检查自己的皮肤状况(图 10.35)。需根据每个康复对象的无力程度来调整所选择的辅具与方法(脊髓损伤平面 C_6 ~ C_7)。

9. 对于手功能受限的康复对象,可将尿袋出口调整成夹式固定,来排空尿袋。也可用黏扣带取代一般尿袋的弹性带子(脊髓损伤平面 C_5 ~ C_7)。

10. 如果康复对象无法触及尿袋开口,可使用通用电动尿袋,让康复对象可提高尿袋并按下按钮来排空尿袋(Richardson 产品)(脊髓损伤平面 C_1 ~ C_7)。

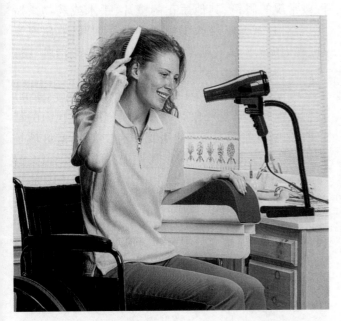

图 10.39　吹风机固定器(Courtesy Patterson Medical, Warrenville, IL)

沟通和环境调整

1. 如果手臂与手功能不足,可使用电动翻页器、口含棒或头杖来帮助翻页(图 10.40)(脊髓损伤平面 C_4 ~ C_5)。

2. 键盘使用、书写、绘画,可利用万能袖套,在手掌尺侧位置放入原子笔、铅笔、打字棒或画笔等(图 10.41)(脊髓损伤平面 C_5 ~ C_7)。

3. 在万能袖套中放置铅笔,橡皮擦一端朝下,来协助按压电话按键(脊髓损伤平面 C_5 ~ C_7);可能需要事先固定话筒位置来接听电话,对于缺乏手臂功能的康复对象,可使用口含棒按压按键来拨打电话;也可针对常用号码设定快速拨号键,或是让接线生协助接通电话。(脊髓损伤平面 C_1 ~ C_5)。

4. 移动电话含有许多语音启动功能,包括拨打电话、自动使用耳机接听、音乐功能、网页搜索、日称管理

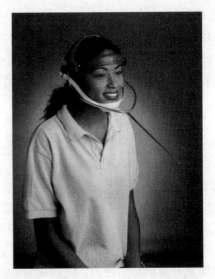

图 10.40　口棒(Courtesy Patterson Medical, Warrenville, IL)

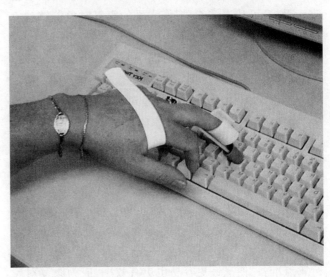

图 10.41　用键盘辅具打字(Courtesy Patterson Medical, Warrenville, IL)

程序、连接电话簿与启动导航系统(global positioning systems, GPSs)等。使用多功能的触控式电话,就不需用多种设备管理信息(脊髓损伤平面 C_1 ~ C_7)。

5. 可使用个人电脑或智能手机。使用电脑鼠标或语音辨别程序来取代键盘的使用。目前各种不同设计和大小的鼠标、键盘应能方便获取(脊髓损伤平面 C_1 ~ C_7)。

6. 手部无力的康复对象可使用加粗的铅笔、圆珠笔或其他特殊铅笔抓握辅具。Wanchik 写字辅具是有用的书写辅具(图 10.17)(脊髓损伤平面 C_5 ~ C_7)。

7. 当康复对象上肢没有任何功能,可提供精密的电子沟通设备,借由嘴控、气动操控与头控的方式操作。也有以眨眼与凝视的方式控制的沟通设备(脊髓

损伤平面 $C_1 \sim C_5$）。

8. MP3 播放器（电子自动记录格式）可播放数字音乐与 Podcast，可用万能袖套加上铅笔的橡皮擦来按压，或以其他方式来按压按键（脊髓损伤平面 $C_5 \sim C_7$）。

9. 使用环境控制更加容易。控制面板可以控制多种设备，例如电视、收音机、灯、电话、对讲机、病床等（参阅第 17 章）（脊髓损伤平面 $C_1 \sim C_7$）。

功能性移动

四肢瘫者的轮椅转移技巧原则将会在第 11 章进行讨论。移动能力根据康复对象无力程度而异。使用手、下巴、头或气动式操控的电动轮椅，可增进上下肢严重无力康复对象的移动能力。使用抬升轮椅且能固定设备的货车，让这些康复对象可以在协助下参与社区、职业、教育与休闲等活动。另外，将汽车操控设备改为手控，可让更多 C_6 损伤水平的康复对象能够独立开车。

家居管理、食物准备、清扫活动

在提供适当设备、改造与安全提醒的情况下，有 C_6 或者更好肌肉功能的康复对象可以独立从事简单家务，并且适用于针对下肢瘫痪康复对象的轮椅操作与环境改造原则。此外，上肢肌肉无力的康复对象需要使用较轻的设备与特殊工具。由 Klinger[25] 编辑的书《针对失能与年长康复对象的进食准备》（*The Mealtime Manual for People with Disability and the Aging*），针对上肢无力康复对象执行家务活动，提供许多良好建议。特定供应商会提供一些烹饪工具让康复对象执行餐点准备，使烹饪更容易也更有效率，成为康复对象新想法的资源。一些厨房与家居设备的国内和国际商店，也可以为康复对象提供其他创意与产品。在这数字信息共享的时代，各种失能康复对象会在网络上分享他们执行 ADL 和 IADL 活动的表现。

1. 使用加长的杠杆式水龙头，方便康复对象触及与控制，或使用动作感应式水龙头（脊髓损伤平面 $C_5 \sim C_7$）。

2. 为了减少抓握与松手的需求，可以使用按压瓶盛装清洁剂与肥皂，或使用动作感应式开关（脊髓损伤平面 $C_5 \sim C_7$）。

3. 烹调工具方面，可使用改造万能袖套、肌腱固定式支具或加长手柄的工具（脊髓损伤平面 $C_5 \sim C_7$）。

4. 打开罐头时，可使用单键控制的电动开罐器。

5. 打开瓶装容器时，可使用电动开瓶器。

6. 使用给皂感应器/海绵来洗碗盘或使用洗碗机。

7. 清洗，沥干莴苣时，可使用按键控制的沙拉脱水机。

低视力康复对象的 ADLs

由于年长、年龄相关眼疾或糖尿病并发症，许多生理功能良好或失能的康复对象也会有视觉问题[52]。作业治疗师在视觉康复方面也非常专业。只是作业治疗师处理躯体功能障碍的康复对象的频率要高于治疗视力障碍的人。因此，作业治疗师需要贮备这方面的知识，来帮助视力障碍的康复对象提高其作业独立性[70,95]。

低视力（low vision）被定义为视力障碍，不能通过配戴常规的眼镜、其他矫正的镜片、手术或药物来矫正，会对日常生活带来消极的影响[52,60,61]。有研究发现，视力障碍的人比听力缺损的人在日常生活独立性方面面临更大的威胁[18,52]。

视觉改变也被纳为广泛的作业评估中的一部分。评估低视力的康复对象时，需先了解造成低视力的特定情形，例如视觉灵敏度是否受影响、视野特定区域是否受限。有关年长康复对象视觉缺失的更多信息，请参阅第 46 章。伴随生理或认知功能缺损所产生的视觉障碍，将会影响治疗方法与辅助设备的选择。单纯提供改善视力的用具并不足以改善 ADLs 和 IADLs 的表现。一篇关于老年低视力的文献回顾指出综合措施更为有效，例如教育、使用改善视力的用具、问题解决策略以及社区资源[52]。

除了辅助科技（assistive technology），可能也需要调整设备（adaptive equipment）与环境改造（environmental modifications）、重新组织（reorganization）与任务重建（task restructuring）。Weiser-Pike[96] 提出一个介入策略的参考框架，提供处理低视力康复对象的功能性活动时参考之用。参考架构于框 10.6 中调整成九个分类，并于每个分类提出一些案例。作业治疗师可结合该模型来介入特定的功能性活动，如下：

充足的训练与选择适当的介入策略和适应性设备是必要的，将框 10.6 作为活动分析方法，来找出辅具如何改善低视力康复对象的功能，如何进食训练等，借此可协助作业治疗师先使用辅具进行活动分析，再实际教导康复对象。在康复对象使用辅具来执行功能性活动前，先让他们碰触、探索这些辅具，并将活动步骤分解成几个简短提示，让康复对象练习几天后，要求其示范[43]。

针对所有低视力康复对象，都可以采用下列环境改造建议来进行 ADLs。

框 10.6 低视力干预框架

使用正确的眼镜

康复对象是否在活动时需要戴眼镜。某些康复对象甚至在做不同活动时要戴不同的眼镜(例如:写字、阅读、使用电脑、开车等)。询问康复对象最近一次检查视力的时间以确保他/她的镜片是适合的。

充足的光线

例如,从康复对象后方增加其工作区域的光照,避免在书写区域的光线刺眼和阴影,尽量保证康复对象后方的光照是自然光。

良好的人体工程学体位

例如,将阅读材料放于正常体位下的视野高度内,尽量靠近观看或交谈的人和物,例如电视。理想的姿势是直立、正中和舒适。

增强颜色对比

例如,在打印材料时选用白纸或黄纸黑字,并且选择容易阅读的字体(如新罗马体或 Aral 体)。在门口或台阶边沿贴对比明显的色条。

简化环境

以使用药物管理盒为例,使用它可以减少多个药瓶、多个步骤带来的困扰。

调整文字大小

例如,增大字体、使用更大的电视、增大药瓶上的标签,对于周边视觉丧失者而言,增大字体是无意义的。为增大打印字体提供资源。

使用其他感觉替代品

使用触觉和听觉提示,例如在门把手上贴橡皮筋,在冷冻食物盒上贴橡皮筋以提示该食物所需烹饪时间,还有阅读有声书籍和使用电视无线耳机。

重建生活常规

安排在一天当中视力最佳的时候处理较困难的活动,使用药物管理盒。

视觉技巧/转诊

转介给眼视光专家或低视力康复专家。

资料来源:Weisser-Pike O.Kaldenberg J:Occupational Therapy approaches to facilitate productive aging individuals with low vision.OT Practice 15:CE1—CE8,2010

穿衣活动

1. 照亮衣橱以改善视觉灵敏度;直接将搭配好的衣服放在同一衣架上。

2. 在衬衣、裤子、裙子后面的标签上别上安全别针,以确保穿的时候不要穿反。

3. 在放进洗衣机或者烘干机之前用别针将配对的袜子别在一起。

进食活动

1. 增强颜色对比,确保碗或其他餐具的颜色明显区别于餐桌面或餐具垫的颜色。避免使用有图案的桌布。

2. 按顺时针的方向排列食物并使低视力者适应。

个人卫生和洗漱活动

1. 减少浴室抽屉与柜子的杂乱程度。

2. 使用电动剃须刀。

3. 使用放大镜。

4. 在浴缸内加强对比色的垫子。

5. 在浴室内装强对比色的扶手。

6. 在浴缸内放强对比色的椅子。

7. 训练低视力者或者他们的照顾者将使用过的东西放回原处。

沟通设备和环境改造

1. 使用会报时的手表或钟表来告知时间。

2. 使用有语音提示的体重秤来称体重。

3. 放大电脑屏幕上的字体。

4. 使用大字体书籍、说明书和药品标签[82]。

5. 使用对比色明显的门把手。把门框漆成与门对比明显的颜色,方便辨认门的位置。

6. 使用免提接电话,预设电话号码或使用有较大字体与高对比色按键的电话。确保电话按键有明显的对比色带或者模式贴,教导康复对象如何开关机并按到正确的键。也可以使用有语音提示功能的手机。

7. 使用书写引导来写字、填账单或签名。

8. 阅读时可选择有录音带的书籍、有声读物、电子书(例如 kindle)或 iPad,将屏幕放大,且部分设备拥有"阅读功能"让读者直接听取故事或报纸文章。比如 JAWS 等软件,可将电脑屏幕上的信息大声读出来。

9. 尽量多的口头交流,在指示方向的时候提供具体信息避免手势,主动大声阅读教育材料。

10. 当结束谈话或离开房间时,提醒康复对象或给予其帮助,因为新环境可能对其带来困难。

11. 切忌让康复对象通过你的声音来辨认你(例如,你还记得我吗?),应该清楚地介绍自己。

光线和放大镜

1. 让光线照射工作区域而非直射康复对象双眼。

2. 使用一些可调整的遮光物来减少光线刺眼,例如窗帘或有色窗户,在室内戴太阳镜也可减少光线刺眼。

3. 尽量增加工作台面和任务物品本身的颜色对比。例如:当桌面为黑色时,可使用白色盘子装食物,将黑色台阶的边沿漆成白色,将白墙上的开关改成黑色,以增强对比。

4. 为简化主体-背景知觉功能(figure-ground perception),可清理走道移除障碍物。

5. 将椅子放置于窗子旁,椅背朝向窗子,在自然光下工作。

6. 使用发光放大镜。有不同尺寸与放大程度的放大镜可供选择,低视力专家会为康复对象选择合适的放大镜。有些放大镜为可携式;有些固定在操作精细动作的台面上,有些则为塑胶镜片,阅读时刻用来放大整页书面的字体。

功能性移动

1. 清除或减少过道上的杂物或者家具,可以提高移动能力。家具可以作为从一个地方到另一个地方的指引。

2. 在走廊和入口处提供照明。

3. 低视力者移动或参与活动时,需要学习视觉扫描功能,例如常常转动头部、采取合适的头部摆位等[98]。

4. 使用过程(路径)扫描法,即将字母和数字顺着走廊有序排列从而鼓励外周视野缺损者进行视野追踪和扫描的模式[82](同样在第 24 章有介绍)。

5. OT 需要在实际工作中将视力严重缺损的康复对象转接给处理低视力的专家(例如定位移动专家),可教导并训练低视力或视盲者社区移动的能力,包括他人引导技巧、使用导盲杖及导盲犬动物协助的方式。

居家管理、做饭、清洁活动

处理家务时,可使用不同设备来代偿视觉功能。组织性与一致性对于从事居家管理时的安全与效率很重要。家庭成员需记忆并将物品放回原位,若低视力者协助调整,则勿擅自更改物质放置的位置。有以下建议[49]:

1. 为了安全起见,清洁用品应与食物调料分开放置。

2. 避免使用多余的、危险的清洁用品,用多用途清洁剂替代。将清洁剂放在特殊形状的瓶子中或放在特定位置。

3. 使用强对比色的胶带或颜料标记设备控制的开关或位置。在仪器控制板上常用的按键上加魔术贴(例如:灶炉上华氏 350℉ 的按键,或洗衣机、烘干机上清洁、烘干循环的按键)。

4. 使用橡皮筋粘贴索引卡片并使用粗黑字体来标记罐头。罐头食用完之后,将卡片改贴到储物架上,当

做采购清单。

5. 可放置橡皮筋在食物上以区分需要微波炉加热的时间,例如两条橡皮筋代表该食物需加热 2 分钟。刚开始时需要他人协助设定。

6. 使用液体高度指示器来确认沸水(汤)的位置,是否达到距离杯口或容器顶部 1 英寸(1 英寸=0.025 4 米)处。

7. 使用切割引导或特别设计的刀来切肉或切面包[40]。

8. 使用录音设备来制作备忘清单或采购清单。

9. 来炉灶边烹饪时,尽量不要穿长衣摆或袖子过长的衣服(如:和服)。

药物管理

1. 使用药物管理盒来分装药物。

2. 针对糖尿病管理,许多产品可以用来提供个性化评估(例如:刻度放大的注射器、语音或字体放大的血糖仪、可计算胰岛素注射剂量的仪器等)。

3. 使用有语音提示的体重秤来称体重。

钱币管理

1. 使用固定的方法来折叠纸币以区分面额的大小,例如:

1 元	保持平整
5 元	横向对折
10 元	纵向对折
20 元	先横向对折,再纵向对折

2. 将不同面额纸币放在不同区域。也可学习用形状大小或边沿整齐与否的方式来区分硬币[98]。

休闲

1. 玩纸牌的时候采用字母和符号放大的纸牌。

2. 在社区里面搜寻提供给低视力者的活动资源[71](详见第 16 章和第 46 章)。

体型巨大/肥胖者的 ADLs

病态肥胖和肥胖症都是用来形容体型异常巨大的人群。病态肥胖的定义是,个体的身体质量指数(BMI)超过 40,此类人群与一般体重过重或肥胖的康复对象不同,因为体重过重与肥胖不会因体型而发生功能缺失的情况。肥胖症被定义为一种需要医疗研究、预防和干预的肥胖,干预手段包括饮食、营养、运动、行为调整、改变生活方式、外科手术以及合适的药物。类似的措施将持续扩展[4,33,34]。

体型异常巨大者在完成 ADLs 和 IADLs 时会遇到一些困难[2,67,83]。因为伸手距离受限、疼痛以及耐力差

等因素会影响 ADLs 和 IADLs 的发挥。他们可能患有周围神经疾病，需要提高警觉以避免皮肤破损。针对他们的全面性评估应包含造成功能缺损的原发性与继发性医疗问题。

合适的科技产品、辅助设备以及家居改造将有助于改善康复对象的独立与安全。建议康复对象调整设备与医疗设施时，OT 一定要考虑尺寸与耐用程度。举例来说，标准的穿袜器不可能适用于体型巨大康复对象的小腿粗细，需选择材质较软或有弹性的穿袜器，才能符合其小腿尺寸。

穿衣活动

提供康复对象有关大尺码衣服的资源有助于帮助他们在社区生活中感觉更自在并维护尊严。有些厂商会设计大尺码的运动服、泳衣、工作服。在网上可以找到许多尺寸大于 7X 的衣服资源。

穿下身衣活动

1. 使用一端包裹着尼奥普林材质（neoprene-cov-ered）软垫钩子、另一端有小钩子的穿衣杖（图 10.7），可协助将腿与脚上的裤管脱下。

2. 穿袜子时，使用弹性较大的通用穿袜辅助器（图 10.8），硬质的穿袜器可能无法适用于小腿较粗的康复对象。

3. 选择弹性鞋带或其他固定方式的鞋款，例如魔术贴或安全便鞋来代替弯腰系鞋带的需求。水肿时该类康复对象的常见问题，选择鞋子时应有所考虑。

4. 使用拾物器（图 10.9）来拿取鞋子、袜子、整理衣物、移开衣架上的衣服、收拾地面上的物品、穿裤子等活动，可避免弯腰或其他不安全的取物方式。

上肢穿衣活动

1. 选择大一号的前开式或套头式衣服、有弹性的布料。

2. 使用穿衣杖（图 10.7）将衬衫或上衣套进头部，并穿到肩膀，因部分体型巨大的康复对象因为躯干周径过大而无法用手触碰到对侧肩膀。

个人卫生及洗漱活动

洗澡

1. 用手持式活动淋浴头来洗澡和洗头，可以避免站着洗，还可以控制冲水的方向和部位。

2. 长柄洗浴刷、可固定肥皂的洗澡巾（图 10.14）、长条浴巾等，可以方便使用者清洗腿部、脚掌以及背部。如果常见的洗浴刷、洗澡巾仍不够长，可加上 PVC 塑胶管来延长，在距离把手约 1/3 处弯曲固定，延长伸手的距离。

3. 可使用安全扶手协助浴缸转移（图 10.16），或者在浴缸底部放置防滑垫或防滑条以避免滑倒。

4. 肥胖症者专用转移凳（类似于图 10.16 的浴缸转移凳）或是置放于浴缸或洗澡间的洗澡凳，可避免站立洗澡的需求，因此增加了安全性并节省能量。对凳子的要求是可以承受使用者的体重。较大的设备可能难以获取，也许需特别定制。移除洗澡设备的靠背通常是有用的方法，此方法可让臀部后移，从而增加臀部的接触面积与空间，也可以便于使用者在抬起脚冲洗或脚跨过浴缸边沿时背部向后倾斜。但是，在移除洗澡椅或洗澡凳之前请务必确保使用者有足够好的坐位平衡。

5. 使用浴缸转移椅时，需评估从浴缸或淋浴房溢出的水量。体型巨大者使用符合一般标准浴缸的转移椅时，需要实现计划好如何处理溢出的洗澡水，因为宽大的臀部可能会覆盖原本摆放浴帘的区域，地板上的水会增加跌倒风险并增加额外的清洁工作量，洗澡前需要多准备一些毛巾。

6. 安装安全扶手可有效防止跌倒并方便体位转移。找到有安装资质的商家，且必须将扶手非常牢固的固定在墙上，常用的吸盘扶手禁用于此类康复对象家中，因为较大的抓握力量和体重会造成吸盘脱落。

7. 使用电吹风吹干难擦拭干的部位，如臀部、胯部、腹部、腹部褶皱处等，以避免褶皱处起疹子或真菌感染。

洗漱

1. 使用长柄镜来检查足底的皮肤情况，以确认是否受损。

2. 柜台即可购买的喷雾剂产品：例如除臭剂、发胶与喷雾粉，可代偿伸手受限不能碰到皮肤。可将喷雾剂瞄准大致方向，例如手臂下方，即可提供足够大的覆盖范围。

如厕

1. 如厕时若不方便伸手拿厕纸，可使用厕所擦纸架/延长器来协助清洁。许多如厕辅助器具可在出售辅具点商品条目中找到。

2. 可使用自动马桶完成如厕的清洁卫生，选择可移动的控制器而非固定式以避免被使用者宽大的臀部遮挡。自动马桶有许多种类可供选择，例如从手持式喷雾器的简单款到包含前方与后方清晰、热气烘干、水压控制等高级款都有。

3. 如厕后可使用穿衣杖协助提裤子。

4. 如果房间空间允许或康复对象卧床,可使用肥胖症者专用便盆椅协助如厕。此便盆椅需能承受使用者的重量。坐位平面要平滑,避免皮肤受伤或产生压疮。因为体型巨大可能会让康复对象坐位时向前倾,导致普通便盆口偏离正确如厕位置,因此此类康复对象的便盆开口需比普通便盆大,才能提供足够的如厕空间并对准位置。如果肥胖症使用者无法站立且转移至便盆椅,则可使用可下压扶手式便盆椅(图10.42)。

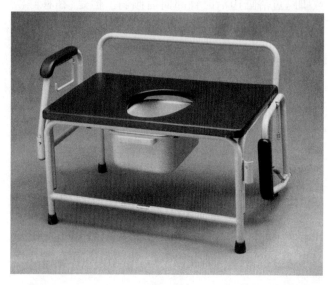

图10.42　肥胖症者专用便盆椅(鸣谢 North Coast Medical, Gilroy, CA)

5. 使用 PVC 塑胶管来调整男性尿壶的把手以便于康复对象可独立操作。使用者可用单手稳定尿壶,另一只手提高腹部皮肤褶皱处来放置尿壶。

功能性移动

1. 可在家具底部加上砖块或降低脚踏板高度,让家具摆在适当的高度。许多坐姿平面都可以让体型巨大的康复对象调整一天中的坐姿压力;抬高下肢,可解决水肿问题;也可以提供卧床之外的替代方案。有些厂商提供可承重达 500 磅的电动升降家具或座椅。

2. 如果康复对象下肢耐力受限,使用脚操控的滑动办公椅可增进其移动能力。椅子需可承受康复对象重量,康复对象也需有安全的从坐姿转换至站姿的能力,因为办公椅会滑动,而且无法以刹车稳定。

3. 鼓励康复对象使用移动辅具以增进安全。座椅的四轮助行器可增加康复对象的移动能力与功能性,例如:座椅可让康复对象休息,也可用来携带物品移动。烹饪、刷牙、剃毛、清洗时,使用者可坐在具有四轮助行器的座椅上来节省能量。

4. 对于功能性移动受限的体型巨大的康复对象而言,手动控制轮椅并非恰当的功能性选择,因为这种轮椅太宽,以至于无法通过室内的门口。出院回家后,若给予座位宽度超过 24 英寸(1 英寸 = 0.025 4米)的轮椅,或许只能在单一房间内使用,因为多数房屋的门口狭窄时,作业治疗师及其团队应思考其他代替方法。

家居管理、食物准备、家居清扫活动

肥胖导致腰围过大、耐力不足、伸手和弯腰距离受限,使得体型巨大康复对象可能无法伸手碰到水龙头握把、矮柜或烘衣机,也无法安全地踩踏凳子,或采取适当的人体工效学姿势来携带重物[33]。可以借由各种环境调整、辅具使用、能量节省方法、工作简化技巧等,来促进执行家居管理活动[33]。以下为促进体型巨大康复对象家居管理的建议[33,34]:

1. 将常用的物品放置于橱柜第一格,或直接放在台面上、下方,并移除多余的物品。

2. 如果康复对象无法碰到水龙头握把,可加装延长握把。

3. 使用稳定的高脚凳,让双脚稳定的平放地上,增进桌旁工作的舒适度。如果使用轮椅,可以在墙上加装活动桌板,作为设计与准备料理的区域。

4. 使用调整成舒适高度的移动工具车或四轮助行器,就可以一次携带多项物品。

5. 使用拾物器从高柜上取得轻量物品(如:麦片盒)。将常用物品放在柜子与冰箱中容易取得物品的架子上。

6. 使用加长的弹性塑料握柄,加装在抹布、扫帚、簸箕上,就可以避免弯腰。于坐姿下进行清洁活动,需要时再移动椅子。

7. 使用可拉出的架子或旋转盘来整理碗柜,以避免弯腰,并方便取用。

8. 使用墙上烤箱、柜面烤炉、微波炉、对流加热炉等,就能避免弯腰。

9. 使用厨房用金属小铲来拉出来、推进炉内烤架等,有些通用工具也可达到此目的。

10. 使用翻盖式自动洗衣机与增高烘衣机,就不必倾身与弯腰;轮椅使用者或身材娇小的康复对象,则可选择滚筒式洗衣机。可使用拾物器或其他加长工具,从洗衣机或烘衣机中拿取衣物。

11. 使用调整过的熨衣板,让康复对象可以坐着熨衣服;或选用防皱衣,就不需要熨烫[2,33,34,83]。

案例研究

Anna，第二部分

此章开头已介绍 Anna 有关 ADL 和 IADL 的参与问题。Anna 指出许多她希望可以尽可能独立执行的 ADLs 和 IADLs 活动，例如：自我照顾、抚养小孩、参与宗教活动、社区移动、金钱管理、家居管理、食物准备、家居清扫与购物等。所有活动均属作业治疗介入的范围，也可在 Anna[36] 住院期间与进一步持续照顾中执行。由于许多领域都需要处理，作业治疗师可与康复对象、家庭、康复团队合作，决定介入各阶段的优先顺序。在出院回家前，需要家居环境评估了解康复对象的居家安全和可亲近性，包含适当医疗设备的评估，例如：轮椅与加垫的洗澡椅。可能也需要给予 Anna 其他执行 ADLs 和 IADLs 的设备与调整技巧的建议，以增进 Anna 的独立性，并回归她作为一位母亲、妻子、工作者、活跃社区成员等角色功能。

总结

ADLs 和 IADLs 是使康复对象能达到功能独立，承担重要作业角色的作业领域。ADLs 包括自我照顾，例如：洗澡、大小便处理、穿脱衣服、进食（或吞咽）、喂食等；功能性移动，例如：转移、床上移动等；性活动；如厕卫生与个人辅助器具的配戴配戴（如助听器、矫正器、支具）。IADL 活动包含照顾他人与宠物、抚养小孩、沟通管理（如：使用电话、个人数字助理、电脑）、社区移动（如：开车与使用公共交通工具）、金钱管理（使用现金、填写支票）、健康管理与维持[3,9,11,13,20,21,42,53,94]。

作业治疗师常规评估康复对象 ADLs 和 IADLs 的表现，可判决其功能独立的程度，也可用面谈与表现分析来执行评估，并需评估表现技巧、表现方式、环境、文化、个人、顺序与实际环境，或在评估与建立治疗目标时一并思考。

选用 ADL 评估表或标准化评估工具来评估结果与记录进展报告，而这些摘要内容会收入康复对象的永久治疗记录（请参阅第 8 章，进一步了解病例记录的相关信息）。以康复对象为中心来介入，训练康复对象独立生活技巧，或教导照顾者协助康复对象进行 ADLs 和 IADLs。作业治疗师可将代偿性策略、家居改造、调整设备、永久医疗设备、工作简化与能量节省技巧等纳入介入计划中，以增进康复对象的 ADL/IADL 表现。

复习题

1. 定义 ADLs 和 IADLs，各举出三个不同的活动。

2. 重建 ADL 和 IADL 独立性的过程中，作业治疗师扮演什么角色？

3. 就自我照顾技巧、功能性转移技巧、功能性沟通技巧、家居管理或食物准备、清洁技巧等，分别列举出三个活动。

4. 举出三个作业治疗师开始介入 ADL 表现评估与训练时必须思考的因素，并描述它们如何限制与影响 ADL 表现。

5. ADLs 和 IADLs 训练的最终目标是什么？

6. 依据本章内容定义，讨论最大独立性的概念。

7. 列出执行 ADL 评估的一般步骤。

8. 描述作业治疗师如何使用 ADL 评估表。

9. 列出 IADL 评估的步骤，并说明哪些人应参与家居评估。

10. 家居的评估目的是什么？

11. 列举家居评估的步骤。

12. 家居评估时需要观察哪些项目？

13. 治疗师如何记录与家居评估结果，并提供必要建议？

14. 评估后，作业治疗师如何与康复对象一同选择 ADL 和 IADL 训练目标？

15. 描述三个教导有知觉或记忆问题康复对象 ADL 技巧的适当方法。

16. 列出 ADL 或 IADL 进展评估报告中应纳入的重要因素。

17. 描述并定义独立的各个层面。

18. 举出有关健康管理与维持方面内容的例子。

19. 针对低视力者，列出三个日常生活活动的适应性技巧。

（王蕾　王聪　蒋飞云　廖鹏 译，
陆佳妮　郭秋娜 校，胡军　闫彦宁 审）

参考文献

1. Alessi CA, et al: More daytime sleeping predicts less functional recovery among older people undergoing inpatient post–acute rehabilitation, *Sleep* 31:1291–1300, 2008.

2. Alley DE, et al: The changing relationship of obesity and disability, 1988–2004, *JAMA* 298:2020–2027, 2007.

3. American Occupational Therapy Association: Occupational therapy practice framework: domain and process, ed 2, *Am J Occup Ther* 62:630, 2008.

4. American Occupational Therapy Association: AOTA official documents: obesity and occupational therapy, *Am J Occup Ther* 67(Suppl 6):S39–S46, 2013.

5. American Occupational Therapy Association: Occupational therapy code of ethics and ethics standards, *Am J Occup Ther* 69(Suppl 3): S3–S15, 2015.

6. American Occupational Therapy Association: Occupational therapy

practice framework: domain and process, ed 3, *Am J Occup Ther* 68(Suppl 1):S1–S51, 2014. <http://dx.doi.org/10.5014/ajot.2014.682006>.

7. American Occupational Therapy Association: Research opportunities in the area of home modifications, *Am J Occup Ther* 69:1–2, 2015. <http://dx.doi.org/10.5014/ajot.2015.693001>.

8. Anemaet WK, et al: *Home rehabilitation: guide to clinical practice*, St Louis, 2000, Mosby.

9. American Occupational Therapy Association: Apps for rehabilitation, disability, participation. <http://www.aota.org/practice/rehabilitation-disability/rdp-apps.aspx>.

10. Arilotta C: Performance in areas of occupation: the impact of the environment, *Phys Disabil Special* 26:1–3, 2003.

11. Armstrong M, Lauzen S: *Community integration program*, ed 2, Enumclaw, WA, 1994, Idyll Arbor.

12. Asher IE: *Asher's occupational therapy assessment tools: an annotated index*, ed 4, Bethesda, MD, 2014, American Occupational Therapy Association.

13. Bachner S: Completing the home modification evaluation process. In Christenson M, Chase C, editors: *Occupational therapy and home modification: promoting safety and supporting participation*, Bethesda, MD, 2012, American Occupational Therapy Association.

14. Barstow BA, Bennett DK, Vogtle LK: Perspectives on home safety: do home safety assessments address the concerns of clients with vision loss? *Am J Occup Ther* 65:635–642, 2011. doi:10.5014/ajot.2011.001909.

15. Batra M, Batra V: Comparison between forward chaining and backward chaining tehniques in children with mental retardation, *Ind J Occup Ther* 37:57–63, 2005.

16. Baum CM, et al: Reliability, validity, and clinical utility of the executive function performance test: a measure of executive function in a sample of people with stroke, *Am J Occup Ther* 62:446–455, 2008. <http://dx.doi.org/10.5014/ajot.62.4.446>.

17. Bromley I: *Tetraplegia and paraplegia: a guide for physiotherapists*, ed 6, London, 2006, Churchill Livingstone Elsevier.

18. Burmedi D, et al: Behavioral consequences of age-related low vision, *Vis Impair Res* 4:15–45, 2002. <http://dx.doi.org/10.1076/vimr.4.1.15.15633>.

19. Buxton OM, et al: Sleep disruption due to hospital noises: a prospective evaluation, *Ann Intern Med* 157:170–179, 2012.

20. Carlson D, Ehrilich NJ, Berland BJ, Bailey MN: Assistive technology and information technology use and need by persons with disabilities in the United States: findings from a national survey. Paper presented at the Annual Meeting of the Rehabilitation, Engineering, and Assistive Technology Society of North America, Minneapolis, MN, June 29, 2002.

21. Centers for Medicare and Medicaid Services. <https://www.cms.gov/medicare/e-health/ehealthrecords/index.html?redirect=/ehealthrecords/>.

22. Chase C, Christenson M: Recognizing the meaning of home. In Christenson M, Chase C, editors: *Occupational therapy and home modification: promoting safety and supporting participation*, Bethesda, MD, 2011, American Occupational Therapy Association, p 6.

23. Chee YK: Modifiable factors on use of adaptive strategies among functionally vulnerable older adults, *Aging International* 38:364–379, 2013. doi:10.1007/s12126-013-9188-1.

24. Christenson M, Lorentzen L: Proposing solutions. In Christenson M, Chase C, editors: *Occupational therapy and home modification: promoting safety and supporting participation*, Bethesda, MD, 2011, American Occupational Therapy Association, pp 69–78.

25. Christiansen CH, Matuska KM, editors: *Ways of living: adaptive strategies for special needs*, ed 3, Bethesda, MD, 2004, American Occupational Therapy Association.

26. Cherkassky T, Oksenberg A, Froom P, King H: Sleep-related breathing disorders and rehabilitation outcome of stroke patients: a prospective study, *Am J Phys Med Rehabil* 82:452–455, 2003.

27. Cummings RG, et al: Adherence to occupational therapist recommendations for home modifications for falls prevention, *Am J Occup Ther* 55:641–648, 2001. doi:10.5014/ajot.55.6.641.

28. Feldmeier DM, Poole JL: The position-adjustable hair dryer, *Am J Occup Ther* 41:246, 1987.

29. Fioravanti AM, et al: Comparing the responsiveness of the Assessment of Motor and Process Skills and the Functional Independence Measure, *Can J Occup Ther* 79:167–174, 2012. doi:10.2182/cjot.2012.79.3.6.

30. Fisher AG: *Assessment of motor and process skills*, ed 3, Fort Collins, CO, 1999, Three Star Press.

31. Fisher AG: *Assessment of Motor and Process Skills* (vol 1). ed 6, Development, standardization, and administration manual. Fort Collins, CO, 2006, Three Star Press.

32. Fisher AG: *Assessment of Motor and Process Skills* (vol 2). ed 6, User manual. Fort Collins, CO, 2006, Three Star Press.

33. Foti D: Caring for the person of size, *OT Practice* 9:9–14, 2005.

34. Foti D, Littrell E: Bariatric care: practical problem solving and interventions, *Physical Disabilities Special Interest Section Quarterly* 27:1–3, 2004.

35. Frighetto L, et al: Failure of physician documentation of sleep complaints in hospitalized patients, *West J Med* 169:146–149, 2004.

36. Fritz HA, Dillaway H, Lysack CL: "Don't think paralysis takes away your womanhood": sexual intimacy after spinal cord injury, *Am J Occup Ther* 69:02260030p1–6902260030p10, 2015. doi:10.5014/ajot.2015.015040.

37. Ghaisas S, et al: Lifestyle changes and pressure ulcer prevention in adults with spinal cord injury in the Pressure Ulcer Prevention Study lifestyle intervention, *Am J Occup Ther* 69:1–10, 2015. <http://dx.doi.org/10.5014/ajot.2015.012021>.

38. Gillen G: Case report: improving activities of daily living performance in an adult with ataxia, *Am J Occup Ther* 54:89–96, 2000.

39. Gillen G, et al: Effectiveness of interventions to improve occupational performance of people with cognitive impairments after stroke: an evidence-based review, *Am J Occup Ther* 69, 2015. <http://dx.doi.org/10.5014/ajot.2015.012138>.

40. Girdler S, et al: The impact of age-related vision loss, *OTJR: Occupation, Participation and Health* 28:P110–P120, 2008.

41. Hahn B, et al: Brief report: development of additional tasks for the Executive Function Performance Test, *Am J Occup Ther* 68:e241–e246, 2014. <http://dx.doi.org/10.5014/ajot.2014.008565>.

42. Hayner K, Gibson G, Giles GM: Comparison of constraint-induced movement therapy and bilateral treatment of equal intensity in people with chronic upper-extremity dysfunction after cerebrovascular accident, *Am J Occup Ther* 64:528–539, 2010. doi:10.5014/ajot.2010.08027.

43. Herget M: New aids for low vision diabetics, *Am J Nurs* 89:1319–1322, 1989.

44. Hinojosa J: Position paper: broadening the construct of independence, *Am J Occup Ther* 56:660, 2008.

45. iRobot. <http://store.irobot.com/home/index.jsp>.

46. Iwarsson S, Isacsson A: Development of a novel instrument for occupational therapy assessment of the physical environment in the home: a methodologic study on "the Enabler," *OTJR: Occupation, Participation and Health* 16:227–244, 1996.

47. Jennings J, Laredo R: Beyond expectations: innovative strategies for bowel and bladder management after spinal cord injury. Paper presented at the 2009 Congress on Spinal Cord Medicine and Rehabilitation, Dallas, TX, September, 2009.

48. Johansson C, Chinworth SA: *Mobility in context: principles of patient care skills*, Philadelphia, 2012, FA Davis.

49. Klinger JL: *Mealtime manual for people with disabilities and the aging*, Thorofare, NJ, 1997, Slack.

50. Kurfuerst S: The transition to electronic documentation: managing the change, *AOTA's Administration and Management SIS Quarterly* 26:1–3, 2010.

51. Letts L, et al: Person-environment assessments in occupational therapy, *Am J Occup Ther* 48:608, 1994.

52. Liu C-J, et al: Occupational therapy interventions to improve performance of daily activities at home for older adults with low vision: a systematic review, *Am J Occup Ther* 67:279–287, 2013.

53. Lynott J, Figueiredo C: How the travel patterns of older adults are changing: highlights from the 2009 National Household Travel Survey, AARP Public Policy Institute. <http://assets.aarp.org/rgcenter/ppi/liv-com/fs218-transportation.pdf>.

54. Lysack CL, MacNeill SE, Lichtenberg PA: The functional performance

of elderly urban African-American women who return home to live alone after medical rehabilitation, *Am J Occup Ther* 55:433–440, 2001.

55. Mackenzie L, Byles J, Higgenbotham N: Reliability of the Home Falls and Accidents Screening Tool (Home FAST) for identifying older people at increased risk of falls, *Disabil Rehabil* 24:266–274, 2002.

56. McGruder J, Cors D, Tiernan AM, Tomlin G: Weighted wrist cuffs for tremor reduction during eating in adults with static brain lesions, *Am J Occup Ther* 57:507–516, 2003.

57. Meissner HH, et al: Failure of physician documentation of sleep complaints in hospitalized patients, *West J Med* 169:146–149, 1998.

58. Merritt BK: Validity of using the Assessment of Motor and Process Skills to determine the need for assistance, *Am J Occup Ther* 65:643–650, 2011. doi:10.5014/ajot.2011.000547.

59. Metz D: Mobility of older people and their quality of life, *Transport Policy* 7:149–152, 2000. <http://dx.doi.org/10.1016/S0967-070X(00)00004-4>.

60. National Eye Institute: (2010). <www.nei.nih.gov/health/lowvision/index.asp>.

61. National Eye Institute: Living with low vision: what you should know. (2013). <https://www.nei.nih.gov/news/pressreleases/020113>.

62. Nilsson I, Townsend E: Occupational justice: bridging theory and practice, *Scand J Occup Ther* 17:57–63, 2010. <http://dx.doi.org/10.3109/11038120903287182>.

63. Oliver R, Blathwayt J, Brackely C, Tamaki T: Development of the Safety Assessment of Function and the Environment for Rehabilitation (SAFER) tool, *Can J Occup Ther* 60:78–82, 1993.

64. Rashcko B: *Housing interiors for the disabled and elderly*, New York, 1982, Van Nostrand Reinhold.

65. Rehab Engineering and Assistive Technology Society of North America (RESNA). <http://www.resna.org/get-certified/atp/atp>.

66. Renda M, Shamberg S, Young D: Complex environmental modifications, *Am J Occup Ther* 69:6913410010p1–691341, 2015.

67. Reynolds SL, Saito Y, Crimmins EM: The impact of obesity on active life expectancy in older American men and women, *Gerontology* 45:438–444, 2005.

68. Runge M: Self-dressing techniques for clients with spinal cord injury, *Am J Occup Ther* 21:367, 1967.

69. Sanders MJ, Van Oss T: Using daily routines to promote medication adherence in older adults, *Am J Occup Ther* 67:91–99, 2013.

70. Scheiman M: *Understanding and managing vision deficits: a guide for occupational therapists*, ed 3, Thorofare, NJ, 2011, Slack.

71. Scheiman M, et al: *Low vision rehabilitation: a practical guide for occupational therapists*, Thorofare, NJ, 2007, Slack.

72. Shamberg S, Kidd A: Making places of worship more accessible, *OT Practice* 15:18–20, 2010.

73. Siebert C, et al: *Occupational therapy practice guidelines for home modifications*, Bethesda, MD, 2014, AOTA.

74. Smania N, et al: Rehabilitation of limb apraxia improves daily life activities in patients with stroke, *Neurology* 67:2050–2052, 2006. <http://dx.doi.org/10.1212/01.wnl.0000247279.63483.1f>.

75. Sprague D: Sources and management of funding for home modifications. In Christenson M, Chase C, editors: *Occupational therapy and home modification: promoting safety and supporting participation*, Bethesda, MD, 2011, American Occupational Therapy Association, pp 105–112.

76. Staats Z: The role of occupational therapy in bowel and bladder management in clients with spinal cord injury and disease, *AOTA's Physical Disabilities SIS Quarterly* 37:1–4, 2014.

77. Stark S, et al: Clinical reasoning guideline for home modification interventions, *Am J Occup Ther* 69(2):6902290030p1–6902290030p8.

78. Stark S, Somerville E, Russell–Thomas D: Choosing assessments. In Christenson M, Chase C, editors: *Occupational therapy and home modification: promoting safety and supporting participation*, Bethesda, MD, 2011, American Occupational Therapy Association.

79. Stav WB: Updated systematic review on older adult community mobility and driver licensing policies, *Am J Occup Ther* 68:681–689, 2014. <http://dx.doi.org/10.5014/ajot.2014.011510>.

80. Stav WB, Lieberman D: From the desk of the editor, *Am J Occup Ther* 62:127–129, 2008. <http://dx.doi.org/10.5014/ajot.62.2.127>.

81. Steggles E, Leslis J: Electronic aids to daily living, *AOTA's Home and Community Health SIS Quarterly* 8:1, 2001.

82. Sternberg K: Low vision strategies for the non–low–vision specialist, *AOTA's Physical Disabilities SIS Quarterly* 36:1–4, 2013.

83. Sturn R, et al: Increasing obesity rates and disability trends, *Health Aff* 23:199–205, 2004.

84. Uniform Data System for Medical Rehabilitation: *Functional Independence Measure (FIM)*, Buffalo, NY, 1993, State University of New York at Buffalo.

85. US Assistive Technology Act of 2004. Public Law 108-364. <http://www.gpo.gov/fdsys/pkg/statute-118/pdf/statute-118-pg1707.pdf>.

86. Medicare. <http://www.medicare.gov/coverage/durable-medical-equipment-coverage.html>.

87. Consumer Product Safety Commission: CPSC safety alert: avoiding tap water scalds. Doc #5098 009611 032012. <www.cpsc.gov>.

88. US Department of Justice: Civil Rights Division: ADA standards for accessible design. <http://www.ada.gov/2010ADAstandards_index.htm>.

89. US Social Security Administration. <https://secure.ssa.gov/poms.nsf/lnx/0600610200>.

90. Van Oss T, et al: Bathroom safety: environmental modifications to enhance bathing and aging in place in the elderly, *OT Practice* 17:14–16, 2012.

91. Vernon B: Dressing techniques C5-C6. (2014). <https://www.youtube.com/watch?v=V0FbWlhN2u8>.

92. Waite A: Have faith: How spirituality is a regular part of occupational therapy practice, *OT Practice* 19:13–16, 2014.

93. Walker K, Walker C, Bean-Kampwerth L: One solution to assistive technology barriers: Assistive technology reutilization, *AOTA's Technology SIS Quarterly* 22:1–4, 2012.

94. Waddell KJ, et al: Feasibility of high-repetition, task-specific training for individuals with upper-extremity paresis, *Am J Occup Ther* 88:444–453, 2014.

95. Warren M, editor: *The Brain Injury Visual Assessment Battery for Adults: test manual*, Hoover, AL, 2008, visAbilities Rehab Services.

96. Weisser-Pike O, Kaldenber J: Occupational therapy approaches to facilitate productive aging for individual with low vision, *OT Practice* 15:CE1–CE8, 2010.

97. Wylde M, Baron-Robbins A, Clark S: *Building for a lifetime: the design and construction of fully accessible homes*, Newtown, CT, 1994, Taunton Press.

98. Yano E: Working with the older adult with low vision: home health OT interventions. Paper presented at the Kaiser Permanente Medical Center Home Health Department, Hayward, CA, 1998.

99. Yasuda YL, Leiberman D: *Adults with rheumatoid arthritis: practice guidelines series*, Bethesda, MD, 2001, American Occupational Therapy Association.

100. Young J, Bourgeois JA, Hilty DM, Hardin KA: Sleep in hospitalized medical patients, Part 1. Factors affecting sleep, *J Hosp Med* 3:473–482, 2008.

101. Zahoransky M: Community mobility: it's not just driving anymore, *AOTA's Home and Community Health SIS Quarterly* 16:1–3, 2009.

第 11 章

移动

Deborah Bolding, *Carole Adler Hughes*, *Michelle Tipton-Burton*, *Ana Verran**

学习目标

在学习完本章节后,学生或从业者能够掌握以下内容:
1. 功能性步行的定义。
2. 讨论在功能性步行中物理治疗师、作业治疗师以及其他照顾者的角色。
3. 明确功能性步行中的安全因素。
4. 认识基本的下肢矫形器和移动辅具。
5. 帮助有步行能力的康复对象制订目标和计划以恢复其作业角色。
6. 明确进行轮椅评估的要素。
7. 解释轮椅测量和完成轮椅处方的流程。
8. 明确轮椅安全性的注意事项。
9. 遵循恰当身体力学指引。
10. 运用恰当的躯体体位摆放原则。
11. 明确执行各转移技巧的必要步骤。
12. 基于康复对象的临床表现确定合适的转移方法并明确必要的注意事项。
13. 明确不同的交通运输系统和场景以及各系统展示的治疗适应证。
14. 讨论治疗师在社区移动作业中的多重角色。
15. 列举在全面的驾驶评估中,应评价的表现技巧和康复对象因素。
16. 讨论驾驶在社会中的价值以及丧失驾照和移动如何影响作业活动的参与。
17. 建立有关驾驶能力转介和评估的复杂性的认识。
18. 定义初级控制、次级控制。
19. 讨论为何驾驶能力的评估是特别的需要深入训练的实践领域。

章节大纲

---

* 作者希望感谢 Susan M. Lillie 的贡献

关键术语

步行辅具(ambulation aids)

美国残疾法案(Americans with Disabilities Act, ADA)

身体力学(body mechanics)

社区移动(community mobility)

驾驶能力(driver competence)

驾驶训练(driver training)

驾驶(driving)

驾驶退休(driving retirement)

长期使用的医疗设备(durable medical equipment, DME)

固定路线系统(fixed-route system)

随访服务(follow-up services)

功能性步行(functional ambulation)

步态训练(gait training)

医疗必要(medical necessity)

长者司机路面驾驶评估(older drivers on-road assessment)

辅助客运系统(paratransit)

骨盆后倾的良姿位垫(pelvic tilt positioning mass)

初级控制(primary controls)

私人交通(private transportation)

康复技术提供者(rehabilitation technology supplier)

次级控制(secondary controls)

皮肤破损(skin breakdown)

视觉能力(vital capacity)

　　步行、上下楼梯、在社区内散步以及驾驶(driving)汽车都是很普通和习惯性的活动，以至于人们并不认为这些是复杂的活动。这些基本的能力，例如：在环境中移动、拿取想要的物品、探索周围的环境、自由的来去等，看似自然且容易。但对于残障人士来说，移动却往往并不能理所当然发生。残障可能使得康复对象无法使用双脚步行或用双手操控汽车。心肺功能、医疗状况可能会限制康复对象的有氧能力或耐力，需要康复对象频繁休息、减少步行以满足其日常生活的基本需求，如如厕等。缺少运动协调、灵活性以及力量均可能严重影响动作，从而导致任何需要结合移动(例如：在某个环境中步行或移动)及稳定(例如：持饮料杯时保持双手稳定)的活动难以进行。

　　作业治疗从业者辅助移动受限的康复对象实现最大程度的环境通行和够取物品。典型的情况是，OT从业者提供改善或代偿的训练。此时，OT必须要分析康复对象最重要的活动以及最常接触的环境，并考虑基于病史预计到未来的变化、预后及发展状态。

　　本章节引导从业者对移动受限的康复对象评估和介入治疗。探讨三个主题：

　　第1节探讨功能性步行，其结合康复对象在当下环境(例如：家庭、工作场所)的步行动作以及选择的活动。饲养宠物、备餐并把它端上餐桌以及进行简单的家务活动，这些活动均可能涉及功能性步行。功能性步行也可以借助助行架、手杖或腋拐来执行。

　　第2节关注轮椅及其选择，测量、适配以及使用。对于许多残障人士来说，移动仅能依靠轮椅与特定的设备来实现。因此需要个性化的评估来选择和适配这些必要的个人医疗器械。适当的人体工效学训练可以使轮椅使用者保持多年的安全而舒适的移动。本节还会介绍基于个体临床状况的安全有效的转移技巧。同时需要关注在安全辅助时的身体力学(body mechanics)。

　　第3节包含社区移动(community mobility)，在美国许多人的社区移动活动几乎等同为驾驶，为了满足残障人士的个性化需求，政府提高了汽车的通行程度并增加了改造的选择。公共交通也增加了其通行程度。驾驶是需要多重认知和感知技能的复杂活动。对有医疗状况和身体受限的康复对象进行评估，这对残障人士的安全和公共安全均十分重要。

　　移动是作业治疗从业者需要与其他的健康照顾者紧密合作的领域，尤其是物理治疗师(PT)和长期使用的医疗设备(durable medical equipment, DME)提供者。增加和维持功能性和社区移动可能成为最有满足感的实践领域。当康复对象能通行以及探索更广阔和更有趣的环境时，将会让他们充满活力和能量。

第1节　功能性步行

　　作业治疗师会介入许多因疾病或创伤而导致步行

功能受损的病患。这些损伤可能是暂时性或长期性的。举例来说,一位髋部骨折的老人可能会有数周或数月的时间需要使用助行器代步,直到骨折愈合且恢复其强度。脊髓损伤康复对象可能会有永久性的运动和感觉功能丧失,因而需要使用下肢矫形器和拐杖来辅助步行,或者需要使用轮椅帮助完成移动活动。他们可能仅能够步行部分时间,而另外时间则使用轮椅移动。康复对象步行的能力由许多因素决定,包含损伤的情况、步行所需的能量、平衡能力及他们的作业角色等。

第 1 节　案例研究

Pyia,第一部分

Pyia,一位 75 岁女性,因为乳癌已接受 8 年的治疗。近期因癌细胞转移至脊髓,面临急性双侧下肢无力与感觉丧失的问题。这 2 年间,她行走时会感觉不稳,并有过一次跌倒的经历。此次,她因为无法行走而到医院就诊,接受椎板切除术与脊髓减压术,并在肿瘤切除术后接受射波刀(Cyber Knife)治疗。

Pyia 在手术前 1 天住院,术后住院 4 天。术后她已学习在少量帮助下,使用前轮式助行器行走 15m 及使用坐便椅。她的左脚需要穿戴踝足矫形器(ankle-foot orthosis,AFO)。

Pyia 出院后与女儿居住,并租借了一台轮椅帮助完成社区移动。居家照顾机构将其转介给居家作业治疗师与物理治疗师。

Pyia 的作业活动相关的信息资料:Pyia 寡居在一间三居室,房屋入口有三级楼梯。她在 62 岁时由销售员退休,她可独自开车,且积极参与教堂的活动,偶尔也参加当地老年中心的活动。每周到一家隶属于儿童医院的旧货商店志愿服务 3 小时。每周二,Pyia 会与两位亲密好友共进午餐。Pyia 有三个孩子,两个儿子居住在其他州,女儿与她居住在同一城市。她有两个外孙也居住在附近,年龄为 10 岁和 13 岁。Pyia 每年会坐飞机探望两个儿子 2~3 次。

在过去的几年中,Pyia 生活的重要部分是每周去女儿家 1~2 个下午。她帮助照看放学回家的外孙或在女儿工作的时候,开车带外孙参与活动;同时也会协助帮忙洗衣服及准备晚餐。

与女儿同住 3 周后,作业治疗师要求 Pyia 确认对她而言仍然有问题的作业表现及她表现良好的活动和目标。她回应对于行走能力的进步感到高兴,但自觉耐力仍然存在问题。她可使用助行器独立完成室内移动,但上下楼梯仍然需要他人帮忙。物理治疗师认为增加 Pyia 下肢的肌力,尤其右下肢,她很快就可以独立完成上下楼梯,并将助行器换成手杖。Pyia 可以步行到卫生间,独立完成如厕和穿脱衣服。出于安全性的考虑,她的女儿会协助她进出浴缸,坐在浴缸凳子上完成洗澡活动。她可以准备简单的早餐与午餐,但过程中需要休息。

Pyia 感觉自己给女儿和女婿带来很大的负担。同时,她觉得有罪恶感,因为出院后女儿请假 1 周在家照顾她,并且儿子第 2 周到访并照顾她。目前,Pyia 对可完成自我照顾感到高兴,但家务活动仍然需要其他人帮助完成。她需要依赖家人和朋友开车带她去复诊,接下来数周需要接受门诊治疗。Pyia 希望可以返回自己的房子,但也认识到自己目前尚未准备好。星期二,她的老友们带午餐到她女儿家拜访,对于朋友、教会和牧师的支持她心存感激。

思辨问题

1. 在 Pyia 面临疾病与康复的过程中,她的需求、目标与角色如何发生改变?

2. 针对她目前的目标,训练方案可从哪些方面开始干预?

3. 安全问题有哪些及如何处理?

功能性步行(functional ambulation)是功能性移动的一部分,常用来描述康复对象如何通过行走来达到某一目标,例如将餐盘拿到桌面上或将杂货从车上带回家中。对于有安全问题或功能性损伤的康复对象均需要进行功能性步行的训练,例如下肢截肢、心血管疾病、脑部外伤或脑瘤、神经性疾病、脊髓损伤、骨科损伤、全髋关节置换或膝关节置换等康复对象。老年人和神经性疾病康复对象有高度跌倒的风险,功能性步行训练是预防跌倒损伤的重要环节,其治疗目的是提高康复对象个人参与活动的能力和安全性,促进康复对象的健康。

步行评估、步态训练(gait training)(为提高行走能力与改善偏离正常步态的治疗)、矫形器与步行辅具(ambulation aids)的建议皆是物理治疗师的专业角色。物理治疗师会给康复对象、家属、医院同事或其他照顾者可执行的建议。作业治疗师与物理治疗师紧密合作,决定康复对象何时可进阶到下一个功能表现水平。例如,作业治疗师指导康复对象移动至厕所如厕而不是还在床边使用坐便椅。物理治疗师会给予技巧、辅助器具或提醒来增加康复对象的安全性。所有团队成员间的相互尊重并良好沟通,以增进康复对象治疗方面的协调和康复效果的最大化。例如,帕金森病康复对象早晨服药后可以在物理治疗师协助下有良好的行走表现,但几小时后当药效消退,康复对象步行到冰箱挑选食物准备午餐的活动可能就会存在困难。以康复对象为中心的服务需要团队间良好的沟通与交流,可以帮助康复对象实现某一既定目标。

以下部分主要为作业治疗师提供一些基础步行与辅助器具的介绍(例如拐杖、手拐、助行器与矫形器),以帮助其指导康复对象从事日常生活活动(ADLs)。

但不可忽视与物理治疗师的紧密合作。这些基础知识的介绍可以预防摔倒并提高康复对象移动的安全性。

步行的基础

正常行走的方式为使用双腿、交替提供支撑与推进力。步态与行走两词通常会交替使用，但步态更准确地描述行走的类型。行走的"正常"步态包含单腿交替支撑身体的重量（静止期）将摆动的脚前踩以代替原支撑的脚（摆动期）、平衡能力和移动双腿与躯干的力量。正常的行走并不困难，也仅需消耗很小的能量。正常步态中，静止期占的时间远大于摆动期。

行走功能的描述包含以下阶段，分别为支撑初期、支撑中期、支撑末期、摆动前期、摆动中期和摆动后期，整个完整的过程称为步态周期。步态频率为步行的平均值。步幅为同一脚两次踏地之间的距离，很多疾病损伤康复对象的步幅都会缩短。步宽为两脚直线上的距离，有平衡功能障碍康复对象的步宽较正常人宽[212]。

异常步态是由神经肌肉与身体结构要素之间复杂的交互作用障碍引起。它可由大脑、脊髓、神经、肌肉、关节、骨骼或疼痛等疾病所导致，出现肌力减弱、麻痹、共济失调、痉挛、感觉缺失、肢体或骨盆无法负重等问题。步行能力受限包含步行速度下降、负重量减少、患腿的摆动期时间延长、异常的负重支撑和平衡等问题。功能性步行受限包括移动能力丧失、安全性降低（跌倒风险增加）与耐力不足等。作业治疗师应结合物理治疗师的建议进行强化康复对象的步态训练。

矫形器

当物理治疗师评估障碍是由步态导致，会推荐康复对象使用矫形器和移动性辅助器具。作业治疗师应熟悉基本的下肢矫形器，包括穿戴矫形器的原因。作业治疗师可以指导康复对象穿戴矫形器，并放入穿衣训练内容中进行。

矫形器可提供关节支撑与稳定性、预防畸形或代偿丧失的功能。如果条件许可，应尽可能选择舒适、使用方便且重量轻的矫形器。下肢越多关节使用矫形器，步行中就需要消耗更多的能量。

矫形器根据身体的部位来命名。踝上型矫形器（supramalleolar orthosis, SMO）或踝上包容式踝足矫形器（supramalleolar ankle-foot orthosis, SMAFO）由塑胶材质所制，可以完全穿入鞋内。它可提供踝关节内外侧的稳定性，在步行时保持脚掌正确的位置，支撑松弛的中间脚掌并控制前足的内外翻姿势，但不适用于高张力或足部背屈受限的康复对象。踝足矫形器（ankle-foot orthosis, AFO）通常也是由塑胶材质所制，它可穿入鞋中并向上延伸至小腿后侧。踝足矫形器有时被称为足下垂矫形器，常用于因中枢或外周神经损伤导致的足背伸无力康复对象。踝足矫形器（AFO）可为整体式一片构成或加装允许足背伸的铰链关节组成。膝踝足矫形器（knee-ankle-foot orthosis, KAFO）推荐用于膝关节无力或过伸、脚掌问题的康复对象，常使用在下肢瘫痪、脑瘫或脊柱裂的疾病。对于脊髓损伤或脊柱裂而影响到髋关节控制的康复对象，可选择髋膝踝足矫形器（hip-knee-ankle-foot orthosis, HKAFO）。往复式步行矫形器（reciprocating gait orthosis, RGO）也是一种HKAFO，它通常用于帮助髋关节屈曲肌肉无力康复对象将髋关节抬起。康复对象使用 HKAFO 时需要消耗大量的能量，同时也需要康复对象上肢使用助行器或拐杖支撑。功能性步行对于这些康复对象而言较困难，在坐姿下或轮椅上进行一些活动会更节省体能也更加安全。

步行辅具

步行辅具可用来代偿康复对象平衡及力量上的受限，缓解疼痛、减少受累关节的负重、促进骨折愈合或代偿失去的下肢功能。步行辅具大致可分为手杖、腋拐和助行器三类。以上三种辅具通过手上肢的支撑帮助康复对象步行时部分负重，也可作为感觉提示以协助保持平衡或增大支撑面来增加步行稳定性。

单拐主要用于有轻微平衡障碍的康复对象，通过增大支撑面从而提高康复对象的稳定性，或通过上肢给下肢提供位置的感觉反馈。对于髋关节和膝关节疼痛的康复对象，单拐常用在健侧，通过减少患侧关节负重量达到减少疼痛的目的。单拐在步行的摆动期给下肢保护。其他类型的手杖还有四脚拐和单侧助行器，可提供较好的稳定性，但相比单拐较大且笨重。

腋拐有两个支撑点，一个在手部及另一个在较高的上肢部分，这可以让上肢的承重分散并转移到水平方向。康复对象注意避免让腋拐支撑在腋下，因为可造成腋下神经和血管的损伤。因为手到腋窝部位的距离很长，当康复对象一侧或双侧下肢负重受限，甚至不能负重时，腋拐可以提供足够的支撑力帮助完成步行活动。腋拐适用于康复对象短期的使用，例如下肢骨折康复对象。

前臂拐杖，也叫作洛夫斯特兰德拐杖（Lofstrand crutches）或加拿大拐杖（Canadian crutches），着力点在手部和前臂的部位，重量较轻，同时力臂较腋拐短。对于大部分康复对象来说,使用前臂拐杖较腋拐容易,对于活跃但下肢功能受限严重的康复对象是不错的选择。以上提到的所有拐杖均需要康复对象拥有良好的上肢功能。

相比于手拐和腋拐,助行器有较好的稳定性。使用提起型的助行器,康复对象需要移动助行器,双脚各移动一小步后再移动助行器,如此往复,这类型的助行器步行速度相对缓慢。对于多数康复对象而言,建议使用前轮式助行器,这种助行器在前方装配两个轮子,使其较轻并且容易向前移动。另一种类型的助行器是装配四个轮子,以及刹车系统。还有一些助行器安装了座椅,方便康复对象步行劳累后短暂休息使用。助行器也需要双侧上肢参与,但不像拐杖需要上肢良好的肌力以及平衡能力。对于骨折、关节炎等导致腕手部不能负重的康复对象,可以考虑在助行器上安装前臂支撑平台进行辅助。以 Pyia 为例,目前步行使用助行器可以提供持续性的支撑,但是使用拐杖则需要消耗更多的能量。下一阶段,物理治疗师会训练 Pyia 使用拐杖,但是目前家居环境中 Pyia 仍需要使用助行器来完成步行和转移活动。

转移技巧

物理治疗师会根据康复对象目标、力量和其他功能情况的差异,建议不同的基本转移技能,这比前面提到的内容可能会更复杂。作业治疗师则需要强化物理治疗师提供的建议,并将其融入功能性步行活动中。

在平坦的地面上进行功能性步行时,作业治疗师需要站在后面及康复对象的一侧,至于站在患侧还是健侧,需要根据功能情况或活动的目标而定。作业治疗师需要双脚一前一后站在康复对象身边,以便在移行时提供支持。作业治疗师外侧下肢需要与步行辅具一同移动,内侧下肢与康复对象的下肢一同移动。当然,部分康复对象可以独立完成基本的步行,只在学习新技能时需要提供指导或者协助,如端热的食物、擦地板和使用烘干机等。

安全性

OT 实践要点

功能性步行的安全性评估

1. 了解康复对象的情况(例如状态、矫形器与辅具、注意事项)。
2. 穿着合适的鞋。
3. 监测生理状况。
4. 使用腰带而不是康复对象的衣服或者上肢引导康复对象移动。
5. 提前预知各种状况。
6. 避免康复对象无人监管独自活动。
7. 排除潜在风险。

进行功能性步行时应优先考虑康复对象的安全。在开始评估康复对象的 ADLs 时,需要先了解康复对象的基本信息,治疗师可回顾康复对象的医疗记录,特别是近期状态及注意事项。康复对象需要吸氧吗? 在活动中是否需要增加氧气的摄取量? 在医院,如果条件允许情况下,可以监测康复对象红细胞比容水平,来协助确定康复对象的活动量水平。治疗师也可以查阅物理治疗师的报告,并与物理治疗师协商确定康复对象的训练技巧、辅具、矫形器与移动状态等。康复对象进行功能性步行前需要做好准备工作,治疗师与康复对象都需要穿着安全且合适的鞋子,穿着软质或者易掉落的鞋子会影响康复对象步行的安全性和稳定性。

另外,安全且成功完成 ADLs 的要点是了解康复对象的耐受程度,包括康复对象可步行的距离。在活动前做好预先计划非常重要。治疗师需要准备轮椅、椅子或者凳子,在适当的时间或康复对象疲倦时用来休息。步行场所应排除潜在的安全危险,例如丢弃地毯或其他地面上的物品。对于部分康复对象,例如有单侧忽略、偏盲、视觉或者知觉损伤的康复对象,治疗师会增加康复对象在复杂环境中的挑战。

在活动中需要监测康复对象的生理反应,治疗师应该了解康复对象的注意事项并适时地作出反应。生理反应包括呼吸频率的变化、出汗、皮肤变红或变白、心理状况的改变及反应的减少等。这些变化可能需要暂停活动,让康复对象进行短暂的休息。回忆 Pyia 的例子,她耐力受限且非常容易疲劳,此时需要持续站立或步行的活动可能对她来说太困难。

住院前就已经使用辅助器具的老年人,出院后有较高风险存在 ADLs 和 IADLs 功能的缺失,曾有使用辅具的病史可作为恢复能力降低的一个指标[120]。对于这些老年人来说,进行高强度治疗来维持功能水平非常重要。

跌倒对于老年人而言是一个主要问题,文献研究表明年龄 65~79 岁老年人约 1/4 的比例以及 80 岁以上老年人有 1/2 的比例每年发生跌倒[60]。跌倒有很多因素导致,包括内在(例如健康或平衡受限问题)以及外在或者环境因素。家庭危险因素包括昏暗的灯光、浴室和楼梯缺少扶手、暴露的电线、地板上的物品以及拼接的地毯等。对于有健康问题的老年人,例如心脏疾病、卒中、退化性神经功能状况会有更高的跌倒风险[110,171]。作业治疗师可在康复对象住院期间进行家访,或者通过居家健康机构、预防跌倒计划或者长者中心协助进行家居潜在风险的评估[148]。所有适当的改造均可减少跌倒的风险。

如果康复对象失去平衡功能或者步履蹒跚时，治疗师通过扶住其躯干，可更好控制其行动。如果治疗师使用双脚支撑或者协助康复对象低身坐于地板上，相比通过上半身的扭转或拉动的方式完成转移，可以减少治疗师背部受伤的机会。当康复对象突然眩晕或者双下肢无力，治疗师可先协助其坐于治疗师弯曲的大腿上，类似坐到椅子上，随后转移坐在地板上。

OT 实践要点

所有存在跌倒风险以及有一段时间独居的康复对象，应与类似生命线的电话系统做连接，当发生跌倒或者其他紧急情况时，可以通过其获得协助。当地医院或者长者中心可提供更多的相关信息。

功能性步行活动

OT 实践要点

治疗师需要同器材供应商以及保险赔偿资源建立良好的合作关系，协助康复对象使用并支付适合其使用的移动系统。在评估和建议的过程中，治疗师需要具备一定的口头或书写文件的技巧，以清楚沟通医疗需求、适用性与成本效率等内容。

功能性步行整合步行活动于 ADLs 和 IADLs 中。使用以活动为基础的方法，治疗师在康复对象真实的作业表现环境中评估其能力，并了解其习惯、日常活动以及角色。康复对象本身必须或希望承担什么角色？此角色需要执行什么任务？作业治疗师的任务是依据康复对象的活动需求或者目标，来计划功能性步行活动。几种典型的功能性活动将在下面进行阐述。这些活动必须针对不同康复对象进行个性化的设计，并将功能性步行融入 ADLs、IADLs、工作、游戏或者休闲娱乐活动中。

厨房步行

备餐和整理厨具包含很多不同的任务，例如将冰箱、洗碗机、烤箱、微波炉与碗厨打开并取得物品。通常包含厨房内转移物品至桌子的过程，如有物品掉落时还需要从地面拾起。任务也有可能是快速且容易的，例如使用微波炉加热食物，或需要在切菜、搅拌或烹煮食物时站立。作业治疗师的职责是增强康复对象安全解决问题的能力。例如，左侧偏瘫的康复对象可以指导其使用四脚拐步行至烤箱的左侧，使用健全的右侧上肢打开烤箱的门；相同的策略可以应用于打开橱柜、抽屉或者冰箱的门。治疗师可评估康复对象完成这些活动的安全性，并在需要的时候建议恰当的替代方式去完成。如果康复对象无法保持平衡成功地触碰到烤箱，可以通过放置在柜上的吐司机来安全替代。康复对象需要将常用的物品放置在便于取得的位置，或者借助辅具可完成（如拾物器），也可利用尼龙搭扣将拾物器固定在助行器上，以便康复对象随时取用。康复对象也可借助踢或者推地面上的物品，使其接近柜子的边缘，并通过抓住柜子维持身体稳定再弯腰下蹲拾起地上的物品。如髋关节置换术后康复对象无法屈曲髋关节，可将其患腿放置于身后，并避免髋关节内旋动作产生，再伸手拿取地面上的物品。

将食物、盘子与食用器具等物品在功能性步行中转换位置，需要作业治疗师具有创造性的解决问题能力，特别当康复对象使用移行辅具时（图 11.1 和图 11.2）。将篮子固定于助行器、手推车或者柜子顶端，通过滑动这些物品以达到转移物品的目的。康复对象必须清楚地了解这些设备及其使用方法，并尽量避免提供康复对象不愿意使用或者不需要的设备。对于非独居的康复对象，可能会希望将部分任务分给其他家庭成员帮助完成，如康复对象完成烹饪食物而其他家庭成员负责整理和收拾桌子。虽然 Pyia 可以准备简单的餐点，她仍然会在完成后感到疲惫，也无法协助她的女儿准备餐点。建议使用有关适应和能力节省技巧让 Pyia 达到目标，与女儿同住时可以帮助她完成厨房活动。

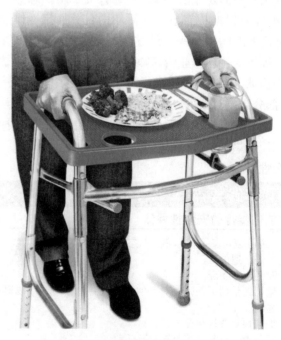

图 11.1　使用带托盘助行器完成功能性步行活动（@2016 Problem Solvers）

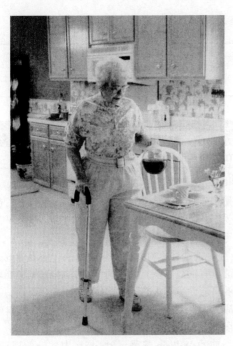

图 11.2　使用单拐进行功能性步行

浴室步行

功能性步行到洗手台、厕所、浴缸或者淋浴间的能力对康复对象是非常重要的。由于水及坚硬表面等有关危险因素的存在，康复对象在浴室中活动更需要小心谨慎。溅到地板上的水以及松脱的垫子都有导致滑倒的风险，必须教导康复对象这些危险性。应在浴缸与淋浴间地板都铺上防滑地面或使用防滑垫。

需要助行器辅助功能性步行的康复对象，则应尽可能让其靠近洗手台。如果助行器上装有篮子，康复对象可将篮子放置在洗手台的旁边，然后一个手扶着助行器，另一手扶洗手盆或者台面，随后转向洗手台。

指导康复对象如厕时不要过分强调独立完成的重要性。如果康复对象无法具备在朋友家或家庭聚会、餐馆、购物商场或者加油站进行安全如厕的能力，最终将导致康复对象不愿意出门。当康复对象可以安全如厕时，可在不同的环境，有或无设备，如便盆椅或马桶增高垫、抓握扶手等情况下进行练习。限制因素也可以是术后注意事项：如身高较高的康复对象在接受全髋关节置换术后可能无法坐在常规高度的马桶上，因其髋关节屈曲会大于 90 度而违反术后的禁忌，而身高较矮的康复对象可以毫无困难坐上常规高度的马桶。如果康复对象无法在无辅具帮助情况下独立完成马桶的坐站转移或完成较为困难，可请物理治疗师协助，他们可以提供相应的下肢力量训练。

当康复对象步行至浴缸或者淋浴间，要确保设备以及淋浴用品放在康复对象可以够取的位置。如果浴室有门槛，康复对象可以使用跨过路边小坎或小台阶的相同技巧来完成；如果步行辅具能够通过浴室门，也可以使用它们辅助完成。如果步行辅具无法通过，治疗师可以评估康复对象无辅具帮助时安全跨过的能力。如果康复对象无法单腿负重，将无法在无辅具时进入浴室或者浴缸，此时浴缸洗澡椅可以帮助康复对象顺利进入浴缸中。Pyia 可以在女儿家中自由通行以及独立如厕，但转移进入浴缸时仍需要帮助。这些技巧都必须在 Pyia 返回自己家中之前解决。

扶手对于康复对象在浴室的活动安全性起很重要的作用。在康复对象进行真正的淋浴或洗澡前，治疗师可能希望在模拟的情境下完成浴室的转移活动。一些老年人害怕在浴室跌倒而变得习惯使用海绵擦澡。治疗师应该确认康复对象是否满足于这一状态，或者希望达到独立洗澡的程度。

家居管理步行

独立生活的能力与从事 IADLs 的能力息息相关[118]。居家管理活动包括清洁、洗衣以及日常维护。清洁包括整理、用吸尘器清扫、扫地与拖地、清扫灰尘、铺床。当康复对象清扫地板时，如果无法独立稳定或者需要使用步行辅具，可以使用一只手扶住柜子或是牢固的家具以维持平衡。使用轻的除尘扫帚，并可干湿交替使用，容易操作与使用。铺床时，康复对象可以扶床或使用步行辅具维持平衡，以帮助延伸和上拉床单以及床罩，随后康复对象可以扶床转移到另一侧重复以上过程。一些康复对象发现使用小的后腰包以及侧背袋挂于脖子上转移小物品相对容易，如手机、水杯、书。对步行能力受损的康复对象而言，从洗衣间将衣物拿出来或者将衣物拿到洗衣间都面临着挑战，尤其当他们需要使用步行辅具时。带轮子的推车可以帮助康复对象将物品转移到洗衣间或者厨房。一些康复对象会把物品放到助行器前面进行携带，在助行器前面挂一个袋子；或者使用腋拐或单拐时手提袋子。不管使用哪一种方法，只要安全完成都可以接受。需留意并确认康复对象携带衣物移动时衣物不会晃动，以免失去平衡。

其他居家管理活动也包括维护庭院、花园、常用设备以及车辆等。在进行功能性活动之前，应对康复对象进行访谈，以找出其最重视的居家活动。有时找出的活动只是康复对象的目标，而治疗师却认为康复对象难以安全完成，例如，轻度卒中康复对象想要爬上梯子并使用电锯修剪树枝，除非平衡与力量改善，否则不应允许执行。这项活动虽然对康复对象很重要，但康复对象肢体功能不能胜任此项活动。园艺是物理治疗师与作业治疗师可以一起合作的领域，物理治疗师帮助康复对象学习适应不平整路面的调整及如何出入园区，作业治疗师帮助康复对象学习如何携带工具及其他设备，还有如何处理修剪的树枝和杂草。

如果发生跌倒，康复对象应该在物理治疗课程中学习如何从地面或地板上起身。而当康复对象想完成功能活动，如坐在浴缸里，或从床边的储物柜拿东西，或坐在地板上与孩子玩游戏时，作业治疗师则可以一起指导康复对象。

治疗师应该听取康复对象的意见，以发展独立、安全技巧。部分存在跌倒风险的康复对象每晚需要从床边步行至厕所，并不会穿戴矫形器或使用其他辅具，他们可能会这样说："我会扶着墙边走"或者"这里有沙发，我会扶着椅背来支持"，如果康复对象的技巧是安全的且未曾跌倒，就不需要调整这些生活作息。

总结

功能性步行可融入 ADLs、IADLs、工作、生产性活动、游戏或休闲娱乐中。作业治疗师与物理治疗师共同配合，物理治疗师提供步态训练、运动及步行辅具的建议，作业治疗师则在活动中加强康复对象的训练并融入有目的的活动中。

第 1 节　案例研究

Pyia，第二部分

根据先前的案例资料可知，Pyia 随着疾病的改变导致扮演的角色也随之发生改变，包括家庭主妇、照顾者、外祖母、母亲和志愿者等。当自己变成被照顾者，Pyia 的角色变得很被动。起初，她非常在意自己的疾病，不知道自己是否活着且可活多久、是否能够再次行走。手术后，她的目标是能够行走，并且可以进入到女儿家里。当她达到这个目标时，又开始因为角色的改变而感到沮丧，需要对未来做出计划：完成自我照顾、重拾家务活动，并计划返回自己的家中，拜访朋友并独立完成社区活动。

Pyia 独自一人在家中，她希望操作家务时变得更为主动，一方面协助女儿，另一方面为返回自己家中做准备，治疗师可以开始进行洗衣与清洁练习。Pyia 已经可以执行基础的餐点准备，治疗师可评估 Pyia 的居家安全，推荐合适的设备或改造方案，选择家庭生命线的服务。Pyia 可安排适当地针对其丧失的能力提供的转介服务，或者通过驾驶能力的评估了解是否可以再次开车；她需要能够安全进出车子，并且能够将助行器或者其他物品放入车里面。

第 2 节　轮椅评估和转移

轮椅

第 2 节　案例研究

William，第一部分

William 是一个 17 岁男孩，2 周前因车祸导致 C_6 脊髓损伤。损伤平面以下的感觉及运动功能消失。目前情况稳定，正在接受康复治疗，同时接受了轮椅评估。William 有 Halo 支架固定并能坚持坐位 1 小时才会觉得头晕。他问治疗师、护士、医生他的腿什么时候能活动。他被告知因为过去 2 周他的功能没有明显的恢复，他现有的运动和感觉功能取得显著改变的可能性也不大。

从康复中心出院，William 返回家，他与父母和弟弟同住。房屋有两层，William 的房间在 2 楼，浴室在 1 楼。

受伤前的 William 热爱运动，是高中学校的田径队员。他还是一位远足爱好者，经常与家人和朋友露营。William 是一位高中生，并且收到了大学的提前录取，大学离他不足 2 小时。因为田径的原因，他对于进入这所大学十分兴奋，另外他的兴趣是成为海洋生物学家。虽然 William 的朋友来看望他，他交往了 2 年的女朋友却没有前来探望。

思辨问题

1. 你预计 William 会对适配轮椅有怎样的反应？这种经历会唤醒 William 心中什么情感？你怎样能够减少他潜在的痛苦？

2. 在轮椅的选择方面，William 会做出什么决定？

3. 从各种情况下考虑 William 的需求，你会推荐什么样的轮椅？

4. 为 William 选择轮椅时，哪些因素是必须考虑的？

轮椅对于永久性或进行性残障的人群是极其重要的移动方式，如脑瘫、颅脑损伤，脊髓损伤，多发性硬化症或肌肉萎缩等疾病。某些短期疾病或骨科疾患可能需要轮椅作为暂时的移动工具。除了移动之外，轮椅也会影响康复对象整体的姿势，皮肤完整性，综合功能以及整体的健康。无论康复对象的状况如何诊断，作业治疗师必须了解轮椅技巧的复杂性，可实现的选择以及改造；评估以及测量过程；使用，维护以及轮椅的花费；还有获得资金来源的流程。

近些年轮椅的发展逐步完善，制造商和服务供应商在电动和手动轮椅技术方面取得了显著进步。产品也在不断改变。很多改进的建议来自使用者和治疗师。长期使用的医疗设备补偿（durable medical equipment reimbursement，DME）也改变了，并且在最初的轮椅评估之前,就应考虑康复对象的资助问题。

作业治疗师和物理治疗师,基于他们在治疗场所各自的角色,通常负责评估、测量与选择康复对象的轮椅及坐姿系统。他们也指导康复对象及其照顾者安全使用及移动的技巧。持续改进的技术以及各种制造商的产品,使得纳入有经验、有专业知识和专业认证的辅助技术专家(assistive technology professional,ATP)进入轮椅定制团队是明智之举。ATP 是 DME(durable medical equipment,DME)的提供者,ATP 在康复对象订购辅助用品时,可以提供客观和广泛的机械角度的可用性和适当的经过考虑的观点。ATP 还可作为康复对象的资源,协助保险支付,维护以及在重返社区时辅助重新订购。

无论康复对象需要租借非售卖轮椅、短暂使用或购买轮椅长年使用,均需提供个性化的处方,清晰列明所需轮椅的特点,以确保最佳的表现、安全性、移动性并提高功能。如果轮椅由缺乏经验或非医疗人员的建议来选择,就会具有潜在危险,并可能造成康复对象不当的经济花费。轮椅一旦购买,就使用了 DME 权益,或许就不能购买其他的轮椅。通常的支付系统不会批准康复对象在 5 年内购买另一台轮椅,除非康复对象有明显的躯体状况改变。事实上,一台不合适的轮椅会导致不必要的疲劳、皮肤破损、躯干或者肢体畸形,甚至会限制功能[62]。轮椅是康复对象躯体的延伸,应该促进良好的躯体对线、移动性,还有最重要的功能。

轮椅评估

治疗师负责推荐合适的轮椅,以满足康复对象短期或长期的需求。在执行轮椅的评估时,治疗师必须了解康复对象并且对康复对象的医疗、功能、环境需求有全面的了解。详细生理状态的评估应包括以下项目:特殊诊断、预后、目前及将来的问题(例如年龄、痉挛,关节活动度受限,肌力下降,耐力下降等),这些都会影响轮椅使用。此外,康复对象的因素也应包含在轮椅使用的评估中,例如感觉、认知功能、视觉、知觉能力等。还需要考虑轮椅在各种环境中的功能性使用,包括轮椅如何运输。例如,如果考虑配置电动轮椅,就需要考虑安全地运输康复对象和轮椅的方法。与其他专业的人员合作也很重要。框 11.1 列出了给出特殊建议前需要考虑的问题。

在最终处方准备好前,需要分析所收集的信息,了解推荐轮椅的优点及缺点,所有的细节整合起来并提供给康复对象合适有效的移动系统。

框 11.1　制定轮椅特殊建议前的问题

- 谁支付轮椅费用?
- 谁会决定长期使用医疗设备(DME)供应者的优先级:保险公司、康复对象或治疗师?
- 特殊的残障是什么?
- 预后如何?
- 活动度是否受限?
- 力量或耐力是否受限?
- 康复对象会如何驱动轮椅?
- 康复对象年龄多大了?
- 康复对象预计会使用多长时间的轮椅?
- 康复对象的生活方式如何,会如何改变?
- 康复对象是经常活动的还是需久坐的?
- 轮椅的尺寸会如何影响康复对象转移到不同平面的能力?
- 轮椅的可操作性如何,在家中或在小区(例如:入口和出口、门宽、浴室和走廊转弯半径、地板表面)?
- 室内和室外活动的比例是多少?
- 轮椅主要在哪里使用—家庭、学校、工作场所或社区?
- 使用的运输方式是什么? 康复对象是否会在轮椅上驾驶小型货车? 轮椅如何从车上装载以及卸载?
- 在工作或校园环境中有什么特殊需求(例如,工作高度,可提供的协助,如厕设施的可接近性,停车设施等)?
- 康复对象是否参与室内或室外运动?
- 轮椅会如何影响康复对象的心理?
- 附件以及定制的改造是否符合医疗公平,或为了奢侈的目的?
- 用户维护设备需要什么资源(例如:自身、家庭、照顾者)?

为了确保轮椅的支付被批准,治疗师应该深入了解康复对象保险的 DME 补偿条款,并提供文件证明轮椅和额外改造的医疗必要(medical necessity)。治疗师必须清楚阐述为何要推荐使用具备这些特征的轮椅。他们也必须了解标准不同于"升级"项目,每项的花费以及对最后成品的影响。

轮椅订购的注意事项

在选择特殊的制造商和轮椅规格之前,治疗师应仔细分析评估的结果[6,152,210]。

轮椅的驱动

驱动轮椅有很多种方式,这取决于使用者的身体能力。如果康复对象能够使用上臂推动轮椅后轮前进,有足够和对称的抓握力,使用上肢力量和体耐力来独立操作轮椅,即可假设其能在一天中驱动于不同的平面[210]。可根据康复对象的上肢和抓握力量,选择各种可驱动的轮椅手轮圈来协助康复对象自我驱动。偏瘫康复对象可以通过健侧手来驱动轮椅,四肢瘫痪的康复对象也可能功能性地使用仅存的上肢力量来驱动单手臂驱动的轮椅,或者电动轮椅会更加合适。在案例研究中,虽然 William 是一位 17 岁的 C_6 脊髓损伤康复对象,其双侧肱二头肌仍保留功能性肌力,如果他仅使用徒手驱动轮椅,则需要考虑未来的能量消耗和潜在性的伤害。

如果渴望独立行动,对于仅有细微或无任何上肢功能,耐力受限或肩部功能障碍的康复对象来说,可以考虑使用电动轮椅。也可以使用电动轮椅到达难以接近的户外区域。电动轮椅有许多不同的特色,也可将其程式化储存,可用脚、上臂、头或颈部驱动或气动控制(吸气和呼气),甚至由眼睛注视或舌头驱动控制。由于采用了先进复杂的技术,如果康复对象有完整的认知和知觉能力,即使具有最严重的生理限制,仍可实现独立驱动电动轮椅。

如果轮椅由照顾者推动,除了考虑康复对象的体位和移动需求外,仍需考虑轮椅的可操作性、抬举与操作的容易程度。

无论驱动方式如何,都必须认真考虑轮椅对康复对象当前和未来的移动性和体位摆放需求,以及轮椅对其产生的影响。另外,生活方式和家庭环境,可利用的资源,例如维护轮椅的能力,运输方式的选择和可利用的补偿来源是主要的决定因素。

尽管 William 有强健的体魄,但他的上肢肌力受到脊髓损伤的影响。如果他对参与户外活动感兴趣,但可能缺乏在不同的地面上驱动手动轮椅的力量。因此电动轮椅似乎是 William 的合适选择,同时治疗师也考虑到他先前田径和徒步的作业活动,可选择能在室外不同地形中使用的轮椅。

租赁 vs. 购买

治疗师应该预测康复对象需要使用轮椅的时间,以决定轮椅是租用还是购买,这将影响轮椅选择的类型。这需基于临床和功能问题共同决定。租用轮椅适合短期或临时使用,例如当康复对象的临床表现、功能状态或体型大小正在改变时会使用。当常用轮椅正在维修时租用轮椅是非常必要的。当预后和预期结果不清楚或者当康复对象难以接受使用轮椅时,需要在一开始当作短暂使用的设备。通常最终的功能结果是未知的。在这种情况下,可以租用轮椅尝试使用几个月,

直到评估确定是否需要长期使用轮椅[6]。

长期使用的轮椅适用于全天使用者或是逐渐需要长期使用轮椅的康复对象。它也可能适用于康复对象外形需要或身体体型发生变化时,例如在成长中的孩子[6]。

框架的样式

当确定了轮椅驱动的方法且不会改变时,即可决定轮椅的框架样式,目前有许多的轮椅框架样式可供选择。在确定特定尺寸和品牌名称之前必须选择轮椅的框架样式。治疗师需要了解不同框架的特征、优缺点,并从短期和长期的角度,分析其对康复对象日常生活的各个方面的影响。

William 对于其再也不能控制自己的双手和双腿仍然感到情绪激动,所以当为他进行轮椅选择时,必须考虑这些变量。尽管电动轮椅是 William 最合适的选择,但治疗师更应该考虑轮椅出现在面前时康复对象的反应。治疗师也应该鼓励 William 积极参与各种轮椅类型、型号和用途的选择。

轮椅的选购

在确定具体的轮椅类型之前,应该仔细考虑下面这些关于康复对象需求的问题[6]。

徒手 vs. 电动轮椅

徒手轮椅(图 11.3A)

- 康复对象有足够的力量和耐力在家里和社区环境下各种类型的地面驱动轮椅吗?
- 对于轮椅使用者而言,徒手驱动是否会增加他的独立能力与心血管调节功能?
- 照顾者能随时推动轮椅吗?
- 这种驱动方式选择的长期影响是什么?

电动轮椅

电动轮椅控制器有许多种设计,并允许不同程度的定制和程式化。大多数电动轮椅使用者使用安装在扶手上的操纵杆控制装置行驶。对于那些没有上肢功能的康复对象来说,可提供许多其他的控制方式,例如头部控制、下巴驱动和呼吸控制(吸气和呼气)。新的技术甚至允许康复对象只用眼睛或舌头就能操作电动轮椅(图 11.3B)。

- 康复对象是否表现出不足的耐力和功能能力来独立驱动徒手轮椅?

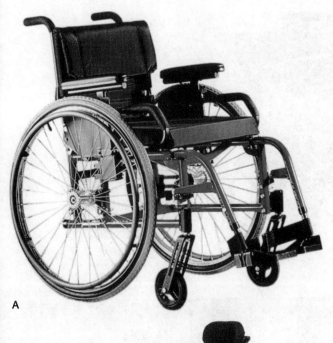

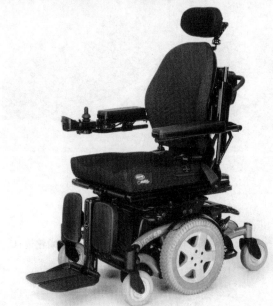

图 11.3　徒手轮椅与电动轮椅。A.可拆卸的脚踏板的固定框轮椅;B.手控型电动轮椅(A:产自 Quickie 设计,Phoenix,AZ;B:产自 Invacare,Elyria,OH)

- 康复对象是否表现出渐进性功能丧失,从而使电动轮椅成为节能选择?
- 在学校、工作或社区中需要电动轮椅提高独立能力?
- 康复对象的认知、视觉和感知能力是否能安全地操作电动轮椅?
- 康复对象或者照顾者是否表现出对设备的维护的责任感?
- 是否有货车可以运送轮椅?
- 康复对象的家中空间是否可以使用电动轮椅?
- 康复对象是否接受过后轮、中轴、前轮驱动系统的

培训,并且在治疗师的指导下进行适当的选择?

徒手靠背后倾 vs. 电动靠背后倾 vs. 坐席后倾轮椅

徒手靠背后倾轮椅(图 11.4A)

- 康复对象是否因为髋关节挛缩,平衡不佳或是疲劳而不能坐直?
- 照顾者能协助康复对象重量转移和姿势改变吗?
- 是否会考虑其相对容易维护?
- 是否会考虑价格?

电动靠背后倾 vs. 坐席后倾轮椅(图 11.4B~C)

- 康复对象是否有能力独立操作?
- 独立的重量转移和姿势改变是否会协助皮肤护理和增加座位耐受力?
- 康复对象是否可以安全和独立地使用控制?
- 是否有足够的资源可用于维护和管理的设备?
- 在靠背倾斜期间,康复对象是否因为伸髋和伸膝而出现明显的痉挛?
- 康复对象是否有髋关节或膝关节挛缩使其无法顺利地实现靠背倾斜的姿势?
- 电动靠背后倾或者坐席后倾轮椅将会减少或更有效利用照顾者的时间吗?
- 电动靠背后倾或者坐席后倾轮椅是否能减少全天因导尿和短暂休息而进行床椅转移的需求?
- 康复对象是否会因低血压或自主性反射异常而需要快速的改变体位?
- 对于这些附加的功能确定有补贴的来源吗?

折叠 vs. 固定框的徒手驱动轮椅

折叠轮椅(图 11.5A)

- 是否需要折叠轮椅来协助运输、储藏或家居通行?
- 哪种脚踏板的款式是便于转移、放置轮椅桌和其他日常生活技巧?(抬升式脚踏板只能在折叠轮椅上使用)
- 康复对象或照顾者是否可以举起、装载并将轮椅放到指定的汽车中去?

设备供应商需告知各种可供选择的品牌。根据尺寸和配件,框架重量可以在 12.7~22.7kg(28~50lb)之间。根据模型,其框架的调整和定制的选择随型号而异。

固定框轮椅(图 11.5B)

- 如果康复对象可独立驾驶,康复对象或照顾者是否具有足够的上肢力量和平衡能力,从车辆中装载和卸载非折叠框架的轮椅?
- 康复对象是否能从固定框轮椅中受益,如增进能量效能和表现?

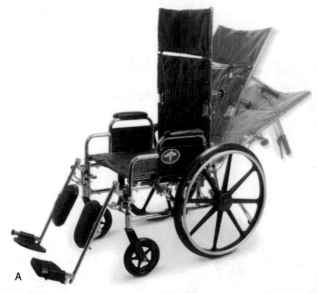

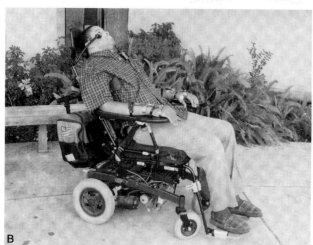

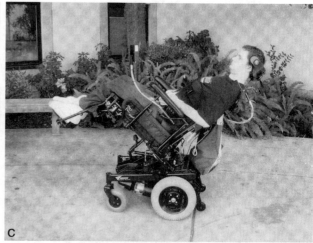

图11.4　徒手靠背后倾 *vs.* 电动靠背后倾轮椅。A.可折叠型靠背后倾轮椅;B.电动型的下颌控制的低剪切力靠背后倾轮椅;C.头控型坐席后倾系统电动轮椅(A:产自 Medline Industries,Inc 2016;B 和 C:产自 Luis Gonzalez.)

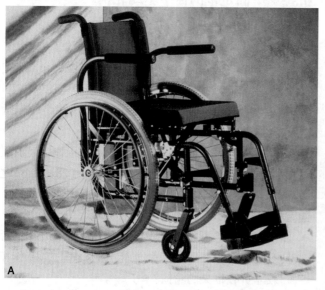

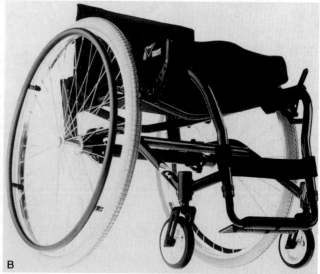

图11.5　折叠和固定形态的轮椅。A.脚踏板可拆卸的轻便折叠轮椅;B.锥体形态和固定脚踏板的铝制固定型轮椅(A:Courtesy Quickie 设计,Phoenix,AZ;B:Courtesy Invacare,Elyria,OH)

此轮椅脚踏板的选择是有限的且轮椅框架是较轻便的(9~16kg)。其特点包括可调整座椅角度、后轴、固定的脚轮和靠背高度等,高效的框架设计最大限度地提高了性能。此外,还能选择框架的材料组成、颜色和美观度。这些轮椅通常都是按康复对象的要求定制,其实用性和专业性往往仅限于康复对象的康复技术供应商(rehabilitation technology supplier)。

轻便(可折叠或不可折叠) vs. 普通重量(可折叠)轮椅

轻便轮椅:低于 16kg(35lb) (图 11.5A)

- 使用者是否有足够的躯干平衡能力以及操控轻便轮椅的需求?
- 轻便轮椅是否因为减少了使用者的疲劳从而提高了其移动的能力?
- 轻便轮椅是否会提高使用者驱动轮椅或者操控轮椅的能力?
- 是否需要定制化的参数(如靠背的合适高度、座位角度、固定的脚轮)。

标准重量的轮椅:超过 16kg(35lb) (图 11.6)

- 使用者是否需要标准轮椅的稳定性?
- 使用者是否有能力推动普通重量轮椅?
- 当照顾者将轮椅抬举移入汽车中时,是否可以承受所增加的重量?
- 所增加的重量不会影响执行日常生活活动的技巧?

因为定制性的配置很少,这些轮椅通常较为便宜[除了对于重量超过 90kg(250 磅)的使用者提供的加重款轮椅]。

标准通用轮椅 vs. 高端定制轮椅

需考虑价格范围、耐用程度及特殊制造商的保修内容。

标准通用轮椅

- 仅是部分时间需要用轮椅吗?
- 使用者寿命有限吗?
- 轮椅是次要或转移时作用,仅在 10%~20% 的时间里使用吗?
- 轮椅是室内使用或作为久坐的工具吗?
- 使用者是依赖照顾者驱动轮椅吗?
- 这部轮椅仅供照顾者使用吗?
- 不需要定制或个性化要求吗?
- 坚固及持久性不重要吗?

标准通用轮椅的框架享有的保修服务较局限。如果金额有限,可推荐此类轮椅。标准通用轮椅也可提供一定范围的尺寸、款式及可调性。相比高级量身定制轮椅,这类轮椅费用相对会低些。

高端定制轮椅

- 此康复对象是全部时间都使用吗?
- 从预后方面考虑,康复对象需要长时间使用轮椅吗?
- 此为主要使用的轮椅吗?
- 使用者在室内与室外都很活跃吗?
- 此类型轮椅会提高康复对象移动独立性的预后吗?
- 使用者是正在发育的青少年或者他/她有进行性的功能障碍,需要相应的后续调整与改良吗?
- 需要定制服务,详细规格或者摆位设备吗?

高级量身定制轮椅的框架通常享有终身的保修服务,且有多种规格、款式及可调性可供选择。许多制造商会与治疗师一起合作以解决特定的适用问题。经验对于定制高规格且个性化的设备是非常必要的。

轮椅的测量程序

康复对象需坐在类似于其所定制的轮椅的座椅上测量。如果康复对象需要在椅内穿戴支具、夹克外套(body jacket)或其他装置,那在测量过程中应穿戴到位。在此过程中,不能只做单纯的测量工作,观察能力也非常重要。在测量的过程中,治疗师除了直观的评估外,也需观察记录康复对象的整个身体姿势[6,209]。

坐席宽度(图 11.7A)

目的

1. 在尽可能大的表面上分布康复对象的体重。

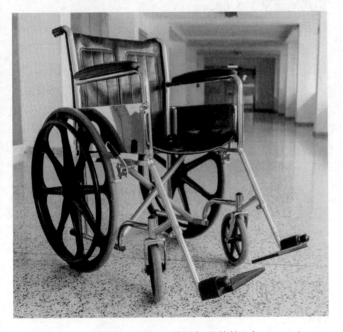

图 11.6 脚踏板可拆卸的普通折叠轮椅(大于 16kg)

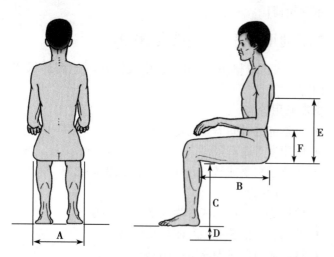

图 11.7　轮椅测量。A.坐席宽度；B.坐席深度；C.坐席离地面的高度；D.脚踏板离地面的高度；E.靠背高度；F.扶手高度（修改自 Wilson A，McFarland SR：Wheelchairs：a prescription guide，Charlottesville，VA，1986，Rehabilitation Press.）

2. 尽可能让座位宽度在最窄范围。

测量

康复对象坐在与预期的轮椅相近的椅子上，然后测量康复对象大腿或髋部最宽的距离。

轮椅间隙

在测量后的数据基础上在大腿或者髋关节两侧各增加 1.27~2.54cm。需考虑所增加的全部宽度可能会影响轮椅的通行。

检查间隙

使用手掌平放于康复对象大腿或者髋部与轮椅挡板跟扶手之间。挡板与扶手以多种方式连接，座位的宽度应该保证大腿与挡板之间的间隙以避免摩擦或压迫。

考虑因素

- 使用者潜在的体重增减（比如性别倾向——男性[腹部体重的增加]与女性[大腿与臀部]）。
- 可适用于多种环境。
- 轮椅的整体宽度。弧度、车轴安装位置，轮框类型与车轮款式会影响轮椅的整体宽度。

坐席深度（图 11.7B）

目的

目的是使康复对象整个身体重量借由座席表面让整个大腿至膝盖后方可承重。该方法可预防臀部及下背部发生压疮，有助于肌肉张力正常化，有助于预防全身的压疮。

测量

从康复对象背部底端（臀部后方接触椅背部分）测

量至屈曲位置时的膝关节内侧位置；座椅边缘间隙需要坐席深度比所测量的尺寸少 2.54~5.08cm 的距离。

检查间隙

检查膝关节后方的间隙，避免腘窝与座椅前缘接触（考虑腿部休息或足部支架的前倾角度）。

考虑因素

- 支架或靠背内衬物会使康复对象身体前倾。
- 一天当中，疲劳或者痉挛会导致姿势的变化。
- 大腿长度的差异。两侧大腿测得的座深可能会不一样。
- 若是可斜躺的电动轮椅，康复对象在一天当中可能会出现稍向前滑动的动作，坐席深度应该据此做调整。
- 可缩短坐席深度以便允许康复对象使用下肢驱动轮椅。

座椅离地高度与足部调整

目的

1. 为康复对象的身体提供支撑，同时维持大腿与地面平行（图 11.7C）。

2. 提升脚踏板高度以提供轮椅通过各种表面时与路缘的地面间隙（图 11.7D）。

测量

座高是由地面至支撑椅座的轮椅框架（支撑椅座的杆）顶点的距离以及足跟底部至腘窝的距离决定的。

轮椅间隙

康复对象的大腿与地面保持平行的位置，使其体重可以在椅座整个范围内分配。轮椅踏板最低点位置距离地面至少 5.08cm。

检查间隙

将手指从座椅坐垫前方滑入康复对象大腿下方。注意：量身定制椅座高度可能需要有脚踏板间隙。座高每增加 2.54cm，脚踏板高度也会相应增加 2.54cm。

考虑因素

如果膝盖位置过高，坐骨结节部位将集中受压，会导致康复对象出现皮肤破损及骨盆变形的风险。也会妨碍康复对象使用下肢操纵轮椅。

骨盆后倾（pelvic tilt）会导致康复对象在驱动轮椅，尤其是在上坡路面时难以将重心向前转移。

座椅位置过高会影响康复对象的身体重心，可转移的座位高度和坐轮椅开车时的可视度。

靠背的高度（图 11.7E）

目的

背部支持必须提供生理与功能性的需求。靠背的高度必须足够低以达到最大的功能水平,也必须有足够的高度作为最大的支撑。

测量

针对整个躯干需要良好支撑的康复对象,靠背需要足够高。该参数可以通过测量轮椅框架(座位支撑杆)至康复对象的肩部位置获得。对于仅需躯干最小支撑的康复对象而言,该参数仅需测量至康复对象的肩胛骨下角;此高度可以允许康复对象上肢自由活动,但不引起皮肤或者肩胛骨的不适感,同时需要保证整个躯干的良好力线。

检查靠背高度

确认康复对象是否因靠背的高度过高而被其推往向前,或因靠背的高度过低而让其向后倾过座椅靠垫的顶部。

考虑因素

- 靠背的高度是可调的(通常是 10cm 的可调范围)。
- 需可调整的坐垫。
- 腰部支撑或其他通用或个性化的背部支撑可避免驼背、脊柱侧弯或者其他长期的躯干变形问题。

扶手的高度(图 11.7F)

目的

1. 维持姿势与平衡。
2. 为上肢提供支撑及摆位。
3. 通过支撑扶手来变换体位。

测量

康复对象保持在舒适体位,测量从轮椅框架(座位支撑杆)至康复对象屈肘位置的高度。

轮椅间隙

扶手的高度应是在上面所测数据的基础上增加 2.54cm。

检查扶手高度

康复对象的姿势应该看起来是接近正常力线的。当康复对象双侧肘关节稍前置屈曲放在扶手上,在一个放松的坐位姿势时,肩膀不应该出现向前耸拉或者半脱位或者被迫抬起的情况。

考虑因素

- 扶手可能会有其他使用功能,比如增加功能性的够物动作或者保持坐垫在正确的位置。
- 部分扶手类型会增加轮椅的整体宽度。
- 轮椅扶手是必需的吗?
- 康复对象能够独立移除及重新装回扶手吗?
- 在选择特殊轮椅时需回顾所有标准以外的参数。

- 制造商应该列出可提供的标准尺寸及定制的价格清单。

儿童轮椅

儿童轮椅的选择目标与所有轮椅的选择相同,需要适合康复对象本身并促进其功能表现。很少有标准的轮椅可以符合儿童需求;尺寸的选择非常多变。因此,可以选择定制轮椅服务给儿童群体。第二个目标为考虑轮椅是否能符合儿童成长需求。

对于 5 岁以下的儿童而言,我们需要决定是使用婴儿车还是标准轮椅。考虑的因素包括他/她的发展水平是否有驱动轮椅的能力及家长对于使用手推车还是轮椅的偏好。

定制轮椅需要考虑很多变量。通过咨询有经验的 ATP 或者轮椅制造商来确保成功满足定制的需求。

肥胖者用轮椅

根据国家卫生统计中心(National Center for Health Statistics)的最新数据表示,美国超过 30% 的 20 岁以上的成年人(超过 6 千万)及超过 16% 的 2~19 岁的儿童和青少年有肥胖症[53]。普通轮椅可以承受 113kg 的重量,肥胖者用轮椅最大承受重量为 227kg。重要的是治疗师在定制轮椅时不仅要满足康复对象的功能需求,还要考虑轮椅可安全承受的康复对象重量。超重康复对象若是使用一款超出承受他体重范围的轮椅,将有潜在的安全隐患,如皮肤破损与轮椅变形或翘起。这些风险将会让康复对象受伤。肥胖者用轮椅的特色为可承重的支架,加固的椅垫及牢固的轮胎。有经验的 DME 供应商能够引导治疗师及康复对象订购最合适及安全的轮椅。

其他的坐席和体位摆放的考虑因素

无论康复对象是什么诊断,轮椅的评估需要包括座椅座垫、背部支撑及其他摆位设备。并将这些部分仔细地组合起来。治疗师必须知悉理想的身体摆位会影响皮肤的完整性、肌张力的正常性、整体的功能水平及一般的身心健康作用(图 11.8)[6]。

考虑 William 的潜在需求是选择一个轮椅坐垫可以分散身体重量,并避免坐位时坐骨结节的过度受压。臀部区域感觉缺失的因素让他有出现压疮的风险。为

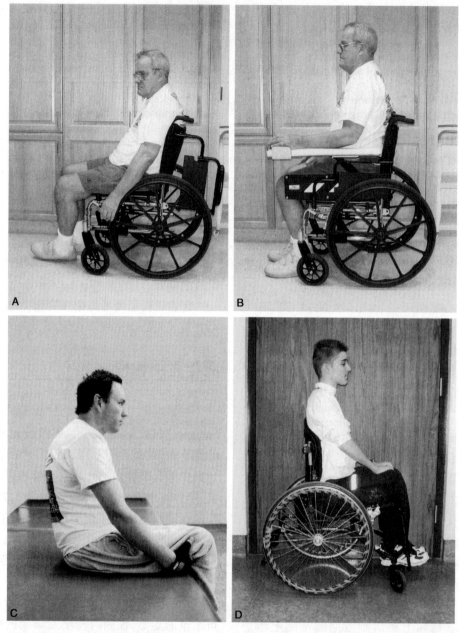

图 11.8　A.中风康复对象坐在轮椅上。不理想的体位摆放导致胸部驼背、骨盆后倾且患侧边缘未被支撑;B.相同的康复对象,如今给予适当摆位设备后坐于轮椅上。给予座椅和背部支撑促进其维持直立的中线坐姿,骨盆维持自然的倾斜且相等的承重;C.脊髓损伤康复对象之背部未给予支撑下的坐姿会导致骨盆后倾,胸部驼背与缺少腰部的曲线;D.同一个康复对象坐于有坚硬背部支撑与减压坐垫上,让其有直立的胸椎,腰部曲线与前倾的骨盆角度

帮助他实现上大学接受教育的目标,他需要提高坐位耐受时间,超过当前 1 小时的耐受时间。一个适合的坐垫可以分散其体重,协助他长时间保持坐姿。同时,William 也需要养成在轮椅坐位下减压的习惯。William 可以通过将上肢环绕在轮椅背部直立的支架上,然后将其身体轻微斜向一边,再重复此过程转移另一侧的重量。侧方减压的方法可以降低出现压疮的风险。

以下七个部分呈现了全面评估坐姿及摆位的目的。

预防畸形

提供对称的支撑基础可以维持适当的骨骼排列,同时防止出现脊柱弯曲及其他身体变形。

肌张力正常化

提供适当的身体力线,需要双侧承重及提供必需的调整设备,可以使肌张力最大程度正常化。

预防压疮

异常的身体力线及不恰当的坐垫平面可能会造成压疮。合适的坐垫可以提供舒适感、维持躯干及骨盆的力线，并可减少压力、热量、湿度及剪切力等导致压疮的因素。

提高日常功能

骨盆及躯干的稳定性是解放上肢去自由参与所有功能活动的必需条件，包括轮椅活动及日常生活技巧。

延长座位的耐受力

在有良好支撑，舒适及体重均衡分布的情况下，康复对象的轮椅座位耐受能力也可相应得到提高。

优化呼吸功能

直立且良好力线的姿势可以降低膈肌的压力，从而提高肺活量。

促进合适的躯体对线

良好的身体力线对于防止畸形，促进肌张力正常化及动作是必要条件。康复对象应可以驱动轮椅，并坐在轮椅上到处移动。姿势起始于骨盆，然后是躯干，最后是头部。如果骨盆的位置不正确，那头部与躯干也不会在中立的位置。花费时间在强调躯干与头部位置，而非开始于骨盆，这无非是在重视症状而忽略问题根源。

坐垫及摆位设备的多样性可以满足各水平面的功能障碍。个性化修改可以满足很多康复对象的需求。另外，此领域的科技不断发展，轮椅技术已经发展成为一门专业。然而，医务人员在该领域的能力参差不齐。尽管坐姿和轮椅摆位设备是任何一个轮椅评估不可或缺的部分，但因其内容极为广泛，无法在此章节完整的说明。本章节最后的推荐购物清单可提供额外的信息资源。

附件

当确定测量结果及其他摆位设备的需求时，各式各样的附件可用来满足康复对象的需求。非常重要的是，治疗师须理解每个附件的功能及每个配件是如何与轮椅的整体设计、轮椅功能及摆位设备相互作用的[6,210]。

扶手有固定式、后翻式、拆卸式、桌式、标准式、斜靠式、可调节高度的及管状的类型。固定的扶手是轮椅框架的延伸部分且不可拆卸。这种类型的扶手会限制个体靠近餐桌、柜台、桌子表面及阻碍侧方转移。后翻式、可拆卸的桌子样式、标准长度的扶手皆可拆除，所以该种类型扶手允许康复对象完成侧方转移。斜靠式扶手连接于轮椅靠背支架，沿着靠背方向倾斜。管状扶手一般用于轻便型轮椅框架。

脚踏板可能是固定式、外翻拆卸式、实心支架式及可升降式。固定式的脚踏板连接于轮椅框架，且不可移动。这种类型的脚踏板会阻碍康复对象靠近柜台并可能会导致康复对象难以完成某些转移方法。外翻拆卸式及折叠型的脚踏板可以被移至轮椅侧边或者整个被拆除。这种类型的脚踏板允许康复对象靠近床、浴缸及柜台。另外，当脚踏板被移除时，轮椅的整体长度及重量的减少，让康复对象更容易将其装载入车内。拆卸式脚踏板通过锁定装置固定于轮椅上[210]。实心支架脚踏板见于坚固、轻质的轮椅类型中，且无法拆卸。有升降功能的脚踏板适用于有下肢肿胀，血压波动及骨科问题的康复对象。

脚踏板可能包含后跟固定圈、脚趾带以协助固定脚掌在脚踏板上[210]。脚踏板的角度可为固定式或者可调式，即相对于脚跟高度可升高或者降低脚趾高度。可于实心支架脚踏板上附加小腿绑带，或在小腿需要额外支撑时可使用。其他附属配件包括座位绑带，不同类型制动装置，增设的刹车设备，防翻装置，小轮刹车，臂托，头托等。

准备证明/处方

具体的测量工作及改良与附件的需求确定后，下一步就是完成轮椅处方。处方需尽量简明且具体，让DME供应商可准确解读订购内容并递交销售合同给支付单位确定付款授权。前后的对比图有助于阐述必要医疗需求。需知悉付款来源的相关要求，以提供必要的医疗需求材料。治疗师需清楚每个订购项目的价格，并必须能为每个项目提供需要的理由及证明。如果未提供具体的理由来支持每个项目及改良的必要性的话，付款可被拒绝。

在将轮椅交付于康复对象之前，治疗师需对照具体的订购处方来检查轮椅及保证所有的规格及配件是准确的。如果是定制轮椅，负责订购的治疗师需确保轮椅的合适度及满足处方上所有期待的要素。

通常情况下，通过很多调整工作以确保康复对象合适体位、良好支持及非常重要的对称的身体力线,进而支持康复对象参与轮椅驱动及功能活动。即便是很小的不当身体力线都会影响康复对象操作轮椅的能力,更有甚者将会导致皮肤破损。

轮椅安全性

轮椅设备会随时间而松脱,必须定期检查及拧紧。以下是关于轮椅使用者及照顾者的安全操作要点:

1. 在所有的转移操作中均须刹车。

2. 康复对象绝不可以使用踏板承重或站在上面,在多数转移活动中脚踏板是向上翻起的。

3. 如果可行,多数转移中可把脚踏板移除或翻开至侧边。

4. 照顾者在驱动轮椅前应确保康复对象的肘关节没有伸出扶手之外,且其双手没有在手轮圈上。如果照顾者是在轮椅后面协助驱动轮椅,照顾者需告知康复对象目的,在操作前应确认康复对象双脚的姿势及手臂位置。

- 驱动康复对象上斜坡时,照顾者应保持前倾姿势。
- 如果康复对象独立使用轮椅上斜坡,在操作过程中应该保持身体稍前倾。
- 照顾者在协助康复对象使用轮椅下坡时,照顾者应使用自己的脚踩下防翻杆至大约倾斜 30° 的平衡位置。然后,照顾者可缓慢朝前方控制轮椅下坡,同时维持轮椅的平衡位置。照顾者在操作过程中应保持膝关节微屈及背部挺直[211]。若康复对象保留有控制大轮防止快速后退的部分功能,照顾者也可以相反方向向后的方法下坡。这种方法在下陡坡的时候非常实用。若照顾者可维持很好的抓握及拉住手握把,且康复对象可以辅助控制大轮防止骤然前进风险,可以采用向前下斜度较小的坡。
- 如果康复对象是独立下坡,康复对象可以面对着斜坡向前的方向操作,但在整个过程,康复对象的躯干应稍向后倾斜及握住手轮圈控制速度。面对较陡的斜坡时,康复对象可以通过来回横穿斜坡的方式操作。轮椅手套有助于降低摩擦力的影响。

5. 在操作上路边台阶时,照顾者可以使用向前的方法完成,先将轮椅压低,踩着防翻杆至低处,因此前脚轮被抬起至路边台阶,再往前一推。这时,大轮接触至路边台阶,照顾者顺势往前推就可以将大轮推至阶上。

6. 下路边台阶时应使用向后退的方式。照顾者移至阶缘,并将轮椅拉至大轮接触阶缘。这时,照顾者退至阶梯下,缓慢向后拉让大轮从台阶上转至台阶下。当大轮安全抵至地面后,照顾者可将轮椅向后倾斜让前脚轮退至地面,然后转弯[211]。

借助较大的力量及协调能力,许多康复对象经训练后可独立上下路边台阶。康复对象在登上及下降路边台阶时必须具备良好的双侧抓握能力、臂力及平衡能力。在登上路边台阶时,康复对象翘起前脚轮同时往前推使前脚轮悬在阶梯上,然后轻轻放低前脚轮。此时,康复对象身体前倾并在手轮圈上用力将后轮推到阶上。在下路边台阶时,康复对象应该保持身体前倾并缓慢后退,直到后轮、前脚轮都落在路边台阶下。

利用大轮保持平衡翘起前脚轮(大轮平衡)是非常有益的技能。它能扩展康复对象在社区内克服路边台阶及农村草坪、沙路和不平路面的能力。轮椅需要适当作出调整以便防止出现车轴过于靠前导致容易后翻的风险。具备很好抓握能力、臂力及平衡能力的康复对象往往能够掌握这项技能且安全操作。这项技能包括倾斜轮椅至大轮,依靠大轮保持平衡,利用大轮完成移动及转弯的内容。大轮平衡可以帮助康复对象完成上下路边台阶。康复对象不能在缺乏专业人士指导及训练的情况下尝试该技能,这些技能不在本章具体描述。详细的介绍可在本章末尾的资源链接中获得[48]。

转移技巧

转移是指康复对象从一个平面转到另一个平面的动作。该过程包括在动作前后发生的一系列事件,如转移前的床上移动动作及转移后的轮椅座椅调整。如果康复对象有身体上或者认知上的受限,治疗师有必要辅助或者监护康复对象完成转移。许多治疗师不确定使用哪个转移方法及技巧,或者当尝试与康复对象使用某种转移方法出现失败时会感到困惑。每个康复对象,治疗师及具体情况都不同。本章没有介绍所有的转移技巧,但会展示基本技巧及一般原理。每种转移方法都会因康复对象及其需求作出调整。如果是有团队参与,作业治疗师最好与物理治疗师一起为康复对象讨论制订最合适及安全的转移方法。本章讨论最常用的转移类型。这些技巧包括站立位枢轴转移、屈曲枢轴转移、单人依赖与双人依赖转移方法。

初步的概念

为了保障治疗师及康复对象的安全问题,治疗师在选择及实施转移技巧时应明确以下概念:

1. 康复对象的情况,特别是康复对象身体、认知知觉及行为能力与不足。

2. 治疗师自身身体能力及不足,是否能够给康复对象传达清晰的,有次序的指令(必要时传达于康复对象的长期照顾者)。

3. 使用正确的移动及抬起技巧。

使用合适身体力学的指引

治疗师应该了解以下基本生物力学原则[7]:

1. 尽可能靠近康复对象或让康复对象靠近你。

2. 身体面对康复对象(正面)。

3. 弯曲膝盖;使用双腿而不是背部。

4. 保持中立的脊椎姿势(非弯曲或拱起背部)。

5. 维持较宽的支撑基底。

6. 保持脚跟踩地的姿势。

7. 不要处理无法处理的情境;寻求帮助。

8. 不要组合动作。避免转身的同时弯腰向前或向后。

执行转移前应思考下列问题:

1. 影响康复对象移动或转移方法的医疗禁忌是什么?

2. 可以由一人操作完成转移还是需要辅助?

3. 有没有足够时间分配去安全转移?赶时间吗?

4. 康复对象理解即将发生什么吗?如果不理解,康复对象是否表现出恐惧与困惑?你准备好应对这个问题了吗?

5. 康复对象在转移过程中接触的设备(轮椅,床)是否功能完好且是制动的?尺寸与类型合适吗?

6. 床或其他表面与轮椅的高度关系如何?能否将其调至相似高度?(向下的转移会比向上的容易)

7. 所有的设备是否在正确的位置?

8. 是否已经移除不必要的被褥及装置(如脚踏板、扶手)以防止阻碍操作?

9. 假若你需要腰带辅助的话,康复对象的衣着是否合适?如果不需要,你是否会使用转移带或者其他辅助?

10. 转移的其他构成要素是什么,如脚的摆位及床上运动?

治疗师应该尽可能去熟悉多种转移方法,以便能处理任何状况。咨询团队中的其他人员,如物理治疗师讨论康复对象的状态及合适的方法也同等重要。最好是从基础的,同等高度的两个接触面转移(如床垫至轮椅)开始,然后进阶至复杂的转移(如厕所与车),因为这些可变因素较多且更具挑战性。

根据治疗师参与的程度,转移方法被划分为多种类型。从康复对象在转移过程完全依赖-自身不能够参与,需要治疗师移动到康复对象自己独立移动,治疗师仅需监护,观察及在康复对象无法做到时提供一些技巧提示进行分类。

在尝试移动康复对象之前,治疗师必须理解移动的生物力学原理及转移时康复对象的姿势重心(positioning mass)的中心情况。

身体摆位的原则

骨盆倾斜

一般而言,经过残疾的急性期或者长时间的卧床后,康复对象的骨盆会出现后倾(如腰部屈曲、垂头驼背姿势)。相应的,该体位会将身体重心向臀部后移。治疗师需要口头提示或手法辅助康复对象调整为中立位或者骨盆稍前倾的姿势,从而将身体重心移向康复对象身体中心前方落在两腿上,为转移做准备[170]。

躯干力线

通过观察可以得知康复对象的躯干力线是否出现偏左或者偏右。如果治疗师正在辅助移动康复对象,但同时康复对象的体重出现了向另一方向偏移,这种情况会将康复对象抛出及治疗师失衡。转移之前或者转移过程中,康复对象需要治疗师的口头提示或身体上的协助来维持躯干中线位置。

重量转移

转移起始于康复对象体重向前移动,从而通过臀部将体重移动。这个动作允许康复对象站立,部分站立或借助治疗师旋转康复对象。不管任何形式的转移都会用到此步骤。

下肢摆位

康复对象的双足需牢牢地放置在地面上,同时保持踝关节稳定及膝关节屈曲 90 度。这个姿势能让重量更容易转移至脚上。足跟应朝向要转移的表面。康复对象可以赤脚或者穿上鞋子以防止滑倒。有脚踝支撑的鞋子可以协助踝足无力或不稳的康复对象转移。双脚在此姿势下可容易旋转,也可减少脚踝或膝盖扭转或受伤的风险。

上肢摆位

康复对象的上臂必须在安全的姿势下,或位于可协助转移的姿势下。如果单侧或双侧上肢无功能，手臂必须摆放在一个安全的姿势下以免阻碍转移过程（例如放在康复对象的大腿上）。如果康复对象有部分或全面的动作、动作控制或肌力，可借由伸手朝前够及要转的平面或将自己从平面上推起来，协助转移进行。根据治疗师对康复对象动作功能的了解程度，决定是否要求康复对象使用双臂协助转移。需提醒康复对象在转移时不要抓着治疗师，以免失去平衡。

转移必要的器械和康复对象的准备

转移过程包括环境布置、轮椅摆放，并协助康复对象在转移前的准备姿势。以下为上述步骤的基本概述。

轮椅的摆位

1. 放置轮椅离要转移的平面0~30度。角度会根据转移的类型及康复对象所需的协助程度而不同。

2. 将床与轮椅制动。

3. 将康复对象的双脚稳定放置在地板上，与臀部同宽，膝盖超过脚掌。

4. 移除靠近床那侧轮椅扶手。

5. 移除轮椅骨盆固定腰带。

6. 如果有可能，将轮椅胸带或躯干或侧边的支撑装置移除。

转移准备中床上的活动

偏瘫康复对象的翻身

1. 在协助康复对象翻身之前，你可能需要将手放在患侧边的肩胛骨，并轻柔地向前推动（使其前移），以避免康复对象翻身时压在肩部可能会造成疼痛与伤害。

2. 协助康复对象使用健侧手手掌抓住患侧手的手腕，并将两侧的上肢上举朝向天花板。

3. 协助康复对象弯曲膝盖。

4. 你可以辅助康复对象翻身至侧边，首先将上肢移动至侧边，然后是腿，最后是用你的手放置在康复对象的肩胛骨区域，另一只手放在髋关节上，引导康复对象完成翻身动作。

侧躺与床边座位的姿势转换

1. 将康复对象的双腿搬离床缘。

2. 使用你的双膝固定康复对象的下肢。

3. 将康复对象的身体调整为直立的坐姿。

4. 将康复对象的双手放置在身旁以维持平衡。

床边的挪移

如果是脑卒中或者脑外伤的康复对象，治疗师应该引导康复对象向床缘挪动臀部。将体重放在影响较小的一侧或者健侧，治疗师将手放在康复对象对侧臀部，引导康复对象向前。然后再引导康复对象将重量转移至患侧，必要时重复以上动作。一直向前直到康复对象的双足平放在地上。

对于脊髓损伤的康复对象，在双膝关节后方握住康复对象的腿部，然后轻柔地将康复对象向前拉，直至将康复对象的双足放置在地板上，同时确保康复对象的踝关节在中立位。

站立位枢轴转移

站立位枢轴转移方法要求康复对象能够维持站立位及在双足上完成轴转。这种方法广泛应用于偏瘫、轻偏瘫或力量/平衡总体缺失的康复对象。严重偏瘫的康复对象在作站立位的枢轴转移时，影响较小的一侧或者健侧承担了身体的大部分体重，这种情况下健侧会有受伤的风险。

轮椅至床/至床垫的转移

1. 帮助康复对象挪动身体至表面边缘，并将双足平放在地面上。康复对象的足跟应朝向要转移的平面，但不能与其垂直，保持一定的角度即可。

2. 站在康复对象的患侧，将双手放置在康复对象的肩胛骨或者躯干、腰部或者髋部。使用你的足及膝固定其患足及膝。引导及辅助康复对象身体向前移动，臀部从当前接触面抬起至要转移的平面（图11.9A）。

3. 康复对象可以够及要转移的平面及撑离当前接触面（图11.9B）。

4. 引导康复对象转向预转移的接触面并轻柔地辅助其慢慢坐下（图11.9C）。

不同方式：站立枢轴转移/站立转移/跨步转移

站立枢轴转移/站立转移/跨步转移广泛应用于可以小步走动而不是仅能完成枢轴旋转的康复对象（图11.9D~F）。治疗师的介入从体力协助到处理可能的失衡，或促进偏瘫或单侧无力康复对象产生接近正常的动作，两脚共同承重，维持适当的姿势等。康复对象如果存在认知障碍或行为障碍，包括易冲动或缺

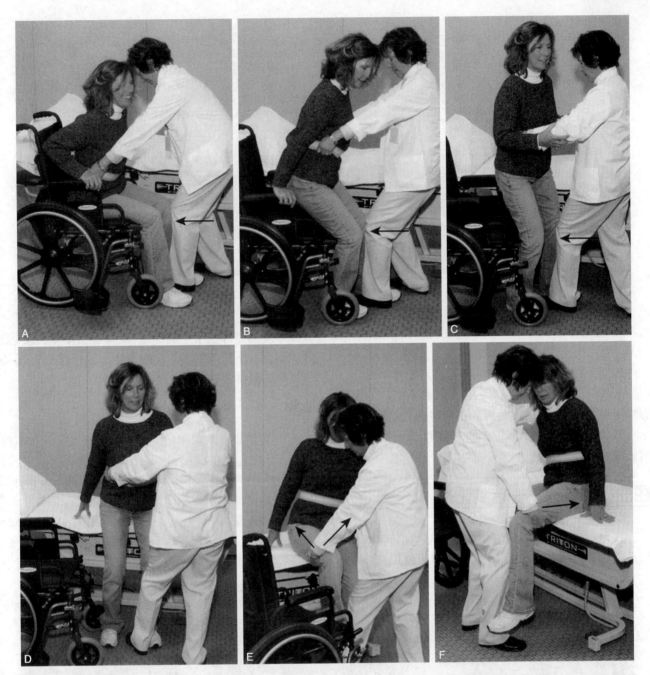

图 11. 9　站立位枢轴转移：从轮椅-床，并给予协助。A~C.治疗师站于康复对象的患侧并稳定其双脚与膝关节。通过引导康复对象向前并抬起康复对象臀部来启动协助；D.康复对象伸手够及要转移的平面；E、F.治疗师引导康复对象朝向要转移的平面（感谢 Luis Gonzalez 提供）

乏安全判断能力，治疗师需要提供口头提示或者身体引导。

借助转移板的侧方转移

转移板转移方法最适用于下肢不能完全承重的康复对象及上肢瘫痪、无力及耐力差的康复对象。如果康复对象想配合照顾者完成转移，康复对象的上肢需具有较强的力量。这种转移方法通常应用于下肢截肢

者、脊髓损伤康复对象及肥胖症康复对象。

方法(图 11. 10)

1. 按照上述的方法摆放准备轮椅。

2. 抬起靠近要转移平面的腿，并将滑板放置于腿下，位于臀部与膝盖间的大腿中段，方向朝向另一侧臀部。转移板必须稳定放置在康复对象大腿下方与要转移平面的上方。

3. 使用你的双腿顶住康复对象的双膝。

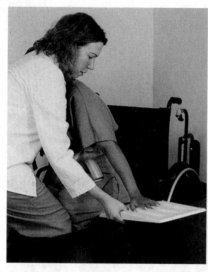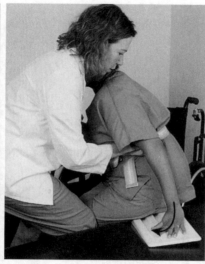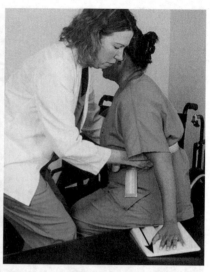

图 11.10　放置转移板；抬起靠近要转移平面的腿；放置滑板于大腿中间，介于臀部和膝盖之间，其角度朝向另一侧臀部（感谢 Luis Gonzalez 提供）

4. 指导康复对象将一只手放在转移板的边缘，另一只手放在轮椅上。

5. 指导康复对象身体前倾并稍微离开转移面。

6. 康复对象需将上半身的体重转移至前进的相反方向，同时用双上肢支撑起臀部在转移板上滑动。

7. 辅助康复对象移动体重，并在移动至预转移面时辅助保持躯干平衡。

屈曲枢轴转移——床到轮椅

康复对象不能启动或者维持站立姿势时可以使用屈曲枢轴转移方法。治疗师往往倾向于使用该方法，

保持康复对象膝关节于屈曲位，维持等量承重，提供最优的躯干及下肢支撑，实施更安全及治疗师更容易协助操作的转移方法。

步骤

1. 协助康复对象挪移至床缘直到双足平放在地板上。在康复对象的腰部，躯干或者髋关节提供辅助，若是需要提供中等或大量辅助时，也可在臀部下方操作。

2. 协助康复对象的躯干调整为中立位。

3. 将重量向前移，从臀部移至康复对象的双脚处（图 11.11A）。

4. 让康复对象伸手向要转移的平面，或从当前平

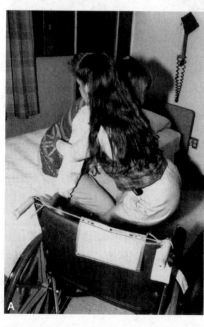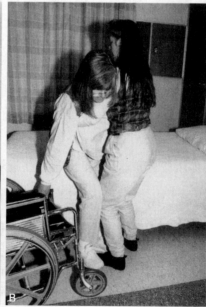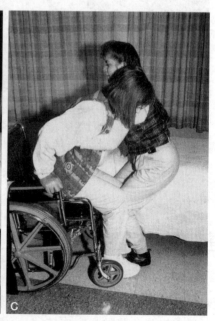

图 11.11　弯曲枢轴转移-床到轮椅。A.治疗师环过躯干抓住康复对象并辅助康复对象重心朝前移至双脚上；B.康复对象伸手朝向轮椅；C.治疗师辅助康复对象坐下（感谢 Luis Gonzalez 提供）

面推起(图 11.11B)。

5. 通过引导与旋转康复对象朝向要转移的平面来提供协助(图 11.11C)。

根据康复对象所需协助多少,枢轴旋转可分为 2~3 个步骤执行,治疗师重新调整位置并将康复对象下肢摆放等步骤插在中间。在执行弯曲枢轴转移时,根据康复对象相对于治疗师的重量与高度、治疗师协助的转移能力不同、治疗师扶持或抓住康复对象的部位有不同的选择。选择包括使用双手和上臂支撑康复对象的腰部或躯干,或使用单手或双手置于康复对象的臀部下方。治疗师绝不可以抓住康复对象的手臂或其下方。因为肌肉结构或肩胛带稳定性不佳,可能会造成明显损伤。应考虑适当的人体力学姿势。为理想协助康复对象独立且安全地转移和治疗师执行适当的人体力学,建议尝试多次不同的转移方法。

辅助转移

依赖式转移是针对有微弱或无功能的康复对象设计使用的。如果使用此转移方法不正确,对治疗师及康复对象而言可能会有潜在的危险产生。此转移方法需先在健康人身上实践,初次使用在康复对象身上时,也必须在有他人辅助下执行[7]。

依赖式转移的目的是将康复对象从一个平面移动至另一个平面,这需要康复对象与治疗师一同合作且遵从治疗师的指导。治疗师需敏锐地了解正确的人体力学及其生理限制。对于较重的康复对象,最好使用两人转移法来执行,或至少有第二个人可提供辅助来完成转移。

单人辅助转移板转移法(图 11.12)

辅助康复对象从轮椅转移至床的过程如下:

1. 使用先前的方法把轮椅摆在床边正确的位置。

2. 将康复对象的双脚一起放于地板上,直接退后至膝盖后方,并将脚踏板向外转移开。从康复对象膝盖后方抓住其双腿,在轮椅中将康复对象轻微往前拉,使臀部稍微离开大轮以做好转移准备(图 11.12A)。

3. 将转移板从康复对象内侧大腿放入,置于康复对象臀部与膝盖中间,形成轮椅与床之间的桥梁。转移板朝向康复对象另一侧臀部的方向。

4. 将自己的双脚置于康复对象双脚的两侧,以稳定康复对象的脚。

5. 利用自己的双膝紧紧地固定康复对象前侧方膝盖,以稳定康复对象的双膝(图 11.12B)。

6. 从康复对象肩部给予引导,促进康复对象前倾

使重心超过膝盖。康复对象的头部与躯干的方向需要与转移的方向相反,康复对象的手可置于大腿上方。

7. 从康复对象外侧手臂下伸过抓住其裤子腰带,或将手置于其臀部下方;另一只手伸过康复对象的背部,从后方抓住腰带,或将手置于其臀部下方(图 11.12C)。

8. 在双手正确摆放后,固定双手以稳定康复对象的躯干。保持膝盖轻微地弯曲,并稳定地抵住康复对象双膝。

9. 轻微地摇动康复对象以获得一些驱动力,数到三后准备开始移动。大声地与康复对象一起数到三,随后稳住自己的双膝紧紧地抵住康复对象的膝盖,将康复对象的重量转移至其双脚。治疗师必须保持自己的背部挺直,膝盖轻微弯曲以维持良好的人体力学(图 11.12D)。

10. 与康复对象一同旋转并将其移动至转移板上(图 11.12E)。将自己与康复对象双脚重新摆放,并重复上述旋转动作直到康复对象安稳的坐在床上,尽可能让康复对象的背部与床垫垂直。此步骤通常需要二阶段或三阶段来完成(图 11.12F)。

11. 治疗师可通过让康复对象背部靠在抬升的床上,或辅助康复对象侧躺于床垫上,再将其双脚抬高移至床上等方式让康复对象安全地移到床上。

可调整单人依赖转移板转移法将康复对象移动至其他平面上,只有当治疗师与康复对象觉得轮椅至床的转移是安全的情况下,可尝试使用此方法。

双人辅助转移法(图 11.13)

屈曲枢轴:有或无转移板,床至轮椅转移

使用屈曲枢轴转移法可增加治疗师的互动与支持。在转移中可提供治疗师对康复对象躯干和臀部较大的控制。当康复对象因神经损伤而影响其躯干弯曲与承重能力时通常会使用此方法。两人转移法的步骤如下:

1. 使用先前的方法将把轮椅摆在床边正确的位置。

2. 一位治疗师在康复对象的前方,另一位在后方。

3. 位于前方的治疗师辅助将康复对象的臀部前移,直到其双脚平放于地板上。

4. 前方治疗师用膝盖与脚从侧边稳定康复对象的膝盖和双脚。

5. 后方的治疗师直接位于康复对象臀部后方,抓住康复对象的腰带、侧边裤子,或将自己的双手置于康复对象臀部下方。注意维持良好的人体力学(图 11.13A)。

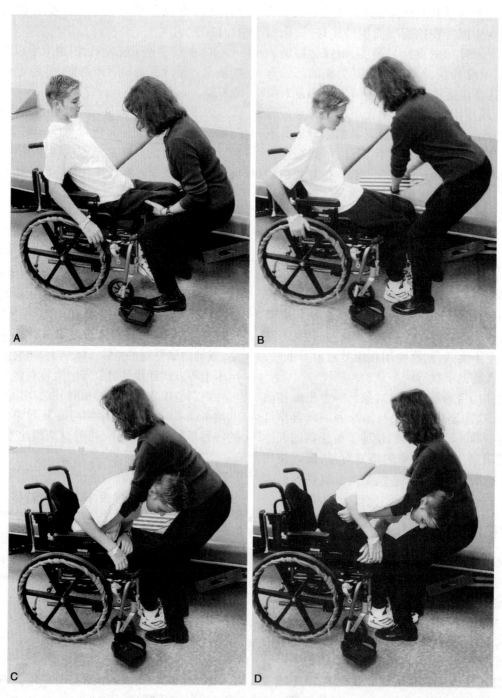

图 11.12 单人依赖的转移板转移法。A.治疗师将轮椅与康复对象摆放好位置,并移动康复对象使其重心向前;B.治疗师放置转移板后稳定康复对象的双膝和双脚;C.治疗师抓住康复对象臀部最底部的裤子;D.治疗师抱住康复对象并尽量让康复对象的重量朝向其双脚,确认康复对象的背部保持直立;

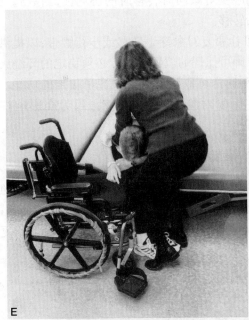

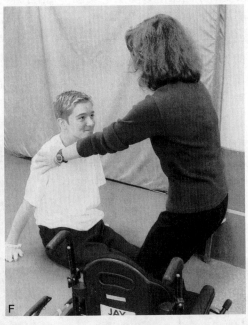

图 11.12(续) E.治疗师转换康复对象轴心并移动至转位板上;F.康复对象稳定的坐在床上(感谢 Luis Gonzalez 提供)

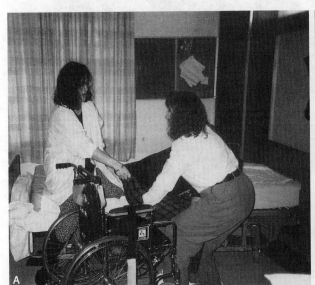

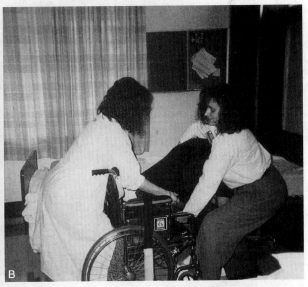

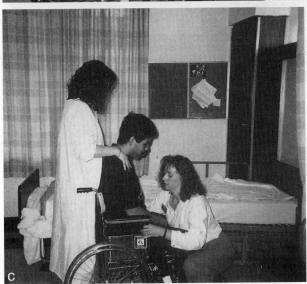

图 11.13 两人依赖转移法-床至轮椅。A.一位治疗师位于康复对象前方,固定其双脚和膝盖。位于后面的治疗师辅助康复对象的臀部抬起;B.前方的治疗师移动康复对象使其向前,并抬起其臀部,此时后方的治疗师转换康复对象的臀部位置朝向轮椅;C.两位治疗师将康复对象在轮椅上摆位好,用座椅安全带和摆位设备维持其在轮椅上直立、中线的坐姿(感谢 Luis Gonzalez 提供)

6. 前方的治疗师将康复对象的躯干移动至中线位置,从其肩部、腰部或臀部后方抓住康复对象,并引导康复对象向前倾,将重量前移,从臀部离开移至双脚。康复对象的头部与躯干的方向需要与转移的方向相反,康复对象的双手可置于大腿上(图11.13B)。

7. 当位于前方的治疗师将康复对象重量前移时,后方的治疗师须将康复对象的臀部向转移的方向移动。这可由2~3个步骤来完成,来确定康复对象的臀部坐上安全稳定的平面。治疗师重新调整好自己及康复对象的姿势,以维持安全且适当的人体力学(图11.13C)。

8. 治疗师可通过大声数到三来确定自己、另一位治疗师与康复对象同时转移时的协调性,当数到三时一同开始转移。

9. 可让康复对象穿上转移或步行腰带,以提供转移时治疗师可抓握的位置。腰带必须稳定的环绕康复对象腰部,通常可取代康复对象裤子腰带的功能。腰带不宜在康复对象的躯干上滑动,因为会影响杠杆效率。

机械式抬举转移法(图11.14)

一些康复对象,因为其体型大小、残疾程度或照顾者健康状况等因素,需要使用机械式抬举来辅助转移。多样化的机械式转移机可用于转移各种重量的康复对

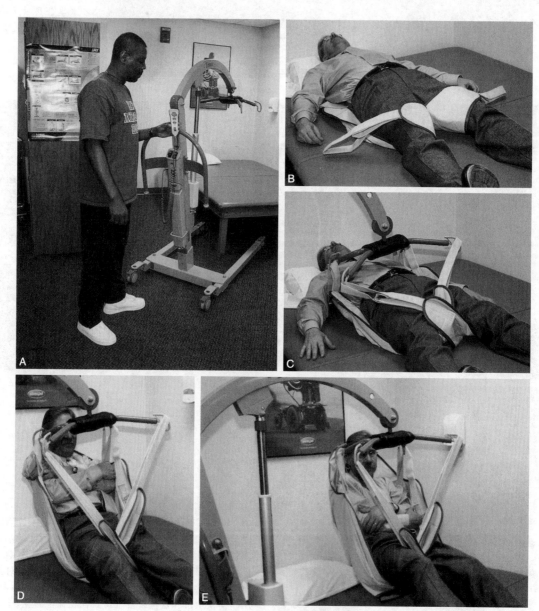

图11.14　A.传统机械式抬举机器;B.吊索的附件应该可见,使得吊索接口远离康复对象;C.垂直于康复对象(上方)放置抬举器,靠近床,吊杆于胸部上方;将连接带和网带连接到吊杆上;D、E.将康复对象的手臂叠在腹部,抬起身体。把康复对象抬高到臀部完全离开床的表面

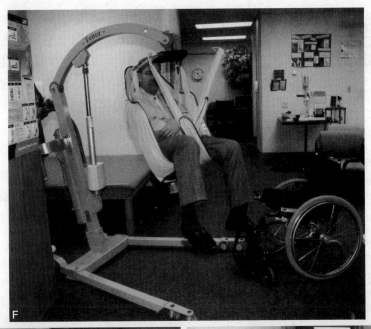

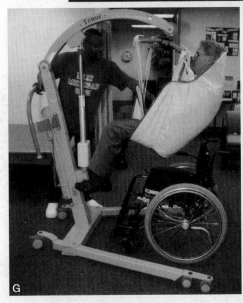
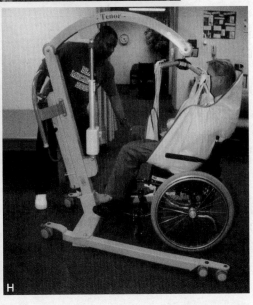

图 11.14(续)　F~H.康复对象的膝盖可以弯曲也可以伸直。小心地将抬举器从床边移开,然后把康复对象转至面向支撑柱。将康复对象转向轮椅然后放低进入轮椅内

象(图 11.14)。经过适当训练的照顾者,即使其体型小于康复对象,也可以学习安全独立地使用机械式转移机[211]。康复对象的身体尺寸、使用转移机的环境和抬举方式需一同考虑以决定适当的机械式转移方法。在治疗师准许他们使用机器前,康复对象和照顾者需向治疗师展示他们如何安全的使用转移机。

居家平面的转移

沙发或椅子(图 11.15)

　　轮椅至沙发与轮椅至椅子的转移类似轮椅至床的

转移方法。然而仍需评估一些特殊的考虑。不同平面间的转移是复杂的转移。治疗师与康复对象必须了解椅子可能较轻,也可能不像床或轮椅一样稳定。当转移至椅子时,必须指示康复对象伸手碰触椅子的座位面。康复对象不可抓握椅子的扶手或背部,因为此举动可能会造成椅子翻倒。当从椅子移动至轮椅时,康复对象站起时需使用一只手辅助自己离开椅子座位面。如果椅子较低或坐垫较软,从椅子上站起通常会更加困难;可使用较厚的坐垫以增加高度,并提供一个稳定的平面来转移。

马桶、坐便椅

　　一般而言,轮椅至马桶和轮椅至坐便椅的转移较

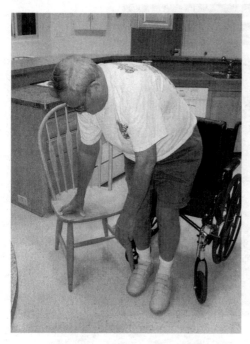

图 11.15　中风康复对象转移过程中伸手朝向座椅,并降低身体重心坐下(感谢 Luis Gonzales 提供)

为困难,因为大多厕所的空间较为受限、马桶的高度、马桶座椅的不稳定性以及缺乏支撑,治疗师与康复对象需尝试将轮椅摆放于马桶、坐便椅旁边,或有一个适当的角度;治疗师需分析马桶与轮椅间的空间,以确定无任何阻碍物存在。可加上调整设备,例如抓握扶手、马桶增高垫等,可增进康复对象转移时的独立性(对部分康复对象而言,加上马桶增高垫会降低转移安全性)。康复对象可使用这些设备在转移过程中提供支持并保持转移平面在同一水平。

浴缸

作业治疗师在评估或指导浴缸转移时需特别注意,因为浴缸被认为是居家最危险的区域之一。从轮椅转移至浴缸里面极为困难,康复对象双侧上肢需有良好的肌力和动作控制(例如,下肢瘫痪与下肢截肢的康复对象)。治疗师通常会使用通用的洗澡凳、洗澡椅或安全的直背椅让康复对象可在坐姿下洗澡。因此,不管使用站立中枢轴、弯曲中枢轴或转移板转移,转移技巧都类似于轮椅至椅子的转移。然而转移可能会因为有限的空间、湿滑的浴缸表面、轮椅与浴缸座椅间的浴缸壁等,而变得更加复杂。

执行站姿中枢轴转移时,如果可以,将轮椅固定在位于浴缸45°的位置。康复对象需站立旋转、坐在浴缸

椅上,然后辅助其下肢放入浴缸内。

如果使用弯曲中枢轴或转移板转移法,轮椅放置于浴缸旁,并将扶手移除。可使用浴缸长凳来取代转移板。使用此方式转移时,轮椅必须放在浴缸长凳旁,以确保将臀部移至座椅时的安全性与简易性。然后再辅助将下肢放入浴缸内。

一般而言,离开浴缸时,康复对象可先将一脚伸出浴缸并踩在有防滑垫的地板表面,然后再使用站姿或坐姿转移移回至轮椅上。通常康复对象的臀部会是赤裸的;因此可在转移板上加上枕头套或使用安全确认转移吊带(The Wright Stuff [http://WWW. the-wright-stuff.com/];AAA.)(图 11.16)以使洗澡中的转移更加安全。

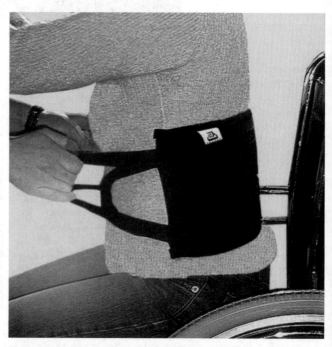

图 11.16　使用安全确认转移吊带绕过康复对象的腰部并给予下腰支撑(感谢 Mobility Transfer Systems,Ins 提供)

汽车转移

上下车的转移对治疗师而言通常最具有挑战性,因为它在不断的摸索当中,以便发现一种对康复对象和照顾者而言较为安全且容易执行的技巧。治疗师通常会使用康复对象现有的转移技巧。这必须考虑康复对象体型大小、功能障碍程度和车辆类型(两门或四门);这些因素将会影响独立的程度,也可能会改变常用的技巧,来使用一个更安全简单

的转移方式。

一般而言,让轮椅尽可能靠近车内座椅是困难的,尤其是四门的车辆。以下为轮椅至车内转移的一些额外考虑点:

1. 车内座椅通常比标准轮椅的座椅低,不均匀的平面间转移更加困难,尤其是从车内转移至轮椅时。由于增加的高度,运动型多用途汽车(SUV)和卡车尤其具有挑战性。

2. 有时候康复对象有骨性损伤,需使用支架,例如带肩波士顿夹克或下肢石膏或固定夹板。治疗师通常必须改变技巧(倾斜座椅靠背),以将这些设备容纳入车中。

3. 治疗师可能会建议使用较长的转移板来辅助转移,以填补转移平面间的大的间隙。

4. 因为上坡转移法较为困难,需要更高的辅助水平,治疗师可能会选择两人辅助转移来取代一人辅助转移,以确保一个安全且平顺的技巧操作。

5. 治疗师可能必须在车的前面和后面座位都需先实践转移,以确定车里哪个位置对于康复对象来说是最安全的。

总结

一台合适的轮椅,使用者与照顾者可以安全、容易地操作,这一点是康复对象最大独立的执行日常生活活动能力最重要因素之一[209]。当执行所有自我照顾与移动技巧的安全方法时,所有轮椅使用者必须知道轮椅的优势与局限性。如果有照顾者,他或她需要完全地熟悉轮椅操作的安全与正确技巧、设备的摆放位置和康复对象正确体位。

转移技能是轮椅使用者必须掌握的最重要的活动之一。转移能力可增加移动和旅行的可能性。然而,转移也可能是危险的,因此必须学习和遵循安全的方法[211]。许多基本的转移技巧已在此章节描述,其他方法和更多详细的训练与指导也已在先前的讨论中介绍。

许多具有杰出能力的轮椅使用者已经发展了独特的轮椅操作方法。尽管这些独特的方法对于那些已经设计并掌握的人来说可能有效,但是它们不能被认为是每个人都可以学习的基本步骤。

第 3 节　交通、社区移动及驾驶评估

第 3 节　案例研究

Jacqueline,第一部分

Jacqueline 是一位 67 岁退休教师,因关节炎导致头部、双手、背部、臀部、膝盖及脚踝疼痛,致其执行 ADLs 的困难度增加,她的医生转介她接受作业治疗。作业治疗师在建立档案时询问她是否开车,并了解到 Jacqueline 的丈夫是一位退休的会计师,因糖尿病及腿部的周围神经疾患不得不停止驾驶,而这使得 Jacqueline 的角色有了主要的转变:以前是乘客和指路者的角色,现在承担了运送和驾驶的主要角色,包括辅助丈夫完成轮椅及汽车的转移。Jacqueline 身高 1.86m,重 63kg。她的丈夫,身高 2m,重 100kg。家里的轿车已有 20 年,状况维持良好。

OT 查看了 Jacqueline 的记录,确定她除了关节炎带来的限制外健康良好。ADL 评估中,OT 细心观察 Jacqueline 在厨房的作业表现并发现她能容易地计划和解决问题,主要的限制是在运动表现方面。治疗师建议她使用大手柄抓握的厨房餐具来促进备餐的表现。因 Jacqueline 强调她作为丈夫的照顾者和司机角色的重要性,治疗师制订计划去观察她转移丈夫到汽车的能力是如何受到限制的。在与驾驶相关的其它方面,她很难将丈夫的轮椅放入车中及使用钥匙打开车门。Jacqueline 告诉治疗师当她感觉很痛或者很疲惫的时候,她不想开车。在治疗环节中 Jacqueline 诉因驾驶太多而感到疲劳。她和丈夫开车去就医、去药房买药、去教堂做礼拜。当治疗师询问其兴趣爱好时,她因为疲劳和缺少时间,很少参与自己的剪贴兴趣活动。在交通运输方面,她担忧未来,因两个成年的孩子住在 250km 远的州外。

思辨问题

1. 作业治疗可从哪些层面介入 Jacqueline 的社区移动?

2. 通过分析驾驶任务与疾病的相关性,哪些个人因素需要评估和干预?

3. Jacqueline 及她的治疗师需要考虑哪些调整或意见去改善她及她丈夫的移动能力?

社区移动能力是人生中生存质量的重要内容[16,45]。社区移动可用许多方法来完成,如步行、骑单车或使用电动移动设备,作为乘客,可以选择乘车、自驾或搭乘公共交通工具[13,215]。社区移动是活动的一个领域,影响所有的实践领域。在当下的《作业治疗实践框架(2014 版)》范畴和流程(*Occupational Therapy Framework*:*Domain and Process third edition* OTPF-3)[23]中社区移动被认为是工具性 ADL。社区移动可以是完成活动的一种方式(步行或开车上班)或是活动本身(休闲漫步或欣赏风景的驾驶)。

参与活动的潜力与社区移动的参与潜力密切相关[59]。作业治疗师意识到社区移动对完成必要活动和保持个人与社会联系的重要性[215]。在美国,社区移动和驾驶通常被认为是独立自主的同义词[87]。相反地,社区移动受限、失去驾照,可以负面地影响自主权和幸福感。若要到杂货店购物、就医、参加宗教和/或娱乐活动时受到交通工具的限制,则会导致社会参与度的下降[14,98]。交通问题是残疾人士出行的首要障碍[193,213]。同时,中断老年人的驾驶行为可能会产生抑郁风险[156]、进入长期护理[95]及增加失能感[108]。

作业治疗的角色

作业治疗适用于确定何时评估和干预社区移动活动[14]。作业治疗理解参与活动、移动选择的有无及身心健康的相互作用。这些领域的知识增加了康复对象、社区、公共和私人部门与专业人员间的相关性。治疗师通过分析康复对象因素、表现技能和模式及社区移动中涉及的内容和环境之间的相互作用来制订治疗计划(图 11.17)[23]。在这个参考框架中,作业治疗师关注的是生命各阶段中各种失能康复对象所需的社区移动,服务对象可以是学步的脑瘫患儿,阿斯伯格综合征(Asperser's syndrome)的青少年,年轻的脊髓损伤康复对象及失智症的老年人[13]。

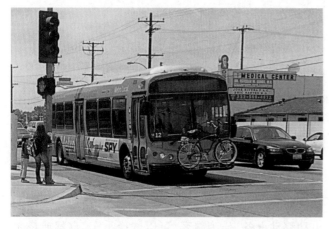

图 11.17 OTs 必须以综合的观点看待生命各阶段的社区移动。社区移动包括行人、骑车、公共交通及司机话题

作业治疗的服务直接关系到康复对象的移动,并根据康复对象和他们所从事的职业提供不同的服务。作业治疗可以解决乘客安全、步行、骑自行车和使用公共交通等方面的问题。干预措施包括:获得驾照的培训,对有经验的驾驶员进行年龄相关变化的评估,并为那些必须暂时停止驾驶的人探索替代交通方式[13]。尽

管康复对象通常是个体,但是组织或民众也可以从 OT 服务中获益[13,45]。OT 服务可以提供给组织,例如,调整运输公司辅助客运系统(paratransit)的合格评估以增加残疾乘客人数,培训学校的司机和巴士辅助员,以加强有特殊需要的学生乘客的安全。对于民众的服务,包括与市政计划组织合作致力于改善道路设计、自行车道及人行道来支持年老驾驶者(older drivers)及使用其他交通运输方式的人群。

历史背景

当前的驾驶康复实践是 20 世纪后下叶发展而来。越来越多的人给各学科从事驾驶员康复的人员提供专业教育和支持,不断增长的利益促使驾驶康复专业协会(the Association for Driver rehabilitation Specialist,ADED)在 1977 年成立[33]。该组织是一个多学科的组织,包括 OT 从业人员,除了有最佳实践指南支持驾驶康复服务-通过个体提供服务给失能的人或年龄相关病损的人外,还制定了一套道德准则和执业标准[30]。ADED 自 1995 年起就联合健康专业人士和来自其他多学科背景的个人对司机康复提供认证服务[35]。

驾驶康复领域的拓展促进行业和政府机构去解决安全问题。1997 年国家移动设备经销商协会(the National Mobility Equipment Dealers Association,NMEDA)成立,该机构促进和支持个人会员参与对失能康复对象的交通运输的调整,确立认证的课程去促进移动工业内部的质量、安全和可靠性[142]。国家高速公路交通安全局(the National Highway Traffic Safety Administration,NHTSA)是负责挽救生命、预防损伤及减少交通事故带来的经济损失的联邦机构,也参与监督与失能人士车辆改装相关的交通工具安全[140]。

美国人口老龄化带来的有关驾驶、停驾及替代交通运输需求的议题得到了认可。NHTSA 制订计划以处理老年司机的需求[126]。该机构资助研究和制作教育材料以增加对老年司机问题的认识,例如美国医疗协会(the American Medical Association,AMA)老年司机评估和咨询服务的医生指南[51],该指南在国家高速公路交通安全局(NHTSA)的协助下创建,旨在帮助医生处理老年司机安全的公共健康议题,提高处理老年人驾驶的服务提供者的质量和有效性。NHTSA 促进了与服务老年人的机构的伙伴关系。NHTSA 机构认可 OT 在老年人驾驶和社区移动的角色,并意识到全科 OT 会经常遇到有医疗问题的老年人,并将会筛查问题及转介有风险康复对象接受额外服务。NHTSA

也意识到驾驶康复专业的 OT 具备提供驾驶相关服务的技能及其他健康专业联盟不能提供的干预。

在 2003 年美国作业治疗学会（the American Occupational Therapy Association, AOTA）获得 NHTSA 用于老年司机倡议（older driver initiative, ODI）的资助, 旨在为老年人驾驶的专业领域提供专业的训练及协调多个关于提高老年驾驶议题认识的项目[13]。ODI 带来了多种多样的持续的教育材料, 建立了 AOTA 的老年司机网站（http://www.aota.org/olderdriver）, 年度老年司机安全周及驾驶和社区移动的专业认证[13]。ODI 计划也包括与其他提供者及在老年司机安全利益相关者的伙伴合作, 例如汽车适配（Carfit）这个国家级教育项目, 旨在确保老年人与他们的交通工具良好适应, 是多机构的合作的结果。这些机构包括美国社会老龄化协会（the American Society on Aging, ASA）、美国汽车协会（the American Automobile Association, AAA）、美国退休人员协会（the American Association of Retired Person, AARR）及美国作业治疗学会（AOTA）[9,187]。AOTA 在 2011 年发起的空地和道路项目（the gaps and pathways project）由 NHTSA 的其他合作协议资助。空地和道路项目的目的是给 OT 提供指南, 通过直接服务或通过转介途径[174]以有效地处理所有康复对象的工具性 ADL 的驾驶活动。空地和道路项目的其中一个结局是关于作业治疗在健康照顾的专业议题[27], 议题提供资源和论文来指导治疗师促进康复对象参与驾驶及其他形式的社区移动[25]。

由 AOTA 董事会领导在 2003 年签署的百年愿景作为专业路标使用[12,29], 促使治疗师去明确延伸 OT 实践的机会。对迎合老年司机需求的机会的最初关注, 致使对社区移动及老年司机作为新兴实践领域的重视[26,46]。当下的重点是在各种实践机构 OT 必须逐渐形成对生命周期的社区移动的处理, 使用综合的手段去考虑驾驶康复以外的需求[13,14]。百年愿景将教育、研究和实践相结合的策略已经通过增加在驾驶和社区移动领域的学术研究得以实施。几篇与老年人驾驶及社区移动相关的循证文献综述已在《美国作业治疗杂志》发表[63,100,184]。此外, 已经组织 4 篇关于驾驶和社区移动主题的批判性评论文章[18-21]。

全科与专科

全科 OT 和专科 OT 都具备必要的技能和培训, 可以就社区移动提出基本问题[13,45]。两种水平的治疗师都有共同的目标, 旨在支持社区参与, 优化社区移动独立性, 减少事故、损伤及死亡。为了最大化地满足驾驶

及社区移动的需求, OT 将提供连续统一的服务[15]。治疗师处理康复对象社区移动议题的深度取决于他/她的经验水平和接受的专业培训[153,173]。为优化活动参与能力, 全科 OT 用较多的时间处理驾驶和社区移动。经专科培训和高级认证的 OT 可以提供一个以驾驶为首要目标的集中方案[13]。

所有的 OT 应该探索残损是如何影响驾驶的, 设定与康复对象驾驶和社区移动需求相关的目标。全科 OT 在进行初次的工具性 ADL 评估时应该包含驾驶和社区移动的问题[8]。通过观察工具性 ADL 评估中的表现技巧, 有助于对康复对象的长处即他/她的残损是否潜在影响驾驶作出决定[15]。如果发现残损, 全科 OT 就有机会去启动治疗改善驾驶能力[107]。基于此证据, 全科 OT 可能建议急性医疗状况的康复对象暂时停驾[102]。此外, 如果康复对象由于中到重度的痴呆被判定必须避免/停止复杂的工具性 ADL 活动, 如烹饪或财务管理, 全科 OT 要适当建议停驾并对其集中干预, 努力寻求替代的交通运输选择[14]。全科治疗师可以辅助康复对象选择简单但不影响交通工具控制的辅助器具, 如钥匙扣或辅助上下交通工具的门上扶手, 但他们仍需考虑各种建议的辅助器具的潜在作用[14]。

有关驾驶安全和驾驶能力的任何问题都应该找到驾驶康复的专科 OT 帮助。相较于从事其他的 ADL 或工具性 ADL, 驾驶表现出更多的对人或公共伤害的可能性。因此, 作业治疗师提供驾驶评估服务应提前接受培训, 旨在对这项复杂的活动进行有效干预。针对驾驶要求, OT 驾驶专业人员管理评估包括驾驶所需的视力、认知、运动表现、反应时间、交通规则知识, 改良和适合的设备, 提供司机再培训或专业司机的教育并记录所有发现。在一些州, OT 驾驶专业的治疗师必须是认证的司机教练, 旨在进行路面评估并提供驾驶培训（driver training）[13,14]。非司机教练的 OT 专业人员应考虑与司机教练合作, 使用先进的训练管理有医疗风险的司机。

专业培训和认证

专业指定的服务加快了业务, 确保了治疗师技能与康复对象需求之间的适当匹配, 并验证了作业治疗的深度和广度[182]。

OT 可通过两种方式使自己为驾驶康复领域专家（框 11.2）。一种是用于 OT 的驾驶和社区移动的专业认证（the Specialty Certification in Driving and Community Mobility, SCDCM）和由 AOTA 认可的作业治疗助

理（occupational therapy assistants, OTAs）。SCDCM 在同行评议后授予，同行评议是反映展示从业者的相关经历和持续的职业发展的文件材料[17]。委员会和专业认证被认证机构和监管机构认定为质量标志和报销来源[97]。他们向消费者及专业以外的专业人员传达 OT 专业知识。

另一种是通过 ADED 获得的在驾驶康复领域的驾驶康复专家认证（the Certified Driver Rehabilitation Specialist, CDRS）。驾驶康复专家认证（CDRS）证书可颁发给达到了教育背景标准并参加过涉及司机教育、残损和交通工具改良考试的，来自健康联盟的个人或有训练背景的司机[34]。在一些州，机构，如康复部门，需要 CDRS 证书来提供服务。

作业治疗助理

作业治疗助理（OTAs）是驾驶康复的宝贵资源。OTA 在驾驶项目中的贡献体现在：完成标准化测试，进/出交通工具和电梯安全训练，转移训练及司机教练角色的功能。OTA 必须在 OT 的监督与合作下工作[22]。适当使用 OTA 的技能有利于项目的成本控制。当干预计划制订后，OTA 可能有些延伸的角色，在 OT 的监督下进行文书记录及随访。例如，只要被观察的驾驶技巧是明确的并且 OTAs 已经接受过训练，OTAs 可帮助决定继续进行驾驶训练的需要。明确的治疗方案通过加强同事间的沟通促进指导。

公共交通

美国残疾法案（the Americans with Disabilities Act, ADA）的影响

公共交通是指由公共机构运营或由公共资金支持的服务，任何人都可用于任何旅行目的[206]。公共交通包括使用巴士、有轨电车及轻轨、地铁、市郊往返列车、街道车、缆车、交通车服务、辅助客运系统服务、渡轮及水上出租船、单轨铁路及电车[28]。1990 年美国残疾法案（ADA）的第二部分禁止所有在当地及州水平提供交通运输的公共个体歧视失能者，第三部分延伸到提供公共交通运输服务的私人个体[3]。美国残疾法案（ADA）对大部分交通运输的模式有司法管辖权，包括巴士、火车及轮船；但由其他法律特殊覆盖的交通运输除外，如 1986 年的《航空承运人准入法》（ACAA）禁止在航空旅行中歧视失能者[5]。

ADA 的公共交通运输对交通工具、设备及服务的要求意味着创造整合，这样残疾人就可以一种没有隔离的方式旅行，去做想做的事情[83]。法律为巴士、火车及轻轨系统确立了无障碍环境指南，并详细说明轮椅用电梯和坡道的需求[196]。ADA 指南还提供优先级座位、扶手以方便内部移动、公共广播系统宣布停止、停止请求控制、明确标记的目的地和路线标志以及其他旨在方便残疾人导航的功能。美国各地的运输系统的主要改进都是由于这项立法。截至 2006 年，美国联邦运输管理局（FTA）估计 98% 的公共汽车服务是可达的[93]。

固定路线及需求响应系统

公共交通运输包括固定线路及按需应答系统服务传递。固定路线系统（fixed-route systems）使用明确的有预先设定站点的路线，按公共时刻表运作[206]。火车、城市巴士及穿梭巴士都是固定运输的形式。按需应答交通是指交通运输服务体现在交通工具需通过呼叫运输经营者获得，并由运输经营者派遣交通工具去接乘客并运输他们到目的地。交通工具没有按照固定的线路或固定的时刻运作。他们被派遣去到不同的地点接某些乘客并送乘客到各自的目的地[198]。

固定路线的交通将家庭、工作、学校、娱乐场所和其他重要目的地连接起来。固定路线系统没有资格认证程序，对任何人都开放。对于许多年龄段的人来说这是重要的替代交通运输，因为它消费低，较按需应答系统能提供更多的自主权和弹性。在一些地区使用固定线路运输的残疾人比 ADA 辅助客运系统的乘客人数高出 2~6 倍[186]。不驾驶的老年人明显依赖公共运输，占他们旅途的 9%[2]。公共交通似乎对于千禧年后出生的人群来说很重要。一些研究表明，相比老一代的人，在 1983—2000 年出生的年轻人较少聚焦在使用汽车出行。他们更加普遍地倾向使用替代的交通运输方式，包括公共交通。

ADA 要求公共交通机构提供固定路线服务，提供

一种称为"补充辅助客运系统"的需求响应服务,因为残疾人无法使用固定路线服务。作为一项公民权利,个人有权利使用互补运输服务。作为补充考虑提供的服务特点由法律明确[82]。一些社区提供按需应答交通指的是除了 ADA 互补交通运输之外的"呼叫交通工具服务"。这些服务可提供给那些有 ADA 互补交通运输但没有固定线路服务的地方[83]。呼叫交通工具系统可对一般大众开放或对参加特定社会项目的人群受限。服务系统的提供可能在不同的社区而不同[82]。

有权利使用互补 ADA 交通运输的人群包括那些身体或智力有缺陷的人,他们不能登上和乘坐无障碍的固定路线交通系统;那些在固定路线系统缺乏可到达的车辆的地区,以及有特殊缺陷的人,这些缺陷阻碍了他们往返车站之间。如果一个人可以在某些行程中使用固定线路的交通工具,而不能在其他行程中使用,那么他的资格可能是有条件的。可能影响个人在某些行程中使用固定线路服务的状况,包括对温度敏感的人的天气状况,出现多变的医疗状况以及在特定地区的环境障碍[82,208]。

等同于固定线路,互补交通运输服务须在同样的时间和天数,以不多于 2 倍常规固定路线的费用提供到巴士线路或火车站 3/4 英里(1 英里 =1 609.344 米)范围内。ADA 进一步要求如果在提前一天任何时间有要求的话都必须提供辅助客运系统的运输服务。旅行时间可以商议但不得超过要求出发前/后的 1 小时。照顾者可免费陪同[113]。

交通当局要求运输系统有一个确定使用辅助客运系统资格的过程[73,114]。申请通常需要认证。一些交通运输当局也要求附上支持文档、个人面谈和/或使用固定线路服务的申请人能力评估[208]。个人评估或在一个真实机构或使用模拟交通工具执行。个人评估的关注点在于决定个人是否能完成涉及使用公共交通工具的任务,而不是说明康复对象失能[73]。

固定路线运输的干预意义

独自旅行的恐惧会使一个老年人或残疾人不愿意使用固定线路系统,即便它是一种可行的替代交通[45,149,206]。为了满足上升的乘客人数,OT 必须适当地把固定交通环境的任务要求与乘客因素及表现技巧匹配起来[208]。如果可以,康复对象的熟练程度及目的地、上下车的技巧、他/她使用固定交通工具旅行的时间应当在真实的提供巴士或火车服务的机构进行评估。高效率地到达巴士站的能力,在出发点和目的地巴士站的安全,上下巴士的技巧及旅行出行时间是否最佳这些因素应得到处理。

如果不能成功使用固定交通的障碍是明确的[149],一个集中的用于治疗或补偿有限的次级技能的干预计划就很必要。力量、平衡及耐力项目可增加步行或使用移动设备的效率[207],可在诊所进行。作业治疗师建议小轮摩托车或轮椅时应考虑设备的重量和维度是否适合巴士升降台并能安全转移。指南要求巴士有升降台,最小设计载荷为 272.2kg,升降平台能容纳 76cm×122cm 的轮椅[199]。较低的脚踏板使轮椅功能长度更长,而长度会使轮椅与一些交通运输升降台不相容,使巴士或轻轨系统机动性复杂化。ADA 允许运输运营商采用一项政策,明确规定轮椅在巴士上使用是否需要固定[199]。康复对象应清楚把他们的轮椅放置在固定装置的位置。巴士司机虽然通过训练成为使用固定装置的能手,但在实践中未必清楚如何正确使用[72]。口头沟通如何固定轮椅的实践是需要的。

算账和阅读时刻表的技能可在诊所得到训练。交通局网站发现的旅行计划工具和智能手机来自第三方开发商的 APP 获得的都是有用的资源。不使用电脑或智能手机的康复对象会被演示如何通过固定电话或手机拨打 511 获得旅行信息。联邦沟通委员会(the Federal Communications Commission,FCC)已在全国范围内将这个号码作为单个旅行信息号码适用于州及当地司法辖区[197]。

在诊所环境中,自然环境带来的限制难于预见或复制。许多康复对象受益于参加真实生活环节来发展能力和自信去独立使用固定线路交通。社区远足提供技巧实践和讨论问题的机会。一些交通运输系统提供个体化的训练方案,我们知晓的有旅行训练(travel training),帮助那些不能通过固定路线系统的人安全、独立地前往工作地或学校等经常访问的地点。作业治疗师作为个体化教育计划(individualized educational plan,IEP)的一部分,当计划给孩子高等教育的过渡需求时,应考虑旅行训练的需求[195]。作业治疗师具备基础的专业能力去提供旅行训练[14]。该领域的额外教育能通过复活节海豹行动计划(Easter Seals Project Action)获得,这是一个用于社区交通运输的国家级技术辅助项目[81]。一些交通运输机构提供现成的专门给老年人的交通指引。在某些情况下,年长的乘客会和经验丰富的公共汽车用户配对,陪同他们去选择的目的地进行试驾。

辅助客运系统干预意义

在帮助康复对象决定辅助客运系统服务是否很好地切合他们的社区交通运输需求上，作业治疗师发挥至关重要的作用。为此治疗师必须熟悉当地交通运输公司的政策以及清楚理解康复对象作为乘客搭乘时所需的辅助水平。ADA 允许交通运输公司决定是否需要提供门到门或路边到路边的服务。在门到门的服务，司机从行程起点门到终点门提供帮助。在路边到路边的服务，在个人实际到达路边之前司机并不提供帮助。由联邦运输部门（Department of Transportation-DOT）提供给交通运输机构的指南已经阐明，由路边到路边服务的交通运输机构必须提供辅助给因失能需要辅助的乘客。然而，门到门服务只有在需要时提供，并不是所有康复对象都必须[74]。路边到路边服务的活动需求比门对门服务的更多。如果康复对象因功能限制需要门到门的服务，OT 应该让康复对象做好准备申请服务。

因为 Jacqueline 报告说她有时因为关节炎发作不能驾驶，她的治疗师找机会与她面谈，更深层地了解她的交通需求。她从来没有听说过辅助客运系统，但治疗师解释辅助客运系统的运作及使用涉及的资格认证过程后，Jacqueline 觉得这值得一试。然而，如果行程导致他们从路上回家花费更多的时间，她仍然担忧丈夫的血糖水平。治疗师建议她行程中带上适合糖尿病康复对象的零食来避免丈夫低血糖问题。Jacqueline 为自己及丈夫申请办理了辅助客运系统的资格，她认为自己发现了一个有效的交通运输安全网。

提供辅助客运系统行程的花费明显高于一趟固定运输的行程：通常高出 10 倍[52]。提供辅助客运系统服务的高消费导致运输商实施严格的资格认定程序来控制成本[52]。作业治疗师在资格认定的各个方面都有潜在角色[208]。为确保残障的适当分类，在应用过程可提供辅助。康复对象鼓励准确地报告所有明显妨碍使用固定线路服务的残疾状况。访谈过程的辅助包括教育个人提供对问题的必要记录，帮助他/她清晰表达在使用固定线路服务时遇到的困难，如描述在车站候车的困难。交通运输机构同样需要 OT 服务，用来确定一个人的轮椅是否符合 ADA 要求的普通轮椅，用来预筛申请人平衡及运动能力，及用来在真实的交通行程中执行个人的技能评估。

作业治疗干预可包括对当地系统的定位、预约的训练、服务限制的相关宣教。辅助客运系统的乘客会结合多种个别行程以达到使用车辆的相同能力；因此行程通常较私人运输花费更多的时间。有些时候，它可超过固定线路时间线。对那些医疗状况或症状包括尿急尿频、持续的制动伴随疼痛、皮肤感觉缺失或耐力下降的人，长途较困难。对此，OT 借助软垫和体位摆放装置来减少旅途中的不适和疲劳。不情愿独自旅行的康复对象，当由 OT 陪同往返旅途时，可在活动中获得信心。

私人交通

私人交通是指私人拥有的交通工具，包括个人拥有和团队拥有，目的是为个人利益服务[15,145]。私人交通最大的优势是随时待命，24 小时可进行全途通行，有弹性调整的通行计划，还能对个人生活有较强的控制力。在乡村地区的康复对象，因没有固定路线交通服务，可能导致缺少选择性，不得不使用私人交通。燃料及保险的花费、维护及更换交通工具的费用、还有适应驾驶控制和汽车改装等因素阻止许多人选择使用私人交通工具。拥有车辆的非驾驶员车主同样需要面临雇佣司机的费用。

长者补充交通项目

美国人口老龄化导致老年人补充运输项目得到重视，有时被称为 STPs（supplemental transportation programs for seniors）[41]。方案的最大目的是补充老年人运输服务的缺口，特别是年龄超过 85 岁绝大部分不驾驶的人。全国有成千的 STPs，由大量非官方组织、宗教场所、政府机构甚至公共交通部门赞助。某些 STPs 通过公共基金购买，有自己的交通工具。另一些如志愿司机方案，依赖于志愿司机的汽车。合格标准由赞助组织发布，同时提供的服务可能会有很大不同。基于方案、目标服务可能提供上门服务、全程服务、陪护服务和协助。服务目标可能会受到方案赞助者的影响。例如，一个组织可能只提供特定的转移服务，如出席宗教服务或参加某个午餐项目。一些 STPs 不限制可以采取的旅行类型，并且提供非常灵活的服务，允许在一次出行和跨越管辖边界时停靠多站点。

长者补充交通项目的干预意义

OTs 应该关注一些因素（有效性、易用性、可接受性、承受能力和适应性），这些被确定为可以促进友好的老年转移服务[42]。了解在特定社区中本地项目的可用资源有助于将服务与康复对象的特定需求相匹配（框 11.3）。老年照护定位器（the Eldercare locator），是一项美国的老年公共服务，用于连接用户和信息及协助资源，面向州和社区的老年人，包括转移服务。这些资源可以通过电话或互联网获取。其中 AAA's 老年人驾驶网站的交互式地图和 Beverly 基金会的网站是寻找 STPs 的额外资源。美国非盈利独立转移网络（Independent Transportation Net of American）（ITN America）提供一个可搜索的国家数据库和免费拨打热线，拨打者可以获得关于他们地区可选的有效交通信息[105]。

框 11.3 安全驾驶项目资源

交通安全 AAA 基金会
- http://lpp.seniordrivers.org/lpp/

包含一个国家驾驶执照政策的数据库和老年及医疗风险的司机的实践影响。

美国退休人员协会（AARP）（American Association of Retired Persons）
- http://www.aarp.org（在安全驾驶资源下搜索）

包含"我们需要网络研讨会去交谈退休驾驶、安全驾驶教育班的信息，头脑游戏和各种各样的工具，包括互动驾驶模拟和一个佛罗里达大学的 Fitness to Drive Screening 工具的链接。

美国汽车协会（AAA）（American Automobile Association）
- http://dev.seniordriving.aaa.com/

包含"智慧驾驶回顾"，"智慧驾驶 RX"，12 步涉及汽车适应的视频，用于根据个人考虑选择合适的汽车的工具，与老年人驾驶相关的主题的额外信息。

美国作业治疗学会（AOTA）（American Occupational Therapy Association）
- http://www.aota.org/Practice/Productive-Aging/Driving.aspx
- http://otconnections.aota.rog/

包含一个驾驶员康复专家数据库，各种各样的技巧和情况说明书，提供继续教育、循证搜索文章和关于驾驶和社区移动的组织官方文件。AOTA 给驾驶及驾驶员康复问题提供一个讨论板块，任何 AOTA 会员均可在 OT 链接里使用 Physical Disabilities Special Interest Section。

驾驶员康复专家协会（ADED）（Association for Driver Rehabilitation Specialists）
- http://www.aded.net

包含与最佳训练相关、实践的伦理道德和标准、残疾量表的文档，和驾驶康复专家数据库。

Beverly 基金（Beverly Foundation）
- http://www.beverlyfoundation.org/map/stps

提供了一个城市及州转移志愿服务者名单的交互式地图。

Beverly 基金在 2014 年解体，但是国家志愿者转移中心接管了地图。

ITN Rides in Sight Hotline 1-800-60-RIDES

免费服务，拨打者可使用 ITN 美国老年人转移选择数据库来确定本地可使用资源。

国家移动装备经销商协会（National Mobility Equipment Dealers Associasion）
- http://www.nmeda.org

装备制造商和交通工具改造者的交易协会。

国家高速交通安全管理机构（NHTSA）（National Highway Traffic Safety Administration）（NHTSA）
- http://www.nhtsa.gov（在安全驾驶下搜索）

老年司机部分包含一个关于医疗条件的视频工具包，一个链接"评估和咨询老年司机的医生指导"，和司机健康医疗指导。家长中心有关于儿童安全的信息，包括选择合适的车座位，一个配置地点的数据库和提供安全带使用的信息。到学校的安全路径的信息、青年和老年人安全步行到工作场所的信息在徒步子目录下提供。自行车分类有青年及老年人自行车安全的材料和视频。

轮椅安全转移康复工程研究中心
- http://www.rercwts.pitt.edu/RERC_WTS2_Intro/RERC_WTS2_Intro.html

包含关于使用轮椅作为汽车座椅的安全运输的信息和教学材料。

儿童安全世界儿童乘客安全证明
- http://cert.safekids.org/

包含成为一个儿童旅客安全技术员的信息，提供一对一人指导如何正确地安装一个儿童安全座位的认证。

美国老年人定位管理
- http://www.eldercare.gov/Eldercare.NET/Public/Index.aspx 和 1-800-677-1116

这个网站将用户和信息、协助资源连接起来，包括州及社区级别的老年人交通服务。

出租车和拼车服务

出租车服务是一个有意义的转移资源，用于因残疾影响到移动、视觉、认知及其他精神疾患等因素的人群。复活节海豹行动计划（Easter Seals Project Action）是一个政府注资的项目，旨在帮助残疾人社区和交通运输业实现无障碍社区转移的目标，报告显示约 10% 的出租车顾客为残疾人[84]。出租车服务遵守 ADA 的要求，像私人公司一样提供需求-响应类型的服务。公司不一定需要购买无障碍的轿车。然而，如果购买一种新型汽车，必须符合 ADA 交通工具的无障碍要求。如果轮椅能装载至车内或车尾箱，出租车司机不能拒绝为有宠物助手或者需要从轮椅转移到汽车座位上的康复对象提供服务。另外，调度员必须知道如何操作社区装备，例如通信显示设备（telecommunications display device，TDD），并对各种失能有充分的认识以调度合适的交通工具。司机需接受正确使用升降机和安全装置的培训。

拼车服务主要有 Uber、Sidecar 和 Lyft，是交通运输业的新补充[117,179,201]。这些交易使用智能手机的应用程序和智能手机的 GPS 定位功能来确定使用者的位置以及联系最近的适合的私家车司机。

支付处理无须现金，全部在智能手机应用完成。拼车服务的支持者宣传它们的方便、环境效益和潜在的节省燃料和停车费用。然而，拼车服务是新兴的，以至于它们在很大程度上是不受监管的。他们面临出租车行业的反对，声称他们存在不公平竞争，同时威胁公共安全，因为拼车公司不像传统出租车一样强力执行相同的执业许可规则。拼车也面临来自残疾人权益倡导者的批评，因为它们缺少方便轮椅使用者的汽车，同时他们有时候歧视使用宠物助手的人[123,162,194]。在 2013 年，California 成为第一个制定拼车服务规则的州。California 公共设施委员会授权拼车公司（在州内称为交通网络公司）提供奖励来吸引合适的交通工具到他们的车队，并每年报告公司的需求，并确保他们的应用程序及网站的可访问性[50]。

出租车及拼车服务的干预

对于某些康复对象，在诊所练习使用电话、计算机及智能手机应用程序来安排出租车及拼车服务应该是有帮助的。对于轮椅使用者，应接受安全转移至交通工具的过程训练，并能够与他人沟通转移的步骤。当康复对象认为自己被拒绝交通服务或受到不公平对待的时候，应该知道如何寻求法律的信息。OTs 可帮助提供一般的信息，但也应该了解可以帮助精确回答问题的资源。ADA 国家网络由国家失能及康复研究院创立，在 ADA 提供非官方指引来满足商业、政府和个人在本地、地区及国家层次的需求。可以通过网络向 10 个地区中心提交询问，包括在线咨询、电子邮件通道或者拨打免费电话（1-800-949-4232）。专家可以立即回答大部分问题，并且根据需要研究复杂问题。此外，对 ADA 未处理的残疾问题，还提供了当地资源的推荐[4]。

旅游

一般考虑

在美国，机动车事故是重大医疗和工作成本的来源。机动车事故是 1~54 岁的人群中造成死亡的首要原因，同时是青少年死亡的首要原因。安全带能减少一半严重车祸伤和死亡，但不是每个人都穿戴好。

安全带设计的目的是和安全气囊一同使用以提供最佳的保护。没有安全带，乘客可能被扔进前方快速充气的安全气囊里，可能造成重伤甚至死亡。乘客需要同时穿戴好膝盖和肩部的带子以分散冲击力。当两个皮带都穿戴好，在冲击中生存的概率会高 3~4 倍。肩膀的带子应该放置在穿过胸部中间，远离颈部的位置，膝盖的带子应该调整到低于骨盆，绕过髋部，在腹部以下的位置。肩部的带子禁止穿戴在背方或腋下。

旅客的干预

因为安全带在减少车祸受伤及死亡中发挥的重要角色，应该鼓励所有的康复对象使用安全带。OTs 应该关注安全带使用率低的人群（例如，青少年、18~34 岁的成人、乡村人口和男性[57]），同时应该向他们准备好提供关于安全带效果的事实信息以及如何正确配戴安全带。

进入车辆时应仔细评估其安全性。训练家属和个人陪护协助康复对象转移到座位上可能是必要的。不是主要负责教转移的 OTs 应该与物理治疗师协力工作，以最大限度提高转移过程中的安全。全科治疗师可以推荐低技术等级的装备来帮助进出汽车和在座位上扭转。为老年人或残疾旅客设计的电动座位可能是一个好的解决方案，但应该由驾驶康复专家开出处方，因为他们在特定的交通工具上的适应性会有所不同。坐垫，不管是市售还是定做，可以帮助维持姿势和提供最大舒适度，当疼痛或关节活动受限出现时应该考虑。在案例研究中描述的康复对象 Jacqueline 可能需要考虑专为老年人设计的乘客座位来帮助她的丈夫更轻易地转移。这些电动座位移动到汽车外面并旋转，使汽车转移的活动要求变得简单（图 11.18）。

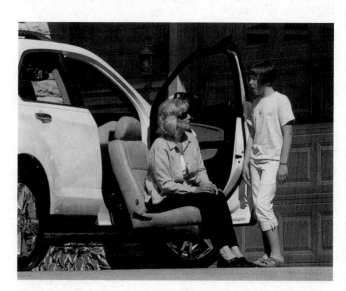

图 11.18　Bruno 的 Valet Plus 通过调整照顾者和康复对象的活动需求协助进入车辆（感谢 Bruno Independent Living Aids 提供）

轮椅出行

在大多数情况下,坐在机动车辆的座位上,是为乘坐汽车的人提供最高水平的保护。汽车、货柜车、越野车都设计成包括座位和安全带约束系统与安全气囊一起工作,以防止乘客被甩出,并减少与汽车内部接触的可能性。由于各种原因,坐轮椅的人可能会发现,坐在汽车里时,他们不得不坐在轮椅上。然而,轮椅通常不是为此目的而设计。保护使用轮椅作为座位的车辆使用者需要注意轮椅的位置,轮椅本身的结构,确保轮椅安全的系统,以及在轮椅上约束乘员。

在运输过程中,乘坐的轮椅应该面向前方[159]。横向的朝向是最不安全的,因为它会造成最严重的伤害。安全专家推荐了符合美国国家标准学会(American National Standards Institute, ANSI)或北美康复工程学会(Rehabilitation Engineering Society of North American, RESNA)标准的 WC 19 轮椅。但是,不是每个轮椅都满足此标准。一部符合标准的 WC 19 轮椅(也被称为"有交通工具的轮椅")有一个框架和转移部件,这些部件已经被测试过,以确定它们在碰撞中的反应。这种轮椅也有四个安全点,具体的几何固定点,沿一个清晰的路径放置车载乘员安全带,并锚点为可选的轮椅锚定骨盆安全带[160]。达到这个标准的轮椅被贴上了标签,表明他们遵守了这个标准。

轮椅固定与乘员约束系统(wheelchair tie down and occupant restraint system, WTORS)应该满足汽车工程学会(Society of automotive Engineers, SAE)的标准 J2249, SAE 确保这些系统接受了在冲击下进行的动态强度测试[161,203]。WTORS 里的轮椅倾卸部分是将轮椅固定在车辆上的系统。它包括两个前带和两个后带,四个带需满足安全运输的需要。如果康复对象使用私人汽车旅游,推荐使用汽车工程学会(SAE)的 J2249 对接系统替代固定带。附属于轮椅框架的适配器硬件能够与安装在车辆地板上的对接装置进行接触。WTORS 的乘员约束部分是保护轮椅乘客在他/她座位上安全的系统。作业治疗师们应该意识到轮椅的姿势支持带不能有效地做到这一点。乘员约束可以通过车辆制造厂商的三点约束或通过 WTORS 制造商提供的上半身和下半身的限制来提供[180]。WTORS 的所有部分必须被用来安全的运送坐在轮椅上的人。

轮椅使用者外出旅游的干预

作为 OT 干预的焦点,乘客的评估可以显著提高出行者的安全,但往往被忽视。确定康复对象是否可以安全地转移到一个汽车座位上,或者是否应该乘坐他或她的轮椅,是解决旅客运输安全的重要第一步。如果康复对象不能转移,作业治疗师应该向第三方支付人员提供正当的理由和必要的文件,提倡使用一辆符合 WC 19 标准的轮椅。如果作业治疗师没有直接负责订购轮椅,则需要和物理治疗师一起合作。作业驾驶康复专家应该建议汽车制造商或者经销商协会认可的成员安装 SAE 的 J2249 兼容轮椅固定与乘员约束系统(WTORS)[96]。康复与工程研究中心关于轮椅运输安全的网址(http://www.rercwts.pitt.edu),提供关于WC 19 轮椅的有价值的资源信息和其他交通安全问题,供坐在轮椅上的机动车辆使用者使用。

在学校工作的作业治疗师必须考虑到他们对使用轮椅的学生的责任,责任延伸到他们安全地往返学校[162]。教育运输人员将轮椅安全装载到电梯上(乘客背朝轮椅和车轮锁的应用)和在考虑使用电动轮椅的个人是否能够安全在电梯上驾驶。学校工作的治疗师有更多的机会与运输公司合作,为残疾学生制订公共汽车疏散计划[178]。

儿童乘客

儿童在乘坐机动车辆时面临重大风险。造成 3~14 岁儿童的主要死亡原因是车祸[163]。幸运的是,有几个步骤可以降低风险。安全座位已经被证明可以减少71%的婴儿和 54% 的初学步的孩子的致命伤。安全座椅应根据孩子的年龄、身高和体重来选择,并应放置在汽车后座。国家公路交通安全管理局(NHTSA)建议安全的4 个步骤,从汽车后座到汽车座椅的前方,再到汽车加高座椅,再到安全带[132]。当儿童足够高的时候已准备好使用安全带,他们可以坐着不动,并且能够把背靠在车座上,自然地弯曲膝盖在座位的边缘,并保持他们的脚平放在地板上。国家公路交通安全管理局(NHTSA)建议儿童应放在后座上持续至少到他们满 12 周岁[132]。

不正确安装汽车座椅会危害儿童在机动车辆运输上的安全。大多数父母认为,他们把孩子正确放在汽车座位上,并正确安装汽车座椅;但是,国家公路交通安全管理局(NHTSA)研究显示,10 个孩子中有 7 个实际上用不适当的方式约束着[176]。典型的错误包括使用错误的线束位置,不适当的安全带/胸卡位置,汽车座椅安装松动,宽松的安全带,和错误的座椅安全带放置[133]。混乱是可以理解的,因为每个车辆和汽车座椅都有不同的安装说明。

儿童旅客的干预

父母在选择和安装适合孩子需要的汽车座椅时可能需要帮助。NHTSA 的家长中心网站（http://www.saf-ercar.gov/parents/index.htm）提供了各种汽车座椅类型的信息，此外还提供了根据孩子的年龄和大小找到合适座位的工具。该网站允许父母登记汽车座椅，以便如果有安全召回，他们可以得到通知[139]。作业治疗师可向家长介绍座椅检查项目以帮助安装汽车座椅。座椅检查是一项全国性的运动，旨在促进儿童在汽车上的适当安全。该程序的网站（http://www.seatcheck.org）和免费电话（1-866-SEAT-CHECK）列出了经过培训和认证的儿童安全技术人员的检查站点，提供免费的安装检查。该网站还提供了以保持孩子们在汽车上安全的提示和工具、安全座椅生产商清单以及座位的召回清单。

作业治疗师可能希望自己通过提供这项服务，在儿童安全座椅检查中发挥更积极的作用。全球儿童安全组织（Safe Kids Worldwide, SKW）是一个致力于预防儿童伤害的全球性组织，提供这个领域的专门培训-儿童乘客安全技术认证课程[166]。认证课程包括课堂教学、动手实践活动、汽车座椅和车辆的技能评估。课程结束时新技术人员向护理人员传授如何正确安装和使用汽车座椅和儿童垫高椅。

婴儿和有医疗需要或残疾儿童的安全运输是另一个不应被忽视的领域。汽车座椅不应改装，除非执行改装的人是经过认证的。不合适的汽车座椅调整的建议或不好的意图会有危及生命的风险[40]。

儿童和青少年的评估必须考虑未来的身体发育。例如，一个 6 岁孩子使用的轮椅，由于身高的增加，在其 15 岁的时候，轮椅可能已经不适合。同时，15 岁的和 6 岁的儿童相比，与照料有关的活动需求将更大。当儿童或成人的体型变得无法控制（因而不安全）时，对照顾来说，交替的机械或动力升降机的调整可能是必要的。生长发育和年龄影响设备的选择，在一定的年龄满足个人的需要。

徒步及单车出行

徒步出行的一般考虑

无论运输的偏好如何，绝大多数美国人在某一时刻都会是行人，或者走路或者使用轮椅或其他移动的设备。尽管步行是一个重要的出行方式，有健康、环境和经济方面的益处，它同样包含风险。仅仅在 2012 年，美国的交通事故导致了 4 743 死亡和 76 000 人受伤[135]。为了实施更有效的 OT 干预让康复对象充分意识到步行的益处，就必须意识到造成各个年龄段风险的因素。

老年人是最容易受到步行伤害的人群。视力敏锐度的下降、反应时间的减少和步行速度减慢造成了这种风险[214]。摔倒而导致的非致命性损伤是非常常见的[56]，特别是当尝试去穿越路缘时。老年人的身体更脆弱，与年轻的行人相比，他们在与机动车辆相撞时幸存的可能性更低。

儿童在步行的时候同样面临损伤的高风险。在 2012 年，在车祸中丧生的儿童，20% 是步行者[56]。小童可能没有对速度和距离的完全成熟的判断，这使得当他们横穿马路的时候不安全。安全专家建议 10 岁或以下的儿童不应在没有大人的陪同下横穿马路[167]。儿童判断交通情况的经验很少，高兴的情绪可能压倒他们对安全的考虑。大一点的儿童有个更加成熟的感觉处理系统，但是大脑区域处理冲动的能力和衡量行动的长期后果的能力可能不完全成熟[172]。

青少年和年轻的成人，当他们努力去获得独立的时候，移动性也增加。青少年和儿童，拥有同样最高死亡率和最高非致命的步行损伤率[164]。这些问题似乎与听音乐、发短信和用电话谈话时带来的干扰有关[164]。当喝醉的时候走路是高风险的，因为这会影响判断和对危害缺乏预见性。超过三分之一死于车祸的行人是醉酒者[136]。

步行安全的干预

减轻步行风险起始于步行教育。一些基本的规则适用于所有的步行者，是步行安全的基础。这些包括在道路边行走或者当没有人行横道的时候如何面对交通，穿越交叉路口时先看左边，再见右边，最后左边。另外的建议是，通过穿明亮颜色的衣服或者有反射的衣服增加视觉效果，避免酒精和诸如手机和耳机之类的干扰和携带身份证明。

NHTSA 和 the Federal Highway Administration（FHWA）已经开发出一站式的网址（http://www.nhtsa.gov/pedestrian），提供一些提示和资源用于作业治疗干预，用于不同阶段的年龄和发育层次的人提供步行安全。这个站点包括与 NHTSA 儿童步行安全课程的链接，开设针对从幼儿园到五年级的学生和针对于老年人的步行安全工作坊。还有 FHWA 的步行安全旅行系列视频的链接,包括5~18岁儿童的步行安全、进行环境审核的检查清单、关于步行安全家长教育材料、社区行人安全倡议指南。

进行个人技能的评估来确定一个人安全移动及作为独立步行者的潜力。因医疗情况和年龄影响视觉、认知、运动技能方面受损,会潜在影响步行的速度和耐力、对不均匀的地形处理、上下路肩、寻找路线、准确估计穿过街道的时间、识别和对危险作出合适的反应。如果评估表明独立步行不安全,OT们应该有责任向康复对象和他/她的家人提供有关风险建议。

当步行技能的获得和矫正可能可行时,应该尽可能在一个自然的环境下练习[14]。现实生活中的环境设置对于回顾安全行走的基本规则、向康复对象展示如何有效地使用视觉来扫描交通危险,以及在户外管理移动设备都是非常有价值的。然而,多数的临床机构有很多的机会去改善步行者的技能。比如,留意康复对象有可能步行去到的区域,OT们可以参与选择一个匹配康复对象功能的设备。诸如读地图和选择理想的路线来到一个目的地的任务,并不是一定要到街道上练习。诊所也可以成为教育有孩子的家庭了解步行风险的理想场所,并帮助父母制订安全步行的策略。

根据疾病控制和预防中心(Centers for Disease Control,CDC),很多美国人意识到由于环境障碍和人行道、人行横道、自行车道的缺乏,他们的社区步行和骑行不安全[54]。步行者和机动车的冲撞通常包括人们尝试去使用最初设计用于汽车使用的环境[216]。相反地,"适合步行的"社区是指容易和安全步行去获得物品和服务的社区。他们鼓励步行活动,扩展交通工具的选择,有安全的街道服务不同运动程度的人们[169]。OT们通过带来改变去改善邻里社区的步行能力。对这个领域的干预需要从服务个体的重点转变到服务社区。对于有兴趣影响邻里社区的步行能力的步行者,FHWA的创造安全和可步行的社区的居民指引[169]是一个有用的资源。指南除了提供评估环境问题领域的章节,指引还讨论采取行动的方法,负责维持道路和机动车改进的不同政府机构和用于减少步行风险的法律强制策略[169]。

上学安全路线(safe route to school,SRTS)是一个全国性和国际性的运动,通过:"walking school bus"和"bike train"项目[124,168]来创造一个安全、方便、好的机会让儿童去骑行和步行去学校。这个组织的网站提供免费的工具和资源来建立SRTS项目和把SRTS的考虑整合到社区计划的想法[128]。SRTS允许OT们来处理儿童肥胖问题,它同样提供一个平台让OT们服务社区,通过增加在道路、自行车道和人行道设计的投入,并以此促进不同年龄阶段和能力的人使用多种交通运输方式参与社区移动。

骑行的一般考虑

骑行可以是一种锻炼、娱乐、执行个人使命或者去工作或学习的方式。根据步行和骑行态度和行为的国家性研究,在2012年的夏天,18%的16岁或以上的人至少骑行1次[150]。像步行一样,骑行有许多健康益处。然而骑行也不是没有风险。在美国,骑自行车的人在车祸中受伤和死亡的风险比骑摩托车的人要大,尽管骑自行车旅行只占所有旅行的一小部分[55]。大多数的骑行死亡发生在晚上和市区区域[137]。2010年美国接近半数的自行车死亡或受伤是儿童和年龄低于20岁的青少年,在这个年龄组每年因骑车导致的脑外伤有26 000人[59]。酒精使用同样是一个有统计学意义的影响安全骑行的风险因素。车祸致死的骑行人中,四分之一伴有超过合法的酒精血液浓度[137]。

自行车被视为交通工具,在50个州里,骑行者被认为是此种交通工具的操作者[137]。当在道路上行驶时,自行车和摩托车一样有相同的法规法则。没有联邦法律要求有自行车头盔,然而,接近一半的州的法律已经要求儿童戴头盔。此外,一些州有头盔使用的当地要求[43]。美国自行车联盟是一个极力创造自行车友好美国的组织,对获得道路规则和骑行法律的信息是一个极好的资源[189,190]。

对骑行安全的干预

骑行需要康复对象同时踩踏板、平衡、看周围和作出是否安全继续前行的决定。在建议骑行前,OT们应该确定康复对象是否原本有这些的技能。在骑行能成为一个现实的目标之前,需要通过干预去提升次技巧,如力量、关节活动度、协调和平衡。

在介绍骑行之前,在逐渐复杂的交通状况下的徒步活动对于理解交通方式和做安全决定的实践是有必要的。对康复对象的躯体和认知功能的了解帮助OT们在选择骑行的安全内容提供指引。不是每个人都能够在所有的环境中骑行。大城市交通状况对于在家庭邻里环境有效骑行的人来说可能太快了。对一些容易在路面容易骑行的康复对象来说,路面以外的状况会对他们的身体带来很大的挑战。

大多数的康复对象将从课程中受益,确认他们能够自信、安全和合法地骑行。这个骑行的安全教育课程被证明是预防车祸发生的最有效方法,包括教导规则的讲座和在动态情况下几个小时的骑行监督训练的实践应用[90]。美国自行车联盟提供有互动的组件和视频的网络课程，以及由认证人员讲授的针对所有经验水平的当地教育课程[91]。FHWA 的自行车安全之旅给 5～18 岁的孩子提供三个系列免费的教育视频，可用于介绍骑车技能或增加一个综合性的自行车课程。The NHTSA "Bike Safe-bike smart[125]" 和 "ride smart-it is time to start"[138]视频使用一个点对点的方法去教育从初中到高中孩子自行车安全。针对成年人骑行安全的视频同样在 NHTSA 网站上能看到。

应该鼓励使用合适的骑行设备。了解康复对象的功能能力对于选择合适的自行车是有价值的。OT 们应该熟悉用于不同的能力阶段的许多合适的设计选项。这些包括手踏板自行车到卧位自行车到成人的三轮车。在骑行的时候，所有年龄的康复对象应该鼓励使用自行车头盔。这些头盔是单一的最有效的安全设备，可以减少因自行车碰撞而导致头部的损伤和死亡[165]。在以下网址 http：www.nhtsa.gov/bicycles 可以找到用于正确使用自行车头盔的指引性的视频。

OT 们通过在社区层面倡议增加自行车安全的方法，在减少骑行自行车带来的损伤数量和程度方面产生重要的影响。在社区作出的倡议集中在对影响交通运行和行人的基础设施的改变和包含教育去激发不同群体的行为改变。倡议可能需要努力去加强法律和规则或对促进社区骑行的鼓励[169]。

驾驶

驾驶被多次引用作为个人独立、就业和老龄化的基础（图 11.19）[14,51,129]。驾照具有深刻的社会和文化情景：对于青少年，其为必备的惯例；对于成年人，其为追求工作和娱乐的能力；对于老年人，则赋予他们能力和健康，人口老龄化带来的社会影响（20% 的美国人口在 2030 年将会达到 65 岁或以上）[92]引发了维持独立和生存质量的话题，尤其是老年人开车，成为公众关注的焦点。

驾驶和社区移动服务的临床推理

调查康复对象的驾驶受损程度，与专业实践范畴内的任何其他工具性 ADL 一样，是 OT 的道德责任。建立康复对象的作业治疗档案时，应明确康复对象想要去的地方以及他/她是否想要或需要驾驶。尽管人们知道，驾驶可能不是某些人的目标，但对另一些人来说，确实一种重要的出行方式，在这种情况下健康驾驶会受到残疾或医疗条件的负面影响。

了解医疗状况和疾病过程的影响、分析 ADLs 和 IADLs 的能力、对适应设备和基于活动干预的知识使作业治疗师具有独特的资格去提供驾驶康复。作业治

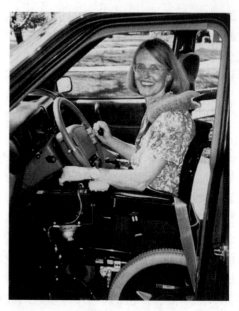

图 11.19　该康复对象因为多发性硬化症的进展超过手动轮椅所需的活动能力从而在驾驶和工作中遇到困难。驾驶电动轮椅以及使用手控的电子制动控制杆降低了对康复对象上肢活动的需求，使她能够安全驾驶并做一位全职教师

疗师已经作为此部分最主要的专业人员，为身体功能障碍的人群提供驾驶康复的服务[109]。此专业也透过 ODI 积极回应逐年增加的年老驾驶者。然而，专门从事驾驶康复的 OTs 是缺乏的，训练此特殊执行领域的额外治疗师的需求是巨大的[2,14]。为了控制成本和加快服务交付，全科作业治疗师必须准备在他们的专业水平上解决与驾驶相关的需求。这包括准确识别需要专科治疗师综合评估的康复对象，在适合的时机转介康复对象，了解驾驶项目提供的服务框架[71]。

观察康复对象 ADL 和 IADL 的表现是作业治疗评估过程中基本的一部分，同时也提供了有关康复对象能力的有价值数据。作业治疗师通常会将观察到的表现如瘫痪、易冲动、视觉忽略和康复对象在家活动的安全性和独立性联系起来，但是可能没意识到 IADL 评估也可以提供和驾驶能力相关的信息（比如观察环境，同时安排事情的时间和顺序，预判结果，以及情况有变时调整措施的表现）。Dickerson 等发表的研究[71]表明有经验的作业治疗师会运用复杂的 IADL 表现去判断老人有不安全驾驶的风险，必须停止驾驶直到他们的功能表现提高，或者让驾驶员在康复专业人员的综合评估后受益。研究人员基于 OTPF（图 11.20）做了一个流程图以阐述决策过程，该过程对判断服务人员和服务是如何有效的体现在评估、转诊和训练中是必要的[71]。在特定的实践机构，该流程图的转诊路径可进行适当的修改并与任何人群一起使用[14]。

Occupational Therapy Process
for Driving and Community Mobility

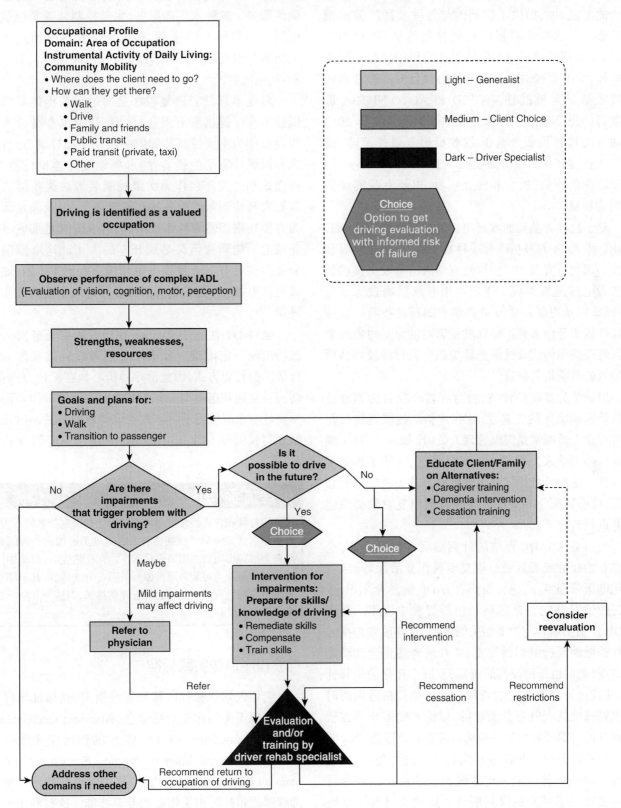

图 11. 20 This algorithm illustrates the decision-making process for effective referral to and delivery of driving-related services.(From Dickerson AE, Reistetter T, Schold Davis E, Monahan M：Evaluating driving as a valued instrumental activity of daily living, *Am J Occup Ther* 65：64-75, 2011.)

驾驶教育项目范围

驾驶员康复项目给有残疾、健康问题及年龄相关改变的康复对象提供了广阔的与驾驶和社区移动相关的服务。这些项目提供驾驶技巧评估、教育和训练，以及介绍驾驶适应和代偿设备的使用。由于服务的多样性，要明确对个人最有利的项目对消费者和转介资源都具有挑战性。ADED 和 AOTO/NHTSA 道路项目已经开发了文件来定义各种项目模式。2013 年通过的驾驶员服务范围/驾驶员康复服务范畴，描述了 3 种驾驶项目服务，包括：基于社区的教育项目，基于医学的评估、教育和转介项目，以及专业的评估和训练项目[36]。

基于社区为基础的教育项目包括有特殊认证（如，AARP 和 AAA 驾驶员改善项目）的驾驶员安全项目和驾校。驾驶员安全项目会给持有驾照的驾驶员提供教室或者电脑进修课程。驾校雇用有驾照的教练员教导、训练以及更新新手或者再学者的行驶技巧。这些驾校注重于健康人而不是驾驶受影响的康复对象或老人。驾校提供的代表性服务是加强个人行驶技巧从而帮助驾驶员获得驾驶证[36]。

以医学为基础的评估、教育和转介项目为驾驶员提供筛查和临床的工具性 ADL 评估。提供驾驶员筛查的专业人员通常是健康管理人员（比如医生、社工或者神经心理学家），他们了解医学情况、评估工具和干预过程。他们清楚评估健康驾驶的评估工具的限制和价值，能够从医学相关的风险角度向康复对象提供建议并进行转介[36]。

提供临床 IADL 评估的计划雇佣作业治疗师（全科作业治疗师或者驾驶员康复专科作业治疗师）或者其他健康管理专业人员，他们有 IADL 的专业知识，了解医疗情况并能在社区移动包括驾驶中应用。临床 IADL 评估员解释与改变相关的风险，这些改变包括因急性或慢性疾病引起的视觉、认知或者感觉运动功能的改变；他们也帮助损伤的康复，发展个性化的转移计划，并且讨论交通适应的资源问题。他们在适当的时候提到驾驶员康复专科治疗师，讨论驾驶停止并在转介到其他资源或驾照管理机构时遵循职业道德[36]。

专业的评估和训练项目实行综合的驾驶评估，包括临床和路面部分来确定驾驶的合适度。这些项目为驾驶提供了特别的康复服务。这些项目有 3 个级别，分别是复杂性的评估，使用设备的类型以及服务者的专业知识。基础的项目为独立转移和使用标准行驶控制（如标准的方向盘或标准的油门和刹车踏板）的人提供综合的驾驶评估和训练。低技术等级项目提供一个综合性评估和使用或不使用适应设备的训练服务。这种水平的服务，主要控制装置是机械方面的（如：机械油门/手刹、踏板延伸和左脚加速器）。也使用无线或远程访问作为次级控制装置（如：转弯指示灯、喇叭）[36]。

高技术驾驶者康复程序是通过可获得的基础和低技术程序提供所有服务；然而，其中也有高技术等级设备作为主要控制装置（如：电动手动控制、远程操纵和操纵杆驱动控制装置）和驱动变速器换挡器，远程面板和开关阵列作为次级控制装置。这些可满足驾驶者转移到未经改装的车辆座椅上；以及满足那些为方便换乘而需要换座位的，同时也能满足那些坐在轮椅上不能转移但又必须开车的人士。这个部门的服务提供者有能力建议车辆结构进行改装（如：加装坡道和电梯）从而使轮椅使用者可进入车辆内部和驾驶位[111]。

全科 OT 注意 Jacqueline 在进行厨房任务时运动技巧出现一定困难。Jacqueline 想继续以驾驶作为四处活动的首要方式，因此治疗师担心她在抓握方向盘、转头看交通和迅速刹车方面可能存在困难。作业治疗师设计一家庭练习项目以改善该领域障碍的同时推荐她在驾驶康复专业人员的指导下进行综合驾驶技术评估。

伦理方面考虑

治疗师在该实践领域必须能够承受其决定带来的压力。譬如一名认知知觉严重损伤的新手驾驶员可能迫于时间和经济上的顾虑而贸然缩减评估程序。在评估完成前，动摇治疗师想法的压力可能来源于偏颇的第三方支付者，甚至家庭成员也可能会强烈地试图去影响评估结果，而这一方向不受表现观察的支持。

驾驶程序最佳实践标准

老年人驾驶和社区移动实践指南，其循证角度和观点来源于美国作业治疗学会（American Occupational Therapy Association，AOTA）制定的作治疗实践框架（the *Occupational Therapy Practice Framework*）：*Domain and Process*（第二版）。指南强调作业治疗师在理解驾驶和社区相关作业的专业技能。这有利于作业治疗从业者、程序开发者、管理者、立法者、第三方支付者、教育者和其他人去理解作业治疗师在服务老年人需求中所作出的贡献[183]。虽然该指南开发用于老年人,但它们所描述的过程可用于人生中不同阶段的实践。

驾驶康复专家流程的最佳实践(*Best Practices for the Delivery of Driver Rehabilitation Specialist*)最初由残疾人驾驶教员协会(Association of Driver Educators for the Disabled,ADED)于 2004 年出版,2009 年更新。该指南旨在为每一个因各种残疾或年龄相关疾病而影响驾驶的人提供康复服务。指南并不是专门给 OT 使用。该指南不仅对评估、BTW(behind the wheel)训练和干预的指导方针进行了讨论,同时也是文件资料、设备处方以及最终调试的推荐方法[31]。

驾驶临床评估

驾驶相关的评估水平取决于作业治疗师的专业知识、在实践机构里评估的有效性及时间限制。对于驾驶技能障碍的初次评估可从复杂的工具性日常生活活动(IADL)作业表现的完成质量中观察得知[71]。全科 OT 也可从视觉、运动、认知功能方面筛查来确定额外评估和干预的需要[69]。深入的临床康复对象驾驶技能评估和道路驾驶评估由专科 OT 完成[13]。对用于确定驾驶合适性的筛选和评估工具的研究进行系统性回顾,揭示了虽然一些测试能够更好地区分驾驶所需的技能与能力,但是没有任何测试本身可以充分预测驾驶合适性。近期专科 OT 计划给所有康复对象使用同种评估工具以取代特定诊断及测量评估方式[68]。而系统回顾支持使用专门挑选的组合工具用于特定诊断评估[70]。

伦理方面的考虑

残疾人驾驶教员协会(ADED)职业道德 C-46 原则指出,"驾驶康复专家只能使用有资格和能胜任的评估技术进行评估。他们不能误用评估结果或解释"

作业轮廓和以康复对象为中心的目标

回顾可获得的医疗记录与和康复对象面谈对于建立一个作业轮廓非常有必要。文件明确驾驶和进行驾驶的背景环境的重要性。

医疗记录包含与驾驶技能相关的有价值的信息,包括康复对象的医疗状况是处于急性、慢性或进展性;药物用量;症状(如:疼痛和疲劳)和康复对象的交流状态。治疗师应向康复对象了解其驾驶频率;他们是否搭载乘客;是否经历过驾驶方面的问题,譬如视觉清

晰、转方向盘、油门刹车混淆、迷路、交通罚单,或者差点出事和家属或朋友是否对他们的驾驶技能表示关注[102]。驾驶许可证和合适的车辆可用性也需要包含其中。缺少这些信息,对于计划康复对象驾驶康复、选择可适应的驾驶设备,或改装车辆等方面的需求将存在困难。

信息收集过程应重点关注康复对象的驾驶目标,该目标是否可执行,是否符合医学观念,康复对象是否希望有能力上下班,他/她是否想在街道或者/和高速路行驶。以康复对象为中心必须了解康复对象的想法、评估方向,同时帮助治疗师作出合适的干预计划。加拿大作业活动测量表(the Canadian Occupational Performance Measure,COPM)可帮助康复对象明确和优先考虑对他们而言重要的目标,同时帮助他们作出所关心的决定[103]。如果当时开车不是一种选择,那么解决替代交通需求更合适。

Jacqueline 担心自己是丈夫的主要司机,又缺乏备用交通方案。基于她确定的优先权,治疗师给予的直接干预是优先选择使用公共交通工具作为替代交通。

作业表现分析

作业表现分析是在作业轮廓已经建立的前提下实施。目的是通过观察、测量、询问关于支持和限制因素从而更加明确地确定康复对象驾驶的有利条件和存在问题。全科作业治疗师们并不能直接观察康复对象在方向盘后面的表现,但是他们可根据康复对象在其他复杂的工具性日常生活活动表现的优劣来推理他/她的驾驶表现。新的证据表明运动技能评估(the Assessment of Motor and Process Skills)[94],作为一项标准化的工具性日常生活活动表现评估,能够成功预测到康复对象能否顺利通过 BTW(behind the wheel)评估或者要求限制驾驶[71]。

有很多评估方法可用于评价康复对象个人因素,如背景、环境和影响驾驶技能和模式等。部分评估方法通过筛选能够适合全科治疗师使用;而其他更复杂的测试更适合专科治疗师使用。推荐读者使用驾驶和社区移动:人生的作业治疗策略(*Driving and Community Mobility:Occupational Therapy Strategies Across the Lifespan*)[14]作为多种测试方法的延伸。这部分描述了一些常用评估方法或者被认为是否适合驾驶的有效预测方法。

专业管理驾驶员安全筛查

驾驶员安全筛查可让作业治疗师们获得关于康复

对象的数据和明确额外评估和干预关注的领域。全科治疗师可利用驾驶员安全筛查结果去补充工具性日常生活活动表现中所观察到的风险，同时驾驶员安全筛查也可作为需要专科治疗师进行路面驾驶评估的证据。驾驶相关技术评估测试（the Assessment of Driving Related Skills, ADReS）[51]是在国家公路交通安全管理局（National Highway Traffic Safety Administration, NHTSA）支持下由美国医学会（American Medical Association, AMA）开发的一组筛选测试。它可以帮助医生们预防老年人机动车事故。该测试对视觉、认知和运动功能这三个安全驾驶必要因素进行筛查。尽管驾驶相关技术评估的部分内容与事故风险有关，但不能预估事故风险[102]。该测试的局限性在于敏感性低，更倾向建议干预，即使对于没有缺乏驾驶能力的人来说也是如此[122]。该测试可在医生的老年驾驶员的评估和咨询指南（Guide to Assessing and Counseling Older Drivers）找到，可在国家公路交通安全管理局网站免费访问。

驾驶健康调查表（the Driving Health Inventory）是一个由国家公路交通安全管理局和国际老龄化协会基于研究而赞助的筛查项目软件[192]。包含八个已被证实与事故责任有关的测试(高低对比视力、下肢肌力和耐力、头/颈柔韧性、路径规划、短期和工作记忆、可视化信息缺失、分离注意视觉搜索和视觉信息加工速度)。该测试的步骤已标准化，同时提供无缺陷、轻度缺陷、重度缺陷三个等级。该软件需要一定费用可在www.drivinghealth.com 购买使用。

自身或家属/照料者-实施驾驶员筛查

一些筛查测试用于临床机构以外康复对象自我管理以提高关于驾驶合适性的自我意识。对康复对象而言这些测试可能比起其他类型的评估更少威胁，但是这些测试可能不适合用于缺乏洞察力的认知障碍者[85]。这类型的测试对于治疗师收集数据制订干预计划的目的或者确定人们将得益于综合评估也同样有意义。美国汽车协会（American Automobile Association, AAA）的路向检查是以驾驶健康调查表[61]为根据。八项测试条目均给出关于各自损伤水平的反馈，同时也列出每个领域可提高技能表现的建议。该测试可在www.SeniorDriving.AAA.com 和www.aaafoundation.org 在线免费使用或者在美国汽车协会办事处获取光盘。

安全驾驶（SAFER Driving）:强化驾驶决策手册是在线手册，用于帮助康复对象考虑可影响安全驾驶的健康问题。该手册的内容已被验证同时它能对潜在驾驶问题和继续安全驾驶的策略提供个性化反馈。基于疾病症状，药物治疗情况的三个健康相关领域（视觉，思维，移动）和影响健康驾驶的衰老进程可被记录[85]。这份自我评估可在www.um-safedriving.org/firstPage.php 在线免费使用。

驾驶合适度筛查测试（the Fitness-to-Drive Screening Measure）是一个为照顾者/或者老年驾驶者的家属及作业治疗师确定老年驾驶员潜在风险而设计的网络工具。照顾者和家属在过去3个月中与驾驶者一起驾驶并估计驾驶者在54项驾驶技能的障碍。评估结果将驾驶员分成处在危险中、普通危险、严重危险三个级别，同时根据级别提供相应建议[202]。这些建议可以用于开展驾驶适合度会谈和明确将其介绍给其他专业人士进行进一步干预的需要。

与特定康复对象因素相关的测试

驾驶康复专科作业治疗师常规对个别或者部分身体功能进行测试，去检查那些具体可能影响驾驶技能的身体功能（视觉、视觉感知、认知和运动感觉功能）[68]。全科治疗师在综合康复对象所有作业表现评价后进行这些测试。这些测试可以补充除工具性日常生活活动观察到的作业表现以外其他影响驾驶的危险因素。筛查结果明确了改善特定领域的功能，确立建议康复对象停驾需求的准则，提供需要转介给专科治疗师接受综合评估的证据。

视觉（视力、眼球运动技能，视野，和敏感度对比）

视觉提供大多数与驾驶有关的感觉输入[177]。毋庸置疑，无法纠正的视觉缺陷是停止驾驶的主导因素[106]。视觉疾病是驾驶问题的危险信号，包括白内障、青光眼、黄斑变性、糖尿病视网膜病、复视、斜视。专科治疗师可能会使用一种Optec视觉功能分析仪（Optec functional vision analyzer）[185]对视觉灵敏度、深度觉、颜色觉和认知、隐斜和眼球协作等技能进行测试。然而，很多测试可由专科或者专科治疗师使用小仪器或者手机或平板电脑应用程序完成。在转诊给驾驶员康复专科治疗师之前应由视觉护理医生将康复对象的视觉技能最大化[45]。视觉护理的专业干预，例如矫正眼镜处方、棱镜和眼睛阻塞或手术对安全驾驶有着重要的影响。因为颁发许可证的标准在各个州不同，作业治疗师们需要清楚驾驶者特定区域的要求以便正确教育他们。美国汽车协会交通安全基金会（the AAA Foundation for Traffic Safety）保存一份驾驶执照政策和实践的数据库,其中列举了各州驾驶执照要求清单。可在 *http://lpp. seniordriver. org/lpp/index. cfm? selection = visionreqs* [1]获取该信息。

视敏感度,通常用斯内伦视力表(a Snellen wall chart)测试,这是在驾驶执照颁发机构中最广泛测试的技能。当视力低于 20/30[146],其阅读标志的能力会受到影响,但似乎与事故风险率无关,除非视力低于 20/70[51]。大多数州驾驶执照颁发机构已经确定双眼远视力标准 20/40 作为初步许可标准和部分更新。视力低于 20/40 应转介给视力护理专业人员作进一步评估。

眼球运动范围和眼位(追踪、扫视、隐斜和斜视)功能筛查也是有意义的,因为这些功能可以有效扫描道路危险。视野测试为驾驶员所能看到的交通环境范围提供信息。周边视觉对于检测信号起到特别重要作用,例如旁边车道的车辆信号灯闪烁。视野缺陷与事故风险率有关,但当前没有确凿的证据证明可胜任开车的视野范围[51]。眼球转动可作为补偿性策略去增加视觉可见环境[146]。然而,在高速行驶状态下成功完成眼球转动难度增加。证据表明训练可以提高低视力人群视觉缺陷的意识,但似乎并不会降低事故风险率[106]。在安全环境下使用驾驶模拟装置的训练适合在开展真实驾驶评估之前进行[106]。

敏感度对比,视觉刺激之间的知觉对比[51],是一项重要的视觉功能,但当前并非用于衡量驾驶执照颁发的标准。它可有效预测老年驾驶者的事故风险率[75]。敏感度对比测试利用 Pelli Robson 敏感度对比表(Pelli robson contrast sensitivity chart)[154]进行,是要求康复对象在与不断减少图表背景颜色对比下标出表中的线条。白内障和青光眼康复对象常见这方面的功能障碍。专科治疗师在进行评估时要注意识别康复对象驾驶过程中的光线条件,因为在雾天、黎明、黄昏等低光条件下会加重对比敏感度缺陷。

视知觉

虽然视觉技能、视知觉处理技能和认知通常是分开评估,但是在动态的、复杂的驾驶环境下,它们必须快速协同地运作。无运动视觉测试(the Motor-Free Visual Perception Test)是被广泛使用的标准化测试,用于测量多个方面的知觉而无需肌肉运动响应。最新版的测试包含 40~80 岁的标准[49]。研究结果表明该测试(或者它的视觉关闭的子测试)与驾驶适合度不一致,一部分存在相关性一部分不存在相关性[18]。当任务执行时只需要提供片段,例如预料哪里会继续有车道标志,什么时候会分叉或者识别被树枝遮挡部分的停止标志。

画钟测验(the Clock Drawing Test)被广泛应用于老年人口,用于区分健康人和老年痴呆症康复对象[51]。该测验有多个版本和多个评分步骤[121]。Freund 画钟测验(the Freund Clock Drawing form)用于驾驶相关技术评估,要求测试者在白纸上画出一个钟,同时标上数字且指针指在十一点十分。根据七个不同的要素评分,而不是根据完成时间[51]。这个看似简单的测验包含了视空间能力、语言、选择性注意、长期和短期记忆、抽象思维、执行功能。由于视觉空间技能对老年人驾驶性能的预测水平最高,测试的视觉空间需求在确定驾驶适应度方面显得尤为重要[158]。

认知(注意、处理速度、记忆、执行能力)

安全驾驶所要求的重要部分发生在两耳之间。驾驶中的认知因素包括面对单一项和多项刺激时集中和保持注意力,某项交通信息察觉速度和各方面的记忆。实验表明涉及执行能力的高级认知是安全道路驾驶技能的关键[18]。有许多执行功能的测试,并具有不同水平安全驾驶的预测。适合驾驶的最有力的预测来源于有效视野(useful lfield of view, UFOV)测试和连线测验(trail making tests, TMTs),以上两测验将在本章节讨论。

有用的视野可被概念化为一个人无需头或者眼睛转动下,可在空间领域快速提取的视觉信息[204]。它涉及目标识别和定位,与视觉感受领域不同[65]。与年龄相关的处理速度缺陷可引起可视领域减少,同时低视力、分散性注意困难和忽略干扰困难也可减少有用视野大小(图 11.21)[86]。驾驶特别要求处理速度和选择性注意、分散性注意。例如,快速处理速度对于当驾驶员意识到小孩子的球滚到街道上是非常必要的。选择性注意需要关注紧急情况(人行横道上行走的人)不会被不重要的东西(例如:在人行道上奔跑的狗)分散注意力。分散性注意则是要求对复杂的驾驶环境中遇到多种相关刺激的注意(例如:改变车道时查看车辆的前部和侧面)[51]。有效视野测试是一项电子化的视觉处理速度、分散性注意和选择性注意的测试。试验者根据评估结果被归到五个事故风险率类别中。该测试已经被广泛应用于老年驾驶员有关的事故风险率研究中。有研究证实有效视野测试与事故结果和驾驶适合度有关[18]。尽管有效视野测试被广泛应用,但它仍未被驾驶康复专科治疗师广泛应用[68]。同时全科治疗师可能也没有广泛应用该测试。

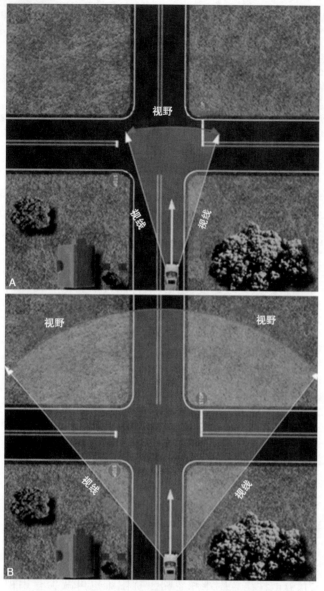

图 11.21　16 岁的有用视野(A)比 76 岁的有用视野(B)小。减少有用的视野可以防止个人看到对驾驶有安全风险的事物(感谢 American Automobile Association, Heathrow, FL 提供)

连线测试 A 和 B 部分是纸笔评估,包含选择性注意,分散性注意,心理应激能力,视觉扫描、视觉顺序和视觉记忆等整体认知功能测试[61]。A 部分包含按顺序连接分散的数字,B 部分要求交替连接数字和字母。B 部分执行表现差者与驾驶技能差有明显相关性[61]。B 部分是驾驶相关技术评估的组成部分,它是由正确连接数字和字母所需时间打分。完成时间超过 3 分钟提示需要给予干预[51]。

许多评估源于神经心理学,用于测试记忆、定位、注意、计算、回忆、语言和视空间能力。这些包括多个版本的简易精神状态量表(the Mini-Mental State Examination),简短祝福测试(the Short Blessed Test)和蒙特

利尔评估(the Montreal Cognitive Assessment)。在这些评估中获得低分与驾驶技能差正相关,值得推荐给专科治疗师[14,61]。

运动技能(力量、关节活动、感觉和平衡)

力量、关节活动度、感觉和平衡对部分驾驶相关任务很重要。麻痹、不协调、震颤、截肢、静态动态平衡困难、疲劳和反应慢会影响驾驶任务的执行表现,例如装卸移动性装置、上下车、拧钥匙启动、操作主要和次级控制装置。用事先建立好的评估方案对全科和专科作业治疗师进行培训,培训如何对康复对象的力量、关节活动度和感觉等因素进行评估。全科作业治疗师可以使用临床推理学和任务分析来预测识别驾驶局限性的障碍。例如,当康复对象证实颈部活动受限,那可预测到转头看盲点和检查十字路口将存在一定困难。当该障碍被证实,全科治疗师应判别该技能能否通过作业治疗干预或者物理治疗师的治疗来修复。

专科治疗师会深入了解运动技能与驾驶如何相关联,也会利用评估信息去确定什么时候适合做调整和车辆改装来补偿运动技能缺陷。科技的进步在很多实例中已经将运动缺陷的补偿变成可能。当需要用到高科技设备时,匹配康复对象能力与车辆特征和设备特点是安全驾驶的关键所在,同时也是专科治疗师的职责所在。

就预测安全驾驶行为的实用性而言,部分研究证实快速步行测试(rapid pace walk, RPW)与驾驶适合度有关[18,51]。在该测试中康复对象被要求走 10 步,转身,尽可能快地回到原点,如果有必要可使用移动设备。快速步行测试是驾驶相关技术评估的另一组成部分,用于测量下肢移动、躯干稳定和平衡。趾踏试验(the Toe Tap Test)利用脚交替按压油门和刹车踏板来模拟下肢移动。为了测量本体感觉障碍,该测试可闭眼进行。测试得分并不能预测老年驾驶者事故过失,但是该测试作为测量一个人的腿/足在加速器和刹车之间快速移动能力具有表面效度[181]。颈椎活动是另一项运动技能,部分研究已将移动车辆事故上升率与颈部活动度减少联系在一起[61]。制动反应时间通常通过测量制动踏板制动时的刺激时间来衡量。它随年龄而减少[14]同时也容易受惊喜、紧迫和危急情况影响[101]。虽然并没有证据表明它能预测事故发生[18],但是制动反应时间确实有表面效度,同时也可能是观察精神运动表现的有效工具[14]。

驾驶模拟器

交互式驾驶模拟装置使用电脑技术提供模拟驾驶

情景。从成本到尺寸不等,其能够在一个安全的环境进行评估,结合改变虚拟情景来反映多种交通状况(如白天驾驶和夜间驾驶)和天气状况(例如:晴天、雨天、雾天)。驾驶模拟器提供一个有效方式来启动静态评估,并在可控情况下培训康复对象驾驶技能。另外,测试的条件可以复制用于数据比较。基于以上原因,在医院工作的作业治疗师提升了模拟器的普及率。关于其可否预测现实生活的驾驶状况的问题仍存在。这些装置并不能准确代表现实驾驶状况,因为他们驾驶感并不像真实车辆,同时驾驶情况可能被认为是不现实的。最近少量的证据表明驾驶模拟器可用于确定驾驶适合度[18]。驾驶模拟器其中一个最大的局限性是疾病模拟。这问题与动作疾病相似,有时会在当视觉、运动、肌肉运动知觉系统在缺失的真实的运动中接收动作的感觉信息的时候发生。个人因素例如女性和年龄超过 70 岁似乎导致了模拟器应用受限[14]。

车内评估

静态评估

在路面评估启动前,专科治疗师通常会对停放车辆进行一系列评估。最基础水平的评估包含人车匹配度检查。必须明确康复对象是否坐在合适的高度获得最佳视觉效果;他或她的位置与方向盘、油门、刹车的关系;是否能够轻松够到这些装置。其他需评估的技能包括开关车门、上下车、调整座位、系安全带、调整后视镜、插钥匙启动引擎等,并且能够着和操作全部次级驾驶控制(例如:喇叭、前照灯、开关、转弯指示灯、雨刮)。全科作业治疗师可通过参与车辆匹配项目(a CarFit event)(图 11.22)[9]来评估老年驾驶员与车辆合适度。所有作业治疗从业者应熟悉该项目中驾驶人员与车辆合适度指南[14]。视频展示的用于判别驾驶员与车辆合适度的 12-点评估可在该项目的网页中找到(http://www.car-fit.org/)

让康复对象熟悉车辆评估后,通过启动引擎及评估转动方向盘和对油门、刹车施加合适压力等操作技能进行评估。当专科治疗师遇到康复对象要求低技术等级或者高技术等级驾驶设备,静态评估将包含额外步骤。适应设备时根据康复对象的需求选择,但是为了成本最小化,一般以合适的低技术设备选择为开端。当涉及低技术和高技术等级设备时,静态评估用于验证所推荐的设备是否是正确的选择或者是否需要去尝试另一选择。在这时期面临多种观点,康复对象会选

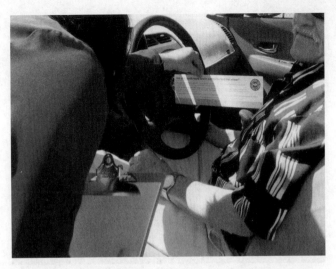

图 11.22 参加车辆匹配项目为全科治疗师提供了评估老年人与其车辆合适度的经验

择坐到驾驶位置,通过发动引擎来评估驾驶合适性及转向、加速、刹车等操作技能。这些步骤会持续至设备配置已确定合适为止。如果路面评估部分显示驾驶活动要求高于康复对象的表现技能,静态评估需使用下一水平的设备重复进行。当辅助驾驶技术需作为考虑时,这种试错法则是一个预料和必需步骤[39]。

座位和位置

主要控制(primary controls)是用于操作车辆行进。专业术语涉及操纵装置、油门和刹车。座位和姿势问题可影响主要控制的有效性,必须仔细评估以确保安全。驾驶者必须坐在方向盘前方有利的位置这样才可以实现最佳生理姿势优势。当躯干控制差时,可能需要上半身支撑或胸部保护带来防止刹车和转弯时身体摔倒或倾斜。躯干支持所提供近端稳定性将会增强四肢控制能力,继而促进主要控制的操作。当座位和姿势与驾驶者视野功能有关时,也同样需考虑。不管是坐在车辆或者轮椅上,座位姿势的目标是视线在方向盘上方 7.62cm 处[14]。

操纵系统

上肢或下肢能够合适地用于操纵系统。使用脚时,特制的轮可被安装到车辆的底部(图 11.23)。康复对象使用上肢或下肢,缓慢转动方向盘至双向锁定位置,如没有表现出过度费力和疼痛则可证实其具备转向能力。快速转动方向盘可掩盖代偿模式,减少力量,同时无法适当地展现表现技能或分析运动技能。

当驾驶者无法使用双臂完成任务时,有力的手臂通常用于转向。方向盘上的转向装置常被要求改良为单手操作,尤其是在猛烈、快速转向和闪避时。改装的操纵装置,如微调旋钮、V 形握柄、手掌铐、截肢环,可

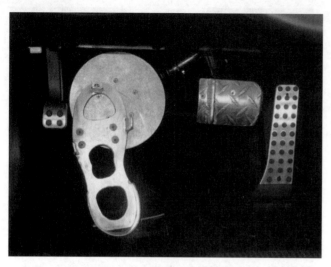

图 11.23 特制方向盘可用于必须使用脚来控制转向时（感谢 Drive-Master, Fairfield, NJ.提供）

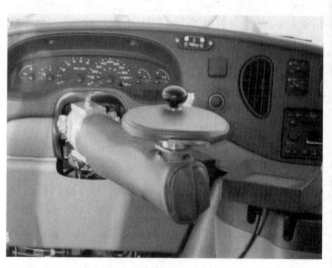

图 11.24 水平位置的方向盘可以让缺乏向上活动功能的康复对象来操作完成（感谢 Drive-Master, Fairfield, NJ.提供）

为手功能能力障碍者提供有助于提高转动方向盘及驾驶控制和速度的能力[14]。装置安装完成后，康复对象控制方向盘的能力通过动态路面评估核实。

所有转向系统包含阻力部分。由于汽车制造行业没有阻力分级的通用标准。因此，汽车制造商生产的电动转向装置与其他车辆的人工操纵系统可能产生同样困难。了解畅销车型中的转向系统阻力的趋势与模式对作出合适推荐和取得预期结果有帮助。在这类技术上需要时刻更新知识以满足其更新速度。对作业治疗师而言，这个领域的康复工程师和车辆改装是宝贵的信息资源。

因力量和关节活动度不足，导致无法有效控制原厂委托制造（original equipment manufacturer, OEM）的电动方向盘的康复对象可获得低技术和高技术改良。当接触受限时或腿部需要额外的放置空间时，伸展转向柱可使方向盘与轮椅驾驶员之间距离缩短 15.24cm。直径更小的方向盘可用于上肢关节活动受限者，但其较标准方向盘需要更多力量和重复转动次数。当康复对象力量受限时通常与转向工作减少或调整相结合[44]。转向减少接近 40% 是通过低力度转向实现的，然而零力度转向则使转向活度减少接近 70%[143]。当手臂不能抬起去转动垂直位置的方向盘，机械水平方向盘可实现减重放置（图 11.24）[76]。小型电子方向盘可以水平放置，可用于身体严重虚弱的康复对象。一般情况下，高技术解决方法例如电子遥控转向只有在所有低技术等级方法已经尝试过后才考虑。

转向评估的最后一步是安全气囊，这非常关键。驾驶者安全气囊位于方向盘中心位置。较新型车辆提升了安全气囊的技术，根据事故的严重程度调整气囊的配置，从而减少受伤概率。然而，配置过程中接近或与气囊直接接触仍可能造成严重或致命的伤害。国家公路交通安全管理局坚持要求驾驶员胸骨中心离方向盘中心距离至少为 25.4cm[127]。某些情况下轮椅使用者会离方向盘很近从而够着适应性设备。在特殊情况下国家公路交通安全管理局授予权限安装断开安全气囊的开关按钮。这些情况包括驾驶员因健康状况面临特定的风险或者无法调整驾驶员的位置以保持与方向盘的推荐距离[127]。专科治疗师应记录康复对象与方向盘的距离。

油门和刹车控制

改装的油门和刹车控制可安装于大多数车辆。简单改良，例如 OEM 的踏板延长超过 30.48cm，因下肢较短而受限的康复对象可以使用。与安全气囊保持合适的位置常常会阻碍驾驶者充分接触油门和刹车踏板，也因此导致这类型的改装需求提高。

当出现右侧偏瘫或右下肢截肢时，右脚无法操作标准踏板。某些康复对象会不自觉地使用左脚越过去操作油门和刹车，这是不安全的做法，因为康复对象偏离了合适转向的中心，同时笨拙的姿势随着时间的推移会引起身体结构的变化。在标准制动踏板的左边安装一个左侧的油门踏板，这样就可以使左脚操作油门和刹车。此时，治疗师必须证明该装置确实可以使用。认知和视觉感知障碍可能会阻碍一些看似简单的装置的安全使用[14]。如果该装置被推荐使用，必须教育驾驶员要告知每一个可能操作该车辆的人如何使用此改装（如修理工、停车场管理员）。

手控装置可用于下肢不具备操作脚踏板功能者。机械性手控装置是在 OEM 的油门和刹车踏板上加装控制杆。在右侧角度使用的推/拉类型的手动控制，下拉动作可使控制杆连接至右脚踏板并引起加速；向前推压控制杆连接至左脚踏触发刹车。根据以上设计风格，手控使用多种上肢活动（旋转、推拉、往下推拉、滚推）来触发油门和刹车。用动力机来驱动踏板的手控称为电动控制（powered controls）。高技术油门和刹车控制电动机，由真空、液压或者电子手段激活[44]。一些高技术驾驶系统可以让康复对象使用单一的垂直柱控制或者操纵杆完成转向、刹车和加速，也可让只有一侧肢体者完成驾驶（如：电磁兼容（Electro Magnetic Compatibility，EMC）AEVIT 2.0 汽油/制动/转向系统，Scott 驱动系统、Joysteer 驱动系统和 Paravan 空间驱动 II）[77-79,88]。这些设备提供的功能和康复对象的力量和运动控制必须进行仔细的匹配。这些设备敏感度高，使用过程中的姿势控制也十分关键。无意中的动作可能会导致车辆失去控制。当上述这些高技术驾驶系统被推荐使用时，需要漫长而复杂的评估和长时间的驾驶训练（图 11.25）。

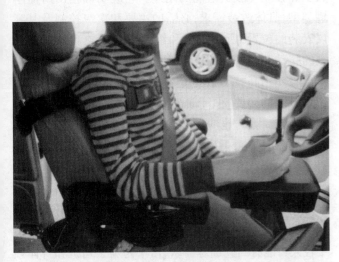

图 11.25　这名康复对象患有肌萎缩症，需要一个操纵杆系统来操作和控制完成驾驶。对于该康复对象使用高技术系统的评估与训练需求将更为复杂，耗时更多

次级控制

次级控制（secondary controls）包括与其他道路使用者互动的要素。这些控制在车辆行驶过程中被使用但是不会影响车速和方向。车辆行驶过程中，驾驶者必须能够随意激活至少五个次级控制：转弯信号灯、喇叭、调光器、雨刮、巡航控制等[14]。这些控制的开关可设置在手控位置或者肘控，甚至有时在下肢运动控制的位置。

部分缺乏运动功能的人可使用多重开关。这种情况下，次要的功能可以由单一的顺序开关控制。启动开关发起音调或词语到指定的功能。再次接触开关时

为选定目标功能，如停车时可操控变速器、停车制动、加热器、空调、应急灯及头灯。因为这些控制的结构与位置不同，所以在未改装前，部分康复对象也可操作。如果康复对象够不到这些控制，可研究使用加长操纵杆或是其他电子替代品。如果这些选择都无法满足康复对象的功能，可考虑遥控开关和电子改装设备[14]。

第 3 节　案例研究

Jacqueline，第二部分

Jacqueline 最初担心驾驶评估会导致她失去驾驶资格，犹豫是否要参加该评估。她的全科作业治疗师花时间给她讲解了该评估的目的。自从 Jacqueline 意识到评估目的是为了让她尽可能长地安全驾驶之后，她乐意接受转诊到医院的低技术等级驾驶项目。

该项目的专科治疗师仔细研究 Jacqueline 手功能受限是如何影响开车门和握取方向盘的。专科治疗师给予 Jacqueline 适合的钥匙架开车门，同时建议她买一个方向盘套增加方向盘的直径。专科治疗师建议购买一个车顶架用于放置她老公的轮椅，但出于经济考虑，Jacqueline 决定推迟购买。Jacqueline 告诉专科治疗师在变道过程中存在一些风险，差点撞上没看到的车辆。很多老年驾驶员从未接受过正规驾驶培训，同时也不清楚需要检查盲点。Jacqueline 的问题在于她的颈部活动受限导致不能充分转头去看肩膀后方视野。

在车外后视镜处安装一个广角车内后视反射镜和盲点镜大大提高了 Jacqueline 的安全性和交通查看、盲点检查的自信。同时专科治疗师也发现她的驾驶座位太低，导致视野和方向盘机械性能差。Jacqueline 的座位经过调整，增加坐垫提高视线水平至方向盘上方 7.62cm 处。

路面评估（on-road assessment）

道路驾驶评估（behind-the-wheel assessment）

一旦静态评估已完成，驾驶员与主要控制已建立联系，专科治疗师会将工具性日常生活活动所观察到的作业技巧应用到实际驾驶过程中去。这部分的评估通常被转介至 BTW（Behide the wheel）评估或者路面评估（on-road assessment）。它被认为是衡量驾驶技能的决定性指标，因为它是在实际环境中完成的同时具有生态效应（ecological validity）[18]。全科作业治疗师不能从事该路面评估，因为它要求专科治疗师的高级训练和技能。专科治疗师会实施路面评估，确定康复对象是否能够满足驾驶资格标准（例如：通过驾照考试），及确定驾驶缺陷便于开展矫正项目[67]。

教练在驾驶训练过程中的作用是使驾驶员适应驾驶设备的使用，必要时为安全起见保持车辆控制和引导驾驶路线。在某些机构，专科治疗师将独自担任驾

驶教练的角色,直接实施上路评估。其他时候他/她会跟驾校教练合作。专门从事驾驶项目的作业治疗师十分熟练他们州的规定和准则。部分地区要求专门从事驾驶的作业治疗师同时具备驾驶教练资格便于开展路面评估和驾驶训练[13,14]。

伦理考虑

任何治疗师在没有符合行业标准或他/她自己所在州的驾驶教练的同等标准都不应从事路面评估。不推荐进行基本的驾驶指引训练,因其不安全并可导致使用不正确驾驶技术且会被监管机构叫停[14]。

驾驶路线

路面评估不应超过2个小时而最低时间限度应为45分钟。少于45分钟的评估不能充分完成必要的观察,尤其对于那些需要确定能否在驾驶过程中维持精神和身体上的体力的康复对象。用于评估的行车路线应包含简单路面状况、交通模式和本地区域不常见的设置。驾驶路线应允许驾驶员在低刺激环境下有时间熟悉车辆和自适应设备。这时期的学习和适应对于初学者和忧虑的驾驶员而言需要较长时间。

最初的评估包含直线行驶,用于确定驾驶员保持车道方向的能力和适应位置能力。路线应在快速和较拥挤的交通和多种交通状况下进行,便于收集在各种各样交通状况下驾驶员表现的信息。推荐使用记录驾驶表现的方法,如记录所观察的驾驶错误。驾驶表现评估标准应能反映车辆的管理、适应设备的使用能力、其他交通的相互影响、遵守道路规则和安全性判断。

能力(competence)意味着康复对象可以连续重复某项技能表现,而他/她的成功并非由于环境或交通挑战减少引起的。在确定能力之前,必须证实在需要使用判断的演习能够反复成功。专科治疗师应该始终在舒适的状况中工作,并只是创造让康复对象有可能提供手动操控的情形。

路面评估完成之后,驾驶团队和驾驶员一起查看结果。在这之前征求驾驶员的反馈意见,他/她的洞察力可提供一个有价值的观点。反馈结果未经康复对象允许不可告知家属。记录康复对象同意分享结果的口头承诺。

Jacqueline在道路驾驶评估部分非常紧张,在高速公路上犯了一些非关键性的错误。总的来说,她觉得自己表现不错,因为较佳的驾驶位置减轻了肩部疼痛。专科治疗师同意她的评价同时建议她进行4小时的驾驶训练,主要集中在防御性驾驶技能、延展镜子的使用

和高速路演习方面。专科治疗师使用残疾人驾驶教员协会最佳实践资源来辅助向康复对象阐述进一步训练建议的标准。

评估后建议

驾驶评估以驾驶员能力,认同适应设备和车辆的必要,以及适当时候,提高表现技能到一个安全和独立水平的驾驶训练时间的建议来决定告终。新的驾驶评估员需要谨慎以免将新驾驶员或者老驾驶员模式误解为与驾驶相矛盾的无法纠正的错误。相反地,错误必须仔细衡量,尤其与神经系统相关的康复对象可能会出现不一致的驾驶表现。建议可能包括(但非强制)①驾驶不受限制;②驾驶受限;③暂停驾驶直至康复或训练为止;④进展障碍者考虑再次评估;⑤暂停驾驶;⑥转诊到另一个项目[36]。

书面报告

一份综合的驾驶报告应包含临床评估总结和观察所得的驾驶表现,同时应提供一份关于康复对象成为安全和独立驾驶员潜能的阐述。它应明确指出所需车辆类型,具体改装需求,必需的主要和次级控制及其建议安装的位置,所有定位和约束康复对象和保护他或她的移动装置所需的设备,以及所有必需的辅助设备。当推荐使用高技术或者定制设备时,报告应详细说明后续试用的必要,便于证实设备已正确安装和达到预期功能[31]。报告也应预测驾驶训练所需量(持续时间、频率和总时长),指出具体领域的训练重点和提供可获得训练的资源。

驾驶训练

训练需求因人而异,根据个人驾驶经验累计量和使用适应性设备的需要决定。一个没有驾驶经验的残疾年轻人可能有驾驶训练需求,由于是新手司机和身体残疾限制的关系。具有驾驶经验者伴有认知知觉受损和机能衰退的老年人常需要重新学习驾驶行为,或利用代偿技能来获得一致的驾驶技能,即使他们可能不需要适应性设备。当推荐使用高技术等级设备时,以车辆控制和恢复为重点的延展性培训是很必要的,尤其在无法预料和高速的情况下。部分康复对象会要求使用自己的车辆进行训练,因为他们驾驶所需的特殊改装在评估车辆中不一定可得到。根据每个州的要求和康复对象个人需要,驾驶训练可能在车辆改装前后进行。

车辆和设备处方

大多数驾驶项目提供的基础服务都是车辆评估。如果个人能够独立进出车辆和加载移动设备则表示车辆基本合适。标准推荐车辆是中等大小车辆、具有动

力转向、机动刹车和自动变速器。两门车对于驾驶员轮椅装载具有一定的优势，尽管部分人发现较大和较重的车门难操控。由于两门车型的制作越来越少，导致四门车辆更为频繁地使用。

当手动轮椅载入车辆不可行时，机械装置例如车顶架或者后保险杠的装载机能提供驾驶员部分独立。因移动受限而使用小型摩托车或者轮椅进行长距离移动的康复对象可以在电动升降机抬起移动设备的帮助下继续使用标准的轿车，运动型多用途汽车（sports utility vehicle，SUV）、卡车或者小型货车（图 11.26）。

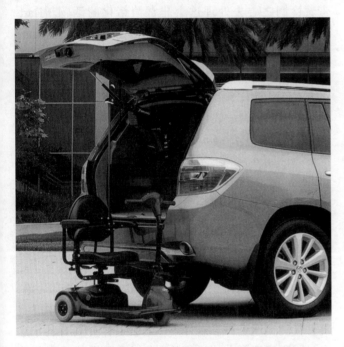

图 11.26　Bruno 的 Curb-Sider 通过按下手持式挂件上的按钮将小型摩托车或者电动轮椅抬入小型货车中（感谢 Bruno Independent Living Aids，Oconomowoc，WI 提供）

当一个人坐在轮椅驾驶车辆时，许多的可变因素影响着设备选择和驾驶表现。因此，需要更为熟练的评估。必须使用轮椅驾驶的康复对象大多数会在小型货车和正常尺寸货车中选择，由于它们降低的底部可提供更多的空间让康复对象坐在轮椅上时通过车门。另一个底部降低的原因是轮椅座位比原始制造商的座位高，如果车底部不降低，轮椅使用者因坐得太高无法通过前车窗获得最佳能见度[44]。斜坡和阶梯系统用于降低小型货车的高度以及降低斜坡的角度有利于轮椅使用者驱动至车内。进入正常尺寸货车需要升降梯，因为它们比小型货车高。正常尺寸的货车比小型货车具有更大的空间，更大的承载能力，以及更多的离地间隙。正因此，它们更适合特定环境（例如：未铺砌道路的崎岖地形）。小型货车比正常尺寸货车更受欢迎，因为它们具有汽车般驾驶体验，更容易在家和公共车库停放，有更好的油耗。它们的斜坡入口可根据驾驶者的需求和偏好安装在车后方或侧方。

汽车工业的生产变化影响着需要坐在轮椅上驾驶车辆的人群的选择。福特 E 系列正常尺寸厢式货车，最经常被改装，现已停产。它的替代品，福特全顺货车（the Ford Transit van）不适合进行降低底部的改装，尽管它可用作为轮椅客车。专科治疗师需要参加经销商协会（NMEDA）和残疾人驾驶教员协会会议了解汽车工业变化的最新情况，知道将来哪个正常尺寸替代品可用于康复对象。运动型多用途汽车和卡车、中型的和正常尺寸的货车可给个人提供额外的选择（图 11.27）。然而，当康复对象决定选择除货车或汽车以外的其他车辆时，要确保康复对象安全和独立驾驶的改良需求与所选车型相兼容将变得更加困难。

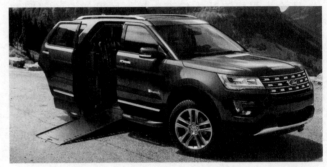

图 11.27　BraunAbility MXV 是一款轮椅可及的运动型多用途汽车，对于一些康复对象而言是小型货车的合适替代品（感谢 Braun，Winamac，IN.提供）

在满足安全和独立驾驶的期望前，康复对象因素、适应性设备特征、车辆改装必须匹配得当。全科作业治疗师可以通过为康复对象和家属提供车辆选择的建议，并建议他们在购买车辆之前与专科治疗师商量，从而起到重要作用。车辆改装者和投资者对车龄、里程数、制造商、车型有要求。对于旧车辆进行昂贵的改装似乎不可行，因为它不耐用且可能不安全[14]。

随访适配

随访服务（follow-up services）是综合辅助技术服务的另一重要方面。在建议使用适应性设备时，随访评估需确保设备已定位和调整以满足康复对象的功能需求（图 11.28）[31]。随访服务包括中期和后期安装的质量保证和安全验证。当适应的车辆交付给康复对象，这是康复对象、车辆的调整和所选车辆的第一次磨合。有些调整几乎总是需要满足功能目标以及自适应如设想中执行[14]。当涉及驾驶的动态因素发挥作用时，建议在道路上进行适当调整，以确保所作的调整满足功能所需。

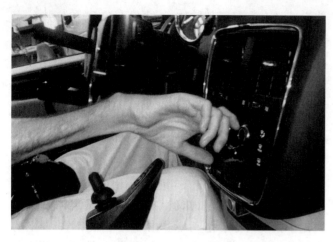

图 11.28 随访适配发现该名脊髓损伤的四肢瘫康复对象需要加长仪表板上的调节盘的长度完成操作

协助取得驾照

处理残疾或医疗状态的驾照情况，对康复对象来说，既令人畏惧又让人望而生畏。如果他们的驾照有医疗暂停，部分人可能感到不公平。治疗师们必须充分了解颁发许可证的程序、要求和他们所在州的法律记载，以及懂得它们是如何影响康复对象开始或重新驾驶的能力和参与有意义的活动[175]。为了确定路面测试的资格，专科治疗师应查明驾驶证状态，资格的获得/许可或许可证续期，驾驶证截止日期，所有实行的限制。国家颁发驾照的许可表格和相关信息应让康复对象和其他专业人员易于了解并获得，便于加快解决驾照许可证问题[31]。资源汇编包含驾驶证信息的网页链接，多种文化语言的驾驶许可法规手册，以及驾驶许可证颁发机构所需要的医学鉴定表。通过早期视力筛查可加速获得驾驶许可或许可证的过程。根据特定州的需求，视力、视野、色觉测试适合作为评估项目。而存在这方面障碍的康复对象应推荐眼科护理专家进行治疗及时纠正问题以免耽误进程。

国家驾照机构是为驾驶员提供路面安全标准的主要机构。各个州的许可证惯例和法规不尽相同[1]。在大多数州中每 4~5 年需更新驾驶许可证，但在部分州更换时间会较长一点。例如，亚利桑那州（Arizona）驾驶许可证有效期为 12 年。在一些州，医生报告是强制性政策，而一些州则鼓励不需要医生报告，有些则完全不需要医生报告。根据特定州的政策实行责任免除。经常回顾各州许可证法可保证跟上变化。美国汽车安全协会为交通安全提供了一个在线数据库，包括各州驾驶许可政策和影响老年人和医疗风险司机的行为。该数据库可从 *http://lpp.seniordriver.org/lpp/* 获得。个别机构、设备机构和医院应根据各州法规建立用于记录

非安全驾驶者的政策和程序。作为公共安全的利益相关者参与筛查具有医疗风险的驾驶员，作业治疗师应提供与政策制订的相关建议。

驾驶退休

驾驶是我们每天基本执行的最复杂的工具性日常生活活动，要求我们的视觉、认知以及感觉运动技能处于最佳状态。当婴儿潮一代面临由老龄化常见疾病引起的功能减退，安全驾驶有可能不再是现实。驾驶退休（driving retirement）是美国医学会用于指明从驾驶员到非驾驶员的转变的专业术语[51]。作业治疗师们应带着怜悯之心去处理这个非常情绪化的话题。Hartford 成熟市场卓越中心（the Hartford Center for Mature Market Excellence）创建了几个与老年人驾驶相关的免费出版物[188]。*We Need to Talk: Family Conversations with Older Drivers* 是一本实用信息指南，用于倡导关于驾驶安全的富有成效和关怀的谈话。该指南可从 *http://www.thehartford.com/mature-market-excellence/publications-on-aging* 获得。美国退休人员协会（American Association of Retired Persons，AARP）成立了一个免费的、三个模块的在线研讨会，研讨会包括视频、可打印的工作表、实践活动和基于 Hartford 资料的互动评论。该研讨会可从 http://www.aarp.org/home-garden/transportation/we_need_to_talk/了解。

驾驶退休的讨论应该在需要驾驶停止之前开始，这样康复对象就可以开始在自己家和社区环境中寻找可替代的交通资源。制订一个驾驶退休计划有利于这个过程程序正常化，使其感觉类似金融退休或者就业退休。这方面的讨论应该包含交通选择和参与障碍，这些参与障碍因财政、有限的服务目标、不愿意依赖家庭和朋友引起[51]。

科技资源使得从司机到乘客的转变变得容易，同时也应与面临驾驶退休的人员讨论。许多商品和服务可以通过全球网络获得。食品和药物送货上门服务变得越来越常见。当它们逐渐被社会大众认可，交通服务应用程序（如：Uber、Sidecar 和 Lyft）可培养社区独立性和促进活动参与。最后，发展超过 10 年的自动驾驶车辆如 Google car，不久的将来将在美国的道路上推行，同时有可能给社区移动带来变革性影响。

当证实康复对象的功能障碍已影响驾驶安全时，尽管这个话题很敏感，治疗师也必须建议康复对象停止驾驶。如果康复对象的身体状况存在功能改善的空间，则建议康复对象停止驾驶直至障碍已被解决。然而，如果治疗师预测到其他功能下降，那么应明确建议

康复对象驾驶退休。如果可以，康复对象家属和其他帮助他或她的人也应参与该讨论。应向康复对象提供的口头和书面的建议。各方面的评估与建议应清楚记录在医学报告中。另外，作业治疗师的书面评估结果和建议应告知康复对象的主治医生。

在她能力已被核实以及她接受了高速公路行驶干预之后，Jacqueline 确定她并未准备好驾驶退休。她告诉专科治疗师，她与家人分享了她驾驶技能这个好消息。虽然他们对她的评价感到宽慰，但他们仍然担心她长期的交通需求。专科治疗师借此这次机会讨论了通过 STPs 可获得的服务，通过辅助客运系统，可以增加 Jacqueline 的可用交通工具。专科治疗师鼓励 Jacqueline 现在和家人讨论驾驶退休转变，以便在实际到来的时候，会有一个深思熟虑的计划。

各种障碍的干预影响

很多不同类型的障碍可以影响驾驶技能。作业治疗师们利用他们对各种情况的认识去了解康复对象的影响因素以及预测随着时间推移，疾病的进展如何影响驾驶设备的需求。残疾人驾驶教员协会网站提供了实况报道，讨论驾驶问题和几种不同类型障碍的评估[32]。与一些常见障碍相关的驾驶问题讨论如下：

轮椅和驱动

不同障碍类型的人使用轮椅进行社区移动。重要的是让康复对象知道他们选择的轮椅是如何影响他们驾驶的安全性和独立性。当使用轮椅的康复对象计划成为一名独立的司机时，强烈建议咨询专科治疗师；否则，驾驶关键因素有可能会被开具轮椅处方的专业人士忽略。例如，如果小型货车的斜坡没有完成处理，独立驾驶对手动轮椅的康复对象是不可行的。

轮椅的宽度在最理想方向上的转向可能不被了解。同样地，轮椅的框架设计是否与某些类型的装载装置相兼容也不被了解。最后，部分轮椅评估者可能并不清楚通常需要的特点（如：独立悬挂）可引起无意的移动，这将影响驾驶员安全使用高技术驾驶系统的能力，或者他们并不清楚，作为驾驶平台，座椅靠背在一个位置上的轮椅可能是不安全的。

对康复对象进行轮椅上驾驶车辆的安全风险教育是很有必要的。普遍接受安全座椅的等级始于原始制造商的驾驶座椅，该座椅设计用于承受撞击力量。原始制造商座椅后面是一个动力座椅底座。接下来是从

轮椅上开车，一辆电动轮椅被认为比手动轮椅安全，即使两者都是 WC 19 兼容。在许多驾驶情况下，电动轮椅的重量越重，可承受更高的驾驶速度下产生的撞击力。在每康复对象例中，正确固定轮椅在车辆上对安全至关重要。出于此目的，使用乘员约束系统（WTORS）的指南在这一章较早部分已作讨论。基于安全的考虑，从小轮摩托车上开车是不可能的。

脊髓损伤（spinal cord injury）

很多患有脊髓损伤（spinal cord injury，SCI）的人都希望可以重新恢复驾驶或者成为一名独立驾驶员。在早期康复阶段，对于这些康复对象的驾驶相关干预需要批判性思维。轻度或者未确诊的脑外伤（traumatic brain injury，TBI）在脊髓损伤人群中很常见[119]。对可能出现的脑外伤症状保持警惕性非常重要，便于计划解决未来驾驶需要的干预服务。因为有证据表明转移会增加脊髓损伤者上肢损伤的风险[147]，康复对象转移进/出车辆的效率与技术应仔细评估。如果为了保护上肢功能必须限制转移时，康复对象可能需要考虑坐在轮椅上驾驶。

功能结果与脊髓损伤所需的驾驶设备取决于很多因素。尤其关键的是关键肌群功能是完全性还是不完全性损伤。相当大的比例为不完全性损伤[144]，损伤平面以下存在不同程度的运动和/或感觉功能，这样可以促进任务表现。转向装置需要与手和上肢损伤情况相适应。除斜角安全带之外，可能还需要上身支撑器或胸膛保护带在急转或快速转弯时保持直坐姿势。下肢痉挛者有必要使用踏板阻滞剂防止意外启动刹车和油门踏板。

在实践中，即便是 C_5 脊髓损伤者，在一辆具有斜坡的低底盘的小货车上，坐在轮椅上也完成安全驾驶。高技术、单臂驾驶系统是用杠杆改装的同时加上三脚的操作杆，实现转向、加速、制动操作（图 11.29）。C_6 四肢瘫者尤其需要改装的货车和敏感的转向以及手控制器来驾驶。如果它是改装成一个电动座椅底座，那么部分人也可以转移到车辆的座位上，电动座椅底座可实现上下、前后、旋转等移动，有利于转移。$C_7 \sim C_8$ 损伤和截瘫通常有足够的上肢功能来使用机械手控制器以及通常可转移到驾驶座椅上。然而，在低位四肢瘫中不存在完全的手功能，同时由于截瘫引起不同程度的躯干肌肉麻痹可能会出现平衡障碍。这两个因素可以让拆卸和从车上装载/卸载轮椅变得困难和费时，这两个因素在驾驶车辆可行性评估时应作考虑。

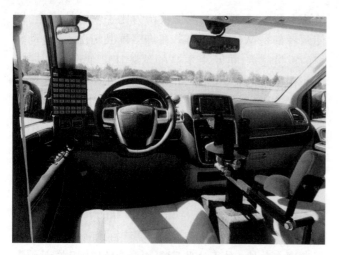

图 11.29　一些具有严重功能障碍的人借助合适的技术也可以完成驾驶。Scott 驾驶系统（the Scott Driving System）可以让转向、加速和制动实现单手操作（感谢 Driving Systems，Van Nuys，CA 提供）

脑外伤（traumatic brain injury）

弥散性和局部性脑损伤可引起躯体和视觉功能障碍；在认知方面的损伤如注意力、处理速度、语言功能和记忆力，以及视觉空间和视觉运动功能障碍。中度和重度脑外伤会导致局部麻痹、瘫痪和创伤性癫痫发作，这些会影响驾驶的适配[99]。然而，即使是占很大比重的轻微脑外伤[58]，也会导致专注力和注意力困难、烦躁和给驾驶技能的执行功能带来挑战[66]。虽然调查研究并没有一致地确定脑外伤后的事故风险，但是证据表明即使是轻微的认知障碍也会导致驾驶过程中事故风险率上升[47]。尽管如此，40%～80%患有中度到重度损伤的人群会在伤后重新驾驶，然而大多数人并没有进行驾驶能力评估[66]。

这些发现表明了临床医生应关注任何一个有脑外伤病史的康复对象的驾驶适配，而不是脑外伤严重性。患有轻度脑外伤的康复对象可能都经过短暂的住院治疗并且在症状完全解决前出院。作业治疗师们在急性护理环境中可能会被要求提供关于回归驾驶是否安全的建议，根据轻微脑外伤症状缓解时间，一些医疗机构已经制订了临床协议，以确定安全返回驾驶的时间[38]。临床医生在没有这种临床协议的医疗机构中应实行驾驶筛查，以确定是否需要介绍给专科医生进行进一步深入评估以及必要的 BTW 评估。全科治疗师应清楚他们州的法律，以便向机动车部门报告意识丧失或者癫痫的脑外伤康复对象。

认知和知觉损伤是影响驾驶安全性的常见问题，在医院和门诊康复的全科治疗师应熟悉关于脑外伤的

认知和知觉干预效果的依据。循证实践的指导方针与脑外伤康复对象使用的 OTPF 关键观念是可用的[99]。此外，美国作业治疗学会的"批判性地评估主题和论文"（Critically Appraised Topics and Papers）系统回顾了当前关于认知障碍和技能、视觉和视觉处理、社会心理的、行为的和情感的障碍干预的证据[24]。

对于脑外伤康复对象而言，确定是否以学习驾驶或者回归驾驶作为目标很重要。家属及其他照顾者常对康复对象回归驾驶的能力有着有价值的独到见解[157]，以及在康复对象同意下，应该参与关于驾驶潜能的讨论。对于咨询时间、驾驶前评估以及推荐路面驾驶项目应作详细考虑。功能恢复已稳定的康复对象比刚受伤的康复对象需要较少的适应设备。过早转介康复对象接受驾驶潜能评估会耗尽保险提供者提供的有限治疗次数或者加重个人或家庭的财政负担。当证据证明康复对象对他/她躯体和认知障碍有所认识时，或者以下要素有所提升时，例如展示新的学习能力，分散注意力，并将良好的判断力纳入决策等，那么探索驾驶潜能是合适的。在实际转诊之前咨询驾驶专科治疗师可以识别出住院患者、门诊患者、日间治疗或社区干预项目的表现技巧。即使驾驶是不现实的目标，作业治疗师们也能通过提供其他相关交通工具选择的信息为康复对象提供有价值的服务。

脑血管意外（cerebral vascular accident）

根据脑部解剖结构损害的不同，脑血管意外（cerebral vascular accident，CVA）会影响不同功能。轻偏瘫或重偏瘫、视觉障碍、记忆力和专注力障碍、反应迟缓、痉挛、言语和阅读困难，以及其他情况的障碍会干扰驾驶[130]。对住院患者康复进行功能独立性测试（the Functional Independence Measure）和肢体运动力指数评分（extremity Motoricity Index），有利于为渴望恢复驾驶的康复对象制订针对性治疗目标。在这些测试中获得较低分者，6 个月内恢复驾驶的可能性较低[37]。全科治疗师可通过驾驶筛查（driving screens）提供有价值的驾驶筛查服务，找出那些因卒中而不安全驾驶的人。证据表明很多卒中幸存者没有获得专业建议或者进行作为恢复驾驶根据的正规评估[102]。国家公路交通安全管理局已经制作出一系列的短视频，讲述不同身体状况如何影响驾驶能力[141]。卒中的教育视频是国家公路交通安全管理局视频工具的一部分，可在该机构的网站上获得。该视频是教育卒中康复对象关于因功能障碍导致驾驶风险的重要工具[141]。

脑血管意外之后常出现偏盲（hemianopia）[151]。视野缺失被重视因为它有可能影响安全驾驶[51]。视觉忽视常合并视野缺失出现，可导致偏侧忽略。这种情况是驾驶的禁忌证[14]。证据证明偏盲或有横向空间忽视的象限盲（quadrantanopia）会影响安全驾驶[89]。为了给康复对象最佳的建议，作业治疗师们需要熟悉他们所在州的车管所（Department of Motor Vehicle, DMV）的视野要求，因为每个州的差异显著[51]。

脑血管意外后所使用的驾驶设备将根据个人功能损伤情况而定。如果康复对象不能利用双手完成转向，则需要用到转向辅具帮助完成转向。当右下肢瘫痪，如果康复对象可以可靠地使用左脚操作加速器，则适合将车辆加速器改装成左脚式。额外的镜子用于补充视觉缺陷可能有必要。

关节炎（arthritis）

关节炎是 65 岁以上人群最普遍的疾病。由于关节炎引起的疼痛、疲劳、关节活动障碍、力量下降以及反应时间延长会给驾驶表现带来负面作用[205]。根据关节部位的不同，关节炎可以限制特定的驾驶技能。如颈椎关节炎可影响头部转动以及检查车辆的侧面和后部车辆的能力。康复对象表示转动钥匙、操作次级控制的开关、进出车辆、处理安全带、操作油门和刹车存在困难。装载和卸载移动装置同样存在问题。作业治疗师们应该清楚治疗关节炎疼痛的药物所引起的副作用同样有可能影响驾驶反应时间和警觉性。

之前所提及的国家公路交通安全管理局视频工具是一个有用的工具，可以帮助全科治疗师教育康复对象以及他们的家属与关节炎相关的驾驶问题。提高力量和改善关节活动的训练项目和正确的身体力学指导以及节省体能技术也是有必要的。部分康复对象得益于适应设备，例如钥匙旋转器和帮助进出车辆的简单装置。确定车辆设计特点提高患有关节炎的驾驶员舒适和安全的资源知识是很有用的。网站 *SeniorDriving.AAA.com* 包含有智能功能的老年人驾驶工具，协助选择适合个人考虑的车辆特征，包括那些与关节炎相关的[10]。全科治疗师们需要认识到，所有级别的设备都会影响驾驶员与车辆的连接，同时当康复对象需要较复杂的辅具时，治疗师们必须做好将康复对象转介给专科治疗师的准备。

医疗风险的老年驾驶员

直至 2020 年将会有 5 300 万老年人。有驾照的驾驶员大约占该人群的 75%[51]。该年龄组驾驶经常不被大众看好，但是年龄本身并不是衡量是否适合驾驶的决定性因素。事实是老年驾驶员不会参与危险行为，例如超速、不使用安全带以及酒驾，同时他们经常会使用策略自我适配驾驶，例如避免夜间驾驶或者放弃左转[51]。真正的问题是年龄增加了他们患上影响驾驶能力的疾病的可能性以及增加事故的风险率[14]。尽管有自我适配，65 岁以后每 1.609km 的交通事故发生率开始上升[51]。另一个因素是老年人因体弱更有可能受伤以及不能像年轻人那样在车祸中幸存下来。他们被卷入致命车祸的风险从 70~84 岁开始上升，同时年龄在 85 岁及以上者风险最高[104]。复方用药所带来的功能下降也同样被证实与机动车辆事故风险上升有关。这个结论很重要，因为超过 40% 的 65 岁或以上的老年人每周服用五种或更多的药物[115]。综合考虑，这些议题就是老年人驾驶成为公共卫生持续关注的原因。

驾驶是老年人首选的交通方式[41]，同时是他们部分人保持与商品、服务和休闲活动的联系方式。丧失驾驶权利会导致与社会隔离以及造成对户外参与十分不利的影响。大多数老年人的寿命比驾驶能力长（男性长 6 年，女性长 10 年）[51]，只要是安全的，作业治疗师门必须努力帮助他们维持驾驶。当驾驶不再可行时，治疗师在帮助确定交通替代品中扮演重要角色。

不能充分强调全科治疗师在解决老年驾驶员需求方面的角色的重要性，因为它是通过演示证明用于作出前文介绍过的驾驶和社区移动的决策。当作业治疗师建立了这些康复对象的作业轮廓，应常规检查其驾驶状态。应该仔细检查医疗记录便于确定有危险信号的健康问题以及有可能损害驾驶的药物。作业治疗师们可以在 *SeniorDriving.AAA.com* 免费下载使用美国汽车协会的 RoadwiseRX 工具[11]，来为康复对象提供关于药物副作用和相互作用是如何损害他们安全驾驶能力的个体化反馈。对康复对象复杂的工具性日常生活活动任务表现的观察，是专科作业治疗师每天工作的一部分，为康复对象在驾驶过程中是否会遇到问题提供有价值的信息，这是帮助全科治疗师确定何时需要将康复对象推荐给专科治疗师的关键因素[14]。

全科治疗师应通过评估流程记住驾驶所需的执行技能，便于设计出适合的干预方法弥补任何缺陷。当康复对象对他们健康问题与驾驶是如何相互影响缺乏认识时，这章节较前部分讨论的一些工具（如，Roadwise Review，增加驾驶决策的工作手册和驾驶合适度筛选测试)对于帮助他们获得自我认识很有用。车辆选配为康复对象提供机会去了解他们与车辆的适配程度。它们也可以提高关于作业治疗师在老年驾驶中所扮演的角色的公众意识以及提供一个方法来确定将康复对象推荐给专科治疗师是有利的。治疗师需要在老年驾驶者需要停止驾驶前，向他们介绍好当地的交通方式，为最终的驾驶退休做准备。为了给需要综合驾驶评估服务的康复对象推荐合适水平的服务，全科治疗师应意识到在他们的特定领域有各种各样的驾驶员康复项目。

第3节　案例研究

Jacqueline，第三部分

> Jacqueline 的全科作业治疗师和她的驾驶康复专科作业治疗师在满足驾驶和社区移动需求上扮演重要角色。全科作业治疗师在为 Jacqueline 制定职业简介时，首先明确社区移动的问题领域。她帮助 Jacqueline 成功申请了辅助客运系统服务，作为她因关节炎疼痛影响驾驶的备用交通工具。在评估完 Jacqueline 的执行技能后，全科治疗师为她制订一个改善颈部受限的活动范围和抓握力量的家庭训练项目。因为这些领域的障碍可给 Jacqueline 驾驶表现带来负面影响，治疗师和她讨论了综合驾驶评估的好处。全科作业治疗师利用她当地驾驶员康复项目的知识来确定，通过她医院的低技术项目可以满足 Jacqueline 的需求。这个项目的专科治疗师开具设备处方，补偿 Jacqueline 由于关节炎导致影响驾驶的身体功能缺陷。她给 Jacqueline 提供车辆进出、汽车转移、轮椅装载和驾驶技能的适应技术训练。她也帮助 Jacqueline 开始考虑当她必须休驾时，未来的交通运输计划。Jacqueline 通过多方面社区移动的治疗干预，生活质量得到明显提高。她对两个治疗师帮助下取得成果感到十分满意。

总结

社区移动，不管是使用校车、驾驶私家车或者乘坐当地的高级运输工具都是主要的工具性日常生活活动。所有形式的社区移动都能促进康复对象参与到必要和有意义的活动中去，而这就是从事该领域的全科和专科作业治疗师所关注的问题。个人评价时考虑有价值的活动角色以及可供康复对象使用的交通系统，为确定干预的必要程度提供基础。虽然循证研究应用于支持实践，但是不要忽视驾驶和社区移动对促进社会参与和一生中的其他活动参与的重要性。作业治疗师们面临着提供驾驶和社区移动服务的挑战，这些服务将得到消费者、社区和组织的广泛认可和重视。

复习题

1. 定义功能性步行。列出三项包含功能性步行的日常生活活动或者工具性日常生活活动。

2. 谁可提供步态训练？

3. 作业治疗师在功能性步行扮演什么角色？

4. 作业治疗师与物理治疗师如何一同合作介入功能性步行？

5. 列出和描述功能性步行的安全问题。

6. 列出五种基本的步行辅助工具，由最大辅助量到最小辅助量。

7. 讨论一下为什么在浴室内的功能性步行要非常谨慎。

8. 列出至少三个可能需要作业治疗师介入其功能性步行的诊断。

9. 准备功能性移动的任务分析的目的是什么？

10. 当功能性步行使用步行辅具的同时携带物品，应给予什么建议？

11. 测量座椅宽度的目的是什么？

12. 轮椅坐深过深存在什么风险？

13. 轮椅脚踏板的底部到地面的最少安全距离是多少？

14. 列出三种类型的轮椅并指出相应轮椅的常规用途。

15. 描述三种类型的轮椅驱动系统并说出每种类型使用的时机。

16. 可拆卸的扶手和外翻拆卸式脚踏板有什么优点？

17. 讨论一下选择轮椅前所需考虑的因素。

18. 列出和讨论至少三种通用轮椅安全原则的基本原理。

19. 描述和示范如何在助手帮助下坐在轮椅下路边台阶。

20. 描述和示范如何在助手帮助下坐在轮椅上下斜坡。

21. 列出四种轮椅转移过程中正确移动和升降技巧的安全原则。

22. 描述和示范从床到轮椅转移的基本站立枢轴转移法。

23. 描述和示范使用转移板完成轮椅到床的转移。

24. 描述转移前转移板正确放置的方法。

25. 什么情况下你会使用转移板完成转移技术。

26. 列出康复对象和治疗师在帮助下安全正确转

移的必要条件。

27. 列出两个由轮椅到车转移的潜在问题和解决方法。

28. 什么时候机械升降转移最合适？

29. 如何定义社区移动。

30. 什么是治疗师独有的资格，能够让他们解决社区移动问题。

31. 公共交通和私人交通的主要优缺点是什么？

32. 在移动车辆上保护轮椅乘客的基本元素是什么？

33. 三个教育康复对象安全行人行为的方法是什么？

34. 描述全科作业治疗师和专科作业治疗师在驾驶康复中所扮演的角色。

35. 列出作业治疗助理可用于驾驶评估项目的四种方法。

36. 描述对有驾驶相关需求的康复对象进行评估、推荐和培训的过程。

37. 驾驶项目服务的三种分类是什么？

38. 解释有效视野及其对驾驶的影响。

39. 确定驾驶能力的最佳方法是什么？

40. 路面评估时间应多长？

41. 为什么老年人驾驶问题特别让人感兴趣？

42. 治疗师在驾驶康复领域可获得什么额外证书？

43. 驾驶培训的作用是什么？

44. 当开具了适应性设备处方时，为什么随访评估是必需的？

45. 驾驶康复治疗师需要考虑的法律问题是什么？

46. 如何可以让感兴趣的治疗师在这个领域寻求更多的信息？

（何爱群　王杨　莫玉兴　黎景波　郭秋娜
刘娜　聂天翠 译，薛燕萍　汪杰 校，
杨永红　李奎成 审）

参考文献

1. AAA Foundation for Traffic Safety: Driver licensing policies, practices, and noteworthy programs database. (2015). <http://lpp.seniordrivers.org/lpp/index.cfm?selection=visionreqs>.

2. AARP Public Policy Institute: Fact sheet 218: how the travel patterns of older adults are changing—highlights from the 2009 National Household Travel Survey. (2011). <http://assets.aarp.org/rgcenter/ppi/liv-com/fs218-transportation.pdf>.

3. ADA National Network: Information, guidance, and training on the Americans with Disabilities Act: What is the Americans with Disabilities Act (ADA)? (nd): <https://adata.org/learn-about-ada>.

4. ADA National Network: ADA National Network: information, guidance, and training on the Americans with Disabilities Act. (nd). <https://adata.org/>.

5. ADA National Network: Overview of disability rights laws: Air Carrier Access Act (ACAA). (nd). <http://www.humancentereddesign.org/neada/disabilityrights/Content/Laws.html#air>.

6. Adler C: Wheelchairs and seat cushions: a comprehensive guide for evaluation and ordering, San Jose, CA, 1987, Occupational Therapy Department, Santa Clara Valley Medical Center.

7. Adler C, Musik D, Tipton-Burton M: Body mechanics and transfers: multidisciplinary cross training manual, San Jose, CA, 1994, Santa Clara Valley Medical Center.

8. Alexander H: On the road: Are we prepared to keep older drivers safe? [AOTA], Physical Disabilities SIS Quarterly 33:1–3, 2010.

9. American Association of Retired Persons, American Automobile Association, and the American Occupational Therapy Association: Frequently asked questions—CarFit. (2015). <http://www.car-fit.org/carfit/FAQ>.

10. American Automobile Association (AAA): Find the right vehicle for you: smart features for older drivers. (2011). <http://dev.seniordriving.aaa.com/maintain-mobility-independence/car-buying-maintenance-assistive-accessories/find-right-vehicle-you>.

11. American Automobile Association (AAA): Medical conditions and medications can affect safe driving. (2011). <http://dev.seniordriving.aaa.com/understanding-mind-body-changes/medical-conditions-medications>.

12. American Occupational Therapy Association: The centennial vision: a call to action. (2006). <http://www.aota.org/-/media/Corporate/Files/AboutAOTA/Centennial/Background/vision_1206.pdf>.

13. American Occupational Therapy Association: Driving and community mobility, Am J Occup Ther 64:S112–S124, 2010.

14. McGuire MJ, Davis ES, editors: Driving and community mobility: occupational therapy strategies across the life span, Bethesda, MD, 2012, American Occupational Therapy Association.

15. American Occupational Therapy Association: Driving and transportation alternatives for older adults. (2012). <http://www.aota.org/About-Occupational-Therapy/Professionals/PA/Facts/Driving-Transportation-Alternatives.aspx>.

16. American Occupational Therapy Association: The occupational therapy role in driving and community mobility across the life span. (2012). <http://www.aota.org/About-Occupational-Therapy/Professionals/PA/Facts/Driving-Community-Mobility.aspx>.

17. American Occupational Therapy Association: Certification requirements: specialty certification overview. (2013). <http://www.aota.org/-/media/Corporate/Files/EducationCareers/CE/SCDCM-Overview.pdf>.

18. American Occupational Therapy Association: Critically appraised topics: clinical and performance-based assessments (vision, cognition, physical function) and performance-based assessments (behind the wheel/simulated and on the road) for determining driving safety/competence and driving cessation. (2013). <http://www.aota.org//media/Corporate/Files/Secure/Practice/CCL/OD/Driving%20Assessments.pdf>.

19. American Occupational Therapy Association: Critically appraised topics: interventions to address cognitive and visual function, motor function, driving skills, self-regulation/self-awareness, and the role of passengers and family involvement in driving ability, performance, and safety. (2013). <http://www.aota.org/-/media/Corporate/Files/Secure/Practice/CCL/OD/Driving-Person.pdf>.

20. American Occupational Therapy Association: Critically appraised topics: policy and community mobility programs (eg, alternative transportation, walkable communities, education, driving cessation programs) on performance and participation. (2013). <http://www.aota.org/-/media/Corporate/Files/Secure/Practice/CCL/OD/Community%20Mobility.pdf>.

21. American Occupational Therapy Association: Critically appraised topics: the effect of automobile-related modifications on driving ability, performance, and safety. (2013). <http://www.aota.org/-/media/Corporate/Files/Secure/Practice/CCL/OD/DrivingCATCar.pdf>.

22. American Occupational Therapy Association: Guidelines for

supervision, roles, and responsibilities during the delivery of occupational therapy services, *Am J Occup Ther* 68:16–22, 2014. doi:10.5014/ajot.2014.686S03.

23. American Occupational Therapy Association: Occupational therapy practice framework: domain and process, ed 3, *Am J Occup Ther* 68:S1–S48, 2014.

24. American Occupational Therapy Association: Evidence based practice: traumatic brain injury. (2015). <http://www.aota.org/Practice/Rehabilitation-Disability/Evidence-Based#TBI>.

25. American Occupational Therapy Association: Older driver safety: AOTA and NHTSA collaborative agreement. (2015). <http://www.aota.org/Practice/Productive-Aging/Driving/gaps-and-pathways.aspx>.

26. American Occupational Therapy Association: Community mobility and older drivers—AOTA. (nd). <http://www.aota.org/Practice/Productive-Aging/Emerging-Niche/Older-Drivers.aspx>.

27. American Occupational Therapy Association: Special issue of Occupational Therapy in Health Care based on the AOTA/NHTSA Gaps and Pathways Project for medically-at risk older drivers. (nd). <http://www.aota.org/practice/productive-aging/driving/aota-nhtsa.aspx>.

28. American Public Transportation Association (APTA): Public transportation benefits. (2015). <http://www.apta.com/mediacenter/ptbenefits/Pages/default.aspx>.

29. Amini D, et al: The centennial vision in physical disabilities practice, [AOTA], *Physical Disabilities SIS Quarterly* 31:1–4, 2008.

30. Association for Driver Rehabilitation Specialists (ADED): Code of ethics/standards of practice. (2003). <http://c.ymcdn.com/sites/www.aded.net/resource/resmgr/P&P_Current/803-Code_of_Ethics_Standards.pdf>.

31. Association for Driver Rehabilitation Specialists (ADED): Best practices for the delivery of driver rehabilitation services. (2009). <https://c.ymcdn.com/sites/aded.site-ym.com/resource/resmgr/Docs/ADED_Best_Practices_2009_Edi.pdf>.

32. Association for Driver Rehabilitation Specialists (ADED): Publications and links: disabilities and driving fact sheets. (2013). <http://www.aded.net/?page=510>.

33. Association for Driver Rehabilitation Specialists (ADED): ADED history. (nd). <http://www.aded.net/?page=130>.

34. Association for Driver Rehabilitation Specialists (ADED): CDRS certification: driver rehabilitation specialist certification exam. (nd). <http://www.aded.net/?page=215>.

35. Association for Driver Rehabilitation Specialists (ADED): Learn about: CDRS. (nd). <http://www.aded.net/?page=210>.

36. Association for Driver Rehabilitation Specialists and the American Occupational Therapy Association: Spectrum of driver services: right services for the right people at the right time. (2014). <https://www.aota.org/-/media/Corporate/Files/Practice/Aging/Spectrum-of-Driving-Services-2014.pdf>.

37. Aufman EL, Blanco MD, Carr DB, Lang CE: Predictors of return to driving after stroke, *Am J Phys Med Rehabil* 92:627–634, 2013.

38. Baker A, Bruce C, Unsworth C: Fitness to drive decisions for acute care and ADHD, *OT Practice* 19:7–10, 2014.

39. Berlly M, Lillie SM: Long term disability: the physical and functional impact on driving, 2000 Association for Driver Rehabilitation Professionals Annual Conference, Symposium at the Meeting of the Association for Driver Rehabilitation Professionals, San Jose, CA. (2000).

40. Berres S: Keeping kids safe: passenger restraint systems, *OT Practice* 8:13–17, 2003.

41. Beverly Foundation: Fact sheet 3: STPs in America. (2008). <http://beverlyfoundation.org/wp-content/uploads/Fact-Sheet-3-STPs-in-America.pdf>.

42. Beverly Foundation: Fact sheet 4: The 5 A's of senior friendly transportation. (2008). <http://beverlyfoundation.org/wp-content/uploads/Fact-Sheet-5-the-5-as.pdf>.

43. Bicycle Helmet Safety Institute: Helmet laws for bicycle riders. (2015). <http://www.helmets.org/mandator.htm>.

44. Bouman J, Pellerito JM: Preparing for the on-road evaluation. In Pellerito J, editor: *Driver rehabilitation and community mobility: principles and practice*, St Louis, 2005, Elsevier/Mosby, pp 239–253.

45. Brachtesende A: Ready to go?, *OT Practice* 14–25, 2003.

46. Brachtesende A: New markets emerge from society's need, *OT Practice* 23:17–19, 2005.

47. Brain Injury Association of America: Driving after brain injury: issues, obstacles, and possibilities. (2007). <http://www.biausa.org/_literature_43315/driving_after_brain_injury>.

48. Bromley I: *Tetraplegia and paraplegia: a guide for physiotherapists*, ed 3, London, 1985, Churchill Livingstone.

49. Calarusso RP, Hammill DD: *Motor-free visual perceptual test*, ed 4, Los Angeles, 2015, Western Psychological Services.

50. California Public Utilities Commission: CPUC establishes rules for transportation network companies (Docket #: R 12-12-011). (2013). <http://docs.cpuc.ca.gov/publisheddocs/published/g000/m077/k132/77132276.pdf>.

51. Carr DB, Schwartzberg JG, Manning L, Sempek J: *Physician's guide to assessing and counseling older drivers*, ed 2, Washington, DC, 2010, National Highway Transportation Safety Administration (NHTSA).

52. Center for Urban Transportation Research, University of South Florida: Creative ways to manage paratransit costs (BD 549 RPWO 28). (2008). <http://www.nctr.usf.edu/pdf/77606.pdf>.

53. Centers for Disease Control and Prevention/National Center for Health Statistics: *Prevalence of obesity in the United States, 2009–2010, NCHS data brief no 82*, Hyattsville, MD, 2012, National Center for Health Statistics.

54. Centers for Disease Control and Prevention (CDC): Healthy places. (2012). <http://www.cdc.gov/healthyplaces/healthtopics/injury.htm>.

55. Centers for Disease Control and Prevention (CDC): Home and recreational safety: bicycle-related injuries. (2013). <http://www.cdc.gov/HomeandRecreationalSafety/Bicycle/>.

56. Centers for Disease Control and Prevention (CDC): Injury prevention and control: motor vehicle safety—pedestrian safety. (2014). <http://www.cdc.gov/Motorvehiclesafety/Pedestrian_safety/>.

57. Centers for Disease Control and Prevention (CDC): Injury prevention and control: motor vehicle safety—seat belts: get the facts. (2014). <http://www.cdc.gov/motorvehiclesafety/seatbelts/facts.html>.

58. Centers for Disease Control and Prevention (CDC): Traumatic brain injury in the United States: fact sheet. (2015). <http://www.cdc.gov/traumaticbraininjury/get_the_facts.html>.

59. Centers for Disease Control and Prevention (CDC): Gateway to health communication and social marketing practice: head injuries and bicycle safety. (2015). <http://www.cdc.gov/healthcommunication/toolstemplates/entertainmented/tips/headinjuries.html>.

60. Cesari M: Prevalence and risk factors for falling in an older community-dwelling population, *J Gerontol* 57:722, 2002.

61. Removed in page proofs.

62. Chaudhary NK, Ledingham KA, Eby DW, Molnar LJ: Evaluating older drivers' skills (DOT HS 811 773). (2013). <http://www.nhtsa.gov/staticfiles/nti/pdf/811773.pdf>.

63. Christopher and Dana Reeve Foundation Paralysis Resource Center: Prevalence of paralysis. (2014). < http://www.christopherreeve.org/site/c.mtKZKgMWKwG/b.5184255/k.6D74/Prevalence_of_Paralysis.htm>.

64. Reference deleted in proofs.

65. Reference deleted in proofs.

66. Clay OJ, et al: Cumulative meta-analysis of the relationship between useful field of view and driving performance in older adults: current and future implications, *Optom Vis Sci* 82:724–731, 2005.

67. Defense Centers of Excellence for Psychological Health and Traumatic Brain Injury: Driving following traumatic brain injury: clinical recommendations. (2009). <http://www.dcoe.mil/content/navigation/documents/Driving%20Following%20Traumatic%20Brain%20Injury%20-%20Clinical%20Recommendations.pdf>.

68. Di Stefano M, Macdonald W: On-the road evaluation of driving performance. In Pellerito J, editor: *Driver rehabilitation and community mobility: principles and practice*, St Louis, 2005, Elsevier/Mosby, pp 255–308.

69. Dickerson AE: Driving assessment tools used by driver rehabilitation specialists: survey of use and implications for practice, *Am J Occup Ther* 67:564–573, 2013.

70. Dickerson AE, Bedard M: Decision tool for clients with medical issues: a framework for identifying driving risk and potential to return to driving, *Occup Ther Health Care* 28:194–202, 2014.

71. Dickerson AE, et al: Assessment tools predicting fitness to drive in older adults: a systematic review, *Am J Occup Ther* 68:670–680, 2014.

72. Dickerson AE, et al: Evaluating driving as a valued instrumental activity of daily living, *Am J Occup Ther* 65:64–75, 2011.

73. Disability Rights California: Transportation rights for people with disabilities under the Americans with Disabilities Act. (nd). <http://www.disabilityrightsca.org/pubs/541001.htm>.

74. Disability Rights Education and Defense Fund: Topic guides on ADA transportation: topic guide 3: eligibility for ADA paratransit. (nd). <http://dredf.org/ADAtg/elig.shtml>.

75. Disability Rights Education and Defense Fund: Topic guides on ADA transportation: topic guide 5: origin to destination service in ADA paratransit. (nd). <http://dredf.org/ADAtg/O-D.shtml>.

76. Dobbs BM: Medical conditions and driving: a scientific review of the literature (1960–2000) (DOT HS 809 690). (2005). <http://www.nhtsa.gov/people/injury/research/Medical_Condition_Driving/pages/TRD.html>.

77. Drive Master: Modified steering systems. (2015). <http://www.drivemastermobility.com/steering.htm>.

78. Driving Systems: Paravan space drive. (2008). <http://www.drivingsystems.com/paravanspacedrive.html>.

79. Driving Systems: Joysteer. (2008). <http://www.drivingsystems.com/joysteerdrivingsystem.html>.

80. Driving Systems: Scott driving system. (2008). <http://www.drivingsystems.com/ScottSystem.html>.

81. Dutzik T, Ingliss J, Baxandall P: Millennials in motion: changing travel habits of young Americans and the implications for public policy. (2014). <http://www.uspirg.org/sites/pirg/files/reports/Millennials%20in%20Motion%20USPIRG.pdf>.

82. Easter Seals Project Action: Introduction to travel training. (2013). <http://www.projectaction.org/Training/TravelTraining/IntroductiontoTravelTraining.aspx>.

83. Easter Seals Project Action: Ask Project Action: ADA complementary paratransit. (nd). <http://www.projectaction.org/TransportationtheADA/AskProjectACTION/FAQADAComplementaryParatransit.aspx>.

84. Easter Seals Project Action and the American Public Transportation Association (APTA). ADA essentials for transit board members: fundamentals of the Americans with Disabilities Act and transit public policy. (2010). <http://www.fhwa.dot.gov/environment/cia/ADA_Essentials.pdf>.

85. Easter Seals Project Action and the Taxicab, Limousine and Paratransit Association. The Americans with Disabilities Act and you: frequently asked questions on taxicab service. (2015). <http://www.tlpa.org/news/adanotice.pdf>.

86. Eby DW: Older driver self-screening and functional assessment. In Senior Mobility Awareness Symposium: Science, Policy, and Practice (PowerPoint presentation). (2012). <https://secure.hosting.vt.edu/www.apps.vtti.vt.edu/PDFs/smas-2012/Eby.pdf>.

87. Edwards JD, et al: The useful field of view test: normative data for older adults, *Arch Clin Neuropsychol* 21:275–286, 2006.

88. Eisenhandler SA: The asphalt identikit: old age and the driver's license, *Int J Aging Hum Dev* 30:1–14, 1990.

89. Electronic Mobility Solutions (EMC): AEVIT 2.0 gas/brake and steering systems. (2015). <http://www.emc-digi.com/explore.cfm/aevitgasbrakesteer/?s=1001408>.

90. Elgin J, McGwin G, Wood JM: Evaluation of on-road driving in people with hemianopia and quadrantanopia, *Am J Occup Ther* 64:268–278, 2010.

91. Ellis J: Bicycle safety education for children from a developmental and learning perspective (DOT HS 811 880). (2014). <http://www.nhtsa.gov/staticfiles/nti/bicycles/pdf/Bicycle_Safety_Education_For_Children-811880.pdf>.

92. Federal Highway Administration: Bicycle Safer Journey: skills for safe bicycling for ages 5 to 18. (2015). <http://www.pedbikeinfo.org/bicyclesaferjourney/>.

93. Federal Interagency Forum on Aging Related Statistics: Older Americans *2012*: key indicators of well-being. (2012). <http://www.agingstats.gov/agingstatsdotnet/Main_Site/Data/2012_Documents/Docs/EntireChartbook.pdf>.

94. Federal Transit Administration: Highlights of the Federal Transit Administration's impact on public transportation in the United States. (nd). <http://www.fta.dot.gov/documents/FtaImpactBook_Web.pdf>.

95. Fisher G, Jones KB: *Assessment of motor and process skills*, ed 7, Fort Collins, CO, 2010, Three Star Press.

96. Freeman EE, Gange SJ, Munoz B, West SK: Driving status and risk of entry into long term care in older adults, *Am J Public Health* 96:1254–1259, 2006.

97. Fuhrman S, Buning ME, Karg PE: Wheelchair transportation: ensuring safe community mobility, *OT Practice* 13:10–14, 2008.

98. Glantz C, Curry MK: Professional development and certification: what's in it for me?, *OT Practice* 13:21–22, 2008.

99. Glass TA, Leon CM, Marottoli RA, Berkman LF: Population based study of social and productive activities as predictors of survival among elderly Americans, *Br Med J* 319(7208):478–483, 1999.

100. Golisz K: *Occupational therapy practice guidelines for adults with traumatic brain injury*, Bethesda, MD, 2009, AOTA Press.

101. Reference deleted in proofs.

102. Green M: "How long does it take to stop?": methodological analysis of driver perception–brake times, *Transportation Human Factors* 2:195–216, 2000.

103. Hegberg A: An older driver rehabilitation primer for occupational therapy professionals. (2007). <http://www.aota.org/-/media/Corporate/Files/Practice/Aging/Driving/Brochures-and-Fact-Sheets/AMAPrimerLowRes.pdf>.

104. Huo X, Ghovanloo M: Using unconstrained tongue motion as an alternative control surface for wheeled mobility, *IEEE Trans Biomed Eng* 56:1719–1726, 2009.

105. Insurance Institute for Highway Safety, Highway Loss Data Institute: Older drivers. (2015). <http://www.iihs.org/iihs/topics/t/older-drivers/fatalityfacts/older-people/2013>.

106. ITN America: Senior transportation: helping seniors keep their independence. (2012). <http://www.itnamerica.org/>.

106a. Iverson DJ, Gronseth GS, Reger MA, et al, Quality Standards Subcommittee of the American Academy of Neurology: Practice parameter update: evaluation and management of driving risk in dementia: report of Quality Standards Subcommittee of the American Academy of Neurology, *Neurology* 74(16):1316–1324, 2010. 9p.

107. Justiss MD: Occupational therapy interventions to promote driving and community mobility for older adults with low vision: a systematic review, *Am J Occup Ther* 67:296–302, 2013.

108. Kartje P: Approaching, evaluating, and counseling the older driver, *OT Practice* 11:11–15, 2006.

109. Kelley-Moore JA, et al: When do older adults become "disabled"? Social and health antecedents of perceived disability in a panel study of the oldest old, *Am J Public Health* 47:126–141, 2006.

110. Korner-Bitensky N, et al: Driving evaluation practices of clinicians working in the United States and Canada, *Am J Occup Ther* 60:428–434, 2006.

111. Lamb SE, et al: Risk factors for falling in home-dwelling older women with stroke: the Women's Health and Aging Study, *Stroke* 34:494, 2003.

112. Reference deleted in proofs.

113. Law M, Baptiste S, Carswell A, McColl MA: *Canadian Occupational Performance Measure*, ed 5, Ottawa, ON, Canada, 2014, CAOT Publications.

114. Legal Information Institute: 49 CFR 37.131: Service criteria for complementary paratransit. (2006). <https://www.law.cornell.edu/cfr/text/49/37.131>.

115. Legal Information Institute (nd): 49 CFR 37.125: ADA paratransit eligibility: process. (nd). <https://www.law.cornell.edu/cfr/text/49/37.125>.

116. Lococo KH, Staplin L: Polypharmacy and older drivers: identifying strategies to study drug usage and driving functioning among older drivers (DOT HS 810 681). (2006). <http://www.nhtsa.gov/people/

injury/olddrive/polypharmacy/images/Polypharmacy.pdf>.

117. Los Angeles County Metropolitan Transit Authority: Tips for seniors: On the Move Riders' Club. (nd). <http://www.metro.net/riding/senior-tips/>.

118. Lyft: How Lyft works. (2015). <https://www.lyft.com/>.

119. Lysack CL, et al: After rehabilitation: an 18-month follow-up of elderly inner-city women, *Am J Occup Ther* 57:298, 2003.

120. Macchiocchi S, et al: Spinal cord injury and co-occurring traumatic brain injury: assessment and incidence, *Arch Phys Med Rehabil* 89:1350–1357, 2008.

121. Mahoney JE: Use of an ambulation assistive device predicts functional decline associated with hospitalization, *J Gerontol* 54:83, 1999.

122. Manos PJ, Wu R: The ten point clock test: a quick screen and grading method for cognitive impairment in medical and surgical patients, *Int J Psychiatry Med* 24:229–244, 1994.

123. McCarthy DP, Mann WC: Sensitivity and specificity of the Assessment of Driving-Related Skills older driver screening tool, *Top Geriatr Rehabil* 22:139–152, 2006.

124. Meronek T: Disabled Americans fight for transport rights. *Aljazeera* [Doha, Qatar]. (2014). <http://www.aljazeera.com/humanrights/2014/03/disabled-americans-fight-transport-rights-201436104326992795.html>.

125. National Center for Safe Routes to School. Connecting the trip to school with… (2015). <http://www.saferoutesinfo.org/>.

126. National Highway Traffic Administration: Bike Safe—Bike Smart (25MB and 146MB, WMV format). (2015). <http://www.nhtsa.gov/Driving+Safety/Bicycles/Bike+Safe+-+Bike+Smart+(25MB+and+146MB,+WMV/format)>.

127. National Highway Traffic Safety Administration (NHTSA): Older driver traffic safety plan. (nd). <http://www.nhtsa.gov/people/injury/olddrive/older_driver_traffic_safetyplan.pdf>.

128. National Highway Traffic Safety Administration: Specific needs. (1997). <http://www.safercar.gov/Vehicle+Shoppers/Air+Bags/Specific+Needs>.

129. National Highway Traffic Safety Administration: Safe Routes to School: overview. (2002). <http://www.nhtsa.gov/people/injury/pedbimot/bike/Safe-Routes-2002/overview.html#3Collaboration>.

130. National Highway Traffic Safety Administration: Driver rehabilitation: a growing niche, *OT Practice Magazine* 9:13–18, 2004.

131-136. References deleted in proofs.

137. National Highway Traffic Safety Administration: Safety in numbers newsletter: Halloween pedestrian safety. (2014). <http://www.nhtsa.gov/nhtsa/Safety1nNum3ers/october2014/S1N_Halloween_Drunk_Peds_Oct_2014.pdf>.

138. National Highway Traffic Safety Administration: Safety in numbers: preventing two-wheeled tragedies—the mistakes we all make. (2014). <http://www.nhtsa.gov/nhtsa/Safety1nNum3ers/july2014/S1N_Bicycles_812047.pdf>.

139. National Highway Traffic Safety Administration: Ride smart: it's time to start. (2015). <http://www.nhtsa.gov/Driving+Safety/Bicycles/Ride+Smart+-+It's+Time+to+Start>.

140. National Highway Traffic Safety Administration: Parents Central: find the right car seat to fit your child. (nd). <http://www.safercar.gov/cpsApp/crs/index.htm>.

141. National Highway Traffic Safety Administration: Frequently asked questions on the exemptions to the make inoperative prohibition. (nd). <http://www.nhtsa.gov/cars/rules/adaptive/inoper/Fre_ask_ques.htm>.

142. National Highway Traffic Safety Administration: Video toolkit on medical conditions in older drivers. (nd). <http://www.nhtsa.gov/Driving+Safety/Older+Drivers/Video+Toolkit+On+Medical+Conditions>.

143. National Mobility Equipment Dealers Association: About NMEDA. (2015). <http://www.nmeda.com/about/>.

144. National Mobility Equipment Dealers Association: Adaptive vehicle steering aids: From reduced effort to foot steering. (2015). <http://www.nmeda.com/nmeda-blog/adapted-vehicle-steering-aids-from-reduced-effort-to-foot-steering/>.

145. National Spinal Cord Injury Statistical Center: Spinal cord injury (SCI) facts and figures at a glance. (2014). <https://www.nscisc.uab.edu/PublicDocuments/fact_figures_docs/Facts%202014.pdf>.

146. Office of the Assistant Secretary for Research and Technology/ Bureau of Transportation Statistics: Dictionary. (nd). <http://www.rita.dot.gov/bts/dictionary/list.xml?search=private+transportation&letter=&=Go>.

147. Owsley C, McGwin G, Jr: Vision and driving, *Vis Res* 50:2348–2361, 2010.

148. Paralyzed Veterans of America Consortium for Spinal Cord Medicine: Preservation of upper limb function following spinal cord injury: a clinical practice guideline for health-care professionals, *J Spinal Cord Med* 28:434–470, 2005.

149. Pardessus V: Benefits of home visits for falls and autonomy in the elderly, *Am J Phys Med Rehabil* 81:247, 2002.

150. Peck MD: Barriers to using fixed-route public transit for older adults (MTI Report 09-16). (2010). <http://transweb.sjsu.edu/MTIportal/research/publications/documents/2402_09-16.pdf>.

151. Pedestrian and Bicycle Information Center: Who's walking and bicycling? (2015). <http://www.pedbikeinfo.org/data/factsheet_general.cfm>.

152. Peli E: Field expansion for homonymous hemianopia by optically induced peripheral exotropia, *Optom Vis Sci* 77:453–464, 2000.

153. Pezenik D, Itoh M, Lee M: Wheelchair prescription. In Ruskin AP, editor: *Current therapy in physiatry*, Philadelphia, 1984, Saunders.

154. Pierce S: The occupational therapist's roadmap to safety for seniors,[AOTA], *Gerontology SIS Quarterly* 26:1–2, 2003.

155. Reference deleted in proofs.

156. Purwanto D, Mardiyanto R, Arai K: Electric wheelchair control with gaze direction and eye blinking, *Artificial Life and Robotics* 14:397–400, 2009.

157. Ragland DR, Satariano WA, MacLeod KE: Driving cessation and increased depressive symptoms, *J Gerontol A Biol Sci Med Sci* 60:399–403, 2005.

158. Rappaport LJ, Hanks RA, Bryer RC: Barriers to driving and community integration after traumatic brain injury, *J Head Trauma Rehabil* 21:34–44, 2006.

159. Reference deleted in proofs.

160. Rehabilitation Engineering Research Center on Wheelchair Transportation Safety (RERCWTS): Best practices for using a wheelchair as a seat in a motor vehicle. (2008). <http://www.rercwts.org/RERC_WTS2_KT/RERC_WTS2_KT_Stand/WC19_Docs/BestPractices.pdf>.

161. Rehabilitation Engineering Research Center on Wheelchair Transportation Safety (RERC WTS): Wheelchair transportation safety: frequently asked questions. (2009). <http://www.rercwts.org/RERC_WTS2_FAQ/RERC_WTS_FAQ.html#WTS_FAQ_Answer_A1_anchor>.

162. Rehabilitation Engineering Research Center on Wheelchair Transportation Safety (RERCWTS): Wheelchair tiedown and occupant restraints. (2010). <http://www.rercwts.pitt.edu/RERC_WTS2_FAQ/RERC_WTS2_FAQ_refdocs.html>.

163. Rosenthal BM: Texas disability advocates sue Uber and Lyft. (2014). <http://www.chron.com/news/houston-texas/article/Texas-advocates-file-32-disabilities-act-lawsuits-5644400.php>.

164. Safe Kids USA: Child passenger safety: kids can live with it! (2007). <https://www.safekids.org/sites/default/files/documents/CPS-Kids-Can-With-Live-It_0.pdf>.

165. Safe Kids Worldwide: Teens on the move. (2014). <http://www.safekids.org/sites/default/files/documents/ResearchReports/skw_pedestrian_study_2014_final.pdf>.

166. Safe Kids Worldwide: Bike. (2014). <http://www.safekids.org/bike>.

167. Safe Kids Worldwide: National child passenger safety certification. (2015). <http://cert.safekids.org/>.

168. Safe Kids Worldwide: Pedestrian safety. (nd). <http://www.safekids.org/walkingsafelytips>.

169. Safe Routes to School National Partnership. What is Safe Routes to School? (2015). <http://saferoutespartnership.org/about/history/what-is-safe-routes-to-school/>.

170. Sandt L, et al: *A resident's guide to creating safe and walkable communities* (FH WA-SA-07-016), Washington DC, 2008, Federal Highway Administration.

171. Santa Clara Valley Medical Center, Physical Therapy Department: *Lifting and moving techniques*, San Jose, CA, 1985, The Center.

172. Schaafsma JD, et al: Gait dynamics in Parkinson's disease: relationship to Parkinsonian features, falls and response to levodopa, *J Neurol Sci* 212:47, 2003.

173. Schewbel DC, Davis AL, O'Neal EE: Child pedestrian injuries: a review of behavioral risks and preventative strategies, *Am J Lifestyle Med* 6:292–302, 2012. doi:10.1177/0885066611404876.

174. Schold Davis E: Defining OT roles in driving, *OT Practice* 8:15–18, 2003.

175. Schold Davis E, Dickerson AE: The Gaps and Pathways Project: meeting the driving and community mobility needs of OT clients, *OT Practice* 17:9–19, 2012.

176. Scott JB: Legal and professional ethics in driver rehabilitation. In Pellerito J, editor: *Driver rehabilitation and community mobility: principles and practice*, St Louis, 2006, Elsevier/Mosby, pp 465–485.

177. SeatCheck (nd): SeatCheck frequently asked questions. <http://www.seatcheck.org/news_fact_sheets_faq.html>.

178. Shinar D, Shieber F: Visual requirements for safety and mobility of older drivers, *Human Factors: Journal of the Human Factors and Ergonomics Society* 33:507–519, 1991.

179. Shutrump SE, Manary M, Buning ME: Safe transportation for students who use wheelchairs on the school bus, *OT Practice* 13:8–12, 2008.

180. Sidecar: Shared rides are here. And here. And here. (2015). <https://www.side.cr/>.

181. Society of Automotive Engineers: J2249 Guidelines: wheelchair tiedown and occupant restraint systems. (1999). <http://www.rercwts.org/RERC_WTS2_KT/RERC_WTS2_KT_Stand/SAE_Restraints_RefDocs/J2249Guide_4_SAE2249.pdf>.

182. Staplin L, Lococo KH, Gish KW, Decina LE: Maryland pilot older driver study, vol 2, (DOT HS 809 583). (2003). <http://icsw.nhtsa.gov/people/injury/olddrive/modeldriver/>.

183. Stav W: Differentiating yourself in the market as a specialist, *OT Practice* 13:21–22, 2008.

184. American Occupational Therapy Association: *Occupational therapy practice guidelines for driving and community mobility for older adults*, Bethesda, MD, 2006, The Association.

185. Stav WB, Lieberman D: From the desk of the editor, *Am J Occup Ther* 62:127–129, 2008.

186. StereoOptical: Vision screeners. (2015). <http://www.stereooptical.com/category/vision-screeners/>.

187. Thatcher R, et al: Strategy guide to enable and promote the use of fixed route transit by people with disabilities (163). (2013). <http://onlinepubs.trb.org/onlinepubs/tcrp/tcrp_rpt_163.pdf>.

188. Thate M, Gulden B, Lefebrve J, Springer E: CarFit: Finding the right fit for the older driver, [AOTA], *Gerontology SIS Quarterly* 34:1–3, 2011.

189. The Hartford Financial Services Group: The Hartford publications on aging: home and car safety guide. (2015). <http://www.thehartford.com/mature-market-excellence/publications-on-aging>.

190. The League of American Bicyclists: Rules of the road. (2013). <http://bikeleague.org/content/rules-road-0>.

191. The League of American Bicyclists: State bike laws. (2013). <http://bikeleague.org/StateBikeLaws>.

192. The League of American Bicyclists: Take a class. (2013). <http://bikeleague.org/content/take-class>.

193. TransAnalytics Health and Safety Services: (2014). <http://drivinghealth.com/dhi-background.html>. <http://drivinghealth.com/dhi-background.html>.

194. Transportation patterns and problems of people with disabilities. In Field MJ, Jette AM, editors: *The future of disability in America*, 2007. <http://www.ncbi.nlm.nih.gov/books/NBK11420>.

195. Trautman T: Will Uber serve customers with disabilities? (2014). <http://nextcity.org/daily/entry/wheelchair-users-ride-share-uber-lyft>.

196. US Department of Education: Building the legacy of IDEA 2004. (2009). <http://idea.ed.gov/explore/view/p/,root,dynamic,QaCorner,12>.

197. US Department of Transportation/Federal Transit Administration: Part 38—Accessibility specifications for transportation vehicles. (1998). <http://www.fta.dot.gov/12876_3905.html>.

198. US Department of Transportation/Federal Highway Administration: 511—America's traveler information telephone number. (2015). <http://www.fhwa.dot.gov/trafficinfo/511.htm>.

199. US Department of Transportation/Federal Transit Administration: Demand response service explained. (2013). <http://www.fta.dot.gov/documents/Demand_Response_Fact_Sheet_Final_with_NEZ_edits_02-13-13.pptx>.

200. Reference deleted in proofs.

201. US Government Accountability Office: ADA paratransit service: demand has increased but little is known about compliance (GAO-13-17). (2012). <http://www.gao.gov/assets/660/650079.pdf>.

202. Uber (nd): Your ride, on demand: transportation in minutes with the Uber app. <https://www.uber.com>.

203. University of Florida Institute for Mobility, Activity and Participation: Fitness-to-Drive Screening Measure. (2013). <http://fitnesstodrive.phhp.ufl.edu/>.

204. University of Michigan Transportation Research Institute (nd): Wheelchair and wheelchair tiedown/restraint testing at UMTRI. <http://www.rercwts.pitt.edu/RERC_WTS2_KT/RERC_WTS2_KT_Stand/WC19_Docs/C_WTORS_CrashTesting@UMTRI07.pdf>.

205. Visual Awareness Research Group: What is UFOV? (2015). <http://www.visualawareness.com/Pages/whatis.html>.

206. Vrkljan BH, et al: Supporting safe driving with arthritis: developing a driving toolkit for clinical practice and consumer use, *Am J Occup Ther* 64:259–267, 2010.

207. Wacker RR, Roberto KA: Transportation. In Wacker RR, Roberto KA, editors: *Community resources for older adults: programs and services in an era of change*, ed 4, Thousand Oaks, CA, 2014, Sage Publications, pp 282–307.

208. Walker KA, et al: Development of a community mobility skills course for people who use mobility devices, *Am J Occup Ther* 64:547–554, 2010.

209. Welch P: Transportation options for people with disabilities, *OT Practice* 12:10–15, 2007.

210. *Wheelchair prescription: measuring the client (booklet 1)*, Camarillo, CA, 1979, Everest & Jennings.

211. *Wheelchair prescription: wheelchair selection (booklet 2)*, Camarillo, CA, 1979, Everest & Jennings.

212. *Wheelchair prescription: safety and handling (booklet 3)*, Camarillo, CA, 1983, Everest & Jennings.

213. Whittle MW: *Gait analysis: an introduction*, Oxford, 2002, Mosby.

214. National Council on Disability (nd): Workforce infrastructure in support of people with disabilities: matching human resources to service needs. <http://www.ncd.gov/publications/2010/Jan202010>.

215. World Health Organization: Make walking safe: a brief overview of pedestrian safety around the world (WHO/NMH/VIP13.02). (2013). <http://who.int/violence_injury_prevention/publications/road_traffic/make_walking_safe.pdf>.

216. Zahoransky M: Community mobility: it's not just driving anymore, [AOTA], *Home and Community Health SIS Quarterly* 16:1–3, 2009.

217. Reference deleted in proofs.

推荐阅读

Adler C: Equipment considerations. In Whiteneck G, et al, editors: *Treatment of high quadriplegia*, New York, 1988, Demos Publications.

Bergen A, Presperin J, Tallman T: *Positioning for function*, Valhalla, NY, 1990, Valhalla Rehabilitation Publications.

Davies PM: *Steps to follow: a guide to the treatment of adult hemiplegia*, New York, 1985, Springer-Verlag.

Ford JR, Duckworth B: *Physical management for the quadriplegic client*, Philadelphia, 1974, FA Davis.

Gee ZL, Passarella PM: *Nursing care of the stroke client: a therapeutic approach*, Pittsburgh, Pa, 1985, AREN Publications.

Hill JP, editor: *Spinal cord injury: a guide to functional outcomes in occupational therapy*, Rockville, Md., 1986, Aspen.

Paralyzed Veterans of America: *Outcomes following traumatic spinal cord injury: clinical practice guidelines for health-care professionals. Paper presented at the Consortium for Spinal Cord Medicine*, Washington, DC, 1999, Paralyzed Veterans of America.

第 12 章

性功能与生理功能障碍

Michelle Tipton-Burton, Richard Delmonico
With contributions from Gordon Umphred Burton

学习目标

学习本章后,学生或从业者可以做到以下几点:

1. 将性功能作为作业治疗师关注的部分。
2. 列出至少五种身体残疾者对其性功能可能出现的反应。
3. 列出身体健全人对残疾人性功能的一些态度与假设。
4. 讨论性和性感与自尊和吸引力的关系。
5. 定义性骚扰并描述如何处理康复对象骚扰工作人员的情况。
6. 描述辅助性设备和夹板对性功能的影响。
7. 列出成年人遭受性虐待的迹象。
8. 列出至少两个旨在改善性功能的干预目标。
9. 讨论作业治疗师如何提供一个安全的环境来讨论性问题。
10. 描述性价值如何传达。
11. 列出至少五种生理功能障碍对性功能的影响,以及相应的合理的解决办法。
12. 讨论控制生育的潜在危险。
13. 列出残疾妇女妊娠和分娩的潜在并发症。
14. 性教育方法探讨。
15. 定义 PLISSIT。

章节大纲

关键术语

自主神经反射异常（autonomic dysreflexia）

性能力丧失（emasculation）

性感（erogenous）

新的身体（new body）

PLISSIT（PLISSIT）

反射性勃起（reflexogenic erection）

自我性感知（self-perception）

性虐待（sensuality）

性骚扰（sexual abuse）

性生活史（sexual harassment）

性历史（sexual history）

性价值观（sexual values）

性功能（sexuality）

性传播疾病（性病）（sexually transmitted diseases，STDs）

阴道萎缩（vaginal atrophy）

案例研究

Shivani，第一部分

Shivani 患有脑瘫。她现在 29 岁，已经结婚 2 年。她希望能有一个孩子，但是在生殖活动方面有一些障碍需要克服。首先，在她成长的过程中，没有任何人（治疗师或其他人）教过她怎么欣赏自己的身体。而且，也没有现成脑瘫康复对象在生育和抚养孩子方面的范例可供学习。2 年来，她一直试着在放松状态和配偶享受性活动。这实际上是个复杂的事情，在她成长过程中受到了性骚扰，包括她的医生和看护人。Shivani 还发现在性生活中传教士体位（即女仰卧位，伴侣在上）使她不舒服，但这是她知道的唯一的性姿势。她感觉自己作为配偶和女人在这方面是失败的，而且在她的意识中，她觉得她不应该和任何人讨论此话题。

思辨问题

Shivani 能享有性爱、妊娠和养育一个孩子的权利吗？

诸如性姿势、身体享受、性骚扰等问题是否与作业治疗有关？

你会怎么处理 Shivani 和她的配偶的这种情况？

情欲和性功能是人们日常生活的重要方面，并和每个人的生活质量直接相关[2]。在日常生活活动中性功能属于作业治疗（OT）范畴[66]。作业治疗师的工作将会关注康复对象在情欲和性功能的各个方面（框12.1）。性功能是人类经验不可或缺的一个组成部分，对自尊和自我概念很重要。它包括情感、感受和对未来的希望。个体以不同的方式表达性。性表达不仅仅是性交，还包括交谈、触摸、拥抱、亲吻或幻想。当个人正在处理与其残疾状况有关的许多其他问题和缺陷时，参与性活动并不总是被优先考虑（图 12.1）。

身体上的限制可能会导致康复对象质疑他/她的外表吸引力、性欲、觉醒和/或一般性体验、性快感的能力。

框 12.1　与性和感官有关的因素

- 生活质量
- 角色描述
- 文化方面
- 冲动控制
- 能源节约（节省体力）
- 肌无力
- 高张力和低张力
- 欣赏身体
- 社会心理问题
- 关节活动范围
- 关节保护
- 运动控制
- 认知
- 感觉增强或减弱

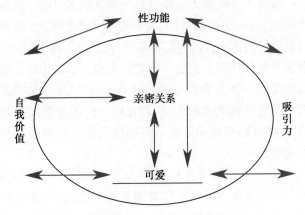

图 12.1　性功能与残疾

随着身体残疾开始，康复对象经历了一个重大变化，他/她如何看待这个世界，以及其他人如何看待他/她。这种转变显著影响了康复对象对健康人群普遍持有的角色和实践的看法[12,60,71]。

残疾人具有的性表现和性取向方面与非残疾的人是一样的。医务人员和非残疾人往往错误地认为残疾人有性功能障碍，或忽视了有关性的问题。在最近的研究中发现，94% 身体有残疾的受试者被发现性生活活跃，比率同非残疾人一样[13]。

在医学和科学文献中有关残疾人的性功能信息明显不足。现有的文献中对残疾者的性功能方面包含偏见和不真实，认为残疾人是无性的，缺乏性要求或吸引力，缺乏健康的性功能，缺乏社会和/或解决性方面问题的技能。尤其对残疾女性的了解更少[24]。例如，认为残疾女性在性方面的影响比残疾男性小。这些错误的假设并没有得到科学数据的支持，不幸的是，这些假设往往会对医疗机构如何看待和对待残疾人的性功能产生负面影响[1,53]。

这种普遍缺乏的认识或偏见的结果是残疾人可能得不到和/或适当的卫生保健，包括对性方面问题或生殖健康的筛查、教育和/或治疗[1]。更令人担忧的是，身体有残疾的妇女在生殖保健方面遇到严重障碍。这包括对鉴定残疾的医生和其他在此方面有经验的医疗保健专业人员[13]。

对于残疾人士而言，残疾的一些相关表征可能会显著影响康复对象性功能方面的评估。例如，失禁、疼痛、痉挛、药物、认知和许多其他相关表征可能对性功能有很大的影响。许多卫生保健专业人士可能没有认识到残疾状况会影响性功能和亲密关系。因此，作业治疗师（OTs）不仅必须接受性方面的培训，而且还必须接受残疾症状如何影响性功能的教育。

残疾人可能被无残疾者认为是无性能力的，或是性欲低下的，是被同情的、没有吸引力的[5,41,45]。康复对象也认为他们自己是没有吸引力、不讨人喜欢，他/她永远不会和任何人亲密。抱着这种信念，康复对象和其相关的人就会感到绝望。McCabe 和 Taleporos[48]发现，"身体受损严重的人，他们在性评价满意度明显降低，性抑郁的程度明显高于轻度损伤的人或者没有身体缺陷的人"。

Low 和 Zubir[45]及 Kettl 等人[39]发现后天脊髓损伤的人尽管在身体外观上没有明显的变化，但是患有脊髓损伤的女性在残疾后还是感觉到自信心减少。这些研究显示，残疾后个体对魅力的自我感知（self-perception）有了很大的下降[45]。另一项研究发现，随着残疾的出现，男性感觉失去了他们的男子气概，并意识到男性角色受到了威胁[58]。

这些只是影响身体残疾者在性感知（sensuality）和性功能（sexuality）方面的感觉和看法的一些例子，为了向康复对象提供全面的康复服务，OT 和其他健康专业人员必须处理与性有关的自我感知、信仰和需求。这一章探讨了关于身体残疾个体有关的性功能和性感知的问题。

对性和残疾的反应

残疾人所遇到的许多障碍不应妨碍性感觉和性需求的表达。作为一名专业人士，每位治疗师都可以帮助成年康复对象消除不必要的障碍，克服焦虑并且能欣赏个人的独特性。性功能或性感的表达是自信、自我肯定和讨人喜欢的象征。当一个人后天或先天残疾，他/她会感觉自己自卑、不可爱或者不吸引人[23,57,58]。

性功能可以代表一个人是如何应对世事的。如果一个人觉得自己在性、性感、可爱方面不够好，那他追求其他生活的动机可能会受到影响。当人们有消极的自我形象时，他们对待生活中其他挑战的态度也会受到负面影响，处理生活中的问题会变得更加困难。因为性功能被看作是一个人对自我评价的标志，所以治疗师要尽可能帮助康复对象对她/他的身体状况和个人素质变得积极乐观。对性功能健康的态度能提高治疗各方面的积极性。治疗师必须帮助康复对象调整自我意识，使之在生活中发挥积极的作用。

性功能被认为是预测婚姻或关系满意度、调整身体残疾、社会交往和职业培训成功的因素。在社会中，人们通常以外表的吸引力来判断[60]。在西方文化中，肉体上的亲密与爱密切相关。因此，如果一个人觉得自己不能表达性感知或性功能，他/她可能感到无法爱和被爱。大多数卒中康复对象"据报道，在所有被测性功能方面都有明显的下降"[28,40]。如果没有爱和被爱的能力，就会产生一种孤立和毫无价值的感觉[8,45,52,57]。像矫形器、轮椅和社交辅助装置，这些的辅助设备可能会损害（伤害）一个人的自我吸引力和性功能。例如，当留置导管或长时间使用夹板时，很难察觉到自己是有性意识的。通过讨论这些装置使用互动的效应，使康复对象在遇到这些困难时有一些方法处理[3,44,52,73]。

OT 干预目标包括促进自尊的提升和让康复对象感到（自己的）可爱。治疗师的角色是帮助康复对象培养自我价值感和积极的形象，从而参与到工作中，并减少无用和绝望的感觉[8,25,45,57,60]。感觉可爱会产生自我价值感、吸引力、性感、性功能和亲密感。实现这一目标有助于康复对象在生活中发展健康和现实的生活平衡。

人们担忧的是身体残疾后是否有性能力。人们常常无暇顾及这件事，因为适应医院生活和日常事务的各项活动是当务之急。然而，这种担忧并未被人忘记。残疾人对医疗保健小组成员的一个常见抱怨就是，工作人员不乐意提及性问题，它不是康复过程、治疗计划或医疗预约的必要组成部分[24]。残疾人认为，如果他们没有了性欲和性功能就失去了做人的重要方面。这种不被认同会使得残疾人感觉他没被当作完整的人来对待。目前没有单一的医疗保健行业被指定去解决有关受伤或生病后与性功能相关的生理和心理变化的诸多问题。跨学科团队方法常被使用。但是，如果没有指定单一的学科，这个问题可能会被搁置[71]。

通常，残疾男性和女性对身体健全伴侣的依赖性增加，这可能会导致夫妻性生活减少[21]。一种可能的解释是，身强健全的伴侣在给他/她的伴侣刚刚沐浴或协助伴侣如厕后是不可能激起性欲的。从照顾者转变为亲密伴侣往往很困难。治疗师必须敏感地认识到这些感知的可能性，并帮助康复对象适当地处理他们所唤起的感觉。

康复对象的男子气概或女性气质在残疾后会受到影响[46,58,62]。最近获得了一份残疾报告称残疾男性感到自己是没有能力的[58,62]。身体活动受限可增强对性能力丧失（sexual emasculation）的感觉。举个例子，不能够再举重、无法参加未经改良的体育运动，需要依赖轮椅和被人照顾。

残疾男性可能会通过调情或发表性评论来回应他的依赖性和性能力丧失[58]以证明自己的男子气概。康复对象会尝试调情，向治疗师作出不恰当的性姿势或评论。

残疾女性也有同样的感受，但可能对其作出不同的解释和反应[5]。尽管许多身体残疾的女性可能与非残疾女性在性方面一样活跃[13,24]，但一些残疾女性表示感觉自己没有吸引力并且不受欢迎。如果一个女人觉得自己无法实现一些主要目标，这可能会导致绝望。因此，女性康复对象可能会通过调情看看她是否对别人有吸引力。

治疗师必须意识到，康复对象可能正在想方法确认她/他的性功能。治疗师不必惊讶康复对象的调情或性暗示。OT 从业者以积极和专业的方式处理这些行为和设定治疗界限，但是治疗师不应让自己受到骚扰。所有的治疗师应旨在创造一种环境：促进康复对象的自尊、积极和适当的性功能，并能适应残疾。

对治疗师或康复对象不适当的性侵犯（sexual advances）、性骚扰（sexual harassment）和利用都是不允许的[49,65]。当治疗师感到有威胁、恐吓或被视为性对象的行为被认为是骚扰。如果允许性骚扰，它会损害康复对象及所有员工的情绪[31]。治疗师应该直接反馈，说明他/她受到冒犯，这种行为不合适，必须停止。如果康复对象的行为仍然存在，所有工作人员都应该了解这种情况，发展实施一项改进康复对象行为的计划。

治疗性沟通

关于性功能的谈话可以作为讨论个人感受和看法的时机。在开始谈话之前，OT 应该先向康复对象征得同意，可以讨论某些令人不大舒服的话题。从开放式、轻松的话题入手会令康复对象感觉舒适，帮助治疗师获取重要信息。讨论隐私问题的方法就是询问女康复对象将怎样在残疾状态下进行胸部自我检查。对男康复对象进行话题引入时可以问他是否注意到自己身体的变化或者他怎样进行睾丸的自我检查。如果治疗中心没有这些检查信息，康复对象可以从美国癌症协会（American Cancer Society）或当地计划生育协会（Planned Parenthood Association）获得这些信息。这些活动属于健康保健范围，其他医疗人员也许不讨论这些，一是因为缺乏这些方面的知识，二是因为与康复对象讨论性欲方面的问题让医疗人员不舒服。这种交流为讨论其他私人问题奠定了基础；同时让康复对象认识到关注个人健康的必要性以及再次强化康复对象的性认知。

康复对象可能会觉得和 OT 说关于他们残疾后性问题是安全的，因为治疗师会帮他们学习其他隐私活动，比如洗澡、穿衣和如厕等问题。在 ADL 中将性卫生（sexual hygiene）纳入讨论也是很重要的，这种建立在相互信任鼓励的交流中。治疗师应该准备准确的信息和资源。治疗师不需要知道所有事情，也不需要成为性专家，但他/她应该确保康复对象得到必要的信息或适当的推荐。

在解决一些问题时,如性活动时所需的运动表现,OT 是最合适的专业人士[15]。比如,讨论选择什么体位可减少疼痛或紧张感,使康复对象能够更舒适地进行性关系,将有助于康复对象在问题发生前处理问题[18,42,52]。

在案例研讨中,Shivani 的高张力,因她和丈夫在性交过程中腿呈外展姿势,使她感到不舒服,特别是髋内收肌。她和她的丈夫没有探索其他的姿势,而是减少了他们在 1 个月内进行性交的次数。Shivani 感到自己是失败的,作为妻子的价值下降,这可能会进一步影响她婚姻的亲密程度。

干预的方法可以包括个人、伴侣或小组形式。信息呈现的格式也可能不同,取决于康复对象的身体、认知和情感上的状态。重要的是以个人最能被理解的方式与康复对象准备好学习的时机提供信息。信息呈现有多种方式,包括多媒体,如视频、宣传页或小册子。不同的媒体可以用来解决个人独特的学习方式和需要[10]。

在康复过程的各个方面,治疗师、工作人员和康复对象的性伴侣应该与康复对象沟通。治疗师可以促进该过程,只需让康复对象愿意来讨论感觉到的和潜在的问题,并通过开放式的问题开始讨论尤其是性问题。康复对象需要学习如何准确向其伴侣表达性需求、欲望和姿势的选择,无论是口头上还是非口头的,这样才能拥有一个双方满意的性关系[22,39]。每个康复对象都会因残疾有不同的问题。如一个患有帕金森症的康复对象,缺乏面部的表情会妨碍亲密的非语言交流。那么可以教康复对象用口语表达以前用面部表情传达的感受。

OT 实践要点

性功能探讨是一种依赖感、身份认同感、吸引力和缺乏吸引力的探索方式[39,43]。沟通必须建立在康复对象的性角色变化的感觉上。如果康复对象的知觉角色受到威胁,那么在干预期间应该尽早处理这种情况。如果不干预,这种影响可能会贯穿康复对象的一生,影响对康复对象来说很重要的作业活动。

价值说明

必须对康复对象、伴侣和治疗师的性价值观进行检查,以便治疗师以最有效和最积极的方式与康复对象互动[5,20,46,52,60]。许多专业学校不做卫生保健工作人员在性和残疾方面的科目培训[5,30,62,67],在职培训可帮助工作人员了解残疾人士的性需要[27,39]。书籍、文章、视频、培训包和在线互联网资源可用于专业教育[11,19,20,62]。对工作人员的敏感训练是创造一个开放的气氛来讨论性问题的必要条件。性态度重新评估研讨会(the Sexual Attitude Reassessment Seminar, SARS)[32]利用讲座、媒体和小组讨论来帮助参与者探索他们关于性的知识和信念。这个研讨会还介绍性问题如何发展,如何教育和治疗能帮助到康复对象。至少,它有助于治疗师参与在职课程和角色扮演情境,以增加他们的知识,并更妥善地处理患者和家庭关于性方面的问题。

除非所有员工接受了关于性和相关问题教育的意义,否则他们可能对处理这些事情有消极的感觉[5,11,67,72]。如果治疗师没有意识到所有相关者的想法和感受,可能会作出不正确的假设,其结果是负面的[18]。获取信息最直接的方式之一是通过记录性历史[18,62,63]。性历史(sexual history)的目的是了解一个人对性和身体功能的看法和感受,并发现他们的需要[18,43,62]。据一些研究人员称,患有残疾的人在身体残疾之前可能有过性功能障碍。利用性历史有助于识别这样的问题[44]。

性历史

在记录性历史时,治疗师应该创造一个具有保密性、舒适性和利于自我表达的环境。在干预过程的早期,治疗师要询问康复对象对避孕、安全性行为、性取向、性别、手淫、性健康、衰老、更年期和身体变化的关注。

框 12.2 列出了一些可能会被问到的问题。不是所有问题都需要同时提出,也不必询问每个康复对象所有问题。

在了解性历史后,治疗师通常可以探明康复对象的内疚或不舒适是否与性功能、身体部位或性选择(如手淫、口交、性姿势或性设备)有关。例如,一些康复对象报告说,在心脏病发作或卒中后,发生性行为时他们会感到内疚或害怕,担心性会导致卒中,或是第一次的发作可能是性导致。另一种担心是伴侣会介意导尿管、适应性设备或伤疤的存在。性能力常常是一个问题,身体健全的人和残疾人士都会问到残疾人的性能力问题。

框 12.2 性历史中询问的问题

- 你第一次是怎样了解性的?
- 你是什么时候及如何第一次知道异性恋和同性恋?
- 在你年轻的时候是谁给你提供了关于性的信息?
- 当你第一次听说性的时候你准备好了吗?
- 此时你生活中的性欲是否很强烈?
- 你怎么描述你此时的性活动?
- 你觉得性如何表达你的感情,满足你和其他人的需要?
- 如果你能改变你目前的性状况,你会改变什么,你会怎样改变它?
- 你对避孕、疾病控制和性安全有什么顾虑?
- 你对性功能有哪些与身体、医学或药物有关的关心?
- 你是否曾受到过压力、威胁或被迫进入性状态?
- 你过去曾参与过哪些性活动(如口交、肛交、性交)?
- 你认为哪些性活动"变态"?你对参加这样的活动有何感想?
- 你认为性在你的未来有多重要?
- 你对你的性能力有什么担心?
- 你对这次会谈有什么问题或顾虑吗?

治疗师可以提供适当和准确的信息,通过:①引导康复对象给其他专业人员;②提供讨论该主题的杂志和书籍;③放映电影;④建议角色模型。治疗师必须随机应变,记住康复对象可能会质疑她或他自己的价值观以及之前关于性的观念。个人护理问题(如如厕、个人卫生、经期卫生、洗澡和节育)可以唤起人们对性和身体形象的价值观的反思。

案例研究

Shivani,第二部分

下面的问题可能能够从 Shivani 引出重要的反应:

1. 在你的生活中,性功能有多重要?

Shivani 的回答表明她不觉得性对她来说很重要,但对她的配偶和生孩子很重要。

2. 你怎么描述此时的性功能?

作业治疗师会发现 Shivani 认为性是不舒服的;OT 还会了解 Shivani 是如何看待性活动——是一项有意义的活动,还是更多的是一种责任。

3. 如果你能改变你目前的性状况,你会改变什么,你会如何改变?

Shivani 可能会说,她在性活动中感到不舒服,因为她以前曾被性骚扰过,而现在性活动对她来说是身体上的不舒服,这让她觉得自己是个失败者。治疗师可能不想继续讨论性骚扰和心理咨询方面的问题,但可能要求转介到精神病学专家咨询。身体上的不适可能会被解决,可以找到更舒适的性交姿势,帮助 Shivani 感觉作为一个伴侣不那么失败。

个人保健问题,特别是个人卫生和性功能问题,在疾病急性期和康复阶段经常得不到足够重视。对这些

问题讨论 1~2 次是不够的,我们还应该考虑到讨论这些问题的情况和环境。治疗师必须创造一个允许个人讨论的环境。私人谈话不能在嘈杂的治疗室进行,不能在匆忙和非个人的治疗过程中进行,也不能由没建立良好人际关系的治疗师进行。在医疗机构中,治疗师经常轮班,建立和睦关系也是一个问题。

对情感的讨论也将有助于康复对象探索她/他的新身体,如果存在进行性残疾,则有助于适应正在进行的身体退化。这些谈话可能与其他治疗活动同时进行,因此保险公司计时的费用应该不是障碍。

性虐待

残疾成年人的性虐待(sexual abuse)是一个重大问题[3,64,67,72]。康复对象应该意识到可能被利用,特别是在他们利用互联网进行社交网络和在线约会时。还有一些报告说医务人员对他们进行了不合适的行为;他们所依赖的私人护理人员要求性施惠(sexual favors)。康复对象可以并且应该向成人保护服务机构报告这种虐待行为。治疗师也必须报告疑似性虐待的病例。康复对象可能不愿意报告被虐待是因为担心如此就没有照顾者了,或者在等待雇用其他照顾者期间没人照顾自己,这对于依赖照顾者的康复对象来说是主要的问题。然而,治疗师必须与康复对象讨论强制性报告的必要性,以减少他们不愿报告的情况。此外,一旦康复对象报告了虐待事件,治疗师应提供情感支持和/或提供心理健康转介来协助康复对象。

对于性虐待,治疗师可能不会怀疑看护人、医务人员、助手、交通助理或志愿者,但应警惕这些可能出现的虐待迹象,即便是这些人员[61]。有些性骚扰者,他们的目标会瞄准残疾的成人和儿童。他们因为这个动机而加入照顾领域[3]。治疗师必须始终警惕潜在的虐待迹象,如康复对象通常在与某个人(照顾者)在一起后感到不安、康复对象不愿意与某个照顾者独处、照顾者无原因带走康复对象、(照顾者)过度接触康复对象的敏感区域、康复对象与身边某个人接触后不安、还有康复对象对某些人过于顺从。

伦理考虑

治疗师必须加强自身对性虐待构成部分的了解。通过正规继续教育课程进行培训,治疗师根据其特定国家法律和法规的变化,应定期更新相关知识。在医疗过程中,残疾儿童经常会被脱掉衣服进行检查或治疗。这种方法有时是必要的,但康复对象的面子和尊严在任何时候都应得到尊重。任何年龄的人都不应被迫忍受羞辱。

治疗过程应该帮助患者培养对自己身体的所有权意识,然而,当 OT 正在与成人/儿童一起工作时,这个目标有时会被忽视。例如,认为自己没有权利对触碰说"不",无法依自己意愿抗拒不愿意的触摸,不能表达不想要的接触或已发生的虐待,这样的儿童就有可能成为受害者[3]。

治疗师在接触康复对象之前应获得许可,他/她接触康复对象时应该尊敬并维护康复对象的尊严。如果治疗师触碰康复对象时没得到康复对象的允许,康复对象会在被其他人触碰时感到失去控制权。治疗师应该向康复对象传播这个概念,并且应教育康复对象对于别人触碰自己时的人权观念。

命名身体部位和身体活动对康复对象管理他们的身体是一种很好的方式。一旦身体部位和身体活动被命名了,使用正确的术语而不是俚语(方言),康复对象就可能以一种正确的恰当的方式去沟通、联系[3,17,51,63]。使用合适的术语对于康复对象积极地审视自己的身体有帮助,而俚语(方言)趋向于传达负面形象[63]。

躯体功能障碍的影响

下文对可能给残疾人及其伴侣造成性功能困难的具体身体问题以及对这些问题的处理建议进行了概述,并在表 12.1 中做了总结。

表 12.1 特定条件对性功能的潜在影响

诊断	焦虑/恐惧	挛缩	文化障碍	性欲减退	抑郁	阳痿	失禁	关节活动度受限	运动丧失	低耐力	药物治疗	瘫痪/痉挛	不良身体形象	震颤	导管/造口术
截肢	×	×	×		×				×				×		
关节炎	×	×	×	×	×			×	×	×	×		×		
烧伤	×	×	×					×	×			×	×		
心脏病	×		×	×	×	×	×		×		×		×		
脑瘫	×	×	×						×			×	×	×	×
脑血管意外	×	×	×		×	×	×	×	×	×	×	×	×	×	×
糖尿病	×		×	×	×	×			×		×		×		×
手外伤	×		×					×				×	×		
颅脑损伤	×	×	×		×				×			×	×	×	×
肌肉骨骼损伤	×	×	×		×			×	×				×		
脊髓损伤	×	×	×	×	×	×	×	×	×		×	×	×	×	×

高张力

当快速牵伸肌肉时会增高肌张力,为了防止运动模式中肌肉的快速牵伸,运动须缓慢进行。运用包含旋转的运动以抑制高张力是可行的。缓慢摇动可以抑制高肌张力。轻柔地摇动或缓慢地抚摸(按摩)也可以。热或冷可以用于抑制肌肉紧张。高张力的康复对象应回顾感受在不同的姿势性交的情况。也要探讨个人卫生的处理(例如,如厕,插入棉条,妇科检查、节育)与高张力之间关系。

Shivani 的 OT 建议在她坐位时可以左右慢摇来放松腿的高张力。虽然该动作最初为降低 Shivani 上厕所和月经期间个人卫生处理时影响坐位平衡的张力的方法,这种技术也显示出可以作为性交前放松双腿的一种手段。

低张力

低张力康复对象在性活动中需要身体的支持,枕头、楔子或垫子可用来支持身体的一部分,保护机体免受过度拉伸及疲劳。探索有利于支持关节的性姿势是有必要的。康复对象和她/他的伙伴也应该探究他们对这些姿势的感受。

耐力下降

身体耐力下降(的人)可能不能承受较长时间的性活动。解决低耐力的技巧可应用简化性活动任务的原则,例如,可以在康复对象精力充沛的时间段进行,设计消耗能量较少的性姿势。

关节活动度降低和挛缩

在性功能方面,关节活动受限和挛缩阻止了很多的运动模式并限制了部分性姿势。为了找到允许性活动的姿势,必须进行活动分析。该体系通常要求康复对象、伴侣和相关专业顾问有创造力地解决问题。

关节退行性变

诸如关节炎之类的疾病会导致疼痛,关节损伤和挛缩。避免关节的应力和重复负重可以减少关节损伤。为了减轻关节压力和关节过度的负重,需要进行活动分析。找到能减轻膝盖和臀部的重量和压力的姿势非常必要,如图 12.2 所示。该姿势有时被称为传教士位。该体位是一个需要较大髋关节外展的姿势,康复对象可能无法接受,在这种情况下侧卧位可能更舒服。如果髋关节外展受到限制,女性应该避开如图12.2 所示的姿势(同样见本章后面的图 12.5 和图12.9)。

在 Shivani 的 OT 介绍了缓慢摇摆的技术建议后,Shivani 询问了在性生活期间比较舒适的其他的姿势。OT 讨论了使用侧卧性交的可能。

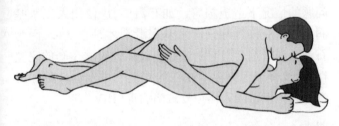

图 12.2 该姿势对女性的膀胱造成压力,需要髋部外展,但对女性来说能耗较低。关于其他代替动作的讨论可以在 journal Sexuality and Disabbility 12:1,1994 查看

疼痛

疼痛(pain)限制了性活动的享受[35]。通常,在一天中的某个时候,疼痛减轻,能量最为充沛,性活动可以安排在这样的时间。许多人发现,在止痛药起效后性活动是可行的。然而,止痛药会影响性功能,这些药物会影响敏感、性欲和兴奋。当涉及疼痛时,伴侣间的交流尤为重要。健康的伴侣不理解疼痛和/或止痛药的负面影响,他/她可能认为伴侣对性不感兴趣,或伴侣未考虑她/他的个人需求。就此问题,可以转诊给专长于疼痛问题的心理治疗师或者解决疼痛的专业人士,帮助解决康复对象情绪和身体方面的问题。OT 帮助康复对象设计出可满足伴侣及康复对象自己的性需求而不会引起疼痛的方式。手淫和相互手淫并配合性幻想是满足这些情况下性需求的可能的途径。通过这样的方式伴侣之间的互动使两人都不会感到孤立。

感觉缺失

感觉缺失(loss of sensation)可以通过几种方式影响性关系。唤起情欲的感觉区域受到缺失影响,不能感受到该区域的磨损(例如,阴道未被充分润滑)和损伤(例如,如果伴侣在上并较有力压迫会造成膀胱甚至骨骼的损伤)的警报提醒。感觉缺失是男性感觉和勃起以及女性感觉和润滑的反射回路中断的标志。

认知障碍与行为改变

诸如创伤性脑损伤(TBI)、多发性硬化症(MS)和脑血管意外(CVA)等残疾可能会影响性关系和性冲动。康复对象可能在冲动、启动不佳、注意力/集中力、多任务、记忆力、社交沟通、意识降低以及执行功能障碍,例如解决问题和推理能力方面存在困难,所有这些都可能影响关系和成功的性行为[9,59]。

情感因素

抑郁和焦虑对性欲和觉醒有负面影响,而新发残疾有很高的抑郁发生率,例如,TBI 或脊髓损伤(SCI)康复对象的抑郁症发生率为 14% ~ 61%[14,47]。

衰老和性

随着年龄的增长,性功能会发生变化。女性更年期和由此带来的荷尔蒙变化造成阴道萎缩(vaginal atrophy),润滑减少,疼痛及需要更多直接刺激,以及对性刺激的反应变慢。男性需要更大的刺激来引起和维持勃起,并且勃起之间的恢复期更长。性伴侣应该被告知增加直接刺激的方法,并要帮助其明白性关系中重要的是性活动质量而非数量。另外,许多配偶一段时间后出现不适应性模式。任何一种性或爱的普遍模式的表达是达到性高潮。遗憾的是任何类型的性功能障碍会导致本人及其伴侣减少爱的表达或性接触或交流。应该教育康复对象和他们的伴侣在亲密行为、有性和无性接触以及其他表达爱的方式的重要性。使康复对象意识到以上过程以及它对性的正常影响,这样就不会将所有问题归咎于残疾。

隔离

环境由对象、人和事件组成。所有活动都涉及人与环境之间的相互作用。与残疾人交互的对象有轮椅、支架、手杖、拐杖、夹板。这些物体都是硬、冷、有棱角的。他们外表坚强内心脆弱,传达着这样的观念:这是不柔软的,拥抱是不安全的,触碰坐轮椅的人、戴着支架或拐杖的人会使他们受到伤害或摔倒。有了这些想法残疾人会因为这些他们用于和周围世界进行交流时的器具或设备而感到孤独。

有些人倾向于回避(远离)康复对象周围的物品。这可能加强了康复对象的知觉缺乏概念和增加了康复对象的隔离(isolation)(孤立)感。康复对象往往感到隔离(孤立)和不同于"正常"人[20]。这种现象在出院后的一段时间的康复对象中更为常见。在残疾早期阶段治疗师和康复对象角色扮演如何与新伙伴相处或如何解释设备的使用,如导管的使用。这种方法有助于缓解康复对象的焦虑和恐惧,并增加他/她处理这些问题的舒适度。同时,治疗师向康复对象传达将来可能是有性的。应该指出,在人类历史上任何时候都存在残疾人,他们是社会的一部分,有残疾不是"不正常"的,所有那些活得久的人都程度不等地有残疾问题。

药物治疗

处方用药给约 20% 的人带来了副作用。药物的潜在副作用是无能(阳痿)、性反应延迟或其他问题。利尿剂和降压药物会造成勃起功能障碍,性欲降低和性高潮变化。镇静剂、选择性 5-羟色胺再摄取抑制剂(SSRIs)和抗抑郁药可导致部分个体性欲、性唤醒、性高潮的变化[62]。应该与开处方医生和药师讨论用药副作用,看一看能否改变用药。如果不能,要明确所需药物的副作用是否对康复对象有帮助。应该极力说服患者:如果没有跟医生讨论,不要擅自停止用药。

成瘾性药物在性反应周期的每个阶段也有副作用并对性功能产生不利影响。例如,甲基苯丙胺和可卡因的副作用可能会降低对性生活的兴趣并且难以达到性高潮。大麻和酒精会导致勃起和维持勃起困难。OT 治疗师不能容忍康复对象使用市售药物,但又必须考虑到这些药物可能是康复对象生活的一部分,提供这些药物副作用的教育至关重要。

焦虑表现

在情感压力的时候,无论年龄,男性康复对象可能很难勃起和维持勃起。即使是 1~2 次的勃起困难也会导致焦虑增加,这样的勃起功能障碍可能陷入恶性循环,甚至导致拒绝性。另一个出现的问题是早泄,反过来也导致康复对象焦虑。降低对勃起和生殖器性交的关注,并专注于感官和让对方感觉良好,对康复对象和

他的伴侣有所帮助。按摩或非要求触摸等技巧可能有助于缓解焦虑。更具体地说,这些技术教康复对象和他的伴侣处理早泄的问题是非常有用的。如果这些方法不起作用并且已经确定该问题本质上不是生理的或者与药物有关的话,那么可能需要性治疗师或受过性功能训练的心理治疗师来帮助这对夫妻解决问题。

皮肤护理

残疾人应当知道定时改变姿势可以保护皮肤,防止皮肤损伤并增加愉悦感。如果性姿势导致皮肤反复摩擦,这种摩擦会导致皮肤擦伤。治疗师和康复对象要讨论防止摩擦的方法,例如使用替代姿势。伴侣导致的对骨性凸起和特殊区域的压力也可能导致皮肤刺激,必须注意避免。

润滑

在女性康复对象中刺激自然润滑(lubrication)是很重要的。在瘫痪妇女润滑可能被忽视,因为康复对象可能无法感受到刺激或缺乏自然润滑。即使在女性感觉不到的情况下,也应该进行刺激以引起反射性润滑。如果没有适当的润滑,可能会在妇女没有意识到问题的情况下造成损害。如有需要,应使用人工水基润滑剂。应该提醒只有水基润滑剂才是合适的,因为石油基润滑剂会引起刺激并会破坏乳胶避孕套的完整性,导致避孕套失效。在任何异性恋中女性伴侣比男性更有可能感染人体免疫缺陷病毒(HIV)。

勃起

许多男人认为勃起能力是男性最重要的标志之一[43]。如果男性康复对象注意到与瘫痪相关的感觉丧失阻碍了刺激阴茎的感觉,且没有尝试刺激去引起反射性勃起(reflexogenic erection),他可能会认为自己不能勃起。这未必是真的,并且康复对象可能会经历许多不必要的痛苦。应该鼓励康复对象探索自己的身体。摩擦阴茎、大腿或肛门可能是引发勃起反射的有效方法,一些四肢瘫痪的男性报告说甚至摩擦大脚趾来刺激勃起。如果正常的反射弧被打断,通常是不可能实现勃起,必须探索其他方法。

替代方法是不需要性行为的形式,如使用振动器、口交或数字化性爱,如果康复对象认为阴茎性交是唯一可接受的方法,那就使用其他可使用的方法[16]。可以使用刺激勃起的注射剂或栓剂,但如果康复对象缺乏良好的判断或手部灵活性,这种做法会有不良反应

或产生问题。阴茎真空装置使用起来较容易,并且勃起对于性交足够坚挺。使用振动器或阴茎按摩器来帮助产生射精有时是有效的,而且这是一种较少侵入性的技术[63]。有勃起功能障碍的男性可以用处方用药(即西地那非、伐地那非和他达拉非)。

生育

有些残疾会直接影响一个人做父母的能力。例如,遭受 SCI 或 TBI 的女性会经历月经周期中断。这种暂停会持续长达 6 个月。可是,一旦月经恢复,女性的生育能力通常不会受影响。应该注意的是:因为女性可能会遭受某些与妊娠有关的并发症,这取决于残疾程度,考虑妊娠之前应该与医生讨论那些问题。遭受灾难性伤害或疾病(如 SCI)的男性也会经历生育问题,常见原因是性交时不能射精。希望生育的男性应选择咨询生育专家。

避孕

当康复对象衡量各种节育方法的优缺点时应咨询她/他的医疗保健提供者。避孕(birth control)时残疾人必须考虑许多因素[15,16,33,42,51]。因为多数残疾并不会影响生育(尤其是女性),所以了解避孕措施及其可能导致的并发症对康复对象是非常重要的。

成功使用安全套需要足够的手功能。有些情况可以调整为涂药器,但手部灵巧的人必须事先组装设备。子宫帽对于手功能较差的人来说不是很可行,除非伴侣手部功能良好并且双方对置入子宫帽作为前戏感到舒适。避孕海绵也需要好的手功能。

使用避孕药会增加血栓形成的风险,尤其当康复对象瘫痪或运动能力受损。如果康复对象的感觉降低,宫内节育器(IUD)会导致出血、痉挛、子宫穿刺或感染等并发症。杀精剂的使用需要良好的手控制或手部功能正常的伴侣的帮助。壬苯醇醚-9 的使用被怀疑会增加 HIV 传播的风险,应避免[50]。注射型避孕可作为简单的使用,但与避孕药具有许多相同的副作用。在选择使用任何节育方法时,康复对象必须始终关注减少感染的机会和实行安全性行为。

自适应辅助工具

手功能欠佳的康复对象可能需要适应性辅助。一种是前戏或手淫用的振动器[29]。这些装置分别有男/女使用的[18,42,51]。枕头可用于姿势摆放,还有可用于有特殊需要的康复对象的其他设备。治疗师在向康复对象提出建议之前,必须为康复对象准备好性辅助工具

的想法。例如,治疗师可以建议康复对象私下探索振动器用于下肢感觉。康复对象可能会发现可使用振动器用于性刺激,使用振动器作为性辅助工具的更开放的想法。

安全性行为

自从艾滋病(AIDS)出现以来安全性行为越来越重要,安全性行为对于预防各种形式的性传播疾病(sexually transmitted diseases,STDs)[33]至关重要。康复对象应该被告知这是重要问题。如果性区域或周围有感觉障碍,康复对象可能不知道擦伤或感染。外阴部感染或刺激很容易让 STD 病原体进入。残疾人士必须被告知他们有更高的 HIV 和性病的风险,要格外当心。

卫生用品

导管护理是一个问题,尤其是手功能受损时。留置导管的人是否,以及如何进行性行为?男女都有可能有性行为,但应该采取一些预防措施。如导管扭曲或关闭(有导管的男性在阴道性交时肯定易发生这种情况);避免膀胱压力大,在性活动之前应完全排空膀胱;尿液流出时间应尽可能短,不要长于 30 分钟。如果不遵守这些预防措施,可能会损伤到膀胱和肾。康复对象应该在性行为前至少 2 小时内不要饮用液体,以防止膀胱充盈。应该使用避免膀胱受压的姿势,如图 12.3～图 12.10。类似的姿势也可以用于有造口装置的康复对象。

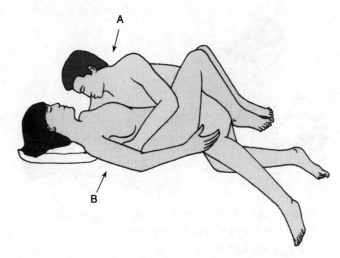

图 12.3　伴侣 B 在该姿势时不需要髋外展,髋关节的屈曲不妨碍性能力。对伴侣双方能量要求是最小的,对膀胱压力、导管安全和造口器具是安全的。如果伴侣 B 有背部疼痛或瘫痪也可以推荐这种姿势,特别是如果在腰部垫毛巾卷支撑腰椎

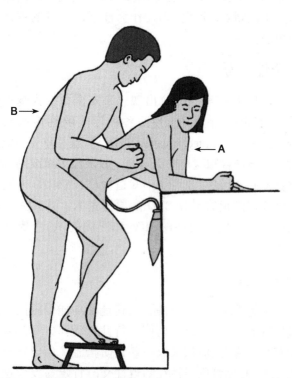

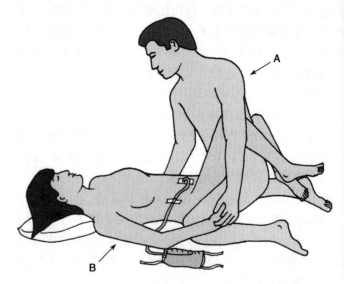

图 12.6　这个姿势膀胱无压力，管道不易扭曲，背部压力小（特别在下背部使用小毛巾卷），伴侣 B 可节省能量。腿不需要如图所示那么高，如果髋屈曲这个姿势可能会更舒适的

图 12.4　伴侣 A 需要轻微的髋外展但需要好体力。伴侣 B 的背部受到的压力较小。任何一方有髋关节、膝关节或踝关节退变要避免该姿势

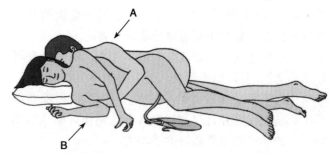

图 12.7　该姿势对伴侣 B 是不需要耗费太多体力，双方都避免背部过凹。任何一方有偏瘫都可以。伴侣 B 不需要髋外展，也不影响造瘘袋

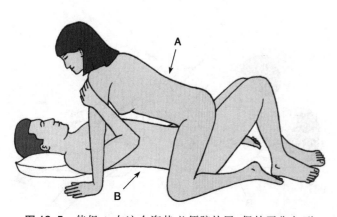

图 12.5　伴侣 A 在这个姿势必须髋外展，保持平衡与耐力。对膀胱和造瘘没有压力，使用导管不受限制。保持躯干垂直避免背部疼痛。伴侣 B 如果有腰痛问题，可以屈髋屈膝，用毛巾卷垫在下背部。这个姿势可用于使用造口装置者。如果伴侣 B 耐力下降可以选择该姿势

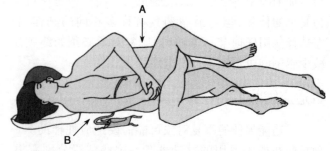

图 12.8　该姿势位置可以用于任何一方有偏瘫，或是耐力下降问题。在这个姿势伴侣 A 可以避免背部过凹

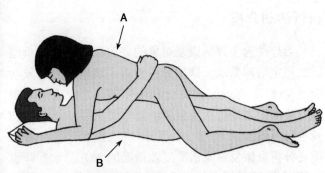

图 12.9　伴侣 B 可能瘫痪或运动度受限，背部需要毛巾卷来支撑，并且必须注意膀胱受压

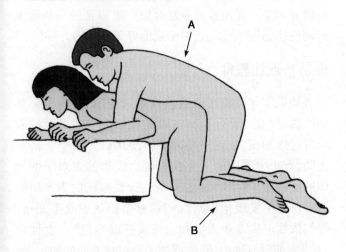

图 12.10　伴侣 B 的姿势，由于有低床或脚凳支撑，因此不需要太多能量，并且髋关节很少或基本不用外展。髋部屈曲过紧不会影响性能。这个姿势伴侣 B 的承重在膝，髋和背，除了髋部要进行重复的运动之外，对于背、髋或膝关节有退化的个体而言这并不是一个好姿势

不同方面残疾的女性都被报道月经周期不规律，及月经期间的神经状况恶化[70]。多种原因可能导致卫生问题。缺乏教育、手功能差和感觉不佳都可能促使月经并发症，应给予感觉不到或意识不到感染的康复对象有关中毒性休克综合征的信息。卫生巾/卫生垫比卫生条需要更少的精细运动技巧，且较少依赖于完整的感觉。尽管必须考虑康复对象的偏好，但治疗师有责任教育女性康复对象，告诉她们有关经期使用卫生巾或卫生棉条的优缺点。更年期并发症可能会增加，但在该领域还需深入研究。

康复对象有肠道或膀胱功能受损时，性行为期间可能会偶尔发生失禁。康复对象和治疗师要讨论这种可能性及如何处理，当事情发生时可以避免一些尴尬。康复对象和治疗师可以通过角色扮演来探索各种场景，例如"您正计划与新伴侣亲密，你将如何向这个人解释你的导尿管和装置？"这对于治疗师和康复

对象来说可能是尴尬的，但事先处理这些问题通常比等状况发生时再处理更容易。对这样的问题必须慎重对待。

妊娠、分娩和育儿

在妊娠之前，女性必须权衡妊娠、分娩和育儿的风险和益处。妊娠并发症可能影响康复对象的功能和活动能力。这些并发症包括潜在的呼吸或肾脏问题，体重增加对转移的影响，自主神经反射异常（autonomic dysreflexia）的增加及需要增加对膀胱和肠道的护理；在准备妊娠时应考虑所有这些因素[69]。产程和分娩会有一些特殊的问题，比如分娩收缩开始没有感觉。如果 T_6 或以上的脊髓损伤，医务人员没有培训过分娩时可能出现的呼吸问题和反射性异常时，是禁止生产的。分娩后，残疾父母需要对轮椅进行修改。康复对象需要咨询学习以达到父母角色的最佳功能级别[33]。

以 Shivani 为例，治疗师帮她找到有关妊娠的信息。将她介绍给适合的在线网站或鼓励她联系"计划生育"（planned parenthood）或"联合脑瘫"（united cerebral palsy）的机构可帮助她找到所需的信息以作出明智的决定。她还可以要求这些机构给出一份在脑瘫妊娠妇女方面有经验的女性照顾者名单。

治疗师可以教康复对象模拟孩子出生后需要的技能。这些可能包括如何移动婴儿、给孩子换尿布、给不同阶段的孩子穿衣、和孩子玩耍、给孩子洗澡以及如何处理孩子的养育问题，尽管他们的行动有障碍，只要举几个可能的情况。

性替代者

性替代者（sexual surrogates）是受过训练来帮助性功能障碍或探索其性功能的。一般来说，替代者与治疗师和康复对象一起工作。性替代者与康复对象进行性行为，通常使用已证明有效的特定技术。目标是让康复对象在安全环境中探索性反应、性感受和性技巧，由专业人员提出反馈和建议[38]。互动的主要目标是教育。

教育方法

以下技术或方法已被有效用于处理残疾人性教育的情感方面。

重复信息

性问题对任何人来说只提及一次是不够的，无论

个体是否有残疾，大多数人需要不止一次地听到信息才能充分理解性功能的复杂性。这事尤其对于处于危机中或正在适应残疾状态的人来说更是如此。不应该一次提供太多的信息或超过要求的信息。只要有可能，治疗师应该在每次谈话中说些积极的话。对功能恢复或替代抱有希望很重要。治疗师不要认为康复对象理解了所有的信息。为了核实康复对象对信息的了解情况，治疗师应邀请他/她来提出问题，并听其对内容的释义。

帮助康复对象发现"新"身体

由于各种残疾的原因，康复对象的身体形象和身体知觉都会发生改变。实际上康复对象有一个"新"的身体，且必须找到移动、感觉再塑和 ADL 的执行表现的替代方式。大部分治疗经验是帮助康复对象探索如何有效地使用"新"身体。治疗师可以通过感觉和功能输入的情境创造，从而促进康复对象对"新"身体的认识[44]。康复对象可以单独或与其性伴侣一起，通过探索身体的练习来促进这种意识。如轻轻拍打或摩擦特定区域的练习，可查看是否存在感觉或者刺激，是否引起肌张力改变。许多残疾人士，如瘫痪人士报告说，他们通过刺激其他新的敏感性区域而非生殖器唤起了情欲[15]，这些区域通常位于感觉开始的区域以上。治疗师可能会建议在 ADL 中使用感觉或改变张力的方法，或者要求康复对象去思考改变张力能够被使用的地方，例如触发反射使腿伸展方便穿裤子。这些讨论能够激发康复对象解决问题的能力。

PLISSIT

PLISSIT 代表许可（permission）、有限信息（limited information）、特别建议（specifie suggestions）和强化治疗（intensive therapy）首字母缩略词。PLISSIT 是指导治疗师帮助康复对象处理性信息的渐进方法[4]。许可是指允许康复对象感受新的感受，并尝试新的关于性功能的想法。有限的信息是指解释残疾对性功能的影响，咨询过程早期通常不需要详细解释。再下一水平的信息是提供特别建议。治疗师的领域就是在处理与残疾相关的具体问题上，提供如姿势方面的特别建议。这是普通作业治疗师在性咨询方面没有经过深层教育和培训的最高水平体现。强化治疗应针对那些在处理性功能时有异乎寻常模式的康复对象。强化治疗需要有广泛的咨询背景来支撑；因此，在这样的情况下需要转诊给受过正式培训的性治疗师。

执行活动分析

治疗师为了评估康复对象的姿势需求必须分析他们的特定活动需求。这种分析包含了观察康复对象功能的身体、心理、社会、文化和认知方面。应该用客观和专业的眼光进行活动分析。治疗师必须认识到性功能本身只是性活动的一小部分，应该被视作为一种必须要分析且康复对象需要专业帮助的 ADL。治疗师也必须记住，不是所有伴侣在残疾开始之前每日、每周甚至每年都有性行为。治疗师的价值观和偏见不应强加给康复对象。能招致对康复对象产生偏见的一些现象有同性伴侣，多个伴侣，手淫或偏好无性活动。

提供基础性教育

如果康复对象在残疾前没有这些知识，就需要基础性教育（框 12.3）。有些康复对象由于残疾而没有学习过性知识，或对性功能有错误认识[3,15,45,50]。研究表明，有听力障碍的人比没有听力障碍的人对于性知识的了解要少得多[68]。在对有先天性残疾的青少年的一项研究中发现他们对性问题有错误认识或不知情，他们依靠卫生专业人员和家长来获取知识[6]。女性在 18 岁之前没有性生活，之后如果没有这方面的知识，她可能会较少的去接触性[22,29,45]。

如果 OT 不是教育康复对象及其伴侣的人，治疗师应当要知道康复对象对于信息的需求并为其获取信息提供资源。只向康复对象推荐关于性和残疾人的书是不够的。这些书是有用的，但是当他们的关注点在残疾上是可能挫伤某些康复对象的积极性。那些为肢体健全者写的书可有更好的作用，例如"一项关于女性性欲的全国性研究"[36]，"关于男性性欲的 Hite 报告"[37]，以及"如何每次都能让女性满意"[34]。这些书不仅会给予康复对象一些性方面的了解，还会向康复对象传达他/她是正常的，同时把对残疾的关注最小化。

为残疾人士编写的优秀书籍也可以推荐。以下书可供选择：残疾人性咨询指南（*A Guide to Sexual Counseling with the Physically Disabled*）[51]，残疾人的生殖问题（*Reproductive Issues for Persons with Physical Disabilities*）[33]，性功能与创伤性脑损伤者（*Sexuality and the Person with Traumatic Brain Injury*）[31]，性与背痛（*Sex and Back Pain*）[35]，性功能与残疾（*Sexuality and Disabilities*）[46]，残疾和慢性病康复对象的性功能（*Sexual Function in People with Disability and Chronic Illness*）[62]，以及促进浪漫（*Enabling Romance*）[42]。

框 12.3　性反应周期

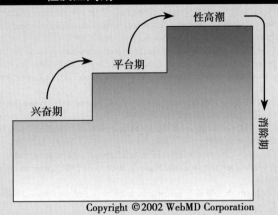

Copyright ©2002 WebMD Corporation

　　性反应周期有四个阶段:兴奋期、平台期、高潮期和消退期。男人和女人都经历这些阶段,但时机通常不同。例如,两个伴侣不可能同时达到高潮。此外,每个阶段的反应强度和花费的时间因人而异,了解这些差异可以帮助合作伙伴更好地理解彼此的身体反应,从而提升性体验。

　　第 1 阶段:兴奋期

　　兴奋阶段的一般特征,可以持续几分钟到几小时,包括以下内容:

- 肌肉张力增加。
- 心率加快,呼吸加快。
- 皮肤会发红(红色斑点出现在胸部和背部)。
- 乳头变硬或隆起。
- 生殖器血流量增加,女人的阴蒂和小阴唇肿胀和男人的阴茎勃起。
- 阴道润滑开始。
- 女人的乳房变得丰满,阴道壁开始膨胀。
- 男人的睾丸胀大,阴囊收紧,开始分泌润滑液。

　　第 2 阶段:平台期

　　平台阶段的一般特征,延伸到性高潮的边缘,包括以下几点:

- 第 1 阶段开始的变化得到加强。
- 阴道因为血流增加持续膨胀,阴道壁变成深紫色。
- 女人的阴蒂变得高度敏感(触碰时甚至可能是痛苦的感觉)和缩回阴蒂包皮下避免直接被阴茎刺激。
- 男人的睾丸被缩到阴囊里。
- 呼吸、心率和血压持续增加。
- 肌肉痉挛可能始于脚、面部和手部。
- 肌肉张力增加。

　　第 3 阶段:性高潮

　　性高潮是性反应周期的高潮,是最短的阶段,通常只持续几秒钟。这个阶段的一般特征包括以下几点:

- 不自觉的肌肉收缩开始。
- 血压、心率和呼吸速率最高,摄氧量迅速增加。
- 足部肌肉痉挛。
- 有一种突然的、强力的释放性紧张感。
- 女性阴道的肌肉收缩,子宫向下进行节律性收缩。
- 男性阴茎底部肌肉的节律性收缩导致精液射出。
- 全身可能出现皮疹或"性潮红"。

　　第 4 阶段:消退期

　　在消退的过程中,身体慢慢恢复正常的功能,肿胀和直立(阴茎或乳头)的身体部分恢复到原来的大小和颜色。这个阶段的特点是普遍的幸福感,增强亲密感,及经常的疲劳感。女性能够通过进一步的性刺激迅速回到高潮阶段,并可体验多次性高潮。性高潮后男性需要恢复时间,称为不应期,在此期间他们不能达到性高潮。不应期的持续时间因人而异,通常随着年龄的增长而延长。

总结

　　本章从 Shivani 的案例开始,探索一些影响残疾人性功能的需求。OT 必须要以专业、有效的方法去处理。虽然 Shivani 受到了性虐待,我们已经看到她能够投身性活动,并妊娠成为父母。但是她需要一些协助,去找到更好的性姿势,学习欣赏自己的身体和性。所有这些问题可由 OT 角色来解决,以提高康复对象的生活质量[7]。

　　OT 关心康复对象的性功能,因为性功能与自尊有关,影响残疾后的调整,是日常生活活动的一部分。与其他日常生活能力一样,身体功能障碍会对性活动的表现产生影响。教育咨询和活动分析可以解决身体功能障碍的康复对象面临的一些常见性问题。

　　OT 能够为面临性问题的康复对象提供信息和转介。训练有素的治疗师能给康复对象提供咨询服务。在提供性教育和咨询时需要考虑性功能、性虐待和价值观的问题。通过活动分析和问题解决,通常可以管理影响性功能的生理限制。不同的性实践、性表达模式和性表达是合理的。康复对象需要机会去探索她/他的需求及可接受的方式以满足这种需求。OT 是康复团队中能够为康复中的康复对象提供性功能和性欲上帮助的成员之一。

复习题

　　1. 列出至少五个 OT 常关注的与感官或性有关的问题?

　　2. 健全人群对身体功能障碍者的性行为有哪些共同态度?

3. 这些态度如何影响残疾人对自己的看法以及对自己性行为的态度？

4. 性与自尊和吸引力有何关系？

5. 描述有关性史的典型问题，如何利用这些问题来澄清有关性的价值？

6. 助行器和辅助装置如何影响性功能？如何处理这一问题？

7. 什么是潜在的成年人性虐待的迹象？

8. 在性活动过程中对以下身体症状有哪些建议：肌张力亢进、耐力低下、关节退化和感觉丧失？

9. 列出一些可能导致性功能障碍的药物。

10. 论述身体残疾妇女与节育有关的一些问题和预防措施？

11. 性活动期间对导管如何处理？

12. 在妊娠、分娩和育儿方面有哪些潜在问题？

13. 论述有关性问题的教育技术。

14. 如何处理来自康复对象照顾者的性骚扰？

（薛燕萍 译，蔡素芳 校，杨永红　李奎成 审）

参考文献

1. Aloni R, Katz S: *Sexual difficulties after traumatic brain injury and ways to deal with it*, Springfield, IL, 2003, Charles C Thomas, pp 9–19.

2. American Occupational Therapy Association: Occupational therapy practice framework: domain and process, ed 3, *Am J Occup Ther* 68(Suppl 1):S1–S48, 2014. <http://dx.doi.org/10.5014/ajot.2014.682006>.

3. Andrews AB, Veronen LJ: Sexual assault and people with disabilities, *J Soc Work Hum Sex* 8:137, 1993.

4. Annon JS: *The behavioral treatment of sexual problems* (vols 1 and 2). Honolulu, 1974, Enabling Systems.

5. Becker H, Stuifbergen A, Tinkile M: Reproductive healthcare experiences of women with physical disabilities: a qualitative study, *Arch Phys Med Rehabil* 78(12 Suppl 5):S26, 1997.

6. Berman H, et al: Sexuality and the adolescent with a physical disability: understandings and misunderstandings, *Issues Compr Pediatr Nurs* 22:183, 1999.

7. Reference deleted in proofs.

8. Blum RW: Sexual health contraceptive needs of adolescents with chronic conditions, *Arch Pediatr Adolesc Med* 151:330–337, 1997.

9. Bombardier CH, Ehde DM, Stoelb B, Molton IR: The relationship of age-related factors to psychological functioning among people with disabilities, *Phys Med Rehabil Clin N Am* 21:281–297, 2010.

10. Booth S, et al: Training the interdisciplinary team in sexuality rehabilitation following spinal cord injury: a needs assessment, *Sex Disabil* 21:249–261, 2003.

11. Boyle PS: Training in sexuality and disability: preparing social workers to provide services to individuals with disabilities, *J Soc Work Hum Sex* 8:45, 1993.

12. Braithwaite DO: From majority to minority: an analysis of cultural change from able-bodied to disabled, *Int J Intercult Relat* 14:465, 1990.

13. Center for Research on Women with Disabilities: National Study of Women with Physical Disabilities. (2003). <http://www.bcm.tmc.edu/crowd/national_study/MAJORFIN.htm>.

14. Chevalier Z, Kennedy P, Sherlock O: Spinal cord injury, coping and psychological adjustment: a literature review, *Spinal Cord* 47:778–782, 2009.

15. Choquet M, Du Pasquier Fediaevsky L, Manfredi R: National Institute of Health and Medical Research (INSERM), Unit 169, Villejuif, France: Sexual behavior among adolescents reporting chronic conditions: a French national survey, *J Adolesc Health* 20:62, 1997.

16. Cole SS, Cole TM: Sexuality, disability, and reproductive issues for persons with disabilities. In Haseltine FP, Cole SS, Gray DB, editors: *Reproductive issues for persons with physical disabilities*, Baltimore, 1993, Paul H Brooks.

17. Cole SS, Cole TM: Sexuality, disability, and reproductive issues through the life span, *Sex Disabil* 11:189, 1993.

18. Cole TM: Gathering a sex history from a physically disabled adult, *Sex Disabil* 9:29, 1991.

19. Cornelius DA, et al: *Who cares? A handbook on sex education and counseling services for disabled people*, Baltimore, 1982, University Park Press.

20. Ducharme S, Gill KM: Sexual values, training, and professional roles, *J Head Trauma Rehabil* 5:38, 1991.

21. Edwards DF, Baum CM: Caregivers' burden across stages of dementia, *OT Practice* 2:13, 1990.

22. Ferreiro-Velasco ME, et al: Sexual issues in a sample of women with spinal cord injury, *Spinal Cord* 43(1):51–55, 2004.

23. Fisher TL, et al: Sexual health after spinal cord injury: a longitudinal study, *Arch Phys Med Rehabil* 83:1043, 2002.

24. Fritz HA, Dillaway H, Lysack CL: "Don't think paralysis takes away your womanhood": sexual intimacy after spinal cord injury, *Am J Occup Ther* 69(2):1–10, 2015. <http://dx.doi.org/10.5014/ajot.2015.015040>.

25. Froehlich J: Occupational therapy interventions with survivors of sexual abuse, *Occup Ther Health Care* 8:1, 1992.

26. Reference deleted in proofs.

27. Gender AR: An overview of the nurse's role in dealing with sexuality, *Sex Disabil* 10:71, 1992.

28. Giaquinto S, et al: Evaluation of sexual changes after stroke, *J Clin Psychiatry* 64:302, 2003.

29. Goldstein H, Runyon C: An occupational therapy education module to increase sensitivity about geriatric sexuality, *Phys Occup Ther Geriatr* 11:57, 1993.

30. Greydanus DE, Rimsza ME, Newhouse PA: Adolescent sexuality and disability, *Adolesc Med* 13:223, 2002.

31. Griffith ER, Lemberg S: *Sexuality and the person with traumatic brain injury: a guide for families*, Philadelphia, 1993, FA Davis.

32. Halstead LS, et al: Sexual attitudes, behavior and satisfaction for able-bodied and disabled participants attending workshops in human sexuality, *Arch Phys Med Rehabil* 59:497–501, 1978.

33. Haseltine FP, Cole SS, Gray DB: *Reproductive issues for persons with physical disabilities*, Baltimore, 1993, Paul H Brooks.

34. Hayden N: *How to satisfy a woman every time*, New York, 1982, Bibli O'Phile.

35. Hebert L: *Sex and back pain*, Bloomington, MN, 1987, Educational Opportunities.

36. Hite S: *The Hite Report: a nationwide study of female sexuality*, New York, 1991, Seven Stories Press.

37. Hite S: *The Hite report on male sexuality*, New York, 1981, Knopf.

38. Kaufman M, Silverberg C, Odette F: *The ultimate guide to sex and disability*, San Francisco, 2003, Cleis Press.

39. Kettl P, et al: Female sexuality after spinal cord injury, *Sex Disabil* 9:287, 1991.

40. Korpelainen JT, Nieminen P, Myllyla VV: Sexual functioning among stroke patients and their spouses, *Stroke* 30:715, 1999.

41. Krause JS, Crewe NM: Chronological age, time since injury, and time of measurement: effect on adjustment after spinal cord injury, *Arch Phys Med Rehabil* 72:91, 1991.

42. Kroll K, Klein EL: *Enabling romance*, New York, 1992, Harmony Books.

43. Lefebvre KA: Sexual assessment planning, *J Head Trauma Rehabil* 5:25, 1990.

44. Lemon MA: Sexual counseling and spinal cord injury, *Sex Disabil* 11:73, 1993.

45. Low WY, Zubir TN: Sexual issues of the disabled: implications for public health education, *Asia Pac J Public Health* 12(Suppl):S78, 2000.

46. Mackelprang R, Valentine D: *Sexuality and disabilities: a guide for human*

service practitioners, Binghamton, NY, 1993, Haworth Press.

47. Maller JJ, et al: Traumatic brain injury, major depression, and diffusion tensor imaging: making connections, *Brain Res Rev* 64:213–240, 2010.
48. McCabe MP, Taleporos G: Sexual esteem, sexual satisfaction, and sexual behavior among people with physical disability, *Arch Sex Behav* 32:359, 2003.
49. McComas J, et al: Experiences of students and practicing physical therapists with inappropriate patient sexual behavior, *Phys Ther* 73:762–769, 1993.
50. Neufeld JA, et al: Adolescent sexuality and disability, *Phys Med Rehabil Clin North Am* 13:857, 2002.
51. Neistadt ME, Freda M: *Choices: a guide to sexual counseling with physically disabled adults*, Malabar, FL, 1987, Krieger.
52. Nosek M, et al: Psychological and psychosocial disorders: sexuality issues for women with physical disabilities, *Rehabil Res Development Progress Reports* 34:244, 1997.
53. Olkin R: *What psychotherapists should know about disability*, New York, 1999, Guilford Press, pp 226–237.
54. Reference deleted in proofs.
55. Reference deleted in proofs.
56. Rabin BJ: *The sensuous wheeler*, Long Beach, CA, 1980, Barry J Rabin.
57. Rintala D, et al: Dating issues for women with physical disabilities, *Sex Disabil* 15:219, 1997.
58. Romeo AJ, Wanlass R, Arenas S: A profile of psychosexual functioning in males following spinal cord injury, *Sex Disabil* 11:269, 1993.
59. Sandel ME, Delmonico RL, Kotch MJ: Sexuality, intimacy and reproduction following traumatic brain injury. In Zasler N, Katz D, Zafonte R, editors: *Brain injury medicine, ed 2*, New York, 2013, Demos Medical Publishing.
60. Sandowski C: Responding to the sexual concerns of persons with disabilities, *J Soc Work Hum Sex* 8:29, 1993.
61. Scott R: Sexual misconduct, *PT Magazine Phys Ther* 1:78, 1993.
62. Sipski M, Alexander C: *Sexual function in people with disability and chronic illness*, Gaithersburg, MD, 1997, Aspen.
63. Smith M: Pediatric sexuality: promoting normal sexual development in children, *Nurse Pract* 18:37, 1993.
64. Sobsey D, Randall W, Parrila RK: Gender differences in abused children with and without disabilities, *Child Abuse Negl* 21:707, 1997.
65. Stockard S: Caring for the sexually aggressive patient: you don't have to blush and bear it, *Nursing* 21:72, 1991.
66. Sunnerville P, McKenna K: Sexuality education and counseling for individuals with a spinal cord injury: implications for occupational therapy, *Br J Occup Ther* 61:275–279, 1998.
67. Suris JC, et al: Sexual behavior of adolescents with chronic disease and disability, *J Adolesc Health* 19:124, 1996.
68. Swartz DB: A comparative study of sex knowledge among hearing and deaf college freshmen, *Sex Disabil* 11:129, 1993.
69. Verduyn WH: Spinal cord injured women, pregnancy, and delivery, *Sex Disabil* 11:29, 1993.
70. Weppner DM, Brownscheidle CM: The evaluation of the healthcare needs of women with disabilities, *Prim Care Update Ob Gyns* 5:210, 1998.
71. Yim SY, et al: Quality of marital life in Korean spinal cord injured patients, *Spinal Cord* 36:826, 1998.
72. Young ME, et al: Prevalence of abuse of women with physical disabilities, *Arch Phys Med Rehabil* 78(12 Suppl 5):S34, 1997.
73. Zani B: Male and female patterns in the discovery of sexuality during adolescence, *J Adolesc* 14:163, 1991.

推荐阅读

Amador MJ, Lynn CM, Brackett NL: A guide and resource directory to male fertility following spinal cord injury/dysfunction, Miami Project to Cure Paralysis, 2000.
Gregory MF: *Sexual adjustment: a guide for the spinal cord injured*, Bloomington, IL, 1993, Accent on Living.
Greydanus DE: *Caring for your adolescent: the complete and authoritative guide*, New York, 2003, Bantam Books.
Karp G: *Disability and the art of kissing*, San Rafael, CA, 2006, Life on Wheels Press.
Kaufman M, Silverberg C, Odette F: *The ultimate guide to sex and disability*, San Francisco, 2003, Cleis Press.
Kempton W, Caparulo F: *Sex education for persons with disabilities that hinder learning: a teacher's guide*, Santa Barbara, CA, 1989, James Stanfield.
Leyson JF: *Sexual rehabilitation of the spinal-cord-injured patient*, Totowa, NJ, 1991, Humana Press.
Mackelprang R, Valentine D: *Sexuality and disabilities: a guide for human service practitioners*, Binghamton, NY, 1993, Haworth Press.
Sandowski C: Sexual concern when illness or disability strikes, Springfield, IL, 1989, Charles C Thomas. In *Resources for people with disabilities and chronic conditions*, ed 2, Lexington, KY, 1993, Resources for Rehabilitation.
Shortridge J, Steele-Clapp L, Lamin J: Sexuality and disability: a SIECUS annotated bibliography of available print materials, *Sex Disabil* 11:159, 1993.
Sipski M, Alexander C: *Sexual function in people with disability and chronic illness*, Gaithersburg, MD, 1997, Aspen.
Sobsey D, Gray S, editors: *Disability, sexuality, and abuse*, Baltimore, 1991, Paul H Brooks.

资源

SexualHealth.com
http://www.sexualhealth.com

Sexuality Reborn
Video available for purchase from the Kessler Medical Rehabilitation Research and Education Center
(973) 243-6812

Through the Looking Glass
http://lookingglass.org
2198 Sixth Street, Suite 100, Berkeley, CA 94710-2204
1-800-644-2666

American Association of Sex Education Counselors and Therapists
435 North Michigan Avenue, Suite 1717, Chicago, IL 60611
(312) 644-0828

Association for Sexual Adjustment in Disability
PO Box 3579, Downey, CA 90292

Coalition on Sexuality and Disability
122 East 23rd, New York, NY 10010
(212) 242-3900

Sex Information and Education Council of the United States (SIECUS)
130 West Forty-second Street, Suite 2500, New York, NY 10036
(212) 819-9770

Sexuality and Disability Training Center
University of Michigan Medical Center
Department of Physical Medicine and Rehabilitation
1500 East Medical Center Drive, Ann Arbor, MI 48109
(313) 936-7067

The Task Force on Sexuality and Disability of the American Congress of Rehabilitation Medicine
5700 Old Orchard Road, Skokie, IL 60077
(708) 966-0095
http://www.lookingglass.org
http://www.sexualhealth.org

第 13 章

睡眠与休息

Jean S. Koketsu

学习目标

通过本章的学习,学生或从业人员将能够做到以下几点:

1. 描述年轻成人的睡眠结构。
2. 描述睡眠结构在整个生命周期中的变化。
3. 描述睡眠和休息之间的区别。
4. 描述至少五个在日常作业活动中睡眠和休息不佳的后果。
5. 说出至少七项优化睡眠条件促进睡眠的技巧。
6. 描述作业治疗师在睡眠和休息的角色。

章节大纲

关键术语

生理节奏(circadian rhythm)
失眠症(insomnia)
休息(rest)
共病性失眠(comorbid insomnia)
非快速眼动睡眠(non-rapid eye movement sleep, NREM)
睡眠(sleep)

日间睡眠过多(excessive daytime sleepiness, EDS)
睡眠结构(sleep architecture)
自稳态(homeostasis)
多导睡眠图(polysomnograph, PSG)
睡眠卫生(sleep hygiene)
睡眠图(hypnogram)
快速眼动睡眠(rapid eye movement sleep, REM)

为了指导作业治疗师的实践,代表美国作业治疗的全国性组织——美国作业治疗学会(AOTA)建立了作业治疗实践框架(OTPF)[12]。每隔 5 年作业治疗实践框架都会接受 1 次评估,因此它是一份不断更新和发展的文件。最初的作业治疗实践框架(OTPF)(2002)[8]确定了人类参与的七大表现领域。这些表现领域包括日常生活活动(ADL)、工具性日常生活活动(IADLs)、教育、工作、游戏、休闲和社会参与等。在第 1 版中,睡眠和休息被归入日常生活活动(ADLs)的类别。作业治疗实践框架第 2 版(OTPF-2)(2008)包含了若干修订版本[10],其中的一个变化是将睡眠和休息作为一个独立的作业类别被重新分类。在作业治疗实践框架第 3 版(OTPF-3)中,睡眠和休息仍作为跟另外七个作业类别一样作为一个独立作业类别[12]。

案例研究

Tanaka,第一部分

Tanaka 女士今年 63 岁,是学校一年级的老师,她出生并长大在加利福尼亚州长大,她被诊断为左侧缺血性脑血管意外(CVA),身体右侧偏瘫,收治于住院部的康复部门,该部门专门治疗有神经损伤或神经病变的康复对象。Tanaka 女士已婚,与丈夫住在一栋单层住宅中,共同生活了 40 年,她出院后也将回到这里。Tanaka 女士有两个已成年的子女和三个孙子孙女。她丈夫 65 岁,身体健康,在她出院后将负责照顾她。

在发生脑血管意外(CVA)之前,Tanaka 女士是一名教师,她热爱她的工作和照顾孙子孙女。经评估后,她的状况如下:身体右侧偏瘫,有严重的感觉和知觉运动障碍,右臂出现水肿,肌张力低下,动作依赖他人协助。在中等程度的帮助下,她能够听从一步口头指令/手势指令。由于她躯干的控制能力、平衡能力、右侧知觉能力和耐力都出现损害,在床上活动、穿衣、个人卫生和梳洗方面都需要最大程度的帮助。她在洗澡、基本转移、工具性日常生活活动(IADLs)以及在社区内活动方面都完全依赖他人。Tanaka 女士在入睡前接受了 15 分钟的团队评估,先前的医院并未记录任何睡眠障碍的情况。

作业治疗师在上午约见 Tanaka 女士,处理日常生活活动(ADL)方面的问题,如床上活动、转移、穿衣和个人卫生方面的活动。护理人员指出,她"这一夜过得很艰难",只睡了 2~3 个小时。她住院的室友向作业治疗师抱怨 Tanaka 女士鼾声太大,并表示因此想换房间。一整天下来,Tanaka 女士都因为嗜睡而无法参与所有的治疗。康复期的第一周逐渐过去了,她仍因为嗜睡而一直难以参与治疗。

Tanaka 女士、她的家人和康复团队都担心她无法在夜间有一个安稳的睡眠,那么在白天她就难以保持清醒从而获得治疗效果,这样就不能在回家前达成康复目标。

本章将介绍作业治疗实践中的两大作业表现领域——睡眠和休息[12]。

思辨问题

1. 在解决 Tanaka 女士的睡眠障碍时,作业治疗师扮演着什么样的角色?

2. 什么是睡眠和休息? 为什么作业治疗师需要处理此作业领域的问题?

3. 为了帮助 Tanaka 的睡眠困难,作业治疗师能做些什么?

1922 年,作业治疗的创始人之一 Adolf Meyer[113]写道,即使在艰难的情况下,生活中仍需要平衡和协调的"四大"领域是工作、娱乐、休息和睡眠。许多年后,作业治疗实践框架第 2 版(OTPF-2)指出:"与其他任何作业类型不同,所有人都要因为参与作业而休息,同时在其整个生命周期的每一天都会进行数小时的睡眠"(作业治疗实践框架第 2 版,第 665 页)[10]。作业治疗实践框架第 2 版(OTPF-2)中提到了将睡眠和休息归为一个独立作业类型的原因,即"睡眠会对其他作业领域产生重大影响"[10](作业治疗实践框架第 2 版,第 665 页)。Jonsson 在 2007 年提出,在框架中突出强调睡眠是一个作业领域,有利于人们将生活方式的选择视为参与作业和保持健康的一个重要方面(作业治疗实践框架第 2 版,第 665 页)[10,93]。如前所述,作业治疗实践框架第 3 版(OTPF-3)继续将睡眠和休息作为一项独立的作业进行重点介绍。

因为睡眠和休息在实践中被视为一项作业,所以在治疗 Tanaka 女士时,作业治疗师着手解决睡眠和休息的问题是恰当的。

作业治疗中睡眠和休息的历史

在最早发表的作业治疗著作中,睡眠被认为是至关重要的。1921 年 10 月,Adolf Meyer 在全国作业治疗促进协会(现称美国作业治疗学会)第五届年会上发表论文时指出:

> 我们还必须了解许多其他主要节律:昼与夜的节律,睡眠和清醒的节律,饥饿和饱腹的节律,最后是工作、娱乐、休息和睡眠这四大元素的节律,我们的机体必须在实际的行动和实践中平衡这些节律,过一种有益身心的生活,以此为基础才能获得健全的感觉和思维,培养出健康的兴趣爱好[113]。

尽管作业治疗的创始人认为睡眠和休息对于在生

活中达成良好的平衡是至关重要的,但该领域似乎被作业治疗的著作和临床实践所遗忘。

Green[71]认为,由于该领域有影响力的学者在对作业进行分类时忽略了对睡眠的定义,作业治疗就几乎不关注睡眠领域了。Green还指出,作业治疗科学家不确定睡眠是否能被视为一项作业活动。Green在研究时从作业科学的文献中发现了有关分配睡眠时间和作业治疗师提供睡眠建议的证据。然而,他指出:"证据既不一致也不全面,尚不清楚为什么只有少数作者考虑到了睡眠"[71]。

Howell和Pierce[85]提出,虽然Meyer认为睡眠和休息作业是至关重要的,但这种观点没有被作业治疗所接纳或得到进一步发展,因为当今的文化过分强调工业、商业、家庭管理甚至休闲活动中的生产力。作者认为,新教的工作伦理、工业革命和维多利亚时代在塑造当前西方对恢复性作业的看法方面均发挥了作用。他们指出,西方社会忽略Meyer的信息是因为"人们普遍认为,睡眠浪费了宝贵的时间,而这些时间可以被更有效地利用"[85]。

Green[71]在回顾1990年以来出版的作业治疗教科书时发现,关于睡眠的信息很有限。然而他指出,Yasuda[71,79,188]、Hammond和Jefferson[79]分别在纤维肌痛和类风湿关节炎的章节中更加深入地讨论了这个问题。

最近,作业治疗的学生和实践者使用的主要教科书已经纳入了有关睡眠和休息的章节[101,159]。同样,Green和Westcomb[75]也编辑了一本关于睡眠的书,该书阐述了包括作业治疗在内的各个学科对于睡眠的观点。2015年,Green和Brown[72]专门针对作业治疗师编辑了一本有关睡眠的书。

美国作业治疗学会(AOTA)发布了名为"入门级教育计划"的文件[11],该文件确定了应包含在作业治疗学生课程中的关键领域。睡眠和休息的专题被纳入以作业为中心的要素列表中,入门级课程应当包括这些以作业为中心的要素。

2013年,Fung等人[63]在英国作业治疗期刊的一篇评论文章中建议,"睡眠(和觉醒)应该作为常规作业治疗实践的一部分进行定期的评估和处理"。他们建议在作业治疗课程中对睡眠及觉醒进行更多的教育:对睡眠本身、睡眠的评估和干预以及相关工具进行更多教育;让作业治疗师更多地参与该领域的专家举办的专业发展研讨会。Donoghue和McKay[136]研究了阻塞性睡眠呼吸暂停(obstructive sleep apnea,OSA)对爱尔兰人的作业造成的影响,并认同作业治疗师的干预可能会对睡眠障碍康复对象的生活产生重大影响。

应该考虑到,作业治疗师忙于为康复对象清醒时从事的作业提供帮助,因此可能会减少优先关注睡眠领域。例如,Tanaka女士身上存在许多需要作业治疗师解决的问题,这就产生了让她在期限内达到功能性目标和其他作业目标的压力,这种压力对于新上岗的实践者甚至是有经验的作业治疗师来说都相当巨大。数据显示,有脑血管意外(CVA)的康复对象入院康复时间缩短的同时,入院和出院时所做的功能独立性评定(FIM)的分数则证明,疾病的严重程度有所上升[70],帮助Tanaka女士迅速达成目标的压力相当之大。

因为睡眠和休息现已被确定为作业的一种类型,主要的作业治疗教科书都更加深入地讨论了该话题。美国作业治疗学会(AOTA)计划对睡眠教育和国际上作业治疗研究人员研究睡眠的兴趣给予支持。该教育计划将在课程中全面而深入地阐述睡眠和休息这项作业,这样执业的治疗师就可以提升他们在这方面的知识。

作业治疗对睡眠和休息的定义

睡眠

作业治疗对睡眠和休息的定义是不断变化的(或波动的),随着该新兴领域研究的不断增多,其定义还会不断发生变化。例如,作业治疗实践框架第3版(OTPF-3)[12]在术语表中没有给出睡眠(sleep)本身的定义,而是描述了围绕这项作业所展开的一系列活动,例如为入睡作准备、在夜里帮助孩子如厕以及在夜里为其他人提供护理(比如哺乳)。作业治疗实践框架第3版(OTPF-3)在描述睡眠时涉及其他类型的作业,并阐述了睡眠在为"健康、积极地参与其他作业"[12]提供支持方面所发挥的作用(作业治疗实践框架第3版,第S20页)。

作业治疗实践框架第2版(OTPF-2)将睡眠定义为"大脑和身体周期性的自然休息状态,在这种状态下,眼睛通常是闭合的,意识完全丧失或部分丧失,因而身体的活动减少同时对外界刺激反应性也降低"[10]。在睡眠期间,人类和其他哺乳动物的大脑进入了一个脑电波活动的特殊周期,其间会阵发性地做梦[10,167]。作业治疗实践框架第2版(OTPF-2)对睡眠的定义包括了睡眠期间意识可能完全丧失的说法[10]。

作业治疗实践框架第3版(OTPF-3)提到,睡眠准备工作是"为无意识的时间段预备实体环境……"[12]

（作业治疗实践框架第 3 版，第 S20 页）。然而，睡眠研究人员 Mahowald[108]表示，"现在有大量的证据表明，睡眠过程中主要存在的状态——觉醒、非快速眼动（NREM）睡眠和快速眼动（REM）睡眠并不相互排斥，而是可能混合或快速交错在一起，这就导致了许多临床现象的产生"。研究睡眠的心理学家和作家 Coren[42]指出，当我们睡着时，在某种程度上我们的视觉、听觉和触觉仍然在运行。

人类的睡眠不仅仅是觉醒的对立面，觉醒也不单是睡眠的对立面[109]。意识在睡眠中似乎并没有完全丧失。

休息

在作业治疗实践框架第 3 版（OTPF-3）中，休息（rest）被定义为"参与安静而毫不费力的活动，这些活动打断了身体和精神的活跃状态，使之呈现出放松的状态"[12]（作业治疗实践框架第 3 版，第 S20 页）。根据作业治疗实践框架第 3 版（OTPF-3），休息包括识别休息和放松的需求，减轻负担（身体负担、精神负担或社交负担），进行放松活动或有助于恢复能量、重获平静的活动，以及参与到有助于恢复新鲜感的活动中[12]。

Nurit 和 Michal[134]比较了与作业治疗相互影响的各个领域的文献是如何将休息概念化的。他们指出，心理学将休息视为人类的基本需求[110]，而护理专业对身体休息和精神休息作出了区分。各种宗教和哲学流派都认为休息对恢复精力和保持注意力至关重要。研究人员总结说，虽然休息的概念在各个领域中有所不同，但这些领域都支持作业治疗对休息的看法，即休息对健康、和谐的生活是至关重要的。

Nurit 和 Michal 还回顾了医学中对于卧床休息概念的争论。他们指出，在过往，人们强烈建议康复对象多休息[28,134]。但他们又指出，有研究表明，与非卧床的康复对象相比，卧床休息对康复对象造成了不良影响[4]。

本章重点介绍休息的一般概念，而不是医生所指示的那种卧床休息（即出于医疗或安全的原因不允许康复对象下床）[6]。

睡眠与休息

作业治疗实践框架第 3 版（OTPF-3）将睡眠和休息的概念诠释为"与获得恢复性休息和睡眠有关的活动，这些活动为健康、积极地参与其他作业提供了支持"[12]（作业治疗实践框架第 3 版，第 S20 页）。Pierce[146]并没有将作业划分为工作、娱乐、休闲和自我照顾，这些类别被她称作"文化中所采用的类别"。Pierce 根据个人如何体验一项作业来描述作业的类别。她描述了三类作业，第一类是愉悦性作业，其中包括娱乐和休闲；第二类是生产性作业，其中包括了工作；第三类是恢复性作业，其中包括睡眠、自我照顾和安静的活动[145,146]。Howell 和 Pierce[85]认为，在愉悦性作业、生产性作业和恢复性作业中，恢复性作业是最少被重视的。Pierce[146]在 2003 年指出："对于我们的康复对象，改善其作业模式中恢复性作业的质量，是有必要且至关重要的。如果没有进行充分的恢复，生产力和愉悦程度也只会维持在较低的水平"。

在作业治疗中解决睡眠问题的必要性

需要强调的是，作业治疗的创始人 Adolf Meyer 认为，睡眠是决定人类是否能够发挥机能的四大因素之一（其余三个因素是工作、休息和娱乐）。同样值得注意的是，作业治疗实践框架（OTPF）也把睡眠当作一项重要的人类作业[12]。作业治疗师应当解决睡眠问题，这里还存在一个更加令人信服的理由，即睡眠是一项各个年龄段的人都涉及或都应该参与的作业。在作业治疗实践框架第 3 版（OTPF-3）列出的八种作业中，睡眠和休息是唯一不能由其他人或通过其他方式执行的作业。人们可以改变睡眠环境和相关的活动，但为了个人能发挥出最佳机能（更何况要生存），睡眠这种行为本身是唯一一种不能被改变的作业。Dahl[45]就直白地说道，"睡眠不是某种生物性的奢侈品。睡眠对于基本的生存至关重要，它发生于所研究过的每一种生物体中。动物若被剥夺了睡眠就会死亡"。

如本章所阐明的，睡眠（或睡眠的缺乏）几乎在每一家机构影响着每一个作业治疗实践者的康复对象群体。

在作业治疗中解决休息问题的必要性

如前所述，在作业治疗实践框架第 3 版（OTPF-3）[12]中，休息与睡眠被视为作业表现的一种主要类型。然而，不应将休息和睡眠混淆在一起。根据 Dahl[45]的说法，"睡眠不仅仅是休息。单纯的休息不会产生睡眠后的恢复状态"。如果 Tanaka 女士这样的康复对象在白天里"休息"但不睡觉，她仍然会感到睡眠不足，也就无法受益于睡眠的恢复功能。

Howell 和 Pierce[85]除了讨论睡眠给身体、认知和精神带来的恢复性效果外，还讨论了休息的重要性。他们注意到，人们在判定哪些作业是恢复性作业时展现出了个体的独特性，一个人可能会认为一项特定的活动是放松而平静的，而这项活动对另一个人可能就不是。作者还指出，高度恢复性的作业往往具有固定不变的例行程序，这些程序具有简单性甚至是重复性。高度恢复性的作业通常被认为是愉快的，根据该作业的传统和历史，还会具有个人意义。

休息、生物钟和睡眠方面的专家 Edlund[57] 指出，除了睡眠外，人体还需要四种不同类型的主动休息，即身体休息、心理休息、社交休息和精神休息。他说："休息不是无用的，而是我们进行更新和维持生存的主要途径"[57]。他的书《休息的力量：为什么仅仅进行睡眠是不够的：重置身体的 30 日计划》阐述了人们可以如何高效地获得这些类型的休息。

睡眠、休息及作业公义

作业公义（occupational justice）是指作业治疗行业关注的是所有人都能够有机会参与作业，而"不论其年龄、能力、性别、社会阶层或其他差异"[133]。作业公义描述了作业治疗实践者对于康复对象、环境和背景在伦理、道德以及民事方面的关注[12]。睡眠这种作业在安全的环境和背景中可以得到优化，特别是对于有精神疾病或身体残疾的人。在 2014 年对全美国的社区进行的实时调查中，共发现 49 933 名流浪的退伍军人（占总数的 8.6%），[120] 这些退伍军人中有 54% 被发现有精神疾病或身体残疾。

流浪的退伍军人往往是男性（91%），单身（98%），居住在城市里（76%），有精神疾病和/或身体残疾（54%）。所有退伍军人中的黑人仅占总数的 11%，却在流浪退伍军人中占至 39%，说明黑人在流浪退伍军人中所占的比例过高。

睡眠研究人员 Dement 和 Pelayo[52] 指出："在大城市的中心地带，我们已经开始看到大量流浪无家可归的人没有舒适、安全的睡眠场所，这是一个令人遗憾的事实"。作业治疗师会大量接触到社会上的一类人，这类人在统计学上可能不会被视为无家可归者，但可能在未达标的较差的环境中生活（和睡眠）。除了人之外的其他物种都懂得试图寻找安全的地方睡觉。

睡眠的社会史及文化影响

Howell 和 Pierce[85] 指出，我们目前对作业所持的观点受到许多因素的影响，而在 16 世纪新教改革时期发展起来的新教工作伦理是其中最重要的因素之一。在这段时间里，欧洲接纳了诚实、节俭和勤奋的价值观。休闲（通常伴随着愉悦性、"非生产性"的活动，如睡眠和休息）被认为是一种潜在的诱惑，能将人引入罪恶之中，因此应当予以避免。这种观点与谚语"游手好闲是罪恶的根源"相类似。

Coren[42] 在 1996 年指出，Thomas Edison 发明的灯泡使人们可以整晚地进行轮班工作，因此灯泡对睡眠具有巨大的影响，并有助于改变社会。根据 1910 年的一项研究所记录的数据，在 1913 年引入现代钨丝灯泡之前（一种便宜而持久的灯泡），一般人每晚睡 9 个小时。新型灯泡的发明使工人再也不用摸黑工作，但具有讽刺意味的是，这种灯泡可能同时减少了后代的睡眠时间。

由美国国会授权创建的国家睡眠障碍研究委员会在 20 世纪 90 年代得出结论："睡眠不足和不明原因的睡眠障碍普遍存在，其根本原因是教育系统未充分关注睡眠这个话题，从而导致公众和业界对睡眠的认识一直处于较低的水平"[52]。2015 年，Dement 和 Pelayo[52] 指出，19 世纪以来进行的国际调查表明，在工业化国家，人们的睡眠时间比一个世纪以前要少。Dement 和 Pelayo[52] 提及了日本的研究，在该研究中每年都进行 1 次调查。他们指出，这些调查显示，自 1920 年以来每天的睡眠总量减少了 1.5 小时。

2009 年，在美国国家睡眠基金会（NSF）组织的一项民意调查中[129]，对美国大陆随机抽样的美国人进行了 1 000 次电话访问。受访者至少年满 18 岁，且是户主。他们被问及需要多少小时的睡眠才能在白天达到最佳状态。平均而言，受访者表示需要 7 小时 24 分钟的睡眠才能达到最佳状态。然而，他们提到，通常在周末或工作日，平均睡眠时间为 6 小时 40 分钟，这比 1910 年所报告的时间少了将近 2.5 小时。在 2014 年美国国家科学基金会（NSF）组织的一次民意调查[131]中，接受调查的 1 103 名成年人均为 6~17 岁孩子的父母或对 6~17 岁的孩子负有养育责任的成年人，超过 90% 的人认为睡眠对孩子和他们自己的情绪、健康和表现非常重要或极其重要。虽然父母认为获得充足的睡眠是很重要的，但他们承认，孩子并没有获得足够的睡眠，特别是当他们越长越大的时候。

这些统计数据表明，在整个文化环境中都存在"睡眠负债"（sleep debt），这一事实与作业治疗师息息相关。根据作业治疗实践框架第 3 版（OTPF-3）[12]，作业治疗师的总体目标是"通过参与作业,获得健康、幸福并融入生活"。

影响 Tanaka 女士的主要文化是西方文化,她对于睡眠有自己独特的看法和价值观。因此,明确 Tanaka 女士以及她的家人对睡眠的看法是非常重要的。他们认为睡眠是重要的活动? 还是认为睡眠是在浪费时间?

睡眠习惯的文化

西方工业社会中的睡眠行为是颇具文化特色的。Worthman 和 Melby[186] 在对西方工业社会与土著文化之间的睡眠做比较分析时指出了几种独特的西方睡眠习惯,其中包括:

1. 自婴儿期的早期开始就独自睡眠,这种做法是基于这样一种文化规范和文化信仰,即为避免在睡觉时压迫婴儿导致窒息,需要赋予婴儿独立性和自主性;需要遵循性方面的礼仪。

2. 将睡眠时间合并在一个较长的时间段里。

3. 在儿童期就被迫遵循固定的就寝时间,工作中或学校里严格的日程表以及机械化的唤醒设备进一步强化了这个遵循过程。

4. 住宅的设计和建造旨在提供极为隐秘、安静、可控的睡眠环境,并将声音和景象隔绝在这个空间之外。

相比之下,非西方的睡眠者习惯共用床位或在同一空间中睡眠[188]。2012 年,Steger[162] 提到,在一些文化中,让婴儿或幼儿单独睡在房间里"简直不可思议"。Steger 还指出,日本的母亲们与孩子一起睡觉,而不是强迫孩子独自在房间里哭着睡去。这些母亲们相信,通过这种方式将安全感和归属感传递给孩子是非常重要的。

Steger[162] 指出,在单相睡眠文化(夜间长时间睡眠)中,只有"边缘化群体"(例如儿童或患者)或夜班工作者才被允许在白天睡觉。正如 Steger 所描述的,"午睡文化"支持双相睡眠。在双相睡眠中,夜间和午间的睡眠都有预定的时间。在夜间和下午早些时候,社会生活就逐渐停止。如果除了夜间有规律的睡眠之外,在白天还存在不规律的睡眠时段,那么就形成了"小睡文化"(多相睡眠)。但是,这三种基本类型中还包括许多其他类型的睡眠文化。

与西方文化相比,其他文化对睡眠时间的安排可能更加灵活,其睡眠/觉醒状态也更具变动性,并且人们可能会在更具感官刺激的场所入睡或睡觉[186]。如前所述,西方的睡眠区域经过设计只给人最低的感官刺激[186],即与自然环境隔绝,几乎不与他人接触,对温度

进行控制,以及保持最低限度的噪声、活动和光照。与此相比,其他文化中的睡眠者在睡眠时会暴露于自然环境之中,与他人同睡,并可能习惯于声音、活动和光照。例如,巴拉圭的亚契人、委内瑞拉南部的希维人、扎伊尔的埃费人和博茨瓦纳西北部的昆人在夜间将火用作光照、热源和保护,因此可能需要照看火并常常醒来查看火堆燃烧的情况[186]。

人类通常都是躺着睡觉(除非生病或处于婴儿期),但在睡眠配置方面(如床上用品)可能有很大差异[186]。例如,居住在热带或温带地区并定期迁移的"采食者"(例如亚契人、埃费人和昆人)不会在平台上睡觉,而是直接睡在地上[186]。昆人睡在稳固的沙地上,沙地上铺有兽皮、毯子或什么也不铺。埃费人睡在几层薄薄的树叶上或睡在木柴之间。希维人则睡在吊床上。Worthman 和 Melby[186] 认为,上面列出的所有族群都没有使用枕头或覆盖物,而西方人则大量使用这些床上用品。上面列出的族群几乎不使用床上用品可能与有限的技术和资源有关,但也可能是为了避免寝具材料滋生害虫,如跳蚤、臭虫、虱子或螨虫[186]。

由于文化背景和成长环境的不同,人类在睡眠模式和睡眠发展史方面展现出了极为丰富的多样性[184]。Steger[162] 认为,放松平静的睡眠所需的情绪安全感来源于四个要素,这四个要素塑造了世界各地的睡眠习惯:

1. 实体睡眠环境/睡眠场所的稳定性。

2. 可信赖之人的存在。

3. 重复的固定程序或惯例。

4. 社会对某些睡眠行为的接受(图 13.1)。

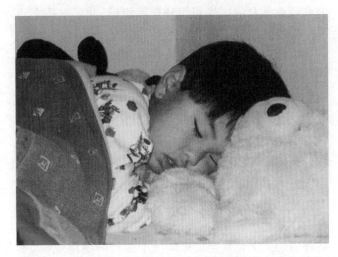

图 13.1　这位 3 岁的小男孩为了获得慰藉和安全感使用泰迪熊作为睡眠辅助物。小男孩年龄尚小,所以这种行为可以被社会所接受,但是当他进入青春期和成年期时就不一样了(图片来源:Jean S. Koketsu)

对于作业治疗师来说,了解康复对象的睡眠史和睡眠文化是非常重要的,这样才能在睡眠方面为康复对象设定切合实际且有意义的目标。作业治疗实践框架第 3 版(OTPF-3)承认,康复对象在自身文化背景下参与作业会影响该作业的组织方式[12]。

作业治疗师在治疗 Tanaka 女士时应该了解她在卒中之前特有的睡眠习惯。她是单独睡在床上还是和丈夫睡在一起?她通常什么时候入睡和醒来?她通常会小睡吗?在就寝前或醒来时,她有什么习惯或惯例?她的睡眠过程是否中断,比如起床去洗手间?她睡在什么类型的床上?她对床单和枕头有什么偏好?她睡觉的房间里是否有噪声?什么样的光线和温度对她来说是舒适的?

睡眠医学简史

睡眠医学是一种相对新兴的医学专业。William C. Dement 虽然身为睡眠医学的先驱,但仍然认为自 20 世纪 20 年代开始研究睡眠的生理学家 Nathaniel Kleitman 是第一个将自己的职业生涯投入到睡眠研究中的人[49,50,52]。在 20 世纪 50 年代早期,Kleitman 和 Aserinsky 首次描述了快速眼动(rapid eye movement, REM)睡眠。在 20 世纪 50 年代后期,Dement 和 Kleitman 首次对整夜的脑电图(EEG)做了报告[51]。1965 年,欧洲首次确认了睡眠呼吸暂停这种疾病。1970 年,Dement 在斯坦福大学医院建立了第一个睡眠障碍中心。在 20 世纪 70 年代,睡眠障碍诊所的数量出现了迅速增长。从那时起,睡眠医学就成了医学中的一个专业,人们创立了以睡眠为重点的学术期刊,建立了致力于睡眠研究和睡眠教育的国家组织和国际组织,并要求国会设立一个专注于睡眠的委员会。

Dement 和 Pelayo[52] 在报告中提到,在学术界,没有一门学科最适于承担起为公众进行睡眠教育的责任。他们发现,传统的高校学术组织认为由心理系和生物系来讨论睡眠问题是"理所当然的选择"。Fung 等人[63]认为"作业治疗师应具备一些评估和解决睡眠问题的技能"。在这些研究人员看来,作业治疗似乎是一个"理所当然的选择",或者对该学科而言,至少是一个上佳的选择。

作业治疗实践框架第 3 版(OTPF-3)对"人们是在物理、社会、文化甚至虚拟环境中参与一项作业(如睡眠)的"这一观点的重要性作出了强调,作业治疗师在帮助有作业障碍的群体时必须考虑到这一点。社会学家 Williams 等人[180]提到了睡眠问题的"医学化"(即

"在文化中将睡眠问题描述为医学问题"),并阐述了大众文化和媒体如何在定义和强调睡眠问题以及有关睡眠的看法等方面发挥作用。

本章更多地从医学的角度来定义睡眠和解决睡眠问题。但是,还必须考虑到睡眠的复杂性和多样化——作业治疗师不能仅仅用医学的方法处理这个问题。

睡眠医学对睡眠的定义

行为上的定义

根据 Carskadon 和 Dement 的研究[36],睡眠的两个最典型的特征是:①它是可逆的行为状态;②表现出对环境的感知脱离和无反应性。感知脱离是与清醒的状态相比较的,在清醒的状态下,人可以意识或感觉到世界上的各种景象、声音、气味[52]。例如,Dement 和 Pelayo[52]指出,即使将眼睑用胶带粘住防止其闭合,我们在入睡时也看不见东西。然而,这种感知脱离并不是无意识的,它仍被看作一个活跃的过程。睡眠的另一个重要的典型特征是可逆性,这意味着根据他或她所处的睡眠阶段,一个人可以相对容易地脱离该睡眠状态[52]。出于可逆性方面的差异,应对正常睡眠以及其他与睡眠相似的状态(如昏迷、麻醉和冬眠)作出区分[52]。

Dement 和 Pelayo[52]认为睡眠是一个恢复性的过程,"在生活的日常周期循环中,睡眠和清醒是作为互补的阶段而存在的(首尾连接在一起)"。睡眠的特征通常是闭眼、卧位的姿势(躺下)和行为静止[36]。其他睡眠行为也可能发生,如说梦话和梦游[36]。

根据脑电波模式以及眼睛和肌肉的活动,科学家对几个不同阶段的睡眠作出了描述。两种主要的睡眠类型是非快速眼动(non-rapid eye movement, NREM)睡眠(NREM 的发音为 non-rem)和快速眼动(REM)睡眠[52]。这两种睡眠状态(NREM 和 REM)几乎存在于所有哺乳动物和鸟类中,它们之间的区别就和睡眠与清醒之间的区别一样大[36]。

美国睡眠医学学会(AASM)将睡眠阶段分为 N1 阶段(NREM 1)、N2 阶段(NREM 2)、N3 阶段(NREM 3)和 R 阶段(REM)[88]。应当指出的是,美国睡眠医学学会(AASM)在 1968—2007 年,将非快速眼动睡眠分为四个阶段(阶段 1 至阶段 4),之后,第 3 阶段和第 4 阶段被合并为一个阶段(N3 阶段或慢波睡眠阶段)[52]。非快速眼动睡眠占青年人总睡眠时间的 75% ~ 80%。这些阶段是根据脑电图(EEG)中的脑电波模式来定义

的。非快速眼动睡眠中的脑电图模式是同步化的,除了显示出高电压慢波的波形外(图 13.2),还显示出被称为纺锤形波和 K 复合波的波形。Carskadon 和 Dement[36]将非快速眼动睡眠简洁地定义为在可移动的身体中存在的一种相对不活跃但能主动调节大脑的状态[36]。

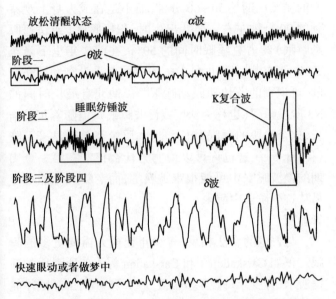

图 13.2　脑电图(EEG)上呈现的用于识别睡眠阶段的脑电波(摘自*Epstein LJ, Mardon S: Harvard Medical School guide to a good nights sleep*, New York, 2007, McGraw-Hill)

快速眼动睡眠在年轻人的总睡眠时间中占 20% ~ 25%,其特征是脑电波被激活、肌肉缺乏张力或麻痹,偶尔还会出现眼球的快速转动[36]。眼球的运动在双眼同步进行且运动快速,尽管可能会出现漂移运动[52]。快速眼动睡眠与梦境有关[52]。该结论的根据是,从这种睡眠状态中被唤醒后,大约 80% 的人都声称他们能回忆起栩栩如生的梦境[51]。在快速眼动睡眠中,脑干机制抑制了姿势肌的运动紧张性和脊髓的运动神经元。人们相信,在快速眼动睡眠期间出现身体麻痹是为了避免梦中的人在肢体上表现出梦中的内容并伤害自己或他人,但是在该期间还是会发生短暂、轻微的位置变化或肢体运动。Carskadon 和 Dement 对快速眼动睡眠做了简洁的定义,即"活跃的大脑,麻痹的身体"[36]。

来自人类和其他物种的证据表明,哺乳动物在快速眼动睡眠过程中体温调节的能力极为低下[36]。快速眼动睡眠期间对极端温度较差的反应能力表明,当到了夜间——快速眼动睡眠成为主导睡眠模式的时候,体温调节能力就可能更差。这些是作业治疗师在治疗有体温调节问题的康复对象时应当考虑到的重要因素。有趣的是,Carskadon 和 Dement[36]指出,在极端的环境温度下,在非快速眼动睡眠阶段会出汗或发抖,但在快速眼动睡眠阶段出汗或发抖的情况很有限。

睡眠结构

多导睡眠图

多导睡眠图(polysomnograph, PSG)是对睡眠期间特定的生理变量所做的连续记录。在睡眠研究期间,通常于夜里在睡眠诊所内进行多导睡眠监测。多导睡眠图对睡眠进行了量化。美国睡眠医学学会(AASM)建议测量脑电波(通过脑电图[EEG])、眼球运动(通过眼电图[EOG])、下颌和腿部肌肉运动(通过肌电图[EMG])、呼吸气流、氧饱和度和体位[88]。美国睡眠医学学会(AASM)还建议通过多导睡眠图额外记录呼吸、唤醒(觉醒)、心脏(如心率)、运动和行为方面的数据[88]。

将睡眠的各个阶段绘制在一张图上,这张图就被称为睡眠图(hypnogram)(又称直方图或睡眠图示),它是根据多导睡眠监测收集到的数据绘制的。该图表状似城市的天际线,睡眠专家称之为睡眠结构(sleep architecture)(图 13.3)。利用一整夜的脑电图、眼电图、肌电图记录,康复对象的睡眠建筑呈现出了个人睡眠状态的详细状况。该直方图显示出以下内容:

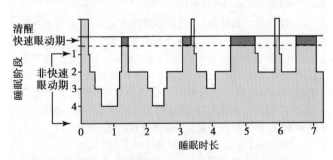

图 13.3　睡眠结构。该睡眠图的线条状似天际线,描绘出了典型的夜间睡眠状态。睡眠图记录下了整夜睡眠研究中的睡眠阶段(摘自*Epstein LJ, Mardon S: Harvard Medical School guide to a good nights sleep*, New York, 2007, McGraw-Hill)

入睡所需的时间(睡眠潜伏)。
睡眠阶段的次序。
每个睡眠阶段的时间。
总睡眠时间。
夜间唤醒次数和时长[49]。

体动记录仪

使用体动记录仪(actigraphy)是另一种测量睡眠的方法。在研究中以及临床治疗有睡眠障碍的康复对象时,越来越多地应用到体动记录仪[117]。康复对象在手腕上配戴运动传感器后,传感器会持续监测运动情况[52]。可以立即下载数据,或者在规定的时间内配戴传感器。与多导睡眠图相比,使用体动记录仪更方便,也更低廉[52]。近年来,已开发出了智能手机应用程序和睡眠管理系统用于追踪睡眠。

正常睡眠的进程

正常的年轻人首先以非快速眼动睡眠的形式进入睡眠,持续80~100分钟后发生快速眼动睡眠。一整夜中,非快速眼动睡眠和快速眼动睡眠以90分钟为周期交替出现,通常伴随着快速眼动睡眠时间的逐步增加[36]。框13.1列出了睡眠的一般阶段,并描述了这些阶段的身体机能[a]。

框13.1　非快速眼动睡眠和快速眼动睡眠的阶段

非快速眼动睡眠:

N1睡眠阶段(1~7分钟):

N1阶段被认为是进入睡眠或进入快速眼动睡眠的过渡性清醒状态。体温开始下降,肌肉开始放松,眼睛可能会缓慢地左右移动。脑电图显示,脑电波减慢至每秒4~7个周期(θ波)。处于该阶段的人可以轻易地通过轻敲或轻声呼唤个人名字来唤醒(低唤醒阈值)。然而,每个人在N1阶段的感受都不尽相同。如果在这个阶段被唤醒,一个人可能会说他或她正在睡觉,而另一个人可能只会说他或她昏昏欲睡。睡眠严重受扰的常见征兆是这个阶段睡眠的时长和百分比有所增加。

N2阶段(10~30分钟):

N1阶段之后是N2阶段。眼睛的运动不多,心率和呼吸比人醒来时缓慢。这是真正睡眠的第1阶段。脑电波是不规则的:脑电图显示中等大小的脑电波,并伴有短暂的快速睡眠纺锤形波或每2分钟出现1次的K复合波。一般来说,在这个阶段唤醒一个人需要更强烈的刺激(更高的唤醒阈值)。在这个阶段的后期,脑电图显示出高电压的慢波活动。总体来说,这个阶段可能会占据半个夜晚的时间。

N3阶段(在第1个周期为20~40分钟):

N3阶段的睡眠也被称为δ睡眠或慢波睡眠(以前称为第3阶段、第4阶段睡眠)。呼吸减慢并变得更加规律,血压和脉搏下降到清醒状态的20%~30%。脑电图会显示出高幅慢波。N3阶段约占总睡眠时间的10%~15%,但在老年人尤其是男性中可能无法检测到。

快速眼动睡眠

R阶段(在第1个周期为1~5分钟,后期增至30分钟)

体温、血压、心率、呼吸率都有所上升,而且往往是不规律的。阴蒂或阴茎可能会勃起。脑电图显示振幅急剧下降,这与清醒状态的振幅类似。体温调节受到严重抑制。运动神经元也受到抑制,这意味着主要的肌肉(除膈肌和眼肌外)会出现麻痹。

注意:睡眠期间的脑电波模式见图13.2。慢波睡眠(SWS)被认为是生理修复过程中修复力最强的阶段,而快速眼动睡眠被认为是巩固记忆所必需的阶段。

[a]参考文献36,52,58,80,83 and 158.

各年龄阶段的睡眠

研究表明,年龄是影响睡眠阶段的最强烈和最具持续性的因素(图13.4)[36,140]。新生儿身上呈现出睡眠阶段最大的差异——在生命的第一年里,新生儿入睡时首先经历的是快速眼动阶段(图13.5)。婴儿的睡眠也在快速眼动和非快速眼动之间进行循环,但他们的循环周期是50~60分钟,而不是在成人身上观察到的90分钟左右。婴儿出生时,积极睡眠(或快速眼动睡眠)约占总睡眠时间的50%,在前2年里下降至20%~25%[36]。婴儿在2~6岁之前似乎没有发展完全的、可识别的非快速眼动睡眠[36]。幼儿有最长时间的N3阶段睡眠(也称为深度或慢波睡眠),但随着年龄增长,这个阶段的睡眠时长和睡眠质量都出现显著下降(图13.6)。这也许可以说明为什么孩子在第一个周期的慢波睡眠中可能很难被唤醒,而老年人可能更容易从这个阶段中醒来。

青春期

与普遍的看法相反,青少年比成人需要更多的睡眠。正如Carskadon[35]和Carskadon等人[37]所引用的证据所示,青少年每晚至少需要9~9.25小时的睡眠才能保持最佳的清醒状态。青少年的日夜节律调时系统也表现出时相的延迟,这意味着他们的生物钟提醒他们熬夜并将睡眠时间推后(例如睡眠时间为午夜到上午9点)[37]。青春期会出现慢波睡眠最大的量变:在青春

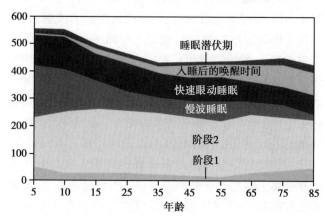

图13.4　以分钟为单位测量时间,并对以下项目的数值做了记录:年龄、睡眠潜伏期(入睡所需时间)、入睡后的唤醒时间(WASO)、快速眼动(REM)、慢波睡眠(SWS),以及第1阶段和第2阶段的睡眠。请注意,随着年龄的增长,入睡需要更长的时间(睡眠潜伏期增加),深度睡眠时间减少,第1阶段和第2阶段睡眠的时间会增加。另外请注意,在青春期,慢波睡眠会出现显著下降。随着年龄的增长,夜间唤醒(WASO)也会增加(摘自 Ohayon M, et at: Meta analysis of quantitative sleep parameters from childhood to old age in healthy individuals: developing normative sleep values across the human lifespan, Sleep 27:1255-1273,2004.)

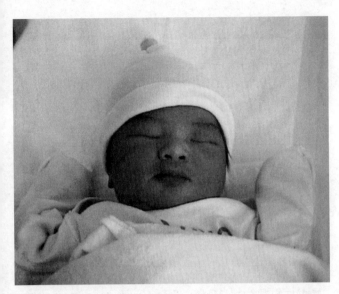

图 13.5　新生儿在生命的第一年里首先进入快速眼动睡眠，并在快速眼动睡眠和非快速眼动睡眠之间进行循环，这种循环以 50~60 分钟为周期，而不是在成人身上观察到的 90 分钟（图片来源：Jean S. Koketsu）

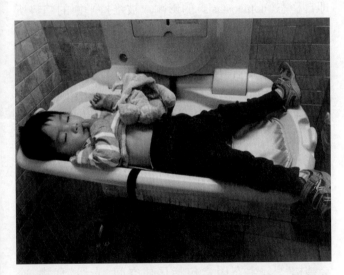

图 13.6　一个 22 个月大的孩子在任何地方入睡都不会感到不安，即使是在一个公共的尿布更换桌上。幼儿深度睡眠的时间最长，所以他们很难从 N3 阶段睡眠中被唤醒（图片来源：Windy Chou）

期，即使在夜间睡眠时间保持不变的情况下，慢波睡眠也会下降近 40%[36]。在治疗对象、进行日程安排和达成最佳作业表现的作业治疗实践中都需要考虑到这些重要因素。

成年期和衰老

从 20~60 岁，睡眠模式的变化不像儿童时期那样快速。然而，其睡眠模式存在一致的趋势，如睡眠效率降低、恢复性深度睡眠时间减少以及深度睡眠阶段更容易被唤醒（表 13.1）。60 岁以后，依旧持续着成年期的睡眠趋势[58]。衰老的标志是 N1 阶段（非快速眼动睡眠）时间百分比增加，N3 阶段（深度睡眠、慢波睡眠）时间百分比减少，尤其是男性。随着年龄的增长，睡眠效率也会降低。睡眠效率的计算方式是一个人睡着的实际时间除以他或她躺在床上的时间。45 岁左右时的睡眠效率为 86%，而 70 岁以上的人睡眠效率会降至 79%。短时间的唤醒在老年人中也更常见。此外，老年人可能会将睡眠时相提前，这意味着他们可能会在傍晚昏昏欲睡，并倾向于在一大早醒来[36]。

Carskadon 和 Dement[36] 提到，关于老年人睡眠最著名的发现是不同个体之间变异性的显著增加，因此对于年轻人睡眠所得出的一般化结论就不再适用了。

生理节律、自稳态和非稳态

人体睡眠的时间由体内的两个系统进行调节：生物钟（biological clock）和睡眠/觉醒自稳态（sleep/wake homeostasis）。

生理节律（circadian rhythms）是以 24 小时左右为周期的、由生物钟（又称生物指引器或生物振荡器）引导的行为和生理机能的变动[115]。内部生物钟在无需外部提示的情况下，持续地在一天 24 小时内对睡眠和觉醒的时间和周期、体温、血压和激素的释放进行调节。然而，被称作"授时因子"（zeitgebers）的环境刺激物或时间线索[55]有助于将生物钟同步到 24 小时制。

表 13.1　睡眠随着衰老而变化					
	20 岁	40 岁	60 岁	70 岁	80 岁
睡眠潜伏期	16 分钟	17 分钟	18 分钟	18.5 分钟	19 分钟
总睡眠时间	7.5 小时	7 小时	6.2 小时	6 小时	5.8 小时
第 2 阶段睡眠时间	47%	52%	53%	55%	57%
深度睡眠时间	20%	15%	10%	9%	7.5%
快速眼动睡眠时间	22%	21%	20%	19%	17%
睡眠效率	95%	88%	84%	82%	79%

（数据摘自 Epstein LJ, Mardon S: Harvard Medical School guide to a good night's sleep, New York, 2007, McGraw-Hill, p 43; and Ohayan M, et al: Meta analysis of quantitative sleep parameters from childhood to old age in healthy individuals: developing normative sleep values across the human life span, *Sleep* 27: 1255-1273, 2004. ）

对大多数物种来说，光线是最主要的授时因子[115]，明亮的光线可以改变生理节奏。盲人可能不会有意识地感知光线，但仍然可以将生理活动调节成 24 小时制。因为人的眼睛具有辐射感受器，这种感受器尽管无法产生视觉图像，但仍可以让人感知到光线[143]。许多盲人的感受器可能还完好无损，这就使他们可以照常调节生理活动的周期。然而，没有眼睛（或感受器）的人常常在调节生理活动周期方面感到困难，并且生理节奏可能出现问题[143]。

位于大脑下丘脑的视交叉上核（suprachiasmatic nucleus，SCN）中的主生物钟（24 小时）决定了我们何时感到困倦，何时感到最为清醒。褪黑激素是一种自然分泌的激素，它会受到光线的抑制。褪黑激素在夜间由松果体分泌，它能诱导睡眠并具有使生理节奏同步的能力（图 13.7）[150]。

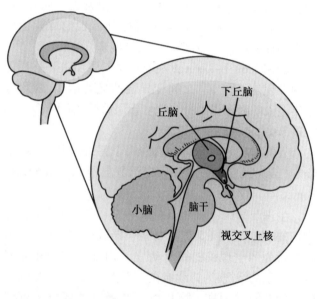

图 13.7　睡眠/觉醒控制中心位于下丘脑的视交叉上核。它负责调节睡眠和觉醒的生理节律（摘自 *Epstein LJ, Mardon S: Harvard Medical School guide to a good nights sleep*, New York, 2007, McGraw-Hill）

睡眠和清醒的生理节奏呈双峰分布。最强烈的睡眠欲望发生在午夜和黎明之间以及下午 3 时左右（图 13.8）[58,116]。这就解释了为什么人们在清晨 2~4 时之间难以保持清醒以及为什么他们觉得午餐时间过后的下午最为困倦。睡眠不足的人在生理节奏循环到下午时会比睡眠充足的人感到更为困倦。另一方面，如果一个人睡眠不足并已长时间保持清醒，他或她可能难以在生物钟"提示"的时间内入睡。这也许能解释世界旅行者的困惑：他飞过了许多时区，想要睡觉却无法入睡，因为生物钟告诉他的身体要保持清醒。

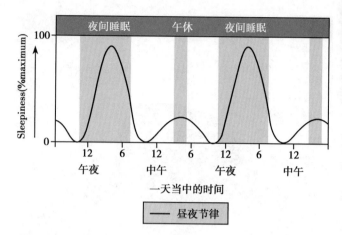

图 13.8　睡眠和觉醒的生理节律在一天 24 小时内有两个睡意的高峰。这些睡意的高峰发生在午夜和黎明之间（有更高的峰值）以及正常午餐时间之后的下午（摘自 *Epstein LJ, Mardon S: Harvard Medical School guide to a good nights sleep*, New York, 2007, McGraw-Hill）

人们认为，正常睡眠的所有阶段都受到稳态控制即自稳态（homeostasis）的影响或被维持平衡的趋势所影响。一个人清醒或被剥夺某些睡眠阶段的时间越长，想要获得失去的这种睡眠或睡眠阶段的驱动力就越大[169]。换句话说，只要一个人醒来，睡眠负债[2]就开始积累。这种睡眠/觉醒的自稳态创造了对睡眠和清醒进行平衡的驱动力。

另一个不太为人所知的机制是非稳态过程[143]，它是控制睡眠/觉醒周期的另一个因素。非稳态通过大量或多种生理或行为变化实现了系统的稳定性，并且可以被社会因素或生态因素等外部力量所控制。在必要时，这些机制可以凌驾于生理节律或自稳态制造出的睡眠倾向之上[143]。社会因素可能包括工作、家庭和社会结构[143]。生态因素包括居住空间、光线、食物、冷暖、庇护所和年轻人的存在。这些驱动因素可以决定就寝时间、睡眠时长以及存在其他紧迫需求时是否真正获得了睡眠[143]。正如 Czeisler 等人[44]所述，如果人类有非常紧急的事情需要处理，他们可以在短时间内凌驾于生理节奏或睡眠/觉醒系统之上[44]。人造光和闹钟的发明促成了人类凌驾于生物钟之上的需求（或欲望），这样做仅仅因为他们有这种能力或是出于社会和文化的压力。

多长时间的睡眠被认为是充足的睡眠？

由于年龄、遗传特征和许多其他因素的不同，在确定多长时间的睡眠是充足的睡眠时会出现很大的差异。表 13.2 列出了国家睡眠基金会在确定个人需要多少睡眠方面给出的建议。

表 13.2　你需要多长时间的睡眠

年龄	所需的睡眠（小时）
新生儿（0~3 个月）	14~17
婴儿（4~11 个月）	12~15
幼儿（1~2 岁）	11~14
学龄前儿童（3~5 岁）	10~13
学龄儿童（6~13 岁）	9~11
青少年（14~17 岁）	8~10
年轻成年人（18~25 岁）	7~9
成年人（26~64 岁）	7~9
老年人（65 岁以上）	7~8

数据来自国家睡眠基金会，http://sleepfoundation.org/how-sleep-works/how-much-sleep-do-we-really-need 欲查阅完整的研究报告，请访问 SleepHealthJournal.org

睡眠障碍

睡眠医学研究人员已经研究并识别出了许多睡眠障碍。这里仅讨论几种比较常见的睡眠障碍。

失眠症

一般来说，失眠症（insomnia）被定义为，即使有足够的睡眠机会，仍存在重复性的入睡困难或保持睡眠状态的困难，醒来的时间早于预定时间，且睡眠质量低，不具有恢复功能[157]。国际睡眠障碍分类第 3 版（ICSD-3）是诊断睡眠障碍的权威性临床文本，该文本更新于 2014 年[7]。失眠症是最常见的睡眠障碍，仅此障碍就影响 30%~50% 的大众人群，其中 9%~15% 的人报告了日常活动中由失眠症导致的损害[56]。

失眠症主要由医生通过临床评估进行诊断，在就诊时要提供全面的睡眠史和详细的医疗史、物质摄入史和精神病史[157]。失眠症的诊断除了需要有相应的失眠症状之外，还需要存在与失眠症相关的日间功能障碍[157]。因为作业治疗师对作业和功能评估过程有充分了解，他们可以为治疗团队提供与睡眠问题相关的作业表现这一宝贵信息[63]。

失眠症的治疗方式可能包括：

- 最初，至少尝试一种行为干预措施，如刺激控制疗法或放松疗法，或者联合使用认知疗法、刺激控制疗法和睡眠限制疗法，此时进行或不进行放松疗法都是可以的。失眠症认知行为疗法（*Cognitive Behavioral Therapy for Insomnia*，CBT-I）是将认知疗法与行为疗法（例如刺激控制和睡眠限制）结合在一起的联合疗法。训练有素的作业治疗师可以使用这些疗法，但习惯上由其他精神卫生专业人员来提供这种治疗。
- 建议康复对象遵循良好的睡眠卫生习惯，但没有充分的证据表明仅睡眠卫生本身能有效治疗慢性失眠症。人们认为应将睡眠卫生教育与其他疗法结合在一起使用。作业治疗师当然可以提供这方面的教育和培训[157]。

表 13.3 提供了慢性失眠症潜在疗法的进一步信息。

表 13.3　慢性失眠症常见的认知疗法和行为疗法[a]

	描述	指示
标准疗法（标准疗法是指被普遍接受的治疗策略，因基于大量的研究而具有高度确定性）		
刺激控制（stimulus control）	刺激控制旨在消除床铺与不良后果之间的负面联想（例如清醒、沮丧和担心）。失眠者在床上保持长时间的清醒，当他们试图入睡时，就经常条件反射地产生这些负面的联想。刺激控制疗法的目标是让康复对象在床铺和睡眠之间形成积极而明确的联想，并制订出稳定的睡眠/觉醒时间表	只有在昏昏欲睡时才去睡觉；保持有规律的睡眠时间；避免小睡；只在床上睡觉；如果不能在 20 分钟内入睡（或重新入睡），请下床并进行放松活动，直到昏昏欲睡时再回到床上——必要时重复上述过程 注意：应建议康复对象在感觉自己失眠约 20 分钟之内下床，要避免通过查看钟表来获知时间
放松训练（relaxation training）	放松训练（渐进式肌肉放松、引导想象、腹式呼吸）旨在降低身体和认知的唤起程度，这种唤起会干扰睡眠。放松训练对于表现出高唤醒水平的康复对象可能会很有用，并且经常与认知行为疗法（CBT）一起使用	渐进式肌肉放松训练是一种有序地让全身的不同肌肉群先紧张后放松的训练方法。人们可以获取到大量书面或音频形式的具体训练技巧

表 13.3　慢性失眠症常见的认知疗法和行为疗法[a](续)

	描述	指示
失眠症认知行为疗法(CBT-I)	认知疗法试图改变康复对象对睡眠的高估和不切实际的期望。在治疗过程中需要识别并解决的常见认知扭曲有"我没服用药物就睡不着""我有内分泌失调""如果我不能入睡,就应该卧床休息""如果我睡不着,我的生活就毁了"	联合使用认知疗法和行为疗法(例如刺激控制和睡眠限制),此时使用或不适用放松疗法都是可以的
参考疗法(参考疗法具有中等程度的临床确定性和临床意见一致性)		
多元疗法(multicomponent therapy)(不包括认知治疗)	多元疗法是将各种行为疗法(如刺激控制、放松疗法、睡眠限制)和睡眠卫生教育结合在一起的疗法。许多治疗师都使用某种形式的多元疗法治疗慢性失眠症	由医疗服务提供者决定
睡眠限制(sleep restriction)	睡眠限制疗法一开始就将躺在床上的时间限制在总睡眠时间之内,总睡眠时间的基准值来源于睡眠日志。这种方法旨在通过限制睡眠时间来增强睡眠驱动力,从而改善睡眠的连续性。随着睡眠驱动力增加,睡眠机会受到限制,再加上白天禁止小睡,睡眠连续性就会得到进一步提升。当睡眠连续性得到显著改善时,逐渐增加卧床时间(TIB),以便康复对象能得到足够的睡眠,这样他们在白天就会感觉精力充沛,与此同时还能巩固所提升的睡眠连续性。这种疗法与刺激控制的目标相同,因为这种疗法最大限度地减少了床上的非睡眠时间,这有助于恢复康复对象对床铺和睡眠之间的联想	指示康复对象执行以下步骤: 记录一份睡眠日志,确定基准期内(如1~2周)的平均总睡眠时间(TST) 使躺在床上的时间约等于平均总睡眠时间,据此确定上床时间和起床时间,并使7日以上的睡眠效率(SE)>85%。计算睡眠效率的方法:睡眠效率=(总睡眠时间/卧床时间)×100%。计算睡眠效率的目标是让卧床时间(不小于5小时)接近于平均总睡眠时间 每周进行调整: 若7天以上睡眠效率>85%~90%:卧床时间可以增加15~20分钟 若睡眠效率<80%:卧床时间要减少15~20分钟 每隔7天对卧床时间进行调整 注意:当使用睡眠限制疗法时,应监测康复对象可能出现的困倦,同时提醒康复对象他们可能会经历困倦
矛盾意向疗法(pradoxical intention)	矛盾意向疗法是一种特殊的认知疗法,在该疗法中,当事人接受训练以直面保持清醒时的恐惧及其潜在影响。其目标是消除康复对象对睡眠状况的焦虑。应由精神科的临床医生而不是作业治疗师来解决这方面的问题	由医疗服务提供者决定
生物反馈疗法(biofeedback therapy)	生物反馈疗法训练康复对象通过视觉或听觉反馈控制一些生理变量,其目标是降低躯体的唤起程度	由医疗服务提供者决定
其他选择(在临床上的应用具有不确定性,只存在不充分的、非决定性的、矛盾的证据或者专家意见有冲突)		
睡眠卫生疗法(sleep hygiene)(不推荐)	睡眠卫生疗法是指,将可以改善睡眠质量的健康生活习惯教授给康复对象。这种疗法应当与刺激控制、放松训练、睡眠限制或认知疗法结合在一起使用	对康复对象的指示包括但不限于:保持规律的睡眠时间;养成健康的饮食习惯并定期在日间进行锻炼;营造安静的睡眠环境;在就寝前不进行小睡,不摄入咖啡因和其他兴奋剂、尼古丁、酒精、过多的液体,避免进行令人亢奋的活动

美国睡眠医学研究院(AASM)为治疗慢性失眠症提供了一系列的建议,其中包括确定失眠水平的标准、治疗指南以及可选择的疗法。Adapted from Schutter-Rodin S,et al:Clinical Guideline for the evaluation and management of chronic insomnia in adults,*J Clin Sleep Med* 4:487-504,2008

失眠症的危险因素包括：高龄、性别为女性、患有精神病和内科疾病、存在药物滥用问题、轮班工作，还可能是失业和较低的社会经济地位[157]。患有共病性内科疾病和心理疾病的个体失眠风险特别高。患有精神病和慢性疼痛症的人失眠率高达50% ~ 75%[23,138,165]。

失眠症的后果是认知损害、疲劳或疲倦、情绪抑郁或烦躁、工作表现或学习成绩下降等[102,138]。Dement 和 Pelayo[52]描述道，失眠者可能会说他们"尝试"去睡觉，而其他人则会说"去睡觉"，而不需要付出努力[52]。慢性失眠症康复对象的情况可能会变得更糟，因为他们较差的睡眠质量导致他们对睡眠产生负面情绪并出现消极的行为。文学教授、女性研究教授 Gayle Greene 写了一本回忆录描述她的失眠症以及她在这个领域毕生的探索和研究。

框 13.2　失眠症常见的共病性障碍、症状与表现	
神经系统	卒中、痴呆、帕金森病、癫痫症、头痛症、创伤性脑损伤、周围神经病变、慢性疼痛症、神经肌肉障碍
心血管	心绞痛、充血性心力衰竭、呼吸困难、心律失常
肺部	慢性阻塞性肺疾病（COPD）、肺气肿、哮喘、喉痉挛
消化系统	反流性疾病、消化性溃疡、胆石症、结肠炎、肠道易激综合征
泌尿生殖系统	尿失禁、良性前列腺肥大、夜尿症、遗尿症、间质性膀胱炎
内分泌系统	甲状腺功能减退症、甲亢、糖尿病
肌肉骨骼系统	类风湿关节炎、骨关节炎、纤维肌痛症、干燥综合征、脊柱后凸畸形
生殖系统	妊娠期、更年期、月经周期变化
睡眠障碍	阻塞性睡眠呼吸暂停、中枢性睡眠呼吸暂停、不安腿综合征、周期性肢体运动障碍、生理节奏睡眠障碍、异类睡眠症（如梦游）
其他	过敏、鼻炎、鼻窦炎、磨牙症、对酒精和其他物质的使用、依赖和戒断、癌症[102]、任何原因引起的疼痛[102]

From Schutter-Rodin S, et al: Clinical Guideline for the evaluation and management of chronic insomnia in adults, *J Clin Sleep Med* 4:492,2008.

首先，你会失去幽默感。接着，你会不再想做那些你过去常常做的事，然后你就什么事也不想做了。身体的某些部位开始疼痛，而你连这些部位叫什么名字都不知道。你的眼睛失去了焦点。你所知的词语会被遗忘，想说的话也越来越少。那些曾经关心你的人知难而退，而你也放手让他们离开[71]。

共病性失眠（comorbid insomnia）是指被诊断出内科疾病或心理疾病的同时还伴有失眠症状。治疗时首先解决共病症状，如治疗重度抑郁症或疼痛[157]。以前，人们认为治疗共病症状可以消除失眠，但现在一个很明显的事实是，康复对象身上形成的许多心理和行为因素才是失眠症久治不愈的原因（框 13.2）[157]。

失眠症可能会很严重，它是一种普遍的疾病，不应掉以轻心。大多数未患慢性失眠症的人可能偶尔会有不眠之夜，并且可能会对慢性失眠症患者感同身受。然而，在治疗患有失眠症的康复对象时，作业治疗师应该表现出敏感性，并且不应当假设他或她完全了解情况。如有必要，治疗师还必须能够认识到自己需要将康复对象转介给专科医生。

阻塞性睡眠呼吸暂停

阻塞性睡眠呼吸暂停（obstructive sleep apnea, OSA）可能是一种严重的疾病。数据显示，在一般成年人中，有3% ~ 7%的男性以及2% ~ 5%的女性患有该病[148]。如果不对阻塞性睡眠呼吸暂停（OSA）进行治疗，那么在白天人体就不能正常发挥机能，生活质量得不到提升，诸多健康风险都会升高，还会危及公共安全，并导致医疗支出的增加[16]。虽然公众和医生对阻塞性睡眠呼吸暂停（OSA）的认识在不断加深，但该病的确诊率相当低，也未得到充分的治疗[16]。阻塞性睡眠呼吸暂停（OSA）最常见的终末事件包括心脏病发作、脑血管意外（CVA）和发生事故[52]。在50岁以前，男性罹患阻塞性睡眠呼吸暂停（OSA）的比例是女性的2倍，但随着年龄增长，两性的患病率会趋于一致[82]。

医疗服务提供者可以对几种睡眠呼吸障碍（SRBD）进行治疗，阻塞性睡眠呼吸暂停（OSA）是其中之一。阻塞性睡眠呼吸暂停（OSA）是指，当气道的一部分出现松弛和塌陷时，气道就会被阻塞，继而出现气流受阻的情况。这导致了康复对象在夜里出现呼吸暂停并醒来（即使在通常情况下并没有完全清醒），有时发作次数多达几百次。呼吸暂停的定义为气流停止流通至少达 10 秒钟，无论氧饱和度是否降低、睡眠是否中断。低通气（浅呼吸）的定义为气流减少 30% 或更多，同时氧饱和度降低 3% ~ 4%[77]。呼吸紊乱指数（apnea/hypopnea index，AHI）是每小时的睡眠中出现异常呼吸的频率[52]。AHI 值等于 40 表示一个人每小时出现 40 次完全或部分气流阻塞[52]。打鼾和日间嗜睡是阻塞性睡眠呼吸暂停（OSA）的常见症状（框 13.3）[16]。最近的研究表明，夜尿症（夜里一次或多次起床排尿）与打鼾一样可以用于筛查阻塞性睡眠呼吸暂停（OSA）[149,154]。像这样在夜间不断醒来可能导致白天强烈的嗜睡感和疲劳感，抑郁情绪也会更频繁地出现[139]。此外，夜间含氧量的下降会致使血压升高，并可导致心血管疾病[52]。

框 13.3　阻塞性睡眠呼吸暂停的症状

- 打鼾。
- 可观察到的呼吸暂停。
- 白天睡眠过多。
- 清晨头痛。
- 早上喉咙干燥。
- 抑郁症状。
- 勃起功能障碍。
- 失眠。
- 警觉性和记忆力受损。

不存在所有罹患阻塞性睡眠呼吸暂停（OSA）的人都普遍接受或广泛使用的治疗方式。然而有证据表明，有几种方式可以提高清醒程度或生活质量[16]。目前，罹患阻塞性睡眠呼吸暂停（OSA）的康复对象通常使用气道正压通气（PAP）仪进行治疗，这种仪器能提供持续气道正压通气（continuous positive airway pressure，CPAP，发音为"C-pap"）（图 13.9）。康复对象还会可以使用双水平气道正压通气（bilevel positve airway pressure，BPAP）仪或自动滴定气道正压通气（APAP）仪进行治疗[16]。康复对象配戴上面罩，面罩上的软管连接到一个发生器上，发生器将持续的正压气流输入康复对象的鼻腔，使康复对象睡着时鼻腔能保持通畅。有多种类型的面罩可供选择（图 13.10），三种普通的类型是鼻罩、鼻枕和全面罩（图 13.11）。事实证明，持续气道正压通气（CPAP）疗法是有效的，它也是治疗阻塞性睡眠呼吸暂停（OSA）的标准疗法[103]。持续气道正压通气在降低某些康复对象的血压方面可能发挥了关键作用[91]，人们发现它可以消除呼吸暂停、改善睡眠质量、减少日间睡眠过多（excessive daytime sleepiness，EDS）并提高生活质量[46]。但是，许多人没有遵循建议恰当地使用持续气道正压通气。29% ~ 93% 的人没有遵循治疗建议，此处的"遵循"被定义为每晚使用持续气道正压通气（CPAP）超过 4 个小时[142]。

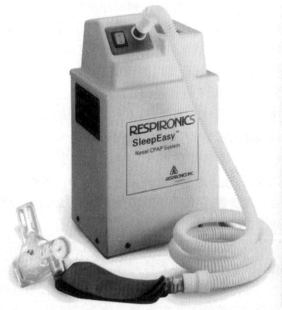
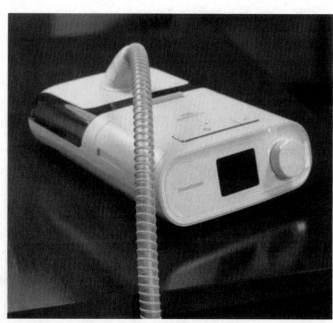

图 13.9　自首次引入持续气道正压通气（CPAP）仪以来，其体积已大大缩小。左图：易眠呼吸机（1985 年）；右图：梦系列呼吸机（2016 年）（图片来源：Courtesy Philips Respironics,Murrysville,PA）

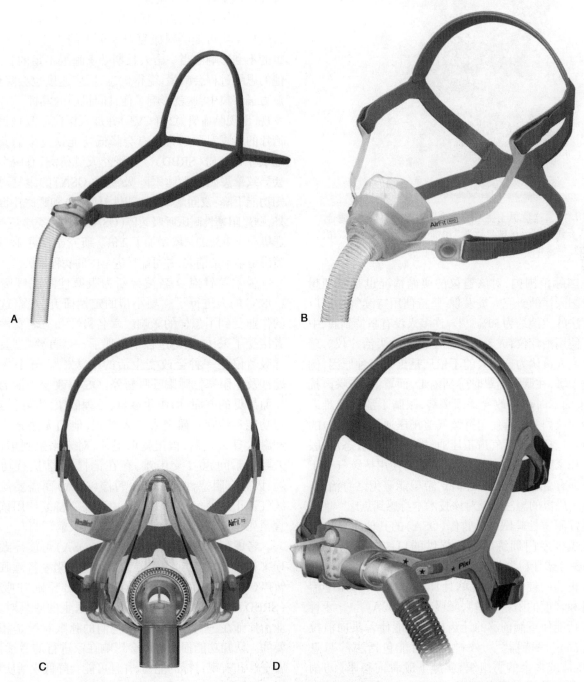

图 13.10　持续气道正压通气（CPAP）仪的面罩和头罩的样品。三种成人使用的面罩。A.鼻枕面罩，面罩的插孔将插入鼻孔（AirFit P10.Airfit 是商标）；B.鼻罩（AirFit N10）；C.全脸面罩（AirFit F10）；D.儿童面罩（Pixi）（图片来源：Courtesy ResMed，San Diego，CA）

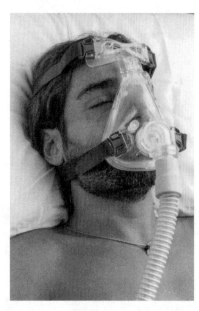

图13.11　这位男士使用的是全脸CPAP面罩，它适合于鼻子和嘴巴。这种口罩对"用嘴呼吸者"很有用。用于治疗严重的睡眠呼吸暂停症（图片来源iStock. com）

在国际范围内，对该建议的遵循情况也是不理想的。中国天津的研究人员发现，坚持使用持续气道正压通气疗法的比例约为50%[174]。许多人没有坚持到底，中途放弃使用治疗仪，或者一开始就没有购买治疗仪。瑞典的研究人员认为这些人的不依从是出于多种原因，例如喉咙干燥，在调整面罩时感到困难，面罩渗漏，噪声扰人，戴上面罩时难以改变睡眠姿势，眼睛干涩以及难以携带治疗仪[27]。坚持使用持续气道正压通气（CPAP）的其他障碍包括对持续气道正压通气仪抱有消极态度，医护人员和家庭给予的支持不足，对需要使用持续气道正压通气怀有羞耻感，自由度降低，希望能避免终身治疗，产生幽闭恐惧的想法以及对该技术本身感到焦虑[27]。

治疗阻塞性睡眠呼吸暂停（OSA）的其他主要方法包括配戴经专门训练的牙医提供的口腔矫正器（oral appliances）或牙科器械以及接受开放气道的手术[16,82]。口腔矫正器的使用相对简单且具有可逆性，可用于治疗打鼾和轻度的阻塞性睡眠呼吸暂停（OSA）[52]。牙科器械包括能使下颌前移的牙齿模具或能使舌头向前拉伸的舌固定保持器[52]。外科手术可能包括去除鼻息肉、扁桃体或多余的腭组织，实施下颌骨前移术（切割上下颌骨再将骨骼结构向前牵引）和气管切开术[52]。减肥、在鼻腔局部使用皮质类固醇以及体位疗法[16,118]均是美国睡眠医学学会（AASM）指南中可用于治疗阻塞性睡眠呼吸暂停（OSA）的方案。对于阻塞性睡眠呼吸暂停（OSA）症状较轻、肥胖程度较轻以及较年轻的康复对象，使用体位疗法是最有效的——也就是使呼吸紊乱指数（AHI）恢复正常。体位疗法是指以非俯卧的姿势睡眠，并同时使用枕头[118]。一项初步研究显示，为一组新近诊断出阻塞性睡眠呼吸暂停（OSA）的退伍军人搭配经过训练并成功使用持续气道正压通气疗法（CPAP）的同伴，可以增加他们对持续气道正压通气疗法（CPAP）的依从性[142]。

如果不对阻塞性睡眠呼吸暂停（OSA）进行治疗，那么这种疾病可能会对康复对象全天的机能发挥产生严重的不利影响。当一个人长期处于睡眠不足的状态时，他的思维过程会减慢，变得健忘，反应速度也会降低，注意力很难集中，这就影响了他日间机能的发挥[175]。人们发现，出现脑血管意外（CVA）并加入医院康复项目接受治疗的康复对象通常患有会降低功能恢复率的共病性睡眠呼吸障碍（SRBD）[38]。研究人员猜测，有两个过程会导致罹患阻塞性睡眠呼吸暂停（OSA）的康复对象认知功能下降：夜间缺氧（脑部供氧减少）和睡眠中断。此外，罹患阻塞性睡眠呼吸暂停（OSA）的这一类康复对象遭遇机动车事故的风险增加了2倍。研究还表明，睡眠呼吸障碍是卒中的前兆，并可能推进卒中的病程发展[96]。

爱尔兰针对9名被诊断为阻塞性睡眠呼吸暂停（OSA）的人进行了一项小型的定性研究，观察这些人的作业受到了怎样的影响。六名男性和三名女性参与者接受了采访，采访过程中出现了一个首要主题：睡眠呼吸暂停是一种会改变生活的疾病[136]。五个次要主题涉及了阻塞性睡眠呼吸暂停（OSA）改变生活的五个显而易见的方面，即作业参与、心理健康、人际关系、执行功能和治疗。研究参与者提到，他们无法充分享受和融入日常生活，被迫提前退休，对未来感到担忧，有人际关系问题/社交困难，存在记忆问题/执行功能问题，因患有阻塞性睡眠呼吸暂停（OSA）而需要使用持续气道正压通气（CPAP）仪（由于需要持续使用该仪器直至死亡，所以这种仪器被称为"信天翁"）[136]。

考虑到阻塞性睡眠呼吸暂停（OSA）可能导致功能损害和认知损害，对于次要诊断可能为阻塞性睡眠呼吸暂停（OSA）的康复对象以及表现出睡眠呼吸障碍（SRBD）的症状并需要转介给其他医生的康复对象，作业治疗师在进行评估时询问他们的睡眠状况是相当重要的。认知功能损害可能会影响在家进行的后续治疗、安全性和实现目标的能力，并且可能会降低生活质量。

自20世纪90年代中期以来，我们已知在所有卒中对象中有60%~70%表现出睡眠呼吸障碍（SDB），睡眠呼吸障碍的定义是呼吸紊乱指数（AHI）为每小时10次[22]。Alessi等人[3]所引用的资料显示，针对卒中后入住康复医院的老年人所进行的研究表明，睡眠呼吸暂停是很常见的症状[96]，睡眠呼吸暂停与入院时功能水平较低有关，并会导致较差的疗效[96,177]。

Tanaka 女士是否患有未确诊的睡眠呼吸障碍（SRBD）？脑血管意外（CVA）以及脑损伤的位置是否导致了睡眠障碍？住院时睡眠卫生不良是否是 Tanaka 女士出现睡眠问题的首要原因？Tanaka 女士在治疗过程中出现嗜睡并且有大声打鼾的情况，这两者都是判断阻塞性睡眠呼吸暂停（OSA）的指标。作为治疗 Tanaka 女士的作业治疗师，向医生提及这一点是非常关键的。

不宁腿综合征和周期性肢体运动障碍

不宁腿综合征（restless legs syndrome，RLS），也被称为 Willie-Ekborn 病[33]，这是一种常见的影响康复对象入睡和保持睡眠能力的疾病。在美国，有 10% 的成年人受不宁腿综合征困扰，而且随着年龄的增长，患病率也会增加。国际不宁腿综合征研究小组更新了这种疾病的诊断指南，包括以下五个诊断标准：

- 有想要动弹双腿的冲动，这种冲动通常伴随（不一定总伴随）腿部不舒服的感觉（如爬行感）或因爬行

感而引起动弹的冲动。
- 有移动双腿的冲动，有任何不适的感觉出现或在休息或不活动的时候，如躺下或坐着时，不适感加重。
- 有移动双腿的冲动和任何伴随的不适感因活动双腿而得到部分或完全地缓解，比如行走、起床或牵伸等。
- 在休息或不动的时候，有想要动一动腿的冲动和伴随的不适感，这种不适感只在晚上发生或加重。
- 以上列出的特征并非由其他的医疗或行为的问题而导致（如肌肉疼痛、腿部水肿、关节炎、腿抽筋、错位或顿足行为）。

这种疾病的临床意义是由其在社会、职业、教育或其他功能方面带来的问题或损害，以及其对睡眠、能量和活力、日常活动、行为、认知或情绪[5]造成的影响所决定的，以上所有都是作业治疗的领域和范畴[12]。

许多有不宁腿综合征（RLS）伴发症状的康复对象会在住院、门诊、居家、疗养院和其他机构中接受作业治疗师的治疗（图 13.12）。不宁腿综合征（RLS）的症

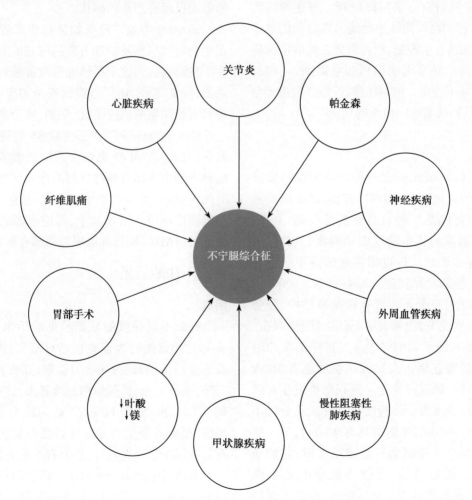

图 13.12　为与迟发型（45 岁后）继发不宁腿综合征（RLS）相关的并发症。作业治疗师在实践中会处理许多以上的这些康复对象。（图片来自 Avidon A：Restless legs syndrome and periodic limb movements in sleep. In Kryger MH, editor：*Atlas of clinical sleep medicine*，Philadelphia，2010，Saunders Elsevier.）

状可能在一天的任何时间内和长时间不动(例如长时间驾车)的情况下发生,但它们通常会在晚上症状加重,直到睡眠时间。这种想要移动双腿的冲动会导致失眠,而失眠带来的后果危害着个体的作业表现。

一些学者认为,不宁腿综合征(RLS)与多巴胺的缺乏有关,而另一些假说则聚焦在是因大脑缺铁导致的。目前非药物治疗包括鼓励康复对象参与保持警觉(智力挑战)的活动,以及要避免咖啡因、酒精和尼古丁[19],均有助于缓解不宁腿综合征(RLS)的症状。将治疗重点放在促进作业和健康上,这是作业治疗师可以提供治疗的领域。

间歇性肢体跳动症(periodic limb movement disorder,PLMD)经常与不宁腿综合征(RLS)混淆,尽管两者可以同时存在,但它们是不同的病症。在 60 岁以上的人群中,PLMD 的影响占比高达 34%,而且随着年龄的增长,患病率也会增加。PLMD 只能通过肌电图(EMG)和睡眠研究(PSG)来明确诊断。患这种疾病的患者在睡眠过程中会周期性重复地出现僵化的动作(手臂或腿),且无法自主控制,致使患者在睡眠中惊醒或醒来,而患者自己经常无法识别和意识到。"爬行感"在 PLMD 中并不存在。PLMD 症状严重时,患者会因为过度困倦瞌睡,从而影响白天的功能[19]。

发作性睡病

发作性睡病(narcolepsy)是一种神经系统睡眠障碍,其特征是日间睡眠过多(EDS)、猝倒、睡眠麻痹和催眠幻觉。它很可能是一种自身免疫性疾病[52]。昏睡、睡眠麻痹和催眠幻觉是快速眼动睡眠(REM)进入清醒状态的异常表现。过度困倦瞌睡并不会因足够的睡眠时间而缓解。猝倒症会影响 60% ~ 100% 的嗜睡症患者,表现为一个人在带有情绪事件中,姿势和肌肉张力的突然丧失,比如大笑、玩笑、愤怒、兴奋、惊吓、恐惧,甚至是性活动时[19,52]。人在猝倒发作时仍然清醒,而且呼吸正常。有这种疾病的患者,在夜间睡眠时受到干扰,睡眠碎片化。睡眠麻痹发生在睡眠的开始或结束,表现为个体持续几秒钟或几分钟不能移动身体[19,52]。催眠幻觉则以具有生动的、梦一般的体验为特征,发生在睡眠的开始或结束时;它们通常是可怕的和有画面感的,可以是触觉的或听觉的[19]。治疗的目标是控制嗜睡症的症状,在白天保持清醒和警觉,让康复对象充分参与生活[52]。良好的睡眠卫生、预期疾病发作时的指导、行为治疗、支持性团体等都很重要[52]。

帕金森病和阿尔茨海默病

帕金森病(Parkinson's disease,PD)和阿尔茨海默病(Alzheimer's disease,AD)不是睡眠障碍,但它们是最为常见的两种神经退化性疾病[112]。睡眠障碍通常在帕金森病(PD)和阿尔茨海默病(AD)都有报道,尤其是失眠、嗜睡症和白天过度小睡,而在睡眠障碍诊所里,在睡眠障碍中最常见的神经退行性疾病就是帕金森病[20]。

睡眠问题在不同类型的帕金森病患者中都是常见的[168]。有 60% ~ 90% 的患者有睡眠问题。大多数患帕金森症的患者对睡眠的抱怨,包括过度的嗜睡、失眠、噩梦和其他睡眠障碍,都对睡眠产生负面影响。疾病的严重程度增加,睡眠问题也加重。Foster 和 Dixon 等[61]指出,当有严重的身体障碍时,帕金森病患者会被转介作业治疗,而被转介到作业治疗的患者通常都在睡眠上已经有严重的困扰。

Gregory 等人[76]发现帕金森病患者的长期睡眠不足也会对其照顾及护理人员的应对能力和睡眠质量产生不良影响。向这个群体提供改善睡眠卫生的治疗很重要,除此之外,还可以提供安全的床上移动、转移训练和安全如厕的适应装置(例如,床旁坐便椅)[20]。

Nascimento 等[119]在巴西对 35 名被诊断为阿尔茨海默病的患者和 42 名帕金森症患者做了一个多模式的轻度到中度体育锻炼计划的疗效研究。在 6 个月的时间内,患者参与了例如健美操、抗阻、平衡及有氧练习等训练项目。结果显示,两组患者的工具性日常生活能力(IADL)障碍和睡眠障碍都有所减少。

睡眠不佳的后果

困意

睡眠不足导致的显而易见的后果是困意(sleepiness)。困意的行为征兆包括打哈欠;眼睑下垂(上眼睑下垂);活动减少;注意力涣散;点头打盹儿[152],活力下降,头往下垂,伴随惊愕地跳起来,这可能暗示"微睡眠"[52]。Dement 和 Pelayo[52]认为睡意发作的"真正的本质"是保持警觉和专注开始变得费劲儿。困意除了在公共场所带来尴尬外,还会有严重的后果。

术语"困意(sleepiness)""疲劳(fatigue)"和"嗜睡(somnolence)"等有时可以交替使用。然而,困意应该与疲倦区别开来。困意是倾向于入睡的睡眠状态,而疲劳仅是在用力之后体力消耗的表现[69]。正如 Bushnik 等人[29]所提到的,疲劳的另一个定义是"由于在活动中所需能量的可支配、可利用和/或恢复方面的不平衡，导致人们体力和/或心理活动时的能力不足"[2]。尽管包括睡眠专家在内的许多人都将困意和嗜睡这两个词交替使用，Gooneratne 等[69]指出，不应该将这两个术语等同。嗜睡是一种神经系统受损的状态，可能导致昏睡或昏迷，而困意则是一种入睡的倾向。

Roehr 等人[152]将困意描述为一种生理需要状态，就像饥饿或口渴。身体对睡眠的渴望不能通过休息、吃饭、洗冷水澡或者是运动来满足。它只能通过睡眠来满足。研究人员通过受试者在某些情景下容易入睡的可能性，以及对他们目前的感受进行评分，从而得出了量化想睡状态的标准。多次入睡潜伏期测试（the multiple sleep latency test，MSLT）被认为是量化困意状态的标准化工具，并由训练有素的睡眠技术人员实施[52,152,161]。在这个测试中，受试者被安置在一个昏暗房间的床上。在醒着的几个小时里，每隔 2 小时就会测量 1 次受试者入睡所需的时间。严重睡眠不足的人会立即入睡（睡眠潜伏时间为零）。一般来说，许多临床医生认为日间睡眠过多者（EDS）其平均的潜伏时间是 5~8 分钟，这是一种长期的无法在非刻意状态下保持清醒的状态；10 ~ 12 分钟或以上则是在正常范围内[39]。

研究表明，那些严重睡眠不足的人，经行为测试证实，他们在给自己的困意程度评分时是最不准确的。Roehr 等人[152]推测个体一旦适应长期的困意状态后，就会忘记完全清醒是什么样的感觉。研究人员还表示，对于那些轻度到中度的困倦群体，对困意的抱怨甚至其想入睡的行为指征都可能被一些因素所掩盖，比如动机、环境、姿势、活动、光线和食物摄入。研究人员指出："不易消化的食物、温暖的房间、无聊的讲座，以及单调又长距离的汽车驾驶造成了生理性困意，但这些因素并不导致困意的主要原因"[152]。对于那些睡眠严重不足的人来说，克服困意的能力会降低。即使在最令人兴奋的环境中，都有困意发生（短暂的睡眠，通常是非快速眼动睡眠 NREM）[52]，甚至可能睡着。比如，一个人在看现场篮球比赛时却睡着了。

如果单独看待一个健康人在观看体育赛事时变得昏昏欲睡，这算是一个相对良性的问题。然而，研究发现，困意状态可能会损害身体机能。一项研究发现，在没有痴呆或抑郁的老年人中，他们过度困意状态与其自述有在活动中遇到中度障碍有关，例如做家务、运动、早晚锻炼等中以及在活动上跟他人保持同步[69]。这项研究显示，个体的自述过度困意状态与其健康问题有很强的关联性。

其他研究表明，活动和姿势可能会影响困意。一项研究指出，当受试者坐着而不是躺着时，睡眠潜伏期增加了 6 分钟。当受试者在做 MSLT[24,25]之前进行 5 分钟的行走时，睡眠潜伏期也会增加 6 分钟。

撇开研究（故意睡眠不足后的）行为，一组研究人员在随机的人群样本中研究了日间睡眠过多者（EDS）的临床和多导睡眠图（PSG）预测因子。最初的数据收集于 1 741 个人（被称为宾州成人队列研究），7 年半后，其中的 1 395 人提供了随访数据。研究发现，肥胖和体重增加对日间睡眠过多者（EDS）的症状发展和症状长期化起着至关重要的作用，而减肥可能会帮助缓解症状[60]。

许多著名灾难都是由于工人睡眠不足造成的，包括 Exxon Valdez 号油轮泄漏事件（1989 年）、Three-Mile Island 核泄漏事故（1979 年）以及挑战者号航天飞机爆炸（1986 年）[42,49,192]。

困乏的司机会使用应对措施或技术和行为习惯去抵抗入睡倾向并试图保持清醒。美国国家睡眠基金会（National Sleep Foundation）2012 年的一项调查发现，飞行员和火车司机在工作中用咖啡因保持清醒和警觉的频率超过了采用其他控制措施[130]。Staffan[160]使用社交媒体在瑞典进行的一项小型研究发现被调查者使用各种措施以避免在开车时打瞌睡。常见的措施包括调整座位位置、呼吸新鲜空气、增加风扇速度、降低温度、打开音乐调大音量、打开窗户等。Staffa 发现，研究人员的建议（小睡片刻）和人们在路上困倦时的实际行为并不匹配。这项研究（由 Volvo 赞助）表明，未来汽车的设计可能包括自动调整座椅的位置，以及可以自动调整车内温度的温控系统，或者语音提示司机应该来杯咖啡[160]。

所有这些发现对作业治疗师在为康复对象制订治疗目标和计划时具有一定的启示作用。

对于 Tanaka 女士来说，如果医疗或精神疾病或药物问题排除后，作业治疗师可以帮助确保康复对象在晚上得到充足的睡眠。如果 Tanaka 女士的睡眠问题包括昼夜节律的异常，在白天治疗时给予治疗间充足的光线，可能会改变她的生物钟，让她尽量在晚上睡觉，而非白天。在明亮的房间以及保持直立姿势的治疗可以帮助她在治疗期间保持更长的警觉时间，从而参与日间的治疗。

疲劳驾驶

美国国家公路交通安全管理局（NHTSA）发布的

一份[123]报告显示,从 2005—2009 年,有 2.2% ~ 2.6% 的致命车祸是由疲劳驾驶引起[123]。然而,2014 年,由美国交通安全进行的一项研究发现,这些数字远高于 NHTSA 提供的数据[1]。AAA 基金会研究的重点是 2009—2013 年发生的 14 268 起事故。该研究发现,在车祸中,涉及疲劳驾驶的事故中有 7% 的人因车祸而受了伤;有 13% 的撞车事故导致伤员住院;还有 21% 的人在车祸中丧生。如果这个比例应用到全美国范围内发生的事故,那么每年平均有 32.8 万起车祸,包括 109 000 起事故,导致 6 400 起致命车祸,都与疲劳驾驶有关[1]。

在另一项研究中,美国国家公路交通安全管理局(NHTSA)调查了 1991—2007 年间收集到的致命的、单一车辆碰撞的、汽车驶离马路的车祸数据[122]。在这些致命的撞车事故中,最具影响的因素就是想睡。美国国家公路交通安全管理局报告说,一个困乏的司机卷入一场失控的撞车事故的概率是那些清醒的司机的 3 倍之多。相比之下,酒后驾车的司机(血液酒精浓度为超过 0.01 克/0.1 升)的概率几乎是清醒司机的 2 倍。目前,在美国 50 个州中,只有 New Jersey 州(Maggie 律法,2003 年通过)和 Arkansas 州(SB874,2013 年通过)考虑,一旦在一个致命的车祸事故中发现司机连续 24 小时没有睡觉,在方向盘上打盹和疲劳驾驶时,便对这种疲劳驾驶行为定罪[121]。在本篇内容写作之时,其他五个州开展了"警惕疲劳驾驶日"或"警惕疲劳驾驶周"活动,或者制定了法律和在马路公告牌上警告疲劳驾驶的危险[121]。

疲劳驾驶是一个严重的国际性问题。根据来自澳大利亚、英国、芬兰和其他欧洲国家的数据,所有这些国家的交通事故报告程序相比美国的数据更加具有一致性,因疲劳驾驶导致的车祸占所有事故 10% ~ 30%[128]。

美国国家科学基金会(NSF)报告称,以下人群最有可能陷入"疲劳驾驶"的车祸中:

- 年轻人,尤其是男性,26 岁以下。
- 轮班工作和长时间工作的群体。
- 职业司机,尤其是长途司机。
- 没有得到诊断或治疗的疾病(如阻塞性睡眠呼吸暂停综合征康复对象,在方向盘上打盹的风险高出 7 倍)。
- 长时间驾驶和/或有时差的商务旅行人士。

大部分疲劳驾驶事故发生在午夜到早上 6 点之间,或在昼夜节律下降的下午。通常发生在司机独自一人驾车的时候;他们将车开离车道,撞上一个固定的物体;而且,与醉酒驾驶相比,通常没有证据显示前者有刹车或机动规避障碍物的动作[125]。

轮班工作

研究结果表明,轮班工作对人们的健康有害。就如前人所说,人造光和工业革命的发明改变了工作的方式,使人们可以昼夜不停地工作。因轮班带来的睡眠障碍导致的失眠发病率估计约为夜间和轮班工人数量的 10%[151]。

神经肌肉紊乱和睡眠

患有神经肌肉疾病的人被认为在睡眠时处于"脆弱状态",因为正常的快速眼动(REM)睡眠发生改变,这些改变都会因肌肉无力而被进一步扩大,如张力的弛缓和通气的变化。睡眠干扰也可能与痉挛、分泌物难以清除、括约肌功能障碍、无力翻身、疼痛以及任何相关或继发性自主功能障碍有关。所有这些因素都能影响睡眠,降低白天的功能表现[68]。依靠辅助呼吸肌呼吸的个体(例如四肢瘫)在睡眠时也处于脆弱状态。事实上,研究表明脊髓损伤(SCI)的个体的患病率比普通人群高 2 ~ 5 倍[155]。研究人员建议,所有患有 SCI 的个体都应进行充分的多导睡眠图(PSG)研究,以便更好地检测呼吸,因为他们只有有限的睡眠研究记录,许多这样的病例可能未被发现[155]。创伤性脑损伤(TBI)也常会有睡眠的干扰[141],脑外伤患者则是作业治疗师的另一个群体[55]。

睡眠不足的其他不良后果

Young 等[189]指出,即便是健康人,睡眠不足也会导致多重消极的生理和心理的不良后果。这些消极的结果包括但不限于高血压[65,137],姿势控制能力下降[59],肥胖的可能,糖尿病[67,100]和胰岛素敏感性降低(见于一组非糖尿病白人男性)[183]。睡眠不足也会增加跌倒的可能性[163]。在老年人中,睡眠不好的后果很严重;它们可以包括健康、身体机能、认知功能的整体状况下降,以及死亡率上升[14]。

住院睡眠的相关考虑

如前所述,睡眠不足可能会导致严重的后果。急性住院治疗,再加上睡眠不足会进一步阻碍疾病恢复。研究表明,在一般医疗病房,大约有一半的康复对象承认有睡眠障碍。Young 等[189]发现住院的康复对象在进入睡眠和保持睡眠上有困难,并抱怨会提早清醒和难以重新入睡。即使在健康的个体中,医院的声音也会干扰睡眠[30]。Buxton 等[30]研究了在医院环境的声音对

12 个健康年轻受试者的影响。他们发现，与其他声音相比，用来提醒医护人员的电子声音更容易引起注意，即使是短暂的频繁的噪声，也能让心率加快，这在重症监护中要着重考虑。这些研究人员强调，他们的研究对象是年轻、健康的受试者，而许多医院的康复对象年龄更大，他们的睡眠质量和深度睡眠长度都有所下降，他们比那些健康受试者更加无法忍受医院环境中出现的噪声。研究得出的结论是："在医院环境中保护睡眠不受声学搅扰是提高康复对象医疗质量的一个关键目标"[30]。

Hardin[80] 报告记录了 30 多年来（到现在已超过 35 年）在重症监护室（ICU）的康复对象的睡眠异常。目前的研究还显示，ICU 的声音和灯光干扰睡眠，耳塞、眼罩和口服褪黑素可以改善健康受试者的睡眠质量[86]。在致使 ICU 康复对象觉醒的因素中，环境噪声和医疗活动占了大约 30%。我们发现 ICU 的噪声层级特别高[114]。

尽管医院里的噪声令人担忧，但 Freedman 等人[62] 的一项研究表明，实际上护理活动，如采集生命体征数据和进行擦身等，是造成更多地康复对象中途清醒的原因，而非环境。Bartick[21] 在他们的研究中也有类似的结果，他们发现医院工作人员是导致康复对象睡眠中断的最主要因素，而医院工作人员的行为干预实际上可以减少镇静剂的使用。由 Hopper 等人[84] 对在 ICU 工作的护士和医生进行的一项质性研究中发现睡眠的多种环境障碍；此外，研究还发现态度上的障碍也会导致睡眠中断。态度上的障碍包括职员对睡眠重要性的不明确、是按照固定方案提供护理还是让康复对象好好休息之间的冲突，以及对于干预未能达成共识[84]。

医院的睡眠障碍的原因是多因素的，可能与康复对象的医疗疾病、治疗和环境有关[189]。在传统的康复环境中的康复对象也有较高的睡眠障碍的可能性。一项研究指出，31 位不断进入脑伤中心且有闭合性颅脑损（CHI）的康复对象中[107]，68% 的康复对象有睡眠/苏醒周期紊乱。那些有夜间睡眠失常的康复对象，在急诊和康复阶段都需要住更久的时间——这是想要降低高额医疗成本的时代需要着重考虑的。

考虑到这些因素，在住进康复医院或住院部之前，先要考虑 Tanaka 女士在各种机构或情景的睡眠模式非常重要。她曾住过监护病房吗？她在住进康复中心之前住过多久的 ICU？她的睡眠是否受到了干扰？

白天是否需要小睡

根据美国国家科学基金会可将小睡分为以下三种：

- 计划小睡：也被称为有准备的小睡，计划小睡指的是在困倦前的小睡。这种类型的小睡是在一个人知道这一天会比平时晚睡觉而提前计划好的小睡。
- 紧急小睡：这种类型的小睡发生在一个人突然意识到睡眠即将来临的时候，他或她所从事的活动不太可能继续。这种小睡可以帮助疲劳驾驶的司机或操作危险机器的工人。
- 习惯性午睡：每天都在同一时间睡觉，通常是孩子或需要午睡的成年人[12]。

对于是否应该在白天小睡，研究结果好坏参半。最主要的担心是碎片化的小睡可能会打乱稳定的夜间睡眠。Alessi 等人[3] 的一项研究表明，在接受过急性康复治疗的老年康复对象中，入院后 3 个月内，睡眠中断是常见的，而且过度的日间小睡与功能恢复程度较低有关。Woods 等人[184] 引用其他研究结果，下午小睡超过 1.5 小时可能增加跌倒和髋部骨折的概率[17]，以及更频繁的夜晚清醒和更高的死亡率[164]。在他们对患有中度至重度痴呆的疗养人员的研究中，Woods 等人发现，日间小睡过多可能与夜间皮质醇水平升高有关，提示有昼夜节律失调（相位延迟）。

在对英国公民中老年人群体的大规模基础研究中，人们发现日间小睡与各种原因以及呼吸系统疾病导致的死亡风险增加存在关联[106]。在中国进行的另一项研究表明，在老年人群中，频繁小睡和 2 型糖尿病患病率之间存在关联[104]。

而另一方面，一些研究人员发现小睡的好处，并且建议小睡片刻。还有研究人员发现日间小睡并不一定会妨碍夜间睡眠。Dautovich 等[48] 研究 100 位有年龄相关疾病的社区老人，发现午睡并不会妨碍稳定的夜间睡眠。Payne 等人[144] 的一项研究提供了更多的证据，证据表明即使是短暂的午睡也足以产生显著的记忆优势，而且这些好处可以选择性地缓解冲动的情绪和加强适应。一项针对重症肌无力康复对象的研究发现，午睡时间超过 5 分钟可以缓解疲劳症状[98]。虽然有限，但越来越多的文献表明，每天午睡可能是增加 24 小时睡眠和提高清醒功能的一种安全有效的方法[32]。框 13.4 是关于小睡的贴士。

框 13.4　如何好好地小睡

- 小睡尽量短暂。20~30 分钟的小睡是较为理想的,但即使是小睡几分钟也有益处。长时间的午睡可能会导致睡眠后的昏沉(睡眠惯性)。
- 找一个黑暗、安静、凉爽的地方。不要浪费太多时间去入睡。调暗灯光和减少噪声有助于大多数人更快入睡。
- 计划性的在下午小睡一会儿,而不是随意打个盹儿。
- 小睡前不要摄取咖啡因。
- 不要因为小睡而感到内疚。一段良好、时间恰当的小睡能帮助提高生产力。

Modified from the Harvard Health Letter:How to take a good nap,Boston,2009,Harvard Meicial School Publications.[81]

关于小睡是否有益的争论还在继续。目前的研究似乎表明短暂的日间小睡(如 20~30 分钟)可能是有益的,但过度延长的日间小睡(1.5~2 小时)可能对健康有负面影响,在这方面还需要做更多的研究。作业治疗的实践者应该紧跟当前的研究,而不是简单地依赖于普遍持有的观念。例如,在疗养院工作的护理人员认为痴呆康复对象午睡是有益的。然而,他们可能没有意识到过长的午睡有潜在的负面影响[184]。

夜尿症

夜尿症(nocturia)的定义是康复对象在夜间醒来一次或多次排尿,是最常见的下尿路症状[26]。Booth 和 McMillan[26]引用流行病学研究表明,无关性别,夜尿症的发生率都会随着年龄增加而增加。夜尿症最重要的后果是睡眠干扰,有证据表明白天的疲劳会影响能量和活动[15]。Zeitzer 等人[191]研究了 147 个患有失眠症的社区居民的睡眠和如厕模式发现,超过一半的人醒来与夜尿症有关。更频繁的如厕需求与减少的休息和下降的睡眠效率有关;因此,夜尿症会加重失眠的负面影响[191]。

Obayashi 等[13]在日本对老年人的大规模研究中得出了类似的结果。他们发现夜间排尿频率和较低的客观睡眠质量(较低的睡眠效率,睡眠后较长时间清醒,睡眠潜伏期较短)有关。其他研究表明,跌倒风险与夜尿症之间存在关联,而照顾者和其他睡眠伴侣在夜间和白天也有跌倒的风险,因为睡眠中断会导致疲劳[15]。

在 Obayashi 等人[135]的一篇研究评论中,Mehra[111]指出,夜尿症在非老年人群中也非常普遍,他们引用了一项研究[43]表明,在美国 31% 的人每晚排尿超过 1 次,14% 的人有 2 次或以上的排尿。Mehra 建议,应该做更多关于干预夜尿症的研究,从而改善睡眠健康。

当评估一个个体的 ADL 状态时,作业治疗师应该常规询问康复对象在晚上的排尿习惯。排尿的频率可以提醒作业治疗师注意睡眠障碍或其他问题。排尿的习惯也可以帮助治疗师确定康复对象是否能进行安全的排尿活动,以及他或她是否需要医疗设备(如床旁坐便椅)、辅助设备、常规支具或矫形器,安全的环境设置,或转介医生来解决这方面的问题。

Hunjan 和 Twiss[87]建议,作业治疗师通常也要帮助患有尿失禁的康复对象,而不仅仅是夜尿症。他们还提供了可以遵循的行为策略,包括评估日程安排;定时、实施计划排尿或督促排尿;在需要时寻求帮助;改变饮食(在营养师的帮助下);管理液体和药物(与医生或医疗服务提供者协商)——所有这些也都可能对夜尿症康复对象有帮助。

作业治疗与睡眠

目前,睡眠干扰可能不是康复对象寻求作业治疗服务的主要原因。然而,由于睡眠不足会对所有作业造成损害或负面影响,这显然是作业治疗服务范畴中的重要领域。根据 2010 年的一项国家监管委员会的调查[9],AOTA 估计,在美国作业治疗的从业人员大约有 13.7 万人(102 500 名作业治疗师,34 500 名作业治疗助理)。这些数字预计还会增长,尤其是考虑到人口老龄化。美国劳工统计局(Department of Labors Bureau of Labor)报告说,截至 2014 年 5 月,作业治疗从业人员有 142 750 名(110 520 作业治疗师和 32 230 作业治疗助理)[170]。这些数字可能会更高,因为自雇的作业治疗从业人员并不包括在内。

作业治疗师在许多环境中工作,包括医院、长期护理机构、专业护理机构、家庭保健、康复门诊、精神科机构、社区健康项目、学校以及学术机构。所有作业治疗师都会接受关于促进睡眠和休息职能的教育和培训;因此,他们会对社会大众的基本健康产生积极的影响。

作业治疗评估

在评估过程中获取康复对象的作业轮廓是十分重要的,包括康复对象的经历、经验、作业模式、兴趣、价值观和需求[12]。该轮廓还应该包括关于康复对象的睡眠和休息模式、日常惯例和习惯的问题。作业轮廓还需要涉及康复对象是否有睡眠障碍的详细病史或困难。可以使用标准有效的测量工具,如 Epworth 困意量表(Epworth sleepiness scale,ESS)(图 13.13)或匹兹堡睡眠质量指数(Pittsburgh sleep quality index,PSQI)[31]收集睡眠的初始评估和干预结果。

Epworth困意量表			
使用下面的评分标准, 圈出对每种情况来说最合适的分数。			
0=打瞌睡1个月少于1次			
1=轻微的打瞌睡机会			
2=中等的打瞌睡机会			
3=有很大的打瞌睡机会			

场景		打瞌睡机会	
坐着和阅读	0 1	2	3
看电视	0 1	2	3
在公众场合中坐着不活动(在剧院或开会)	0 1	2	3
作为一名乘客1小时内无休息	0 1	2	3
在下午躺下来休息(情况允许的情况下)	0 1	2	3
坐下来和某人交谈	0 1	2	3
午饭后(不饮酒的情况下)安静地坐着	0 1	2	3
坐在车上，车在路上停了几分钟	0 1	2	3
将八个圈起来的数字加起来	总分：_____		

图 13.13　Epworth 困意量表在临床机构中已经得到验证,作业治疗师可以使用此量表来收集信息,以便将康复对象转介给医生。10 分或以上的分数表明白天睡眠过多,6 分为正常。但失眠症的康复对象得分在正常范围。12～24 分提示严重异常 (Modified from Johns MW: A new method for measuring daytime sleepiness: the Epworth Sleppiness Scale, *Sleep* 14:540-545, 1991.)

Fung 等[63]发现睡眠功能性结果问卷(functional outcome of sleep questionnaire,FOSQ)[176]非常适合帮助作业治疗师了解睡眠对功能和日常作业的影响。他们还建议使用另一种自我报告工具——日常认知交流及睡眠简况(daily cognitive-communication and sleep profile,DCCSP)[181],用于调查认知、沟通和情绪方面的睡眠/觉醒障碍。

睡眠和休息的作业治疗干预

Leland 等[105]对睡眠干预进行了范围审查/系统的文献总结,并确定了作业治疗师可以在以下 4 个领域干预并帮助康复对象改善睡眠:①失眠的认知行为治疗;②体力活动;③多成分的干预;④作业治疗实践范畴内的提升睡眠的其他干预策略。体力活动多种多样,如伸展运动、耐力训练、瑜伽、太极、气功、跳舞和跑步等。多成分的干预包括睡眠限制/缩减、睡眠卫生、放松技巧和明亮的光线等。其他的干预措施包括使用耳塞、眼罩、光线疗法、音乐和耳机等来帮助促进睡眠。

在所有的这些干预措施中,重点都集中在改良现有的习惯和日常作息,以及因睡眠限制导致的活动参与[105]。Fung 等[63]建议作业治疗师可以提供教育和干预,如对疼痛的意识、能量水平、困倦、疲劳和压力水平,以及配合活动要求的环境建议和策略(见第 7 章,第 2 节)。

根据作业治疗实践框架第 3 版(OTPF-3)[12],作业治疗干预的类型包括对作业和活动的治疗性使用,准备性的方法和任务,教育和培训,以及宣教和团体干预,所有这些干预措施都可以用于治疗睡眠和休息的康复对象。在对治疗性的使用自我和咨询做了讨论后,会对以上进行综述。

治疗性运用自我

治疗性地使用自我(therapeutic use of self)是一种治疗性的媒介(不一定是一种"干预"),它应该是作业治疗实践的一部分,并贯穿在与个人的所有互动中[12]。治疗性地使用自我允许治疗师使用叙述性和专业推理、同理心和以康复对象为中心和合作为焦点,发展和管理他们与康复对象的关系。通过治疗性地使用自我，作业治疗师可以向康复对象或照顾者的休息和睡眠的时间和质量表达关注和关心。睡眠医学是一门相对新的学科，所以很多医生都没有询问他们的康复对象关于睡眠的问题，也没有察觉任何睡眠障碍的迹象或问题[58]。因此，由于作业治疗关注作业和日常作息以及生活平衡，作业治疗师可能是第一个向康复对象或照顾者询问睡眠问题的人。

作业治疗师可以练习"谨慎的同理心"，一种观察康复对象情绪、需求、动机，同时保持客观的模式[166]。例如，与其批评一个康复对象取消治疗的预约或不完全地参与治疗，还不如主动倾听康复对象，并重新评估情况：我们在这种方式下可能会发现原来这是一位睡眠不足的康复对象。

治疗性地使用自我也意味着作业治疗师必须更具知识储备，在睡眠和休息方面有能力帮助康复对象优化睡眠和休息模式。对睡眠和睡眠障碍的了解可以帮助 OT 识别到任何可能提示严重睡眠障碍的问题，这样康复对象就可以转介给医生或睡眠专家。

作业治疗师也需要建立良好的睡眠习惯，在与康复对象一起工作时能保持警觉、安全，并发挥最大的功用。此外，作业治疗师需要检视自己对于睡眠和休息的价值观，因为医护人员态度上的障碍可能会影响到康复对象的睡眠[84]。例如，你认为睡觉和休息是浪费时间吗？如果一个人需要在下午午睡，你是否认为这是懒惰？

发展文化素质对于自我的治疗性使用来说是一个"核心技能"[166]。正如前面提到的，识别和欣赏睡眠及休息的多样性是很重要的，因为其他人对睡眠和休息的定义、模式、实践和环境可能完全不同于我们自己。

除了睡眠习惯和睡眠模式之外，Tanaka 女士对睡眠的看法和经验，都是她治疗中需要着重考虑的。例如，Tanaka 女士的家人表示，她总是开夜灯睡觉，害怕黑暗，那么作业治疗师在实施干预时，就不应该将她夜晚的房间设为完全黑暗的环境（见第 7 章，第 2 节）。

咨询

OT 提供咨询（consultation）贯穿在整个作业治疗实践框架（OTPF）中，咨询是一种服务的方式而不是一种独立的干预[12]。当从业者间接地为康复对象提供服务时，例如在多学科团队或社区机构中，就会进行咨询[12]。作业治疗师在 24 小时运营的机构中提供咨询服务的做法是合适的。提供解决睡眠和休息问题服务

的典型方式包括向治疗团队和员工咨询如何在夜晚为康复对象提供最佳的睡眠环境。或者，作业治疗顾问可能会和团队讨论半夜非紧急地测血压、擦身和抽血的必要性，并建议尽量避免这些行为。作业治疗师另一种常见的咨询服务是为夜班助理、护士、勤杂工和护理人员提供床上移动、床上摆位、转移技巧和身体力学的培训。

作业治疗师也可以在工作场所担任顾问，与经理和管理者会面，讨论睡眠对于发挥最佳功能和保障工作安全的重要性。作业治疗顾问可以鼓励过平衡的生活以确保更高效、更安全的劳动能力。West[178]指出，咨询服务在雇佣轮班工人（如医院、工厂、航空公司）的环境中可能特别有用，如提供司机教育、军队和紧急救援计划。

认证的驾驶员康复专家（certified driver rehabilitation specialists，CDRSs）可以教育康复对象和公众关于疲劳驾驶危险，这些专业人士通常是在驾驶和社区移动方面训练有素的作业治疗师或 OT 多面能手。作业治疗师是适应性驾驶和评估的专家，他们为失能或有驾驶风险的群体提供最新的驾驶法规和信息，他们可以作为其他作业治疗实践者和医护人员的顾问。认证的驾驶员康复专家（CDRSs）还在适当的时候为服务对象提供驾驶培训或司机退休的建议。

在不同实践机构的作业治疗干预[12]

治疗性地使用作业和活动

作业治疗提供了丰富的治疗性的作业和活动，可以集中于帮助康复对象有一个平衡健康的生活方式和良好的计划日程，以确保其有充足的休息和睡眠。活动配置或饼图可以用于回顾康复对象认为重要的作业和评估时间花费以及在每项作业的时间占比。

Woods[184]认为护理机构的员工或照顾者可以修正康复对象日间小睡的行为，防止康复对象过长时间午睡。研究人员建议增加体育活动和丰富活动项目，以增进康复对象们与环境的接触。维持正常睡眠周期的作业治疗干预可以帮助痴呆症康复对象保持更正常的皮质醇昼夜节律。白天活动的增加可以减少日间小睡的时间，从而减少睡眠失调。

日常生活活动
日程

考虑 ADL 训练的最佳时间；例如，如果康复对象

是一个"夜猫子",不要在 7 点安排淋浴和穿衣训练。试着在康复对象"习惯的"时间安排一些日常生活活动,尤其是那些有认知障碍的康复对象(比如,在早上穿衣,而不是在下午 1:30 的时候),这样他们就会形成惯例。与其他团队成员或家庭成员协商,确保康复对象得到睡眠和休息。用睡眠图或日记来记录睡眠状况。安排有规律的日间小睡(如果可能的话,在床上睡觉;不要坐在轮椅或躺椅上休息)或休息(如有需要)。让医疗团队了解康复对象在治疗期间的警醒状态。

着装

如果对康复对象来说着装是一种常见的习惯,那就不要在白天穿睡衣,让康复对象穿"可以外出上街"的服装。当康复对象在康复中心或在家休养时,鼓励他们晚上穿睡衣或"平常"的睡服。然而,需要注意的是,有一些康复对象经常会在白天穿居家服。部分文化下可能认为有必要穿睡衣,因为他们仍被认为是"生病的"。

卫生与仪表仪容

如果一个康复对象在白天刮胡须或者化妆,而且这对他/她来说很重要,鼓励他们放在早晨/白天的惯例中。确保康复对象和护理人员有为白天出门和晚上睡觉做常规的准备活动。

床上摆位、床上移动、床、寝具

- **床上摆位**。训练康复对象和护理人员在床上摆好睡眠体位,以确保舒适和理想的功能。是否有足够的枕头?床的头需要抬高吗?是否有肢体需要抬高?当康复对象在床上时,是否有其他预防措施需要遵循(如,全髋关节,滚筒)?如前所述,"体位疗法"被推荐作为医疗人员治疗阻塞性睡眠呼吸暂停(OSA)的实践指南。这种类型的体位需要让康复对象保持在非仰卧位,是阻塞性睡眠呼吸暂停(OSA)有效的辅助性治疗(对于 PAP 疗法来说)[118]。
- **床上移动**。训练康复对象及护理人员安全的床上移动技巧。协助确定康复对象的最佳床位,以促进睡眠,同时考虑皮肤保护、呼吸,以及移动和转移状态,确保康复对象可以轻松地按下呼叫灯,并在需要时对呼叫灯做适应性的调整。为床上的安全性移动提供适应性设备,如转移手柄、床轨、床轨上的圈圈和吊架。
- **床**。选择床的类型,考虑是否是安全和独立所需的,能够提供移动性和转移,甚至是能促进关系的床。需要考虑因素包括尺寸;安全转移的高度;床

的高度对于康复对象是否有从床上跌落的可能(矮床可能更安全);康复对象是否需要双人卧床;床垫材料(有些吸收和维持热量,这对有体温调节问题的人来说是一个问题,比如那些有严重烧伤或四肢瘫痪的妇女,或进入更年期妇女);是否需要电动床(半电动或全电动);床是否有助于保护皮肤,夜间更少的翻身;而且,有移动问题的康复对象如何在特定类型的床垫上自如地操作。例如,有些康复对象可能会发现在泡沫床垫上比弹簧床垫上更难摆放姿势。

- **床上用品**。如果康复对象不在自己的家中居住,则要考虑是否从家里带一件特别的被子或毛毯可以帮助他或她睡觉,或者在睡眠时,床单的特殊质地是否更适合于皮肤保护或有舒适感。2012 年美国国家睡眠基金会(National Sleep Foundation)对 1 500 名年龄在 25~55 岁之间的美国人进行了睡眠研究,结果发现 92% 的人都说好的床垫对睡眠很重要;91% 认为枕头重要;85% 提到了床上用品。78% 的研究对象说,带有新鲜气味的床单会让他们对入睡充满热情。

除了环境设置外,作业治疗从业者还精通于床上摆位、移动性和使用耐用型医疗设备(DME);因此,作业治疗师在解决睡眠和休息方面的问题时是非常自然和契合的。

转移

培训康复对象、护理员和家庭成员,用安全的技术帮康复对象转移到便桶或其他可能在夜间发生的转移目标上。

如厕

考虑最合适的时间进行插尿管、排尿、排便处理以优化休息和睡眠。确保任何设备(如马桶)都已经在床边或盥洗室里准备好。帮助康复对象和护理人员选择尿失禁产品,如座椅、床上用品、一次性内衣("拉上"式)、尿布等。与医疗团队、康复对象和护理人员共同讨论最理想的维持康复对象个人卫生的技巧,以解决夜间睡眠期间的所有问题和安全。例如,如果一个男性康复对象的转移比较困难,那么医生一开始同意用安全套导尿管排尿也许比使用马桶更容易。

淋浴和洗澡

考虑洗澡或淋浴的最佳时间,以鼓励晚上能睡好觉或在白天能清醒地参加治疗或活动。或者说,一个康复对象淋浴和洗澡的最佳时间可能是在晚上,淋浴会增加身体温度,随后又降到适合睡眠的最佳体温,以

促成睡眠。安全应该是决定淋浴时间的首要考虑因素。

饮食和食物

在进食活动中,鼓励康复对象与家庭其他成员一起用餐,以确保日常节奏的恢复,帮助区分白天与夜晚。即使是在医院也应尽可能避免让康复对象在床上吃饭。应该与营养学家和医生讨论恰当的饮食和液体摄入以及进食时间。

工具性日常生活

工具性日常生活要求更高级的技巧,而不是基本的日常生活能力和执行功能的基本需求[78]。

家务,铺床,洗衣

2012 年国家睡眠基金会对 1 500 名年龄在 25~55 岁之间的美国人进行的调查发现,88% 的人每周至少有几天要铺床[130]。71% 的比例是每天或几乎每天铺床。被调查者:居住在东北部的女性、年龄较大的受访者和那些已婚或有伴侣的人更有可能每天或每隔一天就更换床单,比那些铺床不那么频繁的受访者,会有一个更佳的睡眠质量(44%:37%)[130]。这些有趣的统计学表明,铺床作为工具性日常生活活动,是作业治疗的服务领域,不应该被遗忘。同样一份问卷中发现,530 名被调查者认为床单的新鲜气味能帮助受访者有更好的睡眠。床单气味是否能帮助人们睡得更好还需要更多的研究来判定,但当作业治疗师在与康复对象一同处理洗衣任务时,或在工作或家庭环境中考虑睡眠环境时,这是一个重要的考虑因素。

社区移动

如果康复对象因为睡眠障碍而被认为驾驶行为不安全,那么作业治疗师就可以训练康复对象在社区移动并使用其他替代交通方式(见第 11 章第 3 节)。

居家安全评估

在适当的情况下,做一个家访评估,以确保晚上在家转移、洗浴和行走是安全的,并确定是否需要配置设备(见第 10 章)。可以针对床的摆放,夜灯和呼叫铃等建议。照明和安全也是促进睡眠的重要因素。人们经常被建议使用遮光窗帘,但为了安全移动,充足的照明和干净整洁的睡眠区域也很重要。与物理治疗师商讨康复对象在晚上可以使用的最佳移动设备。Solet[159]是一名哈佛医学院的作业治疗师和睡眠研究者,她提到最理想的睡眠环境是安静、无光、凉快、舒适和干净的。她补充说,OT 可以帮助调整和组织睡眠环境。因为身体温度下降是睡眠周期的一部分,所以凉爽的卧室更有利于睡眠[159]。Solet 也提到对于过敏的康复对

象,提供清洁的睡眠环境尤为重要。

医疗环境

在调整环境前,要与护理人员进行检查和确认,特别是在急诊住院的环境下。为了促成睡眠,需要关掉灯,尽量安静的房间,关掉电视。如果需要并在保证安全的前提下,可以完全关上门。考虑墙上是否贴太多东西,康复对象是否会被这些过度刺激。不过亲人的照片以及个人毯子和物品可能会给住院的康复对象带来安慰和安全感。为了安全起见,请确保地板整洁并且没有障碍物。房间里的温度保持在让康复对象睡得很舒服的状态。可能需要多余的毛毯来帮助那些容易感冒的康复对象。在离开房间之前,请务必将呼叫灯、水(如果允许的话)和电话放置在康复对象伸手可及的地方。床边的围栏确保在立起的状态,除非医疗团队示意围栏可以放下。

休闲活动、社会参与和恢复性活动

试着在户外安排治疗,这样康复对象就会暴露在日光下,因为它是最强的授时因子(时间感引导),并且可以帮助重置生物钟。与康复对象和家庭合作,确认选择的活动对康复对象来说是有趣和重要的。康复对象有时白天睡觉,因为他们很无聊。活动性团体,治疗性娱乐团体和社区活动,以上这些活动如果可以帮助康复对象晚上有更好的睡眠也都鼓励多参加。在晚上为康复对象建议安静的活动。如前所述,Howell 和 Pierceb[85]指出了具有很强恢复性的作业,每天的日常往往简单而有重复性,是令人愉快的且对个人具有意义的。West[78]建议在睡觉前进行阅读、伸展、冥想或祷告等放松活动。可以采用如视觉图像和按摩等睡眠前的准备活动[178]。一些证据表明芳香疗法与精油如薰衣草和洋甘菊可能在诱发有助于睡眠的精神状态方面有一定的帮助。然而,还需要进一步的研究,为这种方法对睡眠结构多导图的影响提供证据[179]。

准备方法和任务

促进睡眠的准备活动是指良好的睡眠卫生策略指导和训练。

矫形器、训练日程和疼痛

在制订配戴矫形器(splinting)时间表时,注意考虑康复对象的睡眠情况,确保舒适,康复对象可以入睡。确保矫形器配戴不影响睡眠,或者全膝置换的康复对象使用的持续被动运动(CPM)机器不会让康复对象彻夜难眠。在使用 CPM 时,需与物理治疗师合作。确保进行适当的锻炼,以保证晚上的睡眠质量。考虑康复

对象的疼痛程度,并咨询医务人员和医生。询问康复对象他或她晚上是否因为疼痛、水肿或无法移动而无法入睡。

睡眠卫生

"睡眠卫生"(sleep hygiene)指涉及生活方式选择和环境因素的活动,这些活动会帮助引导健康的睡眠。"卫生"不仅意味着清洁,而且通常也代表了促进健康的日常习惯;"睡眠卫生"强调适当的习惯,以促进健康的睡眠[52]。睡眠专家提供睡眠卫生教育,目的是提供有关干扰或促进睡眠的生活方式和环境的信息。作业治疗师还可以提供睡眠卫生信息,以支持康复对象健康、积极地参与其他作业的活动(框13.5)[12]。

框13.5 睡眠卫生的重要考虑事项(作业治疗实践框架第3版)

让自己做好准备
- 发展一些入睡前的惯例活动,为舒适的睡眠做准备,比如梳洗、脱衣/穿衣、听音乐入睡、和他人说晚安、冥想或祷告。
- 确定睡觉时间和睡觉时长,或者需要清醒的时间。
- 建立支持成长与健康的模式(模式依个人和文化而定)。

环境的准备
- 整理床铺或睡眠的空间。
- 提供保暖/冷气和保护。
- 设置闹钟。
- 居家安全(锁住门,关上窗户或窗帘)。
- 关掉电子设备或灯。

参与实际的睡眠
- 停止活动,以保障入睡、小睡和做梦的开始。
- 保持睡眠状态,不受干扰。
- 个人卫生需求的夜间护理。
- 与社会环境中的他人沟通需求。
- 与同睡的人(如儿童或伴侣)互动。
- 夜间提供照顾(如喂养母乳)。
- 参与到照顾和兼顾他人在睡觉时的舒适和安全度(如家人)。

数据来自 The American Occupational Therapy Association:Occupational therapy practice framework:domain and process,ed3,*Am J Occup Ther 68*(Suppl1):S1-S48,2014.http://dx.doi.org/10.5014/ajot.2014.682006.12

根据 Dement 和 Pelayo[52]的说法,"睡眠卫生"的一般准则是:

1. 为睡眠创造一个最佳的环境。
2. 强调可预测性。
3. 避免对睡眠/觉醒周期有负面影响的物质。
4. 遵循良好的基本健康习惯,有利于最佳睡眠。

框13.6为以上四项准则提供了更具体的例子。

框13.6 睡眠卫生的一般建议

1. 创造最佳的睡眠环境
- 记住,床上唯一应该发生的事情就是睡觉和性活动(避免在床上阅读、看电视、发短信、发推特或使用其他媒体及电脑设备)。
- 就寝前1小时。关闭电子产品。研究表明,从电视、个人电脑或平板电脑屏幕发出的蓝光会干扰睡眠[66]。要考虑文化和一般差异。Kaji 和 Shigeta[95]发现日本青少年把他们的移动设备当作"泰迪熊",可以保证他们在需要的时候与朋友连接[162]。
- 准备安静的睡眠环境,或者使用"白噪声"促进入睡[101]。
- 确保环境是昏暗的、安静的、舒适的、凉爽的[66]和洁净的[159]。

2. 增强可预测性(和活动)
- 建立一个规律的睡眠/觉醒周期。如果需要,可以使用闹钟。
- 建立一个睡前的放松的日常惯例。
- 在睡觉前避免精神上的刺激或唤起活动[97]。
- 保持记录睡眠日记,这是睡眠主观评估的"金标准"[34]。睡眠日记目前还没有标准化,失眠专家们从潜在的用户那里得到反馈,已经形成了一致的规范的睡眠日记,也被当作生活记录。国家睡眠基金会(NSF)创建了官方睡眠日记[126]。
- 如果一个人在床上于合理的时间内都无法入睡(如15分钟),他应该离开床。去另一个房间,或者从事另一种活动,直到个人感到困倦。那些无法从床上轻松地爬起来的人,可以考虑做一些正念活动(如:精神全身扫描,深呼吸)。

3. 避免对睡眠/觉醒周期有负面影响的物质
- 不要用饮酒来帮助入睡,酒精会加重打鼾和阻塞性睡眠呼吸暂停(OSA)。证据表明,晚上喝3~5杯酒,当酒精的作用消散时,就会引起兴奋[49,52]。
- 不要在睡前使用咖啡因,因为咖啡因有3.5~5小时的半衰期。这个半衰期长短取决于个体的年龄、活动量或身体的化学反应:这意味着,在摄入后,它可能会在体内停留数小时[49,112]。一些茶、软饮料和巧克力也含有咖啡因[49,112]。
- 避免在夜间服用让人清醒的药物,与开处方的医生讨论夜间服用的药物,特别是那些影响睡眠质量的药物(如夜间服用的利尿剂)[189]。

4. 遵循良好的健康习惯(如运动、饮食、正餐的时间),这有利于最佳睡眠
- 每天锻炼,但在睡前2小时不做剧烈运动。研究表明,参加锻炼训练项目对中老年人的睡眠质量有积极的影响[187]。
- 避免饱着肚子睡觉:试着在睡前2小时吃完晚饭[66]。
- 不要在晚上吃辛辣的食物和暴饮暴食,但睡觉的时候也不能饿着肚子[52]。
- 在晚上限制液体摄入。和医疗提供者谈谈这个问题。

教育和培训

在医疗机构中,作业治疗师可以教育和授权康复对象和家人制订严格的探视时间表,如果有必要的话,甚至可以劝阻访客在预定休息的时间或夜间来访,因为这可能会中断休息和睡眠。作业治疗师可以赋权给护理人员限制探访在短暂的时间内完成,或协助执行探访规则。作业治疗师可以教育照顾着有关睡眠的概念,并让他们意识到自身得到休息和睡眠的重要性。

尽管有光线和噪声,一些机构仍要求在夜间打开房门。可教育这些机构的员工如何在这样的环境中有效地促进睡眠。Young 等人[190]提出了几种策略,包括提供耳塞和眼罩,鼓励正常的夜间睡眠时间,以及避免白天长时间的小睡。其他的建议包括提倡医务人员尽量减少在夜间给康复对象洗澡、换药或其他的医疗过程,以及避免在夜晚与康复对象讨论让康复对象情绪化的出院话题。

作业治疗师也可以训练康复对象的疼痛意识和疼痛管理、能量水平(工作简化技巧)、困倦和疲劳、时间管理和认知行为的技巧。

OT 的教师可以教育学生关于睡眠不足的知识,大学生和研究生是一个有不稳定的睡眠行为和严重睡眠不足的风险群体。如果安排有下午的课程,可以安排一些"活跃"的班级活动,驱赶走生物钟的"困倦"时刻。在较长时间课程间的休息时间,教师可以鼓励学生站起来,伸展身体,或者四处走动,而不是坐在椅子上看他们的手机。作业治疗和作业科学教育者可以协调作业的期限和将作业任务分解,鼓励教师和学生保持平衡的生活,确保双方都有适当的睡眠。

Green[74]指出许多人抱怨缺乏关于应对失眠管理的信息。作业治疗师可以在社区实践环境中为睡眠不足的公众提供教育。

倡议

作业治疗师可以向他们的康复对象提供以倡议为形式的服务。作业治疗实践框架第 3 版(OTPF-3)将康复对象定义为个人、群体、族群[12]。倡议(advocacy),作为一项服务,涉及的不仅仅是教育;它包括后续跟进和果断的声音和行动,以确保人们的需求得到满足。倡议被定义为"请求、支持、推荐的行为;积极的拥护者"[53]。

对于作业治疗师,倡议可以采取以下任何一种形式。

- 个体:倡议的第一步是简单地向康复对象询问他们的休息和睡眠,如果评估表明有睡眠和休息的问

题,通知医生。如有征象,建议初级保健医生安排康复对象咨询睡眠专家。告知治疗团队康复对象由于睡眠不足,功能不佳。如果康复对象生活在医院(无论短期还是永久),鼓励家庭和朋友遵守医院探视规则。倡导充足的休息和睡眠的环境。通过详细的文案记录或请求供应商支持,提倡及时配置恰当的耐力型医疗设备(DME)和适应性设备最大化促进睡眠;如一张医院的床,能保护皮肤的床垫、尿布、垫子、尿壶和适当的枕头。随后通过护士和护理人员将康复对象恰当的摆位,与治疗小组讨论适当的疼痛控制,最大化睡眠。

- 团体:提倡在机构里设置恰当的适合睡眠和小睡的环境。例如,在老年人日间医疗中心或老年痴呆症活动中心,老年人可以整天待在那里,促进筹建适合小睡或休息的区域。除了用餐座椅外,还应提供躺椅和休息的椅子,确保工人,无论受伤或不受伤,有适当的睡眠和休息来更好完成他们的工作。提倡学生在教育环境及机构里有充足的睡眠和休息。

- 自我和 OT 的角色:教育其他人明白作业治疗在睡眠中的角色。提倡更多地参与在工具性日常生活、休闲和休息的活动中,而不仅仅是基本的日常生活活动 ADLs,这样康复对象在白天就会有意义的活动,避免因无聊而长时间的小睡。在一篇脑血管意外干预的实证综述中,Wolf 等[18]发现康复对象过分强调日常生活活动,而较少关注其他领域的职能,如休闲、社会参与、休息和睡眠,以及工作和生产性活动[182]。作者指出,"一般情况下,无论什么诊断,作业治疗过于集中在日常生活活动,而限制了对康复对象有意义的其他职能领域"[182]。

- 族群:美国国家科学基金会(NSF)已经制作了教育素材和手册,向公众宣传疲劳驾驶的危险性。它还创建了《国家睡眠基金会 2014 年疲劳驾驶宣传包》,它为全州范围内的宣传提供了资源[132]。Minneapolis 市高中学生的上学时间被切换到与青少年的生理节奏相匹配(即后来的上课时间)。随后的研究发现[171]毕业率、持续注册率、拖拉迟到和出勤情况有显著提升。作业治疗师可以参与到这个领域的政策宣传或未来研究中。

除了个体的治疗外,睡眠和休息也能很好地用团体治疗的形式解决问题。下一节将讨论这个问题。Marilyn B. Cole 的书籍《团体动力学在作业治疗的应用:理论基础与实践》鼓励初学的学生或新手作业治疗师采用七步骤形式来领导团体,有经验的治疗师也能

从本书获益。

团体介入

作业治疗师应当开发认知策略来帮助康复对象管理消极、产生焦虑的想法和忧虑[97]。并且可以在团体和个人的干预中成功地使用这些策略[73]。负面的、容易产生焦虑的想法，比如："我再也没有办法睡觉了，"或者"已经是凌晨 2 点了，在 4 个小时后我就必须醒来"。作业治疗师可以考虑接受 CBT-I 培训。CBT-I 通常专注于改变不健康的睡眠习惯，减少自主和认知的混乱，改变关于睡眠机能失调的信念和态度，并教育康复对象更健康的睡眠卫生习惯。研究支持在团体中使用 CBT-I 作为一种非药物治疗睡眠障碍[90]。

2013 年，一篇由 AOTA、Gentry 和 Loveland[66] 出版的*OT Practice* 的文章中讨论了一个 OT 和一个娱乐治疗师共同领导了一个为期 10 周的退伍军人睡眠卫生治疗小组。参加团体治疗的成员 10~25 人，每一节持续 90 分钟，小组的领导者就睡眠的性质、与睡眠有关的问题等话题进行了讨论。还讨论噩梦，因为很多成员都有创伤后应激障碍（post traumatic stress disorder, PTSD）。该小组的负责人则表示，参加小组会议后，参与者感觉能更健康、更专注于日常生活。

在为睡眠相关的服务计费时，Gentry 和 Lovelands[66] 对数据记录和使用现行的程序术语（CPT）代码提供了建议，CPT 代码是由美国医学学会维护的，对于完成结算很重要。

决定何时转介给医生或睡眠专家

如果康复对象有以下任何情况的抱怨，请转介医生或睡眠专家[58]：

- 在 1~2 个多月的时间里，睡眠或休息睡眠有问题。
- 尽管睡眠量正常，或睡得比平常达到正常休息效果的量还多，但仍感觉没有得到充分休息。
- 在不合适的时间睡觉，即使有 7.5~8 小时睡眠时间。
- 康复对象是否被告知自己鼾声太大或喘气，并有段时间停止呼吸，因而干扰到睡眠伴侣或室友？
- 睡眠伴侣抱怨受到康复对象鼾声干扰，而不得不换房间睡。
- 遵从良好的睡眠卫生习惯，但仍然有睡眠的苦恼。

其他可向医生或睡眠专家转介康复对象的理由：

- 照顾者抱怨说，康复对象整夜不睡，而且在白天睡了一整天。
- 认知能力受损的康复对象无法清楚地表达其睡眠习惯，但是其作业领域表现明显受到影响（例如，日常生活活动，移动），让人怀疑康复对象有睡眠不佳

的情况。
- 在白天的治疗中，康复对象经常会睡着。

如果合适的话，让康复对象填写睡眠量表。如经临床验证过的 Epworth 嗜睡量表（图 13.13）[92]。总分 10 分或以上的分数表明日间睡眠过多（EDS）：6 分是嗜睡的判断标准[192]。向康复对象的医生报告数据，并告知康复对象因睡眠不足而导致的职能表现缺失和其他症状。

▌ 总结

从历史上看，作业治疗师和作业治疗科学工作者一向有兴趣帮助康复对象维持健康、平衡的生活方式[40]。充足的睡眠和休息这两个"恢复健康"的作业应该被纳入在这个平衡当中[146]。根据作业治疗实践框架第 2 版[10]（OTPF-2）和作业治疗实践框架第 3 版（OTPF-3）的说法，睡眠和休息是 OT 实践领域中主要的作业领域；因此，在所有治疗机构中去介入康复对象的睡眠及休息领域的问题是适宜的[54,64,81,89,94,156,185]。

传统上意义上，作业治疗师并不是治疗有睡眠障碍诊断或以睡眠障碍为主要问题的康复对象的专业人员。然而，睡眠医学文献中充斥着关于睡眠不足导致的有害影响，包括那些因身体残疾而有作业治疗师介入其基本日常生活的康复对象，或其他机构中的康复对象，皆有睡眠不足的风险。虽然作业治疗并没有着重在休息和睡眠的研究或实践上，睡眠医学研究却证实了作业治疗师向来关注的内容：人类需要睡眠，需要休息。否则，康复对象表现不佳，会对人们的生活质量和健康产生负面影响。

然而，令人信服的证据表明，作业治疗师可以而且应该更加重视、投入研究和通过实践帮助有睡眠困难的康复对象。在苏格兰的 38 名医疗专业人士（包括 19 名作业治疗师）参加了一项为期 3 天的关于帕金森病康复对象睡眠的课程，结果显示，认知行为睡眠管理技巧可以成功地转移到那些非睡眠专家的医疗专业人员[76]。据报道，参加过这门课程后的医疗健康专业人士所处理的康复对象，他们对睡眠问题的焦虑减少了、具有更好的睡眠能力，以及更多的睡眠控制意识[76]。

Solet 指出，有 10 个因素可以影响睡眠：活动水平、睡眠时间表、睡眠伴侣/宠物，咖啡因/酒精/药物、心理状态、年龄/性别/基因，文化风俗/社会场景/"生活方式"、光线/生理节奏驱动、睡眠环境以及睡眠不足[159]。唯一让作业治疗师们无法产生影响的领域就是年龄/性

别/基因。

一个新兴的研究表明，拥有人生目标与各种各样的健康行为、积极的健康状况、长寿和较低的睡眠障碍的发生率相关[99]。在美国一项超过 50 岁的成年人的代表性样本当中，Kim 等[99]发现即使在调整心理压力如焦虑和抑郁后，拥有人生目标仍与睡眠障碍有独立的关联。这一发现可能表明，在没有消极心理因素的情况下，有目标对于良好的睡眠是很重要的。还需要进一步的研究，但强化人生的目标感可能是减少睡眠障碍的一种办法[99]。

另一个重要的个体因素：属灵（spirituality），并不等同于宗教；作业治疗实践框架第 3 版（OTPF-3）把它描述为"人性的角度，指的是个体寻找和表达意义和目的的方式"[12]。（OTPF-3, p. S7）[147]。Waite[172]提供了关于如何将灵性融入实践的想法。

作业治疗师是需要与康复对象密切合作的一线工作者，这些康复对象需要应对改变生活的事件。这些事件改变了康复对象的生活轨迹，而作业治疗师帮助人们面对这些艰难的现实。作业治疗强调了人类为了达到健康、高效和满足（有意义的）人生目标而努力的人类作业特质。因此，即使人们的生活被彻底改变，作业治疗师时刻准备好去帮助人们通过作业找回意义。

考虑到 Tanaka 女士的情况，很明显，一旦排除了医疗问题，作业治疗师可以通过解决她的睡眠障碍来大大改善她现有的康复效果。多个原因可以解释 Tanaka 女士的睡眠障碍，她的大脑损伤的确切位置可能会帮助医疗团队决定睡眠障碍是否是器质性的，不过进一步的研究可发现睡眠障碍。一个受过良好教育的作业治疗师，可以协调 Tanaka 女士的睡眠和休息的需要，帮助她实现康复目标，改善她的生活质量。

复习题

1. 睡眠的结构是什么？

2. 随着年龄的增长，睡眠结构会发生怎样的变化？

3. 什么是快速眼动睡眠，它和非快速眼动睡眠有什么不同？

4. 为什么作业治疗师在介入康复对象时需要处理其睡眠问题？

5. 睡眠和休息有什么区别？

6. 睡眠和休息领域的哪些内容与作业治疗实践框架第 3 版（OTPF-3）相符合？

7. 什么是睡眠卫生？

8. 什么是多次入睡潜伏期测试？什么是 Epworth 嗜睡量表？

9. 什么时候应当把康复对象转介给医生或睡眠专家？

10. 作业治疗师如何帮助改善康复对象在医院的睡眠卫生？

11. 列出至少 5 项睡眠不足的不良后果。

12. 什么是阻塞性睡眠呼吸暂停综合征，有哪些指征和症状？

（周晶 汪杰 译，廖鹏 校，
杨永红 李奎成 审）

参考文献

1. AAA Foundation for Traffic Safety: AAA prevalence of motor vehicle crashes involving drowsy drivers, United States, 2009–2013. <https://www.aaafoundation.org/prevalence-motor-vehicle-crashes-involving-drowsy-drivers-us-2009-2013>, 2014.

2. Aaronson LS, et al: Defining and measuring fatigue, *J Nurs Scholarsh* 31:45–50, 1999.

3. Alessi CA, et al: More daytime sleeping predicts less functional recover among older people undergoing inclient post-acute rehabilitation, *Sleep* 31:1291–1300, 2008.

4. Allen C, Glasziou P, Del Mar C: How helpful is bed rest? <www.findarticles.com/cf_1/mobuy/2_10/62276761/print.jhtml>, 2000.

5. Allen RP, et al: Restless legs syndrome/Willis-Ekbom disease diagnostic criteria: updated International Restless Legs Syndrome Study Group (IRLSSG) consensus criteria—history, rationale, description, and significance, *Sleep Med* 15:860–873, 2014. <http://dx.doi.org/10.1016/j.sleep.2014.03.025>.

6. Reference deleted in proofs.

7. American Academy of Sleep Medicine: The international classification of sleep disorders—third edition *(ICSD-3)*. <http://www.aasmnet.org/library/default.aspx?id=9>, 2014.

8. American Occupational Therapy Association: Occupational therapy practice framework: domain and process, *Am J Occup Ther* 56:609–639, 2002.

9. American Occupational Therapy Association: AOTA Occupational Therapy Compensation and Workforce Study, 2010: workforce trends in occupational therapy. <http://www.aota.org/-/media/corporate/files/educationcareers/prospective/workforce-trends-in-ot.pdf>, 2010.

10. American Occupational Therapy Association: Occupational therapy practice framework: domain and process, ed 2, *Am J Occup Ther* 62:625–683, 2008.

11. American Occupational Therapy Association: Blueprint for entry level education, *Am J Occup Ther* 64:186–201, 2010.

12. American Occupational Therapy Association: Occupational therapy practice framework: domain and process, ed 3, *Am J Occup Ther* 68(Suppl 1):S1–S48, 2014. <http://dx.doi.org/10.5014/ajot.2014.682006>.

13. American Occupational Therapy Association: Surveying the profession: the 2015 AOTA Salary & Workforce Survey, *OT Practice* 20:7–11, 2015. <http://www.aota.org/education-careers/advance-career/salary-workforce-survey.aspx>.

14. Ancoli-Israel S: Sleep and its disorders in aging populations, *Sleep Med* 10:S7–S11, 2009.

15. Asplund R: Nocturia: consequences for sleep and daytime activities and associated risks, *Eur Urol Suppl* 3:24–32, 2005.

16. Aurora RN, et al: Quality measures for the care of adult clients with obstructive sleep apnea, *J Clin Sleep Med* 11:357–383, 2015.

17. Avidan AY, et al: Insomnia and hypnotic use, recorded in the

minimum data set, as predictors of falls and hip fractures in Michigan nursing homes, *J Am Geriatr Soc* 53:955–962, 2005.

18. Avidan AY: Neurologic disorders: narcolepsy and idiopathic hypersomnia. In Kryger HM, editor: *Atlas of clinical sleep medicine,* Philadelphia, 2010, Saunders/Elsevier, pp 107–114.

19. Avidon AY: Restless legs syndrome and periodic limb movements in sleep. In Kryger MH, editor: *Atlas of clinical sleep medicine,* ed 5, Philadelphia, 2010, Saunders/Elsevier, pp 115–124.

20. Avidon AY: Sleep in Parkinson's disease. In Kryger MH, editor: *Atlas of clinical sleep medicine,* ed 5, Philadelphia, 2010, Saunders/Elsevier, pp 131–134.

21. Bartick MC, et al: Brief report: Decrease in as-needed sedative use by limiting nighttime sleep disruptions from hospital staff, *J Hosp Med* 15(3):E20–E24, 2009. doi: 10.1002/jhm.549.

22. Bassetti C, Aldrich M, Chervin R, Quint D: Sleep apnea in the acute phase of TIA and stroke, *Neurology* 47:1167–1173, 1996.

23. Benca R, Ancoli-Israel S, Moldofsky H: Special considerations in insomnia diagnosis and management: depressed, elderly, and chronic pain populations, *J Clin Psychiatry* 65:S26–S35, 2004.

24. Bonnet MH, Arand DL: Arousal components which differentiate the MWT from the MSLT, *Sleep* 24:441–447, 2001.

25. Bonnet MH, Arand DL: Sleepiness as measured by the MSLT varies as a function of preceding activity, *Sleep* 21:477–484, 1998.

26. Booth J, McMillan L: The impact of nocturia on older people: implications for nursing practice, *Br J Nurs* 18:592–596, 2009.

27. Broström A, et al: Putative facilitators and barriers for adherence to CPAP treatment in clients with obstructive sleep apnea syndrome: a qualitative content analysis, *Sleep Med* 11:126–130, 2010.

28. Browse NL: *The physiology and pathology of bed rest,* Springfield, IL, 1965, Thomas.

29. Bushnik T, Englander J, Katznelson L: Fatigue after TBI: association with neuroendocrine abnormalities, *Brain Inj* 21:559–566, 2007.

30. Buxton OM, et al: Sleep disruption due to hospital noises: a prospective evaluation, *Ann Intern Med* 157:170–179, 2012.

31. Buysse DJ, et al: The Pittsburgh Sleep Quality Index (PSQI): a new instrument for psychiatric research and practice, *Psychiatry Res* 28:193–213, 1989.

32. Campbell SS, Stanchina MD, Schlang JR, Murphy PJ: Effects of a month-long napping regimen in older individuals, *J Am Geriatr Soc* 59:224–232, 2011. doi: 10.1111/j.1532-5415.2010.03264.x.

33. Carmona Toro BE: New treatment options for the management of restless leg syndrome, *J Neurosci Nurs* 46:227–233, 2014.

34. Carney CE, et al: The consensus sleep diary: standardizing prospective sleep self-monitoring, *Sleep* 35:287–302, 2012.

35. Carskadon MA: Factors influencing sleep patterns of adolescents. In Carskadon MA, editor: *Adolescent sleep patterns: biological, social, and psychological influences,* Cambridge, UK, 2002, Cambridge University Press, pp 4–26.

36. Carskadon MA, Dement WC: Normal human sleep: an overview. In Kryger MH, Roth T, Dement WC, editors: *Principles and practice of sleep medicine,* ed 5, St Louis, 2011, Elsevier/Saunders, pp 16–26.

37. Carskadon M, Orav EJ, Dement WC: Evolution of sleep and daytime sleepiness in adolescents. In Guilleminault C, Lugaresi E, editors: *Sleep/wake disorders: natural history, epidemiology, and long-term evolution,* New York, 1983, Raven Press, pp 201–216.

38. Cherkassky T, Oksenberg A, Froom P, King H: Sleep-related breathing disorders and rehabilitation outcome of stroke clients: a prospective study, *Am J Phys Med Rehabil* 82:452–455, 2003.

39. Chervin RD: Use of clinical tools and tests in sleep medicine. In Kryger MH, Roth T, Dement WC, editors: *Principles and practice of sleep medicine,* ed 4, Philadelphia, 2004, Elsevier/Saunders, pp 602–614.

40. Christiansen CH, Matuska KM: Lifestyle balance: a review of concepts and research, *J Occup Sci* 13:49–61, 2006.

41. Reference deleted in proofs.

42. Coren S: *Sleep thieves: an eye opening exploration into the science and mysteries of sleep,* New York, 1996, The Free Press.

43. Coyne KS, et al: The prevalence of nocturia and its effect on health-related quality of life and sleep in a community sample in the USA, *BJU Int* 92:948–954, 2003.

44. Czeisler CA, Buxton OM, Singh Khalsa SB: The human circadian timing system and sleep/wake regulation. In Kryger MH, Roth T, Dement WC, editors: *Principles and practice of sleep medicine,* ed 4, Philadelphia, 2004, Elsevier/Saunders, pp 375–394.

45. Dahl RE: The consequences of insufficient sleep for adolescents: links between sleep and emotional regulation. In Wahlstrom KL, editor: *Adolescent sleep needs and school starting times,* Bloomington, IN, 1999, Phi Delta Kappa Educational Foundation.

46. D'Ambrosio C, Bowman T, Mohsenin V: Quality of life in clients with obstructive sleep apnea: Effect of nasal continuous airway pressure: a prospective study, *Chest* 115:23–29, 1999.

47. Reference deleted in proofs.

48. Dautovich ND, McCrae CS, Rowe M: Subjective and objective napping and sleep in older adults: are evening naps "bad" for nighttime sleep? *J Am Geriatr Soc* 56:1681–1686, 2008. doi: 10.1111/j.1532-5415.2008 .01822.x.

49. Dement WC: *The promise of sleep,* New York, 1999, Delacort Press/Random House.

50. Dement WC: History of sleep physiology and medicine. In Kryger MH, Roth T, Dement WC, editors: *Principles and practice of sleep medicine,* ed 4, Philadelphia, 2004, Elsevier/Saunders, pp 1–12.

51. Dement W, Kleitman N: The relation of eye movements during sleep to dream activity: an objective method for the study of dreaming, *J Exp Psychol* 53:339–346, 1957.

52. Dement WC, Pelayo R: *Dement's sleep and dreams,* Palo Alto, CA, 2015, William C Dement.

53. Dictionary.com: Advocacy. <http://dictionary.reference.com/browse/advocacy>, nd.

54. Dixon L, et al: Occupational therapy for clients with Parkinson's disease, *Cochrane Database Syst Rev* (3):CD002813, 2007. <http://dx.doi.org/10.1002/14651858.CD002813.pub2>.

55. Duclos C, et al: The impact of poor sleep on cognition and activities of daily living after traumatic brain injury: a review, *Aust Occup Ther J* 62:2–12, 2015.

56. Edinger JD, Means MK: Overview of insomnia: definitions, epidemiology, differential diagnosis, and assessment. In Kryger MH, Roth T, Dement WC, editors: *Principles and practice of sleep medicine,* ed 4, Philadelphia, 2004, Elsevier/Saunders, pp 702–713.

57. Edlund M: *The power of rest: why sleep alone is not enough—a 30-day plan to reset your body,* NY, 2010, Harper Collins.

58. Epstein LJ, Mardon S: *Harvard Medical School guide to a good night's sleep,* New York, 2007, McGraw Hill.

59. Fabbri M, et al: Postural control after a night without sleep, *Neuropsychologia* 44:2520–2525, 2006.

60. Fernandez-Mendoza J, et al: Natural history of excessive daytime sleepiness: role of obesity, weight loss, depression, and sleep propensity, *Sleep* 38:351–360, 2015. <http://dx.doi.org/10.5665/sleep.4488>.

61. Foster ER: Instrumental activities of daily living performance among people with Parkinson's disease without dementia, *Am J Occup Ther* 68:353–362, 2014. <http://dx.doi.org/10.5014/ajot.2014.010330>.

62. Freedman NS, Kotzer N, Schwab RJ: Client perception of sleep quality and etiology of sleep disruption in the intensive care unit, *Am J Respir Crit Care Med* 159:1155–1162, 1999.

63. Fung C, et al: Time to wake up: bridging the gap between theory and practice for sleep in occupational therapy, *Br J Occup Ther* 76:384–386, 2013.

64. Gabor JY, et al: Contribution of the intensive care unit environment to sleep disruption in mechanically ventilated clients and healthy subjects, *Am J Respir Crit Care Med* 167:708–715, 2003.

65. Gangwisch JE, et al: Short sleep duration as a risk factor for hypertension: analyses of first National Health and Nutrition Examination Survey, *Hypertension* 47:833–839, 2006.

66. Gentry T, Loveland J: Sleep: essential to living life to its fullest, *OT Practice* 18:9–14, 2013.

67. George C: Diabetes mellitus. In Kryger MH, editor: *Atlas of clinical sleep medicine,* Philadelphia, 2010, Saunders/Elsevier, p 240.

68. George CFP, Guilleminault C: Sleep and neuromuscular diseases. In Kryger MH, Roth T, Dement WC, editors: *Principles and practice of sleep medicine,* ed 4, Philadelphia, 2004, Elsevier/Saunders, pp 831–838.

69. Gooneratne NS, et al: Functional outcomes of excessive daytime

sleepiness in older adults, *J Am Geriatr Soc* 51:642–649, 2003.

70. Granger CV, et al: The uniform data system for medical rehabilitation: report of clients with stroke discharged from comprehensive medical programs in 2000–2007, *Am J Phys Med Rehabil* 88(12):961–972, 2009. doi: 10.1097/PHM.0b013e3181c1ec38.

71. Green A: Sleep, occupation and the passage of time, *Br J Occup Ther* 71:343, 2008.

72. Green A, Brown C, editors: *An occupational therapist's guide to sleep and sleep problems*, London, 2015, Jessica Kingsley Publishers.

73. Green A, Hicks J, Weekes R, Wilson S: A cognitive-behavioral group intervention for people with chronic insomnia: an initial evaluation, *Br J Occup Ther* 68:518–522, 2005.

74. Green A, Hicks J, Wilson S: The experience of poor sleep and its consequences: a qualitative study involving people referred for cognitive-behavioral management of chronic insomnia, *Br J Occup Ther* 71:196–204, 2008.

75. Green A, Westcomb A, editors: *Sleep: multi-professional perspectives*, Philadelphia, 2012, Jessica Kingsley Publishers.

76. Gregory P, Morgan K, Lynall A: Improving sleep management in people with Parkinson's, *Br J Community Nurs* 17:14–20, 2012.

77. Guilleminault C, Bassiri A: Clinical features and evaluation of obstructive sleep apnea–hypopnea syndrome and upper airway resistance syndrome. In Kryger MH, Roth T, Dement WC, editors: *Principles and practice of sleep medicine*, ed 4, Philadelphia, 2004, Elsevier/Saunders, pp 1043–1052.

78. Hahn B, et al: Brief report: development of additional tasks for the Executive Function Performance Test, *Am J Occup Ther* 68:e241–e246, 2014. <http://dx.doi.org/10.5014/ajot.2014.008565>.

79. Hammond A, Jefferson P: Rheumatoid arthritis. In Turner A, Foster M, Johnson SE, editors: *Occupational therapy and physical dysfunction: principles, skills and practice*, ed 5, Edinburgh, 2002, Churchill Livingstone, pp 543–564.

80. Hardin KA: Sleep in the ICU, *Chest* 136:284–294, 2009.

81. Harvard Health Letter: Napping may not be such a no-no. <http://www.health.harvard.edu/newsletter_article/napping-may-not-be-such-a-no-no>, 2009.

82. Hayes D, Jr, Phillips B: Sleep apnea. In Kryger MH, editor: *Atlas of clinical sleep medicine*, Philadelphia, 2010, Saunders/Elsevier, pp 167–196.

83. Heller C: Temperature, thermoregulation, and sleep. In Kryger MH, Roth T, Dement WC, editors: *Principles and practice of sleep medicine*, ed 4, Philadelphia, 2004, Elsevier/Saunders, pp 292–300.

84. Hopper K, Fried TR, Pisani MA: Health care worker attitudes and identified barriers to client sleep in the medical intensive care unit, *Heart Lung* 44:95–99, 2015.

85. Howell D, Pierce D: Exploring the forgotten restorative dimension of occupation: quilting and quilt use, *J Occup Sci* 7:68–72, 2000.

86. Huang H-W, et al: Effect of oral melatonin and wearing earplugs and eye masks on nocturnal sleep in healthy subjects in a simulated intensive care unit environment: which might be a more promising strategy for ICU sleep deprivation? *Crit Care* 19:124, 2015. doi: 10.1186/s13054-015-0842-8.

87. Hunjan R, Twiss KL: Urgent interventions: promoting occupational engagement for clients with urinary incontinence, *OT Practice* 18:8–12, 2013.

88. Iber C, Ancoli-Israel S, Chesson AL, Quan SF: *The AASM manual for the scoring of sleep and associated events: rules, terminology and technical specifications*, Westchester, IL, 2007, The American Academy of Sleep Medicine (AASM).

89. Jackson S: Lower urinary tract symptoms and nocturia in men and women: prevalence, etiology and diagnosis, *BJU Int* 84(Suppl 1):5–8, 1999.

90. Jansson M, Linton SJ: Cognitive-behavioral group therapy as an early intervention for insomnia: a randomized controlled trial, *J Occup Rehabil* 15:177–190, 2005.

91. Javaheri S: Cardiovascular disorders. In Kryger MH, editor: *Atlas of clinical sleep medicine*, Philadelphia, 2010, Saunders/Elsevier, pp 216–227.

92. Johns MW: Sleepiness in different situations measured by the Epworth Sleepiness Scale, *Sleep* 17:703–710, 1994.

93. Jonsson H: Towards a new direction in the conceptualization and categorization of occupation, Wilma West Lecture, Occupational Science Symposium, Los Angeles, 2007, University of Southern California, Occupational Science and Occupational Therapy.

94. Kabat-Zinn J: *Full catastrophe living: using the wisdom of your body and mind to face stress, pain, and illness*, NY, 1991, Dell Publishing.

95. Kaji M, Shigeta M: Knick-knacks for sleeping (nemuri komono) in contemporary Japan, Unpublished manuscript for the workshop New Directions in the Social and Cultural Study of Sleep, Vienna, June 7–9, 2007 University of Vienna.

96. Kaneko Y, et al: Relationship of sleep apnea to functional capacity and length of hospitalization following stroke, *Sleep* 26:293–297, 2003.

97. Kannenberg K: Practice perks: addressing sleep, *OT Practice* 14(15):5–6, 2009.

98. Kassardjian CD, et al: Effects of napping on neuromuscular fatigue in myasthenia gravis, *Muscle Nerve* 48:816–818, 2013.

99. Kim ES, Hershner SD, Strecher VJ: Purpose in life and incidence of sleep disturbances, *J Behav Med* 38:590–597, 2014. doi: 10.1007/s10865-015-9635-4.

100. Knutson KL, Spiegel K, Penev P, Van Cauter E: The metabolic consequences of sleep deprivation, *Sleep Med Rev* 11:163–178, 2007.

101. Koketsu J: Rest and sleep. In Pendleton HM, Schultz-Krohn W, editors: *Pedretti's occupational therapy: practice skills for physical dysfunction*, ed 7, St Louis, 2013, Mosby/Elsevier, pp 313–336.

102. Kryger M, Roth T: Insomnia. In Kryger MH, editor: *Atlas of clinical sleep medicine*, Philadelphia, 2010, Saunders/Elsevier, pp 98–106.

103. Kushida CA, et al: Practice parameters for the use of continuous and bilevel positive airway pressure devices to treat adult clients with sleep-related breathing disorders, *Sleep* 29:375–380, 2006.

104. Lam KB, et al: Napping is associated with increased risk of type 2 diabetes: the Guangzhou Biobank Cohort Study, *Sleep* 33:402–407, 2010.

105. Leland NE, et al: What is occupational therapy's role in addressing sleep problems among older adults? *OTJR (Thorofare N J)* 34:141–149, 2014.

106. Leng Y, et al: Daytime napping and the risk of all-cause and cause-specific mortality: a 13-year follow-up of a British population, *Am J Epidemiol* 179:1115–1124, 2014. doi: 10.1093/aje/kwu036.

107. Makley MJ, et al: Prevalence of sleep disturbance in closed head injury clients in a rehabilitation unit, *Neurorehabil Neural Repair* 22:341–347, 2008.

108. Mahowald M: What state dissociation can teach us about consciousness and the function of sleep, *Sleep Med* 10:159–160, 2009.

109. Mahowald MW, Schenck CH: Evolving concepts of human state dissociation, *Arch Ital Biol* 139:269–300, 2001.

110. Maslow AH: *Motivation and personality*, New York, 1954, Harper & Row.

111. Mehra R: Nocturnal voiding: yet another sleep disruptor in the elderly (editorial), *Sleep Med* 16:557–558, 2015.

112. Mendelson W: Pharmacology. In Kryger MH, editor: *Atlas of clinical sleep*, Philadelphia, 2010, Saunders/Elsevier, pp 69–79.

113. Meyer A: The philosophy of occupational therapy, *Arch Occup Ther* 1:1–10, 1922.

114. Meyer T, Eveloff S, Bauer M: Adverse environmental conditions in the respiratory and medical ICU settings, *Chest* 105:1211–1216, 1994.

115. Mistlberger RE, Rusak B: Circadian rhythms in mammals: formal properties and environmental influences. In Kryger MH, Roth T, Dement WC, editors: *Principles and practice of sleep medicine*, ed 4, Philadelphia, 2004, Elsevier/Saunders, pp 321–334.

116. Mitler MM, et al: Methods of testing for sleepiness, *Behav Med* 21:171–183, 1996.

117. Morgenthaler T, et al: Practice parameters for the use of actigraphy in the assessment of sleep and sleep disorders: an update for 2007, *Sleep* 30:519–529, 2007.

118. Morgenthaler TI, et al: Practice parameters for the medical therapy of obstructive sleep apnea, *Sleep* 29:1031–1035, 2006.

119. Nascimento CM, et al: Effect of a multimodal exercise program on sleep disturbances and instrumental activities of daily living performance on Parkinson's and Alzheimer's disease clients, *Geriatr Gerontol Int* 14:259–266, 2014. doi: 10.1111/ggi.12082.

120. National Alliance to End Homelessness: Fact sheet: veteran homelessness. <http://www.endhomelessness.org/library/entry/fact-sheet-veteran-homelessness>, 2015.

121. National Conference of State Legislatures: Summaries of current drowsy driving laws. <http://www.ncsl.org/research/transportation/summaries-of-current-drowsy-driving-laws.aspx>, 2014.

122. National Highway Traffic Safety Administration: *Factors related to fatal single-vehicle run-off-road crashes*, Washington DC, 2009, US Department of Transportation, p 23. <http://www-nrd.nhtsa.dot.gov/Pubs/811232.pdf>.

123. National Highway Traffic Safety Administration: *Traffic safety facts: a brief statistical summary—drowsy driving*, Washington DC, 2012, US Department of Transportation. <http://www-nrd.nhtsa.dot.gov/pubs/811449.pdf>.

124. Reference deleted in proofs.

125. National Sleep Foundation: NSF's key messages/talking points. <http://drowsydriving.org/wp-content/uploads/2009/10/key-messages-and-talking-points.pdf>, nd.

126. National Sleep Foundation: NSF Official Sleep Diary. <http://sleepfoundation.org/content/nsf-official-sleep-diary>, nd.

127. National Sleep Foundation: Sleep topics: napping. <http://sleepfoundation.org/sleep-topics/napping>, nd.

128. National Sleep Foundation: National Sleep Foundation Drowsy Driving Prevention Week: facts about drowsy driving. <http://drowsydriving.org/wp-content/uploads/2009/10/ddpw-drowsy-driving-facts.pdf>, 2007.

129. National Sleep Foundation: *2009 Sleep in America Poll*, Washington, DC, 2009, The Foundation.

130. National Sleep Foundation 2012: Bedroom poll: summary of findings. Retrieved from <sleepfoundation.org/sites/default/files/bedroompoll/NSF_Bedroom_poll-report.pdf>.

131. National Sleep Foundation: *2014 Sleep in America Poll: sleep in the modern family*, Washington, DC, 2014, The Foundation. <http://www.sleepfoundation.org/sleep-polls-data/sleep-in-america-poll/2014-sleep-in-the-modern-family>.

132. National Sleep Foundation: National Sleep Foundation 2014 Drowsy Driving Advocacy Kit. <http://sleepfoundation.org/drowsy-driving-advocacy>.

133. Nilsson I, Townsend E: Occupational justice: bridging theory and practice, *Scand J Occup Ther* 17:57–63, 2010. <http://dx.doi.org/10.3109/11038120903287182>.

134. Nurit W, Michal AB: Rest: a qualitative exploration of the phenomenon, *Occup Ther Int* 10:227–238, 2003.

135. Obayashi K, Saeki K, Kurumatani N: Quantitative association between nocturnal voiding frequency and objective sleep quality in the general elderly population: the HEIJO-KYO cohort, *Sleep Med* 16:577–582, 2015. <http://dx.doi.org/10.1016/j.sleep.2015.01.021>.

136. O'Donoghue N, McKay EA: Exploring the impact of sleep apnea on daily life and occupational engagement, *Br J Occup Ther* 75:509–516, 2012.

137. Ogawa Y, et al: Total sleep deprivation elevates blood pressure through arterial baroreflex resetting: a study with microneurographic technique, *Sleep* 26:986–989, 2003.

138. Ohayon MM: Epidemiology of insomnia: what we know and what we still need to learn, *Sleep Med Rev* 6:97–111, 2002.

139. Ohayon MM: The effects of breathing-related sleep disorders on mood disturbances in the general population, *J Clin Psychiatry* 64:1195–2000, 2003.

140. Ohayon M, et al: Meta analysis of quantitative sleep parameters from childhood to old age in healthy individuals: developing normative sleep values across the human life span, *Sleep* 27:1255–1273, 2004.

141. Orff HJ, Ayalon L, Drummond SP: Traumatic brain injury and sleep disturbance: a review of current research (abstract), *J Head Trauma Rehabil* 24:155–165, 2009.

142. Parthasarathy S, et al: A pilot study of CPAP adherence promotion by peer buddies with sleep apnea, *J Clin Sleep Med* 13:543–550, 2013.

143. Paterson LM: The science of sleep: what is it, what makes it happen and why do we do it? In Green A, Westcombe A, editors: *Sleep: multi-professional perspectives*, Philadelphia, 2012, Jessica Kingsley Publishers.

144. Payne JD, et al: Napping and the selective consolidation of negative aspects of scenes, American Psychological Association, *Emotion* 15:176–186, 2015. <http://dx.doi.org/10.1037/a0038683>.

145. Pierce D: Untangling occupation and activity, *Am J Occup Ther* 55:138–146, 2001.

146. Pierce D: *Occupation by design: building therapeutic power*, Philadelphia, 2003, FA Davis.

147. Puchalski C, et al: Improving the quality of spiritual care as a dimension of palliative care: the report of the Consensus Conference, *J Palliat Med* 12:885–904, 2009. <http://dx.doi.org/10.1089/jpm.2009.0142>.

148. Punjabi NM: The epidemiology of adult obstructive sleep apnea, *Proc Am Thorac Soc* 5:136–143, 2008.

149. Raheem OA, Orosco RK, Davidson TM, Lakin C: Clinical predictors of nocturia in the sleep apnea population, *Urol Ann* 6:31–35, 2014. doi: 10.4103/0974-7796.127019.

150. Reid KJ, Zee PC, Buxton O: Circadian rhythms regulation. In Kryger MH, editor: *Atlas of clinical sleep medicine*, Philadelphia, 2010, Saunders/Elsevier, pp 25–27.

151. Reid KJ, Zee PC: Circadian rhythm sleep disorders. In Kryger MH, editor: *Atlas of clinical sleep medicine*, Philadelphia, 2010, Saunders/Elsevier, pp 91–97.

152. Roehr T, Carskadon MA, Dement WC, Roth T: Daytime sleepiness and alertness. In Kryger MH, Roth T, Dement WC, editors: *Principles and practice of sleep medicine*, ed 4, Philadelphia, 2004, Elsevier/Saunders, pp 39–50.

153. Rothman SM, Mattson MP: Sleep disturbances in Alzheimer's and Parkinson's diseases, *Neuromolecular Med* 14:194–204, 2012.

154. Romero E, Krakow B, Haynes P, Ulibarri V: Nocturia and snoring: predictive symptoms for obstructive sleep apnea, *Sleep Breath* 14:337–343, 2010.

155. Sankari A, Bascom A, Oomman S, Safwan Badr M: Sleep disordered breathing in chronic spinal cord injury, *J Clin Sleep Med* 10:65–72, 2014. <http://dx.doi.org/10.5664/jcsm.3362>.

156. Schatzl G, et al: Cross sectional study of nocturia in both sexes: analysis of a voluntary health screening project, *Urology* 56:71–75, 2000.

157. Schutte-Rodin S, et al: Clinical guideline for the evaluation and management of chronic insomnia in adults, *J Clin Sleep Med* 4:487–504, 2008.

158. Siegel JM: REM sleep. In Kryger MH, Roth T, Dement WC, editors: *Principles and practice of sleep medicine*, ed 4, Philadelphia, 2004, Elsevier/Saunders, pp 10–35.

159. Solet JM: Sleep and rest. In Schell BAB, Gillen G, Scaffa ME, editors: *Willard and Spackman's occupational therapy*, ed 12, Philadelphia, 2014, Lippincott Williams & Wilkins, pp 714–730.

160. Staffan D: Countermeasure drowsiness by design: using common behavior, *Work* 41:5062–5067, 2012. doi: 10.3233/WOR-2012-0798-5062.

161. American Academy of Sleep Medicine, Standards of Practice Committee: Practice parameters for clinical use of the Multiple Sleep Latency test and the Maintenance of Wakefulness test, *Sleep* 28:113–121, 2005.

162. Steger B: Cultures of sleep. In Green A, Westcombe A, editors: *Sleep: multiprofessional perspectives*, Philadelphia, 2012, Jessica Kingsley Publishers.

163. St George RJ, Delbaere K, Williams P, Lord SR: Sleep quality and falls in older people living in self-and assisted-care villages, *Gerontology* 55:162–168, 2008.

164. Stone KL, et al: Rest-activity rhythms predict risk of mortality in older women, *Sleep* 29:160, 2006.

165. Taylor D, et al: Comorbidity of chronic insomnia with medical problems, *Sleep* 30:213–218, 2007.

166. Taylor R: *The intentional relationship: occupational therapy and use of self*, Philadelphia, 2008, FA Davis.

167. The Free Dictionary: Sleep. <http://freedictionary.org>.

168. Trotti LM, Bliwise DL: Treatment of the sleep disorders associated with Parkinson's disease, *Neurother* 11:68–77, 2014. doi: 10.1007/s13311-013-0236-z.

169. Turek FW, Dugovic C, Laposky AD: Master circadian clock: master circadian rhythm. In Kryger MH, Roth T, Dement WC, editors:

Principles and practice of sleep medicine, ed 4, Philadelphia, 2004, Elsevier/Saunders, pp 318–320.

170. US Bureau of Labor Statistics: Occupational employment statistics. occupational employment and wages. 29-1122 Occupational Therapists. <http://www.bls.gov/oes/current/oes291122.htm>, 2014.

171. Wahlstrom KL: Accommodating the sleep patterns within current educational structures: an uncharted path. In Carskadon MA, editor: *Adolescent sleep patterns: biological, social, and psychological influences*, NY, 2002, Cambridge University Press, pp 172–197.

172. Waite A: Have faith: how spirituality is a regular part of occupational therapy practice, *OT Practice* 19:13–16, 2014.

173. Reference deleted in proofs.

174. Wang Y, Gao W, Sun M, Chen B: Adherence to CPAP in clients with obstructive sleep apnea in a Chinese population, *Respir Care* 57:238–243, 2012.

175. Weaver TE, George CFP: Cognition and performance in clients with obstructive sleep apnea. In Kryger MH, Roth T, Dement WC, editors: *Principles and practice of sleep medicine*, ed 4, Philadelphia, 2004, Elsevier Saunders, pp 1023–1042.

176. Weaver TE, et al: An instrument to measure functional status outcomes for disorders of excessive sleepiness, *Sleep* 20:835–843, 1997.

177. Wessendorf TE, et al: Sleep-disordered breathing among clients with first-ever stroke, *J Neurol* 247:41–47, 2000.

178. West L: Sleep: an emerging practice area? *OT Practice* 14(8):9–10, 2009.

179. Wheatley D: Medicinal plants for insomnia: a review of their pharmacology, efficacy and tolerability, *J Psychopharmacol* 19:414–421, 2005.

180. Williams S, Meadows R, Arber S: The sociology of sleep. In Cappuccio FP, Miller MA, Lockley SW, editors: *Sleep health, and society: from aetiology to public health*, Oxford, UK, 2010, Oxford University Press, pp 275–299.

181. Wiseman-Hakes C, Colantonio A, Gargaro J: Sleep and wake disorders following traumatic brain injury: a critical review of the literature, *Crit Rev Phys Rehabil Med* 21:317–374, 2009.

182. Wolf TJ, et al: Effectiveness of occupation-based interventions to improve areas of occupation and social participation after stroke: an evidence-based review, *Am J Occup Ther* 69:1–11, 2014. doi: 10.5014/ajot.2015.012195.

183. Wong PM, et al: Shorter sleep duration is associated with decreased insulin sensitivity in healthy white men, *Sleep* 38:223–231, 2015.

184. Woods DL, Kim H, Yefimova M: To nap or not to nap: excessive daytime napping is associated with elevated evening cortisol in nursing home residents with dementia, *Biol Res Nurs* 15:185–190, 2011. doi: 10.1177/1099800411420861.

185. Reference deleted in proofs.

186. Worthman CM, Melby MK: Toward a comparative developmental ecology of human sleep. In Carskadon MA, editor: *Adolescent sleep patterns: biological, social, and psychological influences*, New York, 2003, Cambridge University Press.

187. Yang P-Y, et al: Exercise training improves sleep quality in middle-aged and older adults with sleep problems: a systematic review, *J Physiother* 58:157–163, 2012.

188. Yasuda YL: Rheumatoid arthritis, osteoarthritis and fibromyalgia. In Radomski MV, Trombly Latham CA, editors: *Occupational therapy for physical dysfunction*, ed 6, Philadelphia, 2008, Wolvers Kluver/Lippincott Williams & Wilkins, pp 1214–1241.

189. Young JS, Bourgeois JA, Hilty DM, Hardin K: Sleep in hospitalized medical patients. Part 1. Factors affecting sleep, *J Hosp Med* 2:473–482, 2008.

190. Young JS, Bourgeois JA, Hilty DM, Hardin K: Sleep in hospitalized medical patients. Part 2. Behavioral and pharmacological management of sleep disturbance, *J Hosp Med* 4:50–59, 2009.

191. Zeitzer JM, et al: Nocturia compounds nocturnal wakefulness in older individuals with insomnia, *J Clin Sleep Med* 9:259–262, 2013.

192. Zupancic M, Swanson L, Arnedt T, Chervin R: Impact, presentation and diagnosis. In Kryger MH, editor: *Atlas of clinical sleep medicine*, Philadelphia, 2010, Saunders/Elsevier, pp 85–90.

推荐阅读

Coren S: *Sleep thieves: an eye-opening exploration into the science and mysteries of sleep*, NY, 1996, The Free Press.

Dement W: *The promise of sleep: a pioneer in sleep medicine explores the vital connection between health, happiness, and a good night's sleep*, NY, 1999, Delacorte Press Random House.

Dement WC, Pelayo R: *Dement's sleep and dreams*, Palo Alto, CA, 2015, William C Dement and Rafael Pelayo.

Edlund M: *The power of rest—why sleep alone is not enough: a 30-day plan to reset your body*, NY, 2010, Harper Collins.

Elorriaga Thompson K, Laurel Franklin C: *The post-traumatic insomnia workbook: a step-by step program for overcoming sleep problems after trauma*, Oakland, CA, 2010, New Harbinger Publications.

Green A, Brown C, editors: *An occupational therapist's guide to sleep and sleep problems*, London, 2015, Jessica Kingsley Publishers.

Green A, Westcomb A, editors: *Sleep: multi-professional perspectives*, London, 2012, Jessica Kingsley Publishers.

Greene G: Insomniac. Berkeley and Los Angeles. The Regents of the University of California. 2008.

Krakow B: *Sound sleep sound mind: 7 keys to sleeping through the night—the drug-free, mind-body approach to getting the sleep you need*, Hoboken, NJ, 2007, John Wiley & Sons.

Krugman M: *The insomnia solution: the natural, drug-free way to a good night's sleep*, NY, 2005, Warner Books.

Silberman SA: *The insomnia workbook*, Oakland, CA, 2008, New Harbinger Publications.

Solet JM: Sleep and rest. In Schell BAB, Gillen G, Scaffa ME, editors: *Willard and Spackman's occupational therapy*, ed 12, Philadelphia, 2014, Lippincott Williams & Wilkins, pp 714–730.

其他资源

American Academy of Sleep Medicine
http://www.aasmnet.org

The American Board of Sleep Medicine
http://www.absm.org

The American Sleep Association
http://www.sleepassociation.org

The Board of Registered Polysomnographers
http://www.brpt.org/

National Sleep Foundation
http://www.sleepfoundation.org

Sleep Research Society
http://www.sleepresearchsociety.org

Sleep Treatment
https://sleeptreatment.com/

第 14 章

工作评估及工作计划

Denise Haruko Ha, *Jill J. Page*, *Christine M. Wietlisbach*

学习目标

学习本章之后,学生或从业人员需掌握以下内容:

1. 理解作业治疗在工作计划发展中的角色。
2. 描述不同类型的工作评估方法及目前正在进行的工作计划。
3. 识别工业康复的组成部分。
4. 理解工作强化与工作重整之间的差异。
5. 识别一个设计良好的功能性能力评估的相关因素。
6. 解释评估中信度和效度的重要性。
7. 理解工作需求分析、人体工效学评估/危害确认和工作现场评估的差异。
8. 讨论工作需求分析的应用。
9. 讨论基本的人体工效学干预措施。
10. 描述伤害预防的构成。
11. 描述从学校到工作之间的衔接服务。
12. 描述工作准备计划的目的。
13. 识别各种基于社区的工作计划。

章节大纲

关键术语

人体工效学评估（ergonomics evaluation）

工作需求分析（job demands analysis）

职业评估（vocational evaluation）

人体工效学（ergonomics）

一级预防（primary prevention）

工作重整（work conditioning）

主要任务（essential tasks）

二级预防（secondary prevention）

工作强化（work hardening）

工作准备计划（work readiness program）

特定的职业评估（specific vocational evaluation）

功能性能力评估（functional capacity evaluation）

通用的职业评估（general vocational evaluation）

与工作相关的肌肉骨骼系统疾病（work-related musculoskeletal disorders）

系统理论（system theory）

工业康复（industrial rehabilitation）

三级预防（tertiary prevention）

工作场所评估（worksite evaluations）

案例研究

Joe，Lorna 和 Henry，第一部分

Joe，26 岁，男性，同时从事两份工作来支撑他自己及女儿的生活（女儿与他的前妻一起生活）。他白天在一家酒店和游泳池担任门卫工作，晚上则负责办公室清洁工作。因为一次机动车交通意外，导致双下肢完全瘫痪，他被诊断为 T_{11} 脊髓损伤。这次受伤对他的移动能力、力量及体力造成了影响，因为不能坐在轮椅上有效地进行必要的工作任务，所以他未能重返门卫的工作岗位。幸运地，Joe 其中一个酒店和泳池的雇主，因为他的工作表现良好而喜欢 Joe。如果 Joe 的身体能力符合工作的要求，愿意给他提供另外一份洗衣房服务员的工作。Joe 因此被医生转介接受作业治疗服务。

Lorna，39 岁，单身妈妈，在过去 20 年的时间里一直在一家名叫 St. Louis upholstery 的工厂从事同一份工作。Lorna 的工作需要把沉重的织物紧紧地拉到一个有衬垫的木质框架上，然后把它钉在框架上。一旦她完成了钉的工作，她就把那件家具推给同事。这位同事会检查她的工作，然后用厚塑料包装好这件家具。这是一个辛苦的工作，她的手和背经常在一天结束的时候因为紧拉布料、使用沉重的钉枪及处理笨重的家具时而感到疼痛。Lorna 和她的同事决定延长工作时间以赚取额外的费用来给她们的小孩买礼物。Lorna 现在感到手部有非常明显的疼痛、麻痹及刺痛。她不能再通过摇手的方式来缓解这种不舒服感。她现在已经感觉很难紧紧抓紧织物，并且经常把钉枪掉在地上。她不得不因为手及背部疼痛的原因而需要请几天假。

Henry，42 岁，作为父亲及丈夫的角色，在过去的 15 年时间里一直从事建造房子的工作，以支撑其家庭的生活。在工作时，不慎从屋顶掉下来造成脑外伤及下肢多处骨折，导致他

的运动及实践技能、感觉、认知、情绪调节、沟通及社交技能都受到影响。他已经领取了 2 年的工伤赔偿金，现在他已经准备好重返工作岗位，但是他不知道自己能够做什么。他已经非常清楚明白到不能回到盖房子的工作，但是他想生活中还可以做点事情。

思辨问题

在你读完接下来的关于作业治疗中工作评估和介入措施的信息后，想想 Joe、lorna 和 Henry 的情况，哪种服务对他们来说是最能从中受益的。

1. 作业治疗能够为 Joe、他的医生和雇主提供什么类型的评估和服务来协助他们？

2. 什么样的作业治疗介入措施可以帮助 Lorna 及其环境？

3. 什么样的工作相关的作业治疗服务可以帮助 Henry 发现在现阶段可以从事哪种类型的工作？

成年人参与的最重要的作业之一就是工作。稳定的工作提供了满足人类生存和发展所需的最基本的生理和安全需求的手段。明白到食物、水及一个安全的睡眠场所，以及这些安全保障资源将继续存在。对许多人来说，工作场所也需要归属感和尊重。任何阻止成年人参与工作的事情都会对个人的健康和幸福产生重大影响。根据美国劳工部残疾就业政策办公室的数据，2014 年，有 17.1% 的劳动力是由残疾人组成的。残疾人士的失业率为 12.5%。作业治疗从业者在帮助这些有过这样症状的工人维持就业方面发挥着关键作用，对于提升进入或重新进入劳动力市场也是非常重要的。

作业治疗介入工作计划的历史

从最初的专业发展开始,工作的治疗性应用一直是作业治疗的一个核心原则[32]。自欧洲18世纪末到19世纪初期起,职业康复的起源于针对精神疾病康复对象的精神治疗运动[77]。1801年,精神治疗的发起人之一 Philippe Pinel,在 Bicentre 精神病院介绍工作疗法。他建议:"在所有的精神病医院都应该规定进行身体运动及手工工作……严格执行手工劳动是最好的保障良好精神的方法……让患者恢复到以前的兴趣、勤奋和毅力一直是我认为的最终康复的目标与结局"[80]。到19世纪后期,已经开始有几家精神治疗机构开设了生产性的活动项目。

George Barton,作业治疗专业教父级的创始人之一,是一位患有肺结核及一侧足部截肢的残疾人士,1914年在纽约建立了慰藉家园[89]。该项目强调康复人士应用工作活动回归到具有生产力的生活中[89]。Barton 说,"工作的目的就是使思想欢愉、身体得到锻炼及减轻疾病的单调和无聊"[83]。

1915年,Eleanor Clarke Slagle,另一位作业治疗专业的创始人,被聘请为精神或肢体残疾的人士开发一个项目,从而使他们能够工作及变得自给自足[89]。该计划在美国芝加哥市的社会福利机构赫尔馆进行,由慈善组织资助。计划中涉及的参与者在进行手工技能训练的同时生产篮子、针线刺绣、玩具、小毛毯及小柜子,他们也可以从中获得工资报酬。

早期作业治疗的领导者在定义专业焦点及目的时就认同工作的重要性。Adolph Meyer,一位当时从德国移民过来的精神病学家,是精神治疗的支持者,认为健康的生活就是"工作与快乐的混合体"[61]。Hebert Hall 医生在波士顿的马萨诸塞州综合医院协助建立了一个医疗工场,患者可以在这里接受"工作治疗"[30]。在这个工场里,患者生产市场上需要的物品,同时也获得适当的报酬。在这个蕴含治疗功能的工场里,治疗的焦点是让受伤的身体尽可能恢复功能水平,最终目的是让患者回归工作岗位。

当这个具有治疗功能的工场运动在东海岸发生的时候,类似的项目已经在美国到处发展。例如,洛杉矶国家济贫农场,现在改名为 Rancho Los Amigos 国家康复中心,它位于加利福尼亚唐尼,"所有的患者由主管医生根据他们的身体力量及精神状态水平来决定,必须承担一定数量的工作任务"[27]。患者使用木材加工机建造大量的家具,而这些家具都是在农场使用。而衣柜、床头柜、轮椅用桌面、公园长凳、小柜子及其他物品则在店里制作。在随后的几年当中,当真正的作业治疗部门成立后,患者开始制作纳瓦霍人类型的小毛毯,有饰带镶缀的小毛毯,刷子、围巾、陶器、图画、篮子及皮革制品(图14.1A)。患者参加特别的作业治疗课程,通过生产能够在国家农场使用的东西,或者售卖给雇员或位于洛杉矶的加利福尼亚手工艺及工业协会。"设计目的就是让那些下肢残疾、视力障碍或患有其他疾病的残疾人士,让他们觉得自己有用"(图14.1B)。

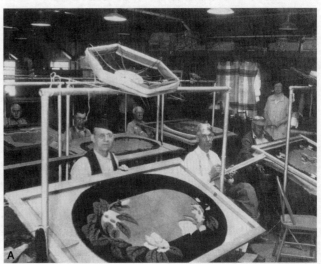

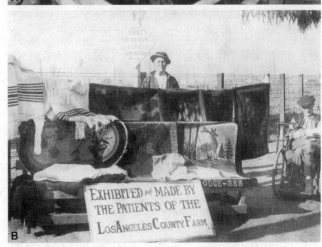

图14.1 A.在洛杉矶(LA)国家济贫农场的作业治疗商店里,工作的患者在编织地毯;B.患者在展示他们在洛杉矶(LA)国家贫困农场所做的产品(From Fliedner CA: Occupational therapy: for the body and the mind. In Rodgers GM, Editor: Centenial Rancho Los Amigos Medical Center 1888-1988, Downey, CA, 1990, Rancho Los Amigos Medical Center.)

在20世纪早期,医生不觉得职业准备计划很重要,反而觉得对于患有身体疾病的患者来说,重点是让他们有缓和的介入措施,包括制动和卧床休息。这个态度在第一次世界大战后发生了转变，因为需要协助大量的受伤士兵进行康复，帮助他们功能上的恢复及重新获得就业。

1917 年职业教育条例施行后美国成立了联邦职业教育委员会（Federal Board for Vocational Education，FBVE）。1918 年军事医学部骨科手术组针对伤残士兵安排了一个重建计划[77]。作业治疗的创始人之一，Thomas Kidner，作为其中的一名顾问成员参与到该计划中。该计划引导重建援助的发展，成为作业治疗及物理治疗的先驱。治疗内容包括手工艺制作及职业教育。重建援助人员通过使用工作活动最大限度地让受伤士兵重返军队执行任务或回归平民的生活。

1920 年国会通过了 1920 居民康复条例（Smith-Fess 条例，公法 66-236）。该法例为就业指导与训练、工作调整、假肢和就业安置服务提供资金援助[42]。如果某治疗项目是医学治疗计划的一部分，法律上将为作业治疗服务付费；但是，它不会为医生服务提供付费。医生只能提供免费的服务，如果要收取服务费用，只能通过国家或志愿者出资。这就限制了职业康复服务的应用，因为国家需要接收联邦项目资金的补充，以支持诸如治疗性工场等服务。

1935 年的社会保险法案定义康复为"重建功能障碍者适应或从事有报酬工作"[53]。这是首次尝试对社区中的躯体功能障碍者提供职业康复服务。

工业治疗，也称为就业治疗，诞生于 1937 年。作业治疗师应用工作活动作为治疗的方式。在医院中让患者进行相关的工作活动越来越普遍，当然这些工作活动的设计必须考虑到他们的经验、工作性向和兴趣。在医院里面开设庇护式的工作环境也在使用，包括医院洗衣、理发店和木工店。

20 世纪 30 年代后期术语"职前"开始出现在文献里。它是指通过技术或工艺的应用，进而发展或获得技能，从而容易转移到工业领域中[101]。职前治疗让患者提前准备好进入到工人的角色中。作业治疗师在该工作计划中扮演上司或管理者、工作能力评估员和职前治疗师的工作角色。20 世纪 40 年代职前计划和职业能力评估服务被认可为作业治疗实践的一部分。躯体功能障碍患者在急性期接受救治后，就会被转介到门诊或职前康复和职业计划中。

第二次世界大战的暴发为作业治疗师介入到工作项目带来了更多的机遇。随着医疗水平及药物的进步，很多的受伤士兵幸存下来。因为政府让残疾军人退伍，导致联邦政府资助残疾退伍军人的资金增加，这样就导致了针对受伤的退伍军人进行评估和康复的工作项目有了很大的发展[17]。

1943 年 Bardon-LaFollette 法（公法 78-113）修改了 1920 年发布的市民康复法中原来的条款[42]。这新的法例，亦称为职业康复法例，涵盖了很多的医疗服务，包括作业治疗及就业指导，服务的范畴也扩充到那些躯体和精神功能受限的人群中。该条例也成立了职业康复办公室，一个到现在为止还存在的国家和联邦资助的机构，主要为残疾人士提供职业训练和就业服务。而工业治疗则作为作业治疗的一种方式继续存在于不同的服务机构中。

20 世纪 50 年代，很多作业治疗师相信职业能力评估属于新建立的职业康复中的一个专业，不再属于作业治疗[58]。作业治疗的参与开始减少了，而职业咨询师、就业评估师及工作理赔员则成为该领域的主要领导者。但是，仍然有一部分作业治疗师继续活跃在工作项目中。

1960 年，作业治疗领域中职前探索和训练技术开始形成一个亮点[42]。Rosenberg 和 Wellerson 在纽约发表了一篇关于 TOWER（Testing，Orientation，and Work Evaluation in Rehabilitation）系统开发的文章[84]。TOWER 系统是其中最早的一个在模拟工作环境中使用真正的工作样本来进行测试的工作样本项目。1959 年，Lilian S. Wegg 基于她在旧金山 May T. Morrison 康复中心的经历，给 Eleanor Clarke Slagle Lecture 发了一篇题为"职业能力评估的本质要素"的文章。Wegg 提出了合理测试程序及训练计划的需要。Florence S. Cromwell，美国作业治疗学会的会长，在美国脑瘫协会针对成人脑瘫表现的某些职前测试，为残疾群体建立了常模[42]。Cromwell 在随后的 10 年间继续成为基于作业治疗进行工作相关治疗的重要倡导者。

20 世纪 60 年代中期到 70 年代早期，职业行为理论开始出现，为职业提供了回到专业的关注。Mary Reilly，一个早期职业行为理论的支持者，也是 1962 Eleanor Clark Slagle 的讲师，她相信生产性活动的治疗如同作业治疗的独特贡献一样[42]。工作强化在模拟的、结构化的工作环境中使用真正的工作任务进行训练，大部分都在基于社区的机构中进行。作业治疗师在评估、计划和执行工作强化训练计划时，应用神经肌肉特点的知识，包括关节活动度和耐力、结合工作任务分析技巧及工作方面的社会心理学知识。

1989 年，康复设施认证委员会（The Commission on Accreditation of Rehabilitation Facilities，CARF）提出

工作强化的标准需要应用跨学科介入的方法[15]。跨学科团队的成员包括作业治疗师、物理治疗师、心理学家及职业方面的专家。

1990 年提出的美国残疾条例（ADA；公法 101-336）是一条重要的条例，它为作业治疗师打开了大规模的市场[42]。作业治疗师为残疾人士提供工作训练计划，进而协助雇主符合 ADA 的要求。该立法继续对工作实践产生重要影响[23]（请参考第 15 章更多的关于 ADA 的信息）。

同样，在 1990 年，国家农业能力计划（The National AgrAbility Project）（http://www.agrability.org）通过 1990 年农业法案得以成立[101]。这样也为作业治疗的从业者开拓了新的机会，可以协助有功能障碍的农民、大农场主及其他农业工人安全地重返工作岗位。AgrAbility 资助作业治疗从业者提供工作探访服务，以评估和确定农民及大农场主复工的需要。如果需要辅助技术或其他工作场所的改良，各种资助资源（例如，国家职业康复办公室）通常支持部分或所有提出的需要执行的改良建议。

1992 年，美国作业治疗学会（AOTA）发表报告定义工作为"所有的生产性活动包括生活角色，例如主妇、雇员、志愿者、学生或业余爱好者"[4]。该报告于 2000 年被"促进工作表现的作业治疗服务"所取代[3]。该声明主张"作业治疗师及作业治疗助理通过提供服务有助于生产性职业及工作相关残疾预防、治疗的提升及管理"。

2002 年，职业安全与健康管理局（OSHA）出台一个针对人体工效学的综合方案，以减少工作场所肌肉骨骼疾病（MSDs）的发生率。这是一种综合、全面的方法，包括指导方针、执行、拓展和协助，以及一个国家人体工程学咨询委员会。

传统上作业治疗师通过与雇主及工人的咨询能够在设备、姿势和生物力学方面提出建议来达到预防受伤的目的。人体工效学的介入对于那些额外接受过人体工效学训练及教育的作业治疗师来说，在预防受伤领域继续开辟了很多的机会。

工作计划中作业治疗师的角色

作业治疗师及作业治疗师助理在帮助康复对象参与各方面的工作中起着重要的角色。根据"作业治疗工作实践框架：领域和过程"第 3 版（OTPF-3），工作是职业的一个范畴，Christiansen 和 Townsend 将工作定义为"通过劳动或努力，进行制作、建设、生产、排列、加工，或塑造物体；进行组织、计划，或对生活的服务及过程进行评估或调节，或从事有或没有经济奖励的职业"（OTPF-3，p. S20）[1]。作业治疗从业者为那些有工作限制的群体提供服务。作业治疗师专注于确定或分析面对的问题，通过选择或设计合适的评估及介入方法，然后达到解决问题的目的。根据该声明"促进工作表现的作业治疗服务"，工作表现的问题可能来源于"运动、感官知觉、情绪控制、认知或沟通和社会表现技能，或那些与表现相关的模式、活动要求、背景或环境"[2]。作业治疗师可以在各种各样的环境中提供工作相关的服务，包括但不仅限于，康复机构、工业和商业环境、精神疾病治疗中心、学校和社区机构。作业治疗过程包括"评估、治疗计划制订、执行、复查及结局监测"。本章节主要描述作业治疗师在协助康复对象主动参与到有意义的工作角色中涉及的工作评估及干预的范畴。

工业康复

工业康复提供给受伤工人和工业的康复服务中常常包含了"industrial（工业）"或"occupational（职业）"的术语。这些术语在本章节中可交换使用。工业康复（industrial rehabilitation）包括功能性能力评估（FCE）、职业评估、工作需求分析（JDA）、工作现场评估/适合工作任务测试、职前筛查、工作强化/工作重整、工作现场康复、改良/过渡性就业、教育、人体工效学、健康、健康促进及预防服务。作业治疗师整体上提供这些服务，而这些领域的工作为作业治疗师提供了确切的方式去感受及体验通过他们的努力，看到生活的转变所带来的巨大的回报。美国作业治疗学会（AOTA）对于那些工作在或有意愿知道更多关于该专业领域的人们制作了一份专门的内容"工作及工业特殊兴趣部分（WISIS）"。

功能性能力评估（FCE）

功能性能力评估（functional capacity evaluation）是针对个人能力从事工作相关活动而进行的客观评估[28,52]。这些基于功能的测试项目从 20 世纪 70 年代早期就已经开始使用，当时主要协助物理治疗师及作业治疗师用来进行复工的决定[38]。今天，尽管类似的评估结果用在不同的层面，但是，评估还是由多学科团队进行的。作业治疗师是非常被认可从事 FCE 相关操作的,因为他们的教育及背景涉及工作任务分析相关的内容[2,3]。一个功能性能力评估测试可以用来作为康复目标的设定、复工的意愿及准备、测试剩余的工作能力、决定残疾状态、职前新雇员或康复对象终结时身体适合性的筛查[75]。

伦理思考

功能性能力评估在康复过程中是一个强大的工具,它允许治疗师通过客观的测评结果对开始、持续或治疗的终止,或转介康复对象接受其他的服务上提供全面和合适的建议。所以,必须小心确保评估的结果不是轻易得出的,因为评估的结果可能对康复对象的生活带来巨大的影响[45,50]。

功能性能力评估通常包括病史回顾、面谈、肌肉骨骼检查、身体能力表现的评估、形成建议及生成报告[45]。身体能力表现的评估通常涉及评估康复对象的生理水平,包括进行力量、静态及动态任务过程中心肺功能及肌肉耐力的水平。报告通常包括工作的整体水平信息、一天工作时间里工作的耐力水平、个体任务成绩、工作配对信息、康复对象的参与水平(合作或自我受限的),及干预措施的思考。

OT 实践要点

功能性能力评估的转介来源可以是多样化的。医生、律师、个案经理、保险公司及其他治疗师是主要的转介来源。一些州、机构和保险公司进行功能性能力评估需要医生的处方。因此,必须清晰注意每一个州的操作要求,及雇主和保险公司接受转介的操作指引。在不同的地理位置地区其赔偿也会有所不同。

当前各式各样的功能性能力评估正在被应用,包括已经商业化的评估系统及个体治疗师或诊所自身开发的评估工具(图 14.2)。

FCEs 可以进行三方面的操作。①泛指的:当考虑案例终结和/或解时所有测试项目都包括在内;②工作特指的:当需要在一个康复对象的工作能力和工作描述之间进行工作匹配,例如"XYZ 商店的收银员"或者更广的职业名称,例如"收银员";③受伤特指的:例如一个双侧腕管解压手术后进行的上肢功能评估。Joe,一个 26 岁 T_{11} 截瘫男性康复对象,可能进行工作特指的 FCE 有利于决定他是否能够符合可供选择的洗衣服务员工作的躯体要求。

一个设计良好的 FCE 是全面的、标准化的、可操作的、客观的、可靠及有效的[45,50,86]。一个全面及完整的 FCE 将包括所有在美国职业分类大典(DOT)中

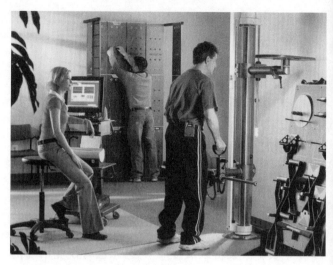

图 14.2 EvalTech 功能测试系统,一个功能性能力评估的例子(Courtesy BTE,Hanover,MD)

定义的工作相关的躯体要求。该大典由美国劳工署出版,最后修改的时间是 1991 年(框 14.1)[97]。Joe 功能性能力评估的主要焦点在于工作的躯体要求,可以让他能够适当地坐在轮椅上进行工作,例如提举、运送、推拉、平衡、够取、操作、手指工作、触摸、说话、听及看。

框 14.1 20 种工作的体能要求	
提举	跪
站立	蹲伏
步行	爬行
坐位	够取
运送	操作
推	手指工作
拉	触摸
攀爬	说话
平衡	听
弯腰	视力

让受试者明白测试项目与工作之间的功能关系也是很重要的。运用有意义的活动可以提升康复对象测试过程中的合作性及鼓励其最大努力。例如,康复对象从事秘书工作,如果她在工作过程中实际上不需要爬梯这种能力要求,可能较难理解能力测试中爬梯与工作的关系[1,75]。

功能性能力评估需要根据测试时长、成本、场地和生成的报告来评估其实用性[50,75]。

FCE 的标准化是指需要有过程手册、任务定义及指引、评分的方法、设备及布局要求[50,52,76]。这种类型的结构可以帮助确保个体在相对公平及统一的方式下进行测试,同时,它证明了尽量减少评估员偏差所作的

努力。口头指引对建立评估员与受测试者之间良好关系至关重要。在面谈开始时,设置评估需要的语气与音调。评估员与被测试者之间的信任清晰地表现在最大化合作及评估过程中的努力程度[50]。客观性不仅仅限制于重量、距离、高度或其他一些量化的数据上,主观上的测量可以通过操作性定义的方法来达到客观性。在 FCE 过程中,客观性没有排除临床的判断与决定,但是,它确实需要在测试过程中尽可能减少评估者的偏差[86]。这就包括身体表现,被测试者在测试过程中的配合程度。当测试方案的标准化及结构化的评分方法形成后客观性也就完成了。

在 FCE 中最重要的两个方面是测试方案的信度和效度问题。在 FCE 中有两种重要的信度:测试者信度(reliability)及重测信度(validity)[52]。测试者信度是指一致性;如果两个治疗师对同一康复对象进行同样的测试,他们会得到同样的结果吗?[45] King 和 Barrett 提出"重测信度是指当同一个测试者测试一次 FCE 的结果与另外一次测试的结果之间分数的稳定性"[45]确立信度是在决定效度或测试结果的准确性前需要做的第一步[86]。如果测试者之间没有一致性,这就很难去决定谁的结果是准确的[45]。一旦信度建立后,效度就可以进行测试了。术语"效度"在很多方面都被重点放在围绕真实努力的程度上。从科学的术语角度看,效度意味着准确性;换句话说,FCE 提供的结果是否能够真实反映被测试者在工作中的表现?[50,86]

有几种不同类型的效度,包括内容(content)、效标(criterion)(同时与预测)及结构效度(structure validity),对于 FCE 的结果有重大的影响[45,50]。内容效度在 FCE 中是最容易建立的,因为内容效度是指评估中是否测试工作的身体能力要求,通常由专家小组、工作分析或通过一个被公认的报告文档来定义,例如,DOT[50,52,75,97]。

校标效度是指出具的结论是否可以从测量中得出。在 FCE 中,校标效度是指经过测试所得出的结果是否就是被测试者的真实能力水平[45,50,52]。校标效度一般通过"金标准"比较的方法来决定。"金标准"是另外一种已被证明是可信及有效的测量工具[45,50,52]。在 FCE 中应用该方法是比较难的,因为很少测量工具是已经被证明可信及有效的,所以很难去比较。而且,因为其他方法,例如比较一个人测试出来的能力与真实的工作水平,是有缺陷的[50,52,56]。校标效度包括同时效度及预测效度。

同时效度是指测量现有能力水平的测试能力。在 FCE 中,可以通过测试的能力决定哪一被测试者可以或不可以从事某个给定水平的工作[45,50,52]。

预测效度是指测试本身预测未来结果的能力,在 FCE 中,预测效度有很大的价值,因为它可以决定谁能够安全地回归及保持工作岗位[45,50,59]。第一篇发表于同行评审杂志研究 FCE 效度的文章是由 Susan Smith 作业治疗师发表,是对知识库的一个重大贡献[92]。没有信度和效度,转介来源不知道如果被测试者由另一位治疗师进行测评,评估的结果会有多大的差异,或者结果是否正确[45,50,52]。

职业评估

职业评估(vocational evaluation)是"在协助个体进行职业发展时,通过系统地应用真实或模拟的工作进行全面评估的过程,是职业评估及探索的重点之一"[25]。根据 CARF,在传统的职业评估模型中特别强调以下因素:躯体和运动心理能力;智力水平;情绪稳定程度;兴趣、态度及职业信息知识;性向和成就(职业的和教育的);工作技能和工作耐力;工作习惯;与工作相关的能力;寻找工作技巧[35]。基于评估的目标,这些评估可能持续 3~10 天的时间。职业评估员通常在私人职业机构中进行测试;但是,一些作业治疗师也会在公立或私立的医疗或非医疗机构中提供这些评估服务。职业康复、工伤赔偿及长期残疾(long-term disability carrier)会支付这些服务的费用,但是大部分的医疗服务计划却不包括在内。

标准化的工作样本,例如 Valpar 工作样本系统或 Jewish 就业职业服务,主要用来评估在数据领域或其他工作相关主题的特别技能(图 14.3)。灵活性测试,例如 Bennett 手工具测试(图 14.4),Crawford 小部件及普渡钉板测试,用来评估手部的运动技能[35]。对于某个工种,在当前没有标准化的工作样本可进行所需要的特别技能测试时,特别设计的情景式评估可以用来创造与工作中需要进行的真实工作任务相关的真实生活工作场景。例如,某人对插花艺术工作有兴趣,那我们可以通过评估其运动功能去看她的协调性、活力、力量、抓握及操作工具进行剪枝和剪植物,及在插花艺术过程中如何安排及管理工具。个体也可以通过真实的工作场所为可能从事的真实工作任务进行评估。

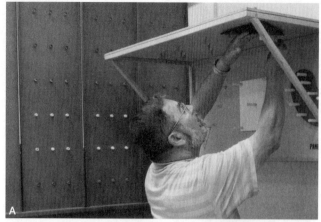

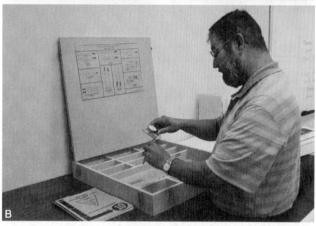

图14.3   A.Valpar 9 全身关节活动度工作样本，可以用来评估功能能力例如站立、弯腰、蹲伏、够取和粗大操作及处理；B.Valpar 10 三个水平的测量用来评估一个人是否有能力按照多步骤的顺序来检查不同的夹具和工具部分

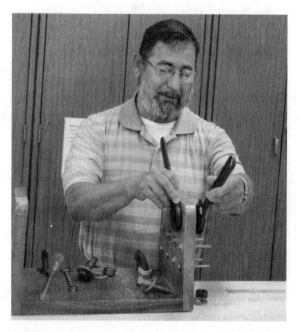

图14.4   Bennett 是一款用于个人使用工具能力的灵活性测试工具

总体上有两种不同类型的职业评估：通用的职业评估及特定的职业评估。通用的职业评估（general vocational evaluation）是全面评估，用于测量一个人潜在的从事何种工作的能力。对于一个因为残疾而从来没有工作过、没有工作可做或不能重返之前工作的人来说，该评估有利于评估一个人的职业性向、能力和兴趣，进而可以探索所有的合理的工作选项。例如，Henry，盖房子，工作期间从高处坠落后导致脑外伤，可以进行通用的职业评估测试，以探索其他可能的就业方向。通用的职业评估可以通过评估工作中运用到的个人认知、运动功能、躯体和精神耐力水平，帮助确定其他的职业兴趣和能力。特定的职业评估（specific vocational evaluation）指测试个体重返某个具体职业的准备程度。对于一个遭受卒中及想从事一般办公室文员一职的人来说，就可以应用特别定做的职业评估来测试返回文员工作岗位的能力。文员工作样本和特别设计的情景式评估就可以测量个人多任务处理的能力、注意具体细节、文件、接电话和记录信息，以上的任务评估就可以成为一个整合的职业评估元素。

工作需求分析

通过工作需求分析来评估一份工作的身体能力要求，这对于整个康复过程都是有利的，例如提供重返工作岗位建议需要包含康复对象的能力和工作要求之间的客观信息数据。一个好的工作描述包括工作任务本身的必要元素、躯体功能要求、认知能力、教育程度要求及环境上的暴露以协助选择适合工作的候选人，设定赔偿计划，及受伤后对重返工作岗位做合适的决定[8]。

工作需求分析不要和人体工效学评估或危害的认定及消除产生混淆。工作需求分析（job demands analysis）寻求决定工作任务的真正要求，而人体工效学评估和危害评估更多的是聚焦于工作实践中导致发生伤害事件的风险因素，包括极端或过度使用的姿势或物料操作[7]。当然某些地方是有交叉 A，但是，必须很清楚明白它们之间的不同及信息请求背后的原因，及对于每种情形需要使用的适当方法[7]。

工作需求分析的方法包括问卷、面谈、观察及正式的测量[7]。通常面谈在职者或管理者关于工作的要求[75]。该信息方法常常产生叙述性描述，而缺乏足够的功能信息及需求估计的准确性[36,62,75]。正如其他类型的评估方法一样，通过客观评估过程来获得工作需求分析的数据是很重要的。根据工作的描述，在 FCE 中通过配对结果来尝试作出复工的决定，所以 FCE 中往往包括工作需求分析的内容。但是，这些通过与康复对象面谈得出的主观资料，对于躯体要求的测量缺乏足够的准确性。

Joe 的主管作业治疗师联系雇主，通过工作需求分析获得工作需求的全貌及洗衣房工作岗位的要求。作业治疗师与管理者及其他员工在工作场所真实工作期间进行交流。在真实的工作环境中观察工作如何进行，这使得作业治疗师能够获得足够的信息来评估 Joe 是否能够胜任工作的必要功能要求。

表 14.1　总体工作水平的定义

工作水平	定义
极轻	偶尔达到 10 磅（1 磅 =0.453 6 千克）的用力程度，或在可忽略重量的情况下经常提举、运送、推、拉，或移动物体，包括人体。极轻的工作包括大部分时间坐位工作，但是可能包含短时间的步行或站立。如果步行和站立仅仅需要偶尔进行，但是其他的要求符合极轻的标准，该工作就是极轻的工作
轻	偶尔达到 20 磅的用力程度，经常达到 10 磅的用力程度，或在可忽略重量的情况下常常移动物体。身体能力要求超过极轻工作的水平。尽管提举的重量可能在一个可忽略的水平，轻工作分类为：①当它明显需要步行或站立；②当它大部分的时间需要久坐但必须承担涉及手臂和/或腿的推和拉的动作；③当工作需要以一定的生产速率进行，导致常常推拉物料，即使这些物料的重量是可以忽略的 注：在一个工场里，工人为维持一个生产速率，常常承受压力及紧张，即使用力程度是可以忽略的
中度	偶尔达到 20~50 磅（1 磅 =0.453 6 千克）的用力程度，经常达到 10~25 磅的用力程度，或大于 10 磅的常常移动物体的程度。身体能力要求超过轻度工作水平
重	偶尔达到 50~100 磅的用力程度，经常达到 25~50 磅的用力程度，或 10~20 磅常常移动物体的程度。身体能力要求超过中度工作水平
极重	偶尔达到超过 100 磅的用力程度，经常超过 50 磅的用力程度，或大于 20 磅的常常移动物体的程度。身体能力要求超过重度工作水平

在术语和专业之间保持标准化的职业分类系统一致性是很有必要的。DOT 在美国对职业进行定义，而且对工作的躯体要求也做了定义（表 14.1~表 14.3）[97]。它提供总体工作水平的定义、力量要求及身体能力要求的频率[97,98]。世界上很多国家都采用 DOT 作为同类型职业描述的参考。

表 14.2　躯体要求的频率定义

躯体要求的频率	定义
不需要	工作活动中不存在
偶尔	1/3 工作时间
经常	1/3~2/3 工作时间
常常	2/3 至全天工作时间

表 14.3　工作要求的力量水平：工作用力或运送重量的频率

力量级别	偶尔（1/3 工作时间）	经常（1/3~2/3 工作时间）	常常（2/3 至全天工作时间）
极轻	10LB	忽略	忽略
轻	20LB	10LB	忽略
中等	20~50LB	10~25LB	<10LB
重	50~100LB	25~50LB	10~20LB
非常重	>100LB	50~100LB	20~50LB

DOT 最后修改版本时间是 1991 年。在 20 世纪 90 年代初美国政府作出了不再修改 DOT 的决定，因为它重新设计了一种新的职业分类格式[26]。目标是为了开发一个更加广泛的分类系统或框架来定义工作。美国研究院（AIR）通过犹他州就业保障部，代表美国劳工署获得资助来负责该项目。AIR 开发了 O* NET，一个在线的、可以搜索职业信息的数据库。尽管该设计包含了巨大的数据容量，导致康复专业人员以定性的方式使用上有一定的困难[74]。O* NET 的设计不是用来取代 DOT，而是提供更多结构化的方法进行"生涯探索"[74]。所以，建议同时使用 DOT 和 O* NET 来获得职业的信息。

根据最近立法对于劳动雇佣法律的影响，ADA 及平等就业机会委员会（EEOC）定义"必要工作任务（essential tasks）"作为工作存在的原因[6,7]。ADA 更进一步定义必要工作任务作为那些高度专业化（例如：在职者被雇佣从事该工作的原因）、在工作场所只有一小部分人才能进行的工作任务[6]。在工作需求分析过程中，分辨哪些是必要工作任务，哪些不是必要工作任务是非常重要的。对于雇主和员工来说,在看待一份工作时是以一个非传统的方式进行的,所以很具挑战性。因此,通过工作描述来作出雇佣及复工的决定是非常重要的,因为工作描述里提及的必要工作任务与 ADA 及 EEOC 的语言是一致的。

OT 实践要点

在准备一个观察式的工作需求分析时,可以先通过电话联系的方式获得工作方面的初始信息,这样就可以允许对工作内容及设备有足够的学习。提前准备对于预先选择好分析过程中需要穿戴的个人防护装备也很有帮助。

工作包含了需要完成的任务,而躯体要求及其工作频率支撑构成任务,包括处理的重量、需要付出的力量及移动的距离[7]。在每个任务给定的时间内,必须恰当地权衡每个躯体要求的频率,因为在工作日的时间里,每个任务的时间长短有很大的不同。例如,在 ABC 仓库中“装货工”由两个工作任务组成:①装箱;②装箱时用包装带包绕好箱子。装货工在 8 小时轮班中完成了 48 个循环的装填及绕包带工作,大约 80% 的工作时间都在装箱上。箱子每个重 10 磅(1 磅 = 0.453 6 千克)。为了准确评估总体的工作水平,必须决定提举的重量及物料操作的频率。

任务 1 包含了提举、运送、弯腰、步行、够取、操作、手指工作及站立的躯体要求。任务 2 包含了步行、够取、操作、手指工作及站立的躯体要求。为了正确将装货工躯体要求加在一起,必须决定任务中每个躯体要求花费多长的时间,然后计算在每个工作日中,完成任务的各个躯体要求的时间比例。此评估的方法可以是手动计算,或者通过市场上各种软件来实现。

无论选择了哪种方法,为了更容易在康复过程中进行应用,临床医生应该努力提供对工作的准确描述及要求,尤其是功能要求水平。

伦理思考

无论选择了哪种方法,为了更容易在康复过程中进行应用,临床医生应该努力提供对工作的准确描述及要求,尤其是功能要求水平。

工作强化/工作重整

通过工作进行康复是作业治疗的核心。20 世纪 70 年代职业康复从提升策略以控制工伤的必要性中得到发展[19,44,51,73]。工作强化最先由 Leonard Matheson 从概念上进行阐述。他是 Rancho Los Amigos 的一位心理学家,他与一名叫 Linda Dempster 的作业治疗师紧密合作,发展他的物料设备[44,51,73]。当时的目标是保持受伤工人的康复,最大可能恢复他们的功能水平及让他们尽可能安全、快速地回到工作岗位。该类型康复的服务体系随着时间的推移,已经从一个冗长的、基于医院的项目,演变成为一个结构化的、基于门诊的跨学科项目,推动门诊干预及工作衔接之间的关系发展。此外,康复也发展到了公司资助的诊所。在 20 世纪 80 年代,CARF 针对工作强化训练计划提出相关的指南,根据遵守指南的程度和定期调查结果,提供收费的工作强化认证项目[19,44,51,73]。1991 年美国物理治疗学会(APTA)也对那些想通过认证标准但是不愿意跟随 CARF 认证过程的诊所,推出了另外一套的标准准则[19,44,51]。

工作强化(work hardening)是指针对受伤工人康复而进行的正式的、跨学科的服务计划[19,44,51,73]。团队中的成员主要包括物理治疗师、作业治疗师及其助理、心理学家、职业评估员及咨询员、持证的专业咨询员、成瘾行为咨询员、运动治疗师及营养师[19,44,51]。该计划进行 4~8 周,包含一个初期及末期的评估(通常是功能性能力评估或其衍生的评估方法)、一个工作现场评估、循序渐进的活动训练,包括工作模拟训练、力量及心肺功能训练、教育及个人目标设定及计划改良,以重返全职或改良工作为目标[19,44,51]。在工作模拟训练中首选从工作中发展出来的真正的设备,因为工人会更加配合,且更容易接近真实的工作任务要求[44]。工作重整(work conditioning)更经常被定义为身体重整,它包括:力量、有氧适能、灵活性、协调性、耐力并通常包括单一学科[19,42,44]。工作模拟也可能发生在工作重整过程中。两者的方法都包括了建立基线的评估,以此进行训练计划的制订及测量训练进展的程度。

动机是一个普遍关注的问题,常常是复工失败后首先考虑到的因素[91]。对于复工适应不良行为的发生,可能是受伤工人抑郁、财务问题、家庭压力或感觉被“系统”操作结果下的产物[91]。这样的后果可能导致雇主不信任、对诉讼感兴趣或夸大症状的需要。在这部分受伤工人中,欺骗也是其中的一个因素[91]。雇主的漠不关心是一个值得关注的问题,因其对受伤工人复工的态度有显著的影响[91]。关于对雇主间态度的调查研究发现,部分雇主觉得对成本有影响;高达 90% 的应答者认为,在受伤的时候,员工认为他或她受到了怎样的对待与受伤结果降低成本有关[91]。

想一想 Lorna,一个装饰工人经历了手部的问题,让她觉得工作起来有很大的困难。作业治疗师可以评估她的症状、工作描述及给她的雇主提供建议:在接受治疗期间,通过工作任务改良,她可以继续从事工作。这证明了 Lorna 的健康状况并能够帮助她在治疗上有一个积极的结局。

要确保受伤工人有一个积极的结局,必须要求进行早期干预及针对病情做全方位的考虑,进而制订个性化的治疗计划,包括躯体及社会心理的干预[91]。跨学科团队之间的合作可以让患者从各个不同领域专业人员的工作中获益。受伤后尽快介入并启动康复计划明显增加了成功复工的概率。在一篇关于 5 620 名工人获得工伤补偿的研究中,发现受伤后前 3 个月开始接受康复的复工率是 47%,成本节约 71%。当 4~6 个月才被转介接受康复,复工率下降到 33% 及成本节约 61%。而对于那些受伤后超过 12 个月才转介接受康复的工人来说,只有 18% 的人回到工作岗位上,成本节约跌倒 51%[91]。

衔接工作及工作任务调整计划包含急性期康复的渐进性或综合计划,以及拟返回的与当前个体能力相一致的工作水平,以重返全职工作或个体最大化工作能力为目标。衔接工作任务的例子包括让工人在门诊诊所早上 8~10 点期间,在监督下进行工作重整的训练活动;从 11 点到 13 点去到工作场所进行该工作体力要求较低的工作部分;午餐及休息,然后回到当天轮班时间内工作任务“较轻”的部分。更多常规的任务活动可以在监督下随着工人技能及力量的改善而增加。该内容结构为受伤工人提供了一个更好的环境来参与到工作文化及允许同事及上司参与到工作改良及受伤后工作全面康复的过程中[91]。工作任务改良类似这种结构方法,但是不包括一天中在诊所里的那部分。回到少于全部工作任务的工作岗位是具有挑战性的,因为部分雇主认为,除非工人是“100%”能够回来的,否则不想让受伤工人回到工作现场。早期衔接重返工作岗位是一种长远的成功,也很好地证明了无论在经济上或是心理上对公司及同事都是有益的。

工业康复项目随着经济发展的趋势、工业的需要、法例的改变也将继续得到进一步的发展。作业治疗师将扮演一个引导未来变化的关键角色。

工作现场评估

工作现场评估(worksite evaluations)是指通过在现场进行工作评估来决定个体在残疾发生后能否重返工作岗位,或个体能否从合理调整以维持就业中得益[41,95]。例如,一个在制造厂担任机器操作工的工人发生脑血管意外,只要他能够符合工作的身体和认知要求,雇主就愿意让他回工厂上班。作业治疗师可以去到工作现场,评估该工人安全及适当操作机器的能力,及胜任该工作必要的功能要求。考虑一下另外一个例子,有员工之前胜任办公室文员一职,但是现在,小儿麻痹后遗症使得她再进行重复的工作任务时感到极度的疲劳、疼痛及肌肉无力。她可以通过工作现场评估,确定合理的调整措施,以允许她在继续该工作的同时,尽最大可能减轻症状。通常工作现场评估的内容包括:工作的必要功能要求,工人功能上有利的地方及有限制的地方,及工作场所的物理环境[55]。

工作现场评估通常在工作分析完成后再开始。一些大型的企业可能已经针对某些工作岗位进行过工作分析。如果工作分析还没有做且雇主同意,作业治疗师可以做一个工作分析,或在去工作现场之前先从雇主手中获得工作描述的信息。如果没有书面的工作描述,可以打电话给管理者/经理以获得工作必要功能及躯体及认知要求的口头信息。获得这些信息后,作业治疗师需要与雇主及工人商量好在工作现场见面的时间。正如 Joe 所发生的一样,他准备从门岗一职转到酒店水疗的洗衣工人。作业治疗师完成工作分析后,Joe 在工作现场与雇主及作业治疗师见面,然后进行工作现场评估。

当作业治疗师在工作场所与雇主及工人会面后,作业治疗师就对工作、工人及工作场所进行评估[47]。工作现场评估首先进行必要工作任务的分析,因为可能需要进行合理的调整[95]。作业治疗师基于之前所获得的信息,应该了解这些必要的功能任务。尽量强调期望工作任务的结果,不能仅仅局限于必要功能任务分析的评估过程[95]。作业治疗师应该找出某些具体的因素,例如,如果一个特别的任务因为顺序不同或遗漏导致错误完成,结果会受到什么影响;是否必须符合配额、标准或时间限制的需要[79]。同时,了解清楚任务完成的频率是否对结果产生影响。

在工作现场,活动分析是用来评估工人的有用工具[11]。通过活动分析对所有的区域进行关注,包括运动、感觉、认知、感知、情绪与行为、文化与社会。当评估工人进行到工作必要功能的能力时,作业治疗师从专业上将工作任务进行分解,并决定工人在哪个工作任务上有困难或可能在一天工作的时间上有困难。作业治疗师提供合理调整的建议,以便让工人可以进行工作必要的功能任务。

工作现场评估的最后一个步骤是评估工作环境。应该评估最接近工作区域的工作环境或工作站本身(驾驶或使用公共交通工具停车;进入大厦,休息室,洗手间)。所有工人工作的区域都需要进行调查以确定障碍或增加无障碍水平的解决方案。工人需要进入的机器的布局与选址、物资及设备都需要进行评估。其他的环境因素，例如灯光、温度及噪声水平也需要进行评估。

在工作现场进行拍照或录像是非常有用的；但是，一定要首先征得雇主及工人双方同意方可进行。根据工人的需要，作业治疗师应该携带测量工具测量工作台表面的高度、门的宽度及其他方面。画出工作区域的平面图，然后在图纸上进行测量也是很有用的。尤其是当工人需要坐轮椅的时候，重要的测量可以在图表上进行记录。

在没有进行任何合理调整干预的情况下，工作现场评估的结果是用来决定工人是否能够安全及适合工作的必要功能要求。当需要提供合理的调整时，应该考虑及应用人体工效学原理（将在后面的章节中说明）。确定合理调整的过程需要残疾工人、雇主及作业治疗师的通力合作[79]。每个人都能提供有价值的见解及信息，为确定最佳的调整方案作贡献。工作调整网络（JAN）是由残疾就业政策办公室（ODEP）提供的一种服务，是美国劳工署的一个部门机构，专为协助雇主及残疾工人提供合理调整的最佳资源（http://askjan.org）[87]。JAN 的网站指出大部分的工作调整通常并不昂贵。根据 JAN 的结果，超过一半的工作调整都是不需要成本的。JAN 对于工作场所调整、ADA 及残疾人士自雇提供一对一的指引服务。JAN 的顾问都能够通过电话或在线进行联系。JAN 的免费电话号码是（800）526-7324。

作业治疗师对工人使用或修改工作场所的设备进行修改的必要性进行分析，以帮助康复对象提高效率、有效性和安全性[5]。

工作现场评估完成后，需要准备好书写报告，然后发送给符合资格的员工、转介机构及雇主。与工作必要功能相对应的问题区域应该清楚列明。此外，相应的解决问题的调整方法也应该列明清楚。如果培训在推荐的调整方案中是必需的，那么必须注明培训的来源。如果建议购买商业设备，那么也要提供准确的型号、当地资源及大概的费用[95]。如果定制的设备需要制作，资源、成本估算、需要制作的时间也应该包含在内。报告也应该总结评估的结果及建议进行的调整。

Joe 在工作现场评估后，报告认为他可以坐在轮椅上安全及可信任地进行工作的必要功能，但是，有一个调整建议被提出来。因为洗衣房温度较高，Joe 对热比较敏感，雇主同意购买额外的风扇来加强房间的通风，同时允许洗衣房的门敞开。雇主同意将 Joe 的排班安排在晚上或白天早班进行，因为这个时间段温度较低，他就不需要在闷热的环境中工作了。

因此，作业治疗从业者必须对工人、工作、工作场所及它们之间的关系进行评估。当发现工作表现出现问题时就需要进行治疗性介入。作业治疗师可以通过改良工人工作的方法以给予工人最佳的工作表现。

人体工效学

所有作业治疗领域的内容一定要与人们全面进行的工作活动和谐共处。工作的活动要求及所从事工作的环境一定要与员工的能力及躯体/社会心理相互补充配合。任何工作活动要求与环境、个人因素及执行方式之间的不匹配都会影响顺利执行工作所要求的恰当工作表现技能。

作业治疗师应用人体工效的科学知识来协助个人完全参与到工作中。人体工效学（ergonomics）强调人的工作效率及与工作、设备、工具及环境的健康问题。人体工效学的目的是提升工人及环境的健康、安全及效率[67]。术语"ergonomics"是从希腊语 ergos 衍生出来的，代表"工作"的意思。而"nomos"代表"法律"的意思——因此，是代表工作法律的含义[20]。波兰教育学家及科学家 Wojciech Jastrzebowski（1799—1882 年）在 150 年前就在文献中介绍 ergonomics 这一术语。但是，人体工效学的概念——身体健康与所从事的工作之间是有关联的——与人类一样古老："从石器时代最先出现的工具，人类一直在努力寻找最好的方式进行工作，充分利用人类智慧的优势来补充人类的缺点"[56]。

隐藏在人体工效学背后的理念就是：每一个工人带着他们自己独有的表现技巧、表现方式及个人因素来到工作场所。很多时候工作设置及工作过程是设计用来满足速度、预算限制、生产力要求及美学要求。当这些设计不能很好地考虑到人们在这个工作设置及工作过程中时，就会导致受伤或效率低下。如果在工作活动要求与环境之间能够找到一种方法来匹配员工的优势与劣势，那么就能够很好地提升工人的安全及工作场所里的生产力。

人体工效学的原则注重于与工作相关交集的各个方面。一般的问题包括工作场所和工作过程设计，与工作相关的压力，劳动力残缺及老化，工具及设备设计，建筑工程及无障碍设计。人体工效的干预能够积极应对及预防问题的发生，或当问题确实发生时相应地调整工人与工作环境之间的匹配程度。很多作业治疗师使用人体工效学原则作为他们以康复对象为中心的全面康复、健康及预防计划的一部分。一部分作业治疗师在人体工效学上表现非常专业，成为人体工效学专家。

根据人体工效学服务，作业治疗师的服务对象可能包括个体工人、员工群体中的工人和/或雇主本身。作业治疗师提供人体工效服务的环境一般都在工人工作的场所进行。

作业治疗师必须熟练掌握技巧来处理那些对于他们来说不熟悉的世界,包括其独特的行业术语、社会规范和传统。但是,提供人体工效学服务的作业治疗师与其他作业治疗师一样有类似关注的焦点,那就是市场和产品销售(在人体工效学、健康)、成本效益、确定的结局及服务对象满意度。

不仅作业治疗师在专业上适合从事人体工效学工作。人体工效学专家也同样来自不同的专业背景。通常看到人体工效学专家在专业上接受过工业卫生、工程、安全、企业管理、人力资源、医学、职业康复、心理学、建筑、流行病学或计算机科学的训练[18]。对于作业治疗师来说,成为专业的人体工效学家之路可以有很多种途径。框 14.2 列出了在人体工效学领域各种不同获得先进知识及认证的方法。

框 14.2　人体工效学的教育和培训机会

超出作业治疗初级实践之外的教育和培训对于提高人体工效学的高级能力很有必要。

- Texas Women's University,Cleveland State University,University of Central Florida 和 University of Massachusetts 提供大学资助的人体工效学研究生文凭课程。这些研究生课程通常需要通过 5 门课程,总共 12~16 学分。
- 继续教育提供者提供几天的课程,如果完成所有的课程,允许作业治疗师获得资格证书,例如,通过 Roy Matheson and Associates 公司的人体工效学评估专家课程(http://www.backschoolofAtlanta.com)。
- Oxford Research Institute(http://www.oxfordresearch.org)提供如下的高级水平证书:注册的工业人体工效学专家,注册的助理人体工效学家,注册的人因工程专家。
- 专业人体工效学注册委员会(http://www.bcpe.org)提供人体工效学领域最高级别的注册认证。其他高级认证可以通过该委员会,包括人体工效学专业协会、注册人体工效学专业协会、注册人体工效学协会、注册人因专业、人因专业协会。

(Data from Snodgrass J:Getting comfortable:developing a clinical specialty in ergonomics has its own challenges and rewards,*Rehab Manag* July:24,2004.)

对于那些对人体工效学感兴趣的作业治疗师,作业治疗本质上整体的训练是一个有利的条件。作业治疗师立即明白人体工效学介入的目标,或工人与工作或环境之间获得完美配合,是很不简单的。在作业治疗领域,工人的元素是由工作的技巧、工作方式及服务对象因素组成的(框 14.3)。工作的元素是由工作任务和工具/设备的活动要求组成的。从事工作相关的职业可以发生在各种各样不同的环境下,包括环境和组织因素、工人、文化、社会和精神的背景下。

框 14.3　人体测量学

人体测量学是对人物理维度的研究。包括测量人体的特征,如大小、宽度、周长和解剖点之间的距离。还包括节段质量、身体部分的重心和运动范围,这些都被用于工作和姿势的生物力学分析中。标准的人体测量表可用于协助工作区域、工作台面、椅子和设备的设计师们。这些表格列出了 5%、50%、95% 的成年男性和女性的平均身高。理想情况下,设计应该适合 5%(最小的人)和 95%(最高大的人)之间的广泛的人群。零售商品贴有"人机工程学"标签的产品就是基于这些人体测量的尺寸而制作的。但是,在实践中,很少有设计能满足如此广泛的人群需要,这就解释了为什么昂贵的设备"人体工效学"并不总是能产生预期的结果。专业的人体工效学干预旨在为个体用户创造更好的适应环境。

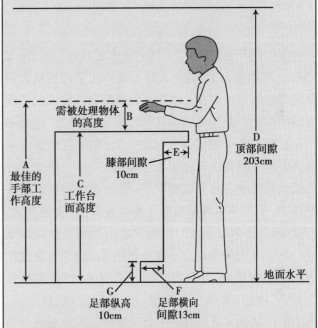

一例基于图 14.7 人体测量学数据设计的人体工效学桌子

(从 Eastman Kodak Company 获得复制许可。改编自 Nachemson,1975)

如果单独观察某个领域就可能为观察者提供有限的洞察力。但是,各领域之间实际上是一个互动的过程,这些互动过程的连接才能看到完整的信息。这种通过领域之间各个方面的互动来看待工人工作表现的方法,就是被称为"系统理论"的方法。社会科学硕士、认证作业治疗师 Rannell Dahl,解释道"工作系统的元素包括工人、工作任务、工具和设备、工作环境、组织框架,及这些元素之间的交互作用"[18]。Dahl 为人体工效学工作系统提供了一个非常好的概括性概念(图 14.5)。

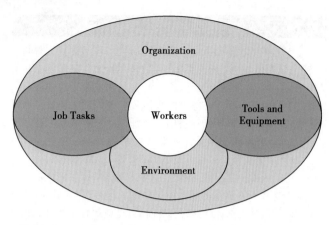

图 14.5　Dahl's ergonomice work system.（From Dahl R：Ergonomics.ln Kornblau B，Jacobs K，editors：*Word：principles and practice*，Bethesda，MD，2000，American Occupational Therapy Association.）

在他的开创性文章"人因的概念性观点"中，David Meister 解释说人为因素（人体工效）中，系统性概念根据组织整体可以有意义地概念化理解为一种人的工作表现的信念。他强调这个基础性形态的理念"整体不单纯理解为各个组成部分加在一起，如果组成部分单独从整体中隔离出来是很难去理解的，各个组成部分之间动态相连并相互依赖"[59]。作业治疗师认识到在整体中，工人的表现是根据工作表现技能、表现方式、背景、活动要求及服务对象因素之间的相互作用而形成。OTPF3 支持该观点："参与作业活动作为作业治疗介入的焦点所在，往往同时包含主观的（情绪和精神的）和客观的（躯体上可观察及测量到的）表现层面。作业治疗从业人员明白从这个双重及整体的观点参与进来，并在提供介入时强调各个工作表现的层面"（OTPF-3，p. 628）[1]。

作业治疗师 Jeffrey Crabtree 补充说道，"这是在人类-工作-机器-环境模型中相互作用的主观意义，是作业治疗和人体工效学的中心"[16]。

这个系统理论没有降低作业治疗领域独立方面充分性的重要性。工作系统的特性能够容忍工作表现技能、表现方式、背景、活动要求及服务对象因素之间存在的缺陷及偏差。Dahl 解释说，总体上每一个人体工效学工作系统的元素（图 14.5）"都有它自己独特的特质来影响工作系统的表现"[18]。这里的人体工效学评估及介入寻求在服务对象从事的职业活动特性中起到真正的作用。人体工效学从业者改良及加强系统的某些方面，以达到加强整体工作系统相互作用质量的目的（例如，提升工人与工作之间匹配的

程度）。

全面讨论人体工效学设计考虑的完整系列已经超出了本章节的范围，以下是关于挑选出来的人体工效设计原则的一个讨论。对那些对学习更多的关于人体工效学科学感兴趣的治疗师来说，作者将通过本章末所列举的参考文献来引导你接触这些资料，那是一个巨大的资源。此外，读者如果对人体工效学信息感兴趣，也可以通过浏览 OSHA（http：//www. osha. gov）和 NIOSH（http：//www. cdc. gov/niosh）来获得更多的信息。

当讨论人体工效学设计的时候，很重要的一点就是，必须明白工人与设备、工具或流程之间的关系，而不是强调任何一方面的某个特征。对雇主来说，可能感到困惑和失望，因为他为工人购买了昂贵的人体工效学工具及设备，但是，工人们却接连发生工伤事故及出现健康的问题。人体工效学专家一定要对他们的服务对象解释：一个工具或设备从来都是在它自己的人体工效里；而这些特别设备、工具或过程与意图使用这些设备、工具及过程的工人之间是一个匹配过程，来创造一个合适的人体工效学环境。

工作站

有三种主要的工作站：坐姿、站姿及结合了坐姿和站姿的工作站。所执行的任务类型决定了哪种是最佳的选择。坐姿工作站最适合做精密组装、写作任务及所有需要提供及处理的物品在坐位下处于手臂可舒适够取的位置。在坐姿工作站处理的物品在工作空间内不应该要求手部工作超过 6 英寸（15cm），并且需要处理的物品重量不超过 10 磅（4.5kg）。原因在于，精细工作的工作平面的高度应在肘关节高度以上。站姿工作站适合于各种不同类型的工作任务，但是，更倾向于向下用力的工作任务（例如，包装和打包缠绕任务）及需要经常移动或在工作区域周围需要进行不同水平的够取任务。物品重量超过 10 磅（4.5kg）以上的操作任务应该使用站姿工作站。对于重体力工作任务的工作表面高度应该在肘关节以下 4~6 英寸（10~15cm）的高度。站姿和坐姿结合的工作站最适合于那些保护多种任务的工作，一些最好在坐姿下完成，一些最好在站姿下完成[22]。图 14.6 展示了站姿及坐姿工作站设计的建议尺寸。

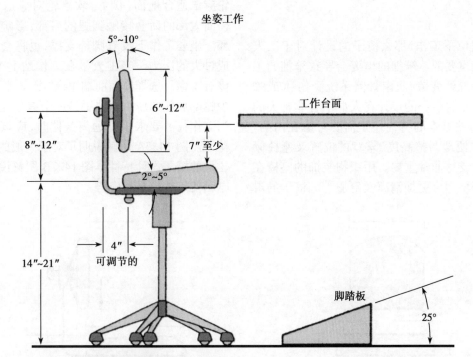

坐姿工作

5°~10°

6"~12"

工作台面

8"~12"

7"至少

2°~5°

14"~21"

4"

可调节的

脚踏板

25°

最佳工作表面高度随工作的不同而变化：
精细的工作：31~37英寸(1英寸=2.54cm)
阅读/书写：28~31英寸
打字/小件组装：21~28英寸
座椅靠背高度应可调节，如座椅要求所述

A

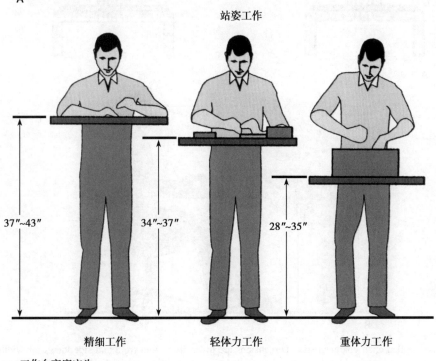

站姿工作

37"~43"

34"~37"

28"~35"

精细工作

轻体力工作

重体力工作

工作台高度应为：
对于精细工作，肘关节高度以上
对于轻度重量工作，刚刚肘关节高度
对于重体力的工作，肘关节以下4~6英寸(1英寸=2.54cm)

B

图14.6 建议的工作站尺寸。A.坐姿工作；B.站姿工作(From Cohen AL,Gjessing CC,Fine LJ,et al:Elements of ergonomics program:a primer based on workplace evaluations of musculoskeletal disorders,Washington,DC,1997,US Government Printing Office.)

坐姿

　　如果要求坐位下工作，那么椅子的设计对于工人舒适及支持是最重要的。笨拙的坐姿会导致笨拙的工作姿势。结果会导致疲劳、肌肉骨骼系统受伤和/或笨拙的工作表现。尽管椅子的设计在人群中有非常大的差异性，但是，一些基本的特性还是需要考虑在内的。椅子应该能够方便地调整高度、靠背的位置及座椅倾斜。合适的脊柱支撑非常重要。用织物装饰的座椅在更暖和的工作环境中会更加清凉及舒服[22]。椅子的滑

轮应该适合地面（例如，软滑轮对应适合于硬地面）。椅面太深的话会接触到腿的后部，影响下肢的血液循环。坐姿工作下没有脚部支撑，也将会给腿部后侧造成过大的压力。当工人坐在工作站上工作时，双脚应该有支撑。选择椅面前端边缘"瀑布式"设计也可以减少腿部后侧的压力。扶手是一个有争论的地方，但是，当工作任务要求手臂远离身体时，应该提供扶手的支持[37]。图 14.7A 图解说明了对于一般的坐姿工作站所建议的椅子设计特性。图 14.7B 图解说明了对于一个电脑使用者的坐姿姿势。

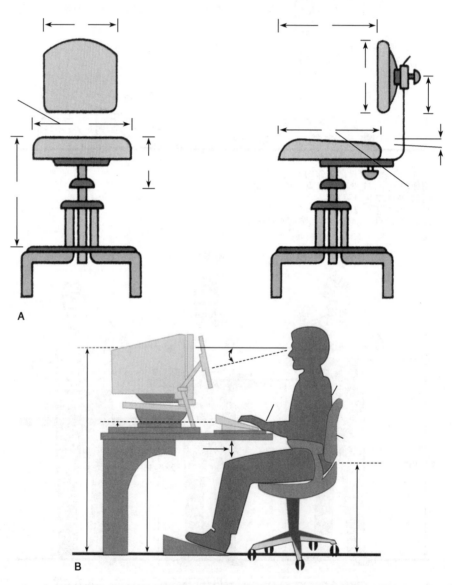

图 14.7　A,Recommended chair characteristics. Dimensions are given from both front and side views for width(A),depth(E), vertical adjustability(D),and angle(I) and for backrest width(C),height(F),and vertical(H) and horizontal(G) adjustability relative to the chair seat. The angle of the backrest should be adjustable horizontally from 12 to 17 inches(30 to 43cm)by either a slide adjust or a spring and vertically from 7 to 10 inches(18 to 25cm). Adjustability is needed to provide back support during different types of seated work. The seat should be adjustable within at least a 6-inch(15-cm)range. The height of the chair seat above the floor with this adjustment range will be determined by the workplace,with or without a footrest;B.计算机用户的正确坐位。（A reproduced with permission from Eastman Kodak Company [Adapted from Nachemson,1975];B.从职业安全与健康管理局：Work safely with video display terminals,Washington,DC,1997,US Government Printing Office. Http://www. osha. gov/publications/osha3092. pdf.)

清晰可见的工作任务

需要考虑的视觉因素包括工作任务物品的位置及光线。同样,所提供的建议取决于所从事工作的任务类型。在不需要眼睛及颈部紧张的情况下,目标应该能够被清晰直接地看到。工作任务应该尽可能放置在工人的正对面。如果工作任务需要近距离观察,那么应该放置在工作台上 6~10 英寸(15~25cm)的位置。最小及最大的观察距离取决于需要观察的物品大小。远近视两用的眼镜配戴者对于观察距离小于 7 英寸(18cm)身体前方眼睛水平以上或接近地面的任何物品都有困难。其外,远近视两用的眼镜配戴者在身体前方距离 24~36 英寸(61~91cm)位置聚焦符号或刻度也有困难。

在工作表现中,有三个基本的光线因素需要考虑到:数量、反差、炫光。光线对于工人从事工作应该是足够的,但是不应太耀眼而导致不舒服。一般的工作环境尤其是太阳光及固定照明装置提供的照明为 50~100 英尺(1 英尺 = 0.304 8 米)烛光(ft-c)。电脑使用者可能会发现,这种数量的照明被电脑屏幕反射而导致眼睛疲劳。对于电脑使用者建议的照明水平为 28~50 英尺烛光。如果需要处理的工作任务物品与周边环境之间的反差太大,也对眼睛造成压力。因此,在工作任务物品、设备、水平工作台与周边工作区域之间的照度反差要最小化。最后,工作平台墙面及设备的颜色及照面漆,及照面装置的安排,在工作任务处理上都应该设计防反射炫光(图 14.8)[72]。

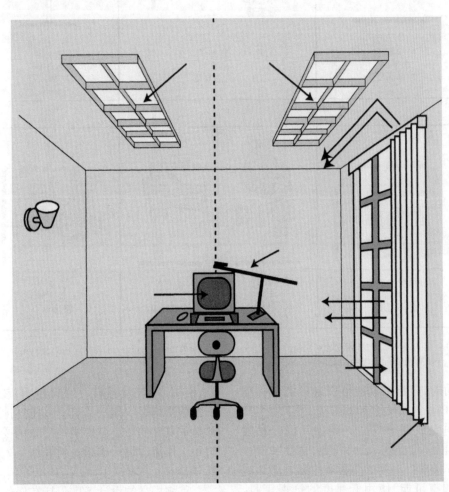

图 14.8　对计算机工作站的照明位置考虑,大部分的照明位置原则可以应用于一般的工作站(From the Occupational Safety and Health Administration:Work safely with video display terminals,Washington,DC,1997, US Government Printing Office. Http://www. osha. gov/publications/osha3092. pdf.)

工具

工具的设计应该可以用来保护工人避免振动、极端温度及软组织挤压。因此,工具的把手设计很重要。

"一个设计良好的工具把手应该将手与工具的表面接触隔离开来,加强工具的控制及稳定性,增加机械的优势同时减少需要能量的损耗"[81]。因为一般工人的手是 4 英寸宽(10cm),工具把手的长度一定要至少 4

英寸（1英寸＝2.54cm），这样就可以避免对手掌造成不必要的压力。剪刀和钳子的把手应该加装弹簧，以免手的背面及侧面受伤[81]。

工具设计应该尽量减少肌肉的力量和笨拙的上肢姿势。只要可能，选择电力工具来减少需要的用力程度。使用时，选择工具的形状以允许手腕保持正直、肘关节屈曲及靠近身体。工具的形状取决于工作任务及工作台（图14.9）。重量介入10~15磅（4~6.5kg）之间的工具不能在水平位置放置超过几分钟，否则工人会感到疼痛及疲劳。悬吊系统及抵消重量的设计应该应用在沉重的手工具使用中[81]。

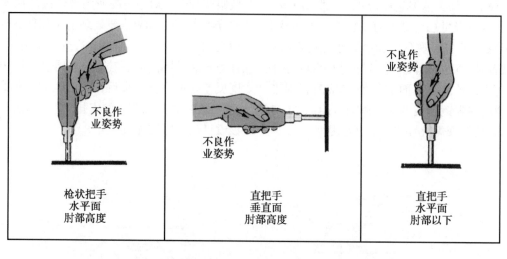

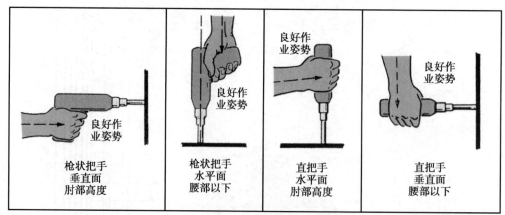

图14.9　手工具设计和腕部姿势（From Armstrong T：An ergonomic guide to carpal tunnel syndrome，Akron，OH，1983，American Industrial Hygiene Association）

当工作台振动时，全身振动能够引起腰背部疼痛及出现工作表现问题，例如长途卡车司机、在工业生产中使用高功率的电钻或锯子[14]。手-臂振动已经被发现与血管损伤、周围神经损伤、肌肉疲劳、骨囊肿及中枢神经系统紊乱有联系[29]。手工具振动的影响应该尽可能被最小化。如有可能，使用低速度的抗振工具。确保工具把手及手套适合工人手部配戴。训练工人尽量轻地抓握工具把手并通过使用工具完成所有的工作，而不是增加用力。鼓励常常进行休息及教育工人抽烟会增加与振动相关手部问题的风险。

物料操作

物料操作是以腰背部受伤作为关注点的，包括提举、推拉、弯腰及扭转。物料越重，受伤的风险越大。下腰背受伤很少是一个单一的创伤性事件造成的，通常是重复性的微小创伤最终导致的受伤[33]。因此工作站和工作流程设计成为物料操作工人安全不可缺少的部分。

重物提举的设计考虑包括在任何可行的情况下使用机械辅助装置（例如，在医院使用一种Hoyer提举来完成行动受限患者的移动）。当没有机械辅助装置时，针对正确提举技术及正确的人体力学的训练对于提升工人安全非常重要。为工人提供护背是个有争议的问题，但是很多人相信使用弹性的护背"有预防的功能，保护组织……因此减少受伤的发生"[46]。训练工人及为他们提供护背是有效的，前提是"上司和经理鼓励使用安全的步骤并写入政策来强制他们执行"[85]。

以下是用来强调安全物料操作有用的建议。设计工作站来放置那些需要从地面上抬起来的大件物品。提供平台将物品放置在大腿中部高度的位置，让工人在几乎站立的姿势下进行直立提举。当提举并直面负荷时，提供足部空间可以让工人尽可能靠近物体。高度可调整的提举桌子很好地符合此目标。提举时物品靠近躯干可以减少对脊柱的压力。工人应该不在扭腰的情况下进行搬抬的操作。应用手推车或传输装置来运送重物，而不是用人工运送。良好的包装以方便收拾，提供足够的把手或握住包裹的开口[18]。

如前所述，这些人体工效学设计原则应该积极应用于工作场景中，在问题发生前加以预防。对于很多作业治疗师来说，针对受伤工人而进行的全面康复计划，人体工效学考虑是作为第二部分进行的。工伤后，对于受伤工人成功重返工作岗位，人体工效学介入是非常必要的。没有人体工效学的介入，康复过程就不完整。

大量的工作应用于受伤工人的康复上。躯体受伤后需要医生来给予处方药物、休息和康复治疗。作业治疗师通过提供矫形器为受伤的工人提供急性期治疗，指导工人进行牵伸及强化力量的训练，及使用物理因子，例如在功能康复活动训练的准备中使用热疗、冷疗来镇定软组织。其他方面的作业治疗计划帮助预防重返工作岗位再受伤，包括教育受伤工人关于受伤的本质、一般身体力学的训练及个人受伤管理策略。在一些康复对象中，受伤工人在重返工作前需要专业的重整，将被转介到工作强化训练计划中。

当康复对象已经准备好重返工作岗位，谨记受伤工人没有接受人体工效学介入是不能安全回到原先的工作的。

很显然，受伤工人回到原来导致受伤的工作条件会发生再次受伤的风险；因此，那些导致受伤的条件在工人重返工作岗位前必须进行消除。但是，人体工效学介入作为整体康复计划中的一部分有时会被忽略。人体工效学的目标及介入受伤工人的工作环境，就是要第一时间消除导致受伤的因素。如果我们没有将原来导致受伤的主要因素排除，那么这个工人要不了多久将再次遭受重复的损伤。如果真的发生了，我们作为作业治疗师为受伤工人提供成功的康复过程就是失败的。

人体工效学评估

人体工效学评估作为完整的康复或工伤预防计划的一部分时，是一个重要的评估及介入的工具。该工具能够应用于整个连续的预防服务中。

人体工效学评估能够在工作站和工作方法规划时进行，以提供协助，预防工人受伤。人体工效学评估也可以为那些已有职业性肌肉骨骼系统疾患症状的工人或那些寻求康复治疗及准备回到工作岗位的工人提供服务，目的就是预防再次受伤。最后，人体工效学评估在帮助残疾工人复工准备时进行工作任务的改良也很有帮助，可达到预防与残疾相关的进一步受伤的目的。

人体工效学评估首先开始于与被评估的工人及直接上司约定见面的时间后。评估进行的时间是工人正常工作的时间。目的是对真正发生在典型工作时间的工作获得最佳的理解，因为这种情形是最近似的。最重要的一点是，真正的工人是在现场的。评估的目的是观察工人与工作方法、设备及设置之间的配合程度。如果有任何的元素遗漏了，那么评估的效果降低了，甚至没有什么价值。

理想情况下作业治疗评估员到达工作现场，首先与负责该工作区域的直接上司进行会面。在提出进行人体工效学评估的要求之前，询问上司大概的工作情况。作业治疗师希望知道哪种类型的受伤发生在该工作区域里，当问题发生后，有多少的员工受到了影响。上司能够回顾到现在为止组织上对于这些问题是如何进行处理的。通常情况下，上司也会描述哪种类型的心理社会和环境的影响可能导致这些情况的发生。

有时候，在没有任何问题发生之前人体工效学评估就要求进行。上司或管理者可能解释说雇主正在积极主动加强预防工作。不论发生什么情况，与管理者的短暂会面将给作业治疗评估员对于机构管理文化及机构的优先事项有一个非常好的感觉。

与管理者面谈后，作业治疗评估员会到工作区域看看及与工人会面。管理者可能带评估人员简单参观一下工作区域，并描述一下发生在那里的工作任务及方法。如果管理者已经确认了相关问题的区域（该管理者认为导致受伤的区域），应该鼓励其指出这些问题。这部分的评估将会使评估员了解到如何从管理的角度来看待这种情况。接下来，评估者会要求与工人见面。

一旦与工人单独一起，建立某种程度的信任关系尤其重要。评估员会给工人解释为什么公司会安排这样一个人体工效学评估。解释这次评估的目的是让工作变得更安全，让工人更舒适。

应该鼓励工人给评估员介绍工作区域及解释他们的工作任务。如果管理者对于工作情况的理解与工人的理解之间有任何的差异，评估者都要进行澄清。

最后，要求工人尽可能如常地开始他的工作。评估者（为了简单解释，让我们假设这个案例中是个女性）将解释她会观看及可能摄像或记笔记。评估员应该向工人确保这些记录的信息将会被用来研究对策，以便让工作任务更加安全及做起来更舒适。评估员必须强调她希望这个工人做的工作就像往常一样。评估

员不会一开始就进行工作分析，直到最起码10分钟过后工人的工作模式变得像平常一样。

人体工效学工作站和工作方法的评估应该聚焦于确定对于肌肉骨骼疾患已知的风险因素。

对工作区域及工作方法进行录像是常用的有用方法。记录工人如何进行工作任务，可以让评估员回到办公室后对数据做进一步的分析。评估员计划对任何的工作区域或工作方法进行录像，她都应该在录像前获得公司的批准。因为保密及商业秘密的原因，现在越来越难获得批准进行室内的录像。但是，一些公司依然允许以人体工效学评估为目的而进行录像。一定要在室内进行录像前获得书面的同意书。框14.4针对人体工效学评估进行录像工作协议的建议。

框14.4　工作录像的人体工效学评估程序

以下是通过准备录像带和相关任务信息为肌肉骨骼疾患建立工作分析和风险因素评估的指南：

需要材料

- 摄影机和空录像带
- 备用的电池和充电器
- 写字板、笔、纸、空的检查表
- 秒表，用于承重的仪器

录像的步骤

1. 为确认摄影机的准确性，可在视野中放置一块秒表，通过至少1分钟时间来记录一位工人或工作的过程。（若摄影机记录准确），回放的录像时间应该与秒表经过的时间一致。

2. 在任何摄录之前，在摄影机的声音频道说明（所摄录）工作的名称。录制期间限制对事实作说明。测试者不做点评。

3. 录制足够长的时间以观察一项任务的所有方面。为所有任务录制5~10分钟，包括至少10次完整的循环。若一个工作所有的方面都已经记录了至少3~4次，循环的记录次数可适当减少。

4. 最好使用三脚架固定摄像机。除非必要情况，摄像时不可走动。

5. 开始记录每一项任务前，需要摄录工人全身的影像，包括工人的座椅或站立的地面。持续录制2~3个循环，然后依据工作任务，重点聚焦到工人的手或手臂，以及其他身体部位。

6. 最好可以摄录多位工人，从而决定是否不同体型的工人采用不同的姿势或在其他方面有影响。

如果可能，尝试摄录工人适合一份工作条件下最好的和最坏情况。以下为有可能出现问题而需要关注的上躯干及其所属部位：

- 腕部问题/主诉
- 手部/腕部/前臂
- 肘关节问题/主诉
- 上臂/肘部
- 肩部问题/主诉
- 上臂/肩部

背部和下肢问题，关注重点是由于任务负荷或其他要求所致的躯干运动和腿部、膝盖和足部承受压力的情况。

7. 为了捕捉身体承重部分的影像，拍摄可在任何需要的角度下进行。

8. 在实际研究中简要的记录工作前后的完成情况，以了解目标工作如何衔接整个部门的生产过程。

9. 每一个录制的工作，应最大限度获取如下信息：

- 工作任务是连续的还是零散的。
- 工人在整个工作班次中单独作业，或是会与其他员工有轮转。
- 测量工作台面高度和座椅高度，记录高度是否可调。
- 重量，把手的尺寸和形状，使用工具的质地，使用电动工具的震动情况。
- 手穿戴具的使用。
- 提举、推拉、携带物体的重量。
- 工人的工作环境（过冷或过热）。

来自 Cohen AL，Gjessing CC，Fine LJ 等人："人体工效学计划元素：基于肌肉骨骼疾病工作场所评估的启示"，华盛顿特区，1997，美国政府印刷局（From Cohen AL，Gjessing CC，Fine LJ，et al：Elements of ergonomics programs：a primer based on workplace evaluations of musculoskeletal disorders，Washington，DC，1997，US Government Printing Office）

根据这些关注的点，制订人体工效学检查表来协助进行工作现场评估是有帮助的。该检查表应该包括最简单的人体工效学因素，应该适用于作业治疗师拟计划评估的所针对的工作场所需要及情况。图14.10就是一个典型的人体工效风险因素确认检查表例子。图14.11是针对电脑工作站评估的检查表。图14.12

是特别的手工具风险因素检查表。

风险因素包括如下：

1. **体力消耗**　重物提举、推拉、扭转、抓握或捏。处理沉重的工具、设备或产品。保持设备或工具的控制较难，或提举或移动不对称大小的物体。使用不合适或不恰当的工具。

通用人体工效学风险分析检查表

如果你对这个问题回答"是",在选项前打钩。一个"是"的回答意味着一项人体工效学风险可能需要做进一步分析。

体力处理

- ❏ 有提举的重物,工具或部件吗?
- ❏ 有放下的重物,工具或部件吗?
- ❏ 有过头高度的负荷,工具或部件吗?
- ❏ 处理负荷、使用工具或部件有腰部的弯曲吗?
- ❏ 处理负荷、使用工具或部件有腰部的扭转吗?

身体能量要求

- ❏ 工具或部件重量超过 10 磅(1 磅=0.453 6kg)吗?
- ❏ 伸手拿取距离超过 20 英寸(1 英寸=2.54cm)吗?
- ❏ 弯腰或蹲姿是主要的任务活动吗?
- ❏ 提举或放下重物是主要的任务活动吗?
- ❏ 步行或携带重物是主要的任务活动吗?
- ❏ 上楼梯或爬梯子是主要的任务活动吗?
- ❏ 推拉重物是主要的任务活动吗?
- ❏ 伸手拿取过头高度的物体是主要的任务活动吗?
- ❏ 以上所有任务有需要在 1 分钟内完成 5 次或以上的吗?
- ❏ 有工人抱怨休息时间和疲劳津贴不足的吗?

其他肌肉骨骼的要求

- ❏ 体力的工作需要经常的、重复的活动吗?
- ❏ 工作姿势是否经常弯曲颈、肩、肘、腕和手指关节?
- ❏ 对于坐姿工作,伸手拿取工具或材料是否超过工人位置的 15 英寸(1 英寸=2.54cm)以外?
- ❏ 工人无法经常变换他/她的姿势吗?
- ❏ 工作涉及力量性、快速的或突然的动作吗?
- ❏ 工作涉及的冲击或力量的迅速积聚
- ❏ 会用到对指捏吗?
- ❏ 工作姿势涉及任何肢体肌肉的持续收缩吗?

电脑工作站

- ❏ 操作者使用电脑工作站超过每天 4 小时吗?
- ❏ 工作者在这些工作站工作时出现过不舒服的主诉吗?
- ❏ 座椅和桌面不可调节吗?
- ❏ 显示器、键盘或文件夹不可调节吗?
- ❏ 光线会刺眼或使显示器屏幕难以阅读吗?
- ❏ 室内温度过高或过冷吗?
- ❏ 有使人厌烦的振动或噪声吗?

环境

- ❏ 温度过热或过冷吗?
- ❏ 工人的手暴露于低于 70℉(21.1℃)环境中吗?
- ❏ 工作场所很昏暗吗?
- ❏ 工作场所刺眼吗?
- ❏ 有额外的噪声使人烦躁、注意分散或听力丧失吗?
- ❏ 有上肢或全身的振动吗?
- ❏ 空气流通太快或太慢吗?

图 14.10　通用人体工效学风险分析检查表(From Cohen AL,Gjessing CC,Fine LJ,et al:Elements of ergonomics programs:a primer based on workplace evaluations of musculoskeletal disorders,Washington,DC,1997,US Government Printing Office)

一般的工作场所

❏ 路面不平坦、湿滑或有障碍吗?

❏ 环境杂乱吗?

❏ 完成工作任务的无障碍环境不完善吗?

❏ 楼梯杂乱或缺扶手吗?

❏ 必需的鞋具磨损了吗?

工具

❏ 把手太大或太小吗?

❏ 把手的形状导致使用时需要弯腰吗?

❏ 工具难以使用吗?

❏ 工具重量超过 9 磅(1 磅=0.453 6kg)吗?

❏ 工具过度的振动吗?

❏ 工具过度反作用于使用者吗?

❏ 工具会变得过热或过冷吗?

手套

❏ 手套使工人完成工作任务时更费力吗?

❏ 手套提供不合适的保护吗?

❏ 在使用工具或工作场所中,手套有被卷入的风险吗?

管理

❏ 工作进程中几乎没有工人控制吗?

❏ 任务高度的重复或单调吗?

❏ 工作涉及高度问责和低或零容错的关键任务吗?

❏ 工作时间和休息时间安排不合理吗?

图 14.10(续)

电脑工作站使用者的风险分析检查表

"否"代表着需要进一步调查的问题领域

1. 工作站能保证合适的工人姿势,如:

• 大腿处于水平位置	☐是	☐否
• 小腿处于垂直位置	☐是	☐否
• 脚平放在地面或脚踏板上	☐是	☐否
• 手腕处于中立位置	☐是	☐否

2. 椅子情况

• 容易调整吗?	☐是	☐否
• 有一个前缘是圆形软垫吗?	☐是	☐否
• 有一个可调整的靠背吗?	☐是	☐否
• 有扶手吗?	☐是	☐否
• 有脚轮吗?	☐是	☐否

图 14.11 电脑工作人员的风险评估检查表(From Cohen AL,Gjessing CC,Fine LJ,et al:Elements of ergonomics programs:a primer based on workplace evaluations of musculoskeletal disorders,Washington,DC,1997,US Government Printing Office)

3. 放键盘的桌面的高度和倾斜度是可以调节的吗? □是 □否

4. 键盘是可拆分的吗? □是 □否

5. 打字动作要求最小的力度吗? □是 □否

6. 有可调节的文件夹吗? □是 □否

7. 在有需要的地方有扶手吗? □是 □否

8. 消除了眩光和反射吗? □是 □否

9. 显示器有亮度和对比度控制吗? □是 □否

10. 操作者判断了眼睛与工作(屏幕)的距离来满足他们浏览的需求了吗? □是 □否

11. 膝部和足部有足够的空间吗? □是 □否

12. 工作站既适用于右手,也适用于左手工作吗? □是 □否

13. 工作任务中有合适的休息时间吗? □是 □否

14. 有以下措施避免一些高发的心脑血管意外发生率吗?

- 工作岗位轮换 □是 □否
- 自我调节 □是 □否
- 根据工作者技能调整工作 □是 □否

15. 工作者经历了以下训练吗?

- 合适的姿势 □是 □否
- 恰当的工作方法 □是 □否
- 何时和如何调整他们的工作台 □是 □否
- 在有顾虑时如何寻求帮助 □是 □否

图 14.11(续)

手持工具的风险因素检查表

"否"代表着需要进一步调查的问题领域

1. 工具选择限制或最小化了
   - 额外的振动暴露　　　　　　　　　　　　　　　□是　　□否
   - 额外的力量使用　　　　　　　　　　　　　　　□是　　□否
   - 弯或扭转腕部　　　　　　　　　　　　　　　　□是　　□否
   - 对指捏　　　　　　　　　　　　　　　　　　　□是　　□否
   - 弹响指相关问题　　　　　　　　　　　　　　　□是　　□否

2. 在需要或可行的情况下使用工具了吗？　　　　　□是　　□否

3. 工具都是平衡的吗？　　　　　　　　　　　　　□是　　□否

4. 重型工具都有悬吊或抵消重量的方式以利于使用了吗？　　□是　　□否

5. 工具提供合适的工作能见度吗？　　　　　　　　□是　　□否

6. 工具的把手可以防止使用中滑落吗？　　　　　　□是　　□否

7. 工具配备的把手具有纹理并是非导电材料吗？　　□是　　□否

8. 有不同尺寸的把手以适配不同大小的手掌吗？　　□是　　□否

9. 把手的设计不会扎到手掌吗？　　　　　　　　　□是　　□否

10. 工具在戴手套的情况下使用安全吗？　　　　　□是　　□否

11. 工具可被任意一只手使用吗？　　　　　　　　□是　　□否

12. 工具在设计时有定期维护方案以保障工具的使用吗？　　□是　　□否

13. 工人是否经过如下训练：
    - 工具的恰当使用？　　　　　　　　　　　　　□是　　□否
    - 何时、如何上报工具的故障？　　　　　　　　□是　　□否
    - 正确的工具维护方法？　　　　　　　　　　　□是　　□否

图 14.12　手持工具的风险因素检查表（From Cohen AL, Gjessing CC, Fine LJ, et al: Elements of ergonomics programs: a primer based on workplace evaluations of musculoskeletal disorders, Washington, DC, 1997, US Government Printing Office）

2. 重复　长期连续或频繁地进行同样的动作或系列动作(表 14.4)。

表 14.4　对于上肢高危的重复频率

身体部位	每分钟重复次数
肩关节	大于 2.5 次
上臂/肘关节	大于 10 次
前臂/腕关节	大于 10 次
手指	大于 200 次

3. 笨拙或静态的姿势,重复或长时间　假设姿势给身体造成了压力,例如超过肩关节水平的够取动作,跪姿、蹲姿、俯身在工作台上,腕关节屈曲下使用刀具或键盘,提举时扭转躯干,在电脑屏幕一侧看电脑,导致整天颈部扭转。还有,整天用不正确的姿势坐在办公桌前。

4. 接触应力　将身体或身体部位(例如手或前臂)放置在硬或锋利边缘(例如,使用手作为锤子,打字时将前臂放置在桌子边缘,及使用钳子时把手用力作用在手掌上)。

5. 过度振动　例如,使用电动工具或驾驶时整天坐在卡车上。

6. 低温　在低温下工作或处理冰冻的工具或产品(例如,室外建筑工人冬天时处理金属工具或设备,或屠宰加工或处理冰冻的肉类)。

一旦工作站和工作方法的风险因素已经确定及工人有机会与作业治疗师熟悉起来,焦点就应该转向工作的社会心理方面。

通常情况下,在评估过程中,这些因素在没有经过任何提示的情况下就浮现出来,例如工作量及生产力的压力源,工人与上司及同事之间的关系好坏,真实的工作任务乐趣及整体的健康及体能都不能忽视。工作相关的肌肉骨骼受伤从来都不是某一个单一因素导致的结果;相反,这是各种风险因素及状况积累起来最终导致受伤的。作业治疗师需要看整个职业的概况来确定到底发生了什么。

最后,很重要的一点就是,要问工人关于在他们工作区域中,对于问题或风险因素的看法。如果他们的看法和观点与在人体工效学评估工作区域、工作方法中确定的问题一致的话,那么应该鼓励工人分享他们对于解决问题的意见。尽管作业治疗师是工作站及工作方法中的专家,但是,现场工人比任何人都清楚他们所从事的工作。如果有机会,工人可能花几个小时来阐述和讨论他们是如何改变问题的。通常情况下,经过询问,将会发现这方面的丰富知识及很多有用的、用以减少或消除人们所从事的工作中的风险因素的建议。小心谨慎地使用每一条建议非常重要。作为一个专家,这是作业治疗师的责任,确保执行这些改变将会减少和预防受伤。有时候,如果没有人体工效学顾问专家恰当地进行评估,工人主动提出的建议反而会导致新的问题出现。

进行工作现场评估后,作业治疗师返回到办公室分析数据和准备报告。该报告将分享给那些要求进行人体工效学评估的人员。报告应该包含背景的介绍及人体工效学评估的目的,描述真实工作区域和工作方法的评估,最后评估员的发现和清晰详尽的建议,及如何执行建议及保障和购买所需设备或服务的资源。而对于那些工作任务中找到的包含导致肌肉骨骼疾患发生的风险因素,首先应该由公司来进行强调。建议部分集中于消除的方法或如何减少风险因素(表 14.5)。

表 14.5　人体工效学风险因素的应对措施

风险因素	改善建议
使用额外的力量	**降低所需要的力来完成动作**
作业治疗师每天多次转移较重的康复对象	使用 Hoyer lift(一种助力的提举用具)或与同事合作
制造厂工人使用很重的钻头	将工具使用拉线悬于天花板
饭店厨房的厨师切鸡肉困难	每个班次后提供磨刀设备以保障刀具的锋利
重复	**减少长时间的重复活动**
杂货店扫码员需多次扫码	为扫码员实行预防性的保护措施
行政秘书需要在 8 小时工作日中打字 5 小时	每 30 分钟转换其他的办公工作如打电话或填表

表 14.5　人体工效学风险因素的应对措施（续）

风险因素	改善建议
别扭的或静止的姿势	**减少或消除别扭的或静止的姿势**
医疗抄录员打字时头转向右侧看屏幕	将屏幕和键盘放在一条直线上使打字员抬头就能看到屏幕
同样的医疗抄录员保持同样的姿势整天打字	每工作 30 分钟要求工人站起并在周围稍微走动 1 分钟，提供一个秒表提醒员工
杂货店员工每天需要弯腰抓取篮子底部的苏打水箱数次	教导使用合适的人体力学提举技术，并使用双手的力量握持
接触压力	**减少或消除接触压力**
打字员将前臂置于锋利的桌面边缘	在购置拥有弧形边缘的桌面前，提供柔软的腕托
珠宝加工员使用短把手的钳子弯曲金属丝；把手末端在手掌之中	提供微微弯曲的适合手掌的长柄钳子
教师使用每天多次用拳头的一面压订书机	提供电子订书机
额外的振动	**减少振动**
钻头在制造厂组装线工人手中振动	使用减振带包裹电动设备，要求工人配戴合适的抗振手套（避免比正常操纵工具抓得更紧）
寒冷气温	**减少寒冷的暴露**
建筑工人冬天操作冰冷的金属设备或工具	使用氯丁橡胶包裹设备或工具的把手，要求工人配戴合适的热手套，避免比正常操纵工具抓得更紧
杂货店的肉或熟食加工人员经常需要处理冷冻食物	在处理冷冻食品时提供合适的热手套，处理更小的冰冻包装时提供抓取工具

　　Lorna 得益于工作现场评估的服务。作业治疗师去到她的工作场所观察她和其他工人在真实的工作环境中从事某些必要职业功能的表现。风险因素同时得以确定，例如，在垫木框架上过度用力捏和拉紧织物，及使用沉重的钉枪。非常明显地用力推动家具到下一个工作站。她的工作是重复性的，例如，整天的时间都在拉动钉枪的扳机、织物和家具。Lorna 和其他的工人们被观察到有笨拙的姿势，包括常常弯腰、扭转、蹲姿移动笨重的家具，然后把布料固定下来。

　　Lorna 的雇主很开明地接受作业治疗师所提出的建议，愿意进行适当的调整。给工人们购买了一个有垫及弯曲把手以适合大部分手型的特殊工具，使用减少抓握的动作来激活资料夹，避免使用手指来用力地捏和推布料。为了减少弯腰、扭转和蹲姿的要求，建议公司购买有轮子且移动方便的操作平台，这样就可以轻易地将木家具框架进行移动。此外，该操作平台包含有一个简单的液压提升装置来提升这个框架到需要的高度来方便将布料固定。作业治疗师研究和提供购买这些有用设备的资源，以促进雇主及时地执行工作场所改良建议。工作场所评估和人体工效学干预也可以是一个完整的工伤预防计划的重要部分，这将在下一节中进行讨论。

损伤预防项目

　　多年以来，作业治疗主要在康复领域发展，所以对于那些因为受伤或生病后的康复对象，毫无疑问，作业治疗师的专长在于促进这些康复对象在疾病期间及之后恢复其独立性。尽管这并不是一个全新的概念，但我们现在认为作业治疗有潜能在损伤和疾病前促进和保持独立性，甚至能避免损伤和疾病的发生。进入 21 世纪后，随着作业治疗师数量的增加，他们的实践领域开始拓宽到包括健康和预防的方面。

社会对这项行动支持无处不在。1994—1996 年标志性的南加利福尼亚大学健康长者研究，支持作业治疗师在促进身体和心理健康、作业功能和生活满意度方面的预防性干预角色[40]。OTPF-3 中提供了进一步的支持，并将健康促进、表现维持和残疾预防列为作业治疗促进"通过参与作业活动参与到生活中去"的干预方法（OTPF-3, p. S2）[1]。2004 年，AOTA 主席 Carolyn Baum（PhD，OTR/L，FAOTA）明确了多项与预防相关的项目，作为作业治疗新生实践领域的"热点"[57]。

关于作业治疗和工作预防有三种形式：初级预防、二级预防和三级预防。初级预防致力于保护健康工人在疾病发生之前预防某一目标性疾病。干预指向所有工人，预防某一特定工作相关的医疗问题。二级预防除了在早期损伤可逆转时发现和治疗有轻度医疗症状的工人外，还强调对无症状但有风险发展为工作相关医疗问题的工人进行早期发现和治疗。目的是发现危险因素，以便最小化或消除及逆转可能发生的任何医疗问题。三级预防发生在工人遭遇不可逆转的损伤和疾病后。干预措施包括医疗问题的治疗，尝试最大化恢复在工作场所的功能，预防疾病和残疾相关的并发症。目的是在医疗问题能控制的范畴内，使受影响的工人重返有偿的工作岗位，并预防再次损伤。一旦工作相关的永久损伤发生，初级和二级预防措施便宣告失败。然而，早期危险因素的检测和二级预防干预可将永久损伤的严重程度最低化[85,89]。

多数作业治疗师都很熟悉工作相关医疗问题的三级预防流程。通常，作业治疗在工人受伤后介入，帮助员工重获工作场所内最大化的功能和进一步预防损伤成为治疗师的工作。作业治疗师也通常会涉及二级预防。工人伴有轻度工作相关医疗问题时，会转介过来，治疗师会给予一定的干预以改善症状。当这些员工准备重返工作时，作业治疗师会帮助员工鉴别和改良风险因素，以减少再次损伤的风险。工作现场评估和工效学干预是最常用的成功重返工作过程的一部分。

工作现场评估和工效学干预也是综合性初级预防项目的一部分，设计来预防工作相关的损伤和疾病。

帮助员工改善工作适应性、工作舒适度和工作场所安全性，可减少工作相关的医疗问题，也可改善员工的士气，提高生产力[39]。作业治疗师作为顾问，可联合员工一起建立损伤预防项目。这也是作业治疗师融合健康和健康促进这些概念到日常实践中的一种方法。

作业治疗师 Micheal Melnick 曾写过"预防项目的成功或失败与实施的具体活动关系不大，更多与实施的方法相关"[60]。Melnick 描述了在成功预防项目中常见的四大特点：持续地管理支持、监督者"买入"、员工参与以及持续支持和强化[60]。Melnick 解释道，成功预防项目植根于咨询者，并逐渐灌输给公司员工安全和健康文化的能力中。重点应该在安全性和健康活动实施的过程，而并非活动本身。

作业治疗师可能会被请求与工人员工进行咨询的常见原因之一是控制 WMSD 的严重程度和发病率。WMSD 是一类影响肌肉、肌腱和神经的软组织损伤。WMSD 的其他名称还有累积性创伤性疾病、过度使用综合征、重复性压迫性损伤。WMSD 发生缓慢，随时间而进展。通常认为是身体某一部分遭受重复性微小创伤所致，当这一身体部分无法得到充分的休息以自行修复时便会发生 WMSD。WMSD 系列的常见诊断包括腕管综合征、de Quervain 狭窄性肌腱炎、肱骨外上髁炎以及某些类型的背部损伤[81]。

根据美国劳工局统计，2007 年因 WMSD 需要离开工作岗位的数量占所有工伤的 29%[9a]。雇主每年赔付至少 450 亿美元用于工人的赔偿和其他这些疾病相关的支出[4]。这些统计数据表明，WMSD 在工作场所处于危机水平。然而，工厂的财政和经济损失相比于今日受伤工人所遭受的身体和精神上的痛苦，便显苍白。

Lorna 和她众多同事正经历 WMSD。他们的雇主在作业治疗顾问的建议下，同意实施一项内部工效学项目和损伤预防项目。由公司财务总监、装订站监督员、健康护理员、安全部经理、作业治疗顾问和三位在装订站工作的雇员，也包括 Lorna 组成一个工效学小组。

现在有很多可用资源会使预防顾问对帮助公司员工发展有效评估和强调工作场所内产生肌肉骨骼方面问题的项目感兴趣。OSHA 和 NIOSH 就是优秀的起点。框 14.5 提供了这两个政府单位的信息，提供了一部分他们工效学和损伤预防资源素材的列表。

重要的是，每一个公司的员工都是独特的，顾问的建议必须在公司的文化、目标和预算限制内起作用。Melnick 还提醒我们，我们必须帮助我们的公司员工意识到"损伤预防顾问并不会减少损伤。只有顾问亲自踏入并操作每一个工人的工作时，才有可能使损伤减少。所以，预防顾问只是通过各种活动来指导他们，帮助公司减少损失"[60]。

框 14.5　职业安全和健康管理局(OSHA)和国家
职业安全和健康研究所(NIOSH)

1970 年职业安全和健康法案创建了国家职业安全和健康研究所(NIOSH)和职业安全和健康管理局(OSHA)。尽管 NIOSH 和 OSHA 由同一国会法案创建,但它们是两所不同的机构,有各自的职责。

OSHA

OSHA 下属于美国劳动部,作为管理机构,负责制定和施行工作场所安全和健康法规。OSHA 制定和出版了如下指南来帮助企业制订内部工效学项目:

- 肉类加工厂工效学项目管理指南(1993)(OSHA 出版 3123)。
- 护理院指南:肌肉骨骼疾病预防的工效学(2009 年修订)(OSHA 出版 3182)。
- 零售食品杂货店指南:肌肉骨骼疾病预防的工效学(2004)(OSHA 出版 3192-05N)。
- 禽类加工指南:肌肉骨骼疾病预防的工效学(2004)(OSHA 出版 3213-09N)。
- 造船厂指南:肌肉骨骼疾病预防的工效学(2008)(OSHA 出版 3341-03N)。

这些出版物都可以在 http://www.osha.gov 订购或致电 1-800-321-OSHA。

NIOSH

NIOSH 是疾病控制和预防中心(CDC)的一部分,下属于美国健康和人事服务部。NIOSH 是一个对工伤疾病预防进行研究和制订建议的机构。NIOSH 和 OSHA 通常一起工作,有共同的目标即保护工人的安全和健康。NIOSH 常提供不同出版物来辅助工效学干预努力。作业治疗实践者想涉及工效学方面的话可能会对以下内容感兴趣:

- 工效学项目的元素:工作场所肌肉骨骼疾病评估初级读本(1997)(NIOSH 出版 97-117)
- 简单方案:建筑工人的工效学(2007)(NIOSH 出版 2007-122)
- 手工材料处理的工效学指南(2007)(NIOSH 出版 2007-131)
- 护理之家居民的安全提举和运动(2006)(NIOSH 出版 2006-117)
- 会议事项:儿童和成人务农的肌肉骨骼疾病预防(2004)(NIOSH 出版 2004-119)
- 简单工效学:选择非电动手部工具的指南(2004)(NIOSH 出版 2004-164)
- 简单方案:农场工人的工效学(2001)(NIOSH 出版 2001-111)
- 软饮配送业工效学干预(1996)(NIOSH 出版 96-109)
- 这些出版物(还有其他)均可从 CDC-NIOSH 网站(http://www.cdc.gov/niosh)订购,也可致电 NIOSH,号码 1-800-CDC-INFO(1-800-232-4636);美国外部请致电 513-533-8328。

然而,作为指导架构,损伤预防顾问将需要融合以下元素到公司计划中:

- 组织启动鉴别潜在骨骼肌肉问题的风险或其他工作场所内风险因素的流程。
- 展示管理部门致力于解决问题和鼓励员工公开参与问题解决活动的策略。
- 进行技能培训,用于确保管理部门和工人能够评估可能导致肌肉骨骼问题的工作地点和工作方法的风险因素。
- 使用工效学评估策略,收集数据以鉴别最有问题的或有风险的工作或工作环境的协议。
- 制订有效控制所发现风险因素的策略,如果置之不理,有可能导致肌肉骨骼损伤。
- 结局评估的协议,来判断肌肉骨骼损伤风险因素控制是否确实可以减少或消除该问题。
- 建立健康卫生管理项目的计划,强调早期监测和治疗 MSD 的重要性,因为早期鉴别和治疗这些疾病大都可以减少损伤和残疾的严重程度,减少相关的花费。
- 当发展新工作流程和工作地点时,提前计划,最小化未来肌肉骨骼损伤的风险因素,因为工作场所建一个好的设计所产生的花费远比事后重新设计或改进要少。

这些肌肉骨骼损伤预防项目的基本元素均基于 OSHA 和 NIOSH 的建议提出[14,68-71]。20 世纪 90 年代和 21 世纪早期,这两个机构制订了针对公共和私人部门组织寻求创建内部肌肉骨骼疾病预防项目的指南和建议。这些信息性文件均可以通过 OSHA 和 NIOSH 找到,是想提供关于 WMSD 预防咨询服务作业治疗师的宝贵资源。

公司员工赋能:损伤预防小组

公司员工一开始意识到他们有 WMSD 的问题有不同的方式。潜在问题的征兆包括员工频繁报告疼痛——可能通过员工健康访谈或者有组织的症状调查,损伤和疾病倾向于在同一工种的员工中出现,通过预防性的工效学工作分析鉴别出损伤风险因素[14]。图 14.13 呈现了公司常用的典型症状调查实例,来筛查潜在的工作相关肌肉骨骼问题。一旦组织发现该问题与 WMSD 相关,就必须制订相应策略解决。此时,公司员工常会寻求损伤预防顾问来"使这个问题消失"。

症状调查表：工效学项目

日期：＿＿＿＿／＿＿＿＿／＿＿＿＿

车间：＿＿＿＿＿＿　　部门：＿＿＿＿＿＿　　工作名称：＿＿＿＿＿＿＿＿＿＿＿＿＿＿

岗次：＿＿＿＿＿　　工作小时/周：＿＿＿＿＿　　从事该工作的时间：＿＿＿＿年＿＿＿＿月

去年（超过 2 周）你曾从事的其他工作

车间：＿＿＿＿＿　　部门：＿＿＿＿＿　　工作名称：＿＿＿＿＿　　从事该工作的时间：＿＿＿＿年＿＿＿＿月

车间：＿＿＿＿＿　　部门：＿＿＿＿＿　　工作名称：＿＿＿＿＿　　从事该工作的时间：＿＿＿＿年＿＿＿＿月

（若超过 2 份工作，仅填写工作时间最长的）

去年 1 年时间你曾有过任何疼痛或不适吗？

□ 有　□ 无（如果没有，停止问卷）

若有，请仔细将困扰你最多的区域涂为阴影。

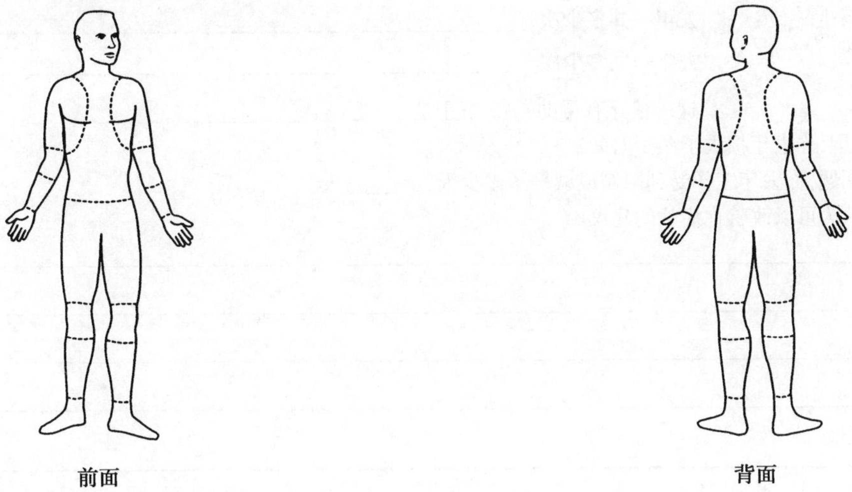

前面　　　　　　　　　　背面

（将困扰你的每个部分填写成独立的一页）

选择区域：□ 颈部　　□ 肩部　　□ 肘部/前臂　□ 手部/腕部　□ 手指
　　　　　□ 上背部　□ 下背部　□ 大腿/膝部　□ 下肢　　　□ 踝/足

1. 请选择能描述你的问题的最佳词汇

　　　□ 疼痛　　□ 麻木（睡觉时）　□ 刺痛
　　　□ 灼痛　　□ 疼　　　　　　　□ 无力
　　　□ 抽动　　□ 肿胀　　　　　　□ 其他
　　　□ 变色　　□ 僵硬

2. 你什么时候第一次注意到这个问题？＿＿＿＿＿（月）＿＿＿＿＿（年）

3. 每次症状持续多久？（沿着线标记一个"X"）

　　　＿＿＿＿／＿＿＿＿／＿＿＿＿／＿＿＿＿／＿＿＿＿／
　　　1 小时　　1 天　　　1 周　　　1 个月　　半年

4. 去年有几次出现症状？＿＿＿＿＿＿＿＿＿＿＿＿＿＿＿＿＿＿＿＿＿＿

5. 你认为导致问题的原因是什么？＿＿＿＿＿＿＿＿＿＿＿＿＿＿＿＿＿＿＿

6. 上个星期你是否有过该问题？□ 是　　　□ 否

图 14.13 症状调查表有时候会被同时用作筛查可能与工作相关的肌肉骨骼问题的工具。工人自愿填写该调查，然后分析调查表，得出导致某一类工作组出现类似肌肉骨骼症状的趋势。若从事特定工作的小组倾向于有类似的主诉，那么就需要对他们的工作任务和工作站做进一步分析（来自 Cohen AL, Gjessing CC, Fine LJ, et al: Elements of ergonomics programs: a primer based on workplace evaluations of musculoskeletal disorders, Washington, DC, 1997, US Government Printing Office.）

7. 你如何给这个问题评级？（在线上标记一个"X"）
现在

没有   无法忍受
最严重的时候

没有   无法忍受

8. 你是否针对该问题做过医疗处理？ □ 是   □ 否
   8a 若否，为什么？ _____
   8b 若是，你在哪里接受治疗？
      □ 1. 公司医务处   去年一共多少次_____
      □ 2. 私人医生   去年一共多少次_____
      □ 3. 其他   去年一共多少次_____
                          这一治疗有帮助吗？   □ 是   □ 否_____
9. 因为这一问题，你去年损失了多少时间？ _____天
10. 因为这一问题，你去年工作受到限制或减轻了多少天？ _____天
11. 请写下你认为可以改善你症状的建议。

_____
_____
_____
_____

图 14. 13（续）

公司员工常会寻求损伤预防专家的帮助，希望他们能快速明确地把问题解决。然而，控制 WMSD 是一个持续监控与管理的过程。损伤预防顾问必须致力于公司员工的赋能过程，使损伤预防项目能够成功地坚持下去。顾问要确保公司员工具备通过这一项目的知识和技能。损伤预防顾问的角色是帮助组建一个团队和策略，持续发现和控制肌肉骨骼损伤的风险因素。

同样地，作业治疗师既然可以教育个体独立完成日常生活活动，也就可以教会公司员工独立地控制工作环境内可能引起肌肉骨骼损伤的风险因素。这种以顾客为中心的方式，使作业治疗干预的重点优先放在公司员工控制损伤相关疾病及其所产生的费用上。作业治疗干预计划就是发展一个公司内部的损伤预防小组，也叫工效学小组。

通常损伤预防顾问会与公司经理共同决定工效学

小组成员。较理想的小组人员往往包括管理部门的代表、一线监督人员、生产工人、工会代表、健康、安全和/或工业卫生方面的雇员以及损伤预防/工效学顾问。小组确切的组成可能会因组织的性质和公司结构而有所不同。小组只要能满足并能形成制订和实施损伤预防项目的策略即可。

首次会议一般强调所报道的损伤性质和范围以及这些损伤对生产所产生的影响、工人的赔偿及相关花费、员工留职及员工士气方面的信息。进行现场医疗、安全性和保险记录的分析，以便及时发现 MSD 相关的损伤。健康卫生小组的成员应有某种方式接触到最新的医疗记录和损伤信息，同时又能确保特定工人的隐私不受侵犯。然后，小组确定 MSD 的发病率，观察问题倾向发生的工作领域或工作任务。

一旦分析完问题的范畴，小组就要开始确定预防

损伤发生的计划。通常来说,现有问题的程度和位置也决定了一开始小组努力的程度和方向。顾问通常先引导公司员工解决最痛苦及信息匮乏的问题。如果通过数据分析,发现问题似乎很广泛,波及大部分的劳动力,那么所做的计划将会是涉及公司很大范围的进取性项目。也就是说,如果问题只累及到小部分员工或工作领域,那么初始计划可能会更加集中及有针对性[14]。

管理委员会

关于工业安全和健康的文献中都强调了管理层的支持对成功实施损伤预防应对并获得成功是至关重要的[14]。顾问都希望管理委员会真心加入进来。如果缺乏诚意或缺乏对损伤预防项目的顶层支持,顾问会策略性地让他/她也参与进来。顾问们会对成功的记录进行判断,如果针对预防所作出的努力没有得到管理层的支持,将注定失败。

一个好的损伤预防顾问应该知道雇员们都希望看到管理层支持所有新项目的证据。帮助公司员工展示对他们支持的方法有很多,其中之一便是鼓励经理发布政策性声明——将损伤预防应对划为与生产标准和花费控制同等重要优先的等级。经理也应该与员工或工会代表(最好是工效学小组的一员)见面,讨论新的政策和损伤预防项目计划,以证实他们答应负责实施损伤预防项目的资源。目标要设立,并且确定实现这些目标的期限,哪些人负责哪些事,哪些人对项目不同方面承担责任。最后,关于项目的信息应向全体工人公开,从计划到实施,到评估。员工也需要感到他们也是安全组织委员会的一个部分[10,14]。

风险因素识别/工效学评估和问题解决的培训

已有研究发现,特定的身体活动有使人发生WMSD的风险,比如重复、力、异常或静止姿势、长时间作用于软组织的直接压力、震动、暴露于寒冷环境和不正确或不适当地使用手工具[13,68-71,81]。此外,工作时的心理社会压力也可能导致 WMSD 的发生[14]。尽管该领域尚需进一步研究,目前知晓的压力包括工作超量或生产期望过高的工作,这些工作对雇员来说"太难"或超出他们的智力或情感能力,或监督者对做好的工作不给予赞赏。作为 WMSD 损伤预防项目的一部分,工效学小组必须强调风险因素往往由身体和心理社会因素综合导致。

工效学小组可能会请损伤预防顾问在工作场所完成第一次工效学评估,并给出首次的改进建议。但后续损伤预防小组的关键成员将接受培训,以便能够自己完成这些评估并培训如何形成解决方案。这样一来,评估的过程便不会一直依赖外部资源。最终的目标是使损伤预防顾问脱离出来,留下一个能够自我满足的内部专家团队来持续进行控制 MSD 的风险因素识别过程。

图 14.10 是一个常用的工效学损伤风险分析检查表的例子。损伤预防小组的成员应该接受培训,学会如何使用这一工具来筛选各种工作肌肉骨骼损伤的风险因素。同样地,图 14.11 是一个特定工作筛选工具的例子。这一检查表可帮助评估者鉴别电脑使用者肌肉骨骼损伤的风险因素。图 14.12 是一个手工具分析检查表。损伤预防顾问或工效学小组成员可以选择改良这些筛选工具的任一部分以满足组织内的特定工作需要。

NIOSH 的出版物"人体工效学项目的 12 个元素"列出了小组成员培训的多个目标。一个成功培训过的小组成员将具备以下能力:

- 识别肌肉骨骼损伤的风险因素,理解风险控制的基本方法。
- 鉴别工人们肌肉骨骼损伤的症状和体征。
- 充分理解公司的损伤预防项目、每个人的角色和责任——从顶层管理者到基层工人。
- 知道公司报告明确的肌肉骨骼损伤风险因素和症状体征的流程。
- 具备完成鉴别肌肉骨骼损伤风险因素的基本工效学评估能力。
- 在员工、管理者和其他工效学小组成员的共同配合下,给出控制损伤风险因素的方法。
- 选择实施和评估控制措施的方法。
- 具备团队建立、共同发展和问题解决的技能。

某些公司会决定把培训延伸至其他劳动成员。可以提供给可能遭遇肌肉骨骼损伤的员工常规的培训,包括如何识别和报告肌肉骨骼损伤的早期体征和症状、鉴别工作和工作外肌肉骨骼损伤风险因素的方法以及工人们保护自己避免发生肌肉骨骼损伤的策略。监督者也会接受类似工人们的培训,但还会包括强化符合身体力学的技巧以及其他损伤预防项目的重要知识[71]。

培训工效学小组,使其具备维持损伤预防项目的能力,是顾问角色至关重要的方面。顾问根据参与者的教育水平和文化能力选择或设计培训及培训材料,以便外行也能理解。考虑到语言技能也很重要，因此所提供的材料尽量是员工的第一语言[14]。培训之外的课程也可给机构的情况带来有价值的声誉影响。与其他公司参与培训的人员互动可为公司与公司之间搭建网络提供机会。目前有很多现成资源可提供合适的培训课程，包括 NIOSH 和 OSHA。

制订风险因素控制

工效学评估会鉴别已知的 MSD 发展的风险因素，这些风险因素可能包括用力、不良或静止姿势、重复、接触性压力、震动、暴露于寒冷环境和/或心理社会压力。这些已鉴别出来的风险因素将反馈给工效学小组进行讨论。一旦高风险领域或任务确定，接下来小组的任务便是想出方法来减少或消除肌肉骨骼损伤的风险因素。

这个时候，鼓励尽可能多的前线生产工人加入问题解决的过程中来尤其重要。工人比任何人都更熟悉自己的工作，可能已经对改善工作区域或工作方法有了一些想法。促进工人在此时参与进来有很多好处：强化工人动机和工作满意度、增加小组解决问题的能力、对工作场所的改变更容易接受、对工作和公司有更好的了解[12,14,48,49,66]。

当工人对风险因素的改良有想法时，损伤预防顾问和内部工效学小组要确保这些方案是合适的，不会带给他们产生新问题的任何机会，这很重要。工会代表应保证所提出的建议不会违反员工管理规定。工程师的角色是评估所提出的建议方案的实用性和物理上的可行性。管理者的角色是提供输入关于所提供方案的组织和财务方面的合适性。

有多种方法可以减少或消除肌肉骨骼损伤的风险因素。1991 年 OSHA 出版了《肉类加工厂工效学项目管理指南》，指南列出了适用于多数工作场所的风险控制策略。这些策略可以归类为工程控制、工作实践控制、执行控制或个人保护器具的使用[71]。

工程控制包括设计或改良工作站、工作方法和/或工具的策略。目标是消除或减少过度用力、不良姿势和重复。工作站要设计或改良为适合在此工作站实际工作的工人。如果不止一个人使用该工作站，那么该工作站的元素应该可以调节以适合每个工人的需要，让每个使用的工人都觉得舒服。工作方法要设计或改良为使用最少的静态和不良姿势、重复运动以及过度用力的情况。可以设计针对特定工作的各种工具和把手，以减少工人手的接触性压力、震动和用力动作/

抓握[71]。

工作实践控制包括安全和合适完成任务的政策和流程，所有人都要了解这些内容，并且监督者要不断进行强化。工人应该接受合适身体力学、工具维护和工作站可调节特征如何使用的培训。新员工以及离开工作岗位一段时间的员工应该有足够的适应环境的时间，重新调整他们的身体来满足工作对身体的需求。监督者和管理者应不断监督工作实践控制的使用和有效性，在技术、生产线速度、员工方面作出必要的调整，以维持安全和健康的工作环境[71]。

选择和使用个人保护性工具应该包含在整体的损伤预防项目中。这些器具的大小应该具备多种型号，可以满足不同体形工人的需要。手套尤其需要合适匹配，因为大小不合适的手套会减少血流量和感觉反馈，导致抓握时物品滑落或者过度使用握力和捏力。极度寒冷（低于 40 ℉）也要求对关节和软组织进行保护。靠背和上肢支具不应被认为是个人保护器具。这些器具是项目中医疗处理的一部分，应在医疗团队的监督和建议下使用[71]。

最后，若肌肉骨骼的风险因素无法通过工程控制、工作实践控制和使用个人保护性器具充分减少或消除的话，行政控制是最后一个选择。行政控制可以减少暴露于风险因素的持续时间、频率和严重程度。其方法包括减少生产率、限制加班、提供周期性的休息、提高员工水平以及使用轮班/工作扩大至其他使用不同肌腱肌肉群的工作和任务[71]。

当小组进行到对使用哪种方法来减少或消除肌肉骨骼损伤的风险因素达成一致时，就是时候形成计划并实施所提出的方案了。然而，在改变来临之前，能够再次征求来自员工关于这些计划的反馈很重要，尤其是那些不在工效学小组内的员工。征求并诚心聆听反馈可以改善员工对所提出改变的接受程度。此外，这些反馈可能会发现一些工效学小组忽视的实施问题。即便是最好的改善工作舒适度和安全性的想法，如果没有员工的支持，便无法成功实施。项目完成过程中的这一步是值得付出时间和努力的。

医疗处理策略

除了鉴别肌肉骨骼损伤的风险因素和实施计划以减少或消除这些风险因素外，工效学小组制订一套医疗处理计划也很重要。起初早期保守医疗小组对减少严重的障碍和紊乱很关键[63]。工人应该接受培训，能够鉴别 MSD 的早期症状，以便能寻求医疗照护。负责员工健康的工作人员应针对患有 MSD 早期症状的员工,制定相应的处理指南。这一计划可能包括口服消炎药、支具、轮转到职责轻的岗位或离岗休息以及给予作业治疗。负责员工健康的医生和/或护士一般会承担制定组织医疗处理指南的责任。

作为作业治疗师,了解工作相关损伤的上肢支具的角色和适应证很重要。健康卫生小组应考虑到给一个计划回归工作岗位的上肢支具处方适用的各种情况。支具确实能帮助让损伤的身体部位得以休息,这对肌肉骨骼损伤的恢复有帮助。但是,当工人制动时(比如,工作时制动腕关节),往往会使肘或肩关节通过把自身置于不良位置来进行代偿,以完成相应的工作任务。工作时候穿戴支具会保护腕关节,但会导致肘、肩、颈甚至背部的损伤。因此支具在工作时不要使用,除非健康卫生小组了解工人的工作任务,可以保证使用支具不会导致身体其他部位承受压力。

结局评估和未来问题的预防

一旦工效学小组完成了肌肉骨骼损伤的风险因素控制和医疗处理过程两方面的努力,整个损伤预防项目必须要进行有效性的评估。结局评估对确定项目是否有效及其程度很有用。若项目并不像看上去那么起作用,小组就要继续改良努力方向,直到 WMSD 的发病率降到可以接受的水平。损伤预防项目必须看作一个持续的过程而非针对某一确定事件或工作领域内问题的短期解决方案。绝大多数工效学小组都会发现,当一个有问题到工作领域受控之后,便会有另外一个发现的问题需要小组的努力来关注。

作业治疗师对帮助公司制订内部损伤预防项目以控制肌肉骨骼损伤发生相关的风险因素来说,是一个无价资源。作业治疗师接受过作业表现分析、问题发现、干预措施制订和实施以及解决评估方面的基础培训,工效学和损伤预防领域非常适合我们的专业实践者。NIOSH 和 OSHA 对感兴趣在工效学和损伤预防方面工作的作业治疗师来说是非常宝贵的资源。

工作胜任能力测试

功能性测试使用频繁,包括在受聘前评估一个人是否能满足某一身体需求的能力;因此有了这一术语"工作胜任"(fitness for duty)[78]。有些受聘前的测试会由等长肌力测试、ROM 测试或实地测量一个人通过工作描述完成所选择任务的能力。这些类型的测试被冠以不同的名字:入职后职业测试(post offer employment testing,POET)、入职后筛查(post offer screening,POS)、入职前测试(pre employment testing,PET)、入职后身体(post offer physical,POP)能力测试、基本功能测试(essential function testing,EFT)等。这一类型的测试是一个公司综合损伤预防和管理策略的一个完整的部分[78]。

当某个公司正在关注某一基层员工的损伤所带来的整体影响时,事情已经发展到远不止损伤本身相关的花费这么简单了。它延伸到医疗花费,包括员工的赔偿金、薪金补偿、替代人员的培训、替代人员薪水以及现有员工被要求加班的费用。这还不包括在此期间减少生产带来的间接消耗,因此总的影响可能异常惊人。制订一个员工筛选流程的花费也很显著;但这一花费为公司带来的节省也可能是很巨大的[78]。

平等就业机会委员会(EEOC)的员工选择程序统一指南为公司和商家的人力资源部门的结构和功能设置了四个指南。这些指南也强调一个组织如何选择和管理员工,如何将重点放在工作相关的必要政策和程序[24,78]。EEOC 也强调员工的选择流程不能对任何组别的人群产生不良影响,必须对种族、肤色、宗教、性别或国籍均没有歧视,这些均在 1964 年的公民权利法案第Ⅶ章进行了规定[24,78]。满足这些标准要求选择程序有效、有商业必要性以及有真实的作业需求[24,78]。

为服从 ADA 要求,入职前筛查必须基于某一准确的工作描述,仅测试基础功能(尽管不是每一个功能都需要进行评估),具备较高的面上效度,常指内容效度(比如,它能够测试那个被测者真实想要或知道的事情),或者被测个体密切观察工作的某些部分[6,78]。建议进行动态测试(实际上是工作中身体任务的现实重复),它可以在公司现场完成也可不在现场,需要尽可能使用工作中使用的器具[78]。公司能够花时间充分地进行筛选流程至关重要,这样便可以巩固筛选之所以有必要的原因,在制订好的设计时维持觉醒和警惕,做好准备解释和演示有问题的工作进行筛选的适用性[78]。

入职前测试也可以发生在雇佣过程的其他时刻,然而,很多健康卫生提供者和法律专家建议在入职后进行的做法已被延伸[31,54]。关于入职后筛选,最大的进步是与应聘者面谈,确定她/他是否符合招聘要求[78]。根据应聘者的能力,有的会被有条件的录用,这基于他们能够满足的情况,比如通过了药物筛查、背景检查和身体测试。职前测试有一个问题,联邦法律代码第 29 条中特别指出,医疗检查仅在"应聘者被聘之后"才能进行[13]。监测血压或心率或调查既往病史都属于医疗检查的部分,不能在入职前进行[78]。

任何治疗师对应聘者所进行的评估方法都有可能被认为是医疗的,因为作业治疗师是医疗专业人员。要认真对待每一个被认为是检查整体力量的测试,因为有研究发现它对损伤的潜在预测作用不佳[21,65,78]。常模数据也不常在制定雇佣决策时适用,因为根据 ADA 和 EEOC 的建议,应聘者在整体的 5% 或 95% 的范围内均不重要,重要的是应聘者能否完成工作任务[6,24]。

若应聘者通过了筛查,他或她被雇佣,就开始工作。若没有通过,雇主必须评估应聘者是否满足 ADA 所定义的残疾标准(见第 15 章)[6]。如果满足,雇主必须确定是否有合理的调整提供给应聘者以便他能够完成工作。合理的调整指雇主不需要在紧张的财务压力下,提供此调整任务。如果公司可以确实提供给应聘者一个调整的岗位,那么应聘过程完成,聘用开始。如果公司不能提供这样合理的调整或应聘者没有残疾,未通过筛查,雇主可以选择解除应聘,也可以检查公司内是否有其他职位有机会接收,或提供某些类型的补救机会,允许应聘者在满足某些标准的情况下再次进行测试[78]。比如,若一个非残疾应聘者没有通过 POS 的提举面试,但满足应聘条件,公司可以选择让该应聘者进行 2 周力量训练再回来进行测试筛选,看是否能通过提举部分。

假如 Henry(案例中的屋顶工)因早年事故单腿站有困难,但这一平衡问题并不是那么明显。如果 Henry 在受聘屋顶公司前进行 POS 测试,同时平衡又是作为一个屋顶工的测试成分的话,他的困难很有可能被检测出来,他很有可能会被拒绝或提供其他岗位。无论如何,Henry 都必须受到保护,预防摔倒,因为一旦摔倒就可能彻底改变他的一生。

公司并不是必须测试所有岗位的应聘者。一般我们建议公司调查工作岗位的损伤情况,确定多数损伤发生在哪些岗位,是否发生在雇佣后的前 6 个月以内。如果确实有这样的情况,那么该公司就很适合将身体筛查作为雇佣过程的一个部分。一旦确定了哪些工作

岗位需要进行测试,这个岗位的身体需求就必须进行评估。这可通过调查、问卷或观察(直接或者视频)完成[7]。工作描述必须包括身体需求方面的功能性信息,对工作的基本任务进行描述,并以个体能看懂的语言描述清楚如何完成这些任务[7]。如果公司需要使用现在的工作描述来制订筛选内容,就必须提供工作描述的文件。对于公司提供的工作描述,治疗师并不对他们准确性的失误承担任何责任。

然后可以根据项目的难度或频率,选择身体需求方面的项目在筛查时进行测试。并不需要对每一个工作所有身体需求方面的项目都进行测试。比如,某个工作可能包括携 10 磅(1 磅 =0.453 6kg)的物品走 10 英尺(1 英尺 =0.304 8 米),每天 2 次;以及将 40 磅的物品从货板高度到腰的高度每天来回提举 200 次。那么我们可能选择测试提举 40 磅物品的能力,因为如果应聘者能够提举 40 磅的物品,从货板拿到腰部,那么他/她应该也具备提举 10 磅物品走 10 英尺的能力。所以如果能够选择一个任务测试方法,不论是从标准化的身体需求测试中选出来的标准方法,还是制订一个特定的工作任务来提升应聘者对评估任务和雇佣决定之间的理解[24,78],如果可以准确可靠地展示出工作的要求,这十分重要。

选择好测试任务之后,便可开始实施。建议先选择一组有统计学意义的在职者样本进行测试,确保所需的正确需求都已被选择,并且每个需求都恰当地设置好了最少要求测试的项目。一旦先行测试结束,就可继续实施对某一特定工作所有应聘者的筛选。我们也建议筛查过程要有监督,确保公平公正地进行应聘者的选择,若有必要也可对筛选过程进行调整[78]。

伦理思考

临床工作人员有必要鼓励公司将筛选流程列为书面政策,包括如何处理筛选失败[78]。治疗师不参与雇佣过程,这一点也很重要。所有的沟通都由雇主进行,这样一来,治疗师就可以在整个过程中保持第三方的距离,维持客观性[78]。持续地文字记录和随访可帮助建立可靠的档案记录,展示这一流程的商业必要性,包括实施职前筛选流程、选择和分析工作和所测试的任务的步骤、实施阶段、持续质量保证检测工作中的所有变化、反馈筛选中的后续变化以及处理筛选失败所采取的行动、合理的调节以及避免不良影响[78]。

从学校到工作的过渡服务

作业治疗实践者可以为即将从学校走进社区的残

疾学生做很有价值的贡献。1997 年,对 1990 年残疾人教育法案(IDEA)修订后特别指出,过渡计划是个体化教育项目(individualized education program,IEP)的一部分。社区机构代表提供学生离校后的服务,比如州际赞助的职业康复,必须联合教育团队一起提供服务。相关的服务,比如作业治疗,作为学生过渡计划中的正式参与者及贡献值,为这些学生提供所需要的专业服务[94]。IDEA 将过渡服务(transition services)定义为"在以结果为导向的过程中为学生设计的经过调整的系列活动,意在促进从学校到离校后活动的运动,包括高等教育、职业训练、综合就业(包括支持性就业)、继续和成人教育、成人服务、独立生活或社区参与"[93]。作业治疗师特别关注作业表现的特点将成为过渡团队中强有力的资源。

作业治疗师将要参与的三个主要角色是过渡相关的评估、服务计划和计划实施。作业治疗师提供学生任一过渡领域内的表现能力和需求的重要信息,包括家庭、职业、学校、休闲和社区。

过渡相关的评估

有效的过渡相关评估主要使用非标准化面谈、情景观察和活动分析法。这些方法都是自上而下的,也就是说首先考虑学生想要或需要做什么,然后明确导致困难的作业表现问题是什么[7]。过渡小组帮助学生确定一个积极的共同认可的未来。这包括独立生活以及与社区内其他人共处,参加高等学校或培训项目和参与兴趣活动。作业治疗师和小组内其他成员共同工作,明确学生现在所期望或需要的表现背景下的兴趣和能力。评估过程也允许小组明确学生可能需要持续支持的领域及达到他或她目标所需的资源。

服务计划

在一个合作过渡小组中,小组成员一起分享信息,确定学生的目标[94]。小组成员不记录每个特定专科所侧重的恢复学生潜在缺陷的目标。比如,作业治疗师不需要写特定的强调认知、运动或心理社会技能方面的目标。相反,两到多个小组成员一起工作,确定目标,然后与学生合作,实现这些目标。有上肢和手部运动受限的学生可能目标是能够完成书面作业。作业治疗师可在对使用其他替代书写方法比如辅助科技的有效性评估中起带头作用,然后对学生和小组提出建议。如果小组支持这些建议,就开始分工明确责任,获得相应的器具,实施对学生和其他小组成员的培训。Rain-forth 和 York-Barr 这样定义合作(collaboration):"是一个互动的过程,在这一过程中,不同生活观念和经历的人聚到一起,有着共同的意愿分享资源和责任,旨在为特定学习需求的学生创造包容和有效的教育项目和环境"。

项目实施

作业治疗师与学生和她/他的老师、家长、雇主、同事以及其他必要的人一起合作,提供给他们服务以强调学生在家庭、职业、学校、娱乐和社区范围内的目标。作业治疗全体人员(包括作业治疗师和 OTA)在学生自然的环境中传递过渡服务。这样作业治疗便可在学生的学校、工作场所、家或任何其他相关的社区范围内提供干预。与学生环境中相关的其他人一起合作解决问题是帮助学生使用替代方法完成必要活动的重要部分。比如,作业治疗师可能会介绍和培训教师使用辅助科技来帮助学生在校使用电脑写作业。作业治疗实践者可以提供直接或咨询式的服务来缩小学生之间的能力和对环境需求的差异。评估学生是否达到他或她的目标,是评价作业治疗师服务有效性结局测量的指标。

工作准备项目

很多时候当事人经历了重大意外或疾病之后,便无法重返原来的工作,需要探索其他就业的选择。比如,Henry 不能再满足屋顶工的工作需求,他可能确实想再找一份有意义的工作,但需要接受指导来探索他当前的能力和工作技能能达到哪种理想的职业目标。

工作准备项目即设计来帮助想要重返特定工作选项的个体将他们的兴趣、技能和能力与该工作相匹配。在加利福尼亚唐尼 Rancho Los Amigos 国家康复中心,一个作业治疗师制订和实施了一个持续的作业准备项目,作为作业治疗职业服务的一部分。这个为期 8 周的项目,每周见面 2 次,每次 2 小时。这组人有不同的诊断(比如,脑卒中、脑外伤和脊髓损伤)。培训的内容包括工作习惯、目标、兴趣、工作技能、职业探索、应聘策略和社区资源。会应用指导、小组讨论和使用标准化工作样本及情景评估进行手把手工作技能探索等方法,帮助他们做好工作前的准备,并发现其他不同职业方面进一步培训的潜能。到社区内实际工厂里面实地访问也时有进行,这样参与者就有机会在社区实际工作任务中进行练习。比如,一次实地访问一家五金器具商店,可以练习货架的除尘清洁、将过道上乱放的商品归位、练习视觉扫视、动态站立平衡、够物和弯腰等。

每个人的项目都是针对特定的目标和兴趣而个性化设定的。比如 Henry 可能对使用电脑工作感兴趣,他将有机会使用电脑完成不同的工作相关的任务,这样就可以看他是否有从事这一类型工作的天赋。如果 Henry 对使用电脑这一类型的工作不熟悉,他可学习使用网络或图书馆的多种参考书进行职业调查。

工作准备项目可以帮助他们确定特定的追求目标,并制订计划帮助他们向着目标努力。这个项目可以帮助当事人做好回归工作的准备,但并不能提供给他工作。完成这个项目之后,如果当事人做好工作的准备,他或她可以转介到州际康复中心,寻求工作训练和安置方面的帮助。完成工作准备项目后,作业治疗师可以提供给当事人技能、资质和兴趣方面的有用信息,帮助康复顾问为工人制订可行的计划。当 Henry 参加工作准备项目时,他确定了成为电脑支援技术员的目标。根据项目中他做的职业测试和调查,我们认为这是一个他可以追求的合理目标。于是他被转介到所在地区的康复中心进行新的职业生涯的工作训练和安置。

工作活动小组

作业治疗师可以为残疾人士制订和实施工作相关的活动小组,建立力量和自信、手部灵活性、站立平衡和耐力来参与到生产性活动中。通过参与不同的活动,比如木工、基础木工手艺、制陶、卡片制作、缝纫和珠宝制作,他们可以通过生产有形的产品来改善身体和认知表现能力。参与者也可以学习使用工具的代偿策略,卒中后使用单手完成任务,或者练习使用患手主动参与完成双手操作的任务。

在 Rancho Los Amigos 国家康复中心,脑卒中、脑外伤、脊髓损伤或糖尿病截肢的康复对象,或有其他神经系统疾病的康复对象,制作手工礼品,由完成职业项目的志愿者在医院的礼品店出售。通过参与这个项目,参与者获得了自信和自尊,发展了新的工作技能和兴趣。

以社区为基础的服务

以往,工作相关项目一般发生在医疗模式的诊所内,比如康复项目或机构,设计用来进行工作干预,而不是在工人实际工作的地方进行[90]。现在,工作项目在社区内的点越来越多,参与者都是社区的居民或者在其中工作的工人[90]。这一向着社区内实践增多的趋势可能与作业治疗的领域和外部影响实践的因素改变有关。目前对作业治疗的思考认为"作业功能障碍是多维度的,是生物、心理社会和生态因素共同作用的结果"[90]。很多地方以合同的形式也提供研究或服务项目的基金,但基金代理规定了项目的范畴,并要求从社区内多家竞争组织竞标。多数社区项目基金都来源于基金会,"基金会由慈善家庭、公司或社区机构运作,储备了相当数量的资金,用于支持慈善机构和项目以满足特定的社区需求"[90]。一些社团和市民小组,比如 United Way、美国大脑损伤基金会、Kiwanis 俱乐部等也提供了特定兴趣领域的社区项目基金。要强调的是,社区项目只有具备充足的资金基础,多渠道的基金来源,才能使项目得以长久"生存"下去。

社区康复项目

根据美国资源(之前的 NISH,重残人士民族产业)Javits-Wagner-O'Day(JWOD)项目下的联邦合同总计至少 600 个社区康复项目(CRPs)。这些社区非营利性组织训练和雇佣患有严重残疾的个体(主要是发育残疾和盲人),为政府部门提供有质量的物品和服务。CPR 下子合同也适用于很多工厂,以便重残人士有机会有产出、获得竞争性薪水和贡献社会。(见美国网站资源:[http://www. sourceamerica. org]获取更多详情)。这些项目基金多数来源于当地中心或职业康复办公室。尽管多数项目由非 OT 专业的个体运作,但这一领域也是很多作业治疗师未来想进一步探索和涉及的领域。这些类型的项目未来需求很多,也针对其他严重的慢性残疾(比如:脑损伤和脊髓损伤),但需要获得创新基金来支持他们。

无家可归者庇护项目

作业治疗师的一个新兴实践领域便是与无家可归的人一起工作。因为越来越多人无家可归,国会 1987 年开始实施斯图尔德麦克尼无家可归人员救助法案(Stewart McKinney Homeless Assistance Act,公共法律 100-77)[34]。这一法案提供基金建立应急庇护所、食物、健康卫生、住房、教育、工作训练和其他社区服务,用来满足无家可归人员的需求。法案资助劳动部项目的计划、实施和有效性评估,这些项目包括综合的就业、培训和七天的支持服务,帮助无家可归的人员进行定位和维持就业。根据无家可归人员示范项目的工作培训（Job Training for the Homeless Demonstration Program，JTHDP），由 63 个美国不同地方的组织组成，为无家可归人员提供综合的服务，自 1988 年 9 月到 1995 年 11 月，劳动部创造了一个最佳的实践指南[90]。框 14.6 列出了 JTHDP 的发现，建议赞助单位提供核心服务或发展与七天当地人力服务提供者之间的联系，帮助无家可归人员获得和维持就业。

作业治疗师有能力结合 JTHDP 的最佳实践建议设计和实施项目。以顾客为中心的就业准备和就业培训项目也已经发展为社区服务机构，解决无家可归人员的顾虑。这些人群希望干预服务能"对他们的自我需求得到足够敏感、尊敬并积极回应"[10]。

作业治疗实践者与无家可归人员一起工作，机构提供服务支持无家可归者，建立处理资源的技能，通过确定优势和有利条件解决问题，学会批判性地分析情形，争取能够获得雇主和无家可归人员支持的双赢局面。

框 14.6　帮助服务不足的社区成员的核心服务

已经明确无家可归人员示范项目的就业培训包含以下必要服务来帮助他们：

- 个案管理和咨询
- 评估和就业发展计划
- 就业培训服务（比如矫正教育、基本技能培训、文学指导、就业帮助、就业咨询、职业和作业技能培训以及在职培训）
- 就业发展和安置服务
- 安置后随访和支持服务（比如额外就业安置服务、安置后培训、自我支持小组、辅导）
- 居家服务（比如应急居家救助、居家需求评估、转介到合适的房屋选择）
- 其他支持服务（比如照顾子女、交通、化学依赖评估、咨询和转介到合适的住院或门诊治疗）
- 精神健康评估、咨询和转介治疗
- 其他健康卫生服务
- 服装
- 生活技能培训

从福利到就业项目

1996 年，美国国会通过了个人责任和工作机会调和法案（Personal Responsibility and Work Opportunity Reconciliation Act，公共法律 104-193），促进人们从福利生活转变为工作[10]。它要求福利接受者在接受了 2 年的公共救援后，必须就业。1997 年平衡预算法案（the Balanced Budget Act，公共法律 105-33）提供了从福利到就业的救助金。这些救助金主要用于培训长期福利接受者或公共救助者进入就业市场找到那些没有补贴资助的工作。很多人就业有诸多困难，障碍重重，比如文化技能低、较差的就业史或者药物滥用需要治疗，这些人就是救助金的目标人群。大量福利接受者有学习困难、精神健康和药物使用障碍以及家庭暴力问题，影响他们维持就业能力[90]。

从福利到就业项目是作业治疗师的另外一个创新实践领域。感兴趣加入这一实践领域的治疗师必须找出哪些当地或州际社区内的机构控制着福利到就业的基金。作业治疗师可以与这些机构签订子合同，与他们合作。这些信息可以从美国全国州长协会（National Governors Association，NGA）最佳实务中心福利改革网中获得[64]。私人基金会也会涉及福利到就业项目中，可能也会成为作业治疗师可应用的资源。

一个接受福利的人进入竞争性就业时要面对很多障碍。缺乏交通工具、儿童缺乏照管、家庭暴力问题、文盲、缺乏住房、药物滥用和医疗需要都会干扰福利接受者获得重新就业的能力[10]。成功的福利到就业项目试图打破这些障碍。比如，项目会联合基础教育和就业发展，提供翻新的车辆用于就业交通，提供一对一的指导改善自我效能。对作业治疗师来说，将福利接受者过渡到就业场所，是一个具有挑战的实践领域，需要发挥他们的创造性来设计和传递有效的服务，帮助康复对象设定目标，探索职业选择以及给他们介绍不同的社区资源，以达到成功和继续就业的目的[43]。

工作券

工作券（ticket to work）和工作激励改善法案（Work Incentives Improvement Act）于 1999 年 11 月颁布。这一法律为补充保障收入（supplemental security income，SSI）和社会安全残疾保险（social security disability insurance，SSDI）的接受者创造的一个志愿项目。该项目的受益人可以接受就业相关的支持服务，鼓励他们重返工作，实现就业目标[96]。这些拿到工作券的人可以去任何就业网络（Employment Network，EN），组织团体（州际或当地、公立或私立）与社会安全局（Social Security Administration，SSA）签署协议，在该项目下协调和传递就业服务、职业康复服务和/或其他支持服务。感兴趣的个体可以与工作券帮助热线联系，电话 1-866-968-7842（V）/866-833-2967（TTY），核实是否符合要求以及可以了解项目如何工作。工作券项目也可以通过网站联系，网址 http://www.yourtickettowork.com 或 http://www.ssa.gov/work。该项目也为作业治疗师创造机会，作为咨询组成员、项目管理者或提供就业支持服务[43]。那些对该项目如何影响社会保障性收益感兴趣的人士，可以免费到网站 http://www.chooseworkttw.net 注册工作奖励研讨会活动（work incentive seminar events，WISE）。

志愿服务

有些人由于原发残疾或残疾程度的原因，可能不能重返竞争性就业，但他们依旧可能对参与某些类型的社区生产性活动感兴趣。作业治疗实践者就可以帮助这些人确定他们可以通过实践不同技能成功参与工作活动，这些活动可能以志愿者的方式进行，可能在医院、学校、社区中心或任何其他地方。模拟职员任务，比如复印照片、整理和装订纸张、接打电话、数据录入等都可以练习。顾客服务技巧、好客和问候技能以及提供方向和信息的服务都可以练习。当他们处在志愿者的位置上时，帮助明确他们的优势所在，将会给他们更多自信来倡导自我从事志愿服务。此外，作业治疗实践者也可提供实践帮助，让个体找到他们在当地社区内合适的志愿者位置，教育他们从互联网上获取各种资源，比如 http://www.volunteermatch.org 和 http://www.idealist.org。

未来趋势

老年工人数量在增加，而年龄 25～44 岁之间的年轻工人却在减少[88]。劳动统计局提出，到 2020 年，4 140 万工人将达到 55 岁以上，占总劳动力的 25.2%[9]。据预测，当这批婴儿潮出生的工人退休后，将面临年轻工人短缺，因此劳动力市场将出现断层。填补这一断层的一个方案便是雇用更多的残疾人士[88]。作业治疗师可以和人力资源管理者一起工作，教育和提供工作场所调整的资源。人力资源管理部门最近与残疾就业办（Office of Disability Employment Policy，ODEP）合作[88]，这一合作意味着人力资源专业人员正在寻求支持，以聘请及为残疾人士提供工作适应与调整服务。

婴儿潮出生的人代表着工作人群中的大部分[88]，当他们老去，雇主要对患有多种残疾的工人足够敏感，因为这些残疾最终会影响他们的工作表现。工作场所的改变可以为作业治疗师提供新的机会帮助老年工人

在有功能受限的情况下继续工作。当老年工人退休后，作业治疗师可以帮助个体制订退休计划，通过参与休闲或志愿活动，寻求更多的维持社区内活跃的方法。作业治疗师可以帮助老年人明确他们的优势和能力，提供社区资源，让他们参与到有意义及有价值的作业活动中。

案例研究

Joe，Lorna 和 Henry，第二部分

回顾开篇介绍的案例情节，读者可以看到这些综合的工作相关作业治疗干预应用的机会。比如，Joe 的作业治疗师可以进行洗衣房服务员职位的工作需求分析、在他脊髓损伤前工作的宾馆和 Spa 内进行工作现场评估。然后作业治疗师可以确定 Joe 是否可以成功完成替代职业所必需的功能。作业治疗师可以建议所需要的任何改造，以便使得工作领域内可以允许轮椅无障碍通行。功能性能力评估可以帮助确定 Joe 是否可以完成工作所要求的偶尔或频繁的特定身体需求。根据这些结果，作业治疗师便可以给医生和雇主建议，若要 Joe 成功重返工作需要哪些合理的调整，此外，告知他们关于 Joe 满足安全工作对身体需求的能力方面是否还有顾虑。

接下来是 Lorna，家具厂工人，患有重复性手部损伤，在诊所内完成了急性损伤通用的作业治疗评估和干预，她同样可以从工作场所工效学评估和干预方面获益。工效学评估和干预的目的是消除可能会导致她原发损伤和避免再次复发的风险因素。作业治疗师可以和 Lorna 的雇主沟通，制订一个公司内部工效学和损伤预防项目，以减少工作相关肌肉骨骼障碍在工作场所发生的数量。

最后，回想第三个情节，Henry。Henry 需要作业治疗实践者的帮助，帮他挖掘最适合他的工作类型，同时考虑他目前的身体和认知能力和限制。他可能也会从综合的职业评估中获益，评估他的认知和身体能力、工作习惯、工作技能和工作耐力，此外还有兴趣和性向，来确定他是否可以重新回归哪种类型的工作。另外一个方法是参与工作准备项目。工作准备项目也会强调在职业评估中会评估的同样的领域，然而，Henry 可能也会从工作相关的话题获益，可以参与到同伴的互动及接受对他工作表现、工作习惯以及性向的反馈意见。

总结

本章提供了作业治疗师目前所从事的不同类型工作计划的概述，也明确和讨论了未来将涉及的领域。作业治疗师和认证作业治疗助理有大量的机会拓展自己在医院、学校、工厂和社区等常规工作实践领域之外的角色和参与。作业治疗实践人员要挑战自己，采取积极主动的方式，宣传倡导在所有社区内实施这些类

型的工作相关项目的必要性和好处,帮助更多人恢复
工作和工人的角色[23,82,99,100,102]。

复习题

1. 作业治疗是如何逐年发展,参与到工作计划中
来的?

2. 作业治疗在工作计划中的角色是什么?

3. 描述 FCE 和职业评估的不同。

4. FCE 报告中通常包含哪些项目?

5. 描述工作强化和工作重整之间的差异。

6. 列举 JDA 结果的常见应用。

7. 用来确定一个人是否具备伤后重返特定工作的
干预是什么?

8. 描述工作站、座椅、观察性工作任务、工具和操
作材料的工效学设计要求。

9. 列举并讨论公司损伤预防计划的八个重要
元素。

10. 为什么说作业治疗师是帮助公司制订损伤管
理项目的最佳人员?

11. 说出并描述几种作业治疗师可以在社区中参
与的创新工作项目。

（徐艳文　伊文超　译,黎景波　校,

杨永红　李奎成　审）

参考文献

1. American Occupational Therapy Association: Occupational therapy practice framework: domain and process, ed 3, *Am J Occup Ther* 68(2):S20–S21, 2014.

2. American Occupational Therapy Association: Statement: occupational therapy services in facilitating work performance, *Am J Occup Ther* 65(6):S55–S64, 2011.

3. American Occupational Therapy Association: Statement: occupational therapy services in facilitating work performance, *Am J Occup Ther* 54(6):626–628, 2000.

4. American Occupational Therapy Association: Occupational therapy services in work practice, *Am J Occup Ther* 46(12):1086, 1992.

5. American Occupational Therapy Association: Work hardening guidelines, *Am J Occup Ther* 40(12):841, 1986.

6. Americans with Disabilities Act: *Technical assistance manual*, Washington, DC, 1992, Equal Employment Opportunity Commission.

7. Baum CM, Law M: Occupational therapy practice: focusing on occupational performance, *Am J Occup Ther* 51(4):277, 1997.

8. Bohr PC: Work analysis. In King PM, editor: *Sourcebook of occupational rehabilitation*, New York, 1998, Plenum Press.

9. Bureau of Labor Statistics: Persons with a disability: labor force characteristics – 2014. <http://www.bls.gov/>.

9a. Bureau of Labor Statistics. <http://www.bls.gov/opub/ted/2008/dec/wk1/art02.htm>.

10. Callahan SR: *Understanding health-status barriers that hinder the transition from welfare to work*, Washington, DC, 1999, National Governors Association Center for Best Practices, Health Policy Status Division.

11. Canelon MF: An on-site job evaluation performed via activity analysis, *Am J Occup Ther* 51(2):144, 1997.

12. Cascio WF: *Applied psychology in personnel management*, Englewood Cliffs, NJ, 1991, Prentice-Hall.

13. Code of Federal Regulations, Title 29, Vol 4. Revised as of July 1, 2003. Part 1630: Regulations to implement the equal employment provisions of the Americans with Disabilities Act. Section 1630.14, Washington, DC.

14. Cohen AL, et al: *Elements of ergonomics programs: a primer based on workplace evaluations of musculoskeletal disorders*, Washington, DC, 1997, US Government Printing Office.

15. Commission on Accreditation of Rehabilitation Facilities: *Standards manual for organizations serving people with disabilities*, Tucson, AZ, 1989, CARF.

16. Crabtree J: The end of occupational therapy, *Am J Occup Ther* 52(3):205, 1998.

17. Cromwell FS: Work-related programming in occupational therapy: its roots course and prognosis, *Occup Ther Healthcare* 2(4):9, 1985.

18. Dahl R: Ergonomics. In Kornblau B, Jacobs K, editors: *Work: principles and practice*, Bethesda, MD, 2000, American Occupational Therapy Association.

19. Darphin LE: Work-hardening and work-conditioning perspectives. In Isernhagen SJ, editor: *The comprehensive guide to work injury management*, Gaithersburg, FL, 1995, Aspen.

20. Davis H, Rodgers S: Using this book for ergonomics in industry: introduction. In Eggleton E, editor; Rodgers S, technical editor, *Ergonomic design for people at work* (vol 1). New York, 1983, Van Nostrand Reinhold.

21. Deuker JA, Ritchie SM, Knox TJ, Rose SJ: Isokinetic trunk testing and employment, *J Occup Med* 36(1):42, 1994.

22. Eggleton E, editor; Rodgers S, technical editor: *Ergonomic design for people at work* (vol 1). New York, 1983, Van Nostrand Reinhold.

23. Ellexon M: *What every rehab professional in the USA should know about the ADA*, Miami, 1992, ADA Consultants.

24. Equal Employment Opportunity Commission: *Uniform guidelines on employee selection procedures*, Washington, DC, 1978, EEOC.

25. Eser G: *Overview of vocational evaluation*, Las Vegas, 1983, Stout University Training Workshop.

26. Field JE, Field TF: *COJ 2000 with an O*NETTM 98 Crosswalk*, Athens, GA, 1999, Elliot & Fitzpatrick.

27. Fliedner CA: Occupational therapy: for the body and the mind. In Rodgers GM, editor: *Centennial Rancho Los Amigos Medical Center 1888–1988*, Downey, CA, 1990, Rancho Los Amigos Medical Center.

28. Gibson L, Strong J: A conceptual framework of functional capacity evaluation for occupational therapy in work rehabilitation, *Aust Occup Ther J* 50(2):64–71, 2003.

29. Grubbs R, Hamilton A, editors: *Criteria for a recommended standard: occupational exposure to hand-arm vibration*, Washington DC, 1989, US Government Printing Office.

30. Hall H, Buck M: *The work of our hands*, New York, 1919, Moffat Yard.

31. Harbin G, Olson J: Post-offer, pre-placement testing in industry, *Am J Ind Med* 47(4):296–307, 2005.

32. Harvey-Krefting L: The concept of work in occupational therapy: a historical review, *Am J Occup Ther* 39(5):301, 1985.

33. Hepper E, et al: Back school. In Kirkaldy-Willis WH, Burton CV, editors: *Managing low back pain*, ed 3, New York, 1992, Churchill Livingstone.

34. Herzberg GL, et al: Work and the underserved: homelessness and work. In Kornblau BK, Jacobs K, editors: *Work: principles and practice*, Bethesda, MD, 2000, American Occupational Therapy Association.

35. Holmes D: The role of the occupational therapist–work evaluator, *Am J Occup Ther* 39(5):308, 1985.

36. Homan NM, Armstrong TJ: Evaluation of three methodologies for assessing work activity during computer use, *Am Ind Hyg Assoc J* 64(1):48–55, 2003.

37. *IBM ergonomics handbook*, New York, 2000, IBM.

38. Isernhagen SJ: Advancements in functional capacity evaluation. In D'Orazio BP, editor: *Back pain rehabilitation*, Boston, 1993,

Butterworth.

39. Isernhagen SJ: Corporate fitness and prevention of industrial injuries. In Rothman J, Levine R, editors: *Prevention practice: strategies for physical therapy and occupational therapy*, Philadelphia, 1992, Saunders.

40. Jackson J, et al: Occupation in lifestyle redesign: the Well Elderly Study Occupational Therapy Program, *Am J Occup Ther* 52(5):326, 1998.

41. Jacobs K: Preparing for return to work. In Trombly K, editor: *Occupational therapy for physical dysfunction*, ed 4, Baltimore, 1995, Williams & Wilkins.

42. Jacobs K, Baker NA: The history of work-related therapy in occupational therapy. In Kornblau BL, Jacobs K, editors: *Work: principles and practice*, Bethesda, MD, 2000, American Occupational Therapy Association.

43. Johannson C: Top 10 emerging practice areas to watch in the new millennium, *OT Practice* Jan 31, 2000.

44. King PM: Work hardening and work conditioning. In King PM, editor: *Sourcebook of occupational rehabilitation*, New York, 1998, Plenum Press.

45. King PM, Barrett T: A critical review of functional capacity evaluations, *Phys Ther* 78(8):852, 1998.

46. Kirkaldy-Willis WH: Energy stored for action: the elastic support and bodysuit. In Kirkaldy-Willis WH, Burton CV, editors: *Managing low back pain*, ed 3, New York, 1992, Churchill Livingstone.

47. Kornblau B: The occupational therapist and vocational evaluation, *Work Programs Special Interest Section Newsletter* 10:1, 1996.

48. LaBar G: Safety at Saturn: a team effort, *Occup Hazards* 56(3):41, 1994.

49. Lawler EE: *High involvement management*, San Francisco, 1991, Jossey-Bass.

50. Lechner DE: Functional capacity evaluation. In King PM, editor: *Sourcebook of occupational rehabilitation*, New York, 1998, Plenum Press.

51. Lechner DE: Work hardening and work conditioning interventions: do they affect disability?, *Phys Ther* 74(5):102, 1994.

52. Lechner D, Roth D, Stratton K: Functional capacity evaluation in work disability, *Work* 1:37, 1991.

53. Legislative Committee, National Rehabilitation Association: Meeting the nation's needs by the expansion of the program of vocational rehabilitation of physically handicapped persons, *Occup Ther Rehabil* 16(3):186, 1937.

54. Littleton M: Cost-effectiveness of prework screening program for the University of Illinois at Chicago physical plant, *Work* 21(3):243–250, 2003.

55. MacFarlane B: Job modification, *Work Special Interest Section Newsletter* 2(1):1, 1988.

56. MacLeod D, et al: *The ergonomics manual: guidebook for managers, supervisors, and ergonomic team members*, Minneapolis, 1990, Comprehensive Loss Management.

57. Malugani M: Emerging areas in OT, Monster Worldwide <http://content.monster.com>; on the AOTA website (December 24, 2004) <http://www.otjoblink.org/links/link09.asp>.

58. Marshall EM: Looking back, *Am J Occup Ther* 39(5):297, 1985.

59. Meister D: *Conceptual aspects of human factors*, Baltimore, 1989, Johns Hopkins Press.

60. Melnick M: Injury prevention. In Kornblau B, Jacobs K, editors: *Work: principles and practice*, Bethesda, MD, 2000, American Occupational Therapy Association.

61. Meyer A: The philosophy of occupational therapy, *Am J Occup Ther* 31(10):639, 1977.

62. Mikkelson S, et al: Validity of questionnaire self-reports on computer, mouse and keyboard usage during a four week period, *Occup Environ Med* 64(8):541–547, 2007.

63. Mosely LH, et al: Cumulative trauma disorders and compression neuropathies of the upper extremities. In Kasdan ML, editor: *Occupational hand and upper extremity injuries and diseases*, Philadelphia, 1991, Hanley & Belfus.

64. National Governors Association Center for Best Practices. Welfare reform. <http://www.nga.org/portal/site/nga/menuitem.1b7ae943ae381e6cfcdcbeeb501010a0/?vgnextoid=4bb8aa9c00ee1010VgnVCM1000001a01010aRCRD&vgnextfmt=print>.

65. Newton M, Waddell G: Trunk strength testing with iso-machines. I. Review of a decade of scientific evidence, *Spine* 18(7):801, 1993.

66. Noro K, Imada AS: *Participatory ergonomics*, Bristol, PA, 1991, Taylor & Francis.

67. O'Callaghan J: Primary prevention and ergonomics: the role of rehabilitation specialists in preventing occupational injury. In Rothman J, Levine R, editors: *Prevention practice: strategies for physical therapy and occupational therapy*, Philadelphia, 1992, Saunders.

68. Occupational Safety and Health Administration: *Ergonomics for the prevention of musculoskeletal disorders: guidelines for nursing homes*, Washington, DC, 2003, US Government Printing Office.

69. Occupational Safety and Health Administration: *Ergonomics for the prevention of musculoskeletal disorders: guidelines for poultry processing*, Washington, DC, 2004, US Government Printing Office.

70. Occupational Safety and Health Administration: *Ergonomics for the prevention of musculoskeletal disorders: guidelines for retail grocery stores*, Washington, DC, 2004, US Government Printing Office.

71. Occupational Safety and Health Administration: *Ergonomics program management guidelines for meatpacking plants*, Washington, DC, 1990, US Government Printing Office.

72. Occupational Safety and Health Administration: *Working safely with video display terminals*, Washington, DC, 1997, US Government Printing Office.

73. Ogden-Niemeyer L, Jacobs K: Definition and history of work hardening. In Ogden-Niemeyer L, Jacobs K, editors: *Work hardening state of the art*, Thorofare, NJ, 1989, Slack.

74. O*NET. <http://online.onetcenter.org/>.

75. Owens LA, Buchholz RL: Functional capacity assessment, worker evaluation strategies, and the disability management process. In Shrey DE, Lacerte M, editors: *Principles and practices of disability management in industry*, Winter Park, FL, 1995, GR Press.

76. Page J: Functional capacity evaluation: making the right decision, *RehabPro* 9(4):34–35, 2001.

77. Patterson C: A historical perspective of work practice services. In Pratt J, Jacobs K, editors: *Work practice: international perspectives*, Boston, 1997, Butterworth.

78. Perry L: Preemployment and preplacement testing. In King PM, editor: *Sourcebook of occupational rehabilitation*, New York, 1998, Plenum Press.

79. Peterson W, Perr A: Home and worksite accommodations. In Galvin JC, Scherer J, editors: *Evaluating, selecting and using appropriate assistive technology*, Gaithersburg, MD, 1996, Aspen.

80. Pinel P: *A treatise on insanity*, New York, 1962, Hafner.

81. Putz-Anderson V, editor: *Cumulative trauma disorders: a manual for musculoskeletal diseases of the upper limbs*, Bristol, PA, 1988, Taylor & Francis.

82. Rainforth B, York-Barr J: *Collaborative teams for students with severe disabilities: integrating therapy and educational services*, ed 2, Baltimore, 1997, Brookes.

83. Reed K: The beginnings of occupational therapy. In Hopkins HL, Smith HD, editors: *Willard and Spackman's occupational therapy*, Philadelphia, 1993, Lippincott.

84. Rosenberg B, Wellerson T: A structured pre-vocational program, *Am J Occup Ther* 14:57, 1960.

85. Rothman J, Levine R: *Prevention practice: strategies for physical therapy and occupational therapy*, Philadelphia, 1992, Saunders.

86. Rothstein J, Echternach J: *Primer on measurement: an introductory guide to measurement issues featuring the APTA's standards for tests and measurements in physical therapy practice*, Alexandria, VA, 1993, American Physical Therapy Association.

87. Ryan DJ: *Job search handbook for people with disabilities*, Indianapolis, IN, 2000, Job Information Seeking and Training (JIST) Publishing.

88. Sabata D, Endicott S: Workplace changes: seizing opportunities for persons with disabilities in the workplace: work programs special interest section, *Q Am Occup Ther Assoc* 21:2, 2007.

89. Sabonis-Chafee B: *Occupational therapy: introductory concepts*, St Louis, 1989, Mosby.

90. Scaffa ME, et al: Future directions in community-based practice. In Scaffa ME, editor: *Occupational therapy in community-based practice settings*, Philadelphia, 2001, FA Davis.

91. Shrey DE: Worksite disability management and industrial rehabilitation: an overview. In Shrey DE, Lacerte M, editors: *Principles*

and practices of disability management in industry, Winter Park, FL, 1995, GR Press.

92. Smith SL, Cunningham S, Weinberg R: The predictive validity of the functional capacities evaluation, *Am J Occup Ther* 40:564, 1986.

93. Snodgrass JE: Getting comfortable: developing a clinical specialty in ergonomics has its own challenges and rewards, *Rehab Manag* 17(6):24, 2004.

94. Spencer K: Transition from school to adult life. In Kornblau B, Jacobs K, editors: *Work: principles and practice*, Bethesda, MD, 2000, American Occupational Therapy Association.

95. Symons J, Veran A: Conducting worksite evaluations to identify reasonable accommodations. In Hamil J, editor: *Integrating assistive technology into your practice (AOTA online course)*, Bethesda, MD, 2000, American Occupational Therapy Association.

96. The Work Site: Ticket to work fact sheet. <http://www.ssa.gov>.

97. US Department of Labor, Employment and Training Administration: *Revised dictionary of occupational titles* (vol I and II). ed 4, Washington, DC, 1991, US Government Printing Office.

98. US Department of Labor, Employment and Training Administration: *The revised handbook for analyzing jobs*, Indianapolis, IN, 1991, Job Information Seeking and Training (JIST).

99. US Preventive Services Task Force: *Guide to clinical preventive services*, ed 2, Washington, DC, 1996, US Government Printing Office.

100. Reference deleted in proofs.

101. Wegg LS: The essentials of work evaluation, *Am J Occup Ther* 14:65, 1960.

102. Reference deleted in proofs.

第 15 章

美国促进残疾人工作、休闲及日常生活活动参与的法案及相关法律

Barbara L. Kornblau

学习目的

学习此章后,学生或实践者可以:

1. 解释美国残疾人法案(ADA)如何定义残疾及此定义如何用于 OT 服务对象。
2. 比较、对比歧视的定义,并讨论如何运用于 OT 服务对象。
3. 认识并定义 ADA、公平住房法案(Fair Housing Act)及航空运输准入法案中的特定用词。
4. 讨论 OT 在推动服务对象运用美国残疾人法案(ADA)、公平住房法案(Fair Housing Act)及航空运输准入法案(Air Carrier Access Act)的角色。
5. 讨论 OT 在提供关于雇主、公共用地、航空公司以及房东相关咨询中的角色。
6. 解释确定基本工作职能的过程。
7. 分析合理改善 OT 介入策略并解释其决策过程。
8. 列举公共场所进行无障碍改善而移除相关障碍物的过程,以及进行无障碍审计的步骤。
9. 准备并培训雇主、同事、监督、航空公司雇员及公众服务相关人士,来让他们给残疾人士足够的尊严和尊重。

章节大纲

关键词

无障碍审计(accessibility audit)
辅助工具(auxiliary aids)
直接威胁(direct threat)
歧视(discrimination)
主要工作职责(essential job functions)
残疾人士(individual with a disability)

主要日常生活活动(major life activities)
公共场所(places of public accommodation)
合资格的残疾人士(qualified individual or person with a disability)
合理改善(reasonable accommodations)
过度的困难(undue hardship)

案例研究

Carlotta，第一部分

Carlotta，50 岁，是一名中学的老师，教授西班牙文。她患有类风湿关节炎，自从病情恶化后，她以轮椅代步。她以自己能独立生活而不依赖儿女及丈夫协助为傲。她喜欢外出看电影、购物及旅行。

她因以下问题求助 OT：由于社区中有些地方不利于轮椅出入（有些人不太习惯同轮椅使用者相处），她如何才能较好地使用轮椅参与工作及休闲活动呢？如何坐轮椅乘搭飞机？因她 12 年的房东不容许她改造房屋，她如何独立地在轮椅上参与日常生活活动呢？

本章通过 Carlotta 的问题阐述扩大 OT 干预包括使用"倡导"作为主要干预的概念。当考虑作业对 Carlotta 的意义时，我们会研究 3 条重要法案作为改善她作业表现及治疗计划的指导及支持。包括：

- 美国残疾人法案（ADA）[81]，包括美国残疾人修订法案（ADAA）[82]及 2010 年 ADA 无障碍标准设计[113]
- 航空运输准入法案[78]
- 公平住房法案[94]

每条法案均为 OT 提供残疾人治疗的途径，并为服务对象改善其工作、家居及社区的参与提供特别支持。

Carlotta 的评估表明她有慢性残疾，是一个较复杂案例[80]。过去 25 年间因为患有类风湿关节炎，她曾使用过多种辅具（包括拾物器、开瓶辅助器、浴缸坐板）以帮助她较轻松的生活，促进其独立参与，并防止进一步损伤手部关节。但生活中有些活动仍需要他人协助完成。

她的职业轮廓表明她 18 年来在私立学校作为西班牙文老师的工作对她非常重要，她相信自己能做好老师的工作[80]，但在班级里，高低起伏的地面（她讲课的教室以前是教管弦乐的）使她推行轮椅非常困难。同时她也非常关心每周外出去看电影的问题，如何才能更好地使用在市区内一个由老剧院改装成包厢做成的电影院，其间还要上一层楼梯，在她还没有使用轮椅前，她目睹过那些使用轮椅的人如何艰难地进入商场的大门，她觉得她购物的时候也一定会有障碍，但她认为是"购物治疗"。她如何在机场登机，要求舒适的床及早餐（或其他嗜好）。最后，根据她过往对残疾人了解的经验，她知道需要还需要对浴室进行更多的改善，才可以参与更多的日常生活活动。她非常在意房东不同意把浴室的门扩大或在浴室里安装扶手。她想寻找其他可以自己照顾自己而不需搬家的方法。她也提出无法按照 OT 的建议在家中进行相应的水中活动。现在她需要在他人协助使用大厦内的泳池，可是泳池在周末也不为访客开放。

残疾法案对促进工作、休闲与社区的参与有很大的影响。忽视残疾法案会使干预计划无效[80]。要进一步实行干预计划，Carlotta 的作业治疗师先要明白残疾法案是如何影响她所关注的这些问题的，以及这些法案是如何提供干预基础。

美国残疾人法案

要明白 ADA 赋予 Carlotta 的保障及 OTs 和作业治疗助理员（OTAs）的角色，首先要对 ADA 有基本认识，包括其定义及法庭如何阐释法案。国会在 1990 年通过了 ADA，目的是减少对残疾人的歧视（discrimination），并推动社会共融。法案的反歧视条例包括雇佣、一些州及本地政府服务、公共住所、沟通及公共交通。本章节主要探讨第一章（雇佣），第二章（州和地方政府服务）和第三章（公共住所）及它们是如何影响 OT 实践的。

第一章　雇佣

在 ADA 未成为法律前，1973 年的康复法案（Rehabilitation Act）禁止 3 类雇主对符合资格残疾人的歧视，包括：①联邦政府；②与联邦政府有合约提供货物和服务的雇主；③联邦基金的接受者或受益人的雇主[104]。

国会在 1990 年通过的 ADA 扩大保障把雇主的范围延伸至不依靠联邦基金的私人雇主。因为 Carlotta 的其中一个关注点是工作以及她是否可以坐在轮椅上继续参与工作，而知悉 ADA 第一章可以提供 OT 干预的基础。

ADA 第一章禁止拥有超过 15 名雇员的私人、非政府雇主对残疾人歧视。简而言之，ADA 第一章禁止歧视的陈述如下：

没有任何实体可以因为残疾而歧视符合资格的个体，包括在职位申请、招聘、晋升或辞退雇员、雇员报酬、工作训练及其他雇佣相关项目的情况和特权[74]。

要明白这一条例，必须先了解回答以下问题的用词：

- 在 ADA 里，谁被考虑为"残疾人士"？
- 在 ADA 里，什么是"符合资格的个体"？
- 在 ADA 里，什么被考虑为"歧视"？

ADA 使用"残疾人士"而不用"残疾人"是发声支持政治正确的用词，即着重重视个体而不是残疾。"残疾人士"（individual with a disability）词组会在 3 个类别下定义，这在下一节的法庭个案里讨论。

ADA 的修改

当国会通过原先的 ADA 时，是希望创造一个共融社会，使个体残疾人士可以工作、投入到每天的社区活动，享有与州政府和本地政府给予非残疾人士同等的福利和服务。在 ADA 的 25 周年的回顾中，我们看到残疾人士成功地使用并参与社区和政府的福利和服务。

ADA 第一章有关雇佣的条例最令人失望。法庭采取民权法意图提供残疾人士受雇的权利，这受到残疾团体大大的欢迎，但却没有达到原意。国会原本用比较宽松的要求来界定"残疾人士"，但被最高法院和地区法院切掉此项保护，采取了较狭窄的定义来界定"残疾人士"。

在某天裁决的 3 宗个案中，高等法院严重限制对残疾人士在雇佣上的保障[79]。例如，法庭裁定个人如采取措施改善了残疾带来的影响则不被考虑为残疾人士[101]。地区法院把糖尿病患者注射胰岛素后解读为非残疾人士[93]。

在 *McClure v. General Motors Corp.*，75 Fed.Appx.983 (5th Cir. 2003)案件中，McClure 先生患有面肩肱型肌营养不良，该病令他无法提起手臂和肩膀，他需要使用辅助器具来协助完成机械员的工作，但法庭因此不认为他是残疾人士。法庭声明："证据（面肩肱型肌营养不良带来的限制）不显示问题导致严重限制的程度[98]"与 Carlotta 相似，McClure 先生需要很多辅助器具来降低残疾对日常生活的影响[98]。

地方法院理解高等法院说的限制是强加于认知残疾人士的显著限制。在 Littleton v. WalMart 的案例中[97]，Littleton 先生患认知残疾，他在职业教练的协助下，到 WalMart 进行购物车服务员应征面试，虽然事前已联系好职业教练可出席面试，但最后 WalMart 的工作人员还是不容许职业教练出席面试，而导致 Littleton 先生不被录取。法庭承认 Littleton 先生有认知残疾，以前被称为"智障者"，一个现在被认为是冒犯的用词。法庭不接纳 Littleton 先生的诉讼，并声明他不是残疾人士，法庭的观点是："他未能提供证据证明他的主要日常学习活动因为其智障者[现在被称为认知残疾]受到真正的限制[97]"。高等法院拒绝聆听 Littleton 先生的诉讼（128 S. Ct. 302[2007]）。

法庭声明不定期发生的情况，如癫痫症不具备资格成为残疾。在 *Todd v. Academy Corp.* 的案例中[108]，法庭认为 Todd 先生不是一位残疾人士的理由是癫痫发作不是大影响，因为它"只"维持 10～15 秒且不是经常发生[108]。在另一案例，*EEOC v. Sara Lee*，法庭认为雇员不合资格要求雇主提供合理改善，因为雇员可服药控制癫痫发作，所以不算残疾人士[92]。

高等法院在修订"主要日常生活实质性限制"的含义时进一步限制残疾人士的权利。在 *Williams v. Toyota Motor Mfg.*[115]案例中，Williams 太太患有肌腱炎和累积性创伤综合征。法庭声明要在日常生活上有多种限制才能被认定为残疾人士；只有一种限制是不足够的[115]。

这些判决的后果，使得 ADA 在雇佣上对残疾人士成了一张空头支票。它的定义变得无意义，再也不能保护残疾人士。从伊拉克及阿富汗回来的退役军人唯恐因肢体缺失受雇主歧视，而法庭还不会站在他们这方，因为义肢可减轻残疾的限制。Carlotta 也可能不受 ADA 的保护因为她用的轮椅及辅助器具，同样减轻了类风湿关节炎对她的影响。

社会推动残疾人士权益团体游说国会改变法案以恢复其原意，保障残疾人士能够工作且不会面临歧视。此举导致 ADA 修订法案（ADAAA）的通过，修订法案推翻高等法院的决定并拓展 ADA 定义部分使其回归立法原意：拓展在 ADA 下的保障[74]。修订案亦适用于 1973 年的康复法案[82]。

第一定义声明参照个人情况，残疾的含义包括"躯体或精神上的病损实质性限制其一项或多项日常活动"[41]。躯体或精神上的病损包括"任何生理上的失调或状况、毁容或身体组织上的缺失累积下列一个或多个系统：神经、肌肉骨骼、特殊感觉器官（包括言语器官）、心血管、生殖、消化、泌尿生殖、血液及淋巴、皮肤及内分泌"[44]。修改后的躯体或精神上病损的定义涵盖了 OTs 所治疗大部分病类的患者，包括多发性硬化症、脊髓损伤、脑卒中、脑瘫及关节炎——Carlotta 的情况就是影响肌肉骨骼系统。精神或心理病损包括"任何精神或心理障碍，例如认知残疾[以前被称为'智障者']，器质性脑病综合征、情绪或精神病、学习障碍"[45]。

ADAAA 拓展了"实质限制"的含义，因为国会发现原法案将"实质限制"定义为了"显著限制"，其定位标准过高[81,83]。ADAAA 指明"实质限制"应与 ADAAA 在 2008 年颁布时的发现和目的解读一致[84]。

在执行条例上纳入了国会在 ADAAA 概括的系列规则以帮助定义"实质地限制"，最接近的一条定义声明如下：

> 在本节的里，当与一般人比较，若病损实质性限制了个人从事主要日常生活活动的能力时就定义为残疾。病损不需要妨碍、限制个人执行主要日常生活时就被认为是实质限制。本节的意思是，不是所有病损都会导致残疾[48]。

其他条例解释了如何理解此基本规定。因为国会的意图是条例能"偏向广泛覆盖"，正如 Carlotta 等人士就能被 ADA 覆盖。此外，ADAAA 要求 ADA 下的诉讼集中研究雇主"是否履行其义务以及是否有歧视,而不是看个人病损是否限制主要日常生活"[48]因此,病损是否"实质限制"日常生活活动作为门槛,不需要广泛地分析[48]。

条例同时说明"要决定病损是否实质性限制主要日常生活活动需要个性化评估"[47]。OTs 可在这领域提供咨询。如果 Carlotta 要证明她是残疾人士,OTs 可提供个性化评估,证明她的主要日常生活活动受关节炎限制。条例重申此评估较以往"实质限制"的标准低[47]。

条例也说明"个人在要日常生活活动的表现与一般大众的比较不需要科学、医学或统计学上的分析"[48]。然而,任何残疾人士,如 Carlotta,可以提供"科学、医学或统计学上的证据"来作比较,而这些证据可包括 OT 的评估[49]。

另外对决定"实质限制"的相关条例引起国会对高等法院判例引起问题的声明:缓解措施、间歇发生或在缓解的病损及只影响其中一项主要日常生活活动的病损。在 ADAAA 下,缓解措施的效果改善不影响病损是否实质限制主要日常生活活动的决定[50]。国会指定缓解的措施如下[84]:

1. "药物、医疗用品、设施、器具、低视力设备(不包括一般眼镜或隐形眼镜)、义肢及设备、助听器、助行器或氧疗设施及用品"。

2. "辅助技术的使用"。

3. "合理的适应、辅助工具(auxiliary aids)或服务"。

4. "习得的行为或适应性神经改良"。

"当其病发时,实质影响主要日常生活活动",间歇发生或在缓解的病损可被视为残疾[51]。病损只需要影响其中一项主要日常生活活动即可被考虑为导致实质限制的病损[52]。如 Carlotta 的例子,以下任何一种情况都不能否定她符合实质受限制或残疾人士的资格:使用了辅助技术、仅走路受限、关节炎的病症缓解。

主要日常生活活动(major life activities)包括与每日活动相关的很多作业和功能的范畴,包括"但……不限于自我照顾、动手工作、眼看、耳听、进食、睡觉、说话、走路、站立、坐下、伸手、提举、弯腰、说话、呼吸、学习、阅读、集中精神、思考、沟通与他人互动及工作"[46]。另一种主要日常生活活动的分类包括"身体功能的运行,如免疫系统、特殊感觉器官和皮肤;正常细胞生长;及消化、泌尿生殖、大便、膀胱、神经、脑部、呼吸、循环系统、心血管、内分泌、血液、淋巴、肌肉骨骼和生殖功能。主要身体功能运行包括身体系统个别器官的运行"[46]。

有时,为了决定个人主要日常生活活动是否受限制,人们可能想看个人在活动时的情况,包括其操作活动的方式,及/或所需的时间[48]。不过,条例列出很容易决定个人是否在主要日常生活活动受限制的例子,如框 15.1 所显示。

框 15.1　实质限制主要日常生活活动的病损

- 耳聋实质限制听力。
- 眼盲实质限制视力。
- 智力残疾(以前称为弱智)实质限制脑功能。
- 失去部分或全部肢体或移动障碍需要使用轮椅实质限制肌肉骨骼功能。
- 自闭症实质限制脑功能。
- 癌症实质限制正常细胞生长。
- 脑瘫实质限制脑功能。
- 糖尿病实质限制内分泌功能。
- 癫痫症实质限制神经功能。
- 人免疫缺陷病毒(艾滋病)感染实质限制免疫功能。
- 多发性硬化症实质限制神经功能。
- 肌营养不良症实质限制神经功能。
- 抑郁症、双相情感障碍、创伤后应激障碍、强迫症及精神分裂症实质限制脑功能。

改编自 29 CFR § 1630.2 (J)(3)(I～Ⅲ)

OT 的评估提供法庭用来决定个人主要日常生活活动是否受实质限制的信息。OTs 被要求提供的这些信息来帮助雇主、律师和其他人士。

Carlotta 的作业评估显示她的关节炎实质性限制了她主要日常生活活动中的步行能力。

Carlotta 的关节炎也实质限制了她的肌肉骨骼功能,甚至她因为行动不便,不能参与很多日常生活的活动。鉴于以上限制,她可能归入残疾的第一定义。

在 ADA 对残疾的第二定义中包括了在第一定义描述的病损记录人士[42]。此类别包括有功能曾经受限制的人士,例如患多发性硬化而病情正在舒缓的人士或丙型肝炎已治愈的人士。

第三定义包括个人被认为有实质限制功能的病损,而病损导致的残疾是基于谬妄、误解、恐惧和固执刻板的想法[43]。例如,假设 Sue 是一位肥胖人士,申请晋升到一个需要经常外出公干的职位。而决定是否给 Sue 晋升的经理则假定她因为身材太胖在出差旅途中会出现困难。经理忧虑 Sue 在机场行走、呼吸和需要走动的工作时出现困难。Sue 的执勤记录非常良好,考勤报告优异。经理最后因为他假设 Sue 在行走、呼吸及进行走动工作时有困难而没有晋升 Sue,其实这些假设不是正确的。经理把 Sue 看成有病损实质限制功能的人士。

不被 ADA 覆盖人士

ADA 只为符合以上标准人士提供针对残疾歧视的保护。保护不包括短暂病损,例如下肢骨折或膝关节置换后正常愈合。没有实质限制功能的病损,如可被眼镜矫正的视力障碍,不会受 ADA 的保护。

此外,ADA 列举不包括在残疾定义的特殊例子。患有以下类别病损人士不受 ADA 保护:易装癖、同性恋、恋童癖、露体狂、偷窥癖、非身体损伤导致的性别障碍及其他性行为障碍[63]。ADA 进一步排除非法药物使用者、强迫性赌徒、盗窃癖、纵火狂及酗酒程度妨碍正常工作人士[64]。ADA 对正在参与戒毒的非法药物滥用人士仍会提供针对残疾歧视的保护。

合资格人士

ADA 第 1 章不是保护所有残疾人士。它只保护那些符合资格的残疾人士。ADA 明确规定"'符合资格'一词的意思是个人要满足工作岗位所需的必要技术、经验、学历及其他工作相关的要求,在有或没有合理调适下能完成岗位的必要任务"[53]。决定个人是否符合基本工作要求首先要看个人积聚的经验、教育水平、完成工作所需的技术。Carlotta 符合此要求,因为学校雇用她超过 18 年之久;她符合所需的基本教育水平、技术及经验。紧跟着的疑问就是,个人是否具备完成工作的必需职能。

主要工作职责

ADA 定义主要工作职责(essential job functions)相对于边缘职责而言,指个人从事或期望从事的工作岗位的最基本工作职责[54]。必需职能是无论有或没有合理的调适,个人在此工作岗位上都必须完成的职责。人们考虑某项职能为必须,是因为岗位出现的原因就是需要用这职能完成工作。这些必需职能通常是显而易见的,例如,打字员要打字,校对员要校对。

只有少数员工拥有某功能来处理事情,所以此功能是必需的。例如,Carlotta 的学校只有 3 位西班牙文教师,Carlotta 一定要跟其他两位老师一同策划每年举办的西班牙文盛会。如果学校雇用 20 位西班牙文老师,他们可分担工作使 Carlotta 不用参与周年西班牙文盛会活动。

必需职能是一专门功能,所以雇主特别雇用有专门知识或能力人士来处理这功能。例如,脑外科医生的职位是一个高度专业化的职位,在这个位置的人被聘用来进行高技术手术。

功能是否必需,根据不同个案而定。特定证据可

支持某种功能是否必要。平等就业机会委员会(EEOC)是执行第一章条例的联邦机构,法庭认可 7 个条件[55]作为决定某功能是否为必需的证据(框 15.2)。

框 15.2　7个决定必需职能的条件

- 雇主的判断。
- 雇用程序前有关工作描述的书面记录。
- 执行工作职能所用的时间。
- 不进行某特别职能的后果。
- 集体谈判达成的协议内容。
- 以前员工的工作经验。
- 现任类似岗位员工的工作经验。

必需职能在有些情况下非常明显。例如,接待员的工作包括接听电话、记录信息、欢迎和通告探访者。打字对接待员来说可能只是边缘职能,在繁忙的办公室里,接待员可能在过去 6 个月内未打过字。工作必需职能要视乎每个个案的实质情况而定。OTs 可通过如第 14 章讨论的工作描述、员工焦点小组和工作分析来帮助决定工作必需职能。

在决定工作的必需职能时,焦点要放在结果或雇主对员工的期待上。工作必需职能的定义聚焦在工作责任的概念或期待的结果,而不是进行工作时的体能需要。换句话说,必需职能是雇员工作时一定要处理的任务,而不是身体功能。必需职能不是弯腰、提举、走路、攀登或其他身体需求。例如,传送邮件是大公司邮递文员其中一项必需职能。必需职能不是指走路和搬运邮件,而是传送邮件的结果。邮递文员虽然不能搬运邮件,但他可以利用手推车来达到相同效果。必需职能是你做什么,而不是你怎样做。

根据工作描述、工作分析及与 Carlotta 进行关于她所从事工作情况的讨论,作为教师,她必须履行一些职能,包括为作业和测验评分并记录成绩,跟家长讨论学生的进度,准备教学计划,激励学生以及维持班级秩序(要注意的是,以上必需职能都是特别工作任务,而不是身体功能,如"写字时手的灵巧性"或"在课室里走动")。作业评估显示 Carlotta 可以履行以上作为西班牙文教师的职务功能。但是,因为她现时教西班牙文的教室以前是用来教乐队的,有几级阶梯的障碍使得她的移动有障碍。Carlotta 坐在轮椅上无法完成黑板板书。帮助 Carlotta 继续参与工作的重点在于对环境进行适当调整。

合理调整

ADA 定义合理调整(reasonable accommodations)为对残疾人士的工作环境作量身定做的改变,使他享有平等就业的机会[56]。不是所有员工都享有合理调整

的资格,雇主只需要为符合资格的残疾员工合理调整(框 15.3)。

合理调整包括 3 个分类。第一,合理调整包括为符合资格残疾人士在申请工作流程中做修改或调整[57]。包括为有读写障碍人士读出求职步骤或对只有单手求职者改变预先筛选方法。若 Carlotta 申请另一个职位,其潜在雇主需要提供无障碍的人事部门环境,使她可以进行求职申请。

其潜在雇主需要容许她使用较粗的笔来填写申请表,因较粗的笔可预防手部关节变形。另一方法是找人帮助她填写申请表。

OTs 最常提供的改装和调整大多属于合理调整的第二分类。第二类包括为具有某职位必需工作职能的残疾人士提供该职位相关的环境改造或工作方式改良。OTs 最常见服务诸如升高或降低工作台,制作相应的辅助用具或让残疾人使用设备(例如手推车)移动物体而替代搬运物体。

OT 实践要点

OTs 可以帮助人力资源人员了解残疾状况以及其导致的技能表现和个人因素的局限性如何影响招聘过程。此外,OTs 可以为申请和面谈过程提供适当的合理调整,可以防止无意识的歧视。

Carlotta 继续参与她的工作环境则需要在治疗计划中加入合理调整,以改造工作方式的形式实施。例如,Carlotta 的雇主可以通过安排她到另一间没有台阶或者立柱的教室授课,这样 Carlotta 就可以在上课的时候走到学生的桌前。Carlotta 也可以选择使用配有液晶显示器(LCD)投影仪的笔记本电脑,这样她就不需要在黑板上写了——因为以轮椅的高度在黑板上写字是不可能完成的任务(有关工作修改的更详细的讨论,请参阅第 14 章)。

从事合理调整的 OTs 和 OTA 应注意雇主必须提供有效合理的调整——这意味着有效的调整,而不是最昂贵的调整或员工想要的特定改善。虽然员工提出了具体的调整类型,但最终雇主可以选择采用的调整方式。如果一个包裹有橡皮筋的鞋盒以及员工要求的高科技电脑配件同样有效,雇主只需要为鞋盒提供策略性放置的橡皮带即可。

第三类合理改善条件包括修改或调整,使残疾雇员享有与其他类似处境的无残疾雇员同等的待遇和特权[59]。例如,假设 Carlotta 学校的语言系通常会给学校的所有学生及其家人每年举办 1 次国际展览。老师们按班别进行食物、服装和项目上的比赛,获奖班的老师将赢得家长教师协会(PTA)提供的奖品。根据 ADA,学校将被要求在无障碍的位置举办展览会,以便 Carlotta 可以参加。这也适用于学校的年度假日聚会和所有学校为员工举办的其他活动。OTs 可以提高雇主的意识,协助他们作出合理的安排,并帮助他们提高对残疾人需求的敏感度。

根据 ADA 的规定,除了其他非环境改善外,合理调整可能包括实质环境变化以使设施可用。根据个人情况,合理改善可包括工作调整,兼职或修改的工作时间表,重新分配空缺职位,获取或修改设备或仪器(例如,Carlotta 的笔记本电脑和 LCD 投影机),适当调整或修改考试、培训材料或政策,提供合格的读者或口译员以及为其他类似的残疾人安排[57,58]。

例如,一个需要进行肾透析的人可能需要每周 3 天提前离开工作岗位;允许多发性硬化症易疲劳的收银员在工作时坐着而不是站立,这些都可以合理地满足他们的需求。由于他们对工作障碍的局限性以及如何使工作环境适应个人的知识有限,OTs 可以在与客户合作的过程中建议和/或设计许多这样的工作改善。Carlotta 对她需要合理满足她的工作需求有很好的理解,她的干预计划应该包含她的见解和建议。

雇主确定个别雇员可能需要的合理调整的最有效方法是与需要合理改善的符合资格残疾个人开展非正式的互动过程[86]。雇主会发现残疾人常常处于确定他们可能需要哪些合理调整从而更好地履行工作。当各方需要额外的专业知识来进行这些调整时,OTs 便可参与该项工作。平等就业机会委员会认可 OTs 在帮助雇主和残疾人士合理调整上的专业知识[90]。

ADA 规定雇主要向符合资格残疾人士提供合理调整的例外情况。当提供相应的调整会给雇主带来过度的困难时,雇主无需提供合理改善。过度的困难(undue hardship)是指任何过分昂贵、广泛、重大或破坏性的设施或者从根本上改变商业性质或运营的安排[60]。例如,修理 Carlotta 的教室要在旧乐队房间中拆除立柱并平整地板,对于学校可能是一种过度的困难,因为这会使已经紧缺的教室长时间不能使用,并且费用可观。另一种方法是与另一位教师交换教室,这将会更具成本效益,并且破坏性更小。

确定改善是否给雇主带来过度的困难涉及考虑建议的计划是否需要很大的难度或费用,并考虑以下因素:

- 改善的性质和成本、税收抵免和扣除和/或外部资金。
- 设施的总体财务资源,在该设施工作人员数量以及对费用和资源的影响。
- 总体财务资源、业务总体规模、设施的数量、类型和位置。
- 工作人员的组成、结构和功能。
- 调整对设施运行的影响,包括对其他员工履行职责能力的影响,以及对设施营运能力的影响。

根据工作改善网络(Accommodation Network)[95],联邦政府资助的计划已提供超过 25 年的改善技术援助。数据显示,超过 50% 的改善无需费用。该网络的统计数据还显示,雇主从降低新员工培训成本、降低保险成本以及提高员工生产力中获得经济效益。

ADA 下的歧视

ADA 没有给出歧视的具体定义。但它指明了至少九类被认为是歧视性的活动。

限制、区别对待或隔离

第一项被禁止的活动包括因为雇员是残疾而被限制、区别对待或隔离[65]。例如,如果 Carlotta 的学校要求所有使用轮椅的员工都在一楼的一个单元工作,那么他们就将残疾员工分开了。此部分还禁止雇主在面试或在就业申请时询问申请人的过往薪酬,因为雇主可能会使用这些信息来限制或区别对待这些残疾人。

不恰当的礼仪可导致残疾人士在工作场所被限制、区别对待和隔离。同事对待残疾人的方式以及他们用来提及残疾人的语言也可能会让人感觉不好或被排除在工作场所文化之外。雇主可以使用一种方法来避免对员工进行限制、区别对待或隔离,即提高其上司和其他雇员与残疾人士合作时的敏感性。因为不熟悉与残疾人士交往的人可能不知道如何与没有右手的人

握手。他们可能会对聋哑人士大喊大叫,而不是面向有听力障碍的人并把话说清楚。

OT 实践要点

OTs 可以帮助雇主提供类似于某些 OT 课堂教学中使用的敏感度体验培训,以便了解残疾体验。如果只有较短的时间,我们可以在计划活动期间抽一段时间,让同事坐在轮椅或蒙上眼睛,来让他们体验功能限制,这可能会鼓励发展一些关于活动和参与方面限制的敏感度、感觉。在这种训练中使用没有混淆术语的通俗语言,可以更容易地将信息传达给不熟悉 OT 语言的同事。

OTs 可以与主管和同事合作提供对残疾人士礼仪的基本提示,例如使用政治上正确的用语,如前所述,把人放在残疾之前。例如,使用短语"有卒中人士"比称某人为"卒中患者"或"卒中受害者"好,因为受害者这个词具有负面的含义。使用短语"轮椅使用者"比"同轮椅绑在一起的人"更合适,因为没有一个人的身体是像装订书本一样被到绑定在轮椅上。框 15.4 显示对残疾人礼仪更多的技巧,框 15.5 提示进行面谈的技巧。

框 15.4 对残疾人士的礼仪—该做与不该做

- 对待残疾人士应与对待其他人一样。
- 不应该对坐轮椅、有视觉或听觉障碍人士提高声音。
- 请关注人,而不是轮椅,注释器或辅助手册。
- 不要陷入沉思:"如果我变成残疾,我的感觉会怎样?"
- 把一个残疾人称为"一个具有残疾的人"。
- 不要将残疾人称为"四肢瘫痪"或"玛丽是糖尿病或癫痫病患者"。
- 请收起你冒犯性、过时的术语,例如轮椅绑定或卒中"受害者"或"受苦……"或"患有……"。
- 不要将健全人称为"正常人"。
- 避免像"癫痫患者不可预知"或"有学习障碍的人不太聪明"这样的概括。
- 不要为诸如对坐轮椅人士说"让我们散步吧"或对视力障碍的人说"你理解我的观点了吗(Do you see my point?)"(译者注,英文中 see 除理解外更有看见之意,此处意思为不要对视力障碍者用看见这个词)等说话道歉。
- 避免说像"我钦佩你的勇气"或"作为一个坐轮椅的人你已经很了不起了"等话语。
- 不要使用过时的术语,如"残障"、"残废"、"智障"、"跛脚"、"残疾人"或"残障人"。
- 只有在被要求的时候提供帮助。
- 不要扶或推动他或她的轮椅除非被要求这样做。
- 在谈话或面试时尽快坐下以保持自己与坐轮椅者保持在相同的水平。
- 与有听力障碍的人说话时不要将头部转开。
- 直接与人交谈,而不是借助转告人员。
- 不要替有沟通障碍人士完成他未说完的句子。
- 消除你对残疾成见的想法。
- 不要延续其他人对残疾人士缺陷的敏感度。

ADA 咨询顾问 Barbara L. Kornblau 提供。

室,学校一共有三层楼但有电梯。校长不能拒绝让 Carlotta 使用这间在二楼的教室,虽然他担心 Carlotta 作为轮椅使用者会在发生火灾时对其安全构成直接威胁。但发生火灾的可能性是很小的,因此发生任何伤害的可能性都很小。此外,学校亦可以提前制订应急计划,进一步降低风险。

雇主必须根据个性化评估个人现时的能力是否能排除其他风险而安全进行工作所必需职能。雇主必须根据最新医学知识和/或最佳可用客观证据进行合理的医学判断[62]。

这些规定表明,雇主寻求来自专业人士的意见,这些专业人士在涉及残疾方面拥有专业知识或直接了解个人与残疾。平等就业机会委员会认可,直接威胁的文件可由"有残疾方面的专门知识和/或直接了解残疾人知识"的 OTs 提供[90]。通常情况下,合理的改善可以降低风险。例如,假设一名癫痫患者在当地的快餐店工作时,每次蜂鸣器熄灭,都会发作。OTs 可建议雇主通过将蜂鸣器更换为钟来让环境合理地适应他。

基于与残疾人关联的歧视

第四项被禁止的活动包括:因个人家庭、商业、社交、其他关系或联系的个体具有残疾,而对其平等工作或福利进行剥夺或其他方式的否认[68]。例如,雇主不能拒绝聘用 Carlotta 的丈夫,因为 Carlotta 患有关节炎并坐在轮椅上,雇主担心 Carlotta 的丈夫可能因为 Carlotta 的病情而过度缺勤。事实上,这一原则禁止雇主提出任何可能揭示他妻子残疾信息的问题。

未能提供合理的改善

第五项被禁止的活动包括不能按一个符合资格人士提出要求,为已知的残疾提供合理安排或拒绝某人的工作,以避免提供合理的改善,除非该雇主能够证明改善会导致业务运作的过度困难[69]。如前所述,OTs 可在帮助雇主确定合理安排方面扮演重要角色。Carlotta 的干预计划包括她需要以下合理的改善:一台带 LCD 投影仪的笔记本电脑和没有台阶的教室。Carlotta 必须提出她想要的具体改善要求。作为干预计划的一部分,OTs 可以为学校准备一份报告作为文件,解释 Carlotta 对特定安排的需求,以便提交 Carlotta 的改善要求。OTs 可能会与学校的工作人员会面,以帮助他们了解所需的改善。如果 Carlotta 的学校未能就她所提出的要求进行合理改善,将违反 ADA 的这一规定。

在提供改善义务进行之前,雇主必须知道未来或

ADA 咨询顾问 Barbara L. Kornblau 提供。

带有歧视的合同关系

第二项被禁止的活动包括参与合同或其他关系,由于他们的残疾而导致对符合资格申请人士或雇员的歧视[66]。该条款适用于集体谈判达成的协议与职业介绍所签订的合同以及其他情况。例如,假设 Carlotta 的雇主与外部公司签约在她的学校提供持续教育课程,持续教育公司必须遵守 ADA,在需要时对环境进行合理改良,例如允许 Carlotta 录制教程或当她不能在课堂上记录笔记时为她提供记录员。OT 可以与持续教育提供商合作,帮助 Carlotta 和其他残疾人士开发其他合理的改善设施。

使用歧视的标准、准则和管理方法

第三项被禁止的活动包括使用与工作无关且符合商业必要性,并具有基于残疾的歧视影响的标准、准则或管理方法[67]。例如,如果驾驶不是该职位的基本职能,则雇主不能要求 Carlotta 拥有驾驶执照才晋升她为西班牙语部门的主席。

雇主可以使用直接威胁(direct threat)标准来排除那些因残疾对工作场所或其他人的健康和安全构成直接威胁的人士[62]。但是,此直接威胁必定是会对其个人或其他人的健康或安全造成重大损害,而雇主或其他人不能通过合理安排消除或减少到低于重大风险程度。雇主必须考虑风险的持续时间,潜在危害的性质,严重程度,发生的紧迫性和可能性。

例如,假设 Carlotta 想与另一教师交换在二楼的教

实际雇员是否是残疾人士。法院已经发现，如果雇主不了解残疾情况，则雇主不能基于残疾进行歧视（*Morisky v Broward County*）[100]。关于个人的限制或过去的模糊陈述不足以让雇主注意到残疾[100]。残疾如多发性硬化症、关节炎、学习障碍和精神健康障碍，对于雇主来说可能不像轮椅上的人的残疾那样明显。为了这些具有隐性残疾的人获得合理改善，雇员或潜在雇员必须向雇主披露其残疾。OTs 可以与服务接受者一起作为员工或潜在员工来决定是否披露残疾，何时披露以及如何披露。

筛选出残疾人的就业测试

第六项被禁止的活动涉及使用就业测试，这些测试倾向于基于残疾筛选出残疾人，除非该测试被证明与所涉职位的工作相关，并且符合业务需要[70]。平等就业机会委员会考虑测试工作是否涉及具体工作的合法资格[90]。如果因为残疾而排除了残疾人，并且与工作的基本功能无关，那么这项检验就不符合企业的必要性。例如，根据第一章的这个部分，Carlotta 工作的私立学校无法向已知学习障碍的申请清洁卫生职位的人士提供书写的十二年级阅读测试。清洁卫生职位要求阅读标签，这些标签属于四年级阅读水平。十二年级的考试将因为她的残疾筛掉申请人，既不与工作有关，也不符合业务需要。

实施测试来评价身体功能特质，而不是技能或能力

第七项被禁止的活动涉及在与工作相关测试时，不能确保当施用于感官受损、手势或口语技能残疾的工作申请人或雇员的方式进行测试时，测试结果准确反映技能、能力或任何其他因素，测试意图测量的申请人或员工，而不是感官、手势或口语技能，除非这些技能是职业所需必测技能[71]。例如，在*Stutts v. Freeman*[107]中，有诵读困难的申请者被拒绝一份重型设备的工作，因为他无法通过进入培训计划所需的笔试。他需要通过的书面测试的标准具有由于他的残疾而遭遇歧视的效果，因为该测试不是为了测试申请人的阅读和写作能力，而是他对重型设备操作的了解。如果雇主口头进行测试，潜在的雇主应该专注于评估申请人的工作资格，而不是他阅读材料的能力。

对提出歧视申诉的个人进行报复

第八项禁止活动阻止雇主以第一章提出歧视申请的个人进行报复[72]。在向法院提起诉讼之前，他或她必须向 EEOC 提出申诉。本部分禁止雇主对根据本法向 EEOC 提出歧视控告或以其他方式追究其权利的雇员开除、降职或以其他方式进行报复。

进行职前医疗检查或询问

第九类也是最后一类被禁止的活动可以阻止雇主对申请人或雇员进行预先医疗检查，或者在雇主确定雇佣之前，询问申请人是否为残疾人或残疾人的性质和程度[73]。根据 ADA，体检是指"寻找个人身体或精神障碍或健康信息的程序或测试"[91]。EEOC 在决定测试是否为体检时考虑各种因素。这些因素包括测试是否被管理或由医疗保健专业人员或由医疗保健专业人员培训的人解释结果；测试是否旨在揭示病损；以及该测试是否衡量申请人的任务执行情况或他或她对执行任务的生理反应[91]。

职前筛选和职业能力评估

第一章提供的职前筛选和职业能力评估影响 OTs 服务的方式。OTs 经常参与入职前筛查和功能性能力评估，这些评估有时候被认为属于职务适应性考试。雇主们经常雇佣 OTs 来执行这些测试（见第 14 章）。ADA 法规列举了雇主（或他们的代表）可执行的测试类型以及他们可执行测试的阶段。

招聘过程涉及两个相关阶段。第一阶段的预备会在面试过程中发生，在雇主向求职者或候选人提供工作机会之前。第二阶段在雇主作出雇用决定并向申请人或候选人提出聘用合约后进行。我们经常将这种雇佣录用说成是有条件的录用，因为它在某些情况下可能撤回，本章后面会讨论。

在聘用前阶段，雇主可能只进行简单的敏捷性测试。雇主和代表他们的 OTs 不一定进行体格检查或询问、预先体检、职前筛查或功能性能力评估。敏捷性测试是一个简单的测试，可以检查一个人的身体敏捷性。这不是医学测试，敏捷性测试不涉及医疗检查、医生或医疗诊断。在执行敏捷性测试之前，雇主可能会要求申请人的医生给予许可[90]。警察招聘的经典敏捷性测试是让他们穿过轮胎、攀登墙壁和攀爬绳索。另一个被允许敏捷性测试的例子包括雇主要求申请人从建筑工地的一端向另一端运送一块墙板。

尽管雇主可以进行这些敏捷性测试，但 ADA 规则监管他们的使用。如果雇主选择使用敏捷性测试，他或她必须将测试给予所有类似位置的申请人或雇员。如果敏捷性测试筛选出残疾人，雇主必须证明测试与工作相关，符合业务需要，并且申请人在合理的改善条

件下仍不能执行该工作。

在聘用后阶段,雇主或代表他们的人员可以进行敏捷性测试、医疗检查和询问、雇佣前体检、职前筛查和功能性能力评估。如果雇主选择进行体检,一旦有条件录用发出,他或她必须对进入同一工作类别的所有雇员进行检查。ADA 并不要求体检符合与工作有关且符合商业必要性的标准。但是,如果雇主由于体检结果而撤回了有条件聘用,他/她必须能够表明:①被排除的原因是与工作有关并且符合必要性,或者该人被排除以避免对健康或安全造成直接威胁;②没有合理的改善条件可以使该人在健康或安全不产生重大风险的情况下履行基本职能,或者改善会造成过度的困难。

如前所述,在聘用后阶段,雇主和代表他们行事的 OTs 可能会进行职前筛检和功能性能力评估。两者都遵从与体检相同的要求。换句话说,尽管测试不需要符合工作相关和业务必要性的要求,但如果测试筛选出残疾人,工作相关和业务必要性就成为满足要求的标准。现实表明,为了遵守 ADA,入职筛选必须与工作相关,并且只测试工作的基本功能。例如,评估 Carlotta 的握力作为招聘西班牙文老师面试过程的一部分,这将违反 ADA 的这一规定,因为手力不是工作相关的,并且与基本工作职能无关。

除一些情况外,雇主和他们的代表必须对所有医疗检查和询问的结果保密。这些例外情况包括工作限制信息、保险目的、政府 ADA 投诉的调查以及国家工作人员的赔偿和二次损伤基金,这些资金是一些州为鼓励雇主聘用以前与工伤赔偿相关或其他受伤的个人而设立的基金。

禁止查询医疗和无关的信息也延伸到工作申请和面谈。在求职面试过程中,雇主不能提出有关某人残疾的问题,或者可能指向某人残疾信息的问题。框 15.6 显示雇主在面试过程中不得询问的问题举例。

OTs 可以协助人力资源专业人员以适当的方式调查个人履行职位基本职能的能力,而不会提出被禁止的问题。雇主必须将他们的面试问题建立在特定的工作职能基础上,OTs 从工作分析中收集的信息(在第 14 章中有更详细的描述)。理想情况下,面试官应该根据 OTs 的工作分析制订工作描述,并向被面试者询问他们的技能和能力与工作的必需职能之间的匹配情况。

框 15.6　ADA 不允许的问题

- 你是如何变得残疾的?
- 你身体健康吗?
- 你从以前的残疾中恢复过来了吗?
- 你能举多重?
- 你可以走多远?
- 你一生中有坐过轮椅吗?
- 你有驾照吗(如果工作不需要开车或者如果合理的改善无法排除驾驶)?
- 您的妻子、丈夫、孩子或室友是否有残疾?
- 谁照顾你的残疾丈夫(或妻子或小孩)?
- 你有没有在事故中受过伤?
- 你有没有提出过工伤赔偿要求?
- 你是怎么烧伤的?
- 你有任何身体状况会阻止你从事你的工作吗?
- 你背部健康吗?
- 你曾经住过院吗?

作业治疗师的角色

作为干预计划的一部分,可以与残疾人一起确定需要的改善设施,以便参与工作场所;他们也可以帮助个人制订获得雇主进行合理改善的计划方案。OTs 可以帮助他们的客户了解他们在 ADA 第一章里的合理安排的权利。这包括要求提供所需的具体调整,OTs 可以为客户提供需要的文件给雇主。OTs 们可能会发现自己推动了客户向雇主提出改善方案。

例如,如前所述,Carlotta 的 OTs 可以在她的雇主提供其所需的改善方面发挥重要作用。Carlotta 和她的 OTs 将她需要的改善确定为她的职业概况和干预计划的一部分。如果在 Carlotta 提供了 OTs 的文件后雇主拒绝提供改善,Carlotta 最终提出诉讼,OTs 可能会在法庭上证明 Carlotta 需要改善。

OTs 还可以为希望避免诉讼以及为寻求残疾雇员合理改善的雇主提供咨询服务。如果 Carlotta 的雇主是积极主动的,他或她可能已经联系 OTs,并了解如何针对 Carlotta 进行调整改善。

这种服务对象是雇主而不是残疾人的咨询通常以工作分析开始(见第 14 章),确定工作要求。治疗师将这些要求与个案的受限进行比较,并尝试进行改善以期其能够履行职务。没有残疾人士的意见,这个改善发展阶段就不能进行。

例如,作者被医院聘用,评估一位受到脊髓灰质炎后遗症和关节炎影响的护士是否可以使用摩托车

（轮椅替代型摩托车）作为她所要求的改善，以减少她每天要走的步数。护士向平等就业机会委员会提出了歧视指控，医院律师建议聘请 OTs 来查看其请求的改善是否合理，以便尽可能避免全面的诉讼。护士长无法想象护士使用摩托车。当作者进行了工作分析后，并确定摩托车是合理的改善。说服护士长这种改善的合理性，是通过花费很多精力在对其他员工进行灵敏度训练完成的（OT 也在其中作出重大贡献的领域）。

假设 Carlotta 决定不回到她的教学岗位，因为她想要改变职业。OT 可能建议 Carlotta 寻找与联邦政府有合约的潜在雇主。联邦政府的契约商必须制订平权行动计划、招聘、雇用、提升和留住残疾人，其工作目标为 7%[114]。最新的工作场所要求雇主评估他们的招聘行为并对其进行调整，以实现这一目标[115]。理论上，这意味着作为一名残疾人士，如果 Carlotta 在与联邦政府签订合同的公司申请工作，只要她有资格担任职位，她就会被优先聘用。

如果 Carlotta 在一段时间内失业并需要从残疾福利转向就业，许多工作激励计划都有助于缓解她的过渡。OTs 可以从社会保险管理局的"红皮书"中了解更多关于为残疾人设计的重返工作奖励计划[106]。

第二章　州和地方政府服务

ADA 的第二章禁止州和地方政府实体以及那些与他们签订合同的人，拒绝有资格的残疾人士参与或享有向非残疾人提供服务、计划或活动的好处[23]。第二章对州政府雇用残疾人士的反歧视保护是受美国最高法院限定的。当一个州根据残疾对雇佣行为进行歧视时，个别州雇员不能再在联邦法院提起诉讼以追究金钱损失[88]。

第二章的其他要求与第三章类似，后面将在非政府实体进行详细描述。然而，第二章对于州和地方政府服务的要求在以下概念上比对私人实体高：

第二章要求政府机构为残疾人提供平等机会参与州或地方政府援助或从中受益、好处或服务[24]。这要求提供比第三章要求更多获得福利的机会，以便提供可以轻松实现的内容，如本章后面所述。州和地方政府服务需要采取具体措施，以获得平等服务。这些措施可能包括物理环境的可及性，改变政策，以辅助设施和服务的形式提供合理改善，提供公共交通的便利性，并通过交流辅助来为听障人士提供 911 服务等。它包括后面第三章中详细描述的其他便利。OTs 可以帮助

州和地方政府作出一些必要的改变，这将在本章进一步讨论。

第二章和第三章通过规则制订流程进行了修订，新条例于 2011 年 3 月 15 日生效[110-112]。大部分变更同时适用于第二章和第三章。有几个是针对第二章的。特别是州和地方政府开办的住宅计划，拘留和惩教设施现在必须符合新的 2010 年无障碍设计标准（通常称为 2010 年标准）中列出的适用设计要求[111,113]。

第三章　公共场所

ADA 的第三章禁止在公共场所（places of public accommodation，PPAs）对残疾人士歧视。这种描述看起来可能有点误导，因为尽管有其名称，ADA 的这一部分涵盖了拥有或出租给他人的私人实体，这些实体影响商业。换句话说，PPAs 是私人拥有的实体，某些类型的业务被交易或受到影响。PPAs 涵盖 ADA 中列举的 12 大类（表 15.1）[25]。负责监督和执行法案第三章内容的联邦政府机构——美国司法部报告说，美国存在超过 500 万个 PPAs[109]。

表 15.1　第三章里的公共场所

类别	示例
住宿地点	旅馆、汽车旅馆
提供食物或饮料的机构	餐厅、酒吧
展览或娱乐场所	电影院、体育场
公共聚会场所	会议中心
销售或租赁场所	面包店、商场
服务设施	洗衣店、殡仪馆、医生的办公室
公共交通站点	火车站
公共展示或收藏的地点	博物馆、图书馆
娱乐场所	公园、动物园、游乐园
教育场所	学前班，私立学校，学院
社会服务机构	日托中心，高级中心
运动或娱乐场所	健康俱乐部，保龄球场，高尔夫球场

构成第三章基础的"超级规则"禁止的歧视如下：

任何拥有、租借或者经营公共设施的私营实体都不能因为残疾而歧视个体在享有商品、服务、设施、特权、优先权或公共设施的完全或平等的权利[26]。

基于第三章规定，PPAs 必须消除使用障碍，如果 PPAs 不能消除障碍，它必须提供替代或合理改善，以

便所有人获取其提供的商品和服务。许多人认为第三章指的障碍是建筑环境或具体环境中的障碍,例如台阶和路边缘石,限制人们进入他们想去的地方。然而,尽管很多人认为第三章的要求几乎是建筑楼宇规范,但消除 ADA 中描述的通行障碍不仅仅是通过消除物理障碍。它还指由态度障碍和规则以及基于对残疾人的谬见、误解和恐惧制订的政策,这些也是一种妨碍他们获得 PPAs 的障碍。

例如,在 ADA 成为法律之前,一些银行拒绝让盲人拥有保管箱。这项政策背后的理由是,因为失明的人看不到他们的保管箱里有什么东西,他们怎么能从箱子里取出他们需要的东西呢? 只有保管箱租户可以进入观察室。基于误解,银行相信自己有被指控盗窃箱子的风险,因此,他们不允许失明人士从他们提供的服务中受益,而这些服务会提供给没有视力障碍的人。这种做法属于歧视视力障碍患者。ADA 禁止这些做法并试图打破这些障碍。

为了进一步完成打破物理和态度障碍的使命,第三章规定了三大原则为残疾人融入社会的理念奠定了基础。首先,PPAs 必须为残障人士提供平等机会去参与所提供的商品和服务或从中获益[27]。此外,PPAs 必须让残疾人士有平等机会从他们提供的商品和服务中受益[27]。最后,PPAs 必须在尽可能整合的环境下提供好处[27,28]。

如做了以下事情,PPAs 可能违反了反歧视法规:

- 因为残疾人士的残疾而拒绝其进入[27]。例如,一家餐馆不能因为流口水而拒绝脑瘫患者进入并为他或她服务。
- 未能按照个人的需要以最综合的设置向残疾人提供物品和服务[28]。例如,职业或大学橄榄球队不能将所有轮椅使用者隔离在终端区的“残疾人”部分,必须允许轮椅使用者与家人坐在一起,并在整个体育场内分散轮椅席位。
- 使用资格标准筛走或倾向于筛走残疾人士,使其不能充分和平等地享受商品和服务[30]。例如,位于繁忙旅游地区的零售商店要求使用信用卡的个人出示驾驶执照作为身份证明,以减少偷来信用卡使用的情况,但这种做法将视障人士或其他不符合驾驶执照资格的残疾人士排除在外。零售店必须接受国家身份证以取代个人的驾驶执照来方便不符合驾驶执照资格的人士。
- 不能在政策、实践或步骤作合理安排,以提供货物、

服务或设施给有需要的残疾人士[31]。前面提及的关于盲人不能使用保险箱的银行政策是一很好的例子,来说明基于残疾的歧视政策。又如,大杂货店有一项政策,收银员必须将所有支票放在收银机的特定栏目中。Carlotta 的 OT 建议她使用大字体支票,因为她可以用更大的字体更清晰地书写。她试图给出纳员一张面积较大的支票。收银员拒绝接受这张支票,因为它不适合用于支票的现金抽屉栏。她还告诉 Carlotta,他们的政策是只接受来自盲人的大字体支票。大杂货店必须修改其政策并接受 Carlotta 的支票。

- 未采取措施确保残疾人不因没有辅助工具和服务而被排除或拒绝服务,与其他人分开处理或以其他方式区别于非残疾人[33]。辅助工具在 ADA 中使用的设备包括 OT 通常称为适应设备或辅助技术的设备。根据规定,辅助器材和服务包括现场合格的口译员或通过视频远程口译(VRI)实时计算器辅助转录服务,助听器、电视上的字幕译码器、盲文材料,录音带文本和“获取或修改设备或器具”[33]。

例如,假设 Carlotta 住在一家经过修缮的历史悠久的酒店,寻求完美的住宿和早餐,她发现她需要一个浴盆长椅才能在她的房间里使用洗浴设施,酒店将不得不为她提供一个浴缸长椅作为辅助工具,这样它才不会排除或拒绝她的洗浴服务。

辅助设备需要有两个例外情况,PPAs 不需要提供辅助设备,如果这设备根本上改变了商品和服务的性质,或造成过度的负担[33]。过度的负担意味着提供辅助工具将会导致重大困难或费用。对 PPAs 的影响因业务规模和预算等因素而异。一家大公司应该比附近的“家庭式”操作花费更多的钱在辅助工具和服务上。例如,如果视力障碍患者要求管理层在酒吧里加强灯光,而酒吧的灯光通常被调低来营造特定的氛围或气氛。

PPAs 不需要提供个人设备和服务,例如单独配置的设备(例如眼镜)或个人性质的服务(例如进食、坐便或穿衣)[37]。然而,如果 Carlotta 要求餐厅在厨房将牛排的肉切成碎片,因她的手软弱无力,妨碍她执行这项任务,这是一个合理的辅助服务。

- 未能在必要时提供辅助工具和服务,以确保有效沟通,除非会造成过度的负担或根本改变[33]。例如,Bob 有耳聋,需要手语翻译员协助来与其他人

交谈。在私人心理健康诊所寻求咨询服务时，他会要求手语翻译员让他与心理健康治疗师沟通。心理健康诊所必须提供手语翻译，除非这是过度的负担。

- 拒绝移除现有设施中的建筑和结构性沟通障碍，而这是即刻达成的[34]。即刻达成意味着移除障碍是很易完成并且没有太多困难或费用[34]。ADA 法规提供了 21 个 PPAs 可采取的步骤示例消除障碍（框 15.7）。

框 15.7　去除障碍的方法示例

- 安装坡道。
- 把路边和门口的路基切割。
- 重新定位货架。
- 重新排列桌子、椅子、自动售货机、展示架和其他家具。
- 重新摆放电话。
- 在电梯控制按钮加上突起的标记。
- 把门加宽。
- 安装偏置铰链以扩宽门口。
- 消除旋转门或提供其他可进出的路径。
- 安装可通行的门硬件。
- 在厕所内安装扶手。
- 重新布置厕所隔板以增加转动空间。
- 厕所管道置于水槽下方以防止灼伤。
- 安装升高的厕所座椅。
- 安装全浴室长镜子。
- 将纸巾分配器在浴室中重新放置。
- 创建指定的无障碍停车位。
- 在现有饮水器上安装无障碍纸杯乘载器。
- 移除叠高、低密度地毯。
- 安装车辆手控制装置。

　　ADA 法规承认，并非所有的改变都可以即刻达成。参考社会残疾人团体成员的意见，司法部在 ADA 法规中规定了四个 PPAs 应该遵从来移除的优先障碍事项（框 15.8）[33]。

- 当移除障碍不是即刻可达成时，拒绝通过其他可行替代方法提供商品和服务[36]。ADA 法规提供了三个替代方案，例如，为难以进入的餐厅提供路边外卖或送货上门服务，将杂货店内难以接触到的货架上的商品移到可接触到的地点[36]。例如，为追求她的电影爱好，Carlotta 希望看最新的热门艺术电影。一个多屏幕电影院正在放映这部电影，但是放映这部电影的特定电影院需要攀登一段台阶。剧院必须转换影院，以便 Carlotta 可以看到想看的电影[36]。

框 15.8　符合移除障碍要求的四项重点

- **优先级 1：进入公共住宿场所**

　　首先，公共住宿场所（PPA）应尝试提供从公共人行道、停车场或公共交通进入 PPA 的无障碍路径。换句话说，为残疾人士进入大楼提供一种方法。例如，包括在个别情况下可能需要的其他措施，在入口处安装坡道、扩大入口、提供无障碍停车位[34]。根据这项规定，PPA 负责确保 Carlotta 可以从她的停车位进入电影院的大厅。

- **优先级 2：可以进入货物和服务区**

　　PPA 应该关注的第二个优先事项是提供进入向公众提供商品和服务的公共场所。这一步回答了以下问题：既然残疾人士可以通过我们的门进入，那么我们如何让他们参与我们提供商品和服务的 PPA 的实际部分？这可以包括调整路牌展示架的布局，提供盲文和凸起字符标志、加宽门道、提供视觉警报以及安装坡道等改变[33]。根据本节，电影院希望确保 Carlotta 能够进入小吃店购买她的爆米花，并进入剧院看电影。

- **优先级 3：进入洗手间**

　　第三个优先事项是使用洗手间设施。这可能包括诸如去除阻塞通道的家具或自动售货机，扩大门道，安装坡道，提供可使用的标牌，扩大厕所档位，降低纸巾分配器和镜子以及安装扶手杆，可用的水龙头把手和肥皂分配器。在此条款下，电影院将使 Carlotta 能够进入洗手间[33]。

- **优先级 4：获得货物和服务**

　　第四个也是最后的优先级是获得 PPA 提供的货物、服务、设施、特权、优势或住宿。这包括使用 PPA 提供的实际商品或服务[34]。对于 Carlotta，PPA 需要考虑是否有一个地方让她坐在电影院里，以便她可以观看她想看的电影。他们是否可以移动座位，让她和她的家人坐在一起？他们可以分散剧场中的座位，以便他们不必将剧院后部或前方的所有轮椅使用者隔离开来吗？

- 在某些情况下，未能提供等效的运输服务和购买无障碍车辆。例如，大型游乐园 Robby Rat's Fantasy Garden 提供有轨电车将人们带到其巨大的停车场中。在她的一次旅行中，Carlotta 把她的孙子带到幻想花园。幻想花园必须为 Carlotta 提供从停车场到入口大门的无障碍交通。

- 未能保持设施和设备的无障碍功能[29]。例如，Streams 百货商店必须保持其无障碍入口的斜坡进入商店。这意味着在冬季铲雪，在秋季扫叶，以便 Carlotta 在她去这座城市时能进入商店。

- 未能设计和建造新设施，并在进行改建时，没有根据建筑和交通障碍合规委员会颁布的 ADA 无障碍指南改变现有设施，并将其纳入最终司法部第三章法规或 2010 年标准，具体取决于新建或改造设施的完工日期[35,39,40,113]。这是 ADA 的"建筑楼宇准则"的引入。具体要求决定建筑商应如何设计和装饰建筑物以提供通道。2010 年 ADA 无障碍设计标准（2010 年标准）要求可在线获取（*http://www.ada.gov/2010adastandards_index.htm*）。

政府机构定期更新无障碍指南和相关标准。例如，2010 年标准允许 PPAs 要求个人把其服务动物（导盲犬等，编者注）带走，如果它失控和处理者无法控制或它在大小便[32]。2010 年标准还采用了两层标准，来区分轮椅和"其他动力驱动的移动设备"实现移动。包括残疾人使用的移动设备，但不一定是为此目的而开发的，如 Segway PT[112]。战争中返回的伤兵通常使用改装的 Segway PTs 作为移动工具。新规则允许使用这些替代移动设备。2010 年标准的另一个变化是规定住宿地必须允许个人在相同的时间和方式下与未残疾人士一样预订无障碍客房[112]。

请记住，有些州的规定与 2010 年的标准要求是不同的。例如，佛罗里达州要求无障碍停车位有一个 12 英尺宽（144 英寸）（1 英寸＝0.025 4 米）和一个 5 英尺（1 英尺＝0.304 8 米）通道[102]，而 2010 标准要求宽度为 8 英尺（96 英寸），并有一个 5 英尺通道[76]。ADA 法规建议 PPAs 遵循为残疾人提供最大空间的原则。

有时候，政府机构制定的标准只作为推荐指南。例如，Carlotta 可能难以从她的轮椅转移到检查台上进行一年 1 次的巴氏涂片或从她的轮椅上使用乳房 X 线检查设备。其他轮椅使用者可能无法在他们的医疗保健提供者办公室使用体重秤或其他诊断设备。为了满足这些需求，"可负担医疗法案"第 4203 条建立了"康复法案"第 510 条[77]。"这一新的部分要求建筑和运输障碍合规委员会（也称为 U. S. Access Board）与食品和药物管理局（FDA）制定医疗诊断设备无障碍标准。

建筑和运输障碍合规委员会（Access Board）在 2012 年发布了"建议规则制定通知"，作为开发医疗诊断设备无障碍标准的第一步，"在最大程度上允许残疾人独立进入、使用和退出设备"[103]。一个咨询委员会，其中包括医疗设备制造商、医疗服务提供商、标准制定组织、残疾人代表组织、联邦机构及其他利益相关者在 2013 年底发布了推荐标准[98,99]。这些标准只是建议，并不是必需的。但是，OTs 在向残疾服务对象建议医疗环境中的进入需求时应考虑这些标准。这些标准对 OTs 给予寻求咨询的服务对象建议时也相当重要，这些建议有助于协助满足其第二章和第三章中有关提供医疗服务的使用义务。

作业治疗师的角色

尽管国会已经通过了 ADA 超过 25 年，但许多例子指出普遍缺乏对提供使用需要的遵守[85,96]。OTs 在推动第三章的准入和包容性要求方面处于独特的地位。凭借我们在作业表现、表现技能、表现模式、活动分析和个人因素方面的知识，我们有能力研究具体环境如何影响作业表现[80]。我们知道如何对环境、任务或个人作出适应性改善，确保个人虽然有局限，但仍可表现。这些相关知识使得 OTs 成为顾问，帮助 PPAs 遵守第三章提供使用需求，通过考察使用障碍的限制向 PPAs 提出建议以改善物理和非物理（包括态度，政策和程序）的可及性。

OTs 可从两个角度提供使用干预。他们的服务对象可能包括残疾人士，如 Carlotta，她们通过增加她们的使用及融入来增加他们社会参与。另一方面，OTs 可能会发现他们的服务对象包括积极的 PPAs，希望为残疾人士提供他们的产品和服务，以避免诉讼和/或做正确的事情。

当服务对象是残疾人士时，OTs 应该执行职业概况，深入研究客户在社区中的兴趣，就像 Carlotta 所做的那样[80]。OTs 与客户合作确定阻碍服务对象参与他或她选择的社区活动障碍。在 Carlotta 的案例中，我们知道看电影和去商场对她很重要。我们的部分干预计划将包括解决 Carlotta 能够参与这些作业的改变措施，解释她在第三章里的权利，并建议如何向 PPA 宣传所需的改变。如果 PPA 未能作出改善为 Carlotta 提供使用权，她可以向华盛顿的司法部提交行政投诉（http://www. usdoj. gov/crt/ada/enforce. htm # anchor218282）或立即提出诉讼。如果发生这种情况，OTs 可能会成为等三章诉讼的证人。

当 PPA 是服务对象时，OTs 应该根据 ADA 描述的优先级查看 PPA 提供的商品和服务，其使用的政策和程序（特别是与客户服务有关的政策）以及提供的实际使用。正如与就业相关的 ADA 与雇主的磋商通常始于工作分析一样，与 PPA 的使用咨询始于无障碍审计。无障碍审计（accessibility audit）是从物理和政策的角度审查 PPA 提供的使用和融合。无障碍审计基于 2010 年标准要求，PPA 可以增加使用权的修改类型以及根据第三章中设定的优先级实现轻松变更。图 15.1 展示了无障碍审计，其中包括根据 2010 年标准检查物理和非物理使用障碍，并遵循第三章中指定的优先级。OTs 还可以为雇主提供咨询服务。

如何根据 ADA 进行无障碍审计

A. 请记住,第三章,公共改善不限于建筑物的物理可达性。第三章包括有意义的介入和平等参与公共改善提供的所有方案和服务。如果你不明确标注具体的位置,进行无障碍通达就没有价值。例如,公共改善必须包括可使用的标牌,以协助个人找到无障碍浴室和建筑物入口。

B. 第三章规定了以下无障碍优先事项:

1. **公共人行道,停车场或公共交通的可及性**。包括在入口处安装坡道,扩宽入口,并提供无障碍停车位。

2. **向公众提供商品和服务的公共场所的可及性**。包括调整陈列架的布局,提供盲文凸字标牌,加宽通道,提供视觉警报和安装坡道。

3. **使用洗手间设施**。这包括清除阻塞的家具或自动售货机,扩大门口,安装坡道,提供可使用的标牌,扩大厕所档位,降低纸巾分配器和镜子的位置以及安装扶手。

4. **公共场所提供的商品、服务、设施、特权、优惠或住宿的可获得性**。这包括使用实际商品或服务本身。

C. 无障碍审计应遵循第三章中列出的优先事项。

第一步:根据第一优先级,看通往和进入公共设施的公共人行道,停车场和公共交通的地方:　　　　　　　是　　　否

1. 车位宽 96 英寸(1 英寸 = 0.025 4 米)并相邻 60 英寸的接入过道?　　　_____　_____

2. 每八个停车位中有一个 96 英寸通道并标示"面包车可使用"?　　　_____　_____

3. 多少个指定停车位给残疾人士?　　　_____　_____

　　_____(_____空间百分比)

　　[与 ADAAG § 4.1.2(5)(a)的图表比较;应该为门诊单元或设施提供总数 10% 的可以使用车位。]

4. 如果是有顶停车场,则天花板至少有 114 英寸高以允许高顶篷车通过?　　　_____　_____

5. 是否所有停车位的坡道(路缘切口)都是渐变的 1:20 斜度具有纹理、防滑表面?　　　_____　_____

6. 停车场和建筑物是否被街道隔开?　　　_____　_____

7. 无障碍停车位位于从停车区到可到达的建筑物入口最短的路线通道上?　　　_____　_____

8. 可使用的路面是否光滑(无沙子,砂粒或孔盖)?　　　_____　_____

9. 所有沿着可使用路线的坡道是否至少以 1:12 的坡度倾斜(1:16~1:20 更好)?　　　_____　_____

10. 坡道的底部和顶部是否有 5 英尺(1 英尺 = 0.304 8 米)与坡道本身一样宽的水平着陆台面?　　　_____　_____

11. 是否所有的坡道都带扶手,扶手位置在上,防滑,抓手安装在坡道表面上方 34~38 英寸之间?　　　_____　_____

12. 可通行的通道走道至少 48 英寸宽吗?　　　_____　_____

13. 可通行的通道是否标有适当的标志?　　　_____　_____

14. 是否有乘客上、落区?　　　_____　_____

15. 无障碍入口位于_____　　　_____　_____

16. 无障碍门是否标有适当的标牌?　　　_____　_____

17. 入口门的宽度是否至少为 32 英寸?　　　_____　_____

18. 门是否自动?　　　_____　_____

19. 开门系统是否设定为小于_____磅的压力(采用推拉秤测量,尽管此时没有对外门设置特定要求)?　　　_____　_____

20. 如果在入口处连续有两扇门,门打开方向或背对两扇门之间的空间,至少有 48 英寸吗?　　　_____　_____

21. 有没有取代旋转门的选择?　　　_____　_____

22. 门的把手形状是否只需要一只手打开,不要求紧握、紧捏或手腕扭动来操作?　　　_____　_____

23. 门槛低于 1/2 英寸高吗?　　　_____　_____

24. 如果主入口有台阶,是否有适当的标志指导顾客到无障碍入口?　　　_____　_____

第二步:考虑进出提供商品和服务的公共场所。这包括调整陈列架的布局,提供盲文和凸字标牌,加宽通道,提供视觉警报和安装坡道。

A. 列出设施中向公众提供商品,服务和计划的所有区域。(请记住,这包括那些通常不被视为公共场所的地方,但却又是公共场所的部分场所。例如工厂的展厅,一般不向公众开放,但外部买家和销售人员可能进入。)

B. 商品、服务和节目所在的区域能使用吗?(对于在该位置提供的所有商品、服务和节目应重复此步骤。)

图 15.1　如何进行无障碍审计以检查是否符合 ADA 要求[113](ADA 顾问 Barbara L. Kornbla 提供,1992 年,2002 年,2011 年)

	是	否

1. 通路的宽度,包括走廊和过道,是否至少 32 英寸(1 英寸=0.025 4 米)? ＿＿＿ ＿＿＿
2. 通道是否畅通,没有突出的电话,饮水机或其他物品? ＿＿＿ ＿＿＿
3. 通路地板是否覆盖有高密度、低毛绒(1/2 英寸)地毯、防滑瓷砖或乙烯基材料? ＿＿＿ ＿＿＿
4. 门口是否至少 32 英寸宽? ＿＿＿ ＿＿＿
5. 如果通路沿途有台阶,那么该区域是否也有电梯服务? ＿＿＿ ＿＿＿
6. 台阶是否覆盖有防滑表面,提供充足的照明,并设计有弧形边沿和倾斜立台? ＿＿＿ ＿＿＿
7. 是否所有楼梯两侧都有扶手栏杆,并带有顶部扶手、防滑抓面并安装在楼梯底部之上 34~38 英寸之间? ＿＿＿ ＿＿＿
8. 扶手栏杆是否延伸超过顶级 12 英寸以及超过底端 12 英寸加上底级一格阶梯的宽度? ＿＿＿ ＿＿＿
9. 室内门的门槛是 1/2 英寸或更低? ＿＿＿ ＿＿＿
10. 开门机关是否设置为 5 磅或更低的压力? ＿＿＿ ＿＿＿
11. 门的把手形状是否一只手便可打开,而不需要紧握、紧捏或手腕扭转来操作? ＿＿＿ ＿＿＿
12. 如果门口有两个独立操作的门扇,其中一扇是否至少 32 英寸宽? ＿＿＿ ＿＿＿
13. 如果沿着通道有两个门串联,门是否朝同一个方向打开还是远离两个门之间空间,并且至少有 48 英寸的空间加上任何通向空间的门的宽度? ＿＿＿ ＿＿＿
14. 电梯呼叫按钮是否位于地面以上 42 英寸处,并且直径至少为 3/4 英寸? ＿＿＿ ＿＿＿
15. 安装在电梯呼叫按钮下方的物体是否凸出电梯门厅超过 4 英寸? ＿＿＿ ＿＿＿
16. 在每个电梯入口处是否提供可见和可听信号,以指示哪部电梯正在应答呼叫以及电梯行进的方向(1 次是向上,2 次是向下)? ＿＿＿ ＿＿＿
17. 在电梯的两侧提供至少 2 英寸高的凸起字符和盲文字符,并居中在地板上方 60 英寸处? ＿＿＿ ＿＿＿
18. 电梯是否配备了自动重启装置? ＿＿＿ ＿＿＿
19. 在接到信号后,电梯门要保持打开至少 3 秒钟? ＿＿＿ ＿＿＿
20. 电梯内的控制按钮是否有盲文和凸起的字母? ＿＿＿ ＿＿＿
21. 按钮是否距离地面小于等于 54 英寸以便轮椅使用者靠近使用,不高于 48 英寸以满足正面使用? ＿＿＿ ＿＿＿
22. 如果提供公用电话,它们是否在可到达的无障碍楼层上? ＿＿＿ ＿＿＿
23. 是否至少安装了一部电话,操作部件是否距离地面 54 英寸或更少以便轮椅使用者靠近使用, 48 英寸或更少当从正面使用? ＿＿＿ ＿＿＿
24. 电话之下是否有至少 30 英寸×48 英寸的空间,并且没有底座、机箱、固定座位和超过 4 英寸的突出物体? ＿＿＿ ＿＿＿
25. 至少有一部电话装有扩音机,用于有听力障碍的人,并且位于便携式 TTD 电源插座附近? ＿＿＿ ＿＿＿
26. 电话线是否至少长 29 英寸? ＿＿＿ ＿＿＿
27. 是否至少提供了一个文字电话? ＿＿＿ ＿＿＿
28. 无障碍电话在哪里? ＿＿＿ ＿＿＿
29. 无障碍电话标签是否有适当的标牌? ＿＿＿ ＿＿＿
30. 喷泉的喷口是否安装在距离地面不超过 36 英寸? ＿＿＿ ＿＿＿
31. 火警和其他警告信号是否以视觉和听觉方式提供? ＿＿＿ ＿＿＿
32. 是否房间号码、方向标志、应急指示、其他标志和标记用大号,方块字母和数字使用对比色, 以便视障人士阅读? ＿＿＿ ＿＿＿
33. 是否提供有凸出和盲文字母和数字的标志? ＿＿＿ ＿＿＿

如果对上述任何问题的答案是否定的,那么可以采取什么合理的措施来改善进出提供商品、服务和计划的地区?

＿＿

＿＿

图 15.1(续)

第三步:看洗手间的设施。

	是	否
1. 无障碍洗手间在哪里?_____		
2. 无障碍洗手间是否有适当的标牌?	___	___
3. 洗手间在无障碍通路上吗?	___	___
4. 可否使用厕所时不用上下台阶?	___	___
5. 通往洗手间的通路的宽度,包括走廊和通道,是否至少有 32 英寸的可用空间?	___	___
6. 通往洗手间的通路是否无凸出的电话、饮水机或其他物品?	___	___
7. 卫生间的通道地板是否覆盖着高密度的、低毛绒地毯(1/2 英寸)(1 英寸=0.025 4 米)、防滑瓷砖 或乙烯基地毯?	___	___
8. 卫生间的门口是否至少 32 英寸宽?	___	___
9. 洗手间门口是否需要不大于 5 磅的压力才能打开?	___	___
10. 厕所的入口是否至少 32 英寸宽?	___	___
11. 无障碍马桶座位的顶部是否距地面 17 英寸到 19 英寸之间?	___	___
12. 卫生纸分配器是否允许在没有传送控制的情况下连续流动出卫生纸?	___	___
13. 如是墙面安装,坐厕的最小深度是否有 56 英寸,如是地面安装,是否有 59 英寸?	___	___
14. 厕所内是否有一个至少 36 英寸宽,向外开出及自动关闭的门?	___	___
15. 是否至少有两条至少 36 英寸长的扶手安装在可进入的厕格内,其中有一条扶手安装在坐厕后面?	___	___
16. 扶手杆是否距离地面 33~36 英寸之间?	___	___
17. 小便池是否距离地面最高 17 英寸?	___	___
18. 小便池前方是否有 30 英寸×48 英寸的空间可供前方使用?	___	___
19. 肥皂的容器、纸巾分配器、干手器和女性产品分配器是否在距离地板 48 英寸范围内?	___	___
20. 如安装了镜子,其底部边缘是否位于地面 40 英寸范围内?	___	___
21. 如安装了水槽,其边缘或对面的表面是否位于地板的 34 英寸范围内,并且从地板到底部提供 了 29 英寸的间隙空间?	___	___
22. 水槽前面是否有 30 英寸×48 英寸的空间以允许前端使用?	___	___
23. 热水管是否绝缘或配置成免接触?	___	___
24. 水槽水龙头是否是手柄操作、推式、电子控制或单手操作,而不需要紧握,捏或扭动手腕?	___	___
25. 自动关闭的水龙头是否保持开启至少 10 秒钟?	___	___

第四步:查看在公共场所提供的商品、服务、设施、特权、优势或安排的使用。

这一步回答了"人们能否使用或利用在公共场所提供的商品、服务、设施或节目?"的问题。

回顾**第二步**中确定的商品、服务、设施或节目,并确定它们是否可用。**例如:**

	是	否
1. 在需要的时候有没有印刷材料的形式可替代?	___	___
2. 架内或墙壁上的物品是否可以触及?	___	___
3. 在剧院、会议中心和音乐厅内是否有特殊的听音设备提供给听力障碍人士?	___	___
4. 坐轮椅人士可否到达图书馆使用缩微胶卷机器?	___	___
5. 足球场上是否有轮椅整合位置使个人不必从轮椅转移到椅子上?	___	___
6. 残疾人士可以够到杂货店货架上的物品吗?	___	___

第五步:如果第一步到第四步确定有残疾人士无法使用的商品、服务、设施或节目,是否可以进行特别安排以使个人能够享受商品、服务、设施或节目?

是否有政策需要改变,以便残疾人参与?

图 15.1(续)

OT 实践要点

倡导残疾雇员

- 分析身体功能,以确定员工是否可以在有/无合理改善的情况下合理安排特定工作的基本功能。
- 建议具体的合理改善,例如改善设备、辅助工具或现场,促使未来或回归的员工可以履行其工作的基本职能。
- 获得改善设备或辅助工具以促进工作场所和社区的表现。
- 制订策略,预备未来的员工在面试和招聘过程中向人力资源人员提出合理改善的要求。
- 指导残疾青少年首次进入就业市场如何管理申请、招聘和面试流程。
- 扩大公共设施在主流生活独立的使用上,如剧院、会议中心、酒店和餐馆,关注无障碍社区、辅具和服务、适合设备并倡导获得它们。
- 向服务对象提供信息,以便他们能够基本了解 ADA 中的权利。

OT 实践要点

公共场所安排咨询

- 向提供公共场所服务的企业提供建议,如餐馆,电影院,医院,医疗诊所和酒店,以及如何使其设施可供残疾人士使用。
- 确保残疾人士能够进入公共场所,并提出消除建筑障碍和其他障碍的建议。
- 协助获得辅助工具,使残疾人有平等的机会参与或受益于提供的项目。
- 通过进行无障碍审计并提出建议,以增加进入机会和主动移除障碍,以防止诉讼。
- 查找和/或获取公共场所改善的辅助设施和服务。
- 培训员工如何让残疾人士在其设施中感到受欢迎,如何使用辅助设备以及如何为残疾人士提供辅助服务。

OT 实践要点

与雇主协商

- 分析工作以确定基本工作职能和为特定的工作找出可行的改善。
- 根据工作分析制订或改写工作描述,包括基本工作职能的具体描述。
- 修改工作地点,为残疾员工提供合理改善。
- 建议具体的工具和改善的设备,使雇主可以聘用残疾人,并在设备的协助下,可以执行特定工作的基本功能。
- 使同事和主管在与残疾人士进行互动、监督及工作时增加敏感性。
- 培训主管进行合理改善,使受伤员工重返工作岗位,包括工伤赔偿的索赔人。
- 确保残疾人能够使用工作场所,并在发现建筑不可用时及时提出建议。
- 对高受伤风险相关的职位提出聘请后工作相关员工筛选和/或评估。
- 对工作人员现有安全执行工作基本职能的能力进行个性化评估,以确定残疾工人是否对自己或其他人的健康和安全构成直接威胁。
- 通过在投诉或调解过程中推广具有成本效益的合理安排来节省企业资金,以避免代价高昂的诉讼。

航空运输准入法案

Carlotta 的职业形象表明,旅行对她来说是一项有意义的作业活动。为了追求这种作业活动,现在她使用轮椅进行行动,她需要知道旅行期间会发生什么,以及她如何为自己争取权益。关键是 1986 年的航空运输准入法案(ACAA)。经修订的 ACAA[78]禁止外国和国内航空公司在空运中歧视有身体或精神障碍的人。ACAA 只适用于向公众提供定期租用服务的航空公司。与 ADA 和公平住房法案一样,ACAA 列出了它认为具有歧视性的具体行为。

ACAA 中的禁止歧视

航空公司的运营商不得因残疾而拒绝运送符合资格的残疾人[3]。残疾的定义与 ADA 中的定义相似。在航空公司旅行环境中,有符合残疾资格的人士意味着他或她在寻求购买或已经拥有飞机票。ACAA 会保障 Carlotta,因为她患有关节炎并持有机票。根据联邦法规,如果乘载该人员会对其他人的健康和安全造成直接威胁[4],承运人可能会将该人驱逐在航班之外。这与 ADA 中的直接威胁标准相似。如果航空承运人出于安全原因排除了残疾人,承运人必须在拒绝的 10 天内提供书面解释,包括拒绝的具体依据[6]。

航空承运人不得拒绝向符合资格的残疾人士提供交通,"因为该人的残疾导致外观或不自主行为,可能会冒犯、烦扰或造成机组人员或其他乘客不便"[5]。航空公司不能将限制残疾人登机的数量作为拒绝乘载的理由[2]。如果乘客没有要求,ACAA 禁止航空公司要求残疾人士接受特殊服务,例如提前登机。同样,航空承运人不能隔离有残疾的乘客,即使为他们提供单独或不同的服务[8]。

根据 ACAA,航空承运人不能要求具有资格的残疾人士提前通知其出行意向或残疾情况,以此作为接受运输或接受服务或特别安排的条件[7]。Carlotta 不必事先通知航空公司她的飞行计划。然而,该规则有少数的例外存在。对于某些需要提前准备的特殊安排,航空公司可能需要长达 48 小时的提前告知。这些措施包括,例如,使用医用氧气,在少于 60 个座位的飞机上运载电动轮椅,在超过 8 小时的飞行中与服务动物或提供情绪支持或精神科服务的动物一起旅行,以及在缺乏无障碍洗手间的飞机上提供特别轮椅[8]。

除了遵守由美国联邦航空管理局(FAA)制定的安

全规定外，航空公司不能排除特定座位的残疾乘客或要求他或她坐某个座位，例如出口排座位，这要求乘客有特殊的能力可以在紧急情况下打开出口门[15]。航空公司必须根据该人的残疾情况，在需要时提供乘客座位分配，并提前 24 小时提出要求。例如，如果 Carlotta 旅行的服务动物协助她执行诸如拉动轮椅和从地上拾取物品等任务，承运人必须分配靠舱壁座位或另一个可容纳服务动物的座位[14]。

除了在某些有限的情况下，航空公司不会要求残疾人与随行人员一起旅行[9]。这些有限情况包括那些行动不便的人不能协助自己的撤离以及精神残疾者无法理解或响应机组人员的安全指示等情况[9]。如果残疾人和承运人对个人的情况是否符合 ACAA 的标准持不同意见，承运人可能会要求陪同人员，但不得收取服务员的交通费用。

航空承运人的义务

航空运营商必须通过人员、地面轮椅、登机轮椅和坡道或机械电梯等提供登机和下飞机的援助[16]。如果无法用登机入口，航空公司必须通过电梯或坡道提供登机服务[17]。某些小型飞机和低使用量机场存在例外情况。OTs 应与 Carlotta 一起讨论如何向航空公司人员解释帮她转移的最安全方法。Carlotta 也应该知道，如果她不能独立操控轮椅，承运人不能留她在地面或登机轮椅超过 30 分钟无人值守[18]。如果机上有地方储存空间，承运人必须把轮椅作为随身行李或托运行李，航空公司尽快归还给她，并尽可能靠近飞机门[20]。她也可以选择在行李提取区域将其交付给她[20]。

ACAA 要求航空公司向残疾人提供其他援助，如框 15.9[19]所述。运营商不能为提供这些服务收费[10]。

框 15.9　如果需要,服务航空公司必须提供的情况

- 辅助登机或下机时就坐或离坐。
- 协助进食前的准备,如打开纸盒但不助进食。
- 如机上有轮椅,协助进出厕所(但在厕所内不提供协助)。
- 协助行动欠佳人士进出厕所,但不涉及提举或搬运。
- 协助装载和取回随身携带的物品,包括存储在机上的移动辅助设备。

宽体飞机必须有便利的洗手间,而拥有 100 个座位或更多座位的飞机必须有优先空间用于存放轮椅[12,13]。此信息可帮助 Carlotta 根据飞机提供的服务选择航班。除了飞机本身的服务和可及性之外,航空公司还必须确保他们的候机楼能够到达[11]。

ACAA 要求航空公司培训员工对残疾人的认识和恰当应对,"包括身体、感官、精神和情感上的残疾,包括如何区分残疾人的不同能力"[21]。这可以为 Carlotta 这样的特定客户提供机会,向航空公司推广以提供敏感度和残疾意识培训。

每家航空公司都必须在每个机场指定一名投诉解决职员,负责接收并努力解决投诉。如果无法解决投诉,则必须向乘客提供该问题的书面摘要,并概述承运人为解决问题所采取的步骤。还必须告知乘客他们有权向美国运输部(DOT)进行投诉[22]。有关向 DOT 提交投诉的信息可以在线获得,网址为 http://airconsumer. ost. dot. gov/ACAAcomplaint. htm。

DOT 非常重视 ACAA。在 2011 年 2 月,一家航空公司同意以 $ 2 000 000 和解费与 DOT,因未能提供充分和及时登上飞机和下飞机残疾乘客的轮椅援助,未能提供书面回复投诉人所指控违反 ACAA 的行为,未能妥善分类及准确报告其与残疾有关的投诉[75]。

作业治疗师的角色

OTs 可以与他们的服务对象合作,帮助他们了解其对航空旅行的需求,并帮助他们制订满足其需求的策略。他们还在向客户告知他们在航空旅行中享有的权利以及如何为他们自己提倡这些权利方面发挥关键作用。

伦理考虑

作为 OTs,我们处于独特的位置,有助于理解残疾及其对日常活动和功能的影响。OTs 可以作为顾问利用这些知识直接与航空公司合作,并开展法律规定的培训以促进敏感度和意识的培养。

公平住房法案

国会通过的 1988 年公平住房修正法案中增加"残障"(以下简称为残疾人士,具有同等法律意思更加政治正确的术语[89])到那些在住房歧视的保护列表。公平住房法案修正案通过之前,公平住房法(FHA)所禁止的歧视仅基于种族、肤色、宗教、性别、家庭状况或国籍[94]。

一般而言,FHA 禁止在以下活动过程中的歧视:售卖、出租、房屋住宅广告、提供经纪服务或其他住宅房地产相关交易(例如提供按揭贷款)。FHA 涵盖私人住房,获得联邦政府援助的住房以及州和地方政府的住房。FHA 存在一些例外情况。例如,FHA 不适用于拥有四个或四个以下单位的自住公寓楼,也不适用于业主拥有少于三间单户住宅并且不从事出售或出租住宅业务的私人住宅。

FHA 使用与 ADA 相同的残疾人士定义。歧视是指由于买方或承租人的残疾、目标居民的残疾或任何与残疾人士有关的人的残疾而拒绝或进行出售或出租。业主不可以询问申请购买或租用房屋的人是否是残疾人士,并且他们不能因为住宅单元的租房者或购买者是残疾人,从而收取更高的价格或提供不同的服务。

公平住房法修正案的通过给了残疾人士一定的额外使用和享受住所的权利。这些附加权利在促进残疾人独立生活和参与方面发挥重要作用。根据 FHA,如果拟议中的建议拒绝允许合理修改被占用或将被残疾人士占用的现有房屋是非法的,因修改对残疾人士充分使用和享受住所是必要的。然而,与 ADA 不同的是,FHA 不需要业主支付修改费用;它只要求房东允许租客进行修改,费用由需要的残疾人士自己支付。

如果这是合理的,房东可能会要求承租人同意在修改之前恢复其内部状况。如果承租人计划对住宅进行修改,则房东不得增加保证金。但是,房东可以在修改建议的合理说明时作出修改许可,并保证该工作将由持有许可执照的专业人员适当执行,除此之外还有其他规定。

FHA 还规定,任何人在需要时拒绝在规则、政策、实践或服务中作出合理改善,使残疾人有平等机会使用和享受住宅单位,包括公共和共同使用区域是违法的。例如,公寓建筑管理公司必须制定一项"禁止宠物"政策的例外规定,以便患有脊髓损伤的个人可以保留服务犬。另一个经常争议的例子涉及停车。一个残疾人可能需要在他或她的公寓附近分配一个停车位,该停车位以未指定的停车位更利于残疾人士的接受。修改停车政策以允许为残疾人分配停车位将是一个合理的调整。

研究表明,基于家居评估的干预措施,如提供浴椅和推荐扶手,有助于防止家中跌倒,并鼓励安全和独立参与日常家居生活[87,105]。Carlotta 的干预计划将包括家居评估。将 FHA 的规定应用于 Carlotta 的案件为她寻求独立参与提供了一些帮助。首先,房东必须允许 Carlotta 安装她的作业治疗师推荐给她的浴缸的扶手,

只要这是通过许可证和所有必要的要求方式完成的。正如 OT 推荐的,房东可能必须允许 Carlotta 扩大她的浴室门,以便 Carlotta 可以将她的轮椅放进浴室。随着 OT 与 Carlotta 合作实施的这些和其他修改,Carlotta 可以独立参与她的 ADL。

Carlotta 的第二个问题涉及她需要帮助来实施她的水上家园计划。要做到这一点,她必须能够使用游泳池,跟公寓大楼的所有居民一样,这是她有权享受的舒适环境。除非她的朋友可以帮助她每天进出泳池,否则 Carlotta 无法进入泳池。房东可能不得不修改"周末游泳池关闭"政策,以便 Carlotta 可以在周末进入和使用游泳池。

如果房东不想让 Carlotta 作出这些安排呢?如果服务对象不能使用它们,即使 OT 和/或 OTA 提供的最适合住宿的建议也毫无价值。由于 OT 干预计划的成功可能取决于提供这些住宿,OT 和/或 OTA 应引导 Carlotta 浏览美国住房和城市发展部(HUD)网站——http://www. hud. gov/complaints/housediscrim. cfm——Carlotta 可以提出行政投诉,鼓励房东允许提供她所需的安排。请记住,根据 FHA,房东不负责进行改装,但必须允许房客作出必要的合理安排。HUD 的工作人员将联系业主和/或物业管理公司,通过鼓励他们遵守法律来调解情况,并尝试解决问题而不需要提出诉讼。

OTs 和 OTA 也会发现 FHA 在其他十分常见的情况下有帮助。例如,在出院前对患者和住户进行家访的 OTs 会感谢 FHA 的支持。在这些家访中,OTs 通常评估个人在家中尽可能独立生活的能力。这项评估包括就适应性设备和对家庭的其他修改提出建议,以促进独立参与。如果房东拒绝允许对住宅单元进行修改,FHA 给予治疗师建议权利。如果房东对所需的安排说"不",那么在家中需要扶手和其他改善的客户应有替代选择。

倡导作为干预

OTs 促进工作、休闲和 ADL 的参与。如前所述,尽管 OTs 和他们的客户作出了努力,但仍然存在着障碍。例如,客户可以成功地从轮椅上转移到诊所的厕所和洗澡台,但如果房东不允许修改房间,则不能进入家中的浴室。Carlotta 可以从轮椅上完成工作,但校长不会将她转移到无障碍教室。

为了促进参与这些情况,OT 可能不得不将倡导纳

入干预策略。OT 可能需要担当倡导者，或者他或她可能需要通过自我宣传过程来指导客户。

伦理考虑

八条宣传规则

- 了解法律。
- 阅读规定。
- 相信你或你的客户有权获得你所寻求的。
- 组织你自己，记录你的努力，写下所有的东西，并保留所有信函的副本。
- 从问题的根源开始。
- 要具体；准确告诉他们你想要什么。
- 向负责监管的行政机构提出投诉问题。
- 贯彻始终。

总结

ADA、ACAA 和 FHA 的存在是为残疾人士提供某些权利。这些法律与 OT 干预相结合，有可能为残疾人开放参与途径。通过熟悉这些法律并与客户分享这些信息，OT 可以发挥重要角色，确保他们服务的人有更多机会参与工作，休闲和日常生活活动[1,38,79]。

在 ADA、ACAA 和 FHA 的协助下，Carlotta 应该能够继续担任她的教师工作，并且在 ADA 第一章下由她的雇主提供合理的改善。Carlotta 可以继续乘飞机旅行，找到在 ACAA 下提供给她改善的完美住宿加早餐。她可以继续购物，并在 ADA 第三章下为她提供保护。FHA 将提供 Carlotta 需要的法律工具，通过与房东合作提供她需要合理安排，以保留她目前的公寓，并独立照顾自己。

（黄锦文　朱毅 译，周晶 校，

杨永红　李奎成 审）

参考文献

1. 14 CFR § 382.11(a)(2) (2009).
2. 14 CFR § 382.17 (2009).
3. 14 CFR § 382.19(a) (2009).
4. 14 CFR § 382.19(c)(1) (2009).
5. 14 CFR § 382.19(b) (2009).
6. 14 CFR § 382.19(d) (2009).
7. 14 CFR § 382.27(a) (2009).
8. 14 CFR §§ 382.27(c) (2009).
9. 14 CFR §§ 382.29(a)-(c) (2009).
10. 14 CFR § 382.31 (2009).
11. 14 CFR § 382.51 (2009).
12. 14 CFR § 382.63 (2009).
13. 14 CFR § 382.67 (2009).
14. 14 CFR § 382.81(c) (2009).
15. 14 CFR § 382.87(a) (2009).
16. 14 CFR § 382.95 (2009).
17. 14 CFR § 382.95(b) (2009).
18. 14 CFR § 382.103 (2009).
19. 14 CFR § 382.111 (2009).
20. 14 CFR § 382.121-131 (2009).
21. 14 CFR § 382.141(a)(2) (2009).
22. 14 CFR § 382.151-155 (2009).
23. 28 CFR § 35.130 (1991).
24. 28 CFR § 35.130(b)(1)(ii) (1991).
25. 28 CFR § 36.104 (1991).
26. 28 CFR § 36.201(a) (1991).
27. 28 CFR §§ 36.202(a)-(c) (1991).
28. 28 CFR § 36.203(a)(b) (1991).
29. 28 CFR § 36.211(a) (1991).
30. 28 CFR § 36.301(a) (1991).
31. 28 CFR § 36.302(a) (1991).
32. 28 CFR § 36.302(c) (2010).
33. 28 CFR §§ 36.303(a)(b)(c) (2010).
34. 28 CFR §§ 36.304(a)-(c) (1991).
35. 28 CFR §§ 36.304(d) (2010).
36. 28 CFR §§ 36.305(a)-(c) (1991).
37. 28 CFR § 36.307 (1991).
38. 28 CFR § 36.310 (1991).
39. 28 CFR § 36.401 (1991).
40. 28 CFR § 36.406(a)(5) (2010).
41. 29 CFR § 1630.2(g)(1) (2011).
42. 29 CFR § 1630.2(g)(2) (1991).
43. 29 CFR § 1630.2(g)(3) (1991).
44. 29 CFR § 1630.2(h)(1) (1991).
45. 29 CFR § 1630.2(h)(2) (2011).
46. 29 CFR § 1630.2(i)(1)(i) (2011).
47. 29 CFR § 1630.2(j)(iv) (2011).
48. 29 CFR §§ 1630.2(j)(2)(i)-(iii) (2011).
49. 29 CFR § 1630.2(j)(1)(v) (2011).
50. 29 CFR § 1630.2(j)(1)(vi) (2011).
51. 29 CFR § 1630.2(j)(1)(vii) (2011).
52. 29 CFR § 1630.2(j)(1)(viii) (2011).
53. 29 CFR § 1630.2(m) (2011).
54. 29 CFR § 1630.2(n)(1) (1991).
55. 29 CFR § 1630.2(n)(3) (1991).
56. 29 CFR § 1630.2(o) (1991).
57. 29 CFR § 1630.2(o)(1)(i) (2011).
58. 29 CFR § 1630.2(o)(1)(ii) (2011).
59. 29 CFR § 1630.2(o)(1)(iii) (2011).
60. 29 CFR § 1630.2(p) (1991).
61. 29 CFR § 1630.2(p)(2)(i)-(v) (1991).
62. 29 CFR § 1630.2(r) (1991).
63. 29 CFR § 1630.3(d)(1) (1991).
64. 29 CFR §§ 1630.3(d)(2)(3) (1991).
65. 29 CFR § 1630.5 (2011).
66. 29 CFR § 1630.6 (2011).
67. 29 CFR § 1630.7 (1991).
68. 29 CFR § 1630.8 (1991).
69. 29 CFR § 1630.9 (2011).
70. 29 CFR § 1630.10 (2011).
71. 29 CFR § 1630.11 (1991).
72. 29 CFR § 1630.12 (1991).
73. 29 CFR § 1630.14 (1991).
74. 42 USC 12112(a).
75. 2011-2-10 Consent Order (Delta Air Lines, Inc): Violations of 14 CFR Part 382 and 49 USC §§ 41310, 41702, 41705 and 41712. <http://www.regulations.gov/#!documentDetail;D=DOT-OST-2011-0003-0007>.
76. ADAAG § 4.6.3.
77. Affordable Care Act (Public Law 111-148, 124 Stat L 119 (2010).
78. Air Carrier Access Act, codified at 14 CFR § 382.1 et seq (2009).
79. *Albertsons, Inc, v Kirkingburg, 527 U.S. 555," (1999); Murphy v United Parcel Service, Inc, 527 US 516," (1999); Sutton v United Air Lines, Inc, 527 U.S. 472," (1999).*
80. American Occupational Therapy Association: Occupational therapy

practice framework: domain and process, ed 3, *Am J Occup Ther* 68(Suppl 1):S1–S48, 2014. <http://dx.doi.org/10.5014/ajot.2014.682006>.

81. Americans with Disabilities Act, codified at 29 CFR § 1630 et seq and 28 CFR § 36.101 et seq (1991).

82. Americans with Disabilities Act Amendments (ADAA), Pub L No 110-325 (2008).

83. ADAAA § 2(a)(8).

84. ADAAA § 4(a).

85. Anson D: The ADA hall of shame. <http://danson.misericordia.edu/HallOfShame/index.php>, 2008.

86. Appendix to Part 1630—Interpretive Guidance on Title I of the Americans With Disabilities Act 29 CFR § 1630 (1992). Section on the interactive process following a request for reasonable accommodations was not affected by ADAA.

87. Baker R: Elder design: home modifications for enhanced safety and self-care, *Care Manage J* 1:47, 1999.

88. *Board of Trustees of the University of Alabama v Garrett*, 531 US 356 (2001).

89. *Bragdon v Abbott*, 524 US 624, 631 (1998).

90. Equal Employment Opportunity Commission (EEOC): *A technical assistance manual on the employment provisions (Title I) of the Americans with Disabilities Act*, Washington, DC, 1992, US Government Printing Office.

91. Equal Employment Opportunity Commission (EEOC): Enforcement guidance on disability-related inquiries and medical examinations of employees under the Americans with Disabilities Act (ADA). <http://www.eeoc.gov/policy/docs/guidance-inquiries.html>, 2000.

92. *Equal Employment Opportunity Commission v Sara Lee*, 237 F.3d 349 (4th Cir 2001).

93. *Equal Employment Opportunity Commission and Landers v Wal-Mart Stores, Inc*, 2001. US Dist LEXIS 23027 (WDNY 2001).

94. Fair Housing Act, 42 USC § 3601 et seq (1989).

95. Job Accommodation Network: Frequently asked questions. <http://askjan.org/links/faqs.htm#13>, May 19, 2010.

96. Lilker S: New LSHA boss refuses to comply with ADA wheel chair requirements, Columbia County Observer. <http://www.columbiacountyobserver.com/master_files/LSHA/LSHA_Stories/10_0111_ADA-compliance-little-better-but-not%20much.html>, January 11, 2010.

97. *Littleton v Wal-Mart Stores, Inc*, No. 05-12770 (11th Cir May 11, 2007) unpublished opinion available at <http://www.ca11.uscourts.gov/unpub/ops/200512770.pdf>; cert. denied 128 S.Ct. 302 (2007).

98. *McClure v General Motors Corp*, 75 Fed Appx 983 (5th Cir 2003).

99. Medical Diagnostic Equipment Accessibility Standards Advisory Committee: Advancing equal access to diagnostic services: recommendations on standards for the design of medical diagnostic equipment for adults with disabilities. <http://www.access-board.gov/guidelines-and-standards/health-care/about-this-rulemaking/advisory-committee-final-report>, December 6, 2013.

100. *Morisky v Broward County*, 80 F.3d 445, 447 (11th Cir 1996).

101. *Murphy v United Parcel Service, Inc*, 527 US 516, (1999).

102. Parking spaces for persons who have disabilities. Fl Stat § 553.5041.

103. Proposed accessibility standards for medical diagnostic equipment, 36 CFR Part 1195 (2012). <http://www.access-board.gov/guidelines-and-standards/health-care/about-this-rulemaking/proposed-standards>.

104. Rehabilitation Act of 1973, 29 USC 791 §§ 501, 503, 504.

105. Rogers J: The occupational therapy home assessment: the home as a therapeutic environment, *J Home Health Care Pract* 2:73, 1989.

106. Social Security Administration: The red book: a guide to work incentives. SSA Publication 64-030. <http://ssa.gov/redbook/>, Januarry, 2015.

107. *Stutts v Freeman*, 694 F.2d 666 (11th Cir 1983).

108. *Todd v Academy Corp*, 57 F. Supp 2d 448 (SD Tex 1999).

109. US Department of Justice: Title III highlights. <http://www.usdoj.gov/crt/ada/t3hilght.htm>, 1996.

110. US Department of Justice: Fact sheet: adoption of the 2010 Standards for Accessible Design. Retrieved January 6, 2011. <http://www.ada.gov/regs2010/factsheets/2010_Standards_factsheet.html>, August 3, 2010.

111. US Department of Justice: Fact sheet: highlights of the Final Rule to Amend the Department of Justice's Regulation Implementing Title II of the ADA. <http://www.ada.gov/regs2010/factsheets/title2_factsheet.html>, October 7, 2010.

112. US Department of Justice: Fact sheet: highlights of the Final Rule to Amend the Department of Justice's Regulation Implementing Title III of the ADA. <http://www.ada.gov/regs2010/factsheets/title3_factsheet.html>, October 7, 2010.

113. US Department of Justice: 2010 ADA Standards for Accessible Design. <http://www.ada.gov/regs2010/2010ADAStandards/2010ADAStandards_prt.pdf>, September 15, 2010.

114. US Department of Labor, Office of Federal Compliance Programs: New regulations: Section 503 of the Rehabilitation Act, OFCCP's new regulations to improve job opportunities for individuals with disabilities. <http://www.dol.gov/ofccp/regs/compliance/section503.htm>, 2014.

115. *Williams v Toyota Motor Mfg*, 534 US 184 (2002).

第 16 章

休闲娱乐活动^a

Sheama Krishnagiri, Megan Chang

学习目标

通过本章的学习,学生或从业人员将能够做到以下几点:

1. 讨论休闲娱乐活动对成年人的益处。

2. 描述使用幽默元素的关键情境。
3. 了解人类生命不同阶段的不同休闲娱乐需求。
4. 促进功能障碍者参与休闲娱乐活动的特殊干预策略。

章节大纲

关键术语

幽默(humor)
休闲娱乐(leisure)
休闲娱乐探索(leisure exploration)

休闲娱乐参与(leisure participation)
塑造(modeling)
玩(play)

案例研究

Jeri,第一部分

　　在发生车祸以前,Jeri 是一位 29 岁已婚女士,过着充实快乐的日子。她从事室内设计师的工作,通常与丈夫及亲朋好友们参与各种休闲娱乐活动。她尤其喜欢做一些剪贴簿,或者去附近的湖边划船钓鱼,或者与她的狗一起玩耍,又或者外出购物。发生意外的那天晚上,Jeri 工作完后在开车回家的路上,与一辆酒驾的车辆相撞。Jeri 的车翻了,她被困车里。她被医护人员送至了当地的医院,诊断为颅脑损伤,腕骨及下肢骨折。随后 Jeri 被转移至脑创伤诊疗中心进行康复训练。康复几个月后回到家中。

　　Jeri 出院后仍旧以门诊形式接受康复训练,主要处理脑外

伤后遗症及因为手腕骨折导致的利手使用的后续问题。Jeri 接受每周 2 次的作业治疗并且功能获得显著提升,日常生活活动(activities of daily living,ADLs)参与从需要大量帮助完成提升至少量帮助完成。Jeri 没有表现出有认知方面的问题,她能够使用助行器完成移动功能,并且仍旧需要家人全程帮助,因为平衡能力差,影响了她在家里安全活动。而作业治疗师(occupational therapist,OT)已经准备为她办理结案手续,因为她的生活活动能力目标已经达到。然而在结案前,对所有干预进行回顾总结时,Jeri 告诉她的作业治疗师,她几乎整日被困在家里看电视,这让她感到孤单,她不能从朋友那边获得鼓励,

　　ᵃ 作者要特别感谢本书以往版本中 Marti Southam 博士所做的杰出工作。本章的编写是在她的工作基础上完成的。

案例研究（续）

Jeri，第一部分

并且她会想念她的作业治疗师，因为见作业治疗师成了她唯一外出的活动。

思辨问题

1. Jeri 准备好结束作业治疗了吗？

2. 为什么 Jeri 不满意她现在的生活状态？

3. 作业治疗师还有什么干预手段能使 Jeri 更好地提高生活质量？

参与有意义的休闲娱乐活动对维持健康、平衡生活状态至关重要[6,52,62]。在最新版的作业治疗框架（"作业治疗实践框架"，第 3 版[OTPF-3]）中，休闲娱乐（leisure）为作业治疗的 8 个领域之一，是"一种非强制性，由内在意志力驱动，享受休闲时刻的活动，这种活动区别于工作、自我照顾或睡觉等需要强制做到的活动"[4]（OTPF-3,p. S21）。此定义中的关键词在于内在意志力驱动且该活动不是强制性的。换而言之，人们参与休闲活动时，是自己的选择并且享受该过程。例如，烹饪对有些人来说是一种工作，而对另一些人来说是享受。

个人特有的兴趣爱好决定了休闲娱乐形式的多样性。如阅读、做游戏、参与运动、手工艺术制作、室外活动（骑行、徒步旅行、钓鱼）、烹饪、参与瑜伽课程、健身、听音乐会、看电影等都是休闲娱乐活动的一种。由于人具备个性化特点，因此人们所参与的休闲娱乐活动很多。

躯体功能障碍者的休闲娱乐活动及生活满意度

当成年人拥有一些长期慢性损伤（如，脑外伤、脑卒中、脊髓损伤、腕管综合征），或基础性疾病（如：多发性硬化、帕金森病、关节炎、阿尔茨海默病），或者生活状态的改变（如：空巢综合征、更年期状态、退休状态）等，打破了正常的生活习惯及规律，他们会面对可怕的失落感。工作的丢失，社会活动的减少，以及有意义的休闲活动的缺失，最终会导致抑郁的产生，并且必将对自己重新定义[47,78]。

作业治疗师擅长协助躯体功能障碍者，并帮助他们重新恢复充实的生活[76]。康复对象参与休闲娱乐活动的能力是测量其是否充实地参与生活的方法之一[10,63]。休闲娱乐活动尤为重要，因为研究表明，肢体功能障碍的成年人对休闲娱乐活动的满意度是生活满意度的重要预测因素[39,42]。而愉悦活动的数量及种类的增加，减少了抑郁症状的产生[24,33,68]。鼓励躯体功能障碍者参与熟悉或者新颖的休闲娱乐活动，能够为他们提供一个很好的社交环境，在此环境中，他们可以在那些平时不曾想到功能障碍者是能够社交的人面前，充分展现自己的活动能力[65]。最近的研究发现，多发性硬化及帕金森患者在社会参与上也有相似的表现[18,31]。

休闲娱乐已被证实有助于个人的成长与幸福感的获得，并对其提供重要的处理机制[4]。不幸的是，研究表明，当康复对象存在肢体功能障碍时，如类风湿关节炎或者脑卒中，他们不会考虑参与休闲娱乐活动[63,88]。肢体功能障碍的成年人会放弃那些纯粹让他们感受快乐的活动，尤其是在社区中的社交活动，他们会把精力和时间集中在日常生活活动及工作上[63,67]。

之所以强调恢复的躯体模型，是因为从事健康照护的专业人员针对日常生活活动中所涉及的移动及独立进行治疗，并且康复结果的衡量也是基于这些治疗因素[63]。作业治疗师需要认识到肢体障碍或神经障碍者很难自己调整他们的兴趣爱好及活动。

OT 实践要点

休闲娱乐活动益处

参与休闲娱乐活动能对社会心理及身体提供益处。

对于社会心理的益处

- 增加自我价值的认同感。
- 释放敌对和侵略情绪。
- 自我与环境间的融合。
- 选择体验。
- 增加社交能力。
- 发展领导地位。
- 行为调适与应对技巧的实践。
- 提高专注力。
- 提升幸福感。
- 调整生活安排。
- 增加对团队及他人的宽容。
- 激发智力。

对于身体的益处

- 促进循环。
- 促进粗大、精细、双侧及手眼协调。
- 提供前庭刺激。
- 提供感觉刺激。
- 提升运动计划。
- 促进维持感知能力。
- 维持促进调适及应变技巧。
- 提升肌力、关节活动度以及肢体耐力。
- 改善平衡。
- 增添参与各种难易活动的机会。

OT 实践要点

治疗师在鼓励参与休闲娱乐活动中的角色

如果治疗师提供治疗的目的仅限于肢体运动(如,肌力训练、活动度训练)或者促进日常生活活动表现方面,那么需要康复的康复对象永远不会再去体验以前的兴趣或者培养新的兴趣爱好。参与休闲娱乐的能力用来全面重新定义自我认识、自我价值以及自我效能。

Drummond 和 Walker[24]对于脑卒中后遗症者做了一个随机对照试验,研究发现,在干预治疗终止后,作业治疗师使用作业活动中的休闲娱乐活动来鼓励康复对象积极参与活动的需求得到证实。在研究中,65 名康复对象随机分配至三组——休闲娱乐组、传统作业治疗组和对照组。入院前三组测试者的休闲娱乐活动次数和频率的基线无显著性差异。

出院后,休闲娱乐组及传统作业治疗组的测试者仍将继续接受每周 1 次,每次 30 分钟的训练,持续 3 个月,接着每 2 周 1 次的 30 分钟训练,再持续 3 个月。针对休闲娱乐组的受试者给予个体化的训练项目,项目包含"建议及帮助……主要分为以下几类:治疗(如,在休闲娱乐中所需要的转移训练);体位摆放;治疗性设备的使用;调节代偿;给予获得财政支持及转介的意见;与其他专业组织联络,以及提供躯体辅助(如,转介给志愿者机构)"[24]。

传统作业治疗组受试者接受相同治疗师相同时间量的个性化治疗。干预手段有"转移、洗漱及穿衣训练,以及适当的感知训练……不提供继续维持之前兴趣爱好的重要性的参考,不帮助或者不给予鼓励参与休闲娱乐活动的建议"[24]。出院后 3 个月及 6 个月,另外的评估员给受试者重新进行关于休闲活动的问卷调查,调查结果显示,休闲娱乐组的受试者的休闲娱乐分数明显高于传统作业治疗组及对照组[24]。

因此,躯体功能障碍成年人可能会放弃参与休闲娱乐活动,因为他们不知道如何调整对自己有价值的活动使得自己能再次参与到休闲娱乐活动中,或者他们不知道自己还能参与哪些新的兴趣活动或工艺活动。作业治疗师担负帮助人们探索及策划参与休闲娱乐活动的重要角色,促使他们能够参与给生活带来欢乐的活动[11,55,70,76,78]。积极参与"重要休闲娱乐"(serious leisure)(能够激发人们特殊技能、知识及经验输出,且使人得到满足的休闲娱乐活动的专业术语)与情感[39,51],对生活质量以及情绪存在积极的影响[23]。此外,它是建立自我认知及帮助功能障碍的人士重新获得充实生活的机制[31,34,40]。

休闲娱乐活动中,玩与笑的益处

当讨论到参与休闲娱乐活动时,人们常常会用玩 (play)这个字表示:打高尔夫球、弹钢琴、做运动、玩牌、下棋等。其他对休闲娱乐的形式涉及创意性,如特制服装、创意菜谱、创作诗词等。玩可以允许成年人逃离每天现实的生活,使自己沉浸在无忧无虑的世界里,在自己的世界中发现自身存在的意义,有时也给他们提供一条自我发泄的途径[12]。玩意味着乐趣,而乐趣常常伴随着欢笑声。

很多研究发现,笑对身体健康有很多益处。例如,免疫细胞数量增加,降低应激激素分泌,因此能够预防疾病发生或促进早日恢复[9,66,77]。一些人在开怀大笑后体验到疼痛减轻和幸福感[1,22,46]。笑对人们的心理及心理社会状态也有益处[26,69,73,85]。作业治疗师与康复对象在一起笑可以促进亲密关系,减少焦虑,提升应激能力[35,48]——这些都是作业治疗师与康复对象治疗关系中重要的因素(框 16.1)。

框 16.1　笑对健康的益处

笑对身体健康的益处[16,69]
- 降低应激激素分泌(如,皮质醇、去甲肾上腺素)[9]。
- 提升免疫功能(如,免疫球蛋白 A、自然杀伤细胞)[9,77]。
- 肌张力降低。
- 降低血压,提高心血管功能;血流增快,促进愈合。
- 清洁呼吸道(通过笑和咳嗽)。
- 大笑之后疼痛可持续缓解数小时,类似使用类阿片和内啡肽[66]。
- 释放"感觉良好"激素(如,β-内啡肽和血清素)。

笑对心理及心理社会健康的益处[46,69,73]
- 促进交流——笑声通常发生在与他人相处中,而非独自一人时。
- 提高处理问题的能力[1]。
- 提升幸福感,促进产生希望和乐观心态[48]。
- 转移消极思想——在笑的时候很难产生负面的想法[22]。
- 在尴尬的情况下,笑能"保全面子"。
- 促进思维的清晰,获取创造力,以及产生头脑风暴,因为当幽默产生时,双侧大脑半球的交互更好,边缘系统也被唤醒[48]。
- 面部肌肉增添活力,眼睛增添光彩。

促进心理社会和身体适应在作业治疗中是统一的,鉴于目前高效率、短住院康复周期的医疗环境,作业治疗师必须快速与康复对象确立治疗关系。幽默(humor)与笑声是治疗师与康复对象建立联系的自然方式。近期研究发现,所有接受参访或调研的作业治疗师都认为幽默是作业治疗中重要的一个部分[44,50,73]。

在一项针对全国 283 名作业治疗师进行的随机横断面调查研究中,检查他们与肢体功能障碍康复对象交流过程中的态度以及幽默的使用情况,幽默主要分类于四个关键领域:建立关系,帮助康复对象应对逆境,促进康复对象身体健康,强化治疗依从性[73]。虽然治疗师们提到了幽默在这四个领域中都起到了积极的作用,但主要还是仅被用于建立关系以及帮助康复对象应对逆境。大多数治疗师认为在与康复对象进行沟通时,幽默通常都是自发产生的,而非有计划地将幽默作为一种治疗干预手段进行实施。

功能障碍者需要学习如何适应新的境况。幽默是一种可以学习的技巧,这种技巧可为康复对象提供处理他/她的健康与生活状况关系的能力。在一个更大的关系范围内,作业治疗师可以模式化幽默来教授应对技巧。Bandura[7]描述了塑造(modeling)成为有效干预的四个因素:①康复对象必须要有足够的注意力,使他或她能专注于模式化的行为上;②康复对象必须有一定的认知功能,并且保持行为有心理印象;③康复对象需要能够回忆心理印象,并且能够付诸行动;④也许是最重要的,康复对象必须有动机去参与该行为。

> **伦理考虑**
>
> 通过治疗性关系建立信任可以为康复对象提供鼓励,鼓励他们尝试新的行为,如幽默和笑声[38]。

幽默所假定的亲密关系可能会给康复对象提供一种与治疗师之间有联系的感觉。这种有意识或无意识的联系对康复对象而言有很多益处。当治疗师使用幽默来展现专业精神及同理心时,康复对象会感觉不那么孤独并感觉获得更多的关注[73]。同时提升了与医务工作者的平等感,这可能会使康复对象参与治疗的积极性增加[2,26]。

虽然笑是有益的,但有时候幽默可能不是一个好的选择,必须谨慎或者避免使用。在小部分人群中,癫痫和紧张性发作或嗜睡发作是伴随笑声而来的[32]。另外,由于笑可增加胸腹部的压力,所以近期腹部手术、上身骨折、急性哮喘或者"已有动脉高压及脑血管脆弱"[32]的康复对象不能鼓励大笑。

> **伦理考虑**
>
> 作业治疗师也需要意识到幽默可能有破坏性的成分,并且可能有意或者无意地伤害人。遵循"AT & T 原则"[71](appropriate,timely and tasteful, AT & T)(适当,及时和有品位的)能够帮助作业治疗师正确使用幽默。正如 Klein[44]指出,这一原则意味着治疗师在使用幽默和激发笑声之前,必须迎合康复对象的幽默风格、文化和现状(身体状况、情感状况和认知状况)。

休闲娱乐探索(leisure exploration):在 OTPF-3 中定义为"识别兴趣爱好、技能、机会和适当的休闲活动",休闲娱乐参与(leisure participation)定义为"策划及参与适当的休闲活动;维持休闲活动与其他作业活动的平衡关系;以及适当地获得、使用及操作设备和供给"[4](OTPF-3,p. S21)。在与康复对象探讨休闲活动选择时,作业治疗师必须根据康复对象的年龄和性别,文化适应性以及活动对特定个体的意义来评估一项作业活动的适合性。这些内容将在下节讨论。

有意义的休闲作业活动:年龄、文化因素及性别

康复对象选择他们想要的休闲作业活动[4,76]。他们的选择可能基于过去的经验或者对探索新事物的渴望。在成年发展阶段过程中,人们休闲作业活动在强度和时间分配上都不尽相同。衰老的连续性理论表明,人的个性在适应衰老方面起着重要作用。因为性格在整个人生过程中并没有发生根本性的变化,所以在个体的年龄增长过程中,偏好,生活方式和活动仍然相同[5,14,56,80,81]。

年龄与休闲娱乐

作业治疗师必须了解成年后的生命发展进程、不同生命阶段中常见的休闲娱乐活动选择以及身体残疾如何妨碍参与休闲活动的方式。有了这些信息,作业治疗师就能够发现发展阶段中的差距,并帮助康复对象参与有价值和意义的作业活动[27]。

成年早期(20 岁至 40 岁)

青年人通常是健康、积极、工作,并且处理较多人际关系。Erikson 的心理社会发展的第六阶段,亲密感对孤独感阶段,将年轻形容为人生中的一个时段,在这个时间阶段,人们知道自己是谁并准备与其他人建立亲密关系[61]。无法在亲密层面作出承诺可能导致孤立。Levinson 将该年龄段视为独立于父母、选择和开始事业、并且想象自己梦想的未来的时间段[61]。年轻人通常会安顿下来,选择兴趣包含家庭、工作和休闲的活动。

青年人参与的休闲活动可以包括社交和家庭团体活动,例如,运动(例如篮球、越野自行车)、锻炼(例如伦巴和瑜伽)、旅行、计算机游戏、互联网上的社交活动、爱好和工艺品(如剪贴簿)、户外活动、跳舞、约会和性爱。此外,户外探险运动的普及速度也在快速增长。许多户外探险运动十分容易参与,即使手臂运动受限的人也能轻易完成。包括滑翔伞、飞行滑翔机、滑翔、跳伞、冲浪、激流漂流和索道(图 16.1)[83]。

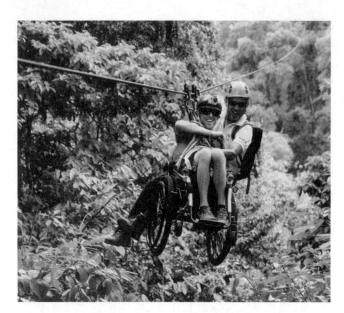

图 16.1　轮椅使用者在哥斯达黎加使用索道（From Vogel B：Outdoor recreation：you can do it，New Mobility 26（263）：32-42，2015.）

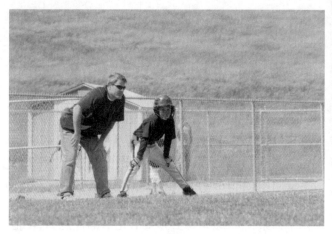

图 16.2　一名中年男人在三垒上指导一名棒球选手（Courtesy iStock. com）

事故或躯体疾病会影响一个人的作业活动及其表现技巧，而躯体功能会严重阻碍青年人的正常活动发展，从而可能导致年龄相关角色发展的延迟，比如说配偶、父母、雇主/雇员、社会参与者、休闲活动参与者及性伴侣。在成年早期阶段，那些遭受不可逆伤害的个人可能需要重新定义自己，以成功引导成长过程。休闲活动相关问题可能包括社会隔离和人际关系的变化，缺乏进行喜爱体育运动的能力，旅行困难以及创造性表达自我的知识减少[36,42,78]。这种无能感会导致情绪低落。

成年中期（40 岁至 65 岁）

这个年龄段的人通常专注于工作和家庭生活。他们往往已经成为工作领域的专家甚至上升至管理层。同时经济也已经基本达到独立，比如购买了房屋、汽车及建立储蓄金。这部分年龄段的成年人会回顾自己的人生及职业，并可能改变职业或退休。这就是繁衍感对停滞感阶段（Erikson 社会心理发展的第七阶段），在这个阶段的人们享受帮助年轻人发展技能与天赋，（如当运动教练和工作指导员）[61]。如果没有繁衍感可能会导致生活停滞，充满失望及倦怠[27]。

这个年龄段最适合的娱乐活动就是家庭及朋友活动、体育运动[如高尔夫、保龄球、指导教练（图16.2）]、卡牌活动、网上冲浪、社交活动、购物、旅行、宠物照看、园艺、观看电影、出席戏剧和音乐会、划船、钓鱼、阅读、观看电视、骑行活动、约会及与配偶的性生活等。

长期功能障碍会削弱他们参与热爱的休闲活动的能力。这时候他们的配偶或者特殊关系者就义务成为照顾者，这可能导致他们的关系发生改变。为了尽快学会自我照顾，康复锻炼或者使用治疗设备，像钓鱼、旅游这样的休闲活动被搁置在了一边[74,88]。因此，这时候朋友关系通常也会改变。比如说，一对好友因为经常约在每周六一起打高尔夫球而建立了深厚的友谊，而其中一人经历了脑卒中并需要使用轮椅。为此，他们中的一方必须积极作出调整来找到一个新的方法，以享受互相的陪伴（例如，使用改良的设备打高尔夫或尝试一个双方都喜欢的新活动），又或者也可能他们的关系因此而疏远。最后，那些由于生活转变而引起的变化，例如绝经、空巢综合征等，会因为参与休闲活动而改善数倍。比如，一个关于女性更年期的定性研究表明，休闲活动不仅能给女性带来亲密感、安全感、连续性，同时也能给她们带来发展新的兴趣的机会并让她们聚焦自己[64]。

成年后期（65 岁及以上）

作业角色转换往往在这个年龄跨度里发生。在老年人中重点表现为从父辈变成了祖辈；从工作者变成了退休者或者志愿者。伴随着在工作上所花时间的减少，自由的时间更多了，休闲娱乐活动的需求也就增长了。那些当初因为工作而被搁置的兴趣活动现在可以重新开始了[27]。Erikson 社会心理发展的第八阶段（自我整合对绝望感）形容人们在这个年龄段回顾自己的人生时非常希望接受完整且满意的一生[61]。"用进废退"（use it or lose it）的原则在人们年龄增长的过程中尤其重要。如果活动水平无法保持，那么力量、协调及技巧都会迅速减退[61]。有些衰退被认为是正常表现，包括听力及视力的减退、关节炎、感知觉减退以及一般的疼痛。

老年人适合参与的休闲活动有与朋友和家人一起烹饪、用餐、社交活动、卡牌游戏、宾果游戏(图16.3)、旅游、体育运动(如高尔夫、现场或在电视机前观看比赛)、散步、健身运动、游泳、划船、与伴侣的性生活、阅读、看电视、照看宠物、园艺及特殊爱好(如手工艺、家谱学、收集、剪贴本等)[13,47]。

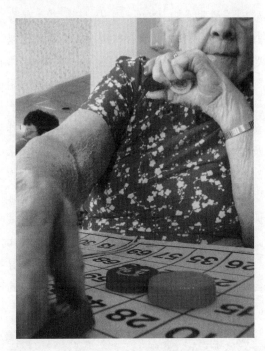

图16.3　一名老年女性参与宾果锦标赛(Courtesy iStock.com)

当一些肢体损害或者疾病发生时,他们的配偶或者特殊关系者需要在康复对象的日常生活活动中辅助他们,其中也包括了休闲活动。这样也可能存在问题,因为这些照护者或许也年事已高,并不是提供照护的最佳人选[53]。这样的结果就是除了坐位活动,如看电视,以外的休闲娱乐活动都会被忽略[88]。

对一些处于老年人来说,孤独和抑郁可能会降低他们的生活质量。一个对383名退休人员进行的定量研究显示,休闲娱乐在获取较高生活满意度中扮演着重要角色。作者表示,这与是否能够成功适应退休生活也存在对等关系[56]。另外一个对324名居住在社区的瑞典人的研究中,Silerstein和Parker[71]发现,参与休闲娱乐活动更多的人对生活满意度也更高。研究中提出"结果显示,最大限度地参与活动是老年人在晚年生活中应对社会及躯体功能障碍的一种适应

性策略"[71]。通过参与新颖的活动也可以加强或保持精神敏锐度。生活参与程度对成功老龄化至关重要[47,72]。

文化与休闲娱乐

由于美国民众日益多样化,作业治疗师必须知道文化如何影响康复对象休闲活动的选择和表现。美国人口普查局(www.census.gov)报告称,尽管目前白人人口仍占绝大多数(63%),但到2050年,白人和少数群体的总体规模将基本相当。目前,不同人种聚居在该国的不同地区(表16.1)。因此,根据作业治疗开展的地理位置,治疗师应该熟悉与其康复对象文化相关的休闲活动。

表 16.1　美国各个人种人口估算(2013 年)		
人种	人口百分比	人口聚居中心
白色人种	62.6	中西和东北部
西班牙裔或拉丁裔	17.1	西南和加利福尼亚地区
黑人或非裔美国人	13.2	东南和大西洋中部
亚裔美国人	5.3	西和东北部
美洲印第安人和阿拉斯加原住民	1.2	西北,西,西南和中西部
夏威夷原住民和其他太平洋岛民	0.2	夏威夷和西部
两种及以上人种	2.4	

数据来源于美国普查局:2013人口估计值。http://www.census.gov.

与文化相关的休闲作业活动

游戏和休闲娱乐活动指引,激励和反映父辈文化的价值观和信仰。对于移民家庭(例如西班牙裔美国人)而言,休闲活动可以传承他们的文化与信仰。休闲作业活动对促进社区融合的其他可能作用可以是从新的环境和人群中获得乐趣,并学习他们的语言和习俗。看电视和阅读是新到来者利用休闲活动来提高他们的会话技巧和了解文化特征的两种重要方式[3]。根据康复对象的兴趣,作业治疗师可以提供反映其传统背景的休闲活动,从而促进他们在新国家的安全,或提供新环境的休闲体验,以增进康复对象的学习,舒适度和融合度。保持对康复对象休闲生活的治疗性干预是治疗成功的关键因素。表16.2提供了一些休闲活动的建议。

表 16.2	残疾人休闲活动资源
媒介	标题
书籍	J. A. Decker: *Making the Moments Count: Leisure Activities for Caregiving Relationships* [20] C. Kenney: *Have Crutch, Will Travel* [41] J. L. Klinger: *Meal Preparation and Training: The Healthcare Professional's Guide* [45] L. H. Meyer: *Lifelong Leisure Skills and Lifestyles for Persons With Developmental Disabilities* [54] R. Steadward, et al: *Adapted Physical Activity* [75]
期刊	*Adapted Physical Activity Quarterly* *Leisure Sciences* *Journal of Leisure Research* *Leisure Studies*
针对功能障碍人士的杂志	*New Mobility Magazine*(www.newmobility.com):通过提供相关信息,以幽默和激励来团结残疾人社区,为残疾人士提供服务 *Sports' n Spokes*(http://pvamag.com/sns/):来自瘫痪退伍军人协会为追求积极的生活方式的轮椅运动员和其他使用轮椅的人创建的月刊。在线文章库中提供了轻型轮椅的年度调查 *Ability Magazine*(www.abilitymagazine.com):提供新技术,旅行和休闲以及就业相关的信息 *Audacity Magazine*(http://www.audacitymagazine.com/):一本生活时尚杂志,专门探讨残疾人士的相关问题,从时尚、运动和约会到烹饪、金钱、爱好和建议

按性别、年龄和种族/民族划分的业余休闲锻炼活动

　　肢体的活动困难与多种健康风险有关,比如肥胖、包括脑卒中在内的心血管疾病、糖尿病、某些癌症以及过早死亡。作业治疗师可以通过鼓励这些康复对象参与一周几次的涉及躯体锻炼的业余休闲活动来帮助他们过上健康的生活。这些涉及躯体锻炼并更具吸引力的业余休闲活动包括:跳舞、游泳、划船、保龄球、高尔夫、园艺及瑜伽等。

　　为了揭示不同躯体活动水平的趋势,疾病控制与预防中心的研究人员对来自美国 35 个州及哥伦比亚区 170 423 名被调查者进行了电话随访调查,他们被问到"在过去的 1 个月内,除了日常工作,你们是否参加过任何类似跑步、健美操、高尔夫、园艺或者散步等活动进行锻炼?"对调查所得的数据进行分析后,研究人员发现女性、老年人及大部分人群很少参与业余休闲锻炼活动[37]。非洲裔美国人、西班牙裔人群、美国印第安人或者本土阿拉斯加人比白人、亚洲人或太平洋岛民报告了更多的健康状态差、肥胖、糖尿病或者缺乏业余休闲活动。所有文化背景里面,女性都是参与身体锻炼活动最少的[28,60]。

　　影响业余休闲锻炼活动参与的一些因素已经被证实。比如说,即使不同文化背景、不同年龄段的很多人都相信运动(如,锻炼、园艺、步行等)有许多益处,例如提升改善健康、外貌状况,但是他们还是会因为"缺乏自我认知、自律性、兴趣、陪伴、享受和相关知识"等因素而不参加这些锻炼活动[21]。其他阻碍他们参与活动的障碍还包括交通不便、开销大和所认为的活动不够安全[47]。在少部分女性中还发现,性别原因以及较少家庭支持也是影响她们参与业余休闲活动的社会因素。这些较少参与业余休闲活动的女性还指出,因为在本地缺乏亲人而带来的语言障碍、被社会孤立感、照顾孩子也都是影响她们参与度减少的原因。所以说,作业治疗师在制订介入计划的时候,可以与康复对象一同合作罗列出这些问题,并寻找一些社会资源来帮助制订策略,以提高康复对象的业余休闲活动参与度。

OT 实践要点

休闲活动参与的障碍

　　任何类型的功能障碍或健康状况都可能会导致休闲活动的障碍,如下所示[10,29]:

- 感知觉受限。
- 兴趣及动机丧失。
- 缺乏设施/支持,缺乏无障碍环境。
- 能力减退/活动耐力受限。
- 缺乏时间。
- 他人的态度(照顾者可能觉得休闲活动不重要)。
- 参与者的态度(身强力壮者产生的尴尬)。
- 挑战的行为(例如,患有神经功能障碍的人)。
- 沟通问题(例如,有认知障碍的人)。
- 费用消耗增加(适应职业支持和辅助设备造成的结果)。

休闲娱乐活动:评估与干预手段

　　OTPF-3 是侧重于以康复对象为中心的方法,作为治疗过程的第一步,OTPF-3 要求作业治疗师与康复对象和家人/照护者合作完成作业概况(occupational profile)[4]。治疗概况需包括康复对象的作业史,过去和现在的兴趣,作业表现和价值观。了解康复对象和家人/照护者认为重要的问题和目标,是治疗师提供有意义干预计划的基础。评估包括最初和整个治疗过程中进行的正式和非正式评估,以指导治疗师提供符合康复对象表达的需求和意愿的个性化干预计划。可用于评估休闲活动的评估工具及其具体描述见表 16.3。

表 16.3　作业治疗师使用的标准化及非标准化休闲评估工具及其描述

评估工具	描述
活动卡片(activity card sort)(第 2 版)[8]	一些成人表演器乐,参与社会文化和休闲活动的图片卡。顾客根据自己的感兴趣程度将这些卡片分类。并提供"保留等级"分数来提示过去与现在的活动的表现程度。标准化
加拿大作业表现量表(Canadian occupational performance measure)(第 5 版)[49]	在首次面谈之前和之后使用,描述自评的活动完成水平及对该活动的满意度,该评估量表包括自我照顾、生产和休闲等方面。有多种语言版本。使用基于网络的标准化评分
青少年及青年休闲态度测试表(leisure attitude scale-short version for adolescents and young adults,LAS-SV)[79]	用 18 个自评项目测试对休闲活动的态度,由 3 个子量表组成,针对认知、情感、行为的态度。采用 5 分制 Likert 量表,从 1 分(十分不同意;非常不喜欢或者否定态度)到 5 分(十分同意;非常喜欢或肯定态度)。标准化
休闲满意度量表(leisure satisfaction scale)(LSS 简表)[82]	衡量个人需求是否通过休闲活动得到满足。量表有 24 个项目,采用 5 分制 Likert 量表,从 1 分(对我而言几乎从来都不是如此)到 5 分(对我来说几乎总是如此)分数越高表示满意度越高。标准化
诺丁汉休闲问卷(Nottingham leisure questionnaire)(简版)[25,84]	测量脑卒中康复对象休闲活动参与能力下降程度。问卷采用 30 个项目,3 分制 Likert 量表(经常,偶尔,从不)。标准化
俄亥俄州功能评估组表:休闲娱乐及生活技巧标准化测试(Ohio functional assessment battery: standardized tests for leisure and living skills)[59]	为认知受损人群设计。使用有组织的面谈/问卷来评估治疗的兴趣、资源、参与、动机及障碍。有 3 个测试方式:功能性生活技巧评估,快速功能性筛查评估,娱乐与休闲测试表。标准化
老年身体活动量表(physical activity scale for the elderly)(PASE)[86]	包含 10 项身体活动的自评量表,包括过去 7 天的休闲、家务和躯体活动。标准化
肢体功能障碍者身体活动量表(physical activity scale for individuals with physical disabilities)(PASIPD)[87]	针对肢体功能障碍者改良的 PASE;由休闲,家庭和职业活动组成的 13 个项目。标准化
生活质量量表(quality of life scale)[15,16,30,88]	量表通过 16 个项目(如物质上的舒适、创造性的自我表达、社交、娱乐活动的参与)来反映生活质量。并在 Likert 量表上从"十分不满意"到"十分满意"来分级。标准化
作业概况(occupational profile)[48]	与康复对象(及其家人/照顾者,若适用)进行访谈,并收集相关人口统计、语言、健康状况以及社交和病史的信息。问题集中在康复对象为什么需要作业治疗服务,他或她的顾虑,康复对象的就业史(例如,价值观,与生活经验相关的意义)以及康复对象优先考虑事项。非标准化
改良兴趣清单(modified interest checklist)(http://www.cade.uic.edu/moho/)	包括 68 项活动清单,用来评估康复对象对活动的感兴趣程度(一般、强烈、无兴趣)。当中也包括了许多业余休闲活动。有多种语言版本。非标准化
角色清单(role checklist)[57](http://www.cade.uic.edu/moho/)	在面谈过程中发掘出康复对象过去、现在和未来的各类角色(包括休闲角色等)和他们的价值。有多种语言版本。非标准化

OT 实践要点

休闲活动的评估及干预

为确保休闲活动的成功进行,作业治疗从业者需要综合的评估方法。重要的组成包括:

- 人口信息资料。
- 社会相关信息,包括家庭环境。
- 教育经历。
- 工作经历。
- 兵役史。
- 社区和教会参与情况。
- 典型的日常活动惯例。
- 兴趣和爱好。
- 对作业活动定义,包括休闲作业活动。
- 用餐时间的兴趣。
- 能力。
- 感觉运动成分。
- 认知成分。
- 社会心理成分。

干预手段:有志者,事竟成

作业治疗师基于在评估过程中收集的信息来制订合适的干预计划,且该计划必须是康复对象及家属、照顾者认可的提高生活质量的重中之重。康复对象(必要时也包括家属及照顾者)和作业治疗师共同制订目标与干预计划,然后治疗师还需确定康复对象已经被完全调动积极性,以最好的表现能力参与到治疗过程中[4]。在作业治疗开展过程中,休闲娱乐活动既可以作为一种方式进行,也可以作为一种最终目的。当作为一种方式进行时,作业治疗师需要选择有乐趣的治疗性休闲活动来提供给康复对象,以调动他们的积极性。而当把休闲活动作为最终目的时,则需要康复对象在作业治疗介入结束后主动自主参与到休闲娱乐活动中去[4]。正如 Taylor 和 McGruder[78]在发展包括休闲活动在内的出院计划时所说的那样,作业治疗师应该充分考虑"新颖性、难度、时间的有效利用、自我效能构建",这些因素对于康复对象持续成长、适应及生活质量至关重要。作业治疗师会根据康复对象的个人兴趣、能力及活动需求提供给康复对象一系列个人或者群体的休闲娱乐活动清单。在 Kris 的案例中(参见下面的案例研究),在考虑小组活动之前,需要掌握个人活动情况。

案例研究

Kris

Kris 是一名 22 岁的脊髓损伤(截瘫)男性,他热衷于打轮椅篮球。为了做好该项运动准备,作业治疗师与他一起选购合适的轮椅,强化上肢运动能力,提高运球、抓球及投球技巧,从轮椅上投篮,寻找合适的运动服装(例如,隐藏腿的口袋;当够篮筐时可以遮住后背的上衣;保护手的推袖或高尔夫球手套),以及学习在球场跌倒时如何重返轮椅。然后转介给一位文体治疗师,帮助 Kris 将这些基本技能融入现有的球员队伍中。通过在进入小组活动之前获得的个人技巧,他成功提高了所参与的休闲活动的潜力。

轻排球运动就是一项既有趣又充满社会交往的活动。比如,在一个长期照护机构,有一定认知及躯体运动功能的居住者被分为两组,然后面对面而坐,并在两组之间设置一个排球网(或模拟排球网),开始相互传递排球。游戏过程中也可以适当加入音乐来营造欢快的氛围。这样一个简单的活动就可以满足很多作业治疗目标,如提高视觉追踪能力,上肢活动范围,社会交往能力及认知能力(持续关注比分的变化)。与此同时,因为游戏过程中常常伴随着玩笑及欢笑,也能带来不少躯体方面、社会交往方面及心理方面的益处(框16.1)。在开展这样的活动之前,作业治疗师必须确保康复对象是自愿且感兴趣的,并且通过锁定轮椅,必要时系上安全带等措施,确保每个人都是安全的。同时也需要注意严重心脏病患者不适合此类活动,因为活动过程中可能会出现上肢大幅度运动,呼吸、心跳频率和血压增加。

成功的活动适应

作业治疗师具备调整活动的特有资质,包括设备、环境或活动的特质,从而为康复对象提供合适的休闲活动。通过参与有意义的休闲娱乐活动,康复对象可以继续进行积极的适应,从而提高生活满意度。表16.4描述了一些休闲作业及其可能的调整。

功能等级

作业治疗师将康复对象视为具有无数维度(例如,身体、认知、精神、心理)的整体。休闲作业活动是为生活增添欢乐和快乐的自我增强性活动。为了有效实施休闲作业活动,必须根据个人的功能水平(例如,表现技巧、表现模式、个人因素、活动需求和背景)进行活动分析。Tina,John 和 Miguel 的案例作为功能等级的实例,体现了休闲作业活动对于个人的意义。

表 16.4　休闲作业活动的调适举例

休闲娱乐活动	可调性
园艺	将花园或者菜园放在架高的平台从而方便使用椅子或轮椅。在盆底下使用防滑表面以防止滑动

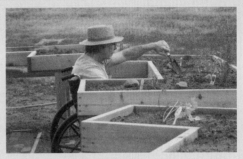

（Courtesy iStock. com.）

保龄球	专门为保龄球设计的轮椅，该轮椅将轮子安置在椅子下面，便于保龄球运动。保龄球可以加把手以便关节炎或有手灵巧性问题的人使用

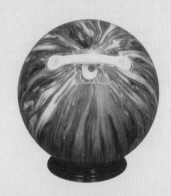

（Courtesy Innovative Bowling Products, Jacobus, PA）

高尔夫	改造的高尔夫球杆（例如，从座位或轮椅位置使用或单手使用），专为高尔夫球而设计的下肢假肢

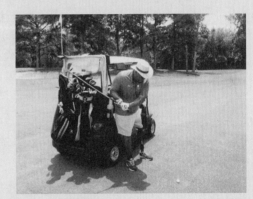

（Courtesy David B Windsor, PGA, Georgia State Golf Association Adaptive Golf; Adaptive Golf Academy and Adaptive Golf Association.）

玩牌	洗牌机，持牌器，大字体或盲文卡片

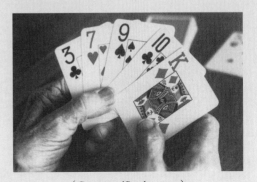

（Courtesy iStock. com.）

表 16.4　休闲作业活动的调适举例(续)

休闲娱乐活动	可调性	
计算机活动或网上冲浪	大屏幕显示器,大字体显示,语音控制或类似软件(例如 Dragon Naturally Speaking)	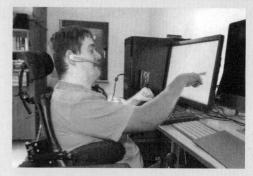 (Courtesy iStock. com.)
烹饪	采用体能节省技术,采用滑动而不是手提沉重的盆具,防滑表面防止滑动,臂摇刀,小凳	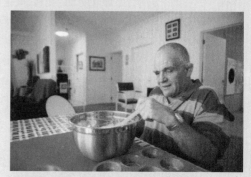 (Courtesy iStock. com.)
宠物	陪伴犬可以帮助完成部分日常任务(例如,打开抽屉和门,来电提醒,获得物品),并提供爱和舔舐。治疗犬可拜访在医院、专业护理机构和家庭的康复对象,为他们带来欢乐和抚摸的机会。宠物,如鱼、猫、狗及其他动物可提供陪伴并且可能促进康复对象参与照顾活动的动机	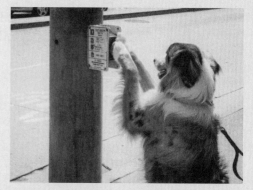 (Courtesy iStock. com.)
骑行	手摇自行车适用于下肢无力或瘫痪的人。这些自行车通过手臂力量和协调来推动和控制	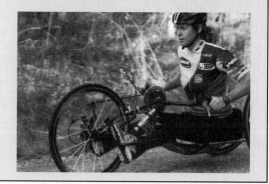

案例研究

Tina，John 和 Miguel

Tina

功能等级：需要最大限度地辅助

Tina，41 岁，两个孩子的母亲，严重的脑卒中使她无法顺利完成协调运动。她喜欢听她儿子弹吉的磁带。

休闲娱乐活动

作业治疗评估显示，当 Tina 姿势正确时，她的左手可以被引导去按一个大按钮开关（图 16.4）。作业治疗师 Stephanie 把这个按钮与有她儿子最近保存的音乐磁带的录音机开关连接。同时她的家庭成员也被指导如何辅助 Tina，从而他们一家人可以一起参与到有价值的休闲活动中。

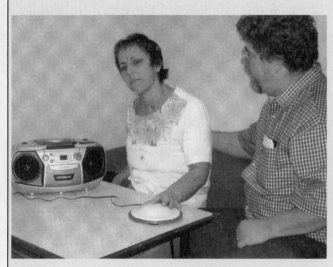

图 16.4 Tina 和他的丈夫 Scott 一起，用大的按钮装置打开磁带播放器，这样就可以听她儿子弹吉他了

John

功能等级：需要中等程度辅助

John，50 岁男性，3 年前经历了创伤性颅脑损伤。他表现出糟糕的动态平衡、短期记忆缺陷和右侧肢体无力。他使用三轮助行架进行步行转移。John 与妻子同住并能在大多数日常生活活动中独立。他热衷打保龄球。

休闲娱乐活动

在使用加拿大作业表现量表（COPM）评估了他的参与保龄球运动的表现及满意度后，John 的作业治疗师 DeShawn 陪同 John、他的妻子及儿子一起去保龄球馆。DeShawn 提前联系了保龄球馆，以确保场地适合或有为残疾人设计的无障碍设施。球道设置有沟道缓冲器及保龄球斜坡。通过使用步态腰带及少量辅助，John 能够完成将轻重量的保龄球放到坡道，并释放扔出保龄球击倒几个保龄球瓶。当他和妻子及儿子看到了再次打保龄球的可能，他们设立每周 1 次的家庭晚间聚会活动，以恢复该充满乐趣并鼓舞人心的活动。

Miguel

功能等级：独立

Miguel，25 岁，单身，5 年前的滑雪事故使他遭受了脊髓损伤并导致了截瘫。他通过康复治疗已经可以在日常生活活动及工具性日常生活活动中完全独立。他使用动力型轮椅，平时也会驾驶，并成为一名警察调度员。Miguel 来进行作业治疗是为了升级轮椅使用并且讨论休闲活动。他主诉平时的空闲时间很无聊，希望能重新参与到运动。

休闲娱乐活动

轮椅运动丰富多样。Miguel 的作业治疗师 Eric 首先帮助他探索可作为轮椅运动员参与的众多选择，包括篮球、登山、狩猎、英式橄榄球（发展速度最快的轮椅运动）、举重、竞速（包括手摇轮椅竞速）、网球、标枪和滑雪。当 Miguel 表示他可能对重新参与以前喜欢的露营更感兴趣的时候，Eric 演示了他可以怎样准备有用的资源，例如杂志、期刊、网站、产品目录及其他相关出版物。比如在 *British Journal of Occupational Therapy* [17]期刊上的一篇文章回顾了各种运动型轮椅，这篇文章也可能提供了一些适合用于露营的座椅的相关信息。

治疗师为 Miguel 介绍了一本叫 *New Mobility* 的杂志，这本杂志由残疾人专门为同类人群编写，包含介绍适合露营地点及相关建议的高质量文章。Eric 也推荐了一些其他杂志，比如 *Adapted Physical Activity Quarterly* 和 *Sports'n Spokes*，以便 Miguel 可以阅读他人的经验故事，拓宽他关于轮椅设备及配件的视野。几个月后，Eric 很高兴收到 Migguel 的消息，他确实去露营了（图 16.5），并且是一次超级体验。

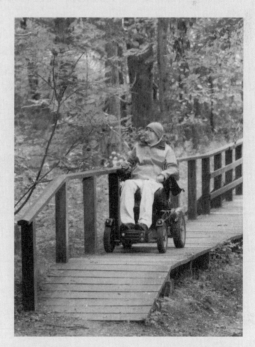

图 16.5 使用电动轮椅的 Miguel 能够享受森林和体验露营（Courtesy iStock.com）

案例研究

Jeri，第二部分

重新考虑本章开头关于一个 29 岁刚结婚的女士 Jeri 的几个问题。

1. Jeri 准备好结束作业治疗了吗？

很可能还没有。尽管作业治疗师已经教 Jeri 如何完成日常生活活动，但是现在我们知道生活不止于此，作业治疗师需要考虑的不仅仅是如何指导康复对象的自我照顾技巧。还应该评估 Jeri 的休闲活动态度、兴趣、技巧及能力，进一步发展提升她生活质量的深层次的干预计划。

2. 为什么 Jeri 不满意她现在的生活状态？

与事故发生之前的生活比较，Jeri 现在的生活受到限制。她现在无法参与很多能为她生活带来乐趣的活动。因为利手的精细协调动作不足，她无法操作剪刀和装饰纸来完成剪贴簿。她想重新开车，怀念自己的室内设计师工作，购物，与朋友聚餐，跑腿。她的丈夫对待她就像易碎品，他不确定她是否能再次去划船钓鱼。她再也没参加过休闲活动，这打断了她年龄相关的能力。

3. 作业治疗师能提供什么干预手段来提高 Jeri 的生活质量？

为了提高 Jeri 重新参与令人鼓舞的剪贴簿制作能力，作业治疗师可以使用剪贴簿制作相关材料来提供精细活动训练。手工材料可以通过把小纸片粘到固定卡片使其便于握持，用改良剪刀进行剪裁。驾驶评估或驾驶训练也许能帮助 Jeri 重新参与一些室外活动，或者这些评估可以确定当下不适合驾驶。如果 Jeri 无法完成驾驶，那么作业治疗师可能需要将旨在达至和使用公共交通工具的治疗作为提高其社区独立性的第一步。

可以通过与 Jeri 丈夫的协作会话来讨论他的顾虑并指导他如何使用辅助工具，转移工具及其他辅助设备来帮助她回归原有的生活角色，例如钓鱼。Jeri 及其丈夫和作业治疗师可以一起讨论 Jeri 缺失的社会角色及情绪表达需求。他们或许能制订共同的目标来鼓励 Jeri 及其丈夫邀请亲朋好友一起进行几个小时的社交活动。她或许也会有兴趣加入那些作业治疗部专门为病友提供互动而开展的脑创伤支持小组；她的丈夫也可能希望加入家属支持小组。在该会谈中，性生活及相关体验也可被提及，作业治疗师可以通过沟通交流提供一些基于认知改变、碰触和体位来提高亲密度的建议。作业治疗师也同样进行一些引荐。所有这些休闲相关成就感将能帮助 29 岁的 Jeri 重新建立作为一个完整个体的认知。

总结

作业治疗师通过对个体有意义的作业活动来帮助康复对象获得生活满意度。参与及重新参与休闲娱乐活动，包括社会交往、运动、嬉闹、娱乐，这些都是维持生活平衡十分重要的方面。认识到缺乏休闲娱乐活动可能会导致孤立与抑郁，并影响个人的恢复及生活乐趣。作业治疗师需要为肢体功能障碍者提供休闲活动相关的评估、制订干预计划并实施计划。这个过程中，考虑康复对象的年龄、性别、文化、兴趣及环境都是至关重要的，只有这样的干预才是以康复对象为中心的措施。有经验的作业治疗师促使康复对象很好地参与那些可以提升身心健康，社会关系和生活质量的有意义的休闲作业活动中去[19,43,58]。

复习题

1. 有意义的休闲作业活动的缺失会对肢体功能障碍者带来什么？

2. 分别列举休闲活动的 5 个对社会心理和躯体的益处。

3. 为什么在考虑休闲作业活动时，康复对象的文化背景很重要？

4. 什么时候幽默和欢笑需要小心谨慎使用？

5. 行为模式化作为一种有效干预的 4 个核心要素是什么？

6. 为什么在制订目标时，有康复对象的参与很重要？

（陆佳妮 译，蔡素芳 校，杨永红　李奎成 审）

参考文献

1. Abel MH: Humor, stress, and coping strategies, *Humor* 15:365, 2002.
2. Adams P (with Mylander M): *Gesundheit!* Rochester, VT, 1998, Healing Arts Press.
3. Allison MT, Geiger CW: Nature of leisure activities among Chinese-American elderly, *Leisure Sci* 15:309, 1993.
4. American Occupational Therapy Association: Occupational therapy practice framework: domain and process, ed 3, *Am J Occup Ther* 68:S1–S48, 2014.
5. Atchley RC: *Social forces and aging: an introduction to social gerontology*, ed 10, Belmont, CA, 2004, Wadsworth.
6. Backman CI: Occupational balance: exploring the relationship among daily occupations and their influence on well-being, *Can J Occup Ther* 71:202, 2004.
7. Bandura A: *Social foundations of thought and action: a social cognitive theory*, Englewood Cliffs, NJ, 1986, Prentice-Hall.
8. Baum CM, Edwards D: *Activity card sort*, ed 2, St Louis, 2008, Washington University.
9. Bennett MP, Zeller JM, Rosenberg L, McCann J: The effect of mirthful laughter on stress and natural killer cell activity, *Altern Ther Health Med* 9(38):45, 2003.
10. Bhogal SK, Teasell RW, Foley NC, Speechley MR: Community reintegration after stroke, *Top Stroke Rehabil* 10:107, 2003.
11. Blacker D, Broadhurst L, Teixeira L: The role of occupational therapy in leisure adaptation with complex neurological disability: a discussion using two case study examples, *NeuroRehabilitation* 23:313, 2008.

12. Blanche E: The expression of creativity through occupation, *J Occup Sci* 14:21–29, 2007. doi:10.1080/14427591.2007.9686580.

13. Bjorklund C, Gard G, Lilja M, Erlandsson K: Temporal patterns of daily occupations among older adults in Northern Sweden, *J Occup Sci* 21:143–160, 2014. doi:10.1080/14427591.2013.790666.

14. Brown CA, McGuire FA, Voelkl J: The link between successful aging and serious leisure, *Int J Aging Hum Dev* 66:73, 2008.

15. Burckhardt C, Archenholtz B, Bjelle A: Measuring the quality of life of women with rheumatoid arthritis or systemic lupus erythematosus: a Swedish version of the Quality of Life Scale (QoLS), *Scand J Rheumatol* 21:190, 1992.

16. Burckhardt C, Anderson KL: The Quality of Life Scale (QOLS): reliability, validity, and utilization, *Health Qual Life Outcomes* 1:60, 2003.

17. Butler B: Overview of sports wheelchairs, *Br J Occup Ther* 4:66, 1997.

18. Cahill M, Connolly D, Stapleton T: Exploring occupational adaptation through the lives of women with multiple sclerosis, *Br J Occup Ther* 73:106–115, 2010. doi:10.4276/030802210X12682330090415.

19. Centers for Disease Control and Prevention: State indicator report on physical activity. 2014. <http://www.cdc.gov/physicalactivity/downloads/pa_state_indicator_report_2014.pdf>.

20. Decker JA: *Making the moments count: leisure activities for caregiving relationships*, Baltimore, MD, 1997, Johns Hopkins University Press.

21. Dergance JM, et al: Barriers to and benefits of leisure-time physical activity in the elderly: differences across cultures, *J Am Geriatr Soc* 51:863, 2003.

22. Dilley DS: Effects of humor on chronic pain and its relationship to stress and mood in a chronic pain population, doctoral dissertation, 2006, Alliant International University, Available through Dissertation Abstracts International. <www.proquest.com/products-services/dissertations-Abstract-International.html>.

23. Dorstyn D, et al: Systematic review of leisure therapy and its effectiveness in managing functional outcomes in stroke rehabilitation, *Top Stroke Rehabil* 201:40–51, 2014. doi:10.1310/tscir2001-40.

24. Drummond AER, Walker MF: A randomized controlled trial of leisure rehabilitation after stroke, *Clin Rehabil* 9:283, 1995.

25. Drummond AER, Park CJ, Gladman JRF, Logan PA: Development and validation of the Nottingham Leisure Questionnaire (NLQ), *Clin Rehabil* 15:647–656, 2001.

26. Du Pre A: *Humor and the healing arts: a multimethod analysis of humor use in healthcare*, Mahwah, NJ, 1998, Lawrence Erlbaum Associates.

27. Edwards D, Christiansen CH: Occupational development. In Christiansen CH, Baum CM, editors: *Occupational therapy: performance, participation, and well-being*, Thorofare, NJ, 2005, Slack.

28. Eyler AE, et al: Correlates of physical activity among women from diverse/racial groups, *J Womens Health Gend Based Med* 11:239, 2002.

29. Fenech A: The benefits and barriers to leisure occupations, *NeuroRehabilitation* 23:295, 2008.

30. Flanagan J: A research approach to improving our quality of life, *Am Psychol/J Am Psychol Assoc* 33:138, 1978.

31. Foster ER, Golden L, Duncan RP, Earhart GM: Community-based Argentine tango dance program is associated with increased activity participation among individuals with Parkinson's disease, *Arch Phys Med Rehabil* 94:240–249, 2013. doi:10.1016/j.apmr.2012.07.028.

32. Fry W: The physiologic effects of humor, mirth, and laughter, *JAMA* 267:1857, 1992.

33. Fullagar S: Leisure practices as counter-depressants: emotion-work and emotion-play within women's recovery from depression, *Leisure Sci* 30:35, 2008.

34. Genoe MR, Dupuis SL: "I'm just like I always was": a phenomenological exploration of leisure, identity and dementia, *Leisure* 35:423–452, 2011.

35. Godfrey JR: Toward optimal health: the experts discuss therapeutic humor, *J Womens Health (Larchmt)* 13:474, 2004.

36. Guo L, Lee Y: Examining the role of leisure in the process of coping with stress in adult women with rheumatoid arthritis, *Annu Ther Recreation* 18:100, 2010.

37. Ham SA, et al: Centers for Disease Control Weekly: prevalence of no leisure-time physical activity: 35 states and the District of Columbia, 1988–2002. February 6, 2004. <http://wwwcdc.gov/mmwr/preview/mmwrhtml/mm5304g4.htm>.

38. Hampes WP: The relationship between humor and trust, *Humor* 12:253, 1999.

39. Heo J, Lee Y, McCormick B, Pedersen PM: Daily experience of serious leisure, flow and subjective well-being of older adults, *Leis Stud* 29:207, 2010.

40. Hunt L, Nikopoulou-Smyrni P, Reynolds F: "It gave me something big in my life to wonder and think about which took over the space …. and not MS": managing well-being in multiple sclerosis through art-making, *Disabil Rehabil* 36:1139–1147, 2014. doi:10.3109/09638288.2013.833303.

41. Kenney C: *Have crutch, will travel*, Denver, CO, 2002, Tell Tale Publications.

42. Kensinger K, Gibson H, Ashton-Shaefer C: Leisure in the lives of young adults with developmental disabilities: a reflection of normalcy, *Annu Ther Recreation* 15:45, 2007.

43. Kim E, Kleiber DA, Kropf N: Leisure activity, ethnic preservation, and cultural integration of older Korean Americans, *J Gerontol Social Work* 36:107, 2001.

44. Klein A: *The healing power of humor*, Los Angeles, Calif, 1989, Jeremy P Tarcher.

45. Klinger JL: *Meal preparation and training: the healthcare professional's guide*, Thorofare, NJ, 1997, Slack.

46. Kolkmeier LG: Play and laughter: moving toward harmony. In Dossey BM, et al, editors: *Holistic health promotion: a guide for practice*, Rockville, MD, 1989, Aspen Press.

47. Krishnagiri S, Fuller E, Ruda L, Diwan S: Occupational engagement and health in older South Asian immigrants, *J Occup Sci* 20(1):87–102, 2013. doi:10.1080/14427591.2012.735614.

48. Kuiper NA, Martin RA: Laughter and stress in daily life: relation to positive and negative affect, *Motiv Emot* 22(2):133–153, 1998.

49. Law M, et al: *Canadian Occupational Performance Measure*, ed 5, Toronto, 2014, Canadian Association of Occupational Therapy.

50. Leber DA, Vanoli EG: Brief report: therapeutic use of humor: occupational therapy clinicians' perceptions and practices, *Am J Occup Ther* 50:221, 2001.

51. Letts L, et al: Using occupations to improve quality of life, health and wellness, and client and caregiver satisfaction for people with Alzheimer's disease and related dementias, *Am J Occup Ther* 65:497–504, 2011. doi:10.5014/ajot.2011.00258.

52. Matuska KM, Christiansen CH: A proposed model of lifestyle balance, *J Occup Sci* 15:9, 2008.

53. Martin P: Family leisure experiences and leisure adjustments made with a person with Alzheimer's, *Top Geriatr Rehabil* 22:309, 2006.

54. Meyer LH, Schleien SJ: *Lifelong leisure skills and lifestyles for persons with developmental disabilities*, Baltimore, MD, 1994, Brookes.

55. Mitchell EJ, Veitch C, Passey M: Efficacy of leisure intervention groups in rehabilitation of people with an acquired brain injury, *Disabil Rehabil* 36:1474–1482, 2014. doi:10.3109/09638288.2013.845259.

56. Nimrod G: Retiree's leisure: activities, benefits, and their contribution to life satisfaction, *Leis Stud* 26:65, 2007.

57. Oakley F, Kielhofner G, Barris R, Reichler RK: The Role Checklist: development and empirical assessment of reliability, *Occup Ther J Res* 6:157, 1986.

58. Reference deleted in proofs.

59. Olsson RH: *Ohio Functional Assessment Battery: standardized tests for leisure and living skills*, San Antonio, TX, 1999, Psychological Corp.

60. Outley CW, McKenzie S: Older African American women: an examination of the intersections of an adult play group and life satisfaction, *Act Adapt Aging* 31:19, 2006.

61. Papalia DE, et al: *Human development*, ed 9, New York, 2004, McGraw-Hill.

62. Parham LD, Fazio LS: *Play in occupational therapy for children*, ed 2, St Louis, 2007, Mosby.

63. Parker CJ, Gladman JR, Drummond AE: The role of leisure in stroke rehabilitation, *Disabil Rehabil* 19:1, 1997.

64. Parry D, Shaw SM: The role of leisure in women's experiences of menopause and mid-life, *Leisure Sci* 21:205, 1999.

65. Pendleton HM: *Establishment and sustainment of friendship of women with physical disability: the role of participation in occupation*, doctoral dissertation, Los Angeles, 1998, University of Southern California. Available through Dissertation Publishing, University of Michigan.

<www.proquest.com/products-services/dissertations-Abstract-International.html>.

66. Pert C: *Molecules of emotion: why you feel the way you feel*, New York, 1997, Scribner.

67. Ponsford JL, et al: Longitudinal follow-up of patients with traumatic brain injury: outcome at two, five, and ten years post-injury, *J Neurotrauma* 31:64–77, 2014. doi:10.1089/neu.2013.2997.

68. Riley J: Weaving an enhanced sense of self and collective sense of self through creative textile making, *J Occup Sci* 15:63, 2008.

69. Robinson VM: *Humor and the health professions: the therapeutic use of humor in healthcare*, ed 2, Thorofare, NJ, 1991, Slack.

70. Sander AM, Clark A, Pappadis MR: What is community integration anyway?: defining meaning following traumatic brain injury, *J Head Trauma Rehabil* 25:121–127, 2010.

71. Silverstein M, Parker MG: Leisure activities and quality of life among the oldest old in Sweden, *Res Aging* 24:528, 2002.

72. Son JS, Kerstetter DL, Yamal C, Baker BL: Promoting older women's health and well-being through social leisure environments: what we have learned from the Red Hat Society, *J Women Aging* 19:89, 2007.

73. Southam M: Therapeutic humor: attitudes and actions by occupational therapists in adult physical disabilities settings, *Occup Ther Health Care* 17:23, 2003.

74. Shannon CS: Breast cancer treatment: the effect on and therapeutic role of leisure, *Am J Recreation Ther* 4:25, 2005.

75. Steadward R, Wheeler GD, Watkinson EJ: *Adapted physical activity*, Alberta, CA, 2003, University of Alberta Press.

76. Suto M: Leisure in occupational therapy, *Can J Occup Ther* 65:271, 1998.

77. Takahashi K, et al: The elevation of natural killer cell activity induced by laughter in a crossover designed study, *Int J Mol Med* 8:645, 2001.

78. Taylor LPS, McGruder JE: The meaning of sea kayaking for persons with spinal cord injuries, *Am J Occup Ther* 50:39, 1996.

79. Teixeira A, Freire T: The Leisure Attitude Scale: psychometrics properties of a short version of adolescents and young adults, *Leisure* 37:57–67, 2013.

80. Trenberth L: The role, nature and purpose of leisure and its contribution to individual development and well-being, *Br J Guid Counc* 33:1, 2005.

81. Trenberth L, Dewe P: An exploration of the role of leisure in coping with work related stress using sequential tree analysis, *Br J Guid Counc* 33:101, 2005.

82. Trottier AN, Bronw GT, Hobson SJG, William M: Reliability and validity of the Leisure Satisfaction Scale (LSS–Short Form) and the Adolescent Leisure Interest Profile (ALIP), *Occup Ther Int* 9:131–144, 2002.

83. Vogel B: Outdoor recreation: you can do it, *New Mobility* 26:32–42, 2015.

84. Walker MF, et al: Individual patient data meta-analysis of randomized controlled trials of community occupational therapy for stroke patients, *Stroke* 35:2226–2232, 2004.

85. Warren B, editor: *Using the creative arts in therapy and healthcare: a practical introduction*, ed 3, New York, NY, 2008, Routledge/Taylor & Francis Group.

86. Washburn RA, et al: The Physical Activity Scale for the Elderly (PASE): evidence for validity, *J Clin Epidemiol* 52:643–651, 1999.

87. Washburn RA, et al: The Physical Activity Scale for individuals with physical disabilities: development and evaluation, *Arch Phys Med Rehabil* 83:193–200, 2002.

88. Wikström I, Book C, Jacobsson LT: Leisure activities in rheumatoid arthritis: change after disease onset and associated factors, *Br J Occup Ther* 64:87, 2001.

第 17 章

辅助技术

Denis Anson

学习目标

本章学习结束后,学生或从业人员将能够做到以下几点:

1. 描述目前可供躯体残疾者选择的辅助技术的范畴。

2. 解释人类界面评估(human interface assessment, HIA)模型。

3. 明确通过技术能够控制日常生活设备的常用的解决方法。

4. 讨论扩大与替代性沟通的选择。

5. 分析辅助技术的输入和输出选项以及将其与服务对象的需求相匹配。

章节大纲

关键术语

辅助技术(assistive technologies)

辅助与替代性沟通(augmentative and alternative communication,AAC)

日常生活的电子辅具(electronic aids to daily living, EADLs)

图形沟通(graphic communications)

人类界面评估模式(human interface assessment model,HIA model)

信息组成系统(message composition system)

信息传递系统(message transmission system)

改良键(modifier keys)

定向系统(pointing systems)

电源开关(power switching)

康复技术(rehabilitation technology)

通用设计(universal design)

使用者控制系统(user control system)

案例研究

Gianna，第一部分

Gianna，26 岁，大学本科毕业，她想申请去法学院。12 年前她遭遇了一场车祸，导致 C$_4$ 节段完全性脊髓损伤，她的父母在那场事故中遇难，脊髓损伤阻碍了她法律职业生涯。Gianna 是一个活泼、善于表达的女孩，在她所在的农村社区特别受欢迎。最近，她获得了一部带有吹吸式控制（sip-and-puff control）的新轮椅，让她得以在家里和社区里进行移动，因此她现在想去法学院上学。最后，Gianna 想专攻残疾人权利方向，来支持其他带有明显残疾者的公民权利。她相信当残疾工人寻求合理调整时，她对这个议题设身处地的角度能够使她的论据更加具有说服力。

Gianna 想要申请的附近的法学院招生办公室提出，Gianna 可能在完成必要工作时会有困难。作为一名法律学生，她将需要研究判例法个案中的法律优先权以及书写简报。她可以进入符合美国残疾人法案（Americans with Disabilities Act，ADA）要求的图书馆，但是她需要能够定位这些法律记录、记录她的发现，以及针对法律质疑书写正式的回应。招生顾问认为 Gianna 颈部以下没有运动，她可能会发现法律职业的挑战会超过她的能力范围。

Gianna 有全职的陪护照料，且陪护可以坐在教室里陪同 Gianna，以及帮助她做笔记（如果有需要，学校也会提供 3 天的课堂讲义给残疾学生）。

然而，由于 Gianna 的陪护必须不断监控 Gianna 的生理需求，陪护在课堂上的专注力可能会受到影响。此外，由于陪护对学习法律没有兴趣或没有背景，其无法确定和记录课堂中的重要内容。最终，由于所需时间以及时薪的问题，Gianna 通常每 6 个月就会面临陪护辞职的状况。新的陪护不具备完整的知识背景来给 Gianna 解释她正在学习的材料。

在居家生活中，Gianna 希望在不打扰陪护的情况下能够自己调节室内的灯光、室温以及正在播放的音乐（她喜欢学习时听音乐）。她知道自己将一直依赖他人帮助完成洗澡、穿衣、备餐以及其他许多日常生活活动。然而，她认为如果她能够减少对陪护的需求，他们可能会照顾她更久一些。

Gianna 正在寻求辅助技术咨询，探索可以帮助她达到她的生活目标的辅助技术。

思辨问题

1. 通过辅助技术的应用，可以提高 Gianna 作业活动的哪一范畴？
2. 哪些类型的辅助技术可能可以协助 Gianna 去追求她的作业活动？
3. 哪些控制策略对于 Gianna 而言是合适的？
4. Gianna 会从输出增强技术中获益吗？

什么是辅助技术？

对于辅助技术（assistive technologies）的讨论应该从一般限定的描述开始。由于辅助技术在法律上的定义不统一，因此这一讨论有困难。辅助技术有时被纳入康复技术（rehabilitation technology）的范畴[12]。在其他时候，康复技术被认为是辅助技术的一部分[8]。第三种情况是通用设计（universal design）技术，似乎不属于以上任何一种类型[11]。为了达到讨论的目的，作者就目前的概念展示了一系列定义，但不一定与任何特定的法规一致。

康复技术、辅助技术和通用技术

赋能技术（enabling technology）属于哪一个范畴，很大程度上取决于它的应用，而不是具体的设备。对某些人是提升便利性的技术，对其他人可能是辅助技术。

康复技术

康复是指恢复先前的功能水平。因此，为了与一般用法保持一致性，我们需要使用康复技术（rehabilitative technology）这个词语，来描述在个体发病之后，促进其恢复先前的功能水平的技术。当作业治疗师使用技术设备来建立、恢复或调整服务对象的功能时，他/她就是在用康复技术。物理因子治疗就是康复技术的例子，例如超声波、透热、石蜡和功能性电刺激。广义来讲，当作业治疗师使用技术来达到恢复力量、增强移动能力或提高功能等主要目标，不论是使用透热还是传统的作业治疗活动（例如皮革作业），这些技术就是康复技术。当这些技术完成任务，改善了康复对象的固有功能，它们便功成身退了。

伦理考虑

康复技术一般由受过训练的专业人员在治疗环境中短暂使用。由于这些技术是由受过训练的专业人员使用，因此它们存在相当复杂或不易理解的控制。在使用技术前，期望专业人员接受过重要的培训。期望专业人员指引技术的使用，以确保技术正确的应用以及保护使用设备的个体的安全。

辅助技术

作业治疗的核心信念是主动参与有意义的活动,促进个体的健康和幸福感。当个体因病理继发功能受限时,他/她可能丧失参与有意义的活动所需的认知、运动或心理技能,那么他/她就可能需要辅助以参与期望做的事。

辅助是指帮助、协助或支持。在辅助的概念中没有恢复的含义。因此辅助技术(assistive technology)是指辅助失能人士执行任务的技术。更具体地说,辅助技术是指为失能人士所设计的或为大众市场所设计的可用于失能人士的技术,这些技术使失能人士能够完成那些由健康人在不使用技术的情况下完成的任务。健康人会倾向于使用技术来执行一个任务(比如电视遥控),但只要康复对象在没有使用技术的情况下就能够完成任务,这种设备就不足以达到辅助技术的水平。

辅助技术可以替代或支持使用者受损的功能,但它不能改变个体本身的功能。例如,轮椅可以替代步行的功能,但不期望它能够教导使用者走路。同样的,前臂拐杖可以支持独立的站立,但无法改善力量或骨骼的完整性,因此无法改变使用者在不使用前臂拐杖情况下站立的能力。

因为辅助技术不能用于改变使用者原本的能力,所以在辅助技术的设计方面就有不同的考虑。个体可能在有限的训练机会或受限的认知技能的情况下长期使用这些设备。因此,这些技术在设计上必须做到不会因为使用者暂时的误用而造成伤害。设备的控制必须简单易懂,这样才能够做到通过一些训练就可以使用设备,而不需要不断地再训练。对于设备的原理和功能,则不需要深入了解。

康复技术和辅助技术之间最显著的区别见于康复过程结束时,在这个时候,服务对象不再使用康复技术,但可能刚刚完成辅助技术的使用训练。辅助技术伴随着服务对象回家;康复技术一般限于在临床使用。一些技术并非归属于单个类别,因为对于不同的服务对象来说可能会有不同的使用方式。对于某些服务对象,临床工作者可能将辅助性沟通作为训练独立说话的工具。对于其他服务对象,辅助性沟通可能会用来支持或替代语言功能。第一个例子是康复技术;第二个例子则是辅助技术。

通用设计

通用设计是一种新兴的技术分类。在 1997 年,North Carolina 州立大学通用设计中心出版了通用设计的准则,然而它们的应用仍旧非常有限[11]。通用设计(universal design)的概念非常简单:尽最大可能面向所有的使用者而设计的设备,它将适用于所有使用者,无论是否有残疾。

在某些情况下,这种设计理念可能使辅助技术变得没有必要性。设计一种让忙碌的家庭主妇能单手操作的开罐器,对于患有脑血管意外之后,仅能使用一只手的厨师而言,也会是有用的。由于这两种人为了同样的目的使用了同样的产品,因此这仅仅只是一个技术,而不是辅助技术。专门的电子阅读器(如 Kindle 和 iPad)上的电子书包含的功能可以让它们成为有声书。此时的使用目的是提供免提和免视界面,能让开车的通勤族使用。然而,相同的界面可以满足无法看到屏幕的盲人,或者移动能力受限以及不能手动控制操作的人的需求。若残疾人的特殊需求已经考虑到产品的设计中,便没有调整设计的必要性。

辅助技术在作业参与中的角色

作业治疗实践框架(*Occupational Therapy Practice Framework*)[7]定义了作业治疗的适当范畴,包括分析个体的表现技能和模式以及个体期望完成的作业的活动需求。

人类界面评估

由 Anson 等人提出的人类界面评估(human interface assessment,HIA)模型,提供以下几个方面详细的看法:①人类在运动输出、认知处理、和沟通/互动方面的技巧和能力;②活动的需求(图 17.1A)。HIA 模型表明,当任务需求没有超过个体的技巧和能力时,即使有功能限制的存在,也不需要辅助技术的介入(图 17.1B)。相反,当任务需求超过了个体本身的能力,个体将不能使用规定的方式完成任务(图 17.1C)。在这种情况下,可以使用辅助技术来弥补需求和能力之间的差距(图 17.1D)。

虽然辅助技术必须要能够协助人们完成期望做的任务,它同样提供了符合康复对象需求的界面。为了提供有效的辅助技术干预措施,必须将人的感知觉、认知处理和运动输出能力与辅助技术输入和输出能力之间进行仔细的匹配。

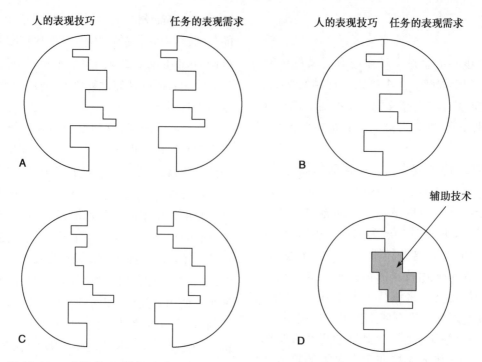

图 17.1　A.人的技巧和任务需求;B.人的技巧和任务需求相匹配;C.人的技巧和任务需求不相匹配;D.使用辅助技术弥补人的技能和任务需求之间的差距。

电子赋能技术的类型

即使现代化技术会模糊本章节所介绍的区别,考虑辅助技术使用时的应用类别是有用的。本章节仅讨论电子辅助技术,主要的应用分类有三种:日常生活的电子辅具、辅助和替代性沟通以及通用计算机应用。

日常生活的电子辅具

日常生活的电子辅具(electronic aids to daily living,

EADLs)是指应用于控制服务对象所处的环境中电子设施的设备。1998 年以前,这一类别的设备被称为环境控制单元[31],虽然在技术层面上,此术语应该用于熔炉恒温器和类似的控制器。EADL 更普遍地用于控制灯光和温度,此外还可以控制服务对象所处环境中的收音机、电视、电话以及其他的电力和电子设施(图 17.2)[9,10,13]。

正如 HIA 模型所描述的,EADLs 弥补了使用者技巧和能力与所控制设备的需求之间的差距。在这种情

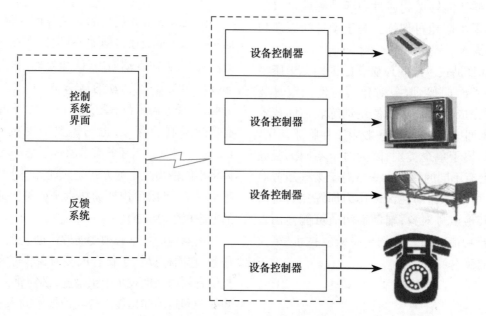

图 17.2　EADL 系统的组成要素

景下,认为 EADL 系统是使用者对系统所提供的环境的控制程度和类型。这些控制的级别可以是简单的电源开关(power switching)、设备功能的控制及兼容的设备(图 17.3)。

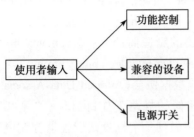

图 17.3　EADL 控制成分

电源开关

最简单的 EADLs 是给房间的设施提供电力供应的简单开关。开关调适虽然不是典型的 EADLs,但用在重度残疾儿童玩耍的开关调适玩具中,也包含在此分类中。原始的 EADL 系统仅包含盒子内的一组电子开关和插座,通过延长线(如 Ablenet PowerLink 3)连接到房间内的设施。由于延长线会引起安全隐患,如跌倒风险(被延长线绊倒)和火灾(过热或老旧的电线),因此这些设备在功用和安全上受到限制。延长线导致的限制促使 EADL 技术采用远程切换技术。

第二代 EADL 系统使用了各种不同的远程控制技术以实现远程开关环境内电子设备的电源。这些技术包括使用超声脉冲(如 TASH Ultra 4)、红外线(如红外线遥控器)以及经由房屋内电路传送的电子信号(如X-10)。所有的这些开关技术仍在使用中,有些技术甚至被用于更加复杂的控制系统。在此章节,我们将只考虑电源开关。

最普遍的电源开关 EADL 控制系统是由 X-10 公司生产的。X-10 系统利用经由房屋内电线输送的电子信号来控制电源组件,电源组件插入到与被控制设备串联的墙上插座中。(在串联连接中,电源组件插入到墙壁中,远程控制的设备插入电源组件中。)X-10 支持高达 16 通道的控制,每个通道有 16 个组件,因此在单一系统中就可以控制总计高达 256 台的设备。

由于用于控制 X-10 组件的信号不会经由家中的电源变压器,因此不存在设备干扰邻居家系统的风险。然而,在公寓环境中并不一定真实可行,因为两个 X-10 的用户可能会无意间控制了对方的设备。早期的 X-10 设备通常设置为在一个可用的通道上来最多控制 16 台设备,以便不会发生干扰。

在某些公寓或家里,单一单元的电源可能会处在建筑物供应电源的不同相位上(这些相位需要为有些家电用具提供 220 伏的电源)。如果在此例子中,从插入到一个相位的控制器发出的 X-10 信号,将不会交叉影响到这个装置的第二个相位。由 X-10 提供特殊的"相位交叉"可以修正这个问题。X-10 组件除了切换电源的开关,也可以和特殊的照明组件一起使用来调暗及调亮室内的灯光。虽然这些组件仅适用于白炽灯,但却增加了除简单开关之外的控制。对于永久性装置而言,X-10 控制单元可以取代墙壁开关与家里的插座。由于 X-10 组件不妨碍本地控制,所以这些插座和开关像标准单元一样工作,并且增加了遥控器的优势。

X-10 组件在 19 世纪 70 年代末被引入,革新了EADLs 的领域。在 X-10 出现之前,远程切换的研发是一个困难而又昂贵的工程,极大限制了行业的发展以及残疾人的使用。X-10 系统本意是给不想穿越房间来开灯的健康人提供便利。由于目标人群在不使用远程切换的情况下也能够执行任务,因此该技术必须足够便宜,才有吸引力让人花钱去购买,而不用从椅子上起身去开灯。X-10 使健康人只要付低于 100 美元的金额,便可远程控制电子设备,而众多的残疾相关的设备却需要花数千美元。有趣的是,与残疾相关的 EADLs几乎普遍采用了 X-10 方案,却并未引起残疾领域设备价格大幅下降,结果,许多从业人员仍持续为残疾人选用大众市场的设备。

目前正在发展的物联网(Internet of Things,IoT)将会为电源控制带来新的选择。就像智能电视,当关闭的时候并不是"关"的,它们能够"听"来控制信号,在不久的将来物联网设备在不用的时候并不是真正的关闭,而是设备处于休眠模式,在有网络的情况下通过听信号来打开设备。任何与网络连接的设备均能被控制,例如,使用者可以通过智能手机或平板电脑来开关飞利浦色调灯泡,以及改变灯光的颜色。同样地,电视机顶盒、流式无线电服务和其他的娱乐服务也可以通过专用遥控器、个人电脑或手机来控制。

功能控制

随着电子系统越来越广泛地应用在家庭中,简单切换灯光和咖啡壶的开关已经无法满足失能人士想要控制当前环境的需求。失能人士可以通过墙壁电流控制来开关收音机和电视机,但仅此而已。然而,失能人士期望像健康人那样能够使用电视遥控器来搜寻有线频道。当扬声器发出广告时,失能人士可能期望能调低声音或切换到另一个广播电台。如今,几乎所有的居家电子设备都附有使用红外线信号的遥控器。然而，由于使用遥控器需要依赖精细运动控制以及较好的感觉分辨能力，绝大多数的遥控器对于失能人士而言是不适用的。

设计 EADL 系统是用于提供失能人士居家环境的可及性，应当远不止居家电子产品的开关控制，它们应当也可以提供控制家庭电子设备的功能，因此，EADL 系统经常会有多重功能。EADL 系统通常使用 X-10 技术，结合了远程设备的直接切换电源的方法，这样便能够控制除了电动门和其他专业设备以外的设备，如电灯、风扇和咖啡壶[37]。EADL 系统也结合了红外线远程控制的形式，让它们模仿标准远程控制设备的信号，通过借助编写标准顺序的程序提供此控制，包括所有商业上可获得的 DVD 播放器、电视机和卫星解码器（就像它为有线电视或卫星电视遥控器所做的一样，来控制连接的电视）；或者通过借助"教导系统"提供此控制，让 EADL 通过借助常规远程控制来学习在其上发送的代码。

教导系统的优势在于它们能够学习任何代码，甚至是那些还没有被发明的。这些系统的劣势在于对于使用者和照护者来说，需要花费更多的时间安装和配置，才可以学习到如何控制。由于红外线代码已经标准化，因此 EADL 完全有可能包含大部分居家电子设备的代码。像是提供给健康使用者的"通用远程控制"，设置过程仅需要个体输入每个控制设备的简单代码。

大部分娱乐系统控制器所采用的红外线远程控制，局限于可视范围内的控制。除非控制器是对准受控设备的大致方向（大部分都有很宽的分散模式），否则将接收不到信号。这就意味着 EADL 不能由红外线直接控制没有位于同一个房间的任何设备。然而，红外线中继器（比如 X-10 Powermid）能够通过使用无线电信号克服这一局限性，可传送一个房间接收的控制信号到目标设备所在房间里的中继器。通过中继器的收集，个体将能够控制房间内的任意红外线设备。

EADL 使用者和健康消费者共有的一个问题是远程控制设备的增加。现在许多家庭正在为处在同一个房间内的电视机、有线/卫星接收器、DVD 播放器、家庭影院/多媒体中心、以及其他的设备的遥控器所困扰。虽然通用的遥控器可以从控制某一个设备切换到控制另一设备，但常常会很麻烦。

有些人希望在较少困难的情况下，提高家中视听设备的控制。1999 年 11 月，由 8 家居家电子设备制造商组成的联盟为名为家庭音频视频互用性（Home Audio Video Interoperability，HAVi）的居家电子设备发布了一套指南。HAVi 的特性允许兼容的居家电子设备互通，因此任何 HAVi 设备均可控制所有具备相同标准的 HAVi 设备。单一远程控制就可以通过单一界面来控制家中所有的视听设备。（截至 2016 年夏天，确定了 8 家主要的制造商：http://documents.mx/documents/home-audio-video-interoperability.html#）。

红外线数据协会（Infrared Data Association，IrDA）正在从事相似的规范工作，但仅只关注红外线控制。IrDA 标准将做到一个红外线遥控器控制电脑、家庭视听装置和单一标准程序的器具。除了单一远程控制能够操作大范围的设备以外，IrDA 标准将允许其他的 IrDA 设备[如个人数字助理（personal digital assistants，PDAs）、个人电脑以及扩大性沟通系统]来控制家中的电子设备。家中电子设备具备单一标准，可以使残疾人的 EADL 系统的设计变得更加简单。

最新的标准-V2 提供了更高的控制等级[23]。如果 V2 被完全地应用，单一的 EADL 设备将能够控制邻近所有电子设备的全部功能，如收音机的音量、大厅的恒温器的设置或人行横道上"按钮通行（push to walk）"的按钮。

阻碍通用的远程标准被采用的问题之一来自营销部门。通用电气公司（General Electric）不想让它的设备被三星（Samsung）标志的设备所控制。我们可以看到产品线上的所有产品都使用相同的遥控器（如三星电视遥控器也可以控制三星 DVD 播放器和家庭影院系统），但是近期不会出现跨越制造商的标准化情形。

关于 EADLs 功能控制的有趣一面，是 EADLs 和电脑之间的关系。有些 EADL 系统，比如 Quartet Simplicity，以允许使用者通过 EADL 控制个人电脑为特色。一般而言，这只不过是将 EADL 的控制系统延伸至电脑访问系统。其他的 EADLs，比如 PROXi，被设计用于接收来自个人电脑的控制输入。这两个例子的目的，均为使用相同的输入方法来控制个人电脑和 EADL。通常，EADL 系统的控制需求比电脑的控制需求更不严格。适合 EADL 控制的输入方法，对于一般的电脑控制而言会显得非常乏味。另一方面，一个可以让电脑控制流畅的系统，在控制 EADL 时将无法应变。"合适"的控制来源可能需要基于大量案例的基础来决定（在这个章节的后面，这个议题会在代偿性沟通系统的讨论中再次出现）。

兼容的设备

现代化的 EADLs 常常结合一些通用的设备,复制这些设备比起远程控制这些设备更加容易。像电话这样的设备如此广泛地被使用,以至于 EADL 系统默认需要电话。由于电话电子学的标准化,与发明特别的系统来控制传统的电话相比较,将电话电子学融入 EADL 中实际上是更加实惠的。由于针对残疾人设计的其他系统较难远程控制,导致 EADL 必须先形成完整的控制系统,例如,医院病床控制,虽然没有远程控制,但对残疾人也是可用的。

许多 EADL 系统,例如免提电话,可以让使用者通过使用 EADL 的电子设备来拨打并接听电话,就像使用电话一样。由于现存的标准,这些系统通常是相似的、单线电话,电子方面类似于一般的家庭装置。许多商用设置使用多线路,与家庭使用的电话不兼容。有些企业正在转向数字交互,或"IP 语音"(voice over IP,VOIP)",同样与传统的电话不兼容。因此,使用标准的 EADL 电话可能不能满足失能人士在办公室工作的需求。在推荐 EADL 作为解决服务对象办公室可及性的问题之前,治疗师需要核对系统是否与办公室内的电信系统兼容。

许多家庭已经不再使用固定电话,很大程度上是依赖手机进行沟通。在美国,有两个相互竞争的手机通信标准,各自用于不同载波的不同频率范围。导致在 EADL 系统中加入电话交流系统需要匹配当地的载波,使选择变得更加复杂。

由于 EADL 的目标消费者常常有严重的移动受限,导致许多这些系统的生产商认为消费者一天当中有大部分时光是在床上度过的,因此,他们包含了医院标准病床的部分控制系统。这些系统通常允许使用者分别调节床头和床尾的高度,因此延长了个体独立摆位的时间。如同电话系统一样,不同品牌的医院病床会使用不同的控制风格,从业者必须确保 EADL 所提供的控制与所要控制的病床所需要的输入方法相匹配。

控制日常生活的电子辅具

设计 EADL 系统是为了让躯体功能受限的个体能够控制周边环境中的设备。因此,用于控制 EADL 的方法必须在服务对象的能力范围内。因为这些控制与其他形式的电子赋能器具有许多相同的特点,接下来讨论控制策略。

辅助和替代性沟通

辅助和替代性沟通(augmentative and alternative communications,AAC)一词是用于描述人与人之间通过声音或手势来补充(扩大)或取代(替代)沟通的系统[30]。形式上来说,ACC 结合了所有的辅助性沟通,包括如铅笔和文字处理器或电脑之类的工具,可用来进行跨时间(离开时留言给随后到的某人)或跨空间(寄信给 Aunt May)的交流。然而,作为辅助技术,AAC 被认为是用来进行交流的技术,而这种交流是健康人在没有辅助的情况下也能够完成的交流。因此,对于无法说话的人来说,使用笔写信给 Aunt May 并不是 AAC 的范畴,因为健康人为了同样的目的(社会交流)也会使用相同的技术(笔和纸)。然而,当一个不能言语表达的人使用同样的笔,来向医生解释在其右腿有尖锐的疼痛时,那么,铅笔就成为 AAC 设备,因为健康人会通过声音来沟通。

交流障碍的原因可以分为两个完全不同的类别:语言障碍(language disorders)和言语障碍(speech disorders)。大脑受损后影响左侧大脑半球的 Wernicke 区,康复对象会出现语言障碍;也就是说,康复对象可能在语言理解方面存在困难(有时指的是感觉性失语)。当康复对象伤及产生言语的额叶皮质区(Broca区)时,不论言语产生的方式如何,个体会出现言语表达的问题(指的是表达性失语,虽然没有单纯的感觉性或表达性失语)。

虽然有从轻度到重度不同程度的失语症,大部分语言障碍的康复对象并不会受益于 AAC。相反,因脑部受损(源于出生、外伤或疾病)影响言语运动皮区(Broca 区),康复对象能够很好地理解和形成信息,但却因为难以控制颜面部肌肉,导致无法以让人理解的方式说出。这样的康复对象在语言的组成上没有问题,仅仅只是在语言的传递上有困难(失用症的病例,在没有影响到语言的情况下,书写的运动控制会像表达的运动控制一样受损)。在其他的病例中,用于言语产生的身体结构(如下颌、舌头、喉)可能会因疾病或外伤受损,虽然康复对象有完好的神经支配,但是所支配的肌肉可能无法发挥适当的功能(构音障碍,译者注)。这样的康复对象可从 AAC 设备中很好地获益。近年来发现,对于许多自闭症的康复对象,他们自己所发出的声音会干扰信息组成的过程。对于这类康复对象,区分信息的组成和通过 AAC 设备所提供的信息的发声这两者,可以成为沟通的有效辅助。

AAC 设备的范围涵盖从低科技到高科技。在医院的重症监护室(intensive care units,ICUs),低科技的沟通板能够让依赖呼吸机维持生命体征的康复对象来表达基本的需求（图 17.4）。低科技的沟通板可以让康复对象传递基本的信息或以快速被习得的方式拼写出更加深入的信息。对于仅有"是/否"反应的康复对象来说，其沟通伙伴可以一次指出一行，然后询问康复对象在这行中是否有所想要的字母或单词。当正确的行已选定，沟通伙伴便可逐字移动，直到沟通者给出正确的字母。这种类型的交流并不昂贵，可以快速地教导，但是使用起来很慢。在有限沟通需求下是足够的，但不足以满足长期的或流利的沟通需求。

A	B	C	D	E	F	I hurt
G	H	I	J	K	L	I'm thirsty
M	N	O	P	Q	R	Head/neck
S	T	U	V	W	X	Trunk
Y	Z	1	2	3	4	Arms
5	6	7	8	9	0	Legs

图 17.4　低科技的 AAC 系统

为了满足长期不能言语表达的康复对象的沟通需求，从业人员常常推荐电子 AAC 设备。（图 17.5）。

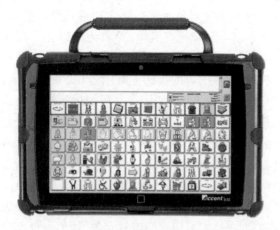

图 17.5　高科技的 AAC 系统（Accent）（Courtesy Prentke Romich，Wooster，OH）

Light[29]描述了人们使用的四种沟通类型：①表达需求和期望；②传递信息；③亲密关系；④社交礼节。在之前提到的 ICU 环境下，绝大多数的沟通是发生在前两种层面，沟通者想要表达饥饿、口渴、疼痛缓解等基本需求。他或她想要与提供照护的医生沟通，传递哪里受伤的信息，以及决定治疗是否起作用。在工作或学校的环境中，沟通常常是以传递信息为目的的。

在参与课堂讨论时，学生期望能够描述例如 Gettysburg 战争的部队调动的话题。在数学的课堂上，学生可能需要提出关于斜角和平行线的证据。这样的信息交换可能是自发的（像学生在课堂上被点名）或是有计划的（像正式的汇报）。

在社会或人际的情景中，沟通会有明显不一样的特点。青少年会花费较多的时间在发短信上，这种沟通方式交换很少的"信息"，但这种沟通能分享感情和关心。在教员的茶会上，大部分的交流是非常公式化的，例如"你好吗？（How do you do？）"。这种询问并不类似了解医疗状况，只是承认他人的存在以及表明说话者对他/她的问候。[从历史角度来说，这种询问原本是用来表达"我希望你今天一切顺利。"这个句子可以更加准确地表达感情，只是比较长。对"你好吗？（How do you do？）"合适的回应不是"好，谢谢。（Fine，thank you.）"而是重复的话"你好吗？（How do you do？）"]。

每个领域的沟通交流的计划和流畅性是大不相同的，每种类型的沟通交流对于 AAC 系统的需求也是非常不同的。仅用于表达需要和期望的 AAC 系统是相当基础的。用于这种类型的沟通交流的词汇是有限的，由于表达内容较短，沟通速度并不是最重要的。在某些情景下，整个沟通系统可以因为康复对象的需求而成为提醒照顾者的警鸣器。这些低科技沟通系统可以满足躯体技能受限到仅能眨眼睛或眼动的康复对象的基本沟通需求。

低科技设备同样可以使复杂思想的表达成为可能。例如，治疗师意识到失语症的康复对象期望沟通一些事情。由于没有 AAC 能提供给此康复对象使用，治疗师开始试图猜测康复对象想要表达的内容。在绞尽脑汁询问到康复对象的基本需求后（"你需要喝水吗？""你需要使用卫生间吗？"），治疗师感到无言。在接下来的 20 分钟后，该康复对象回应在同一个治疗室里另一个治疗师和另一个康复对象之间的谈话，能够沟通表示他的耳朵的形状和 Cary Grant 的耳朵的形状是一样的。即使是基础的沟通辅具，例如之前描述的

ICU 辅具,也能加速这些信息的传递。

　　AAC 绝大部分的发展似乎关注于沟通基本需求和传递信息的层面上。由于沟通信息内容的不可预测性,信息传递出现了一些最困难的技术性的问题。AAC 设备的设计者在选择词汇上,可能不能够预测有人会有讨论 Cary Grant 的耳朵形状的需求。为了满足这样的需求,AAC 设备必须能形成语言使用时可能的任意概念。AAC 从业人员将这个称作自发新奇话语形成(spontaneous novel utterance generation, SNUG)。让这些概念能应用在流利的沟通上,这是 AAC 发展不断面临的挑战。

　　社会交流和社会礼仪给 AAC 设备使用者带来了重大的挑战。由于沟通是基于习惯的,因此,虽然这些消息的信息内容较浅白,但是对话应该具有多样性且自发性。AAC 系统,例如 Dynavox,对预先编程的消息有规定,这些信息可以被提取出来用于社会对话,但借助 AAC 提供流畅且各式各样的社交对话仍是一个挑战。

　　目前已经解决的社交的一个方面是"寒暄"。在谈话中,听者传递着持续注意和兴趣的信息。寒暄包括微笑、点头或简短的表达同意(比如"是!")。这些寒暄的内容并不能够被 AAC 使用者所利用。目前,肥猫聊天(Fat Cat Chat)产品提供了一个愉悦的交流方式。虽然该类产品并不是以提供完整的沟通交流解决方案为目的,但是像肥猫海盗聊天(Fat Cat Pirate Chat)(Point and Read,http://www. piratechat. us)这类的产品可以让严重沟通交流受限的康复对象来表明他/她参与了交流。

　　目前的设备在某种程度上允许有效的表达期望,但它们在讨论梦想时却没有同样的效果。

AAC 系统的要素

　　一般情况下,电子 AAC 系统有三个要素(图 17.6):使用者控制系统(user control system),可以让使用者产生信息和控制设备;信息组成系统(message composition system),允许使用者构建与他人交流的信息;信息传递

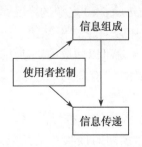

图 17.6　AAC 设备的组成要素

系统(message transmission system),可以让沟通伙伴接收到来自使用者的信息。使用者控制 AAC 设备的问题与其他的电子辅助技术的问题实质上是一样的,这些问题通常与一般可及系统一起讨论。

信息组成

　　在大部分情况下,残疾人和健康人都会在说话之前规划他们的信息。(当我们已经忽略了这个过程时,我们当中的许多人还会记住"底部体验"(taste of foot)。)AAC 设备应当可以让使用者在对沟通伙伴说出信息前,可以构建、预览和编辑沟通内容。这可以让 AAC 使用者在说话之前有所思考。通过 AAC 的信息组成与健康人进行交流时,它也能补偿这二者之间存在的速度的差异性。

　　一般情况下,健康人每分钟能说出 150～175 个字[35]。辅助性沟通的速度一般是每分钟 10～15 个字,因此导致沟通构建的速度与所期望的接收速度之间严重的差异。虽然输入技术(之后会讨论)部分提高了信息构建的速度,但是在 AAC 的信息集结并表达之前,许多聆听者已经丧失了兴趣。如果文字间隔过于分开,健康的聆听者可能也无法将它们组合成连贯的信息!

　　AAC 设备的信息构建领域可以让康复对象组合完整的想法,并将其作为一个单元来传递。典型的 AAC 设备包括一个显示器,信息在传递之前可以在显示器上被看到。这个领域可以让沟通者将信息传递给沟通伙伴之前,可以回顾和编辑组成的信息。这样做有两个好处:沟通者在沟通前能仔细地选择文字,以及沟通对象在谈话的过程中不需要一直保持警惕。人类记忆的 Atkinson-Shiffrin 模型表明,人的瞬时记忆(sensory memory)保持语音信息仅 4 秒或 5 秒[1]。健康者之间的沟通通常会很快地发生,足以让一个完整的句子立即地保存在瞬时记忆中。当健康人与使用 AAC 的康复对象沟通时,说话的时间太长导致沟通内容无法保留在记忆中。健康人会失去专注力,而不能够维持注意力在谈话中。如果信息是以单元呈现的,沟通对象就能回应一个问题,在沟通者组成下一个信息之前,沟通对象可以去忙其他事情。这个与通过邮件或网络闲聊的对话是不一样的。

信息传递

　　沟通者完成信息构成后,信息就可以传递给沟通对象了。传递的方式因设备及设置而有所不同。有些 AAC 设备使用独有的印刷传递方式。佳能沟通器(Canon Communicator),最早的 AAC 设备,是带有字

母数字键盘的小盒子。盒子用皮带固定在使用者的腕部，使用者敲打信息，信息会被打印在纸带上（信息构成）。当信息完成后，就会从沟通者中移开，并传递给沟通对象（信息传递）[20]。类似 Zygo LightWRITER 的设备，信息会显示在电子显示屏上给沟通对象看。其他系统则使用听觉沟通，信息是通过言语合成大声播放出来的。由于健康人通常是通过声音来沟通的，因此声音输出会比文字输出更加合适，这是目前的趋势[20]。在类似于课堂讨论的活动中，声音沟通可能是最合适的沟通方式。在其他的情境中，例如繁忙的人行道或嘈杂的商店，传出的声音会被淹没或者是模糊的，印刷输出可能是更加有效的沟通方式。在语言表达可能会打扰到其他人的情境中，印刷输出也可以成为传递方式的选择。

当声音是首选的沟通方式时，必须考虑声音的品质。早期的 AAC 设备所使用的声音，对于初学的聆听者来说，相较于沟通者原本未经辅具协助的声音，仅稍微更容易理解一些。随着言语合成技术的提高，AAC声音通常会变得更加能理解。现代言语合成器的高质量声音大幅地改善了清晰度，但是依旧仅能提供很小的变化范围和声音表达。AAC 使用者现在会讨论他们的声音听起来像谁，而不是他们的声音听起来像在说什么话，这是语音合成状况改善的标志。

沟通结构

正如 Lighe[29]所提出的，除了其内容以外，扩大的沟通可以根据其含义进行分类。在最顶层，沟通可以分为主要是口语上的和主要是书面上的。在这些情况下，分类将基于健康者一般使用的沟通模式进行，而不是基于扩大的沟通者所使用的形式。

口语沟通

谈话是口语沟通的一个类别。谈话意味着双方互相交换信息，包括与朋友面对面沟通、含有问答部分的口头汇报、小组讨论以及电话交谈。上述所有例子均需要快速的沟通，而且期望使用者能立即构成和回应。如果构成的速度太慢，沟通就会失败，交谈便会停止。扩大的沟通者可能会使用"电报"说话风格，但是这个会导致一种原始的语言风格（"想要食物"），可能意味着认知不佳。

口语沟通的另一种形式是口头汇报，其中不包含问答成分，或者是问与答的成分是分开考虑的情况。在这种情况下，扩大沟通者在传递之前会有充足的时间准备来产生沟通，并且在传递之前整个的汇报会存储在沟通设备中。在此例子中，即使花费较长时间来准备信息，只要设备有足够的存储量来存储整个汇报，信息的传递就不会被抑制。Stephen Hawking 通过使用 AAC 设备，能够像他的同事那样在会议上口头汇报正式论文。然而，他对提问的反应能力却是严重受限的。尽管如此，由于他是 Stephen Hawking，他的同事会长时间地等待他的回答。少数杰出的扩大沟通者会发现这个限制。

图形沟通

图形沟通（graphic communications）这个类别包括所有借助图形符号作为沟通媒介的形式。包括使用纸笔书写、打字机、电脑/文字处理器、计算器或画图程序等。我们期望这种沟通形式产生信息的时间和接收信息的时间之间存在差异。在图形沟通领域中，存在广泛的沟通条件和意图的因素，可能会影响使用者对设备的选择。

图形沟通在传统意义上不能够完成对话。然而，现今像即时消息和短信这样的技术，图形沟通便可以通过书写（打字）沟通实现实时交谈。与口头谈话一样，图形沟通对沟通流畅性和立即性有相同的需求。

图形沟通的一个特殊的类型是做笔记。做笔记是记录信息的一种方法，记录说话者所传递的信息，以便聆听者之后可回想。这种沟通形式的预期接收者是记录笔记的人。为了记笔记而要求说话者放慢讲话速度是违反社交谈话的做法，因此记录笔记的系统必须能够快速地记录信息。与单纯的记录陈述不同，记笔记是一种认知活动的过程。由于口语通常是高度冗余的，做笔记者必须专注于说话者并聆听之后需要回想的想法。只有重点是需要记录的。然而，由于聆听者也是预期的接收者，对于做笔记以外的人而言，笔记可以是非常模糊和无意义的。特殊的案例是，将失能的学生做笔记的过程改变为记录脚本，而不是简单记笔记，这是不一样的沟通类型。

现代辅助技术和主流应用可以提供辅助来帮助记笔记受限的学生不落后。像 Microsoft 的 One-Note（http://www.microsoft.com）和 Ginger Lab 的 Notability（http://gingerlabs.com）之类的产品是能够做课堂音频笔记的，就像康复对象在做笔记。当选择了一个笔记，这部分的音频是可以回放的。使用这个系统，笔记可以是特别隐秘的（"有趣的"或"测试！"），因为它们是被引用信息的关键。

通信是图形沟通的一种形式，和记笔记有许多共同的特征。虽然预期的接收者是其他人，但共享的缩写词和不合乎文化的语言在通信中也很常见。在青少年的电子邮件中常见的语言是非常模糊的,仅有少数可辨认为英文(图 17.7),但是它是向其目标读者传达的图形通信的一种形式。通常情况下,通信不要求笔记输入的速度,因为编码和接收在时间上并没有连接。然而,几乎无处不在的即时通信模糊了通信和对话之间的界限。通常期望是即时回应,就像在对话中一样。像 Twitter 一样的社交网络工具提供了不同的强制性设定。由于许多人会使用 Twitter feed,因此模糊的缩写是不能使用的。然而,由于单独一篇推文不能超过 140 个字符,因此信息必须在模糊和清楚之间取得平衡。

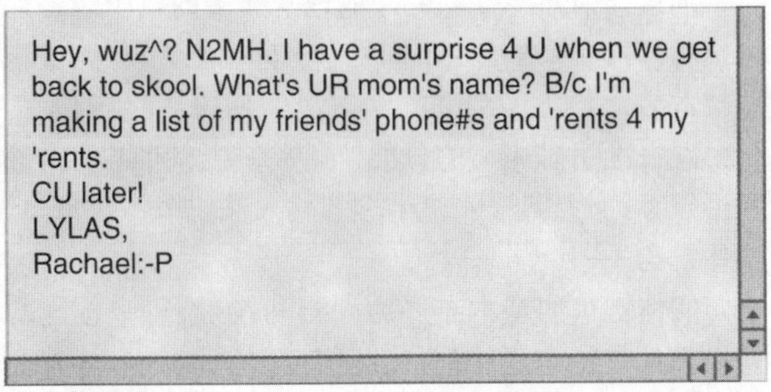

Hey, wuz^? N2MH. I have a surprise 4 U when we get back to skool. What's UR mom's name? B/c I'm making a list of my friends' phone#s and 'rents 4 my 'rents.
CU later!
LYLAS,
Rachael:-P

图 17.7　在青少年的电子邮件中信息加密的例子

图形沟通中语言密集程度最高的形式是正式的写作。包括撰写学校论文、书写公告及编写书本的一个章节,例如这个章节。正式的写作不同于先前讨论的图形沟通形式,它必须遵从书面语法的规则。并且期望沟通者会花费有意义的时间和努力来准备正式的书面文件,不允许使用做笔记和通信时所采用的缩写。

正式沟通最困难的形式可能是数学符号。AAC 设备的早期目标是在通信以及书面散文中使用的叙述文本。这样的语言通常是线性的,并且能够以阅读的相同顺序来构成。另一方面,数学表达是二维的和非线性的。简单的算术,比如 2+2=4,并不是非常的困难。然而,代数表达的产生,例如:

$$x = \frac{-b \pm \sqrt{b^2 - 4ac}}{2a}$$

对于 AAC 设备来说困难得多。一个相对基础的微积分方程,比如:

$$\sum_{n=1}^{+\infty} \frac{(-1)^{n+1} \cdot 1 \cdot 3 \cdot 5L(2n-1)}{2 \cdot 4 \cdot 6L\, 2n} x^n$$

对于 AAC 设备的使用者而言是不可能书写的,更不用说解答了。即使目前的技术允许使用某种设施构建散文,但是 AAC 使用者在高等数学上会有显著的困

难。由于在万维网(World Wide Web)上遇到过相似的问题,因此已经开发了新的沟通方案(比如 MathML[17]),如果将这些合并到扩大的沟通设备中,它们可以为 AAC 使用者提供改进的表达高等数学的方法。不幸的是,MathML 是一种视觉上的描述性语言,不打算被人阅读或书写。使用者从菜单中选择项目或者是将元素拖到位,MathML 翻译器就会形成语言,并且允许打印结果。因此,MathML 允许表达高等数学,但是需要大量运动控制来产生。

一般电脑可及性

在辅助技术领域,电脑扮演了有趣的双重角色。在一些情况下,使用电脑是目标活动。例如,在网站上浏览,并不意味着寻找特定的信息;它是一个跟随着即时兴趣的链接去看看会出现什么的过程。例如,火狐浏览器的“Stumble-Upon”扩展将浏览器转换为适合用户兴趣的随机页面。业余的电脑程序员可以使用电脑简单地找出他们能用电脑做到什么。使用电脑可以为残疾人提供一定程度的控制,这种控制在他们生命的大部分剩余时间里是消失的。在其他情况下,计算机可以被用来执行那些没有它就无法执行的活动,因此计算机被认为是与其他辅助技术一样的类别。高位脊髓损伤的学生可能需要电脑在课堂上做笔记。轻度认知功能受限的商人可能使用计算机技术来组织和记录信息。移动功能严重受限的康复对象可能使用社交网络来与朋友和家人保持联系。这些情况以及其他的许多情况,计算机是手段,而不是目的地。

像电视远程遥控,电脑在辅助技术中的状态依赖于使用者的状态,而非电脑的类型。如果残疾人利用与健康人相同的方式和相同的目的来使用电脑,那么电脑就不属于辅助技术。假设影院正在放映一部电影,而此时截瘫用户利用网络数据库观看一样的电影,因为不使用电脑也能获得同样的信息,这种情况便不属于辅助技术的应用。但是如果一个视觉障碍用户通过相同的网络资源安装并使用读屏软件,由于用户无法通过其他途径正常阅读印刷材料,这种情况符合辅助技术的应用。对于印刷材料阅读困难的康复对象,计算机可以同时通过印刷材料的电子版或者光学字符识别(optical character recognition, OCR),譬如利用扫描设备将其电子化。电子化的信息可以通过字体放大或者有声播放来呈现给视力障碍的康复对象。就算是有严重学习障碍的用户,计算机也可通过抽象元素的运作协助数学概念的教学,并且通过展示恒定的结构,

从而避免需要实物的演示来提高空间关系能力[22]。智能手机或者掌上电脑 PDAs（personal digital assistant）是协助高管解决繁杂日程的好帮手，但是对于 ADHD（注意力缺陷多动障碍，attention deficit/hyperactivity disorder）用户来说，只有通过这些设备的帮助，他们才能准时出席会议[39]。对于行政管理人员来说，智能设备只是便携式工具，而对于 ADHD 用户来说使用智能设备是辅助技术。

在面对各异的复杂环境时，电脑可实现对信息加以定位、组织并且展示给观众。在新兴的认知辅具领域，电脑被认为可增加认知障碍康复对象的注意力及思维能力。比如 Quillsoft 公司出品的 ThoughtQ（http://www.thoughtq.com），可示意与搜索主题相关的关键词，从而协助认知障碍用户。可以自由缩小或者扩大提示范围来更高效地识别一篇文章中涉及的主题。这种概念与观念已被研发者利用，并且改造成程序化的思维导图工具，例如 Simple-Mind 这款软件（http://www.simpleapp.eu/simplemind/desktop）就可将康复对象的思想系统性地整理成文件。基于计算机的生物反馈技术也被移植用于监督和加强用户任务完成的专注度。特别是关于时间处理障碍的用户，相关研究已经将改良的计算机语言程序用于加强语言及时间管理技能方面的学习发展[33,38]。

不只局限于康复治疗，性能增强的传统电脑可促进生理或者行动障碍人士跨越诸多限制参与到活动中。在修改文档时的重复录入会使普通用户感到懊恼并且厌烦。在没有电脑的剪切、复制功能时，残疾人会因为精力和体能问题，难以完成编辑工作。这种情况，对于普通人，电脑是便利的工具，而对于必须依靠其才能完成工作的残疾人，电脑则是一种辅助技术。换言之，电脑辅助技术在残疾人中的应用，包括所有正常人使用计算机的功能。

随着技术的发展，曾经的辅助技术应用逐渐成为主流设计，而不再被视为辅助技术。例如连接人行道与街道的小斜坡，其设计初衷为方便轮椅使用者于社区内通行。然而随着此设计被越来越广泛地应用，其主要目的逐渐成为为主流人群服务，例如接送行人、拖运行李箱、方便拖车通行等。另一个例子则是电子计时提示器。发明初衷是为了帮助颅脑外伤康复对象更好地进行时间管理，随着技术的普及，如今被更广泛地应用作为个人数据助手而被安装于几乎每一部手机中；上述应用从社会效益角度出发，已经不仅仅是辅助技术范畴了。

控制技术

所有电子赋能技术都需要人的操控。虽然各种设备功能各异，但是在操控理念上有其相似性。正是因为大多数电子设备是从普通人的使用角度出发，所以辅助技术的操控多依据其在常规电子设备操控设计上的改造进行分类。具体可有四大板块：输入改造、性能提高、输出改造、认知辅助。

辅助技术的输入

通过详细分类可以更好地理解繁多的电子设备输入技术。其分类方法在不同的学者间存在差异，其中一些技术的分类也不尽相同。本书所采用的是较为精简的分类方法，但并非唯一的分类。简单来说，辅助技术的输入可分为实体键盘输入、虚拟键盘输入、扫描输入技术。

实体键盘

实体键盘的基本布局为一排切换键，每个按键的切换都具有特定的功能。在更复杂的键盘上，可有改良键（modifier keys）用于修改原先设定的按键功能，通常是与之相关的功能[2]。应用实体键盘的电子设备包括很多，包括打字机/电脑、计算器、电话以及微波炉等。这些应用通过一系列按键的组合生成代表特殊意义的功能单元，这些功能单元的意义可包括单词、账本、电话号码甚至是设定烹饪土豆的时间。另一种键盘的设计是按下每个按键都可生成即时的功能。例如电视机遥控器的开关电源按键以及音量调节按键。然而遥控器上的其他按键，则类似其他键盘一样，如果将电视调到需要观看的频道，比如第 152 频道，必须依次按下"1""5""2"按键才可实现。

实体键盘可被改造以满足不同残疾人的需要（图 17.8）。举例来说，大多数字母加数字的键盘以传统打

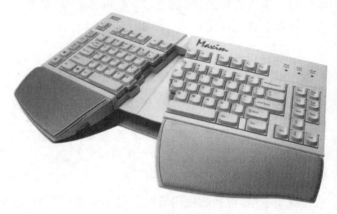

图 17.8　有调整功能的实体键盘（Courtesy Kinesis Corp., Bothall, WA）

字机的方式布局,此方式经过特殊设计,与机械限制相关,会影响用户的录入效率。大多数残疾人并不需要此人工限制来放慢速度,所以传统的键盘布局很少为辅助技术所应用。可替代的键盘构造包括 Dvorak 双手键盘、Dvorak 单手键盘以及 ChuoChupon 键盘(图 17.9)[2]。此类改进的键盘布局可提高残疾人的录入效率,进而提高他们在工作时间内的功能表现[4]。

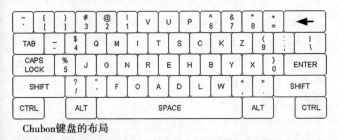

Chubon键盘的布局

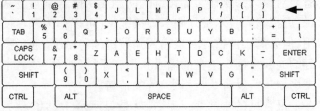

Dvorak右手式键盘的布局

图 17.9　可替代式键盘的样式

标准键盘按下每个按键的反应都是即时的,典型的例子就是电脑键盘。具有良好、快速的精细活动控制的用户通过长时间按住一个按键来重复输入按键所代表的字符,但对于运动反应迟缓的用户,这种设计会增加输入错误。所幸,现在很多键盘设备的反应接收时间都被延缓,从而使按下按键和计算机在反应按键的过程中产生停顿。就是这个停顿期间放开按键可以防止重复输入。如果仔细调适停顿时间,则可降低输入错误率,进而提高准确率以及效率。但是如果调适不当,反而会适得其反。

常规键盘的尺寸设计都是在均衡考虑了普通人的精细活动控制与活动度(ROM)来制订的。所谓“最好用的键盘”,是 IBM 公司在借鉴了 20 世纪 60 年代生产的 Selectric 电动打字机后推出的产品,这个键盘的尺寸是通过测量女打字员的手长度而定制的。但是,存在肢体活动度或者控制方面的障碍的康复对象在使用时会发现,这样的常规键盘并不易使用。如果可以将按键面积增大或者同时增大按键之间的空间就可以帮助运动控制障碍用户独立操作键盘。这样的设计同样适用于视觉障碍用户,因为增大了按键的同时也增大了按键上的图标,这种辅助技术不仅可被应用于电脑

键盘,还同时可被用于电视远端控制的键盘,并且能从许多售货商处取得。但是增大的按键同样会增加键盘的面积,这样一来又会导致关节活动度受限的用户无法使用。

为了适应关节活动度受限用户的使用,键盘控制的尺寸需要缩减。较小的键盘尺寸与紧密的按键设置,可减少对关节活动度的要求,使用户操作所需的按键选项都处于他可触及的范围内。但是键盘的使用大小缩减又会增加运动控制受限的用户按键时的操作难度。迷你键盘适用于精细活动良好的用户而且也仅适用于关节活动受限的用户。然而根据很多笔记本电脑用户的经历,健康者在使用便携式笔记本的小键盘时体验感往往不佳。

所以要同时满足关节活动受限与运动控制受限康复对象的需求,一个键盘的按键选择必须精简。许多辅助沟通设备键盘构造是由 4 个、8 个、32 个、64 个按键组成的单一尺寸。改良键,或者“替换”键,可以替代键盘上所有的按键功能,但同时也会导致操作效率的降低。改良键的操作是用户可通过键盘上一个或多个特殊按键来替换键盘上所有其他按键的功能,但是除非可以搭配动态的按键功能显示装置,否则用户每次使用时就必须回忆起上一次做的设定才能正常使用。

实体定向系统

除了键盘之外,很多电子系统也应用各种指向器来选择或者激活控制及档案。因为人类在辨识形状以及定向自己感兴趣的目标方面的能力远高于其他物种(大多数动物在你指向一个目标时,它们只会盯着你的手指而不会定位你指的目标),定向界面系统相较于早期电脑需要去大量记忆指令代码的操作系统来说大大降低了对用户认知和处理问题能力的要求。但如上文所述,和许多工艺设计一样,一项设计在满足一部分用户需要时亦会增加其他领域用户的要求。比如定向系统(pointing systems),就会增加对用户视觉与视力以及运动控制能力的要求,特别是在需要通过活动定位装置指向既定目标的时候。对于从小就开始使用鼠标的健康者来说,鼠标是一个既简便又符合本能反应的控制系统。因为本来定位在屏幕上的光标就存在不小的挑战,所以视觉障碍用户在使用鼠标时就会感觉困难。同样对于不自主震颤的用户,用鼠标定位小图标困难重重。

所幸,辅助技术涵盖了对定向系统的调适。面对只有有限选项的界面,例如车载收音机的拨盘和电视节目导览界面,可通过上下拨动手柄,或者推动操纵杆

朝向期望的目标来选择功能。如果操纵系统的功能需要点击屏幕上的某一点来实现,就可以使用鼠标或者触控平板来实现。

通过操作系统的切换是可以切实解决各种控制系统存在缺陷的问题。举个例子,如果用户对现有的操作系统的手柄控制不满意,可以切换成上下按键或者操纵杆式的操作系统。仿真鼠标,例如触屏看似使用难度更大,但其实是为大多数用户提供了便利,因为触屏实现了用手指向屏幕的控制,替代了笔记本的鼠标滑动控制。对于平板电脑或者短期使用用户来说,触屏是很好的选择,但是对于需要长时间使用笔记本电脑的用户,实用性却不大。尝试着固定你的手臂在躯干之前保持5分钟,你就会发现,被动拉长的屈曲的肩膀并不符合运动生理学最优姿势。

身体任何可存在自如运动范围的部分都可以用来操控仿真鼠标。最常见的就是利用头部的运动作为控制导向。在已有的操作系统中,红外线反射器可被安装于前额、眼镜,甚至是置于耳后的钢笔。当摄像头投射出红外线于反射器上,从而使摄像机的视角可以紧跟反射器的运动轨迹。当用户移动头部时,鼠标指针根据头部轨迹移动。虽然这项设计多用于头部,其实身体任何存在足够的双向运动范围部位都可以利用这项技术控制鼠标,比如手指和脚趾。

如果用户欠缺足够的运动控制能力来通过活动指挥屏幕上的指针进行操作,以达到鼠标操作的准确性,在这种情况下,开关操纵杆甚至特制的按键都可以实现鼠标在基本方向(上下左右)的运作。虽然这些操作需要经过详细的调制使指标顺利定位目标,但是方向性控制在屏幕上实现每个位点的触及是可行的。单转换的扫描开关同样适用于无法操纵多重开关的用户。扫描鼠标不仅可以实现屏幕横轴和纵轴笛卡尔式(Cartesian)扫描,还能通过发射光束像雷达一样扫视整个屏幕实现放射式的扫描。当预期发出的光束在扫过屏幕上目标时激活开关,光束就根据这一径路持续运行直到下一个操作启动时终止。在选择操作前,这两种进程所通过的是一条较宽的光束,而在目标选定后就会被一条更窄的光速扫过,选择操作也就此终止。

视觉追踪技术是目前最新颖的定向输入技术。视觉追踪技术基本是依靠眼球表面所反射红外线来实现的,所以此项技术对于眼部位置的稳定性和摄像头射线捕捉的要求较高[28],如何处理好眼球运动与摄像头之间准确联动关系正是很多视觉追踪技术所围绕展开的课题。传统做法是将用户的头部牢牢固定,以方便

摄像头追踪,但是这种输入方式对于头部可以活动的用户来说并不适用,所以从营销成本方面考虑,头部的固定并不是此项技术的必须选项。

曾经有一段时间随着EADLs技术的完善和成本的下降,视觉追踪技术一度被认为是大众主流产品的应用,首先是被应用于便携式摄像机的取景器,通过追踪屏幕上被用户眼部所关注的部分,从而自动聚焦显示那一部分。军用视觉追踪系统测试则安装于头盔上,由于摄像头的视觉部件紧挨着眼部,从几何结构来说,这种安装方式较为稳定。但是,随着图像辨识处理技术的发展,相对于人脸识别技术而言,更加烦琐的摄像头视觉追踪逐渐淡出了主流市场。

虚拟输入技术

虚拟输入技术可以解决运动控制能力严重丧失的康复对象无法操作实体按键的问题。从语言学角度来说,虚拟输入技术被划归于虚拟键盘(可以作为键盘使用,但无需实体按键触发输入),按键编码系统(通过按键的通断来模拟键盘的输入),语音系统(听词,或者根据用户真实发音执行指令)等的范畴。

最常见的虚拟输入形式就是显示屏上的键盘界面,通过显示键盘的图像,康复对象只需要用指示器比如鼠标、手指等就能操作。和实体键盘严格的既定布局不同,康复对象可以定制虚拟键盘的模样,比如每行的按键数、形状都可以根据需要自行更改为最好用的形式。不仅如此,根据不同的程序传输字符的需要,虚拟键盘的形状和大小也可以更改。

在智能手机和平板电脑流行之前,屏幕键盘在消费者中的使用还不多见,但是现在已经完全融入用户日常生活中。屏幕键盘在辅助技术中的应用不是对无法使用的实体键盘进行加装,就是为了用户的工作效率进行性能增强。所以纵观屏幕键盘技术的发展,只有录入时的单词预测(会在下文讨论)技术才是独立的输入辅助技术,但是随着技术的更新,也有进入主流产品的趋势。

技术主流化的一个优点就是可以得到新思维的冲击。屏幕键盘也是如此,在屏幕键盘的发展过程中,提高输入的准确性一直是有待攻克的难关,而在应用主流化后,新的技术应用让此难题迎刃而解。以IOS屏幕键盘为例,通过扩大常用的按键范围,并且缩小不常用按键范围就可以增加输入的准确性,降低失误的概率——然而这项智慧的设计却从未在残疾适用键盘上应用过,尽管曾经尝试过相似的(不够简易)的设计。

按键编码输入

按键编码输入技术可以适用于缺少操作实体键盘

或者图像键盘所需的关节活动度和精细活动能力的康复对象。所谓按键编码，就是仅一组按键（例如九宫格键盘）就可以达到操控设备全部功能。每个按键包含多组信息，用户可以通过持续按键停留的时间长短来选择不同的信息，相同的设计理念还可见于摩斯码输入法，或者更现代的舌触控小键盘（tongue touch keypad，TTK）。

摩斯码输入是利用一组按键的通断实现信息输入。摩斯码仅通过一个按键就可对信息进行编码，短的按键通断被视为符号"*"，或者是："滴"（dit）；长的按键通断视为符号"-"，或者是"答"（dah）。正式的编码中长通断的按键时间是短通断的 3 倍，但是对于个人使用来说可以自行调整。编码的组合信息通过密码表可被译为单词、数字以及标点等字符。长按时间达到短通断的 5 倍即表示一个字符输入的结束。双按键的摩斯码原理与单按键相似：只不过一个按键代表"滴"（dit），另一个按键代表"答"（dah）。由于两个按键是分开排布，所以在识别时不需要通过按键的时长来区别，因此成倍地加快了编码的速度。类似地，三键摩斯编码器除了保留双按键的配置加装了一个按键来表示字符输入结束。

摩斯编码输入是一种十分有效的输入策略。在编码技术全面自动化后，相较于虚拟键盘输入，摩斯码输入技术在严重运动控制障碍用户群体中具有无可比拟的优势[5,32]。然而很多使用自动化摩斯码输入的用户可能不会真的了解最初的摩斯编码；但是只需要想着需要输入的词汇，之后在屏幕上选定，就和触屏输入法一样。作为一种实用的功能性书写工具，摩斯码用户大约每分钟 25 个单词的输入速度。但是摩斯码输入法也存在一直为人所诟病的缺点，即不同的研发公司在设计摩斯码辅助输入界面时运用的许多按键所定义的字符不尽相同。为了促进摩斯码辅助输入技术的推广，并且解决不同厂家设计的兼容性问题，Morse 2000 这一机构为这项辅助技术设立了统一标准[36]。

另一种按键编码的种类包括按键监测其当前历史以进行选择。这项技术的典型应用例子为 newAbility 系统的舌触控小键盘，它运用了安装在集合齿模矫形器的嘴部套件上的九宫格按键组合盘。

早期的舌触控小键盘版本则是应用一款称之为 MiracleTyper 的"屏幕键盘"（图 17.10）。这种输入方法的第一个按键选择是在九个按键中选一个按键，这个按键含有目标字母及其他一些字母的组合。第二个按键选择则是缩小范围，最终选定目标字母。这种输入方法相较于摩斯码输入法更为节省体力，但是用户必须先熟悉九个按键所蕴含的字母组合。而最新的舌

触控 TTK 键盘干脆直接将小键盘转化为屏幕键盘，用户用舌头触击自己需要输入的字母即可。

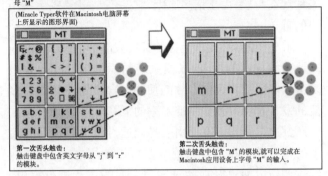

如何使用安装了 MiracleTyper™ 舌部触控软件的 UCS 1000 和 Apple®Macintosh 电脑通过两次舌头碰触输入字母"M"

图 17.10　MiracleTyper 通过选项记录来实现字符的选定

T9 键盘则在按键编码技术中另辟蹊径（图 17.11）。T9 键盘引入了在大多数手机上使用的标准式九宫格键盘。T9 的九宫格界面每个模块也有一系列字母组合，T9 的新颖之处就在于，用户在使用模块输入时，界面软件会根据选择进程自动识别，把用户想输入的字母提前呈现出来。T9 键盘使用这种消除歧义的输入法，提高了识别用户输入意图的准确性，并且增加了软件快速智能学习系统。T9 键盘的输入技术和上文提及的定向输入技术有良好的兼容性，从而很好地协调目标字符大小与字符选择数量的关系。

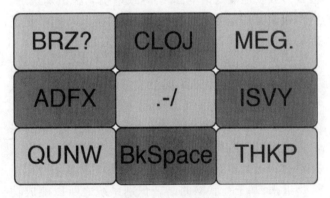

图 17.11　T9 键盘

语音输入

语音输入对很多用户有着很强的吸引力。这种输入方式较 EADL 或计算机更为自然，而且更能表达用户真实意图。自第一批 Dragon 语音输入系统在 1990 年面世以来，大词库语音输入系统就因为不菲的价格让大多数用户望而却步。虽然忠实用户仍在 1990 年通过语音进行录入，但是那时的录入效果根本无法适应日常工作需要。因为，早期的语音输入要求用户在一个单词发音后停顿一段时间，以等待系统识别单词。

随着语音识别系统的改进，当今的技术已经允许用户持续地发音输入，并且准确率大于90%[24,26]（数据资料来自生产厂商）。可惜的是，就算语音输入技术已经发展到现在阶段，由于诸多原因，它并不是很多残疾人用户的首选。

首先，虽然不要求绝对的标准发音，但是语音输入需要持续稳定的发音，以便系统的识别。这就导致很多言语障碍用户无法有效的使用。含糊的连音以及多变的发音都会导致识别准确率的下降。

其次语音输入在使用或是调适过程中必须保有高度的警觉性。在语音系统真正可以使用之前，都必须经过调适以期更好地针对用户个人的声音进行辨识。所以在调适时，用户必须在系统麦克风前，诵读一段识别系统呈现的文字。在 Windows 7 系统中语音系统利用用户在教程中的反馈来调适辨识系统，以此代替调适程，并且同时提供给用户系统使用的大致概览。但是如果康复对象缺乏必要的认知技能和依照显示的提示正确给予反馈，调适过程就难以完成。一些临床医生有尝试教导学习障碍或者认知障碍康复对象使用语音输入成功的案例，但是总体来说成功率很低。即使在调适过后，康复对象在使用时还得费心去校对有无辨识错误，如果有错误必须返回修改。现代语音识别系统有赖于语境进行识别。每个识别错误的词汇都会或多或少地改变语境，最终导致系统无法正确识别。拼写检验无法避免这种错误，因为系统识别的都是正确的单词，但是却不一定是用户想输入的那个单词。

此外，语音输入的干扰性很强。假设在公用办公室里，大声对着电脑说话，必然会影响其他人的工作效率。如果办公室的每个人都使用语音输入，那么这么多人发声产生的噪声足以混淆系统的语音识别。所以语音输入法仅适用于单人工作或者生活的康复对象，并不适用于大多数课堂以及办公室环境[25]。

近来，基于互联网的语音识别系统之所以能成功移植于手机、平板甚至笔记本等端口，就是因为当本地处理器无法带动繁复的识别系统运算时，就可以通过互联网大型的服务器群组来实现"云计算"。具体操作则是将用户的语音视听记录上传至云端服务器，经过运算后将语音的文字版发送回本地端口。有赖于服务器群组的强大运算能力和庞大的用户群体，这种识别系统无需事先调适。不过对于某些用户特异的发音模式，该系统仍无法准确识别。由于系统再和云端服务器传输的数据都是未加密的，所以该系统不适用于敏感信息的辨识（例如医疗语音记录）。

不同的设备根据操作的不同，所安装的语音系统类型也各异。对于 EADL 系统来说，离散的语音（短的、特殊的搭配词汇，比如"点亮"）的辨识使用户在操作上基本达到可以接受的程度。这样一来，可供辨识的范围就会缩小，也几乎不存在必须以极快速度完成的操作，同时辨识失误的词汇不会对接下来的输入造成麻烦。对于叙述性的描述，显然对于输入的速度和精确性要求更高，甚至需要一整套连续输入的技术。其他的计算机应用对于离散发音比对连续语音输入更有优势。典型的数据库和电子表格有很多小的输入区，每个区的信息输入都是有限的。正是这种设计导致计算机对离散发音的处理优于连续语音输入。

最优质的语音识别系统在面对任何口音的用户，其语音识别准确率必须达到至少99%。语音系统研发者预言，随着高速处理器和语音技术的发展，此目标将在未来5年内达成。但是这种"5年之期"的预言自20年前就一直被他们反复提及！诚然，现在的语音识别系统的使用确实较10年前的技术有巨大改善，并且价格不到早期系统成本的1%，但是这些改进没有改变用户对使用传统键盘输入的偏爱。

扫描输入技术

对于认知和/或伴有运动控制障碍的用户在需要输入信息时，使用的是一种改装的"栅栏式（row-column）"扫描技术[2,14,20]。在使用时，系统通过序列操作给康复对象提供选项，康复对象只需确认正确的选项即可完成输入操作。最初系统会发送多组选项，但一组选项被选定后，组内的选项条目会依次被提交给康复对象。因为在早期的系统中，条目是以行排列的网格形式呈现于屏幕，该项技术就一直被称为"栅栏式"扫描技术，即使现在已经不再使用行-栏所呈现选项。

扫描输入技术的优势在于用户通过很少的身体运动就可以锁定需要选择的项目。基本上，用户在使用时，主要的时间都在等待选项框弹出中度过，在这种情况下，体力的消耗基本可以忽略。总的来说，等待中消耗时间比其他设备相对长，所以大多数的 EADL 系统只适用于需要从选项框中选定较少项目的情况。在系统扫描时等待时间过长，可能只是扫描输入技术中最不起眼的烦恼，并且 EADL 系统只是在我们生活中间断式的使用而不是持续性的，因为对于大多数人来说，相对于一整天的时间中，几次的延时等待还是可以接受的。但是对于 AAC 系统及电脑来说，情况就不同了，不管是哪个系统，康复对象要完成任务，就需要依次通过成千上万次的选择来实现。反复使用"栅栏式"扫描技术所积累的停顿时间降低了效率,使正常的功能性人机交互变得困难甚至根本没时间完成。所以很明显,在面对要求高效完成的任务时,扫描输入的交互速率无法满足用户需求。

集成操作

现在输入技术发展积极提倡的热点之一就是集成操作输入(integrated controls)[16]。对于障碍较为严重且广泛的康复对象来说,一种输入设备肯定无法满足其全部需要。例如,因为脑瘫导致严重运动功能障碍的康复对象,可能需要辅助沟通系统进行人际交流;电子日常生活辅助设备协助打理家居日常;计算机系统以胜任工作相关的任务;还有电动的移动设备以助于社区活动。对一段时间来说,康复对象要完成一整天的活动就必须不停地跳转操作系统,由于每个设备都有各自专门的操作系统,每跳转一个操作系统就又是一轮重新学习的过程。

集成操作就是通过一个界面就可以控制所有的辅助技术设备。正因为 AAC 和电脑都需通过康复对象的语言来执行操作,康复对象在使用集成操作系统前就应具备通过 AAC 设备来操作电脑的能力。1994 年常规输入设备模拟界面(general input device emulating interface,GIDIE)标准的面世[18],标志着字符信息从 AAC 发至辅助主机的过程等同于康复对象通过鼠标和键盘操作输入的字符信息。从此康复对象就可以用相同的操作界面和处在同一个房间的朋友交流,甚至可以书写商业企划书。

鉴于很多设备都可外接移动指针,电动轮椅的操纵杆可成为实现集成操作的一种形式。操纵杆可以用来移动在 EADL 设备、AAC 设备显示器上的选择图标或者电脑屏幕上的光标。当今的"蓝牙"已经标准配置于各种电子设备,理想中的短距离、无线沟通连接成为现实("蓝牙"是多家电子公司组成的联合体,它们的目的是创建一个灵活、低成本的短距离沟通无线平台)。

使用者最关注的问题莫过于设备较为单一,并且通用的控制方式相比于每个设备都桥接良好的操作系统更具价格上的优势。仅仅满足操作电动轮椅需求的控制方式,是无法适配于书写企划、调转电视频道和在课堂上提问等活动的要求的,所以有必要对不同的活动需求设计专门的控制方式。对于集成操作这种单一的控制界面,是否能完美适配于其他设备直到现在还是一个疑问。

增速/效率选项

EADL 系统对于输入速度的要求并不是特别重要。由于可提供的选项有限,需要快速输入的情形并不多见。但对于 AAC 计算机系统,康复对象需要依次输入的选项就必须增加,如何保证输入速度是大问题。残疾人的输入速度显然无法达到正常水平,但是如果有增速技术,就可以通过缩短每次选择信息的传输时间来帮助残疾人用户。语言的传输形式大体来说有三种:逐字拼写(letter-by-letter spelling)、输入预测(prediction)、压缩/扩展输入(compaction/expansion)。后两种方式可以实现输入增速。

逐字拼写

传统的打字方式就是典型的逐字拼写,这种输入形式效率偏低。所有语言和字母表中,都存在用于表示语言的字符数和信息中的元素数之间的平衡。英语的每个单词平均字长约为 6 个字母(包括单词间的空格)。而摩斯码只有两个字符按键,如果要输入一个英文单词,平均就要做出 18 次开关操作。而中文基本词组输入平均只需一次选择就可完成,但是必须要生成具备成千上万的中文象形字的字符库。总的来说,字符库所存的字符越多,每个字符所携带的意义就越多,但是同时也会加大选择特定字符的难度。

许多 AAC 设备利用以象形文字或图标为形式的扩大字符组来代表用户可能要选择的整个单词。这种语义压缩使大词库在设备中的使用得以实现,同时增加了系统选择的复杂程度。假设康复对象想要输入"汉堡"这个单词,系统就会弹出"食物"这个单词组,让用户在这个组的次级目录中选择。这样的操作理论上可以仅用 128 个按键盘平均 3 次选择操作在 20 万个单词中锁定需要的目标。

输入预测

基于文字在语句中排列具有相似的模式,有可能利用词组预测技术使输入过程更为精简。具体的预测技术分为两种:词汇完整性预测;单词/短语预测。

词汇完整性预测是通过交互系统(以 AAC 或者计算机为载体),在每次键盘敲击后,弹出一组用户可能要输入的单词以供选择。如果该组词汇内存在用户所要输入的单词,只要点击就可以输入单词,而无需输入完整的单词。这项技术可以在输入一段讯息时减少选择确认的次数,但不见得会提高输入的速度[21,27]。学者 Anson[3]证实过,当同样用键盘输入一段文章时,试验对象打字速率的降低与利用输入预测技术的次数直接相关。持续浏览预测提示所带来的延迟超过了通过词汇完整性预测完成输入所节省下的时间。如果是在屏幕键盘或者是扫描系统，用户无论如何都必须完整浏览输入的序列，这种情况下，词汇完整性预测技术会帮助提高输入速度并且精简选择操作的次数。

正因为大多数语言在句型构造上具有相似性，在某些语境下，一个单词在输入完毕后可以预测出下一个将输入的单词。例如某个人的英文名字首字母再输入后，极有可能会在后面接着输入姓氏。如果预测准确，仅仅一次点击就可以完成单词的输入。合并有邻近词组预测技术的词汇完整性预测，在理论上有可能切实减少输入所需的操作。然事实并非如此。因为用户在快速进行逐字的拼写输入时，会习惯性忽略弹出的预测选项，尽管邻近词组预测可能弹出精确的词组选择范围。人们在"打字状态"和"条目浏览"状态间的切换所带来的脑力负担也许要大于利用预测来减少按键次数所带来的便利。

压缩与扩展技术

压缩与扩展技术能将有限的几组常用词汇贮于不同的缩写式中。用户只要选择这些缩写式，无论是通过逐字输入还是词汇完整性输入，都可以看到这些缩写式扩展为单词或者短语。

由于扩展后的可供选择的内容长度不一，该技术有可能极大地节省用户的体力和时间。不过这种情形只存在于用户可以熟练记忆这些缩写式和缩写式扩展后的内容。这种限制导致了用户在选择缩写式时必须小心翼翼。大多数的缩写式已被广泛应用，并且得以简便的存储。现在很多用户青睐具备缩写式选择的电视。这种电视仅仅需要20%的选择就可以完全操纵其全部功能。有了扩展系统的电视可以自动接收用户的每一次指令，并且无需用户其他多余的操作。压缩扩展技术具体使用类似于现在流行的用缩写 TTFN 代替完整的俗语"Ta-Ta-for-now"（德文，意思为回头见，译者注）。

相比于普遍使用的缩写式，用户使用自己独特的缩写式会更有效率。举例来说，在记笔记时，每个人都会用自己独创的缩写记号来进行记录，这样的"语言捷径"记录方式最有效率。这种速记法可将整整一堂课的庞杂思绪梳理于一张纸上。临床医生应该与客户仔细合作，制订他或她认为有用且易于记忆的缩写。

缩写技术的另一门槛较低的形式就是用来修正拼写错误。该技术适用于拼写功能受认知障碍影响的儿童或成人，扩展技术可以自动修正那些错误的拼写。

这种情况下，错误的单词可以被看成一种"缩写式"，正确的单词是真正的"扩展式"。所以即使通篇的错字，用户也可以利用该技术来修正。但是也有批评者认为这种技术妨碍了用户学习正确拼写。对于拼写功能还不成熟的用户来说，这种顾虑是合理的，修正技术不宜应用于该人群。但是对于无可逆转性的认知障碍，压缩/扩展技术所提供的修正技术是合理的选择。

上述的这几种技术都无法使残疾人用户的输入速率达到正常用户水平，但是这些用户群体完全具有摆脱这些束缚，并且利用自己的能力使信息输入更加有效。也可以联合使用辅助技术，使符号和字符可以为邻近单词预测来协助输入，缩写式也可配合词汇完整性预测及单词预测使用。

输出技术

辅助技术的操作包括用户的信息输入和输出与设备的信息输入与输出配对的过程。这就会阻碍有感觉障碍的用户使用辅助技术（或者常规的技术），因为他们无法有效感知设备信息的输出。为了解决这一问题，对辅助技术输出方式的改进势在必行。这种改进基于三大感觉载体：视觉、听觉和触觉。

视觉输出

许多电子设备默认的输出方式就是视觉输出。电脑屏幕的设计类似于复印纸，AAC 系统的输入应用类似于键盘，并且大体上是以图形讯息为主体。EADL 设备利用显示仪表盘和闪烁的图标来显示设备当前状态。这些设备的输出都需要用户具备至少接近正常的视力。对于视力障碍的用户，输出方式的改进有如下几种策略：

颜色及对比

许多视觉损伤会影响用户分辨前景和背景色的能力。此外，明亮的背景色（例如白色）会导致色差，以导致前景色难以被分辨。临床人员应根据使用者最容易识别和最不易识别的颜色来适应他们的视觉缺陷。对大多数人来说，背景色应该是"沉默的"，温和的色调不会产生强烈的视觉效果。图标和文字则应相反，需要与背景色有强烈反差的颜色来表现。但应该避免使用很明亮和刺眼的颜色，并且应该根据每个用户的不同需要选择特定的颜色和对比度。有色盲和颜色辨别障碍的用户，仅需变换显示的文本为白色，并且将背景变为黑色即可。

图像大小

视力与显示大小在显示输出的搭配难度正如上文

提及的关节活动度及精细运动能力与键盘大小设计之间的矛盾类似。一个拥有 20/20 视力的用户可以轻松阅读仅有 1/6 英尺（1 英尺 = 0.304 8 米）长的字体组成的文本（打印字体组成中最小的"点"仅有 1/72 英尺，1/6 英尺长的字体相当于 12 磅粗细的字体）。典型的显示屏可以一次性容纳 100~150 字的文本或相似数量的图标以供用户选择。如果用户的视力欠佳，字及图标的大小就应增加以适应用户的视力。但是，大图标显示就会减少显示屏一次性可显示的字数。由于这样的矛盾存在，有严重视力障碍的用户没有两全其美的选择。

屏幕放大程序[2]通过显示全屏中的一部分内容，并且将这一部分内容放大至用户的视野注意点上，从而克服了这一难题。这种视觉感觉就如同用户在通过一个会移动的放大镜观看屏幕，大多数的程序移动的设置为追踪输入时的插入点、鼠标指针或者屏幕上的操作变化。这时，追踪定位技术就成为这些程序研发的关键。用户在浏览的第一时间内只能关注整个屏幕中的一小部分，文档的整体布局并不在用户视野范围内，因此，通过视野关注点就会忽略该完整布局。任何屏幕放大程序必须要提供导向的功能以便定位用户真正感兴趣的内容。

AAC 系统会为了适应低视力用户的需求采取类似于应对精细运动功能受限的用户一样的技术服务：将设备键盘的按键数量减少并且增大按键上的图标。但是与应对运动障碍的策略一样，这种设计不是限制了沟通的选择就是使界面更加复杂。并且诸如此类的设计没有对文本构图的显示尺寸的修改，视力障碍用户在使用时会觉得难以操作。

语音输出

语音输入和输出的关系鉴别是很重要的。语音输入是将用户的语言转化为辅助设备的指令，而语音输出是通过音响设备和用户交流，其过程是将编写好的代码和指令转化为语音信息。语音输出技术的研发早于语音输入技术很多年，并且该技术已经发展多年，虽然不完美，但非常成熟。

语音输出的要求根据所应用的设备和收听者而异。大体上语音输入可以按照收听者是其他对象还是用户本人分为两种系统。

其他对象收听

在使用 AAC 时，语音输出系统存在的问题是其语音接收理解对象几乎总是未熟悉合成语音的人。例如当 AAC 的用户在拐角的店铺买 2 磅的汉堡作为晚餐，肉贩则是没有接触过类似合成语音的个体。如果用户在街角问路，路人也会对系统的合成语音不适应，并且还是在嘈杂的街道环境中。

为了在现实环境中更便于第一次接触合成语音输出的个体理解语义，合成语音必须做到清晰完整并且和真人发声高度类似。接收对象能够理解的语音往往是对象希望听到的语音。最理想的语音是需具备发音内容的转调，并且最好能富有情感。现在的 AAC 语音输出并不具备情绪元素，但是高端的语音输出设备的发音已经非常接近真人。堪称语音输出中的艺术品的 Alex 语音系统，它被加载于 Apple OS X 操作系统。Alex 语音非常类似真人发音，甚至你可以听到它发音时因呼吸所产生的停顿。此语音系统在面对错位拼写单词时其修正功能显得不可思议。不幸的是，Alex 系统太过于庞大，单单安装这个程序差不多等于 OS X 操作系统包括系统提供的其他所有语音的剩余容量。在嘈杂的环境下，合成发音仍然无法胜任真人发音者，因为面部和口唇在发音时伴随的运动会给接收者视觉上的提示，而合成发音不具备这一点。嘈杂环境发音的识别问题始终悬而未决，除非技术可以使日常化的面部模拟和其发音完美匹配。

用户本人收听

计算机和 EADL 设备的发音不需要和真人发音类似，因为在上述设备的使用培训时，用户可以有较长的时间接触和习惯设备发音。此外，因为要完整输出一种语言的全部发音非常困难，有些单词发音相近，所以此类设备发音在语调不会有太多变化，而且尽量要使每个单字的发音各异，这样才能减少误听概率。

在普通文本的阅读中，语速是用户关注的问题。上文已提及，正常人的平均交谈语速是每分钟 150~175 字。然而在日常交流中，大多数人往往能达到每分钟 300~400 字。如果指望辅助的语音输出来阅读印刷文本，可能语速将被限制于健全用户交流语速的一半以下。因此，必须在保证语音可以被人理解的基础上，将语音输出的语速调整到每分钟 400 字以上。此时，对用户进行的使用培训就十分重要，因为未经训练的残疾人用户肯定无法跟上如此快的语速。一旦掌握这项技能，语音输出将是视力障碍用户阅读印刷品资料的有利途径。

语音输出在两类情况下是实用工具：当其置换残疾人用户的语音；当用户因为视力原因无法上手相应的辅助技术。AAC 设备就利用语音技术实现了最为"正式"的面对面交流。语言是正常人交流最常用的方式。残疾人用户同样希望如此。另一种语音应用"无视化"控制也许能帮助这些用户。在健全人群的大众市场中，这些应用程序包括在驾驶过程中或其他难以使用视觉显示的情景中通过电话显示信息。不仅对于残疾人用户，甚至对于印刷材料阅读障碍用户，这种技术同样适用。印刷材料阅读障碍谱系根据病因可分为两种，一种为极度弱视，伴有或不伴有盲症；另一种情况为神经系统无法将视觉刺激并转换为语言信息，从而导致用户解读印刷品材料时的障碍。

语音输出真正的问题在于无法很好服务于语言技能充分发育的用户。英文是一种不规则的语言，不同的字母拼凑组合为单词，有的发音基本相同，所以无法通过听单词的发音就能学会单词的拼写。由于在拼写结构转化为发音的学习发育缺失，先天性视力障碍的儿童用户并不适合选择语言输出成为他们初学英文的渠道。对于这些孩子，或者其他有类似问题的儿童，触觉输出的方式更为有效，事实上残疾人教育行动（individual with disability education act，IEDA）组织也是如此要求的[40]。

触觉输出

Braille 是最早开创应对视力低下无法阅读印刷材料方法的人。1829 年 Louis Braille 改良了军用系统以使其可以适应夜间炮弹瞄准和书写秘信的方法，这个方法后来成为在巴黎的国家青年盲人机构的年轻人学习阅读的工具。随着时间推移，原先的系统应用已被扩展至读者间关于音乐、数学及计算机代码等信息的交流，这种交流不需要视觉感知。基础的 Braille 盲点法是利用六个点的排列来构成各个字母和数字。传统的 Braille 盲点法只能用于静态文本，比如印刷的书本。对于动态信息纸上的点阵排布是无法转译的。

新技术的进入成就了现代可更新 Braille 盲文应用。可更新 Braille 盲文是利用一组压电插针来显示字母。普通的计算机显示器是利用在每个像素之间不断变化的电信号产生明和暗（或者是介于两者间的颜色）的交替来表现文件的各部分。与此同理，可更新 Braille 盲文随着电信号的变化触发插针的上下移动而独立显示大型文件的不同部分。

Braille 盲文的应用并不广泛[9]，评测发现仅仅有 10% 视障群体知道并且使用过。究其原因，Braille 盲文对于兼有视力和触觉障碍的人群并不适用，然而恰恰此类人群占据美国大部分的视障人口比例。此类用户的视觉障碍基本上都是由糖尿病导致的视网膜病变所致，而糖尿病往往合并有周围神经病变从而影响触觉感知。尽管如此，Braille 盲文法还是应该被广泛教授于具有健全触觉感知的视障人士。掌握 Braille 盲文法的视障人士相较于不会使用盲文的竞争者在求职时更容易成功。所以虽然 Braille 盲文法并非视障人士求职必备，但是掌握它，在职场会握有一定优势[9]。

案例研究

Gianna，第二部分

Gianna 目前在应对工具性日常生活活动（instrumental activities of daily living，IADL）、学习和社会参与方面的作业表现欠佳。使用辅助技术可能会对她的情况有所帮助。尽管已经使用了辅助技术，她的 ADL 活动能力仍然在衰退。经过 EADL 的帮助，Gianna 已经可以应付当前的环境，包括控制房间的温度、控制收音机、电视和灯光，并且可以随心所欲地开关门。她的口语表达能力出色，用文字给朋友写信（Gianna 一般都是习惯绘制图像沟通）的能力通过相同的技术也可获得提升（基础的行走能力问题【在此章中尚未解决】和计算机使用问题）以进一步帮助她的学习。所以尽管 Gianna 可以录入文章，但是她却无法递交，除非她的教授同意电子文档的投递。

根据 Gianna 现在的运动控制级别，可以推荐头部定向装置、摩斯码或者语音识别技术作为她控制辅助设备的输入途径。而且这些技术都可以兼容于电脑和 EADL。治疗时仔细的评估可以帮助确定什么样的控制策略可以最大限度满足 Gianna 的需求，相同的策略是否可以应用于全部辅助技术设备也需要确认。

根据输入措施的选择，单词预测和缩写扩展技术会对她的输入文本内容有所帮助。因为她的视觉和听觉还未受影响，有必要保留她电脑的输出方式。

通过合适的辅助技术选择，Gianna 可能在更大程度上把握她现在的生活，以及今后的规划。Gianna 将可以接触到在线的资源、完成大学的作业，最重要的是，如果她的认知技巧进一步提高，她将来可能成为一名出色的律师。辅助技术的使用不能保证她的成功，但是起码不会让她和在同龄人的竞争中因为生理上的限制输在起跑线上。

总结

作业治疗师必须从始至终牢记残疾人并不会限制生活的可能性。虽然它使很多事情变得困难，困难足以使人认为一切努力"并不值得"。辅助技术可以使残疾人的一些活动得以更简单实现。在完成活动简化后，残疾人会觉得那些并不值得的工作是可以付出努力去完成的。从词源学角度来说,残疾模式所带来的功能限制无法通过辅助技术消除。但是它可以阻止功能限制导致的残疾模式[15,18,19,24,26,37]。

复习题

1. 如何比较和区别康复技术和辅助技术?

2. 如何利用通用设计设备来协助残疾人?为什么它们不算辅助技术?

3. 根据 HIA 模型,为什么会有残疾人不希望借助辅助技术完成工作?

4. 在儿科的应用中,一些 EADL 设备并不适用。什么样的 EADL 设备可以适用于儿童?

5. 一些 EADL 可以允许环境中设备特性的控制。那么这些控制有何益处,除此之外又有什么额外的负担带给用户?

6. AAC 设备可以被用于提供可替代的辅助沟通,那么两者之间有何区别,AAC 设备可以被应用于康复技术吗?

7. 与 AAC 设备的信息传输特性无关的信息合成领域的价值是什么?讨论沟通者与沟通伴侣的价值。

8. "对话"和"正式呈现"有何区别?为什么两者的概念被教育机构如此重视?这两种交流方式中的主导要求是什么?

9. 语言障碍和沟通障碍有何区别?什么样的 AAC 设备可帮助语言障碍用户?

10. 如果一个用户可以使用实体键盘,但是只能用一只手操作,请推荐适合他的键盘模型以助他更高效的输入文本。

11. 如果一个按键盘可以控制微波炉,那么当视障用户使用这个按键盘时将会遇到什么可能的问题?作为作业治疗师,你该如何进行改进?

12. 单词预测和词汇完整性预测经常被用于提高输入的速度,但是研究表明这两种技术无法真正提高输入速度,对于残疾人使用这两种输入方式在提升输入效率时有何优势?

13. 缩写扩展技术是被普遍认为可以通过较少次数的键盘敲击就可以完成较长词汇和短语的输入,但是用户必须熟记输入的缩写式。那么如果对于无法记忆繁琐代码的学习障碍用户,还有什么有效的技术可供推荐?

14. 可更新 Braille 盲文产品十分昂贵,但是文本-语言的转化技术成本低廉。然而 Braille 盲文的训练一直是 IEDA 组织推荐的必修课程,究竟基于什么原因使他们坚持认为这种老的技术可以帮助视障人士?

15. 集成式控制系统可以实现单一操作界面控制一系列辅助技术设备的功能。这种设计有何优点?又为什么该技术并不受个人用户的青睐?

(蔡素芳 李开元 译,王杨 校,
杨永红 李奎成 审)

参考文献

1. Abbott B: Human memory: Atkinson-Shiffrin model, 2000. <http://users.ipfw.edu/abbott/120/AtkinsonShifrin.html>.
2. Anson D: *Alternative computer access: a guide to selection*, Philadelphia, 1997, FA Davis.
3. Anson DK: The effect of word prediction on typing speed, *Am J Occup Ther* 47:1039, 1993.
4. Anson D, et al: Efficiency of the Chubon vs the QWERTY keyboard, *Assist Technol* 13:40, 2001.
5. Anson D, et al: Long-term speed and accuracy of Morse code vs head-pointer interface for text generation. Paper presented at the RESNA 2004 Annual Conference, Orlando, FL, 2004.
6. Reference deleted in proofs.
7. American Occupational Therapy Association: Occupational therapy practice framework: Domain and process (3rd ed.), *Am J Occup Ther* 68(Suppl 1):S1–S48, 2014. <http://dx.doi.org/10.5014/ajot.2014.682006>.
8. Assistive Technology Act of 1998. Pub L 105-394. 29 US Code § 3001. <https://www.section508.gov/assistive-technology-act-1998>.
9. Canadian National Institute for the Blind: Braille information center. <http://www.cnib.ca/eng/braille_information/>.
10. Center for Assistive Technology: Environmental control units. <http://cat.buffalo.edu/newsletters/ecu.php>.
11. Center for Universal Design: What is universal design?: principles of UD, 1997. <http://www.design.ncsu.edu:8120/cud/univ_design/princ_overview.htm>.
12. Commission for the Blind and Visually Handicapped: CBVH manual, rehabilitation technology. Revised, 2002. <http://www.nls.org/cbvh/8.20.htm>.
13. Conti B: Semantic compaction systems: the home of Minspeak, 2004. <http://www.minspeak.com/about1.html>.
14. Cook AM, Hussey SM: *Assistive technologies: principles and practice*, ed 2, St Louis, 2002, Mosby.
15. Reference deleted in proofs.
16. Ding D, et al: Integrated control and related technology of assistive devices, *Assist Technol* 15:89, 2003.
17. Froumentin M: W3C Math Home, 2004. <http://www.w3.org/Math/>.
18. General input device emulating interface (GIDEI) proposal, 1994. Revised, 2002. <http://trace.wisc.edu/docs/gidei/gidei.htm>.
19. Gibler CD, Childress DS: Language anticipation with a computer-based scanning communication aid. Paper presented at the IEEE Computer Society Workshop on Computing to the Handicapped, Charlottesville, VA, 1982.
20. Glennen SL, DeCoste DC: *The handbook of augmentative and alternative communication*, San Diego, 1997, Singular Publishers.
21. Hunnicutt S, Carlberger J: Improving word prediction using Markov models and heuristic methods, *Augment Altern Commun* 17:255, 2001.
22. Intellitools: Number Concepts 2, 2004. <http://intellitools.com/>.
23. International Committee for Information Technology Standards: What exactly is V2 and how does it work? 2004. <http://www.myurc.com/whatis.htm>.
24. International Morse code basics, 2001. <http://ac3l.com/morse.htm>.
25. Koester HH: Abandonment of speech recognition by new users. Paper

presented at the 26th International Annual Conference of the Rehabilitation Engineering Society of North America, Atlanta, GA, 2003.

26. Koester HH: Performance of experienced speech recognition users. Paper presented at the 26th International Annual Conference of the Rehabilitation Engineering Society of North America, Atlanta, GA, 2003.

27. Koester HH, Levine SP: Effect of a word prediction feature on user performance, *Augment Altern Commun* 12:155, 1996.

28. LC Technologies: Detailed medical and technical information, 2003. <http://www.eyegaze.com/2Products/Disability/Medicaldata.html>.

29. Light J: Interaction involving individuals using augmentative and alternative communication systems: state of the art and future directions, *Augment Altern Commun* 4:66, 1988.

30. Lloyd LL, et al: *Augmentative and alternative communication: a handbook of principles and practices*, Boston, 1997, Allyn & Bacon.

31. MacNeil V: Electronic aids to daily living, *Team Rehabil Rep* 9:53, 1998.

32. McDonald JB, et al: Advantages of Morse code as a computer input for school aged children with physical disabilities. In *Computers and the handicapped*, Ottawa, ON, 1982, National Research Council of Canada.

33. Merzenich MM, et al: Temporal processing deficits of language-learning impaired children ameliorated by training, *Science* 271:77, 1996.

34. Reference deleted in proofs.

35. Miller GA: *Language and speech*, San Francisco, 1981, WH Freeman.

36. Morse 2000: Development specification: Morse code input system for the Windows 2000 operating system, 1999. <http://www.uwec.edu/academic/hss-or/Morse2000/MorseSpecification.doc>.

37. Quartet Technology: Product overview, 2004. <http://www.qtiusa.com/ProdOverview.asp?ProdTypeID=1>.

38. Tallal P, et al: Language comprehension in language-learning impaired children improved with acoustically modified speech, *Science* 271:81, 1996.

39. TechDis Accessibility Database Team: TechDis PDA project: time management and organization, 2002. <http://www.techdis.ac.uk/PDA/time.htm>.

40. Warger C: New IDEA '97 requirements: factors to consider in developing an IEP, 1999. <http://www.hoagiesgifted.org/eric/e578.html>.

表现技巧在作业治疗实践框架情境中的定义与评估

Mark Kovic , Winifred Schultz-Krohn

学习目标

在学习本章节后,学生或作业治疗实践者将能够达到:

1. 解释表现技巧和个人因素之间的差异。

2. 发展以康复对象为中心、以作业为基础的表现。

3. 叙述表现技巧方面的改善,如何影响习惯、角色和日常例行事务。

4. 定义损伤、策略和功能。

5. 识别出影响康复对象康复成效的原则。

6. 解释对康复对象进行技巧性的干预,是如何诱发大脑皮质重组的。

章节大纲

关键术语

适应性重塑(adaptive plasticity)

功能(function)

表现技巧(performance skill)

个人因素(client factor)

损伤(impairment)

平台期(plateau)

人为(contrived)

动作控制理论(motor control theory)

策略(strategy)

控制参数(control parameter)

神经可塑性(Neuroplasticity)

任务导向方法(task-oriented approach)

皮层重组(cortical reorganization)

作业表现(occupational performance)

案例研究

John,第一部分

John 是一个 50 岁的建筑工作者,目前已经失业 1 年了。但他现在已经有了一个新的角色,就是在太太全职工作的时候把家里打扫干净。他跟太太和两个孩子住在一起,一个孩子 10 岁,另一个 15 岁。

他被诊断为脑血管意外(CVA)-右大脑中脑动脉(MCA)损伤。目前主要存在的问题是左下肢轻度损伤以及左上肢中度损伤,远端动作控制比近端动作控制更差。他的左侧上肢动作模式主要表现为抓握物品需要通过手的集团抓握,且更多依赖肩前屈和肘屈曲的代偿来完成,而准确打开手放开物品的能力较差。他的左视野缺损,持续性注意能力减退,影响了生活中所有的活动。他有时需要语言提示来更好地执行任务和活动。通过使用一些策略,可以让他更好地代偿一些失去的功能。目前仅需要偶尔少量的身体协助,他便可以完成所有的基本自我照顾活动。需要身体协助完成的部分主要是在活动的起始和表现质量上。目前他的病情稳定,且有服用抗癫痫的药物,他是右利手。

John 和他的家人住在有公共交通的都市环境里的平房中,里面没有台阶,平时借助基底较宽的四脚拐来行走。在他家附近住着很多亲戚朋友。他的小孩会参加一些课后的活动,需要一个家长去接送他们,因为他太太工作的地方在孩子学校附近,所以生病前都是太太接送孩子的。

John 想要改善家庭管理技巧,并持续维持他家庭主夫的角色,以支持他太太。他曾经请作业治疗师着重于帮助他可以完成晨间日程、服药和管理家庭的能力。目前他不能完成用灶做饭,用吸尘器吸毛毯,扫地对他来说也有困难。他不能像卒中前一样刮胡子,之前是左手扶着脸,右手拿着安全剃胡刀刮胡子,可以让安全的刮须刀平滑地在皮肤上滑移,而避免割伤或留下刻痕。自从 CVA,John 就用右手使用电动的刮须刀来剃须,他不喜欢这种不精致的剃须方式,而且刮完后他常感到刺激和不舒服,整个过程中,他也不能用左手来协助剃须。

思辨问题

1. 哪些表现技巧可能对 John 渴望参与作业的能力产生负面影响?

2. 考虑到 John 所关心的事,哪些额外的作业可以被舍弃呢?

3. 哪些可用的证据能支持改善 John 作业表现而设计的服务呢?

目前的作业治疗实践框架(OTPF-3)

目前《作业治疗实践框架:范畴与过程-第 3 版》(*Occupational Therapy Practice Framework: Domain and Process* ,OTPF-3)出版于 2014 年。此改版设计用以引导作业治疗,以及向人们传达此专业的范畴与过程[1]。此实践框架意味着"不断演进的文档",而现在的改版提供"建立此专业从 1917 年起建立的价值"[1]。这个章节将回顾表现技巧和个人因素的角色运用在康复对象案例上的呈现。

表现技巧和个人因素在作业表现中的角色

康复对象表现技巧和个人因素影响一个康复对象的作业表现。作业表现(occupational performance)即参与有意义且有目的性的活动,这些活动与习惯、日常日程和角色有关。主动参与以作业为基础的评估与介入,可以促进表现技巧、表现模式以及最终作业表现的改变。此章节说明这些要素是如何与康复对象的一生有关,也描述神经科学研究如何支持以作业为基础的方法(occupation-based approaches)来促进中枢神经系统(CNS)的改变,这与作业表现和以康复对象为中心结果的改善有直接的相关性。

在以康复对象为中心的互动中,选择可以协助康复对象进行作业治疗过程的特定作业,是美国作业治疗学会(AOTA)[1]及许多作业治疗专业领导者认可的概念[7,9,16,26]。虽然这些过程有所不同,但不管是动作与程序技巧的评估(assessment of motor and process skills,AMPS)[7]、作业功能模式[26]或任务导向方法(task-oriented approach,TOA)的应用[17],它们的作用都是相似的——通过对康复对象表现的分析,来让作业治疗工作者了解所观察到的内容。

这些作者支持共同的思路-表现分析很重要,这也与世界卫生组织(WHO)的定义和障碍分类一致[26]。此分析可以是正式或非正式的,但是一个特别需要注意的点是,需确保在任何非正式的分析下,哪些有意义的结论能被具体明确的识别,这让作业治疗师实际执行时有所依据。因此,此焦点仍在于任务和相对应的表现技巧上,而不是个人因素在作业治疗程序上担任关键决定变量。

以作业为基础的方法和神经科学证据

将以作业为基础的方法(occupation-based approaches)和神经科学领域做联结,提供了一个架构,将这些概念视为与学习相关。在该概念里,学习理论发生在神经可塑的情况下,并推测新神经连结和轴突生长是通过多重感觉的输入,发生于中枢神经系统(CNS)[24]。此概念的实际应用可在长期遭受上运动神经损伤(UMN)的康复对象身上看见。目前作业治疗的趋势为了改善因上运动神经损伤(UMN)而上肢偏瘫的患者的方式很多,但研究显示,一种有助于达成以康复对象为中心结果的方法,即是在情境中给这些康复对象相应任务的介入。基础应用神经科学概念支持这种特定的方法,并暗示在情境中康复对象任务表现的技巧性互动可能通过引起皮层的改变来促进神经肌肉的恢复。因此,此种方式可改善完整的日常生活活动(ADLs),通过参与以表现为基础的作业治疗活动来改善表现技巧[11]。作业表现通常起因于个人在特定环境中执行特定任务。这种介于个体、任务及环境间的动态互动,与由任务导向方法(task-oriented approach, TOA)中提出的基础架构一致[17]。TOA 是评估和介入的其中一种方法,同时合并了对各种概念的根本理解,包含功能性任务表现的生态学方法(以及目的性动作)。此方法强调个体、环境和任务表现间的互动[17],"任务"这个词不等同于"作业"[7]。虽然有些人定义任务为作业,区别作业与任务的要素包含作业表现和在情境中作业表现的特定意义[6]。一个任务通常是一个作业的一小部分,比如用刀子和叉子切东西是进食作业中的任务,此任务中的表现技巧即是手持刀叉。但是,任务导向方法可以从理解作业参与中任务的潜在影响来理解考虑。作业治疗师则可应用于动作学习概念、适应、修改或其他方法来促进实践以作业为基础的目标。

TOA 的应用引导作业治疗参与者指出康复对象表现技巧的不足[11],同时结合了目前神经科学概念的理解。此方法的过程和结果两者皆重要,此方法的最终结果即是康复对象可从日常生活活动表现的改善中获得益处。最后,这也可以维持患者的习惯(habits)和日常日程(routines),从而促进恢复到康复对象心中的理想角色(roles)。

表现技巧和个人因素

OTPF-3 将个人因素和表现技巧认定为不同的元素,描述他们在日常生活活动表现过程中是如何被康复对象与任务和环境间的互动所影响的[1]。Fisher[7]提供一种情境来解说如何正式和非正式地评估与作业有关的表现技巧和模式。她表示,为了了解个人因素是如何影响作业表现的,深入分析这些组成成分是如何在作业表现中影响表现技巧的非常重要。因此可以推断出,任何企图在没有判断和了解此动态过程情况下评定此关系,都可能导致方向错误的结论,从而造成康

复对象需求和作业治疗师选择介入方式间的不匹配。换句话说,即作业治疗师可能作出非康复对象最佳意愿的临床判断,而无法反映最佳练习。

表 18.1 列举了从 OTPF-3 中的表现技巧。

表 18.1 OTPF-3 中列出的表现技巧	
表现技巧	定义
动作技巧 (motor skills)	一个人在环境中与动态的任务对象和自己互动的技巧
程序技巧 (process skills)	一个人在选择和使用工具和材料中所采取的方法和步骤;以及遇到问题时的处理措施等技巧
社会互动技巧 (social interaction skills)	在社交中观察到的技巧

作业治疗师会以什么方式评估 John 可以利用的有利和不足之处(assets and deficits)呢?

了解康复对象目前与特定任务表现有关的能力是必要的,这在衡量特定个人因素时可以了解到,如 John 左上肢的主动关节活动度和力量。如同在此章节提到的,对特定缺失范围的了解,比作业治疗服务的介入更重要。这也必须结合对 John 参与特定活动的观察,这些活动可能是结构式或非结构式的,可能包含穿衣、刷牙或刮胡子。作业治疗师可能会观察他会利用什么样的特定策略,如果 John 为了将他的左臂放进上衣的袖子里,而侧身将左臂摆在横跨膝盖的位置,此特定策略增加了他的表现技巧。这个评估过程是个人因素衡量与作业表现的结合,且最有可能反映出 John 日常生活活动中能力所及之事都有什么。

与身体结构和功能相关的个人因素很重要,因为它们影响了作业治疗过程,且最终有助于了解这些功能(或缺失)如何贡献在评估程序中以及如何介入计划发展的。除此之外,在 OTPF-3 中,价值观(values)、信仰(beliefs)和精神(spirituality)皆被纳入个人因素中[1]。在 OTPF-3 中[1],个人因素被分化为个人、组织和特定人群的不同阶层,此章节会先将个人因素应用在个人层面。被归类在个人阶层中的特定个人因素有:神经肌肉骨骼功能,比如肌力、肌张力、运动反射和自主或非自主动作;全面和特殊的精神功能是重要的个人因素,可以合并个人在环境任务中互动的输入。这种精神功能的集合称之为"认知",需要个人清楚从环境中感受动作输入的意思。这些功能对整体功能性能力很重要,而且中枢神经系统损伤后的完整程度,将会影响

康复对象的作业表现。

当与上肢运动神经(UMN)皮质损伤有关联时，这些个人因素可能导致周围软组织的改变、高张力、痉挛和活动度的改变，任何改变的结合将可能影响康复对象如何参与特定的任务。在整体作业治疗过程中，这些个人因素保持相关性并符合他们的特征，换句话说，意思是着重于了解表现技巧的结果，而这些技巧也支持作业的表现。

个人因素与表现技巧的不同之处在于个人因素对系统控制有反应。个人因素通常是可以被测量和量化的，像是肌力(strength)、关节活动度(range of motion)、视觉敏锐度(visual acuity)、肌张力(muscle tone)、注意力(attention)。个人因素呈现的是身体功能和身体做了什么，而不是个人做了什么。Fisher 阐明了这个差别[7]，个人因素就是实际的身体结构和基本身体功能。另外，个人因素展现的是一个人能执行什么特定任务，因此个人因素有助于促进表现技巧，但仅仅评估可用的个人因素不能预测作业表现[1]。

表现技巧(performance skills)包含执行特殊任务(例如 ADLs、IADLs、工作等)所需要的动作、程序和沟通/社交互动技巧。Fisher[7]描述表现技巧如同"有目的性的小单位动作，因为这些动作被限制在情境中来进行并完成日常任务"。因此，表现技巧不是在缺乏作业表现时被评定，而是必须在康复对象参与作业时被评估。例如，John 希望有能力完成备餐这件事，包括在火炉上烹煮，特别是煮意大利面和酱汁。虽然评估特定身体功能时，可能会得出因为他左侧上肢各单个关节主动活动角度(AROM)受限，当使用右手搅拌酱料时，让左手握住平底锅手把会是一件困难的事；在实际任务表现期间，作业治疗师也发现一些动作表现中的动作和程序技巧(motor and process skills)方面的问题，如他将身体适当地摆位在火炉边很困难以及在活动中的不良步态。要在情境表现任务中展现精确且有效的互动方式，适当的动作和程序技巧是必需的。此过程可以是动态且复杂的，了解此互动方式可以指引作业治疗评估和介入的方式。对任务需求作出反应和评论的能力，是一种认知表现技巧与整体作业表现结合的体现。回到 John 晚餐煮意大利面和酱汁的例子，他需要适当地将任务排序，从意大利面酱汁开始，在火炉上的锅子中放入水，当酱汁在炖煮时，在滚沸的水中加入意大利面。这方面的任务需要伸出(reaching)、操作(manipulation)以及调整(calibration)，这些都是动作表现技巧。准备晚餐时，他需要准确地计算时间以避免端出

冷掉的意大利面配上炖得过久的酱汁。过程中他需要调整自己的节奏来提高耐力表现。当 John 有注意力方面的困难时(个人因素)，作业治疗师可能会认为烹煮意大利面和酱汁这项任务是一个挑战。如果没有观察到实际的表现，作业治疗师可能会提出一系列的建议，当作是一种介入方式，但是在餐点准备这项作业中，并没有了解动作程序表现技巧和认知技巧间的关联性。因此，一个人呈现出与作业表现有关的特定缺失(个人因素)会影响与作业相关的表现技巧。重大的改变或损伤伴随着这些个人因素，可充分影响一个康复对象的表现模式和技巧，然后最终影响作业角色。研究指出，如果和只有个人因素的治疗做比较，TOA 更有可能正面影响结果[20]。神经科学研究提出通过任务与周围情境的互动，可以使中枢神经系统组织起来，而不是通过执行特殊任务所需的特定肌肉群，这与 TOA 的理论一致。因此，了解一个康复对象的角色和日常日程，可以引导作业治疗师的能力，以指出与作业表现有关的表现技巧。总而言之，表现技巧需要任务(task)、物体(object)和情境(environment)间的相互作用[22]。

从着重于改善康复对象所选活动表现技巧的作业治疗介入中，John 如何获得最大的益处呢？

在家里，John 对于自我照顾和家庭管理(home management)技巧的改善是积极有动力的，通过他人较少的协助，他可以完成早上的日常日程和自我照顾活动。他的家庭支持度较好，在他需要帮助的时候家人可以提供协助。他说希望能够改善自己的能力，包括完成早上的日常日程、自我照顾活动和家庭管理等能力。如果作业治疗师当时着重于排出这些活动的优先级，可能是设法重新取得这些能力的最好方式。虽然有多重控制因素(一个控制因素指的是影响表现的动作要素)影响任务的成功与完整，在任何特定活动中，皆有可能至少有一个是能让任务成功且完整的关键因子。例如刮胡子的活动，John 左手的动作受限，通过双手协助完成，也当作是控制因素。就如同康复对象描述的，这种障碍来自没有足够的能力来控制远端动作。为了避免任何人为因素的影响，观察刮胡子实际的表现是很重要的。让 John 使用带盖子的刮胡刀来代替并模拟刮胡子的动作，无法准确体现实际刮胡子的表现。在这个情况下，着重于双侧控制的表现技巧是否可以改善刮胡子的动作，或调整任务来最大限度提高其独立性。作业治疗师可以通过观察 John 刮胡子这个实际任务来证实这些方法，相同的方法可能体现在

各个活动中。

动作控制理论

　　任务、个人和环境间的互动，呈现出重要的动作控制方面的情况。动作控制理论（motor control theory）（例如身体和肢体做出动态改变或反应，以完成目的性的活动的能力[24]）在近几年经历了许多发展。此发展拓展了我们的知识库，解答了一些困惑，提出了其他的问题，也让我们对复杂的运动皮层关于运动表现方面的知识有了进一步理解。

　　各种资料显示，多重感觉的输入会重塑我们的神经系统，最终可达到改善动作表现质量、减少错误和支持更有效动作模式的目的[4,20,21]。无论他们是有损伤或没有损伤的，这些多重感觉输入的学习（或重新学习）会一同起作用，以达到对环境互动的了解。当一个感觉输入（或系统）受损，可能需要其他方面来代偿；当系统的其中一个部分受损，表现模式会受到影响。例如，如果一个人因为动作控制能力减弱，导致执行动态远端（手和手指）动作时能力不足，那他可能会移动近端上肢来代偿弥补这种状况。最终代偿结果就是可能出现"耸肩（shoulder hiking）"的动作，也可能连带其他动作，像是躯干侧屈或把手臂杠杆短缩（如手肘屈曲）以自由控制角度[23]。

　　当 John 企图伸手去取刮须刀或牙刷时，随着左手臂的起始动作，他不正常地抬举他的肩膀。这样做能让他有能力移动左手臂，到达能取到那些物品的位置。John 可能注意到，现在伸手取物的方式和卒中前不同。作业治疗师可能会要求 John 使用右手代偿来拿取这些物品（John 的利手是右手），这是一项不正式的任务分析。如果环境中物品的位置以及 John 和物品的互动方式改变了，给予可行的技巧仍然可以分析这个改变是如何影响策略的。

　　这种没有效率的动作模式可能会重复发生，而最后发展出一种新适应或不适应的模式。不过，除非这个过程经过适当的分析，否则康复对象有可能会"学习"并重复使用此种没有效率的动作模式来完成任务。费力且效率低下的模式可能会出现，过用综合征可能会发生，最终结果会出现潜在的自我效能不足和耗能增多的作业表现。

　　在神经肌肉康复方法中，只有重复性动作是不足以创造和增强皮层的重新组织[2,12,23]。这个观点既不具有开创性也不新颖，但这个理念被多个专业领域的研究人员所支持，从基础神经科学到作业治疗领域都

有[2,12,13,19]。作业治疗建立的特点便是，跟康复对象一起发展作业的具体表现（occupational profile）和参与有意义且有目的性的活动。另外，密集的感觉运动皮层任务导向训练被认为能导致皮层的重组。Bayona 等[2]发现当任务对康复对象有意义的时候，康复结果会更成功。Volpe 等[27]也支持相同的结论。

　　不过，以康复对象为中心和由作业治疗师驱使任务导向的方法（therapist-driven task-oriented approach）可能不会有枯木逢春的功效或临床可评量治疗前后的重大改变。动作学习概念表明[26]，一个任务的学习程度与它所拥有的"井深"有关。换句话说，一个任务对一个人来说越根深蒂固，改变或转换动作或行为就越有挑战性，转变发生的重点也可能被控制参数影响。

　　控制参数（control parameter）是一个动作控制术语，可以是任何从一种表现转变到另一种表现的动作行为。控制参数可以是内在的（力量、视觉……，例如 John 的左视野缺损）或外在的（物体的位置、明暗度……）。比如洗后背这项任务，手臂的长度、背的大小、在训练中建立的习惯，这些都是控制参数，你会尝试使用右手还是左手来洗左侧肩胛骨区域呢？有一个比较符合的例子是，当控制参数是个人因素时，作业治疗师可能会尝试指出或补救个人因素[17]。这个方法在作业治疗过程中通常称为"自下而上方法（bottom-up approach）"，即假定提出重要的个人因素可以让作业治疗师与康复对象互动，以影响和改善康复对象的作业表现。但是，这样做可能无法转变成表现技巧或作业表现的改善。事实上，在实际作业活动对患者个人因素更进一步的介入，不太可能在这两个项目间产生正相关。最终，个人因素损伤的程度会影响最后的结果，以及作业治疗师和康复对象如何代偿或适当的介入。这个概念至少部分解释了为什么在有些研究中临床评估结果有改善，而长期改善却是有限的。因此，克服（有时是不充分的）习得的表现技巧和模式是具有挑战性的。回到 John 煮晚餐的例子，他的左侧视野缺损影响到他获取视觉信息的能力，当装有意大利面的锅子（在左侧的火炉上）开始滚的时候，他无法接收到视觉的输入。可以训练他以视觉扫描环境来代偿视野缺损，而这些在康复对象处在自然的环境和喜欢的作业下训练是最适当的。

　　基本经验驱使的神经可塑性包含中枢神经系统的适应能力，从细胞上做根本的改变，然后最终是系统层面的改变，以发展新的学习或适应性行为。这其中有一些关键信号可以促进这种恢复[11]。除此之外，无论

有无损伤,大脑会持续地自我重组[11,13]。没有任何明确的学习或正统的康复这种学习过程会自发地发生。缺乏熟练的干预性治疗可能导致不适应的行为反应,通常发生在 TOA 和特定任务技巧的运用上。在治疗中着重于表现技巧,能让技能性的学习有机会发生。个人可能展现代偿性动作或对控制参数的适应,像是收缩力量的减少。借助着重于个人在环境中与任务的相互作用,TOA 可以指出有限制的康复对象表现因素(代偿),另一方面有技巧地管理这些项目的动态互动来引导表现技巧。代偿行为的改变是这个过程中的一个常规部分[13]。

自从卒中后,John 曾经尽可能地尝试移动他的左手臂。他经常告诉家人和照顾者,他想要为自己做尽可能多的事情。他决心作出改变,当尝试独立完成自我照顾活动时,他不会对环境做适当调整。他与物体间缺乏协调性动作模式的互动,他的表现技巧与他如何使用物体是有关的。通过聚焦于 John 如何刷牙或刮胡子,作业治疗师可以增加表现技巧以使其达到最佳质量,这可以当作是修改任务或环境的基础。

Kleim 和 Jones[12]确定了十条能符合这个程序的原则:①使用它或失去它;②使用它并改善它;③特征;④重复事件;⑤密集事件;⑥时间问题;⑦显著事项(salience matters);⑧年纪问题;⑨转送(transference);⑩介入(interference)。这些原则来自基本神经应用科学研究概念,已经有证据显示他们可以影响结果,也可以支持评估和治疗。

针对这章提到的上肢偏瘫康复对象,有效果的评估必须包括特定损伤(个人因素)的了解,即影响以作业为基础和康复对象为中心任务的表现。虽然指出特定个人因素可能是治疗的一部分,但不一定反映作业表现的改变。康复对象可能需要改善肱二头肌的肌力,以完成手到口的模式,但虽然肱二头肌肌力提升,仍无法保证任务可以成功完成。这样,就需要将焦点放在表现技巧和模式上。观察康复对象使用残存且与整体功能相关能力的策略,是评估过程中重要的一部分。这必须发生在尊重并理解作业治疗师技巧性的干预措施,这可指导学习或再学习,并造成皮层神经可塑性的改变。这些表现技巧的改变可引导作业表现的改变。

关于 TOA 的综合性评估需要彻底地评估损伤、策略和功能。如本章前文所述,特定的损伤是 UMN 损伤的结果。这些损伤包含但不限于:拮抗肌(agonist)的衰弱、协调性的降低、手部操作能力的下降、无法有效率地控制拮抗肌、感觉的损伤或缺乏、本体感觉减弱、视觉损伤以及整体认知能力的下降。这些损伤可以由作业治疗师通过传统的评估方式来测量:徒手肌力测验(MMT)、关节活动度测试(ROM)、感觉测试、视觉检测、力量测验(如使用握力器测量握力)、协调性测试(如九孔插板测试)等。适当的标准化测试在某种程度上可能会依照地点或场景而定。这些评估的好处是,它们提供了一个测试前(pre-test)的基线来衡量进展。但是这些个人因素仍然是有关联的,因为他们通过表现技巧影响作业表现。因此,了解康复对象的使用策略和康复对象表现模式,对作业治疗师来说是很重要的。

John 使用握力器测得的左手握力少于 5 磅(2.268千克);他的左手感觉受损;左侧视野受损,无法注意到左侧周围的环境;这些都是个人因素。当 John 右手拿刀切菜时,他尝试以力量较差的左手来握叉子是有困难的;在刮胡子以前,他不能通过左手判断自来水龙头中水的温度;当尝试煮菜时,他常常会忽略左侧的环境;这些均属于表现技巧的范畴。他需要口语提示协助,才能有质量地完成早上的日常日程,这则是作业表现。

最终,作业表现源于临床观察支持的表现技巧和模式,并且引领临床判断出"最佳实践"方法。关于当前的神经科学概念,像是皮层的神经可塑性,运用 TOA 的好处即是作业治疗师能呈现康复对象的需求,是来自"自上而下方法"(top-down approach)而不是"自下而上方法"(bottom-up approach)。"自上而下方法"指引作业治疗师和康复对象从作业表现的角度一起参与治疗。Fisher[7]描述了这些方法的益处和潜在陷阱。完成损伤基础测量和程序,或是开启功能性表现,并利用这些观察来引导评估和治疗,都是有可能的。但若单独使用"动作行为观点"[8]来看康复对象,建议要特别谨慎注意。

John 左上肢的力量减弱和关节活动度的减少是可观察且可测量的。单独测量这些项目是不足以创造一个以康复对象为中心和以作业为基础的治疗计划,但也许可以估量这些个人因素。肌力和关节活动度的改善可能无法反映出 John 的进步,如他能够举起左手臂在脸上涂抹刮胡泡,了解这些与康复对象和临床导向方法的真正表现有关的缺陷是很重要的。

实践相关的神经科学研究

目前与神经科学相关的概念,从动物模拟(啮齿目和灵长目动物)到人类模拟,提供了具有潜在益处的技能学习机会的证据,以指引皮层重组[19,20,22]。皮层重组(cortical reorganization)的概念是在技巧性活动情境表现中,成人大脑具有神经可塑的能力,可以改变或修改其突触连接-无论大脑和中枢神经系统是否完整。Nudo和 Milliken[19]以及 Nudo 等人[20]完成了开创性的研究,证明了通过技巧性学习的原则,在诱发这些松鼠猴的皮层特定代表性区域损伤后,有可能创造出皮质地形图的改变,直接符合特定"取回小球(pellet retrieval)"(前臂远端)的任务。特定任务的训练可以增加皮质训练区域的表现,并减少先前因梗死后代偿区域的表现。这些灵长类表现技巧的最终结果是动作质量的改善,借助研究学者干预前后的评估,大部分"有改善的表现模式"是通过行为的观察和诠释的。当具功能需求时,说明了皮层区域重新组织的能力。当然,重组的过程是有限制的,特别是当大区域皮质受到损伤时。

作业治疗师被建议需谨慎地利用来自动物模拟的原则,因为还有可变的因素未被阐明。此范围的动物(灵长目)模拟研究提供了非常宝贵的信息,但是这些结论是来自特定局部诱发[23]且具有清楚界线的损伤区域。在许多情况下,邻近的组织未受损害[23]。研究显示人类周围梗死皮层(peri-infarct)可能发生重组。另外,人类损伤区域的"边缘"并不总是清楚的[22]。除了这些临床的差异外,还有其他可能源于更复杂皮质损伤的潜在问题。这可能包含医疗并发症、家庭或照顾者的支持、伴随的疾病、文化期望或其他特殊康复对象的可变因素。这些挑战既不是重点,也没有在动物模拟中得到解决。

考虑到目前可用的证据和对神经科学的了解以促进作业表现,什么是最适合 John 的治疗干预措施呢?

目前的研究显示,观察 John 如何参与特定日常生活活动可能是最有益处的。这让作业治疗师了解了他使用了什么重复的行为,以及能有效果地协助他完成所渴望的作业的新策略。这样做也许可以让治疗更符合 John 的需求,也让他的注意力集中在有兴趣的活动上,并且使利用与 TOA 有关的概念变成可能。这个方法同时是以康复对象为中心和以作业为基础的,这个特殊治疗活动会着重于和康复对象作业表现模式保持一致。

动物和人类模型的数据表明,以康复对象为中心和康复对象个性化(client-specific)介入计划及方式极有可能是"最佳实践(best practice)"的方法。当然,如何

将此方法引进目前的照顾标准仍是个挑战。无论如何,动物和人类模型很有可能会持续成为讨论的话题,这个讨论与当我们尝试考虑什么定义了上述的"最佳实践"有关。Birkenmeier 等人[3]企图提出一个转译,从神经科学概念到动物模型研究,再到临床研究执行。他们如何作出这些决定的描述是这个课题最全面的表述之一。Lang 和 Birkenmeier 合作编写了一本资料手册,将动物模型研究与人物模型治疗规则(treatment regimen)相结合。这些例子实质上是广泛的且包含几十种例子。另外,有一些建议引导作业治疗师提升和降低(修改)特定干预方案[15]。

由研究发起的北极星神经科学第三期临床试验(Northstar neuroscience phase Ⅲ clinical trial)[14]采取了这些神经可塑性的概念和来自动物模型的知识,并将它们应用在一个以康复对象为中心的作业治疗概念的治疗计划中。这个随机对照试验包括将近 150 个受试者以及接近 20 个地点。这个研究意在调查阈值下皮层刺激的潜在益处,通过以 TOA 为根据的治疗方案与"技巧性"学习(已经在此章定义过)相结合。

类似的科学研究已经发现可能会有潜在的好处,从阈值下(不会产生动作的可能性)皮层刺激到支持突触连接、树状密度(dendritic density)和促进整体皮质的重组[22]。虽然刺激的精确用量和负责损伤后上肢远端控制的特定皮层区域的刺激位置,还有其他方法如经颅磁刺激疗法(TMS)治疗效果仍旧不清楚,但在未来这个领域仍具备潜在的益处[22]。

在 TOA 的范畴内,北极星神经科学第三期临床试验(Northstar neuroscience phase Ⅲ clinical trial)[14]的治疗方案合并了损伤(impairment)、策略(strategy)和功能(function)的评估方法(和相对应的干预措施)。损伤相当于个人因素;策略相当于一个人如何尝试执行作业相关的任务(考虑到特定损伤);功能相当于损伤和相对应的策略是如何与表现技巧和模式相关联的。最终,在此临床试验中的受试者被评估且以此架构治疗,研究治疗师着重于表现技巧来评估和处理此问题,此焦点起因于以康复对象中心和以作业为基础的任务,此任务是通过"加拿大作业表现测量(Canadian occupational performance measure,COPM)"由各个参与者作出决定[16]。在日常生活活动的表现模式中,康复对象自我感知的改变以 COPM 来测量,其他进步则利用评估结果来体现,这些评估包含 Fugl-Meyer 评定[8]和手臂运动功能评测(arm motor ability test)[13]。两者皆

是为大家所接受并具实证的临床评估方案，且提供特定研究初步测量的结果，着重于肢体动作（Fugl-Meyer）和人为的活动表现（arm motor ability test）。康复对象们在 COPM 结果中体现改善，但重要的改变在其他两项评量中并不显著。对康复对象的评估是根据以 TOA 描述的原则下进行的。治疗师接受并遵循标准化程序以着重于康复对象，从而达到康复对象为中心的目标。一旦个体的个人因素或表现技巧改善，治疗师回顾这个改变是如何影响表现模式的，以及这个在作业表现上呈现了什么。研究中参与者表现技巧的改变（由以康复对象为中心的功能性活动提出，并着重于与任务表现相关的策略使用）相当于个人因素的改变。治疗的方法和方案与支持皮层改变的技巧性学习的神经科学概念一致，可能导致作业表现、表现模式、习惯、惯例和角色的改变（改善）。这个方案一部分包含对表现技巧上个人因素影响的了解和评估。与此章陈述的一致，关于个人因素是如何成为一种了解个人因素与表现技巧和整体作业表现关联的手段，必须要谨慎对待。

肌肉力量、关节活动度、感觉和其他各种个人因素是参与功能性活动所必需的，所以以可量化的方式测量很重要。例如，足够的力量是可以紧握餐具的必要前提，充足的关节活动度是完成夹菜入嘴动作的必要条件。但是，此方案的重点是神经可塑性概念，将个人因素和表现技巧联系起来以促进适应性的可塑性。因此单独针对肌力或关节活动度这些个人因素所进行的作业活动并不是方案的一部分。

适应力可塑性（adaptive plasticity）（当暴露于挑战中时，能适应或修改行为反应的中枢神经系统先天能力）意味着通过表现技巧的显示，作业表现的质量会直接发生改善。如定义，表现技巧发生于参与作业活动的过程中，且不能同作业分开。

此章节提到的例子涉及神经科学知识，这与作业治疗师如何与神经损伤的康复对象一起执行有关，这些相同的基础概念可以引导对其他康复对象在生命周期中，提供不同类型的临床介入。

虽然在此章节讨论到的方式可能和任何康复对象有关，也提供了一些其他的示例供参考。但这个清单并不全面，因为在这个章节中关注重点是成年人。例如，一个患癌症、慢性阻塞性肺部疾病（COPD）、全膝关节置换（TKR）或帕金森病的康复对象可能受益于这章讨论到的方法。这个状况告知了作业治疗师关于病因学、临床和医学表现、预后以及其他有价值的信息。个人因素会受到任何条件情况影响，像之前列出来的，将影响表现技巧。最终，这将导致习惯、惯例和角色可能受到影响。表现技巧的评估和观察仍能引导作业治疗师以康复对象为中心和以作业为基础的介入。

案例研究

John，第二部分

John 患右侧大脑中脑动脉脑血管意外（MCA CVA）。当把这个情况告诉作业治疗师后，治疗师可能知道患者有可能存在左上肢动作受限。同时，可能存在其他 CVA 相关的后遗症，像是注意力下降、左侧视觉注意力下降。但是，有一点非常重要，John 也是一位家长和管家，他想要回到这些角色中。因此，仅仅只有特定来自 CVA 方面的个人因素考虑，是无法明确让他回到这些角色和日常生活中的。

较年长的 TKR 康复对象可能呈现双侧上肢力量减少，这不是因为 TKR 本身导致，而是因去条件化活动的减少，其次才是膝盖的问题。双侧上肢力量的减少，会限制借助助行器在家中有效地进行功能性步行活动。同时这个康复对象也有可能有认知损伤方面的病史，从而影响学习新概念的能力。作业治疗师可能需要考虑这些项目，以发展一个以康复对象为中心的介入计划。这个例子涉及本章提出的架构，作业治疗师可能评估上肢力量和关节活动角度，部分的作业治疗介入甚至可能包括运动，且可能改善这些个人因素的活动，但是这不代表如此做康复对象就会改善（例如晨间日常的）表现技巧，也并非暗示康复对象参与目的性活动将会转化成作业表现的改善。一个任务在临床上是如何完成的，无法转换到家里的环境。因此，正式或非正式的作业轮廓和分析，可以提供给作业治疗师连结目前状态到理想结果之间的根据。

最佳作业治疗服务

重新审视并讨论后天神经缺陷的康复对象是很重要的，以此确定作业治疗师如何提供给此类特定康复团体最好地作业治疗。关于作业治疗实践的成人神经练习法，从"专家建议"方法到以证据为根据（无论证据支持或驳斥传统练习方法）的方法，都需要更进一步的研究来制订"最佳实践"方案。企图明确当下趋势和特定任务训练，以确定"最佳实践"的定义。为了支持这个论点，Carter 等人描述有很多康复研究正朝着"动作恢复"的方向前进。除此之外，他们说明研究的条件比以前的更严格。毫无疑问，这些努力会持续进行，并可能会应用到其他方法的探究以指出缺陷，如卒中后双侧上肢训练的干预[25]。

当谈到测量神经损伤康复对象的表现和功能康复对象改善时，之前用以评定进展结果的方式在这时候是不适合的。例如，有些标准化且证实的措施，用带有人为控制因素的环境进行日常生活活动（ADLs）。不自然的活动（contrived activities）即是人为创造环境企图让活动在实际场景再现。虽然使用标准化的 ADL 评估（一种常用且具有一致性的评估方法），因其标准化的程序能清楚地评量表现并清楚地传达表现信息，而具有潜在的好处，但如果此标准化评估缺乏基础的任务要素或太过刻意，则可能影响表现和相对应的表现评量。我们来看一个人为干预场景情况的例子，通过让康复对象在实际上没有面包或奶油的情况下使用刀子在盘子上做涂抹奶油的动作，来评估康复对象在面包上"涂抹"奶油的完成情况。在这个例子中，康复对象可能拥有任务所需的动作控制能力，但实际在涂抹奶油于面包上的任务中（实际经验），康复对象可能无法注意到奶油都堆在一起没有抹匀，或因为力量过大而撕裂面包。在人为干预过多的活动中不太可能观察到这些情况，但如果给康复对象真正的面包和奶油，结果就显而易见了。Wu 等人[29]描述到"真正的"活动表现会有不同且比想象中或比人为干预的活动产生了更好的效果。此外，还有很多方法可以评量表现，包括完成部分任务的时间、完成整个任务的时间和表现质量的主观观察。进一步的研究可能会提出测量表现技巧和作业表现的新方法，这意味着作业治疗从业者应该尝试与现今的趋势、概念、计量/评估、技术更多的结合。

我们如何介入像 John 这种康复对象，还有一些其他需要考虑的情况。时间、用量和传递的方法是临床研究很重要的控制参数，而且在临床实践中这些可变因素也必须考虑到。虽然以循证实践是被大众期待的，但使用没有企图控制这些因子的调查数据，仍需要谨慎考虑[5]。当考虑到 UMN 损伤后皮层空间的竞争[19]，作业治疗师立即有效回应康复对象的需求是非常必要的。临床推理程序可能影响如何定义表现"平台期（plateaus）"。

平台期（plateaus）这个术语在现今康复实践领域中非常常见，适用于上肢偏瘫和其他终身疾病的康复对象。Page 等人[21]的研究表明，治疗师认为的上肢偏瘫人群的平台期，可能需要重新考虑。他们规定了这些定义：①"动作恢复的平台期"；②"动作功能恢复的能力"；③"使用不同形式的时机"，需要重新考虑。大部分对动作恢复的"传统"认知一般在 6~12 个月，这在临床实践中经常看到。这个章节明确了为什么不一定是这样的原因。卒中后，有些康复对象可能会有能力参与旨在设计以培养自我照护技巧的康复治疗，但是其他康复对象可能会因病得太重而不能完成相关活动。这两个康复对象的恢复时间、治疗强度（剂量）和实现方法很有可能不同，但却可能有一个相似的功能性结果。Hubbard 等人[11]总结必须考虑特定任务干预的合并原则。当表现技巧改善的潜力凸显时，这些建议可当作是引导"最佳实践"的指南。他们提议这种训练或干预必须与康复对象和情境有关；随机被分配；重复且牵涉大量的练习；以重建全部的任务为目标；且得到积极及时的反馈[12]。他们更进一步归纳，虽然在本章已经指出，大量证据指向任务导向或特定任务训练技巧的好处，但"一般"练习方法是以"公认的练习或习惯"为基础，且在特定时机点是有益的。对此结论的鉴定和这一群人相关的神经科学的现况，可用来改变临床实践。考虑到人类的复杂性，最终可能会证明"最佳练习"可能包括一个多因素方法，以引导以康复对象为中心的评估和治疗，并达到最优结果，以促进康复对象习惯、日常和角色的恢复。

▌总结

将重点放在表现技巧上，解决以康复对象为中心、以作业为基础的需求是有可能的。神经科学研究表明，这个策略可以应用于某些方法，如 TOA。TOA 强调人、任务和环境之间的动态互动。OT 从业者接受教育和培训，来解决控制参数和完成表现分析，以最大限度提高整体作业表现[10,18,28,30]。

▌复习题

1. 在评估康复对象时使用真实情况而不是人为（模拟）情况有什么好处？

2. 在评估康复对象时使用人为（模拟）情况而不是实际情况有什么好处？

3. "平台期"这个词对于那些神经损伤的康复对象来说意味着什么？

4. 个人因素和表现技巧有什么区别？

5. 把刷牙作为晨间日常活动中的一部分，找出影响你从事这项任务的两个个人因素和两项表现技巧。

6. "控制参数"这一术语对于处理神经损伤的康复对象意味着什么？

7. 解释"神经可塑性"（neuroplasticity）一词。

8. 解释"皮层重组"（cortical reorganization）一词。

9. 神经可塑性和皮质重组这两个术语的含义如何支持基于作业的干预？

10. 解释在 John 的案例中 TOA 是怎么应用的。

（张瑞昆 译，张丹迎　史东东 校，

朱毅　李奎成 审）

参考文献

1. American Occupational Therapy Association: Occupational therapy practice framework: domain and process, ed 3, *Am J Occup Ther* 68(Suppl 1):S1–S48, 2014.

2. Bayona NA, Bitensky J, Salter K, Teasell R: The role of task-specific training in rehabilitation therapies, *Top Stroke Rehabil* 12:58–65, 2005.

3. Birkenmeier RL, Prager EM, Lang CE: Translating animal doses of task-specific training to people with chronic stroke in 1-hour therapy sessions: a proof-of-concept study, *Neurorehabil Neural Repair* 20:1–16, 2010.

4. Carr J, Shepherd R: The adaptive system: plasticity and recovery. In Carr J, Shepherd R, editors: *Neurological rehabilitation: optimizing motor performance*, ed 2, London, 2010, Churchill Livingstone, pp 3–14.

5. Carter AR, Connor LT, Dromerick AW: Rehabilitation after stroke: current state of the science, *Curr Neurol Neurosci Rep* 10:158–166, 2010.

6. Dickie V: What is occupation? In Crepeau EB, Cohn ES, Schell BAB, editors: *Willard and Spackman's occupational therapy*, ed 11, Philadelphia, 2009, Lippincott Williams & Wilkins, pp 15–21.

7. Fisher A: Overview of performance skills and client factors. In Pendleton H, Schutz-Krohn W, editors: *Pedretti's occupational therapy for physical dysfunction*, ed 6, St Louis, 2006, Elsevier/Mosby, pp 372–402.

8. Fugl-Meyer AR, et al: The post-stroke hemiplegic patient. I. A method for evaluation of physical performance, *Scand J Rehabil Med* 7:13–31, 1975.

9. Gillen G: *Stroke rehabilitation: a functional approach*, St Louis, 2011, Elsevier/Mosby.

10. Reference deleted in proofs.

11. Hubbard IJ, Parsons MW, Neilson C, Carey LM: Task-specific training: evidence for translation to clinical practice, *Occup Ther Int* 6:175–189, 2009.

12. Kleim JA, Jones TA: Principles of experience-dependent neural plasticity: implications for rehabilitation after brain damage, *J Speech Lang Hear Res* 51:S225–S239, 2008.

13. Kopp B, et al: The Arm Motor Ability Test: reliability, validity, and sensitivity to change of an instrument for assessing disabilities in activities of daily living, *Arch Phys Med Rehabil* 78:615–620, 1997.

14. Kovic M, Stoykov ME: A multi-site study for cortical stimulation and occupational therapy. Poster session presented at the Fifteenth Congress for the World Federation of Occupational Therapists, May, 2010, Santiago, Chile.

15. Lang CE, Birkenmeier RL: *Upper-extremity task-specific training after stroke or disability: a manual for occupational therapy and physical therapy*, Bethesda, MD, 2014, AOTA Press.

16. Law M, et al: *Canadian Occupational Performance Measures*, ed 3, Ottawa, ON, 1998, CAOT.

17. Mathiowet V: Task-oriented approach to stroke rehabilitation. In Gillen G, editor: *Stroke rehabilitation: a function-based approach*, ed 3, St Louis, 2011, Elsevier/Mosby, pp 80–99.

18. Reference deleted in proofs.

19. Nudo RJ, Milliken GW: Reorganization of movement representations in primary motor cortex following focal ischemic infarcts in adult squirrel monkeys, *J Neurophysiol* 75:2144–2149, 1996.

20. Nudo RJ, Milliken GW, Jenkins WM, Merzenich MM: Use-dependent alterations of movement representations in primary motor cortex of adult squirrel monkeys, *J Neurosci* 16:785–807, 1996.

21. Page SJ, Gater DR, Bach Y, Rita P: Reconsidering the motor recovery plateau in stroke rehabilitation, *Arch Phys Med Rehabil* 85:1377–1381, 2004.

22. Plow EB, Carey JR, Nudo RJ, Pascual-Leone A: Invasive cortical stimulation to promote recovery of function after stroke: a critical appraisal, *Stroke* 40:1926–1931, 2009.

23. Rossini PM, Calautti C, Pauri F, Baron JC: Post-stroke plastic reorganisation in the adult brain, *Lancet Neurol* 2:493–502, 2003.

24. Shumway-Cook A, Woollacott MH: *Motor control: translating research into clinical practice*, ed 3, Philadelphia, 2007, Lippincott Williams & Wilkins.

25. Stoykov ME, Corcos DE: A review of bilateral training for upper extremity hemiparesis, *Occup Ther Int* 16:190–203, 2009.

26. Trombly CA: Occupation: purposefulness and meaningfulness as therapeutic mechanisms, *Am J Occup Ther* 49:960–972, 1995.

27. Volpe BT, et al: Intensive sensorimotor arm training improves hemiparesis in patients with chronic stroke, *Neurorehabil Neural Repair* 22:305–310, 2008.

28. Reference deleted in proofs.

29. Wu CY, Trombly CA, Lin K-C, Tickle-Degnen L: A kinematic study of contextual effects on reaching performance in persons with and without stroke: influences of object availability, *Arch Phys Med Rehabil* 81:95–101, 2000.

30. Reference deleted in proofs.

推荐阅读

Hebb DO: *The organization of behavior: a neuropsychological theory*, New York, 1949, Wiley.

Muellbacher W, et al: Improving hand function in chronic stroke, *Arch Neurol* 59:1278–1282, 2002.

World Health Organization: *International classification of functioning, disability and health*, Geneva, 2001, World Health Organization.

Wu C, Trombly CA, Lin K, Tickle-Degnen L: Effects of object affordances on reaching performance in persons with and without cerebrovascular accident, *Am J Occup Ther* 52:447–456, 1998.

第 19 章

运动控制的评估

Linda Anderson Preston

学习目标

学习本章后,学生或从业者应做到以下几点:

1. 区分上、下运动神经元的病理状态。
2. 阐述神经可塑性的原理,并向康复对象解释神经性损伤或脑血管疾病后恢复的可能性。
3. 描述 4 种强直的类型及其影响运动的方式。
4. 临床上如何区分脊髓型和脑型高张力(hypertonia)。
5. 应用改良 Ashworth 量表或轻/中/重度量表评估高肌张力。
6. 命名标准化评定,目的在于评估脑血管意外后的功能。
7. 列出姿势机制的组成部分。
8. 描述至少 4 种小脑疾病。
9. 列出并描述至少 4 种锥体外系疾病。
10. 选择一个能客观评定协调功能的评估方法。
11. 说出 3 种当前治疗痉挛的内科或外科治疗方案。
12. 列出至少 3 种干预痉挛的作业治疗方法。
13. 制订一个保守的、循证的、以康复对象为中心的治疗帕金森病的作业治疗方案。

章节大纲

关键术语

阵挛（clonus）

肌张力减退（hypotonus）

瘫痪（plegia）

协调（coordination）

髓鞘内巴氯芬泵（intrathecal baclofen pump）

姿势机制（postural mechanism）

去大脑强直（decerebrate rigidity）

运动控制（motor control）

强直（rigidity）

去皮质强直（decorticate rigidity）

运动障碍（movement disorders）

系列石膏固定（serial casting）

迟缓（flaccidity）

神经阻滞（nerve blocks）

痉挛（spasticity）

高张力（hypertonicity）

神经可塑性（neuroplasticity）

脊髓型高张力（spinal hypertonia）

肌张力过高（hypertonus）

轻瘫（paresis）

Todd 瘫痪（Todd's paralysis）

运动控制（motor control）是中枢神经系统（central nervous system，CNS）指挥或调节肌肉骨骼系统进行有目的活动的一种能力[102]。运动控制的组成包括正常的肌张力、正常的姿势张力和姿势机制、选择性运动和协调。复杂的神经系统（如大脑皮质、基底神经节和小脑）相互协作使运动控制成为可能。当神经受到损伤，例如 CVA、脑损伤，或其他疾病（如多发性硬化或帕金森病）都会影响运动控制。功能恢复取决于损伤神经的初始数量、是否及时接受治疗以限制神经损伤的程度、神经损伤的性质，无论是静止性还是发展性，以及可促进运动恢复的治疗干预。

可塑性（plasticity）是神经康复的一个重要概念，因为它有助于解释为什么在脑损伤或者病变之后，是有恢复可能性的。"可塑性"一词的意思就是具有可改变的能力。神经可塑性（neuroplasticity）被定义为在中枢神经系统中解剖和电生理改变的能力。根据 Umphred[101]的观点，神经可塑性被定义为从突触连接的效率或强度的短期变化，到组织结构的长期变化和神经元之间连接数量的变化[101]。

在某些情况下，中枢神经系统能够在受伤后重新组织和适应功能需求，运动再学习（motor relearning）可以通过使用现有的神经通路[非屏蔽（unmasking）]或通过建立新的神经连接来实现（图19.6）。通过非屏蔽，人们发现当主要的神经通路受伤，很少使用的（次要的）神经通路会变得更加活跃。相邻的神经接管了受损神经的功能[26]。随着神经的发芽，一个神经上的树突与另一个神经形成新的附着或突触，轴突萌芽形成新的突触连接也会发生。神经发芽被认为是神经可塑性引起功能改善的主要过程[61]。

在作业表现中，观察运动是评估运动控制的一种方法。在评估了作业表现之后，可能有必要对运动控制下的具体组成部分进行评估。这些成分包括肌张力、姿势张力、姿势机制、反射、选择性运动和协调。

案例研究

Daniel，第一部分

Daniel 是一个54岁的销售人员，右利手，2个月前患上栓塞性脑血管意外（cerebralvascular accident，CVA），导致他右侧身体功能减退。他刚结束3周的包括作业治疗在内的住院康复治疗，今天他将开始门诊作业治疗。他必须由70岁的妈妈载他去做治疗，他觉得这很沮丧，因为他很看重生活独立性。他的目标是用右手点火发动汽车，最终能够恢复驾驶的能力。眼科医生和住院作业治疗师评估他的视力和视野后，发现视力并没有受到脑血管意外的影响。Daniel 对他的未来感到担忧，他想返回工作岗位。作业治疗师很清楚这点，每年受脑卒中影响的1 500万名人员中，有1/3的人留下永久性残疾[36]。

Daniel 的右上肢在屈曲协同模式下表现出肌张力过高，他的肩关节内旋、肘关节屈曲、前臂旋后、手腕和手指屈曲，以及拇指内收肌均有中度的痉挛。Daniel 无法完成右肩外旋或者右前臂的旋后。他右手指最近有主动伸展出现，肌力评估等级为2级。他目前的改良 Brunnstrom 运动恢复量表在第Ⅳ阶段（表19.1和图19.1~图19.5）。他的右手只有1磅（0.45千克）的侧捏力。痉挛使他无法用右手启动汽车。他需要作业治疗来获得重新驾驶方向盘的技巧，能够右手松开方向盘并发动汽车。

案例研究（续）

Daniel，第一部分

思辨问题

1. 你会选择哪些动作技巧或标准评定来评估 Daniel 的运动功能？

2. 你会为 Daniel 设计哪些活动或干预，以减少他右臂的痉挛？

3. 你会布置什么家庭作业或活动计划来帮助他达到他的目标——用他的右手把钥匙插入汽车点火，然后用双手握方向盘驾驶？

表 19.1　改良 Brunnstrom 运动恢复分级[a]

阶段	手臂和手改良 Brunnstrom 运动恢复分级	跨学科的痉挛管理选择
0	迟缓且无任何运动	• 被动运动以预防挛缩，并考虑使用矫形器 • 功能性电刺激
1	痉挛发展，屈肘肌群和肩胛骨回缩肌群收缩（图 19.1）	• 同 0 阶段
2	肩胛骨回缩肌群、肩胛提肌、屈肘肌和前臂旋前肌群出现微弱的协同运动。在减重的平面上可促进运动。离心的、侧卧和仰卧练习是开始促进运动的好方法。功能性电刺激可以加速运动恢复。康复对象倾向于使用躯干侧屈来代偿无力的肩关节/肩胛骨肌群（图 19.2）	• 被动运动以预防挛缩，并考虑使用矫形器。特别预防肩、肘、前臂和手指的屈曲挛缩 • 在这一阶段，通常不考虑神经阻滞[b]和手术
3	痉挛持续增加，共同运动模式（synergy pattern）及其组成部分可以完成几乎全范围的活动度。能全指屈曲；然而不能主动地伸手指。侧捏可能是由于拇指内收肌和拇长屈肌的张力过高造成。共同运动模式可能对拿物品（如横向夹紧信封，或用手指的屈肌张力来提塑料袋）是有用的。这一阶段康复对象也倾向于用躯干侧屈来代偿肩关节无力（图 19.3）	急性期：防止挛缩的较好选择是神经或运动点的神经阻滞。如果阻滞作用减弱，则可以通过在拮抗肌中进行非屏蔽运动来促进恢复，参阅 OT 文章获得治疗建议 慢性期：在所有保守措施都无效后，可以进行骨科手术来缓解挛缩，以改善手部状况让上肢穿衣更容易
4	痉挛减轻，协同模式下的分离运动成为可能。肘部、腕部、手指的伸展正在出现，但不是全范围。作业治疗应该包括促进肘关节、腕关节、手指和拇指的伸展功能（图 19.4）	急性期：在此阶段适合进行神经阻滞，使康复对象拥有更好的机会获得拮抗肌与阻滞的痉挛肌的运动控制 慢性期：如果康复对象无法接受每年进行 3~4 次的骨科手术的风险，可以继续进行神经阻滞。骨科手术包括获得功能和改善挛缩
5	协同模式不再占主导，手指能充分的伸展，手指可以单独伸展，可以完成三指捏和侧捏，但是运动控制只是固有的模式出现。作业治疗应该关注有目的的精细活动（图 19.5）	此阶段非常适合进行神经阻滞，可获得良好的精细运动控制，如对外在的拇长屈肌进行神经肌肉阻滞，可改善拇指内在运动控制的目标，允许拇长展肌、拇短展肌和拇短屈肌展开行动。应该指出，减少肌张力并不总能提高灵巧性
6	单关节的运动变得容易，内在肌功能变得正常，所有类型的抓握都能达到正常的运动控制	不合适阻滞或手术，如果所有作业治疗目标都已完成可以允许康复对象出院

注：[a] 这些是被用作治疗不同阶段偏瘫或偏瘫患者的作业治疗干预和跨学科痉挛管理的指南。注意：由于上肢存在不同程度的瘫痪，所以恢复的情况不一，有些康复对象可能永远无法在当前阶段中取得进展。

[b] 术语神经阻滞（Blocks）指的是 A 型或 B 型肉毒毒素的化学脱除，或使用苯酚/酒精在运动点上进行阻滞。

CVA＝脑血管意外；PROM＝被动关节活动范围；ROM＝关节活动范围；UE＝上肢。

惠允引自 Brunnstrom S；Movement therapy in hemiplegia，Philadelphia，1970，Lippincott Williams & Wikins.

案例研究（续）

Daniel，第一部分

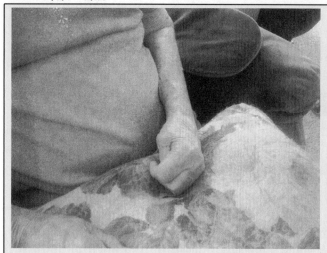

图 19.1　改良 Brunnstrom 第 I 阶段（女性康复对象）

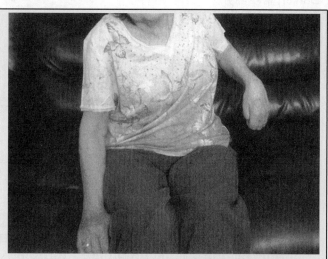

图 19.2　改良 Brunnstrom 第 II 阶段（女性康复对象）

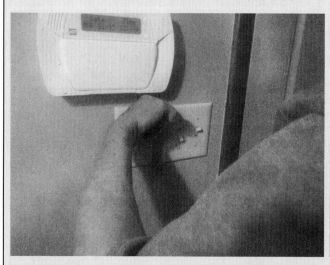

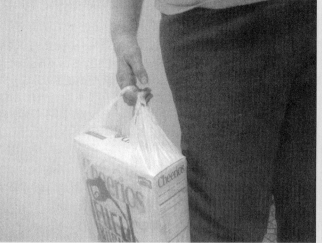

图 19.3　改良 Brunnstrom 第 III 阶段

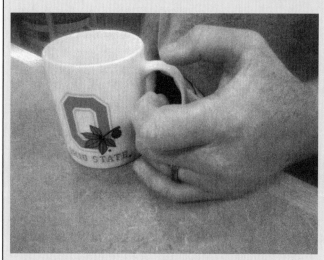

图 19.4　改良 Brunnstrom 第 IV 阶段。康复对象无法主动伸展他的手指，这让他很难放下咖啡杯的把手

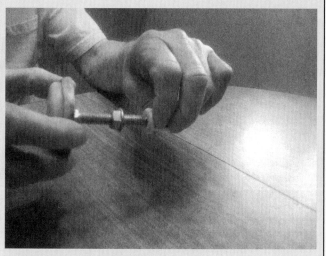

图 19.5　改良 Brunnstrom 第 V 阶段。康复对象可以用 3 指拧松螺丝上的螺母

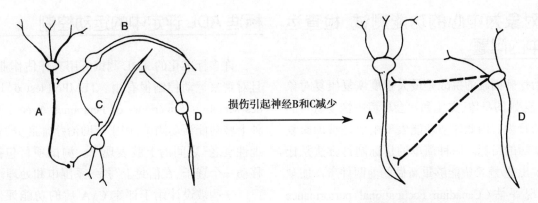

损伤引起神经B和C减少 →

新的树突连接从神经D发芽以重新建立
与神经A的接触

图 19.6 发芽理论的神经细胞替代。损伤导致神经 B 和 C 的减少。新的树突连接从神经 D "发芽"以重新建立与神经 A 的接触(惠允引自 DeBoskey DS, et al:Educating families of the head injured, Rockville, MD, 1991, Aspen.)

上运动神经元和下运动神经元系统

本章重点讨论上运动神经元系统(upper motor neuron system, UMNS)损伤对功能的影响。UMNS 包括所有神经细胞或神经纤维(除了前角细胞)和所有近端结构。这些结构包括脑干、下行神经束和服务于运动功能的灰白色物质的脑细胞。在受损后经常看到的 UMN 特征,包括反射亢进、巴宾斯基征阳性以及痉挛[33]。迟缓、麻痹和疲劳常伴随 UMN 综合征。CVA 和创伤性颅脑损伤(traumatic brain injury, TBI)会导致

UMN 功能障碍。UMN 功能障碍中肌电图和神经传导正常。

下运动神经元系统(lower motor neuron system, LMNS)包括脊髓前角、脊神经、脑神经核、轴突和周围神经。LMNS 功能障碍导致严重的腱反射减弱或缺失、肌肉无力、萎缩或迟缓。吉兰-巴雷综合征是一种 LMN 疾病的典型例子。如果前角细胞受损,脊髓损伤的康复对象可会同时出现 UMN 和 LMN 的特征。肌电图和神经传导研究结果可发现是异常的 LMN 功能障碍[4]。图 19.7 说明了 UMNS 对 LMNS 的影响[25]。

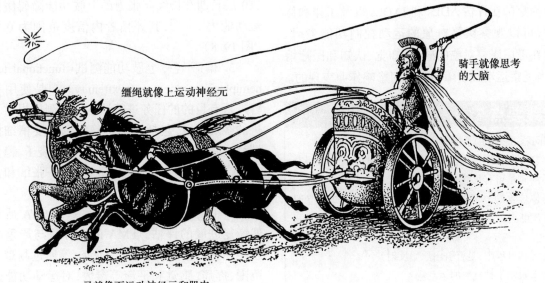

骑手就像思考的大脑

缰绳就像上运动神经元

马就像下运动神经元和肌肉

图 19.7 运动的控制就像一辆战车上的骑手和一群马一样。记住是上运动神经元系统促进或抑制下运动神经元系统。因此,把骑手想象成大脑,缰绳作为上运动神经元,马是下运动神经元和肌肉(惠允引自 DeBoskey DS, et al:Educating families of the head injured, Rockville, MD, 1991, Aspen.)

以康复对象为中心的功能测试,检查运动控制中的问题

作业治疗师面临的挑战是最大程度恢复康复对象的能力,在他/她的身体、文化和社会环境中恢复有目的和有意义的行为。因此评估功能表现主要是帮助康复对象制订实际的目标。一种简单的目标制订方法是让康复对象说出他/她希望能够重新做的前两件事。加拿大作业表现评估(Canadian occupational performance measure,COPM)是一种评估工具,使用一种更结构化的面谈,确保开展以康复对象为中心的治疗[67]。这个工具帮助康复对象优先考虑在自我照顾、休闲和生产力方面的功能活动目标。

另外2个值得注意的以康复对象为中心的生活质量调查量表,用于对诊断为CVA的康复对象进行跨学科处置。脑卒中影响量表(stroke impact scale,SIS)3.0版包含59个项目,分为8个领域,包括力量、手功能、日常生活活动(ADLs)、工具性日常生活活动(IADLs)、移动性、沟通、情感、记忆、思考和社会参与[28]。卒中特定生活质量(stroke specific quality of life scale,SSQLS)包括49个项目,分为12个领域:能量、家庭角色、语言、移动性、情绪、个性、自我照料、社会角色、思考、上肢功能、视力和工作/生产力[105]。2个量表都是使用5级Likert分级的量表。

作业治疗师在评估ADLs和IADLs以及工作和休闲活动时,可以观察康复对象的运动控制功能障碍。当治疗师在考虑康复对象的感觉、知觉、认知和医疗情况时,应当观察运动控制障碍是如何影响作业表现的。

OT 实践要点

这些问题可能有助于指导评估运动控制的功能障碍。

1. 康复对象在坐位或者站立位时,维持平衡有困难吗?

2. 活动时是否有足够的躯干控制?

3. 身体位置的改变是否会影响肌肉的张力(如站立时比仰卧时有更高的肌张力,走路时比站立时有更高的肌张力)?

4. 在运动过程中,是否引出原始反射?

5. 痉挛限制了拮抗肌的运动吗?

6. 空间或时间顺序问题是否干扰了协调运动?

7. 无力限制了抗重力运动吗?

8. 有震颤的表现吗?

9. 协调障碍是否明显(如距离目标过高或过低)? 有多余的动作吗?

标准 ADL 评定中的运动控制

许多标准化的ADL测试可用来评估作业表现,并且对观察运动控制很有用。TEMPA(test d'Évaluation des Membres Supérieurs of Personnes Âgées)测试是一种上肢功能活动测试,用于帮助治疗师区分"正常和病理性衰老"之间的上肢表现[27]。测试项目包括拾起和移动一个罐子、在信封上写字、系围巾和处理硬币等。

一些被设计用于评定CVA后的功能评估可以用来观察运动控制的问题:

1. 分等级的Wolf运动功能测试(graded Wolf motor function test,GWMFT)[75]是用来测量从CVA或TBI的偏瘫后的功能改善情况。这个测试基于Wolf运动功能测试(Wolf motor function test,WMFT)[16],它被称为"分级",因为每项任务有两级难度,A级更难,B级较容易。Gorman[45]以8名物理治疗师和3名受试者为样本对GWMFT进行了评分者内信度和评分者间信度的研究。计时记分的评分者内信度和评分者间信度均是0.935。在功能能力得分上,评分者内信度是0.897,评分者间信度为0.879。这是一种非常有用的测试,可以在运动恢复程度不同的偏瘫康复对象中使用。但需要更多的研究来证实这个测试的信度和效度。

2. WMFT已经被持续广泛地用于量化CVA或TBI后长期和持续高张力的上肢功能障碍康复对象的运动能力[1,91,107],其评估者内信度范围为0.95~0.97(图19.8)。

3. 偏瘫/轻瘫上肢功能测试(functional test for the hemiplegic/paretic upper extremity)[106]是使用相关的手臂进行有目的的任务进行评估。该测试提供了功能改进的客观记录,包括从基本稳定到需要精细操作和近端稳定到更困难的任务。例如,举个袋子、稳住一个罐子、绞碎一块破布、钩住拉链、折叠一张纸和把灯泡放在头顶上[106]。

4. Fugl-Meyer(FMA)[62]是基于CVA后神经的自然恢复进展的评估。FMA的低分数与严重的痉挛状态存在密切相关性。Fugl-Meyer等通过测量关节活动范围、疼痛、感觉和平衡等参数,对运动功能进行定量评估[41]。FMA的分数与ADL的表现有关,该工具广泛用于记录CVA后的上肢恢复[1,57,91,107]。

5. 手臂运动能力测试(arm motor ability test,AMAT)[65]是对上肢功能的评估。这测试中包含的任务有切肉、做三明治、打开罐子和穿上T恤。它具有很高的

Wolf 运动功能测试
数据信息收集表

姓名:_____　　日期:_____

测试(检查):　　治疗前:_____　　治疗后:_____　　随访:_____

手臂测试(检查):　　影响较大:_____　　影响较小:_____

任务	时间	功能能力	评价
1. 前臂放到桌子(侧面)		012345	
2. 前臂由桌子放到盒子(侧面)		012345	
3. 在桌面上伸肘(侧面)		012345	
4. 在桌面上负荷伸肘(重量)		012345	
5. 手放桌上(正面)		012345	
6. 手放到盒子(正面)		012345	
7. 提起一个重物盒子		_____磅(1 磅=0.453 6 千克)	
8. 前伸后回收		012345	
9. 举起易拉罐		012345	
10. 拿起铅笔		012345	
11. 拿起回形针		012345	
12. 堆棋子		012345	
13. 翻卡片		012345	
14. 握力测试		_____磅(1 磅=0.453 6 千克)	
15. 用钥匙开锁		012345	
16. 折叠毛巾		012345	
17. 拎起篮子		012345	

A

功能性能力量表

0 分:被测试的上肢不能做尝试性的动作。

1 分:被测试的上肢不能参与功能性活动,但可以做出一些尝试性动作。未被测试的上肢有可能帮助测试上肢。

2 分:完成,但需要未测试上肢的帮助。如小的调整或变换位置,或需要 2 次尝试才能完成任务,或完成任务非常慢。在双侧任务中,被测试上肢功能损害非常严重。只能作为辅助。

3 分:完成,但是动作受到协同运动的一些影响。或动作完成较慢及需要努力才能完成

4 分:完成,所测试的上肢参与测试并完成任务, *动作接近正常,但是完成速度轻度变慢,或缺乏精确度、良好的协调和流畅性。

5 分:运动可正常完成。*

* 正常的标准是以受影响较小的上肢作为参考,并结合发病前的优势侧肢体来判断。

B

图 19.8　Wolf 运动功能测试评分量表(A)和功能性能力量表(B)(惠允引自 Taub E,Morris DM,Crago J:Wolf Motor Function Test[WMFT] manual,revised 2011,University of Alabama at Brimingham CI Therapy Research Group.http://www.uab.edu/citherapy/.)

交互性和重测信度。

6. Motricity 指数(Motricity index, MI)[23] 是一种有效、可靠的运动障碍测试，它可以快速进行。该测试评估了康复对象用示指和拇指捏一个立方体的能力，以及屈肘、肩外展、踝关节背伸、伸膝和屈髋的能力。

7. 运动和过程技能评估(assessment of motor and process skills, AMPS)[12] 是一个评估 ADLs 表现质量的标准化测试，以及 ADLs 和 IADLs 的运动和处理技巧。这个测试是由作业治疗师创建的。虽然这个测试并不能作出特异性诊断，但它已经被广泛应用于 CVA 的康复对象。作业治疗师可以通过完成为期 5 天的培训课程，获得通过本测试的认证[12]。

正如上面所提到的，在观察了功能表现之后，作业治疗师通常会发现需要评估运动控制下的动作成分：肌肉张力(正常/异常)、姿势机制、肌张力评估/反射、感觉和协调。

肌张力

肌张力(muscle tone)是检查者在被动移动康复对象肢体时所感受到的阻力[94]。它依赖于周围和中枢神经系统机制和肌肉的特性。它既可以抵抗重力，也可以低到能完成运动。张力的决定因素有结构方面(如肌肉的结缔组织和延展性)以及部分由运动单元的活动程度决定的。当被动伸展时，正常的肌肉会产生少量的非自愿抵抗。

正常的肌张力依赖于中枢神经系统、运动皮层、基底神经节、中脑、前庭系统、脊髓和神经肌肉系统(包括肌肉和结缔组织的机械弹性特征)和正常的牵张反射功能。牵张反射是由肌梭调节的，肌梭是一种复杂的感觉受体，它不断向中枢神经系统报告来自肌肉的感觉信息。

正常的肌张力因人而异。在正常的范围内，正常张力取决于年龄、性别和职业等因素。正常肌张力的特点具有以下多种因素：

1. 轴向和近端关节的有效协同激活(稳定)。
2. 能够抵抗重力和阻力。
3. 如果被动释放检查者肢体，能够保持肢体位置。
4. 原动肌和拮抗肌之间的张力平衡。
5. 容易从稳定转移到移动，并在需要时反转。
6. 能够在整体中或在正确的时机和协调下有选择地使用肌肉。
7. 在被动运动中有弹性或是微小阻力。

高张力(hypertonicity)(增加的肌张力)妨碍了正常的选择性运动表现，因为它影响了原动肌和拮抗肌的时序和平滑性(见第 31~第 33 章)。当选择运动控制来改善轻瘫(paresis)(不完全麻痹/无力)的肌张力使之正常化是可取的。即便张力可能异常，但有些功能是可以实现的。麻痹(plegia)被定义为完全瘫痪(paralysis)。

异常肌张力

异常肌张力通常被描述为：迟缓、张力减退、张力增加、痉挛和强直。为了制订合适的干预，作业治疗师必须认识到这些张力状态之间的差异，并且必须能够在临床评估过程中识别这些状态。

迟缓

迟缓(flaccidity)是指没有张力，深腱反射(deep tendon reflexes, DTRs)和主动运动缺失。在脊髓或脑损伤后，脊髓或脑内的休克会导致迟缓无力。脑或脊髓的创伤性上运动神经元病变，通常在一开始时就会出现迟缓，但并不总是，在几周内就会发生高张力变化，这取决于大脑的损伤位置和损伤范围。

迟缓也可以由下运动神经元功能障碍引起，如周围神经损伤或反射弧在运动神经元水平的破坏。肌肉感觉柔软，被动运动时无抵抗。如果移动松弛的肢体会感到沉重。如果移动到设定位置，由于肌肉无法抵抗重力，肢体就会掉下来[4]。

肌张力减退

许多人认为肌张力减退(hypotonus)是正常肌张力的降低(即低张力)，深腱反射降低或缺失。Vander Meche 和 Van der Gijn[102] 认为低张力可能是一个错误的临床概念。他们对张力减退者的股四头肌进行了肌电图分析(如周围神经病变、脑梗死和其他诊断)，并在放松的正常受试者中进行了下肢自由落体测试。他们的结论是，如果康复对象的肢体感受到了张力减退或迟缓，结果导致肢体的无力，而不是长潜伏期的牵张反射。

肌张力过高

肌张力过高(hypertonus)是肌肉的张力增高。当一个病灶存在于前运动皮层、基底神经节或下行通道时，就会发生张力增加。上运动神经元倾向于对下运动神经元有抑制作用。对上运动神经元的损伤会增加对下运动神经元的刺激,从而增加 α 运动神经元的活性。任何损伤上运动神经元通路功能的神经系统疾病都可以直接或间接促进 α 运动神经元的活动,并导致高张力。其他的脊髓或脑干反射可能变得异常活跃,这导致了高张力的模式,如屈肌收缩反射或是在运动活动中出现的原始反射。

高张力常发生在共同神经肌肉模式中,尤其是在 CVA 或 TBI 之后,共同运动(synergies)被定义为以共同收缩的屈肌或伸肌为特征的运动模式。在 CVA 或 TBI 后的上肢一种典型的共同运动就是屈曲共同运动。屈曲共同运动是肩内收、内旋;肘关节屈曲;前臂旋前,手腕、手指和拇指弯曲以及拇指内收。相反,在下肢可以看到一种伸展的共同运动。

对于上运动神经元系统造成持续损伤的康复对象来说,在对抗高张力下的运动,能量消耗是相当大的。对于有中度至重度高张力的康复对象,需要大量的努力来对抗这种力量。拮抗肌力量可能不足以克服痉挛肌群。在案例研究中的 Daniel,用他偏瘫侧的手指伸肌克服了他手指屈肌的拉力。即使是有轻度张力增加的康复对象,在功能性活动期间也会感到挫折。由于原动肌和拮抗肌之间缺少交互抑制[4],康复对象不能快速有效地协调原动肌和拮抗肌之间的活动。有上运动神经元系统损伤的康复对象在时间和空间上有功能障碍,这使他/她的动作不协调。这种挫折感,再加上疲劳、灵活性的降低以及与 UMNS 相关的麻痹,将会减少康复对象的治疗参与度。此外,随着时间的推移,高张力肌肉的结构也会发生变化。由于高张力引起的肌肉黏弹性改变,也会导致肌肉失去延长和缩短的能力[87]。

不是每个人都能在 CVA 或 TBI 后恢复全部功能。表 19.1 可以帮助作业治疗师向家属解释运动恢复的各个阶段,并阐明并不是所有的康复对象都将在这 7 个阶段中取得进展。这张表格可以为出院做准备,让治疗师向康复对象和家属解释康复对象已经达到运动恢复的稳定期。

疼痛或有害的刺激会导致张力增高。这些刺激通常可以通过适当的医疗处理来减少。可以增高张力的刺激包括:压疮、嵌甲、尿液收集袋的绑带、紧身衣物、阻塞的导管、尿路感染和粪便梗阻。其他触发因素包括恐惧、焦虑、环境温度极端、异位骨化和感觉超负荷。这些触发因素在脑和脊髓损伤高张力中都可见;在脊髓损伤高张力中更为明显。治疗干预应该是减少、消除或者是应对各种外部因素[77]。

高张力的康复对象经常会出现运动启动困难,尤其是快速运动。尽管高张力肌肉似乎能够抵抗大量的外力(就像在徒手肌力检查中一样),它们不像正常强壮肌肉那样运作。通过交互抑制的机制,高张力肌肉抑制了拮抗肌的活性,从而掩盖了拮抗肌潜在的良好或正常功能[77]。在下面部分描述了 4 种高张力类型:大脑型高张力(cerebral hypertonia)、脊髓型高张力(spinal hypertonia)、痉挛型(spasticity)和强直型(rigidity)高张力。

大脑型高张力

大脑型高张力是由 TBI、卒中、缺氧、肿瘤(脑瘤)、代谢紊乱、脑瘫和脑部疾病引起的。在多发性硬化疾病中,高张力是由脊髓和大脑病变共同引起的。在大脑型高张力时,肌张力随着外在和内在因素的变化而不断波动。大脑型高张力通常在屈曲或伸展的固定模式发生,使肢体经常处在并保持在一个特定的位置(图 19.9)。通常,这些模式会发生在上肢和下肢抗重力的肌肉(如上肢的屈肌、下肢的伸肌)。

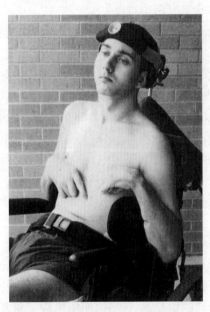

图 19.9　康复对象右手示指(伸展)有肌张力障碍。他的左手腕表现出严重高张力,创伤性颅脑损伤会导致肌张力的异常

原始反射和联合反应的优势改变了姿势张力,当一个人仰卧时,肌肉张力比坐着或站着时要小,移动期间张力是最高的。因此,当用支具或石膏固定康复对象在某个姿势时,注意姿势张力是很重要的。由于重力和增加肌张力的姿势影响,康复对象在仰卧位上制作的石膏或支具在坐位时可能会不合适[87]。

脊髓型高张力

脊髓型高张力(spinal hypertonia)是由脊髓的损伤和疾病引起的。在慢性脊柱疾病(如椎管狭窄、肿瘤)中不会有脊髓震荡期。而对于创伤性脊髓损伤,会发生脊髓休克，其特点是最初的迟缓性瘫痪。随着时间的推移（几周或几个月），迟缓性减弱和高张力出现。受影响的四肢，首先出现屈肌和内收肌张力，并随着时间推移伸肌张力在下肢逐渐形成并占主导地位。脊髓型高张力会导致肌肉痉挛严重到足以让一个人从轮椅、轮床或者床上摔下来。不完全脊髓损伤的不同程度高张力，取决于脊髓损伤的程度。与完全损伤者相比，不完全损伤者的张力异常更为严重[87]。

痉挛

根据 Nance 等[77]，痉挛状态（spasticity）被普遍引用的定义是美国神经病学学会的定义：痉挛状态是一种运动障碍，特点是速度依赖紧张性牵张反射（肌张力）的增加和腱反射的亢进，导致牵张反射兴奋过度，是上运动神经元综合征的一部分[7]。

痉挛状态有两个特点：

- 速度依赖：牵张反射只能由测试者的快速被动牵伸引起。
- 折刀现象：当测试者通过快速被动牵伸时，突然的停顿或抵抗，然后阻力减少。实际上是，当肢体在完全被动的运动范围内移动时，治疗师最初感受到的高阻力是由于痉挛，之后高张力突然被抑制。

在痉挛的病理生理学中，主要的中枢神经束是皮质脊髓束。它是起源于大脑皮质许多区域的主要运动束。包括前额区域的细胞、扣带回以及顶叶的后中央回[33]。

阵挛（clonus）

阵挛是一种特殊类型的痉挛，这种情况经常会出现在中度到重度痉挛的康复对象中。阵挛的特点是，在快速牵伸的情况下，在拮抗肌中出现了重复的收缩。反复发作的 Ia 传入活动会导致牵张反射的周期性振动。阵挛最常见的是指屈肌和足踝屈肌。阵挛可以在有目的的活动、转移和移动中出现。治疗师应该教育康复对象和他们的家人，如何有效地进行负重下活动，因为这通常会防止阵挛的产生。治疗师和医生记录下快速牵伸至末端的阵挛次数，如踝足部屈肌或手指屈肌。3 次的阵挛可以被认为是温和的，并且比 10 次或以上的阵挛对 ADLs 的干扰要少。在快速牵伸的肌张力评估中，可能会引起阵挛，或者在对作业的评估（如抓取、移动、穿鞋）中变得明显。如果阵挛极大地干扰了 ADLs，那么康复对象则被要求由康复医生或神经专科医生进行口服药物治疗、Botox[16]注射、Myobloc[76]注射或苯酚运动点阻滞[87]。

Daniel 将在他的尺侧腕屈肌和环指指深屈肌中注射 Botox 肉毒毒素，以帮助减少这些肌肉的痉挛，这将帮助增加他手指和手腕的 ROM 和力量。

强直

强直（rigidity）是原动肌和拮抗肌（即关节两侧的肌肉）张力的同时增加。两组肌肉都稳定收缩，导致在任何方向和全范围的被动运动的阻力都增加。强直的信号涉及基底神经节、间脑和脑干的锥体外系传导通路。强直以独特的形式发生在帕金森病、TBI、一些退行性疾病、脑炎、肿瘤等疾病；并且在某些毒素和一氧化碳中毒后也会产生。在卒中和脑外伤康复对象中，强直也与痉挛有关，但强直不是速度依赖性的（也就是说，腱反射没有亢进，而且没有被快速牵伸的感觉）[2]。

强直在肌张力评估时可评为轻度、中度和重度。四种常见强直类型如下：

- 铅管样强直（lead pipe rigidity）。
- 齿轮样强直（cogwheel rigidity）。
- 去皮质强直（decorticate rigidity）。
- 去大脑强直（decerebrate rigidity）。

铅管样和齿轮样强直均可发生在帕金森病中。在铅管样强直中，当肢体被动向任何方向移动，而不是单方向的，阻力会持续在全范围活动度内，就像在痉挛中一样。这种强直与弯曲焊接物或铅管相似（因此得名）。在齿轮样强直中，在整个关节活动度中有节奏地产生阻力，就像转动齿轮的感觉一样。研究认为，齿轮样强直是一种具有伴随振动的铅管样强直，从而导致运动的齿轮模式（ratchety pattern）[73]。DTRs 通常是正常的，或者只是轻度增加了帕金森病者的强直。

在严重的脑外伤后，经脑弥漫性损伤或缺氧，可生去皮质和去脑强直。这些异常的姿势会在受伤后立即发生，如果出现恢复的康复对象可能会持续几天或几周，如果有一点或没有恢复的康复对象，这种情况也可能会无限期地持续下去。

大脑半球和中脑双侧半球的损伤导致了去大脑强直。他表现为四肢和颈部的僵硬伸展姿势。双侧皮质病变可导致去皮质强直，表现为上肢的强直性屈曲和下肢的伸展。仰卧位异常肌张力的增加，以及任何类型的强直，都可能很难将康复对象置于一个坐着的位置。

癫痫发作和 Todd 瘫痪

作业治疗师将会遇到癫痫（seizures）的康复对象。Todd 瘫痪有时发生在癫痫发作之后。它通常发生在身体的一侧,并能影响言语和视力。这种情况有时会持续 30 分钟到 36 小时。如果麻痹/瘫痪在康复对象出院前没有被完全解决,作业治疗师可能会被要求完成一个 ADL 评估和出院建议。医生需要区分 Todd 瘫痪和 CVA 的不同之处,因为 CVA 需要不同的治疗[100]。

肌张力评估

客观评价大脑型痉挛(cerebral spasticity)康复对象的肌张力是困难的,因为其外在和内在因素的影响,其张力会持续波动。姿势反射机制、身体和头部在空间中的位置、头部与身体的关系、共同运动、原始反射和相关的反应均会影响异常肌张力的程度和分布。

肌张力评估指引

下面的步骤描述了评估肌张力的正确步骤:

1. 在相同的位置,最好是在一天的同一时间,对评估康复对象痉挛和高张力有帮助,以提高可靠性,因为身体和头部的位置会影响大脑型高张力。在可能的情况下,通常是与康复对象坐在一张有垫子的桌子来评估康复对象的上肢肌张力。请记住,康复对象的躯干姿势(如坐姿,对称负重,而不是弯腰或倾斜)会影响张力评估的结果。由于内在和外在的因素影响,张力每时每刻都会发生波动。这种波动使精确测量变得困难,尤其是对于大脑型高张力来说更难。尽管如此,评价张力仍然是值得的,特别是在进行痉挛处理的环境时,在这种环境中,需要有客观的措施说明治疗的进步并使之继续。

2. 握住康复对象的肢体近端并缓慢的全范围测试和移动关节的远端,以决定可活动的和容易活动的 ROM。注意有无疼痛,以及疼痛的位置。如果没有主动运动和肢体有沉重感就记录肢体无力或 0 级力量。如果肢体有一些主动的运动,并且没有张力增加的证据,受影响的肌肉或肌群可被标记为轻瘫,而不是低张力的。轻瘫的拮抗肌在肌力中可被分级(通常为 1~4 级之间)。对轻瘫的拮抗肌进行评分,比仅仅给肌肉贴上低张力的标签,要得到更多客观的临床信息。拮抗肌强度分级可帮助作业治疗师筛选苯酚阻滞和 A 型或 B 型注射剂肉毒毒素,具有改善功能的潜力;如一个肘部伸展肌力等级为 2 的康复对象(在肘部屈曲的情况下)会比肱三头肌肌力等级为 0 的康复对象更适合阻滞。

3. 检查者握住康复对象肢体的侧面,以避免触觉刺激到被测试肌肉的腹部。

4. 正如所描述的那样,对痉挛的临床评估包括将康复对象的肢体在其放松时快速移动至活动的全范围。最容易使用的量表是"轻/中/重度量表"(mild/moderate/severe scale)。一些医生在长效神经阻滞之前和之后发现有助于测量第一张力位置的测量学测量,记录发现的不同肌群的情况(参见下一章张力等级量表)。

5. 临床评估强直包括在关节活动范围内缓慢移动肢体,注意在移动时出现第一次反应的角度位置,并且评估是轻度/中度/重度的张力增高。

> ## OT 实践要点
>
> 在评价肌张力时,注意康复对象评估时的整体姿势是很重要的。康复对象的姿势是对称的,在臀部(如果坐着)或双脚(如果站着)都有相同的负重?注意康复对象是如何移动的?头是对齐的,还是偏向一边?是否有高低肩?康复对象是否有头部前移的姿势?躯干的一侧是旋转的还是拉长的?这种姿势偏差会影响康复对象移动肢体功能的能力。目前的干预主要集中在运动质量上,在作业治疗期间尽可能实现正常的运动控制。

痉挛和高张力的徒手肌张力评估量表

Ashworth 量表

Ashworth 量表[8](框 19.1)和改良的 Ashworth 量表(MAS)[15]是最广泛应用的 2 种徒手测试量表。相关文献反映了这 2 个量表的信度和效度存在一些争论。Fleuren 等人[39]研究了 30 位屈肘肌群痉挛的康复对象,将 Ashworth 量表与 EMG 研究相关联,得出 Ashworth 量表不是一种可靠的痉挛测试方法[39]。Pandyan 等人[80,82]指出 Ashworth 量表和改良 Ashworth 量表应该被用来作为被动移动的一种抵抗分级量表,但是这 2 个量表不适用于评估痉挛状态。

> ### 框 19.1　Ashworth 量表
>
> 0=无肌张力增加
> 1=肌张力略微增加,当肢体被活动时出现卡住
> 2=肌张力明显增加,但肢体容易被屈曲
> 3=肌张力严重增加,被动运动困难
> 4=肢体在屈曲和伸展都僵直
>
> 惠允引自 Ashworth B:Preliminary trial of carisoprodol in multiple sclerosis,Practitioner,192:540,1964.

有四项研究结果表明,MAS 是评估痉挛可靠的量表[15,49,50];其他四项研究报告称,它不可靠[5,13,38]。

治疗师熟悉 Ashworth 量表或 MAS 可以帮到医生更好地评估康复对象的神经外科手术全过程。例如,用于同步鞘内注射巴氯芬泵(intrathecal baclofen pump,

ITB)[72]的一些选择标准是基于前面所提到的量表分数减少(point reduction)，在使用一个试验性的药物剂量后有效，即可减少药物剂量；脊髓型痉挛需要减少 2 分，大脑型痉挛需要减少 1 分。

Tardieu 量表

改良版 Tardieu 量表(modified Tardieu scale, MTS)[17]和 Tardieu 量表[53]都可以测量痉挛[40]。Tardieu 量表是用法语写的，并且被证明具有很好的重复测试和评分者间信度，在 CVA 的康复对象中使用惯性传感器评估肘屈肌张力[83]，MTS 的评分者间信度系数为 0.7，并且显示比 MAS 更可靠[47]。

轻/中/重度痉挛量表

一些治疗师和医生发现，轻/中/重量表比刚刚讨论的所有量表更容易使用，框 19.2 中的量表分级被建议作为评估痉挛程度的指南。框 19.3 中的量表分级被建议作为评估高张力程度的指南。

框 19.2　轻/中/重度痉挛量表
轻度：牵张反射(卡顿感，palpable catch)发生在关节活动的末端(如肌肉处于延长的位置)。 中度：牵张发射(卡住感)发生在中间位置。 重度：当肌肉处于缩短的范围，会发生牵张反射(卡顿感)。

惠允引自 Farber S：Neurorehabilitation：a multisensory approach, Philadelphia, 1982, Saunders.

框 19.3　Preston 高张力或强直量表
0=在缓慢地被动活动中没有发现异常的张力。 1(轻度)＝当肌肉在被拉长的位置上缓慢地被动活动时，感受到第一次张力或阻力。 2(中度)＝当肌肉缓慢地被动活动时，中间位置会感受到第一次张力或阻力。 3(重度)＝当肌肉在被缩短的位置上缓慢地被动活动时，就出现第一次张力或阻力。

痉挛和高张力的机械和计算机评价系统

通过机械性评估确定的高张力参数可能比徒手检查更可靠。McCrea 等人[70]得出的结论是，使用线性弹簧阻尼器模型来评估肘关节痉挛是可靠和有效的。但是由于时间方面的限制和部分肌群的不适用性，这个模型在临床实践中甚至在研究中都没有被广泛使用(如在机械性张力评级设备中，髋关节不如肘关节易于操作)。

Leonard 等人[68]研究了肌张力测定仪(神经源性技术，Missoula, Montana)的结构效度。肌张力测定仪是一个装有探针(类似超声波转换器)的电子设备，放置在肌腹的皮肤上，分别在肌肉静息时和最大随意收缩时测量肱二头肌的张力。结果显示，上运动神经元痉挛康复对象受累和未受累的肢体有显著差异。作者得出的结论是，肌张力测定仪可以用来测定客观数据来证明各种降肌张力方法的效果。

显然，徒手、机械性和电脑分级系统评估痉挛方面都需要更多的研究。确定统一的、可接受的、可靠的和有效的痉挛测量方法将会是临床工作者继续面临的一个难题。

肌张力评估中的 ROM 评定

被动关节活动范围(passive range of motion, PROM)的评估常与肌张力评估有关。例如，一位急性脑血管意外的康复对象(发病 1 个月)，可以伸腕 20°(正常值 70°)，在排除矫形外科因素(如关节炎、挛缩)之后，治疗师应评估腕屈肌和指浅屈肌的张力。这些肌肉的痉挛会对腕关节的全范围伸展产生抑制作用。PROM 评估可以揭示是否有慢性张力过高引起关节改变(如半脱位、脱位和挛缩)的可能，例如测量出近端指间关节 -45°/125°(伸展/屈曲)，而不是 0°/100°(正常值)。医务人员发现 PROM 测量有助于记录肉毒毒素[16]或肉毒杆菌[76]注射前后的肌张力变化。

肌张力评估中的其他考虑

骨骼及其周边结构的变化都可能引起 ROM 受限，例如异位骨化(heterotopic ossification)。异位骨化是在软组织或关节中形成新骨，可能会导致疼痛和/或关节挛缩。异位骨化可发生在脑外伤和脊髓损伤等伴有严重痉挛或其他类型严重损伤的康复对象。相反地，挛缩也可能被误认为是肌张力增高，因此物理治疗师和其他医务人员可以通过使用诊断性的短期神经阻滞、肌电图信号(EMG)和/或 X 线来辅助诊断[87]。

评估运动和控制

作业治疗师对上肢运动和运动控制评估连同肌张力检查一起进行。治疗师要确定康复对象的运动控制在什么位置上、在多大程度上受到共同运动的支配，以及在什么位置上出现选择性的分离运动。要明确异常张力干扰随意运动控制的程度，并且明确痉挛发生在哪个方向以及它是如何影响功能的，这些将有助于制订干预方案。

徒手肌肉检查通常不适用于中重度痉挛或僵硬的康复对象，因为相应肌肉的张力和力量是不正常的，运动并不是随意的或有目的性的。张力和力量受到头部和身体位置、异常收缩、触觉和本体感觉缺陷以及交互抑制损伤的影响。当然，如果痉挛较轻并且有随意运动，那么评估拮抗肌的力量在客观上对衡量疗效是有帮助的[87]。

感觉

对于患有中枢神经系统损伤的康复对象推荐的感觉测试包括静态两点辨别觉、运动觉、本体觉、痛觉和使用 Semmes-Weinstein 单丝法测试的轻触觉[5]。治疗师可以使用 Semmes-Weinstein 单丝法更准确地评估轻触觉,因其提供的压力控制比棉球更好(参见第 23 章了解这些感觉测试的操作程序)。如果康复对象有明显的感觉障碍(如无法察觉到深压或疼痛),治疗师必须指导康复对象看着自己的肢体,以弥补感觉上的损失。感觉障碍是康复对象在 ADL 活动期间不会主动使用患手的主要原因之一。另一个原因则是单侧忽略(unilateral neglect),也称偏侧注意力不集中(hemi-inattention)。

肌张力的医学评定

物理治疗师、骨科医生和神经科医生是一些专门从事肌张力评估的医疗人员,他们会使用静态或动态表面或经皮(针)肌电图(EMG)。在动态 EMG 中使用多个通道来评估许多块肌肉的痉挛状况。肌电图可以帮助医务人员确定肌肉中异常、过度的电活动,帮助物理治疗师和神经科医生制订并实施短期和长期神经阻滞的方案来治疗痉挛[87]。

正常姿势的机制

正常姿势的机制(normal postural mechanism)是由自主反应构成的,可以提供恰当的稳定性和移动性。这些自主反应产生于生命的早期,协助躯干控制和移动、头部控制、自我中线定向、承重和体重在各方向上的转移、动态平衡和控制下的自主肢体运动。正常姿势机制的组成部分包括正常姿势的张力和张力控制、原始反射和大运动的整合、翻正反应、平衡反应、保护反应以及选择性运动。

上运动神经元系统损伤的康复对象,其正常的姿势机制被破坏,异常的张力和共同运动模式主导了运动,并且导致平衡和稳定性受损,运动变得缓慢、不协调。治疗师必须评估中枢神经系统创伤或疾病对康复对象的姿势机制造成损伤的程度。

正常的姿势张力允许自主且连续的姿势调整。姿态控制是指能够控制"身体在空间中的位置,以达到稳定和定向的双重目的"的能力[4]。在中枢神经系统损伤或疾病的康复对象中,评估翻正反应、平衡反应和保护反应是很重要的。

翻正反应

翻正反应(righting reactions)促使头部处于直立位置,协助站立。除了维持躯干和四肢的正常对线之外,翻正反应还能维持并恢复头部在空间中的正常位置以及头部与躯干之间的正常关系。如果没有正常的翻正反应,康复对象将难以站立、起床、坐起以及跪下[4]。

平衡反应

平衡反应(equilibrium reactions)帮助人体维持或保持在某一个位置。Ryerson[92]认为平衡反应是"防止跌倒的第一道防线"。通过刺激内耳迷路引发的平衡反应,来维持和恢复所有活动的平衡。平衡反应确保了身体的重心因支撑面的变化而改变时依然有良好的姿势对线。如果没有平衡反应,康复对象将难以维持和恢复在所有姿势和活动中的平衡。

保护性反应

如果平衡反应不能纠正失衡,保护反应(protective reactions)是防止跌倒的第二道防线。保护反应包括手臂和手的保护性伸展,用于在跌倒时保护头部和面部。踏步和跳跃属于下肢保护反应。如果没有保护反应,康复对象可能会跌倒,或者在正常的双侧活动中无法承受失衡一侧的重量[91]。

翻正反应、平衡反应、保护反应和平衡的评估

由于康复对象认知和身体功能受限,或者治疗师的时间限制,对翻正反应、平衡反应、保护反应的常规测试可能比较困难。但治疗师可以在转移和 ADL 活动的过程中评估翻正反应。当康复对象在功能性活动(如穿裤子)时偏离中线时,可观察到康复对象的平衡反应和保护反应。

姿势稳定也称为平衡(balance)。平衡取决于是否拥有正常的平衡反应(equilibrium reactions)和保护反应。平衡是在支持面上维持重心的能力[95]。平衡是多个系统的复杂相互作用,包括前庭、本体感受器和视觉系统,以及小脑、基底核和大脑皮质的运动调节。作业治疗师和物理治疗师还须观察康复对象的踝关节、髋关节和踏步策略,并注意动力链中受损的环节。

在评估中枢神经系统功能障碍的康复对象时,治疗师让康复对象在垫子上、轮椅上或在 ADL 活动中评估其静态和动态平衡。动态平衡(dynamic balance)包含在移动时保持平衡,而静态平衡(static balance)是在静止时保持平衡。身体表现测试(the physical performance test)可以评估活动中的运动功能。这一评估的 9 项中有 7 项涉及静态和动态平衡[104]。测试只需 10 分钟时间[89]。图 19.10 列出了评估量表和评估内容。其

身体表现测试评分表

评分	用时*	身体表现测试 计分	
1. 写一句话(鲸鱼生活在蓝色的海洋中)	_____秒	≤10 秒＝4 10.5～15 秒＝3 15.5～20 秒＝2 ＞20 秒＝1 不能完成＝0	_____
2. 模拟吃饭	_____秒	≤10 秒＝4 10.5～15 秒＝3 15.5～20 秒＝2 ＞20 秒＝1 不能完成＝0	_____
3. 拿起一本书并放在架子上	_____秒	≤2 秒＝4 2.5～4 秒＝3 4.5～6 秒＝2 ＞6 秒＝1 不能完成＝0	_____
4. 穿上然后脱下夹克	_____秒	≤10 秒＝4 10.5～15 秒＝3 15.5～20 秒＝2 ＞20 秒＝1 不能完成＝0	_____
5. 从地板捡起硬币	_____秒	≤2 秒＝4 2.5～4 秒＝3 4.5～6 秒＝2 ＞6 秒＝1 不能完成＝0	_____
6. 转身	不连续的步伐 连续的步伐 不稳定(抓扶,蹒跚) 稳定	0 2 0 2	_____
7. 50 英尺步行测试(1 英尺＝0.304 8 米)	_____秒	≤15 秒＝4 15.5～20 秒＝3 20.5～25 秒＝2 ＞25 秒＝1 不能完成＝0	_____
8. 爬上一小段楼梯	_____秒	≤5 秒＝4 5.5～10 秒＝3 10.5～15 秒＝2 ＞15 秒＝1 不能完成＝0	_____
9. 爬楼梯†		上下台阶的数量 (最高 4 分)	_____

总分(9 项最多 36 分,7 项 28 分)

_____ 9 项
_____ 7 项

* 定时测量的结果要四舍五入到 0.5 秒。

† 7 项评估时省略

图 19.10　身体表现测试评分表(惠允引自 Reuben DB,Siu AL:An objective measure of physical function of elderly outpatients:the physical performance test,J Am Geriatr Soc 38:1111,1990.)

他 4 个值得关注的平衡评估方法分别是 Tinetti 平衡测试（Tinetti balance test of the performance-oriented assessment of mobility problems）[98] 和 Berg 平衡量表（Berg balance scale）[11]。Berg 平衡量表是对功能较差康复对象（如不能走动的康复对象）进行评估的良好工具。Shumway-Cook[92] 开发了动态步态指数（dynamic gait index，DGI），用于门诊康复对象复杂多样的平衡功能评估。DGI 已被广泛用于被诊断为前庭障碍、CVA、多发性硬化、帕金森病的康复对象以及老年人群，是一个既可靠又有效的测试[30]。功能性步态评估（functional gait assessment，FGA）是另一种可靠和有效的平衡功能评估工具[109]。

原始反射

原始反射（primitive reflexes）支配的运动模式会干扰康复对象的作业表现，以下将进行详细介绍。观察运动表现是评估原始反射是否存在的一种方法。

脑干水平反射

非对称性紧张性颈反射

非对称性紧张性颈反射（asymmetric tonic neck reflex，ATNR）在康复对象仰卧或坐位下进行测试。

- 刺激：主动或被动地将康复对象的头部向一侧转 90°。
  - 反应：颜面侧肢体（上、下肢）伸肌张力增高，头后侧肢体（上、下肢）屈肌张力增高[44]。

对称性紧张性颈反射

对称性紧张性颈反射（symmetric tonic neck reflex，STNR）在康复对象坐位或四点爬位置进行测试。

- 刺激 1：将康复对象的头部屈曲并将下颌向胸部贴近。
  - 反应：上肢屈曲同时下肢伸展。
- 刺激 2：将康复对象的头部伸展。
  - 反应：上肢伸展同时下肢屈曲[64]。

强直性迷路反射

强直性迷路反射（tonic labyrinthine reflex，TLR）检查的诱发体位是康复对象仰卧位，头部处于中立位。

- 刺激：以上测试体位。
  - 反应：四肢伸展或伸肌张力增高。

TLR 也可以在康复对象俯卧位、头部处于中立位进行测试。

- 刺激：以上测试体位。
  - 反应：四肢屈曲或屈肌张力增高。

阳性支持反应

阳性支持反应（positive supporting reaction）是由前脚掌受压时造成的。

- 刺激：对前脚掌施加压力。
  - 反应：由于膝关节和髋关节的屈肌和伸肌共同收缩而导致的下肢强直性伸展。还可见髋关节内旋，踝关节跖屈和足内翻[64]。

脊髓水平反射

运动神经元病变后可发生脊髓水平的反射，原因可能是缺乏与高级中枢的统合。明显的脊髓水平的反射有活跃的腱反射、巴宾斯基征、屈肌撤退反应、交叉伸展反射和抓握反射[58]。

交叉伸展反射

当一条腿弯曲时，交叉伸展反射（crossed extension reflex）会使另一条腿的伸肌张力增高。因此，有该异常反射影响的偏瘫康复对象在步行中健侧腿屈曲时，患侧腿会出现强烈的伸肌张力过高，从而干扰正常的步行模式。

屈肌撤退反射

有屈肌撤退反射（flexor withdrawal reflex）的康复对象表现为当碰触足底时，脚踝、膝和髋屈曲（足跟滑向脚掌）。这种反射会明显影响步态和转移。

抓握反射

具有抓握反射（grasp reflex）的康复对象，即便手指有伸展的功能，也不能释放在手中的物体。

很少见到相对孤立的屈肌收缩反应、交叉伸展反射和抓握反射[64]。

躯干控制评定

Collin 和 Wade[23] 设计了一种快捷易行的躯干控制测试，该测试在评估 CVA 康复对象的躯体控制方面是有效和可靠的。该方法包括四个定时测试：①向患侧翻身；②向声源侧翻身；③从仰卧到坐位；④坐在床边，脚离开地面维持 30 秒。

为了准确评估躯干控制，治疗师必须评估 4 个肌群的力量和控制：躯干屈肌群、伸肌群、侧屈肌群和旋转肌群。所有测试中，康复对象应在平面上坐直，保持足部支撑放好。谨记：除非治疗师可以确定康复对象具有足够的躯干控制和坐姿平衡，否则康复对象不应无人看管。以下描述的流程来自 Gillen's Stroke Rehabilitation：A Function-Based Approach[42]。

躯干屈肌

检查者要求康复对象坐直，慢慢地使康复对象的躯干移到臀部后面（等长收缩控制），并保持在终末位置（等张收缩控制）（图 19.11A）。然后要求康复对象前移（向心性收缩控制）以恢复最初的直立姿势（图 19.11B）。

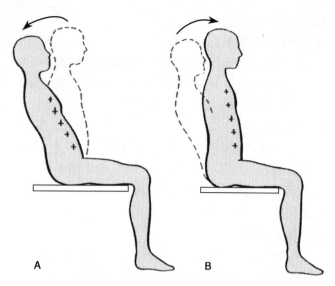

图 19.11　躯干屈肌控制。虚线表示躯干的起始位置；实线表示躯干的终末位置。箭头指示运动的方向，"+"表示主要参与控制的肌肉群。骨骼肌的活动在躯干的两侧同时发生（双向互动）（惠允引自 Gilen G，Burkhardt A：Stroke rehabilitation：a function-based approach，ed 4，St Louis，2015，Elsevier/Mosby.）

　　检查者应注意观察是否会出现单侧无力、跌倒等情况和重心变化的对称性。躯干屈肌控制的功能是通过观察康复对象从仰卧位到坐位的过程而测试的。

躯干伸肌

测试 1

　　康复对象坐位，脊柱后倾，骨盆向后倾斜至与躯干伸展保持一致，然后将骨盆移动到中立位置或轻微前倾的位置。该测试评估躯干伸肌的向心性收缩控制，这是穿裤子和躯干前伸够物的前提条件（图 19.12A）。

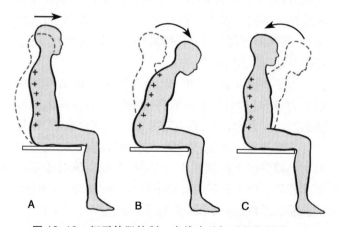

图 19.12　躯干伸肌控制。虚线表示躯干的起始位置；实线表示躯干的终末位置。箭头指示运动方向，"+"表示主要参与控制的肌肉群。骨骼肌的活动在躯干的两侧同时发生（双向互动）（惠允引自 Gilen G，Burkhardt A：Stroke rehabilitation：a function-based approach，ed 4，St Louis，2015，Elsevier/Mosby.）

测试 2

　　康复对象坐直。检查者要求康复对象保持脊柱直立并向前倾斜。该测试评估躯干伸肌的离心性控制（图 19.12B）。

　　以上两种躯干伸肌测试，检查者应注意观察单侧无力和末端控制的状况。

测试 3

　　要求康复对象将肩关节收回到坐位、平齐、直立的姿势。躯干伸肌向心性收缩（图 19.12C）。

侧屈肌

　　康复对象坐直。骨盆不动，上躯干侧弯。图 19.13 显示了左侧的离心性收缩和右侧的向心性肌肉收缩。要求康复对象回到原始测试位置（此时观察左侧的向心性收缩控制）（图 19.13）。

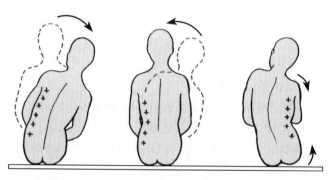

图 19.13　侧屈肌控制。虚线表示躯干的起始位置；实线表示躯干的终末位置。箭头指示运动方向，"+"表示主要参与控制的肌肉群。骨骼肌的活动在躯干的两侧同时发生（双向互动）（惠允引自 Gilen G，Burkhardt A：Stroke rehabilitation：a function-based approach，ed 4，St Louis，2015，Elsevier/Mosby.）

　　图 19.13 显示了躯干和骨盆侧屈的评估。始于下躯干和骨盆的运动，终末位是负重侧的躯干伸长和非负重侧的躯干短缩，包括右侧的向心性收缩。当康复对象在体侧活动时（如关闭车门），需要躯干侧向弯曲来防止跌倒[36]。

躯干旋转

　　负责躯干旋转的肌肉主要是腹斜肌。当一个人将躯干向左旋转时，右腹外斜肌和左腹内斜肌被募集。躯干旋转的控制是穿上衣以及完成跨越中线作业的先决条件。需要评估以下三种运动模式：

　　1. 康复对象坐直，骨盆处于中立、稳定的位置。让康复对象用右臂穿过身体中线去触碰地板。这个动作可以同时评估躯干屈曲和旋转。这个运动可以测试腹斜肌和背部伸肌（特别是胸段）的向心性收缩控制。双侧都需要进行测试。

2. 第二种运动模式包含躯干伸展和旋转。上躯干保持稳定，下躯干和骨盆的一侧向前移（如重心前移）。双侧都需要进行测试。

3. 第三种运动模式，康复对象仰卧。Farber[36]将这种运动模式描述为"将肩部离开支撑面向上提升而开始分段卷腹。这种模式由腹肌（斜肌）的向心性收缩控制"。

协调

协调（coordination）就是产生准确、受控运动的能力。协调运动的特征包括平稳性、节奏、恰当的速度，细致到所需肌肉群的最少数量、适当的肌张力、姿势张力和平衡。肌肉动作的协调受小脑的支配，受锥体束的影响。

要保证运动的协调性，神经肌肉通路的所有环节都必须是完整的。协调运动取决于正确的主动肌收缩，拮抗肌的放松，以及关节的稳定和协同肌的收缩。通路中的其他功能包括本体感觉、身体图示、准确的空间判断能力，以及正确的身体空间导向、恰当的时间性和准确的目标性等。

失调

许多类型的病变会影响协调。协调障碍常常源于小脑和锥体外系病变。若无小脑病变则可能是肌肉、外周末梢神经、脊髓后柱损伤以及额叶和中央后回的损伤[32]。

小脑疾病

小脑疾病可引起协调障碍，可能会影响各身体部位并导致多种临床症状。例如，康复对象可能有姿势困难，包括懒散姿势、倾斜姿势（双侧损伤引起）、脊柱弯曲（单侧损伤引起）和分腿站立。自主和反射性的眼球运动以及静态眼球位置保持等功能都可能受到影响[73]。一个关于小脑有趣的事实是，一侧小脑半球的病变，同侧身体受累[3]。常见的小脑功能障碍包括共济失调、轮替运动障碍、辨距不良、协同不能、眼球震颤和构音障碍。

共济失调

共济失调（ataxia）表现为运动起始反应的延迟、运动范围和力量的不协调以及运动的速率和规律性的错误。共济失调往往是主动肌和拮抗肌之间的不协调，

这会导致动作的笨拙和控制不良。当患有共济失调的康复对象伸手够物时，手和物体之间的最短距离明显不是一条直线。步态失调的康复对象表现为交错、宽支撑面的步态，手臂摆动减少或没有。康复对象不能接踵步行（脚跟到脚趾），步长可能不均匀，有跌倒的风险[34]。由于小脑半球支配同侧下运动神经元，所以一侧小脑半球功能障碍的康复对象有向患侧跌倒的风险。

许多共济失调是遗传性的，按染色体位置和遗传类型分类：常染色体显性遗传，是指康复对象遗传了分别来自父母的一个正常基因和一个致病基因；常染色体隐性遗传，是指遗传了父母双方的两个致病基因。两种更常见的遗传性共济失调是 Friedreich 共济失调和 Machado-Joseph 病。导致获得性共济失调的原因包括卒中、多发性硬化、肿瘤、酒精中毒、周围神经病变、代谢紊乱和维生素缺乏症[79]。

轮替运动障碍

轮替运动障碍是指无法执行快速的交替动作，如前臂交替旋前和旋后、肘关节交替屈曲和伸展。当康复对象尝试做这些动作时会发生停顿和不整齐现象[34]。作者通过计算康复对象在 10 秒内可以完成交替周期的数量来进行测试，一个周期由一个完整的旋后和旋前动作组成。最好先测试健侧（或受影响较小的一侧），然后将患侧与健侧进行比较[84]。

辨距不良

辨距不良（dysmetria）是无法准确估计达到运动目标所需的关节活动度，从而会错过目标。包含两种类型：辨距过大和辨距过小。

协同不能

从字面上看，协同不能（dyssynergia）是原本完整的运动被分解、分离。自主运动十分笨拙，并且被分解成多个运动成分。协同不能是小脑功能障碍或涉及小脑通路病变的主要临床特征之一[54]。

眼球震颤

眼球震颤（nystagmus）是眼球在上下（垂直）、前后（水平）或旋转方向的不自主运动。它会干扰与头部控制和平衡有关的精细调整。眼球震颤可以通过特定的方法来诱发，但通常诱发出的眼球震颤在神经型康复对象身上很短暂（如多次快速旋转人体然后停止，观察到眼球震颤只有几秒钟）。前庭系统、脑干、小脑损伤或功能障碍，也会伴有眼球震颤[3]。在中枢神经系统病变或功能障碍后，眼球震颤通常会持续较长时间，并且眼球的偏移或移动范围较大。这会对康复对象的功能表现

造成很大的影响。

构音障碍

构音障碍(dysarthria)是由于言语机制的不协调导致爆破性的言语或言语不清。康复对象可能出现音高的变化，或出现鼻音和颤音，或者两者兼有[26]。

锥体外系病变

锥体外系病变的特点是运动减退或运动过度(夸张的运动)。首先介绍运动减退，例如帕金森病的特征是运动减退、运动迟缓，齿轮样和钢管样强直，姿势机制减少或丧失，以及静止性的搓丸样震颤[13]。

帕金森叠加综合征(Parkinson's plus)是一组运动障碍的名称，有帕金森病伴随神经系统缺陷的症状。进行性核上麻痹(progressive supranuclear palsy, PSP)是帕金森叠加综合征的一个例子，患有PSP的康复对象伴有垂直眼球凝视丧失、平衡功能障碍、颈部和躯干肌肉僵硬、痴呆，通常没有震颤。预期寿命短于帕金森病，通常在6~10年内死亡[68]。

舞蹈病

舞蹈病(chorea)的特点是会出现不规则、无目的、快速的动作，这些都不是常规模式的运动，也并没有阵挛动作快(如阵挛时的交替运动)。舞蹈样动作随机起于一块肌肉然后传递到另一块肌肉。舞蹈病通常源于尾状核的紊乱[34]，可发生于睡眠期间[26]。有两种诊断常伴有舞蹈症：迟发性运动障碍(tardive dyskinesia, TD)和Huntington病。TD是一种药物诱发性疾病，通常与神经安定类药物的使用有关，所以在精神科可以看到TD患者。某些帕金森病药物的副作用也可以发生TD。Huntington病是一种常染色体显性遗传病，Huntington病患者会表现出舞蹈症，这会严重影响功能性运动(如步行)或其他需要良好协调运动的活动，病情呈进行性恶化。

手足徐动

手足徐动(athetoid movements)是连续的、缓慢的、扭动的、无节律的运动，主要影响肢体的远端，睡眠时停止。成人手足徐动症可以发生在脑缺氧症和Wilson病之后。运动模式包括手臂的交替伸展和屈曲、前臂的旋后和旋前以及手指的弯曲和伸展。手足徐动合并舞蹈病称为舞蹈手足徐动症(choreoathetosis)。

肌张力障碍

肌张力障碍会导致肢体的持续肌肉收缩(如手腕和手指的过度伸展或屈曲)，通常伴随着脊柱和躯干的扭转[34]。肌张力障碍经常是连续的，并且常与痉挛合并出现。图19.14中是脑外伤康复对象，他的右手

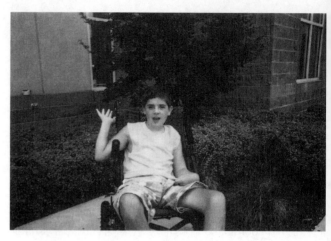

图19.14 康复对象右上肢和手指伸肌的肌张力障碍。他的左手腕有严重的低张性，这是创伤性脑损伤的结果

腕和手指有肌张力障碍。肌张力障碍可以是原发性也可能是继发性的，后者也可发生于其他中枢神经系统疾病(如缺氧性脑损伤、肿瘤)。部分性肌张力障碍涉及两个或多个相邻的身体部位，广泛性和多点性肌张力障碍也是存在的。焦点性肌张力障碍只涉及单一肢体，例如书写者痉挛(Writer's cramp)、音乐家痉挛(Musician's cramp)和痉挛性斜颈(spasmodic torticollis)[32]。

抽搐

抽搐(ballism)是一种罕见的症状，是发生在肢体的轴向和近侧肌肉系统的连续的、突发的强力收缩。抽搐会导致肢体突然弹出，幅度比舞蹈病大得多。抽搐发生在身体的一侧(偏侧抽搐)，由对侧的丘脑核的病变引起。

震颤

震颤(tremor)源于对抗肌群的交替收缩，是一种有节奏、振荡的运动，有三种常见的震颤类型。

- 动作震颤(action tremor)：以前称为与小脑疾病有关的意向性震颤(intention tremor)，发生在自发的、有意向的运动过程中。动作震颤在运动终止时加重并且常在多发性硬化中出现。患有动作震颤的康复对象在完成需要肢体准确性和精确度的任务时可能会遇到困难(如从杯子中喝水、将钥匙插入锁中)。

- 静止性震颤(resting tremor)：发生在休息时和随意运动平息时。是由于基底神经节的损伤或疾病而发生的，多出现在帕金森病中。

- 家族特发性震颤(essential familial tremor)：是一种常染色体显性遗传特征。当康复对象完成精确的

任务如书写或倒水时最明显。病理生理机制尚不清楚,是最常见的运动功能障碍[32]。

协调的评定

协调的医学评定

不协调涉及速率、节奏、幅度、方向和力量等多个方面。因此,观察法是临床检查的重要组成部分。不协调的神经学检查包括鼻-指-鼻试验、指鼻试验、跟膝胫试验、膝部轻拍(旋前旋后)、手部轻拍和脚部轻拍试验、手指摆动和画螺旋线等。这些测试可以用来评估辨距不良、协同不能、轮替运动障碍、震颤和共济失调。通常这些检查由神经科医生或物理治疗师来完成。磁共振成像(MRI)和计算机断层扫描(CT)也可以,也有少数人使用 EMG 来评估震颤的频率和模式。例如,帕金森病常见的静息性震颤发生率为每秒 3~5 次,如果震颤频率更快或更慢的话即可排除静止性震颤[51]。

协调的作业治疗评定

选择性的活动和特定的作业表现测试可以用来揭示协调障碍对功能的影响。作业治疗师可以在 ADL 评估中通过观察康复对象的书写、打开容器或扣衣服纽扣来观察协调功能障碍。治疗师应该注意观察运动速度的不规则性。进行各种活动时的动作可能会出现不规则、不平整或者过度。评估协调功能障碍时,可以使用以下指南和问题:

1. 首先,在坐位下评估肌张力和关节活动范围。

2. 在上肢功能性运动过程中观察近端到远端的共济失调。对康复对象而言,向心和离心运动哪个更加困难?

3. 在功能性任务期间将关节从近端到远端进行固定,并注意观察与没有固定时候相比康复对象表现的差异(可以通过夹板固定,或用另一只手固定手腕,或将身体部位抵住墙壁来实现固定)。在完成任务的过程中,可以将沙袋戴到肢体上,以确定加重或阻力是否可以减少震颤,但要注意施加的阻力值。有时施加重量会增加震颤,所以要注意观察沙袋的重量是否会使协调性更差。

4. 观察震颤。头部和言语是否受到震颤的影响?

5. 康复对象的共济失调和协调问题是如何影响其参与作业活动的?

除了作业表现模式的访谈之外,还要借助作业轮廓测评表来询问康复对象的角色、日常安排、目标和环境,以确定哪些活动对康复对象是重要的。

许多运动功能和手动灵活性的标准化测试都可以用作协调性评估,包括普度钉板测试(Purdue pegboard test)[88]、明尼苏达手功能测试(Minnesota rate of manipulation test)[74],Bennett 手工具测试(Bennett hand tool test)[10]、Jebsen-Taylor 手功能测试(Jebsen-Taylor hand function test)[6]和 9 孔试验(9-hole peg test)[69]。

前面提到的 CVA 标准化功能评估(如 WMFT)可能有助于评价 OT 干预对协调障碍的疗效[14]。

作业治疗干预

高张力和痉挛的干预

高张力只是运动神经元系统损伤其中的一个表现,治疗其他缺陷(如麻痹、疲劳和灵活性下降)也是非常重要的。这些缺陷可能比高张力对功能的影响程度更大[32]。

在治疗高张力之前,治疗师和医生需要对张力及其功能进行仔细评估。高张力也可以产生有益的效果,例如有助于站立和转移、维持肌肉容积、防止深静脉血栓形成、防止骨质疏松症和水肿。但是当痉挛影响 ADL、步态、睡眠或轮椅坐姿,或引起严重疼痛、限制身体清洁(如康复对象不能洗手或腋下),或导致挛缩、压疮、溃疡时,对高张力干预就非常必要。高张力或痉挛可以用保守治疗、药物治疗或手术治疗[32,87]。

保守治疗

负重(weight bearing)

负重技巧和相应活动是多年来常用的方法,用于降低 UMM 病变康复对象上肢的高张力和矫正偏瘫模式,但其疗效的循证依据尚不充分。

Brouwer 和 Ambury[18]认为在上肢承重时,发生了运动单元的皮质脊髓通路促通。他们认为承重引发的感受器信息输入增加了运动皮层的兴奋性。Chakerain 和 Larson[21]研究了上肢承重对痉挛型脑瘫儿童手部张开和握持的影响,通过计算机采集受试者手部的表面积来证明效果。研究表明,承重手部表面积增加,同时抓握中各运动成分也表现得更加成熟。Mcllroy 和 Maki[71]证明,在承重状态下使用患手,整个肢体承重和姿势扰动期间会激发姿势反应。

尽管很少有好的控制研究报道承重如何、为何在生理学上起作用,但它的确是一个改善功能性能力的好方法。康复对象坐在地板上拾取物体时，需要上肢支撑以防跌倒。康复对象站立位伸手到柜子里拿东西需要上肢承重才能保持平衡[42]。

传统感觉运动治疗

现已证明，本体感觉神经肌肉促进疗法（proprioceptive neuromuscular facilitation，PNF）能够帮助各类型康复对象改善运动控制（参见第 31 章）[92]。神经发育疗法（neurodevelopment treatment，NDT）协会[56a]指出：

- 要深入分析运动的复杂性以及细节与整体的关系，以便在各种环境中实现功能性运动。
- 要相信对运动的控制是建立在许多身体系统的复杂交互作用基础之上的，在特定环境下完成特定任务的过程中，这些身体系统的可塑性和适应性都是很强的。因此，可以通过改善其中的一个或多个元素来改善功能。
- 除了代偿，还要理解正常运动的发生发展，这样有助于减少中枢神经系统疾病病理的影响，防止出现挛缩和畸形而导致功能障碍。

OT 的另一个目标是让康复对象学会肌张力管理来促进并完成基础性 ADL（BADL）和 IADL。与高张力或协同模式相反的运动模式训练，包括姿势训练和运动训练，对于增加运动技能以及促进尽可能接近正常的运动模式是十分重要的。有时候，对于部分慢性病康复对象，或通过改良的 Brunnstrom 运动恢复阶段量表（表 19.1 和图 19.3）评估处于第 3 期之前的康复对象，可以通过训练促进其协同运动模式，例如可以通过侧捏或屈肘的训练来强化协同运动模式。还应教导康复对象如何尽可能在 BADL 和 IADL 中应用患侧上肢（有关传统治疗策略更详细的回顾，请参阅第 10 章）。

即使运动控制能力的恢复足以有助于参与作业活动，康复对象的感觉、认知和知觉能力也可能影响功能性目标的实现。知觉功能障碍会影响康复对象的能力，因此需要治疗师关注知觉训练。

矫形器（casting）

在某些情况下，单侧肢体严重的高张力需要用有持续性抑制作用的矫形器（casting）或支具（splinting）。在抑制性姿势下的矫形器固定对于降低肌张力是有效的[44]。文献也已经证实矫形器固定对高张力和上肢挛缩是有益的[13,33]。

由于可以提供适当的温度、压力，并且通过静止性拉力来维持肌肉和关节位置，因此矫形器固定提供的持续性抑制是有效的。持续性的矫形器固定对 6 个月以内的挛缩是最有效的。也可以将支具切成两半作为夹板来配戴，这样有助于保护皮肤，并且便于治疗师协助训练康复对象外露的肢体。许多临床人员认为，肢体一侧的支具固定更有效，并且不易导致皮肤损伤。持续性矫形器固定的一些零部件包括切口区域，可以允许关节在许可的方向上移动。例如，对于肘关节屈肌张力过高的问题，可以切除长臂的背侧部分，以便伸肘时肱三头肌进行收缩。

当关节达到所需的角度并且肌张力通过矫形器或夹板的作用得到有效控制时，持续性矫形器固定便可以拆除。如果 2~3 次的持续性矫形器固定没有效果（如 PROM 没有改善），则应该放弃这种方法。但还是要继续使用短时间固定，作为"固定器"支具来使用，以防止进一步的挛缩发生，类似于牙齿矫正中的牙套。

降张力的支具有很多创新的成品，它们可以使腕关节和手保持在抑制性姿势。治疗师需要为康复对象及其家属进行康复宣教，促使其继续融入日常活动中，并尽可能促进患肢承重，以促进在固定期间 ROM 的功能得到改善[43,87]。

物理因子治疗

物理因子治疗是利用冷、浅表热、超声和神经肌肉电刺激等物理因子作为目的性活动和肌肉再教育的训练前准备或与训练相结合。作业治疗师需要具有适当的培训并且符合相应国家的操作资质。超声可以暂时性抑制或降低张力，并增加肌腱和肌肉的延展性，因此超声和牵伸同时进行效果更好。虽已有证据证明神经肌肉电刺激可以增强瘫痪肌肉的功能[20,54]，但仍需要进行更多的研究，这是 Quandt 和 Hummel[89] 在完成功能性电刺激对 CVA 后手部运动恢复的影响进行全面综述后得出的结论。

远端到近端法

功能性张力管理（functional tone management，FTM）上肢训练项目（Saebo，Charlotte，North Carolina）旨在解决当前的治疗措施应用于神经系统受损的上肢和手部所存在的一系列问题而开发出来的方法。创建 Saebo 的作业治疗师认为，抓取和释放能力是将上肢重新融入日常活动中的关键，因此需要修订上肢神经康复的范例。传统的干预如 Bobath（NDT）是基于近端到远端的恢复模式，但 Saebo 是基于激活远端这一模型而开发的 FTM 上肢训练项目，关注上肢运动初始启动的关键点，包含抓取和释放。为了将手融入 FTM 上肢训练项目，Saebo 开发了一种手和肘部的动态矫形器，称为 SaeboReach（图 19.15）。

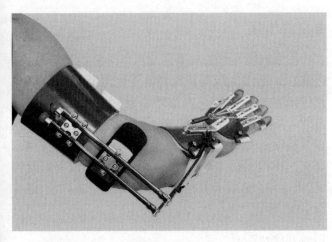

图 19.15 SaeboReach 动态矫形器（Courtesy Saebo，Charlotte，NC.）

SaeboReach 矫形器通过一个固定的手腕支撑和一个强度可调的手指和拇指弹簧系统来协助手部张力过高的康复对象将手保持在功能位，便于康复对象开始手指屈肌的再训练，以改善手的运动控制。穿戴 SaeboReach 可以帮助康复对象学习手指屈肌的渐进性肌肉收缩以抓握物体。手指和拇指弹簧系统与康复对象主动的肌肉放松活动相结合，促使手可以充分打开来释放物体，同时协助肘关节伸展。

SaeboGlove 是一种轻巧、简单的设计，可协助神经或骨科病患的手指和拇指牵伸。SaeboGlove 把手腕和手指置于拉伸位，从而为功能性活动做好准备。康复对象通过自主弯曲手指来抓握物体。伸展辅助系统可以协助手指伸展从而释放物体（图 19.16）。

当康复对象熟悉 SaeboReach 的使用后，FTM 上肢训练项目就可以开始了。FTM 项目将高重复性的抓取和释放与特定任务的训练结合起来，来促进康复对象逐步实现功能性目标。FTM 上肢训练项目有一系列的研究支持，并且 FTM 在参与强制性诱导项目中不再需要牵伸手腕或手指。通过临床观察，使用 Saebo-Flex（仅限手部和腕部支具）每周 5 天，每天 1 小时是有效的，在 Fugl-Meyer 评估和 Box and Blocks 测试中得分都有提高[108]。另一项关于 SaeboFlex 的研究涉及 8 名康复对象，其中有 7 人在使用 SaeboFlex 12 周后上肢运动指数的分数有所提高[98]。

手术

手术也是控制张力过高的一种选择。动态肌电图可以帮助外科医生制订手术方案。外科手术可以帮助改善功能或松解挛缩。上肢功能性手术的例子包括延长肱二头肌肌腱来缓解肘部屈曲，促进肘部伸展；拇指掌侧松解；腕屈肌腱转移到桡侧腕伸肌或拇短伸肌，从而减少腕关节屈曲变形，促进腕关节伸展。挛缩松解是指屈肌由浅层向深层的转移手术，从而延长指浅屈肌[63]。

治疗师偶尔会遇到一些接受过一种名为髓鞘内巴氯芬泵（intrathecal baclofen pump implantation，ITB）的神经外科手术的严重痉挛的康复对象。该手术是将巴氯芬（一种缓解痉挛的药物）注射入脊髓，这样避免了口服巴氯芬中心介导的副作用。ITB 手术通过连接到腹部皮下植入泵的导管将巴氯芬直接转运到鞘内（蛛网膜下腔）。在手术前，康复对象必须通过巴氯芬的腰椎穿刺鞘内注射来测试剂量，以明确用药。脊髓性的痉挛通过 Ashworth 量表或 MAS 评价下肢痉挛评分下降 2 分，而脑性痉挛需要下降 1 分[72]。

现已证明 ITB 对于减少严重脊髓性痉挛和多发性硬化性痉挛方面非常有效，对脑性痉挛也有效。关于手术及其他医疗手段与作业治疗关系的详细信息，请参阅 Preston 和 Hecht 的 *Spasticity Management: Rehabilitation Strategies* 一书[87]。

药物

由医生开具处方后使用的药物包括口服药物、短期神经阻滞药物和长期神经阻滞药物。

严重高张力伴有严重疼痛的康复对象，需要进行评估来确定疼痛的原因。药物治疗和疼痛管理技术可以成为治疗方法的一部分。四种常用的运动神经源性痉挛的口服药物是巴氯芬（baclofen）、丹曲林钠（dantrolene sodium）、替扎尼定（tizanidine）和地西泮（diazepam）。这些药物的耐受性良好，但常见的副作用是嗜睡。丹曲林钠作用于骨骼肌，由于其不易引起镇静，是

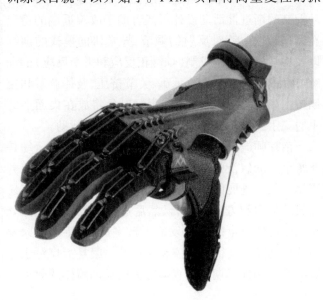

图 19.16 SaeboGlove（Courtesy Saebo，Charlotte，NC.）

脑性痉挛状态的首选药，但可能引起身体虚弱和肝损伤。盐酸替扎尼定用于减轻多发性硬化症和脊髓性的痉挛状态，其副作用包括低血压、镇静和幻视。地西泮的副作用包括嗜睡、疲劳和可能存在的依赖性。地西泮和巴氯芬都不能突然停药，停药可能会导致癫痫发作。

有三种抗癫痫药物用于治疗痉挛状态：普瑞巴林（Lyrica）、托吡酯（妥泰）和加巴喷丁（Neurontin）[77]。

无论使用哪种药物，作业治疗师都须提醒所有医务人员可能会发生的任何影响康复对象整体功能的副作用[77,87]。

神经阻滞（nerve blocks）和运动点阻滞（motor point blocks）是指注射化学试剂来降低或消除张力，包括短期和长期的神经阻滞。短期神经阻滞是注射麻醉剂（如布比卡因）以暂时减轻疼痛和降低肌张力，可帮助医生区分出痉挛和挛缩。短期神经阻滞持续 1~7 个小时，因不同麻醉剂而不同[86]。

长期神经阻滞通常注射苯酚或 A 型肉毒杆菌毒素（Botox）或 B 型肉毒杆菌毒素（Myobloc），效果持续数月。肉毒杆菌用于抑制高张力药效可以持续 2~5 个月。B 型肉毒杆菌毒素已被证明可减轻颈部肌张力障碍，持续 12~16 周。苯酚（phenol）效果持续 2~8 个月，取决于注射部位选择运动点（2~3 个月）还是运动分支（8 个月）[22,42]。

苯酚和肉毒杆菌毒素 A 型和 B 型的作用机制不同。A 型和 B 型肉毒毒素通过化学作用去神经支配来发挥作用，而苯酚通过运动点或运动分支的神经麻痹来发挥作用。以上三种类型的阻滞都可以用来降低或消除拮抗肌的高张力。

髋关节长期神经阻滞可预防挛缩并使高张力的肌肉放松或迟缓。长期神经阻滞的效果和时间间隔为治疗师提供了改善肌肉抗阻能力和提升功能的机会。长期神经阻滞联合矫形器或支具是治疗张力过高的常用方法。上肢长期神经阻滞常用于肩胛下肌、肱二头肌和指深屈肌[87]。

Hsu 等人[57]研究一位 52 岁的 CVA 后痉挛康复对象。将 A 型肉毒毒素注射到肘、腕和手指屈肌肌肉中，同时结合 4 周改进的强制性诱导运动疗法（constraint-induced movement therapy，CIMT）和 5 个月的家庭康复计划（CIMT 是指限制健手从而鼓励使用患手）。通过运动活动日志（MAL）、Wolf 运动功能测试（WMFT）、ARAT 和 Fugl-Meyer 等评估方法来证明康复对象取得了良好的功能性进展。

强直的治疗

去大脑强直和去皮质强直可以加强也可以削弱。当强直加强时，建议将康复对象转移到轮椅或躺椅上，这样强直能得到减弱。情绪激动时，强直会更加严重[54]。热疗、按摩、牵伸和 ROM 练习对帕金森病的强直有临时性效果。站立前的前后摇摆有助于转移。LSVT BIG 项目（本章后面将介绍）适用于改善僵硬程度（关于帕金森病和其他治疗策略的进一步讨论，请参阅第 35 章）。

迟缓的治疗

运动神经元功能障碍导致的软瘫（如由急性中枢神经系统损伤或损伤引起的脊髓或大脑休克状态逐步恢复的康复对象），可应用促进技术如承重、高频振动、敲击、快速牵伸、患侧卧位以及功能性神经肌肉电刺激，同时手和腕关节支具可以提供较好的支持。治疗师应密切关注支具的使用，因为过度使用支具会导致挛缩，所以需要进行适当的 PROM 训练。在 ADL 任务期间，手臂应该处于正常体位，以提供正常感觉和本体感受器的输入。例如在康复对象进食时，让其将患手置于餐桌上的一块垫子(Dycem)上[29]。为了防止软组织过度拉伸和其他创伤（如手臂从康复对象的膝盖上脱落撞到轮椅），教育康复对象及其家属正确肢体摆放和关节保护是非常重要的。

失调的治疗

失调的干预十分具有挑战性。基于运动学习和运动控制的渐进性活动设计可能有助于改善近端的稳定性和移动性。针对反射的调节、异常协同模式的训练以及增强姿势控制机制（如翻正反应和平衡反应）的训练可以改善协调能力。承重、关节挤压、肢体放置和控制技术以及固定点稳定（让康复对象将放在桌面上的手肘或手腕进行很好地稳定）可能会有所帮助。

治疗师鼓励康复对象使用视觉来改善上肢运动是非常重要的。治疗师应该从小范围的运动开始，随着康复对象的进展而逐渐增加。最初在康复对象最容易完成的平面和方向上进行，然后逐步增加难度。部分小脑或锥体外束病变引发的不自主运动，特别是原发性的运动障碍是很难管控和纠正的。康复治疗对于与 TBI、卒中和前三期帕金森病有关的运动障碍的效果十分明显。

前面提到的 LSVT BIG 是一种针对帕金森病各个

阶段的康复对象进行的密集的、循证的治疗方案。LSVT BIG 由 16 次探访(每周 4 次,持续 4 周)组成,由完成 LSVT BIG 培训和认证的作业治疗师和/或物理治疗师提供。该项目强调训练大幅度的运动并将这些运动转化为日常功能活动来解决与帕金森病有关的运动和感觉障碍。

有三项研究显示 LSVT BIG 在改善帕金森病康复对象功能方面的效果。Ebersbach 等人[31]的研究包含 60 位帕金森病康复对象,随机分配为三组:家庭康复组、越野徒步组和 LSVT BIG 组(单次 1 小时治疗,每周 4 天,持续 4 周)。治疗前后评估的主要指标是联合帕金森病评定量表(UPDRS)的运动评分。LSVT BIG 组的康复对象 UPDRS 运动评分显著提高 5 分,而其他两组康复对象出现轻度功能退化[31]。另一项研究显示,接受 16 次 LSVT BIG 治疗的帕金森病康复对象表现出更大幅度的运动,并显示出了步速的改善[37]。这两项研究中,康复对象治疗后的评价都是在评估者不知情的情况下进行的。另一个系列病例报告显示,3 名帕金森病康复对象的步态、平衡和床上转移均有显著改善[59]。Fox 等人[41]的文献回顾"LSVT LOUD and LSVT BIG: Behavioral Treatment Programe for Speech and Body Movement in Parkinson Disease"为读者提供了 LSVT 的基本原理、说明、效果数据汇总,以及研究限制和未来研究方向的讨论。

改善不协调的一些补偿方法和设备是使 BADL 和 IADL 更安全、更可及、更令人满意的必要条件。OT 从业者必须全面掌握康复对象的作业表现资料,以便作出适当的活动和设备选择,并确定康复对象可以在家庭环境中进行的调适策略。医生还可能会使用药物或手术干预来抑制震颤或其他不自主的运动模式。

运动障碍的外科手术

运动障碍的神经外科干预包括立体定向丘脑切开术以减少冲击运动、特发性震颤(多发性硬化)、静止性震颤(帕金森病)和手足徐动症。肌张力障碍的手术治疗包括神经支切除术、立体定向丘脑切开术或 ITB 植入术[32]。深部脑刺激对特发性以及帕金森病的震颤减轻都是有效的[35]。

根据目前的医疗系统要求,作业治疗师接收的基层健康医生的转介将越来越多。作业治疗师对于改善运动控制拥有医疗和外科方面的基本知识,可以在转诊流程中承担分流者的角色。

康复机器人

康复机器人技术是与 OT 从业者相关的、令人兴奋的一个跨学科领域。现代康复机器人技术公约已将这一领域分为 3 个方面:生物技术(用户群特征)、生物机能学(设计灵感源)和神经生物学(利用神经修复或神经元连接)[66]。

麻省理工学院(MIT)的研究人员发明了 MIT-Manus,该机器人为 CVA 康复对象的麻痹手提供了机械辅助手。麻省理工学院的研究涉及 96 位康复对象,平均病程为 CVA 后 2 周。与对照组(接受常规治疗的组)相比,实验组(使用的 MIT-Manus 的组)肩、肘的功能改善了 2 倍[103]。

关于机器人在康复中作用的更多信息可参见 Krebs 等人[66]的文章。参考文献中已列出。

案例研究

Daniel,第二部分

1. 你会选择什么样的技能表现或标准化评估工具来评估 Daniel 的运动功能?

用轻-中-重度来评价 Daniel 的肌张力程度是一种简易快速的方式,可以用来评估整个治疗过程中的张力过高,并观察其对长时间运动的影响。痉挛通常在 CVA 后 3 个月达到峰值,然后开始下降,这取决于脑损伤的程度,也因不同康复对象而异。主动和被动关节活动范围(AROM 和 PROM)也可以提示从手到肩关节的张力。需要 PROM 检查来排除影响全关节活动范围的挛缩。通过主动收缩-放松的 AROM 检查,来看他是否能够主动完成全范围关节活动。要进行感觉测试(如运动觉和 Semmes-Weinstein 单丝轻触觉)。很重要的一点是,要了解 Daniel 是否能够在全范围内感觉到他手的位置。初评可以使用 WMFT[14]或 GWMFT[75],然后每月进行 1 次评估,用于监测功能的进展情况。

2. 你会为 Daniel 制订哪些活动或干预措施来减轻右臂的肌张力过高?

在桌子或橱柜的垫子上进行伸指、伸腕、伸肘的承重训练,可以有效促进 Daniel 手指屈肌、手腕屈肌和肘屈肌的牵伸。他可以用左手参与活动,例如单手拾餐具或叠衣服。

作为作业治疗师还应该考虑为他定做休息位的手夹板/矫形器,以伸展他的手外在屈肌和腕屈肌。最好在夜间佩戴夹板/矫形器 7 小时,这样便不会妨碍患肢在白天的使用。

经过物理因子治疗资格认证的 OT 可以使用超声波联合牵伸来延长由于张力过高/痉挛而缩短的肌腱和肌肉。临床上,功能性电刺激可用于增强痉挛肌肉的拮抗肌(即肱三头肌、腕伸肌、指伸肌和拇长伸肌以促进拇指伸展)。如果 Daniel

案例研究（续）

Daniel，第二部分

在诊所使用功能性电刺激效果良好，可以根据医生处方使用家用功能性电刺激仪。

3. 你会为 Daniel 制订什么样的家庭康复或活动计划，来帮助他能够点火发动汽车并且用右上肢实现目标——驾驶？

Daniel 应该在点火和打方向盘所需的各个运动平面上进行被动和主动的牵伸，包括肩胛前伸、肩前屈、伸肘、前臂旋后、伸腕、手指屈曲和伸展以及侧捏。向前投球作业可以帮他摆脱屈曲协同模式，并加速手指的打开。锤打和反向锤打作业可以帮助他改善 ROM，增强运动控制和旋后（肱二头肌和旋后肌）的力量（图 19.17 和图 19.18）。汽车点火时需要侧捏钥匙然后旋后。他可以使用治疗性粘土（橡皮泥）训练来增强拧钥匙的力量。家用功能性电刺激仪可用于改善肱三头肌、手指、手腕和拇指伸肌的功能。

Daniel 在 CVA 后 4 个月，实现了开车上班，重返全职销售人员工作岗位的目标（图 19.19）。

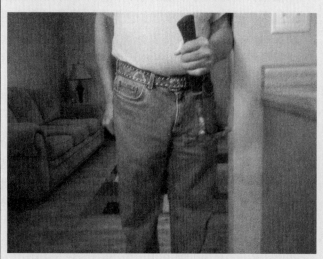

图 19.17　反向捶打作业的起始位置训练加强了旋后肌

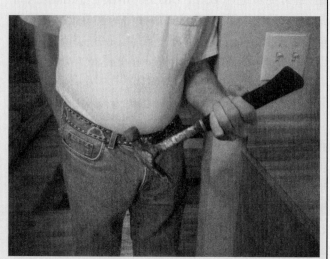

图 19.18　反向捶打作业的终末位置训练加强了旋后肌。如果康复对象可以轻松地进行全方位的运动，治疗师可以在锤子上加一个沙袋

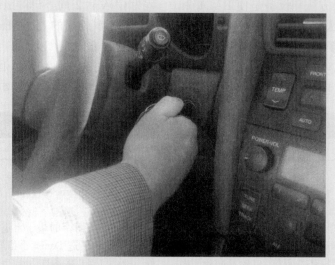

图 19.19　Daniel 治疗的最后一天，开车去上班

总结

从 Daniel 的案例分析中，我们可以看到运动控制中的异常元素是如何影响运动质量和作业活动的执行能力的。作业治疗师使用标准化测试结合作业表现期间的运动观察来评估肌张力、上肢恢复情况和协调性。运动控制评估的结果可以帮助康复对象和治疗师更好地合作，从而实施有效的干预。运动控制得到改善对康复对象和治

疗师来说都是一种有益的回馈[19,24,41a,48,55,56,60,81,85,90,93,96,97,99]。

复习题

1. 什么是神经可塑性？

2. 试述医生采用长期神经阻滞或运动点阻滞来治疗腕关节和手指屈肌痉挛的情况。

3. 描述强直的特征。

4. 解释痉挛和高张力之间的主要区别。

5. 演示如何进行上肢肌张力评估。

6. 重点在于帮助帕金森病的康复对象迈大步并达到更高的 ADLs 水平的项目叫什么？

7. 什么是平衡反应？

8. 比较舞蹈症和手足徐动症。

9. 什么是共济失调？

10. 最常见的震颤类型是？

（廖麟荣 袁智敏 崔金龙 译，
黄犇 校，朱毅 李奎成 审）

参考文献

1. Abo M: Randomized, multicenter, comparative study of neuro versus CIMT in poststroke patients with upper limb hemiparesis: the neuro-verify study, *Int J Stroke* 9:607–612, 2014. doi:10.1111/ijs.12100.

2. Adams RD, Victor M: Abnormalities of movement and posture caused by disease of the basal ganglia. In Adams RD, Victor M, editors: *Principles of neurology*, ed 9, New York, 2009, McGraw-Hill.

3. Adams RD, Victor M: Incoordination and other disorders of cerebellar function. In Adams RD, Victor N, editors: *Principles of neurology*, ed 9, New York, 2009, McGraw-Hill.

4. Adams RD, Victor M: Motor paralysis. In Adams RD, Victor N, editors: *Principles of neurology*, ed 9, New York, 2009, McGraw-Hill.

5. Allison SC, Abraham LD, Petersen CL: Reliability of the Modified Ashworth Scale in the assessment of plantar-flexor muscle spasticity in patients with traumatic brain injury, *Int J Rehabil Res* 19:67–78, 1996.

6. Reference deleted in proofs.

7. American Academy of Neurology: Assessment: the clinical usefulness of botulinum toxin A in treating neurological disorders—report of the Therapeutics and Technology Assessment Subcommittee, *Neurology* 40:1332–1336, 1990.

8. Ashworth B: Preliminary trial of carisoprodol in multiple sclerosis, *Practitioner* 192:540–542, 1964.

9. Reference deleted in proofs.

10. Bennett Hand Tool Test. Lafayette Instruments, Lafayette, IN. <http://lafayetteevaluation.com>.

11. Berg KO, et al: Measuring balance in the elderly: preliminary development of an instrument, *Physiother Can* 41:304–311, 1989.

12. Bernspång B, Fisher AG: Differences between persons with right or left CVA on the Assessment of Motor and Process Skills, *Arch Phys Med Rehabil* 76:1114–1151, 1995.

13. Blackburn M, van Vliet P, Mockett SP: Reliability of measurements obtained with the Modified Ashworth Scale in the lower extremity of people with stroke, *Phys Ther* 82:25–34, 2002.

14. Blanton S, Wolf S: An application of upper-extremity constraint-induced movement therapy in a patient with subacute stroke, *Phys Ther* 79:847–853, 1999.

15. Bohannon RW, Smith MB: Interrater reliability of a Modified Ashworth Scale of muscle spasticity, *Phys Ther* 67:206–207, 1987.

16. Botox package insert. Allergan Pharmaceuticals, Irvine, CA. <http://www.allergan.com>.

17. Boyd R, Graham H: Objective measurement of clinical findings in the use of botulinum toxin for the management of children with cerebral palsy, *Eur J Neurol* 6:S23–S36, 1999.

18. Brouwer BJ, Ambury P: Upper extremity weight-bearing effect on corticospinal excitability following stroke, *Arch Phys Med Rehabil* 75:861–866, 1994.

19. Reference deleted in proofs.

20. Carmick J: Clinical use of neuromuscular electrical stimulation for children with cerebral palsy. Part 2. Upper extremity, *Phys Ther* 73:514–522, 1993.

21. Chakerian DL, Larson MA: Effects of upper-extremity weight bearing on hand-opening and prehension patterns in children with cerebral palsy, *Dev Med Child Neurol* 35:216–229, 1993.

22. Chironna RL, Hecht JS: Subscapularis motor point block for the painful hemiplegic shoulder, *Arch Phys Med Rehabil* 71:428–429, 1990.

23. Collin C, Wade D: Assessing motor impairment after a stroke: a pilot reliability study, *J Neurol Neurosurg Psychiatry* 53:576–579, 1990.

24. Reference deleted in proofs.

25. DeBoskey DS, Hecht JS, Club CJ: *Educating families of the head injured: a guide to medical, cognitive, and social issues*, Gaithersburg, MD, 1991, Aspen.

26. deGroot J: *Correlative neuroanatomy*, ed 21, Norwalk, CT, 1991, Appleton & Lange.

27. Desrosiers J, Hébert R, Bravo G, Dutil E: Upper extremity performance test for the elderly (TEMPA): normative data and correlates with sensorimotor parameters, *Arch Phys Med Rehabil* 76:1125–1129, 1995.

28. Duncan PW: Rasch analysis of a new stroke-specific outcome scale: the Stroke Impact Scale, *Arch Phys Med Rehabil* 84:950–963, 2003.

29. Dycem package insert. Patterson Medical. <http://www.pattersonmedical.com>.

30. Dye DC, Eakman AM, Bolton KM: Assessing the validity of the Dynamic Gait Index in a balance disorders clinic: an application of Rasch analysis, *Phys Ther* 93:809–818, 2013.

31. Ebersbach G, et al: Comparing exercise in Parkinson's disease: the Berlin LSVT/BIG Study, *Mov Disord* 25:1902–1908, 2010. doi:10.1002/mds.23212.

32. Elovic E, Bogey R: Spasticity and movement disorders. In DeLisa JA, Gans BM, editors: *Rehabilitation medicine: principles and practice*, ed 4, Philadelphia, 2004, Lippincott Raven.

33. Elovic EP, Eisenberg ME, Jasey NN: Spasticity and muscle overactivity as components of the upper motor neuron syndrome. In Frontera WR, editor: *DeLisa's physical medicine and rehabilitation principles and practice* (vol I and II). ed 5, Philadelphia, 2010, Lippincott Williams & Wilkins, pp 1319–1344.

34. Fahn S: Involuntary movements. In Rowland LP, Pedley TA, editors: *Merritt's neurology*, ed 12, Philadelphia, 2010, Lippincott Williams & Wilkins.

35. Fahn S, Przedborski S: Parkinson's disease. In Rowland LP, Pedley TA, editors: *Merritt's neurology*, ed 12, Philadelphia, 2010, Lippincott Williams & Wilkins.

36. Farber S: *Neurorehabilitation: a multisensory approach*, Philadelphia, 1982, Saunders.

37. Farley BG, Koshland GF: Training BIG to move faster: the application of the speed amplitude relation as a rehabilitation strategy for people with Parkinson's disease, *Exp Brain Res* 167:462–467, 2005.

38. Farrell JF, et al: Orthotic aided training of the paretic limb in chronic stroke: results of a phase 1 trial, *Neurorehabilitation* 22:99–103, 2007.

39. Fleuren JM, et al: Stop using the Ashworth Scale for the assessment of spasticity, *J Neurol Neurosurg Psychiatry* 81:46–52, 2010.

40. Fosang AL, et al: Measures of muscle and joint performance in lower limbs of children with cerebral palsy, *Dev Med Child Neurol* 45:664–670, 2003.

41. Fox C, Ebersbach G, Ramig L, Sapir S: Behavioral treatment programs

for speech and body movement in Parkinson disease, *Parkinsons Dis,* 2012. doi: 10.1155/2012/391946. Epub 2012 Mar 15.

41a. Fugl-Meyer AR, Jääskö L, Leyman I, et al: The post-stroke hemiplegic patient 1. A method for evaluation of physical performance, *Scand J Rehabil Med* 7:13–31, 1975.

42. Gillen G: Trunk control: supporting functional independence. In Gillen G, editor: *Stroke rehabilitation: a function-based approach,* ed 4, St Louis, 2015, Elsevier/Mosby.

43. Goga-Eppenstein PG, Hill JP, Yasukawa A: *Casting protocols of the upper extremity,* Chicago, 1999, Aspen.

44. Goldberg C, VanSant A: Normal motor development. In Tecklin JS, editor: *Pediatric physical therapy,* ed 3, Philadelphia, 1999, Lippincott Williams & Wilkins.

45. Gorman IG: Personal communication, June 2004.

46. Reference deleted in proofs.

47. Gracies JM, et al: Short-term effects of dynamic Lycra splints on upper limb in hemiplegic patients, *Arch Phys Med Rehabil* 81:1547–1555, 2000.

48. Green P: Parkinson's plus syndrome. In Rowland LP, Pedley TA, editors: *Merritt's neurology,* ed 12, Philadelphia, 2010, Lippincott Williams & Wilkins.

49. Gregson JM, et al: Reliability of measurements of muscle tone and muscle powering in stroke patients, *Age Ageing* 29:223–228, 2000.

50. Gregson JM, et al: Reliability of the Tone Assessment Scale and the Modified Ashworth Scale as clinical tools for assessing poststroke spasticity, *Arch Phys Med Rehabil* 80:1013–1016, 1999.

51. Hecht JS: Personal communication, March 2015.

52. Reference deleted in proofs.

53. Held JP, Pierrot-Deseilligny E: *Reeducation motrice des affections neurologiques,* Paris, 1969, Bailliere.

54. Hill J: The effects of casting on upper extremity motor disorders after brain injury, *Am J Occup Ther* 48:219–224, 1994.

55. Reference deleted in proofs.

56. Reference deleted in proofs.

56a. Howle JM: *Neurodevelopmental treatment approach: theroretical foundations and principles of clinical practice,* Laguna Beach, California, 2002, Neuro-Developmental Treatment Association.

57. Hsu CW: Application of combined botulinum toxin type A and modified constraint-induced movement therapy for an individual with chronic upper extremity spasticity after stroke, *Phys Ther* 86:1387, 2006.

58. Jain SS, Kirshblum SC: Movement disorders, including tremors. In Delisa JA, editor: *Rehabilitation medicine: principles and practice,* ed 2, Philadelphia, 1993, Lippincott.

59. Janssens J, et al: Application of LSVT BIG intervention to address gait, balance, bed mobility, and dexterity in people with Parkinson disease: a case series, *Phys Ther* 94:1014–1023, 2014.

60. Jebsen RH, et al: An objective and standardized test of hand function, *Arch Phys Med Rehabil* 50:311–319, 1969.

61. Joshi Y, et al: The MDM4/MDM2-p53-IGF1 axis controls axonal regeneration, sprouting and functional recovery after CNS injury, *Brain* 138:1843–1862, 2015.

62. Katz RT, Rovai GP, Brait C, Rymer WZ: Objective quantification of spastic hypertonia: correlation with clinical findings, *Arch Phys Med Rehabil* 73:339–347, 1992.

63. Keenan ME, Matzon JL: Upper extremity dysfunction after stroke or brain injury. In Wolfe SW, Hotchkiss RN, Pederson WC, Kozin SH, editors: *Green's operative hand surgery* (vol I). ed 6, Philadelphia, 2010, Elsevier/Churchill Livingstone.

64. Kohlmeyer K: Evaluation of performance skills and client factors. In Crepaeau EB, Cohn ES, Boyt–Shell BA, editors: *Willard and Spackman's occupational therapy,* ed 10, Philadelphia, 2003, Lippincott Williams & Wilkins.

65. Kopp B, et al: The Arm Motor Ability Test: reliability, validity, and sensitivity to change of an instrument for assessing disabilities in activities of daily living, *Arch Phys Med Rehabil* 78:615–620, 1997.

66. Krebs HI, et al: Rehabilitation robotics. In Frontera WR, editor: *DeLisa's physical medicine and rehabilitation principles and practice* (vol I and II). ed 5, Philadelphia, 2010, Lippincott Williams & Wilkins, pp 2187–2198.

67. Law M, et al: *Canadian Occupational Performance Measure,* ed 3, Ottawa, ON, 1998, Canadian Association of Occupational Therapists.

68. Leonard CT, Stephens JU, Stroppel SL: Assessing the spastic condition of individuals with the upper motoneuron involvement: validity of the myotonometer, *Arch Phys Med Rehabil* 82:1416–1420, 2001.

69. Mathiowetz V, Weber K, Kashman N, Volland G: Adult norms for the 9-Hole Peg Test of finger dexterity, *Occup Ther J Res* 5:24–38, 1985.

70. McCrea PH, Eng JJ, Hodgson AJ: Linear spring-damper model of the hypertonic elbow: reliability and validity, *J Neurosci Methods* 128:121–128, 2003.

71. McIlroy WE, Maki BE: Early activation of arm muscles follows external perturbation of upright stance, *Neurosci Lett* 184:177–180, 1995.

72. Medtronic ITB Therapy. Clinical reference guide. Medtronic Neurological, Minneapolis, MN. <http://www.medtronic.com>.

73. Melnick ME: Clients with cerebellar dysfunction. In Umphred DA, editor: *Neurological rehabilitation,* ed 5, St Louis, 2007, Elsevier/Mosby.

74. Minnesota Rate of Manipulation Test. American Guidance Service, Circle Pines, MN. <http://www.prohealthcareproducts.com/complete-minnesota-manual-dexterity-test-rate-of-manipulation/>.

75. Morris DM, et al: Graded Wolf Motor Function Test, University of Alabama at Birmingham, revised May 6, 2002.

76. Myobloc. Solstice Neurosciences, Louisville, KY. <http://www.solsticeneuro.com/>.

77. Nance PW, Ethans K: Spasticity management. In *Physical medicine and rehabilitation,* ed 4, Philadelphia, 2010, Elsevier/Saunders.

78. Reference deleted in proofs.

79. National Institute of Neurological Disorders and Stroke (NINDS): Information page: ataxias and cerebellar or spinocerebellar degeneration. <http://www.ninds.nih.gov/ataxia.htm>.

80. Pandyan AD, et al: A review of the properties and limitations of the Ashworth and Modified Ashworth scales as a measure of spasticity, *Clin Rehabil* 13:373–383, 1999.

81. Reference deleted in proofs.

82. Pandyan AD, et al: Biomechanical examination of a commonly used measure of spasticity, *Clin Biomech (Bristol, Avon)* 16:859–865, 2001.

83. Paulis WD, Horemans HD, Brouwer BS, Stam HJ: Excellent test-retest and inter-rater reliability for Tardieu Scale measurements with inertial sensors in elbow flexors of stroke patients, *Gait Posture* 33:185–189, 2011.

84. Preston LA: *Effects of botulinum toxin type B on shoulder pain, master's thesis,* Nashville TN, 2003, Belmont University.

85. Preston LA: Motor control. In Pendleton HM, Schultz-Krohn W, editors: *Pedretti's occupational therapy practice skills for physical dysfunction,* ed 7, St Louis, 2013, Elsevier/Mosby, pp 461–488.

86. Preston LA: OT's role in enhancing nerve blocks for spasticity, *OT Practice* 3:29–35, 1998.

87. Preston LA, Hecht JS: *Spasticity management: rehabilitation strategies,* Bethesda, MD, 1999, American Occupational Therapy Association.

88. Purdue Pegboard. Science Research Associates, Chicago. <http://www.mheducation.com/>.

89. Quandt F, Hummel F: The influence of functional electrical stimulation on hand motor recovery in stroke patients; a review, *Exp Transl Stroke Med* 6:1–11, 2014. doi:10.1186/2040-7378-6-9.

90. Reference deleted in proofs.

91. Rickards T: Diffusion tensor imaging study of the response to constraint-induced movement therapy of children with hemiparetic cerebral palsy and adults with chronic stroke, *Arch Phys Med Rehabil* 95:506–514, 2014.

92. Ryerson SD: Hemiplegia. In Umphred DA, editor: *Neurological rehabilitation,* ed 5, St Louis, 2007, Elsevier/Mosby.

93. Reference deleted in proofs.

94. Shumway-Cook A, Woollacott MH: Constraints on motor control: an overview of neurological impairments. In Shumway-Cook A, Woollacott MH, editors: *Motor control: translating research into clinical practice,* ed 3, Philadelphia, 2007, Lippincott Williams & Wilkins.

95. Shumway-Cook A, Woollacott MH: Development of postural control. In Shumway-Cook A, Woollacott MH, editors: *Motor control: translating research into clinical practice,* ed 3, Philadelphia, 2007, Lippincott Williams & Wilkins, p 76.

96. Reference deleted in proofs.

97. Reference deleted in proofs.

98. Stuck RA, Marshall LM, Sivakumar R: Feasibility of SaeboFlex upper limb training in acute stroke rehabilitation: a clinical case series, *Occup Ther Int* 21:108–114, 2014. doi:10.1002/oti.1369.

99. Reference deleted in proofs.

100. National Institute of Neurological Disorders and Stroke: Todd's paralysis (epileptic hemiplegia). September 29, 2011. <http://www.ninds.nih.gov/disorders/toddsparalysis>.

101. Umphred DA, editor: *Neurological rehabilitation*, ed 5, St Louis, 2007, Elsevier/Mosby.

102. Van der Meche F, Van der Gijn J: Hypotonia: an erroneous clinical concept?, *Brain* 109(Pt 6):1169–1178, 1986.

103. Volpe BT, Krebs HI, Hogan N: Is robot–aided sensorimotor training in stroke rehabilitation a realistic option?, *Curr Opin Neurol* 14:745–752, 2001.

104. Whitney SL, Poole JL, Cass SP: A review of balance instruments for older adults, *Am J Occup Ther* 52:666–671, 1998.

105. Williams LS: Development of a Stroke Specific Quality of Life Scale, *Stroke* 30:1362–1369, 1999.

106. Wilson DJ, Baker LL, Craddock JA: *Functional Test for the Hemiplegic/Paretic Upper Extremity*, Downey, CA, 1984, Los Amigos Research and Education Institute.

107. Wolf SL: The EXCITE trial: attributes of the Wolf Motor Function Test in patients with subacute stroke, *Neurorehabil Neural Repair* 19:194–205, 2005. doi:10.1177/154596830527663.

108. Woo Y, et al: Kinematics variations after spring-assisted orthosis training in persons with stroke, *Prosthet Orthot Int* 1–6, 2012. doi:10.1177/0309364612461050.

109. Wrisley DM, Marchetti GF, Kuharsky DK, Whitney SL: Reliability, internal consistency, and validity of data obtained with the Functional Gait Assessment, *Phys Ther* 84:906–918, 1992.

推荐阅读

Amyotrophic lateral sclerosis, 1998–2015. January 19, 2015. Mayo Foundation for Medical Education and Research. <http://www.mayoclinic.org>.

Bell-Krotoski JA, Fess EE, Figarola JH, Hiltz D: Threshold detection and Semmes-Weinstein monofilaments, *J Hand Ther* 8:155–162, 1995.

Brunnstrom S: *Movement therapy in hemiplegia*, Philadelphia, 1970, Lippincott Williams & Wilkins.

Cramer SC: Neural repair and plasticity. In Frontera WR, editor: *DeLisa's physical medicine and rehabilitation principles and practice* (vol I and II). ed 5, Philadelphia, 2010, Lippincott Williams & Wilkins, pp 2155–2172.

Gorman SL: Contemporary issues and theories of motor control, motor learning, and neuroplasticity: assessment of movement and posture. In Umphred DA, editor: *Neurological rehabilitation*, ed 5, St Louis, 2007, Elsevier/Mosby.

Hecht JS: Subscapular nerve block in the painful hemiplegic shoulder, *Arch Phys Med Rehabil* 73:1036–1039, 1992.

Hines AE, Crago PE, Billian C: Functional electrical stimulation for the reduction of spasticity in the hemiplegic hand, *Biomed Sci Instrum* 29:259–266, 1993.

Hoffman HB, Blakely GL: New design of dynamic orthosis for neurological conditions, *Neurorehabilitation* 28:55–61, 2011. doi:10.3233/NRE-2011-0632.

Pandyan AD, Price CI, Barnes MP, Johnson GR: A biomechanical investigation into the validity of the Modified Ashworth Scale as a measure of elbow spasticity, *Clin Rehabil* 17:290–293, 2003.

Reuben DB, Siu AL: An objective measure of physical function of elderly outpatients, *J Am Geriatr Soc* 38:1105–1112, 1990.

Shumway-Cook A, Woollacott MH: Clinical management of the patient with a mobility disorder. In Shumway-Cook A, Woollacott MH, editors: *Motor control: translating research into clinical practice*, ed 3, Philadelphia, 2007, Lippincott Williams & Wilkins.

Shumway-Cook A, Woollacott MH: Physiological basis of motor learning and recovery of function. In Shumway-Cook A, Woollacott MH, editors: *Motor control: translating research into clinical practice*, ed 3, Philadelphia, 2007, Lippincott Williams & Wilkins, p 84.

St John K, Stephenson J: *PNF I: the functional approach to proprioceptive neuromuscular facilitation*, Steamboat Springs, CO, 2002, The Institute of Physical Art.

Tinetti ME: Performance oriented assessment of mobility problems in elderly patients, *J Am Geriatr Soc* 34:119–126, 1986.

第 20 章

基于作业活动的功能性运动评定

Alison Hewitt George，Amy Phillips Killingsworth

学习目标

通过本章学习，学生或作业治疗师[a]能够：

1. 定义基于作业活动的功能性运动评定。
2. 阐述借助观察（康复对象）参与作业活动和活动表现来评定运动功能的必要性。
3. 列举出两种需要评定技能表现的情况。
4. 定义个体活动分析或"动态表现分析"。
5. 解释不可能作出精确的客观活动分析的原因。
6. 列出至少三个能在进行作业功能运动评定期间，引导作业治疗师进行临床观察和临床思维的问题。
7. 列出除了关节活动度、肌力和运动控制以外，会影响动作表现的因素。
8. 说出通过根据作业活动功能性运动评定所获得的资料与使用具体量表评估康复对象所取得信息的区别。
9. 说出站立时和常见姿势中，下肢所需要的最小肌力等级。
10. 比较上肢肌力的不同等级和相应耐力。
11. 列出能分别用于评定上肢功能性运动和下肢功能性运动的作业活动。

章节大纲

关键术语

功能性运动评定（functional motion assessment）

个人活动分析（individual activity analysis）

客观活动分析（objective activity analysis）

基于作业的功能性运动评定（occupation-based functional motion assessment）

---

[a] 本章内，术语作业治疗从业者（*occupational therapy practitioner*）一词指的是作业治疗师（occupational therapists，OTs）或作业治疗助理（occupational therapy assistants，OTAs），即当前版本 OT 框架（2014 版）-《作业治疗实践框架：范围与过程（第 3 版）》(OTPF-3)[1]中所定义的 OT 及 OTA。依照 OT 与 OTA 在评估过程中岗位职责，本章内容将区分作业治疗从业人员的类别和介入时机。OT 及 OTA 的岗位职责由美国作业治疗学会（AOTA）出版的《作业治疗实践标准》(the Standards of Practice for Occupational Therapy)[3]、《作业治疗服务中的监管、角色和职责指南》(the Guidelines for Supervision,Roles,and Responsibilities During the Delivery of Occupational Therapy Services)[2]及《作业治疗实践范畴》(the Scope of Practice for Occupational Therapy)[4]三个重要文件制定。一般来说，OT 负责评估过程的整个环节，而 OTA 在 OT 的督导下参与评估过程。

案例研究

Raymond，第一部分

Raymond，60 岁，是电话公司里几位接线员的领班。他在公司已经工作 40 多年了，尽管这么多年他原可以升职去从事行政职务，但是他喜欢去现场工作，指导年轻工人以及处理紧急事件。他因常常帮助街坊邻里修理房屋，包括木工活、管道修理和电工活而家喻户晓。他是锦标赛高级垒球队的一员，会在赛季的大部分周末赛中出场。他在教会里参加了很多志愿者活动，如采购、准备和分发食物给居家老人、载新人到活动地点。他和妻子共同承担家务，并热衷于为妻子烹饪。

10 年前，Raymond 首次被诊断为类风湿关节炎，当时他感到肩、髋和膝关节疼痛和僵硬。他的症状通过药物得到了控制，除了偶尔症状加重，Raymond 能完全参与那些对他有意义的作业活动。最近 6 个月里，他主诉症状恶化，除了肩、髋和膝关节疼痛加剧外，他的手腕和手部也感到疼痛。他的妻子也注意到了他情绪上的变化，Raymond 变得不愿意去参与原先喜爱的作业活动，比如帮助邻居修整房屋、在教会活动中准备食物、参加垒球比赛等。

Raymond 无法再像以前一样做事，他变得不想去完成它们。由于双手握力变差，Raymond 不愿让别人看见他握住工具时笨拙的样子，也不想让队友对他下降的击球力度和跑垒速度感到失望。工作中，他更多以一种生硬、缺乏耐心的语气去指导团队成员，而非像过去那样示范，对此同事感到很惊讶。Raymond 完成如剃须、系扣子、穿工作鞋等日常生活活动（ADLs）所需要的时间变长，这让他更加易怒。每天晚上，Raymond"只是在房间里走动"都会感到疲惫，这加剧了他的抑郁情绪。这位曾经外向的先生现在变得退缩，并且越来越与社会隔绝。

Raymond 的作业治疗师会根据自己所搜集的资料，预测他的需求。对他在特定场景中参与作业活动的情况进行评估，可以帮助作业治疗师选择最有效的干预策略，比如使用辅助器具和关节保护技术。从他身上（如肌力、关节活动度）发现导致其功能下降的根本原因同样重要。作业治疗师在他家中评估其活动，并实际考察他的工作场所。作业治疗师通过观察他在家和工作中进行作业活动，搜集与关节活动度、肌力和耐力有关的重要信息，并评定他运动控制的能力。

思辨问题

1. 采用基于作业活动的功能性运动评定和更具体的评定工具，如关节测量、徒手肌力测量等相比有哪些优点？

2. 在基于作业活动的功能性运动评定中，我们可以确定康复对象肌力和关节活动度的哪些信息？又有哪些是不能确定的？

3. 在不同环境背景中，运用基于作业活动的功能性运动评定的意义有哪些？

许多躯体障碍会造成康复对象的运动表现技巧和个人因素受限，包括关节活动度、肌力和耐力或自主运动的控制能力（粗大和精细运动控制）受限。这些躯体功能和运动技巧上的损伤会使活动受限，造成多个作业表现领域不同程度上的缺失，并妨碍康复对象的自我照料、工作、休闲活动、教育与社交活动。基于作业活动的功能性运动评定（occupation-based functional motion assessment）是作业治疗师通过观察康复对象在不同环境下进行日常作业的情况（ADLs、工具性日常 IADLs、教育、工作、社会活动、娱乐休闲和休息与睡眠），评估其完成任务时所展现的关节活动度、肌力和运动控制能力[1]。

作业治疗师的主要任务是评定作业表现、确定问题所在、制订干预策略来提高康复对象能力、使其能够完全参与到作业活动中。在观察康复对象功能性活动期间，治疗师应优先评估感觉运动的受限情况。将提升表现技巧设为干预方案的目标时，在不同环境中（比如在家里、工作场所或在学校里）对作业表现技能、作业要求和个人情况的评估结果，能使治疗师得出康复对象身体优势和缺陷的客观评估（详细内容见第 19 章，第 21 章和第 22 章）。

精神功能，包括认知和感知能力，同样会影响运动功能，比如动机、按顺序完成复杂运动模式的能力、处理外来刺激的能力、应对与表现调整能力。在所有作业表现评估中，治疗师都要考虑这些自身情况（详见第 25 章和第 26 章）。不过，本章内容仅考虑作业功能性运动评估中的运动功能（如关节活动度、肌力和运动控制）。

OT 实践要点

除了少数诊断外，具体的关节活动度、肌力[7]和运动控制评定并不是临床上必要的评定内容。进行完整的关节活动度评定或徒手肌力测试太费时间，反而会造成康复对象疲劳，并且还会造成重复评估——作业治疗师可以在康复对象进行作业活动时评估这些内容，并全面了解康复对象的实际能力和受限情况。

临床观察

作业治疗师可以让康复对象完成功能性任务（如功能性运动评定），粗略评估其关节活动能力和肌肉力量。将碟子放回高处的碗柜里时，作业治疗师能观察到康复对象将手高举过头的动作；跨入浴缸时，作业治疗师能观察康复对象向侧方跨步的动作[11]。这些观察结果能为作业治疗师提供影响康复对象功能因素的大致信息。

作业治疗从业者借助分析康复对象的作业活动，评估康复对象完成不同作业活动的效率和质量，明确背景因素对作业表现的影响，并"确定个体因素（包括健康状况）对当前作业表现的影响"[6]。通过作业分析，治疗师可以在康复对象进行日常生活活动（包括ADLs 和 IADLs）、工作、休闲娱乐活动时，观察诸如肌力、关节活动度和运动控制等个体因素。举例来说，评估 ADLs 时，治疗师可以观察到康复对象操作时遇到的困难；能暴露 ROM 受限、肌肉无力、肌力不平衡、耐力差、运动控制差以及功能代偿等问题。

使用基于作业活动的功能性运动评定比单纯进行功能性运动评定更有优势。原因在于进行功能性运动评定时，尽管康复对象能按照要求完成动作，但在实际使用器具（如移门），操作物品（如扑克牌）或是在重复性活动中对抗疲劳并维持耐力（比如叠衣服或拍球）时，可能会对躯体结构产生阻碍。此外，由于康复对象是在具体环境和情境下执行这些有意义的任务，其参与度和投身任务的参与性也会提高。

当观察康复对象执行指定任务情况时，作业治疗师基本上是通过个人活动分析（individual activity analysis）或"动态作业表现分析"（dynamic performance analysis）[11]来确定康复对象作业表现问题。客观活动分析（objective activity analysis）广泛用来描述各种 ADL 所需要的运动感觉功能。然而完成同一任务的方式多种多样，且任务表现包含着太多变量，因此准确的客观活动分析是无法做到的。观察的目的在于理解康复对象在具体情境中，通过人、任务和环境的互动所展现出来的作业表现问题[6]。Raymond 最近由于疾病而状态变差，作业治疗师通过个体活动分析便能够确定作业治疗干预方向，因而不需要借助针对性更强的肌力评估（详见第 22 章）。之后会详细描述 Raymond 在家中完成功能性任务的情形，作业治疗师通过观察不只评定任务所需的关节活动度，还会确定康复对象肌力、耐力和协调能力。

作业治疗师对具体功能障碍的了解以及分析日常活动（活动需求）的方式会影响对于作业表现障碍的评定，同时也会帮助治疗计划的制订。临床观察和活动分析（activity analysis）相似，都能分析康复对象进行特定作业的情况，临床观察还能让作业治疗师知晓康复对象完成作业的独特方式[6]。

下列问题可以指导作业治疗师进行临床观察和临床思考。

1. 康复对象拥有完成任务所需要的关节活动度吗？

（1）关节活动受限点在哪里？

（2）造成关节活动受限的原因可能有哪些？

（3）是关节活动受限吗，还是因为肌力下降而表现出活动受限？

2. 康复对象拥有足够的肌力来完成任务吗？

（1）哪组肌群的肌力减弱了？

（2）如果康复对象因关节活动度不足、肌力产生不充分导致无法完成任务，如何分辨是肌肉无力还是关节活动受限所造成的？

3. 康复对象的运动控制能力能否完成任务？

（1）运动模式是否流畅自然？

（2）运动模式是否缓慢、艰难（比如：能否在运动中看到痉挛和僵硬）？

（3）康复对象完成任务时是否存在额外运动模式（比如：震颤、手足徐动或舞蹈样动作）？

进行临床观察的作业治疗师必须考虑康复对象对指令的理解能力和对任务重要程度的感知力，以及可能会有的感觉、知觉与认知功能缺损。基于作业活动的功能性评定分析结果可确定是否需要进行正式的作业表现或躯体功能评定。举例来说，可以用具体评定方法来分辨出到底是肌肉无力还是关节活动受限，又或者通过评定来确定某一肌群肌肉的虚弱程度（通过肌力分级的方式）。

通过观察康复对象完成功能性活动的方式来评定关节活动度、肌力和运动控制，可以帮助作业治疗师选择有意义的干预目标来提高康复对象的作业表现。作业治疗师可以向康复对象询问他/她完成日常活动的表现，不过仍需要观察其活动表现（如穿衣、行走、站立、坐下等）进行准确的评定[5]。除了让康复对象在各种环境下完成与他/她兴趣和习惯相关的任务外，作业治疗师还可要求康复对象完成一些日常生活活动，以加深对于康复对象关节活动度和肌力的了解。Raymond 的作业治疗师决定前往 Raymond 的家中和工作地点，以帮助她了解这位康复对象的需求。通过观察 Raymond 在家和工作中使用材料、器具或工具的活动，能够知晓他完全参与到这些重要的活动时所需要的动作和运动模式。同样，Raymond 能否按照需要并及时完成任务也提示了他的耐力，进一步提供了他肌力情况的信息。

关节活动度测量、徒手肌力测试以及运动控制评定（详见第 19 章、第 21 章和第 22 章）能为作业治疗师提供关于康复对象肌肉骨骼系统、神经生理系统以及感觉运动系统功能的信息。尽管这些测试评定要求康复对象的参与程度不同，作业治疗师不能单凭这些评定结果，就确定康复对象是否具备协调多个系统并完成特定任务的能力。不过，作业治疗师仍然能得到关于康复对象某一或一侧肢体运动的信息。在限制变量的情况下，作业治疗师能够知晓关节部位的灵活性、肌肉进行屈伸、外展或外旋等活动时的肌力。然而，康复对象的运动表现能力并不能通过这些评定测量出来。比如，徒手肌力测试并不能测量出肌肉的耐力（肌肉达到最大收缩等级时，抵抗疲劳的时间）、运动控制能力（肌肉间流畅自然，相互协调的能力）或康复对象运用全身肌肉完成功能性活动的能力[5]。

OT 实践要点

作业治疗师在观察康复对象完成功能性活动时，若能够同时估测康复对象现有关节活动度、肌力和运动控制能力，对之后的评定和治疗会起到很大帮助。

在工作中，Raymond 屈髋屈膝的角度不足，很难顺利进入卡车内（由于超大轮胎，驾驶室稍微有些高）。作业治疗师意识到如果卡车停在路边，或者 Raymond 先踩在一个盒子上再进入卡车的话，对屈曲关节活动角度的要求会降低，这样 Raymond 更容易进入卡车。然而，不管哪种选择，如果没有上肢的帮助，他的伸髋伸膝肌力并不足以支撑他进入卡车。

基于作业活动的功能性运动评定

下方所罗列的用于功能性运动评定的活动可作为学生或新手治疗师学习时的起点。罗列的活动仅包括了上下肢活动。面部、嘴、颈以及脊柱的活动不在本章讨论范围内。在每一项分类里还可以包含其他的运动和任务。读者若有兴趣可参阅 Clarkson 所著的 *Joint Motion and Function Assessment: A Research-Based Practical Guide* 一书，查阅关于肌骨评定及其功能性应用的详细内容。

下肢

基于下肢某些常规运动方式，大肌群的排布以及其作为负重和步行功能的特性，我们可以通过功能性活动来推断肌肉力量。假设，个体要做到站姿正常、步行时无代偿步态、穿衣时下肢能自如摆位（无需上肢代偿帮助），那么髋、膝、踝和足的肌力至少需要达到 3 +（F+）（译者注：原文中使用的肌力等级为 M. R. C. 肌力分级法，该分级方法中，fair plus 即肌力等级 3 级+。

下文所说的 3 级，4 级和 5 级均表示 M. R. C. 肌力分级法中的等级）。如果下肢肌力仅有 3 级，就无法独立步行[7]。下肢肌群要有足够的耐力作出维持站立时所需的轻微姿势调整、步行时的重复性运动模式，以及穿衣时常常用到的抬腿、单脚站立动作和维持身体平衡，肌力需达到 4~5 级[7]。

髋关节

髋关节支撑着身体重量。当人单脚站立时，髋关节扮演着支点的角色。髋关节的运动得以让身体靠近或者远离地面，使脚靠近躯干，以及移动下肢位置[5]。

在功能性活动中，腰椎-骨盆运动伴随着髋部运动，这使髋关节的功能得到延伸。髋关节能够完成屈曲、伸展、内收、外展以及内外旋运动[5]。

屈曲与伸展

许多日常生活与工具性日常生活活动需要髋关节屈曲与伸展。下蹲，弯腰系鞋带，把脚踩在椅面边缘修剪脚指甲需要髋关节能完全或大幅度屈曲。其他活动诸如穿上连裤袜或者袜子、在浴缸里清洗脚部、上下楼梯或踩凳子、从座椅上坐下站起以及骑自行车则需要髋关节能够达到中等程度至完全屈曲。

外展与内收

大部分的 ADL 与 IADL 并不需要髋关节达到完全外展和内收。髋关节外展的主要作用是在单脚站立时保持骨盆水平。在日常生活活动中，髋外展动作出现在侧跨入淋浴房或浴缸、坐着穿裤子、下蹲捡起物品、坐着跷二郎腿、跨上自行车，或者对 Raymond 来说，是垒球运动中向前跨步挥棒击球时重心转移到另一只脚时的动作[5,8]。

髋内收可以让双脚交叉。人们在踢球时、用脚移动地上的物品或者把脚架在另一只脚上穿脱鞋袜时，会出现髋内收[5]。

内旋与外旋

髋内旋常出现在人们以单脚为轴心向内旋转时。当人们坐在椅子上洗脚或穿袜、伸手够外侧的脚时会出现髋内旋。此外，髋内旋肌群也在步行中起作用[5]。

髋外旋的同时让髋屈曲外展，使人们能跷起二郎腿穿鞋袜或检查脚底[5,8]。

膝

膝关节同样支撑着身体重量。当脚站在地面上时，屈膝能够降低身体高度，使其靠近地面；伸膝则可以抬高身体。当脚离开地面时，比如坐位时，髋和膝关节帮助脚确定空间位置[5]。

日常生活中要求膝关节屈伸达到中等范围至全范

围的活动有站立与行走、下蹲并拿起地上的物品、跷二郎腿、坐下与起立以及穿鞋袜。

踝与足

当人站在不平的地形上时,双脚提供了灵活的支撑面。它在步态的支撑末期起到了刚性杠杆的作用。当力在地面与腿部间传递时,足部具有减震作用。当足部固定时,足踝能使身体抬离地面。踝关节可以背屈和跖屈。脚的内外翻则是靠距下关节完成的[5]。

跖屈

当垫脚站立取高处物品的时候,我们的脚会跖屈到最大限度。当我们踩汽车油门和缝纫机踏板,或者穿鞋袜时,脚会产生轻微的跖屈。

背屈

下楼梯时需要脚完全背屈。剪脚指甲以及系鞋带等活动也需要足背屈[5]。

内翻与外翻

当人在不平坦的地面行走时,内外翻功能使我们的足部具备灵活性。当我们跷二郎腿检查脚底时,则会用到足内翻[5]。

案例研究

Raymond,第二部分

作业治疗师在 Raymond 家中进行了基于作业活动的功能性运动评估。作业治疗师察觉到当他尝试穿上鞋袜时,无法充分外展外旋髋关节和屈膝,来完成跷二郎腿动作。

上肢

仅靠观察康复对象参与功能活动的情况,作业治疗师无法像推断下肢肌力那样随意推断出上肢肌力情况。原因有以下三点:①上肢有多种运动方式来完成任务(即完成任务没有唯一的正确方法);②复杂的运动模式可能同时要求粗大运动与精细运动技巧;③远端关节肌肉系统更依赖于近段关节的摆位。

如果同时观察几个人穿 T 恤的过程,我们会发现每个人在使用不同的穿衣技巧。其中一人可能先抬起手臂,向外打开肩膀并将手臂伸入袖管中。另一人可能习惯穿衣袖时手臂向前伸,使肱骨呈屈曲位。第三人也许会使肱骨向上过伸并将 T 恤拉下。一个任务既然有多种完成方式可选,那么难点便在于准确判断出各个关节完成某一任务时所需的最小活动度与肌力需求值。

在前两个穿 T 恤的例子中,较于肱骨处在内收位时,肩关节肌群不得不产生更多张力。如果治疗师观察的目的是测定康复对象穿衣的独立程度以及推断康复对象肩关节活动度与肌力,那就不适合指导康复对象如何穿衣。

作业治疗师观察康复对象运用上肢执行基于作业活动的任务与运动时,要始终牢记不管是否能够观察到,肩关节肌群都处于不同张力下。比如梳头时,肌群收缩使手上举并保持姿势。其他时候,肱骨则必须紧贴身体,为前臂、手腕与手部的操作提供稳定支撑,比如用刀切割食物或打字。若认为上肢只是随意放在身体两侧,那就错了。事实上,近端关节周围肌肉的动态收缩才使远端肌肉能够更有效地运作。有时则与固定作用相反,肩关节也有运动功能,比如将操作台上的杂物放到厨房架子上。

目前已有一些上肢功能的肌力评估指南。上肢肌力达到良好(good,G)(译者注:括号内 G 代表的是 M.R.C 肌力分级法中的肌力等级。其中,G 表示肌力等级 4 级。下文中出现的 N,F+,F 和 P 均为 M.R.C 肌力分级法中的肌力等级,分别代表肌力 5 级、3 级+、3 级以及 2 级)至正常(normal,N)并拥有良至正常的耐力时,康复对象便能够轻松完成所有日常生活和工具性日常生活活动、工作、娱乐,并享受休闲和社会参与活动[7]。肌力尚可(fair plus,F+)时,耐力也不好,并比肌力 G 级和 N 级的康复对象更容易感到疲劳,这类康复对象只能完成一些基本的日常生活和工具性日常生活活动。工作、娱乐以及部分社会参与活动对他们来说太费劲,就像案例中的 Raymond 尝试用力踢球那样。

肌力评价为可(fair,F)的康复对象能够在抗重力情况下移动肢体,并完成轻微抗阻甚至不抗阻的轻松任务[7]。耐力低下是个严峻的问题,并且会限制可完成的活动数量。若给予完成任务所需的时间和休息间隔,耐力较低的康复对象能够自己吃小零食以及完成轻度的自我卫生整理。

肌力差(poor,P)则低于功能要求范围。肌力差的康复对象可以借助外力支持独立完成一些日常生活活动,并在去重力平面或运动下维持关节活动度(详见第 30 章第 2 节移动上肢支持)。

肌力微弱和没有肌力的康复对象则完全依赖他人,并且需要在外部电动设备辅助的情况下完成日常生活活动。康复对象可以通过装有特殊控制器的设备完成一些活动,包括电动轮椅、电子语言交流设备,如语音识别电脑或环境控制系统。

人们完成功能活动的运动模式多种多样,并不存在正确答案。这也让治疗师能够预先确定康复对象完成任务所需要的上肢肌力等级、关节活动范围以及运动控制程度。个人的运动方式、关节灵活度降低时可能选择的代偿运动方式、耐力下降、缺乏运动控制能力、感觉受损以及疼痛，这些因素都能影响康复对象协调肌肉或肌群张力，维持肌肉活跃的能力。Raymond 遭受的手部疼痛可能是造成他无法操纵物品（如系纽扣）的主要原因。

肩关节复合体

肩关节复合体是人体中最灵活的关节。它的主要功能是移动手臂，将手置于功能位[9]。肩关节复合体由肩锁关节、胸锁关节、肩胛胸廓关节与盂肱关节，以及周边用来移动和支撑这些关节的肌肉、韧带和其他结构组成[9,10]。完成功能活动时，肩胛骨、锁骨以及躯体常常与盂肱关节一同运动。这些联合运动增加了盂肱关节功能的活动范围。肩关节在肩胛胸廓关节和盂肱关节运动中起到了协同的作用。这个协同功能称为肩胛骨节律[9,10]。肩关节的运动实际上由多个关节运动组成的，并且依靠执行活动时的肩胛骨节律[5]。

肩关节屈曲与外展伴肩胛骨上旋（手高举过头）

需要肩关节做这类运动的活动有：将物品（如书本、盒子或茶杯）放到高处架子上或者拉位于头顶的开关绳。

肩关节伸展与内收伴肩胛骨下旋

日常生活里，如厕完手向后伸做清理、Raymond 准备投球时将手甩向背后、穿外套时手向后伸进衣袖、打开冰箱门等活动都要求有该动作[5]。

水平内收与外展

该动作使得手臂在身体周围移动。一些需要水平内收与外展的活动有：伸手清洁对侧的耳朵或者腋窝、拉开与关上移门、洗澡时清洗上背部[5]。

内旋与外旋

每次盂肱关节运动都需要不同程度的肩关节内旋与外旋。所需的关节活动范围取决于手臂姿势位置。梳头和洗头时需要肩完全外旋以够到后脑勺。肩外旋常常伴随着伸肘手臂旋后，比如我们顺时针方向旋转门把手。

系衣服纽扣、进食以及用茶杯喝水时需要肩内旋。碰后侧口袋、系内衣、从腰带中抽出皮带以及如厕后的清理活动需要有肩完全内旋以及肩胛胸廓关节运动。肩内旋动作常常伴随前臂旋前运动，比如在腰下垫枕头、拧螺丝、逆时针方向旋转门把手或者向船外舀水。

伸展与内收

肩伸展与内收经常在肩屈曲与外展之后，将手臂放回身体侧边，比如手高举过头后，通过肩伸展和内收动作使手臂回到身体边上。快速运动或者需要力气时也会用到这两个动作，比如关玻璃窗、拄拐杖行走、撑着座位扶手站起、拿洗衣篮等大物件时将肱骨固定在身体两侧[5]。

屈曲与内收

肩屈曲与内收动作用于碰触同侧身体部位，比如清洗同侧脸颊、耳朵，以及给同侧头发梳头。吃东西以及戴耳环扣时需要轻微肩关节屈曲和内收。

手肘与前臂

手肘与前臂的运动为手部功能提供支点[9]，肘屈曲使手部靠近身体，而伸展则让手远离身体。前臂的旋前旋后常常和手肘屈伸一同运动。旋前与旋后能让手部恰好处在活动所需的位置。手肘与前臂为手部提供完成日常生活活动和工作活动所需的手部技巧和力量运动支持[5]。

手肘完全或大范围屈曲通常伴随肱骨屈曲和前臂旋后，这类动作常见于进食、刮胡子或刮腋下、拿电话听筒、戴耳环和拉后背拉链。

手肘完全伸展通常伴随前臂旋后动作，比如系鞋带、从头顶扔球、手撑着从椅子上站起。其他的日常生活活动和工具性日常生活活动则不需要这些动作的全范围运动[5]。

手腕与手部

手腕控制着手部浅表肌肉的长度-张力关系。手腕使手部位置与前臂相对应，便于触碰、抓握或者操纵物品[8]。伸腕与尺偏在完成日常生活活动中起到重要作用[5]。当手腕关节活动度降低，通过近端关节的代偿运动，我们仍然可以完成部分日常生活活动。

手部的主要功能是抓握（grasp）和操作（manipulate）物品，以及辨别环境中物品所带有的感觉信息。手掌掌弓可以调整手部以便贴合所操纵物品的形状[12]。

所有手部活动的基础是力性抓握（power grip）和精细抓握（precision grip）。力性抓握应用于需要用力抓握的情况，比如握锤子手柄、拿一杯水、提手提袋或手提箱。精细抓握则适用于细小物品，通常需要拇指与其他手指共同操作。比如握铅笔、拿象棋棋子、转动钥匙、穿针引线、拧开药瓶瓶盖等活动都需要精细抓握[12]。

作业治疗师在 Raymond 家中观察他准备烧汤的过

程。作业治疗师注意到 Raymond 可以轻松够到上方橱柜中下面两层的调味料，但他试了两次才够到头顶橱柜顶层里的东西，并且显得很吃力。Raymond 能够完全张开手指，但不能握紧拳头。他可以切一些容易切的蔬菜，比如土豆和芹菜，但是切不动胡萝卜。尽管他可以轻松将空罐头放入水槽，但是他的手腕控制不稳，不能将装满水的锅放到炉灶上。在工作场所中，作业治疗师还注意到 Raymond 很难运用恰当的姿势和力量搬起较重的工具，比如电缆切割机。

案例研究

Raymond，第三部分

由于 Raymond 感到穿脱鞋袜、上下卡车、伸手过头顶、使用厨房与工作工具都很困难，作业治疗师认为需要对他的具体肌肉与关节进行肌力评估和关节活动度测试。

完成基于作业活动的功能性运动评估后，下一步治疗程序是作业治疗师制订干预方案。第 38 章（骨关节炎）将会给出一些可行的干预建议，帮助 Raymond 重新参与到他熟悉的作业活动中。请再次回顾本章开头部分，并回忆案例 Raymond 中提出的三个问题。请详细说出运用基于作业活动的功能性运动评估的优点；评估所搜集到的康复对象信息的数量与类别；以及作业治疗师在家中和工作环境中进行评估的意义。

总结

许多身体残疾可以造成关节活动度、肌力和运动控制能力受损，进而限制了作业表现。作业治疗师需要评估作业表现、确定表现问题、制订促进康复对象改善作业表现的干预方案。

由于人们完成同一活动的方式多种多样，完成任务所需要的关节活动范围、肌力和运动控制水平也是不同的。治疗师可以观察康复对象完成大量作业活动时的表现，评估其躯体受限程度。因此，在 Raymond 的案例中，作业治疗师必须观察他在人-任务-环境交互中完成指定任务的情况[6]。

作业治疗师评估康复对象完成日常生活活动、工具性日常生活活动、工作或休闲活动的能力，同时也应观察其是否存在感觉运动的问题。通过对观察结果的分析，可以确定是否需要进行具体的躯体功能或表现技巧的评估。

指导临床观察与临床思维的问题，以及评估上下肢功能的推荐活动不在本章节讨论内。

复习题

1. 比较基于作业活动的功能性运动评估和运动评估的区别。
2. 在作业治疗实践中，如何先评估感觉运动功能？
3. 个体活动分析的意义在哪？
4. 为什么无法进行客观活动分析？
5. 尝试写出 3 个可以指导 OT 在完成基于作业活动的功能性运动评定时进行临床观察与临床推理的问题。
6. 除了肌力、关节活动度和运动控制能力，还有哪些因素会影响功能运动评估？
7. 经由具体的身体评估所收集到的信息与通过基于作业活动的功能性运动评估收集的信息有哪些区别？
8. 保持站立位，下肢所需要最小的肌力要求是什么？
9. 列出可用来粗略评估下肢（髋、膝、踝关节和足部）的功能性活动或作业活动。
10. 请阐述上肢肌力等级与耐力的关系。
11. 列出可用于粗略评估上肢（肩关节、肘部与前臂和手腕与手部）的功能性活动或作业活动。

（吴嬿 译，张祝筠 校，朱毅　李奎成 审）

参考文献

1. American Occupational Therapy Association: Occupational therapy practice framework: domain and process, ed 3, *Am J Occup Ther* 68:S1–S48, 2014.
2. American Occupational Therapy Association: Guidelines for supervision, roles, and responsibilities during the delivery of occupational therapy services, *Am J Occup Ther* 68(Suppl 3):S16–S22, 2014.
3. American Occupational Therapy Association: Standards of practice for occupational therapy. <http://www.aota.org/Practitioners/Official/Standards/36194.aspx?FT=.pdf>, 2010.
4. American Occupational Therapy Association: Scope of practice for occupational therapy, *Am J Occup Ther* 68(Suppl 3):S34–S40, 2014. doi:10.5014/ajot.2014.686S04.
5. Clarkson HM: *Joint motion and function assessment: a research-based practical guide*, Philadelphia, 2005, Lippincott Williams & Wilkins.
6. Crepeau EB, et al: Analyzing occupations and activity. In Boyt Schell BA, Gillen B, Scaffa ME, editors: *Willard and Spackman's occupational therapy*, ed 12, Philadelphia, 2014, Lippincott Williams & Wilkins.
7. Hislop H, et al: *Daniels and Worthingham's muscle testing: techniques of manual examination and performance testng*, ed 9, St Louis, 2014, Elsevier.
8. Latella D, et al: *Occupational therapy manual for evaluation of range of motion and muscle strength*, Clifton, New York, 2003, Delmar Thomson Learning.
9. Lippert L: *Clinical kinesiology and anatomy*, ed 5, Philadelphia, 2011, FA Davis.
10. Muscolino JE: *Kinesiology: the skeletal system and muscle function*, ed 2, St Louis, 2011, Elsevier.
11. Polatajko HJ, et al: Dynamic performance analysis: a framework for understanding occupational performance, *Am J Occup Ther* 54:65, 2000.
12. Provident I, et al: Wrist and hand. In Houglum P, Bertoti D, editors: *Brunnstrom's clinical kinesiology*, ed 6, Philadelphia, 2012, FA Davis.

第 21 章

关节活动范围评定 *

Tim Shurtleff, Vicki Kaskutas

学习目标

通过本章的学习,学生或从业人员将能够做到以下几点:

1. 定义主动、被动及功能性关节活动范围(ROM)。
2. 列举关节活动范围的测量目的。
3. 说出关节活动范围受限的两种筛查方法。
4. 说出以关节活动测量作为常用评估工具的残疾。
5. 描述如何根据 ROM 测量结果来选择治疗目标和方法。
6. 描述如何为一侧障碍的康复对象建立 ROM 标准。
7. 描述治疗师用量角器实测关节前应做什么。
8. 描述治疗师的正确姿势和肢体支撑方法。
9. 列出关节测量的注意事项和禁忌证。
10. 以正确的顺序列出并描述关节测量操作步骤。
11. 描述如何记录关节测量的结果。
12. 使用 180°系统和正确的步骤对所有关节进行标准的测量。
13. 描述至少三种增加 ROM 的干预策略。

章节大纲

关键术语

主动关节活动范围(active range of motion)

运动终末感(end-feel)

功能性关节活动范围(functional range of motion)

量角器(goniometer)

关节测量(joint measurement)

触诊(palpation)

被动关节活动范围(passive range of motion)

关节活动范围(range of motion)

* The authors would like to acknowledge the significant and outstanding contributions of Amy Phillips Killingsworth and Lorraine Williams Pedretti to this and previous editions.

案例研究

Evelyn，第一部分

Evelyn，83 岁，女性，因出门时绊在门槛上，跌倒时左手（非利手）背伸支撑试图稳住身体时导致了 Colles 骨折。骨折后采取肘下石膏固定制动 6 周。去除石膏后，腕关节及手部有肿胀，腕掌间、拇指掌骨间、其余手指掌指关节和近端指间关节有疼痛和僵硬感，无法握拳或对指。

Evelyn 丧偶，育有两子，均已成年，家住附近。受伤前，Evelyn 日常生活活动全部自理，复杂日常生活活动大部分自理。社区内活动她主要使用公共交通，有时孩子和朋友也会开车送她到预约地点。Evelyn 是当地一家医院的志愿者，每周有一次的电话家访，对象为老人和出院返家的对象。她还是一位娴熟的裁缝，衣服均为自制。她每周教一次缝纫课，虽然她说"总有些新的东西需要学习"，但主要还是为了维系和学生们的友谊。她也喜欢为家庭进行烘焙、园艺，且经常操持家务。她定期去教堂，也喜欢和朋友及家人外出就餐。

自从受伤后，Evelyn 参与对自身有意义的日常活动能力下降。当她用右手切食物、梳洗头发、穿戴珠宝、清洁右侧身体、跨出浴缸、操持家务（如更换床上用品）时，都需要左手中等至最大限度地辅助稳定。在她做志愿者的服务场所，她要用右手写字时，左手就无法握持电话。烹饪需用右手拿厨具时，左手就难以端稳碗、壶、平底锅等。因为失去了独立性和参与日常生活活动的能力，远离了社区及与他人的交往，Evelyn 感觉很失落。

回顾 Evelyn 的作业概况，作业治疗师需要关注影响她的功能的因素：她丧失了左上肢的活动度，特别是无法完成握拳、对指等需要精细运动的活动，导致其不能完全参与对自身很有意义的身体、社会、个人、宗教及精神活动。在决定干预目标及策略前，治疗师必需评估 ROM 受限情况以建立治疗基线。当阅读和学习本章时，请勿忘 Evelyn 的 ROM 限制及其作业活动限制。

思辨问题

1. 为什么作业治疗师在评估该康复对象的 ROM 受限时需谨慎？

2. 这位康复对象关节测量评估的适当顺序该如何？应该先采用什么样的方式？

3. 基于循证实践的关节测量有什么优点？

关节活动范围（joint range of motion，ROM）指一个关节可运动的幅度[3]，是关节在特定平面上的运动弧度。关节由附于其上的肌肉牵拉完成的运动范围，称为主动活动范围（active range of motion，AROM）。关节被外力（如治疗师）牵拉完成的运动范围，称为被动活动范围（passive range of motion，PROM）[3]。正常情况下，由于软组织的轻微弹性，PROM 较 AROM 要略大一些[3,10]。在正常的 AROM 终端获得额外的 PROM 有助于保护关节结构，使得关节可以释放和吸收外力。同一关节的运动，如果 PROM 较 AROM 大得多，则很有可能是肌肉无力的缘故[14]。

ROM 下降会导致功能受限且影响相关作业活动的表现。由于关节自身或周围组织结构的受伤或病变、关节创伤或关节制动等均会导致 ROM 受限。这些受限会限制康复对象完成既定日常活动的能力。关节的不灵活可能会对运动速度和力量产生不利的影响。一个经常需要努力克服不灵活的关节的阻力的康复对象可能在活动中表现为耐力下降且容易疲劳。功能性动作测试（见第 20 章）、筛查测试和量角器测量 ROM 等都可以用来评估 ROM。

OT 实践要点

作业治疗师最关心的是 ROM 能否满足康复对象从事有意义的作业活动。

筛查 ROM 受限的方法包括 AROM 和 PROM 观察。筛查 AROM 时，治疗师嘱康复对象作出全范围的关节主动活动[3]。筛查 PROM 时，治疗师被动活动关节的所有运动来评估 ROM，检测受限程度，并且观察运动质量、运动终末感（end-feel）和疼痛情况[3]。然后，治疗师就能确定该对哪个关节做精确的 ROM 测量了。

关节测量

身体关节必须灵活才能完成人们有意义的活动和作业，如驾驶、育儿、工作、游戏、学习和社会参与等。另外，如洗头、蹲下抱小孩或驾驶中踩脚踏板等均需要灵活的关节运动。许多个体因素也会影响到关节运动，如衰老、肥胖、发育状况、受伤和疾病及慢性健康状况。影响关节活动范围的身体结构包括骨骼和关节、韧带和软骨、肌肉和肌腱、皮肤和脂肪以及神经系统。关节另一侧的肌肉可牵伸以实现运动与完成运动的肌肉产生张力一样重要。ROM 受限可能是以下各种原因导致的皮肤挛缩所致，包括粘连或瘢痕组织，关节炎、骨折、烧伤、手部创伤，纤维软骨的移位或关节内异物、骨性阻塞/破坏，或软组织挛缩（如肌腱、肌肉或韧带短缩）。ROM 受限也可能继发于痉挛状态、肌肉无力、疼痛和水肿[8,14]。如膝关节完全伸展时，所有伸膝肌肉都必须有足够的收缩力，膝关节屈曲肌肉则需足够长度以跨越膝后侧。生活方式、环境和职业因素也会影响关节灵活性。角度测定法是用于评估身体关节运动范围的评估工具。

ROM 测量可以帮助治疗师确定治疗目标、干预方法和预防性活动，以恢复、补偿、适应和预防受限并增强作业表现。ROM 测量有助于识别妨碍功能或产生畸形导致的受限，是否需要额外的运动以增加功能储备或减轻畸形，是否需要夹板或辅助器具，以及了解治疗进展。标准的关节测量（joint measurement）有助于确定干预方式的效力并可作为帮助康复对象通过量化的数据查看干预结果的证据。

相关文献记录了正常的 ROM 范围[3]，这些有参考作用，但 ROM 是因人而异的。重要的是与标准值比较时要避免预先假定康复对象 ROM 是否受限——活动受限者也有可能功能表现相当不错，其实被认为"正常"的他或她需要更多的 ROM 来完成某些特殊活动。康复对象的职业经历和访谈也有助于确定 ROM 基线值。如果一侧肢体受损，也可以以未受损的一侧作为参考[3,4]。还要考虑到以前的健康状况，近期的疾病或损伤所导致的关节和其他结构受限。当关节 PROM 遇到阻力时，不应继续用力。疼痛也会限制 ROM，并且在某些情况下可能会听到或感觉到捻发音（一种刺耳的破裂音或感觉）。因此，在关节测量程序开始之前，治疗师需要对康复对象解释将要做什么，并询问其是否有关节疼痛，如果有的话，是哪里疼痛，有多严重。为避免引发不适当的疼痛，作业治疗师需要进一步向康复对象解释在整个过程中提示疼痛变化的重要性。

运动平面和运动轴

理解运动平面（planes）和运动轴（axes）非常重要。运动发生在三个基本平面上，其一为水平面（横切面），另外两个是垂直面（额/冠状面和矢状面）（图 21.1）。运动轴经关节面的枢轴点（pivot point）垂直于关节。额（冠）状面（the frontal/coronal plane）将身体分为前（额）部和后（背）部，发生在额状面的运动包括外展、内收和脊柱左右侧屈（侧弯）（图 21.2）。矢状面（the sagittal plane）经由整个身体（脊柱）和四肢（上下肢）的中线将身体分为左右两个部分，发生在矢状面上的运动包括屈曲和伸展（图 21.3）。横切面（水平面）（the transverse/horizontal plane）将身体分为上下两个部分，

运动围绕横截面上的纵轴进行，包括（脊柱）左右旋转、内外旋（肩关节和髋关节）和旋前、旋后（前臂）（图 21.4）。

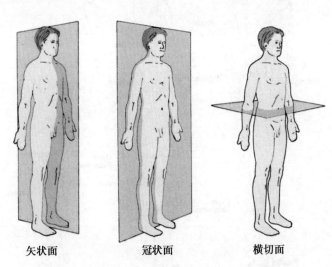

矢状面　　　冠状面　　　横切面

图 21.1　矢状面、冠状面和横切面（From Cameron MH, Monroe L: *Physical rehabilitation for the physical therapist assistant*, St.Louis, 2011, Saunders.）

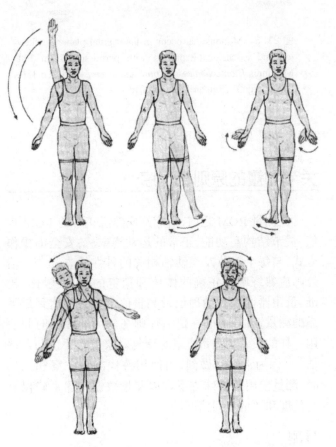

图 21.2　Motions that occur in the frontal plane include abduction, adduction, and spine lateral flexion to the right and left (side-bending). (Reprinted with permission from PM McGinnis: *Biomechanics of sport and exercise*, ed 3, pp.184-185, Champaign, IL, Human Kinetics, 2013.)

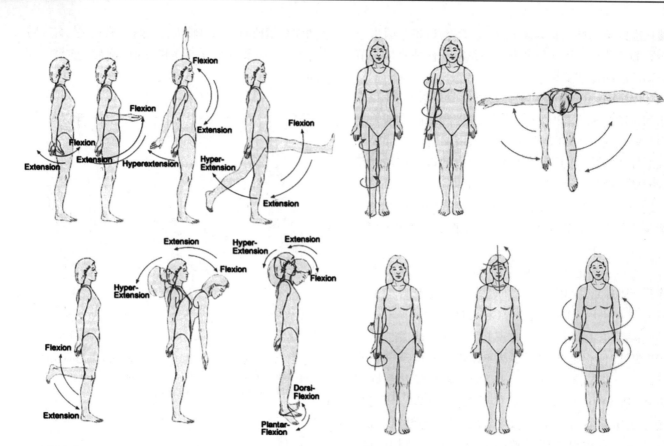

图 21.3　Motions that occur in the sagittal plane are flexion and extension. (Reprinted with permission from PM McGinnis:*Biomechanics of sport and exercise*, ed 3, p.186, Champaign,IL,Human Kinetics,2013.)

图 21.4　The transverse(horizontal)plane divides the body into upper and lower portions:motion occurs around a vertical axis in the transverse plane,whether it is rotation to the right and left(spine), internal and external rotation(shoulder and hip), or pronation and supination (forearm). (Reprinted with permission from PM McGinnis:*Biomechanics of sport and exercise*, ed 3,p.188,Champaign,IL,Human Kinetics,2013.)

关节测量的原则和程序

在测量 ROM 之前,治疗师应熟悉正常的 ROM 均值、关节结构与功能,正常的运动终末感,安全的操作方式,与每个关节及运动轴相关的骨性标志[3,4,10]。治疗师应熟练掌握正确的体位和稳定的测量、触诊、校准、量角器读取和精确记录测量值[10]。为了达到最可靠的测量,最好由同一位治疗师在一天的相同时间使用一样的设备和测量方案对康复对象进行评估和再评估[3]。因为常无法做到,当使用替代测量方案和工具时,测量使用的特殊方案常以测量数据描述来确保重测信度和评估者间信度。

目测

暴露需测量的关节,治疗师观察关节和邻近区域[3]。如果肌力足够,治疗师嘱康复对象在可动的 ROM 内主动运动并观察[4]。如果可行,治疗师应观察代偿运动、姿势、肌肉轮廓、皮肤颜色、状态及皮肤皱褶,并与未受伤的部分进行比较[3]。接着,治疗师应在康复对象可承受的范围内活动关节,以观察和感受关节的活动并评估 ROM。

触诊

关节周围骨性标志和软组织触感这一重要技能需经实践和经验来获得。触诊常用示指和中指指腹,有时也会用拇指指腹。触诊检查时不得以指甲接触康复对象的皮肤,应以轻柔但又足够的压力探查皮下肌肉、肌腱和骨性结构。关节测量时,治疗师必须触诊、定位骨性标志以放置量角器[3]。

治疗师体位和肢体固定

治疗师根据测量的关节来确定体位。当测量手指或腕关节时,治疗师可坐在康复对象旁边或对面。如果坐在康复对象的旁边,治疗师应先测量该侧的腕指关节后再移到另一侧测量对侧关节。这种方式使康复对象更舒适(而且不必牵拉越过中线)并可以更准确地放置量角器。当测量上下肢的大关节时,治疗师可立于康复对象需测量的一侧。康复对象也可取坐位或卧位,治疗师利用身体力学以接触、抬起和移动沉重的肢体。测量时治疗师利用较宽的支持面,同时保持头部竖直、躯干挺直的站位,双脚与肩同宽,膝稍屈曲,站姿与活动方向相一致。当抬起肢体时,治疗师的位置应靠近康复对象。康复对象的肢体应固定于其重心约中上 1/3 的地方。为确保康复对象舒适,治疗师的手应根据肢体的轮廓轻握,切不可捏夹或掐按。治疗师也可用自己的前臂为康复对象提供额外的肢体支撑[3]。

注意事项和禁忌证

在某些情况下,关节 ROM 测量时特别小心。关节脱位、骨折未愈合、关节周围软组织结构的术后早期、骨化性肌炎和异位骨化等可能都是禁忌证[3]。关节测量应特别小心,以下情况须格外注意:

1. 关节炎症或感染者。
2. 服用止痛药或肌松剂者。
3. 骨质疏松症、骨性关节炎或类风湿关节炎、关节过度活动或半脱位者。
4. 血友病者。
5. 血肿者。
6. 软组织持续损伤者。
7. 新发联合骨折者。
8. 长期制动者。
9. 疑似关节表面骨性强直或过度的骨赘形成者。
10. 骨肿瘤或任何脆弱的骨质情况【如:成骨不全症(脆骨病)】[3,9]。

运动终末感

PROM 通常受关节周围软组织结构和健康状况的限制。因此,韧带、关节囊、肌肉和肌腱张力、关节表面的接触、周围软组织等可能导致了特定的 ROM 终末限制。当治疗师根据关节的活动度作被动活动时,这些结构运动终末感各异。运动终末感(end-feel)是关节更进一步运动时由于软组织牵伸、韧带和关节囊限制、周围软组织、骨与骨之间的接触而产生的正常运动抵抗。正常运动终末感,即完成全 ROM 时,运动受限于正常的解剖结构。当 ROM 增加或减少,或 ROM 正常但结构有别于正常解剖而中止时,运动终末感异常[3]。

正常运动终末感通常分为坚硬(hard)的骨性抵抗、柔软(soft)的软组织抵抗或紧实(firm)的结缔组织性抵抗。例如,当肘关节被动伸展时鹰嘴进入鹰嘴窝的骨与骨的接触感即为骨性抵抗;肘关节屈曲可检测到软组织抵抗,即前臂软组织与上臂屈肘肌接触时的触感;结缔组织性抵抗为紧实或有些弹性的感觉,当膝关节伸展踝关节背屈时腓肠肌绷紧限制 ROM 的感觉[3]。

病理状态下,PROM 较标准值明显增加或减少,或 PROM 正常但运动因其他不同正常解剖的结构阻碍时,此时的运动终末感即为异常[3]。例如,肘关节屈曲可因骨赘或外科植入物而有骨性抵抗,或因肌容积过大而较正常时候更为紧实。治疗师需练习感知不同的运动终末感以辨别正常和异常[3,10]。后续章节将描述每个关节的正常运动终末感和关节测量方向。

双关节肌

许多活动关节的深部肌肉只跨单个关节,但更多的较表浅的肌肉通常跨越两个或多个关节。当单关节肌(one-joint muscle)收缩时,仅移动单个关节,关节向肌肉收缩作用的相反方向活动即被拉伸。双关节肌(two-joint muscles)作用于两个关节,所以以对抗两个关节的运动。如果肌肉跨越两个或更多关节,那么当关节同时向相反方向移动时,就无法充分伸展。当双关节肌在两个关节上达到全长且两个关节都接近正常 ROM 极限时就会感觉到紧绷[7]。姿势之于关节 ROM 也极为重要,可因其他关节的被动不足(passive insufficiency)而受影响[3]。例如,指浅屈肌横跨腕关节和手指关节,因此本身的自长并不足以同时伸展腕关节和手指。测量双关节肌的关节时,需将其他(非测量)关节置于中立位或放松姿势以松弛双关节肌。以手指屈肌为例,测量手指伸展 ROM,腕关节应置于中立位以避免手指浅层屈肌限制了手指伸展而导致被动不足。同理,测量髋关节屈曲,应屈曲膝关节使股后肌群处于放松位[3];测量膝关节屈曲,应屈髋以放松横贯髋关节和膝关节的股直肌。应避免被动不足以确保评估的是关节自身的实际受限情况而非肌肉问题。

关节测量方法

关节 ROM 测量有两套系统:180°系统和 360°系统。两个系统都使用两臂(移动臂和固定臂)量角器来测量。量角器叠放于身体的运动平面上,轴心置于活动的关节上,两臂置于形成关节的身体部位。测量肘关节时，轴心置于肘部，固定臂置于近端的上肢，移动臂置于前臂。360°系统的量角器是一个完整的圆形，180°系统的量角器为半圆形。任何一个系统都可以用来测量移动的肘关节，两个系统之间的测量结果换算很简单。本章重点介绍180°系统，但360°系统也会有简短的介绍。

180°系统

在关节测量的180°系统中，0°位是所有关节运动的起点。对于大多数运动，解剖位（图21.5）即为起始位或0°位。所有关节运动从0°位开始并向180°靠拢[3,5,10]。有些无法形成圆周运动的，可指定0°起始位（作为解剖位或中立位），再从0°位开始测量。绕垂直轴发生在水平面上的运动包括前臂的旋前和旋后，髋关节和肩关节的内旋和外旋，腕关节的桡偏和尺偏，以及拇指的掌侧和桡侧外展（腕掌关节的屈曲和伸展）[5]。

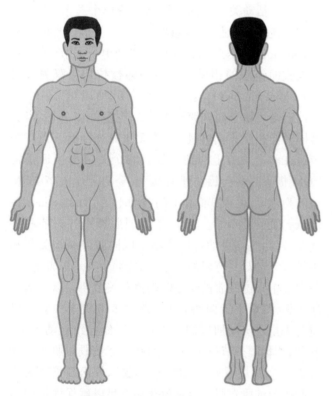

图 21.5　大部分运动中，解剖位即为起始位或0°位（From GettyImages. com）

360°系统

在这个系统中，发生在冠状面和矢状面的运动都与圆周有关。当身体处于解剖位时，圆周与运动平面重叠，量角器的轴心与关节运动轴心一致。"0°（360°）位指向头向，180°体指向足下"[5]。因此，肩关节屈曲和外展运动指向0°位，而内收和伸展则指向360°位。肩关节屈曲正常ROM均值是170°。而在360°系统中，运动从180°开始，并指向0°~10°，则录得ROM为10°。反之，肩关节外展正常ROM为60°，从180°开始，指向360°~240°，录得ROM为240°[5]。所以，肩关节伸展-屈曲ROM从240°→10°，即230°[5,6]。

量角器

量角器（goniometers）通常由金属或塑料制成，有多种尺寸和类型，可从医疗和康复设备公司购得[5,10,11]。量角器一词源自希腊语*gonia*和*metron*，意指"角度"和"测量"[9,15]。因此，量角器的字面理解就是"测量角度"。通用量角器由与主体相连的固定（近端）臂和移动（远端）臂构成[3,10]，固定臂直接连于量角器主体上，主体一般是一个半圆或整圆量角器，半圆角度范围为0°~180°，整圆角度范围为0°~360°[3,4]。移动臂与量角器的中心或轴心相连，并在于量角器上有一条线或指针。当移动臂绕轴心旋转，指针指向量角器转盘上的度数。

半圆量角器上印有两圈计数。每圈都是从0°→180°，但方向相反，通常印成黑色和红色。因为180°系统的起始位置通常自0°增至180°，关节骨节首尾相连，如肘关节屈曲，则读取外圈数据；当康复对象关节骨节靠于解剖位旁侧时，如肩关节屈曲，则读取内圈数据。解剖中立位时读数记为0°。

为了确保准确性，最好使用足够长度的量角器，以便移动臂和固定臂能够大部分对齐相连于关节的身体部位。量角器的金属扣眼或铆钉是轴心所在，可自由移动并松紧适宜，取下后也能保持放置的位置，方便数据读取[4]。为方便准确读数，有些量角器有锁定螺母，可在取下量角器前加以固定[5]。塑料量角器随着时间的推移逐渐磨损、变松，有些甚至在比较新的时候就变松了。因为无法固定在终末位置读数，这样就很不好用了。塑料量角器可以用锤子轻敲铆钉或索环或以老虎钳夹紧从而使得塑料靠得更近更紧。量角器的臂应能以单手轻松移动，且在关节测量中能够保持在测量位置上。

图21.6展示了几种类型和样式的量角器。前五种（图21.6标签A~E）是整圆形量角器，表盘上360°系统和180°系统的刻度可用。B~D有更长的臂，通常用于身体大关节的测量。B和C尺寸相同，但一个是半透明的一个是全透明的，虽然两者功能相同，但半透明或全透明可能在某些情况下会更清晰些（在后续章

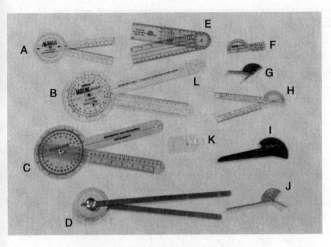

图 21.6　量角器的类型和样式

节的一些图中会体现）。F 和 H 是用于 180°系统的半圆形量角器。F 一般为简单、便宜的 6 英寸¹ 小量角器，同 H 一样，只是够小以更便于测量手和指等小关节。H 是 F 的移动臂延伸版，移动臂穿过轴心，无论主体的凸面是否指向运动方向均便于读取刻度。因此，量角器无需反转以致刻度不清。G、I 和 J 是特制的指与手量角器（图 21.6）。G 和 J 的臂短且扁平，设计用来平置于所测量手指关节邻近的背侧，就像大部分大关节运动测量一样；也设计用于测量手与指，但测量时量角器移动臂平面随手关节背侧移动而非通常固定量角器移动移动臂。E 和 H 也是用来测量手指的较小的塑料量角器——便宜且易携带。

请注意，其中较大的测角仪（L）的固定臂末端有一个水平仪。它可以帮助校准固定臂的垂直和水平取向以及当康复对象处于解剖中立位（如，前臂的旋前和旋后，肩关节外展时的内外旋）时量角器在水平面上的运动。K 是一个水平仪，可以套于较大的量角器（12 英寸¹）比如量角器 C 的尾端滑动检查，并且不需要的时候可以随时移除。

也有其他类型的量角器可供选择。一些是带有陀螺地平仪可反馈重力的倾角罗盘，能够响应重力，运动结束后需要在身体上读取数据[5]。还有一些可分别附着于身体两部，并以电子屏幕记录输出 ROM，但一般用于研究领域。对颈椎、脊柱以及前臂旋转的 ROM 测量有特制的量角器[11]。一些关节也可通过卷尺或公制尺测量两部分的距离来评估：如，颈椎屈曲、伸展和旋转时测量颏隆凸到胸部的距离（见运动筛查序列处理表）；测量手指屈曲或外展时两指尖的距离（见本章后

面的图 21.36）以及对指时拇指指尖到小指指尖的距离（见本章后面的图 21.41）[3]。

记录测量值

180°系统

使用 180°系统时，评估者应记录起始位置的角度和关节最大运动后终末位置的角度[10]。正常 ROM 始终从 0°解剖位或中立位指向 180°。当活动受限而无法在 0°位开始运动，ROM 记录需写下起始位置和终末位置的关节活动度数[3]。例如，肘关节 ROM 受限可记录如下：

- 正常：0°~140°。
- 伸展受限：15°~140°。
- 屈曲受限：0°~110°。
- 屈伸受限：15°~110°。

肘关节的异常过伸可以用负号表示过伸度数，接着记录 0°位置，然后记录终末位置的角度[10]。记录如下：

- 正常：0°~140°。
- 异常过伸：−20°~0°~140°。

这种数字记录系统的潜在问题是它主要适用于肘关节，但并不适用于肩、髋、掌等关节，因为这些关节本身过 0°位并不意味着有潜在的病理性过伸 ROM，这样前面的负数表示并没有作用。

避免这种问题的备选方法之一为三段数字系统（three number system）。该方案以标准解剖中立位为 0，由中立位向任意方向活动。不使用负数以避免前面提及的混淆。例如，肩关节屈曲 160°，返回至（解剖）中立位时通过 0°，然后继续在矢状平面上作伸展至 60°，记录为 160/0/60。在之前的案例中，肘关节屈曲 140°，可伸直至 0°，但无过伸，记录为 140/0/0；有 15°过伸的，则记录为 140/0/15。不过，也有无法完全伸肘至 0°的，比如有可能只伸展到 12°，略有屈曲。这样特殊中立位即为 12°，而非理论上的 0°，记录为 140/12/0，表明有 12°不能屈曲（关节受限），0 表示没有超出特定中立位的伸展或过伸。肩关节内外旋也可采用类似记录，包括前臂旋前/0/旋后，腕关节屈曲/0/伸展、桡偏/0/尺偏，及手部一些较小的关节和下肢类似的运动。在这些关节中，以零（解剖位）作为两个活动末端间的理论中点来描述其运动可能更简单、有效。

ROM 记录还有其他方案，因此建议测量者学习、使用工作单位或专业同行惯用的方案，以减少对 AROM 或 PROM 记录的误读。

图 21.7 展示了记录活动度测量的标准表格。表 21.1 列出了各关节正常 ROM 均值。记录 ROM 时，表

---

¹1 英寸=2.54cm

关节活动范围测量

姓名＿＿＿＿＿＿＿＿＿＿＿＿＿＿＿＿＿＿＿＿＿＿＿＿＿　　　档案号＿＿＿＿＿＿＿＿＿＿＿＿

出生日期＿＿＿＿＿＿＿＿＿＿　年龄＿＿＿＿＿＿＿＿　　　性别＿＿＿＿＿＿＿＿＿

临床诊断＿＿＿＿＿＿＿＿＿＿＿＿＿＿＿＿＿＿＿＿　　　发病日期＿＿＿＿＿＿＿＿＿

功能障碍＿＿＿＿＿＿＿＿＿＿＿＿＿＿＿＿＿＿＿＿＿＿＿＿＿＿＿＿＿＿＿＿＿＿＿＿

左侧					右侧		
3	2	1	脊柱		1	2	3
			颈椎				
			屈曲	0°~45°			
			伸展	0°~45°			
			侧屈	0°~45°			
			旋转	0°~60°			
			胸腰椎				
			屈曲	0°~80°			
			伸展	0°~30°			
			侧屈	0°~40°			
			旋转	0°~45°			
			肩				
			屈曲	0°~170°			
			伸展	0°~60°			
			外展	0°~170°			
			水平外展	0°~40°			
			水平内收	0°~130°			
			内旋	0°~70°			
			外旋	0°~90°			
			肘与前臂				
			屈曲	0°~(135~150)°			
			旋后	0°~(80~90)°			
			旋前	0°~(80~90)°			
			腕				
			屈曲	0°~80°			
			伸展	0°~70°			
			尺偏	0°~30°			
			桡偏	0°~20°			
			拇指				
			掌指关节屈曲	0°~50°			
			指间关节屈曲	0°~(80~90)°			
			外展	0°~50°			
			手指				
			掌指关节屈曲	0°~90°			
			掌指关节过伸	0°~(15~45)°			
			近端指间关节屈曲	0°~110°			
			远端指间关节屈曲	0°~80°			
			外展	0°~25°			
			髋				
			屈曲	0°~120°			
			伸展	0°~30°			
			外展	0°~40°			
			内收	0°~35°			
			内旋	0°~45°			
			外旋	0°~45°			
			膝				
			屈曲	0°~135°			
			踝与足				
			跖屈	0°~50°			
			背屈	0°~15°			
			内翻	0°~35°			
			外翻	0°~20°			

图 21.7　关节活动度测量记录表格

表 21.1　平均正常关节活动度范围（180°法）

关节	关节范围	相关连带运动
颈椎		
屈曲	0°~45°	
伸展	0°~45°	
侧屈	0°~45°	
旋转	0°~60°	
胸腰椎		
屈曲	0°~80°	
伸展	0°~30°	
侧屈	0°~40°	
旋转	0°~45°	
肩关节		
屈曲	0°~170°	外展,侧倾,轻抬,轻微上旋
伸展	0°~60°	下压,内收,上倾
外展	0°~170°	上旋,上抬
内收	0°	下压,内收,下旋
水平外展	0°~40°	内收,侧倾减少
水平内收	0°~180°	外展,侧倾
内旋		外展,侧倾
臂外展	0°~70°	
臂内收	0°~40°	
外旋		内收,侧倾减少
臂外展	0°~90°	

上每个关节都测量的情况在临床上极为罕见。但表上的每个空格都应填上测量的角度。如有关节未测量，应在相应空白处填上"NT"或划线以避免日后混淆[3]。

有时关节测量不止一个体位（例如，后文中的肩关节内外旋体位替代法），评估的作业治疗师应在记录上注明测量体位。治疗师还应记录下康复对象感到疼痛或不适时的关节位置、保护性肌肉痉挛的表现、测量的是 AROM 还是 PROM。记录关节开始变紧的位置（ROM 度数）、不适感、是否感到疼痛以及与推荐测试程序或体位有何偏差[10]。这是记录受伤恢复时间或治疗师干预结果的重要信息。

以评估结果为基础的计划干预

关节测量后，治疗师应根据康复对象的生活角色需求来分析结果。治疗师首先关注功能受限 ROM 的纠正。许多平常的日常生活活动（ADLs）并没有到表

中所列出的最大 ROM。功能性 ROM 指的是在不使用特殊设备的情况下完成必要的 ADLs 和 IADLs 所需的关节活动范围。干预时首要考虑改善任何使自理活动和家庭维护工作受限的功能水平的 ROM。例如，肘关节屈曲严重受限会影响进食和口腔卫生。因此，肘关节屈曲应接近全 ROM。同样，前臂旋前严重受限也会影响进食、洗澡、打电话、照顾孩子以及穿衣等。舒适的坐姿也至少需要髋关节 ROM 达 0°~100°，如果受限，第一目标应是改善髋关节屈曲至 100°。当然，如果可以获得额外的 ROM，治疗师也应计划干预提高ROM 至正常范围。

一些 ROM 受限有可能是永久性的。此时治疗师应采用弥补 ROM 缺失的方法。可行的办法包括辅具——比如一把长柄梳子、牙刷、鞋拔和一个辅助穿袜的设备——或完成一项特殊技能的适应性方法（见第10 章 ROM 受限者 ADL 技术的进一步建议）。

在许多情况下，如烧伤和关节炎的 ROM 下降是可预见的。干预目标是应用夹板、体位、锻炼、活动及关节保护原则来防止关节活动受限。

ROM 的受限原因及预后判断常提示干预方法。一些增加 ROM 的具体方法在本书的其他章节有详细阐述（见第 29 章和第 39 章）。这些方法包括牵伸训练、抗阻运动练习、拮抗肌群力量训练、相关关节全ROM 主动运动、夹板和体位摆放。为改善 ROM，医生对康复对象行麻醉下手术或局部松解。作业治疗师（OT）、物理治疗师（PT）或经认证的手治疗师可以运用关节松动技术，如加热和按摩后进行手法牵伸治疗[8]。某些手术（如肩袖损伤修复）在手术部位（骨韧带移植）痊愈前对 AROM 有较长时间的限制要求。如果在此期间（通常 6~8 周）没有活动，就会导致肩关节出现粘连性关节囊炎（冻结肩）。因此，在预防期间，治疗师（OT 或 PT）的作用就是根据外科医生制订的定期治疗计划被动活动肩关节以维持关节灵活性，同时，观察在医生指定的平面上不得有手术警戒的移植或修复受牵拉。在治疗期间监测 PROM，提供关节 ROM 进展或维持的数据，或将显示出的问题反馈外科医生。

被动关节活动范围测量程序

各关节正常 ROM 均值在表 21.1、图 21.7 和下文各测量程序前都有罗列。读者应牢记 ROM 个体间差异较大，这些表格仅归纳最大 ROM 均值而已。正常ROM 受年龄、性别、损伤及其他因素，如生活方式和日

常活动等的影响[10]。因此,插图中康复对象展示的特定动作并不都是最大 ROM 均值。

量角器为置于读者清晰可辨的位置,照片中的作业治疗师可能无法以她自己身体力学的最佳位置进行测量。为了更清晰地展示,治疗师立于一侧且只能以单手而非双手来操控器械和关节。多数动作作业治疗师都在康复对象的前方,否则她的手可能会遮挡量角器。因此,不要觉得图片所展示的就是测量时治疗师的正确体位或者这是你必须要精确遵循的。治疗师在临床上如何使用量角器、如何支撑康复对象肢体是由许多因素决定的,如康复对象体位、肌肉的无力程度、有无关节疼痛、测量 AROM 还是 PROM 等。测量时,治疗师和康复对象都应处于舒适的体位,正确放置器械,适当稳定康复对象肢体以确保在正确的平面上完成所需的运动。

一般程序:180°测量方法[3,10]

1. 康复对象应置于舒适放松的适当体位(后续描述)进行关节测量。

2. 暴露预测关节。

3. 向康复对象解释并演示你将要做什么、为什么以及你希望他/她作怎样的配合。

4. 如果单侧受累,可评估对侧肢体的 PROM 以明确康复对象的正常 ROM。

5. 明确并触诊骨性标志,用以匹配量角器的轴心和双臂。

6. 稳定预测关节的近端。

7. 测量双关节肌肉(例如:手指屈肌、伸肌和股直肌)控制的关节时,确保其余关节置于肌肉放松和延长的状态以避免因为被动不足而导致测量关节 ROM 受限。

8. 以被动活动肢体的 ROM 来评估关节灵活性及终末感。

9. 肢体回返至起始位置。

10. 测量起始位置,将量角器置于关节表面和运动平面上。将量角器的轴心置于关节特定骨性隆起或解剖标志上。某些内嵌软组织的关节(诸如盂肱关节),治疗师须基于骨骼解剖学知识和邻近表面标志来想象正确的关节中心(例如,肩峰下两指处最接近关节窝和肱骨头的位置即为真正的关节中心)。将固定臂置于或平行于近端部分(例如,躯干)的纵轴或沿着固定的/近端的骨骼,并将移动臂置于或平行于近端骨骼的长轴或移动的骨骼。使量角器的平面与关节运动的平面一致。

11. 记录起始位置角度,量角器随运动或回撤(或后退)直至最大 ROM。可以但并不是必须将量角器固定在位并沿关节 ROM 弧线来测量。测量每个活动范

围的终末即可。

12. 为测量 PROM,可固定康复对象预测关节的上方或下方,在活动范围内轻轻活动关节。不可硬推关节。留意有无疼痛不适(注意:PROM 也可要求康复对象在活动范围内主动运动)。记录 AROM 度数,治疗师从 AROM 的末端位置附近开始被动活动关节至正常的结束位置或康复对象示意已有疼痛,记录为 PROM。注意,即使无痛也没有必要硬推关节超越正常的最大 ROM(可能有感觉损害而无法感知疼痛),角度即使会更大些但却有可能会损伤关节或软组织。

13. 复位量角器并记录最终位置的角度。困难的时候,有必要以一只手将关节稳定在其最大 PROM 位置,也可借助其他设备或助手来稳定关节。因此,单手操作量角器是 PROM 测量中非常有用的技能。

14. 拿走量角器,将测量肢体轻柔地放回休息体位。

15. 记录最终位置的度数,并在评估表上记录用到的替代测量方法或由于康复对象的问题或姿势而导致的标准流程的变化。

活动筛查/活动筛查试验

基本上无需把全身所有关节活动度都测一遍。多数的创伤、残疾和健康水平只影响到身体的一部分。活动度测量的第一步应是进行身体主要关节运动的快速筛查。这使得治疗师能够初步了解运动能力和受限情况。同时也为治疗师提供了哪些运动需要详细测量和记录的初步信息,如评估是正常的受限(within normal limits, WL)还是功能性受限(within functional limits, WFL),或者有哪些需要忽略,因为受限尚不足以影响康复对象的日常生活活动(ADLs)、工具性日常活动(IADLs)或其他重要作业活动。根据不同等级的完整性,活动筛查有不同种类和序列。建议新手治疗师与同事协商,看看他们用什么做筛查,以便和同事保持一致,并确保测试-复测的可靠性,以监测康复对象的进展情况并记录在治疗记录中。以下活动筛查为筛检提供了范例。

1. 治疗师立于受检者面前作为模特演示每个运动,并用通俗易懂的话指导受检者完成测试。考虑到双方面对面,治疗师应在受检者的对侧(镜像关系)演示要求其完成的动作,以便在观看、模仿治疗师的每个运动时不会混淆左-右侧指令。

2. 筛查最好取站立位,如果康复对象无法独立站立,可改为坐位下进行。

3. 有些活动是镜像动作,做双侧筛查时,只演示了左侧或右侧的动作。

4. 活动筛查顺序:

A. 起始体位
"请直立向前看,看着我。"

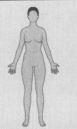

B. 颈椎屈曲
"请向下看,努力低头让下颌靠近你的胸部。"

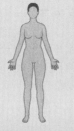

C. 颈椎伸展
"请向上看,尽可能地向后仰头。"

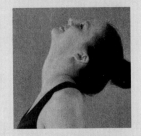

D. 颈椎水平旋转
"请尽可能向右侧转头。现在,将头部转向左侧。"

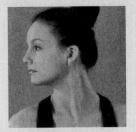

E. 胸椎侧屈
"尽量向左弯曲身体。现在向右弯曲。"

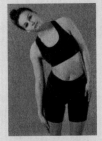

F. 胸椎水平旋转
"请尽量向右转你的身体。现在,向左转。"

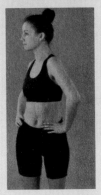

G. 胸椎屈曲
"请向前弯腰触摸脚尖或地面。"

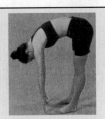

H. 肘关节伸展下屈曲肩关节
"举起双臂,尽量高并尽量伸直。"

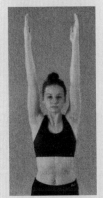

I. 肩关节外旋
"请用双手摸你的头后部。"

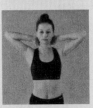

J. 肩关节内旋
"请用双手触摸后背。"

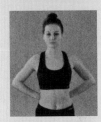

K. 肘关节屈曲
"请向上弯曲肘关节并触摸你的下颌或肩关节。"

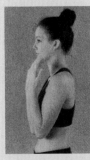

L. 肘关节伸展
"手掌心向前伸直你的肘关节。"

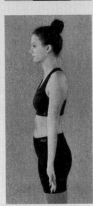

M. 平衡与负重时的髋膝关节
屈曲
"请像这样蹲下。"（治疗师需站
在一旁以帮助保持平衡）

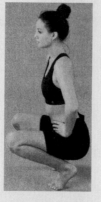

N. 髋膝关节屈曲的备选方法
"请站好，请将你的右膝尽可能
高的抬起。……现在，请抬起你
的左膝。如果有需要可以扶着
椅子。"（治疗师需站在一旁以帮
助保持平衡。）
"请坐好，请尽可能高的抬膝，交
替进行。"

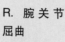

O. 背屈
"请坐，将脚尖向上。"

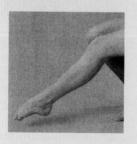

P. 跖屈
"请将脚点地。"
以下运动可在坐位或立位下
完成。

Q. 腕关节
伸展
"屈肘并在
身前伸出双
手，就像这
样向上竖起
双掌。"

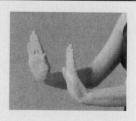

R. 腕关节
屈曲
"向下屈腕。"

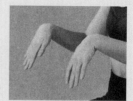

S. 组合屈指
"拇指在上，
双手握拳。"

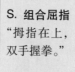

T. 组合伸指
"请打开双
手并张开
五指。"

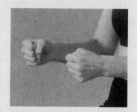

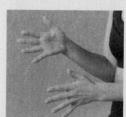

U. 前臂旋后
"请将你的
掌心向上。"

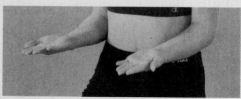

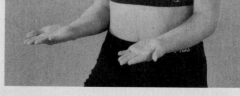

V. 前臂旋前
"请将你的
掌心向下。"

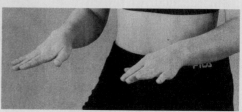

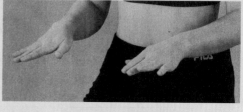

W. 拇指-手
指对指
"拇指与其他
指的对指。"

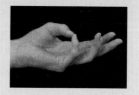

"谢谢。还有没有其他有问题的运动？如果还有，请做给
我看。"

使用 180°系统测量关节的特别说明

脊柱

颈椎

由于颈部骨性标志较少，且骨性节段上覆盖大量软组织，颈部运动测量最不准确。颈椎由一系列关节组成，因此并不止一根运动轴[4]。X 线检查是特定关节精确测量的最佳方法[12]。但一般可以卷尺来记录颏隆凸与胸部之间屈曲和伸展的距离、颈部旋转时颏隆凸与肩之间的距离，以及颈部侧屈时乳突与肩之间的距离[3]。

颈椎屈曲、伸展、旋转和侧屈的估算可通过量角器测量或以固定标志和轴心（例如：对比头后部中线与 C_7-肩峰连线或垂直于脊柱的线作为运动的基准）来估算运动度数，然后测量在这两条线之间的运动弧[1,4]。

颈椎屈曲

0°~45°

康复对象中立位

头竖直立位或坐位

测量

嘱康复对象屈曲颈部使颏隆凸靠向胸部。如使用量角器，轴心置于下颌角，固定臂保持水平并对齐下颌骨运动起始处，移动臂指向颏隆凸并随下颌骨运动（图 21.8A）。

备选方法

让康复对象将压舌板咬于两齿之间，量角器移动臂对准压舌板。当康复对象颈屈曲时，量角器移动臂随压舌板向下调整至新的位置[4,10]。

备选方法

治疗师也可估算运动度数，或测量颏隆凸到胸骨切迹距离[1,3,10]。头前屈时，下颌周围软组织会堆在一起，因此，需要触诊颏隆凸来测量距离（图 21.8B）。

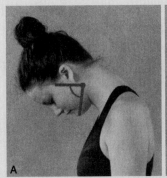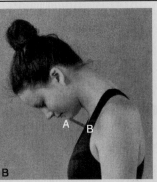

图 21.8　A.轴心，标志，弧度；B.颏隆凸至胸骨切迹

颈椎伸展

0°~45°

康复对象中立位

头竖直立位或坐位

测量

嘱康复对象像看天花板样伸展颈部以使头后部靠近胸椎。可估算运动角度或测量颏隆凸到胸骨切迹的距离[3]。若使用量角器，轴心置于颏隆凸，固定臂保持与下颌骨同一水平的位置。治疗师握住量角器的一边，并以手臂固定康复对象肩部，以免胸椎伸展代偿。康复对象两齿之间咬住压舌板。当颈部伸展时，量角器移动臂可上移对齐下颌骨或压舌板。重要的是，记录使用了哪种方法来确保不同时间或不同治疗师之间的测量是可靠的（图 21.9A、图 21.9B）[4,10]。

代偿

如果颈部伸展不充分，康复对象可能会试图以胸椎的伸展来增加活动度。虽然这使得康复对象能向上看，但并不是通过改变头至躯干的角度来增加颈部伸展（图 21.9C）。

测量A-B间的距离，单位：cm

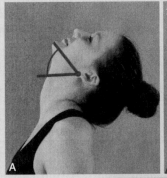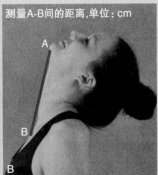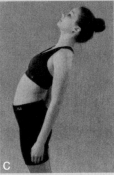

图 21.9　A.轴心，标志，弧度；B.主动活动度测量备选方法；C.代偿

颈椎侧屈

0°~45°

康复对象中立位

头竖直立位或坐位

测量

嘱康复对象侧屈颈部但不得旋转以使耳朵靠向肩膀。可估算运动角度。若使用量角器,从颈后测量时,轴心通常置于 C~7~(第七颈椎)棘突上;从颈前测量时,轴心指向喉部。以 0°位作为起始位时,固定臂于肩部指向肩峰(图 21.10,标记 1);以 90°作为运动起始位时,躯干竖直站立固定臂与地面平行。若康复对象不是竖直站立,可指向胸椎或胸骨(图 21.10,标记 2)。在后侧,移动臂对准枕骨外侧粗隆的中线或先前测量的双眼间前额中线。治疗师可以测量乳突和肩峰间距离作为备选方法。至于有备选方法,主要是因为该运动并没有唯一的标准测量方法,因此,在记录中描述测量方法和标志以确保重复测量的可靠性至关重要。

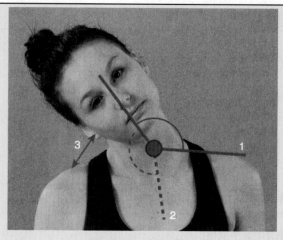

图 21.10　备选方法

颈椎水平旋转

0°~60°

康复对象中立位

直立或直坐,头竖直朝向

测量

坐位/立位

嘱康复对象在躯干不旋转的情况下左右旋转头部。治疗师可提供稳定以减少由于躯干旋转引起的肩部运动。旋转可从中立位开始估算度数[1]或以卷尺测量颏隆凸到肩峰的距离。先在解剖位作测量,颈部旋转后再次测量。两种姿势的测量差值即为旋转量(图 21.11)[3]。

仰卧位

康复对象取仰卧位或坐位(治疗师立于其头部上方),可用量角器测量。量角器预置 90°,轴心置于头顶。固定臂可置于以下任一处:躯干的额状面,坐姿时与备测肩峰平齐,或仰卧时与地面平齐。移动臂在头部的矢状面上与鼻尖对齐[4,10]。

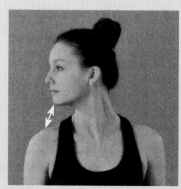

图 21.11　颈部旋转,测量颏隆凸至肩峰的距离

胸椎和腰椎

胸椎屈曲

0°~80°,4 英寸(10cm)

康复对象中立位

面朝前直立位

测量

评估脊柱屈曲有四种方法:

1. 测量躯干在身体纵轴上的屈曲(治疗师须以双手固定骨盆并观察康复对象正常脊柱前凸的变化),在康复对象腿前记录指尖达到的水平。
2. 测量康复对象指尖到地面的距离。
3. 在康复对象直立和脊柱屈曲时,分别测量第七颈椎至第一骶椎的距离(图 21.12)[3,10]。
4. 第四种方法可能是这几种临床方法中最为准确的一种[1]。正常成人脊柱前屈平均增加 4 英寸(10cm)[3]。若康复对象保持背部竖直作髋关节前屈,长度应保持不变。

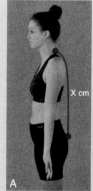
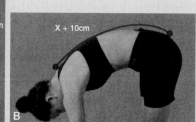

图 21.12　A.测量起始位;B.测量终末位

胸椎侧屈

0°~40°

康复对象中立位

面朝前直立站立

测量

有许多方法可以评估躯干侧屈范围。如在运动过程中可以钢尺估算躯干相对竖直位横向倾斜的程度。其他方法包括评估 C_7 棘突相对于骨盆的位置关系；侧屈时测量指尖到膝关节的距离（图21.13）、测量环指指尖到地面的距离[3]；使用长臂量角器（图21.13）测量，测量时将轴心置于 S_1（或耻骨正中），固定臂垂直于地面，移动臂指向 C_7（或喉部）[1,10]。因为有多种测量方法可选，应在治疗记录描述使用的测量方法，以便再次评估此运动时，能够确保重测的可靠性。

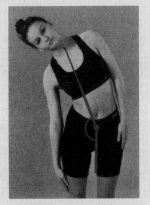

图 21.13　胸椎侧屈，测量终末位。此处未展示测量起始位

胸椎伸展

0°~30°（图21.14）

康复对象中立位

面向前直立站立

测量

嘱康复对象保持骨盆固定的同时向后弯腰。站立位测量时，治疗师可根据需要从前方辅助固定骨盆。以髂嵴为关键点联系 C_7 棘突，从垂直角度评估伸展范围。当康复对象取俯卧位时，在治疗台上以小枕置于其腹部下方，手置于肩部水平。以皮带或由助手帮助固定骨盆，康复对象伸肘将躯干抬离台面。在活动终末位测量胸骨上切迹与支撑台面的垂线距离[3]。

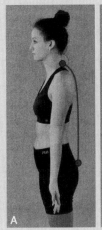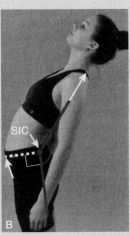

图 21.14　A.胸椎伸展测量起始位；B.胸椎伸展测量终末位

胸椎旋转

0°~45°

康复对象中立位

面朝前直立站位，或仰卧位

测量

嘱康复对象保持骨盆中立位下旋转躯干上部。但康复对象往往很难将躯干旋转与骨盆旋转分离开来（图21.15）。治疗师可固定维持骨盆中立位，使固定臂与左右侧髂前上棘的连线垂直，矢状面无骨盆旋转。当康复对象取站立时，将躯干旋转自髋部和下肢旋转中分离出来具有重要的意义。该运动以头顶中心作为枢轴点并将移动臂对齐肩部向前（如果仰卧测量则向上）移动的运动弧，并记录度数。

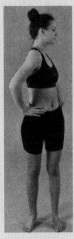

图 21.15　躯干和骨盆旋转不固定

备选方法

可坐姿测量躯干旋转，量角器置于相同的位置。坐姿可稳定骨盆避免随躯干旋转。

上肢[1,3,5,10,12]

肩关节

盂肱（GH）关节运动 VS. 全肩关节运动

　　需要注意的是全肩关节运动伴有肩胛骨运动。肩关节活动范围很大程度上取决于肩胛骨的运动，它增加了肩关节的灵活性和活动范围。虽然很难用量角器直接测量肩胛骨的运动，但评估者应额外在肩关节测量之前，通过主动运动和被动运动的观察来评估肩胛骨活动性。肩胛骨 ROM 可记录为全关节活动或活动受限[3]。当肌肉组织处于痉挛或挛缩状态时，若肩胛骨 ROM 受限，肩关节运动到极端活动范围时（例如超过90°的屈曲或外展）就会因为疼痛而停止 AROM 或提示治疗师停止 PROM 测量，否则会导致盂肱关节损伤。

盂肱关节孤立运动

　　肩关节近 1/3（译者注：原文为 1/3，但实际应该为2/3）的屈曲、伸展和外展源自盂肱关节的肱骨运动，全肩关节运动的 1/3 为肩胛骨运动，此即为"肩胛节律"（scapular rhythm）。以下介绍的所有测量方法和所展示的 ROM 范围均适用于全肩关节运动。但在某些情况下（例如，治疗肩关节置换或肩袖修复术后对象），可能需要测量无肩胛运动的盂肱关节运动，因为肩胛相关的肱骨 ROM 对治疗非常重要且有针对性。在那种情况下，治疗师的手置于肩胛骨上，手掌远端（2~4 指的掌指关节）置于肩胛骨脊柱侧，手指置于肩峰上。在该位置治疗师可感受肩胛骨开始运动的角度（外展旋转、伸展前突、屈曲回缩），也可令康复对象停于该位置，以同样的轴心和量角器臂位测量孤立的盂肱关节运动（见肩关节屈曲、肩关节伸展、肩关节外展运动）。这种方法同样适用于肩关节外展位肩胛骨相对孤立时肱骨内外旋的测量（见肩关节内旋/外展、肩关节外旋/外展运动）。

肩关节屈曲

0°~170°

康复对象姿势

坐位或仰卧位，肱骨旋转中立位内收

轴心、标志弧度、量角器放置

量角器的轴心置于肱骨头中心，恰好位于肱骨外侧肩峰处。固定臂与躯干平行，移动臂与矢状面平行并对齐肱骨。肩关节屈曲前可找到标志，但须注意到随着肩关节屈曲肌肉形状也随之改变。中立位时轴心在皮肤表面上的点随运动起始向上向后移动至肩部后侧面后已不再是骨骼上的运动轴心。因此，终末位测量中，治疗师通过目测将量角器置于肩关节外侧面，轴心穿过肱骨头中心位置，较三角肌顶部的折痕略高，约肩峰下两指处，触诊于肩关节屈曲和外展时近三角肌附着点凹陷处。

图 21.16A 展示了量角器轴心和量臂的理想放置标记。图 21.16B（AROM）展示了康复对象保持上肢主动最大屈曲位，治疗师轻握量角器，将轴心置于关节中心，固定臂和移动臂与近端和远端部分对齐。图 21.16C（PROM）展示了治疗师固定活动的上臂，同时以右手稳定康复对象躯干抵消上臂最大屈曲时的压力并握住量角器，以左手将肱骨推至肩关节紧实的运动终末处，并保持量角器准确对齐。

运动终末感

紧实[3]

常见代偿

有时康复对象肩关节活动有受限，多数希望从他们的治疗师那学习或已经学会了代偿运动来"完成工作"，这样即使 ROM 受限也可以完成 ADLs、IADLs 或其他作业活动。如图 21.16D 所示，即便个体能够到顶层的架子，但却是以胸椎伸展来补偿肩关节屈曲受限而使得抬臂伸手才够到目标的。实际上，肩关节 AROM 并没有增加。图示中模特肩关节屈曲 AROM 弧度与前面胸椎解剖中立位、固定臂沿垂直线放置轴心和标记的图片（图 21.16A）相同。评估者需仔细观察有无代偿并将量角器与正确的标志对齐，即不论脊柱角度如何，都要沿着胸椎，而不是只沿着垂直线测量，否则会较之前错误地多计 ROM。

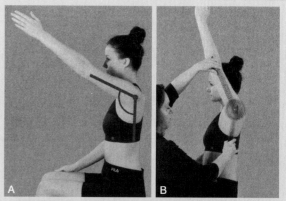
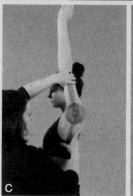
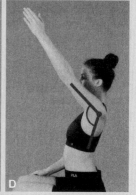

图 21.16　A.轴心，标志，弧度；B.主动活动度；C.被动活动度；D.代偿

肩关节伸展

0°~60°(图 21.17)

康复对象中立位

坐位或仰卧位,肱骨旋转中立位且后方无阻碍

量角器放置

肩关节伸展测量轴心与屈曲相同,但起始位和终末位轴心保持
　不变。活动过程中可伴有肩胛骨轻微上移。为防止肩胛骨
　过度活动,所以只测量盂肱关节 ROM。如果暴露肩关节,即
　可发现肩胛骨角度改变;若将手置于肩胛骨后方,手掌置于
　肩胛骨脊柱侧,手指置于肩峰上,也可触诊到。如图 21.17C
　所示,测量 PROM 时治疗师应手持量角器,上拉肘关节以达
　最大 PROM。

运动终末感

紧实[3]

代偿

同肩关节屈曲一样,伸展受限可由康复对象通过躯干过度前屈
　来实现代偿,但事实上盂肱关节或全肩关节 ROM 并未增加。
　如图 21.17D 所示的代偿,治疗师可以一只手固定肩前侧来
　稳定躯干或通过调整躯干上部/胸椎的代偿对齐固定臂,移动
　臂仍然对齐肱骨,最终可获得像图 21.17A 一样的肩关节伸
　展测量。

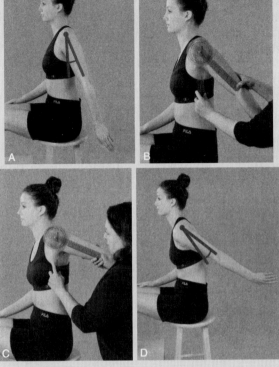

图 21.17　A.轴心,标志,弧度;B.主动活动度;
C.被动活动度;D.代偿

肩关节外展

0°~170°(图 21.18)

康复对象中立位

坐位或仰卧位,肱骨内收外旋

量角器放置(后侧表面测量)

轴心置于肩后肩峰下,与肱骨头关节中心一致,治疗师可根据
　骨骼解剖学知识来想象关节中心(或近似于肩峰下两横指的
　位置)。固定臂与躯干平行,活动臂与肱骨平行并指向肱骨
　外上髁。PROM 测量时,这些位置不变,但治疗师需找到使
　上肢达最大 PROM 的量角器放置位置。在图 21.18C 中,需
　注意治疗师以拇指和示指固定量角器,并以手掌和 3~5 指将
　肱骨推至最大 PROM 外展位。

运动终末感

紧实[3]

代偿

肩关节外展不理想或达不到所需角度时,康复对象会以上肢远
　离躯干来代偿,以为只是举手完成手头的任务即可改变关节
　角度。事实上这并不能改变肩关节的最大 AROM。测量
　ROM 时,治疗师参照图 21.18A 所示的标记和轴心进行相同
　的测量。

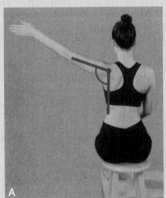
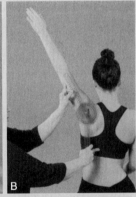
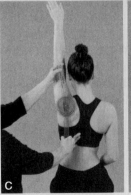
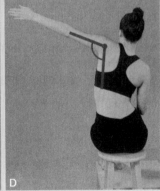

图 21.18　A.轴心,标志,弧度;B.主动活动度;C.被
动活动度;D.代偿

肩关节内旋(外展位)

0°~60°(图 21.19)

康复对象中立位

取坐位或立位,肱骨外展 90°,肘关节屈曲 90°,前臂旋前并与地面平行。若无后脱位风险且外展无痛,则可以使用该姿势。

量角器放置

轴心置于肘关节鹰嘴处,固定臂保持水平,移动臂与前臂平行并与尺骨对齐。为达最大精度,如前所述,可在量角器上使用水平仪辅助完成测量。治疗师也可瞄准房间中的水平线作为固定臂(例如,桌子、墙上的线或墙与地面的连接处)。

运动终末感

紧实[3]

代偿

康复对象以肩胛骨的过度抬高来代偿盂肱关节内旋不足,造成了肱骨内旋增加的假象,导致前臂下移更多。尽管图中肩胛骨不可见(图 21.19D),但事实上固定臂应与肩胛骨垂直放置,就像图 21.19A 中肩胛骨近似于中立位水平,并作相同的 AROM 测量。

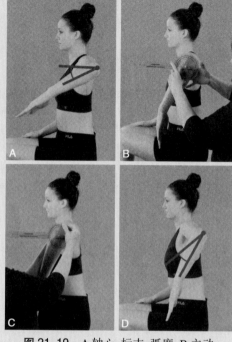

图 21.19　A.轴心,标志,弧度;B.主动活动度;C.被动活动度;D.代偿

肩关节内旋(内收位-备选姿势)

0°~70°

康复对象中立位

若肩关节不能外展则采用以下姿势:坐位,肱骨旋转中立位内收于躯干侧,肘关节 90°,前臂中立位并垂直于身体(投射至矢状面)[3]。

量角器放置

轴心置于肘关节鹰嘴处,固定臂水平指向矢状面,移动臂与前臂平行并随运动弧在水平面移动。该姿势的局限性在于前臂内旋最大运动弧止于腹部,所以最大内旋 ROM 可能无法实现。

肩关节外旋(外展)

0°~80°(图 21.20)

康复对象中立位

如图 21.19,起始位置相同,康复对象取坐位或仰卧位,肱骨外展,肘关节屈曲 90°,前臂旋前。若无肱骨前脱位风险,测量内旋时使用该姿势[3]。

量角器放置

轴心置于肘关节鹰嘴处,固定臂水平中立并与前臂平行(指向矢状面),移动臂在矢状面随前臂运动至 ROM 末端呈一竖直的弧。

代偿

外旋受限时,康复对象常以胸椎伸展来代偿以便手能伸得更高。如图 21.20C 所示,虚线与胸椎平行,直角标记表明固定臂仍然垂直于躯干,肩关节实际外旋角度并不会改变。康复对象因为外旋受限,肩进一步代偿抬高或略上抬后倾以便将球抛得更高更远,否则就抛得近了。

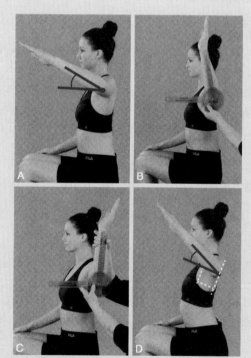

图 21.20　A.轴心,标志,弧度;B.主动活动度;C.被动活动度;D.代偿

肩关节外旋(内收位——备选姿势)

0°~90°

康复对象中立位

该姿势与内旋测量备选姿势相同。若肩关节不能外展则采用以下姿势:坐位或立位,肱骨内收,肘屈曲 90°置于腋下,肘部中立位,与躯干垂直,前臂旋转中立位。

量角器放置

轴心置于肘部尺骨鹰嘴下。中立位时,固定臂和移动臂处于 0°旋转/起始位并与前臂(指向矢状面)平行。移动臂在水平面随前臂运动达 AROM 和 PROM 终端呈侧弧。

运动终末感

紧实[3]

肩关节水平内收

0°~130°

康复对象中立位

直立坐位,肩关节外展至 90°,肘关节伸展,掌心向下。治疗师可支撑手臂外展[3]。

量角器放置

轴心置于肩峰上,固定臂与左右肩峰的连线平行,由肩部指向颈部,移动臂平行于肱骨上方。手臂朝向对侧肩关节向前旋转,在水平面上尽量越过前正中线。

运动终末感

紧实或柔软[3]

肘关节

屈曲/伸展

0°~135°/150°(图 21.21A~H)

康复对象中立位

立位、坐位或仰卧位,肱骨内收旋转中立位(前臂指向矢状面),前臂旋后。

量角器放置

轴心置于肘横纹末端肱骨外上髁上,固定臂与肱骨中线平行或对准肱骨头,移动臂与桡骨平行。运动完成时,由于运动中肌肉容积的增大,肘横纹相对于肱骨外上髁的位置发生了改变。量角器的轴心应重新定位使其与肱骨外上髁对齐。

运动终末感

屈曲:柔软、坚硬或紧实。

伸展和过伸:坚硬或紧实[3]。有些关节(肘和膝)屈曲运动终末感可能取决于屈肌放松状态肌肉质量与屈曲时肌容积的对比。图 21.21D、E 展示了肌肉质量对 AROM 和 PROM 的影响。在图 21.21D 中,主动屈肘屈肌肌肉容积增大,屈肘运动终末受限为紧实的结缔组织性抵抗。在图 21.21E 中,肘屈肌放松下,可有额外的屈曲 PROM,运动终末感为柔软的软组织抵抗。

典型的肘关节伸展中立位以 0°开始(图 21.21F)。当鹰嘴撞击鹰嘴窝时肘关节伸展急停,但并非每个人都很典型;有些人就无法达到肘关节伸展中立位(图 21.21G),而有些人却可能会过伸几度(图 21.21H)。此时,肘关节伸展 ROM 测量也同样使用前面提到的标志。使用前面提及的三段数字系统可避免负数带来的混乱,特别是当肘关节屈曲/伸展测量存在过伸或伸展受限的时候。

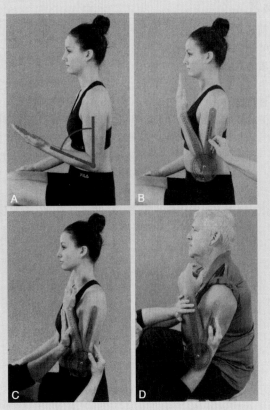

图 21.21 A.轴心,标志,弧度;B.主动活动度;C、D.被动活动度

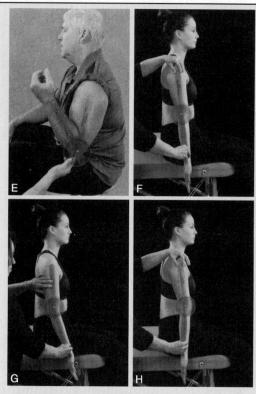

图21.21(续)   E.被动活动度;F.中立主动伸展活动度;G.主动伸展受限;H.主动活动度过伸

前臂

前臂旋后

0°~80°/90°(图 21.22)

康复对象中立位

坐位或立位,肱骨完全内收,肘关节屈曲 90°,前臂中立位(拇指朝上)。

量角器放置

测量弧如图 21.22A 所示。轴心置于腕关节掌面尺侧近尺骨茎突处,移动臂靠于腕关节尺侧面,固定臂垂直于地面(图 21.22B)。前臂旋后之后,需重新定位量角器以确保移动臂切线穿过前臂远端环状中心的中点和腕关节尺桡骨茎突中点的屈肌腱上。

代偿

该运动最常见的代偿是肩关节轻度屈曲、内收,前臂仅在垂直线上增加了旋后,但事实上仅改变了腕关节相对于肱骨的位置,前臂旋转的 ROM 并未改变(图 21.22C)。

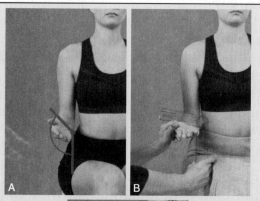

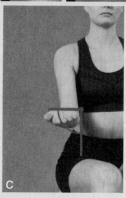

图21.22   A.轴心,标志,弧度;B.局部主动活动度;C.代偿

前臂旋后(备选方法)

0°~80°/90°(图 21.23)

康复对象中立位

坐位或立位,肱骨内收,肘关节屈曲90°,前臂中立位。在中立位,康复
对象手中握一支钢笔或铅笔。当康复对象旋转前臂,铅笔就接近或
远离水平线。

量角器放置

轴心置于第三掌骨头部上方,固定臂垂直于地面,移动臂与铅笔平行。

运动终末感

紧实[3]

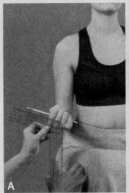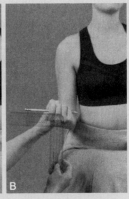

图 21.23　A.主动活动度;B.被动活动度

前臂旋前

0°~80°/90°(图 21.24)

康复对象姿势

坐位或立位,肱骨内收,肘关节 90°,前臂中立位(拇指朝上)。

量角器放置

轴心置于腕关节掌面尺侧近尺骨茎突处,量角器移动臂横穿前臂远端
背侧正中的两茎突间,固定臂垂直于地面,前臂充分旋前以获得
AROM(图 21.24A)和 PROM(图 21.24B)。

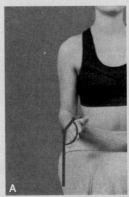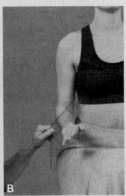

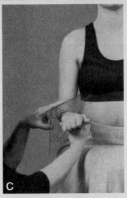

图 21.24　A.主动活动度;B.被动活动度;
C.代偿

前臂旋前(备选方法)

0°~80°/90°(图 21.25)

康复对象姿势

与旋后测量的备选方法一样,也可使用铅笔来测量旋前。康复对象取
坐位或立位,肱骨内收至中立位,肘关节屈曲90°,前臂中立位,手握
铅笔。中立位(0°)时,铅笔垂直于地面。

量角器放置

前臂旋前时,量角器轴心置于第三掌骨头部上方,固定臂与地面垂直,
移动臂与铅笔平行。

运动终末感

坚硬至紧实[3]

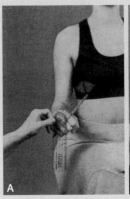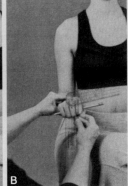

图 21.25　A.主动活动度;B.被动活动度

代偿

前臂旋前 ROM 受限最常见的代偿是当前臂/手不能达到所要的位置时外展肩关节(图 21.25C)。这可令腕/手平面与水平面一致,但并不会改变与肱骨相关的前臂旋转角度。为避免在测量中出现代偿,应口头指导康复对象(或固定)肱骨保持内收(即垂直对齐躯干,肘部靠近躯干外侧)。

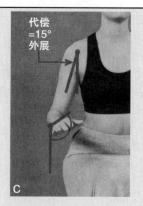

图 21.25(续)　C.代偿

腕关节

腕关节屈曲

0°~80°(图 21.26)

康复对象中立位

坐位,前臂中立位,手与前臂尺侧缘置于桌上,腕与前臂对齐。手指处于放松或伸展位避免因伸肌紧张导致被动不足,腕关节屈曲 ROM 受限。

量角器放置

腕关节测量通常取前臂中立位,轴心置于手腕侧面、解剖鼻烟壶桡骨茎突远端,固定臂与桡骨平行,移动臂与示指掌骨平行。也可取肘关节部分屈曲位,前臂垫高(如枕头、卷起的毛巾、软垫)使手能够抬离、清洁桌面并保障腕关节全范围 ROM,避免手指受阻于桌面[3]。

运动终末感

紧实[3]

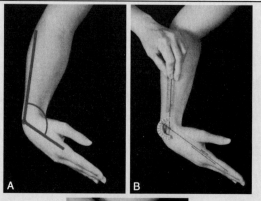

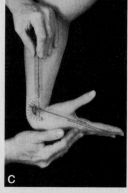

图 21.26　A.轴心,标志,弧度;B.局部主动活动度;C.被动活动度

腕关节伸展

0°~70°(图 21.27)

康复对象和量角器中立位

康复对象姿势和量角器放置与腕关节屈曲测试时相同,只是腕关节伸展时手指需屈曲位放松而非伸展位,以避免因屈肌紧张导致被动不足,腕关节伸展 ROM 受限。

运动终末感

紧实或坚硬

测量误差

图 21.27D 示范测量误差。测量腕关节被动伸展 ROM 时手指伸展会

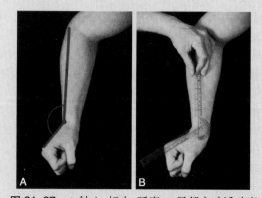

图 21.27　A.轴心,标志,弧度;B.局部主动活动度

导致腕伸展 PROM 测量不准确,因为手指屈肌可能被动不足从而限制了腕关节的伸展。

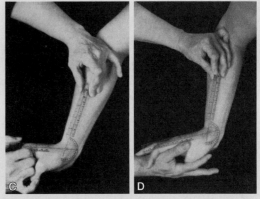

图 21.27(续)　C.被动活动度;D.测量误差

腕关节桡偏

0°~20°(图 21.28)

康复对象中立位

坐位,前臂旋前,腕关节中立位(伸直),手指伸展放松,掌心放于桌面上。

量角器放置

腕关节伸直为量角器中立位(0°)。轴心置于腕关节背侧第三掌骨基底部,触诊为头状骨上凹陷处,移动臂与组成第三掌指关节(MCP)的第三掌骨对齐,固定臂沿前臂背侧中线。

运动终末感

紧实[3]

代偿

桡侧受限的常见代偿是肩关节外展、前臂旋前、腕关节轻微屈曲,这使得腕/手与躯干相关,但并不会改变腕关节与前臂相关的桡偏 AROM 测量。

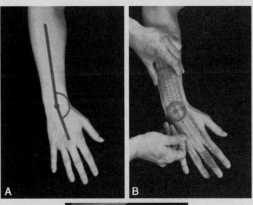

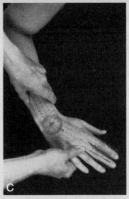

图 21.28　A.轴心,标志,弧度;B.局部主动活动度;C.被动活动度

腕关节尺偏

0°~30°(图 21.29)

康复对象姿势和量角器放置

腕关节尺偏同桡偏,康复对象姿势和量角器放置均相同。腕关节偏向尺侧。

运动终末感

紧实或坚硬[3]

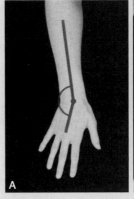
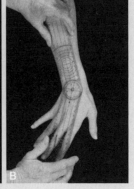

图 21.29　A.轴心,标志,弧度;B.局部主动活动度

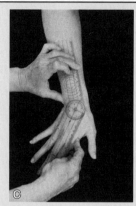

图 21.29(续)　C.被动活动度

手指

掌指关节（MP 或 MCP）屈曲

0°~90°

如图 21.30A 所示从侧面观察关节中心。实际上的轴心位于
MP 关节的侧方，但仅第 2 指（示指）和第 5 指（小指）的关节
支持图 21.30B 的测量方法。因此，最常见的 MP 关节测量
方法如图 21.30C 所示将量角器置于 MP 关节背侧面，位于
手和近节指骨的背侧。图 21.30D、E 所示 PROM 特制量角
器可简化背侧 ROM 测量，第 2~5 指 MP 均可以该方式测量。

康复对象中立位

坐位，肘关节屈曲，前臂中立位，腕关节 0° 中立位，近端和远端
IP 关节放松以免被动不足，前臂与手的尺侧缘支持于牢固的
平面。

量角器放置

方法 1

轴心置于掌指（MP）关节背侧中心，固定臂沿康复对象 MP 关
节掌骨置于手背侧面，移动臂置于近节指骨的侧面（图
21.30B）。

方法 2

量角器置于手与手指的背侧（图 21.30C），或在背侧使用特殊
的手指量角器（图 21.30D、E）。

运动终末感

坚硬至紧实[3]

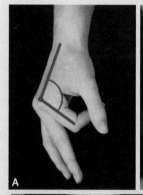
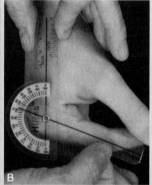
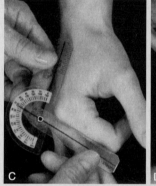
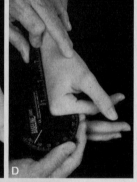
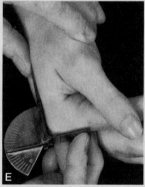

图 21.30　A.轴心，标志，弧度；B.侧面主动活动
度；C.背侧主动活动度；D、E.使用特制量角器测量
背侧被动活动度

掌指关节伸展/过伸

0°~45°

康复对象中立位

坐位,前臂中立位,腕关节 0°中立位,指间关节放松或屈曲,前臂
　与手的尺侧缘支撑于牢固的平面。无论量角器采用哪种打开
　方式,伸展角度的测量均如图 21.31A 所示。

量角器放置

轴心置于示指 MP 关节侧面,固定臂与掌骨平行,移动臂与近节
　指骨平行。小指 MP 关节测量也可类似测量。中指和环指的
　ROM 可通过比较来估算,或在手和手指背面使用特殊手指量
　角器测量。

备选方法是在手掌部放置量角器。量角器的一臂缩短(6 英尺量
　角器更方便测量手部小关节)(1 英尺=0.304 8 米),轴心对齐
　要测的 MP 关节,固定臂与掌骨平行,移动臂与近节指骨平行
　(图 21.31B)。另一种备选方法则是使用特制量角器,与 MP 关
　节屈曲测量所示的相同方法进行测量(图 21.31C,图 21.30D)。

运动终末感

紧实[3]

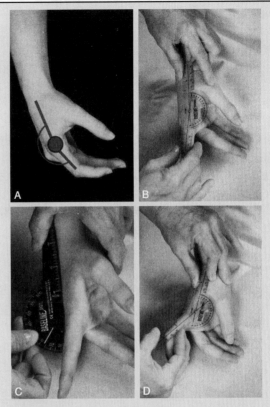

图 21.31　A.轴心,标志,弧度;B、C.主动活动
度;D.被动活动度

掌指关节外展

0°~25°(图 21.32)

康复对象中立位

坐位,前臂旋前,腕关节 0°中立位,手指伸直,手轻放于牢固的
　平面。

量角器放置

轴心置于康复对象 MP 关节中心,固定臂置于相应的掌骨上,移
　动臂置于近节指骨上。康复对象 MP/手指外展角弧度为手指
　测量时与 0°位的偏差(0=伸直的 MP)。每个手指的测量都可
　在尺侧或桡侧进行。

运动终末感

紧实[3]

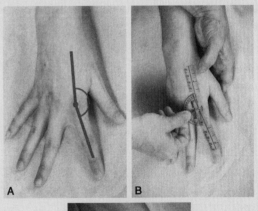

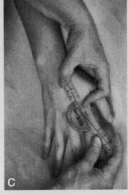

图 21.32　A.轴心,标志,弧度;B.主动活动
度;C.被动活动度

近端指间关节(PIP)屈曲

0°~110°

康复对象中立位

坐位,前臂中立位,腕关节 0°中立位或放松下轻微伸展,前臂与手
的尺侧缘支撑于牢固的平面。

量角器放置

方法1

轴心置于康复对象近端指间关节(PIP)侧面中心,固定臂置于近
节指骨侧面,移动臂随中节指骨(图 21.33A~C)。

方法2

使用短款量角器或特制量角器(图 21.33D),固定臂置于近端指
骨背面,移动臂置于中节指骨背面。当量角器的固定臂和移动
臂各自对齐时,轴心自然与关节中心对齐。

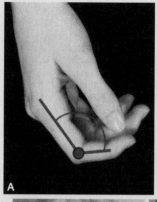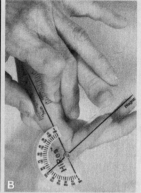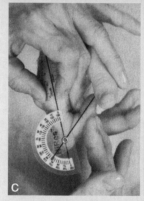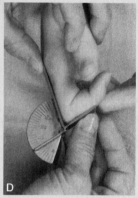

图 21.33　A.轴心,标志,弧度;B.主动活动度;
C、D.被动活动度

近端指间关节屈曲(备选方法)

这个关节也可以用尺子测量。手指的指间关节和掌指关节向掌
心屈曲,以尺子测量每个手指中节指骨的中点到近侧掌横纹的
距离(图 21.34)[3]。

运动终末感

通常为坚硬;但也可能是柔软或紧实的,取决于周围组织的健康
状况[3]。

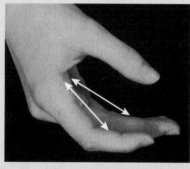

图 21.34　备选方法

远端指间关节(DIP)屈曲

0°~80°(图 21.35A)

康复对象中立位

坐位,前臂中立位,腕关节 0°中立位或放松下轻微伸展,前臂与手
的尺侧缘支撑于牢固的平面。

量角器放置

短款量角器更适合测量远端指间关节(DIP)屈曲,较长的量角器
会在最大 DIP 屈曲时影响手掌或妨碍到其他手指。轴心置于
DIP 关节背侧面,固定臂置于中节指骨上,移动臂置于远节指骨
上(图 21.35B)。备选方法则是在 DIP 的背部使用特制量角器
(图 21.35C)。也可以使用标准长度量角器在示指和小指侧面
测量(图 21.35D),但第 3 指、第 4 指(译者注:原文此处为第 2
指、第 3 指,应为笔误)的测量会比较困难。

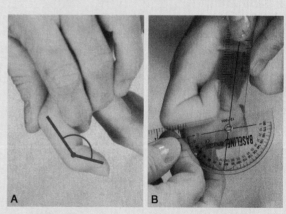

图 21.35　A.轴心,标志,弧度;B.主动活动度

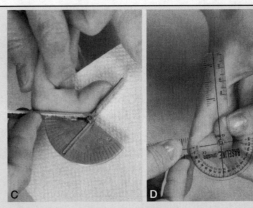

图 21.35(续)　C.主动活动度;D.被动活动度

PIP 和 DIP 组合屈曲(备选方法)

一些康复对象手指屈曲受限。在这种情况下,每个手指和每个关节孤立的屈曲价值有限。如果康复对象可将所有的三个手指关节(MP,PIP 和 DIP)向手掌屈曲,则可以测量手指组合屈曲。以尺子测量中指尖到近侧掌横纹的距离。如果第 2～5 指屈曲程度相似,则可以得出手指组合屈曲的大体测量。如果情况允许的话,也可分别测量单个手指的组合屈曲。备注中需对测量方法进行具体说明以确保重复测量的可靠性(图 21.36)。

运动终末感

紧实[3]

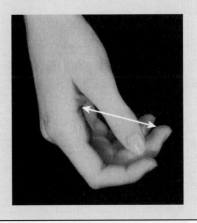

图 21.36　备选方法

拇指

拇指腕掌关节(CMC)伸展/桡侧外展

0°～50°(图 21.37)

备注:由于这个关节连接大多角骨(腕骨之一)和第一掌骨,手外科医生或手部治疗师称之为大多角掌骨(TMC)关节。它是腕手之间五个 CMC 关节中的第一个,但与其他几个 CMC 关节所起的作用不同。它是一种独特的活动关节,相比较其他 CMC 关节能够提供给拇指更多的灵活性。该关节能够产生拇指对指运动。

康复对象中立位

坐位,前臂旋前,腕关节中立位,手掌心朝下,水平放置于牢固的平面上。

量角器放置

轴心置于鼻烟窝中拇指掌骨基底部,在拇指腕掌关节(CMC 或 TMC)的背面。固定臂与桡骨平行,移动臂与拇指掌骨对齐。

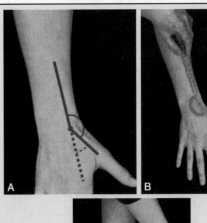

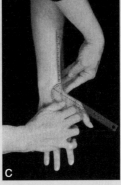

图 21.37　A.轴心,标志,弧度;B.主动活动度;C.被动活动度

拇指腕掌关节伸展/桡侧外展（备选方法）

0°~50°

康复对象姿势和量角器放置

康复对象的姿势与第一种方法的描述相同。轴心置于 CMC
关节上的拇指掌骨基底部。固定臂平行于第二掌骨（示
指），移动臂平行于第一掌骨和拇指（图 21.37A 的虚线）。
轴心并不直接固定于关节中心，若固定臂和移动臂均平行
于前述骨骼，轴心即自动调整至正确的位置且测量结果也
是准确无误的。

运动终末感

紧实[3]

腕掌关节外展/掌侧外展

0°~50°（图 21.38）

康复对象姿势

坐位，前臂中立位，旋前/旋后 0°位，腕关节屈伸 0°位，前臂和手掌
尺侧缘休息位，拇指水平位旋转直至与掌心呈直角。

量角器放置

轴心置于拇指与示指掌骨的交界处（在解剖鼻咽窝中）。如图
21.38A 所示，固定臂置于桡骨上，移动臂与拇指和示指掌骨
平行。

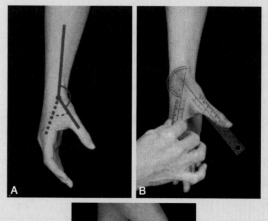

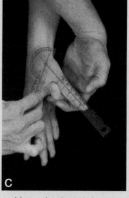

图 21.38　A.轴心，标志，弧度；B.主动活动度；
C.被动活动度

腕掌关节掌侧外展（备选方法）

0°~50°

康复对象中立位

康复对象姿势与第一种方法的描述相同。

量角器放置

轴心置于解剖鼻咽窝中的拇指与示指掌骨交界处。如图 21.38
所示，固定臂与示指掌骨平行，移动臂对齐拇指掌骨。

运动终末感

紧实[3]

拇指掌指关节(MP 或者 MCP)屈曲

0°~50°(图 21.39)

康复对象中立位

坐位,肘关节屈曲,前臂 45°旋后,腕关节自然中立位,掌指关节和指间关节伸展放松,手与前臂支撑于牢固的平面上。

量角器摆放

轴心置于掌指关节背侧面,固定臂置于拇指掌骨上,移动臂置于近节指骨上。

运动终末感

坚硬至紧实[3]

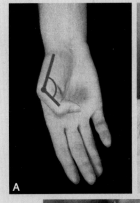
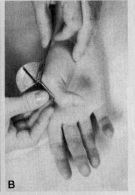
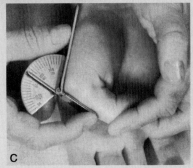

图 21.39 A.轴心,标志,弧度;B.主动活动度;C.被动活动度

拇指指间关节(IP)屈曲

0°~90°(图 21.40)

康复对象姿势

同拇指掌指关节屈曲的描述。

量角器放置

轴心置于指间关节的背侧面,固定臂置于近节指骨上,移动臂置于远节指骨上。该关节也可以特制或标准量角器于指间关节背侧面测量。临床备注中对测量方法进行描述以确保重复测量的可靠性。

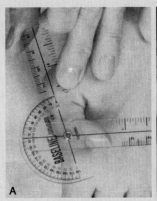
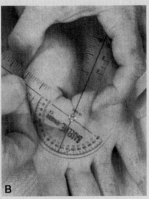

图 21.40 A.主动活动度;B.被动活动度

对指

对指受损可以尺子测量记录拇指与第 5 指指腹中心的距离(图 21.41)。大多数量角器在其长臂上都印刷着这样的尺子。

运动终末感

柔软或紧实[3]

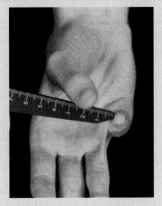

图 21.41 对指

下肢[3,5,6,10,13]

上肢的测量原则也适用于下肢(LE)。本章提供

了髋关节和膝关节的测量,读者可阅读 Reese 和 Bandy 的 *Joint Range of Motion and Muscle Length Testing* 了解其他测量[13]。

髋关节

髋关节屈曲

0°~120°(图 21.42)

康复对象中立位

仰卧,髋关节与膝关节伸展、旋转 0°位。

量角器放置

通过触诊髋关节侧方股骨大转子确定轴心位置;固定臂置于骨盆
侧面中点,平行于躯干及康复对象卧位水平面;移动臂与大腿
侧方中线的股骨长轴平行,指向膝关节外上髁。测试过程中屈
曲膝关节以放松屈膝肌,以免腘绳肌在髋部被动不足。

运动终末感

柔软[3]

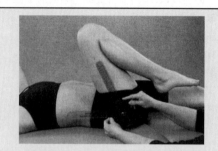

图 21.42　髋关节屈曲。主动
活动度,测量终末位

膝关节

膝关节伸展-屈曲

0°~135°(图 21.43)

康复对象姿势

康复对象取仰卧位,髋、膝关节屈曲且髋关节旋转 0°中立位。仰
卧位时,髋关节可屈曲,使得穿过髋关节的股直肌放松,以避免
髋关节屈肌/膝关节伸肌的被动不足,从而使膝关节屈曲 ROM
达到最大。俯卧位测量由于股直肌在俯卧下受牵伸而导致膝
关节屈曲 ROM 略小。

量角器放置

康复对象取仰卧位,轴心置于膝关节外侧股骨外上髁。固定臂置
于大腿外侧,平行于股骨纵轴。移动臂平行于腓骨纵轴,指向
小腿侧方的外踝。

运动终末感

柔软[3]

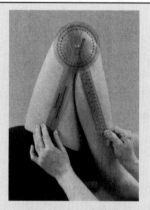

图 21.43　膝关节
屈曲。主动活动
度,测量终末位

病例研究讨论

Evelyn,第二部分

在本章的开头部分介绍了 Evelyn 的案例。她是一位积极
的、有着丰富职业生活的 83 岁妇女,左手(非利侧)发生过
Colles 骨折,最近刚拆除石膏,并碰上了后遗症问题(包括 ROM
受限)。在学习本章时读者应考虑以下三个问题:

为什么治疗师评估 Evelyn 的 ROM 受限时需谨慎?

治疗师对所有康复对象的评估都应谨慎;就 Evelyn 案例
而言,由于其近期左腕受伤,拇指与其余四指均出现了肿胀、
疼痛、僵硬,关节测量时需更加小心。在 ROM 测量过程中如
果不小心,就可能会加重其症状。

Evelyn 关节测量评估的适当顺序该如何?应该先采用什
么样的方式?

对于治疗师而言,重要的是应首先让 Evelyn 完成受累的

左上肢和非受累的右上肢(作为对比)无痛(或可忍受疼痛)主
动 ROM 活动。其次,治疗师通过无痛(或可忍受的)ROM 被
动活动 Evelyn 的受累关节,记录运动终末感,并预估这些关节
的 ROM。最后,治疗师按照各关节测量的特定顺序方向,用量
角器测量受累的关节。

基于循证实践的关节测量有什么优点?

基于循证实践的关节测量的优点是记录康复对象的
ROM 基线,并根据后续关节测量的结果确定或证实干预措
施的有效性。一旦治疗师收集这些结果数据(以及其他康
复对象的类似数据),汇集大量的干预有效性的证据,反之
这些证据也可用在后续类似问题康复对象有效治疗选
择上。

总结

关节测量用于评估身体功能障碍影响关节灵活性者的 ROM。ROM 测量用于设定干预目标、选择干预方法以及客观评估进展，以便治疗师以受累关节为目标选择干预方式[2]。

在 ROM 测量前，治疗师应知晓康复对象状况及相关防范措施或禁忌证，这些有可能就决定了进行关节测量程序范围。治疗师应了解关节测量的原则。关节 ROM 测量过程包括康复对象和治疗师的正确摆位、待测关节的暴露、触诊、肢体的适当稳定和控制以及在 ROM 起始到结束量角器的正确放置。为保证干预策略和方式的有效性，治疗师应考虑哪种形式的报告可最完美地呈现有效干预的证据。

本章包含了颈、躯干和上肢所有主要运动及下肢几个主要运动的测量说明与图示。该内容是为发展关节测量的基本技术而设计。读者可参阅参考文献以更全面了解该主题[3,9,10,13]。

复习题

1. 描述关节 ROM 测量时量角器放置的基本原则。

2. 什么情况下需要做关节测量？

3. 列举并论述关节测量的四个目的。

4. 是否每位康复对象都需要正式的关节测量？如果不是，又该如何评估 ROM？

5. 用量角器进行精确的关节测量有什么好处？

6. 什么是触诊？如何完成？

7. 治疗师在观察关节和关节运动时应关注些什么？

8. 列出至少五种关节测量注意事项或禁忌证。

9. 何谓运动终末感？

10. 测量双关节肌通过的关节时，作业治疗师应如何放置不测量的那个关节？

11. 列举关节测量程序中的步骤。

12. 如何在评估表上记录关节 ROM？

13. 列出肘关节屈曲、肩关节屈曲、手指掌指关节屈曲、髋关节屈曲、膝关节屈曲和踝关节背屈的正常 ROM 均值。

14. 描述使用 180°系统测量关节时应如何读取量角器。

15. 什么是功能性 ROM？

16. 列举三种可以提高 ROM 的干预措施。

练习题

1. 测量一位正常人上肢所有关节的运动，并将结果记录在图 21.7 的表上。

2. 重复第一个练习，但测量对象应扮演一个有多个关节活动受限的角色。

3. 观察普通 ADLs/IADLs（例如，自理和家庭管理）中的关节运动。评估以下关节运动的功能性活动范围：肩关节屈曲、外旋、内旋、外展；肘关节屈曲；腕关节背伸；髋关节屈曲和外展；膝关节屈曲；踝关节跖屈。

（许志生　李旻瑶 译，廖麟荣 校，
朱毅　李奎成　刘晓艳 审）

参考文献

1. American Academy of Orthopaedic Surgeons: *Joint motion: method of measuring and recording*, Chicago, 1965, The Academy.

2. Baruch Center of Physical Medicine: The technique of goniometry (unpublished manuscript), Richmond, VA, Medical College of Virginia.

3. Clarkson HM: *Musculoskeletal assessment, joint range of motion and manual muscle strength*, ed 2, Philadelphia, 2000, Lippincott Williams & Wilkins.

4. Cole T: Measurement of musculoskeletal function: goniometry. In Kottke FJ, Stillwell GK, Lehmann JF, editors: *Krusen's handbook of physical medicine and rehabilitation*, ed 3, Philadelphia, 1982, Saunders.

5. Esch D, Lepley M: *Evaluation of joint motion: methods of measurement and recording*, Minneapolis, 1974, University of Minnesota Press.

6. Hurt SP: *Considerations of muscle function and their application to disability evaluation and treatment: joint measurement*, reprinted from Am J Occup Ther 1:69, 1947; 2:13, 1948.

7. Kendall FP, et al: *Muscles, testing and function*, ed 5, Baltimore, 2005, Williams & Wilkins.

8. Killingsworth A: *Basic physical disability procedures*, San Jose, CA, 1987, Maple Press.

9. Latella D, Meriano C: *Occupational therapy manual for evaluation of range of motion and muscle strength*, Clifton, NY, 2003, Delmar Thomson Learning.

10. Norkin CC, White DJ: *Measurement of joint motion: a guide to goniometry*, ed 3, Philadelphia, 2003, FA Davis.

11. Patterson Medical Sammons Preston: Professional rehabilitation catalog, 2011.

12. Rancho Los Amigos Hospital: How to measure range of motion of the upper extremities (unpublished manuscript), Rancho Los Amigos, CA, The Hospital.

13. Reese N, Bandy W: *Joint range of motion and muscle length testing*, ed 3, St. Louis, 2016, Saunders.

14. Smith HD: Assessment and evaluation: an overview. In Hopkins HL, Smith HD, editors: *Willard and Spackman's occupational therapy*, ed 8, Philadelphia, 1993, JB Lippincott.

15. Venes D, Thomas CL, editors: *Taber's cyclopedic medical dictionary*, ed 21, Philadelphia, 2011, FA Davis.

第 22 章

肌力评定 *

Vicki Kaskutas

学习目标

学习本章后,学生或从业者将能够做到以下几点:

1. 描述肌力评估的筛查测试。
2. 明确徒手肌力测试(MMT)测量的是什么。
3. 列出 MMT 适用和不适用的诊断,以及其基本原理。
4. 按照正确的顺序列出 MMT 的步骤。
5. 描述 MMT 的局限性。
6. 按名称、字母和数字定义肌力等级。
7. 将本章关于 MMT 操作的指引,用于日常实践中。
8. 描述如何使用肌力评估的结果制订干预计划。

章节大纲

* The author would like to acknowledge the significant and outstanding contributions of Amy Phillips Killingsworth and Lorraine Williams Pedretti to this and the previous editions.

关键术语

抗重力(against gravity)

肌肉协调(muscle coordination)

阻力(pressure)

重力最小化(gravity minimized)

肌肉耐力(muscle endurance)

筛查测试(screening tests)

徒手肌力测试(manual muscle testing)

肌肉等级(muscle grades)

代偿(substitutions)

案例研究

Sharon

　　一名 32 岁的女性 Sharon 因四肢乏力和气短一周并持续恶化,住进了一家当地急性呼吸医院的重症监护病房,全身肌肉无力,感觉减退,并伴吞咽困难。Sharon 主诉感到肌肉疼痛并有压痛,情绪激动并恐惧。她被诊断为处于吉兰巴雷综合征的急性期,配戴上呼吸机进行治疗[11]。作业治疗师(OT)给她无力的手定制了静息夹板,并将她的肌腹压痛控制到最小。当综合征进展到平稳期,Sharon 从重症监护病房转出来时,作业治疗师用了一个能让 Sharon 更好掌控周围环境的系统,让她可以控制呼叫铃、房间灯、床和电视,极大程度减少了她的恐惧[20]。

　　Sharon 是月刊食品杂志的高级编辑。她有一个 2 岁和一个 6 岁的孩子。她已结婚 8 年,丈夫是一家电脑公司的销售代表。他们住在市里小区的两层联排别墅里。Sharon 主要在家工作,每星期要去杂志社办公室 1~2 次。然而,每当 1 个月 1 次的杂志出版周,她的生活就会变得让人抓狂,她可能会 5 天都要去办公室。她感到庆幸的是,她能够雇佣管家或者保姆。除了需要照管这个家和照顾她的家人外,Sharon 还是一名摄影爱好者,她通常 1 周会在健身房锻炼 3 次,喜欢远足和露营。她还是她最大孩子学校的一名普通志愿者。她和丈夫很享受这样活跃的社交生活。

　　在发病 6 个月后,Sharon 现在接受门诊作业治疗。她正处于恢复阶段,脱髓鞘和轴索再生使得她肌肉力量有所增加[11]。Sharon 仍然无法完全从事对她有意义的工作,主要是因为她的远端肢体依旧无力以及肌肉的耐力不足进而限制了活动。她平时坐轮椅,但在家中使用助行器。她请了一位助手在上午过来帮助她洗澡和梳洗,并带她去门诊就诊。她说:"虽然我可以为自己做点事情,但我需要很长时间才能完成,

这让我在一天还没开始的时候,就已经感到疲惫,我需要帮助才能安全地剃去腋下和腿部的毛发,卷头发和吹干头发会让我觉得筋疲力尽,她还表示无法完成家务活动,例如准备食物(切碎食物,处理锅碗瓢盆)并且无法在没有帮助的情况下去购物。她无法完全照管她的孩子,尤其是 2 岁的孩子,她也不能定期的上二楼,她参加户外和社区活动的能力有限,这些以前给她带来了很大的满足感。在用语音控制计算机的帮助下,她恢复了一些工作,在家里完成很有限的一部分工作,她说"很感激我的老板仍然雇佣我,并且愿意作出(工作上的)调整。"她表示,随着她病情的进展,她和丈夫都试着去认清现实,但依旧对她能够完全康复充满希望。

　　在回顾上述作业概况时,治疗师必须关注干扰康复对象身体功能的因素,即肌力和肌耐力的下降。例如,当用力刷牙时,如何一直保持双臂在肩部以上而不需要数次休息,对 Sharon 来说仍是一个问题。另一个问题是如何用足够的力量打开罐子或进行精细的运动活动,例如拿取硬币。这些问题阻碍了康复对象完全地参与到为其生活带来意义的躯体的、社会的、个人的、文化的和精神背景的活动。

思辨问题

1. 在该患者康复的哪个阶段,作业治疗师应该首先进行肌肉力量评估?

2. 有哪几种方法可用于评估肌肉力量? 从这些方法中可以获得哪些关于康复对象状态的信息?

3. 徒手肌力测试和该康复对象的分级活动之间的关系是什么?

许多身体残疾会造成肌肉无力。可能是由于力量的丧失，导致在工作领域受到轻微的限制，例如将食物带到嘴边、抱起孩子、从杂货店货架上取下物品、上下床等，这取决于无力的程度以及无力是永久性还是暂时性。如果预期是可改善的，作业治疗师必须评估肌肉无力并制订一种能够提高作业表现和增强力量的干预措施。

肌力

肌肉力量(muscle strength)被定义为肌肉收缩产生的力量，而肌肉收缩是"肌肉组织张力发展的过程"（www. online-medical-dictionary. org）。肌肉力量与解剖学、生理学、神经学、感觉、动机、认知、环境、职业和习惯因素相关。肌肉无力可限制或阻碍作业表现，包括日常生活活动（ADLs）、生产性日常生活活动（IADLs）、休息和睡眠、教育、工作、娱乐、休闲和社会参与。肌肉力量测定可以通过观察康复对象执行日常活动（参见第 20 章），筛查测试和徒手肌力测试（MMT）来评估。

在进行 MMT 之前，OT 从业者必须了解肌肉系统的组成和功能及其与身体其他系统的相互作用。为了确保评估肌力的安全性，作业治疗师应了解康复对象的健康状况，损伤或疾病情况，并且必须了解这些状况可能对肌力测试的影响以及肌力测试的禁忌证。评估肌肉力量之前应筛查或明确若干因素，治疗师必须权衡肌力测试的风险与好处。应考虑可能妨碍评估可靠性和准确性的因素，治疗师应确保能证明肌力评估的是肌肉的真实力量，而非其他干扰因素，例如疼痛、疲劳、意志、认知或环境条件。本章假定读者在参与肌力测定之前具有这种知识水平和临床推理能力。

肌力下降的原因

根据身材、体型、肌肉纤维成分、作业（工作/休闲/娱乐/日常生活中的工具性活动）、年龄、性别、日常活动、角色、意志、健康、受伤和疾病等因素，肌肉力量差异很大。在肢体肌肉测试中，肥胖者可能会因常举较重的肢体进行日常活动而能承受更大的阻力。运动员可能会比久坐的不从事体力劳动的职业人员展现出更大的力量。因此，被认为是"正常"肌肉力量的范围很大。

肌肉力量下降有许多与健康有关的原因。

1. 影响肌肉组织的健康状况可导致肌力下降，包括受伤（肌肉拉伤、裂口、撕裂、肌腱炎和肌炎），肌肉长度障碍（过度紧张、拉伸或痉挛）以及各种肌营养不良症。

2. 因为肌肉系统需要接受神经系统的信息进行收缩，因此影响神经系统（大脑、脊髓、外周神经系统）的问题，无论是疾病还是损伤，都会影响肌肉力量。这包括诸如卒中、脑外伤、缺氧、肌萎缩侧索硬化、多发性硬化、肿瘤、癌症、脊髓损伤、周围神经损伤或侵犯性损伤、周围神经病和神经疾病等。肌肉的神经支配可能因骨折、骨关节炎或椎间盘突出而受损，也会导致肌力下降。

3. 自身免疫性疾病和传染病通常会影响肌肉系统，导致肌力下降。这包括重症肌无力，吉兰巴雷综合征，类风湿关节炎和系统性红斑狼疮等综合征。

4. 内分泌和代谢紊乱可影响肌肉功能，如库欣综合征、甲亢和糖尿病。

5. 炎症、毒素、营养和维生素缺乏可能影响肌肉力量。

6. 医疗干预，如手术、固定和药物治疗会影响肌肉力量。长期住院的康复对象可能会失去大部分的肌力。疲劳和失用也会影响肌力。

各种其他因素可以影响肌肉在 MMT 过程中表现出的肌肉力量。这些因素可能也不代表实际的肌力不足，但在测试和解释结果时需要考虑这些因素。这包括康复对象自身的因素（例如疼痛、认知、意志和影响），物理环境因素（如温度、噪声、隐私和分心）以及 OT 从业者相关因素（例如治疗关系、提供的指导和操作的技术）。

肌力测定的方法

有关康复对象肌肉力量的信息可以通过几种不同的方法来了解。对于作业治疗中看到的许多康复对象来说，在实施其他评估或干预措施之前评估肌力非常重要。根据具体需求，OT 从业者应该选择这里列出的最合适的方法来力量评估。OT 从业者不应该基于肌力来假设康复对象的作业表现。例如，具有正常肌力的康复对象可能无法完成自身的工作，而有肌力不足的康复对象可能独立进行有意义的日常活动。

筛查测试(screening test)有助于观察出不同部位的肌力强弱,并确定哪些部位需要进行特定的MMT[6,10,12,19]。筛查测试可以帮助治疗师避免不必要的测试或重复测试[12],这些测试并不和MMT一样精确,他们的目的是对肌力进行一般评估,并确定肌力减弱的部位,受限制的功能以及对更精确测试的需求。筛查可以通过以下方法完成:

1. 查阅以前的肌力测试的结果或日常活动表现的医疗记录。

2. 观察康复对象在进入诊所时的动作,在医院附近的移动,或站起坐下等。

3. 观察康复对象进行功能性活动,例如脱下一件衣服并与治疗师握手[6,12,13]。

4. 进行第20章中描述的基于作业的功能性运动的评估。

5. 对双侧肌肉群进行检查[13]:嘱康复对象舒适地坐在平稳的椅子或轮椅上,OT治疗师要求康复对象通过主动活动移动上肢。OT从业者对选定运动中的双侧肢体末端施加阻力,进行肌力的全面估计。

就Sharon而言,在发病的急性阶段,她的肌力受限,OT治疗师应能够通过观察她在床上移动的稳定性变化而进行判断。最初Sharon可能需要最大限度地依靠床的帮助稳定身体或进食。治疗师会注意到Sharon的双臂主动活动逐渐增加,如Sharon抬起手臂,用前臂向后梳理头发;当她通过吸管啜饮时,她将手放在丈夫手拿着的水杯周围,屈曲和伸直舒展她的双腿,或者暂时将她的躯干抬离床面。当Sharon开始融入环境中时,观察这些自发运动可作为该康复对象肌肉力量的初步和非正式筛查。

徒手肌力测试(manual muscle testing)可测量特定肌肉或肌群的最大收缩[6,7]。MMT用于确定肌力并记录力量的增大和减小。用于测量肌力的标准包括肌肉收缩的证据,肌肉收缩时关节运动范围(ROM)和肌肉或肌群在收缩期间可抵抗的阻力值。重力被认为是一种阻力[6,7,13]。本章介绍了肌群的MMT,因为这一水平的测试得出了大多数OT临床中所需的数据类型。如果需要更精确的测量,可测试单个的肌肉。本章还介绍了几种常见的单个肌力测试,以帮助读者比较在测试单个肌肉与测试完成特定动作的肌群时,单个动作测试和连续动作测试的差异。需要关于MMT组进一步细节的读者可以参考Daniels和Worthingham[10],His-

lop和Montgomery[12,13]以及Rancho肌力测试指南[21]。有关特定形式MMT的详细信息可在Kendall和McCreary[14]以及Cole,Furness和Twomey中找到[8]。

徒手肌力测试的目的

MMT的目的是确定肌力,辨别肌肉无力如何限制有意义的作业的表现,防止因力量不平衡造成的畸形,确定辅助装置是否必要,以帮助在选择康复对象能力范围内的作业,建立康复基线和指导方针,评估干预策略和模式的有效性[15]。当诊断一些神经肌肉疾病如周围神经病变和脊髓损伤,对个体肌肉进行MMT,是很有必要的。在周围神经或神经根损伤中,肌无力的模式可能有助于确定是哪些神经或神经根受累,是部分或完全受累,以及随时间推移的进展。仔细评估可以帮助确定脊髓受累的平面,并可以指示脊髓损伤是完全性损伤还是不完全性损伤[14]。和感觉评估一样,MMT是神经肌肉疾病中的重要辅助诊断工具。

徒手肌力测试中的个体差异

康复对象的年龄、性别、体型和生活方式;肌肉大小和收缩的类型和速度;以前的训练对测试情况的影响;在肌肉收缩期间的关节位置;之前训练的影响;一天中的时间、温度和疲劳都会影响肌力[6,7],作业也会影响特定康复对象在测试过程中可承受的阻力[9,10,12-14]。肌力往往随着年龄的增长而下降,对同一肌群的最大阻力在80岁男性和25岁男性之间会有很大差异[7,14]。对于有一侧受累的康复对象来确定"正常"水平的一种方法是首先测试未受累的肢体。了解日常生活中经常进行的活动、作业和任务的表现可以为治疗师提供一个总体思路。然而,应该避免假设。例如,一个休闲时踢足球的建筑工人很可能具有比"正常"更强的力量。相反,女性上班族的力量不应以她的身材矮小而进行假设,她可能在自己的闲暇时间打保龄球、打网球、制作木制工艺品。

徒手肌力测试的局限性

当正确完成测试时,MMT测量了肌肉或肌群的力量。尽管可以收集关于运动质量(速度、流畅度、节奏和异常运动,如震颤等)[19]、肌张力(抵抗被动运动的力)和运动表现(使用肌肉进行功能活动)[8]的信息评估主动和被动ROM,这些都不是在MMT期间直接测量的。肌耐力（muscle endurance）的评估涉及重复性收缩和抵抗疲劳能力的评估[6]，这在 MMT 期间未被测量。事实上，治疗师应该限制 MMT 期间肌肉最大程度收缩的次数，以确保肌肉力量（而不是肌肉耐力或抗疲劳性）被测量。

禁忌证和注意事项

当康复对象在受测区域有炎症或疼痛、错位或未愈合的骨折、近期手术（特别是肌肉骨骼结构的手术）、骨化性肌炎、骨癌或任何骨骼脆弱的情况，应禁止 MMT 测试[7,15]。由于无力的肌肉容易疲劳，因此当康复对象疲倦尤其是特别疲劳时不应进行 MMT，原因有两个：①结果不能准确反映肌力；②当对受伤的肌肉施加的力过度时可能会产生消极的结果。当抗阻运动可能加重康复对象病情时，必须采取特殊的预防措施，因为可能发生骨关节病，关节半脱位或运动过度，血友病或任何类型的心血管风险或疾病，腹部手术或腹疝，疲劳会加剧康复对象的病情。直到最近，针对有肌肉痉挛的康复对象都不会进行测试 MMT，不然会出现高张力。然而，最近的文献指出 MMT 可以为轻度至中度痉挛的康复对象带来准确的结果。有批评性研究对高张力康复对象使用 MMT 表明，原始反射和粗大协同运动模式使得康复对象无法完成 MMT 所要求的关节分离运动[2,3,6,7,16]。详细参见第 19 章，第 31 章（第 2节）和第 32 章，了解患有上运动神经元紊乱的康复对象的高张力和 MMT。

与第 21 章讨论的被动运动范围（PROM）评估不同，MMT 要求康复对象完全参与测试程序。MMT 不应因认知和语言障碍或康复对象无法执行测试所需的运动技能而降低标准[13]。在 MMT 之前应确保康复对象有理解能力和遵循指令的能力，有意愿进行测试，以及付出最大努力完成测试。如果 OT 从业者怀疑 MMT 的结果可能受到影响，则不应执行 MMT。同样，如果治疗师有理由相信所得出的 MMT 的结果不能准确测量肌肉力量，则结果不应被记录在康复对象的病历中。

关节活动范围在徒手肌力测试中的作用

肌群可以移动身体部位的活动范围是评估 MMT 的第一准则。因此，在评估 ROM 之后进行 MMT 是很常见的（见第 20 章和第 21 章）。当康复对象肌群收缩（AROM 主动关节活动）时，主动进行的 ROM 范围与

OT 从业者可以被动地移动客户身体部分（PROM 被动关节活动）的 ROM 范围进行比较。重要的是要注意，PROM 不足不会影响肌肉力量等级的评定。尽管 PROM 受限，可用的 AROM 内的肌肉力量可能是正常的。ROM 和肌肉测试的动作应在评估力量之前进行筛查；如果 AROM 在功能范围内，则进一步的 ROM 评估是不必要的，因为 PROM 也将在功能范围内。然而，如果 AROM 是有限的，治疗师必须在肌力等级评定前通过 PROM 去确定关节活动范围。

让我们考虑这样一位康复对象，他由于陈旧性骨折的关节改变而造成被动和主动肘关节屈曲 ROM 为120°。肌力不是限制 AROM 的因素，所以 OT 从业者进行 MMT 的下一步是将关节置于中间位置并施加阻力。施加阻力期间记录 PROM 的限制以及肌力等级十分重要[10]。相反，如果康复对象的肘关节被动屈伸角度为 160°，而 AROM 仅为 120°，则不用施加阻力，因为肌肉仅仅是能够抗重力移动部分关节活动。首选使用康复对象的"实际"关节活动而不是正常的关节活动，因为它更加具体和准确。当在疾病恢复阶段评估 Sharon 肌力时，由于肌力较低，OT 从业者很可能会发现主动关节活动范围比被动关节活动范围更少。随着髓鞘再生和轴突再生，差异将减小并且肌力将开始恢复。

徒手肌力测试时重力作用

重力是肌肉系统必须克服的阻力，这样才能通过关节活动范围移动。抗重力的运动是评估肌肉力量的标准之一[14]。将需要活动的身体部位垂直地面从而达到抗重力的目的（即远离地面或朝向天花板），身体部位抵抗重力的移动在一定程度上表现了肌肉的力量。如果康复对象无法对抗重力进行运动（垂直平面），则要减重，以确保运动范围。这涉及将身体部位放置在可运动的水平面内（即平行于地面）。这个位置被称为去重力平面，重力最小化或重力减小的测试位置[10,14,16,19]。由于重力的影响不能消除，所以重力最小化或重力减小是更准确的术语。在本章中使用术语重力最小化（minimized gravity）[10,14]。

当运动的身体部位具有相当大的质量（重量）时，肌力测试时必须考虑重力对肌肉力量的影响。如当移动躯干或头部，用臀部或肩膀提起整个肢体，并进行膝盖，肘部，脚踝和手腕运动。在这些情况下，考虑到重力的影响，运动必须在垂直平面上进行，并且当肌力不

足以将身体部位移动到垂直平面时,必须重新摆放到测量水平或去重力平面中运动。当被移动的身体部分较轻时,不需要考虑运动发生时,抗重力(在垂直平面上)情况下身体的体位摆放。例如手指和脚趾,以及旋转前臂时[10,14]。因此,在评估移动前臂、手指或脚趾的肌群的力量时,可以在水平或垂直平面上进行测试。对于某些动作,放置在抗重力或去重力位置是不可行的。例如,测试肩胛骨凹陷时,抗重力位置会要求康复对象采取倒立姿势。在个别情况下,由于床位的限制,全身无力,躯干不稳,配戴有固定装置,医疗装置和预防保护措施的情况下,可能无法在正确的平面上进行体位摆放。在这些情况下,OT 从业者必须根据康复对象的需求调整体位,并在分级修改时使用临床判断。在记录肌力测试结果时,治疗师应该注意体位和分级的修改。

为了保持程序和分级的一致性,在徒手肌力测试中,重力最小化位置和抗重力位置用于后面描述的所有动作,当体位摆放不可行或者对于康复对象来说会很尴尬或不舒服时不采用。个别的测试采用了体位和分级的改良版。

徒手肌力测试中施加的阻力

治疗师施加阻力(在本章之前的版本中之前称为阻力)是评估肌力时使用的额外外力。一组被测试的肌肉可承受的阻力大小取决于很多因素。较大的肌肉具有较大的力量[10],这与组成肌肉的纤维的直径或横截面积有关。主动肌的纤维数量也影响运动的力量。例如,主要负责腕屈曲的三块肌肉较大,具有更大的力量,并且能够承受超过每个手指力量总和的抵抗力。因此,OT 从业者必须考虑肌肉的大小和相关肌肉的力量,并相应地调整施加的阻力大小。评定特定肌群时,使用的阻力大小因康复对象而异[9,10,12-14]。

在施加阻力时必须遵守许多其他原则。阻力的施加方向与被测试动作的方向相反,应该直接施加在被测试的肌肉或肌群拉力线的相反方向。这意味着阻力施加在完全垂直于正在移动的骨性结构的长轴(图22.1)。以这种方式施加阻力使得治疗师的所有力施加到"旋转"关节并且不挤压或分离关节。阻力通常尽可能远地施加在正在移动的身体部位上(避免传递到下一个关节),这为治疗师提供了更长的力臂。以垂直方式对运动的部位施加阻力并且确保阻力尽可能远地施加而不会越过下一个关节,以增加治疗师的力学优

势,使得在施加阻力时省力。治疗师应该告诉康复对象什么时候会施加阻力,这可以让康复对象的肌肉"做好准备"。应渐进地施加阻力,并根据康复对象的能力进行调整[12]。施压身体部位应保持良好的稳定,以确保阻力仅针对移动身体部位。

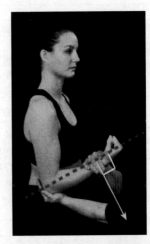

图 22.1 在 MMT 期间施加阻力。箭头表示 OT 施加阻力;虚线是移动体部分的纵轴。注意,阻力垂直于移动端纵轴施加

防止干扰肌肉收缩,阻力不应该直接施加在正在收缩的肌肉的肌腹部或肌腱上。在某些情况下,有关于阻力应用的原则不能同时遵守。这时治疗师应考虑打破一条原则的后果,即在安全方面违规。

测试不应引起疼痛,如果出现疼痛或不适,应立即解除阻力[10]。施加阻力后,治疗师根据前述的肌力等级标准进行肌力分级。此过程用于 Fair+(3+)及以上等级的强度测试。阻力不适用于从 Fair(3)到 Zero(0)的肌肉测试。轻度阻力有时会应用于在减重平面上完成完整 ROM 的肌力测试,以确定等级是否为 Poor+。图 22.2 显示了记录肌肉等级的样本表格。

因肌力低的肌肉容易疲劳,如果康复对象疲劳,结果可能不准确。测试动作的重复次数不应超过 3 次,因为如果肌肉由于耐力低而疲劳,疲劳会导致分级错误[7,8]。被测试区域的疼痛,肿胀或肌肉痉挛也可能会干扰测试程序和准确的分级,这些问题应记录在评估表上。在解释肌肉力量等级时必须考虑心理因素。在评估肌力时,治疗师必须评估康复对象意志、合作和努力程度。

肌肉收缩的触诊

如果肌群在水平面上进行测试时没有明显的运

肌力测试

康复对象姓名＿＿＿＿＿＿＿＿＿＿＿＿＿＿＿＿＿＿＿＿＿＿＿＿＿＿＿＿＿＿＿图表编号

出生日期＿＿＿＿＿＿＿＿＿＿＿＿＿＿＿＿＿＿机构名称＿＿＿＿＿＿＿＿＿＿＿＿＿＿＿＿＿＿

住院日期＿＿＿＿＿＿＿＿＿＿＿＿＿＿＿＿＿＿主治医生＿＿＿＿＿＿＿＿＿＿＿＿＿＿＿＿＿＿

诊断：

左　　　　　　　　　　　　　　　　　　　　　　　　　　　　　　　　　　　　　右

			检查人姓名				
			日期				
		颈	屈肌	胸锁乳突肌			
			伸肌群				
		躯干	屈肌	腹直肌			
			左斜方肌 右斜方肌　旋转	左腹斜肌 右腹斜肌			
			伸肌	胸段肌群 腰段肌群			
			抬高骨盆	腰方肌			
		髋	屈肌	髂腰肌			
			伸肌	臀大肌			
			外展肌	臀中肌			
			内收肌群				
			外旋肌群				
			内旋肌群				
			缝匠肌				
			阔筋膜张肌				
		膝	屈肌	股二头肌 腘绳肌			
			伸肌	股四头肌			
		踝	跖屈肌	腓肠肌 比目鱼肌			
		足	足内翻	胫骨前肌			
			足外翻	胫骨后肌			
		足趾	MP 屈肌	蚓状肌			
			IP 第一屈肌	趾短屈肌			
			IP 第二屈肌	趾长屈肌			
			MP 伸肌	趾长伸肌 趾短伸肌			
		大踇趾	MP 屈曲	踇短屈肌			
			IP 屈曲	踇长屈肌			
			MP 伸展	踇短伸肌			
			IP 伸展	踇长伸肌			

测试：

不能行走	日期	言语
站立	日期	吞咽
独立行走	日期	膈
用助行器行走	日期	肋间

KEY

5	N	Normal	抗重力和全部阻力完成全范围的关节活动
4	G	Good*	抗重力和部分阻力完成全范围的关节活动
3	F	Fair*	抗重力完成全关节活动
2	P	Poor*	在无重力下完成全范围关节活动
1	T	Trace	有轻微肌肉收缩但无关节活动
0	0	Zero	无肌肉收缩
S or SS			痉挛或严重痉挛
C or CC			挛缩或严重挛缩

* 肌肉痉挛或者挛缩可能会限制关节活动范围。在因此导致的未能完成的活动评级后应标注问号。

图 22.2　肌力测试样表（改编自 March of Dimes Birth defects Foundation）

左						右		
				检查人姓名				
				日期				
			肩胛骨	外展	前锯肌			
				上提	上斜方肌			
				下降	下斜方肌			
				内收肌	中斜方肌			
					菱形肌			
			肩关节	屈肌	前三角肌			
				伸肌	背阔肌			
					大圆肌			
				外展	中三角肌			
				水平外展	后三角肌			
				水平内收	胸大肌			
				外旋肌群				
				内旋肌群				
			肘关节	屈肌	肱二头肌			
					肱桡肌			
				伸肌	肱三头肌			
			前臂	旋后肌群				
				旋前肌群				
			腕关节	屈肌	桡侧腕屈肌			
					尺侧腕屈肌			
				伸肌	桡侧腕长 & 短伸肌			
					尺侧腕伸肌			
			手指	MP 屈肌	蚓状肌			
				IP 第一屈肌	指浅屈肌			
				IP 第二屈肌	指深屈肌			
				MP 伸肌	指总伸肌			
				内收肌	骨间掌侧肌			
				外展肌	骨间背侧肌			
				小指展肌				
				小指对掌肌				
			大拇指	MP 屈肌	拇短屈肌			
				IP 屈肌	拇长屈肌			
				MP 伸肌	拇短伸肌			
				IP 伸肌	拇长伸肌			
				外展肌	拇短展肌			
					拇长展肌			
				内收肌				
				拇对掌肌				
			面部					

其他信息：

图 22.2（续）

动,治疗师必须确定肌肉是否能够产生任何肌紧张,这是通过触诊完成的。治疗师将手指(通常是示指和中指的指尖)放在被测试的肌肉的腹部或肌腱上,并指示康复对象尝试将身体部位数次以特定方式移动到目标位置。触摸所执行的每个肌肉腹部/肌腱的确切位置是有选择的。然而,放置在执行该动作的肌群的大体区域上也是可以接受的。由于肩部外展发生在额(冠状)平面,进行外展的肌肉可在盂肱关节外侧触及(图22.3A)。同样,膝关节屈曲发生在矢状面,远端下肢旋转到中立位置;进行膝关节屈伸的肌肉可在膝关节后面触及,肌腹位于上方,而其他位置则位于膝关节下方(图22.3B)。

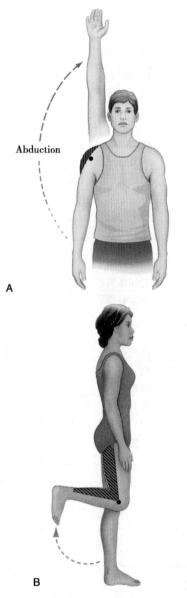

Abduction

A

B

图22.3　A.肌肉做肩外展。黑点代表一般运动轴,阴影代表肩部外展肌组的位置;B.肌肉做膝关节屈曲。黑点代表运动的总轴,阴影代表屈膝肌群的位置

当触摸收缩时,应告诉康复对象尽管肌肉太弱而无法移动身体关节,但当康复对象尝试执行运动时,OT治疗师依旧可以感受到的肌肉活动。康复对象应该有几次机会产生肌紧张。对于OT从业者来说,需要了解目标肌肉的位置和它们的肌腱附着点,从而辨别代偿测试动作的其他肌肉。

代偿

作业治疗师必须密切观察康复对象,以确保所执行的动作是正在进行测试的肌群的确切动作。大脑是以运动而不是单个肌肉的收缩来进行工作的[10]。因此,肌肉或肌群可能试图代替较弱肌肉的功能以完成运动。这些运动被称为代偿[6,7,14]。治疗师必须给予仔细的指导,提供正确的体位、定位和触诊。并确保测试运动时没有多余的移动。为了防止代替,应该保持身体的正确位置,并且在不改变身体或转动部分身体的情况下进行该部分的运动[6,7,14]。未被发现的具有欺骗性动作会掩盖康复对象的问题,导致制订不恰当的治疗方案[6]。肌肉收缩的触诊可确定受检肌肉是否能产生张力。在肌力测试正常、良好和一般评分时不使用触诊。协同工作的肌肉通常起源于不同的位置,因此不可能触及组织收缩。例如,肘屈肌的肌腹位于上臂,外侧前臂和肘关节深处。此外,OT治疗师的一只手稳定近侧身体部位,另一只手向运动身体部位施加阻力,而没有手部可供触诊。本章详细描述身体和关节的位置,身体部位在特定位置的位置以及微妙的代替,以帮助OT从业者识别代替。当肌肉等级低于Fair(3)时使用触诊。检测代偿是OT从业者随时间和经验获得的技能。

作业治疗师的知识和技能

MMT的安全性、可靠性和有效性取决于OT从业者的知识、能力和技能。这首先要详细了解肌肉系统(肌肉解剖、神经支配、起源和介入),运动学(肌肉作用和功能、肌纤维的方向、肌肉在固定和代替中的作用)和运动机能学(关节、运动、终末感觉和正常的运动范围)。治疗师必须能够观察肌肉的轮廓,以判断它是否正常,是萎缩还是肥大。必须能够找出活动、姿势和位置的异常。治疗师必须能够摆正自己以及康复对象的体位,并充分施加稳定且适当的阻力,治疗师必须能够指导并密切监督康复对象以帮助康复对象执行这些

动作。需要有指导摆放体位并感受肌肉收缩的能力。OT 从业者必须知道并且能够在测试过程中使用一致的方法。仔细观察运动状况，仔细和准确的触诊，正确的体位摆放，过程的一致性和治疗师的经验是准确测试的关键因素[10,12]。知识和经验是检测代偿和评估准确肌力等级的必要条件[12-14]。

在确定临床情况下"正常"肌力意义之前，OT 从业者有必要掌握测试和评定分级不同性别和所有年龄的典型个体的肌力的技能和经验。虽然肌肉等级的定义是标准化的，但是徒手肌力测试包括主观和客观两个部分。主观成分与 OT 从业者相关——基于康复对象块头大小、年龄等力量的预期，施加了多少阻力。客观因素主要与康复对象在特定平面上的运动范围有关。总的来说，客观和主观成分给了治疗师基于临床推理评定一个特定的肌肉力量等级。由于许多因素都会影响肌力，需要依靠经验来帮助治疗师区分肌力等级[19]。

徒手肌力测试原理

准备测试

在进行必要的筛选测试后，康复对象将按照特定测试程序中列出的方向在稳定的椅子或桌子上进行体位摆放。如果要进行多项检测，则需要对其进行排序，以避免频繁地重新让康复对象摆放体位[12,13,21]。为了避免对运动，肌肉收缩或施加阻力造成干扰，应移除衣物，并允许观察肌肉轮廓（侧面对称性、肥大或萎缩）。OT 治疗师尽量接近康复对象的身体部位，尽量减少向上和向外伸展。这便于 OT 治疗师支撑无力的肢体，减少施加阻力时产生的阻力，保护 OT 治疗师的关节并防止疲劳。

测试的具体程序

为确保准确性和一致性，MMT 必须始终按照标准化程序执行。如果进行修改，则必须对其进行描述和记录。表 22.1 描述了四肢的 MMT 程序。测试面部、颈部和躯干的程序在其他地方是有文献的[6,8,10,12,14]。

肌力分级

表 22.2[6,10,12,13,21]中列出了肌肉力量分级的标准，

表 22.1　徒手肌力试验测试过程
1. 体位：保持在一个能够抗重力（垂直面）完成动作的稳定姿势
2. 动作：首先观察被测试动作，主动完成最大活动范围的抗重力动作
3. 测试位置：在关节可达活动范围的中间
4. 固定：测试者固定活动关节的邻近身体，并观察动作
5. 阻力：测试者应用与肌肉收缩动作相反的力量

根据第二步的结果，来选择接下来的测试：

1. 当主动活动范围与被动相一致时，作业治疗师将关节摆放在中立位（约 50% 全活动范围），稳定邻近身体结构（分离肌群，保证正确的测试动作，避免代偿），将力量垂直应用于身体结构，方向与活动方向相反。力量的应用离移动躯体越近越好，但不可跨越关节。举个例子，测试屈肘时，治疗师用使肘伸直的力量。当治疗师应用阻力时嘱受试者使用最大力量。

2. 当主动活动度小于全范围被动活动度时，作业治疗师将受试者体位摆成减重状态（治疗师支持受试者身体于水平位），嘱受试者在水平位完成动作。

（1）如果受试者能在减重平面完成全范围被动活动，将测试部分肢体摆放至中立位，治疗师试着使用轻微力量反向移动。

（2）如果受试者不能全范围完成活动，则无需使用阻力。

（3）如果在水平面无法引出动作，则触诊被测试肌肉的肌腹和肌腱。当触摸肌肉收缩时，嘱受试者试着去做该动作。

可分级的最高等级是 5 级或 Normal。为了给康复对象评定这种肌力等级，康复对象必须在抗重力下并抗最大阻力完成完整的主动关节活动。如果肌群能够完全抵抗重力完成全范围活动，但无法承受最大阻力，评定为 4 等级，即 Good。当肌肉在承受最大阻力时"屈服"或"让步"，肢体不再能够保持动作时，治疗师将评定等级 4。如果肌肉或肌群能够活动整个 ROM 而不受重力影响，但不能承受来自 OT 治疗师的额外阻力，即使治疗师只施加轻微的阻力，肌群很容易受阻，则该肌肉或肌群被认为是 3 级，Fair。如果一个肌肉组的肌肉等级为 2 级，Poor，那么肌肉组可以在去重力的平面上完成完整的 ROM。如果肌群无法在去重力平面中进行关节活动，但治疗师在触诊时可以感受到肌群紧张或收缩，则肌肉是 1 级 Trace。此时康复对象不需要放置在减重平面上触诊肌肉是否收缩。

当治疗师无法触及肌肉收缩，则肌力为 0 级。结论可参考图 22.4。

使用"+"或"-"的目的是为表示肌力的二级精度，这种指定常被有经验的作业治疗师使用。两位治疗师测试同一位受试者可能结果会有半级的差异，但不应该有一级的差异。同一工作团队的作业治疗师可能使用同一标准化技术，来提高肌力评定的信度。

表22.2　肌力等级

等级（编号）	等级（名称）	代码	重力	主动活动范围	阻力
5	正常	N	抗重力	全范围	最大
4	良好	G	抗重力	全范围	适量
3+	一般+	F+	抗重力	全范围	轻微
3	一般	F	抗重力	全范围	无
3-	一般-	F-	抗重力	大于50%	无
			抗重力	小于50%	无
2+	差+	P+	重力最小化	全范围	轻微
2	差	P	重力最小化	全范围	无
2-	差-	P-	重力最小化	部分	无
1	微弱	T	对抗或重力最小化	无运动	可见/可触及收缩
0	无对抗	0	对抗或重力最小化	无运动	无运动

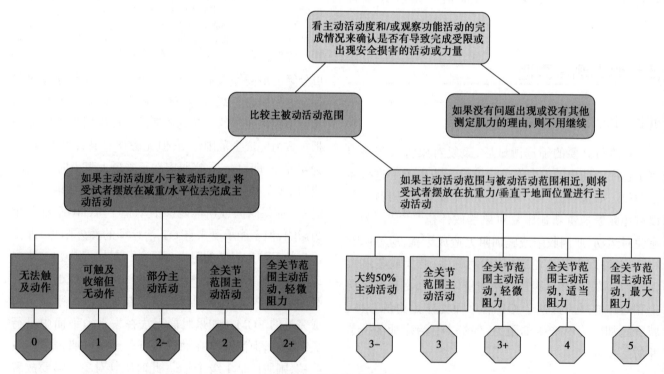

图22.4　肌力测试树状图

前臂、手指、足趾在抗重力和减重力的情况下，肌力等级的标准定义将有所改变。抗重力情况下部分关节活动将被认为是差（2级），而抗重力情况下的全范围关节活动被认为是尚可（3级）。

如果受试者不能放在正确的测试位置，治疗师必须适当调整并利用临床经验判断大约肌力情况，除了正确位置测试，测试的信度和效度应依靠于认真的固定、肌肉的触诊和动作的观察上。

上肢肌力测定手册

在接下来的章节中将介绍肌肉支配的每个动作，其神经支配及特定的测试方法。测试者应当尽量站在靠近被测试的身体部分。阻力应当被垂直使用在肢体远端，为了保持最佳观察位置，动作可能常常不能被演示。

肩关节屈曲(图22.5)

肌肉[10,18,22]	神经支配[6,10,18,22]
三角肌前束	腋神经,C_5,C_6
喙肱肌	腋神经,$C_5 \sim C_7$
肱二头肌短头	肌皮神经,C_5,C_6
胸大肌(锁骨头)	胸(外中)神经,C_5,C_6

针对等级为正常(5)、良好(4)、一般(3)的测试步骤

1. 体位　将受试者固定在具有支持性的椅子或毯子上,如果躯干不稳定或者无法维持平衡,就给予外部支持,测试时治疗师站在受试者旁边。

2. 动作　在演示从中立位到全肩关节屈曲的过程中,治疗师说:"像我一样移动你的肩关节",观察受试者主动完成该动作的情况,完成该动作时允许受试者的肩胛骨和锁骨随着肱骨一起运动。

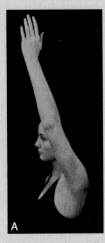

图 22.5A　肩关节屈曲:动作——肌力 3 级及以上

3. 测试姿势　如果受试者可以完成全关节全范围被动活动,则将肩关节置于90°屈曲,然后继续测试;如果不行,则按照等级为差、微量和零的测试程序测试。

4. 固定　根据需要将受试者固定在椅子上,治疗师通过将手放置在肩关节上方即盂肱关节的近端来固定肩胛骨和锁骨。

5. 阻力　告诉受试者:"不要让我移动你",治疗师垂直向下按压受试者肱骨远端使肩伸展,根据受试者的承受能力调整阻力大小。
   - (a) 最大阻力=正常(肌力 5 级)
   - (b) 中等阻力=良好(肌力 4 级)
   - (c) 最小阻力=较好(肌力 4−)
   - (d) 轻微阻力=较可(肌力 3+)
   - (e) 没有阻力=尚可(肌力 3 级)

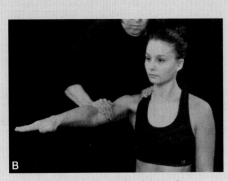

图 22.5B　屈肩:应用阻力

针对等级为差(2)、微量(1)和零(0)的测试步骤

1. 体位　请受试者在非测试一侧的床边保持侧卧位,如果受试者不能抵抗上肢重力来维持肩屈曲,则治疗师给予支持;如果侧卧位的姿势不可行,则受试者可保持在固定坐位,根据改进的分级测试来完成。

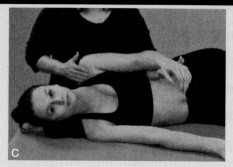

图22.5C　屈肩:触诊——肌力2级及以下

2. 动作　从中间位置开始,将受试者的肩膀部分弯曲两次,同时向受试者说明:"像我做的这样移动你的手臂"。

　(a) 如果受试者能完成全范围关节活动,在肩屈曲90°时在肱骨末端施加垂直阻力使肩伸展。

　　(i) 能忍受阻力=2+级

　　(ii) 不能忍受阻力=2级

　(b) 如果受试者能完成部分范围关节活动,不施加阻力=2-级

　(c) 如果受试者不能完成动作,请受试者将肩置于屈曲90°并说明"尽力像我做的一样移动你的手臂",治疗师触摸盂肱关节前面来感受屈肩肌肉的收缩情况。

　　(i) 如果肌肉能收缩=1级

　　(ii) 如果肌肉没有收缩=0级

代偿:观察屈曲伴水平内收、外旋及肩胛骨抬高,同时注意躯干过伸。

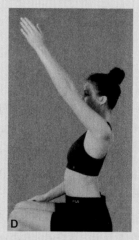

图22.5D　屈肩:代偿

注意:在肩胛骨平面上手臂的抬高,在屈曲和外展肩关节的中间位置,称为Scaption运动,这种运动比肩屈曲和外展更为常见,Scaption通过三角肌和冈上肌来完成,它的作用是使肩屈曲,除了手臂位置在额状面前30°～45°。

肩伸展(图 22.6~图 22.11)

肌肉[4,10,14,18,22]	神经支配[6,10,18,22]
背阔肌	胸背神经,$C_6 \sim C_8$
大圆肌	肩胛下神经,$C_5 \sim C_7$
三角肌后束	腋神经,C_5,C_6
冈下肌	肩胛上神经,$C_4 \sim C_6$
小圆肌	腋神经,C_5,C_6
肱三头肌长头	桡神经,$C_6 \sim C_8$
胸大肌(近胸骨头)	胸神经(外、中),C_7,C_8,T_1

针对等级为正常(5)、良好(4)、一般(3)的测试步骤

1. 体位　　受试者坐在没有靠背的椅子上或者俯卧于毯子上,如果躯干无法稳定或无法平衡,则治疗师给予外部支持,请受试者使肩膀置于中立位,治疗师站在受试者身后进行测试。

2. 动作　　治疗师将受试者的肩从中立位后伸的同时,告诉受试者"像我一样移动你的手臂",观察受试者完成整个活动的过程。

3. 测试姿势　如果受试者可以完成整个被动活动范围,将肩关节外展至 30°开始进行测试;如果不行,则按照等级为差(2)、微量(1)和零(0)的测试步骤进行测试。

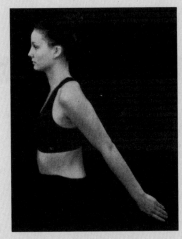

图 22.6　肩伸展:动作——肌力 3 级及以上

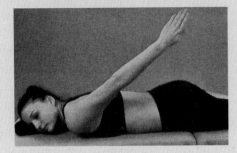

图 22.7　肩伸展:替代测试姿势——肌力 3 级及以上

4. 固定　　治疗师通过将手放在肩带前即盂肱关节的近端来固定肩胛骨和锁骨,如果是坐位,根据需要将受试者固定在椅子上。

针对等级为正常(5)、良好(4)、一般(3)的测试步骤(续)

5. 阻力　　告诉受试者:"不要让我移动你",在受试者肱骨末端施加垂直向下的阻力,根据受试者承受能力调整阻力大小。

　　(a) 最大阻力=肌力 5 级

　　(b) 中等阻力=4 级

　　(c) 最小阻力=4-级

　　(d) 轻微阻力=3+级

　　(e) 没有阻力=3 级

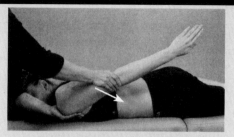

图 22.8　肩伸展:应用阻力

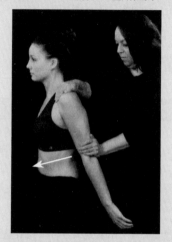

图 22.9　肩伸展:应用阻力

针对等级为差(2)、微量(1)和零(0)的测试步骤

1. 体位　　使受试者在非测试侧的床边保持侧卧位,如果受试者不能抗上肢重力来维持动作,则治疗师给予支持;如果不能维持侧卧位,受试者可以采用坐位或俯卧位,根据不同的分级改进测试程序进行测试。

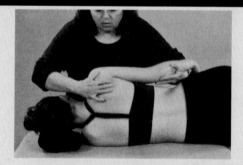

图 22.10　肩伸展:姿势——测试,肌力 2 级及以下

2. 动作　　从中间位置开始测试,部分受试者伸展肩关节两次,同时说明"像我一样移动你的手臂"(图 22.10)。

　　(a) 如果受试者能完成全关节活动,则在肩伸展 30°时施加垂直于肱骨末端的轻微阻力。

　　　　(i) 能忍受阻力=2+级

　　　　(ii) 不能忍受阻力=2 级

　　(b) 如果受试者能完成部分关节活动度,不能施加阻力=2-级。

　　(c) 如果受试者不能完成动作,将肩置于屈曲 90°位置时说明"尽力像我一样移动你的手臂",治疗师触摸盂肱关节后部以感觉肩部伸肌肌肉的收缩情况。

　　　　(i) 如果有明显的肌肉收缩=1 级

　　　　(ii) 如果没有明显的肌肉收缩=0 级

针对等级为差(2)、微量(1)和零(0)的测试步骤(续)

替代:坐位时,躯干弯曲或肩胛骨向前倾斜。

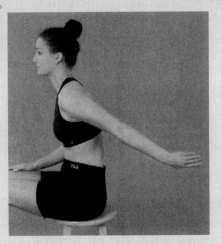

图 22.11　肩伸展:代偿

肩外展(图 22.12~图 22.14)

肌肉[10,14]	神经支配[10]
三角肌中束	腋神经,C_5,C_6
肩胛骨上部	肩胛神经,C_4,C_5,C_6

针对等级为正常(5)、良好(4)、一般(3)的测试步骤

1. 体位　　　让受试者坐在具有支持性的椅子或者毯子上,如果躯干不稳定或无法维持平衡,则给予外部支持,治疗师站在受试者身后。

2. 动作　　　在演示从中立位到全关节范围肩关节外展的过程中,治疗师说"像我一样移动你的手臂",观察受试者完成动作的过程,允许受试者的肩胛骨和锁骨随着肱骨一起运动。

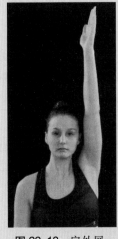

图 22.12　肩外展:
动作——肌力 3 级
及以上

3. 测试姿势　如果受试者能够完成整个被动活动,从肩外展 90°开始进行测试;如果不行,按照测试等级为 2 级、1 级及 0 级的程序进行测试。

4. 固定　　　治疗师通过将手放在肩关节上方,即盂肱关节近端来固定肩胛骨和锁骨,如果需要的话把受试者固定在椅子上。

针对等级为正常(5)、良好(4)、一般(3)的测试步骤(续)

5. 阻力　　告诉受试者:"不要让我移动你的手臂",在肩关节外展时于肱骨末端施加垂直向下的阻力,根据受试者能力调整阻力大小。

最大阻力=5级

中等阻力=4级

最小阻力=4-级

轻微阻力=3+级

没有阻力=3级

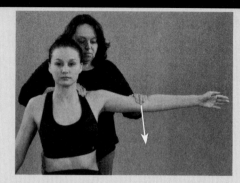

图 22.13　肩外展:应用阻力

针对等级为差(2)、微量(1)和零(0)的测试步骤

1. 体位　　受试者仰卧位,被测试侧手臂放松地放在身体一侧,治疗师站在一边,如果需要则在上肢给予支持。

2. 动作　　(a) 从中立位置开始测试,部分外展受试者肩关节两次,同时说明"像我一样移动你的手臂"。

如果受试者能完成整个关节活动,将肩外展至90°,在肱骨部末端施加垂直方向轻微力。

(i) 如果能忍受阻力=2+级

(ii) 如果不能忍受阻力=2级

(b) 如果受试者完成部分关节活动,不施加阻力=2-级。

如果受试者不能完成动作,将肩外展90°,并说明"像我这样尽力移动你的手臂",治疗师触摸盂肱关节上面来感受肩外展肌群的收缩情况。

(i) 如果肌肉有明显收缩=1级

(ii) 如果没有肌肉收缩=0级

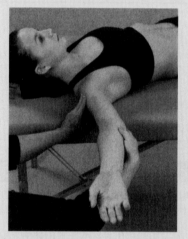

图 22.14　肩外展:姿势和触诊——肌力 2 级及以下

替代:肱二头肌长头可能会代偿,观察运动过程中伴随屈肘和外旋,前后三角肌可以共同作用来完成肩外展。上斜方肌可能协助完成,可通过观察肩胛骨的上升趋势。

肩外旋(图 22. 15 ~ 图 22. 19)

肌肉[4,10,14]	神经支配[4,10,14]
冈下肌	肩胛神经,C_5,C_6
小圆肌	腋神经,C_5,C_6
三角肌后束	腋神经,C_5,C_6

针对等级为正常(5)、良好(4)、一般(3)的测试步骤

1. 体位	受试者俯卧位(或坐位),肩外展90°,肱骨呈中立旋转位,屈肘90°,前臂旋转挂在桌子边上,垂直于地面,在肱骨远端放置毛巾卷,有助于肱骨充分外展,增加受试者舒适度,治疗师站在支撑平面前,向着测试一侧。
2. 动作	治疗师演示从中立位到全关节外旋,同时说明"像我一样移动你的手臂"。

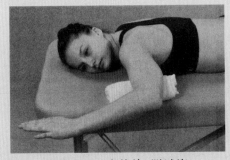

图 22.15　肩外旋:测试姿势——肌力等级 3 级及以上

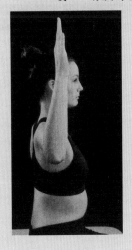

图 22.16　肩外旋:替代测试姿势——肌力 3 级及以上

3. 测试姿势	如果受试者能完成整个关节的被动活动,肩膀位于内旋40°左右开始进行测试;如果不能,则按照测试等级为2级、1级和0级的程序测试。
4. 固定	治疗师通过将手置于肱骨远端下方的支撑面上来固定肱骨远端。
5. 阻力	治疗师告诉受试者:"不要让我移动你的手臂",在前臂末端沿着内旋方向施加垂直向下的阻力,根据受试者能力调整阻力大小。最大阻力=5级,中等阻力=4级,最小阻力=4-级,轻微阻力=3+级,没有阻力=3级。

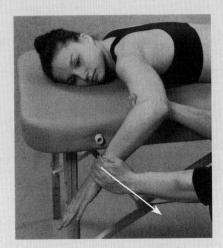

图 22.17　肩外旋:应用阻力

针对等级为正常(5)、良好(4)、一般(3)的测试步骤(续)

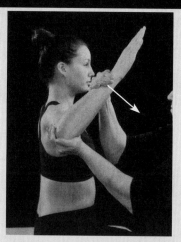

图 22.18　肩外旋:应用阻力

针对等级为差(2)、微量(1)和零(0)的测试步骤

1. 体位　　受试者坐位,肩关节中立位,手臂内收,肘屈曲 90°,前臂处于中立旋转位,治疗师站在受试者前面(向着测试侧)。

2. 动作　　移动受试者肩膀使部分外旋两次,并说明:"像我一样移动你的手臂"

　　(a) 如果受试者完成全关节被动活动,置于外旋 40°,在前臂远端施加轻微阻力使前臂内旋。

　　　　(i) 如果能忍受阻力=2+级

　　　　(ii) 没有阻力=2 级

　　(b) 如果受试者完成部分关节活动度,没有施加阻力=2-级。

　　(c) 如果受试者不能完成动作,置于内旋 40°并说明"尽力像我一样移动你的手臂",治疗师触摸肩膀后部和肩胛骨,感受内旋肌群的收缩情况。

　　　　(i) 如果肌肉有明显收缩=1 级

　　　　(ii) 如果肌肉没有明显收缩=0 级

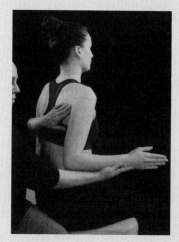

图 22.19　肩外旋:姿势和触诊——肌力 2 级及以下

代偿:如果康复对象伸肘和前臂旋后,则该力量协助肱骨外旋,肩胛骨内收可以将肱骨向后牵拉并外旋,治疗师应该观察肩胛骨内收和启动过程中前臂旋后的情况。

肩内旋(图 22.20 ~ 图 22.22)

肌肉[10,14,15]	神经支配[4,5,10]
肩胛肌群	肩胛神经,$C_5 \sim C_7$
胸大肌	(中、外)胸神经,$C_5 \sim T_1$
背阔肌	胸背神经,$C_6 \sim C_8$
小圆肌	肩胛神经,$C_5 \sim C_6$
三角肌	腋神经,$C_5 \sim C_6$

针对等级为正常(5)、良好(4)、一般(3)的测试步骤

1. 体位　受试者俯卧位,肩外展 90°,肱骨部自然放置在中立位,肘关节屈曲 90°,在肱骨远端放置一个毛巾卷,前臂垂直于地面,治疗师站在受试者被测试手臂前进行测试(图 22.20)。

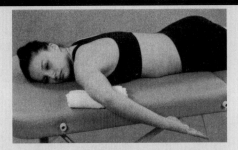

图 22.20　肩内旋:测试姿势——肌力等级 3 级及以上

2. 动作　在演示从中立位到全关节内旋的过程中,治疗师说"像我一样移动你的手臂",观察受试者主动完成整个过程的情况(图 22.21)。

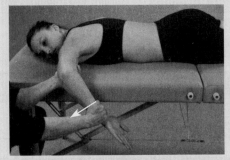

图 22.21　肩内旋:应用阻力

3. 测试姿势　如果受试者能完成整个被动活动度,将肩关节置于内旋 40°开始进行测试。

4. 固定　治疗师通过就将手放在支撑平面上,在受试者手臂下来固定肱骨远部来防止外旋。

5. 阻力　治疗师告诉受试者"不要让我移动你的手臂",然后在前臂远端的掌面施加阻力使前臂外旋,根据受试者能力调整阻力大小(图 22.21)。

针对等级为差(2)、微量(1)和零(0)的测试步骤

1. 体位　受试者坐位,肩内收并保持中立位,屈肘 90°并保持前臂中立位,治疗师站在旁边支撑住前臂进行测试。

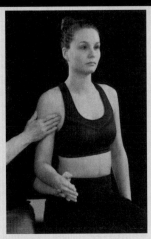

图 22.22　肩内旋:姿势和触诊——肌力 2 级及以下

针对等级为差（2）、微量（1）和零（0）的测试步骤（续）

2. 动作	从中立位开始测试，使受试者肩膀内旋并部分通过活动关节活动度两次，同时说明"像我一样移动你的手臂"。 　（a）如果受试者完成整个关节活动度，将肩置于内旋大约40°，在前臂末端施加轻微阻力。 　　　（i）如果能忍受阻力=2+级 　　　（ii）没有阻力=2级 　（b）如果受试者能完成部分关节活动度，不施加阻力=2-级。 　（c）如果受试者不能完成动作，在肩内旋40°左右并说明："尽力像我一样移动你的手臂"，触摸盂肱关节前方来感受内旋肌群收缩情况。 　　　（i）如果肌肉收缩明显=1级 　　　（ii）如果收缩不明显=0级

代偿：如果躯干旋转，重力作用于肱骨使前臂内旋，治疗师应该注意躯干的旋转，在肘关节伸直时，前臂的内旋可以协助肩内旋。

肩水平外展（图22.23~图22.26）

肌肉[4,10,15]	神经支配[10,13]
三角肌后束	腋神经，C_5，C_6
冈下肌	肩胛神经，C_5，C_6

针对等级为正常（5）、良好（4）、一般（3）的测试步骤

1. 体位	受试者俯卧位，上肢悬挂与垫子边缘，肩自然放松地屈曲90°，肘伸展，治疗师站在边上进行测试（图22.23）。

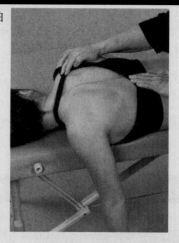

图22.23　肩水平外展：测试姿势——肌力等级3级及以上

2. 动作	治疗师移动受试者的上肢至整个水平外展位，并说明"像我一样移动你的手臂"，观察受试者主动完成动作的过程。

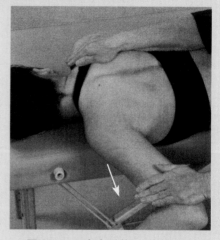

图22.24　肩水平外展：应用阻力

针对等级为正常(5)、良好(4)、一般(3)的测试步骤(续)

3. 测试姿势　如果受试者能够完成整个被动关节活动,将肩关节水平外展 90°(上肢平行于地面);如果不行,则根据测试等级 2 级、1 级和 0 级的程序进行测试。

4. 固定　治疗师固定肩胛骨,如果需要的话,可以通过稳定对侧肩胛骨来稳定躯干。

5. 阻力　告知受试者"不要让我移动你",然后在肱骨远端施加向下阻力使肩关节水平内收,在测试时确认桌子上没有限制活动的因素(图 22.24)。

针对等级为差(2)、微量(1)和零(0)的测试步骤

1. 体位　受试者坐位,手臂伸展 90°手掌向下并用高桌子支撑或者治疗师支撑,如果用桌子来支持上肢重量,可以在桌面上撒粉或者把肢体放在一个可滚动物体上(类似于小滑板)来减少摩擦。

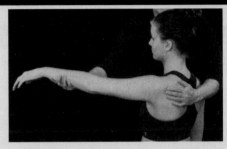

图 22.25　肩水平外展:肌力 2 级及以下的姿势和触诊

2. 动作　从中间位开始通过部分水平外展的肩关节活动度活动两次,并说明"像我一样移动你的手臂"。

    (a) 如果受试者完成整个活动度,将肩关节置于水平外展 90°并于肱骨远端施加轻微阻力使肩关节水平内收。

        (i) 如果能忍受阻力 =2+级

        (ii) 没有阻力 =2 级

    (b) 如果受试者通过部分关节活动度,没有施加阻力 =2-级。

    (c) 如果受试者不能完成动作,将肩置于 90°水平外展,并说明"试着像我一样移动你的手臂"触摸盂肱关节后面以感受水平外展肌群的收缩。

        (i) 肌肉收缩明显 =1 级

        (ii) 没有明显收缩 =0 级

特殊肌肉测试:当受试者坐位,肩关节外展 90°、内旋 35°,躯干固定并在肱骨远端施加水平内收和伸展的阻力时,三角肌后束的收缩将被避免或阻断。

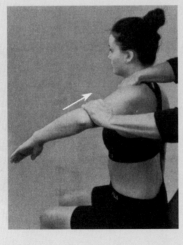

图 22.26　肩水平外展:肌力 2+级的姿势、触诊和三角肌后束的阻力

替代:如果三角肌后束非常薄弱,背阔肌和大圆肌将协助完成该运动,此时将更易出现肩伸展,而不是水平外展;肩胛骨内收可能会引起轻微地肱骨水平外展,但同时可能会出现躯干旋转和肩胛骨旋转;肱三头肌长头也可以替代完成该动作,可以通过屈肘来防止这种情况发生。

肩水平内收(图22.27~图22.29B)

肌肉[4,12-14]	神经支配[4,10,12,13]
胸大肌	(中、外)胸神经,$C_5 \sim T_1$
三角肌	腋神经,C_5,C_6
喙肱肌	肌皮神经,C_6,C_7
肱二头肌(小头)	肌皮神经,C_5,C_6

针对等级为正常(5)、良好(4)、一般(3)的测试步骤

1. 体位	受试者仰卧位,肩外展 90°,肘屈曲或伸展,治疗师站在受试者旁边或后面进行测试。
2. 动作	动作:治疗师使受试者肩水平内收,并说明"像我一样移动你的手臂",观察受试者完成动作的过程(图22.27)。

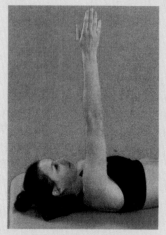

图 22.27　肩水平内收:测试姿势和动作——肌力等级 3 级及以上

3. 测试姿势	如果受试者能够完成整个被动关节活动范围,在肩关节部分水平内收至大约 80°时开始测试;如果不行,则按照测试等级为 2 级、1 级和 0 级的程序进行测试。
4. 固定	治疗师通过将手放在对侧肩前来固定躯干进行测试(图22.28)。

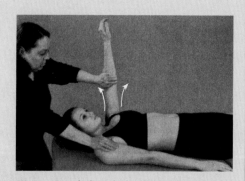

图 22.28　肩水平内收:固定和阻力的应用

5. 阻力	告诉受试者"不要让我移动你的手臂",然后在肱骨远端施加水平外展方向的阻力(图22.28)。

针对等级为差（2）、微量（1）和零（0）的测试步骤

1. 体位　受试者坐位，肩外展 90°，手臂可以支撑在桌子上或由治疗师帮助支撑（图 22.29A），如果用桌子支撑上肢重量，可以在桌子表面撒粉或将肢体放置在一个滚动物体上（类似于小滑板）来减少摩擦。

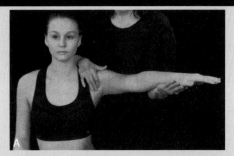

图 22.29A　肩水平内收：姿势和锁骨部位触诊——2 级及以下

2. 动作　移动受试者的肩膀使其做水平内收两次，同时说明"像我一样移动你的手臂"。

　　(a) 如果受试者能完成整个关节活动度，则将上肢置于轻微水平内收位置，施加阻力使肩关节做水平外展。

　　　　(i) 如果能忍受阻力＝2+级

　　　　(ii) 没有阻力＝2 级

　　(b) 如果受试者能完成部分关节活动度，不施加阻力＝2-级。

　　(c) 如果受试者不能完成动作，将肩置于轻微水平外展位并说明"尽力像我一样移动你的手臂"，触摸肩胛带前的肌肉以感受肌肉收缩情况。

　　　　(i) 如果肌肉有明显收缩＝1 级

　　　　(ii) 如果没有肌肉收缩＝0 级

特殊肌力测试：胸大肌的胸骨头及锁骨头可分别被测试，上面所描述的是测试锁骨头的动作（拇指朝向对侧肩），而图 22.29B 则是指向对侧髋（拇指朝向对侧臂）来测试胸骨头。当稳定了对侧髋，可施加向水平外展和外展的阻力[14]。

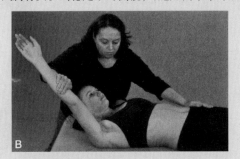

图 22.29B　肩水平内收：姿势、触诊和测试胸大肌胸骨头的阻力——肌力 2 级及以下

代偿：如果胸大肌不起作用，力量将会显著下降。如果躯干没有被固定，则对侧躯干将会发生旋转[6]。

屈肘（图 22.30~图 22.32）

肌肉[10,12,14]	神经支配[12,14]
肱二头肌	肌皮神经，C_5，C_6
肱肌	肌皮神经，C_5，C_6
肱桡肌	桡神经，C_5 ~ C_7
旋前圆肌	正中神经，C_5，C_6

针对等级为正常(5)、良好(4)、一般(3)的测试步骤

1. 体位　　　　受试者坐在有扶手的椅子上或垫子上,如果受试者平衡功能损害导致躯干的稳定性下降,则需要给予外部支撑,受试者肩膀和肘部处于中立位,治疗师站在被测试一侧。

2. 动作　　　　受试者前臂处于旋后位,演示从中立位到全关节范围的屈肘运动,并告知受试者"像我一样移动你的手臂",观察受试者主动执行该动作的能力(图 22.30)。

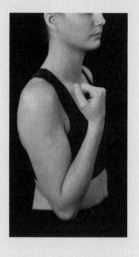

图 22.30　屈肘:动作

3. 测试姿势　　如果受试者能完成全范围被动活动,则将肘关节屈曲在 90°,前臂旋后的位置,然后继续测试。如果无法完成,则按照测试等级为 2 级、1 级和 0 级的程序进行测试。

4. 固定　　　　治疗师在肘关节下方进行固定。

5. 阻力　　　　告知受试者"不要让我移动你",在前臂的掌面施加向下阻力使肘关节伸展,根据受试者能力调整阻力大小(图 22.31)。如果阻力最大=5 级,适度=4+级,少量=4 级,轻微=3+级,无阻力=3 级。

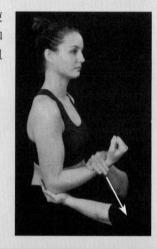

图 22.31　屈肘:阻力应用

针对等级为差(2)、微量(1)和零(0)的测试步骤

1. 体位　　　　受试者坐位或仰卧位,肩外展 90°,上肢支撑在高桌子上,在桌子上撒粉来减少摩擦,治疗师站在被测试侧,并在必要时在受试者前臂和手臂给予支撑(图 22.32)。

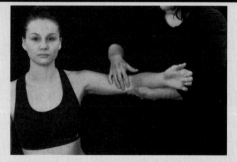

图 22.32　屈肘:姿势、动作和触诊——肌力 2 级及以下

针对等级为差(2)、微量(1)和零(0)的测试步骤(续)

2. 动作	从中立位开始,在关节活动范围内连续屈肘两次,并说明"像我一样移动你的手臂"。
	(a) 如果受试者能完成全关节活动,将肘关节置于屈曲90°,在腕关节掌面施加垂直于前臂的少量阻力。
	(i) 如果能耐受阻力=2+级
	(ii) 如果不能耐受阻力=2级
	(b) 如果受试者能部分完成关节活动=2-级。
	(c) 如果受试者无法完成动作,将其肘关节弯曲至90°并说明"试着像我一样移动你的手臂",触摸上臂前方和前臂,感受肌肉收缩情况。
	(i) 如果有肌肉收缩=1级
	(ii) 如果没有肌肉收缩=0级

特定的肌肉测试:前臂旋后的姿势主要是测试肱二头肌,旋前则是测试肱肌和旋前圆肌,中立位测试的是肱桡肌。
代偿:当手指和手腕在屈曲位时,手腕和手的屈肌可能会辅助屈肘运动。

伸肘(图22.33~图22.38)

肌肉[6,10,12]	神经支配[10,12-14]
肱三头肌	桡神经,$C_6 \sim C_8$
肘肌	桡神经,C_7,C_8,T_1

针对等级为正常(5)、良好(4)、一般(3)的测试步骤

1. 体位	受试者仰卧位,肩屈曲90°;或坐位肩关节全范围屈曲;或者俯卧位肩关节外展90°、肘关节屈曲;治疗师站在受试者被测试肢体后方。
2. 动作	演示从肘关节屈曲位伸肘至全范围的运动,治疗师说"像我一样移动你的手臂",观察受试者主动完成该动作的情况(图22.33和图22.34)。

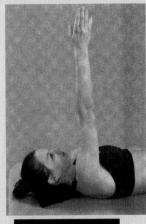

图22.33　伸肘:动作

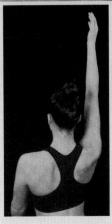

图22.34　伸肘:动作——代偿方法

针对等级为正常(5)、良好(4)、一般(3)的测试步骤(续)

3. 测试姿势   如果受试者完成全部被动关节活动,将肘关节屈曲45°然后继续;如果不能完成,则按照测试等级为2级、1级和0级的程序测试。

4. 固定   治疗师固定肱骨,注意避免影响肱骨后方的收缩纤维。

5. 阻力   治疗师告诉受试者"不让我移动你",然后在前臂远端施加阻力使肘关节屈曲,根据受试者能力调整阻力大小(图22.35);注意肘关节不能被锁定在完全伸直位,因为容易损伤关节。

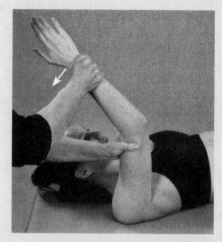

图 22.35   伸肘:施加阻力

针对等级为差(2)、微量(1)和零(0)的测试步骤

1. 体位   受试者坐位,肩关节屈曲90°,肩胛骨抬高或外展,肩和前臂处于旋转中立位,当受试者进行测试时治疗师站在旁边并支撑住手臂的重量(图22.36)。

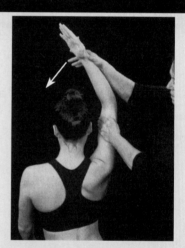

图 22.36   伸肘:施加阻力

2. 动作   从中立位开始连续两次将受试者肘关节部分伸展,并说明"像我一样移动你的手臂"(图22.37)。

   (a) 如果受试者完成全关节活动,则将肘关节屈曲90°,然后施加垂直于前臂的阻力。

     (i) 如果能忍受阻力=2+级

     (ii) 如果不能忍受阻力=2级

   (b) 如果受试者能完成部分关节活动,无法承受阻力=2-级。

   (c) 如受试者无法完成该动作,则将其肩关节屈曲90°,然后告知受试者"尝试像我一样运动",触诊肘关节背面的肌腱或在肱骨背面中部肌肉肌腹处触诊,感受肌肉收缩情况。

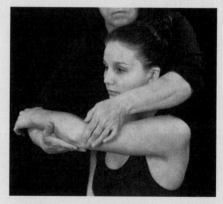

图 22.37   伸肘:体位、动作和触诊——肌力2级及以下

针对等级为差(2)、微量(1)和零(0)的测试步骤(续)

    (i) 如果感受到肌肉收缩＝1 级
    (ii) 如果没有肌肉收缩＝0 级

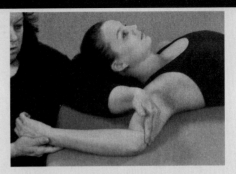

图 22.38 伸肘:替代体位、动作和触诊——肌力 2 级及以下

代偿:由于指伸肌和腕伸肌的近端越过肘关节,当伸肘力量较弱时,指伸肌和腕伸肌可能会代偿,治疗师观察伸肘和手指外展,腕背伸动作哪个先进行;当受试者直立位时,由于重力和肱二头肌的离心收缩会影响肘关节从屈曲位伸直;肩关节外旋伴肩胛骨下降时,肘关节伸展可借助重力完成;当康复对象坐着并把手放在床上或不可移动的椅子上时,以肩胛骨和肩关节屈曲的活动来移动近端,此时肘关节是处于过伸状态。当肘关节被锁定在过伸位时,可利用康复对象的体重来维持肘关节的伸展。

前臂旋后(图 22.39~图 22.42)

肌肉[4,10,13]	神经支配[6,10,13]
肱二头肌	肌皮神经,C_5,C_6
旋后肌	桡神经,$C_7 \sim C_8$

针对等级为正常(5)、良好(4)、一般(3)的测试步骤

1. 体位 受试者坐好后,肱骨内收,肘关节屈曲 90°,前臂旋前,治疗师站在前面或被测试一侧。

2. 动作 演示前臂从中立位到完全旋后,治疗师说"像我一样移动你的手臂",观察受试者主动完成该动作情况(图 22.39)。

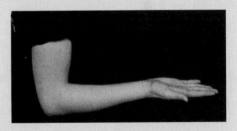

图 22.39 前臂旋后:动作

3. 测试姿势 如果受试者能达到全范围被动活动度,则将前臂放置在中立位进行测试;如果不能,则按照等级为 2 级、1 级和 0 级的程序测试。

4. 固定 如果受试者能在身边稳定肱骨,治疗师可以用双手对受试者施加阻力;如果不行,治疗师则在受试者肘关节近端稳定肱骨。

5. 阻力 告诉受试者:"不要让我移动你",治疗师可以用双手夹持受试者前臂中部,向旋前方向施加阻力(图 22.40);治疗师也可用手指和指尖抓住前臂远端的背面,促使前臂旋前,根据受试者能力调整阻力大小(图 22.41)。

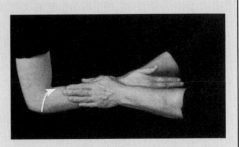

图 22.40 前臂旋后:应用阻力

针对等级为正常(5)、良好(4)、一般(3)的测试步骤(续)

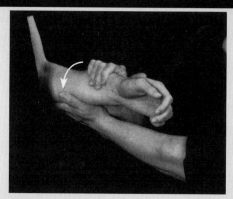

图22.41　前臂旋后:应用阻力——转变方法

针对等级为差(2)、微量(1)和零(0)的测试步骤

1. 体位	受试者坐位,肩关节屈曲90°,上臂放松地置于桌子上或由治疗师支撑上臂(图22.42);也可在仰卧位测试,肩关节在中立位放松,肘关节屈曲90°,或俯卧位,肩外展90°,前臂垂直于地面地放置在支撑面边缘,治疗师站在旁边。

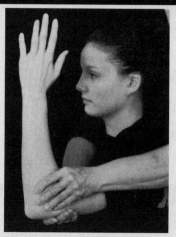

图22.42　前臂旋后:体位、动作和触诊——肌力2级及以下

2. 动作	从中立位开始,使受试者的前臂运动至旋后位,重复两次,然后治疗师说"试着像我一样移动你的前臂"。 (a) 如果受试者能完成全范围关节活动,将其置于中立位,施加旋前方向的阻力。 　(i) 如果能忍受阻力=2+级 　(ii) 如果不能忍受阻力=2级 (b) 如果受试者能部分完成关节活动,没有阻力=2-级。 (c) 如果受试者无法完成该动作,将前臂置于中立位,然后说明"试着像我一样移动你的手臂",触摸前臂背侧、外上髁远端,感受旋后肌群的收缩以及通过肘关节掌面感受肱二头肌的收缩。 　(i) 如果有肌肉收缩=1级 　(ii) 如果没有肌肉收缩=0级

特定肌肉测试:为了只测试旋后肌群,可使肩关节和肘关节完全屈曲,来限制肱二头肌的作用。但是在该位置,由于阻力被应用到了旋前,治疗师较难分辨是旋前还是旋后。治疗师应该确定肘关节屈曲时前臂的运动方向。

代偿:当肘关节屈曲肱骨外旋及水平内收时,会影响前臂旋后。当肘关节伸直,肩关节外旋时,会导致前臂旋后。肱桡肌可使前臂从旋前位到中立位。伸腕和伸拇,通过重力协助可启动旋前动作,治疗师应注意在旋前至中立位的肱骨外旋,还有由于伸腕和伸拇肌启动的动作。

前臂旋前(图 22.43~图 22.46)

肌肉[4,12,13,15]	神经支配[12,14]
旋前圆肌	正中神经,C_6,C_7
旋前方肌	正中神经,C_8,T_1

针对等级为正常(5)、良好(4)、一般(3)的测试步骤

1. 体位　受试者坐位,肩关节屈曲 90°,肘关节屈曲 90°,前臂置于旋后位,治疗师站在被测试一侧。

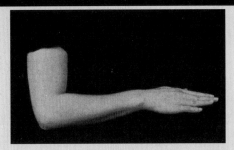

图 22.43　前臂旋前:动作

2. 动作　演示前臂从中立位到完全旋前的动作,并说"像我一样运动",观察受试者完成该动作情况。

3. 测试姿势　如果受试者可达到全范围被动活动,将前臂置于中立位然后进行测试;如果不行,则按照等级为 2 级、1 级和 0 级的程序测试。

4. 固定　如果受试者能稳定肱骨于侧方,治疗师可用双手对受试者更好地施加阻力;如果不行,则治疗师稳定受试者肱骨及肘关节近端,以促使肩关节外展。

5. 阻力　告知受试者:"不要让我移动你",治疗师双手夹持受试者前臂中部,施加旋后方向阻力;也可用手指和指尖抓住前臂远端背面,施加使前臂旋后的力量,根据受试者能力调整阻力大小。

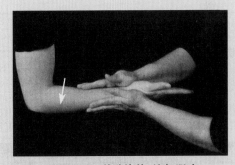

图 22.44　前臂旋前:施加阻力

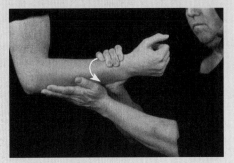

图 22.45　前臂旋前:应用阻力——转变方法

针对等级为差(2)、微量(1)和零(0)的测试步骤

1. 体位　　　　受试者坐位,肩关节屈曲90°,上臂放松地置于桌子上或由治疗
　　　　　　　　师支撑。也可侧卧位或仰卧位,肩关节置于中立位,肘关节
　　　　　　　　屈曲90°,或俯卧位,肩关节外展90°,前臂垂直地置于桌子边
　　　　　　　　缘上,治疗师站在被测试侧。

2. 动作　　　　从中立位开始,使前臂旋前两次,然后说"试着像我一样移动你
　　　　　　　　的手臂"。

　　　(a) 如果受试者能完成全范围关节活动,将其置于中立位施加
　　　　　　轻微旋后方向的阻力。
　　　　　(i) 如果能承受阻力=2+级
　　　　　(ii) 如果不能承受阻力=2级
　　　(b) 如果受试者能完成部分关节活动,并且未承受阻力=2-级。
　　　(c) 如果受试者无法完成动作,将前臂置于中立位,并说明"试
　　　　　着像我一样移动你的手臂",触摸受试者前臂掌面、肘关节
　　　　　远端以及前臂远端掌面,感受肌肉收缩情况(图22.46)。
　　　　　(i) 如果肌肉有收缩=1级
　　　　　(ii) 如果肌肉没有收缩=0级

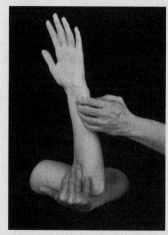

图22.46　前臂旋前:
体位、动作和触诊——
肌力2级及以下

特定肌肉测试:为了旋前方肌单独分离,可使肘关节完全屈曲来限制旋前圆肌的运动。
替代:当肘关节屈曲,肱骨内旋和外展将导致明显的前臂旋前;当肘关节伸展,内旋将使前臂旋前。肱桡肌可使前臂从旋后位到
　中立位运动。腕关节屈曲时,由于重力的作用会影响前臂旋前。

腕伸展(图22.47~图22.49)

肌肉[10,12,14]	神经支配[6,12]
桡侧腕长伸肌	桡神经,C_6,C_7
桡侧腕短伸肌	桡神经深支,C_7,C_8
尺侧腕伸肌	桡神经骨间后神经,C_7,C_8

针对等级为正常(5)、良好(4)、一般(3)的测试步骤

1. 体位　　　　受试者取坐位或仰卧位,前臂放松内旋置于支撑表面,手指和
　　　　　　　　拇指放松。治疗师坐在受试者旁边或对面测试。

2. 动作　　　　演示手腕由中立位至完全伸展位的动作,并嘱受试者"像这样
　　　　　　　　活动腕关节"(图22.47),观察受试者主动运动情况。

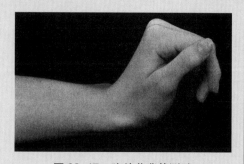

图22.47　腕关节背伸测试

针对等级为正常(5)、良好(4)、一般(3)的测试步骤(续)

3. 测试姿势　　如果受试者可完成全范围被动关节活动,就将手腕略微伸展并继续测试;如果不能,则进行等级差(2 级)、劣(1 级)和零(0 级)的测试。

4. 固定　　治疗师于前臂远端的掌侧或背侧固定。

5. 阻力　　嘱受试者"不要让我推动你(的手)",然后向其掌骨背侧远端施加垂直朝外的阻力,并根据受试者功能水平调整阻力(图 22.48)。最大阻力=5 级;中等阻力=4 级;极轻阻力=4-级;轻微阻力=3+级;无阻力=3 级。

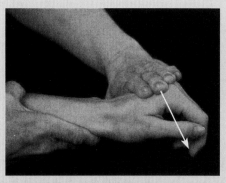

图 22.48　腕关节背伸加压测试

针对等级为差(2)、微量(1)和零(0)的测试步骤

1. 体位　　取坐位或仰卧位,尺骨朝下前臂中立位,手指和拇指放松。

2. 动作　　测试前将受试者的腕关节伸展两次,并嘱其"像这样活动腕关节。"

    (a) 如果受试者可完成全关节活动范围运动,将手腕置于略伸直的位置,并对手腕施加较轻的朝向屈曲方向的阻力。

      (i) 如果可以对抗阻力=2+级

      (ii) 不能对抗阻力=2 级

    (b) 如果受试者在无阻力下可完成部分关节活动范围的运动=2-级。

    (c) 如果受试者不能做出动作,将其前臂置于中立位并保持,嘱"请试着像这样活动腕关节"。触诊其背侧的前臂和腕关节感受肌肉收缩情况(图 22.49)。

      (i) 如果触及肌肉收缩=1 级

      (ii) 如果未触及肌肉收缩=0 级

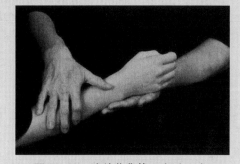

图 22.49　腕关节背伸:2 级和 2 级以下肌力的体位、测试和触诊

特定的肌肉测试:每块伸腕肌均可通过伸腕桡偏(桡侧腕短伸肌和桡侧腕长伸肌)或伸腕尺偏(尺侧腕短伸肌)的组合来逐一测试,阻力施加方向与动作相反。

代偿:指伸肌和拇长伸肌可启动伸腕动作,但手指和拇指会先于腕关节伸展。

腕关节屈曲(图 22.50~图 22.52)

肌肉[10,13]	神经支配[5,10,13]
尺侧腕屈肌	尺神经,$C_7 \sim T_1$
掌长肌	正中神经,$C_7 \sim T_1$
桡侧腕屈肌	正中神经,$C_6 \sim C_8$

针对等级为正常(5)、良好(4)、一般(3)的测试步骤

1. 体位　　　　取坐位或仰卧位,前臂近乎完全旋前位置于支撑面上,手指和
　　　　　　　　拇指放松,治疗师坐于受试者对面或待测试侧。

2. 动作　　　　治疗师演示腕关节由中立位至完全屈曲的动作,并嘱受试者:
　　　　　　　　"像这样活动腕关节"(图22.50),观察其主动屈腕动作。

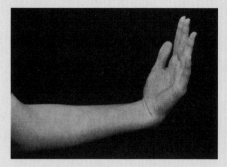

图22.50　腕关节屈曲测试

3. 测试姿势　　如果受试者可完成全范围关节被动活动,治疗师将其手腕置于
　　　　　　　　略屈曲的位置测试;如果不能,则进行等级差(2级)、劣(1
　　　　　　　　级)和零(0级)的测试。

4. 固定　　　　治疗师固定前臂,并将一手置于受试者前臂背侧,以提高其舒
　　　　　　　　适程度。

5. 阻力　　　　嘱受试者"不要让我推动你(的手)",并于手掌远端施加向外
　　　　　　　　伸展的力,并根据受试者的功能水平调整阻力(图22.51)。
　　　　　　　　最大阻力=5级;中等阻力=4级;极轻阻力=4-级;轻微阻力
　　　　　　　　=3+级;无阻力=3级。

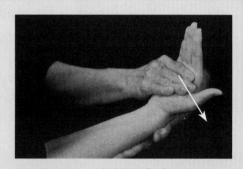

图22.51　腕关节屈曲:加压测试

针对等级为差(2)、微量(1)和零(0)的测试步骤

1. 体位　　　　受试者取坐位或仰卧位,前臂中立位,尺侧置于桌面,手指和拇
　　　　　　　　指放松,治疗师坐于受试者对面或待测试侧。

2. 动作　　　　测试前将受试者腕关节屈曲两次,并嘱其"像这样活动腕关节"。
　　　(a) 如果受试者可完成全关节活动范围运动,将腕关节置于微
　　　　　屈曲位置,并施予较轻的朝向伸直方向的阻力。
　　　　　(i) 如果可以对抗阻力=2+级
　　　　　(ii) 不能对抗阻力=2级
　　　(b) 如果受试者在无阻力下可完成部分关节活动范围的运动=
　　　　　2-级。
　　　(c) 如果受试者不能做出动作,将其前臂置于中间位置并保持,
　　　　　嘱"试着像这样活动腕关节"。触诊其掌侧的前臂和腕关节
　　　　　感受肌肉收缩情况(图22.52)。
　　　　　(i) 如果触及肌肉收缩=1级
　　　　　(ii) 如果未触及肌肉收缩=0级

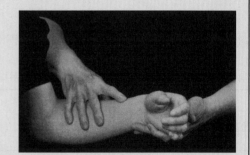

图22.52　腕关节屈曲:2级和2级
以下肌力的体位、测试和触诊

特定的肌肉测试:每块屈腕肌均可通过屈腕桡偏(桡侧腕屈肌)或屈腕尺偏(尺侧腕屈肌)的组合来逐一测试。掌长肌测试需屈
　　腕时拇指和小指对掌,施加阻力对抗对掌和伸腕。

代偿:指屈肌可屈腕,但屈指会先于屈腕动作[6,15,21]。

腕关节桡偏(图 22.53 ~ 图 22.55)

肌肉[10,13]	神经支配[5,10,13]
桡侧腕屈肌	正中神经,$C_6 \sim C_8$
桡侧腕长伸肌	桡神经,C_6,C_7
桡侧腕短伸肌	桡神经深支,C_7,C_8

针对等级为正常(5)、良好(4)、一般(3)的测试步骤

1. 体位   取坐位或仰卧位,前臂旋转中立位,腕关节旋转中立位并略伸展,大拇指朝上,治疗师坐或立于受试者身侧测试。

2. 动作   治疗师演示腕关节由中立位至完全桡偏的动作,并嘱受试者"像这样活动腕关节"(图 22.53),观察受试者腕关节的主动桡偏动作。

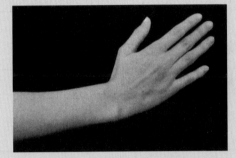

图 22.53 腕关节桡偏测试

3. 测试姿势   如果受试者可完成全范围关节被动活动,在腕关节桡偏时测试;如果不能,则进行等级差(2 级)、劣(1 级)和零(0 级)的测试。

4. 固定   治疗师固定前臂,将手置于受试者前臂尺侧背面,以提高其舒适程度。

5. 阻力   嘱受试者"不要让我推动你(的手)",在第二掌骨远端桡侧施加阻力,或令整只手掌(不是手指)朝向尺侧偏,并根据受试者的功能水平调整阻力(图 22.54)。最大阻力=5 级;中等阻力=4 级;极轻阻力=4-级;轻微阻力=3+级;无阻力=3 级。

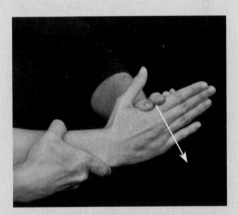

图 22.54 腕关节桡偏:加压测试

针对等级为差(2)、微量(1)和零(0)的测试步骤

1. 体位   取坐位或仰卧位,前臂掌面置于桌上、床上或由治疗师支撑,治疗师坐在受试者旁边或对面测试。

2. 动作   测试前将受试者腕关节桡偏两次,并嘱其"像这样活动腕关节"。

    (a) 如果受试者可完成全关节活动范围运动,在桡侧第二掌骨远端施加阻力或将整只手掌尺偏。

针对等级为差(2)、微量(1)和零(0)的测试步骤(续)

（i）如果可以对抗阻力=2+级

（ii）不能对抗阻力=2 级

（b）如果受试者在无阻力下可完成部分关节活动范围的运动
=2-级。

（c）如果受试者不能做出动作,将其前臂置于中立位并保持,
嘱"请试着像这样活动腕关节"。触诊腕关节桡侧远端感
受肌肉收缩情况(图 22.55)。

（i）如果触及肌肉收缩=1 级

（ii）如果未触及肌肉收缩=0 级

图 22.55　腕关节桡偏:2 级和 2 级
以下肌力的体位、测试和触诊

代偿:拇指外在肌(外展肌和伸肌)可使腕关节桡偏,但拇指屈曲先于桡偏。

腕关节尺偏(图 22.56~图 22.57)

肌肉[10,12,14]	神经支配[6,12]
尺侧腕伸肌	桡神经骨间后神经,C_7,C_8
尺侧腕屈肌	尺神经,$C_7 \sim T_1$

针对等级为正常(5)、良好(4)、一般(3)的测试步骤

1. 体位　　取坐位或仰卧位,前臂旋转中立位,腕关节微伸展无尺桡偏。
测试取抗重力姿势,受试者的肘与肩关节屈曲,治疗师坐或
立于受试者身侧测试。

2. 动作　　治疗师演示腕关节由中立位至完全尺偏的动作,并嘱受试者
"像这样活动腕关节",观察其主动运动情况(图 22.56A)。

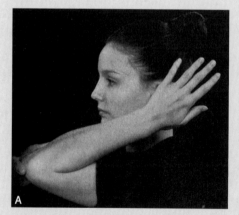

图 22.56A　腕关节尺偏测试

3. 测试姿势　如果受试者可完成全范围关节被动活动,在腕关节尺偏时测
试;如果不能,则进行等级差(2 级)、劣(1 级)和零(0 级)的
测试。

4. 固定　　治疗师固定康复对象前臂远端,并将手置于其前臂桡侧远端
之下。

5. 阻力　　嘱受试者"不要让我推动你(的手)",在尺侧第五掌骨远端施
加阻力,或令整只手(不是手指)朝向桡侧偏,根据受试者的

针对等级为正常(5)、良好(4)、一般(3)的测试步骤(续)

功能水平调整阻力(图 22.56B)。最大阻力=5 级;中等阻力=4 级;极轻阻力=4-级;轻微阻力=3+级;无阻力=3 级。

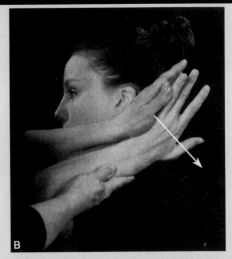

图 22.56B　腕关节尺偏:加压

针对等级为差(2)、微量(1)和零(0)的测试步骤

1. 体位　　取坐位或仰卧位,将手掌面或前臂置于桌上,呈休息位或由治疗师支撑,治疗师坐于受试者对面或待测试侧。

2. 动作　　测试前将受试者的手尺偏两次,并嘱其"像这样活动腕关节"。

    (a) 如果受试者可完成全关节活动范围运动,尺偏时轻压手的尺侧面(不是手指),力量朝向桡偏方向。

       (i) 如果可以对抗阻力=2+级

       (ii) 不能对抗阻力=2 级

    (b) 如果受试者在无阻力下可完成部分关节活动范围的运动=2-级。

    (c) 如果受试者不能做出动作,将腕关节置于中立位偏桡偏方向,嘱其"试着像这样活动腕关节",触诊其腕部及前臂远端尺侧肌肉收缩情况(图 22.57)。

       (i) 如果触及肌肉收缩=1 级

       (ii) 如果未触及肌肉收缩=0 级

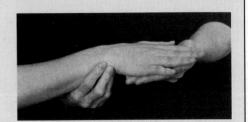

图 22.57　腕关节尺偏:2 级和 2 级以下肌力的体位、测试和触诊

掌指关节屈曲(图 22.58~图 22.63)

肌肉[14,18,22]	支配神经[10,12,18,22]
第 1、2 蚓状肌(示指和中指)	正中神经,C_8,T_1
第 3、4 蚓状肌(环指和小指)	尺神经,C_8,T_1
骨间背侧肌(示指、中指、环指)	尺神经深支,C_8,T_1
骨间掌侧肌(示指、环指、小指)	尺神经深支,C_8,T_1
指浅屈肌	
指深屈肌	
小指屈肌	

针对等级为正常(5)、良好(4)、一般(3)的测试步骤

1. 体位	取坐位或仰卧位,前臂完全旋后,腕关节固定在中立休息位并置于支撑面上,治疗师坐在受试者待测试侧。
2. 动作	治疗师演示掌指关节由中立位至完全屈曲的动作,并嘱受试者"像这样活动手指"(图 22.58),观察其主动运动情况。

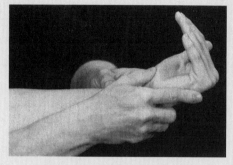

图 22.58　掌指关节屈曲测试

3. 测试姿势	如果受试者可完成全关节活动范围运动,将掌指关节置于屈曲中间位继续测试(图 22.58)。如果不能,则进行等级差(2级)、劣(1级)和零(0级)的测试。
4. 固定	治疗师固定受试者被测试手指的掌骨,如果同时测试第 2~5指,需同时固定第 2~5 掌骨。
5. 阻力	嘱受试者"不要让我推动你(的手指)",在近端指间关节施加令掌指关节伸直的阻力,并根据其功能水平调整阻力。最大阻力=5级;中等阻力=4级;极轻阻力=4-级;轻微阻力=3+级;无阻力=3级。图 22.59 展示了第 2~5 指的同时测试,掌指关节屈曲主要为手内在肌的收缩(测试时指间关节伸直位);图 22.60 展示仅为示指的测试,允许有外在肌群的辅助,如远端指间关节屈曲。

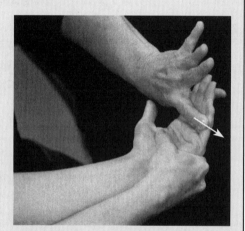

图 22.59　掌指关节屈曲:对所有手指的掌指关节加压

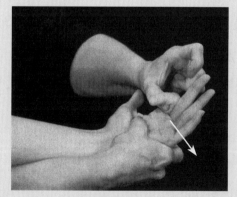

图 22.60　掌指关节屈曲:对示指的掌指关节加压

针对等级为差(2)、微量(1)和零(0)的测试步骤

1. 体位　　　　受试者手放松,前臂及手的尺侧缘置于桌上或床面上。治疗师
　　　　　　　站在受试者对侧或待测试侧。

2. 动作　　　　测试前屈曲受试者的掌指关节两次,并嘱其"像这样活动手
　　　　　　　指",根据需要可同时测试多个手指或单独测试一个手指。

　　(a) 如果受试者能完成全关节活动范围,则让掌指关节处于中
　　　　立位,应用轻微地阻力使掌指关节伸直。

　　　　(i) 如果可以对抗阻力=2+级

　　　　(ii) 不能对抗阻力=2 级

　　(b) 如果受试者在无阻力下可完成部分关节活动范围的运动=
　　　　2-级。

　　(c) 如果受试者不能做出动作,将掌指关节置于中立位,嘱其
　　　　"试着像这样活动手指"。触诊手掌肌肉的收缩情况(图
　　　　22.61),但手内肌较深无法触诊[15,21]。第 1 骨间背侧肌可
　　　　在虎口远处触诊到。外在手指屈肌可在手掌腕部触诊到
　　　　(图 22.62)。

　　　　(i) 如果触及肌肉收缩=1 级

　　　　(ii) 如果未触及肌肉收缩=0 级

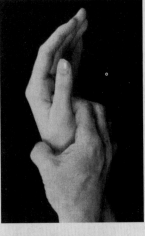

图 22.61　掌指关节屈曲:2级和 2 级以下肌力的体位、测试和触诊;触诊手掌掌面

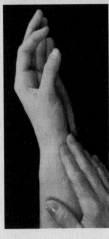

图 22.62　掌指关节屈曲:2 级和 2 级以下肌力的体位、测试和触诊;腕部掌面替代触诊法

特定的肌肉测试:为分离手内肌屈曲掌指关节的作用,掌指关节屈曲时指间关节须保持完全伸直,因为手内肌伸指间关节的同时屈曲掌指关节。测试手外指屈肌时,指间关节与掌指关节同时屈曲;但手外屈肌单独测试近端指间关节(指浅屈肌)或远端指间关节(指深屈肌)时更准确[15,21]。具体内容在近端指间关节和远端指间关节部分会有详细描述。

代偿:腕关节伸展时,手指关节会自然屈曲,但手指的屈曲运动并非任何肌肉主动收缩的结果。因为手指外在屈肌经过手掌与腕关节,当腕关节主动或被动伸展时,肌肉长度不足以使手指维持伸展位,此为肌腱固定术(tenodesis),即肌腱漂移(excursion)不足牵拉手指屈曲(图 22.63)。为防止肌腱固定术起作用,测试手指屈肌时腕关节须固定,同时康复对象不能主动伸腕。

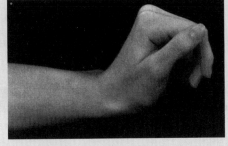

图 22.63　掌指关节屈曲:代偿——肌腱固定术作用

掌指关节伸展（图22.64~图22.67）

肌肉[10,13]	神经支配[10,13,18]
伸指肌（ED）	桡神经，C_7，C_8
示指伸肌	骨间后神经，C_7，C_8
小指伸肌（EDM）	骨间后神经，C_7，C_8
第1、2蚓状肌（示指和中指）	正中神经，C_8，T_1
第3、4蚓状肌（环指和小指）	尺神经，C_8，T_1
骨间背侧肌（示指、中指、环指）	尺神经深支，C_8，T_1
骨间掌侧肌（示指、环指、小指）	尺神经深支，C_8，T_1

针对等级为正常（5）、良好（4）、一般（3）的测试步骤

1. **体位**　受试者取坐位，前臂旋前（手掌向下），腕关节中立位略伸展，掌指关节和指间关节放松并部分屈曲[7,10,12]，治疗师坐在受试者对侧或待测试侧。

2. **动作**　治疗师演示掌指关节由中立位至完全伸展的动作，并嘱受试者"像这样活动手指"（图22.64），观察其主动运动情况。

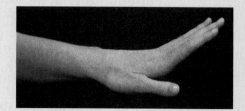

图22.64　掌指关节伸展测试

3. **测试姿势**　如果受试者可完成全关节活动范围运动，将掌指关节置于伸展中间位继续测试。如果不能，则进行等级差（2级）、劣（1级）和零（0级）的测试。

4. **固定**　治疗师将受试者的腕掌轻轻地固定在支撑面上[10,12-14]，如果单独测试某一手指，则被测手指对应的掌骨也需要固定。

5. **阻力**　治疗师嘱受试者"不要让我推动你（的手指）"，在每个手指近端指骨的背面逐一施加掌指关节屈曲向的阻力（图22.65）[6,10,14]，第2~5指也可同时测试。最大阻力＝5级；中等阻力＝4级；极轻阻力＝4-级；轻微阻力＝3+级；无阻力＝3级。

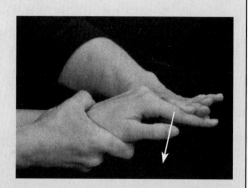

图22.65　掌指关节伸展抗阻测试

针对等级为差（2）、微量（1）和零（0）的测试步骤

1. **体位**　受试者手放松，前臂及手的尺侧缘置于桌上或床面上。治疗师站在受试者对侧或待测试侧。

2. **动作**　测试前伸展受试者的手指及掌指关节两次，并嘱其"像这样活动手指"，根据需要可同时测试多个手指或单独测试一个手指。

针对等级为差(2)、微量(1)和零(0)的测试步骤(续)

(a) 如果受试者可完成全关节活动范围运动,掌指关节伸展中立位,并对远端和近端指骨施加掌指关节屈曲方向的轻微阻力。

  (i) 如果可以对抗阻力 = 2+级

  (ii) 不能对抗阻力 = 2 级

(b) 如果受试者在无阻力下可完成部分关节活动范围的运动 = 2-级。

(c) 如果受试者不能完成测试,将其掌指关节置于中立位并嘱"试着像这样活动手指",触诊经过手背的指伸肌肌腱[6,7,10](图 22.66 和图 22.67)。个别受试者小指伸肌肌腱可在伸指肌肌腱外侧与第五指之间触及甚至肉眼可见;示指伸肌肌腱可在伸指肌肌腱的内侧与拇指之间触及甚至肉眼可见[6];掌指关节伸展的手内肌小而深,除第一骨间背侧肌外,其他的均难以触及。

  (i) 如果触及肌肉收缩 = 1 级

  (ii) 如果未触及肌肉收缩 = 0 级

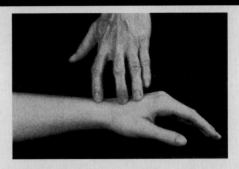

图 22.66 掌指关节伸展:2 级和 2 级以下肌力的体位、测试和触诊,单个伸指肌肌腱触诊

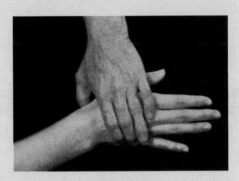

图 22.67 掌指关节伸展:2 级和 2 级以下肌力的体位、测试和触诊,全部伸指肌肌腱的同时触诊

特定的肌肉测试:为分离外侧掌指关节伸肌,指间关节应保持在微屈状态[6,12],指间关节伸展时伴有指伸肌主动力量不足。

代偿:手腕固定时无法代偿;手腕未被固定时,可通过肌腱固定术,伸指肌被动不足产生掌指关节伸展[6,7,10,13,15,21]。

第 2~5 指近端指间关节屈曲(图 22.68~图 22.70)

肌肉[10,14]	神经支配[6,10,12]
指浅屈肌(FDS)	正中神经,C_7,C_8,T_1
指深屈肌(FDP)	正中神经和尺神经,C_8,T_1

针对等级为正常(5)、良好(4)、一般(3)的测试步骤

1. 体位　　　受试者取坐位,前臂旋后,腕关节自然放松,手指伸展,手和前臂背面紧贴桌面。治疗师面对或靠近受试者进行测试。

2. 动作　　　治疗师演示近端指间关节由中立位至完全屈曲的动作,并嘱受试者"像这样活动手指"(图 22.68),观察其主动运动情况。

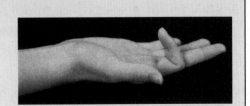

图 22.68 近端指间关节屈曲测试

针对等级为正常(5)、良好(4)、一般(3)的测试步骤(续)

3. 测试姿势　如果受试者可完成全关节活动范围运动，将近端指间关节置于
　　　　　　　屈曲中间位继续测试。如果不能，则进行等级差(2级)、劣
　　　　　　　(1级)和零(0级)的测试。

4. 固定　　　治疗师将掌指关节和待测的近节指骨固定于伸展位[6,7,10,14]。

5. 阻力　　　治疗师嘱受试者"不要让我推动你(的手指)"，在手掌中节指
　　　　　　　骨施加近端指间关节伸展向的阻力，并根据受试者的功能水
　　　　　　　平调整阻力(图22.69)。最大阻力=5级；中等阻力=4级；极
　　　　　　　轻阻力=4-级；轻微阻力=3+级；无阻力=3级。

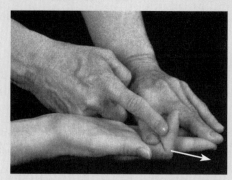

图22.69　近端指间关节屈曲抗阻测试

针对等级为差(2)、微量(1)和零(0)的测试步骤

1. 体位　　　受试者取坐位，前臂旋转中立位，腕关节中立、尺侧缘支撑休息
　　　　　　　位[12,21]。治疗师坐于受试者对面或待测试侧。

2. 动作　　　测试前屈曲受试者近端指间关节两次，并嘱其"像这样活动
　　　　　　　手指"。

　　　(a) 如果受试者可完成全关节活动范围运动，近端指间关节置
　　　　　　于屈曲中间位，并对近端指间关节施加伸展方向的轻微
　　　　　　阻力。

　　　　　(i) 如果可以对抗阻力=2+级

　　　　　(ii) 不能对抗阻力=2级

　　　　　(iii) 2级和2级以下的肌力测试前臂取完全旋后位，抗重
　　　　　　　　力完成部分关节活动范围的运动可记为2级[10]

　　　(b) 如果受试者在无阻力下可完成部分关节活动范围的运动=
　　　　　　2-级。

　　　(c) 如果受试者不能完成测试，将其近端指间关节置于中立位，
　　　　　　并嘱"试着像这样活动手指"。将手指置于手掌和近节指骨
　　　　　　上，触诊肌肉收缩情况(图22.70)。

　　　　　(i) 如果触及肌肉收缩=1级

　　　　　(ii) 如果未触及肌肉收缩=0级

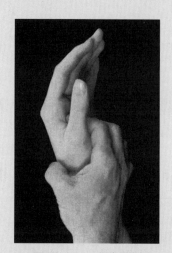

图22.70　近端指间
关节屈曲：2级和2级
以下肌力的体位、测
试和触诊；全部指浅
屈肌肌腱的同时触诊

特定的肌肉测试：分离指浅屈肌，判断是否受伤及其功能水平非常重要。若远端指间关节屈曲早于近端指间关节，则指深屈肌促
进了近端指间关节的屈曲[7,12,13,15,17,21]。测试时可固定掌指关节和所有非测试手指间关节处于伸直位，来防止指深屈肌代偿
屈曲近端指间关节。即使掌指关节固定，很多人也无法单独屈曲小指的近端指间关节。为抑制指深屈肌，治疗师可在对中节
指骨施加阻力时，摆动远端指间关节[4,6,12,15,21]。

代偿：由于肌腱固定术，当腕关节主动或被动伸直时，手外屈肌主动不足导致只能代偿性地部分屈曲手指[10,13,21]，所以治疗师应确
保手指主动屈曲无误。

第2~5指远端指间关节屈曲(图22.71~图22.74)

肌肉[10,13]	神经支配[10,13]
指深屈肌	正中神经、尺神经,C_8,T_1

针对等级为正常(5)、良好(4)、一般(3)的测试步骤

1. 体位　　　受试者取坐位,前臂旋后,腕关节中立位,手指伸展[10]。治疗师
　　　　　　坐于受试者对面或待测试侧[12]。

2. 动作　　　治疗师演示远端指间关节由中立位至完全屈曲位的动作,并嘱
　　　　　　受试者"像这样活动手指"(图22.71),观察其主动运动
　　　　　　情况。

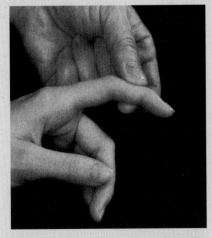

图22.71　远端指间关节屈曲测试

3. 测试姿势　如果受试者可完成全关节活动范围运动,将远端指间关节置于
　　　　　　屈曲中间位继续测试。如果不能,则进行等级差(2级)、劣
　　　　　　(1级)和零(0级)的测试。

4. 固定　　　测试时治疗师需将近端指间关节和中节指骨固定在伸
　　　　　　展位[6,21]。

5. 阻力　　　治疗师嘱受试者"不要让我推动你(的手指)",在手掌远节指
　　　　　　骨施加远端指间关节伸展方向的阻力,并根据受试者的功能
　　　　　　水平调整阻力(图22.72)。最大阻力=5级;中等阻力=4级;
　　　　　　极轻阻力=4-级;轻微阻力=3+级;无阻力=3级。

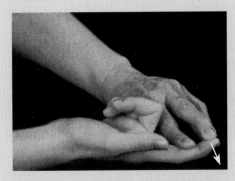

图22.72　远端指间关节屈曲抗阻测试

针对等级为差(2)、微量(1)和零(0)的测试步骤

1. 体位　　　取坐位,前臂旋转中立位,腕关节中立、尺侧缘支撑休息
　　　　　　位[12,21]。治疗师坐于康复对象对面或待测试侧。

2. 动作　　　测试前屈曲受试者远端指间关节两次,并嘱其"像这样活动手指"。

　　　　　　(a) 如果受试者可完成全关节活动范围运动,将远节指间关节
　　　　　　　　置于稍屈曲位,沿着远节指间关节伸展方向施加轻微阻力。

　　　　　　　 (i) 如果可以对抗阻力=2+级

针对等级为差（2）、微量（1）和零（0）的测试步骤（续）

　　　　(ii) 不能对抗阻力＝2级

　　　　(iii) 如果测试结果为2级及以下，但在前臂完全旋后位，抗重力下能完成部分关节活动范围的运动可记为2级[10]

　　(b) 如果受试者在无阻力下可完成部分关节活动范围的运动＝2-级。

　　(c) 如果受试者不能做出动作，将其远端指间关节置于中间位置，嘱受试者"试着像这样活动手指"。将手指置于受试者中节指骨掌面和手掌部[6,10,15]（图22.73），触诊肌肉收缩情况（图22.74）。

　　　　(i) 如果触及肌肉收缩＝1级

　　　　(ii) 如果未触及肌肉收缩＝0级

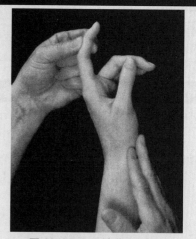

图22.73　远端指间关节屈曲：2级和2级以下肌力的体位、测试和触诊。触诊示指指深屈肌肌腱

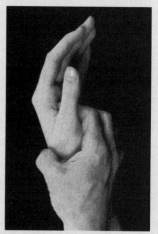

图22.74　远端指间关节屈曲：2级和2级以下肌力的体位、测试和触诊。触诊指深屈肌肌腱

代偿：如果腕关节固定良好，测试时可能无明显动作，因为单独锁定时，指深屈肌是唯一能屈曲远节指间关节的肌肉。然而，正常活动的手功能，腕背伸会带动手指屈肌肌腱的活动，从而引起远端指间关节的部分屈曲[10,15,21]。

手指外展（图22.75~图22.77）

肌肉[10,12]	神经支配[10,12]
第2,3,4指背侧骨间肌	尺神经，C_8，T_1
小指展肌	尺神经深支，C_8，T_1

针对等级为正常(5)、良好(4)、一般(3)的测试步骤

1. 体位　　　受试者取坐位或仰卧位,前臂旋前(自然姿势下可用于示指和中指桡侧外展),腕关节自然放松,手指伸直并拢。治疗师坐于康复对象对面或待测试侧[10,13]。

2. 动作　　　治疗师演示手指从自然状态至完全外展张开的动作,并嘱受试者"像这样活动手指"(图 22.75 和图 22.76),观察受试者手指主动外展分离的动作。

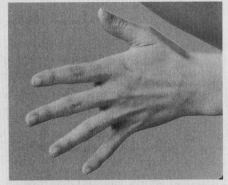

图 22.75　手指外展:所有手指的测试

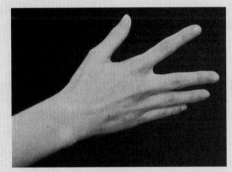

图 22.76　手指外展:单个手指(示指)的测试

3. 测试姿势　如果受试者可完成全关节活动范围运动,则将手指置于外展中间位继续测试。如果不能,则进行等级差(2 级)、劣(1 级)和零(0 级)的测试。

4. 固定　　　治疗师需要在支持面上固定受试者的腕关节和掌骨。

5. 阻力　　　治疗师嘱受试者"不要让我推动你(的手指)",在近端指骨侧面(示指和中指)和近端指骨内侧(中指、环指和小指)施加使其内收的力,并根据受试者的功能水平调整阻力(图22.77)。可以弹压各个手指使其内收来代替抗阻。若手指可弹回,则记为正常(5 级)[12]。由于中指位于手的中轴线,故需同时测量桡侧和尺侧外展。最大阻力=5 级;中等阻力=4 级;极轻阻力=4-级;轻微阻力=3+级;无阻力=3 级。若无抗重力测试,则根据专业判断来评级。例如,在最小重力位下达到部分关节活动范围,可以评为差(2 级),达到全关节活动范围则为可(3 级)[10,13]。

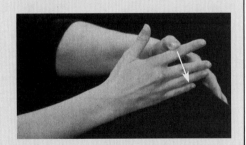

图 22.77　手指外展抗阻测试

针对等级为差(2)、微量(1)和零(0)的测试步骤

1. 体位　　　受试者取坐位或仰卧位,前臂旋前,腕关节自然放松,手指伸直内收。治疗师坐于受试者对面或待测试侧[10,13]。

2. 动作　　　外展受试者的手指两次,并嘱其"像这样活动手指"。

　　　　　　(a) 如果受试者可完成全关节活动范围运动,将掌指关节置于外展中间位,向其内收方向施加轻微阻力。

针对等级为差(2)、微量(1)和零(0)的测试步骤(续)

 (i) 如果可以对抗阻力=2+级
 (ii) 不能对抗阻力=2 级
(b) 如果受试者在无阻力下可完成部分关节活动范围的运动=2-级。
(c) 若受试者不能做出动作,将其掌指关节置于半外展位,嘱受试者"试着像这样活动手指"。在受试者示指和中指的掌骨侧面和内侧触诊有无肌肉收缩。由于中指和环指肌肉较小且较深,可能无法触及收缩。
 (i) 如果触及肌肉收缩=1 级
 (ii) 如果未触及肌肉收缩=0 级

代偿:指伸肌能帮助无力的手指外展,但外展会伴有掌指关节的伸展[6,15,21]。

手指内收(图22.78~图22.81)

肌肉[10,14]	神经支配[10,13]
掌侧骨间肌,2,4,5 指骨间肌	尺神经 C_8,T_1

针对等级为正常(5)、良好(4)、一般(3)的测试步骤

1. 体位　　　受试者取坐位或仰卧位,测试示指时,前臂旋前(肩关节 90°外展)(图 22.78),测试环指和小指时,前臂中立位(图 22.79),腕关节自然放松,手指伸直外展[10,13]。治疗师坐于受试者对面或待测试侧。

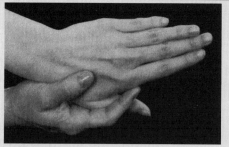

图 22.78　手指内收:示指的测试体位和动作

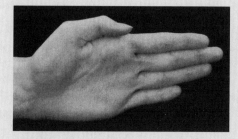

图 22.79　手指内收:环指和小指的测试体位和动作

2. 动作　　　治疗师演示手指从自然状态至完全内收并拢,并嘱受试者"像这样活动手指"(图 22.78 和图 22.79),观察受试者示指、环指、小指向中指内收并拢的动作。

3. 测试姿势　如果受试者可完成全关节活动范围运动,将其手指置于内收位继续测试。如果不能,则进行等级差(2 级)、劣(1 级)和零(0 级)的测试。

4. 固定　　　治疗师固定康复对象的腕关节和掌骨

针对等级为正常(5)、良好(4)、一般(3)的测试步骤(续)

5. 阻力　　治疗师嘱受试者"不要让我推动你(的手指)",在近端指骨中间(示指)(图 22.80)和近端指骨侧面(环指和小指)(图 22.81)施加使其外展的力,并根据受试者的功能水平调整阻力[6,14]。这些肌肉非常小,必须随时调整阻力以适应有限的力量。可握住手指远端指骨或弹压使其外展。若手指可弹回到内收位,可视为正常(5级)[12]。最大阻力=5级;中等阻力=4级;极轻阻力=4-级;轻微阻力=3+级;无阻力=3级。若无抗重力测试,则根据专业判断来评级。例如,在最小重力位下达到部分关节活动范围,可以评为差(2级),达到全关节活动范围则为可(3级)[10,12]。

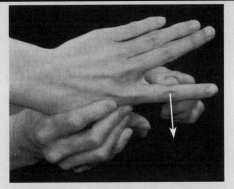

图 22.80　手指内收:示指抗阻测试

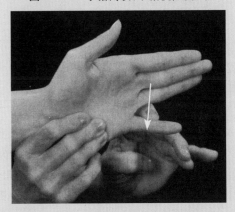

图 22.81　手指内收:小指抗阻测试

针对等级为差(2)、微量(1)和零(0)的测试步骤

1. 体位　　取坐位或仰卧位,前臂旋前,腕关节自然放松,手指伸直外展。治疗师坐于康复对象对面或待测试侧[10,13]。

2. 动作　　内收受试者的手指两次,并嘱其"像这样活动手指"。
　　　　　(a) 如果受试者可完成全关节活动范围运动,将掌指关节置于内收位,施加轻微阻力使其外展。
　　　　　　　(i) 如果可以对抗阻力=2+级
　　　　　　　(ii) 不能对抗阻力=2级
　　　　　(b) 如果受试者在无阻力下可完成部分关节活动范围的运动=2-级。
　　　　　(c) 若受试者不能做出动作,将其掌指关节置于外展中间位,嘱受试者"试着像这样活动手指"。由于这些肌肉位置较深,故常无法触及[6]。
　　　　　　　(i) 如果触及肌肉收缩=1级
　　　　　　　(ii) 如果未触及肌肉收缩=0级

代偿:手指深浅屈肌能代偿较弱的内收,但手指内收时伴有手指的屈曲[13,15,21]。

指间伸展(图 22.82~图 22.85)

肌肉[10,13]	神经支配[10,13,12]
第 1 和第 2 蚓状肌	正中神经,C_8,T_1
第 3 和第 4 蚓状肌	尺神经,C_8,T_1
骨间背侧肌(示指、中指、环指)	尺神经深支,C_8,T_1
骨间掌侧肌(示指、环指、小指)	尺神经深支,C_8,T_1

针对等级为正常(5)、良好(4)、一般(3)的测试步骤

1. 体位
　　康复对象取坐位或仰卧位,前臂旋前,手腕正中位。治疗师坐于或立于康复对象待测试侧。

2. 动作
　　治疗师演示中立位至近端和远端指关节完全伸展,并嘱康复对象:"像这样活动手指"。观察康复对象主动伸直指间关节的情况(图22.82)。

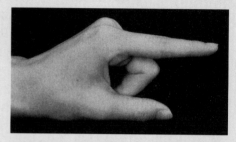

图 22.82 指间伸展:动作——测试示指

3. 测试姿势
　　如果康复对象可完成全关节活动范围运动,将指间关节置于伸展中间位进行测试。如果不能,则进行等级差(2)、微量(1)和零(0)的测试。

4. 固定
　　治疗师固定近节指骨。

5. 阻力
　　治疗师嘱康复对象"不要让我推动你(的手指)"。在指间关节中节指骨(图22.83)和远节指骨施加屈曲方向的阻力,根据康复对象的功能水平调整阻力。最大阻力=5级;中等阻力=4级;极轻阻力=4-级;轻微阻力=3+级;无阻力=3级。

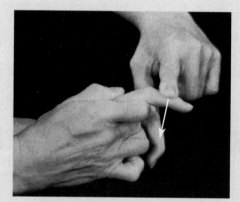

图 22.83 指间关节伸展:中节指骨抗阻测试

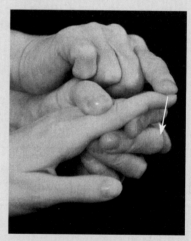

图 22.84 指间关节伸展:远节指骨抗阻测试

针对等级为差(2)、微量(1)和零(0)的测试步骤

1. 体位　　　康复对象取坐位或仰卧位,前臂自然旋转中间位,腕关节自然
　　　　　　　伸展中间位。治疗师坐于或立于康复对象待测试侧(图
　　　　　　　22.85)。

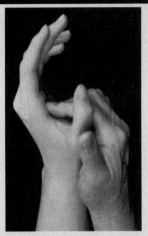

图 22.85　指间伸展:2 级和 2 级以下肌力的体位、测试和触诊

2. 动作　　　将康复对象的近节和远节指间关节活动至伸展位两次,并嘱其
　　　　　　　"像这样活动手指"。
　　　(a) 如果康复对象可完成全关节活动范围运动,将指间关节置
　　　　　　于伸展中间位,并向屈曲方向施加轻微阻力。
　　　　　(i) 如果可以对抗阻力=2+级
　　　　　(ii) 不能对抗阻力=2 级
　　　(b) 如果康复对象在无阻力下可完成部分关节活动范围的运
　　　　　　动=2-级。
　　　(c) 若康复对象不能做出动作,将指间关节置于伸展中间位,
　　　　　　并嘱其"试着像这样活动手指"。由于支配指间关节伸展
　　　　　　的手内在肌较小且较深,肌肉收缩的触诊较为困难。
　　　　　(i) 如果触及肌肉收缩=1 级
　　　　　(ii) 如果未触及肌肉收缩=0 级

代偿:因为指间伸肌插入背侧腱帽,如果腕关节和掌指关节位于屈曲位置(以防止指间伸展主动不足),指间伸肌可以延长指间关节。指间伸肌的被动张力还可以通过肌腱动作使得掌指关节和指间关节伸展。在测试指间关节伸展时将手腕固定在伸展位,可防止发生此替换。

拇指掌指关节伸展(图 22.86~图 22.88)

肌肉[10,12-14]	神经支配[10,12-14]
拇短伸肌(EPB)	桡神经,C_7,C_8
拇长伸肌(EPL)	桡神经,C_7,C_8

针对等级为正常(5)、良好(4)、一般(3)的测试步骤

1. 体位　　　康复对象取坐位或者仰卧位,前臂及腕关节处于中立位,手和
　　　　　　　前臂处于尺侧休息位[6,10,13]。因为拇指伸展发生在矢状面
　　　　　　　(与手平行的平面),所以抗重力测试时拇指指甲朝向天花
　　　　　　　板。治疗师坐于或立于康复对象待测试侧。康复对象的拇
　　　　　　　指掌指关节略屈曲并朝向手掌,拇指指间关节置于伸展、放
　　　　　　　松的位置。

针对等级为正常（5）、良好（4）、一般（3）的测试步骤（续）

2. 动作　　　治疗师演示手指从自然状态至完全伸展，并嘱康复对象"像这样活动拇指"观察康复对象拇指掌指关节的主动伸展情况（图 22.86）。对很多人而言伸展掌指关节时不伴有指间关节的伸展非常困难。

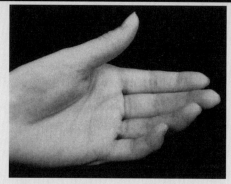

图 22.86　拇指掌指关节伸展测试动作

3. 测试姿势　如果康复对象可完成全关节活动范围运动，将拇指置于伸展中间位继续测试。如果不能，则进行等级差（2）、微量（1）和零（0）的测试。

4. 固定　　　治疗师将康复对象的第一掌指关节和腕关节固定在自然中立位[6]。

5. 阻力　　　治疗师嘱康复对象"不要让我推动你（的手指）"，在拇指近节指骨背侧施加朝向屈曲方向的阻力[6,10,12-14]，根据康复对象的功能水平调整阻力（图 22.87）。最大阻力＝5 级；中等阻力＝4 级；极轻阻力＝4-级；轻微阻力＝3+级；无阻力＝3 级。

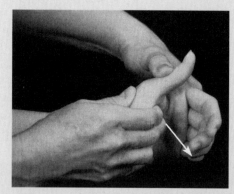

图 22.87　拇指掌指关节伸展抗阻测试

针对等级为差（2）、微量（1）和零（0）的测试步骤

1. 体位　　　前臂完全旋前掌侧休息位[21]，或前臂旋后 70°背侧休息位。治疗师坐于康复对象对面或待测试侧，治疗师将手稍微握在支撑面上方之外，固定第一掌骨。该测试也可适用于 3 级肌力[10]。

2. 动作　　　将康复对象拇指掌指关节伸展两次，并嘱其"像这样活动拇指"。

　　（a）如果康复对象可完成全关节活动范围运动，将拇指置于掌指关节伸展中间位并向掌指关节屈曲方向施加较轻的阻力。

　　　　（i）如果可以对抗阻力＝2+级

　　　　（ii）不能对抗阻力＝2 级

　　　　（iii）如果前臂已处于中间位置，那么有部分活动范围则为 2 级，全范围则为 3 级别[10,12]

　　（b）如果康复对象在无阻力下可完成部分关节活动范围的运动＝2-级。

针对等级为差(2)、微量(1)和零(0)的测试步骤(续)

(c) 若康复对象不能做出动作,将其掌指关节置于外展中间位,嘱康复对象"试着像这样活动拇指"。触诊第一掌指关节基底部手背桡侧面的拇短伸肌肌腱(图 22.88)。拇短伸肌腱位于鼻烟壶的桡侧,拇展长肌肌腱的内侧,当拇指完全伸展和桡侧外展时,它是拇长伸肌和拇展短肌肌腱之间产生的空间[4,6,7]。

(i) 如果触及肌肉收缩=1 级

(ii) 如果未触及肌肉收缩=0 级

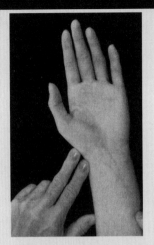

图 22.88　拇指掌指关节伸展:2 级和 2 级以下肌力的体位、测试和触诊

特定的肌肉测试:为分离拇短伸肌,拇指指间关节应屈曲或放松以防止拇长伸肌用力[6,7,13,15,21]。对许多人而言分离这个动作非常困难。

拇指指间关节伸展(图 22.89~图 22.92)

肌肉[10,12-14]	神经支配[10,12-14]
拇长伸肌(EPL)	桡神经,C_7,C_8

针对等级为正常(5)、良好(4)、一般(3)的测试步骤

1. 体位　　康复对象取坐位或者仰卧位,前臂中立位,腕关节自然位,手与前臂置于尺侧休息位[6,10,13]。拇指内收,掌指关节伸展或微屈位,指间关节屈曲[6]。治疗师坐于康复对象对面或待测试侧。由于拇指指间关节伸展运动发生在与手掌平行的平面上,所以测试时指甲朝向侧面。

2. 动作　　治疗师演示测试动作,从拇指指间关节从中立位至全伸展位,并说"像我这样移动你的拇指。"观察康复对象主动伸展掌指关节的情况(图 22.89)。

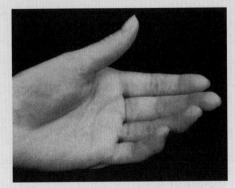

图 22.89　拇指之间关节伸展测试动作

3. 测试姿势　如果康复对象可完成全范围被动关节活动,就将拇指置于伸展中间位继续测试;如果不能,则进行等级差(2)、微量(1)和零(0)的测试。

针对等级为正常（5）、良好（4）、一般（3）的测试步骤（续）

4. 固定	治疗师将康复对象的腕关节稳定在中立位，固定第一掌骨和拇指的近节指骨[6]。
5. 阻力	治疗师嘱康复对象"不要让我推动你（的手指）"，然后向其远节指骨的背侧施加屈曲方向的阻力[6,10,14]，并根据康复对象功能水平调整阻力（图 22.90）。最大阻力＝5 级；中等阻力＝4 级；极轻阻力＝4-级；轻微阻力＝3+级；无阻力＝3 级。

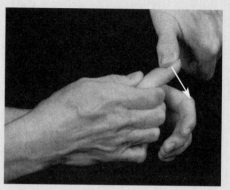

图 22.90　拇指指间关节伸展抗阻测试

针对等级为差（2）、微量（1）和零（0）的测试步骤

1. 体位	前臂完全旋前掌侧休息位[21]，或前臂旋后 70°背侧休息位。治疗师稳定康复对象的手并将其轻轻抬离支撑面，拇指内收、指间关节屈曲。治疗师坐于康复对象对面或待测试侧。
2. 动作	将康复对象的拇指指间关节伸展两次，并嘱其"像这样活动拇指"。 （a）如果康复对象可完成全关节活动范围运动，将拇指置于伸展位并向屈曲方向施加轻微阻力。 　（i）如果可以对抗阻力＝2+级 　（ii）不能对抗阻力＝2 级 　（iii）如果可以对抗重力完成部分关节活动范围的运动＝2 级[10] （b）如果康复对象在无阻力下可完成部分关节活动范围的运动＝2-级。 （c）如果康复对象不能做出动作，将指间关节置于中间位，并嘱其"试着像这样活动拇指"。 在解剖鼻烟壶的尺侧的第一掌骨的头部和第二掌骨的基底部之间，在拇短伸肌肌腱内侧的手背侧面上可触诊拇长伸肌肌腱[4,6,10]（图 22.91）。拇长伸肌肌腱也可以在背侧近节指骨上触诊（图 22.92）。 　（i）如果触及肌肉收缩＝1 级 　（ii）如果未触及肌肉收缩＝0 级

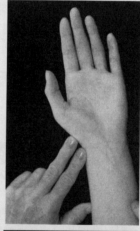

图 22.91　拇指指间关节伸展：体位、测试和拇长伸肌触诊——肌力 2 级及以下

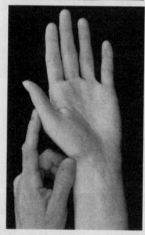

图 22.92　拇指指间关节伸展：体位、测试和改变的拇长伸肌触诊——肌力 2 级及以下

代偿：拇长屈肌的快速收缩随后快速释放可使指间关节反弹至伸展位[6]。指间关节屈曲先于伸展[7,15]。拇展短肌，拇短屈肌，拇内收肌的斜纤维，以及第一掌骨间肌可以延伸至指间关节，因为它们附着于拇指的伸肌延伸处[14,20]。手腕在轻微伸展位的稳定，可防止由拇指伸展过程中拇长伸肌所引发的被动张力，且伴有腕关节屈曲。

拇指掌指关节屈曲(图 22.93~图 22.95)

肌肉[10,12-14]	神经支配[10,12-14]
拇短屈肌(FPB)	正中神经,C_8,T_1
拇长屈肌(FPL)	正中神经,C_8,T_1

对等级为正常(5)、良好(4)、一般(3)的测试步骤

1. 体位   康复对象取坐位或仰卧位。因为拇指屈曲动作发生在矢状面(与手平行的平面),所以在进行抗重力的测试时,须将康复对象的肩关节内旋并屈曲约 90°(上肢平行于地面),前臂完全旋前且拇指指甲朝向地面。治疗师坐于康复对象身旁或对面[7,10,14]。

2. 动作   治疗师演示拇指从中立位至掌指关节完全屈曲位,并嘱康复对象"像这样活动拇指"。观察康复对象主动伸展掌指关节的情况(图 22.93)。

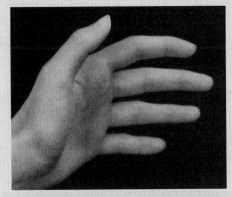

图 22.93　拇指掌指关节屈曲测试动作

3. 测试姿势   如果康复对象可完成全关节活动范围运动,将拇指置于伸展中间位继续测试;如果不能,则进行等级差(2)、微量(1)和零(0)的测试。

4. 固定   治疗师固定康复对象的腕关节与第一掌指关节[12]。

5. 阻力   治疗师嘱康复对象"不要让我推动你(的手指)",在近节指骨掌侧面施加朝向拇指掌指关节伸展的阻力,根据康复对象的功能水平调整阻力[6,7,10,14](图 22.94)。最大阻力 =5 级;中等阻力 =4 级;极轻阻力 =4-级;轻微阻力 =3+级;无阻力 =3 级。

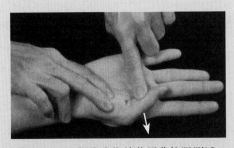

图 22.94　拇指掌指关节屈曲抗阻测试

针对等级为差(2)、微量(1)和零(0)的测试步骤

1. 体位   让康复对象取坐姿,前臂旋后休息位置于桌面或治疗师的手上。治疗师坐于康复对象对面或待测试侧。

2. 动作   将康复对象的拇指掌指关节屈曲两次,并嘱其"像这样活动拇指"。

   (a) 如果康复对象可完成全关节活动范围运动,将拇指置于屈曲中间位并向伸展方向施加轻微阻力。

   (i) 如果可以对抗阻力 =2+级

   (ii) 不能对抗阻力 =2 级

针对等级为差(2)、微量(1)和零(0)的测试步骤(续)

（b）如果康复对象在无阻力下可完成部分关节活动范围的运动=2-级。

（c）如果康复对象不能做出动作，将掌指关节置于中间位，并嘱其"试着像这样活动拇指"。触诊康复对象掌侧鱼际隆起的中部，即拇短展肌的内侧[6,10]（图22.95）。

（i）如果触及肌肉收缩=1级

（ii）如果未触及肌肉收缩=0级

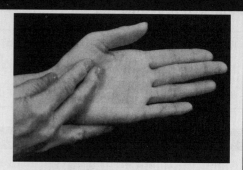

图22.95　拇指掌指关节屈曲：2级和2级以下肌力的体位、测试和触诊

特定的肌肉测试：为准确测试拇短屈肌，拇指掌指关节屈曲时须保持指间关节伸展[6,7,12,13,15,21]。对于某些个体而言，无法单独屈曲掌指关节。

代偿：如果第一掌骨和腕关节没有固定，拇指快速伸展可使其回弹至屈曲位。

拇指指间关节屈曲（图22.96~图22.98）

肌肉[10,12-14]	神经支配[10,12-14]
拇长屈肌（FPL）	正中神经，C_8，T_1

对等级为正常(5)、良好(4)、一般(3)的测试步骤

1. 体位　　　康复对象取坐位或仰卧位。因为拇指屈曲发生在矢状面（与手平行的平面），所以在进行抗重力的测试时，须将康复对象的肩关节内旋并屈曲约90°并（上肢平行于地面），前臂完全旋前且拇指指甲朝向地面。治疗师坐于康复对象身旁或对面[7,10,14]。

2. 动作　　　治疗师演示拇指从中立位至指间关节完全屈曲位，并嘱康复对象"像这样活动拇指"。观察康复对象主动伸展拇指指间关节的情况（图22.96）。

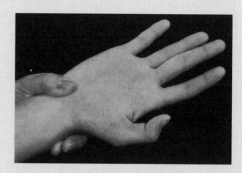

图22.96　拇指指间关节屈曲测试动作

3. 测试姿势　如果康复对象可完成全关节活动范围运动，将拇指置于屈曲中间位继续测试；如果不能，则进行等级差（2）、微量（1）和零（0）的测试。

4. 固定　　　治疗师固定康复对象的腕关节与第一掌指关节[12]。

5. 阻力　　　治疗师嘱康复对象"不要让我推动你（的手指）"，在远节指骨的掌侧面施加朝向拇指掌指关节伸展的阻力，根据康复对象

对等级为正常(5)、良好(4)、一般(3)的测试步骤(续)

的功能水平调整阻力[6,10,12-14](图22.97)。最大阻力=5级;中等阻力=4级;极轻阻力=4-级;轻微阻力=3+级;无阻力=3级。

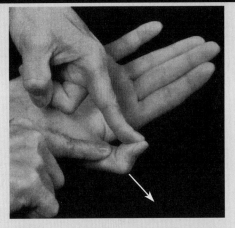

图22.97 拇指指间关节屈曲抗阻测试

针对等级为差(2)、微量(1)和零(0)的测试步骤

1. 体位　　康复对象前臂完全旋前掌侧休息位[21]或前臂旋后约70°背侧休息位,指间关节屈曲。治疗师坐于康复对象对面或待测试侧。

2. 动作　　将康复对象的拇指指间关节被动伸展两次,并嘱其"像这样活动拇指"。

    (a) 如果康复对象可完成全关节活动范围运动,将拇指置于伸展位并向屈曲方向施加轻微阻力。

      (i) 如果可以对抗阻力=2+级

      (ii) 不能对抗阻力=2级

    (b) 如果康复对象在无阻力下可完成部分关节活动范围的运动=2-级。

    (c) 如果康复对象不能做出动作,将拇指的指间关节置于中间位,并嘱其"试着像这样活动拇指",同时触诊拇指近节指骨的掌侧面[6](图22.98)。

      (i) 如果触及肌肉收缩=1级

      (ii) 如果未触及肌肉收缩=0级

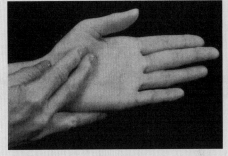

图22.98 拇指指间关节屈曲:体位,测试,和触诊——肌力2级及以下

代偿:如果近端指骨和掌骨不稳定,拇指的快速伸展会发生指间关节"回弹"到屈曲位置。治疗师应观察指间关节在屈曲回弹前的伸展[6,7,12,13,15,21]。

拇指掌侧外展(即腕掌关节外展)(图22.99~图22.100)

肌肉[13,14]	神经支配[13,14]
拇短展肌(APB)	正中神经,C_8,T_1
拇长展肌(APL)	骨间后神经,C_7,C_8 的延续桡神经深支

对等级为正常(5)、良好(4)、一般(3)的测试步骤

1. 体位　　康复对象取坐位或仰卧位,前臂旋后,腕关节中立位,拇指放松、内收靠于示指。治疗师坐于康复对象对面或待测试侧[6,7,10,12-14]。

对等级为正常(5)、良好(4)、一般(3)的测试步骤（续）

2. 动作	拇指外展，又称掌侧外展，是第一掌指关节在垂直于手掌平面内的运动[6,14]。治疗师演示拇指中立位至完全外展，并嘱康复对象"像这样活动拇指"（图22.99）。观察康复对象的主动活动情况并记录发生在腕掌关节的运动。

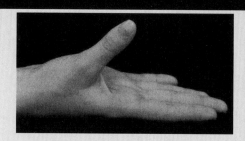

图22.99　拇指掌侧外展测试动作

3. 测试姿势	如果康复对象可完成全关节活动范围运动，将拇指置于外展位继续测试；如果不能，则进行等级差(2)、微量(1)和零(0)的测试。
4. 固定	治疗师固定康复对象的腕关节(如果需要也固定手)。
5. 阻力	治疗师嘱康复对象"不要让我推动你(的拇指)"，在第一掌骨远端施加朝向内收(手掌)的阻力[6,14]，根据康复对象的功能水平调整阻力(图22.100A)。最大阻力=5级；中等阻力=4级；极轻阻力=4-级；轻微阻力=3+级；无阻力=3级。

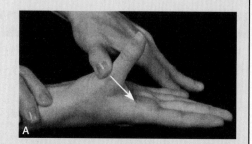

图22.100A　拇指掌侧外展：阻力施加

针对等级为差(2)、微量(1)和零(0)的测试步骤

1. 体位	康复对象取坐位，前臂和腕关节中立位，前臂尺侧缘和手放松置于桌上[12,21]。治疗师坐于康复对象对面或待测试侧。
2. 动作	将康复对象的拇指外展两次，并嘱其"像这样活动拇指"。 （a）如果康复对象可完成全关节活动范围运动，将拇指置于外展位并向内收方向施加轻微阻力。 　（i）如果可以对抗阻力=2+级 　（ii）不能对抗阻力=2级 （b）如果康复对象在无阻力下可完成部分关节活动范围的运动=2-级。 （c）如果康复对象不能做出动作，将拇指置于外展位，并嘱其"试着像这样活动拇指"，同时触诊腕掌部桡侧面（图22.100B）和鱼际肌上的肌肉收缩情况。 　（i）如果触及肌肉收缩=1级 　（ii）如果未触及肌肉收缩=0级

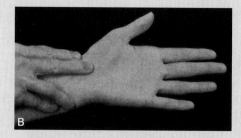

图22.100B　拇指掌侧外展：2级和2级以下肌力的体位、测试和触诊

特定的肌肉测试：单独测试拇短展肌和拇长展肌非常困难。

拇指桡侧外展（即腕掌关节伸展）（图22.101~图22.103）

肌肉[13,14]	神经支配[13,14]
拇短伸肌（EPB）	桡神经，C_7，C_8
拇长伸肌（EPL）	桡神经，C_7，C_8
拇长展肌（APL）	桡神经，C_6~C_8

对等级为正常(5)、良好(4)、一般(3)的测试步骤

1. 体位　　　康复对象取坐位或仰卧位,前臂旋转中立位,腕关节中立位,拇指内收并在掌面内微屈。手和前臂置于尺侧休息位[14]。治疗师坐于康复对象对面或待测试侧。

2. 动作　　　治疗师演示腕掌关节中立位至完全伸展,并嘱康复对象"像这样活动拇指"(图 22.101)。观察康复对象的主动运动情况。拇指在腕掌关节、掌指关节和指间关节处伸展(图 22.101)。

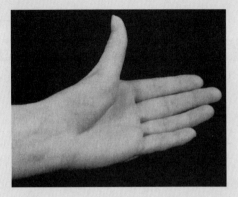

图 22.101　拇指桡侧外展测试动作

3. 测试姿势　如果康复对象可完成全关节活动范围运动,将拇指置于外展中间位继续测试;如果不能,则进行等级差(2)、微量(1)和零(0)的测试。

4. 固定　　　治疗师固定康复对象的腕关节和各手指的掌指关节[10,14]。

5. 阻力　　　治疗师嘱康复对象"不要让我推动你(的拇指)",在第一掌骨远端、外侧面施加朝向屈曲的阻力,根据康复对象的功能水平调整阻力(图 22.102)。最大阻力=5 级;中等阻力=4 级;极轻阻力=4-级;轻微阻力=3+级;无阻力=3 级。

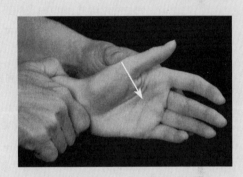

图 22.102　拇指桡侧外展抗阻测试

针对等级为差(2)、微量(1)和零(0)的测试步骤

1. 体位　　　康复对象取取坐位,前臂旋后,前臂背侧休息位置于桌上[10]。治疗师坐于康复对象对面或待测试侧。

2. 动作　　　将康复对象的第 1 腕掌关节(CMC)伸展两次,并嘱其"像这样活动拇指"。
　　　　　　(a)如果康复对象可完成全关节活动范围运动,将拇指置于伸展位并向屈曲方向施加轻微阻力。
　　　　　　　(i)如果可以对抗阻力=2+级
　　　　　　　(ii)不能对抗阻力=2 级
　　　　　　(b)如果康复对象在无阻力下可完成部分关节活动范围的运动=2-级。
　　　　　　(c)如果康复对象不能做出动作,将掌指关节置于伸展位,并嘱其"试着像这样活动拇指",同时触诊康复对象腕部背外侧的拇短伸肌、拇长伸肌或拇长展肌(图 22.103)。
　　　　　　　(i)如果触及肌肉收缩=1 级
　　　　　　　(ii)如果未触及肌肉收缩=0 级

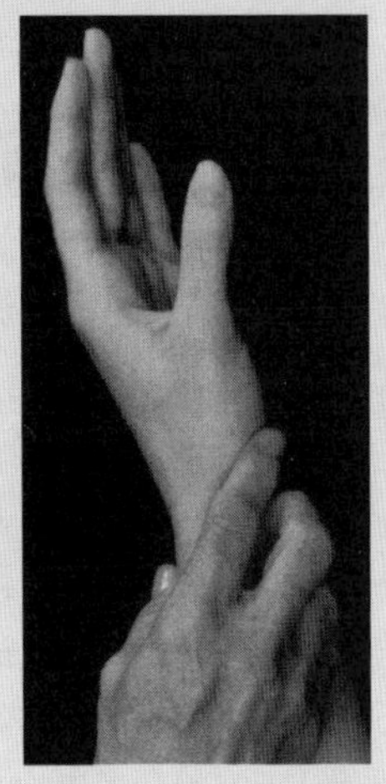

图 22.103　拇指桡侧外展:2 级和 2 级以下肌力的体位、测试和触诊

特定的肌肉测试:拇短伸肌、拇长伸肌和拇长展肌的测试可通过触诊来区分,且常可在腕关节外侧看到肌腱。

代偿:固定腕关节以防止腕掌关节伸展时发生桡偏。

拇指内收(图22.104~图22.106)

肌肉[10,12-14]	神经支配[10,12-14]
拇收肌(AP)	尺神经,C_7,C_8

对等级为正常(5)、良好(4)、一般(3)的测试步骤

1. 体位　　　康复对象取坐位或仰卧位,前臂旋前,腕关节中立位,拇指放松掌侧外展[10,13,21]。手和前臂处于尺侧休息位。治疗师坐于康复对象对面或待测试侧。

2. 动作　　　治疗师演示拇指由中立位至完全内收,并嘱康复对象"像这样活动拇指"(图22.104)。观察康复对象拇指内收手掌[10,12]。

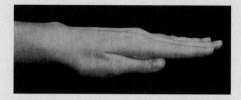

图22.104　拇指内收测试动作

3. 测试姿势　如果康复对象可完成全关节活动范围运动,将拇指置于内收中间位继续测试,康复对象的第1掌骨和第2掌骨之间为治疗师的手指留有间隙;如果不能,则进行等级差(2)、微量(1)和零(0)的测试。

4. 固定　　　治疗师握住康复对象手部尺侧并稍靠于休息台面上以稳定手腕和掌骨[10,14]。

5. 阻力　　　治疗师嘱康复对象"不要让我推动你(的拇指)",以手指在第1掌骨和第2掌骨之间,或抓住第1掌骨头部施加向下的掌侧外展的力[10](图22.105),并根据康复对象的功能水平调整阻力。最大阻力=5级;中等阻力=4级;极轻阻力=4-级;轻微阻力=3+级;无阻力=3级。

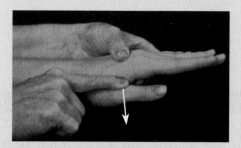

图22.105　拇指内收抗阻测试

针对等级为差(2)、微量(1)和零(0)的测试步骤

1. 体位　　　康复对象取坐位,前臂、腕关节中立位,前臂尺侧和手休息位置于桌上[21]。治疗师坐于康复对象对面或待测试侧。

2. 动作　　　将康复对象的腕关节(译者注,此处应为拇指)内收两次,并嘱其"像这样活动拇指"。

　　　　　　(a) 如果康复对象可完成全关节活动范围运动,将拇指置于内收位并向外展方向施加轻微阻力。
　　　　　　　(i) 如果可以对抗阻力=2+级
　　　　　　　(ii) 不能对抗阻力=2级
　　　　　　(b) 如果康复对象在无阻力下可完成部分关节活动范围的运动=2-级。

针对等级为差(2)、微量(1)和零(0)的测试步骤(续)

(c) 如果康复对象不能做出动作,将第 1 腕掌关节置于中间位,并嘱其"试着像这样活动拇指",同时在掌侧虎口处触诊拇收肌[6,15](图 22.106)。

(i) 如果触及肌肉收缩=1 级

(ii) 如果未触及肌肉收缩=0 级

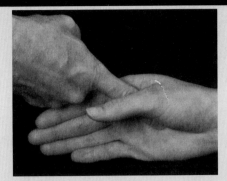

图 22.106 拇指内收:2 级和 2 级以下肌力的体位、测试和触诊

特定的肌肉测试:拇短伸肌、拇长伸肌和拇长展肌的测试可通过触诊来区分,且常可在腕关节外侧看到肌腱。

代偿:固定腕关节以防止腕掌关节伸展时发生桡偏。

拇指小指对掌(图 22.107~图 22.109)

肌肉[10,13]	神经支配[10,13]
拇对掌肌	正中神经,C_8,T_1
小指对掌肌	尺神经,C_8,T_1

对等级为正常(5)、良好(4)、一般(3)的测试步骤

1. 体位   康复对象取坐位或仰卧位,前臂旋后,腕关节中立位,拇指掌侧外展,第 5 指伸展[6,7,10,14]。治疗师坐于康复对象对面或待测侧。

2. 动作   治疗师演示小指外展、拇指伸展的手张开,并嘱康复对象"像这样用拇指触碰小指"。观察康复对象拇指对掌时拇指指腹和小指指腹的接触情况,小指弯曲并向拇指旋转[6,7](图 22.107)。

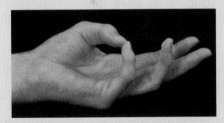

图 22.107 拇指对掌测试动作

3. 测试姿势   如果康复对象可完成全关节活动范围运动,固定后继续测试;如果不能,则进行等级差(2)、微量(1)和零(0)的测试。

4. 固定   将康复对象的前臂和手腕置于桌面垫子上,方便治疗师双手加压、稳定。

5. 阻力   治疗师嘱康复对象"不要让我推动你",在第 1 掌骨和第 5 掌骨的远端施加阻力使手骨排列变平[10,12](图 22.108),并根据康复对象的功能水平调整阻力。最大阻力=5 级;中等阻力=4 级;极轻阻力=4-级;轻微阻力=3+级;无阻力=3 级。

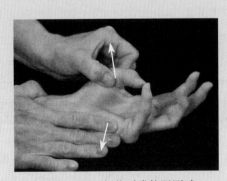

图 22.108 拇指对掌抗阻测试

针对等级为差（2）、微量（1）和零（0）的测试步骤

1. 体位	康复对象取坐位,肘屈曲,前臂旋后,腕中立位手张开休息位置于桌上。如果康复对象虚弱无力治疗师帮助固定前臂及腕关节。治疗师坐于康复对象对面或待测试侧。

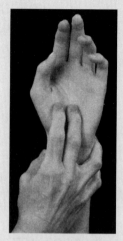

图 22.109　拇指对掌：2 级和 2 级以下肌力的体位、测试和触诊

2. 动作　　将康复对象的拇指和小指尖触碰两次,并嘱其"像这样活动手指"。

　　（a）如果康复对象可完成全关节活动范围运动,将手掌置于对掌姿势并向相反方向施加轻微阻力。
　　　　（i）如果可以对抗阻力=2+级
　　　　（ii）不能对抗阻力=2 级
　　（b）如果康复对象在无阻力下可完成部分关节活动范围的运动=2-级。
　　（c）如果康复对象不能做出动作,将康复对象的拇指与小指尖触碰,并嘱其"试着像这样活动手指",同时触诊康复对象手掌的鱼际和小鱼际处的隆起[6,10,15]（图 22.109）。
　　　　（i）如果触及肌肉收缩=1 级
　　　　（ii）如果未触及肌肉收缩=0 级

代偿:拇内收肌将通过屈曲和内旋腕掌关节来协助对指,但指间关节会被延展。拇短屈肌会屈曲和内旋腕掌关节,但拇指不会远离手掌。拇长屈肌将屈曲并略微旋转腕掌关节,但拇指不会远离手掌,并且指间关节将会强烈弯曲[15,21]。拇指和小指的远端指间关节可能会弯曲代偿,以完成充分对指[7,12]。

下肢徒手肌力检查

　　下肢（LE）运动的肌肉测试遵循与上肢相同的原则。因为人类的远端下肢在胎儿时就有内旋,这是为了以双足方式行走,所以使膝盖,脚踝和脚趾屈曲的肌肉均位于膝关节的后面,并且伸肌位于前方。传统上由 OT 专业人员通过筛查而不是徒手肌力测试来测量下肢肌肉力量,因此本章仅介绍一部分下肢运动。

髋关节伸展（图 22.110~图 22.111）

肌肉[6,12,14]	神经支配[10,13]
臀大肌	臀下神经,$L_5 \sim S_2$
半腱肌	坐骨神经,$L_5 \sim S_2$
半膜肌	坐骨神经,$L_5 \sim S_2$
股二头肌（长头）	坐骨神经,$L_5 \sim S_2$
大收肌	闭孔神经,$L_2 \sim L_4$

对等级为正常（5）、良好（4）、一般（3）的测试步骤

1. 体位	康复对象俯卧,髋关节中立位,膝关节屈曲约 90°[6,12]或伸展[12]。治疗师立于康复对象的对侧。可在康复对象的骨盆下垫两个枕头以屈髋[6,7]。

对等级为正常（5）、良好（4）、一般（3）的测试步骤（续）

2. 动作	治疗师演示髋关节从中立位至完全伸展，并嘱康复对象"像这样移动你的腿"。观察康复对象主动运动的情况（图22.110）。

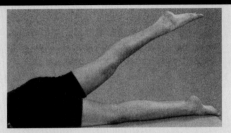

图22.110　髋关节伸展测试动作

3. 测试姿势	如果康复对象可完成全关节活动范围运动，将髋关节置于伸展中间位继续测试；如果不能，则进行等级差（2）、微量（1）和零（0）的测试。
4. 固定	治疗师固定康复对象的测试侧髂嵴[10,12]。
5. 阻力	治疗师嘱康复对象"不要让我推动你"，在大腿后侧的远端施加向下和屈曲方向的阻力[10,12-14]，根据康复对象的功能水平调整阻力（图22.111）。最大阻力=5级；中等阻力=4级；极轻阻力=4-级；轻微阻力=3+级；无阻力=3级。

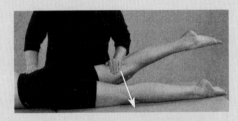

图22.111　髋关节伸展抗阻测试

针对等级为差（2）、微量（1）和零（0）的测试步骤

1. 体位	康复对象取侧卧位，治疗师立于其身前，支撑康复对象上方的大腿使其伸展并轻微外展[10]，下方腿（待测）屈髋屈膝。
2. 动作	将康复对象腿伸展髋关节两次，并嘱其"像这样移动你的腿"。 （a）如果康复对象可完成全关节活动范围运动，将髋关节置于伸展中间位并向屈曲方向施加轻微阻力。 　（i）如果可以对抗阻力=2+级 　（ii）不能对抗阻力=2级 （b）如果康复对象在无阻力下可完成部分关节活动范围的运动=2-级。 （c）如果康复对象不能做出动作，将髋关节置于中间位，并嘱其"试着像这样移动你的髋关节"，同时触诊康复对象臀后侧中部和大腿后部的肌肉收缩情况。 　（i）如果触及肌肉收缩=1级 　（ii）如果未触及肌肉收缩=0级

特定的肌肉测试：通过保持膝关节屈曲，同时伸展髋关节使腘绳肌对髋的作用降到最小，这样可单独测试臀大肌。

代偿：骨盆的抬高和腰椎的伸展可产生部分伸髋动作。在仰卧位时，髋屈肌的重力和离心收缩可以使屈曲的髋关节恢复至伸展[15]。髋外旋，外展或内收也可发生代偿[7]。

髋关节外展（图22.112~图22.113）

肌肉[6,10,12]	神经支配[10,12-14]
臀中肌	臀上神经，$L_4 \sim S_1$
臀小肌	臀上神经，$L_4 \sim S_1$
阔筋膜张肌	臀上神经，$L_4 \sim S_1$
缝匠肌	股神经，L_2

对等级为正常(5)、良好(4)、一般(3)的测试步骤

1. 体位　康复对象取侧卧位,上面的腿(待测)膝关节屈曲,髋关节伸展略超过中立位,骨盆轻微旋前[12];下面的腿髋、膝关节屈曲以提供更宽稳的支撑[7]。治疗师立于康复对象的身后或身前[6,7,10,12-14]。

2. 动作　康复对象外展上面的腿,将腿抬起朝向天花板(图22.112)。

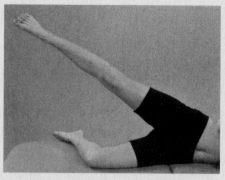

图22.112 髋关节外展测试动作

3. 测试姿势　如果康复对象可完成全关节活动范围运动,将髋关节置于外展中间位继续测试;如果不能,则进行等级差(2)、微量(1)和零(0)的测试。

4. 固定　治疗师固定康复对象髂嵴上方稳定骨盆[10,14]。

5. 阻力　治疗师嘱康复对象"不要让我推动你",在近膝关节处施加向下内收的阻力(图22.113)。

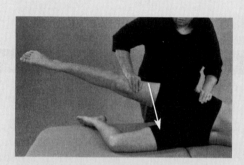

图22.113 髋关节外展抗阻测试

针对等级为差(2)、微量(1)和零(0)的测试步骤

1. 体位　康复对象取仰卧位,双腿伸展、旋转中立位,治疗师立于康复对象对面[10],治疗师以一手支撑康复对象足踝并将腿略抬离床面,并小心维持不对后续的测试提供阻力或助力[12]。

2. 动作　治疗师向侧边移动康复对象的腿,外展髋关节两次,外展时保持旋转中立位,嘱康复对象"像这样移动你的腿"。
   (a) 如果康复对象可完成全关节活动范围运动,将腿置于外展中间位并向内收方向施加轻微阻力。
   　　(i) 如果可以对抗阻力=2+级
   　　(ii) 不能对抗阻力=2级
   (b) 如果康复对象在无阻力下可完成部分关节活动范围的运动=2-级。
   (c) 如果康复对象不能做出动作,将髋关节置于外展中间位,并嘱其"试着像这样移动你的髋",同时触诊股骨大转子上方髂骨外侧的臀中肌。
   　　(i) 如果触及肌肉收缩=1级
   　　(ii) 如果未触及肌肉收缩=0级

代偿:躯干侧方的肌肉可收缩使骨盆朝向胸腔,导致髋部部分外展[10]。如果髋关节外转,则髋屈肌可能亦会协助外展[6,7,10,15]。

髋关节外旋(图 22.114~图 22.115)

肌肉[6,12]	神经支配[10,12]
股四头肌	股神经,$L_2 \sim L_4$
梨状肌	骶丛,S_1,S_2
闭孔内肌	骶丛,$L_5 \sim S_1$
闭孔外肌	闭孔神经,L_3,L_4
上孖肌	闭孔内肌神经,L_5,S_1
下孖肌	闭孔内肌神经,L_5,S_1

对等级为正常(5)、良好(4)、一般(3)的测试步骤

1. 体位　　　康复对象取坐位,膝关节屈曲于床缘。可在待测膝关节下方垫一小垫或毛巾。治疗师立于康复对象前方朝向待测侧[6,10,12-14]。

2. 动作　　　治疗师演示髋关节从中立位至完全外旋,并嘱康复对象"像这样移动你的腿",观察康复对象大腿主动外旋情况,足向内移动或靠向中线(图 22.114)。

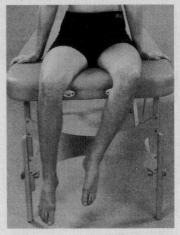

图 22.114　髋关节外旋测试动作

3. 测试姿势　如果康复对象可完成全关节活动范围运动,将髋关节置于外旋中间位继续测试;如果不能,则进行等级差(2)、微量(1)和零(0)的测试。

4. 固定　　　治疗师固定康复对象待测膝关节外侧。康复对象可握住床沿以稳定躯干和骨盆[6,10,14]。

5. 阻力　　　治疗师嘱康复对象"不要让我推动你",在其小腿内侧踝关节近端施加阻力,令其远侧腿内旋[6,7,10,12-14],并根据康复对象的功能水平调整阻力。由于长杠杆力臂可显著增加受力,对阻力的施加要小心且循序渐进,阻力突然或者过大会造成关节损伤(图 22.115)。膝关节不稳的康复对象应在仰卧测试。最大阻力=5 级;中等阻力=4 级;极轻阻力=4-级;轻微阻力=3+级;无阻力=3 级。

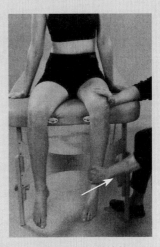

图 22.115　髋关节外旋抗阻测试

针对等级为差(2)、微量(1)和零(0)的测试步骤

1. 体位	康复对象取仰卧位,髋、膝伸展,待测髋关节内旋,治疗师立于康复对象对面[10,12]。
2. 动作	治疗师外旋康复对象的髋关节两次,并嘱其"像这样移动你的腿",观察康复对象主动旋转大腿的情况[10]。

（a）如果康复对象可完成全关节活动范围运动,将髋关节置于外旋中间位并向内旋方向施加轻微阻力。
　（i）如果可以对抗阻力＝2+级
　（ii）不能对抗阻力＝2级
（b）如果康复对象在无阻力下可完成部分关节活动范围的运动＝2-级。
（c）如果康复对象不能做出动作,将髋关节置于中间位,并嘱其"试着像这样移动你的腿"。深部肌肉很难或几乎无法触诊[6],外旋可通过触诊股骨大转子后侧深处来触诊[10]。
　（i）如果触及肌肉收缩＝1级
　（ii）如果未触及肌肉收缩＝0级

代偿:当髋关节伸展时,臀大肌可能会代偿深层外旋肌。缝匠肌也会出现代偿,但是髋外旋时亦会伴随髋屈曲、外展和膝关节屈曲[7,15]。

膝关节伸展(图22.116~图22.117)

肌肉[10]	神经支配[10]
股直肌	股神经,$L_2 \sim L_4$
股中间肌	股神经,$L_2 \sim L_4$
股内斜肌	股神经,$L_2 \sim L_4$
股外斜肌	股神经,$L_2 \sim L_4$
阔筋膜张肌	臀上神经,$L_4 \sim S_1$

等级为正常(5)、良好(4)、一般(3)的测试步骤

1. 体位	康复对象取坐位,膝关节屈曲于床缘。可在待测膝关节下方垫一小垫或毛巾。治疗师立于康复对象前方朝向待测侧[6,10,12]。
2. 动作	治疗师演示膝关节从中立位至完全伸展,并嘱康复对象"像这样移动你的腿",观察康复对象的主动运动情况（图22.116）。

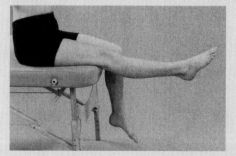

图22.116　膝关节伸展测试动作

3. 测试姿势	如果康复对象可完成全关节活动范围运动,将膝关节置于伸展中间位继续测试;如果不能,则进行等级差(2)、微量(1)和零(0)的测试。

等级为正常(5)、良好(4)、一般(3)的测试步骤(续)

4. 固定	治疗师以一手垫于康复对象膝关节下方、置于测试床的床缘,稳定大腿。康复对象可握住床沿以增进稳定[7,10,12-14]。
5. 阻力	治疗师嘱康复对象"不要让我推动你",在其小腿前侧踝关节上方施加向下并朝向屈曲方向的阻力[6,10,14],并根据康复对象的功能水平调整阻力。由于膝关节抗阻锁定有可能导致关节损伤[10],所以测试时确保膝关节在伸展中间位,而不是在膝关节伸展活动 ROM 终末[7,10](图 22.117)。最大阻力 = 5级;中等阻力 = 4级;极轻阻力 = 4-级;轻微阻力 = 3+级;无阻力 = 3级。

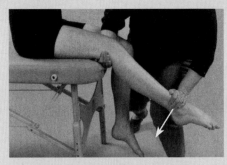

图 22.117　膝关节伸展抗阻测试

针对等级为差(2)、微量(1)和零(0)的测试步骤

1. 体位	康复对象取侧卧位,待测腿在下方,髋关节伸展,膝关节屈曲90°。治疗师立于其后侧。
2. 动作	将康复对象的膝关节伸展两次,并嘱其"像这样移动你的腿"。 (a) 如果康复对象可完成全关节活动范围运动,将膝关节置于伸展中间位并向屈曲方向施加轻微阻力。 　(i) 如果可以对抗阻力 = 2+级 　(ii) 不能对抗阻力 = 2级 (b) 如果康复对象在无阻力下可完成部分关节活动范围的运动 = 2-级。 (c) 如果康复对象不能做出动作,将膝关节置于中间位,并嘱其"试着像这样移动你的腿",触诊大腿前方的肌肉。 　(i) 如果触及肌肉收缩 = 1级 　(ii) 如果未触及肌肉收缩 = 0级

代偿:阔筋膜张肌可代偿或辅助无力的股四头肌伸膝。在这种情况下,膝关节伸展伴有髋关节内旋[6,10,14]。注意观察髋关节的运动。

踝关节背伸(图 22.118~图 22.119)

肌肉[6,10,12]	神经支配[6,10,14]
胫骨前肌	腓总神经,$L_4 \sim S_1$
趾长伸肌	腓深神经,$L_5 \sim S_1$
第三腓骨肌	腓浅神经,L_5,S_1,S_2
踇长伸肌	腓深神经,L_5,S_1

等级为正常(5)、良好(4)、一般(3)的测试步骤

1. 体位	康复对象取坐位,膝关节屈曲于床缘。治疗师坐于康复对象面前,略靠近待测试侧[6,10,12-14]。

等级为正常(5)、良好(4)、一般(3)的测试步骤(续)

2. 动作　　　　治疗师演示踝关节从中立位至完全背伸,并嘱康复对象"像这样移动你的脚",观察康复对象主动运动情况(图 22.118)。

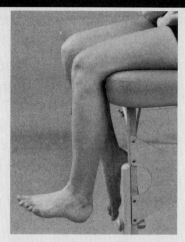

图 22.118　踝关节背伸测试动作

3. 测试姿势　　如果康复对象可完成全关节活动范围运动,将踝关节置于背伸中间位继续测试;如果不能,则进行等级差(2)、微量(1)和零(0)的测试。

4. 固定　　　　治疗师于踝关节上方固定康复对象的腿。康复对象的足跟可置于治疗师腿上休息[6,12]。

5. 阻力　　　　嘱康复对象"不要让我推动你",在足背侧(足的顶部)施加跖屈方向的阻力,并根据康复对象的功能水平调整阻力(图 22.119)。最大阻力 = 5 级;中等阻力 = 4 级;极轻阻力 = 4-级;轻微阻力 = 3+级;无阻力 = 3 级。

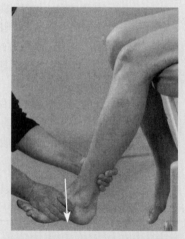

图 22.119　踝关节背伸抗阻测试

针对等级为差(2)、微量(1)和零(0)的测试步骤

1. 体位　　　　康复对象取侧卧位[7,10]。治疗师立于或坐于康复对象的待测侧。

2. 动作　　　　治疗师活动康复对象的踝关节背伸两次,并嘱其"像这样移动你的脚"。
　　(a) 如果康复对象可完成全关节活动范围运动,将踝关节置于背伸中间位并向跖屈方向(指向地面)施加轻微阻力。
　　　　(i) 如果可以对抗阻力 = 2+级
　　　　(ii) 不能对抗阻力 = 2 级
　　(b) 如果康复对象在无阻力下可完成部分关节活动范围的运动 = 2-级。
　　(c) 如果康复对象不能做出动作,将踝关节置于背伸中间位,并嘱其"试着像这样移动你的脚"。触诊踝关节的前内侧面[6,7,10]和小腿前部的胫骨外侧[15]。

针对等级为差(2)、微量(1)和零(0)的测试步骤(续)

　　　　　　（i）如果触及肌肉收缩＝1级
　　　　　　（ii）如果未触及肌肉收缩＝0级
　　　　　　（iii）如果采用抗重力体位,需进行临床判断以确定肌力
　　　　　　　　　 等级。在抗重力下能进行部分关节活动范围,可以
　　　　　　　　　 评为"差"[12]。如果测试是在仰卧位进行,则可使用
　　　　　　　　　 肌力等级的标准定义[10]。

特定的肌肉测试:单独测试第三腓骨肌,踝背伸的同时合并外翻;单独测试胫骨前肌,则足内翻与背伸。为防止𧿹长伸肌和趾长伸肌的代偿,测试时不可伸趾[7,10,12-15]。

足外翻(图 22.120~图 22.121)

肌肉[10,14]	神经支配[10,14]
腓骨长肌	腓浅神经(译者注:原文为 Peroneal nerve,应为腓浅神经支配),$L_4 \sim S_1$
腓骨短肌	腓浅神经,$L_5 \sim S_2$
第三腓骨肌	腓深神经(译者注:原文为 Superficial fibular nerve,应为腓深神经支配),$L_5 \sim S_2$(译者注:腓深神经、腓浅神经,发自 $L_4 \sim S_2$,原文值得商榷)

等级为正常(5)、良好(4)、一般(3)的测试步骤

1. 体位	康复对象取侧卧位,下面的腿屈膝以保持身体稳定;上面的待测腿髋关节伸展、旋转中立位,膝关节伸展,踝关节跖屈合并足内翻[6]。
2. 动作	治疗师演示足从中立位至完全外翻,并嘱康复对象"像这样移动你的脚",观察康复对象的主动运动情况。足外翻通常会伴有一定角度的跖屈[14,15](图 22.120)。

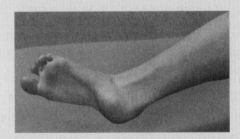

图 22.120　足外翻测试动作

3. 测试姿势	如果康复对象可完成全关节活动范围运动,将足置于内翻位(原文为 eversion,抗阻测试应为内翻位抗阻外翻测肌力)继续测试。最大阻力＝5级;中等阻力＝4级;极轻阻力＝4-级;轻微阻力＝3+级;无阻力＝3级。
4. 固定	治疗师固定康复对象的踝内侧或外侧上方小腿处[6]。
5. 阻力	治疗师嘱康复对象"不要让我推动你",在足部外侧缘与足底施加内翻和背伸方向的阻力[6,14](图 22.121),并根据康复对象的功能水平调整阻力。最大阻力＝5级;中等阻力＝4级;极轻阻力＝4-级;轻微阻力＝3+级;无阻力＝3级。

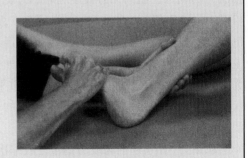

图 22.121　足外翻抗阻测试

针对等级为差(2)、微量(1)和零(0)的测试步骤

1. **体位**　　康复对象取仰卧位，髋关节伸展、旋转中立位[10]，膝关节伸展，踝关节中立位。

2. **动作**　　将康复对象的足外翻两次，并嘱其"像这样移动你的脚"。
   - （a）如果康复对象可完成全关节活动范围运动，将足置于外翻中间位并向内翻方向施加轻微阻力。
     - （i）如果可以对抗阻力＝2+级
     - （ii）不能对抗阻力＝2级
   - （b）如果康复对象在无阻力下可完成部分关节活动范围的运动＝2-级。
   - （c）如果康复对象不能做出动作，将足置于中立位，并其"试着像这样移动你的脚"。触诊小腿外侧上半部分、踝关节、足外侧缘和第5跖骨基底部[6,10,15]。
     - （i）如果触及肌肉收缩＝1级
     - （ii）如果未触及肌肉收缩＝0级

特定的肌肉测试：单独测试第三腓骨肌，应背伸的时候伴外翻。为防止踇长伸肌在测试中代偿，测试时不可伸趾[7,10,12-15]。

评估结果作为干预计划的基础

制订维持或增强肌力的干预计划时，在确定干预顺序、目标和措施前，OT尚有几个临床推理过程中的因素考虑。肌力评估的结果提示干预计划的进展。肌肉无力的程度如何？是普遍无力还是特定的某一肌群或多组肌群无力？肌力分级大致相同，还是存在显著的差异？如果存在差异，主动肌和拮抗肌有无失衡，在作业治疗干预的时候或执行ADLs、IADLs的时候是否需要保护无力的肌肉？如果主动肌与拮抗肌之间明显失衡，那么干预目标可能为直接加强无力肌群的肌力，同时维持较强肌群的肌力。肌肉失衡提示在康复过程中可能需要使用矫形器保护无力的肌肉以防受到过度牵伸。此类矫形器包括用来防止踝背伸无力而导致过度牵伸的足垫，和用来防止腕关节伸肌无力导致过度牵伸的腕关节伸展支具等。

肌力等级提示治疗活动的主动程度或可维持或增强肌力的训练。肌肉无力程度为轻（G，良好/4级），中（F/F-，可/3/3-级）还是重（P-0，差-零/2-0级）[15]？举个例子，肌力等级为3+，可通过主动辅助训练或较轻的主动抗重力训练来增强肌力。同样地，如果肌力等级为2级，增强肌力只能在最小重力的减重平面上进行，仅少量或无法抗阻（针对特定肌力等级的合适运动与活动的进一步讨论参阅第29章）。

肌耐力（如引起肌肉疲劳的重复收缩次数）是治疗干预计划中的重要因素。和肌力一样，肌耐力也是治疗活动方案的重要目标。因为徒手肌力测试并不能测试肌耐力，治疗师可根据康复对象参加运动或活动的时间长度来评估肌耐力，以确定肌群可持续活动的时间长短。通常还需要注意肌肉力量与耐力之间的相关性。较弱的肌肉比较强的肌肉耐力更差些。选择增强肌耐力的干预措施时，治疗师不应追求肌肉的最大收缩力量，而要强调次最大肌力下的多次重复收缩，以增强肌耐力和防止疲劳[15]。

肌肉无力常伴随着感觉缺失，这也影响了康复对象在活动训练中的表现。如果运动中很少或没有触觉或本体感觉反馈，则感觉缺失的程度就决定了力量传递在动作中的衰减。因此，即使肌力足以完成某项特定的活动，运动也可能无力或低效。通过诊断，感觉再教育训练（参见第23章）可作为增强康复对象感觉和反馈的训练内容。此外，治疗师也可以通过补偿技术来解决感觉缺失。这些技术包括镜像疗法、视频回放和生物反馈等，都可用以辅助肌力训练。

治疗师临床推理的重要考虑因素还包括疾病诊断和预后判断。肌力会增加、下降还是没有变化？如果预判肌力会增加，恢复期需要多长？运动或活动对肌肉功能有什么影响？过多的活动是否会延缓康复的进程？如果预计肌力会下降，会有多快？有哪些因素需要避免，诸如剧烈的活动或锻炼计划会否加速肌力的下降？如果肌力下降，特殊设备是否实用且必要？操控这些设备需要多大的肌力？直至无力操控，这些设备康复对象还能够使用多久[15]？在Sharon的案例中，治疗师必须意识到她的肌肉力量的变化。可预见的是，肌力恢复往往从近端开始到远端，因此需保护其手内在肌，避免过度劳累，以确保完全康复的可能。对特定的肌群进行频繁的测试可监测疾病的恢复,并有助于引入合理的干预策略[11,20]。

　　治疗师应评估肌肉无力对完成 ADLs 的影响,当然评定的过程中也可以观察到。由于肌肉无力,哪些任务最难完成?康复对象是如何代偿肌肉无力的?能够执行哪些任务对康复对象而言最为重要?是否需要特殊的设备来完成某些必要的 ADLs,例如移动手臂来独立进食(参见第 30 章,第 2 节)。

　　如果康复对象参与了全面的康复计划,并且正在接受其他几项医疗保健服务,那么活动和锻炼计划必须同步、平衡,以满足康复对象的需求,而非满足临床专业人员的需求、日程安排及可能的冲突。作业治疗师应了解康复对象所参与的所有物理治疗、文娱治疗及其他服务的性质和程度。理想情况下,医疗团队的所有成员应共同制订训练和运动方案,以确保彼此相辅相成。

OT 实践要点

　　治疗师必须考虑以下几个问题:康复对象做了哪些治疗?每个疗程需要多久?所有治疗的目的是相似还是相辅相成,还是相互矛盾?康复对象在整个治疗计划中会否过度疲劳?各种治疗快速连续的,还是其间隔足以满足康复对象休息的需求?

　　基于以上这些问题和特殊康复对象的相关问题,作业治疗师可选择有可能的、有目的的作业活动,以维持或增强肌力,改善 ADLs 的表现,得以使用特殊工具,以保护无力的肌肉,避免过度牵伸和过度疲劳。

总结

　　很多疾病和损伤都会导致肌肉无力。筛查试验可评估康复对象参与 ADLs、IADLs,睡眠、休息、教育、工作和休闲作业活动的大致肌力水平。这些测试也可以帮助治疗师确定哪些康复对象和肌群需要徒手肌力检查(MMT)[1,17]。

　　徒手肌力检查评估肌肉或肌群的力量水平。适用于运动单位(下运动元神经)损伤以及骨科疾病,但无法测定肌耐力或肌肉协调能力;上运动元神经损伤者,如果出现痉挛或模式化/协同运动,或选择性运动未出现时,徒手肌力检查并不能准确地反映肌力[1]。

　　肌肉力量的准确评估取决于作业治疗师的知识、技能和经验。虽然肌力分级有标准的定义,但临床判断对于准确评估同样重要。

　　肌力测试结果是用来制订治疗策略以提升作业能力表现,薄弱肌肉代偿和增加力量。在有些情况下,还可以作为预期目标和疾病进展的追踪,就像在 Sharon 的康复对象中一样,这也可以帮助参与作业治疗的人员选择治疗手段,策略和制订目标。

复习题

　　1. 列举三种以肌肉无力作为主要症状的躯体功能障碍主要分类。

　　2. 列举至少三个评估肌力的目的。

　　3. 基于肌肉力量评估的结果,讨论五个注意事项及其在制订治疗计划中的意义。

　　4. 请解释耐力。

　　5. 如何区分肌肉无力与关节受限?

　　6. 如果有关节受限,肌肉力量是否能准确测量?当关节活动度达不到正常范围时,如何记录肌力?

　　7. 徒手肌力测试(MMT)测试的是什么?

　　8. 徒手肌力测试(MMT)的局限性是什么?

　　9. 徒手肌力测试(MMT)的禁忌证是什么?

　　10. 确定肌力等级的标准是什么?

　　11. 以地面作为水平参照面,解释或演示何为重力辅助、重力最小化、抗重力以及抗重力和阻力。

　　12. 列举五个影响肌群可承受的阻力大小的因素。

　　13. 解释肌力等级:正常(5),一般(3-),一般(3),差(2),差(2-),微量(1),和零(0)。

　　14. 解释什么是代偿。

　　15. 在肌力测试过程中如何尽可能排除代偿?

　　16. 列举肌力测试步骤。

　　17. 是否总是需要用徒手肌力测量来确定肌力等级? 如果不是,可以用什么代替方式来大致评定肌力?

　　18. 列举筛查测试的目的。

　　　　　　　(黄犇　张丹迎　张祝筠　陈许艳 译,
崔金龙　许志生 校,朱毅　黄锦文　刘晓艳 审)

参考文献

1. Basmajian JF: *Muscles alive*, ed 4, Baltimore, 1978, Williams & Wilkins.
2. Bobath B: *Adult hemiplegia: evaluation and treatment*, ed 2, London, 1978, William Heinemann Medical Books.
3. Brunnstrom S: *Movement therapy in hemiplegia*, New York, 1970, Harper & Row.
4. Brunnstrom S: *Clinical kinesiology*, Philadelphia, 1972, FA Davis.
5. Chusid J: *Correlative neuroanatomy and functional neurology*, ed 19, Los Altos, CA, 1985, Lange Medical Publications.
6. Clarkson HM: *Musculoskeletal assessment*, ed 2, Philadelphia, 2000, Lippincott Williams & Wilkins.
7. Clarkson HM, Gilewich GB: *Musculoskeletal assessment*, Baltimore, 1989, Williams & Wilkins.

8. Cole JH, Furness AL, Twomey LT: *Muscles in action*, New York, 1988, Churchill Livingstone.

9. Crepeau EB, Cohn ES, Schell BA: *Willard and Spackman's occupational therapy*, ed 11, Philadelphia, 2008, Lippincott Williams & Wilkins.

10. Daniels L, Worthingham C: *Muscle testing*, ed 5, Philadelphia, 1986, WB Saunders.

11. Hallum A: Neuromuscular diseases. In Umphred DA, editor: *Neurological rehabilitation*, ed 5, St Louis, 2007, Mosby.

12. Hislop HJ, Montgomery J: *Daniels and Worthingham's muscle testing*, ed 6, Philadelphia, 1995, WB Saunders.

13. Hislop HJ, Avers D, Brown M: *Daniels and Worthingham's muscle testing*, ed 9, St. Louis, 2013, Saunders Elsevier.

14. Kendall FP, et al: *Muscles: testing and function with posture and pain*, ed 5, Baltimore, 2005, Lippincott Williams & Wilkins.

15. Killingsworth A: *Basic physical disability procedures*, San Jose, CA, 1987, Maple Press.

16. Landen B, Amizich A: Functional muscle examination and gait analysis, *J Am Phys Ther Assoc* 43:39, 1963.

17. Latella D, Meriano C: *Occupational therapy manual for evaluation of range of motion and muscle strength*, Clifton, NY, 2003, Thomson Delmar Learning.

18. Moore KL, Agur AR, Dalley AF: *Essential clinical anatomy with PrepU software*, ed 5, Baltimore, 2014, Lippincott Williams & Wilkins.

19. Pact V, Sirotkin-Roses M, Beatus J: *The muscle testing handbook*, Boston, 1984, Little, Brown.

20. Pulaski KH: Adult neurological dysfunction. In Creapeau EB, Cohen ES, Schell BA, editors: *Willard and Spackman's occupational therapy*, ed 10, Philadelphia, 2003, Lippincott Williams & Wilkins.

21. Rancho Los Amigos Hospital, Department of Occupational Therapy: *Guide for muscle testing of the upper extremity*, Downey, CA, 1978, Professional Staff Association of the Rancho Los Amigos Hospital.

22. Sieg KW, Adams SP: *Illustrated essentials of musculoskeletal anatomy*, ed 4, Gainesville, FL, 2009, Megabooks.

第 23 章

感觉评估和感觉功能障碍的干预[*]

Michelle R. Abrams, Cynthia C. Ivy

学习目标

通过本章学习,学生或者从业者能够做到以下几点:

1. 描述在目前的(2014)《作业治疗实践纲要》(OTPF-3)中是如何定位"感觉"的。

2. 分别描述中枢神经系统功能障碍导致的感觉丧失和周围神经损伤引起的感觉障碍,并比较两者的区别。

3. 针对周围神经损伤的康复对象进行感觉评估。

4. 指导康复对象进行一个感觉再教育的训练,并描述

进阶的方法,以及定义这个康复对象能够进入下一步进阶训练的标准。

5. 解释为什么人体丧失一定的防护性感觉就会大大增加受伤的风险,这些伤害可能是什么?

6. 根据感觉评估结果,判断一位感觉功能障碍的康复对象需要的治疗,是与感觉再教育不同的功能代偿策略,还是促进皮质重组的治疗。

章节大纲

关键术语

异常性疼痛(allodynia)

化学感受器(chemoreceptors)

皮节(dermatome)

脱敏(desensitization)

感觉迟钝(dysesthesia)

分级运动想象(graded motor imagery)

习惯(habituation)

痛觉过敏(hyperalgesia)

超敏反应(hypersensitivity)

运动觉(kinesthesia)

机械性刺激感受器(mechanoreceptors)

神经病变(neuropathy)

神经可塑性(neuroplasticity)

伤害感受器(nociceptors)

感觉异常(paresthesia)

本体感觉(proprioception)

实体觉(stereognosis)

温度感受器(thermoreceptors)

Tinel 征(Tinel's sign)

---

[*] 作者感谢 Cynthia Cooper 和 J.David Conyock 在前一版本中作出的重要贡献

案例研究

Don，第一部分

Don 今年 79 岁了，男，右利手，45 年前脊髓损伤导致 T_{12} 水平不完全截瘫。因为他的活动完全依赖于轮椅，受伤以来他完全靠双侧上肢完成日常生活和工作。由于他日常大量的使用手臂，日积月累逐渐形成了双侧的腕管综合征。感觉缺失和腕管综合征带来的与日俱增的疼痛已经阻碍了他使用轮椅，影响了他的自理能力。在作业治疗的初评中，这位康复对象声称对他生活影响最大的问题是双手感觉的缺失。这直接导致了他的作业表现难度增加，其中包括驱使轮椅的能力，因为现在他需要先通过视觉去确保双手放在轮缘以避免手卡在轮子里而受伤。Don 坚信使用轮椅的能力对他的独立水平意义重大，驱动轮椅也对他的双上肢进行了锻炼。他表示自己一般会刻意不把轮椅停靠在"残障"专用位置上而是留给其他

"真正需要的人"，而且他很乐意通过靠双臂驱动轮椅停靠到更远的位置这种方式得到额外的锻炼。Don 认为改用电动轮椅意味着是弱者和功能丧失。他最近接受了右手的内镜腕管减压术，并且他的手术医生预计术后感觉恢复良好。然而，Don 将要在术后恢复阶段做些调整来减少手部受力，避免腕管内部的正中神经受到更多刺激。

思辨问题

1. 哪种感觉测试最适用于 Don？
2. 描述一种适合 Don 的感觉再教育项目。
3. 根据腕管松解术后的神经恢复，你会告诉 Don 他需要做哪些调整措施，使他手部的负重量达到最小？

案例研究

Mario，第一部分

Mario 是一位 84 岁的男性，右利手，因圆锯伤对右手环指和小指进行手术切除了指尖到末端指间关节（distal interphalangeal，DIP）部分。他是一位曾经活跃在瓷砖及花岗岩行业的老前辈，而他现在喜欢做木工、酿酒以及和他的妻子跳舞。他全身多个关节患有骨性关节炎，包括他的手、髋关节和膝关节，除此以外基本上身体健康。他的手部做过关节置换术和拇指骨折手术，术后做过作业治疗。这些手术矫正和伤害引起的主动关节活动度受限和力量减弱极大地影响了他的生活，却没有直接影响到指尖的感觉。尽管 Mario 认为与手部关节置换术后的恢复相比，失去两个指尖是次要的，他也开始认识到感觉功能障碍在功能中的意义。他不仅手指残端感觉减弱，还存在幻肢痛（phantom limb pain，PLP）伴随感觉过敏。Mario 表示自己的业余活动基本都受到了截肢和感觉功能障碍的影响。他强调了在使用木工工具和酿酒上的困难。他也

十分看重在社交参与上受到的负面影响，因为他需要开车载他妻子一起外出跳舞，但是现在手的感觉改变使他不能准确自信地操作方向盘。为了使软组织能完全覆盖住手指残端，手术只切断了环指和小指末端的 DIP 关节。他的手部手术预后关节的 AROM 会完全恢复，但是环指和小指的残端会遗留有感觉功能障碍。

思辨问题

1. 为什么感觉影响了 Mario 的作业角色？
2. 作业治疗师如何将有意义的活动结合到 Mario 的治疗计划中来加强感觉知觉技能？
3. 你将结合哪些治疗方法提高大脑的重映射能力使大脑与手指再次相连？

没有经历过感觉障碍问题的人自然不会意识到感觉在我们作业活动中的重要作用。经过比较，感觉功能障碍者相比正常人对失去感觉有更高的警觉性。本章节我们将要讨论躯体感觉系统功能障碍在作业表现中对功能的影响。

感觉指的是触觉、温度觉、痛觉、本体感觉(proprioception)（位置觉：例如，人缺失了本体感觉做任何事都会失去协调性，如扣纽扣）及实体觉（闭眼鉴别物体的能力）。有关感觉测试、脱敏、感觉再教育的技巧在这里都有提及。本章节提供了显示感觉缺失迹象的案例并鼓励引导评估和干预的临床推理，适用于各种临床诊断。

感觉（也叫感知觉）是一种躯体功能，是影响运动

和功能表现方面的康复对象因素之一[1]。然而人体存在几种不同类型的感觉或感知觉（例如嗅觉，听觉，甚至情绪性），本章节只特别针对皮肤感觉和关节本体感觉。根据《作业治疗实践框架第 3 版》，Don 在生活中受到的限制在作业领域里称之为日常生活活动（activity of daily living，ADL）功能性移动，因为前三个手指的感觉缺失影响了他抓握和推动轮椅轮缘的能力。在作业领域内，这种功能障碍还将影响他的社会参与程度。康复对象的身体功能受到影响，包括精神功能、觉功能及基于感觉丧失的疼痛。身体结构中包含会受到感觉功能障碍影响的神经系统结构。正因如此，感觉和感觉功能障碍会影响康复对象几乎所有作业活

动,包括 ADL、教育、工作、娱乐、休闲和社交参与。对与 Don 一样患有腕管综合征的人来说,感觉丧失一般累及大拇指、示指、中指和环指的桡侧半。感觉缺失的这种布局分布使指尖捏,三点捏和侧捏拾物这样的动作变得困难。这样往往就会迫使人们用大拇指与小手指指腹相对的方式来替代这些动作。这就导致 Don 难以维持对轮椅轮缘的功能性侧捏和抓握。

所有存在感觉功能障碍的康复对象,不论病因,都应该接受评估后再确定感觉缺失对其作业活动的影响。具体的感觉测试和干预方式可能有所不同,这取决于诊断和预后。选择测试方法时需视情况而定,要考虑诊断显示的原发病灶是中枢神经系统(central nervous system, CNS)还是周围神经系统(peripheral nervous system, PNS),如果是 CNS 则还需要考虑涉及的是大脑还是脊髓。

在 CNS 损伤中,伤及大脑,不论是否伤及脊髓,这样的康复对象更容易出现本体感觉和实体觉的缺失。患有 CNS 损伤的人也会在处理感觉反馈上出现困难,这在评估中会很明显地表现出来并且可能需要更多测试(见第 25 章和第 26 章)。如果一个 CNS 损伤的康复对象仅仅伤及脊髓,就只会在受伤平面以下表现出皮区感觉缺失。

有 PNS 损伤的人更容易在触压觉和两点辨别觉上出现障碍。对一位有脑血管意外(cerebrovascular accident, CVA)病史且合并手腕骨折(一种 PNS 损伤)的康复对象,应考虑中枢神经曾经损伤,由于 CNS 和 PNS 都受到了影响,应该对其进行本体感觉和实体觉评估,以及压力阈值评估和两点辨别觉评估。雷诺氏病、臂丛神经损伤、神经瘤、神经切断和离断手术这些都是可能导致 PNS 损伤引起感觉功能障碍的其他几种情况。另一方面,神经根疾病、大脑创伤、神经退行性疾病、CNS 肿瘤和肿瘤治疗都可能引起 CNS 的感觉功能障碍。

因此,对康复对象(此处指第 19~20 章)进行运动测试和功能访谈之后再进行感觉测试是十分有用的。这两个评估中的先前步骤可以使我们获得更多信息以确定何时进行感觉测试,以及该将重点放在哪些感觉测试上。在 Don 的案例中,作业治疗师通过访谈得知重点应该放在正中神经和尺神经的手部分布区。而对于 Mario,运动测试结果正常,这提示我们,他的功能障碍完全是由于感觉功能缺失所导致的。

躯体特定区域的排列

感觉信息在大脑的初级躯体感觉皮质被接收和重组。感觉小人图(图 23.1)展现了身体表面各个部位在大脑皮质对应的位置和比例。拥有较大的皮层区域的部位,有着较丰富的感觉感受器。如图 23.1 所示,与提供来自足部信息的轴突相比,提供来自示指信息的轴突与来自拇指的轴突靠得更近。另外还有一个运动小人图,遵循着大致相同的排列顺序。健全的研究已经表明了躯体排列与感觉缺损治疗策略的相关性。这些策略有效的原因来自大脑可塑性,以及适应新需求的能力[28]。

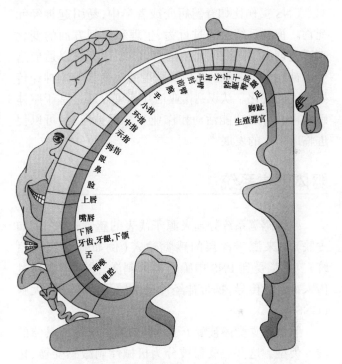

图 23.1　感觉小人(摘自 Copstead LC, Banasik JL: Pathophysiology, ed 5, St Louis, 2013, Saunders.)

在躯体感觉皮层内部存在与神经元和神经递质可塑性有关的固有能力[7]。大脑皮质的重组发生在受伤之后,并且可以受到感觉输入和通过学习和经验的影响。这被神经学家,作者 Frank R. Wilson 描述为感觉运动和认知功能之间的动态相互作用[32]。截肢康复对象牵涉感和幻肢痛(远离根源的部位感觉到的疼痛)就是皮层重组的一个例子。临床上,已逐渐发展出新的技术用于解决皮层重组的问题。

神经可塑性

我们的大脑具有可塑性,称作神经可塑性(neuroplasticity),对诱导神经元重组起重要作用。这种情况会发生在习惯、学习、记忆和创伤后细胞恢复的过程中。随着这种突触连接间的变化,也会有改变发生在非神经细胞中。神经可塑性的一些原理包括：

- 感知觉是一种由 CNS 体验的动态过程[7,20]。
- 受体形态受到手部使用的影响。"用进废退（use it or lose it）"的公理尤其适用于此。制动或失用（例如一个被石膏或夹板固定的骨折或者一个被高度保护的受伤上肢）导致受体退化改变。反过来，鼓励正常使用可能会刺激新的受体产生[28]。
- 因为各种神经纤维的接受信息的领域存在重叠部分，所以一个单个的刺激可以激发不同的感受器[6]。

CNS 损伤比如脊髓病变或者卒中，易引起神经元死亡。神经系统会通过行为、生理和解剖方面的变化来适应创伤。随着时间的推移，CNS 逐渐可以适应这个由神经元和突触的结构及功能的改变来影响神经传导强度的变化。认识到作业治疗师可以通过基于躯体感觉再教育的功能活动和作业参与促进恢复，可以促进临床治疗的发展[20]。

躯体感觉系统

躯体感觉系统处理来源于浅表的感觉输入（例如皮肤）和来源于深层的感觉输入（例如骨骼肌肉系统）。感觉受到 PNS 中感受器的刺激，感觉信息通过传入神经元传导，携带神经冲动由感受器传送到大脑（CNS）。

躯体感觉受体被赋予了不同的特性来适应具体的输入类型。这些感受器被分为机械性刺激感受器、化学感受器和温度感受器。机械性刺激感受器(mechanoreceptors)对触摸、按压、拉伸、振动和机械形变产生的刺激作出反应。化学感受器（chemoreceptors）对细胞损伤和受损细胞释放的物质（神经肽）刺激作出反应。温度感受器(thermoreceptors)对冷热刺激作出反应。这三种感受器各自都有一个伤害感受器（nociceptors），受到刺激时感觉疼痛[18]。携带信息至大脑的传入末梢轴突以轴突直径分类。直径越大的轴突传递信息更快，部分原因是它们有髓鞘。与直径大的轴突相反，痛觉常常被直径小的没有髓鞘的轴突传送。

体表感觉的干扰表现为感觉异常、痛觉过敏、超敏反应、感觉迟钝或异常性疼痛。感觉异常(paresthesia)指的是麻、放电感或刺痛感。由于腕管综合征的挤压性质，敲击这类患者手腕掌部的正中神经区域可能引起感觉异常。敲击诱发感觉过敏，这是 Tinel 征(Tinel's sign)。痛觉过敏(hyperalgesia)增加疼痛感而且可能发生在神经再生的过程中。超敏反应(hypersensitivity)指

的是感受疼痛的敏锐度增强。Mario 的手指截肢部位术后同时经历了痛觉过敏和超敏反应。脱敏（desensitization）帮助过敏现象恢复正常。感觉迟钝（dysesthesia）是一种对刺激不愉快的感觉体验。异常性疼痛(allodynia)是一种由通常不会引起疼痛的刺激诱发的疼痛。复杂性区域性疼痛综合征（complex regional pain syndrome，CRPS）就是异常性疼痛的一个例子，以前被称为反射性交感神经营养不良（reflex sympathetic dystrophy，RSD），单纯的患肢周围的气流运动都会诱发其疼痛（表 23.1）。

表 23.1　躯体感觉中的干扰因素

感觉障碍	描述
感觉异常	刺痛，放电或针刺感
痛觉过敏	疼痛感增强；常发生在神经再生过程中
超敏反应	感觉疼痛增强
感觉迟钝	可能是自发的或对刺激引发反应的不愉快的感觉
异常性疼痛	一般不会诱发疼痛的刺激引起疼痛

皮节（dermatome）指的是脊髓背根和与其相同平面的脊神经所支配的相应的皮肤区域。受影响的皮节与脊髓损伤的平面有关。然而，有些周围神经有着不同于皮节模式的神经支配模式。这是由臂丛神经和腰骶丛的感觉轴突的重组决定的（图 23.2）。这种重组的临床意义在于应用皮节模式进行感觉评估更适用于患有 CNS 病变的康复对象而不适用于 PNS 病变。此外，由于深感觉输入的中央处理，具有某些 CNS 病变（例如 CVA 和多发性硬化症）的康复对象更容易在振动、本体感、实体觉和温度方面出现缺失。脊髓 CNS 功能障碍和 PNS 病变的康复对象更容易在痛觉、压力阈值和两点辨别觉方面出现缺失。根据美国脊髓损伤协会（American Spinal Injury Association，ASIA），脊髓损伤康复对象依据他们的"感觉平面"被分类，感觉平面指的是同时具有针刺觉和轻触觉的完整的最尾部皮节[2]。神经病变(neuropathy)被定义为 PNS 的损害。感觉神经粗纤维传送振动觉、轻触觉和本体感觉，而没有髓鞘的细小纤维传送温度觉和痛觉。检查轻触觉、本体感觉、温度觉和痛觉将帮助判断受影响的神经纤维是粗纤维还是细纤维。

浅感觉

痛觉、温度觉和触觉属于浅感觉，也称作皮肤感

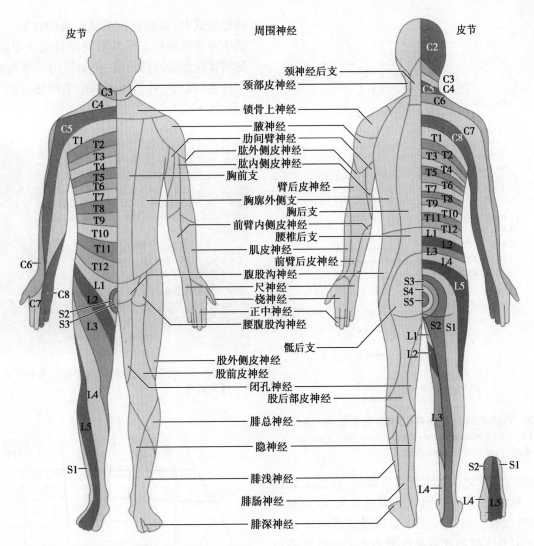

皮节　　　　周围神经　　　　皮节

C2
颈神经后支
颈部皮神经
C3
锁骨上神经
腋神经
肋间臂神经
肱外侧皮神经
肱内侧皮神经
胸前支
臂后皮神经
胸廓外侧支
胸后支
前臂内侧皮神经
腰椎后支
肌皮神经
前臂后皮神经
腹股沟神经
尺神经
桡神经
正中神经
腰腹股沟神经
骶后支
股外侧皮神经
股前皮神经
闭孔神经
股后部皮神经
腓总神经
隐神经
腓浅神经
腓肠神经
腓深神经

图 23.2　皮肤感觉分布和皮节（摘自 Lundy-Ekman L：*Neuroscience：fundamentals for rehabilitation*，ed 3，St Louis，2007，Saunders.）

觉。与躯体的近心端部分相比,远心端部分拥有更高密度的感受器和更小的感受器[16]。这种结构安排使得指尖感觉更灵敏,例如指尖能够辨别紧挨在一起的两点刺激。在日常作业中的体现就是,当一人在钱包或者口袋里摸硬币时,正常的两点辨别觉能确保其在缺乏视觉的情况下分辨一分钱硬币与一角钱硬币。图23.3 显示了正常的全身各个部位的两点辨别觉数值。

水疱、变化的出汗模式、老茧、发亮或干燥的皮肤、发热的皮肤、瘢痕和伤口这些都是植物感觉神经问题的显示,这些迹象提示我们有必要指导康复对象使用代偿方式,例如日常作业中多使用眼睛观察。有感觉问题的人伤口愈合得更慢,因为血流减少;而血管正是受自主神经控制。比如,一个机械操作员手上没有老茧或者没有污垢、油渍,这可能表明他没有使用过这只手。神经损伤会导致软组织萎缩,缺乏软组织这层保护垫则会增加组织受伤的风险。

由于上肢皮肤感觉纤维和交感神经系统纤维沿着相同的路径走行,交感神经现象可能与感觉功能有关。在上肢中,正中神经的交感神经纤维比尺神经更多,这也许能解释正中神经损伤者患 CRPS 的风险更高。血管收缩功能(例如皮肤瘀斑)、排汗功能(例如异常出汗)、立毛运动的改变(pilomotor changes)(例如没有鸡皮疙瘩)和营养变化(例如指腹萎缩或头发生长减慢),这些都是 CRPS 的迹象,因此,评估 Don 的这些功能很重要。

在感觉测试之前,应该首先通过问诊和查阅检查报告了解康复对象的病史。病史中应该尽可能包含以下信息:姓名、年龄、优势手、性别、职业、受伤时间、伤害性质、康复对象对感觉问题的描述、感觉对手功能造成的影响、运动功能筛选、握力以及捏力测试。另外,任何可能干扰康复对象感觉的药物治疗要被记录在案。例如,有时会被用来治疗神经痛的一种抗癫痫药加巴喷丁,以及可能促使周围神经病变的化疗药。

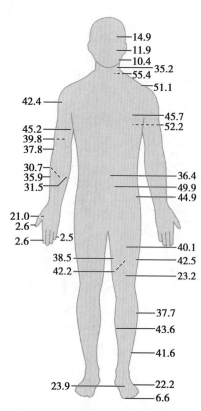

图23.3 身体不同位置的两点辨别觉正常值(摘自 Lundy-Ekman L:*Neuroscience: fundamental for rehabilitation*, ed 4, St Louis, 2013, Saunders.)

最精准的感觉评估要求无噪声环境、高品质的仪器、前后一致的测试方式、合作的受试对象,以及有能力胜任的测试者。测试时充分支撑受试者的手很重要,可以使用泡沫楔垫或者毛巾来固定手的位置防止手晃动,因为晃动会干扰感觉信息(图23.4)。所有的

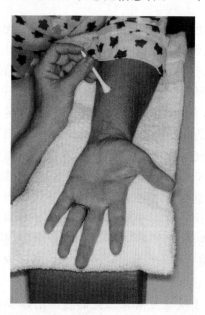

图23.4 整个前臂靠在毛巾上,用高尔夫球球钉进行感觉测试

感觉测试中,需要遮住受试对象的眼睛。这就要求测试中需要不断提示受试对象保持闭上眼睛,或者可以使用其他办法遮挡眼睛,例如使用一个马尼拉(manila)文件夹(图23.5)。使用一个手网格评估表记录结果(图23.6)。

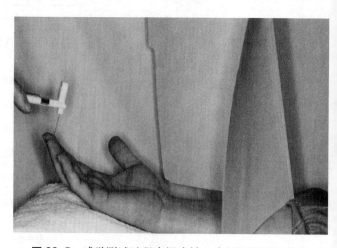

图23.5 感觉测试过程中视力被一个展开的马尼拉文件夹遮挡

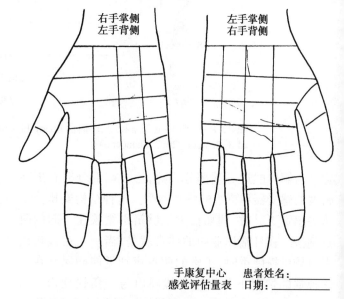

图23.6 手网格评估表(摘自 Mackin EJ, et al, editors: Rehabilitation of the hand and upper extremity, ed 5, St Louis, 2002, Mosby.)

感觉筛查是一种节省时间的方式来确定一些感觉丧失的相关参数。手部筛查时,特定的位置摆放可以用来代表手上被同一周围神经支配的大多数区域。筛查 Don 的正中神经功能时,测试拇指指尖、示指指尖和示指近端指骨。筛查尺神经功能时,测试小指近端、远端末梢和手掌尺侧近端。筛查桡神经时,测试手背侧拇指蹼(图23.7)[4]。筛查也适用于中枢神经:C_5 皮

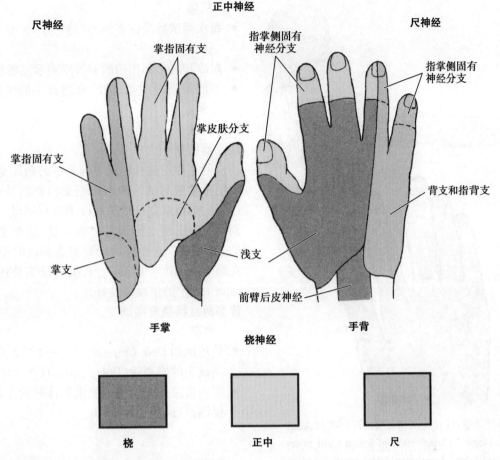

图 23.7　手部感觉分布（摘自 Trumble TE，Rayan GM，Baratz M：Principles of hand surgery and therapy，ed 2，Philadelphia，2010，Saunders.）

节，测试掌侧肘部前方；C_6 皮节在拇指背侧远节指骨；C_7 皮节在中指背侧中节指骨；C_8 皮节在小指背侧中节指骨；T_1 皮节在肘前内侧（图 23.8）。

痛觉

　　疼痛是一种不愉快的感觉和感性体验，与实际的或是潜在的细胞损伤有关[12]。疼痛的感觉是主观的而且多维度的[12]。痛觉可以通过用力捏手指或使用尖锐物来测试，可以用高尔夫球钉或者展开的回形针的末端。最近的实例中警告，应该避免使用传统的安全别针测试痛觉，以免扎出血以及损伤周围组织。测试者应该遵循普遍预防原则，对每一位受试者都使用新的消毒的大头针，把受试者的风险降到最低。

　　正常的痛觉可以为机体提供有效的保护。尖锐物/钝物的测试：使用一个高尔夫球球钉的两端，是可供选择的一种方法来排除指神经挫裂伤；也可以使用一个打开的回形针的一头来完成测试（图 23.9）。

疼痛测试（保护性感觉）

　　步骤

- 使用一个高尔夫球球钉或者展开的回形针，评估能

引起健侧手疼痛反应的压力量。这是测试者需要在患手上使用的压力量。

- 用高尔夫球球钉或回形针的尖端和钝端任意交替，确保每个位置都有一次尖和钝的测试（图 23.4 和图 23.9）。

　　反应

- 受试者在每次测试后回答"尖"或"钝"。

　　评分

- 完整的保护性感觉：所有反应正确。
- 受损的保护性感觉：对尖和钝的反应都有错误。
- 保护性感觉缺失：感觉不到被触碰。
- 痛觉过敏：对刺激的疼痛感反应加剧。

温度觉

　　温度觉是另一种保护性的感觉。温度感受器感受热和冷。在临床中，使用冷/热形式的治疗前必须测试温度觉以避免烫伤。温度感受器对于一个需要确定洗澡时水温是否安全的人来说也是极其重要的。缺少温度觉的康复对象需要学习代偿方法，例如使用未受影响的身体部位去探测水温。

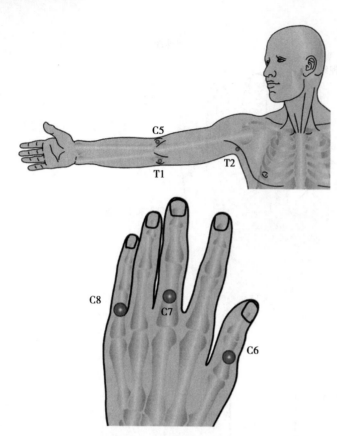

图 23.8　感觉关键点（脊髓损伤分类国际标准）（Adapted from Neurological Classification of Spinal Cord Injury. American Spinal Injury Association：International Standards for Neurological Classification of Spinal Cord Injury，Atlanta，GA.Revised 2011，Updated 2015.Courtesy American Spinal Injury Association，Richmond，VA.）

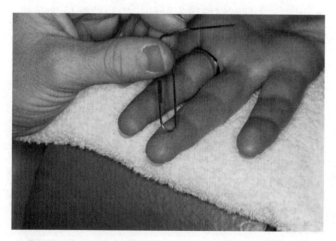

图 23.9　展开的回形针可被用于尖和钝的手部感觉测试

温度觉（保护性感觉）测试

步骤

- 使用装满热水或冷水的试管或者金属圆筒随机测试患手区域。

反应

- 每次测试后受试者回答"热"或"冷"。

评分

- 对冷和热全部正确的回答则表示温度觉完好。
- 不能辨别冷或热，或冷和热都不能辨别，则表示温度觉受损。

触觉测试

两点辨别觉

　　两点辨别觉和使用单丝测试的触压觉是两种检查不同感觉的测试。两点辨别觉检查的是受体密度，适用于对神经修复后的映射改善进行测试。动态两点辨别觉在静态两点辨别觉之前恢复，这也是神经再恢复的迹象；一个重要提示是要留意测试时所用的力度潜在影响准确度。然而，已有报告证实使用 Disk-Criminator tool[24]的信度是良好。

静态两点辨别觉测试

步骤

- 使用例如 Disk-Criminator 的一种工具或者带有钝性测试头的博利计（Boley gauge）（图 23.10）。
- 因为指尖是人使用手摸索物体时的主要部位，所以仅测试每根手指的指尖。

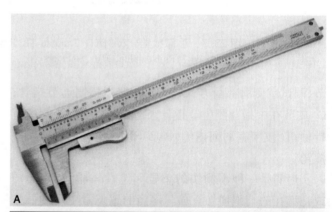

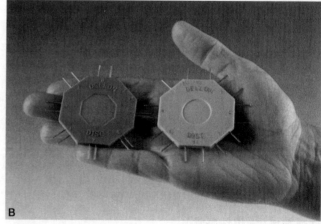

图 23.10　博利计（A）和 Disk-Criminator（B）被用于检测静态和动态两点辨别觉（A，iStock. com；B，courtesy Danmic Global，San Jose，CA.）

- 以相隔 5mm 的两点位置开始测试。
- 随机测试每个手指桡侧和尺侧各一个或两个点 10 次。使测试的点位平行于手指的纵轴,从而避免相邻的指神经受到刺激(图 23.11)。
- 按压需轻;当皮肤刚开始出现泛白时即刻停止。

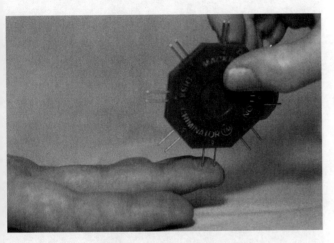

图 23.11 两点辨别觉测试

反应

- 每次测试后受试者需回答"一"或"二"或"不知道"。

评分

- 受试者需对以下间隔距离的两点每 10 次测试中准确地反应出 7 次。
- 标准如下:
- 1~5mm:正常的静态两点辨别觉。
- 6~10mm:合格的静态两点辨别觉。
- 11~15mm:较差的静态两点辨别觉。
- 感知到一个点:仅存保护性感知觉。
- 感知不到任何点:麻痹区。

动态两点辨别觉测试

步骤

- 两点间隔从 8mm 开始。
- 随机选择一个或两个点。从远端指骨的近心端向远心端移动,平行于手指长轴,从而避免相邻的手指神经受到刺激(图 23.11)。
- 测试时的压力要使受试者感到是能接受的刺激。
- 如果受试者作出准确反应,描述两点间的距离,重复这种动作直到找出受试者能准确辨别的最小间隔距离。

反应

- 受试者回答"一"或"二"或"不知道"

评分

- 10 次测试中受试者作出 7 次准确反应。

- 标准如下:
  - 2~4mm(4~60 岁):正常的动态两点辨别觉[17]。
  - 4~6mm(60 岁及以上):正常的动态两点辨别觉[11]。

触压觉

感知轻触觉的感受器在皮肤表面。压觉(或深触觉)的感受器在皮下甚至更深的组织内部。轻触觉对于手部的精细辨别非常重要,而深压觉是一种重要的保护性感知觉形式。触压觉测试检测从轻触觉到深压觉的范围。触压觉测试对腕管综合征这类神经受压迫的康复对象非常适用。许多从业者为了获得客观的临床图像和跟踪治疗进度会对在进行手治疗的康复对象使用两点辨别觉和触压觉测试。轻触觉正常者优于只具有正常深压觉的人。具有正常的轻触压觉是测试两点辨别觉的前提,因为两点辨别觉测试需要用到轻触觉。

触压觉测试需要用到 20 根单丝。尽管现在有各种不同品牌的工具,但临床上常使用 Semmes-Weinstein 单丝。这些单丝具有不同的厚度并都标有数字,这些数字代表的是垂直地压弯它们所需力度的数学公式。不同的颜色编码对应五个阈值类别。从业者要经常使用简约版的五支单丝,每支代表不同类别,这常被称为迷你工具箱。

触压觉测试

步骤(使用全套工具)

- 从 1.65 的单丝开始。
- 使用时单丝按压,用能将单丝压弯(垂直地)的力度并维持 1~1.5 秒(图 23.12)。
- 维持压力 1~1.5 秒。
- 1~1.5 秒内抬起单丝。
- 当单丝刚刚变弯时说明压力合适。

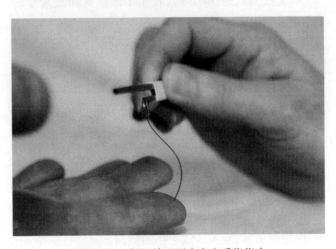

图 23.12 触压单丝用在客户手指指尖

- 每个点依次使用1.65~4.08的单丝重复测试三次,4.08以上的单丝只测试一次。
- 随机选择手上的测试部位,并改变单丝应用时间间隔。
- 如果受试者无法感觉到单丝,继续进行下一单丝(更粗的)的测试,并重复测试的顺序直到6.65号单丝。
- 如果受试者无法感觉到单丝,在手网格评估表上对应的位置记录下这个单丝的号码,然后换下一个部位继续。

　　反应
- 当受试者感觉到单丝触压时回答"触到了"。受试者不需要描述或定位触压点的具体位置。

　　评分
- 三次单丝触压测试中受试者需答对至少一次。
- 标准如下:
  - 绿色(1.65~2.83):正常的轻触觉。
  - 蓝色(3.22~3.61):轻触觉降低。
  - 紫色(3.84~4.31):保护性感知觉降低。
  - 红色(4.56~6.65):保护性感知觉缺失。
  - 不可检测的(6.65+):无法感知到最大号单丝。

另一种测试(应用mini-kit)
- 当应用mini-kit时,采用如上所述的相同的步骤、反应和评分,但对于5个阈值分类中的任何一个阈值只有一个单丝与之相对应。
- 用于mini-kit的5种单丝分别为:
  - 绿色(2.83),提示正常轻触觉。
  - 蓝色(3.61),提示减退的轻触觉。
  - 紫色(4.31),提示减退的保护感觉。
  - 红色(4.56和6.65),提示保护感觉丧失。
  - 无法测试的(6.65+),提示不能感觉到最大号的单丝。

本体感觉

　　有意识的本体感觉源自从肌肉、肌腱和关节发现的感受器,定义为对关节在空间中位置的感知。正是由于触觉和本体感觉信息在大脑进行整合,我们才可以通过触觉提示和压力来识别物体。如果本体感觉受损,我们将很难评估拿一个纸杯时应该使用多大压力。

本体感觉测试

　　步骤
- 握住肘关节、腕关节或手指的侧面。
- 移动肢体进行屈伸活动(图23.13)。

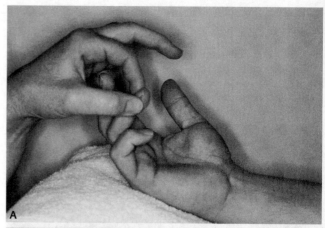
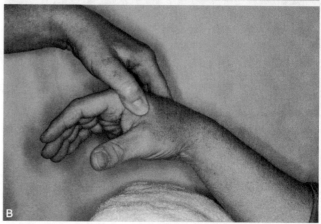

图23.13　手指(A)和腕关节(B)的本体感觉测试

　　反应
- 受试者说出被移动的身体部位是"向上"还是"向下",相当于关节是屈曲还是伸展。对于腕关节,可以使用"向内"或者"向外"来表示尺偏或桡偏。

　　评分
- 一个准确的回应表明本体感觉完好。

　　"运动觉(kinesthesia)"有时候被用于表示本体感觉,也有时被定义为对关节运动的感知觉,有些治疗师会对这两者进行区分。治疗师将受试者的健侧肢体移动到一个特定的位置,让受试者在闭眼的情况下用患侧肢体模仿这个活动来测试运动觉。

实体觉

　　实体觉(stereognosis)指的是利用本体感觉信息和触觉信息,在视觉被遮挡的情况下辨别物体。如果缺少实体觉,人们不可能从口袋里准确挑出特定的物品,如硬币或钥匙,也无法拉上后背的拉链,从一盆起满泡沫的水中拿起一个盘子。

　　Dellon改良版[9,10]Moberg拾物试验[22]是检查正中神经和/或尺神经损伤康复对象实体觉的一个很好的测试。这个测试需要康复对象有参与主动活动的能力,因此在选择这项测试时,应考虑到运动功能缺失或力弱的影响。这个测试是基于 Moberg 拾物试验进行改良的,原本的试验是一个计时的运动测试,并不要求识别物体[22]。

Dellon 改良版 Moberg 拾物试验

步骤

- 一开始使用一组 12 个的标准化物体:蝶形螺母、大螺母、六角螺母、小方形螺母、螺丝钉、钥匙、五分镍币、10 分铸币、垫圈、安全别针、回形针、钉子。
- 假如尺神经没有受损,将受试者尺侧两个手指固定到手掌上。
- 测试 1
  - 受试者尽快将这些物品每次一个地放入盒子中(图 23.14)。

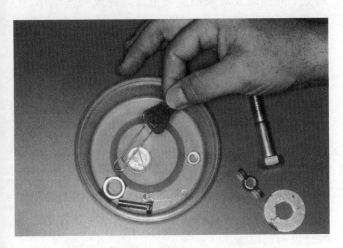

图 23.14　Dellon 版改良 Moberg 拾物试验

- 记录完成两次试验的时间。
- 测试 2(只有当受试者在测试 1 中没有表现出明显不足时,才进行测试 2)
  - 将受试者视线遮挡,测试者将物体逐个放置到受试者桡侧三个手指处。
- 测试者记录受试者识别物体所需时间,每一个用时最多不超过 30 秒。
- 每一个物体均放置两次。

反应

- 测试 1:受试者使用桡侧三个手指,尽可能快地将所有物体放进盒子里。
- 测试 2:受试者用手操控物体并尽可能快地识别出来。

评分

- 测试 1:将所有物体放进盒子所用的时间。
- 测试 2:识别所有物体所用的时间。

触摸定位

因为触摸定位与两点辨别测试有很大的相关性,因此该测试被认为是一项功能性感觉测试。触摸定位是神经修复后的一项重要的测试,因为它可以帮助确定康复对象现在的功能状况(基线)以及估计功能预后。这个测试可以通过固定(静态)的触摸或是移动的触摸来完成。与触压觉测试不同,触摸定位是更高级的,在大脑皮质进行处理,被认为是需要皮质处理的触觉辨别测试。

触摸定位测试

步骤

- 使用受试者能感知的单丝,触碰手部网格中相应的区域中心。
- 一旦受试者感受到了触碰,就让他/她睁开眼睛,用示指指出刺激所在的准确位置。
- 如果受试者反应准确,则在手部网格中画一个圆点。
- 如果受试者识别不准确,则从实际刺激的位置向受试者指出的位置画一个箭头。

反应

- 受试者尝试识别出刺激的准确位置。

评分

- 正确指出位置(相差 1cm 内)表示触摸定位功能完好[4]。

脱敏疗法

感觉过敏的存在或持续往往会限制身体部分的使用,并影响感觉再教育的进行,因此尽早处理非常重要。对于案例中的 Mario,他需要在重新获得功能齐全的手部使用之前,适应他的截肢指尖。脱敏疗法是对感觉过敏的一种治疗方法,旨在引起习惯化,从而减少康复对象的感觉过敏,并改善功能。习惯性(habituation)指的是在重复的良性刺激后,康复对象的反应逐渐降低,释放的兴奋性神经递质减少,如果刺激持续更长一段时间,就会产生永久性的改变,这是由于突触连接数目减少而造成的[5]。

脱敏疗法使用的是分级刺激的程序和形式,虽令人厌恶但仍可忍受。当康复对象的耐受性增加时,这些刺激就随其进阶到稍微更强的程度[31]。Lois Barber,一名作业治疗师、手部支具制作和手治疗的先驱者,提出了一种脱敏方法,使用不同纹理的物件刺激过敏区域,诸如砂纸、接触颗粒(如:米粒),以及振动[3]。治疗每天3~4次,每次10分钟。康复对象可以将脱敏结合到日常工作中,比如说,他们会发现用手在纹理衬衫或牛仔裤上摩擦也可以脱敏,这在一整天中都能轻松完成。

感觉再教育

外部刺激和身体部位的使用会影响大脑皮质的映射[21]。随着时间的推移,对患侧手的使用和训练都有利于促进功能灵敏性[13]。与老年人相比,儿童拥有更大的神经再生潜力和可塑性。动机和集中注意的能力会增强感觉再训练的结果。已有研究证明,在即便没有神经修复的情况下,感觉再训练也可以改善指尖再植后的感觉功能[24]。有两类康复对象可以从感觉再教育中获益:一类是对于感觉缺失而伴随危险需要再教育来代偿的人;一类是需要对过度敏感或过度衰弱的神经系统进行改变的人。这两类人适合进行感觉缺失代偿策略指导和辨别觉再教育。

感觉缺失代偿策略

缺少保护性感觉的人有严重受伤的风险,因为他们无法感受到针刺、冷和热的刺激。这些人在接触热的物体时,会因为无法及时察觉而烫伤,产生水疱,直到他们视线检查到手部,或者闻到身体灼烧的恶臭。脑血管意外后左侧偏瘫和左侧单侧忽略的康复对象可能在烹饪时不经意间将左手移动到炉灶上方。如果该康复对象缺少保护性感觉,他/她就有可能被灼伤,没有感受高温炉灶带来的疼痛感。缺少了保护性感觉,像Don一样的人在驱动轮椅时有被辐条夹住手指的危险。相同的情况也常常发生在 C_6 四肢瘫的康复对象身上。他们的拇指、示指和中指的保护性感觉仍完好,但环指和小指则有感觉缺失。

Callahan[8]提出了以下几条感觉缺失代偿策略的指令,她称之为保护性感觉再教育:

* 防止暴露于尖锐物品、冷或热。
* 试着在抓取物品时用力轻柔。
* 如果可能的话,在抓握物体时尽量使用组合把手,将压力分散到更大的表面积上。
* 不要长时间坚持进行某些活动,相反,应该改变使用的工具,经常轮换工作任务。
* 目视检查皮肤有无水肿、变红、变热、水疱、切口或

其他伤口。这非常重要,因为对于神经有损伤的人,伤口组织愈合会变慢。
* 假如组织已出现损伤或损害,治疗时应非常小心,避免感染。
* 使用保湿剂,尽可能使皮肤保持柔软。

辨别觉再教育

如果一位康复对象拥有正常的保护性感觉,在触摸压力单丝测试中得到至少4.31,那么该康复对象就适合进行辨别觉训练。如果一位康复对象例如Don,能感受到刺激但不能将其定位,也是辨别觉再教育的合适人选。也包括那些感觉过敏的康复对象,比如案例中的 Mario。由于脑损伤和神经损伤导致辨别觉下降的康复对象不能够正常地完成一些动作,比如系好后背上的内衣扣,操作项链上的扣,在视觉被遮挡的情况下从包里或口袋里找出钱包。辨别觉再教育的分级是一开始使用差距较大的物品,如勺子和钱币,逐渐进阶到更加相似的物品,如10分铸币或1分钱币。

当计划进行辨别觉再教育时,确定一个可实现的短期目标能使其进行得更好。而且这可以增强功能,尽管仍有感觉障碍。如果康复对象伴有运动功能障碍,无法手动操纵刺激物,也可以换成刺激物自动沿着康复对象手部移动。辨别觉再教育包括了定位的训练和分级辨别训练。

定位

移动触摸定位往往会比固定触摸定位恢复得早,两者都需要进行再训练。康复对象将眼睛闭上,治疗师用铅笔的橡皮擦或手指去触碰康复对象的手部,沿着手部网格某一个区域的中心线移动。这样做可以使记录变得更加容易、操作也更精确、最大限度减少了周围区域皮肤传入的信息干扰。刺激物包括了移动的以及固定的触碰。康复对象需要识别被触碰的区域,并张开眼睛用手指出来。研究已经表明,当手部触觉被加入视觉刺激中时,视觉皮层的活动会增强,只要手部触觉是与视觉刺激位于同侧的[30]。如果答案不正确,这个过程会重复进行。康复对象眼睛闭上,再次重复这些步骤。然后换一个位置,再次进行以上整个过程。随着康复对象进步,刺激会逐渐换成更轻、更小的触碰。

分级辨别

从需要粗大到精细辨别,刺激物分为不同级别。

辨别的困难程度表现在以下三部分：①相同或不同；②它们如何相同或不同；③识别出材料或物体。

将刺激物施加到对应手部网格的区域皮肤上，移动手或刺激物以提供输入。如前所述，眼睛闭上，然后睁开，等到再训练阶段时再次闭上。可以使用各种纹理，如不同等级的砂纸或布，小物品如螺母、螺栓、硬币（图 23.15）。当使用各种纹理作为刺激物时，指导康复对象用拇指或其他感觉敏感的部位摩擦五种不同的纹理各 2 分钟，前 1 分钟睁眼观察，第 2 分钟闭上眼睛感受。

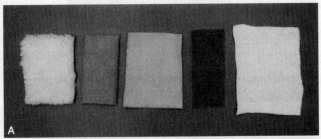
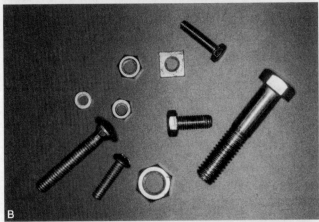
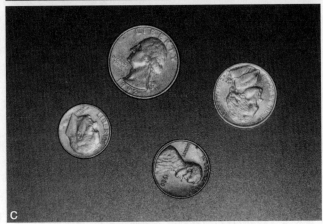

图 23.15　感觉再教育中的分级辨别训练。A.纹理；B.螺母和螺栓；C.硬币

另外一种辨别训练是追踪指尖或手部一个小区域上的几何形状、字母或数字。可以使用指尖、工具的末端如一个小销子、一个橡皮擦。康复对象尝试去识别图案。

提高难度的方式可以是遮挡视野下适当增加控制物件于手内的运动刺激。辨别训练包括了从盒子里识别出物品、从米或沙子中找到物品，以及在闭眼的情况下完成一些日常生活活动。进一步可以通过准确反应的数量、更好的定位区域映射、完成运动任务的速度增加、更好的两点辨别，以及涉及 ADL 的整体功能水平改善来确定。

皮质功能重组

作业治疗师使用分级运动表象法来影响皮质功能重组。分级运动想象法（graded motor imagery）是包括了镜像反馈、想象手部活动和偏侧性训练的一种治疗方案[23]。

Ramachandran 和 Rogers-Ramachandran[26]在他们的研究中推测截肢后出现幻肢痛，是由于活动肢体的运动意向与所需的感觉与本体感觉反馈缺失之间的相互作用被破坏。作者还提出，视觉反馈可以打破这种运动意向与感觉之间的病理循环。他们开发了一套流程，利用一面镜子反射出健侧手的影像，叠加在幻肢本应在的位置，使受试者"感受"到患侧手的存在。随后进行临床观察和功能影像研究[14]。根据这些研究，Harris[15]推测基于运动意向与本体感觉或视觉反馈的中断，混乱的大脑皮质表现可能导致外周出现疼痛的感受以及感觉障碍。

镜像疗法，作业治疗师使用的治疗手段之一，正是基于这个研究。进行此项治疗时，康复对象将双手分别放在一面镜子的两边，其中患侧放在镜子背面，健侧放在镜子正面。康复对象所有的注意力全都集中在镜子中的影像上（图 23.16）[19,29]。镜像疗法还可以合并到感觉障碍的治疗中，通过这镜子两侧放置相同质地的简单物品（如硬币、豆子或泡沫块）。然后由治疗师指导康复对象（比如案例中的 Mario，在他的远端手指位置存在幻肢痛）使用双手同时去触摸，通过刺激双侧感觉感受器，尝试去影响大脑皮质的重映射。如果患侧手疼痛妨碍了这项任务的完成，则需结合想象手部活动，患侧手在无痛范围内活动，健侧则继续完成任务，康复对象的注意力仍是集中在镜子里。

Reinersmann 等[27]研究肢体偏侧性认知任务对大脑皮质的躯体感觉系统偏侧性的影响。作者假设在病

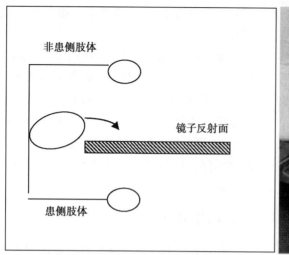

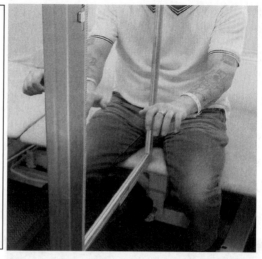

图 23.16　上肢镜像反馈疗法中镜子摆放位置（From McCabe C：Mirror visual feedback therapy：a practical approach，J Hand Ther 24：171-178，2011）

理状态下（如 CRPS、PLP）大脑皮质表现会变得混乱，并导致康复对象身体架构发生改变。基于这种假设，作者对干预措施的使用进行了研究。结果显示，与健康对象相比，在展示手部图片并让康复对象辨别出左右侧时，康复对象的反应时间延长，且错误率更高（图23.17）[25]。经过 4 天的训练课程后，健康对象、CRPS 和 PLP 的康复对象在偏侧性认知任务中的反应时间均有减少。通过这些研究，体感皮层偏侧性功能障碍与各种影响感觉的疾病（如 CRPS、PLP）之间的联系被建立起来。由于偏侧性认知能力的进步可以在这些研究中通过视觉观测到，这可能表明了偏侧性认知训练可以导致皮质功能重组。

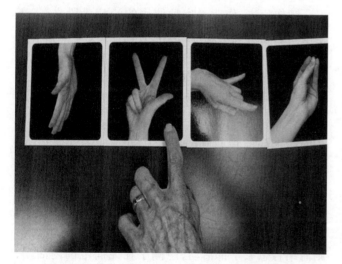

图 23.17　认知手卡片（Noigroup Products；http://www.noigroup.com）是偏侧性训练卡片的一种。图中展示了左右手不同的位置（From Priganc VW，Stralka SW：Graded motor imagery，J Hand Ther 24：164-169，2011）

案例研究

Don，第二部分

对 Don 来说，最合适的感觉测试应是触压觉、两点辨别和 Dellon 版改良 Moberg 拾物试验。先测试触压觉，因为完整的轻触觉是测试两点辨别觉的前提条件。Dellon 版改良 Moberg 拾物试验特别适合 Don，因为它可以测试到腕管综合征所影响到的手指感觉功能，包括了拇指、示指、中指和环指的桡侧面在内的手指是良好的运动协调所需的部分，尤其是在捡起小物品如药丸和捏紧轮椅边框时。Don 是用辨别觉再教育来刺激神经恢复的合适人选。为了刺激在无需视觉辅助下用手指侧面捏抓握轮椅边框的能力，Don 需要练习从一碗米中辨别物品，一开始睁眼练习，后闭眼进行练习。他也可以练习从 Theraputty 康复粘土中辨别出弹珠和钉子，先用视觉辅助，后将视线遮挡后进行练习。成功的腕管松解术后，随着脱敏训练的进展，感觉过敏的现象会慢慢减轻表明 Don 有明显的恢复。恢复的过程通常是疼痛改善、接着是麻木感减轻，然后是刺痛减轻。感觉障碍在腕管松解术后可以持续若干个月才得以完全恢复。作业治疗师需要从术前就开始预估恢复过程是否有进展，并在进展缓慢时或出现非预期的负面结果时加以干预，例如感觉过敏。虽然阈值测试不是在每次评估时都能显示出显著进步，但每次康复对象来访时，治疗师都应为其进行评估。

Don 期望随着感觉从近端往远端慢慢恢复（指尖最后恢复），操纵小物品的能力也得到改善。深压觉比轻压觉更容易感受，在视觉被遮挡的情况下辨别五分镍币要比十分铸币容易。这将随着两点辨别觉的改善而进步。由于 Don 特殊的情况，进行所有功能移动都要使用轮椅，他需要特别注意尽可能避免手部负重，以免导致腕管手术部位受到刺激。他可以穿戴一个腕关节矫形器，该矫形器在通过腕关节掌侧的部分嵌有一个金属条，为其在转移和功能性活动时手部受到的强制性负重提供保护。

案例研究

Mario，第二部分

在将感觉的新知识应用到 Mario 的案例中，我们注意到他的几个作业休闲角色涉及显著的触觉敏感性的使用。这包括使用木工工具来辨识握把时所需抓握的压力，或者在酿酒时需要用指尖来感受葡萄的质地。由于残存手指上的 PLP 发生了变化，要长时间抓握方向盘会很痛，这导致 Mario 不愿意开车去舞厅，因而他失去了与他妻子跳舞这项他很喜欢的作业活动。OT 可以在 Mario 的治疗计划中加入有目的的活动来增强感知技能，比如通过让 Mario 带一些木工或酿酒的工具来进行治疗活动。治疗师还可以与 Mario 一起确定是否能够通过活动调整或补偿策略使他在这些任务中获得最大的功能独立性。也有一些治疗方法可以再次重建 Mario 的大脑与其部分截肢手指的联系，包括镜像治疗和偏侧化识别卡。

总结

现在，利用本章中关于感觉评估和确定作业治疗干预方法的信息，回顾这一知识在前述两个案例研究中的应用。

复习题

1. 描述中枢神经系统和周围神经系统之间是如何连接的，以及两者之间感觉测试的不同之处。

2. 解释为什么相比大多身体近端来说，指尖的感觉更敏感。

3. 说出三个代表交感神经系统改变的特征。

4. 解释脱敏的机制。

5. 感觉再教育的三种类型是什么？它们有什么不同？

（刘浩　译，廖麟荣　校，朱毅　黄锦文　刘晓艳　审）

参考文献

1. American Occupational Therapy Association: Occupational therapy practice framework: domain and process, ed 3, *Am J Occup Ther* 68:S1–S51, 2014.
2. American Spinal Injury Association: International standards for the classification of spinal cord injury. (2015). <http://www.asia-spinalinjury.org/elearning/Key_Sensory_Points.pdf#search=%22 classification of sensory level%22>.
3. Barber L: Desensitization of the traumatized hand. In Hunter J, Schneider LH, Mackin E, Callahan A, editors: *Rehabilitation of the hand*, ed 3, St Louis, 1990, Mosby, pp 721–730.
4. Bell Krotoski JA: Flexor tendon and peripheral nerve repair, *Hand Surg* 7:83–109, 2002.
5. Burleigh-Jacobs A, Stehno-Bittel L: Neuroplasticity. In Lundy-Ekman L, editor: *Neuroscience: fundamentals for rehabilitation*, ed 2, Philadelphia, 2002, Saunders, pp 67–80.
6. Calford MB: Dynamic representational plasticity in sensory cortex, *Neuroscience* 111:709–738, 2002.
7. Calford MB: Mechanisms for acute changes in sensory maps, *Adv Exp Med Biol* 508:451–460, 2002.
8. Callahan A: Sensibility assessment: prerequisites and techniques for nerve lesions in continuity and nerve lacerations. In Hunter JM, Mackin E, Callahan A, editors: *Rehabilitation of the hand: surgery and therapy*, ed 4, St Louis, 1995, Mosby, pp 129–152.
9. Callahan AD: Sensibility testing: clinical methods. In Hunter J, editor: *Rehabilitation of the hand*, St Louis, 1984, Mosby, pp 407–431.
10. Dellon MDA: Lee: It's academic but not functional. In Dellon MD, Lee A, editors: *Evaluation of sensibility and re-education of sensation in the hand*, Baltimore, 1981, Williams & Wilkins, pp 95–114.
11. Desrosiers J, Hébert R, Bravo G, Dutil E: Hand sensibility of healthy older people, *J Am Geriatr Soc* 44:974–978, 1996. doi:10.1111/j .1532–5415.1996.tb01871.x.
12. Engel JM, Jensen MP, Schwartz L: Coping with chronic pain associated with cerebral palsy, *Occup Ther Int* 13:224–233, 2006. doi:10.1002/ oti.219.
13. Fess E: Sensory re-education. In Mackin E, et al, editors: *Rehabilitation of the hand and upper extremity*, ed 5, St Louis, 2002, Mosby, pp 635–639.
14. Fink GR, et al: The neural consequences of conflict between intention and the senses, *Brain* 122(Pt 3):497–512, 1999.
15. Harris AJ: Cortical origin of pathological pain, *Lancet* 354:1464–1466, 1999. doi:10.1016/S0140–673605003–5.
16. Johansson RS, Vallbo AB: Tactile sensibility in the human hand: relative and absolute densities of four types of mechanoreceptive units in glabrous skin, *J Physiol* 286:283–300, 1979. doi:10.1113/jphysiol.1979. sp012619.
17. Louis DS, et al: Evaluation of normal values for stationary and moving two-point discrimination in the hand, *J Hand Surg Am* 9:552–555, 1984.
18. Lundy-Ekman L: *Neuroscience: fundamentals for rehabilitation*, ed 3, St Louis, 2007, Saunders.
19. McCabe C: Mirror visual feedback therapy: a practical approach, *J Hand Ther* 24:170–179, 2011.
20. Malaviya GN: Sensory perception in leprosy: neurophysiological correlates (review), *Int J Lepr Other Mycobact Dis* 71:119–124, 2003.
21. Merzenich MM, Jenkins WM: Reorganization of cortical representations of the hand following alterations of skin inputs induced by nerve injury, skin island transfers, and experience, *J Hand Ther* 6:89–104, 1993.
22. Moberg E: Objective methods for determining the functional value of sensibility in the hand, *J Bone Joint Surg Br* 40-B:454–476, 1958.
23. Moseley GL: Graded motor imagery is effective for long-standing complex regional pain syndrome: a randomised controlled trial, *Pain* 108:192–198, 2004. doi:10.1016/j.pain.2004.01.006.
24. Novak CB: Evaluation of hand sensibility: a review, *J Hand Ther* 14:266–272, 2001.
25. Priganc VW, Stralka SW: Graded motor imagery, *J Hand Ther* 24:164–168, quiz, 169, 2011. doi:10.1016/j.jht.2010.11.002.
26. Ramachandran VS, Rogers-Ramachandran D: Synaesthesia in phantom limbs induced with mirrors, *Proc R Soc Lond B Biol Sci* 263:377–386, 1996.
27. Reinersmann A, et al: Left is where the L is right: significantly delayed reaction time in limb laterality recognition in both CRPS and phantom limb pain patients, *Neurosci Lett* 486:240–245, 2010. doi:10.1016/j. neulet.2010.09.062.
28. Rosen B, Bjorkman A, Lundborg G: Improved sensory relearning after nerve repair induced by selective temporary anaesthesia: a new concept in hand rehabilitation, *J Hand Surg* 31:126–132, 2006. doi:10.1016/j. jhsb.2005.10.017.
29. Rostami HR, Arefi A, Tabatabaei S: Effect of mirror therapy on hand function in patients with hand orthopaedic injuries: a randomized controlled trial, *Disabil Rehabil* 35:1647–1651, 2013. doi:10.3109 /09638288.2012.751132.
30. Shimojo S, Shams L: Sensory modalities are not separate modalities: plasticity and interactions, *Curr Opin Neurobiol* 11:505–509, 2001.
31. Skirven T, Callahan AD: Therapists' management of peripheral nerve injuries. In Mackin E, et al, editors: *Rehabilitation of the hand and upper extremity*, ed 5, St Louis, 2002, Mosby, pp 599–621.
32. Wilson FR: *The hand: how its use shapes the brain, language, and human culture*, New York, 1998, Pantheon Books.

第 24 章

脑损伤后视觉损伤的评估及治疗

Mary Warren

关键术语

双眼视力(binocular vision)
图像识别(pattern recognition)
视野(visual fields)
会聚不足(convergence insufficiency)
感觉融合(sensory fusion)
视觉记忆(visual memory)
复视(diplopia)
视力(visual acuity)
视觉忽略(visual neglect)

偏侧忽略(hemiinattention)
视觉注意(visual attention)
视知觉(visual perception)
眼球运动控制(oculomotor control)
视觉认知(visual cognition)
视知觉层级(visual perceptual hierarchy)
麻痹性斜视(paralytic control)
视野缺损(visual field deficit,VFD)
视觉扫描或视觉搜索(visual scanning or search)

病案研究

Penny

Penny Periwinkle,70 岁,一位右侧大脑后动脉梗死者,有 5 年的 2 型糖尿病病史。此次卒中导致她左侧偏盲,同时可能存在偏侧忽略。Penny 的眼科医生建议她去大学低视力康复门诊部检查,因自从她视觉损伤后,她就无法阅读及驾驶了。Penny 曾在当地的建筑物上进行油墨画创作,是当地有名的艺术家,但现在她却再也不能进行创作了。Penny 结婚 45 年,有一个儿子独自居住在很远的地方。她的丈夫 Pot,5 年前得了卒中,导致其右侧偏瘫及完全性失语,因而他的日常生活完全依赖 Penny。之前,Penny 拒绝外界的帮助独自照顾 Pot,且在照顾丈夫的同时还一直坚持她的艺术创作。

思辨问题

1. 左侧偏盲对 Penny 在看书、开车或从事其他日常活动时造成了怎样的影响?

2. Penny 是偏侧忽略,还是无代偿的左侧偏盲?

3. 怎样能帮助 Penny 提高生活独立性和活动参与度?

视觉在日常生活中所扮演的角色

视觉是大脑认识和学习环境的基本方式[90]。我们通过视觉来感知外界物体及外界存在的威胁,并通过视觉反馈来完成日常活动,并对危险事物作出反应。我们依赖视觉,因为视觉系统为大脑获取信息提供了高效的途径,并让我们能快速地了解和适应环境。

- 相对其他系统而言,视觉系统是帮助我们尽可能远地探知外界的感觉系统。我们先看见闪电后听到雷声;在听到刹车声或闻到尾气之前先看到车向我们冲来。因而视觉可以提醒我们注意环境里的变化,让我们能预判到事态的发展并作出反应,最后成功解决。因此,我们能够躲避前方掉落的物体,也可以绕开地上的香蕉皮。

- 视觉能向我们快速传递大量详细的信息。它能向我们提供识别物体和估量环境所需的所有信息。我们通过视觉能迅速看清一个物体,但是通过触摸和言语的表达需要花更多的时间。视觉可以快速地向我们呈现出一副完整的图画,以便我们快速全面地了解环境。这就是为什么电视会成为流行的传播媒介,以及为什么有重大事件发生时,人们会立刻打开电视,比如 2001 年 9 月 11 日在纽约发生的袭击事件。

- 视觉能快速处理信息,让我们适应动态变化的环境。我们所处的环境主要有两种状态:静态和动态。当处在静态的环境中时,我们是这个空间里唯一移动的物体,这消除了活动所需的时间需求;我们可以决定这个活动的发生、停止以及持续的时间。相反地,在动态的环境中,变化不为我们所控。这个附加的时间需求要求我们同时监控我们自己的活动以及其他移动物体的活动,并且只有视觉能给我们提供所需的处理速度,来快速决定是同这些物体相互配合还是避开它们。

因为有了这些特性,视觉成为我们了解世界的主要方式,并指导我们如何应对周围的环境。我们依赖视觉来快速评估周围环境,如我们会对自己说,"他很善良"或者"那个很美味"。同样,我们也用很多言语来反映视觉在决策中的重要性,比如说,"我相信我眼睛看到的,""我会留意的,"或者"我明白你的意思"。另外,我们也依赖视觉进行人际沟通,如通过视觉发现同伴的细微动作和微妙面部表情来理解其情绪的微小变化,并作出恰当的回应。视觉也在我们安全地在环境中通行扮演着重要的角色,它可以向我们预警即将出现的障碍,如路沿或破损的人行道,且我们的行动往往由我们看到的所驱动。举个例子,你一直专心吃饭,在看到桌上盘子里的甜甜圈时又会伸手去拿。

这就是"视觉法则"。视觉是我们获得信息的基本方法,它在我们日常生活中占据主导地位,包括休闲娱乐活动(想象一下生活没有了 Facebook 和 YouTube,不能看电视也不能进行体育运动,再或者也不能制作艺术品);同时,视觉让我们能够参与不断变化的、没有规律的活动,比如开车。有研究表明,脑损伤造成的视觉损伤即使很轻微也会严重影响一个人的生活,那么脑损伤所致重度视觉损伤将会是毁灭性的伤害[28,113]。

大脑中视觉处理过程的简要概述

为了使视觉能用于作业活动中,视觉的原始信息(如落在视网膜上的光线类型)必须转换为能与储存的视觉记忆进行比较的周围环境的图像,并用以作出决定以及对正在发生的事件作出反应。这个视觉处理的过程中有很多大脑区域共同参与。在此过程中,视觉输入被分类、提炼,并与其他感官输入相结合,从而合成更加适应环境的产品[10,53,16-68,138]。这个过程从前视觉系统开始,从而将光线聚集到视网膜上的感光细胞。而感光细胞记录光线的类型并通过视神经将该视觉输入传递到丘脑的外侧膝状体(LGN,也可以叫作 Lateral geniculate body)[10,68](图 24.1)。

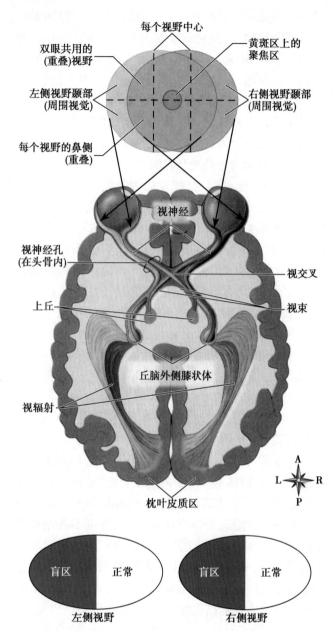

图 24.1 从视网膜到外侧膝状体(LGN)再到视觉皮质的传导通路。红色阴影区显示的是传递视野信息的通路-从人周围的左半视空间-从视网膜到右枕叶。蓝色阴影区显示的是传递视野信息的通路-从人周围的右半视空间-到左枕叶。顶部的图显示了两只眼睛的视野如何重叠以提供双眼共用的视野。视野的远端保持自身的本色表示远端周围视野是怎样做到只能被一只眼睛看到的，是因为鼻子挡住了另一只眼睛的视线(From Patton K, Thibodeau G: *Anatomy and physiology*, ed 9, St Louis, 2016, Elsevier)

眼后传入的视神经行至视交叉处时，鼻侧视神经相交叉并走行至对侧，而颞侧视神经不交叉并与对侧过来的视神经合并成视束继续向后走行至外侧膝状体。正因如此，视束到外侧膝状体传导的是双眼同侧的视觉信息。所以右侧的外侧膝状体接受了双眼左侧视野的视觉，而左侧膝状体接受的是双眼右侧视野的

视觉[10,68]。从外侧膝状体传入的视野信息通过膝距束(geniculocalcarine tracts)到达枕叶的视觉中枢(视觉皮质)[68]。双眼左侧视野的信息通过右脑的膝距束传入右枕叶，而双眼右侧视野的信息通过左脑的膝距束传入左枕叶。

> Penny 的卒中是由于右侧大脑后动脉的梗死。最终导致其右侧膝距束受损，从而导致其出现左侧视野偏盲。

通过枕叶距状裂(calcarine fissure)传入皮质的视觉信息被用于在大脑后皮质区构建及维持图像库；而前额叶则利用这些后侧区域来作出决定，指挥行动并达成目标[51]。视觉传入枕叶初级视觉皮层时会被分类，并对视觉的细节进行锐化和调整，然后将这些信息分散传入颞叶及顶叶的后侧区域[51,66,68,117]。颞叶后区将视觉细节与语言和听觉相结合，形成形象的可识别的物体[55,66]。这一步骤的目的是回答"是什么"的问题，比如"我在看什么？"顶叶后区将视觉与其他所有感觉输入相结合而形成内在的感官图，用以进行空间导向[11,55,66,67]。顶叶后区处理的视觉信息通过在脑中调试，从而确定了自己周围存在的物体并明确了它们彼此之间的空间关系，从而让我们知道是"在哪里"[53]。顶叶后区形成的感官图以身体为中心并不断变化，当身体在空间发生移动时它的形状和内容也随之改变[11,21,92]。

额叶前区就像大脑的首席执行官(CEO)，使用由枕叶、后颞叶和顶叶所创造的视觉图库来做决定和制订计划[53]。前额叶的额叶眼区能根据预期(记忆)中关键视觉信息的位置来控制眼球对环境进行自动的视觉搜索[53,82]。比如，你在房间里寻找灯的开关时，额叶眼区会指挥你的视觉搜索墙上，因为你预期会在那里找到开关，而不会浪费时间去地板或天花板上寻找。根据关键的视觉信息来预期定位，从而指导视觉搜索，可使前额叶能够快速处理视觉信息，并让人们能够成功地融入需要对视觉输入作出快速反应的活动中，比如开车或在拥挤的街上行走。前额叶也负责指导工作视觉(空间)记忆(working visual memory)[53,140]。工作记忆(working memory)是一种在记忆中保持多种信息"准备就绪"，并随时准备被立即提取以协助完成一项任务的记忆[53]。而视觉工作记忆则是特指在完成一项任务时，头脑中保存一个物体的图形和它所处位置的记忆[53]。在完成活动时，我们使用工作记忆来使自己保持在任务中。举个例子，在买做辣酱的原料时，视觉工作记忆会保存一个指定商标的番茄罐头的图片，以

及它在杂货店货架上的位置。当你完成了这项任务后,番茄的记忆便会被清单上的下一项任务所代替。

在完成日常活动的过程中,脑干和小脑也会帮助对视觉信息进行处理[82,147]。在视觉处理过程中,脑干也包含了几个重要的视觉处理中心,且它独立控制基本的视觉功能,比如光(瞳孔)反射,眨眼反应,以及调节反射[68,82]。上丘位于脑干的中脑,负责检测出现在周围视野中的移动的视觉刺激[68,82]。一旦发现有运动,上丘会自动使眼球转向被发现的刺激。在执行这个功能时,上丘就是一个早期预警系统,以防止大脑对环境中的突发事件猝不及防。脑干与皮质及小脑联合控制其他视觉功能,尤其是眼睛的运动和聚焦[82,147]。

脑神经(CN)Ⅲ、Ⅳ、Ⅵ的运动核位于脑干上,主要控制眼外肌和眼球的运动。这些脑神经受到脑干、皮质和小脑的控制[82,147]。皮层控制眼球运动将注意力转移到环境中的物体上,并集中到完成任务所需的关键细节上。小脑协同增加眼球的运动,以确保眼睛精确地对准目标,从而使其看得更清楚。最后,脑干的前庭神经核和纤维束将前庭系统与眼球运动整合起来,以在运动过程中提供注视的稳定性[82]。

需要牢记的是,在处理视觉信息的过程中,大脑的多个区域需要协同合作,以使人明确所看到的是什么,并利用这些视觉信息来适应环境[53,66,92,117]。成千上万或长或短的神经纤维(如白质纤维束)将各种皮层和皮层下的结构联系在一起,形成一个复杂的网络来完成高效的视觉处理[48]。就像是汽车中的注油系统对于火花塞的性能至关重要一样,除非所有部件都一起工作,否则视觉处理不会被有效地完成。而脑损伤则破坏了系统内的通信并在视觉网络中造成了空白。脑损伤后出现的特定视觉缺陷类型取决于受损的脑区,以及损伤所造成的结构性损坏或那些与大脑区域连接的纤维束的损坏[156]。中度至重度脑损伤通常会导致脑区的结构损伤,其恢复较慢;而轻度(脑震荡)损伤更多的是切断和破坏了连接视觉网络的白质纤维束,其恢复可能会更快[28,156]。

评定及治疗过程

视觉处理的分级模型

利用视觉来适应环境需要将视觉在大脑中进行整合,将视网膜提供的原始数据转化为认知概念(规则),以使我们能够解释和理解视觉世界。视知觉的处理可以被概念化为一个有组织层次的视觉过程和功能,它们之间相互影响,相互促进[158,159]。视知觉层级(visual perceptual hierarchy)(图 24.2)由视觉认知、视觉记忆、图像识别、视觉扫描以及视觉注意组成。这个视知觉处理过程由三个组成了层级结构的基本视觉功能所支持:眼球的运动控制、视野(visual field)和视力。在这个层级中每一个过程都由前一过程所支持,且没有低层级过程的整合就无法获得准确信息。因此,使用视知觉(visual perception)来适应的能力是在一个统一的系统中,各个层级的所有过程相互作用的结果。尽管每个过程都会在本章节中单独讨论,但读者应该记住,在日常生活中视觉的处理需要相互协同。虽然分散的知觉过程可以被识别,但它们不能独立运作。

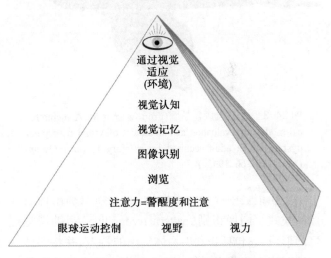

图 24.2　在大脑中视知觉处理流程分级(From warren M:A hierarchical model for evaluation and treatment of visual perceptual dysfunction in adult acquired brain injury.I, *Am J Occup Ther* 47:55-66,1993.)

层级结构的顶层是视觉认知。视觉认知(visual cognition)可被定义为是将视觉输入与其他感觉信息结合起来,以获得知识、解决问题、制订计划并作出决定的能力。视觉认知的发育起始于儿童时期,当我们将视觉信息与躯体感觉相结合时形成了对空间和物体运作的认知概念(如规律)[90]。然后我们应用这些规律来解释我们所看到的,并作出决定。比如假设我们看到一个身高 30cm 的成年人,但是我们推断他应该在一段距离以外,因为我们从经验中知道成年人并不止30cm 高。由于视觉认知能进行复杂的视觉分析,因而将它视为我们所有学术活动和作业活动的基础。

没有层级结构下层的视觉记忆(visual memory)的辅助,视觉认知也不会出现。大脑在处理视觉输入时,也需要具备在视觉分析过程中创造、保存和回忆图像的能力。比如，在解读图24.3里的插图时，人们必须回忆起大雁和鹰的样子。成人和大龄儿童很容易便能完成该活动，但一个学步儿童便缺乏识别这些鸟的外形的记忆，从而无法识别。情感是视觉记忆的重要组成部分。情感能使注意力更集中且让图画更容易记住[53,90,117,138]。比如最爱的食物和童年的宠物很容易记起，但要记起1周前给你打电话订杂货的人就很难了。

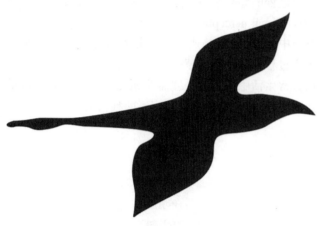

图24.3　这是大雁还是鹰(From warren M:A hierarchical model for evaluation and treatment of visual perceptual dysfunction in adult acquired brain injury. I, *Am J Occup Ther* 47:55-66,1993.)

要在记忆中存储和提取图像，必须识别出构成图像的模式。图像识别(pattern recognition)帮助视觉记忆的形成，它包括识别出物体突出的特点，并将物体从周围环境中区分出来[53]。物体的突出特点是与其他物体相鉴别的关键。比如，E与F最突出的不同是E的下方多了一横。图像识别通过不断的重复，它能在有意义的情景出现之前就将其识别出来。所以儿童(及成人)会花几个小时来查看和识别图像以建立一个大型的图库来帮助识别物体[53]。通用记忆是记忆的一个子集，包含了能被大范围感觉输入所存取的图像。这些图像代表了每天我们常用的各种物体，比如每天吃的苹果就可以通过通用记忆被提取。而为了提取大脑里苹果的图像，我可以拿一个苹果给你看，但是同样，我也可以让你闭上眼睛用手触摸，或者是给你一片苹果用嘴去尝。任何一种方式都可以将苹果辨认出来。

在视知觉层级中，如果没有后续的处理过程：有序的视觉扫描，图像识别就不能完成。视觉扫描(visual scanning)或搜索(search)是通过眼睛的扫视运动来实现的。扫视运动是指眼睛朝向环境中有趣的物体移动。扫视的目的是将集中在物体上的焦点落在视网膜的中央凹上，然后中央凹再集中处理视觉的细节。在进行视觉扫描时，眼睛会选择性地聚焦在关键点，以准确的解释看到的物体[53,82,171]。其中最重要的细节会通过多次扫描反复检查，以确保识别的准确性。而不重要的部分则会被忽略[82,171]。

实际上，视觉的扫描或搜索是视觉注意(visual attention)的表现。扫描时，眼球跳跃式运动是视觉注意从一个物体到另一个物体的转移[53,82,117]。视觉搜索存在两种方式：一种是自动或条件反射式的，主要由脑干控制(通过上丘)，另一种是自发性的，由皮层控制[53,82]。在反射状态下，新奇物体突然运动或突然出现在视野边缘会引发无意识的视觉注意(或视觉搜索)，比如光的闪烁[67,82]。为了避免我们受到伤害，所以视线会迅速移向并识别出环境中突然出现的物体。自发的视觉搜索由前额叶皮质控制，其目的很明确，用来搜索做决策或制订计划时所需要的信息[53]。它是有目的有意识的，当想要了解物体在环境中的确切位置时所引发，比如寻找遗忘的钥匙，或想要知道安全出口的位置。自发的视觉搜索是有组织、有效率、对称的，且根据视觉目标及视觉质量，其搜索模式可被预测[79]。比如，我们会从左到右，从上到下的阅读英文文章。这种搜索模式是先预测到环境中物体的位置后，再对其进行明确定位，但这也是因为物体在视野中十分显眼"突出"[95]。比如十字路口的红绿灯红灯亮起时，人们会觉得很醒目。

视觉注意是视觉认知处理的重要前提，也在视觉感知处理过程中促进视觉扫描的完成。一个人如何处理事情或信息决定了其大脑在做决定时是否会使用视觉输入。没有注意到视觉信号的人是不会主动寻找视觉信息的，因此也不会完成图像识别和视觉记忆，最终也不能使用视觉输入来帮助自己做决定。同理，用随意和不完整的方式处理视觉信息的人通常缺乏足够或准确的信息来做基础决定[117]。

大脑参与视觉注意的水平和类型取决于所需要的视觉分析的类型。比如，意识到房间里有一张椅子和确定椅子的风格，这两种情况所需的注意力的类型是不同的。第一种情况需要全面了解环境以及环境里物体的位置；第二种情况视觉注意则需要选择性地观察椅子的细节并识别它的特征[117]。同样的，一个人也需要能同时使用多种视觉注意力。比如，当一个女人穿过拥挤的房间去和朋友交谈时，她必须注意到其他人的移动以及房间里的障碍物以免发生碰撞；同时，她还必须与朋友(或目标)保持互动。因为有大量的神经参与处理过程，来引导视觉注意力，所以大脑的损伤很容易引起注意力的中断,但它也能通过一些治疗来改善[47,53,117]。

没有来自环境中的简单视觉输入,视觉注意和其他视觉感知处理层级的内容都不能产生[159]。正如前文所说,有三种基本视觉功能确保大脑接受高质量的视觉输入:眼球运动控制、视野和视力。眼球运动控制(oculomotor control)使眼球运动能快速准确地完成,并使图像聚焦在中央凹上以便能清晰地看到该物体。视野记录了视觉场景,并确保大脑能接受完整的视觉信息。而视力则确保看清环境和事物的细节,包括颜色。因此,这些视觉功能为大脑皮质提供了准确、完整、详细的信息,而这些信息会被用于引导注意力,形成图像并识别物体,书写并存储视觉记忆,最后完成认知处理[159]。

脑损伤或其他疾病可以阻断视觉处理过程中的任一层级。由于各层级之间的紧密联系,即使脑损伤只是损伤低层级的结构或功能,但该层级之上的高层级功能也会受累[159]。当出现这种情况时,即使已经发现损伤是在低层级的视觉处理过程,但康复对象仍将表现出高层级视觉处理过程的损伤。所以如果要进行有效的评估和治疗,治疗师需要了解脑损伤是如何影响视觉的各个层级的,以及各个层级之间是如何互相联系以促进视觉的处理。

　　Penny 的左侧偏盲阻碍她自动搜索其左侧视野中的物体。而且由于她没有看到左侧的物体,所以她也不会尝试去搜寻左侧的物体。而她对左侧物体的忽视限制了她对日常所需物品的定位。也限制了其对周围空间环境的认识,从而导致她在环境中行走时,其左侧总是碰撞到其他物体。为 Penny 治疗的康复团队成员发现她对自己的左侧是忽略的,而他们的评估将揭示引起 Penny 失注意的原因。

视觉损伤如何影响作业活动表现

　　视觉损伤可以是由疾病、创伤,以及老化所致[82]。尤其老年人可能由多种原因所致。比如在之前的案例中,卒中后的 Penny 有持续性的偏盲,此外,她还有糖尿病,一种可能导致多种视觉相关损伤的疾病[76]。视觉损伤可能改变传入大脑的视觉信息的数量和质量,也可能改变大脑处理信息的过程及使用输入信息的能力[82]。无论是哪种可能,脑损伤康复对象都可能出现由视力所致的完成日常作业活动的能力减弱。这些变化主要在视觉依赖性(即只能利用视觉才能成功完成的活动)活动上观察到[91]。两种最为常见的视觉依赖性日常活动为阅读和驾驶。在大多数工具性日常活动(IADLs)中,良好的视力也是必需的,如准备食物,财务管理,以及服药;同样的,在基础性日常活动(BADLs)中,良好的视力也是必需的,如化妆。视觉损伤的康复对象在处理视觉信息时速度减慢,以致其无法参与动态变化的活动,如驾驶或群体活动(同朋友打牌等)。

由于视觉输入不充分或是质量低下,视觉损伤者容易犯错。他们可能看错票据上金额而开错支票,或是因没注意到正驶来的车辆而走上公路。即使是很小的错误,持续犯错也会逐渐降低康复对象的自我效能感及自信心。由于害怕失落,康复对象都将可能不再参与那些即使是很有价值的活动[91,157]。另外,因为视力是成功融入动态环境的重要因素,所以视觉损伤康复对象常常出现社区活动参与受限,以致其社交孤立。而作业活动参与受限合并社交孤立易导致康复对象出现抑郁,正如案例中的 Penny 一样[64,113]。

综上所述,视觉损伤会限制康复对象参与大多数视觉依赖性的室内外活动[163]。

　　回顾之前的案例,就如 Penny 一样,由于她出现阅读和驾驶困难,因此她被转介来接受相应的治疗。

然而,尽管视觉损伤的影响如此重大,但视觉损伤对作业表现造成的影响往往被归因于其他原因,如运动或认知功能的损伤,尤其是当视觉损伤合并脑损伤时。这是因为视觉损伤是隐形的功能障碍。与偏瘫不同的是,典型的视觉损伤(如偏盲)的外在表现很少。

　　尽管实际上 Penny 丢失了 50% 的视力,但是当她在治疗室等待治疗师为她治疗时,她看起来仍然同正常视力者一样。

在作业治疗中的评估及治疗过程

　　关于视觉损伤的 OT 评估及治疗会在本章内容中详细介绍。首先考虑 OT 评估及治疗的过程是非常重要的。正如最新版 OT 框架(2014),《作业治疗实践框架:领域及过程(Occupational Therapy Practice Framework:Domain and Process)》第 3 版[4](OTPF-3)中所阐述的一样,作业治疗专家的核心信念是"积极主动融入作业活动中可以提升、促进、支持及保持健康和活动参与"(OTPF-3,p. S4)。虽然让康复对象能够在日常作业活动中更加独立非常重要，但是最终目标还是让他们能够参与活动。参与是由个人努力及相信自己能够成功完成任一活动这一信念所推动的，且容易受到个人的期望、当前个人的能力、处境及环境的强烈影响。

即使眼科医生发现 Penny 的视力以及她看事物细节及颜色的能力是正常的，但 Penny 告诉她的医生她不能再画画了。那么 Penny 确实不能再融入这个有价值的作业活动中了吗？或是其再参与该活动并从中获得快乐需要付出更多的努力？抑或是她觉得自己无法再达到自己原来的水平？

为了找到该问题的答案，作业治疗师需要综合考虑并分析康复对象的个人因素、活动表现技巧、活动表现形式、处境、能够促进 Penny 融入作业活动中的环境，以及这些子系统之间的相互关系。

评估

作业治疗师进行评估主要有三个方面的目的：①明确康复对象在作业活动中所受到的限制；②将其作业活动受限同视觉损伤联系起来；③基于评估结果制订合适的治疗方案。在处理评估及治疗时需要牢记，治疗师重点关注的是康复对象的视觉表现如何妨碍其作业表现，而不是其视觉如何偏离正常模式。当一个康复对象损伤的视觉干扰了其必要的或是期望的日常作业活动表现时，就需要考虑对其进行相应的治疗。

对视觉损伤康复对象来说，团队治疗是一种有效的治疗方式。作业治疗师需要同眼科医生和/或验光师合作，以了解康复对象的视觉发生了怎样的改变，以及如何去治疗其视觉损伤。而眼科医生的首要责任是诊断并医治视觉损伤[3]。通过了职业认证的神经眼科学专家医治了大量脑损伤后视觉损伤者，因此，他们经常同作业治疗师合作，并在 OT 的临床实践中担任转介者及咨询者的角色。而验光师（optometrists）是毕业于专业院校的，具有临床博士学位的独立的健康管理专家。在美国，虽然验光师不是医学博士，但是他们同样可以诊断并治疗医疗情况导致的视力丧失，并提供大量的初级眼部保健[5]。有些验光师是神经康复方面的专家，并为脑损伤者提供相应的服务。

因为 Penny 的卒中只是影响了她的视觉，所以她不需要接受住院康复治疗，而只是转介她去看低视力门诊康复部的眼科医生。

但是，大多数脑损伤康复对象都会经历多躯体功能障碍，需要接受更加综合的住院及门诊治疗。在理想化的医疗康复项目中，眼科医生或验光师也是康复团队中的一员，会在康复对象的恢复期内间断地评估其视力。眼部保健医生会向团队中的其他成员提供有关康复对象整体眼部健康的信息；诊断康复对象在视力、视野及眼球运动控制方面的损伤；判断康复对象的预后，并为康复对象提供医疗及眼部的管理。但是近年来，眼部保健医生很少包含在康复团队中了，但是康复对象必须转介给眼部专家接受相应治疗。获得转诊许可是耗时且困难的过程，要想得到眼部专家的转诊许可，作业治疗师需要向主管医生或是监管其恢复进程的康复对象管理者提供相应的证据，证明该康复对象确实存在视觉损伤，且其视觉损伤影响了该康复对象的作业活动表现。基于这个原因，作业治疗师必须具备完成基本视觉评估的能力来筛查康复对象的视觉损伤。

作业治疗师可用的筛查康复对象视觉表现的评估量表有几种。本章节主要使用成人脑损伤视觉评估工具（Brain Injury Visual Assessment Battery for Adults）（biVABA，*http://www.visabilities.com* ）的子量表来阐述视觉评估[158]。biVABA 是辅助作业治疗师为脑损伤所致视觉损伤者制订有效治疗方案的一种评估工具。由 17 个子评估组成，包括了常用的筛查基本视觉功能的评估，以及专门为作业治疗师设计的测评。筛查这一词汇主要用于描述作业治疗师评估的难度等级。从定义上来讲，筛查评估是指能够查出是否存在损伤的快速测评方式。但这种快速测评不是决定性的测评，即是说，这种测评方式无法真实阐述损伤的原因或是诊断其损伤。作为有执照的健康管理提供者，作业治疗师不具备阐述病因（如诊断视觉情况）的资质，这是眼科医生或验光师的角色。在 Penny 这个康复对象中，眼科医生诊断了 Penny 的偏盲并就这个诊断将她转介给作业治疗师进行治疗。

假设 Penny 卒中比较严重，在她转入康复部门接受治疗之前也没有眼科医生对其偏盲进行诊断。作业治疗师为她完成初始评估可以使用本章之后会介绍的评估来筛查其视野缺损的情况。此筛查结果可能提示 Penny 有左侧偏盲，但是作业治疗师不能直接使用这个诊断，因为这个诊断必须是由眼科医生来下，即是说 Penny 必须已经转介过给眼科医生且眼科医生诊断其有偏盲。

治疗

脑损伤的康复通常需要数月或数年，而不只是几天或数周。一些因脑损伤引起的视觉损伤(尤其是某些形式的动眼神经损伤)已经被证实对恢复性干预有反应,且其可随着时间的推移而得到改善[145,146]。其他有些类型的损伤(尤其是视野缺损,如 Penny 的偏盲)通常是永久性的[25,124],也有一些损伤(如视觉注意缺陷)可能在几个月内缓慢恢复[29,42,71]。目前为止很少有研究证据可以用来支持将视觉功能恢复到正常水平的干预效果[29,124,146]。此外,大多数被推荐的恢复性干预措施需要较长的治疗时间,且无法在这所分配给康复的短时间内实施[71,112,145,146,149]。如果在康复对象接受作业治疗的这段时间里无法确保这些干预能让视觉恢复到正常水平,或是康复对象的视力限制了他/她参加必要的和有价值的作业活动的能力,那么 OT 干预的重点是代偿(compensatory),让康复对象能够利用现有的视觉能力来参与这些有价值的作业活动(occupations)。这符合 OT 干预的首要目标,正如在 OTPF-3 中所描述的一样,其主要目的是即使康复对象有残疾,也要尽可能促进康复对象的健康和活动参与[4]。同时这也符合目前的研究结果,即当一个人尝试去参加一些有意义的任务时可刺激大脑的神经可塑性[47]。

虽然 OT 可以采用各种各样的干预方法,但通过作业活动的方式来促进康复对象融入有意义的日常生活活动中应是治疗的重点。将教育和训练同作业活动相结合可以增强治疗效果。在实践框架中描述的 OT 干预方法中,改变作业活动的方式和环境来促进康复对象的代偿和适应是非常关键的干预方式。无论是哪种类型的视觉损伤,环境改造都是提供给康复对象的治疗中重要且关键的一种治疗,因为其在视觉感知的各个层次都促进了视觉的加工处理。由于改造适用于所有视觉损伤的康复对象,因此将在这里阐述其成分,并将在特殊视觉损伤的章节介绍中再次提到。

我们依靠视觉来为我们呈现环境中的每一个细节,这些所关注到的环境的视觉成分包括光线、对比度、形式和尺寸等,都可以促进或者阻碍一个人了解或者融入环境的能力。无论是脑损伤所致,或是与年龄相关的眼疾,抑或是单纯老化所致的视觉损伤者,都特别容易受到任务和环境的影响。为了创造一个能让康复对象尽可能有效地利用他/她目前的视觉环境,因此治疗师会改变任务和任务环境所需的基本视觉成分来创造一个对康复对象来说更加可视化的新环境,这是通过评估分析其所期望的作业活动来完成的。作业治疗师确定完成活动所需的各种物品,并评估这些物品的特性来判断其是否合适,以及怎样改造它们可以使

康复对象尽可能看得见。同时,OT 需要考虑完成作业或活动所需的空间环境,并确保这些改造能够提高环境的可见性。

任务和环境的最大可见性可以通过以下四种改造方案来实现。

增加任务和环境中关键点的对比度

关键点是指在任务和环境中,可以引导康复对象完成期望的作业活动的特征性内容。比如更改背景颜色来加强物体之间的对比度,可以帮助康复对象更清楚地看到物体。这种技术的应用可以像用黑色杯子盛牛奶或者用白色杯子装咖啡一样简单。如果背景颜色无法更改(例如,铺了地毯的台阶),那么可以为该物体或其特征部件加上其他颜色来使之更容易被看见。例如,在铺地毯的楼梯上,可以在每一步的楼梯边缘加上一条明亮的橙色胶带来区分每一阶楼梯;或者,一个人可以买一个亮粉色的手机外壳来帮助自己更容易找到它[41,50]。

减少或消除背景图案

形成的背景图案有隐藏图案中物体的效果。比如使用纯色系的床罩、垫子、餐具、工作台、地毯、毛巾和家具套,可以增加放置在这些东西表面上物体的可见度。相应的,混乱的背景常常会在环境中分散一个人对物品的注意力,从而使定位物体变得更加困难。因而视觉处理障碍者往往在那些只包含日常作业活动所需物体的简单环境中表现得更好[50]。

放大物体和环境的关键特征

即是指将物品或是环境中某一特征放大,使之更容易被看见。例如把说明书放大再打印,将药品和其他物品重新标记,以及放大日历等。而通过让康复对象读取阅读灵敏度测试卡,从而确定其所能看到的最后一行即为需要为康复对象扩大的最小阅读尺寸。除尺寸之外,增强对比度也很重要;例如,如果打印图像比较模糊,那么放大打印效果也不会很好。白纸黑字或者黑纸白字通常比其他颜色组合更清晰。现在许多常用物品的文字图案都印的更大,包括计算器、时钟、手表、电话和检查簿;健康设备(例如,血糖监测仪、袖带式血压计和体重秤);以及娱乐设备(牌、游戏、拼图)。

当无法将任务或任务步骤中视觉依赖的部分变得更加可视化的话,作业治疗师应该考虑将它们从作业活动中剔除。例如,刷牙时可以将牙膏直接涂在舌头上而不是牙刷上;打电话时语音拨号;做菜时直接购买切好的蔬菜。

提供充足且高质量的照明

增加照明的强度、数量和质量，使康复对象可以更容易地看到物体和环境的特点，并减少物体之间高对比度的需求。例如，如果一个人的脸被充分照亮，那么其面部特征就能更容易识别。另外，灯光应该科学地布置来提供充分而没有表面阴影的照明。同时，灯的位置应尽可能与目标物表面接近以获得最佳亮度和照明[41]。

许多获得性脑损伤者都经历过光恐惧症，这是一种对光线感到不舒适且常伴随疼痛的异常感觉[2,24,45]。光敏症常发生在创伤性脑损伤(TBI)、神经性疾病(如帕金森病和多发性硬化症)以及与年龄相关的眼部疾病(如黄斑变性、糖尿病视网膜病变和青光眼)者中[45]。对这些个体来说，光既是朋友又是敌人；他们需要更多的照明才能看清环境中的细节，但同时，光线往往会给他们带来视觉压力和不舒服的副作用，包括过度眨眼、流泪、眼痛和头痛。这些副作用会让人们在无法控制照明的环境(例如，几乎所有社区环境)中避免参与作业活动，或者有时让人采取极端措施来减少光线射入眼睛，例如在室内戴上墨镜和宽边帽子，在窗户上挂厚窗帘，或是关掉房间内的所有的灯。

作业治疗师所面临的挑战是找到能够提供舒适且充足光线的照明源。许多作业治疗师使用 Lux IQ 诊断系统(*http://www.jasperridge.net*)来为光敏症康复对象确定合适的光线颜色和种类，其中 Lux IQ 诊断系统是一个标准化的光线评估工具。荧光灯由于其能源效率而被广泛使用，但其实际上是最不可忍受的光源。因为荧光照明灯发出的一种短波(50~60Hz)对脑外伤和偏头痛有关的光恐惧症者是非常有害的[2,45]。相反，卤素灯通常提供一个耐受性良好的照明源，而 LED 灯也通常具有良好的耐受性。但是我们在为他们选择照明设备时，所有类型的照明灯都应该考虑，包括荧光灯，因为康复对象之间往往存在很大的差异。有色眼镜或其他眼镜以及宽边帽子可以减少眩光，并减轻社区环境等光线无法控制时所引起的不适[45]。将电脑屏幕和智能手机上的背景从白色改为更深的颜色也可以减轻视疲劳。使用百叶窗过滤来自窗外的光线并在反光表面(例如，台面)涂上不反光的物质能创造一个更加舒适的环境[41]。

结构化环境通过创建一个对视觉注意力有较少需求的环境来减少对视觉的压力。而物品随意摆放的杂乱无章的环境即使是对视觉处理正常的人也会有极大挑战。所以如果可以的话，环境中的物品数量应该尽量减少，并且保持有序地排列。每日使用的物品应放在易拿取的单排货架上。很少使用的物品应存放在架子的顶端或底端，也可以挪走。另外，可以使用商用的组织管理系统将同类物品存储在一起，以创建不同的工作站。例如，可以将所有用来梳洗的物品都放在一个篮子中。当壁橱和架子被重新排列和简化时，应该教育家庭和个人关于维护其原本结构的重要性。将物品放回原来的位置和维护原本结构可减少认知的负担和挫折感，同时可以促进康复对象的独立性。

作业治疗师帮助康复对象建立作业活动的表现模式也是非常重要的。建立日常习惯，如在下班时间购物，以避免杂货店拥挤，同时也能降低认知和视觉方面的压力。养成把钥匙放在门边碗里的习惯，以减少对视觉搜索的需求；每天擦眼镜以看得更清楚。

特定视觉缺损的评估与治疗

视知觉层级为由脑损伤所引起的特定视觉损伤的评估和干预提供了讨论框架。脑损伤后视觉处理的许多变化都是由于低层次的视觉感知损伤所致。当这种低层次的视觉加工被破坏时，大脑的视觉输入会受到抑制、出现中断，或是视觉感知的质量变差，从而影响大脑利用视觉完成作业活动的表现。本章节主要介绍前五级视知觉层级受损的评估和干预：包括视力、眼球运动控制、视野、视觉注意和视觉扫描。

视力

视力(visual acuity)是指识别事物细节及颜色的能力。一个人在描述事物的细节时，视力有助于大脑快速识别物体。因此，良好的视力有助于信息的处理和问题的决策。基于这个原因，作业治疗师必须知道康复对象的视力是否因脑损伤或其他原因而降低，并与眼科医生合作来确保康复对象具有最佳的视力。

视力是从光线聚焦于视网膜开始，再经过多步骤处理后的结果[66,68,82]。光线通过瞳孔进入眼睛，并通过眼睛的前部结构聚焦到视网膜上。这些眼睛的前部结构包括：角膜、晶状体和视觉介质(图 24.4)。视网膜中的感光细胞就像照相机中的胶片一样去处理光线，并将记录的"图片"通过视神经和视神经通路传递到大脑其他部位[66]。虽然这个概念很简单，但这个过程很复杂且涉及许多功能成分。这些功能成分包括能够精确聚光到视网膜细胞上的能力，在不同的焦距保持清晰聚焦的能力，视网膜获得充分照明以捕捉清晰图像的

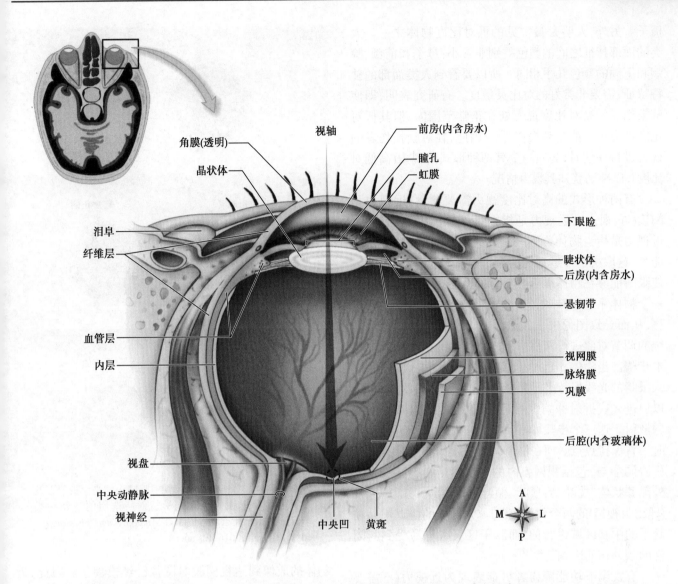

图24.4　眼球的结构。图像穿过透明的角膜,晶状体,以及玻璃体聚焦于视网膜上的感光细胞(From Patton K,Thibodeau G:*Anatomy and physiology*,ed 9,St Louis,2016,Elsevier.)

能力,以及将图像传送到相应的大脑中枢进行感知处理的能力[66,68]。这一过程中所涉及的任一结构的损伤都可能导致图像变模糊,从而降低视力[51,147]。

视力的测量方法是让一个人在指定的位置上去识别图表上逐渐变小的验光字体。这些验光字体可以是字母、数字或符号。在美国,视力水平通常表示为Snellen等值分数(例如,20/20)[52]。Snellen视力表通常用来快速测量视力。该分数表示为测试距离与验光字体大小的比率。若换成日常用语,测量结果为20/20是指这个人站在20英尺(1英尺=0.304 8米)远时,可以看到正常视力者在20英尺处能看到的字母(或验光字体);而20/200表示一个人站在20英尺远时,可以看到正常视力者在200英尺处可以看到的视力字体。

在白底黑字的视力表上,一个人的视力同高对比

度辨识能力有关。然而,视力实际上代表着一系列的视觉功能,包括了辨识高对比度特征的能力到辨识低对比度特征(例如,米白色)的能力。低对比度视力,也被称为对比灵敏度,是指当减少物体同其背景的对比度(而不是大小)时,一个人准确辨别该物体轮廓的能力[101]。对比灵敏度使一个人能够区分和识别物体的微小特征,如辨识出混凝土边缘的曲线或在脸上准确找出鼻子。由于环境中大部分事物均为低对比度的特征组成,因此对比灵敏度是在环境中安全生存的关键视觉功能。例如,在环境中的路沿及台阶等边缘都是相同的颜色,如果没有对比灵敏度,那么一个人就无法判断路沿及台阶的高度。此外,地毯、墙壁、门、门框和家具也常常是单色的;如果没有分辨低对比度特征的能力,那么就不可能准确找到门或避开放置在通道内

椅子。另外，人脸是最常见的低对比度物体之一。人类的面部特征之间的颜色差别非常小：鼻子和前额、脸颊和下颌的颜色几乎相同。所以要看到人类面部的独特特征，需要非常好的对比灵敏度。有研究表明，即使脑损伤者的高对比度视力处在正常范围内，但其低对比度视力也可能受到损伤[101]。因此，在对脑损伤者的视力进行评估时，必须测量其两种形式的视力(高低对比度)，以准确获知其视力情况。

　　有两种形式的高对比度视力需要测量：远视力和阅读(近)视力。远视力是指在远处看到物体的能力。近视力是指当物体靠近眼睛时，能清晰地看到物体的能力，这取决于神经系统的调节过程[147]。其调节能力使眼睛能够在物体靠近时仍保持清晰的聚焦[54,82]。当一个物体靠近眼睛时，它在视网膜上的聚焦会往后推移，从而导致图像失去焦点。但正常眼睛通过神经系统的调节对此进行调整。而这个调整的过程有三个基本步骤。当物体靠近时，①眼睛会聚(向内)，以确保进入眼睛的光线保持平行和聚焦；②眼睛的晶状体增厚，以促进光线折射并缩短焦距；③瞳孔收缩以减少光线的散射。这三个步骤可使一个人在看由远及近的物体时一直保持焦点。而在整个调节过程中有多种神经结构协同参与，包括视网膜内的视锥感光细胞、视神经、外侧膝状体、枕叶、后顶叶、额叶眼动区、小脑和 CN Ⅲ (即动眼神经)的两个细胞核[147]。大部分的协调都是在脑干的中脑区域进行的，而脑干区又很容易受到封闭性颅脑外伤的影响[54,56,147]。

　　有视调节功能障碍者可能表现为远视力(不需要调节)正常但阅读视力受损(需要调节)。此外，由正常衰老所致的老视眼的调节能力也可能会降低。一个人生活到40岁左右时，其视调节功能刚好能有效地确保其近视力和远视力保持相同的敏锐力。但是当其接近50岁时，其晶状体逐渐变得不灵活，从而降低了图像在靠近时眼睛保持聚焦的能力；所导致的结果就是"老视眼"[31]。有这种情况的人经常抱怨阅读小字很困难。老视眼的矫正方法是使用阅读眼镜来放大印刷品，或者是对已经戴眼镜的人在其镜片底座增加放大镜或"阅读辅助器"来创建双焦透镜。

视力缺损

　　大多数视力缺损是由于视觉系统(角膜或晶状体或眼球的长度)受损所引起的，因视觉系统受损会导致图像在视网膜上的聚焦变差[52,65,66]。最常见的三种影响视力的视觉缺损是近视、远视和散光(图 24.5)[52]。在近视中，物体的成像在视网膜前面的某一个点上，当

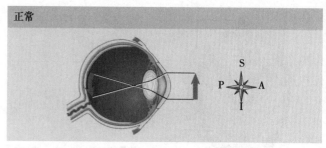

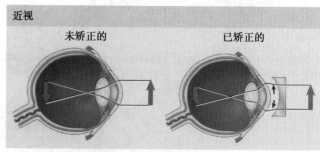

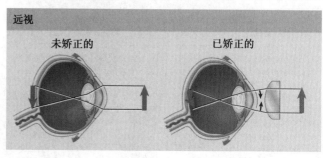

图 24.5　在正常，近视及远视的眼睛中的光学折射以及矫正近视和远视的错误光学折射所选用的透镜种类(From Patton K, Thibodeau G: *Anatomy and physiology*, ed 9, St Louis, 2016, Elsevier.)

物体的成像到达视网膜时图像已经模糊了。因此，近视是通过在眼睛前面放置一个凹透镜来进行矫正的。在远视中，图像会聚焦在视网膜后面，导致图像远离视网膜。因此，远视是通过在眼睛前面放置一个凸透镜来进行矫正的。在散光中，物体的成像落在两条互相90°远离的线上。其损伤的结果通常是由于角膜的表面呈现出不完全的球面所致，取而代之的是角膜呈现为类似勺子的形状，或是角膜表面不光滑而出现浅凹。由于物体成像所落的两条线无法同时会聚到视网膜上，因而散光会导致康复对象视物模糊。而对散光的矫正则是在眼睛前面放置圆柱形的镜片来达成的。

　　获得性脑损伤所致视力减退最初的表现为聚焦困难，视网膜损伤，视神经损伤，和/或大脑枕叶及后皮质处理区域的损伤[24,35,37,65,81,82,87,128,156]。这些区域的损伤可能是由创伤或是疾病所导致的[20,32,83,126]。

　　在这里，我们无法介绍所有的由脑损伤所致视力减退的情况，但是接下来我们会介绍四种常见的情况。

聚焦困难

图像要能在视网膜上清楚的聚焦需要眼睛外部结构到视网膜之间的结构都是透明的,才可以让聚焦的图像进入眼中。图像在进入眼中时通过了四种透明媒介:角膜、房水、晶状体以及玻璃体。这些透明媒介一旦出现不透明或是不规则的情况,都将影响光线或图像到视网膜感光细胞的正确传送。对脑外伤来说,外力对头部的作用可能导致眼睛角膜和晶状体的损伤,导致透明媒介的不透明或是不规则,继而降低视觉输入的质量。例如,碎片或是弹片可能会穿透角膜内层,从而使得愈合后在角膜表面有瘢痕形成。而瘢痕使角膜表面凹凸不平,使穿过角膜的光线不均匀地传播,从而造成这个人视物模糊或图像扭曲[37]。眼睛的钝挫伤可能会使晶状体移位,从而导致视物扭曲;同时,这也可能会导致逐渐形成白内障,从而最终导致眼睛混浊而视物模糊[83,128]。虽然角膜瘢痕和晶状体移位发展到白内障以及降低视力可能需要几个月的时间,但其会立即损伤一个人的视觉。

此外,视调节功能受损同样会降低眼睛的聚焦功能。脑损伤,疾病以及年龄的增长可能会打破视调节功能的微小平衡,从而导致近距离的视物模糊[2,56,82,125,126,147]。而 Ciuffreda 等[35]发现,视调节功能障碍是转介来做视觉检查的脑外伤和卒中后眼球运动功能损伤康复对象中最常见的功能障碍。对老年人来说,他们普遍需要使用双焦眼镜以及阅读眼镜来辅助调节老视的问题。另外,视调节功能障碍同样常见于帕金森症康复对象[20]。视调节功能障碍者经常反映说自己有阅读困难,集中力减退以及头痛的表现[2,24,36,37,147]。因为这些康复对象自诉其远视力正常但近视力减退,因此对其远视力和近视力这两方面都进行检查是十分重要的。如果两种视力检查出来有明显差异,那么需要将康复对象转介给验光师或是眼科医生进行进一步的检查。然后眼科专家会根据康复对象个人具体情况建议其佩戴阅读眼镜和/或教其相应的锻炼方法来加强其眼睛的调节功能[36]。

视网膜损伤

有一些损伤或是疾病可能破坏视网膜上的感光细胞,从而阻止这些细胞捕获图像信息。有两种眼部疾病会破坏中央(如黄斑/中央凹)视野的感光细胞,一种是年龄相关性黄斑变性(AMD),另一种是糖尿病性视网膜病变(DR)。年龄相关性黄斑变性是导致老年人视力低下的主要原因,而糖尿病性视网膜病变是导致65岁以下人群视力低下及失明的主要原因[40]。中央视网膜的损伤会同时导致高对比度视力及低对比度视力的减退,从而影响其准确辨别物体的能力。在临床上,我们经常会遇到一个转介来进行卒中相关功能障碍治疗的老人也被发现其有由年龄相关眼部疾病所致的视力减退[126]。然而通常这些由眼部疾病所致的视力缺失往往被大家忽视,或是误诊为卒中后注意力或是认知的损伤。

眼部创伤可能会引起视网膜出血或是视网膜细胞即刻脱离抑或创伤几天后脱离[83,155,156]。视网膜脱离通常在开始的几小时内及时发现并处理是可以修补成功的。但是,如果视网膜的脱离合并有严重的脑损伤,那么这个创伤处理团队可能会主要关注在维持躯体功能上而未对眼部损伤进行彻底的评估。再如果这个康复对象也没有充分意识到要去详细描述自己的视觉症状,那么视网膜的脱离往往到其视力出现永久性损伤后才会被发现并诊断出来。

视神经损伤

在脑损伤中,创伤是导致视神经损伤的最常见原因[65,128,155,156]。这些损伤可以是贯穿性神经损伤(如头部子弹伤),或是视神经管骨折合并面部的或前额的顿挫骨折[65]。这些类型的骨折常见于儿童及青年中,且常常损伤仅一条神经[54]。重型闭合性脑损伤可能会导致视神经的牵拉及撕裂,从而导致严重的,且常常为双侧的神经损伤。双侧视神经损伤也常常可能由颅内水肿或是血肿压迫神经所致[65]。

两种均很常见,可能损伤视神经的神经性疾病为青光眼和视神经炎。青光眼是进展性的视神经性疾病,它往往先影响一个人的周围视野,进而影响其中央视野,从而导致康复对象的视力减退[40,52]。多发性硬化症可能会导致视神经脱髓鞘改变和出现视神经的炎症,即视神经炎。视神经炎可能会降低视力和色觉,导致视野缺损,出现眼眶骨痛,视力迟钝以及对光线敏感[32]。

后皮质处理功能损伤

大脑后部区域损伤,包括枕叶损伤,顶叶及颞叶后部损伤者,他们可能会经历多种视觉紊乱,包括视物模糊、对比敏感度降低、视物昏暗感、对光线敏感,以及在黑暗中的适应力降低[49,83,173]。正如之前文中所提到的,对光线敏感的康复对象(如畏光)可能会受到正常水平的人工照明或是室外环境所影响,因而他们会避开这些环境,或是佩戴太阳眼镜,抑或是戴宽边帽。相反地,黑暗适应力降低者则经常抱怨视物黑暗,因而他们在完成任务时或是在环境中会搜寻更多的照明。也有一些个体只能耐受或是只能看清光线充足环境中的一小部分区域[45]。

作业活动受限

视力减退会导致日常作业活动中大部分活动受到限制。其受限的严重程度取决于视力受损的程度以及损伤是中枢性的还是外周性的。中心区域损伤会影响一个人辨别细微视觉细节的能力以及区分对比度和颜色的能力。因而那些包含阅读、写字以及精细运动协调功能的日常活动都将受到影响，比如准备食物、服药、财务管理、梳妆以及购物等活动。当一个人外周区域受损，其移动能力会受到影响。外周区域受损会影响一个人对路标以及障碍物的定位，正确地检测运动方向以及在环境中保持方向的能力。因而该康复对象可能会出现社区活动受限，比如驾驶、购物以及参与社会活动等。

评估

所有的作业治疗评估都从观察康复对象的日常活动表现开始。视力减退者常常抱怨自己没办法阅读文字，这些印刷的字体太小或太模糊，文字扭曲，阅读时有些文字缺失，或是文字重叠，以及文字旋转等情况。对比敏感度受损的康复对象常常抱怨自己看不清人脸。此外，他们也会遇到区分不开相似颜色的困难，比如区分不了藏青色及黑色；也或者，他们没法辨识低对比度的特征，比如当最后一阶楼梯与平地的颜色一样时，他们分辨不出两者的差异。

当一个人的日常活动表现提示其出现了视力损伤时，那么作业治疗师必须筛查其低对比度视力以及高对比度视力。当其表现为近距离视物聚焦困难时，治疗师则需要对其近视力及远视力进行筛查。远视力检查表测评一个人在大于等于 1m 远的距离时的视力水平，而阅读视力检查表则测评一个人在 40cm（16 英寸）远的特定的阅读距离时的视力水平[133]。近视力可用单个验光字体或文字进行测评。但是临床上常常使用文字来进行测评，因为阅读是跟近视力相关的最主要的活动。阅读视力检查表里包含了逐渐缩小的打印文字。在测评时，为了保证获得尽可能准确的测评结果，作业治疗师必须确保视力表上有充足的照明且放置在适当的距离。充足的照明十分重要，因为如果光照减少，那么视力也会降低（没有人能够在黑暗的环境中看清视力表上的字）。因为视力的描述方法是距离与字体尺寸的比值分数（如 20/20 或是 20/200），因而如果测试距离不准确的话测量结果也会不准确。另外，所有的测试量表的测试距离都有其自己的要求，且在测试时测试距离不能改变。

康复对象的视力水平是以其能看到且能准确读出的最小的验光字体的形式记录的[133]。在进行视力测评时，验光师按由大到小的顺序让康复对象大声读出其在视力表上所指的验光字体，直到康复对象刚好能看清的最小验光字体时停止。由于脑损伤康复对象可能存在认知、语言及感觉的损伤，这些损伤会影响其在测试过程中反应的准确性和及时性。因而这些康复对象在进行视力测试时可能需要更多的时间来定位这些验光字体，处理这些字体形象并及时反馈给治疗师。即是说，反应速度慢并不能说明该康复对象的视力减退以致不能区分验光字体[133]。如果一个人在识别每一行的验光字体时都很挣扎但结果都正确，那么测评需要继续进行，直到他/她在某一行时不能准确辨识出大部分的验光字体则停止。如果一个康复对象不能说话，但能听懂指令，那么在评估时治疗师可以给予其选择（如"是这样还是那样？"而康复对象可以用点头来回应）。如果一个康复对象的注意及搜索能力较差，那么可以遮蔽其他验光字体而只留下一个要让康复对象去辨识的字体来让其辨别。

无论什么时候，筛查都应该在纠正后的最好视力的情况下进行。因为眼镜可以纠正眼睛的屈光不正，所以如果一个康复对象习惯性地佩戴眼镜看周围事物及阅读，那么在测评的过程中也应该让他/她戴上眼镜来完成。虽然看起来似乎每一个康复对象都应该戴好他们自己的纠正眼镜，但是也有研究显示有些康复对象被收入康复中心时并没有戴上自己的眼镜。Lotery 等[85]发现超过 25% 的卒中后接受住院康复治疗的日常戴眼镜的康复对象，在住院期间没有佩戴眼镜，另外在那些佩戴了眼镜的康复对象中有将近 1/4 的眼镜是脏的，有刮痕的，或是需要维修的。而 Roche 等[121]评估了转入骨科病区的康复对象的情况，就像 Lotery 等发现的一样，有 25% 的康复对象在住院期间没有佩戴自己的眼镜；而那些佩戴了眼镜的康复对象中，有 85% 的眼镜是脏的或是维护得较差。

最有用的测试视力的量表为可测的最低视力为 20/1 000 的量表，因其可以辨别出视力的显著差异。标准化的视力量表测试的是初级视力范围，即是指可以用佩戴眼镜来代偿的以及无法测出低于 20/200 以下的视力水平。但是由于一些情况（如视神经损伤及黄斑病变）可能导致严重的视力减退（低于 20/400 的视力），因而尽可能测出低视力范围的视力是非常重要的，因其可以辅助治疗师给康复对象提供正确的转介以及任务改造。包含在 biVABA 中的 Lea 中期低视力测试表（Good-Lite,*http://www. good-lite. com*）即为其中一种测试低视力范围的视力测评表。

低对比度视力（对比灵敏度）的测评也是通过让康复对象在一定距离远处看打印的验光字体表的方式来进行。但是在这个测试中，这些验光字体（可能是字母、数字、符号或正弦波光栅）的尺寸不变而对比度不断降低。康复对象尽可能去分辨测评表下方的验光字体，直到其无法识别出验光字体间的微弱区别为止。现在有许多不同形式的对比灵敏度测评量表，其中 MARS 字母对比灵敏度量表通过字母来测试康复对象的最大对比灵敏度[7]。这个量表主要用于大于 60 岁的康复对象中，其对比能力可以大致归类为正常、中度损伤、重度损伤以及极重度损伤。其中最便宜且最便于使用的测评量表为 Lea Hyvarinen 博士设计的测评量表，包括 Lea 数字低对比度筛查（biVABA 中的一部分），Lea 符号低对比度筛查，以及 Lea 数字和 Lea 符号低对比度测试（Good-Lite）。同高对比视力测评一样，该测试在使用时也应该在一定距离远处进行，且应有充足照明以获取准确的结果。

需要牢记的是作业治疗师通过筛查康复对象的视力来大致了解该康复对象的视物能力，从而判断其视力是否会限制自身的作业活动表现。如果在筛查时发现康复对象的视力有明显受损，作业治疗师应该将康复对象转介给眼科医生或是验光师，让其判断该康复对象的受损原因及预后，是否可通过镜片、手术或是药物来改善康复对象视力。

治疗

治疗的第一步是确定康复对象佩戴了合适的眼镜，且眼镜干净而无破损。如果康复对象超过 2 年没有进行验光，那么治疗的第二步是将其转介给验光师或是眼科医生进行相应检查，尤其是对老年康复对象来说更加重要。前面提到的 Lotery 等[85]的研究发现，超过半数的需戴眼镜的试验参与者都受益于新一次的验光。Park[105,106]等也发现，来自一家普通城镇医院康复病区的住院康复对象中，有将近半数的康复对象受益于此次验光及眼镜的调整。在此研究中，转介到康复病区的参与者有 27 种不同的初始诊断，但是将近75% 的人群有神经系统相关的病史记录。如果一个有良好纠正视力的康复对象，其视力属于低视力范围（Snellen 视力测评结果小于等于 20/60），那么他应该被转介到低视力康复项目中去接受特殊的治疗。

在康复过程中早期发现康复对象的高对比度视力及低对比度视力的缺损，对准确获知康复对象的康复潜力是非常重要的。有研究显示，未纠正的视力损伤可能表现为认知损伤[19,60]。Bertone 等[19]测试了一些教育程度高、健康且视力正常，但人为造成视物模糊的人群完成非语言性神经心理评估的能力，他们发现即使是轻微的视力减退（如从 20/20 到 20/40）都会导致该康复对象在完成这些非语言性评估过程中的表现变差。其中所使用的神经心理评估即为测试成人认知水平的常用评估。这个研究的言外之意即是说，在进行神经心理及阅读测试之前，治疗师需要先确定康复对象的视力情况，并且在进行其他相关的测评时，一定让康复对象戴好自己的眼镜。

当筛查结果显示康复对象的高对比度视力或是低对比度视力受到损伤时，作业治疗师需要对其所处环境及其所参与的任务进行改造，以增加其对环境及任务中典型特征的识别。具体的治疗方式可参考前面章节内容所介绍的治疗：如增加对比度、减少背景图案、提供高质量照明、放大物体，以及提供可控且结构化的环境。除环境改造外，使用各种可用的服务也可以让这些视力缺损的康复对象受益。而这些服务一般来说是免费的。在公共图书馆的资源管理员常常可以提供这些服务的联系信息，或是作业治疗师可以联系一些宣传机构以获取相关服务，如美国盲人基金会（*http:// www.afb.org*）。以下列举一些可用服务。

1. 国家图书馆为盲人及躯体障碍者提供服务，通过有声读物项目为其提供了录音书、录音杂志及音乐（*http://www.loc.gov/nls/*）。每一个州至少有一个有声读物图书馆。

2. 大多数州连同校办公共广播电台为其提供了无线阅读服务，专门为其提供了特殊设计的阅读服务（如每天阅读部分当地报纸上的时事新闻）。

3. 当地电信公司经常为功能障碍者提供电话号码查询服务；大多数药店会为其提供放大打印的药签；以及许多商店会为其提供放大打印的账单。

Penny 卒中的位置为大脑中动脉，这类卒中并不会导致视力的改变，但是 Penny 的糖尿病可能会导致糖尿病性视网膜病变以及其他会导致视力严重缺失的眼部疾病。在了解到 Penny 有糖尿病后，验光师仔细检查了她的眼睛以及她的视力。验光师发现她视网膜上黄斑水肿，提示其为早期糖尿病视网膜病变。在此阶段，该病变还没有降低她的视力。但是验光师提醒 Penny 必须要将其血糖控制在医生建议的水平，监控自己的血糖,并每天测量几次自己的血糖。此外,验光师建议作业治疗师评估 Penny 在代偿性解决偏盲问题时完成糖尿病自我管理的相关任务的能力,这些糖尿病自我管理的相关任务包括使用胰岛素,使用血糖仪监测血糖水平,以及根据医生建议的饮食计划来准备食物。

眼球运动功能

眼球运动系统的目的是让物体到达并维持在中央凹的能力[54]。即是说,眼球运动系统确保目标物在双侧视网膜的中央凹上汇聚(以保证清晰的图像)并确保其会聚能保持尽可能长的时间以达成预期的目标。但这其实是一项艰巨的任务,因为人类总是处在动态变化及移动的环境中,所以人类的头总是在不断晃动且所见的物体也不停移动,因而在视网膜上会聚的图像总是处在滑落的危险之中。中央凹的功能是通过眼睛运动来获取并维持的,其主要通过视线固定,目光移动,以及头部运动的方式来让目标保持在视网膜上[54,82]。

眼球运动控制的另一项功能是提供双眼视力。双眼视力(binocular vision)使大脑即使是接收到两幅分开的视觉图像(每只眼睛一幅视觉图像),也能感知到其为单一图像。这个将两幅视觉图像融合为一幅图像的过程为感觉融合(sensory fusion)。为了使感觉融合,在两个视网膜中的相应的感光细胞(如视锥细胞和视杆细胞)必须受到同一图像的刺激。如果感光细胞受到刺激且图像的大小和清晰度相同,那么大脑可以将两个图像融合感知为同一图像。但是两只眼睛必须以一个整合的双目系统的方式工作,以维持感觉融合。如果双眼没有配合好或是双眼的视力有明显差异,那么所看到的图像可能会很模糊甚至为重影(如复视)[54,82,129]。

眼球运动功能障碍

眼睛运动的控制通路非常复杂,且其包含了大脑皮质、丘脑、脑干及小脑的多个区域[145]。脑损伤后眼球运动控制损伤是很常见的,其发病率从 50% 增加到 90%[145]。其损伤可能是由于脑神经损伤,从而导致一条或多条控制眼球运动的眼外肌受损;和/或是控制眼内肌及眼外肌的中枢神经的损伤,从而影响眼球运动的协调功能[9,51,82,155,156]。但是任何一种情况都可能会降低眼球运动的速度、眼部的控制,以及眼球运动的协调功能。

有三对控制眼外肌的脑神经:动眼神经(CN Ⅲ),滑车神经(CN Ⅳ),以及展神经(CN Ⅵ)。这三组神经控制眼球运动相关的七对横纹肌[54,82]。当一个人脑神经受损导致脑神经功能障碍时,受损伤神经所支配的眼部肌肉的麻痹无力为麻痹性斜视(paralytic strabismus)[46,82,127,129]。斜视意为对位不准,且其有几种不同形式的斜视[82,127,129]。麻痹性斜视者的眼睛没办法朝麻痹的肌肉方向运动,从而影响双眼同时转动的能力。因而可以观察到康复对象的眼球转动(即是说,受影响的眼睛朝里转动或是朝外转动)。此外,因为双眼必须同时且均匀有序地转动才能维持视觉图像总是为单一图像,所以麻痹性斜视者会出现复视。复视是脑神经损伤的早期特征[96,127,129]。复视(diplopia)会导致康复对象出现感知扭曲以及功能性活动表现受限,其功能性活动表现受限的具体情况取决于该康复对象出现复视的焦点范围(即康复对象可以保持物体聚焦的范围)。如果复视出现的焦点范围靠近康复对象则会影响康复对象的阅读以及手眼协调性活动的参与,如倒水、写字以及梳妆。如果复视出现的焦点范围超过一臂远则会影响步行、驾驶、看电视以及球类运动,如高尔夫和网球。为了消除重影,康复对象往往采取能够避免使用麻痹的肌肉的头部姿势[9,129]。例如,一个左外直肌麻痹(CN Ⅵ)的康复对象会将头转向左侧以避免眼睛外展。而一个右侧上斜肌(CN Ⅵ)麻痹的康复对象会将头转向右下方以避免使用相应肌肉[9]。除非详细地评估了康复对象的动眼功能,否则这些头部姿势的改变可能会被认为是由颈部肌张力所引起的,而不是康复对象为了稳定视力所采取的功能适应性策略。

由于脑神经损伤所致的动眼功能障碍大概占了所有脑外伤或卒中后动眼功能障碍的 6% ~ 12%,且这些康复对象往往合并中度到重度的脑损伤[156]。大部分动眼功能障碍是由协调眼球运动的神经中枢损伤所致。脑干、大脑皮质以及小脑一起通过脑神经控制眼外肌[82]。即使脑神经未受损伤,但如果这些区域受损同样会导致康复对象眼球运动及协调障碍[35,63,70,82,155]。在轻中度到重度脑损伤中,聚焦系统是整个眼球运动系统中最易受到影响的系统[147]。有研究显示,在被转介进行视觉评估的脑损伤者中有将近一半的康复对象的主诉同聚焦有关[147]。

最常见的聚焦障碍是会聚不足(convergence insufficiency)[2,35,70,147,155]。会聚是指双眼肌肉向内收缩让双眼向内聚集。这是调节功能的三个部分中的其中一种,即是当物体逐渐靠近转为近距离视物时眼睛保持聚焦的过程。当出现会聚不足，康复对象在完成需要近视力的任务时很难获取或是保持准确聚焦。因而这类康复对象在长时间参与需要近视力的任务后经常抱怨眼疲劳、眼痛或是头痛。对这些康复对象而言，阅读往往是最先产生抱怨的活动[24,87,147]。阅读时长时间保持眼睛会聚导致眼部肌肉疲劳，其眼部功能出现故障使康复对象出现奇怪的视觉现象，比如纸上的文字旋转移动或是书本突然变得空白。因为脑神经功能往往是未受损的，所以如果康复对象有类似的主诉，其可能是由于注意力障碍、缺乏努力或是阅读障碍所致，而非动眼功能障碍。

脑外伤后动眼功能障碍者经常会出现多种视觉变化，包括畏光、眼会聚不足及其他调节功能障碍、视野缺损、视觉失注意及忽略、眼震、扫视运动障碍及视追踪障碍[2,24,87,156]。除眼球运动功能损伤外，脑外伤者往往合并出现前庭功能损伤[131]，这种情况将增加评估和治疗的难度。

需要牢记的是动眼功能损伤也常常出现于神经系统疾病中，尤其值得注意的是帕金森症、多发性硬化以及阿尔兹海默症。帕金森症者可能会出现眼会聚不足及其他调节功能障碍，复视和与睑缘炎相关的眨眼频率增加[20,45]；另外，他们也经常诉说自己阅读困难及视物模糊。多发性硬化者则可能出现脑神经损伤所致的复视以及眼震，而阿尔兹海默者则可能出现快速扫视功能障碍[167]。

评估

因为有很多因素可能会影响眼球运动的控制，因而在准确诊断以及治疗动眼功能障碍时需要具备一定的技巧及经验。因而将康复对象转介给在神经损伤所致视觉受损方面比较专业的眼科医生或是验光师来诊断及治疗是非常必要的。在整个康复团队中，作业治疗师往往是最先发现康复对象可能有动眼功能障碍所致的作业表现障碍的专家之一。因而作业治疗师常常请求眼科专家为康复对象进行更进一步的眼功能评估。而为了正确地转介康复对象，作业治疗师必须为康复对象进行筛查，以明确导致该康复对象作业表现受限的动眼功能障碍的类型。

作业治疗师在筛查时使用"听和探寻"的方式来进行。治疗师先听康复对象的主诉和病史，然后探寻导致主诉及病史出现的动眼控制功能的变化。这种治疗方式在 biVABA 指南上有详细介绍，并且以下介绍的评估步骤即参考该指南上的评估[158]。

评估的第一步是获取康复对象的视觉病史。这对康复对象来说是十分必要的，因为小时候出现过动眼功能障碍或是视力减退的康复对象常常存在动眼功能异常，但是他们已经适应了这种异常或是这种异常并不会影响其功能表现[147]。这些康复对象可以通过佩戴眼镜来纠正其视力缺损，并且在其接受测评时也必须戴上眼镜以得出准确结果。在获取康复对象的视觉病史时，需要提出的问题包括：康复对象在脑损伤前视力是否正常；之前头部是否有过外伤；是否有可能影响动眼功能的相关病史（如先天性斜视、弱视）；现在是否需要戴眼镜以及戴眼镜的原因。为纠正动眼功能缺损所佩戴的眼镜通常建议康复对象随时戴；相反地，为纠正视力而佩戴的眼镜则只需在阅读时或是看远处时才佩戴。

如果康复对象自诉有复视，那么治疗师应该详细询问其复视的特点。如：当闭上一只眼睛时复视会消失吗？这提示眼外肌受损。再如：是左右复视或是上下复视？是在近处视物时出现复视还是在远处时出现？是否在某个特定距离视物时可以看到单影？这些问题的答案提示相应的脑神经损伤（表 24.1），且也为康复对象的日常活动受限提供重要信息。治疗师需要了解康复对象完成日常活动的能力并为其寻找一种能顺利完成活动的模式，比如在完成需要近距离保持聚焦活动（阅读、写字及缝纫）时所遇到的困难；康复对象视物的障碍是否随着任务的焦距而改变；在完成活动的过程中长时间聚焦后康复对象是否会疲劳以及集中力减弱。

表 24.1　眼球运动功能损伤与脑神经损伤的联系总结

动眼神经Ⅲ	滑车神经Ⅳ	展神经Ⅵ
垂直眼球运动受损	向下及侧向的眼球运动受损	侧向的眼球运动受损
完成近视力任务时出现横向复视	完成近视力任务时出现垂直向复视	完成远视力任务时出现横向复视
瞳孔扩大及调节功能障碍		双侧受损：采取头向下倾斜的策略
眼睑下垂		

在面谈结束后，治疗师应该观察下康复对象的眼睛以及眼球运动的障碍表现。治疗师引导康复对象观看远处的一个目标物，然后治疗师观察康复对象双眼在瞳孔大小，眼睑功能及眼睛位置上的非对称表现。

非对称表现如一只眼睛瞳孔扩大或是一只眼睛眼睑下垂提示该康复对象可能有脑神经损伤[83]。之后,治疗师引导康复对象视线追踪垂直、水平及成对角线方向移动的目标物(如一只小手电筒或是一个铅笔套)[96,127,129]。在整个过程中,治疗师不仅要观察康复对象的眼睛,还需要记录:①眼球运动的对称性;②在各个方向眼球运动的距离是否一样;③在运动范围的中间且在尽可能少抽搐的情况下,眼睛是否能够保持持续注意目标物。将目标物朝向鼻梁移动时,治疗师通过引导康复对象追踪该目标物来评估其会聚功能。在此过程中,康复对象要能够轻松跟从目标物向内汇聚并在没有出现压力或疲劳的情况下重复完成几次。注视目标物时汇聚困难或保持会聚困难提示会聚不足和/或调节功能障碍[129]。

如果康复对象自诉有复视,治疗师可以进行遮盖-非遮盖测试(cover-uncover test)和/或交替遮盖测试(alternate cover test)来确认康复对象是哪只眼睛出现问题,并确认其复视是否同隐斜(phoria)或是斜视(tropia)有关[127]。当康复对象观察一件物品时,他的一只眼睛相对其另一只眼睛有显见的偏移时使用英文后缀"- tropia"来表示[127,129]。而当康复对象注视一件物品时,由于受视觉融合所牵制,其眼睛出现偏移且表现并不显见的情况则用后缀"- phoria"来表示。在英文中,这些术语常同四个描述偏移方向的前缀结合使用:eso-(向内),意为眼睛向内转动;exo-(向外),意为眼睛向外转动;hypo-(向下),意为眼睛向下转动;以及hyper-(向上),眼睛向上转动。因此,esotropia(内斜视)代表眼睛的斜视是可观察到的,向内的偏移,通常也称为"交叉眼(crossed eyes)";而esophoria(内隐斜)则表示当康复对象注视一件物品且其努力对焦时,其眼睛无法对焦该物品而出现的眼睛向内偏移[129]。

遮盖测试(cover tests)的原理是基于当眼睛注视某物体时,视网膜中央凹同样也需集中于该物品上这一原则。如果一个人并没有注视某一目标,但其突然需要转换为中央凹视觉(看清该目标),所以他会用眼睛快速扫视到该目标从而获得中央凹视觉(看清该目标)[127]。治疗师通过要求康复对象双眼注视于某一目标物以及在其注视时遮盖他其中一只眼睛,治疗师可以确认在注视目标物时其双眼是否对齐,以及没对齐时是哪只眼睛出现困难。常用的有两种测试:一种是遮盖/非遮盖测试,用于怀疑有斜视时使用;另一种是交叉或交替遮盖测试,用于怀疑为隐斜时使用[96,129]。当一只眼睛被遮盖或未被遮盖时,如果两只眼睛均匀对齐且聚焦于目标物,那么不能观察到双眼的任何运动。如果双眼没有对齐,而健侧眼被遮盖时,偏移的这只眼睛会移动以聚焦。斜视康复对象通常抱怨自己在看东西时经常出现复视;而隐斜康复对象则只是间歇出现,且常常在其持续注意某物体而紧张或劳累后出现。两种斜视均有的康复对象则可能体会严重的视觉压力,可能表现为头痛、视疲劳或是专注力减退[129]。

作业治疗师需要比较筛查到的及观察到的康复对象的作业活动表现来确认其功能受限是否是由动眼功能障碍所致。比如,康复对象出现的眼会聚不足可以用来解释其阅读时遇到的保持集中力的障碍。当康复对象的动眼功能障碍限制了其作业活动表现时,作业治疗师必须将其转介给眼科医生或是验光师,因其可以确定康复对象损伤的原因、治疗的预后,以及可选的治疗方式。

治疗

通常动眼功能障碍不会阻碍康复对象完成某一作业活动,但其确实会影响康复对象参与日常活动[24,45,145,146]。由于眼球协调运动障碍,康复对象在阅读及参与其他活动时遇到困难;此外,他/她可能会出现重影及视物模糊,从而导致不能长时间聚焦于近处物体,或是不能随意切换近焦距及远焦距。这些障碍,尤其合并畏光,可能导致康复对象感受到严重的视觉压力,而这种视觉压力往往引起头痛、眼疲劳、颈痛以及劳累[2,45]。因而康复对象开始避免参与可能引起视觉压力的活动。这些活动包括阅读(因其需要长时间保持近焦距)、驾驶(在社区环境中进行,需要康复对象适应外界变化的光线)。此外,电脑工作及看电视常常也是视觉压力较大的活动,因康复对象需要长时间聚焦于屏幕且屏幕往往反射强光。

眼科医生及验光师的角色

眼科医生及验光师诊断导致动眼功能障碍的原因,也通过使用遮蔽物、使用棱镜及透镜、眼保健操以及手术的治疗方式来重建其视觉融合及双眼同用的能力[36,82,83,86,96,127,129,145,146]。其中最后三种治疗方式只能由眼科医生来完成。而作业治疗师在医生的指导下可以使用遮蔽物来进行治疗。由于大多数动眼功能障碍在脑损伤后6个月内可自行恢复而无任何干预[105],因而眼科医生通常在康复对象恢复期间采用棱镜或是遮蔽的方式来消除康复对象的复视。如果其复视持续存在且转为慢性,眼科医生则建议专科医生为其进行手术以重建其视觉融合功能。而验光师则持有不同的观点,他们相信,在使用遮蔽和棱镜来重建康复对象的双眼同用能力的基础上,附加运用精心设计的锻炼,可以改善眼球运动控制及调节功能[36]。具体治疗方案的选择取决于康复对象的预后、其参与治疗的能力、他/她的经费资源以及眼科医生的专业意见。

遮蔽

　　复视会导致图像模糊及出现双影,而这种扭曲的视觉信息则会让康复对象感觉混乱并限制其参与日常活动。因此,如果康复对象想要得到全面的康复就必须消除复视。遮蔽可以通过调整头部姿势,或使用不透明或半透明的材料来遮挡一眼的方式来达成[127,129]。但是由于摆出的不正常头部姿势常常影响康复对象的运动及姿势控制,因而遮挡一只眼是比较好的治疗方式。另外,遮蔽可以是全遮蔽也可是部分遮蔽[127,129]。

　　全遮蔽是将其中一只眼睛的所有视觉都遮盖,通常使用"海盗眼罩"、夹式遮光板或者不透明胶带。但是这种全遮蔽的方式同时消除了该眼的周围视觉,从而影响了该康复对象的正常平衡控制及空间导向能力。因而会导致该康复对象在平时生活中失去平衡及迷失方向。此外,大多数康复对象无法承受长时间遮挡一只眼,尤其是对优势眼的遮挡,因为这会造成另外一只眼睛的过度疲劳。所以,为了让康复对象感觉更舒适,往往建议康复对象交替遮蔽双眼。虽然交替遮蔽减少了工作眼的疲劳,但是康复对象仍然常常抗拒遮蔽其优势眼即使是很短的时间,因其主要使用优势眼进行聚焦。所以康复对象总是不按照遮蔽时间表的安排来进行交替遮蔽。

　　部分遮蔽包含遮蔽一只眼的部分视野。仅仅遮蔽适当的部分而非全部遮蔽来消除复视[127]。常见的有几种不同类型的遮蔽物被用来进行部分遮蔽[127,129]。最简单的、可以为作业治疗师所运用的一种遮蔽技巧是使用半透明的胶带(如 3M Transpore 手术胶带)来遮挡镜片的中心部分(图 24.6)。引导康复对象看着一个有重影的目标物,然后治疗师从康复对象眼镜的鼻环处往镜片中心贴这种半透明胶带,直到康复对象看不到双影时停止。为了让康复对象尽可能感觉舒适,这种胶带往往使用在康复对象的非优势眼上。且随着康复对象轻瘫肌肉的逐渐恢复,所贴胶带宽度也逐渐减少。因而部分遮蔽是一种友善而温和的,且不会破坏康复对象本身平衡及定向功能的获取单一视觉图像的方式。康复对象通常感觉这种治疗方式更加舒适且其更乐意参与日常的各种活动。这种治疗方式最主要的不足是康复对象需要佩戴医生处方的眼镜,或是佩戴贴了胶带的平光(无折射的)眼镜。

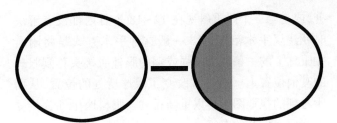

图 24.6　部分遮蔽以消除复视的例子。在非优势眼侧使用半透明胶带于眼镜鼻内侧(From Warren M: Brain Injury Visual Assessment Battery for Adults test manual.vis-Abilities Rehab Services.http://www.visabilities.com.)

　　遮蔽治疗在作业治疗中是一种修正及适应性治疗方式。其治疗目标是消除复视所引起的视觉压力,让康复对象更愿意参与日常活动和治疗。除了消除重影外,遮蔽治疗并没有治疗性目的。但是这种治疗方式还是需要由眼科医生或是验光师来完成;如果没有医生的监督,作业治疗师不能使用遮蔽治疗。使用这种纠正治疗时需要咨询转介医生,且医生需要签字同意,就像需要使用支具或悬吊带时所做的一样。

棱镜及透镜

　　在凝视的主要方向:目视前方及往下看,眼科医生及验光师可能在康复对象的眼镜上再使用一个棱镜来重建其单视觉[36,83,127,129]。通过使用棱镜来替代原来的图像,从而将由斜视所致的不同的视觉图像融合为单一图像[129]。所使用的棱镜可以永久性植入到康复对象的眼镜镜片中,或是暂时性在镜片上使用塑料的Fresnel 压贴三棱镜[127]。棱镜只有在康复对象需要保持视觉融合时使用。如果其轻瘫已经解决了,那么可以根据康复对象恢复的速度慢慢降低棱镜的矫正强度,从而让其慢慢脱离棱镜的使用。而透镜可以促进聚焦,所以眼科医生或验光师使用透镜来帮助调节功能障碍康复对象,如会聚不足者,在最少努力的情况下获得并保持聚焦。

眼保健操

　　关于眼保健操是否可以快速提高动眼控制功能一直存在争议[90]。传统意义上,支持眼保健操能改善获得性脑损伤者的双眼功能且提高其动眼控制功能这一观点的证据很少且证据不充分[36,57,70,86]。但是近来有些精心设计的研究表明了精确的运动方案在提高轻度脑外伤者视力的聚散度及视调节功能上有明显效果[145,146]。眼保健操不属于作业治疗的范畴,而是属于验光师干预的一种方式,所以这种治疗方式只能在验光师的监督及处方下进行。

手术

　　当斜视的角度太大而无法通过努力融合而得到改

善，或是当一个严重斜视在 12~18 个月内都没有解决时就建议手术治疗[129]。一般这种手术方式是将附着在眼球上的一条肌力或强或弱的眼外肌接头移到眼球的其他位置上。这样就改变了眼球所处的位置，从而所看到的视觉图像得以重新排列。眼科医生即为接受斜视手术训练的专家。

作业治疗师的角色

作业治疗师的角色为帮助康复对象在忽略动眼功能障碍所带来的影响的情况下，去参与必要的及所期望的日常作业活动。需要牢记的是动眼功能障碍者不需要依赖他人为自己完成日常活动。他们能完成日常作业，但是一旦他们在特定的活动中遇到视觉压力，他们将不愿或不能参加这项活动。此时作业治疗师将为康复对象进行环境改造，任务调整，同时设计策略来帮助康复对象以最小的视觉压力来完成该项活动。如上文所述，大部分的中枢神经损伤将在 6 个月内恢复。对于这些康复对象，作业治疗师将与眼科医生一起帮助康复对象用最好的方法处理复视，使康复对象能参与日常作业。如作业治疗师将用部分性/间歇性遮闭视觉替代完全性遮闭视觉来帮助康复对象通过社区环境。

其他状况比如伴随眼球运动的损害将持续更长时间，可能是脑损伤后的几个月到几年，甚至轻微的脑损伤或者脑震荡[2,45,87]。这些状况包括畏光（光敏感）、头痛（紧张与偏头痛）和视力模糊[2,45]。这些症状能引起明显的不适，对这些不适的反应，康复对象会表现在改变日常路线和发展其他习惯，这些会使特定的活动参与受限。放弃了有意义的作业会导致抑郁，也会使日常生活活动的参与动机降低，从而导致人变得虚弱，如此往复进入一个恶性循环，抑郁导致活动受限，活动受限使抑郁加重[64]。

作业治疗师通过对康复对象进行观察和访问，找出引起视觉压力的作业，除了表现模式方面，每个作业的环境和处境也可以增加或减少视觉压力。物理环境的感觉特质会显著影响康复对象的视觉压力。太多的光、质量差的光、耀眼的光或波动的光都会引起光敏感康复对象的头痛发作。模糊视觉的康复对象对任务和环境中的对比度低的特质和视觉细节很难分辨。环境中大量的图案和杂波使康复对象花费更多的时间去寻找物品。环境中的压力的特征越多，康复对象参与作业时的有效时间越少。

作业治疗师可提出使环境和任务压力减小的方法，如：增加对比度、增大体积、减少图案或者找到更舒适的光源。去掉任务中的视觉步骤，并且增加环境中的结构以减少视觉使用。通过改变环境或减少任务的压力，来改变这些特质，从而激发康复对象的参与性。

作业治疗师也可帮助康复对象建立习惯来减少压力。康复对象将被指导在参与一项有压力的活动时如何避免激发头痛。例如，一位康复对象在购物时感受到明显的视觉压力并且诱发偏头痛，那么试着每次只买几样物品。这样一来可能需要多去几次杂货店，但是却有效减少了在应激环境中的时间，同时也减少了头痛的发生率。康复对象也可以选择一天中不同的时间去购物以减少压力，或许选择早上去购物，当身体不是很累并且杂货店不是很拥挤的时候。康复对象也可使用近视太阳镜或者宽边帽子来控制射入眼睛的光亮（上一部分已经讨论过，使用适当的、优质的照明），这些可以帮助光敏感康复对象进行有效的改良。

这些干预教会康复对象如何管理视觉压力并持续参加日常生活活动，在这样的情况下，他们帮助康复对象建立自我效能感，这样康复对象能够控制他们的症状而不是被症状所控制。

Penny 向她的作业治疗师报告说她由于糖尿病引起黄斑水肿，导致她对光线特别敏感。尤其是教堂有个大窗户，射入的光对她产生很大困扰。她经常在服务时要闭上眼睛。她很讨厌其他教区的居民以为她睡着了，但是如果她一直睁着眼睛，她会流眼泪并且担心其他人以为她哭了。"我不可能行的"她告诉治疗师。"在阳光特别好的时候，我就不参加教堂活动了"。治疗师将 Penny 带到一个有小窗户的房间并为她试戴了很多不同的防紫外线近视眼镜 (NoIR 医学方法；http://www.noirmedical.com). （近视太阳镜，正如名称所显示的，覆盖在个人现在的眼镜外面）。Penny 觉得浅粉红色的滤镜让她在强光下也觉得很舒服。因此治疗师将滤镜借给 Penny，并让她周六带去教堂试一试。在接下来的一次治疗时，Penny 反馈说滤镜很好的帮她减低了强光，但是由于滤镜过于笨重，戴上后有一种不自在的感觉。于是治疗师与 Penny 一起尝试了很多边框的形式，最后 Penny 选中了一个时髦的款式。

视野

视野是当一个人眼睛观看正前方物体时所能看得见的空间范围。它与照相机胶片上图片的尺寸相似

（视网膜就相当于胶片）。正常的视野垂直方向达 135 度，水平方向达 160 度[68]。双眼的视野是重叠的，所以大部分的视野是双目并用的（图 24.1）。一侧脸颞侧的一小部分周边视野是单视野的，是由于鼻梁挡住了对侧的视野，所以只能被一只眼睛看见（图 24.1）。中心视野由黄斑和中央凹构成（图 24.7）。中央凹位于黄斑的中央，提供最高的视敏度。视锥细胞在中央凹分布密集，通过辨别颜色和细节来完成物体的辨认[142]。剩余的视野部分就是周边视野。周边视野由视杆细胞组成，可以辨认普通的形状和环境中的运动，也能辨认出背景但不能辨认细节。

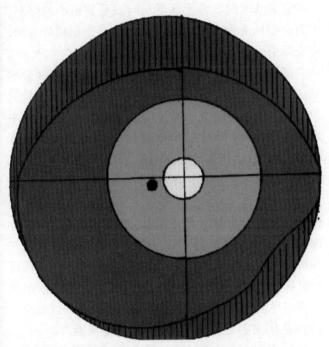

图 24.7　视野图显示的是右眼视野的视力分区。中间的黄色圆圈是中央凹，只包含视锥细胞，是视力最高的地方。红色的区域是黄斑区，大部分是由视锥细胞组成。黄斑区与中央凹一起组成视野的中央部位，这个部位提供详细视觉和颜色。蓝色区域代表周边视野，包含视杆细胞，主要是提供背景视觉。黑点是表示视野颞侧的盲点（Courtesy Josephine C.Moore，PhD，OTR.）

视野缺损

视网膜上的光感细胞损伤，或视网膜信息向皮质转运的视觉通路发生损害，则导致视野缺损（visual field deficit，VDF）[66,142]。图 24.1 说明这个通路是由视神经到视束再到视辐射线。视野缺损的部位和广度取决于通路上哪个部位损伤。脑损伤后任何形式的视野缺损都有可能发生，但是同侧偏盲最常发生；脑卒中康复对象的发生率在 30%～50%[124]。在偏盲中（偏就是一半的意思，盲就是看不见的意思），视力丧失发生在

眼睛视野的一半。同侧偏盲是指两只眼睛同侧的视野均缺损。右侧视交叉后部病变引起左同侧偏盲，左侧半球损害将引起右同侧偏盲。大多数卒中引起的偏盲是由于大脑后动脉的闭塞，也可能是大脑中动脉的卒中，就像 Penny 所经历的那样，也能引起这种问题[124]。偏盲和其他形式的视野缺损在脑外伤后普遍存在[24,25,155,156]。

作业受限

与肢体不能运动的巨大损失相比，偏盲通常被认为是轻度的损害，但是视觉搜索的改变明显限制了作业表现。关于偏盲的研究显示盲区视觉搜索是以混乱，多次固定，搜索时间变长及不能定位相关对象为特征[173]。为了代偿偏盲，康复对象通常不会自发进行更广泛地搜索，而是小范围地转头并即刻将视线局限在身体可看见的一侧[173]。这种无效方法的发生是由于视觉认知过程中知觉完成的影响[66]。在正常的视认知过程中，额叶在视觉上采集环境并指出他看起来像什么[90,117]。这个预测一部分基于环境中的视觉输入，但是更多依靠的是对环境中以往经验的记忆[117]。知觉完成是额叶过程，它是基于部分视觉输入构建完整的视觉场景来显著提高信息处理的速度。它在人们适应快节奏和动态环境时起到重要的作用[117]。但是，在视野明显丧失的情况下，知觉完成使康复对象难以确定视野是如何变化的[39,84]。

由于知觉完成，偏盲的康复对象不能立即意识到视野缺失，是由于他/她感知的是一个完整的视野[39,84,132]。但是，大脑不能把没看见的物体放置在一个视觉场景中。因此，康复对象不能意识到偏盲侧没有预期的物体；例如，他/她将撞上偏盲侧的椅子，或不能将物品放置在偏盲侧期望的位置。直到康复对象自觉意识到他的同侧偏盲。他/她看到一个完整的视觉画面将体会到奇怪的知觉，受损侧画面中的物体经常出现-消失-再出现。由于受损侧视觉输入准确性的不确定，康复对象经常采取保护性策略，并且只关注来自未受损视野的视觉输入[39,173]。这些行为会增加碰撞的概率，并且那些需要完整视野的作业活动将明显受到限制，像开车或在拥挤的商店里行走[168]。Warren[163] 发现 90% 的脑外伤偏盲康复对象在行走过程中都会撞到受损侧的物品。

甚至当人们意识到自己偏盲，偏盲部分的视觉寻找也是缓慢和延迟的[39,102,141,173]。这也是知觉完成所造成的，因为它消除了可见和不可见视野之间的指示标记。不能确定可见视野的边界，或者是不可见视野

中的目标物，康复对象在盲区进行视觉搜索时自然会慢下来。除了进行单一扫视，康复对象可以应用"阶梯性"扫视的方法直到找到目标物[141,173]。视觉搜索的中断会增加在环境中找到物品的难度[39,102,104,173]。

当偏盲延伸到中央凹，由于部分物体处在盲区，观察该物体时康复对象会错过或错误地识别视觉细节。这将给阅读带来很大的挑战[39,80,104,114,126,173]。通常能看见的读者，在阅读时是通过一个"窗户"，或者说当每只眼睛都固定时知觉广度大约是 18 个字母[118]。读者通常使用一系列交替注视法或者跳视法由一个词的中间移到下一个词的中间。每次注视大约持续 250 毫秒；通常对一个词进行编码就需要一次注视[118]。大脑需要用 50 毫秒来编码这个词，并且用 200 毫秒来计划扫视到文中的下一个词[153]。英文阅读中，对于正常长度的词，一次可以同时对 8~9 个词进行扫视。知觉广度的右侧对部分字母进行解码并且计划着下一次扫视[118]。知觉广度的左侧对于词准确性的辨识至关重要。

偏盲缩小了缺陷侧感知范围的宽度，导致康复对象在阅读过程中只能看到一个词的一部分，甚至错过了一些小单词[80,134,173]。例如，左眼偏盲的康复对象可能把"她不应该摇动果汁"读作"他应该做果汁"，把"她"换成了"他"，把"摇动"换成了"制作"，省去"不"和"the"。右同侧偏盲尤其会妨碍阅读，因为右边的限制不仅会让人错过右边的字母，还会降低扫视到下一个单词的能力；结果是，这个人着落到了中心，且错过了下一个单词[80]。当这些阅读错误发生时，康复对象必须停下来重读句子，这就降低了阅读速度和理解力。他们还很难准确阅读数列中的数字，而这往往会产生不利影响。在阅读时由于句子没有意义，就会提醒康复对象已经出现了错误，但数字往往没有确切的上下文连接，所以即使出现了错误也可能会被忽略。例如，一张 368 美元的账单可能被误读为 68 美元，并且在收到付款不足的通知之前，这个错误可能会一直被忽略；再比如一份要求 3 汤匙糖的食谱可能被读作 3 茶匙。出现数字错误的康复对象很快就会对自己支付账单、管理支票簿、使用食谱准备膳食或管理药物的能力失去信心，且他们可能会把这些重要的日常工作交给其他人[163]。

如果偏盲发生在惯用手的同侧，康复对象可能在涉及精细运动的活动中难以注视自己的惯用手，所导致的最常见的障碍是降低了写作的可读性[163]。这是因为当手进入盲区视野时，康复对象通常不能在视觉上定位并维持书写工具尖端的稳定性，导致笔迹上下移动。另外，在刚刚写好的纸本上写字及在表单上不恰当的位置写字也是常见的错误。除此之外，缝被子、针线活、倒水、在智能手机上拨号以及其他精细活动也经常受到影响[163]。

功能性运动和阅读是最常被偏盲干扰的主要行为技能[163]。它们是 IADLs（工具性日常生活活动）的重要组成部分。IADLs 包括服药、财务管理、膳食准备、家庭管理和庭院工作、通信管理、购物、驾驶和社交。对于偏盲康复对象来说，环境越活跃，覆盖环境所需的视野就越宽，他们所受到的限制就越大。康复对象通常在完成基本的日常生活活动时只受到很小的限制，因为这些日常活动都在身体附近进行，但据报告看来，完成哪怕一个 IADLs 都有很大的困难[39,91,104,163,168]。

偏盲康复对象在不熟悉的环境中活动时可能会感到焦虑[39,163]，有时这种焦虑情绪会严重到导致康复对象出现自主神经系统恐慌反应，比如在拥挤的环境中容易恶心、呼吸急促、出汗。这种焦虑会使人变得虚弱，从社区活动中退出而变得孤立[104]。一些康复对象报告说他们由于一天中的连续错误而丧失自信心。许多康复对象表示由于这些限制特别是他们无法驾驶和阅读而患上抑郁症。他们可能在社区环境中迷失方向，因为他们无法快速扫描移动的场景以识别地标并理解视觉中的场景[173]。焦虑和迷失方向感的结合可能会导致人们避免单独出现在社区环境中，并依赖他人来引导他/她。这就会显著降低人们独立完成日常活动的能力，并且也限制了他们的社会参与能力。

Penny 向作业治疗师说道，她可以成功地完成基本的 ADLs，但很难完成一些工具性的 ADLs。她说她读得很慢且经常出错，尤其是在读数字的时候。在阅读账单和财务报表时也有很大的困难，并透露道她曾有 1 个月没有正确支付她的信用卡账单且被罚款。她也很难核对她的支票簿，因为她可能读错了条目，然后找不到她的错误。她估计目前支付账单所需的时间大约是她视力丧失前的 3 倍，所以在做这项任务时，她总是会感到非常焦虑，并且会一直逃避到最后一刻。当她自己和 Pot 的处方更新时，阅读数字也给她带来了挑战，因为她经常读错处方号码，她也因此不能再使用手机的更新功能，且必须等到她亲自与人交谈，这太尴尬了。她还曾经误读了自己的血糖仪，并在她不需要胰岛素时进行了注射，导致反应持续了几个小时。

她曾是一位狂热的报纸读者,每天都会为 Pot 阅读都市版和体育版的报纸,这是他们都喜欢的一项活动,正如 Pot 会认出一些当地球队和球员的名字。但是她再也不能从事这项日常活动了,而这偏偏又是一种他们曾经都很喜欢的,且她觉得是对 Pot 很有治疗作用的生活方式。

Penny 说,虽然需要花费大量的时间去看架子上的物品,但她仍能够完成膳食准备。但是她很难准确地倾倒和检查物品,偶尔还会误读食谱或在微波炉上设置错误的时间。她提到有一次她正准备把巧克力融化成蛋糕面糊,但是错误地把微波炉调到了 8 分钟而不是 3 分钟,以至于最后把巧克力烤糊了。在那之后,她决定不再为一年一度的教堂义卖活动烘焙烤面包,尽管她以烘焙出美味的巧克力曲奇饼干而闻名。

Penny 也说到,她最大的限制是行动不便。她不能开车,在交通上必须依靠别人。当一个朋友带她去购物时,她很难找到她需要的物品以及阅读标签。因为她不想给她的朋友带来不便拖慢她的速度,所以她经常带着错误的东西回家,或者因为找不到东西而没有带。她也承认她在拥挤的环境中感到非常不适,尤其是当人们在她左边移动的时候,她的心跳会加快,内心感到一种压倒性地想要离开的意愿。她害怕她会与某个人相撞,因为她经历过几次这样的情况,并且有时她会感到迷失方向。卒中前她和 Pot 会定期参加宗教仪式,一个邻居也主动提出要为他们提供交通服务,但她觉得太不舒服以至于不想去参加。

当被问及艺术时,Penny 变得非常安静,最后说道,她觉得这项活动也被抛在身后了。她说她曾经尝试过再次绘画,但因为看不清楚而无法完成复杂的线条画,而且她找不到她需要的工具。所以对她来说绘画不再是一种快乐的事,而是一种非常令人沮丧的活动,因为会让她想起自己的限制。她说如果画得不好她就不想再画了。

当被问到她治疗目标的优先顺序时,她说驾驶是第一目标,阅读是第二目标。她想要准确地完成财务管理,做饭和糖尿病自我管理等工作,她想要能够独立购物,带 Pot 去约会,并恢复到能够参加教会活动。

评估

视野是通过视野测试来评估的[31]。有许多类型的视野测量测试,从简单的床边评估(例如,对照测试),它是视野缺失的粗查,到精确成像的微视野检查[123,132,151]。可用性、成本、康复对象参与测试的能力通常决定测试类型的选择,例如对照测试不会产生任何费用,几乎可以在任何地方进行,而微视野检查必须在购买了这种昂贵仪器的中心,通过受过专门训练的技术人员完成。所有视野检查包括三个步骤,依次是:①该人注视中心目标;②在视野的指定区域出现一个特定大小和光度的第二个目标(或多个目标);③该人确认第二个目标,但不能破坏中心目标的固定性。通常采用静态或动态测试策略来呈现目标。在静态测试中,目标出现在视野的指定区域中,且不显示移动的过程。在动态测试策略中,目标从外围移动,直到被识别为止[133,173]。在测试过程中,呈现的目标数量可以在快速筛选测试时不到 10 个目标到诊断测试时超过 100 个目标之间变化。

眼科医生和验光师经常使用碗状的仪器,如汉弗莱(Humphrey)视野分析仪,以获得偏盲或其他视野缺损的明确诊断[133]。测试时,康复对象将他/她的下颌放在下颌托处,并注视在装置内的中心目标。当人专注于中心目标时,第二个光点在碗内以不同的位置和强度出现。康复对象通过按一个小按钮来反映每个看到的目标。而对于视野缺陷区域的诊断,通常使用阶跃阈值序列,在此区域中光点会出现在 100 多个位置。在该阈值序列中,如果光点在第一次出现时没有被识别,则光的强度会逐渐增加。测试结果可以精确检查出该领域的绝对损失(无反应)和相对损失(视网膜敏感性下降)的面积[133]。

所有的视野测试都要求人在较长的一段时间内保持视觉注意,且无论是哪种类型的视野测试,都不可能从评估过程中消除视觉注意。有脑损伤的人通常都会经历视觉损害或视觉障碍,特别是在急性恢复期。这意味着对于许多有脑损伤的康复对象来说,需根据脑损伤的严重程度直到恢复期的几个星期到几个月才能成功地对其进行诊断性视野测试和正式诊断[25,172]。

在康复对象有足够的视觉注意力来完成诊断性视野检查之前,作业治疗师可以使用简单的视野测试结合仔细观察康复对象在日常作业中的表现来筛选视野缺陷区域[158]。对抗测试提供了视野损失的粗略指示。为了完成静态对抗测试,检查员需坐在康复对象前面 1m 的位置,并让康复对象专注于一个集中放置的目标(检查员的鼻子),然后检验员在视野的四个象限(右上、右下、左上和左下)各举两个目标,然后康复对象指出两个目标是否都是可见的[158]。为了完成动力学测试,检查员站在康复对象后面,从外围移动一个目标(最好的目标是一个笔杆),康复对象则直接盯着一个中心目标,该中心目标通常由第二个检查人员持有,后者坐在康复对象前面并观察其是否有欺骗行为(例如,打破对中心目标的固定,以寻找第二个目标)。当目标出现时,康复对象通过说"现在"或做一个手势来表示。检验员将笔式灯分别从左、右、上、下区域移动来测试康复对象对这些区域的注意。这些测试的标准化版本包含在 biVABA 中。但是对照测试已被证明在除严重缺陷外的所有缺陷中都是不可靠的[151],因此使用这种筛查形式的作业治疗师必须小心地将测试结果与康复对象的表现相关联。如果对照试验没有发现盲区,但临床观察表明存在盲区,则临床观察应具有更大的权重。表明存在 VFD 的康复对象的表现包括:当被要求查看放置在某一平面上的对象时,他会改变头部位置;在区域的一侧不断碰到物体或丢失物体;以及在阅读时出现一致的错误,例如在盲区的一侧缺少字母和单词[158]。

Damato 30-Point Multifixation Campimeter 是一款简单的便携式外围设备,它为中央视野的对抗测试提供了更为精确的选择。视野计包括在 biVABA 中,由 Good-Lite 发布,测试结果如图 24.8。图 24.9 由编号的目标组成,用于测试视野中的 30 个点,测试的卡片

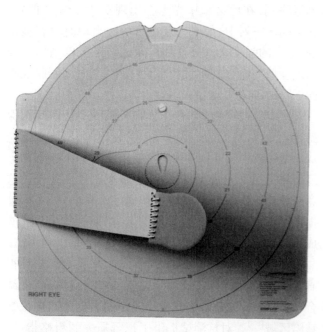

图 24.8 Damato 30-point campimeter. 板上的 30 个数字(浅蓝色)呈圆形排列,通过手臂定位了康复对象与图表的正确距离,黑点出现在图表中心的窗口中(Courtesy Good-Lite, http://www.good-lite.com.)

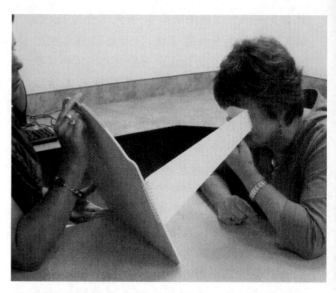

图 24.9 治疗师和康复对象的位置,用于使用 Damato 视野机进行视野检查。治疗师将黑点移动到图中心的窗口中,而客户端则固定编号的目标。在不破坏对数字固定的情况下,康复对象指示何时看到黑点

中央部分有 6mm 的黑点。测试使用了一种独特的策略,他依赖于移动眼睛而不是目标。指示康复对象专注于其中一个编号的目标,然后在中央窗口中显示黑点,康复对象需表明是否能看到它。如果康复对象没有看到黑点,那么视场中的那个点将被记录为损失。测试继续进行,康复对象依次移动眼睛来查看每个编号的目标,直到整个中心字段被测完。一项研究比较了 Damato 测距仪识别中心视野缺陷的能力与"金标准"Humphrey 场分析仪的能力,并发现该测距仪灵敏度为 81%,特异度为 72%,表明其准确度很高[123]。

虽然一些视野的自发恢复出现在大约 50% 的脑损伤偏盲康复对象中[172],但视野完全恢复是不常见的[173]。大多数恢复发生在发病后的前 4 周内,超过 8 周后改善的可能性显著降低[172]。由于完全恢复率低,偏盲一般被认为是永久性视力障碍[172,173]。视野测试只确定是否存在视野缺损,以及盲区的大小和位置。为了知道是否需要干预,作业治疗师必须确定,康复对象在日常作业中是否能够补偿这一区域,包括补偿的质量和一致性,由于阅读经常受到偏盲的影响,因而治疗师应该评估康复对象在阅读中的表现。

阅读视觉技能测试(the Visual Skills for Reading Test, VSRT, http://www.lowvisionsimulators.com)评估黄斑中的暗点(或视场丢失)对阅读的视觉成分的影响,包括视觉词汇识别和眼球运动控制[164]。VSRT(通常被称为"Pepper 测试")是由患有黄斑变性中心视野缺失的人开发的,但它已被证明有助于识别偏盲康复对象阅

读表现的局限性[163]。康复对象被要求阅读印在卡片上的单个字母和单词，该卡包含可能被误读并且仍然有意义的单词。因为这些词不是出现在句子的上下文中，所以这个人必须完全依靠视觉来识别这个词。该测试包含三种不同版本的测试卡，有不同大小的字体，以适应康复对象降低的灵敏度，以及允许重新测试。该测试用于衡量阅读准确性和校正阅读率，并提供关于康复对象所犯阅读错误的普遍类型的信息。偏盲的康复对象经常在 Pepper 测试中出错，这与他们的视野缺损是一致的。例如，左眼偏盲的康复对象可能将测试表格 I 上的"radish"一词读为"dish"，而右眼偏盲的康复对象可能将"mustard"一词读作"must"。

另一种测试是复写电话号码(这是 biVABA 的一部分)，提供有关康复对象读数的准确性信息。在此测试中，康复对象需要复制包括具有类似配置(如 6、8、9 和 3)的电话号码[158]。治疗师记录在复写电话号码时出错的次数，向康复对象提供反馈，并指示康复对象查找和更正错误。偏盲康复对象在阅读位于患侧的数字时通常会犯错误，并且经常把数字和相似的结构混淆起来。例如，左眼偏盲的康复对象可能误读电话号码 938-2020 中的数字 9 为 8，并抄写为 838-2020。无论如何，希望康复对象能够使用提供的反馈来定位和纠正测试中出现的错误，除非康复对象的视觉注意力也受到影响。

为了有效补偿偏盲，康复对象必须使用视野的可视部分对视野进行有组织和彻底的搜索。这意味着患有左侧偏盲的康复对象必须使用右侧视野来搜索左、右侧的视野。而患偏盲的康复对象往往表现出难以寻找人际空间(身体周围的空间)和非人际空间(从身体延伸到环境的空间)。寻找人际空间的缺陷影响康复对象完成在身体附近进行的 ADL 的表现，例如梳理，穿衣，阅读和写作[91,163]。搜索非人际空间的缺陷对功能性移动产生显著影响并且影响其在室外和社区环境中的活动参与，诸如驾驶、购物和修剪院子里的花草[91,163]。

为了适应动态和复杂的社区环境，康复对象必须使用广泛的扫描策略，该策略是从盲区启动并快速高效执行。康复对象还必须能够迅速转移注意力并在中央和周边视野之间来回搜索，以跟踪环境中移动的物体。偏盲康复对象搜索身体以外空间的补偿能力最好是通过涉及体外空间的任务观察方法来评估。如果康复对象很好地弥补了视野的不足，他/她应该能够以相同的速度搜索左右两半的视野，无论是静止的还是移动的。

计算机化的光板可用于测量和比较康复对象在搜索视野左右两部分时的响应时间，以及在中央和外围区域之间分配注意力的能力[72]。Dynavision D2 (Dynavision, http://www.dynavisioninternational.com) 是这些设备中的一个例子(图 24.10)。动态视觉 D2 提供了一个随机的视觉目标(光线)，康复对象必须触碰才能熄灭。一旦康复对象熄灭了一个目标，另一个目标就会出现在板上的任意位置。康复对象必须在特定时间内(称为"练习运行")"命中"尽可能多的目标。计算机记录康复对象在扑灭板上每个象限内的目标时的反应时间，以便客观地衡量该领域每个部分的搜索能力。增加反应时间来对盲区的目标作出反应，表明减少了对区域缺陷的补偿。Dynavision t-scope 功能可以添加到练习运行中，以评估康复对象在板的中心和外围区域之间分配注意力的能力。t-scope 是一个在板中央的发光二极管(LED)面板，可以通过编程的方式使其在运行

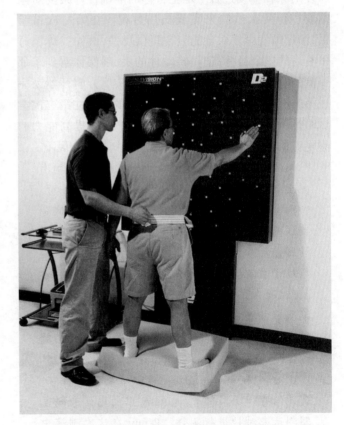

图 24.10　使用 dynavisionD2 的视觉搜索任务示例。板子上的灯一次一盏地照在随机的位置上。康复对象必须找到光并按下关闭它，当一盏灯被按下时，另一盏灯被照亮。康复对象要在指定的时间内尽可能多地熄灭灯光。这项活动可以用来教授和加强有效的搜索模式，以弥补视野的缺陷和视觉注意力不集中的问题(Courtesy Dynavision International, LLC.http://products.dynavisioninternational.com/products.)

过程中实现以固定或随机的间隔显示字母、数字、符号、减法问题,以及文字或文本。当 t-scope 为激活状态时,康复对象必须同时熄灭光目标和识别出现在 t-scope 内的测视力字体,且这只能通过监控电路板的中心和周边区域来完成。Dynavision 等没有光板的作业治疗师可以使用激光指示器来创建任务分析,以观察康复对象的搜索能力。治疗师随机将激光束投射到空白白墙上的各个位置,然后康复对象端找到并触摸投射的红色或绿色点。治疗师需记录康复对象用来定位光点所采用的策略和所花的时间。

ScanCourse(biVABA 的一部分)可用于确定康复对象端在行走时是否执行视觉扫描[158]。治疗师通过在几张 3 英寸×5 英寸(1 英寸 = 0.025 4 米)白色索引卡上放置 1 英寸黑色、粘着字母或数字创建的目标来构建课程。目标被放置在走廊的左右两侧的不同位置,治疗师指示康复对象在整个过程中识别目标,并观察康复对象在移动过程中定位目标的准确性。康复对象需要进行两次试验来完成扫描过程。在第一次试验后,治疗师就康复对象的表现提供反馈,例如:"你错过了右边的三个目标;记住转动你的头,确保你看到了那一侧的所有目标"。然后,康复对象从反方向开始来完成第二次试验,治疗师记录康复对象的表现在第二次尝试时是否有所改善。在第二次试验中无法提高能力的康复对象将需要环境中的大量支持来扫描安全风险。

Penny 的视野检查结果显示,她的双眼均有完全的左侧偏盲,从而影响中央和周边视野。特别重要的是发现偏盲的边界将中央凹区域分割成两半。这一发现向作业治疗师暗示,Penny 的阅读感知范围可能在左侧明显缩小,导致她错过了左侧的单词和字母。作业治疗师用 Pepper 试验来证实这一假设。而 Pepper 测试的结果显示,Penny 错过了左边的字母和单词,这使她在测试中的阅读准确率降到了 83%。她的阅读速度为每分钟 51 字(正常速度为每分钟 250 字)。由于 Penny 也说到她难以准确阅读数字,因此治疗师还采用了 biVABA 中的电话号码复写测试来对她进行测评。Penny 在这次测试中误读了三个数字;她误认为 3 是 8,4 是 1,5 是 8,但是她能在测评中发现并改正她的错误。

治疗师使用 Dynavision 观察 Penny 在她的视野中寻找目标的能力。她在板左半部分定位目标的反应时间为 2.35 秒,而右半部分为 1.1 秒。在观察她在板上定位目标时,作业治疗师注意到 Penny 缓慢地移动她的头到板的左边来定位目标,并且没有把她的头转到足够远的地方来看到外光环上的发光目标。

Penny 还完成了扫描课程。在第一次通过过程中,她错过了左侧 10 个目标中的 4 个(准确率为 60%),但她很容易识别出右侧的 10 个目标(准确率为 100%)。在收到对她第一次的表现反馈后,Penny 转过身来朝相反的方向走去。这一次,她确定了左边 10 个目标中的 9 个(准确率为 90%)以及右边的 10 个目标(准确率为 100%)。她的表现表明了她能够利用反馈来改善她对左侧空间的搜索,从而显示出良好的康复潜力。

干预

偏盲者所经历的行为限制通常分为两类:行动困难和阅读困难。由于移动性的限制,康复对象很难独立和安全地从事在动态环境中要完成的日常工作,如驾驶、购物和参加社区活动[91,104,107,163]。恢复驾驶可能是一个目标,也可能不是,取决于康复对象生活的州的驾驶法律。康复对象在阅读方面的挑战来自无法将目前的扫视策略适应于新的感知范围宽度,导致康复对象阅读的准确性和阅读速度降低,从而限制了康复对象对财务管理等作业活动的参与能力。为了克服阅读挑战,康复对象必须制订新的扫视策略来匹配新的感知范围。

为了弥补偏盲,康复对象必须养成有意识地使用头部移动来搜索盲侧视野的习惯。由于额叶知觉完成,康复对象通常最初缺乏对视野缺陷的范围和边界的洞察力[23,77,103,114,124]。成功的补偿需要康复对象坚定地相信缺陷存在,且盲区的视觉输入不可信。能够培养这种洞察力的康复对象通常会学会有效地弥补缺陷。因此,必须尽一切努力通过活动和教育来让康复对象意识到自己缺陷的位置和程度。

移动限制

移动方面的限制主要是因为康复对象没有将头转得足够远、足够快或经常转向盲域,无法接收安全移动所需的信息。如果劣势视野已经受到影响,就像偏盲时发生的那样,康复对象可能难以监测缺失侧的支撑面。这可能会导致行走犹豫不决,并且倾向于低头,眼睛直接固定在面前的地板上。虽然这种策略可以防止康复对象与物体发生碰撞,但它也会阻碍康复对象监视周围的环境,并且会增加移动过程中的定向障碍。

为了有效地弥补偏盲,康复对象必须学会快速转动头部,并彻底搜索盲侧视野。以下是预期的结果行为。

1. 头部转动范围大且快速的朝盲区转动。

2. 预测来自盲区的视觉输入,并通过增加头部和眼睛向盲区移动的数量来证明。

3. 采用从盲端开始的有组织的并且有效的搜索模式。

4. 盲侧视觉细节的获取与检测。

5. 能够迅速转移注意力并在中央视野和盲侧周边视野之间进行搜索。

将准备方法和任务与作业治疗相结合可以有效诱导这些行为并制订补偿策略。准备工作的重点是提高针对盲区搜索模式的速度、广度和效率[6,23,72,73,103,114,124,173]。作业治疗师使用光板(如 DynamaVision)来开发高效搜索模式的组件[6,72,75]。光板的大小会自动诱导搜索盲侧所需的转头宽度。灯光按钮是相同的,这消除了离散识别的需要,并引发了自动的视觉搜索反应。在光板上的练习被视为技巧游戏,因为康复对象试图在指定的时间内尽可能多地点亮按钮,这就要求康复对象每次都要尽最大的努力。该设备通过记录和分析康复对象表现来找出其存在缺陷的地方,以提升康复对象在该练习中的表现。这些灯束可以编程为高速移动,并且是不可能被击败的,从而激起用户的竞争性。在没有 Dynavision 或类似灯光板的诊所,工作人员可以使用投射到墙上的激光指针来玩"标签"游戏,在游戏中康复对象要试图尽快找到红点。

随着搜索策略的基本组成部分的发展,作业治疗师应将其纳入那些需要将搜索与移动相结合的活动中。室内和诊所活动包括完成扫描课程(如前文内容所述),诸如"查找红色"之类的活动,即康复对象在向目的地行进过程中指出周围环境中的每一个红色物品,以及"叙述式散步",即同样地在向目的地行进过程中,康复对象需指出环境中的地标和它们的变化。这些活动使康复对象能在行走过程中保持头部抬起,以随时改变方向并避免碰撞。随着康复对象的技能水平的发展,应该增加康复对象在动态和不熟悉的环境中的练习。例如康复对象在完成商店和商场的活动时,他/她需要转向盲区,走过时需要识别站在过道或商店内的人数。此外,康复对象也需要利用地标和有组织的搜索策略,在商场中找到商店和特定商品。

非常重要的是,康复对象要养成支撑其行为的习惯,特别是在高风险的社区环境中。一个非常重要的习惯是在进入不熟悉的环境之前先停下来,慢慢地扫描环境中潜在的危险,例如临时的和易碎的陈设物和低对比度的特征(例如,在行走的路面的台阶和其他细微的变化)。这种习惯有助于康复对象在进入和参与到环境中之前建立对空间的一种心理准备,它还会增加康复对象的信心,减少意外碰撞发生的可能性。另一个习惯是密切观察独特的地标,如墙上的照片或墙壁颜色的变化,以帮助保持定向。辅助性的习惯包括在商店不那么拥挤的时候购物,选择光线充足的人行道,尽量减少障碍物,以及提前抵达音乐会现场或其他活动场地。

阅读受限

康复对象在阅读中遇到的主要挑战是因为康复对象试图使用一种为更广泛、不受限制的感知范围而设计的扫视策略来阅读。为了提高阅读速度和准确性,康复对象必须学会适应新的知觉广度的扫视策略方式,这需要大量的练习,并且可能会让康复对象非常沮丧。作业治疗师可以通过将阅读任务分解成可管理的组件来帮助康复对象投入所需的练习时间。可以使用预读练习的预先干预(如 Warren[161] 或 Wright 和 Watson[169]设计的预读练习)以及商业上可用的单词和数字搜索来提供这种练习,这些练习旨在让康复对象在工作表上搜索指定的字母、数字或单词(图 24.11),使康复对象能够集中精力完善扫视策略。随着康复对象阅读水平的提高,作业治疗师应该切换到基于作业活动的方法,如帮助康复对象选择一个熟悉主题的大字版图书,过渡到阅读连续文本上。较大字体的打印版式降低了文本的密度,对扫视精度要求较低,且熟悉的主题减少了康复对象的认知需求。通常,康复对象被指示每天阅读一章。再比如沿着文本边缘绘制粗体红线可以用作参照物来帮助左侧偏盲的康复对象找到文本行的起点,或者帮助具有右侧偏盲的康复对象找到终点。无法保持直线或容易读串行的康复对象可以使用尺子或卡片来帮助维持直线。但随着阅读水平的提高,这些辅助工具应该被舍弃,因为它们会降低阅读速度。当康复对象恢复阅读技能时,作业治疗师应该介绍康复对象完成与阅读相关的作业活动所需的材料,如财务管理、膳食准备和服药。

作业治疗师解决了康复对象的笔迹问题,他教康复对象放慢速度,当手在页面上移动进入盲区时学会控制笔尖。要求康复对象描摹线条和形状等的准备工作可以有效地帮助康复对象学习如何定位纸张和笔尖,以便笔尖在线条上保持可见。练习完成空白处检查,处理信封并填写支票登记表可帮助康复对象学习

Cross out all of the double numbers 1.5M

```
8 1 2 6 7 2 3 1 2 2 4 5 6 8 8 7 5 6 8 8 4 5 3 2 6 7 8 5 6 7 7 4 5 6 6
5 8 8 3 4 5 2 8 8 3 4 5 8 8 2 1 9 9 4 5 2 3 8 5 6 7 6 5 9 9 7 6 5 4
8 9 8 6 3 4 5 8 8 2 3 4 5 2 7 7 9 9 8 7 8 9 5 6 8 8 3 4 5 7 6 8 5 5 4
8 8 6 5 3 4 2 3 7 8 8 6 9 0 3 4 8 8 4 5 2 3 4 5 6 7 8 8 4 6 6 5 4 6 9
3 2 8 8 9 3 4 2 8 8 4 5 7 2 3 5 5 7 8 9 0 0 3 8 3 9 2 3 3 4 3 2 2 1 5
4 8 5 7 3 6 6 7 4 3 2 5 5 3 4 7 8 9 9 2 3 4 2 2 4 5 6 4 3 6 7 8 8 5 4
1 1 2 3 4 5 6 6 5 4 4 4 5 6 7 7 8 8 9 0 0 6 5 6 7 7 4 5 3 4 5 3 3 2 5
4 5 6 5 4 4 4 3 3 2 2 5 6 4 7 2 3 4 5 5 9 8 7 6 7 8 8 8 4 5 6 2 2 1
3 4 5 6 5 5 4 6 6 5 4 6 5 6 7 8 4 2 4 5 2 2 4 4 9 9 8 8 7 7 8 6 6 4 3
6 6 4 6 3 7 8 8 5 3 3 3 6 7 7 5 5 4 4 1 1 6 6 9 5 5 3 3 7 1 4 2 3 4 4
5 5 3 3 2 5 7 3 1 1 1 4 4 6 6 8 4 3 5 5 6 6 7 7 3 6 8 5 7 6 5 4 3 2 2
2 3 4 4 5 6 6 7 5 8 7 7 9 8 9 0 0 1 1 1 2 3 4 4 4 3 3 5 6 3 5 4 3 2 2
3 3 4 4 6 3 7 5 5 7 8 9 0 1 1 8 7 6 5 4 4 1 1 4 5 3 9 6 8 5 4 7 3
4 4 5 3 7 5 5 7 9 9 7 0 9 6 4 5 6 6 8 0 8 0 1 2 2 3 4 4 5 7 8 9 0 1 1
5 5 6 4 5 5 4 3 2 2 1 2 4 9 9 9 0 0 7 6 5 5 6 7 5 8 4 8 4 4 3 8 3
2 3 4 2 2 1 3 2 5 7 6 8 5 4 4 5 7 3 4 3 2 1 3 5 6 7 7 8 0 0 6 3 2 3 2
3 3 4 4 2 2 5 7 7 8 9 9 0 7 6 5 5 4 4 3 7 7 5 4 3 3 2 2 1 2 3 3 4 5 6
3 3 4 4 4 5 5 6 6 7 4 2 2 5 8 0 7 6 8 6 5 3 3 3 3 7 8 0 6 4 2 4 5 6 6
6 6 4 6 3 7 8 8 5 3 3 3 6 7 7 5 5 4 4 1 1 6 6 9 5 5 3 3 7 1 4 2 3 4 4
5 5 3 3 2 5 7 3 1 1 1 4 4 6 6 8 4 3 5 5 6 6 7 7 3 6 8 5 7 6 5 4 3 2 2
2 3 4 4 5 6 6 7 5 8 7 7 9 8 9 0 0 1 1 1 2 3 4 4 4 3 3 5 6 3 5 4 3 2 2
8 8 6 5 3 4 2 3 7 8 8 6 9 0 3 4 8 8 4 5 2 3 4 5 6 7 8 8 4 6 6 5 4 6 9
3 2 8 8 9 3 4 2 8 8 4 5 7 2 3 5 5 7 8 9 0 0 3 8 3 9 2 3 3 4 3 2 2 8 5
```

© 1996 visABILITIES Rehab Services Inc.

图 24.11 预习练习的例子。康复对象被指示划掉页面上的所有双位数字(From Warren M: Pre-reading and Writing Exercises for Persons with Macular Scotomas. visAbilities Rehab Services, http://www.visabilities.com.)

如何将书写应用到日常工作中。

重要的是，作业治疗师还需要调整环境和任务，以增加本章开头的干预概述中所述的可视性和结构。为安全移动和定位所需的环境中的关键结构(如门框和家具)添加颜色和对比度，将有助于康复对象更快地定位这些结构。使用黑色毛毡尖笔和粗线纸来提高书写材料的对比度将有助于康复对象更准确地以笔迹来监控笔尖。简单地添加高质量的光通常会提高阅读速度，减少阅读中的错误并提高机动性。通过消除杂乱和使用纯色背景来简化环境布局，增强了康复对象更快地查找物品的能力。创建一个结构化的、可预测的环境减少了对不断扫描的需求。所有这些修改减少了康复对象为补偿视野缺损而必须付出的努力，并且增加了康复对象参与作业的可能性，而这也是最终目标。

Penny 在一个为期 10 周的疗程中接受了

10 次作业治疗，每次时长为 1 小时。为了解决她在阅读方面的限制，Penny 接受了包括字母、数字和单词在内的预读练习，以帮助她调整扫视策略，以配合她减少的感知范围。她每天在家完成 45 分钟的练习，Pepper 测试在 5 周内重复进行。结果显示她的阅读正确率提高到 92%，阅读速度提高到每分钟 72 字。电话号码复写测试通过重复进行，其准确率达到了 100%。

随着 Penny 表现的改善，治疗师开始介绍她阅读内容熟悉的大字版书籍，开始向阅读连续文本过渡。Penny 和 Pot 都是"哈利波特"的书迷，所以 Penny 的朋友带她去当地图书馆看了一本她以前读过的一本大字版的关于"哈利波特"的书，并且她每天给 Pot 读这本书一小时。疗程结束时，治疗师重复了 Pepper 测试，Penny 的测试结果显示了她有 100% 的准确率和每分钟 124 个单词的阅读速度。

在第三个疗程期间，作业治疗师进行了一次家访以评估 Penny 的生活环境，也会见了 Pot 与 Penny 的朋友，以及一直带她去治疗的同行艺术家。评估显示，Penny 的家里普遍有足够的照明、对比度，并且家中井然有序。然而，小厨房只有一个小的圆形顶灯，这使得厨房台面和工作台表面的光线很差。此外橱柜里装满了食物和炊具，厨房台面上摆满了电器和食品。Penny 的工作室位于一间卧室里，里面也杂乱无章，只有顶灯和一个小台灯。作业治疗师建议用一个大的荧光灯代替厨房里小的顶灯，并增加柜台下的照明设备。作业治疗师还建议清理橱柜，将很少使用的物品和过期食品从货架上移走，然后增加一个两层橱柜，这样食品就可以储存在同一层，使它们更显眼。作业治疗师用 Penny 的一个架子展示了如何来完成这件事。

作业治疗师同时建议 Penny 保持工作台面的干净无物，仅保留每日必需物品。尽管 Penny 对于重拾创作仍然有抵触心理，作业治疗师仍建议她在工作台安装一个 50 瓦特的碘钨工作灯，同时保持一切物品有序、避免凌乱。为了帮助她能清楚地看到细节，作业治疗师也建议她购买一个低功率的放大灯。Penny 本人对于她能否完成这些改造表示怀疑，但她的一个朋友表示愿意帮忙，于是改造如期在两周内完成。

朋友也希望能帮助 Penny 重拾创作并就此寻求治疗师的帮助和建议。作业治疗师建议如果在改造后的环境中 Penny 仍无法完成她之前的精细绘画,那么她应该去尝试发掘一些对视觉要求不那么高的艺术表现形式。第二周 Penny 在康复训练中提到,周末她和朋友一起参加了一个艺术博览会,并决定尝试她早先创作过的水彩风景画。而她的朋友会给予她相关的帮助。

通过改善阅读能力、视觉扫描技巧,工作与环境改造以及应用适应性改造工具,Penny 的备餐能力、经济管理能力、糖尿病的自我管理能力都有了一定程度的提高。其中带语音功能的计算器能帮助她识别数字和管理财务。而对 Penny 来说准确监测血糖水平和定期胰岛素注射是至关重要的,因而她使用了有语音功能的血糖仪,以及不需要视觉的胰岛素注射的改造工具。此外,在进行家庭评估后完成的环境改造则很大程度上改善了她准备餐饮的能力。

为了解决移动的问题,作业治疗师要求 Penny 每次康复训练的前 20 分钟在 Dynavision 上完成一系列训练。这些训练的重点是在提高她左侧视野的视觉浏览模式的速度和效率,改善她在屏幕中央到边缘两者间注意转移的能力,以及促进她在认知干扰下可以完成浏览任务。作业治疗师在中心走廊用胶带粘上许多目标物要求 Penny 去浏览,包括“寻找红色物体”和描述性提示的搜索任务。当 Penny 在室内的活动能力到达一定程度后,作业治疗师就把训练场地挪至室外,比如人行横道和靠近门诊的区域。作业治疗师告诉 Penny,当她要通过一处不熟悉的地区时,必须先有意识地转头来环顾四方环境,熟悉地形,确保知晓一切潜在的障碍物。当她对这些环境感到熟悉和适应后,治疗师带 Penny 去到邻近的一家杂货店进行短程社区体验,让她有机会练习学到的浏览货架的方法,用来快速高效地找到所需物品。其他的短程社区体验包括在邻近的商场以及教堂进行活动。在出院前两周,Penny 兴奋地说起她和 Pot 参加了教堂活动,之后还与朋友一起轻松地享用了午餐。

在治疗阶段,驾驶车辆的问题也得到了解决。Penny 在 Dynavision 上完成的训练帮助她提高了在驾驶时需要的视觉能力,尤其是视觉

搜索的速度、灵活性和向左浏览的范围。治疗师与 Penny 一起商讨了偏盲的驾驶员可能面临的问题,解决这些问题的代偿策略以及汽车改造。当 Penny 的能力到达相应程度,她在 Dynavision 上进行了一项 4 分钟的测试。此项测试可以作为驾驶水平与能力的一项预估。得分超过 195 的测试者更容易成功通过公路驾驶考试。Penny 在此项测试中得到了 230 分,因此她被转至另一位作业治疗师处,作为她的注册驾驶康复专家(Certified Driver's Rehabilitation Specialist,CDRS)为她进行了驾驶考试。Penny 通过了驾驶考试,并取得了白天在熟悉的路况下驾车的资格。

视觉注意与视觉扫描

视觉注意指的是近距离观察物体特点,并把其与周围环境中的其他物体区分开的能力。这要求康复对象能够忽略无关感觉输入,以及能够保持从几秒到几分钟不等的注意力[117]。视觉注意也要求能够在物体间有序且有效率地转移视觉重心。视觉注意是通过视觉搜索或视觉扫描(同义词)完成的。尽管为了便于理解,视觉注意和视觉扫描在视知觉层级里是被分开的,但在评估与治疗中他们是密不可分的。受试者的视觉注意有任何变化,他在视觉扫描中表现出的模式都会出现相应改变。

视觉注意被分为两个广义分类:视觉焦点性(选择性)注意和视觉外界性(周围性)注意。焦点性/选择性注意用于精准分辨视觉细节,比如字母、数字、面容的差异。它的作用是分辨物体[53]。外界性/周围性注意用于物体在环境中位置的定位以及辨距。它的作用是确保人在空间移动的安全性和方向性,重点在于整体而非细节[53]。如果失去了视觉周围性注意,那么磕碰和迷失方向将会成为家常便饭。想要了解并在环境中安全生存,必须同时具有以上两种视觉注意。两者对于感知处理都是至关重要、缺一不可的。颅脑损伤的成年人可以建立一种有序的、系统的、高效的浏览模式[154,160,162,166]。这种模式的类型取决于任务的需求[79]。举个例子,如果想要阅读或在货架上找到一件商品就适合应用线性的搜索模式。

偏侧忽略

是一种颅脑损伤后常见的视觉注意障碍[53,94]。通常出现于卒中或头部外伤后,最严重的一种为空间忽略[12,29,71]。

Kerkhoff 和 Schenk[71]对其的定义为：对来自左右大脑半球损伤侧对侧半侧空间的感官刺激（视觉、听觉、触觉、味觉）无反应或反应能力受损，抑或无法处理或处理能力受损的现象。这个定义中的关键词可以具体说明偏侧忽略的特征。首先，反应能力有可能"受损"，也有可能"无反应"，取决于损伤的严重程度。其次，康复对象有可能在反应能力上出现障碍（如发现刺激并作出反应），也有可能在处理能力上出现障碍（如利用感官信息完成任务）。第三，刺激不仅限于视觉。最后，注意障碍出现在损伤的对侧。如果损伤在右脑，偏侧失注意就会发生在躯干的左侧，反之亦然。

目前共识是偏侧忽略是以多种复杂的行为为特点的障碍[1,12,14,15,17,27,58,62,93,120,149]。这些行为广义分为三类：①仅对一侧空间注意与浏览障碍；②注意唤醒、注意维持、注意转移等的非单向障碍；③无法将躯干左侧的空间在大脑里建立心理表征[1,15,58,92,136]。

这些与偏侧失注意相关的行为出现的原因是大脑控制视觉注意的系统广泛受到损伤[1,13,15,27,44,58,61,89,92,93,108]。包括额叶、前额叶、颞叶、顶叶、枕叶、脑干、丘脑和小脑。这些区域通过白质通路（纤维束）互相联系[48]。在颅脑损伤后，这些联系被损害了，不仅是直接受伤的部位，其他没有直接受伤的部位也会受到损伤[42]。这意味着偏侧忽略的病灶并不局限于大脑的单一区域[1,42]。

临床上偏侧忽略更多是由右脑半球皮质损伤引起的[8,12,58,119]。左脑半球皮质损伤引起的偏侧失注意不常见，且一般较轻，较少出现顽固的行为改变[15]。右脑半球损伤更易引起偏侧忽略的现象可能与半球指挥视觉注意的区别有关[48]。正如图 24.12 所示，左脑半球控制躯干右侧空间的注意，而右脑半球控制的是双侧空间的注意。如果左脑半球损伤，向右的视觉注意和视觉扫描将会受到影响，但由于右侧半球还控制一部分注意，功能没有完全丧失。同等程度的右脑半球损

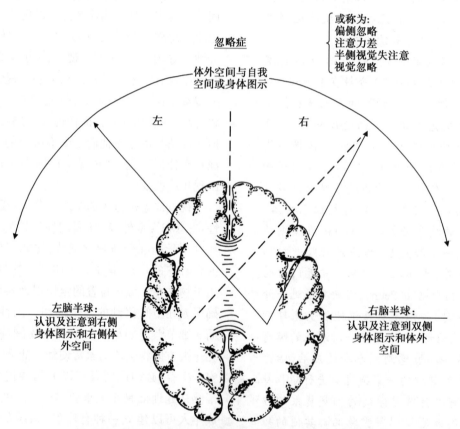

左脑半球控制右侧体外空间和自我形体图像，右脑半球控制双侧体外空间和自我身体图像，这与**运动和感知**相关。其中感知包括视觉（视觉空间意识和视觉对象意识）、听觉、躯体感觉（身体图示）。因此**左脑半球大脑皮质**1°、2°、3°区的损伤或与视觉、听觉、躯体感觉、运动功能相关的皮质下纤维束损伤很少造成忽略综合征，因为右脑半球可以代偿一部分缺失。然而，如果是**右脑半球大脑皮质**的这些部位受到损伤，会造成**左侧体外及自我空间**的失注意。视野缺失（尤其是左侧偏盲）将会加重忽略症。

图 24.12　左右脑半球对视觉注意的不同影响，不同半球损伤与偏侧忽略及忽略综合征的关系（Courtesy Josephine C.Moore，PhD，OTR.）

伤将造成注意功能的完全丧失,因为没有其他的代偿机制。

空间偏好

空间偏好是偏侧忽略的一种典型表现[12]。对右侧空间的偏好会改变视觉扫描的方法,给探索左侧空间带来困难。有偏侧失注意的康复对象将只向右侧进行视觉扫描,而不是使用双侧的对称搜索模式。这种右侧空间偏好引出一种不对称的视觉搜索模式,剥夺了康复对象从左侧空间获得物体和布置的相关信息的能力。

非单侧注意缺陷

患有长期(慢性)偏侧忽略的康复对象容易出现警醒困难及维持注意困难的问题[120,140,149]。注意受损不是单侧的,意味着两侧受到同等影响,整个大脑的接受处理视觉信息的能力都会受到损伤。注意损害将影响康复对象完成特定任务的能力,可能出现的问题包括注意维持困难,注意转移等[120]。

除了注意维持困难,有偏侧忽略的康复对象还可能有从当前关注的物品转移注意力困难的问题[44]。右脑半球损伤的康复对象一般从右侧(同侧)物品转移注意力有更大的困难,左侧也有一定困难[1]。他们在左侧的视觉固定更少,视线移动也更慢,造成注意滞后和左侧空间搜索不全[89]。

空间心理表征

空间心理表征是指躯干周围空间在大脑内部留下的抽象地图。当人在环境中移动时,脑内的地图也在不断地更新。偏侧失注意的康复对象空间心理表征形成出现障碍,因为他的左侧空间在他的认知里是不存在的。Becchio 和 Bertone 认为对于这些康复对象[15],左侧空间在脑内的地图在过去和现在不存在,未来也不可能会出现。因此这样的康复对象不会留意左侧地标,不会对左侧环境形成空间心理表征。这会影响康复对象在空间的定位和保持定位的能力,从而引发空间迷失的情况。

无法对空间概念化可能是造成偏侧忽略康复对象注意缺乏,以及康复对象对部分空间缺乏观察的一个深层原因[15]。这同样也可以解释另一个偏侧忽略康复对象的常见行为,“重游”现象,即康复对象反复关注检查右侧的物品而忽略左侧物品的情况。举个例子,要求康复对象寻找一个放在餐盘左侧的布丁。康复对象可能已经在右侧餐盘找了许多次无果,但还是坚持在右侧继续寻找。

偏侧忽略与左侧偏盲时常会被混淆。尽管两者的表现都是康复对象会忽略左侧的视觉信息,它们其实是两种完全不同的情况,对康复对象的影响情况也不尽相同。当康复对象左侧偏盲时,康复对象为了代偿视觉损伤,视觉注意会提高。康复对象会更多地向左侧进行眼球运动,以便于收集该侧更多的视觉信息。尽管如此,由于视野缺失,他们可能收集的信息仍不足够,从而还是显得注意力不足。与之相反的是,由于皮质注意机制的丧失,偏侧忽略的康复对象无法向左侧完成视觉搜索。他们几乎不会搜索左侧空间。当两者同时存在时损伤会更严重。在这种情况下,由于偏盲康复对象缺失左侧的视觉信息输入,而由于偏侧忽略他也不会通过注意左侧来代偿。这种偏侧忽略与左侧偏盲同时出现的情况会造成忽略最严重的一种形式,视觉忽略(visual neglect)[30]。有这种情况的康复对象偏侧失注意会更严重,对左侧环境漠不关心,眼球活动很少跨越中线,也很少向左转头[1]。同时也可能出现左侧躯干失认和左侧听觉忽略[71]。

作业受限

因为视觉注意由全脑广泛的神经网络控制,即使是严重颅脑损伤后部分视觉注意仍会被保留[53]。不幸的是,因为这样的广泛性,即使轻微的颅脑损伤视觉注意也会受到影响。偏侧忽略造成视觉搜索信息的不对称和缺失。这样不完整的浏览模式会给完成需要对称注意的任务造成困难。因为康复对象缺失了来自左面的信息,在阅读或完成危险动作时可能会引发混乱,比如在移动时与左侧的物体发生碰撞[16,116,152,165]。视觉注意影响职业的程度取决于工作环境和工作需要。比如,职业要求阅读技术含量高的书籍肯定比阅读广告所要求的注意选择和注意维持有更高要求。而驾驶要求持续全面地注意速度、其他车辆和物体的位置,还要求随机的选择注意来分辨地标、标识和红绿灯。

评估

视觉注意位于视知觉层级中级,受到许多低级视觉功能障碍的影响,如视力、眼球运动控制功能和视野等。失语症和运动障碍也可影响视觉注意评估的得分。因此,在进行视觉注意评估前,应对以上因素进行评估。视觉扫描作为视觉注意的一种外在的运动表现,可观察其被作为一项评估标准。主要需要观察康复对象在任务中如何启动及完成视觉扫描。在评估中作业治疗师主要关注以下这些问题:

1. 康复对象是否启动从左到右、从上至下的视觉扫描策略?

2. 康复对象是否应用有序有效的视觉扫描策略?

3. 康复对象是否可完成对称性浏览并从躯干双侧

得到同等完整的视觉信息?

4. 康复对象是否可以完整维持视觉扫描,或是否发现其在浏览过程中明显的注意转移?

5. 康复对象是否可准确定位目标?

6. 康复对象的搜索能力是否随着任务复杂化而有所降低?

划销实验是评估视觉扫描能力的一项常用测试,在测试康复对象是否存在由偏侧忽略引起的空间偏好时非常灵敏[94,154]。具体的实验工具很简单,仅需要铅笔和纸张。在纸张上画上成行的字母、数字或标志。治疗师指导并要求康复对象在所有标志中找出所有特定的目标并划掉(图 24.13)。治疗师需要记录完成测

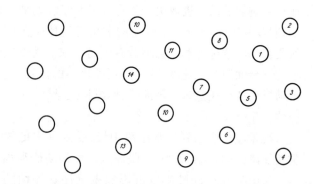

姓名:_____ *B.D.*_____ 日期:_____

P　　F

GJHⒷGOEITKGHⓍQOWⓍTUIEⓍRⓍITOOIⓍWQ

UIⒻGⒺNKJELSGHNⓍRⓍMVNGⓍWZXⓍRNOIM

TUEIOⒻTHVNCJEⓍZMENⓍUIⓍVNOLⓍQTRNB

CVDⒻMGJBⓍQWIDKRⓍGJⓍWKSⓍBNVRⓍLKI

QWIⒻKBNGⓍCJⓍNVHⓍKWIEJDTIHⓍVNCNJⓍ

UTRHⒻOBKVNPSLDKEIXKRⓍGHBNⓍLGJⓍN

OⒻLNRIOWEⓍCNDⓍOMGNⓍRODⓍZXCⓍBMT

单个字母划销 · 1997,visABILITIES Rehab Services Inc.

A

姓名:_____ *C.T.*_____ 日期:_____

随机圆圈标示数字图例　　　　　©1997, visABILITIES Rehab Services Inc.

B

图 24.13 是在 BiVAVA 的次级视觉浏览测试中,两个康复对象展示出的无效率浏览模式。A.一名左侧偏盲的康复对象在完成 P 和 F 的划销测试。康复对象的确采用了从左到右的有序线性的浏览模式,但并没有从每行的最左侧开始搜索,因此遗漏了最左侧的字母(图上画圈);B.一名同时存在偏侧失注意和左侧偏盲的康复对象展示出的非对称性的和受损的搜索模式。治疗师要求康复对象用他自己喜欢的顺序,给每个圆圈标上数字。康复对象没有选择从左侧开始,而是选择了从右侧开始,而且没有给左侧的圆圈标数

试的时间和划销的准确性。无颅脑损伤的成人在做划销测试时会使用特定的浏览策略来保证速度与正确性[162]。这些策略特点包括线性、有序性、对称性、完整性和一致性。Warren 等人[162]发现在完成划销实验时常用的策略有从左到右、从上至下的线性策略,还有反复来回(左到右后重新右到左)和从上至下。同时他们也发现同一个人在多次划销实验中都沿用同一浏览策略。

偏盲的康复对象可能会出现盲侧搜索不足的现象,造成盲侧物体的忽略。同时也可能出现搜索速度变慢的现象,尤其是在盲侧。尽管如此,除非康复对象的视觉注意受到影响,康复对象都应该能够应用有序一致的搜索模式完整搜索并精准找到物体。在提示(如"再好好找找左边"这种提示语言)下他们的得分更高。与之相反,有偏侧忽略的康复对象向左侧的搜索减少,出现物体忽略。由于无法进行注意选择和注意维持,他们的浏览方法通常是无序且变化莫测的(图 24.12)[1,14,26]。在视野区变得复杂时,浏览模式的组织性和准确性都会降低。因此,观察在完成划销测试时康复对象应用的浏览策略是一种区分左侧偏盲和偏侧忽略的方法。观察康复对象如何复制一个图案也能帮助了解其感知左侧空间的能力[1]。复制图案的测试方法是给康复对象一个简单的图案(比如一个房子、一个钟表、一朵花)并要求他画一幅一样的[158]。有偏侧忽略的康复对象通常忽略左侧的图像,并画图偏向右侧。这同时说明康复对象有空间偏好,以及左侧空间的心理表征受到影响[18]。

想确定康复对象对体外空间的浏览策略需要测试其在更宽广的视野的表现。ScanBoard(biVABA 的一部分)包括一块大板(20 英寸×30 英寸)(1 英寸 = 0.025 4 米),会随机在不同位置显示 10 个数字。在测试中,这块板子被固定在康复对象正中的视平面。治疗师要求康复对象找出他能看到的所有数字,并需要记录下康复对象在搜索时的模式。应用此项测试的研究结果表明,无颅脑损伤的成人的浏览模式是井然有序的,从板子左侧开始,以顺时针或逆时针方向直到找到所有数字为止[160]。与之相反,有视觉注意障碍的颅脑损伤康复对象搜索减少,浏览模式无序混乱,并经常忽略板子一侧的数字。

光板(比如 Dynavision)和 biVABA 浏览模式也可以测试康复对象对体外空间注意和浏览的能力。在 Dynavision 上应用 T-scope 功能,或者在不断敲击光点的同时完成认知任务(比如背出不同州或国家的全称)

能够帮助治疗师了解康复对象注意力在不同任务间快速转移的能力。也可以把光板的测试时间延长至几分钟来测试康复对象注意的持久度。Dynavision 可以把康复对象在测试中出现失误的地方打印出来，并分解成 1 分钟的短碎片，帮助治疗师判断康复对象是否能够在 4 分钟的测试中一直保持注意力集中。

完整的视觉扫描测试结果应该可以说明康复对象注意和搜索模式的缺陷，这些缺陷在日常生活中会影响其视觉信息的获得。举个例子，在划销实验中采用非对称性搜索模式，并仅能启动及维持对右侧的注意的康复对象，很有可能在卫生间寻找打扫工具时也会出现相同的情形。康复对象的注意缺陷程度决定了测试的表现和结果。轻度注意缺陷的康复对象通常可以完成大部分日常生活活动，只有在不熟悉和复杂的任务中出现困难。与之相反，有视觉忽略的康复对象即使是在非常基础的日常活动中也会有问题，比如找到盘子里所有的食物。同时进行视觉搜索测试和 ADL 评价有助于治疗师了解注意缺陷对康复对象日常生活的影响程度。

推荐 Penny 来低视力中心的医生注意到她可能同时存在偏侧忽略和左侧偏盲。因为偏侧忽略会严重影响日常生活能力，尤其是驾驶，所以我们需要了解 Penny 的搜索障碍有多大程度是由于注意缺陷造成的。测试的方法是 biV-ABA 中的次级测试，测试形式也是划销。在第一次次级测试中，Penny 漏掉了测试用纸左边的一些目标物，表现出了一定的左侧浏览模式欠缺。治疗师提示"尽量多看看左边，别漏掉了"，Penny 意识到了问题找到了所有的目标物并且在之后的每次次级测试中都从最左侧开始。她在七次测试中都应用了从左到右，从上至下的浏览方式。还仔细检查了每个目标物来确保准确性。这些观察结果显示 Penny 注意力是没有问题的，这也在其他的测试中得到了验证。就比如说，她在抄电话号码测试中虽然发生了许多错误，但她能够不需帮助地发现并纠正错误。在浏览模式的第一次测试中，她也遗漏了一些左侧的目标物，但得到反馈后她在第二次测试中没有出现失误。在 Dynavision 的测试中她能够在板子的左右侧间快速转移注意力，而且左侧的视觉扫描能力在练习后显著提高。通过分析 Penny 的评估结果，治疗师总结出在卒中过后的几周内，她本人并不知道自己有视功能缺

陷，但由于严重的偏盲，Penny 已经表现出了明显的左侧注意缺陷。可是当她意识到自己的视觉问题，她就开始利用注意力去弥补并代偿视觉缺失。而如果 Penny 的评估结果证实她存在偏侧忽略，为其设置驾驶训练的课程就是不适当的，应该寻求其他的交通方式。

治疗

据报道，右脑半球损伤后偏侧忽略和忽略症的发生率高达 70%[69]。好消息是，2/3 的偏侧失注意会随着时间转轻，3 个月后会有明显改善[29,69]。这样的高发率和高恢复率的首要原因是连接额叶、颞叶、顶叶和枕叶的脑白质网络通路的损伤[48]。视觉忽略持续 3 个月以上可能不止是大脑通路损伤，更多地可能存在显著持久的结构性损伤[69]。

有偏侧失注意/半侧忽略的康复对象无法定位和利用环境资源来完成日常活动。可能出现的情况如下：无法定位左侧的物体；无法在完整活动过程中维持注意力；无法在多任务中分配及转移注意力；由于视觉记忆差无法在多变的环境中快速精确了解环境（社区等）。总的来说，环境越复杂越多变，对视觉注意的要求就越高，康复对象可能出现的问题就会越多。

治疗的主要目标是针对康复对象对环境的注意扫描减少及空间偏好，解决其在注意唤醒、注意转移和注意维持方面的问题。主要的干预方法有两类，一类是通过改造环境来降低对康复对象视觉注意的要求，另一类则是通过应用代偿策略和作业活动帮助康复对象唤醒和维持注意力。也可以进行感觉输入来增加注意。对于康复对象的康复教育同样重要，这包括根据康复对象的表现给予描述性评价及反馈，告知其偏侧忽略对日常生活究竟有哪些具体影响[74,143,144]。对相关知识的了解是应用代偿措施的先决条件，因为想让康复对象认识和学习如何进行视觉扫描，他必须先懂得视觉扫描是如何作用和如何改变的[74,143,144]。教育应该从早期评估阶段就开始，包括在康复对象完成视觉搜索测试时（Penny 就做过）发现并提示其存在的搜索模式缺陷，以及在测试后总结结果给予康复对象反馈等。而在治疗阶段，治疗师也应不放过任何一个教育的机会，将康复对象每一次的错误或失败都总结成经验，帮助康复对象更好地了解他自己的长处和弱点[144]。

改造

环境改造对每一个有注意缺陷的康复对象都很有用。可以通过减少需要视觉处理的因素来使环境更适合这类康复对象。正如在治疗部分的前言所述，环境

改造包括减少花纹图案、增加对比度、最大化增加照明。减少图案和花纹对于注意缺陷的康复对象来说是至关重要的。背景的图案越花哨越紧凑，康复对象要找到某个想要的东西所需要的注意选择就更多，对他来说也就越困难。严重颅脑损伤的康复对象不具备处理这些信息的能力，对常人有用的东西在他们眼里可能是"视觉噪声"。因此减少分散注意力的因素对有忽略的康复对象来说很重要，也在许多研究中被证实有效[59,88,139]。其他能帮助康复对象定位物体的方法还有增加照明和用强烈的对比色来突出特定物体。使用对比来使得目标物突出能帮助康复对象更快更高效地找到它[95,139]。举个简单的例子，可以在床护栏上用鲜亮的橙色荧光胶带包裹求助按钮。最后很重要的一步是给每件物品都固定一个位置，不要轻易挪动。以上这些环境改造的方法都可以使康复对象充分利用其现有的注意水平去完成日常生活，也能激发他们的参与性和积极性。

代偿

目前针对空间偏好最有效的方法就是视觉扫描训练（visual scanning training，VST），它的方法是教会康复对象一些代偿技术来重新认识和重新建立搜索模式[1,33,34,71,98,99,110,111]。在视觉浏览训练中，康复对象必须应用语言和认知，去建立一种从左到右、从上至下的搜索模式。这种模式可以避免康复对象只关注右侧的物体，保证了视觉搜索的对称性。作业治疗师需要从简单的任务、活动、作业等让康复对象练习这种代偿的浏览模式。以下几条可能对选择合适的活动有指导意义：

1. 尽量选择对视觉空间要求更宽广的活动。由于大部分日常活动对视觉空间的要求是比较宽广的，因此在训练时我们也应多考虑这点。为了帮助康复对象更好地启动和完成视觉扫描，活动空间应尽量大，应能保证康复对象可以自由地转头或者可以改变身体姿势来完成任务。也可以增加现有活动或游戏的难度，比如要求康复对象去转头等。一项可以选择的活动是纸牌配对。治疗师在桌面上摆上一副纸牌，牌面朝上，保持一定间距，总宽度3英尺（1英尺=0.3048米）。要求康复对象用另一副纸牌去找到同样的花色和数字，当配对成功就把这两张牌翻面。在康复对象完成游戏时治疗师需要确保康复对象使用从左到右从上至下的有序浏览方法。可以应用的作业活动也有许多，包括在树篱上安排种植花和花苞，或在晾衣绳上挂床单等。

2. 尽量选择与目标物有互动的活动。在人与看到的物体接触时注意力会更加集中。单人纸牌、多米诺、Wii 的主机游戏以及像 Dynavision 这样的光板训练，都是这种交互活动的代表。烹饪和家务不仅对互动性有要求，也对广阔的空间有一定要求。

3. 尽量选择对注意力和认知有更高要求的活动，这些要求包括视觉细节的观察和目标对比等。为了更容易完成视觉选择，康复对象应该学会研究发现物体的相关特征。符合此要求的活动包括单人纸牌、双人纸牌、四字连珠、词语接龙、西洋棋、拼字游戏等。300~500 碎片以上的拼图、寻找单词和字母、纵横格字谜和针线活（比如段段绣）也锻炼注意的选择。通过以上这些任务的训练，康复对象可以学会去反复确认成果以确保细节不出错。

4. 应用可视化技术来纠正浏览模式。Niemeier[98]陈述现有一种名为"灯塔策略"的灵敏的视觉图像技术，可以帮助有长期忽略的康复对象关注左侧空间。首先先在康复对象面前放一张线画的灯塔图，然后告知康复对象当他需要找一件物品的时候，先想象自己就是画中的这座灯塔，要从左到右搜索到尽可能大的范围。要保证康复对象在练习搜索时，要能看到这幅灯塔，并一定先提示他进行想象和代入。一些康复对象的确需要多次的排练才能够理解学会这项技术，但在习得后他们的搜索能力有了显著的提高。后续也有研究重复此项方法，结论为这项技术也可以帮助康复对象改善路线寻找、出行（有或无轮椅）和解决问题的能力[99]。

除了浏览模式不固定、不对称外，有偏侧忽略的康复对象通常还有注意力维持差的问题。治疗师在训练时应该选择需要在一段时间内维持注意力的活动。在治疗中选择更有挑战、交互性更强的活动能提高警惕和维持注意的能力[109,137,140,148,149]。Dynavision 的 4 分钟训练，结合 T-scope 功能（板中心周期性出现一个数字）就是一个很好的例子。康复对象被要求在灯光出现时去敲击光点，并同时要说出屏幕中心出现的数字。康复对象不仅在成功敲中光点后可以得到语音反馈，在完成整个训练后还会在屏幕的四个象限看到自己的反应时间。快节奏的电脑游戏，比如 Wii 上的一些游戏，也是帮助康复对象练习注意维持和注意转移的好方法。

几乎所有的 IADLs（工具性日常生活活动）都要求长时间的注意维持，并可以以注意的需求程度来分级。比如，治疗师在选择训练时，会从准备简单的早餐开始，逐渐过渡到丰富完整的大餐。Tham 等人[143]发现在偏侧忽略康复对象进行训练时，令其在开始一项活动前先去构想要怎么进行，在完成后去反思自己的表现如何并总结经验，注意力的改善及其他效果都会更明显。比如在他穿上衣之前，先让他把每个步骤描述出来，并在完成的同时再清晰地复述，最后在完成后评估自己的表现。

作业

永远记住治疗师的职责是帮助有偏侧忽略和忽略症的康复对象正常完成日常工作。想要做到这点，需要借助的工具也恰恰就是这些日常工作。尽管还没有足够的研究结果，但已有许多研究表明激励性的、心理接受程度高的活动能够更有效地帮助忽略康复对象改善注意力[22,74,130,143]。Tham 等人[143]发现训练时采用日常生活中用得到的、有意义的活动，能帮助康复对象更快地掌握搜索技能，因为康复对象更有兴趣。Klinke 等人[74]的研究也证实了此点。12 名参与者们的反馈也是如此。比如一位母亲就表示，抱着孩子并给它冲奶粉比拿着咖啡壶泡杯咖啡要容易多了。Bodack 等人[22]的研究中，在键盘上弹奏音阶之后，参与者的左侧注意力有了改善。每天训练的环境也可以改变康复对象的代偿能力[74,144]。Tham[144]和 Klinke 等人[74]发现来自工作人员和家人友善的、正面的反馈可以帮助康复对象更快地掌握代偿技术和改善左侧的注意。

Tham 等人[143]的研究中，参与者还反馈说，应用熟悉的道具和不断重复非常重要。代偿技术的训练可以在 BADLs（基础性日常生活活动）和 IADLs（工具性日常生活活动）中不断完成。举个例子，要求康复对象在衣柜里找衣服时、在冰箱里找食品时、在商店购物时都需要使用从左到右的浏览方法。在更多的场景中更多的重复，才能保证在新的环境时康复对象能更好地应用[150]。医院附近的咖啡馆、礼品店、快餐店、商店等都是训练的不错场地。

感觉输入技术

感觉输入技术是通过改变对大脑的感觉输入来减少右侧空间偏好[71]。当感受到感觉刺激变化时，康复对象会增加对左侧物体的定向。研究结果表明，除了制动疗法和修补治疗，使用热疗、电疗、视动疗法、颈部肌肉震动等都可以帮助忽略康复对象注意到左侧[71,170,174]。可惜的是，还需要更多的研究结果才能够确定如何推广应用这些临床干预[71]。棱镜适应是目前最受关注的一项针对空间偏好的感觉输入策略。已经有超过 40 个发表的研究采用了这项干预方法用于治疗忽略症康复对象，其中一些应用了随机对照试验[97]。虽然 90% 的研究都证实干预有减轻空间偏好的正面效果，还是有很多学者质疑样本量过小、缺乏对照组、参与者知情、后期无跟踪分析等[97]。棱镜适应的确是针对空间偏好一项很有前景的干预方法，但仍需要更多的研究结果做资料来制订方案以确保达到最佳效果[97]。

复杂的视觉处理

复杂的视觉处理在日常生活里非常重要，它在解决问题、制订方案、作出决策时发挥作用。通过标准化测试与观察，治疗师得到的康复对象视觉处理的局限和问题很重要，但它还是无法对康复对象究竟在实际生活环境和职业中的表现作出预测。要求复杂视觉处理的任务一般也会要求认知的处理。为了确定正确方法来完成任务，不仅需要视觉，还需要大量的感觉输入和记忆。康复对象完成复杂任务的经验越丰富，他在回归熟悉的环境和工作时根据显著特点能够回忆或重新制订一个成功计划的可能性就越高[53]。

像 Penny 这样有经验的司机，在自己熟悉的道路上开车比在模拟驾驶器上开车要轻松许多。

想要评估复杂的视觉处理能力，最好的办法就是完整观察康复对象完成需要视觉处理的任务的全过程。举个例子，康复对象是一名教师，那么治疗师就应该观察康复对象备课、教学、评分等方面的职业能力，而且最好评估地点是在康复对象就职单位。治疗师也应该在任务评估中尽量模拟康复对象日常情况。这对治疗师的创造力有一定要求，也要求治疗师更多地尝试和努力，但这是能够评估康复对象能否回归工作的最公平最准确的方法。

Penny 的治疗师用这种方法来评估她是否能重新驾驶。作业治疗师和 CDRS 给 Penny 进行了一次真实的驾驶评估。要求 Penny 在各种各样的道路环境中驾驶 60 分钟，包括她平时常去的各种地点，比如杂货店、教堂、医生办公室、图书馆以及她和绘画协会人员会面的老年中心。

总结

要预估和制订计划来适应环境和完成日常工作，视觉信息的获取是至关重要的。颅脑损伤或其他脑部疾病影响视觉信息的处理，阻断大脑的视觉输入。视觉信息的缺少或不精准都会造成康复对象决策能力下降，工作表现变差[16-68]。

Penny 由于偏盲看不到左侧的字母和词语，所以经常会出现误读。这造成她在完成需要阅读的日常工作时出现障碍，比如服药、购物、财务管理、备餐等。由于她无法快速高效地观察盲侧，她经常与左侧人或物体碰撞，还容易出现定向障碍。这严重影响了她在环境中的安全出行和驾驶。

有视觉感知处理障碍的康复对象是否需要治疗取决于康复对象的生活方式，以及他的视觉障碍是否影响了日常生活活动的完成。

Penny 的丈夫由于患病需要她去护理。因此她需要担起许多家庭责任，比如财务管理、开车、购物等。如果她丈夫健康的话她就不用去完成这些。同时她作为护理人员，也需要一定的情感宣泄出口和放松调节。对她来说，绘画和创作就是最好的方式。

评估与干预的框架决定于视觉感知处理层级，每一层级都是相互关联相互促进的。由于这种机制，如果一个层级受到损伤，整个视觉处理系统都会受到影响。因此在评估时，所有层级的功能都必须评估，重点应放在视觉功能、视觉注意和浏览能力等基础上。

由于左侧的视觉缺失，Penny 对左侧的刺激无反应，给治疗师留下了偏侧忽略的印象。但是在实际评估中，她的注意能力是正常的，只是还没有学会代偿偏盲的方法。

作业治疗师的任务是帮助康复对象能够完成日常生活活动。这个目标通过治疗可以实现。干预方法包括环境改造、代偿技术、适应以及合适的矫正。

各种各样的代偿和矫正技术使得 Penny 能够使用她右侧残余的视野来代偿左侧的视觉功能缺陷，而适应技术和环境改造帮助她能正常完成日常生活。

对于作业治疗师来说，最重要的是要改造环境和任务来保证康复对象能够清楚地看到和拿到任务需要的

关键物品，来完成日常生活工作。谁也无法保证视觉功能可以恢复，目前也没有研究找到了最有效的恢复视觉处理能力的方法。这意味着我们需要着眼于康复对象目前的能力，使它能最大程度发挥以完成工作。积极参与日常活动能够改善大脑的可塑性并改善康复对象的生活质量[47,64,74,163]。康复团队的合作也是重要的一环，作业治疗师应与眼科专家（眼科医生和验光师）等其他视觉康复专家们共同合作来保证康复对象的所有视觉问题都能得到解决，以达到最好的康复效果[100,115]。

复习题

1. 如何确定有视觉缺陷的康复对象是否需要治疗和干预？

2. 为了改善视觉缺陷康复对象的视觉，应该改造环境或任务的哪三个方面？

3. 如何避免康复对象为了代偿偏盲把头转向偏盲侧？

4. 要教给偏侧忽略康复对象的第一个基本视觉扫描策略是什么？

5. 视觉处理最重要的基本层级是什么？

6. 偏侧忽略康复对象的视觉扫描模式会发生哪些变化？

7. 什么时候应该使用部分遮挡技术？简单描述一下这项技术。

8. 会聚不足对阅读能力有何影响？

（马锡超　张超　冯梦晨 译，刘浩 校，

朱毅　黄锦文　刘晓艳 审）

参考文献

1. Adair JC, Barrett AM: Spatial neglect: clinical and neuroscience review—a wealth of information on the poverty of spatial attention, *Ann NY Acad Sci* 1142:21–43, 2008.

2. Alvarez TL, et al: Concurrent vision dysfunctions in convergence insufficiency with traumatic brain injury, *Optom Vis Sci* 89:1–23, 2012.

3. American Academy of Ophthalmology (nd): About ophthalmology and eye MDS. <http://www.aao.org/about/what-is-ophthalmology>.

4. American Occupational Therapy Association: Occupational therapy practice framework: domain and process, ed 3, *Am J Occup Ther* 68(Suppl 1):S1–S48, 2014.

5. American Optometric Association (nd): What is a doctor of optometry? <http://www.aoa.org/about-the-aoa/what-is-a-doctor-of-optometry?sso=y/>.

6. Anderson L, et al: Effects of Dynavision training as preparatory intervention status postcerebrovascular accident: a case report, *Occup Ther Health Care* 25:270–282, 2011.

7. Arditi A: Improving the design of the letter contrast sensitivity chart, *Invest Ophthalmol Vis Sci* 46:2225–2229, 2005.

8. Arene NU, Hillis AE: Rehabilitation of unilateral neglect and

neuroimaging, *Eura Medicophys* 43:255–269, 2007.

9. Baker RS, Epstein AD: Ocular motor abnormalities from head trauma, *Surv Ophthalmol* 36:245–267, 1991.

10. Bainbridge D: *Beyond the zonules of Zinn: a fantastic journey through your brain*, Cambridge, MA, 2008, Harvard University Press.

11. Barinaga M: The mapmaking mind, *Science* 285:189–192, 1999.

12. Barrett AM, et al: Cognitive rehabilitation interventions for neglect and related disorders: moving from bench to bedside in stroke patients, *J Cogn Neurosci* 187:1223–1236, 2006.

13. Bartolomeo P: A parietofrontal network for spatial awareness in the right hemisphere of the human brain, *Arch Neurol* 63:1238–1241, 2006.

14. Bartolomeo P: Visual neglect, *Curr Opin Neurol* 20:381–386, 2007.

15. Becchio C, Bertone C: Time and neglect: abnormal temporal dynamics in unilateral spatial neglect, *Neuropsychologia* 44:2775–2782, 2006.

16. Behrmann M, Black SE, McKeeff TJ, Barton JJS: Oculographic analysis of word reading in hemispatial neglect, *Physiol Behav* 77:613–619, 2002.

17. Beis JM, et al: Right spatial neglect after left hemisphere stroke: qualitative and quantitative data, *Neurology* 63:1600–1605, 2004.

18. Belleza T, Rappaport M, Hopkins HK, Hall K: Visual scanning and matching dysfunction in brain damaged patients with drawing impairment, *Cortex* 15:19–36, 1979.

19. Bertone A, Bettinelli L, Faubert J: The impact of blurred vision on cognitive assessment, *J Clin Exp Neuropsychol* 29:467–476, 2007.

20. Biousse V, et al: Ophthalmologic features of Parkinson's disease, *Neurology* 62:177–180, 2004.

21. Blakeslee S, Blakeslee M: *The body has a mind of its own: how body maps help you do (almost) everything better*, New York, 2008, Random House.

22. Bodak R, et al: Reducing chronic visuo-spatial neglect following right hemisphere stroke through instrument playing, *Front Hum Neurosci* 8:e1–e7, 2014.

23. Bouwmeester L, Heutink J, Lucas C: The effect of visual training for patients with visual field defects due to brain damage: a systematic review, *J Neurol Neurosurg Psychiatry* 78:555–564, 2007.

24. Brahm KD, et al: Visual impairment and dysfunction in combat-injured service members with traumatic brain injury, *Optom Vis Sci* 86:817–825, 2009.

25. Bruce BB, et al: Traumatic homonymous hemianopia, *J Neurol Neurosurg Psychiatry* 77:986–988, 2006.

26. Butler BC, et al: Visual search patterns in neglect: comparison of peripersonal and extrapersonal space, *Neuropsychologia* 47:869–878, 2009.

27. Buxbaum LJ, et al: Hemispatial neglect: subtypes, neuroanatomy, and disability, *Neurology* 62:749–756, 2004.

28. Cantu R, Hyman M: *Concussions and our kids*, Boston, 2012, Harper Books.

29. Cassidy TP, Lewis S, Gray CS: Recovery from visuo-spatial neglect in stroke patients, *J Neurol Neurosurg Psychiatry* 64:555–557, 1998.

30. Cassidy TP, Bruce DW, Lewis S, Gray CS: The association of visual field deficits and visuo-spatial neglect in acute right-hemisphere stroke patients, *Age Ageing* 28:257–260, 1999.

31. Cassin B, Rubin ML: *Dictionary of eye terminology*, ed 5, Gainsville, FL, 2006, Triad Communications.

32. Chen JW: Optic neuritis in multiple sclerosis, *Ocul Immunol Inflamm* 10:161–186, 2002.

33. Cicerone KD, et al: Evidence-based cognitive rehabilitation: recommendations for clinical practice, *Arch Phys Med Rehabil* 8:1596–1615, 2000.

34. Cicerone KD, et al: Evidence-based cognitive rehabilitation: updated review of the literature from 2003 through 2008, *Arch Phys Med Rehabil* 92:519–530, 2011.

35. Ciuffreda KJ, et al: Occurrence of oculomotor dysfunctions in acquired brain injury: a retrospective analysis, *Optometry* 78:155–161, 2007.

36. Ciuffreda K, et al: Vision therapy for oculomotor dysfunctions in acquired brain injury: a retrospective analysis, *Optometry* 79:18–22, 2008.

37. Cockerman GD, et al: Eye and visual function in traumatic brain injury, *J Rehabil Res Dev* 46:811–818, 2009.

38. Coello AF, et al: Cranial nerve injury after minor head trauma, *J Neurosurg* 113:547–555, 2010.

39. Cole M: When the left brain is not right the right brain may be left: report of personal experience with occipital hemianopia, *J Neurol Neurosurg Psychiatry* 67:169–173, 1999.

40. Congdon N, et al: Causes and prevalence of visual impairment among adults in the United States, *Arch Ophthalmol* 122:477–485, 2004.

41. Copolillo A, Ivanoff SD: Assistive technology and home modifications for people with neurovisual deficits, *Neurorehabilitation* 28:211–220, 2011.

42. Corbetta M, et al: Neural basis and recovery of spatial attention deficits in spatial neglect, *Nat Neurosci* 8:1424–1425, 2005.

43. Crews JE, Campbell VA: Health conditions, activity limitations and participation restrictions among older people with vision impairments, *J Vis Impair Blind* 95:453–467, 2001.

44. Digre KB, Brennan KC: Shedding light on photophobia, *J Neuroophthalmol* 32:68–81, 2012.

45. Danckert J, Ferber S: Revisiting unilateral neglect, *Neuropsychologia* 44:987–1006, 2006.

46. Dhaliwal A, et al: Third, fourth, and sixth cranial nerve palsies following closed head injury, *J Neuroophthalmol* 26:4–10, 2006.

47. Doidge N: *The brain that changes itself: stories of personal triumph from the frontiers of brain science*, New York, 2007, Penguin Books.

48. Doricchi F, et al: White matter (dis)connections and gray matter (dys) functions in visual neglect: gaining insights into the brain networks of spatial awareness, *Cortex* 44:983–995, 2008.

49. Du T, Ciuffreda KJ, Kapoor N: Elevated dark adaptation thresholds in traumatic brain injury, *Brain Inj* 19:1125–1138, 2005.

50. Duffy M: *Making life more livable: simple adaptations for living at home after vision loss*, New York, 2002, American Foundation for the Blind Press.

51. Dutton GN: Cognitive vision, its disorders and differential diagnosis in adults and children: knowing where and what things are, *Eye* 17:289–304, 2003.

52. Fletcher DC, Colenbrander A: Introducing rehabilitation. In Fletcher DC, editor: *Low vision rehabilitation: caring for the whole person*, San Francisco, 1999, American Academy of Ophthalmology. (monograph 12, pp 1–9).

53. Goldberg E: *The new executive brain: frontal lobes in a complex world*, New York, 2009, Oxford University Press.

54. Goldberg ME: The control of gaze. In Kandel ER, Schwartz JH, Jessell TM, editors: *Principles of neural science*, ed 4, New York, 2000, McGraw-Hill.

55. Green JDW: Apraxia, agnosias, and higher visual function abnormalities, *J Neurol Neurosurg Psychiatry* 76:25–34, 2005.

56. Green W, et al: Static and dynamic aspects of accommodation in mild traumatic brain injury: a review, *Optometry* 81:129–136, 2010.

57. Han Y, Ciuffreda KJ, Kapoor N: Reading-related oculomotor testing and training protocols for acquired brain injury in humans, *Brain Res Brain Res Protoc* 14:1–12, 2004.

58. Hillis AE, et al: Anatomy of spatial attention: insights from perfusion imaging and hemispatial neglect in acute stroke, *J Neurosci* 25:3161–3167, 2005.

59. Husain M, Kennard C: Distractor-dependent frontal neglect, *Neuropsychologia* 35:829–841, 1997.

60. Hunt LA, Bassi CJ: Near-vision acuity levels and performance on neuropsychological assessments used in occupational therapy, *Am J Occup Ther* 64:105–113, 2010.

61. Husain M, Nachev P: Space and the parietal cortex, *Trends Cogn Sci* 11:30–36, 2007.

62. Husain M, Rorden C: Non-spatially lateralized mechanism in hemispatial neglect, *Nat Rev Neurosci* 4:27–36, 2003.

63. Ishial S, Furukawa T, Tsukagoshi H: Eye fixation patterns in homonymous hemianopia and unilateral spatial neglect, *Neuropsychologia* 25:675–679, 1987.

64. Jones G, Rovner BW, Crews JE, Danielson ML: Effects of depressive symptoms on health behavior practices among older adults with vision loss, *Rehabil Psychol* 54:164–172, 2009.

65. Kahn J: Blunt trauma to orbital soft tissues. In Shingleton BJ, editor: *Eye trauma*, St Louis, 1991, Mosby.

66. Kandel E, Wurtz R: Constructing the visual image. In Kandel ER, Schwartz JH, Jessell TM, editors: *Principles of neural science*, ed 4, New York, 2000, McGraw-Hill.

67. Kandel E, Wurtz R: Perception of motion, depth and form. In Kandel ER, Schwartz JH, Jessell TM, editors: *Principles of neural science*, ed 4, New York, 2000, McGraw-Hill.

68. Kandel E, Wurtz R: Central visual pathways. In Kandel ER, Schwartz JH, Jessell TM, editors: *Principles of neural science*, ed 4, New York, 2000, McGraw-Hill.

69. Karnath H-O, et al: The anatomy underlying acute versus chronic spatial neglect: a longitudinal study, *Brain* 134:903–912, 2011.

70. Kerkoff G, Stogerer E: Recovery of fusional convergence after systematic practice, *Brain Inj* 8:15–22, 1994.

71. Kerkhoff G, Schenk T: Rehabilitation of neglect: an update, *Neuropsychologia* 50:1072–1079, 2012.

72. Klavora P, Warren M: Rehabilitation of visuomotor skills in poststroke patients using the dynavision apparatus, *Percept Mot Skills* 86:23–30, 1998.

73. Klavora P, Heslegrave RJ, Young M: Driving skills in elderly persons with stroke: comparison of two new assessment options, *Arch Phys Med Rehabil* 81:701–705, 2000.

74. Klinke ME, et al: "Getting the left right:" the experience of hemispatial neglect after stroke, *Qual Health Res* 25:1–14, 2015.

75. Kim EJ, et al: Change of visual perception in geriatric strokes after visuomotor coordination training, *J Korean Acad Rehabil Med* 35:174–179, 2011.

76. Klein R, Klein BEK: Vision disorders in diabetes. In Group NDD, editor: *Diabetes in America*, ed 2, Bethesda, MD, 1995, National Institutes of Health/National Institute of Diabetes and Digestive and Kidney Disorders.

77. Lane AR, Smith DT, Schenk T: Clinical treatment options for patients with homonymous visual field defects, *Clin Ophthalmol* 2:93–102, 2008.

78. Reference deleted in proofs.

79. Land MF: Vision, eye movement, and natural behavior, *Vis Neurosci* 26:51–62, 2009.

80. Leff AP, et al: Impaired reading in patients with right hemianopia, *Ann Neurol* 47:171–178, 2000.

81. Legge GE: *Psychophysics of reading in normal and low vision*, Mahwah, NJ, 2007, Lawrence Erlbaum Associates.

82. Leigh RJ, Zee DS: *Neurology of eye movements*, ed 4, New York, 2006, Oxford University Press.

83. Levin LL: Neuro-ophthalmologic diagnosis and therapy of central nervous system trauma, *Ophthalmol Clin North Am* 17:455–464, 2004.

84. Levine DH: Unawareness of visual and sensorimotor deficits: a hypothesis, *Brain Cogn* 13:233–281, 1990.

85. Lotery AJ, et al: Correctable visual impairment in stroke rehabilitation patients, *Age Ageing* 29:221–222, 2000.

86. Ludlam WM: Rehabilitation of traumatic brain injury associated with visual dysfunction: a case report, *Neurorehabilitation* 6:183–192, 1996.

87. Magone MT, Kwon E, Shin SY: Chronic visual dysfunction after blast-induced mild traumatic brain injury, *J Rehabil Res Dev* 51:71–80, 2014.

88. Malhotra P, Coulthard E, Husain M: Hemispatial neglect, balance and eye-movement control, *Curr Opin Neurol* 19:14–20, 2005.

89. Mapstone M, et al: Cerebral hemispheric specialization for spatial attention: spatial distribution of search-related eye fixations in the absence of neglect, *Neuropsychologia* 41:1396–1409, 2005.

90. Medina JJ: *Brain rules*, Seattle, 2008, Pear Press.

91. Mennem TA, Warren M, Yuen HK: Preliminary validation of a vision-dependent activities of daily living instrument on adults with homonymous hemianopia, *Am J Occup Ther* 66:478–482, 2012.

92. Mesulam MM: Spatial attention and neglect: parietal, frontal and cingulate contributions to the mental representation and attentional targeting of salient extrapersonal events, *Phil Trans R Soc Lond B Biol Sci* 354:1325–1346, 1998.

93. Milner AD, McIntosh RD: The neurological basis of visual neglect, *Curr Opin Neurol* 18:748–753, 2005.

94. Mort D, Kennard C: Visual search and its disorders, *Curr Opin Neurol* 16:51–57, 2003.

95. Muller HJ, Krummenacher J: Visual search and selective attention, *Vis Cogn* 14:389–410, 2006.

96. Neger RE: The evaluation of diplopia in head trauma, *J Head Trauma Rehabil* 4:31–34, 1989.

97. Newport R, Schenk T: Prism and neglect: what have we learned?, *Neuropsychologia* 50:1080–1109, 2012.

98. Niemeier JP: The lighthouse strategy: use of a visual imagery technique to treat visual inattention in stroke patients, *Brain Inj* 12:399–406, 1998.

99. Niemeier JP, Cifu DX, Kishore R: The lighthouse strategy: improving the functional status of patients with unilateral neglect after stroke and brain injury using a visual imagery intervention, *Top Stroke Rehabil* 8:10–18, 2001.

100. Reference deleted in proofs.

101. Owsley C: Contrast sensitivity, *Ophthalmol Clin North Am* 16:171–177, 2003.

102. Pambakian ALM, et al: Scanning the visual world: a study of patients with homonymous hemianopia, *J Neurol Neurosurg Psychiatry* 69:751–759, 2000.

103. Pambakian ALM, Currie J, Kennard C: Rehabilitation strategies for patients with homonymous visual field deficits, *J Neuroophthalmol* 25:136–142, 2005.

104. Papageorgiou E, et al: Assessment of vision-related quality of life in patients with homonymous visual field deficits, *Graefes Arch Clin Exp Ophthalmol* 245:1749–1758, 2007.

105. Park U-C, Kim S-J, Hwang J-M, Yu YS: Clinical features and natural history of acquired third, fourth, and sixth cranial nerve palsy, *Eye* 22:691–696, 2008.

106. Park WL: Rehabilitation of hospital inpatients with visual impairments and disabilities from systemic illness, *Arch Phys Med Rehabil* 86:79–81, 2005.

107. Parker WT, et al: Self-reported driving difficulty by persons with hemianopsia and quadrantanopsia, *Curr Eye Res* 36:270–277, 2011.

108. Peers P, et al: Attentional functions of parietal and frontal cortex, *Cereb Cortex* 15:1469–1484, 2005.

109. Pero S, et al: Rehabilitation of attention in two patients with traumatic brain injury by means of "attention processing training", *Brain Inj* 20:1207–1219, 2006.

110. Piccardi L, et al: Efficacy of visuo-spatial training in right-brain damaged patients with spatial hemineglect and attention disorders, *Cortex* 42:975–982, 2006.

111. Pizzamiglio L, Guariglia C, Zoccolotti P: Development of a rehabilitative program for unilateral neglect, *Restor Neurol Neurosci* 24:337–345, 2006.

112. Pollock A, et al: Interventions for visual field defects in patients with stroke, *Cochrane Database Syst Rev* CD008388, 2011. doi:10.1002/14651858.CD008388.pub2.

113. Popivker L, Wang S-W, Boerner K: Eyes on the prize: goals in the context of visual disability in midlife, *Clin Rehabil* 24:1127–1135, 2010.

114. Pouget M-C, et al: Acquired visual field defects rehabilitation: critical review and perspectives, *Ann Phys Rehabil Med* 55:53–74, 2012.

115. Reference deleted in proofs.

116. Qiang W, et al: Reliability and validity of a wheelchair collision test for screening behavioral assessment of unilateral neglect after stroke, *Am J Phys Med Rehabil* 84:161–166, 2005.

117. Ratey JJ: *A user's guide to the brain*, New York, 2001, Vintage Books.

118. Rayner K: Eye movements in reading and information processing: 20 years of research, *Psychol Bull* 124:371–422, 1998.

119. Ringman JM, et al: Frequency, risk factors, anatomy, and course of unilateral neglect in an acute stroke cohort, *Neurology* 63:468–474, 2004.

120. Robertson IH: Do we need the "lateral" in unilateral neglect?: spatially nonselective attention deficits in unilateral neglect and their implications for rehabilitation, *Neuroimage* 14:S85–S90, 2001.

121. Roche S, et al: Brief report: assessment of visual function in older adults on an orthopaedic unit, *Am J Occup Ther* 68:465–471, 2014.

122. Reference deleted in proofs.

123. Rowe FJ, Sueke H, Gawley SD: Comparison of Damato Campimeter and Humphrey Automated Perimetry results in a clinical population, *Br J Ophthalmol* 94:757–762, 2010.

124. Rowe FJ, et al: A prospective profile of visual field loss following stroke: prevalence, type, rehabilitation and outcome, *Biomed Res Int*.

2013;2013:719096. doi: 10.1155/2013/719096. Epub 2013 Sep 9.

125. Rowe F: Prevalence of ocular motor cranial nerve palsy and associations following stroke, *Eye* 25:881–887, 2011.

126. Rowe F, et al: Reading difficulty after stroke: ocular and nonocular causes, *Int J Stroke* 6:404–411, 2011.

127. Rucker JC, Tomsak RL: Binocular diplopia: a practical approach, *Neurologist* 11:98–110, 2005.

128. Rutner D, et al: Occurrence of ocular disease in traumatic brain injury in a selected sample: a retrospective analysis, *Brain Inj* 20:1079–1086, 2006.

129. Rutstein RP, Daum KM: *Anomalies of binocular vision: diagnosis and management*, St Louis, 1998, Mosby.

130. Russell C, Li K, Malhotra PA: Harnessing motivation to alleviate neglect, *Front Hum Neurosci* 7:e1–e37, 2013.

131. Scherer MR, Schubert MC: Traumatic brain injury and vestibular pathology as a comorbidity after blast exposure, *Phys Ther* 89:980–992, 2009.

132. Schuchard RA: Adaptation to macular scotomas in persons with low vision, *Am J Occup Ther* 49:870–876, 1995.

133. Schuchard RA, Barstow E: Evaluation of visual client factors influencing occupational performance. In Warren M, editor: *Low vision: occupational therapy evaluation and intervention with older adults*, Bethesda, MD, 2007, American Occupational Therapy Association Press, pp 45–78.

134. Schuett S: The rehabilitation of hemianopic dyslexia, *Nat Rev Neurol* 5:427–437, 2009.

135. Reference deleted in proofs.

136. Snow JC, Mattingley JB: Stimulus- and goal-driven biases of selective attention following unilateral brain damage: implications for rehabilitation of spatial neglect and extinction, *Restor Neurol Neurosci* 24:233–245, 2006.

137. Sohlberg MM, et al: Evaluation of attention process training and brain injury education in persons with acquired brain injury, *J Clin Exp Neuropsychol* 22:656–676, 2000.

138. Squire LR, Kandel ER: *Memory: from mind to molecules*, ed 2, Greenwood Village, Colorado, 2009, Roberts & Co Publishers.

139. Sprenger A, Kompf D, Heide W: Visual search in patients with left visual hemineglect, *Prog Brain Res* 140:395–415, 2002.

140. Striemer CL, Ferber S, Danckert J: Spatial working memory deficits represent a core challenge for rehabilitating neglect, *Front Hum Neurosci* 7:1–11, 2013.

141. Tant MLM, et al: Hemianopic visual field defects elicit hemianopic scanning, *Vis Res* 42:1339–1348, 2002.

142. Tessier-Lavigne M: Visual processing by the retina. In Kandel ER, Schwartz JH, Jessell TM, editors: *Principles of neural science*, ed 4, New York, 2000, McGraw-Hill.

143. Tham K, Borell L, Gustavsson A: The discovery of disability: a phenomenological study of unilateral neglect, *Am J Occup Ther* 54:398–406, 2000.

144. Tham K, Kielhofner G: Impact of the social environment on occupational experience and performance among persons with unilateral neglect, *Am J Occup Ther* 57:403–412, 2003.

145. Thiagaran P, Ciuffreda KJ: Versional eye tracking in mild traumatic brain injury (mTBI): effects of oculomotor training (OMT), *Brain Inj* 28:930–973, 2014.

146. Thiagaran P, Ciuffreda KJ: Effect of oculomotor rehabilitation on accommodative response in mild traumatic brain injury, *J Res Rehabil Disabil* 51:175–192, 2014.

147. Thiagaran P, Ciuffreda KJ, Ludlam DP: Vergence dysfunction in mild traumatic brain injury (mTBI): a review, *Ophthalmic Physiol Opt* 31:456–468, 2011.

148. Thimm M, et al: Impact of alertness training on spatial neglect: a behavioural and fMRI study, *Neuropsychologia* 44:1230–1246, 2005.

149. Ting DAJ, et al: Visual neglect following stroke: current concepts and future focus, *Survey Ophthalmol* 56:114–134, 2011.

150. Toglia J: Generalization of treatment: a multicontext approach to cognitive perceptual impairment in adults with brain injury, *Am J Occup Ther* 45:505–516, 1991.

151. Trobe JD, et al: Confrontation visual field techniques in the detection of anterior visual pathway lesions, *Ann Neurol* 10:28–34, 1981.

152. Turton AJ, et al: Walking and wheelchair navigation in patients with left visual neglect, *Neuropsychol Rehabil* 19:274–290, 2009.

153. Upton NJ, et al: "Bottom-up" and "top down" effects on reading saccades: a case study, *J Neurol Neurosurg Psychiatry* 74:1423–1428, 2003.

154. Uttl B, Pilkenton-Taylor C: Letter cancellation performance across the adult life span, *Clin Neuropsychol* 15:521–530, 2001.

155. Van Stavern GP, et al: Neuro-ophthalmic manifestations of head trauma, *J Neuroophthalmol* 21(2):112–117, 2001.

156. Ventura RE: The neuro-ophthalmology of head trauma, *Lancet Neurol* 13:1006–1016, 2014.

157. Wahl H-W, et al: The role of primary and secondary control in adaptation to age-related vision loss: a study of older adults with macular degeneration, *Psychol Aging* 19:235–239, 2004.

158. Warren M: *Brain Injury Visual Assessment Battery for Adults test manual*, Birmingham, AL, 1998, visAbilities Rehab Services.

159. Warren M: A hierarchical model for evaluation and treatment of visual perceptual dysfunction in adult acquired brain injury. I and II, *Am J Occup Ther* 47:42–66, 1993.

160. Warren M: Identification of visual scanning deficits in adults after cerebrovascular accident, *Am J Occup Ther* 44:391–399, 1990.

161. Warren M: *Prereading and writing exercises for persons with macular scotomas*, Birmingham AL, 1996, visAbilities Rehab Services.

162. Warren M, Vogtle L, Moore J: Search performance of healthy adults on cancellation tests, *Am J Occup Ther* 62:580–586, 2008.

163. Warren M: Pilot study on activities of daily living limitations in adults with hemianopsia, *Am J Occup Ther* 63:626–633, 2009.

164. Watson G, Baldesare J, Whittaker S: The validity and clinical uses of the Pepper Visual Skills for Reading Test, *J Vis Impair Blind* 84:119–123, 1990.

165. Webster JS, et al: Effect of attentional bias to right space on wheelchair mobility, *J Clin Exp Neuropsychol* 16:129–137, 1994.

166. Weintraub S, Mesulam MM: Visual hemispatial inattention: stimulus parameters and exploratory strategies, *J Neurol Neurosurg Psychiatry* 51:1481–1488, 1988.

167. Willard A, Lueck CJ: Ocular motor disorders, *Curr Opin Ophthalmol* 27:75–82, 2014.

168. Wood JM, et al: On-road driving performance by persons with hemianopia and quadrantanopia, *Invest Ophthalmol Vis Sci* 59:577–585, 2009.

169. Wright V, Watson G: *Learn to Use Your Vision for Reading workbook*, LUV reading series. Trooper, PA, 1995, Homer Printing.

170. Wu C-Y, et al: Effects of constraint-induced therapy combined with eye patching on functional outcomes and movement kinematics in poststroke neglect, *Am J Occup Ther* 67:236–245, 2013.

171. Yarbus AL: Eye movements during perception of complex objects. In Yarbus AL, editor: *Eye movements and vision*, New York, 1967, Plenum Press.

172. Zhang X, et al: Natural history of homonymous hemianopia, *Neurology* 66:901–905, 2006.

173. Zihl J: *Rehabilitation of visual disorders after brain injury*, ed 2, Hove, United Kingdom, 2011, Psychology Press.

174. Zubko O, et al: The effect of repeated sessions of galvanic vestibular stimulation on target cancellation in visuo-spatial neglect: preliminary evidence, *Brain Inj* 27:613–619, 2013.

推荐阅读

Leff AP, Behrmann M: Treatment of reading impairment after stroke, *Curr Opin Neurol* 21:644–648, 2008.

Ong Y-H, et al: Read-right: a "web app" that improves reading speeds in patients with hemianopsia, *J Neurol* 259:2611–2615, 2012.

Priftis K, et al: Visual scanning training, limb activation treatment and prism adaptation for rehabilitating left neglect: who is the winner?, *Front Hum Neurosci* 7:1–11, 2013.

Rode G, et al: Looking while imagining: the influence of visual input on representation neglect, *Neurology* 68:432–437, 2007.

Senra H, Oliveira RA, Leal I: From self-awareness to self-identification with visual impairment: a qualitative study with working age adults at a rehabilitation setting, *Clin Rehabil* 25:1140–1151, 2011.

产品信息

Brain Injury Visual Assessment Battery for Adults
Warren Pre-reading and Writing Exercises for Persons with Macular Scotomas
visAbilities Rehab Services
http://www.visabilities.com

Dynavision D2
Dynavision International
http://www.dynavisioninternational.com

Learn to Use Your Vision for Reading Workbook, Wright & Watson
Pepper Visual Skills for Reading Test
http://www.lowvisionsimulators.com

Lea Low Vision Test Charts/Damato Campimeter
http://www.good-lite.com

UV fitover filters
NoIR Medical Technologies
http://www.noir-medical.com

第25章

感知障碍的评估和治疗

Shawn Phipps

学习目标

通过学习本章知识,学生或从业者应该可以完成以下:

1. 描述感知障碍如何影响日常生活活动的参与。
2. 熟悉视觉感知、视觉空间感知、触觉感知、身体图示感知及躯体运动技巧感知的标准化及功能性评估工具。
3. 区分治疗感知障碍的治疗性方法和代偿性方法,了解这两种方法如何促进作业参与。
4. 描述针对目标性感知运动障碍的具体作业治疗干预措施,从而提高运动表现技巧、个人因素及促进作业参与。

章节大纲

关键术语

代偿性方法(adaptive approaches)
失认症(agnosia)
皮肤书写障碍(agraphesthesia)
失用症(apraxia)
实体觉缺失(astereognosis)
身体图示(body scheme)
颜色失认(color agnosia)
颜色命名障碍(color anomia)
构造障碍(constructional disorder)
穿衣失用(dressing apraxia)
图形背景辨别(figure-ground discrimination)
手指失认(finger agnosia)
形状恒常性(form constancy)
皮肤书写觉(graphesthesia)

意念性失用(ideational apraxia)
意念运动性失用(ideomotor apraxia)
视觉变形症(metamorphopsia)
感知(perception)
运用(praxis)
面孔失认(prosopagnosia)
治疗性方法(remedial approaches)
左右辨别(right-left discrimination)
同时性失认症(simultanagnosia)
空间关系(spatial relations)
立体感觉(stereognosis)
立体观测(stereopsis)
视觉空间感知(visual-spatial perception)

案例研究

Walt，第一部分

Walt 先生今年 38 岁，一次车祸事故造成了他脑部右侧额叶、顶叶、颞叶及枕叶的损伤，他的作业轮廓复杂多样，包括他曾经是一间著名建筑公司的全职绘图艺术家，他也是一位很有造诣的画家。Walt 已婚，与妻子育有两个小孩。

脑外伤导致了 Walt 先生运动技巧、执行技巧及个人因素受损（如感知和认知功能受损），他不能很好履行工人、丈夫、父亲及建筑师的角色任务。Walt 先生不能参与多数他认为重要的作业领域，包括绘画、使用电脑、素描及与孩子玩传球游戏。评估过程中发现，他的视觉基础性技巧完好包括视觉精确性、眼球运动控制及视野功能。然而，他在跟小孩玩耍的时候启动运动困难，在绘画、素描及使用电脑的时候难以把视觉信息转换成有意义的视觉空间关系。再者，他存在躯体左侧的单侧忽略，当仅有触觉的输入时不能辨别不同类型的材质。

首次评估中，作业治疗师使用加拿大作业表现评估表[64]去获取以康复对象为中心的作业目标，Walt 先生表示他作业治疗的首要目标是向当地的画廊提交一幅画、跟他的孩子玩耍、能开车和重获电脑技巧以备可兼职做一名建筑师。

思辨问题

1. 你如何最恰当地评估 Walt 先生的作业表现？

2. 你如何最恰当地评估 Walt 先生的感知障碍对作业追求的影响？

3. 对于他的感知功能障碍，如何应用治疗性方法和代偿性方法辅助他完成作业表现目标。

"感知是认知的门户"。[15]

感知（perception）是大脑处理及解释来自环境感觉信息的途径。感知信息通过大脑不同的认知区域进行处理（在第 26 章描述），然后个体选择通过运动行动或语言表达作出反应。例如，当在杂货店的结账处排队时，一个人在过道里看到一排排包装鲜艳的糖果，他/她可能想起巧克力的甜味，可能想起最近减肥的决心，可能抵抗住诱惑不买糖果。那个人还可能看过旁边的过道，见到邻居然后开始聊天。几分钟后，那个人可能发现另一条结账队伍更短然后选择换一条队伍以缩短时间。对环境的感知提供了人作出反应性选择的信息。

在早期的发展中，触觉、本体感觉、前庭觉和视觉感知提供了身体图示（body scheme）的内化感觉，构成了所有活动功能的基础[7,69,109]。对于建筑师、管道工、设计师或艺术家，高度发达的空间技巧对实现优秀的作业表现至关重要[40]。阐释视觉刺激的过程是一种习得的技巧，当盲人在后来重获视力时对他们看见的物品出现解释困难就证明了这一点[90]。

获得性的感知障碍多见于脑血管意外（CVA）、颅脑损伤（TBI）及其他神经损伤（如多发性硬化、帕金森病）的患者[65,82]，阿尔茨海默病患者在疾病进展的过程中也常出现空间障碍及失用[6,14]。

严重的视觉感知障碍常常合并认知损伤，可影响不同领域的作业活动（如基础性日常生活活动、工具性日常生活活动、教育、工作、玩耍、娱乐及社交）并存在严重的安全问题[56]。例如，若一个人不能判断脚与上一级楼梯之间的距离及空间关系，可能存在严重的跌倒风险。另一个人在备餐的过程中若不能判断刻度盘在炉子的位置可能会引起火灾。通常，作业治疗师的角色就是评估康复对象在有价值的作业表现中的安全及独立性，应用标准化评估方式评估视觉及感知技巧，以及观察在情境中的作业表现。

本章描述个人因素包括视觉感知、视觉空间感知、触觉感知、身体图示感知、运动感知及这些个人因素损伤可能导致的作业表现障碍。本章提供标准化及功能评估建议，同时综述作业治疗的普遍性方法。

作业评估的普遍性原则

在评估视觉感知技巧时，需要几种评估工具。最佳的标准化评估套装应包含语言反馈（如命名一张图片）或运动反馈（如绘画或构造）或上述任意一种形式的反馈（通过念出数字或字母或指出备选项目完成多项选择）。这种评估方式更利于作业治疗师评估那些存在严重认知或沟通障碍康复对象的视觉感知障碍问题。通过不同的评估方式，作业治疗师可获取不同的信息以区分康复对象是接受信息的功能受损或是运动或语言输出的功能受损[25]。这些信息会影响作业治疗师的治疗方式。除标准化的评估工具外，治疗师还应观察康复对象在不同情景下的作业表现及进行功能性活动的运动感知需求分析。综上所有的这些信息以获取对作业表现缺陷更全面的认识。评估应该在作业所在的特定情景中进行。

Warren 强调使用"从下至上"的方法，在评估本章描述的更高级的视觉感知技巧前，先评估视觉基础技巧的损伤情况[99,100]，例如视敏度、眼动功能、视野功能、视觉注意和视觉扫描技巧。举例，视敏度的损伤可能是感知处理测试表现不佳的潜在原因。正常老龄化过程可能导致视觉基础区域损伤，许多与年龄相关的眼部疾病如黄斑变性、青光眼、糖尿病视网膜病变等可能影响视敏度或视野功能[62]。同时认知领域的损伤如注意、记忆或执行功能(见第 26 章)可能会影响整体的感知测试。例如,存在严重的注意力障碍的康复对象不可能在标准化测试中表现得好,这与任务的形式和性质无关。Tsurumi 和 Todd 也分析了常用的视觉感知功能测试中包含的认知技巧,他们提出,康复对象在二维视觉刺激的表现可能并不能预测他/她在动态性三维世界的表现[98]。

Annadottir 建议在情景中观察 ADLs 以评估神经行为障碍,包括视觉感知障碍及它对功能独立活动表现的影响[5]。她认为作业治疗师最好直接从 ADL 评价中评估神经行为缺陷。她发明了 Arnadottir OT-ADL 神经行为评估(Arnadottir OT-ADL neurobehavior evaluation,A-ONE),在 ADLs 的情景和功能性活动任务中评估感知和感知运动障碍,包括意念性失用、意念运动性失用、单侧忽略、身体图示障碍、组织/定序障碍、失认症和空间障碍[3-5]。

Toglia 的多情景治疗方法侧重使用不同的环境泛化功能技巧,以治疗和代偿感知和认知损伤[96]。Toglia 训练方式的主要元素包含视觉处理策略、活动分析、融合康复对象个体化的学习需求、建立学习转移的标准、后设认知训练(metacognitive training)及在不同情景下练习。同时,这种训练方式还辅助颅脑损伤或脑卒中康复对象获取对感知和认知优劣势的自我认识,从而促使康复对象在不同的环境中应用治疗性或代偿性技巧[97]。Toglia 的动态物品搜索测试(dynamic object search test)是其中一个可用于康复对象视觉处理、视觉扫描和视觉注意能力评估的测试[96]。

另一个以作业为基础的,可用于评估表现技巧缺失对功能性任务影响的测试是动作与程序技巧处理技能评估(assessment of motor and process skills,AMPS)[38],这个标准化评估评价参与作业活动所需要的 16 个运动技巧及 20 个处理技巧(如时间组织、空间及物品的组织)。每个表现技巧都是在不同难度水平的标准活动列表中,依据康复对象身份和文化选择相关的 IADLs 进行评估的。AMPS 的信度和效度很高,评估者必须是接受过相关训练及被认证可执行此评估的作业治疗师。

洛文斯顿作业治疗认知评估(Lowenstein occupational therapy cognitive assessment,LOTCA)[57]及 Rivermead 感知评估套装[32,103]提供了视觉感知和运动技巧的综合性评估,涉及非运动及结构组织功能。还有其

他的需要语言或简单示意式回应的评估工具。非运动视觉感知测试-第 4 版(motor-free visual perception test,4th edition,MVPT-4)[16,24,70]评估基础性的视觉感知功能。另有一该测试的替换版本(MVPT-V)提供了以垂直形式呈现的多项选择,以此降低偏盲或视觉不注意的干扰[73]。MVPT-V 已被证实可预测在路面的驾驶表现,并可作为判断是否达到安全驾驶的筛选工具[71]。高级视觉感知技巧测试(test of visual perceptual skills-upper level,TVPS-UL)[42]也提供了多选形式及在成人评估中已实现标准化,与 MVPT 相比,此测试需要更高级的视觉分析功能,测试不计时[16-18]。Hooper 视觉组织测试(Hooper visual organization test)[53]要求康复对象意念上组装碎片式的日常物品。明尼苏达纸板测试(Minnesota paper form board test)[66]是视觉组织能力的高阶测试,需要康复对象意念性地旋转碎片式的几何图形。

作业治疗的普遍性方法

关于感知运动功能的潜在性假设是感知功能的缺失会给作业表现带来负面影响。而且进一步假设,治疗或代偿感知障碍会提高作业表现[74]。Neistadt 对感知障碍作业治疗方法进行批判性分析后提出了两个普遍性的分类:代偿性及治疗性方法[74]。代偿性方法(adaptive approaches)是指对作业表现中进行训练以促进康复对象适应特定的作业情景[2]。相对的,治疗性方法(remedial approaches)寻求中枢神经系统功能的改变[74]。不同形式感知功能的治疗性训练方法的效果尚无文献报告,需要更进一步的科学研究[33,74,89]。

作业治疗师在设计治疗方案以应对视觉感知功能障碍的影响时,可采取一种或组合多种方法。可连续性地应用治疗性和代偿性方法,以针对基础视觉感知技巧的治疗性方法开始,当障碍持续存在时,应逐步融合代偿性技巧[58]。作业治疗相关文献建议用特定的活动治疗感知障碍,但应用此类活动的方案仍需进一步研究[109]。评价作业治疗干预的有效性,需要衡量成功作业表现、任务进阶、评估表现的客观方法及任务改良指导方案的标准[75]。在缺失客观性的标准的情况下,作业治疗师依赖经验性方法去评估及记录功能性进步。几个研究已证实感知障碍与功能表现的关系[8,32,88,89]。

治疗性方法

治疗性方法（或学习迁移方法）假设：涉及特定感知技巧的多元练习机会会在需要类似感知技巧的活动上产生遗留效应[74]。例如，以空间关系训练为目的的钉板设计活动，可在需要空间判断的穿衣技巧上继续保留（例如把衣袖套入相应的手臂，区分左右鞋）。已有文献记录感知训练可提高康复对象感知测试表现[47]。然而，另外的研究却显示，相较于提高感知技巧的治疗性策略，在现实中应用以作业为基础的活动更能促进感知意识和能力的提高[33,68,76,77,109]。

感知障碍的代偿性方法

代偿性方法的特点是，在目标性作业表现任务中重复训练，通过替代技巧代偿感知障碍，以辅助存在神经功能障碍康复对象获得独立[74]。治疗师在使用代偿性方法时无需重新训练特定的感知技巧，而是让康复对象意识到问题所在，并让其在作业表现中使用代偿性策略补偿感知障碍。例如，如果康复对象由于躯体图示受损而出现穿衣困难，治疗师会设计常规的穿衣流程，并在反复练习过程中提示应如何代偿情境中的感知障碍，通过这些活动改良，康复对象可能学会独立穿衣。物理环境或特定作业活动需求的改良（如环境中物品使用和它们的特性），是代偿感知障碍的另一种方式。如当康复对象难以在白色床单上区别出白色的上衣，治疗师可能会鼓励康复对象选择有图案的上衣或把白色上衣放在有颜色的毛巾或床罩上，以提供对比明显的背景。

特定感知障碍的评估和治疗

视觉感知障碍

视觉感知障碍会影响康复对象识别熟悉物品及人物的能力[108]。尽管这些康复对象视觉相关的解剖结构完整，但由于神经病学的损伤，他们眼中的物品和人，与真实形象相比可能显示是扭曲的，或过大或过小。这些康复对象可能在现实环境中阐释物体含义存在困难，例如符号和地图。此外，康复对象可能对环境中颜色的辨认、识别或命名存在困难。这些视觉感知障碍可以引起在动态环境中安全问题，也会影响社交技巧，因为康复对象不能辨认家庭成员、朋友和同事。

Walt，第二部分

> Walt 先生存在视觉感知障碍，他难于辨认和区分两个孩子的面部特征，同时他很难区分绘画时使用的刷子。他需要语言提示识别两个孩子的面部特征以区分他们，在绘画创作时也需要提示来选择适当的画笔。同时，他还存在识别不同交通标识的困难，这使他不能安全驾驶。

失认症

视觉物品辨别是指可以口语辨识经视觉输入的物品，该功能的障碍被命名为失认症（agnosia），它是由于右枕叶或后部多感官联合区域损伤而致[54,65]。失认症的康复对象存在正常的视觉基础性技巧，也不是由于语言能力障碍即失语症而导致不能命名物品，准确地说，康复对象是不能通过单一的视觉方法识别和辨认物品。如果康复对象手持物品，他/她可通过触觉输入或嗅觉输入来辨别有特殊气味的物品（如花或洋葱）[91]。

失认症的评估是让康复对象通过视觉辨认 5 种日常用品，例如铅笔、梳子、钥匙、手表和眼镜。如果康复对象存在找词困难，作业治疗师可以提供三个答案作出选择和让康复对象通过点头（是或否）表达正确的选择。如果康复对象在五个物品中不能正确命名其中的四个，可能存在视觉失认症。

视觉失认症的作业治疗侧重于通过改良或代偿的方法保存常用的物品（例如梳子放在一致的位置），和教育康复对象更多地依赖完整的感觉渠道（例如实体觉和触觉辨别）以寻找功能性使用所需的物品[54]。治疗性方法可包括让康复对象训练识别在作业活动所需的物品，例如 Walt 先生的画笔，或在作业治疗中使用非语言、触动觉指示[108]。活动后，治疗师可让康复对象练习命名使用的物品。最近的研究发现物品辨认的治疗性方法成功率低[55]。

颜色失认和颜色命名障碍

颜色失认（color agnosia）是指康复对象不能回忆和辨认在环境中日常用品的颜色[50]。例如，Walt 不能在绘画风景的过程中辨认颜料的颜色。他把用来画草地的绿色颜料与画天空的蓝色颜料搞混。或者，颜色命名障碍(color anomia)是指康复对象不能命名物体的颜色。尽管这些康复对象了解物品颜色的区别，但他们不能正确命名物品。例如，Walt 可以辨认出红色但是不能命名出红色。

颜色失认的评估，作业治疗师可在康复对象面前展示两种正确上色的日常用品及两种不正确上色的日常用品,然后让康复对象挑选出不正确上色的物品,如果康复对象不能挑选不正确上色的物品,临床上可能出现颜色失认。

评估颜色命名障碍,作业治疗师让康复对象命名他/她环境中不同物品的颜色。如果康复对象有失语症,治疗师会给康复对象提供颜色选择项,康复对象通过点头作"是"和"否"应答。如果康复对象不能正确命名不同物品的颜色,可能出现了颜色命名障碍。

颜色失认和颜色命名障碍的作业治疗,强调为康复对象提供在环境中辨认、识别和命名不同物品颜色的机会。治疗最好在熟悉的情景中进行,也可在作业表现的过程中与功能相结合。例如,当 Walt 在画风景的时候,治疗师可用语言提示以辅助辨认、识别和命名他所用的不同色彩。

视物变形症

视物变形症(metamorphopsia)是指物品的视觉变形或扭曲,例如尺寸和重量的物理特征[108]。例如,当 Walt 和他的两个孩子进行体育活动时,他不能分辨出篮球、足球、棒球或排球,每种球显得比真实的球更重、更轻、更大或更小,以致很难仅仅通过观察分辨出他们的差别。

视觉变形症的评估包括在康复对象面前展示不同重量和尺寸的物品(例如球、装满水的水杯、拼图的片块),让康复对象单纯通过观察按照大小或重量把物品排序。如果康复对象不能辨别出不同物品的重量和大小,表明存在视觉变形症。

视物变形症的治疗包括让康复对象通过完整的感觉形态(例如触觉-运动觉-本体感觉)在自然环境练习辨别和区分物品。作业表现过程中物品的功能性使用,会为康复对象提供关于不同物品大小和形状的反馈。当应用这种方法时,作业治疗师应提供物品的针对性的语言描述。其他治疗方式包括迷宫、棋盘游戏和电脑游戏可辅助康复对象获得辨别不同物品的大小和形状的经验。

面孔失认

面孔失认(prosopagnosia)是指由于右后大脑半球损伤的康复对象不能辨认出熟悉的面孔[19,54,91]。存在面孔失认的康复对象因为不能识别不同面部的个性化的特征,而出现辨认自身、家人朋友及公众人物面孔的困难。当尝试辨认家庭成员和熟人时,康复对象可通过依靠听觉提示(如家人的声音),或独有的特征(如长卷发)来代偿这方面能力的缺失。

大脑的损伤也会损害解释面部表情的能力而导致严重的社会后果[21,106]。例如,有个人非常容易对他人起疑心,他很难解释照片上不同人物的表情,因为他从其他国家移民至美国,一开始这种困难被认为是文化差异所导致,让他拿了一份来自他本土国家的报纸,把图片上的描述去除,让他描述所示人物的表情和情绪,然后再让他翻译图片描述,这才意识到他不能辨别面部表情。

有一个标准化的面部识别测试[12],提供匹配在前方拍摄、侧方拍摄和不同亮度下面孔的多项选择题。非正式的功能测试,包括让康复对象当家人在同一饭桌上时(如 Walt 的两个小孩并排坐在一起)识别在照片中不同人的名字。或让康复对象在镜子中识别自己的面孔。此测试还可以使用著名公众人物的照片。如果存在失语,康复对象可通过动作语言进行交流,例如以多项选择的形式,通过点头(是或否)示意。如果康复对象不能识辨自身或家人,可能存在面孔失认。文献中无正式的面部表情辨认测试[65],但使用熟人的照片可完成非正式的测试。

面孔失认的作业治疗包括治疗性的方式,如面部匹配练习[108]。代偿性的方法包括提供写有名字的家庭成员及著名人物的照片,辅助康复对象把家庭成员的面孔关联其他独有的特征如体重、高度、特殊的习惯、口音和发型。

同时性失认症

同时性失认(Simultanagnosia)是指康复对象不能从整体上识别和解释一系列视觉组合,这是由于右侧大脑半球损伤引起[35]。存在同时性失认的康复对象可以识别一个视觉景象的单一组成部分,但他们不能识别和解释景象的完整形态。例如,Walt 可以识别在他其中一幅画里面的花和树,但他不能辨认和解释这幅画是他家乡周边的风景。

评估包括在康复对象面前展示一幅有详细视觉组合的图片(如 Walt 在沙滩的家庭照),让康复对象详细地描述这个景象,评估康复对象能否整体描述这个景象。许多康复对象可以识别视觉组合的单一特征(如沙堡),但不能形容整个景象的背景和含义(如在沙滩的家庭旅行)。当康复对象不能从整体上识别和解释视觉组合,说明存在同时性失认。

作业治疗侧重通过语言提示辅助康复对象构造视觉组合的含义,及通过治疗性问题提高抽象推理能力。最好在熟悉的情景下提供治疗,例如康复对象的家中、工作间或去商场的社区途中。

视觉空间感知障碍

视觉空间感知（visual-spatial perception）是指了解在空间中自我的人体关系、物品与身体关系及物品间关系的能力。前人曾努力尝试把空间技巧细分为小的组成部分，但是作者认为很难把空间技巧单独分开[22]。普遍认为右侧大脑控制空间能力，更擅长完形功能。而左侧大脑更注重独立的细节[65]。

视觉空间感知在瞬间形成以支持安全有效的作业表现。因为这种视觉和空间信息的极速同时处理，它使司机在驾驶过程中可迅速反应以避免碰撞。存在轻度视觉空间感知损伤的康复对象，可能需要更多的时间来处理任务活动但可以正确处理信息，这可能是由感知成分的语言分析来进行代偿。严重损伤可能导致不正确的反应，尽管已经尝试以更长的时间来解决问题。

视觉空间技巧不限于视觉领域[63]。声音可在空间中定位，盲人康复对象的移动和日常作业很大部分依赖触觉以了解空间中物品的排布[83]。例如，盲人在一个熟悉的环境中穿行需要了解物理环境中每件家具的摆设，转移位置时需持续改变个人的"认知地图"（cognitive map）。

当一支笔在桌面滚动时，视觉空间感知技巧可让我们判断当笔靠近桌面边缘时及将要掉到地板时，桌面与笔的相对位置关系。图 25.1 阐释了视觉空间感知功能的复杂性。

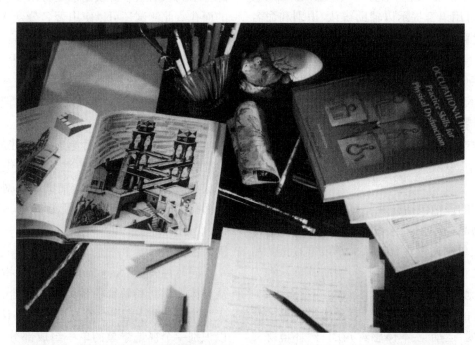

图 25.1 现实生活的视觉空间功能，注意：这个景象展示了空间功能所有的组成部分

案例研究

Walt，第三部分

Walt 先生表现出视觉空间感知障碍，他难以区分自身的左右部分躯体，在指方向时也常常在左右方向上困惑。他常常迷路，在不熟悉的社区环境中一直需要家人的陪同。绘画时，Walt 难以在画中区分前景及背景，不能判断在他身旁杯子里的颜料数量。再者，他常常在试图应用颜料时漏掉画布。

图形背景辨别障碍

图形背景辨别（figure-ground discrimination）可让人在视觉组合中从背景图形中感知前景[108]。例如，Walt 不能在笔筒中的其他书写用具中找出绘画用具，因此表现出从背景辨别目标物品的困难。

图形背景辨别可在不同的场合中进行功能性评估。在穿衣活动中，你可让康复对象从白色的床单上拿出白色汗衫。在厨房中，你可以让康复对象从一个放有杂乱烹调用具的抽屉中拿出所有的勺子。如果康复对象不能在一个复杂视觉组合中从背景区分前景，这个康复对象可能存在图形背景辨别障碍。

应用治疗性方法，图形背景辨别的治疗着重让康复对象从无组织的视觉组合中找出相似颜色的物品[108]，这个活动可在情境中融入相关联的有意义的作业活动。例如，Walt 的治疗师可以让他找出素描中所需的铅笔。这个活动可以通过让视觉组合更简单以降阶难度，让视觉组合更复杂以升级难度。

代偿性方法侧重通过改良环境以增加日常功能性物品的组织性(如只放置最必需的日常生活用品),减少康复对象要分辨的视觉组合的复杂程度(如特定时间内只在 Walt 面前摆一支画笔),或用彩色胶带标记日常用品以区分,特别那些相似颜色的物品[107]。

Toglia 多情景方法可用于辅助康复对象获得图形背景辨别障碍的自我认知,并发展有效的组织和视觉扫描策略,以在环境中辨别前景和背景[96]。这种治疗方式注重把康复对象认为在环境中找到物品的有效技巧,泛化到多种功能性情景。

形状恒常性障碍

形状恒常性(form constancy)是对各种形式、形状和物体的识别,而不管它们的位置、方位或大小[108]。例如,一个人可以感知桌面上所有不同大小的或在铅笔筒里不同位置的铅笔。

形状恒常性的评估,让康复对象只通过观察来识别在他/她环境中熟悉的物品,那些物品为倒置或在他们的周边。例如,在厨房中,你可让 Walt 识别倒置的杯子或放在他身边的烤箱。如果康复对象不能识别非正常位置下的物品,说明存在形状恒常性障碍。

形状恒常性障碍的治疗包括应用触觉提示,帮助康复对象感受不同位置的物品,从而学习无论任何体位、大小或位置下他们的恒常性。活动难度的进阶包括把物品放在正立位,再到把物品放在非常规的位置。治疗最好提供康复对象在日常作业表现中常用的物品。

空间位置

空间位置或空间关系(spatial relations)是指形状或物品与自我的相对方位。这种感知成分可让人认识到铅笔尖远离自己,而让手有效抓住铅笔。

空间位置的评估,让康复对象相对于自身,使用以下的方位放置常用的或其他的物品:顶部/底部、向上/向下、里/外、后面/前面、之前/之后。例如作业治疗师可以让 Walt 把画笔放在电脑的顶部或把他的篮球放在身后。如果康复对象不能通过方向名词辨识物品与自身或其他物品的关系,表明他存在空间位置障碍。

空间位置的治疗,包括为康复对象提供机会去体验在环境中与自身位置相对地组织放置物品。例如,Walt 可以在电脑图形设计程序中训练与其他物品相对地放置不同的物品,以训练向上/向下、里/外、后面/前面、之前/之后的方位性概念。

左右辨别障碍

左右辨别(right-left discrimination)是指正确辨别左右概念的能力[108]。存在左右分辨障碍的康复对象可能对身体的左侧和右侧存在困惑,或在环境中活动时混淆左右方向。

评估左右辨别,作业治疗师让康复对象指自己身体不同的部分(如左耳朵),或评估康复对象使用左右的语言指令在环境中穿行的能力(如在走廊尽头右转)。如果康复对象不能辨别与身体相关的左右侧和环境中的左右方向,表明他存在左右辨别障碍。

左右辨别治疗,侧重辅助康复对象在与自身身体互动时(如我正把我的右上肢放进衣袖里)或与环境互动(如我在停止标识处左转)朗诵"左、右"。当康复对象学习在更动态性的家居和社区环境中穿行时,左右辨别的治疗性方法可显著提高地点定向能力。

立体观测

立体观测(stereopsis)是指康复对象在环境中不能感知与自身或不同物品的相对深度[108]。深度感知对于在三维世界的功能发挥、安全驾驶和社区活动起着重要的作用。存在单侧眼视野障碍或戴了一只眼罩以代偿复视的康复对象可能存在立体观测,因为感知深度需要双眼的视觉输入。

深度感知的评估,作业治疗师把不同的日常用品放在桌面,让康复对象识别哪个物品比较近,哪个物品比较远。在社区环境中,可让康复对象功能性识别哪个建筑或地标离得比较近或比较远。如果康复对象不能判断环境中物品的距离,说明可能存在立体观测。

已有开发的电脑辅助性软件可让康复对象在电脑屏幕上通过判断物品与其他物品的相对位置以提高康复对象深度感知能力[108]。触觉运动方式可通过应用触觉输入而辅助康复对象判断距离[1]。

触觉感知障碍

触觉感知受损涉及顶叶第二体感区域的触觉辨别技能[72]。这些技能需要更高层次的合成能力,而不是在第 23 章描述的基本的轻触觉和压力感觉功能。

案例研究

Walt,第四部分

> Walt 先生出现了触觉感知损伤,他不能只通过触觉识别用于绘画的用品,他不能通过触觉方式分辨不同类型、形态及形状的材料,他必须在作业表现中通过视觉代偿来决定使用哪个物品。

立体感觉

立体感觉(tereognosis),也被称为触觉灵知[27],可使个体不借助视觉的辅助,通过触觉感知辨别日常用品及几何图形。它是由触觉、压觉、位置觉、运动觉、质地、质量及温度这些感觉的综合而形成,这项能力依赖完整的顶叶皮层功能[44]。立体感觉在作业表现中起着极其重要的作用,因为对很多日常活动来说,可"通过手来看"是关键能力。这项技能能使个体从手袋中找到笔,在一个黑房间中找到开关。配合本体感觉,立体感觉使用所有精细运动完成活动,而不需要将视线集中在正在操纵的物体上。立体感觉的例子:如边编织边看电视,伸手到包里拿家里的钥匙,边聊天边用叉子吃饭。

立体感觉障碍被称为实体觉缺失(astereognosis)。存在实体觉缺失的个人必须在活动过程中使用视觉监视手部的使用。因此,他们的动作必须是缓慢而有目的的,而且通常不那么活跃。

立体感觉测试的目的是评估康复对象识别日常用品和感知其触觉属性的能力[10,26,49,60]。需要对视觉进行遮挡,如使用在第23章描述的窗帘、眼罩或文件夹。评估中需应用特定的物品,包括铅笔、钢笔、太阳镜、钥匙、钉子、安全处理的大头针、纸夹、金属茶匙、硬币及纽扣。任何常见的物品都可以使用,但重要的是要考虑到康复对象的社会和种族背景,以确保他/她曾经有过这些物品的经验。三维的几何形状(如立方体、球体或金字塔)也可以用来评估形状和形态感知。

评估应该在最小干扰的环境中进行。治疗师应该坐在被测康复对象的对面。康复对象的视野被遮挡,手背面搁在桌子上,物品以随机顺序呈现,允许和鼓励康复对象操作物品。如果康复对象的手功能受损,治疗师会协助康复对象操作物品。应该要求康复对象命名物品,或者如果他/她不能命名物品,则要描述其属性。患有失语症的康复对象在每次试验后可能会看到一组测试物品的复制品,在可视条件下作出选择。康复对象对每个物品的反应都会计分。治疗师记录物品是否被快速正确地识别,或者需延迟很久来识别,或者康复对象只能描述对象的属性(例如大小、纹理、材质和形状)。如果该康复对象不能识别该物体或描述其属性,治疗师也应记录下来。

Eggers描述了一个实体觉缺失的分级干预程序[34]。最初,康复对象观察物体同时操纵物体,并使物体发出声音,例如在桌面上敲击物体。这种方法允许康复对象在感受物体的同时看到并听到它,这有利于感觉间的相互促进;然后在触觉探索期间视觉被遮挡。最后,在桌面上放置一个衬垫,以便消除听觉和视觉线索,康复对象单纯依靠触觉运动感觉输入。触觉运动

觉再教育方案是从对不同物体的粗略判别开始,例如光滑粗糙的纹理或圆形和正方形形状。接着,要求康复对象通过触摸来估计数量(例如盒子中的弹珠数量)。然后,康复对象必须区分隐藏在沙中的大小物体,再进阶至区分二维和三维物体。最后,康复对象需要从多个物品中选择一个特定的小物品。

Farber还描述了一种治疗方法,以重新训练患有中枢神经系统功能障碍的成人和儿童的立体感觉[37]。首先允许康复对象在视觉上检查要训练的物体,同时治疗师可旋转该物品,然后允许康复对象在健侧手中拿住物品并观察。在接下来的步骤中,允许康复对象看着双手操作物体。然后将物体放置在患侧手中,康复对象看着物品并操纵它。在这些操作过程中,康复对象可以将手放在镜子内衬的三面框中以增加视觉输入。然后在康复对象的视力被遮挡的情况下重复该顺序。一旦几个物体可以被一致地识别,其中两个物体会被隐藏在一盆沙子或大米中。然后要求康复对象伸手进入缸子里并检索特定的物品。如果沙子或大米的感觉过度刺激或干扰,则可将物体放入袋中[37]。

皮肤书写觉

皮肤书写觉(graphesthesia)是另一个测试顶叶功能的触觉测试,即识别皮肤上所书写数字,字母或形状的能力[23,44,80],这种能力的缺失称为皮肤书写觉障碍(agraphesthesia)。为了评估皮肤书写觉,评估者遮挡康复对象的视线,并用尖头的铅笔或类似的工具在指尖或手掌上描绘字母、数字或几何形状。康复对象告诉作业治疗师描绘了哪些符号[80]。如果康复对象失语,可以在每个测试刺激后为康复对象提供符号图片以指出回应内容。如果康复对象无法陈述或识别写在手掌上的符号,表明存在皮肤书写觉障碍。

作业治疗对皮肤书写觉的干预,侧重通过使用康复对象双手为他们自身提供触觉辨别的机会。治疗师可把治疗分级,从在手掌描绘字母和数字进阶到单词和几何图形。遮挡视线的情况下,康复对象还可在对侧的手掌书写自己的名字进行训练。

身体图示感知障碍

在脑血管意外或脑外伤后,一个人对自我身体的形状、位置和能力的感觉经常会被扭曲,这就是所谓的身体图示障碍或自体部位失认[11]。这种情况可在尝试描绘人物形象时出现(图25.2),或表现在一个人对表现能力不切实际的希望上[65]。这种障碍会影响自我为中心的自身感知及对他人躯体的感知[79,82]。康复对象可能会忽略自己的一侧躯体或表现出对身体结构的印

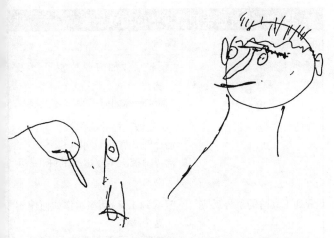

图25.2　身体图示感知障碍的例子,左边是康复对象第一次尝试画人脸,作业治疗师让这人再试一次,右边是第二次所画

象扭曲。这个人可能会将自己的身体与另一个人的身体混淆,比如一位认为治疗师偷了她的结婚戒指的人,并没有意识到她看到的手是她自己的。手指失认(finger agnosia),或无法辨别手指也可能是障碍的一部分[11]。身体图示障碍会影响作业参与及表现技巧[89]。

　　身体图示感知障碍的评估,可通过让康复对象画一个人形图(图25.2)或根据命令指出身体部位(例如"触摸左手"和"触摸右膝")来评估。手指失认症是通过遮挡人的视力,并要求康复对象在治疗师接触时命名每个手指来进行评估。在作业表现期间,当康复对象忽略了患肢或者说身体部位不是自己的,可以观察到单侧躯体忽略。如果康复对象无法正确识别自己身体的某些部位,则可能会临床显示身体图示感知障碍。

　　对身体图示感知障碍的治疗性方法,应该强调通过触觉和本体感受刺激为康复对象提供加强对身体认识的机会[108]。例如,当 Walt 穿衣或绘画时,作业治疗师可以让其受影响的左侧上肢参与活动并口头告知,他的左臂和手在被使用。如果康复对象在开始使用患侧肢体出现困难,也可以使用触动觉引导或强制性运动治疗策略。当康复对象将受影响的肢体用于作业表现,他/她将开始获得对自身身体以及身体各部分关系的感知意识。

案例研究

Walt,第五部分

　　Walt 先生对他的左侧身体和环境表现出单侧忽略。他表现出对左侧环境的不对称的视觉扫描,遗漏左侧图画中的细节,并且在功能性任务中总是忽略了左上肢的功能性使用。他经常说他的左上肢是属于其他人的,并且由于他的手指之间的空间关系障碍而难以拿着绘画用具。

运动感知障碍

　　运用(praxis)是计划和执行有目的的运动能力。失用症(apraxia)经常被定义为"执行已习得的运动出现障碍,这种障碍不能由'肌力减弱、不协调、感觉丧失,不理解/不注意指令'来解释"[43]。这种障碍可能是由于任何一侧的大脑或胼胝体损伤导致[11,105],但更常见的是左侧大脑半球损伤[52]。失用症常常见于失语症康复对象;然而,并非所有的失语症康复对象都是失用症,也不是所有的失用症均是失语症康复对象[48,51]。这种类型的功能障碍可能发生在脑血管意外或脑外伤后,退行性疾病如阿尔茨海默病[45,51,81](也见第33~35章)也常见渐进性失用症。

　　失用症与作业领域的依赖度密切相关[93,101]。例如,在严重的失用症状案例中,S 女士最初基本日常生活活动(BADLs)完全依赖。S 女士完全了解正在进行的事件,但无法指挥她的胳膊和腿部运动以便在穿衣期间协助护理人员。当被要求拿起一支铅笔时,S 女士在桌子四周四处走动,试图正确地放置她的手以抓住物体。她可以用文字描述所需的动作("我想在我的拇指和示指之间拿起铅笔,铅笔笔尖接近指尖"),但在回到座位后报告说她的手从来没有"看起来像在正确的位置",来拿住铅笔。

　　失用症的分类很难区分,不同的作者应用不同的术语[94]。文献中公认的主要类型是意念性失用、意念运动性失用、穿衣失用和结构性失用。因为意念性失用和意念运动性失用的区分常常让人困惑,一些作者建议简单地使用术语"失用症"[61,65]。

案例研究

Walt,第六部分

　　Walt 先生出现一种影响他的运动计划的运动感知障碍。当给他一件衬衫时,Walt 试图把脚穿进衬衫的袖子里。在绘图和绘画活动期间,他似乎犹豫不决,并且无法在没有身体提示的情况下启动运动计划。他知道他在绘画并知道他想画什么,但他无法将这个想法转化为运动动作。由于他在运动规划方面出现困难,Walt 也无法在计算机上操作鼠标进行图形设计活动。此外,在进行三维工艺项目结构设计时,他无法使用有效解决问题的策略。

意念性失用

　　意念性失用(ideational apraxia)是一种概念上的缺陷,被视为无法恰当使用真实的物体[28,31,48]。最近的作者建议使用术语"概念性失用症"[52,81]。康复对象可能难以按照正确的顺序对动作进行排序[51],例如折叠一张纸并将其插入信封中。康复对象可能会使用错误的工具执行任务，或者可能会将错误的工具与要执行的事物关联起来，例如试图用勺子写字[51]。这种障碍在各种作业领域具有重大的功能影响。

意念运动性失用

意念运动性失用（ideomotor apraxia）是无法根据口头指令而进行运动行为或模仿动作。但是，当让意念运动性失用者使用实际的物体时，康复对象能够正确地执行该动作[30,51,84]。例如，一个人无法按照要求模仿刷牙的动作，但是可以观察到他/她在进行洗漱活动的情境中可正确使用牙刷。观察作业活动领域对于识别意念运动失用症至关重要。与意念性失用症相比，这种损伤仅在测试环境中出现，并且似乎具有很小的功能影响[94]。

穿衣失用

文献中提及的另一类运动感知障碍是穿衣失用（dressing apraxia）。穿衣失用导致在复杂的上身和下身穿衣感知任务期间，无法计划有效的运动行为。将穿衣障碍归类为失用症的一种已经受到质疑[20,101,109]，因为在ADL活动中的困难被认为是由感知或认知功能障碍引起的（如果在其他活动中未注意到失用症），或被认为是一种概念性失用或概念运动性失用的延伸。

失用症评估和治疗的普遍性原则

在评估失用症前进行感觉功能、运动控制和灵活性评估非常重要，因为这些方面的缺陷会使任何评估失用症的情况复杂化。如果一个人有偏瘫，那么健侧手就被用于测试。来自言语语言病理学家的建议，对于通过语言或手势建立一个人的基本理解能力很重要。由于失语与失用症常常和左半球脑损伤相关，因此失语症的评估常包含失用症筛查。

文献[30]提供了一些用于研究的失用症测试，例如Florida失用筛查测试（Florida apraxia screening test, FAST）[87,88]，运动模仿测试（movement imitation test）[29,30]，以及物品使用测试[29]。Loewenstein作业治疗认知评估（LOTCA）[57]包括一个失用症的评估单元，Rivermead感知评估套装[103]也是如此，这两者都可以作为失用的筛查工具。Santa Clara Valley医疗中心的失用评估和Solet失用测试是作业治疗师开发的另外两种评估工具[108]。

一个彻底的评估包括功能性项目，如表25.1所示[51]，包括及物的动作（涉及工具和使用方法的动作，例如想象用笔书写）和不及物动作（沟通动作，例如挥手告别）。在一些研究中记录了可用于评估的手势动作的列表[20,51,85,87,104]。

表25.1 综合性失用症评估的组成元素

评估情况	举例
指令性手势	"请演示你如何脱掉帽子"（及物）
	"请演示你如何飞吻"（不及物）
模仿性手势	"跟我做一样的动作"
	治疗师耸肩（不及物）
	治疗师掷出一枚虚构的硬币（及物）
看到工具时的手势反应	"（看到工具）请演示你如何使用这个物体"
	治疗师出示螺丝刀
看到物体在工具使用的地方上的手势	"演示你如何使用这个物体"
	治疗师提供螺丝刀及螺丝半插入的木块
真正的工具使用	"演示你如何使用这个物体"
	治疗师提供螺丝刀用于使用
模仿评估者使用工具	"请跟我做一样的动作"
	治疗师用勺子做搅拌动作
辨别手势活动的正确与否	"这个是吹火柴的正确方式吗？"
	治疗师作出用不安全的方式拿着火柴的手势（如上下颠倒地拿着火柴，火柴头靠近手掌）
手势理解	"我在使用什么物品"
	治疗师作出用剃须刀剃面的手势
系列性动作	"演示你如何打开一罐虚拟的苏打水，把它倒进杯子，及喝水"

摘自：Heilman KM，Rothi LJG：Apraxia.In Heliman KM，Valenstein E，editors：*Clinical Neuropsychology*，New York，1993，Oxford University Press.

回到S女士的案例中，对于治疗她的严重失用症，她首先接受基本运动动作的指导，然后她按照发育顺序进行更高级的功能性运动活动。例如，在重复基本运动模式后，失用症康复对象进展至给便条卡片的几何形状着色（签字笔最初放置在垂直支架中以便于抓握）并逐渐进行书写练习。独立使用电话对S女士很重要，因此使用大型计算器进行击键练习，然后逐渐进展到用断开的电话，再进展到使用功能电话。在干预计划终止时，尽管每项活动都需要额外的时间，但S女士在大多数作业领域都是独立的。

对于另一个失用症康复对象，会运用临床推理步骤去计划治疗，先从工作次序给予口头指令开始，之后再用书写及图示指令，同时再加以目测监督她工作时的肢体情况[20]。另一个失用症的案例学习，包括使用引导式教育-也就是把任务分成小的单元并通过语言引导活动顺序[76]。康复对象可在目标性任务中得到能力的提升,但是在不同情境下日常作业的功能泛化作用非常小。

作业治疗对穿衣失用的干预措施包括与康复对象解决有效的穿衣策略问题,例如使用特别的衣物配件来区分左右前后。一个有效的策略是让康复对象每次都以相同的方式定位衬衫(例如将衬衫摆放在纽扣朝上,把裤子摆放在拉链朝上)。标签、小纽扣或色带可以用作提示来区分服装正面和背面。

构造障碍

术语构造障碍(constructional disorder)比以前使用的术语"二维和三维结构性失用"在当今更受欢迎,因为该障碍未明显属于失用症定义范围之内[13,20,65]。许多作业依赖于视觉构造技能,或者将视觉信息组织成有意义的空间图示的能力。构造缺陷是指无法将零件组织或组装成一个整体,例如在拼块设计时进行组装(三维)或画图(二维)。构造障碍可能会导致在需要构造能力的作业中存在显著的功能障碍,例如穿衣、在冰箱中摆放食物、遵循指令组装玩具及装载洗碗机[78,95]。图 25.3 显示了左侧注意力不集中也表现出结构性缺陷的证据。一个人根据他/她所感知的信息在自身的情景和环境中行动。因此,当一个人以适应不良的方式与环境相互互动时,感知上的缺陷会变得更加明显。

传统的二维模式构造能力测试包括成人的视觉运动技巧测试(test of visual-motor skills for adults)[41]、Benton 视觉保留测试(Benton visual retention test)[92]和 Rey 复杂图形评估(Rey complex figure)[65]。后两项测试也用于评估视觉记忆技巧。复杂图形评估(Rey complex figure)被建议用于快速筛选视觉感知功能[67]。三维块构造测试(three-dimensional block construction)[8]涉及使用各种木块把三维模型的设计复制出来。也可能使用非标准化测试包括绘制、构建火柴棍设计、组装块体设计或构建与模型相匹配的结构[108]。在日常生活中,诸如修饰或设置表格等需要构造技能的作业活动,为了成功执行这些任务,一个人必须具有完整的视觉感知、运动规划和运动执行能力[9,46,75,102,109]。

一些研究收集了未受损受试者构造技巧的数据,作为脑血管意外和脑外伤康复对象的标准参考[36,75]。在一项关于健康老年人的构造能力的研究中,Fall 发现结果受测验执行种类的影响[36]。相对于使用照片或图画的测试,使用三维模型作为构造指引的测试,实验对

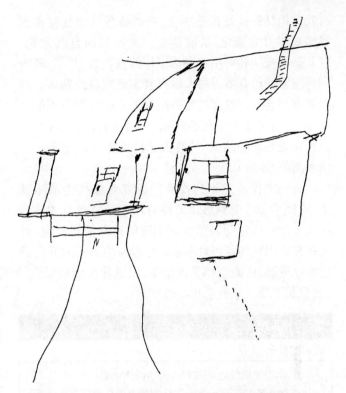

图 25.3　一位患右侧脑血管意外的退休建筑师在绘画房子时出现的二维构造障碍和左侧不注意现象的例子

象的得分更高。这一发现对作业治疗师的提示是:①测试实施的类型影响分数;②在教导存在构造障碍的康复对象时,模型或对表现进行示范,可能比照片或图画产生更好的结果[36]。

治疗性的干预方法包括使用感知任务,如纸笔活动、拼图和三维工艺项目来提高构造技能。适应性方法包括参与作业表现和发展代偿性办法来代偿功能表现技能障碍。许多作业的领域适于治疗构造障碍,例如折叠毛巾、摆餐桌和花园除草。

感知障碍的行为方面

如果个人要在治疗过程中投入精力,就需要一定程度的准确的自我意识,并认识到残疾对个人功能的影响[39]。不了解感知缺陷的康复对象可能存在严重的安全风险,可能会尝试远远超出了目前躯体能力的作业活动。在 CVA 或 TBI 恢复的早期阶段,往往会出现否认疾病状态的现象,并可能成为一种保护性应对机制,使康复对象逐渐承受损伤对其功能的影响。康复对象往往自我感觉良好,因为固有的思维让他/她信任自己的感知依然是准确的;向康复对象证明他/她的感知现在是扭曲的,并且不再可靠,可能会深刻地影响该人的自我意识,作业治疗师需要尊重和对康复对象的

自我意识具有良好的敏感度，并准备帮助康复对象理解感知能力的变化，从而建立一种准确的自我意识。有几份调查问卷可用于评估个体的自我意识[59]。调查问卷通常发给有障碍的人以及其家庭成员或熟人。两份调查问卷中的差异被用来衡量个人的自我意识的准确性，及用于作为干预的基础。个人的行为也可能是执行功能紊乱的结果[59]（有关这种可能性的更多讨论请参阅第26章）。

有一定程度意识到残疾的康复对象往往情绪低落，这似乎是考虑到感知障碍对作业角色参与的适当反应。作业治疗师需要认识和理解这种情绪反应，并通过在认识感知障碍对作业治疗参与的影响的同时赞赏治疗进展，协助个体平衡情绪，以重建生活质量[39,86]（另见第6章关于社会和心理方面）。

案例研究

Walt，第七部分

1. 你如何最好地评估 Walt 先生的作业表现？

视觉感知影响了 Walt 先生认为最重要作业活动的表现。有技巧的观察和正式评估（如 A-ONE[3-5] 和 AMPS[38]）的组合可用于评估 Walt 在不同的功能情景中的作业表现。除了评估作业表现外，这些评估还可以评估 Walt 具体的感知功能。加拿大作业表现评估（Canadian occupational performance measure）也可用于评估康复对象在作业治疗中的主要目标，并为以作业为基础和以康复对象为中心的干预方法奠定基础。

2. 你如何最好地评估 Walt 先生的感知功能？

在整个章节中，已经提出了各种评估工具来评估视觉感知、视空间感知、触觉感知、身体图示和运动感知。此外，其他全面的感知测试，如非运动视觉感知测试-修订版（motor free visual perceptual test, revised）[24]、动态物品搜索测试（dynamic object search test）[96]、TVPS-UL、Lowenstein 作业治疗认知评估（Lowenstein occupational therapy cognitive assessment）[57]、Rivermead 感知评估套装（Rivermead perceptual assessment battery）[32,103]、明尼苏达纸板测试（Minnesota paper from board test）[66]和 Hooper 视觉组织测试（Hooper visual organization test）[53]可用于评估视觉处理和感知功能的整体功能。

3. 你如何使用失用症的治疗性和代偿性方法协助 Walt 实现他的作业表现目标？

为了帮助 Walt 实现其作业表现目标，即向当地艺术画廊递交一幅画、与孩子一起玩、开车、重新获得计算机技能，及准备在一家建筑公司恢复作为图形艺术家的兼职工作，治疗师将结合治疗性和适应性方法来治疗他的感知障碍。本章概述了对 Walt 各种干预的可能性。证据表明，治疗视觉感知障碍最成功的结果是通过有意义的、以作业为基础的活动，通过对感知功能障碍的治疗和代偿，为康复对象提供机会将功能推广到多种情境[33,68,76,77,109]。

复习题

1. 描述视觉感知、视空间感知、触觉感知、身体图示感知及运动感知对作业表现的影响。

2. 在作业表现的情境中，比较每一种正式感知测试及功能评估的优点和缺点。

3. 描述用于测试以下感知障碍的评估方法：视觉感知、视空间感知、触觉感知、身体图示感知和运动感知。

4. 描述两种治疗感知障碍的方法，并举例说明这些治疗方法。

5. 描述一种对下列各种感知障碍的治疗方法：视觉感知、视空间感知、触觉感知、身体图示感知和运动感知。

（李娴 译，张妍昭 校，朱毅 黄锦文 刘晓艳 审）

参考文献

1. Affolter FD: *Perception, interaction, and language: interaction of daily living: the root of development*, Berlin, 1987, Springer-Verlag.
2. American Occupational Therapy Association: Occupational therapy practice framework: domain and process, ed 2, *Am J Occup Ther* 62:625–683, 2008.
3. Arnadottir G: Evaluation and intervention with complex perceptual impairment. In Unsworth C, editor: *Cognitive and perceptual dysfunction: a clinical reasoning approach to evaluation and intervention*, Philadelphia, 1999, FA Davis.
4. Arnadottir G: Impact of neurobehavioral deficits on activities of daily living. In Gillen G, Burkhardt A, editors: *Stroke rehabilitation: a function-based approach*, ed 2, St. Louis, 2004, Mosby.
5. Arnadottir G: *The brain and behavior: assessing cortical dysfunction through activities of daily living*, St. Louis, 1990, Mosby.
6. Ashford JW, et al: Diagnosis of Alzheimer's disease. In Kumar V, Eisdorfer C, editors: *Advances in the diagnosis and treatment of Alzheimer's disease*, New York, 1998, Springer-Verlag.
7. Ayres AJ: *Sensory integration and learning disorders*, Los Angeles, 1972, Western Psychological Services.
8. Baum B, Hall K: Relationship between constructional praxis and dressing in the head injured adult, *Am J Occup Ther* 35:438, 1981.
9. Benton AL, Fogel ML: Three-dimensional constructional praxis: a clinical test, *Arch Neurol* 7:347, 1962.
10. Benton AL, Schultz LM: Observations of tactile form perception (stereognosis) in pre-school children, *J Clin Psychol* 5:359, 1949.
11. Benton AL, Sivan AB: Disturbances of the body schema. In Heilman KM, Valenstein E, editors: *Clinical neuropsychology*, New York, 1993, Oxford University Press.
12. Benton AL, et al: *Contributions to neuropsychological assessment: a clinical manual*, Oxford, 1983, Oxford University Press.
13. Benton AL, Tranel D: Visuoperceptual, visuospatial, and visuoconstructive disorders. In Heilman KM, Valenstein E, editors: *Clinical neuropsychology*, New York, 1993, Oxford University Press.
14. Binetti G, et al: Visual and spatial perceptions in the early phase of Alzheimer's disease, *Neuropsychology* 12:29–33, 1998.
15. Blakemore C, Movshon JA: Sensory system: introduction. In Gazzaniga MS, editor: *The cognitive neurosciences*, London, 1996, MIT Press.
16. Brown T, Elliott S: Factor structure of the motor-free visual perception test-3rd edition (MVPT-3), *Can J Occup Ther* 78:26–36, 2011. <http://search.proquest.com/docview/859014382?accountid=143111>.

17. Brown GT, Rodger S, Davis A: Motor-free visual perception test—revised: a review and critique, *Br J Occup Ther* 66:159–167, 2003.

18. Brown GT, Rodger S, Davis A: Test of visual perceptual skills—revised: a review and critique, *Scand J Occup Ther* 10:3–19, 2003.

19. Bruce V, Young A: *In the eye of the beholder: the science of face perception*, Oxford, 1998, Oxford University Press.

20. Butler JA: Evaluation and intervention with apraxia. In Unsworth C, editor: *Cognitive and perceptual dysfunction: a clinical reasoning approach to evaluation and intervention*, Philadelphia, 1999, FA Davis.

21. Calder AJ, et al: Facial emotion recognition after bilateral amygdala damage: differentially severe impairment of fear, *Cogn Neuropsychol* 13:699, 1996.

22. Caplan BM, Romans S: Assessment of spatial abilities. In Goldstein G, Nussbaum PD, Beers SR, editors: *Neuropsychology*, New York, 1998, Plenum Press.

23. Chusid JG: *Correlative neuroanatomy and functional neurology*, ed 19, Los Altos, CA, 1985, Lange Medical Publications.

24. Colarusso RP, Hammill DD: *Motor-Free Visual Perception Test*, ed 3, Novato, CA, 2003, Academic Therapy Publications.

25. Cooke DM, McKenna K, Fleming J, Darnell R: Criterion validity of the occupational therapy adult perceptual screening test, *Scand J Occup Ther* 13:38–44, 2006.

26. DeJong R: *The neurologic examination*, New York, 1958, Paul B. Hoeber.

27. Dellon AL: *Evaluation of sensibility and re-education of sensation in the hand*, Baltimore, 1981, Williams & Wilkins.

28. De Renzi E: Methods of limb apraxia examination and their bearing on the interpretation of the disorder. In Roy EA, editor: *Neuropsychological studies of apraxia and related disorders*, Amsterdam, 1985, North-Holland.

29. De Renzi E, et al: Modality-specific and supramodal mechanisms of apraxia, *Brain* 105:301, 1982.

30. De Renzi E, et al: Imitating gestures: a quantitative approach to ideomotor apraxia, *Arch Neurol* 37:6, 1980.

31. De Renzi E, et al: Ideational apraxia: a quantitative study, *Neuropsychologia* 6:41, 1968.

32. Donnelly SM, et al: The Rivermead Perceptual Assessment Battery: its relationship to selected functional activities, *Br J Occup Ther* 61:27, 1998.

33. Edmans JA, Lincoln NB: Treatment of visual perceptual deficits after stroke: single case studies on four patients with right hemiplegia, *Br J Occup Ther* 54:139, 1991.

34. Eggers O: *Occupational therapy in the treatment of adult hemiplegia*, Rockville, MD, 1984, Aspen Systems.

35. Ellis AW, Young AW: *Human cognitive neuropsychology*, Hillsdale, NJ, 1988, Lawrence Erlbaum.

36. Fall CC: Comparing ways of measuring constructional praxis in the well elderly, *Am J Occup Ther* 41:500, 1987.

37. Farber SD: *Neurorehabilitation, a multisensory approach*, Philadelphia, 1982, WB Saunders.

38. Fisher AG: *Assessment of motor and process skills*, Fort Collins, CO, 1995, Three Star Press.

39. Fleming J, Strong J: Self-awareness of deficits following acquired brain injury: considerations for rehabilitation, *Br J Occup Ther* 58:55, 1995.

40. Gardner H: *Frames of mind: the theory of multiple intelligences*, New York, 1983, Basic Books.

41. Gardner MF: *The Test of Visual-Motor Skills (TVMS)*, Burlingame, CA, 1992, Psychological and Educational Publications.

42. Gardner MF: *The Test of Visual Perceptual Skills—Revised (TVPS-R)*, Hydesville, CA, 1997, Psychological and Educational Publications.

43. Geschwind N: The apraxias: neural mechanisms of disorders of learned movement, *Am Sci* 63:188, 1975.

44. Gilroy J, Meyer JS: *Medical neurology*, London, 1969, Macmillan.

45. Glosser G, et al: Visual perceptual functions predict instrumental activities of daily living in patients with dementia, *Neuropsychiatr Neuropsychol Behav Neurol* 15:198–202, 2002.

46. Goodglass H, Kaplan E: *Assessment of aphasia and related disorders*, ed 2, Philadelphia, 1972, Thomas.

47. Gordon WA, et al: Perceptual remediation in patients with right brain damage: a comprehensive program, *Arch Phys Med Rehabil* 66:353, 1985.

48. Haaland KY, Harrington DL: Neuropsychological assessment of motor skills. In Goldstein G, Nussbaum PD, Beers SR, editors: *Neuropsychology*, New York, 1998, Plenum Press.

49. Head H, et al: *Studies in neurology*, London, 1920, Oxford University Press.

50. Hecaen H, et al: The syndrome of apractognosis due to lesions of the minor cerebral hemisphere, *Arch Neurol Psychiat* 75:400, 1956.

51. Heilman KM, Rothi LJG: Apraxia. In Heilman KM, Valenstein E, editors: *Clinical neuropsychology*, New York, 1993, Oxford University Press.

52. Heilman KM, et al: Conceptual apraxia from lateralized lesions, *Neurology* 49:457, 1997.

53. Hooper HE: *Hooper Visual Organization Test*, Los Angeles, 1983, Western Psychological Association.

54. Humphreys GW, Riddoch MJ: *To see but not to see: a case study of visual agnosia*, Hove, UK, 1987, Lawrence Erlbaum.

55. Humphreys GW, Riddoch MJ: Visual object processing in normality and pathology: implications for rehabilitation. In Riddoch MJ, Humphreys GW, editors: *Cognitive neuropsychology and cognitive rehabilitation*, Hove, UK, 1994, Lawrence Erlbaum.

56. Ishihara K, et al: Independence of older adults in performing instrumental activities of daily living (IADLs) and the relation of this performance to visual abilities, *Theoret Iss Ergonomics 34 Sci* 5:198–213, 2004.

57. Itzkovich M, et al: *The Loewenstein Occupational Therapy Cognitive Assessment (LOTCA) manual*, Pequannock, NJ, 1990, Maddock.

58. Katz N, editor: *Cognition and occupation in rehabilitation*, ed 2, Bethesda, MD, 2005, AOTA Press.

59. Katz N, Hartman-Maeir A: Metacognition: the relationships of awareness and executive functions to occupational performance. In Katz N, editor: *Cognition and occupation in rehabilitation: cognitive models for intervention in occupational therapy*, Bethesda, MD, 1998, American Occupational Therapy Association.

60. Kent BE: Sensory-motor testing: the upper limb of adult patients with hemiplegia, *Phys Ther* 45:550, 1965.

61. Kimura D, Archibald Y: Motor functions of the left hemisphere, *Brain* 97:337, 1974.

62. Kline DW, Scialfa CT: Visual and auditory aging. In Birren JE, Schaie KW, editors: *Handbook of the psychology of aging*, ed 4, San Diego, CA, 1996, Academic Press.

63. Kritchevsky M: The elementary spatial functions of the brain. In Stiles-Davis J, Kritchevsky M, Bellugi U, editors: *Spatial cognition: brain bases and development*, Hillsdale, NJ, 1988, Lawrence Erlbaum.

64. Law M, et al: *The Canadian Occupational Performance Measure, manual to the ed 4*, Ottawa, Ontario, 2005, CAOT Publications.

65. Lezak MD: *Neuropsychological assessment*, New York, 1995, Oxford University Press.

66. Likert R, Quasha WH: *The revised Minnesota Paper Form Board Test*, New York, 1970, Psychological Corporation.

67. Lincoln NB, et al: The Rey figure copy as a screening instrument for perceptual deficits after stroke, *Br J Occup Ther* 61:33, 1998.

68. Lincoln NB, et al: An evaluation of perceptual retraining, *Internat Rehabil Med* 7:99, 1985.

69. MacDonald J: An investigation of body scheme in adults with cerebral vascular accident, *Am J Occup Ther* 14:72, 1960.

70. Martin NA: *Test of visual perceptual skills*, ed 3, Novato, CA, 2006, Academic Therapy.

71. Mazer BL, et al: Predicting ability to drive after stroke, *Arch Phys Med Rehabil* 79:743, 1998.

72. Mercier LAT, Audet T, Hebert R: Impact on motor, cognitive, and perceptual disorders on abilities to performance activities daily after stroke, *Stroke* 32:2602–2608, 2001.

73. Mercier L, et al: *Motor-free visual perception test—vertical (MVPT-V)*, Novato, CA, 1997, Academic Therapy Publications.

74. Neistadt ME: A critical analysis of occupational therapy approaches for perceptual deficits in adults with brain injury, *Am J Occup Ther* 44:299, 1990.

75. Neistadt ME: Normal adult performance on constructional praxis training tasks, *Am J Occup Ther* 43:448, 1989.

76. Neistadt ME: Occupational therapy treatments for constructional deficits, *Am J Occup Ther* 46:141, 1992.

77. Neistadt ME: Perceptual retraining for adults with diffuse brain injury, *Am J Occup Ther* 48:225, 1994.

78. Neistadt ME: The relationship between constructional and meal preparation skills, *Arch Phys Med Rehabil* 74:144, 1993.

79. Newcombe F, Ratcliff G: Disorders of visuospatial analysis. In Boller F, Grafman J, editors: *Handbook of neuropsychology* (vol 2). Amsterdam, 1989, Elsevier Science.

80. Occupational Therapy Department, Rancho Los Amigos Hospital: *Upper extremity sensory evaluation: a manual for occupational therapists*, Downey, CA, 1985, Rancho Los Amigos Hospital.

81. Ochipa C, et al: Conceptual apraxia in Alzheimer's disease, *Brain* 115:1061, 1992.

82. Ogden JA: Spatial abilities and deficits in aging and age-related disorders. In Boller F, Grafman J, editors: *Handbook of neuropsychology* (vol 4). Amsterdam, 1990, Elsevier Science.

83. Pick HL: Perception, locomotion, and orientation. In Welsh RL, Blasch BB, editors: *Foundations of orientation and mobility*, New York, 1980, American Foundation for the Blind.

84. Pilgrim E, Humphreys GW: Rehabilitation of a case of ideomotor apraxia. In Riddoch MJ, Humphreys GW, editors: *Cognitive neuropsychology and cognitive rehabilitation*, Hove, UK, 1994, Lawrence Erlbaum.

85. Poole JL, et al: The mechanisms for adult-onset apraxia and developmental dyspraxia: an examination and comparison of error patterns, *Am J Occup Ther* 51:339, 1997.

86. Radomski MV: There is more to life than putting on your pants, *Am J Occup Ther* 49:487, 1995.

87. Rothi LJG, Heilman KM: Acquisition and retention of gestures by apraxic patients, *Brain Cogn* 3:426, 1984.

88. Rothi LJG, Heilman KM: Ideomotor apraxia: gestural discrimination, comprehension, and memory. In Roy EA, editor: *Neuropsychological studies of apraxia and related disorders*, Amsterdam, 1985, North-Holland.

89. Rubio KB, Van Deusen J: Relation of perceptual and body image dysfunction to activities of daily living after stroke, *Am J Occup Ther* 49:551, 1995.

90. Sacks O: *An anthropologist on Mars*, New York, 1995, Knopf.

91. Sacks O: *The man who mistook his wife for a hat and other clinical tales*, New York, 1985, Summit Books.

92. Sivan AB: *The Benton Visual Retention Test*, San Antonio, TX, 1992, Psychological Corporation.

93. Sundet K, et al: Neuropsychological predictors in stroke rehabilitation, *J Clin Exp Neuropsychol* 10:363, 1988.

94. Tate RL, McDonald S: What is apraxia? The clinician's dilemma, *Neuropsychol Rehabil* 5:273, 1995.

95. Titus MN, et al: Correlation of perceptual performance and activities of daily living in stroke patients, *Am J Occup Ther* 45:410, 1991.

96. Toglia J: A dynamic interactional approach to cognitive rehabilitation. In Katz N, editor: *Cognition and occupation across the lifespan: models for intervention in occupational therapy*, ed 2, Bethesda, MD, 2005, AOTA Press.

97. Toglia J: Generalization of treatment: a multi-contextual approach to cognitive-perceptual impairment in the brain-injured adult, *Am J Occup Ther* 45:505, 1991.

98. Tsurumi K, Todd V: Theory and guidelines for visual task analysis and synthesis. In Scheiman M, editor: *Understanding and managing vision deficits: a guide for occupational therapists*, Thorofare, NJ, 1997, Slack.

99. Warren M: A hierarchical model for evaluation and treatment of visual perceptual dysfunction in adult acquired brain injury: part I, *Am J Occup Ther* 47:42, 1993.

100. Warren M: A hierarchical model for evaluation and treatment of visual perceptual dysfunction in adult acquired brain injury: part II, *Am J Occup Ther* 47:55, 1993.

101. Warren M: Relationship of constructional apraxia and body scheme disorders to dressing performance in adult CVA, *Am J Occup Ther* 35:431, 1981.

102. Warrington E, et al: Drawing ability in relation to laterality of lesion, *Brain* 89:53, 1966.

103. Whiting S, et al: *RPAB—Rivermead Perceptual Assessment Battery*, Windsor, UK, 1985, NFER-Nelson.

104. Willis L, et al: Ideomotor apraxia in early Alzheimer's disease: time and accuracy measures, *Brain Cogn* 38:220, 1998.

105. York CD, Cermack SA: Visual perception and praxis in adults after stroke, *Am J Occup Ther* 49:543, 1995.

106. Young AW, et al: Face perception after brain injury: selective impairments affecting identity and expression, *Brain* 116(Pt 4):941, 1993.

107. Zoltan B: Remediation of visual-perceptual and perceptual-motor deficits. In Rosenthal M, et al, editors: *Rehabilitation of the adult and child with traumatic brain injury*, Philadelphia, 1990, FA Davis.

108. Zoltan B: *Vision, perception, and cognition*, ed 3 (rev), Thorofare, NJ, 1996, Slack.

109. Zoltan B, et al: *Perceptual and cognitive dysfunction in the adult stroke patient*, ed 2, Thorofare, NJ, 1986, Slack.

推荐阅读

Gentile M: *Functional visual behavior in adults: an occupational therapy guide to evaluation and treatment options*, ed 2, Bethesda, MD, 2005, AOTA Press.

Scheiman M: *Understanding and managing vision deficits: a guide for occupational therapists*, Thorofare, NJ, 1977, Slack.

Zoltan B: *Vision, perception, and cognition: a manual for the evaluation and treatment of the neurologically impaired adult*, Thorofare, NJ, 2005, Slack.

第 26 章

认知障碍所致作业表现受限的评估与治疗

Glen Gillen

学习目标

学习本章之后,学生或作业治疗师可以做到:

1. 了解认知与表现在作业里的相互作用。
2. 选择恰当的标准化、可信赖的以及生态效度高的工具来评估基线认知状态及康复对象的进步。
3. 理解受损的个人因素及表现技巧对作业表现的影响。
4. 制订以实证为基础的治疗计划,以使认知障碍者最大限度地参与到为其选择的作业活动中去。

章节大纲

关键术语

顺行性遗忘(anterograde amnesia)
作业领域(areas of occupation)
觉醒(arousal)
注意力(attention)
注意力转移或交替注意(attentional switching or alternating attention)
意识缺陷(awareness deficits)
以康复对象为中心的途径(client-centered approach)
日常作业表现的认知导向(cognitive orientation to daily occupational performance)
认知康复/再训练模式(cognitive rehabilitation/retraining model)
陈述性记忆(declarative memory)
分心(distractibility)

分散注意力(divided attention)
动态互动模式(dynamic interactional model)
执行功能障碍综合征(dysexecutive syndrome)
生态效度(ecological validity)
情景记忆(episodic memory)
外显记忆(explicit memory)
环境依赖性行为(field-dependent behavior)
内隐记忆(implicit memory)
长期记忆(long-term memory,LTM)
元认知(metacognition)
元记忆(metamemory)
神经功能途径(neurofunctional approach)
非陈述性记忆(nondeclarative memory)
程序性记忆(procedural memory)

前瞻性记忆（prospective memory）

四声道途径（quadraphonic approach）

逆行性遗忘（retrograde amnesia）

选择性注意（selective attention）

自我意识（self-awareness）

语义记忆（semantic memory）

短时记忆（short-term memory）

持续注意［警觉］（sustained attention［vigilance］）

任务导向策略（task-oriented approach）

单侧忽略（unilateral neglect）

工作记忆（working memory）

案例研究

Jane，第一部分

Jane，28 岁，还有 6 个月就要读完社会工作学硕士。她最近结婚了，住在郊区一座农场风格的房子里。近一周前她告诉先生 Gary，她觉得"没电了"，感觉到有生以来最严重的头痛（雷击样的头痛），继而开始呕吐。据 Gary 说，后来 Jane 变得意识不清，因此他把 Jane 送往医院。医疗小组诊断为脑血管瘤破裂后蛛网膜下腔出血，并进行了紧急开颅手术，将血管瘤夹闭。术后第 8 天 Jane 被转介到医院的脑损伤康复单元。到达康复单元后第一天，通过与 Jane（昏沉，易分心）、Gary 和 Jane 的妹妹 Paula 访谈，了解了她的作业概况。Gary 表述，Jane 是一个非常独立的人，一般不愿意寻求帮助。她不仅是一个成绩为 A 的优等生，还会和 Gary 分担家务、照顾花园、负责每月在网上支付账单、热衷于小说和烹饪。现在 Jane 不能很好地参与任何作业活动。她最大的目标是按时毕业。她在研究所花费了大量的时间和金钱。从高中开始她就作为志愿者帮助城市的贫困儿童。据 Gary 说，Jane 攻读社工学位是为了丰富她的技巧使她值得信赖，从而能够继续为这些儿童服务。Jane 不知道今天星期几，不记得稍早时候谁拜访过她，而且回答问题的速度很慢，有时回答还是不正确的，Gary 和 Paula 对此感到忧心。Jane 大部分的时间都在睡觉。她不知道自己为什么不能回家。

思辨问题

1. 您将如何为 Jane 制订初评计划以判断她不能参与对她有意义作业活动的原因？您将使用什么评估方法？如何进行排序？

2. 对 Jane 恰当的治疗目标是什么？

3. 为确保符合 Jane 的初期目标，会使用什么介入方法？介入的起点是什么？

认知与作业治疗

美国作业治疗学会（The American Occupational Therapy Association，AOTA）提出，作业治疗师和作业治疗助理员，通过应用作业活动来促进个体认知功能改善，从而增强作业表现、自我效能感、参与程度，提高生活质量。认知功能是日常活动（如工作、教育活动、整理家务、休闲娱乐）得以有效进行的关键部分，同时也在人类发展、学习新技能、使用新资讯应对生活变化中扮演着重要的角色。

——美国作业治疗学会[4]

作业治疗是处理认知功能障碍的多个专业（如心理学、精神病学、神经心理学、语言治疗、神经学）之一，其临床应用途径独特，与其他学科有所不同[4]。多数专家认为对于作业治疗师而言，认知康复或协助认知康复训练的临床焦点是增进认知损伤康复对象参与生活、提升生活品质的过程。在这个方面必须考虑作业治疗实施过程及作业治疗临床范畴，因为这与治疗方法的选择有关。

- 作业治疗评估必须聚焦在与康复对象表现相关的作业活动上。同时记录损伤的原因和影响作业表现及参与的个人因素及表现技巧[11]。

- 作业治疗目标应与增进作业领域的表现相关，如作业治疗实践框架中（OTPF-3）所描述[3]。

- 作业治疗介入应由自然情境中表现出的主要等级的相关作业活动组成。

- 记录认知障碍康复对象的作业治疗结果，应包括改进了的作业表现。

虽然以下几点已很明确，但直到最近作业治疗临床领域仍基本聚焦在个体的损伤因素，介入的焦点涉及使用人为的"认知任务"，接着用与日常表现无关的认知测验来评估成效。其假设为治疗一个或多个确定的损伤可以类化到执行有意义、功能性活动的能力。一般而言，这个假设并未被实证研究支持[43]。同时此途径与目前作业治疗的途径明显不符合[3]。目前，即使是康复对象存在有认知障碍的情况下，临床介入同样包含了着重提高生活独立性、目的性及提升生活品质的策略。同样地，成效评估着重记录临床环境外的功能进步，以及着重在功能性活动表现的测验项目[43]。此章剩余的部分聚焦在作业领域、个人因素及表现技巧[3]，以及他们之间的关系（表 26.1）。

表 26.1　OTPF-3 关于认知和作业范畴的总结

范畴	范例
作业领域表现	基础日常生活活动、工具性日常生活活动，教育、工作、游戏、娱乐、休息睡眠、社会参与
个人因素（身体功能）	特殊心智功能 • 高级认知：判断、概念形成、执行功能、元认知、认知灵活性、自知力 • 注意力：持续性、选择性、分散性注意力 • 记忆：短期、长期、工作记忆 • 感知：分辨不同感觉 • 思维：控制思维，意识到现实和妄想，逻辑和连贯思维 整体心智功能 • 意识：意识和警醒程度 • 定向：对人、地点、时间、自我和他人的定向 • 气质和人格：外向性、内向性、亲和性、自觉性、情绪稳定性、经验开放性、自我控制、自我表达、自信、动机、冲动控制、嗜好
表现技巧	处理技巧：当康复对象进行活动时观察：①选择，互动，使用任务工具和材料；②执行个人活动和步骤；③当遇到问题时修正表现。例如，速度、注意力、专注、选择、用法、操纵、询问、起始、继续、顺序、终止、搜索/定位、收集

摘取自 American Occupational Therapy Association：Occupational therapy practice framework：domain and process，ed3，Am J Occup Ther 68：S1-S48，2014.

指导临床作业治疗的模式

许多引导作业治疗临床的模式已有文献描述（读者可参考 Katz 的著作得到这些模式的全面性叙述[54]）。

临床上认知障碍作业治疗使用的共同主题是：在提供康复服务时坚持以康复对象为中心的途径。正如 Law 等学者提到的[61]，"这包含了尊重且与接受服务者合作的哲学。以康复对象为中心的途径培养了主动的合作关系，康复对象参与了作业治疗设计、执行最符合康复对象独特需求的介入方案"。

Van den Broek[117]特别推荐使用以康复对象为中心的途径，并将其作为一个提升康复效果的方式。他表示治疗的失败可能是因为临床人员以自己的主观想法作为治疗的重点，而非康复对象真正的需求。另一个争议是：使用以康复对象为中心的途径来引导认知障碍介入的焦点时，针对认知障碍者使用的介入方法通常非常难以泛化到真实环境及情况中。例如，教导康复对象完成特定任务的策略（如记忆丧失者使用闹铃来维持用药的计划），不一定可泛化或"携带"至其他任务中，比如记得治疗时间。最后，许多康复对象的脑损伤程度妨碍他们将学到的任务进行泛化[74]。从事认知障碍康复的临床工作者必须时刻考虑与治疗介入相关任务的独特性。以康复对象为中心的途径可协助确认成效、目标；作为治疗焦点的任务至少是相关的、有意义的，且对每位康复对象是独特的，对照顾者或其他重要人士也是如此，即使对部分认知障碍康复对象来说有缺乏可泛化的可能性。

动态互动模式

动态互动模式（dynamic interactional model）认为：认知是人、活动及环境间互动的产物[113]。因此技巧的表现可通过改变活动的要求、执行活动的环境，或使用特定的可促进技巧表现的策略来改善[113,114]。Toglia 描述以下与此模式相关的概念，包括：

- 可能影响到个体处理及解释信息能力的身体结构或生理的限制。
- 个人情境或个人特征，例如应对技巧、信念、价值观及生活方式。
- 除了元认知技巧，例如判断任务需求、评估表现、预测问题可能性的能力，还需自我意识或对自己优势及限制的了解。
- 处理策略或提高任务表现的潜在因素，例如注意力、视觉处理、记忆力、组织能力、问题解决能力。
- 活动本身有关的需求、意义及对活动的熟悉程度。
- 环境因素，例如社会、物理及文化层面。

Toglia 总结出"要了解认知功能和作业表现之间的关系，必须去分析人、活动及环境间的互动。当活动及环境需求改变时，有效表现所需的认知策略也会相应改变。最佳的表现会在这三个变量彼此配合时出现。评估及治疗应反映出这种认知的动态观点"[113]。

动态互动模式可用于成人、儿童及青少年。

Toglia 使用动态互动模式来建立多情境治疗途径（multicontext treatment approach）[113,114]。结合治疗性

及代偿性策略，这一途径着重教导采用特定策略来执行任务，并持续在不同活动、情况及环境中实践。Toglia 总结这一途径的元素如下：

- 意识训练或结构性经验应连同自我监控技巧使用，由此康复对象可重新认识他们对自己的强项及弱点的了解。
- 使用个人情境策略。治疗活动的选择是根据康复对象的兴趣及目标而定。尤其重视活动关联及活动目的。如处理每个月的账单可能适合单身独居者，而字谜游戏可能用在之前很喜欢这个活动的退休者身上。
- 处理策略应在各种功能性活动及情况中实施（Toglia 定义"处理策略"为帮助康复对象控制认知及感知症状的策略，例如分心、冲动、无法转移注意力、混乱、只能注意环境中的一侧或过度聚焦在活动某一个部分的倾向）。
- 活动分析用于选择可系统性地增加有泛化策略能力需求的任务上，以提升表现。
- 当康复对象在逐渐改变物理外观及复杂度的活动中练习同样的技巧时，学习转移可逐渐地、系统性地发生。
- 介入在多重环境中进行以促进学习的类化。

四声道途径

四声道途径（quadraphonic approach）由 Abreu 及 Peloquin[1]建立，针对脑损伤后认知障碍者使用。对这一途径的叙述同时包括微观角度，即着重在次级技巧（subskill）的治疗，如注意力、记忆力和宏观角度，即着重在功能性技巧，如日常生活活动、休闲活动。这一途径支持使用治疗性及代偿性策略。

微观角度由四个理论组成：

1. 教学理论（teaching-learning theory）　用于描述康复对象如何使用提示来增加认知意识及控制。

2. 信息处理理论（information processing theory）描述个人如何感知并对环境作出反应。这一理论描述了三个连续的处理策略，包括察觉刺激、分辨和分析刺激、选择并作出反应。

3. 生物力学理论（biomechanical theory）　解释康复对象的动作，强调中枢神经系统、肌肉骨骼系统以及感知动作技巧的整合。

4. 神经发育理论（neurodevelopmental theory）　与动作质量有关。

宏观角度与使用叙事性及功能性分析来解释个体

行为有关，以下四个特征为基础：

1. 与日常活动表现有关的生活方式或个人特征。

2. 生命阶段的状态（例如，儿童期、青少年期、成人期）及婚姻。

3. 健康状态（例如，在发病前的状态）。

4. 不利的状态，或是由损伤导致的功能限制程度。

认知康复/再训练模式

认知康复/再训练模式（cognitive rehabilitation/retraining model）适用于有神经及神经心理障碍的青少年及成人[12]。根据神经心理、认知及神经生物学的原理，这一模式着重在提升康复对象残存的技巧，以及指导认知策略、学习策略或程序策略来进行认知训练。

神经功能性途径

神经功能性途径（neurofunctional approach）应用于脑损伤导致严重认知障碍者[38,39]。这一途径着重在训练康复对象高度特定性的代偿策略（无类化的预期）及特定任务训练。在介入计划中特别考虑情境及元认知因素。这一途径的目标不在于功能限制的改善，而是直接聚焦在重新训练技巧。

任务导向途径

任务导向途径（task-oriented approach）常用于研究动作控制障碍，但也可用于认知障碍的康复对象[84]。Mathiowetz[69]详细讨论了这一途径，总结了所采用的框架，包括采用以下顺序来评估这些领域[69,70]：

1. 角色表现（社会参与）　确认以往的角色及该角色是否可维持或是需要改变；决定如何平衡未来的角色。

2. 作业表现任务（作业活动领域）。

3. 任务选择及分析　决定有哪些个人因素、表现技巧及形式，及/或会限制或可提升作业表现的情境和活动需求。

4. 个人（个人因素、表现技巧及形式）；认知（定向感、注意力时长、记忆力、问题解决、排序、计算、学习、类化）；社会心理以及感觉运动。

5. 环境（情境及活动需求）　包括物理、社会经济及文化环境。

在介入方面，Mathiowetz[69]和 Bass-Haugen[70]建议以下几点：

- 帮助康复对象调整他们的角色，减少执行任务时的限制。

- 创造一个充满日常生活挑战的环境。
- 练习功能性任务或模拟相似的任务,以找出对表现有效及有效率的策略。
- 提供除治疗时间以外的练习机会。
- 矫治个人因素(损伤)。
- 改造环境、修改任务或使用辅助技术。

日常作业表现的认知导向

日常作业表现的认知定向模式(cognitive orientation to daily occupational performance,CO-OP)适用于发育协调紊乱的儿童。近来这一模式也开始应用于神经系统障碍或其他各类康复对象[81]。CO-OP 模式的特点是以康复对象为中心解决问题,以作业表现为基础的介入方法。

这一模式的目标是通过引导发现、增进学习技能的策略,以提升表现。其策略可能是全面性的,且提供接近问题的一般方法(例如,目标、计划、实施、检查),或者具有领域针对性(例如,仅与某一领域或某一类障碍相关,如注意力)。

选择适当的评估

重申作业治疗的成效应关注在作业领域,这一点相当重要。接下来用 Jane 的案例来说明这一点。

根据作业治疗框架,Jane 可能的结果(未包含所有)如下[3]:

- 结果一:作业治疗之后,Jane 在标准化记忆量表上的分数进步(在个人因素中损伤减少),但是并未在工具性日常生活活动(IADLs)及生活质量上发现改变(在作业领域的表现稳定)。
- 结果二:作业治疗之后,Jane 在标准化记忆量表中没有可评测到的改变(在个人因素中稳定的损伤),但是在 IADLs 和生活品质上有可发现的改变(在作业领域表现进步)。
- 结果三:在作业治疗之后,Jane 在标准化记忆量表可侦测到改变(在个人因素中损伤减少),在 IADLs 和生活品质评估上也侦测到改变(作业领域的表现改善)。

在三种可能的结果当中,结果 1 是最不希望发生的。在过去这种成效可能被认为是成功的(即 Jane 的记忆力进步了)。这一结果,可能表示治疗计划过度关注尝试矫正记忆技巧训练(例如记忆力训练、电脑化的记忆程式),而没有考虑到泛化至真实生活场景。如果

发生在功能损伤层级的改变,并未转移或泛化到改善能力来参与有意义的活动,或成功参与生活角色,或提升生活质量,则必须重新考虑治疗的重点。结果 2 或结果 3 与临床更为相关,而且可以认为是对 Jane 及家庭较有意义的,且代表了结构性的作业治疗服务更好的结果。达成结果 2 可能是由于治疗的重点在 Jane 所选择的任务上。例如教导代偿策略的治疗方式包括使用辅助科技,可能是这一成效的原因。即使 Jane 的记忆仍有缺陷,她仍可参与选择的任务。

结果 3 代表了多方面的提升:较轻的损伤、活动表现提升及生活质量提升。虽然这一成效被认为是最佳的,但三类评估间的关系仍不明确。临床工作人员可能假设标准化记忆评估所侦测到的进步,也与 Jane 在执行家务及照顾孩子的能力增加有关。然而这个推理不一定正确。在多方面的改变中,可能彼此之间是独立的。换句话说,Jane 在参与治疗后处理家务的能力进步,可能和治疗中将特别教导她处理家务的策略的纳入相关。与结果 2 类似,这个正向改变可能发生在有或没有记录到的记忆技巧进步时。

当选择评估工具时,作业治疗师应将重点放在工具的生态效度(ecological validity)上。这个词指的是,测试中对认知的需求程度,理论上类似日常环境对认知的需求程度(有时被称为功能性认知)。一个高生态效度的测验可判断执行现实生活中功能性及有意义活动的困难程度。生态效度也指,通过统计分析,现存测验与经验上测量日常功能的相关程度[22]。

如同之前所说,就起始点而言(即哪些作业领域应当作评估的基础),以康复对象为中心的途径是必要的。可正式使用加拿大作业表现评估量表进行评估(Canadian occupational performance measure,COPM)[61],或非正式地通过与康复对象或其他重要人士会谈进行评估。这些都必须考虑临床情境。在急性照护机构工作的作业治疗师,工作重点可能在基本行动能力(床上移动转移、床边自我照顾,可在床边进行的 IADL(如金融管理、服药),及坐位下娱乐活动(阅读小说、填字游戏)等方面。在居家环境工作的作业治疗师可能聚焦在重新融入社区、较复杂的 IADL 及重返工作等相关的介入。作业治疗师采用观察和错误分析技巧来确定哪方面认知或其他缺损干扰了作业表现。换句话说,表现的错误[8],只要是安全的且没有严重到终止表现,是被允许的。Arnadottir[9] 提供了下面的关于观察洗漱和清洁时失误的范例。

全面和特定心智功能障碍对洗漱及清洁任务的影

响,包括意念性失用、活动步骤的组织及排序困难,判断力障碍、缺乏警觉、注意力损伤、分心、环境依赖、记忆力障碍、意向障碍。意念性失用可能出现在洗漱及清洁活动中;康复对象可能不知道怎样使用牙刷、牙膏、剃须膏,或可能以不恰当的方式使用这些物品(例如将牙膏抹在脸上,将剃须膏喷在水槽上)。有组织及排序困难的康复对象,对于该如何执行活动只有一般性概念,可能在执行时机及排序活动步骤方面存在问题。这样的康复对象可能无法在另一个步骤开始前完成前一个步骤,或因为执行活动时机的问题而执行活动太快,导致表现不佳。

缺乏判断力,可能无法根据环境信息作出实际的决定,觉得冲动的感觉是恰当的。受到很大影响的康复对象,可能会离开水槽区域而没有将水龙头关掉,或将要洗的衣服放在水槽内而没有注意水位升高,有水溢出的危险。

环境依赖具有注意力及重复行为的元素。有这种障碍的康复对象可能会因特定刺激而在执行特定任务中分心,不得不依照该刺激行事或合并到之前的活动中。举例来说,有环境依赖的康复对象,在洗手时看到牙刷,他可能会将牙刷结合到活动中,并用牙刷来刷手。

有短期记忆问题的康复对象,可能无法在活动中记住活动步骤的顺序或指示。即使康复对象没有理解上的问题,治疗师仍须多次提醒康复对象去梳头发。

启动障碍也可能会在执行洗漱及清洁任务中发生,例如即使被要求去洗衣服,康复对象仍可能坐在洗手台边而没有动作。给予重复的指示开始之后,康复对象可能会指出活动即将要开始但什么事都没发生。在数次这样事件之后,如果治疗师询问他计划,康复对象可能会详细叙述一个动作计划,包括水会被打开,拿起要洗的衣服,并放在流动的水下方,把肥皂抹在衣服上,然后开始洗。康复对象有动作的计划,但无法开始。这类损伤可能与意念性问题有关联。

传统意义上,临床人员及研究者对于有认知障碍者的服务对象,会使用认知损伤的标准化评估(标准化评估注意力、记忆力、执行功能障碍等)当作评估治疗有效程度的主要指标。这些评估倾向被归类为"纸笔评估"或"桌上操作评估"。相对于在自然情境中使用的相关作业评估,其生态效度很低。虽然标准化评估是评估的重要层次,关键的是临床计划及研究方案不仅要包括标准化的评估还要聚焦在活动、参与及生活质量的评估,且将其当作关键成效。如同上述,在这些评估方向的正向改变,是比评估损伤单独的改变更为相关的。损伤的改变,一定和其他健康范畴的改变有关。康复对象接受服务,家庭成员及第三方支付者,对于这些较功能上更有意义的改变也会较为满意。针对因认知损伤造成功能限制,表 26.2 建议了与功能改善有关的,记录临床及研究成效的评估工具(完整的以表现为基础的评估,参考 Law 等学者[62]的著作)。

表 26.2　记录认知障碍者在功能上进步的工具范例	
工具	**叙述**
标准化、有效度、信度的生活质量评估	测量生活满意度及幸福感。包括医疗结果调查 36 项简化版健康调查(medical outcomes study 36-item short-form health survey),世界卫生组织生活质量量表(World Health Organization quality of life scale),重新融入正常生活(reintegration to normal living)
标准化、有效度、信度的作业活动评估(如 BADL,IADL,休闲、工作)	评估作业领域的表现。例如,功能独立性评估(FIM),改良巴氏指数(modified Barthel index),Lawton IADL 量表(Lawton instrumental activities of daily living scale)
标准化、有效度、信度的参与评估	在生活情况中的参与评估。例如,活动卡片分类(activity card sort),社区融入问卷(community integration questionnaire),加拿大作业表现评估(COPM)
全面性评估活动、参与、潜在损伤或次技巧	
Arnadottir 作业治疗-ADL 神经行为评估(最近被命名为 ADL 为焦点、作业活动为基础的神经行为评估 A-ONE)[8-11]	以表现为基础的工具,有系统地观察穿衣、洗漱、卫生、进食、转移、行动、沟通,来侦测损伤如何影响功能。例如,组织及排序不足、短期/长期记忆缺陷、警觉或觉醒不足、注意力障碍、表现潜伏期、混乱、重复行为、分心、起始受损、自知力、判断等

表 26.2　记录认知障碍者在功能上进步的工具范例(续)

工具	叙述
动作及处理技巧评估(assessment of motor and process skills, AMPS)[33]	以康复对象为中心的表现评估,包括 BADL 和 IADL,强调在 IADL 任务上。AMPS 让康复对象从 125 项标准化任务中与治疗师合作选择进行 2 或 3 个任务。它评估影响功能的动作及处理技巧。处理技巧为可观察到的行动,是康复对象使用来:①选择、互动及使用工具及材料;②执行个人行动及步骤;③当遇到问题时调整表现。处理技巧不可与认知技巧混淆
简单认知功能表现评估	
Kettle 测验[51]	简短的以表现为基础的评估,设计一个需广泛使用认知技巧的 IADL 任务。这个任务的组成为制作 2 杯 2 种成分不同的热饮(一种给康复对象,一种给治疗师)。电热水瓶是空的、拆开的,考验问题解决技巧以及安全/判断,额外的厨房器材及食材放在旁边当作干扰物来增加注意力要求
执行功能障碍评估	
执行功能表现测验(executive function performance test, EFPT)[14]	评估执行现实生活中的任务(煮麦片粥、打电话、处理药物、付账单)的执行功能缺损。这一测验使用结构性提示及评分系统来评估起始、组织、安全及任务完成度,并建立提示策略
一周日历计划测验(weekly calendar planning activity)[116]	日历计划活动是一项高阶模拟 IADL 任务,在每周日程表中涉及输入 17 个约会及事项。它的设计对执行障碍的影响很敏感,需要具备计划、组织及多重任务能力。除了输入约会之外,康复对象必须监控时间、遵守规则、抑制分心,处理行程的冲突
多重琐事测验(multiple errands test)[2,27,59,100]	一项多重任务的评估,挑战多重执行功能。任务包括购买 3 件物件、从柜台领取 1 个信封、使用电话、寄信、写下 4 个物件(例如,糖果的价格)、与评估者会面,及通知评估者测验完成
执行功能寻找路径任务[18]	使用自然式的观察寻找路径以侦测执行不能的症状
复杂任务表现评估[127,128]	模拟图书馆工作任务的评估。2 个基础工作任务是:①当前库存的控制;②电话消息传送。这些任务同时执行
执行障碍症状的行为评估(behavioral assessment of the dysexecutive syndrome, BADS)[124]	这个评估设计来评估日常生活所需的典型能力。包括 6 个分测验,代表了不同的执行能力,例如认知灵活性、新奇问题解决、计划、判断及预估,行为调节。使用模拟的日常生活任务
评估记忆缺陷	
Rivermead 行为记忆测验第 3 版[126]	对于日常记忆有生态效度的测验。使用模拟的日常记忆任务,针对有感知、语言及行动损伤者有改造的版本
剑桥行为前瞻记忆测验[47]	关于前瞻记忆的客观测验
评估注意力缺陷	
日常注意力测验[94]	被认为是有生态效度的测验,针对日常注意力的不同种类,例如持续性注意力、选择性注意力、注意力转换、分散式注意力。包括数个分测验,这是少数模拟日常生活任务的注意力测验。这一测验的基础是想象到美国费城地区旅游的场景
Moss 注意力评分表[50,123]	关于注意力失调的观察性测验,目前包括 22 项。可产生 3 个因素的分数及总分
注意力行为评分表[82]	关于以注意力为基础的损伤的简短评估,通过临床人员对行为的观察来评分

　　临床上使用自我报告或照顾者报告的评估，对认知障碍康复对象来说也是很实用的。这种评估的原理有多种：

- 比较自我报告及观察到的表现，可为作业治疗师提供康复对象损伤严重程度及功能程度的关键信息。

- 比较自我报告及照顾者报告，对于得到康复对象在其环境中表现的"快照"是很有帮助的，这可能与在作业治疗临床观察到的表现一致或不一致。

- 使康复对象及照顾者看到，从作业治疗服务中受惠是很重要的。如果作业治疗师记录到进步，却无法让接受服务者感到，这是有问题的（表26.3）。

表26.3　自我报告/照顾者报告的评估

工具	叙述
注意力评分及监控表（attention rating and monitoring scale）[23]	自我报告的评估，关于每天与注意力损伤相关问题的频率
认知失败问卷（cognitive failure questionnaire）[19]	自我报告评估，关于注意力及认知在日常生活中失败的频率。包括与记忆力、注意力及执行失能相关的项目
前瞻性记忆问卷（prospective memory questionnaire）[49]	与行为相关的前瞻性记忆自我评分
全面性前瞻性记忆评估（comprehensive assessment of prospective memory）[89,95-112,119]	与 BADL 和 IADL 相关的前瞻性记忆评估
日常记忆问卷（everyday memory questionnaire）[97,109,110]	主观报告，关于每天的记忆，为元认知的问卷。自我报告或通过他人报告
前瞻性及回顾性记忆问卷（prospective and retrospective memory questionnaire）[57,102]	关于日常生活中前瞻性及回顾性失败的评估。自我评分或他人评分，有常模出版
执行不能问卷（执行不能症状行为评估的一部分）（dysexecutive questionnaire）[20,125]	有 20 项的问卷，采样来自与执行功能损伤相关的日常症状。有自我评分和其他重要他人评分的版本
执行功能的行为评分量表-成人版（behavior rating inventory of executive function-adult version）[96]	记录成人执行功能或在环境中自我调节能力的评估。包括自我报告和他人报告的版本

　　回到案例研究，作业治疗师接触到 Jane 的急诊病例记录。他注意到 Jane 转介到住院康复单元的前一天，神经科住院医生执行了简易精神状态检查（mini-mental state examination，MMSE）。总分是 30 分，Jane 得了 20 分，提示存在中度认知障碍。Jane 在定向感、注意力、计算及回顾的特定项目存在困难。在住院康复单元对康复对象进行的评估是功能性独立量表（functional independence measure，FIM）。这一工具评估康复对象完成特定自我照顾及行动的能力，根据照顾者对于这些任务的负担程度来评估。FIM 提供了 Jane 需要帮助的任务的信息。Jane 的作业治疗师用这个机会记录为什么她在任务中需要帮助。同时使用先前描述的错误分析途径，及以 ADL 为焦点、以作业活动为基础的神经行为评估（A-ONE）使他的发现具体化。Jane 需要最少的肢体协助来开始每项 FIM 任务，但需要持续的口语提示来组织及排序 FIM 任务。尤其是作业治疗师要求她对记住的任务进行示范时，她需要格外的口语提示来维持警醒度，使她专注在任务上不分心，以代偿短期记忆缺损。

处理限制作业表现的认知障碍：评估及介入

　　美国作业治疗学会将针对认知障碍后作业表现缺陷的介入策略整理分类，以下部分将进行讨论[4]：

全面性学习策略和意识策略

　　全面性学习策略的焦点在于提高对认知过程的意识，帮助康复对象发展更高阶的代偿策略（例如，内部问题解决和推理策略），而不是尝试治疗基本的认知缺陷。这一策略使康复对象能将代偿策略的应用泛化至新的情境。

特定领域策略训练

　　特定领域策略训练的焦点在于教导康复对象应用特殊的策略，来处理特定的知觉或认知缺陷，而不是仅仅教导如何完成某一任务。

嵌入功能性活动的认知再训练

即认知再训练中，在活动的环境中处理认知过程。例如，在重新学习电脑程序中，练习注意力技巧。再训练是具有情境特异性的。

特定任务训练

特定任务训练是帮助康复对象完成特殊的功能性行为。在特定任务训练中，治疗师教导实际的功能任务，来尝试避开影响表现的认知缺陷。即使有认知障碍，康复对象也能完成这项作业活动。

环境改善和辅助技术的使用

作业治疗干预可通过调整活动要求的复杂程度，通过改变环境来增加康复对象能力与环境要求之间的匹配程度。这也包括认知辅具的使用，例如智能电话、呼叫器、带警报的手表。

意识缺陷对日常活动的影响

处理自我意识缺陷（awareness deficits）是对认知障碍训练的基础介入[43]。来自自我意识标准化评估发现，自我意识缺陷可能支配所有对于个人功能限制的处理（后续讨论）。文献中关于有限的自我意识存在不同词语及定义，包括缺乏洞察力、自我意识缺损或无意识、病识感缺乏及否认。自我意识无障碍定义为"能保持主观感觉的同时，也能相对客观地察觉自我的能力"[87-89]。自我意识缺乏和病识感缺乏这两个词常被通用；Prigatano[86]将其定义为，临床上康复对象未意识到神经或神经心理功能的缺损，而其缺损对临床人员及其他合理注意到的人来说，是很明确的。自我意识缺乏出现在康复对象特定的缺损上，且无法用警醒度过高或广泛性认知损伤来解释。

其他作者保留了无病识感这一词语，来形容对身体损伤没有察觉（不包括认知损伤），例如对偏瘫无病识感，对偏盲无病识感。

虽然在文献中自我意识损伤及无病识感被明显地重叠使用，否认这个词语必须分开考虑。Crosson等学者[26]将心理上的否认定义为，"个体潜意识地排除接受脑损伤严重后果带来的心理上的痛苦以及给生命带来的不想要的影响"。自我意识障碍和否认可能同时发生，这使问题复杂化。区别否认（心理上的处理方法）和以神经为基础的意识缺陷是很困难的，因为有些康复对象同时有两种临床表现[88]。

Crosson等学者[26]建立了自我意识的金字塔模型。这一模型，包括了三种互相依赖的意识形式：

1. 智能意识　某种程度上了解功能受损的能力。

在最低层级上，个人必须意识到执行某些活动时有困难。更细致的程度为，认识到困难活动与缺损之间的共通性；这指的是，知晓自身存在问题。案例研究中，Jane在接受急性期服务时，表现出大量智能意识上的损伤。她的家人描述说，她持续反复地说"我为什么不能回家，我很好"。在康复服务中，作业治疗师注意到，Jane反复强调她知道自己患上卒中。此外，她也报告说，似乎简单的任务会花很长的时间完成，且她无法一直维持思绪。Jane表现出智能意识的出现（尽管仍有高度损伤的征兆）。

2. 紧急意识　当问题实际发生时认识问题的能力。在这一模型中，智能意识被认为是紧急意识的先决条件，因为一个人必须先认识到问题存在（当问题发生时知道是在经历问题）。紧急意识，包括在线感知（online awareness），或在实际任务中监控表现的概念。

3. 预期意识　在行动之前预测特定损伤造成的问题将会发生的能力。预期意识被包括在线上意识的概念中。

脑损伤或认知退化者可能在三种意识范畴[75]中均有损伤，或在一个或多个范畴中有较好的技巧。Crosson等学者[26]进一步应用这一模式来选择代偿策略，并将适合每种意识形式的代偿方法分类。他们将代偿策略依照其执行的方式分类为：

- 预期代偿：只在需要时应用。这一词语指的是预测问题将会发生，而执行一个代偿技巧（需要预期意识）。例如，需要买1周杂货的人，知道商店繁忙的环境对于其现存的记忆、注意力缺损来说是较大的挑战，因此将购物时间变更至晚上7:00商店较为不忙的时间。

- 认识代偿：也是只在需要时应用。这一词语指的是因意识到一个正在发生的问题而应用的策略（需要紧急意识）。例如，康复对象要求一个人讲话慢一点，因为她知道她无法足够快速地处理信息来进行对话。

- 情况代偿：指的是当损伤影响到功能时可被特定情况驱动的代偿策略。教导康复对象当特定事件发生时持续性地使用这些策略。例如创伤性脑损伤造成记忆损伤的学生将所有课堂上的课程内容录音。虽然录音可能不是每次都需要（特别慢或内容有限的讲座不需要），这个策略仍然会被使用因为这种代偿方式并不依赖于康复对象的判断。智能意识对使用这一策略来说是必要的，因为个体必须要察觉到缺损的存在才能整合一个策略来克服它。

- 外在代偿:通过外在媒介来触发,或与环境改造有关。例如,使用闹钟手表、张贴准备餐点的步骤表等。

Toglia 和 Kirk[115]评论并拓展了这一金字塔模式,其意识动态综合模式建议以动态关系取代阶层性关系。根据元认知(metacognition)的概念,这一模式假设知识、信念、任务需求及情境之间具有动态的关系。该模式区分出元认知知识和陈述性知识,执行任务前对自己能力的信念(结合智能意识),以及结合紧急及预期意识方面的在线感知以调节任务的表现。

Fleming 和 Strong[35]讨论了自我意识的三级模式:

1. 个体对与损伤相关障碍的自我意识,例如认知、情绪及生理损伤(对缺损的知晓)。

2. 个体对于缺损影响独立生活功能的意识。

3. 设定实际目标的能力;预测个人未来状态及预后的能力。

多数作者建议,介入计划应聚焦在重新训练生活技能,而在介入开始之前应该进行自我意识的评估。标准化评估自我意识的结果可清楚地引导干预的选择。例如,可找到指导自身记忆缺损康复对象更适合的代偿策略,例如使用日记本(稍后讨论)。然而,对于未察觉自己有严重单侧忽略的康复对象可能无法学习代偿策略,因此需要环境改造(例如将所有的衣服都挂在衣橱右侧)来提高每天的作业表现。

此外,康复对象对自身障碍的洞察程度,可能是决定其参与康复过程的动机因素之一。最简单的解释为,康复对象必须意识到自身日常生活功能的障碍,才有动机参与长期艰难的康复过程。回到案例研究上,Jane 有重返学校、参与复杂性 ADL 及回归家庭的目标,为此,增加 Jane 对疾病的自知力是很必要的,这样她才能执行代偿策略来代偿持续存在的缺损。例如,重返学校的策略可能包括把课程录音、请一位协助记笔记者,以便让 Jane 可以完全参与课程、转换成非全日制课程、使用电子器材等,协助组织她的生活及学业。

许多评估方法被推荐用于确认康复对象自我意识的程度,如可使用问卷自评或临床人员评分、会谈、评分表、功能性观察;比较自评及对其他照顾者进行的评估;比较自评与客观功能、认知评估的评分。但是,任何一种方法都不是评估意识的权威方法。此外,生活中的观察可提供更多有关意识缺乏如何干扰每天任务表现的信息。表 26.4 为标准化意识评估的范例。

表 26.4 标准化意识评估范例

评估	叙述
意识障碍评估(assessment of awareness of disability)[60]	以半结构化访谈为基础的评估,与动作及处理技巧评估(assessment of motor process skills,AMPS)共同使用。包括与日常任务活动相关的一般和特殊问题,访谈一般在 AMPS 表现后进行
意识会谈[7]	用于评估脑卒中、认知障碍症或脑外伤后对认知及动作受损的意识察觉。操作上,作者将意识缺陷定义为:康复对象在会谈中对于其能力的意识,与在神经心理及神经性检查中测量的能力之间的差异
意识问卷(awareness questionnaire)[101]	关于创伤性脑外伤后自我意识损伤的评估。这一工具由 3 个表组成(一个由康复对象完成,一个由其他有关人士完成,一个由临床人员完成)。自我评分及他人的评分表包含 17 个项目,临床人员的评分表包括 18 个项目。康复对象在受伤后执行各种任务的能力以 5 分为标准与受伤前进行比较
驾驶意识评估(driving awareness questionnaire,DriveAware)[55]	包含 5 个问题:根据结构化评分指引,比较康复对象的反应与临床人员的评分。临床人员的评分是根据转介时的信息和其他非路面测试表现的观察
康复对象胜任评分表(client competency rating scale,PCRS)[85]	这一工具评估创伤性脑外伤后的自我意识。包含 30 项自我报告,使用 5 分 Likert 式(1=无法做,5=可轻松的做)来自我评分不同任务及功能的困难程度。最近,Borgaro 和 Prigatano[17]发展了 PCRS,且将其改编为心理测量学上完整的版本,可用于急性期住院神经康复单位,保留了原本的 PCRS 中的 13 个项目
缺陷自我察觉会谈[35]	由会谈者评分的结构性会谈,用于获取脑损伤后自我意识状态定性及定量资料。特别的是它能评估康复对象的智能意识层级(这是相较病前状态下降的能力,以及意识缺损的认识)
自我调节技巧会谈[78]	是由临床人员评分的半结构性会谈,以先前提到的 Crosson 模式为基础。这一工具包括 6 个问题,来评估元认知或自我调节技巧

虽然大多数研究者及学者认同着重增加意识的介入对于康复效果的最大化是很重要的,且康复对象对其损伤的意识越好,其治疗效果越好[76]。也有其他学者的研究发现,这是通过特定任务治疗而形成功能上的改变,而意识的改善没有同时发生。整体来说,针对改善意识的各种干预措施的有效性缺乏实证研究。此外,许多已发表的研究并未包含功能上的成效。作为处理意识的起始点,整个团队可在观察作业表现前鼓励康复对象预测其表现的程度。有脑损伤或认知退化者常会低估自身认知损伤程度,高估其功能层级。临床人员应在每个疗程结束时保留一定时间用以比较真正的表现与预期的表现。比较预测与实际表现是很重要的,所有功能性任务都需要进行比较。例如,如何预测可使用以下问题,"这些任务会花多少时间?","你会需要几次帮助?","治疗师需要在肢体上协助你几次?","治疗师需要在口头上协助你几次?"。这样做的目的是减少两种表现之间的差别。

重要的是,作业治疗师应记住使用参与的口语或肢体提示支持其参与有意义的活动,而非单纯地用帮助来完成任务而已。通过提示用于促进自知力,并鼓励康复对象建立新策略以解决问题、克服缺损(表26.5)。

表 26.5　促进功能性活动中对于错误意识的提示

提示	原理
"你怎么知道这是对的答案/流程?"或"告诉我你选择这个答案/流程的原因。"	把康复对象的注意力重新聚焦到任务表现和错误侦测上。康复对象是否可以通过一般性提示来自我修正
"那不是正确的,你能看出为什么吗?"	提供一般性关于错误的反馈,并非特定的。康复对象是否能找出错误并开始修正
"那不是正确的,因为……"	提供关于错误的特定性反馈。指出错误之后,康复对象是否能修正
"试试看这种方法。"(例如,做慢些,大声说出每个步骤,开始前先把计划说一遍,使用检查表)	提供康复对象特定的、替代的途径。康复对象是否能使用提供的策略
改变任务。"试试看其他办法。"	修改任务的参数。康复对象是否能执行该任务? 重新开始并将先前提到的提示分级

摘自 Brockmann-Rubio K, Gillen G: Treatment of cognitive-perceptual impairments: a function-based approach.In Gillen G, Burkhardt A, editors: Stroke rehabilitation: a function-based approach, ed2, St Louis, 2004, Mosby, pp427-446.改编自 Toglia JP: Attention and memory.In Royeen CB, editor: AOTA self-study series: cognitive rehabilitation, Rockville, MD, 1993, American Occupational Therapy Association; Toglia JP: Generalization of treatment: a multicontext to cognitive perceptual impairment in adults with brain injury, Am J Occup Ther 45:505, 1991.

Tham 等学者[111]建立了一种介入方法,用来提升单侧忽略康复对象功能性表现的意识。通过有目的、有意义的日常作业活动作为治疗性改变媒介,以增加对障碍的意识。特定的干预措施如鼓励参与者选择有动机的任务作为介入媒介,讨论任务的表现等。例如:

- 鼓励参与者描述他们预期的困难。
- 将他们早期有关障碍的经验与新任务连接。
- 计划如何掌握新的状况。
- 要求参与者评估、描述他们的表现。
- 要求参与者思考,是否有其他执行任务的方式,可提升表现。
- 提供与观察到的困难有关的反馈,包括语音反馈,讨论,使用可提升任务表现的代偿技巧。
- 学习新的代偿性技巧后,提供进一步实践的机会。
- 使用影片反馈来增进意识。
- 使用访谈反馈来提升意识。

使用这一途径后,四位参与者对于障碍的意识和ADL 能力有改善;其中三位参与者的单侧忽略情况有所改善;两位参与者的持续性注意力提高。故作者认为对康复对象障碍意识的训练增加了单侧忽略康复对象学习使用日常活动代偿技巧的能力。

Fleming 及同事[34]完成了一项初步研究,对象是四位脑损伤男性康复对象,观察以作业活动为基础的介入计划对自我意识和情绪状态的效果。研究者为每位参与者制订了个体化方案,重点在三个自己选择的作业活动的表现(例如,写一份工作申请、做预算、准备餐点、打草地保龄球、单手烹饪)。根据其他重要人士表述,在这些活动中他们的意识能力有下降。介入方法是根据 Toglia 先前叙述的多重情境途径技巧而制订的[112]。介入技巧包括提供一个无威胁的环境来建立治疗同盟,让参与者分析其潜在的技巧、自我预测及在活动前后进行自我评估;设立恰当的挑战难度,支持及结构化作业表现;进行脑损伤的教育,以三明治形式(负面评语在中间,正面反馈在前后)给予及时的口语回馈；影片回馈。

在干预前后重复测量康复对象的自我意识及情绪状态，并以叙述性的方式进行分析。作者发现了干预对于促进康复对象自我意识的效果，虽然基线和随后资料指出了复杂且不一致的状况，但是结果初步显示该计划的可行性。值得注意的是，在四位康复对象中，提升自我意识后，皆伴有焦虑稍微增加的情形，且发现其中三位参与者抑郁状况有所加重。这些发现与先前讨论的"情绪状态与自我意识之间的关系"的文献一致，也与"否认及自我意识的相互联系"相同（框26.1）。

框26.1　提升意识的建议

- 让康复对象执行有兴趣的任务，接着提供有关表现的反馈。目标是让康复对象正确地监控及观察自身行为，如此可以作出对未来表现较实际的预测，同时得到其强项和弱点的意识。
- 鼓励在执行任务中自问，在完成任务后自我评估（例如，"我完成所有的步骤了吗？"）
- 提供比较受伤前后功能的办法来提升意识。
- 提供预测的方法。让康复对象估计不同的任务参数。例如困难度，完成时间，错误数及任务前、中、后所需的协助数量，并将其与实际结果比较。
- 协助康复对象建立及设定适当的个人目标。
- 允许康复对象观察自己在特定任务中的表现（通过录影），将实际的表现与其叙述自己能做的表现比较。
- 可使用团体治疗及同伴回馈的方式，因此个人可收到来自许多人对于表现的反馈。
- 使用角色互换。让治疗师执行任务并犯错，让康复对象侦测错误。

- 治疗同盟的发展是开放的，并以信任为基础。这在处理否认及缺乏自我意识中是很关键的。教导康复对象做更好的选择并了解防御策略会如何影响日常功能。
- 使用熟悉的任务，将其分级成符合康复对象的认知程度（最适挑战），以建立自我监控技巧及对错误的认识。
- 提供康复对象、家属或其他相关人士有关损伤的教育。
- 融合来自经验的反馈经验。这个方法被称为"支持性冒险"及"有计划的失败"，用于日常活动中温和的示范障碍。在介入过程中，治疗师需要提供高度的支持。
- 监控抑郁及焦虑的信号，若有增加可当作是意识增强。
- 在执行日常任务中提升驾驭感及控制以增强意识。
- 使用中性情绪的任务来增加错误认识。
- 使用提供"最适挑战"的任务来增加错误认识/修正。
- 以三明治格式提供回馈（负面评语在中间，正向反馈在前后）。

资料来自 Fleming JM, Strong J, Ashton R: Cluster analysis of self-awareness levels in adults with traumatic brain injury and relationship to outcome, J Head Trauma Rehabil 13:39-51,1998; Klonoff PS, et al: Cognitive retraining after traumatic brain injury and its role in facilitating awareness, J Head Trauma Rehabil 4:37-45,1989; Lucas SE, Fleming JM: Interventions for improving self-awareness following acquired brain injury, Aust Occup Ther J 52:160-170,2005; Prigatano GP: Disturbances of self-awareness and rehabilitation of clients with traumatic brain injury: a 20-year perspective, J Head Trauma Rehabil 20:19-29,2005; Sherer M, et al: Assessment and treatment of impaired awareness after brain injury: implications for community re-integration, NeuroRehabilitation 10:25-37,1998; Tham K, Tegner R: Video feedback in the rehabilitation of events with unilateral neglect, Arch Rhys Med Rehabil 78:410-413,1997; Toglia J: A dynamic interactional approach to cognitive rehabilitation. In Katz N, editor: Cognition, occupation and participation across the life span, ed 3, Bethesda, MD, 2011, AOTA Press; Toglia JP: Generalization of treatment: a multicontext approach to cognitive perceptual impairment in adults with brain injury. Am J Occup Ther 45:505-516,1991; and Toglia J, Kirk U: Understanding awareness deficits following brain injury, NeuroRehabilitation 15:57-70,2000.

修改自 Gillen G: Cognitive and perceptual rehabilitation: optimizing function, St Louis, 2009, Mosby.

Jane 的作业治疗师对她进行了自我意识缺损会谈（self awareness of deficits interview）。Gary 也参与了这一过程。Jane 表示，她和住院之前并没有什么不同，脑损伤并未对她的日常生活造成任何影响，她希望准备毕业且在接下来的 6 个月内找到第一份社工的工作。但评分结果显示，Jane 有严重的自我意识受限。Jane 在进行每项任务之前，作业治疗师持续地让她预测完成任务所需要的时间。作业治疗师选择时间当作预测因子，是因为 Jane 有起始困难，组织混乱，且会重复任务步骤。这样的行为会增加完成任务所需要的时间。Jane 一贯按受伤前的状态预测所需时间。当作业治疗师将预测时间与实际时间进行比较时，Jane 反映出不相信的样子。随着治疗的进展，Jane 在报告每一项任务所需时间的准确率开始有提升。自我意识增加后，作业治疗师注意到她时常会哭泣。作业治疗师告诉

Jane 的治疗团队，虽然 Jane 对她目前的功能状态有了更好的理解，但她仍需要从团队中得到更多情绪上的支持，并监控她逐渐加重的焦虑抑郁状态。

注意力缺陷对日常活动的影响

各种形式的注意力是人类大脑最重要的基础功能之一，是其他认知过程的基础。注意力系统的完整是所有高级认知系统的先决条件，例如记忆、执行功能等[80]。特别是基础记忆功能（如工作记忆）均依赖完整的注意力过程[23]。如果个体没能注意到输入的信息，则无法在思维中掌握信息，那么将不能记住信息，也无法引导恰当的行为来完成日常活动[72]。注意力技巧作为认知的基础，是参与绝大多数有意义活动的先决条件；注意力处理的障碍会导致日常生活的困难，从而降低生活质量。表26.6列出了与注意力损伤相关的术语。

表 26.6　与注意力损伤相关的术语

注意力是自主控制自动化大脑系统,以能够短暂/持续一段时间地选择及操纵感觉与储存的信息[79]。

注意力要素	定义	功能性范例
警醒度	对于感觉刺激的反应,是可激发性[122]。依靠广泛分布的神经网络,包括前额叶区域及神经传导物质系统[115]	• 在执行任务时对接受的视觉、听觉或触觉提示的反应降低 • 需要有害或极端的感觉刺激(冷毛巾擦脸)来刺激行为反应
选择性注意力	当不相关的刺激存在时,此种注意参与处理及过滤相关的信息[93]。康复对象可有效搜寻并专注特定信息,同时忽略干扰物[94]。因为选择性注意力对于把编码资讯输入至记忆中、从工作记忆中储存及操纵信息,以及成功执行目标导向的行为来说很关键。选择性注意力缺陷会造成许多神经损伤者中常见的认知缺陷[93]。该技巧与前额叶及潜在前扣带回区域相关	• 在派对中参与一段对话 • 在交通及儿童游戏的噪声中念书 • 在拥挤的治疗室专注于治疗师的提示 • 当小孩在后方看电视时准备晚餐 • 休假时参与桌面游戏
持续性注意力	用于支持需要警觉性的任务,及维持注意力一段时间的能力[6]。以花在任务上的时间来测量[121]。在成人身上,此注意力主要与右大脑半球之前额叶功能相关,以及与白质损伤相关[94]	• 可专注于长的对话、指示、课堂、电视节目或电影 • 专注于玩棋类竞赛 • 结算支票 • 在游戏场上看着自己小孩
注意力转换或转换性注意力	从一个概念注意力转换至另一个的弹性能力。与认知弹性有关。以有弹性或适应性的方式改变注意焦点的能力[5]。在不同认知需求的任务间移动的能力。此技巧为前额叶皮质的功能,以及后侧顶叶、视丘及中脑[73]	• 当打字时,有个朋友进到房间来与你讨论完全不同的主题;当对话结束后,你可以回到打字上 • 煮菜中,照顾正在哭的小孩,然后再回来煮菜 • 医院病房的实习医生在一串医疗病例的医嘱上、接电话、写下电话中的讯息中转换
分散式注意力	将注意力同时分散在两个或更多的任务上,即双重任务或多重任务。是同时注意两个竞争性刺激的能力[6]。障碍发生在当有限的注意力资源分散在两个来源上时	• 同时制作吐司和茶 • 在对话中做笔记 • 在讨论当天发生事件时玩牌
分心	是选择性注意力缺损;当一个人尝试专心执行任务时,无法隔绝环境或内在刺激;是前额叶损伤的症状,尤其是背侧外侧皮质[68]	• 当在课堂上做笔记时,走廊上的噪声带走了你的注意力 • 在治疗时无法专注,因为看他人治疗分心
环境依赖行为	分心并因不相关的冲动而行动了,其干扰了活动的表现,且取代了目标导向的活动。包括注意力及持续的成分[8]	当在口腔清洁时,被电灯开关分心了,停止口腔清洁活动而不停开关电灯(与手头上任务不相关)
单侧忽略	见第 33 章	

修改自 Gillen G:Cognitive and perceptual rehabilitation:optimizing function,St Louis,2009,Mosby.

与注意力可控制组相比,当个体执行一个任务时注意力障碍会导致离开任务的行为频率增加(例如从手上的任务中看到别处,参与未经请求的对话)。无论干扰物(噪声、运动物)存在或不存在,注意力障碍者明显比注意力可控制组不专心[121]。更为严重的问题是注意力障碍和意识错误之间的关系,McAvinue 等学者[71]探究了脑损伤康复对象错误意识过程和持续注意力的问题。他们发现:

• 相较于控制组,脑损伤的康复对象展现出较差的持续注意力和错误意识。
• 错误意识的程度与持续注意力能力密切相关。即使当脑损伤严重程度得到控制,结果也是如此。

- 有关错误的反馈可以明显降低错误的发生。
- 脑损伤可导致持续性注意力障碍和错误意识。

　　他们发现了有关脑损伤康复对象错误意识与持续注意力之间有明确的关系，猜测这两种处理过程之间有连接。

　　Posner 和 Peterson[83]假设了在三种主要功能上、解剖上可区分的注意力控制次系统：

　　1. 与感觉事件有关的定向次系统。该次系统依赖后侧大脑区域（上顶叶、颞叶顶叶连接，除额叶眼区之外），与选择相关的感觉信息有关。这一次系统将注意力引导到特定空间的区域，产生知觉意识，反映非自主的定向或自动处理。侦查到刺激而作出反应的时间决定了这一系统的表现。

　　2. 执行次系统。该次系统着重选择及涉及多重构造（前扣带回、外侧前额叶皮质、基底核），负责控制低阶认知功能，解决冲突，对于侦测焦点和意识注意的信号来说是重要的。这一次系统的损坏会导致处理需要分散注意力、筛选干扰刺激、反映新奇事物的任务完成困难。

　　3. 警醒或持续注意力次系统。与额叶、顶叶有关，负责达成及维持接受刺激的敏感度。这一次系统相关区域的损伤会导致注意力持续度很短。

　　Dockree 及同事[28]总结了以下几点：

- 注意力损伤是脑损伤后最常见的损伤。
- 额叶特别是连接额叶、顶叶及纹状区域的白质受损，是注意力损伤的主要负责区域。
- 脑损伤康复对象额叶受损，导致从预期的目标转移，增加了错误行动的频率。
- 脑损伤康复对象自我报告显示，注意力和专注度是此类康复对象最常抱怨的问题。

　　常用的注意测试包括纸笔测试和实验室类任务，例如同步听觉系列加法测试（paced auditory serial additional test）、路径测试 A 部分（trail making test part A）、Wisconsin 卡片分类任务（Wisconsin card sorting test）。如同先前讨论的，使用这些评估会出现生态效度的问题，将结果泛化至日常生活任务上会有困难（表 26.2 和表 26.3 列出了建议的评估方法）。任务表现中显示出的注意力障碍，可观察到错误，并用以下方式记录。

　　在获得性脑损伤后的注意力康复的 Meta 分析中，Park 和 Ingles[79]检查了治疗注意力缺损的两种途径：

- 直接再训练受损的认知功能或直接认知再训练。这一途径使用的假设是，练习经过选择的活动可促进受损神经回路的恢复，使损伤的注意力处理功能

复原；在进一步由这些回路处理的任务会以非脑损伤康复对象的方式表现出来。接着使用一系列重复性的活动和训练来进行介入，其中康复对象对视觉和听觉刺激来进行反应。研究者关注最多的是针对注意力障碍的干预措施。

- 使康复对象学习或重新学习如何执行特定具有功能性意义的技巧（特定技巧训练）。其前提是通过谨慎组织的练习脑损伤后特定技巧，使康复对象建立代偿性的取代性的神经心理过程，这一过程依赖于保留下来的脑部功能（即康复对象学习与非脑损伤康复对象不同的表现技巧）。介入时，注意力可与特定技巧同时训练，也可在特定的情境中训练技巧。此外，这一途径依赖于行为原则及对注意力损伤如何影响技巧的了解。

　　Park 和 Ingles[79]通过 Meta 分析总结出，特定技巧训练明显改善了需要注意力任务的表现；相反，包括认知再训练方法（即着重在情境外的改善注意力障碍）并没有明显的影响成效。更进一步的分析显示，接受特定技巧训练（例如开车，ADL）的参与者表现进步了69%，而未训练者只进步了31%。从效果来说，重新训练后的认知功能进步是较小的，而特定技巧训练后表现的进步是中等或较大的。这些发现显示出，获得性注意力缺损可由特定技巧训练来治疗。作者也依据他们的研究结果提出了临床建议，包括：

- 训练所产生的学习是特定的，且不倾向于泛化或转移到与训练任务相差较多的任务上。进步的特定性可在认知再训练及特定功能性技巧再训练研究中表现出来。
- 训练后任务表现的进步程度与需要完成任务的处理操作及训练时参与的处理重叠（即如果训练任务和目标评估类似，训练后表现将会提升）相关。
- 许多脑损伤幸存者执行可控制的认知处理任务（controlled cognitive processes）是受损的，而执行自动认知处理任务时未受损。可控制的处理任务很大程度参与了学习技能的早期阶段；而当技巧在练习后成为习惯则与之不太相关。因此在训练计划中减少可控制的处理需求是有效的。减少可控制处理需求的例子，包括将复杂的功能性技巧分解成简单的小部分，提供这些小部分的练习，以这样的方式组织训练后，提供更易理解的表现反馈。作者建议使用塑形（shaping）的技巧来对有控制处理缺陷的康复对象进行训练，因为塑形连接了任务的困难度及个人的表现。使用塑形技巧的结果是康复

对象犯较少的错误,并能更容易的理解任务的反馈。

- 康复程序应根据一组学习原则进行。

改良任务及环境的策略已被证实对认知障碍康复对象是有帮助的(框 26.2)。特定策略包括:

框 26.2　处理注意力缺损:给临床人员及照顾者的策略

- 避免过度刺激/使人分心的环境。
- 在任务中脸避开视觉干扰物的方向。
- 带耳塞。
- 避开高峰时段购物或前往餐厅。
- 使用归档系统提升组织性。
- 将壁橱及抽屉贴标签。
- 减少杂乱及视觉干扰物。
- 使用自我提示策略。
- 使用时间压力处理策略。
- 教导自我配速策略。
- 控制进来的信息速度。
- 在任务中自我管理的努力及情绪反应。
- 多重任务时教导监控及分享式注意力资源。
- 管理居家环境以减少听觉及视觉刺激:把收音机及电话关机;关上门及窗帘;保持桌面、柜子、衣橱及冰箱有条不紊。
- 在工作、自我照顾及工具箱日常生活活动中使用日常检查表。

资料来自 Cicerone KD:Remediation of "working attention" in mild traumatic brain injury,Brain Inj 16:185-195,2002;Fasotti L, et al:Time pressure management as a compensatory strategy training after closed head injury,Neuropsychol Rehabil 10:47-65,2000;Michel JA,Mateer CA:Attention rehabilitation following stroke and traumatic brain injury:a review,Eura Medicophys 42:59-67,2006;and Webster JS,Scott RR:The effects of self-Instructional training on attentional deficits following head injury,Clin Neuropsychol 5:69-74,1983. From Gillen G:Cognitive and perceptual rehabilitation:optimizing function,St Louis,2009,Mosby.

- 时间压力管理(time pressure management,TPM):Fasotti 等学者[32]发现,在严重闭合性脑损伤后康复对象处理信息的速度缺损是很常见的,并引起在执行日常任务时出现"信息过载"的感觉。作者测试了 TPM 改善信息处理过慢的效果。TPM 是使用替代性认知策略来支持参与实际生活任务。重点在于教导人们给予自身足够的时间来处理生活状况。用于预防或处理时间压力的特定策略包括提高对错误及表现不足的意识、自我指导训练(例如,试着专心,不被外界声音及其他信息分心,不被不相干的想法分心,试着想象将要说的事情),将计划及组织最佳化,重复任务需求,改造任务环境,使用整体性的策略——"给自己足够的时间"。

- 自我指导叙述[119]:建议使用这样的叙述方式来增加聆听,如果注意力分散也可以要求复述:"为了要真的专心,我必须看着对我讲话的人。""我必须专注在说的内容上,不是其他干扰的想法上。""我必须时时刻刻专心在我听到的内容上,并在脑中重复听到的每个词。""虽然我没有跟上对话,但并不可怕,如果我没注意到,则必须请对方重复信息。"

由 Webster 和 Scott[120]进行的案例研究中展现了这一途径在治疗后和 18 个月随访时的正向效果。康复对象展现出注意力进步,表现在回想(recall)、性功能及工作表现的提升。

- 自我管理策略。Sohlberg 和 Mateer[105]建议使用以下三个自我管理策略:

1. 定向步骤　鼓励康复对象有意识的监控活动来避免控制注意力下降。教导康复对象在不同的间隔,提问自己定位性的问题(可以由闹铃提醒),包括"我现在正在做什么?""我这一刻之前在做什么?""我等一下应该做什么?"

2. 配速　配速适用于降低任务需求。安排连续的工作就是一个范例。再如设定实际的期待,设定休息时间,自我监控疲劳程度及注意力[105]。

3. 记录关键想法　教导康复对象快速写下或录下待会要处理的问题及想法,以便手上的工作不被打断。

因为使用以治疗为基础的策略来训练注意力以提升作业表现是没有足够的证据支持的[44]。因此美国康复医学协会建议,策略训练是急性期后康复的实践标准[24]。介入应聚焦在策略训练,以便在功能性任务中代偿注意力缺失。

记忆缺陷对日常活动的影响

记忆障碍是最常见的脑损伤及退化性认知疾病的后遗症之一。记忆丧失的严重度及类型与受损的结构相关。人类的记忆由多重独特的系统组成,帮助人类参与日常生活及社区活动(表 26.7)[107]。例如,记住重要他人的生日,记得吃药,记得喂狗,记得如何打字,记得假期中发生过的事等。即使这样简单的记忆任务,也需要完整的多重记忆功能,包括事实及事件的知识,步骤和未来的意向。很明显,记忆力是促进独立生活的关键。

记忆的步骤或阶段在表 26.8 中记录得很详细[13,105]。这些阶段的流程是:

注意→编码→储存→提取

表 26.7　与记忆损伤相关的术语

词语	定义	日常行为范例
顺行性遗忘	新学习的缺损。无法回想在获得性脑损伤后学到的信息。在脑损伤后无法形成新的记忆	无法想起工作人员的名字、由于地理无法定向而容易迷路，无法想起今天早晨在治疗时发生的事情，学习代偿记忆缺陷的适应性策略有困难
逆行性遗忘	回想在发病前形成及储存的记忆有困难。相对于很久以前的回忆，最近的时间遗忘更严重	无法记住个人信息（住址、身份证号、出生）、无法记住历史事件（战争、总统选举、科学上突破）及个人经历的事件（结婚、度假）
短期记忆	储存有限的信息，维持有限时间	记住与使用适应性设备相关的指示有困难、无法记住刚在晚宴中认识的人名、无法记住餐厅中今日特别的内容
工作记忆	与短期记忆有关，指的是借由复述主动的操作在短期记忆中的信息	当玩棋盘游戏时无法记住及使用游戏规则，在结算支票时无法心算，无法记住并调整菜单内容
长期记忆	没有容量限制，是相对永久储存的记忆	可能影响有关知识、情节及事实的陈述性记忆，或与技巧习惯相关的非陈述性记忆
非陈述性记忆	知道如何执行一个技巧、保存先前学过的技巧，以及学习新技巧。是长期记忆的形式，也称为程序性记忆	开车、进行运动、手工艺、学习使用适应性器材或轮椅进行日常生活活动
陈述性记忆	知道学到了某事，口语上提取知识基础，例如事实，记住每天的事件。包括情景及语义的信息。是长期记忆的形式	见"情景记忆"及"语义记忆"
情景记忆	针对特定情境事件的自传式记忆、个人经历的事件。陈述性长期记忆的形式	记住一天的事件、早晨吃了什么、工作时发生的事、治疗时段的内容
语义记忆	对一般世界及事实的知识、语言的技巧及字词。（在受伤后可能会分解）陈述性长期记忆的形式	记住节日的日期、总统的名字、世界事件的日期
外显记忆	外显记忆由发生在外在世界的事件记忆所组成。储存在外显记忆的信息是有关发生在特定事件及地点的特定事件	记住地点、姓名，及许多词语。见陈述性记忆
内隐记忆	执行事件及任务或制造特定种类反应的记忆。不需要有意识地提取过去。知识被表达在表现中，个人不需要意识拥有该知识	有关技巧、习惯的记忆与潜意识的处理。见非陈述性记忆
前瞻性记忆	记得去实现未来的意向	记得服药、回电话、买食物、去学校接小孩、寄账单。支持日常生活的关键记忆层面
元记忆	对自己的记忆能力的意识	知道自己何时需要代偿记忆能力（写下待办事项或购物清单、写下新的电话号码或开车方向）、认识到记忆中的错误

资料来自 Baddeley AD：The psychology of memory.In Baddeley AD，Kopelman MD，Wilson BA，editors：The essential handbook of memory disorders for clinicians.Hoboken，NJ，2004，John Wiley；Bauer RM，Grande L，Valenstein E：Amnesic disorders.In Heilman KM，Valenstein E，editors：clinical neuropsychology，ed 4，New York，2003，Oxford University Press；Markowitsch HJ：Cognitive neuroscience of memory，Neurocase 4：429-435，1998；and Sohlberg MM，Mateer CA：Memory theory applied to intervention. In Sohlberg MM，Mateer CA，editors：Cognitive rehabilitation：an integrative neuropsychological approach，New York，2001，Guilford Press.
From Gillen G：Cognitive and perceptual rehabilitation：optimizing function，St Louis，2009，Mosby.

表 26.8　记忆的阶段

记忆阶段	叙述	功能神经解剖区域
注意力	使个人可接收到及使用最近信息的过程。包括警觉性、警醒及各种注意力处理，例如选择性注意力	脑干、视丘结构、额叶
编码	记忆如何形成；记忆的初始阶段，分析将被记住的材料（信息的视觉及口语特征）；正确的分析信息以适当的储存信息	背侧内侧视丘、额叶、语言系统（Wernicke 区）、视觉系统（视觉联合区域）
储存	记忆如何留存；转移暂时记忆至大脑的一个形式或区域来永久留存	海马回、双侧内侧颞叶
提取	如何想起记忆，搜寻或激活现存记忆路径	额叶

信息来自 Sohlberg MM，Mateer CA：Memory theory applied to intervention. In Sohlberg MM，Mateer CA，editors：Cognitive rehabilitation：an integrative neuropsychological approach，New York，2001，Guilford Press.

传统的记忆评测倾向于在治疗室进行桌面上作业评估。通常需要完成任务，记一串数字、一串文字、记忆图案的细节，和/或配对连接学习（需要自己认识或回想最近呈现的材料）。而对于测验的结果如何连接到日常记忆功能并不清楚，测验得分与每天记忆失败报告的关联并不强[109]。即获得的功能并不总是与客观测验中记忆处理的进步相关[91]。

有关记忆力损伤对日常功能影响的全面性评估，包括使用标准化的评估工具、非标准化的观察、标准化的自我报告和标准化的照顾者的报告（表 26.2 和表 26.3 提供了建议的评估）。情境记忆测验（contextual memory test）是一个有效的筛选工具[112]。它可以帮助临床人员把记忆三个方面的问题具体化，并筛选可能需要的进一步评估：

1. 记忆的意识　在评估前使用一般性问卷，预测评估表现、预估记忆能力。

2. 回想 20 条线条画出的方向　即时及延迟回想（15~20 分钟后）。

3. 使用记忆策略　探查使用记忆策略的能力，判断康复对象从临床人员建议的策略中获益的情况。

针对记忆缺损的介入方法可分为：①增进记忆的恢复性途径；②记忆策略训练；③使用非电子的记忆协助；④使用电子记忆协助或辅助科技。针对改善记忆的技巧（如记忆力训练）在泛化到有意义活动方面是不成功的。换句话说，被实验室评估发现的进步并没有体现到日常功能的改变，或主观的记忆报告中。

改善记忆缺损最有潜力的介入方法部分依赖于代偿性技巧（框 26.3）。当使用代偿性途径时选择正确的代偿系统很关键。Kime[58]建议进行全面性的评估，包含：

框 26.3　处理工作记忆缺陷的建议

- 缩短指示及指导语的长度。
- 使用实际功能性任务训练（如，统计每月账单，而不是练习机械式的记忆数字串）。
- 避免说话速度过快。
- 在训练中强调用目标词来协助康复对象了解指导语的关键部分。此外，可将关键信息放在句子的开始和最后。
- 借由额外的练习及复述来增加反应的自动性，例如学习从轮椅转移到床上。
- 使用从部分到全部的学习方法或将任务拆解成几个部分，来促进某个部分的过多练习。
- 学习复述策略。

资料来自 Parente R，et al：Retraining working memory after traumatic brain injury，NeuroRehabilitation 13：157-163，1999.

- 疾病的严重程度。
- 记忆损伤的严重程度。
- 并发症，包括生理损伤、语言缺损或其他认知缺损。
- 社会支持。
- 康复对象需求（例如是否需要工作、家务处理或其他作业活动）。

下面为以特定实证为基础的介入方法：

记忆笔记本和日记

使用记事本这一方法被记载可增加定向感，用以支持每天生活任务，如早晨 ADL 和简单的 IADL[98]。Sohlberg 和 Mateer[103,104]发表了一篇系统性结构化的训练流程，教导有严重记忆障碍的康复对象独立使用代偿性记事本。他们提出的训练流程结合了学习理论与程序性记忆技巧，可在多数甚至有严重记忆的康复对象上适用。Donaghy 和 Williams[29]建议日记和笔记本内容每天应包含两页。笔记本用以协助把将要做的事情建立行程表，并记录已做过的事情。在每两页中，左页包含两栏，一栏是一天的时刻表，另一栏是要做的事；右页是记忆记录。背面"上周"的段落储存了过去的记忆记录。一年的日历可记录约定的项目。Own-sworth 和 McFarland[77]比较了两种记忆日记训练法：

- 仅靠日记的训练：这一途径着重于建立功能性记忆技巧和以代偿为基础的特定任务学习。教导康复对象行为顺序，包含制作日记条例，需要时以便查阅使用其中的信息。
- 日记和自我指导训练：这一途径强调训练康复对象的自我调节、自我意识等高级认知技能技巧，并教导康复对象 WSTC 策略：

  W：你将要做什么？
  S：选择任务的策略。
  T：试着使用该策略。
  C：检查该策略的使用情况。

作者发现在治疗期间，记事本和自我指导训练小组的康复对象持续制作更多的记录，会出现更少的记忆问题，使用代偿策略的效果更好，从而产生更正向的治疗评分。表 26.9 包括了记事本可能的部分。

无错性学习

无错性学习（errorless learning）是一种学习策略，是与尝试错误学习或错误学习相对的。使用无错性学习途径是基于学习能力的不同。对于记忆障碍的康复对象，相较于通过外部方式（例如治疗师的提示）他们更容易记住行为造成的错误。换句话说，人们会记住错误，而非更正。在无错性学习策略下，康复对象通过

表26.9　记事本

部分	目的
每日日志	用来记录、储存及提取有关每日活动的信息；包括记录每小时的信息及行程约会表；任务优先顺序的排序表
日历	用来记录约会，及提取有关重要会议及即将来临事件的信息
姓名	用来记录、储存及提取可辨认新面孔的信息
目前工作	用来记录关于工作安排的特定程序，日后可能派上用场
个人记录	用来记录重要个人信息，如个人目标或个人信息；也用来记住住址、生日等相似信息

来自 Schmitter-Edgecombe M, et al: Memory remediation after severe closed head injury: notebook training versus supportive therapy, J Consult Clin Psychol 63:484-489,1995.

说或做某件事来学习，而不是被他人告知或示范。Kessels 和 de Haan[56]进行的治疗记忆丧失的无错性学习的元分析，显示了无错性学习策略在统计上显著的效果。此外，消失提示法（vanishing cues method）即使用随时间消失的提示来教导技巧没有展现出显著的效果。值得注意的是，大部分研究是基于实验室评估结果的分析，例如字串、脸-姓名配对等。

辅助技术

有大量的文献聚焦在使用科技手段来提升记忆缺失者日常功能。文献一致记录了在使用许多设备的特定训练任务后康复对象的进步（如处理药物、晨间事物、IADL 等）（框 26.4）。

框26.4　记忆缺陷者应用的辅助技术

- 手提式电脑。
- 智能手机。
- 传呼系统。
- 录音机。
- 个人资料助理。
- 闹铃手表。
- 电子药物盒。
- 预设时间的微波炉。
- 改造的电磁炉开关，可在特定时间或当热度过高时将电磁炉关掉。
- 可预设记忆号码的电话（附加图片至按键上）。
- 可语音拨号的电话。
- 钥匙位置定位工具。
- 提示行为顺序（如晨间漱洗活动）的录音。

取自 Gillen G: Cognitive and perceptual rehabilitation: optimizing function, St Louis, 2009, Mosby.

以前特殊的器材（如页码系统、手提式电脑）已经越来越普及，有更多的人群愿意使用这些设备来代偿记忆缺损。典型的是应用智能手机来协助记忆损伤者提高任务表现有无限的可能，例如日历功能、闹铃功能、购物清单、口述系统、地图功能、通讯录等。

记忆法

记忆法（mnemonics）是一个通用术语，泛指记住事情的策略，包括使用押韵、诗、首字母缩写和想象技巧。例如，用"Thirty days hath September"来记住每个月有几天；用首字母缩写"ROYGBIV"来记住彩虹的七个颜色；用想象摆放来记忆需要记住放在特定位置的物品（即位置记忆法）。

Hux 等[53]对使用记忆法和视觉想象法来回忆人名的任务进行了三种介入频率（一天 1 次、一周 2 次、一天 5 次）的效果评估。受试者包括七位男性 TBI 生存者，年龄从 28～40 岁。结果显示，每天 1 次及一周 2 次的效果比一天 5 次的效果更好。记忆法和视觉想象策略对其中四位受试者效果较好（无论介入频率）。仍然需要更多的研究来确定记忆策略是否可泛化到未训练过的任务以及其适用的康复对象。似乎使用记忆法最适合记忆特定及有限种类的信息，如工作人员名字。

特定任务训练

Giles 和 Morgan[40]的系列研究显示了有严重记忆损伤者在日常功能中的进步：

- 用连接词语串联九个独立活动（如剃须、口腔清洁等）形成介入计划，将已完成的活动与接下来的活动连接起来（如完成刷牙接着剃须）。要求康复对象重复该词语作为活动开始的提示；接着使用行为技巧，如口语赞美或实际奖赏。
- 治疗包括提示 ADL 的次序由康复对象病前的习惯和对提示的反应度决定。洗漱和穿衣被概念化为16 个步骤的计划；如果与下个步骤相配合的行为在完成前一个步骤后 5 秒内未出现，或是出现与下个步骤不配合的行为时工作人员会进行提示。虽然康复对象的躯体功能及认知状态在持续 12 天的计划中是不变的，但是确实在洗漱和穿衣上变得独立，由开始需要 25～30 个指导及肢体协助来完成任务进步到可独立完成任务。在 6 个月后的随访中发现康复对象仍保持这种独立状态[42]。

Giles 等学者[41]为特定任务再训练方案发表了进一步的支持证据。他们对四位康复对象（包括三位 TBI 康复对象和一位脑出血康复对象）应用前面提到的洗漱及穿衣方案进行治疗，所有康复对象都有中度到严重的记忆缺失，且进入该机构均在 3 年内，并用同样的方案训练洗漱和穿衣。训练方案包括行为观察、任务分析、持续练习和消退式提示组成,使用适应行为量表(the Adaptive Behavior Scale)来评估行为改变。作者发现三位受试者在洗漱和穿衣上快速达到了独立(分别为治疗 20 天、37 天和 11 天),另一位未表现出显著的临床进步。作者进一步完善了研究设计以避免预后良好的轻度康复对象进入实验组,因此这些研究结果支持了训练计划的一般性应用。框 26.5 列出了对照顾者或其他重要相关人员的策略。

框 26.5　提供给记忆缺陷的照顾者或其他重要相关人员的策略

- 了解在许多状况下这些损伤是不可逆转的。
- 熟悉前面描述的代偿记忆策略的特定形式。
- 尽量保持每天日程一致,形成固守习惯和惯例。
- 避免杂乱,保持居住环境的结构性,简化环境。
- 减少过度的环境刺激。
- 使用日历来协助,并在居家环境四周摆放时钟及提醒物。
- 预见性的识别潜在的安全问题。
- 使用简短且直接的句子。
- 确认将最重要的信息放在句子的开头。
- 强调、提示及加强沟通的关键点(重复、指出等)。
- 避免使用需要依赖记忆的对话(如,保持有关现在事情的对话)。
- 重复句子可能是无法避免的。
- 总结对话。
- 要懂得许多记忆障碍康复对象的智力仍是完整的。
- 保持"每个物品都有固定位置并物归原位"。
- 使用照片、纪念品及其他适当的物品来协助康复对象获得记忆。
- 了解疲劳、压力、睡眠失调、抑郁会加速记忆丧失。
- 保持东西要有备用(眼镜、钥匙等)
- 协助康复对象建立待办清单。提醒其在完成任务时其加上符号来强调。
- 给物品、抽屉及柜子贴上标识。

取自 Gillen G:Cognitive and perceptual rehabilitation:optimizing function,St Louis,2009,Mosby.

记忆策略训练

除了先前讨论的记忆策略之外,Stringer 和 Small[108]研究出生态导向的神经康复策略(ecologically oriented neurorehabilitation of memory),这一治疗计划根据首字母记忆法提供了四步代偿策略:"WOPR",即"写下"-"组织"-"描绘"-"预演"(write-organize-picture-rehearse)。使用六个叙述性记忆任务来评估表现,用一项前瞻性记忆任务来作为结果。所有三个实验组中严重程度各不同的康复对象均显示出记忆表现的大幅度改善。

执行功能障碍对日常活动的影响

执行功能(executive function)是一个概述性术语,是指需要协调多个次程序来达成特定目标的复杂认知处理过程[30]。这一词语被定义为"协调多个次程序,以灵活的方式完成特定目标的过程"[37],或是"一个人能成功参与独立、有目的性的自我服务行为的功能"[66]。这些高级心智能力使得一个人可以适应新情况而达成目标,包括了多重特定功能,例如决策、问题解决、计划、任务转变、根据新信息修改行为、自我修正、产生策略、规划目标和将复杂行动排序。但是,文献中对于某特定功能是否属于执行功能尚缺乏一致性。表 26.10 列出了 20 种最常报道为执行功能障碍的症状以及这些症状报道的频率。这些执行功能协助支持日常生活活动和社会参与,尤其是在新的、非例行性的、复杂的、非结构性的情形中(表 26.11)。

表 26.10　报告执行功能障碍症状的频率[a]

症状	康复对象报告(%)	照顾者报告(%)	不一致的等级[b]	不一致等级的排列[c]
抽象思维差	17	21	16.5	-9
冲动	22	22	19.5	-10
虚构	5	5	19.5	+3
计划	16	48	1	+8
兴奋异常	14	28	5	+7
时间排序不良	18	25	15	-8
缺乏自知力	17	39	3	+5
淡漠	20	27	13	-5
无法抑制(社交上)	15	23	13	-3
多变的动机	13	15	18	-7
情感淡薄	14	23	10.5	+1
侵略性	12	25	6	+6
缺乏考虑	9	26	4	+9
重复行为	17	26	10.5	-1
坐立不安	25	28	16.5	-6
无法抑制反应	11	21	9	+4
知行不一	13	21	13	-2
分心	32	42	8	+1
决策困难	26	38	7	-3
不在意社会规则	13	38	2	+10

[a] 只在执行功能障碍问卷中每个项目评分为 3 或 4 会被指出问题。这对应到该症状的分类为观察到"时常"或"经常"。结果是依据 Wilson 等学者研究搜集的数据得出。

[b] 这个数字代表康复对象及对照组间不一致的等级尺度,1=最大的不一致度;1 代表照顾者报告此症状的频率比康复对象报告的多得多。

[c] 这个数字反映出康复对象与空对照间在报告中的等级频率上相对的不一致度,等级从-10 到+10,0 为症状在等级位置上绝对一致。在此等级上,-10 代表康复对象常报告的症状,但照顾者未报告;+10 代表照顾者常报告该症状,但在康复对象的报告上不常见。

来自 Burgess PW, Simons JS:Theories of the frontal lobe executive function:clinical applications. In Halligan PW, Wade DT, editors:Effectiveness of rehabilitation for cognitive deficits,Oxford,UK,2005,Oxford University Press.

表26.11	与日常生活相关的执行功能范例：准备沙拉
执行功能	相关任务
起始	在恰当的时间开始任务，而不需要过度依赖提示
组织	组织工作空间并有效率的执行任务（如，同时从冰箱中收集需要的蔬菜）
排序	任务步骤适当排序（收集工具及蔬菜、洗蔬菜、切菜、在碗中混合、加酱汁）
问题解决	解决"使用一把太钝而无法切片的菜刀"这一问题

取自 Gillen G：Cognitive and perceptual rehabilitation：optimizing function，St Louis，2009，Mosby.

最近有关于额叶受损康复对象餐前准备能力的研究，支持了执行功能在日常活动中的重要性。Godbout 等学者[45]以神经心理测验工具、编写剧本任务（script generation task）和复杂的多重任务 ADL（计划准备餐点）检查了 10 位切除额叶肿瘤的康复对象和 10 位正常对照者的执行功能和 ADL 能力，结果康复对象在纸笔测验中显示出许多基本执行功能缺损，在编写剧本任务中没有损伤（虽然有异常语义结构），而在餐前准备任务中有明显的困难。作者认为执行复杂的多重任务 ADL 困难可用多种执行功能障碍、一般性表现缓慢以及行为缺乏来解释。

与上述研究相似，Fortin 等学者[36]以神经心理测验工具、背诵剧本任务（script recitation task）和模拟复杂多重任务 ADL 进行了研究，研究对象为 10 位轻微到严重闭合性脑损伤（closed head injury，CHI）的额叶损伤康复对象与 12 位对照组康复对象。作者发现，两组康复对象在所有神经心理测验中的非参数性测验并没有差别。然而，有 CHI 的康复对象在餐点准备任务中表现出明显的异常，虽然每个简单动作都正确，但复杂的行动组合却无法正确执行。作者认为，策略计划及前瞻性记忆的重大缺损是有额叶损伤的 CHI 康复对象 ADL 障碍的重要基础，而执行功能的元素（如分类、推理能力）可以很好地预测脑损伤康复对象 IADL 的功能表现[46]。

Lezak[65,66]将前述各种形式的执行功能障碍分成四个部分：

1. 意志及目标形成　包含自我意识、起始和动机。
2. 计划　包括将行为概念化、客观、设想出替代方案、作出选择、制订计划、维持注意的能力。
3. 有目的的行动　执行计划，完成目标，包括生产力、自我调节、转变和排序行动。
4. 表现的有效性　包括质量控制、自我修正、监控和时间管理。

Cicerone 等学者[24]发表了一个针对执行功能的模式，该模型包含了基于解剖和进化发展的 4 个领域：

1. 执行认知功能（背侧外侧前额叶皮质）　与控制指导低级功能有关（计划、监控、激活、转变、抑制），工作记忆和抑制调解执行功能。
2. 行为自我调节功能（腹侧内侧前额叶区域）与情绪处理有关。当认知分析、习惯、环境提示不足以决定最佳适应性反应时与自我调节行为有关。
3. 活化调节功能（内侧额叶区域）　通过起始、激励行为来活化。该部位损伤会造成活化和驱动力降低，也称为淡漠和意志缺失。
4. 元认知过程（额叶角）　为人格、社会认知和自我意识，由准确评估个体的自我能力和行为所反映，而不是客观评估或其他重要人士报告的内容。

执行功能障碍，或执行不能症（dysexecutive syndrome）的康复对象判断力受损、冲动、淡漠、缺乏内省力、缺乏组织计划及决策能力，也有行为上无法抑制和智力受损的状况。特定的行为特征包括冲动、注意力不集中、怪异的反应、缺乏灵活性和自我控制差[90,106]。应注意，执行功能障碍的康复对象可能在纸笔认知测试上表现正常，却每天都有糟糕的问题发生，尤其是在需要多重任务计划的情况下更为明显[100]。

通常针对执行功能障碍的评估包括纸笔评估和实验室任务，例如 Wisconsin 卡片分类测验、路径制作测验、Stroop 测验等。同前所述，使用这些评估时会出现生态效度的问题，将其结果泛化至每天生活任务上有困难。这些评估与日常技巧之间只有低到中度的联系。

此外，用于评估执行功能障碍的标准化临床评估被认为太结构化，且由评估者主导，因而无法捕捉到常见问题，包括起始、计划及自我监控。表 26.2 和表 26.3 建议了可使用的工具。

针对执行功能障碍介入方法的研究一直在持续进行之中（框 26.6）。

由于执行功能管理其他认知问题的处理（例如注意力、记忆和语言[67]），一些本章先前描述的介入方法也适合改善执行功能障碍者的症状，包括 TPM[32]、自我指导训练[25]、WSTC 策略[63]、外在提示设备（传呼系统、指导语录音、核对表）[21,31,99]和以干扰程度来操纵环境变量[52]。其他已被测试且发现有效的特定介入方法将下面的段落中进行叙述。

框 26.6　针对执行功能障碍的介入方法分类

- 环境改造：如，使用事先控制、操作干扰物的数量及构建环境、组织工作及居住空间，确保工作、休闲及休息之间的平衡。
- 代偿策略：如包括使用外在提示设备，如核对表、电子呼叫器、使用提示系统、组织系统等。
- 特定任务训练：训练特定的功能性技巧及例行事项，包括任务改造。
- 训练元认知策略，以促进功能的改变：通过增加自我意识及控制调节过程来进行，该策略包括自我指导策略、教导解决问题以及目标管理训练。

　　资料来自 Cicerone KD，Giacino JT：Remediation of executive function deficits after traumatic brain injury，NeuroRehabititation 2：12-22，1992；Solnlberg MM，Mateer CA：Management of dysexecutive symptoms. In Sohlberg MM，Mateer CA，editors：Cognitive rehabilitation：an integrative neuropsychological approach，New York，2001，Guilford Press；and Worthington A：Rehabilitation of executive deficits：the effect on disability. In Halligan PW，Wade DT，editors：Effectiveness of rehabilitation for cognitive deficits，Oxford，UK，2005，Oxford University Press.

解决问题训练

　　解决问题训练的目标在于通过口语的引导，系统性分析目标及可能达成目标的方法以取代康复对象用冲动的方式解决问题[118]。Von Cramon 等学者[118]鼓励参与者用完整的执行系统方式来行动，主要体现在五个解决问题的层面：

　　1. 问题定位、辨认和分析　一般辨认任务或情况的困难在于找到焦点。解决问题困难者倾向于过度简化问题，忽略掉相关的信息。

　　2. 问题定义及规划　解决问题困难者通过阅读和再阅读相关指示来学习查找信息并找出问题，以加强他们对问题的了解；写下主要的及相关的问题。这一层面的焦点在于教导康复对象去区别相关和不相关的信息。

　　3. 找出替代和解决方案　要求解决问题困难者对给出的问题提出尽可能多的解决方案并分享。这些任务是独自完成的，其目的是使其体会到可用的解决方案比他们原先设想的更多。

　　4. 决策　讨论解决方案，并衡量优缺点。同时考虑解决方案的可行性。

　　5. 确认解决方案及评估　让解决问题困难者学习辨认不完美的解决方案，自我修正错误，从而回到其他假设中。本层次的焦点在于增加对错误和差异的敏感度。

　　其他人建议使用的解决问题策略包括暂停及思考；询问思考清晰的问题；在每个步骤思考；定义问题；使用思考清晰的问题来确定、评估及检查是否需要尽

可能多地使用替代解决方案；情绪自我调节策略[92]。这些解决问题技巧通过角色扮演和在真实生活练习中得到增强。

目标管理训练

　　目标管理训练的目的是减少混乱行为，增强个体在目标导向行为中维持意向的能力[64]。混乱会导致康复对象忽略每天的目标，如从来不打扫房子、忘记带午餐、从来不列出购物清单，这些会影响功能独立性。目标管理训练需要五个阶段，相当于目标导向行为的关键层面。

　　第一阶段：定位及评估目前状态。停止目前的活动并将意识导向至特定任务上。

　　第二阶段：选择主要目标。

　　第三阶段：分割目标，建立次目标。

　　第四阶段：预演完成任务所需的步骤。编码、预演、记住目标及次目标。

　　第五阶段：监控成效。把行动的成效与先前叙述的目标进行比较。

　　使用无错性技巧来教导这些步骤，随着每个阶段的提示逐渐消失，使康复对象能维持近乎完美的表现。

元认知训练

　　Birnboim[15]和 Miller[16]对 10 位多发性硬化症执行功能障碍者研究了元认知治疗的效果。该干预方法着重在行为的元认知层面，且假设元认知层面必须通过结构化程式习得。其过程包含以下几个阶段：

　　1. 了解　康复对象必须认识到其特定元认知缺陷（例如无法计划）。这需要康复对象在临床上面对多种任务来增强意识。

　　2. 练习　学习并练习由康复对象及治疗师共同辨识的有效率的特定策略（例如设定优先顺序）。

　　3. 转移　康复对象及治疗师共同思考在真实生活场景中何时何地应用这些策略。

　　电脑游戏策略（如 Mastermind）和桌面上的活动用于训练的最前两个阶段，个体化的日常活动是泛化期的焦点（例如，特定工作任务），并在策略应用测验、注意力测验、记忆力测验、执行功能检查和最重要的、可展现作业角色进步的作业治疗功能性测验编辑工具中均发现了正面的效果。

总结

　　再次回到 Jane 的案例作出其初评的总结和结论。最先且最重要的是根据以康复对象为中心的策略来确

保她的作业治疗疗程中有适合她的目标。因为 Jane 表现出对自己功能受限自我意识不佳，故其先生 Gary 也参与整个过程。由于 Gary 是全职工作，因此 Jane 在一天中的部分时间是独处的。Gary 说他会尽可能地帮忙她，但也担心协助日常生活活动会改变他们新婚生活的动力，因此他希望自我照顾成为 Jane 作业治疗的重点。Jane 表示当工作人员在个人需求方面为她提供帮助时她感到丢脸，同时也坚持完成学业，故决定在早上着重练习自我照顾，下午着重练习学习技巧。

因此，临床人员给 Jane 进行了标准化的 FIM 评估。FIM 的评估结果由标准化 A-ONE 补充，记录了 Jane 在作业领域表现受限的原因。Jane 明显未能察觉到她的功能受限（Gary 最大的担心之一），因此应优先进行标准化自我意识缺陷的会谈。作业治疗师也对她进行了关于学校任务的非标准化评估以了解其作业表现。作业治疗师请 Gary 在治疗的第二周带来 Jane 本学期的作业及资料，由此可以评估 Jane 的阅读理解能力、专注在课堂上的能力（Jane 会对课程录音，Gary 可以找出录音）、作笔记的能力、使用笔记本写电子邮件的能力，发现 Jane 在持续注意力、短期记忆领域的缺陷，而且她会因环境刺激而分心。作业治疗师与 Gary、Jane 一起设定了短期目标，该目标着重在作业领域得到进步。

第一周

1. Jane 可完成穿上衣（使用一个触觉提示起始；在动作排序上不超过两个口语提示）。

2. Jane 可完成修饰任务，即口腔清洁和头发护理（使用一个触觉提示开始；使用检查表排列出任务的步骤）。

3. Jane 可持续独自进食 10 分钟（在一个触觉提示开始后）。

第三周

1. Jane 可独立完成除洗澡外的所有自我照顾任务（使用不超过一个一般性口语提示；需要时使用外在提示设备）。

2. 在 10 分钟的课堂中，Jane 可正确写下三个重点（使用一个一般性口语提示来维持任务）。

3. Jane 可以用笔记本电脑收电子邮件（使用不超过一个口语提示进行排序）。

为了使介入与先前提出的目标匹配，Jane 的作业治疗师选择了通用治疗途径中的多情境途径，主要是因为该途径强调自我意识训练，由此 Jane 可重新定义她对自身优势及弱点的认知。作业治疗师将自我意识提升作为介入的起始点，如果 Jane 察觉到自身的错误，

治疗师有信心可以教导 Jane 完成目标的策略。此外，选择介入活动要根据 Jane 的兴趣及目标（学校任务、阅读小说、烹饪），在多种功能性活动及场景中练习多种处理策略。选择的处理策略可以控制 Jane 在评估中表现出的认知缺陷症状。当 Jane 的自我意识提升后，作业治疗师警惕地关注了 Jane 的抑郁及焦虑症状，开始将重点放在教导特定的策略上，这使 Jane 可以把注意力维持在任务上（持续性注意力），另外也决定使用何种外在提示设备可保持 Jane 的组织性，使她以恰当顺序来执行不同任务步骤。作业治疗师计划在多重环境中进行介入（病床旁、作业治疗室、医院的礼物商店、工作人员办公室、医院图书馆）以促进学习的泛化[10,17,42,48,95-112]。

复习题

1. 叙述自我意识金字塔模型的三个层级。

2. 生态效度如何与认知评估相关？

3. 列出使用认知障碍康复对象自我报告/照顾者报告评估的原理。

4. 在处理认知障碍问题中，作业治疗途径与其他学科有何不同？

（闫彦宁 张妍昭 译，李娴 校，
朱毅 黄锦文 刘晓艳 审）

参考文献

1. Abreu BC, Peloquin SM: The quadraphonic approach: a holistic rehabilitation model for brain injury. In Katz N, editor: *Cognition and occupation across the life span*, Bethesda, MD, 2005, AOTA Press.

2. Alderman N, et al: Ecological validity of a simplified version of the Multiple Errands Shopping Test, *J Clin Exp Neuropsychol* 9:31–44, 2003.

3. American Occupational Therapy Association: Occupational therapy practice framework: domain and process, ed 3, *Am J Occup Ther* 68:S1–S48, 2014.

4. American Occupational Therapy Association: Cognition, cognitive rehabilitation, and occupational performance, *Am J Occup Ther* 67:S9–S31, 2013.

5. Amos A: Remediating deficits of switching attention in clients with acquired brain injury, *Brain Inj* 16:407–413, 2002.

6. Anderson V, et al: Attentional skills following traumatic brain injury in childhood: a componential analysis, *Brain Inj* 12:937–949, 1998.

7. Anderson SW, Tranel D: Awareness of disease states following cerebral infarction, dementia, and head trauma: standardized assessment, *Clin Neuropsychol* 3:327–339, 1989.

8. Árnadóttir G: *The brain and behavior: assessing cortical dysfunction through activities of daily living*, St Louis, 1990, Mosby.

9. Árnadóttir G: Impact of neurobehavioral deficits of activities of daily living. In Gillen G, editor: *Stroke rehabilitation: a function-based approach*, ed 4, St Louis, 2016, Elsevier.

10. Árnadóttir G, Fisher AG: Rasch analysis of the ADL scale of the A-ONE, *Am J Occup Ther* 62:51–60, 2008.

11. Árnadóttir G, Fisher AG, Löfgren B: Dimensionality of nonmotor neurobehavioral impairments when observed in the natural contexts of ADL task performance, *Neurorehabil Neural Repair* 23:579–586, 2009.

12. Averbuch MA, Katz N: Cognitive rehabilitation: a retraining model for clients with neurological disabilities. In Katz N, editor: *Cognition, occupation and participation across the life span*, ed 3, Bethesda, MD, 2011, AOTA Press.

13. Baddeley AD: The psychology of memory. In Baddeley AD, Kopelman MD, Wilson BA, editors: *The essential handbook of memory disorders for clinicians*, Hoboken, NJ, 2004, John Wiley.

14. Baum CM, et al: The reliability, validity, and clinical utility of the Executive Function Performance Test: a measure of executive function in a sample of persons with stroke, *Am J Occup Ther* 62:446–455, 2008.

15. Birnboim SA: Metacognitive approach to cognitive rehabilitation, *Br J Occup Ther* 58:61–64, 1995.

16. Birnboim S, Miller A: Cognitive rehabilitation for multiple sclerosis clients with executive dysfunction, *J Cogn Rehabil* 22:11–18, 2004.

17. Borgaro SR, Prigatano GP: Modification of the Client Competency Rating Scale for use on an acute neurorehabilitation unit: the PCRS-NR, *Brain Inj* 17:847–853, 2003.

18. Boyd TM, Sautter SW: Route-finding: a measure of everyday executive functioning in the head-injured adult, *Appl Cogn Psychol* 7:171–181, 1993.

19. Broadbent DE, et al: The Cognitive Failures Questionnaire (CFQ) and its correlates, *Br J Clin Psychol* 21:1–16, 1982.

20. Burgess PW, et al: The Dysexecutive Questionnaire. In Wilson BA, Alderman N, et al, editors: *Behavioural assessment of the dysexecutive syndrome*, Bury St Edmunds, UK, 1996, Thames Valley Test Co.

21. Burke WH, et al: Improving executive function disorders in brain-injured clients, *Brain Inj* 5:241–252, 1991.

22. Chaytor N, Schmitter-Edgecombe M: The ecological validity of neuropsychological tests: a review of the literature on everyday cognitive skills, *Neuropsychol Rev* 13:181–197, 2003.

23. Cicerone KD: Remediation of "working attention" in mild traumatic brain injury, *Brain Inj* 16:185–195, 2002.

24. Cicerone KD, et al: Evidence-based cognitive rehabilitation: updated review of the literature from 1998 through 2002, *Arch Phys Med Rehabil* 86:1681–1692, 2005.

25. Cicerone KD, Giacino JT: Remediation of executive function deficits after traumatic brain injury, *Neurorehabilitation* 2:12–22, 1992.

26. Crosson B, et al: Awareness and compensation in postacute head injury rehabilitation, *J Head Trauma Rehabil* 4:46–54, 1989.

27. Dawson DR, et al: Further development of the Multiple Errands Test: standardized scoring, reliability, and ecological validity for the Baycrest version, *Arch Phys Med Rehabil* 90(Suppl 11):S41–S51, 2009.

28. Dockree PM, et al: Behavioural and physiological impairments of sustained attention after traumatic brain injury, *Brain Res Cogn Brain Res* 20:403–414, 2004.

29. Donaghy S, Williams W: A new protocol for training severely impaired clients in the usage of memory journals, *Brain Inj* 12:1061–1076, 1998.

30. Elliott R: Executive functions and their disorders, *Br Med Bull* 65:49–59, 2003.

31. Evans JJ, Emslie H, Wilson BA: External cueing systems in the rehabilitation of executive impairments of action, *J Int Neuropsychol Soc* 4:399–408, 1998.

32. Fasotti L, et al: Time pressure management as a compensatory strategy training after closed head injury, *Neuropsychol Rehabil* 10:47–65, 2000.

33. Fisher AG, Jones KB: *Assessment of motor and process skills* (vol 1). ed 8, Development, standardization, and administration manual. Fort Collins, CO, 2014, Three Star Press.

34. Fleming JM, Lucas SE, Lightbody S: Using occupation to facilitate self-awareness in people who have acquired brain injury: a pilot study, *Can J Occup Ther* 73:44–55, 2006.

35. Fleming J, Strong J: Self-awareness of deficits following acquired brain injury: considerations for rehabilitation, *Br J Occup Ther* 58:55–60, 1995.

36. Fortin S, Godbout L, Braun CM: Cognitive structure of executive deficits in frontally lesioned head trauma clients performing activities of daily living, *Cortex* 39:273–291, 2003.

37. Funahashi S: Neuronal mechanisms of executive control by the prefrontal cortex, *Neurosci Res* 39:147–165, 2001.

38. Giles GM: A neurofunctional approach to rehabilitation following severe brain injury. In Katz N, editor: *Cognition and occupation across the life span*, Bethesda, Md, 2005, AOTA Press.

39. Giles GM: Cognitive versus functional approaches to rehabilitation after traumatic brain injury: commentary on a randomized controlled trial, *Am J Occup Ther* 64:182–185, 2010.

40. Giles GM, Morgan JH: Training functional skills following herpes simplex encephalitis: a single case study, *J Clin Exp Neuropsychol* 11:311–318, 1989.

41. Giles GM, et al: A consecutive series of adults with brain injury treated with a washing and dressing retraining program, *Am J Occup Ther* 51:256–266, 1997.

42. Giles GM, Shore M: The effectiveness of an electronic memory aid for a memory-impaired adult of normal intelligence, *Am J Occup Ther* 43:409–411, 1989.

43. Gillen G: *Cognitive and perceptual rehabilitation: optimizing function*, St Louis, 2009, Mosby.

44. Gillen G, et al: Effectiveness of interventions to improve occupational performance of people with cognitive impairments after stroke: an evidence-based review, *Am J Occup Ther* 69:6901180040p1–6901180040p9, 2015.

45. Godbout L, et al: Cognitive structure of executive deficits in clients with frontal lesions performing activities of daily living, *Brain Inj* 19:337–348, 2005.

46. Goverover Y, Hinojosa J: Categorization and deductive reasoning: can they serve as predictors of instrumental activities of daily living performance in adults with brain injury? *Am J Occup Ther* 56:509–516, 2002.

47. Groot YC, et al: Prospective memory functioning in people with and without brain injury, *J Clin Exp Neuropsychol* 8:645–654, 2002.

48. Hahn B, et al: Brief report: development of additional tasks for the Executive Function Performance Test, *Am J Occup Ther* 68:e241–e246, 2014.

49. Hannon R, et al: Effects of brain injury and age on prospective memory self-rating and performance, *Rehabil Psychol* 40:289–298, 1995.

50. Hart T, et al: Dimensions of disordered attention in traumatic brain injury: further validation of the Moss Attention Rating Scale, *Arch Phys Med Rehabil* 87:647–655, 2006.

51. Hartman-Maeir A, Harel H, Katz N: Kettle Test: a brief measure of cognitive functional performance—reliability and validity in stroke rehabilitation, *Am J Occup Ther* 63:592–599, 2009.

52. Hayden ME, et al: Reducing level of handicap in traumatic brain injury: an environmentally based model of treatment, *J Head Trauma Rehabil* 15:1000–1021, 2000.

53. Hux K, et al: Effect of training frequency on face-name recall by adults with traumatic brain injury, *Brain Inj* 14:907–920, 2000.

54. Katz N: *Cognition, occupation and participation across the life span*, Bethesda, MD, 2011, AOTA Press.

55. Kay LG, Bundy AC, Clemson L: Validity, reliability and predictive accuracy of the Driving Awareness Questionnaire, *Disabil Rehabil* 31:1074–1082, 2009.

56. Kessels RP, de Haan EH: Implicit learning in memory rehabilitation: a meta-analysis on errorless learning and vanishing cues methods, *J Clin Exp Neuropsychol* 25:805–814, 2003.

57. Kim HJ, Craik FI, Luo L, Ween JE: Impairments in prospective and retrospective memory following stroke, *Neurocase* 15:145–156, 2009.

58. Kime SK: *Compensating for memory deficits using a systematic approach*, Bethesda, MD, 2006, AOTA Press.

59. Knight C, Alderman N, Burgess PW: Development of a simplified version of the Multiple Errands Test for use in hospital settings, *Neuropsychol Rehabil* 12:231–256, 2002.

60. Kottorp A, Tham K: Assessment of Awareness of Disability (AAD): manual for administration, scoring, and interpretation, Stockholm, 2005, Karolinska Institute, NEUROTEC Department, Division of Occupational Therapy.

61. Law M, et al: *The Canadian Occupational Performance Measure*, ed 4, Ottawa, ON, 2005, CAOT Publications ACE.

62. Law M, Baum C, Dunn W: *Measuring occupational performance: supporting best practice in occupational therapy*, Thorofare, NJ, 2005, Slack.

63. Lawson MJ, Rice DN: Effects of training in use of executive strategies on a verbal memory problem resulting from closed head injury, *J Clin Exp Neuropsychol* 11:842–854, 1989.

64. Levine B, et al: Rehabilitation of executive functioning: an experimental-clinical validation of goal management training, *J Clin Exp Neuropsychol* 6:299–312, 2000.

65. Lezak MD: Newer contributions to the neuropsychological assessment of executive functions, *J Head Trauma Rehabil* 8:24–31, 1993.

66. Lezak MD: Executive function and motor performance. In Lezak MD, Howieson DB, Loring DW, editors: *Neurological assessment*, New York, 2004, Oxford University Press.

67. Manchester D, Priestley N, Jackson H: The assessment of executive functions: coming out of the office, *Brain Inj* 18:1067–1081, 2004.

68. Manly T, Ward S, Robertson IH: The rehabilitation of attention. In Eslinger PJ, editor: *Neuropsychological interventions: emerging treatment and management models for neuropsychological impairments*, New York, 2000, Guilford Press.

69. Mathiowetz V: Task oriented approach to stroke rehabilitation. In Gillen G, editor: *Stroke rehabilitation: a function-based approach*, ed 4, St Louis, 2016, Elsevier.

70. Mathiowetz V, Bass-Haugen J: Assessing abilities and capacities: motor planning and performance. In Radomski MV, Latham CAT, editors: *Occupational therapy for physical dysfunction*, ed 7, Baltimore, MD, 2014, Lippincott Williams & Wilkins.

71. McAvinue L, et al: Impaired sustained attention and error awareness in traumatic brain injury: implications for insight, *Neuropsychol Rehabil* 15:569–587, 2005.

72. Michel JA, Mateer CA: Attention rehabilitation following stroke and traumatic brain injury, a review, *Eura Medicophys* 42:59–67, 2006.

73. Mirsky AF, et al: Analysis of the elements of attention: a neuropsychological approach, *Neuropsychol Rev* 2:109–145, 1991.

74. Neistadt ME: Perceptual retraining for adults with diffuse brain injury, *Am J Occup Ther* 48:225–233, 1994.

75. O'Keeffe F, et al: Awareness of deficits in traumatic brain injury: a multidimensional approach to assessing metacognitive knowledge and online awareness, *J Clin Exp Neuropsychol* 13:38–49, 2007.

76. Ownsworth T, Clare L: The association between awareness deficits and rehabilitation outcome following acquired brain injury, *Clin Psychol Rev* 26:783–795, 2006.

77. Ownsworth TL, McFarland K: Memory remediation in long-term acquired brain injury: two approaches in diary training, *Brain Inj* 13:605–626, 1999.

78. Ownsworth TL, McFarland KM, Young RM: Development and standardization of the Self-Regulation Skills Interview (SRSI): a new clinical assessment tool for acquired brain injury, *Clin Neuropsychol* 14:76–92, 2000.

79. Park NW, Ingles JL: Effectiveness of attention rehabilitation after an acquired brain injury: a meta-analysis, *Neuropsychology* 15:199–210, 2001.

80. Penner IK, Kappos L: Retraining attention in MS, *J Neurol Sci* 245:147–151, 2006.

81. Polatajko HJ, Mandich A, McEwen SE: Cognitive orientation to occupational performance (CO-OP): a cognitive-based intervention for children and adults. In Katz N, editor: *Cognition, occupation and participation across the life span*, ed 3, Bethesda, MD, 2011, AOTA Press.

82. Ponsford J, Kinsella G: The use of a rating scale of attentional behaviour, *Neuropsychol Rehabil* 1:241–257, 1991.

83. Posner MI, Peterson SE: The attention system of the human brain, *Annu Rev Neurosci* 13:25–42, 1990.

84. Preissner K: Use of the occupational therapy task-oriented approach to optimize the motor performance of a client with cognitive limitations, *Am J Occup Ther* 64:727–734, 2010.

85. Prigatano GP: *Neuropsychological rehabilitation after brain injury*, Baltimore, MD, 1986, Johns Hopkins University Press.

86. Prigatano GP: Anosognosia. In Beaumont JG, Kenealy PM, Rogers MJC, editors: *The Blackwell dictionary of neuropsychology*, Cambridge, MA, 1996, Blackwell.

87. Prigatano GP: Disturbances of self-awareness and rehabilitation of clients with traumatic brain injury: a 20–year perspective, *J Head Trauma Rehabil* 20:19–29, 2005.

88. Prigatano GP, Klonoff PS: A clinician's rating scale for evaluating impaired self-awareness and denial of disability after brain injury, *Clin Neuropsychol* 12:56–67, 1998.

89. Prigatano GP, Schacter DL: *Awareness of deficit after brain injury: clinical and theoretical implications*, New York, 1991, Oxford University Press.

90. Proctor A, et al: Executive function and verbal working memory in adolescents with closed head injury (CHI), *Brain Inj* 14:633–647, 2000.

91. Quemada JI, et al: Outcome of memory rehabilitation in traumatic brain injury assessed by neuropsychological tests and questionnaires, *J Head Trauma Rehabil* 18:532–540, 2003.

92. Rath JF, et al: Group treatment of problem-solving deficits in outclients with traumatic brain injury: a randomised outcome study, *Neuropsychol Rehabil* 13:461–488, 2003.

93. Ries M, Marks W: Selective attention deficits following severe closed head injury: the role of inhibitory processes, *Neuropsychology* 19:476–483, 2005.

94. Robertson IH, Ward T, Ridgeway V, Nimmo-Smith I: The structure of normal human attention: the Test of Everyday Attention, *J Clin Exp Neuropsychol* 2:525–534, 1996.

95. Roche NL, Fleming JM, Shum DH: Self-awareness of prospective memory failure in adults with traumatic brain injury, *Brain Inj* 16:931–945, 2002.

96. Roth RS, et al: Cognitive complaints are associated with depression, fatigue, female sex, and pain catastrophizing in clients with chronic pain, *Arch Phys Med Rehabil* 86:1147–1154, 2005.

97. Royle J, Lincoln NB: The Everyday Memory Questionnaire–revised: development of a 13-item scale, *Disabil Rehabil* 30:114–121, 2008.

98. Sandler AB, Harris JL: Use of external memory aids with a head-injured client, *Am J Occup Ther* 46:163–166, 1992.

99. Schwartz SM: Adults with traumatic brain injury: three case studies of cognitive rehabilitation in the home setting, *Am J Occup Ther* 49:655–667, 1995.

100. Shallice T, Burgess PW: Deficits in strategy application following frontal lobe damage in man, *Brain* 114(Pt 2):727–741, 1991.

101. Sherer M, et al: The Awareness Questionnaire: factor structure and internal consistency, *Brain Inj* 12:63–68, 1998.

102. Smith G, Della Sala S, Logie RH, Maylor EA: Prospective and retrospective memory in normal ageing and dementia: a questionnaire study, *Memory* 8:311–321, 2000.

103. Sohlberg MM, Mateer CA: Training use of compensatory memory books: a three stage behavioral approach, *J Clin Exp Neuropsychol* 11:871–891, 1989.

104. Sohlberg MM, Mateer CA: Management of attention disorders. In Sohlberg MM, Mateer CA, editors: *Cognitive rehabilitation: an integrative neuropsychological approach*, New York, 2001, Guilford Press.

105. Sohlberg MM, Mateer CA: Memory theory applied to intervention. In Sohlberg MM, Mateer CA, editors: *Cognitive rehabilitation: an integrative neuropsychological approach*, New York, 2001, Guilford Press.

106. Sohlberg MM, Mateer CA: Management of dysexecutive symptoms. In Sohlberg MM, Mateer CA, editors: *Cognitive rehabilitation: an integrative neuropsychological approach*, New York, 2001, Guilford Press.

107. Squire LR: Memory systems of the brain: a brief history and current perspective, *Neurobiol Learn Mem* 82:171–177, 2004.

108. Stringer AY, Small SK: Ecologically-oriented neurorehabilitation of memory: robustness of outcome across diagnosis and severity, *Brain Inj* 25:169–178, 2011.

109. Sunderland A, Harris JE, Baddeley AD: Do laboratory tests predict everyday memory?: a neuropsychological study, *J Verbal Learning Verbal Behav* 22:341–357, 1983.

110. Sunderland A, Harris JE, Baddeley AD: Assessing everyday memory after severe head injury. In Harris JE, Morris PE, editors: *Everyday memory, actions, and absent-mindedness*, London, 1984, Academic Press.

111. Tham K, et al: Training to improve awareness of disabilities in clients with unilateral neglect, *Am J Occup Ther* 55:46–54, 2001.

112. Toglia J: *Contextual Memory Test*, San Antonio, 1993, Harcourt Assessments.

113. Toglia J: The Dynamic Interactional Model of cognition in cognitive rehabilitation. In Katz N, editor: *Cognition, occupation and participation across the life span*, ed 3, Bethesda, MD, 2011, AOTA Press.

114. Toglia J: Generalization of treatment: a multicontext approach to cognitive perceptual impairment in adults with brain injury, *Am J*

Occup Ther 45:505–516, 1991.

115. Toglia J, Kirk U: Understanding awareness deficits following brain injury, *Neurorehabilitation* 15:57–70, 2000.

116. Toglia J: Weekly calendar planning activity. Bethesda, MD, 2015, AOTA Press.

117. van den Broek MD: Why does neurorehabilitation fail? *J Head Trauma Rehabil* 20:464–543, 2005.

118. von Cramon DY, Matthes-von Cramon G, Mai N: Problem-solving deficits in brain-injured clients: a therapeutic approach, *Neuropsychol Rehabil* 1:45–64, 1991.

119. Waugh N: Self report of the young, middle-aged, young-old, and old-old individuals on prospective memory self-rating performance, honours thesis, Brisbane, Australia, 1999, School of Applied Psychology, Griffith University.

120. Webster JS, Scott RR: The effects of self-instructional training on attentional deficits following head injury, *Clin Neuropsychol* 5:69–74, 1983.

121. Whyte J, et al: Sustained arousal and attention after traumatic brain injury, *Neuropsychologia* 33:797–813, 1995.

122. Whyte J: Attention and arousal: basic science aspects, *Arch Phys Med Rehabil* 73:940–949, 1992.

123. Whyte J, et al: The Moss Attention Rating Scale for traumatic brain injury: initial psychometric assessment, *Arch Phys Med Rehabil* 84:268–276, 2003.

124. Wilson BA, et al: *Behavioural assessment of the dysexecutive syndrome*, Flempton, UK, 1996, Thames Valley Test Co.

125. Wilson BA, et al: The development of an ecologically valid test for assessing clients with dysexecutive syndrome, *Neuropsychol Rehabil* 8:213–228, 1998.

126. Wilson BA, et al: *The Rivermead Behavioural Memory Test*, ed 3, London, 2008, Pearson Assessment.

127. Wolf TJ, Dahl A, Auen C, Doherty M: The reliability and validity of the Complex Task Performance Assessment: a performance-based assessment of executive function, *Neuropsychol Rehabil* 5:1–15, 2015.

128. Wolf T, Morrison M, Matheson L: Initial development of a work-related assessment of dysexecutive syndrome: the Complex Task Performance Assessment, *Work* 31:221–228, 2008.

第 27 章

进食和吞咽[*]

Jerilyn(Gigi) Smith

学习目标

通过本章的学习,学生或从业人员将能够:

1. 说出与进食和吞咽有关的口腔结构的名词,并指出其对应位置。
2. 说出并描述与正常吞咽和进食有关的阶段。
3. 列出吞咽评定的要素。
4. 说出并描述正常和异常的口腔反射。
5. 描述在进食和吞咽的临床评定中作业治疗师的任务。
6. 描述吞咽评定的四个步骤。
7. 描述在吞咽和吞咽障碍的评定和干预中食物和液体适宜的调节进度。

8. 说出两种类型的气管造口管的名称,并列举每种的优点和缺点。
9. 列举吞咽功能障碍的症状。
10. 确定有进食和吞咽功能障碍康复对象的基本干预目标。
11. 描述吞咽障碍团队各成员的任务。
12. 描述安全进食和吞咽的适当体位。
13. 描述两种非口腔进食的方法。
14. 列举口腔进食的原则。
15. 列举并详细说明处理进食和吞咽障碍的干预技术。

章节大纲

---

* 作者衷心感谢 Karen Nelson Jenks 对本书所做的贡献。

关键术语

预备期（anticipatory phase）

误吸（aspiration）

食团（bolus）

代偿性策略（compensatory strategies）

吞咽（deglutition）

吞咽困难（dysphagia）

吞咽困难饮食（dysphagia diet）

吞咽困难团队（dysphagia team）

进食（eating）

食管期（esophageal phase）

进食（feeding）

纤维喉镜检查（fiberoptic endoscopy）

胃造口术管（gastrostomy tube）

舌骨（hyoid bone）

仪器评定（instrumental assessment）

咽喉（larynx）

鼻胃管（nasogastric tube）

口腔期（oral phase）

口腔准备期（oral preparatery phasse）

咽期（pharyngeal phase）

梨状窝（pyriform sinuses）

口腔前庭沟（sulcus）

吞咽反射（swallow response）

气管造口术（tracheostemy）

会厌谷（valleculae）

咽腭闭合口（velopharyngeal port）

软腭（velum）

吞咽造影（videofluoroscopy）

案例研究

Mattias，第一部分

Mattias，男，65 岁，3 天前发生右侧脑血管意外（right cerebrovascular accident，RCVA），导致左侧偏瘫。经过作业治疗师对其日常生活活动能力（activities of daily living，ADLs）的评定，确定其自我进食、咀嚼、吞咽困难，咳嗽频繁发作，左侧面颊滞留食物。他当前的饮食摄入低于正常热量需求范围。他主诉经常会被食物噎住，饮水时有呛咳。

作业概况背景信息：Mattias，已婚并有两个女儿，发病前是一名电脑行业的市场副总监。他和他的妻子在高尔夫和网球俱乐部里十分活跃，而且他们经常举办晚宴且都是烹饪高手。他们的大女儿已经订婚并忙着筹备她 4 个月后的婚礼。

在作业治疗师评定期间，Mattias 要求把他的作业表现作为优先考虑的重点。Mattias 希望能参加他女儿 4 个月后的婚礼，并牵着女儿走过婚礼红毯。因为他和妻子要参加婚礼彩排派对并共进晚餐，所以他想要在没有窒息或呛咳的情况下正常饮食。此外，他希望能够向他的女儿和新婚丈夫敬一杯酒，在喝酒时不会有窒息的危险。他原本打算工作到今年年底就退休，然后和妻子去意大利旅游并且参加为期 1 周的烹饪班。

思辨问题

1. 根据以上提供信息，你会对他的进食和吞咽进行哪些评估和干预计划？

2. 对于他想要参加他女儿的婚礼，你会考虑什么干预手段？

3. Mattias 安全地进食各种食物会受怎样的环境影响？你如何把这个环境的影响加到你的治疗计划里？

4. 在 Mattias 的干预方案中，你将怎样对治疗难度进行系统化分级？

伦理考虑

对存在吞咽困难（dysphagia）的康复对象进行评估和干预，要求治疗师经过专门的培训和不断地更新知识。

进食，作为人们生活生存的必需活动，是最基本的日常活动。进食活动无论在何种文化背景下始终贯穿于整个生命过程中，且是人类赖以生存的基本日常生活活动[3]。尽管进食和吃有关系，但这些术语并不是同义的。作业治疗实践框架（OTPF-3），将进食定义为"摆放、分配和将食物（液体）从盘子或杯子带到嘴里的过程，有时称为自我进食"，然而吞咽/吃被定义为"在嘴里维持和操纵食物或液体并将它吞咽下去"（p. S19）[3]。吞咽是一个复杂的过程，通过用嘴、咽、喉移动食物、液体、药物或者唾液到胃[5]。吃、进食和吞咽又受众多因素的影响，包括社会心理的、文化的和环境的[5]。吞咽困难（dysphagia）是一个医学术语，意思是吞咽时存在困难,这种困难可以发生在吞咽的任何时期(口腔期、咽期或食管期)。吞咽困难不是主要的医学诊断,而是潜在疾病的一种症状,并经常因它的临床特征被鉴别[33]。

喂食(feeding)、进食(eating)和吞咽(deglutition)是作业治疗师实践的领域和范围。作业治疗师接受培训,以对进食吞咽的表现问题进行评估和提供干预[3,4]。表现技巧,例如运动和实践、感知觉、情绪调节、认知技能等;个人因素,例如肌肉力量、耐力、运动控制、肌张力、正常和异常的运动反射、呼吸系统和消化系统功能等因素;活动需求,例如与社会环境和文化背景相关的社会需求、进食顺序与时间以及完成活动所需要的躯体功能和结构。表现模式评估包括习惯和可能影响和妨碍进食过程的习俗。情景和环境因素也同样需要评估,包括可能影响康复对象顺利完成进食的因素,如文化环境、个人环境及社会环境[5]。

本章节为作业治疗师提供成人进食和吞咽功能障碍的评定和干预的基础知识。导致进食和吞咽障碍的疾病包括:脑血管意外(cerebral vascular accident, CVA)、创伤性脑损伤、脑肿瘤、缺氧、吉兰-巴雷综合征、亨廷顿式舞蹈症、老年痴呆症、多发性硬化、肌萎缩性脊髓侧索硬化症、帕金森症、重症肌无力、脊髓灰质炎、脊髓灰质炎后综合征/肌肉萎缩、四肢瘫痪。结构性吞咽困难和进展性吞咽困难不在本章讨论范围。

正常进食与吞咽的解剖和生理基础

吞咽(deglutition),正常进食固体或液体,是一种复杂的感觉运动过程,涉及脑干、大脑皮质、六对脑神经、前三对颈神经部分和四十八对肌肉[30,48]。一次正常的吞咽要求这些结构都是完整的(图 27.1),因此,治疗有吞咽功能障碍的作业治疗师,必须对吞咽的解剖和生理有彻底了解(表 27.1)。进食和吞咽过程可被分为四个阶段:口腔准备期、口腔期、咽期和食管期(图 27.2)[5,48],预备期作为额外阶段也会被讨论到。

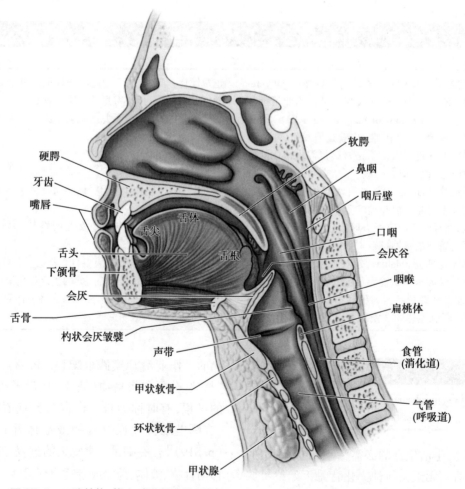

图 27.1　口腔结构,静止时吞咽进程(引自 Herlihy B：The human body in health and illness, ed 5.St.Louis,2014,Saunders)

表 27.1　吞咽过程

口腔准备期（oral preparatery phasse）

结构	肌肉	运动	脑神经	感觉
下颌	翼内肌 横翼内肌和咬肌 二腹肌、下颌舌骨肌、颏舌骨肌	打开下颌 伸出更低的下颌；侧向移动下颌、关闭下颌 将下颌压更低	←三叉神经（V）→	面部、太阳穴、嘴部牙齿、黏液
嘴	口轮匝肌 颧小肌 颧大肌 口角提肌 笑肌 降下唇肌 颏肌 降口角肌	压紧并伸出嘴唇 上唇突出 向上或向下升起嘴的侧角（笑） 直向上移动嘴角 反向拉嘴角（扮鬼脸） 反向外拉嘴唇 突出下唇（噘嘴） 拉下嘴角	←面神经（Ⅶ）	
舌头	舌上纵肌 横肌 垂直肌 舌下纵肌	缩短舌头，举起舌头两边 加长和变宽舌头 变平、变宽舌头 缩短舌头，使舌头下降	面神经Ⅶ→ ←舌咽神经（Ⅸ）→ ←舌下神经（Ⅻ）	舌前味觉 舌后味觉

口腔期（oral phase）

结构	肌肉	运动	脑神经	感觉
舌头	茎舌肌 舌腔肌 颏舌肌 舌骨舌肌	辅助提升和拉舌头 辅助提升和拉舌头，缩小喉头（咽喉拱门） 压、伸出、缩回舌头，抬高舌骨 其次的压和拉舌头	←副神经Ⅺ ←舌下神经（Ⅻ）	
软腭	腭帆张肌 腭帆提肌 腭垂肌	拉紧软腭 提升软腭 缩短软腭	←三叉神经（V）→ ←副神经（Ⅺ）	嘴

咽期（pharyngeal phase）

结构	肌肉	运动	脑神经	感觉
咽喉（舌咽）	舌腭肌 咽膜 咽腭肌	使咽变窄 抬升咽和喉头	←迷走神经（Ⅹ）→	咽喉
舌骨	舌骨上支 茎骨舌突肌 胸骨甲状肌 肩胛舌骨肌	先抬升舌骨，其次下降 压低甲状软骨 压低舌骨	←三叉神经（V） ←颈神经 1,2,3	
咽	咽鼓管咽肌 咽腭肌 茎突咽肌 咽缩肌 咽膜 咽中部括约肌 咽下部括约肌 环咽肌	提高咽 提高咽 提高咽和喉 甲状软骨收缩，使舌骨抬高挤压鼻咽、口咽、咽喉 吞咽时放松，关闭喉部防止空气进入食管	←舌咽神经（Ⅸ） ←迷走神经（Ⅹ）→	喉和鼻咽

表 27.1 吞咽过程(续)

喉	杓会厌肌	关闭喉入口	←迷走神经(X)→	
	喉膜			
	甲会厌肌			
	甲杓肌	关闭声门,缩短声带		
	杓状软骨—斜三角,横的	使杓状软骨内收		
	环杓侧肌	使杓状软骨内收,旋转		
	声带肌	控制声带紧度		
	环杓后肌	使声门变宽		
	斜环甲肌、直环甲肌	提升环状软骨弓		
食管期(esophageal phase)				
食管	平滑肌	蠕动	←迷走神经(X)	

资料来自 Finsterer J,Griswold W:Disorders of the lower cranial nerves,J Neurosci Rural Pract6:377-391,2015;Groher M:Normal swallowing in adults. In Groher M,Crary M,ditors.Dysphagia:clinical management in adults and children,ed 2.St.Louis,2016.Elsevier;Gutman SA,Schonfeld AB:Screening adult neurologic populations,ed 2,Bethesda,MD,2009,American Occupational Therapy Association.

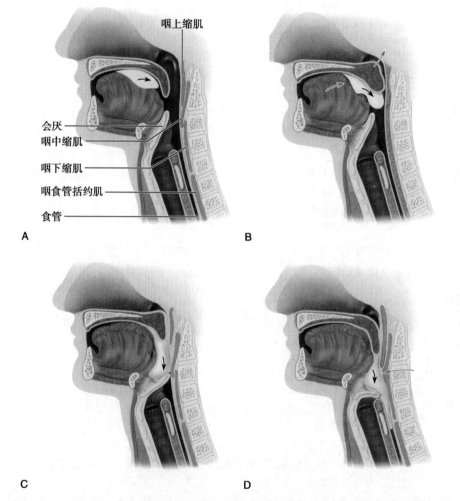

图 27.2 吞咽过程。A.食物块(黑色箭头)推挤到硬腭,后来通过舌抵上颚的剥离行为转向口咽(黑色箭头表示食团的运动);B~E.软腭被抬高与鼻咽分离,咽被腭咽和咽鼓管的肌肉抬高;咽缩肌的连续收缩(C~D)推动食团通过咽到达食管。当这发生时,会厌主要被食团的力量压在它上面,在喉头的开口处闭合(灰色的箭头表示肌肉的运动)

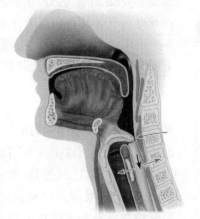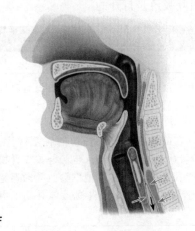

E　　　　　　　　　　　　　F

图27.2（续） E.咽食管括约肌的活动神经元放松（红色箭头朝外的方向），允许食团进入食管；F.在食管期，食团在食管的连续收缩下向胃移动（From Schapira AHV: *Neurology and clinical neuroscience*, Philadelphia, 2007, Mosby）

预备期

心理因素、社会的相互作用、较差的进餐环境和文化的差异均能造成进食困难。精神、情感和社会方面等因素都对老年人进食过程以及口服过程产生巨大的影响。可能影响预备期（anticipatory phase）的因素，包括提供食物的种类、食物的呈现、进食的坐姿、吃饭的氛围、尊重照料者对食物的偏好[15]、进餐的习惯等。

预备期开始于康复对象进入就餐区之前。康复对象对饮食体验的预期会影响他/她对进餐的环境和所提供食物的反应。食欲/饥饿，对食物质量的感受、对餐具、杯子和盘子质量的感受；康复对象对所吃食物的积极性；对进食活动的认知功能都会对康复对象进食有一定程度的影响。成功的预备期是成功进食的前导。作业治疗师可以帮助康复对象确定环境改造，使环境能够为康复对象对进食体验的反应产生积极的影响。

口腔准备期

在吞咽的口腔准备期（oral preparatery phasse），食物被牙齿和牙龈（如果需要的话）咀嚼，由嘴唇、面颊和舌头参与使食物形成一个适合吞咽的食团（bolus）[5,52]。视觉和嗅觉信息刺激三对唾液腺分泌唾液，唾液会和食物混合形成用于吞咽的食团。随着食物带来的触觉接触，下颌向前张开，嘴唇紧紧包裹住餐具或玻璃，吃干净上面的食物或液体。唇部肌肉形成一个防止任何东西从口腔中渗透出来的密封腔。这个阶段反映了进食和吞咽之间的联系是非常紧密的。当Mattias把食物送到嘴里，他的口腔不能将食团封闭住，因此食物和液体就从他左边的口角流出来了。

当开始咀嚼的时候，下颌骨和舌头这一组合进行一种强烈的转动和横向移动，上下牙剪切并压碎食物，舌头侧向的移动将食物推向牙齿之间，面颊部的颊肌起到了侧方固定器的作用，以防食物颗粒掉进下颌和面颊之间的口腔前庭沟（sulcus）内[48]。通过舌头在口腔内的搅拌，将食物颗粒聚集起来并和唾液混合。回顾案例，Mattias经常在吞咽之后将食物遗留在他的面颊部。这种面颊部残留食物可能是由于舌头操纵食团的运动控制力减弱，或者是由于感知面颊部食物残留的感觉功能减退引起的。感觉感受器遍布于口腔中，将食物或液体的味觉、质地、温度信息经由第Ⅶ和第Ⅸ对脑神经传送到脑干，下颌骨和舌头重复着有节奏的咀嚼运动，不断搅动食物直到形成紧密结合的食团。形成一个可以安全吞咽的食团所需要的时间随食物的黏度而变化。柔软的食物需要较短的时间，对于硬的和稠密的食物需要更长的时间将它们分成易吞咽的小份食物[78]。大量的浓稠液体或食物需要把食物分割成可以分次吞咽的更小的部分。舌根和软腭（velum）形成密封腔，防止食团和液体滑到咽腔[48]。当食物是液体和固体的混合物（例如有萝卜块和蔬菜的汤）时，就需要更好的口腔运动控制能力，这种食物对于口腔准备期有吞咽问题的康复对象来说是会带来更多困难的。

为下一个阶段做准备，固体或液体食团——已成形的易于咀嚼和吞咽的团块，可能在舌头和上颚之间保存，伴随着舌尖的运动朝向咽部运送[48]。舌尖围绕着食团，使其与硬腭相合。在此阶段，喉（larynx）和咽处于休息状态,此时呼吸道是打开的。

案例研究

Mattias,第二部分

当 Mattias 把食物和液体送到嘴里,他的嘴唇没有对称闭合,食物或液体经常会从他的左侧嘴角漏出,而且 Mattias 在吞咽后经常有食物残留在他的面颊里。

口腔准备阶段存在的问题会破坏正常的吞咽顺序。Mattias 在这一进食阶段存在问题。Mattias 也额外关注食物或液体从嘴唇左侧漏出时带来的尴尬。他口颜面部的感觉功能减退,让他无法感觉到口角漏出的食物/液体并用纸巾擦去。

口腔期

当舌头开始将食团往咽部运送时,吞咽的口腔期(oral phase)开始[48]。舌头抬高抵着硬腭去挤压食团,形成一个使食团通过的中央凹槽状漏斗,随着食物的黏度增加,舌头抵靠上颚造成的压力也增加,黏稠的食物需要更多的压力来有效地推动它们通过口腔[48]。

吞咽的口腔期是自发的,需要人们保持警觉并参与全过程。正常自发的口腔期才能在咽期引出明显的吞咽反应(swallow response)。这个阶段的吞咽需要完整的唇部肌肉组织去保持食物或液体在口腔之内,完整的舌运动推动食团移向咽部,完整的面部肌肉组织阻止食物落入侧沟和保持鼻腔正常的呼吸能力。口腔期,吞咽稀薄的液体食物大约需要 1 秒,黏稠液体及质地粗糙的食物完成吞咽需要更长的时间。

案例研究

Mattias,第三部分

虽然 Mattias 很机警,但他在口腔期操纵嘴里的食物是有困难的,因为他缺乏咀嚼质地粗糙食物的能力,所以他需要更多的时间去咀嚼,这就导致了他食物的摄取量减少。

咽期

正常吞咽的过程包括自主和非自主的部分。单一的机制都不足以产生正常饮食所必需的即时、一致的吞咽[48]。咽期(pharyngeal phase)标志着吞咽过程中非自主部分的开始。当食团通过前咽喉弓和舌根,横跨下颌骨较低的边缘到咽部的时候即为吞咽咽期的开始,这标志着吞咽的非自主部分开始[48,69]。吞咽反应引起后,食团没有停顿,继续运动直到整个吞咽运动完成。咽期被脑干和外周反应的中枢生成模式(central

pattern-generating,CPG)电路控制[42]。在延髓内,髓质网状结构负责筛选出所有不相干的感觉模式,并只对那些吞咽的模式作出反应,网状结构也可以完全控制吞咽。更高级的脑功能,如言语和呼吸都是非自主控制的。

当吞咽反应被引发,一些生理功能同时出现。软腭(velum)抬高使咽腭闭合口(velopharyngeal port)的腭咽端口关闭以阻止食团回流到鼻咽;舌根抬高推动食团进入咽,这时舌骨(hyoid bone)和喉抬高使喉在声带关闭,喉的入口和会厌则阻止食团进入气道;咽管抬高以及咽缩肌从上到下收缩,利用挤压运动使食团通过咽移向食管。食团经过咽,在会厌谷(valleculae)被分成两半,分别向下移动通过梨状窝(pyriform sinuses)涌向食管,食管上括约肌(upper esophageal sphincter, UES)放松打开,允许食团进入食管[31,48]。为了保证这极短暂的中断不影响正常的呼吸,所以这个运动必须快速而有效,液体食物吞咽的咽期大约需要 1 秒完成。

案例研究

Mattias,第四部分

Mattias 经常咳嗽,表明咽阶段肌肉运动和协调障碍。他的饮水障碍可能预示在吞咽期间喉部抬高和气道保护不足。

食管期

当食物进入食管通过环咽结合处或食管上括约肌时,吞咽的食管期(esophageal phase)开始。食管是根直的管道,连接着咽和胃,大约有 25cm 长。咽与食管被食管上括约肌分离,食管下括约肌(lower esophageal sphincter, LES)使食管和胃分离。在吞咽过程中,食管肌肉强大的收缩力将食物以蠕动波的方式经食管向下运输。食物到胃所需要的总运输时间为 8~20 秒不等。当食物进入食管,会厌恢复到放松位置,气道打开[31,48]。

案例研究

Mattias,第五部分

Mattias 抱怨进食固体与液体食物时引起的频繁咳嗽和窒息,这种情况可能是由于口腔前期、口腔准备期、咽期或者食管期的功能障碍所造成的。当你学习完进食和吞咽评定部分后,请你分析并确定 Mattias 是哪个阶段出现问题而导致咳嗽和呛咳发生的。

进食与吞咽的评定

当医生将康复对象转诊给作业治疗师时,要对其可能存在的进食和吞咽功能障碍进行全面的评估。作业治疗师回顾康复对象病史,评估康复对象的知觉和认知功能,头部、躯干、四肢的控制,口腔结构,口腔运动控制,感觉和吞咽能力。

病史回顾

在评估开始前,对康复对象的病历回顾可以收集到重要的信息。作业治疗师应关注康复对象的诊断,相关的病史[包括之前的误吸(aspiration)事件],已开具的药物和当前的营养状况。

医学诊断可能指出病因或者引起康复对象进食和吞咽问题的原因。例如,神经功能障碍的诊断如 CVA 或退行性疾病/障碍就提示治疗师康复对象可能存在进食和吞咽问题[61,75]。了解进食和吞咽问题是突然发生的还是渐进性发展很重要,治疗师应该关注康复对象吞咽问题持续的时间,并注意是否有因胃管、呼吸问题或药物变化所引起的继发性吞咽功能障碍,如脱水、体重减轻或营养不良可能会产生慢性吞咽困难。

应该特别关注肺炎和误吸(食物或物质进入真声带以下的气道)的既往史。食物误吸进入肺部是一种严重的并发症,可以由 X 线检查确诊并使用抗生素治疗[30]。吸入性肺炎可能的因素包括频繁的吸痰操作、慢性阻塞性肺疾病(chronic obstructive pulmonary disease,COPD)、充血性心力衰竭(congestive heart failure,CHF)、胃管的使用、体重减轻、吞咽困难、多种药物和进食依赖[2,43,74]。体温的升高也可能表明康复对象发生误吸。

康复对象静脉补液情况和营养不良状况的检查,为康复对象经口摄入药物的能力提供了重要的信息,这些信息可以在康复对象的饮食记录图表或相关护理出入量(intake and output,I & O)记录表中找到:康复对象的饮食结构(糊状的食物或浓稠的液体)会提示治疗师康复对象饮食能力存在潜在问题;静脉注射(intravenous,IV)表明康复对象可能脱水;体重减轻是吞咽和供给出问题的结果,应考虑使用可能改变康复对象的警觉性、方向、唾液分泌、食欲和肌肉的药物;护理记录也会提示康复对象服药时是否咳嗽或者阻塞。康复对象如何获得营养也是很重要的——例如应用鼻胃管(nasogastric tube,NG 管)或胃造口术管(gastrostomy tube,G 管)进行正常的进食,则表明康复对象存在严重的吞咽困难问题。

作业概况

在评估开始时,治疗师应了解康复对象的作业概况。收集作业概况的信息是为了帮助治疗师了解康复对象的需求。了解康复对象先前的饮食习惯、进餐惯例和与谁一起(和康复对象家人或爱人)进食等情况,以便能够采取有针对性的干预措施来满足康复对象的需要。作业治疗师必须考虑到文化价值观、信仰、习惯和康复对象关于食物的制作和进食习惯。康复对象可能对特殊的食物、食物温度或者食物口感有强烈的感觉。食物和食物的制作方法可能对康复对象有象征意义,并可能明显影响康复对象的饮食摄入,食物的外观可能显著影响康复对象的食欲。大多数成年人有着根深蒂固的饮食习惯,例如一位老人可能晚点吃早餐,中午吃一顿大餐,晚上只吃少量的饭菜,他/她可能一边吃饭一边看电视。在一个制度化的环境中这个习惯会被严重破坏。

> **OT 实践要点**
>
> 了解康复对象以前的习惯和常规对于作业治疗干预项目的指导是很重要的。作业治疗师必须对进食和食物的文化问题反应更敏感。

> **案例研究**
>
> **Mattias,第六部分**
>
> 通过作业概况提供的信息,治疗师制订详尽的治疗计划。Mattias 明确了他的治疗重点,并谈到了他对于参加女儿婚礼的担忧。饮食和喝酒的问题与新娘父亲的文化和社会期望密切相关。

认知-感知状态

评估康复对象的认知和感知能力是为了确定康复对象可以参与到进食和吞咽评估与干预项目的程度。治疗师应该确定康复对象是有觉察力和定向力的,可以遵从口头或者示范、手势等简单指令。评估康复对象的记忆能力对于确定他/她能否回忆起安全饮食的策略是很重要的。治疗师也应该评估康复对象的视功能、视觉感知能力和运动规划能力,这些对独立进食是很重要的。如果康复对象表现出困惑、痴呆、对饮食任务的意识差、注意力差、认知能力受损或记忆力受损都需要密切监控其饮食过程以确保安全[4,16,47]。

躯体状态

头和躯干的控制是安全吞咽的重要组成部分。为了评估头部的控制，治疗师要求康复对象上下、左右方向转动头部。作业治疗师需评估康复对象的活动范围和运动控制。若有必要，评估内容应包括在没有身体辅助或仅开始阶段提供协助时头部活动的情况以及在身体帮助下头部活动的功能情况。治疗师应缓慢地上下和左右方向被动活动康复对象的头部，检查是否存在头部活动受限或异常的肌张力。头部控制差可能是肌力下降、肌张力降低或增高，或对姿势的意识较差。适当的头部控制为吞咽时下颌和舌头充分的运动提供一个稳定的基础。从解剖学上讲，头部控制可以将康复对象身体保持在降低误吸风险的最安全姿势。

在评估康复对象躯干控制时，治疗师观察康复对象是否能够在双臀负重相同时身体坐直，评估进食时独立维持中线位置的能力以及他/她是否需要使用姿势支持（如轮椅躯干支持或搭接板）或其他辅助设备的帮助，确定失衡后康复对象能否回到中线位置也同样重要。为了参与进食和吞咽过程，康复对象必须使头保持直立位置，使躯干保持中线位置，以提供正确的吞咽结构，并且降低因体位不良引起的误吸风险。作业治疗师需评估康复对象维持直立坐姿和参与饮食活动的耐力并确定疲劳对吞咽的影响。

案例研究

Mattias，第七部分

> Mattias 能够独坐椅子和床边，头部控制较好，但坐位时他会向右边倾斜，原因是他的头是朝向右侧而不是中立位，这表明躯干和头部的位置不协调同样会影响进食。

口腔评定

外口腔状况

面部和唇部是评定的敏感区域。大多数成年人对别人碰他们的脸都很小心甚至觉得受到威胁，所以为了取得康复对象的配合，治疗师评定的每一步都应该用康复对象能理解的术语仔细解释，并告诉康复对象将触摸他/她的脸多久——比如"数到三"。治疗师评定外部口腔结构，包括面部肌肉组织，面颊、下颌和嘴唇的活动等。治疗师在康复对象视野内工作，慢慢地将手向康复对象的脸移动，留出足够的时间让康复对象理解和接受这个检查。

感觉

口腔感觉差的表现包括流口水、唇上有残留食物以及从嘴里掉出来的食物。为了评估康复对象的触觉，治疗师应遮挡住其视野，用棉签轻轻地触碰他面部的不同区域，让康复对象指出他/她被触碰的部位。如果指出困难，可点头或说"是"或"不是"。触觉完好的康复对象会准确而迅速地作出回应。

需要评估康复对象感知冷热的能力：治疗师用两个试管，分别装满热水和冷水，也可以先用热水加热再用冷水冷却的喉镜进行检查。触碰康复对象脸和唇的几个地方，要求其指出触碰的感觉是热还是凉。有失语症或认知障碍的康复对象可能很难准确回答，在这种情况下，治疗师必须通过临床观察作出评估。

感官意识差会影响康复对象活动面部肌肉的能力，他的自尊可能受到影响，尤其在社交场合，如果感觉下降，康复对象会忽视脸上或嘴唇上残留的唾液、食物或液体。

案例研究

Mattias，第八部分

> 考虑到 Mattias 在女儿婚礼晚宴上的个人饮食目标，作业治疗师要解决 Mattias 面部的感觉减退以避免他在这个重要的时刻尴尬，应采取促进补偿性习惯形成的策略，比如 Mattias 在每吃 2～3 口食物后擦拭他脸上的食物，这样的补偿性策略既避免了食物残留在脸上的潜在尴尬，又加强了颜面部的感觉刺激。

肌肉组织

对面部肌肉的评估为治疗师提供了有关康复对象咀嚼、吞咽的运动、力量和肌肉张力的信息。治疗师首先观察康复对象休息时的面部，记录任何可见的不对称性。如果面部下垂明显，治疗师应观察肌肉是松弛或紧绷，若康复对象面部表情没有变化，则应考虑是否出现咬紧牙关皱眉或面具脸。

治疗师通过让康复对象执行表 27.2 中列出的动作来测试面部肌肉，在测试的时候应标记康复对象做这些动作需要多少帮助。当康复对象做每一项任务时，评估其运动的对称性，不对称可能提示张力减退或张力增加。通过触诊来评估异常的肌肉张力。

如果康复对象能够在运动结束时保持姿势，治疗师对肌肉施加轻微的阻力来评估肌力。一个肌力正常的人能够在施加外力的情况下始终保持姿势；只能短暂对抗阻力保持姿势的人可能需要改变饮食结构才能完成咀嚼和吞咽。

表 27.2 外周口腔运动评估

功能	对康复对象的指令	测试过程*
面部表情	"尽可能抬高你的眉毛"	把一根手指放在眉毛上,向下施压
	"皱眉时眉毛向鼻子靠近"	把一根手指放在眉毛上,向外施压
	"向上皱鼻子"	把一根手指放在鼻尖上,向下施压
	"将脸颊向内缩起"	向外施压对抗每侧内颊
唇部控制	"微笑"	触诊每侧脸颊,观察对称运动
	"把嘴唇紧闭起来,鼓起脸颊"	把一根手指放在嘴唇上面,一根手指放在嘴唇下面。施加压力,来回移动手指,检查容纳空气的能力
	"噘起嘴唇像在亲吻"	向唇内施压(对牙齿)
下颌控制	"尽量张开你的嘴"	帮康复对象维持头部控制。在下颌下方向上向前施加压力
	"紧闭嘴唇。不要让我打开"	帮康复对象维持头部控制。在下颌处向下施压
	"把你的下牙向前推"	放两根手指对抗下颌并向后施压。
	"把你的下颌从一边移到另一边"	放一根手指在左侧脸颊并向右侧施压

* 仅在没有异常肌张力的情况下施加阻力。

数据来自 Avery W, et al: Dysphagia care and related feeding concerns for adult, ed 2, Behesda, MC, 2010, American Occupational Therapy Association; Gutman SA, Schonfeld AB; Screening adult neurologic populations, ed 2, Bethesda, MD, 2009, American Occupational Therapy Association.

口腔反射

一个脑干或皮层结构遭受损害的康复对象可能会出现原始的口腔反射会影响吞咽再训练计划。觅食反射、咬合反射或吸吮吞咽反射属于原始反射,正常情况下出现在 0~5 个月时,而在成人身上出现这些反射会影响到咀嚼和吞咽所需的口腔运动控制能力。在成人中,咽反射,腭和咳嗽反射的存在,有助于呼吸道保护,这些重要反射的缺失或损伤可能影响吞咽的安全。具体的评估技术见表 27.3。

口腔状况

口腔状况评价包括口腔结构的检查、舌、腭功能的检查。治疗师首先向康复对象解释每一个过程,然后在康复对象视野中工作,并预留充分的时间让康复对象处理表 27.4 中的指示。

表 27.3 口腔反射

反射	评估	功能影响
觅食反射(0~4 个月)	刺激:触碰康复对象左右嘴角	限制唇部肌肉的分离运动控制
	反应:康复对象随着刺激的方向移动嘴唇和头	将头移出中线,改变吞咽机制定位
咬合反射(4~7 个月)	刺激:用不易碎的东西触碰牙冠	抑制咀嚼所需的下颌正常的前外侧和旋转运动
	反应:康复对象不自觉的夹紧牙齿	
吸吮吞咽反射(0~4 个月)	刺激:食物和饮品介绍	阻止正常自发吞咽的发生
	反应:吸吮	
吐舌(异常的)	刺激:食物和饮品的介绍	干扰嘴唇和嘴巴闭合的能力
	反应:舌头伸到牙齿前面	阻止舌头把食物推到嘴里准备吞咽;阻止形成食团,舌头失去偏侧性
咽反射(0 岁至成年)	刺激:舌背施压	保护呼吸道(并不总是存在于正常成人);过敏性咽反射可影响咀嚼、吞咽
	反应:舌前移,咽部收缩	
腭反射(0 岁至成年)	刺激:轻触腭弓	保护呼吸道,关闭鼻腔通道,引发吞咽反应
	反应:腭弓收缩,软腭上抬	

引用自 Avery et al: Dysphagia care and related feeding concerns for adults, ed 2, Bethesda, MD, 2010, American Occupational Therapy Association; Logemann J: Evaluation and treatment of swallowing disorders, Austin, TX, 1998, Pro-ED.

表27.4 口腔内运动评估

功能	对康复对象的指令	测试过程*
舌头		
伸舌	"伸出你的舌头"	康复对象展示全部运动范围后用压舌板轻轻地向喉部后部施加轻微的阻力
侧偏	"把舌头从一边移到另一边"	用压舌板在舌的运动方向上施加轻微阻力
	"把舌头碰到你的右内颊,然后向左,舌头上下移动"	用手指在脸颊外面,向内推舌头
舔	"伸舌头去碰上唇"	用压舌板在舌尖与唇之间向下施加压力
	"把嘴张开,用舌头去碰门牙的后侧"	用压舌板在舌头与牙齿之间对舌头向下施压
压	"用舌头去碰下齿后侧"	用压舌板在舌头与下齿之间向上施加压力
上抬	"说,'ng'";"说,'ga'"	观察舌头上抬抵住硬腭。舌头应该从前向后流动
	"把舌头沿着上腭向前或向后移动"	观察运动的对称性和自如性
吞咽		
硬腭	"张开嘴并保持"	使用手电筒,通过从前到后轻轻移动手指检查敏感度
软腭	"说'啊',尽可能长(5秒)。把音调调高为八度"	观察腭弓收紧,软腭抬高。用喉头镜轻划硬腭和软腭联合点,引出腭反射。观察软腭的上下运动
舌骨高度(舌底)	"请吞一下口水"	将手指放在下颌下面的舌头底部,在喉头运动之前感觉到提升
喉		
运动范围	"我将移动你的喉结从一边到另一边"	用手指和拇指抓住两侧的喉部。轻轻移动喉从这边到那边,观察轻松性和对称运动
高度	"请吞一下口水"	将手指放在喉咙处:示指在舌骨,中指在喉头。当康复对象吞咽的时候,感受喉咙快速和平稳的升高
咳嗽		
自发性的	"请咳嗽一声"	观察运动的轻松性和强度,咳嗽的音量,咳嗽后的吞咽能力
反射性的	"深呼吸"	当康复对象屏住呼吸时,用手掌在胸骨向下推(向胃)。评价反应强度

*在没有肌肉张力异常的情况下施加阻力。

引用自 Avery W,et al:Dysphagia care and related feeding concerns for adults,ed 2,Bethesda,MD,2010,American Occupational Therapy Association;Gutman SA,Schonfeld AB:Screening adult neruologic populations,ed 2,Bethesda,MD,2009,American Occupational Therapy Association.

　　治疗师需要在评估中自始至终使用标准预防技术,包括使用检查手套和仔细洗手。在检查康复对象的口腔前,治疗师应检查康复对象是否对乳胶过敏,并使用适当材料制成的检查手套进行口腔检查。治疗师必须用湿的、戴着手套的手指或湿润的压舌板放进康复对象的口中,因为口腔通常是潮湿的环境,干燥的手指或压舌板会让康复对象感到不舒服。数到三之后,治疗师移开手指,允许康复对象吞咽可能积累的分泌物。

牙列

　　由于成人在食团形成期间使用牙齿剪切和研磨食物,对治疗师来说,评估康复对象的牙齿和牙龈的状况和质量非常重要。牙齿状况差或不合适的假牙可能引起吞咽困难,吞咽不适或疼痛、脱水、营养不良、低摄入量、营养状况差、失重等[21,58]。

　　为了便于评估的记录,嘴巴被分成四个象限:右上、右下、左上、左下。治疗师应注意康复对象的牙龈是否有出血、疼痛或发炎以及牙龈摸上去是否感觉柔软或僵硬;牙齿松动、牙齿敏感或缺失也要标记下来。

OT 实践要点

　　治疗师在确定康复对象没有咬合反射前应避免将手指放在康复对象的牙齿之间。

在评估牙龈后,治疗师将手指翻转,将指腹滑到康复对象的脸颊内侧,轻轻地将脸颊向外推以感觉口颊肌肉的张力,记录时要标记脸颊是否有弹性,容易拉伸、或紧绷、或不易拉伸,接着治疗师要观察康复对象口腔内部的状况,如舌头、脸颊和嘴唇上的咬痕;下一步,治疗师将手指从康复对象的口腔中取出,允许或协助康复对象咽下唾液,并帮助康复对象将唇和颊肌移到正常的休息位置。每个象限重复这个过程。

如果康复对象有假牙,治疗师必须确定假牙适配是否适合咀嚼。假牙应该是固定的并由正常的肌肉组织和感觉控制,这些区域的变化或是明显的体重减轻会影响康复对象使用假牙进食的效率。假牙应该贴合牙龈尤其在吃东西或说话的时候不能滑动。在进食的时候,康复对象应该一直配戴合适的假牙。如果假牙不能与粘合剂或粉末紧紧地粘在一起,可能需要咨询牙科以确保适合度。如果假牙或牙齿有松动,则可能需要改变食物的稠度。有牙龈或牙齿问题的康复对象需要适当的随访和保持良好的口腔卫生习惯,因为口腔卫生不良会导致细菌发展,如果误吸会增加肺炎的风险[9,46,53]。

舌运动

舌头在正常的咀嚼和吞咽过程中起着关键的作用。控制舌头运动是必要的,以协助口中食物的准备和运动[37,72]。舌头的外附肌控制舌头在口腔的位置,而内附肌负责改变舌头的形状以推动食团[68]。舌头运动不协调是影响吞咽口腔期的最常见的问题之一[77]。对舌头的力量、活动范围、控制和运动的全面评估是吞咽评估的重要组成部分。

评定时,需要康复对象张开嘴,治疗师用手电筒观察舌头的外观,并记录舌头的状态(粉红色的、潮湿的、红色的或者舌苔白厚等)。舌苔较厚会降低康复对象的味觉、温度觉和质地感,也可能表明舌头移动不好或有感染的迹象。

治疗师在检查舌头的形态时,要观察舌头是扁平的、成束的或圆润的。正常情况下,舌头轻微凹陷,中间伴有一条向下循行的沟槽;观察舌头在口中的休息位,并确定其是否处于正常的中线位置,是否正好处于前牙后,是否能伸缩或从前牙缩回以及能否偏向左边或右边。缩回的舌头可能表明肌张力异常增高或由于软组织缩短而导致的运动范围缩小。如果舌头运动时偏离并伴有隆起,表明可能会出现患侧肌肉无力,因为健侧是由正常肌肉控制的,便造成舌头偏向患侧,另外也可能因为有异常的张力存在而导致舌头偏向患侧。

治疗师用示指和拇指,用湿纱布轻轻地捏住舌头慢慢地把舌头拉出,用沾湿的手指沿着舌头从前到后触诊来判断舌头是否坚硬、坚实或松软。正常的舌头应该是坚实的;异常坚硬的舌头可能是肌张力增高的结果;松软的舌头与肌张力低下有关;舌头的左右两边肌张力应该对称。

用示指和拇指捏住舌头的同时,治疗师通过向前、左右、上下移动舌头来评定康复对象舌头的运动范围。正常舌头的运动范围在各个方向是不受限制的。治疗师夹住舌头向不同方向运动牵拉可以评估其肌张力。当治疗师轻轻把舌头拉向前时感受舌头是否容易移动或是否有阻力。若拉回动作有抵抗表明肌张力增高;舌头拉伸超出前牙表明张力降低。当左右移动舌头时,治疗师要注意是否容易移动,张力增高时舌头移动困难。神志不清或失用症的康复对象可能抵抗此被动运动但是没有异常张力。

评估舌头的运动控制(强度和协调性),治疗师让康复对象抬高、伸出和横向地移动舌头(表 27.4),如果康复对象在理解口头指令上有困难,治疗师可以使用一个湿的压舌板引导康复对象完成检查所需的动作。

肌肉力量差或异常张力会降低舌头搅拌和使食物颗粒形成黏性食团的能力。如果舌头丧失部分控制食团的能力,食团(bolus)可能进入会厌谷、梨状窝(pyriform sinuses)或者气道,可能在吞咽发生之前导致误吸(aspiration)[48],舌根必须快速而有力地抬起来推动食团通过腭弓进入到咽来触发吞咽反应[31]。舌头控制不佳的康复对象也许不适合进食,或者可能需要改变食物性状或需要流食。舌头控制受损的康复对象参与进食时需要有经验的治疗师亲自监督。

案例研究

Mattias,第九部分

> Mattias 舌头移动的能力和控制能力下降。当他伸出舌头时,舌头偏向左边表明他的舌头的左边运动控制能力降低,舌头控制能力降低导致的结果是他不能一口吞下食物。

吞咽的临床评估

由于误吸是吞咽的主要问题,所以作业治疗师必须详细评估康复对象安全吞咽的能力。作业治疗师应尽快进行吞咽筛查,然后进行更全面的评估[11]。在治疗师向康复对象提供食物吞咽之前,应该首先评估其保护气道的能力。康复对象必须具备完整的腭反射、喉的抬高和有效的咳嗽。有效咳嗽的目的是从气道中咳出一些食物或液体[43]。咳嗽无力或无法咳嗽的康复对象存在误吸的风险较高[35,73]。评估吞咽的所有组成部分在表27.4中有详细的描述且评估时应注意每个部分的速度和强度。认知功能较好的康复对象可以准确地向治疗师描述在发生吞咽困难的时间和部位。

作业治疗师收集和分析评估的所有信息。临床判断在准确评估吞咽困难中起重要作用[5,22]。作业治疗师可思考以下问题:

1. 康复对象是否清醒并能够参与吞咽评估?

2. 康复对象是否能保持适当的头和躯干的控制?是否需要协助?

3. 康复对象能否利用舌头的运动使食物形成黏性食团并移动食团通过口腔?

4. 喉能否在吞咽过程中充分移动、快速抬高并有足够的力量?

5. 康复对象能否控制唾液以减少流涎?

6. 康复对象是否能通过有效咳嗽来排出一些可能进入气道的物质?

如果以上问题答案都是肯定的,那么治疗师可以用不同的食物硬度来评估康复对象的口部和吞咽控制力。

治疗师可以从食堂借来食物托盘用于评估。以下食物仅供参考,治疗师要考虑到会影响食物选取的义化因素以及康复对象的健康状况。例如,为素食主义者或是乳糖不耐受的人选择合适的食物。托盘上应该放上各种质地的食物样品,包括糊状食物,如布丁或苹果酱;软的食物,如香蕉、通心粉和奶酪;有机械加工的软质食品,如涂有蛋黄酱的剁碎的金枪鱼或带有肉末的肉汤等。托盘上还应该包括浓稠的饮料,比如一杯200ml混有半个香蕉的饮料;半浓稠的饮料,如水果蜜或酸奶,还有流质有口味的液体,如果汁和水。

为了避免误吸,治疗师应为口部运动控制差、咀嚼困难或失用症的康复对象选择糊状食物;对于耐力差、呼吸困难或进食有困难的康复对象可能也要选择糊状食物,因为软质食物更容易形成食团。对于口部运动控制受损的康复对象,咀嚼的量要比平常的食物或剁碎的食物少。当黏性食团通过口腔时,软的食物对康复对象来说更容易保持黏性食团。治疗师可以利用剁碎的食物来评估康复对象的咀嚼、形成黏性食团及在口中移动食团的能力。浓稠的液体从口的前部到后部移动地更慢,评估时治疗师给康复对象延迟吞咽时间或给口部运动控制能力受损的康复对象更多的时间来控制液体直到触发吞咽反应。流质食物是最难控制的,因为流质食物的吞咽要求有正常的口部运动强度和协调性以及正常的吞咽能力。

对于有部分咀嚼能力的康复对象,治疗师应选择糊状食物和软质食物。如果康复对象能安全有效地吞下糊状和软质食物,那么可以采用固体食物进行评估。在每次吞下食物或液体后,应完成下列程序:

1. 治疗师放置少量(1/3勺)食物或液体于康复对象舌头中部,让其吞咽。每一种质感的食物或液体吞咽2~3口,以检查康复对象在吞咽过程中的疲劳度。

2. 治疗师以舌骨凹口为标志,将第二指放在喉的顶部,第三指沿着喉中部触诊吞咽。治疗师能感觉到吞咽的强度和连续性,并且能注意康复对象是否需要连续的或额外的吞咽来清空食团[43]。治疗师通过观察食物进入口时、舌头运动开始时、感觉到舌骨抬起时,分别评估口腔运输时间,这个时间表明吞咽过程的开始。治疗师可以从舌骨运动开始到喉发生抬高时,这表明吞咽反应的触发[48]。正常完成流质的吞咽仅需1秒,对于有质感的食物时间稍长。

3. 治疗师让康复对象张口检查食物残留。食物通常出现在侧方沟槽、舌下、舌底及紧靠硬腭[48]。若口中食物残留表示口腔运输能力的降低或受损。若口部运动不足,康复对象在进食粗糙的食物时,在口腔中咀嚼形成食团和移动食团的困难增加。

4. 治疗师让康复对象发"啊——"。通过仔细听,治疗师可以评估其的音质并把声音归类为响亮、清晰、咯咯声或咕噜声[48]。

咯咯声可能是吞咽反应延迟导致。吞咽反应的延迟会使食物聚集在喉部,治疗师可让康复对象用一次"空咽"来清空那些残留的食物。让康复对象再发"啊——",来评估在空咽后是否还有保持咯咯声或湿咳声。另外治疗师可让康复对象干咳几次,抖动掉一些留在梨状窝或会厌谷中的食物残渣。如果声音仍然是咯咯声,那么治疗师应该考虑食物可能接触到或落在声带上[48]。

吞咽受损的康复对象可能直接误吸或者在梨状窝或会厌谷中可能残留流质食物,当这两个地方积满时,就会溢出到喉前庭向下进入气管。如果康复对象在1秒干咽后仍有咯咯声、咕噜声或者咳嗽,应停止评估。

如果康复对象有显著的咳嗽发作,特别在治疗师在观察到吞咽(舌骨的抬高)之前产生的咳嗽,治疗师不应继续递送食物,而是应该采用促进安全吞咽的对策和技术。倘若康复对象仍有显著咳嗽或其他显示误吸的指征,表明需做吞咽造影检查(videofluoroscopy swallow, VFSS)[25,65]。

案例研究

Mattias,第十部分

尽管在临床评估期间,Mattias 有频繁咳嗽的情况,但在讲话期间并没有咯咯声或刺耳的音质,他能够用强烈的保护性咳嗽清除声带上的残留物。他能吞咽口水但左嘴角流口水,这表明他的感觉减退。

因为 Mattias 能用定位策略安全地处理改进的食物且没有误吸的标志和症状,所以不需做吞咽造影检查。

中枢神经损伤和感觉受损的康复对象进食糊状食物会遇到困难,因为它不能聚集形成食团。而软质食物的浓稠度比糊状食物更大,它们的重量可能会触发吞咽反应。如果康复对象进食软质食物仍继续咳嗽,则停止吞咽评估,在这种情况下要做吞咽造影检查。如果康复对象在这个水平有困难,应考虑非口腔进食的干预措施。

在处理固体黏稠度食物上有困难的康复对象不一定在流质食物中也会出现困难。为了评估康复对象吞咽流食的能力,治疗师从浓稠的饮料开始,然后是半浓稠的饮料,最后是流食,如水或果汁(表 27.8,在接下来章节中显示)。用勺盛少量液体放在康复对象舌头中部,通过遵循前面描述的固体食物四步顺序来评估液体食物。根据康复对象从前到后移动食物,口部的转送和吞咽的时间,每次吞咽后的音色来评估康复对象的吞咽能力。每一种液体浓度要进行 2~3 次吞咽来评估吞咽的疲劳度。如果康复对象顺利对勺子盛的流质食物进行吞咽,那么治疗师可以评估康复对象用杯子或吸管进行流质食物的吞咽能力,而且每次吞咽后需检查康复对象的音色。

在进食期间,一定要评估康复对象进行流质和固体食物交替吞咽的能力。治疗师先给康复对象提供一种易咀嚼的固体食物,然后提供能安全吞咽的流质食物,这样可评估改变食物浓稠度时康复对象安全吞咽的能力。

有气管造口(tracheostomy)管的康复对象可以进行吞咽功能评估,但在评估其进食和吞咽固体或流质

食物前要满足同样的标准。治疗师必须对气管造口管的类型及其他功能有充分的了解,特别是仍处于吸氧的康复对象,可能会发生吞咽机制的变化,如肌肉萎缩、感觉下降和喉部损伤[13]等。

气管造口管的两个主要类型是:有孔和无孔[48]。有孔插管(图 27.3)在中部设计有一开口来增加空气的进入。这种类型的插管经常用于准备封管的康复对象,因为当康复对象再学习正常的呼吸模式时,可以让他/她通过鼻子呼吸。放置一个内插管件到气管造口管中可以让孔由开放到关闭。随着内插管移出,气管按钮可以用来让康复对象说话。无孔的插管没有开口。开孔插管更适合治疗吞咽困难的康复对象。

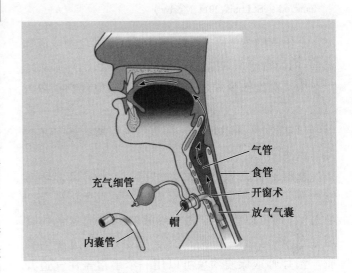

气管
食管
开窗术
放气气囊
充气细管
帽
内囊管

图 27.3　气管插管(引自 Lewis SL, et al:Medical-surgical nursing: assessment and management of clinical problems, ed 9, St.Louis, 2014, Mosby.)

有孔插管可能是有囊的或无囊的。有囊的插管有一个气球状的囊围绕在插管底部(图 27.4)当充气时,气囊开始接触气管壁,防止分泌物误吸入气道。有气囊的插管用在易发生误吸的情况中。治疗师应咨询康复对象的主治医生来观察康复对象是否存在误吸的风险,或者通过气囊放气来评估饮食和吞咽是否是安全的。

气管造口管的存在可能影响康复对象吞咽的能力,因为插管的存在妨碍了喉的抬高,上气道感觉的缺失,吞咽期间喉不能闭合,还有声门下压力降低伴随的因失用性导致的肌萎缩[32]。尽管有这些困难,但研究发现气管切开术并不是慢性吞咽障碍病人发生误吸风险的必然原因[40,44]。

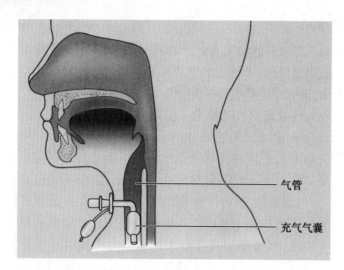

图 27.4　气管切开术(引自 Lewis SL, et al: Medical-surgical nursing: assessment and management of clinical problems, ed 9, St.Louis, 2014, Mosby.)

　　在治疗师为气管插管的康复对象提供食物或液体之前，内插管应该到位。如果插管有气囊，治疗师可经口对康复对象抽吸和递送食物，为了避免食物扩散入气道，所以抽吸时要缓慢地给气囊放气。气道再一次需经口抽吸时，通过观察气管造口确保所有的分泌物都已被清除[48]。

　　在递送食物或液体后，治疗师应评估口部转送能力和喉的吞咽能力。如果康复对象对食用染色剂不过敏，则可以将递送食物或液体内加上蓝色的食用染色素，这有助于治疗师确认误吸在气道中的物质。治疗师或康复对象可以用一个手指盖住气道开口以实现正常的气道压力，这可以改善吞咽能力[34]。

　　如果在评估期间气管造口管是充气的气囊，那么康复对象吞咽后要把气囊缓慢放气。通过气管造口管进行呼吸道抽吸，来确定是否有一些物质进入气道。如果在气道中发现物质，评估应当停止[48]。评估完成时，气道抽吸完全。内插管从开孔插管中移除，或者气囊充气到医生规定的水平。

　　康复对象在吞咽评估中的表现决定他/她是否能进行进食计划，还有日常食物的质地是否可确保安全有效的吞咽。最安全的吞咽情况是康复对象能咀嚼、口腔的协调运动良好及较低的误吸风险。

饮食和吞咽功能障碍的指标

　　口咽部吞咽障碍的症状包括(但不限于此)：

　　1. 把食物送到嘴里有困难。

　　2. 很难或无法形成黏性食团延长咀嚼时间

食物或液体从口中流出，流口水。

食物或液体从鼻中流出(鼻腔反流)。

　　3. 在吞咽之前、期间或之后咳嗽或屡次清嗓。

　　4. 在进食或水后有湿咳声或咯咯声。

　　5. 进食期间行为的变化

食物残渣留在口中(面颊、牙床、牙齿、舌头)。

没有食欲，脱水或体重减轻。

吞咽时不舒服或疼痛。

进食时呼吸困难。

吞咽时头部或颈部异常的运动。

　　6. 吞咽反应延长或消失。

　　7. 咳嗽无力。

　　8. 进食后食物的反流

烧心。

进食的变化——如饮食缓慢或逃避日常交际。

畏食。

用餐时间延长。

肺炎的反复发作。

误吸

　　吞咽功能障碍可导致食物与液体误吸入气管。误吸可在吞咽过程中随时发生(图 27.5)，以下是吞咽前、吞咽时、吞咽后发生误吸所可能产生的严重症状[48]。

　　1. 康复对象面色的任何改变，尤其是当气管被堵塞时。

　　2. 长时间的咳嗽或窒息。

　　3. 咯咯声和极度的喘息声或无声。

　　4. 过多的分泌物

　　许多吞咽困难康复对象为隐性误吸，这意味着在吞咽过程中他们不表现出任何临床症状。对于这类康复对象，吞咽障碍的评估只能通过仪器检查来完成。

　　在吞咽后的 24 小时内，治疗师与医护人员应密切观察康复对象误吸的其他表现。在吞咽过程中发生的误吸可能会导致肺部感染，又称吸入性肺炎，此时需要医疗介入。吸入性肺炎的临床表现包括发热、呼吸短促伴心率加快、意识模糊、大小便失禁等，但以上所有的症状并不是持续存在，特别是老年人。若吸入性肺炎继续进展，根据需要可再次对康复对象进行饮食水平或供餐方案评估。为确保充足的水分与营养，可选择其他的进食方式。

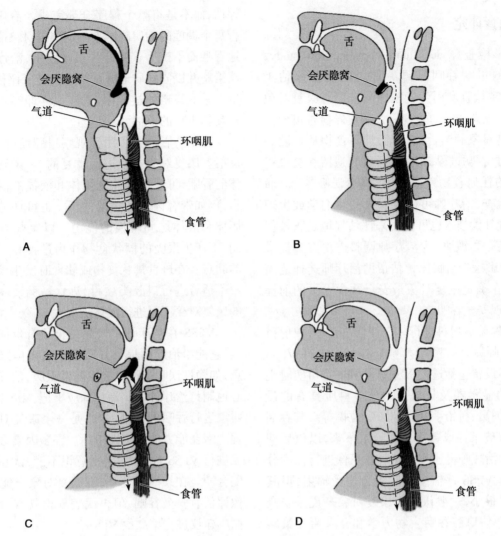

图 27.5　误吸类型。A.由于缺乏舌肌控制导致的吞咽前误吸;B.吞咽反应消失造成的吞咽前误吸;C.喉闭合减少引起的吞咽时误吸;D.梨状窦内积聚物质溢出气道,造成吞咽后误吸(引自 Logemann J:Evaluation and treatment of swallowing disorders,San Diego,1998,College-Hill Press)

仪器评定(instrumental assessment)

仪器评定(instrumental assessment)在评价生物力学功能和生理功能、测定吞咽安全及代偿性策略(compensatory strategies)(例如:姿势和食团质地)在吞咽过程中的有效性等方面发挥很重要的作用。它与床旁评估在排除或确诊隐性误吸共同发挥作用,因为仅凭床旁评估不足以确诊隐性误吸。研究表明在仪器评定过程中,2%~25%的急性脑卒中康复对象[52]、50%甚至以上具有神经损伤的康复对象[12,29,45]都发现有隐性误吸的情况。由于舌肌控制能力弱、食物聚积在会厌隐窝或吞咽反射消失或延迟,误吸可发生在吞咽之前,喉闭合障碍可导致吞咽时误吸。由于食物积聚在梨状隐窝或会厌隐窝溢入气道,可发生吞咽后误吸。了解康复对象为何发生误吸能帮助作业治疗师制订有针对性的治疗计划。在特定时间、特定情况下,仪器评定能提供康复对象吞咽过程中有价值的信息,可帮助治疗师应用不同的干预策略以及评估这些策略对吞咽产生的效果。这些信息被视为完整评估过程的一部分,包括床旁评估、治疗过程中康复对象的表现以及进食活动。

最常用的两个仪器评定分别是吞咽造影检查(videofluoroscopy swallow study,VFSS)和纤维喉镜检查(fiberoptic endoscopy,FEES),会在下文具体阐述。

伦理考虑

进行仪器评定方法要在使用技术、使用目的以及使用适应症上具备专业的知识和培训,只有具备以上技能的作业治疗师才可进行仪器评定检查[5]。

吞咽造影检查评定

吞咽造影检查（video fluoroscopy swallow study, VFSS）是检测口咽吞咽障碍最常用的仪器评估工具[25,35,48]。这项检查利用荧光检查法来获得康复对象在吞咽不同质地食物时的表现。吞咽造影检查可使治疗师看到康复对象颌与舌的运动，计算食物从口腔到咽的时间，观察吞咽过程，在吞咽后看到遗留在会厌谷和梨状隐窝的任何食物残渣，并且确诊误吸[49,57]。通过吞咽造影检查，治疗师可确定误吸的解剖学或生理学原因。各种补偿技术也可能用来评估气道是否被保护和吞咽功能是否改善，为治疗师调整进食方案提供参考[48,49]。造影检查与临床评估帮助治疗师选择适当的干预技术，在确定康复对象最安全饮食水平的前提下，帮助其实现安全吞咽。

VFSS 在医院放射科进行。在评估过程中，放射科医生、放射技师以及吞咽治疗师应在场。进行 VFSS 所必需的仪器设备包括透视 X 射线机和一个可实时观察食团运动的显示器及其他一些放射科所具有的设备，包括衬铅围裙、衬铅手套和泡沫定位楔等。其吞咽过程画面通常被录像或数字化地记录下来，以供后期放射科医生和治疗师慢速或逐帧观看录像进行深度分析。虽然进行 VFSS 评估康复对象会遭受辐射，但其剂量相对来说很小，一般认为对康复对象来说是安全的[41,57]，而且评估口腔咽吞生物力学和介入治疗策略的益处要比康复对象经受射线的最小危险大得多。

康复对象以侧位视角，同时透视管要集中放置在康复对象唇部、硬腭以及咽后壁。由于侧位视角可使治疗师评估吞咽的四个过程，因此最常被使用。它清晰地显示了误吸的存在。在评估声带不对称、会厌谷或梨状窝淤血时可使康复对象呈后前位视角。

在进行吞咽造影检查时，治疗师应给康复对象提供掺有钡糊或钡粉的食物或液体[48,49]。由于钡的原因，在吞咽造影检查中我们可以看到食团的运动。治疗师在每种食物或液体的固有稠度基础上再加入少量的浆糊或粉末。预先用钡粉或钡糊混合好稠度，防止在实际评估过程中因调整食物黏稠度而耗时。

在临床评估中，食物与液体都应该准备。先以稠状食物开始，每份稠度的食物一次给予 1/2~1/3 匙的量，让康复对象听到指令后吞咽。液体分开进行评估，首先进行增稠物质的评估。为减少误吸风险，评估时应给予较少的量。对于在临床测试中表现吞咽困难的康复对象，有经验的治疗师就只选择食物或液体进行

评估，而不是将整个程序全部完成。治疗师也可以进行每个稠度的物质测试来测定康复对象能否安全有效地吞咽而不产生误吸。若误吸发生，治疗师应采取补偿策略并以同样质地的食物再次进行评估。若误吸发生在采取策略的过程中，就应该立即终止运用这种质地食物进行的评估。

吞咽造影检查可用于观察口腔疲劳、咽肌或吞咽反射。康复对象被嘱进行重复的、一系列的固体或液体的吞咽，可评估其控制固体和液体的混合浓度的能力，例如带有肉末和蔬菜的汤。也可评估康复对象在固体和液体之间转换的能力。以康复对象能自主控制，不产生误吸的糊状食物作为进食和吞咽介入治疗的起点。在进食糊状食物或软食时发生误吸的康复对象不适合进行口腔类项目，进食黏稠液体时发生误吸的康复对象不可进行液体摄入。

VFSS 在临床评估中是一个很有价值且实用的工具，它能给治疗师提供吞咽困难更多肉眼看不到的信息，如隐性误吸。通过确诊隐性误吸，治疗师可以有信心地制订治疗计划。治疗师应牢记，VFSS 仅记录康复对象进行吞咽的表现，并不是一个康复对象在进食过程中潜在能力的结论性指标。许多因素会干扰康复对象进行 VFSS 的能力，包括意识不清、认知障碍或拒绝配合[19]。在某些情况下，若康复对象未能在之前的影像评估时安全吞咽，但再次表现出其有参与进食的意愿应建议进行第二次 VFSS。

治疗师除了记录 VFSS 的检查结果外，选取的食物，吞咽每个阶段发生的问题以及食物或液体的吞咽次数也需要做记录。治疗师还应记录下可有效引出安全吞咽或减少误吸危险的代偿性策略与易化技术。

纤维喉镜检查

区别于 VFSS，纤维喉镜检查（fiberoptic endoscopy，FEES）是种非放射性的检查方法。它可以直接评估吞咽过程中的运动与感觉功能。受试者可以根据需要多次接受检查，而无需暴露在辐射中。纤维喉镜已被证实能高效地检测出误吸以及咽期吞咽困难的主要特征[8,10,38,45]。

纤维喉镜检查所需的设备包括一根柔软的纤维鼻咽喉镜、手持式光源、摄像机、录像机以及监视器，这套检查系统可以放在推车上，移动到病床边。治疗师将纤维管穿过康复对象鼻腔，沿着鼻底穿过咽鄂闭合口，最终到达咽喉（larynx），借助喉镜，治疗师能够观察口腔、舌根和吞咽结构。当康复对象吞咽时，治疗师能

够从监视器中观察到吞咽前后舌的运动功能、咽部与喉部的功能以及评估食物渗漏和误吸的情况[23]。评估的结果用于确定干预进程,帮助提升安全进食的能力。除了完成吞咽困难的评估之外,治疗师还需要明确记录康复对象的优势、主要障碍、治疗目标以及干预计划。治疗目标应当简洁并且是可测量的。干预计划应包含所需的饮食种类、所需的训练与促进手法、进食中使用的摆位技术以及治疗师给予的监管类型。治疗师应与负责康复对象的医生,护理人员沟通治疗方案。

干预

由于康复对象可能会在吞咽每个阶段展现出多种问题,因此进食与吞咽的干预方案应当是多方面的。吞咽困难的干预方案应包括躯干和头部摆位技术,用以促进口腔表现、促进咽部吞咽功能和降低误吸风险。作业治疗师运用临床推理技能评估影响进食与吞咽的

躯体、认知、环境与社会文化因素间的相互作用[5]。严重障碍的需要经过一个长期的干预过程才能达到理想恢复程度。

干预方案可分为两大类:康复技术和代偿策略(compensatory strategies)。康复技术包含运用训练的方式提升力量与功能。口腔运动训练是种专门用于提升面部肌肉、舌与下颌的力量和协调性的训练方式。用力吞咽法即指导康复对象不管口中是否有食物都要用力做吞咽动作,这个方法可以促进舌根的后撤并提高口腔与咽部内的压力,进而促进吞咽[18,27]。其他类似于用力吞咽法的吞咽技术还有门德尔松手法、Masako 法、摇头提升技术,这些技术都是在躯体上改变吞咽功能的康复技术。吞咽的代偿策略则是在不改变吞咽生理机能的情况下,提升吞咽的安全性,降低康复对象的症状,比如误吸。表 27.5 中列出的姿势技巧已被证实能够改变食团方向进而降低误吸的风险[6]。在一个治疗计划中,常常会同时使用康复技术和代偿策略。

表 27.5　运用于吞咽困难治疗中的姿势技巧

问题表现	姿势	原理
口腔运送功能受损	头部后仰	利用重力清空口腔
咽部吞咽启动延迟	低头	扩大会厌窝,防止食团进入气道;缩小气道入口;将会厌推后
吞咽后会厌窝有食物残留	低头	使舌根后撤
声门闭合减弱	低头,头转向弱侧	缩小声门入口,增强声襞闭合
咽部收缩减弱(咽部有食物残留)	侧卧	限制重力对咽部的影响
一侧口部与咽部虚弱	头转向健侧	引导食团从健侧吞入
环咽功能障碍(梨状隐窝有食物残留)	转头	使环状软骨离开咽后壁,降低环咽括约肌的静息压

引自 Logemann J:*Evaluation and treatment of swallowing disorders*, Austin, TX, 1998, Pro-Ed.

目标

治疗进食与吞咽困难的作业治疗总目标有[3,4,6,42]:

1. 促进进食过程中恰当的姿势摆位。

2. 通过改善肌张力、促进运动质量和提高口部肌力的方式,提高吞咽过程每个阶段中的运动控制。

3. 保证充足的水分和营养摄入。

4. 防止或降低误吸风险。

5. 重建最安全、不受食物限制的、最佳状态的经口进食。

团队管理

由于吞咽困难治疗的复杂性,团队治疗方式可以促进康复对象恢复进程[11,51]。吞咽困难治疗团队(dys-phagia team)应当包括康复对象的主治医生、作业治疗师、营养师、护士、物理治疗师、言语治疗师、放射科医生以及家属。每位成员运用自己的专业知识帮助康复对象进步。团队中的所有成员需要具备治疗吞咽困难康复对象所需的相关知识,并受过训练。因为经常有跨学科在职学习,所以团队成员需拥有相似的参考框架。

作业治疗师的任务是选择、执行、解释评估量表;确定具体的干预计划;提供治疗服务[5]。美国作业治疗学会(AOTA)制定了手册 *Specialized Knowledge and Skills in Feeding, Eating, and Swallowing for Occupational Therapy Practice*,手册中介绍了作业治疗师和作业治疗师助手应当具备治疗进食、吞咽以及设计能够促进吞咽技巧的干预方案的能力[5][译者注:美国的作业治

疗从业人员包括作业治疗师(occupational therapist, OT)和作业治疗师助手(occupational therapy assistants, OTA)两种,OT 具有监督和安排 OTA 工作的责任和义务,而 OTA 根据 OT 的要求进行评估、部分治疗等工作]。作业治疗师还应协调团队工作,包括遵从医嘱、与同事及团队其他成员沟通、家属宣教以确保后续治疗和选择恰当的饮食。

主治医生的职责包括通过药物治疗确保康复对象的健康及安全。医生给出临床医嘱与工具性评估的医嘱以及批准干预和治疗计划建议。他/她需要监督整个团队为康复对象的饮食等级选择、口腔与非口腔进食程序所作出的决策,以及团队提出的治疗流程。医生还需要同康复对象及家属一起强化治疗进程[33]。

营养师负责监督康复对象的热量摄入。营养师在团队中提供膳食建议,根据康复对象的身体状况推荐均衡、营养的饮食。营养师还需要为非口腔进食的康复对象推荐饮食组成。营养师可以推荐增强经口进食的饮食补充剂。营养师需要与吞咽困难团队一起确保康复对象能得到恰当质地和稠度的食物与液体。由于吞咽困难饮食(dysphagia diets)不同于传统的医疗饮食,厨房员工也需要进行额外的培训。

物理治疗师主要负责肌肉再训练和张力正常化。康复对象会接受平衡、力量以及控制力方面的治疗。物理治疗师与作业治疗师协作完成对康复对象体位的选择。物理治疗师负责提高改善康复对象的肺部状态,来帮助呼吸、胸部扩张以及咳嗽。

言语治疗师(speech-language pathologist, SLP)针对康复对象说话、发音和吞咽中所涉及的口部和喉部肌肉进行再教育。言语治疗师是吞咽困难团队中的核心[6]。

护士也是团队中重要一员。护理人员有责任监督康复对象的疾病和营养状态,因为 24 小时全天候待命且受过鉴别吞咽困难的培训。因此,在执行早期吞咽功能筛查时,护士们起到了关键作用[39]。护士常常最早注意到康复对象的身体变化,比如提示误吸的体温升高、肺充血加剧、分泌物增多[33],并将这些症状告诉医生和团队。护士需要记录康复对象食物和液体摄入量,并通知团队康复对象营养摄入是否充分。此外,护理人员还需要根据医嘱进行鼻饲插管操作;提供口腔清洁、气管切口护理,同时在用餐期间为康复对象提供指导[33,39]。

家属作为支持者,也包括在团队中。家属经常会低估误吸的危害,因此在评估的初期需要对家属和康复对象进行宣教。家属和康复对象都要知道哪种食物质地可以食用,哪类食物不能吃[2,4]。

各个医疗机构中团队成员的任务各不相同。每位成员必须明确自己的职责所在,以确保团队相互协作。主导治疗的治疗师应当具备专业知识并受过治疗吞咽困难的培训。

体位保持

治疗吞咽困难的康复对象时,恰当的体位是一个基本环节。作为团队中的一员,作业治疗师的一项重要任务就是进行体位摆放。康复对象应当保持对称的姿势,使人的头、颈、躯干和骨盆力线保持左右对称。理想的姿势应当是:

1. 康复对象坐在类似椅子这种坚固的平面上。
2. 双脚平放在地面。
3. 双膝应保持屈曲 90°。
4. 两边坐骨结节应当受力均衡。
5. 躯干轻微前倾(屈髋 100°)并保持背部伸直。
6. 双臂向前放在桌上。
7. 头部竖直,保持中立位,下颌微微内收,靠近身体(图 27.6)。

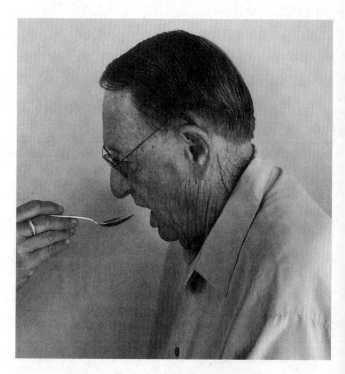

图 27.6　失语症康复对象正确的头部姿势

对于只能卧床但可以半靠着坐的康复对象来说,也适用于相同的体位原则:两边坐骨结节应受力均匀、躯干轻微前倾(屈髋 100°)且保持背部伸直、双膝微微屈曲、双臂向前放在床边桌上。头部和颈部应摆放恰当,降低误吸风险。

有的康复对象必须完全卧床的,通常禁止经口进食。如果康复对象能够侧卧在床上,评估进食技巧前必须确保头部和颈部在同一水平上。当康复对象保持在侧卧位时,膝关节和髋关节微屈、躯干对线良好。必要时,治疗师可以使用枕头、毛巾卷、支撑点来维持正

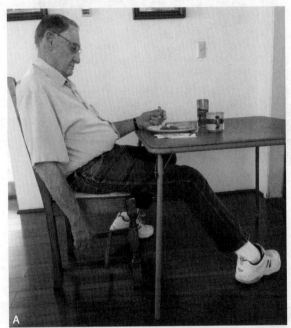

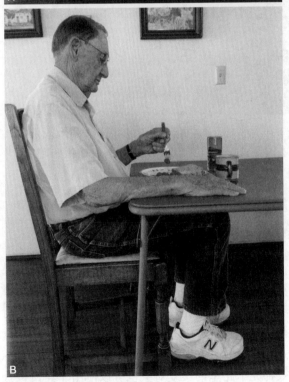

图 27.7　吞咽困难康复对象的体位。A.错误体位;B.正确体位

确的力线。

若康复对象很难自主调整到正确的姿势或维持姿势,对作业治疗师来说会是个挑战。治疗师必须对康复对象进行详细分析,以确定阻碍康复对象体位摆放的首要问题。由于张力异常或虚弱而导致的控制力、肌力或平衡力下降;或者知觉功能障碍导致的身体意识差都可能造成姿势摆位差(图 27.7)。治疗师在确定原因后,可以针对这些具体问题制订干预措施。本章稍后会对治疗建议作讨论。

图 27.8 展示了作业治疗师可以帮助康复对象维持头部控制的不同支持体位。正确的体位更能调动合适的肌肉运动,从而促进面部肌肉、下颌与舌的运动控制和功能以及吞咽过程,使误吸的可能性降到最低。

病例研究

Mattias,第十一部分

> Mattias 可以坐在椅子上,并能双臂放在桌上,支持身体,保持端坐。但是他觉得双手架在桌上显得很没有礼貌,治疗师建议使用带扶手的椅子。Mattias 尝试吞下食物时,会稍微让头颈前倾,并且低头以消除食用有质地食物时发生咳嗽和噎住的情况。

口腔卫生

口腔护理团队成员通过护理和治疗预防牙龈炎、口腔分泌物堆积、牙菌斑形成、食物残渣导致的误吸。老年人群口腔清洁不充分或者口腔卫生差会造成医源性肺炎、呼吸道感染和流行性感冒[9,20,56]。那些口腔敏感度高或者抵触口中有物体的康复对象可以接受作业治疗干预。在准备阶段,治疗师或康复对象自己可以用手指用力按压口或嘴唇周围区域。康复对象可以准备牙刷,用力刷擦敏感的牙本质。

为了便于清洁,可将口腔划分为四块区域。小头软毛牙刷可用于每块区域,先从上齿开始刷起,然后由前往后刷。治疗师刷下齿的时候,应该从后往前刷。接下来,刷毛与牙齿表面垂直,治疗师从牙床往牙尖方向刷内侧的牙齿。最后,用牙刷刷牙齿的咬切面。如果康复对象可以忍受电动牙刷的震动刺激,使用电动牙刷效果更好。

完成清洁步骤后,康复对象能够清理掉口腔内分泌物。刷牙后,康复对象在团队成员帮助下漱口。如果康复对象只能喝稀的液体,那可以让康复对象用少量清水漱口。漱口时,康复对象要微收下颌,贴近胸口,防止把漱口水吞下。康复对象微收下颌时,作业治

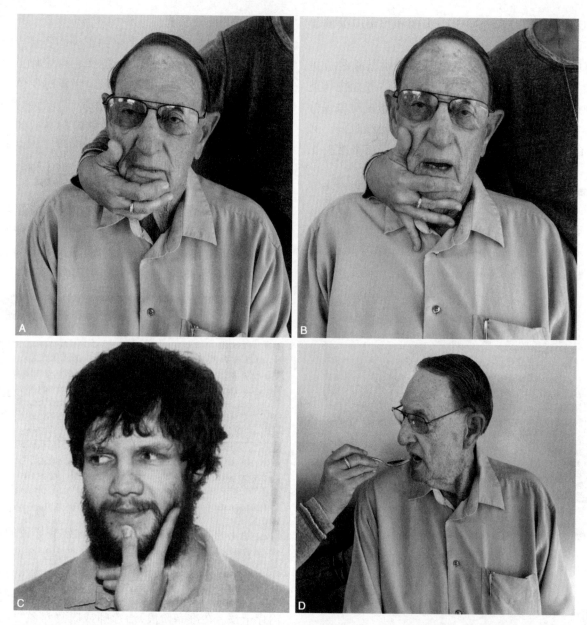

图 27.8　作业治疗师可以帮助康复对象维持头部控制的不同支持体位。A、B.侧方固定法,适用于需要中等到最大辅助的康复对象;C. 前方固定法,适用于需要最小辅助的康复对象;D.头部转向患侧,适用于脑血管意外康复对象

疗师可以把手放在康复对象一侧脸颊上,并向里推压脸颊,帮助康复对象吐出漱口水。若康复对象不能含水漱口,可以使用一次性清洁棉棒。

　　非口腔进食康复对象或口腔进食康复对象的口腔清洁也可以当成一种有效的,对于触觉、口感、温度和味觉的感觉刺激方法。口腔清洁方法可用于刺激下颌与舌运动的发生,和诱发自主吞咽的产生[20]。口腔长时间缺少感觉刺激会导致口腔感觉过敏。舌运动少、口腔感觉减退以及能够进食的康复对象常常会在牙齿间、假牙间或者脸颊与牙床间有食物残留。感觉衰退的康复对象无法感觉到口腔里残留的食物,因此康复

对象在每次进食后都需要进行彻底的口腔清洁。

非经口进食

　　不管使用哪种体位或运用何种促进技术,如果康复对象对超过 10% 的食物或液体存在误吸,或者口腔期和咽期转移时间超过 10 秒,那么不推荐该康复对象进行经口进食[48]。这些康复对象会采用非经口的营养方式,直到他们的进食和饮水能力恢复。耐力差、不能有效补充卡路里的康复对象也可以使用非经口进食或补充方式。

　　非经口进食最常见的两种方法是鼻饲管(nasogastric tube, NG tube)和经皮内镜下胃造瘘术(percutane-ous endoscopic gastrostomy, PEG)。鼻饲管通过鼻孔,穿过鼻咽,经过咽部和食管到达胃部。鼻饲管是种临时给养方式,使用时长不能超过 1 个月[30]。鼻饲管有以下几种优势:

1. 安装和移除鼻饲管无需通过手术。

2. 医生可以选择持续性给养或定时推注法(要求在 40 分钟内完成喂食)。

3. 放置鼻饲管的同时,治疗师仍可以对康复对象进行进食前训练与进食训练。

4. 若有必要鼻饲管可以提供全部营养和水分,并保持消化系统活性。确保消化系统的活性对以后换回经口进食来说十分重要。

然而,鼻饲管也有缺点[30,48,59,62,63]:

1. 降低咳嗽反射和吞咽反应。

2. 干扰体位训练项目(进食时,康复对象需要抬高至 30 度)。

3. 增加误吸风险、咽部分泌物和食物反流。

4. 影响康复对象自尊。

5. 会引起不适。

6. 会扩大咽食管段和食管上段,进而增加食物反流。

7. 造成鼻部溃疡。

经皮内镜下胃造瘘术放置是种微创手术。康复对象会接受局部麻醉,医生切开一小块皮肤用做腹壁的外部切口。然后将造瘘管穿过切口进入胃部。PEG 具有以下优点:

1. 医生使用 PEG 可以选择持续性给养或定时推注法。

2. PEG 可以提供所需要的全部营养和水分,并保持消化系统活性,而这对将来换回经口进食来说十分重要。

3. 放置造瘘管的同时,治疗师仍可以对康复对象进行进食前训练与进食训练。

4. 引发食物反流和误吸的风险低。

5. 不会刺激到吞咽结构,或降低吞咽结构的敏感度。

6. 不会影响到体位训练项目。

7. 当康复对象不再需要进食或液体补充时,可以随时移除 PEG。

当然,使用胃造瘘术也存在一些缺点[30,62,63]:

1. 需要通过手术放置。

2. 造口处会产生疼痛或感染。

3. 如果胃部灌注太快会发生食物反流。

4. 需要家属理解造瘘管是永久性的。

如果康复对象需要接受 1 个月以上的补充性进食或胃管进食,那么经皮内镜下胃造瘘术是最佳选择[30]。

现在市面上有一种提供全营养需求的预配制液体可用于胃管喂食,有不同品牌和型号。医生和营养师需要决定哪种配比最适合康复对象。进食方式可以选择持续性滴注或定时推注。定时推注需要在 20~40 分钟内,通过鼻饲管或胃造瘘管完成喂食。它借助重力帮助或通过进食泵完成喂食。定时推注可在 24 小时内多次定时喂食。

康复对象更容易接受持续性滴注,它通过进食泵持续不断地提供更少量的喂食。进食泵可以调节滴速,让配比液能够滴入胃管中。持续性滴注的一个缺点就是胃管喂食时康复对象无法远离进食泵,会限制康复对象的移动性。

随着康复对象开始进食,治疗师需要对康复对象摄取的配比液进行调节,此时定时推注法更合适。定时推注的使用可以让治疗师与医生共同协作,帮助康复对象告别配比液食用。定时推注法在进食前都是停止状态,而且随着康复对象功能不断进步,每天的推注量可以减少。如果胃管喂食喂得太饱,康复对象就不会有食欲,还会降低自己进食的欲望。

随着康复对象功能提升,可以随之增加口服摄入量,配比液喂食则作为康复对象卡路里摄入的补充来源。通过记录口服摄入量可以得到精确的卡路里数值,由于康复对象经由口服获得了营养需求,医生可借助数值来减少经胃管喂食获得的卡路里量。作业治疗师密切配合营养师工作,确保康复对象各种水分和卡路里需求都达标。如果康复对象只能自己吃固体食物,那么鼻饲管或胃造瘘管喂食可满足康复对象全部或部分的液体需求量。直到康复对象能够通过口服获得足够的营养与水分需求,就可以完全除去鼻饲管或胃造瘘管。

经口进食

康复对象需要达到一些指标,才能实施经口进食。治疗师可以按照标准评估康复对象吞咽食物和液体的情况。康复对象必须达到下列要求才能进行经口进食训练:①保持清醒;②能够在辅助下维持躯干和头部姿势;③有初步的舌控制功能;④能够控制流涎;⑤有反射性咳嗽。作业治疗师需要确定最适合康复对象的食物和液体种类。对于刚开始口部训练的康复对象来说,最安全的食物种类应当能够帮助他们在 10 秒内完成吞咽的口腔期和咽期,并减少误吸发生(10% 或更少)[48]。经口进食训练的最终目标是:康复对象能够在不发生误吸的情况下,安全地食用营养均衡的足量的最低限制餐食。

饮食选择

对于诊断为吞咽困难的康复对象来说，调整三餐食物的质地可以帮助他们提高吞咽的安全性和效率，并且能够防止误吸的发生。吞咽困难饮食应当根据康复对象需求进行仔细挑选。通常来说，吞咽困难饮食的食物选择应当：①在稠度和质地上保持一致性；②具备一定的密度和体积；③保留黏着力；④具备良好的口感和温度；⑤必要时易于移除或吸走[1]。

以下食物属于吞咽困难饮食的禁忌：具有多种质地的食物，比如蔬菜汤与蔬菜色拉；含有纤维和筋肉的蔬菜、肉类和水果；薄而脆的食物；会融化的食物，如胶类食物，冰淇淋；带有皮和核的食物[1]。

作业治疗师应当与营养师密切合作，共同确认适合康复对象的吞咽困难饮食。通过使用已有的吞咽困难饮食可以设置一套康复对象每个等级可以食用的和食物种类的参照标准。这一系列标准对康复对象安全起到关键作用。由于许多学科都涉及吞咽困难康复对象的护理，因此在讨论食物和液体的质地时，需要统一用语，以利于诊断和康复对象的营养管理[1]。美国国家吞咽困难饮食促进会（National Dysphagia Diet Task Force，NDDTF）为吞咽困难康复对象发展了一套多层次、科学性的标准饮食。一旦确定了康复对象适合的饮食等级，治疗师需要教导团队中的所有成员，包括家属和康复对象，康复对象在各个阶段中哪些食物可以吃而哪些食物不能食用，以确保康复对象安全。治疗师也需要建立液体饮用标准。康复对象进食固体和液体食物的能力不同，因此当康复对象需要吞咽困难饮食时，治疗师需要分别确认固体与液体食物的饮食等级。

饮食等级划分

表27.6~表27.8分别罗列了由NDDTF推荐的食物分级，这些食物等级分别对应吞咽困难饮食的三个级别。康复对象能够食用等级3的食物后，便可能转变到常规饮食。吞咽困难一级饮食（糊状）适用于那些保护自身气道能力下降的、中度至重度吞咽困难的人群。在这阶段中，所有的食物都需要打碎成泥状或者糊状。这类食物适合于下颌或舌控制能力差或者没有控制能力的、中等吞咽延迟的和咽部传运能力下降的人群，这些情况会导致食物在会厌谷和梨状窝堆积。糊状食物在通过咽弓进入咽部时，移动得最缓慢，为吞咽反应预留了充分的响应时间。糊状食物应颗粒粗细均匀，稠度类似布丁，不包括任何质地粗糙的食物，未加工的水果、蔬菜或坚果。任何需要咀嚼的食物同样不包括在内。第一级别的食物仅能提高康复对象的经口摄入量，它无法满足日常的卡路里和营养需求。因此需要为康复对象推荐高卡路里，营养丰富的食物类型。一旦康复对象功能进步，应尽早转换至下一饮食等级。

表27.6　吞咽困难一级饮食：糊状食物

食物类型	饮食建议	避免食用
谷类和面包	面包混合切碎、预淀粉化面包浆、薄煎饼或者是法式吐司、烹饪过的谷物、小麦或者米饭、类似布丁稠度的麦芽糊精	所有其他的面包、卷饼、饼干、杯子蛋糕等 所有干谷物类以及任何成块的谷物 燕麦片
蛋类	蛋羹，鸡蛋糊	其他蛋类
水果	水果泥或捣碎的香蕉 苹果酱	其他水果——任何完整的水果（新鲜水果、冰冻水果和水果罐头）
土豆和淀粉类	伴有肉汁的土豆泥，土豆糊加肉汁、黄油、奶油或酸奶油 烂糊面、意面或米 必须捣碎成没有块状，顺滑的糊状	其他土豆或淀粉类
汤类	使用搅拌机或滤网捣碎的汤类 可以增加稠度 增稠剂	含有块状物体或团状（有蔬菜泥一样的黏稠度）
蔬菜	没有块状、菜心、核的糊状	没有做成泥状的所有蔬菜
肉类或肉类替代品	猪肉糜 伴有肉汁的禽类肉糜 嫩豆腐与水混合 鹰嘴豆泥或其他豆类磨成泥	整块猪肉、鱼肉或禽肉 农家干酪，芝士 花生酱，与其他食物混在一起时除外

表 27.6　吞咽困难一级饮食：糊状食物（续）

食物类型	饮食建议	避免食用
甜品	顺滑的布丁、蛋羹、酸奶、泥状的甜品以及蛋奶酥	冰块、明胶、果汁棒冰、大米布丁，含有果粒的酸奶 其他所有甜品 康复对象禁食液体时，那些会融化的食物：冻麦芽酒、奶昔、冻酸奶、冰淇淋、雪糕、明胶
脂肪	黄油、人造黄油、已过滤的肉汁、酸奶油、蛋黄酱、奶酪、奶油	有大块添加物的脂肪类食物

引自美国营养协会：National dysphagia diet：standardization for optimal care，Chicago，2002，American Dietetic Association；American Occupational Therapy Association：AOTA resource guide：feeding and dysphagia，Rockville，MD，1997，American Occupational Therapy Association；Avery-Smith W：An occupational therapist coordinated dysphagia program *Occup Ther Pract* 3：10，1998；Community Hospital of Los Gatos，Rehabilitation Services：Dysphagia protocol，Los Gatos，CA，2003，Community Hospital of Los Gatos；Curran J：Nutritional considerations. In Groher M，editor：*Dysphagia：diagnosis and management*，ed 3，Newton，MA，1997，Butterworth-Heinemann；Rader T，Rende B：Swallowing disorders：what families should know，Tucson，AZ，1993，Communication Skill Builders.

表 27.7　吞咽困难二级饮食：质地柔软的食物

食物类型	饮食建议	避免食用
谷类和面包	伴有少量辅食（比如，燕麦），精心煮熟的谷类 稍微带有质地的湿润谷类（如玉米片，爆米花） 淋上糖浆的软薄煎饼 去掉硬皮的法式吐司 全麦饼干	可能含有核或坚果的粗粮食物 全谷物干粮或粗粮 其他谷类或面包
蛋类	水煮蛋、炒蛋或溏心蛋（蛋黄刚刚凝固成形，和黄油搭配） 蛋奶酥——可能会含有团块	煮老的鸡蛋或煎蛋
水果	无果皮、无籽的水果罐头或煮过的水果 熟透的软香蕉 烤苹果（去皮）	带籽的、有皮的、含有纤维的水果；有果核的水果、葡萄干 除这些之外的其他水果
土豆和淀粉类	烧熟的、烤熟的、水煮的土豆或土豆泥 煮熟的面条	土豆皮和土豆片、炸土豆或米面
汤类	易于咀嚼或吞咽的肉汤或蔬菜汤（物体尺寸应小于 1.2cm） 奶油汤	有大块肉或者蔬菜的汤类 含有米、玉米、豌豆的汤
蔬菜	软的、煮烂的蔬菜；能用餐具弄碎的蔬菜	所有生的蔬菜 煮玉米或豌豆 西蓝花、卷心菜、甘蓝、芦笋或其他含纤维蔬菜，没煮熟的蔬菜
肉类或肉类替代品	绞碎或煮过的猪肉、禽肉或鱼肉；也可做成炖菜 千层面、通心粉和芝士 肉圆、肉糕或鱼糕 吞拿鱼或鸡蛋色拉，不加芹菜或洋葱 农家干酪，乳蛋饼 豆腐 这些肉类或者蛋白质替代品都需要添加酱汁或加水，以保持食物在口腔内的粘结性	干的硬的肉类（比如培根、腊肠、热狗肠） 花生酱 干锅 比萨 三明治 其他芝士
甜品	布丁和奶蛋糕 仅在底部有酥皮的水果派 薯片以及不加核或坚果的水果馅饼 罐头水果（不包括菠萝罐头） 柔软湿润的奶霜蛋糕 曲奇，可以在牛奶、咖啡或其他液体中泡软的曲奇	干硬的蛋糕或饼干 任何含有坚果、核、椰肉、菠萝或水果干的甜品 大米布丁或面包布丁
脂肪	黄油、奶油、筛过的肉汁、酸奶油、蛋黄酱、奶油芝士、掼奶油	含有大块添加物的脂肪

引自美国营养协会：National dysphagia diet：standardization for optimal care，Chicago，2002，American Dietetic Association；American Occupational Therapy Association：AOTA resource guide：feeding and dysphagia，Rockville，MD，1997，American Occupational Therapy Association；Avery-Smith W：An occupational therapist coordinated dysphagia program *Occup Ther Pract* 3：10，1998；Community Hospital of Los Gatos，Rehabilitation Services：Dysphagia protocol，Los Gatos，CA，2003，Community Hospital of Los Gatos；Curran J：Nutritional considerations. In Groher M，editor：*Dysphagia：diagnosis and management*，ed 3，Newton，MA，1997，Butterworth-Heinemann；Rader T，Rende B：Swallowing disorders：what families should know，Tucson，AZ，1993，Communication Skill Builders.

表27.8　吞咽困难三级饮食：提前加工的食物

食物类型	饮食建议	避免食用
谷类和面包	所有湿润的谷类食物 所有湿润的面包、松饼、薄煎饼、华夫饼等 加入了黄油、人造奶油、糖浆等增加湿度的大谷类和面包	干粮，比如小麦片 干面包、饼干 硬皮面包，比如法式面包、爆米花
蛋类	任何方式烹饪的鸡蛋	
水果	各种水果罐头、水果羹 软的新鲜水果，去皮、无籽 浆果类	难嚼的新鲜水果，比如苹果或梨 多纤维多浆的水果，如木瓜或菠萝 生的水果干 有籽/核或粗糙表皮的水果
土豆和淀粉类	所有种类，包括大米和炸土豆	土豆皮 干煎、香酥炸土豆
汤类	除了忌食列表外的所有汤类	有肉干的汤 玉米浓汤或蛤蜊浓汤 汤里有大于3cm的块状物
蔬菜	所有烧熟了软的蔬菜 莴笋丝	硬的蔬菜，莴笋丝除外 熟玉米 烧过后仍然很硬的蔬菜，纤维含量高的蔬菜
肉类或肉类替代品	肉片或肉末，以及家禽肉片 鱼肉 肉末、肉糜砂锅	干硬的肉类和家禽肉
甜品	除了忌食列表外的所有甜品	干硬的蛋糕或曲奇 任何含有坚果、籽/核、椰肉、菠萝或水果干的甜品
脂肪	除了忌食列表外的所有脂肪	含有大块添加物的脂肪

引自美国营养协会：National dysphagia diet：standardization for optimal care，Chicago，2002，American Dietetic Association；American Occupational Therapy Association：AOTA resource guide：feeding and dysphagia，Rockville，MD，1997，American Occupational Therapy Association；Avery-Smith W：An occupational therapist coordinated dysphagia program *Occup Ther Pract* 3：10，1998；Community Hospital of Los Gatos，Rehabilitation Services：Dysphagia protocol，Los Gatos，CA，2003，Community Hospital of Los Gatos；Curran J：Nutritional considerations. In Groher M，editor：*Dysphagia：diagnosis and management*，ed 3，Newton，MA，1997，Butterworth-Heinemann；Rader T，Rende B：Swallowing disorders：what families should know，Tucson，AZ，1993，Communication Skill Builders.

　　二级饮食的食物类型是软食，容易聚集形成易咀嚼的食团。吞咽困难二级饮食（提前加工的软食）适用于开始出现咀嚼运动、具备足够的舌控制能力能推动食物向后进入咽部以及有轻微吞咽延迟的康复对象。对于运动和感觉缺失的康复对象来说，质地松软的食物可以降低他们误吸的风险。质地松软且有一定黏稠度的食物可以提高口腔的本体感觉刺激输入。肉类需要切碎或者磨碎，并加入酱汁以保持湿润。这样这些食物可以聚集形成易于咀嚼的食团，而不是散落，不受控制地进入气道。这阶段饮食设置适用于轻中度吞咽困难的康复对象。

　　吞咽困难三级饮食（提前加工的食物）需要康复对象能够咀嚼，并充分具备能够在口腔中形成食团并移动食团的口部运动技巧。这阶段有更大范围和不同稠度的食物可以选择。等级三的饮食仅次于常规饮食，该阶段饮食适用于下颌或舌控制仅存在轻微功能障碍和影响吞咽反应的轻度延迟。处于第三级饮食的康复

对象在疲惫时需要注意吞咽延迟。吞咽困难四级饮食（常规）包括所有食物。

案例研究

Mattias，第十二部分

　　Mattias 同意食用糊状食物来增加卡路里摄入量，并和妻子开玩笑说他的作业治疗师允许他吃冰淇淋了。因为需要足够能量来吃足量的半固体食物，他即使能够食用软食了（二级饮食），但仍然在吃糊状食物作为能量补充。

　　经过为期3周的干预后，Mattias 能够食用的食物种类大大增加了，达到了三级饮食标准，这也提高了 Mattias 对于选择用餐的满意度。由于运动协调以及疲劳问题，他仍继续用一级和二级饮食来补充卡路里摄入。他女儿专门选择了容易咀嚼的食物作为婚礼上的食材，包括婚礼蛋糕、烤鱼和焦糖布丁。

　　当康复对象已经有能力进入到下一级饮食时，作业治疗师可以调整菜谱，通过加入1~2种更高级别的

食物来评估康复对象在新一级别里的吞咽功能。这个技巧同样适用于易感到疲惫的康复对象。训练时，治疗师可以指导康复对象先吃更有挑战性的食物，随着康复对象感到疲劳，再吃那些容易咀嚼吞咽的食物。治疗师还要考虑为易疲劳的康复对象多安排用餐次数，而非传统的一日三餐。

如果康复对象的口部运动控制可以完成主要功能，能够咀嚼、将任何食物形成食团并向后送入咽弓，那么康复对象可以转为常规饮食。康复对象这时候能够吞咽所有种类的食物和不同稠度的液体，并且偶尔才会发生呛咳。有吞咽困难病史的康复对象要长期注意饮食禁忌，包括避免使用粗纤维蔬菜、粘牙的食物、含有坚果或核的食物[1]。

吞咽稠度稀薄的液体要求具有更好的口腔运动、咽部控制能力和完整的吞咽反应，因此许多吞咽困难康复对象很难吞咽类似的液体。临床上常常通过增加液体黏稠度的方法来降低误吸的风险。液体按照稠度分为四种：稀薄类、饮料类、蜂蜜类以及调羹附着类。稀薄液体包括水、咖啡、茶、苏打水以及其他能够快速流入口中的液体，吞咽这类液体需要具备完整的吞咽功能。饮料类液体稍稠一些，用勺子舀起，会裹在勺子上而后滴落，类似于未凝固的明胶。蜂蜜类液体，黏稠度和蜂蜜类似；用勺子舀起，粘在勺子上，慢慢下滑形成线状，就像用勺子舀起蜂蜜。调羹附着类指液体的黏稠度类似于布丁，舀起后，形成一团留在勺子上[1]。治疗师需要根据康复对象的吞咽问题选择液体的稀稠度。表 27.9 中对每种液体进行了举例。

稠度厚的液体非常适合那些存在认知问题的康复对象，认知问题会影响吞咽过程中食团形成，中度甚至严重影响口部运动技巧、显著推迟吞咽反应以及减弱人体自身保护气道的能力[54]。浓稠的液体通过口腔的速度十分缓慢，这使得运动技巧受损的康复对象能够更好地控制食团、防止食团在吞咽过程启动前通过咽部、进入呼吸道。透视研究显示吞咽困难康复对象在饮用稀薄的液体时发生误吸的概率远远高于饮用浓稠液体[55]。康复对象在摄入浓稠液体时，要保证康复对象足够的水分平衡。很多康复对象不喜欢喝浓稠的液体，并减少了摄入量，这使得他们有脱水风险。

要增加液体的稠度可以加入一些增稠物品，比如香蕉、果酱、酸奶、凝胶粉、婴儿麦片、玉米淀粉或增稠剂，经过调和达到治疗师想要的稠度。增稠饮料或汤应该能够保持混合状态，静置后也不会分层或液化。参与康复对象护理工作的每位成员必须要知道康复对

表 27.9　液体	
液体等级	举例
稀薄类	水、冰水
	咖啡、茶
	牛奶
	热巧克力
	果汁
	肉汤或者清汤
	果冻
	冰淇淋
	冰冻果子露
饮料类	饮料
	加稠的奶昔
	加稠的蛋奶酒
	奶油汤
	酸奶掺牛奶
	果蔬汁
蜂蜜类	果酱加香蕉
	果酱加水果泥
	苹果酱加果汁
	蛋奶酒拌婴儿麦片
	奶油焗薯泥
	增稠剂
调羹附着	增稠剂

引自美国营养协会：National dysphagia diet：standardization for optimal care，Chicago，2002，American Dietetic Association；American Occupational Therapy Association：AOTA resource guide：feeding and dysphagia，Rockville，MD，1997，American Occupational Therapy Association；Avery-Smith W：An occupational therapist coordinated dysphagia program *Occup Ther Pract* 3：10，1998；Community Hospital of Los Gatos，Rehabilitation Services：Dysphagia protocol，Los Gatos，CA，2003，Community Hospital of Los Gatos；Curran J：Nutritional considerations. In Groher M，editor：*Dysphagia：diagnosis and management*，ed 3，Newton，MA，1997，Butterworth-Heinemann；Rader T，Rende B：Swallowing disorders：what families should know，Tucson，AZ，1993，Communication Skill Builders.

象所在饮水等级以及可以饮用的液体种类，这样才能够添加正确的增稠剂剂量。市面上可以买到在医院和家庭环境中使用增稠液体饮品（所有稠度等级），这些产品可以确保不同级别的黏稠度。

经口进食的原则

治疗师在进行经口进食的训练时应牢记一些应用原则。口腔准备阶段的一个重要过程是看见、认出以及伸手拿到食物。康复对象必须要主动参与到进食过程中，因此治疗师应将食物放在康复对象的视野范围内。如果康复对象有重度的视野受限或者单侧偏盲，治疗师必须要帮助康复对象快速浏览餐盘。

当康复对象身体情况允许，即使需要外界帮助，康复对象也应当自己完成进食。如果康复对象没有正常的手口运动模式，那么治疗师要帮助引导康复对象肢体运用正常模式，完成进食。上肢的错误运动模式影响躯干、头、颈、舌和咽部的错误运动，并降低康复对象吞咽的安全性。

如果康复对象不能够自己进食，治疗师仍然要让康复对象主动参与到进食过程中，比如让康复对象自己选择吃什么或者喝什么。治疗师舀起食物后，要慢慢地从正面移动到康复对象嘴边，这样康复对象能够在整个过程中看见食物。进食时，治疗师也应当让康复对象能够尽可能掌控用餐环境。

对成年人来说，与朋友、家人共同用餐是一项社交活动。通常，用餐环境可以促进人们进食。如果康复对象在该环境下用餐困难，我们可以降低干扰因素并改造环境，使康复对象能够顺利完成进食。在选择食物种类和用餐环境时，我们还需要考虑文化因素。治疗师制订进食训练时，还要考虑到康复对象的饮食习惯。治疗师在进行初期评估时，要特别留意这些信息的采集和记录。

作业治疗师要持续不断地评估康复对象的姿势、肌张力、口部控制力以及吞咽功能。如果康复对象口腔运动技巧很差，那么康复对象每吃几口饭菜后，治疗师就要评估他/她口腔内食物残留的情况。治疗师还需要监督康复对象的摄入量。治疗师需要确定康复对象口中的食物是否太多了；什么时候食物已经咽下，康复对象可以再吃一口了。如果康复对象存在喉运动异常或吞咽延迟，治疗师可以将手指放在舌骨上，感觉康复对象的吞咽动作[43]。治疗师还可以借助评估吞咽完成时的声音质量来评估是否有异物侵入喉部。

治疗师根据康复对象的表现和技能水平来决定检查吞咽步骤的频率。如果康复对象表现出严重障碍，那么治疗师要频繁评估其功能。治疗师要决定是否在康复对象每一次吞咽、或几次吞咽、或吃完一种食物后进行评估。作业治疗师借助熟练的观察技巧引导临床决策。在本章节的吞咽评估部分，可以找到具体的进食评估量表。完成进食后，康复对象仍需要保持身体竖直15~30分钟，降低食物反流和误吸的风险，一些小的食物残渣可能还残留在喉部。

康复对象进食时，治疗师一定要仔细观察康复对象是否存在误吸的症状，并且要时刻观察是否有吸入性肺炎产生。由于年龄、健康状况和肺部状态不同，康复对象误吸的情况因人而异，有的可能在出现吸入性肺炎后才知道曾有过误吸发生。前面已经分别指出急性和慢性误吸的症状，这里不再赘述。

如果康复对象吞咽功能无力进行经口进食，治疗师需要留意他/她的营养状态。治疗团队通过营养评估来确定康复对象的营养摄取和水分摄入量[17,60]。营养不足对康复对象，特别是老年人群来说关系重大，它会恶化康复对象健康状态，比如降低功能活动能力，进而增加健康服务支出[17]。康复对象的卡路里需求量由营养学家和医生确定，需求量还与康复对象的体重、身高、活动量和健康状态有关。医生通过制订卡路里摄入总量、液体的摄入量和输出量（I & O）来对卡路里和液体的摄取进行检测。与进食训练康复对象接触的每位团队成员需要记录康复对象每次进食和饮水量的百分比。营养学家通过百分比计算出每天的卡路里消耗总量。团队还需要检测康复对象是否存在营养不良或脱水的情况，比如虚弱、烦躁、抑郁、警醒度下降、进食习惯改变、饥饿、口渴、皮肤失水干瘪、尿液颜色或尿量改变。如果康复对象无法摄入身体所必需的卡路里量，康复对象就需要通过代偿性喂食来补足缺口[28]。医生和营养师负责决定代偿性喂食的量。

吞咽困难的治疗方法

表27.10~表27.13列出了常见的吞咽困难治疗方法。不过，这些方法并不适用于所有症状。每一位康复对象的临床表现都不一样，所表现的症状可能是单一的，或是合并有多个症状。治疗师在认真评估后，需要确定造成康复对象吞咽困难的主要原因以及相应的干预措施。作业模式可用于确定作业治疗服务重点，以及吞咽困难治疗的侧重点。

康复对象吞咽困难的干预方案应当是多层面的，并涉及康复技术和代偿方案。作业治疗师必须对造成吞咽障碍的主要原因有深刻理解和认识，只有这样制订出的干预方案才会有针对性。吞咽困难干预的首要目标是在食用最低限制饮食的情况下，恢复安全进食。治疗师应当努力，恢复每位康复对象的正常进食习惯和惯例。吞咽困难治疗的第一步通常是确定安全的吞咽体位，这涉及团队成员使用体位摆放器具、提升躯干和头部控制能力的治疗性训练以及身体姿势。

若康复对象无法通过口部进食时，治疗师则会进行间接吞咽干预方案。间接干预方法无需摄入食物或液体。间接干预技术包括增加低张力肌群的肌张力和运动、降低面部和口腔内过敏区域的敏感度、运用感觉刺激提升感觉和本体感觉、口部和咽部肌肉的关节活动训练及轻度抗阻训练、吞咽刺激（无食物）以及口部运动训练[24]。

表 27.10　吞咽困难治疗(口腔准备期)

部位	症状	存在问题	进食前使用技术	进食中使用技术
躯干	身体斜向一侧	躯干肌张力下降 共济失调 肌张力增高 躯体空间觉减退	提高躯干肌肉力量 在身体中线处进行训练 让康复对象双手握紧、弯腰、碰一侧脚、碰双脚中间、碰另一侧脚;双手握紧,肩关节屈曲并旋转上身,以此降低肌张力,或是肌张力正常	协助康复对象保持正确姿势;运用头部控制技术 协助康复对象保持正确的进食姿势;运用知觉边界效应;使用单侧身体支撑
	髋关节滑出椅面	髋关节伸肌肌群肌张力增高 躯体空间觉减退	参见上一条 让康复对象坐在硬一些的椅子上进食	调整体位,使康复对象髋关节微微前倾,双手撑在桌上
头部	无法将头部维持在中线位置	肌张力下降 虚弱	颈部和头部屈、伸和侧屈训练提高力量	协助康复对象控制头部
	无法移动头部	肌张力增高 关节活动度差	降低头部、肩部和躯干部肌张力 诱发正常运动模式 肌筋膜松解技术 软组织松动	协助康复对象控制头部
上肢	食物从餐具上撒出	肌张力降低 共济失调 协调能力下降	通过负重、快速刷擦或轻拍肌腹增加相应肌肉肌张力	引导康复对象使用正确运动模式 如有需要提供用餐辅具
	不能自己进食	肌张力增高 错误的运动模式 运动控制能力弱或下降	利用肩胛骨松动、上臂力量训练缓慢牵伸降低远端肌张力 促进正常运动模式	引导康复对象使用正确运动模式 如有需要提供用餐辅具
面部	流涎,食物从嘴部漏出	唇部控制力下降 肌张力下降、感觉减退导致的唇部闭合差	将湿润的压舌板放在康复对象双唇间,嘱咐康复对象固定住压舌板,不要被抽出 用电动牙刷的背部在唇周和脸颊来回震荡移动,刺激双唇 唇部训练:口唇评估中所使用的运动;康复对象每天训练2~3次 通过吸管向水杯内吹气泡	使用侧手柄控制头部,治疗师指导并协助康复对象闭合下颌,从而保证双唇闭拢 让康复对象喝水时使用习惯,提高双唇到控制力 将食物放到健侧 使用冷的食物或液体
		感觉下降	向康复对象唇部扇风,使康复对象感受唇部和下颌上的口水,提升感觉意识	指导康复对象在进食时不时轻拍嘴巴(区别于擦拭嘴巴)和下颌
舌部	脸颊和唇齿沟内有食物残留 不能形成食团	舌部横向移动和舌尖控制力差 肌张力下降 感觉功能差	舌部训练:口唇评估中所使用的舌部运动	避免使用松脆的食物 发生食物残留时,可以用示指由前往后向康复对象耳部方向叩击康复对象的外侧脸颊;指导康复对象触摸脸颊查看是否有食物残留

表 27.10	吞咽困难治疗(口腔准备期)(续)			
部位	症状	存在问题	进食前使用技术	进食中使用技术
	舌头后撤	肌张力增高 下颌后撤	舌部活动范围训练:用湿纱布包住舌尖;缓慢轻拉舌尖做上下、左右移动 用湿纱布包住舌尖,拉到牙齿外,治疗师用示指和中指前后方向,并向两侧轻拍舌部,降低肌张力并诱使舌部前伸	避免使用松脆的食物 用餐时如有需要降低肌张力 多次吞咽 用力低头帮助下颌合拢 用力抬头帮助下颌打开

引自 Daniels S,Huckabee ML:*Dysphagia following stroke (clinical dysphagia)*,ed 2,San Diego,CA,2013,Plural Publishing;Logemann J:*Evaluation and treatment of swallowing disorders*,ed 2 Austin,TX,1998,Pro-Ed.

表 27.11	吞咽困难治疗(口腔期)			
部位	症状	存在问题	进食前使用技术	进食中使用技术
舌部	口内转移缓慢	舌部前向后运动差;肌张力下降,感觉功能差	"ng-ga"发音练习	收下颌,靠近胸口
	舌头后撤	肌张力增高	隔着纱布捏住舌头,并向外拉过门牙;用手指或压舌板轻敲舌根、前后及两侧 提高舌的活动范围	用餐时将食物放在舌部正中位置 不吃脆的食品 姿势正确 将示指放在下颌舌根位置处;向前向上滑动手指
	口内转移时间缓慢 无法向咽部输送食物	无法让舌面形成凹陷 失用症	隔着纱布捏住舌头,并向外拉出门牙;用压舌板边缘缓慢按压舌根中间位置	收下颌,靠近胸口 用餐时将食物放在舌部正中位置 不吃脆的食物 用偏冷的或偏热的食物,替代温度适中的食物 姿势正确 将示指放在下颌舌根位置处;向前向上滑动手指
	舌头反复运动;食物被推出口腔	舌前移	将舌部放回正常休息位置,促进舌体后撤动作;用手指震动舌下的小系带 提高下颌控制能力;指导舌的分离动作	姿势正确 将食物放置在口腔后部 勺子将食物送入口中后,用勺子向前下方向压舌根
	康复对象无法感觉到食物是否落入唇齿沟中,还是仍在舌面上	感觉功能差	冰刺激舌部,冰棍用纱布包裹,防止融化的冰屑滑入咽部 用牙刷刷擦舌面,刺激感觉接收器	吃一些黏度很高的食物 用餐时,交替吃冷的和热的食物
	口内转移时间缓慢;食物残留在硬腭上;吞咽前有呛咳	舌上抬功能差;肌张力下降	让康复对象发"k""g""n""d""t"音进行练习 用压舌板或软的牙刷轻刷上腭的后部;让康复对象用舌尖顶脸颊;用压舌板或牙刷进行抗阻训练,提高舌的肌力 在下颌处震动刺激舌根;快速下压舌根	姿势正确 将手指放在下颌舌根位置处,手指向前上方移动,促进舌上抬 不吃脆的食物 多次吞咽

表 27.11　吞咽困难治疗(口腔期)(续)

部位	症状	存在问题	进食前使用技术	进食中使用技术
舌部	口内转移时间缓慢;康复对象无法上抬舌面,将食物推向硬腭,使食物残留在舌根 吞咽前有呛咳 舌体后撤	感觉功能减退 肌张力增高 活动范围降低 软组织收缩	用纱布降低舌的肌张力;用纱布裹住舌前端,然后用舌尖推出手指或压舌板 从右向左按压舌根 用拇指和示指在下颌处捏住舌根,由后向前运动,降低肌张力 降低肌张力技术 舌部活动范围训练 将多种味道的食物放在唇上,让康复对象伸舌舔食	调整姿势,增加髋关节前屈角度、双臂向前,降低张力 必要时降低肌张力;当康复对象用力导致肌张力升高时,让康复对象休息再继续进食 将手指置于下颌舌根处,前后移动手指,促进舌部上抬

引自 Logemann J: *Evaluation and treatment of swallowing disorders*, ed 2, Austin, TX, 1998, Pro-Ed; Wheeler-Hegland K, et al: Evidence-based systematic review: oropharyngeal dysphagia behavioral treatments. Part Ⅱ—impact of dysphagia treatment on normal swallow function, *J Rehabil Res Dev* 46:185-194, 2009.

表 27.12　吞咽困难治疗(咽期)

部位	症状	存在问题	进食前使用技术	进食中使用技术
软腭	声音紧;鼻腔反流 感觉空气进入鼻腔或者当康复对象发"ah"音时,能在镜子上看到薄雾 张力降低 有鼻音	张力增高 张力降低 僵直	促进正常的头/颈位置 让康复对象将下颌放在治疗师的手掌心处,当治疗师抬手时,将下颌下压;可提升腭垂抬高的速度和高度;后续使用温度疗法	促进正常的头颈姿势 头部和颈部保持中立位,让康复对象微微低头,降低食物进入咽部的概率
	吞咽延迟	吞咽反应响应速度下降	温度疗法:将喉镜浸入冰水 10 秒钟,然后用喉镜碰触咽弓;重复 10 次;每天可重复多次	交替食用食物;先吃冷的食物,而后是温的食物;冷的食物可以提高咽弓的敏感度;微收下颌,防止食团进入气管
舌骨	舌骨上抬延迟 舌上抬功能差	吞咽延迟 吞咽不全	增加舌前移,因为舌部和舌骨上抬能够激发吞咽反应	将示指放在下颌舌根处,手指上推促进舌部上抬
	舌体后撤	舌肌张力异常;活动范围差	降低张力	
咽	吞咽后呛咳	咽部活动下降 侵入喉前门	无	若条件许可,可以交替食用液体和二级或三级固体食物;液体可以推动固体食物通过咽部
	造影显示造影剂覆盖咽部 声音中带有水声	咽部虚弱	头部和颈部等长或抗阻训练	让康复对象尝试几次干咽,以清除会厌谷和梨状窝内异物 将头转向健侧 声门吞咽

表 27.12　吞咽困难治疗（咽期）（续）

部位	症状	存在问题	进食前使用技术	进食中使用技术
咽	造影显示前后观；一侧造影剂残留；声音虚弱或嘶哑	单侧咽部运动	无	用于低张力康复对象的代偿技术：吞咽时将头部转向受累侧，防止食物堆积在受累侧的梨状窝；同时应注意康复对象躯干、上肢放置位置和姿势对吞咽的影响
喉	吞咽后咳嗽、窒息	喉上抬功能降低张力下降虚弱	快速冰刺激喉两侧；让康复对象做吞咽动作；帮助喉向上运动在下颌处震动刺激喉肌，从上往下直到颈静脉切迹	教导康复对象在吞咽后马上清喉，清除食物残余使用声门吞咽、门德尔颈手法、用力吞咽法
	吞咽时有杂音或响声	张力增高僵直吞咽功能不协调	活动范围——治疗师将拇指和四指放在喉部两侧，缓慢向后移动喉部直到运动变得流畅，降低张力使用冰片，用毛巾包住，并放在喉部周围5分钟	将拇指和四指放在喉部两侧，吞咽前帮助康复对象上抬喉咙多次吞咽
气管	吞咽过程中持续咳嗽	误吸——吞咽前咳嗽：舌部控制能力差吞咽时咳嗽：吞咽反应延迟吞咽后咳嗽：咽部运动能力下降	教导康复对象如何主动咳嗽；让康复对象深呼吸，并在呼气时咳嗽；治疗师用手掌向下（朝胃部方向）按压胸骨	鼓励康复对象继续咳嗽；促进咳嗽反应；康复对象呼气时顺着胸骨向下推；如果情况加剧，使用吸痰装置按压康复对象颈静脉切迹处，帮助康复对象咳嗽
	康复对象用手抓住喉咙或伸向喉咙脸色变红没有声音或咳嗽	呼吸道堵塞	无	实施海姆立克急救法寻求医疗帮助

引自 Crary M：Imaging swallowing examinations：videofluoroscopy and endoscopy. In Groher ME，Crary MA：*Dysphagia：clinical management in adults and children*，ed 2，St. Louis，2016，Elsevier；Lgogemann J：*Evaluation and treatment of swallowing disorders*，Austin，TX，1998，Pro-Ed；Wheeler-Hegland K，et al：Evidence-based systematic review：oropharyngeal dysphagia behavioral treatments. Part Ⅱ—impact of dysphagia treatment on normal swallow function，*J Rehabil Res Dev* 46：185-194，2009.

表 27.13　吞咽困难治疗（食管期）

部位	症状	存在问题	进食前使用技术	进食中使用技术
食管	吞咽后经常发生食物或液体反流，以及咳嗽或呛咳：食物在食管一侧腔隙残留	食管憩室	需要进行医学诊断；可用传统X射线检查发现病灶需要手术治疗	向医生汇报情况（治疗师无法进行治疗）
	食物反流、吞咽后有咳嗽或呛咳：食物无法顺利通过咽部、食管或到达胃部	咽或食管部分或完全堵塞食管蠕动能力受损	需要进行医学诊断；可用传统X射线检查发现病灶需要手术治疗	向医生汇报情况（治疗师无法进行治疗）

引自 Crary M：Imaging swallowing examinations：videofluoroscopy and endoscopy. In Groher M，Crary M，editors：*Dysphagia：clinical management in adults and children*，ed 2，St. Louis，2016，Elsevier；Logemann，J：*Evaluation and treatment of swallowing disorders*，Austin，TX，1998，Pro-Ed.

针对吞咽表现的干预治疗由于涉及食物和饮品的使用,被称为直接干预法。这类干预法目的在于促进口部活动表现、提高咽部吞咽能力以及降低误吸的风险。主要方法有代偿性的吞咽技术和策略、温度或触觉刺激、对食团大小/质地/黏稠度进行分级以及摆放食物的方式和特定用餐姿势。

代偿性技术可帮助康复对象控制食物或液体的流动,降低误吸的风险,从而提高吞咽过程安全性。然而,这些技术并不会改变个体吞咽的生理机能。用于吞咽困难干预的代偿性技术有:①姿势技术[如,脑血管意外康复对象吞咽时头转向患侧,可以关闭虚弱侧的咽壁,从而保证吞咽的安全性(图27.8)];②口腔感觉促进技术;③改变食团的大小以及用餐速度;④改变食物质地(框27.1)。代偿性技术能够让康复对象在接受训练,治疗现有问题的同时,保证进食的安全性。不论是康复对象还是协助康复对象进食的人员都需要接受培训,学习这些代偿性技术的使用。

框 27.1	食团质地与吞咽障碍
质地	该种质地的食物适合的吞咽障碍诊断
稀薄液体	舌部障碍(包括舌活动范围、肌力、协调能力障碍)
	舌体后撤能力减弱
	咽壁收缩力减弱
	喉上抬能力减弱
	环咽打开力降低
稠厚的液体	舌部障碍(包括舌活动范围、肌力、协调能力障碍)
	咽期吞咽延迟
糊状食物	口部运动受损
	咽期吞咽延迟
	认知障碍
	耐力下降
软的食物	口部运动受损(咀嚼能力下降)
	耐力下降

引自 Logemann J:*Evaluation and treatment of swallowing disorders*,ed 2,Austin,TX,1998,Pro-Ed;Crary Ma:Imaging swallowing examinations:videofluoroscopy and endoscopy. In Groher M,Crary M,editors:*Dysphagia:clinical management in adults and children*,ed 2,St. Louis,2016,Elsevier.

康复治疗技术包括口部运动、活动范围训练、口部运动强化训练、控制食团练习、声带内收及喉上抬训练、神经肌肉电刺激以及提高咽腔压力的训练[11,67,70,71]。一些吞咽手法策略可同样用于提高咽期的喉咙闭合以及食团移动。框27.2罗列了具体吞咽手法策略。

框 27.2 提高口部感觉促进技术
• 用勺子进食时,用勺背向下按压舌面
• 冷的食团
• 酸的食团
• 体积大的食团
• 需要咀嚼的食团
• 温触觉刺激*

* 原文注:触觉刺激是在进食前,使用尺寸为00,冷的反光喉镜直接刺激前咽门弓。该技术可以提高口腔自我感觉,并对大脑皮质和脑干输入信号刺激从而诱发吞咽反应启动。

引自 Logemann J:*Evaluation and treatment of swallowing disorders*,ed 2,Austin,TX,1998,Peo-Ed.

作业治疗师需要在治疗中持续评估康复对象的疗效,并适当改变进食和吞咽治疗内容。因此,治疗师要具备卓越的临床观察能力。遇到情况复杂的康复对象,临床医生也会向经验丰富的治疗师咨询意见。如果想要熟练掌握吞咽困难的治疗技术,治疗师就要在吞咽治疗领域不断学习。

案例研究

Nick

Nick,65岁,男性。2周前发生右侧脑血管意外,导致左侧偏瘫。他安装了胃造瘘管用于营养供给。Nick最近刚刚退休,退休前是当地一家销售公司的副总裁。Nick和妻子一起生活,他们有两个孩子都住在附近。发病前,Nick能够独立完成所有ADLs和IADLs活动,他还积极参与社区活动。

作业治疗评估结果显示Nick在穿衣、如厕、洗澡、进食与吞咽以及转移活动中需要中等到最大程度帮助。临床进食评估表明康复对象下颌和面部肌张力存在轻度至中度增高且咀嚼功能差、舌部分离动作控制差,喉部肌张力轻度增高导致吞咽延迟。

吞咽造影确诊康复对象吞咽轻度延迟,少量食物残留在会厌和梨状隐窝。吃糊状食物发生误吸的概率少于10%。作业治疗师观察到Nick在6周内,平均每周有3次误吸。评估结果及治疗计划详见图27.9。

康复对象治疗效果良好。治疗5周后,医生就移除了胃造瘘管。出院时,Nick实现了所有治疗目标。他现在回到家中,家属监督其用餐时的饮食、姿势以及吞咽技术的使用。该康复对象出院后转介给了家庭作业治疗师,进行为期2~3周到ADLs训练和居家改造,这样Nick就能够在家庭环境中独立活动。现在Nick来到医院接受出院患者定期随访。

吞咽困难评估和干预计划	
姓名:N. X. 诊断:R CVA 年龄/发病时间:65 岁,男性,1 周前发病	
医疗史: 高血压病史 5 年、高血脂。无其他明显症状。发病前能独立完成 ADLs 和 IADLs。发病前无吞咽困难,正常饮食	
现阶段营养状态:	评估时有鼻饲管、胃造瘘管
精神状态:	
警醒度/定向	自我定向
指令依从性	能完成 1~2 步指令
身体状态(对线、控制、张力)	
头部控制	转头时肌张力轻微增高
躯干控制	躯干控制力差。向右侧倾斜、无法使身体保持中立
耐力	进行 20 分钟活动后感觉疲劳
呼吸	无气短情况
外部口腔结构:	
面部表情	缺乏表情。不能模仿面部表情。面部向右侧下垂
下颌运动	咀嚼运动模式差,下颌滑动差,仅有上下运动
唇部运动	噘嘴和抿嘴动作不对称,双唇不能合拢抿紧
感觉	右侧感觉减退,甚至缺失
异常反射	无
内部口腔结构(对线、控制、张力)	
牙齿	假牙,装配完好
舌	
外观	白色舌苔,舌偏向右侧
张力	低
运动:前伸	仅能越过牙齿,前后方向运动差
侧向移动	两侧活动范围降低,休息时舌偏向右侧
上抬	用力能够上抬,重复数次后感到疲劳
软腭反射/咽反射:	发"ah"音时,悬雍垂能够对称抬起,但是有轻微延迟。咽反射存在
咳嗽(反射性/自主咳嗽):	自主咳嗽弱
吞咽:	
无意识吞咽	完整
自主吞咽	用力能够吞咽,但有延迟
喉部运动	喉运动轻微减弱
食物处理:	
糊状食物	需要语言提醒,才能留意到口中的食物。口腔转运能力增加
软的食物	需要更多精力、语言提示、转运时间;吞咽后有食物残留
常规饮食	未测试
液体:浓稠的液体	用吸管,存在 5 秒延迟,无咳嗽
半浓稠的液体	用吸管,存在 5 秒延迟,咳嗽;使用勺子,存在 5 秒延迟,无咳嗽
稀薄的液体	未测试
利用吞咽策略(低头、咽口水),需要协助下才能完成进食。察觉口中液体和食物的感觉能力下降。咳嗽能力减弱导致呼吸道保护力度降低。测试期间,经口进食量减少	

图 27.9 吞咽困难评估和干预计划

吞咽困难评估和干预计划
主要存在问题： 1. 坐位平衡功能差 2. 进食耐力差 3. 咳嗽无力 4. 注意和察觉到口中食物的认知功能受损 5. 口腔外部和内部感觉降低 6. 舌的侧方移动、抬起和前伸的分离动作差 7. 吞咽造影显示咽期吞咽存在 3 秒延迟 8. 吞咽造影每次吞咽后，会厌和梨状隐窝有 5%～10% 的食物残留
建议/方法： （体位、膳食改变、环境改造、感觉刺激、提高咽期吞咽能力的代偿策略、康复对象/照料者训练） 1. 姿势体位——在硬的椅子上坐直，双脚着地，躯干和头部保持在中立位，髋关节略微屈曲，双手放在桌面支撑 2. 饮食质地——吃糊状食物和软的食物（切成小块的），饮料类液体。只有护士和治疗师能进行经口喂食 3. 环境改造——进食时要求周围环境安静，无干扰 4. 可以交替吃冷的、冰的液体和食物，提升口腔感觉 5. 少量多餐 6. 口腔运动训练，提高舌的活动范围和力量 7. 由于吞咽延迟，吞咽时可以低头以降低误吸的风险 8. 通过咽口水（多次吞咽）来清除咽部食物残留 9. 监测误吸的症状 10. 经口进食后检查口腔确认是否还有食物残留其中 11. 康复对象状态进步后，可以提高饮食等级
长期目标： 1. 达到安全进食所需的躯干和头部控制力 2. 能意识到口中的食物和液体——进食时，没有食物/液体从口中漏出 3. 无论何种用餐环境，康复对象可以在无语言提示的情况下，专注进食 4. 进食时耐力提高，康复对象可以在不感觉到疲劳的情况下完成用餐 5. 半固体饮食时，康复对象的口腔肌肉具备安全进食所需的肌力和协调性 6. 能够安全地用吸管或者水杯喝稀薄的液体 7. 经口进食能够满足身体所需的营养和水分需求 8. 没有误吸的情况发生 9. 与照料者安全用餐

图 27.9（续）

总结

　　进食是日常生活中最基本的活动。正常进食需要多个部位参与其中。吞咽困难指个体吞咽时存在困难，或者无法完成吞咽活动。作业治疗师可以评估那些影响正常进食的问题/障碍并制订干预方案。治疗师掌握吞咽的解剖和生理机能、具备进食和吞咽障碍的专业训练，可以更有效地治疗吞咽困难[7,14,21,26,50,58,64,66,76]。

　　吞咽困难康复对象的评估包括测试头部和躯干控制能力、感觉评估、知觉评估、认知功能评估、内外部口腔结构评估、口部反射评估以及吞咽功能评估。仪器评估还包括吞咽造影和纤维内镜检查。

　　由多人组成的康复治疗团队共同参与吞咽困难康复对象的治疗。部分干预方案包括体位摆放、选择合适的进食过程、饮食质地选择、饮食等级以及促进正常吞咽模式的手法技术。此外，在干预方案中，治疗师同样需要考虑进食活动中的社会、文化、生活背景和心理因素。

（张裴景　吴嬿 译，吕星 校，朱毅
黄锦文　刘晓艳 审）

复习题

　　1. 列出吞咽困难的原因。

　　2. 列出吞咽过程的四个阶段以及各阶段的特征。

　　3. 列出吞咽反应启动时会出现的生理功能，并解释他们的重要性。

　　4. 吞咽困难评估时，为什么要评估康复对象的精神状态？

　　5. 吞咽困难评估时，治疗师为什么要评估康复对象的躯干和头部？

6. 治疗师通过评估康复对象的面部运动控制能收集到哪些信息？

7. 舌部控制能力差为何会引起误吸？

8. 列出具有保护呼吸道功能的结构。

9. 吞咽困难评估时，安全性由高到低的食物顺序是什么？

10. 治疗师在感受康复对象吞咽的力度和流畅度时，应该将手指放在哪里？

11. 为什么治疗师要在吞咽后评估康复对象的嗓音？

12. 如果康复对象不能顺利吃固体食物，那么他/她喝液体会有困难吗？

13. 列出吞咽障碍的症状。

14. 列出误吸时的症状。

15. 哪些情况下需要用到造影检查？

16. 列出可用于吞咽困难的干预方法。

17. 请描述进食时，康复对象应采取何种姿势，并给出基本原理。

18. 哪些情况下，康复对象需要进行非经口治疗？

19. 列出康复对象进行进口进食训练必须达到的5项指标。

20. 列出吞咽困难康复对象合适的饮食。

21. 为什么要让康复对象主动参与到进食训练中？

22. 营养不良的表现有哪些？

23. 列出三种作业治疗师用于提高下颌运动和舌部张力的手法技术。

24. 详细描述治疗师降低舌部异常肌张力的两种方法。

25. 描述温热疗法，哪种情况下可以运用温热疗法？

26. 哪些情况适合使用干咽技术？

参考文献

1. American Dietetic Association: *National dysphagia diet: standardization for optimal care*, Chicago, 2002, American Dietetic Association.

2. American Geriatrics Society Ethics Committee and Clinical Practice and Models of Care Committee: American Geriatrics Society feeding tubes in advanced dementia position statement, *J Am Geriatr Soc* 62:1590–1593, 2014.

3. American Occupational Therapy Association: Occupational therapy practice framework: domain and process, ed 2, *Am J Occup Ther* 61:S1–S48, 2014.

4. American Occupational Therapy Association: Scope of practice, *Am J Occup Ther* 68(Suppl 3):S34–S40, 2014.

5. American Occupational Therapy Association: Specialized knowledge and skills in eating and feeding for occupational therapy practice, *Am J Occup Ther* 61:686–700, 2007.

6. Ashford J, et al: Evidence-based systematic review: oropharyngeal dysphagia behavioral treatments. Part III: impact of dysphagia treatments on populations with neurological disorders, *J Rehabil Res Dev* 46:195–204, 2009.

7. Reference deleted in proofs.

8. Baijens LW, et al: FEES protocol derived estimates of sensitivity: aspiration in dysphagic patients, *Dysphagia* 29:583–590, 2014.

9. Barnes C: Dental hygiene intervention to prevent nosocomial pneumonias, *J Evid Based Dent Pract* 14:103–114, 2014.

10. Bax L, et al: Speech-language pathologist-led fiberoptic endoscopic evaluation of swallowing: functional outcomes for patients after stroke, *J Stroke Cerebrovasc Dis* 23:e195–e200, 2014.

11. Beaven J: Update on management options for dysphagia after acute stroke, *Br J Neurosci Nurs* (Suppl):10–19, 2015.

12. Bours G, et al: Bedside screening tests vs. videofluoroscopy or fibreoptic endoscopic evaluation of swallowing to detect dysphagia in patients with neurological disorders: systemic review, *J Adv Nurs* 65:477–493, 2009.

13. Brodsky M, et al: Factors associated with swallowing assessment after oral endotracheal intubation and mechanical ventilation for acute lung injury, *Ann Am Thorac Soc* 11:1545–1552, 2014.

14. Brooke J, Ojo O: Oral and enteral nutrition in dementia: an overview, *Br J Nurs* 24:624–628, 2015.

15. Carrier N, West GE, Ouellet D: Dining experience, foodservices and staffing are associated with quality of life in elderly nursing home residents, *J Nutr Health Aging* 13:565–570, 2009.

16. Chang C: Prevalence and factors associated with feeding difficult in institutionalized elderly with dementia in Taiwan, *J Nutr Health Aging* 16:258–261, 2012.

17. Chapman C, Barker M, Lawrence W: Improving nutritional care: innovation and good practice, *J Adv Nurs* 71:8881–8894, 2015.

18. Clark H, Shelton N: Training effects of the effortful swallow under three exercise conditions, *Dysphagia* 29:553–563, 2014.

19. Cocks N, Ferreira H: What information do UK speech and language therapists use when making oral versus nonoral feeding recommendations for adults with oropharyngeal dysphagia? *Dysphagia* 28:43–57, 2013.

20. Coker E, Ploeg J, Kaasalainen S, Fisher A: A concept analysis of oral hygiene care in dependent older adults, *J Adv Nurs* 69:2360–2371, 2013.

21. Cousson P, et al: Nutritional status, dietary intake and oral quality of life in elderly complete denture wearers, *Gerodontology* 29:e685–e692, 2012.

22. Cox M, et al: Feeding, eating and swallowing specialty certification: benefiting clients and occupational therapists, *OT Practice* 11:20–23, 2006.

23. Crary M: Imaging swallowing examinations: videofluoroscopy and endoscopy. In Groher M, Crary M, editors: *Dysphagia: clinical management in adults and children*, ed 2, St. Louis, 2016, Elsevier.

24. Daniels S, Huckabee ML: *Dysphagia following stroke (clinical dysphagia)*, ed 2, San Diego, CA, 2013, Plural Publishing.

25. Edmiaton J, Connor L, Steger-May K, Ford A: A simple bedside stroke dysphagia screen, validated against videofluoroscopy, detects dysphagia and aspiration with high sensitivity, *J Stroke Cerebrovasc Dis* 23:712–716, 2014.

26. Reference deleted in proofs.

27. Fukuoka T, et al: Effect of the effortful swallow and the Mendelsohn maneuver on tongue pressure production against the hard palate, *Dysphagia* 28:539–547, 2013.

28. Gammack J, Sanford A: Caloric supplements for the elderly, *Curr Opin Clin Nutr Metab Care* 18:32–36, 2015.

29. Garon B, Sierzant T, Ormiston C: Silent aspiration: results of 2,000 videofluoroscopic evaluations, *J Neurosci Nurs* 41:178–187, 2009.

30. Groher M: Ethical considerations. In Groher M, Crary M, editors: *Dysphagia: clinical management in adults and children*, ed 2, St. Louis, 2016, Elsevier.

31. Groher M: Normal swallowing in adults. In Groher M, Crary M, editors: *Dysphagia: clinical management in adults and children*, ed 2, St. Louis, 2016, Elsevier.

32. Groher M: Respiratory & iatrogenic disorders. In Groher M, Crary M, editors: *Dysphagia: clinical management in adults and children*, ed 2,

33. Groher M, Puntil-Sheltman J: Dysphagia unplugged. In Groher M, Crary M, editors: *Dysphagia: clinical management in adults and children*, ed 2, St. Louis, 2016, Elsevier.

34. Gross RD: Perspectives on swallowing and swallowing disorders, *Dysphagia* 18:13–18, 2009.

35. Guillen-Sola A, et al: Usefulness of volume-viscosity swallow test for screening dysphagia in subacute stroke patients in rehabilitation income, *NeuroRehabilitation* 33:631–638, 2013.

36. Reference deleted in proofs.

37. Hayashi H, et al: Biomechanics of human tongue movement during bolus compression and swallowing, *J Oral Sci* 55:191–198, 2013.

38. Hey C, et al: Penetration-aspiration: Is their detection in FEES reliable without video recording? *Dysphagia* 30:418–422, 2015.

39. Hines S, et al: Identification and nursing management of dysphagia in individuals with acute neurological impairment (update), Systematic Reviews—Joanna Briggs Institute, *Int J Evid Based Pract* 9:148–150, 2011.

40. Kang JY, et al: Does removal of tracheostomy affect dysphagia? A kinematic analysis, *Dysphagia* 27:498–503, 2012.

41. Kim HM, Choi KH, Kim TW: Patients' radiation dose during videofluoroscopic swallowing studies according to underlying characteristics, *Dysphagia* 28:153–158, 2013.

42. Lang I: Brain stem control of the phases of swallowing, *Dysphagia* 24:333–348, 2009.

43. Langmore S, et al: Predictors of aspiration pneumonia in nursing home residents, *Dysphagia* 17:298, 2002.

44. Leder S, Ross D: Confirmation of no causal relationship between tracheotomy and aspiration status: a direct replication study, *Dysphagia* 25:35–42, 2010.

45. Leder S, Suiter D, Green B: Silent aspiration is risk volume dependent, *Dysphagia* 26:304–309, 2011.

46. Liantonio J, Salzman B, Snyderman D: Preventing aspiration pneumonia by addressing three key risk factors: dysphagia, poor oral hygiene, and medication use, *Ann Longterm Care* 22:42–48, 2014.

47. Liu W, Cheon J, Thomas S: Interventions on mealtime difficulties in older adults with dementia: a systematic review, *Int J Nurs Stud* 51:14–27, 2013.

48. Logemann J: *Evaluation and treatment of swallowing disorders*, Austin, TX, 1998, Pro-Ed.

49. Logemann J: *Manual for the videofluorographic study of swallowing*, ed 2, Austin, TX, 1993, Pro-Ed.

50. Reference deleted in proofs.

51. McFarlane M, Miles A, Atwal P, Parmar P: Interdisciplinary management of dysphagia following stroke, *Br J Neurosci Nurs* (Suppl):12–18, 2014.

52. Mishellany A, et al: The challenge of mastication: preparing a bolus suitable for deglutition, *Dysphagia* 21:87–94, 2006.

53. Muller F: Oral hygiene reduces the mortality from aspiration pneumonia in frail elders, *J Dent Res* 94:14S–16S, 2015.

54. Nagy A, et al: The effect of bolus consistency on hyoid velocity in healthy swallowing, *Dysphagia* 30:445–451, 2015.

55. Omari T, et al: Effect of bolus volume and viscosity on pharyngeal automated impedance manometry variables derived for broad dysphagia patients, *Dysphagia* 28:146–152, 2013.

56. Ortega O, et al: Oral health in older patients with oropharyngeal dysphagia, *Age Ageing* 43:132–137, 2014.

57. Peladeau-Pigeon M, Steele C: Technical aspects of a videofluoroscopy swallowing study, *Can J Speech Lang Pathol Audiol* 37:216–225, 2013.

58. Pillai R, et al: Association between dental prosthesis need, nutritional status and quality of life of elderly subjects, *Qual Life Res* 24:2863–2871, 2015.

59. Pryor L, et al: Impact of nasogastric tubes on swallowing physiology in older, healthy subjects: a randomized controlled crossover trial, *Clin Nutr* 34:572–578, 2015.

60. Relph W: Addressing the nutritional needs of older patients, *Nurs Older People* 28:16–19, 2016.

61. Ribeiro P, et al: Relationship between dysphagia, National Institutes of Health Stroke Scale Score, and predictors of pneumonia after ischemic stroke, *J Stroke Cerebrovasc Dis* 24:2088–2094, 2015.

62. Ricciuto A, Robert S: A retrospective review of enteral nutrition support practices at a tertiary pediatric hospital: a comparison of prolonged nasogastric and gastrostomy tube feeding, *Clin Nutr* 34:652–658, 2015.

63. Rowat A: Enteral tube feeding for dysphagic stroke patients, *Br J Nurs* 24:138–145, 2015.

64. Reference deleted in proofs.

65. Sasaki C, Leder S: Comments on selected recent dysphagia literature, *Dysphagia* 25:345–351, 2010.

66. Reference deleted in proofs.

67. Speyer R, et al: Effects of therapy in oropharyngeal dysphagia by speech and language therapists: a systematic review, *Dysphagia* 25:40–65, 2010.

68. Steele C, Van Lieshout P: Tongue movements during water swallowing in healthy young and older adults, *J Speech Lang Hear Res* 29:1255–1268, 2009.

69. Stephen J, Taves D, Smith R, Martin R: Bolus location at the initiation of the pharyngeal stage of swallowing in healthy older adults, *Dysphagia* 20:266–272, 2005.

70. Sun S, et al: Combined neuromuscular electrical stimulation (NMES) with fiberoptic endoscopic evaluation of swallowing (FEES) and traditional swallowing rehabilitation in the treatment of stroke-related dysphagia, *Dysphagia* 28:557–566, 2014.

71. Tan C, Liu Y, Li W: Transcutaneous neuromuscular electrical stimulation can improve swallowing function in patients with dysphagia caused by non-stroke diseases: a meta-analysis, *J Oral Rehabil* 40:472–480, 2013.

72. Taniguchi H, et al: Fluoroscopic evaluation of tongue and jaw movements during mastication in healthy humans, *Dysphagia* 28:419–427, 2013.

73. Troche M, et al: Decreased cough sensitivity and aspiration in Parkinson disease, *Chest* 146:1294–1299, 2014.

74. van der Maarel-Wierink C, et al: *Risk factors for aspiration pneumonia in frail older people: a systematic literature review*, Columbia, MD, 2011, American Medical Directors Association.

75. Wan P, et al: Dysphagia post subcortical and supratentorial stroke, *J Stroke Cerebrovasc Dis* 25:74–82, 2016.

76. Reference deleted in proofs.

77. Wilson E, Green J: Coordinative organization of lingual propulsion during the normal adult swallow, *Dysphagia* 21:226–236, 2006.

78. Zhu Y, Hollis J: Differences in chewing behaviors between healthy fully dentate young and older adults assessed by electromyographic recordings, *Int J Food Sci Nutr* 66:452–457, 2015.

推荐阅读

Avery W, et al: *Dysphagia care and related feeding concerns for adults*, ed 2, Bethesda, MD, 2010, AOTA Press.

Finsterer J, Griswold W: Disorders of the lower cranial nerves, *J Neurosci Rural Pract* 6:377–391, 2015.

Gutman SA, Schonfeld AB: *Screening adult neurologic populations*, ed 2, Bethesda, MD, 2009, American Occupational Therapy Association.

Maeda K, Akagi J: Oral care may reduce pneumonia in the tube-fed elderly: a preliminary study, *Dysphagia* 29:616–621, 2014.

Rudakiewicz J: Methods for managing residents with dysphagia, *Nurs Older People* 27:29–33, 2015.

Schindler A, et al: FEESST in the rehabilitation of dysphagia after partial laryngectomy, *Ann Otol Rhinol Laryngol* 11:71–77, 2010.

Wheeler-Hegland K, et al: Evidence-based systematic review: oropharyngeal dysphagia behavioral treatments. Part II—impact of dysphagia treatment on normal swallow function, *J Rehabil Res Dev* 46:185–194, 2009.

第 28 章

疼痛管理

Joyce M. Engel

学习目标

通过本章的学习,学生或从业人员将能够做到以下几点:

1. 辨别急慢性疼痛。
2. 解释疼痛的生物-心理-社会模式。
3. 描述常见的急性疼痛综合征和慢性疼痛综合征各两例。
4. 总结疼痛评估的两种方法。
5. 描述以作业为本的疼痛干预方法。

章节大纲

关键术语

急性疼痛(acute pain)

疼痛的生物-心理-社会模式(biopsychosocial model of pain)

慢性疼痛(chronic pain)

伤害感受(nociception)

疼痛(pain)

疼痛评估(pain assessment)

疼痛行为(pain behavior)

疼痛干预(pain intervention)

疼痛感受(suffering)

案例研究

Cathy，第一部分

Cathy，34 岁单身女性，白种人，因 5 个月前在从事电工工作时搬抬重物而导致持续腰痛。Cathy 最初在急诊接受治疗，对症使用麻醉剂、肌肉松弛剂、热敷和卧床休息，症状无缓解，仍主诉疼痛，于是加用腰椎牵引和经皮神经电刺激疗法。自从受伤后，Cathy 没有重返工作，她描述现在的生活方式以静态为主。疼痛程度自评很严重（在 11 点疼痛评分量表中，自评 9 分或 10 分，0 分表示无痛，10 分表示极限疼痛），且疼痛持续不能缓解。主诉久坐、站立和步行时疼痛加重，使用布洛芬、卧床休息后，疼痛偶可缓解。简易疼痛评估量表显示：中度至重度疼痛干扰了她的工具性日常生活活动（IADLs）、娱乐休闲活动、社会交往活动和工作活动。Cathy 说，她现在主要以间歇性休息和寻求帮助来应对她的疼痛症状。

在评估过程中，发现 Cathy 的右肩活动范围和肌力有所下降，左下肢肌力下降，左侧腰椎旁肌和左臀部肌张力增高。她表现出身体机能不佳、姿势不佳、呼吸短促。Cathy 常常抱怨她的疼痛，且害怕疼痛永远不能消除。

在干预中，强调身体的主动控制训练和认知行为技术。Cathy 参加了全身的运动能力训练，肌力强化训练和心肺功能训练以增加她的作业表现，减少疲劳，增强幸福感。任务导向训练被纳入治疗。教导她如何监控日常生活（如平衡休息放松和活动），并改正错误思维（如小题大做，如认为疼痛无法阻止）。她的日常任务还包括渐进式放松练习。

干预项目取得了良好的进展，4 周后她表现出正常的姿势转换能力、力量和耐力。白天无需卧床休息。教导 Cathy 正确使用姿势和身体的运动机制，并在日常生活中运用。虽然她对疼痛的口头抱怨还在继续，但她说她不再长时间受疼痛的控制，已准备好要尝试更高负荷的活动。

思辨问题

1. 你认为 Cathy 的受伤和疼痛给她带来了什么活动限制？

2. 你如何看待与其相关的作业治疗评估？

3. 你会提供怎样的作业治疗干预计划来满足 Cathy 的作业需求？

4. 你认为 Cathy 日常的疼痛程度会造成哪些社会参与中的问题？

疼痛是康复对象寻求医疗保健的主要原因。据估计，四分之一的美国成年人在过去的 1 个月里经历过一整天的疼痛，10% 的人报告疼痛持续至少超过 1 年[59]。慢性疼痛影响了超过一亿美国人，超过美国人口的 30%[39]。这比美国的糖尿病、心脏病和癌症病例的总和还要多[1]。尽管人们使用止痛药物，但三分之二的慢性疼痛康复对象不能从事常规职业[1]。每年至少有 1 000 亿美元消耗在因疼痛产生的直接医疗费用、收入的损失和劳动力损失等方面，更不用说人们遭受痛苦这难以估量的代价了[2]。医疗最基本的任务是疼痛管理和减轻康复对象的痛苦[20]。疼痛可能长期存在于疾病（如关节炎）或康复过程（如矫形器）中，且常在抱怨声（如腰痛）或继发性残疾（如脑瘫患者的慢性疼痛）中被提及。作业治疗师认为疼痛妨碍了康复对象的活动，但无法准确评估疼痛带来的影响。本章将讨论疼痛的定义，其生物-心理-社会模式（biopsychosocial model of pain），描述常见的疼痛症状，概述评估程序，并提出干预措施。

疼痛定义

疼痛（pain）被定义为一种由实际的或潜在的组织损伤或相关损害所引起的不愉快的感觉和情感体验[56]。这一定义反映了疼痛是一种主观性的、多方面的体验。个体的差异如情绪、注意力、先前的疼痛经历、家族史和文化因素都会影响一个人的疼痛[4,53]。

疼痛的类型有很多，可大致分为急性疼痛和慢性疼痛。区分不同的疼痛类型对于选择适当的评估和干预策略至关重要。急性疼痛（acute pain）及其相关的生理、心理和行为反应通常是由外伤、疾病、残疾、药物或康复过程中导致的组织刺激或损害引起的，具有明确的发病机制和生物学目的，其意义在于转移注意力到外伤、刺激或疾病上，提醒人们对身体相关的部分进行固定和保护[54]。所幸急性疼痛是可以预测的，对症的药物和针对诱因的治疗可以取得较好的止痛效果[36]。

相反，慢性疼痛（chronic pain）（或持续性疼痛）是持续超过 12 周的疼痛。可能由急性疼痛转化，或是病理原因明确的隐性疼痛、钝痛[58]。提高交感神经系统活动无明显变化。慢性疼痛不符合生物学目的，它是不可预测的，不适合常规干预。慢性疼痛通常会对生活质量（如情绪、思想、态度、生活方式和环境）产生较大的影响[76]。疼痛从急性发展到慢性，所产生的其他影响（如人格改变）比组织损伤或刺激更显著。上述案例 Cathy 正经历着慢性疼痛，这对她的作业表现产生了负面影响。

疼痛的生物-心理-社会模式

长期以来，作业治疗主张的生物-心理-社会模式强调人的身体、心理和环境的交互作用[57]。使用生物-心理-社会模式对疼痛定义，可以阐明疼痛的复杂性、多面性,这对于准确评估和有效干预是至关重要的[26,80]。Loeser 和 Fordyce[48]提出疼痛的模型,在本质上可分为伤害感受、疼痛体验、疼痛感受和疼痛行为四个域(图 28.1)。

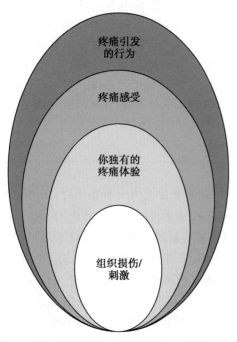

图 28.1 Loeser 的疼痛模型(出自 Loeser JD:疼痛的概念。d'A Stanton-Hicks M, Boas R, editors:Chronic low back pain,New York,1982,Raven Press.)

伤害感受(nociception)是指在皮肤和深层结构中通过传感器对组织损伤的检测和传导,即由外周神经中的 A-δ 和 C 纤维传导到中枢神经的信息。伤害感受是身体传达的信息,引导康复对象做或者避免做一些事情来缓解疼痛。例如,你在办公桌前工作,几星期来都忽略了来自手部和腕部的刺痛。今天,突然一阵剧痛从你的手腕传到手臂,这是腕管综合征的表现。疼痛(pain)是对神经系统的有害输入。具体来说,就是一种不愉快的感觉和情感体验。在前面的例子中,表现为一种强烈的疼痛感,提示腕管综合征。疼痛感受(suffering)是对痛苦的消极情感反应。例如,慢性疼痛常与抑郁、心境障碍、恐惧、焦虑、药物滥用/依赖和失眠有关[74]。疼痛感受是个人的心理活动,康复对象自己知道疼痛会对他/她的身体、自我意识、社会责任和日常作业活动产生影响。最后,疼痛行为(pain behavior)是个体表现出的说或做(如呻吟)、不说或不做(如进行作业活动,参加一项工作)等行为,让他人知道疼痛的存在。疼痛行为是可以观察到的,并受家庭、文化和环境的影响。该模型显示,这四个域可能单个出现或多个出现,而不必全部同时出现。在慢性疼痛中,疼痛行

为和疼痛感受常常出现而伤害感受一般不出现[24,48,81]。

结合我们的案例 Cathy,她经历着持续的慢性疼痛,且担心疼痛永远不会消失。从这个意义上说,她被她以往的疼痛体验所控制。

疼痛综合征

由创伤、疾病引起的或病因不明的疼痛,其相关评估和治疗是十分重要的医疗问题。以下内容将描述常见的疼痛症状、病因和相关干预措施。

头痛

复发性头痛(recurrent headaches)是最常见的疼痛问题。偏头痛影响了 12%~15% 的普通人群。超过一半的头痛康复对象并未寻求治疗,因为他们并不认为这是大问题,同时担心药物的副作用,且认为没有有效的治疗方法[50]。

偏头痛(migraine headaches)的典型临床表现为频率、持续时间和强度无规律的头痛反复发作。可能发生于嗜睡、疲倦、饥饿、过度劳累、压力过大或正在从压力中恢复的时候[30]。典型偏头痛多发生在单侧且有搏动感,可能伴有畏食、恶心、呕吐、神经症状(如对光线和声音的敏感)和情绪变化(如易怒)[50]。偏头痛有强烈的遗传倾向。实验证明血清素是影响偏头痛发生的关键因素,此外,压力、注意力、环境和情绪(如焦虑)亦有影响。

紧张性头痛(tension-type headaches)是最常见的头痛疾病,大约 73% 的美国成年人一年经历过一次或多次紧张性头痛[9]。这类头痛的程度常常是轻微到中等强度。疼痛为双侧发生的一种压迫性的头痛,无其他相关症状。引发头痛的因素包括情境压力、饥饿、睡眠不足和有害刺激(如热暴露)[50]。紧张性头痛归因于中枢神经系统失调,常规治疗是简单的止痛药(如对乙酰氨基酚)。头痛通常依靠生活方式调整和药物治疗来控制。

下背痛

下背痛(low back pain)是成年人常见的第二类疼痛。在西方发达国家,有 3%~7% 的人患有慢性下背痛。导致了工作缺勤、生产活动减少和活动参与下降[78]。由于担心诱发疼痛,干预措施和社会活动受限可能产生不利影响,康复对象可能会限制其职业接触。下背痛最常见的原因是损伤(如提举重物)和受压,导

致肌肉骨骼和神经功能紊乱（如肌肉痉挛和坐骨神经痛）。下背痛也可能由感染、退行性疾病（如骨关节炎）、风湿性关节炎、椎管狭窄、肿瘤和先天性疾病引起[66]。随着时间的推移，下背痛会自行缓解[79]。许多学派支持临床干预措施对下背痛有效，且强调功能恢复是治疗慢性背痛的关键。药物治疗、物理治疗（如运动、按摩、牵引）和自我保健教育是常用的治疗方法。然而，一旦下背痛持续了 6 个月以上，康复对象重返工作岗位的可能性仅为 50%（见第 41 章）。

案例研究

Cathy，第二部分

Cathy 的下背痛已经严重影响了她的职业能力。自从她受伤以后，就再也没有回去工作过，将来也可能无法依靠工作来获得收入。她再也不能从事她喜欢的娱乐活动（跳舞和打保龄球）了。她的日常生活自理能力也受到了影响，如很难出入浴缸，甚至不能弯下腰转动水龙头来调节水温。在外出购物时，她必须寻求帮助，因为弯腰和伸手拿取物品会使疼痛加剧。Cathy 甚至说进出她的车也很困难，需要提前做好准备或接受他人的帮助。

关节炎

约三分之一的成年美国人经历过关节炎（arthritis）引起的关节疼痛、肿胀或活动受限[46]。骨关节炎（osteoarthritis）是最常见的关节炎症，是一种退行性关节疾病，其特征是渐进性、钝性疼痛和肿胀，通常影响手指关节、肘部、髋部、膝盖和脚踝。运动会加重骨关节炎症状。关节软骨的退化导致了关节疼痛、活动受限和肿胀，45 岁以上人群的负重关节常受影响[28,70]。

类风湿关节炎（rheumatoid arthritis）影响了 1% ~ 2% 的美国人，女性多发[28]。其症状表现为缓慢进展，特征是酸痛、肿胀和僵硬。全身任何关节都可能发生，但通常是对称性的，累及双侧手指、手腕、膝盖、脚踝和颈椎。这种全身系统性疾病是对结缔组织尤其是滑膜关节在急性期或恢复期的破坏性炎症反应[70]。关节炎基金会推荐疾病的自我管理（如运动、放松、问题解决策略）[49]（关节炎的详细信息可见 38 章）。

复杂性区域性疼痛综合征

据报道，复杂性区域性疼痛综合征（complex regional pain syndrome，CRPS）的发病率为每年每 10 万人新增 25.2 例[35]。这是一种由创伤、术后炎症、感染或组织撕裂引起的持续性的、严重的烧灼痛，导致血管痉挛或血管扩张。常见症状有疼痛、水肿、皮肤透亮、皮温降低、触觉敏感等。康复对象也可能有过度出汗或皮肤干燥的表现。复杂性区域性疼痛综合征的典型特征是持续的剧烈疼痛，疼痛远超过损伤的严重程度（如果有损伤发生），且随着时间的推移会加剧。加重疼痛的因素包括运动、皮肤刺激和压力[43,83]。作业治疗的目标是恢复正常感觉，减轻水肿，减少照护及增强日常活动中的运动能力、肌力和耐力等。同时，康复对象常接受物理治疗、心理治疗、药物治疗、文娱治疗和职业康复等综合治疗[35]。

筋膜疼痛综合征

肌肉疼痛（muscle pain）是所有年龄段人群中常见的症状，老年人更易受到影响。筋膜疼痛（myofascial pain）是由触痛点（即深层肌肉产生压痛的区域）所引起的一大类的肌肉相关病症。按压触痛点会使疼痛传导到神经网络相连的远端区域。筋膜疼痛通常是一种持续的隐痛，常位于头部、颈部、肩部和下背部。斜方肌是最常累及的肌肉之一。这种疼痛多由于头部、颈部、肩部或下背部肌肉的持续收缩、突然发力或过度拉伸而导致[31,69]。物理治疗、针刺疗法（如插入一根固体针用于缓解肌肉疼痛）、手法治疗和器械训练是常用的治疗方法[13]。

纤维肌痛

成年人中，纤维肌痛（fibromyalgia）的发病率为 0.7% ~ 3.2%。纤维肌痛是指广泛存在于肌肉、韧带和肌腱等骨骼肌系统的疼痛。纤维肌痛的发生与骨骼肌相关，但肌肉组织未见明显损害。神经内分泌系统异常、自身免疫功能障碍、免疫调节障碍、脑部供血障碍、睡眠障碍均可引发[37]。遗传因素、生理创伤、外周疼痛综合征、感染、激素变化和情绪困扰都有可能引发纤维肌痛。相关药物治疗、心肺运动和认知行为疗法都被证明是有效的[10]。

癌性疼痛

癌症康复对象常有多种疼痛问题，而且这些疼痛往往得不到充分的治疗。不同康复对象的癌性疼痛（cancer pain）发作的频率、持续时间和强度有很大的差异。在癌症初期和中期，40% ~ 50% 的康复对象经历过中度至重度的疼痛。60% ~ 90% 的晚期癌症康复对象都有疼痛感。癌性疼痛可能是由癌细胞扩散、干预（如手术、放疗和化疗）、感染或减少活动后的肌肉疼痛所引起[72]。

残疾相关疼痛

对于许多身体残障[15]，包括脑瘫[18]、脊髓损伤[12]、截肢[34]和多发性硬化症[32]等的人士来说，疼痛是一个重要的问题。由于残疾和心理社会因素（如否认）造成的生理变化影响着残疾人士的疼痛强度和感受，慢性疼痛成了残疾的继发症状[42]。临床上常用放松训练、催眠和药物管理来处理。

评估

当疼痛影响到康复对象的作业表现时，作业治疗师就会介入评估。作为跨学科或多学科团队的一员，作业治疗师将评估的重点放在影响康复对象疼痛感知和疼痛干扰的因素上。在实施作业治疗方案之前以及在整个干预过程中，应客观评估作业表现，以确定康复对象的作业活动概况和这些作业活动的价值[33]。评估需要确定影响疼痛感知、职业角色中断、作业表现下降和生活质量下降的各种因素。此外，疼痛强度应被视为第五生命体征，并定期进行评估[2]。

作业治疗师对疼痛进行评估时，需将疼痛视为一种复杂的现象，它包括心理觉知、伤害刺激的感觉、组织损伤或刺激、行为改变、痛苦的感受和社会环境。自我报告评测是最常见的一种疼痛评估方法，因为疼痛被认为是一种个体的主观体验[77]。临床访谈的重点是确定康复对象疼痛的发生、位置、频率、强度、持续时间、疼痛加剧和缓解的因素、过去和近期的疼痛处理、情绪和相关作业表现。一种言语分级评分法（verbal rating scale，VRS），0~10 数值疼痛强度评分表（numeric rating scale，NRS），或视觉模拟评分表（visual analog scale，VAS）（框 28.1）常被用于康复对象的疼痛程度自评[61,77]。这些评估工具均具有很强的心理测量效能和较高的实用性。VRS 的疼痛强度分级由一组 4~15 个描述性词语和一个数字勾选列表（如，0 代表无痛，1 代表轻微疼痛，2 代表中度疼痛，3 代表剧烈疼痛）组成。这是一个简易的评估量表，但它需配合一长串的描述性词语，有时康复对象可能在列表中找不到和他相匹配的描述性词语来表示他的体验和感受[41]。

框 28.1　疼痛强度评分表示例

疼痛强度简易描述表*

| 无痛 | 轻微疼痛 | 中度疼痛 | 剧烈疼痛 | 非常严重的疼痛 | 极限疼痛 |

0~10 数值疼痛强度评分表*

0	1	2	3	4	5	6	7	8	9	10
无痛					中度疼痛					极限疼痛

视觉模拟评分表†

| 无痛 | 极限疼痛 |

* 如果用作图形评分等级，建议使用 10cm 的基线。

† 作为 VAS 量表，推荐使用 10cm 的基线。

From U.S.Department of Health and Human Services，Acute Pain Management Guideline Panel：Acute pain management in adults：operative procedures. Quick reference guide for clinicians，AHCPR Pub No.92-0019，Rockville，MD，1995，U.S.Government Printing Office.

NRS 评分表由一系列数字组成，通常是 0（无痛）到 10（极限疼痛）（框 28.1）。康复对象选择最能代表他/她疼痛强度的数字。强烈推荐使用 0~10NRS。疼痛评分在 1~4 时，标记为"轻度"疼痛，表示疼痛对康复对象的功能表现影响最小；评分在 5~6 记为"中度"疼痛，表明疼痛对功能表现有较大影响；评分 7~10 记为"严重"的疼痛，表示对功能表现的影响最大[14]。

VAS 是一条水平或垂直的线段，通常为 100mm 长，在线段的两端分别标上描述疼痛程度的词语（如"无痛"和"极限疼痛"）。康复对象在线段上找出代表他/她疼痛程度的位置，作一个标记，测量从"无痛"端

到标记位置的距离即为康复对象的疼痛评分。需要指出的是有些康复对象不能理解和完成这项自评[41]。

对于 NRS 和 VAS 来说，减少或增加的幅度在 30%~35% 之间才表示有意义的疼痛改变。相对于 VAS，自评 VRS 和 NRS 更受欢迎[41]。建议临床医生和研究人员都使用 11 点的 NRS 评分，这样便于研究结果的比对[14]。在为 Cathy 提供作业治疗服务时，作业治疗师使用了 NRS 评分来确定她日常生活中的疼痛感和疼痛强度。

疼痛行为通常是评估和干预的目标[23]。疼痛行为是对疼痛、痛苦的反应，包括有保护的运动、紧张、疼痛

体位、跛行、按揉和面部的痛苦表情[44]。阿拉巴马大学疼痛行为量表(the University of Alabama pain behavior scale)[64]是一个标准化评分量表,它是一种可靠的、有效的、易于记录的观察疼痛行为的方法。分析康复对象在干预前后的疼痛行为,可以反映干预的疗效,提供关于情境因素和习得因素在疼痛感知中所起作用等有价值的信息。医疗干预和药物使用可有效改善疼痛行为[74]。Merskey[55]告诫医务人员要针对疼痛进行治疗,而不是仅处理疼痛行为。仅仅关注疼痛行为的评价可能会导致不准确的结论,因为装病、缺乏动机或癔症也可表现出疼痛行为。

作业治疗的关注重点在康复对象的作业表现。康复对象可以自己书写日常活动日记作为评估方法和治疗措施[21]。使用此方法,可记录日常坐、站、卧和从事生产活动的时间,这些活动也可由训练人员或家人记录。活动日记的信度和效度是非常好的[23]。

简明疼痛问卷(BPI)[11]是一种可靠有效的测定疼痛干扰程度的方法。疼痛干扰是指疼痛对日常活动的影响[41]。康复对象对疼痛给他们日常生活带来的影响进行等级划分,这些日常活动包括一般性活动、情绪控制、转移、工作、人际关系、睡眠、生活乐趣、自我照料和休闲娱乐(框 28.2)。

框 28.2　疼痛干扰程度量表

A. 过去 1 周内,疼痛对你的日常生活有多大影响?

0~10 数值疼痛强度评分表

0	1	2	3	4	5	6	7	8	9	10
无影响										完全无法参与活动

B. 过去 1 周内,疼痛对你参加娱乐、社交、家庭活动的影响有多大?

0~10 数值疼痛强度评分表

0	1	2	3	4	5	6	7	8	9	10
无影响										完全无法参与活动

C. 过去 1 周内,疼痛对你工作(包含家务劳动)的影响有多大?

0~10 数值疼痛强度评分表

0	1	2	3	4	5	6	7	8	9	10
无影响										完全无法参与活动

From National Institutes of Health, National Institute of Child Hearth and Human Development, National Institute of Neurological Disorders and Stroke: Ongoing research(Grant No.1 PO1 HD/NS33988), Pain Management.

问卷反映了疼痛干扰的平均水平。这些信息有助于确定治疗时设计作业活动的基准量。BPI 可以用于失能人群残疾相关疼痛(如脊髓损伤、脑瘫)的评定[41]。与之相似的,疼痛障碍指数(the pain disability index, PDI)也是一种简短、有效、可靠的自我评估量表,用于评估一般和特定区域疼痛相关的障碍。它使用一个系列量表来评定疼痛如何影响活动能力的丧失,这些活动包括家庭责任、休闲娱乐活动、社会活动、职业活动、性行为、自我照料和生命支持活动[63]。

同样,加拿大作业表现评估量表(COPM)[45]也是一种有效、可靠的疼痛评估。采用 10 点量表评估。随着时间的推移,COPM 展现了个人在自我照料、生产活动和休闲娱乐等方面的作业表现,以及能够胜任这些活动对个体的重要性和现实表现的满意程度。有很好的证据证明 COPM 的校标效度和对变化评测的敏感性,它在帮助功能目标设置方面特别有用[65]。

最后,评价必须考虑到疼痛存在的文化差异。在白人和非裔美国人之间已经发现了不同的疼痛体验。例如,与白人相比,非裔美国人的生活质量更差,他们对于疼痛、残疾、症状表现和精神痛苦的程度相对高。和男性相比,女性有更多的疼痛体验。还应看到,社会经济地位较低的人群往往病情较重,总体上有更多的慢性健康问题[60]。在儿童和老年人群中,疼痛经常被忽视,从而导致治疗的缺乏[73]。上述这些差异是由于多种原因造成的,如获得医疗保健的机会有限和临床技能不足。

案例研究

Cathy, 第三部分

Cathy 曾表示,她的疼痛以及与疼痛经历有关的恐惧严重影响了她从事多种活动的能力。她无法回归工作,社会活动也大大减少。她和朋友的联系仅限于偶尔的电话交谈和朋友来访。在受伤之前,她经常和朋友去看电影、跳舞或打保龄球。由于疼痛,她停止了所有的活动。

干预

管理疼痛和减轻康复对象痛苦是最基本的任务。对慢性疼痛采取跨学科或多学科的团体合作方式是很常见的,一个积极的、受过教育的康复对象也是团队中的一员。作业治疗师通常需要与康复对象、医生、心理医生、物理治疗师和护士合作。作业治疗干预的重点是增强体能、促进和满足日常任务和角色所需的作业表现,通过活动和学习来调节自我和周围环境[40]。由于疼痛的原因是多因素的,因此干预的方法也是多种多样的。有效的疼痛管理可以解决所有的疼痛问题。这里将介绍一些典型的疼痛干预措施。

采取的干预措施需要系统地向康复对象说明,所选择的干预措施要有针对性,且与其评估相对应。疼痛干预的有效性可以通过多种方式来测量和记录。临床改善可以通过作业表现(如 BPI 或 COPM)来衡量;活动参与度的增加可用日常活动日记来记录;疼痛强度减轻可用 NRS 量表;疼痛行为减少可用阿拉巴马大学疼痛行为量表评估;情绪的改善可由疾病影响扼要反映,减少药物或医疗手段的介入同样可表明干预的疗效。

药物

药物治疗通常是在医生指导下治疗康复对象特异性的剧烈疼痛。作业治疗师需要观察康复对象可能出现的药物反应。为了减少康复对象在康复过程中可能出现的不适,治疗师应提前评估康复对象是否有相应的药物治疗。世界卫生组织[82]在成人的疼痛管理中建立了一个临床用药镇痛梯,作为进阶选择镇痛药物的指导原则。阿司匹林和对乙酰氨基酚因其疗效好,毒性低,滥用可能性低的特点,常用于治疗轻微疼痛(如腰痛);非甾体消炎药一直用于治疗关节炎炎症因子以及肌肉骨骼相关的炎症反应;可待因常用于治疗对阿司匹林或对乙酰氨基酚无效的中等强度的疼痛;吗啡是用来缓解剧烈疼痛的标准药物。由于对药物成瘾的担忧,在慢性非恶性疼痛中使用阿片类镇痛药(麻醉药)一直是有争议的[36]。在康复对象、作业治疗师和临床医生之间进行明确和准确的沟通,对药物的反应至关重要,从而最大限度地保障干预措施的有效性。

活动耐力

虽然适当的休息可以缓解剧烈疼痛,但治疗活动对潜在损伤的效果是十分显著的。在预定的休息时间之前,康复对象的活动水平会逐渐增加,这些活动不会诱导"疼痛",这是对活动能力的"容受增加"(即转移能力、力量和耐力等任务需求的逐渐增加)。当疼痛出现或加重时,不应马上休息,因为这可能会强化疼痛行为[24]。活动的逐渐增加亦可减少疼痛急性发作的可能性。Fordyce[24]制定了针对慢性疼痛康复对象的运动指南,定期进行温和的运动(如散步、游泳、水中有氧运动)是有益的。作为提高活动效能的手段,医疗器械(如热疗或冷疗)可在活动之前使用。当一个人从事有趣而有目的的活动时,他/她可能会更放松,更少地关注于疼痛,从而有更流畅的运动轨迹。基于作业角色、兴趣和能力的作业活动选择,是作业治疗在疼痛管理中独一无二的贡献[71]。

身体力学和姿势训练

指导康复对象进行适当的身体力学和姿势控制训练,不仅不会增加下背部损伤或扭伤的风险,反而是治疗急性和慢性下背痛的基本方法[51]。干预措施的思路应包括练习在安全范围内使用身体,以及在生活场景(即家庭、工作或休闲)中最大限度地完成活动[68,71]。同时应指导康复对象不可在非平衡的姿势下进行活动。有关正确的姿势和身体力学原理的详细指南,请参阅第 41 章。对于轮椅生活的康复对象,第 11 章的定位信息也很有帮助。

节能技术、步态和关节保护

在能量节约技术(energy conservation)、步态和关节保护技术(joint protection)的指导下,可以帮助康复对象在完成任务的过程中安排恰当的休息时间,以及合适的体能活动时间,以便在休息和体力活动之间保持平衡。部分康复对象尤其是患有风湿性关节炎的康复对象,早期需告知要使用这些策略,可使他们在经历疼痛和疲劳之前,尽可能久地持续进行作业活动[27]。

矫形器固定

如果发生了挛缩或肌力失调,上肢的矫形器(splint)固定是必需的。在 CRPS 中,矫形器固定可以缓解疼痛。矫形器的使用需与关节活动训练交替进行,因为完全固定会引发疼痛和功能障碍,矫形器固定保持了关节的正常对位,减少了风湿性关节炎在发作时的炎性反应和疼痛。在功能位上固定手腕的矫形器需日夜使用 4~6 周的时间[6]。矫形器使用需谨慎,因为当手腕被固定时,矫形器可能会增加近端关节的压力[8]。

适应性辅助工具

康复对象在急性腰痛时可使用腰部护具来稳定腰椎区域,增加腹部压力,以改善姿势异常。这可以减少肌肉痉挛,减轻疼痛,提高作业活动能力[6,75]。适应性辅助工具(adaptive equipment)常用于提升功能,以及增加关节炎康复对象的舒适度[70]。

放松训练

放松训练(relaxation training)可以降低肌肉张力,从而缓解疼痛。渐进式肌肉放松疗法(progressive muscle relaxation)包括系统的对主要肌群进行数秒的牵伸,将注意力集中在绷紧肌肉的感觉上,然后放松肌肉,体会放松的感觉。当康复对象学会识别肌肉紧张时,他/她就可以集中注意力来诱导肌肉放松[62]。

自我训练是诱导放松的另一种方式。这是一种自我指导,默念积极陈述的诱导词,描述一个放松的心理生理状态(如"我的胳膊和腿都暖和了")。康复对象身处一个安静的环境中,采取一种舒服的姿势,闭上眼,被动地集中注意力在这些短语上。放松训练已被成功地用于改善各种慢性疼痛,包括头痛、下背痛、筋膜疼痛、关节炎和癌性疼痛[29,62]。

生物反馈疗法

生物反馈(biofeedback)是使用仪器提供视觉和听觉的反馈信号,显示生理上的变化过程(如皮肤温度的改变),从而使这些变化可以在自主控制下进行。生物反馈基于一种假设,即适应不良的心理或生理反应会导致疼痛。尽管这一假设的有效性存在疑问,但研究数据证明了生物反馈在治疗头痛、下背痛、关节炎、筋膜疼痛和 CRPS 中的效果[29]。对疼痛控制的生物反馈通常与放松训练结合使用。

注意力分散

注意力分散(distraction)常被用于医疗和康复中,通过转移个人的关注点,用以治疗急性轻到中等程度的疼痛和减轻痛苦。注意力分散需要提供一个内在的焦点(如白日梦、引导想象)或外部焦点(如听音乐、看电视)[38]。

物理因子治疗

作业治疗师可使用物理因子(physical agent modalities,PAMs)作为辅助手段,在进行有目的的活动练习前使用。治疗师需要接受适当的专业继续教育,以确保能够操作这些设备(详见 29 章)。热疗(heat)和冷疗(ice)都能减少肌肉骨骼和神经病理性疼痛,缓解肌肉痉挛。体表的热疗包括热包、加热垫、石蜡、氟化物疗法、水疗法、旋涡和热灯。热疗的应用增加了局部的新陈代谢和循环。血管收缩首先发生,随后是血管扩张导致肌肉松弛。在治疗亚急性、慢性创伤性、炎症性的症状,如肌肉痉挛、手和脚的小关节关节炎、肌腱炎和黏液囊炎时,多使用热疗[7,22,47]。

患有急性炎症、心功能不全、恶性肿瘤或周围血管疾病的康复对象,严禁使用热疗,因为热疗会加重水肿。热疗不可用于感觉障碍的康复对象。高温会导致恶性肿瘤的扩散[52]。

冷疗可以通过提高痛阈(即康复对象初次报告疼痛时最低程度的有害刺激量)来帮助康复对象控制疼痛。局部血管收缩发生是冷疗法的直接反应(冷冻疗法)。当该区域随后暴露于空气中时,血管扩张就发生了。冷敷也会降低局部代谢,减慢神经传导速度,减少关节或骨骼病理性的肌肉痉挛和挛缩,减少水肿,减少组织损伤。冷疗的形式有成品冰袋、喷雾剂、冰杯或按摩棒[7,47]。

冷冻疗法的使用有几个禁忌证:极度敏感者可能无法忍受寒冷;如果康复对象在该区域有冻伤的病史,必须使用其他方式;若患有雷诺氏病,治疗区域可能会出现严重的疼痛;冷冻治疗禁用于幼儿或年长者,因为他们的调节系统不敏感,可能反应不及时[22]。

经皮神经电刺激

经皮神经电刺激(transcutaneous electrical nerve stimulation,TENS)是一种经由皮肤刺激来缓解疼痛的措施。它通过放置在皮肤上或靠近疼痛部位的电极发送一个温和的电流,刺激 A 纤维,从而达到镇痛的效果。TENS 在治疗因疾病或神经系统结构或骨骼的损伤而引起的急性和慢性疼痛,以及四肢缺血引起的肌肉疼痛和心绞痛时,有良好的治疗效果[67]。

复发管理

患有慢性疼痛的康复对象时常会出现疾病发作或疼痛加重的情况。在疾患发生的急性期,指导康复对象减少有氧运动(如散步、骑功率自行车、游泳)。随着疼痛缓解,活动量可以逐步增加[25]。应该鼓励康复对象在疾病复发的过程中提高他/她应对疼痛的积极态度和自我管理策略。

案例研究

Cathy,第四部分

Cathy 的作业治疗干预项目考虑了她在受伤之前的积极的生活方式,并设计了一些简单的活动,比如陪朋友去当地的购物中心,在复杂的环境中行走。作业治疗师帮助 Cathy 制订外出计划,建议将外出散步安排在工作日的晚上,而非在繁忙的周末晚间。Cathy 在最初的步行活动时经常需要坐在商场的长椅上休息。

案例研究（续）

Cathy，第四部分

Cathy 在她的日常生活中使用了能量节约技术和步态控制，帮助完成生病之前的部分作业活动。例如，她可以用便携式桌子来辅助完成洗衣活动，她把脏衣篮放在桌子上，然后把衣服放在她最上层的洗衣机里。当她把衣服从洗衣机转移到旁边的烘干机时，她也使用了这个桌子。

放松训练帮助 Cathy 找回了一点昔日的自我，在与朋友外出购物时，她经常会短暂地停顿一下，似乎正在研究一件衣服；同样的，在她的作业治疗疗程中，她也会进行放松训练，这帮助她能够持续进行户外活动。

总结

疼痛是一个复杂的现象。作业治疗师必须掌握解剖、生理、运动、心理等学科的知识，对疼痛康复对象进行全面的评估和治疗。干预措施的重点在缓解疼痛、改善作业表现和制订应对策略。本章所提及的作业治疗干预措施还需要更多的数据来支持[5,16,17,19]。

复习题

1. 对比急性疼痛和慢性疼痛。

2. 列出并描述两种不同的疼痛症状，这些症状可能是在作业治疗中被提及的。

3. 确定疼痛评估的基本要素。

4. 解释至少六种用于治疗疼痛的干预措施。

5. 描述作业治疗在疼痛评估和治疗中的作用和范围。

（吕星 译，张裴景 校，朱毅 黄锦文 刘晓艳 审）

参考文献

1. American Pain Foundation: Key messages for pain care advocacy–2010. <http://www.google.com/search?hl=en8q=Key+messages+about+chronic+pain8btnG=Search&aq=f&aqi=8oq=>.
2. American Pain Foundation: Fifth vital sign. <http://www.painfoundation.org/learn/living/qa/fifth-vital.sign.html>.
3. Reference deleted in proofs.
4. Baptiste S: Chronic pain, activity and culture, *Can J Occup Ther* 55:179–184, 1988.
5. Bergner M, et al: The Sickness Impact Profile: development and final version of a health status measure, *Med Care* 19:787–805, 1981.
6. Borrelli EF, Warfield CA: Occupational therapy for persistent pain, *Hosp Pract* 21:36K–37K, 1986.
7. Breines EB: Therapeutic occupations and modalities. In Pendleton HM, Schultz-Krohn W, editors: *Pedretti's occupational therapy: practice skills for physical dysfunction*, ed 6, St. Louis, 2006, Mosby.
8. Bulthaup S, Cipriani D, Thomas JJ: An electromyography study of wrist extension orthoses and upper-extremity function, *Am J Occup Ther*

53:434–440, 1999.
9. Cailliet R: *Headache and face pain syndromes*, Philadelphia, 1992, FA Davis.
10. Clauw DJ: Fibromyalgia. In Fishman SM, Ballantyne JC, Rathmell JP, editors: *Bonica's management of pain*, ed 4, Philadelphia, 2010, Lippincott Williams & Wilkins, pp 471–488.
11. Cleeland CS: Research in cancer pain: what we know and what we need to know, *Cancer* 67:823, 1991.
12. Dijkers M, Bryce T, Zanca J: Prevalence of chronic pain after traumatic spinal cord injury: a systematic review, *J Rehabil Res Dev* 46:13–29, 2009.
13. Dommerholt J, Shah JP: Myofascial pain syndrome. In Fishman SM, Ballantyne JC, Rathmell JP, editors: *Bonica's management of pain*, ed 4, Philadelphia, 2010, Lippincott Williams & Wilkins, pp 450–471.
14. Dworkin RH, et al: Core outcome measures for chronic pain clinical trials: IMMPACT recommendations, *Pain* 113:9–19, 2005.
15. Ehde DM, et al: Chronic pain secondary to disability: a review, *Clin J Pain* 19:3–17, 2003.
16. Ellis RM: Back pain, *BMJ* 310:1220, 1995.
17. Reference deleted in proofs.
18. Engel JM, Jensen MP, Hoffman AJ, Kartin D: Pain in persons with cerebral palsy: extension and cross validation, *Arch Phys Med Rehabil* 84:1125–1128, 2003.
19. Engel JM: Pain regulation. In Brown C, Stoffel VC, editors: *Occupational therapy in mental health: a vision for participation*, Philadelphia, 2011, FA Davis.
20. Fishman S: Forensic pain medicine, *Pain Med* 5:212–213, 2004.
21. Follick MJ, Ahern DK, Laser-Wolston N: Evaluation of a daily activity diary for chronic pain patients, *Pain* 19:373–382, 1984.
22. Fond D, Hecox B: Superficial heat modalities. In Hecox B, Mehreteab TA, Weisberg J, editors: *Physical agents: a comprehensive text for physical therapists*, Norwalk, CT, 1994, Appleton & Lange.
23. Fordyce WE: *Behavioral methods for chronic pain and illness*, St Louis, 1976, Mosby.
24. Fordyce WE: Contingency management. In Bonica JJ, editor: *The management of pain*, ed 2, Philadelphia, 1990, Lea & Febiger.
25. Fordyce WE: *Back pain in the workplace: management of disability in nonspecific conditions*, Seattle, WA, 1990, IASP Press.
26. Fordyce WE: Learned pain: pain as behavior. In Loeser JD, Butler SH, Chapman CR, Turk DC, editors: *Bonica's management of pain*, ed 3, Philadelphia, 2001, Lippincott Williams & Wilkins, pp 478–482.
27. Furst GP, et al: A program for improving energy conservation behaviors in adults with rheumatoid arthritis, *Am J Occup Ther* 41:102–111, 1987.
28. Gardner GC: Joint pain. In Fishman SM, Ballantyne JC, Rathmell JP, editors: *Bonica's management of pain*, ed 4, Philadelphia, 2010, Lippincott Williams & Wilkins, pp 431–450.
29. Gaupp LA, Flinn DE, Weddige RL: Adjunctive treatment techniques. In Tollison CD, Satterthwaite JR, Tollison JW, editors: *Handbook of pain management*, ed 2, Baltimore, 1994, Williams & Wilkins.
30. Goadsby PJ: Headache. In Fishman SM, Ballantyne JC, Rathmell JP, editors: *Bonica's management of pain*, ed 4, Philadelphia, 2010, Lippincott Williams & Wilkins, pp 860–875.
31. Goldberg DL: Controversies in fibromyalgia and myofascial pain syndromes. In Arnoff GM, editor: *Evaluation and management of chronic pain*, ed 3, Baltimore, 1998, Williams & Wilkins.
32. Hadjimichael O, et al: Persistent pain and uncomfortable sensations in persons with multiple sclerosis, *Pain* 127:35–41, 2007.
33. Hamdy RC: The decade of pain control and research (Editorial), *Southern Med J* 94:753–754, 2001.
34. Hanley MA, et al: Chronic pain associated with upper-limb loss, *Am J Phys Med Rehabil* 88:742–751, 2009.
35. Harden RN, Bruehl SP: Complex regional pain syndrome. In Fishman SM, Ballantyne JC, Rathmell JP, editors: *Bonica's management of pain*, ed 4, Philadelphia, 2010, Lippincott Williams & Wilkins, pp 314–331.
36. Hawthorn J, Redmond K: *Pain: causes and management*, Malden, MA, 1998, Blackwell Science.
37. Hernandez-Garcia JM: Fibromyalgia. In Warfield CA, Fausett HJ, editors: *Manual of pain management*, ed 2, Philadelphia, 2002, Lippincott Williams & Wilkins.
38. Hoffman HG, Patterson DR, Carrougher GJ: Use of virtual reality for adjunctive treatment of adult burn pain during physical therapy: a

controlled study, *Clin J Pain* 16:244–250, 2000.

39. Institute of Medicine of the National Academies Report: *Relieving pain in America: a blueprint for transforming prevention, care, education, and research*, Washington, DC, 2011, National Academies Press.

40. International Association for the Study of Pain, ad hoc Subcommittee for Occupational Therapy/Physical Therapy Curriculum: Pain curriculum for students in occupational therapy or physical therapy, IASP Newsletter November/December, 1994, The Association.

41. Jensen MP: Measurement of pain. In Fishman SM, Ballantyne JC, Rathmell JP, editors: *Bonica's management of pain*, ed 4, Philadelphia, 2010, Lippincott Williams & Wilkins, pp 251–270.

42. Jensen MP, et al: Psychosocial factors and adjustment to chronic pain in persons with physical disabilities: a systematic review, *Arch Phys Med Rehabil* 92:146–160, 2011.

43. Kasch MC: Hand injuries. In Pedretti LW, editor: *Occupational therapy: practice skills for physical dysfunction*, ed 4, St Louis, 1996, Mosby.

44. Keefe FJ, Block AR: Development of an observation method for assessing pain behavior in chronic low back pain patients, *Behav Ther* 13:363, 1982.

45. Law M, et al: *Canadian occupational performance measure*, ed 3, Ottawa, Canada, 1998, CAOT Publications ACE.

46. Lawrence RC, et al: Estimates of the prevalence of arthritis and selected musculoskeletal disorders in the United States, *Arthritis Rheum* 41:778–799, 1998.

47. Lee MHM, et al: Physical therapy and rehabilitation medicine. In Bonica JJ, editor: *The management of pain*, ed 2, Philadelphia, 1990, Lea & Febiger.

48. Loeser JD, Fordyce WE: Chronic pain. In Carr JE, Dengerink HA, editors: *Behavioral science in the practice of medicine*, New York, 1983, Elsevier.

49. Lorig K, Holman H: Arthritis self-management studies: a twelve-year review, *Health Educ Q* 20:17–28, 1993.

50. Mauskop A: Head pain. In Ashburn MA, Rice LJ, editors: *The management of pain*, New York, 1998, Churchill Livingstone.

51. McCauley M: The effects of body mechanics instruction on work performance among young workers, *Am J Occup Ther* 44:402–407, 1990.

52. McLean JP, et al: Basic concepts in biomechanics and musculoskeletal rehabilitation. In Fishman SM, Ballantyne JC, Rathmell JP, editors: *Bonica's management of pain*, ed 4, Philadelphia, 2010, Lippincott Williams & Wilkins, pp 1294–1312.

53. Melzack R: *The puzzle of pain*, New York, 1973, Basic Books.

54. Melzack R, Wall PD: *The challenge of pain*, London, 1988, Penguin Books.

55. Merskey H: Limitations of pain behavior, *APS* 1:101–104, 1992.

56. Merskey H, Bogduk N: Classification of chronic pain: descriptions of chronic pain syndromes and definitions of pain terms. In *Pain*, ed 2, Seattle, 1994, International Association for the Study of Pain.

57. Mosey AC: An alternative: the biopsychosocial model, *Am J Occup Ther* 28:137–140, 1974.

58. National Institutes of Health Medline Plus: Chronic pain: symptoms, diagnosis, & treatment, 2015. <http://www.nlm.nih.gov/medlineplus/magazine/issues/spring11>.

59. National Pain Foundation: <http://nationalpainfoundation.org/articles/147/pain-affects-millions-of-Americans>.

60. National Pain Foundation: American Pain Foundation: APF updates. <http://nationalpainfoundation.org/cat/925/disparities-in-pain>.

61. Patterson DR, Jensen M, Engel-Knowles J: Pain and its influence on assistive technology use. In Scherer MJ, editor: *Assistive technology: matching device and consumer for successful rehabilitation*, Washington, DC, 2002, American Psychological Association.

62. Payne RA: *Relaxation techniques: a practical handbook for the health care professional*, New York, 2000, Churchill Livingstone.

63. Pollard CA: Preliminary validity study of the Pain Disability Index, *Index Percept Mot Skills* 59:974, 1984.

64. Richards JS, et al: Assessing pain behavior: the UAB Pain Behavior Scale, *Pain* 14:393, 1982.

65. Rochman D, Kennedy-Spaien E: Chronic pain management: approaches and tools for occupational therapy, *OT Practice* 12:9–15, 2007.

66. Rowlingson JC, Keifer RB: Low back pain. In Ashburn MA, Rice LJ, editors: *The management of pain*, New York, 1998, Churchill Livingstone.

67. Sjolund BH, Eriksson M, Loeser JD: Transcutaneous and implanted electrical stimulation of peripheral nerves. In Bonica JJ, editor: *The management of pain*, ed 2, Philadelphia, 1990, Lea & Febiger.

68. Smithline J, Dunlop LE: Low back pain. In Pedretti LW, Early MB, editors: *Occupational therapy: practice skills for physical dysfunction*, ed 5, St Louis, 2001, Mosby.

69. Sola AE, Bonica JJ: Myofascial pain syndromes. In Bonica JJ, editor: *The management of pain*, ed 2, Philadelphia, 1990, Lea & Febiger.

70. Spencer EA: Upper extremity musculoskeletal impairments. In Crepeau EB, Cohn ES, Schell BAB, editors: *Willard & Spackman's occupational therapy*, ed 10, Philadelphia, 2003, Lippincott.

71. Strong J: *Chronic pain: the occupational therapist's perspective*, New York, 1996, Churchill Livingstone.

72. Strong J, Bennett S: Cancer pain. In Strong J, Unruh AM, Wright A, Baxter GD, editors: *Pain: a textbook for therapists*, New York, 2002, Churchill Livingstone.

73. Szafran SH: Physical, mental, and spiritual approaches to managing pain in older clients, *OT Practice* 16:CE-1–CE-8, 2011.

74. Turk DC, Robinson JP: Multidisciplinary assessment of patients with chronic pain. In Fishman SM, Ballantyne JC, Rathmell JP, editors: *Bonica's management of pain*, ed 4, Philadelphia, 2010, Lippincott Williams & Wilkins, pp 288–301.

75. Tyson R, Strong J: Adaptive equipment: its effectiveness for people with chronic lower back pain, *Occup Ther J Res* 10:111, 1990.

76. Unruh AM, Strong J, Wright A: Introduction to pain. In Strong J, Unruh AM, Wright A, Baxter GD, editors: *Pain: a textbook for therapists*, New York, 2002, Churchill Livingstone, pp 3–11.

77. U.S. Department of Health and Human Services: *Management of cancer pain*, Rockville, MD, 1994, AHCPR.

78. Van Tulder MW, et al: Lumbar supports for prevention and treatment of low back pain (Cochrane Review). In *The Cochrane Library*, issue 4, Oxford, 2000, Update Software.

79. Waddell G: A new clinical model for the treatment of low back pain, *Spine* 12:632–644, 1987.

80. Waddell G, Burton AK: Concepts of rehabilitation for the management of low back pain, *Best Pract Res Clin Rheumatol* 19:655–670, 2005.

81. Wolff M, Wittink H, Michel TH: Chronic pain concepts and definitions. In Wittink H, Michel TH, editors: *Chronic pain management for physical therapists*, Boston, 1997, Butterworth-Heinemann.

82. World Health Organization: Cancer pain relief and palliative care. Report of a WHO expert committee. In *World Health Organization Technical Report Series, 804*, Geneva, Switzerland, 1990, World Health Organization, pp 1–75.

83. Wright A: Neuropathic pain. In Strong J, Unruh AM, Wright A, Baxter GD, editors: *Pain: a textbook for therapists*, New York, 2002, Churchill Livingstone.

推荐阅读

American Pain Foundation: Pain facts & figures. <http://thenationalpainfoundation.org/>.

Engel JM: Evaluation and pain management. In Pendleton HM, Schultz-Krohn W, editors: *In Pedretti's occupational therapy: practice skills for physical dysfunction*, ed 6, St Louis, 2006, Mosby Elsevier.

治疗性活动和模式

Jacqueline Reese Walter, Kristin Winston

学习目标

学习本章后，学生和从业者能够完成以下方面：

1. 根据相关的干预选择，辨别和区分作业、活动、准备方法和准备任务。
2. 论述作业分析和活动分析在干预策略选择中的角色。
3. 理解治疗性活动与治疗性练习作为干预策略时的相似与不同之处。
4. 描述分级和调整干预选择是如何提高作业表现的。
5. 通过案例分析，能够描述作业、活动、准备方法和准备任务是如何在不同情景中应用的。
6. 区分作为干预策略的不同类型的治疗性训练。
7. 描述诸如 PAMs 这类的准备方法如何和为什么被用于作业治疗实践中。
8. 确定物理因子治疗作业治疗实践中的作用。
9. 确定美国作业治疗学会对在作业治疗实践中使用物理因子治疗的要求。

章节大纲

关键术语

调整(adapting)

分级(grading)

作业(occupation)

物理因子治疗(physical agent modalities)

准备性方法(preparatory methods)

准备性任务(preparatory tasks)

治疗性活动(therapeutic activity)

治疗性练习(therapeutic exercise)

案例研究

Fareed,第一部分

Fareed 是一名 66 岁的半退休(兼职)会计,主要诊断为右侧脑血管意外。卒中后住院并随后接受亚急性期治疗。既往有高血压和前列腺癌病史。住院后出现反应性抑郁。

在本次住院前,Fareed 与妻子住在靠近郊区的两层高私有住宅。他们有一名儿子居住在附近的城镇,他每周会来探望 1 次。另外两名儿子和他们的家人住在距离有一天车程的城市,他们每年来探望几次。

Fareed 在半退休后拓展了各种兴趣,包括了木工、园艺、烹饪和旅游。他也会常常用电脑网络与孙辈联系。半退休后,他和妻子会在美国不同的地方进行 3 周的年假旅游。Fareed 也负责管理家里的开支。总的来说,Fareed 在这次入院前有非常积极的生活安排。

首次评估后发现 Fareed 穿衣和沐浴需要他人协助。他需要人协助进餐前的准备(例如开瓶盖,放托盘,切食物),在使用勺子和叉子吃饭时,需要帮忙切割,可以自己喝水。他的左侧视野有轻微缺损。

Fareed 在进行床上转移时需要中等辅助。Berg Balance Scale 显示他从坐到站、从站到移动需要较少的帮助,完成站立的支点转移需要一人给予最小的帮助,能够独坐于床边,双臂交叉维持 30 秒。当与环境互动时,他需要最小的帮助来维持平衡。Fareed 需要尝试几次后保持 30 秒无支持的站姿。参与作业活动时,他需要其他人最小辅助来维持动态的站立平衡。

上肢功能的评估显示他的左上肢肩部和手部疼痛,右侧上肢的关节活动和肌力属正常范围,左肩主动与被动活动受限,被动屈曲至末端角度会感到疼痛。左上肢的主动关节活动受限,但是能够抓握,将前臂旋前、肘部屈曲和肩内旋,肌力评估为 3 级。虽然他的康复预后是正面的,但是 Fareed 表达了对他失去功能的悲伤和需要恢复他的独立、角色和作业能力的沮丧。

作业治疗干预的重点包括以下内容:

- 通过康复对象和家人教育来准备 Fareed 回归家庭所需要的技能。
- 参与有意义的作业活动,减轻丧失功能的悲伤和沮丧。
- 给作业和活动做调整和分级。
- 通过在作业活动中运用预备性方法和治疗因子来使左侧上肢从事作业活动,从而减轻与左侧上肢运动有关的疼痛。
- 增加左上肢的活动幅度及肌力,以促进在日常生活活动、休闲及工作上的作业表现。
- 通过参与作业及活动来改善平衡和移动能力,以促进在日常生活活动、休闲及工作上的作业表现。
- 准备与家人、朋友和同事重新开始工作和社交活动。

思辨问题

1. 确定他在卒中前投入的作业,他在干预期间投入的作业,以及他认为会做的作业。描述他的进展如何依赖于作业表现的评价。

2. 找出影响 Fareed 重新参与喜爱活动的情景因素。描述他在这些因素的影响下所重拾的角色。

3. 描述 Fareed 所投入的活动该如何被分级或调整,以便使活动的需求与个人因素能够联系起来。

作业治疗干预

作业治疗实践框架(OTPF3)作为干预计划和执行的基础

在 2014 年美国作业治疗学会(AOTA)开发的第 3 版作业治疗实践框架:范畴和过程[1](OTPF3)中描述了作业治疗实践。本框架包含了两个部分,第一个是范畴,描述了本专业的范围和作业治疗从业者建立知识和专业技能的领域。第二个框架的领域是过程,它描述了"作业治疗从业者提供服务时是以康复对象为中心并且关注的焦点是参与到作业中来"[1]。这个章节将会集中介绍与作业治疗过程有关的干预。

作业

作业是作业治疗实践的基础。作业包含了个人照顾,看护,休闲的活动(包括阅读,打保龄球,游戏或者是手工制作),学校功课(包括使用像电脑、平板等的一类电子技术），工作和职业追求这些都支持我们参与大量的作业。Wilcox[35]指出"如果一个变化性的丰富的作业性生活方式能够让人能在身体上、精神上和社会中是有创意和冒险的，那么将会一致性的维持和提高健康和幸福"。

当康复对象面临躯体残疾和作业表现受损，作业治疗从业者将会致力于把作业活动当成一种手段和目的来恢复康复对象的技能。Trombly[33]关于作业作为一个结果的描述是这样的"作业活动不仅仅的一个目的，也是有意义的，因为对于人来说活动或任务的表现也是重要的"。Gillen[11]提到使用作业活动作为干预手段它也将会是最终产物。例如一个着重于提示康复对象能力去为其家庭准备一顿饭的治疗，也将会把其作为一种成果。作业为手段指的是"作为治疗改变因素的作业，以矫正受损的能力或性能"[33]。例如，烹饪（混合和搅拌）可能被用来改善一个喜欢烹饪的康复对象的肩膀的关节活动范围和力量。

OT 干预的重点是设计出使康复对象能够承担或恢复他们从事理想生活作业能力的方案。投入活动可促进表现，其幅度会超越原来给予的任务。学习有技巧性地从事某一活动，会让人在其他活动中也会有具有技巧性的表现。因此，作业是目标，也是作业治疗实践的工具。活动是提升表现的手段与目标。无论是与个人照顾、工作或休闲等哪一个领域相关，作业活动是所有作业治疗计划中有效且重要的一部分，也让作业治疗具专业识别度。康复对象的兴趣与需求会影响治疗时所选用的作业。这些需求因康复对象在他们所处世界中的角色而定。身为社会的一分子，康复对象象征着他们从事活动的社会，并且他们所投入的活动可反映其所处的世界。康复对象的需求、兴趣与他们所处的社会是息息相关的。作业治疗从业人员必须要明白康复对象具有内部动机推动去参与作业活动。Tubbs 和 Drake[34]指出服务生理障碍康复对象时，更广阔的关注干预领域是非常重要的。

环境与人的关系，作业活动作为干预手段的选择

作业治疗师在制订治疗计划的过程中需要注意许多因素。通过分析每一位康复对象的兴趣和能力以及他们参与活动的情景，作业治疗师选择介入方式。介入的决定取决于康复对象、家庭和康复对象生活中非常重要的成员。

康复对象的价值、信念、精神都会影响作业治疗过程[1]。例如康复对象的是如何看待自身健康的，他认为在自己生活中什么有价值和意义。另外理解症状或疾病本身的变化过程也将会影响到康复对象身体的功能和结构，这些都会对干预策略产生影响。例如在案例学习中，Fareed 的左侧上肢关节活动受限，那么评价肩胛带的结构就非常重要，因为这与肩关节的活动度有关。

作业治疗需要评估康复对象作业活动表现的技能。这取决于其在什么场所从事活动。在急性期照顾机构和家庭健康场所是不一样的。这取决于康复对象的目标和健康状况。作业治疗框架描述表现技巧是作为在人参与生活活动中所观察到的小目标为导向（OTPF-3，P. S7）。在案例学习中，Fareed 展示了关于运动领域的表现技巧，例如在环境中他的平衡和姿势，拿取和抓握。表现技巧的缺陷可能会存在于不同的地方，例如运动或过程技巧。在制订干预技巧时，非常重要的是要考虑其在参与作业治疗干预或其康复时，康复对象的表现技巧的优点是什么。Fareed 右侧上肢的表现技巧和其社会参与的技巧可以帮助他恢复。

物理环境和社会环境都会影响干预的手段[1]。在环境中，作业治疗从业人员需要考虑很多情景因素，包括文化、个人、暂时性的和虚拟的情景。在案例中，需要考虑 Fareed 家居环境的可通过性，如其住所的两层楼，工作场所的环境，以及他社会支持中的其他方面。例如 Fareed 过往使用电脑作为沟通的经验、年龄、在文化上有没有灵性的考虑。

这些因素是如何一起来对康复对象参与他们渴望或有意义的活动时产生支持或限制的作用的，这是作业治疗实践的中心。因此作业治疗从业者需要发展出对于人一生不同情景的作业活动技巧的理解和帮助的能力。对于残疾人来说，参与作业活动意味着重新学习以前的技巧和新的技巧或者在学习在活动中用新的方式来表现。所以对于作业治疗从业者来说必须对于活动具有广阔的认识，也应具备在以康复对象为中心的介入中可作为治疗工具的技术。

作业治疗干预的类型

1. 作业（occupations）　被描述为"以康复对象为主导的日常生活活动，以此来配合和支持他们的参与目标"[1]（OTPF-3，P. S29），对于 Fareed 来说，作业活动聚焦在他能独立从事自我照顾、他的会计的工作及休

闲娱乐活动包括了园艺、烹饪、旅行和做木工。

2. 活动(activities) 被描述为"在参与作业性活动时,为了支持其作业表现技巧和表现类型而选择和设计的动作"。活动常常被认为是作业的组成部分。在康复对象的兴趣和动机水平上保持康复对象的意义、相关性和感知效用[1](OTPF-3,P. S29)。

3. 准备性任务(preparatory tasks) 被描述为"帮助康复对象专注特定的个人因素或表现技巧的动作选择"[1](OTPF-3,P. S30)。在预备性任务中康复对象是主动的参与。这些任务将会刺激作业的很多方面,但是对于它们本身对于康复对象不一定有意义或相关性[1]。

4. 准备性方法(preparatory methods) 被定义为"准备帮助康复对象作业表现的治疗因子、设备或者技术"[1](OTPF-3,P. S29)预备性方法通常来讲不需要康复对象的主动参与,但是他们需要治疗师的支持来让参与到干预过程中。例如治疗计划的一部分中预备性方法可以是在治疗部分的开始使用冷、热疗。以Fareed为例,在开始活动前,作业治疗师可以应用热疗来作为干预中的预备性方法减少他左侧上肢的疼痛和提高他对移动的耐力。

5. 教育(education) 被描述为"传授关于作业、健康、幸福和参与的知识和信息来帮助康复对象获取有帮助的行为、习惯和生活日常。这部分可以在干预中应用也可以不应用"[1](OTPF-3,P. S30)。

6. 训练(training) 被描述为"帮助康复对象获得相应的具体技巧以面对在真实生活境况中的特定目标"[1](OTPF-3,P. S30)。

7. 倡导(advocacy) 被描述为"致力于促进作业公正和帮助康复对象寻求和获得资源以充分参与日常生活的作业"[1](OTPF-3,P. S30)。

作业分析和活动分析

当停下来考虑参与每天作业时各方面都能畅顺是非常复杂的。仔细地分析对于选择合适的治疗活动是必要的。通过活动分析获得有关不同作业及活动的信息作为处理身体障碍与促进健康和幸福的策略。如前所述,分析作为干预计划的一部分应在下列三个层面进行:人或行为者的层面、环境的层面,最后是作业的层面。

活动和作业分析是非常重要的,Baum 和 Christiansen[3]指出"人有自然的动机探索他们自己的世界,并展示他们能掌控它"。他们还指出"人们所经历成功的情况可使人对自己的感觉良好"。分析康复对象的期望的作业将会帮助作业治疗实践者在干预疗程中激励康复对象并帮助他们带来成功的经验。当分析完成后,实践者可以预料到及处理康复对象个人及环境层面上的潜在障碍,提升康复对象的自我效能。当人们意识到自己是有能力的时候,他们更可能愿意去继续参与治疗的过程[3]。一个详尽的分析能够帮助作业治疗从业者去设计和应用干预策略,从而帮助他们的康复对象参与或重新参与到对日常生活有意义的作业、角色和日常事务之中。

作业和活动分析能够帮助我们去理解我们每天都做的事情的复杂本质。例如,要 Fareed 重回他之前自我照顾或使用电脑与家人联系的水平,理解这多重因素的交互作用是必须的。此外,这种类型的分析能够使从业者考虑作业活动对康复对象的潜在意义。因此干预的选择和设计不能离开仔细和整体的分析,这个寻找每个活动所有组成部分和需要的过程,整合了完成作业表现的所有因素[14]。

活动分析

活动分析(activity analysis)会考虑活动及任务如何在文化上或特定情况下进行[1,6]。作业治疗师可通过活动分析可预料到什么可以促进或阻碍康复对象的表现及参与。通过谨慎的选择,作业治疗师可找到"最恰好挑战"的干预策略[32]。这个最恰好挑战对于康复对象来说,活动刚好让康复对象感到不是很枯燥,但亦不会让他们自己感到是无用的挫败感。活动分析还是治疗师为康复对象设计个人评估、干预和出院计划的始点。Thomas[32]指出活动分析能够在以下方面为我们提供帮助:

- 形成关于活动所需的设备、材料、空间和时间的需要的决策。
- 考虑我们怎样才可能通过了解活动中涉及的步骤来为指导另一个人做准备。
- 思考一项活动怎样才可能具备治疗性及针对哪类康复对象。
- 考虑分级或者调整活动来取得更好的效果。
- 确认清楚记录的选项。
- 思考情景因素是如何影响表现的。
- 思考康复对象哪些方面是需要帮助的,哪些方面是他/她以后最有可能做得更好。

作业分析(occupational analysis)相比较活动分析

来说帮助作业治疗从业者来理解康复对象的特定的处境[6]。在作业分析中,作业治疗从业者需要考虑下面的问题:康复对象想要做和需要做的是什么,他/她感觉到自己的变化了吗,这个作业的典型环境是什么,康复对象未来从事这个作业的环境是什么。作业分析是了解个体如何参与他/她的日常生活的方法。作业治疗师完成分析后,干预的下一步是如何组织促进改善及参与的干预策略,其中方法是干预策略的分级和调整。

作业和活动的分级与调整

当为了满足以康复对象为中心的实践和临床推理时,对作业、活动及准备任务的分级(grading)和调整(adapting)是关键。分级的总体目标是为了帮助康复对象找到最恰好的挑战,使得其在鼓励下进步而不感到沮丧和丧失自我效能。同时创造足够的挑战,让康复对象对活动不感到无聊,没有兴趣或参与作业治疗时看不到价值。在作业或活动中,对于康复对象参与活动的调整的总体目标是帮助康复对象提高个体在参与中的表现。

调整(代偿)

如前所述,调整、代偿或介入策略的总体目标,是为了改变作业或活动让康复对象能够继续参与这些有价值的作业或活动。当从业者调整了这个活动或作业,那么就意味着所选择的这个作业能够让康复对象有更好的参与和独立性。

使用调整作为干预策略,对于临床人员和康复对象来说都需要灵活性。一部分康复对象,如果不按照他们一直参与活动的方式,他们会不想参与一项作业。但是很多时候这意味着如果他们还用老方法去做这些活动,这会增加他们的症状;或者意味着放弃这些对他们有价值的活动。对于作业治疗从业者来说,一旦康复对象选择继续使用以往的方式去做事情,他们需要格外关心康复对象的安全。

调整这些活动,对康复对象来说必须保持他们的内部价值和意义。当他们看到可能性的时候,很多时候康复对象会找到这些新作业活动的意义。在 OTPF-3[1] 中,调整被认为是一种改良和代偿。

有时需要调整活动,才能符合康复对象或环境的特定需求。必须用特定的方式从事活动,以此来符合康复对象既有的能力,例如:加装符合康复对象手部大小的握柄器具的特殊进食器(图 29.1)。活动也需根

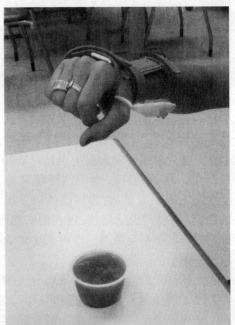

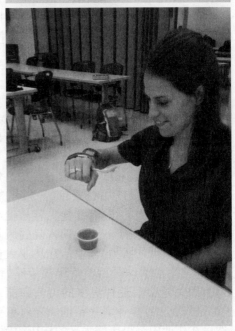

图 29.1　用一个装在手上的特殊矫形器吃饭

据康复对象或环境的位置进行调整,例如:加装特制的阅读架以及提供眼镜,康复对象便能躺在床上看书。作业治疗师在调整活动时所运用的问题解决能力、创造力与机智乃是其独特技巧中的一环。

作业治疗师需谨记,必须与康复对象共同商讨最适合他们的调整。康复对象必须理解活动与调整的需求与目的,且主动以此简易的修改方法操作活动。应避免需要频繁调节与改良的调整方法[27,30]。在很多案例中,简单的调整往往比复杂的调整对康复对象更有用。调整的复杂性必须由康复对象决定。

分级(补救)

分级的整体目标是:在个人执行活动时,增加或减少其活动的需要[32]。在干预策略中通过分级帮助设计最恰好挑战[32]。作业治疗从业人员逐渐地给康复对象的参与分级。分级能够帮助康复对象发展技巧从而确保在个体活动中成功。换句话说,分级意味着组织活动时续步调节挑战度或要求来促进康复对象的功能和参与。所以在一开始制订一个干预策略时要容易一点。由于涉及的因素太复杂,如何给活动分级没有一个唯一的答案,康复对象的目标、现在的功能水平、作业的模型和理论框架都会帮助治疗师来决定如何和怎么在干预选择中给活动分级。

从业者是如何开始给一个干预策略分级的呢? 首先从业者需要了解康复对象的优势和需要,其次从业者需要整体来理解干预的多重要求。最后需要决定哪些因素会支持康复对象的参与;哪些因素又会阻碍康复对象的参与。在 OTPF3 中,分级被认为是建立、恢复或者补救一项技能[1]。

降级

当作业治疗从业者选择给活动降级的时候,需要寻找这个干预策略中哪些对康复对象来说哪些部分或组成可以做的更容易些。对一个肌力低下或是双侧统合困难的成年人来说扣紧衣服是困难的。在给他干预策略中,可以给他的衣服使用松紧带,一拉就能够穿好;或者给衣服换成更大的纽扣,让他更容易把纽扣穿进扣眼时更容易操作。对于一个长期入院的康复对象来说,他可能会有较低的肌力,作业治疗从业人员可能会从床边的日常生活活动开始治疗干预策略,而不是从浴室活动,因为这会消耗掉更多的力气和能量。这两个例子都是作业治疗从业者来帮助康复对象更容易的参与,然后在作业中获得更好水平的技巧的例子。

升级

当作业治疗从业者选择给活动升级的时候,需要寻找在这个干预策略中哪些部分或方面能够给康复对象带来更多挑战。一个正在康复中的脑外伤的康复对象,他在一个安静的临床环境中,能够从一份有限选择的菜单中对就餐进行选择,这个技巧需要在社区里也能够完成该活动。

若是给这个活动升级,在干预过程中,就把他在治疗的环境中换去医院的餐厅或者当地的餐厅,那里的菜单有较多选择和康复对象要面对多种因素。这是一个更嘈杂和复杂的环境,对康复对象的要求更高。另外一个例子,一个患者的活动耐力下降,以前一直在床边做穿衣等活动,并为他安排好所有所需的东西。作业治疗从业者现在改变干预的重点是,让康复对象从衣服橱里拿衣服,并把衣服放在床边的椅子上,从而增加对康复对象的要求,以期能够提高康复对象的功能水平。

> **注意**
>
> 给活动来分级时,要确保不能把活动降级到康复对象失去投入感、被挑战感和动机。反之,不能把活动升级到造成挫败感和失去自我效能,或者失去动机。同时一次只能选择活动或作业中的一个或两个部分来做分级。如果分级或改变太多活动的话,对于从业者来说,记录康复对象的进步就较困难了。在刚才那个点餐的例子中,一开始是在治疗环境中,然后去到医院的餐厅或社区的餐厅,那就会造成在同一时间改变任务的太多方面。如果康复对象就坐在安静的治疗环境中做选择,那么与医院餐厅操作时候相比,任务需求是有限的。这时康复对象可能遇到的困难不只是点餐,可能会涉及移动、定向、平衡或者感觉统合等方面,这就比较困难来决定哪个因素会提高表现了。从业者需要知道,对于康复对象来说,在改变的场景哪个因素是有信心去应对的。这就是活动分析与分级和适应之间的联系最明显的地方。

活动分级的例子

肌力

强度可通过增加或减少阻力来分级。修改增加阻力的方式包含将运动平面从去重力最小化变为抗重力、通过增加仪器重量或对康复对象施加阻力、使用抗阻的道具、将物品的材质由柔软变为坚固或是由细致变为粗糙,或是改为从事其他较大或较小阻力的活动。举例来说,用皮带将额外重量附加于腕部,可增加从事针线或皮革活动时对上肢动作的阻力(图 29.2)。滑

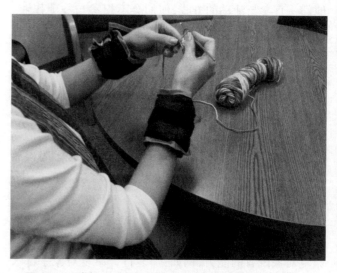

图 29.2 附加于腕部重力在针织或皮革活动中给予阻力

轮重量系统可安装于推拉板的倾斜面,推拉箱被往下拉时增加对二头肌的阻力,像康复对象在切菜板上用单手切菜。弹簧可用来增加木刻印刷机的阻力。若握力不足,可用连指手套使手部紧贴于工具或设备的把手上,用以协助不足的握力,促进上肢动作。

关节活动度

增加或维持关节活动度的活动可通过调整物品与设备的摆放位置,使抓握的距离或关节的运动增加,或是在器具上加装加长握把、促进主动牵伸,而达到分级的目的,于垂直方向放置 1 个摇晃物体,达到动作时所需要的肩部屈曲活动度,就是一个简单的调整实例。当动作持续进展,活动本身所需的主动角度范围也随之增加。增加或减少用于马赛克拼贴瓷砖之物品的摆放位置与康复对象之间的距离,会改变为了够取到物品所需的活动度(图 29.3)。至于木工会使用到的工具握把,则可借由使用较大的木钉或包覆泡棉橡胶增大尺寸,符合关节活动度受限康复对象的需求或是促进抓握表现(图 29.4)。抓握的活动度增加后应减少包覆的厚度,达到分级的目的。

耐力与耐受力

耐力可通过渐进增加活动的负重以及增加动作的持续时间来分级。举例来说,若一开始从事的活动是折叠餐巾纸,可渐渐增加所整理的物品重量作为分级;若为坐着整理厨房用具,分级的方式为改成站着将工具整理安插在孔洞板上,或是站着将家用物品放上架子。站姿与行走耐受力可以增加站立的时间来分级,也许一开始可考虑使用站立桌(图 29.5);以及增加从事需要行走的家务管理与工场活动的时间与距离。

当罹患的是渐进退化的疾病,像是肌肉萎缩、多发性硬化症或是帕金森病,则需要针对耐力进行负向分级以符合康复对象衰退的生理状态,比较合适的做法是将活动更换为较不费力的项目,而非减少现有活动的需求。要是康复对象很快地认知到表现能力降低,那将会造成负面的心理效应。

协调

协调与肌肉控制可通过减少阻力的粗大动作,并增加精细控制性动作需求来分级。以一开始使用横锯来锯木头为例,可换成线锯,再换成钻锯。当动作模式已通过协调训练与神经肌肉教育而能妥善掌握时,可借由以较快的速度分级练习精细度与动作速度。

感知、认知以及社交技巧

针对认知技巧进行分级时,治疗师可由仅具一个或两个步骤以及需要一点判断、决定或问题解决能力的活动开始,进展至具有数个步骤、需要较多判断或是问题解决能力的活动。在午餐准备团体内,康复对象可在工作平台摆放好的面包涂上奶油。此任务可分级进展为排好面包、再涂上奶油并于上面摆放肉类薄片,最后完成三明治的制作过程。

针对社交技巧进行分级时,介入计划可由仅需与治疗师互动的活动开始。康复对象可进展至需要其他康复对象进行两人互动的活动,最终参与小型团体活动。治疗师可使康复对象先从观察者开始、变团体参

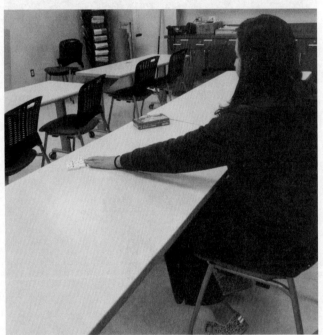

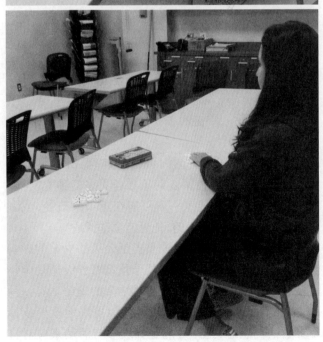

图 29.3 将物体摆放于不同的距离,改变够取物体所需的活动

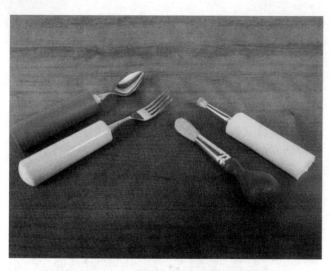

图29.4　由在工具握把上包覆泡棉橡胶增大其尺寸

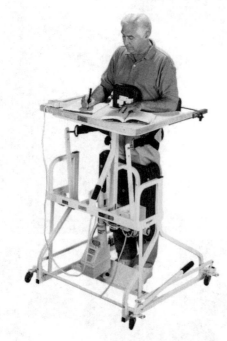

图29.5　站立桌

与者,甚至是领导者。同时,治疗师降低所提供的监督、引导与协助,促使康复对象具备更多的独立功能。如果康复对象的技能水平不可能在近未来改变,或者如果诊断本质上是有害的,他可能会选择适应。

影响在干预策略中是调整还是分级的决策的影响因素很多。作业治疗从业者是干预策略分级还是调整取决于对康复对象能力和想达成结果的理解。有一种普遍理念,就是康复对象的条件可以更好地改变或诊断是静态的状态,选择可能是分级参与活动来应对日益增长的需求。如果康复对象的条件看起来不能够调整,那么就选择调整参与。作业治疗从业者要与康复

对象合作来决定是否通过调整来参与之前的作业活动。如果康复对象的技能水平不可能在近未来改变,或者如果诊断本质上是有害的,作业治疗从业者可能会选择适应。

后半章节将会讨论准备性任务和方法在干预策略中的使用,更多关注在治疗性练习、治疗性活动和物理因子治疗。在干预的策略中分析、分级和调整这些概念都会应用。

准备性任务和方法

作业治疗从业者同时使用准备性任务和方法来预备作业表现。作业治疗从业需要谨慎选择准备性任务来补救康复对象的某些因素和表现技巧。在治疗性或模拟性环境中,准备性任务典型的包括康复对象主动地参与。例如,准备性任务包括使用抗阻弹力带来增加肌力、使用主动牵伸来保持活动关节活动度,开或者关不同尺寸的罐头;折叠或者给毛巾分类来提高手部的肌力和灵巧性。

准备性方法用来准备康复对象的作业表现。准备性任务和方法最主要的不同是,准备性方法里康复对象是被动的,例如牵伸或运动前的热敷这就是准备性方法。其他准备性方法包括物理因子治疗,例如蜡疗或超声波,来影响软组织的伸展性预备肌肉做运动或牵伸。设备装置的应用包括通过被动运动器械来维持关节活动度和灵巧性;使用不同手法来预备康复对象的作业表现,像是手法水肿流动或是手法淋巴引流。

下面的部分会进一步讨论准备性任务中的治疗性练习和治疗性活动。另外像物理因子治疗、手法干预和对于骨科的器械设备都是准备性方法。

准备性任务:治疗性练习和治疗性活动

治疗性练习(therapeutic exercise)和治疗性活动(therapeutic activity)都是准备性任务,在一个干预计划里它们相辅相成。用治疗性练习和治疗性活动来治疗感觉与动作失能、增强目的性活动。同时需要记住的是准备性任务中像是练习和模拟活动都是通过设计与康复对象想要做的作业活动相联系来预备康复对象的作业参与的。

在作业治疗实践中,治疗性练习和治疗性活动是来源于不同的治疗理论,虽然它们都是准备性任务,但是治疗性练习 OTPF-3 被定义为:用来增加肌力、耐力、

关节活动幅度和柔软度的干预;治疗性活动被描述为通过动态的活动从而增加功能性表现。治疗性的练习包括机械性练习、例如使用抗阻弹力带或者捏衣服夹子。治疗性活动包括用模拟的作业活动或部分。例如,通过用捏衣服夹子来增强手指的肌力或者捏硬币来提高灵巧性。在这些例子中,活动的执行有可能是一些作业的组成部分,例如像是用洗衣机洗衣服或是在商店里买东西付款这类工具性的日常作业活动(IADLs)。

作业治疗师必须对运动学或运动生理学应用原则有一个全面性的了解。仔细选择治疗性练习和活动来针对身体和肌肉的行动,可预防或改善身体损伤、增强肌肉骨骼功能和维持良好状态[19]。可运用的运动十分多元;每一种都应经过“量身定制”,才能满足介入计划的目标以及与康复对象生理疾病相关的特定能力与注意事项。

目标

当治疗性练习搭配治疗性活动运用时,原则如以下:

- 培养正常动作模式的自觉感,以及增进自主、随意性的动作反应。
- 培养于动作模式中可接受且必要,以及不会产生畸形的肌力与耐力。
- 增进、培养或恢复协调力。
- 增加个别肌肉或肌群的力量。
- 增强肌肉耐力。
- 修复关节活动度缺损。
- 通过增加肌力以增进工作耐受力与生理耐力。
- 预防或消除挛缩。

适应证

治疗性练习和活动对于介入骨科疾病(像是挛缩与关节炎)以及导致无力与软瘫的下运动神经元疾病最为有效。后者的实例为周围神经损伤与疾患、小儿麻痹、吉兰-巴雷综合征、感染性神经炎以及脊髓损伤。

能参与治疗性练习的康复对象,必须是身体状况能参与练习、能推断方向与目标,且对练习有兴趣和动力。适合治疗性练习的康复对象必须具备可运作的动作传导路径,以及恢复或增进肌力、关节活动度、协调或动作模式的潜力。康复对象必须具备若干感觉回馈的能力,也就是说,必须至少具备部分完整的感觉功能,康复对象才能接收到运动中肢体的动作与位置感,

以及感觉到表层与深层的疼痛。肌肉与肌腱必须是完整的、稳定的且可自由活动的。有些运动类型需利用特定的关节动作,关节必须能够在此类运动所需的有效的特定关节活动度中移动自如。康复对象在动作期间应相对地免除疼痛,且能够执行单独的、协调的动作。若康复对象出现任何运动障碍型的动作,必须能够控制它以便能够执行指定的动作程序。选择的运动类型则视肌力等级、肌肉耐力、关节活动力、诊断以及身体状况、治疗目标、康复对象的体位以及欲执行动作的平面而定。以上所提及之每一需求亦可应用于以运动为焦点的治疗性活动,并应根据其选项作为治疗性工具。

禁忌证

整体健康状况不佳、正在发炎的关节、刚接受关节、肌腱、神经手术及患有心脏胸肺病患者不适宜参与治疗性练习与治疗性活动。当关节活动度因已发生且持续的挛缩而严重受限,这些活动无法有所帮助。依照此处的定义与描述,它们无法有效地运用于痉挛与缺乏独立动作的自主控制能力,或是无法控制运动障碍型动作的康复对象。

练习项目

练习项目开展

如果康复对象缺乏关节活动度和肌力,那么重要的是,在强调渐进性强化之前,治疗性练习计划专注于恢复关节活动度。当进行治疗性练习和治疗活动时,最有效的肌力锻炼是运动肌肉完成全关节活动度。因此,治疗性练习和治疗活动的开展从关节活动受限的解决开始,然后发展到肌肉力量和耐力。最后的重点是提高运动的协调性。因为解决了关节活动的受限,运动才能自如,有运动的耐力才能发展和提高运动的协调性。

关节活动度与关节灵活性

作业治疗从业者可以使用三种形式的运动来提高或保持关节活动度和灵活性。这三个最主要的方式包括了被动关节活动、主动-助力关节活动和主动关节活动。

当康复对象不能够独立移动关节时,就需要被动关节活动。一般来说,作业治疗从业者来移动康复对象的身体部分。被动关节活动的目的是提高或保持关节的活动度并且防止挛缩或粘连。当关节活动的时候才能够避免挛缩。在被动运动中,肌肉没有产生收缩。

因此,由于被动运动没有施予力量,所以并非用来增进肌力。被动运动的目标为维持关节活动度,进而预防挛缩、粘连以及肢体变形。适用时机为缺乏肌力或肌力微弱(等级 0~1 级)而丧失主动动作,或是因康复对象的身体状况不佳而不适合从事主动运动。在此运动的过程中,关节应在其正常范围内被治疗师或康复对象徒手移动,或是借助像是滑车系统或支点平衡式吊带等外在器材。在被动运动期间,应固定运动中关节近端的邻近关节(图 29.6)。接下来,康复对象可以执行自主的被动关节活动。在启动自主被动关节活动期间,康复对象使用不受影响的肢体来移动受影响的肢体,使用不受影响肢体的主动运动是被允许的。在案例中,Fareed 可以使用他的右侧肢体来支持左侧肢体进行被动关节活动。最后,被动关节活动可以借助外在器械的力量。像是持续性被动关节活动器(CPM)。CPM 设备是一个动力机械装置,可以连接到康复对象的肢体上,通过预先的设定来使康复对象受影响的肢体移动。CPM 被认为是一种准备性方法,当康复对象不能独立主动运动时,可以使用。需要注意的是,此设备需要经过特定的训练,让应用者具备其技巧,并有治疗师仔细的监督方可使用。

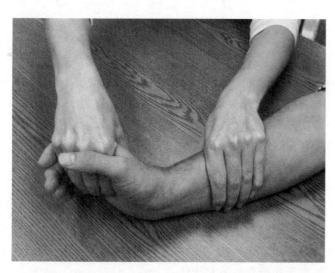

图 29.6　被动运动中,固定运动中关节近端的邻近关节

　　主动-助力运动适用于可运用肌力移动但仍需外力辅助完成整个活动幅度的康复对象。外力可由治疗师、康复对象没受影响的肢体或外在机器如滑轮等提供。例如,当 Fareed 的左上肢有较好的控制力时,右上肢给予的辅助可减少。

　　当康复对象有能力在不借助外力的情况下,依靠自身肌肉的收缩在其关节活动范围内独立进行运动,且没有出现与肌肉收缩相关的禁忌症状时,康复对象便可以开始进行主动关节活动度训练(active range of motion)。主动关节活动度训练可以有效地维持运动关节完整的活动范围。

主动或被动牵伸

　　如果作业治疗师在初次评估时发现康复对象存在关节活动度受限的问题,作业治疗师可以根据康复对象情况进行被动牵伸或主动牵伸以改善康复对象受限的关节活动。被动牵伸,与被动关节活动相类似,可以通过多种不同的方式进行,如作业治疗师帮助康复对象进行活动、康复对象独立完成被动活动,或是借助外部力学器材和装置进行。当作业治疗师对康复对象进行被动牵伸时,通常使康复对象通过其可活动范围内的范围直至活动受限的位置,并施以轻柔且稳定的力量进行牵伸。康复对象也可通过自身未受累及的肢体活动受累肢体的方式独立进行被动牵伸活动,通过其患肢可活动范围内的范围直至活动受限的位置,进行被动牵伸。最后,当使用外部力学器材和装置进行被动牵伸活动时,通常会选用持续性被动活动设备、滑轮装置以及动态或静态的矫形器。

　　需要注意的是,被动牵伸旨在提高关节活动度。当关节活动度已达到正常水平,则不需要再对关节进行被动牵伸。当患侧关节活动度相较于对侧肢体出现明显差异且不存在牵伸活动的相关禁忌证时,才可以选择进行被动牵伸。使用被动牵伸技术需具备关节解剖以及肌肉功能相关的知识以避免错误地使用造成关节及其周围组织与结构的损伤,使用时需谨慎,一般应根据医学专业人士的医嘱进行操作。当康复对象存在疼痛时,若没有医生的医嘱,治疗师决不能强行进行被动牵伸活动。为达到改善关节活动度的目的,通常在受限关节的关节活动范围的止点施以缓慢、轻柔而稳定的力量对受限关节周围软组织进行拉伸。牵伸在受限关节的关节活动范围的终点所停留的时间目前还存在一定的争议,大多数情况之下取决于牵伸的速度、力量以及牵伸的频率。目前的研究表明,在康复对象所能达到的最大的关节活动范围的止点维持最短 15 秒或最长 2 分钟的被动牵伸都能达到很好的效果[18]。在进行被动牵伸时,需注意应对所牵伸关节周围的部位进行固定,从而避免不必要或代偿性的活动出现。

　　在使用被动牵伸的同时,作业治疗师可以尝试引入主动牵伸。主动牵伸的使用同时是为了提高关节的活动范围。康复对象在进行主动牵伸训练时,通过主动肌的收缩以增加拮抗肌的长度。这需要康复对象的主动肌具有较好的肌力以及康复对象自身具有良好的协调性和活动能力。例如,肱三头肌的用力收缩可用于牵伸肱二头肌。另一种牵伸技术是与本体感觉促进技术(PNF)相关的收缩-放松-牵伸技术(CR)和收缩-放松主动肌-牵伸技术。在使用该技术时,作业治疗师将康复对象被动摆放在肌肉需要牵伸的位置,与此同时治疗师引导康复对象收缩肌肉,并将所收缩肌肉维持在等长收缩的位置。在此过程之中,随之进行的是等长收缩后的肌肉放松以及在关节活动范围的末端进行的徒手牵伸[15,16]。相关文献研究表明,收缩-放松的方式在改善关节活动度中疗效显著。然而,目前对于等长收缩以及牵伸的时间、强度上仍存在一定的争议[7]。

当作业治疗师对康复对象进行主动和被动牵伸时应注意避免对关节造成过度牵伸。在进行首次牵伸前,应对所牵伸的关节活动情况以及活动终末端感受进行全面的评估,并与对侧关节进行仔细比较。充分而全面的评估可以提前为作业治疗师提供关节是否存在关节活动度或不稳等相关信息。若关节存在此类情况,则在施以较小的力时便会出现过度牵伸的情况,容易导致关节周围软组织的损伤。

让康复对象参与包含目标性运动以及为维持康复对象通过被动及主动牵伸所获得的关节活动度的相关运动而设计的功能性活动及有意义的作业活动,对作业治疗师来说意义重大。通过参与有意义的作业活动的方式才能最有效地使康复对象在自身可及的全关节活动范围进行活动,以维持主动及被动牵伸后相关运动的效果。

肌力训练

当康复对象由于长期不活动或疾病、损伤继发性失用而出现肌力下降时,作业治疗师可以使用肌力训练进行介入。当康复对象出现关节不稳定的情况时,同样可以使用肌力训练进行治疗。通过加强不稳定关节两侧肌肉力量可以提高关节的稳定程度。作业治疗师应特别关注那些会影响或阻碍康复对象参与有意义的作业活动的肌力减退的部位。三种最为基本的肌肉活动可以被用于提高肌力:等长收缩、向心性收缩和离心性收缩。

在等长收缩过程中,肌纤维产生张力;然而,并没有产生关节的活动,且肌肉长度维持不变。肢体维持紧绷,主动肌与拮抗肌在关节活动活动度的某一位置同时收缩以稳定关节。此动作可在无阻力下进行也可对抗来自固定的物体或是治疗师的手等的不同程度的外界阻力。等长收缩在大多数情况下均适用。首先,

等长收缩可用于主动关节活动训练仍为禁忌证,处于康复对象肌腱修复和骨折未愈的情况下的康复对象。根据医嘱,在此类情况下进行等长收缩训练,有助于提升肌力以产生可控的应力,从而潜在地促进肌腱的修复和骨骼的生长,在早期康复过程中起到提高康复对象功能的作用[9,31]。等长收缩训练可以用于早期康复中康复对象初次的主动活动和肌力训练,尤其适用于由于长期制动所致的骨骼较为脆弱的康复对象或是为了避免二次损伤出现只能进行轻柔活动的康复对象。等长收缩训练也可用于不需要在特定的肌肉或肌群施加阻力的情况之中,如增强盆底肌肉力量的克格尔(Kegel)体操。

等长收缩训练和功能性活动可以通过许多方式进行结合。例如,当个体将菜篮挂在前臂上并维持肘关节屈曲的姿势的同时其实是在进行肱三头肌的等长收缩肌力训练。当个体维持肩关节前屈、外旋和外展动作来打理头发的同时其实是在进行肩部的等长收缩肌力训练。当康复对象在功能性活动中维持对于某样物品的静态抓握时,如握着勺子进行搅拌,个体同时也在进行手部抓握的等长收缩肌力训练。

等长收缩训练可以根据个体的肌力提升情况进行难度的分级。通常通过对于外界阻力大小的改变以达到理想的稳定收缩状态,并且还需考虑个体所能维持这种收缩状态的时间。例如,为了加强在烹饪活动中的握力,作业治疗师可能会先着手于通过等长收缩的方式使用勺子搅拌汤,再逐渐增加难度至使用勺子搅拌面糊。在搅拌面糊时所用到的维持抓握勺子的力量需大于搅拌汤时所需的力量。需要注意的是,等长收缩训练在一定程度上会影响心血管系统功能,因此一些康复对象应避免使用该训练。

肌力训练也可以通过肌肉向心性收缩的方式进行。向心性收缩是肌力训练最为常用的方式,根据康复对象的肌力等级不同,可以在有或无阻力的状态下进行。在向心性收缩过程中,肌肉纤维产生张力,使肌肉缩短的同时活动关节。此过程中肌肉收缩所产生的力量足以抵抗外部阻力。如果康复对象的力量可以进行关节全范围的抵抗重力的活动训练(肌力等级3/5),则治疗师可以通过使用主动关节活动训练的方式对某一肌肉或肌群进行训练。根据所需训练的肌肉或肌群不同,作业治疗师需对康复对象进行准确的肢体位置摆位,以确保所训练肌肉或肌群正处于抵抗重力的状态下进行训练。例如,在进行腕部屈曲力量训练时,作业治疗师需将康复对象的前臂摆放在旋后的位置,以

保证在进行腕部屈曲训练时需抵抗重力以完成屈曲动作。若康复对象在徒手肌力测试中显示能够抵抗阻力（肌力等级 3+/5 或 4/5），则可在活动过程中施加阻力进行。哑铃和阻力弹力带均可用于施加外部阻力。若是采取更为以作业活动为基础的方式的话，在康复对象完成功能性任务或是目的性活动的过程中，可以在康复对象腕部施加重量作为阻力。为了增强某一个肌肉或肌群的力量，其收缩必须强劲有力，足以抵抗与其他力量相叠加的重力。所施加的重量非常重要，其大小应对肌肉的收缩产生适当的难度，但不应过大使得康复对象无法进行全范围的活动。最恰当的肌力训练状态是所施加的阻力可以使康复对象在关节活动的全过程之中，就能有效地抵抗阻力，完成动作。

如果康复对象无法在抵抗重力的情况下进行关节全范围的活动训练（肌力等级低于 3/5），作业治疗师仍然可以使用向心性收缩训练的方式对康复对象进行训练。然而，在此过程中，不需康复对象在抵抗重力的情况下完成相应动作，而是治疗师将特定的肌肉或肌群摆放在减少重力限制或没有重力限制的位置进行训练。例如，为了增强肘关节屈肌肌群肌力，康复对象可以将上肢支撑在桌面上进行涉及肘关节屈曲的主动关节活动训练的任务。在该训练的过程中，桌面给康复对象提供了支撑的作用，使康复对象在完成肘关节屈曲时不需要抵抗重力。当康复对象在减少重力的状态下进行训练时，作业治疗师应注意避免康复对象肢体与桌面或治疗垫表面产生摩擦，影响训练效果。为消除摩擦力，可以使用粉板或是在康复对象的肢体下方垫衣物，也可以使用滑板进行训练。

在一些情况之下，作业治疗师还可以引导康复对象通过离心性收缩的方式进行训练。离心性收缩时，肌肉纤维产生张力，使肌肉被拉长的同时活动关节。例如，一个康复对象将一罐头汤从壁橱中拿至厨房工作台面上，手臂伸直。肱二头肌在此过程中被拉长，并控制上肢将罐头由上而下放置在台面上。

尽管离心性收缩是一种常见的运动模式，但是抗阻性的离心性收缩训练的使用仍然有待商榷。一些文献显示，离心性收缩训练相较于向心性收缩训练在肌力的改善上效果更好[29]。此外，还有一些相关文献表明，离心性收缩训练在肌腱的康复和关节炎的训练中起到了一定的作用[7,13]。相反，另外一些文献表明，离心性收缩训练在跟腱炎、损伤的预防以及肌力训练上的优势还需进一步地调查研究[12,15]。以上的调查研究都暗示着作业治疗师需充分掌握向心性收缩训练与离

心性收缩训练的正确应用，以避免不当训练给康复对象带来的软组织损伤和其他损伤。

当康复对象在进行关节活动度训练和肌力训练时，作业治疗师应时刻注意康复对象是否出现了代偿性活动或者替代性运动模式。例如，在进行肩关节屈曲的肌力训练时，作业治疗师应注意康复对象在此过程中是否出现了肩部的上提和/或伸展等代偿性动作。另一个例子是当康复对象需要完成用手碰嘴的动作时，若无法在抵抗重力的情况下进行肘关节屈曲的关节活动时，则会出现肩关节外展的代偿性动作（图 29.7）。这样的代偿方式不仅没有起到对某一肌肉或肌群进行肌力训练的作用，还是的肌肉的不平衡和无力进一步持续，进而削弱了康复对象在功能性活动中的表现。通常，治疗师在训练中旨在预防代偿性活动的出现或对其进行纠正，然而当肌肉的缺失已经不可逆转时，则需要使用代偿性动作使康复对象能够参与功能性活动。例如，作业治疗师训练康复对象使用固定肌腱增强抓握作为一种代偿方式以完成功能性抓握，从而使康复对象能够参与自我进食的作业活动。

作为作业治疗师来说，需要注意的是，关节活动度

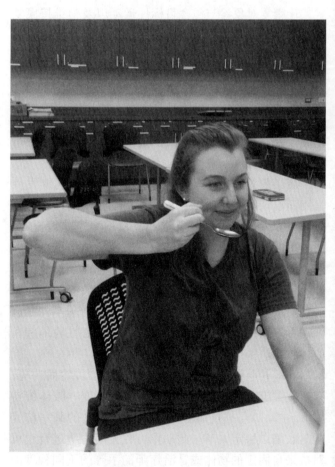

图 29.7　肩关节外展的代偿来完成用手碰嘴的动作

训练和肌力训练通常作为准备性任务在治疗中使用。准备性活动更倾向于让康复对象为参与作业活动做好准备，通常是为了让康复对象能够参与功能性任务和有意义的作业活动而恢复康复对象的躯体能力。无论何时，作业治疗师都应尽可能地在治疗计划之中融入功能性活动和具有意义的作业活动，以激发康复对象的动力，使在训练中的所习得的技能进行转化，在未来的生活之中获得长期收益。

治疗性练习和治疗性活动的应用

作业治疗师选择使用治疗性练习和治疗性活动的原因多种多样。治疗性训练和治疗性活动的使用可以改善肌力、提高肌肉耐力；改善整体躯体状况，并提高心血管系统耐力；或是提高协调性和神经肌肉控制能力。在进行治疗性训练和治疗性活动之前，作业治疗师必须对康复对象肌力以及倾向选择的作业活动进行全面的评估，以便于为康复对象选择最为恰当的治疗性训练和治疗性活动。

提高肌力

若活动旨在提高肌力，那么康复对象应进行重复次数较少的高负荷训练。为了准确地强化某一特定肌肉的力量，所施加阻力的大小应使康复对象足以抵抗并在全关节活动范围内完成活动。活动的类型必须与康复对象的肌力等级以及疲劳耐受程度相匹配。需要掌握的是，在肌力训练中有一种特别的技术叫做渐进性抗阻训练（progressive resistive exercises）。渐进性抗阻训练是一种专项技术，主要是指在康复对象训练过程中逐渐增加或减少所施加的阻力。渐进性抗阻训练已被证实在大多数的肌肉骨骼系统的损伤中的应用都可以起到改善肌力的作用[17]。肌力训练通过逐渐增加所施加的阻力来进行难度的调整，以适应康复对象逐渐改善的肌力。例如，若康复对象喜欢绘画，那么作业治疗师可以将 3 磅（1 磅 = 0.453 6 千克）的腕部负重放置于康复对象的手腕，并引导康复对象在垂直的平面前使用大刷子作画。当康复对象力量有所增长后，可以将康复对象腕部的负重提升至 5 磅，继续进行同样的训练。当作业治疗师对康复对象肌力训练和相关活动的难度进行调整时，通常采用逐渐增加阻力的方式，与此同时维持重复次数与频率的不变。

提高肌肉耐力

肌肉耐力（muscle endurance）指的是肌肉长时间活动并抵抗疲劳的能力。若活动旨在提高肌肉耐力，则应选取重复次数较多的低负荷训练[17]。需要注意的是，肌力和肌肉耐力两者并不是一直相互关联的，因此需将两者进行区分[17]。例如，个体可能能够一次性举起 25 磅（1 磅 = 0.453 6 千克）的狗粮，倒满宠物狗的狗盆，但这并不意味着他/她能够提着几袋 5 磅购物袋在家和车折返多次，而仍不会感到上肢的极度疲惫。作业治疗师通常增长训练时间或是增加训练重复次数的方式来调整肌肉耐力训练的难度。

体能锻炼和心血管健康

躯体的大肌群参与持续且具有节奏性的有氧运动，才能增进躯体整体的耐受能力以及维护心血管健康。例如，游泳、步行、骑车、慢跑以及一些竞技与运动。此类型的活动较常用于心肺康复之中，需要精细地计算，并监控康复对象所需体力与耐受程度之间的参数，以书写心肺康复治疗计划。为了促进心血管健康，每周应进行 3~5 次训练，运动强度参考最大心跳速率 60%~90%，或是最大摄氧量的 50%~85%。持续 15~60 分钟，使用大肌群的运动或节奏性活动为佳[5]。为了满足康复对象体能锻炼和心血管健康的需求，将活动进行难度分级，在逐渐增强有氧活动需求的同时，严格监控康复对象对于活动所产生的反应，尤其是当康复对象还处于急性期阶段时。

一般锻炼和活动预防

作业治疗师必须严格监控康复对象在进行治疗性训练和活动过程中的反应。肌力训练过量可能会导致肌肉的疲劳、疼痛和暂时性的肌力下降。若肌肉疲劳过度，会造成其过度疲劳导致无法收缩的情况。出现疲劳的其他指征还包括动作缓慢、精神涣散、流汗、呼吸频率加快、作业活动中关节活动度下降以及无法完成计划的训练重复次数。需要重视的是，当疾病处于不同阶段时会对康复对象的耐力和活动的耐受程度产生极大的影响。许多康复对象可能对于疲劳并不敏感，或是强迫自己超出自己能力去锻炼，以为能够加速康复。因此，作业治疗师必须谨慎地评估康复对象的肌力、作业表现能力以及对于治疗性训练和活动的反应。

神经肌肉控制与协调

协调（coordination）指的是多肌肉的联合收缩所形成的顺畅的模式和有序的运动，它是由本体感觉反馈所监控的自觉性反应。Kottke[21]将"控制"定义为个体肌肉随意性激活或是预编兴奋痕迹的随意启动。控制包括了对于所进行活动的自觉性注意以及引导两方面。中枢神经系统所代表的肌肉活动，其预编模式通常被描述为记忆痕迹。记忆痕迹的形成只能通过对于某一特定动作或活动的多次重复才能实现。在重复的过程之中,康复对象自身有意识的努力不断减弱,逐渐变成了随意的活动。最终,该活动将在几乎不受自觉性注意的控制下随意进行。因此形成了一个假说,就是当一个记忆痕迹处于兴奋状态时,相同的运动模式可以随意产生。

神经肌肉控制以及神经肌肉协调的发展过程将会简要地概括于以下段落中。建议读者参考原始文献,才能充分了解这些运动潜在的神经机制。神经肌肉教育和控制训练包含了教导康复对象通过自觉性注意以控制个别肌肉和动作。协调性训练的作用是为了形成预编多肌肉模式或记忆痕迹[20]。

神经肌肉控制

当肌肉极为无力以至于无法进行正常运动时,需要教会康复对象如何控制个别肌肉。其目的是增加肌力以及对于肌肉协调性,使其改善形成新的模式。为了达到这些目的,个体必须学习精确的肌肉控制,这是神经肌肉疾病康复对象培养最为理想的协调能力的必要步骤。

为了成功地参与活动,康复对象必须能够学习与遵从指令,懂得合作,并专注于肌肉在训练之中。在开始之前,康复对象应处于舒适的状态并被给予稳固的支持。训练应在不会对康复对象产生干扰的环境之中进行。康复对象应处于警醒、平静且精力充沛的状态。除了良好的本体感觉之外,在肌肉活动时关节活动也应适当,应在康复对象不会感受到疼痛的范围内进行。可以通过视觉或触觉的反馈来代偿或替代有限的本体感觉,但康复对象无法达到具有完整本体感觉时应有的协调程度[20]。

起初,作业治疗师应先通过被动的动作以刺激康复对象本体感觉的牵张反射,以使康复对象对于理想的动作和其所涉及的肌肉有所意识。这样的被动活动可以反复重复多次。若作业治疗师对康复对象进行演示并且以健侧为对照进行该活动,则可以起到促进康复对象对于动作的感知的作用。作业治疗师可刺激康复对象肌腹与肌腱终端表面皮肤,以促进牵张反射的效果。轻抚或拍打肌腹可以促进肌肉收缩[20]。

作业治疗师应向康复对象解释肌肉的位置与功能、其起点与终点、带动的方向及收缩时所产生的关节运动。作业治疗师还应向康复对象进行动作示范,并指导康复对象想象肌肉从止点至起点进行收缩。当康复对象的注意力集中于作业治疗师为其进行的被动活动的感觉上时,治疗师可以沿着收缩动作的方向轻抚肌肉止点的皮肤。

当训练按照流程开始进行时,作业治疗师首先进行被动活动,并且沿着动作的方向轻抚肌肉止点的皮肤,与此同时,指导康复对象思考当前所进行的运动。接着,治疗师重复先前的动作,康复对象在治疗师的引导之下通过自身肌肉收缩协助动作的进行。下一步,在作业治疗师强调收缩主要动作肌肉的同时,康复对象借助经皮刺激在关节活动范围内进行肢体活动。最后,康复对象通过主动动作肌肉的活动独立完成动作。

若活动是由主要动作肌肉独立进行的,那么运动必须起始于抵抗最小的阻力。若肌肉处于极度无力的状态(肌力分级 Trace 至 Poor),那么整个应在辅助下进行主动运动,使肌肉在没有阻力的情况下收缩,且在没有诱发协同肌的状态之下发挥其功能。若要进展至下一阶段进行训练,则需要在没有代偿性动作协助的情况下成功完成该阶段动作。在每阶段治疗的每个步骤之中,结合康复对象的耐受程度,需完成单一肌肉的训练 3~5 次。

协调训练

协调训练(coordination training)旨在发展多肌肉运动模式的能力,且相较于单一肌肉运动而言,更为快速、准确且有力。重复训练对协调的发展起着至关重要的作用。在最初的训练之中,所选择的动作应是单一且缓慢的。通过这种方式才能使康复对象有意识地了解所进行的活动及其主要内容。只有通过反复的训练,不再需要有意识地去注意所发展形成的良好的活动模式,才能产生良好的协调性。

训练应在康复对象能够集中注意力的环境中进行。将训练内容分为多个部分,康复对象所以准确地完成。Kottke[21]将此方法称为拆分。通过降低速度和阻力、避免促进不必要的运动模式将所进行的活动维持在较低负荷的状态。然而,其他的学者提出了相反的观点,他们强调动作的整合通常是在活动之中产生的。作业治疗师的经验与判断对于治疗方式的选择起着相当重要的作用。

当运动模式被拆分成了多个康复对象足以成功完成的单元之后,每个单元都将根据之前所提及的协调训练方式,在意识的控制下进行训练。作业治疗师通过感觉刺激和被动运动的方式引导康复对象进行所需要的运动。在此过程中,康复对象必须进行观察并随意地进行动作的调整。缓慢的练习有助于监控动作的完成情况。作业治疗师应给予康复对象足够的帮助,以确保动作完成的准确程度,与此同时还需使康复对象专注于感受活动所产生的感觉信息。当康复对象能够掌握运动模式中的主要组成内容并能够准确且独立完成时,可将流程进行分级,已形成次级任务或数个组成内容,在进行重复训练。当康复对象能够掌握所有次级任务后,可以逐渐将这些次级任务进行连接,直至可完成整个运动模式。

训练内容可以根据速度、力量以及复杂程度进行分级。作业治疗师在此过程中必须留意康复对象是否适应逐渐增加的难度,这会导致动作的不协调出现。因此,难度分级必须根据康复对象的能力进行,使康复对象能够准确地完成所需要的运动模式。运动模式需要保证其完成过程中的准确程度,避免错误的运动模式发展。

如果中枢神经系统对于不应包含于运动模式中的肌肉产生了神经冲动,则会导致不协调的动作出现。此时,对于不协调模式的持续重复将会强化此模式,导致长久的协调不良。加重协调不良的因素包括恐惧、平衡较差、阻力过大、疼痛、疲劳、强烈的情绪反应、长时间活动缺乏以及活动时间持续过长[20]。

物理因子治疗媒介

根据 OTPF-3,作业治疗师将物理因子治疗媒介被作为准备性方法应用于康复对象作业参与的基础阶段[1]。经过研究与讨论之后,AOTA 认可并支持了作业治疗师在临床实践之中使用物理因子治疗媒介,并发表了相关文件为物理因子治疗媒介进行定位[2]。如果作业治疗师选择了物理因子治疗媒介作为治疗手段,那么它应该与治疗中的准备性活动或是作业具有相关性。AOTA 在文件中明确地表示:"只将物理因子治疗媒介作为治疗的手段,而没有直接影响作业活动表现,并不能被看作是作业治疗"[2]。另外,作业治疗师对于物理因子治疗媒介的应用并不应该被看作仅需入门级别的理论和技能即可,其实还需要进行继续教育,以确保作业治疗师能够熟练掌握这些治疗手段。根据 AOTA 的规定,作业治疗从业人员必须具备理论基础与技能的文凭证明,才能应用这些治疗方式,并将其与作业治疗进行整合使用。

在进行功能性活动前或这期间,为了提高康复对象的作业活动参与程度,可以使用物理因子治疗媒介,以加强作业治疗训练成效。物理因子治疗媒介常被骨科领域的作业治疗师使用(如手部损伤治疗),但是它在其他的领域也可以得到应用,如神经康复、伤口管理。本部分内容将向读者介绍物理因子治疗媒介的基本技能,以及使用的原因和介入的时间。根据 AOTA 针对物理因子治疗媒介使用的发文,以下内容将被分为四个主要领域,依次进行介绍:浅层热疗、深层热疗、电疗和机械装备。由于作业治疗师在手部损伤的临床实践之中广泛应用物理因子治疗媒介,因此以下所举的案例将着重于提高上肢功能。然而,文中所述的治疗方式并不局限于手部的治疗。

热疗

热疗可以被分为两种不同的类型:浅层热疗和深层热疗。AOTA 将其定义如下:

> 浅层热疗包括但并不局限于水疗/涡流、冷冻疗法(冰敷包、冰袋)、射流疗法、热敷袋、石蜡疗法、水、红外线,或是其他能够产生浅层加热或冷却效果的商用装置。深层热疗包括但并不局限于治疗性超声疗法、超声投入疗法、短波疗法以及其他商用设备。

以下的几个部分将围绕几种热疗,其属性,以及其在作业治疗实践中的应用方式进行展开。

浅层热疗

浅层热疗主要通过两种方式来改变软组织的温度,一种称为对流(convection),另一种称为传导(conduction)。在传导和对流的过程之中,可以给软组织降温,如冷冻疗法或升温的作用。

对流

对流所包含的浅层热疗有水疗和射流疗法。对流通过液体在身体部位周围的流动向组织传递热或冷。根据使用物理因子治疗媒介的目的,作业治疗师可以采用对流技术来给康复对象的软组织进行升温(热传导)或降温(排热)。冷冻疗法(冷疗)中,对流技术应用最为普遍的例子是冷涡流疗法[10]。当使用冷涡流疗法时,康复对象的肢体需浸没在装满冷水的浴缸中,与此同时开启涡流喷气发动机使冷水围绕康复对象肢体进行流转。作业治疗师使用冷涡流疗法旨在消炎、缓解疼痛和减轻水肿。冷涡流疗法通常适用于远端肢体,如手腕和手肘,特别适用于需要均匀地为康复对象的一些躯体部位进行降温的情况[10]。康复对象对于这种较低的温度所感受到的舒适程度和耐受程度都是指导作业治疗师使用该疗法的指标。冷冻疗法的其他技术手段将在接下来的部分进行讨论。

如前所述,对流技术也可以起到为软组织升温的作用,最常见的例子就是射流疗法(fluidotherapy)。射流疗法是一台装有被细致碾碎的谷物颗粒,并灌入了温热空气以使其流动的机器。此设备类似于涡流水疗,但是降水替换成了谷物颗粒,可将温度恒定于治疗性范围内,大致范围为 102 华氏度至 118 华氏度[29]。射流疗法可以适用于不同的身体部位[29],其最常使用的部位是肘关节和手部。射流疗法的另一个优势是脱敏作用。机器中的搅拌装置可以用于调节谷物颗粒的流速快慢,因此可用于调控皮肤所受到的刺激。康复对象的躯体在此疗法中逐渐加热,可以作为参与协调性任务、功能性活动、工作模拟训练前的热身准备。

传导

传导技术所包含的浅层热疗主要包括:冷敷、热敷和石蜡疗法。传导是指通过直接接触将热能在物体间进行转换。冷冻疗法是将低温运用于治疗之中,通常用于治疗水肿、疼痛和炎症。低温的作用使血管收缩,以减少通往受损组织的血流量。另外,低温通过减少自肌梭传入的刺激量从而降低肌肉的痉挛。无法耐受低温或是处于血管修复的康复对象禁止使用冷冻疗法。冷冻疗法可以在临床实践机构之中作为治疗使用,其在居家康复治疗之中使用的效果也很显著。

冷敷包的使用方式有很多种。市场上目前有不同种类和售价的冷敷包。冷敷包可以有多种方式进行替代,如使用袋装的冷冻蔬菜,或是将碎冰和酒精倒入塑料袋中制成可反复使用的雪泥袋。使用冰敷包时应以毛巾进行包裹以避免组织损伤。市售的冰敷包的优势在于其便于取用,尤其适合每天需要多次使用的康复对象。若康复对象目前需要工作,则可以建议他们在家中和工作环境都存放冰敷包,便于使用。

其他形式的冷冻疗法还包括冰按摩和冷却仪器。当需要冷却的区域较小且极为特定时,可以使用冰按摩的方式。例如,在肌腱特定的起点或止点处的炎症。操作基本流程为使用大块的冰块(冰冻于纸杯中的水)循环按摩特定区域直至皮肤感到麻木,此过程通常持续 4~5 分钟。在操作期间必须仔细查看皮肤反应以防止损伤的出现。冷却仪器可以通过商家购买,其原理是在包覆物外管道内进行冷水的循环。这些设备可以长久地维持冷却状态,但是租金十分昂贵。冷却仪器对于即可缓解手术后、创伤后、伤口发炎期间的水肿效果极好。

冷热交替浴(contrast baths)是冷与热的混合运用,其所引起的生理反应是血管交替地收缩与扩张。例如,要求康复对象将手臂轮流浸泡于两桶水中。其中一桶装冷水(12.7~18.3 摄氏度),另一桶装温水(37.7~43.3 摄氏度)[4]。这样做的目的是增加侧支循环,可有效降低疼痛与水肿。与冰敷包相比较,冷热交替浴也不失为居家康复治疗的一个不错的选择。但是,此方法禁用于有心血管疾病及相关损伤的康复对象。

除了以上选择外,作业治疗师也可以将热能作为一种治疗性因子进行应用。热敷包和石蜡疗法均可以通过传导的方式提供温热感。热疗的作用是为了改善循环和促进愈合。血流的改善同样可以起到增加软组织弹性的作用,并且可以提高软组织在牵伸中的延展性。热疗之后较易进行时间较长的软组织牵伸,从而提高关节活动度并且缓解关节僵硬的情况。热疗同样可以起到缓解肌肉痉挛和疼痛的作用[29]。为了使热疗的疗效达到最佳,组织的温度需维持在 104~113 华氏度[29]。当温度高于此范围时,需注意务必谨慎,避免损伤。

热疗的禁忌证包括了关节或皮肤的急性炎症、感觉缺失、血管结构损伤、恶性肿瘤以及过于年长或过于年幼的康复对象。热疗的使用可以大幅提升骨科疾病的疗效以及旨在提高关节活动度和功能性活动的治疗性训练。

石蜡疗法(paraffin)是另一种热疗的类型。石蜡存储于桶内,温度维持在 113~129 华氏度[29]。康复对象将手部浸润于桶内,重复多次,直至黏稠的石蜡层附着于肢体的表面。接着,将手部包裹与塑料袋和毛巾内,维持 15~30 分钟[28]。这种方法的特色是具有良好的一致性,因此非常适用于手部和手指。它还可以实现仅覆盖部分的手部范围。石蜡将热能传导至手部,而塑料袋和毛巾发挥着隔热的作用,防止热能散发至空气中。石蜡疗法的另一个益处是它对皮肤起着补充水分的作用,尤其适用于瘢痕的管理,提高皮肤弹性,如在硬皮症中的使用。

使用时务必避免感觉功能受损的部位出现烫伤。为了避免血管过度扩张,不应在中度至重度水肿时使用石蜡疗法,亦不适用于存在开放性伤口的部位。石蜡疗法可以作为临床技术,作为居家康复的治疗手段,其所需的容器较小,并且技术安全简单,易于在家中使用,是包含动态支具、运动和一般性日常生活活动在内的居家康复项目很理想的附属内容。在临床上使用时,可以作为治疗性活动和功能性活动前的治疗手段。

热敷包(hot packs)由硅酸盐胶或皂土包裹而成的棉质包,通常浸于热敷水箱中,水箱的温度维持在 70~

75 摄氏度[29]。由于此温度范围会造成组织的损害,因此热敷包与皮肤之间必须隔着数层毛巾。与石蜡疗法的使用相似,对于感觉功能较差和存在长期血管损伤的康复对象使用时务必谨慎。热敷包通常用于缓解肌筋膜的疼痛、软组织松动前的准备以及牵伸挛缩组织前的准备。针对手部损伤的康复对象来说,热敷包可用于掌外肌肉组织,降低因防卫而产生的肌肉张力,同时不会使手部温度升高。在排除禁忌证的情况后,热敷包可以谨慎地适用于创口部位。

深层热疗

深层热疗(deep thermal agents)通过转换的形式将热量传递至深层组织中。转换指的是能量从一种形式变换成另一种形式。例如,在超声波疗法中,由声波在内部转换为热量。声波穿透组织使分子震动,由此产生了摩擦力继而产生了热量[24]。因此声波的能量转换为了热量,声波通过转换器在皮肤上缓慢且连续地滑动。凝胶介质被用来增进声波对于组织的传导。超声波可以看作是一种深层热疗因子。大多数超声波仪器为双频单元,为可以使疗师选择使用 1MHz 或 3MHz 的声头或是转换器。作业治疗师应根据所需要做的组织深度来选择合适的声头频率。当所需要作用的组织较为浅表(皮下 1~3cm)时,可以选择使用 3MHz 的声头。当所需温热的组织位于大于皮下 2cm 的位置,则需使用 1MHz 的声头[31]。由于超声波的作用层次较为深远,因此在治疗关节骨折、瘢痕以及粘连疗效显著。在使用超声波疗法时,作业治疗师在加热过程中对所作用部位的软组织进行牵伸。通过牵伸所获得的成效在后续紧接着进行活动、训练以及使用支具维持牵伸作用,这些情况下才能发挥出最好的作用。

超声波疗法也可以通过无热度的方式使用。例如,超声可以用于促进循环,加快愈合以及改善炎症[24]。许多文献研究证实无热感的超声波对于促进伤口、外周神经、软组织的修复和愈合均很有效[24]。无热感超声波疗法另外的作用还包括进行抗炎药物导入,此过程成为超声透入疗法。

超声波疗法还有许多有用且有效的使用方式。作业治疗师在使用时需对这些技术掌握充分,并熟知使用的注意事项和紧急症。超声波疗法在使用时出现频率高于所推荐的标准或是辅料器无法连续转动均会产生过多热量,进而造成组织损伤。超声波可用于促进骨骼的生长,但是若使用了错误的参数,则会导致骨骼震动,产生疼痛,延后愈合。当超声波疗法作用于儿童时,必须避免将超声波作用于儿童骨骼的生长板处。超声波禁用于未受保护的脊髓和刚修复的组织,像是肌腱和神经。如果超声波作用于促进创口愈合时,需要确保伤口没有出现感染。因为使用超声波后血液循环的加快将会成为感染扩散的潜在风险。最后,由于超声波能够促进细胞增殖,因此决不能作用于恶性细胞。

电疗

AOTA 对于电疗的定义如下:

电疗(electrotherapeutic agents)是指通过电或电磁光的使用来促进组织的愈合、提高肌力和肌肉耐力,改善水肿和疼痛、消除炎症以及调控愈合的过程。电疗包括但并不局限于神经肌肉电刺激(NMES)、功能性电刺激(FES)、经皮神经电刺激(TENS)、高压电刺激(促进组织和伤口愈合)(HVGS)、高压脉冲电流(HVPC)、直流电(DC)和电离子导入疗法[2]。

作业治疗师使用所用物理因子治疗媒介手段都是为了提高康复对象的功能性表现以及促进其作业活动的参与。本部分内容将最为常用的一些方法进行了罗列。需要注意的是,电疗绝对禁止用于装有心脏起搏器的康复对象或是存在心脏疾病的康复对象。

经皮神经电刺激

经皮神经电刺激通过电流的使用才达到降低疼痛的目的。疼痛本身是一种非常复杂的现象,并且会导致多种功能受损。疼痛是创伤后立即出现的症状。个体也可能会经历慢性疼痛,其所持续的时间较长。当出现创伤时,个体对于疼痛的反应为保护疼痛的身体部位,通常会限制该部位的动作,或是维持在不会使用到疼痛部位的姿势。这种防卫可能导致肌肉的痉挛或是肌纤维的疲劳,尤其是在保持一段时间之后。受损区域的血氧供给量将会减少,最终导致软组织和关节的功能出现障碍。这些反应会加剧与最初的疼痛反应相关联的问题,且使其更为恶化。作业治疗师对于急性损伤后的治疗目标应是避免此循环的出现。针对慢性疼痛康复对象的目标是阻断已经存在的循环。

TENS 适用于缓解急性疼痛以及调节慢性疼痛。需要说明的是,目前的文献研究无法为 TEN 可以缓解疼痛的说法提供具有说服力的证据。而不能找出相关有力证据的原因可能是由于疼痛是一个非常复杂的概念,它的评估较为主观并难以得到证实,且受到了太多个人因素的影响[26]。许多人对 TENS 非常喜爱,认为其使用效果很好并且没有像药物一样带来副作用。TENS 设备便于携带,操作便捷,可以教会康复对象在家中独立使用。

TENS 通过安放的电极直接给予周围神经受过调控的持续性电刺激。治疗师可以控制并调节波形的多个参数,如频率、振幅、脉冲宽度。当 TENS 被设定为低频使用时,会产生"电麻醉"效应[26]。当磁效应出现时,大脑会释放内啡肽,以降低疼痛的感受。高频 TENS 的作用效应是基于闸门控制学说。此理论描述了 TENS 产生的电流作用于周围神经时阻断大脑疼痛的感知机制。疼痛感受器通过 A-delta 和 C 型纤维向中枢神经系统传送信息。A-delta 纤维传导关于压力和触觉的信息。通常我们认为,TENS 对 A 型纤维产生刺激,有效地使感知疼痛的闸门达到饱和状态,进而从脊髓水平阻断了通过 A-delta 和 C 型纤维传导的疼痛信号[23]。TENS 可以用于急性或慢性疼痛。TENS 常被用于骨科手术后 72 小时内需要强制开始进行关节活动度训练时,如肌腱松解术和关节囊切开术,或是骨折后需要维持受损区域的肌腱滑动。在这些案例之中,TENS 可以帮助康复对象调节疼痛,以促使其能够完成术后即刻开始的活动。在 TENS 作用之下,使疼痛阈值较低的康复对象能够更易于完成活动。TENS 还可以用于帮助存在复杂区域疼痛综合征的康复对象。

TENS 可以用于因肌腱炎或是神经挤压等炎症疾病而引起的疼痛。然而,康复对象必须接受关于肌腱与神经保护、休息、正确的居家康复症状管理方法、位置摆放、日常生活活动和工作的调整。如果没有疼痛的感觉,康复对象可能会使受损部位过劳或是施以过度的压力。因此,考虑活动级别所进行的宣教是至关重要的。

神经肌肉电刺激

神经肌肉电刺激(NMES)是通过使用电流来达到激活肌肉的目的。在使用时,通过放置于受支配肌肉的动作点上的电极,进行电流的传导,从而达到肌肉收缩的目的。该电流为断续的,是为了让肌肉在作用过程中交替进行舒张与收缩,其舒张与收缩所持续的时间可以有作业治疗师进行调节。调整的方式可以为控制电流增加的速率(倾斜度)以及收缩的强度。

NMES 可以用来增加关节活动度,促进肌肉收缩以及增加肌力[16]。NMES 可用于手术后,是处于放松状态的肌腱进行较为强劲的收缩。例如,在肌腱松解术后使用 NMES。它还可以应用于肌腱修复术后,只要肌腱处于完全愈合状态并且能够承受一定压力。NMES 适用于增加由于失用而变得无力的肌肉的长度。当该技术用于神经受损后在支配期间时,其有助于发出刺激并提高新受支配肌肉的肌力。需要注意的是,不应让肌肉处于过度疲劳的状态。NMES 还可以与灵巧性或功能性活动进行结合,使肌肉在此训练收缩的目的。与 TENS 相似,治疗师可以通过对康复对象进行适当的宣教将 NMES 融入家庭康复治疗之中。

其他与电流相关的项目还包括高压电刺激(HVGS)和干扰电刺激。这些技术均可以用于治疗疼痛和水肿。电离子导入疗法是另一种类型的电疗。它通过电流的作用将药物离子导入组织中。此方法中最常使用的是抗炎类药物和软化瘢痕的因子。此技术通过选用充满所选药物的电极,借助提供排斥离子的电场,使其进入组织达到药物传导的作用。

机械装备

作业治疗师也可以通过机械装备的使用以增加康复对象的关节活动度,从而提高其功能性活动和作业活动的参与。作业治疗师所使用的最多的装置是持续被动运动(CPM)仪器。CPM 仪器是一台机械设备,它通过电子操控,可以为康复对象的肢体提供被动活动。根据治疗师所设置的参数不同,CPM 仪器可以让康复对象在特定关节活动度范围内活动肢体。当康复对象处于手术后,其关节必须立即开始活动,以避免僵硬和软组织瘢痕的产生,或是康复对象无法独立完成全关节活动度范围内的运动时,都可以使用 CPM 仪器进行介入,且疗效显著。

总结

作业的参与是作业治疗实践的主要工具和目的。作业治疗师通过作业分析、活动分析、改良、活动分级、治疗性活动以及附加的物理因子治疗媒介,并同时使用这些方法达到这些目的。通过这些广泛的实践技能,考虑到康复对象个体情况与社会需求,作业治疗师综合以上通过活动的方式使康复对象重新获得肌力、关节活动度和协调性,使康复对象做好承担或再次承担自身的角色的准备。合适的治疗性活动通常是个体化的,经由治疗师设计后,在达到治疗性目的的同时,对康复对象也具有意义[25,34]。

治疗性作业活动可以根据满足康复对象和环境的特别需求而进行调整。可以根据生理、知觉、认知与社交的目标进行分级，以确保康复对象在治疗中的任何节点都具备最大的潜能。作业治疗的独一无二性在于其广泛地应用目标为导向的目的性活动为治疗手段[8,18,22]。

在实践之中，作业治疗师的职责可能无法准确地加以定义，可能受到了地域差异、医疗保健发展、法规、制度以及所处医疗机构所规范的角色和责任等多方面的影响。无论何种情况下，作业治疗师都必须接受良好的培训，并且能够胜任所需要提供服务的方方面面。他们应该毫不犹豫地将康复对象转介至适合的专业治疗。

复习题

1. 如何定义治疗媒介？

2. 如何定义作业、活动、准备性活动和准备性方法？

3. 请列出 2 个作业是有价值的原因。

4. 比较和对比活动分析与作业分析。

5. 哪些词最符合调整活动与环境以符合康复对象的个性化需求？

6. 在活动中，如何创造出"恰好"的挑战程度？

7. 作业治疗师于何时适合使用附属性治疗媒介？

8. 哪些类型的障碍不适合使用本章定义的治疗性活动？

9. 请列举 3 种肌肉收缩的类型。

10. 请找出 1 个可以进行抗阻运动的活动，并描述如何进行。

11. 请列举 4 种类型的物理因子治疗媒介。

12. 哪些类型的症状适用于冷冻疗法？

（李晓林　李文兮 译，苏彬 校，

徐艳文　黄锦文 审）

参考文献

1. American Occupational Therapy Association: Occupational therapy practice framework: domain and process, ed 3, *Am J Occup Ther* 68(Suppl1):S1–S48, 2014. <http://dx.doi.org/10.5014/ajot.2014.682006>.

2. American Occupational Therapy Association: Physical agent modalities. 2012. <http://www.aota.org/-/media/corporate/files/secure/practice/officialdocs/position/physical-agent-modalities-2012.pdf>.

3. Baum CM, Christiansen CH: Person-environment-occupation-performance. In Christiansen CH, Baum CM, editors: *Occupational therapy performance, participation, and well-being*, Thorofare, NJ, 2005, Slack, pp 243–268.

4. Bukowski E, Nolan T: Hydrotherapy: the use of water as a therapeutic agent. In Michlovitz S, Bellew J, Nolan T, editors: *Modalities for therapeutic intervention*, ed 5, Philadelphia, 2012, FA Davis.

5. Ciccone CD, Alexander J: Physiology and therapeutics of exercise. In Goodgold J, editor: *Rehabilitation medicine*, St Louis, 1988, Mosby.

6. Crepeau EB, Boyt-Schell BA, Gillen G, Scaffa ME: Analyzing occupations and activity. In Schell BAB, Gillen G, Scaffa ME, editors: *Willard and Spackman's occupational therapy*, ed 12, Philadelphia, 2014, Lippincott Williams & Wilkins, pp 234–248.

7. Cullinane FL, Boocock MG, Trevelyan FC: Is eccentric exercise an effective treatment for lateral epicondylitis?: a systematic review, *Clin Rehabil* 28:3, 2014.

8. Reference deleted in proofs.

9. Feehan LM, Bassett K: Is there evidence for early mobilization following an extraarticular hand fracture? *J Hand Ther* 17:300–308, 2004.

10. Fruth S, Michlovitz S: Cold therapy. In Michlovitz S, Bellew J, Nolan T, editors: *Modalities for therapeutic intervention*, ed 5, Philadelphia, 2012, FA Davis.

11. Gillen G: Occupational therapy interventions for individuals. In Schell BAB, Gillen G, Scaffa ME, editors: *Willard and Spackman's occupational therapy*, ed 12, Philadelphia, 2014, Lippincott Williams & Wilkins, pp 322–341.

12. Habets B, van Cingel REH: Eccentric exercise training in chronic mid-portion Achilles tendinopathy: a systematic review on different protocols, *Scand J Med Sci Sports* 25:3–15, 2015.

13. Hernandez HJ, McIntosh V, Leland A, Harris-Love MO: Progressive resistance exercise with eccentric loading for the management of knee osteoarthritis, *Front Med (Lausanne)* 2:45, 2015.

14. Hersch GI, Lamport NK, Coffey MS: *Activity analysis application to occupation*, ed 5, Thorofare, NJ, 2005, Slack.

15. Hibbert O, et al: A systematic review of the effectiveness of eccentric strength training in the prevention of hamstring muscle strains in otherwise healthy individuals, *N Am J Sports Phys Ther* 3:67–81, 2008.

16. Johnston T: NMES and FES in patients with neurological diagnoses. In Michlovitz S, Bellew J, Nolan T, editors: *Modalities for therapeutic intervention*, ed 5, Philadelphia, 2012, FA Davis.

17. Kisner C, Colby LA: Resistance exercise for impaired muscle performance. In Kisner C, Colby LA, editors: *Therapeutic exercise: foundations and techniques*, ed 6, Philadelphia, 2012, FA Davis.

18. Kisner C, Colby LA: Stretching for impaired mobility. In Kisner C, Colby LA, editors: *Therapeutic exercise: foundations and techniques*, ed 6, Philadelphia, 2012, FA Davis.

19. Kisner C, Colby LA, editors: *Therapeutic exercise: foundations and techniques*, ed 6, Philadelphia, 2012, FA Davis.

20. Konrad A, Gad M, Tilp M: Effect of PNF stretching training on the properties of human muscle and tendon structures, *Scand J Med Sci Sports* 25:346–355, 2015.

21. Kottke FJ: Therapeutic exercises to develop neuromuscular coordination. In Kottke FJ, Stillwell GK, Lehmann JF, editors: *Krusen's handbook of physical medicine and rehabilitation*, ed 4, Philadelphia, 1990, Saunders.

22. Reference deleted in proofs.

23. Mannheimer JS, Lampe GN: *Clinical transcutaneous electrical nerve stimulation*, Philadelphia, 1990, FA Davis.

24. Michlovitz S, Sparrow K: Therapeutic ultrasound. In Michlovitz S, Bellew J, Nolan T, editors: *Modalities for therapeutic intervention*, ed 5, Philadelphia, 2012, FA Davis.

25. Mullins PT: Use of therapeutic modalities in upper extremity rehabilitation. In Hunter JM, et al, editors: *Rehabilitation of the hand*, ed 3, St Louis, 1990, Mosby.

26. Petterson S, Michlovitz S: Pain and limited motion. In Michlovitz S, Bellew J, Nolan T, editors: *Modalities for therapeutic intervention*, ed 5, Philadelphia, 2012, FA Davis.

27. Rancho Los Amigos Hospital: Progressive resistive and static exercise: principles and techniques (unpublished), Downey, CA, The Hospital.

28. Rennie S, Michlovitz S: Therapeutic heat. In Michlovitz S, Bellew J, Nolan T, editors: *Modalities for therapeutic intervention*, ed 5, Philadelphia, 2012, FA Davis.

29. Roig M, et al: The effects of eccentric versus concentric resistance training on muscle strength and mass in healthy adults: a systematic review with meta-analysis, *Br J Sports Med* 43:556–568, 2009.

30. Spackman CS: Occupational therapy for the restoration of physical function. In Willard HS, Spackman CS, editors: *Occupational therapy*, ed 4, Philadelphia, 1974, JB Lippincott.

31. Sultana SS, MacDermid JC, Grewal R, Rath S: The effectiveness of early mobilization after tendon transfers in the hand: a systematic review, *J Hand Ther* 26:1–22, 2013.

32. Thomas H: *Occupation-based activity analysis*, ed 2, Thorofare, NJ, 2015, Slack.

33. Trombly CA: Occupation: purposefulness and meaningfulness as therapeutic mechanisms: 1995 Eleanor Clarke Slagle Lecture, *Am J Occup Ther* 49:960–972, 1995.

34. Tubbs CC, Drake M: *Crafts and creative media in therapy*, ed 4, Thorofare, NJ, 2012, Slack.

35. Wilcox AA: *An occupational perspective of health*, ed 2, Thorofare, NJ, 2006, Slack.

推荐阅读

Dong Ho K, Young Uk R: Applying proprioceptive neuromuscular facilitation stretching: optimal contraction intensity to attain the maximum increase in range of motion in young males, *J Phys Ther Sci* 27:2129–2132, 2015.

Magnusson SP, et al: Mechanical and physiological responses to stretching with and without preisometric contraction in human skeletal muscle, *Arch Phys Med Rehabil* 77:373–378, 1996.

第 30 章

矫形器

Donna Lashgari, Michal Atkins, Jane Baumgarten

学习目标

学习本章之后,学生或从业人员需掌握以下内容:

1. 分辨基本的手部解剖。
2. 描述单轴心关节和多轴心关节之间的差异,并解释与矫形器之间的相关性。
3. 扭力的定义,并描述矫形器如何产生扭力。
4. 讨论动态矫形器的使用与介入角度之间的相关性。
5. 描述三种矫形器使用的主要目的以及介入时机。
6. 示范及解释矫形器制作的原则。
7. 分辨三种低温热塑材料的特性。
8. 讨论矫形器提供力量的两种方法。
9. 示范如何决定矫形器前臂部分的适合长度。
10. 确认动态上臂支撑装置的使用人群。
11. 描述动态上臂支撑装置的一般物理原则。
12. 描述三种类型的动态上臂悬吊装置及它们之间的区别。
13. 列举步行康复对象和轮椅康复对象使用动态上臂悬吊装置时所面临的挑战。
14. 描述移动上肢支撑装置(MAS)如何帮助上臂无力的康复对象进行作业活动。
15. 分辨独立动态上肢支撑装置优于轮椅动态上肢支撑装置的方面。
16. 描述机器人辅助治疗的优势。
17. 列举在家庭中使用移动上肢支撑装置(MAS)之前必须考虑的康复对象因素。

章节大纲

关键术语

运动轴(axis of motion)

动态上臂支撑(dynamic arm supports)

动态矫形器(dynamic orthoses)

力(force)

独立动态上臂支撑(freestanding dynamic arm supports)

摩擦力(friction)

制动型矫形器(immobilization orthoses)

移动上肢支撑(mobile arm supports)

活动型矫形器(mobilization orthoses)

上臂支撑(arm supports)

矫形器(orthosis)

限制型矫形器(restriction orthoses)

机器人辅助治疗(robot-assisted therapy)

连续性静态矫形器(serial static orthosis)

静态上臂支撑(static arm supports)

静态矫形器(static orthosis)

静态渐进性矫形器(static progressive orthoses)

上臂悬吊装置(suspension arm devices)

肌腱固定(tenodesis)

力矩(torque)

转化力(translational forces)

第1节　手部矫形器的制作：原则、制作与选择

根据《Mosby 医学、护理与协联健康字典》(*Mosby's Medical, Nursing & Allied Health Dictionary*),矫形器(orthotics)是"设计和使用外在的设备帮助瘫痪的肌肉促进其特定动作的产生,或矫正骨骼肌肉的畸形";矫形器是"一个设计用来控制、矫正或代偿骨骼畸形、变形力或身体无力的动力系统,(且)通常包含了特殊支架的使用";支具(splint)是"骨科用来固定、限制或支撑身体任何部位的一种设备"[3],支具和上臂悬吊装置(见本章的第2节)被视为一种矫形器。作业治疗师(OTs)需要经常设计和构想矫形器。作业治疗实践框架:*Domain & Process* 第3版[2],支持作业治疗这方面角色的干预,阐述为"作业治疗从业者会根据治疗计划设计作业活动,改变或促进康复对象自身的功能(身体功能、身体结构等)和成功参与活动的技能(运动,问题处理和社交能力)"。根据参考框架,矫形器被纳入早期训练方法中的一类:支具(最近称为矫形器)被用来提升康复对象作业活动的参与,同样也帮助康复对象恢复参与到渴望的作业活动中的能力[2]。因此,不管支具或矫形器,都可以为无力的上肢提供支持或者保护受伤的肢体,让康复对象能更多地参与对他或她有意义的作业活动中去。矫形师设计和制作典型的上臂悬吊装置,而作业治疗师负责适当的调整和训练康复对象使用。临床上,早些年矫形器这一词用于代指上臂悬吊装置多于支具,而现在多指任何一种由治疗师制作的支具。手部矫形器是本章第1节的主题,而上臂悬吊装置将在第2节提及。

案例研究

Alexei,第一部分

Alexei 是一个令人感到愉快、风趣的 78 岁绅士,妻子 5 年前过世,一直居住在综合性社区。此社区提供 3 个等级的护理:独立公寓生活、辅助性生活和护理照护。Alexei 受伤的时候,住在他的独立区域,拥有一个自己布置的公寓,每周 1 次搭乘独立社区提供的交通车进行杂货采买,并每周搭乘公共交通工具参与老人中心附近的计算机课程。独立社区提供一些需要付费的额外服务,而 Alexei 每月会付费购买家务整理服务。他会自己洗衣服、烹饪及简单的打扫。Alexei 患有糖尿病,会自己进行检测和注射胰岛素。他最宠爱的鹦鹉最近过世了,于是又买了另一只。Alexei 训练鹦鹉做一些小把戏,这会令他有成就感和感到很快乐。

Alexei 在一家宠物店的外面跌倒了,造成了右手(利手)桡骨远端和尺骨粉碎性骨折,并进行了切开复位和内固定(ORIF)手术,出院后进入独立社区的护理照护区居住了 2 天,之后转到辅助性生活的区域生活。除非他能迅速地恢复到能独立完成日常生活(ADLs)和医疗需求,即能进行自我糖尿病检测和药物注射,否则 Alexei 将失去他的公寓,并永久转到辅助性生活区域,而此生活环境不允许他养宠物。

Alexei 在 ORIF 手术后 5 周,转介到手治疗区,开始进行主动关节活动和减少肿胀的治疗。他穿戴了一个保护性可拆式的矫形器。因为手部肿胀严重,手指和大拇指仅存 20% 的主动动作,且大部分的自我照顾需要协助完成,吃饭时使用他的左手(非利手),而糖尿病的护理则完全依赖他人完成。Alexei 的目标是右利手恢复足够的关节活动度和灵活性,让所有的 ADLs 和医疗需求都能独立完成,并回到公寓生活,可以继续拥有自己的家具、购买另一只小鸟,并制订自己的生活计划。

虽然 Alexei 的保险可以支付任何所需的治疗费用,但由于交通因素限制,1 周仅能进行 1 次治疗。正因为治疗时间有限,我们将治疗目标着重于利用动态矫形器的使用,来恢复 ROM 达到功能性抓握和捏取的需求,并与辅助性住处的护理人员合作,以满足医疗需求能自理的目标。Alexei 在过去的 5 周内接受了 6 次治疗,期间我们使用电话和辅助性生活的护理人员密切联络,让其确实执行我们的建议,进行冷热交替浴和夜间穿戴手套以减少水肿。我们制作了一个掌侧动态屈曲矫形器,可屈曲掌指关节(MP)和近端指关节(PIP)以及伸直远端指关节,每天交替穿戴 2~3 小时。每次回诊都会调整矫形器以达到更佳的增加 ROM 及每根手指成 90 度的正确位置;Alexei 很快地学会了运动的方法,并坚持练习。第 3 次复诊时,Alexei 已经能使用加粗手柄的用具和拉链环来独立完成所有自我照护和卫生活动。此时,我们让 Alexei 停用伸直矫形器,并更多关注于手部屈曲和灵活性功能。

而此时 Alexei 表示想想回到自己的公寓,并承诺所有的作业活动将尽快独立完成。他和护理人员以能够独立解决医疗需求为目标共同努力,这是个相当困难的任务,因为注射胰岛素的针头又小又滑。当他手部的 ROM 和灵活性通过动态矫形器改善后,可以自己测量血糖值,并且在有需要的时候走路到辅助性生活区域接受胰岛素注射。术后 14 周,通过使用自黏弹性绷带或橡胶指套,Alexei 再次成功地独立进行胰岛素注射和饲养鹦鹉。

思辨问题

1. 假如仅仅持续给予 Alexei 每周 1 次 45 分钟 ROM 活动和消除水肿的治疗,而没有额外提供动态矫形器在家使用,Alexei 会出现何种情况?

2. 为了达到康复对象的最终目标,康复对象、治疗师和护理人员团队介入的重要性?

3. 在最初的访谈中,在有限的时间和资源达到该目标,哪部分确定了康复对象的主要目标?

4. 假如每周的治疗介入都没有涉及首要处理目标,将会出现怎样的情况?

无论何种类型的治疗,以康复对象为中心都是非常重要的。Alexei 的案例叙述了如何运用动态矫形器,让康复对象达到良好的治疗效果。

人类的手是大脑用来探索和掌握世界最重要的工具。假如失去了视觉,我们可以用手阅读;失去说话和听力的状况下,可以用手进行沟通。我们使用双手表达并抚慰人心。我们在婴儿时期开始探索双手,并使用双手探索世界。人类双手的奇妙在于完成功能性活动的精确性,以及能承受过度的使用。我们可以用双手做一些我们认为理所当然的众多功能性活动,如穿衣、烹饪或打字,因为这些功能可毫不费力的完成,直到我们经历某种程度的损伤或功能丧失。

人类的手无法单独地执行功能,它需要借助复杂的神经与大脑连接,并且依赖精准的突触连接;手也无法独立于上肢来执行功能,它需要稳定与控制肩关节、肘关节和手腕部的位置;从大脑到手指尖,任何部位的功能丧失都可能导致手部功能的损伤。

人类能掌控并独立于环境,是因为人类大脑的优势和双手的灵活性。打一个结、打开项链的扣子、挥动铁锤和抛球等功能都是人类双手独有的能力。我们可以不凭借视觉便可以扣上项链扣子的能力,即可证明手部的敏感性。我们能挥动铁锤敲钉子,则证明皮肤完整性和肌肉给予手部力量。这也充分说明了,无论是用力挥动还是爱抚触摸,都是手部美学的证明。手部是真正了不起的器官,最被专家们认可,其中 Mary Reilly 在 1961 年的 Slagle 演讲中述及"当人们的心灵和意志受到激励时,便能透过双手的使用,从而影响自身的健康状态"。

作业治疗处理问题时将人视为一个整体，而并非单纯仅处理手部、脚趾或肩关节的问题。手，即使再微小的损伤都可能影响其功能。缺失了手，意味着无法做到自我进餐的动作，因而无法独立完成进餐活动。疼痛和害怕伴随着伤后出现，并因手部功能丧失而威胁到康复对象的独立性和生计，时常对康复对象及其家庭成员造成重大的影响。手也许是最具价值的部位，但只有其失去功能后，我们才会注意到它的重要性。

矫形器是治疗师最重要的工具，用来最大化减少或矫正损伤，并恢复或增强功能。没有比矫形器更容易引起别人对手部注意的工具，康复对象戴新戒指或最近修剪了新指甲可能也不会有人注意，但手上戴了矫形器将吸引所有人的注意。决定提供或制作矫形器之前，需要对疾病的病理情况和众多矫形器设计的可行性有深入的掌握。

本章第1节将介绍矫形器的基本理论，还有矫形器制作中必须掌握的解剖和生物力学原则。此部分简短地回顾手部解剖和相关的矫形器制作原则，介绍矫形器设计和制作的生物力学原则，及画制纸样、材料选择、拉力类型、制作技巧等矫形器制作流程。

作业治疗师的角色

作业治疗师接受活动分析、人类活动和功能评估的教育，这就自然地在介入过程中，将矫形器作为一项治疗性工具使用。作业治疗师（OTs）最常制作手部和上肢的矫形器，但也可能被要求设计和制作下肢矫形器，甚至是背部或脊椎矫形器。根据矫形器设计和制作的基本原则，无论身体哪个部位都可穿戴矫形器。

建议OTs参与矫形器制作的所有阶段，包括最初的需求评估，到设计阶段、制作，及训练和必要的后续随访，以确保矫形器的正确使用以及适合性的评估。这需要掌握对正常手和受伤手的解剖与生物力学，及受伤手的病理知识。许多优秀的教科书都会同时描述手部解剖和生物力学的详细细节，每位治疗手部康复的OTs都应该要有一本这样的书籍。本部分简短地回顾与矫形器最相关的手部解剖和生物力学。章末罗列的文献和阅读建议也提供了可进一步学习的各种优秀教材。

每个治疗师的书架上都应该要有的一本参考书，《手部的临床力学》（*Clinical Mechanics of the Hand*）[9]，第3版，由Paul W·Brand和Anne Hollister所著。这本教科书简单易懂地阐述了肌肉、关节和骨骼结构的力学，以及如何改善手部灵活性和力量，是一本非常优秀的参考资料。Brand和Hollister讨论了临床治疗手法，以及这些手法如何影响手部原有的生物力学[18]。

手部的解剖结构

腕关节

手部由27块骨骼组成的复合体，有助于上肢的活动和调整；54块骨骼组成人体的双手部，约占全身骨骼的1/4。腕关节是一个独立体，包含了桡骨和尺骨的远端与排列成2排的8块腕骨。腕骨组成了凹面的横向弓，配合桡骨远端结构，保持手部结构总体的一致性[32]。尺骨远端没有与任何腕骨连接，而是通过尺侧副韧带的连接以维持腕关节的稳定性，并可作为桡偏的检查（图30.1）。

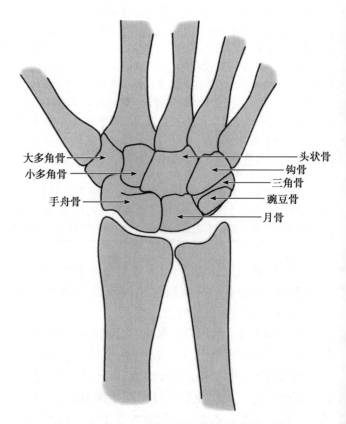

大多角骨　头状骨
小多角骨　钩骨
　　　　　三角骨
手舟骨　　豌豆骨
　　　　　月骨

图30.1　腕关节的骨骼结构（背侧）

手腕部的独立结构可以作出仅次于踝关节，大于所有关节的圆弧运动。这种活动是由于独特的骨骼形态，再加上韧带系统所得。手腕部的所有动作都大于单一解剖平面的动作组成，而非单纯或独立的动作，此概念对于任何手腕部的治疗都很关键。腕背伸动作的产生会有部分桡偏和旋后，腕掌屈则包含尺偏和旋前。腕关节邻近手部并与其相连接。远排腕骨（大多角骨、小多角骨、头状骨、钩骨）与掌骨牢牢地连接。横跨这些关节的动作是借助横跨腕骨和掌骨的肌肉所产生。近排腕骨（舟状骨、月骨、三角骨）与远端腕骨在远端相接，近端与桡骨和三角软骨相接。在掌屈、背伸和尺桡偏移动时，两排腕骨之间会产生滑动动作，并由腕部韧带限制过大的动作。

手部进行功能性活动的体位摆放，依赖腕关节独立体提供的稳定性、活动性及精确定位。任何会造成此独立系统改变的损伤或疾病，如风湿性关节炎、不同程度的功能丧失，甚至是横跨腕关节最简单的矫形器，都可能造成手部功能性能力的改变。

OT 实践要点

尝试增加或代替腕关节活动的矫形器设计，很容易限制手部的部分活动，或太过复杂而难以制作或穿戴。

手腕部肌腱固定

肌腱固定（tenodesis）是发生在主动或被动的腕关节掌屈或背伸时，腕关节和手指之间的交互动作。肌腱固定在腕关节背伸时会使得手指弯曲，而在腕关节掌屈时则使得手指伸直。这是因为手部指深和指浅屈肌群在腕关节掌屈或背伸时，长度无法改变（图 30.2）之故。手部的外在指肌腱有固定的休息长度，因为它

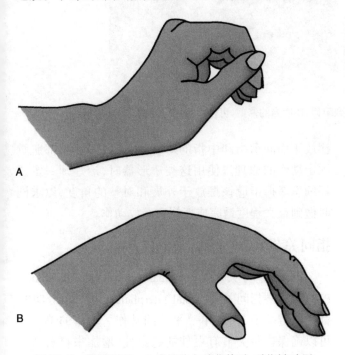

图 30.2 肌腱固定。A.腕关节主动背伸时，手指被动屈曲；B.腕关节主动掌屈时，手指被动伸直

们在连接手指之前，横跨了多个关节，所以它们能在肌肉不做收缩或是任何长度变化下，影响多个关节的位置。此概念对于理解被动的腕关节摆位如何影响手指的休息位置相当重要。针对神经受伤的手，通常使用矫形器配合肌腱固定的概念来提供功能。脊髓损伤康复对象（C_6 或 C_7 功能水平）可以借助肌腱固定或腕驱式抓握矫形器（wrist-driven flexor hinge hand orthosis）利用残留的腕背伸功能来获得更多手部功能。动态矫形器，如肌腱固定式矫形器，便是利用肌腱固定中肌腱长度决定腕关节位置的概念，有效地将力量作用于手指上。

腕掌关节

腕掌关节近端与腕骨相接，远端与掌骨相连。第一掌骨、拇指与大多角骨相连接，为鞍状关节并单独考虑。第二掌骨与小多角骨的中央隆起相合，而第三掌骨与头状骨牢牢相接。这些关节组成手部的固定中央区，可与周围其他的掌骨进行旋转。第 4、5 掌骨与钩骨的远端凹形表面相接。尺侧 2 块掌骨的长度较短和活动性较佳的特性形成手部有弹性的弓形，这让手部可以顺应各种形状的物品来进行调整。

手部的远端横弓会倾斜地横跨掌骨，此斜度非常重要，可以让手部有顺应物体形状的能力。手部无法完成抓握圆柱体，可以使用抓握圆锥体的形状来代替。握拳时，小指和环指首先接触掌心，随后到中指和示指。手指的一系列动作直接造成掌骨的倾斜角度（具有倾斜角度，而非平行于腕关节）。当制作一个腕支撑矫形器，容许掌指关节（MP）完全屈曲，此概念对矫形器远端的修剪非常重要。图 30.3A 为错误的矫形器远端修剪方式，远端修剪线应接近 MP 屈曲折痕处，如图 30.3B。

掌指关节

掌骨的远端头部与近端指骨相连接形成掌指关节（metacarpophalangeal joints，MP）。可以在屈曲和伸直的轴向，以及在内收和外展的轴向进行主动活动，此外 MP 关节也存在小幅度的旋转。这些运动轴让手部可以打开或伸展，让手部有适应不同形状和大小物品的能力。如果尝试在手指不能伸展的情况下抓握垒球，就能更好展示此动作的重要性。沿着手部尺侧边缘的修剪矫形器，若延伸得太长，会限制第 4、5 指的弯曲和外展，结果导致手抓握较大物体的能力受限，功能也将因此受限（图 30.4A）。远端修剪线接近 MP 屈曲处，

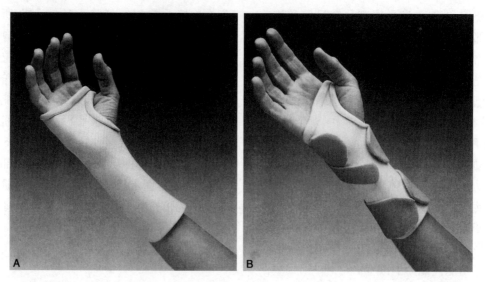

图30.3　A.矫形器的修剪线超过掌指关节屈曲折痕处的远端并妨碍了手指的完全屈曲;B.矫形器的修剪线沿着掌指关节屈曲折痕处近端(沿着掌骨骼的倾斜角),并容许手指能完全屈曲

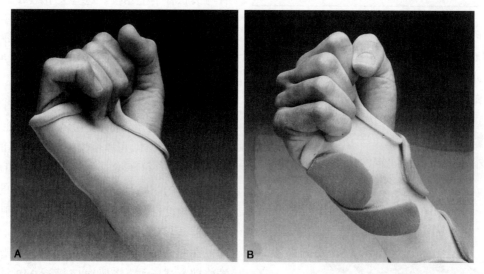

图30.4　A.第4、5指的完全屈曲功能受到阻碍;B.适当的修剪,可使手指完全屈曲

让 MP 能完全的屈曲(图 30.4B)。

拇指

第一掌骨的基底部与大多角骨相连接,形成一个灵活的关节,并常与鞍状关节做比较。第一掌骨基底部的前后面为凹面,侧面则为凸面,此表面与大多角骨相反的表面相连接。此结构可以使拇指完成大幅度的运动弧度,不仅能进行鞍状面的旋转完成拇对掌动作,也能进行拇指的完全伸直和外展动作[32]。这两种动作对手部功能来说都很重要,假如拇指一直处于对掌位置,将只能完成抓握动作,而无法打开手部完成物品的释放。这个概念相当重要,可利于了解矫形器将拇指摆放于面向示指和中指的对掌位置,以增强手部肌腱固定动作的原理。使用这类矫形器时,治疗师一定要仔细思考拇指应该摆放于外展和对掌的角度,以求同时做到最大程度地完成抓握和释放动作。

指间关节

近端指间关节(proximal interphalangeal joints,PIP)和远端指间关节(distal interphalangeal joints,DIP)都是铰链关节,仅有单一平面的动作。动作的单一性可以确保这些关节有更佳的稳定性,增加来自掌面和侧面的抵抗能力,并在进行功能性活动时传递力量和保证精准度。

前臂旋转

仔细考虑前臂的旋转动作(如旋前和旋后)是必要的,因为这些动作对于功能和矫形器的合适性相当重要。前臂旋转发生在肘关节和前臂远端,旋转轴会经过桡骨小头和肱骨小头的中心,通过尺骨茎突基底部的延线(图 30.5)。旋前时,尺骨茎突向外侧移动,桡骨茎突向内侧移动。旋后时,情况则相反,尺骨茎突改向内侧移动。此动作会造成茎突的移位,造成前臂旋前和旋后时结构上的改变。

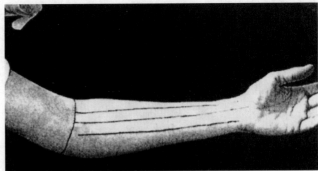

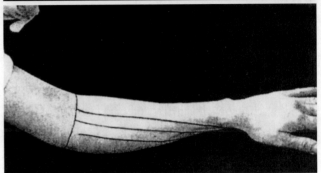

图 30.6　旋前和旋后会改变前臂的形状。制作矫形器前臂部分时,如前臂存在旋转,则需要重新摆放进行调整(取自 Wilton JC:Hand splinting,principles of design and fabrication,Philadelphia,1997,Saunders.)

器时需要注意的重点,如果前臂非处于旋前位置,则修剪线在桡侧边应该较高,且尺侧边应该较低。

最后,再次强调了前臂位置对于手部功能的重要性。在桌面上放置任何尺寸的一枚硬币,并且将前臂固定于中立位置(拇指朝上),手部可拿取硬币。显而易见的,前臂近端关节的良好位置,直接影响手部的功能。

腕和手的韧带

手部的韧带结构起到控制手部和腕关节的作用,限制了异常的动作并提供稳定性。手腕的复杂动作主要靠韧带给予稳定,而不是腕骨和掌骨之间的接触表面。在此简短地讨论三组韧带,并强调其对于腕关节稳定性和灵活性的作用。

桡腕掌侧韧带包括桡舟头韧带,稳定舟状骨;桡月韧带,用来稳定月状骨;以及桡月舟韧带,通过桡骨远端的掌面连接舟月关节。拇指和桡腕骨的稳定性和灵活性就依赖这些韧带的完整性提供。韧带断裂会导致腕关节不稳和疼痛,并造成明显的拇指功能障碍。矫形器常用来提供稳定性及缓解疼痛的治疗方案。

桡侧副韧带和尺侧副韧带提供腕关节背侧的稳定性。这些腕关节韧带沿着桡腕韧带和桡腕背侧韧带,共同帮助稳定腕骨并保证一定的关节活动度。其中任

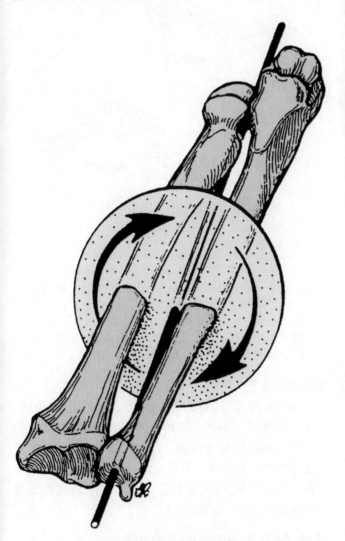

图 30.5　旋前和旋后的动作延伸到前臂,且中心通过桡骨小头、肱骨小头和桡骨茎突(取自 Hunter JM,Schneider LH,Mackin EJ,et al,editors:Rehabilitation of the hand:surgery and therapy,ed3,St-Louis,1990,Mosby.)

这些旋转动作的变化会影响矫形器的修剪方式(图 30.6)。旋后时,沿着前臂所画的中线会较旋前时明显往上方移动。矫形器通常在前臂旋前位置时发挥功能,但在前臂旋后位置时制做比较容易。制作矫形

何一条韧带断裂都可能导致疼痛、力量下降和功能障碍。

三角纤维软骨复合体(triangular fibrocartilage complex,TFCC)是从尺骨和近排腕骨连接到远排桡骨的韧带和纤维软骨结构。此复合体的撕裂伤或扭伤已被证明会出现疼痛与力量下降的临床症状,并产生抗阻力活动的功能障碍。新的影像辅助检查技术,让 TFCC 撕裂伤的诊断更加普及,并常使用矫形器来保护和缓解疼痛。

掌指关节

掌指关节(metacarpophalangeal joints,MP)周围的软组织结构包含关节囊、侧副韧带,以及前纤维软骨板或掌板。关节囊会覆盖掌骨,并强化侧副韧带的功能。当 MP 在伸直状态下,侧副韧带可容许向侧方移动,而在 MP 屈曲状态下便被拉紧。掌板连接近节指骨的基底部,经过关节囊,松弛地连接掌骨颈的基底部,此结构让掌板在 MP 屈曲时向近端滑动。掌板在 MP 伸直时恢复原始的状态,且控制 MP 关节掌侧面的移位。

当所有 MP 关节都固定在伸直位状态下,除了掌板会发生挛缩与粘连,造成 MP 屈曲的受限与抓握功能的丧失外,松弛的侧副韧带也会发生强烈地挛缩倾向。一般使用矫形器的休息位姿势,腕关节位置背伸25~35度、MP 关节屈曲 60~70度、PIP 和 DIP 屈曲 0~35 度之间,此设计可以避免挛缩并维持关节处于最佳功能的范围内。有时需要重点考虑第4、5指在矫形器的位置,可以让 MP 关节屈曲角度稍微多一些,满足额外的活动角度(图 30.7)。

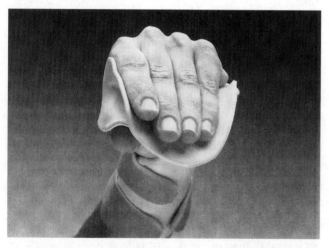

图 30.7 调整位于掌指关节横向弓的倾斜角,确保维持第4、5指的最大活动度

近端指间关节

近端指间关节(proximal interphalangeal joints,PIP)的关节囊和韧带提供了稳定性,并仅能在单一平面进行活动。关节每一侧的侧副韧带均从手背到手掌发挥作用,并连接在 PIP 的纤维软骨板上。这些韧带和软骨板在 PIP 关节屈曲时松弛,并在伸直时绷紧。近端指间关节并不简单,包含通过背侧关节囊的伸直机制,以及影响此关节的韧带滑动系统,而显得更加复杂。近端指间关节伸直机制损伤的潜在风险相当高,最常制作的手指矫形器用来矫正 PIP 的纽扣指(boutonniere,图30.8A)和鹅颈畸形(swan neck,图 30.8B)。

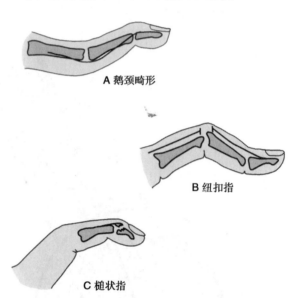

A 鹅颈畸形

B 纽扣指

C 槌状指

图 30.8 A.鹅颈畸形(swan neck)或关节变形,特别是近端指间关节过度伸直,远端指间关节屈曲;B.纽扣指(boutonniere)或关节变形,特别是近端指间关节屈曲,远端指间关节过度伸直;C.槌状指(mallet finger)远端指间关节屈曲并丧失主动伸直的动作

远端指间关节

远端指间关节(distal interphalangeal joints,DIP)的关节囊和韧带与 PIP 关节相似,但掌板和侧副韧带的终末接点的结构强度较弱。结构变得比较小,较容易失去其完整性和强度。最常见的一种手指受伤便是伸肌腱的止点断裂,导致槌状指(mallet finger)或棒球指(baseball finger)(图 30.8C)。

前臂、腕关节和手部的肌肉和肌腱

当进行手部矫形器评估时,一定要考虑手部的平衡。有两种肌肉作用于腕关节和手部:①起始于肘和前臂近端一半处的外在肌群;②肌肉起止都在手部的内在肌群。外在肌群包含作用于腕关节和手指的屈肌和伸肌的肌群;内在肌群包含蚓状肌、背侧骨间肌、掌侧骨间肌、大鱼际肌和小鱼际肌。手部功能性活动的流畅与动作的协调,依赖这两种肌群之间良好的整合平衡作业。许多 OTs 都尝试利用矫形器矫正由神经功能障碍（中枢或外周型）造成的肌肉张力或神经支配不平衡所导致的肌肉挛缩。

神经支配

　　讨论手部的神经支配时应包含臂丛神经，即从最初的脊髓起源到手部神经分配终末端的连续性描述。在此过程中任何一处的连续性发生损害或压迫，便可能导致运动或感觉功能的丧失。制作上肢矫形器时，治疗师一定要注意支配上肢的神经路径，以及神经可能遭受压迫的潜在位置，要注意避免在神经较浅的部位与容易受压迫的位置施加压力。这些位置包括肘管和腕部尺管内的尺神经，肘关节及大鱼际肌鼻烟壶处的桡神经，以及沿着手指内外两侧的指神经（图30.9）。

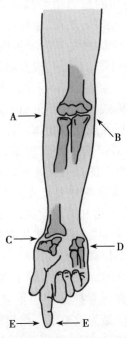

图30.9　矫形器制作时需要注意的潜在神经压迫的位置。A.桡神经；B.尺神经；C.鼻烟壶处的桡神经；D.腕部尺管内的尺神经；E.指神经

　　手部的运动和感觉功能由三条神经支配（图30.10）。桡神经支配伸肌和旋后肌群的运动，感觉纤维支配手背桡侧区域。正中神经支配屈曲和旋前肌群的动作，包含指深和指浅屈肌的绝大部分和大鱼际主要的肌肉。正中神经的感觉功能最重要，因为包含了拇指的掌面、示指、中指以及环指桡侧的一半。尺神经支配大部分的内在肌群、小鱼际肌群、前臂尺侧的肌肉以及拇指的外展肌。尺神经的感觉支配包含环指尺侧半、小指，以及手部的尺侧区域。

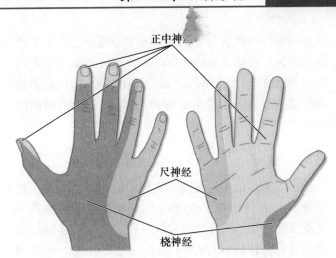

图30.10　手部的感觉支配区。正中神经支配抓握功能分布的大部分掌侧面（取自 Adams JG：Emergency medicine：clinical essentials，ed 2，Philadelphia，Saunders，2013.）

　　制作神经损伤的矫形器是一个挑战。肌肉不平衡导致手部的异常姿势，肌肉萎缩则造成手部的自然软垫作用减少。康复对象长时间穿戴矫形器可能会出现擦损或溃疡，因为手部感觉不到矫形器产生的摩擦力或压力造成的疼痛。同时，感觉受损的皮肤缺乏分泌油脂和汗水的功能，导致皮肤干燥和容易擦损。如果要为感觉受损的康复对象制作矫形器，这些因素都需进行详细的评估和考虑。

　　手部神经损伤矫形器制作的目的，预防关节和软组织挛缩并恢复其功能性位置。矫形器无法恢复感觉的功能，需要小心避免感觉受损的皮肤再次损伤，避免覆盖有感觉的皮肤表面，造成感觉反馈功能进一步缺失，以免减少在日常活动中手部的功能性使用。

　　手部神经损伤康复对象是否应该穿戴矫形器及其远期目标，在临床的最佳指南上还未达成共识。Lohman 和 Coppard 在《矫形器介绍：临床推理和问题解决的框架》（*Introduction to Splinting：A Clinical Reasoning and Problem-Solving Approach*）中对这些问题有详细的总结。

血液供应

　　手部的血液供应由桡动脉和尺动脉负责。尺动脉在尺侧腕屈肌肌腱的外侧，分支成一条大支脉形成浅层动脉弓和一条小支脉形成掌深弓的一小部分。尺动脉在通过豌豆骨和钩骨间隙内的尺管（Guyon's canal）处容易受伤。桡动脉在近端腕横纹处分支成一条浅层小分支和一条深层桡侧大分支。浅层动脉弓继续分支成指动脉支，再分成指固有动脉支。

　　手部静脉回流在两组静脉中完成：浅层和深层静

脉丛。治疗师较容易注意到浅层静脉系统,位于手背的浅层区。浅层系统的破坏可能会导致手背出现大范围的肿胀,需要治疗师的干预。制作矫形器时,需要特别注意手部的固定带不能绑得太紧,以免阻碍液体的回流。

皮肤

手部的活动度与皮肤的类型和状态直接相关。凡是戴过太小、无法取下戒指的人,都感受过手背侧有多余皮肤的感觉。手背侧的皮肤与底层结构的连结较为疏松及容易移动,以方便手指的屈曲和伸直。戒指问题的发生是由于当背侧皮肤向远端拉扯时,相对于向近端拉扯,拥有更大程度的弹性。当考虑使用手指矫形器时,此情况应纳入考虑范围。

相对而言,掌侧皮肤比较厚且没有弹性,牢牢地与底层掌腱膜相连,在进行抓握动作时提供稳定性和保护。此外,掌侧皮肤的底层筋膜较厚,能保护神经终端,并给皮肤表面提供充足的水分和油脂。

浅表解剖学和标记

当制作矫形器时,治疗师必须考虑在何处施加力量,才不会造成进一步的损伤。尽管手部很灵巧及富有力量,但手部缺乏保护性筋膜,对外在压力的耐受度低,且根本无法忍受任何剪切力。突出的尺骨茎突和桡骨茎突,以及拇指腕掌关节是常见的压迫点。制作矫形器时,要永远记住的道理是软垫会增加压力,即使最软的软垫放在过紧的矫形器内也只会增加压力。可以通过制作矫形器时增加空隙,或使用软垫并配合软垫上的材料组成矫形器的一部分来减少压力(图30.11),应该避免在矫形器制作已完成后才加上软垫来试图去减少压力的方式。

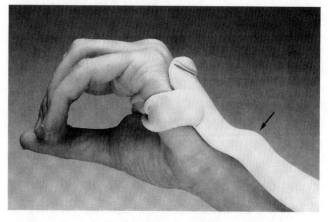

图30.11　在尺骨茎突上方作出圆形凸起,塑形时使用软垫放于矫形器和茎突之间

抓握模式

人类的手部有各种功能性的姿势,以精准地施压及握住物品的能力,通过骨骼、肌肉的力量及神经提供的感觉反馈,使手部表现出最佳的灵活性与稳定性。感觉反馈常被用来评估物品的大小、形状、材质和重量。随后,大脑会选择使用哪种抓握模式来完成此功能性活动。抓握和抬举物品的感觉反馈,同时依赖于大脑正确地解读眼睛所见,及双手正确的回应。假如起初的视觉评估失误,当物品置于手中时,手部便会适当地调整抓握。

矫形器能使功能性抓握发挥到极致。为了此目标,治疗师一定要掌握矫形器能提供及不能提供什么。矫形器能使不稳定的部位稳定、将拇指放在对掌位、甚至能协助或代偿失去的动作。增加动态附件的矫形器可以提供缓慢温和的拉力沿着拉力线逐渐调整软组织,增加功能性活动度。然而,治疗师一定要意识到矫形器可能会对未涉及的关节造成负面的活动限制、感觉反馈减少、增加手部的肿胀,以及将压力转移到关节的近端或远端。

手部的抓握模式(prehension and grasp patterns)是可以完整的完成抓握或捏取物体。许多作者对于正常抓握模式的分类都作出了许多贡献,Flatt[14]的建议值得进一步学习。众多的抓握模式可以简化分成两种基本类型:抓和握,从这两种模式或许可演变其他模式。抓被定义为"允许手指和拇指接触,方便操作物体的手部位置";握被定义为"方便手掌及部分屈曲手指的腹面接触物体的手部位置"。

拇指参与所有的抓握动作,除了钩状抓握,腕掌关节和MP关节的旋转对抓握相当重要,及在矫形器制作中要达到此功能最为重要了。此旋转功能使拇指在对指的抓握中实现完全接触;人类每天都会使用此动作数百次进行正常的日常活动,包括日常生活活动(activities of daily living,ADLs)、工具性日常生活活动(instrumental activities of daily living,IADLs)、工作、休闲娱乐活动和社交参与活动。

侧捏

侧捏(lateral prehension)是指拇指指腹置于示指的中节或远节指骨的桡侧面上(图30.12A)。这种抓握模式最常用于握笔或握餐具,以及拿和旋转钥匙。短型或长型拇对掌矫形器用来稳定拇指以达到此种抓握模式。

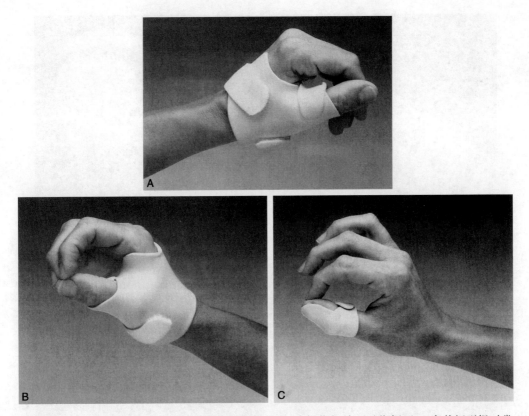

图 30.12　A.穿戴短型拇对掌矫形器的侧捏或钥匙捏,将拇指摆放于示指侧面;B.穿戴短型拇对掌矫形器的手掌抓握或三指抓握,将拇指摆放于示指和中指的对面;C.穿戴手指限制矫形器的拇指与示指进行指尖抓握,确保指间关节轻微屈曲以帮助完成指尖抓握

手掌抓握

手掌抓握(palmar prehension)被称为三点抓握,拇指置于示指和中指的对侧面(图 30.12B)。这种模式最重要的一个动作是拇指旋转,作出指腹对指腹的相对动作。此抓握模式常用于从一个平面拿取物品、控制小物品、系鞋带或蝴蝶结。短型与长型拇对掌矫形器可以使拇指处于手掌抓握的姿势。

对指捏

指尖抓握(tip prehension)指拇指的 IP 关节与其他手指的 PIP、DIP 关节屈曲,以促进指尖对指尖的抓握(图 30.12C)。必须使用这动作来完成捡取别针或硬币。指尖抓握很难被替代,因为很少会保持同一固定姿势拿取物品。一旦别针拿到手,指尖抓握将转换成手掌抓握,使拿取小物品时提供更多的表面皮肤接触。阻止拇指 IP 关节过伸的矫形器常用于限制 IP 过伸与促进 IP 关节屈曲完成指尖抓握。在 Alexei 的案例中,严重的肿胀和关节僵硬导致他无法完成糖尿病管理中必须通过指尖抓握或手掌抓握来完成操作小物品的作业活动。

柱状抓握

柱状抓握(cylindrical grasp)是最常见的固定抓握模式,使用手掌与手指配合拇指在对侧给予力量来固定物品(图 30.13A)。这种模式可以用来握铁锤、锅柄、水杯、助行器或拐杖的手柄。静态矫形器很少直接恢复抓握的能力,将腕关节摆放于背伸位置,可以提供手部较佳的稳定性。然而,动态外伸支架配件能安装在矫形器掌侧,温和地增加 MP 和 PIP 的屈曲角度,以提高柱状抓握的能力,运用在 Alexei 身上成效明显。背侧腕背伸矫形器可以使手掌在最小的包覆下单独提供腕关节的稳定性。

球状抓握

球状抓握(spherical grasp),此模式用来拿取圆形的物品,如球或苹果。与柱状抓握的主要区别在于第 4、5 指的位置。柱状抓握中,尺侧的两根掌骨处于较大的屈曲位置;而球形抓握,尺侧的两根手指需要在伸直位置负责更多的支撑,让手部能作出更大的打开姿势(图 30.13B)。矫形器制作中,为了保证此抓握模式,腕关节固定矫形器一定要修剪到近端掌横纹,及让第

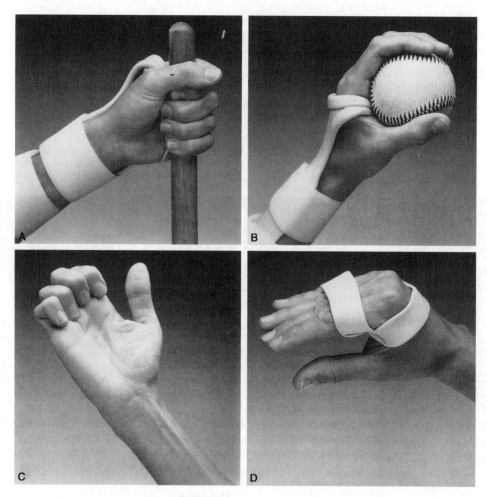

图 30.13　A.穿戴背侧腕背伸矫形器的圆柱状抓握，为稳定腕关节增加抓握的力量，并减少手掌处的包裹；B.穿戴背侧腕背伸矫形器的球形抓握，可稳定腕关节以增加抓握的力量，并容许球形抓握所需要的腕关节活动度；C.钩状抓握无需拇指参与。正中神经和尺神经损伤时可见到这种抓握模式，矫形器的目标是矫正而并非强化这种抓握模式；D.八字法矫形器用来代偿因正中神经和尺神经损伤导致的手内在肌功能的丧失

4、5 掌骨可以作出倾斜角度。

钩状抓握

　　钩状抓握（hook grasp）是唯一一种拇指无需位于对侧的抓握模式。MP 关节保持伸直姿势，PIP 和 DIP 关节则保持在屈曲姿势（图 30.13C）。当提购物袋、提水桶把手或公文包时，手部便会转换成此抓握模式。手部神经损伤，矫形器常需要直接屈曲 MP 来矫正钩状抓握的姿势。

蚓状抓握

　　蚓状抓握（intrinsic plus grasp）的特征在于所有手指的 MP 关节都在屈曲位置 PIP 和 DIP 关节完全伸直，拇指位在第 3、4 指的对侧（图 30.13D）。此模式用于抓握并持有大型、扁平的物体，如书本或盘子。当正中神经或尺神经损伤时，蚓状抓握模式常会消失，八字

法矫形器或动态 MP 屈曲矫形器可以用来代偿此动作。

手部生物力学和矫形器制作的原则

　　McCollough 和 Sarrafian 提出上肢有 3 种基本的运动功能：抓握和释放、空间中转移物体以及在抓握时操作物体[27]。这些功能依赖骨骼结构的完整性、肌肉提供的力量，以及使用肢体执行功能性要求时，大脑作出反应的反馈机制。通过矫形器介入恢复任何一种基本功能都是相当复杂的任务，需要依靠对手部的生物力学和矫形器力学相关知识的了解。若要深入讲述此主题，将超出本章范畴。在此阐述的是对初学矫形器制作者而言，一定要了解的相关临床力学原理。

　　力学涉及力的应用，生物力学可视为身体对于这些力的反应。手部产生动作所需的力是由肌肉所提

供。随后,力由肌腱传递到骨骼与关节,并由皮肤、指腹和手掌负责控制[14]。矫形器是如何凭借关节旋转轴与解剖平面,以及施加在手部力之间的关系,来影响力的传递并产生动作呢?

运动轴

Hollister 和 Giurintano[18]定义运动轴(axis of motion)为:当关节的骨骼相对于彼此进行移动时,不会移动的固定轴线(图 30.14)。此固定轴线可见图 30.14B阐述,展示一个轮胎周围运动轴的完美平衡。当轮胎取得完美平衡时便不会摇晃,只会围绕着一个点进行单纯的运动。

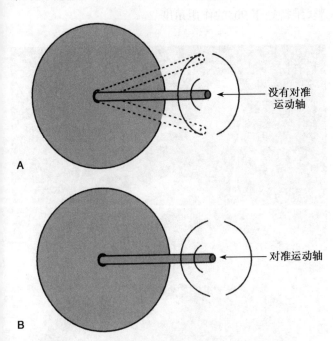

图 30.14　A.假如轮胎没有平均地围绕运动轴旋转便会出现摇晃。矫形器关节的中线如果没有与关节轴对准,便会出现束缚关节样的不稳定;B.对准轮胎的中线或关节中心便能产生顺滑、流畅的动作

在单轴关节中,动作只发生在单一平面。PIP 关节就是单一解剖平面运动的单轴关节例子,只能在平面上进行屈曲和伸直的运动。

拥有一个以上运动轴的关节,可同时在一个以上的平面运动。举例来说,腕关节复合体拥有两个运动轴:掌屈-背伸轴与桡偏-尺偏轴。多轴的关节除了主要动作之外,还有联合动作。如腕关节掌屈时伴随尺偏和轻微旋前;腕关节背伸时伴随桡偏和轻微旋后。这些联合动作让腕关节可以作出旋转动作,也造成腕关节铰链矫形器制作上的困难。

附加可动式铰链或线圈的矫形器只有单一的运动

轴。如 PIP 这类单一运动轴关节上使用矫形器时,铰链应该保持与关节运动轴对齐,避免出现限制动作的束缚。假如一个单一运动轴的铰链或线圈用于多轴关节,执行动作时总会发生一些束缚或摩擦,不管如何对齐,都无法满足所有轴向的需求,或完全符合未穿戴矫形器的关节联合动作。

力

了解力(force)的基本原则并正确运用在矫形器制作时给予适当的力是相当重要的。了解利用杠杆所提供的力和发生于对侧面之间的压力,有助于解释当身体肌肉和外在矫形器提供力时,将发生什么情况的变化。

定义

矫形器中的力这个名词,描述的是矫形器材料和动态配件作用在骨骼和组织上的影响。力是压力、摩擦力或力矩的测量值。压力是对任何使组织形变力量的抵抗。剪切力在力以某个角度或相反方向作用于组织时产生。当矫形器表面把皮肤捏起时对皮肤下的身体结构之间产生剪切力。

摩擦力(friction)是一表面妨碍或阻止另一表面上滑动时产生。当软组织限制骨骼之间的滑动,摩擦力便会在僵硬或挛缩的关节产生。假如矫形器与关节轴错位的话,便可能会产生摩擦力。举例来说,如铰链矫形器没有正确的对准旋转轴,在关节试图移动时,可能会因产生的摩擦力造成动作的限制。

力矩(torque)是围绕单轴的杠杆旋转力的测量值。当使用的力和采用的杠杆长度造成杠杆旋转时,便会出现力矩。当肌肉用力移动关节时,肌肉便成了制造力矩的杠杆。如矫形器可以如杠杆一样作用,提供必要力量,让骨骼围绕着关节的运动轴转动。力矩的计算如下公式所述:

$$力矩 = 作用力(值) \times 力臂(长度)$$

在内部,力臂的长度是测量关节轴到肌腱的垂直距离;在外部,力臂的长度是测量关节轴到力接触点的距离。制作矫形器时,力的接触点通常是柔软的部位或可调的指套。如矫形器附加一个含指套的外部支架,如图 30.15 所示,则力臂是关节轴到指套的距离,如 M 线所指。

图 30.15 阐述力对手指的作用角度也会影响力臂长度,以及最终所提供的力矩。作用角度指拉力线与矫形器接触部位的角度。作用角度与骨长轴成直角(90°)时,杠杆的力臂是 M。当矫形器指套力线与指骨

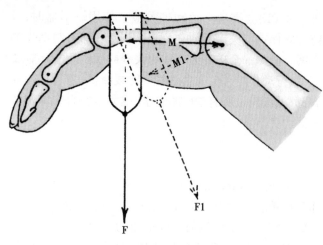

图 30.15　手指上的张力 F,会在关节上产生一个动作力臂 M。当作用角度非 90° 时,张力 F1 会有较小的力臂 M1(产生较小的力矩)(取自 Brand PW,Hollister A:Clinical mechanics of the hand,ed 3,St.Louis,1999,Mosby.)

长轴的角度小于 90° 时,杠杆的力臂缩短成 M1。较短的杠杆臂将产生较小力矩,并因此产生较小旋转力,除非提供更大的力。

若提供等量的阻力或负荷,2 英尺(1 英尺 = 0.304 8 米)杠杆需要的力为 1 英尺杠杆的一半,便能产生围绕着轴旋转的动作。对矫形器制作者而言,一项重要的原则便是:当矫形器指套处或固定带接触点与关节轴之间的距离增加,完成动作所需的力便会减少。

转化力

作用角度除了会影响杠杆臂的长度,小于或大于 90° 的作用角度都会导致转化力(translational forces)的产生。图 30.16A 的附加外在支架的矫形器显示尼龙绳和指骨的 90° 作用角度,示范了正确的拉力角度。

当出现任何非 90° 的作用角度时,转化力便会出

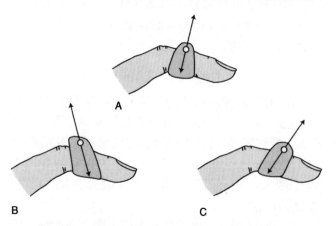

图 30.16　A.中指的作用角度为 90°,确保近端指间关节的伸直拉力不会造成拉扯或挤压;B.中指的作用角度小于 90°,导致关节压迫;C.作用角度大于 90°,分散作用于关节的力量

现。作用角度的改变将会转移部分应让关节伸直的旋转力,并且直接造成关节压迫或关节牵拉的力(图 30.16B、C)。离 90° 的偏移愈大,转化力也愈大。依据矫形器类型和关节状况,关节压迫或拉离可能导致单纯性的不适或是实质性的关节损伤。转化力也是不希望出现的力,因为它缩短了杠杆臂,破坏了矫形器的有效性[9]。

制作附加外伸支架矫形器的困难在于,矫形器的位置调整要作出接近 90° 的作用角度。图 30.17 中的外伸支架,只要手指不移动便能维持 90°。但是一旦手指移动,90° 的角度便会改变。因为几乎没有外伸支架可以自动调整角度,所以当挛缩减少时,一定要加以调整,维持处于 90° 的作用角度。

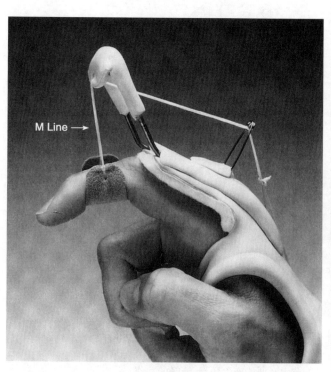

图 30.17　针对近端指间关节活动度的动态拉力,必须调整矫形器以维持作用角度处于 90°

Alexei 的屈曲外伸支架需要接受每周的调整,才能使 MP 和 PIP 屈曲角度增加,维持接近 90° 的作用角度。当他的手指灵活性和手部的功能活动改善时,配戴矫形器的时间便可逐渐减少。

矫形器的分类

矫形器可以用各种方式描述,术语各有差异,了解描述矫形器的方式是有帮助的。为了清楚起见,在此将根据类型、目的及设计来描述矫形器的分类。

历史上，当讨论分类时，应参考由美国手部治疗师协会（American Society of Hand Therapists，ASHT）出版的《矫形器分类系统》（Splint Classification System，SCS）[1]。在 Jacobs 和 Austin 的《手和上肢的矫形器，原则和过程》（Splinting the Hand and Upper Extremity，Principles and Process）（第 1 章）中，可以找到矫形器分类系统的精彩总结[19]。

然而，在 2012 年 ASHT-2 的报告中指出，支具（splint）是指石膏、带子，矫形器（orthosis，orthoses，orthotic 和 orthotics）是指治疗师为康复对象量身定制的矫形器，自此术语支具和矫形器不再通用。

矫形器按类型分类

动态矫形器（dynamic orthoses）包含一种或更多可产生动作的弹性配件（松紧带、橡皮筋或弹簧）。在组织达最大角度的时候，弹性配件所提供的力都是持续稳定的。动态矫形器可以用来增加被动关节活动、增强主动活动或替代丧失的活动。动态矫形器通常会包含一个能连接可动弹性配件的静态基座（图 30.18）。比较常用的类型是借由增加动态 MP 伸直或 MP 屈曲配件来获得更大的手指活动范围。图 30.18 展示为帮助 Alexei 增加手指伸直而做的动态矫形器。图 30.19 展示为帮助 Alexei 增加手指屈曲而做的动态矫形器。

静态矫形器（static orthosis）没有可移动配件，并且会固定一个或多个关节。制作静态矫形器的目的是休息或保护、缓解疼痛，以及避免肌肉短缩或挛缩。静态矫形器的一个例子是休息型矫形器，用以维持手部处于功能性位置或休息位置（图 30.20）。

连续性静态矫形器（serial static orthosis）由矫形器或石膏的重复塑型，使关节缓慢、渐进地增加活动度。连续性矫形器没有可动或弹性配件，而是使用可重复

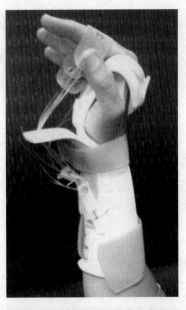

图 30.19　目的为手指屈曲的动态矫形器（取自 Sahrmann S：Movement system impairment syndromes of the extremities，cervical and thoracic spines，St. Louis，2011，Mosby. Used with permission from Ann Kammien，PT CHT，St.Louis，MO.）

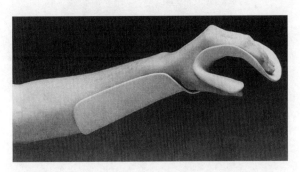

图 30.20　休息型矫形器，手部摆放位置为腕背伸 20°～30°、掌指关节屈曲 45°～60°、近端指间关节和远端指间关节屈曲 15°～30°

塑型的设计和材质的矫形器。每次调整都是重新定位可以达到的最终活动范围，渐进地增加被动活动。圆柱形石膏设计通过频繁地移除和再制，来减少 PIP 关节屈曲挛缩，是典型的连续性静态矫形器的例子（图 30.21）。

静态渐进式矫形器（static progressive orthoses）包含一个静态机制，可调整作用在配件上的拉力角度。此机制可能是螺丝扣、布带、尼龙绳，或是扣子。静态渐进式矫形器与动态矫形器的区别在于缺乏弹性力。与连续性静态矫形器的区别在于附有可调整的机制，所以无需重塑矫形器便能重新定位最终的角度。一般而言，康复对象可以根据处方或自己的耐受性调整静态渐进式矫形器（图 30.22）。

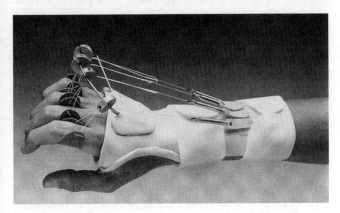

图 30.18　附加弹簧提供动态伸直拉力的前臂基座及四指外部支架

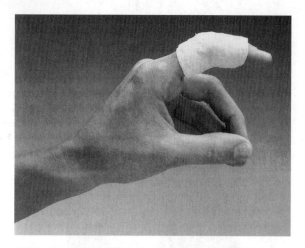

图 30.21　连续性圆柱形石膏用来减少近端指间关节的屈曲挛缩

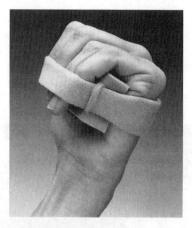

图 30.22　附有调整钩扣的静态渐进式网带。指导康复对象在可耐受的范围内调整带子

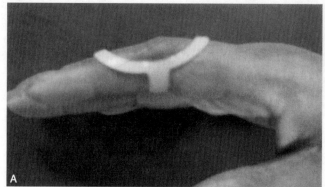

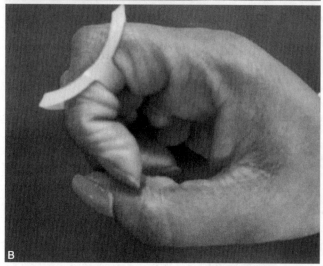

图 30.23　8 字环矫形器。A.矫形器限制近端指间关节的过度伸直;B.矫形器容许完全屈曲活动(取自 Skirven TM,et al,editors:Rehabilitation of the hand and upper extremity,ed 6,Philadelphia,2011,Mosby.)

矫形器按目的分类

虽然有很多系统命名法,但是矫形器通常是以功能命名。矫形器首先是以关节式或非关节式进行区分,之后再依位置和施力方向,最后依据以下 3 种最重要的目的将矫形器分成 3 类:限制、制动及活动。文献也罗列出许多矫形器的功能,每种功能都可划归为以上 3 种类型之一。根据制作方法和所需处理的问题,矫形器可能会有一种以上的目的或功能。

限制型矫形器

限制型矫形器(restriction orthoses)限制关节活动度,但不完全阻止关节活动。其中一个例子是图 30.23 的矫形器,其阻止 PIP 过度伸直,但允许 PIP 关节全范围屈曲活动。半弹性矫形器可以限制末端的活动,但允许在中间范围内的活动。虽然矫形器可能具有限制性,但矫形器的目的或功能可有多样性。

制动型矫形器

制动型矫形器(immobilization orthoses)是避免损伤、通过休息以减少发炎或疼痛,或是在手术后给予适当位置的摆放促进伤口愈合为目的而制作的一种矫形器。典型的例子是休息位矫形器(图 30.20),提供了 3 种功能中的 2 种。休息位矫形器给予脑卒中(CVA)康复对象提供腕关节和手部位置的摆放,维持软组织的长度,并保护感觉低下的手部以避免再次损伤。

活动型矫形器

活动型矫形器(mobilization orthoses)被设计来增加受限关节的活动度,或是恢复、增加其功能。活动型矫形器可以协助无力肌肉,或是代偿因神经受损或肌肉功能障碍造成的活动缺失(图 30.24)。矫形器可尝试平衡非拮抗痉挛肌肉的拉力,避免挛缩或关节变形,并协助其功能。矫形器可以提供阻力,让无力的肌肉通过运动来提升肌力,或是在肌腱手术后促进肌腱的滑动。通常活动型矫形器使用于增加挛缩关节的关节活动度,在 Alexei 的案例中,他就是因前臂骨折、手部

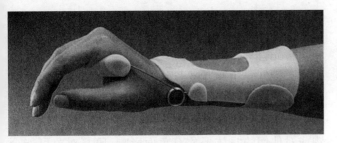

图 30.24　弹簧圈矫形器代偿桡神经损伤后的腕关节背伸功能缺失

肿胀而造成手指严重僵硬的康复对象。

矫形器按设计分类

在确定矫形器目的后,下一个要确定的便是矫形器的设计。各种矫形器类型在前文都有提及(静态、动态、序列性静态及静态渐进式),制作上可能会是单表面设计、环绕形设计或 3 点式设计。最后一种分类,圈形设计的使用范围局限于手指 IP 关节的活动,借助包裹在关节周围的环状材料,恢复关节屈曲的最终角度。

所有矫形器的设计都需要提供某种程度的力。这些力可能是连续的环,将相等对向的力包裹在两个或更多关节的周围(图 30.25A)。更常见的是透过 3 点压力提供力(图 30.25B)。虽然环绕形设计一般只用于手指 IP 关节,然而部分 3 点压力设计的变化可以应用于所有的矫形器。

结合弹簧、弹簧圈或松紧带的 3 点手指矫形器,常用来矫正 PIP 和 DIP 关节的屈曲挛缩。当关节无法被动地活动到伸直位置,便是存在屈曲挛缩。这些设计包含 2 个压力点,一个在关节近端,另一个在关节远端和第三压力点或中心点对侧的力直接作用于关节或靠近关节处,如图 30.25B 所示。在 3 点手指矫形器中,中心点的力等同于两边矫正点力的总合。这对临床上非常重要,因为中心点下方的组织耐受度可能不足,造成疼痛和发炎反应。此情况常见于 PIP 关节,因为要以有限的表面面积分担过度的压力分配。压力分配到的表面一定要尽可能宽广,弹簧或松紧带的力以及穿戴时间,一定要根据康复对象的耐受度进行调整。矫形器内适当地加上软垫也可以帮助分散压力。

刚刚描述的动态手指基础 3 点式矫形器是一项独特的设计,并不符合 90°规则,这表示当这个矫形器使用于有屈曲挛缩的关节时,拉力线的作用角度从来都不是 90°。越严重的挛缩,便会出现越严重的转化力,因此相较于符合 90°规则的正确外伸支架矫形器会显得成效较差。此设计仅能用在 IP 关节挛缩 35°或角度

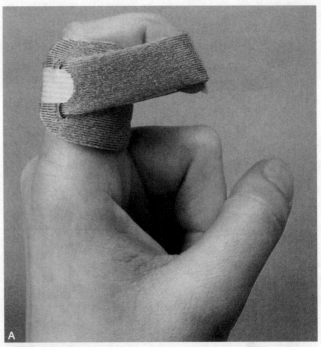

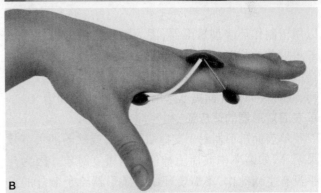

图 30.25　A.为了恢复指间关节的完全屈曲功能而设计的最终屈曲固定带,可以平均对所有手指表面施力;B.弹簧圈的 3 点压力矫形器可以改善 35°或以下的近端指间关节屈曲挛缩(A,Courtesy 3-Point Products,Inc.,Stevensville,MD.8,Courtesy Gettylmages.com.)

更少时。对于超过 35°的手指挛缩,建议使用手部或前臂有外伸支架的矫形器,因其有作用角度 90°力的提供点。又或者可以使用一个符合要求的连续性静态矫形器,如拉力一节所述。

单表面或环绕型设计

若要制作一个成形矫形器,下一步就是确定选择使用环绕型或单表面设计。单表面矫形器仅包覆一面,即肢体的腹侧或背侧,或手部或前臂的尺侧或桡侧。固定带则是给予 3 点必要的压力点,用以固定矫形器(图 30.26A)。

套筒状矫形器(circumferential splints)包裹一个部位的周围,所有表面均给予等量的压力(图 30.26B)。固定带仅用于闭合矫形器或重叠使用。较薄的材料可

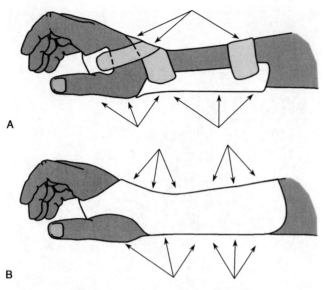

图 30.26 A.单表面矫形器需要适当的固定带,制作 3 点力系统可稳定矫形器并确保压力的分配;B.环绕型矫形器创造符合 3 点压力系统,可稳定矫形器达到制动目的

以用于制作环绕型矫形器,因为增强材料的轮廓可增加矫形器的硬度。利用轮廓形态增加硬度的力量如瓦楞纸板一样。因此,环绕型矫形器可以制作得较为轻巧,在可控的设计前提下选用多孔材料来增加透气。

单表面矫形器的适应证

单表面矫形器对于支撑肌肉无力或软弱的关节效果明显,如脑卒中或周围神经损伤康复对象。因为几乎没有主动动作,不需要环绕型矫形器给予额外的控制,穿脱矫形器也较为容易。单表面矫形器很适合作为手术后使用的动态矫形器外伸支架连接的基座,手术后若使用环绕型矫形器可能会损伤恢复中的组织。

环绕型矫形器的适应证

环绕型矫形器对于固定疼痛的关节或保护软组织效果明显(图 30.25B)。因为环绕型矫形器设计能给予舒适、完整的控制,当康复对象在活动中需要穿戴矫形器时,此设计对剪切力的干预特别有效。这种舒适、完整的设计,让环绕型设计非常适合用于连续性静态矫形器,以减少挛缩发生。环绕型矫形器所提供的良好控制,让外伸支架作用于较多远端关节时,成为一个能稳定近端关节的优秀设计。

矫形器的介入与禁用时机

选择矫形器类型和矫形器设计的第一步,是判断康复对象是否适合穿戴矫形器。这需要通过检查几个问题来进行判断。

依从性问题

首先,治疗师必须考虑康复对象是否能遵守矫形器介入计划。矫形器对于康复对象独立完成自我照顾或工作上行使职责的能力可能有负面影响。部分康复对象对于他们的外观相当敏感,假如违反他们的审美观或对他们的身体形象有负面影响,康复对象可能会拒绝穿戴矫形器。如康复对象大体上想改善的动机很低,则矫形器介入计划的依从性也可能很差;相反地,有些康复对象的动机过高,则可能会造成矫形器介入计划执行过度,反而造成康复对象受伤。最后,康复对象的认知与知觉能力是否能继续执行矫形器计划也应纳入考虑范围,特别是在没有照护者监督矫形器穿戴注意事项的情况下。

穿脱矫形器的能力

即使依从性没有问题,康复对象可能在穿脱矫形器方面(穿上矫形器和脱下矫形器)产生问题。举例来说,家庭中,康复对象可能因为没有他人帮助穿脱矫形器而感到麻烦;住院期间,可能没有足够的治疗人员协助和随访穿戴时间表,或提供正确的矫形器穿戴服务。

皮肤耐受性和过敏性

确定制作矫形器之前,治疗师一定要评估康复对象的皮肤状况。有过发汗或经历有过度流汗经验的康复对象,可能会导致皮肤浸软,需要更小心地评估矫形器的注意事项和类型,如选择更透气的塑胶材料和可吸水的软垫。因为部分康复对象的皮肤极度脆弱或感觉丧失,所以无法忍受任何压力。如果问题恶化或无法改善,则要以安全的替代疗法取代矫形器介入。

穿戴的时间表

如果康复对象毫无上述问题,便适合矫形器的介入治疗,治疗师可以开始确定矫形器的最佳穿戴时间表。夜间可能是康复对象穿戴以改变关节活动度为目的的静态矫形器的最佳时机。当康复对象需要穿戴休息型矫形器时,夜间也是适合的穿戴时间,但应避免睡眠时出现手部损伤或造成神经压迫的情况。白天,康复对象会穿戴动态矫形器或是协助功能的矫形器。如果条件容许,白天最好缩短矫形器的使用时间,让康复对象尽可能正常地使用自己的手。对于部分需要在夜间穿戴矫形器进行手部体位摆放的康复对象，最好交替穿戴矫形器，让康复对象不会在脱去矫形器后失去感觉输入及其功能。这类矫形器的穿戴时间表虽然无法完美地达到治疗目的，但至少提供一个较佳依从性的折中方案。

矫形器制作过程

第一步:画纸样

　　一旦决定开始制作矫形器，制作过程最重要的步骤就是确定和创作纸样。虽然，这一步骤连矫形器制作的初学者都觉得相当基础，但这决定了矫形器能否敷贴体型及具有功能。花时间慎重思考如何作出合适的纸样，要制作什么矫形器，或矫形器如何敷贴体型。最后，一个合适的纸样可以确保制作过程更快、更容易，并增加成功率。

　　制作纸样的常用方法是在纸上描绘或画出手的轮廓。如果允许，将患手整个平放桌面，或者必要时描绘健手。制作纸样时需要向外扩大，预留部分空间，为矫形器制作预留充足的长度和宽度。使用这种方法常犯的错误是没有预留足够制作手部（或是身体其他部位）矫形器所需的空间。

　　图 30.27 的 A 和 B 展示手部平放后的手形，没有向外预留任何空间。在图 30.27C 中，当纸样对齐手部功能性位置的掌侧面时（腕背伸 35°、MP 屈曲 70°、IP 屈曲 10°～20°），纸样实际上却会超出指尖而显得过长。相同纸样放在腕关节和手指均屈曲的手背（图 30.27D），则显得实际纸样过短。手部的掌侧与背侧

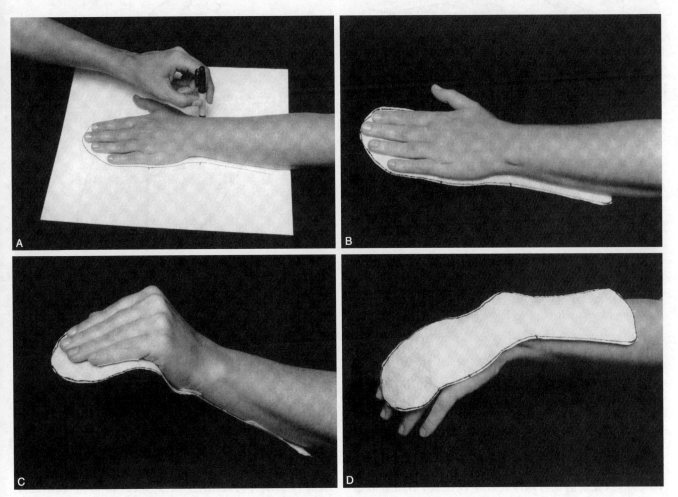

图 30.27　A.铅笔垂直描绘手臂，制作一个真实大小的纸样；B.纸样长度完全符合平摆的手形；C.当对齐手部功能性位置的掌侧面时，纸样显得过长；D.当对齐腕关节和手指均屈曲的手背时，纸样显得过短

表面，类似于车辆在弯道的内侧和外侧行驶。所有赛车手所知，弯道内侧的距离较短。如果需要改变手部的位置，就要改变纸样表面的长度以符合矫形器制作长度的需求。矫形器制作者一定要确认纸样合在手部制作时体位的情况，绘制出合适的纸样。

制作纸样时，深度是第二个必须考虑的方面。深度指仅覆盖肢体单侧表面矫形器的理想修剪线位于手臂、手、下肢或脚的中线。修剪到中线位置的矫形器能提供最佳的支撑，并使用合适的固定带帮助固定矫形器在适宜位置上（图 30.28）。

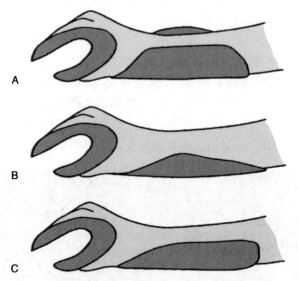

图 30.28　前臂修剪线。A.修剪线过高，延伸到前臂上方。固定带会与手臂悬空，没有固定效果；B.修剪线过低，过低的修剪线导致固定带给予多余压力；C.位于中线上的修剪线可确保固定带能适当地将矫形器稳定在前臂和手部

要决定在纸样上预留空间的大小，让修剪线处于中线位置，制作者一定要观察手臂和手部的宽度和深度。前臂是圆锥形，而非笔直的圆柱，深度会依前臂肌肉而有深浅之分。即使是最细的前臂都有一定的宽度和深度的逐渐变化。前臂肌肉丰厚的人，从腕关节到前臂近端的连线会呈现一个锐角。判断前臂外侧需预留的空间时，一定要考虑到矫形器要提供多少向外、向上以及环绕的空间才能达到前臂中线。必须清楚手部的深度，特别是小鱼际隆起的深度，才能制作出一个合适的手掌修剪线。

制作矫形器前臂部分时，近端修剪线一定要善用柔软的肌腹来保护桡骨和尺骨。矫形器的近端边缘应该要外延，让修剪线可以维持在中线位置，帮助矫形器固定于前臂的位置（图 30.29）。

矫形器前臂部分的长度应该是从腕关节向前臂近

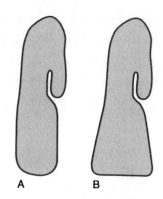

图 30.29　A.近端纸样过窄将导致修剪线低于中线；B.矫形器近端边线的外延让修剪线维持在中线位置

端测量，约为前臂 2/3 的长度。一个方便记忆的好方法是将康复对象肘关节完全屈曲，再标记前臂和肱二头肌的接触点，矫形器应该从此处再往下修剪 1/4 英寸（约 0.6cm），避免限制肘关节的屈曲及肘关节屈曲时矫形器向远端移位（图 30.30）。

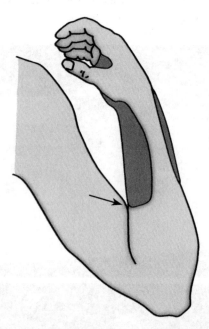

图 30.30　矫形器前臂部分长度的确认，可以通过屈曲肘关节并标记肱二头肌与前臂的接触点。矫形器修剪处为接触点向下 1/4 ~ 1/2 英寸（1 英寸 = 0.025 4 米）

大部分用于制作矫形器的低温热塑型板材可通过向四周延展达到服帖角度和轮廓的需求。如描绘肘关节或腕关节屈曲 90°矫形器的纸样时，纸样应该包含一个折角处，让矫形器材料不产生多余的重叠（图 30.31）。纸样的折角应该是折叠锐角。一个敷贴性好并全面考虑后的纸样，可以减少材料的浪费和花费，并缩短制作时间。

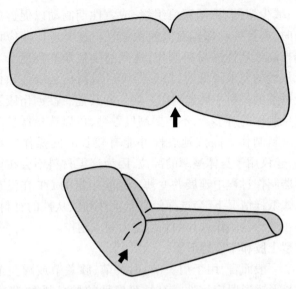

图 30.31　描绘肘关节纸样的折角处，不产生多余的重叠材料

第二步：选择合适的材料

常用于矫形器制作的材料是低温下可以变软，并可以直接在皮肤上塑型的塑胶聚合物。低温热塑型塑胶（low-temperature thermoplastics，LTTs）可以根据材料遇热时的反应或操作特性，以及塑型时的反应，来定义材料的一些特性。

在矫形器制作中，如何选择最理想的材料，需要考虑快速且方便的制作过程，以及需要多处调整或重新加热塑型之间的差异。从初学者到资深制作者，每位矫形器制作者都有必要尝试各种材料，并测试其操作特性，避免制作过程中各种意外情况的出现，并能顺利完成修剪及符合康复对象使用。

矫形器材料的特性

每种低温热塑型塑胶（low-temperature thermoplastics，LTTs）在加热变软、冷却或塑型后均有其特性。以下将列出部分最常见的特性，并描述这些特性在具体应用中的表现，为选择适宜的材料提供一些建议。

抗延展性

抗延展性（resistance to stretch）是形容材料抵抗拉力或拉扯的程度。抗性越强，矫形器制作者对材料的控制程度就会越强。加热时，具抗延展性的材料会倾向维持原有形状并保持厚度，并在不变薄的状况下进行更积极的操作。拥有较佳抗性的材料，建议用于较大的矫形器，以及用于矫形器制作过程中无法合作的康复对象。相对来说，材料的抗延展性愈低，在制作过程中便愈容易变薄，并需要更细腻地操作。延展性的优势对矫形器制作者而言，可以花费较少的精力，便能得到较佳的顺从性。

顺从性与悬垂性

顺从性（conformability）或悬垂性（drape）几乎在形容一种特性，即材料容易延展，表示有较佳的悬垂性或顺从性。悬垂性或顺从性较佳材料的优点，只要轻微有控制的触碰，或单纯的重力拉力，便能轻易调整并精确贴合。拥有高度悬垂性（一般也称为低抗延展性）材料的缺点，只能容许最低程度的操作，并且要小心避免过度延展材料和材料上残存指痕。高度悬垂性的材料不建议用于大型矫形器或配合性差的康复对象。然而，对于手术后希望不要造成压力的康复对象，以及用于动态矫形器的基座，在配件连接时希望具有稳定性及避免矫形器的移动（远端移动），高悬垂性的材料便成为理想的材质。低悬垂性的材料需要一直保持被塑型的姿势，直到完全冷却后才能敷贴手形。这类材料无法完全敷贴像手指这类较小的部位。

记忆性

记忆性（memory）是当材料被延展或塑型后，再次加热恢复原有扁平形状的能力。具有高度记忆性的材料，其优点是矫形器在不变薄且不弱化材料下可以重复再塑型。高度记忆性的材料在矫形器制作过程中需要全程一直保持被塑型的姿势，直到完全冷却，因为这类材料会倾向恢复原本扁平的形状。高度记忆性的材料需要比较长的冷却时间，可有效地使用在需要较长的操作时间才能达到期望体位姿势的康复对象。高度记忆性材料的缺点在于倾向恢复扁片状，当使用热风枪做局部调整时，需要比较长的操作时间，直到完全冷却后，才能维持需要的塑型。

支撑性与屈曲性

已冷却矫形器的刚性（rigidity）和柔软性（flexibility）是描述外力作用于矫形器时，材料的抵抗程度。高支撑性材料在作用力下抵抗性高，但可能会出现因过度施力而断裂。高屈曲性材料即使施加很小的力，材料也会发生弯曲，但高作用力不易断裂。针对此项特性，有各种等级的材料可供选择。

一般而言，热塑型材料越厚且成分中含有越多的塑胶成分，便具有越佳的支撑性。热塑型材料的厚度可从 1/8 ~ 1/16 英寸（3.2 ~ 1.6mm）。热塑型材料越薄且成分中含有越多的类橡胶聚合物，便具有越高的屈曲性。材料的屈曲性可以让矫形器穿脱更加方便，得到无法忍受高支撑性材料的康复对象喜爱。支撑性也是矫形器设计轮廓大小和深度的考虑因素。同样的材料用于制作浅轮廓的单表面矫形器时，为半弹性矫形器;当用于制作紧密的环绕性矫形器时,为支撑性矫形器。

粘合性

粘合性(bonding)是材料同时加热并加压时,自身的黏着能力。许多材料表面涂有涂料层以避免偶然的沾黏,需用溶剂或刮除表面的涂料增加粘合性。无涂料材料不需要溶剂或刮除,当同时加压2片加热材料时,即有极强的粘合性。粘合性在制作外伸支架配件或折角需要重叠时很有帮助,但两块材料意外的沾粘就会造成很大的困扰。

自动修边性

自动修边性(self-sealing edges)是指当修剪加热的材料时,边缘圆滑且自行闭合。此特性可以产生平滑的边缘,而无需额外加工,减少制作过程的时间。一般而言,趁热修剪记忆性差及依从性高的材料,可以产生平滑、闭合的边缘。如果材料具有高记忆性和高抗延展性则会抗自动修边,需要额外增加更多时间进行材料边缘的修型。

软性矫形器材料

软性、弹性材料,如棉帆布、橡胶(潜水衣料)、针织松紧带及浸塑材料,可能会单独使用或与金属或塑胶组合制作成半弹性矫形器。这些材料可以制作出允许关节部分活动的部分限制型矫形器或保护型矫形器。半弹性矫形器常被用于体育运动和帮助慢性疼痛的康复对象恢复功能性活动。半弹性矫形器也常被使用于老年康复对象,以及无法忍受硬支撑性矫形器的关节炎康复对象。

橡胶矫形器可以配合密封胶或烫印胶带进行制作。制作软性矫形器的纸样一定要特别小心,因为通常这类矫形器主要凭借无空隙或无多余材料的紧密敷贴来提供支撑。其他软性材料多数需要缝纫完成,设备齐全的OT部门应该要配备缝纫机。缝纫机常常在调整和修改预制的软式矫形器时使用,如非定制型的矫形器,确保临床使用的矫形器真正符合康复对象的需求。

选择最适合材料的类型

虽然经验丰富的矫形器制作者可以使用相同的材料制作出各种类型的矫形器,但还是针对不同矫形器的类型应该选择合适操作的材料来制作更好的矫形器。以下列出几种常见不同应用方面,最初选择材料的建议。材料的可获得性和经验都可以帮助治疗师确定大部分适合的材料。

前臂与手部基础矫形器

当矫形器是作为动态矫形器的基座、稳定身体部位、减少拘缩、重塑瘢痕组织,或急性期制动以促进愈合时,需要接触部位有紧密服帖性。这类矫形器应该选择高依从性的材料制作,达到高度敷贴的程度。当依从性的要求降低时,矫形器可以从高抗延展性和低悬垂性的材料中挑选制作。烧伤和其他急性创伤康复对象制作的矫形器,不需要高度敷贴,可以选择低悬垂性材料制作。高抗延展性并能有较长时间操作的材料,建议用于身体痉挛的部位,因为这类材料不会在矫形器制作过程中延展并变薄。经验丰富的OT在没有正式纸样情况下,会选择较高悬垂性和依从性的材料,并在矫形器制作过程中利用重力完成制作。

大型上肢和下肢矫形器

一般而言,用于肩关节、肘关节、膝关节或踝关节的长形矫形器应该选择高抗延展性的材料制作,以便提供在操作大片材料时所需要的控制。这类矫形器因为需对大范围的软组织进行塑型,故通常不需要高度依从性。必须注意,在骨突处预留适当的空间,或是提供软垫分散压力。

环绕型矫形器

若矫形器设计需要包裹整个部位周围,制作上应该从具有高记忆性并且在延展下不会产生局部变薄的材料中选择。材料应该选择多孔、薄,并且能均匀地延展。在延展之后,这些材料将紧绕在身体部位的周围,同时拥有足够弹性以方便穿脱。这类材料非常适合用于骨折支架,以及用于减少拘缩、稳定或关节制动的环绕型矫形器的使用。另外,制作小部分限制的环绕型矫形器的材料常选用半弹性材料,不但容易穿脱,并且可在允许的活动范围内进行有限的活动。

连续性矫形器

连续性矫形器需要频繁地重复塑型来符合关节活动度的增加,这类矫形器应该从高度记忆性或抗延展性材料中选择制作,才能避免在重复塑型中材料变薄。当塑型后需要抵抗关节拘缩或肌肉痉挛产生的张力,选择具备中度到高度支撑性的材料。

第三步:选择牵引的类型

所有的矫形器都会提供某些类型的牵引力来移动或稳定关节。牵引机制可能是动态,利用弹簧、活动的关节或松紧带;也可以是静态,使用固定带、螺丝扣,或重塑矫形器自身的基座。如果机制可以移动或具有弹性,此类矫形器称为动态矫形器;如果无法移动,此类矫形器称为静态矫形器。以下介绍可供选择的各种牵引力类型,并讨论其选择的合适用法。

动态牵引力

动态矫形器是通过连接到外伸支架配件的弹力，或通过弹簧圈的使用，达到关节制动的目的。每种力学机制都各有利弊，也无法适用于各种的状况。弹簧圈相对其他的弹性附加外伸支架配件，有不一样的制作技巧，因此适应证也各不相同。

弹簧圈最适用于辅助较弱的肌肉或代偿瘫痪的肌肉（图 30.24）。肌肉无力或瘫痪的康复对象常常需要长时间的穿戴矫形器，以及在工作或进行日常生活活动时穿戴矫形器。矫形器的弹簧圈结构建议选择低调、轻量，避免影响手部的功能。弹簧圈长时间使用力线仍能较好地维持于中线，需要较小的调整频率，适合长期穿戴康复对象的使用。

附有外伸支架配件的矫形器是康复对象术后矫形器制作的最佳选择（图 30.32）。这类矫形器可以频繁地调整达到维持正确的位置，并适应组织愈合和恢复过程中绷带厚度和肿胀的变化。术后，康复对象通常短时间使用矫形器，一般 4~6 周。这期间，康复对象通常无法使用患手完成正常的功能性活动，因此矫形器附加外伸支架的体积大和限制患手的功能已经显得不重要了，所以康复对象能独立穿脱矫形器显得更至关重要，因为康复对象需要每间隔一段时间就要脱下或交替使用其他矫形器。Alexei 的动态伸指矫形器的外伸支架附件（图 30.18）便属此例。他交替使用动态伸指矫形器和动态屈曲矫形器，并 3 周后，当伸指达到目标后便停止穿戴。

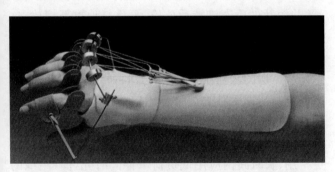

图 30.32　附有开槽滑轮的 Phoenix 外部支架矫形器，允许频繁地调整作用的角度（Courtesy North Coast Medical, Inc., Gilroy, CA.）

附加外伸支架的矫形器也常用于干预软组织挛缩。因此，一般康复早期，软组织挛缩较柔软，使用此类矫形器改善效果最明显[6]。此阶段，康复对象仍会频繁疼痛及发炎，无法接受支撑性或静态矫形器，但比较愿意接受附加外伸支架的矫形器提供的轻弹力。

静态牵引力

静态矫形器（static traction orthosis）的整体目的是提供牵引力，用以固定或限制活动。静态矫形器用于固定时，可以提供保护、休息或体位摆放。当用于限制时，可以提供活动的阻断、关节的调整或活动的限制。当静态矫形器用于活动时，会使用连续性静态或静态渐进方式的矫形器，减少挛缩及重塑瘢痕。

连续性静态牵引力

连续性静态矫形器（serial traction）通过每次重复调整关节活动度的最终位置，缓慢、渐进地增加关节活动度。例如，为了增加 PIP 关节的伸直活动度制作的圆柱形支具必须间隔一段时间后重塑（通常 1~3 天），反复摆放于关节活动度的最终位置（图 30.21）。

静态渐进式牵引力

静态渐进式矫形器（static progressive traction）需要建立可调式牵引力的机制。选择使用哪种机制，如螺丝扣、魔术贴或带扣（图 30.22 与图 30.25A），主要依据可获得性、治疗师的经验及康复对象管理机制的情况而定。一个遵循的原则，选择能够达到预期治疗目标最简单的配件。

连续性静态矫形器和静态渐进式矫形器各具其优点和缺点。连续性静态矫形器对于高肌张力，或认知受损并使用调整机制上存在困难的康复对象很有帮助。选择这类矫形器可以帮助治疗师有针对性的干预依从性不佳，或积极性过渡可能导致牵引力过大的康复对象，提供必要的控制管理。缺点是需要花费治疗师更多的时间，因为需要反复多次重塑；在矫形器提供持续牵引力的状态下，如果康复对象几天一直穿戴矫形器，反而可能丧失部分关节的活动度。

静态渐进式矫形器的优点，治疗师只需制作一个矫形器，肌张力正常及依从性好的康复对象会有更快速的进步，因为康复对象可以根据自己的频率及耐受性进行部分调整。静态渐进式矫形器的缺点，无法使用于肌张力异常或依从性差的康复对象。

力的应用意义

无论静态或是动态，所有矫形器都会在接触的结构上提供力和部分压力。通过对矫形器进行调整，使正常的手部避免部分压力的产生或能忍受较大范围的压力。有感觉或认知受损的康复对象会缺乏保护性反应，需要重新调整手部的位置来避开矫形器造成的压力。

压力会导致缺血（因为组织血液供应阻塞造成的局部缺血），当矫形器轮廓太尖锐、受力不一致，或是没有覆盖足够大的软组织区域时，压力都会增加。不适合的固定带或轮廓造成矫形器的移动或转动,导致矫形器原本设计无压力的区域反而出现压力。

力的提供总量

能安全地给予多少力?针对制动可以给予多少力?或应该给予多少力来限制关节的活动?力的提供量并不存在绝对的规则。治疗师必须提供足够的力以产生关节活动,但又不能造成局部缺血。力的大小会根据挛缩程度、需要限制的时间、康复对象年龄,以及限制的位置进行确定。这让治疗师在确定力的类型和强度提供更多的选择。

例如,动态矫形器的外部力通常是通过橡皮筋、松紧带或弹簧提供。没有完美的选项,所有需求都需要仔细地考虑和选择、频繁地调整,以及宣教康复对象要经常检查皮肤情况。橡皮筋和弹簧是根据厚度和长度决定力的提供总量。橡皮筋或弹簧的厚度确定可提供的力量,而长度(或弹簧圈的数量)会通过所能提供的力来决定关节的活动度。当使用橡皮筋或弹簧时,希望可以应用最佳的力(如长时间配戴所能忍受的最大值),并且不会出现局部缺血的现象。为实现此目标,应使用橡皮筋或弹簧的中段,而非末端范围,以免太松或太紧。弹性配件提供的力的有效测量标准,一般应该介于 100~300g 之间。

动态矫形器制作的技巧是应避免产生压力区域和剪切力,特别是牵引力作用于指间关节进行活动时。首先,近端的关节固定必须稳定。例如,使用外伸支架配件和指套活动 PIP 关节时,MP 关节必须牢牢地稳定,不能产生任何动作,避免矫形器造成手部或手指处出现压力点。特别要注意近节指骨周围矫形器的轮廓,要分散压力并避免造成手指背部剪切力的产生。在此案例中,需要软垫协助分散细、薄指套的压力(图30.33)。

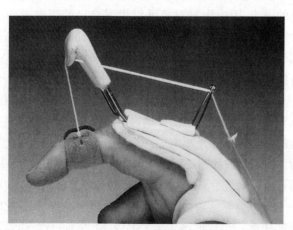

图 30.33 毛毡垫包覆分散近节指骨处的压力

牵引力的持续时间

回答"牵引力应该持续提供多久?"的问题,需要了解组织牵伸和软组织生长的理论知识。3 个关键概念能帮助了解这两者间的区别。第一个概念,所有的物质,包括人体软组织,对压力都会产生反应。如随着时间持续给予压力,随后放松,组织将无法恢复原有的形态,但会适应新的形态。皮肤上的这种牵伸现象是塑性形变造成的结果,并称为蠕变。蠕变造成皮肤的延长是"由于短胶原纤维在组织内滑动的结果,也有部分纤维可能在滑动时断裂"[9]。

第二个概念是软组织的弹性极限。想象拉一条橡皮筋。当橡皮筋被拉扯时,张力就会增加,直到达到弹性极限。如果超过弹性极限,橡皮筋就会断裂。从临床的角度来看,软组织延长的弹性极限终点是出现疼痛感觉和组织损伤的发生。牵伸超过软组织的弹性极限不但不会导致软组织永久的延长,还会导致不必要的撕裂和加重软组织的挛缩[9]。蠕变作用于活组织,作用于皮肤上的牵引力必须超过皮肤的弹性极限。这可能会导致细小纤维的撕裂,从而导致发炎和纤维蛋白质沉积引起的瘢痕。

第三个概念是软组织生长。真正的生长发生在"活细胞感觉到被拉紧,胶原纤维活跃且渐进地吸收,并且在无蠕变与发炎状态下重新制订结合模式"[9]。减少挛缩或拉长受限的软组织,这是矫形器制作希望达到的目的。

有两种方法可以应用牵伸来拉长软组织和减少挛缩。一种方法是将组织摆放在其弹性极限的最终位置,并短暂的静态维持后放松,再反复地重新摆放,这种方法称为应力松弛[8]。第二种方法是在组织的弹性范围内施加牵伸力量,长时间的保持,然后重新摆放。这两种方法的区别在于牵伸的时间和判断组织弹性极限的能力。第一种方法依赖于应力松弛的原理,软组织在较短的时间内达到弹性极限,并反复重新摆位,随着时间不断调整并保持新的弹性极限[8]。第二种方法更常用,长时间内应用低负荷牵伸同时允许软组织的生长。这两种方法都各有其优点,治疗师会根据实践情况和成熟的经验来选择适合的方法。

第四步:根据目的选择矫形器的设计

活动型矫形器以矫正瘢痕和减少挛缩

瘢痕组织是造成畸形或关节改变的主要因素之一。任何时候软组织损伤都会产生瘢痕,如开放性损伤或手术后,伤口的愈合会产生瘢痕组织。瘢痕可出现在皮下,皮肤表面,或者两者都有。如皮下瘢痕,通常会导致运动的减少,因为瘢痕组织就像胶水一样,会阻止软组织之间的滑动。瘢痕常会导致挛缩,当挛缩发生在关节处时,关节的活动度减少。为了恢复运动,瘢痕组织必须被重塑,必须被软化和拉长。如果挛缩是由短缩的软组织造成,而不是瘢痕,软组织也必须被拉长。不管瘢痕还是软组织的处理过程都是一样的。

在使用矫形器前,先使用深层热疗的仪器如蜡疗或湿热疗,可大大提高重塑瘢痕和减少挛缩的效果。软组织没有加热时,弹性会减弱,张力增加,而且很难被拉长。热疗的应用,使软组织更富有弹性及张力降低,更容易被拉长。

有许多方法用于制作矫形器重塑瘢痕和减少挛缩。三点式矫形器可用于屈曲挛缩(伸展的活动度减少),屈指圈用于 IP 关节伸直挛缩(屈指的活动度减少),和拇对掌矫形器对掌指关节伸展挛缩(掌指关节缺乏全范围的屈曲活动度)。附加外伸支架的动态矫形器可用来减少早期软组织的挛缩,特别当康复对象不能忍受静态矫形器时。静态渐进式矫形器或静态矫形器可连续使用。

缓解疼痛的制动和限制型矫形器

矫形器的众多用途中,最常用休息和支撑的方式来缓解疼痛。最常见的矫形器处方是缓解肌腱炎、扭伤或拉伤引起的疼痛。

询问几个问题有助于治疗师判断哪种矫形器最能满足康复对象的需要。首先,如果急性扭伤,在疼痛和肿胀消退之前,选择制动型矫形器。如果慢性疼痛,且某些特定的活动可诱发疼痛,半弹性的矫形器是最好的选择。半弹性限制型矫形器可通过限制活动度达到缓解疼痛为目的,但又不影响未受伤关节或组织的正常功能使用(图 30.34)。

第二个问题关注矫形器全天与间歇性穿戴的需要。当骨科急性外伤或软组织损伤,需要矫形器制动并保护预防进一步的损害。此时,康复对象的耐受性和依从性将在一定程度上决定材料的选择和矫形器的设计。治疗师还需要考虑组织的完整性,以及绷带和包扎等因素的影响。如果矫形器仅用于间歇性穿戴,设计选择上更多地取决于康复对象是否有能力穿脱矫形器及容易性,材料选择由康复对象的功能性需求决定。仅用于工作的间歇性矫形器,可以选择重量轻、透气佳的材料。用于体位摆放的间歇性矫形器,如运动期间维持功能性体位摆放的休息型矫形器,应该选择较硬的材料,透气性就不是必要考虑因素。

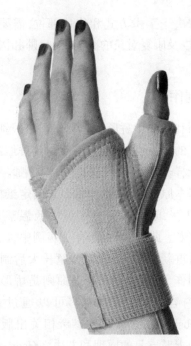

图 30.34　弹性拇指矫形器提供支撑,但允许部分范围的运动

决定矫形器设计的第三个重要问题是"哪些结构需要被固定或支撑,哪些需要保持活动?"当使用保护或缓解疼痛的矫形器时,必须注意仅仅固定所涉及的结构,不妨碍其他部位的运动。如果需要让腕关节处肌腱休息从而减少炎症,矫形器一定不能限制腕掌关节(CMC)或掌指关节(MP)的运动,只要这些结构没有症状。在日常活动中,完全性关节制动的矫形器通过把压力转移到关节的近端或远端来固定关节。因此,活动时,选择仅限制运动末端的半弹性型矫形器;而夜间,选择完全制动型矫形器。

体位摆放的制动型矫形器

作业治疗师(OTs)制作最常见的矫形器是休息姿势的矫形器(也称手部休息位矫形器或功能位矫形器)(译者注:国外一般手部功能位矫形器与休息位矫形器通用,国内则有区别),常用于维持手部的功能性体位摆放(图 30.20)。体位摆放型矫形器的目的是保持手部软组织处于中间位置,以维持最佳的活动性,并防止关节周围软组织结构的挛缩。有时,体位摆放型矫形器放置在关节活动的末端位置,以防止组织严重损伤后出现的挛缩,如烧伤。重点是准确判断出最具功能性效果的理想体位。

术后临时使用体位摆放型矫形器时,需要经常调整,以适应肿胀和包扎等因素的变化。矫形器的材料应选择具有良好记忆性,以保持反复塑型后材料的厚度和强度。背侧或掌侧矫形器和单表面或环绕型矫形器的选择取决于手术方式和伤口部位,需要方便康复对象穿脱,以及康复对象的感受、治疗师和医生的喜好及经验。

第五步:制作

单表面和环绕型矫形器的制作程序区别很大。但有一个共同的出发点:先绘画需要制作矫形器的纸样。建议先从纸样开始,特别是初学的治疗师。制作矫形器有一个基本原则:开始制作前要先确定纸样的正确,因为扔掉几张纸远比浪费一小块低温热塑型材料(LTT)便宜多。此外,纸样保存于病例中,以防矫形器丢失后容易重新再制作,或者儿童长大后制作加大版本。纸样制作、设计原则和舒适原则是矫形器制作知识的重要内容,这些知识内容可以通过访问网站(Evolve website)在线学习或参考相关出版物或参考书,如《手与上肢支具的原理和方法》(*Hand and Upper Extremity Splinting:Principles and Methods*)[13]。

单表面矫形器制作的技巧

单表面矫形器包裹了手臂和手部的腹侧面、背侧面、尺侧半或桡侧半。一般来说,单表面矫形器具有平缓的轮廓,并在合理范围内尽量增大包裹组织的面积以分散压力。制作单表面矫形器时,使用以下步骤作为指南。为了方便示范,下列使用腕背伸矫形器(cock-up)进行单表面和环绕型矫形器的描述和图示(图30.35A):

1. 除了手指,建议使用1/8英寸(3.2mm)厚的低温热塑型材料,使关节有足够稳定的支撑。单表面矫形器的轮廓较大,需要较厚的材料才能提供足够的支撑。

2. 使用锥子或蜡笔在未加热的低温热塑型材料上刻画出纸样的形状。多数材料的软化最适宜水温约是160℉(约71℃),加热1~2分钟内达到柔软状态。水温和材料软化时间的差异,取决于材料的特性和厚度,这些资料通常由材料的制造商提供。

3. 小心地把材料从加热水箱中取出,并平铺于桌面上进行裁剪。防止材料被拉长,避免材料在无支撑面上进行裁剪(图30.35B)。

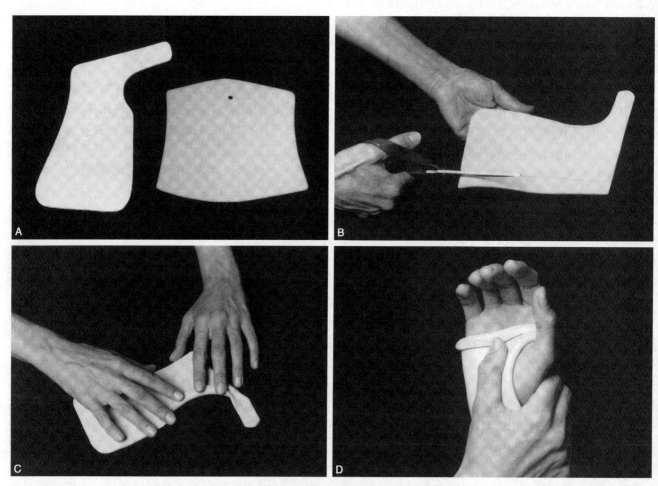

图30.35　A.左图为单表面腕背伸矫形器的模板相当精准,以便适当地贴合手形。右图为环绕型矫形器的模板无法完全贴合,但通过材料的拉伸和重叠,可以达到适当的尺寸;B.材料放于桌面用长剪刀进行修剪,防止拉伸;C.翻边和轻压材料,获得薄且平滑的边缘能更好地分散压力;D.始终轻柔地托住腕关节,以便更加贴合手形

4. 使用长剪刀的底部开始进行裁剪,最好连续完整地完成裁剪以避免出现锯齿状边缘。

5. 如塑型时材料冷却过快,需要重新加热。前臂和手部处于旋后体位,软化的材料利用重力的帮助完成最初的塑型。如果康复对象的配合性高,部分治疗师更喜欢使用肘关节支撑于桌面上,手部悬空的姿势进行塑型。检查修剪线是否在中线处。如果超出中线,需要在材料上标记修剪线。修剪需要在材料冷却前完成,并在需要翻边处预留间隙及平滑的修剪材料的边缘。翻边时需要将边缘牢牢地黏紧(图30.35C)。

6. 再次确认矫形器在前臂的位置。稳住腕关节和前臂,小心地进行前臂的旋前。当前臂旋前时,腕关节会有掌屈的倾向,所以需要一直保持腕关节处于背伸的姿势。任何时候都要确保腕关节处于所期望的体位(图30.35D)。如需要,可以通过旋转矫形器的前臂部分以确保修剪线在中线处。请参阅图30.36,以回顾前臂从旋后位到旋前位的改变时,前臂形状变化的重要性。

7. 保持需要固定的形状直到材料冷却变硬,但不需要等到完全冷却。脱下矫形器,加热并抹平粗糙的边缘,最后安装固定带。

8. 固定带对于维持矫形器的正确位置相当重要,能减少矫形器的剪应力,但也可能会增加局部的压力。矫形器可能需要几条固定带,建议使用宽的或交叉的方式来获得更好的固定。因为前臂是圆锥形,固定带如果直接跨过前臂固定时,而只有固定带近端表面与皮肤有效的接触(图30.36)。为了使前臂的固定带提供有效的固定且良好的压力分布,可以考虑固定在某个角度。

9. 单表面矫形器依靠固定带稳定于适当的位置,利用一个或多个3点压力原理,确保关节被牢固地固定(图30.25B)。为了确保固定带的效果,修剪线必须位于手臂和手部的中线处。假如修剪线太高,肢体在矫形器内的空间过深,固定带就会越过肢体,压在矫形器的边缘而失去固定的效果。确保前臂的矫形器穿戴到位,最有效的方式是将矫形器的压力直接放在前臂肌腹的软组织上。假如前臂的修剪线低于前臂的肌腹,矫形器将无法牢固地固定在肌腹上。

10. 指导康复对象按规定的时间表穿戴矫形器以及保养方式,避免局部缺血及剪切力,定期检查矫形器是否合适。

环绕型矫形器的制作技巧

1. 使用薄的或者多孔的或者有弹性的记忆材料。制作手部和前臂的环绕型矫形器使用薄的材料(1/16英寸、1/12英寸或3/32英寸)(1英寸=0.025 4米)就可以提供足够的强度了,因为强度是通过矫形器的曲度来提供的。对于所要覆盖的面积较大时,建议使用多孔的1/8英寸厚的材料。环绕型矫形器的制作材料表面应有涂层,避免加热时不需要的永久粘合,及冷却后材料间容易被拉开。

2. 在材料上画出纸样模板。因为环绕型矫形器的材料通常会通过拉伸的方式来贴合手臂,所以纸样不需要像单表面矫形器那么精准。但需要清楚材料的容许拉伸程度,及成品矫形器的边缘是否需要重叠或边缘紧贴边缘,才能裁剪出合适的材料(图30.37)。

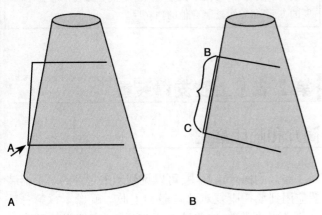

图30.36　前臂是圆锥形,从腕关节到肘关节逐渐变宽A.固定带笔直地横跨较宽的前臂近端,仅在A点接触皮肤而无法稳定矫形器;B.固定带的位置带有角度,在BC线段上都能够提供压力以稳定矫形器

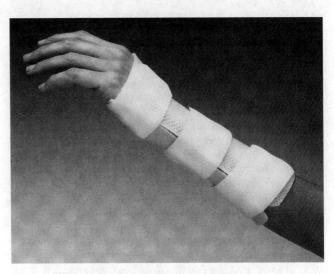

图30.37　环绕型矫形器边缘紧贴边缘的修剪

3. 将材料包裹于需要制作矫形器的肢体。有两种技巧常被用于制作环绕型矫形器。第一种技巧是拉开

材料包裹肢体后，将两片材料的剩余部分紧贴皮肤进行捏合，形成一条接缝线，轻轻地拉开接缝处但保持材料的形状。当材料冷却后，打开接缝处，取下矫形器再进行修剪。第二种技巧是将材料的两端重叠形成一个封口（图30.38）。为了避免封口粘合在一起（这可能会发生粘合，因为材料拉伸后涂层会变薄），需要等到材料轻微冷却后再进行重叠操作。

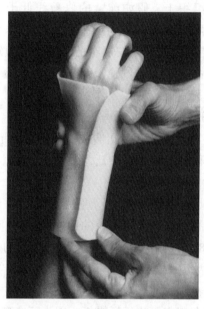

图30.38　弹性材料制作的重叠式环绕型矫形器，方便穿脱

　　4. 平滑的边缘很重要。环绕型矫形器的设计优点在于使用多个3点压力原理，固定带仅用于将矫形器牢固地闭合。

半弹性矫形器和预制型矫形器的制作与适配

　　用于半弹性矫形器制作的材料包括橡胶、棉布、弹力带以及热塑性材料。制作橡胶类矫形器时，通常会用一种特殊的胶水粘合边缘，所以橡胶类矫形器的纸样一定要精准地贴合肢体。制作棉布及其他编织材料类矫形器时，需要缝纫、熟练的绘画纸样技巧以及额外增加缝褶能确保矫形器良好的服帖性。也可以使用非常薄的热塑性材料制作半弹性矫形器，容许穿戴矫形器后关节还可部分活动。

　　许多商业的预制型矫形器会使用编织类材料制作而成，因为这些材料的尺寸可调范围大且不需要个性定制。即使预制型矫形器，依然强烈建议治疗师按照康复对象的状况进行调整，确保足够的服帖并且坚持适当的穿戴时间。记住，治疗师有责任花时间提高技能，以确保即使是预制型矫形器也能像定制型一样适合康复对象使用。

案例研究

Alexei，第二部分

　　使用作业治疗的参考框架，对Alexei的评估由作业活动分析开始，了解他的需求及优先顺序和治疗目标。Alexei的治疗目标包含了可以完成自身医疗需求，以及日常生活活动完全独立，然后回到自己的独立公寓生活。Alexei的作业表现分析显示，他在拿取胰岛素注射器和血糖测试仪这类小物件，以及抓握日常的餐具或牙刷、拉裤子拉链、从钱包里拿钱等日常生活活动中表现出功能障碍。Alexei的表现技巧问题，包含动作协调性差和使用物体困难。个人因素的问题，右利手ROM受限和无法成功完成需要的活动。在评估时发现，支持Alexei个人（或内在）的有利因素，包括聪明智慧、迷人又自信的沟通风格、学习运动养生与使用复杂矫形器的能力、成功管理糖尿病等相关健康问题的经验、重返公寓独立生活的强烈欲望，以及饲养宠物的精神需求。外在背景因素，包含生理和社交因素，同时支持或妨碍Alexei达到治疗目标。积极因素包含：居住在一个服务全面的高级住宅区，护理人员可以协助他回归独立生活，管理员乐意稍微调整社区的规则，以帮助Alexei回归社区独立生活。消极因素包含：缺乏足够的交通工具外出接受治疗，及住宅区严格的程序规则要求居民必须待在限制最少的生活区的设定。

　　假如OT的介入仅有日常治疗的疗程而没有动态矫形器，Alexei会发生怎样的变化？治疗中所获得的ROM扩大可能无法维持。在Alexei能力有限的基础上增加动态矫形器的介入计划，使治疗目标得以实现，再加上本身具备的能力或住宅区里护理人员的协助，让他可以完成许多康复训练内容。

　　团队介入的重要性？及初次评估中找出首要问题的重要性？最终能否获得满意的结果，取决于以下因素：①有强烈动机的康复对象、OT和护理人员三者之间形成合作性关系，大家共同的努力和关注都是为了让Alexei能够独立完成医疗管理活动这项目标；②社区管理员同意稍微调整社区的规则一个月，直到Alexei能达到完全独立这项目标。没有一个明确的目标，将会浪费大量的治疗时间在康复对象并不重要的方面，最终可能剥夺他的独立性。

第2节　上肢支撑装置

简介和临床推论

　　当今的医疗市场中，可以见到越来越多的矫形器装置应用到承托康复对象较弱的上肢。就像本章第一部分所描述的那样，这些装置用来保护，支持身体正常结构；预防或减少畸形的发生。其主要作用是让康复对象活动其微弱的上肢，并参与一些有意义的作业活动。

　　商业上，矫形器装置可以从简单到复杂，也可从临时性到永久性的使用。矫形器装置可应用于家庭和医疗环境,适应于维持体位、进行治疗、完成作业活动,以及结合其他目的的使用。静态矫形器装置为较弱的上肢提供支撑,并起到预防或减轻疼痛,保持关节活动度的目的。动态矫形器装置(dynamic orthoses)常被用于减轻疼痛,增加力量或关节活动度,促进康复对象参与各项有意义的作业活动,或其他潜在有益的活动。动态上肢支撑装置(dynamic arm supports)通过承托上肢的重量来减少重力对活动的影响,从而最大限度发挥上肢的力量和功能。

作业治疗师的挑战是如何整合每一位康复对象的活动情况并经过全面的评估,从而确定最适合其上肢减重的方式。然而,很少有数据比较不同矫形器装置对上肢的减重疗效,用来帮助作业治疗师作出最佳的选择[4]。Garber 和 Gregorio[15]研究了这些装置并将上肢装置应用于瘫痪康复对象。尽管这些学者并没有提供确切说明上肢移动支撑装置的信息,但其中阐述到"在装置中保留的部分往往是较昂贵的矫形器,比如交互式矫形器和滚珠轴承喂食器"[15]。

对于如何选择最佳的上肢支撑装置。治疗师首先需要考虑损伤的性质、具体情况以及它可能的进展。康复对象是否会变得越来越好? 病情是否稳定? 除了功能的减少之外,是否还是一种退行性病变? 这个上肢的支撑装置是短期使用的,长期使用还是永久性的使用来弥补上肢功能的减退或者增加参与作业活动。

第一步,需要先确定介入上肢支撑装置的目的? 为了提供舒适的体位摆放还是减轻疼痛? 帮助参与日常生活活动提供支撑? 提供一个或多个任务的有效控制? 训练和作业活动的双重需求? 只是暂时的支撑,随康复对象的功能状况变化而需要进行相应的修改。

一旦最基本的目的确定后,需要进一步考虑外伤和疾病本身的情况。对于创伤性外伤,最首要考虑疼痛的管理以及预防并发症的发生。静态矫形器装置提供肢体支撑和稳定的作用,但是当上肢存在微弱的活动时将限制其活动。动态矫形器装置可以改善较弱的上肢功能并更好地发挥残余肌肉的力量以及增强主动活动的能力,但其对于疼痛的影响需要进行仔细的评估。

与康复对象接受治疗一样,费用和资金来源是影响上肢支撑装置处方开具以及使用的重要因素。简单的临床装置可用于住院康复对象的康复治疗中,但不适用于长期使用。如果康复对象无法获得最佳的上肢支撑装置,应该考虑使用价格较便宜或者自制最佳的上肢支撑装置。

上肢支撑装置是否需要使用以及安装于何处,需要进行相应的评估。康复对象离床后是否需要经常使用轮椅,居家环境或社区环境是否需要完成独立移动,还是任一环境安装上肢支撑装置即可。

使用上肢支撑装置前,对康复对象进行具体评估是非常有必要,如肌力、关节活动度、运动控制、肌张力以及感觉。治疗师必须明确康复对象是否拥有较好的运动控制能力和足够的肌肉力量来使用动态上肢支撑装置,不但需要足够大的操作空间,还需要充足的安装面,以及康复对象参与训练的动机,才能确保上肢支撑装置发挥最佳的效益。

治疗师需要认真考虑康复对象的身体状况,从而给康复对象选择静态或动态的上肢支撑装置,以最大限度促进其训练以及功能的需求。

案例研究

Matt,第一部分

Matt,男性,39 岁,结婚 8 年,有一个 7 岁的女儿。他任职于一家律师事务所,有 20 位同事。出车祸时,他已经工作了 10 年。车祸导致脊髓损伤,诊断为 C_4 A 型(美国脊髓损伤协会 AISA 分型)。他在急性期临床医院已经住了 3 周了,目前正准备转入他家附近的康复机构住院。作业治疗师在评估中,使用加拿大作业活动量表(the Canadian Occupational Performance Measure, COPM),要求 Matt 写下自己回家后最想参与的几项活动。对 Matt 来说最重要的作业活动便是重返工作岗位,这样他便可以支撑家庭的财政并参与社区的活动。这就意味着,Matt 必须能够写字,使用电话和电脑,并且在工作的时候可以完成一些简单的日常生活活动(如进食、减压、膀胱管理和独立转移等)。当然 Matt 认为与女儿相处同样重要,包括与女儿玩耍以及参与女儿的学校活动。除此之外,Matt 还想与妻子参加社交活动,比如外出吃晚餐。在急性期的康复单元中,Matt 不能参加以上提到的任何活动。

评估结果显示,Matt 的双侧肩关节前屈、外展以及外旋的关节活动度有 15°~25°的受限,其他的上肢关节活动度未见异常。肌张力未见异常。其双侧上肢肌力水平如下:前侧、中部以及后侧三角肌肌力为 2 级水平(2/5),肱二头肌和肱桡肌肌力为 2 级水平(2/5),旋后肌肌力为 2-级水平(2-/5),肱三头肌以及所有的手内在肌和腕关节周围肌肉肌力为 0 级水平(0/5)。Matt 的感觉测试为浅感觉和痛觉测试,双侧 C_4 及以上水平感觉正常,C_5 水平感觉减退,C_6 及以下感觉消失。本体感觉测试显示,肩关节正常,肘关节受损,腕关节以及各个手指本体感觉缺失。

思辨问题

1. 通过初期评估我们可以考虑,是否可提供一些装置供 Matt 使用,来帮助他回归法律工作,这项最重要的作业活动? 是什么样的装置呢?

2. 什么样装置以及计划可以帮助 Matt 与其女儿完成居家活动,并可以加强其上肢力量呢?

3. 你将提供给 Matt 什么样的介入训练,来帮助其重返律师事务所工作? 同事们担忧他是否能够再次胜任律师工作。

静态上肢支撑装置

最佳的早期静态体位摆放可以尽快恢复上肢的功能。静态上肢支撑装置(static arm supports)最常用于支撑上肢,让上肢保持在一个舒适、受保护的姿势,从而减轻疼痛以及预防脱位。有时候静态支撑装置也可以用来牵伸肩关节和肘关节以保持或者增加关节的活动度。

枕头或者垫子是优先被考虑用于上肢提供静态支撑的资源。当康复对象卧床时,上肢趋向于屈曲靠于自己的身体上(肩关节内收、内旋位)来休息。因此,为了有效预防关节活动度的减小,应保持每天部分时间将康复对象上肢置于外展外旋位(图 30.39)。

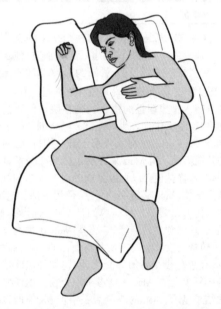

图 30.39 使用枕头的摆放完成静态上肢支撑(Courtesy of Department of Occupational Therapy；Rancho Los Amigos National Rehabilitation Center，Downey，CA.)

静态上肢支撑装置首次安装于病床、椅子或轮椅上,需要经过考虑分析,因为上肢长时间下垂会导致疼痛增加或者肩关节半脱位[7]。首要考虑减轻康复对象的疼痛以及防止并发症的出现,因为这些情况可能会导致将来功能状况的降低。轮椅上的姿势可以借助餐桌板和扶手来完成(图 30.40)。半边餐桌板适用于需要单边支撑的康复对象,如卒中后遗症的康复对象。整张餐桌板适用于双侧上肢受损康复对象使用,如脊髓损伤的康复对象尤其是四肢瘫康复对象或者吉兰-巴雷综合征的康复对象[5]。静态的姿势支撑装置给上肢提供了支撑和稳定的作用,但是当上肢力量微弱时,并没有起到增强其活动能力的目的。动态上肢支撑装

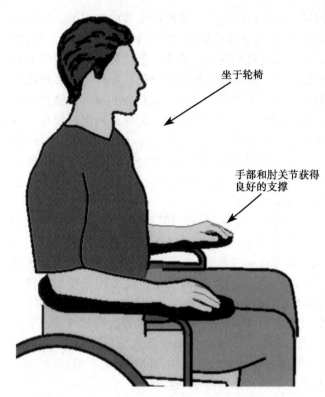

坐于轮椅

手部和肘关节获得良好的支撑

图 30.40 轮椅上正确的静态上肢姿势体位(Courtesy of Department of Occupational Therapy；Rancho Los Amigos National Rehabilitation Center，Downey，CA.)

置可以为康复对象提供功能以及治疗性活动的需求。

动态上肢支持装置

动态上肢支撑装置(dynamic arm supports)是一种承托上肢重量的装置,它可以减小重力对较弱上肢活动的影响。尽管上肢肌力较弱,借助这个装置,可以让康复对象进行锻炼以及参与日常生活的活动。虽然这些装置的外形各异,复杂程度不同,花费也不同,但是它们有一个共同的目的就是支撑上肢并尽可能多地使其活动。机器人装置(电脑化动态上肢支撑装置)已经越来越多地引进治疗师的诊所进一步增强治疗效果。因为这一领域的不断发展与完善使得新名词出现,导致动态上肢支撑装置相关的术语有前后不一致的情况[32]。同时,导致这一现象出现的原因还与机械制造师、治疗师和康复对象的使用术语不同有关。这是采购者以及治疗师的职责,因为他们自学装置性能来完成治疗。不同装置的视频讲解在解决这种信息沟通不畅方面起到了较好的修正作用。有一些公司企图将这些现存装置进行分类,Van der Heide, Gelderblom, de Witte 这几家公司尝试将现有的支撑力量较弱上肢的装置进行分类整理[32]。在文章中将动态上肢支撑装置

分为三大类别：①非活动装置，不提供外在动力；②半动力装置，通过橡皮筋、弹簧或砝码来辅助较弱上肢的运动；③全动力活动装置，通过电能给装置动力，比如机械上肢[32]。本章主要讲述最常用的上肢支撑装置，这些装置在美国都可以购买到。

上臂悬吊装置

上臂悬吊装置（suspension arm devices）是一个安装于床框架上或者安装于轮椅上的装置，装置置于康复对象头部上方，用于支撑上肢。这些装置的价格相对合理，调节也很方便，帮助上肢肌力较弱或运动控制能力较差的康复对象提供了许多治疗性活动的可能性。这些装置可以较好地支撑肩关节、肘关节和前臂，并且允许近端肢体较弱肌肉的活动，预防失用性萎缩，维持关节活动度以及减轻疼痛。因为重力的影响限制上肢的运动，这些装置可以支撑肢体近端允许肢体远端的活动，从而让康复对象完成部分的作业活动。只需要简单的上肢支撑装置使用训练，康复对象就可以早期使用较弱的上肢，参与康复训练，同时可以有选择性地完成部分作业活动，减少其负面情绪并提高自信心。基于力学原理，上臂悬吊装置主要更多的用途是维持体位以及训练使用。上肢的摆动通过连接在悬吊杆的吊带或弹簧的摆动完成，以致康复对象在活动中很难进行细微地调整[24]。

悬吊带

JAECO 悬吊带（suspension arm slings）（图 30.41）是一款单吊臂装置安装于吊杆或床架上。一个容易调节的平衡杆，同时两边支撑着两个皮革吊索。这两个吊索可单独支撑腕关节和肘关节。可调节的悬吊架基座与轮椅相连并起到支撑吊杆的作用。

上肢悬吊装置

JAECO 上肢悬吊装置（suspension arm supports）（图 30.42）有一个前臂支撑结构，这结构是一个可调节的支点而不是两个吊索，这更加方便康复对象进行肘关节的屈伸运动。这个悬吊装置通过吊杆或者床架固定，可以允许康复对象进行一些简单的桌面运动、进食及洗漱的作业活动。

上肢悬吊装置的调节

上肢悬吊装置可容易完成调节。装置的整体高度可通过吊杆以及轮椅基座进行调节。悬吊装置的吊杆越高，手臂运动形成的圆弧越平坦，作业活动的表现也会越好。吊杆支撑上肢的皮带可以被用于各种不同的工作或特定的活动中。皮带的位置与平衡杆平行，肘

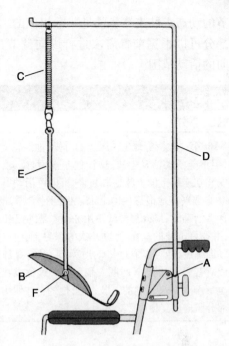

图 30.41　悬吊带。A.可调式悬吊式支架；B.前臂支撑架；C.弹簧；D.悬吊杆；E.悬吊棒；F.摇臂（偏移环转）（Adapted with permission from Department of Occupational and Recreational Therapy；Rancho Los Amigos National Rehabilitation Center，Downey，CA.）

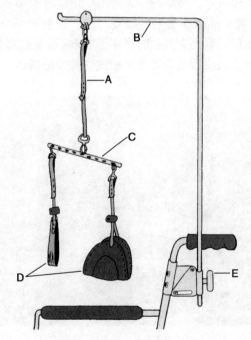

图 30.42　上肢悬吊装置。A.带子；B.悬吊杆；C.水平杆（可调式水平杆）；D.腕关节和肘关节的皮革悬吊带；E.可调式的悬吊支架（Adapted with permission from Department of Occupational and Recreational Therapy；Rancho Los Amigos National Rehabilitation Center，Downey，CA.）

关节摆于稍屈曲位，如果存在水肿建议将手部高于肘关节以促进肿胀消退。装置中应用的前臂支撑装置与

后面章节的动态上肢支撑装置是非常相似的。支撑杆的前臂部分可以根据前臂需求进行纵向调节,来增加垂直方向的活动范围。

案例研究

Matt,第二部分

> 当 Matt 第一次清醒地坐在床上的时候,他能感受到肌肉的收缩,但不能主动活动上肢,这让他非常困扰。当他把上肢放于安装在床架上的上肢悬吊装置时,即可活动其上肢功能。Matt 非常兴奋地锻炼他的上肢。询问他希望通过这装置完成什么活动时,Matt 想尝试使用 iPad。帮助把 iPad 放在桌子上,并摆好上肢的位置,经过几次的练习,他便可以使用 iPad 了。训练后,他可以通过移动肘关节、手指背部以及大拇指完成听音乐、上网以及与朋友们聊天。这种成功的体验让 Matt 意识到可以使用他的上肢,尽管他的上肢肌力较弱并且还有部分肌肉已经瘫痪。

上肢移动支撑装置

上肢移动支撑装置(mobile arm support,MAS)是一种被动或主动的机械驱动装置,通过低摩擦力的关节相连,起到支撑肩关节和肘关节的作用,并允许其活动(图 30.43)。MAS 被用于肩关节和肘关节肌力较弱,导致手部活动受限的康复对象。这装置最早发明于 1950 年,它还有其他的名字,如滚珠轴承进食器、滚珠轴承上肢支撑装置以及平衡式前臂矫形器。

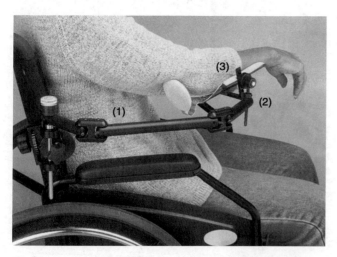

图 30.43　安装轮椅上的 JAECO/Rancho 多连杆上肢支撑架。(1)多连杆上臂;(2)前臂支撑的偏移环转轴;(3)前臂支撑装置(Courtesy North Coast Medical, Inc, Gilroy, CA.)

上肢移动支撑装置可以应用于各种原因导致的上肢肌力减弱的康复对象,提高其上肢功能活动,如颈部脊髓损伤、肌肉萎缩症、吉兰-巴雷综合征、肌萎缩侧索

硬化症、小儿麻痹症、多肌炎[16,17,34]。当然 MAS 还可用于关节炎康复对象,减轻活动导致肩关节和肘关节的疼痛以及其他原因导致的疼痛状况。也可以用于运动控制障碍的康复对象,如共济失调不能随意控制肢体进行任意方向的活动,通过干预可以较好地完成部分作业活动。根据不同装置的功能组合,还有些装置用来抑制不必要的运动以帮助康复对象更好地完成作业活动。

上肢移动支撑装置的作用原理

MAS 对较弱上肢的作用主要有三种代偿方法:①让肩关节和肘关节有更多的活动;②让上肢在活动时,手部处于不同的位置;③让上肢肌力较弱的康复对象做更多的活动。MAS 可以用来完成各项作业活动(如完成桌面上的部分任务,吃饭、个人卫生及洗漱等部分 ADL 活动)或部分功能锻炼活动(提高关节活动度、力量以及耐力等)。这些使用可能是暂时性地也可能是永久性地[4,6,34]。MAS 的使用有三个力学原则:①这个装置可以使用重力辅助较弱肌肉来完成动作;②通过支撑上肢重量来减轻上肢肌肉的负荷;③通过滚珠轴承关节来减少上肢关节的摩擦力,从而增加运动能力。

使用标准[33,34]

需要满足一些条件才建议康复对象使用 MAS。很多标准都适用于辅助较弱上肢完成活动,起初都是 MAS 的适应证。这些包含以下的情况:

目标、作业表现、康复对象的动机

康复对象应该有一个目标或者需要执行的特定作业活动或完成特定的手臂动作,因为肩、肘关节周围肌力较弱无法完成有意义的活动。为使 MAS 发挥最大的作用,康复对象必须有强烈的动机使用这装置并熟练地掌握该装置[4]。Atkins 和他的同事们调查了从事脊髓损伤的治疗师们,了解到应用 MAS 最常执行的作业活动是锻炼、吃饭、翻书、驱动电动轮椅、刷牙、敲键盘[4]。

充足的运动控制能力

康复对象必须通过选择性地控制残存肌肉的肌力才可以很好地驱动 MAS。对于部分康复对象不能很好地控制其运动功能就不适用 MAS 的使用,如脑瘫、卒中或创伤性脑部损伤的康复对象。

足够的力量

有潜力使用 MAS 减重装置的康复对象,必须满足上肢放于减重装置时有足够的力量驱动 MAS。产生运动的肌肉力量主要来自肩关节和肘关节部位,也来自颈部、躯干以及肩胛带。单纯的颈部和躯干肌肉肌

力是很难驱动 MAS 完成各项日常生活的活动,但结合其他肌肉可以加强作业活动的表现。当肩胛骨、肩关节以及肘关节周围肌群肌肉在肌力大于 2/5 级别(较弱肌力)时,才能成功使用 MAS。

足够的被动关节活动度

康复对象拥有足够的被动关节活动度(passive range of motion,PROM)才可以使用 MAS,如肩关节前屈和外展、内旋和外旋,肘关节屈伸,前臂旋前。使用 MAS 最理想的被动关节活动度为肩关节前屈和外展 0°~90°,肩关节外旋 0°~30°,正常角度的肩关节内旋以及肘关节屈曲,前臂旋转 0°~80°。当髋关节被动关节活动度 0°~90°时,可以允许康复对象有一个良好的坐姿,并为较弱的上肢提供最佳的支撑。

稳定的躯干姿势

拥有一个理想的端正坐姿状态,但刚开始的时候康复对象很难维持这坐姿。当康复对象坐位处于后倾位(5°~20°)时可以使用 MAS 维持坐姿,但也存在比较大的困难。除了上肢力量较弱的康复对象外,MAS 还可以适用于躯干力量较弱的康复对象,如完全性脊髓损伤康复对象。对于躯干力量过弱的康复对象来说还需要对躯干的侧边进行支撑,帮助康复对象更好的使用 MAS。

缓解疼痛的干预

进行详细的疼痛评估,可以帮助治疗师评估康复对象是否可以应用 MAS,如疼痛程度、触发因素。使用 MAS 装置减少重力对上肢的影响,允许上肢的自由活动,可能会缓解慢性的疼痛。然而,过度的活动也可能会带来负面的影响。MAS 允许康复对象上肢的活动,致使康复对象过度重复地运动较弱的上肢以至疼痛的增加。作业治疗师为康复对象初次介绍和应用 MAS 时,需要严格监控康复对象的疼痛程度。

较好的认知功能

使用这装置,需要对装置有一定的认知能力,例如:家庭中,装置如何使用以及基本的调整等。当康复对象存在认知功能损伤时,需要对其一位家庭成员或照顾者进行培训,以达到辅助装置的安装及调整。

案例研究

Matt,第三部分

Matt 满足了使用 MAS 装置的所有标准。部分日常生活的活动是通过穿戴 MAS 来实现。运动控制能力、力量、关节活动度、稳定的躯干支撑等因素都可以满足 Matt 使用 MAS。他的上肢只有较轻微的疼痛,认知功能未受到损伤、充足的动机重返律师岗位,同时还有一位支持和鼓励他的妻子。

上肢移动支撑装置及功能:JAECO/Rancho 多连杆上肢支撑装置

自 1950 年以来,美国使用最多的 MAS 类型便是 JAECO,由 JAECO 矫形器公司生产制造。1955 年,康复工程计划在 Rancho Los Amigos 国家医疗中心得到国家残疾协会和康复研究所的一系列资助,进行设计、研发和检验新的 MAS 装置[22]。最终,合力研发出 JAECO/Rancho 多连杆上肢支撑装置(multilink mobile arm support),对最初的 MAS 装置进行改良设计,并且成功解决了 MAS 长期使用者和治疗师关注的问题。目前,市场上很容易就可以购买到 MAS 装置,但几乎很少有预定传统的 JAECO 类型[12]。因此,我们本节主要关注 JAECO/Rancho 多连杆上肢支撑装置的组成部分、功能和调整方案(图 30.43 和图 30.44)。JAECO/Rancho 多连杆上肢支撑装置较旧款装置的调整功能更加方便,并且附有组装和调整的详细说明书。MAS 装置的所有配件都可以安装在轮椅或桌子的表面,并可以进行左右侧互换的调整。多连接杆的底座(图 30.44B)是被安装在轮椅或牢固的椅子上,起到连接椅子和 MAS 装置的作用。多连接杆的上肢部分(图 30.44A[3])是用邻近的轴承(图 30.44A[2])连接在底座上(图 30.44A[1])以减小运动时产生的摩擦力。可调节的前臂支撑配件连接在多连杆上肢装置的末端,用于偏移转轴的调节(图 30.44C)。使用者的上肢被放在 MAS 的前臂支撑配件上。

对治疗师而言,了解 MAS 装置每个组成部分的调节是非常重要的。只有这样才能够调节装置以满足每一位 MAS 使用者的需求,达到使用者的目标以及提升他的能力(肌肉力量等)。

个别零件的调整[20]

连接杆的底座。底座由两个可调节的滚轮组成,这轮子可以倾斜 MAS 从而辅助使用者移动到他或她较弱的肌力方向(图 30.44B)。使用者必须有足够的力量来完成 MAS 辅助上肢的运动。通过一些调整可以帮助使用者达到最佳的使用状态:①前进和往返运动;②从一边到另一边的运动。一旦 MAS 功能范围达到最大时,滚轮就被固定在相应位置。

前臂支撑配件和偏移转轴。通过调整安装在前臂支撑底部(图 30.44C[2])的偏移转轴可以达到最佳的垂直方向运动(手到嘴)。通过腕关节的帮助移动一侧的摇杆来完成上升运动,通过肘关节来完成下降的运动。有了以上的调整方案之后,MAS 的使用者还需要有足够的力量来对抗辅助运动。上面提到的每一个基本的调节都是使用者的上肢在 MAS 装置中得到支持时进行。

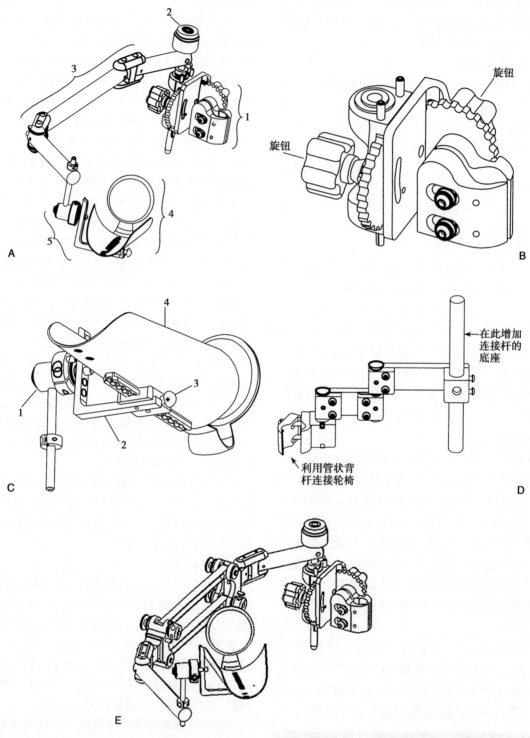

图30.44　A.JAECO/Rancho 多连路活动式上肢支撑架。(1) MAS 支架;(2) 附有水平测试仪的近端轴;(3) 多连路组件;(4) 附有肘关节刻度盘的前臂支撑架;(5) 含可调式滑座的偏移环转;B.JAECO/Rancho 多连路活动式上肢支撑架支架。无需使用工具的二旋钮控制调整器;C.可调式滑座的 JAECO/Rancho 多连路活动式上肢支撑架偏移环转。(1) 偏移环转;(2) 可调式滑座;(3) 弹簧拉开式把手用来调整前臂支撑架的位置;(4) MAS 多连接支架在此连接;利用管状背杆连接轮椅;D.JAECO 支架连接器 MR-10,可利用管状背杆,将 JAECO/Rancho 支架连接于轮椅;E.JAECO/Rancho 多连路手臂高度加固(Courtesy JAECO Orthopedic,Inc,Hot Springs,Ark.)

多连杆手臂。治疗师需要在两种多连杆手臂中进行选择。标准的多连杆手臂（图 30.44A[3]）提供了水平方向的运动，但是通过肘关节屈伸完成的垂直方向的运动则受到限制。提供上升辅助的多连杆手臂（图30.44）与标准的多连杆手臂方式一致，但增加了肩关节的运动。根据 2014 年的数据显示，这一款提供上升辅助的多连杆手臂是最常使用的多连杆手臂（M. Conry，personal communication）[11]。通过抬高上臂高度的方式，对于三角肌力量在 2 级/5 和 3 级/5 水平之间是非常有用的。这种多连接杆的手臂装置增加了运动的自由度，同时也起到较好功能性活动的作用（图30.45）。刚开始进行上臂抬升活动（肩前屈和肩外展运动），通过橡皮筋将上臂与装置的中部相连接来帮助使用者将肱骨外展和前屈达到一定水平。多连杆上肢装置可以根据使用者的需求进行向上和向下的调节，以将其固定在需求的位置。但是，必须要求使用者拥有足够的肌力达到自行回到休息的体位。也因为这原因，并不是所有使用者只要满足三角肌的肌力在 2 级/5和 3 级/5 水平之间就可以较好地应用 MAS 装置。

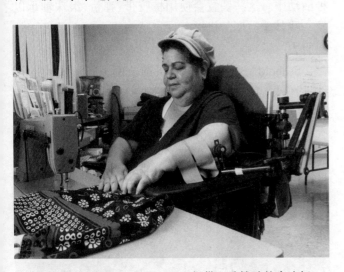

图 30.45　使用 JAECO/Rancho 提供上升辅助的多连杆上肢装置作缝纫活动

移动上臂支撑的配件。在轮椅上安装上肢支撑装置是非常有挑战性的，因为轮椅靠背的形式各异，同时还有一些其他配件也需要安装在同一区域，如侧边躯干支撑配件。为了保证上肢支撑装置安装在最佳位置以确保功能的最大化发挥，JAECO 品牌发明了一种针对不同状况的安装定位方法（图 30.44D）。不同的安装方法适用于不同类型的状况，如管状靠背支持的轮椅，座椅靠背特定模型的轮椅，以及键控的靠背系统。在下订单购买此装置之前，治疗师必须详细了解康复对象轮椅的状况。

上臂高度调整器。上臂高度调整器的使用方便，

其可以根据不同的作业活动以及不同的作业平面进行快速调整其高度。

其他类型的上肢支撑装置。市面上也有一些其他种类的上肢支持装置可供选择，外观设计上各种各样，它可提供部分康复对象的功能有时优于 JAECO/Rancho 多连杆上肢支撑装置。威尔明顿外骨骼机器人允许上肢的悬吊（wilmington robotic exoskeleton，WREX）（图 30.46A），安装于肩关节的上方，可以让康复对象

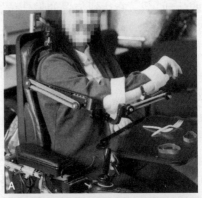

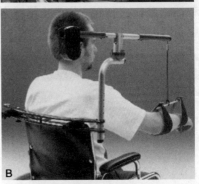

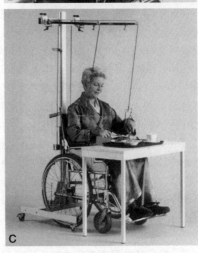

图 30.46　A.威尔明顿外骨骼机器人（WREX）；B.安装在轮椅上的上肢移动手臂装置；C. 瑞典独立手臂在设计上和传统的三角肌辅助装置比较相似（A，From Rahman T，Basante J，Alexander M：Robotics，assistive technology，and Occupational therapy management to improve upper limb function in pediatric neuromuscular diseases，Phys Med Rehabil Clin N Am 23：701-717，2012.B and C，Courtesy Performance Health，Warrenville，IL.）

的肩关节更灵活地进行非线性运动[30]。上肢移动手臂装置（图 30.46B）是一款更简单的安装在轮椅上进行上肢支撑的装置。瑞典独立手臂（图 30.46C）将在本章后面阐述，通过砝码抵消上肢的重力，让肩关节周围较弱的肌群更好地完成垂直方向的运动。但是，它不如 JAECO/Rancho 多连杆上肢支撑装置好调节。

训练

训练内容包含康复对象所有感兴趣的活动以及生活所必需的活动[6,34]。在达到装置的最佳位置之前，每一项作业活动都需要对其进行调整。如果在训练的时候，肌力以及关节活动度得到改善，需要进一步对装置进行调整。穿戴 MAS 时，有时候还需要使用腕手矫形器或者特殊的辅助设备[6,34]。在配戴 MAS 进行轮椅驱动时，康复对象需要在不同环境下进行锻炼来保证可以成功越过斜坡以及崎岖地面。由于 MAS 会依赖重力来完成辅助较弱的肌肉，因此斜坡地势将会给肌力特别弱的康复对象带来很大的挑战。持续跟进以及相应的评估和训练是有必要的，尤其儿童或者身体状况有变化的康复对象。

案例研究

Matt，第四部分

经过 2 周的康复锻炼，Matt 能够在轮椅上坐 5 小时/天。因此，治疗师给他配了电动轮椅，可以通过下巴操纵轮椅的运动并让轮椅倾斜以完成减压活动。但是他仍然不能参与任何回归工作的重要作业活动。

治疗师在 Matt 的轮椅上安装了 JAECO/Rancho 多连杆上肢支撑装置，同时轮椅上放置一个小桌子。Matt 借助上肢支撑装置以及腕手矫形器，可以较容易地使用 iPad，并越来越多的参与活动。他的妻子将他的笔记本电脑拿到医院，这样 Matt 就可以给妻子、同事和朋友们发邮件了。对于手-口相碰的技巧性活动相比于桌面上的活动是比较复杂的，因此，当 Matt 的手抬得越来越高时可以慢慢加入相关的活动。一旦 Matt 的手可以触碰嘴巴时，便可以尝试介入进食训练。经过训练，Matt 可以通过配戴腕手矫形器使用普通的勺子或者叉子完成进食。当 Matt 的女儿来看望他时，作业治疗师设计了一个作业环节，以鼓励 Matt 通过使用 MAS 与女儿玩卡牌游戏。通过与女儿玩游戏，增强了 Matt 作为一名父亲的角色。

Matt 的另一目标是使用手部完成对轮椅的控制。因为他不喜欢通过下颌操作轮椅的感觉，同时，他觉得在社交活动中使用下颌控制轮椅让他难为情。因此，他开始练习通过使用手部完成轮椅的操作，经过训练他做到了。Matt 可以使用 iPad、翻书、操作电脑、简单的进食作业以及操作电动轮椅等。

独立动态上肢支撑装置

独立动态上肢支撑装置（freestanding dynamic arm supports）不需要装在轮椅上，因此允许治疗师较早就可以进行康复介入。这些装置在大型的康复结构中是非常常见的，安装起来比轮椅上的 MAS 方便快捷，可以最大化地介入康复对象的康复时间。当康复对象可以最低程度地完成轮椅耐受性之后，应尽早安装这装置，便可以让容易疲劳或者容易产生疼痛的康复对象尽早进行自我照顾的活动以及桌面上的作业活动和功能锻炼。

由于不是所有类型的上肢减重装置都较容易获得，因此，治疗师应该熟悉目前所在诊所设备的使用方法，并了解其潜在的功能。为了达到最理想的治疗效果，治疗师必须详细了解设备的使用方法与治疗目标有机的结合。

动态的装置有很多复杂的类型并且调整方便，都可以起到支撑上肢的作用，并允许康复对象参与到各种活动中。这些装置会使用橡胶带、弹簧、滚珠轴承以及一些其他类型的机械元件来减小重力对上肢近端较弱肌力的影响。

SeaboMAS 装置有一个可调节的平行四边形的设计，为使用者提供不同程度的协助（图 30.47）。这装置是以弹簧为基础的，它允许多方向的活动。这装置有一定的帮助范围，允许治疗师给活动分等级、跟踪和记录活动的进程。可以通过调节高度，让康复对象进行坐位或者站立位训练。

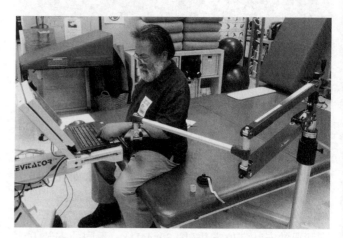

图 30.47 落地式的 SeaboMAS 装置允许快速的调节/设置上肢支撑

JAECO/Rancho 多连杆上肢支撑装置可以被安装于一个放在轮椅旁边的落地支架上。落地支架轻便，可以手提并且高度可以调节(图30.48)。这就允许使用者不管坐在轮椅还是在安装台上,都可以在坐位下进行活动。

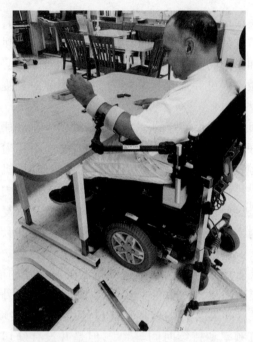

图 30.48　在诊所安装站立式的 JAECO/Rancho 多连杆上肢支撑装置可以快速调节

瑞典独立手臂(和一款叫做三角肌辅助的装置非常相似)利用重力来辅助上肢完成向上的运动。通过增加或减少重量,更好地辅助上肢完成活动。这装置可以让使用者坐在床上或者椅子上时使用。治疗师可以通过限制部分运动,让康复对象通过使用较弱的肌力完成自我照顾的活动和桌面的活动。

还有一些其他品牌的装置,例如 Armeo Spring,它加入了电脑元素增加了与使用者的互动,给使用者一些有价值的反馈并追踪记录其表现(图30.49)。在机械臂里的电传感器通过与电脑相连接,让使用者集中在一个明确的目标上,而治疗师则可以跟踪和监控活动的进程,并选择最适合的治疗方案。

供可行走人士的动态上肢支撑装置

对于能移动但上肢肌力较弱的康复对象,他们不能触碰躯干和头部,也不能参与桌面的活动,更不能碰到高于腕关节高度的物品。当一侧上肢受伤时,他会很自然地使用另一侧上肢。但是,当双侧的肩关节力量都较弱时,虽然手部还有功能性的力量,但手臂无力抬高,使手部接触或提起物件无法完成。当康复对象的双侧上肢肌力都较弱时,就需要借助使用安装桌面

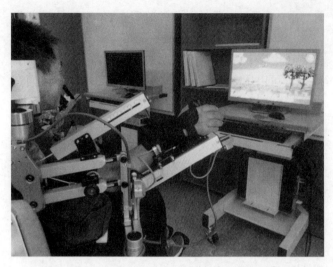

图 30.49　Hocoma 的 Armeo Spring 上肢支撑装置

的上臂支持装置对手部进行合理的体位摆放。JAECO/Rancho 多连杆上肢支撑装置可以被安装在一个特别的桌面上,并允许康复对象坐在桌子旁参与活动。一款类似于 SaeboMAS 装置的小型机械装置,轻便,可以手提并安装在桌面上的装置(图30.50)。就像独立式的 Seabo 装置,有可调的平行四边形的弹性调整方案,并对多种运动方案提供等级式的辅助方案。

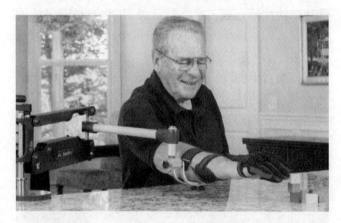

图 30.50　安装在桌面上的小型 SeaboMAS 装置

当安装桌面上肢动态支撑装置时,使用者需要选择一个合适的体位来完成不同体位的活动。如果经常在一个地方进行某项活动(如工作),就可以考虑在桌子上或者活动中心位置安装一个动态的上肢支撑装置。但是,康复对象如何使用严重受损的上肢在洗漱池旁刷牙,使用 ATM 取款机或者在超市拿麦片仍然是个问题。

有些仪器可以在站立位或者行走时使用,但是很少有人使用。动态上肢支撑装置通过定制的身体矫形器装在躯干上,但很笨重。这种装置最先是为学生设

计,用于学习。一款比较好的装置,威尔明顿外骨骼机器人(Wilmington robotic exoskeleton, WREX),主要被安装在轮椅上,但也可以安装在康复对象的身上使用。WREX 可以用在年仅 6 岁的小孩身上,并允许他们在坐位、站立位或者行走时进行活动[31]。1990 年以来,Tariq Rahman 博士和他的团队在 Alfred I. DuPont 儿童医院已经对 WREX 装置进行改良,使得孩子们使用它可以完成吃饭、玩耍和学习等活动。这装置比较大且显眼,因此,使用前需要平衡它的优势和劣势,再考虑是否使用[31]。

随着新材料和新技术的发展,将会有更好的装置被开发出来用于可行走人士想参与的活动并且手上肢肌力较弱的康复对象身上。

机器人辅助治疗

机器人辅助治疗装置(robot-assisted therapy),包括多样复杂及价格昂贵的设备(图 30.51)。这些装置提供了自动化,以目标为导向,重复运动并且可以根据需求调节助力和阻力[29]。机器人辅助治疗允许系统匹配并调整治疗参数,给予使用者反馈信息并引导使用者达到目标[26,29]。除此之外,它还可以提供运动剂量并协助治疗师完成治疗项目分级,并监控和记录活动进程。人们对成年人的机器人辅助治疗的兴趣起源于1990 年,当时有新的证据表明神经可塑性原理不只表现在儿童身上,在成年人中同样适用。研究表明,死记硬背和重复的练习创伤后不久的上肢,可以增加大脑的活跃程度并提高脑功能。在最初的神经损伤中,例

如脑损伤和不完全性的脊髓损伤,以步态训练为主。最初机器人辅助治疗在卒中后遗症使用,证据表明对早期脑血管意外进行干预管理,减少上肢的运动功能损害。

关注机器人辅助治疗并非让它取代治疗师,而是增加传统的治疗并且帮助治疗师给康复对象提供比以往更加密集的治疗。机器人辅助治疗融合了神经肌肉电刺激来促进和强化运动能力,并给康复对象提供较好的反馈。

机器人辅助治疗的一个周期需要治疗师和康复对象较好的配合,一起完成共同目标,比如上臂沿着特定轨迹触碰到某一个目标。当上肢肌力较弱时,机器装置提供足够的助力帮助完成各项活动。当肌肉力量较大时,机器装置可以提供较大的阻力以提高康复对象的肌肉力量。像之前提到的运动控制能力的问题,如共济失调给治疗师和康复对象带来持续的挑战。有些机器装置可以经过调整来达到抑制外来运动的能力,给康复对象更多的功能性活动。对于脑血管意外康复对象关于机器装置的使用情况已经做了明确说明,例如训练频率和持续时间等[10,26];但是并没有确切的证据指导治疗师对于某个康复对象使用个体化的治疗方案[10,26]。随着卒中后遗症康复对象使用机器出现的积极效果,关于机器人辅助治疗的更多研究体现在创伤性脑损伤、脊髓损伤[12]、小儿脑瘫[21]的康复对象上。

越来越多的公司在发展和经营销售机器人辅助治疗装置。这些装置都比较昂贵(80 000~200 000 美元)一般被用在大型的康复医院和研究机构中。由于治疗有实时反馈,机器人辅助治疗装置有两个明显的优势,一是训练过程中不断反馈康复对象训练的情况;二是提供高强度密集的、以任务为导向且有趣的活动,让康复对象不会感到无聊。

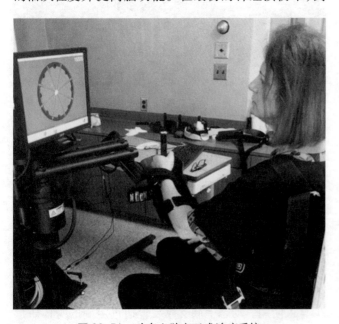

图 30.51 动态上肢交互式治疗系统

案例研究

Matt,第五部分

Matt 的作业治疗师在他的康复治疗计划中,1 周给他用机器人辅助治疗装置做几次治疗。目的是帮助 Matt 增强对肩关节和肘关节的控制并增强肌肉的力量。机器人经常被调节来适应 Matt 的功能情况,使得当其肌肉力量和耐力有增加时仍然对其有挑战。开始的时候他进行主动辅助训练,先完成预定路径中的一部分活动,随后通过机器的辅助完成全范围的活动。之后,Matt 可以完成全范围的活动,最后治疗师改变机器的参数给其在活动时增加少许阻力。使用机器人辅助治疗装置完成治疗时,Matt 的治疗动机被大大激发了;当他完成一天的治疗目标时,他喜欢机器给他的视觉和听觉的反馈;与机器人的互动给了 Matt 足够的挑战。

价格

对于家庭使用最佳的设备最好是能同时起到增强上肢薄弱肌肉的力量以及可较好的完成作业活动。成本花费同样需要被考虑。治疗师需要考虑康复对象配置的辅助设备是否可以通过保险进行报销，如果第一次失败了，治疗师需要重新为康复对象努力争取保险。当康复对象的保险未涵盖上肢支持装置以及其他类型的装置时，治疗师还需要考虑其他类型装置的资金支持，例如：社会募集资金形式以及依靠非营利组织给予帮助等。另外一个替代购置昂贵装置的方法，便是用便宜的自制装置。自制装置尽管没有设计良好矫形器装置所有的功能，但也可以满足康复对象的使用需求。也可以对家人进行指导，让家人自己制作桌面上的滑板作为家庭训练项目，对上肢功能进行锻炼同时准备做些日常生活的活动。

案例研究

Matt，第六部分

Matt 第一次在床上使用上肢悬吊装置，借助合适的设备可成功操作 iPad。只要他在电动轮椅上可保持坐位平衡时，就给予安装上肢移动支撑装置。通过增加辅助设备、充足的适应性训练，可帮助 Matt 参与到渴望的作业活动中，如进食、梳洗/修饰活动、使用电脑，以及家庭环境和办公环境的控制，包括开关灯、使用电子设备。Matt 的女儿来探望时，他会使用上肢移动支撑装置进行休闲娱乐活动。机器人辅助治疗方式常用来加强较弱肌肉的力量，并且提供肌力和耐力进步的准确反馈。出院随访，Matt 被转介到辅助技术服务中心，并给予制订相应的方案；同时，作业治疗师进行家居环境和工作环境的实地探访，评估其工作所需要的能力。除了住院期间配置的辅助器具外，Matt 被建议配备一张可调节的桌子，有利于他独立的使用手机、电脑以及处理文件。Matt 通过电话公司可获得免费申请家庭和工作环境中所需辅助器具的流程。这次探访和辅助器具的实施，让 Matt 出院后 2 个月便回归了他的律师岗位。

总结

推荐上肢肌力减弱的康复对象使用上肢支撑装置非常有意义。静态上肢支持装置给较弱肌肉提供了支撑，预防肩关节半脱位，并且可以对上肢进行疼痛管理。动态上肢支撑装置允许康复对象使用较弱的上肢参与到有意义的作业活动中去，同时还可以增加其肌力。悬吊的上肢支撑装置价格适当且容易调整，但不适合损伤严重的康复对象进行单独配件的调整。上肢移动支撑装置可以根据康复对象的需求调整装置来达到支撑上肢的作用，并减少重力对较弱上肢的影响。根据康复对象的诊断和预后，MAS 的使用可以是临时性或者永久性。康复对象必须要有功能需求以及较强的动机来使用 MAS 设备。作业治疗师的职责便是通过仔细评估以及了解保险最低限度标准来为康复对象选择最合适的上肢支撑装置。康复对象对 MAS 的担心包括轮椅的需求加大以及残疾的加重[14,25]。

经过充足的锻炼，对于参与过日常生活活动的康复对象更能够从使用装置中获益。在治疗诊所中，常用安装快速且便于早期介入的独立式的上肢支撑装置。有越来越多的证据表明，机器人辅助治疗是传统治疗的有利辅助工具。但是这些装置一般都比较昂贵，并不是每位治疗师和康复对象都可以接受。

复习题

1. 描述在矫形器制作中，作业治疗师的角色？
2. 什么是腕关节肌腱固定术，它怎么进行功能化的应用？
3. 描述前臂旋转的轴心，并讨论其如何影响矫形器的装配？
4. 说出支配手部的三条主要神经，并描述感觉神经支配的区域分布。
5. 为什么指尖抓握被当作动态而不是静态的模式？
6. 哪一种抓握模式，不包括拇指的活动？
7. 请简述摩擦力，扭矩和压力的定义？
8. 剪切力如何产生？如何避免？
9. 为什么转化力会使矫形器的有效性降到最低？
10. 描述静态矫形器和动态矫形器的区别？
11. 如果制作手部矫形器，放在手部的背侧和掌侧有何不同？
12. 低温热塑板材的悬垂性是如何影响矫形器的制作？
13. 制作小指的矫形器，选择什么材料？为什么？
14. 制作肘关节和下肢的矫形器，选择什么材料？为什么？
15. 固定带对单表面矫形器有什么重要作用？
16. 为什么早期最佳的静态固定姿势这么重要？

17. 动态上肢支撑装置最主要目的是什么？

18. 上肢悬吊支撑装置可以被安装在哪里？

19. MAS 的优势是什么？

20. 上肢移动支撑装置的作用原理？

21. 成功使用 MAS 的标准是什么？

22. 使用 MAS 可以完成哪些作业活动？

23. JAECO/Rancho MAS 的组成部分包括哪些？

24. 独立动态上肢支撑装置有什么优势和劣势？

25. 为什么动态的上肢支撑装置可以应用于可行走人士？优势和劣势？

26. 机器人辅助装置的优势和弊端？

27. 对于不愿意使用 MAS 的康复对象，治疗师可以采用什么策略来鼓励其使用？

（黎景波　史东东　译，董安琴　校，
徐艳文　黄锦文　审）

参考文献

1. American Society of Hand Therapists: *Splint classification system*, Chicago, 1992, American Society of Hand Therapists.
2. American Occupational Therapy Association: Occupational therapy practice framework: domain and process (3rd ed), *Am J Occup Ther* 68(Suppl 1):S1–S51, 2014.
3. Anderson KN, Anderson LE, Glanze WD, editors: *Mosby's medical, nursing, and allied health dictionary*, ed 4, St. Louis, 1994, Mosby.
4. Atkins MS, et al: Mobile arm supports: evidence-based benefits and criteria for use, *J Spinal Cord Med* 31:388–393, 2008.
5. Atkins M: Spinal cord injury. In Trombly C, Vining Radomsky M, editors: *Occupational therapy for physical dysfunction*, ed 7, Philadelphia, 2014, Lippincott Williams & Wilkins.
6. Baumgarten JM: Upper extremity adaptations for the person with quadriplegia. In Adkins H, editor: *Spinal cord injury clinics in physical therapy*, New York, 1985, Churchill Livingstone.
7. Bender L, McKenna K: Hemiplegic shoulder pain: defining the problem and its management, *Disabil Rehabil* 23:698–705, 2001.
8. Bonutti PM, et al: Static progressive stretch to reestablish elbow range of motion, *Clin Orthop Relat Res* Jun:128–134, 1994.
9. Brand PW, Hollister A: *Clinical mechanics of the hand*, ed 3, St. Louis, 1999, Mosby.
10. Cheng HJ, Colditz J: Dynamic splinting of the stiff hand. In Hunter J, et al, editors: *Rehabilitation of the hand: surgery and therapy*, ed 3, St. Louis, 1990, Mosby.
11. Conry M: Personal communication, May 2015.
12. Dobkin BH: Motor rehabilitation after stroke, traumatic brain, and spinal cord injury: common denominators within recent clinical trials, *Curr Opin Neurol* 22:563–569, 2009.
13. Fess EE, et al: *Hand and upper extremity splinting: principles and methods*, ed 3, St. Louis, 2005, Mosby.
14. Flatt AE: *Care of the arthritic hand*, St. Louis, 1983, Mosby.
15. Garber S, Gregorio T: Upper extremity assistive devices: assessment of use by spinal cord-injured patients with quadriplegia, *Am J Occup Ther* 44:126–131, 1990.
16. Haworth R, Dunscombe S, Nichols PJR: Mobile arm supports: an evaluation, *Rheumatol Rehabil* 17:240, 1978.
17. Herder JL, et al: Principle and design of a mobile arm support for people with muscular weakness, *J Rehabil Res Dev* 43:591–604, 2006.
18. Hollister A, Giurintano D: How joints move. In Brand PW, Hollister A, editors: *Clinical mechanics of the hand*, ed 3, St. Louis, 1999, Mosby.
19. Jacobs ML, Austin NM: *Splinting the hand and upper extremity: principles and process*, Baltimore, 2003, Lippincott Williams & Wilkins.
20. JAECO Orthopedic, Inc.: *Set-up instructions for MultiLink Mobile Arm Support*, Hot Springs, AR, 2008, JAECO.
21. Krebs H, et al: Robot-assisted task-specific training in cerebral palsy, *Dev Med Child Neurol* 51(Suppl 4):140–145, 2009.
22. Landsberger S, et al: Mobile arm supports: history, application, and work in progress, *Top Spinal Cord Inj Rehabil* 11:74–94, 2005.
23. Lohman H, Coppard B: *Introduction to splinting: a clinical reasoning and problem-solving approach*, ed 3, St. Louis, 2008, Mosby.
24. Long C: Upper limb bracing. In Licht S, editor: *Orthotics etcetera*, Baltimore, 1966, Waverly Press.
25. Reference deleted in proofs.
26. Masiero S, Armani M, Rosati G: Upper-limb robot-assisted therapy in rehabilitation of acute stroke clients: focused review and results of new randomized controlled trial, *J Rehabil Res Dev* 48:355–366, 2011.
27. McCollough N, Sarrafian S: Biomechanical analysis system. In *Atlas of orthotics, biomechanical principles and application*, St. Louis, 1975, Mosby.
28. Reference deleted in proofs.
29. Norouzi-Gheidari N, Archmbault PS, Fung J: Effects of robot-assisted therapy on stroke rehabilitation in upper limbs: systematic review and meta-analysis of the literature, *J Rehabil Res Dev* 49:479–496, 2012.
30. Rahman T, et al: Passive exoskeletons for assisting limb movement, *J Rehabil Res Dev* 43:583–590, 2006.
31. Strickland JW: Anatomy and kinesiology of the hand. In Fess EE, et al, editors: *Hand and upper extremity splinting: principles and methods*, ed 3, St. Louis, 2005, Mosby.
32. van der Heide LA, Gelderblom GJ, de Witte LP: Dynamic arm supports: overview and categorization of dynamic arm supports for people with decreased arm function, *Prosthet Orthot Int* 38:287–302, 2014.
33. Wilson DJ, McKenzie MW, Barber LM: *Spinal cord injury: a treatment guide for occupational therapists*, rev ed, Thorofare, NJ, 1984, Slack.
34. Yasuda YL, Bowman K, Hsu JD: Mobile arm supports: criteria for successful use in muscle disease clients, *Arch Phys Med Rehabil* 67:253, 1986.

关于第二节的感谢

We would like to thank Y. Lynn Yasuda, MA, OTR/L, FAOTA, and the staff and clients at Rancho Los Amigos National Rehabilitation Center, who have taught us so much. We would also like to thank Mark Conry and his family for their commitment to improving the JAECO MAS throughout the years and, by so doing, improving the lives of many individuals. Lastly, we would like to thank Lydia Cabico and Kim Hasday, MA, OTR/L, for their valuable assistance.

第 31 章

传统的感觉运动治疗方法[*]

Winifred Schultz-Krohn, Julie Mclaughlin-Gray

学习目标

通过本章的学习,学生或从业人员能够做到以下几点:

1. 描述与运动控制相关的四个信息传递过程。
2. 定义动机冲动,并说出这个功能在大脑中的位置。
3. 追踪中枢和周围神经系统中信息的传递,从而产生有目的的运动。
4. 定义感觉运动系统,在大脑中的位置以及在运动过程中的作用。
5. 把组成运动中枢神经系统的成分按高中低三个层次列出结构。
6. 说出四种传统的感觉运动治疗方法及提出相关理论的学者。
7. 说出两种构成感觉运动治疗方法基础的运动控制模型。
8. 简要描述这四种传统的感觉运动治疗方法,对比他们的共同点和不同。
9. 理解并应用本体感觉神经肌肉促进技术(PNF)作为一种准备方法,以促进康复对象参与到所需的日常活动中。
10. 定义 PNF 以及这种方法如何促进日常工作中执行的适应性反应。
11. 理解 PNF 的原则,以及如何应用它们来提高康复对象的表现。
12. 描述感觉输入对运动学习的影响。
13. 使用 PNF 评估方法来确定康复对象参与其日常活动的限制因素。
14. 识别日常生活技能中识别上下肢的对角线模式。
15. 说出 PNF 理论的创始人。
16. 讨论作业治疗中神经发育疗法(NDT)的历史背景和应用现状。
17. 识别 NDT 的理论基础以及目前的评估和干预原则。
18. 识别与 NDT 干预和治疗技术相关的治疗策略。
19. 将 NDT 技术纳入以作业治疗和康复对象为中心的评估和干预方法中。
20. 讨论循证实践与 NDT 之间的关系,并讨论支持在作业治疗中使用 NDT 的证据类型。

章节大纲

---

* 作者衷心感谢 Judy M. Jourdan 和 Sara A. Pope-Davis 对本书所做的贡献。

关键术语

挤压(approximation)

不对称模式(asymmetric patterns)

双侧模式(bilateral patterns)

协同收缩(co-contraction)

联合反应(combined movements)

意动(conation)

收缩放松(contract-relax)

对角线模式(diagonal patterns)

普遍性(generalizability)

保持放松(hold-relax)

抑制技术(inhibitory techniques)

下运动神经元(lower motor neurons)

手法接触(manual contacts)

粗大运动模式(mass movement patterns)

最大阻力(maximal resistance)

动机性冲动(motivational urge)

运动程序(motor program)

运动策略(movement strategy)

部分任务练习(part-task practice)

本体感觉神经肌肉促进(proprioceptive neuromuscular facilitation)

本体感受刺激(proprioceptive stimulation)

交互抑制(reciprocal inhibition)

交互模式(reciprocal patterns)

反射和分层模型(reflex and hierarchical models)

重复收缩(repeated contractions)

节律性启动(rhythmic initiation)

节律性旋转(rhythmic rotation)

节律性稳定(rhythmic stabilization)

感觉运动系统(sensorimotor system)

感觉刺激(sensory stimulation)

慢反转(slow reversal)

缓慢反转-保持-放松(slow reversal-hold-relax)

稳定反转(stabilizing reversals)

逐步程序(stepwise procedures)

牵伸(stretch)

对称性模式(symmetric patterns)

牵引(traction)

单侧模式(unilateral patterns)

上运动神经元(upper motor neurons)

口令(verbal commands)

口语传达(verbal mediation)

整体任务练习(whole-task practice)

概述[*]

案例研究

Carlos

Carlos,男,59 岁,建筑工头,3 天前发生右脑血管意外,目前生活大部分依赖。能说话,能认出他的妻子和两个成年的孩子,无法完成自我护理活动。左侧上肢和手没有功能性的运动控制,感觉明显减退。左侧肢体表现为去皮质强直,上肢屈肌模式,下肢伸肌模式。可以部分完成右侧翻身坐起,但在家里他习惯左侧卧睡觉。可以扶四脚杖站立,不能安全地从床边走到浴室。

根据 Carlos 现有的功能,作业治疗师基于最佳证据设计和实施治疗计划。针对中枢神经系统损伤的康复对象,作业治疗通常利用功能性运动作为促进作业表现独立性的手段[16]。为了达到这个目标,治疗师可以选择各种各样的干预方法。本章回顾了传统的感觉运动治疗方法,并对每一种方法作了简要的描述。

思辨问题

1. 传统的干预方法如何改善 Carlos 的作业表现?
2. 在使用传统干预方法时,应该考虑哪些潜在的困难?
3. 传统感觉运动治疗方法的选择和实施需要哪些中枢神经系统的知识?

作业表现通常需要精确的随意运动,由神经系统控制和监控。神经系统中的各种结构协同作用,有选择性地激活特定的肌肉来启动、执行和完成所需的任务或活动。如果动作的表现不佳,影响任务完成,会反馈给神经系统,调整指令,以实现动作的准确性。对作业治疗师来说,神经系统复杂工作的知识特别重要,因为他们致力于改善神经系统疾病的康复对象的运动表现[3]。下面几节将简要概述与运动控制相关的信息传递。

中枢神经系统运动控制

位于脊髓前角的运动神经元激活产生所有的运动[84],直接支配骨骼肌。节段性的脊髓回路和运动皮层及脑干的上运动神经元下行调节脊髓或下运动神经元的活动[52,54]。另外,基底神经节和小脑以及相关通路,也与运动控制密切相关。这些结构的病变与运动障碍的特征有关。

[*] Winifred Schultz-Krohn

运动的产生并不以上运动神经元(upper motor neurons)或下运动神经元(lower motor neurons)开始或结束。许多中枢神经系统结构有助于激活肌肉的信号产生。虽然许多关于运动控制的研究仍然是未知的,动物和人类的研究表明,四个一般的过程与运动控制所需的信息传递有关。信息传递的四个一般过程是动机、构思、设计和执行[10,18]。图 31.1 显示了信息传递的主要方向和连接各种运动中心的示意图。

运动的动机或情感成分是边缘系统(limbic system)的功能[10,77],与边缘系统相关的动机冲动或行动的冲动被大脑皮质联合区域转化为想法。这种知识和情感行为的联系也被称为"意动"(motivational urge)[39]。意动代表了行为有意图的、深思熟虑的和目标导向的方面,并且与个体运动表现的原因有关。额叶、顶叶、颞叶和枕叶的关联区域与构思或运动的目标以及最能达到目标的程序设计或运动策略(计划)有关。运动策略的编程还涉及前脑区、基底神经节和小脑。运动程序是肌肉激活的过程或时空顺序,这是平稳、准确的运动功能所需要的。以运动皮层、小脑和脊髓所代表的执行水平,与激活脊与脊髓运动神经元和间神经元的激活有关,这些神经元产生目标导向的运动和必要的姿势调整。

要想了解导致有目地性运动的信息传递,可以参考右侧脑血管意外后伴左侧偏瘫的 Carlos 的病例。当他口渴时,在桌子上伸手去拿一杯水(图 31.2)。大脑边缘系统与中脑和脑干相连,控制饥饿和干渴等重要功能,他已经表明了对水的需求[37]。这种对饮用水的需求已经被传递到大脑皮质的关联区域,这些区域还接收到视觉、听觉、躯体感觉和本体觉的信息,这些信息准确描述了身体在空间中的位置,以及水相对于身体的位置[41]。在运动开始之前,需要这些感觉信息。在空间中形成策略和运动计划即将上臂和手从当前位置移动到杯子的位置,并将杯子移动到嘴边。运动程序是由基底神经节、侧小脑和前运动皮层的皮层联合共同产生的。一旦选择了策略,运动皮层就会被激活。反过来,运动皮层将动作计划传达给脑干和脊髓。颈脊髓神经元的激活会产生一种协调和精确的肩部、肘部、手腕和手指的运动。脑干和小脑的输入确保轴向肌肉组织作出必要的姿势调整。运动期间的感觉信息是必要的,以确保正在进行的运动顺利进行,并改善随后的类似运动。由于运动区域极度依赖于外感受器和本体感受器的反馈,而控制运动的大脑结构通常被称为感觉运动系统。Carlos 能够用右手拿起一杯水,但

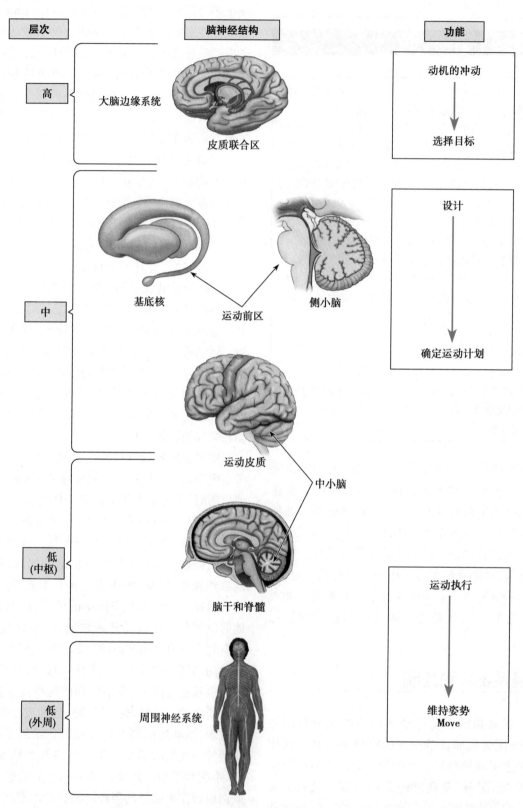

图 31.1 运动控制中涉及的神经结构的分层结构。左列显示了分层的水平而右列是指在运动表现过程中脑神经结构的主要功能(改编自*Cheney PD:Role of cerebral cortex in voluntary movements:a review,Phys Ther* 65:624,1985.)

却破坏了姿势控制。当他坐在桌旁被支撑时,他能够完成这项任务,但是当他右手持手杖站立时,他不能用他的左臂和手去拿起一杯水。由此产生的来自右侧脑血管意外的运动问题进一步削弱了他执行一项双手任务的能力,比如把液体倒进玻璃杯里,即使他有必要的动机冲动或运动意图。

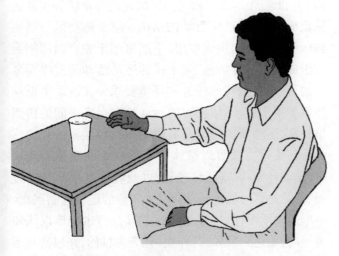

图 31.2 康复对象伸手抓握一杯水

考虑到信息是如何通过神经系统组织的动机-构思-设计-执行方案,很明显,对随意运动的控制几乎涉及所有的新大脑皮质。随意运动依赖于对身体在空间中的位置的了解,身体想要在这个外空间的位置,必须克服的内部和外部负荷,以及制订一项执行该运动的策略或计划。一旦制订了策略或计划,就必须将其保存在记忆中,直到执行为止,这时适当的指令被发送到脊髓运动神经元上。接下来研究运动控制的感觉运动区域的主要功能方面[10,46,77]。

感觉运动皮质

感觉运动皮层(the sensorimotor cortex)是感觉输入和运动输出的主要整合中心。它是由位于中央沟前部和后部的皮质区域组成(图 31.3)。位于额叶的三个主要运动区是初级运动区(the primary motor area)、辅助运动区(the supplementary motor area)和运动前区(the premotor area)。位于顶叶的两个主要感觉区域是初级躯体感觉皮质和后顶叶皮层。感觉运动皮层(初级运动皮层,初级躯体感觉皮层,后顶叶皮质,辅助运动区和前运动皮层)的每一个区域都以一种提供对侧身体部分的形态表示的方式排列[46,70]。每一个区域都要负责运动产生的某些方面的功能。在之前的一个例子中,伸手去拿一杯水,Carlos 对他的身体及其与周围空间的关系有一种心理意向,他把通过躯体感觉、本体和视觉输入的信息整合到后顶叶皮质

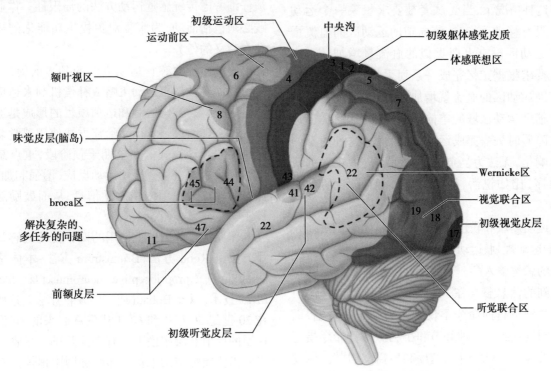

图 31.3 新大脑皮质的区域密切参与随意运动的计划和指令。第 4 区和第 6 区构成运动皮层(红色:运动皮层;蓝色:感觉皮层;浅蓝色和浅红色:联合皮质)(来自 Naish J,Syndercombe D,editors:Medical sciences,ed 2,Edinburgh,2015,Saunders.)

中。在该区域有损伤的康复对象表现出身体形象的损伤及其与外空间的关系,在极端情况下,忽视了对侧身体的部分。

后顶叶皮层整合和翻译感觉信息,以便随后的运动被适当地定向到外部空间。它与大脑额叶的关联区域广泛地联系在一起,这些区域被认为参与决定运动策略的结果,例如将手臂向前移动,将手抓握杯子,并将玻璃杯移到嘴边。在与玻璃杯接触之前,手指开始弯曲,因此,玻璃杯的大小和形状必须在抓取前得到确认。前额皮质区和后顶叶皮层投射到运动前区,这被认为与运动开始前的身体的定向有关。在运动的躯体感觉引导过程中,后顶叶皮层对运动前区的输入是很重要的[18]。运动前区或后顶叶皮质的损伤已表明形成了不恰当的运动策略[43]。运动计划被认为是辅助运动区的功能。在动物研究中,这个区域的细胞的电生理学记录显示,在可观察到的任何一种情况下,细胞通常比可观察到的手部活动早一秒钟提高放电速率[89]。同样的发现也在人体研究中得到证实,使用成像技术来研究大脑皮质激活的模式。

使用正电子发射型计算机断层显像(positron emission tomography,PET)的成像研究可以监测局部血流量的变化,因为局部脑血流的增加与神经活动的增加有关。在这种情况下,当受试者被要求想象一个运动而实际并没有移动手指时,流向辅助运动区的血流增加而在主运动区没有出现类似的血流量增加[73]。当受试者被要求根据记忆完成一系列手指动作时,运动前流向辅助运动区的血流就增加了,但在运动过程中却没有。辅助运动区域的单侧病变导致失用症(当运动和感觉障碍时失去完成运动的能力)。这种病变的另一个影响是,无法为复杂的运动活动提供正确的肌肉激活顺序,比如说话、写字、按钮、打字、缝纫和弹钢琴。

初级运动皮层和联合区域的初级躯体感觉皮质投射,提供了运动规划、运动启动和对正在进行的运动的调节所需的感觉输入[29]。初级运动皮层将从大脑其他区域接收到的信息整合在一起,并生成执行动作的下行命令。这种下行的命令不仅发送到脑干和脊髓,而且也被复制发送到基底神经节和小脑。下行命令指定哪些肌肉被激活,运动方向,速度和所需的力[18]。原发性躯体感觉皮质的病变通常会导致对侧感觉丧失。运动是不协调的,因为在运动中和运动后,感知反馈的能力被削弱了。初级运动皮质的损伤导致运动执行能力

的不足,康复对象表现出对侧肌无力、痉挛和分离运动差的典型模式。

与感觉运动治疗方法的关系

与运动相关的中枢神经系统结构可按功能分为高、中、低三个层次。较高的层次由边缘系统和关联区域组成,在那里产生行动的动机。感觉运动区与基底核区和小脑一起构成中层,下层由脑干和脊髓的细胞核组成。在正常情况下,个体的运动活动是多样而复杂的,以满足独特的任务和环境要求。在运动中枢神经系统损伤后,不同程度的运动控制层次之间的协调被打乱,运动反应可能是有限的或刻板的。传统的感觉运动治疗方法可以被认为是针对中间感觉运动水平,运动计划-策略制订过程,以及较低水平的执行过程,目的是尽可能重新整合一个完整的运动控制层次。一个运动学习计划(在第 32 章中讨论)也应该以认知为导向,以达到目标或"作业"任务为目标,并包括与运动控制相关的所有三个层次的中枢神经系统功能。这代表了传统感觉运动治疗方法的内在局限性。这些方法并没有积极地调动康复对象的意图或动机来执行动作行为。在为康复对象选择这种形式的干预之前,必须仔细考虑传统感觉运动方法的局限性。作业治疗实践必须包括活动,为康复对象提供功能化的运动模式和有意义的任务。

这些传统的感觉运动方法的基本前提假设是,康复对象需要被教授运动策略或补偿机制来适应由病变产生的缺陷。补偿机制和运动项目的形成是通过感官输入来实现的。感觉运动治疗方法使用感觉刺激来引出特定的运动模式。在早期干预阶段,重点是使用外部感官刺激。一旦获得了运动反应,增强和加强反应,焦点就转移到使用内在感觉信息,从而鼓励随意运动控制。

作业治疗师历史上使用的四种传统的感觉运动治疗方法是 Rood 方法,Brunnstrom 方法,本体感觉神经肌肉促进(proprioceptive neuromuscular facilitation,PNF)技术,以及 Bobath 或神经发育疗法。这些方法是在 20 世纪 50 年代和 60 年代发展起来的,它们在运动控制的反射和层次模型中有理论基础。尽管现在有更多的当代模型被用来指导那些证明中枢神经系统功能障碍的康复对象的干预,对这些传统方法的理解是有必要的,以了解这些方法对临床实践的贡献,并认识到这些方法在特定人群中的合理应用。

运动控制的反射和分层模型

运动控制的反射和分层模型沿着一个发展的连续体反映出相应的运动策略。两个主要的基本假设是反射和层次模型。

运动控制的基本单位是反射(reflexes)。反射是对特定的感官刺激产生的运动反应。反射是自动的、可预测的和刻板的,是婴儿早期的正常反应。随着中枢神经系统的成熟,反射会被整合,并被认为是随意运动控制的基础。有意识的运动是反射运动的综和整合。当中枢神经系统损伤时,除了不能调节这些反射运动外,还会再现反射性运动。

运动控制是分层排列的。在运动控制的分层模型中,中枢神经系统被认为具有特定的组织结构,而运动的发展和功能则依赖于这种结构。这个分层结构指的是一个系统,在这个系统中,大脑的高级中枢对中枢神经系统的低级中枢进行调节和控制。高级中枢,特别是皮质和皮质下的区域,负责调节和控制有意志的、有意识的运动。较低的层次调节和控制反射、自动和反应性运动。基于这一概念,当中枢神经系统受到损害时,人们相信受损区域无法再调节和控制潜在的区域。根据这一观点,运动控制成为中枢神经系统下一个较低水平的功能。通常,这意味着返回到更多的反射性和原始的运动模式。

四种传统的感觉运动干预策略在很大程度上依赖于对运动发育和运动控制的基本假设。因此,在这些方法中使用的干预策略常常涉及对肌肉和关节应用感官刺激,以唤起特定的运动反应、处理和定位技术,来影响肌张力的改变,以及使用发育姿势来提高启动和执行运动的能力。表 31.1 对四种传统感觉运动治疗方法的主要治疗策略做了比较和总结。

表 31.1　传统感觉运动疗法基本治疗策略比较

关键的治疗策略	Rood 技术	Brunnstrom 技术（运动治疗）	本体感觉神经肌肉促进技术	神经发育疗法
感觉刺激被用来唤起运动反应	是(直接应用感觉刺激到肌肉和关节)	是(运动发生在对感觉刺激的反应中)	是(触觉、听觉和视觉感觉刺激促进运动反应)	是(异常的肌肉张力产生,部分是由于异常的感觉体验)
反射运动作为随意运动的前导	是(反射性运动的完成最初是通过感觉刺激的应用)	是(帮助康复对象从反射到随意运动模式发展)	是(随意运动可以通过反射性的姿势来辅助)	否
用于影响肌张力的治疗	是(用于抑制或促进张力的感觉刺激)	是(姿势、感觉刺激用来抑制或促进张力)	是(用于使张力正常化的运动模式)	是(操作技术和姿势可以抑制或促进肌肉张力)
用于发展运动技能的发育模式/顺序	是(用于发展运动技能的个体发育的运动模式)	是(屈曲和伸展的协同效应;近端到远端返回)	是(用于促进近端到远端的运动控制模式)	是
针对运动的有意注意	否	是	是	是
治疗直接强调了为任务表现而进行的技能运动的发展	否	否	否	是

第 1 节　传统的感觉运动治疗方法[*]

Rood 技术

Margaret Rood 在设计她的干预方法时,从反射和分层模型中得到了很大的启发[74-76]。Rood 方法的关键成分是使用感觉刺激来唤起运动反应和使用发育姿势来促进肌肉张力的改变。感觉刺激作用于肌肉和关节,以引起特定的运动反应。刺激有可能对肌肉张力有抑制作用或调节作用。Rood 描述了各种类型的感觉刺激,包括慢摇、温热、深度的压力、轻敲和持续牵伸。举例说明如何应用这种刺激,包括轻敲肌腹以促进(增加)肌张力,并对肌腱施加深层压力,以引起抑制(减少)效果。Rood 还描述了使用特定的发育顺序来促进运动反应[75],即从近端到远端和从头到尾的顺序。康复对象的治疗策略参照这些发育顺序。

在目前的临床实践中,治疗师可以选择性地使用 Rood 技术的原则作为辅助或初步干预的措施,来准备一个有目的的活动,例如,在教康复对象伸手拿杯子以改善肘关节伸展之前,快速牵伸一下肱三头肌[86]。康复对象可能会被指导如何运用自己的感觉刺激来提高日常生活活动(activities of dailyliving,ADLs)能力的表现。例如,在穿衣服的时候,作业治疗师可能会要求 Carlos 对左侧肱二头肌进行长时间的牵伸,这降低了肌肉的张力,以改善手臂在衬衫袖子里移动的速度。

使用 Rood 方法的局限性很多,包括感觉刺激的被动特性(适用于个人),以及一些感觉刺激的短期和不可预测的效果。请参阅本章后面的讨论,以了解关于 Rood 方法的其他细节。

Brunnstrom 技术

物理治疗师 Signe Brunnstrom 专门针对患有脑血管意外的人制订了一种干预方法[12,13]。她的 Brunnstrom 理论从运动控制的反射和层次模型中得到了有力的支持。Brunnstrom 强调脑卒中康复对象经历了一种"反向进化",即痉挛性的或松弛的肌张力和反射性运动的存在,这些是脑卒中康复对象正常恢复过程中的一个阶段,并且认为这些状态是恢复随意运动必要的中间过程[80]。Brunnstrom 详细描述了脑卒中运动恢复的阶段(表 31.2)。这些阶段包括对上肢和下肢的屈肌协同模式和伸肌协同模式的描述,并作为脑卒中之后的变化描述[33]。目前 Carlos 表现为左臂的屈肌痉挛,左腿则的伸肌痉挛。这种痉挛模式影响了他左侧肢体的分离运动。

阶段	上肢功能(Naghdi et al,2010,1373)[68a]	手功能(Pandian et al,2012,331-332)[69a]
	表 31.2　Brunnstrom 手功能分期	
1	弛缓,无任何运动	弛缓
2	可能出现基本的肢体协同作用或一些成分可能表现为联合反应或最小的随意运动,痉挛开始增加	轻微或没有手指主动屈曲
3	康复对象随意引起共同运动,尽管所有共同运功不一定发展为全部范围,痉挛严重	粗大抓握;使用钩状抓握但不能松开;没有随意的手指伸展;可能出现手指反射性伸展
4	掌握一些不遵循共同运动的运动组合,痉挛开始减弱	侧捏,通过大拇指运动松开;手指半随意伸展,可改变范围
5	可能出现更难的动作组合,因为基本的肢体协同作用失去了对运动行为的支配	手掌抓握;可能是圆柱形或球形抓握,笨拙的执行和有限的功能使用;手指大规模的随意伸展,可改变范围
6	痉挛消失,并且可能出现单独的关节运动	可以控制所有类型的抓握;技能提高;手指全范围地随意伸展;出现单个手指的运动,没有另一侧精确

Naghdi S,Ansari NN,Mansouri K,et al:A neurophysiological and clinical study of Brunnstrom recovery stages in the upper limb following stroke, *Brain Injury* 24:1372-1378,2010.Pandian S,Arya KN,Davidson EW:Comparison of Brunnstrom movement therapy and motor relearning program in rehabilitation of post-stroke hemipartic hand:A randomized trial, *J Bodywork Movement Ther* 16:330-337,2012.

Brunnstrom 方法的重点是通过促进从反射到随意运动来促进个体的进步。在恢复的早期阶段,包括结合反射和联合反应来改变张力和完成运动。例如,为了手臂产生反射性运动,可以对身体一侧施加阻力,以增加对侧的肌张力。该技术应用至康复对象能对运动模式进行随意控制。

本体感觉神经肌肉促进技术

PNF(proprioceptive neuromuscular facilitation,PNF)技术基于运动控制的反射和分层模型。在 20 世纪 50 年代,两位物理治疗师 Margaret Knott 和 Dorothy Voss 通过与内科医生 Herman Kabat 的合作发展而来。这种治疗方法持续被使用,自起源以来没有被修改过。这种方法的重点是运动的发育顺序,以及在产生随意运动时,主动肌和拮抗肌之间的平衡作用[97]。PNF 描述了四肢和躯干的粗大运动模式为对角线的运动,干预策略利用这些模式来促进运动。对感觉刺激的使用,包括触觉、听觉和视觉输入,也被积极地纳入治疗中,以促进运动反应。

在作业治疗的临床实践中,通常可以看到在功能性活动设计时包含 PNF 模式,特别是在目的性活动中的物品放置。例如,要求康复对象用手伸向放在其左侧的购物袋以取出物品,然后将物品放入右侧的橱柜中。有关 PNF 应用的具体信息将在后面的第 2 节中讨论。这种方法已经被成功用于增加活动范围和牵伸紧绷的肌肉[82]。PNF 的应用也被证明可以降低老年人的跌倒风险[85]。

神经发育治疗方法

　　神经发育治疗方法（neurodevelopmental treatment，NDT），也就是 Bobath 治疗方法，是基于正常的发育以及运动。Berta Bobath，是一位体操运动员，后来成了物理治疗师，她的丈夫 Karel Bobath，是一位医生，在 20 世纪 50 年代为 NDT 提供了最初的理论基础[38]。在当时，他们是汲取了运动控制的等级模式。NDT 的主要目标是使肌张力正常化，抑制原始反射以及诱发正常的姿势反应[8]。这种方法的关键目标，是改善运动质量以及帮助康复对象重新学习正常的运动模式。为了实现这些目标，治疗师采用了许多技术，包括徒手操作技术，使用抑制技术来减少痉挛对正常运动的负面影响，受累侧肢体负重，使用促进双侧肢体使用的体位，避免任何对肌张力有不利影响的感觉输入[25]。在今天的临床实践中，许多这些技术和策略都被使用在有目的性活动中。

　　NDT 不断修改其理论框架以回应有关中枢神经系统功能的新证据[38]。关于 NDT 基本原理的讨论，包括目前对运动系统和运动学习的理解，请参阅第 3 节更进一步的讨论。

▍总结

　　运动发生在作业环境中。情绪需求会影响运动策略。脊髓或脑干可以传达反射性反应，但执行精确的随意运动时，感觉运动系统所有区域对感觉信号的理解和转化对于精确地进行随意运动至关重要。初级躯体感觉皮层和后顶叶皮层主要负责处理感觉信息。前运动区域使用感觉信息来计划运动，次要运动区域对于双手协调是很重要的，而运动皮层对于执行是相当重要的。

　　传统的感觉运动治疗方法在运动控制的反射和等级模式中有其理论基础。这些方法提供了神经生理学原理和中枢神经系统功能障碍的康复对象之间的宝贵联系。在当代临床实践中，这些方法中描述的许多技术，被用作辅助或初步技术，或是结合在更多的任务导向治疗活动中。

第 2 节　本体感觉神经肌肉促进方法

案例研究

Leticia，第一部分

> 　　Leticia，34 岁，已婚，两个孩子，车祸造成脑部损伤，左手腕和多根肋骨骨折。Leticia 损伤后有复视，姿势僵硬，共济失调所导致的运动控制不足。作为一位母亲，Leticia 需要照顾孩子，并在他们的小学里担任助教。对 Leticia 而言，重要的是她要恢复她作为母亲的角色，包括照顾她的家庭，开车，以及在教室里继续她的工作。不幸的是，她在和家人一同参与日常活动时，非常容易疲劳且执行上有困难。她特别提到了她希望能够和孩子一起玩游戏，为家人准备餐点，并辅导她在事故以前辅导的三年级的孩子们。
>
> **思辨问题**
> 　　1. 你选择哪些运动模式来帮助 Leticia 重新获得执行这些家庭和工作相关的作业或任务的能力？
> 　　2. 哪些 PNF 技术将最有效地解决 Leticia 的损伤问题，以及如何选择 PNF 技术来促进任务的预期表现？
> 　　3. 从 PNF 的观点来看，你如何确定干预的进展？

　　基于正常的运动和运动发育，PNF 不仅仅是一种干预技术，也是一种干预的哲学。通过 Letitia 的病例研究，我们将讨论 PNF 在作业治疗评估和干预中的应用。我们会介绍基本原则，对角线模式以及常用的技术，并列举它们在日常生活技能中出现的地方以及应用。PNF 解决了康复对象姿势、转移、力量、努力和协调的因素。为了有效使用 PNF，有必要了解正常的发育，学习运动技能来使用这些技术，并将这些概念和技术应用于作业治疗活动中[4]。本节应为进一步阅读打下基础，并在富有 PNF 经验的治疗师指导下接受培训。

　　PNF 是基于正常的运动和运动发育。在正常的运动活动中，大脑记录的是整体运动而不是单个肌肉运动[42]。在 PNF 方法包含大量的运动模式，其本质上是螺旋状和对角线的，并且类似于在功能性活动中看到的运动。在这种多感官的方法中，通过治疗师的手法接触、口令和视觉提示，将促进技术叠加在运动模式和姿势上。这些促进技巧和运动模式可以作为准备方法，使康复对象更有效地参与他们的日常作业，或者可以应用到执行任务时。

PNF 是用于多种疾病的干预技术,包括帕金森、脊髓损伤、关节炎、脑卒中、头部损伤以及手外伤。它已经有效地与神经松动术相结合,以减少脑血管意外患者的感觉缺损[103]。

历史

PNF 起源于 20 世纪 40 年代,由物理学家和神经生理学家 Herman Kabat 博士创立。他以 Sherrington 的工作为基础,将神经生理学原理应用小儿麻痹症和多发性硬化的治疗。1948 年 Kabat 和 Henry Kaiser 在加利福尼亚的瓦列霍成立了 kabat-Kaiser 研究所。在这里 Kabat 和物理治疗师 Margaret Knott 一起开发了 PNF 干预方法。到 1951 年,确立了对角线模式和核心技术。PNF 现在被用于治疗多种神经系统疾病,肌肉骨骼疾病和一般身体疾病。

1952 年,一位物理治疗师 Dorothy Voss 成为 Kaiser-Kabat 研究所的成员。她和 Knott 从事针对治疗师的教学和指导。1954 年 Knott 和 Voss 在瓦列霍举办了第一届为期 2 周的课程。2 年后,发行了由 Margaret Knott 和 Dorothy 著作的第一版本体感觉神经肌肉促进技术。

在同一时期,《美国作业治疗杂志》上的数篇文章描述了 PNF 及其在作业治疗中的应用[4,17,20,45,94,101]。直到 1974 年,才有了由 Dorothy Voss 教授讲授的第一个针对作业治疗开设的 PNF 课程。从那时起,作业治疗师 Beverly Myers 等人才开始在全美国提供针对作业治疗师的培训课程。1984 年,PNF 首次在芝加哥康复学院被同时教授给物理治疗师和作业治疗师。今天开设的课程遍布美国、欧洲、亚洲和南美洲。目前,四种主要理论模型用于解释 PNF 对提高运动功能的有益影响:自身抑制、交互抑制、应力松弛和闸门控制理论[36]。

干预原则

Voss 于 1966 年在西北大学特殊治疗项目中提出了 11 项干预原则。这些原则是从神经生理学、运动学习和运动行为等领域的概念发展而来,至今仍是 PNF 实践的基础[95]。

所有人都有尚未开发的潜能,这一理念是 PNF 的基础。因此,在评估和干预计划中,强调康复对象的能力和潜能。例如,身体一侧较弱的康复对象,会用好的一侧来帮助较弱的部分。同样,手臂无力的偏瘫患者可以用未受累侧的头部、颈部和躯干肌肉组织开始在负重活动中对无力的手臂进行强化。

正常的运动发育是沿头-尾和近-远方向进行的。评估和干预应遵循头-尾及近-远的方向。当严重残疾时,首先注意头部和颈部区域,包括视觉,听觉和前庭感受器,然后注意躯干上部和四肢。如果上部区域完好无损,则可以有效地强化下部区域[97]。近-远端的方向是头部、颈部和躯干功能发育充分,然后才是四肢功能的发育。这种方法对改善上肢精细运动协调特别重要。除非头部、颈部和躯干有足够的控制,否则精细运动技能不能得到有效发展。例如,Leticia 需要加强她的头部、颈部和躯干的肌肉,以恢复足够的姿势控制,然后才能充分执行她工作中需要精细运动的任务,如用剪刀剪东西。这说明如何处理特定康复对象的姿势控制可以影响其作业表现。

早期的运动行为以反射活动为主。成熟的运动行为是由姿势反射所支持以及增强的。随着人类的成熟,原始反射被整合并可用于强化,以允许其进一步的发展,例如翻身,爬行以及坐着。反射也被指出对肢体的张力变化有影响。Hellebrandt, Schade 和 Carns 研究了对称性颈反射(tonic neck reflex, TNR)和非对称性颈反射(asymmetric tonic neck reflex, ATNR)对正常成年人四肢张力和运动变化的影响[35]。他们发现头部和颈部运动对手和腿的运动有显著影响。将这一发现应用于干预治疗中,例如,利用 ATNR 让康复对象看向弱的一侧,来加强弱侧的肘伸肌。同样,在反射支撑的影响下可以帮助康复对象摆姿势。例如,早晨起床时,Leticia 可以利用身体的翻正反射来支持她从侧卧到在床边坐直的能力。

早期运动行为的特征是不随意运动,并且在屈曲和伸展两个极端之间摇摆。这些运动有节律且性质相反。在干预中,关注运动的两个方向是很重要的。当作业治疗师和康复对象一起努力从椅子上站起来时,也必须注意坐下来的动作。通常情况下,由于损伤,康复对象会失去离心收缩(如坐下),并且很难恢复。如果没有适当的治疗,康复对象可能会因运动控制不足而无法顺利坐下,因此可能会以"掉落"在椅子内的方式坐下。这种离心控制对 Leticia 来说尤其重要,因为她需要坐在她孩子学校的矮椅子上。同样,在日常生活活动训练中,康复对象必须学习如何脱衣服和穿衣服。运动行为的发育是遵循着运动或姿势的整体模式有条理地依序进行。在正常婴儿中,整体模式的顺序可以通过移动能力的进展来表现。婴儿学习翻身、爬行、匍匐行进，最后到站立和行走。整个运动阶段，婴儿还学习以不同的方式和不同的姿势使用四肢。最初，手是在最有支撑的状态下（如仰卧和俯卧）来伸向某物和抓握的。随着姿势控制的发展，婴儿开始在侧卧、坐位和站立位下使用双手。在干预中，为了最大限度提高运动表现，应给予康复对象以各种发育姿势运动的机会。在整体模式中使用四肢需要与头部、颈部和躯干的共同模式相互作用。例如，在正手挥动网球拍击球时，手臂、头部、颈部和躯干沿挥拍方向移动。如果没有远端和近端部分的相互作用，运动就会变得没那么有力，也不那么协调。

运动行为的发展具有循环趋势，也就是屈肌主导和伸肌主导之间的转变。这种拮抗肌之间的转变有助于发展肌肉的平衡和控制。PNF 干预方法的主要目标之一是要建立在拮抗肌之间的平衡。发育过程中婴儿在匍匐前进之前建立这种平衡（即，当手和膝向前摆动时[伸肌主导]以及向后摆动时[屈肌主导]）。在这个姿势的运动开始前必须达到姿势控制和平衡。在干预中，首先通过观察存在不平衡的地方以及诱发较弱的部分来建立拮抗肌之间的平衡是重要的。例如，如果患有脑卒中的康复对象表现出屈肌协同作用（屈肌主导），则应该诱发伸展的部分。

正常的运动发育是有顺序的，但不一定全是循序渐进的，会发生技巧部分重叠。一个孩子并是在一个活动有最完美的表现后才开始另一项更高级的活动。在试图确定康复对象的整体模式时，应注意正常的运动发育。如果某种技术或发育性姿势对获得理想的结果没有效果，则需要尝试另一种发育性姿势的活动。例如，像 Leticia 这种患有共济失调的康复对象，在坐位无法执行精细的运动任务，则需要以更稳定的姿势来练习技巧，例如肘部支撑的俯卧位或者肘部支撑在如桌子之类的表面。就像婴儿在尝试复杂的精细运动时回到更安全的姿势一样，当康复对象尝试更具有挑战性的任务时，也需要更安全的姿势。另一方面，如果康复对象还没有完善诸如水平面上行走的运动活动，则他或她可以从尝试诸如上楼梯或下楼梯的更高水平的活动中受益，进而改善水平面上的移动。对于康复对象来说，按发育顺序练习是很自然的，这为练习运动活动提供了多种机会。与发育姿势相关任务的认知需求也必须考虑到。当康复对象的体位不相同时，无论是通过改变支撑面还是通过肢体减重，视觉和认知过程的质量都会受到影响[1]。

运动依赖于屈肌和伸肌的交互抑制作用，并且需要不断调整不平衡状态的细微差别来维持姿势。在运动或维持姿势时，拮抗运动、反射、肌肉和关节活动的相互影响是同样重要的。这个原则重申了 PNF 的一个主要目标之一，实现拮抗肌之间的平衡。举一个失衡的例子，颅脑损伤的康复对象由于躯干伸肌张力主导，而无法保持足够的坐位平衡来进行桌面认知活动。另一个例子是偏瘫患者，手的屈肌张力继发手指屈曲痉挛。干预的重点应放在纠正不平衡的状态。在有痉挛的情况下，首先抑制痉挛，然后才是促进拮抗肌、反射和姿势。

运动能力的改善取决于运动学习。治疗师给予的多感官刺激促进康复对象的运动学习，也是 PNF 方法不可或缺的一部分。例如，治疗师可能会和康复对象一起做肩部屈曲的活动，比如把手伸到柜子里拿杯子。治疗师可以说"够取杯子"来增加语言输入。这种方法也鼓励康复对象朝运动方向看，以使视觉增强运动反应。因此，使用到触觉、听觉和视觉输入。当完成适当的表现不再需要这些外在提示时，就会发生运动学习。

刺激的频率和重复性活动被用来促进和保持运动学习，并促进力量和耐力。就像正在学习 PNF 的治疗师需要有机会练习技术一样，康复对象也需要有机会练习新的运动技能。通过练习，将形成支持作业活动表现的习惯。在发育过程中，婴儿会不断地在许多情景和发育姿势下重复一个运动技能，直至精通为止，就像任何人看到孩子学习走路那样的显而易见。多次尝试失败后，孩子仍会不断重复努力，直到精通了该技能。当运动被学习后，这个运动就会成为孩子的一部。他（她）可以根据需要自动地、有目的地使用[97]。同样，没有机会练习，就不能学会弹钢琴或打网球。就好像 Leticia 的学生，需要家庭作业来练习在学校所学的知识，而 Leticia 也需要在家里练习治疗时学到的姿势和运动。

目标导向性活动（goal-directed activities）及促进技术（techniques of facilitation）被应用于加快学习行走和自理活动的整体模式中。促进技术应用于自我照顾的目标是改善功能性活动的能力。除了通过指导和实践来获得改善外，还需要通过手法和技术的直接应用来纠正缺损，从而实现期望的反应[40]。在干预阶段，通过伸展手指肌肉的方式来促进康复对象对物体的抓握功能，或者通过挤压运动失调者的肩关节和骨盆，来给康复对象站立洗碗时提供稳定性。通过重复适当的促进技术,Leticia 将有机会感受到更多正常的运动,并且会越来越少地依靠治疗师的帮助。

运动学习

运动学习(motor learning)需要多种感官共同协调实现。听觉、视觉以及触觉系统都会被应用于帮助实现期望的反应。考虑到康复对象的发育水平和配合能力,随着康复对象的进展,每一次正确的感觉输入组合,都需要被确认、执行以及修改[97]。患有失语症和手外伤的康复对象使用的方法不同。手部损伤的康复对象对于言语指令的理解比失语症好。针对失语症,少量的口令配合较多的触觉或手势提示更加合适。同样,对于小孩使用的治疗方法与成年人亦不同。对 Leticia 的治疗必须考虑到她的视觉缺损,以及因头部损伤导致的所有认知障碍。

听觉系统

言语指令应该简短清晰。因为指令相对于运动行为不能过早或过晚,所以对于指令时间的把握非常重要。声音的音调也可能会影响康复对象的反应。Buchwald 提出中等强度的音调会强烈刺激 γ 神经元活动,而较大的音调则会改变 α 神经元(运动神经元)的活动[14]。强烈尖锐的命令等同于向康复对象施加一种压迫环境,只有当需要最大限度的运动反应的时候才会使用。柔软的音调可以向康复对象提供安慰,鼓励康复对象在疼痛中做一些更加舒缓的运动(如该技术用来增加 Leticia 左腕关节的活动度时)。当康复对象要尽其最大努力时,可以使用中等的音调[97]。

Loomis 和 Boersma 对听觉反馈对运动表现的影响进行了研究[54],使用言语刺激的策略对右侧脑卒中的康复对象在轮椅转移前教授轮椅安全。Loomis 和 Boersma 要求康复对象大声说出独立安全离开轮椅所需的步骤。他们发现只有那些使用言语刺激完成轮椅训练的康复对象才可以独立安全完成转移。这些康复对象同样能很好地记住接下来的步骤,这充分说明了言语刺激对于康复对象独立完成各个步骤并且少犯错是非常有益的。

当 Leticia 第一次接受治疗时,因为手腕骨折的疼痛,在进行腕关节训练时,PNF 干预应使用轻柔的口令。相反,当要诱发 Leticia 的负重能力时(即从侧卧到高跪),可能需要强有力、尖锐的口令。

视觉系统

视觉刺激(visual stimuli)有助于运动的启动和协调。应监控视觉输入以确保康复对象正在追踪移动方向。例如,康复对象经常以治疗师的动作或位置作为视觉提示,所以治疗师的姿势很重要。如果希望 Leticia 向前移动,治疗师应该在她前面的对角位置。除了治疗师的姿势外,还应该考虑作业治疗活动的设计。在使用她孩子最喜欢的棋盘游戏时,治疗师可以将它放在 Leticia 的左前方,以增加头部和躯干的旋转。由于作业治疗是以活动为导向的,这就为康复对象提供了丰富的视觉刺激。

在给 Leticia 训练时,需要特别考虑使用视觉刺激。她头部和颈部较强的肌肉组织可用于强化动眼神经的控制。躯干和四肢对角线模式可以用来加强眼球的协调运动能力。

触觉系统

触觉系统的发育比听觉和视觉系统要更早成熟[26]。而且,触觉系统效率更高。这是因为它有时间和空间的区辨能力。对比来说,视觉系统仅有空间区辨能力,而听觉系统只有时间区辨能力[32]。Affolter 认为,在发育过程中,触觉-运动觉信息的处理被认为是建立在有认知和情感体验的基础上[2]。在 PNF 课程中经常引用的一句中国谚语肯定了这种观点:"我倾听,我忘记,我看到,我记得,我做,我理解"。

对康复对象来说,感受到协调、平衡的运动模式是很重要的,尤其是对于 Leticia 这种患有共济失调的康复对象。在 PNF 技术中,通过治疗师的手法给予康复对象触觉输入,指导并强化期望的反应。这种方法要求对康复对象进行引导运动时手法柔和,通过牵伸启动运动,并提供阻力加强运动。通过评估和再评估康复对象的临床状况,决定手法的类型和程度。例如,Leticia 骨折的早期治疗,在肌肉骨骼不稳定的情况下不能使用牵伸或阻力。同样,如果引起疼痛增加或张力出现不平衡时,也不应该使用牵伸或阻力。

为了增加运动表现的速度和准确性,康复对象需要更多的练习机会。通过重复,不需要刻意努力就能自动形成习惯。PNF 方法采用部分-任务练习和整体-任务练习的概念。换句话说,为了学习整个任务,重点应放在康复对象不能独立完成的个别任务上。术语阶梯式过程一词表述出在整体任务的执行过程中强调部分任务。任务每一个部分的执行得到改善,是通过将实践与适当感觉输入和促进技术相结合而得到的。例如,学习从轮椅到浴缸长椅的转移时可能难以将腿放到浴缸沿上。在转移过程中,对髋屈肌给予重复训练和促进技术,当转移变得平稳、协调时,不再需要长时间单独练习每一部分,同时也不再需要治疗师的帮助。

Leticia 很难在地上与她的孩子玩游戏。在干预时,应该帮助她练习从坐在椅子上到跪在地板上,再到坐在旁边。开始她需要治疗师相当多的帮助才能完成,随着她技能的提高,治疗师将逐步减少并调整触觉输入的强度。

综上所述,运动学习需要几个组成要素。在 PNF 干预方法中,这些要素包括来自治疗师的口令,视觉提示和手法接触等多种感官信息的输入。手法接触是最有效的刺激方式,并为康复对象提供感受正常运动的机会。目前的运动学习理论认为,进行运动学习时,康复对象不能被动接受干预,需要在功能性生活情境中练习运动技巧。开始,治疗师的手法接触和感觉输入是很有必要的。随着技巧性动作的习得,治疗师应该减少给予的反馈,依靠康复对象内部反馈系统察觉并纠正误差。

评估

评估需要敏锐的观察力和正常运动的知识。完成初步评估以确定康复对象的能力、缺陷和潜力。干预计划制订后,需要进行再评估以确定干预的有效性,并根据康复对象的变化进行调整。

PNF 评估遵循从近端到远端的顺序。首先要考虑重要的生命功能,如呼吸、吞咽、发声、面部和口腔肌肉组织,以及视觉控制等。任何损伤或减弱都应该引起重视。因为 Leticia 很容易疲劳,所以在她从事日常活动时需要密切评估她的呼吸模式和效率。

头部和颈部的功能障碍会直接影响上躯干和四肢。在进行功能活动时,观察不同的姿势和模式中头颈部的位置。需要注意以下几点:①张力的支配状况(是屈肌还是伸肌);②力学对线(是中间还是移向一侧);③稳定度和移动度(需要多还是少)[68]。

在对头颈部进行观察后,对身体以下部分进行评估:上躯干、上肢、下躯干、下肢。除身体各部分交互作用的发育活动外,每个部分都应以特定的运动模式单独评估。例如,在个别上肢运动模式和翻身这种总体

发育模式中可以观察到肩膀屈曲。

在评估活动和姿势时,应处理以下问题:

- 是否需要更多的稳定性或移动度?
- 在屈肌和伸肌之间是否有达到平衡,还是有一个占优势?
- 是否能够在所有的方向进行移动?
- 主要限制因素是什么(如虚弱、不协调、痉挛还是挛缩)?
- 康复对象是否能够采取一个姿势并保持它? 如果不能,是哪种整体模式或姿势的不足?
- 这些不足是近端还是远端的?
- 哪种感觉输入对康复对象最有效:听觉、视觉还是触觉?
- 康复对象对哪种促进技巧反应最好?

将这些问题应用于 Leticia 的评估时,可以观察到如下结果。首先,Leticia 需要保持稳定性,来减少共济失调的影响。Leticia 不受屈肌或伸肌张力的控制,但当疲劳时,她很难保持直立姿势,因此需要促进头颈和躯干的伸展。她可以向各个方向移动,但后退时不太稳。主要的限制是缺乏运动控制和肌痉挛,另外需要关注的预防腕部挛缩。由于不稳,Leticia 很难采取跪姿、坐和站的姿势。一旦站直了,她可以保持几分钟,但随后就会感到疲劳。因此,她需要在更多支撑的低位姿势下增强耐力。当进入直立姿势后,需要 PNF 技术来增强力量和耐力。她的近端控制不足和躯干僵硬影响了四肢的使用,特别是在较高的发育姿势。由于复视,视觉输入可能不是最好的开始。然而,随着她的进步,使用 PNF 技术有益于促进眼球的运动控制。对 Leticia 最佳的技术是节律性稳定、稳定性反转和挤压。

最后,要在自我照顾和其他日常生活活动中观察这些因素,用来确定康复对象在一个完整的功能活动中,个别模式和整体模式是否足够。康复对象的表现可能随地点变化而改变。在康复对象离开 OT 室或 PT 室这种结构严密的环境,进入结构较差的家庭或社区环境后,运动表现变差并不罕见。因此,干预计划必须在各种合适的环境中练习特定的活动。

干预实施

评估后制订的干预计划包括康复对象希望完成的目标。使用对运动和姿势具有最有利影响的技术和程

序。同样,适当的整体模式(发育姿势)和促进模式可以提高作业表现。

对角线模式

PNF 方法中使用的对角线模式(diagonal patterns)是在大多数功能活动中可以观察到的常见运动模式。作业评估和干预的困难是识别日常生活活动中的对角线模式。对角线的知识对于识别缺陷部分是很有必要的。身体的每个主要部分都有两条对角线运动:头部和颈部,上躯干和下躯干,以及四肢。每个对角线模式都是由屈曲和伸展组成,伴旋转和远离或靠近中线。

头颈部和躯干的模式主要包括:①向左或向右旋转的屈曲;②向右或向左旋转的伸展。将这些近端模式与四肢对角线相结合。上肢和下肢对角线涉及肩关节和髋关节的三个运动成分:①屈曲和伸展;②外展和内收;③外旋和内旋。Voss[95]在 1967 年引入了对四肢模式的简短描述,并将其称为对角线 1(D$_1$)屈曲/伸展和对角线 2(D$_2$)屈曲/伸展。屈伸的参考点分别是上肢的肩关节和下肢的髋关节。

与每个对角线相关的运动以及在自我照顾和其他日常生活活动中看到的这些模式的例子,将在下面的部分介绍。请注意,在功能活动中,并不是所有的组合模式和全范围的关节活动度都必然被看到。此外,这些对角线在功能性运动过程中相互作用,当它们穿过身体的冠状面和矢状面时,将由一种模式或组合变为另一种模式或组合[67]。

单侧模式

可以应用各种单侧模式(unilatreal patterns):

1. 上肢(upper extremity,UE)D$_1$ 屈曲(肩关节屈曲-内收-外旋):肩胛骨上提、外展和旋转;肩关节屈曲、内收和外旋;肘关节屈曲或伸展;前臂旋后;腕关节屈曲至桡侧;手指屈曲、内收;拇指内收(图 31.4A)。功能活动示例:进食时的手-口运动,网球正手击球,用右手梳左侧的头发(图 31.5A),从仰卧到俯卧。

2. 上肢(UE)D$_1$ 伸展(肩关节伸展-外展-内旋):肩胛骨下降,内收并旋转;肩关节伸展,外展并内旋;肘关节屈曲或伸展;前臂内旋;腕关节背伸至尺侧;手指伸展并外展;拇指外展(图 31.4B)。功能活动示例:从车子内侧推开车门(图 31.5B),反手击网球,以及从俯卧到仰卧。

3. 上肢(UE)D$_2$ 屈曲(肩关节屈曲-外展-外旋):肩胛骨上提,内收和旋转;肩部屈曲,外展和外旋;肘关节屈曲或伸展;前臂旋后;腕关节伸展至桡侧;手指伸展和外展;拇指伸展(图 31.6A)。功能活动示例:用右手梳同侧的头发(图 31.7A),网球发球时举球拍,游泳

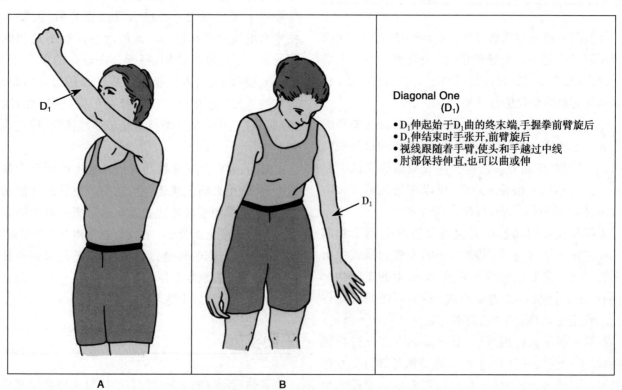

Diagonal One
(D$_1$)
- D$_1$ 伸起始于 D$_1$ 曲的终末端,手握拳前臂旋后
- D$_1$ 伸结束时手张开,前臂旋后
- 视线跟随着手臂,使头和手越过中线
- 肘部保持伸直,也可以曲或伸

图 31.4　A.上肢 D$_1$ 屈曲模式;B.上肢 D$_1$ 伸展模式

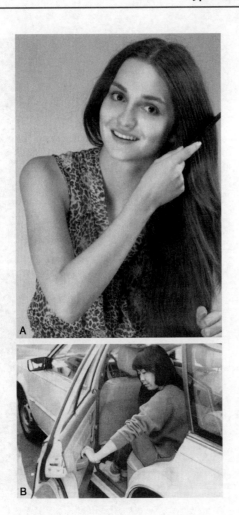

图 31.5　A.上肢 D_1 屈曲模式用于梳对侧的头发;B.上肢 D_1 伸展模式用于推开汽车的门

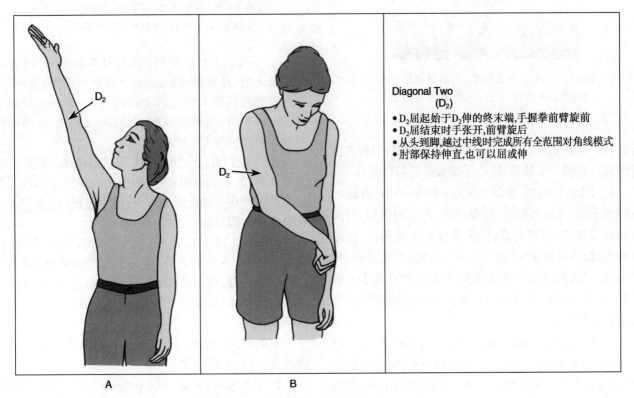

Diagonal Two
(D_2)

- D_2屈起始于D_2伸的终末端,手握拳前臂旋前
- D_2屈结束时手张开,前臂旋后
- 从头到脚,越过中线时完成所有全范围对角线模式
- 肘部保持伸直,也可以屈或伸

图 31.6　A.上肢 D_2 屈曲模式;B.上肢 D_2 伸展模式

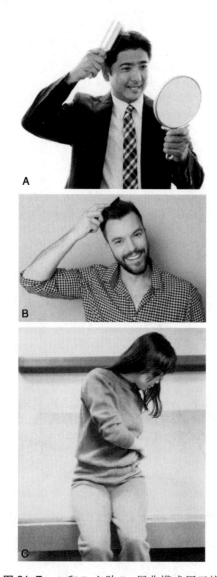

图 31.7　A 和 B 上肢 D_2 屈曲模式用于梳理同侧的头发;C.上肢 D_2 伸展模式用于系对侧裤子的纽扣

时仰泳。强调 Leticia 左上肢的 D_2 屈曲模式,以促进前臂的旋后和腕关节伸展,这是手腕骨折后的薄弱环节。

4. 上肢(UE)D_2 伸展(肩关节伸展-内收-内旋):肩胛骨下降,外展和旋转;肩部伸展,内收和内旋;肘关节屈曲或伸展;前臂内旋;腕关节屈曲至尺侧;手指屈曲和内收;拇指则相反(图 31.6B)。功能活动示例:投出网球,网球发球时将球打出去,用右手扣上裤子左侧的扣子(图 31.7C)。下肢 D_1 屈曲和伸展的旋转组合与上肢模式类似。

5. 下肢(lower extremity,LE)D_1 屈曲(髋关节屈曲-内收-外旋):髋关节屈曲,内收和外旋;膝关节屈曲或伸展;足背屈内翻和脚趾伸展。功能活动示例:踢足球,从仰卧到俯卧,穿袜子,跷二郎腿(图 31.8A)。

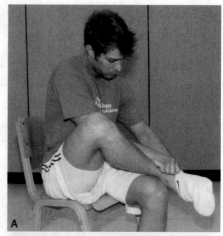

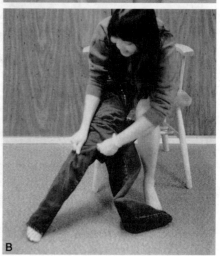

图 31.8　A.下肢 D_1 屈曲模式表现在翘腿穿袜子;B.下肢 D_1 伸展模式用于穿裤子

6. 下肢(LE)D_1 伸展(髋关节伸展-外展-内旋):髋关节伸展,外展和内旋;膝关节屈曲或伸展;足跖屈,外翻和脚趾屈曲。功能活动示例:将一条腿穿进裤子里(图 31.8B),从俯卧位到仰卧位。LE D_2 屈曲和伸展的旋转组合与 UE 模式相反。

7. 下肢(LE)D_2 屈(髋关节屈曲-外展-内旋):髋关节屈曲,外展和内旋;膝关节屈曲或伸展;足背屈,外翻和脚趾伸展。功能活动示例:空手道踢(图 31.9A),在蛙泳中将脚后跟向上拉。

8. 下肢(LE)D_2 伸展(髋关节伸展-内收-外旋):髋关节伸展,内收和外旋;膝关节屈曲或伸展;踝关节跖屈内翻和脚趾屈曲。功能活动示例:迈步,蛙泳时脚向下踩,长时间双腿交叉坐着(图 31.9B)。

双侧模式

双侧模式(bilateral patterns)的对角线组合可能增强四肢的运动,具体如下:

1. 对称模式(symmetric patterns)　双侧肢体同时做相似的运动(图 31.10A)。举例:双侧对称 D_1 伸展,

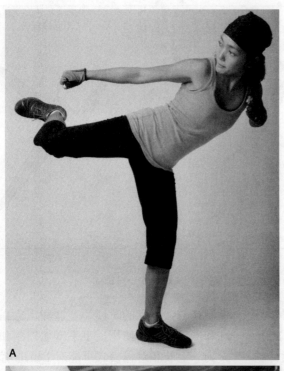

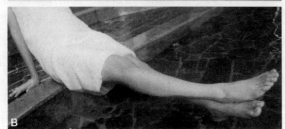

图 31.9　A.下肢 D_2 屈曲模式表现为回旋踢；B.下肢 D_2 伸展模式用于长坐位双腿交叉

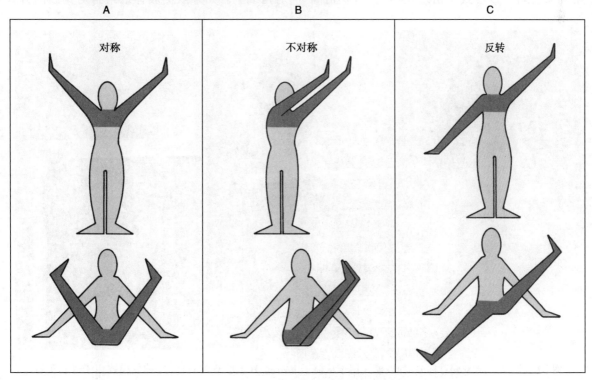

图 31.10　A.对称模式；B.不对称模式；C.反转模式

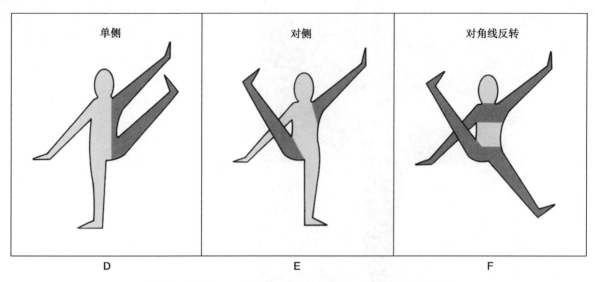

图 31.10(续)　D.单侧模式;E.对侧模式;F.对角线反转模式

如坐在椅子上,用手撑住椅子站起来(图 31.11A);双侧对称的 D_2 伸展,如开始脱掉套头毛衣(图 31.11B)。双侧对称的 D_2 屈曲,如从一个高架上抬起一个大件物品(图 31.11C)。双侧对称的上肢模式有助于躯干屈曲和伸展。

2. 非对称的模式(asymmetric patterns)　双侧肢体向身体的一侧运动的同时,也促进躯干的旋转(图 31.10B)。不对称的模式可以在接触手臂的情况下进行,例如在进行躯干旋转过程中的下劈和上提模式(图 31.12 和图 31.13)。该模式常出现在疼痛、需要精确控制或较大力量的时候[97]。这种现象在棒球运动员击球和网球运动员使用反手来增加控制和力量时都能观察到。上肢非对称模式可能对 Leticia 控制共济失调有帮助。非对称模式示例:向左侧的左上肢 D_2 屈和右上肢 D_1 屈的双侧非对称模式,如戴左边耳环(图 31.14)。以及向左侧右上肢 D_2 伸和左上肢 D_1 伸的双侧非对称模式,如拉上左侧的拉链。

3. 交互模式(reciprocal patterns)　成对肢体同时向相反的方向移动,要么在同一对角线上,要么在组合对角线上。如果双侧肢体以组合对角线的方式移动

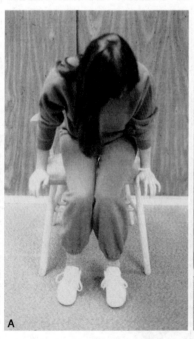
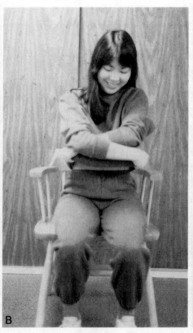
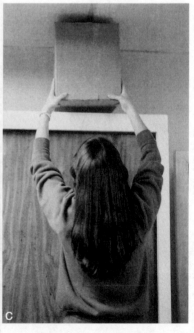

图 31.11　A.上肢双侧对称 D_1 伸展模式用于从椅子上站起;B.上肢双侧对称 D_2 伸展模式用于脱套头衬衫;C.上肢双侧对称 D_2 屈曲模式用于将盒子从高处拿起

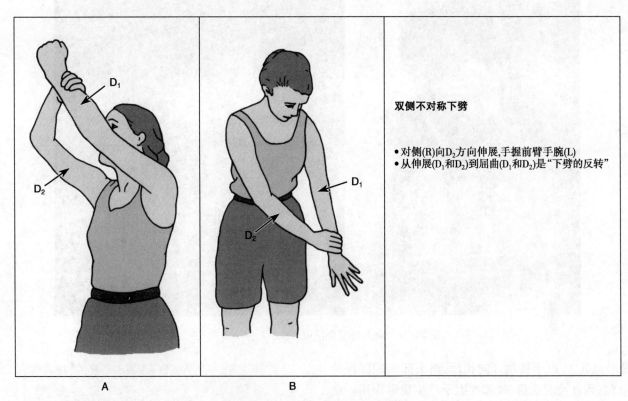

双侧不对称下劈

- 对侧(R)向D₂方向伸展,手握前臂手腕(L)
- 从伸展(D₁和D₂)到屈曲(D₁和D₂)是"下劈的反转"

A   B

图 31.12　双侧不对称性的下劈

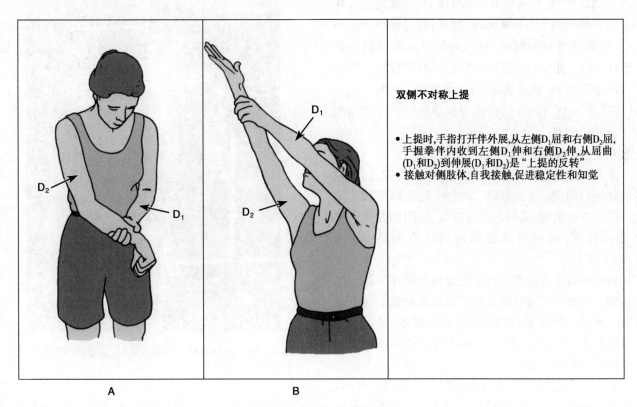

双侧不对称上提

- 上提时,手指打开伴外展,从左侧D₁屈和右侧D₂屈,手握拳伴内收到左侧D₁伸和右侧D₂伸,从屈曲(D₁和D₂)到伸展(D₁和D₂)是"上提的反转"
- 接触对侧肢体,自我接触,促进稳定性和知觉

A   B

图 31.13　双侧不对称上提

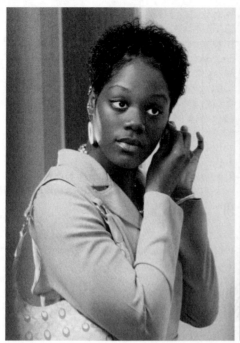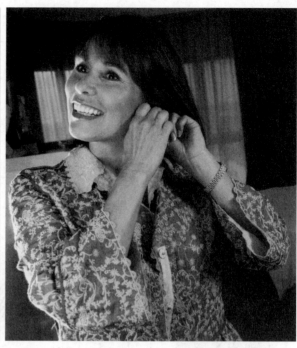

图 31.14   戴耳环需要使用上肢不对称屈曲模式

(图 31.10C),由于移动方向相反,而头部和颈部保持中立位,因此会对头部、颈部和躯干产生稳定作用。在对平衡要求较高的活动中,具有组合对角线的交互模式为一侧肢体 D_1 伸展和另一侧肢体 D_2 屈曲的交互作用。这方面的例子有投掷棒球,侧泳,走在狭窄的走道上,一端呈对角屈曲模式,另一端呈对角线伸展模式(图 31.15)。相反,在相同对角线上的相反模式,例如行走时手臂以 D_1 模式摆动,可以促进躯干旋转。Leticia 需要练习 D_1 模式,从而改善在步行时手臂摆动和躯干旋转的节奏。

上肢和下肢的组合运动

上肢和下肢的相互作用导致:①单侧模式,同一侧的肢体同时向同一方向移动;②对侧模式,两侧肢体同时向同一方向运动;③对角线反转模式,同侧肢体向相同方向移动,同时对侧肢体向相反方向移动(图 31.10D~F)。

在爬和行走等活动中可以观察到上肢和下肢的组合运动。要意识到这些模式在评估康复对象的运动技能时很重要。同侧模式在发育上更为原始,缺乏双侧整合和较少的旋转。因此,干预目的是从身体同侧到对侧再到对角交互模式。

在干预中使用对角线模式存在几个优点。首先,跨越人体中线。这个运动对纠正如单侧忽视等知觉运动障碍具有重要的意义,其中身体两侧的整合和对被忽视侧的认知都是干预目标。其次,每个肌肉在功能

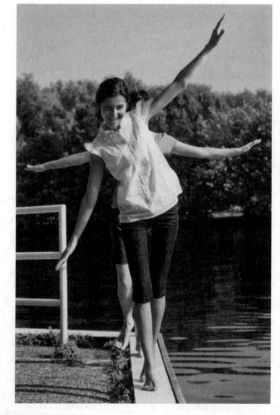

图 31.15   在狭窄的人行道行走时,上肢的双边互反模式被用来保持平衡

性的状态下都有一个最佳的运动模式。例如,拇指对指相对弱的康复对象会受益于 D_2 伸展中的主动运动。同样,D_1 伸展是尺侧腕伸展的最佳模式。在 Colles 骨

折稳定后，Leticia 应该在 D₂ 屈曲时做各种动作。这种模式可增加前臂旋后和桡侧腕伸的活动范围和力量。第三，对角线模式使用的肌肉群，常见于典型的功能性活动。例如，在进食时，手到嘴的动作是在一个集体运动模式中完成的（D₁ 屈曲），同时使用几块肌肉。因此，对角线的运动比每个单独关节上的运动更有效。最后，旋转始终是对角线上的一个组成部分（例如，躯干旋转至左侧或右侧以及前臂旋前和旋后）。随着损伤或老化过程，旋转经常受损，可以通过对角线上的运动来促进旋转。在干预中，应该注意活动的位置，使运动发生在对角线上。例如，如果康复对象的工作是锯木材，可通过将木材放置在对角线的斜面上来促进伸展的躯干旋转。Leticia 可将旋转运动融入家务劳动中，如卸载洗碗机。

整体模式

在 PNF 中，发育姿势也被称为运动和姿势的整体模式[66]。整体模式需要近端（头颈部和躯干）和远端（四肢）之间的交互作用。姿势的设定和保持都很重要。当姿势不能保持时，应考虑姿势设定是否合理。例如，在康复对象被认为可以维持坐姿之前，他或她必须能够完成较容易的发育性全身姿势，如侧翻和从侧卧转移到侧坐。

姿势的设定可以包含在作业活动中。例如，可以设计伸手向前置放的运动，让康复对象必须要在仰卧时拿东西，并在侧卧时放下。整体模式的使用也可以增强单个肢体运动。例如在擦桌面的活动中，当康复对象前倾于支持臂时，手腕的伸展得到了加强。在 Leticia 手腕恢复的后期阶段，这将是一种方法，使家务活动成为家庭训练的一部分。

有几个事实支持在 PNF 干预法中使用整体模式[66]。首先，所有的运动和姿势模式都是人类正常发育过程的一部分。因此，对康复对象来说用较少的时间重新获得这些姿势是有意义的。其次，在整体模式中运动和维持姿势的能力增强了正常发育组合，如反射整合和支撑、拮抗肌之间的平衡，以及运动控制由上向下、由近端向远端的发育方向。第三，整体模式的使用提高了姿势设定和保持的能力，这在作业活动的所有领域都非常重要。

Voss 设立了帮助康复对象发展发育姿势的序列和程序。1981 年，Myers 制作了一段录像，详细介绍了在作业活动中使用 PNF 的顺序和用法[66]。这盘录像带演示了更多关于应用到作业治疗领域的整体模式和姿势的信息。

程序

PNF 技术叠加在运动和姿势上。在这些技术中，有一些被认为是 PNF 方法的基本程序。之前的章节中讨论过两种程序，即口令和视觉刺激。其他程序将在下面的章节中有所描述。

手法接触是指治疗师的手放在康复对象身上。当手直接作用于皮肤上时，这些接触是最有效的。来自治疗师的触摸压力可作为一种促进机制，也是一种感官提示，帮助康复对象理解预期动作的方向。施压的力取决于所使用的特定技术和所需要的反应。手法接触的位置根据要达到的运动模式所需的肌肉、肌腱和关节而定。如果康复对象由于肩胛无力而无法梳枕部的头发，那么就需要 D₂ 屈曲的模式，手应该放在肩胛骨的后面来促进肩胛骨的上提、内收和旋转。

牵拉用于启动自主运动，提高反应速度和诱发无力的肌肉。这个过程是基于 Sherrington 的神经交互抑制的神经生理学原理[84]。当肌肉被拉伸时，肌梭中的 Ⅰa 和 Ⅱ 纤维向支配被拉伸肌肉的 α 运动神经元发出兴奋性信息。同时向拮抗肌发送抑制性信息[26]。

当在 PNF 中使用牵拉时，肌肉在期望的模式中被最大范围的拉伸（或所有肌肉组织在特定模式下都能感受到张力）。这个范围是拮抗肌模式的最大短缩位。特别要注意模式中的旋转，因为它影响到特定模式下肌纤维的拉长。因此需要在牵拉的正确位置达到后，叠加旋转。康复对象应该在牵张反射产生的同时尝试主动运动。使用口令配合牵拉，以加强运动的效果。牵拉时关注康复对象反应，防止疼痛加剧或肌肉不平衡的增加。

牵引：通过分离关节表面来刺激关节感受器。一般认为，牵引力促进并引导运动[97]。在诸如搬运沉重手提箱或拉开卡住的门等活动中，关节表面可以感觉到牵引力。虽然对于急性症状的康复对象，如手术或骨折后，牵引可能是禁忌，但它有时可缓解疼痛和提高关节活动度。

挤压：通过给关节表面加压来刺激本体感受器，可以增加稳定性和姿势控制，并诱发运动[97]。关节挤压最好的方式是在负重姿势下进行。例如，为了增强肘部支撑的姿势控制，可以通过肩部下压进行挤压。作为增强近端稳定性的家庭训练的一部分，Leticia 可以利用肘部保持负重的姿势和孩子们一起在地板上玩棋盘游戏，如卧位或侧卧。可以使用负重背心代替治疗师提供挤压力。

最大阻力:涉及 Sherrington 的扩散原理,即强壮的肌肉和模式可以强化较弱的部分[84]。这个过程经常被错误的理解和应用。它被定义为康复对象出现全关节活动范围的主动收缩时抵抗的最大阻力,或者康复对象保持等长收缩的状态。最大阻力不是治疗师所能施加的最大阻力。运动强度的增加通过抗阻来实现,目的是使康复对象付出最大的努力。

如果治疗师施加的阻力导致不协调或不稳定的动作,或者打破了康复对象的平衡,那么说明阻力过大。对抗最大阻力的运动应该是缓慢而平稳的。为了有效地使用这种技巧,治疗师必须感受最佳的阻力。对于神经系统损伤或疼痛的康复对象,阻力可能很轻就可以最大程度上满足康复对象的需求。治疗师通过手法接触给予的阻力可以引导康复对象追踪需要的运动轨迹。在存在痉挛的情况下,抗阻可能会增加肌肉不平衡,因此需要治疗师进行监测。例如,如果手指屈肌痉挛的增加与手-膝位抗阻有关,则应减少阻力或停止抗阻,或者换一个姿势。

技术

具体的技术与基本程序一起使用。下面挑选了几个来讨论。这些技术分为三类:主动肌技术、拮抗肌反转技术和放松技术[97]。

主动肌技术

重复收缩技术(repeated contractions)是基于这样的假设:重复运动对于运动学习是必需的,并且有助于提高肌力、关节活动度和耐力。牵张以及等张和等长收缩时的阻力促进了康复对象的自主运动。康复对象在短时间抗阻收缩的技术被称为收缩-放松技术(contract-relax)[36]。持续抗阻收缩(等长收缩)后,轻轻拉伸以延长靶肌肉。反复抗阻收缩后放松-拉长的过程有效地增加了肌肉长度。当康复对象坐位下伸手拿鞋并穿上有困难时,反复收缩可以用来增加其躯干的灵活性。康复对象尽量向前弯腰,在主动活动不足的位置保持等长收缩,然后要求康复对象"伸手够你的脚"来促进等张收缩。重复此过程,直到明显疲劳或康复对象能够够到脚为止。该模式可以通过要求康复对象在终末位保持等长收缩得到进一步强化。

对居住在养老机构的老年人使用 PNF 的情况进行调查表明[48],使用 PNF 进行 10 周的训练,以提高坐站转移能力、肩和踝的关节活动度和力量。采用重复测量方差分析,均有显著提高。这些技能增强了姿势控制,进而提高了工具性日常生活活动(instrumental activities of dailyliving,IADLs)能力。

与只接受一般训练的老年人对比,接受 PNF 训练的老年人在预防跌倒的各项措施上有统计学意义的改善[85]。作者的结论是,PNF 训练有助于优化跌倒老年人的身体状况。

节律性启动(rhythmic initiation)可用于改善帕金森病或失用症的康复对象启动运动的能力。该技术包含大量的放松技术,肢体被动活动,以及重复的等张收缩模式。口令为"放松,让我移动你"。当感觉到康复对象放松时,口令为"现在你和我一起做"。在重复几次积极的动作后,可以给予阻力以加强运动。节律性启动使康复对象在开始主动运动之前先体会模式。因此,本体感觉和运动觉得到了增强。节律性启动可用于慢性卒中,以加强其运动控制[98]。与健康成人相比,PNF 的使用有效地减少了慢性卒中者的肌痉挛。当试图运动时,肌痉挛会导致用力程度增加,甚至阻碍功能活动。

拮抗肌反转技术

拮抗肌反转技术(reversal of antagonist techniques)具有正常发育的特征,即运动是会逆转和改变方向的。这个技术是基于 Sherrington 的连续诱发原理,根据该原理较强的拮抗肌促进较弱的主动肌[84]。通过对拮抗肌施加阻力从而促进主动肌。拮抗肌的收缩可以等张、等长或两者的组合。最常见的方法是收缩-放松拮抗肌-收缩(contract-relax-antagonist-contract,CRAC)方法[36]。收缩-放松与前述相同,但是该方法包括了在稳定的阻力下拮抗肌的收缩。该技术的禁忌证为拮抗肌在抗阻过程中症状加重,如出现疼痛或痉挛。例如,通过对痉挛手指屈肌(拮抗肌)施加阻力不能有效地促进手指伸展(主动肌)。在这种情况下,强调的重点仅放在伸肌的重复收缩上,可以更好地促进手指伸展。

缓慢反转(slow reversal)是在主动肌的等张收缩(抗阻)后,拮抗肌的等张收缩(抗阻)。缓慢反转-保持也是相同的顺序,只是在运动的末端进行等长收缩。对于 D_1 屈曲模式较弱而难以进行口腔清洁的康复对象,缓慢反转过程如下:在 D_1 屈曲下,进行抗阻等张收缩,口令为"往上往里拉",之后做 D_1 伸展,进行抗阻等张收缩,口令"往下往外推"。每次成功的等张收缩,都应该伴有主动肌力量的增加。缓慢反转结合反复收缩可以应用于躯干的运动模式,以改善 Leticia 的肢体僵硬和拮抗肌平衡。当她的腕部骨折稳定后,这些技术也可以用来增加关节活动度和肌力。

稳定性反转（stabilizing reversals）的特征是主动肌和拮抗肌交替地等张收缩时，给予足够的阻力以阻止动作的发生。治疗中，治疗师在某个方向对康复对象施加阻力，同时要求康复对象进行对抗，不允许有动作的产生。当康复对象能够对新的阻力作出反应时，治疗师根据需要变换阻力方向，以达到稳定的目的。这种技术可用于增加稳定性、平衡和肌力。

节律性稳定通过诱发拮抗肌交替等长收缩对抗阻力来增加稳定性。如果不允许康复对象放松则引起协同收缩（co-contraction）。这项技术需要重复等长收缩，导致血液循环加快或屏气，或者两者都有。因此，对于有心脏病的康复对象，节律性稳定可能是禁忌的，而且对于任何康复对象，每次最多重复 3~4 次。

在节律性稳定中，手法适用于主动肌和拮抗肌抗阻。要求康复对象保持肌肉收缩，抵抗不同等级的阻力。当阻力改变时，康复对象不能放松。节律性稳定适用于康复对象因为共济失调或近端无力导致的姿势控制不佳。在需要姿势稳定的活动中间歇使用，可增强肌肉平衡、耐力和运动控制，如站姿下准备食物。节律性稳定还可改善慢性下腰痛的姿势控制，减轻疼痛[49]。

这两种稳定技术可在任务导向性活动中发挥优势，可以用来帮助 Leticia 完成大量的日常活动。例如，当她洗碗感到疲劳时，使用节律性稳定可改善躯干的耐力和稳定性。

放松技术

放松技术是增加关节活动度的有效手段，可以通过被动牵伸得以实现，特别是在有疼痛或痉挛的情况下。

收缩-放松包含了在运动中到达被动运动的末端，然后拮抗肌进行最大抗阻的等张收缩，只允许出现对角线上的旋转，再放松，通过进一步的被动运动进入拮抗模式（例如，收缩-放松包括 D_2 屈曲被动运动的末端，随后是 D_2 伸展的等张收缩，然后进一步被动运动到 D_2 屈），整个过程都在关节活动的末端进行重复[97]。当主动肌收缩没有明显的关节活动时，可使用收缩-放松技术。但康复对象的最终目标是可以进行全范围的主动活动。因此，一旦康复对象学会放松和关节活动度增加时，就应该促进其主动运动。相比被动牵张，收缩-放松技术增加关节活动度更有效，但基础机制尚不清楚[65]。

保持-放松与收缩-放松的进行顺序相同，但涉及拮抗肌的等长收缩（不允许移动），然后是放松，再转为主动肌模式做主动活动。建议保持静态收缩 3 秒钟，最大的改善关节活动度[82]。由于此技术涉及抗阻的等长收缩，对疼痛或急性骨科类疾病更有利。反射性交感

神经营养不良伴有肩部屈曲、外展和外旋的疼痛，治疗师要求康复对象在 D_2 伸展模式下抗阻-保持，再开始转成 D_2 屈曲模式下主动活动。这种技术可改善反射性交感神经营养不良的康复对象的自理活动，如洗头和把衬衫塞到背后。

缓慢的反转-保持-放松从等张收缩开始，随后是等长收缩，拮抗肌的放松模式，最后通过主动肌模式进行主动运动。当康复对象有能力主动活动时，首选该技术。例如，在上臂屈肌痉挛的情况下增加肘关节的主动伸展，治疗师要求康复对象进行抗阻 D_1 屈曲，当关节活动度达到时，保持等长收缩，然后立即放松。放松时，肘部主动向 D_1 伸展方向移动。这种技术有助于肘部伸展，从而达到锁轮椅刹车或从地面拾物的目的。

节律性旋转能有效减少痉挛并增加 ROM。治疗师按照期望的模式活动肢体，当感觉到紧绷或活动受限时，治疗师对肢体缓慢且有节奏地进行双向旋转。在康复对象放松之后，治疗师继续将肢体移至新的受限活动范围。这项技术可为痉挛性或阵挛性截瘫患者穿上裤子做准备，还可以有效地制备痉挛肢体的夹板。

案例研究

Leticia，第二部分

为了回答本节开头的三个问题，我们需要回顾一下对 Leticia 的评估。为了确定最有效的运动模式，我们不仅要观察 Leticia 在日常任务中的表现，还要观察她在特定的对角线和整体模式中的表现，选择能够解决她运动控制和肌痉挛等主要问题的最佳技术和方法。除这些主要问题外，还应特别注意是否需要更多的灵活性或稳定性。应对躯干共济失调最好的是稳定技术，如节律性稳定、稳定性反转和挤压。针对肌痉挛选择放松技术，如缓慢反转、缓慢反转-保持和重复收缩。这些技术可应用于康复对象的作业活动中。

干预从评估开始，并考虑到康复对象自身的能力和不足。在 Leticia 案例中，干预将遵循 PNF 原则。首先解决近端控制问题，从较低的发育姿势开始进行协调运动。一旦她获得了近端稳定，干预可进展到更高阶段，如站立。这一系列的运动模式和技术都是经过选择的程序，以促进所需的运动反应或活动表现。

总结

PNF 强调康复对象的能力和潜力，利用优势部分强化较弱部分。在运动和姿势的整体模式内进行干预，评估和处理康复对象的优势和不足。适宜的技术叠加在整体模式上，以增强运动反应并促进运动学习。

PNF 使用多感觉输入。感觉输入的协调和时序对

诱发康复对象产生期望的反应尤其重要,应密切观察康复对象的表现,并根据情况调整感觉输入。

要有效地使用 PNF,治疗师必须了解正常运动的发育顺序和组成成分,学习如何将对角线模式运用于日常生活活动中,知道何时及如何使用促进和放松的技巧,并将促进的模式和技巧应用于作业活动的评估和干预中。治疗师获得这项技能需要观察,同时在 PNF 技术经验丰富的治疗师监督下进行实践。

案例研究

Sophia

Sophia,女,50 岁,右侧脑卒中导致左侧偏瘫,转诊作业治疗。既往有高血压病史,健康状况良好。发病后 10 天转诊作业治疗,以评估和干预 ADLs、视觉功能和左侧上肢功能。

评估

首次评估显示出完整的生命功能,例如口腔、面部肌肉组织和吞咽都是完好的。发声是好的。在活动中 Sophia 有憋气的倾向,随后她的耐力也随之降低。视觉追踪功能受损,视扫描无法过中线,同时有明显的左侧忽略。

由于伸肌较弱,她的头和颈部会频频旋转至右侧且微微弯曲。在坐位时她的躯干是不对称的,主要是右侧承重。由于伸肌较弱,所以 Sophia 的姿势是屈曲的。Sophia 的静态坐位平衡尚可,当她向前和向左摆动时动态坐位平衡较差。

Sophia 右手的感觉和力量是正常的,运动计划受损。她的左手基本上是无力的,并且轻触觉、痛觉和本体感觉都受损。Sophia 抱怨当肩关节被动活动至外展和前屈的末端时盂肱关节出现轻微的疼痛。可以看出她的肩胛骨不稳定。她的左手不能诱发出主动活动。

知觉测试显示有失用症(特别是在需要跨越中线的活动中)和左侧忽略。Sophia 思维敏捷,记忆力好,注意力持续时间长。在任务中有充分的移动。

Sophia 在 ADLs 需要中等帮助,在转移时需要中等至最大帮助。平衡障碍和失用症是影响 ADLs 表现的主要因素。她现在的目标是用更少的时间和努力打理好自己。

干预实施

遵循头-尾的发育顺序,干预应该从头部和颈部的对线开始。左侧意识、坐姿以及躯干的平衡,直接受到头和颈部位置的影响。在开始自我照顾活动之前,Sophia 表现为头颈部的屈曲和旋转模式。为了加强向左侧旋转,治疗师应位于 Sophia 的左侧,衣服和盥洗用品也放置于她的左侧。

另一个问题是缺乏躯干的控制。当 Sophia 坐位做弯曲活动时,她会害怕摔倒,并且不确定自己是否有能力恢复到直立姿势。因此,她很难前倾身体从轮椅上转移。慢反转-保持技术可以加强在 ADLs 过程的中的躯干模式。例如,为了诱发将裤子穿在腿上所需的躯干控制,治疗师要在 Sophia 的左前方。手法接触两侧肩胛骨的前部,治疗师跟随 Sophia 一起运动,在她身体前倾的时候给予阻力。在活动范围的末端要求 Sophia 保持在等长收缩状态。治疗师双手移到肩胛骨的后面。当 Sophia 恢复到直立的姿势时给予阻力。口令为“抬头看看你的右肩”当她直立时,被再次要求保持等长收缩。除了加强躯干的控制,这个技术还缓解了 Sophia 对身体前倾的恐惧,因为治疗师是持续接触她的。

头部,颈部和躯干的屈曲和伸展模式的一个间接好处是呼吸的强化。鼓励 Sophia 在伸展的时候吸气,在屈曲的呼气。这个方法解决了 Sophia 憋气的倾向。

干预措施包括整体模式和技术,诱发左侧上肢的近端稳定性,以及提供本体感觉输入。选择负重活动是因为她的左臂没有主动活动。Sophia 用她的右侧上肢在对角线模式中执行重复的感知任务,例如马赛克瓷砖设计,纸笔活动以及桌游。这些活动包括左肘支撑的侧卧姿势,双肘支撑的俯卧姿势,左臂承重的侧坐姿势,以及四肢着地姿势。为了加强肩带的稳定性,将挤压以及节律性稳定和手法接触一起用在两边的肩膀,然后是肩膀和骨盆。在对角线上执行感知任务,改善了 Sophia 的运动计划,左侧意识和躯干旋转。

Sophia 被指示执行双侧不对称劈砍和举起模式,以支撑她的肩胛骨和左侧上肢进行滚动和其他活动。这些模式还增强了左侧意识和躯干旋转。通过下劈和上提模式促进肩胛骨活动时,治疗师应利用牵伸来启动运动,然后用慢反转技术。在准备上提模式时,手法接触位于肩胛骨的后表面。牵张应用在一个延长的范围。当 Sophia 开始上提模式时,在整个关节活动度范围内提供持续的阻力。这个过程通过拮抗或反转-上提的模式而重复,手法接触转换至肩胛骨的前表面。

在受伤 3~4 周后,Sophia 能够在屈曲张力的优势下,运动左侧上肢。负重及节律性旋转对于张力正常化是有帮助的,而且这两种技术都被用穿衣、洗澡这类 ADLs 中。使用重复收缩来诱发在 D_1 伸展以及 D_2 屈曲模式下手腕和手指的伸肌。

成果

经过 5 周的作业治疗后重新评估显示,耐力,运动中协调呼吸的能力,过中线的视觉追踪等一致性得到了提升。Sophia 能在没有治疗师提示的情况下自己将头和脖子转向左边。弯腰前倾的恐惧感已经没有了,她能自动的转动头部往肩膀以上看来强化直立姿势。随着躯干力量的不断增强,就不需要再加强头和颈部的旋转了。单在运动方向的视觉追踪就足够强化直立姿势。最终,Sophia 能够在没有明显的视觉或头颈部强化的情况下达到直立姿势。两侧髋关节的双侧负重改善了坐位平衡。通过负重活动,减轻了肩部疼痛,改善了肩胛骨的稳定性。Sophia 在没有屈肌协同作用下,能运动左侧上肢。右侧上肢运动计划在 ADLs 中存在功能性的限制。转移和自我照料只需要最少的帮助,并且不再需要提示来提高左侧肢体意识。

第 3 节 神经发育治疗技术[*]

案例研究

Charlotte

Charlotte,女,69 岁,4 个月前因左侧脑血管意外导致右侧偏瘫。她能够以协同运动的方式移动她的右臂,但没有平稳的协调性运动。当她尝试用她的右臂协助完成功能性任务时,她的右臂会受到高屈肌张力所支配,对她而言要伸展她的手肘或张开手指去抓东西是很困难的。她能够站立并行走,但左下肢负重较多,右下肢步幅较小。她是右利手,在完成需要使用双手的 ADLs 和 IADLs 活动时有困难。对她而言准备餐点以及穿衣尤其困难。虽然她学过单手穿衣技巧,但她觉得使用这些策略非常费时和费力。Charlotte 怀念那些不能够做到的事情,例如绘画,弹钢琴或者园艺。她希望能改善她右臂和手的控制。

思辨问题

1. 哪些附加信息有助于设计改善右手功能的治疗计划?

2. 哪些 Charlotte 与作业目标相关的上肢功能评定最有价值?作业治疗师怎样最好地评估 Charlotte 的上肢功能?

3. 什么样的干预措施才能最好地达到康复对象的目标?

4. 通过对康复对象因素和表现技能的熟练分析,可以在干预过程中培养康复对象哪些参与作业活动的能力?

神经发育治疗技术的历史背景

目前在美国所提到的神经发育技术,是源自 Bobath 的概念,由 Berta 和 Karel Bobath 在 20 世纪 40 年代发展的一种治疗方法。Berta Bobath 早期在德国的安娜赫尔曼体操学校接受作为治疗体操运动员的训练,毕业后留在那里担任体育教练[81]。她描述了她在安娜赫尔曼教育课程中的重点:

我们学习了对正常动作和各种放松方式的分析。我们学会了感受和评估放松的程度,不仅是在紧绷的肌肉上,还包括对拮抗肌肌力和活动的影响。这是通过一种特殊的方式处理一个人的问题,包括在被移动的反应中诱导运动。

在 20 世纪 30 年代,当纳粹在德国掌权时,因为

学校无法聘用犹太教师,Berta Bobath 失去了体育教练的工作。随后她搬到了伦敦,在路易斯公主医院工作。

基于她在分析正常运动的背景和技术,Berta Bobath 被邀请去看脑瘫患儿和偏瘫患者的病例。在那个时候,有上运动神经元病变的人,被假定为不能从他们的运动缺陷中恢复。由于她的舞蹈背景,在姿势和运动分析上的训练,也可能是她"异端或古怪"[88]的观点,Berta Bobath 并不认同这种看法。她首先用自己的手和身体将这些康复对象重新调整到中立和对称的姿势。她检查了她的姿势和操作对他们的肌肉张力和移动能力的影响。Berta 描述她的方法的基础为"抑制异常的反射和异常模式,促进正常的自主运动"[81]。

在她的技术累积了许多成功经验之后,Berta 在 1950 年通过了考试,最终学习并成为一名物理治疗师。Karel Bobath 医生,Berta 的丈夫,是一名精神科医生,他对这种方法产生了兴趣,并将大部分职业生涯用于研究和解释 Berta 的言论的神经生理学。Berta 和 Karel Bobath 一起被认为发展了 Bobath 概念和神经发育治疗方法。他们于 1951 年在伦敦创建了第一个 Bobath 中心,并迅速开始培训其他的物理治疗师,使用她的方法来治疗脑瘫患儿和偏瘫成人。现今,这种方法的课程在国内和国际上被教授给作业治疗师和物理治疗师,言语-语言病理学家,在某些国家,教授给护士,医生和教师[38]。有关美国继续教育课程的信息(针对作业治疗师的)可以在神经发育治疗学会(Neuro-Developmental Treatment Association,NDTA)的网站上找到:www. ndta. org.

基于其建立的时间段,几位当代作者将神经发育治疗技术描述为基于神经系统分级的治疗方法。虽然一开始人们对神经系统的看法是一致的,但 NDT 方法反映了一个层次模型看起来不真实,或者与 Bobaths 和其他历史学家的著作不一致。神经发育治疗技术方法最初并不是基于分级观点。这种方法是基于 Berta Bobath 的经验——她对体位对线,姿势和运动的熟练观察——她在帮助康复对象改善功能运动方面成效显著。然后使用反射分级模式对结果进行解释,该模式当时是关于如何组织中枢神经系统的建议解释[72,81]。这种从观察到理论发展的归纳顺序在该方法的许多历史叙述中都有讨论。尽管中枢神经系统功能的动态模

---

[*] Julie McLaughlin Gray

式和特殊地运动控制在当时并不存在，当代动态观点比反射分级模式更能准确地支持 Berta Bobath 的原始观察和经验。她的徒手操作处理导致了张力和运动能力的变化，如果康复对象的张力和运动模式仅剩下反射时，则这种变化不太或者不可能产生。她的徒手操作处理方式开发了影响运动输出的动态系统，反映了在当代运动控制模型[84]。

无论原始的 NDT 方法是建立在反射-分级的角度上还是简单地用模型进行解释，从一开始就被建议作为一个"活概念"[38]；理论和干预概念倾向于"工作假说"。Bobath 医生用这个术语来强调方法需要随着时间和新信息而改变。因为这种方法是基于对正常运动的理解，而不是病理学，他强调当正常运动的理解随着新的发现和新发展的理论进步时，NDT 将会继续发展。

Berta Bobath 的发展理论：原始的概念和随着时间变化

神经发育治疗原理

在一位接受过 NDT 培训的治疗师使用的方法中，根深蒂固的是这种方法的哲学基础，反对 20 世纪 50 年代盛行的观点。当 Berta Bobath 开始与其他人一同致力于 UMN 损伤时，大多数人认为这些人是不会康复的，而实践也反映了这种观点。这些人要么没有被提供康复服务，要么只被提供了代偿方法。每个治疗干预都来自骨科参考架构——主要是牵张和强化——因此没有强调引起运动问题的神经基础[38,72]。不同于这些观点和做法，根据她的临床观察和经验，Berta Bobath 相信这些人只要有合适的机会可以重新获得运动控制。

NDT 原理的一部分，是恢复的信念（也就是康复对象的潜能）这种信念与相信正常运动可能对人的生活质量产生影响的信念相结合。在 Bobath 的第一本书的前言中[6]，P. W. Nathan 博士（1970 年）非常清楚地揭露该方法的理论基础，其精髓仍保留至今：

> 无论医生是否知道他在这么做或没这么做，他不是选择说服康复对象使用偏瘫肢体并重新训练他的患侧的策略，就是采取鼓励康复

对象忽略偏瘫侧，并使用非受累侧完成之前用双侧肢体完成的任务。该选择仅影响康复对象的上肢和一般姿势。下肢是没有选择的。康复对象必须学会使用它。因此，最好让他学会正确使用它。如果康复对象屈服于这种神经病理学的失调，他将成为一个残疾人。如果他学会重新训练他的偏瘫侧，他将能回归生活。

NDT 的主要原则

NDT 方法，是一个协助 UMN 损伤的康复对象恢复其运动及参与能力的方法，已经被广泛讨论，特别是针对脑瘫和偏瘫[38]。该方法旨在通过确认和纠正影响每日活动的运动和参与的基础损害来恢复功能。重点在于恢复正常的运动和姿势控制，以及一般的运动质量。代偿是不鼓励的[30]。临床医生学习这个方法，是为能了解 Berta Bobath 对于偏瘫侧有可能恢复运动的潜能，以及强调要满足全身和全人的信念。根据 Tallis[88] 的说法，"Bobath 的基本社会精神[仍存在于现今，例如]……康复对象作为伙伴，针对康复对象的目前状况量身定制的康复服务，以及康复作为一个 24/7 的活动"。

尽管干预的基本原则保持不变，但关于康复对象运动缺陷的本质以及运动是如何控制以及学习的概念，随着时间的推移和科学的进步而发展。该方法的主要变化可以与神经科学和运动学习研究中的发现相关联，特别是对运动被控制和执行的方法以及利用反馈的动态和互动性的理解。在她最新版书中关于成人偏瘫的部分，Bobath[8] 概述了康复对象的主要问题是异常的运动协调，异常的姿势性张力以及控制。目前的发现认为，运动表现不足是由"CNS 损伤所导致的神经病理学障碍、肌肉骨骼改变以及学到的运动策略结合所导致"[30]。干预不再针对降低痉挛；仅仅降低痉挛无法促进康复对象运动控制。然而，似乎有其他高张的方面，本质上是非神经性的，例如肌肉长度（缩短），关节对线和倾向于对处理策略负责的模式。运动输出围绕着任务目标所构成，因此运动技能要尽可能在功能中练习。在运动学习中，犯错是必需的，就康复对象而言，这是一种主动的参与；因此康复对象的被动运动被最小化，并且徒手操作会被分级以确保康复对象的自主性增加（图 31.16）。

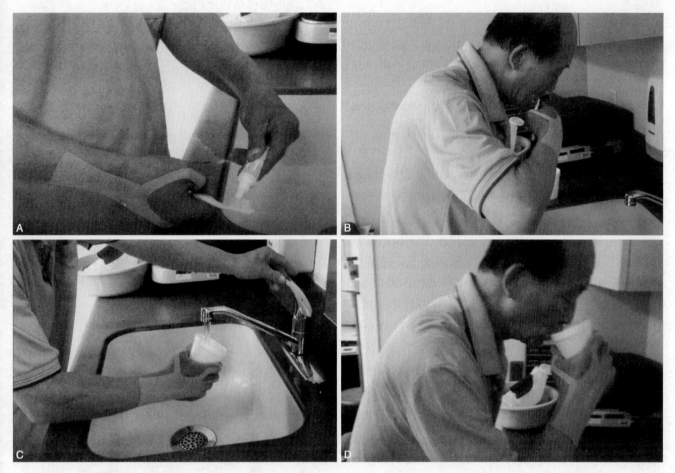

图 31.16　刷牙。A.将牙膏涂在牙刷上；B.刷牙；C.拿着杯子装满水；D.从杯子里喝水（照片由 Michael Ang 提供，OTD，OTR/L，CSRS.）

运用 NDT 恢复作业活动的参与

在文献中有相当多的争论，不仅关于 NDT 的疗效，这在下一节将提到，还关于这种方法本身[22,60,61]。若 NDT 方法随着时间改变，关于这个方法的哪些方面是保持不变的问题就会被提起。目前用什么 NDT 策略来促进功能运动的恢复，从而参与作业？什么使得 NDT 与一个全新的干预方法出现对立？因为 NDT 随着时间而改变，其他方法便从 NDT 发展出来，并且 NDT 与其他方法结合使用，明确指出哪些特定策略是 NDT，是相当有挑战性的。使用 Bobath 的物理治疗师们曾接受调查，并同意以下干预措施肯定或可能是该方法的一部分：诱发，松动，练习某些活动的运动技巧，练习活动本身，以及教导照顾者如何帮康复对象摆放体位。基于文献回顾和 NDTA 认证的课程内容（ndta. org），下一节将介绍当代使用 NDT 方法进行评估和干预的精华。

还应该提到的是，NDT 方法结合作业治疗评估和干预，以强调运动控制和功能性运动的问题。单凭这一方法并不能提供一个全面的视角来观察在情境中的作业问题的动态。NDT 应与其他的理论模式配合使用，以提供全面的作业治疗方案。在适当情况下，还应该结合其他当前研究中成功并能有效处理康复对象需求以及回应的干预措施。

评估

基于自上而下的干预方法，使用 NDT 方法的作业治疗师首先进行作业历史的访谈。根据作业分析和康复对象的目标，治疗师将观察康复对象在各种不同作业中的表现。基于 NDT，这种观察不仅包括康复对象所需要的帮助等级和运动量，还应包括他或她的运动和姿势控制的质量。

具体而言，临床医生将评估以下内容：

1. 康复对象针对作业所要的身体姿势力线维持能力。当 Charlotte 站立时她的大部分体重转移到她的左腿并且她的右臂显著弯曲的位置时，考虑她的力线。

2. 强调任务或活动所需的"正常"或典型的运动表现技能。接受过 NDT 训练的治疗师会根据整个身体和任务中身体部位之间的稳定性——活动性的关系来分析运动。

3. 康复对象在进行每日活动时所需的基本动作技能,如伸手够物,坐站,转移,以及执行作业目标时的力线和动作。

4. 潜在的损伤导致运动功能障碍。Ryerson 和 Levit[78]将由中枢神经系统病变引起的四种主要损伤概括为"肌力,肌张力,肌肉活性的改变以及感觉处理的改变"。正是这些损伤导致了中枢神经系统损伤后观察到的代偿性运动,并且在没有干预的情况下通常会导致继发性损伤,例如"骨骼力线和移动性的改变,肌肉和组织长度改变,水肿以及疼痛"。损伤通常在直立的姿势下和功能活动中评估,通过观察,徒手操作和康复对象主观报告来评估。一种评估张力的常用方法是放置,治疗师引导肢体并要求康复对象抵抗重力下维持住肢体。如果张力太低,康复对象不能抗重力保持肢体位置;如果张力太高,治疗师在放置过程中将会感受到阻力[7]。

干预

因为 Bobath[7]认为,你不能"将正常的模式叠加在异常模式上",并且由于希望在一开始就减少异常运动模式,所以鼓励治疗师重叠评估和干预[44]。尽管"正常"运动在该方法的最初就已经被强调,但许多的描述则是强调将代偿减少到最低时做有效以及功能性运动[63]。干预通常包括促进任务中涉及的正常运动表现技能,以及使用徒手引导和徒手操作练习该任务本身或是作业活动。在矫正运动技能以及在提供代偿策略时以促进必要的和有价值的作业的改良独立性[51],作业治疗师也会使用到 NDT 框架。基于 NDT 方法的代偿尽可能多地结合了偏瘫侧;避免偏瘫侧异常运动模式的重复发生,因为这些动作会随着时间的推移导致骨骼上的损伤;以及活动中的中立/对称的身体力线也强化了另外两个部分[78]。在分析了康复对象的运动问题和倾向之后,无论是在作业目标以内还是以外,干预都是按照以下顺序进行的:准备→运动→功能。这些步骤在干预课程中会重叠,并且会组成从头到尾一系列的干预课程。准备工作包括康复对象为完成任务所需要的运动技能以及任务本身而必要的所有活动。准备工作可能包括以下内容:

1. 治疗师仔细分析任务或作业目标所需的运动成分。一个有效组织这种分析的方法是使用身体的部分,以及分析发生在身体各部分内和身体各部分之间的动作流程。

2. 建立可以促进康复对象的积极参与的环境以及关注康复对象活动开始时的姿势。思考用蔬菜做餐点的任务。尽管可以使用补偿策略,但是在准备蔬菜时结合双手的使用可以提供一个更加功能性的方法(图 31.17)。

3. 放松以提供康复对象完成任务所需的 ROM。

在做好准备之后,治疗师将会建构课程致力于

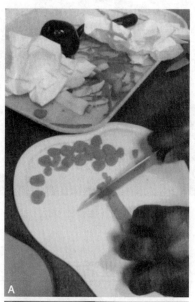

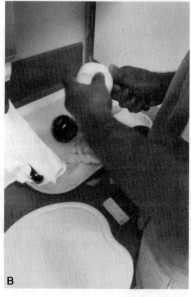

图 31.17 用双手准备一顿饭,剁菜(A)和削菜(B)

任务所需的特定运动技能。在练习整个任务的准备时，这些技能会部分地被强调于作业的本身之外，这和运动学习准则的部分任务练习和全体任务练习是一致的[28]。使用徒手操结合口头提示，示范和环境结构一起来促进运动技巧。在治疗中，治疗师利用他或她的身体与康复对象接触以促进更有效的运动并避免不必要的运动反应或力线。具体而言，治疗师使用徒手操作来增加康复对象在执行任务期间体验到的感觉运动信息，使康复对象更能意识到他或她的身体并结合偏瘫侧，以及协助运动模式的协调和时间调控[63]。基于 NDT 方法的继续教育课程和参考书，指导临床医生精确地选择手部位置，从而产生理想的运动结果。这些选择指的是关键点控制（图 31.18）。

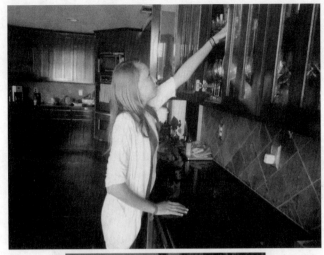

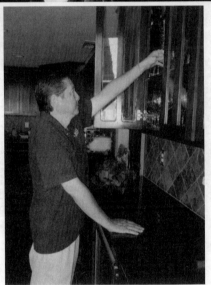

图 31.19 上肢负重的闭链以支持姿势控制

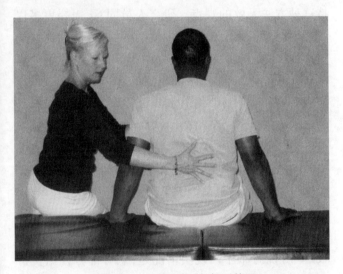

图 31.18 关键点控制，躯干伸展

尽管治疗师使用徒手操作和指导，但康复对象应该积极参与这一过程。处理和指导应该要被分级，以提供给刚刚好的协助以及输入来给予康复对象一个更有效的运动模式及任务时，逐渐减少徒手操作以及引导[30]。

肢体运动的干预也是从闭链运动模式向开链运动模式分级。闭链运动是关节或关节链的远端部分固定，近端部分活动[71]。一个上肢闭链模式的例子是将手臂放在负重姿势体位上用于姿势的支撑，并且在活动期间协助平衡，例如站在柜台旁一只手伸向头顶上的橱柜拿东西时另一个手支撑负重（图 31.19）。

负重臂的肌肉必须是主动的。临床医生使用 NDT 方法包括负重上肢作为支撑基体的部分以辅助姿势控制，同时也促进了感觉输入和肢体的等长和离心控制。使用负重或闭链策略需要手臂肌肉活动；而不是被动的体位保持。闭链负重的姿势通常与在支撑基础上的运动相结合以鼓励上肢激活以保持平衡。

让手接触桌子表面的上肢摆放，对于上肢远端部分地松动和牵伸以及对手臂分离运动模式诱发是有用的。在松动和牵伸时，特别是在手腕和手部，在屈曲手部的状况下移动手臂，这样可以让治疗师牵伸外部的手指，拇指和腕屈肌（图 31.20）。

肌肉延长可能导致高张力降低。此外，在促进上肢分离运动时，例如，在肩屈曲和肘伸展的模式时——远端的接触提供肢体支撑并降低了阻力或是任务所需的近端肌肉组织的需求。类似于徒手操作和其他形式的感觉输入和反馈，为了肌肉强化和运动学习的发生，这种支撑必须逐渐移除。促进的顺序应该是将学习的运动模式与作业活动或功能任务相结合。随着康复对

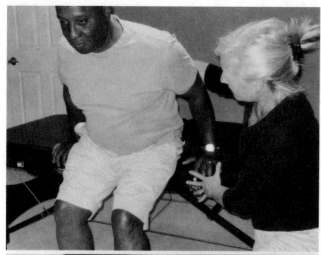

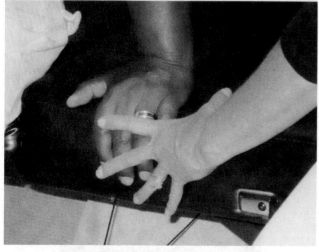

图 31.20　当支撑姿势控制的时候手部负重以分离和牵伸手腕和手指屈肌

象能够完成有效的运动模式,徒手操作就能逐渐减少了。

NDT 和循证实践

　　循证实践是一种临床推理过程,它结合了现有的最有效的研究,临床医生的专业知识以及康复对象的表现和价值,以作出针对康复对象的干预决策,并提供最有效的照料[79]。关于特定干预措施有效性的临床决策最有效的研究,就是随机临床试验的系统性回顾或随机临床试验[27,82]。很少有研究证实了 NDT 对康复对象结果的影响。目前绝大多数关于 NDT 有效性的证据,是在一个较低级的实证等级——专家意见。这些专家包括许多临床人员以及康复对象和照顾者——他们可以被视为他们自己生活经验的专家——他们报告了将 NDT 原则和处理策略融入干预的正向成果。

　　针对 NDT 方法有效性的系统性回顾和临床试验数量有限,造成了混乱的结果。Kollen 等人[50]对文献进行的一项系统性回顾,检视了 16 个研究包括了 813 名康复对象,并得出结论:"没有证据表明 Bobath 对上下肢的感觉运动控制,灵活性,移动性,每日活动,健康相关质量和成本效益上有优势"。干预研究报道了 NDT 对儿童粗大运动技能和脑瘫成人步态模式的积极影响[47,92]。Luke,Dodd 和 Brock[56] 的研究表明,虽然 Bobath 的概念发现相较于其他介入方法略或者不介入,在减轻肩部疼痛和张力部分是有稍好的结果,但 Bobath 的概念是其中一种方法,没有证明"该方法在改善上肢损伤,活动或参与方面优于其他方法"。同样的,Paci[69]在他的 15 个临床试验中发现,没有证据支持 NDT 是一种最佳的治疗方法,但也没有确凿的证据支持这种方法无效的观点。研究人员同意,需要更多以更严谨的方法来定义和详细说明 NDT 方法的高级研究,以便为实践提供基于证据的指导方针。为了使这些研究系统化,Tyson,Connell,Busse 和 Lennon[93]根据他们对物理治疗师使用 Bobath 概念的研究,为未来的临床试验提出了一个"典型的治疗方案"。干预措施的重点是"促进,分离,实践运动的组成部分,实践一些完整的活动,并教导康复对象和照顾者如何帮康复对象摆位"。也有人建议研究人员研究特定的干预技术,而不是 NDT 的概念或整体方法[93]。

　　NDT 并不是唯一缺乏证据的方法。正如 Mayston[62]所说的那样,"现实情况是,只有部分证据支持当前的模式,如特定任务训练,局限诱发疗法,跑步机训练和肌肉强化"。目前使用 NDT 方法的证据包括广泛的临床观察和专业知识,以及有限的临床试验和系统性回顾。一篇系统性文献回顾的作者表示,尽管缺乏支持其有效性的高水平证据,但"在西方世界中,Bobath 概念或神经发育疗法是卒中康复中最常用的治疗方法"[50]。尽管这一证据有用且真实,但还不足以保证这个方法的时序和单独使用,直到研究能以更有效/效率高的高级证据来证明。基于动态模式使多种系统的整合显见于人的内部和外部,以促成动作控制和作业表现,一次当代临床推理以及 UMN 受损康复对象的计入计划,就必须要考虑促进功能的复杂因素网络,并整合所有由循证支持来促进有效地恢复所需的作业参与的可用资源以及介入方法(图 31.21)[5,9,11,15,16,19,21,24,31,34,53,55,57-59,83,87,89-91,96,99,100,102]。

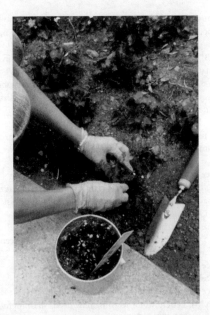

图 31.21　康复对象参与一个享受的作业-园艺

复习题

1. 与运动控制有关的四个信息流动的一般过程是什么?

2. 定义动机性冲动并说出这个功能在大脑中的位置。

3. 描绘在中枢和外周神经系统中,产生有目的性发动作的信息流动过程。

4. 什么是感觉运动系统?

5. 列出感觉运动皮质的区域。

6. 列出中枢神经系统中,与运动相关的高级、中级及低级的构造。

7. 说出四种传统的感觉运动治疗方法和相对应的理论家。

8. 哪两种运动控制模式,构成了感觉运动治疗方法的基础?

9. 简要介绍四种传统感觉运动治疗方法。比较它们的相似性和差异。

10. 列出在每个传统感觉运动治疗方法中,治疗师用于影响和调整运动反应的一些技术。

11. 在目前的临床实践中如何使用感觉运动方法?

12. 对于感到疼痛的康复对象,给予口头提示时应该使用什么样的语气?

13. 讨论听觉,视觉和感觉输入在运动学习中的重要性。

14. 哪个上肢对角线模式用于吃饭的手至口阶段?哪个用于拉上前开式裤子拉链?

15. 详述使用劈砍和举起运动模式的优点。

16. 当穿上左边袜子的时候使用哪种躯干模式?

17. 列出使用对角线模式的三个优点。

18. 整体模式的发育顺序是什么?

19. 如果康复对象需要更多的稳定性,应选择以下整体模式中的哪一种:俯卧姿势或肘部侧躺支撑?

20. 哪种 PNF 技术用于促进姿势控制和协同收缩?

21. 详述 PNF 促进技术基于的 Sherrington 神经生理学原理。

22. 什么有效的方法可用来让上肢屈肌痉挛的康复对象穿衬衫?

23. 定义最大的阻力。

24. 说出两种可以促进运动开始的 PNF 技术。

25. NDT 方法的主要原则是什么?

26. 闭链和开链的区别是什么?

27. 识别出一个你会使用闭链的任务和一个你会使用开链的任务。

（苏彬　卞立　郑玉 译,李晓林 校,

徐艳文　黄锦文 审）

参考文献

1. Abreu BF, Toglia JP: Cognitive rehabilitation: a model for occupational therapy, *Am J Occup Ther* 41:439, 1987.

2. Affolter F: Perceptual processes as prerequisites for complex human behavior, *Int Rehabil Med* 3:3, 1981.

3. American Occupational Therapy Association: Occupational therapy practice framework: domain and process, ed 3, *Am J Occup Ther* 68:S1–S51, 2014.

4. Ayres AJ: Proprioceptive neuromuscular facilitation elicited through the upper extremities. I. Background, II. Application, III. Specific application to occupational therapy, *Am J Occup Ther* 9:1, 1955.

5. Reference deleted in proofs.

6. Bobath B: *Adult hemiplegia: evaluation and treatment*, London, 1970, Heinemann Medical Books.

7. Bobath B: *Adult hemiplegia: evaluation and treatment*, ed 2, London, 1978, Heinemann Medical Books.

8. Bobath B: *Adult hemiplegia: evaluation and treatment*, ed 3, Boston, 1990, Heinemann Medical Books.

9. Reference deleted in proofs.

10. Brooks VB: *The neural basis of motor control*, New York, 1986, Oxford University Press.

11. Reference deleted in proofs.

12. Brunnstrom S: Motor behavior in adult hemiplegic patients, *Am J Occup Ther* 15:6, 1961.

13. Brunnstrom S: *Movement therapy in hemiplegia*, New York, 1970, Harper & Row.

14. Buchwald J: Exteroceptive reflexes and movement, *Am J Phys Med* 46:141, 1967.

15. Reference deleted in proofs.

16. Carmena JM, et al: Learning to control a brain-machine interface for reaching and grasping in primates, *Public Library Sci Bio* 1:193, 2003.

17. Carroll J: The utilization of reinforcement techniques in the program for the hemiplegic, *Am J Occup Ther* 4:211, 1950.

18. Cheney PD: Role of cerebral cortex in voluntary movements: a review,

Phys Ther 65:624, 1985.

19. Reference deleted in proofs.

20. Cooke DM: The effects of resistance on multiple sclerosis patients with intention tremor, *Am J Occup Ther* 12:89, 1958.

21. Reference deleted in proofs.

22. Damiano D: Pass the torch, please!, *Dev Med Child Neurol* 49:723, 2007.

23. Reference deleted in proofs.

24. Reference deleted in proofs.

25. Eggers O: *Occupational therapy in the treatment of adult hemiplegia*, Rockville, MD, 1987, Aspen.

26. Farber SD: *Neurorehabilitation: a multisensory approach*, Philadelphia, 1982, WB Saunders.

27. Fineout-Overholt E, Melnyk B, Schultz A: Transforming health care from the inside out: advancing evidence-based practice in the 21st century, *J Prof Nurs* 21:335–344, 2005.

28. Fletcher L, Cornall C, Armstrong S: Moving between sitting and standing. In Raine S, Meadows L, Lynch-Ellerington M, editors: *Bobath concept: theory and clinical practice in neurological rehabilitation*, Oxford, 2009, Blackwell, pp 83–116.

29. Fromm C, Wise SP, Evarts EV: Sensory response properties of pyramidal tract neurons in the precentral motor cortex and postcentral gyrus of the rhesus monkey, *Exp Brain Res* 54:177, 1984.

30. Graham J, et al: The Bobath concept in contemporary clinical practice, *Top Stroke Rehabil* 16:57–68, 2009.

31. Reference deleted in proofs.

32. Hagbarth KE: Excitatory and inhibitory skin areas for flexor and extensor mononeurons, *Acta Physiol Scand* 26(Suppl 94):1, 1952.

33. Hashimoto K, Higuchi K, Nakayama Y, Abo M: Ability for basic movement as an early predictor of functioning related to activities of daily living in stroke patients, *Neurorehabil Neural Repair* 21:353–357, 2007.

34. Hellebrandt FA: Physiology. In Delorme TL, Watkins AL, editors: *Progressive resistance exercise*, New York, 1951, Appleton, Century, & Crofts.

35. Hellebrandt FA, Schade M, Carns ML: Methods of evoking the tonic neck reflexes in normal human subjects, *Am J Phys Med* 4:139, 1962.

36. Hindle KB, Whitcomb TJ, Briggs WO, Hong J: Proprioceptive neuromuscular facilitation (PNF): its mechanisms and effects on range of motion and muscular function, *J Hum Kinet* 31:105–113, 2012.

37. Holstege G: The emotional motor system, *Eur J Morphol* 30:67, 1992.

38. Howle JM: *Neuro-developmental treatment approach: theoretical foundations and principles of clinical practice*, Laguna Beach, CA, 2002, NDTA Association.

39. Huitt W: *Conation as an important factor of mind. Educational Psychology Interactive*, Valdosta, GA, 1999, Valdosta State University. <http://chiron.valdosta.edu/whuitt/col/regsys/conation.html>.

40. Humphrey TL, Huddleston OL: Applying facilitation techniques to self care training, *Phys Ther Rev* 38:605, 1958.

41. Huss AJ: Sensorimotor approaches. In Hopkins H, Smith H, editors: *Willard and Spackman's occupational therapy*, Philadelphia, 1978, JB Lippincott.

42. Jackson JH: *Selected writings (vol 1)*. London, 1931, Hodder & Staughton. (edited by J Taylor).

43. Jeannerod M: *The neural and behavioral organization of goal-directed movements*, Oxford, 1988, Clarendon Press.

44. Johnson P: Assessment and clinical reasoning in the Bobath concept. In Raine S, Meadows L, Lynch-Ellerington M, editors: *Bobath concept: theory and clinical practice in neurological rehabilitation*, Oxford, 2009, Blackwell, pp 43–63.

45. Kabat H, Rosenberg D: Concepts and techniques of occupational therapy for neuromuscular disorders, *Am J Occup Ther* 4:6, 1950.

46. Kandel ER, Schwartz JH, Jesell TM, editors: *Principles of neural science*, ed 4, New York, 2000, Elsevier.

47. Kim SJ, et al: Differential effects of rhythmic auditory stimulation and neurodevelopmental treatment/Bobath on gait patterns in adults with cerebral palsy: a randomized controlled trial, *Clin Rehabil* 26:904–914, 2012.

48. Klein DA, et al: PNF Training and physical function in assisted-living older adults, *J Aging Phys Act* 10:476–488, 2002.

49. Kofotolis N, Kellis E: Effects of two 4-week proprioceptive

50. neuromuscular facilitation programs on muscle endurance, flexibility, and functional performance in women with chronic low back pain, *Phys Ther* 86:1001–1012, 2006.

50. Kollen BJ, et al: The effectiveness of the Bobath concept in stroke rehabilitation: what is the evidence?, *Stroke* e89–e97, 2009.

51. Lennon S, Ashburn A: The Bobath concept in stroke rehabilitation: a focus group study of the experienced physiotherapists' perspective, *Disabil Rehabil* 22:665–674, 2000.

52. Levy CE, Nichols DS, Schmalbrock PM: Functional MRI evidence of cortical reorganization in upper-limb stroke hemiplegia treated with constraint-induced movement therapy, *Am J Phys Med Rehabil* 80:4, 2000.

53. Reference deleted in proofs.

54. Loomis JE, Boersma FJ: Training right brain damaged patients in a wheelchair task: case studies using verbal mediation, *Physiother Can* 34:204, 1982.

55. Reference deleted in proofs.

56. Luke C, Dodd K, Brock K: Outcomes of the Bobath concept on upper limb recovery following stroke, *Clin Rehabil* 18:888–898, 2004.

57. Reference deleted in proofs.

58. Reference deleted in proofs.

59. Reference deleted in proofs.

60. Mayston MJ: Letter: Motor learning now needs meaningful goals, *Physiotherapy* 86:492–493, 2000.

61. Mayston MJ: Letter: Fusion not feuding, *Physiother Res Int* 6:265–266, 2001.

62. Mayston MJ: Raine: a response, *Physiother Res Int* 11:183–186, 2006.

63. McCloskey DI: Kinesthetic sensibility, *Physiol Rev* 58:763, 1978.

64. Reference deleted in proofs.

65. Mitchell UH, et al: Neurophysiological reflex mechanisms' lack of contribution to the success of PNF stretches, *J Sport Rehabil* 18:343–357, 2009.

66. Myers BJ: *Assisting to postures and application in occupational therapy activities*, Chicago, 1981, Rehabilitation Institute of Chicago (videotape).

67. Myers BJ: *PNF: patterns and application in occupational therapy*, Chicago, 1981, Rehabilitation Institute of Chicago (videotape).

68. Myers BJ: Proprioceptive neuromuscular facilitation: concepts and application in occupational therapy as taught by Voss. Notes from course at Rehabilitation Institute of Chicago, September 8–12, 1980.

68a. Naghdi S, et al: A neurophysiological and clinical study of Brunnstrom recovery stages in the upper limb following stroke, *Brain Injury* 24:1372–1378, 2010.

69. Paci M: Physiotherapy based on the Bobath concept for adults with post-stroke hemiplegia: a review of effectiveness studies, *J Rehabil Med* 35:2–7, 2003.

69a. Pandian S, Arya KN, Davidson EW: Comparison of Brunnstrom movement therapy and motor relearning program in rehabilitation of post-stroke hemiparetic hand: A randomized trial, *J Bodywork Movement Ther* 16:330–337, 2012.

70. Penfield W: *The excitable cortex in conscious man*, Liverpool, 1958, Liverpool University Press.

71. Prentice WE: Open- versus closed-kinetic-chain exercise in rehabilitation. In Prentice WE, editor: *Rehabilitation techniques for sports medicine and athletic training*, ed 4, New York, 2004, McGraw-Hill.

72. Raine S: The Bobath concept: Developments and current theoretical underpinning. In Raine S, Meadows L, Lynch-Ellerington M, editors: *Bobath concept*, Oxford, 2009, Blackwell, pp 1–22.

73. Roland P, et al: Supplementary motor area and other cortical areas in organization of voluntary movements in man, *J Neurophysiol* 43:118, 1980.

74. Rood M: Neurophysiological mechanisms utilized in the treatment of neuromuscular dysfunction, *Am J Occup Ther* 10:4, 1956.

75. Rood M: Occupational therapy in the treatment of the cerebral palsied, *Phys Ther Rev* 32:220, 1952.

76. Rood M: The use of sensory receptors to activate, facilitate and inhibit motor responses, automatic and somatic, in developmental sequence. In Sattely C, editor: *Approaches to the treatment of patients with neuromuscular dysfunction*, Dubuque, IA, 1962, William C Brown.

77. Rothwell JC: *Control of human voluntary movement*, ed 2, London, 1994, Chapman & Hall.

78. Ryerson S, Levit K: *Functional movement reeducation*, Philadelphia, 1997, Churchill Livingstone.

79. Sackett D, et al: *Evidence-based medicine: how to practice and teach EBM*, ed 2, New York, 2000, Churchill Livingstone.

80. Sawner K, LaVigne J: *Brunnstrom's movement therapy in hemiplegia: a neurophysiological approach*, ed 2, Philadelphia, 1992, JB Lippincott.

81. Schleichkorn J: *The Bobaths: a biography of Berta and Karel Bobath*, Tucson, AZ, 1992, Therapy Skill Builders.

82. Sharman MJ, Cresswell AG, Riek S: Proprioceptive neuromuscular facilitation stretching: mechanisms and clinical implications, *Sports Med* 36:929–939, 2006.

83. Reference deleted in proofs.

84. Shumway-Cook A, Woolacott MH: *Motor control: translating research into clinical practice*, ed 3, Philadelphia, 2007, Lippincott Williams & Wilkins.

85. Song H, Park S, Kim J: The effects of proprioceptive neuromuscular facilitation integration pattern exercise program on the fall prevention and gait ability of the elders with experienced fall, *J Exerc Rehabil* 10:236–240, 2014.

86. Stockmeyer S: An interpretation of the approach of Rood to the treatment of neuromuscular dysfunction, NUSTEP proceedings, *Am J Phys Med* 46:900, 1967.

87. Reference deleted in proofs.

88. Tallis R: Forward. In Raine S, Meadows L, Lynch-Ellerington M, editors: *Bobath concept*, Oxford, 2009, Blackwell, pp viii–ix.

89. Tanji J, Taniguchi K, Saga T: Supplementary motor area: neuronal response to motor instructions, *J Neurophysiol* 43:60, 1980.

90. Reference deleted in proofs.

91. Reference deleted in proofs.

92. Tsorlakis N, Evaggelinou C, Grouios G, Tsorbatzoudis C: Effect of intensive neurodevelopmental treatment in gross motor function of children with cerebral palsy, *Dev Med Child Neurol* 46:740–745, 2004.

93. Tyson S, Connell L, Busse M, Lennon S: What is Bobath? A survey of UK stroke physiotherapists' perceptions of the content of the Bobath concept to treat postural control and mobility problems after stroke, *Disabil Rehabil* 31:448–457, 2009.

94. Voss DE: Application of patterns and techniques in occupational therapy, *Am J Occup Ther* 8:191, 1959.

95. Voss DE: Proprioceptive neuromuscular facilitation, *Am J Phys Med* 46:838, 1967.

96. Voss DE: Proprioceptive neuromuscular facilitation: the PNF method. In Pearson PH, Williams CE, editors: *Physical therapy services in the developmental disabilities*, Springfield, IL, 1972, Charles C Thomas.

97. Voss DE, Ionta MK, Myers BJ: *Proprioceptive neuromuscular facilitation*, ed 3, Philadelphia, 1985, Harper & Row.

98. Wang J, Lee S, Moon S: The immediate effect of PNF pattern on muscle tone and muscle stiffness in chronic stroke patient, *J Phys Ther Sci* 28:967–970, 2016.

99. Reference deleted in proofs.

100. Reference deleted in proofs.

101. Wilson-Panwells A, Akesson EJ, Stewart PA: *Cranial nerves: anatomy and clinical comments*, Toronto, 1988, BC Decker, p 42.

102. Reference deleted in proofs.

103. Wolny T, Saulicz E, Gnat R, Koksz M: Butler's neuromobilizations combined with proprioceptive neuromuscular facilitation are effective in reducing of upper limb sensory in late-stage stroke subjects: a three-group randomized trial, *Clin Rehabil* 24:810–821, 2010.

推荐阅读

Adler SS, Beckers D, Buck M: *PNF in practice: an illustrated guide*, Berlin, Germany, 1993, Springer-Verlag.

Blondel O, et al: A glia-derived signal regulating neuronal differentiation, *J Neurosci* 20:8012, 2000.

Boissy P, et al: Maximal grip force in chronic stroke subjects and its relationship to global upper extremity function, *Clin Rehabil* 13:334, 1999.

Brown PB, Koerber HR, Ritz LA: Somatotopic organization of primary afferent projections to the spinal cord. In Scott SD, editor: *Sensory neurons*, New York, 1992, Oxford Press, p 116.

Byl N, et al: Effectiveness of sensory and motor rehabilitation of the upper limb following the principles of neuroplasticity: patients stable post stroke, *Neurorehabil Neural Repair* 17:196, 2003.

Clautti C, Baron JC: Functional neuroimaging studies of motor recovery after stroke in adults: a review, *Stroke* 34:1553, 2003.

Cramer SC, Bastings EP: Mapping clinically relevant plasticity after stroke, *Neuropharmacology* 39:842, 2000.

Dean CM, Shepherd RB: Task-related training improves performance of seated reaching tasks after stroke: a randomized controlled trial, *Stroke* 28:722, 1997.

De Kroon JR, Iyzerman MJ, Lankhorst GJ: Electrical stimulation of the upper limb in stroke: stimulation of the extensors of the hand vs. alternate stimulation of flexors and extensors, *Am J Phys Med Rehabil* 83:592, 2004.

Gjelsvik B: *The Bobath concept in adult neurology*, New York, 2008, Thieme.

Goloszewski S, et al: Functional magnetic resonance imaging of the human motor cortex before and after whole-hand electrical stimulation, *Scand J Rehabil Med* 31:165, 1999.

Greenwood RJ, et al: *Handbook of neurological rehabilitation*, ed 2, New York, 2003, Psychology Press, p 577.

Hwangbo PN, Kim KD: Effects of proprioceptive neuromuscular facilitation neck pattern exercise on the ability to control the trunk and maintain balance in chronic stroke patients, *J Phys Ther Sci* 28:850–853, 2016.

Kunkel A, et al: Constraint-induced movement therapy for motor recovery in chronic stroke patients, *Arch Phys Med Rehabil* 80:624, 1999.

Kwalkel GW, et al: Intensity of leg and arm training after primary middle-cerebral artery stroke: a randomized trial, *Lancet* 354:191, 1999.

Loeb GE, et al: The importance of biomechanics, *Adv Exp Med Biol* 508:481, 2002.

Luft AR, et al: Repetitive bilateral arm training and motor cortex activation in chronic stroke: a randomized controlled trial, *J Am Med Assoc* 292:1853, 2004.

Maffat M: Braving new worlds: to conquer, to endure, *Phys Ther* 84:1056, 2004.

Majsak MJ: Application of motor learning principles to the stroke population, *Top Stroke Rehabil* 3:27, 1996.

Mathews PB: Proprioceptors and their contribution to somatosensory mapping: complex messages require complex processing, *Can J Physiol Pharmacol* 66:430, 1988.

Meadows L, Williams J: An understanding of functional movement as a basis for clinical reasoning. In Raine S, Meadows L, Lynch-Ellerington M, editors: *Bobath concept: theory and clinical practice in neurological rehabilitation*, Oxford, 2009, Blackwell, pp 23–42.

Oken B: *Complementary therapies in neurology: an evidence based approach*, Boca Raton, FL, 2004, Parthenon, p 95.

Sherrington C: *The integrative action of the nervous system*, ed 2, New Haven, CT, 1961, Yale University Press.

Sullivan JE, Hedman LD: A home program of sensory and neuromuscular electrical stimulation with upper-limb task practice in a patient five years after a stroke, *Phys Ther* 84:1045, 2004.

Taub E, Wolf S: Constraint induced movement techniques to facilitate upper extremity use in stroke patients, *Top Stroke Rehabil* 3:38, 1997.

Thaut MH, et al: Kinematic optimization of spatiotemporal patterns in paretic arm training with stroke patients, *Neuropsychologia* 40:1073, 2002.

Tornborough JR: *Pretest key concepts neuron function*, New York, 1994, McGraw-Hill, p 103.

Watts RJ, et al: Glia engulf degenerating axons during developmental axon pruning, *Curr Biol* 14:675, 2004.

Weiss PL, Naveh Y, Katz N: Design and testing of a virtual environment for patients with unilateral spatial neglect to cross a street safely, *Occup Ther Int* 10:39, 2003.

Whitaker EW: A suggested treatment in occupational therapy for patients with multiple sclerosis, *Am J Occup Ther* 4:247, 1950.

Winward CE, Halligan PW, Wade DT: Current practice and clinical relevance of somatosensory assessment after stroke, *Clin Rehabil* 13:48, 1999.

第 32 章

运动学习

Shawn Phipps, Pamela Roberts

学习目标

学习完这个章节之后,学生或专业人员应该能完成以下目标:

1. 了解运动控制是如何影响作业表现的。
2. 了解动态系统理论以及它是怎么来解释运动控制的。
3. 了解任务导向性的运动学习方式。
4. 了解强制性使用疗法是一种以大脑神经损伤后偏瘫上肢功能恢复为目标的治疗方法。
5. 了解机器人技术在上肢运动控制中的应用。
6. 了解虚拟现实技术在提高上肢运动控制中的应用。
7. 了解双侧训练技术在提高上肢运动控制中的应用。
8. 提高以康复对象为中心和以作业为基础的治疗方法来促进运动学习。

章节大纲

关键术语

双侧训练技术(bilateral training techniques)

脑可塑性(brain plasticity)

强制性使用疗法(constraint-induced movement therapy,CIMT)

动态系统理论(dynamic systems theory)

反馈(feedback)

层进性模型(heterarchical model)

层次模型(hierarchical model)

结果回馈(knowledge of results)

习得性失用(learned nonuse)

运动控制(motor control)

运动学习(motor learning)

机器人技术(robotics)

塑形(shaping)

任务导向性训练(task-oriented approach)

虚拟现实技术(virtual reality technology)

案例研究

Richard，第一部分

Richard，66 岁，美国人，2011 年 1 月 21 日因左侧脑血管意外（cerebral vascular accident，CVA）导致右侧偏瘫住进康复医院。

在发病之前，Richard 和他的妻子住在门口有四级台阶的公寓里。他们有四个没有同住的成年子女。有三个孙子孙女。Richard 是一个退休电工。发病前他所有的日常生活活动（ADLs）都能自理。他负责备餐和烹饪。他的社会参与包括一周一次的杂货购买，每周日去教堂礼拜，和妻子家人去电影院。

Richard 的症状为右侧偏瘫。他可以选择性地运动肩关节、肘关节、腕关节和手。他可以将患侧上肢举过头顶并且可以抓握放松所有大小的物体，但在拿较小物体的时候比较困难。

Richard 的日常活动包括 6：00am 起床然后遛狗大约 1 英里（1 609.344 米）。然后做自己和妻子的早餐。早餐后他负责打扫厨房和基本的家庭维护。

加拿大作业表现量表（COPM）[31] 显示 Richard 有如下作业表现问题：

- 不能使用双侧上肢完成烹饪。
- 系纽扣以及操控不同材质和尺寸小于 1 英寸的物体有困难。
- 做礼拜时不能将祈祷书翻页。
- 在做礼拜时坐-站、跪和跪-站-坐姿势转换困难。
- 患侧上肢不能玩牌。

思辨问题

1. Richard 的运动控制是如何影响他对于有意义作业的参与能力的？
2. 哪些运动控制治疗方法可以使 Richard 更加有效地完成他的日常作业？

运动学习的理论基础

运动学习（motor learning）是运动模式长期学习的习得和改变[65]。它包含编码多种运动程序的认知和感知过程。运动学习可以永久改变一个人产生充分满足作业表现需求的运动能力，这是需要练习和经验的。

运动控制（motor control）是运动学习的结果，它包括肢体产生目的性运动的能力以及对活动和环境需求的姿势调整[9]。

脑血管意外、脑外伤、脑瘫以及其他大脑神经系统损伤后的运动学习过程受到了科研和作业治疗（OT）实践的大量关注。研究者发现卒中后 5 年大约 56% 的康复对象仍有一些轻度瘫痪[17]。运动损伤的初始程度是功能恢复的一个预测因素[4,8]。Dominkus 等人[15] 用运动力指数（Motricity index，MI）[14] 评价上肢运动功能并发现早期轻度瘫痪的康复对象比重度瘫痪的康复对象运动功能恢复好 4.58 倍。而且，将近 400 000 人幸存并伴有不同程度的神经损伤和残疾[26]。大量关于大脑可塑性或者大脑功能重组和建立新的通道的最新研究，为康复对象恢复运动功能和提高作业表现、参与能力以及生活质量做了很好的铺垫[65]。最近的研究也支持大脑可塑性（brain plasticity）的一种形式——皮层地图重组在脑血管意外后患侧上肢功能的提高中起到很大作用[12,33,63]。

动态系统理论

现代运动控制方法是基于动态系统理论（dynamic systems theory）之上的，将运动行为看作是在人（例如感觉运动方面、认知方面、感知方面、社会心理方面），环境（例如物理环境、文化、信仰、社会环境、流行、人际关系和虚拟环境）以及康复对象角色扮演所必须完成的作业活动三者之间的动态交互作用[39,40]。动态系统理论是建立在层进性模型基础之上，在这个模型中每个组成成分（例如人，环境，作业）相互作用形成了康复对象参与作业活动的能力[9,65]。因此，运动控制是各个子系统之间动态相互作用的结果。另外，系统中任何一个改变都会影响到所有的子系统。例如，脑血管意外可以导致康复对象的感觉运动、认知和感知技巧发生改变，这些改变也会影响运动控制，作业活动的参与度，以及个人控制环境的能力[88]。

层进性模型对比层次模型，后者认为中枢神经系统中的高级中枢支配其下属的低级中枢。传统的感觉运动治疗方法，比如神经发育学疗法，本体感觉神经肌肉促进技术，以及 Rood 和 Brunnstrom 建立的理论，都基于层次模型。最近的研究支持动态系统理论，理论认为运动学习加上运动控制的发展是一个动态过程，她包括人、环境以及康复对象需要完成或想要完成的作业活动[2]。

任务导向性训练

运动功能恢复的任务导向性训练（task-oriented approach）是基于动态系统原则，作业表现及运动功能的恢复是靠人，环境，作业三者之间的动态相互作用来实现的[39,40]。在作业治疗中，就是以作业为基础以及以康复对象为中心，通过使用真实道具、环境和有意义的作业活动来提高促进康复对象运动功能的恢复[57,60]。研究表明,使用环境中的真实道具比模拟道具能够更好地诱发功能性动作[86]。康复对象必须要有机会去尝试使用多种策略解决各种环境中遇到的运动困难[6,23]。例如,Richard(参考案例学习)的精神层面需要是他在礼拜时要能够将祈祷书翻页,另外需要他的运动策略来使他能从站位转换成跪位。研究表明环境背景在运动技巧获得上起到重要作用[19,38]。

通过加拿大作业表现量表(COPM)[31]筛选出来的康复对象认定的重要的作业活动可以用来激发康复对象用多种运动策略来解决问题。康复对象与治疗师合作完成的训练计划可以使其朝着自己的目标更进一步以及更有效地长期坚持。研究表明,以康复对象为中心和以作业为基础的训练方法可以帮助康复对象实现他们的个人目标[76,77]。新研究也证明以作业为基础的训练方法比生搬硬套的训练能够更有效地改善运动控制障碍。另外,由始至终地参加一个作业活动比只参加一个小部分的活动可以展现给康复对象一个效率更高、力量更强、协调更好的运动结果[37]。

活动分析一定要分析康复对象成功完成任务所必须完成的运动成分[51]。一定要合理有效的调整活动难度来使康复对象通过认知能力来感受到他们正成功地一步步靠近自己的目标[19,32]。运动学习只有当康复对象多次在各种真实的环境背景中进行训练时才会出现。而且,使用自我管理式的分级重复性手臂辅助程序(GRASP:Graded Repetitive Arm Supplementary Program)已经被证明可以有效地提高上肢功能[22]。

使康复对象了解一个运动策略的优缺点并且在完成活动时使用更加有效的运动策略,定性(如口头表扬)与定量(如运动测试中成功或失败的具体数据)评价已被证明能够可以产生这样的效果[27,80,82]。总之,康复对象可以在多种环境背景中学习转换各种运动技巧[68]。

OT 实践要点

反馈以及具体运动策略成功与否的影响因素评估的核心是治疗师和康复对象之间的沟通[24,25,41]。

强制性使用疗法

强制性使用疗法(constraint induced movement therapy,CIMT)是一种用来促进偏瘫上肢功能恢复的训练方法,并且可以加速灵长类动物[72]和人类大脑皮质的重组过程[30]。强制性使用疗法(CIMT)也是基于运动控制中的动态系统理论和任务导向性训练为原则的。在另一个脑卒中康复的理论中,康复对象学习使用功能更好的上肢进行日常生活活动。这种训练方法可能会使功能较差的上肢养成习得性失用。习得性失用(learned nonuse)是康复对象在脑卒中、脑外伤或其他神经损伤之后因受累肢体活动困难而忽略其使用的一种现象[30]。

当一个人或动物在环境中移动或操控物体时,会同时接收到多种的感觉反馈。视觉、听觉、本体觉等,并且运动觉为技巧性运动提供了很重要的感觉信息。Mott 和 Sherrington 的经典实验已经证明了感觉信息对于运动的重要性。传入信息(感觉)通过脊髓后根神经进入脊髓[48]。选择性地切除后根神经,保留运动神经,感觉输入被有效地阻断。1955 年的实验表明在不受束缚的情况下传入神经阻滞使恒河猴的一侧前肢出现失用。

动物研究已经开始探索神经系统损伤后的大脑皮质重组[33]。躯体感觉神经阻滞的实验证明如果猴子的一条前肢被阻滞,则它将不会再去使用这条肢体[28]。换句话说就是猴子的肢体只是没有感觉输入但是运动神经支配完好。一开始处于脊髓休克期不会出现运动,即使后来神经系统恢复之后,猴子仍然不能使用它的受累肢体。Taub[69]推测如果猴子的健侧肢体被束缚并强迫它使用受累肢体的话,它受传导阻滞影响的肢体将会得到重新训练。如果重新训练能够持续 1~2 个星期,那么功能提高将会成为永久性的。这些研究证明某些训练方法可以用来使猴子重新使用受传入神经影响的肢体[28,29,70,71]。实验证据显示由传入神经阻滞导致的持久性的运动功能丧失是一种习得性的行为上的抑制现象,这种现象叫做习得性失用[69]。条件反射技术并没有促进肢体在日常活动中的使用。

另一种治疗方法,塑形,显著提高了日常生活活动中的运动功能。塑形是一种行为疗法,以期望运动功能有少量的成功的提高[45,54,73]。塑形疗法要求受试者体验有较小成功的表现。多种研究的解释促进了某种假说的发展,这种假说解释了为什么强制性使用疗法可以使传入神经阻滞之后的运动功能得到提高。

Taub 首先提出了习得性失用的理论并且被认为可以适用于中枢神经系统损伤后的人类身上(图 32.1)[69-71,83]。动物研究已经证明当前肢没有功能,动物则将不会在日常任务中使用受累肢体。这种情况加剧了受累肢体的失用。限制猴子的非受累肢体为逆转习得性失用提供了早期证据。

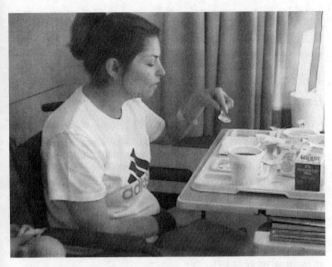

图 32.1　患有左侧脑血管意外伴左侧偏瘫的康复对象在接受强制性使用疗法（CIMT）治疗之前。康复对象表现出进食时使用她有力的未受累的左侧上肢导致习得性失用（Courtesy Remy Chu, OTR/L.）

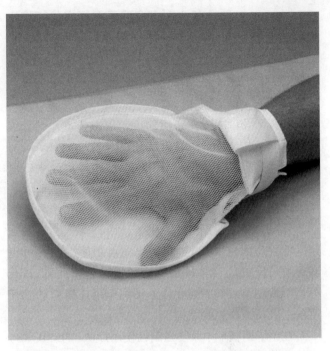

图 32.2　强制性使用疗法（CIMT）通过使用手套固定健侧上肢来强迫康复对象使用患侧上肢（Courtesy Posey Company, Arcadia, CA.）

至今为止，脑血管意外（CVA）或其他脑神经损伤的康复理念包括但不仅限于：生物反馈、神经肌肉促进技术以及操作性条件反射。这些康复理念经常被结合使用，教会康复对象代偿使用健侧肢体去完成他们每天的功能性活动。代偿性康复方法可能会提高健侧上肢的效率，但同时也会促进患侧上肢的习得性失用。现在只有非常少的实验证据证明这些治疗形式是有用的。

一种代替性的治疗方法，强制性使用疗法（CIMT）已经在康复治疗中广泛应用。不像其他传统的训练技术，强制性使用疗法训练强迫康复对象去使用受累侧肢体，通过使用吊带、大手套或者两者共用去使健侧或受累较轻侧肢体制动（图 32.2）。之后康复对象在几个星期内不间断地使用塑形技术大量练习使用它们的受累侧上肢。这种训练之后受累侧肢体的恢复跟 Taub[69] 所说的习得性失用相符合，因此，强制性使用疗法（CIMT）的部分理论框架是从动物实验观察到的习得性失用中的神经生理学和行为学研究得来。限制这些猴子的未受损前肢证明了可以改善习得性失用。这个成功使得人类脑卒中、脑外伤或其他神经疾损伤所致偏瘫相关的研究得到发展。

Wolf[83,84] 和 Miltner 等人[44] 证明了强制性使用疗法（CIMT）应用于脑卒中康复对象是有效的。Liepert 等人[33] 证明了强制性使用疗法（CIMT）使大脑皮质的功能重组。1993 年 Taub 等人[74] 在 9 位脑卒中康复对象的随机试验中发现了强制性使用疗法（CIMT）有显著效果。这些受试者在参加实验前患病 1~18 年时间不

等，并且要求他们与 Wolf 等人[84] 实验的入选标准相似（例如有一定的腕关节和手指的伸展但仍然表现出明显的残疾）。此外还要求这些受试者有较好的平衡功能，因为他们将会配戴吊带所以即便摔倒也不能使用健侧或受累较轻侧肢体去保护自己。受试者被随机分配到实验组和对照组。实验组的受试者健侧或受累较轻侧上肢配戴吊带，为期 12 天。在这 12 天中吊带将会在所有清醒时间中配戴，除了一些特殊情况，比如遇到危险或单独使用受累上肢极度困难。研究还与康复对象制订了行为约定，其中包括要在 12 天的治疗期内至少 90% 的清醒时间都要配戴约束设备。这个约定特别区分开了受试者单独使用患侧上肢、双侧上肢同时使用、使用受累较轻侧上肢（出于安全考虑）的活动。对照组的参与者被嘱咐要更多的将注意力放在受累侧上肢，并且鼓励他们在家也要尝试更多的使用患侧上肢进行功能性活动。2 个星期的活动将会被记录。对照组的康复对象也将会接受两个疗程的治疗，包括需要受累侧上肢参与的主动活动，并且他们会被提供给一个个性化的关节活动度训练计划。治疗的效果用 Wolf 运动功能测试（WMFT）和运动活动记录表（MAL）来评价，这是一个结构性的访谈去探索生活中的功能使用情况。实验组中康复对象受累侧上肢的运动的速度、质量以及功能性使用情况对比对照组均显著提高，并且效果维持了 2 年以上。

1999 年 Kunkel 等人[30]也证明了在真实的环境中使用受累侧上肢的情况将会增加超过 1 倍的数量。强制性使用疗法(CIMT)所有的积极因素应该是受累侧上肢每天长时间不间断地在多种环境中的集中训练和功能性使用[85]。

在过去 30 年中,众多研究进一步确认了强制性使用疗法相对传统康复治疗方法在改善脑卒中后康复对象的功能性活动方面更加有效[64]。然而最近关于强制性使用疗法(CIMT)的研究已经涉及了不同人群,改变了入选标准,并且相比最一开始的研究标准修改了治疗的强度和持续时间。举个例子,Pierce 等人[56]发现强制性使用疗法(CIMT)中在家里的强制使用内容可以和康复对象的门诊传统训练有效地结合。此外,Page 等人[53]发现重复的特定化任务训练作用比集中训练在改善上肢功能中更加关键。

在超早期脑卒中康复强制性使用疗法(VECTORS)研究中[16],52 位平均发病时间 9.7 天的受试者被随机分成三组。三组分别如下:①标准的强制性使用疗法(CIMT),其中受试者每天接受 2 小时的塑形训练并且配戴 6 小时手套;②高强度强制性使用疗法(CIMT),其中康复对象每天接受 3 小时的塑形训练并且 90% 的清醒时间配戴手套;③对照训练,由 1 小时的日常生活活动训练和 1 小时的上肢双侧训练。所有治疗疗程为 2 个星期。主要评估卒中发病后 90 天受累上肢的手臂动作测试(Action Research Arm Test,ARAT)分数。标准强制性使用疗法(CIMT)组和对照训练组中的受试者在手臂动作调查测量表(ARAT)总分上取得了相似的进步(分别是 24.2 和 25.7),而高强度强制性使用疗法(CIMT)组中的受试者表现出的平均增长只有 12.6 分。

总的来说,强制性使用疗法(CIMT)相对于传统疗法对于卒中急性期的疗效证据尚有争议;但对于卒中恢复期的治疗,有可靠的证据证明强制性使用疗法(CIMT)和改良强制性使用疗法(CIMT)优于传统疗法。对于手和腕关节有主动活动的卒中康复对象,尤其是感觉减退和忽略症的康复对象,强制性使用疗法(CIMT)的疗效有限。这些发现扩大了强制性使用(CIMT)在各种人群中的应用范围。

尽管现代强制性使用疗法(CIMT)已经将研究范围扩大到了不同的诊断标准、不同的治疗方案、不同的入选标准,但是很少有研究去关注康复对象在接受强制性使用疗法(CIMT)治疗之后生活中角色扮演的自我满意度。康复对象在罹患卒中或者其他神经系统疾

患后,他们在生活中的角色扮演被打乱。这种情况会导致康复对象出现效率低下、无能为力以及无助等负面情绪。为了恢复健康和生活质量,一个人必须明确和改变自己的生活方式,以便提高自身和环境的适应性。强制性使用疗法(CIMT)已经被证明可以有效提高卒中或其他神经系统疾病康复对象的运动控制能力。强制性使用疗法(CIMT)从临床到真实场景中的功能转化也已经被证实。研究表明,受累上肢的日常使用有了显著的改善,并且在接受强制性使用疗法(CIMT)之后,个人进行活动的速度也有所提高。在那些对有意义的日常活动和生活角色扮演感到满意的人们身上,我们发现使用受累上肢的能力增强使生活满意度得到提高[52,59]。

确定康复对象是否能够接受强制性使用疗法(CIMT),通常会进行一次电话筛选[46]。很多关于强制性使用疗法(CIMT)的研究都包含一个典型的入选标准。其中包括:①第一次脑血管意外(CVA)发病超过 1 年以上;②最近没有接受任何治疗;③Berg 平衡量表评分 44 分以上或者患能够使用辅助器基本保持平衡,同时有一个全职的看护人员保护避免出现失衡;④受累侧肩关节能够主动完成 45° 的屈伸活动,20° 的腕关节伸展,10° 的掌指关节和指间关节的伸展(图 32.3);⑤没有明显的认知功能障碍,简易智力状态检查量表(MMSE)平分至少 22 分或者其他认知功能测试达到相同标准;⑥没有可能会影响行动和功能的并发症;⑦没有明显肌张力增高(改良 Ashworth 肌张力评价表评定 0 级或 1 级);⑧有能力识别在家中进行治疗时的辅助者[46,59]。总而言之,康复对象不适合

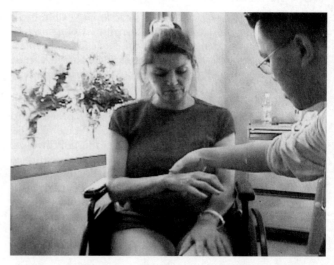

图 32.3 康复对象被要求主动伸展她惯用手右手的腕关节和手指。她可以从屈曲位将腕关节伸展 20° 以及将掌指关节伸展 10°(Courtesy Remy Chu,OTR/L.)

此疗法的可能因素包括运动能力过高或过低,有认知问题妨碍康复对象的参与以及目前相对高水平的患肢使用。

接受强制性使用疗法(CIMT)治疗的康复对象会接受一些经典的评估[46]。一些评估结果会被用来验证某些研究假说,而另一些评估结果会被用来诊断或者建立新的假说。这些经典评估包括 Wolf 运动功能测试(WMFT)和运动活动记录表(MAL)。

Wolf 运动功能测试(WMFT)由 15 个上肢近端和远端的运动检查项目组成。测试中的任务按照从近端到远端即精细运动的顺序进行。大部分任务是在康复对象坐位下完成。标准化测试包括将前臂抬到桌面,触及一个物体,或者拿起一支笔等,将会从 0 分(患肢不进行尝试)到 5 分(运动表现正常)进行评定,并且记录完成任务的时间(图 32.4)。Wolf 运动功能测试(WMFT)用一个表格或者模板贴在桌子上来详细说明标准化评定。Wolf 运动功能测试(WMFT)在治疗前、治疗结束后以及指定的随访时都要进行。

运动活动记录表(motor activity log,MAL)是用来记录临床环境以外的活动的,一个问卷形式的包含 30 项内容的自评量表。康复对象对每项活动中自己的表现打分并且重点是他们偏瘫侧上肢在家中的功能性使用情况。整个评价在整个强制性使用治疗(CIMT)过程中进行将近 10 次。量表由一些特定的功能活动组成,如打开电灯开关或者拧开水龙头。受累更重上肢的功能性使用的程度由康复对象自己来衡量,从 0 分(从没有使用过)至 5 分(与卒中之前的使用频率相同)。运动的质量(有多好)也要从 0 分(没有运动)至 5 分(正常运动)。

临床中使用强制性使用疗法(CIMT)是在作业治疗师的监督下进行的(图 32.5)。只有当康复对象在家和社区中也使用患侧上肢,这个治疗才算有效。康复对象会被问及是否有像表格或个人日记中记录那样去使用患侧上肢。家庭日记将会被用来大致记录康复对象从离开医院到重返治疗这段时间内的活动。也可以使用经典的日程表,包括休息期间的时间和长度。

特定的塑形任务训练也在日程安排之内。一个理想的运动或行为目标是通过一个个性化的塑形训练计划来实现的。在塑形训练中,会有一个清楚的反馈来提示康复对象运动和功能性表现中有了小幅度的提高。塑形训练任务的选择会根据损伤的恢复潜力是否最大以及康复对象的偏好来选择。强制性使用疗法(CIMT)和塑形训练都需要指导下的、重复的、长期的练习。强制性使用疗法(CIMT)每天需要 6 小时的持续性任务训练(图 32.6 和图 32.7)。

当康复对象尝试使用某一种运动策略时以及运动的效果都会产生相应的反馈,这在训练中是一个非常重要成分[51]。反馈(feedback)是指一种由环境提供的内在感觉体验和外部信息,其中包括作业治疗师的语言表述。这种混合型的反馈可以看作是当康复对象尝试用患侧上肢穿上一个开衫衬衣却穿错袖子时接收到一个视觉信息反馈告诉自己"看上去不是很正确",再加上作业治疗师"穿进另外一个衣袖"的语言指引,将会使任务更容易完成。结果反馈(knowledge of results)是一种外界反馈形式,它可以帮助康复对象判断运动是否有一个正确的结果。作业治疗师在康复对象进行运动时提供反馈信息,并且在运动结束时评价运动结果。这些方法还要与较高成功率的运动和功能性任务训练相结合。

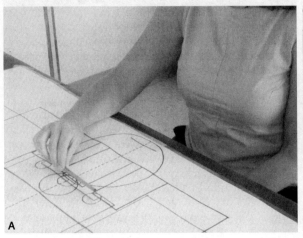
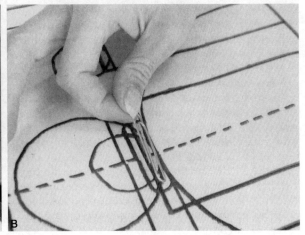

图 32.4 Wolf 运动功能测试包括一些标准化任务如将前臂抬到桌面上并且触及一个物体

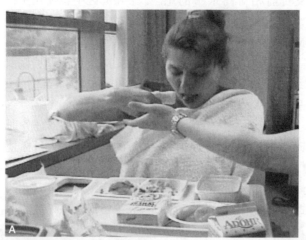

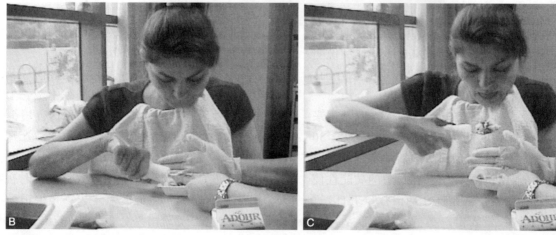

图 32.5   A.在刚开始使用强制性使用疗法(CIMT)训练患者自己完成进食活动时,康复对象需要一个最小的辅助来用她受累的右手吃第一口饭。只有在康复对象把勺子送往嘴边的过程中减少重力作用才使用辅助;B、C.在10 次强制性使用之后,康复对象尝试在没有作业治疗师辅助情况下自己吃饭(Courtesy Remy Chu,OTR/L.)

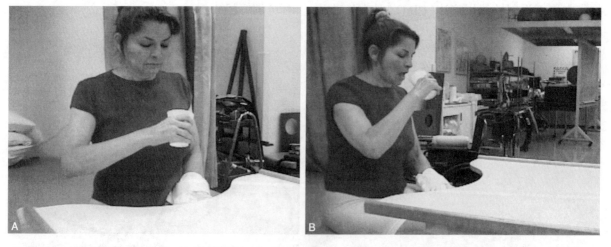

图 32.6   康复对象正在进行一个成套试验(cup-to-mouth 试验),在将杯子送到嘴边时康复对象的颈部以及肩部并没有过于紧张

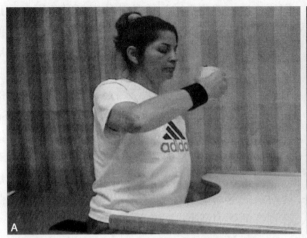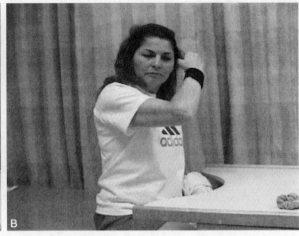

图 32.7 A.在一个半星期的强制性使用疗法（CIMT）后,康复对象可以单独使用她受累的右侧上肢将杯子送到嘴边;B.她也可以用她的右手梳头（Courtesy Remy Chu, OTR/L.）

最近的一项研究评估了卒中后上肢康复治疗方法的短期和长期疗效,将功能性任务训练和常规的力量训练进行对比,发现任务特异性和卒中的严重程度是急性卒中后上肢康复的重要因素。瘫痪上肢的另外一种训练方法:任务导向性活动的重复性训练,也在卒中康复对象中体现出了有效性证据。由卒中后 3~9 个月康复对象参加的肢体强制诱发治疗评估（Extremity Constraint Induced Therapy Evaluation, EXCITE）实验发现,在统计学和临床相关方面强制性使用疗法（CIMT）使上肢运动功能提高并持续 1 年以上[84]。总之,系统性回顾一开始发现了强制性使用疗法（CIMT）对于残疾有中等治疗效果,对于上肢运动功能提高有显著治疗效果。更新后的系统回顾却发现大多数的研究都是缺乏动力和不精确的,这使得整体的证据不一致[11]。

机器人技术

机器人技术（robotics）,或者机器人辅助疗法,使用机器人来辅助动作的启动、引导和抗阻运动以及提供反馈信息。镜像运动使能器（mirror image motion enabler, MIME）机器人设备能够单侧或双侧肩关节或肘关节不受限制地活动。在目标导向性运动中,机器人装置应用于功能更差的前臂上。机器人设备使用组合对照组之间进行了随机试验,结果发现在日常生活活动（ADL）评分上两组没有明显区别,但是机器人设备使用组的康复对象在 Fugl-Meyer 测试中有着很大程度的提高。在只进行肩关节和肘关节部分的 Fugl-Meyer 测试时,这些差异才具有统计学意义[7]。另一项研究对比了机器人辅助运动疗法与传统疗法在慢性偏

瘫康复对象中的疗效。研究发现,在治疗的第 1 个月和第 2 个月之后,机器人辅助治疗组在 Fugl-Meyer 测试的近端运动部分有了显著的改善。2 个月之后,机器人组康复对象及物运动的强度和范围都有更大的进步。6 个月之后,两组在 Fugl-Meyer 测试中没有明显的差异,但是机器人组在功能独立性评定（FIM）上有了显著的提高[35]。

在另外两个使用机器人治疗的研究中,其中一项研究发现,与对照组相比,使用机器人的小组获得的收益显著增加;然而,在 6 个月后的随访中,这些收益并没有得到维持[36]。另一项研究对 19 名卒中偏瘫康复对象进行了研究,他们接受标准的上肢机器人被动活动训练。研究发现在治疗前和治疗后没有明显改变[55]。一项研究发现,与常规治疗相比,在卒中后长期上肢瘫痪的机器人辅助治疗在 12 周后并没有显著改善运动功能;但是在 36 周后治疗效果得到改善[34]。

机器人技术应用于上肢康复中的结论表明其可以提高上肢功能以及肩肘关节的运动能力。总的来说,机器人辅助下的上肢治疗可以改善康复对象卒中后住院期间的运动功能[1,18,79]。

虚拟现实技术

虚拟现实技术（virtual reality technology）可以使康复对象在三维立体空间中进行体验和互动。Merians 及其同事[41-43]发现在计算机化的虚拟环境中训练,强度和积极的反馈可以持续和系统地操控以及增强,从而创造出最合适的、个性化的运动学习方法[43]。虚拟现实,例如 Wii 游戏技术,已被研究并显示为安全的,并且为易化康复治疗以及促进运动恢复提供了有效的代

替方案[61,62]。将计算机化的虚拟现实和运动学习活动结合起来,可以把运动显示在电脑屏幕上并在三维立体空间中达成一致,这种精确的显示为康复对象提供了视觉反馈和动作引导[43]。

虚拟现实是一种处于起步阶段中的创新治疗方法,但它在改善卒中后长期瘫痪康复对象的运动功能方面表现出了希望。

双侧训练技术

随着神经可塑性的新理论的发展,卒中后上肢的双侧训练技术(bilateral training techniques)的应用被人们所谈论。双侧上肢训练是一种康复对象同时使用双侧上肢进行相同的活动技术。理论上通过上肢之间的易化联合反应,使用完整的肢体有助于促进受损肢体的功能恢复。练习双侧运动可以激活完整的大脑半球,通过胼胝体连接到神经网络,促进受损半球的激活[47,67]。在对 11 个临床试验进行的系统回顾中,Stewart 等人[66]发现,单独双侧运动训练,或与感觉反馈相结合,是在运动恢复的亚急性和慢性阶段的一种有效的卒中康复治疗方案。而且双侧上肢训练对卒中后康复对象的运动能力提高有着累积效应,是支持双侧上肢训练的强力证据[10]。

案例研究

Richard,第二部分

通过筛选,因为 Richard 患病超过 1 年,所以他可以接受强制性使用疗法(CIMT)。他右侧瘫痪肢体所有的关节都能够选择性运动。他能够用他的患侧上肢碰触自己的头顶,屈曲腕关节,缓慢地进行抓住或释放。他已经完成了住院和门诊期间的康复训练。Richard 没有任何重大的并发症,在过去的 6 个月里没有出现任何跌倒,而且没有辅助设备就能行走。经过筛选,上肢关节活动度(ROM)评估,改良的 Ashworth 量表评定肌张力,Berg 平衡量表和 Folstein 简易智力状态检查量表。Richard 符合所有的标准,因此他非常适合接受强制性使用疗法(CIMT)。

在治疗中 Richard 完成了运动活动记录表(MAL)问卷。每个任务在进行之前都要被示范两次,并且为了达到评分目的而对任务进行了录像。握力以及利用肩关节屈曲举起箱子的重量也都分别记录。也使用了 Wolf 运动功能试验(WMFT)。在完成初评后,Richard 和他的妻子学习如何穿脱手套并记录家庭日记,他们都签署了一份行为合同。之后 Richard 开始了为期 14 天的不间断治疗,期间因为他的健侧上肢被手套所限制,所以他需要利用他的患侧手臂来完成日常活动。行为合同要求 Richard 要在 90% 的清醒时间佩戴手套。另外还有一份家庭计划包括穿戴手套以外的事情,比如洗澡和睡觉。Richard 自己也要写日记来记录佩戴手套以外的时间内各种日常活动中用到了哪侧的上肢以及用了多久。Richard 要记录从门诊离开到第二天返回中所有完成的活动。

除了家中的活动计划,Richard 的治疗还包括一些个人项目和集体训练。每次治疗持续 6 小时。其中包括确保成功表现的塑形活动训练。运动表现中每一个小小进步都会加强积极的反馈。随着 Richard 的运动表现越来越好,任务难度会逐渐提高。为了确保以作业为基础和以康复对象为中心,活动内容是根据加拿大作业表现量表(COPM)所提供的信息而设计的。

Richard 来到门诊后,治疗师将会检查他的日记以及完成运动活动记录表(MAL)的评定。强制性使用疗法(CIMT)活动是根据加拿大作业表现量表(COPM)信息选择的。例如,Richard 参加团体活动如打牌,这需要他用患手去操控纸牌,因为他的健侧手被手套所限制。他还要用他的患手准备饭菜以及打扫卫生。他的左手被手套限制,所以他必须用他的右手来切菜。Richard 也会经常尝试使用他手套中的健手并且需要治疗师的提示。为了使治疗活动都是对 Richard 有意义的,6 小时治疗中的所有活动都是基于加拿大作业表现量表(COPM)中他自己的目标来选择的。治疗活动会逐渐提升难度,这些重复性训练任务需要关节活动度(ROM)、力量、耐力、协调性等。另外需要在有所成就时给予口头表扬。

2 周的治疗结束后,Richard 学会在有意义的日常作业活动中使用患侧肢体。虽然在治疗前他主要使用他的左手,但是现在用右手进行活动成了习惯。Richard 的参与程度提高了,他可以进行园艺活动,参加礼拜并且用他的右手在祈祷书上翻页。他也能够重新开始做饭并且进行家庭维护。

思辨问题

1. Richard 的运动控制是如何影响他对于有意义作业的参与能力的?

由于右侧上肢的运动控制障碍,Richard 不能用双侧上肢完成烹饪活动。他系纽扣以及操控不同材质和尺寸小于 1 英寸的物体有困难。做礼拜时不能将祈祷书翻页,并且坐位与站立位之间的姿势转换比较困难。也不能在园艺活动中完成转移动作并且患侧上肢不能玩牌。

2. 什么样的有关运动控制治疗方法可以使 Richard 更加有效地完成他的日常作业?

Richard 所接受的强制性使用疗法(CIMT)是在他 90% 的清醒时间利用夹板、吊带或者手套去限制健侧上肢。疗程为期 14 天并且要在 10 个工作日中使用他的患侧上肢每天完成将近 7 小时的塑形训练。这个训练改善了 Richard 惯用的右侧上肢的功能性使用情况,如准备饭菜、穿衣以及祈祷书的翻页。

总结

动态系统理论支持着运动控制中的层进性模型，其中运动结果是受人、环境以及康复对象需要或想要做的作业活动三者影响的。任务导向性的训练方法支持以作业为基础和以康复对象为中心的训练方法来帮助康复对象解决问题（如学习应该怎样在多种环境背景下完成康复对象期望的作业活动以促进运动学习的转化）[13,20,21,49,50,58]。

强制性使用疗法（CIMT）是一个任务导向性的治疗方法，着重对未受累上肢的限制使用，以促进在作业表现中受影响的上肢运动功能恢复。需要更多的研究来支持使用以任务为导向的强制性使用疗法（CIMT），通过改善运动来提高作业活动中的参与程度。使用机器人设备进行感觉运动训练可以改善肩肘关节的功能；然而，它在改善腕关节和手的功能方面效果并不是很好。在虚拟现实技术中，初步证据表明，这种治疗方法可以改善运动功能。双侧上肢训练通过上肢之间的易化联合反应，使用完整的肢体来帮助受损的肢体恢复[75,78,81,87]。

复习题

1. 运动控制如何影响作业表现？

2. 运动学习中的任务导向性训练是什么？

3. 什么是动态系统理论以及它是如何解释运动控制的？

4. 什么是强制性使用疗法以及这种治疗如何改善大脑神经损伤后偏瘫上肢的功能性使用情况？

5. 什么是机器人辅助疗法以及这种疗法如何改善上肢的运动控制？

6. 什么是虚拟现实技术以及它是如何应用于提高上肢运动控制的？

7. 双侧训练技术如何提高上肢的运动控制能力？

8. 为了促进运动学习你如何设计以康复对象为中心和以作业为基础的治疗方案？

（芦剑峰 译，卞立 校，徐艳文 黄锦文 审）

参考文献

1. Aisen ML, et al: The effect of robot-assisted therapy and rehabilitative training on motor recovery following stroke, *Arch Neurol* 54:443–446, 1997.

2. Arya KN, Pandian S, Verma R, Garg RK: Movement therapy induced neural reorganization and motor recovery in stroke: a review, *J Bodyw Mov Ther* 15:528–537, 2011.

3. Berg KO, Wood-Dauphinee SL, Williams JI, Maki B: Measuring balance in the elderly: validation of an instrument, *Can J Public Health* 83(Suppl 2):S7, 1992.

4. Binkofski F, Seitz RJ: Modulation of the BOLD-response in early recovery from sensorimotor stroke, *Neurology* 63:1223–1229, 2004.

5. Bohannon RW, Smith MB: Interrater of a Modified Ashworth Scale of muscle spasticity, *Phys Ther* 67:206, 1986.

6. Bravi L, Stoykov ME: New directions in occupational therapy: implementation of the task-oriented approach in conjunction with cortical stimulation after stroke, *Top Stroke Rehabil* 14:68–73, 2007. doi:10.1310/tsr1406-68.

7. Burgar CG, et al: Development of robots for rehabilitation therapy: the Palo Alto VA/Stanford experience, *J Rehabil Res Dev* 37:663–673, 2000.

8. Carmichael ST, et al: Evolution of diaschisis in a focal stroke model, *Stroke* 35:758–763, 2004.

9. Carr JH, Shepherd RB: *Neurological rehabilitation: optimizing motor performance*, Oxford, UK, 1998, Butterworth-Heinemann.

10. Cauraugh JH, Lodha N, Naik SK, Summers JJ: Bilateral movement training and stroke motor recovery progress: a structured review and meta-analysis, *Hum Mov Sci* 29:853–870, 2010.

11. Corbetta D, Sirtori V, Moja L, Gatti R: Constraint-induced movement therapy in stroke patients: systematic review and meta-analysis, *Eur J Phys Rehabil Med* 46:537–544, 2010.

12. Cramer SC, Moore CI, Finklestein SP, Rosen BR: A pilot study of somatotopic mapping after cortical infarct, *Stroke* 31:668, 2000.

13. Dearn CM, Shepherd RB: Task-related training improves performance of seated reaching tasks after stroke: a randomized controlled trial, *Stroke* 28:722, 1997.

14. Demeurisse G, Gemol O, Robaye E: Motor evaluation in vascular hemiplegia, *Eur Neurol* 19:382–389, 1980.

15. Dominkus M, Grisold W, Jelinek V: Transcranial electrical motor evoked potentials as a prognostic indicator for motor recovery in stroke patients, *J Neurol Neurosurg Psychiatry* 53:745–748, 1990.

16. Dromerick AW, et al: Very Early Constraint-Induced Movement during Stroke Rehabilitation (VECTORS): a single-center RCT, *Neurology* 73:195–201, 2009.

17. Duncan PW, et al: Measurement of motor recovery after stroke: outcome assessment and sample size requirements, *Stroke* 23:1084, 1992.

18. Fasoli SE, et al: Does shorter rehabilitation limit potential recovery poststroke? *Neurorehabil Neural Repair* 18:88–94, 2004.

19. Ferguson MC, Rice MS: The effect of contextual relevance on motor skills transfer, *Am J Occup Ther* 55:558, 2001.

20. Flinn NA: Clinical interpretation of effect of rehabilitation tasks on organization of movement after stroke, *Am J Occup Ther* 53:345, 1999.

21. Folstein MF, Folstein SE, McHugh PR: "Mini-Mental State": a practical method for grading the cognitive state of patients for the clinician, *J Psychiatr Res* 12:189, 1975.

22. Harris JE, Eng JJ, Miller WC, Dawson ASI: A self-administered graded repetitive arm supplementary program (GRASP) improves arm function during inpatient stroke rehabilitation, *Stroke* 40:2123–2128, 2009.

23. Harvey RL: Improving poststroke recovery: neuroplasticity and task-oriented training, *Curr Treat Options Cardiovasc Med* 11:251–259, 2009.

24. Jarus T: Is more always better? Optimal amounts of feedback in learning to calibrate sensory awareness, *Occup Ther J Res* 15:181, 1995.

25. Jarus T: Motor learning and occupational therapy: the organization of practice, *Am J Occup Ther* 48:810, 1994.

26. Kelly-Hayes M, et al: The American Heart Association Stroke Outcome Classification, *Stroke* 29:1274–1280, 1998.

27. Kilduski NC, Rice MS: Qualitative and quantitative knowledge of results: effects on motor learning, *Am J Occup Ther* 57:329, 2003.

28. Knapp HD, Taub E, Berman AJ: Effect of deafferentation on a conditioned avoidance response, *Science* 128:842, 1958.

29. Knapp HD, Taub E, Berman AJ: Movement in monkeys with deafferented forelimbs, *Exp Neurol* 7:305, 1963.

30. Kunkel A, et al: Constraint-induced movement therapy for motor recovery in chronic stroke patients, *Arch Phys Med Rehabil* 80:624, 1999.

31. Law M, et al: *The Canadian Occupational Performance Measure*, ed 4, Ottawa, Canada, 2005, CAOT Publications.

32. Lee TD, Swanson LR, Hall AL: What is repeated in a repetition? Effects of practice conditions on motor skills acquisition, *Phys Ther* 71:150, 1991.

33. Liepert J, et al: Treatment-induced cortical reorganization after stroke in humans, *Stroke* 31:1210, 2000.

34. Lo AC, et al: Robot-assisted therapy for long-term upper-limb impairment after stroke, *N Engl J Med* 362:1772–1783, 2010.

35. Lum PS, et al: Robot-assisted movement training compared with conventional therapy techniques for the rehabilitation of upper-limb motor function after stroke, *Arch Phys Med Rehabil* 83:952–959, 2002.

36. Lum PS, et al: MIME robotic device for upper limb neurorehabilitation in subacute stroke subjects: a follow-up study, *J Rehabil Res Dev* 43:631–642, 2006.

37. Ma HI, Trombly CA: The comparison of motor performance between part and whole tasks in elderly persons, *Am J Occup Ther* 55:62, 2001.

38. Ma HI, Trombly CA, Robinson-Podolski C: The effect of context on skill acquisition and transfer, *Am J Occup Ther* 53:138, 1999.

39. Mathiowetz V: OT task-oriented approach to person post-stroke. In Gillen G, Burkhardt A, editors: *Stroke rehabilitation: a function-based approach*, ed 2, St Louis, 2004, Mosby.

40. Mathiowetz V, Bass Haugen J: Motor behavior research: implications for therapeutic approaches to CNS dysfunction, *Am J Occup Ther* 47:733, 1994.

41. Merians A, Winstein CJ, Sullivan K, Pohl PS: Effects of feedback for motor skills learning in older healthy subjects and individuals post-stroke, *Neurol Rep* 19:23, 1995.

42. Merians AS, et al: Virtual reality–augmented rehabilitation for patients following stroke, *Phys Ther* 82:898–915, 2002.

43. Merians AS, et al: Sensorimotor training in a virtual reality environment: does it improve functional recovery poststroke? *Neurorehabil Neural Repair* 20:252–267, 2006.

44. Miltner WH, et al: Effects of constraint-induced movement therapy on patients with chronic motor deficits after stroke: a replication, *Stroke* 30:586, 1999.

45. Morgan GW: The shaping game: a technique, *Behav Ther* 5:481, 1974.

46. Morris DM, et al: Constraint-induced movement therapy for motor recovery after stroke, *Neurorehabilitation* 9:29, 1997.

47. Morris JH, et al: A comparison of bilateral and unilateral upper-limb task training in early poststroke rehabilitation: a randomized controlled trial, *Arch Phys Med Rehabil* 89:1237–1245, 2008.

48. Mott FW, Sherrington CS: Experiments upon the influence of sensory nerves upon movement and nutrition of the limbs, *Proc R Soc Lond* 57:481, 1895.

49. Nagel MJ, Rice MS: Cross-transfer effects in the upper extremity during an occupationally embedded exercise, *Am J Occup Ther* 55:317, 2001.

50. Neistadt M: The effects of different treatment activities on functional fine motor coordination in adults with brain injury, *Am J Occup Ther* 48:877, 1994.

51. Nilsen DM, et al: Effectiveness of interventions to improve occupational performance of people with motor impairments after stroke: an evidence-based review, *Am J Occup Ther* <http://dx.doi.org/10.5014/ajot.2015.011965>.

52. Ostendorf CG, Wolf SL: Effect of forced use of the upper extremity of a hemiplegic patient on changes in function: a single-case design, *Phys Ther* 61:1022, 1981.

53. Page SJ, Sisto S, Levine P, McGrath RE: Efficacy of modified constraint-induced movement therapy in chronic stroke: a single-blinded randomized controlled trial, *Arch Phys Med Rehabil* 85:14, 2004.

54. Panyan MV: *How to use shaping*, Lawrence, KN, 1980, H & H Enterprises.

55. Patel S, et al: Changes in motor neuron excitability in hemiplegic subjects after passive exercise when using a robotic arm, *Arch Phys Med Rehabil* 87:1257–1261, 2006.

56. Pierce SR, et al: Home forced use in an outpatient rehabilitation program for adults with hemiplegia: a pilot study, *Neurorehabil Neural Repair* 17:214, 2003.

57. Poole JL: Application of motor learning principles in occupational therapy, *Am J Occup Ther* 45:531, 1991.

58. Preissner K: Use of occupational therapy task-oriented approach to optimize the motor performance of a client with cognitive limitations, *Am J Occup Ther* 64:727–734, 2010.

59. Roberts PS, et al: Client-centered occupational therapy using constraint-induced therapy, *J Stroke Cerebrovasc Dis* 14:115, 2005.

60. Sabari JS: Motor learning concepts applied to activity-based intervention with adults with hemiplegia, *Am J Occup Ther* 45:523, 1991.

61. Saposnik G, et al: Effectiveness of virtual reality using Wii gaming technology in stroke rehabilitation: a pilot randomized clinical trial and proof of principle, *Stroke* 41:1477–1484, 2010.

62. Saposnik G, Levin M: Virtual reality in stroke rehabilitation, *Stroke* 42:1380–1386, 2011.

63. Schaechter JD: Motor rehabilitation and brain plasticity after hemiparetic stroke, *Prog Neurobiol* 73:61–72, 2004.

64. Shepherd RB: Exercise and training to optimize functional motor performance in stroke: driving neural reorganization? *Neural Plast* 2:121, 2001.

65. Shumway-Cook A, Woollacott M: *Motor control: theory and practical applications*, ed 3, Philadelphia, 2007, Lippincott Williams & Wilkins.

66. Stewart KC, Cauraugh JH, Summers JJ: Bilateral movement training and stroke rehabilitation: a systematic review and meta-analysis, *J Neurol* 244:89–95, 2006.

67. Summers JJ, et al: Bilateral and unilateral movement training on upper limb function in chronic stroke patients: a TMS study, *J Neurol Sci* 252:76–82, 2007.

68. Takeuchi N, Izumi S: Rehabilitation with poststroke motor recovery: a review with a focus on neural plasticity, *Stroke Res Treat* <http://dx.doi.org/10.1155/2013/128641>.

69. Taub E: Movement in nonhuman primates deprived of somatosensory feedback, *Exerc Sport Sci Rev* 4:335, 1977.

70. Taub E, Bacon R, Berman AJ: The acquisition of a trace-conditioned avoidance response after deafferentation of the responding limb, *J Comp Physiol Psychol* 58:275, 1965.

71. Taub E, Berman AJ: Avoidance conditioning in the absence of relevant proprioceptive and exteroceptive feedback, *J Comp Physiol Psychol* 56:1012, 1963.

72. Taub E, et al: An operant approach to rehabilitation medicine: overcoming learned nonuse by shaping, *J Exp Anal Behav* 61:281, 1994.

73. Taub E, Goldberg IA, Taub PB: Deafferentation in monkeys: pointing at a target without visual feedback, *Exp Neurol* 46:178, 1975.

74. Taub E, et al: Technique to improve chronic motor deficit after stroke, *Arch Phys Med Rehabil* 74:347, 1993.

75. Thielman GT, Dean CM, Gentile AM: Rehabilitation of reaching after stroke: task-related training versus progressive resistive exercise, *Arch Phys Med Rehabil* 85:1613, 2004.

76. Trombly CA, Radomski MV, Davis ES: Achievement of self-identified goals by adults with traumatic brain injury: phase I, *Am J Occup Ther* 52:810, 1998.

77. Trombly CA, et al: Occupational therapy and achievement of self-identified goals by adults with acquired brain injury: phase II, *Am J Occup Ther* 56:489, 2002.

78. Trombnik C, Wu CY: Effect of rehabilitation tasks on organization of movement after stroke, *Am J Occup Ther* 53:333, 1998.

79. Volpe BIT, et al: Robot training enhanced motor outcome in patients with stroke maintained over three years, *Neurology* 53:1874–1876, 1999.

80. Winstein CJ: Knowledge of results and motor learning: implications for physical therapy, *Phys Ther* 71:140, 1991.

81. Winstein CJ, et al: A randomized controlled comparison of upper extremity rehabilitation strategies in acute stroke: a pilot study of immediate and long term outcomes, *Arch Phys Med Rehabil* 85:620–628, 2004.

82. Winstein CJ, Schmidt RA: Reduced frequency of knowledge of results enhances motor skills learning, *J Exp Psychol Learn Mem Cogn* 16:677, 1990.

83. Wolf SL, Lecraw DE, Barton LA, Jann BB: Forced use in hemiplegic upper extremities to reverse the effect of learned non-use among chronic stroke and head injured patients, *Exp Neurol* 104:125, 1989.

84. Wolf SL, et al: Effect of constraint-induced movement therapy on upper extremity function 3 to 9 months after stroke: the EXCITE randomized

clinical trial, *JAMA* 296:2095–2104, 2006.

85. Wolfgang HR, et al: Effects of constraint-induced movement therapy on patients with chronic motor deficits after stroke: a replication, *Stroke* 30:586, 1999.

86. Wu C-Y, Trombly CA, Lin K-C, Tickle-Degnen L: A kinematic study of contextual effects on reaching performance in persons with and without stroke: influences of object availability, *Arch Phys Med Rehabil* 81:95, 2000.

87. Wu CY, Wong MK, Lin KC, Chen HC: Effects of task goal and personal preference on seated reaching kinematics after stroke, *Stroke* 32:70, 2001.

88. Yancosek KE, Howell D: Integrating the dynamic systems theory, the task-oriented approach, and the practice framework for clinical reasoning, *Occup Ther Health Care* 24:223–238, 2010. doi:10.3109/07380577.2010.496824.

推荐阅读

Donnelly M, et al: Randomized control trial of an early discharge rehabilitation service: the Belfast Stroke Trial, *Stroke* 35:127, 2004.

Hanlon RF: Motor learning following unilateral stroke, *Arch Phys Med Rehabil* 77:811, 1996.

第 33 章

脑血管意外

Glen Gillen

学习目标

通过本章的学习,学生或从业人员将能够做到以下几点:

1. 列出并描述一个脑卒中幸存者的评估过程。

2. 讨论脑卒中的神经病理学。

3. 确定与脑卒中相关的危险因素。

4. 确定脑卒中后阻碍康复对象作业活动表现的多种因素(如,受损的个人因素、表现技能)。

5. 描述由于神经行为缺损导致身体功能受损的评估过程。

6. 确定支持作业活动表现的平衡策略(一种身体功能)。

7. 描述与脑卒中相关的运动控制障碍(受损的身体功能)。

8. 确定多方面功能障碍的脑卒中评估标准。

9. 在脑卒中康复中应用以康复对象为中心的方法。

10. 发展综合的、以作业为本的治疗计划去调整或代偿潜在的缺损。

章节大纲

关键术语

失语症(aphasia)

以康复对象为中心的实践(client-centered practice)

构音障碍(dysarthria)

缺血(ischemia)

运动控制(motor control)

神经行为受损(neurobehavioral deficit)

姿势策略(postural strategies)

肩痛(shoulder pain)

半脱位(subluxation)

任务导向性训练(task-oriented approach)

自上而下的评估方法(top-down approach to assessment)

短暂性缺血发作(transient ischemic attack)

负重(weight bearing)

本章的重点是针对脑卒中对象的作业治疗评估与干预方法。具体来说，本章着重改善康复对象在那些已选定作业活动中的参与度。个体出现脑卒中后，多种个体因素和执行技能会受到影响，从而可能限制了作业活动的参与和处理[5]。这些多方面的障碍会在本章进行详述。

案例研究

Jasmine，第一部分

Jasmine 是一个 39 岁，2 岁儿子的单亲妈妈，他们住在 2 居室的出租屋，她将住所的餐厅变为了家庭办公区。在这里她可以用桌面出版系统(desktop publishing)完成家庭式的工作业务。Jasmine 每天早晨先开车送儿子去学前班，然后在回家路上购物，一天内的其他剩余时间都是工作。一次她在电脑前工作时，她的左手出现痛感和活动不灵活。虽然她认为是工作时间太长所致，但仍会觉得这样有点不对劲。她试着站起来走去浴室，然后跌倒在了楼梯上。当时她仍能爬到电话处拨打 911。

Jasmine 接下来的记忆是醒来后在急诊，她被告知刚刚经历了脑卒中。她的神经影像学检查最终报告显示右侧额顶叶缺血。现在，她不能活动，不能感觉到左侧的身体，有左侧视野缺失，对左侧刺激无身体反应。护理人员帮她从床上抬起，对她自理和移动提供完全的帮助。Jasmine 被告知要在本周末转院至当地康复医院，她需要高强度的作业治疗和物理治疗。目前她儿子由他的阿姨和叔叔照顾。Jasmine 经常哭泣，很在意她可能不能返回工作和照顾儿子，她也很担心会失去公寓。她解释说她目前状态只是刚过得去而已。Jasmine 现在最关心的事就是回家、照顾自己和儿子，并且回归工作。

思辨问题

1. Jasmine 所丧失的身体功能和结构(如失去运动控制、感觉缺失、视觉障碍、偏侧忽略)会怎样影响她回归之前生活方式的能力及参与选择性的作业活动？

2. 对于接诊人员哪三个评估是最重要的？为什么？

3. 哪些干预措施是能帮助她在整个康复阶段积极参与日常生活活动，如自理(如，用厕、穿衣)、移动(如，床上活动、转移)、工具性日常生活活动(如，备餐、照顾小孩)和工作？

尽管医学技术在进步，但脑血管意外(cerebrovascular accident，CVA)，或称脑卒中一直是国家性的健康问题。美国心脏协会[4]公布的脑卒中数据已经表明这项问题的严重性。以下列出了一些统计学资料[4]：

- 脑卒中是长期功能障碍的主导因素。
- 平均来看，每 40 秒有一个美国公民罹患脑卒中。
- 每年 795 000 人会新发或再发脑卒中，大约 610 000 位脑卒中是首次发作，185 000 位是复发。
- 评估显示 66 000 000 位超过 20 岁的美国人有出现过脑卒中。

- 在整个生命周期中女性比男性有更高的发生风险。
- 在患脑卒中的人群中，28% 的人年龄小于 65 岁。超过 55 岁的人群脑卒中发生率每 10 年时间增加 2 倍。
- 在美国，已调查的所有脑卒中年发生率中，儿童(0~15 岁)发生率为每 10 万儿童有 6.4 个人发生。
- 脑卒中发生率大约男性高出女性 1.25 倍。
- 脑卒中的后果主要是巨大的公共健康和经济问题；脑卒中是美国严重功能障碍和长期功能障碍的主要因素。
- 在急性神经系统疾病中，脑卒中是导致超过一半的患者接受住院治疗的疾病。

- 在长期存在脑卒中状态的康复对象中,50% 有偏瘫,30% 不能行走,20% 在 ADL 评估中为依赖等级,19% 有失语症,35% 有临床性抑郁,26% 需要家居护理。

明显地看出,在作业治疗师的实践工作中,脑卒中康复是一个高度专业化的治疗。这种专业化从重症监护病房贯穿至社区康复等多个环境。

脑卒中定义

脑血管意外(CVA),或称为脑卒中(stroke),是由大脑特定区域损失引起的复杂的功能障碍。世界卫生组织(World Health Organization,WHO)定义脑卒中为"源于脑部病变部位症状和体征的、血管相关的急性神经性功能障碍"[104]。脑卒中导致上运动神经元功能障碍,从而引起偏身麻痹或一侧身体瘫痪,这种情况可出现在受损侧脑区对侧的上下肢、躯干,有时是口面部结构。因此,病灶位于左侧大脑半球(左侧脑血管意外)引起右侧偏瘫,反之,位置在右侧大脑半球(右侧脑血管意外)引起左侧偏瘫。不论康复对象的脑部损伤位置在左侧或右侧,治疗的关注点是有功能障碍的偏瘫侧,不是病变的具体脑区。

除了运动功能障碍外,更重要的可能是与之相伴出现的多种其他功能障碍。其中一些功能障碍包括感觉障碍、认知和知觉障碍、视觉障碍、性格和智力改变,以及言语和语言功能紊乱。神经性损伤必须持续超过 24 小时才能被定义为脑血管意外。

脑卒中诱因

Bartels[10]将脑卒中描述为"脑卒中本质上为脑血管的疾病,脑细胞最易受缺血性损伤的影响。因缺血性损伤易使得脑细胞供氧不足而死亡。脑卒中后的症状主要分为两大类别:缺血性和出血性脑卒中"。绝大多数脑卒中由缺血性引起。

缺血

缺血(ischemia)是指血流供应不足以满足代谢需要。缺血性脑卒中可能是心脏或动脉来源的血栓移至大脑引起。心脏来源包括房颤(血液淤积在功能异常的心房而产生血栓)、窦房节律紊乱、急性心肌缺血、心内膜炎、心脏肿瘤以及血管障碍(先天性和后天性的)。因血流灌注不足引起的大脑缺血常常发生在有严重狭窄的颈动脉和基底动脉,以及小的深部动脉的轻微狭窄[4,10]。

年龄、性别、人种、民族和遗传特性对于缺血性脑卒中康复对象是不可更改的危险因素。但是下列几种可改变的危险因素[4,51]才是脑卒中预防和宣教的重点。

1. 高血压是缺血性脑卒中一个独立且最重要的可变危险因素。血压低于 120/80mmHg 的人群罹患脑卒中的危险性是高血压人群的一半[4]。

2. 心脏疾病的处理,特别是房颤、二尖瓣狭窄和组织结构畸形(卵圆孔未闭和房间隔动脉瘤),可以降低脑卒中风险。

3. 糖尿病和葡萄糖代谢的管理也可以降低脑卒中发生。

4. 吸烟会增加缺血性脑卒中相对风险 2 倍左右。

5. 尽管大量饮酒是许多疾病的危险因素,但适度饮酒可能可以降低心血管疾病(包括脑卒中)的发生率。

6. 使用不合法药品,尤其是可卡因,常与脑卒中有关。其他与脑卒中相关的药物包括海洛因、安非他命、麦角酸酰二乙胺(LSD)、苯环利定(PCP)和大麻。

7. 生活方式(如肥胖、缺乏运动、饮食和精神压力)同样与脑卒中发生有关。

预防脑卒中的宣教(包括预防复发)是脑卒中康复团队中每个人的职责。

脑出血

出血性脑卒中(hemorrhagic stroke)包括蛛网膜下出血(subarachnoid hemorrhage)和颅内出血(intracerebral hemorrhage),它只占卒中总人数的 13%[4]。此类型的致病因素有很多。最常见的四个病因是高血压性脑出血、囊性动脉瘤破裂、动静脉畸形引起的出血和自发性脑内出血[60]。

相关症状

颅内缺氧和动脉瘤也可导致偏瘫。本章内提出的一些治疗方法也可以用于其他非脑血管意外或卒中引起的肢体偏瘫,如头部损伤、肿瘤和脑内感染性疾病。

短暂性脑缺血发作

脑部血管的疾病既可以导致一次完全性脑卒中,也可以导致短暂性脑缺血发作(transient ischemic attacks,TIAs)。典型 TIA 的特点是轻微的、单次的或多次重复的神经性症状,症状为突发性,持续时间从几分钟至几小时,但不会超过 24 小时,并且可以完全缓解。TIA 是脑卒中即将发生的预兆[4]。绝大多数 TIA 发生在有动脉粥样硬化的人群中。已发现经历过 TIA 且没处理过的康复对象有 1/3 会进展至完全性脑卒中;有 1/3 会再发 TIA 但不出现脑卒中症状;剩下 1/3 不会再发作[81]。如果 TIA 由颅外血管疾病引起,以重建血流为目的的外科手术干预(颈动脉内膜清除术)或许是防止完全性脑卒中和功能障碍产生的有效方法。

脑卒中的影响

脑卒中的结局与脑部受累血管的供应区域有关(图 33.1)。脑卒中的多项诊断检查帮助定位损伤区域和寻找脑卒中病因。检查技术包括脑血管成像术,如计算机断层扫描成像术(CT)、磁共振影像(MRI),以及最近运用较多的正电子发射计算机断层扫描术(PET)和单光子发射计算机断层扫描术(SPECT)[10]。用这些技术收集的信息(如损伤区域、损伤程度)可以帮助作业治疗师确定那些影响功能的神经性损伤,还可帮助治疗师提出一些与功能恢复相关的假设和设计合适的治疗方案。最先收集的信息是通过临床病历记录获取的,这些信息主要包括康复对象入院的主诉、之前的药物史和手术史、诊断性检查结果以及目前的用药管理。以下部分和表 33.1 和表 33.2 阐述了皮层和皮层下脑卒中的损伤类型。

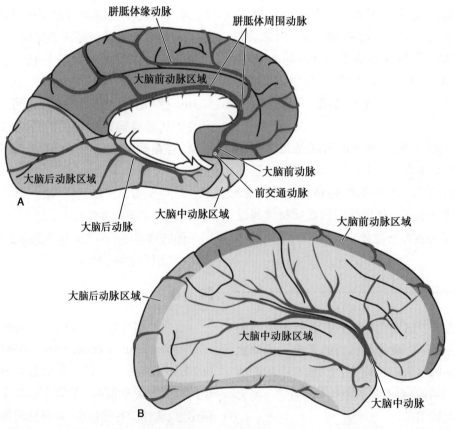

图 33.1　大脑的血流供应。大脑中动脉、大脑前动脉和大脑后动脉向两侧大脑半球供血。A 为内侧面;B 为外侧面(改编自 Mettler FA:Neuroanatomy,ed 2,St Louis,1948,Mosby. In Vanderah T,Gould D,editors:Nolte's the human brain:an introduction to its functional anatomy,ed 7,Philadelphia,2016,Elsevier.)

表 33.1　大脑血管的功能障碍：损伤涉及的皮层和模式

动脉	供应区域	可能的损伤
大脑中动脉：上部分支 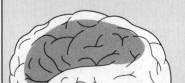	额叶的外侧面和顶叶	• 一侧大脑半球的功能障碍 　• 对侧偏瘫，特别是以面部和上肢表现为主 　• 偏身感觉丧失 　• 视野受损 　• 对侧共轭凝视（contralateral conjugate gaze）功能差 　• 意念性失用 　• 判断力缺失 　• 持续言语 　• 场依存性（field dependency） 　• 行为组织能力受损 　• 抑郁 　• 易冲动 　• 淡漠 • 右侧半球功能障碍 　• 左侧单侧身体忽略 　• 左侧单侧视觉忽略 　• 疾病失认症 　• 视空间受损 　• 左侧单侧运动性失用 • 左侧半球功能障碍 　• 双侧运动性失用 　• Broca 失语 　• 沮丧
大脑中动脉：下部分支 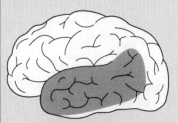	右侧颞叶的外侧面和枕叶	• 任何一侧半球功能障碍 　• 对侧视野缺失 　• 行为异常 • 右侧半球功能障碍 　• 视空间功能障碍 • 左侧半球功能障碍 　• Wernicke 失语
大脑中动脉：上部和下部 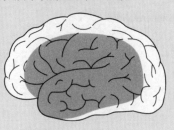	涉及大脑半球的外侧面	• 包括上面两部分列举的所有与上部和下部分支相关的功能缺失
大脑前动脉 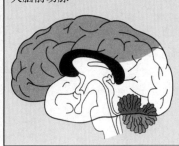	额叶的内侧面与顶部区域，以及顶叶	• 对侧偏瘫、脚的影响更大 • 对侧偏身感觉缺失，脚的感觉缺失明显 • 左侧单侧失用症 • 言语迟钝或缄默症 • 行为方面障碍

表 33.1　大脑血管的功能障碍：损伤涉及的皮层和模式（续）

动脉	供应区域	可能的损伤
颈内动脉	大脑中动脉和大脑前动脉的分布区域组合	• 上述所有有关大脑中动脉和大脑前动脉的功能障碍
脉络膜前动脉（颈内动脉分支）	苍白球、外侧膝状体、内囊后肢、颞叶内侧	• 面部、上肢和下肢的偏瘫 • 偏侧感觉缺失 • 偏盲
大脑后动脉	右侧颞叶的内侧面和底部区域、双侧枕叶、胼胝体后侧、供应中脑和丘脑的深穿支	• 任意一侧功能障碍： 　• 同向性偏盲 　• 视觉失认症（物体觉失认、面容失认、颜色失认） 　• 记忆障碍 　• 偶见对侧麻木 • 右侧功能障碍 　• 皮质盲（cortical blindness） 　• 视空间觉损伤 　• 左右区分障碍 • 左侧功能障碍 　• 手指失认 　• 命名障碍 　• 失写症 　• 失算症 　• 失读症
基底动脉，近端	脑桥	• 四肢轻瘫 • 双侧不对称性无力 • 延髓麻痹或假性延髓麻痹（双侧面部、腭、咽、颈部或舌头的麻痹） • 眼外展肌麻痹 • 眼球震颤 • 眼睑下垂 • 脑神经功能异常 • 复视 • 头晕 • 枕部头痛 • 昏迷
基底动脉，远端	中脑、丘脑和尾状核	• 视盘异常（papillary abnormalities） • 眼球运动异常 • 警觉意识水平改变 • 昏迷 • 记忆缺失 • 焦躁不安 • 幻觉
椎动脉	延髓腹外侧和小脑	• 头晕 • 呕吐 • 眼球震颤 • 同侧眼部和面部疼痛 • 面部麻木 • 同侧肢体不灵活 • 同侧肢体张力低下 • 心动过速 • 共济失调步态

表 33.1　大脑血管的功能障碍：损伤涉及的皮层和模式（续）

动脉	供应区域	可能的损伤
全身性低灌注	大脑半球外侧的分水岭区、海马、内侧颞叶周边结构	• 昏迷 • 头晕 • 意识错乱 • 注意力不集中 • 躁动 • 记忆受损 • 因与额叶眼区连接中断引起的视觉异常 • 同时性失认症 • 眼球运动受损 • 肩部和手臂无力 • 共济失调步态

引自 Gillen G, editor: *Stroke rehabilitation: a function-based approach*, ed 3, St Louis, 2011, Mosby.

表 33.2　非皮质区域下脑血管的功能障碍：损伤模式

定位	可能出现的损伤	定位	可能出现的损伤
前外侧丘脑	• 任何一侧： 　• 轻微的对侧运动功能障碍 　• 反应时间长 　• 迟钝 • 右侧： 　• 视觉性忽略 • 左侧 　• 失语症	尾状核	• 构音障碍 • 淡漠 • 心神不安 • 焦虑 • 困惑 • 谵妄 • 缺乏积极性 • 记忆力差 • 对侧偏身麻痹 • 同侧眼球同向偏斜
外侧丘脑	• 对侧偏身感觉症状 • 对侧肢体共济失调	壳部	• 对侧偏瘫 • 对侧偏身感觉缺失 • 意识水平下降 • 同侧共轭凝视 • 运动不连贯 • 右侧： 　• 视空间损伤 • 左侧 　• 失语症
双侧丘脑	• 记忆损伤 • 行为方面的功能障碍 • 嗜睡病（hypersomnolence）		
内囊或脑桥基底部	• 单纯运动性脑卒中		
后侧丘脑	• 面部与手臂麻木或感觉敏感性下降 • 舞蹈病性运动 • 眼球运动受损 • 嗜睡病 • 意识水平下降 • 警觉意识下降 • 右侧： 　• 视觉忽略 　• 疾病失认 　• 视空间功能障碍 • 左侧： 　• 失语症 　• 杂乱性失语（jargon aphasia） 　• 言语理解力良好 　• 言语错乱 　• 命名不能	脑桥	• 四肢麻痹 • 昏迷 • 眼球运动受损
		小脑	• 同侧肢体共济失调 • 共济失调步态 • 呕吐 • 眼球运动受损

引自 Gillen G, editor: *Stroke rehabilitation: A function-based approach*, ed 3, St Louis, 2011, Mosby.

颈内动脉

由于没有足够的侧支循环,颈内动脉的闭塞会引起对侧偏瘫、半身感觉麻痹和同侧偏盲[6,10]。此外,优势半球的梗死(即大脑半球中控制语言/言语技能,以及上下肢技巧性运动的部位通常位于左半球)常与失语症、失写症或者书写困难、计算力障碍或计算困难、左右失认和手指失认有关。非优势半球的损伤常与视知觉障碍、单侧忽略、疾病失认、结构失用、穿衣失用、注意力缺陷以及地形记忆缺失有关。

大脑中动脉

大脑中动脉(middle cerebral artery,MCA)闭塞是脑卒中最常见的病因[7,10,21]。MCA供应区域的缺血会导致对侧偏瘫,以上肢、面部和舌头受累最大;感觉障碍、对侧同向偏盲,若损伤区涉及语言中枢也会出现失语症。在脑卒中发病的早期阶段,头部和颈部明显偏向病变的一侧[22,31]。知觉损伤会出现在非优势半球的损伤中,如疾病失认症、单侧忽略、垂直知觉障碍、视空间缺损和持续动作(perseveration)[6]。

大脑前动脉

大脑前动脉(anterior cerebral artery,ACA)闭塞会产生对侧下肢的无力,且下肢无力较上肢明显。可能出现失用症、精神改变、原始反射和膀胱直肠控制障碍。ACA完全闭塞会引起对侧偏瘫,伴有严重的面部、舌头和上肢近端肌群的无力,以及下肢远端明显的痉挛性瘫痪。下肢有皮层感觉缺失。智力方面的改变也可见到,如意识错乱、定向力障碍、意志力丧失、耳语式发音、反应迟钝、注意力分散、口语交流障碍、持续动作和健忘等[6,10]。

大脑后动脉

大脑后动脉(posterior cerebral artery,PCA)供应脑干上部区域,颞叶和枕叶等位置,其闭塞后症状的范围可能较为广泛和多样。病变的结果与受影响的动脉分支、脑部损伤程度和范围有关。一些可能的结局包括感觉和运动损伤,不随意运动功能紊乱(如偏身投掷症hemilallism、姿势性震颤、偏侧舞蹈症、偏身共济失调和意向性震颤)、记忆缺失、失读症、实体觉缺失、感觉迟钝、运动觉缺失、对侧或同侧偏盲或象限盲、命名障碍、地形定向障碍和视觉失认[6,10,31]。

小脑动脉系统

小脑动脉(cerebellar artery)的闭塞导致同侧共济失调、对侧痛觉和温度敏感性缺失、同侧面部痛觉缺失,因同侧软腭肌群无力引起的吞咽困难和构音障碍、眼球震颤和对侧轻偏瘫[6,10,22,31]。

椎基底动脉系统

椎基底动脉系统(vertebrobasilar artery system)的脑卒中主要影响脑干功能。脑卒中的结局是双侧组合或上下肢交叉组合的感觉与运动功能障碍,如小脑功能障碍、本体感觉缺失、偏身麻痹、四肢麻痹和感觉紊乱,除此之外还会涉及单侧或双侧Ⅲ～Ⅻ脑神经的问题。

临床管理

脑卒中的临床管理方式与血管类型、支配范围、临床损伤的严重程度、伴随出现的神经系统问题、执行具体治疗的医务人员、可获得的技术设备,以及康复对象的合作程度和信赖度有关。

早期临床管理涉及保持气道开放、静脉输液补水和高血压的处理。应该采取恰当的流程来评估和治疗同时存在的心脏或其他系统疾病。预防深静脉血栓(deep venous thrombosis,DVT)发生发展的评估也应进行。DVT是在深静脉形成的血栓,通常位于下肢,常见于长期卧床和制动的康复对象。脑卒中DVT的发生率从28%～73%不等。从深静脉脱落的栓子驻留在肺部即成为肺栓子。肺栓塞是脑卒中后前30天内致死的最常见原因[10,20]。

内科医生对血栓的常规处理包括日常评估腿部皮温、皮肤颜色、末梢循环、皮肤柔软度和皮色。DVT预防性治疗包括药物、使用弹力袜、负压循环装置和康复对象早期关节活动。

呼吸问题和肺炎可能使脑卒中早期病情变得复杂。国家脑卒中普查已报道患有脑卒中的1/3康复对象经历过呼吸道感染[80]。

呼吸道感染的症状是低热和嗜睡。临床处理包括补液和抗生素,侵入式的肺部清洁以及康复对象关节活动。通气不足是肺炎高发的主要致病因素。脑卒中后的偏瘫会影响呼吸肌的功能。那些提高吸气肌和呼气肌肌力和耐力的方法都可以帮助提高呼吸和咳嗽的有效性,降低肺炎的发生率[20]。

心脏疾病是另一个使得脑卒中后期康复变复杂的常见情况。脑卒中本身可能会引起心脏的功能障碍,也可能是康复对象脑卒中前已存在心脏问题。前者的治疗方法同任何一种新发的心脏疾病的处理方法一样。之前就有心脏疾病的康复对象需要再做评估,并将治疗方案作出相适应的调整。在自我照料评估时,常用监测心率、血压以及配合心电图来反映心脏对活动的反应。

在急性期,膀胱和直肠控制功能障碍也常出现。医生会使用具体的直肠治疗程序,包括时间表、足够量的液体摄入、大便软化剂、润滑栓剂、口服泻药以及药物或其他程序来处理粪便嵌塞。一个计时或有计划的如厕方案在处理尿失禁时是必需的。导尿术在脑卒中康复阶段也是十分必要的。

脑卒中康复对象的评估和干预程序

表 33.1 和表 33.2 提供了损伤部位典型表现的信息以及损伤表现随受损脑区变化而变化的相关信息。脑卒中的损伤定位可由 CT 或者 MRI 确定,一般记录在病历内。了解这些信息是评估过程的第一步;这一步应该在 OT 接触康复对象前完成,因为可以帮助治疗师确定评估的重点方向,开始理解哪些躯体因素出现了问题,影响了作业治疗范畴内的活动表现。

举例而言,Jasmine 已报告的损伤位于右侧额叶和顶叶(最有可能因大脑中动脉闭塞引起)。这个位置损伤的典型模式是对侧运动功能损伤,对侧感觉缺失,难以理解空间相互关系(如深度/距离、从背景识别前景),注意力下降或忽略左侧事物(自身的和身体外的)以及左侧肢体运动计划能力丧失。这些损伤问题会反过来影响 Jasmine 参与有意义的作业活动。她的感觉-运动损伤会妨碍她实现母亲(如照顾儿子洗澡,放儿子至婴儿床,准备饭菜)和工作人员(如打字、归档)的角色。与此同时,她的注意力障碍(左侧忽略)也会造成驾驶不安全,干扰自己的 ADL 实施和儿子的照料,影响电脑使用(如寻找屏幕左侧的信息)以及阻碍她从事家务活动(如阅读和书写账单、支票、准备食物)。

通常来说,脑卒中发生后(急性期)临床上立刻出现的问题代表了康复对象最坏的情况。换句话说,一旦发生了脑卒中,并且有脑卒中问题的康复对象已经由临床治疗使病情稳定了,那么损伤部位也认为是相对稳定了,不会再进展了。此时,脑卒中康复对象可能会因为严重的肌无力而表现出很少或没有对侧的运动功能(偏身麻痹或偏瘫),对侧感觉刺激无反应和严重注意力缺陷;康复对象可能也会需要帮助以完成她或他的工作。通常而言,除非有其他的神经功能受损,康复对象希望在神经系统本身和身体功能两方面都能恢复。但不幸的是,预测可改善的程度和恢复功能需要的时间是很困难的。临床医生通常认可的说法是脑卒中后 3~6 个月是关键期,这个时期会有较大程度的进步。这个时间预测仍然是有争议的,只能作为一个指导意见。比如,许多研究报道[87]了许多年前的脑卒中康复对象其上肢功能还能有所改善。值得注意的是,有些康复对象可能恢复很小、很慢,但有些人可以完全恢复。

考虑到上述信息,将神经性损伤的恢复和功能的提高理解为两个不同的角度是十分重要的。以下将以运动控制为例(说明:是成功完成运动必须进行的过程)进行解释。康复对象 A 和康复对象 B 可能有在脑卒中刚发生时有相似的症状(身体左侧无运动功能)。康复对象 A 可能可以恢复许多运动功能,并重新参与之前从事的作业活动,如购物、穿衣,仅残留很少的因脑卒中引起的功能障碍(可能是"瘸子"或轻度笨手笨脚)。康复对象 B 没有从同样的神经性运动恢复过程中受益,但仍能借助辅助技术参与之前从事的作业活动。他穿衣可能需要学习单手技巧完成,所穿的衣服要比较宽松,需要用一些设备如拾物器。购物可以使用电动移动装置(如小型摩托车或者轮椅)、踝足矫形器、拐杖或者网购实现。尽管两个人有上述这些差异,但两位康复对象均可以参与有意义的作业活动。

以康复对象为中心的评估

Law 等人[68]在其开发的加拿大作业表现量表(Canadian occupational performance measure,COPM)中这样说道:

以康复对象为中心的实践(client-centered practice)是实施作业治疗的一个方法,它包含了"对他人尊重,相互配合以及人们主动接受服务的治疗理念。以康复对象为中心的实践可以体现个体的自主性,满足康复对象确立作业需求时要求,增强其参加治疗的意志,有益于促进康复对象—治疗师间的关系,并且确保服务是可获得的,与康复对象生活环境相吻合的要求"。

Law 等人[64]和 Pollack[76]都建议治疗师按照如下观点来实施此方法进行评估:

1. 应认识到对功能性作业活动唯一有资格做决定的人是接受作业治疗的对象。

2. 确定目标和预测结局时,应提供给康复对象一个更积极的角色。

3. 将康复对象-治疗师间的关系变为一种互相依赖的关系,以便解决作业表现中的功能障碍。

4. 转移治疗师对康复对象治疗的模式,应与他们一起参与,以便让其可以实现自己的目标。

5. 评估重点(和干预重点)应先考虑康复对象生活背景、角色、兴趣和文化。

6. 允许康复对象成为"问题定义者",以便他或她可以反过来成为"问题解决者"。

7. 允许康复对象对他或她的表现进行自我评估和设立自己的目标。

通过使用这些策略,评估过程会变得更加针对性和清晰,康复对象会立刻变得有动力,治疗的目标被充分理解且达成一致,并最后确立一个为自己量身打造的治疗方案。COPM[65]是运用康复对象为中心的一个标准化工具,它可以帮助接受治疗者确定困难范围,在每一个范畴内排序重要性并且对自己目前表现的满意程度进行排序。由于量表涉及脑卒中康复对象在执行作业活动中所经历的多种且全面的问题评估,所以也是一个对脑卒中康复对象十分有用的评估工具。

COPM 对 Jasmine 是一个很好的评估方法。它可以引导作业治疗师排列作业活动的优先顺序,帮助进行目标设定并且易化治疗方案的实施。此外,使用 COPM 会强化 Jasmine 作为康复过程中主动参与者的意志。Jasmine 完成了 COPM 评估,结果显示,她首先想去参与的作业活动为厕所转移,使用电脑,洗漱、进食和照顾孩子。换言之,这些活动将是她启动作业治疗的切入点。Jasmine 表示在作业活动中获得的熟练度会使她更能感受自己的存在("拥有自尊"),并且给予了她可以重返工作的希望("以及养育自己孩子")。

自上而下的评估方法

自上而下的评估方法(top-down approach to as-sessment)已在文献中有所描述[95],适用于脑卒中康复对象的评估。此方法包括以下几项原则:

1. 评估的起点是探究角色处理能力和角色意义。

2. 应集中探究对脑卒中康复对象有意义的角色,特别是脑卒中前就已扮演的角色。

3. 为帮助确定治疗方案,任何在过去角色、现在角色或将来角色中的矛盾都应识别出来。

4. 应确定适合这个康复对象的任务,除此之外,应识别是否这些任务能完成,任务完成有问题的原因是什么。

5. 应确定功能成分和执行成分之间的联系。

自上而下的评估是与先关注康复对象功能障碍因素的自下而上的方法相反[95]。

神经缺损对作业活动表现的影响

运用活动分析和细致的观察可以让治疗师在任务执行时辨别存在的错误,分析错误原因,并且确定阻碍功能独立的潜在问题。Árnadóttir 提到:

治疗师观察 ADL 时,可以从发现作业表现的错误中获益,并且可以理解那些使康复对象活动受影响的功能障碍。治疗师可以用系统性方法观察任务执行,将获得的信息作为临床解释的框架,以便帮助评估与作业表现相关的功能方面的独立性,以及便于随后分析受损的神经功能。当干预措施以解决作业性问题为目标时,上述信息就显得十分重要了[6](图 33.2)。

由于单个功能性任务的完成(扣衬衣纽扣)需要运用康复对象多方面内在的个人因素和可能因脑卒中受影响的执行技能,所以需要在康复对象选择的一项活动情境中评估多个变量(图 33.3)[6,7]。

标准化的工具

作业治疗师应选用信度、效度和敏感度较高的评估工具。此外,也应选用以任务执行为重点的评估。但是应慎重选择那些抛开作业表现只关注康复对象本身病变的评估和只用新奇的非功能性的任务或不考虑任务实施情境的评估方法。可用于作业治疗师使用的工具应是可以直接将观察 ADL 活动时察觉到的执行障碍与独立完成活动所需的深层次的技能效应相联系的评估方法。

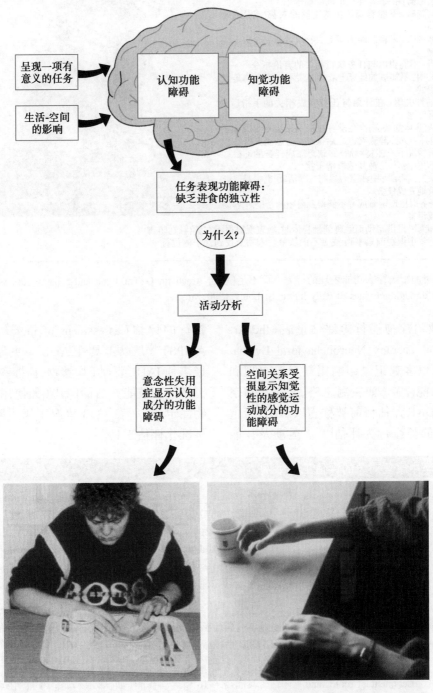

图 33.2　多种康复对象自身因素方面的功能障碍（如意念性失用症和空间关系处理问题），可以借助功能性活动（如进食）的活动分析或错误分析法揭示（改编自 Árnadóttir G：The brain and behavior：assessing cortical dysfunction through activities of daily living，St Louis，1990，Mosby.）

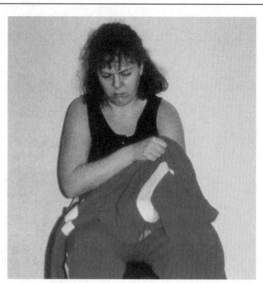

对功能可能有影响的行为方面障碍

前运动持续(premotor perseveration)：拉起一只袖子
空间关系障碍：分辨衣服的前后
空间关系障碍：将手臂穿进正确的袖子中
单侧空间忽略：不能看到放在忽略侧的衣物(或是衣物的局部)
单侧躯体忽略：未将忽略侧穿上衣物或者未完全穿上该侧衣物
理解障碍：不能明白与任务执行相关的言语指令
意念性失用：不知道如何穿上衣物或者不知道衣物是做什么用的
意念运动性失用：在计划与任务完成相关的手指运动方面有问题
触觉失认(实体觉缺失)：在没有注视下无法扣衣服扣子
组织和排序：先穿健侧衣物，之后很难穿上患侧衣物；在没有提醒情况下不能持续活动；缺乏完成任务的动机
注意力不集中：容易被其他事情干扰
注意力缺失：很难集中注意力参与一项活动，也很难保证有质量地完成任务
当执行任务时出现困难或者不能得到渴望的帮助时，容易激惹或沮丧
当治疗师为了提供帮助而触碰到她身体时，她表现得很不友善(触觉防御)
不能从背景中识别前景事物，或者不能从单色衣物上找到袖子的位置

图 33.3　可能影响穿衣功能表现的行为方面不足(引自 Árnadóttir G：The brain and behavior：assessing cortical dysfunction through activities of daily living，St Louis，1990，Mosby.)

Arnadottir 作业治疗神经行为评估量表（the Arnadottir Occupational Therapy Neurobehavioral Evaluation，A-ONE[6,7]）可以客观记录影响康复对象自理和移动任务的个体功能障碍（如左侧忽略、失用症和空间识别障碍）。A-ONE 评估目前被称为以 ADL 为主的、基于作业活动的神经行为评估[8,9]。运动及技能执行的评估（assessment of motor and process skills，AMPS）[40]是以工具性 ADL 为主导来评估个体在完成多种 IADL 活动（如够物、抓握和姿势）时的表现能力和处理技能方面的障碍（如使用项目、寻找工具和物品定位）。表 33.3 概况了用于脑卒中康复对象的标准化评估工具。

表 33.3　用于脑卒中康复对象的评估工具举例	
工具名称	描述与使用
活动分类卡片（activity card sort，ACS）[12]	使用方法学中的 Q 分类法来评估 80 种活动的参与程度，包括工具性的、社会性、高体能要求的娱乐活动和低体能要求的娱乐活动。卡片基本涉及了个人日常的任务，康复对象把这些卡片分成不同堆，以区分出哪些活动是脑卒中前做的、哪些活动现在做的少了以及哪些活动是脑卒中后放弃做的
上肢运动能力测试（arm motor ability test，AMAT）[62]	通过功能的执行能力和运动的质量来评价上肢功能；测试包括 28 项任务的执行（如，用勺子吃饭、打开罐子、系鞋带、使用电话）
Arnadottir 作业治疗神经行为评估（Arnadottir occupational therapy neurobehavioral evaluation，A-ONE）[7]	通过基本日常生活活动和移动任务评估失用症、忽略综合征、躯体构象紊乱、组织/序列功能障碍、失认症和空间功能障碍；直接相关功能障碍的损伤内容和程度
运动及处理技能评估（assessment of motor and process skills）[40]	评估工具涵盖了 16 项运动技能（如，够取、操作、校准、协调、姿势、移动）和 20 项处理技能（如，参与、组织、搜索和定位、启动、顺序），这些技能均是以康复对象为主体的工具性日常生活活动技巧为内容进行评估的，受测者需要从具有不同困难等级的 50 项标准活动中选择他们熟悉的和文化相关的活动进行测试
巴氏指数（Barthel index）[68]	测试完成基本日常生活活动的功能障碍，得分从 0~20 或 0~100（用 5 乘以每一项得出）；包括 10 项基本内容：直肠控制、膀胱控制、进食、修饰、穿衣、转移、如厕、移动、上下楼梯和洗澡

表 33.3　用于脑卒中康复对象的评估工具举例(续)

工具名称	描述与使用
Beck 抑郁清单(Beck depression inventory)[13]	21 项条目的自评量表,包括态度成分、躯体成分和行为成分三部分
Berg 平衡量表(Berg balance scale,BBS)[14]	具有 14 项条目的平衡功能测试量表,每一条目按 0,1,2,3,4 等级顺序评分
波士顿诊断性失语症检查(Boston diagnostic aphasia examination)[49]	评价简单的言语和语言行为,包括流畅性、命名、找词、复述、连续性言语、听理解、阅读能力和书写能力
加拿大神经病学量表(Canadian neurological scale)[30]	包含 8 个计分条目的脑卒中残损量表(如,意识水平、定向力、言语、运动功能、面部无力)
加拿大作业表现量表(Canadian occupational performance measure,COPM)[65]	以康复对象为中心的评估工具,以受测者对自己作业表现问题的认识为基础(受测者会评价自理活动、生产活动和娱乐活动的重要性,以及对表现程度和满意情况进行评价) 可用于结果测量和康复对象满意度的调查
家庭评估工具(family assessment device)[36]	家庭式的评估,包括问题解决、交流、角色、情感反应、情感投入、行为控制和一般功能
Frenchay 活动指数(Frenchay activities index)[54]	一个包含 15 项针对 IADL 的评估,内容涉及家居、娱乐、工作和户外活动
Fugl-Meyer 评估(Fugl-Meyer test)[43]	按 3 级程度划分的运动功能评估方法,分别记录疼痛区域、关节活动度、感觉、自主运动和平衡功能
功能独立性评测(functional independence measure,FIM)[57]	测试基本日常生活活动执行过程中的功能障碍,包括 18 条项目,7 个等级;还包括运动和认知功能各个亚项的得分;作业表现评估范围包括自理活动、括约肌控制、移动能力、行走、认知和社交
功能性够物测试(functional reach test)[37]	用于评估平衡功能;客观地测量在站立姿势下向前伸展的最长距离
偏瘫上肢功能性测试(functional test for the hemiparetic upper extremity)[102]	以 Brunnstrom 运动功能恢复观点为基础通过 17 个分等级任务来评价上肢和手的功能;任务例子有:折叠一张纸、旋紧灯泡、固定罐子和拉拉链
老年抑郁量表(geriatric depression scale)[106]	30 项以是或否形式进行自我评估的抑郁自评量表
格拉斯哥昏迷量表(Glasgow coma scale)[91]	意识水平的评估量表,包括三部分计分内容,即对声音刺激或疼痛刺激而产生的睁眼、运动及言语反应
Jebsen 手功能测试(Jebsen test of hand function)[56]	手功能的评估;包含 7 项测试活动,即书写一条短句、将带编号的卡片翻转、模拟进食、捡起小物品、移动空罐和有重量的罐子、在计时时间内堆叠西洋棋子
Kohlman 生活技巧评估(Kohlman evaluation of living skills,KELS)[92]	由 17 个任务等级评估构成的生活技巧评估(如,安全意识、现金管理、电话簿的使用、财务和账单管理)
医疗结果研究量表/健康调查简表[medical outcomes study/short-form health survey(SF-36)][101]	生活质量评估,涉及躯体功能、躯体和情绪问题、社会功能、疼痛、精神健康、活力和健康意识
简易精神状况检查(mini-mental state examination)[41]	精神状态筛查测试,包括时间定向、地点定向、词语记忆、注意力、计算力、延迟回忆、语言和视空间结构
运动评估量表(motor assessment scale)[25]	运动功能评估;包括残障和残损评估、手臂和手的运动、肌张力和移动能力(床上、直立位和行走)
运动力指数(Motricity index)[33]	使用一个加权的排序量表评估肢体力量的受损情况
神经行为认知状态检查量表(neurobehavioral cognitive status examination,NCSE)[59]	精神状态筛查测试,包括定向力、注意力、理解力、命名、结构组织能力、记忆力、计算力、推理能力(类似性)、判断能力和复述
美国国立卫生研究院(NIH)卒中量表(NIH stroke scale)[23]	脑卒中功能障碍量表,包括 15 个计分项目(如,意识状态、视力、眼外肌运动、面部控制、肢体力量、共济失调、感觉、言语和语言)

表 33.3 用于脑卒中康复对象的评估工具举例(续)

工具名称	描述与使用
PCG 工具性日常生活活动量表(PCG instrumental activities of daily living)[66]	IADL 评估量表,包括使用电话、行走、购物、备餐、家务、洗衣、公共交通使用和药物管理
Rankin 量表(Rankin scale)[19]	整体残疾评估量表,按 6 个等级区分残疾的严重程度
Rivermead 运动指数(Rivermead mobility index)[29]	使用"通过"或"不通过"两个等级评价床上移动、坐位、站位、转移和步行功能
疾病影响概况量表(sickness impact profile, SIP)[15]	属于生活质量评估量表,包含 136 项条目,有 12 个亚量表,分别测试步行能力、移动能力、身体照料、情绪、交流、警觉性、睡眠、进食、家居管理、娱乐、社会交往和工作
脑卒中影响量表(stroke impact scale, SIS)[63]	脑卒中特异性量表,本量表将身体功能和生活质量结合在一份评估中。它是一个自评量表,包括 59 项条目和 8 个亚组,包括肌力、手部功能、BADL 和 IADL、移动能力、交流、情绪、记忆和思维以及参与能力
TEMPA[34,35]	上肢功能表现测试,由 9 个标准化任务组成(双侧的和单侧的),有 3 个评价标准:执行任务的时长、功能分级和任务分析;例如,操控硬币、拿起一罐水并倒水、书写信封并粘贴邮票、开锁
Tinetti 测试(Tinetti test)[93]	评估老年人的平衡能力和步态
躯干控制测试(truck control test)[42]	按照 0~100 的计分方式评估躯干控制能力;常用的任务包括翻身、仰卧位至坐位和坐位平衡
西方失语症成套测试(Western aphasia battery)[58]	包括"失语指数"和"皮质指数",按照 100 分进行计分;评价自发言语、复述、理解、命名、阅读和书写

使用 A-ONE 来客观评估 Jasmine 的多方面障碍(如:忽略、空间相互关系的功能障碍、运动控制能力不足和地形定向力障碍)影响其完成基本 ADL 活动和移动能力(如床上活动、转移、轮椅移动、步行能力)。所观察到和已记录的问题包括不能穿左侧衣服,不能放洗漱物品在洗漱台的左侧,穿下身衣服时有困难以及下床时左侧肢体和躯体没有很好的运动控制。

干预架构的选择

治疗师需要以自己能够帮助康复对象在失能状态下依然能够重返有意义的角色和成功地参与所选择的作业活动为方向来考虑干预措施。循证实践应该作为所有作业治疗干预措施的基础。为了在实践中获得成功,实践者去了解作业治疗领域和相关领域的最新情况和新兴的研究成果是很有必要的。综述文献[a]、循证图书馆和搜索引擎(比如,Cochrane 图书馆)都是更新信息的来源。

在过去的几年中,脑卒中康复对象的干预理念和范式已经有所改变。以往,感觉运动方法常用于治疗脑卒中康复对象(见第 31 章),这些方法是根据 20 世纪中期临床医生对中枢神经系统功能障碍的研究而发展出来的。尽管这些干预方法运用十分广泛,但当作业治疗师以循证模式检索时它们的疗效面临挑战[78]。目前极少研究支持这些神经易化技术。确实,Bobath 技术(神经发育疗法[NDT])常用于临床实践,但是没有证据表明它优于其他方法,而且事实上它的效果不如目前的一些实践模型。例如,一项大型、非随机的平行对照研究将 NDT 与传统治疗进行对比(N = 324)[52]。受试者被观察了 12 个月。研究结论是"在住院的情况下神经发育技术对脑卒中康复对象没有明显效果,专业人员们需要重新思考这个方法的使用"[52]。同样地,涉及 813 名脑卒中康复对象的 16 项试验研究的系统性回顾中提到"没有证据证明 Bobath 技术在上下肢感觉运动控制、灵活性、移动能力、日常生活活动、生存质量和成本-效益方面具有优势。仅发现有限证据证明 Bobath 技术有利于平衡控制。这项系统性回顾确定了 Bobath 技术的总体理念并不优于其他方法"[61]。

---

[a] 参考文献 48、53、67、75、86、98 和 103。

相反地,强调使用功能性活动作为治疗媒介的干预方式,如任务导向性训练(task-oriented approach),不论在研究还是在实践中均显示出良好的应用前景[69,70]。最近一篇关于任务导向性训练的系统性综述得出的结论是"与传统治疗相比,任务相关训练能改善功能性表现。有目的的使用任务导向性训练可以改善功能指标和健康相关的生活质量"[79]。作者建议"在常规治疗环节之外,应创造机会来实践有意义的功能性任务"[79]。近期的另一项综述也提到"任务导向性训练可以考虑作为基本干预方法运用于运动功能受损的脑卒中康复对象,以着重提高其作业表现能力"[75]。作者进一步总结到"几项有效果的干预措施间的共性均为使用了以目标为导向、个性化任务以促进任务相关或任务特异性运动"[75]。最后值得强调的是,注重使用功能性任务为导向的干预方法与作业治疗既往和目前的理念更加一致[5]。

Mathiowetz[69,70]提出了一系列基于作业治疗任务导向性治疗的实施原则。原则主要包括如下几点:

- 通过探寻新的角色和任务,帮助康复对象适应角色执行和任务完成方面的功能障碍。
- 创造一个涵盖日常生活中常见挑战的环境。
- 实践一些参与者认为重要的功能性任务或接近功能性任务的模拟活动,以寻找对改善表现有效且有效率的治疗策略。
- 在治疗时间外也应提供实践的机会(如家庭作业)。
- 最小化那些低效的、无作用的运动模式。

脑卒中后常见的功能障碍

在作业治疗过程中,多重因素会阻碍康复对象有效和有效率地完成他们想去关注的活动。以下部分回顾了脑卒中康复对象在治疗中遇到的典型问题。

坐位下不能完成选择的作业活动

脑卒中后常发现康复对象躯干和姿势控制能力差。躯干和姿势的控制是作业活动的基础。我们需要良好的姿势控制来完成早晨的第一件事从床上翻身,然后下床、喂婴儿、坐在书桌前打字、驱动轮椅、吃饭等。躯干控制差会导致以下问题[45]:

1. 肢体控制障碍。
2. 跌倒风险增加。
3. 不能很好地与环境进行互动。
4. 头和颈的对位对线异常导致继发性视觉功能障碍。
5. 近端体异常对线导致吞咽障碍。
6. ADL 的独立性降低。

脑卒中后缺乏躯干和姿势的控制能力(即"控制身体在空间的位置以达到稳定和定向的双重目的"[82])可能表现为不能以良好的身体对线维持坐位,缺乏翻正反应和平衡反应,由于缺乏姿势调整能力而不能够取超过臂长范围以外的物品,如果试图去执行则容易摔倒。

躯干控制差的脑卒中康复对象需要更多地利用上肢的功能来保持直立和预防摔倒。越多地将功能性上肢离开支撑面会越容易引起跌倒,所以处于这种情况下的康复对象参与 ADL 活动和移动性任务的能力通常会受到影响。正如 Franchignoni 等人提到的一样[42],即"躯干控制是更多复杂肢体活动控制的一个显而易见的先决条件。而这些复杂的肢体活动又成为复杂行为技能构成的先决条件"。研究发现,躯干控制是脑卒中后步态恢复、坐位平衡[17]、功能独立量表(FIM)得分[42]和 Barthel 得分[84]的一个预测的因素。

脑卒中康复对象躯干控制的具体影响包括以下几方面:

1. 由于空间关系障碍导致不能感知中线,出现坐姿偏离垂直线。
2. 自我设定一个不能维持功能性活动的姿势作为静态姿势(如,骨盆后倾、驼背和侧屈)。
3. 多个方向的躯干肌群无力[18]。
4. 继发于软组织短缩而形成的脊柱挛缩。
5. 躯干不能分节段地活动(即躯干作为一个整体活动;常见的例子是康复对象使用"滚木头"的方式在床上移动,够取跨中线的物品时不能旋转躯干)。
6. 不能通过骨盆的前倾、后倾和侧倾来转移重心。

躯干控制的具体问题可以在任务表现过程中进行观察和评估(框 33.1)。通过任务观察可以帮助治疗师从多个方面评估躯干的控制(即躯干伸肌、腹肌以及侧屈肌群的等长、离心和向心收缩)和康复对象的稳定极限。"稳定极限"是指"在不改变支撑面的情况下身体可以保持平衡的空间范围"[87]或是指"在不破坏平衡前提下质心可以移出支撑面的大小"[38]。治疗师必须区分康复对象认为的稳定极限和他本身具备的实际稳定极限。脑卒中后由于体象障碍、担心跌倒、缺乏对功能障碍的正确认识等很容易出现自己认为的稳定极限与实际的稳定极限不一致。如果康复对象认为的稳定极限大于他实际的稳定极限,那么他会有跌倒的风险。另外的情况是,康复对象认为的稳定极限小于实际的稳定极限,他将不会尝试更多的动态活动或者更多地依赖于辅助设备。

框 33.1　在任务执行过程中进行的躯干控制评估:以支持参与特定活动时的姿势调整为例

进食

重心前移使得身体的上半部分移向餐桌,可以防止食物从餐具中溢出,也可以维持手到口的进食模式。

穿衣

重心侧向转移至骨盆的其中一侧可以帮助裤子和内裤穿到髋部以上。

口腔护理

重心前移帮助口水和牙膏从口出吐出。

转移

屈髋的同时进行躯干伸展可以启动由坐到站的转换。

准备食物

躯干以受控制的方式向重力方向屈曲可以帮助伸手从冰箱下层进行取物。

以增加康复对象坐位下执行功能任务的能力的治疗措施包括[45]:

1. 建立一个中立且主动的启动姿势(即准备就绪的姿势)。这个开始姿势(类似打字员的姿势)是肢体从事活动的前提条件。理想姿势为:

- 双足平放于地板并同时负重。
- 双侧坐骨结节均匀负重。
- 骨盆中立位或略微前倾。
- 脊柱直立。
- 头位于双肩之上,肩位于双髋之上。

2. 康复对象可以在如前所述的中立位姿势下尝试去做伸手取物的活动(图 33.4)。

3. 通过使用外在线索建立保持躯干处于中线的能力。许多康复对象形成和保持正确的姿势有困难。治疗师可以提供言语反馈(如"身体坐正,坐直一些")。视觉反馈(如使用镜子或治疗师模仿康复对象异常的姿势)也十分有用。环境中的线索也可用于调整姿势。举例来说,治疗师可指导康复对象让肩关节与外在目标物保持接触,目标物比如是置放好的一个垫板或墙壁,这样有助于躯干保持正确的姿势。

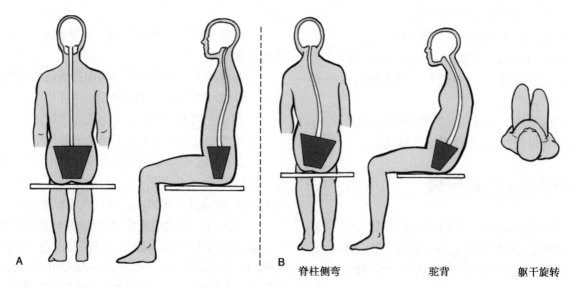

脊柱侧弯　　　　驼背　　　　躯干旋转

图 33.4　正常(A)和脑卒中后(B)的坐位下身体对线情况(引自 Donato SM,Pulaski KH:Overview of balance impairments:functional implications. In Gillen G,editor:*Stroke rehabilitation:a function-based approach*,ed 4,St Louis,2016,Mosby.)

4. 通过摆放轮椅和扶手椅来维持躯干的活动度使躯干保持良好的对位对线。治疗师可以提供以增加躯干活动度和灵活性为重点的训练计划。应首选那些可以诱发理想运动模式的活动,有需要时也可以进行徒手躯干松动。躯干的关节活动类型包括屈曲、伸展、侧屈和旋转。

5. 制订动态的重心转移训练活动来促进重心在骨盆上的移动。训练重心转移最有效的方式是将躯干和肢体运动相互协调。随机对照实验已证明那些涉及超越臂长范围伸手取物的坐位任务训练可以明显地改善功能[32]。成功地参与超过手臂长度范围的伸手取物的作业活动是需要康复对象不断进行身体姿势调整的。应鼓励康复对象在坐位时不断尝试各个方向超过臂长的伸臂活动(最好是取具体物品),并且分析相应的骨盆和躯干的姿势调整反应。姿势和任务目标会引发需要的重心转移(表 33.4)。

表 33.4　在伸手取物活动中,物品的摆放对躯干运动和重心转移的效应*

物品的位置	躯干的反应/重心转移
以前额高度一直向前举手,超过手臂长度 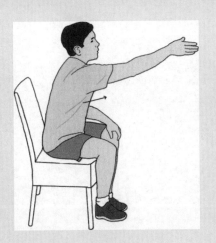	• 躯干伸展,骨盆前倾 • 重心前移
伸至地面,两足之间 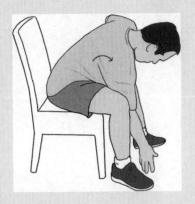	• 躯干屈曲 • 重心前移
以肩关节高度向侧面伸手,距离超过臂长 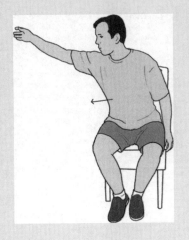	• 左侧躯干收缩,右侧躯干伸展,左侧髋关节上提 • 重心右移

表 33.4 在伸手取物活动中,物品的摆放对躯干运动和重心转移的效应*(续)

物品的位置	躯干的反应/重心转移
伸向地面,低于右侧髋关节 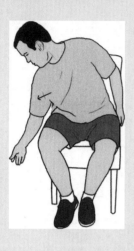	• 右侧躯干收缩,左侧躯干伸展
向右侧肩关节后方伸展,约手臂长度 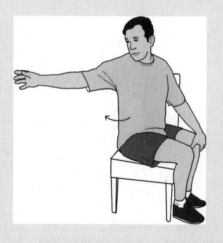	• 躯干伸展和旋转(向右后方移动) • 重心转移至右侧
在肩关节水平高度,转向左侧肩关节的外侧 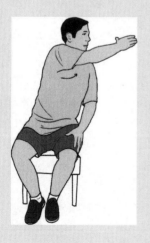	• 躯干伸展和旋转(左侧向后方) • 重心左移

表 33.4　在伸手取物活动中，物品的摆放对躯干运动和重心转移的效应*（续）	
物品的位置	躯干的反应/重心转移
伸向地面，左足的外侧 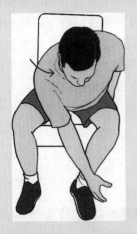	• 躯干前屈和旋转（向左后方） • 重心左移
高于头顶，一直向后伸展 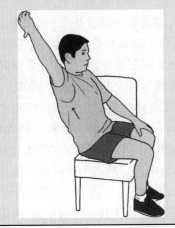	• 躯干伸展，肩关节移向髋关节后方 • 重心后移

*上述这些均是以左侧偏瘫的脑卒中康复对象为例。左侧列表显示伸手取物活动时物品摆放的位置（用右侧上肢完成），右侧列表显示躯干的姿势和重心转移的情况。引自 Gillen G, editor: *Stroke rehabilitation: a function-based approach*, ed 4, St Louis, 2016, Mosby.

6. 强化躯干肌力量，最好的方法是通过康复对象抗重力控制躯干肌的任务来完成。一些例子包括仰卧位下的桥式运动可强化背部伸肌，用躯干上半部分和上肢启动翻身的方式可强化腹肌。肌力的增强会在一项具体活动中呈现出来。

7. 当躯干控制不能改善到有效水平以及康复对象有受伤风险时，应使用代偿策略和环境改造。类似的干预方法有调试轮椅坐姿系统（如侧方的支撑，腰部放置靠垫，胸部固定带，带倾斜功能的头部支撑支架）和使用 ADL 辅助设备（如拾物器、长柄装置）来降低所需的躯干位移程度（见第 10 章）。

对于 Jasmine 来说，治疗首要的重点是当她利用上肢进行作业活动时，可以保持躯干的稳定（即躯干不会移动）。初期应选择那些不需要在坐位下进行大量重心转移的作业活动（如：整理头发、上半身清洗、进食、玩牌），然后日渐增多地在多方向上进行重心转移的活动（如：用厕后的清洁、穿裤子、快速挪动、捡起地上的鞋子、洗脚）。需要时，治疗师可扶住 Jasmine 的肩部以增强信心，防止跌倒，以及对她某些无力的肌肉提供支撑。随着 Jasmine 的功能改善，可选择更具挑战性的坐位活动，并减少外在帮助。

站位下不能完成选择的作业活动

不能参与和维持站立位姿势会对个体参与活动的类型产生显著的影响；这也会影响住院脑卒中康复对象最终出院的方向。直立姿势控制受损被证明与跌倒风险增加有关[105]，也与巴氏指数中较差的功能性结果相关[69]。由于许多 BADL 与 IADL、工作和休闲活动技能需要站立姿势控制，所以直立位的控制训练是早期脑卒中康复方案的重要成分。姿势策略（postural strategies)(如踝策略、髋策略和跨步策略)在卒中后一般都会受到损害。

与坐位下的功能损伤类似,站立姿势的典型特征为重心分布不对称;不同的是,站立位的不对称重心分布是通过下肢[105],以及躯干来观察的。脑卒中康复对象经常出现患侧下肢不能负重的问题。引起这个功能障碍的原因包括害怕跌倒或是膝盖弯曲,各种不能支撑身体重量的肌无力模式,阻碍了下肢正常的力线的痉挛状态(如,跖屈肌痉挛阻碍了足底的负重(weight bearing))[44],以及知觉障碍。

除了负重不对称或不能负重,以及不能通过患侧下肢转移重心,许多脑卒中康复对象还会丧失维持直立姿势和选择平衡策略的能力。有效的直立位姿势控制依赖于以下几个自动姿势反应[36,87,88]:

1. 踝策略(ankle strategy)　当动作是以踝关节为运动中心时,踝策略有助于将身体质心维持在支撑面内。这些策略用于控制小的、慢速的姿势摆动,如在电影院站着排队、站着与人交谈以及搅拌煤气灶上的锅时。踝策略在稳定的支撑面(如地面)和长度大于足长的情况下作用最佳。踝关节无力,踝的关节活动度不良和本体感觉障碍都可能会影响踝策略和平衡。

2. 髋策略(hip strategy)　用以保持和重获平衡。这个策略主要用在大的,更快的干扰出现时,或者支撑面比复杂,或支撑面小于足底的情况下(如行走在一条横木上)。

3. 跨步策略(step strategy)　在踝策略和髋策略都不起作用或预计不会起作用时启动。这一策略会导致支撑面向质心运动的方向移动。跨一步增宽了支撑面的范围。通常在不平整的人行道上要被绊倒时或站在公交车上意外急停时都会诱发跨步策略。

姿势反应(postural reaction)不足以及不能将重心转移至患腿都会导致出现步态异常和步行功能障碍;不能上下楼梯、转移和完成需要站立位进行的 BADL 和 IADL;以及跌倒风险会增加。若考虑到这些功能障碍的原因,评估过程就可以给治疗师提供更多具体的信息。正如 Donato 等人[36]提到的:

具体来说,治疗师们应注意观察康复对象不得不移动身体质心并超越支撑面、移动头部、站在不平稳地面、在光线暗的情况下活动、从一种平面移向另一种平面以及在狭窄支撑面上活动时会发生什么。治疗师需观察康复对象身体姿势的对位对线,是否有姿势偏移存在,偏移的方向是哪侧,康复对象的稳定极限,功能性活动时双足间的宽度,以及失去平衡时康复对象如

何应对。

改善康复对象站立位下执行设定任务的能力的治疗方案有如下几种[36,87,105]:

1. 在准备参与作业活动前要建立对称的支撑面和合适的对位对线。起始的对位对线姿势应该是能够提供近端足够的稳定性,并且能支持康复对象参与功能性任务。治疗师可能会使用徒手帮助、视觉或言语反馈来帮助建立如下所列的适当的对位对线:

* 双足自然分开与臀部同宽。
* 双足均匀负重。
* 骨盆中立位。
* 双侧膝自然微屈。
* 躯干对位良好且左右对称。

2. 建立患侧下肢承重和转移重心的能力[36]。负重的能力要在一开始就被进行分级评估。例如,如果一个康复对象因为姿势不安全和不平衡而不能站立,可坐在高的平面上(如,凳子上或升高的治疗垫上)能使康复对象开始学习承受体重,但不需要承受全身重量。随着康复对象的改善,应鼓励其完全站立,并且重心逐渐转移到患侧,直到患侧腿能够承受全身的重量。例如,一个改良的踢足球活动要求康复对象要充分的转移重心去踢球。环境(如,工作台面的高度,物体摆放的位置)应与康复对象的体位摆放相结合以诱发需要的重心转移。

3. 鼓励在各种环境中进行动态的伸手取物活动以发展特定任务的重心转移能力。例如,在厨房活动中要从水槽下面、扫帚壁橱里和头顶的柜子里取回清洁用品,需要掌握多种姿势调整和平衡策略。

4. 利用环境对任务难度进行分级并提供外部支持。适当地使用环境可以减少康复对象对摔倒的恐惧,同时增强自信心,挑战潜在的平衡技能。例如,在高的柜台前工作,用一只手负重作为体位支持,或者使用助行架作为支撑。然而,康复对象不能过多地依赖外部支持,否则平衡策略就不能得到充分的锻炼,进而不能获得最佳的恢复。

5. 在不同等级的功能性任务下训练直立控制。任务等级是根据需要伸臂的长度、动作速度和越来越有挑战性的支撑面来划分的,例如,铺床、给宠物更换食物碗、摆一张桌子、跨上路边石阶、清洁墙面镜、参与马蹄铁套圈游戏和沙狐球游戏以及站着脱拖鞋。所有这些活动都需要重心转移、平衡策略和双下肢负重的能力。康复对象根据自己的意愿选择活动,治疗师设计活动进行的位置和活动前准备,以引出希望诱发的姿势策略(图 33.5)。

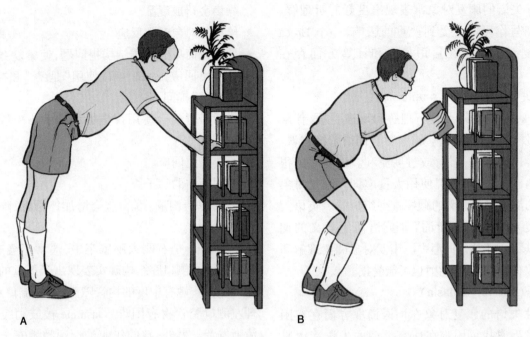

图 33.5　用于诱发特定姿势策略的活动设计（引自 Donato SM, Pulaski KH: Overview of balance impairments: functional implications. In Gillen G, editor: *Stroke rehabilitation: a function-based approach*, ed 4, St Louis, 2016, Mosby.）

　　Jasmine 很快参加了一些需要站立的活动,尽管她的坐位平衡还存在一些问题。首先,她尝试在稳定的工作台(如厨房柜台,水槽)前面站立,稳定的工作台能提供一个平衡点,增加 Jasmine 的安全感和安全性,并强调站立与功能的相关性。必要时,治疗师可徒手支持一些无力的关节(如,膝关节和踝关节),Jasmine 可以穿踝足矫形器来维持踝关节的稳定性。当 Jasmine 进步后,治疗师可以鼓励她在站立时使用她的上半身参与功能性活动(如站立时擦柜台、整理架子和完成修饰)。接着可以选择对平衡能力越来越有挑战的作业活动(如改良的游戏,排球和网球;使用吸尘器;清理洗碗机;站立下以一脚为旋转轴进行转移)。随着 Jasmine 的进步,减少外部的徒手支持和环境支持。所有被选择的作业活动都是来提高 Jasmine 左下肢承重和转移重心能力的。

语言功能障碍导致的沟通交流障碍

　　脑卒中会导致一系列从轻度到重度的言语和语言功能障碍。这些功能障碍常见于左脑受损的脑卒中,也可能在右脑卒中时出现,但是发生率较低。所有脑卒中康复对象都应该被言语-语言病理学家评估是否存在言语和语言功能障碍。言语-语言病理学家可以为康复团队的其他成员和康复对象家属提供关于与康复对象沟通的最佳方式和技巧等有价值

的资讯。如果合适的话,作业治疗师可以在治疗过程中继续强化言语治疗师的治疗内容。治疗的移行效应可能在沟通技能强化训练学习中出现,也可能在康复对象理解和整合治疗师给予的指令方式中呈现[89]。

　　下面部分所描述的特定的言语语言功能障碍,程度可以从轻度到重度,也可能以互相整合的形式发生。

失语症

　　失语症(aphasia)是一种由于大脑损伤导致的获得性沟通障碍,特点是语言元素的损害(如,听、说、读和写);它不是由于感觉或运动功能障碍导致的,也不是由于总体的智力缺陷、混淆或精神障碍引起的[50]。

完全性失语(global aphasia)

　　完全性失语的特点是全部言语技能的丧失。口语表达能力丧失,除了一些持久性的或重复性的语音。完全性失语症主要是优势大脑半球大脑中动脉(MCA)受累的结果。一个患有完全性失语症的康复对象可能对手势、声音变化和面部表情变得敏感。因此,康复对象看起来似乎比实际上理解的要多。

Broca 失语(Broca's aphasia)

　　Broca 失语的特点是言语表达困难和语法缺失。这种失语症表现为一种缓慢的、吃力的言语,并且常伴有构音障碍。由于语法缺失而简化句法结构,也被称为电报语。除了在语速快、语法复杂或语句冗长的时

候外，Broca 失语的康复对象常表现出良好的听理解。阅读理解和写作可能会受到严重的影响，一个 Broca 失语的康复对象通常在货币概念和计算方面存在障碍[89]。

Wernicke 失语（Wernicke's aphasia）

Wernicke 失语的特点是听理解和反馈受损，伴随着流畅的、发音清晰的错语。错语可有词语替换错误。言语可能会出现语速过快，或过度流利。康复对象很少使用表达内容的实词，但使用大量虚词。康复对象说的英语词汇是按无意义的顺序排列组成的。英语为母语的康复对象会创造新词（非英语而无意义的词汇），并将其穿插在英语词汇中。康复对象阅读理解和写作能力常有障碍，计算能力也可能受损[89]。

命名性失语（anomic aphasia）

命名性失语的康复对象在词语提取方面存在困难。命名障碍或找词困难在所有类型的失语症康复对象中都存在。然而，当词语提取困难是康复对象最主要或唯一的症状时，就可称为命名性失语。这些康复对象发音流利，语法正确，言语清晰，但伴随着明显找词困难。这个问题会导致康复对象讲话时犹豫不决或是语速慢，以及用描述性词语去代替事物的实际名称。在阅读理解和书面表达中出现轻度到重度的缺陷，也可能在数学技能上出现轻度缺陷[2,89]。

构音障碍

构音障碍（dysarthria）是指康复对象在没有失语症的情况下有发音困难，这是由于控制发音肌群的中枢神经系统出现了功能障碍。构音障碍是由于发音器官的瘫痪和不协调导致的，表现为说话声音粗大、含糊不清和迟缓。

与失语症康复对象的沟通

虽然言语-语言病理学家负责言语语言障碍的治疗，但作业治疗师可以促进与失语症康复对象的交流和有意义的互动。可以鼓励使用手势进行交流。让康复对象作出动作表现和示范是确保指令被理解的最好方式。

作业治疗师可以借助常规的日常生活活动机会来鼓励康复对象说话。治疗师应该安抚康复对象，确保康复对象了解语言障碍是残疾的一部分，而不是精神疾病。治疗师、康复对象和照顾者都可使用的其他策略包括：

- 当一次只有一个人说话时，理解会更容易。额外的噪声会造成混乱。
- 给康复对象时间反应。
- 使用较简单的句子结构提问题，使康复对象更容易地作出回应；例如，可以使用"是/否"和"是……/或是……"提问。
- 讲话时可配合使用视觉提示或手势来帮助康复对象理解。
- 不要强迫回应。
- 使用简洁的句子。
- 不要急于沟通，因为这会增加挫折感，降低沟通的效果[89]。

Jasmine 是右侧大脑脑卒中，通常不会有失语症，但是她的左侧口腔结构确实表现出了严重的运动和感觉的缺失。她有中度的构音障碍，偶尔流口水，以及处理左侧口腔食物有困难。Jasmine 被鼓励缓慢讲话和清晰发音。另外，她的作业治疗师教她安全的进食策略。这些策略包括慢慢吃，固体和液体交替吃，把食物移向嘴的右边，头向右倾斜 45°，用手去清洁嘴巴并把滞留在左侧口腔的食物清除，每次进食后在监护下做口腔护理。

由于神经行为/认知-知觉障碍无法完成选择的作业活动

神经行为缺陷（neurobehavioral deficit）被定义为"功能受损的个体表现为神经加工过程损伤导致技能表现受损，影响的行为成分包括情感、体型、认知、情绪、直觉、语言、记忆、运动、知觉、性格、感觉、空间关系和视觉空间技能"[6]。作业治疗师对一个脑卒中康复对象的主要治疗责任是评估哪一神经行为缺陷阻碍了作业活动的独立完成。

Árnadóttir[6]提出了日常活动能力、神经行为障碍和中枢神经系统源性的神经行为功能障碍之间（为了本章的目的，这里指脑卒中）的关系。她用以下关系陈述来支持这个理论：

1. 任务所需要的行为与中枢神经系统的神经元加工有关。因此，中枢神经系统损伤的康复对象在日常生活活动时的行为表现缺陷与中枢神经系统损伤所致的神经元加工功能和行为成分障碍相关。

2. 执行日常行为需要神经系统特定部分的足够功能。因此，中枢神经系统损伤会导致日常生活活动某些方面的障碍。举个例子，左大脑后下顶叶损伤导致的脑卒中一般会有双侧运动性失用。"这种神经行为损害会导致在功能性活动中操控物体变得困难,如梳头、刷牙、吃饭的时候拿住汤匙等"[6]。

3. 在日常生活活动中能观察到神经性损害。因此,通过分析日常生活活动,我们可以评估中枢神经系统的完整性(框 33.2)。

框 33.2　刷牙任务:神经行为受损的治疗

空间关系和空间位置
- 当把牙膏放在牙刷上时,牙刷和牙膏的放置。
- 将牙刷放在嘴里。
- 牙刷毛在口腔里放置。
- 在水龙头下放置刷子。

空间忽略
- 用视觉搜索并使用在患侧边的牙刷、牙膏、水杯。
- 用视觉搜索并使用在患侧边的水龙头。

身体忽视
- 刷患侧的牙齿。

运动性失用
- 在任务中牙刷的操作。
- 牙膏盖的操作。
- 把牙膏挤在牙刷上。

意念性失用
- 在任务中合理地使用物品(牙刷、牙膏、水杯)。

注意力
- 集中注意力在任务上(增加难度和干扰,例如谈话,冲马桶,使用自来水)。
- 在受到干扰后重新集中注意力到任务上。

区分图形-背景
- 从水槽中区分出白色牙刷和牙膏。

启动和坚持
- 根据要求启动任务。
- 用适当的时间清洗部分牙齿,然后移动牙刷毛到牙齿的另一边。
- 当任务完成时,停止任务。

视觉失用
- 用触觉去辨别物体。

问题解决能力
- 如果牙膏或牙刷不见了,寻找合适的替换物。

（引自 Gillen G,editor:*Stroke rehabilitation:a function-based approach*, ed 4,St Louis,2016,Mosby.)

为了正确评估神经行为缺陷在任务完成中的作用,治疗师必须提高活动分析能力,目的是分析哪一个行为表现成分能达到让康复对象满意的结果。即使是一个最简单的基本日常生活活动也能挑战很多潜在的技能(框 33.3 和框 33.4;图 33.3)[6,82]。

框 33.3　举例餐前准备中环境和任务操作挑战技巧

空间忽略
- 在两侧视野内都放材料。
- 选择需要使用左右灶具的任务。

区分图形-背景(figure-ground)
- 把一些必要的工具放在杂乱的抽屉里。
- 使用与柜子颜色相匹配的工具。

空间功能障碍
- 准备一些项目,要求康复对象把素材从一个容器放入另一个容器中(如,把面团放入碗中或把罐子里装满水)。

运动性失用
- 选择需要食材操作的菜谱。
- 选择需要远端肢体控制的菜谱(如,使用勺子、打蛋器和搅拌器)。

框 33.4　影响穿衣技能的神经行为缺陷的补偿策略

空间忽略
- 把必要的衣服放在柜橱和抽屉的右边。
- 把梳妆台移到房间的右边。

运动性失用
- 穿宽松的衣服。
- 用尼龙魔术贴。

空间功能障碍
- 使用前面带有标志的衬衫来确定正确的方向。
- 正确的方向摆放衣服。

Árnadóttir[6,7]提出一个系统去观察康复对象执行功能性活动,该功能性活动允许出现错误(只要他们是安全的),错误能被分析,最后,干扰任务表现的残损能被发现,因此有利于制订合适的治疗方案。她意识到当治疗师在分析错误和观察到的行为时,有关神经行为、脑皮层功能、活动分析、临床推理的知识都应该被考虑在最后的结果评估中(表 33.5)。

治疗的目的是用适应和代偿、或重建和矫正的治疗方法来抵消神经行为功能障碍的影响[47,72,74,82]。建议联合多种不同的方法(表 33.6)[1]。

选择哪种治疗方法可能很困难,Neistadt[73,74]建议在日常生活活动能力评估和训练的背景下去评估一个康复对象的学习潜力,并关注学习新方法所需的重复次数和学习的转移类型等问题。

表 33.5 评估神经行为功能障碍在任务表现中的影响

行为	观察到的行为	可能的损伤
梳洗	• 困难地抓住剃须刀或牙刷	运动性失用
	• 用梳子去刷牙	意念性失用
	• 重复地刷一侧的牙齿	前运动持续
进食	• 不吃盘子左侧的食物	空间忽略
	• 高估或低估杯子的距离，导致摔烂杯子	空间关系功能障碍
	• 康复对象把注意力放在其他食物，忘记了手里拿着一杯橙汁，导致橙汁会溢出来	身体忽略
	• 把手放在谷物碗中	
穿衣	• 康复对象尝试穿鞋之后再穿袜子	组织和排序功能障碍
	• 康复对象无法定位汗衫的袖洞	空间关系功能障碍
	• 只穿身体右侧的衣服	身体忽略
	• 康复对象尝试帮治疗师穿衣服，而不是他或她自己穿衣服	躯体辨认不能
运动	• 康复对象不能定位病房里的厕所	地形定向
	• 康复对象在转移之前忘记刹车或把脚踏板拿下	组织和排序功能障碍
	• 在转移后，只有完整的臀部与椅子的椅面接触	身体忽略

（引自 Árnadóttir G：*The brain and behavior：Assessing cortical dysfunction through activities of daily living* ，St Louis，1990，Mosby：and Gillen G，editor：Stroke rehabilitation：a function-based approach，ed 4，St Louis，2016，Mosby.）

表 33.6 脑卒中后神经行为损害的治疗方法

代偿和适应方法	重建和矫正方法	联合方法
• 重复练习任务 • 由上至下方法 • 强调完整技能训练 • 强调修改 • 用环境或任务修改来支持最佳表现 • 根据表现挑战，而不是根据成分障碍来选择任务 • 对症治疗，而不是对因治疗 • 康复对象驱动的代偿策略 • 照顾者-治疗师环境的适应 • 特定任务而不是一般性任务	• 重建成分技能 • 由下至上方法 • 特定的障碍 • 症状和重点成分的目标原因 • 假设训练转移会发生 • 假设改善的成分会增强技能 • 根据成分缺陷来选择活动 • 研究表明把技能泛化到非常相似任务的短期结果	• 拒绝代偿性和重建性的二分法 • 用最相关的作业活动和环境作为治疗方式去锻炼行为成分 • 根据康复对象需要的任务和已有的任务来选择治疗；这样使潜在的残缺通过任务得到锻炼 • 拒绝使用不自然的活动

Toglia[94]建议学习从一个背景转移到另一个背景（如，在作业治疗室学习做一杯茶转移到在家里做饭）能被治疗师通过以下方法促进：

1. 改变治疗环境。
2. 改变任务的性质。
3. 帮助康复对象意识到他们是如何处理信息的。
4. 教导信息处理策略。
5. 把新学会的与已学的技能联系起来。

Toglia[94]确定了学习转移的程度。转移程度由任务特点的数量定义，这些特点要与原始任务不同。这些特征的例子包括空间导向、表现模式（如视觉或听觉）、运动要求和环境。一个相近转移的学习包括在 2 个只有 1 个或 2 个不同特征的任务中转移。中等的学习转移指从学习转移到有 3~6 个不同特征的任务。较远的转移包括那些概念上相似、但只有 1~2 个特征相似的任务。最后，一个远的转移涉及“自发性地把在训练过程中学到的技术应用在日常生活中”[94]。从她做的文献回顾中，Neistadt[72]得出以下结论：

1. 近的转移从治疗性任务到类似任务，对于任何脑损伤的康复对象都是可能的。

2. 中等的、远的或者非常远的转移从治疗性任务到功能性任务，只出现在有局部脑损伤的康复对象，且这些康复对象的认知能力很好并接受过很多不同的训练。

3. 远的或者非常远的转移从治疗性任务到功能性任务，不会出现在那些有弥漫性损伤的、严重认知障碍的康复对象。

用一个功能性和有意义的任务作为治疗可以促进获得一项想要的技能，治疗师也可以用这个任务来挑战多种潜在的损伤[1,47,82]。由治疗师决定如何进行任务训练，可以通过挑战康复对象潜在技能的方法来调控训练环境（框 33.3）。如果选择了一种代偿性的任务，可以使用适应性技能来抵消潜在的神经行为损害带来的影响（框 33.4）。

Jasmine 的左侧忽略对她独立和安全地完成相关的作业活动有重要的影响。使用大量的策略来提高她左侧肢体参与活动。在日常生活活动中（如进食和修饰）教导有组织的视觉扫描[48]。选择那些需要同时成功扫描左右两侧的任务（如，在冰箱里找食材，把牙刷放在水槽的左边和把牙膏放在右边，阅读和描述一个房间）。当 Jasmine 功能改善后，减少身体和语言的提示。对 Jasmine 来说，其他有用的策略还包括左侧锚的使用。放一条红色的带子在左侧（如左侧的电脑显示屏上、餐具垫、水槽和书），Jasmine 集中注意力察看固定点来确定她注意到能成功完成作业活动需要的所有信息。因为 Jasmine 的单侧忽略一直存在，开车是不可能的。可以考虑其他形式的转移，包括在监护下使用公共交通，在朋友、邻居和当地的 Assess-A-Ride 公司的帮助下使用交通设施（见第 11 章）。

由于上肢功能障碍无法完成选择的作业活动

脑卒中后上肢控制能力的丧失是很常见的；88%的脑卒中康复对象有一定程度的上肢功能障碍[77]。康复对象使用患侧手完成任务的能力可能被很多因素限制，包括[46]：

1. 疼痛。
2. 挛缩和畸形。
3. 选择性运动控制丧失。
4. 无力[21]。
5. 手术后功能受限。
6. 姿势控制的缺失以至于无法支持上肢控制。
7. 习得性废用（learn nonuse）[90]。
8. 失去正常生物力学对线[24]。
9. 不足和无效的运动模式。

功能整合

上肢评估过程主要集中在评估康复对象使用上肢完成功能性活动的表现的能力上，换句话说，用患侧上肢来支持作业活动的表现。标准评估如下，上肢功能测试（the Test d' Evaluation des Membres Supérieurs de Personnes Agées，TEMPA）[34,35]，上肢运动能力测试（arm motor ability test，AMAT）[62]，Jebsen 手功能测试（Jebsen test of hand function）[56]，运动及处理技能评估（AMPS）[40]（表 33.3）都可用来客观地评估康复对象在执行日常生活活动时使用患侧上肢的能力。另外，也推荐上肢功能的自我评估。例子如下：

1. 运动活动日志（the Motor Activity Log）是一个自我评估量表（由患者或家属汇报），有关于患侧上肢在治疗时间之外的实际使用情况。它采用的是半结构化访问形式，将运动的质量（"how well"表）和运动的数量（"how much"表）在一个 6 个等级的量表上评分。目前，这个表一共有 3 个版本，分别包括 30 个、28 个和14 个子项目，子项目中包括拿住一本书，用一个碗，拿起一个玻璃杯，写字/打字和自我平衡等[99,100]。

2. 36 项徒手能力测试（36-item Manual Ability

Measure，MAM-36）是一种新的由 Rasch 设计的自我评定残疾结果的量表[27,28]。它包括了 36 个常见的日常手功能活动任务，这些任务是不分性别的。患者需回答执行该任务是容易还是困难。它使用的是四分量表，1 分表示"不可能"（我不可能独立完成所有的任务）；2分表示"很困难"（完成这个任务对我来说很困难，一般我会让别人帮我完成这个任务，除非没有人在我身边）；3 分表示"有一点点困难"（虽然需要比以前更长的时间和更多的努力，我一般自己完成这个任务）；4 分表示"容易"（我毫无困难地完成这个任务）。MAM-36 已进行信度检验和心理测验学检验，可靠地反映以作业活动为基本的任务的使用来确定手功能[27a]。

在功能性表现中，上肢能被不同的方式使用（表33.7），包括但不限于以下几方面[42]：

表 33.7　对上肢任务进行分类的建议

分类	任务
手臂无功能性运动	<ul><li>指导肩膀保护</li><li>自我活动范围</li><li>良姿位摆放</li></ul>
姿势支持/负重（前臂或伸直的手臂）	<ul><li>床上活动辅助</li><li>支持直立功能（如，工作，休闲，日常生活活动[ADLs]）</li><li>对侧手够物时支撑</li><li>稳定物体</li></ul>
支持伸够的活动（手放在支持面上）	<ul><li>擦桌子</li><li>熨衣服</li><li>抛光</li><li>磨光</li><li>整理衣服</li><li>涂润肤乳</li><li>洗澡</li><li>用吸尘器</li><li>锁轮椅刹车</li></ul>
伸够	<ul><li>多种可能去用上肢参与日常生活活动、休闲活动和移位，根据伸够的距离和高度、物品的重量、速度和准确度给予任务评级</li></ul>

（引自 Gillen G，editor：*Stroke rehabilitation：a function-based approach*，ed 4，St Louis，2016，Mosby.）

1. 通过一侧肢体负重或承受部分体重　依靠手和伸直的前臂来负重是一种在日常生活活动和移动任务中所使用的模式。建立负重能力是上肢康复的一个目标[16]。负重的有效控制取决于有效的躯干和肩胛骨稳定性来承受部分重量、控制主动伸肘和手在不失去掌弓的情况下负重的能力。一旦负重能力建立，康复对象就能有效地使用上肢作为姿势的支撑(如,用患侧上肢支持身体的同时用健侧手在桌子上擦拭面包屑),也可以帮助转移(如,在侧躺到坐的过程中把身体撑起),还可以防止摔倒(增加了姿势的支持)[46]。

2. 静态抓握物体并在工作台上移动(有支持的伸够)　熨衣服、打开或关闭抽屉、打磨家具和在桌子上滑动纸片都是上肢控制运动的例子,这些运动中上臂是不会悬空的。手一种是与任务中的物体接触,一种是有工作台支撑的;因此,这些任务类型所需的控制力与那些需要手在空中拿东西的任务的控制力不一样(也可能需求低一些),例如从橱柜中拿出一个碗或者是从冰箱里取食物。这种运动模式可在多种任务中被使用,同时加强不同肌肉群的力量去支持康复对象在空中取东西[46]。

3. 够物和操作　关于上肢运动控制的文献[2,46]指出在够物活动中的两个功能成分。第一个是运送成分,即手臂在开始位和物体位置之间的轨迹。第二个是操作成分,是在手臂运动过程中由拇指和示指的运动组合抓握姿势。手指姿势预测真正的抓握,这个预测发生在手移向物体的过程中[2]。手的塑形是不受操作影响的。Trombly 关于左侧偏瘫康复对象伸够的研究表明患侧流畅协调伸够的能力明显弱于健侧[97]。连续运动策略丧失,运动时间更长,高峰速度出现的更早,出现了无力的迹象。

Trombly[96]指出虽然在她的研究中康复对象的肌肉活动没有提高,但是其不连续性随着时间的推移而改进。她提出"这些任务的肌肉活动的等级和模式取决于任务的生物力学的要求,而不是肌肉间一成不变的神经学上的联系"。

康复对象通常被观察到使用固定的上肢运动模式。这些模式的特点包括提高和固定肩胛骨、肱骨外展、屈肘、屈腕。Mathiowetz 和 Bass Haugen[70]指出使用这些运动模式被证明了是尝试用剩余身体系统完成任务。他们以屈肩无力的康复对象尝试抬高手臂举例。康复对象尝试抬高手臂时,同时屈肘。这种运动策略减小杠杆臂,使屈肩变得容易。

一篇目前的循证综述[75]列出以下能提高那些运动控制障碍的康复对象作业活动表现的干预措施:

- 重复任务练习(repetitive task practice):这个术语用来描述那些训练方法,包括任务导向、个体化的任务伴随任务相关的或任务特定运动的重复练习。
- 强制性使用运动疗法(constraint-induced movement therapy,CIMT)或改良版强制性使用运动疗法

(modified constraint-induced movement therapy,mCIMT):一种在 90%清醒时间限制健侧手,强制在日常生活中使用患侧手的训练方法。强制性使用运动疗法的其他成分包括用患侧手重塑、高强度和重复的任务训练,每天 6 小时,持续 2 周。改良版强制性使用运动疗法是原始强制性使用运动疗法的简化版。在改良版强制性使用运动疗法中,患侧高强度训练的时间和/或限制使用健侧手的时间减少,和/或分配一段很长的时间训练(框33.5)。

框 33.5　强制性使用运动疗法的重点

1. 抵消习得性失用　习得性失用的假设原因包括脑卒中后神经抑制的急性期进行治疗性干预、早期主要是适应以满足功能性目标、当他们尝试使用患侧失败时经历了负强化、当他们尝试使用健侧时或成功适应时经历了正强化。

2. 动作入选标准　将腕部和手指的控制加入这种干预方式是必要的。目前和以前的训练方案用的是以下纳入标准:腕背伸 20°,每个手指伸直 10°;腕背伸 10°,拇指外展 10°,其余任意两个手指伸直 10°;用任何一种抓握从桌子上拿起擦桌布和放下擦桌布的能力。

3. 主要的治疗因素　在重复的功能性活动中,患侧大量的练习和功能重塑是治疗改变的工具。"因此,用吊带或其他限制健侧设备并没有什么不可思议"[46]。

4. 活动和治疗性干预的选择　选择那些可以处理康复对象运动缺陷的活动。如果他们一开始不能独立完成,帮助他们完成部分的运动过程,提供明确的语言反馈,对于他们任务中的小进步进行口头奖励,用任务活动的模型和提示,用康复对象感兴趣并有动力完成的任务,忽略功能退化,用能够量化进步的任务。

5. 结果评估　运功活动日志(the Motor Activity Log)(规范化治疗之外的实际应用,或者说是"现实中"应用),上肢运动能力测试(arm motor ability test),Wolf 运动功能测试(Wolf motor function test)和手臂动作调查测试(action research arm test)都被用来记录成果。

6. 皮层重组　强制性使用运动疗法是第一种被证明能够引起脑皮质中患侧上肢区域皮层改变的康复干预方法。

7. 研究有效性　严谨的研究已发现,强制性使用运动疗法的有效性应该被作为那些一直在使用但没有文献支持其有效性的康复干预方法的"金标准"(如,神经发育学疗法)。

8. 循证支持　根据有效的研究证实,对于那些有习得性失用和符合动作入选标准的脑卒中康复对象,限制性使用的运动疗法是一种有效的干预方法。

(引自 Gillen G,editor:Stroke rehabilitation:a function-based approach,ed 4,St Louis,2016,Mosby.)

- 强化和锻炼(strengthening and exercise):任何形式的强化和锻炼,包括瑜伽和太极,都被结合进这篇综述中的强化与训练的干预分类。

- 意象训练（mental practice）：在这种训练方法中，康复对象在意识中排练一个身体的技能，但是没有实际动作。一般来说这种训练和传统的任务导向性训练相结合。

- 虚拟现实（virtual reality）：参与者参与不同的目标导向性活动，这种活动基于计算机、互动的、模仿真实世界活动的多感觉模拟环境。

- 镜像治疗（mirror therapy）：在镜像治疗中，放一面镜子或一个镜箱在有兴趣肢体的中间。当患侧肢体放在镜子后面不能被康复对象看到时，康复对象被鼓励去注意健侧肢体运动的镜像，或注意健侧肢体接受感觉刺激。这个过程会产生视觉幻象，由此健侧肢体的活动被认为是患侧肢体的活动。

- 行为观察（action observation）：参与者观察其他人完成常规的功能性任务（大多数是通过观看事先录好的影像），并尝试模仿观察到的动作。总之，先观察动作然后执行实际任务。

　　下面是使用治疗活动去提高康复对象将上肢整合到任务中的能力的一些例子[a]：

　　1. 使用不同尺寸和形状的物体，来提高在够物和操作中对手的控制。

　　2. 选择适合康复对象动作控制水平的活动。

　　3. 用 CIMT 技术（框 33.5）：受影响较小的上肢被限制（如用吊带、夹板或相似的装置）强迫使用患侧肢体，因此给患侧提供了大量的分级活动练习，从而增加功能性使用[86]。

　　4. 在日常生活活动和移动下，特别训练上肢的负重，够物和操作能力。

　　5. 给康复对象提供根据自由度的数量、需要抗重力能力的水平、任务中的阻力来分级的不同等级任务（图 33.6）。

　　Jasmine 的左上肢只有很少的动作活动。她所接受的治疗主要是使她在活动中手臂保持正确的姿势（放在工作台上且在她视线内），防止患侧手一整天都悬挂着并且可以用手臂固定其他东西（例如，写字的时候用手臂的重量固定一张纸，或使一本书保持打开）。随着 Jasmine 的改善，她被鼓励用她的手臂作为姿势支撑去负重（例如，仰卧到坐位的转移中把身体撑起，从撑起到站，从站到坐，当站在水槽或柜台旁边时用手臂做支撑）。选择那些符合她当前的运动控制并且可以挑战她目前功能等级的作业活动。

ᵃ 参考文献 2，24，44，46，83 和 88。

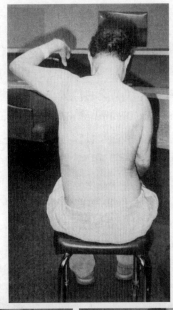

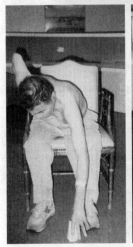
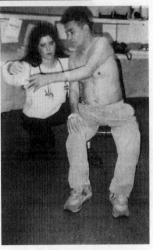

图 33.6　这个活动被设计去引出想要的动作模式；这个活动的目的促进运动输出（引自 Gillen G, editor: *Stroke rehabilitation: a function-based approach*, ed 4, St Louis, 2016, Mosby.）

脑卒中上肢并发症
半脱位（subluxation）

　　半脱位或对线不良是因为盂肱关节不稳定，在脑卒中后经常出现。半脱位可能是向下半脱位（肱骨头在关节盂的下方）、前向半脱位（肱骨头在关节盂的前方）或向上半脱位（肱骨头嵌入肩峰-喙突中）[83]。Cailliet[24] 和 Basmajian[11] 描述了向下半脱位的机制，即肱骨头移入关节盂下。一般脱位的出现是因为肩胛骨和躯干的对线不良。肩胛骨的正常姿势是有点上回旋的，这个方向把肱骨头放在肩胛盂里，稳定它的位置。手臂的重量加上不稳定和对线不良导致了半脱位。

　　一个关于半脱位常见的误解是它与疼痛有关，但以往文献并不支持这个观点[107]。因为肩关节在脑卒中后是不稳定的,在床上一定要小心地支撑肩关节(如,用枕头维持对线),在轮椅上(如,用折叠板或枕头),在站立位(如,把手放在口袋里或是用绷带绑住肩膀)。减少半脱位的治疗措施的重点应是取得躯干对线良好和使肩胛骨在上旋的位置获得稳定性[83]。

异常骨骼肌肉活动(abnormal skeletal muscle activity)

脑卒中后肢体和姿势肌肉在休息状态的改变是常见的[16]。刚脑卒中之后,可使用或休息的骨骼肌活动改变出现。一般情况下,急性期的特点是低张力("低张期")。在低张期,肢体和躯干变得很容易受重力影响。在这个时期,很少或者没有肌肉活动,这会导致肌肉骨骼系统偏离正常休息状态的对位对线。

不能募集和维持肌肉活动通常是这个阶段最大的限制因素。由于普遍缺乏的肌肉活动以及躯干和四肢的依赖关系,可能会发生继发性问题[44],包括以下几点:

1. 手背水肿和伸肌腱下积液,明显地阻碍手指主动或被动屈曲。

2. 盂肱关节囊的过度牵伸。

3. 由于支持患肢的被动体位造成的最终肌肉缩短[一般地,弛缓的上肢放置在康复对象的大腿上、枕头上、电脑架或是吊带上。即使这些会给手臂提供支撑,固定位置会导致某些肌群(内旋肌、肘屈肌和腕屈肌)长期处于短缩位,这会引起肌群产生机械性短缩的风险。有趣的是,这些肌群是随着时间会趋于痉挛的肌群]。

4. 前文提及的肌肉的对应拮抗肌过度牵伸。

5. 日常生活活动和活动任务时,关节和软组织存在损伤的风险(由于低肌张力阶段缺乏控制,手臂在动态活动中摇晃并且不能恰当地放置。常见的例子包括在移动轮椅时手臂被夹在车轮里,在床上活动或休息时把手臂压住,体位转移后坐在手臂上,或在自我护理活动中用屈曲的手腕承重)。

发展到骨骼肌肉活动增加或过度的阶段(张力增高),如阵挛、躯干和四肢的刻板姿势、亢进的牵张反射、被动活动肢体时引起速度依赖性的阻力增加,可能在脑卒中后几天或几个月发生[44]。

随着痉挛的增加,软组织缩短的风险增高。这个因素可能会导致一个恶性循环,痉挛引起软组织缩短,从而引起缩短肌肉的过度募集,再引起牵张反射的增加。如果在治疗计划里不能控制痉挛,那么就可能会出现以下的继发性问题[44]:

1. 肢体的畸形,尤其是上肢远端(肘到手指)。

2. 手掌组织的挛缩。

3. 可能掩盖潜在的选择性运动控制。

4. 由于异常的关节运动学而引起的疼痛综合征(这些综合征通常与阻碍关节完全活动的软组织挛缩有关。典型的例子是盂肱关节不能完全被动外旋。在这些情况下,强迫外展会导致在肩峰下组织十分疼痛的撞击综合征)。

5. 管理基本日常生活活动任务能力的受损,特别是上肢穿衣,和屈肌模式时患侧手和腋窝的沐浴清洁。

6. 步态活动时丧失手臂交叉摆动。

疼痛综合征和挛缩的预防

保护不稳定的关节:在低张力阶段,关节由于肌肉稳定性的丧失倾向于错位。在这种情况下,由于关节不稳定性康复对象有不稳的关节有受伤的风险(如牵引损伤和关节外伤)。尤其是盂肱关节和腕关节。如果在自我护理活动和移动时,或在不熟练进行关节被动活动时(PROM),另一个人在不知情下拉患侧手臂,盂肱关节(通常在这个阶段已经向下半脱位)就会有叠加性骨科损伤的风险。不稳定的盂肱关节是处于一个错位的状态,如果没有形成正常的关节力学,这使康复对象在被动关节活动时产生撞击综合征的风险。重点关注的关节运动是肩胛骨的向上旋转和肩关节的外旋。如果这些运动不能完成而且主动关节活动障碍,康复对象存在发展撞击和疼痛综合征的风险[44]。

低张力的康复对象也存在一个不稳定的腕关节。如果康复对象在日常生活活动和转移任务时不能控制关节,应当注意保护手腕。康复对象经常练习床上活动或下肢穿衣,然后负重情况下完成任务时用对位不良的屈曲位腕关节来完成。这些康复对象存在骨科损伤的风险(创伤性滑膜炎),可以考虑用夹板来保护手腕[46]。

维持软组织长度:骨骼肌肉活动增加和减少的康复对象都有继发于低张力和张力升高阶段期间由于固定引起的软组织挛缩的风险。维持组织长度是一个24小时的任务。它包括频繁变化清醒时的休息体位,教导康复对象和重要家属恰当的关节活动度操作步骤,制订白天和夜间的体位计划,以及护工和家属的教育,使体位计划和运动计划可以在家庭环境中执行[44]。

必须避免长期静态体位(例如,长时间使用吊带)。教导康复对象调整日间休息体位有助于防止软组织紧绷。

体位计划:每一位康复对象的轮椅和床上的体位计划应该是个性化的,并且应该注重:①促进躯干和四肢正常的休息对线,这是为了保持关节两侧的组织长度;②对确定易挛缩或已经缩短的肌肉群进行牵伸;③特别注重保持肩关节被动外旋的位置[3]。

延伸软组织：如果已经发生软组织缩短和长度相关的变化，那么选择的治疗是低负荷拉长牵伸（LLPS）。低负荷拉长牵伸是将软组织实施长时间亚极量牵伸。该技术与一般用于治疗该人群的伴有终末牵伸的被动活动（高负荷/短时牵伸）完全不同[71]。

低负荷拉长牵伸能以多种不同的方式应用，包括夹板、铸模和体位计划。例如，在上肢评估中康复对象记录有内旋肌紧张、试图移动时过度内旋和减弱的外旋肌。一个有效的低负荷拉长牵伸方法是采取康复对象仰卧休息上臂外展45°且外旋的位置。这一位置已被证明可以减少发生挛缩的可能性[3]。

低负荷拉长牵伸也可以通过夹板固定的方法实现。一个常见的例子是使用设计用于睡眠时延长指深屈肌的夹板。

矫形器：通常矫形器在脑卒中管理中是一个有争议的话题，矫形器应根据个体的具体情况考虑，并且可能对很多康复对象而言都是十分有效[71]。在低张力阶段，最常使用的矫形器是为了保持关节力线，预防组织缩短或过度牵伸，防止肢体损伤，并作为控制水肿的辅助治疗方法[71]。具体来说，矫形器可能需要提供掌弓的支持和保持腕关节的中立位置。通常情况下，在这个阶段的恢复中，手指不需要夹板固定[71]。

矫形器对那些痉挛恶化的康复对象也可能有效。在这些情况下，矫形器可用来维持软组织的长度，提供低负荷拉长牵伸，使关节两侧的肌肉处于休息长度，并尝试通过促进近端力线来放松远端[71]。

康复对象管理：除了上述描述的介入措施，训练康复对象管理他的上肢是十分有用的。对一个低张力的康复对象，跟康复对象本人和其他重要成员共享的最重要信息是保护不稳定的关节和保持关节全范围活动度的方法。在痉挛阶段，选择的治疗是教导摆放体位，该体位将对过度激活的肌肉提供长时间的延伸和防止挛缩。在休闲或自我护理活动中需采用的参考体位包括以下[44]：

1. 用外展的手臂负重（延长通常缩短的上肢肌肉）。

2. 仰卧位，当允许肘部置于床上时双手置于脑后（提供内旋肌的拉伸）。

3. 仰卧位，放置枕头使肩胛骨前伸，以及置于肘下使盂肱关节对线。

4. 卧姿保持肩胛骨前伸位，为了保持牵伸肩胛骨后缩肌群和维持肩胛胸壁关节的活动。

5. 用更具功能性的手支撑患侧腕关节，向下触碰地板时使用双手（这种模式可以延长那些在困难的活动中倾向于收缩的肌肉，这在步态活动或复杂的自理活动中尤其有用）。

6. 用更强壮的手臂托住患臂，举到齐胸水平，然后轻轻上举和放下（在90°以内活动）和轻轻地外展和内收手臂（图33.7）。注意事项：不建议紧握双手抬起患侧手臂过头的动作，因其有增加疼痛，导致撞击综合征和使腕部韧带紧张的风险（图33.8）。同样地，应避免使用滑轮做患侧高举过头的动作。

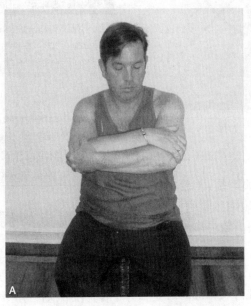

图33.7 "摇晃宝宝（rock baby）"式。康复对象抬起右上肢到齐胸水平（A），内收（B），外展（C），水平地带动躯干旋转

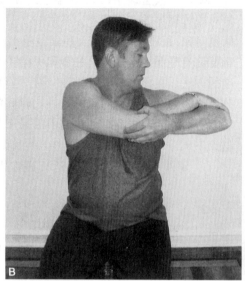
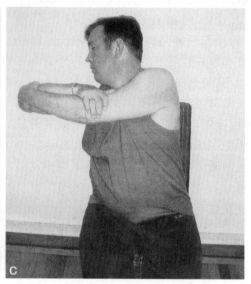

图 33.7(续)

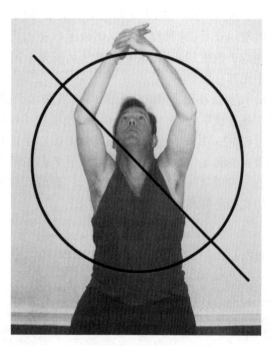

图 33.8　由于考虑到多个生物力学(如撞击),不建议进行自我高举过头的关节活动

规定一个适当的休息体位的关键是:①确定躯干和上肢缩短的、过度激活的或存在短缩风险的肌肉群;②选择一个能够在持续很久的时间内拉长肌肉群的舒适体位。

Jasmine 和她的家人被教导了 Jasmine 在床上、椅子上和直立活动时的适当体位。此外,Jasmine 还学会了如何安全地进行自我关节活动,以及适配了一个夜间使用的手部休息位矫形器。

非功能性上肢

虽然对于有些康复对象来说恢复上肢控制是一个可实现的目标,但是很多康复对象不会获得足够的控制来将患侧上肢整合到 ADL 和转移任务中。那些没有恢复足够控制的康复对象将需要在 BADLs 和 IADLs 中利用单手技巧和合适的辅具(框 33.6)进行大量的再训练(见第 10 章)。这些康复对象群体也应对健侧上肢进行再训练。对他们来说,至关重要的是控制畸形以防止身体形态出现问题。

框 33.6　脑卒中后改善作业表现的辅助器具举例
摇臂刀(rocker knife)。
弹力带和带子扣(elastic laces and lace locks)。
适应性砧板(adapted cutting board)。
防滑垫(Dycem)。
盘缘挡板(plate guards)。
锅壶稳定架(pot stabilizer)。
纸牌助持器(playing card holder)。
用于稳定搅拌碗和清洁刷的抽吸装置(suction devices to stabilize mixing bowls and cleaning brushes)。

由于视觉障碍无法完成所选择的作业活动

视觉信息处理是一个复杂的行为,需要周围神经系统和中枢神经系统的多重结构的完整功能来支持功能性独立。病变的部位决定了视觉功能障碍和对完成任务的影响(图 33.9)[7]。

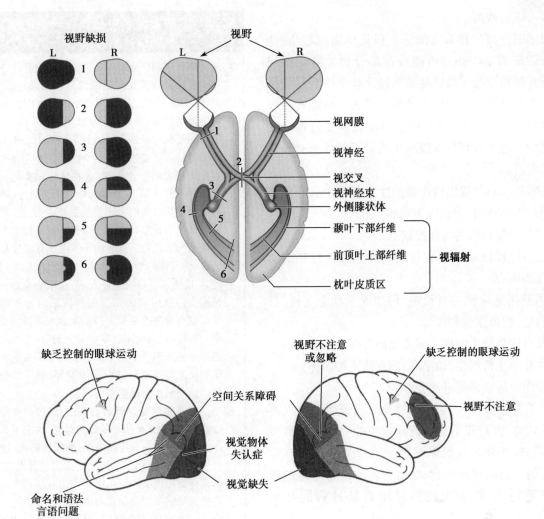

图 33.9 视觉处理缺损（上图引自 Walker BR et al:*Davidson's principles and practice of medicine*,ed 22,Edinburgh,2014,Churchill Livingstone；下图引自 Árnadóttir G:*The brain and behavior:assessing cortical dysfunction through activities of daily living*,St Louis,1990,Mosby.）

视觉功能障碍及其治疗方法将在第 24 章详细描述。一般来说,治疗方法可能主要是矫正,如眼操、注视、扫视、视觉运动技巧和双侧视觉整合。辅助技术也被使用,包括工作距离的改变、偏光镜的使用、驾驶和阅读的适应、照明的改变和放大打印[85]。

心理调整

脑卒中后的心理影响是大量存在的。根据美国心脏协会(American Heart Association)的统计,脑卒中后人群中抑郁症的发病率是 35%[4]。报道发病率最高的人群是在急性期和康复医院的康复对象,最低的是脑卒中后生活在社区的人群。在脑卒中幸存者已记录的其他心理表现包括,焦虑、广场恐惧症、物质滥用、睡眠障碍、躁狂、失语韵(很难表达或识别情绪)、行为问题(如性不当、吵架、攻击性)、情绪不稳定(病理性哭笑交替)和人格改变(如冷漠、易怒、社会退缩)[39]。

作业治疗师的关键作用是帮助康复对象适应住院,并且更重要的是,适应残疾。治疗师的耐心和支持是十分必要的。治疗师必须对康复对象经历了毁灭性的和致命的疾病这个事实敏感,并且这个疾病造成了他的角色和生活表现突然的戏剧性的改变。治疗师必须知道正常的调整过程,并且必须使方法和预期目标与康复对象的适应水平相匹配。常见的是,康复对象不愿意尽其所能投入康复直到残疾发生了几个月。

家庭教育在整个治疗过程中极为重要。家庭成员在了解残疾及其影响的情况下,能更好地帮助他们所爱的亲人适应残疾。

很多康复对象存有可能完全恢复功能的想法；他们应该逐渐被灌输很有可能残存部分功能障碍的想法。治疗师可以通过与康复对象讨论脑卒中后功能恢复的常见客观情况的方法来达到该目的。可能有必要重复这些信息很多次，直到康复对象在恢复过程中接受该想法。这种教育应该以诚实的但不破坏所有希望的方式实行。

Falk-Kessler[39]提供给作业治疗师脑卒中后心理临床表现的干预指南，包括以下内容：

- 建立与恢复相关的内部控制点。
- 利用治疗性活动来提高自我效能感或对特定活动表现的信心。
- 提倡使用适应性应对策略，例如寻求社会支持，寻求信息，积极重建和接受。
- 提升所选作业中的成就感来提高自尊。
- 鼓励社会支持网络，如家庭、朋友或支持团体。
- 使用作业活动来促进社会参与。

除了上述的介入，切记药物介入已证明在该人群中是有效的，并且作为整体治疗方法的一部分不该被忽略[39]。这些介入包括但不限于治疗抑郁症或有病理影响的人群的抗抑郁药，针对一般的焦虑障碍的苯二氮草类药物，以及对抗脑卒中后精神病的神经药物[26]。

OT训练方案应该注重康复对象的技能和能力。通过活动的表现、保留或是新学的技能来关注康复对象的注意力。OT训练方案也包括社会化，和分享共同的问题以及解决方法的治疗小组活动。发现存在残存的能力、可能的新能力和最初认为不可能的许多日常生活技能和活动的成功，能提高康复对象的精神健康和外表。

总结

脑卒中是一种挑战专业医护人员技能的复杂障碍。虽然矫正受损的运动、感觉、知觉、认知和表现障碍治疗方法的数量和有效性已经显著提高（框33.7），但在治疗中依然存在许多局限性。作业治疗师必须牢记，康复对象能达到的治疗目标的程度取决于中枢神经系统的损伤和恢复的程度、残存的神经学功能障碍、心理调整以及所有相关的医护人员适当的方法的熟练应用[55,67,98,107]。

框33.7　改善脑卒中后作业表现的循证介入手段最新综述的总结

- 运动障碍限制作业表现：证据表明，重复任务练习、强制使用运动疗法或改良式强制性使用运动疗法、力量和运动训练、心理训练、虚拟现实、镜像治疗和行为观察法可以改善上肢的功能、平衡和活动性，和/或活动参与。几种有效的干预措施的共性包括，目标导向的使用，保证任务相关或特定任务运动的多重复个性化任务[75]。
- 认知障碍影响作业表现：各种临床试验得出的证据是为了指导一般认知、失用和忽略的干预措施。研究执行功能障碍和记忆丧失的干预措施的证据有限。研究注意力障碍方面没有足够的证据，关于视野缺损的有效干预措施的证据形形色色。有效的干预措施有部分共性，包括关注表现、涉及策略的训练并使用补偿与矫正的方法[75]。
- 心理/情绪障碍影响作业表现：从精心实施的研究得出的证据支持使用解决问题或动机采访行为技术来解决抑郁。没有确凿的证据支持利用多元运动计划来对抗脑卒中后抑郁，以及使用脑卒中后教育、关心支持和协调干预措施来解决脑卒中后焦虑。有一项研究为一个高强度多学科交叉的家庭计划对改善抑郁、焦虑和提高健康相关的生活质量提供证据支持[53]。
- 提高作业和参与方面的表现：大多数的文献把基于日常生活活动（ADLs）的干预作为目标，并且共同为使用基于作业的干预措施能提高ADL表现提供有力的证据。基本日常生活活动（IADL）相关的证据则分散得多，有限的证据支持虚拟现实的干预措施和出现证据支持司机教育计划能提高脑卒中后作业表现。只有六项研究关于休闲、社会参与，或者休息和睡眠，且证据只足以支持基于休闲的干预措施有效[103]。

尽管在康复工作者最崇高的努力下，部分康复对象仍存有严重的残疾，而其他康复对象在最小的帮助下就在短期内自然恢复。大多数康复对象受益于作业治疗师和其他康复专家的专业技能，表现为技能有所提高和重获有意义的作业角色。

Jasmine展示了受损的机体功能（例如，运动控制、感觉的丧失，视力障碍，和忽略）与重回以往生活方式和从事选择的作业的能力之间的明确关系。在建立作业轮廓的过程中实施标准化的评估和技能的观察。通过在Jasmine演示她所选的作业的过程中，包括喂养、修饰、厕所转移、使用电脑和照顾小孩，确实是几个障碍影响了Jasmine独立作业的能力。

- 喂食：Jasmine由于左侧单侧上肢无力而无法做切的动作或打开容器；她倾向于只吃盘子右边的食物；以及她无法在盘子的左边找到餐具。此外，饭后食物一直残留在她的左齿龈和面颊之间（"食物残留"），这导致口腔卫生问题和Jasmine误吸的风险。

- 修饰：Jasmine 很难用一只手打开和挤牙膏。她在修饰时只对身体右侧进行护理，在护理口腔和头发时没有对左侧的口腔和头发进行护理。
- 厕所转移：由于左腿不能承重和无法控制躯干（她坐在马桶上时会侧向摔倒），Jasmine 需要在中等帮助下完成厕所转移。作业治疗师也指出，当 Jasmine "完成"转移到马桶时，只有右边的身体是坐在马桶上的。她在转移中忽略了身体的左侧，把它留在轮椅上。
- 计算机的使用：在尝试使用电脑时，Jasmine 很容易变得沮丧和作出这样的评价，"我觉得自己是个失败者"和"我甚至不能抚养我的孩子了"。Jasmine 同意尝试在电脑上写一封信给她的笔友。因为 Jasmine 似乎"看不见"左侧的键盘，无法控制换挡键，出现了多处错误，并且逐渐地在完成任务所使用的方法上出现混乱。
- 模拟育儿：使用一个有重量的玩偶来观察 Jasmine 照顾孩子的能力。很快就确定这一方面的作业需要被推迟直到 Jasmine 的状态得到改善。考虑安全的问题和 Jasmine 的情绪状态，Jasmine 和她的作业治疗师共同作出了这一决定。Jasmine 非常担心照顾孩子的能力。作业治疗师希望专注于 Jasmine 能掌握的作业，建立她的信心，并根据 Jasmine 的能力系统地升级作业。

这些发现是根据最初的评估选择来确定的。第一次进行的评估是 COPM[64,65]。因为脑卒中后作业的多个方面都障碍，不可避免地使用类似 COPM 的工具来确定康复对象的优先干预措施。反过来，这些优先的选择会成为康复对象的初始目标。此外，使用 FIM[57] 和 A-ONE[6,9]使日常功能的局限性具体化，以及确定障碍因素。FIM 通常用于住院康复设置和记录 BADLs 和活动性相关的护理者帮助的水平。A-ONE 是 FIM 的补充，通过对自然环境下的任务表现进行技巧性的观察来评估康复对象引起作业表现错误的因素，以此来确定缺乏独立性的原因。

一些干预措施认为是解决 Jasmine 不能参与所选的作业（厕所转移，使用电脑，修饰，喂食和照顾孩子）的方法。修饰、喂养和如厕的具体任务训练作为她最初的 OT 的主要成分。Jasmine 最近的再学习任务时，会使用一个没有肢体和语言提示的系统。Jasmine 的左侧肢体有大量的运动缺失，因此不可避免地使用适应性设备进行训练。例子包括喂食用的握杆摇臂刀和防滑垫、扶手杆和马桶垫。为了保证她的患侧上肢的

持续整合，Jasmine 学习了在任务中使用她的左侧肢体作为支撑。她也学会了保持把手臂放在表面，以及保持手臂与她的视线在同一直线。用来帮助 Jasmine 克服忽略的一个策略是使用知觉标记符号。除了把她的左手臂放在表面的左侧外，在工作桌面的左边缘（例如，在工作桌上的左侧和水槽的左侧）放置一条红色的带子。当 Jasmine 掌握了这些任务，将给她通过类似策略介绍工作任务相关的特定任务训练。

复习题

1. 定义脑卒中并且列出其中两个病因。
2. 脑卒中相关的三个可改变的危险因素。
3. 定义 TIA。
4. 失去躯干控制导致的三个功能缺陷。
5. 以康复对象为中心的评估方法的两个组成成分。
6. 脑卒中后用于治疗神经行为障碍的两个推荐框架是什么？
7. 三个支持站立活动的姿势反射。
8. 失语与构音障碍的不同点？

（余秋华 李睿 译，耿超 刘小曼 朱琳 校，
伊文超 张瑞昆 审）

参考文献

1. Abreu B, et al: Occupational performance and the functional approach. In Royeen C, editor: *AOTA self-study: cognitive rehabilitation*, Bethesda, MD, 1994, American Occupational Therapy Association.
2. Ada L, et al: Task-specific training of reaching and manipulation. In Bennett KMB, Castiello U, editors: *Insights into the reach to grasp movements*, New York, 1994, Elsevier Science.
3. Ada L, et al: Thirty minutes of positioning reduces the development of shoulder external rotation contracture after stroke: a randomized controlled trial, *Arch Phys Med Rehabil* 86:230–234, 2005.
4. American Heart Association: Heart disease and stroke statistics: 2015 update, *Circulation* 131:e29–e32, 2015.
5. American Occupational Therapy Association: Occupational therapy practice framework: domain and process, ed 3, *Am J Occup Ther* 68:S1–S48, 2014.
6. Árnadóttir G: Impact of neurobehavioral deficits of activities of daily living. In Gillen G, editor: *Stroke rehabilitation: a function-based approach*, ed 4, St Louis, 2016, Mosby.
7. Árnadóttir G: *The brain and behavior: assessing cortical dysfunction through activities of daily living*, St Louis, 1990, Mosby.
8. Árnadóttir G, Fisher AG: Rasch analysis of the ADL scale of the A-ONE, *Am J Occup Ther* 62:51–60, 2008.
9. Árnadóttir G, Fisher AG, Löfgren B: Dimensionality of nonmotor neurobehavioral impairments when observed in the natural contexts of ADL task performance, *Neurorehabil Neural Repair* 23:579–586, 2009.
10. Bartels MN: Pathophysiology, medical management and acute rehabilitation of stroke survivors. In Gillen G, editor: *Stroke rehabilitation: a function-based approach*, ed 4, St Louis, 2016, Mosby.

11. Basmajian JV: The surgical anatomy and function of the arm-trunk mechanism, *Surg Clin North Am* 43:1471, 1963.

12. Baum CM, Edwards DF: *Activity Card Sort*, ed 2, Bethesda, MD, 2008, AOTA Press.

13. Beck AT, Steer RA: *Beck depression inventory manual*, rev ed, New York, 1987, Psychological Corp.

14. Berg K, Wood-Dauphinee S, Williams JI, Gayton D: Measuring balance in the elderly: preliminary development of an instrument, *Physiother Can* 41:304–311, 1989.

15. Bergner M, Bobbitt RA, Carter WB, Gilson BS: The sickness impact profile: development and final revision of a health status measure, *Med Care* 19:787–805, 1981.

16. Bobath B: *Adult hemiplegia: evaluation and treatment*, ed 3, Oxford, England, 1990, Butterworth-Heinemann.

17. Bohannon RW: Recovery and correlates of trunk muscle strength after stroke, *Int J Rehabil Res* 18:162, 1995.

18. Bohannon RW, Cassidy D, Walsh S: Trunk muscle strength is impaired multidirectionally after stroke, *Clin Rehabil* 9:47, 1995.

19. Bonita R, Beaglehole R: Recovery of motor function after stroke, *Stroke* 19:1497, 1988.

20. Bounds JV, Wiebers DO, Whisnant JP: Mechanisms and timing of deaths from cerebral infarction, *Stroke* 12:414, 1981.

21. Bourbonnais D, Vanden Noven S: Weakness in patients with hemiparesis, *Am J Occup Ther* 43:313, 1989.

22. Branch EF: The neuropathology of stroke. In Duncan PW, Badke MB, editors: *Stroke rehabilitation: the recovery of motor control*, Chicago, 1987, Year Book.

23. Brott T, et al: Measurements of acute cerebral infarction: a clinical examination scale, *Stroke* 20:864–870, 1989.

24. Cailliet R: *The shoulder in hemiplegia*, Philadelphia, 1980, FA Davis.

25. Carr JH, Shepherd RB, Nordholm L, Lynne D: Investigation of a new motor assessment scale for stroke patients, *Phys Ther* 65:175–180, 1985.

26. Chemerinski E, Robinson RG: The neuropsychiatry of stroke, *Psychosomatics* 41:5, 2000.

27. Chen CC, Bode RK: MAM-36: psychometric properties and differential item functioning in neurological and orthopedic patients. Paper presented at the 88th Annual Conference of the American Occupational Therapy Association, Long Beach, CA, April 10, 2008.

27a. Chen CC, Bode RK: Psychometric validation of the Manual Ability Measure-36 (MAM-36) in patients with neurologic and musculoskeletal disorders, *Arch Phys Med Rehabil* 91:414–420, 2010.

28. Chen CC, Kasven N, Karpatkin HI, Sylvester A: Hand strength and perceived manual ability among patients with multiple sclerosis, *Arch Phys Med Rehabil* 88:794–797, 2007.

29. Collen FM, Wade DT, Robb GF, Bradshaw CM: The Rivermead Mobility Index: a further development of the Rivermead Motor Assessment, *Int Disabil Stud* 13:50–54, 1991.

30. Côté R, et al: The Canadian Neurological Scale: a preliminary study in acute stroke, *Stroke* 17:731–737, 1986.

31. Chusid J: *Correlative neuroanatomy and functional neurology*, ed 19, Los Altos, CA, 1985, Lange.

32. Dean CM, Channon EF, Hall JM: Sitting training early after stroke improves sitting ability and quality and carries over to standing up but not to walking: a randomised trial, *Aust J Physiother* 53:97–102, 2007.

33. Demeurisse G, Demol O, Robaye E: Motor evaluation in vascular hemiplegia, *Eur Neurol* 19:382, 1980.

34. Desrosiers J, Hébert R, Bravo G, Dutil E: Upper extremity performance test for the elderly (TEMPA): normative data and correlates with sensorimotor parameters, *Arch Phys Med Rehabil* 76:1125–1129, 1995.

35. Desrosiers J, Hébert R, Dutil E, Bravo G: Development and reliability of an upper extremity function test for the elderly: the TEMPA, *Can J Occup Ther* 60:9–16, 1993.

36. Donato SM, Pulaski KH, Gillen G: Overview of balance impairments: functional implications. In Gillen G, editor: *Stroke rehabilitation: a function-based approach*, ed 4, St Louis, 2016, Mosby.

37. Duncan PW, Weiner DK, Chandler J, Studenski S: Functional reach: a new clinical measure of balance, *J Gerontol* 45:M192–M197, 1990.

38. Epstein NB, Baldwin LM, Bishop DS: The McMaster Family Assessment Device, *J Marital Fam Ther* 9:171–180, 1983.

39. Falk-Kessler J: Psychological aspects of stroke rehabilitation. In Gillen G, editor: *Stroke rehabilitation: a function-based approach*, ed 4, St Louis, 2016, Mosby.

40. Fisher AG, Jones KB: *Assessment of motor and process skills* (vol 1). ed 8, Development, standardization, and administration manual. Fort Collins, CO, 2014, Three Star Press.

41. Folstein MF, Folstein SE, McHugh PR: Mini-Mental State: a practical method for grading the cognitive state of patients for the clinician, *J Psychiatr Res* 12:189–198, 1975.

42. Franchignoni FP, Tesio L, Ricupero C, Martino MT: Trunk control test as an early predictor of stroke rehabilitation outcome, *Stroke* 28:1382–1385, 1997.

43. Fugl-Meyer AR, et al: The post-stroke hemiplegic patient: a method for evaluation of physical performance, *Scand J Rehabil Med* 7:13–31, 1975.

44. Gillen G: Managing abnormal tone after brain injury, *OT Pract* 3:8, 1998.

45. Gillen G: Trunk control: supporting functional independence. In Gillen G, editor: *Stroke rehabilitation: a function-based approach*, ed 4, St Louis, 2016, Mosby.

46. Gillen G: Upper extremity function and management. In Gillen G, editor: *Stroke rehabilitation: a function-based approach*, ed 4, St Louis, 2016, Mosby.

47. Gillen G: *Cognitive and perceptual rehabilitation: optimizing function*, St Louis, 2009, Mosby.

48. Gillen G, et al: Effectiveness of interventions to improve occupational performance of people with cognitive impairments after stroke: an evidence-based review, *Am J Occup Ther* 69(1):1–9, 2015. doi:10.5014/ajot.2015.012138.

49. Goodglass H, Kaplan E: *Boston Diagnostic Aphasia Examination*, Philadelphia, 1983, Lea & Febiger.

50. Hallowell B, Chapey R: Delivering language intervention services to adults with neurogenic communication disorders. In Chapey R, editor: *Language intervention strategies in aphasia and related neurogenic communication disorders*, ed 5, Philadelphia, 2008, Wolters Kluwer/Lippincott Williams & Wilkins.

51. Helgason CM, Wolf PA: *American Heart Association Prevention Conference IV: prevention and rehabilitation of stroke*, Dallas, 1997, American Heart Association.

52. Hafsteinsdóttir TB, Algra A, Kappelle LJ, Grypdonck MHF: Neurodevelopmental treatment after stroke: a comparative study, *J Neurol Neurosurg Psychiatry* 76:788–792, 2005.

53. Hildebrand MW: Effectiveness of interventions for adults with psychological or emotional impairment after stroke: an evidence-based review, *Am J Occup Ther* 69(1):1–9, 2015. doi:10.5014/ajot.2015.012054.

54. Holbrook M, Skilbeck CE: An activities index for use with stroke patients, *Age Ageing* 12:166, 1983.

55. Horak FB, Nashner L: Central programming of postural movements: adaptation to altered support surface configurations, *J Neurophysiol* 55:1369, 1986.

56. Jebsen RH, et al: An objective and standardized test of hand function, *Arch Phys Med Rehabil* 50:311–319, 1969.

57. Keith RA, et al: The Functional Independence Measure: a new tool for rehabilitation. In Eisenberg MG, Grzesiak RC, editors: *Advances in clinical rehabilitation* (vol 1). New York, 1987, Springer-Verlag.

58. Kertesz A: *Western Aphasia Battery*, New York, 1982, Grune & Stratton.

59. Kiernan RJ: The Neurobehavioral Cognitive Status Examination, 1987, Northern California Neuro Group.

60. Kistler JP, Ropper AH, Martin JB: Cerebrovascular disease. In Isselbacher KJ, et al, editors: *Harrison's principles of internal medicine*, New York, 1994, McGraw-Hill.

61. Kollen BJ, et al: The effectiveness of the Bobath concept in stroke rehabilitation: what is the evidence?, *Stroke* 40:e89–e97, 2009.

62. Kopp B, et al: The Arm Motor Ability Test: reliability, validity, and sensitivity to change of an instrument for assessing disabilities in activities of daily living, *Arch Phys Med Rehabil* 78:615–620, 1997.

63. Lai SM, Studenski S, Duncan PW, Perera S: Persisting consequences of stroke measured by the stroke impact scale, *Stroke* 33:1840–1844, 2002.

64. Law M, Baptiste S, Mills J: Client-centered practice: what does it mean

and does it make a difference?, *Can J Occup Ther* 62:250, 1995.

65. Law M, et al: *The Canadian Occupational Performance Measure*, ed 4, Ottawa, Canada, 2005, CAOT Publications ACE.

66. Lawton MP: Instrumental Activities of Daily Living Scale: Self-Rated Version, *Psychopharmacol Bull* 24:785, 1988.

67. Ma HI, Trombly CA: A synthesis of the effects of occupational therapy for persons with stroke. II. Remediation of impairments, *Am J Occup Ther* 56:260, 2002.

68. Mahoney FI, Barthel DW: Functional evaluation: the Barthel Index, *Md State Med J* 14:61, 1965.

69. Mathiowetz V: Task-oriented approach to stroke rehabilitation. In Gillen G, editor: *Stroke rehabilitation: a function-based approach*, ed 4, St Louis, 2016, Mosby.

70. Mathiowetz V, Bass Haugen J: Motor behavior research: implications for therapeutic approaches to central nervous system dysfunction, *Am J Occup Ther* 48:733, 1994.

71. Milazzo S, Gillen G: Splinting applications. In Gillen G, editor: *Stroke rehabilitation: a function-based approach*, ed 4, St Louis, 2016, Mosby.

72. Neistadt ME: A critical analysis of occupational therapy approaches for perceptual deficits in adults with brain injury, *Am J Occup Ther* 44:299, 1990.

73. Neistadt ME: Occupational therapy treatments for constructional deficits, *Am J Occup Ther* 46:141, 1992.

74. Neistadt ME: Perceptual retraining for adults with diffuse brain injury, *Am J Occup Ther* 48:225, 1994.

75. Nilsen DM, et al: Effectiveness of interventions to improve occupational performance of people with motor impairments after stroke: an evidence-based review, *Am J Occup Ther* 69(1):1–9, 2015. doi:10.5014/ajot.2015.011965.

76. Pollock N: Client-centered assessment, *Am J Occup Ther* 47:298, 1993.

77. Post-Stroke Rehabilitation Guideline Panel: Post-stroke rehabilitation: clinical practice guidelines #16, Rockville, MD, 1995, US Department of Health and Human Services, Agency for Healthcare Policy and Research.

78. Rao A: Approaches to motor control dysfunction: an evidence-based review. In Gillen G, editor: *Stroke rehabilitation: a function-based approach*, ed 4, St Louis, 2016, Mosby.

79. Rensink M, Schuurmans M, Lindeman E, Hafsteinsdóttir T: Task-oriented training in rehabilitation after stroke: systematic review, *J Adv Nurs* 65:737–754, 2009.

80. Roth EJ: Medical complications encountered in stroke rehabilitation, *Phys Med Rehabil Clin North Am* 2:563, 1991.

81. Rubenstein E, Federman D, editors: *Neurocerebrovascular diseases*, New York, 1994, Scientific American.

82. Gillen G, Rubio KB: Interventions for cognitive-perceptual deficits: a function-based approach. In Gillen G, editor: *Stroke rehabilitation: a function-based approach*, ed 4, St Louis, 2016, Mosby.

83. Ryerson S, Levit K: The shoulder in hemiplegia. In Donatelli RA, editor: *Physical therapy of the shoulder*, ed 2, Edinburgh, 1991, Churchill Livingstone.

84. Sandin KJ, Smith BS: The measure of balance in sitting in stroke rehabilitation prognosis, *Stroke* 21:82, 1990.

85. Scheiman M: *Understanding and managing vision deficits: a guide for occupational therapists*, Thorofare, NJ, 1997, Slack.

86. Steultjens EM, et al: Occupational therapy for stroke patients: a systematic review, *Stroke* 34:676, 2003.

87. Shumway-Cook A, Horak FB: Balance rehabilitation in the neurological patient (course syllabus), Seattle, 1992, NERA.

88. Shumway-Cook A, Woollacott M: *Motor control: theory and practical applications*, ed 3, Baltimore, 2006, Lippincott Williams & Wilkins.

89. Stewart C, Riedel K: Managing speech and language deficits after stroke. In Gillen G, editor: *Stroke rehabilitation: a function-based approach*, ed 4, St Louis, 2016, Mosby.

90. Taub E, et al: Technique to improve chronic motor deficit after stroke, *Arch Phys Med Rehabil* 74:347–354, 1993.

91. Teasdale G, Jennett B: Assessment of coma and impaired consciousness: a practical scale, *Lancet* 2:81, 1974.

92. Thomson-Kohlman L: *The Kohlman Evaluation of Living Skills*, ed 3, Bethesda, MD, 1992, American Occupational Therapy Association.

93. Tinetti ME: Performance-oriented assessment of mobility problems in elderly patients, *J Am Geriatr Soc* 34:119, 1986.

94. Toglia J: Generalization of treatment: a multicontext approach to cognitive perceptual impairment in adults with brain injury, *Am J Occup Ther* 45:505, 1991.

95. Trombly CA: Anticipating the future: assessment of occupational function, *Am J Occup Ther* 47:253, 1993.

96. Trombly CA: Deficits in reaching in subjects with left hemiparesis: a pilot study, *Am J Occup Ther* 46:887, 1992.

97. Trombly CA: Observations of improvements in five subjects with left hemiparesis, *J Neurol Neurosurg Psychiatry* 56:40, 1993.

98. Trombly CA, Ma HI: A synthesis of the effects of occupational therapy for persons with stroke. I. Restoration of roles, tasks, and activities, *Am J Occup Ther* 56:250, 2002.

99. Uswatte G, et al: The Motor Activity Log-28: assessing daily use of the hemiparetic arm after stroke, *Neurology* 67:1189–1194, 2006.

100. Uswatte G, et al: Reliability and validity of the upper-extremity Motor Activity Log-14 for measuring real-world arm use, *Stroke* 36:2493–2496, 2005.

101. Ware JE, Sherbourne CD: The MOS 36-Item Short Form Health Survey: conceptual framework and item selection, *Med Care* 30:473, 1992.

102. Wilson DJ, Baker LL, Craddock JA: Functional test for the hemiparetic upper extremity, *Am J Occup Ther* 38:159, 1984.

103. Wolf TJ, et al: Effectiveness of occupation-based interventions to improve areas of occupation and social participation after stroke: an evidence-based review, *Am J Occup Ther* 69(1):1–9, 2015. doi:10.5014/ajot.2015.012195.

104. World Health Organization: International classification of diseases (*ICD-10*), Geneva, 2007, WHO.

105. Wu SH, Huang HT, Lin CF, Chen MH: Effects of a program on symmetrical posture in patients with hemiplegia: a single-subject design, *Am J Occup Ther* 50:17–23, 1996.

106. Yesavage JA, et al: Development and validation of a geriatric depression screening scale: a preliminary report, *J Psychiatr Res* 17:37–49, 1982–1983.

107. Zorowitz RD, et al: Shoulder pain and subluxation after stroke: correlation or coincidence? *Am J Occup Ther* 50:194–201, 1996.

第 34 章

创伤性脑外伤

Michelle Tipton-Burton[a]

学习目标

通过本章的学习,学生或从业人员将能够做到以下几点:

1. 描述创伤性脑外伤(TBI)的病理特征。
2. 说出现有的急性 TBI 治疗、手术和药物干预方法。
3. 使用标准量表确定 TBI 康复对象的意识等级。
4. 描述 TBI 康复对象的临床表现,包括常见的身体方面、认知方面和社会心理方面的后遗症。
5. 知道低、中、高三种功能等级的 TBI 康复对象的作业
治疗评估方法。
6. 知道 OT 评估躯体、认知和精神损失常用的标准评估量表。
7. 描述 OT 为低、中、高三种功能等级的 TBI 康复对象采用的干预方法。
8. 描述 TBI 康复对象在康复的急性期、亚急性期和后期所需要的照护服务。

章节大纲

---

　[a] 作者要特别感谢 Rochelle Mclaughlin 和 Jeffrey Englander 的贡献。
　[b] Rancho Los Amigos 认知功能量表(the Rancho Los Amigos Scale of Cognitive Functioning,RLA)是一种描述脑损伤患者活动水平的评估方法,用于评估意识、认知、行为以及与环境互动的水平。

关键术语

代偿模式(compensatory model)

去大脑强直(decerebrate rigidity)

去皮质强直(decorticate rigidity)

弥散性轴索损伤(diffuse axonal injury,DAIs)

环境干预(environmental interventions)

启动机制受损(impaired initiation)

互动干预(interactive intervention)

神经肌肉再教育(neuromuscular reeducation)

神经可塑性(neuroplasticity)

骨盆对线(pelvic alignment)

创伤后失忆(post-traumatic amnesia,PTA)

异常姿势(postural deficits)

康复模式(rehabilitative model)

感觉调节(sensory regulation)

张力正常化(tone normalization)

创伤性脑外伤(traumatic brain injury,TBI)

偏侧忽略综合征(unilateral neglect syndrome)

案例研究

Marisol

Marisol,18岁,女,来自西班牙,乘坐越野车时发生了车祸。Marisol在碰撞中遭受了严重的脑损伤。她高中毕业,在餐厅做服务员,和男友住在一起。CT扫描显示Marisol颅底骨折,有弥散性硬膜下血肿。Marisol受伤2周后,她被转诊到急性期康复机构,接受恢复性训练。该恢复性训练专为恢复速度较慢的TBI康复对象设计。康复对象是否接受该训练取决于损伤程度;通常这些康复对象Rancho Los Amigos(RLA)认知功能评分在2级或3级。

作业治疗评估结果显示,Marisol的运动和执行技能受损,造成她所有的移动能力和日常生活活动完全依赖他人。她在其他方面也有明显损伤。Marisol右侧上肢各个关节在主动和被动关节运动时存在轻微的运动失调。左侧上肢肩、肘、腕关节活动度受限,此外,整个左侧上肢存在严重的痉挛。Marisol已经清醒,并且有视觉注意,能与人有视线接触。Marisol不能说话,通过鼻饲管进食。她完全依赖他人协助,帮助支撑住头部和躯干,才能维持坐姿,坐在床边。Marisol无坐位平衡能力。

作业治疗师着手训练Marisol自我照料能力以及一些工具性日常生活活动,具体做法:①提高Marisol左侧上肢的关节活动度;②降低左侧上肢痉挛情况;③提高右侧上肢的菜单页,进而促进康复对象完成自我照料活动的参与度;④促进头部和躯干控制能力,让康复对象能够在轮椅上坐直;⑤提高康复对象床上移动和转移能力;⑥提高认知功能,让康复对象能够完成自我照料和自我进食,并能够与他人交流。

思辨问题

1. Marisol损伤的特征有哪些?
2. Marisol的认知状态如何?
3. 如何评估Marisol进步情况?
4. 如何对Marisol现存的多种障碍进行治疗?

流行病学

创伤性脑外伤(traumatic brain injury,TBI)指大脑遭受到外力,造成脑部功能改变或脑部病理改变。通过影像学检查或物理及神经检查,由于创伤导致的结果有意识丧失、创伤后失忆(post-traumatic amnesia,PTA)、颅骨骨折或是其他神经病学检查发现[26,73,78]。

TBI是导致年轻人死亡和残疾的首要原因[26]。每年超过 5.2 万人死于 TBI;23.5 万人次因此而住院;并有 220 万人次被收治进入急诊室(emergency department,ED)。低于 14 岁的儿童中,TBI 每年约造成 2 685 人死亡、3.7 万人次住院、43.5 万人次进入急诊室。那些未接受治疗或没有进入急诊室的 TBI 康复对象人数就不得而知了。每年,美国因 TBI 造成的直接或间接损失共计约合 600 亿美元[11]。此外,每年的 TBI 幸存者需要超过 310 亿美元开销,致命性脑损伤还额外需要 166 亿美元的开销[59,79]。美国疾病控制与预防中心(the Centers for Disease Control and Prevention,CDC)预计美国境内约有 530 万人由于 TBI 导致他们的日常生活活动长期或终身需要他人帮助[10]。

根据 CDC 的统计,导致 TBI 的主要原因有摔倒(40.5%)、撞击(15.5%)、车祸(14.3%)、暴力袭击(10.7%)以及其他(19%)[10]。男性因 TBI 而死亡的概率是女性的 3 倍。TBI 高发于年龄在 65 岁及以上人群。按年龄划分,造成 TBI 的主要原因是:65 岁及以上——摔倒;5~24 岁——车祸;新生儿至 4 岁——暴力袭击[10]。

TBI 的病因同年龄与性别有紧密关联。5 岁以下的儿童常见受伤原因是摔倒、车祸以及来自成年人的暴力伤害。5~15 岁孩童的 TBI 多由于骑自行车、玩滑板或者骑马造成,包括被撞倒或者是自己在运动时受伤。15~40 岁的人群中,发生 TBI 的常见原因是汽车事故和摩托车事故。40 岁以后人群的主要原因有:由暴力因素所致的 TBI 仅次于车祸,在发达城市尤为明显。中青年男性的受伤率比同年龄段女性高出 1.5 倍。TBI 发病率最高的两个年龄段分别是 0~4 岁的婴幼儿以及 15~19 岁的青少年[10]。老年人群中,由摔倒或步行意外造成的伤害与车祸导致受伤的发生率相同,共占受伤人数的 80%[22,50]。在战场上,爆炸则是造成军人发生 TBI 的首要原因[10]。

非创伤性或获得性脑损伤包括服药过量、药物滥用、一氧化碳中毒以及环境暴露引起的中毒;心肺骤停或类似溺水情况导致的缺氧;脑部脓肿或肿瘤、脑膜炎、由细菌、病毒、艾滋病、真菌或寄生虫造成的脑炎、遗传和先天性疾病、慢性癫痫和脑退行性疾病如痴呆症[53]。

脑震荡

脑震荡(cerebral concussion)指头部受到重击而造成的脑损伤,或是由于跌落、身体其他部位受到击打进而使头部快速前后移动导致脑部损伤。康复对象遭受脑震荡时,可能会感到头痛、眩晕、视力模糊、失忆或记忆衰退、决策力或判断力改变以及协调能力改变。需要明确一点,通常情况下,脑震荡和意识丧失没有关联性。有时候很难确诊脑震荡,由于脑震荡的症状特征不明显,康复对象描述时常常会低估或者忽视这些症状。脑震荡不易治疗。医生会建议康复对象避免接触性运动项目(译者注:指运动员身体有接触的接触性运动项目,如橄榄球、拳击、冰球等)和消耗精力的脑力活动,比如训练和驾车;不过休息才是最好的干预方法。脑震荡的症状可能会持续数天,甚至数周或数月。反复脑震荡会对脑部创伤带来巨大影响,并且需要更多的恢复时间。脑震荡的长期影响包括注意力不足以及其他类型的神经或脑损伤会有的症状。

慢性创伤性脑部病变

慢性创伤性脑部病变(chronic traumatic encephalopathy,CTE)是一种进行性的退化性疾病,见于有数次大脑创伤病史的康复对象,包括明显的脑震荡和未引起症状的脑部撞击[42]。

CTE 康复对象可能会在受伤的几年甚至几十年后慢慢出现痴呆症的表现(例如,失忆、攻击性行为、混乱和抑郁)。像 imPACT 测试(immediate post-concussion assessment and cognitive testing,imPACT[41])这样的基线测试,已被用于评估参与接触性运动项目的运动员潜在认知受损情况。然而,还没有测试方法能够在康复对象生前检测出 CTE;目前只能通过尸检确定诊断。

尽管上述症状的特征与 TBI 相似(尤其对于康复治疗来说),本章着重讨论 TBI 康复对象的评估和干预。

药物滥用与 TBI 关系密切。至少 20% 的青少年和成年住院康复对象以及 30% 以上需要康复治疗的青少年和成年康复对象遭受 TBI 时处于中毒状态[45]。还有更多人群在受伤前有常年酗酒或其他药物滥用史。美国精神疾病治疗学会在精神疾病诊断和统计手册第五版(*Diagnostic and Statistical Manual of Mental Disorders, Fifth Edition: DSM-5*)中将药物滥用定义为:①无法胜任工作、学校或家庭中担任的主要岗位/角色的职责和义务;②在多种情况下使用某种有害物质;③药物相关的法律问题;④即使由于药物使用产生了长久的社交或人际问题,仍坚持使用[3,18,45,51]。因此,治疗师在评估和治疗脑损伤康复对象时,必须具备相关药物滥用所造成的急性和慢性后遗症知识。毫无疑问,脑损伤后仍然喝酒或使用毒品的康复对象比不喝酒、使用毒品的康复对象恢复差。

无论是何种脑损伤,康复对象的恢复程度取决于年龄、发病前的能力、损伤的严重程度和康复期间干预以及能获得的支持资源的质量。不幸的是，反复脑损伤的发生实在是太普遍了，且好发于在那些已患有持续性创伤、发育性残疾或者是由其他原因导致残疾的人身上。

继发性并发症的预防非常重要，并贯穿在康复过程的各个阶段中——救治康复对象时（比如在受伤现场）、在急诊室时、急性和亚急性康复治疗期间以及康复对象开始回归家庭和社区时。现在有许多针对继发性并发症的医疗和治疗干预措施。由专业人士、家属和社区照料人员组成的协作团队可以优化康复对象的康复结果[13]。

病理生理学

神经病理学家和神经外科医生目前将 TBI 的早期阶段分为原发性脑损伤（primary brain injury，PBI）即发生于撞击发生的时候和继发性脑损伤（secondary brain injury，SBI）即发生于损伤发生后的数天至数周内。原发性脑损伤的预防方法有：不在酒后或服药后驾驶；驾驶时要排除干扰因素（比如发短信、打电话）；使用安全带和安全气囊；运动时配戴保护头盔，比如骑自行车、滑板滑雪、滑旱冰以及滑板时；这些措施都能降低损伤发生时所造成的伤害。预防措施还包括提高老年人群住所的安全性，比如移除摔倒危险因素并安装扶手。

继发性脑损伤的预防始于伤害发生现场，与康复对象接触实施救治的瞬间。随后延续到急救（emergency medical services，EMS）、复苏和转诊以及急症医疗和手术治疗；之后转移到康复阶段（稍后在医疗干预章节中，会详细介绍继发性脑损伤的干预治疗以防止残疾加剧）。

根据初次受伤时的起因和机制，TBI 康复对象通常会存在一些初始的局灶性和弥散性脑损伤。在理想情况下，脑水肿、低血压、缺氧以及全身性损伤只会造成轻微的继发性脑损伤和功能障碍；加深对这些并发症及对应干预措施的认识可以提高康复对象生存率以及功能性恢复[26]。

局灶性脑损伤

局灶性脑损伤（focal brain injury，FBI）是由于摔倒或受到冲撞后外力直接击打至头部、武器造成的贯穿伤或大脑与颅骨内板造成碰撞导致的大脑损伤，可以伴有或不伴有面部骨骼或颅骨骨折。在因摔倒造成的局灶性脑损伤康复对象中，通常能发现大脑内和大脑表面挫伤，尤其是在额叶的下部和背外侧、颞叶的前侧和中部，少数情况下小脑下也会有挫伤。刀伤与火器伤根据力的方向，可发生在大脑的任何部位。脑的其他表面区域（包括击打部位正下方以外的区域）由于大脑和颅骨内板间的撞击，仍然会受到挫伤。直接损伤区域被称为冲击伤，受到间接损伤的区域则是对冲伤[31,32]。

如果脑膜受到损伤，特别是硬脑膜、软脑膜和蛛网膜，则会产生其他局灶性脑出血。成人颅骨骨折会破坏脑膜动脉，引起硬膜外出血（epidural hematomas，EDHs）；儿童无论有无颅骨骨折，都可能会有动脉损坏。头骨受到撞击后，发生硬膜外出血的康复对象起初仍能保持清醒状态；随着颅骨和硬脑膜间的脑出血范围扩大，压迫下方的脑组织（继发性脑损伤），会使康复对象精神和身体状态快速恶化。快速识别病情和神经外科手术可以拯救生命以及限制发病率[38]。

硬膜下血肿（subdural hematomas，SDHs）发生于硬脑膜与脑表面，桥静脉撕裂引起。其出血速度比硬膜外出血缓慢，因为静脉出血流速比动脉缓慢。SDH 常常发生在脑部受撞击方向的相对侧面；因此硬膜外出血发生于脑创伤位置附近，而硬膜下血肿发生于相对侧。硬膜下血肿会扩散至整个大脑半球，少数情况下甚至会进入颅后窝。急性硬膜下血肿指在受伤 48 小时内出现症状，亚急性硬膜下血肿则在受伤后 2~14 天内出现症状，慢性硬膜下血肿在受伤 2 周后出现症状。当康复对象出现明显的精神症状而住院时，离他/她受到头部撞击导致亚急性或慢性硬膜下血肿可能已过去数天了。治疗硬膜下血肿的轻重缓急取决于康复对象的临床症状和影像学检查显示的相邻脑组织的受损状态[72]。

多病灶和弥散性脑损伤

多病灶和弥散性脑损伤（multifocal and diffuse brain injury，M&DBI）常见于身体和头部的突然减速，多种力作用于脑部的表面和深层区域。常见原因有车祸、自行车事故或滑板意外，不过从高处跌落，以及从马背或牛背上跌落也会导致多病灶和弥散性脑损伤。

脑出血（intracerebral hemorrhage，ICH）通常是由枪击伤导致的局灶性损伤或是出现在跌落或头部受到袭击后。发生 TBI 的第一周内，尤其康复对象处于凝血功能异常时期，在后续 CT 扫描时可以发现脑出血。高速运动时突然减速所造成的损伤可在深部轴索中造成广泛轻微的脑出血；在高分辨率的 CT 或 MRI 扫描下，这些出血部位普遍见于灰质与白质的交界处以及基底核、胼胝体、中脑和/或小脑中。

软脑膜或蛛网膜破损时会造成蛛网膜下出血（subarachnoid hemorrhage，SAH）和脑室内出血（intraventricular hemorrhage，IVH）。动脉瘤破损导致的蛛网膜下出血比外伤造成的蛛网膜下出血更常见。大量的脑室内出血会阻断脑脊液（cerebrospinal fluid，CSF）的流动，并导致急性脑积水。车祸或跌落可能会造成动脉瘤破损，进而导致脑部功能障碍，因此，无论是否存在症状，对可能存在的破损动脉瘤进行临床评估显得十分重要。

弥散性轴索损伤（diffuse axonal injuries，DAIs）是种典型的由于突然减速造成的损伤。原发性轴突切开术所致的神经损伤的程度各不相同：从神经完全断裂到轴索功能障碍。轴索功能障碍即神经仍保留结构完整性，但丧失了沿神经通路传送信息的能力。临床上，通过检测昏迷的深度和长度（如从康复对象受伤到能够执行自主活动的时间段），以及生命体征来判断弥散性轴索损伤的严重程度。

继发性脑损伤的预防

脑与其他身体组织一样，受伤时会出现肿胀和水肿、神经化学损伤级联反应、血流改变和炎症。然而，脑与其他组织不同的是它处于空间有限且封闭的颅骨中；一方面防止脑组织遭受外界伤害，但也限制了出现肿胀或血液的积蓄空间。脑部也是对缺血或缺氧耐受力最低的器官。密闭空间里的脑肿胀、缺少血流灌注、输送到健康和受损组织的氧气降低都会造成继发性脑损伤。脑的恢复取决于原发性和继发性脑损伤的程度[25]。防止或应对继发的、延后的损伤，能提高治疗结果。

美国神经外科医师协会（the American Association of Neurological Surgeons，AANS）和 TBI 基金会在过去10 年里设立了重度 TBI 的治疗指南，以降低继发性损伤造成的危害。一些措施包括恢复血压和氧化作用、颅内压（intracranial pressure，ICP）增高和高血压的治疗、急性创伤后营养和预防癫痫。这些处理建议是在对现有 TBI 治疗相关文献的浏览基础上制订出来的。处理建议划分为三组：标准表示临床上高度确定的操作、指南表示临床确定性中等以及可选表示临床确定性低[12]。每个术语（标准、指南和可选）都代表为 TBI 康复对象制订干预方案的一种分类。

标准的干预方案涉及面较少，并且与那些可能弊大于利的干预有关。具体包括：

- 如果 ICP 没有增高，那么需要避免长期慢性过度换气。
- 不推荐使用类固醇降低 ICP。
- 不推荐使用抗痉挛药物预防后期（如受伤 1 周后）的创伤后癫痫（post-traumatic seizures，PTSs）。

在具有中等临床效力的指南中，需要为严重的 TBI 康复对象做到：①所有地区都要建立创伤处理系统，以提供急救护理；②必须马上纠正低血压[收缩压（systolic blood pressure，SBP）低于 90mmHg]和低氧[窒息、发绀、实时氧饱和度低于 90%，或动脉血氧分压（PaO$_2$）在 60mmHg]状态，并监控状态；③年龄低于 40 岁且 SBP 低于 90mmHg、格拉斯哥昏迷量表（Glasgow coma scale，GCS）得分在 3~8 分的康复对象，或脑部 CT 显示存在血肿、挫伤、水肿、基底池受压迫情况下，可监控康复对象 ICP；④如果 ICP 超过 20~25mmHg，干预治疗应当先降低 ICP；⑤有效的 ICP 治疗方法包括甘露醇、大剂量巴比妥盐酸治疗、脑室引流以排出 CSF 以及颅骨切除术（如去除部分颅骨使外脑膨胀[骨瓣]）；⑥发生 TBI 的 7 天内需要给予康复对象患侧需提供基础率 140% 的肠内或肠外营养支持，为健侧提供 100% 营养支持，其中 15% 的卡路里应以蛋白质形式提供。

PTSs 可分为急性发作（伤后 24 小时内发作）、早期发作（伤后 7 天内发作）以及晚期发作（伤后 7 天后发作）。AANS 和美国物理医学与康复学会（the American Academy of Physical Medicine and Rehabilitation，AAPM&R）均认可在 TBI 发生后的首周内使用苯妥英或卡马西平药物是预防癫痫发作的一种干预选择。两者认为药物预防治疗的有效性会在 1 周后大幅降低，并建议在受伤第一周后停止把抗痉挛药物治疗作为标准治疗手段[11,12]。若有晚期 PTSs 发生，由于癫痫复发率大于 80%，因此治疗十分必要[35]。每一位康复对象和照料者除了改变危险因素外，都要学会识别癫痫，并在第一时间提供帮助。避免酒精、毒品以及使用降低癫痫发生的处方药有助于康复对象从 TBI 中恢复健康。发生 PTS 的最高危人群有：脑实质中存在金属和骨骼、双侧顶叶挫伤、进行过多处颅内手术以及造成脑组织在 CT 扫描下呈现 5mm 水平移动的损伤[21]。

上述标准和指南的实施多发生在指定的创伤中心，在那里，医生、护士和其他医务人员对治疗 TBI 康复对象很有经验。通过学术研究和社区医院调查显示按照 AANS 的指南进行治疗，可以明显降低发病率和死亡率[64]。

执行最佳的医疗和健康治疗方法可以促进康复对象恢复以及参与他/她自己康复过程的能力。早期检测出的睡眠与情绪障碍、疼痛、脑积水、异位骨化和内分泌疾病,这些 TBI 常见后遗症必须及时处理。医学治疗性干预应当基于康复团队成员所观察和测量到的行为、认知和功能表现因素。

案例研究

Dewayne

Dewayne,18 岁,多处大脑挫伤,现右侧手臂和腿自主运动时存在震颤并且严重僵化,他左侧上肢和腿的肌张力增高。所有自我照料活动和移动依赖他人。

经过 2 天的基本情况评估,作业治疗师和物理治疗师注意到他的随意运动会触发震颤。医生给予药物以降低震颤,并反馈康复对象完成自我照料活动和床上移动的表现。在接下来的 2 周内,Dewayne 能够在少量辅助下花费 10 秒钟用右手擦脸,他的用药剂量逐渐减少且震颤没有加剧。

与此同时,他左侧身体的屈肌张力增高,尤其是肘部;这影响了康复对象穿上衣的活动。临时使用丁哌卡因阻断肌皮神经可提高他伸展左侧上肢的能力,使得 Dewayne 在中等辅助下就能完成穿衣;之后一天,在治疗师的建议下,康复对象进行了苯酚神经阻断,用于长期降低屈肘肌的张力。干预方案直接针对康复对象的问题领域,即使用左手完成上身自我照料的能力。替代干预方法包括系统性的降低张力药物(可能存在副作用)以及抑制性肘部辅具(可能有用,但也限制了肢体的使用)。

昏迷和意识等级

TBI 通常会造成意识等级的改变。意识变化从昏迷到意识觉知。脑部受损后,康复对象意识的转变取决于其年龄和先前健康状态、损伤的严重程度以及用药方法、治疗方法和环境管理。

意识指人察觉环境和对自我意识的一种状态。昏迷则是自我意识丧失并且对最大外部环境刺激无应答的情况。昏迷状态下没有觉醒周期[65]。当镇静剂和安眠药停止时,昏迷状态很少持续超过 4 周。当昏迷解除时,康复对象开始部分感知到自我和外部环境(最小意识状态),若没有意识,则是植物状态。

格拉斯哥昏迷量表(Glasgow coma scale,GCS)是临床专业人员用于评估 TBI 后康复对象意识等级的经典方法(表 34.1)。GCS 可用于确定脑损伤程度并作出预后。GCS 评估三个表现领域:最优动作反应、语言反应(对话)和睁眼反应。其中最可靠的是动作分数;当动作反应得 5 分时,即表示对痛觉刺激有针对性反应(比如,推开伤害性刺激源),6 分即表示能够跟随简单指令,受伤的康复对象已不再是昏迷或植物人状态了。这也是从 TBI 中恢复的重要标志[79]。

表 34.1　格拉斯哥昏迷量表

测试项目		康复对象反应	得分
睁眼反应	自发的	可以自己睁眼	4
	说话	听到大声呼喊时睁眼	3
	疼痛	有疼痛刺激时睁眼	2
	疼痛	无反应,不睁眼	1
最佳动作反应	指令	可以跟从简单指令	6
	疼痛	有疼痛刺激时把测试者的手推开	5
	疼痛	测试者施加疼痛刺激时,身体移动躲开	4
	疼痛	身体弯曲躲开疼痛(去皮质体位)	3
	疼痛	测试者施加疼痛刺激时,身体僵直呈伸展位(去大脑体位)	2
	疼痛	对疼痛无反应	1
语言反应(对话)	说话	交谈对话有条理,并能告诉测试者自己是谁以及时间地点	5
	说话	感到困惑,迷茫	4
	说话	测试者能听清说话,但是内容无意义	3
	说话	能发出声音,但是听不明白	2
	说话	没有声音	1

改良自 Rosenthal M:*Rehabilitation of the head-injured adult*,Philadelphia,1984,FA Davis.

有觉醒但没有意识状态的最简洁的描述是植物状态(vegetative state,VS)。处于植物状态的康复对象有以下这些特征:①没有自我意识和对环境的感知,不能和他人互动;②对感觉刺激没有持续的、重复的或自主的行为表现;③没有语言对话或表达;④睡眠/清醒循环时长不等;⑤依靠日常医疗和护理照顾来维持生存所需的体温、呼吸和循环调节;⑥排便排尿失禁;⑦大多保留脑神经和脊髓反射。持久的植物状态意味着康复对象功能丧失会从过去延续到未来某个时间;植物状态的经典发生时间是在TBI或非TBI后1个月内,或在持续1个月的新陈代谢或退化状态后。随着时间流逝,病情可能会好转,康复对象会达到最小意识状态(minimally conscious state,MCS)。如果康复对象没有好转,那么会使用永久性植物状态(permanent vegetative state,PVS)一词,表示在死亡前恢复意识的概率非常小[71]。TBI后持续性植物状态1年或非TBI后持续性植物状态3个月的康复对象要恢复意识概率很低[77]。

照料持续性植物状态康复对象的实践参数表明对于病情的准确诊断是至关重要的;在相关领域经验丰富的医生应当参与决策。一旦确定诊断,就需要对家属、代理人和照料者详细解释细节。恰到好处的照料涉及康复对象的舒适度、个人卫生以及尊严。仔细观察康复对象任何可能出现MCS的征兆对确定干预治疗的强度至关重要。干预方案应同样包括体位摆放和其他处理张力预防挛缩的举措。优质照料的量是由康复对象代理人给予的预先指示或推断指示确定的[67]。

许多康复对象摆脱持续性植物状态,达到最小意识状态时,在自我意识方面、感知环境方面都有行为上的证明,或两者兼有。在下列举例中,需存在至少1个明确的可分辨可重复的行为:①能够跟从指令;②用手势或语言表达"是"和"不"(不考虑准确性);③语言表述明白易懂;④对环境刺激有恰当的目的性移动或情感表达。具体动作包括碰触物体;触摸或握住物体并能辨认出大小和形状;视线能跟随物体移动或能直接定位刺激源;以及能够对相应刺激给予微笑、哭泣、发声或手势反应。评估MCS的便捷方式是询问康复对象关于位置定位问题("你现在站着吗?""你坐在椅子上吗?")以及给康复对象一个常用物品(比如毛巾或梳子)观察他/她能否正确使用物品。康复对象处于警醒状态时(比如未服用镇静剂或处在易于分心的位置),MCS测试需要在安静环境下进行。指令不应超出康复对象的躯体能力范围,且不能包括反射运动[27]。

可用于测量MCS康复对象认知发展的评估工具包括昏迷恢复量表(coma recovery scale-revised,JFK-revised),脑损伤模块矩阵(Wessex head injury matrix,WHIM),近似昏迷评估量表(coma-near coma scale),感觉刺激评估量表(sensory stimulation assessment measure),以及西方神经感觉刺激概况(the Western Neuro Sensory Stimulation Profile)[15,28,62]。

恢复的另一个重要标志是创伤后失忆(posttraumatic amnesia,PTA),在研究文献中可能是功能结果的单一最佳量化预测方法(表34.2)。PTA指康复对象从受伤后直到他/她恢复对日常事件记忆的时长。一些证据表明PTA的长度和康复对象的预后关系密切。PTA时间越长表示长期认知和运动能力越差,且返回工作和学习的能力降低。PTA持续4周或以上表明存在显著的长期障碍[57]。可以使用盖尔维斯顿定向和记忆缺失测验(Galveston orientation and amnesia test,GOAT)或取向的日志(the Orientation Log)来测量PTA[52]。后者更容易评估中重度TBI康复对象,因为测试者不可能马上了解康复对象受伤前的详细情况以及康复对象开始对事件有记忆的时间点[43,52]。

表34.2　受伤严重程度与创伤后失忆时长的关系

受伤严重程度	PTA 时长
很轻微	<5 分钟
轻微	5~60 分钟
中等	1~24 小时
重度	1~7 天
非常重度	1~4 周
极重度	>4 周

引自 Rosenthal M: *Rehabilitation of the head-injured adult*, Philadelphia, 1984, FA Davis.

The Rancho Los Amigo认知功能量表(RLA)是种描述性测量量表,将意识和认知功能分为8个等级(有的是10个)[68]。每个阶段表现是创伤性损伤的常见表现阶段。不过对于一些非常严重的脑损伤康复对象,实际恢复进程可能会跳过一个等级(通常是等级4,困惑不安状态)。其他康复对象认知功能等级可能永远不会低于1级或2级,但是他们可能会在数周内表现困惑和焦虑不安(4级)。这些康复对象在认知功能达到5级或6级时仍感到困惑和不安。因此,该量表有助于工作人员和家属针对现有功能设计专门的行为干预方案。框34.1列出了完整的RLA量表的详细描述。

框 34.1	Rancho Los Amigos 认知功能等级
1 级 无反应	康复对象处于深度睡眠状态,对各种刺激完全没有反应。
2 级 一般反应	康复对象对刺激作出随机且不自主的反应。无论刺激形式,反应通常有限且相同。反应可以是生理上的改变、全身运动或发声。通常最先对疼痛有反应。反应常常会有延迟。
3 级 局部反应	康复对象对刺激作出特定但不协调的反应。反应类型直接与刺激种类相关:把头转向声源或集中视线在眼前的物品上。受到疼痛刺激时,康复对象可能会后撤肢体或发出声音。他/她能遵从简单指令,但存在延迟。比如闭上眼、握拳或伸展肢体。外界刺激移除后,康复对象会安稳休息。康复对象对自身和身体有模糊意识,具体表现在对不舒服的感觉作出反应,比如拉扯鼻饲管或导尿管或约束带。康复对象会对特定人群(如亲朋好友)有反应。
4 级 困惑,焦躁不安	康复对象处于一种活动增高的状态,但是处理信息的能力严重下降。康复对象与当前状态隔绝,但对自身困惑有反应。行为奇怪且与当前环境无关。康复对象对一些刺激可能会大声呼喊或尖叫,即使刺激源撤除,仍会存在攻击性行为,试图除去约束带或导管,或者爬到床外。不过,康复对象不能分辨出人和物品,不配合活动。语言通常没有逻辑且与当前环境不符。可能存在交谈;康复对象可能会心情愉悦或不友善。康复对象的注意力很短暂,无选择性注意。意识不到其他事情,康复对象缺乏短期回忆能力,可能对过去发生的事情有反应。没有外界帮助时,无法完成自我照料(如进食和穿衣)。如果身体没有障碍,康复对象可能存在运动活动(比如坐、购物和移动),但仅仅是焦虑状态的表现,而不是有目的的动作或按要求完成动作。
5 级 困惑,不适当,无焦虑	康复对象表现警觉状态,能够一致地对简单指令作出反应。但是随着指令复杂程度提升,对想要完成的目标,给予的反应是无目的、随机的或多是片段的。不再对内部基础(比如在等级 4),而是对大部分外界刺激表现出焦虑行为。康复对象能对特定环境保持注意,但是容易分心,没有长时间集中注意力在特定任务上的能力。康复对象可能会短时间倒退回社交、自动等级。发声通常不恰当;可能无法谈论当前发生的事情。记忆功能受损严重,当对发生的事情进行反应时会混淆过去和现在。康复对象无法开始功能性活动,不能正确使用物品,需要外部指导。康复对象也许能够完成先前已演示过的任务,但不能获取新信息。康复对象对自身、身体、舒适度以及家属反应最佳。康复对象在辅助下能完成自理活动,甚至可以在督促下完成进食。若康复对象能够移动,现阶段的治疗会变得困难,因为他/她可能会随意走动或想要回家。
6 级 困惑,适当	康复对象表现出有目的的行为,但依赖外界的指令。会对不适感作出恰当反应,并能够在解释后忍受不舒服的刺激(比如鼻饲管)。康复对象可以一致地听从简单的指令,并能够再次掌握已学习的知识(如自我照料)。康复对象至少需要在监督下完成旧技能,但无法习得新知识。由于记忆障碍,反应可能不正确,但对当前情景应对恰当。反应可能存在延迟,康复对象处理信息的能力下降,对事件缺乏预测或耐心。比起当前记忆,对过往的记忆印象更详细深刻。康复对象可能开始意识到自己当前的处境,并了解自己可能不知道答案。康复对象不再游荡,渐渐能知道自己所处的时间和地点。选择性注意受损,尤其是康复对象处理困难的任务,环境凌乱时;不过康复对象能够完成一些日常活动(在布置的环境中维持 30 分钟注意力)。康复对象能模糊认出一些医护人员,对自身、家庭和基础需求(食物)的认识提高,相较于 5 级表达方式恰当。
7 级 自主,适当	康复对象能够知道自己处于医院和家庭环境,且表现适当;能够自主完成例行日常活动,不过通常表现更像机器人。康复对象仍表现出轻微的困惑,稍稍提醒就能记起之前做过的事情。对自身、身体、家庭、食物、人及与环境互动增加。康复对象对他/她自身的状态有简单认识,判断及处理问题的能力降低,缺乏对未来的实际计划。康复对象能够掌握新学知识,但以一个缓慢的速度掌握。出于学习和安全考虑,康复对象至少需要最小量监护;康复对象能够独立完成自我照料活动,出于安全,家庭和社区技能需要有人监督。布置好环境后,康复对象能够完成社交任务以及他/她感兴趣的创造性活动。康复对象判断力仍然受损,因此他/她不能开车。可以开始考虑康复对象入职前评估或爱好评估和咨询。

框 34.1 Rancho Los Amigos 认知功能等级(续)	
8级 有目的,适当	康复对象处在清醒状态且定向良好,能完整回忆起过往和现在的事情,能认识并响应自己的文化习惯。康复对象能够掌握自身或角色所需的新知识,学习能力范围内的新事物后不再需要指导。康复对象能独立完成家庭或社区技能,包括开车。职业康复提上日程,明确重返工作岗位所需的能力(也可能是新能力)。康复对象与病前能力相关的能力仍会降低、如推理能力、对压力的耐受力,对紧急事务或特殊情况的判断。康复对象社交、情绪和智力的能力仍会继续保持在一个较低水平,但能应付平时交往。

门诊机构会使用9级和10级,用来判断功能更好的一些康复对象。

| 9级
有目的,适当:根据需求给予备用辅助 | • 连续2小时内能够独立在多个任务间切换,并准确完成这些任务。
• 借助记忆辅助设备回忆日程安排和事项,并且必要时能回忆稍后要用的重要信息。
• 开始并按步骤独立完成熟悉的个人事项、家务、工作和休闲活动;能在辅助下完成陌生的个人事情、家务、工作和休闲活动。
• 完成任务是能意识到并知晓受损情况和功能障碍,并采取适当的纠正行动,需要备用辅助以预防突发事件发生。
• 能够在辅助下想出行动步骤或决策后果。
• 能够准确判断完成任务所需的能力,但需要在备用辅助下调整自身。
• 能感知他人的需求、感受并作出适当的反应,但需要备用辅助。
• 仍有抑郁情绪。
• 容易急躁发怒。
• 也许无法忍受挫折。
• 在备用辅助下,能够在社交互动中自我监督行为适当性。 |
| 10级
有目的,适当:改进后独立 | • 在任何环境下,能够同时处理多项任务,但可能需要定期休息。
• 能够独立取得、创建并维持自己的记忆辅助设备。
• 能够独立按步骤完成熟悉和不熟的个人事务、家务、社区活动、工作和休闲活动,可能需要花费更多时间和/或使用代偿措施完成这些活动。
• 能够在残损和障碍的影响下,完成日常生活任务,并且能够提前预防可能发生的问题;可能需要花费更多时间和/或使用代偿措施完成这些活动。
• 能够独立想到决定或行动带来的后果,可能需要花费更多时间和/或使用代偿措施来选择恰当的决定和行动。
• 准确预估任务所需的能力要求,并独立作出调整。
• 能够知晓他人的需求和感受,并自动给出恰当的反应。
• 可能会有阶段性的抑郁。
• 生病、疲劳和/或情绪紧张时,会表现出急躁状态和不能忍受挫折。
• 社交互动、行为举止适当。 |

改编自 the Adult Brain Injury Service:*Original scale,levels of cognitive functioning* .Downey,CA,1980,Rancho Los Amigos Medical Center.

许多研究分析了诸如康复对象年龄、损伤的严重程度和原因、药物滥用、康复对象的社会心理状态等因素,用以预测 TBI 预后结果;然而,这些因素确实限制了康复对象的恢复效果[9,13,18,23,37,83]。TBI 康复对象在数月甚至数年时间内不断进步,尤其是康复对象意识到他/她的能力改变[66]。相比其他因素,检测康复对象个人的恢复率更能预测康复对象未来的恢复结果。

临床表现

躯体

TBI 康复对象可能存在很多症状,这取决于损伤的类型、严重程度和部位。康复对象会在多个方面存在功能受限,这些会在稍后章节讨论,或者在完成更复杂的活动时存在一些轻微不协调。表 34.3 显示了一

表 34.3 TBI 康复对象常见的临床表现和症状

症状	损伤部位	临床表现	干预措施
去大脑强直	中脑、脑桥、间脑	肩内旋伸展；肘伸展；手腕、手指屈曲；髋内旋伸展、膝伸展、踝跖屈、内翻；清醒时僵直程度增高	体位摆放、关节活动度（range of motion，ROM）训练、神经肌肉阻断、早期使用矫形器
去皮质僵直	皮质白质、内囊、丘脑、大脑脚、基底核	肩内旋；肘、手腕、手指屈曲；髋内旋伸展；屈膝；踝跖屈、内翻；清醒时僵直程度增高	体位摆放、ROM 训练、神经肌肉阻断、早期使用矫形器
磨牙	—	下颌紧闭，磨牙伴有或不伴有颞下颌脱位/半脱位	神经肌肉阻断、口腔矫正
痉挛	上运动神经元症状；皮质脊髓通路	速度依赖型抵抗、反射亢进/阵挛、肌肉短缩；可出现在面部、颈部、躯干和四肢；清醒和用力时症状加剧	床/椅体位摆放、关节活动度训练、负重牵伸、神经肌肉阻断、抑制性矫形器、肠内和鞘内用药、肌腱松解、放松技术
僵直和动作迟缓；帕金森病	黑质、锥体外束通路；同样包括能够阻断多巴胺的药物	速度依赖型抵抗；铅管样、齿轮样僵直；清醒时症状加剧	体位摆放、关节活动度训练、功能性活动、药物治疗
斜颈		颈部张力异常姿势；胸锁乳突肌和颈夹肌痉挛和/或挛缩	体位摆放、理疗和关节活动度训练、药物治疗、神经肌肉阻断
肌阵挛	多	清醒或熟睡时，肌肉突然发生不自主触电样抽搐	药物治疗、神经肌肉阻断
震颤	多	清醒时不自主多节律性振动	使用分量重的设备、负重牵伸、药物治疗、神经肌肉阻断、相应的辅具
肌张力障碍	多	肌肉收缩/放松交替变化，并伴有肢体缓慢扭动或重复性的旋转或持续弯曲；常见于肢体远端	体位摆放、关节活动度训练、神经肌肉阻断、药物治疗、相应的辅具
手足徐动症	基底核、影响多巴胺的药物	面部、舌或肢体缓慢弯曲动作	放松技术、逐步减少不适应药物治疗
舞蹈病	对侧新纹状体、丘脑	无节律的不自主的舞蹈样动作或抽动；肢体远端	药物治疗
单侧抽搐/投掷症	对侧下丘脑核、丘脑、小脑	无规律突然出现抛投样动作，起始于髋或肩，偶尔也会始于面部或口部，伴有或不伴有旋转动作；兴奋/警觉时症状加剧，睡眠时消失	药物治疗
抽搐	多	清醒时突然发生刻板的自主协同运动或发声	药物治疗、行为治疗、放松技术
假性延髓手足徐动综合征	双侧锥体束	姿势性肌张力障碍伴零散的舞蹈症运动，伴有或不伴有动作迟缓；通常不影响智力/性格	体位摆放、相应的辅具

数据来自 Mayer NH，Keenan MAE，Esquenzi A：Limbs with restricted or excessive motion after traumatic brain injury.In Rosenthal M，Griffith ER，Kreutzer Js，Pentland B，editors：*Rehabilitation of the adult and child with traumatic brain injury*，ed 3，Philadelphia，1999，FA Davis；Mayer NH：Choosing upper limb muscles for focal intervention after traumatic brain injury，*J Head Trauma Rehabil* 19：119，2004；Zafonate R，Elovic E，Lombard L：Acute care management of post-TBI spasticity，*J Head Trauma Rehabil* 19：89，2004.

些常见临床诊断的身体表现以及 TBI 康复对象的症状。

去皮质、去大脑以及运动僵直

僵直（rigidity）是指与牵伸速度无关，在关节活动范围内进行大幅度被动活动时存在抵抗力增加的情况[51]。昏迷康复对象通常会表现出两种常见僵直体位中的一种，去皮质僵直或去大脑强直。

去皮质僵直（decorticate rigidity）姿势，上肢（upper extremities，UEs）处在屈曲位痉挛，并伴内旋和内收。下肢（lower extremities，LEs）处在伸展位痉挛，但同样伴随内旋、内收状态。去皮质僵直是由于大脑半球，特别是皮质脊髓束（源自大脑皮质区域，负责向四肢发送自主运动信号）受到破坏造成的。

去大脑强直（decerebrate rigidity）姿势，上肢和下肢痉挛，都处在伸展、内收和内旋位。手腕和手指屈曲、踝关节跖屈、内翻，躯干伸展，以及头部后缩。脑干和锥体外束（负责从脑干向四肢发送非自主运动信号）受到破坏会导致去大脑强直。去大脑强直康复对象比存在去皮质僵直康复对象的预后差[16,31]。

表现类似帕金森病症状的齿轮样或铅管样僵直通常发生于严重的 TBI 康复对象身上。多巴胺受体激动剂，如左旋多巴/卡比多巴或金刚烷胺能有效控制僵直。颈部张力障碍（斜颈）、下颌或肢体张力障碍同样会引发齿轮样或铅管样僵直，可能需要运动点阻断治疗[55]。

肌肉张力异常与痉挛

尽管去皮质僵直和去大脑强直都伴有严重的肌肉张力异常类型，且发生在昏迷康复对象身上，肌肉高张可以发生在任意肌群上，范围从轻度到重度不等。康复对象认知功能等级高于昏迷时，常常会表现出低张（肌张力减弱或松弛）和高张（肌张力增高或痉挛）相结合的状态。松弛（低张力）指正常肌肉张力降低。通常由于外周神经损伤导致肌肉松弛，被动运动时，肌肉无任何抵抗力。痉挛（高张力或张力亢进）指与速度相关的，肌肉阻力不自主增高[51]。广泛用于评估肌肉张力的改良 Ashworth 量表将肌肉张力划分为 0~4 级[8]：

0 级：无肌张力增高。

1 级：肌张力轻微提高，当相关肌肉被动屈伸时，在关节活动范围末端受到最小阻力或出现突然卡住和释放。

1+级：肌张力轻微提高，突然卡住，并在剩余关节活动范围内（小于 50%）始终感到有最小阻力。

2 级：在大部分关节活动范围内，肌张力明显提高。受累部位仍能移动。

3 级：肌张力显著增高，被动运动困难。

4 级：受累部位僵直于伸展或屈曲位。

由于痉挛康复对象无法主动放松肢体，受累肢体无法进行自主运动。痉挛可见于脑损伤数天后，或是在 3~6 个月内出现。仅在 2 周内，痉挛可造成肌肉永久性短缩，并进而导致关节活动丧失。肌肉永久性短缩被称为肌肉挛缩。

OT 实践要点

> 治疗师必须让所有参与到康复对象照料的团队成员了解到肌张力会有变化。姿势、自主运动、药物治疗、感染、生理期、疾病、疼痛、环境因素（如外界温度）和康复对象情绪状态[7]的变动都会改变康复对象的肌张力。

原始反射

如果中脑受到破坏，通常能观察到翻正反应受损。同样的，基底核受损会导致平衡反应和保护性伸展反应缺失。翻正反应、平衡反应和保护性伸展反应的缺失会使康复对象进行转移、起床、如厕、洗澡以及穿衣这些活动时，极有可能摔倒并再次受伤。

肌力减弱

由于外周神经或外周神经丛损伤以及 TBI 所致的继发性损伤（比如呼吸能力降低、骨折和感染）导致的活动缺乏，肌肉在未出现痉挛的情况下力量会降低。当康复对象肢体肌力降低时，可以进行功能性的肌肉和感觉评估。此外，康复对象也会出现粗大和精细协同运动受损，也需要对此进行评估。

耐力降低

一些并发症诸如感染、营养状况差、长期卧床，会导致耐力和肺活量降低，通常合并肌力减弱。增加康复对象肌力和耐力是急性阶段和康复初期的主要目标。

共济失调

小脑自身损伤、通向或离开小脑的运动通路损伤都会导致共济失调；它同时伴有本体感觉受损。共济失调是种以协调障碍、坐位和站立平衡受损，或同时累及站、坐平衡以主要特征的异常运动模式[7]。共济失调可累及全身、仅躯干受累或出现在上肢和下肢；具体表现为运动时出现抽动。共济失调康复对象无法对肢体近端和远端进行细微调节，而这是流畅和协调的运动所必需的能力。

共济失调的程度可分为轻度到重度。躯干存在共济失调的康复对象在坐位和站立时存在姿势稳定性差的情况。他/她不能将躯体维持在一个稳定姿势上，进而腾出上肢或下肢进行活动。康复对象会抓牢稳定面作为代偿策略，如桌面。上肢共济失调会造成康复对象在完成需要结合粗大和精细运动的活动时，如拿起水杯喝水，出现功能障碍。下肢共济失调则会导致无法在步行时保持平衡；而这种情况很容易发生摔倒。

异常姿势

异常姿势（abnormal posture）是由于全身肌肉张力不平衡所致。康复对象运用错误的代偿策略替代受损的运动控制能力、翻正反应延迟或缺失及视力、认知或知觉受损，会无意识引发异常姿势。治疗师必须具备与康复对象异常姿势相关的完整知识，这样才能帮助康复对象在适配的轮椅系统上保持适当的姿势，康复对象身体坐正，保持良好的姿势对线，以及进一步防止姿势畸形。经常出现异常姿势的部位有：

1. 骨盆　长期仰卧位卧床休息，会导致腰部脊柱关节活动度丧失，造成骨盆后倾。骨盆后倾会引起骶骨坐姿并造成驼背。当一侧腰方肌肌张力高时，坐下时该侧骨盆会高于另一侧，导致骨盆倾斜。

2. 躯干　躯干肌肉（比如胸肌、腹肌、脊柱肌肉和脊旁肌）虚弱或痉挛，都会出现驼背、脊柱侧弯以及脊柱前凸。同时也可观察到躯干向患侧侧屈（一侧躯干缩短），而另一侧肌肉延长。

3. 头部与颈部　躯干侧屈常常伴有颈部前屈或过伸以及头部侧屈。

4. 肩胛骨　肩胛骨可能处于下降、伸展或后缩、下旋或者同时处在这些位置上。这是由于肩胛骨肌张力不平衡所导致的；部分肌肉张力高，而另一些肌肉张力低。

5. 上肢　单侧或双侧 UE 都会涉及异常姿势。单侧 UE 受到累及时，上臂、前臂、手腕以及手的每块肌群和关节的 ROM、肌张力和肌力都不相同。

6. 下肢　严重的伸肌模式常见于双侧下肢，会对轮椅坐姿带来困难；当康复对象前移并滑出座位时，这个问题尤为明显。同时还可观察到髋内收、内旋，膝屈曲，足部跖屈及内翻。

关节活动受限

关节的 ROM 减少是常见问题。通常很难分辨出 ROM 降低的可能原因，如肌张力增高、有意识的抵抗、挛缩、异位骨化、骨折或脱位以及疼痛。因此针对 ROM 下降的干预方法取决于其原因，治疗师应当在干预前询问医生以确定 ROM 下降的原因。康复对象由于认知障碍而无法交流时，远端肢体骨折在急诊时经常遭到忽视。治疗师通常最先在 ROM 受限关节发现

坚硬终末感，这是异位骨化的典型特征，即在软组织中有板层骨形成[36]。

感觉

TBI 康复对象可能存在感觉减退或消失征兆，包括轻触觉、分辨锐性和钝性感觉、本体感觉、温度觉、痛觉和运动觉。此外，还可能存在由于脑神经损伤导致的味觉和嗅觉受损[7]。康复对象可能出现实体辨别觉、两点辨别觉以及皮肤书写觉（闭眼，分辨出写在手臂上的字母的能力）的减退或消失。还可能存在影响姿势对线的感觉过敏。

全身运动的整合

全身运动涉及头部、颈部和躯干控制以及取物、弯腰和步行时动态坐位和站立平衡。完成 ADL 全身运动，个体必须协调整合躯干、头部、颈部及四肢的粗大和精细运动。严重躯体障碍的康复对象通常坐位和站立平衡功能较差，且不能维持直立姿势以便释放上肢用于活动。功能处在更高水平的个体可能在全身运动中存在细微不足，让他/她很难下蹲、伸手越过头顶拿取柜子里的物品或者是弯腰捡起掉在地上的物体。所有 ADLs 表现都需要全身综合运动。

吞咽困难

吞咽困难，或者难以完成咀嚼及吞咽的四个阶段，由脑神经或脑干遭到破坏所致（详见第 27 章）。TBI 康复对象中，口腔准备期、口腔期和咽期发生吞咽困难的概率高于食管期吞咽困难。吞咽困难通常累及至少一个吞咽阶段[5,6]。

个体可能存在口部肌肉张力高或张力低、下颌关节不稳、异常口腔反射如觅食反射、咬合反射、吮吸反射、呕吐反射和咳嗽反射，这些都会影响说话和进食活动。认知障碍也会导致康复对象感到咀嚼、吞咽和呼吸顺序困难。

自我进食

TBI 康复对象可能无法维持足够长时间的注意力来进食。如果冲动性非常明显，这些康复对象很难控制每一口进食的量和频率，因而会导致咳嗽，甚至误吸。口腔失用症——即不能执行想要做的动作或跟从指令执行口或唇运动，也会出现。如果康复对象是观念性失用，他们会无法理解进食活动所需要的指令，且不能识别用餐工具。由于他们同样丧失了完成进食所需的运动计划力（观念运动性失用），他们可能无法执行神经学上的运动模式，将食物送入口中。偏盲（视野缺失）或视觉忽略也会使他们看不到一半餐盘中的食物。

认知

如之前章节所述，认知障碍分多个等级，并影响个人生活质量的多个方面。常见的认知障碍包括注意力下降、记忆受损、活动的启动和终止机制受损、安全意识降低和判断力变差、易冲动、执行功能和抽象思维困难（如解决问题、制订计划、整合新知识以及化用）。

注意力

注意力降低会影响持续专注于某一活动不分心的能力，以及受干扰后再次专注活动的能力。TBI康复对象通常不能将注意力集中一段时间，以及从周身环境滤除干扰源的能力。无法集中注意力会严重影响工作、学习和完成ADL的能力。尽管随着神经修复，注意力缺陷也会消失，但是注意力障碍仍会不同程度的影响康复对象之后的生活。中度TBI康复对象会存在轻微的注意力缺陷，即使在受伤后数年也会存在，并影响日常功能。

记忆力

记忆力受损是TBI康复对象常见的认知障碍表现，可能会造成终身障碍。记忆受损包括遗忘刚刚听到的单词（瞬时记忆）、忘记昨晚哪位亲戚来家里做客（短时记忆）、记不起几年前发生的事情（长时记忆）。尽管神经恢复了，大多数康复对象仍然很难学习新知识。涉及的安全问题包括迷路、忘记锁门以及忘记关炉灶；记忆受损的康复对象如果无法使用代偿方式，通常需要监护。失去生活独立性在情感上是毁灭性的打击，因为TBI康复对象经常会同时思考他们过去的样子，以及他们的成就、目标和对未来的计划，而这些都由于TBI而不复存在。

记忆丧失同样根据受损或脑损伤时间关系划分。受伤时间之前的记忆丧失称为逆行性遗忘。康复对象会忘记事故之前刚发生的一些事情或忘记发生在事故前数天、数周甚至数月的事情。TBI后康复对象无法形成新记忆，则称为顺行性遗忘；时间可在受伤后持续数天、数周、甚至数月。

活动的启动和终止

活动的启动和终止（start and termination of activities）受损会影响开始和结束活动的能力。无法在无辅助情况下启动活动会影响康复对象独立生活的能力。通常来说，存在启动机制受损的康复对象会在提供辅助和结构的康复机构中进步明显。而一旦回到家中，没有预先设置好必要的环境，这些康复对象会退步，并且很难完成基本日常活动。同样情况，一旦开始，康复

对象表现出很难终止活动，亦是重复行为的一种。举例来说，康复对象开始刷牙后就会很难停下来，他/她感觉到被迫继续刷牙。重复行为有时候涉及思维过程。康复对象也许很难集中在某一活动上，因为他们在反复思考必须完成另一个活动（比如洗衣服）。

安全意识和判断力

额叶受损常常会导致个人洞察自身极限的能力受损且易于冲动，或是不能在行动前考虑后果。这类康复对象也会存在安全意识和判断能力差的情况。比如，康复对象可能会在没有拉上刹车或移除脚踏板情况下从轮椅上站起。移动能力佳，已经回到社区的康复对象可能会在无视交通信号灯的情况下过马路，或者是不用隔热手套就去取烤箱或炉灶上的锅。对OT来说最重要的是帮助康复对象重新构建环境，不断训练和再学习安全行为以降低意外事件的发生并提高对自身极限的认识。

信息处理

大部分TBI康复对象或多或少存在处理外部信息困难的情况。反应时间存在延迟，范围从几秒到几分钟不等。治疗师需要知道处理延迟，并且能分辨功能延迟和功能缺失。例如，感觉评估中，康复对象可能对钝性刺激反应迟钝。治疗师可能会把康复对象处理时长延迟当作失神发作或感觉意识损伤。处理外界环境信息延迟包括视觉、听觉、感觉和知觉信息处理。

执行功能和抽象思维

执行功能包括计划能力、组织能力、设定目标、理解行动后果及针对环境及时调整行为的能力。抽象思维指利用精密推理和分析能力在脑海中持有或处理概念的能力。许多TBI康复对象有具体思维，即他们可以处理具体信息。比如，执行能力和抽象思维受损的康复对象会在有详细操作步骤的情况下完成饭菜准备活动。如果说明书没有特地指示康复对象调节温度，他们可能会把菜烧焦，因为他们无法预见把炉灶维持在高温的后果。

泛化

泛化（generalization）新知识指能够学习特定任务，并将所学技巧迁移到另一相似活动中的能力。执行功能、抽象思维以及短期记忆的缺失会明显影响新知识的泛化。比如，一名在日间治疗机构训练的康复对象学会完成洗衣所需的技巧后，可能不会在家中或在其他洗衣店中迁移这些技巧。具体思维或不能形成抽象概念的都会导致这类障碍。在临床机构里，用洗衣机完成洗衣所需要的认知模式已经建立，康复对象无法

将这认知模式迁移到不同环境中相似但是不熟悉的洗衣机上。泛化新学知识的能力受损是主要妨碍康复对象在社区恢复独立功能的最显著问题之一。

视觉

视觉技巧包括从外部环境中准确看到刺激源的能力(详见第 24 章)。视觉技巧不包括识别物体,这是知觉功能的一种。TBI 会导致众多视觉技能障碍,调节异常(导致视觉模糊)、聚合不足(看某一事物时无法维持单个视野)、一侧或中间斜视、眼球震颤、偏盲以及扫描和视觉追踪受损。扫视(双眼快速移动,从一个注视位置变换到另一个,比如看书)也会受到 TBI 影响。眨眼频率降低、上睑下垂(眼睑下垂)以及兔眼(眼睑闭合不全)也是动眼神经破坏导致的常见视觉障碍[7]。

这些视觉元素中的任何一种功能障碍都会广泛地影响日常生活功能。每个人在社会和人际交往中间接地依赖视觉。视觉可以用作运动技能的线索和反馈系统,如在步行和手眼协调活动。视觉障碍可以影响日常生活活动,包括修饰和卫生保健、膳食的准备和食用、轮椅活动、阅读、写作和驾驶。

感知觉

知觉是指处理外界环境信息的能力(详见第 25 章)。知觉是大脑右半球次级皮质区域的功能,包括次级视觉区域、次级躯体感觉区域、次级听力区域以及顶-枕-颞联合区域。知觉障碍更常见于右侧半球损伤,不过也会发生在左侧半球。知觉可分为:视知觉、身体图示知觉、运动知觉以及语言和言语知觉。视知觉受损康复对象会很难区别左和右、手指和握拳、形成连续性、位置空间以及图像定位。视知觉障碍包括视觉失认,即康复对象表现出辨认熟悉物品或人物困难。例如面孔失认症即无法将面孔和名字对应。面孔失认症是由多功能联合区域受损造成[7]。

身体图示知觉指个体意识到自身身体的空间特征。这个意识被分为触觉、本体觉以及压力觉等神经综合体。TBI 康复对象的常见问题是疾病失认症,不能察觉到自身障碍的存在。这也会导致身体图式知觉障碍中的单侧忽略综合征,即康复对象无法整合半侧身体或环境(通常是左侧)的能力。单侧忽略常见于右侧顶叶受损,但额叶和枕叶损伤也会引起单侧忽略。左侧单侧忽略康复对象会忽视他们左侧肢体,并把左侧肢体认为是其他人的。比如,这类康复对象会只刮右半脸的胡子,或只穿右半边身体的衣服[7]。

失语症是由于特定脑叶区域,特别是左半球功能障碍所导致,影响理解或形成语言(或两者皆有)[20]。一些左利手康复对象在右侧半球有语言区域。建立可靠的沟通方式是治疗失语症康复对象的重要任务。如果听理解存在问题,则更需要依赖指导性或活动性的姿势演示。失语症常见类型有理解障碍,包括 Wernicke 失语和经皮质感觉性失语。受损康复对象存在更长时间的创伤后失忆,因为他们不理解定向性问题。尽管口语说得很流利,内容会出现语言错乱或文字代替。失语症康复对象也会曲解语言,并变得多疑和易怒。洞察自身交流障碍的能力也受到限制。

非流利性失语(Broca 失语和经皮质运动性失语)表现为理解力部分保留,但是说话吃力或电报式发音并存在音韵性错语(比如将"叉子"说成"撒子")。传导性失语(理解力完好、说话流利,复述能力受损)和命名性失语则表现为表述冗长累赘且有反复错词。有这些失语类型的康复对象通常会意识到自身存在的问题并经常对自己的缺陷感到沮丧。治疗师应鼓励他们使用手势来表达自身的愿望和需求。

失读症(阅读时存在困难)、失写症(书写障碍)以及计算困难经常和失语症一同发生。不过,比起卒中引起的失语症,在创伤性失语症中,这些功能保留的更好;治疗师应当频繁更换交流模式。

言语声律障碍或语韵障碍指语言的音调转换或情感性语调的发出或理解过程受损。执行性语韵障碍指康复对象无法经由声音表达情感,常见于小脑、基底核或右侧额叶损伤。复述性语韵障碍指康复对象无法从他人的讲话中感知到所包含的情绪,常见于右侧颞叶或顶叶损伤,少数情况见于左半球损伤。康复对象可能无法理解一段笑话或故事中的关键信息,因为他们不能理解音色和音调中所传达的轻微暗示和内在含义[80]。更严重的障碍是导致康复对象与他人交流时不能解读愤怒、幽默或讽刺等情绪[19]。知觉动作障碍是指运动计划受损,即失用症。失用症即与虚弱、感觉丧失、注意分散或对任务理解错误等原因无关的运动功能失调[19]。

失用症通常由于运动前区皮层、胼胝体或颞叶顶叶与额叶皮层运动区的连接处受到损伤造成[39]。这些皮质区域是专门负责储存特定活动的运动模式以及常用运动模式的执行通路。意念性失用(ideational apraxia)指康复对象无法理解任务要求或在具体任务中使用错误的运动方案。举例来说,意念性失用康复对象可能无法理解衬衫是一种覆盖在上身和双臂上的衣服。由于无法理解任务需求,他们无法在脑中形成穿上衣的活动方案,或采取了错误的活动方案,并尝试把双腿伸进袖管里。有时候,这种障碍被称为穿衣失用症。意念运动性失用(ideomotor apraxia)指康复对象丧失了具体活动中某一运动模式的运动记忆。意念运动性失用康复对象能理解衬衫是一种覆盖在上身和双臂上的衣服,但由于通路消失不能执行恰当的运动方案。结构性失用(constructional apraxia)指康复对象无法准确地拼装组件成为一个三维空间整体。比如,患有结构性失用的前木匠不能将木板组装在一起做成鸟巢。

社会心理

研究人员发现康复对象在 TBI 发生 1 年以后最担心的是社会心理障碍,这妨碍他们重建满意的生活质量。随着受伤后时间的推移,相比 TBI 导致的身体和认知问题,康复对象和家属认为社会心理因素的危害更大。

在 Marisol 案例中,起初由于她还不能说话,很难进行关于社会心理状态的评估。治疗团队试着在通过她在治疗中的参与度和情感来评估其情绪。Marisol 的男朋友来看她时,她情绪会更好,她会笑起来并看上去更活跃。

Marisol 在她为期 4 个月的住院和日间治疗过程中,参与到积极互动中。她的出院计划包括搬去 Georgia 和母亲住在一起。和 Marisol 讨论搬家时,明显能感受到,当得知可能无法再见到男友时,她非常悲伤。治疗团队密切观察 Marisol 的悲伤情绪是否会引发抑郁症状。

自我概念

TBI 最严重的社会心理后遗症之一就是康复对象自我概念的改变。自我概念是指个体所持有的对自身身份认可、性和性别认可、自我身体形象、优势与缺陷以及在家庭、同龄人和社区中的地位的内在了解。个人的自我概念会在 TBI 后彻底改变。TBI 的一个明显特点是短期记忆受损,而长期记忆保持完好。TBI 康复对象通常很清楚地记得他们受伤前的模样,并且必须接受情感上的矛盾,将受伤前的自我概念替代为受伤后的自我概念,而这两个自我概念对康复对象来说都十分重要。经历过的康复对象有时候会把这个过程视为不愿回想的死亡和重生。他们会认为受伤前的那个人已经离开了,取而代之的是一个与他们记忆中完全不同的人[63]。

社会角色

自我概念大多是由人们在家庭、同龄人或社会中所扮演的社会角色引出的。通常情况下,TBI 康复对象会丧失大部分先前所拥有的角色和支撑这些角色的活动。康复对象在家庭和同龄人中的角色改变了。TBI 的亚急性康复期,康复对象经常能见到家属和朋友。不过随着时间推移,家属和朋友不再频繁看望康复对象,这让康复对象感到被孤立和抛弃。许多 TBI 康复对象反馈说,感受到孤立以及无法维持和形成社会关系是他们最担忧的伤后问题。如果他们再也不能重建伤后生活,包括维持与他人的亲密关系、和伴侣的婚姻关系以及照顾孩子,不能和伴侣或配偶约会,常常让 TBI 康复对象产生一种深刻的失落和无力感。工作角色的丧失以及无法自力更生,会让康复对象深切地感受到对他人的依赖和缺乏个人控制力[48]。

独立生活状态

由于 TBI 导致的身体、认知和社会心理方面的后遗症,很多康复对象发现他们需要支持性的生活安排或必须和家人生活在一起。失去在社区独立生活的能力加强了依赖感,并降低了个人控制力。随着这些角色能力的丧失,遭受 TBI 的成人大都会感到角色偏差,并认为他们再也不能回归社区。TBI,尤其发生在 18～30 岁之间的 TBI,会影响青春期到成年的发育转换,并使康复对象感到不适应且无法习惯受伤后的成人状态。抑郁、回避以及冷漠都是先前谈及的自我概念改变后以及失去期望的社会角色后常见的社会心理后遗症[56]。

处理失落情绪

TBI 康复对象及他们的家属经常经历类似重病引起的死亡或濒死体验阶段[49]。阶段最开始是否认阶段,即康复对象否认他们所遭受的身体、认知或社会心理障碍。否认阶段会妨碍治疗,康复对象拒绝配合治疗因为他们认为不需要治疗。随着康复对象渐渐开始正面他们在 ADL 上的障碍,否认情绪逐渐减弱。否认阶段之后是愤怒阶段。康复对象提高了对自身障碍的认识,开始变得沮丧和愤怒,因为恢复过程比想象中的更慢。下一个阶段是妥协。康复对象服从现状,并积极参与到治疗过程中只要能够恢复到受伤前的生活状态。妥协状态中,康复对象的积极性提升并且显得乐观。之后抑郁状态会显现出来。最终,康复对象开始认识到损伤的严重度,以及对他们余生的影响。下一个阶段是接受(康复对象接受损伤及其造成的功能限制),这阶段对康复对象是很重要的。尽管受伤后生活目标和期望与发生损伤前完全不同,但对康复对象能够积极投入建设伤后生活是很有意义并且弥足珍贵。这几个阶段可能需要数年才能转变。否认、愤怒和妥协阶段通常发生在受伤后的前几个月或 1 年内。抑郁阶段起始于康复对象渐渐摆脱否认情绪,并逐渐意识到损伤对未来的影响。康复对象可能会有几年的时间才会真正接受损伤的现实以及性格、技能和生活方式的改变,并着手重建新生活。

否认、愤怒、妥协、抑郁和接受几个阶段过程并非一起出现。TBI 康复对象经常在康复期间体会反复否认、愤怒和抑郁情绪的时期。当康复对象面对新的环境需求时,会再次经历否认、愤怒和抑郁情绪,比如,生活状态改变(从父母家中搬到社区集体住家)或随时间流逝身体、认知及社会心理状态进一步恶化(比如,由于视觉技能恶化,需要增加步行辅助)。

情绪变化

神经损坏本身会导致过于频繁且过度的抑郁,情绪多变、不自主的情绪宣泄以及情绪降低。左半球受到破坏的康复对象会存在抑郁状态增高和情绪不稳。左侧框颞叶会造成严重抑郁与高度警觉(包括激动、焦虑和哭泣)。左侧额叶的背外侧则会导致情绪降低或频发。这些脑叶受损的康复对象即使在感觉良好的情况下也会出现抑郁状态。右侧半球神经损伤的康复对象会常常造成一种奇异的欢快感,或缺少对严重损伤的情绪响应[63]。

脑损伤康复对象通常很难了解他人的情绪。因为该能力是指导康复对象对他人回以恰当情绪和行为响应的能力,这类功能受损会带来多种社会心理和情绪问题[59]。

行为

行为受损是恢复过程中的必经阶段。Rancho Los Amigo 的康复团队专门描述了认知等级 4 级是“困惑,不安”状态[68]。在该阶段的恢复过程中,康复对象处于焦躁不安和好战状态。他们可能会对肢体语言,或一些外部环境刺激作出反应,触发焦虑情绪。通常能观察到的行为有叫喊、咒骂、抓挠以及咬人。行为问题对康复对象家庭和干预团队来说都令人困扰;因此,行为治疗是 TBI 康复中的一个基础部分。

伦理考虑

与存在行为问题的康复对象工作会令人感到沮丧,有时候会让人恐惧。未受训练的团队成员会受到伤害,而他们自身的行为和反应也会进一步加强康复对象的负面行为。

治疗师应当为行为障碍进而影响治疗疗效的康复对象设置综合行为治疗方案。方案的目标包括为康复对象和医务人员营造安全环境、建立并实施行为治疗技术、降低所有约束设备的使用,以及在医院和出院后为康复对象提供促进其参与度和恰当行为表现的环境[70]。

行为治疗方案中使用的干预措施有一对一辅导、药物治疗干预和个体化的行为治疗指南与干预。一对一辅导通常是由受过培训的护理助理或康复技师进行,那些有自残或伤害他人风险的康复对象尤其需要一对一辅导。在许多案例中,行为治疗项目应当全天 24 小时进行。辅导者帮助康复对象加强行为计划以及改正不恰当的或不良行为。药物治疗则用于调节睡眠,降低焦虑和好斗行为,直到康复对象能够自己控制住自身行为。疼痛经常会引发焦虑,评估康复对象的疼痛程度并给予恰当的药物治疗也会降低康复对象焦虑、好动或/和失眠的情况。服用的药物必须谨慎选择,以防止诸如意识模糊和精神运动变慢等副作用出现。康复对象可能会有具体的行为终止标志,比如晚上睡眠充足、功能活动时注意力集中以及降低言语或身体行为暴发的频率。

环境改造是一种预期性方法,来防止并降低非预期的行为出现。具体改造措施有小隔间或网状床、预警系统、头盔以及无线电话机的使用。通常还需要毒品和酒精制度;有记录显示许多 TBI 康复对象都存在饮酒或吸毒问题(或两者兼有)[71]。

与存在行为问题的康复对象共同工作的第一步是理解这些问题发生的原因以及他们如何表现自己的情感。

康复对象存在焦虑、有攻击性、无控制力以及拒绝配合并参与活动,特别是他们很难排除干扰因素因而很容易在吵闹的环境中产生焦虑。治疗干预期间为康复对象提供安静的房间,并使用隔床,可以帮助降低噪声并减少康复对象情绪暴发的情况。

无自控力的康复对象可能对外界环境缺乏意识,并且会对他人作出不雅举动。常用的治疗干预措施有忽视评价、改变不恰当行为以及帮助形成正确行为。

拒绝配合和参与治疗的康复对象是最具挑战性的,因为这些行为可能会影响急性康复治疗中他们残余的能力。缺乏参与度普遍有器质性原因,或由于认知障碍造成,例如启动机制受损和缺乏对功能障碍的洞察力。在护理时全程记录这些行为是非常重要的;不过当康复对象拒绝参与时,记录进程就显得很困难。

具体的干预措施包括提供详细规划好的日程安排和目标清单,提供视觉提示;以及在活动中使用视觉和身体提示,直到康复对象能够在无协助情况下完成任务。

OT 实践要点

行为治疗是 TBI 康复治疗中的必备的。无论康复对象的行为是消极(降低启动功能)、积极(焦虑)或某种程度上两者兼有,都需要建立并实施行为治疗。有效的治疗项目包括工作人员的综合训练、用于追踪和监督行为的工具和技术以及持续的多学科交流(行为治疗讨论会),以确保个体化的行为治疗方案的有效性和有目的性[71]。

RLA 低等级的康复对象的评估

康复对象从昏迷中开始,在受伤的开始阶段(RLA水平Ⅰ~Ⅲ)可能表现出轻微的觉醒和有限的有目的的运动。可能有必要在短时间内和每天的不同时间对这些人进行评估。一个安静的环境和最小的干扰将增强康复对象的执行力。评价包括以下几个方面:

1. 觉醒和认知水平　康复对象是否能在视觉上注意到说话者并执行"张开嘴巴"和"闭上眼睛"之类的命令。他或她能通过言语、手势或眼球运动去交流吗?他或她是否表现出有目的的动作,比如拔掉重要的管子?叫醒康复对象是简单还是困难,康复对象还能持续多久?

2. 视觉　康复对象是否能够对一个人、对象或活动进行视觉扫描或注意?康复对象能够保持眼神交流吗?

3. 感觉　康复对象对外界刺激的反应,如疼痛、温度和关节的运动?

4. 关节是通过测量活动度　在某些关节中,是否由于去皮层或异常姿势,肌张力或痉挛的增加、挛缩或异位骨化丢失了关节活动度?

5. 运动控制　康复对象是否表现出去皮层或异常姿势?是否增加肌张力和痉挛?

6. 吞咽困难　康复对象是否能自己处理自己的分泌物、流口水或自发吞咽?康复对象是否表现出不良的口腔运动控制?这些问题的回答提供了关于吞咽评估是否被指出的有价值的信息。

7. 情绪和行为因素　康复对象的影响是平淡的还是流露出来的?在与康复小组或家庭成员的互动中,是否有哭泣或大笑的反应。

对于低功能水平的脑损伤康复对象的评估通常是通过测量工具,如量角仪、临床肌肉和音调检测、传统的神经筛查和临床观察来完成的。许多急性期的脑损伤康复设施已经发展了自己的初步评估表格。可以使用各种尺度来建立基线和预测恢复。GCS 和 RLA 表是常见的;然而,新的认知量表也正在被使用(如 JFK修订版和 WHIM)[67]。有些康复对象往往很快就会有变化并能迅速通过 RLA 水平检测,而另一些康复对象(如那些缺血缺氧性脑病)可能表现出有限或缓慢的恢复。对于慢性恢复期的康复对象,可能需要进入一个亚急性期的项目或一个康复中心。在这两种情况下,有必要采取积极的治疗干预的康复计划,以防止挛缩,鼓励活动,并通过康复过程促进康复对象恢复。

在 Marisol 的案例中,研究小组首先通过提供适当的医疗干预措施来解决她的痉挛和关节挛缩,包括对她肌肉的神经阻断,以减少她的痉挛和关节挛缩,包括对她肌肉的神经阻断,以减少她左侧上肢的痉挛。随后打石膏,塑形肘关节,从而减轻肘关节的挛缩。该小组还在一个多刺激的环境中给了 Marisol 一个全面的活动时间表。这个计划包括把她从床上转移到一个固定的轮椅上(并且在轮椅上要保持每天 6~8 小时的时间)、每天都要在一个固定架上练习站起和每天要积极参与 4 个小时的治疗。她的认知水平每周用修订的JFK 量表评定一次,并评估她完成基本行动和自我照顾任务的能力。

RLA 低等级的康复对象的干预

对那些通过 RLA Ⅲ级水平的康复对象进行干预的总体目标是提高个体的反应水平和整体的自我和环境意识。所有的刺激都应将结构安排好,分解为简单的步骤和指令。为个体的反应分配足够的时间是必要的,因为在这一阶段的恢复过程中,认知处理常常显著延迟。这一阶段的干预可以分为 6 个方面:感官刺激,床上体位摆放,矫形器的使用,轮椅的位置,吞咽困难的管理,情绪和行为的管理;家庭成员和看护者的教育也开始了。给予这些刺激性的干预来优化恢复进程。每个干预都会影响和提高下一个。因为康复对象往往对熟悉的日常规律有更多的反应,所以涉及亲密的家庭成员和朋友是很重要的。

感觉刺激

对从昏迷中醒来的康复对象的干预应该在他们临床体征稳定后立即开始。干预一般从重症监护病房开始。这个阶段,康复对象往往缺乏对疼痛、触觉、声音或视觉的反应能力。他们可能表现出一种对疼痛的普遍反应,这种反应表现为反射性(如试图摆脱疼痛刺激)。干预的目的是通过控制感觉输入来提高康复对象的觉醒水平。感觉调节增加神经信号到脑干网状激活系统,提醒大脑来自外部环境的重要感觉输入。

感官刺激(sensory stimulation)可以以多种方式和方法引入。引入单独的视觉、听觉、触觉、嗅觉和味觉刺激的可能会提高个体警觉。例如,手电筒可以用来引起眼睛的打开和视觉跟踪。演奏熟悉的音乐可以促进自主的反应,例如在呼吸频率上的变化或血压的变化。通过各种气味来引入嗅觉刺激,这可能会引起眼睛的打开或转动。味觉刺激包括用棉签对康复对象的嘴唇和舌头的施加控制的味道,可能包括咸、甜、苦和酸味。期间,治疗师要留意康复对象的任何反应。

OT 实践要点

最有效的感官刺激是那些对康复对象有个人意义的刺激,比如喜欢的歌曲或故事。家庭成员经常带着熟悉的物品和图片来促进康复对象的反应,这有助于了解康复对象受伤前的历史,将熟悉的项目和生活规律纳入他或她的干预计划中。

干预的早期合并了动觉输入。促进有意愿性的运动最有效的方法之一是在执行功能活动时,以一种规范化的方式积极引导运动。治疗师积极地帮助康复对象做简单的动作(例如,从一边滚动到另一边)和简单的功能活动(如用毛巾擦嘴,梳理头发,并在皮肤上涂乳液)。理论上功能性感官刺激的目的是重新激活在受伤之前就已经建立的高度加工的神经通路。其他与功能性感觉刺激相关的活动包括:帮助康复对象坐在床边和让康复对象站在倾斜的桌子和液压站立架上。在所有这些活动中,治疗师观察康复对象的任何变化,如视觉跟踪、头部的转动、身体反应、发声和口头命令的能力。

轮椅姿势摆位

坐位和肢体放置是 RLA 低水平康复对象的重要组成部分。在轮椅上恰当的肢体放置使这些康复对象能够在直立的中线姿势中与他们的周围环境进行互动。适当的摆位可以促进头部和躯干控制,这样康复对象在环境中可以看到并与他人互动交流。一个合适的轮椅坐位和肢体放置有助于防止皮肤破裂和关节挛缩,促进正常的肌张力,抑制异常反射,增加坐着的心肺功能和吞咽功能(图34.1)。

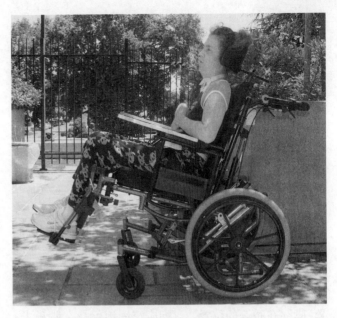

图 34.1　合适的轮椅座位位置

有效的坐位和肢体放置需要一个稳定的底座、在骨盆处支撑、在中线保持躯干、并使头部在一个直立的中线位置。这个位置解除了上肢的使用,并允许康复对象对周围环境进行视觉追踪。一旦康复对象有了一个鼓励和促进功能的坐位系统,治疗会更加有效和有益。例如,康复对象通常会发现在这个体位下去处理他们的分泌物比较容易,所以吞咽实验可能更安全,更有效。

当 Marisol 进入急性期康复计划时,她需要一个轮椅和特定的摆位装置。考虑到她的运动能力和缺陷,你会设计什么样的轮椅给她使用?

骨盆

轮椅的摆位应该从骨盆开始。髋关节置换术后的臀部位置不佳,躯干和头部对线,影响了四肢的肌张力。由于座椅式轮椅有助于臀部的内旋和内收,因此,插入一个坚固的座椅(用泡沫填充并覆盖乙烯)是很重要的,以促进中性到轻微的触感或骨盆倾斜。腰椎支撑也有助于保护腰椎的自然曲线。楔形的座椅插件(向下倾斜指向椅背)可用于促进髋部屈曲并抑制臀部和臀部的伸肌张力。两侧臀部应该均匀地承受重量,坐骨结节在轮椅坐垫上受力均匀。在骨盆上的安全带有助于保持这个理想的位置。因为这些康复对象在床上度过了大量的时间,所以失去了骨盆前倾。在康复对象被摆放在轮椅上之前,骨盆和躯干的伸展常常是达到骨盆对齐和上躯干伸展的必要条件。这些伸展通常有利于直立,对称的躯干对齐,这可能是继发于长期卧床、异常肌张力、异常反射和模式。

躯干

骨盆摆位后接者是进行躯干的摆位,因为躯干是下一个最近端的身体结构。坚实的背部插入稳固的轮椅靠背,以保持脊柱直立的姿势。背部在脊柱的弯曲处会保持腰椎和胸椎曲线。躯干侧支撑架可用于减少由于背部固有肌肉不平衡所致的脊柱侧弯和躯干侧屈。一个胸带(用容易打开的尼龙搭扣)用来减少驼背,促进肩部的收缩和外展,并扩大胸部的上部为适当的横膈膜呼吸和上肢使用。

下肢

在靠近膝关节的两处之间放置一个外展的楔形垫,可用于减少髋关节内收和内旋位。如果髋关节处于外展位,则可以沿大腿外侧的侧面放置一个楔形垫,以减少外展。理想的情况下,膝盖应该在 90 度的位置,脚跟在膝盖的位置。双脚应牢固地保持在脚板上,以提供本体感受的输入,并使两脚的负重保持正常。

上肢

上肢的位置是肩胛骨处于中立位(既不升高也不压低),肩关节轻微外旋、外展,肘部在中立位,轻微弯曲,前臂旋前,手腕和手指在功能位置。由于严重的痉挛和软组织挛缩,这个位置通常很难达到。一个矫形器或石膏可以应用于减少痉挛和促进功能的位置。通常,一个轮椅桌板用来提供上肢支撑,鼓励双侧上肢承重和使用。

头部

功能较差的 TBI 康复对象经常通常很少或无法主动控制。头部达到中线的位置,使得康复对象能以最佳的视觉接触环境,但是这个是很困难的。可使用动态头部摆位装置(图 34.2)来保持头部中立,促进头控。环形头枕从脑部后方和侧面环绕,可用于将头部支撑在中线位置。前额带(由柔软的衬垫材料制成)可以用来防止头部下垂。稍微倾斜的轮椅也可以防止康复对象的头部向前倾,促进与环境的视觉互动。康复对象倾斜在 10~15 度之间;若倾斜超过这个角度,会减少躯干和骨盆负重,从而增加伸肌张力、骨盆后倾和骶骨坐位。如果康复对象的一部分颅骨被摘除了,在所有活动过程中,以及将康复对象从床上抬到轮椅上的过程中,都要配戴头盔,保护大脑。

随着康复对象的康复,轮椅的位置应该不断重新评估,以更好地满足他们的特殊需要。当康复对象开始主动控制他们的身体,并在环境中操作更多的项目时,设备应该逐渐被修改或移除。时间表对显示康复对象可以坐在轮椅上的耐受时间是非常必要的。让康

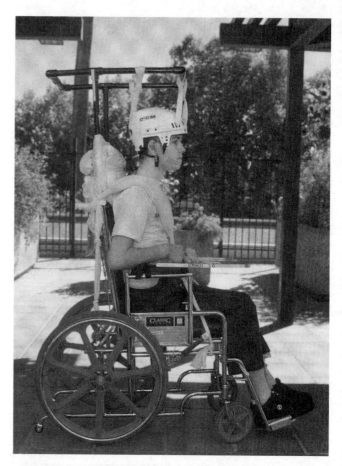

图 34.2　一个动态的头部摆位装置保持中立的头部对线,促进头控

复对象在轮椅上的时间超过可忍受的时间,可能会导致疲劳,进而影响到积极参与治疗。

床上良肢位摆放

在 TBI 的早期阶段,正确的床上良肢位摆放是至关重要的。由于康复对象往往在床上花费大量时间,正确的体位摆放对于预防压疮、促进正常的肌肉张力、防止骨盆和躯干的关节活动度和移动性丧失是至关重要的。由于痉挛和异常的姿势反射,通常很难保持最佳位置。其他可能干扰体位摆放的复杂因素有石膏或矫形器、静脉导管、鼻胃管、骨折和在康复对象卧床时必须遵守的任何医疗预防措施。

如果康复对象表现出异常的肌张力和姿势,则最好采用侧卧或半卧位。这个体位可以辅助改善异常肌张力并提供感觉输入。仰卧位可能会引起迷路反射和伸肌张力。仰卧位和头部在侧位都可以引起不对称的紧张性颈反射。TBI 的康复对象通常是双侧参与,需要在双侧都有侧躺的方案。传统的用于治疗脑血管意外康复对象的床上体位摆放可能需要修改,这取决于双侧肢体的参与程度。枕头、泡沫楔形垫和矫形器可

以被用到床上的体位摆放中,以促进正常的位置并防止异常的姿势,如过度的肘关节屈曲,头部和颈部的伸展,以及足底的畸形。

OT 实践要点

因为所有的康复对象都有独特的需求,每一个康复对象都应该通过评估建立自己的理想体位摆放项目。通常情况下,帮助康复对象拍一张一次体位摆放的照片并粘贴上去,以确保这张照片可以很容易让照顾者和家人模仿和执行。

矫形器和石膏

矫形器和石膏在以下几种情况下使用:①伴有痉挛的功能性运动和日常生活独立活动;②目前存在关节活动度受限;③软组织可能存在挛缩。矫形器被认为可以通过将关节固定在肌肉和软组织的静止位置来提供拉长和抑制。肘部、手腕和手的矫形器经常被使用,以保持一个功能性的姿势休息体位,减少肌张力。系列石膏矫正法是一种更积极的干预措施,当挛缩形成或出现痉挛时,增加关节的关节活动度(或两者皆有)。矫形器和石膏不仅可以减少挛缩和增加关节活动度,而且还可以防止皮肤破损。因为脑损伤的康复对象经常有主动关节活动度受限,上肢关节经常会出现屈曲的位置(特别是当严重的手指弯曲或痉挛导致手指和指甲嵌入手掌表面的时候),这可能会引起皮肤的湿疹、发红和破裂。

当康复对象没有参与主动运动和功能性任务时,静止的功能位置或抗痉挛矫形器(图 34.3)就会磨损。

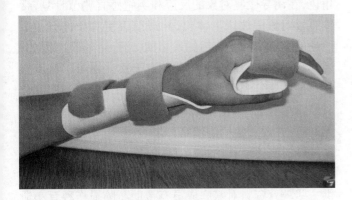

图 34.3 休息位的矫形器(引自 Cifu DX:Braddom's physical medicine and rehabilitation,ed 5,Philadelphia,2016,Elesvier.)

一旦矫形器被安装好,就必须为康复小组和护理人员制订一个配戴时间表。在白天,要求康复对象重复性穿戴矫形器,2 小时交替 1 次(2 小时穿,脱掉休息2 小时)。必须经常监测康复对象的皮肤破损或张力变化,这些变化可能会改变矫形器的初始尺寸。康复小组和护理人员应该训练适时穿戴和摘掉矫形器。

在这个康复阶段,其他常见的矫形器是圆锥状的矫形器,用在手掌上,以防止手指嵌入手掌表面。通常,卷布被放进紧握的手;然而,因为这可能增加痉挛,所以选择硬圆锥体矫形器更合适。一种抗痉挛的矫形器(图 34.4)不仅能使手部和腕部在功能位置上发挥作用,而且还能将手指外展进一步减轻痉挛。矫形器要根据需要进一步改进,如果康复对象自身的运动控制和肌张力有所改善,最终可以停止使用矫形器。

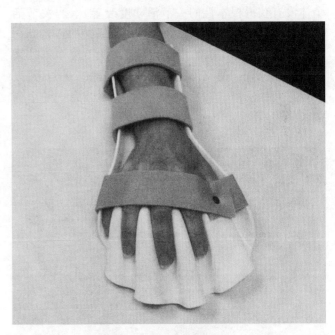

图 34.4 抗痉挛位矫形器(引自 Skirven TM,et al:Rehabilitation of the hand and upper extremity,ed 6,Philadelphia,2011,Mosby)

如果中度到严重的痉挛不能用矫形器来控制时,就会使用持续包覆式石膏筒(casting)方案。石膏筒的目的是通过渐进式连续地更换打上新的石膏,来增加关节活动度和降低肌张力。石膏筒经常要使用 5~7天,这使肌肉和肌腱可以延长伸展和减少肌张力。连续的使用石膏筒可以进一步增加关节活动度,直到达到和维持一个功能关节范围。运用持续包覆式石膏筒过程中会遇到的常见问题是皮肤损伤。如果皮肤由于接连几天使用石膏筒而出现损伤,那就必须去除石膏筒直到皮肤愈合。当伤口愈合时,痉挛又再次增加,而任何已经获得的关节活动度又将会消失。

最常见的上肢石膏筒是肘部石膏筒,用于在肘部屈肌的被动运动范围(PROM)消失,以及使用腕关节的石膏筒使腕和手指屈肌的被动运动范围消失。石膏筒的种类包括肘关节脱位、腕、拇指、手和单个手指的石膏筒。然而，一次超过一个关节的使用石膏筒会导致皮肤破裂，这是由于压力点过多的结果。因此，石膏筒应该一次只应用一个关节[30]。

石膏筒常结合运动点阻断、神经阻断或肉毒素注射。阻断包括注入一种化学物质（如利多卡因、丁哌卡因苯酚）到神经或运动点，以抑制痉挛的神经支配。肉毒杆菌毒素直接注射到目标肌肉中，导致乙酰胆碱释放的突触前阻断。

石膏筒方案使用终止的指征包括达到实现功能的关节活动度或不理想状态（例如，经过两周的石膏使用个体没有获得根本性的关节活动度改善）。当关节活动度的改进已完成，目标已经实现时，最终的石膏筒会被纵向切割，边缘完成，石膏筒就可作为双片矫形器来保持功能位置。使用尼龙搭扣带或弹性缠绕绷带，以固定它们（图 34.5）。然后为双片矫形器建立一个穿戴时间表。

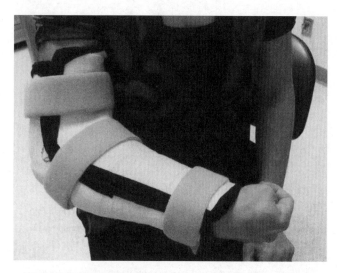

图 34.5　痉挛状态矫形器（From Skirven TM, et al: Rehabilitation of the hand and upper extremity, ed 6, Philadelphia, 2011, Mosby）.

包覆式石膏筒是一种先进的干预技术，具有一定的风险。该技术的应用需要一定的知识和先进的临床训练。

Marisol 上肢的问题是痉挛的增加和功能的减少，最适合她的矫形器或石膏（或两者都需要）是什么？

吞咽困难

从昏迷中醒来的康复对象是通过鼻饲管或胃肠管进食的。一旦康复对象警觉并且目标性更强时，医生就会决定进行吞咽功能的评估的时间。吞咽困难的训练通常在康复对象进入康复中心或高级康复阶段开始（见第 27 章）。

行为与认知

随着康复对象从昏迷中苏醒，对周围的环境更加警觉，跟踪他们的改善情况和尝试建立一种沟通方式是很重要的。在急性期康复中，跟踪唤醒和意识的水平是很重要的，因为它证明了进步。有一些量表和评估是可用的，包括 WHIM，JFK 修订版和定向日志，这些测量工具在视觉注意力、视觉跟踪和服从命令的能力方面评估文档是有改进的。

为康复对象建立一种沟通需求的方式是至关重要的，因为它有助于有指向性的干预。也能使康复小组更准确的评估康复对象的认知水平。应该建立一个可靠的"是/不是"系统（yes/no system）。"是/不是"系统的例子包括眨眼睛，眼睛注视，头部点头和运动，例如拇指向上和向下。一旦建立了一个系统，沟通就成为可能。

Marisol 获得了右侧上肢的一些主动运动，可以引导她能够使用大的颜色按钮回答是或否的问题。"是"和"否"的按钮，是在她轮椅上，当 Marisol 触摸它们时发出嗡嗡声。这样她就能有效地回答一些简单的问题，比如"你需要用洗手间吗""你现在痛吗"。

家庭与照顾者的宣教

家庭成员和照顾者的教育立即开始，因为他们是干预小组的组成部分。家庭成员经常扮演一个重要的角色，在诱导康复对象的反应和实施感官调节计划，帮助康复对象摆放床上体位，并帮助康复对象进行关节活动的训练。在受伤后的最早期，治疗可能是有限的；因此，制订一个简单的家庭实施干预计划对于培养康复对象的康复和维持被动关节运动非常重要。家庭成员经常感到无助，让他们积极参与有助于缓解他们的无助感，并改善他们的情绪。之后，当康复对象的自我警觉性提高并能移动时，家庭成员可以参与转移，坐轮椅的位置摆放，喂食计划和日常生活能力的培训。提供一些教育资料对家庭成员有帮助。脑损伤教育小册子和互联网网站是教育客户和家庭成员的有效工具。

RLA 中或高等级的康复对象的评估

在中级水平或较高水平的恢复（RLA 水平Ⅳ~Ⅷ）中，对个人在中级或更高水平的 RLA 水平的评估

（RLA 水平Ⅳ~Ⅷ），康复对象是有警觉性的，但经常表现出混乱、激动和不适应的反应。康复对象可能会遵循简单的 2~3 步的口头命令，但很容易注意力分散。最低限度或适度的暗示通常是必要的，以帮助康复对象在中级或更高水平进行日常生活活动能力的训练。一般来说，他们可以完成 OT 评估的大部分内容；然而，在评估过程中，由于注意力分散或激动，他们可能需要中间休息几次。评估与康复对象早期的恢复水平相一致，包括身体状况、吞咽困难、心理社会和行为因素、视觉、感觉和知觉都要评估。然而，中级或更高级别的康复对象需要对日常生活活动能力（包括驾驶）、工作准备度和重新融入社区的能力进行更广泛的评估。

躯体状态

身体状态评估包括关节活动度评估、肌肉力量、感觉、本体感觉、运动控制、精细运动控制、全身运动控制、动态坐姿或站立平衡等。身体状态受限通常是异常的肌张力、痉挛、无异常肌张力的肌无力、异位骨化、骨折、软组织挛缩及周围神经压迫。评估身体状况的工具包括关节角度尺、测力计、徒手肌力检查和临床观察。

吞咽困难

吞咽困难评估可能包括临床（床边）评估和从电视萤光吞咽摄影检查。床边的检查为治疗师提供了各种各样的信息。例如，康复对象渴望进食时会因为冲动很快吞下大量的食物。口腔里存留食物和流口水可能是很明显的，是口腔运动控制受损造成的。吞咽困难检查也可以为治疗师提供有关认知状态的信息。康复对象是否知道如何使用餐具进食？是否存在忽略，导致康复对象不接触一侧盘子的食物？康复对象是否知道餐具和食品的名称或疑似失语症？

从电视萤光吞咽摄影检查由语言病理学家或训练有素的作业治疗师完成，提供关于吞咽的口腔、咽部和食管阶段的解剖学和生理学的信息。从电视萤光吞咽摄影检查是一种主要的吞咽障碍评估工具，它可以反映管理液体和固体食物的个人能力，尤其是在吞咽的口腔、咽喉和食管阶段。这一信息用于设计一种进食方案，它可能需要一种稠状液体和糊状食物的饮食。吞咽状态应该被不断重新评估，因为个体在康复过程中得到改善，就要在液体和固体食物方面也取得进展（参见第 27 章关于吞咽困难更多的信息）。

不适当的体位、行为障碍和认知障碍都是导致吞咽障碍的因素。吞咽障碍的关于必须解决体位、坐位和认知的问题。评估吞咽困难的正式评估[6]和喂食中的口腔评估[74]。

认知

认知能力是在功能性任务中评估的（如日常生活活动能力，膳食准备，资金管理和社会交流能力）。涉及纸质文档和用笔签字的任务可以提供有价值的信息，尽管它们只是生活中一小部分内容。在准备一顿冷餐的过程中，评估康复对象的认知可能包括以下方面的能力：①遵循 2~3 步的书面或口头指令；②正确地按步骤顺序排列；③保证集中注意力地完成任务；④表现出良好的安全性和判断力。治疗师可以使用以下任何一种方法来评估康复对象的认知状况：①计算错误和正确答案的数量；②评估所需要的帮助或要求的数量（最小、适中或最大）；③确定正确完成任务的百分比。评估活动的复杂性（简单的到多步骤的或基本的到复杂的）和环境条件（单一的与多刺激模式的或安静的与分散注意力的）也很重要。

当评估个体的认知能力时，治疗师必须考虑并记录其他因素，比如言语障碍（如存在失语症，除了英语外的主要语言），视知觉障碍，药物对认知水平的影响，教育和文化背景的影响，以及以前的工作经验。正规的认知评估可以用于脑损伤的康复对象包括艾伦认知水平测试[2]，洛文斯顿作业认知评定[54]，Rivermead 行为记忆测验[82]，科尔曼生活技能评价[47]，明尼苏达的认知评价[69]。

视觉

脑损伤的康复对象应该进行视觉筛查。在康复过程中，应该尽早完成视觉筛查，因为早期发现视觉缺损可以使干预小组能够获得关于康复对象整体健康状况更可靠的信息。例如，复视或适应性功能障碍（当距离变化时，不能调整聚焦点）很可能影响神经心理学或言语病理学的评估。

视觉筛查是一种工具，可以让治疗师识别潜在的视觉缺损。虽然治疗师不能诊断视力障碍的情况，但他们可以根据标准来判断个体是否通过了视觉筛查。筛查是一种确定哪些康复对象需要转诊到验光师或眼科医生进行全面评估和干预的手段。一个全面的视力干预计划是由一个作业治疗师或视觉治疗师和验光师设计的。还应该完成一份视觉历史调查问卷。该问卷包含眼科病史，戴眼镜和隐形眼镜的情况，以及有关视力模糊、头晕、头痛、眼疲劳、复视和视野丧失等问题。

在视觉筛查中评估的常见区域包括视觉注意、近视和远视、眼动（如追视和扫视）、融合、调节、眼准、深度知觉（立体视觉）和视野范围的功能。在临床观察个体在功能性活动中的表现时，也可以发现视觉障碍。由于视野范围缺损或单侧忽略而使头部倾斜，从而减少视力模糊不清或在环境中撞到墙壁或物体，这些都是视觉障碍的表现。

感知觉功能

当治疗师对个体的认知、感觉、运动和语言状态有了清晰的认识时，就应该进行知觉评估，因为这些区域的缺陷可能会使康复对象在知觉评定中出现表现偏离。视觉感知的评价应该包括左右区分、形状恒常、空间位置、位置定位和物体命名。言语和语言知觉的功能的评价应评价失语症。知觉运动功能的评定应该包括意念性运用、意念运动性运用、三维结构的运用和身体知觉（包括对单侧忽略的识别）等功能。对脑损伤成人的正式知觉评估包括霍伯视觉组织测验[40]，修订版的无运动视知觉测验[17]，Rivermead 感知觉评估[76]和洛文斯顿作业认知评定[54]。

日常生活活动

对于一个 RLA 中等水平的评估应该包括所有基本的日常生活活动（如仪容整洁、口腔卫生、洗浴、梳妆、功能移动和紧急反应）。在 RLA 稍高水平上的康复对象也应该进行工具性日常生活的评估，例如热和冷的膳食准备，资金管理，社区购物（图 34.6），家居保养、清洁及衣物护理、安全程序和规律用药及工作准备。治疗师将有充分的机会在评估中观察认知技能、知觉技能和行为倾向[33]。可用于脑损伤康复对象评估日常生活活动能力的正式评估包括 Arnadottir 作业治疗-日常生活活动神经行为评估（A-ONE）[4]，运动技能评定（AMPS）[24]，功能独立量表（FIM）[37]和 Klein-Bell 日常生活量表[46]。

需要对有酗酒史的康复对象进行休闲模式的评估。一个有趣味性的历史和有兴趣的活动清单可以揭示健康的休闲兴趣可以代替酗酒。休闲活动技能的开发结合药物滥用康复可以帮助康复对象更好的管理时间，从而避免在出院后再次酗酒。

驾车

许多州要求医生向任何有意识障碍、癫痫、认知、视觉和知觉功能障碍的机动车辆驾驶员作出报告。适用于这些的康复对象通常要吊销驾照，直到进一步的评估确认此人可以开车而不给自己或他人带来安全风险。这些法律在美国各个州会有些不同。

RLA 水平较高的康复对象，没有癫痫或严重认知障碍的康复对象必须进行全面评估，以评估他们恢复驾驶的能力。有两种类型的驾驶能力评估：临床评估（对个体与驾驶相关的视觉、认知、知觉和身体状况的评估）和实际道路的评估。这两种类型的评估都是必要的，因为临床评估有可能会不通过，但是可以使用代偿策略进行道路评估。相反，康复对象可以在临床上评估通过，却在道路评估上不能通过（见第 11 章）。

脑损伤的康复对象经常表现出缺陷（如视觉加工障碍、图形-背景识别障碍和冲动），严重影响他们安全驾驶的能力。有延迟的视觉加工功能的人在驾驶机动车时犹豫不决，并且以不安全的方式（例如，在路中间或角落里）停下来，让自己有足够的时间去处理视觉信息。那些有图形-背景障碍的人可能无法识别十字路口的停车标志和交通信号，或者不能识别仪表盘附近的变速箱。冲动的人在开车时可能会作出过激的反应，而不是防御性的反应，增加了事故的风险。他们在驾驶时作出的决策可能会是糟糕的判断，可能无法抑制不恰当的反应。基本驾驶模拟器[29]和驾驶评估系统[29]是一种非道路的临床驾驶评估，可用于道路评估，以确定康复对象在脑损伤后恢复驾驶的能力。

康复对象偶尔会有强烈驾车的欲望，但他们对是否具备恢复驾驶的安全技能却知之甚少。因为大多数康复中心和门诊都没有适合的驾驶计划和昂贵的驾驶模拟器，作业治疗师需要使用低技术的选项来决定驾

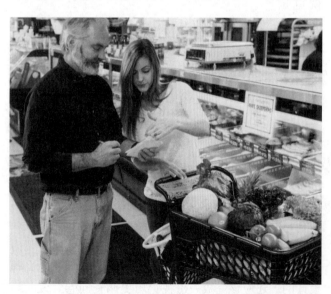

图 34.6　社区购物（Courtesy iStock.com.）

驶的准备程度,并对康复对象是否能安全驾驶进行教育。有许多商业上可用的电脑驾驶评估和训练工具,它们很容易下载而且很便宜。其中一种选择是由美国汽车协会(AAA)发布的道路审查工具[1]。使用这个基于计算机的工具在科学上测量了老年司机的碰撞风险相关的功能能力。因为它评估了有用的视野、视觉感知技能和反应时间,它是一个很好的工具,可以用于成年脑损伤康复对象。

职业康复

对于 RLA 稍高水平的康复对象要确定他们是否准备好返回工作。对于中度到严重的脑损伤康复对象,恢复工作通常是很难的。脑损伤康复对象的高失业率是由于脑损伤引起的不良情绪、行为和神经心理变化。在脑损伤的康复对象中药物滥用是抑制人恢复和保持就业能力的另一个主要因素[27]。

在 RLA 稍高水平的康复对象的职业评估必须在实际的工作环境中进行评估,因为心理测试和模拟工作本身并不能准确地确定工作的潜力。康复对象通常能够在一个熟悉的工作环境中进行代偿性的工作,这可能会在心理测试中出现明显的缺陷。治疗师的职业评估应该总结个人的兴趣、优势和不足。报告应总结建议说明所需要的修改、实际的工作目标和根据提供的专业援助制订实现这些工作目标的计划。

社会心理技巧

对于 RLA 稍高水平的康复对象应该回归到家庭或社区支持的居住场所,也要进行社会技能评估。这样的评价应该包括角色缺失、社会行为、人际交往能力、自我表现、时间管理和自我控制能力的评估。此外,治疗师应评估康复对象的社会支持系统、建立和维持友谊的能力以及减少孤立感的资源(如脑损伤支持小组)。对那些 18~30 岁的单身脑损伤康复对象,首要关注的是形成和维持亲密关系和伴侣关系的能力。对孩子和其他家庭成员有责任的康复对象,将会关注孩子们的养育和照顾。

脑损伤康复对象的心理社会技能评估是很关键的。在受伤后的 1 年或更长时间内,脑损伤康复对象诉说他们的心理社会缺陷使生活满意度明显降低,比身体和认知的缺陷加起来更大。在康复环境中,心理社会障碍往往被忽视,应优先于对急性期身体、认知和知觉缺陷的干预。心理社会能力障碍在出院后表现更加明显,一般是在康复对象离开了康复医院的结构和

安全设置,重新进入社区的时候。在康复对象出院前解决心理社会的困难是很重要的。可以用于这些康复对象的心理社会评估工具包括沟通和交往技能评估[70]、职业角色历史[25]和角色检查列表[61]。

在为期 3 个月的住院治疗期间,Marisol 接受了技能性的作业治疗干预,下面是 6 周的治疗方案。Marisol 参与了一个多层面的降低痉挛计划和神经肌肉再训练,改善了右上肢的关节活动度和功能。随着她的关节活动度和选择性运动的改善,Marisol 学会了如何用最小的辅助来进食、穿衣和洗澡。随着 Marisol 的头部和躯干控制的改善,她能够参与到床上移动和转移的所有方面活动。日常指导的自我照顾任务是她早晨计划的关键部分。执行有意义的日常任务使 Marisol 能够用基本认知能力去完成。自发的神经系统恢复,认知再教育和记忆策略提高了 Marisol 计划、组织和给她的日常生活活动排序的能力,并让她回忆日常治疗计划,偶尔会有口头暗示。在出院后,Marisol 被推荐到进行门诊的作业治疗训练。

RLA 中或高等级的康复对象的干预

RLA 中级或更高级水平(Ⅳ~Ⅷ)的个体化干预包括两种主要方法:康复模式和代偿模式。康复模式来源于神经可塑性理论,其理论认为大脑可以自我修复或重组其神经通路,以使在意外事故中造成的神经损伤所导致的功能障碍重新再学习。代偿模式认为,受损的脑组织要么是在最大程度上修复,要么是不能修复;同时康复对象在没有外部的帮助,没有能力恢复失去的功能。代偿模式使用的工具是适应性设备、环境的改造和代偿策略从而帮助康复对象去执行日常生活活动。对于神经肌肉障碍、认知障碍、知觉障碍、视觉功能障碍和行为障碍,采用康复和代偿模式的方法进行干预都是很有价值的。一般情况下,在脑损伤的急性期使用康复模式直到康复对象的恢复处于平台期或进展缓慢,这时就会尝试用代偿模式。

神经肌肉损伤

与 RLA 水平较低的康复对象一样,中级或高级水平的康复对象可以有多种类型的神经肌肉损伤。痉挛、僵直、软组织挛缩、反应性反射、减弱或丧失的体位反应、肌无力和感觉受损,影响了独立活动和正常控制活动的能力(表 34.3)。正常运动的前提条件包括正常的维持姿势的肌张力、屈肌控制的平衡整合(交互神

经支配)、正常的近端稳定性和选择性运动模式的实现能力。

神经肌肉损伤干预的共同原则是促进肌肉群的控制,从近端到远端进展;增强对称的姿势;促进双侧肢体融入活动中;促进双侧的负重平衡;并介绍一种正常的感觉体验。有效的康复治疗方法包括神经发育治疗(NDT),本体感觉神经肌肉促进技术(PNF),肌筋膜松解和一些物理治疗方法(见第29章和第31章)。这些临床干预要求教育超出入门水平,必须纳入或遵循一项有意义的功能性活动。以下简要概述的原则仅仅是介绍,不能代替特殊技术的培训。

对受损神经肌肉控制的干预应该从骨盆开始,因为骨盆的位置影响着所有其他身体部位的运动控制。不同的方法可以使骨盆位置正常化。例如,脑损伤的康复对象通常有骨盆后倾。为了将康复对象的骨盆移到一个更有功能的直立的位置,治疗师会用神经发育治疗训练骨盆前倾。治疗师会用不同的方法,如用一张床单放在康复对象的骨盆后面,将骨盆向前移动,并在股骨的头部前上方旋转。在任何一种方法中,都要要求康复对象抬起头和坐直。

躯干位于骨盆后。适合的躯干位置可以使上肢自由地进行功能性活动。主要原则包括:①促进躯干对齐;②刺激躯干反射诱发肌肉活动;③促进个体化的训练由一个稳定的姿势向各个方向进行重心转移(向前弯腰,向后弯腰,躯干侧弯到每一侧);④在稳定躯干上部的状态下帮助康复对象移动躯干下部或稳定躯干下部的状态下帮助康复对象移动躯干上部。一旦躯干控制得到改善,上肢的干预就会开始进展。

有能力的治疗师可以以多种方式应用康复技术。对于一个软组织挛缩或痉挛的康复对象,在一个"特定的肌肉群"中,可以用神经发育治疗和抑制性技术使康复对象获益。一个张力过低或肌肉无力的康复对象(没有痉挛)可能会从神经发育治疗、本体感觉神经肌肉促进技术和其他物理治疗中受益。运动机能贴能帮助无力的肌群提供稳定性。神经肌肉电刺激能有效刺激上肢肌群,包括肱三头肌肉、旋前肌、旋后肌,以及手腕和手指的伸肌,来增强肌肉力量,增强感觉意识,并协助运动会学习和协调[14]。

一些RLA水平较高的康复对象具有相当完整的运动控制,并能在功能性活动中交替使用双上肢。然而,仔细观察可以发现躯干和四肢仍有协调性和运动速度的缺陷。对躯干控制的干预重点是发展躯干和四肢的完全分离运动,为所有活动提供良好的站立动态

平衡(包括弯曲够到高处和低处表面),以及在其他活动中能自如地将重心在双下肢转移的能力。上肢干预方案的设计目的是增加肩胛带的稳定性以及提高精细的运动控制。这些干预的一个目标是在保持良好的协调性和使用最小化的代偿策略的情况下,提高康复对象的运动速度(图34.7)。

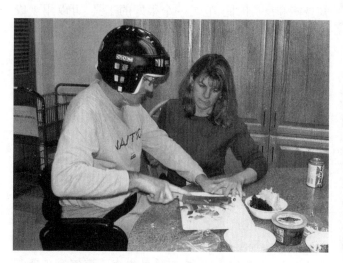

图34.7　在准备食物的过程中使用双手

共济失调

共济失调(ataxia)是一种常见的运动功能障碍,主要发生在小脑损伤或连接小脑的神经通路上。共济失调在恢复的早期就会出现,并可能永久存在。这是一个临床问题,康复方法通常是无效的。更常见的是,治疗师训练康复对象使用代偿策略来控制共济失调的影响。例如,在任务的执行过程中,给身体加重和使用抗阻活动通常会提高控制效果。但当阻力被撤掉后,肌肉控制会出现不一致性。

当对康复对象施加负重时,治疗师必须确定震颤发生在哪个关节。当躯干和肩部的震颤出现时,向康复对象的手腕施加重量是无效的。用加重的餐具和杯子作为代偿性的辅助工具以减少上肢共济失调的影响;然而,这些辅助设备的效果是有限的。

认知

提高认知能力的干预措施应该通过功能性的日常生活活动和基础性的日常生活活动来实现。认知的一个常见障碍是具体思维,个体可能对抽象概念认识有困难。对于脑损伤的康复对象来说,从一个任务到另一个任务的技能是很困难的。最好是让这些康复对象参与他们日常生活中需要参与的活动。例如,如果让康复对象回到一个社区环境中有必要使用公共交通,

解读公共汽车时间表是一个很有意义的相关活动,可解决很多重要的认知能力,包括解决问题的能力、计划、组织、集中注意力、资金管理、排序、分类、对挫败感容忍。另一种解决上述认知技能的方法是计划去五金店购买必要的用品,以安装一个手持式淋浴头。

在高级水平的恢复中,表现出高层次认知能力的康复对象往往在组织、计划、排序和短期记忆等领域表现出很小的认知缺陷。

OT 实践要点

建立每月的预算来独立生活,以及使用社区公共交通系统来支付公用事业费用的活动为认知再培训提供一个环境背景,以解决小的认知缺陷。活动应该具有挑战性,年龄合适,并与个人实际需要相关。代偿策略可能包括使用计划表、记忆笔记本、电子手持设备、每月预算图标和简化的康复对象社区地图。为了达到最佳的效果,选择的系统必须考虑到康复对象对给出策略的动机和熟悉度。例如,在受伤之前,康复对象可能会使用高智能手机做一天的计划,并且在受伤后可能更倾向于使用这个系统。

一般来说,神经心理学家和认知教育工作者已经在认知再训练中开始使用电脑。然而,电脑程序的使用并没有被证明可以推广到认知技能的训练以提高基础性日常生活活动能力[60]。如果在康复对象的生活中有意义的话,可以使用电脑进行治疗;治疗师应该满足康复对象特殊的电脑需求。例如,通过简化工具和菜单,并逐步编写出现在屏幕上的文字说明,治疗师可以对康复对象的家用电脑进行重新编程,使其不像那些不代表功能活动的软件程序那样复杂。

由于家用电脑现在已经普及,而美国残疾人很可能从使用这项技术中受益,因此,将电脑作为一种治疗方式应用到干预方案中是很重要的[53a]。作业治疗师不仅可以使用内置的可访问性选项和实用工具设置计算机,还可以提供专业辅助技术产品(如语音识别、替代键盘和跟踪球),让康复对象能够成功地访问和使用电脑[32]。电脑访问不仅可以促进认知再培训的机会,而且还可以作为交流的工具,并能训练视觉、知觉和运动的缺陷。

视觉

对于脑损伤的康复对象和视觉缺损的康复对象,干预替代方案包括使用矫正镜片、遮盖(如遮盖一只眼)、棱镜镜片、视力练习、环境适应和矫正手术。一个验光师或眼科医生可以评估康复对象的视力,并通过眼镜来解决因脑损伤引起的任何适应性障碍。然而在亚急性期康复之前康复对象不应该使用这种眼镜,因为在急性期恢复过程中适应性功能障碍可能会得到改善。

一种消除复视的常见技术是修补或遮盖。康复对象带上眼罩遮住眼镜,消除复视。修补是暂时的代偿策略。一个验光师可能会为康复对象持续性眼动神经损伤的康复对象配三棱眼镜或双鼻侧遮蔽。棱镜帮助眼镜聚焦图像。棱镜眼镜对那些有明显侧斜视或外斜视(眼球不能外展)的人是无效的。双鼻侧遮挡物提高了聚焦度。双鼻侧棱镜眼镜和遮挡物用于视觉练习。这种干预的目的是减少复视,最终去掉对棱镜或遮挡物的需求。

视觉训练由一系列的活动组成,这些活动:①将残留的视觉最大化;②增强受损的视觉技能(恢复性方法);③增加康复对象对其视觉缺陷的意识;④帮助康复对象学习代偿策略。干预从单眼到双眼视觉的发展,并遵循一个发展的进程(从仰卧位到坐位到站立)。练习一开始就会涉及训练基本的技能,如视觉注意力、追视和扫视,并可能涉及更困难的技能,如融合和立体视觉。这些视力矫正训练是基于康复模式的,视觉受损者可以通过训练得到改善。

视觉缺陷的环境适应性是基于代偿模式的。视觉缺陷的代偿策略包括在页面的一侧使用彩色边框,便于阅读。一种方法是在盘子或餐盘的一边贴上彩色带子,以促进自食其力。使用大的物体,比如带有醒目数字的时钟或带有放大按钮的电话,是另一种代偿技术。使用对比色来突出控件和旋钮(例如,用荧光涂料标记电视/VCR 遥控按钮)可能会有所帮助。在一个环境中增加照明,并使用纹理作为线索(例如,将纹理贴片贴放在楼梯扶手处,提示康复对象即将迈到最底的台阶,以减少摔倒)用于视力较差的康复对象。后者的代偿性策略也为目光麻痹的康复对象做到了既不用向上看也不用向下看。那些瞳孔收缩差的康复对象应该在明亮的光线下戴上墨镜。

眼科医生进行的矫正手术可以使双眼之间的视觉复视;然而,康复对象必须在受伤后至少 1 年以后再考虑矫正手术,以允许在恢复过程中自然发生的任何改善。

感知觉

对知觉缺陷的治疗包括康复治疗和代偿性干预。例如:通过对相似背景的重复性练习(如在床上发现白色的衬衫或在类似的不锈钢器皿的抽屉里找到一个勺子)的康复方法来训练图形区域的感知。使用代偿方法,治疗师会帮助康复对象整理厨房的抽屉,以便将餐具分类(可能是彩色的),并将其分开,便于识别。

失语症(一种感知语言障碍)也可以通过康复和代偿的方法来治疗。表达性地失语症可以通过一种康复的方法来治疗,通过反复的谈话练习,给予康复对象关于他们说的不正确的词语的反馈,并使他们表达他们想要表达的词语。如果康复对象没有通过使用康复方法在表达性对话中取得显著成果,应使用代偿方法来帮助康复对象明确他或她对照顾者的需求。例如,在康复对象的环境中,一个包含字母、单词或图片(或三个)重要项目的图标可以用来帮助康复对象识别需求,比如吃饭、洗漱和药物。这样的图标可以和康复方法一起使用。

通过一种康复的方法,可以帮助康复对象完成特定的任务(例如,用手梳理头发)来治疗失用症(例如,治疗师的手在刷牙时指到康复对象的手)。康复方法认为,通过手把手的训练,康复对象的大脑可以修复调节特定运动模式的神经通路,例如那些梳理头发需要的通路;或者可以重组通路,使大脑不同的未受损的区域能为获得特殊的运动模式建立新通路。在代偿的方法中,康复对象可以通过以下步骤来梳理头发,通过海报或卡片上按顺序描述(图片)或列出(文字)的卡片。

忽略综合征(躯体构象障碍)也可以通过使用康复和代偿策略来解决。严重的忽略综合征往往是恢复过程中自然出现的一部分。然而,一些忽略综合征可能会继续进入急性期后的康复阶段。使用康复的方法,帮助康复对象在所有的日常生活活动中使用被忽略的肢体。康复对象的房间可以被重新安排,以鼓励与周围被忽略的部分互动(例如,如果康复对象有左侧忽略,将电视或站立的床托盘放置在房间的左侧)。当康复对象训练后被忽略的身体或环境方面没有明显改善时,会使用一个代偿方法。餐盘可能放置在康复对象的视野范围内,以最大限度地获得成功。在书页的左边可以放置一个彩色的边框,这样就可以在阅读的时候让康复对象可以看到整条线。

行为管理

用于减少或消除问题行为的干预策略可以分为两类:环境和互动。环境干预可以改变物体和其他环境特征以促进适当的行为,抑制不需要的行为,并维护个人安全。焦虑不安的康复对象应该被安排在一个安静、独立和没有室友的房间里。所有外来的刺激(如收音机和电视)都应该被移除。同样地,治疗是在一个私人安静的房间,远离其他人和外来的刺激。

一个情绪激动的康复对象,表现出严重的行为问题,可能需要一对一的治疗。康复对象被指派一名康复助手,他整天和康复对象在一起(包括在治疗期间),监督和管理康复对象的行为。当康复对象试图离开合适的楼层或离开大楼时,康复助手可能会带上一个报警手镯。对讲机、寻呼机可以一起使用于那些有逃跑危险的人。一个步话机或寻呼机仍放在护士站;另一种是由治疗师或工作人员提供,他们为康复对象提供一对一的护理。如果康复对象开始有攻击性行为或试图逃跑,康复助手可以提醒工作人员需要帮助。

互动式干预(interactive intervention)是工作人员和护理人员用来与康复对象互动的方法。整个团队应该以一致的方式实施这些干预。一致的执行包括以冷静和简洁的方式说话,并故意避免详细的解释,过多详细的解释只会增加康复对象的困惑和沮丧。为了安全起见,治疗师与康复对象在床边工作时,也应该保持开着门,并且应该始终保持康复对象与治疗师之间警觉。

在急性期后康复对象的康复治疗中,有行为问题的康复对象应该被安排在行为管理程序中。这样一个程序应该允许康复对象客户端体验不适当的行为带来的后果(如失去社区休闲的特权),以鼓励更多的适当的反应。药物治疗可能被用于那些没有显著改善行为的康复对象,他们会给自己和他人带来安全风险。

吞咽困难与自我进食

吞咽障碍的干预策略是遵循与其他神经损伤相同的指导原则;然而,由于双侧神经的介入、认知和行为问题以及严重的神经肌肉损伤[5,6],对这些康复对象的干预可能更为复杂。一个自我进食的治疗可以在安静的区域开始,比如康复对象的房间。然后,进食随后会进入更多的社交场合,比如医院的餐厅。如果康复对象表现出力量、协调性或感知缺陷,可以使用普通的自助具,如摇臂刀、防滑盘和非溢油杯。如果康复对象的注意力减少了,在某个时候引入一件自助具可能会有帮助。冲动的康复对象可能会在每次吃一口东西后将叉子放下来这个策略中受益,以确保他们在下一次进食之前达到完全咀嚼和吞咽。根据康复对象的吞咽困难程度(例如,口腔、咽部、食管),在康复对象恢复之前,可能一直提供浓稠的液体或纯食物的饮食。

功能性移动

移动性训练可以细分为床的移动性、转移训练、轮椅移动性、在执行日常生活活动的功能性移动以及社区的移动性。按照神经发育治疗的原则使用双侧肢体,两侧负重平衡均等,并且肌张力正常化(tone normalization)是可以用于训练功能性移动的干预。基于神经发育学治疗和本体感觉神经促进技术的康复模式可以用于脑损伤和急性、亚急性期康复阶段中级水平的康复对象。允许有功能丧失的康复对象使用代偿策略,例如用一只手抓住床栏杆,或者单脚移动或站在一条腿上转移,这样可以使康复对象在更早的时候有更独立的功能。然而,这种训练策略会使康复对象在后期使用双侧上肢运动模式执行功能性活动的能力降低。事实上,单侧的活动会容易导致偏瘫体位、挛缩和异常步态的偏差。代偿性策略应该只在后期的阶段使用,而当康复对象未能显示出功能移动技能的显著改善时,必须学习代偿策略,以提高社区独立生活的能力。

床上移动

　　脑损伤中级水平的康复对象可能需要进行床上移动技能的训练,包括:①在床上上下移动;②滚动;③桥式运动;④从仰卧位移动到坐立位置。

轮椅管理

　　轮椅管理(wheelchair management)包括管理轮椅部件的能力(例如,清除脚踏板和锁定刹车),并将轮椅推进室内和室外的各种地面(如地毯、人行道和坡道)。定制的轮椅可能会被安排给急性期康复的康复对象和一直表现出神经肌肉损伤的康复对象,需要使用轮椅进行长期的移动需要。定制的轮椅可以提供坐垫和摆位系统,使康复对象的身体得到舒适的感觉和皮肤的保护,包括适当的骨盆和躯干对齐的适应性支撑,并提供一个坐稳位置,以提高康复对象与环境的互动能力。不能推动或控制手动轮椅的康复对象可能需要电动轮椅来进行家庭和社区的独立活动。

功能性移动

　　功能性移动(functional mobility)是指在功能活动中行走的能力。物理治疗师开展步态训练,而作业治疗师则协助将步行技能转换为日常生活活动。在日常生活活动的执行过程中,移动过程通常需要综合利用上肢和下肢来携带和操纵物体(例如,把一个盘子端到桌子上,拿着一个书包或钱包,用扫帚或吸尘器清扫,带着婴儿)。功能性移动还需要有能力在日常生活活动的执行过程中使用一侧或双侧上肢使用一种移动器具(例如,单脚或四脚手杖和助行器)。这是一项高层次的活动,需要手眼协调和全身运动的整合。代偿性帮助提高康复对象在执行日常生活活动时的更好的使用活动装置包括步行者的背包等,轮式推车(在运输物品过程中提供平衡和支撑,如将盘子移动到桌子),手杖,装东西的带子(装钥匙、钱包和记事本)以及围裙膳食准备(参见第 10 章)。

社区的活动

　　对于那些要返回家中的康复对象或回到社区支持性居住安排中的康复对象,必须考虑到他们对环境的适应能力。越过不平的人行道上和路堑,并对交通信号灯进行正确判断,并正确解释交通信号灯的方向和速度,这是安全、独立的社区活动的重要技能。社区的功能性活动需要康复对象对即将开始的行为作出快速反应;例如,当灯变绿和灯变红之前要过马路。康复对象必须感知深度和空间关系(正确判断迎面和转弯的距离和速度),并在视觉上识别和避免可能导致摔倒的环境危险(如,人行道上的坑洞和裂缝)。有些康复对象在社区中需要长途移动但容易疲劳或无法独立行走,他们经常会推荐他们使用电动摩托或电动轮椅。使用电动摩托或电动轮椅需要良好的静态平衡,并能快速地对环境进行手动控制和认知决策。在轮椅评估过程中与康复对象一起练习使用轮椅,以确定他们是否能够安全地使用电动轮椅进入社区是至关重要的。

转移

　　所有的转移,无论是从床到椅子,从轮椅到卫生间,还是躺在床上,坐在床边,都需要以安全的方式进行。对于脑损伤的康复对象通常有记忆障碍和获取信息受限;因此,在训练康复对象的所有工作人员中,转移培训应该是一致的(在技术上和顺序上)。当进行左侧和右侧身体都要移动时更适合中级和高级水平的康复对象进行转移练习。如果没有这样的练习,那些已经习惯转移到单一侧(如在医院)的康复对象可能会沮丧地发现,家庭的设置或公共厕所的设置需要向另外一侧转移。此外,教会康复对象两边都会转移,增强了双侧下肢的负重,双侧躯干肌的使用,以及双侧感觉输入。

　　家庭成员护理人员在转移康复对象之前,应接受治疗师的适当转移技术(包括适合的身体位置)的训练。何时开展照顾者的训练取决于康复对象的功能水平和配合能力,出院日期,以及照顾者的身体和认知能力。

家庭管理

　　随着康复对象在自理、穿衣、自己进食和功能性转移方面的技能和独立性的提高,干预的范围扩大到包括家庭管理技能,为回归社区的出院准备。管理技能包括回家的膳食准备、洗衣服、清洁、资金管理(例如,对账、付账单和预算)、房屋维修(例如,改变一个洗衣机漏水的水龙头)和社区购物(制作一份购物清单,正确定位物品在店里的位置和在收银机上支付正确数量的钱)。高层次活动的例子包括计划1个月的预算,管理一个文件柜,从目录或互联网上订购,并申报个人所得税。这些是成年人需要在社区独立生活的技能,因此与大多数脑损伤康复对象都是相关的。

康复对象参与家庭管理活动的程度各不相同。例如,有些人只用微波炉做简单的饭菜。对于那些必须在社区独立生活但对烹饪不感兴趣的人来说,他们的目标是帮助他们安全地在家里准备简单的热和冷的食物。有些康复对象除了整理床铺和洗衣服之外,不做任何家庭清洁活动。常识决定了治疗干预应首先考虑康复对象在受伤前进行的活动有哪些。

正如其他干预领域,家庭管理技能也被分级来适应康复对象的功能水平。开始准备食物的任务可能包括做一个冷三明治,而开始的金钱管理技能可能包括学习执行基本的现金交易。随着康复对象在家庭管理技能方面的进步,可以用烤箱或微波炉来为准备一份两道菜的热饭做好准备。金钱管理技能可以升级为写支票或支票簿的使用。当康复对象继续获得了更多技能时,需要更高级别需求的活动,直到康复对象达到预期目标为止。

如果合适,儿童的照顾作为一个干预领域不能被忽视。如果母亲和父亲能够有效地恢复其作为配偶和父母的角色,家庭参与是至关重要的。对于家庭来说,感觉超负荷以及在脑损伤的父母身上引起的焦虑是一个常见的问题。作业治疗应该逐渐让父母重新认识到他们照顾孩子的角色。一些医院有家庭套房,家庭成员可以在周末和康复对象一起练习日常生活活动和人际关系沟通技巧,为出院做准备。这使得家庭成员能够清楚地认识到他们所爱的人的缺陷和需要的帮助。这也使得从医院到家庭的转变对康复对象和家庭成员来说都没有那么大的压力了。

作业治疗师可以帮助身为父母的脑损伤康复对象去适应婴儿车、婴儿床和儿童护理设备,以便容易使用这些物品。能够安全地给孩子洗澡或抱孩子,准备一顿饭和照顾孩子同时进行,单手换尿布和给孩子穿衣的技巧都是可以通过作业治疗解决的例子。

社会重整

即将从急性期康复住院到准备回家或急性期后支持性居住安排的康复对象,应接受培训,以便从医院向社区过渡。康复对象在康复医院的保护和结构环境获得最大程度独立,但他们可能会发现重新融入社会会带来更大的挑战。在融入社区的实践中,高级别水平的脑损伤康复对象与作业治疗师(也许是家庭成员)一起在自然环境中练习工具性日常生活活动。融入社区的实践应该给康复对象提供一个重建日常生活活动能力的机会。从银行自动柜员机提取现金,使用公共交通工具,规划购物清单,在杂货店或五金店购买物品,这些活动可以促进康复对象重新回归社会。让康复对象在社会环境中执行日常生活活动,也可以让治疗师观察到康复对象是否能够成功地与环境进行交互。康复对象获得了一个机会就是可以从社会上的其他人那里得到关于他或她的行为是否有价值的反馈。

一些康复对象从急性康复中心出院过渡到生活。这种过渡生活中心旨在为康复对象提供一个能让他们暂时生活一个24小时的工作人员的监督和有协助的社会团体中。过渡时期的生活中心目标是为了促进从监督的生活到社区生活的最大独立。康复对象通常从过渡性生活中心出院到亲属家中或能提供各种生活安排的支持性居住设施(如社区公寓和共享社区团体住房)。由于长期居住社区,一些设施对与康复对象来说是很昂贵的,而且大多数保险公司没有覆盖全社区。因此许多康复对象出院回家后,他们可以继续进行康复治疗或者在日间的治疗项目中提供社区、工作和学校的再回归教育。

社会心理技巧

脑外伤后的1年甚至更多年之后,有报道称,康复对象的心理社交障碍是在重建有意义的生活方式方面最显著的障碍。很多康复对象存在深深的隔绝感与孤独感。失去了伴侣、配偶、工人或学生、独立的家庭维护者、朋友和社区成员等角色,往往会让人觉得自己失去了身份。作业治疗师的目标是帮助康复对象重建他们需要的职业和社会角色,特别是在急性TBI后的康复中心(如日间治疗项目、出院康复、过渡生活场所和长期社区支持生活安排等)。这涉及一个三步过程:①识别由于TBI导致康复对象失去的所需的角色;②识别可支持其所需角色的活动;③识别由于TBI造成的或是丢失或从未过度的过渡仪式。过渡仪式是社会公认的事件,标志着从一个人生阶段转换到另一个。西方社会常见过渡仪式的包括获得驾照,中学毕业或获得高等教育学历,获得全职工作,社区独立生活,约会,结婚和养育等。

一旦确定了所期望的职业和社会角色、活动和仪式,治疗师便可开始促进康复对象的适应证、补偿策略和新学习的整合。治疗师还将帮助康复对象提升或重获人际交往、自我表达、社交得体、时间管理和自我控制的能力。如果康复对象要重新进入社区,也就是说住在社区里、找工作、在社区做志愿者工作和其他的成人社区成员一起参加娱乐活动的话,这种心理社交技能是至关重要的。

团体小组干预是有益的,因为会使康复对象能够遇到其他经历相同生活的人(从而可减少其孤立感)。团体可以提供同伴反应的机会,如果康复对象表现出社会不适当的行为,这是特别有帮助的。小组也可以通过提供与其他成功处理相同或类似问题的人交谈的机会,从而促进问题的解决。参加小组时间较长的人可以成为新成员的同伴导师。帮助他人的机会,就是分享脑损伤的经历,让其他人受益于这种知识——这已经被证明能提高个人的生活满意度、能力感和有用感。许多地区都有脑损伤的协会为 TBI 康复对象提供支持服务的团体。

药物使用

如果康复对象脑损伤前存在药物使用史,那么其应该接受专门为 TBI 康复对象个人设计的药物和康复服务。在亚急性康复机构有规划的和保护的环境中,存在用药史的康复对象可能不会显示有任何希望回到使用药物。如果康复对象出院回家、提供社区支持生活安排或任何可能长期无监督和管理的居住情况,药物使用可能才成为一个问题。药物康复服务对于有药物滥用史的康复对象来说是至关重要的,因为在脑损伤后恢复用药与继发性创伤脑损伤的发生密切相关。

出院计划

从作业治疗服务机构规划出院始于最初的评估,并持续到住院最后一天的干预。出院计划(discharge planning)的内容包括家庭安全评估(如果康复对象将要出院),设备评估和排序,家庭和护理者的教育,司机培训计划推荐(如果需要),以及对成功回归学校或职业培训和工作技能的推荐。

家庭安全性

如果康复对象要出院回家,治疗师应到康复对象家里(或过渡的生活环境)去推荐增加安全性的修改方案。例如有平衡障碍的康复对象应该在淋浴间瑞安装

把手。对于视觉缺陷康复对象,由于较低的照明度会导致跌倒,因此有必要增加照明度。同时也应当针对康复对象处理锋利物品(如刀具或易碎玻璃物品),使用炉子,记得关水龙头和其他电器等的能力作出建议。热水系统的温度应设置在 120℉ 或更低,以防止烫伤。

任何可能导致康复对象绊倒的东西(例如,地毯,电器线,家具腿,放置在台阶上的物品)都应该被移除。如果可行,湿滑地板表面应加防滑措施(例如浴室和厨房瓷砖地面)。如果需要轮椅,治疗师应该建议修改门口和浴室空间,建议更换成带砖头的高绒地毯、木材或其他容易通过轮椅的地面。

此外,家庭成员和照顾者应在康复对象癫痫发作时采取适当的措施,应了解如何在紧急情况下疏散个人,并应采取措施将康复对象安全转移。照料者应该能够识别康复对象不应参与的不安全活动,并且如果可能的话,他们应该知道康复对象可安全独处的时间长度。

设备评估和排序

若康复对象即将从急性康复机构出院,那么有必要对下一个场所所需设备进行全面评估。这可能需要对康复对象的设备需求进行重新评估,因为随着康复对象功能的改善,许多在开始阶段和中间阶段有价值的自适应设备可能会舍弃。例如,由于动态站立平衡障碍,康复对象可能需要一个浴缸长凳或淋浴椅,但随着康复对象充分康复的进展,在淋浴时可能仅需把手。由于 TBI 康复对象在数月的康复中才可表现出功能的改善,因此应考虑租用轮椅。

家庭和护理者的教育

家庭成员和护理人员应该从一开始康复对象的治疗就参与到康复中来,并应考虑成为提供干预的团队成员。照料着的教育应促进康复对象在康复医院学到技能的应用,如转移、轮椅移动性、ADLs、床上体位、矫形器固定时间、设备的使用、关节活动度练习和自我进食技巧等。个人安全在对于护理者的教育中是至关重要的。照料着应接受家庭计划的培训(以书面或录像带形式)。家庭治疗方案可以包括之前提到的部分,此外还包括改善认知、视觉、感知和运动控制等的特殊活动。

司机培训计划推荐

如果康复对象通过临床司机的评估,那么对其驾驶培训应推荐特意的训练时间长度。具有对 TBI 康复对象工作经验的作业治疗师或驾驶教练(见第 11 章)应该执行对其的培训。

对职业培训和工作技能的建议

如果康复对象出院转入到日间治疗机构,或者是康复门诊中心,或者是一个过渡性的生活场所,那么OT应为康复对象的职业培训提出建议。职业培训是一个延伸的过程,需要包括作业治疗师和职业咨询师的参与,此外,康复对象最终返回工作岗位可能还需工作教练的协助。康复对象返回工作的成功取决于他/她返回的环境和环境的支持。当一名康复对象进行评估时,以上这些均是必须考虑的方面。

总结

TBI 成人康复对象的治疗具有挑战性,并且需要灵活性,耐力和创造力。行为和心理社会的缺陷极大地影响着康复对象的康复。作为一种可能的因素,药物滥用的问题必须合理评估和处理。大多数康复对象都有许多需要干预的问题。评估和跨学科团队(包括康复对象和家庭)目标的制订应相互协调,干预应该个性化,以对康复对象有意义的功能性结局为导向。从急性护理到中间护理,再到社区的有效过度,均需治疗师精心策划并清晰地与康复对象沟通。对于部分 TBI 的康复对象,恢复和调整是终身的挑战;由于这个原因,并且由于这些康复对象持续发展的需要,在整个过程中提供资源对于持续有效果的结局来说是必不可少的。

复习题

1. 从 TBI 恢复的两个非常重要的可测量的标记点是什么?

2. 说出五种可能出现在 TBI 康复对象的神经肌肉损伤类型。

3. 描述在急性、亚急性期和急性期后康复期对 TBI 康复对象有效的照料设置类型。

4. 描述在 TBI 康复对象中可能出现的心理社会缺陷。

5. 列出行为管理方案的两个组成部分。

6. 为 TBI 康复对象列出三项标准评估,并描述康复对象评估的表现成分和领域。

7. 列出在视觉筛选中评估的四种视觉技能。

8. 为什么 TBI 康复对象完成道路驾驶评估很重要?

9. 合适的轮椅位置制订的目标是什么?

10. 使用矫形器的适应证是什么?使用石膏的适应证?

11. 请描述在出院计划中应该处理的三个方面。

12. 为什么解决 TBI 康复对象的药物使用问题很重要?

(朱琳　吴燕 译,余秋华 校,

伊文超　张瑞昆 审)

参考文献

1. AAA Foundation for Traffic Safety: <http://www.aaafoundation.org-roadwise review>.
2. Allen CK: *Occupational therapy for psychiatric diseases: measurement and management of cognition disabilities*, Boston, 1985, Little, Brown.
3. American Psychiatric Association: *Diagnostic and statistical manual of mental disorders, fifth edition: DMS-5*, Washington, DC, 2013, American Psychiatric Association.
4. Árnadóttir G: *The brain and behavior*, Philadelphia, 1990, Mosby.
5. Avery-Smith W, Dellarosa DM: Approaches to treating dysphagia in individuals with brain injury, *Am J Occup Ther* 48:235, 1994.
6. Avery-Smith W, Dellarosa DM, Brod Rosen A: *Dysphagia evaluation protocol*, San Antonio, TX, 1996, Therapy Skill Builders.
7. Bennett SE, Karnes JL: *Neurological disabilities*, Philadelphia, 1998, Lippincott.
8. Bohannon R, Smith M: Interrater reliability of a modified Ashworth Scale of muscle spasticity, *Phys Ther* 67:206, 1987.
9. Bombardier CH, Temkin NR, Machamer J, Dikmen SS: The natural history of drinking and alcohol-related problems after traumatic brain injury, *Arch Phys Med Rehabil* 84:185, 2003.
10. Brain Injury Association: *Fact sheets*, Washington, DC, 2006, The Association.
11. American Academy of Physical Medicine and Rehabilitation, Brain Injury Special Interest Group: Practice parameter: antiepileptic drug treatment of posttraumatic seizures, *Arch Phys Med Rehabil* 79:594, 1998.
12. Brain Trauma Foundation and American Association of Neurological Surgeons: *Management and prognosis of severe traumatic brain injury*, 2010, Brain Trauma Foundation. <http://www.braintrauma.org>.
13. Brain Trauma Foundation and American Association of Neurological Surgeons: *Management and prognosis of severe traumatic brain injury. II. Early indicators of prognosis in severe brain injury*, 2000, Brain Trauma Foundation. <http://www.braintrauma.org>.
14. Carmick J: Clinical use of neuromuscular electric stimulation for children with cerebral palsy. Part 2. Upper extremity, *Phys Ther* 73:514, 1993.
15. Center for Outcome Measures in Brain Injury, Santa Clara Valley Medical Center: <http://www.tbi-sci.org>.
16. Chestnut RM: The management of severe traumatic brain injury, *Emerg Med Clin North Am* 15:581, 1997.
17. Colarusso RP, Hammill DD, Mercier L: *Motor-Free Visual Perception Test–Revised*, Novato, CA, 1995, Academic Therapy Publications.
18. Corrigan JD, et al: Systemic bias in outcome studies of persons with traumatic brain injury, *Arch Phys Med Rehabil* 78:132, 1997.
19. Cummings JL, Mega MS: *Neuropsychiatry and behavioral neuroscience*, Oxford, 2003, Oxford University Press.
20. Damasio AR: Aphasia, *N Engl J Med* 326:531, 1992.
21. Englander J, et al: Analyzing risk factors for late posttraumatic seizures: a prospective, multicenter investigation, *Arch Phys Med Rehabil* 84:365, 2003.
22. Englander J, Cifu DX: The older adult with traumatic brain injury. In Rosenthal M, Griffith ER, Kreutzer JS, Pentland B, editors: *Rehabilitation of the adult and child with traumatic brain injury*, ed 3, Philadelphia, 1999, FA Davis.

23. Englander J, Cifu DX, Wright JM, Black K: The association of early computed tomography scan findings and ambulation, self-care and supervision needs at rehabilitation discharge and at 1 year after traumatic brain injury, *Arch Phys Med Rehabil* 84:214, 2003.

24. Fisher AG: *Assessment of motor and process skills*, Fort Collins, CO, 1994, Colorado State University.

25. Florey LL, Michelman SM: Occupational role history: a screening tool for psychiatric occupational therapy, *Am J Occup Ther* 36:301, 1982.

26. Ghajar J: Traumatic brain injury, *Lancet* 356:923, 2000.

27. Giacino JT, et al: The minimally conscious state: definition and diagnostic criteria, *Neurology* 58:349, 2002.

28. Giacino JT, Kalmar K: *JFK Coma Recovery Scale–Revised*, Edison, NJ, 2004, Johnson Rehabilitation Institution.

29. Giatnutsos R: *Elemental Driving Simulator and Driving Assessment System*, Bayport, NY, 1994, Life Sciences Associates.

30. Goga-Eppenstein P, et al: *Casting protocols for the upper and lower extremities*, Gaithersburg, MD, 1999, Aspen.

31. Graham DI: Pathophysiological aspects of injury and mechanisms of recovery. In Rosenthal M, Griffith ER, Kreutzer JS, Pentland B, editors: *Rehabilitation of the adult and child with traumatic brain injury*, ed 3, Philadelphia, 1999, FA Davis.

32. Graham DI, et al: The nature, distribution and causes of traumatic brain injury, *Brain Pathol* 5:397, 1995.

33. Granger CV, Cotter AC, Hamilton BB, Fiedler RC: Functional assessment scales, *Arch Phys Med Rehabil* 74:133, 1993.

34. Reference deleted in proofs.

35. Haltiner AM, Temkin NR, Dikmen SS: Risk of seizure recurrence after the first late posttraumatic seizure, *Arch Phys Med Rehabil* 78:835, 1997.

36. Hammond FM, McDeavitt JT: Medical and orthopedic complications. In Rosenthal M, Griffith ER, Kreutzer JS, Pentland B, editors: *Rehabilitation of the adult and child with traumatic brain injury*, ed 3, Philadelphia, 1999, FA Davis.

37. Hart T, et al: The relationship between neuropsychological function and level of caregiver supervision at 1 year after traumatic brain injury, *Arch Phys Med Rehabil* 84:221, 2003.

38. Haselberger K, Pucher R, Auer LM: Prognosis after acute subdural or epidural hemorrhage, *Acta Neurochir (Wien)* 90:111, 1988.

39. Heilman KM, Gonzales Rothi LJ: Apraxia. In Heilman KM, Valenstein E, editors: *Clinical neuropsychology*, ed 4, New York, 2003, Oxford University Press.

40. Hooper HE: *Hooper Visual Organization Test*, Los Angeles, 1983, Western Psychological Services.

41. ImPACT: FDA Approved Concussion Assessment; <https://www.impacttest.com/>.

42. <http://www.mayoclinic.org/diseases-conditions/chronic-traumatic-encephalopathy/basics/definition/con-20113581>.

43. Jackson WT, Novack TA, Dowler RN: Effective serial management of cognitive orientation in rehabilitation: the Orientation Log, *Arch Phys Med Rehabil* 79:718, 1998.

44. Reference deleted in proofs.

45. Kraus JF, et al: Blood alcohol tests, prevalence of involvement, and outcomes following brain injury, *Am J Public Health* 79:294, 1989.

46. Klein RM, Bell BJ: *Klein-Bell Activities of Daily Living Scale*, Seattle, 1982, Health Science Center for Educational Resources.

47. Kohlman Thomson L: *The Kohlman Evaluation of Living Skills*, ed 3, Bethesda, MD, 1992, American Occupational Therapy Association.

48. Kreuter M, Sullivan M, Dahllöf AG, Siösteen A: Partner relationships, functioning, mood and global quality of life in persons with spinal cord injury and traumatic brain injury, *Spinal Cord* 36:252, 1998.

49. Kübler-Ross E: *On death and dying*, New York, 1969, Macmillan.

50. Langlois JA, et al: Traumatic brain injury–related hospital discharges: results from a 14-state surveillance system, 1997, *MMWR Surveill Summ* 52:1, 2003.

51. Levi L, et al: Diffuse axonal injury: analysis of 100 individuals with radiological signs, *Neurosurgery* 27:429, 1990.

52. Levin HS, O'Donnell VM, Grossman RG: The Galveston Orientation and Amnesia Test: a practical scale to assess cognition after head injury, *J Nerv Ment Dis* 167:675, 1979.

53. Levy DE, et al: Prognosis in nontraumatic coma, *Ann Intern Med* 94:293, 1981.

53a. Li K, et al: Does generalization occur following computer-based cognitive retraining?—an exploratory study, *Occup Ther Health Care* 29(3):283–296, 2015.

54. Loewenstein Rehabilitation Hospital, Israel: *Loewenstein Occupational Therapy Cognitive Assessment–Second Edition*, Pequannock, NJ, 2000, Maddak.

55. Mayer NH, Keenan ME, Esquenazi A: Limbs with restricted or excessive motion after traumatic brain injury. In Rosenthal M, Griffith ER, Kreutzer JS, Pentland B, editors: *Rehabilitation of the adult and child with traumatic brain injury*, ed 3, Philadelphia, 1999, FA Davis.

56. Mazaux JM, et al: Long-term neuropsychological outcome and loss of social autonomy after traumatic brain injury, *Arch Phys Med Rehabil* 78:1316, 1997.

57. McKinlay WM, Watkiss AJ: Cognitive and behavioral effects of brain injury. In Rosenthal M, Griffith ER, Kreutzer JS, Pentland B, editors: *Rehabilitation of the adult and child with traumatic brain injury*, ed 3, Philadelphia, 1999, FA Davis.

58. Reference deleted in proofs.

59. Newmann Dawn, Assistant research professor, Indiana University School of Medicine, personal communication.

60. Novack TA, et al: Focused versus unstructured intervention for attentional deficits after traumatic brain injury, *J Head Trauma Rehabil* 11:52, 1996.

61. Oakley FM: The role checklist, *Occup Ther J Res* 6:157, 1986.

62. O'Dell MW, et al: Standardized assessment instruments for minimally-responsive, brain-injured patients, *Neurorehabilitation* 6:45, 1996.

63. Ownsworth TL, Oei TP: Depression after traumatic brain injury: conceptualization and treatment considerations, *Brain Inj* 12:735, 1998.

64. Palmer S, et al: The impact on outcomes in a community hospital setting of using the AANS traumatic brain injury guidelines, *J Trauma* 50:657, 2001.

65. Plum F, Posner JB: *The diagnosis of stupor and coma*, ed 3, Philadelphia, 1980, FA Davis.

66. Prigitano GP, Schacter DL: *Awareness of deficit after brain injury: clinical and theoretical issues*, New York, 1991, Oxford University Press.

67. American Academy of Neurology, Quality Standards Subcommittee: Practice parameters: assessment and management of patients in the persistent vegetative state (summary statement), *Neurology* 45:1015–1018, 1995.

68. Ranchos Los Amigos Medical Center: *Levels of cognitive functioning*, Downey, CA, 1997, The Medical Center.

69. Rustad RA, et al: *Cognitive Assessment of Minnesota*, San Antonio, TX, 1999, Therapy Skill Builders.

70. Salamy M, et al: *Assessment of communication and interaction skills*, Chicago, Ill, 1993, Department of Occupational Therapy, University of Illinois at Chicago.

71. Santa Clara Valley Medical Center: *Behavior management program policy and procedure manual*, San Jose, CA, 2006, The Medical Center.

72. Seelig JM, et al: Traumatic acute subdural hematoma: major mortality reduction in comatose patients treated within four hours, *N Engl J Med* 304:1511, 1981.

73. Sosin DM, Sniezek JE, Thurman DJ: Incidence of mild and moderate brain injury in the United States, 1991, *Brain Inj* 10:47, 1996.

74. Stratton M: Behavioral assessment scale of oral functions in feeding, *Am J Occup Ther* 35:719, 1981.

75. Reference deleted in proofs.

76. The Multi-Society Task Force Report on PVS: Medical aspects of the persistent vegetative state (first of two parts), *N Engl J Med* 330:1499, 1994.

77. The Multi-Society Task Force Report on PVS: Medical aspects of the persistent vegetative state (second of two parts), *N Engl J Med* 330:1572, 1994.

78. Thurman DJ, et al: *Guidelines for surveillance of central nervous system injury*, Atlanta, 1995, Centers for Disease Control and Prevention (CDC).

79. Traumatic Brain Injury Model Systems National Data Base Syllabus, 2008. <https://www.tbindsc.org/>.
80. Tucker FM, Hanlon RE: Effects of mild traumatic brain injury on narrative discourse production, *Brain Inj* 12:783, 1998.
81. Reference deleted in proofs.
82. Wilson B, Cockburn J, Baddeley A: *The Rivermead Behavioural Memory Test–Third Edition*, Gaylord, MN, 2008, National Rehabilitation Services.
83. Zasler ND: Prognostic indicators in medical rehabilitation of traumatic brain injury: a commentary and review, *Arch Phys Med Rehabil* 78(8 Suppl 4):12, 1997.

推荐阅读

Green JL: *Technology for communication and cognitive treatment: the clinician's guide*, Potomac, MD, 2007, Innovative Speech Therapy.
Jebsen RH, et al: An objective and standardized test of hand function, *Arch Phys Med Rehabil* 50:311, 1969.
Minnesota Rate of Manipulation Tests, Circle Pines, MN, 1969, American Guidance Service.
Tiffan J: *Purdue Pegboard*, Lafayette, IN, 1960, Lafayette Instruments.
Whiting S, et al: *Rivermead Perceptual Assessment Battery*, Los Angeles, 1985, NFER-Nelson.

第 35 章

中枢神经系统变性疾病

Winifred Schultz-Krohn, Diane Foti, Carolyn Glogoski

学习目的

学习本章后,学生或从业者能够做到以下方面:

1. 描述肌萎缩侧索硬化(ALS)的过程。
2. 描述家族性 ALS(FALS)与散发性 ALS(SALS)之间的不同。
3. 描述为 ALS 康复对象服务的作业治疗师角色。
4. 描述 ALS 三种亚型。
5. 明确阿尔茨海默病(AD)的症状和发病率。
6. 描述阿尔茨海默病的病理生理。
7. 描述家庭医生和其他健康专业人员所应用的医疗处理的整体框架。
8. 描述作业治疗师所使用的一种评估方法。
9. 明确疾病进展阶段以及与痴呆不同阶段相关联的常规治疗介入。
10. 描述亨廷顿病(HD)的过程和阶段。
11. 明确目前有关疾病病因的研究。
12. 描述 HD 的医疗处理举措。
13. 描述 HD 康复对象作业治疗的目的。
14. 描述多发性硬化的三种典型类型。
15. 描述目前有关疾病病因的研究。
16. 描述多发性硬化的症状。
17. 描述由于疾病可能引发的并发症。
18. 描述面对多发性硬化康复对象,作业治疗师的角色。
19. 描述帕金森病(PD)的过程及阶段。
20. 明确目前有关疾病病因的研究。
21. 描述 PD 的医疗处理。
22. 描述为 PD 康复对象服务作业治疗师的角色。

章节大纲

关键术语

阿尔茨海默病(Alzheimer's disease)

肌束震颤(fasciculations)

复发(relapse)

肌萎缩侧索硬化(amyotrophic lateral sclerosis)

慌张步态(festinating gait)

缓解(remission)

运动迟缓(bradykinesia)

亨廷顿病(Huntington's disease)

强直(rigidity)

舞蹈病(chorea)

运动神经元病(motor neuron disease)

立体定向手术(stereotactic surgery)

情绪不稳定(emotional lability)

多发性硬化(multiple sclerosis)

恶化(exacerbation)

帕金森病(Parkinson's disease)

案例研究

Marguerite

Marguerite 是一名 35 岁的女性,26 岁时被诊断患有多发性硬化(multiple sclerosis, MS)。尽管 Marguerite 最初被确定患有复发-缓解型 MS,但她的神经科医生最近诊断出她患有继发进展型 MS 并将 Marguerite 转介给作业治疗师。Marguerite 现在步行时在右下肢使用踝足矫形器(ankle-foot orthosis, AFO),她的非利手左手的感觉和灵活性也下降了。

作业轮廓提供了 Marguerite 的以下背景资料。她已婚,有两个男孩,分别 8 岁和 6 岁。两个孩子每周都参加足球和游泳。她的丈夫在保险公司担任销售经理的工作,每个月都会飞往其他地方。Marguerite 是一所小学的全职特教老师,尽管她在复发期间无法工作。她要照顾她 69 岁的已经被诊断患有阿尔茨海默病的母亲。她的母亲独自一人住在自己的公寓里,和她是同一个城市。尽管 Marguerite 有两个姐妹,但距离都比较远。Marguerite 主要责任是照顾母亲和 2 个孩子。

Marguerite 被希望可以确定在哪些作业活动表现存在问题,哪些可以完成。她很快回复说,作为孩子的司机,母亲的照顾和家务是有问题的。她觉得自己一直在时间安排上纠结。最近,她孩子们的游泳班改为不同的时间,导致时间安排

发生重大变化。尽管她希望孩子们有机会参加体育运动,但她发现每个月都要为这些课外活动提供零食是一件很困难的事,但这是每个活动参与者的母亲需要履行的义务。丈夫在家时会尽量帮助做家务,但他工作时间很长,没有时间购买家庭杂货。Marguerite 还负责安排她母亲的所有医疗预约,为她的母亲购物,每天去看望她的母亲,她母亲不能再开车了。Marguerite 说她在上完一天的课后,常常感到非常疲惫,导致她回家做晚餐很困难。

Marguerite 对自己的工作状况非常满意,并声称她的许多同事都愿意帮助她完成各种任务,例如操场上的值日或在午餐时间看管学生。这让 Marguerite 在白天能休息一会儿。

思辨问题

1. 你将如何收集额外数据以制订干预计划?

2. 考虑 Marguerite 关于她作业活动轮廓的报告,你会从哪里开始您的干预计划?

3. Marguerite 的诊断从多发性硬化复发-缓解型到继发进展型的变化将如何影响她目前的作业活动角色?

4. 你为 Marguerite 选择的策略如何应用于其他神经系统变性疾病康复对象?

前言

本章阐述了神经系统变性疾病对一个人作业表现能力的影响，并概述了作业治疗（occupational therapy，OT）在为患有这些疾病的康复对象提供服务中的作用。本章讨论的特定疾病是肌萎缩侧索硬化（amyotrophic lateral sclerosis，ALS）、阿尔茨海默病（Alzheimer's disease，AD）、亨廷顿病（Huntington's disease，HD）、多发性硬化（multiple sclerosis，MS）和帕金森病（Parkinson's disease，PD）。

在神经系统变性疾病中，随着疾病的进展，个体的作业表现能力越来越受到影响。作业治疗旨在帮助康复对象代偿和适应继发于疾病进程所导致的功能下降。环境适应和改造往往是必要的，以尽可能长时间地维持功能状态。

神经系统变性疾病的发生可能是由于中枢神经系统（central nervous system，CNS）内的结构或神经化学变化[70]。在本节讨论的疾病中，康复对象的 CNS 通常在儿童期和青春期期间正常发挥功能。几年以后，康复对象感受到的症状和体征，表明 CNS 功能正在恶化。这种疾病的进展因人而异。一些康复对象的功能迅速下降，而其他康复对象则可以维持多年的功能性技巧。

功能减退可能会使一个人在执行各种任务时的自我效能感大打折扣[190]。个人不再能够在相同的独立水平上进行日常生活中的个人或工具性日常活动。依赖他人可能会改变康复对象对自身价值和自我控制的观念。尽管功能性独立可能在逐渐恶化，但作业治疗师在重新定义康复对象的自我认知方面起着重要作用。无法独立穿衣的 PD 康复对象也许可以指挥个人照护师（personal care attendant，PCA）或居家健康助理（home health aide，HHA）来执行这些任务。以前负责家庭财务的 MS 女性康复对象可能需要指导家庭成员完成这些活动。

本章讨论的神经系统变性疾病最常见于成年人或成人后期，往往是在他们习惯、日常作息和独立行为模式已经确立之后，被诊断出来这些疾病的。康复对象可能会遇到继发的功能性能力下降导致的社会关系和社会交流的重大变化。作业治疗师必须考虑到功能丧失影响到康复对象的社会和作业活动角色，无论这些角色是丈夫、妻子、父母、成年子女、工作者、兄弟姐妹还是朋友。作业治疗必须处理康复对象在他或她的社交、物理和文化环境中的需求。

作业治疗旨在支持康复对象在他或她的环境中的活动能力。康复对象的症状进展速度影响治疗计划。一名 20 多年来精细运动功能逐渐丧失的康复对象，与 2 年内失去所有上肢功能的康复对象建立的作业轮廓截然不同。必须根据功能恶化的速度衡量辅助器具的使用。

作业治疗师必须了解患有神经变性疾病康复对象的支持服务和临时照护服务。PD 支持小组可以为康复对象和他们的家庭提供必要的社会支持。MS 支持小组可以为康复对象提供有关新的治疗方法的信息以及分享生活经验的机会。

作业治疗计划不仅应解决与各种疾病相关的躯体障碍，还应解决其产生的认知、社会和情感影响。许多神经变性疾病康复对象同时患有抑郁症。抑郁症可能是康复对象某些疾病相关的功能丧失或其他疾病的主要症状的一种反应。作业治疗师应定期筛查抑郁症状。Beck 抑郁量表等工具可以有效评估这一症状[23,24]。除了评估有神经变性疾病康复对象的抑郁症之外，还应评估其认知能力。由于神经系统结构的破坏，康复对象可能会伴随有认知问题，这些缺陷会对治疗产生巨大影响。简易评估，如简易精神状态检查（mini mental state examination，MMSE）[66]或 Cognistat[146]可以用来确定认知能力并建立表现能力基线。

在大多数情况下，作业治疗师是为神经变性疾病康复对象提供服务的团队成员[93]。作为团队成员，作业治疗师必须考虑其他专业人员和家庭成员在康复对象生活中扮演的角色，并将这些知识结合到治疗计划当中。作业治疗师为神经系统变性疾病康复对象提供独特和所需的服务。尽管功能不断退化，但能够使康复对象从事有意义的作业活动反映了作业治疗显著的贡献。

下面提供了三个案例研究来说明面对神经系统变性疾病的康复对象之间的异同。第一个案例涉及一名女士，Marguerite，她患有 MS。该案例在本章开头介绍。第二个案例涉及一名男子，Marcus，患有 ALS，在第 1 节肌萎缩侧索硬化开头介绍，作为本章内容的参考框架。第三个案例涉及一名男子，Carl，患有 PD，在本章结尾处作为回顾性的介绍。阅读本章时，这些案例应该提示临床推理和决策。

第 1 节　肌萎缩侧索硬化

案例研究

Marcus

Marcus 是一名 61 岁的男性,被诊断患有 ALS。他已婚,有两个成年子女。他是一家汽车配件专卖店的主管,这是一家当地的小型家族企业。他计划在 6 个月后,也就是他 62 岁时退休。他与他的妻子 Sandy 共同承担家务,她也是全职工作者。他喜欢花园、去教堂、读书、练口琴。

在他诊断出 ALS 大约 6 个月前,他发现他在维持对工具的抓握方面遇到困难,并且经常在工作中掉东西。此外,他将箱子从高于肩膀高度的货架上举起来更困难了。他跌倒了两次,一次在工作中被台阶绊倒,一次在花园里。他的主管医生注意到他的前臂和小腿上有肌束震颤,双手有轻微萎缩。他被转诊给一位神经内科医生,确定了肌萎缩侧索硬化的诊断。神经内科医生将 Marcus 带到门诊部进行作业治疗(occupational therapy,OT)和物理治疗(physical therapy,PT)。作业治疗师的转诊治疗方案主要是评估和治疗日常生活活动(activities daily living,ADLs),特别是针对 Marcus 希望他能够继续工作至少 6 个月。物理治疗师转诊是负责踝足矫形器和步态评估。

作业治疗评估包括了解哪些作业活动对于 Marcus 最重要和最有困难的。这使得作业治疗师能够与他合作并优化目标。她让 Marcus 描述他对自己病情的理解。Marcus 说他不确定神经科医生的诊断是否正确,因此他正在寻求第二种意见。无论哪种方式,他都决定参与作业治疗和物理治疗。他表示,医生告诉他会变得更虚弱,但他想如果他充分锻炼,他可以改善他的手、肩膀和腿部的虚弱,并防止其恶化。

除了讨论 Marcus 的工作、家庭和家庭环境外,作业治疗师还评估了他的运动和感官能力,并完成了认知筛查。作业治疗师将认知筛查作为一种工具来帮助她确定最好的学习方式。认知筛查的结果在正常范围内,没有任何短期记忆障碍、空间障碍、注意力不足或解决问题的困难。

作业治疗师发现他双侧肌力本身就比较弱,但他是右利手。他的捏力很弱,他的抓握力量是 3+/5。他能够拿起小硬币,但不能在手中操纵他们。他肩屈曲力量为 4/5。治疗师还注意到他髋关节和踝关节背屈力量不足。当他从椅子上站起时,他要用双手推离,有时拖拽着脚步。

Marcus 汇报说,他的家庭之外的大部分社交活动都是在工作时间和他的同事进行的。其中的一些人他已经认识了 20 年。他定期去教堂,但在那里没有社交。他说教堂是个人安静的内省时间,而不是社交时间。

Marcus 和他的妻子住在一栋两层楼的房子里,楼下有一个盥洗室,他的卧室在楼上。出入房子有两个台阶。他在这个房子住了 15 年。他的一个儿子和儿媳妇还有他们的两个孩子就住在同一条街上。

Marcus 的日常工作包括在花园或露天阳光房里喝咖啡,上班时顺路载两个孙子去上学。下班回家后,他通常会与妻子和狗散步,或者在花园里工作。在周末,Marcus 和他的妻子会一起散个长步,吹吹口琴。

在初步评估中指出的功能缺陷如下:

- 家:ADLs/工具性日常生活活动(instrumental activities daily living,IADLs)。
  - 系纽扣和拉拉链困难。
  - 书写困难。
  - 从坐便器、椅子、沙发上下来费力。
  - 为家中维修时使用修理工具困难。
- 休闲。
  - 难以清除垃圾。
  - 难以成功完成除草任务。
  - 吹奏口琴时很快就会疲劳。
- 工作。
  - 购物结账时不能进行投币。
  - 行走时携带超过 15 磅的箱子有困难。
  - 在一天结束时极度疲劳,当他回家时需要小憩。

初始评估期间的作业治疗干预措施包括以下内容:

- 与 Marcus 确定目标的优先顺序。
- 所有作业活动的能量节约技术(energy conservation techniques)指导。
- 手支具选择使用定制的短对掌辅助支具,以改善抓捏能力。
- 用治疗用黏土(theraputty)加强手部力量,不要过度重复。
- 指导从坐到站的代偿策略。
- 卫生间设备的资源,包括沐浴座椅(shower seat)、低/小直径抓杆(尽可能长时间地随疾病进展而发挥功能)、淋浴软管(shower hose)、橡胶垫以及实施能量节约技术和跌倒预防的设备。
- 推荐易穿的服装和指导纽扣钩(botton hook)的使用。
- 美国残疾人法案(Americans with Disabilities Act,ADA)和工作环境改造宣教。
- 未来进行家庭评估的需要或对其家中潜在的无障碍问题较长的讨论。
- 讨论约定随诊频率以及通过安全医疗保健信息系统进行沟通的替代方法。
- 对作业治疗的干预范围进行教育,以及作业治疗师如何在整个 ALS 进展的过程中与 Marcus 合作,不断改造他认为重要的活动。

治疗师在整个疾病过程中一直在与 Marcus 及其家人合作。服务的频率取决于他目前的需求。Marcus 和他的妻子经常通过电子邮件与作业治疗师交流,询问不同的辅助器具和维持当前功能的一些想法。他最终由一名为居家康复和临终关怀机构工作的作业治疗师随访。当时 Marcus 全部使用配有下巴开关的电动轮椅、Hoyer 升降机(Hoyer lift)进行转移,而且除了使用改装的手机和平板电脑外,ADL 和 IADL 完全依赖。他通过经皮内镜胃造瘘管(percutaneous endoscopic gastrostomy,PEG)进行管饲。Marcus 在最初诊断后约 2 年进入了临

案例研究（续）

Marcus

终关怀。他当时的目标就是活得更加舒适，可以继续用他的平板电脑给共事的朋友发电子邮件，在 Facebook 上看到他的孙子们的照片，并为家人网上购物。

思辨问题

1. 你准备通过哪些评估为制订干预计划收集其他的数据？哪些事件表明需要重新评估？

2. 根据 Marcus 关于作业活动关注问题的报告，你会在哪里开始你的干预计划？

3. 案例研究简要介绍了 ALS 的早期和晚期阶段。在 ALS 的中期阶段可能会出现哪些类型的参与能力和功能的缺陷？

4. 你什么时候开始将 Marcus 家庭纳入治疗？

作业治疗师在治疗患有 ALS 的康复对象（如病例研究中的 Marcus）中的角色是将重点放在对个人最重要的作业活动以及为了适应下降的活动能力所做出活动改造[7]。作业治疗师所关注的作业活动随着个人兴趣、目标和优先事项而改变。初学者不应该认为基本的日常生活活动是优先考虑的，而是应该倾听康复对象和家属描述可能鼓励、启动和影响他们的作业活动。治疗师将有机会在评估和治疗干预过程中使用多种作业治疗技能，这可能包括 ADL/IADL 活动改造；手支具；辅助器具；认知评估和策略；社会心理评估；工作、家庭和休闲环境的改造和轮椅座位和姿势支持。最关键的是听取康复对象和家属的需求，并将其作为重点。个人情况将显著影响个人对家居环境改造，使用动力还是手动轮椅移动的选择。例如，经济能力有限的人可能会选择不进行重大的家居环境改造。疾病的诊断和进展是根据活动能力的丧失来描述的，而框 35.1 描述了在作业治疗实践框架中指出的与作业活动和活动能力均相关的作业治疗干预手段。

术语肌萎缩侧索硬化（ALS）指的是一组进行性神经肌肉变性疾病。潜在的神经病变过程涉及破坏脊髓、脑干和运动皮质中的运动神经元[196]。在疾病进展过程中受影响的人在某个时间点表现出上运动神经元（upper moter neuron，UMN）和下运动神经元（low moter neuron，LMN）共同缺陷。

在美国，ALS 也被称为 Lou Gehrig 病[25]。运动神经元病一词指的是一组疾病包括 ALS、渐进性延髓麻痹、进行性脊髓性肌萎缩、原发性侧索硬化和遗传性脊髓肌肉萎缩等疾病[102,140]。表 35.1 描述了 ALS 的每种

框 35.1　认知功能障碍康复对象可从以下方法中受益

- 使用更简单的工具进行沟通，而不是对那些没有认知障碍的康复对象使用的方法。
- 使用更简单、更直接的语言，并直接明了地沟通。
- 更密切地监督饮食。额叶异常和吞咽功能较差的康复对象可能难以遵循医生的建议限制固体食物的摄入，或者他们可能会将过多的食物放入口中。
- 通过与康复对象和照顾者交谈来评估康复对象的决策能力，因为患有神经系统疾病的康复对象面临着复杂的医疗、财务问题，有时甚至是法律问题。
- 处于阈下水平认知缺陷康复对象不符合痴呆的诊断标准，也有可能对他们的医疗缺乏作出合理判断的能力。缺乏洞察力是常见的，因此照顾者的参与可能是合适的。
- 监督下步行。有认知缺陷的康复对象通常会失去冲动控制能力，并且可能无法恰当地决定走到哪，走多远，或者何时使用助行器等设备。
- 提醒照顾者和家人不要将康复对象的行为认为是针对自己的。
- 帮助他们了解这种行为是因为生理原因而引起的。
- 鼓励照顾者和家人营造一个舒适和有爱的氛围以及平静有序的环境。

肌萎缩侧索硬化协会的修正：*ALS, cognitive impairment（CI）and frontotemporal lobar dementia（FTLD）: a professional's guide*, 2005, 27001 Agoura Road, Suite 250, Calabasas Hills, CA 91301-5104. Phone: (800) 782-4747. Website: alsinfo@alsa-national.org/www.alsa.org.

表 35.1　肌萎缩侧索硬化的临床亚型

名称	病灶区域	症状
进行性延髓麻痹（PBP；延髓形式）	皮质延髓束和脑干	运动障碍、吞咽困难、面部和舌肌无力、细胞核受累
脊髓进行性肌萎缩	脊髓下运动神经元	肢体、躯干、（PMA 或 PSMA）（LMN 形式）及有时是脑干和/或延髓支配的肌肉萎缩
原发性侧索硬化（PLS；UMN 形式）*	破坏皮质运动神经元；进行性痉挛性截瘫，可能同时涉及皮质脊髓和皮质延髓区域	进行性痉挛性截瘫

*世界神经病学联邦协会有关脊髓性肌萎缩和其他的运动神经元疾病分类并不确定原发性侧索硬化（primary lateral sclerosis，PLS）是肌萎缩侧索硬化（amyotrophic lateral sclerosis，ALS）的一种亚型[25]。本文作者将 PLS 纳入了列表，同样许多其他文章和书籍提出它是肌萎缩侧索硬化的一个亚型。

来自 Belsh JM, Schiffman PL, 编辑：*ALS diagnosis and management for the clinician*, Armonk, NY, 1996, Futura Publishing; Guberman A：*An introduction to clinical neurology, pathophysiology, diagnosis, and treatment*, Boston, 1994, Little, Brown.

不同亚型。本节介绍 ALS 的典型形式。National ALS Registry 指出任何时间,ALS 患病率或人数可以认为是美国每 100 000 人中约有 4 人[205]。

ALS 发病率在 40 岁以后增加,60 岁和 70 岁为发病的高峰。男性发病率高于女性。一些研究显示二战、朝鲜战争、越南战争和海湾战争退伍军人中 ALS 的发病率增加。据报告称,1990—1991 年波斯湾战争退伍军人和所有美国退伍军人的 ALS 风险约是其他人的 2 倍[83,218]。

公认的两种主要的 ALS 发病形式:散发性和家族性。散发性 ALS 占 90% ~ 95% 的 ALS 病例。发现有 5% ~ 10% 的 ALS 康复对象有该疾病的家族史。家族性和散发性类型康复对象的症状或病程没有差异。

诊断主要由临床症状、电生理检查和排除其他神经系统疾病来确定。由世界神经病学联合会制定的标准以及最近由 Costa 和其同事修订的标准指出,确定上运动神经元和下运动神经元均受累及渐进性衰弱并排除所有其他诊断是至关重要的[47]。当运动神经元涉及以下三个或四个区域:延髓(下巴、面部、腭、喉和舌)、颈部(颈部、手臂、手部和膈肌)、胸部(背部和腹部)和腰骶部(背部、腹部、腿部和脚部)。存在上下运动神经元受累但直肠和膀胱未受累及,无感觉的改变,正常脊柱 X 线全都支持 ALS 的阳性诊断[196]。

病理生理

ALS 的病因尚未确定。目前提出的多种理论都认为是会破坏运动神经元的因素,包括基因突变、谷氨酸功能不全的代谢紊乱、金属中毒、自身免疫因素和病毒感染[196]。

临床表现

ALS 的症状因运动神经元破坏的初始部位而异。患有 ALS 的康复对象通常在局部比如手臂、腿部或延髓的肌肉力量减弱。康复对象可能会像 Marcus 一样绊倒或丢掉东西,并且可能会出现言语不清、异常疲劳、呼吸短促和情感不稳定性的情况,也就是无法控制的笑或哭。随着疾病的发展,随之而来的是显著的肌肉萎缩、体重减轻、痉挛、肌肉痉挛和肌束震颤(即休息时肌束的抽搐)(图 35.1)。为了更好地理解这种情况,作业治疗师可能会想要研究肌肉抽搐的录像。这会在评估功能和向医生报告症状和不足时,提高作业

治疗师的技能。由于康复对象在步行、穿衣、精细运动和吞咽方面存在较大困难,表现能力可能会受到影响。在最后阶段,康复对象可以选择使用复杂的、延长生命的干预措施,如管饲和呼吸机。ALS 是一种进展迅速的疾病,如果没有进行气管造口术和通气,症状出现后 2~5 年内大部分康复对象死于呼吸衰竭。大约 10% 的康复对象可以生存 10 ~ 20 年或更长时间[141]。随着 ALS 的进展,这种疾病不会影响康复对象的眼部功能、肠道和膀胱功能及感觉功能。

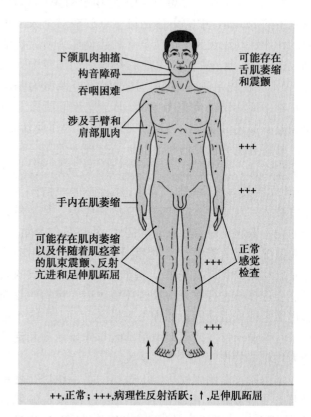

图 35.1　经典肌萎缩侧索硬化康复对象的上、下运动神经元征象混合的临床表现(From Yogarajah M:*Crash course in neurology*,ed 4(updated),Edinburgh,2015,Mosby.)

研究发现,50% 的 ALS 康复对象存在轻度至中度的认知改变,多达 20% 的人患有痴呆[126]。特定的认知功能障碍已经明确,如额叶、颞叶功能障碍和执行功能障碍[183]。执行功能障碍包括推理、判断、排序、组织、推断、调节情绪、计划、信息提取效率低下以及个人对自身行为的自省能力。临床工作人员或家庭成员可能会观察到反复提问、动作或短语的重复、过于专注于一个想法,以及对某种情况的过度情绪反应。发展为认知问题、行为改变或完全的痴呆综合征的危险因素可能包括年龄较大、延髓发作性 ALS、功能性肺活量(functional vital capacity,FVC)下降和痴呆家族史[169]。

预后很难预测。一般而言,延髓早期受累的康复

对象预后较差[196]。比较乐观的预后通常与以下因素有关：发病年龄较小；病变涉及位于脊髓中的 LMNs；在 UMN 或 LMN 中出现减弱，而不是两个部位的组合；呼吸功能变化少或缓慢；更少的抽搐；并且从出现症状到诊断的时间较长。

与诊断为多发性硬化（MS）的康复对象相比，ALS 功能丧失更快，没有发作缓解或平稳发作期。患有 ALS 的人需要面对致命性疾病，而患有 MS 或帕金森病的人必须面对长期失能的状态。

医疗处理

美国神经病学会制定了实践参数和标准，以解决 ALS 康复对象的主要管理问题。与这一群体合作的作业治疗师应该熟悉标准以更好地理解干预的方法和理由。参数包括以下主题：如何告知康复对象的诊断，何时考虑无创和有创呼吸机支持，吞咽困难评估和管饲干预，唾液和疼痛管理以及临终关怀服务的使用等[127]。肌肉痉挛、过量的唾液、抑郁症、不稳定性和疼痛这些症状可通过药物治疗。呼吸状态应经常重新评估，以确定何时需要无创和有创呼吸机支持。吞咽功能也应经常评估以防止误吸，并确定何时以及是否应该留置管饲。

美国食品和药物管理局于 1995 年批准了药物利鲁唑（Rilutek）。利鲁唑是一种抗谷氨酸药物，是第一种专门用于改变疾病病程以延长生命的药物。研究人员认为，利鲁唑的成功表明过量的谷氨酸会导致运动神经元的死亡[155]。研究表明，利鲁唑可延长 ALS 康复对象至少几个月的生命[127]。尽管可以使用药物来缓解症状，但仍无法治愈 ALS，也没有药物可以逆转疾病进程。

许多临床试验资助了延长生存期的研究，减缓与疾病有关的衰退，评估和治疗由此产生的功能减退。目前研究的全面目录可以在国家卫生研究院、临床试验政府机构和肌萎缩侧索硬化联合组织的网站上查询。

作业治疗评估和干预

随着康复对象个人因素和表现能力的降低，在疾病进展过程中与康复对象和家庭一起合作十分重要。Marcus 案例研究展示了作业治疗对新诊断的最终阶段康复对象进行的干预，但对处于 ALS 中期阶段的康复对象来说，他们将有更多机会从作业治疗中受益（表 35.2）。必须理解个人因素，包括文化、社会和精神价值，因为这些因素会影响关于个人护理和生活支持的持续决策。在与 Marcus 一起工作时，作业治疗师应该认识到他的工作场所是他的主要社交机会，并且他还有一个一贯的角色是作为爷爷要开车送孙辈去学校。

表 35.2　肌萎缩侧索硬化的干预

康复对象特点	以表现为重点的干预措施 作业活动领域	干预个人因素
第一时期（独立）		
阶段 I 稍感虚弱 笨拙 门诊 日常生活自理	如果康复对象是久坐的，需继续正常活动或增加活动，防止失用性萎缩和抑郁症 将省力原则纳入日常活动，无论工作和休闲 为康复对象提供表达自己担忧的机会（根据需要提供心理支持）	开始关节活动度训练项目（例如，拉伸、瑜伽、太极拳） 对所有肌肉组织加强轻微抗阻训练运动计划，谨慎使用以防止过度疲劳
阶段 II 中度选择性虚弱 日常生活活动独立性轻微下降，例如爬楼梯困难，举臂困难，系纽扣困难	评估因功能丧失而受损的自我照顾，工作和休闲技能，如果康复对象继续工作，专注于如何在功能减退时改造任务；协助平衡工作，家庭和休闲活动；请重要的人一起参与到治疗中 使用辅助器具来促进 ADL（例如，钮扣钩，长柄拾物夹，辅助餐具，淋浴座椅，扶手） 将手矫形器用于日常活动 进行基线吞咽困难评估；在疾病的每个阶段进行重新评估	继续伸展以避免挛缩 继续谨慎地加强 MMT 等级高于 F+（3+）的肌肉训练注意防止过度疲劳 考虑矫形器支持（例如，踝足矫形器，手腕或拇指支具—短款对掌支具夹板）

表 35.2　肌萎缩侧索硬化的干预(续)

康复对象特点	以表现为重点的干预措施 作业活动领域	干预个人因素
阶段Ⅲ 踝关节,腕关节和手严重的肌力不足 ADL 的独立性下降 中度下降 在长距离移动中容易疲劳 呼吸稍费力	使用手动或电动轮椅,对其进行改造,最终能够倾斜或使用带有头枕的倾斜姿势,提高手支撑及腿支撑,使得躯干和手臂有足够的支持 帮助康复对象优化活动并提供工作简易化方案 重新评估辅助器具需求(使用万能袖套进食) 评估和调整交流工具的使用(例如,普通电话调整为无线或免提听筒的电话;笔和纸调整为电脑配合使用打字助手) 如果康复对象失业或丧失其他活动的能力,需提供支持,探索替代性活动 开始讨论家居改造的需求,例如安装坡道或将卧室移到最低层 提供关于能够省力和促进安全的浴室设备类型的宣教	通过愉快的活动和步行尽可能长时间地保持康复对象躯体功能的独立 如果需要可鼓励深呼吸练习,胸部伸展和体位引流
第二时期(部分独立)		
阶段Ⅳ 吊臂综合征伴有肩部疼痛,有时手部水肿 依赖轮椅 严重的下肢肌力不足(可能存在痉挛) 能够完成某些 ADL,但容易疲劳	评估对手臂悬吊,头顶悬吊,移动手臂支撑的需求,以便吃饭、打字、翻页 如果康复对象想要独立移动,使用电动轮椅;控制模式必须从手动调整为到其他模式 评估对辅助技术的需求,比如环境控制系统,声控电脑,增强交流的设备 帮助康复对象优化活动,并考虑协商与其他重要的人之间的角色分配 强调对家庭改造的需求 强调对淋浴座椅或浴缸转移板和淋浴软管的需求 协助康复对象提升参与临终活动的能力,例如给孩子写信或制作录音带,完成生活史,并为家庭管理编写日志	如果没有使用手臂支架,请提供扶手槽或轮椅大腿托盘以便固定轮椅姿势;手腕支具以得到充分的休息位;功能位支撑可能需要手支具 通过以下方式提供疼痛和痉挛管理: 根据需要热疗、按摩以控制痉挛、疼痛 消肿措施 主动辅助或被动关节活动度来训练较弱的关节;注意在外展和关节联动运动中支撑和旋转肩部 进行肌肉组织能够承受的等长收缩运动
阶段Ⅴ 严重的下肢肌力不足 中度至重度上肢肌力不足 依赖轮椅 日益依赖的 ADLs 因为功能性移动能力差存在皮肤破损的风险	指导家属帮助康复对象进行自我照顾的方法,尤其是洗澡,穿衣和如厕;旨在尽量减少照顾者的负担和压力 通过家庭培训学习适当的转移、姿势摆放原则和转身技巧 如果需要从床上转移到其他地方,需指导机械升降机的使用(康复对象位于吊索中需要支撑头部) 改造和选择必要的控制装置:电话、音响、电视、医院电动病床控制装置以供独立使用 如果需要,改造出安装呼吸器的轮椅,以便进入社区继续使用	指导家人和康复对象皮肤检查技术 指导使用医院电动病床和抗压装置 如果需要,改造轮椅,安装呼吸器;重新评估轮椅的坐垫是否能够减少压力
第三时期(依赖)		
阶段Ⅵ 依赖,所有活动均在床上或轮椅上 ADL 完全依赖 极度疲劳	进食:评估吞咽困难,并推荐适当的饮食类型;如果康复对象有高度的误吸风险,治疗师可能会推荐经管喂食;推荐用于处理分泌物和防止误吸的吸引机 除言语治疗之外,可能推荐语音增强装置(augmentative speech device)	继续为所有关节提供被动关节活动度训练 通过按摩和皮肤护理提供感觉刺激

　　来自 Yase Y,Tsubaki T 编者们的修正:*Amyotrophic lateral sclerosis:recent advances in research and treatment*,Amsterdam,1988,Elsevier Science.In Umphred DA,editor:Neurological rehabilitation,ed 3,St.Louis,1995,Mosby.

康复对象和家庭成员应该定期更新照顾的策略。决策的范围从是否使用轮椅或进食辅助设备，到是否对康复对象进行气管切开术，选择管喂食还是使用呼吸机。整个健康护理团队应该提供关于生命支持和临床干预范围决定的社会心理支持，主要负责任的是医生和康复对象。由于作业治疗师在治疗 Marcus 时，需要考虑 ADL 改造和家庭环境改造，作业治疗师将有机会讨论康复对象需要多少干预以及类型。一些研究表明，照顾者和康复对象对生活质量有不同的需求和看法。分别花时间对康复对象和照顾者进行宣教以及支持来满足个体化的需求，也许对康复对象及照顾者是有利的[29,154]。

初次和持续的作业治疗评估对教育康复对象如何随着疾病进展适应改造的功能活动是很有必要的。由于 Marcus 的身体机能下降，并更多地依靠照顾者，治疗中应该更强调对照顾者的培训。需要对护理人员和医生进行宣教，以帮助他们理解作业治疗师在治疗 ALS 康复对象中的作用。

言语、吞咽、运动和进行日常生活活动（ADLs）能力的逐步减退，很容易导致对一些常见的认知或行为功能障碍迹象的忽略，例如洞察力和计划能力不足[2]。ALS 康复对象的多个认知领域可能受到影响，包括精神-运动速度、流利程度、语言、视觉记忆、瞬时语言记忆和执行功能[169]。

执行功能受损的 ALS 康复对象可能难以处理复杂决策中所需的视觉、听觉和其他感官获得的数据[155,183]。在考虑宣教策略和照顾者咨询和支持的需要时，与这些认知和行为问题是相关的。

作业治疗师的角色

ALS 进展迅速，躯体状态甚至可能认知功能都会持续恶化。因为康复对象功能状态变化频繁，而针对躯体功能的干预有限，干预计划应关注康复对象参与作业表现能力。随着康复对象功能下降，对环境支持有更大的需求，通过提供耐用医疗设备（durable medical equipment，如：轮椅），改造家居环境以及提供辅助器具来实现。一些研究表明，运动，包括被动关节活动度和轻微抗阻运动，可以改善个体的功能并减少痉挛。减少痉挛和预防挛缩的每日运动在疾病的中后期十分重要[11]。根据康复对象的理解水平，生命支持选择以及对疾病的接受程度，作业治疗师的干预最初可能集中于构建康复对象的环境来支撑其独立性，并且在中

后期阶段，注意力可能会转移到照顾者培训和改造需要帮助的日常生活活动。有些 ALS 康复对象可能会选择提供最大限度的环境和生命支持来延长生命。在这种情况下，作业治疗师可能会定期进行重新评估，以确定康复对象是否需要调整生活自理、工作和休闲活动。其他康复对象可能会要求不要使用特别的生命支持，在这种情况下，作业治疗师会承担起支持性的角色，比如可能会帮助这些康复对象创建一本回忆书册，以便赠送给他们的亲人。表 35.2 列出了疾病各个阶段的功能缺陷和可能需要的干预措施。当提到这张表格时，作业治疗师必须记住，每个康复对象的临床症状是独特的，并且症状可能以与表格不同的顺序出现。例如，有早发性延髓征兆的康复对象需要早期介入吞咽评估和交流工具；另一个康复对象可能在最后阶段才需要轮椅。ALS 协会网站（www.alsa.org）为日常生活活动提供了切实可行的解决方案，并提供了解该人群面临的许多问题的各种资源。对于临床工作者、康复对象和家庭来说，这是一个宝贵的资源。

康复对象及其家属需要跨学科的方法来适应功能的快速改变、复杂的社会心理因素和与 ALS 相关的生活质量问题。要经常检查疾病对康复对象生活质量的影响。一项研究表明，那些没有严重抑郁、甚至没有抑郁[39]并且态度更积极康复对象的寿命更长[86]。疲劳和抑郁与 ALS 康复对象的生活质量差有关[118]。研究发现，失能程度与焦虑和抑郁程度不直接相关[39]。Hecht 及其同事发现社交退缩与失能水平相关，根据这项调查的结果，作者建议用电动轮椅和公共交通工具改善康复对象移动能力，以防止社交退缩[86]。研究还检验了希望、灵魂和宗教作为应对这种疾病的手段的影响。

OT 实践要点

在作业治疗评估期间制订作业活动轮廓可以促进对康复对象前景的更好理解，并有助于确定最适当的干预措施，以改善随着疾病快速进展情况下康复对象的生活质量。

■ 总结

Marcus 案例研究描述了 ALS 症状是如何表现的，以及对作业活动和康复对象个人因素的影响。随着 ALS 的迅速进展，作业治疗师在整个过程中需要不断地重新评估和进行干预。作业治疗旨在通过提供干预和定期重新评估，通过改造环境、作业活动和任务来代

偿不断下降的运动功能,最大限度地发挥康复对象的功能,并帮助康复对象和家庭实现以康复对象为中心的目标。

第2节 阿尔茨海默病

失智是指由严重的脑部疾病引起的一组症状的统称。记忆丧失和其他相关的语言、感知、思维及判断等问题会干扰学习、交流、沟通甚至自我照顾。失智不只是一种疾病,而是许多类型疾病的统称(如,血管性失智、路易体失智、额颞叶失智)。最常见的失智种类是阿尔茨海默病(Alzheimer's disease, AD),特别是在65岁以上的人群中。

阿尔茨海默病(AD)被认为是非其他疾病引起的原发性失智。继发性失智是指与身体其他疾病(帕金森病和亨廷顿病、肌萎缩侧索硬化、多发性硬化)相关的失智症状,在本章其他部分进行讨论。与本章讨论的其他神经系统疾病不同,AD 被 American Psychiatric Association 正式列为精神障碍[10]。尽管 AD 的确切原因仍然不清楚,但已经确定的一种病理变化是中枢神经系统中淀粉样 β42(amyloid-beta, AB42)斑块的积累[186,202]。目前还不清楚为什么斑块会对神经系统造成变性影响,也不清楚是什么促进了这些 AD 斑块的快速发作。由于脑细胞的损害和不可逆转的认知衰退,疾病会导致较高级的认知功能受损、行为改变和情绪紊乱。在疾病逐渐发展的过程中,产生多种认知的缺陷、功能水平的显著下降、社会和作业活动功能的明显受损。一直到疾病后期,对运动和感觉系统的影响才会逐步显现。

随着寿命延长,失智在老年人群中的高发病率、护理的高成本以及医疗资源的大量占用,使失智成为一个重大的健康问题[206]。AD 和其他失智症人群所花费的医疗保险费用是其他人群的近3倍[4,5]。医生、作业治疗师和所有其他医疗专业人员对认知衰退的早期诊断是至关重要的[58]。早期诊断可以减缓疾病进程,增加对功能下降的理解,提高生活质量,争取更多时间给老年人及其家属为未来做准备。AD 的诊断常常被忽视或误诊为其他疾病,特别是在疾病早期阶段。

OT 实践要点

作业治疗师在帮助 AD 康复对象享受生活、尽可能维持独立、给家庭及照顾者以支持中扮演着重要的角色。

发病率

阿尔茨海默病占了失智人群的 2/3 以上,且发病率随着年龄增长而显著提高[4,5,38,202]。预计在65岁以上的老年人中,接近 13% 患有 AD。在美国,该疾病影响了超过 500 万人口,其中有 490 万人超过 65 岁,年龄是最主要的风险因素。65 岁以后 AD 的发病率每 5 年就增长 1 倍。在超高龄人口(85 岁及以上)中,估计有 40%~50% 的人患有 AD。因为医疗技术的发展,许多美国人都生存到了 80 岁甚至 90 岁以上。一项针对 97 岁老人的研究表明,这一人群中有 61% 的人存在着某种程度的失智[99]。随着高龄人口的持续增长,预计患 AD 的人数也同样会持续增长。家族和遗传因素也是风险因素[204]。AD 有两种主要的形式,通常以发作年龄来区分确定:早发性,65 岁之前确诊;晚发性,65 岁之后确诊[35]。早发性 AD 仅占 AD 病例的 10%,晚发性 AD 远比早发性更为常见。早发家族性 AD 与遗传性的"淀粉样前体蛋白基因(amyloid precursor protein, APP)和/或早老素 1(presenilin-1, PS-1)及早老素 2(presenilin-2, PS-2)的基因突变"有关[202]。尽管这种基因联系已经被证实,但即使是在早发家族性 AD 中,基因标记也仅出现在早发性 AD(early-onset AD, EOAD)的大约 5% 个体中[35]。晚发性 AD 与 19 号染色体的 E4 载脂蛋白(apolipoprotein E-4, APOE-4)等位基因有关,但需要注意的是该等位基因同样在未患有 AD 的老龄人上被发现[137]。一般认为,尽管遗传因素会给晚发性 AD 带来一些风险,但风险可能更多地是由饮食、生活习惯和环境相互作用产生的,对每个人的影响也不同[187]。头部创伤史是 AD 的常见风险因素,其他增加风险的因素还有糖尿病、载脂蛋白基因变异、吸烟和抑郁。使用雌激素和非甾体抗炎药与增加风险有关的证据则是有限的。心脏病、高血压和肥胖等风险因素存在的证据尚不一致。研究人员也在探索某些吸入性麻醉剂、铅暴露环境和绝经后使用激素代替治疗的时间对 AD 的影响[137-139]。

尽管失智的发病率增长迅速,但并非所有老年人都患有失智。许多老年人对信息处理的速度会正常放缓,这个现象被称为年龄相关的认知衰退。这些现象并不会进展成具有临床症状的认知缺陷[112](APA, 2013)。

部分老年人会出现轻度认知障碍(mild cognitive impairment, MCI),即一种涉及记忆、语言或其他基本认知功能出现异常的状况,这种异常已经到了能让别人注意到或在临床测试中能显现出来的程度,但并不会严重到影响日常生活[138]。部分康复对象的 MCI 会进展成 AD。Driscoll 及其同事进行的一项研究发现，MCI 人群有脑萎缩，而继续发展成 AD 的康复对象则在大脑双侧颞叶区域出现萎缩[57]。有时被非专业人士用来讨论记忆力丧失或存在认知障碍的老年人的用语是衰老。衰老不是医学术语。衰老一词的使用延续了正常老化中会发生进行性认知衰退的刻板印象。这样的想法阻碍了对失智的早期识别和准确诊断。

病理生理

AD 是中枢神经系统（CNS）变性病变的结果。神经解剖学（结构）和神经化学的变化发生在与遗传或环境易感的大脑中。许多神经元死亡、停止运作或失去与其他神经元的连接，神经元之间传导、神经元代谢和修复的中断。这些变化导致大脑皮质和海马的神经元进行性及弥漫性消失[137,188]。康复对象死亡后通过显微镜检查发现了三种显著的脑组织病理变化。这些变化包括神经元细胞间隙的淀粉样蛋白积累、神经斑块增加和神经原纤维缠结，伴随着神经元和突触的减少。早期 AD 与大脑中胆碱能标志物减少有关，其中斑块和缠结的分布增加。尽管神经成像技术（如计算机断层扫描 [computed tomography，CT]，磁共振成像 [magnetic resonance imaging，MRI]和正电子发射断层扫描 [positron emission tomography，PET]）提供了进一步的诊断信息，例如脑室的扩大（图 35.2），但 AD 康复对象

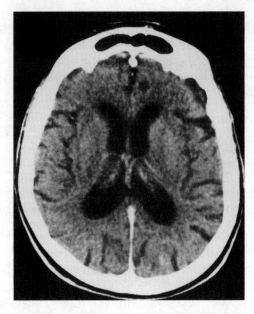

图 35.2　阿尔兹海默病，一位 56 岁进展性失智女性 CT 扫描显示示脑室增大及脑沟增宽（来自 Eisenberg RL：*Comprehensive radiographic pathology*, ed 6, St.Louis, 2016, Elsevier.）

大脑中的许多变化仅可在尸检时看到。大脑的变性病变涉及影响神经元传导并导致神经元死亡的几个过程[188]。

研究表明，AD 疾病进展始于淀粉样蛋白沉积，这个阶段与实际的认知障碍尚不相关[129,137,201]。之后会因有异常的 tau 蛋白累积，导致突触、神经元数量及大脑体积的减少。炎症过程导致皮层和边缘系统神经元中的 tau 蛋白发生微管功能障碍，从而阻止神经元沿着轴突输送营养物质和激素。实际上这些细胞内蛋白的成对细丝在异常代谢过程中将变成交联。因为神经元传输系统的崩溃，这些细丝形成神经元纤维缠结，最终导致神经元死亡。神经元纤维缠结也在颞区出现，在顶区关联区出现程度较小。神经炎斑块很大，神经外体由累积的 β-淀粉样蛋白和神经元碎片——小轴突和树突组成。早期 AD 在颞区和顶区神经元斑块的分布占主导地位。神经元斑块变性，占据了细胞空间。大量不能清除的 β-淀粉样蛋白在神经炎斑块中的细胞外积累导致神经元变性。当神经元失去联系时，它们不能发挥功能并最终死亡。神经元的变性和死亡蔓延大脑，其他神经元之间的连接分解，受影响的区域开始萎缩，此过程称为脑萎缩。在 AD 的最后阶段，损害已非常广泛，脑组织明显缩小。

临床表现

最初，由于阿尔茨海默病对每个人的影响方式不同，临床表现可能令人疑惑[4]。其最突出的症状是逐渐不能记住新的信息，Alzheimer's Association 编制了一份"了解 10 个信号"的清单，即一项帮助早期发现问题的宣教活动，用于帮助老年人及其家人尽早认识阿尔茨海默病并与他们的主治医生联系[3]。AD 康复对象的症状和行为模式通常以阶段性的形式来描述，但重要的是必须要认识到，将一个阿尔茨海默病康复对象划分到特定阶段可能会很困难，因为各个阶段会有所重叠。对于照顾者来说，最有用且简单的是用早期、中期和后期的三阶段量表来定义 AD 的发展[76]。而更具临床和诊断意义的复杂量表，如 Global Deterioration Scale（GDS）[176,177]，常被用于研究或修改诊断，并经常作为成套评估中的一部分。但重要的是要认识到，尽管有 GDS 分期框架，没有两个人的病程会以相同的速度进展或者表现出相同的 AD 发病模式。

根据美国精神病协会（American Psychiatric Association）的标准，AD 的主要症状是近期记忆受损，随着

时间的推移而加重,伴有至少一种其他认知缺陷,如失用、失语、失认或执行功能受损[10]。记忆障碍包括学习新知识和回忆几分钟前信息的困难[137,195]。随着时间的推移,康复对象的学习能力进一步恶化,远期记忆的能力也下降。言语和语言障碍,对以前熟悉物体的认知能力受损,执行计划好的肢体运动能力受损等症状则更加多变,这些症状也可能不会出现在所有 AD 康复对象中。症状的表现取决于受疾病影响最大的脑区。执行功能(启动、计划、组织、安全实施和判断及监控表现的能力)会随着 AD 的进展不可避免地恶化。

视觉空间功能障碍也很常见。在 AD 的早期阶段经常能观察到康复对象情绪和行为改变,伴随着人格改变和抑郁、焦虑以及易怒的增加。在病程后期,可能会出现令人烦恼的行为问题,如躁动、精神病(即妄想和幻觉)、攻击性行为和无目的地漫步出现[4,5,137,138]。运动表现部分如步态和平衡可能会受损,并且在 AD 的中后期通常会出现感觉变化(表 35.3)。谵妄和抑郁常常会使临床症状复杂化。AD 诊断后的预期寿命通常为 8~10 年,但由于进展速度多变,可以达到 3~20 年的范围。

表 35.3 阿尔茨海默病的进展和干预方法

康复对象特征	使用作业表现模式和个人因素的干预	使用表现模式和个人因素的干预
阶段 1:非常轻微至轻度的认知减退		
知觉减退,自主性减退,面对这些减退可能会产生焦虑和敌对情绪	倾听康复对象的问题,与康复对象共同确定具有挑战性的领域,并明确相关的情绪(抑郁或焦虑)	鼓励体育锻炼和健康生活方式
轻度记忆障碍,主动性降低,词语选择困难,注意力和语言理解力降低,有时交流时需要重复,谈话内容更浅显,知觉和行为方面轻微问题	作为案例管理人员开始培训照顾者[21]	帮助康复对象和照顾者规划日程,并且张贴在中心位置
在外人看来社交和身体似乎都是完好无损的,但工作表现有所下降	为康复对象及其照顾者提供关于疾病信息的教育或其他类型的资源、支持和放松、针对康复对象或者其照顾者支持小组或活动的资源	利用环境支持,比如日历、记事簿、便利贴、笔记本来促进记忆,并加强作业参与
	明确角色、活动频率和布局;通过每天或每周计划和记录,鼓励继续或增加有趣的活动[203];将活动或任务集中在社交上	确定合适的环境,或改造当前具有挑战性的活动
	与康复对象和照顾者探讨作业和作业角色变化的含义	在教学新任务时,使用听觉、视觉和运动输入,并提供支持或积极的反馈;通过升、降级活动促进成功来减少焦虑
	确定照顾者的需求、偏好和目标。讨论驾驶技能,并规划未来的评估和限制	在对沟通技巧培训时,让康复对象练习使用"我"来陈述,表达自我和需求,以应对能力和情绪的变化
		教育并培训照顾者如何让康复对象保持活动的能力,如何辅助促进任务的启动
阶段 2:轻微至中等程度的减退(阶段 1 的问题持续加剧)		
有时会有否认、不稳定的情绪、焦虑或敌意;在具有挑战性的情况下,他们会过于被动和退缩;有妄想症的可能	对照顾者强调家庭环境对于失智管理的重要性[46]	维护日常生活并加入环境上的支持(如,列表、海报和图片),以及用于提示日常生活和重要事件的辅助设备
中度记忆丧失,对个人既往史和近期或当前事件存在记忆上的偏差;注意力降低;有丢失重要物品的倾向;难以处理复杂信息和解决问题;难以学习新的任务;视觉空间障碍更加明显	分析和调整有意义的休闲活动、家庭管理以及其他生产性活动,以便康复对象安全的参与及发挥其启动、独立和控制的能力	避免需要学习新内容的任务,帮助简化周围的环境和任务,让目标变得可以接受,建立物品的预期使用途径,简化指令,并且明确"成功"的意义

表 35.3　阿尔茨海默病的进展和干预方法(续)

康复对象特征	使用作业表现模式和个人因素的干预	使用表现模式和个人因素的干预
监护的需求慢慢增加;交流减少;复杂的 IADL 受损,ADL 轻微受损(如,财务,购物,药物,社区移动,做复杂的膳食);不再被雇佣;放弃复杂的爱好	确定需求,通过简化复杂的任务来改造和升降级活动;训练照顾者在进行 IADL 和一些 ADL 时为康复对象提供认知上的支持(语言提示)[21] 详细研究家庭结构和应对日益增长监护需求的资源;考虑外部资源(如,日间照顾、法律规划、友好的访问志愿者、失能人专用公共交通)	通过理解挫折来源和记忆缺失对行为的影响,来帮助照顾者解释康复对象的行为问题 维持社交,并且创造一些机会和别人建立社交,确保团体活动和其他社交活动中令人满意的人际关系 使用以现实为导向的活动,相册,环绕家中用于提示过去的图片,过去的能力,和社交机会 鼓励拉伸、步行和其他平衡训练

阶段 3:中重度认知减退(阶段 2 中的问题加重——身体状况出现问题)

康复对象特征	使用作业表现模式和个人因素的干预	使用表现模式和个人因素的干预
情感减少,更淡漠;睡眠障碍;重复行为;怀有敌意的行为,偏执,妄想症,焦虑不安,如果康复对象不知所措时会有暴力倾向	维持参与有意义的活动并重新激活角色;设计家庭管理类活动任务;康复对象可以通过与从前工作角色有关的活动来帮助照顾者[113,114,210]	管理有问题的行为(如,暴力行为),指导照顾者确认问题,了解和考虑突发行为的诱因(如、情感、先前的事件、何人、何地、何时、药物问题或任务、周围环境、交流问题),并调整自身行为或改变周围环境[40,53,225]
进一步丧失对于熟悉的重要事情记忆;保留一些长期记忆;康复对象对大部分短期记忆没有意识;对时间和地点定向障碍,有时会扩大到家庭中;注意力逐步受损;严重交流障碍;失用症和失认症更加明显	帮助照顾者解决问题,识别开始任务、口头提示、躯体辅助和 ADL 的需求级别;提供时间定向;简化周围环境	保持一致的日常习惯能够帮助康复对象促进参与,保持功能,继续定义自我[40]
应答迟缓;视觉和空间定位功能受损	帮助在家中或家庭之外的组织良好的环境中与家人社交	指导家属日常任务是可能自己进行的,但是需要安全的环境,总的来说,完成任务会需要更多的时间,需要简化,需要分为两个甚至更多的步骤
无法执行 IADL 中大部分动作;在 ADL 的评定中,如厕、洗澡、进食和穿衣都需要帮助;出现小便失禁和大便失禁的情况;无目的的漫步行为	确保在家中安全,将周围环境改造成适应康复对象的功能水平(如、警报器、限制使用的加热设备和利器、柜栓、个人信息手环、视觉提示物品所在处和视觉掩饰)[41,69,92,191]	对环境进一步改造以适应知觉的缺失,确保安全移动 使用图片复述和回顾家人和其他人的名字 鼓励规律地进行辅助下步行、拉伸和锻炼 在新的环境中,使用提示引导康复对象,提供更多的光和图形进行提示

阶段 4:严重的认知能力减退和中重度的身体方面的衰退

康复对象特征	使用作业表现模式和个人因素的干预	使用表现模式和个人因素的干预
记忆丧失严重;可能忘记家庭成员的名字但仍能识别熟悉的人;甚至在熟悉的环境中也会感到糊涂	进行 ADL(清洁、喂食)时,指导照顾者(家属或护理助理)使用简单的交流、一步指令、一步一步的语言提示和躯体引导	鼓励照顾者使用喘息服务项目,继续他们自己的娱乐和休闲活动
步态和平衡障碍;难以从环境中通过;全身运动减退	鼓励保持与家人的交流;交流依赖于他人开启谈话,并可能答非所问	鼓励辅助转移方法直到康复对象再也不能使用为止
经常无法交流,除了咕哝或说单个词;神经运动技能退化到无法行走;大小便失禁;无法进食;通常会在此时将患者送到护理院	使用吞咽障碍技术来促进吞咽,防止窒息,并鼓励进食 指导家庭环境内的转移技术	在床上和轮椅上保持适当姿势摆放,指导家庭成员进行皮肤检查 提供包括声音、触觉、视觉和嗅觉在内的感官刺激,来维持与现实的联系 开始主动、主动辅助、被动的关节活动度的训练

改编自 Baum C:Addressing the needs of the cognitively impaired elderly from a familt policy perspective,*Am J Occup Ther* 45:594,1991;Morscheck P:An overview of Alzheimer's disease and long term care,*Pride J Long-Term Health Care* 3:4,1984;Glickstein J:Therapeutic interventions in Alzheimer's disease,Gaithersburg.MD,1997;Aspen,Gwyther L,Matteson M:Care for the caregivers,*J Gerontol Nurs* 9,1983.

个人功能表现的恶化通常为逐级模式。这种衰退模式由最初的工作和休闲表现轻度受损逐渐进展成工具性日常生活活动（IADLs）中度困难，尤其是在财务和驾驶方面。最后，甚至在 ADL 中执行基本的自我照顾能力也逐渐丧失。失能模式通常为下肢 ADL 问题（步行）早于上肢 ADL 功能下降[82,200]。AD 的趋势是认知缺陷增加和执行功能受损（表 35.3）。动机和感知觉会影响功能表现，但可能不在 AD 康复对象中作常规考虑[68,112]。

医疗管理

根据 Larson 的说法[106]，在初级卫生机构中 AD 康复对象的医疗管理通常包括几个方面。医疗管理的多方面可以由某个跨学科医疗团队的其他成员来执行，包括护士、社工、物理治疗师或作业治疗师。首先，有必要对 AD 进行早期识别和诊断[106]。其次，在必须使用监管机构看护或限制性强的护理之前，明确如何对住在社区的 AD 康复对象进行干预。第三，疾病进展时的干预问题。最后，医疗人员在识别和处理其他导致 AD 康复对象失能加重的疾病治疗中的作用。

虽然失智在 80 岁以上人群中比较常见，但这些人通常在失智症状发作后 2~4 年后才被诊断出来[105,106,108,124]。进行全面的体格检查、实验室评估、精神状态检查、简明神经系统检查和面谈对 AD 诊断至关重要。特别是识别和治疗可能导致并发症的医疗问题（例如代谢紊乱、感染、酒精摄入、维生素缺乏、慢性阻塞性肺疾病、心脏病和药物毒性）。MRI、PET 和 CT 扫描结果可能会对诊断有所帮助，但应该避免过度依赖这些技术，因为它们的价值在于识别引起相对罕见的、可治疗的认知障碍的发病原因。医护人员对康复对象进行全面而熟练的访谈对于评估和诊断过程中至关重要，通过比较当前与过去的表现来识别认知衰退。信息调查问卷、访谈和筛查工具可由许多医生以外的健康专业人员执行，这对诊断过程非常重要。

无论是在社区还是半限制性机构或者限制性机构环境中，医疗保健提供者为失智康复对象提供有效医疗管理的目标是使"行为障碍最小化，功能和独立性最大化，并塑造一个安全可靠的环境"[195]。死亡率的增长与失智有关[31,195]。在初级医疗机构中定期进行体检以明确可治疗的疾病，如抑郁症、帕金森病、低叶酸水平、关节炎、尿路感染和其他可能加剧失智的病症，这对老年人，尤其是那些患有 AD 的人来说是非常重要的[110,188]。

抑郁症和失智很容易被相互误诊，或者他们可能共存[195]。情感障碍和认知症状通常合并发生，仔细观察症状的发作是渐进性（失智）还是新近的（抑郁），这是重要的诊断指标[175]。同时患有失智和抑郁症的康复对象在治疗抑郁症后，认知障碍的功能表现可能会有所改善。谵妄（即注意力、警觉和知觉的损害）和失智也经常并存，特别是在住院环境中[195]。两种情况均涉及全面的认知功能障碍，但谵妄发作时通常是急性的，表现为症状的波动性，意识和注意力的破坏，并且影响睡眠。药物不良反应在 AD 中更为常见，因为大脑易受到损害[107]。通常，由药物毒性导致的谵妄是可以治疗的。

众所周知，听力、视力和其他感觉障碍会使失智症状更严重，并给照顾者带来更大的压力[213,214]。在患有 AD 的人群中，跌倒导致的髋部骨折康复对象比同年龄正常人多 5~10 倍，并且往往往导致康复对象过早进入治疗机构并需要更高水平的照顾[32]。不安全的体位转移很快成为照顾者的沉重负担，尤其是那些年老的照顾者。

据 Small 及其同事介绍[195]，用于治疗 AD 康复对象的药物应定期进行仔细地评估和调整。尽管作业治疗师不开药方，但在提供作业治疗干预时，对 AD 康复对象治疗药物的了解很有用[37]。在短期内胆碱酯酶抑制剂，如他克林和多奈哌齐，可以改善认知和功能表现。该领域正在开展有前景的研究。其他可能改善认知功能的药物包括雌激素、非甾体抗炎药、银杏叶提取物和维生素 E[185]。但关于这些药物益处的证据还不确定。抗抑郁药物，特别是选择性 5-羟色胺再摄取抑制剂（selective serotonin reuptake inhibitors，SSRIS），通常在处方中使用[195]。然而，一些三环类抗抑郁药（例如阿米替林、丙米嗪和氯米帕明）和单胺氧化酶抑制剂（monoamine oxidase inhibitors，MAOIs）会在老年人身上产生不良副作用。非典型抗精神病药物，如氯氮平、利培酮和奥氮平，可用于减轻躁动和精神障碍[120,195]。苯二氮䓬类药物在焦虑和躁动症状严重时使用，但不如抗精神病药有效[195]。

作业治疗师的角色

大多数 AD 康复对象都是独自或者与家人、朋友居住在社区，而不是在治疗机构中。AD 的主要特征是由于脑萎缩和病理组织变化导致的功能水平显著而持续的恶化。随着疾病进展，AD 康复对象的伴侣和家人也逐渐参与进来，为康复对象提供越来越多的照料和护理[37,75]。AD 造成的大脑变化导致个人因素出现缺陷，进而导致作业活动表现能力、作业活动表现领域的退化和作业活动角色的重大变化。随着时间的推移，AD 康复对象需要更有条理、有监护的生活环境。执行日常功能时遇到的困难增加了对 AD 康复对象的挑战，并随着疾病的进展影响康复对象、家庭和照顾者的生活质量。有效的作业活动干预方法必须提升康复对象的作业表现能力并尽可能提高生活质量。干预应着重于维持能力、改造任务和环境，同时代偿 AD 康复对象衰退的功能，并帮助他们在限制最少的环境中尽可能多地自主控制他们的生活[8]。

伦理考虑

必须给照顾者以支持。与照顾者协作并培训他们管理失智康复对象是至关重要的。家庭成员应该建立一个开放和互相鼓励的环境，在这个环境中讨论安全、保障和依赖性的问题。法律、财务和健康的关注点需要预先指导（如医疗和法律），信托、活动限制（如驾驶、财务事务和药物管理）以及应急和医疗延续计划（如日间照顾、机构照顾和长期照顾）在疾病不可避免的进程中都是重要的[106,194]。

AD 康复对象可能会出现行为问题，直到卧床或临终阶段。鼓励使用临时看护、家庭支持服务和支持小组。照顾者还需要采用有效的策略来处理行为障碍和情绪紊乱。使用环境改造方法、治疗性人际交流方法，转诊到其他学科以及应用共享的资源，都有助于与康复对象家属合作并处理这些问题。医护人员使用宣教、培训、咨询和支持的方式来帮助照顾者调整他们的状态、管理行为，并为他们自己和 AD 康复对象维持生活质量。认识到这种疾病对个人、家庭和整个社会的多方面影响有助于促进更高效果、高效率的照顾[170]。

评估

作业治疗筛查通常在评估前进行。作业治疗服务近期功能下降的康复对象；或者其行为对家人、工作人员、其他居民和自身构成安全问题的康复对象；或者生活质量可能会有所改善的康复对象[27]。

评估类型和评估深度受环境、AD 进展阶段、费用报销过程、其他医疗和心理障碍的问题及照顾者协作程度和关心度的影响。用于检测疾病进展过程的工具是阿尔茨海默病评估量表——认知分量表（the Alzheimer's Disease Assessment Scale-Cognitive subscale，ADAS-cog）[162]。这份 11 项量表已成功用于检测认知功能在一段时间内的下降程度并具有良好的灵敏度。该量表通常是跨学科评估的一部分，心理学家或作业治疗师会使用该量表。

作业治疗师在社区和长期护理机构的大部分时间，都花在帮助家庭和照顾者制订应对安全管理认知障碍人士的策略和环境改造方法上[21]。照顾的结果和照顾者的需要可能会有很大差异，这取决于性别、家庭关系、文化和种族。照顾者对失智的了解、对失智相关行为的反应、解决问题的技巧、环境的使用、正规和非正规辅助系统的使用以及决策风格都会极大地影响照顾者参与失智康复对象护理计划及治疗的能力[19,45,60,111,221]。日常生活活动量表是一个有 23 项的量表，它通过对照顾者的访谈来评估日常生活活动和工具性日常生活活动[37]。该量表并不关注康复对象能做什么，而是要求具体说明 AD 康复对象在日常生活中实际上做了些什么。用作评价，它提供给 AD 康复对象及其照顾者的作业治疗服务成效的主要指标。

不管医保报销条件怎么变化，对 AD 康复对象的评估应该是全面的。在访谈之前，可以通过照顾者、家属和工作人员完成问卷和评定量表的形式来收集实质性信息。用来评估作业表现、功能和技能使用的量表包括功能行为概况（functional behavior profile）[22]、活动概况（activity profile）[21]、照顾者压力问卷（caregiver's strain questionnaire）[179]、Katz 日常生活活动量表（Katz activities of daily living scale，KADL）[98]和工具性日常生活活动量表（instrumental activities of daily living scale，IADL）[109]。在第一次访谈前或访谈中，通常会采用信息评价措施。用一些简单的筛选工具对精神状态（如，MMSE）[66]、抑郁[24,222]和焦虑[110]获得基础数据和可能影响表现因素的大量信息。

AD 康复对象的功能评估取决于认知功能下降的阶段[8]。美国作业治疗学会关于为 AD 康复对象提供服务的声明建议，疾病的早期阶段需涉及工作、家庭管理、驾驶技能和安全。驾驶是一个特别的领域，在这个领域中，作业治疗师不仅要提供持续评估，还要提供干预措施[88]。虽然道路驾驶评估是"金标准"，但是标准化的非道路驾驶评估可用于确定患有认知障碍的驾驶员的安全性。在疾病后期阶段，评估重点转移到自我护理、转移能力、沟通和休闲技能。

照顾者的关注和观察很重要，但治疗师对任务表现的观察也很必要。许多提供老年人使用而开发的功能性 ADL 量表都针对评估过程中的身体表现,但并不适合认知能力下降的人[71]。幸运的是,已开发了一些完善且标准化的量表来确定个人是否能够运用他们的认知技能来完成 ADL 和 IADL 中的任务。厨房任务评估(kitchen task assessment,KTA)能够确定 AD 康复对象成功完成烹饪任务的认知支持水平。Baum 及其同事利用标准化评分方式创建了执行功能测试(executive function test,EFT)[22]。Allen 认知水平测试(Allen cognitive level,ACL)[1]确定康复对象在参与感知运动任务时解决问题的能力。Levy[114,115]描述了大量的认知障碍康复对象使用 ACL 的情况。与 Allen 理论方法相一致,认知表现测试(cognitive performance test,CPT)[2,34]可以识别认知功能缺陷,使用几项 ADL 和 IADL 任务来预测行为能力。另一项评估,即运动和程序技能评估(the Assessment of Motor and Process Skills,AMPS)[63],已用于失智康复对象[63,150]。AMPS 通过使用 IADL 中的任务表现来评估运动(如,姿势、转移及力量)和程序(如,注意力、组织及适应性)技能。失智失能评估(the Disability Assessment for Dementia,DAD)[71]使用信息评级来确定 AD 康复对象完成 ADL 和 IADLs 任务的能力。DAD 还提供与执行功能相关的信息,例如康复对象启动、计划和执行活动的能力。关于评估认知功能和 ADL 表现的更多内容在第 10 章和第 26 章中。通过评估了解 AD 康复对象疾病进程和功能水平之后,治疗师可以开始关注 AD 康复对象作业表现环境方面的首要问题,尤其是环境和照顾者相互作用的情况下,加以改造以优化 AD 康复对象的功能[150]。

干预方法

　　作业治疗的目标是为失智康复对象及其家属和照顾者提供服务,以加强康复对象尚存的力量,尽可能长时间保持身体和精神活动,减轻照顾者的压力,并使康复对象处于最少受限制的环境中[9,14,84,96]。尽管 AD 可能是存在的首要问题,但作业治疗从业者必须考虑到对老年康复对象进行干预的复杂性,因为这些康复对象可能还存在感觉缺失和许多其他医疗问题,例如关节炎、骨科疾病、COPD、糖尿病和心脏病[56,95]。干预计划需要考虑到衰老造成的身体问题,如,抑郁和焦虑、疾病的进展、功能的预期下降以及照顾环境本身问题。针对失智康复对象作业治疗干预的目的是维持、恢复

或改善功能性能力;促进参与有益健康和良好身心状态的作业活动;减轻了照顾者的负担[21]。照顾者需要被纳入制订干预计划的重要成员之列,作业治疗服务的重点是减轻照顾者的困难并加强照顾者的应对策略[117]。专门为照顾者制订了着重于心理压力和功能失调应对策略的计划。当照顾者得到支持时,照护 AD 康复对象的负担也随之减轻[117]。Gitlin 及其同事制订了一个项目,旨在提升失智康复对象家人的乐趣,努力减少因 AD 康复对象的行为而造成照顾者的负担[75a]。此项目称为定制活动项目(tailored activity program,TAP),这是一种作业治疗服务,用于评估认知症康复对象的兴趣和能力,并为每个康复对象提供定制的活动。然后训练康复对象的家人采用这些定制的活动,作为日常照顾程序的一部分。治疗师在干预过程中使用的方法包括活动分析、照顾者培训、行为管理技术、环境改造、有目的活动的使用以及资源和转介的规定。在许多环境中提供有服务,例如家庭照顾、成人日间照顾以及半机构或机构长期照顾。干预环境和疾病阶段有助于明确干预的重点、确定服务的接受者并规定使用的方法(表 35.3)。

总结

　　AD 是以多种认知损害为特征并逐渐进展的神经系统疾病。这些损害会造成功能水平显著和持续下降。功能障碍的过程是多变的,但功能丧失一般发生在一个逐级模式,从工作开始逐步发展至家庭管理、安全驾驶困难,直至基本的生活自理能力如穿衣、功能性转移、如厕、交流和进食等活动受限。

　　因为康复对象功能的逐步缺失,作业治疗干预的目的应该是通过不断调整日常生活任务和改善身体及社会环境来提高 AD 康复对象的能力。由于第三方支付的原因,目前治疗时间存在很多限制,治疗师会发现采用本章中的一些自我报告和信息报告评价方式是有益的,可以作为在评估过程中更有效的信息收集手段。还确定了若干标准化评估方法来评价功能表现和建立表现基线水平。对 AD 的作业治疗方法建议是明确的。干预的重点须是灵活的,并取决于对康复对象在疾病过程中的特殊表现的理解、特定的治疗环境以及照顾者的需求。一般而言,认知症康复对象作业治疗服务的目标是保持或提高功能、促进持续参与有意义的作业、优化健康水平和生活质量,并与照顾者协作减轻照护负担。

第 3 节 亨廷顿病

发病率

亨廷顿病（Huntington's disease，HD）是一种致命的神经系统变性疾病，每 10 万人中就有 5～10 人受到其影响[74,160,181]。这种疾病是通过常染色体显性遗传。康复对象的子女患 HD 的概率为 50%。遗传学研究表明染色体 4 的亨廷顿基因（Huntington gene，HTT）突变（胞嘧啶-腺嘌呤-鸟嘌呤 [CAG]）是该疾病的原因[136,160,168,173,181,215]。当有这种疾病的家族史时[158,160]，可以通过基因检测对 HD 进行症状前诊断。当无法获得或不知道家族史时，可以通过临床检查进行诊断。

病理生理

与 HD 相关的神经结构是纹状体（图 35.3）。尾状核退化更严重，并发生早于壳核的萎缩[42,156]。纹状体在运动控制中起重要作用，这个部位的退化与亨廷顿病的舞蹈症有关，尾状核通过与大脑皮质的连接而与认知和情绪功能相关。已确定随着 HD 的进展，尾状核和背外侧前额叶皮质的灰质逐渐变薄[48]。随着疾病的发展，额叶皮质、苍白球和丘脑组织进行性丧失[160]。纹状体的变性导致神经递质 γ-氨基丁酸（gamma-aminobutyric acid，GABA）的减少。在 HD 康复对象中，还注意到另外两种神经递质，即乙酰胆碱和 P 物质的缺失。神经元变性的触发机制尚未明确，但确定是与

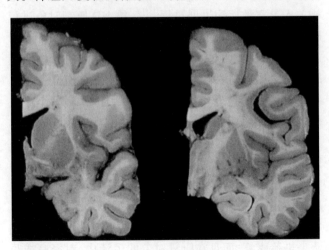

图 35.3 亨廷顿病。左边是亨廷顿病康复对象尾状核、壳核和苍白球萎缩的冠状面图。右边是正常对比冠状面图（来自 Perkin GD：Mosby's color atlas and text of neurology，St.Louis，2002，Mosby.）

HTT 染色体上的基因编码有关[173]。

临床表现

HD 除了认知和行为能力的显著退化之外，突出特征为自主和不自主运动的进行性障碍[160,192]。康复对象通常在 30~40 岁时表现出隐袭起病的症状，但也有青少年和年轻康复对象报道的案例[220]。应仔细监测那些基因检测为阳性的康复对象，以便可以尽早发现第一个 HD 症状的出现。并非所有因存在家族史有可能发生 HD 的人都会去做基因检测，这可能会对发现首发症状的时间产生负面影响。HD 的进展过程通常分为早期、中期和晚期三个阶段，但随着基因检测的出现，增加了一个症状前阶段[216]。在症状前阶段，监测症状是至关重要的，手指敲打速度的降低[国际亨廷顿舞蹈病评分量表（unified Huntington's disease rating scale，UHDRS）上的一个项目]可能标志着 HD 早期阶段的开始，UHDRS 把疾病的进程划分为五个阶段[215]。症状前阶段被认为是阶段 Ⅰ，疾病进程的早期阶段有时也被称为阶段 Ⅱ，疾病中期为阶段 Ⅲ，后期仅存极少功能为阶段 Ⅳ，无功能为阶段 Ⅴ。这些阶段对应的是在 UHDRS 功能评估中获得的具体分数。无论用什么方法划分疾病的阶段，都会有 15～20 年的症状进展过程，最终康复对象需要长期照料或住院治疗[160]。康复对象往往死于继发原因，如肺炎[158]。

最初的症状会有所不同，但最常见的症状为行为异常，认知功能改变以及手的舞蹈样运动[216,220]。认知功能失调的早期症状很可能与尾状核变性有关。康复对象可能表现出很健忘（记忆力减退）或难以集中注意力。在 HD 的早期阶段，康复对象难以保持完好的工作能力。家人发现 HD 康复对象的早期行为改变为易怒或抑郁的增加。常常认为康复对象的易怒和抑郁是工作能力下降的原因，而不是疾病过程[48]。情绪和行为异常通常是 HD 的最早期的症状[17,65]。HD 康复对象常表现出的舞蹈症包括快速、不自主、无规则的运动[159]。在 HD 的早期阶段，舞蹈症常局限于手部。康复对象会通过操纵手中小物体的行为来掩盖自发的舞蹈症。在 HD 早期阶段，在有压力时，这些无规律的运动会加重，而在自主运动活动时会减少。当康复对象睡眠时，舞蹈症消失。在青少年时期 HD 的起病更常见的是早期僵硬症状多于舞蹈症[216,220]。

认知和情绪功能在疾病进程中会逐渐恶化[220]。在 HD 的中期阶段，记忆和决策能力的障碍更加明显。

为 HD 康复对象建立并保持有意义的习惯和日常活动是实现他们职业追求的重要途径。康复对象能够在工作或家中完成熟悉的任务,但是如果环境发生变化或者对康复对象提出了更多要求,则任务表现就会显著降低。HD 康复对象的认知能力进一步退化可能会导致失业。与 HD 相关的最常见的认知缺陷是脑力计算、连续性任务表现和记忆的问题[65]。在疾病发展到中期或后期之前言语理解能力仍保留着,即使到了中后期,构音障碍也是一个比理解困难更重要的问题,一直到 HD 的晚期阶段。

HD 进程中,抑郁症往往会恶化,常常有自杀现象[216,220]。HD 康复对象常常因为各种精神问题而住院,包括抑郁、情感不稳定和暴发性行为。功能的丧失会加重康复对象的抑郁程度,故抑郁症已被认为是 HD 的一个典型特征[65,135]。这种情感障碍经常用各种抗抑郁药治疗。据报道,有 10% 被诊断为 HD 的人有躁狂期。

随着疾病的发展,舞蹈症变得更加严重,而且在全身,包括面部(图 35.4)都可以观察到[160]。在疾病的中期阶段可以观察到步态异常,并且平衡也会受到影响[65]。康复对象表现出宽步基步态模式,并且在不平坦的地面上行走时会很困难。这种蹒跚步态有时被生活中的其他人误认为酗酒表现[159]。康复对象自主运动能力也会逐渐出现困难[160]。自主运动表现为减慢(运动迟缓)及运动启动困难(运动不能)。虽然书写

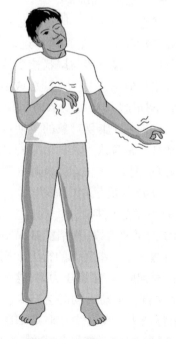

图 35.4　亨廷顿病康复对象典型的舞蹈症运动(来自 Schindelmeiser J: Neurologle für sprachtherapeuten, ed 2, München, 2012, Elsevier GmbH, Urban & Fischer.)

能力最初可能不会受影响,但随着疾病的进展,书写也会变得越来越困难。字体被放大,并且字形也有改变,例如倾斜或形状扭曲。在这个阶段,眼球运动和追视会变慢[158]。会出现影响沟通能力的轻微构音障碍[65]。康复对象会出现吞咽困难,会因各种食物导致窒息。当进食时,康复对象的咀嚼和呼吸的协调性出现问题。

在 HD 的后期阶段,由于纹状体和苍白球进一步变性,舞蹈样动作会减少[160]。随着疾病的进展,高肌张力和强直往往代替了舞蹈症,康复对象的自主运动遭到严重损害。在疾病的最后阶段,常见严重的眼球运动困难[158]。在这个阶段,康复对象需要他人大量的帮助或长期居住在照护机构中。康复对象在没有大量辅助帮助的情况下无法说话、走路或执行基本的日常生活活动[136]。

医疗处理

HD 康复对象的医疗处理可以缓解康复对象的症状,但没有确切有效的治疗方法来阻止疾病的发展[48,171,181]。替换缺陷型神经递质的干预方法在改变 HD 疾病的过程和速度方面都没有效果。三环类抗抑郁药通常用于治疗 HD 康复对象的抑郁症,但单氨氧化酶抑制剂(MAOIs)是禁忌使用的,因为可能使舞蹈症恶化[220]。氟哌啶醇只用于减少舞蹈症对功能活动的影响[160]。氟哌啶醇处方慎用,只用于舞蹈症严重影响康复对象的日常生活活动时。丁苯那嗪也可用于治疗舞蹈症[181]。医疗处理侧重于三个方面:治疗症状和减轻症状,最大限度地发挥功能,并向康复对象和其他相关人员宣教疾病进展过程[135]。给 HD 康复对象进行康复训练时,提倡包括作业治疗师在内的专业团队。

调查表明,通过采用多学科团队合作的方法能让康复对象积极地参与到训练中,这种方法能提高康复对象的功能[48]。每 2 周为康复对象进行 1 次作业治疗,以提高康复对象的认知能力和执行功能。康复对象还要参与提高整体肌肉力量和精细运动能力的家庭训练。经过 9 个月的干预后,康复对象的尾状核和前额叶皮层灰质显著增加。9 个月的多学科干预治疗之后,学习和记忆能力也有明显进步。

康复对象需要一个由各种健康相关人士组成的团队来进行康复,而且在康复对象的生活中,对家庭成员及康复对象生活中其他重要人士的支持也很重要[87,97]。HD 康复对象对疾病进程的认识及应对策略也是医疗服务的重要组成部分[87]。同样的,康复对象

生活中的其他重要人士也需要支持和指引,以发展面对自己心爱之人遭受持续性退化的应对策略[97]。

必须定期对 HD 康复对象进行系统评估,以确定功能恢复的程度,并修改训练计划。标准化的量表可用于确定症状是否存在和严重程度[91,192]。国际亨廷顿病评定量表(UHDRS)是一种评估工具,它将几种量表的各个方面合并成一个可以在 30 分钟测评的量表。UHDRS 通常由一个团队来测评。该量表能提供准确的方法来评估包括在"运动功能、认知功能、行为异常和功能性操作能力"方面的变化[91]。UHDRS 已被用于评估功能退化的速度,并且信度高[103]。在制订训练计划之前,作业治疗师应完成其他额外的评估。评估包括功能性日常生活技能;认知能力,如解决问题、运动表现和肌力;康复对象的兴趣和价值观。作业治疗师必须考虑康复对象在家庭和社区中的角色,并将这些情况纳入康复治疗计划中。对康复对象家庭和工作场所的环境进行评估,会提供需要的信息,如有必要可进行环境改造。

作业治疗师的角色

作业治疗从业者的角色因疾病的不同阶段而改变[93]。在 HD 的早期阶段,作业治疗师应处理认知元素中记忆和注意力。在这个阶段康复对象可能还在工作。训练的方法可以是建立日常工作流程,使用列清单和任务分析等方法将任务分解成可管理的步骤,这是非常有用的。这些方法提供了外部结构和支持,以帮助 HD 康复对象在工作场所和家中保持功能性能力。针对性的作业训练可帮助康复对象形成语言策略和解决问题的能力,从而显著提高 HD 康复对象的功能状况[48]。对工作环境进行评估,可以明确改变哪些环境因素能够使 HD 康复对象继续工作。环境改造可能包括使用组织器、电子计划器和提醒器等工具来督促康复对象完成工作中经常出现的任务。还应该指导家庭成员使用这些技巧。提供安静的工作环境,减少外部刺激等环境改造,将减少对记忆和注意力的影响,有助于康复对象完成任务。在早期阶段,工作效率会有所下降,并且由于无法达到工作要求,康复对象可能会被解雇。这增加了康复对象经济和失业的压力。

在这个疾病阶段,心理问题往往包括焦虑、抑郁和烦躁[65,85]。康复对象心理会有一种焦虑感,即他或她的子女有 50% 的机会患 HD[159]。除非用基因检测来确认 HD,否则直到 30~40 岁才能被确诊为 HD,那时康

复对象可能已经结婚并生育孩子。决定是否对孩子进行基因检测,对 HD 康复对象和其家属是一种很大的压力。如前所述,并非所有人都选择进行基因检测,并且在没有家庭成员患 HD 的情况下,也会散发出现 HD 康复对象。在 HD 的早期阶段,即使手部有舞蹈样动作,康复对象也会使用否认舞蹈样动作的行为来应对[87]。

保持社交接触和参与有目的的活动对于 HD 康复对象康复治疗计划的制订非常重要[159]。在疾病的早期阶段,认知能力的变化和不可预测的或夸张的情绪反应会导致失业和家庭收入下降[65]。制订治疗计划时还应考虑到这种额外的压力。作业治疗康复计划必须包括为 HD 康复对象提供社区服务。作业治疗服务应包括向康复对象提供疾病相关的资讯,包括支持团体、参与社区活动的机会以及通过互联网访问的虚拟资源。在疾病的早期和中期阶段,注重认知能力、生活质量、体力和耐力的康复训练对 HD 康复对象有积极的效果[208]。作业治疗服务能为康复对象的认知能力和身体功能提供支持。

HD 早期阶段的运动障碍通常限于精细运动的协调问题[65]。当康复对象感到焦虑时,舞蹈症特征可能会以手部肌肉抽动的呈现而被注意到。作业治疗师应提供改造以减少舞蹈症和精细运动不协调对功能活动的影响[93]。包括修改服装和选择不需要小扣件的服装,例如小纽扣、按扣或挂钩。建议穿魔术贴或弹性松紧带的鞋以弥补精细运动能力的下降。在这个阶段应该进行家庭环境改造,以便让 HD 康复对象逐渐熟悉环境的改变。在 HD 的早期阶段,发展康复对象使用辅具的技巧和环境改造,并将这些技能逐渐转变成为习惯至关重要。常见的改造是在厨具和餐具上加装加粗的握柄、不易碎的盘子、有安全扶手的淋浴凳或长椅以及带高背和扶手的稳固的椅子。家中应移除散置的地毯或布巾,保持过道通畅。作业治疗师应与康复对象一起制订家庭训练计划,以解决整个身体的灵活性和耐力问题[101]。在一个随机对照试验调查中,处于中期阶段的康复对象进行定期的家庭训练计划,以改善平衡、步态和身体活动水平。完成 8 周的家庭训练后,身体能力得到显著改善,但应用简易 SF-36(short form-36,SF-36)评估生活质量没有发生显著变化。作业治疗师应设计一些可以融入康复对象日常例行公事中的家庭训练。随着运动障碍的发展,舞蹈症增加和眼球运动控制困难,康复对象将不能安全驾驶汽车,并可能进一步丧失在社区的移动能力。OT 介入计划的制订必须考虑康复对象独立功能和控制能力的进一步损

害。探寻在社区移动的一些替代方法是很有必要的。

随着 HD 的发展，作业治疗师需要满足康复对象的需求[93]。在 HD 的中期阶段，认知能力的进一步下降常常使康复对象不得不辞职。在这个阶段非常需要参与有目的的活动，并成为 OT 介入计划的一个焦点问题[85,159]。决策和计算能力进一步恶化，家人需要安排其他人处理康复对象的财务事宜[65,142]。一般来说，在此阶段，言语理解能力比完成连续性任务的能力要保持得好。作业治疗师应鼓励家庭使用简单的书面提示或文字来帮助 HD 康复对象完成自我照顾和简单的家务活动。例如，为 HD 康复对象选择衣物并且将衣服放置在高度可见的区域中，可以提示康复对象在早上从睡衣换成白天的衣服。使用视觉线索规划浴室的布置，比如将牙膏和牙刷放在水槽旁边，可以提醒康复对象在早晨和晚上刷牙。

在 HD 的中期阶段，康复对象可能会表现出越来越多的易怒和抑郁[220]。康复对象可能会试图自杀。作业治疗计划应强调康复对象参与有目的的活动，特别是休闲活动。

在选择手工艺活动时，治疗师应考虑康复对象的兴趣，但同时应确保安全不使用尖锐的工具[85,142]。将手工艺活动进行改动使 HD 康复对象能够以最小的辅助成功地完成任务[28]。通常需要辅助器具去弥补康复对象丧失的运动功能，并且用于休闲活动的工具如木材抛光机和画笔应该具有加粗或组装的手柄。可以为中期阶段的 HD 康复对象设计新的休闲活动[198]。在一项研究中，处于中期阶段的康复对象有机会去参与园艺活动。一个多学科团队设计这些活动，作业治疗师在计划的评估和设计中具有重要的位置。这个计划在实施后得到了积极的结果[198]。

在 HD 中期阶段，运动障碍变得更加明显，需要进一步调整日常生活活动任务[93,192]。由于康复对象平衡功能有受损，故康复对象要在坐位下完成诸如穿衣、刷牙、剃须和梳理头发等任务。

康复对象可能需要在此阶段使用助行器或轮椅。使用带轮的助行器要优于无轮的标准助行器。当康复对象走路时，助行器可能需要配备前臂支撑架以提供稳定性。当需要轮椅时，它应该有一个牢固的靠背和椅面，当然，对于有舞蹈症的康复对象，轮椅扶手上通常需要额外的衬垫。许多 HD 康复对象能够更好地用脚移动轮椅，而不是用手。如果可能的话，应该改装轮椅的座椅高度以便康复对象使用他或她的脚来移动轮椅。

在 HD 中期阶段疲劳是一个常见问题，可以通过在白天多次休息来缓解。必须预先安排休息时间，因为 HD 康复对象可能不容易察觉疲劳。服装的纽扣要少或没有，并且鞋子应该是结实的低跟鞋[142]。其他可能对康复对象有帮助的辅助设备和用品包括淋浴手套、电动剃须刀或化学脱毛方法、有杯盖的马克杯和防滑垫[93]。舞蹈病动作可能会变得严重以致于必须使用带栏杆的床。在栏杆上应该使用衬垫，床上应附加缓冲的垫子。

由于舞蹈症的过度运动，HD 康复对象通常每天需要消耗 3 000~5 000 卡路里来维持体重[142]。与没有 HD 的人相比，HD 康复对象消耗更高的能量，因此存在体重减轻和维持正常体重困难的问题[211]。应该提供每天 5 次较小量的高热量餐。这个时间表可能需要家庭成员或个人照顾者的支持。吞咽困难、姿势控制不佳以及精细运动协调缺陷会影响康复对象的进食能力[93]。在进食过程中姿势是至关重要的，进餐时应保持躯干良好的支撑状态。HD 康复对象能够在脚稳定时将他或她的手臂支撑在桌子上。脚可以平放在地板上，或者可以将脚固定在椅子的腿上以获得额外的支撑。姿势、口腔运动练习和食物稠度的改变可能解决吞咽困难的问题。软质食品和增稠流质比耐嚼食品、混合质地食品和稀薄液体更可取。营养支持可以成功地帮助 HD 康复对象，以维持康复对象适当的体重[211]。保持适当的体重对于维持 HD 康复对象的整体健康状态非常重要。

在 HD 的最后阶段，由于缺乏自主的运动控制，康复对象的所有自我照料活动通常需要依赖于他人[93,136]。在一些康复对象中，舞蹈症会减退，出现僵硬。作业治疗师在姿势摆放和使用矫形器防止在此阶段发生挛缩方面，发挥了重要的作用。由于有误吸的危险，经口喂食须由经过培训的人员进行操作，康复对象也可以选择通过鼻饲管接受营养[142]。在这个阶段可以使用经口进食和管饲的组合方式。

虽然认知能力继续恶化，但康复对象由于构音障碍和运动控制的丧失，认知功能下降的程度很难评估[65]。痴呆是 HD 康复对象症状表现的一部分，在制订干预计划时必须考虑在内。例如，HD 康复对象晚期仍然会认出家人并喜欢看电视。作业治疗师应探索各种方法，以便康复对象容易操控和接近这些便利的环境[16]。提供用于调控电视频道的触摸板或开关对康复对象是有益处的。

有报道表明，有大约三分之一住在长期照料机构的 HD 康复对象出现了行为崩溃的问题[136]。作业治疗师可以通过为 HD 康复对象建立规律性的日常时间表和日程来减少这些崩溃的频率。

总结

　　虽然 HD 是一种渐进性的变性疾病,作业治疗师能为康复对象提供很多的帮助[85,93,142,159]。对环境的控制能力下降是造成 HD 康复对象功能恶化的变量之一。在整个疾病过程中,作业治疗师处理康复对象在某种程度上控制环境的能力,以及参与目的性活动的能力。

第 4 节　多发性硬化

发病率

　　多发性硬化(multiple sclerosis,MS)是年轻的成年人最常见的进行性炎症性神经系统疾病,将近 70% 的病例在 20~40 岁之间出现体征和症状。然而,这种疾病已被确诊的有小到 3 岁的儿童到大到 67 岁的成年人[174]。美国的患病人数约为 350 000[33],这种疾病的女性患病率比男性高[36]。该疾病流行率最高的是拥有北欧血统的高加索人。

　　通常 MS 被认为是白质疾病,但现在的研究表明灰质结构中也存在病变。大的病灶,也就是众所周知的斑块,多发生在脊髓(50%)、视神经(25%)、脑干/小脑(20%)和脑室周围白质(图 35.5)。髓鞘通常在白质的离散区域被破坏,随之出现轴突相对保留和星形胶质细胞胶质增生[174]。髓鞘的破坏对轴突传导有不同的影响,这取决于髓鞘变性或炎症的程度以及损坏的节段[36]。当轴突由于髓鞘炎症而以较慢的方式传递冲动时,MS 康复对象可能会出现间歇性感觉失真、不协调、视力丧失或减弱的症状。这种炎症过程解释了疾病的不可预测性。

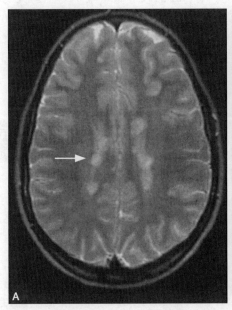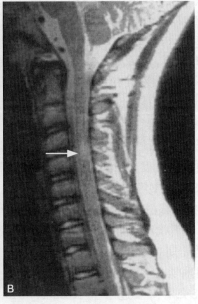

图 35.5　多发性硬化。A.头部 MRI 扫描显示多发性硬化的特征性白质病灶(箭头);B.脊柱 MRI 扫描显示颈部中段多发性硬化的脱髓鞘斑块(箭头)(来自 Kliegman RM,et al,editors:*Nelson textbook of pediatrics*,ed 18,Philadelphia,2007,Saunders.)

　　在 MS 的晚期病例中,急性和慢性斑块在包括胼胝体在内的整个白质中发展。晚期 MS 康复对象的轴突可能会受到损伤和分离,并导致功能的广泛丧失。MRI 可能会显示病灶和脑容量的改变[26]。

病因

　　多发性硬化的具体原因未知。目前的理论包括环境、免疫、传染和遗传因素。环境被认为是一个因素,因为居住在赤道以北的人 MS 发生率较高。研究表明,30%~60% 的新发康复对象在感冒、流感或常见病毒性疾病之后发病。遗传学是一个重要的因素,因为同卵双胞胎有 25% 的发病机会,而美国的普通人有 0.1% 的 MS 发病概率[144]。

临床表现

　　多发性硬化康复对象出现的症状与受影响的中枢

神经区域有关。这些症状可能包括以下内容:

- 疲劳。
- 一个或多个肢体麻木或无力,通常在某个特定的时间发生在身体的一侧,或腿和躯干。
- 视力部分或完全丧失,通常在某个特定的时间表现在一只眼睛上,眼球运动时常伴有疼痛。
- 视物成双或视力模糊。
- 身体的一些部位出现刺痛或疼痛。
- 在做某些颈部运动时发生电击感,特别是颈部前屈。
- 震颤、共济失调或不稳定的步态。
- 言语不清。
- 头晕。
- 直肠和膀胱功能问题[123]。

因为体温上升而产生症状的加重是暂时的,会随时间消退。据报道,30%~70%的MS康复对象发生认知功能障碍,但并不一定与身体功能下降相关联[6,148]。在疾病早期阶段,康复对象存在的认知功能障碍通常都会被记录下来[189]。在疾病进展的晚期阶段,康复对象可能有不同程度的瘫痪,包括从完全性的下肢瘫痪到上肢受累、构音障碍、吞咽困难、严重视力障碍、共济失调、痉挛状态、眼球震颤、神经源性膀胱和认知功能受损。

MS的发病过程是不可预测的。以发作和缓解的病程为特征[148]。发作时,程度轻者可能表现为疲劳和感觉丧失,重者可能表现为四肢完全瘫痪和小便失控。缓解时,可能所有的症状都消失,或者症状仍然存在而某些功能稍有恢复,或者没有新症状发生但是现存症状仍然存在的短暂稳定期。

在MS中可见四种类型:①复发缓解型 Relapsing-Remitting MS(RRMS);②继发进展型 Secondary Progressive MS(SPMS);③原发进展型 Primary Progressive MS(PPMS);④进展复发型 Progressive Relapsing MS(PRMS)[132]。复发缓解型占MS群体的85%,症状恶化与缓解之间反复发作,随着功能缺失的累积,导致疾病缓慢、逐步地进展。继发进展型的过程始于复发缓解型,而随着时间演变为进展型。在引入药物治疗之前,大约50%的复发缓解型MS康复对象发展为继发进展型。在Marguerite的案例中,她首先被诊断为MS的复发缓解型,后来被诊断为继发进展型。她的左手正遭受精细运动能力的持续减弱和感觉减退。她的一侧下肢也有无力的症状,需要使用踝足矫形器和四足手杖。

尽管不像成人MS发病那样常见,但儿童MS确实在发生,儿童MS占发病人群的3%~10%[72,161]。95%的MS儿童初始症状为复发缓解型过程。随着时间的推移,大约60%的儿童将发展为继发进展型MS[207]。

原发进展型MS(占MS人群的10%)是以功能减退为特征的疾病恶化或缓解发作过程。这一类型的多发性硬化康复对象最终不能行走,尿潴留和尿失禁,可能有吞咽困难和构音障碍,下肢功能可能会严重地受到影响,上肢功能会不同程度的受限。这类康复对象很难保持劳动能力,而且在日常生活活动中需要更多的帮助。

进展复发型MS是四种类型中最少见的。这种类型的MS大约占MS总人数的5%。疾病发作后,这些康复对象的症状会不断地恶化[212]。

Kaufman及其同事发现MS的康复对象通常比没有MS的人寿命缩短6年[97a]。大约50%的MS康复对象在疾病发作后至少存活30年,50%的MS康复对象死于并发症。大多数MS康复对象将会经历与正常衰老有关的其他变化,这可能使临床症状复杂化。

通常,这个疾病的进程和预后大致可以在最初症状出现的5年后判定(框35.2)。

框35.2 多发性硬化发作时预后不良或预后良好的预测因素

预后不良的预测因素

- 呈进展过程。
- 发病年龄>40岁。
- 小脑受累。
- 症状多样化。
- 男性。

预后良好的预测因素

- 在疾病发作5年后遗留最低程度的失能。
- 初始症状快速完全缓解。
- 发病年龄<40岁。
- 第一年只有1个症状。
- 开始时以感觉症状或轻微视神经炎发作为特征。

源自 Multiple sclerosis and the aging process, Formulary 40(11):S17, 2005. Formulary is a copyright publication of Advanstar Communications, Inc. dba UBM, LLC.

医疗处理

根据MS的类型做相应的医疗处理。复发缓解型MS的康复对象使用缓解疾病的药物,对于所有类型的MS,在疾病发作时都需要使用抗炎药物[148]。抗炎药物,如泼尼松和甲泼尼龙,有助于缓解症状并缩短发作的持续时间[36,132]。对于复发缓解型 MS,认为缓解疾病的药物对减缓疾病进展具有作用。这些药物剂型包括注射、口服和不溶解形式。使用这些药物治疗的康复对象,通过自我注射进行治疗后发现,发作概率减少了三分之一。有关这些药物对进展型 MS 康复对象的有效性研究正在进行。医生和康复对象会确定哪一种是最适合的治疗形式。对于作业治疗师来说,了解某些康复对象会面临药物的副作用是重要的,它会对康复对象一天中的某些功能产生影响,或者是对下一步的计划产生影响。

医疗处理主要侧重于症状的处理。症状处理包括治疗痉挛、膀胱管理、预防膀胱感染以及疼痛和疲劳的处理。特定症状的药物治疗可能需要处方。作业治疗师可以通过 MS 协会药物网站更详细地了解所有药物[144]。痉挛通常用药物治疗,遗憾的是,这也可能会加重肌肉无力的症状。膀胱管理可能会涉及失禁垫或导尿管的使用,以及膀胱感染的预防。在疲劳管理方面可以建议保持良好的营养状态,用能量节约的方法预防过度疲劳,规律锻炼、建立规律的休息和睡眠习惯以及控制压力。另外,许多药物可能有助于缓解疲劳[133]。对 Marguerite 日常生活活动能力的评估应包括直肠和膀胱管理的问题,以及尿便如何对她的工作、家庭和睡眠产生影响。

MS 康复对象经常发生认知和情绪的变化。据报道有 30%~70% 的 MS 康复对象会出现认知功能障碍,但并不一定与身体机能下降相关[6,80,149]。而 MRI 上发现的病灶大小与认知减退有关,包括多重注意力(complex attention)、处理速度和言语记忆方面都会受到影响[197]。一项调查评估了整体脑萎缩和脑室大小与认知能力的相关性。结果提示第三脑室的增大与认知减退之间存在关联[26]。

情绪改变如抑郁症也可能存在。MS 康复对象和其他慢性病康复对象的抑郁症发生率比普通人群高[143]。抑郁症可能有不同的原因,应该由团队来进行评估。抑郁症可能是疾病过程的生理反应,可能是疾病诊断的心理反应,也可能是一种缓解疾病药物的副作用。抑郁症可能发生在疾病过程中的任何阶段。应该立即对抑郁症进行干预,因为它可能会导致疲劳并且无法应付挑战,不能根据需要进行调整和适应[143]。那些表现出欣快和冷漠的康复对象可能会发展成痴呆。痴呆在 MS 康复对象中的发生率不到 5%[81]。

临床上评估 MS 康复对象临床受损最常用的工具是扩展版残疾状态量表(expanded disability status scale,EDSS)[157]。该量表应该由内科医生完成,因为它包括详细的神经系统检查。EDSS 将神经功能评估与康复对象步行能力和功能性移动状态的评估量表进行了结合。这个工具有一些局限性,它没有对所有日常生活活动能力进行具体的评估,并且对 MS 康复对象潜在的认知和性功能障碍不敏感[157]。作业治疗师需要熟悉 EDSS,因为它作为评估失能的基础评估在文献中经常被提及,并且已经被国际 MS 协会联合会采用[94,217]。MS 功能综合测试(the MS Functional Composite)被发展用于测量下肢功能和步行能力、上肢和手功能以及认知功能[43,134]。它可以用于周期性基础功能评估,而且可能在基线认知功能评估方面比 EDSS 更加敏感。

作业治疗师的角色

作业治疗师在多种环境中为 MS 康复对象提供服务。干预的类型和程度取决于环境、医疗报销类型以及康复对象和护理人员对干预的反应。Preisnner 对作业治疗师在 MS 康复对象服务中的角色进行了概述。可以为刚开始的作业治疗师寻找治疗出发点提供参考[166]。

作业轮廓评估有助于引导评估过程。然后作业治疗师选择必要的工具来评估康复对象在 ADL、IADL、教育、工作、娱乐、休闲和社会参与活动中的作业表现。在进行各种作业表现时,应评估以下技能:运动和实践、感知觉、情绪调节、认知和沟通技巧。这通常是结合使用标准化和非标准化评估,通过与康复对象和康复对象家属经过面谈或观察来完成的。MS 协会推荐了一些适合作业治疗师评估的标准化评估[145]。最好是能做一些家访。因为并非所有的环境都允许进行家访,所以,作业治疗师应该与康复对象和照顾者就家庭环境和潜在障碍进行面谈。由于 MS 病程的不可预测性,因此康复对象可能需要转介其他资源,并且可以从作业治疗师定期的再评估中受益[12]。如果康复对象有认知缺陷,在康复对象允许的情况下,家庭成员或其他重要的人应被纳入评估过程以提供准确的信息。研究表明,自我报告经常是不准确的,因此评估 MS 康复对象的实际表现是很重要的[79]。了解康复对象的文化、社会和精神层面的观点可以让治疗师洞察到可用的支持系统,以及它们对康复对象适应失能的影响。

感觉运动技能的评估在前面的章节中有详细的讨

论。因为耐力和疲劳是如此重要的因素,所以,重要的是不要仅仅依靠特定的个人因素的评估结果。例如,徒手肌力测试不能精确反映全天体验的虚弱程度。观察康复对象在一段时间内执行功能活动或收集康复对象日常活动模式的信息将为临床医生提供更准确的疲劳评估[90]。国家多发性硬化协会建议使用改良的疲劳量表(modified fatigue scale,MFS)或疲劳问卷来了解由于疲劳导致的具体问题[133]。在 Marguerite 案例中,MFS 评估可能有助于确定疲劳对她日常生活活动活动的影响。

在评估康复对象活动模式时,作业治疗师也应该询问其睡眠模式。睡眠模式紊乱有时会导致 MS 康复对象的疲劳。这些信息可以和康复对象的医生共享,以便可以进行适当的干预,可以采取医学或心理咨询的方式,以解决可能导致康复对象睡眠中断的习惯和惯例[15]。Marguerite 的作业治疗师可能会问,洗手间问题是否也会影响睡眠。

MS 也可能影响视力,且在视觉跟踪、扫描和敏锐度方面可能会有减弱。一个客观的评估将有助于确定功能缺损的类型,以及当缺损发生时能更具体地说明它们如何影响 ADLs 和 IADLs。

对知觉处理和认知状态应进行定期的再评估。收集的数据将有助于确定具体的缺损及其对功能活动的潜在影响,使作业治疗师能够将这些信息整合在家庭训练计划中[147]。认知障碍可从短期记忆和注意广度的轻度退化,到极差的定向能力和严重受损的短期记忆而各有不同。关于认知障碍与身体障碍程度之间关系的研究结果不一[50]。我们不应该根据身体障碍或能力或个人基本社交技能来判定是否有认知障碍。一个身体上有严重障碍的人,其认知障碍不一定比一个能步行的 MS 康复对象更重。而当决定康复对象是否需要密切、持续的看护或能否独自在家时,康复对象的知觉和认知障碍是必须要考虑的因素。这本书的前几章包含了各种标准化的认知和知觉评估。Basso 开发了一种用于筛查 MS 康复对象认知功能障碍的工具。研究发现 Basso 的工具既可敏感地发现功能障碍,又具有成本效益[20]。当评估一个有认知功能障碍的 MS 康复对象时,作业治疗师或其他学科的从业者都可以使用这一工具。ADLs 可以通过检查表、标准化评估,例如运动及处理技能评估(assessment of motor and process skills)[54],或其他针对 ADLs 的标准化评估[13]进行评定。

Marguerite 的作业治疗师应该考虑给她做一个认知筛查,或者合适的话做一个完整的认知评定。轻度认知障碍引发的代偿可能会导致疲劳。如果认知筛查的结果显示出障碍,Marguerite 也可能从心理学家或神经心理学家进行的全面认知评估中获益,以帮助她更好地了解障碍,并获得她目前认知能力的基线。这些评估可以帮助 Marguerite 在她的 MS 疾病进展到无法工作的情况下获得伤残抚恤金。作业治疗师还应该指导有认知障碍的 MS 康复对象使用代偿策略,并告诉他们疲劳可能会导致认知困难。

评估每个康复对象的文化、社会和物质环境是非常重要的。MS 通常在需要养家糊口以及发展事业这一人生阶段时被诊断,就像 Marguerite 那样。因为这种疾病是不可预测和波动的,它会导致正常的日常活动和家庭生活的中断。这些干扰会给配偶或伴侣、孩子和其他家庭成员带来压力。作业治疗师必须了解康复对象可预期从家属得到的支持类型。作业治疗师可能建议 Marguerite 开始教她十几岁的孩子帮忙准备晚餐,这也是一种能量节约的技巧。

作业表现评估应该包括倾听康复对象和家庭成员描述的表现模式,以确定活动需求、典型的日常习惯、惯例和角色。评估和治疗也应该关注康复对象作业的参与对他或她的生活、身份和能力的影响[116]。

在 1 天的不同时间对康复对象进行评估和治疗常常会发现疲劳度会出现变化。了解康复对象的休息模式、睡眠质量和时间,运动模式,和在 1 天、1 周、1 个月内不同时段的活动强度(活动需求),以及在 1 天中最具挑战性的活动时间,对于制订治疗计划策略是至关重要的。了解这些行为模式可能会帮助作业治疗师了解缓解疾病的药物副作用如何影响活动,以及鼓励康复对象在合理控制药物副作用的情况下如何将药物的使用融入到日常习惯中。

伦理考虑

考虑以下情况:一个多发性硬化的康复对象能够驾驶汽车,但由于下午疲劳而加重了认知障碍。因为康复对象已经停止工作,家庭成员不希望驾驶的权利也被取消。然而,如果继续开车,康复对象会将自己和他人置于受伤的风险之中。作业治疗师可能需要提供评估康复对象认知情况的方法和范例,同康复对象及家属讨论认知障碍影响驾驶和其他日常活动的例子,来提高家庭成员对障碍的认识。作业治疗师有责任向康复对象的医生报告驾驶风险。

情绪和行为方面的问题取决于康复对象发病前的性格、疾病的进展情况、应对技能以及 MS 康复对象所处的社会环境。认知功能障碍和对疾病进展性的否认,可能会导致不恰当的行为,使康复对象处于危险境地,也使管理变得困难。如果家属不理解或认识不到康复对象的行为问题,当行为不受限制或者家庭成员不对其纠正,进一步的并发症可能出现。其他情绪和认知方面的问题包括康复对象有抑郁症或心境不稳定、记忆力差、拒绝外部护理人员的帮助、对药物和转移的安全性判断能力差。每个康复对象都显示有一套独特的行为问题,需要进行个性化评估,干预方法中要包括康复对象和照顾者。

目标设定和干预

对于进展性疾病,如 MS 的康复对象来说,目标设定的重点是满足病情进展和复发阶段康复对象的适应性需求。目标设定应以康复对象为中心,以康复对象为导向,并提供短期跟进[12]。家庭经常需要协商角色的改变以配合 MS 康复对象,他可能无法持续参与先前建立的家庭角色。例如,Marguerite 的家庭,丈夫可能要接管超市购物这项工作。Marguerite 和她的孩子们可以将物品添加在手机的应用程序中,这样她的丈夫就可以有一个详细的购物清单。Hwang 和他的同事发现,来自家人和朋友的支持能够帮助康复对象适应诊断、保持健康、参与生产和社会活动[92a]。康复对象的适应能力取决于家庭和康复对象对功能障碍的认同和选择替代方案的意愿。作业治疗师干预可能包括:①问题解决式的代偿策略;②疲劳管理组的治疗干预[62,223,224];③角色授权;④使用辅助设备来代偿运动、感觉、耐力、认知和视觉方面的障碍。国家多发性硬化协会制定了家庭护理指南和建议,提出有关 ADL 的问题需要作业治疗师治疗。这些指导方针绝不是包罗万象的对 ADLs 和 IADLs 进行干预,而是为康复对象和家属解决问题提供了一个可靠的起点[147]。与康复对象功能障碍相对应的具体技术(见第 10 章)。

Marguerite 可能被转介到一个专门为 MS 康复对象学习疲劳管理技巧而设计的作业治疗小组中[122]。疲劳管理小组的干预可能包括分析每日和每周的例行活动,以确定可以消除、修改或委派的活动。Marguerite 可能被要求设定一个现实的短期目标。她可能会考虑网上购物或者把这项任务委托给她的丈夫。为了使孩子们可以参加各种各样的活动,Marguerite 需要评估她的孩子们参与活动的数量,和面临拼车的可能性。由于她的左手感觉和灵巧性的丧失,她可能需辅助设备以执行需要靠双手的力量和灵活性来完成的活动。

因为 Marguerite 乐于接受可能的家庭改造,她和她的丈夫可以和作业治疗师一起工作,以确定最重要的即时改变和未来可能需要改变。长期的改变和家庭的改造,应根据她从复发缓解型到继发进展型的诊断来进行。

应该与 MS 康复对象一起讨论运动方案的好处。康复对象可能已经有一个物理治疗师推荐的锻炼方案,因此专业间的协调是很重要的,这样就能确保康复对象参与的运动方案是可管理的。作业治疗师的角色可能包括帮助康复对象管理疲劳的问题,以将锻炼计划融入他们的日常惯例中。长期以来,人们一直认为运动会使症状加剧和恶化,但最近的研究报告称,规律的运动方案改善了生活质量,减轻了疲劳,并提高了步行能力[130,151,219]。疲劳管理的建议应该包括对康复对象典型的日常锻炼进行评估。

作为学习应对策略的一种方法,Marguerite 可能从参加认知行为治疗(cognitive behavioral therapy,CBT)支持小组中受益。有证据表明,参与 CBT 可能有助于抑郁症,抑郁症在 MS 康复对象中很常见[224,225]。

总结

因为 MS 以独特的方式影响每个康复对象,所以个性化的评估是至关重要的,以明确康复对象的功能障碍和优势。MS 康复对象可能从能够步行但有限制性症状,主要是疲劳和能量管理问题,到移动能力和手功能的部分受限,再到完全需要使用轮椅和日常生活需要帮助。MS 康复对象的治疗,要求从业者进行专业的评估和从作业表现的各个方面进行专业的干预。综合的评估包括 ADL/IADL 的状态、感觉运动、视知觉、认知以及抑郁的筛查。还必须考虑社会、文化和物理环境。因为从 Marguerite 的作业轮廓中可以发现许多领域都受到 MS 症状的影响,治疗师可能会要求她将受影响的方面按优先顺序排好。如果她的丈夫在场,他也可以把他认为最棘手的问题放在首位。

因为疾病的病程是复发和缓解的模式,制订一项作业治疗干预计划尤其具有挑战性。作业治疗师应该知道 MS 康复对象具体的诊断分型,因为这将影响康复对象的临床干预。如果康复对象是复发缓解型,并且目前正在经历恶化/复发,可能会对家庭环境做一些很小的改变,因为预期康复对象会有改善。如果是进展型 MS 或继发进展型 MS 康复对象,作业治疗师可能强烈建议更广泛的家庭改造,如无障碍沐浴间。因为康复对象可能期望恢复功能,他或她可能会否认功能障碍并拒绝适应状态的变化,这种态度会带来安全问题。作业治疗师专注于评估当前的功能级别,以及促使康复对象适应当前状态变化的最佳方法[125]。作业治疗师也可以帮助家庭制订长期的、现实的计划。例如,如果这家人打算重新装修浴室,治疗师可能会鼓励他们考虑无障碍沐浴间,而不仅仅是一个带有淋浴座椅的标准淋浴室。

和其他进展性的神经疾病一样,MS 康复对象的治疗需要采取多学科介入的方式。除了作业治疗师,医生、物理治疗师、注册护士、社会工作者和心理学家,都有可能成为干预小组成员。因为社会环境可能会造成复杂的和困难的问题,所以需要所有团队成员之间的良好沟通,以确保团队的目标是一致的。作业治疗师利用自己独特的视角,通过在功能性情况下评估和处理康复对象认知、知觉、社会心理和运动方面的能力,可以为团队提供与康复对象相关的优势和弱点。

第 5 节　帕金森病

发病率

帕金森病(Parkinson's disease,PD)是最常见的成年人神经系统变性疾病之一[55],仅次于阿尔茨海默病[193]。PD 的三个典型症状为:震颤、肌强直和运动迟缓。PD 的发病率跨度较大,每 10 万人口中有 10～400 余人发病[226]。患病率随着年龄增高而增加,55 岁以上的人有 1.4% 患有 PD[52],但是大约 3% 的 PD 病例是在 50 岁之前首次察觉到症状[193]。有 10%～30% 康复对象的直系亲属同样患有 PD。疾病具有性别差异,55～74 岁男性的 PD 患病率略高于同龄女性。74 岁之后,女性的 PD 患病率略高于男性。PD 通常是在 60 岁之后确诊。

PD 的病因尚未明确[18,78],早期的文献中提到 PD 具有遗传性和散发性,但是这些归类根据当前的基因研究正在修订。虽然阳性家族史确定为 PD 的危险因素,但单一的预测性基因标记尚未完全确定。迄今为止,已经发现了几个基因突变与帕金森病相关,包括 α-突触核蛋白、Parkin、泛素羧基末端水解酶、SCA2、DJ-1[193]。这些突变在细胞异常蛋白处理中起作用[18]。目前已经确定了一个家族性 PD 的突变基因,并且这一突变基因也在散发性 PD 康复对象中发现,为该疾病过程的遗传因素提供了进一步证据[193]。

以前认为环境因素可能是引起 PD 的一个原因[78]。当吸毒者开始使用 1-甲基-4-苯基-1,2,3,6-四氢吡啶(MPTP)时,外源性药物刺激 PD 的可能性得到了相当大的认可。使用 MPTP 后,许多成瘾者很快出现了帕金森病,“严格模仿帕金森病的临床和解剖学特征”[78]。虽然环境因素作为 PD 的病因尚未完全排除,但这些因素与各种基因突变相比,似乎发挥了更小的作用。

病理生理

与 PD 相关的神经结构是黑质,特别是致密部[153]。致密部接收来自其他基底核的输入并调节纹状体活动[160]。随着疾病的进展,黑质会显著恶化。黑质致密部多巴胺能神经元的显著减少引起基底神经节活动减少和整体“自发运动减少”[160]。黑质是基底神经节到其他结构的主要输出核之一[156]。除了多巴胺能神经元的丢失,尸检中在黑质发现胞质内包涵体[153]。这些胞质内包涵体也被称为路易小体[59]。虽然大量神经元变性是在黑质致密部,但也有其他神经结构破坏的报道[153]。剩余部分的黑质、蓝斑核、下橄榄核及下丘脑也发生了恶化。

临床表现

PD 表现为缓慢进展的退行性运动障碍[160],其确诊通常在 55 岁之后。虽然 PD 不是致命的,但是各种神经结构的变性严重影响功能活动表现。PD 康复对象在确诊后可能可以再生存 20～30 年,运动功能逐渐丧失,最终需要专业照顾[59]。PD 康复对象罹患肺炎的风险增高,而肺炎可能会致命。

PD 以随意和不随意运动功能障碍为特征[160]。典型的三症状包括震颤、肌强直和随意运动障碍(图 35.6)。当这些运动症状被临床发现时,60% 的黑质多巴胺能细胞已经恶化[193]。随意运动失调包括难以启动运动(运动不能)和保持运动时缓慢(动作迟缓)。动作迟缓和运动不能通常是 PD 康复对象最严重的运动症状[51]。动作启动延迟和运动执行缓慢影响功能性任务,如驾驶、穿衣和进食。

除了动作缓慢之外,肌强直是 PD 的另一个特征。强直是肌肉僵硬,妨碍平滑运动。关节运动的两个方向上都会出现这种僵硬[167]。介于 4～5Hz 的静止性震颤是对不随意运动的一种干扰[128]。这些震颤通常会

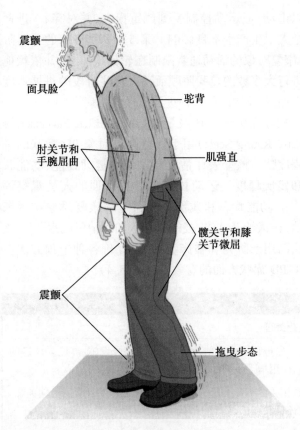

震颤

面具脸

肘关节和
手腕屈曲

震颤

驼背

肌强直

髋关节和膝
关节微屈

拖曳步态

图 35.6　帕金森病的症状和标志（来自 Hopper T:*Mosby's pharmacy technician: principles and practice*, St.Louis, 2012, Saunders）

随着活动而减弱，但在部分康复对象中，震颤在功能性活动的执行过程中持续存在。

PD 的其他症状为步态和姿势反射异常、面部表情减少的面具脸、包括抑郁和精神错乱的情绪障碍[77,160]。在整个疾病过程中，步态持续退化[182]。最初，步态可能相当正常，但随着疾病的进展，步幅和步速明显变化。经常可以看到特征性的慌张步态；当康复对象走路时，步长变短，步速略微增加，形成拖着脚走的步态。步行期间手臂摆动和躯干旋转显著减少。与步态相关的另一个运动障碍是"冻结"现象[73]。冻结发生在康复对象停止活动时，通常是在启动、维持或改变运动模式之后发生。步行中，当康复对象试图改变方向或接近狭窄的走廊或楼梯时会发生冻结。当康复对象试图改变走路的轨迹转身进入另一个房间时，可能会停止移动。冻结也会发生在其他运动任务中，例如书写、刷牙和说话。

与 PD 相关的姿势异常为屈曲、头部前伸的驼背姿势[131]。康复对象往往在站立时屈髋屈膝。除了驼背姿势，平衡反应也被累及[165]。因为翻正反应和平衡反应的有效性明显降低，PD 康复对象经常会跌倒。

大约 50% PD 康复对象表现出抑郁[165]，这不仅仅是对疾病严重性和漫长性的反应[59]。PD 康复对象的抑郁与血清素不足有关，这与非 PD 的抑郁症康复对象类似。与抑郁症特征并发的是运动不能引起面部表情减少[165]。这种自发性面部表情的减少，即所谓的面具脸，是 PD 康复对象的特征。最初，单侧面部出现表情减少，但是随着疾病的进展，两侧自发的面部表情都会减少[59]。PD 康复对象因为对面部表情减少和运动障碍感到尴尬，会自我限制社交活动。精神病也是 PD 康复对象常见并发症，康复对象可能会出现幻觉和妄想[77]。这些障碍损害认知能力并限制了功能性技能。

PD 早期阶段精神状态是相当正常的，但视觉空间感知通常受损[165]。高级认知障碍在 PD 康复对象中很常见。康复对象往往难以在各种刺激之间转移注意力。难以处理同时输入的刺激信息，在某种程度上更容易执行有顺序可循的任务。驾驶汽车是一个特别的挑战，因为它需要同时处理多种形式的信息。一些自我照顾的任务，如刷牙，有明确的顺序可以遵循，这些对认知功能要求较低的活动都可以进行。尽管患有 PD 的早发型康复对象很少出现失智，但 70 岁以上的 PD 康复对象有三分之一表现有失智。

与 PD 相关的其他症状包括自主神经功能障碍、吞咽障碍和构音障碍[165]。PD 康复对象可能有肠道和膀胱问题，肠道蠕动减少产生便秘，排尿的频率和紧迫性增加。会出现直立性低血压，但晕厥很少见[59]，偶尔会有出汗和冷热异常耐受[165]。由于言语音量减小，PD 康复对象通常低声说话，清晰度降低，音调单一。吞咽障碍在 PD 后期发生，康复对象存在由吞咽困难引起的窒息和吸入性肺炎的风险。

疾病的过程因人而异，但首先发现的临床症状通常是单侧手的静止性震颤[128]。Hoehn 和 Yahr[89]设计了一个评估 PD 症状进展的量表。第 1 阶段的康复对象表现为单侧累及，通常是手部震颤，但没有功能受损。康复对象可以完成个人 ADLs 和 IADLs，但需要额外的努力和精力。第 1 阶段的 PD 康复对象通常能参与工作，但可能需要对工作现场进行改造。这一阶段康复对象手写字体会变得非常小，字母挤在一起[59]。这种书写的变化称为小写征。当需要长时间书写时，会出现肌肉痉挛。康复对象做手快速握拳和伸指时有轻微的强直。

第 2 阶段表现为症状发展和双侧运动障碍[89]。PD 疾病过程多样，但这一阶段通常在初次诊断后 1~2 年内出现。虽然康复对象出现双侧的震颤和肌强直，却仍可以执行 ADL 技能,但由于运动困难,IADL 技能表现可能需要改造。工作方面,通常需要根据岗位需求进行调整,康复对象需要在白天休息几次。在这一点上,康复对象应就此决定继续工作与能量消耗的利弊。阶段 2 的 PD 康复对象姿势变为屈膝屈髋的屈曲位,仍能独立步行。

随着 PD 进展到第 3 阶段,康复对象表现为翻正反应和平衡反应延迟。平衡受损,康复对象难以执行需要站立的日常活动,如淋浴和膳食准备。考虑到工作对能力的需求,所以就业变得比较困难。在这一阶段康复对象的平衡能力降低,需要关注步行的安全性和家居环境的改造。第 4 阶段,PD 康复对象在完成日常生活任务方面有显著缺陷。康复对象在这一阶段仍然

可以走动,但运动控制受到严重损害,并对穿衣、进食和个人卫生产生不良影响。第 5 阶段是 PD 的最后阶段,康复对象的活动通常限制在轮椅或床上,并依赖他人进行大多数的自我照顾活动。这些阶段的进展速度因人而异,但 PD 是一种进展缓慢的疾病。

帕金森病统一评级量表(the Unified Parkinson's Disease Rating Scale)用于评估康复对象 PD 症状的进展程度[61]。该量表评估康复对象的运动技能、功能状态和残疾程度。运动技能由受过培训的人员观察评估[178]。功能状态和残疾程度通过与康复对象访谈来评估,访谈涉及 ADL 技能以及认知和情感因素[119]。该方法已用于研究和临床实践,以评价各种干预方法在减少 PD 症状方面的有效性(表 35.4)。

表 35.4　帕金森病的症状进展

阶段	症状	作业治疗处理
1	单侧震颤,小写征,从事之前的工作耐力减退,疲劳	对康复对象进行职业评估,简化工作和家居设施,养成多休息的习惯,使用增大手柄的餐具
2	双侧运动累及,中等程度的肌强直,执行同步任务困难,执行功能减退	与 ADL 相关的节能技术,进行针对躯干旋转的日常灵活性训练,驾驶评估和社区转移的替代方案,使用任务分析来构建连续任务
3	延迟反应所致的平衡问题,技术性的连续任务困难	家庭环境改造,包括升高的马桶座、带扶手的椅子、移除地毯、对连续任务的视觉提示和支持
4	精细运动控制严重损害,口腔运动缺陷	改造以支持自我照顾的参与性,改变食物质地
5	康复对象运动技能严重损害,ADL 依赖	使用环境控制以便进入环境

医疗处理

PD 最常用的医疗处理策略是使用多巴胺受体激动剂补偿由于黑质破坏造成的多巴胺损耗[55,184]。左旋多巴是最常用的 PD 治疗药物[163]。这种口服药物实际上是多巴胺的前体,因为多巴胺分子太大不能穿过血-脑屏障。左旋多巴在 PD 的初始阶段实质性地缓解了震颤和肌强直。5~10 年长期服用左旋多巴后,有报告称出现运动方面的副作用[165]。最常见的副作用是运动障碍和运动波动。这种"开-关"现象与左旋多巴剂量有关。在左旋多巴给药后的"开"期间,震颤和肌强直的发生减少,但是康复对象可能出现各种运动障碍,比如四肢活动异常。随着左旋多巴的用量减少,与 PD 相关的运动症状又出现了,特别是震颤和肌强直。

在计划康复对象的日常活动时,药物时间安排和"开-关"时段是重要的考虑因素。尽管在"开"阶段有活动异常,但是康复对象有更多的活动自由去完成功

能性活动。

随着 PD 的进展,通过使用左旋多巴来控制各种运动症状的疗效减弱[165]。可以使用被称为立体定向手术的手术干预。这种手术通过在神经结构中造成特定毁损来减少 PD 症状的严重程度。苍白球内侧部的立体定向手术已被用于降低 PD 有关的运动症状的严重程度,从而减少所需的左旋多巴剂量[100,152]。这种手术被称为苍白球切开术。已显示苍白球切开术可以减少与长期使用左旋多巴有关的运动障碍[165]。立体定向手术也被用于毁损部分丘脑,以减少与 PD 有关的震颤和肌强直[104]。

神经移植已经被选择性使用于 PD 康复对象[30]。这个技术包括获取胎儿中脑神经组织,然后移植到 PD 康复对象的基底核[44]。移植结果多种多样,有些康复对象的震颤和肌强直大幅度降低,而其他康复对象在移植后出现运动障碍[164]。据报道此方法最成功的是将来自多个胎儿的种植体置于双侧壳核。移植的胎儿组织产生多巴胺,从而减少进展的 PD 康复对象的衰弱

症状。康复对象必须继续使用左旋多巴,但剂量减少。

作业治疗师的角色

作业治疗的服务因康复对象的 PD 阶段而异。通常,作业治疗方案会提供代偿策略、康复对象和家庭的教育、环境和任务的改造以及社区参与的促进。虽然已经证明作业治疗服务是有益的,但对 PD 康复对象推荐提供作业治疗服务仍有不一致的意见[172]。在一项多中心随机对照研究中,Sturkenboom 及其同事对 124 位诊断为 PD 的康复对象进行 10 周的作业治疗[201a],有 67 名 PD 康复对象在研究中组成对照组,本次研究采用加拿大作业表现测量(the Canadian Occupational Performance Measure,COPM)作为评估和疗效测量方法。经过 10 周的干预后,接受作业治疗服务的康复对象与对照组相比,在"优先活动的自我表现"方面有显著改善。这项多中心研究对作业治疗师在促进功能性、自我鉴定性活动的有效性方面提供了强有力的证据。

在疾病的最初阶段,作业治疗师应与康复对象及其重要人物一起制订作业轮廓,以确定干预的优先顺序[180]。即使面对日益退化的功能,康复对象也希望在家庭中保持自我和正常的感觉。干预的重点是培养习惯和常规,以促进康复对象在疾病进程中参与期望的作业活动。在这一阶段中,教育康复对象及其重要人物了解疾病的过程是一个重要的步骤,这有助于作业活动的选择。例如,本节末尾病例学习介绍的 Carl。他将旅行和绘画确定为重要的作业活动,干预措施旨在帮助他在疾病的发展过程中继续参与这些作业活动。

在疾病的早期阶段,应向康复对象和家属介绍社区资源和支持团体。在一项研究中,与相同年龄的非 PD 康复对象相比,PD 康复对象更愿意依赖他人进行个人照顾和家务活动[209]。这种依赖会给家庭带来额外的压力。参与以社区为基础的团体可能会得到所需的支持,以适应家庭角色和互动的变化[180]。

即使在疾病过程的早期阶段,PD 康复对象在执行功能方面也存在困难[67]。Foster 和 Hershey 在一项研究中比较了没有失智的 PD 康复对象与同龄对照组的几项评估中的执行功能。此项研究中的 PD 康复对象处于 I 阶段或 II 阶段。结果显示,PD 康复对象的工作记忆和执行功能显著低于同龄对照组。此外,较低的执行功能"与运动控制障碍和抑郁症状后活动减少相关"。作者呼吁作业治疗师即使在 PD 的早期阶段也要评估执行功能,并制订策略来支持康复对象参与期望的作业活动。

在 PD 的初始阶段,家居用品改造可以减少疾病初期阶段震颤的影响。应该推荐初始阶段的 PD 康复对象使用安装加粗手柄的餐具和书写工具。在该阶段,手写文字会变得很小,难以阅读。在这一阶段应引入时间管理技巧。支付账单、签署表格或其他的书写工作应在服用左旋多巴后借助安装加粗手柄的书写工具尽快完成。即使在 PD 的早期阶段颤抖并不严重,衣服纽扣也应该进行改造。不系鞋带的鞋子或尼龙搭扣衣服可以在这个阶段使用。尽管在这个阶段的康复对象可能还能够穿衣服,但作业治疗师必须要考虑这些任务所需的能量和时间。

除了对特定任务进行改造外,此时还应该对家务进行改造。松散的地毯应该从地板移除,家具应靠墙摆放,以减少障碍。椅子应该有扶手,让康复对象扶着扶手从椅子上站起。虽然在 PD 的早期阶段平衡没有明显影响,但康复对象和家属应该在必须调整之前就熟悉家具的新布局。在家中准备浴室和厕所的栏杆,以及加高的马桶座圈。由于疲劳非常常见,康复对象应养成在白天经常休息的习惯。在 PD 病程中尽早改造家庭环境可以使康复对象及家属适应变化,并且将这些变化在非做不可之前整合到日常生活中。

工作评估应在疾病的早期进行,以评价安全风险和潜在危害,并使用的工作简化技术。对工作场所进行人体工效学的评估和工具改造。在 Carl 的案例中就考虑了电脑的改造。康复对象可能选择减少工作时间,但是这个决定可能会降低医疗福利。这些决定和选择方向是疾病早期阶段作业治疗干预过程的一部分。

在 PD 的初始阶段,作业治疗师应建立一个处理全范围运动的日常锻炼计划[199]。最好让 PD 康复对象制订每天 5~10 分钟的短时间锻炼的计划,而不是 1 周 3 次的长时间锻炼。锻炼应该包括不同运动平面的交替运动,因为许多 PD 康复对象表现出平稳运动时困难[121]。计划中应包括姿势灵活性练习,并特别注重躯干伸展。伴随着 PD 进展最常见的姿势变化是驼背。除了灵活性练习之外,作业治疗师应该指导康复对象使用放松技术和呼吸控制。通过鼻子缓慢吸气,噘嘴呼气 2~3 次,并结合改善后的姿势直立调整,促进放松。

随着疾病的进展,额外的锻炼可以改善步态[204]。已经发现带有重拍的音乐节奏性听觉刺激可以显著改善 PD 康复对象的步长和步速。舞蹈除了为 PD 康复对象提供社交环境之外，也可以改善康复对象步态模式。由于运动障碍变得更加明显，应该指导 PD 康复对象使用摆动动作开始活动。在坐着时前后晃动几次有助于产生从椅子上站起所需的动力。

随着 PD 康复对象疾病进展到中期，康复对象的动作技能进一步减退，特别是需技巧的连续动作的执行[49]，而这些类型的动作是完成个人照顾和家务活动所必需的。Curra 和同事[49]发现，外在提示提高了新运动任务的速度和有序性。作业治疗师应建议将改善视觉提醒、口头提示和动作演练包含在活动改造中。这些策略提高了康复对象个人照顾和家务活动能力。

在 PD 的中期，康复对象的口腔控制能力会降低[165]。吞咽困难和流涎可能会使他们感到尴尬，进而减少了社交活动。作业治疗师应鼓励口腔运动训练并提供食物选择方面的教育。通过改变食物的性状来提高康复对象的进食能力。

完成个人照顾任务的能力已被认定为康复对象对生活质量评价的关键变量[64]。不断进展的运动障碍问题是 PD 的疾病特征，但作业治疗师可以将运动障碍对功能活动的影响降至最低。震颤对康复对象完成个人照顾任务的影响要少于对姿势不稳定的补偿的影响[69]。经证明，作业治疗小组会可以有效减少 PD 康复对象的姿势不稳定。这些小组会的另一个好处是改善了参加会议康复对象对生活质量的认知。

在 PD 的中期阶段，社区移动方法的干预策略和支持项目应纳入作业治疗干预计划。PD 康复对象往往在交通方面需要依赖他人，社区移动服务的使用可以减少康复对象在购物和外出办事上对家庭成员的依赖。

在 PD 的最后阶段，运动障碍和肌强直可能会导致康复对象完全不能完成自我照顾的任务，如穿衣和修饰[89]。由于执行这些任务的能力下降而导致的抑郁症可能会显著危害一个人的生活质量[64]。为了康复对象的可操控和便利，作业治疗师应提供家庭环境进一步改造服务。使用环境控制部件可能会有所帮助，如开关式电视或收音机，只需轻轻触摸即可激活开关板。而声音或声音启动的环境控制部件可能不是很有用，因为康复对象声音产生过程中的声音音量降低且清晰度控制不佳。在 PD 后期，康复对象控制现实环境的能力可以弥补功能缺失的感受。康复对象也许不能再自己穿衣，但是通过使用各种开关，康复对象可以自行选择感兴趣的电视或广播节目，可以控制室内照明，并通过最小的运动动作来操作电脑。

案例研究

Carl

Carl 是一位 62 岁的大学教授，57 岁时被诊断患有 PD。他已婚并和妻子生活在一个小型的一层住宅中。他有两个成年子女，住在另一个州。Carl 喜欢旅游、阅读、绘画和参加音乐会。

Carl 最近在考虑提前退休，因为他的双手震颤增加，使得修改文件变得困难。强直导致耐力出现了问题。Carl 表示由于手的震颤，他不再能够画画，也不确定是否应该继续驾驶。

作业治疗师评估结果表明 Carl 对治疗是合作而积极的。尽管他自己没有表示很沮丧，但他的妻子报告了一些抑郁症的表现，比如去参加音乐会的兴趣下降，他们计划暑假去看看成年的孩子和孙子。他的妻子还说，Carl 似乎可能因为提前退休失去作为大学教授的地位而感到沮丧。

Carl 能够独立完成大多数个人 ADL，但是在进出浴缸和淋浴时有困难。他的妻子担心他会跌倒，并且经常在淋浴前后协助他。Carl 也难以系好领带和扣上衬衫。能注意到他双手震颤，在被动活动范围内存在轻微张力。在不平整的地面和台阶上有动态平衡轻度损伤。

Carl 在过去 3 年一直服用信尼麦（左旋多巴和卡比多巴药物）以减少强直和震颤。他没有任何运动障碍。

但问及他的个人目标时，Carl 回答：“我想有更多的时间阅读。”

作业治疗师开始完成以下问题：

1. 提高 ADL 表现
（1）指导使用扣钩。
（2）提出有关衣物改造的建议，如夹式领带和不系鞋带的鞋子。
（3）指导利用惯性启动动作，如通过前后晃动从椅子上站起。

2. 改造家庭环境
（1）去除过道上的地毯和障碍物。
（2）增加浴缸凳和淋浴延长软管。
（3）添加马桶增高垫。
（4）给餐厅座椅增加缓冲垫。

3. 评估工作设施以便于改造
（1）评估电脑的使用。
（2）指导能量节约技术，建议多休息并在药物“开”阶段安排活动。

4. 了解休闲需求
（1）改造他的画架，使用前臂支撑架帮助他继续画画。
（2）提供有关社区帕金森病支持团体的信息。

5. 指导日常活动的运动范围锻炼计划
（1）躯干伸展和旋转练习。
（2）双侧上肢练习。
（3）锻炼过程中使用音乐疗法。

Carl 对作业治疗治疗的反应良好。虽然他能够完成这一学年，但之后还是决定退休。他不再驾驶，他的妻子开始开车载他们去参加音乐会和艺术展览。借助合适的辅具和家庭环境改造，他能够安全完成个人 ADL 活动。在药物的“开”阶段，他借助一个连接在拐角桌上的前臂支撑架重新开始绘画。他每周 2 次参加帕金森病支持小组，并开始与来自该组的成员进行社交。Carl 说每天的锻炼似乎减少了他的强直，只要天气许可，他和妻子经常在公园散步。他们还加入了一个阅读俱乐部。

总结

　　虽然 PD 是一种进展性的神经变性疾病,但是作业治疗师可以给康复对象提供许多帮助[64,69]。PD 康复对象个人自理活动能力和参与自我选择任务能力的下降是与康复对象抑郁症状和生活质量下降相关的因素。PD 疾病发展过程中,作业治疗师强化了康复对象参与有意义活动的能力。在疾病进程的每个阶段,康复对象的意愿和家庭状况都应纳入作业治疗师干预计划中[11,13,23,119,184]。

复习题

　　1. ALS 开始发病的症状是什么?

　　2. ALS 潜在的神经病学过程是什么?

　　3. 在 ALS 整个疾病过程中,什么身体功能是保持完好无损的?

　　4. ALS 的预后如何? 根据预后,作业治疗师的治疗目标是什么?

　　5. ALS 各个阶段的症状是什么?

　　6. ALS 在各个阶段的干预方法是什么?

　　7. AD 最初的症状是什么?

　　8. AD 潜在的神经变性过程是什么?

　　9. AD 病程中症状改变是怎样的?

　　10. AD 症状的改变对作业表现有什么影响?

　　11. AD 康复对象的预后如何?

　　12. AD 在各个阶段的干预方法是什么?

　　13. AD 的环境改造建议是什么?

　　14. MS 最初的症状是什么?

　　15. MS 潜在的神经病学过程是什么?

　　16. MS 的 3 种典型模式是什么? 如何区分?

　　17. MS 的哪些症状是需要药物管理的? 药物管理的副作用有哪些?

　　18. 复发缓解类型的 MS 与其他类型的 MS 在药物管理上有何不同?

　　19. MS 的康复对象的作业治疗评估包括哪些内容?

　　20. 在 MS 康复对象管理中,为什么将家庭纳入评估和治疗过程很重要?

　　21. HD 最初的症状是什么?

　　22. HD 潜在的神经变性过程是什么?

　　23. HD 病程中症状有什么变化?

　　24. HD 症状的改变对作业表现有什么影响?

　　25. HD 康复对象的预后如何?

　　26. HD 在各个阶段的干预方法是什么?

　　27. AD 康复对象的环境改造建议是什么?

　　28. PD 最初的症状是什么?

　　29. PD 潜在的神经变性过程是什么?

　　30. PD 病程中症状有什么变化?

　　31. PD 症状的改变对作业表现有什么影响?

　　32. PD 康复对象的预后如何?

　　33. PD 康复对象的作业治疗干预方法是什么?

　　34. 左旋多巴的服药时间如何影响 PD 康复对象的日常活动安排?

　　35. PD 康复对象的环境改造建议是什么?

(陈颖　杨玺　徐磊 译,陈肖雨 校,

伊文超　张瑞昆 审)

参考文献

1. Allen C: *Allen Cognitive Level (ACL) test*, Rockville, MD, 1991, American Occupational Therapy Foundation.

2. Allen CK, Earhart CA, Blue T: *Occupational therapy treatment goals for the physically and cognitively disabled*, Rockville, MD, 1992, American Occupational Therapy Association.

3. Alzheimer's Association: 10 early signs and symptoms of Alzheimer's, Washington, DC. <http://www.alz.org/10-signs-symptoms-alzheimers-dementia.asp>.

4. Alzheimer's Association: *Alzheimer's disease facts and figures 2007*, Washington, DC, 2007, Alzheimer's Association.

5. Alzheimer's Association: *Early onset dementia: a national challenge, a future crises*, Washington DC, 2006, Alzheimer's Association.

6. Amato MP, et al: Cognitive impairment in early-onset multiple sclerosis: a reappraisal after 10 years, *Arch Neurol* 58:2001, 1602.

7. American Occupational Therapy Association (AOTA): Occupational therapy practice framework: domain and process, ed 3, *Am J Occup Ther* 68(Suppl 1):S1–S48, 2014.

8. American Occupational Therapy Association: Statement: occupational therapy services for persons with Alzheimer's disease and other dementias, *Am J Occup Ther* 48:1029, 1994.

9. American Psychiatric Association: *Diagnostic and statistical manual of mental disorders*, ed 4, Washington, DC, 1994, The Association.

10. American Psychological Association: *Diagnostic and statistical manual of mental disorders*, ed 5, Arlington, VA, 2013, American Psychological Association.

11. Arbesman M, Sheard K: Systematic review of the effectiveness of OT related- interventions for people with ALS, *Am J Occup Ther* 68:20–26, 2014.

12. Asano M, et al: Goals set after completing a teleconference-delivered program for managing multiple sclerosis fatigue, *Am J Occup Ther* 69:6903290010, 2015.

13. Asher IE: *Occupational therapy assessment tools: an annotated index*, ed 4, Bethesda, MD, 2014, American Occupational Therapy Association.

14. Atchison P: Helping people with Alzheimer's and their families preserve independence, *OT Week* 8:16, 1994.

15. Attarian HP, et al: The relationship of sleep disturbances and fatigue in multiple sclerosis, *Arch Neurol* 61:525–528, 2004.

16. Bain BK: Switches, control interfaces, and access methods. In Bain BK, Leger D, editors: *Assistive technology*, New York, 1997, Churchill Livingstone.

17. Baker M, Blumlein D: Huntington's disease part 1: what is it? *Br J Healthcare Assistants* 35:223–227, 2009.

18. Bandmann O, Marsden CD, Wood NW: Genetic aspects of Parkinson's disease, *Mov Disord* 13:203, 1998.

19. Barusch A, Spaid W: Gender differences in caregiving: why do wives report greater burden? *Gerontologist* 29:667, 1989.

20. Basso MR, et al: Screening for cognitive dysfunction in multiple sclerosis, *Arch Neurol* 53:980–984, 1996.

21. Baum C: Addressing the needs of the cognitively impaired elderly from a family policy perspective, *Am J Occup Ther* 45:594, 1991.

22. Baum C, Edwards D: Identification and measurement of productive behaviors in senile dementia of the Alzheimer's type, *Gerontologist* 33:403, 1993.

23. Beck AT, Steer RA: *Beck Depression Inventory*, rev ed, San Antonio, TX, 1987, Psychological Corporation.

24. Beck AT, et al: An inventory for measuring depression, *Arch Gen Psychiatry* 4:561, 1961.

25. Belsh JM: Definitions of terms, classifications, and diagnostic criteria of ALS. In Belsh JM, Schiffman PL, editors: *ALS diagnosis and management for the clinician*, Armonk, NY, 1996, Futura Publishing.

26. Berg D, et al: The correlation between ventricular diameter measured by transcranial sonography and clinical disability and cognitive dysfunction in patients with multiple sclerosis, *Arch Neurol* 57:1289–1292, 2000.

27. Birnesser L: Treating dementia: practical strategies for long-term care, *OT Practice* 2:16, 1997.

28. Blacker D, Broadhurst L, Teixeira L: The role of occupational therapy in leisure adaptation with complex neurological disability: a discussion using two case study examples, *NeuroRehabilitation* 23:313–319, 2008.

29. Bolmsjö I, Hermerén G: Interviews with patients, family, and caregivers in amyotrophic lateral sclerosis: comparing needs, *J Palliat Care* 17:236–240, 2001.

30. Borlongan CV, Sanberg PR, Freman TB: Neural transplantation for neurodegenerative disorders, *Lancet* 353(Suppl 1):29, 1999.

31. Bowen J, et al: Predictors of mortality in patients diagnosed with probable Alzheimer's disease, *Neurology* 47:433, 1996.

32. Buchner D, Larsen E: Falls and fractures in patients with Alzheimer's-type dementia, *JAMA* 257:1492, 1987.

33. Burks J, Bigley GK, Hill H: Multiple sclerosis. In Lin V, et al, editors: *Spinal cord medicine principles and practice*, New York, 2003, Demos Medical.

34. Burns T, Mortimer JA, Merchak P: Cognitive performance test: a new approach to functional assessment in Alzheimer's disease, *J Geriatr Psychiatry Neurol* 7:46, 1994.

35. Cacace R, Sleegers K, van Broeckhoven C: Molecular genetics of early-onset Alzheimer's disease revisited, *Alzheimers Dement* 12:733–748, 2016.

36. Calabresi P: Diagnosis and management of multiple sclerosis, *Am Fam Physician* 15:2004, 1935.

37. Callahan CM, et al: Alzheimer's disease multiple intervention trial (ADMIT): study protocol for a randomized controlled clinical trial, *Trials* 13:92, 2012.

38. Centers for Disease Control and Prevention: *Alzheimer's disease*, H.B.I.H.A. Program, Atlanta,, 2010, Centers for Disease Control and Prevention.

39. Chen D, Guo X, Zheng Z: Depression and anxiety in amyotrophic lateral sclerosis: Correlations between the distress of patients and caregivers, *Muscle Nerve* 51:353–357, 2015.

40. Cherry D: Teaching others how to manage the challenging behaviors of dementia. In *Summer series on aging*, San Francisco, CA, 1997, American Society on Aging.

41. Christenson M: Environmental design, modification and adaptation. In Larson O, et al, editors: *Role of occupational therapy and the elderly*, Rockville, MD, 1996, American Occupational Therapy Association.

42. Cicchetti F, Parent A: Striatal interneurons in Huntington's disease: selective increase in the density of calretinin-immunoreactive medium-sized neurons, *Mov Disord* 11:619, 1996.

43. Cohen JA, et al: Intrarater and interrater reliability of the MS functional composite outcome measure, *Neurology* 54:802–806, 2000.

44. Collier TJ, Kordower JH: Neural transplantation for the treatment of Parkinson's disease: present-day optimism and future challenges. In Jankovic J, Tolosa E, editors: *Parkinson's disease and movement disorders*, ed 3, Baltimore, 1998, Williams & Wilkins.

45. Corcoran M, Gitlin L: Dementia management: an occupational therapy home based intervention for caregivers, *Am J Occup Ther* 46:801, 1992.

46. Corcoran M, Gitlin L: Family acceptance and use of environmental strategies provided in an occupational therapy intervention, *Occup Phys Ther Geriatr* 19:1–20, 2001.

47. Costa J, Swash M, de Carvalho M: Awaji criteria for the diagnosis of amyotrophic lateral sclerosis: a systematic review, *Arch Neurol* 69:1410–1416, 2012.

48. Cruickshank TM, et al: The effect of multidisciplinary rehabilitation on brain structure and cognition in Huntington's disease: an exploratory study, *Brain Behav* 5:e00312, 2015.

49. Curra A, Berardelli A, Agostino R: Performance of sequential arm movements with and without knowledge of motor pathways in Parkinson's disease, *Mov Disord* 12:646, 1997.

50. Deloire M, et al: Early cognitive impairment in multiple sclerosis predicts disability outcome several years later, *Mult Scler* 16:581–587, 2010.

51. Delwaide PJ, Gonce M: Pathophysiology of Parkinson's signs. In Jankovic J, Tolosa E, editors: *Parkinson's disease and movement disorders*, ed 3, Baltimore, 1998, Williams & Wilkins.

52. de Rijk MC, et al: Prevalence of Parkinson's disease in the elderly: the Rotterdam study, *Neurology* 45:2143, 1995.

53. Dixon C: Preventing striking out behavior by a geriatric resident, *OT Practice* 1:39, 1996.

54. Doble SE, Fisk JD, et al: Functional competence of community-dwelling persons with multiple sclerosis using the Assessment of Motor Process Skills, *Arch Phys Med Rehabil* 75:843–851, 1994.

55. Dodel RC, et al: Cost of drug treatment in Parkinson's disease, *Mov Disord* 13:249, 1998.

56. Dopp CME, et al: Determinants for the effectiveness of implementing an occupational therapy intervention in routine dementia care, *Implement Sci* 8:131, 2013.

57. Driscoll I, et al: Longitudinal pattern of regional brain volume change differentiates normal aging from MCI, *Neurology* 72:1906–1913, 2009.

58. Dubois B, et al: Preclinical Alzheimer's disease: definition, natural history, and diagnostic criteria, *Alzheimers Dement* 12:292–323, 2016.

59. Duvoisin RC, Sage JI: The spectrum of parkinsonism. In Chokroverty S, editor: *Movement disorders*, New Brunswick, NJ, 1990, PMA Publishing.

60. Edwards D, Baum C: Caregiver burden across stages of dementia, *OT Practice* 2:17, 1990.

61. Fahn S, Elton RL: The Unified Parkinson's Disease Rating Scale. In Fahn S, et al, editors: *Recent developments in Parkinson's disease* (vol 2). Florham Park, NJ, 1987, Macmillian Healthcare Information.

62. Finlayson M, Preissner K, Cho C: Outcome moderators of a fatigue management program for people with multiple sclerosis, *Am J Occup Ther* 66:187–197, 2012.

63. Fisher A: *The assessment of motor and process skill (AMPS) in assessing adults: functional measures and successful outcomes*, Rockville, MD, 1991, American Occupational Therapy Association.

64. Fitzpatrick R, Peto V, Jenkinson C: Health-related quality of life in Parkinson's disease: a study of outpatient clinic attenders, *Mov Disord* 12:916, 1997.

65. Folstein SE: *Huntington's disease: a disorder of families*, Baltimore, 1989, Johns Hopkins University Press.

66. Folstein MF, Folstein SE, McHugh PR: Mini-mental state: a practical method for grading the cognitive state of patients for the clinician, *J Psychiatr Res* 12:189, 1975.

67. Foster ER, Hershey T: Everyday executive function is associated with activity participation in Parkinson disease without dementia, *OTJR (Thorofare N J)* 31:S16–S22, 2011.

68. Foti D: Gerontic occupational therapy: specialized intervention for the older adult. In Larson O, et al, editors: *Role of occupational therapy and the elderly*, Rockville, MD, 1996, American Occupational Therapy Association.

69. Gauthier L, Dalziel S, Gauthier S: The benefits of group occupational therapy for patients with Parkinson's disease, *Am J Occup Ther* 41:360, 1987.

70. Gelb DJ: *Introduction to clinical neurology*, ed 3, St. Louis, 2005, Elsevier.

71. Gelinas I, et al: Development of a functional measure for persons with Alzheimer's disease: the disability assessment for dementia, *Am J Occup Ther* 53:471, 1999.

72. Ghezzi A: Multiple sclerosis and the aging process, Formulary, Proquest Nursing & Allied Health Source, Nov 17, 2005. Therapeutic strategies in childhood multiple sclerosis, *Ther Adv Neurol Dis* 3:217–228, 2010.

73. Giladi N, Kao R, Fahn S: Freezing phenomenon in patients with parkinsonian syndromes, *Mov Disord* 12:302, 1997.

74. Gilliam TC, Kandel ER, Jessell TM: Genes and behavior. In Kandel ER, Schwartz JH, Jessell TM, editors: *Principles of neural science*, ed 4, New York, 2000, McGraw-Hill.

75. Gitlin L, Corcoran M: *Occupational therapy & dementia care*, Bethesda, MD, 2005, AOTA Press.

75a. Gitlin LN, et al: The Tailored Activity Program to reduce behavioral symptoms in individuals with dementia: feasibility, acceptability, and replication potential, *Gerontologist* 49:428–439, 2009.

76. Glickstein J: *Therapeutic interventions in Alzheimer's disease*, Gaithersburg, MD, 1997, Aspen.

77. Goldman JG: New thoughts on thought disorders in Parkinson's disease: Review of current research strategies and challenges, *Parkinsons Dis* 2011:675630, 2011.

78. Goldman SM, Tanner C: Etiology of Parkinson's disease. In Jankovic J, Tolosa E, editors: *Parkinson's disease and movement disorders*, ed 3, Baltimore, 1998, Williams & Wilkins.

79. Goverover Y, O'Brien AR, Moore NB, DeLuca J: Actual reality: a new approach to functional assessment in persons with multiple sclerosis, *Arch Phys Med Rehabil* 91:252–260, 2010.

80. Grigsby J, Kravcisin N, Ayarbe SD, Busenbark D: Prediction of deficits in behavioral self-regulation among persons with multiple sclerosis, *Arch Phys Med Rehabil* 74:1350–1353, 1993.

81. Guberman A: *An introduction to clinical neurology, pathophysiology, diagnosis, and treatment*, Boston, 1994, Little, Brown.

82. Gure T, et al: Differences in functional impairments in subtypes of dementia, *J Gerontol A Biol Sci Med Sci* 65A:431–441, 2010.

83. Haley RW: Excess incidence of ALS in young Gulf War veterans, *Neurology* 61:750–756, 2003.

84. Hasselkus B: Occupation and well being in dementia: the experience of day-care staff, *Am J Occup Ther* 52:423, 1998.

85. Hayden MR: *Huntington's chorea*, New York, 1996, Springer-Verlag.

86. Hecht M, et al: Subjective experience and coping in ALS, *Amyotroph Lateral Scler Other Motor Neuron Disord* 3:225–231, 2002.

87. Helder DI, et al: Living with Huntington's disease: illness perceptions, coping mechanisms, and patients' well-being, *Br J Health Psychol* 7:449–462, 2002.

88. Hines A, Bundy A: Predicting driving ability using DriveSafe and DriveAware in people with cognitive impairments: a replication study, *Aust Occup Ther J* 61:224–229, 2014.

89. Hoehn MM, Yahr MD: Parkinsonism: onset, progression and mortality, *Neurology* 17:427, 1967.

90. Hugos C, Copperman L: *Workshop: the new multiple sclerosis guidelines, delivering effective comprehensive therapy services*, Monterey, CA, 1999.

91. Huntington Study Group: Unified Huntington's Disease Rating Scale: reliability and consistency, *Mov Disord* 11:136, 1996.

92. Hussian R: Modification of behaviors in dementia via stimulus manipulation, *Clin Gerontol* 8:37, 1988.

92a. Hwang JE, et al: Correlations between quality of life and adaptation factors among people with multiple sclerosis, *Am J Occup Ther* 65:661–669, 2011.

93. Imbriglio S: *Physical and occupational therapy for Huntington's disease*, New York, 1997, Huntington's Disease Society of America.

94. International Federation of Multiple Sclerosis Societies: Symposium on a minimal record of disability for multiple sclerosis, *Acta Neurol Scand* 70:169, 1984.

95. Jensen LE, Padilla R: Effectiveness of interventions to prevent falls in people with Alzheimer's disease and related dementias, *Am J Occup Ther* 65:532–540, 2011.

96. Joiner C, Hansel M: Empowering the geriatric client, *OT Practice* 1:34–39, 1996.

97. Kaptein AA, et al: Quality of life in couples living with Huntington's disease: the role of patients' and partners' illness perceptions, *Qual Life Res* 16:793–801, 2007.

97a. Kaufman DW, et al: Survival in commercially insured multiple sclerosis patients and comparator subjects in the US, *Mult Scler Relat Disord* 3:364–371, 2014.

98. Katz S, et al: Studies of illness in the aged. The index of ADL: a standardized measure of biological and psychological function, *JAMA* 135:75, 1963.

99. Kaye J, et al: Exceptional brain aging in a rural population-based cohort, *J Rural Health* 25:320–325, 2009.

100. Kelly PJ: Pallidotomy in Parkinson's disease, *Neurosurgery* 36:1154, 1995.

101. Khalil H, et al: What effect does a structured home-based exercise programme have on people with Huntington's disease? A randomized, controlled pilot study, *Clin Rehabil* 27:646–658, 2013.

102. Kim WK, et al: Study of 962 patients indicates progressive muscular atrophy is a form of ALS, *Neurology* 73:1686–1692, 2009.

103. Klempir J, et al: Unified Huntington's disease rating scale: clinical practice and critical approach, *Funct Neurol* 21:217–221, 2006.

104. Krauss JK, Grossman RG: Surgery for hyperkinetic movement disorders. In Jankovic J, Tolosa E, editors: *Parkinson's disease and movement disorders*, ed 3, Baltimore, 1998, Williams & Wilkins.

105. Kukull W, et al: The Mini-Mental Status Examination and the diagnosis of dementia, *J Clin Epidemiol* 47:1061, 1994.

106. Larson E: Management of Alzheimer's disease in primary care settings, *Am J Geriatr Psychiatry* 6:S34, 1998.

107. Larson E, et al: Adverse drug reactions associated with global cognitive impairment in elderly persons, *Ann Intern Med* 107:169, 1987.

108. Larson E, et al: Dementia in elderly outpatients: a prospective study, *Ann Intern Med* 100:417, 1984.

109. Lawton M, Brody E: Assessment of older people: self-maintaining and IADL, *Gerontologist* 9:179, 1969.

110. LeBarge E: A preliminary scale to measure degree of worry among mildly demented Alzheimer disease patients, *Phys Occup Ther Geriatr* 11:43, 1993.

111. Lewis I, Kirchen S, editors: *Dealing with ethnic diversity in nursing homes*, Washington, DC, 1996, Taylor & Francis.

112. Levy L: Cognitive aging in perspective: implications for occupational therapy practitioners. In Katz N, editor: *Cognition and occupation across the life span: models for intervention in occupational therapy*, ed 2, Rockville, MD, 2005, American Occupational Therapy Association, pp 327–347.

113. Levy LL: Activity, social role retention and the multiply disabled aged: strategies for intervention, *Occup Ther Mental Health* 10:1, 1990.

114. Levy LL: Cognitive integration and cognitive components. In Larson KO, et al, editors: *The role of occupational therapy with the elderly*, Bethesda, MD, 1996, American Occupational Therapy Association.

115. Levy LL: Cognitive treatment. In Davis LJ, Kirkland M, editors: *The role of occupational therapy with the elderly*, Rockville, MD, 1988, American Occupational Therapy Association.

116. Lexell EM, Lund ML, Iwarsson S: Constantly changing lives: experiences of people with multiple sclerosis, *Am J Occup Ther* 63:772–781, 2009.

117. Li R, et al: Coping strategies as mediators of the effect of the START (strategies for RelaTives) intervention on psychological morbidity for family carers of people with dementia in a randomised controlled trial, *J Affect Disord* 168:298–305, 2014.

118. Lou JS, Reeves A, Benice T, Sexton G: Fatigue and depression are associated with poor quality of life in ALS, *Neurology* 60:122–123, 2003.

119. Louis ED, et al: Reliability of patient completion of the historical section of the Unified Parkinson's Disease Rating Scale, *Mov Disord* 11:185, 1996.

120. Madhusoodanan S, et al: Efficacy of risperidone treatment for psychoses associated with schizophrenia, bipolar disorder or senile dementia in 11 geriatric patients: a case series, *J Clin Psychiatry* 56:514, 1995.

121. Maitra KK, Dasgupta AK: Incoordination of a sequential motor task in Parkinson's disease, *Occup Ther Int* 12:218–233, 2005.

122. Matuska K, Mathiowetz V, Finlayson M: Use and perceived effectiveness of energy conservation strategies for managing multiple sclerosis fatigue, *Am J Occup Ther* 61:62–69, 2007.

123. Mayo Clinic: Diseases and conditions multiple sclerosis. <http://www.mayoclinic.org/diseases-conditions/multiple-sclerosis/basics/symptoms/con-20026689>.

124. McCormick W, et al: Symptom patterns and co-morbidity in the early stages of Alzheimer's disease, *J Am Geriatr Soc* 42:517, 1994.

125. Miller DM, et al: Clinical significance of the Multiple Sclerosis Functional Composite: relationship to patient-reported quality of life, *Arch Neurol* 57:1319–1324, 2000.

126. Miller RG, et al: Practice parameter update: the care of the patient with amyotrophic lateral sclerosis: drug, nutrition and respiratory therapies (an evidence based review). Report of the Quality Standards Subcommittee of the American Academy of Neurology, *Neurology* 73:1218–1226, 2009.

127. Miller RG, et al: Practice Parameter update: the care of the patient with amyotrophic lateral sclerosis: multidisciplinary care, symptom management, and cognitive/behavioral impairment (an evidence-based review). Report of the Quality Standards Subcommittee of the American Academy of Neurology, *Neurology* 73:1227–1233, 2009.

128. Misulis KE: *Neurologic localization and diagnosis*, Boston, 1996, Butterworth-Heinemann.

129. Morris J, et al: Pittsburgh compound B imaging and prediction of progression from cognitive normality to symptomatic Alzheimer disease, *Arch Neurol* 66:1469–1475, 2009.

130. Motl RW, Gosney JL: Effect of exercise training on quality of life in multiple sclerosis: a meta-analysis, *Mult Scler* 14:129–135, 2008.

131. Muller V, et al: Short-term effects of behavioral treatment on movement initiation and postural control in Parkinson's disease: a controlled clinical study, *Mov Disord* 12:306, 1997.

132. Multiple Sclerosis Coalition: The use of disease modifying therapies in multiple sclerosis, MS Coalition. <http://www.nationalmssociety.org/NationalMSSociety/media/MSNationalFiles/Brochures/summaryDMTpaper_-final_Nov2014.pdf>.

133. Multiple Sclerosis Council: *Fatigue and multiple sclerosis*, Washington, DC, 1998, Paralyzed Veterans of America.

134. Multiple Sclerosis Council: MS functional composite, October 2001, National MS Society. <www.nationalmssociety.org>.

135. Nance MA: Comprehensive care in Huntington's disease: a physician's perspective, *Brain Res Bull* 72:175–178, 2007.

136. Nance MA, Sander G: Characteristics of individuals with Huntington's disease in long-term care, *Mov Disord* 11:542, 1996.

137. National Institutes of Health: *2009 Progress report on Alzheimer's disease: translating new knowledge*, Bethesda, MD, 2010, National Institute of Aging.

138. National Institutes of Health: *NIH consensus development conference statement on preventing Alzheimer's disease and cognitive decline*, Bethesda, MD, 2009, National Institute of Aging.

139. National Institutes of Health: *NIH senior health Alzheimer's disease*, Bethesda, MD, 2002, National Institute of Aging.

140. National Institute of Neurological Disorders and Stroke. <http://www.ninds.nih.gov/disorders/motor_neuron_diseases>.

141. National Institutes of Health: *Amyotrophic lateral sclerosis*, Bethesda, MD, 2010, National Institute of Aging.

142. National Institutes of Health: *Huntington's disease: hope through research*, Bethesda, MD, 1998, The Institutes. NIH Publication No. 98-19.

143. National Multiple Sclerosis Society: Depression and multiple sclerosis. <http://www.nationalmssociety.or/brochures>.

144. National Multiple Sclerosis Society: Medications. <http://www.nationalmssociety.org/Treating-MS/Medications>.

145. National Multiple Sclerosis Society: Rehabilitation assessment measures in MS. <http://www.nationalmssociety.org>.

146. Northern California Neurobehavioral Group: *Cognistat: the neurobehavioral cognitive status examination*, Fairfax, CA, 1995, The Group.

147. Northrup D, Frankel D: Guidelines & recommendations for home care providers and personal care assistants, 2008, National Multiple Sclerosis Society Clinical Programs Department. <www.nationalmssociety.org>.

148. Noseworthy JH, Lucchinetti C, Rodriguez M, Weinshenker BG: Multiple sclerosis, *N Engl J Med* 343:938–952, 2000.

149. Nuyens G, et al: Predictive value of SF-36 for MS-specific scales of the MS Quality of Life Inventory, *Int J MS Care* 5:8, 2003.

150. Nygard L, et al: Comparing motor and process ability of persons with suspected dementia in home and clinic settings, *Am J Occup Ther* 48:689, 1994.

151. Oken BS, et al: Randomized controlled trial of yoga and exercise in multiple sclerosis, *Neurology* 62:2058–2064, 2004.

152. Olanow CW: GPi pallidotomy—have we made a dent in Parkinson's disease? *Ann Neurol* 40:341, 1996.

153. Olanow CW, et al: Neurodegeneration and Parkinson's disease. In Jankovic J, Tolosa E, editors: *Parkinson's disease and movement disorders*, ed 3, Baltimore, 1998, Williams & Wilkins.

154. Olsson AG, Markhede I, Strang S, Persson LI: Differences in quality of life modalities give rise to needs of individual support in patients with ALS and their next of kin, *Palliat Support Care* 8:75–82, 2010.

155. Orsini M, et al: Amyotrophic lateral sclerosis: new perspectives and update, *Neurol Int* 7:5885, 2015.

156. Parent A, Cicchetti F: The current model of basal ganglia organization under scrutiny, *Mov Disord* 13:199, 1998.

157. Paty D, Willoughby E, Whitaker J: Assessing the outcome of experimental therapies in multiple sclerosis patients. In Rudick RA, Goodkin DE, editors: *Treatment of multiple sclerosis: trial design, results, and future perspectives*, London, UK, 1992, Springer-Verlag.

158. Penney JB, Young AB: Huntington's disease. In Jankovic J, Tolosa E, editors: *Parkinson's disease and movement disorders*, ed 3, Baltimore, 1998, Williams & Wilkins.

159. Phillips DH: *Living with Huntington's disease*, Madison, WI, 1982, University of Wisconsin Press.

160. Phillips JG, Stelmach GE: Parkinson's disease and other involuntary movement disorders of the basal ganglia. In Fredericks CM, Saladin LK, editors: *Pathophysiology of the motor systems*, Philadelphia, 1996, FA Davis.

161. Pinhas-Hamiel O, Sarova-Pinhas I, Achiron A: Multiple sclerosis in childhood and adolescence: clinical features and management, *Paediatr Drugs* 3:329, 2001.

162. Podhorna J, et al: Alzheimer's Disease Assessment Scale—cognitive subscale variants in mild cognitive impairment and mild Alzheimer's disease: change over time and the effect of enrichment strategies, *Alzheimers Res Ther* 8:8, 2016.

163. Poewe W, Wenning G: Levodopa in Parkinson's disease: mechanisms of action and pathophysiology of late failure. In Jankovic J, Tolosa E, editors: *Parkinson's disease and movement disorders*, ed 3, Baltimore, 1998, Williams & Wilkins.

164. Politis M: Dyskinesias after neural transplantation in Parkinson's disease: what do we know and what is next? *BMC Med* 8:80, 2010.

165. Pollak P: Parkinson's disease and related movement disorders. In Bogousslasky J, Fisher M, editors: *Textbook of neurology*, Boston, 1998, Butterworth-Heinemann.

166. Preissner K: *Occupational therapy practice guidelines for adults with neurodegenerative diseases*, Bethesda, MD, 2014, American Occupational Therapy Association.

167. Prochazka A, et al: Measurement of rigidity in Parkinson's disease, *Mov Disord* 12:24, 1997.

168. Quinn N, et al: Core assessment program for intracerebral transplantation in Huntington's disease, *Mov Disord* 11:143, 1996.

169. Raaphorst J, et al: The cognitive profile of amyotrophic lateral sclerosis: a meta-analysis, *Amyotroph Lateral Scler* 11:27–37, 2010.

170. Rabins P, Cummings J: Introduction, *Am J Geriatr Psychiatry* 6:S1, 1998.

171. Ranen NG, et al: A controlled trial of idebenone in Huntington's disease, *Mov Disord* 11:549, 1996.

172. Rao AK: Enabling functional independence in Parkinson's disease: update on occupational therapy intervention, *Mov Disord* 25(Suppl 1):S146–S151, 2010.

173. Reddy PH, Williams M, Tagle DA: Recent advances in understanding the pathogenesis of Huntington's disease, *Trends Neurosci* 22:248, 1999.

174. Reidak K, Jackson S, Giovannoni G: Multiple sclerosis: a practical overview for clinicians, *Br Med Bull* 95:79–104, 2010.

175. Reifler B: Detection and treatment of mixed cognitive and affective symptoms in the elderly: is it dementia, depression or both? *Clin Geriatr* 6:17, 1998.

176. Reisberg B, Ferris S, Anand R: Functional staging of dementia of the Alzheimer's type, *Ann N Y Acad Sci* 435:481, 1984.

177. Reisberg B, et al: The Global Deterioration Scale for assessment of primary degenerative dementia, *Am J Psychiatry* 139:1136, 1982.

178. Richards M, et al: Interrater reliability of the Unified Parkinson's Disease Rating Scale Motor Examination, *Mov Disord* 9:89, 1994.

179. Robinson B: Validation of caregiver strain index, *J Gerontol* 38:99, 1983.

180. Roger KS, Medved MI: Living with Parkinson's disease: managing identity together, *Int J Qual Stud Health Well-being* Mar 30:5, 2010.

181. Rosenblatt A, Frank S: Huntington's disease: Emerging concepts in diagnosis and treatment, *Supplement to Neurology Review* S1–S8, 2015.

182. Rosin R, Topka H, Dichgans J: Gait initiation in Parkinson's disease, *Mov Disord* 12:682, 1997.

183. Rush BK: ALS, cognitive impairment & dementia, a professional's guide. <http://www.alsa.org/als-care/resources/publications-videos/factsheets/fyi-cognitiveimpairment.html>.

184. Sage JI, Duvoisin RC: The modern management of Parkinson's disease. In Chokroverty S, editor: *Movement disorders*, New Brunswick, NJ, 1990, PMA.

185. Sano M, et al: A controlled trial of selegiline, alpha-tocopherol or both as treatment for Alzheimer's disease, *N Engl J Med* 336:1216, 1997.

186. Sarkar A, et al: Alzheimer's disease: the silver tsunami of the 21st century, *Neural Regen Res* 11:693–697, 2016.

187. Scheltens P, et al: Alzheimer's disease, *Lancet* 388:505–517, 2016.

188. Schneider L: Cholinergic deficiency in Alzheimer's disease: pathogenic model, *Am J Geriatr Psychiatry* 6(2 Suppl 1):S49–S55, 1998.

189. Schulz D, et al: Cognition in the early stage of multiple sclerosis, *J Neurol* 3:1002–1010, 2006.

190. Schwartz CE, et al: Measuring self-efficacy in people with multiple sclerosis: a validation study, *Arch Phys Med Rehabil* 77:394, 1996.

191. Shamberg S, Shamberg A: Blueprints for independence, *OT Week* June:24, 1996.

192. Shoulson I, Fahn S: Huntington's disease: clinical care and evaluation, *Neurology* 29:1, 1979.

193. Shulman JM, DeJager PL, Feany MB: Parkinson's disease: Genetics and pathogenesis, *Annu Rev Pathol* 6:193–222, 2010.

194. Silani V, et al: Stem cells in the treatment of amyotrophic lateral sclerosis (ALS), *Amyotroph Lateral Scler Other Motor Neuron Disord* 3:173, 2002.

195. Small GW, et al: Diagnosis and treatment of Alzheimer's disease and related disorders. Consensus statement of the American Association of Geriatric Psychiatry, the Alzheimer's Association, and the American Geriatrics Society, *JAMA* 278:1363, 1997.

196. Sorenson E, Thurman DJ: Amyotrophic Lateral Sclerosis (ALS) Continuing Education Module From <http://www.atsdr.cdc.gov/emes/ALS>.

197. Sperling RA, et al: Regional magnetic resonance imaging lesion burden and cognitive function in multiple sclerosis: a longitudinal study, *Arch Neurol* 58:115–121, 2001.

198. Spring JA, et al: Gardening with Huntington's disease clients: creating a programme of winter activities, *Disabil Rehabil* 33:159–164, 2011.

199. Stern G, Lees A: *Parkinson's disease*, Oxford, 1990, Oxford University Press.

200. Stern Y, et al: Measurement and prediction of functional capacity in Alzheimer's disease, *Neurology* 40:8, 1990.

201. Storandt M, et al: Cognitive decline and brain volume loss as signatures of cerebral amyloid-beta peptide deposition identified with Pittsburgh compound B: cognitive decline associated with Abeta deposition, *Arch Neurol* 66:1476–1481, 2009.

201a. Sturkenboom IH, et al: Efficacy of occupational therapy for patients with Parkinson's disease: a randomised controlled trial, *Lancet Neurol* 13:557–566, 2014.

202. Sun HQ, Zhang X, Huang WJ, Chen WW: The news advances on Alzheimer's disease's therapeutics, *Eur Rev Med Pharmacol Sci* 20:1903–1910, 2016.

203. Teri L, Logsdon R: Identifying pleasant activities for Alzheimer's disease patients: the pleasant events schedule, *Gerontologist* 31:124, 1990.

204. Thaut MH, et al: Rhythmic auditory stimulation in gait training for Parkinson's disease patients, *Mov Disord* 11:193, 1996.

205. The ALS Association: Epidemiology of ALS and suspected clusters. <http://www.alsa.org/als-care/resources/publications-videos/factsheets/epidemiology.html>.

206. Thinnes A, Padilla R: Effect of educational and supportive strategies on the ability of caregivers of people with dementia to maintain participation in that role, *Am J Occup Ther* 65:541–549, 2011.

207. Thomas T, Banwell B: Multiple sclerosis in children, *Semin Neurol* 28:70, 2008.

208. Thompson JA, et al: The effects of multidisciplinary rehabilitation in patients with early-to-middle-stage Huntington's disease: a pilot study, *Eur J Neurol* 20:1325–1329, 2013.

209. Tison F, et al: Dependency in Parkinson's disease: a population-based survey in nondemented elderly subjects, *Mov Disord* 12:1073, 1997.

210. Trace S, Howell T: Occupational therapy in geriatric mental health, *Am J Occup Ther* 45:833, 1991.

211. Trejo A, et al: Use of oral nutritional supplements in patients with Huntington's disease, *Nutrition* 21:889–894, 2005.

212. Tullman MJ, et al: Clinical characteristics of progressive relapsing multiple sclerosis, *Mult Scler* 10:451–454, 2004.

213. Uhlmann R, Larson E, Koepsell T: Visual impairment and cognitive dysfunction in Alzheimer's disease, *J Gen Intern Med* 6:126, 1991.

214. Uhlmann R, Larson E, Rees T: Relationship of hearing impairment to dementia and cognitive dysfunction in older adults, *JAMA* 261:1989, 1916.

215. Van Walsem MR, et al: Unmet needs for healthcare and social support services in patients with Huntington's disease: a cross-sectional population-based study, *Orphanet J Rare Dis* 10:124, 2015.

216. Walker FO: Huntington's disease, *Lancet* 369:218–228, 2007.

217. Weinshenker BG, Issa M, Baskerville J: Long-term and short-term outcome of multiple sclerosis, *Arch Neurol* 53:353, 1996.

218. Weisskopf MG, et al: Prospective study of military service and mortality from ALS, *Neurology* 64:32–37, 2005.

219. White LJ, et al: Resistance training improves strength and functional capacity in persons with multiple sclerosis, *Mult Scler* 10:668–674, 2004.

220. Wiederholt W: Parkinson's disease and other movement disorders. In *Neurology for non-neurologists*, ed 4, Philadelphia, 2000, WB Saunders.

221. Yeo G, editor: *Background*, Washington, DC, 1996, Taylor & Francis.

222. Yesavage JA, et al: Development and validation of a geriatric depression scale: a preliminary report, *J Psychiatr Res* 17:37, 1982–1983.

223. Yu C-H, Mathiowetz V: Systematic review of occupational therapy–related interventions for people with multiple sclerosis: part 1. Activity and participation, *Am J Occup Ther* 68:27–32, 2014.

224. Yu C-H, Mathiowetz V: Systematic review of occupational therapy–related interventions for people with multiple sclerosis: part 2. Impairment, *Am J Occup Ther* 68:33–38, 2014.

225. Zarit S, Orr N, Zarit J: *The hidden victims of Alzheimer's disease*, New York, 1985, NYU Press.

226. Zhang Z, Roman GC: Worldwide occurrence of Parkinson's disease: an updated review, *Neuroepidemiology* 12:195–208, 1993.

推荐阅读

Beghi E, et al: The epidemiology and treatment of ALS: Focus on the heterogeneity of the disease and critical appraisal of therapeutic trials, *Amyotroph Lateral Scler* 12:1–10, 2011.

Bello-Haas VD, Kloos AD, Mitsumoto H: Physical therapy for a patient through six stages of amyotrophic lateral sclerosis, *Phys Ther* 78:1312, 1998.

Borasio GD, Votz R, Miller RG: Palliative care in amyotrophic lateral sclerosis, *Neurol Clin* 19:829, 2001.

Brown RH, Jr: Amyotrophic lateral sclerosis and other motor neuron diseases, chapter 369. In Fauci A, Braunwald E, editors: *Harrison's principles of internal medicine*, ed 17, New York, 2008, McGraw-Hill.

Frankel D: Multiple sclerosis. In Umphred DA, editor: *Neurological rehabilitation*, ed 3, St. Louis, 1995, Mosby.

Kraft GH, Freal JE, Coryell JK: Disability, disease duration, and rehabilitation service needs in multiple sclerosis: patient perspectives, *Arch Phys Med Rehabil* 67:353, 1986.

LaBan MM, et al: Physical and occupational therapy in the treatment of patients with multiple sclerosis, *Phys Med Rehabil Clin N Am* 9:603, 1998.

Lechtzin N, et al: Amyotrophic lateral sclerosis: evaluation and treatment of respiratory impairment, *Amyotroph Lateral Scler Other Motor Neuron Disord* 3:5, 2002.

Mitsumoto H: *Amyotrophic lateral sclerosis: a guide for patients and families*, ed 3, New York, 2001, Demos Medical Publishing.

Newman EM, Echevarria ME, Digman G: Degenerative diseases. In Trombly CA, editor: *Occupational therapy for physical dysfunction*, ed 4, Baltimore, 1995, Williams & Wilkins.

Pulaski KH: Adult neurological dysfunction. In Neistadt ME, Crepeau EB, editors: *Willard & Spackman's occupational therapy*, ed 9, Philadelphia, 1998, Lippincott.

Struifbergen AK, Rogers S: Health promotion: an essential component of rehabilitation for persons with chronic disabling conditions, *ANS Adv Nurs Sci* 19:1, 1997.

Verma A, Bradley WG: Atypical motor neuron disease and related motor syndromes, *Semin Neurol* 21:177, 2001.

Walling AD: Amyotrophic lateral sclerosis: Lou Gehrig's disease, *Am Fam Physician* 59:1489, 1999.

资源

Amyotrophic Lateral Sclerosis Association
http://www.alsa.org
Brunel University, Centre for the Study of Health and Illness
www.brunel.ac.uk/about/acad/sssl/ssslresearch/centres/cshi/
International Journal of MS Care
www.mscare.org/journal/
MS Watch
www.mswatch.com
National Multiple Sclerosis Society
www.nmssociety.org

第 36 章

脊髓损伤

Jennifer Bashar, Carole Adler Hughes

学习目标

阅读本章后,学生或从业人员将可以达到以下学习目标:

1. 了解完全和不完全脊髓损伤(SCI)的差异,以及描述损伤平面的分级系统。
2. 识别并确认不同的脊髓损伤症候群。
3. 简单描述创伤性脊髓损伤康复对象的医疗和手术处理方法。
4. 识别可能限制最佳功能性潜能的并发症。
5. 描述男性和女性在脊髓损伤后性功能的改变。
6. 指出在制订进展性治疗目标之前必须考虑的特定评估工具。

7. 分析在制订急性期、亚急性期、门诊康复过程的治疗目标前应考虑的关键因素。
8. 指出不同阶段完全性脊髓损伤在最佳状况下的功能性康复目标,包括辅具应用及个人和居家照顾需求。
9. 描述针对儿童脊髓损伤人群所需要特别关注的问题。
10. 分析脊髓损伤如何加速正常老化的过程,并解释功能状态可能如何改变。

章节大纲

关键术语

自主神经反射异常（autonomic dysreflexia，AD）

长期的医疗辅具提供者（durable medical equipment provider）

异位骨化（heterotopic ossification，HO）

截瘫（paraplegia）

痉挛（spasticity）

压疮/褥疮（pressure ulcer）

四肢瘫（quadriplegia）

三肢瘫（tetraplegia）

案例研究

Jack，第一部分

Jack，23 岁，男性，高加索人，由于机动车事故导致 C_6 完全性脊髓损伤。他在一家银行工作，正在准备考取工商管理学位。Jack 独居在他最近购买的两层楼房屋里，并计划重新装修。他的妈妈和继父与他住在同一个城市，并且都有一份全职工作。

Jack 最初从事故现场空运到创伤医院，在那里接受了 $C_5 \sim T_1$ 段脊髓的融合术，在重症监护室期间，他接受了作业治疗（OT）的评估。急性期 OT 服务侧重于解决 Jack 的生理需求（提供活动范围和体位装置以保护关节的完整性，防止皮肤破损）和环境需求（护士呼叫灯、电视控制、电话使用），并对 Jack 和他的家人开始脊髓损伤的宣教。

Jack 转移到康复科病房后接受了全面的 OT 评估。除了对他的肌力、感觉、认知和视觉进行了综合评估外，还了解了 Jack 的作业情况和既往史。具体的徒手肌力测试结果显示三角肌、肱二头肌、桡侧腕伸肌肌力 3^+（一般$^+$）至 4 级（良好），肱三头肌肌力 2^- 级（较差）。感觉平面位于 C_6。

起初 Jack 需要协助完成日常生活活动（ADL）的所有方面，包括床与轮椅之间的转移。Jack 的康复目标包括自己进食、独立穿衣、有足够的力量驱动手动轮椅、重新居住在自己的房子里以及重返学校完成学业。

通过本章的学习，考虑 Jack 的受伤对于参与作业活动以支持他参与在自己的生活情境中的能力。掌握脊髓损伤对 Jack 的个人因素、表现技巧与模式的影响，以及活动需求与最佳辅具间的关系，以促进活动能力及其他作业活动领域。

思辨问题

1. 考虑到 Jack 的脊髓损伤位置，功能性恢复的预后如何？治疗师可以提供何种干预措施以最大限度提高他的 ADL 和 IADL 的独立性？

2. 有哪些长期的医疗辅助器具能够达到极致优化他的移动能力和 ADL 表现水准？

3. 治疗师如何运用 OT 的干预措施，实现 Jack 达到自己期望的康复目标，包括生活自理、重返学校、独立生活及其他重要的生活方式选择？

致谢

Jennifer Basha 对 Carole Adler 在前七个版本中对本章节突出的贡献表示衷心的感谢。Carole Adler 致力于评估和个性化治疗脊髓损伤康复对象的作业治疗，教育并激励了几代作业治疗师为康复对象提供高质量的前沿治疗。Jennifer Basha 很荣幸能够与 Carole Adler 一起参与第 8 版的编写。

脊髓损伤（spinal cord injury，SCI）是一场灾难性的和改变康复对象生活的事件，常被定义为脊髓或脊神经根的损伤，导致个体的运动、感觉和/或自主神经功能暂时或永久性的改变。根据全国脊髓损伤统计中心 2015 年的数据显示，美国约有 27.6 万 SCI 康复对象，每年新增约 1.25 万人次。脊髓损伤可由创伤性或非创伤性事故造成，机动车事故是造成创伤性 SCI 最常见的原因，其次是意外跌倒、暴力行为（例如枪击和刺伤）、运动损伤和潜水事故。脊髓损伤平均发病年龄从 20 世纪 70 年代的 29 岁上升到 2011 年的 42 岁，男性约占 80%[41]。非创伤性脊髓功能障碍可能是多发性硬化、退行性中枢神经系统疾病、肿瘤、血管疾病、炎症、椎管狭窄、脊髓脊膜突出或脊髓积水空洞症[23]。虽然创伤性 SCI 的一些干预原则可能适用于非创伤性脊髓疾病，但是本章节主要关注创伤性 SCI 康复对象的康复。

脊髓损伤的结果

脊髓损伤会导致四肢瘫或截瘫。四肢瘫是由于颈段损伤所导致的四肢和躯干的肌肉组织不同程度的瘫痪，康复对象可能残存部分上肢（upper extremity，UE）功能，受损程度取决于颈段损伤平面。截瘫是由于胸、腰或骶段损伤所造成的下肢（lower extremities，LEs）瘫痪，导致躯干、下肢、足和趾不同程度瘫痪，受损程度同样取决于损伤平面[37,38]。

神经损伤的程度取决于损伤的位置和严重程度（图 36.1）。神经损伤平面根据脊髓损伤神经分类国际标准（International Standards for Neurological Classification of Spinal Cord Injury, ISNCSCI）确定。神经损伤平面检查由专业医务人员通过检查康复对象的关键肌和感觉点来确定（图 36.2）[6]。脊髓损伤发生的脊髓区域和神经节段包括颈段（cervical, C）、胸段（thoracic, T）、腰段（lumbar, L）和骶段（sacral, S），脊髓损伤神经水平的最低节段的感觉必须正常，肌力至少达到 3/5

级。ISNCSCI 检查结果还可评定 SCI 是完全性还是不完全性损伤，由美国脊髓损伤协会（American Spinal Injury Association, ASIA）制定的 ASIA 脊髓损伤量表（ASIA Impairment Scale, AIS）分级。

完全性与不完全性脊髓损伤分级

完全性和不完全性损伤之间的区别在于康复对象的肛门区域（脊髓的骶段 $S_4 \sim S_5$）是否有自主运动控制或感觉。被归类为 AIS 损伤分类表 A 级的完全性 SCI

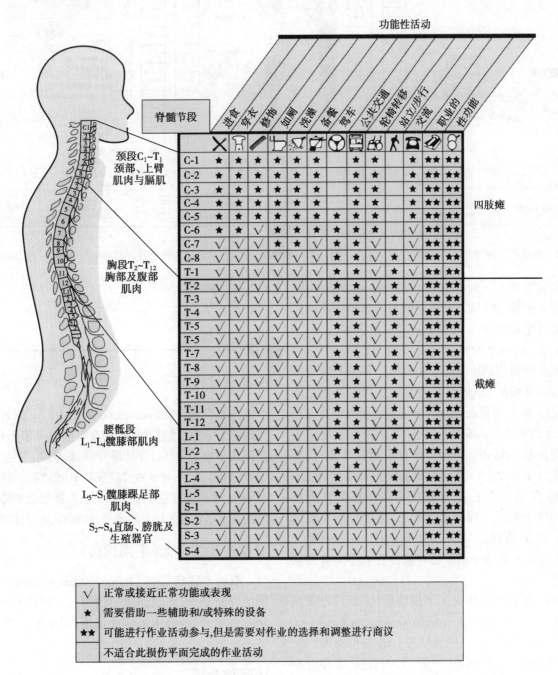

图 36.1　SCI 损伤平面和功能受损程度（摘自 Monahan FD, et al, editors: *Phipps' medical-surgical nursing health and illness perspectives*, ed 8, St Louis, 2007, Mosby.）

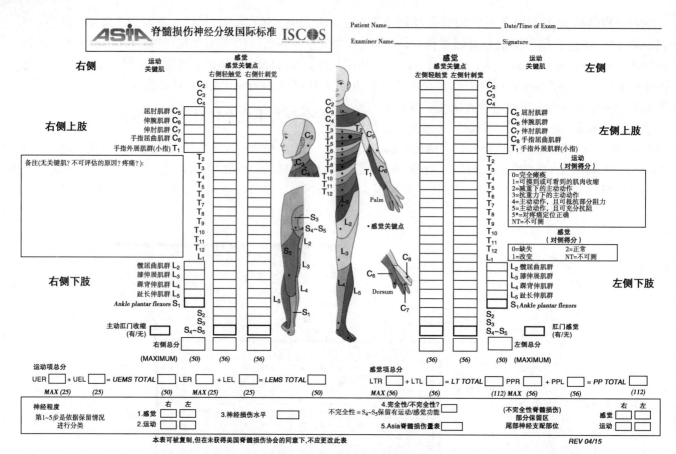

图36.2 脊髓损伤神经分级国际标准(ISNCSCI)(摘自美国脊髓损伤协会:脊髓损伤神经分级国际标准,亚特兰大,2008,协会)

康复对象表现为 $S_4 \sim S_5$ 无任何运动和感觉功能保留。AIS 分级 A 级的 SCI 康复对象可能在神经损伤平面以下有运动或感觉保留,这被称为局部保留区域(zone of partial preservation,ZPP)。

不完全性损伤的康复对象在 $S_4 \sim S_5$ 保留一定程度的运动和感觉功能。AIS 损伤分类表 B 级是指感觉不完全性受损 SCI,即损伤平面以下包括骶段保留感觉功能,但无运动功能。AIS 损伤分类表 C 级是指运动不完全性受损 SCI,即损伤平面以下保留运动功能,受损神经节段以下至少有一半的关键肌肌力小于 3 级(一般)。AIS 损伤分类表 D 级是指运动不完全性受损 SCI,即损伤平面以下保留运动功能,受损神经节段以下超过一半的关键肌肉肌力大于等于 3 级(一般)。AIS 损伤分类表 E 级是指康复对象检查的感觉和运动功能正常。

在 Jack 抵达创伤中心并于发病后 72 小时内完成 ISNCSCI 检查。综合两次评定结果显示,他的感觉平面位于 C_6,损伤平面以下感觉缺失。C_6 神经支配的关键肌桡侧腕伸肌肌力 3+级(一般+),因为在 72 小时检查他 C_7 神经支配的关键肌肱三头肌肌力 2-级(较差-),所以他的神经损伤平面为 C_6 段 AIS A 级损伤伴

C_7 段局部保留。

临床症候群

中央束综合征

中央束综合征(central cord syndrome,CCS)是最常见的不完全性脊髓损伤,损伤在脊髓中央多于外周。这类损伤多由是颈椎过度伸展导致,如跌倒,常见于伴有关节炎的老年人,易导致椎管狭窄。中央束综合征的症状包括瘫痪(手和手臂重于躯干和下肢)、膀胱功能障碍、损伤平面以下感觉丧失以及疼痛感,如刺痛、灼痛、钝痛[32,40]。

脊髓半切综合征(半侧损伤)

脊髓半切综合征(Brown-Séquard syndrome)由一侧的脊髓受损,如刺伤或枪伤导致。损伤平面以下同侧肢体运动麻痹,本体感觉消失,对侧肢体痛温觉、触觉消失。

前索综合征

前索综合征(anterior spinal cord syndrome)是由脊

髓前动脉或脊髓前部的损伤所致。这类损伤表现为瘫痪和痛觉、温度觉和触觉丧失,本体感觉保留。

脊髓圆锥综合征

脊髓圆锥综合征(conus medullaris syndrome)骶髓(圆锥)损伤和椎管内腰神经根损伤,这通常会导致膀胱、肠和下肢无反射。

马尾综合征

马尾神经损伤(cauda equina syndrome)涉及周围神经而不是直接脊髓损伤。这种类型的损伤通常发生在 L_2 水平以下的骨折所导致的弛缓型瘫痪。由于外周神经具有再生能力(每天速度 1~2mm)而脊髓不具备,故这种损伤预后恢复良好。感觉和运动障碍的模式在马尾神经损伤中是高度可变和不对称的。

恢复预后

脊髓损伤后长期预后的重要指标取决于损伤是完全性的还是不完全性的,由损伤后 72 小时至 1 周的 ISNCSCI 检查结果确定[21,28]。如果被评价完全损伤,在此期间经过仔细评估发现损伤水平以下没有感觉或运动功能的恢复,那么此类康复对象运动功能恢复的可能性较小。然而,脊椎骨折部位以下神经根功能的部分或完全恢复可以发生在受伤后 6~9 个月。神经根大部分的功能恢复发生在伤后的第 1 年,但也可能会持续至伤后 3~4 年。在完全性四肢瘫中,70%~85% 的康复对象在受伤后 1 年内的功能水平至少会提高一个等级。在伤后 1 年由完全性损伤(AIS A 级)到不完全性损伤(AIS B 级、C 级或 D 级)的转化率为 4%~22% 不等,由不完全性损伤(AIS B 级)到不完全性损伤(AIS C 级或 D 级)的转化率为 33.3%~71.3% 不等[28,30]。因此,对 Jack 而言,预计明年他将提高一个神经损伤平面,即从 C_6 AIS A 级提高至 C_7 AIS A 级是有理由的[38]。

对于不完全性髓损伤,运动功能是会有可能逐渐恢复的,但根据损伤的类型而有所不同。脊髓半切综合征的预后最好,75%~90% 经过住院康复后出院时便可独立行走[32]。中央索综合征的预后也较为良好,其预后与年龄有关,97% 的 50 岁以下人群均会恢复步行能力,50 岁以上人群中仅有 41% 恢复步行能力。前索综合征预后不佳,其恢复的几率仅有 10%~20%。通常是恢复初期所需的时间越长,其恢复的可能性则越小。

在脊髓损伤康复过程中的任一时间点,脊髓损伤康复对象、家属或朋友均会询问关于预后的问题。治疗师应根据康复对象的年龄、教育水平、损伤平面的改变与康复阶段等因素作出回应。当培养有效的应对策略和独立感时,理解和尊重任何希望、不确定、失落和无助的表达很重要[15]。当治疗师与康复对象建立伙伴关系时,会积极地促进他或她了解康复的过程。抓住机会指导康复对象自我管理及自我照顾的策略。强调康复的目的是通过教育来预防进一步医疗并发症,维持和改善现存的肌肉力量和技巧,将自我照顾活动的功能优化,促进行动能力的恢复,以及为康复对象及其家人优化生活方式的选择。

针对脊髓损伤个人的医疗和手术处理

在可能发生 SCI 的创伤性事件发生后,对康复对象的检查、固定和转移可能会使脊髓休克或轻度的脊髓损伤变得更加严重或产生永久性损伤。紧急医疗技术员、护理人员和航空运输人员均需接受事故现场转移 SCI 康复对象的预防措施和解脱技术培训。转移时应该保持颈部的轴向牵引,并且在整个过程中防止脊柱和颈部的移动。初期护理旨在防止对脊髓的进一步损伤和扭转造成神经损伤,如果可能的话,可以通过对受损伤神经结构的稳定或减压以防止损伤加重[15,25]。伤后最初 24~48 小时内给予类固醇治疗的疗效正在积极探索中,并且临床中仍在使用,但没有被明确的推荐[15,21,25]。新兴的急性期临床治疗包括降温处理(低温)和药理学神经保护剂,两者仍处于试验阶段[21,24]。

通常采用正位和侧位 X 线片拍摄康复对象的头、颈和被固定脊柱以确定损伤类型,可能需要使用计算机断层扫描(computed tomography,CT)或磁共振成像(magnetic resonance imaging,MRI)来进一步确定神经损伤程度。有时采用内固定和脊柱融合术进行开放性手术复位,从而对脊髓减压并维持脊柱稳定性和正常骨性对线。脊柱损伤并不一定都要选用手术治疗,适当的固定也可使个体痊愈。如果脊柱不稳定,需要长时间固定,则推荐使用专用床[15]。尽快提供一种便携式固定装置,颈椎损伤通常使用颈托或头颈胸外固定器(halo vest),以及胸部损伤者穿戴胸矫形器或包覆式背架(body jacket)(图 36.3)。这种处理方法可以让康复对象能转移到标准的病床,进而可以坐在轮椅上,并在脊柱稳定后立即进行积极参与主动的治疗方案。在损伤后不久尽快开始坐位耐力训练,可以大幅度降低医疗并发症的发生率和严重程度,如深静脉血栓形成、

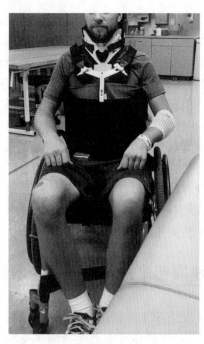

图 36.3 颈托和胸腰骶矫形器（TLSO）（Courtesy Rancho Los Amigos National Rehabilitation Center,Downey,CA.）

关节挛缩，以及因长时间卧床可能造成的整体功能退化。

　　尽早转介到专业的 SCI 中心的益处已被证实，包括良好的预后和并发症的减少[15,49]。脊髓康复中心拥有一个完整的、多学科相互合作的经验丰富的专业团队，专门负责特别的要求和高级别的残疾康复对象。在专业的 SCI 中心接受治疗的康复对象表现为缩短总住院时间、减少压疮发生率、降低关节挛缩率、提高神经恢复。也发现被送往专业脊髓损伤治疗康复中心康复对象的功能获得更大的效率[15,24]。

　　Jack 从事故现场空运到创伤医院，CT 扫描显示 $C_5 \sim C_6$ 处有明显的骨折。他由于呼吸衰竭行气管插管，导尿管被留置排泄尿液。在 $C_5 \sim T_1$ 处行脊柱后路固定及融合术，术后他被安置到专门防止压疮的床上。

脊髓损伤后并发症

　　因为身体要调整功能和结构障碍，脊髓损伤后康复对象可能会出现继发性并发症。治疗师必须了解症状、体征和这些继发性并发症对作业表现的可能影响。在每次接触期间，治疗师必须警惕并检查这些并发症的症状和体征，积极防止并发症的发生，做好康复对象和陪护人员的宣教工作。

神经源性膀胱和直肠

　　脊髓损伤常导致膀胱和直肠功能失神经控制，神经源性膀胱（neurogenic bladder）的症状包括尿失禁、尿频和尿路感染。神经源性直肠（neurogenic bowel）的症状包括大便失禁、便秘与肠梗阻。脊髓损伤后，膀胱和肠道的功能取决于损伤程度。

　　痉挛性（反射）膀胱[a spastic（reflex）bladder]通常发生在 T_{12} 以上的 SCI 康复对象，这些康复对象无法控制膀胱排空的时间。$T_{12} \sim L_1$ 的 SCI 康复对象通常会出现弛缓性膀胱，并且失去察觉膀胱是否充盈的能力，这类康复对象存在膀胱壁过度膨胀，并在极端情况下有膀胱破裂的风险。治疗这两种类型的神经源性膀胱最常见的方法是间歇性导尿。

　　反射性或上运动神经元性直肠（the reflex or upper motor neuron bowel）发生在 T_{12} 以上损伤的 SCI 康复对象中。肛门括约肌保持关闭，但在直肠充盈时以反射方式打开。反射性肠道的管理通常涉及使用手指直肠刺激技术和兴奋性药物。无反射性直肠出现在腰或骶段水平损伤，表现为肛门括约肌反射控制减弱，康复对象容易意外排便。无反射性直肠一般采用手指刺激管理。

　　作业治疗师经常参与协助 C_5 以下损伤 SCI 康复对象实现独立的膀胱和直肠管理。脊髓医学联盟的临床实践指南——"成人脊髓损伤的膀胱管理：医疗服务人员的临床实践指南"和"成人脊髓损伤神经源性肠管理"——为 SCI 后膀胱和直肠管理提供了综合的和宝贵资源[12,14]。

压疮

　　压疮（pressure ulcer，也称为压力性溃疡、压迫疮、压疮性溃疡、压疮或皮肤破裂），由于流向该区域的血流减少而引起的皮肤或皮肤下层组织的感染或损伤。脊髓损伤后感觉障碍导致疼痛或不适感无法传递到大脑，从而增加了压疮的风险。皮肤过多受压，剪切力和外伤（如割伤、烧伤、碰撞）都是引发压疮的原因。最有可能发生皮肤受损的部位是骶骨、坐骨、大转子、肘和足跟等骨突部位。当然，其他骨突部位，如髂嵴、肩胛骨、膝盖、脚趾、枕骨和肋骨部的突起也存在形成压疮风险。

　　压疮可危及生命，但大多数是可以预防的。所有康复人员都必须注意产生皮肤问题的征兆。框 36.1 介绍了压疮的分期。可以实施以下措施预防压疮：定期减压（也称为重力转移、减压或压力重新分配）；全面的皮肤检查；床上按时翻身和变换体位；保持皮肤清洁和干燥；保证充足的营养和水分；穿合适的衣服和鞋子。使用专用床垫和轮椅坐垫,适当的转移技术,以及使用各种类型的填充物保护骨突部位对压疮的预防也是必不可少的。

框 36.1　压疮分期
1 期——皮肤出现色素沉着,按压变白。
2 期——皮肤有色素沉着,按压无变白改变。
3 期——皮肤裂开。
4 期——皮肤破裂,可看到浅筋膜(肌肉、肌腱、骨)。
无法分期——压疮的深度和大小无法判断。

作业治疗师在压疮的预防方面发挥着重要作用。在 ADL 训练期间,作业治疗师将指导康复对象如何使用适合用品,如镜子,来检查皮肤,并将皮肤检查列入每日的日程中。也可采用其他方法,例如指导他人关注皮肤变化的迹象,或使用智能手机应用程序等技术来提醒定时减压。使用矫形器如手部矫形器、包覆式胸部矫形器(body jackets)可能会造成康复对象的皮肤破损,尤其是穿戴矫形器部位的保护性感觉缺失时,必须额外进行皮肤检查。

直立性低血压

直立性低血压(orthostatic hypotention)定义为收缩压降低 20mmHg 或更多,常见于 SCI 康复急性期,康复对象由仰卧位向直立位转换或体位变换太快时出现。由于 SCI 康复对象腹部和下肢肌肉张力下降导致肢体远端的血液回流障碍,从而导致血压下降(低血压)[19]。直立性低血压的风险因素包括长时间卧床、体位转换过快、脱水及进食过多,其症状包括头晕、恶心和意识丧失。随着时间的推移,以及康复对象的坐位耐力和运动水平的提高,直立性低血压会减少,但部分康复对象持续有低血压发作。

在协助康复对象首次坐起时,治疗师经常遇到康复对象的直立性低血压发作。遇到此种情况,必须帮助康复对象迅速躺下;如果坐在轮椅上,应该向后倾倒同时抬起双腿平卧,直到症状消退。腹带、压力衣、抗血栓长袜和药物有助于缓解症状。在实施康复干预之前,可通过逐渐抬高床头以使康复对象身体逐渐适应直立位,也有助于减少症状。

自主神经反射异常

自主神经反射异常(autonomic dysreflexia,AD)常见于 T_6 以上 SCI 的康复对象,是损伤平面以下身体的异常反应,属于紧急医疗状况,可能会危及生命。AD 是自主神经系统对于一些刺激作出反射反应,例如膨胀的膀胱或肠道、肾或膀胱结石、便秘或肠梗阻、感染、压疮、嵌甲、温度热的或疼痛刺激及深静脉血栓或骨折。AD 最危险的征兆是收缩压以 20~40mmHg 的幅度快速上升,或者高于人体的正常血压,大多数 SCI 康复对象的平均收缩压在 90~110mmHg 之间。AD 的其他症状包括突发性搏动性头痛、焦虑、出汗、面部潮红、损伤平面以上起鸡皮疙瘩、鼻塞及心动过缓[11,27]。

如果怀疑康复对象出现自主神经反射异常,应将康复对象置于直立位,移除任何束缚物品,如腹带或抗血栓长袜,以降低血压。应导出膀胱中的尿液,或检查导尿管、尿袋是否堵塞。应监测血压和其他症状,直至恢复正常。自主神经反射异常可能发生在任何时候,作业治疗师必须清楚 AD 的症状和处理措施。由于许多急诊部门和医务人员可能不熟悉自主神经反射异常,因此提倡容易发生 AD 的康复对象随身携带附有病情描述和处理方法的紧急处理卡片。

肺活量降低

急性呼吸衰竭(acute respiratory compromise)及随后肺活量降低(subsequent decreased vital capacity)是颈椎损伤和高位胸椎损伤康复对象会面临的问题,常见于 C_4 及以上 SCI 康复对象,由于膈肌、肋间肌和腹肌的麻痹或无力需要机械通气辅助呼吸。此类康复对象需要护理人员协助保持呼吸道通畅(无分泌物),由于 C_4~T_6 之间损伤的康复对象可能需要行气管切开术,虽然康复对象可以自己呼吸,但由于肋间肌和腹肌无力,胸腔扩张能力有限,咳痰能力下降,故能自主呼吸的四肢瘫痪康复对象可能仍需照顾者辅助咳痰。T_6~T_{12} 之间损伤康复对象由于肋间肌和腹肌无力导致咳痰能力下降,呼吸功能受损的后遗症主要有呼吸道感染风险增加和活动耐力下降,加强胸锁乳突肌和膈肌肌力,徒手辅助咳嗽及深呼吸训练对维持最佳肺活量是至关重要的[21]。

Jack 的肺活量是与他相似体型男性的 50%。由于他没有力气将分泌物排出,所以他需要辅助咳痰。他的耐力较差,故在治疗初期经常需要休息。

痉挛

痉挛(spasticity)是一种损伤平面以下由于脊髓和大脑之间信号传递中断导致的不自主的肌肉收缩。痉挛的状况在第一年中会改变,前 6 个月逐渐增加,受伤 1 年后达到稳定状态。适中的痉挛有助于 SCI 康复对象的整体康复,有助于维持肌肉重量、促进血液循环以避免压疮、维持关节活动范围(ROM)和床上移动。痉挛的突然增加提示康复对象出现其他医疗状况,如泌尿道感染、便秘、皮肤破裂及骨折或损伤平面以下的其他损伤[36]。

严重的痉挛可能会使康复对象受挫,因为痉挛会导致疼痛、ROM 受限、睡眠障碍,并且影响康复对象独立进食、轮椅转移等活动。治疗性干预措施包括坚持 ROM 练习、牵伸训练以保持柔韧性,采用矫形器、矫形器或石膏固定对肌肉进行持续性牵伸。严重痉挛可能需要进行各种药物更积极治疗(如巴氯芬、丹曲林、苯二氮䓬类药物)或用神经或运动神经阻滞剂(例如苯酚、肉毒杆菌毒素)治疗,痉挛极为严重者可选用鞘内药物治疗(如巴氯芬泵)或神经外科手术治疗(例如脊髓切开术、神经根切断术、肌腱延长术)[27,36]。

异位骨化

异位骨化(heterotopic ossification,HO)是指在不正常解剖位置出现骨组织。HO 在 SCI 康复对象的发生率为 16% ~ 53%,常见于髋关节和膝关节周围的肌肉组织,也可见于肘部和肩部。HO 通常发生在伤后 1 ~ 6 个月,首发症状是肿胀、皮温增高和关节活动度降低,这些症状经常在物理治疗或作业治疗期间被发现,甚至放射学检查是阴性的。早期诊断和治疗可以减少并发症。治疗包括药物和骨形成早期维持关节活动度训练,以维持必要的功能性关节活动度,保持良好的轮椅坐姿、骨盆的对称性及最大限度功能性移动能力[26]。

疼痛

对许多 SCI 康复对象来说,疼痛(pain)是一个严重的问题,可能会对康复对象进行有意义的作业训练时产生潜在的负面影响。突然出现急性疼痛通常被描述为尖锐性疼痛,可能轻微或严重,通常疼痛的根本原因被治疗或治好后消失。对于脊髓损伤康复对象,急性疼痛可能是由于骨折、手术、受压区域或溃疡、烧伤或肌肉撕裂造成的。慢性疼痛是一种持续性疼痛,不会消失,可持续数月至数年[10]。通常是与 SCI 导致的神经损伤有关,但原因不明。

SCI 康复对象的疼痛类型可进一步区分为肌肉骨骼疼痛、神经性疼痛(或神经源性)疼痛和脏器疼痛。

肌肉骨骼疼痛是由于肌肉、关节或骨骼损伤造成,通常在活动时加重,休息时缓解[35]。神经性疼痛是由神经纤维损伤造成,这种损伤导致脊髓和大脑之间异常联络,错误判断大脑从受伤区域接收到的信号强度。神经性疼痛通常表现为灼痛、针刺痛或刺痛。脏器疼痛通常表现为腹部痉挛痛或酸痛,可能由于医疗问题,如便秘、肾结石、溃疡、胆结石或阑尾炎等疾病导致的。

SCI 康复对象经常出现颈部和背部疼痛。颈部和背部疼痛的原因主要有脊柱融合术后、软组织损伤(如肌肉拉伤、擦伤)、脊柱融合部位上方和下方的运动增加以及过度使用嘴或下巴操作操纵杆来控制电动轮椅的康复对象。

肩部是 SCI 后最常见的疼痛部位,损伤时间越长发病率和严重程度也会随之增加[39]。在急性期和急性期后的康复治疗期间,肩部疼痛在 $C_4 \sim C_7$ 四肢瘫的康复对象中极为常见,导致肩关节和肩胛骨活动范围缩小,影响功能性活动的参与程度。其可能的原因包括长时间卧床导致肩胛区制动、神经根受到压迫及盂肱关节半脱位。在门诊康复期间,肩部疼痛在 $C_5 \sim C_8$ 四肢瘫和各水平截瘫康复对象中均很常见,包括重复性运动,如推轮椅、减压和转移,可能导致肌肉过度使用和劳损、慢性撞击综合征、肩袖撕裂和关节炎性改变所致。应全面评估和诊断肩部疼痛的原因,以便进行恰当的干预措施和活动,或者可以在发生不适感和功能丧失前提供设备改良。

脊髓损伤康复

康复团队

脊髓损伤康复的最佳选择是选择凝聚力较强的跨学科专业团队所提供的康复治疗。该团队以康复对象为中心,由经验丰富的康复医生(物理医学医生)、康复护士、OT、PT、言语治疗师、心理治疗师以及社会工作者/康复对象管理员组成。团队成员应熟悉 ISNCSCI 分级标准,并将其应用于疾病的康复中,熟悉 SCI 常见并发症及预防和处理措施,熟悉如何协助康复对象和家属解决心理和社交障碍。此外,团队成员还应在整个康复过程中对康复对象进行积极地健康宣教和家庭康复指导[7]。

康复目标

SCI 各阶段康复目标的制订可以帮助挖掘 SCI 康

复对象最大的恢复潜能。因为每位康复对象都是独立的个体，并且损伤程度不尽相同，所以康复方案应因人而异。损伤的严重程度、功能的康复目标、对伤害调节能力及出院时期均会影响康复对象在各康复阶段所花费的时间。

作业治疗评估

作业治疗评估始于 OT 与 SCI 康复对象的初次接触，并在随后每一次与康复对象的交流期间持续进行，出院后 OT 将通过门诊对康复对象进行很长一段时间的跟踪随访。因此，作业治疗评估是一个持续、流畅的过程，需要 OT 不断评估康复对象的功能改善情况、干预措施是否适当，以及所推荐的适应性装置是否有效。根据作业治疗实践框架（*Occupational Therapy Practice Framework, OTPF-3*）[4]，所叙述的自上而下和以康复对象为中心的方法，作业治疗评估应包含全面的作业概况和作业活动表现。框 36.2 介绍了 SCI 康复对象的作业治疗评估的关键点。

框 36.2　关于脊髓损伤 OT 评估的关键点

- 作业概况：个人情况、环境、目标
- 感觉：轻触觉、针刺觉（依据脊髓损伤神经分类国际标准，ISNCSCI）
- 疼痛：类型、部位、评分等级
- 关节活动范围：主动、被动
- 徒手肌力测试
- 抓握和捏力
- 改良 Ashworth 量表（MAS）
- 自我照顾能力
- 视觉
- 认知

在开始治疗前，治疗师必须从病历收集相关资料，包括个人信息、临床诊断和其他相关的既往史。特殊的医疗注意事项可以从主管和咨询医生那里获取信息。骨骼稳定性和相关的损伤或并发症会影响康复对象转移的方式，以及能否进行主动或抗阻训练。

作业概况

作业概况（occupational profile）是评估过程的关键，其有助于制订并指导所有的治疗干预。作业概况是由治疗师与康复对象的密切合作制订出的，应包括康复对象以下相关信息：①作业史和生活经历；②日常生活模式（即日常生活角色、典型生活模式）；③价值观、兴趣爱好和需求；④对他或她目前问题和状况的理解。这些信息可以通过结构化访谈正式获得，也可以非正式随意谈话获得。在康复对象无法参与的情况下，也可以由家人或朋友代为完成。但是，如果康复对象可以参与，应优先考虑康复对象自己的意见。

结合康复对象的优先选择、作业目标和期望的康复结果制订合理的干预方案，最大限度提高康复对象的参与度，将身体因素方面（结构和功能）作为制订这些作业治疗目标的潜在的和支持的依据。

社会心理状态

通过收集所需的康复对象信息以完善其作业概况并开始 OT 的干预，作业治疗师就有机会通过观察康复对象参与活动和作业的种类对残疾和日常生活的心理社会调整并了解其作业活动的类型[42]。在作业评估阶段建立融洽的、相互信任的医患关系是非常重要的，这将有助于提高康复对象在康复过程中的参与性及克服所遇到的困难。康复对象的动机、决心和情景，包括社会经济背景、教育情况、家庭支持、个人对残疾的态度、解决问题的能力及收入来源——可以作为判断其康复预后的宝贵资源或限制因素。作业治疗师在制订干预措施前，必须仔细观察康复对象在各方面的情况。

临床表现

身体功能和结构

SCI 康复对象完整的身体评定包括：①感觉功能；②神经肌肉骨骼和运动相关功能（关节活动性和稳定性）；③肌肉功能（力量、耐力、张力）；④运动功能（随意运动能力、不随意运动反应、步态模式）；⑤精神状态（认知、情感）。此外，了解 SCI 后康复对象的心血管、呼吸、声音和言语、消化、泌尿、生殖和皮肤功能（参见前面有关脊髓损伤的并发症部分）等方面产生的影响也很重要。

关键的感觉功能评定包括：疼痛、触觉（轻触觉、触痛觉）和本体感觉（参见第 23 章）。同时应对康复对象的视力是否损伤进行筛查，特别是伴有双重诊断（如脊髓损伤合并创伤性脑损伤者）及 $C_1 \sim C_4$ 四肢瘫痪的康复对象，其可能伴有脑干损伤（参见第 24 章）。

在治疗前和每次干预过程中必须确定疼痛是否出现或消失。如果出现疼痛，应使用可量化的康复对象自我评估量表，例如数字评分量表或视觉模拟量表，用于确定疼痛程度并跟踪疼痛的变化，以此判断治疗干预的反应（参见第 28 章）。作业治疗师需要注意康复对象对于疼痛的描述，区分他或她是神经性疼痛（描述为灼痛、刺痛或针刺痛）、肌肉骨骼疼痛（通常运动时加重休息时改善）抑或是内脏疼痛（位于腹部）。

根据 ISNCSCI 指南，对于 SCI 康复对象感觉检查主要包括轻触觉和表浅痛（针刺）评估，以确定感觉缺失、受损和完整的区域。感觉功能检查对于判定脊髓损伤平面和功能障碍水平非常有用（图 36.1）。本体感觉和运动觉测试（尤其是不完全性 SCI）、实体觉和单丝触压觉测试（尤其是伴有周围神经损伤）有助于 OT 对康复对象上肢功能性情况有一个准确的判断。

在特定的肌力检查以确定康复对象的无痛活动范围前，应首先测量康复对象的被动关节活动范围（passive range of motion，PROM）和主动关节活动范围（active range of motion，AROM）。关节活动范围的评估还可以用于确定出现了或潜在的关节挛缩，判断是否需要使用预防性或矫正性的矫形器和体位摆放（参见第21 章）。

精确的肌肉爆发力或肌力评估对于明确地确定神经损伤平面和功能水平，以及制订身体恢复和功能改善的目标至关重要。因为作业治疗师在活动分析技能极大地提高了对 SCI 康复对象治疗中治疗师显著的效益，所以精准的肌肉骨骼解剖学工作知识和特有的徒手肌力测试技术是必不可少的。使用公认的肌肉测试程序确保在执行复杂评估过程中的准确性。为了提供康复对象的肌力持续表现和进步情况，尽可能经常重复进行肌肉测试是必要的康复对象（参见第22 章）。

肌肉耐力，指肌肉在开始疲劳之前持续进行收缩的能力，在计划干预之前有重要的参考价值。通过让康复对象进行不同的活动或锻炼，追踪特定肌群参与持续性活动的时间长短来评估肌肉耐力。例如，Jack 在第一次独立吃饭时只能吃三口，随着时间的推移，他的耐力增加了，1 周后，他能够自己吃完一顿饭（参见第 20 章）。

痉挛很少在急性期出现，因为康复对象仍处于脊髓休克状态。当脊髓休克过去之后，在有刺激时肌肉张力可能会增加。治疗师应明确是干预痉挛还是增强功能，使用可量化的指标对肌张力进行评估，例如改良 Ashworth 评分量表（参见第 19 章），有助于追踪痉挛状态的变化，并有助于调整具体的干预措施。

对腕部和手部运动功能的评估可以判断康复对象操纵物体的程度。非正式评估基于观察康复对象对其周围环境相互作用和移动即时情景中物品的能力，注意康复对象是否使用代偿方法来操纵和抓握物体，例如使用双手握住物体、关节最大范围的代偿动作、用衣袖挽住物体、拖动物体、使用牙齿或桌子固定物体，以及/或借助腱效应固定物体[18]。这些信息可用于判断康复对象是否需要辅助装置，例如定位矫形器、通用万能袖套或考虑使用腱效应矫形器（如手腕驱动式铰链矫形器）。强烈建议对四肢瘫康复对象的手功能进行正式评估，评估结果可用于跟踪康复对象进展，可在临床研究中用做疗效判定指标。诸如康复对象的直坐的耐力和对残疾的适应能力等因素会影响恰当的疗效判定指标的选择，建议参考 http://www.rehabmeasures.org 和 http://www.scireproject.com 网站上的内容，指导选择最恰当的测量方法。对粗大抓握和捏力评估显示了功能性活动的能力，可辅助徒手肌力检查的结果，以提供保留手部主动运动的康复对象的基础状态和功能进展的客观衡量标准。

临床观察评估口腔动作控制、头部控制、躯干控制（矫正反应和静态/动态坐位平衡）、下肢功能性活动的肌力和整体身体功能。此外，应记录其他可能会影响康复对象实现独立性能力的因素，例如年龄、体重、下肢长度和一般的灵活性等。根据康复对象特定的需求，可能需要对这些方面进行更具体的评估。

所有 SCI 康复对象都应进行精神功能（认知、情感和知觉）筛查。脊髓损伤康复对象中有 25% ~ 64% 伴有一定程度的创伤性颅脑损伤（traumatic brain injury，TBI），被称为"双重诊断"。TBI 可能会有各种表现，比如损伤时有意识丧失、高能减速碰撞导致的四肢瘫、脑干或大脑皮质损伤的迹象，和/或最初的呼吸支持的需要。一些人可能有精神病史，如精神分裂症、双相情感障碍或抑郁症，还有一些人可能会出现与年龄相关的痴呆的早期症状。因此，评估康复对象启动任务、服从指令、持续学习以及处理解决问题任务的能力是非常重要的。了解康复对象的学习风格、应对技巧和沟通方式也是非常有必要的，其有助于建立恰当的现实目标所需的信息基础（参见第 25 章、第 26 章和第 34 章）。

鉴于 Jack 受伤的性质（机动车事故），在重症监护病房和康复病房的精神功能筛查都已完成。在重症监护病房的作业治疗师注意到，Jack 需要更多的时间来处理新的信息，并且需要口头提示才能完成任务，例如提醒他用万能袖套来辅助拿叉子。在 Jack 转入康复病房期间，他的情绪有所改善，治疗期间能够坚持学习遗留下来的新知识。

功能状态

观察康复对象的 ADL 表现是作业治疗评估的重要组成部分。观察的目的是确定现有的和潜在的功能水平。在损伤后,如果康复对象不再需要卧床休息的预防措施,则应尽快同时开始评估和干预。根据脊髓损伤水平,可以适当地进行轻微的日常活动,如吃饭、清洁水槽和操纵物品(参见第 10 章)。日常作业活动表现的评估包括住院患者康复设施-患者评估工具(inpatient rehabilitation facility-patient assessment instrument,IRF-PAI,也被称为功能独立性评估量表functional independence measure,或 FIM)或脊髓损伤独立性评定量表(spinal cord independence measure,SCIM)。框36.3 展示了 IRF-PAI 评分原则。

框 36.3	住院患者康复设施-患者评估工具评分原则(IRF-PAI)*
分数	**所需辅助水平**
7	完全独立(不需要帮助者)。
6	需要辅助装置、额外的时间及安全考虑(不需要帮助者)。
5	需要监督或安排。
4	可独自完成至少 75% 的任务。
3	可独自完成 50%~74% 的任务。
2	可独自完成 25%~49% 的任务。
1	仅独自完成小于 25% 的任务或需要 2 人帮助。
0	完全依赖。

* 该评分原则也适用于功能独立性评估量表(FIM)。

建立干预目标

与康复对象和康复团队一起制订治疗目标是至关重要的。康复团队的主要目标可能不是康复对象的主要目标,必须要将社会心理因素、文化因素、认知缺陷、环境限制和个人财务状况,纳入综合干预方案中,以符合每个康复对象的特定需求。每个康复对象均各不相同,因此,需要制订不同的干预方案和替代方案来应对可能影响目标实现的各个因素。选择可以引导康复对象设定目标的工具,如加拿大作业表现评估(COPM),可用于帮助康复对象在当前康复阶段中确定并优先选择的有意义的作业活动。如果尊重康复对象的优先顺序,并将其设定为可实现的现实目标,则可以提高康复对象的参与程度。

针对 SCI 康复对象,作业治疗师的干预总体目标

如下:

1. 通过预防措施,例如主动和被动关节活动度运动、矫形器、体位摆放和健康宣教,以维持或增加关节活动度,预防出现与身体功能和其他身体结构(皮肤)的相关问题。

2. 通过准备活动和参与有目的的活动和作业,以增加存在完全神经支配或部分神经支配的肌肉肌力,并处理其他身体功能(例如感觉、高级认知功能、社会心理功能)相关的问题。

3. 通过参与有意义的活动和作业以提高身体耐力和其他表现技巧和模式。

4. 最大限度提高所有作业活动的独立性,包括ADL、IADL、休息和睡眠、教育、工作、娱乐、休闲和社会参与等。

5. 帮助康复对象对于失能的心理社会调整。

6. 评估、建议和指导康复对象关于必要的、可持续使用的医疗照顾和适应设备的使用。

7. 通过咨询安全性和可操作性的建议,以确保安全、独立的家居无障碍环境。

8. 协助康复对象提高沟通技巧,以正确指导照顾者提供安全的协助。

9. 指导康复对象和家属关于维持健康和负责任的生活习惯,对于长期功能和老化过程的益处和后果。

作业治疗干预

恢复阶段

作业治疗师应为每一位 SCI 康复对象提供持续的服务。急性期的近期护理从重症监护室开始,此阶段是康复对象身体最脆弱的时候。一旦康复对象病情稳定,康复对象急性期过后/康复恢复阶段开始,在这个阶段,康复对象接受密集的住院康复治疗(每天至少 3 小时,每周 5~6 天)。在急性期过后/康复阶段介入治疗时间的长短通常因人而异。门诊 SCI 康复对象的康复从急性/急性期过后结束住院治疗出院后开始,门诊康复可以在各种环境中进行,包括诊所、私人或集体住所以及专业健身房。除了门诊康复时期外,需要终身康复随访以确保康复对象健康的和积极的生活。

急性期

在急性期,康复对象作业治疗师在此时期的介入内容包括,通过良肢位的摆放和早期活动以保持关节的完整性和灵活性,通过自主训练恢复功能,对家属和

护理人员进行健康宣教和培训,以及做好康复对象平稳过渡至下一级护理的准备工作[2]。急性期 OT 的评价将优先确定神经的、临床的和功能的状态基线,来制订早期的干预方案。在开始评估康复对象关键的生理因素时,OT 便可以同时了解康复对象的作业概况,了解与康复对象价值观、信念和信仰因素,以及组成康复对象一生的有意义的作业活动领域。急性期 OT 必须遵守医疗注意事项,此时期康复对象可能正接受牵引治疗或穿戴脊柱固定设备(例如包覆式背架),限制关节活动和躯体移动。

保持关节的完整性和活动性包括评估整个躯体的位置和手部矫形器的必要性。对于四肢瘫康复对象,手臂应间歇地置于肩关节外展 80°、肩胛骨下沉外旋、肘关节伸展体位,以预防关节活动受限和肩痛的发生(图 36.4)。若康复对象上肢的肌力不足以将手腕和手指稳定在正确的位置,则建议康复对象使用手部矫形器。如果手腕背伸的肌力小于 3+/5 级(一般+/正常),手部矫形器应将手腕固定在中立位,并保持拇指对掌维持虎口打开,手指的掌指关节(MP)与近端指间关节(PIP)自然屈曲位(图 36.5 和图 36.6)。如果手

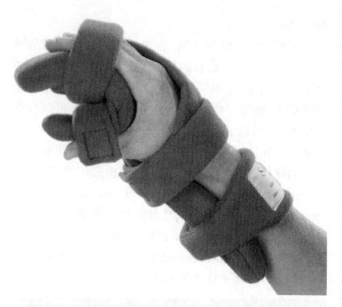

图 36.5　手休息位矫形器(Courtesy AliMed,Dedham,MA.)

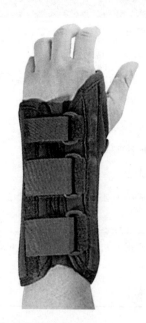

图 36.6　手腕支撑矫形器(Courtesy Performance Health, Warrenville,IL.)

腕背伸的肌力等于或大于 3+/5 级(一般+/正常),可以考虑拇指短的对掌矫形器以维持虎口的打开范围,并将拇指固定在对掌位置(图 36.7)。此种矫形器可以作为功能性矫形器使用,用于康复对象借助腱效应进行的抓握训练中。在力量、能力和可忍受的范围内所有的关节必须进行被动、辅助主动和主动的活动。必要时需要对康复对象进行使用手腕和手肘的肌肉再教育技巧。医疗团队指导康复对象进行渐进式抗阻练习,指导家属和照顾者协助康复对象进行关节活动度练习、矫形器使用训练和皮肤检查。

鼓励康复对象使用简单的自助具参与完成自我

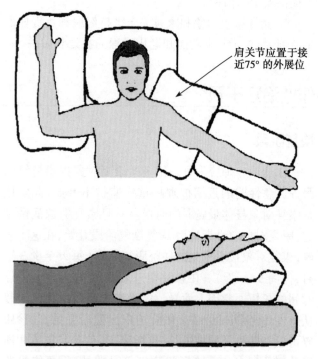

图 36.4　四肢瘫床上仰卧位体位摆放姿势

使用枕头:(1)将上肢外展至约 75° 位置。(2)将另一侧上肢保持手过头部水平面,肩关节外展外旋,肘关节屈曲位置。(3)放置枕头于双脚,将床栏拉起辅助保持下肢于中立位。(4)在头部及肩部放置枕头以便防止头部被推向前(图片源于 Courtesy Rancho Los Amigos National Rehabilitation Center,Downey,CA.)

肩关节应置于接近75° 的外展位

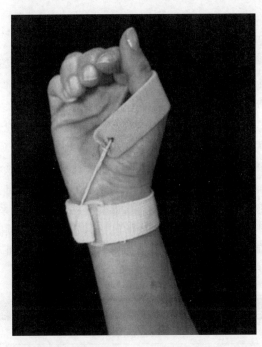

图 36.7　拇指对掌矫形器（Courtesy Rancho Los Amigos National Rehabilitation Center，Downey，CA.）

照顾活动（如进食、卫生清洁），例如万能袖套和组合手柄（图 36.8）。可能的话，探索康复对象感兴趣的床边活动，例如改良的呼叫系统、固定在病床专用桌子上的笔记本电脑和休闲活动康复对象。即便是康复对象在床上制动，治疗师也应该可以开始和康复对象商讨关于耐用医疗设备（DME）、家居改造和照顾者培训，为康复对象出院或转移至住院康复阶段做好准备。

在 Jack 在急性期护理阶段，OT 评估了他的手臂肌力并且决定为他制作双手的拇指对掌矫形器，对他父母进行了被动和主动助力关节活动度训练，并给予 Jack 万能袖套以辅助他进食，以及触碰式可操作的写字板设备。

急性期过后住院康复

部分康复对象被转移至同一机构的住院康复，将获得快速躯体功能状态评估。其他那些由重症监护室转移到新的机构的住院康复对象，OT 需要进行全面深入的作业治疗评估。还有来自特殊护理机构或家中的康复对象，这些康复对象可能是受伤后数月，或可能是出现并发症的康复对象，如压疮和关节挛缩。每一位康复对象在接受住院康复项目前，OT 均应该介绍自我管理的重要性，并且和 SCI 康复对象一起制订可实现的、现实的康复目标。

在康复对象和小组会议上，康复团队与 OT 对自我管理能力的强调与宣教康复对象，包括积极主动的心态、自我监督能力、解决问题能力、有效地沟通能力、

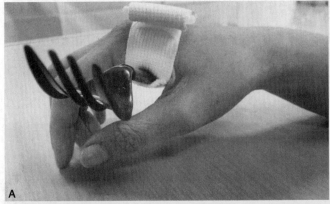

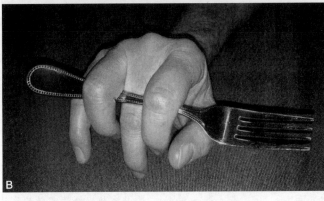

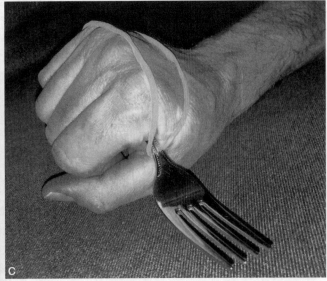

图 36.8　A.万能袖套固定叉子；B.手指缠绕叉子；C.橡胶手固定餐具（Courtesy Rancho Los Amigos National Rehabilitation Center，Downey，CA.）

保持有条理的生活及压力处理能力[33]。这些能力被发现能够有效提高康复对象的自我效能,促进健康状态和行为,减轻疼痛,增加治疗的依从性,以及降低医疗卫生支出[33]。这些能力对于提高 SCI 康复对象的独立性是至关重要的。

脊髓损伤的宣教可以整合到任何康复项目中,也可以通过各种形式进行,包括一对一宣教、小组或大组会议,书面材料、视频和网络资源以及通过同伴导师。由于康复对象的学习能力不同,所以选择康复对象倾向的学习方式是非常重要的。针对 SCI 康复对象,一些宣教题目会突出交通和驾驶资源、紧急事件的准备、社区资源、营养、财务管理、如何选择和指导照顾者、膀胱管理、直肠管理、皮肤护理和减压技术、自主神经反射异常、疼痛处理和性功能。

高位四肢瘫($C_1 \sim C_4$)

高平面的脊髓损伤(C_4 及以上)的干预及设备需求是独特且非常专业化的。$C_1 \sim C_3$ AIS A 康复对象依赖呼吸机及需要照顾者提供完全的身体辅助来完成 ADL。但是,这些康复对象如果能够指导个人护理助理满意地完成辅助工作,他们可以被看作是生存独立。C_4 AIS A 康复对象最初会依赖呼吸机及需要照顾者提供完全的身体辅助完成 ADLs,但会逐渐进展至自主呼吸及使用辅具完成自我进食,如免手控自动水化系统。$C_1 \sim C_3$ 神经所支配的关键肌包括胸锁乳突肌、颈阔肌和颈棘旁肌;C_4 神经支配的关键肌包括上斜方肌和膈肌(表 36.1)。

表 36.1 完全性脊髓损伤的常见功能目标

受伤平面	身体能力	功能目标	设备使用
$C_1 \sim C_3$	C_3 有限的头颈运动	呼吸:依靠呼吸机呼吸	抽吸仪器清理分泌物,带有电池和备用发电机的呼吸机
		交流:谈话有时有困难,非常受限制,或无法完成,如果说话能力受限,可以使用辅助用品来完成交流	口控棒和辅助技术设备(如:电脑、交流板)来说话和打字
		日常任务:完全依赖照顾者完成床上翻身、转移和所有的自理项目(包括二便管理)。辅助技术可促使其完成一些任务如:读书或读报、使用电话和操作灯和家电	口控棒、环境控制单元(environmental control unit,ECU)
		行动:可使用头控、口控棒、气控或者下颌控来使用电动轮椅。有倾斜功能的轮椅可实现康复对象独立减压	电动或手动升降梯,电动或半电动医院床,带有减压垫的电动轮椅
$C_3 \sim C_4$	通常有头颈的控制,C_4 平面的损伤的可能有耸肩动作	呼吸:可能一开始呼吸需要用到呼吸机,通常调整到不需要呼吸机的全自主呼吸	咳嗽辅助器
		交流:正常	进食:三明治形固定器、喂食器、饮料长吸管
		日常任务:完全依赖照顾者完成床上翻身、转移和所有的自理项目(包括二便管理)。可使用辅具完成独立进食、操作可调节床和完成其他任务,例如:画画、写作、打字和使用电话	其他活动:ECU 操作床(头或声音启动、口控棒控制),免手操作设备、口控棒打字
		行动:可使用头控、口控棒、气控或者下颌控来使用电动轮椅。有倾斜功能的轮椅可实现康复对象独立减压	电动或手动升降梯,电动或半电动医院床、带有减压垫的电动轮椅
C_5	代表性的是具有头颈的控制能力及耸肩,有肩部部分控制,可屈肘及掌心朝上	日常任务:使用特殊的器具,在照顾者做好相关准备工作后可独立完成进食及修饰(如:口腔护理、刮胡子、化妆)。完全依赖照顾者完成床上移动、转移和所有其他自理项目。借助辅助具或者可以协助照顾者完成穿脱上衣及洗浴	进食:附加万能袖套于餐具、防洒碗、防护板、长吸管
			修饰:附加万能袖套于牙刷、梳子和刷子、改良的或电动剃须刀、化妆工具、洗脸手套
			洗浴:卷边淋浴及坐便椅或软垫浴缸转移凳、洗澡手套、改良浴球

表 36.1 完全性脊髓损伤的常见功能目标(续)

受伤平面	身体能力	功能目标	设备使用
C_5	代表性的是具有头颈的控制能力及耸肩,有肩部部分控制,可屈肘及掌心朝上	健康:需要照顾者的辅助咳嗽,能使用带有电动倾斜功能的电动轮椅减压 行动:可在水平地面短距离驱动轮椅。但在日常生活中需要用手控的电动轮椅。该平面的康复对象可驾驶经特殊改造且带有升降梯的手控车,但是仍需要陪同人员的辅助下使用交通工具 二便管理:完全依赖照顾者完成二便管理。可使用留置导尿管或间歇性导尿,肠道管理需要运用特殊仪器及药物	辅助咳嗽 轮椅:电动或手动升降梯、电动或半电动医院床、带有减压垫的电动轮椅 床:床梯、大腿绑带及床栏供床上移动 排便:可拆式软垫洗澡椅和坐便椅或软垫浴缸转移凳 排尿:腿带排空装置
C_6	有肩、手、腕、头和颈都有动作,能耸肩、屈肘、翻掌及腕背伸	日常任务:使用特殊装置和照顾者做好准备工作后可完成大部分进食、修饰及穿脱上衣。部分辅助下可穿脱下衣,洗浴过程中可完成上半身部分。照顾者部分或者完全辅助下可使用转移板转移至加软垫的洗澡坐便椅和/或浴缸长凳完成如厕与洗浴。可操作部分简单的备餐任务 健康:可使用具有电动倾斜功能的轮椅减压,需要部分辅助或完全独立完成前方及侧方减压 行动:使用特殊装置且需要部分辅助或完全独立完成床上翻身。需要部分辅助或完全独立使用转移板在水平面转移。能使用超轻便手动轮椅移动,但轻便起见,部分康复对象在不平地面选择使用电动轮椅。在使用特殊装置下能独立驱动电动或手动轮椅 二便管理:需要部分或者完全依赖辅助具完成二便管理	进食:万能袖套、组合餐具、防洒碗、长吸管、防护板 修饰:万能袖套、改良电动剃须刀和牙刷 更衣:穿衣钩、抬腿器、大腿绑带、穿衣棒矫形器、改良或特殊的衣服 洗浴:改良的浴球、带有万能袖套的长柄海绵块 转移:电动和手动升降梯、床边软垫带扶手的坐便椅、软垫洗澡椅与坐便器 床:床梯、大腿绑带,床边扶手 轮椅:轮椅挂钩、特殊的轮椅手套和轮子上的橡胶圈。助动轮子可用在驱动手动轮椅 交通工具:有升降梯的改造的车、特殊手控、拴系器具 排便:手指刺激装置、灌肠装置 排尿:内置导尿管、阴茎定位器、带有镜子的大腿撑开器
$C_7 \sim T_1$	动作与 C_6 平面类似,肘关节能力较强。$C_8 \sim T_1$ 平面康复对象具有手及手指力量和精细能力	日常任务:使用器具,康复对象能够完全独立进食、修饰及穿脱上衣。在部分辅助或完全独立完成穿脱下衣,器具辅助下可完成洗浴。需要部分或者完全独立使用滑板转移到坐便椅或浴室长椅上完成如厕和洗澡 健康:在轮椅上独立完成撑起及侧方减压	进食:万能袖套、组合有柄及弯曲的餐具、长吸管、防护板、助抓握的辅助器具 修饰:万能袖套、矫形器材料是适宜辅助器具 更衣:抬腿器、穿衣棒、拉链拔、鞋拔 洗浴:改良浴球、带有万能袖套的长柄海绵块 转移:滑板、床边软垫带扶手的坐便椅、带有防滑凸起的浴缸长凳、软垫洗澡椅及坐便椅

表 36.1　完全性脊髓损伤的常见功能目标(续)

受伤平面	身体能力	功能目标	设备使用
$C_7 \sim T_1$	动作与 C_6 平面类似,肘关节能力较强。$C_8 \sim T_1$ 平面康复对象具有手及手指力量和精细能力	行动:独立驱动手动轮椅及使用转移板完成水平转移。需照顾者部分辅助完成向上方的转移,如果可以独立装载和卸载轮椅即可独立开车	轮椅:定框或者可折叠的轻便轮椅、轮椅钩子、轮椅手套 交通工具:手控、改造车,如果不能完成转移装卸轮椅
		二便管理:根据手功能水平,需要他人部分辅助或者完全独立使用辅助器具或药物。独立或者部分辅助下使用 ICP 或集尿套完成排尿管理	排便:手指刺激装置、内置导尿管、如厕辅具 排尿:导尿管插入处的固定器(男性)带有镜子的大腿撑开器(女性)
$T_2 \sim T_{12}$	头、颈、肩、手臂、手和手指有正常功能,可使用肋间和胸部肌肉,躯体控制能力有所提升。在 $T_{10} \sim T_{12}$ 水平,因有腹肌的参与,躯干的控制能力有较好的改善	日常任务:能独立完成自我照顾项,包括必要时使用辅具完成二便管理	更衣:大腿绑带,拾物器,穿衣钩、穿袜器 洗浴:长柄海绵块 转移:滑板、床边软垫带扶手的坐椅、带有防滑凸起的浴缸长凳、软垫洗澡椅及坐便椅
		健康:可独立驱动轮椅及完成自我减压 移动:有或无借助辅具独立完成床上移动及转移。可独立在平坦和不平坦路面驱动轮椅及上下斜坡。可独立装载或卸载轮椅及使用手控装置驾车	排便/排尿:镜子 轮椅:超轻轮椅 转移:转移板,腿部绑带 交通工具:手控装置
$L_1 \sim L_5$	髋和膝恢复运动功能	行动:有或无借助辅具独立完成床上移动及转移。可独立在平坦和不平坦路面驱动轮椅及上下斜坡。可以使用腿部矫形器及助行装置完成行走。功能性步行取决于腿部的力量和活动能力。行走的能力主要取决于康复对象家庭内步行距离水平。可使用轮椅在社区活动。可独立装卸轮椅及使用手控装置驾车	轮椅:若有必要,可使用超轻轮椅 行走:延伸至髋关节、膝关节或仅至踝部/足部的腿部矫形器及其他不同辅助程度的设备 交通工具:手控装置
$S_1 \sim S_5$	取决于受伤的水平、排尿、排便和性功能有各种各样的程度	行动:在很少或没有辅助器具或支柱有好的行走能力	行走:给予踝/脚支撑的矫形器

摘自 Model Systems Knowledge Translation Center(MSKTC):Understanding spinal cord injury.Ⅱ.Recovery and rehabilitation.www.msktc.org.

高位四肢瘫康复对象病情稳定时就可以开始训练直立坐位耐受能力,同时需要一个可倾倒或仰卧的轮椅具有容纳呼吸机的空间。康复对象可使用机械转移或者辅助转移技术完成不同表面的转移(例如床与轮椅之间,轮椅与车之间),同时需要减压坐垫。宣教内容可包括教导顾客及其家属辅助减压技巧、直立性低血压和适当的人体力学知识。

高位四肢瘫康复对象的上肢管理包括评估颈部和手在床及轮椅上的体位摆放。康复对象在急性康复期卧床期间,双臂间歇摆放肩外展80°,外旋且保持肩胛下沉,肘关节完全伸直以防止 ROM 的受限和肩痛的发生。康复对象坐在轮椅上时可使用一个膝上托盘,双臂槽或枕头来支撑手臂以维持肘关节屈曲90°,记住当康复对象在做斜躺或后倾动作减压时关注手臂的位置。使用手部矫形器可持续维持可达到的 ROM。

被动和主动辅助/主动关节活动度训练可以使得颈和手臂可利用的肌肉组织产生最大力量,为参与功能活动和预防不良挛缩做准备。可以开始口控棒训练,且活动的选择应反映出康复对象的功能目标。卡片游戏、画画、绘画、翻页和打字是可用来提高颈部 ROM 和耐力的部分活动。

Paul 是 Jack 的室友,25 岁,枪伤致 C_4 AIS A 脊髓损伤,他表达想使用平板电脑与朋友及家人交流的愿望。在康复项目开始阶段,他仅能完成耸肩及轻微转头动作。为了强化这些肌肉,治疗师开始了口控棒的训练。将他的 iPad 放在安装装置上,Paul 使用口控棒与触屏互动。口棒固定器(mouth stick holder)以便他想休息时可独立将口控棒放回原处。随着他的颈部肌力及主动 ROM 提高,治疗师通过改变 iPad 的位置及口棒固定器的位置来挑战他的能力,同时提供更具挑战性的活动,如写邮件及浏览网页。

Paul 也表达了希望能参加他女儿第一次生日聚会的目标。作业治疗师把这个目标作为激励 Paul 去学习自我的护理需求的触发点,包括二便管理、呼吸机和轮椅电池的充电,规划组织可利用的交通系统及理解药物的使用目的和服用时间。

辅助技术能够提高表现技能(例如:使用口控棒打字以增加颈部 ROM 和耐力)或者作为同时结合职业及活动的准备方法(例如:使用带有语音识别软件的电脑来完成学校的家庭任务)[3]。市面上可提供的产品,比如智能手机、电子阅读器及笔记本电脑,许多带有内置可用的产品拥有很多资源,能给高位四肢瘫康复对象提供了更多选择,如自由适配的电话程序及电子租借图书馆。如果可能,辅助技术专家能帮助确定适合的辅具以帮助康复对象达到短期和长期的作业目标。

专用设备,例如翻身垫、洗浴器具(如可充气浴床或者倾斜垫和倾斜坐便椅)和电轮椅应该在康复阶段被试验。$C_1 \sim C_4$ SCI 康复对象能通过头部控制、气控或下颌控的方法来操纵电动轮椅,也可独立使用电动倾斜轮椅完成减压(图 36.9)。治疗师可推荐交通工具选择(如有升降机的厢型车)和社区交通服务。基金资源和拨款机会能用来帮助康复对象获得这些设备。在康复期间尽早与康复对象一起完成家居探访可以帮助确定建筑障碍和帮助康复对象及家属为出院事宜做准备。

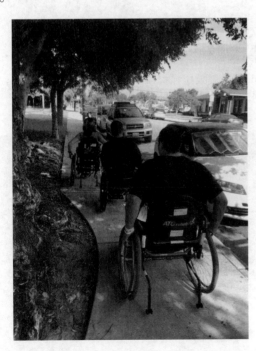

图 36.9　轮椅技巧,包括克服路边台阶及不平坦地面,是由作业治疗师领导的社区外出中实践

四肢瘫/高位截瘫($C_5 \sim T_1$)

$C_5 \sim T_1$ 四肢瘫的康复对象需要照顾者不同的辅助程度(表 36.2)。C_5 水平的关键肌包括三角肌和肱二头肌。C_5 AIS A 康复对象依赖照顾者完成床上移动,床上和轮椅上的摆位和 $C_1 \sim C_4$ 损伤的康复对象相似,但有一点不同的是,这些康复对象具有肘关节屈曲和旋后挛缩的高风险,所以他们的前臂应摆放在旋前位。随着肌张力的增高,可能有必要使用肘关节伸直矫形器及/或旋前矫形器保持正常的关节活动范围。肘关节矫形器固定或石膏可以直接帮助纠正发展中挛缩问题。腕部及手也需要相关支持,白天使用腕托,夜间使用手休息位矫形器(图 36.5)。

表 36.2	脊髓损伤水平和影响的关键肌
损伤水平	**受影响的关键肌**
$C_1 \sim C_3$	胸锁乳突肌、颈旁肌、颈部辅助肌
$C_3 \sim C_4$	上斜方肌、膈肌、颈旁肌
C_5	三角肌、肱二头肌、肱桡肌、肱肌、菱形肌、前锯肌(部分神经支配)
C_6	锁骨段胸肌、桡侧腕短/长伸肌、前锯肌、背阔肌
$C_7 \sim T_1$	背阔肌、胸骨段胸肌、肱三头肌、旋前方肌、尺侧腕屈肌、桡侧腕屈肌、指深/浅屈肌、指总伸肌、拇指旋前肌/屈肌/伸肌/外展肌、蚓状肌(部分神经支配)、手内在肌包括拇指和蚓状肌、拇指屈肌/伸肌/外展肌
$T_2 \sim T_{12}$	内与外肋间肌、竖脊肌
$L_1 \sim S_5$	所有的腹部肌肉和躯干肌肉、取决于受损平面、髋屈肌、伸肌、外展肌、内收肌、膝伸肌、屈肌、踝背伸、跖屈肌

上肢管理包括日常被动和主动辅助的 ROM 训练和做最大力量活动。可通过采用上肢滑板桌进行渐进阻力锻炼。动态手臂支撑可使用在增强薄弱的肩和肘屈曲力量,提升完成预期任务的独立性(参见第 30 章的案例学习 Matt,C_4 AIS A 恢复到 C_5 的康复对象使用动态手臂支撑和辅具参与他期望的作业活动中,包括进食、电脑使用和环境控制)。

使用辅具可让 C_5 AIS A 康复对象独立完成部分自我照顾项目如:自我喂食和照顾者准备后的修饰。推荐 C_5 AIS A 康复对象使用的关键辅具包括:腕托结合万能袖套、防洒碗、长吸管、旋转勺叉、长柄餐具、长柄梳子/刷子、持笔器、腕托及动态手臂支持。可以使用手控操作实现独立使用电动轮椅;必须为躯干提供足够的支持及可在初期使用动态手支撑装置以促进康复对象使用操纵杆驾驶。

C₆ AIS A 四肢瘫康复对象,例如 Jack,从照顾水平反映个体较大独立性,会达到期望的功能目标。C₆ 平面的关键肌包括桡侧腕短伸肌、桡侧腕长伸肌、胸大肌锁骨部和前锯肌。前锯肌稳定和辅助旋转肩胛骨,可为盂肱关节屈曲动作提供较好控制及耐力,如穿套头 T 恤。胸大肌锁骨部允许水平内收,允许康复对象完成过身体中线动作及辅助康复对象做床上翻身,驱动轮椅及参与一些双手操作的活动。在任何时候都不应该出现肘关节的挛缩。肘关节完全伸直位是非常重要的,可维持静态坐位平衡及协助转移。C₆ AIS A 四肢瘫康复对象,肱三头肌肌力为零,但可通过肩下沉和前伸、外旋,肘关节完全伸直("锁定肘关节")和腕关节完全背伸动作来维持前倾坐位平衡。在使用转移板转移及坐位平衡活动中需特别考虑保护腱效应(图 36.10)。

腕关节背伸功能可实现功能性腱效应抓握:腕关节背伸时,手指自动屈曲,康复对象可抓握物体(图 36.11)。指长屈肌肌腱的短缩处理可以给予腱效应抓握附加额外的紧张性。维持拇指指间关节(IP)于伸直位,以实现拇指与示指的对捏。腱效应,手指屈曲位时保持腕背伸,手指伸直时腕屈曲。因此,不允许屈肌腱或伸肌腱完全牵伸跨过所有的关节(图 36.12)[31]。应强化腕背伸肌群力量以最大化腱效应功能。腕部活动薄弱康复对象可使用腕动力/手矫形器。有时也会涉及腱效应手部矫形器,以适当摆放手指位置保持手掌抓握或者三指捏(拇指与示指和中指)(图 36.13)。神经肌肉电刺激也可用于加强薄弱腕伸肌[8]。

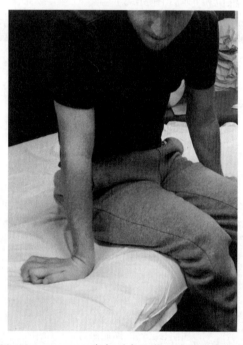

图 36.10　C₆ AIS A 康复对象坐位平衡活动中保护腱效应抓握(Courtesy Rancho Los Amigos National Rehabilitation Center,Downey,CA.)

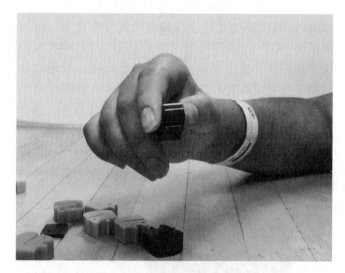

图 36.11　腱效应抓握(Courtesy Rancho Los Amigos National Rehabilitation Center,Downey,CA.)

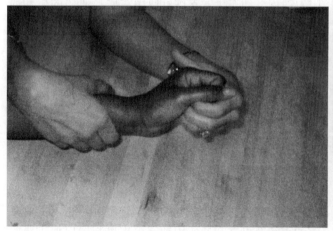
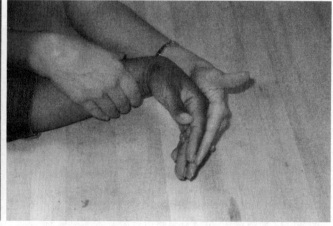

图 36.12　腱效应活动范围(Courtesy Rancho Los Amigos National Rehabilitation Center,Downey,CA.)

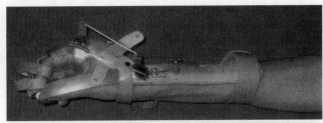

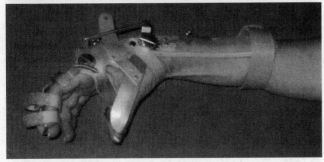

图 36.13　提高抓握及捏动能的腕动力/手部矫形器（WDWHO）（Courtesy Rancho Los Amigos National Rehabilitation Center, Downey, CA.）

C_6 AIS A 康复对象的功能目标从他人准备辅助器具至独立进食、修饰和穿脱上衣。需要考虑的辅助器具包括万能袖套、防洒碗、组合器皿及纽扣钩。穿脱裤子、如厕及洗澡需要部分至完全的辅助。需要考虑的辅助器具包括穿衣钩、抬腿器、改良长柄海绵块、洗澡手套、浴缸凳或者可拆除便盆的垫坐便椅。可以对衣服做简单的改良，包括增大纽扣孔，腰带上增加环及使用拉链结充当拉链拉绳以减少辅助器具的使用。

在 Jack 的住院康复治疗期间，在 SCI 单元他被转介到同伴指导项目。同伴指导者是已经完成康复训练和受到专业培训的脊髓损伤康复对象。他们在促进 Jack 适应脊髓损伤起了相当作用。同伴们给 Jack 提供动力和感情支持，在治疗部分展示自我照顾能力和身体操纵技能，及分享有价值的资源和经验。在观看了相似平面的 SCI 同伴导师在标准床上展示独立穿脱裤子和独立转移方法后，Jack 在治疗中变得更加有动力和有自信了，走出舒适区，挑战自己，去解决问题和训练身体操纵技能。

$C_7 \sim T_1$ AIS A 级的康复对象在自我照顾和独立移动方面展示出更大的独立性（表 36.5）。C_7 水平的关键肌包括：肱三头肌和背阔肌。肱三头肌让康复对象能伸肘和越过头做够取动作；肱三头肌和背阔肌的结合允许肩下沉，从而辅助个体维持坐位平衡、转移、减压及床上移动。$C_8 \sim T_1$ 水平的关键肌包括桡侧腕屈肌，拇指及手指的外在肌及内在肌组织。这些肌肉提供了手部及手指更大的力量，控制及精细能力。

$C_6 \sim T_1$ 的康复对象的上肢管理包括通过多样的肌力训练方法，包括日常需做的事务的应用（例如：完成晨间护理，包括进食和穿衣）、活动（例如：与朋友玩多米诺骨牌，准备水果冰沙）、准备方法（例如：每日的 ROM 训练、物理因子疗法的使用如神经肌肉电刺激）、准备任务（例如橡皮泥、阻力衣夹、锻炼带）。渐进阻力训练和阻力活动可适用在有神经支配和部分神经支配的肌肉。加强肩部肌肉组织以提高近端稳定性，以及强调前锯肌、背阔肌（肩下压）、三角肌（肩屈曲、外展和伸肌）及残存的肩袖肌群和肩胛骨周边肌肉。当顾客在使用轮椅过程中，强化了的肱三头肌、胸肌和背阔肌可提高独立转移及减压能力。加强手的内在肌和外在肌肉提高抓及捏的能力。在干预项目的活动过程中可逐渐增加可耐受的阻力。随着肌肉力量及耐力的提高，使用轮椅的时间也会增加从而帮助康复对象参加全天的活动和职业。

除了自我管理技巧之外，节省体能原则对于 $C_5 \sim T_1$ 四肢瘫的康复对象也是非常重要的。举个例子，Jack 能够完成大多数的自我照顾项目，包括更衣及洗澡，不过完成这些项目对他来说是耗时费劲的。当他需要去上班或者上课的时候，他可以选择照顾者提前帮助他完成这些自我照料项目。

随着时间的推移，$C_6 \sim T_1$ 平面损伤的康复对象可以独立完成自我减压。C_6 平面损伤的康复对象，如果双侧的肩肘屈曲肌群具有至少 3+/5 级的肌力，那他就能够完成前倾过双脚让臀部得到减压。简单的棉质环形带子安全地固定在轮椅的后背架上。低平面四肢瘫（C_7，3+/5 或更优的肱三头肌）或者健全上肢功能的截瘫康复对象可以完成撑起动作把体重转移到轮椅扶手或者轮子，从而完成完全减压。一些 C_6 四肢瘫的康复对象也可以通过将肘关节伸展机械锁定同时肩关节外旋，通过强大的肩周肌群负荷体重来完成撑起动作。在皮肤耐受能力确定之前，每 30 ~ 60 分钟需做 1 次减压动作。

截瘫（$T_2 \sim T_{12}$，$L_1 \sim L_5$）

截瘫的个体具有正常的头、颈部及上肢功能，且通常有以下目标：完全独立完成自我照顾项，轮椅驱动及健康管理（表 36.1）。住院期间影响目标制订的因素有肥胖、肢体长度、身体操纵能力、痉挛、年龄、灵活性/关节活动度、耐力及社会适应能力。个体实现目标的速度也会有所差异。例如，$T_2 \sim T_9$ 截瘫的个体仅有较弱或没有躯干控制能力，这会影响他们的坐位平衡、伸手动作及完成双侧操作的活动。$T_{10} \sim T_{12}$ 及 $L_1 \sim L_5$ 截瘫的康复对象具有完整的躯干控制能力,这会降低他们摔倒的恐惧,提供稳定性高的基底支持及提高双侧操作的能力。

自我照料的介入通常从床上平面进步至轮椅上。技巧改良策略可以帮助康复对象高效完成任务。辅助器具如拾物器、穿衣钩、穿袜器或抬腿器在最初完成任务时是必需的;然而,在每一次尝试中,康复对象应该尽可能不用或者少用辅具完成任务。自我照料的一些常见进步包括:

- 下半身穿着:从床头升高的病床上开始。随着坐位平衡能力及床上移动能力提高,进步至使用装有栏杆抬起和放下的平床(图 36.14)。如果可能,可在普通的床上实践(与康复对象家里类似的床)。一旦已掌握床上更衣技巧,康复对象可开始在轮椅上尝试。值得注意的是使用镜子完成皮肤检查必须纳入康复对象日常自我照料项目。

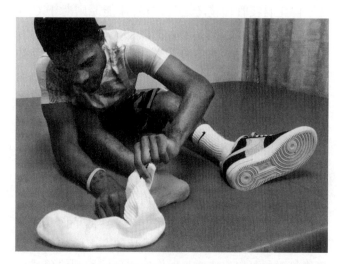

图 36.14　截瘫康复对象在平面上的下半身穿着(Courtesy Rancho Los Amigos National Rehabilitation Center, Downey. CA.)

- 洗浴:最初在床上洗浴。康复对象一旦适应了直立坐位,即可过渡至使用卷边软垫(滚动式防滑软垫)的坐便椅上进行洗浴。随着动态坐位平衡及转移技巧的提高,康复对象即可尝试使用软垫浴缸板凳。如果在盆浴/淋浴转移中需要用到转移板,那转移板需要使用枕套覆盖并且需指导康复对象在转移板上完成一系列撑起动作。需要用到的设备可能包括安全扶手、手持式淋浴软管及长柄海绵。需指导出院后关于浴室设置和洗浴设备选择。
- 直肠管理:直肠管理项目最初会在床上操作,包括栓剂塞入、会阴护理及服装调整。随着坐位动态平衡及转移技巧能力的提高,可使用可卷起的软垫坐

便椅或填充物,将高度可调的坐便椅架在蹲厕上进行。需要的设备包括镜子,栓剂塞入器,手指刺激及厕纸辅助具(参考第 10 章附带使用方法)。

截瘫康复对象的上肢管理集中在提高力量及耐力方面以达到康复对象独立的功能目标。每个四肢瘫康复对象都会使用个性化的作业、活动及准备方法。肩部保护策略应该纳入治疗部分及家居训练项目。脊髓损伤医学联盟体制定的临床实践指南:"脊髓损伤后维持上肢功能:卫生保健专业人员的临床实践指南",是这个目的的综合资源[13]。

Vanessa 是另一位与 Jack 和 Paul 一起接受康复治疗的康复对象,19 岁大学生,因车祸致 T_{10} AIS A 级脊髓损伤。她与她的作业治疗师使用 COPM 制订在院目标,目标包括能独立穿衣、与朋友喝咖啡及重返校园。在住院早期,Vanessa 与她的作业治疗师外出到一个社区附近的咖啡店。在这次外出中,Vanessa 进行耐力训练,学习社区安全及使用轮椅技巧。出院前 1 周,Vanessa 与她的 OT 和 PT 外出至她的大学校园。为了准备这次外出,Vanessa 集力于能够独立在公共厕所完成轮椅上的膀胱管理及能够将背包里所有物品放在轮椅上。她也在校园内寻找可帮助残疾人的资源。

与 Vanessa 共同完成重新融入社区的活动也是作业治疗项目的重要组成成分。这些活动不仅提供实践治疗部分习得的技能,而且有利于社会心理适应,康复对象/照顾者训练及多学科成员共同合作。外出餐厅、参访工作地点,参访学校、外出杂货店及休闲娱乐活动,如看电影、钓鱼及逛公园是可供的部分选择(图 36.15)。这些外出机会给 Jack、Paul 及 Vanessa 可让他们鼓励彼此的成就,互相分享解决方法及再融入社区的感受。作业治疗师领导外出的重要角色定位是促进他们提出的讨论方案。

对于所有的脊髓损伤康复对象,家居评估需要在出院前完成,对于康复对象及家庭亲自实践操作来说,这是非常不错的机会。在任何时候可能的情况下,脊髓损伤康复对象应与治疗团队共同完成该项内容。在住院初期就可考虑完成家居评估,因此家庭可有充裕的时间去做一些必要的改造,然后在康复对象临出院时可在家实践习得的技巧及使用出院后需使用的辅具。需记录家居评估结果及与康复对象、照顾者、跨学科团队成员及第三方支付方分享所制订的方案(特别是需建议特定的设备时)。

Jack 与他的治疗师及父母前去他两层楼的家居进

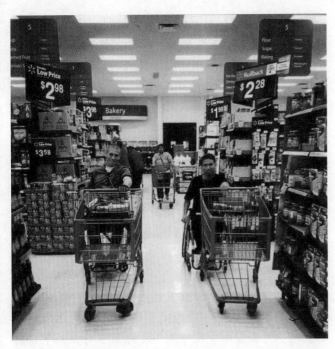

图 36.15 与作业治疗师一起参与社区外出超市购物活动技巧训练

行探访。他们一起评估了其安全性及无障碍性。Jack 在一楼驱动超轻重量的手动轮椅,以确保所有的门道都是足够宽度的。他也实践了以下任务,如转移至软垫浴缸板凳、打开冰箱及厨房壁柜取零食及开灯。一些即时可以给到 Jack 及他父母的建议是建斜坡以进入房子前后的进口处,重新安置他的卧室,从二楼调整为一楼,使用家具起升设备提高床的高度以便更好完成转移动作,移除浴缸的推拉玻璃门,改为浴室帘及在浴缸内安置安全扶手。关于家居无障碍设置的其他选择,花费更大且需巨大工具性改造的内容,需要精通美国 1990 年残疾人法案条款(ADA;参见第 15 章)的服务承包商提供服务,包括修改浴室为无障碍淋浴间及可进入的洗涤槽及安装楼梯升降机或者电梯以便让 Jack 可独立进入二楼。

不完全性脊髓损伤/临床综合征

对于不完全性脊髓损伤的康复对象,很难预测其功能结果。根据临床表现及全面的作业评估指导治疗干预的方法。随着长时间的推移,运动功能的恢复可能会更大或出现更多,所以行动的潜力需要被考虑。上肢管理需要增加保护脆弱的肩胛带及康复对象站立与步行时防止肩关节半脱位的复杂性。支持保护性的设备,如悬吊带及腰/臀部包可以被使用以支持肩膀,但可能需要照顾者辅助穿戴。治疗手段如神经肌肉电刺激可以被使用来加强部分神经支配的肌肉,也可与肌内效贴结合使用以提供支持。

设备

设备评估、订购及适配耐用的医疗设备(如轮椅、座位及姿势设备、力学、机械运送系统、床及洗浴设备)是康复项目中非常重要的部分。这些设备应该被准备评估且仅在明确目标及期望被知悉的情况下被订购。不合适的设备会降低功能及引起进一步的医疗问题,如皮肤破损或者躯干畸形。治疗师在评估康复对象的设备需求时应把所有的功能、姿势、环境、精神心理及财政因素考虑入内。所期待的设备——特别是轮椅、坐垫、背支撑垫、坐姿装置、洗浴设备——需在最终订购前做相关展示及让康复对象体验。参与评估及订购这些耗资且个性化定制设备的治疗师应熟悉当前可供的产品且有相当的经验,掌握订购产品的丰富知识,同时基于短期及长期基础,该设备可为康复对象提供最优的功能及身体姿势。最好是与具有丰富经验且被认证的辅助技术供应者(assistive technology provider,ATP)(如长期的医疗设备供应者,根据康复对象需求可协助选择定制的辅助技术及培训相应的使用方法)共同合作。技术及设计的发展提供了广泛的设备选择空间,与另一该设备的专业人员一起合作可以确保选择的正确性及匹配度(关于轮椅、坐垫及姿势设备的更详细讨论参见第 11 章,第 2 部分)。

除了通过保持康复对象直立、正确力线的姿势、最大化坐位耐受度及最优化上肢功能来加强呼吸功能之外,轮椅坐姿必须防止畸形及压疮的发展。合适且合格的轮椅坐垫可以帮助康复对象分配坐位压力,防止压疮,稳定骨盆保持适当的躯干力线及提供舒适感。不管是 OT 还是 PT 负责评估及订购轮椅和坐垫,双方皆应保持紧密合作以保证持续的训练及为每个康复对象的个人需求所用。

门诊康复

缩短住院时间推动了门诊患者基数治疗干预或者家庭治疗内容。适宜的驾驶系统、家居管理、休闲娱乐(图 36.16)及职业能力评估是可行及合适的干预方式,可评估及提高上肢力量,协调及躯干平衡能力。但是,在住院期间这些可能不是优先项目。这些活动中的 OT 训练可以提高康复对象的社交能力,也能引导及提高康复对象的问题解决能力及潜在的工作习惯(这些话题的额外信息可参考第 11 章,第 3 部分及第 14 章、第 16 章、第 17 章)。

OT 服务可以为脊髓损伤康复对象的职业潜力提供有价值的评估及扩展。在介入项目的过程中通过使用日常生活活动、工具性日常生活活动、移动及职业模

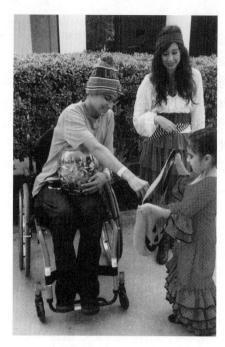

图 36.16 作业训练部分中康复对象参与"不给糖就捣蛋"活动

拟活动,作业治疗师可以激发康复对象的动力水平、功能水平、态度、兴趣及个人的职业理想。治疗师除了可以观察康复对象的使用矫形器及设备能力、准确性、速度、毅力、工作习惯及工作耐受水平之外,还有康复对象的注意力持续时间、专注能力、问题解决能力、判断能力及其他高级认知功能。治疗师可以充当康复对象与职业康复咨询师的联络员,观察康复对象的活动及职业表现,收集及提供有价值的信息内容。当选定合适的职业目标后,作业治疗部门通常在教育设置及工作设置方面实现这些目标。

在整个住院及门诊康复阶段中,作业治疗师需通过允许及鼓励康复对象表达失望、生气、恐惧及担忧等情绪来提供社会心理支持。作业治疗诊所及脊髓损伤中心可为康复对象提供与住院人员及门诊人员建立团队支持的氛围,他们可以与早期阶段的康复对象分享经验及解决问题的设备。针对脊髓损伤康复对象的社会心理问题,直接的作业干预可以包括压力管理;问题解决能力训练及社会联接教育、性功能;关系建立策略及作业与情感健康的联接。

性功能

性冲动及身体与情感亲密的需求并没有被脊髓损伤而改变。但是,脊髓损伤康复对象参与发展及扩展性生活的能力是受影响的。脊髓损伤康复对象及所有

医务人员的相关教育是非常有必要的。此外,作为作业治疗重要的成分(日常生活活动及社会参与方面),性功能是康复过程中重要的部分。

在脊髓损伤的男性康复对象中,影响性功能的两个常见问题是保持勃起及射精。这些问题因不同平面及不同类型的脊髓损伤而异,需个性化评估。药理学介入(口服药物、阴茎注射治疗)、真空泵及阴茎假体是可辅助勃起的部分选择。脊髓损伤男性康复对象射精能力的下降及精子活动能力的下降会影响生育能力。(廉价、家用的)阴茎振动刺激器与(较昂贵且在生育门诊用的)经直肠探头电刺激射精是促进射精的两种方法;但是,辅助生育门诊需要受精的卵子,这些方法比较昂贵[9,22]。

女性脊髓损伤康复对象通常会经历性生活中阴道润滑度的改变及受伤后经期中断了数周至几个月不等。与男性康复对象相反的是女性康复对象的生育能力没有改变。女性脊髓损伤康复对象可以妊娠及分娩。在脊髓损伤康复对象妊娠至分娩的整个过程中需要特别关注血凝、呼吸功能、膀胱感染、自主神经紊乱及妊娠期与哺乳期的用药问题[16,44]。

作业治疗师需在整个脊髓损伤康复过程中关注性功能。介入的手段是受脊髓损伤康复对象引导且受个体发育阶段及人生阶段、身体受损的本质、康复对象对脊髓损伤的社会心理适应、学习的准备、社会文化影响及期望所影响的。OT 的介入可能包括促进健康(如脊髓损伤后的性功能改变的教育、领导支持小组讨论自我形象),矫正(如介绍温和牵伸痉挛肌肉的技巧作为前戏部分,发展社会互动技巧)及改良(如手功能受限的康复对象使用适合的性器具,指导使用枕头摆放最理想的体位)。文献中的最新讨论强调需要尽快讨论关于脊髓损伤对性亲密、家庭计划及亲子关系的必要,发展性功能自信心及人际关系能力的技巧[20,22]。脊髓损伤医疗联盟的临床实践指南提出,"成年人脊髓损伤性功能及生殖健康:健康护理服务提供者的临床实践指南",是关于脊髓损伤对性功能影响的综合且有价值的资源。关于脊髓损伤及性功能,还有很多消费者驱动的可获得资源(参考本章末尾的资源;也可参见第12 章)。

睡眠和休息

脊髓损伤个体的睡眠可能是受到生理、心理和/或环境因素的影响。影响睡眠质量的生理可能因素包含

呼吸肌(膈肌、腹肌)肌力减弱的呼吸功能损伤,痉挛及疼痛等。心理因素包括焦虑及抑郁。环境因素包括需要频繁的翻身活动来预防压疮、间歇导尿、减轻疼痛和控制痉挛药物使用所带来的副作用以及睡眠卫生不良(例如,白天频繁的打盹)。提高优化睡眠和休息的模式和质量对提升脊髓损伤个体的生活质量是非常必要的。而作业治疗师的作用就是帮助脊髓损伤个体建立可预测的睡眠卫生习惯,指导床上良好的体位摆放以减轻疼痛,预防压疮形成和防止关节活动度受限;提升自我管理和照顾者的管理技巧;选择合理的设备(如防压疮床垫)来减少对睡眠的影响(参见第 13 章更多关于作业治疗师提升康复对象睡眠和休息的作用)。

儿童和青少年的脊髓损伤问题

在每年 12 500 名新发脊髓损伤疾病的康复对象中有接近 3% ~ 5% 是年龄 16 岁以下的儿童和青少年。在儿童中独特的脊髓损伤的表现有产伤,安全带伤害,和无影像学异常表现的脊髓损伤(SCI without radiographic abnormality,SCIWORA),此外高位脊髓损伤(C_1 ~ C_3)相比于低位脊髓损伤(C_4 ~ C_8)较多发生在较小的儿童身上[47]。交通事故和运动损伤是导致青少年损伤的主要原因,暴力是造成非裔美国人和西班牙裔青少年脊髓损伤的主要原因[5,47]。需特别考虑在儿童中进行脊髓损伤神经学分类国际标准检查表(ISNCSCI)测试,这份指南可以在网站中 http://www.asialearningcenter.org 详细了解。为儿童和青少年脊髓损伤康复对象提供的设备需要考虑其成长需求;同时也应采取相应的措施来防止脊柱侧弯以及髋关节畸形。电动轮椅对于 20 个月大小的儿童脊髓损伤康复对象来说是合适的;可通过使用生长发育的筛选工具例如小儿电动轮椅筛选试验来作为相关准备工作[46]。

关于儿童脊髓损伤康复对象的作业治疗介入需要以符合促进发展以及家庭为中心的考虑。参加与年龄相适应的游戏、学校生活、休闲娱乐以及社会活动需要融入康复治疗的项目中。类似于口控棒的活动可以考虑,例如玩棋类游戏或者参加茶话会等。改善上肢活动度以及增强力量的活动可以考虑在倾斜桌面上进行。包括文字游戏。平衡和姿势控制再训练可以与同伴们一起在垫子或地板上进行玩耍时进行。对于儿童和青少年脊髓损伤康复对象来说,另一关注重点应该是与成年人之间的过渡,发展日常生活活动自理能力、职业的探索、社交技巧的发展以及健康的生活方式。

下面我们一起来看一下 Julia 的故事。她在 9 岁的时候,因为枪伤致 T_{10} 脊髓完全损伤。在她住院期间的康复治疗训练中包括自我照顾活动,例如穿衣服、洗澡,她妈妈参与了二便管理的培训。Julia 的妈妈是一名全职工作人员,她希望女儿可以在学校里掌握小便的管理。作业治疗师首先通过一个玩偶来给 Julia 讲解关于自我间歇性导尿的技术,随着时间的推移 Julia 自己完全掌握了自行导尿技术。

Julia 受伤时她是一名 4 年级的学生,并且她有强烈的愿望想回到校园以及回到她朋友们的身边。作业治疗师与 Julia 及其母亲共同完成了学校的探访。在这次学校的实地勘察中,作业治疗师需要评估学校环境的无障碍性及给校方的建议,并对老师表明需要为 Julia 作出教室方面适当的改造(例如,允许轮椅进入的课桌),并在妈妈和作业治疗师的帮助下创造 Julia 伤后首次与同学们交往的机会。

多年后,Julia 加入了当地儿童的轮椅运动计划并返回到 SCI 诊所参加一个关于青少年脊髓损伤康复对象的支持组织。她从高中毕业后,在她所在支持系统的鼓励下继续学习拿到了大学学位证书,学会了开车,并且成为脊髓损伤新康复对象的同伴导师。

脊髓损伤老龄化

关于脊髓损伤康复对象老化的话题是多方面的,需要必须考虑的问题是:脊髓损伤康复对象发病时高龄,脊髓损伤康复对象在适应生活的过程中,独立的定义是变化的,以及老化给脊髓损伤康复对象带来的结果。

65 岁或以上康复对象诊断脊髓损伤康复对象的数量不断增加,每年大概有 11.5% ~ 22.2% 的新发脊髓损伤康复对象[48]。前面提到,脊髓损伤的平均年龄有所提升,从 1970 年的 29 岁上升到 2011 年的 42 岁[41]。导致年龄大于 65 岁老年人发生脊髓伤损的主要原因是跌倒,紧接的是机动车事故。这些损伤主要导致不完全四肢瘫,典型的颈部脊髓损伤。老年人脊髓损伤增加了伴随疾病的可能性,这些伴随疾病会给康复对象恢复长期预后带来负性影响。作业治疗师对于这部分人的介入会包含慢性疾病的管理策略(例如:始终监测血压或血糖水平以及胰岛素管理等)(参见第 46 章)。

在康复最初阶段,脊髓损伤康复对象和临床医生的主要目标是希望其最大限度在所有作业领域中独立。而在这一阶段作业治疗师的角色便是介绍这种可能性和独立生活的技巧,并同时指导照顾者教育的观念、能量节约技术和工作简化技术。而最终由脊髓损伤个体决定其所界定的独立,对独立的定义理解会在生命过程中不断变化。举个例子,经过几个月的家庭生活后,Jack 完成了在他早上日常生活中的独立,但是他完成这些日常活动需要 3 个小时并且完成这些活动后已经筋疲力尽了。他决定雇一个照顾者用一小部分时间完成早上日常活动,以让他有精力集中在其他的活动上,比如说上学。Jack 照样被认为是独立完成他晨间活动,因为是他控制和指示照顾者完成这些活动的。

身体的老化是自然的,不可避免的进程。这一过程的迹象在每个个体中出现的比例是不同的,同时老化也会给身体大多数系统带来影响(参见第 46 章)。随着年龄的增长,脊髓损伤个体的身体健康以及自理能力很容易受到增长速度的影响。老化的进程是伴随残疾的并发症的增加,包括压疮、感染(肾脏和呼吸道)、肌肉不均衡、疼痛及由于过度使用导致的关节退化。对脊髓损伤康复对象进行规律的筛查,包含糖尿病、心血管疾病、高胆固醇、癌症以及提供适当的维持性治疗[45]。

当与正常老化相关而随之增加的疲劳感和衰弱感使脊髓损伤康复对象情况恶化时,脊髓损伤个体的表现可能会变差。作业治疗师可以介绍一些额外的服务或辅助设施来解决其问题。为制订适当的短期和长期的决定,必须权衡许多代价。咨询有经验的专家,他们会综合考虑急性和长期损伤以及其他的问题,最终提供最有价值的介入方法。一位损伤 20 多年的脊髓损伤康复对象因为年纪增长而开始出现一些问题。之前可以独立家中的转移和将轮椅搬到车上和车下的脊髓损伤康复对象,现在因为其恶化的肩关节可能会需要协助才能完成上下床。他需要花改装费把小汽车换成厢式货车。同样的,对于一个生活独立的脊髓损伤康复对象(例如,T_{10} 水平截瘫)来说,可能因为肩、肘和腕关节的退化改变会需要一个私人助手照顾或者可能的力量协助或电动轮椅等。作业治疗师应该肩关节保护策略包含在最早期康复方案阶段(例如,为疼痛肩关节强化和优化运动协议)[39]。

研究

目前全球的临床设计和科学实验室,主要关注脊髓损伤的本质并探究神经系统对这种伤害的反应。目前,在科学界有一种乐观感认为脊髓损伤后功能可能可以恢复。这种乐观的想法是基于很多学科的研究成果之后得出来的。对于作业治疗师来讲,教育他们治疗的 SCI 康复对象意识到科技的先进性是非常重要的,同时为他们的眼前和长远需要提供最切合实际和综合的康复干预措施。这里有很多可信的资源可以参考,例如美国脊髓损伤协会(*http://asia-spinalinjury.org/elearning/clintrials.php*)和美国国际健康学院(*http://www.clinicaltrials.gov*),网站中会提供给需求者有关临床试验的建议。

案例研究

Jack,第二部分

经过急性期住院康复出院后,Jack 返回自己家的两层自建房中,由他的妈妈来照顾他。Jack 的爸爸及朋友们在前厅和后门部位改造了斜坡,并且将他的床和衣服搬到了一楼里面。浴室的改造包含移除玻璃门,加装安全扶手。最初,需要他妈妈帮助他完成下半身穿着、洗澡、大小便管理、滑板转移以及其他的家务任务,例如备餐等。他妈妈还帮他准备了浴缸长板凳完成洗澡作业和一个滚动式软垫坐便椅完成排便。

经评估后得出,Jack 需要一个超轻的手动轮椅来完成家居环境和社区环境中的轮椅活动。在现阶段他不希望使用电动轮椅,然而他知道在未来的生活中他可能需要它。他接受了因为长期推轮椅以及进行必要的体位转移可能导致肩关节退化的教育。他也接受了皮肤护理以及需要一个最大的压力缓解轮椅靠垫的教育。他还专门接受了最佳的轮椅坐姿教育,以保证坐姿的时候躯干和骨盆对称以及减压良好姿势。

随着时间的过去,Jack 需要的辅助开始减少了,他决定雇佣一个照顾者来帮助她解决早上一天的准备活动和晚上的睡眠前准备。他定期去附近的体育馆锻炼上肢的肌力和耐力,将很快就会开一辆改装后的车子。他和他的作业治疗师有许多关于他如何回归大学生活的讨论。Jack 决定返回学校并适当减少课程安排,并利用学校可得到的服务来记录笔记。

Jack 继续在脊髓损伤门诊里面做同伴导师计划,并且他喜欢同最近受伤的康复对象分享他离开医院之后学到的技巧和技术。他不断设定目标并挑战自己,他最近学习了打橄榄球,并且希望有朝一日在不用护工的情况下同自己的队友参加橄榄球锦标赛。

总结

脊髓损伤可以导致肢体及躯干实质性的瘫痪。残留的运动和感觉功能状况取决于损伤水平,完全损伤还是不完全损伤,以及脊髓损伤的区域。作业治疗师的目的是通过告诉脊髓损伤康复对象什么活动是可能的,什么是优先的重要性事情,帮助他们获得最大程度康复对象独立性和功能。重点领域是躯体可用肌肉的恢复、自我照顾、独立生活技能、短期及长期设备需要、环境无障碍以及教育、工作和休闲娱乐活动。社会心理学的调整对康复对象是有帮助的,作业治疗师在康复计划的每一阶段都提供了情感支持和干预[1,17,29,33,34,43]。

▌复习题

1. 试着列举三个脊髓损伤原因,哪一种情况最常见?

2. 截瘫和四肢瘫有什么不同?

3. 为了明确诊断神经平面,什么测试是完整的?

4. 尝试描述完全性损伤和不完全损伤的不同之处?

5. 如果一个康复对象是 C_5 水平四肢瘫,说明他是哪个平面的损伤以及残留哪个功能肌肉群?

6. 对于完全性脊髓损伤和不完全性脊髓损伤康复对象来说运动功能预后如何?

7. 在脊髓损伤康复对象的管理中,外科手术的目的是什么?

8. 在脊髓损伤康复对象中,有哪些常见并发症会影响其潜在功能恢复?

9. 直立性低血压如何治疗?

10. 自主神经反射异常如何治疗?

11. 在预防压疮的过程中,作业治疗师充当什么角色?

12. 为什么脊髓损伤康复对象肺活量会受到影响?

13. 肺活量减少对康复计划有什么影响?

14. 哪一个水平的损伤会影响肩袖周围肌肉组织、肱二头肌、腕伸肌的全部和前锯肌、背阔肌和胸肌的部分。

15. 相比于 C_5 脊髓损伤康复对象来说, C_6 脊髓损伤拥有哪些额外的肌肉功能? 这一额外的肌肉功能能够带来什么主要的功能优势?

16. C_7 四肢瘫康复对象相比于 C_6 四肢瘫康复对象有哪些额外的至关重要的肌群?

17. 由于这些优势肌群,康复对象可以完成什么额外的功能独立?

18. 代表具有上肢肌肉完整神经支配的第一个脊髓损伤平面是哪一个?

19. 作业治疗师通过什么来对脊髓损伤康复对象进行评估? 目的是什么?

20. 列出作业治疗师为脊髓损伤康复对象设定的 5 个目标?

21. 请描述对于四肢瘫康复对象来说,是如何通过腕关节伸展来影响抓握功能的?

22. 对于 C_6 脊髓损伤四肢瘫康复对象来说,如何做来替代肘关节伸展活动的缺失?

23. 什么样的挛缩,在脊髓损伤康复对象中的出现是有促进作用的? 为什么? 它是怎么形成的?

24. 对于 C_6 脊髓损伤四肢瘫康复对象来说,什么样的矫形器可以在康复对象腕伸展的不足情况下完成功能性抓握?

25. 对于 C_6 脊髓损伤康复对象来说,什么样的自我照顾活动是被最先期待完成的?

26. 请描述 4 种常见的四肢瘫康复对象的辅助装置,并说明每个的目的。

27. 订购一台不合适的轮椅会对 C_6 脊髓损伤四肢瘫康复对象的上肢功能和皮肤护理造成什么影响?

28. 请简述作业治疗师在为脊髓损伤康复对象进行职业评估过程中的角色?

29. 当预测一位 25 岁的 T_4 脊髓损伤截瘫康复对象的未来功能恢复情况时,两个注意事项是什么?

30. 当截瘫康复对象已经可以独立完成所有的自我护理和移动活动时,为什么他仍旧需要家政援助?

(董安琴　郭秋娜 译,陈颖 校,

伊文超　张瑞昆 审)

参考文献

1. American Chronic Pain Association: Neuropathic pain. 2015. <http://www.theacpa.org/condition/neuropathic-pain>.

2. American Occupational Therapy Association: Occupational therapy's role in acute care. 2012. <http://www.aota.org/-/media/corporate/files/aboutot/professionals/whatisot/rdp/facts/acute-care.pdf>.

3. American Occupational Therapy Association: Sexuality and the role of occupational therapy. 2013. <http://www.aota.org/-/media/corporate/files/aboutot/professionals/whatisot/rdp/facts/sexuality.pdf>.

4. American Occupational Therapy Association: Occupational therapy practice framework: domain and process, ed 3, *Am J Occup Ther* 68(Suppl 1):S1–S48, 2014. <http://dx.doi.org/10.5014/ajot.2014>.

5. American Spinal Injury Association (ASIA): WeeStep: pediatric standards training e-program—pediatric considerations for the neurological classification of spinal cord injury. 2009. <http://asia-spinalinjury.org/elearning/elearning.php>.

6. American Spinal Injury Association (ASIA): International standards for neurological classification of spinal cord injury (ISNCSCI). 2015. <http://www.asia-spinalinjury.org/elearning/isncsci.php>.

7. American Spinal Injury Association (ASIA): ASIA consumer guidelines for SCI rehabilitation. nd. <http://asia-spinalinjury.org/rehab/consumer_guidelines_sci_rehab_draft_final_1.pdf>.

8. Baker LL, et al: *Neuro muscular electrical stimulation: a practical guide*, ed 4, Downey, CA, 2000, Los Amigos Research & Education Institute.

9. Christopher Reeve Foundation: Sexual health for men. nd. <http://www.christopherreeve.org/site/c.mtkzkgmwkwg/b.4453431/k.552c/sexual_health_for_men.htm>.

10. Cleveland Clinic: Acute vs chronic pain. 2014. <http://my.clevelandclinic.org/services/anesthesiology/pain-management/diseases-conditions/hic-acute-vs-chronic-pain>.

11. Consortium for Spinal Cord Injury: Autonomic dysreflexia: what you should know – a guide for people with spinal cord injury. 1997. <http://www.pva.org/atf/cf/{ca2a0ffb-6859-4bc1-bc96-6b57f57f0391}/consumer%20guide_autonomic%20dysreflexia.pdf>.

12. Consortium for Spinal Cord Medicine: Neurogenic bowel management in adults with spinal cord injury. 1998. <http://www.pva.org/atf/cf/{ca2a0ffb-6859-4bc1-bc96-6b57f57f0391}/cpg_neurogenic%20bowel.pdf>.

13. Consortium for Spinal Cord Medicine: Preservation of upper limb function following spinal cord injury: a clinical practice guideline for health-care professionals. 2005. <http://www.pva.org/atf/cf/{ca2a0ffb-6859-4bc1-bc96-6b57f57f0391}/cpg_upperlimb.pdf>.

14. Consortium for Spinal Cord Medicine: Bladder management guidelines for adults with spinal cord injury: a clinical practice guideline for health-care providers. 2006. <http://www.pva.org/atf/cf/{ca2a0ffb-6859-4bc1-bc96-6b57f57f0391}/cpgbladdermanageme_1ac7b4.pdf/>.

15. Consortium for Spinal Cord Medicine: Early acute management in adults with spinal cord injury: a clinical practice guideline for health-care professionals, J Spinal Cord Med 31:403–479, 2008.

16. Consortium for Spinal Cord Medicine: Sexuality and reproductive health in adults with spinal cord injury: a clinical practice guideline for health-care professionals. 2010. <http://www.pva.org/atf/cf/{ca2a0ffb-6859-4bc1-bc96-6b57f57f0391}/cpg_sexuality%20and%20reproductive%20health.pdf>.

17. Craig Hospital: Aging with spinal cord injury. 2015. <https://craighospital.org/resources/aging-and-spinal-cord-injury>.

18. Curtin M: An analysis of tetraplegic hand grips, Br J Occup Ther 62:444–450, 1999.

19. Ditunno J, Cardenas D, Formal C, Dalal K: Advances in the rehabilitation management of acute spinal cord injury, Handb Clin Neurol 109:181–195, 2012.

20. Fritz H, Dillaway H, Lysack C: Don't think paralysis takes away your womanhood: sexual intimacy after spinal cord injury, Am J Occup Ther 69:1–10, 2015.

21. Grant R, Quon J, Abbed K: Management of acute traumatic spinal cord injury, Curr Treat Options Neurol 17:1–13, 2015. doi:10.1007/s11940-014-0334-1.

22. Hess M, Hough S: Impact of spinal cord injury on sexuality: broad-based clinical practice intervention and practical application, J Spinal Cord Med 35:211–218, 2012. doi:10.1179/2045772312Y.0000000025.

23. Ho C, et al: Spinal cord injury medicine. Part 1. Epidemiology and classification, Arch Phys Med Rehabil 88:S49–S54, 2007. doi:10.1016/j.apmr.2006.12.001.

24. Juknis N, Cooper J, Volshteyn O: The changing landscape of spinal cord injury, Handb Clin Neurol 109:149–166, 2012.

25. Kanwar R, Delasobera B, Hudson K, Frohna W: Emergency Department evaluation and treatment of cervical spine injuries, Emerg Med Clin North Am 33:241–282, 2015.

26. Kedlaya D: Heterotopic ossification in spinal cord injury. 2015. <http://emedicine.medscape.com/article/322003-overview#a1>.

27. Kirshblum S, et al: Spinal cord injury medicine. Part 3. Rehabilitation phase after acute spinal cord injury, Arch Phys Med Rehabil 88:S62–S70, 2007. doi:10.1016/j.apmr.2006.12.003.

28. Kirshblum S, et al: The impact of sacral sensory sparing in motor complete spinal cord injury, Arch Phys Med Rehabil 92:376–383, 2011. doi:10.1016/japmr.2010.07.242.

29. Law M, et al: Canadian Occupational Performance Measure, ed 4, Ottawa, ON, 2005, CAOT Publications ACE.

30. Marino R, et al: Upper- and lower-extremity motor recovery after traumatic cervical spinal cord injury: an update from the National Spinal Cord Injury Database, Arch Phys Med Rehabil 92:369–375, 2011.

31. Mateo S, et al: Upper limb kinematics after cervical spinal cord injury: a review, J Neuroeng Rehabil 12:1–12, 2015. doi:10.1186/1743-0003-12-9.

32. McKinley W, Santos K, Meade M, Brooke K: Incidence and outcomes of spinal cord injury clinical syndromes, J Spinal Cord Med 30:215–224, 2007.

33. Meade M: Facilitating health mechanics: a guide for care providers of individuals with spinal cord injury and disease. 2009. <http://www.researchgate.net/publication/242564099_facilitating_health_mechanics_a_guide_for_care_providers_of_individuals_with_spinal_cord_injury_and_disease>.

34. Menorca R, Fussell T, Elfar J: Peripheral nerve trauma: mechanisms of injury and recovery, Hand Clin 29:317–330, 2013. doi:10.1016/j.hcl.2013.04.002.

35. Model Systems Knowledge Translation Center: Pain after spinal cord injury. 2009. <http://www.msktc.org/sci/factsheets/pain>.

36. Model Systems Knowledge Translation Center: Spasticity and spinal cord injury. 2011. <http://www.msktc.org/lib/docs/factsheets/sci_spasticity_and_sci.pdf>.

37. Model Systems Knowledge Translation Center: Understanding spinal cord injury. Part 1. The Body before and after injury. 2015. <http://www.msktc.org/sci/factsheets/understanding_sci_part_1>.

38. Model Systems Knowledge Translation Center: Understanding spinal cord injury. Part 2. Recovery and rehabilitation. 2015. <http://www.msktc.org/lib/docs/Factsheets/Understand_Spin_Crd_Inj_Prt2_508.pdf>.

39. Mulroy S, et al: Strengthening and Optimal Movements for Painful Shoulders (STOMPS) in chronic spinal cord injury: a randomized control trial, Phys Ther 91:305–324, 2011. doi:10.2522/ptj.20100182.

40. National Institute of Neurological Disorders and Stroke (NINDS): NINDS central cord information page. 2014. <http://www.ninds.nih.gov/disorders/central_cord/central_cord.htm>.

41. National Spinal Cord Injury Statistical Center: Facts and figures at a glance. 2015. <https://www.nscisc.uab.edu/Public/Facts%202015.pdf>.

42. Paulson S, editor: Santa Clara Valley Medical Center spinal cord injury home care manual, San Jose, CA, 1994, Santa Clara Valley Medical Center.

43. Peterson C: The use of electrical stimulation and taping to address shoulder subluxation for a patient with central cord syndrome, Phys Ther 84:634–643, 2004.

44. Pregnancy and spinal cord injury. 2015. <http://sexualhealth.sci-bc.ca/scipregnancy/>.

45. Saunders L, et al: Lifetime prevalence of chronic health conditions among persons with spinal cord injury, Arch Phys Med Rehabil 96:673–679, 2015.

46. Tefft D, Guerette P, Furumasu J: Cognitive predictors of young children's readiness for powered mobility, Dev Med Child Neurol 41:665–670, 1999.

47. Vogel L, Betz R, Mulcahey M: Spinal cord injuries in children and adolescents, Handb Clin Neurol 109:131–148, 2012.

48. Wirz M, Dietz V: Concepts of aging with paralysis: implications for recovery and research, Handb Clin Neurol 109:77–84, 2012.

49. Witiw C, Fehlings M: Acute spinal cord injury, J Spinal Disord Tech 28:202–210, 2015.

参考资料

American Spinal Injury Association—<http://www.asia-spinalinjury.org>

Christopher and Dana Reeve Foundation—<http://www.christopherreeve.org>

Innovative products for seniors and people with disabilities—<http://www.nuprodx.com>

Life coaching and peer mentoring services for individuals with SCI—<http://www.knowbarriers.org>

Model System Knowledge Translation Center—<http://www.msktc.org>

National Spinal Cord Injury Statistical Center (NSCISC)—<http://www.nscisc.uab.edu>

New Mobility (magazine for active wheelchair users)—<http://www.newmobility.com>

Paralyzed Veterans of America—<http://www.pva.org>

Peer support website run by individuals with spinal cord injuries—<http://www.apparelyzed.com/quadriplegia.html>

Reachers and grabbers for tetraplegics—<http://www.quadtools.com>

Spinal Cord Injury Research Evidence Project—<http://www.scireproject.com>

United Spinal Injury Association/NSCIA—<http://www.spinalcord.org>

USC Pressure Ulcer Prevention Project—<http://www.usc.edu/programs/pups/about/about.html>

第 37 章

运动单位障碍 *

Alison Hevvitt George

学习目标

通过本章的学习,学生或从业人员将能够做到以下几点:

1. 描述运动单位障碍的特点。
2. 讨论运动单位障碍的临床表现。
3. 讨论运动单位障碍对于作业表现的影响。
4. 为本章所涉及的各种运动单位障碍确定作业治疗项目的评估和干预措施。

章节大纲

关键术语

臂丛(brachial plexus)

吉兰-巴雷综合征(Guillain-Barre syndrome)

下运动神经元系统(lower motor neuron system)

运动单位(motor unit)

肌营养不良(muscular dystrophy)

重症肌无力(myasthenia gravis)

周围神经损伤(peripheral nerve injuries)

周围神经病变(peripheral neuropathies)

脊髓灰质炎(poliomyelitis)

脊髓灰质炎后综合征(postpolio syndrome)

* The authors wish to gratefully acknowledge the contribution from Marti Southam and Amy Schmidt-Salinas.

案例研究

Edith,第一部分

尽管这是关于吉兰-巴雷综合征(Guillain-Barre syndrome, GBS)的案例,但 Edith 的作业概况和作业表现需求的很多方面可以应用于本章所涉及的其他疾病诊断案例。

Edith,67 岁,正享受退休生活,她的时间主要与丈夫、3 个孩子和 5 个孙子(孙女)度过。她流感刚恢复,期待和家人一起去逛公园。洗澡时,她突然感觉双下肢无力而摔倒。当躺在地上时,她发现自己的双上肢也出现无力感,她意识清醒,但感觉身体很无力。她的丈夫拨打了 911,幸运的是,她得到了及时的医疗救助,因为她后来需要呼吸机辅助呼吸。经多项神经系统检查后,Edith 被诊断为吉兰-巴雷综合征。她和她家人完全没有听说过此疾病。

Edith 突然发现自己所有的角色与作业活动都依赖他人。她在 ICU 住院数周进行治疗,需要呼吸机维持呼吸,且因为全身肌肉麻痹需要他人躯体上的辅助。同时,她还感到肌肉各种疼痛,需要服用止痛药缓解疼痛。

Jen 是 ICU 的一名作业治疗师,与 Edith 面谈之后,和她一起确定 Edith 的作业需求和需处理的个人因素。Jen 为 Edith 做了被动关节活动训练,制作了手部矫形器维持其功能休息位,预防关节挛缩,指导其正确卧位,并给 Edith 的家人进行吉兰-巴雷综合征相关的宣教。同时,Jen 给予 Edith 支持和鼓励,并积极倾听,在干预过程中应用自我治疗。Edith 经常提及她的精神信仰,并称她从祈祷和冥想中得到希望和力量。她提起自己以前最喜欢做的事是每天晨读《圣经》。她现在因自己无法拿着一本书或翻页而感到很沮丧。经过 Jen 的训练和改造,Edith 现在可以用 CD 听《圣经》,用口控式开关控制 CD 的播放。这个改造让她可以重新继续执行她重视的晨读惯例。

Edith 在身体方面取得了缓慢但稳定的进步,后来她被转移到急性期康复医院接收综合康复训练项目。该中心的作业治疗师 Lara 评估了 Edith 的具体功能,这些功能支持了其作业表现和作业活动的参与,以及疗程重点的活动。加拿大作业表现测量(COPM)[24] 确定了 Edith 的目标,包括:①能够自己进食、刷牙、洗澡;②给家人做饭;③和孙女去商场购物;④能驾车去朋友家打牌。评估阶段也完成了详细的上肢的徒手肌力测试、肌腹压痛筛检、关节活动范围测量和感觉测试。

干预策略着重在使用补偿手段,改善肌力及耐力。Lara 教导了 Edith 通过代偿性策略进食、修饰、沐浴。Lara 鼓励 Edith 在活动过程中,如做饭和打扫卫生时尽量使用辅具、工作简化和能量节省技巧。Lara 支持 Edith 参与社区移动性活动,并陪她和她的孙女去商场。在那次短暂的外出之后,Edith 表示感觉自己的自信心和成就感变强了。她和别的康复对象一起打牌,并参与每日个性化肌力训练项目。

Lara 向 Edith 提供了相关社区资源以帮助她独立。例如,吉兰-巴雷综合征/慢性炎症性脱髓鞘性多发性神经病(GBS/CIDP)基金会国际组织向 GBS 幸存者和看护者提供当地支持团体、文献和会议[14]。此外,她的家人接受了跨学科团队成员的大量培训,以协助 Edith 将学习到的策略和设备应用于家庭和社区。在住院患者水平上,Edith 开车的愿望没得到解决,但 Edith 被转到一个门诊培训项目。

思辨问题

1. 吉兰-巴雷综合征包含哪些阶段? 在各阶段哪些作业治疗策略可以采用?

2. 在康复过程中,如何解决康复对象的社会心理需求?

3. 请描述对 Edith 具有重要意义的烹饪过程中,你能想到的适用于她的能量节约技巧。

非常感谢 Marti Southam 和 Amy Schmidt-Salinas 的贡献

本章对 OT 最常见的运动单位(motor unit)障碍康复对象的症状、病程、药物治疗和作业治疗评估和干预做了介绍。运动单位是周围神经系统的基本功能单元,由四个要素组成:位于脊髓前角的运动神经元的细胞体;运动神经元的轴突,通过脊神经和周围神经传递到肌肉;神经肌肉接头和由神经元支配的肌纤维(图 37.1)。运动单位的障碍可以是神经源性的,神经肌肉的或肌源性的,通常会引起肌肉无力和骨骼肌萎缩。基于神经源性的疾病常见于下运动神经元紊乱,影响运动单位的细胞体和周围神经。神经肌肉或肌源性疾病容易引起神经肌肉接头或肌肉本身的问题[7]。

本章还讨论了作业治疗师在评估和为患有运动单位障碍的人提供干预时所涉及的身体、心理和情感因素。

作业治疗师通过对身体残疾的整体认识,给予康复对象个性化的定位,可以制订解决运动单位疾病康复对象精神健康问题的干预措施。在 Edith 的案例研究中,突然发作的严重的周围神经病变(如吉兰-巴雷综合征),或长期疲劳并经历角色改变的慢性病症,会对康复对象、家庭和他们的社交网络产生影响。

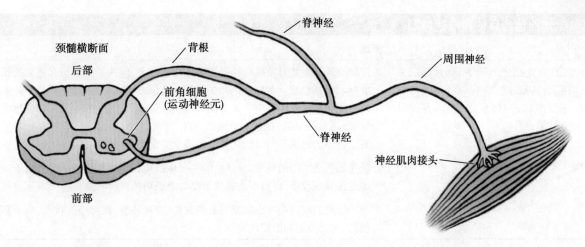

图 37.1　运动单位包括在脊髓前角中的运动神经元细胞体,运动神经元的轴突(其通过脊神经和周围神经连接到肌肉),神经肌肉接头处和该神经元所支配的肌纤维

神经源性障碍

周围神经病变

脊髓前角的运动神经元调节产生动作行为的主动动作反射。肌力和耐力有助于在现有的关节活动范围内产生协调和熟练的动作。动作的特征取决于特定运动单位活化的模式和神经冲动发放的频率。肌肉收缩是运动系统的输出[7]。

下运动神经元系统包括脊髓前角内的细胞体及其轴突(它们通过脊神经和周围神经到达神经肌肉连接处),以及第Ⅲ~Ⅹ脑神经(位于脑干)及其轴突。下运动神经元的运动纤维包含体细胞运动组件,包括支配骨骼肌(梭外肌纤维)的 α 运动神经元和支配肌梭(梭内肌纤维)的 γ 运动神经元。任何上述结构的损伤都会导致周围神经病变或下运动神经元功能障碍[7]。

周围神经病变涉及下运动神经元系统的病变,可能位于脊髓前角细胞、脊神经、周围神经和脑神经或脑干细胞核。病变可由神经根压迫、创伤(如骨折、脱臼、撕裂、牵拉、穿透伤及摩擦)、毒素(如铅、汞、酒精)、感染(如:白血病,Epstein-Barr 病毒或疱疹水痘带状疱疹)、肿瘤(例如神经瘤和多发性神经纤维瘤)、血管病症(例如动脉硬化糖尿病或外周血管异常)和先天性畸形所致[35]。"像电话线上的静电一样,周围神经病变会扭曲,有时会中断大脑和身体其他部位之间的信息"[35]。

运动单元障碍的 OT 评估遵循相似的顺序,见表37.1。作业概况在与康复对象和护理人员的面谈过程中形成。COPM[24]是制订目标和衡量干预结果的极佳工具。表现技能、表现模式、康复对象因素和活动需求也必须进行临床评估。诸如关节活动范围测量、徒手肌力测量、应对和抑郁测量量表以及日常生活活动评估等均适用于本章所描述的每个运动单位障碍。

表 37.1　作业治疗评估和描述

评估	描述
作业概况	与康复对象面谈(如合适的话,包括其家属和照顾者)以获取以下信息:康复对象问题和顾虑、参与作业时成功和不成功的策略、情境以何种方式影响功能性能力、活动需求以及有意义作业的优先次序
加拿大作业表现测量(COPM)[24]	治疗前后进行面谈以描述问题,对于执行活动时的满意程度以及在自我照顾、工作和休闲等方面的自我表现能力水平。测试方法必须可衡量以评估干预结果
在作业领域的表现技巧:日常生活活动、工具性日常生活活动、教育、工作、娱乐、休闲和社会参与	康复对象在作业概况中确定优先考虑的作业之后,治疗师可以在适当的环境中,在康复对象进行活动期间对其表现进行正式评估和观察,并注意运动、过程和沟通/交流技巧(详细评估细节见第 18 章,具体的休闲活动评估描述见第 16 章)
表现模式	康复对象(独立或者在照顾者或作业治疗师的辅助下)可以分析活动和症状的日志。在与作业治疗师的合作中,康复对象使用这些信息来发现对作业表现有害或有帮助的习惯和惯例。应该讨论和执行角色的重建或调整

表 37.1　作业治疗评估和描述（续）	
评估	描述
个人因素：日常生活中的徒手肌力测试、关节活动范围测量、进食和吞咽评定、疼痛量表、感觉测试、抑郁量表、应对方式量表、临床观察	治疗师应该对康复对象执行特定的身体功能评定，包括支持参与有意义的作业系统（例如，神经肌肉骨骼、疼痛、关节活动范围、感觉、心血管、呼吸、吞咽、皮肤）。由于疲劳在这些疾病中非常普遍，评估应该充分间隔，并且在康复对象状态最好时（通常在早晨）执行。情绪稳定性、动机、性行为、抑郁、应对方式等的评估对于整体了解康复对象的优势和劣势至关重要
活动需求	分析完成活动所需的顺序、身体功能和身体结构。分析必须包括评估用于执行活动的工具或设备，以及可能确保康复对象成功执行活动的改造
背景	作业治疗师必须时刻考虑康复对象的文化、物理环境、社会经济状态、个人和精神信仰、时间方面和虚拟环境

From American Occupational Therapy Association：Occupational therapy practice framework：domain and process，3rd，edition. *Am J Occup Ther* 68：S1-S51，2014.

在下面的章节中将详细讨论两个复杂的综合征，吉兰-巴雷综合征和脊髓灰质炎后综合征。这些概念适用于本章后面所述的其他运动单位疾病。

吉兰-巴雷综合征

吉兰-巴雷（ghee-YAN bah-RAY）综合征（Guillain-Barre syndrome，GBS，也称为急性特发性传染性多发性神经炎和 Landry 综合征）是一种急性炎症性疾病，是由身体自身的免疫系统侵犯部分周围神经系统所致。免疫系统破坏围绕许多周围神经轴突的髓鞘甚至轴突本身，破坏神经向肌肉传递信号的能力。GBS 的病因及治疗方法目前仍然未知，也无人知晓为何这种疾病会侵袭某一人群[32]。GBS 通常发作于上呼吸道或胃肠道病毒感染后的 1~2 周之内。这种综合征有时也会由手术或接种疫苗引发，而且没有已知的突发事件[12]。

该急性复杂疾病是在 1976 年数人接受了猪疫苗后发作，进而引起了广泛的关注。每年仍有数千新增病例，可发生在任何年龄、性别、种族背景[14]。在美国，GBS 在男性和女性的发生率相当，年发生率为 1.6~1.79 人/10 万人[46]。

吉兰-巴雷综合征的最初症状通常包括腿部不同程度的肌无力和感觉变化。GBS 的特征是快速进行性的双侧肢体对称性肌力减弱，通常由远端到近端（从脚到躯干）。极少出现近端肌肉无力为主的下行麻痹[4,32]。由于周围神经的髓鞘受损或退化，神经不能有效传递信号。肌肉开始失去对大脑命令作出反应的能力。大脑接收较少量的来自身体其他部位的感觉信号，导致无法感觉到质地、热度、疼痛和其他感觉。康复对象经常描述初始感觉，例如刺痛、"蚁走

感"或痛苦的感觉。来自上肢和下肢的信号传递通路距离最长，因此它们最易受到干扰。所以，肌肉无力和刺痛感通常首先出现在手和足的远端并向近端发展[32]。

通常情况下，肌无力和异常感觉首先出现于下肢，并逐渐累及上肢和躯干，部分肌肉甚至完全瘫痪。随着脱髓鞘进一步发展，康复对象可能会出现呼吸、言语、吞咽、血压或心率问题。康复对象可能需要使用呼吸机辅助呼吸，并密切监测心律异常、感染、血栓和高血压或低血压。在最初的临床表现之后，症状可以在几天或几周内发展。到疾病的第 3~4 周，90% 的康复对象处于最严重肌无力状态。有些人可能完全瘫痪，并依赖呼吸器维持呼吸[32]。

GBS 的典型进展分为三个阶段。初期，或急性期，始于康复对象的第一个决定性症状，并持续到身体状态没有进一步下降。这一阶段可能持续 4 周。当康复对象的身体状态稳定下来时，稳定期开始，没有身体状况的进一步恶化，也没有身体恢复的迹象。稳定期一般持续数周，在此期间，康复对象的身体状况保持不变。恢复期是指康复对象逐渐开始恢复体力和症状逐渐减少的时期。根据瘫痪的程度，恢复时间可能在 6 个月至 2 年。尽管完全恢复是可能的，但许多人（20%~30% 被诊断为 GBS 的人）将会经历长期的功能障碍[29,46]。

对于 GBS 的康复对象、家人和朋友来说，瘫痪是一种可怕的经历。康复对象可以尝试去适应这种急性期的身体残疾和不同阶段存在的后遗症对自己产生的影响[38]。不过，对大多数康复对象来说，预后较好。因此，在干预期间康复对象应该保持乐观态度，并鼓励康复对象和家庭对恢复充满期待（表 37.2）。

表 37.2 吉兰-巴雷综合征：预后与结果		
恢复状态	比例	描述
自愈良好	85%	20%～30%恢复正常的人有一些残留的后遗症，如远端麻木、肌无力、疲劳，可能影响某些日常功能，但通常不严重；3%的康复对象会出现肌无力和刺痛感复发
显著障碍	10%	疲劳和特定肌群的严重肌无力，显著损害日常功能
死亡	5%	死亡通常是肺炎、败血症、成人呼吸窘迫综合征、自主神经功能紊乱或肺栓塞的结果

From National Institute of Neurological Disorders and Stroke：Guillain-Barre syndrome fact sheet：www.ninds.nih.gov/disorders/gns/gbs.htm；Walling AD, Dickson G：Guillain-Barre syndrome. Am Fam Physician 87：191-197，2013.

GBS 目前还没有已知的治疗方法。然而，一些干预措施可以减轻疾病的严重程度，并加速大多数人的康复进展。也有很多方法可以治疗该疾病的并发症[32]。免疫调节疗法（血浆置换或静脉注射免疫球蛋白 Ig）是 GBS 发作时推荐的药物治疗方法。血浆置换有利于改善临床效果，减少了通气和重症护理所需的时间，缩短了实现步行的时间以及住院时间[4,46]。这个过程是从全血中分离血浆，然后将剩余血液回输，以缩短急性期的病程。静脉内免疫球蛋白治疗包括注射免疫系统自然对抗入侵生物体的蛋白质。高剂量的这些免疫球蛋白可以减轻对神经系统的免疫攻击并促进恢复[32,46]。

作业治疗师的角色

GBS 康复对象病情稳定后被转介给 OT。通过评估康复对象的功能障碍及其程度，确定康复对象的作业概况。例如，通过关节活动范围、徒手肌力测试、感觉测试和吞咽能力评定，评估康复对象身体能力。也可以对动作质量、协调和自我照顾进行功能性评估。评估康复对象和家庭的情绪以及社会心理因素也至关重要（OT 评估见表 37.1）。

OT 初期评估之后，需要制订干预计划，以满足疾病整个过程中康复对象的需求。根据康复对象的恢复状态，可能需要多次修改干预方案。在干预初期（疾病的急性期和稳定期），与医疗团队一起处理有问题的个人因素。这些可能包括提供每日被动 ROM 训练、体位保持和矫形器固定以防止挛缩和畸形，并保护肌力较弱的肌肉。被动 ROM 应该从关节的轻微活动开始，不应超过疼痛点。应特别注意确定手部肌肉现有的无力

程度。鼓励康复对象进行被动活动（如看电视）和家人和朋友的非正式社交访问。密切监测肌腹压痛（流感型肌肉酸痛），并根据其压痛程度调整活动[6]。许多康复对象可能受益于日常生活电子（EADL）的使用。EADL 通过科学技术提高了康复对象对环境控制的独立性。例如，一个拥有 GBS 的康复对象可能缺乏对环境中的电视、电灯、电话和收音机的强度和开关的控制。通过使用 EADL，康复对象可以使用头部、口部或身体的其他部位来操作开关并成功控制环境。

随着康复对象体力活动的恢复，通常在恢复期实施密集的跨学科康复计划。评估过程结束后，与康复对象协调制订的 OT 干预计划必须经过精心设计，以避免加剧肌腹压痛、疲劳和对神经的进一步损伤。由于近端肌肉肌腹压痛往往比远端肌肉压痛减轻更早，所以可先行训练近端肌肉的运动，在训练时，对远端关节进行支撑（如使用移动臂）[6]。每次干预后，密切监测疼痛或疲劳，活动逐渐增加。治疗师应继续监测增强的肌腹压痛、肌肉失衡和替代模式。渐进性抗阻练习应该谨慎使用，并注意关节保护和预防疲劳。在整个康复过程中，治疗师应避免引起疲劳和刺激已经发炎的神经。作业治疗师应向康复对象和家庭提供关于节能、工作简化、避免过度劳累和过度使用肌肉等重要概念的指导，这些对于康复至关重要[41]。

随着康复对象肌力的增加，干预方案中可包含更多抗阻训练。一旦康复对象能够参与其中——自我照顾（梳理、饮食、穿衣、洗澡和如厕）以及其他日常生活活动、工具性日常生活活动和休闲作业时，就应将这些加入干预方案中。随着肌力和耐力的提高，活动应以康复对象的达标率分级。在此期间，通常需要更合适的设备、较多的休息时间和富有创意的策略。移动上肢支撑装置可能用于缓解肌肉疲劳，促进上肢辅助主动运动，并鼓励作业独立。活动和作业应该在粗大运动、精细运动、抗阻运动和非抗阻运动之间进行调整，以防止过度疲劳[41]。

OT 实践要点

参与对康复对象有意义的、较轻松的作业对于建立并重建先前的生活角色、兴趣所必需的自信心是至关重要的。例如，康复对象可能能够参与愉快的休闲作业，如剪贴簿、上网、计划家庭聚会以及为孩子们读书（见第 16 章）。

GBS 的人不仅面临身体上的困难，而且还面临情绪上的痛苦[28]。康复对象通常很难适应突如其来的瘫痪和依赖他人的帮助进行日常活动。Eisendrath，Matthay 和 Dunkel 发现,在急性进展阶段,康复对象经历了严重的焦虑、恐惧和恐慌[11]。当康复对象到达稳定期时,他们经常表现出愤怒和忧郁。当康复阶段开始改善时,由于康复对象想到长期缓慢的康复过程和永久性神经损伤的可能性,可发生严重抑郁。作业治疗师可以通过促进自我价值感、积极的态度与鼓励康复对象参与其所重视的作业活动以提供支持[38,44]。作为治疗组的成员,心理学家或医生也应该密切关注康复对象的情绪,并提供必要的干预。

在医疗稳定并出院后,许多 GBS 幸存者发现他们回家后,没有接受适当的医疗随访和治疗。针对功能受限,家庭只能靠自己的设施来创建有效的解决方案,也需要自己寻找相关资源。Schmidt 对吉兰-巴雷综合征基金会国际组织的 90 名志愿参与者进行了一项调查,以探讨住院后家庭、工作、社区和休闲角色的功能受限程度。大多数参与者表示,他们必须独立研究有关 GBS 的信息,因为他们的医生和团队成员有的缺乏知识,有的没有向他们提供任何口头或书面信息。一位与会者指出:"我的家人不得不通过互联网了解有关 GBS 的所有信息,我的医生和护士对此一无所知,我们必须对他们进行教育(医生、护士、治疗师等)"。这些家庭对医疗保健专业人员没有解决诸如抑郁、焦虑、恐惧和绝望等重大心理问题的事实感到最为沮丧。在参与者满意度和能力的评分中,需要正常到良好肌力和耐力执行的任务得分最低。绝大多数受访者(98%)报告说,他们生活中的一些因素限制了他们参与生活的能力,如疲劳、肌无力、疼痛、感觉障碍、协调问题和心理社会变化。近一半的参与者认为他们将从 OT 服务中受益,以改善他们的上肢功能,并学习如何管理日常疲劳和保持他们目前的健康状况。这项研究表明,在发病和症状明显改善之后数年内,持续的 OT 服务有助于优化作业表现和作业角色。

适应残疾状况、问题解决、学习和重新设计 GBS 幸存者生活的复杂过程是一项长期的治疗经验。生活方式重新设计过程可由作业治疗师在住院康复阶段启动,但是,必须为后续治疗建立照护的连续性。作业治疗师工作在门诊或家庭环境中,可以熟练地引导康复对象恢复其以前的生活角色,协助康复对象返回生产性社区参与和休闲作业(见第 16 章),并教导参与有意义的作业[26,28,41]。

脊髓灰质炎和脊髓灰质炎后综合征

通过全球脊髓灰质炎宣教方案,全球范围内脊髓灰质炎病毒的传播大大减少。2012 年全球仅报告了 223 例确诊为脊髓灰质炎的病例,并且只有三个国家的脊髓灰质炎流行[8]。美国的脊髓灰质炎病例数量在 1952 年达到高峰,有 21 000 多人瘫痪。根据美国疾病控制和预防中心(CDC)的资料显示,在美国发现的最后一例本土脊髓灰质炎病例发生在 1979 年。1991 年,泛美卫生组织领导的一项根除西方国家的脊髓灰质炎病情的方案,消灭了此地区的脊髓灰质炎[8]。脊髓灰质炎(poliomyelitis)是一种高度传染性的病毒性疾病,通过粪口途径进入口腔(即在不卫生的条件下使用简陋的洗手技术传播)。病毒从咽喉进入消化道,并通过排泄物传播数周。脊髓灰质炎病毒进入血液,并在某些情况下感染前角和脑干的运动神经元。高达 72% 的患此病的人无症状,但仍能传播疾病。根据 CDC 的报告,脊髓灰质炎感染者中仅有不足 1% 的人出现松弛麻痹,大多数人可完全康复。如果肌无力或瘫痪持续12 个月以上,通常为永久性的[8]。

CDC 确认到三种麻痹型脊髓灰质炎:脊柱脊髓灰质炎(spinal polio)、延髓型脊髓灰质炎(bulbar polio)和延髓脊柱脊髓灰质炎(bulb spinal polio)。脊髓型脊髓灰质炎是 1969—1979 年间最常见的类型,占报告病例的 79%。这种类型主要在下肢中产生不对称弛缓性瘫痪。球状核灰质炎(报告病例的 2%)感染脑神经,导致口腔和面部肌肉组织的肌肉无力,两种类型的合并导致球状核脊柱灰质炎(19% 的病例)[8]。瘫痪型脊髓灰质炎,四肢可见明显萎缩,深部肌腱反射通常消失。感觉和认知无损。肌肉对各关节牵拉的不对称性有时会导致畸形,如半脱位、脊柱侧弯和关节挛缩[8]。

尽管大量努力已经明显降低了脊髓灰质炎的发病,但脊髓灰质炎的影响仍然存在。世界上有 1 200 万~2 000 万人患有脊髓灰质炎,他们仍然活着。在 15~40 年后,25%~40% 的成年人会经历新的肌肉疼痛、现存肌无力加剧以及新发生的肌无力或瘫痪。这种恶化被称为脊髓灰质炎后综合征(PPS)[8]。根据疾病防控中心的数据:

> 导致脊髓灰质炎后综合征风险的因素包括急性脊髓灰质炎病毒感染后的时间长度增加[8]、急性疾病康复后的永久性残障、女性。脊髓灰质炎综合征的发病机制被认为是在麻痹性脊髓灰质炎的恢复过程中产生的超大运动单位的破坏。脊髓灰质炎后综合征不是一个传染性过程,患有这种 PPS 的人不会脱落脊髓灰质炎病毒[8]。

根据美国国家神经疾病和卒中研究所的报告,应考虑以下标准用于诊断 PPS:由于脊髓灰质炎导致的前期瘫痪、部分或全部功能恢复时间长短、缓慢进展性和持续性的新发肌无力或耐力降低、新发的呼吸和吞咽困难(不常见),上述症状持续 1 年或更长时间,并排除症状出现的其他原因(表 37.3)。PPS 进展缓慢,间歇期稳定。患有严重急性脊髓灰质炎的人比那些最初对脊髓灰质炎病毒反应温和的人更容易受到 PPS 的影响。疲劳是最严重的症状,因其限制活动。疲劳可能会严重,且与活动的体力消耗明显不成比例,甚至可能是压倒性的。PPS 康复对象会面临额外的致残问题,如肌肉萎缩、脊柱侧弯、骨质疏松症、骨折、挛缩和抑郁[17,51,52]。ADL 和 IADL 的困难随着症状的增加而增加。移动、转移、上下楼梯、家庭管理、驾驶、穿衣、进食和吞咽以及膀胱和肠道控制等问题可能会发生,并且康复对象描述他们的功能状态和健康相关的生活质量较差[23,51]。除非脊髓灰质炎后综合征出现严重的肺或吞咽功能障碍,否则该疾病很少危及生命。

表 37.3　脊髓灰质炎后综合征的六项标准

标准	描述
先前的麻痹性脊髓灰质炎	有急性脊髓灰质炎的诊断、运动神经元丧失、残余肌无力、肌肉萎缩、肌电图(EMG)显示肌肉失神经的病史记录
部分或完全恢复期	急性麻痹性脊髓灰质炎的证据,恢复期和稳定的神经功能,间隔约 15 年或更长
逐渐或突然出现的渐进和持续的新发肌肉无力或异常的肌肉疲劳	耐力降低、肌肉关节疼痛。发作可能发生在手术后、创伤或不活动期间
新出现的呼吸和吞咽困难	未必但可能出现的呼吸和吞咽问题
此处列出的症状可能会持续至少 1 年	康复对象报告有症状的时间长短有时与脊髓灰质炎后综合征的诊断有关
排除上述症状的其他原因	排除其他神经、内科和骨科问题

From Jubelt B, Agre JC: Characteristics and management of postpolio syndrome, J Am Med Assoc 284:412, 2000; National Institute of Neurological Disorders and Stroke: Post-polio syndrome fact sheet. www.ninds.nih.gov/disorders/post_polio/detail_post_polio.htm

作业治疗师的角色

作业治疗师应考虑到 PPS 的心理和情绪可能与身体症状一样存在障碍。先前患脊髓灰质炎的人很有可能认为疾病已经结束,过去的残疾,以及任何残留的肌无力都是静止的。因此,新症状的发生以及随之而来对作业表现和生活方式的破坏,可能会对 PPS 者造成毁灭性的打击,因为康复对象、家人和朋友要第二次面临残酷的事实。医疗团队的支持和实用性的方法,以及康复对象和家庭教育,是改变生活方式的关键[51,52]。

案例研究

George

1955 年 2 月,在 George 的七岁生日聚会上,他被另一个孩子踢球时击中腿部后摔倒。第二天早上,发现自己不能下床,也无法自行站立。他被送进医院,并被诊断患有脊髓灰质炎。George 被安排用铁肺(iron lung)辅助呼吸。那段时间正值脊髓灰质炎流行的高峰期,医院病房,甚至大厅里都挤满了使用铁肺的孩子。医务人员和医疗设备一直在场,这种隔离治疗令人恐惧。

多年后,George 逐渐康复,可以独立行走,并完全融入生活。然而,在 60 岁时,George 开始感觉到自己双下肢新发肌无力、肌肉疼痛、易疲劳,以及步态不稳。他担心自己再次患上脊髓灰质炎,他辞去自己的全职工作,不再打网球,脱离自己的社交生活,因为害怕疾病再次出现,他也不想让任何人知道。他的妻子非常担心,并为 George 预约了医生,医生给他安排了作业治疗、物理治疗和心理咨询。

分析

George 是全球众多受脊髓灰质炎后综合征影响的人群之一。通过作业治疗、物理治疗和心理咨询,他将能恢复接近正常的生活。他的恐惧必须得到解决,因为恐惧会妨碍他所有的功能。通过作业治疗,George 可学习如何调整自己的活动,保护自己的关节,在严重的疲劳之前加以辨别,并改变他的休闲作业,最终过上快乐的生活。

作业疗法在帮助康复对象稳定功能方面发挥着重要作用。调整生活方式的目标可以通过与康复对象和家庭合作,根据需要使用工作简化、能量节约和辅具使用技术。这些措施,结合健康的饮食、充分利用残存功能,可能会改善康复对象参与有意义的作业,以及参与他/她生活中不同情境的活动[36,52]。

在评估被诊断为 PPS 的康复对象时,作业治疗师与康复对象和护理人员(如适用)合作开发作业概况。在讨论了康复对象的问题和考虑之后,治疗师可以研究康复对象已使用的策略,并听取康复对象报告这些策略如何作用于他们。作业治疗师选择一些特定的评估方法,例如 ROM、MMT,并评估康复对象的辅具是否适合或功能正常,以提供相关的有用信息(表 37.1)。

评估所获得的信息可用于安排活动的先后顺序和选择 PPS 康复对象重视、相关的活动。脊髓灰质炎知识测试可以揭示康复对象和家人对脊髓灰质炎及其后遗症的理解[50]。如康复对象是小孩,脊髓灰质炎所造成的影响,以及疾病相关症状的教育是非常重要的。

疲劳(fatigue)和疼痛(pain)是 PPS 最常提及的两种症状。几乎所有的脊髓灰质炎幸存者都会出现脊柱侧弯,即使脊柱侧弯本身一般不会产生疼痛,但它通过异常的生物力学作用于关节和肌肉上的应变也会导致退行性椎间盘疾病,以及肩、膝和其他关节和肌肉的疼痛[48]。在这些康复对象中经常观察到睡眠期间呼吸容量降低以及呼吸困难。如果康复对象抱怨夜间频繁觉醒或呼吸困难,治疗师应立即将康复对象转介给呼吸科医生[48,52]。

以康复对象为中心的干预计划旨在帮助康复对象和护理人员改善功能结果。适应战略和预防措施是 OT 干预计划的关键因素。干预方法的预后和选择取决于疾病的进展。对康复对象有意义的功能和休闲活动与工作简化、节能活动、被动和主动 ROM 练习、肌肉再教育、适当的姿势和身体力学、关节保护相结合,并在必要情况下使用辅助、自适应设备和移动辅助器具。在任何情况下,治疗师都必须教导康复对象仔细监测疲劳程度,并在必要时修改或停止活动[52]。确定目标的优先次序对于达到预期的结果至关重要,干预目标应与康复对象和跨学科团队的成员进行协调,以制订全面的康复计划。干预计划中必须解决疾病的心理社会问题[20,38]。

了解康复对象对与 PPS 相关的各种残疾的社会心理反应,将有助于治疗师和康复对象选择干预措施,以促进康复工作和康复对象对新功能受限的适应。身体能力的变化,异常的疲劳以及生活技能的削减会使康复对象面临应对、调整和适应方面的心理问题。这些变化可能与疾病本身带来同样的痛苦。因此,了解适应慢性失能症状的阶段很重要[38,39]。否认、愤怒、绝望,以及成为他人负担的感觉应该作为 OT 干预的一部分加以解决。帮助康复对象和家庭与支持团体建立联系,可以改变社会心理接受和动机[52]。如果康复对象的心理需求超出了 OT 实践的范围,应该转介给心理学专家。

因为患有 PPS 的康复对象在面对不断加剧的残疾时心理上可能会变得脆弱,所以作业治疗师应逐渐引入生活方式的改变,因为,改变表现模式并引入适应性设备可能会威胁到康复对象的自我形象。较小的变化可能比主要变化更容易接受,尽管后者显然是必要的。在制订干预计划时,必须考虑到康复对象的精神信念,"精神活动"可能有助于培养希望感[9]。

运动的好处是有争议的。受 PPS 影响的肌肉实际功能水平可能低于徒手肌力测量(MMT)的结果,在整个 ROM 中,上肢力量会发生显著变化。因此,在参与作业期间,仔细观察是至关重要的。运动也必须注意谨慎监督,因为运动可能会加剧疼痛和过度使用有限数量运动单位所支配的肌肉[12,52]。过度活动的表现有:肌无力加剧、不适感、疼痛、肌肉痉挛和慢性疲劳[36,51,52]。

慢性疼痛可以通过指定的药物来控制或缓解,也可通过改善作业期间的人体力学、矫形器和适应性设备支持肌无力的肌肉,并通过基于认知行为疗法(CBT)的多学科治疗方法促进生活方式和角色的修改,CBT 经常被用于慢性疼痛的管理,并可能被作业治疗师所应用。CBT 为康复对象在疼痛和应对策略的动态变化中提供指导,如压力管理、放松和可视化、适当使用游戏和幽默、识别疲劳和活动节奏管理、自我谈话监督和家庭训练[10,22,42,48]。策略可以教导减少或消除不必要的活动,从而减少过度使用肌肉,以及由此产生的疼痛。对于最有价值的活动来说,节约能源可能意味着将不太重要的活动委托给他人或更多依赖矫形器、辅助器具或助行器等设备[51,52]。在医学上建议一些康复对象减少体重,以减轻疼痛。作业治疗师可以与营养师合作,通过烹饪小组来解决减肥问题,创造出推荐的高蛋白饮食[39]。

根据康复对象和家庭的需求,推荐恰当的医疗保健专业人员是非常重要的。这些医疗保健专业人员可能包括矫形师、物理治疗师、肺病专家和心理学家[52]。

GBS 和 PPS 是需要 OT 服务的两种疾病:他们已经详细介绍了这些疾病康复对象使用的过程。本章其他部分描述了与运动单位有关导致作业表现受损的其他障碍。针对 GBS 和 PPS 描述的干预措施的原则也适用于以下疾病。

周围神经损伤

到目前为止,本章描述了影响前角细胞和周围神经的疾病。本部分包括三种特定的上肢周围神经损伤(peripheral nerve injuries):腋神经、臂丛神经和胸长神经损伤。臂丛神经由 $C_5 \sim T_1$ 发出[31],这些神经的感觉和运动与脊柱紧密相连。上述神经纤维连接合成臂丛干支,干支分别再分支形成神经交织,后进一步合成臂丛神经纤维,并从这些纤维中分支出臂丛神经末端或周围神经,分布到不同区域。从解剖学层面看,基于上述神经的复杂性,一个神经根受压后,有保持功能的可能。例如,桡神经由来自 C_6,C_7,C_8 和 T_1 的纤维组成。有关神经、神经肌肉支配和动作执行,参见表 37.4(有关周围神经损伤、外周疼痛综合征以及这些疾病管理的其他信息,参阅第 39 章)。

表 37.4　臂丛神经的周围神经病变的临床表现

脊神经	神经	运动分布	临床表现
C_5	肩胛背	大小菱形肌、肩胛提肌	肩胛上抬、内收、向下旋转受限
$C_5 \sim C_6$	肩胛上	冈上肌、冈下肌	肱骨外旋减弱
$C_5 \sim C_6$	肩胛下	肩胛下肌、大圆肌	肱骨内旋减弱
$C_5 \sim C_6$	腋	三角肌、小圆肌	肩部外展、屈曲、外旋和伸展受限
$C_5 \sim C_7$	肌皮	肱二头肌、肱肌、喙肱肌	肘关节屈曲和前臂旋后受限
$C_5 \sim C_7$	胸长神经	前锯肌	翼状肩
$C_6 \sim C_8$	胸背	背阔肌	肩内收和肩伸展受限
$C_6 \sim C_8$,T_1	桡	所有手臂、手腕、手指、拇指、拇长展肌、旋后肌、肱桡肌	腕下垂、伸肌麻痹、不能旋后
$C_6 \sim C_8$,T_1	正中	手腕、手和手指屈肌;前臂旋前肌、拇指对掌肌、拇短展肌、拇短屈肌、第一、二蚓状肌	"猿手"畸形、抓握能力减弱、鱼际萎缩、拇指不能对掌
$C_8 \sim T_1$	尺	前臂和手尺侧肌肉;拇内收肌、小指展肌、小指对掌肌、小指短屈肌、指深屈肌(指4,5)、第三、四蚓状肌、尺侧腕屈肌、掌短肌、背侧骨间肌、掌侧骨间肌、拇短屈肌(深头)	"爪形手"畸形,也称为手内在肌阴性畸形,骨间肌萎缩,拇指内收受限

From Hislop HJ, Avwes D, Brown M: Danies and Worthingham's muscle testing: techniques of manual examination, ed 9, Philadelphia, 2013, WB Saunders.

每年都有许多人因车祸、跌倒、运动事故、枪击和暴力行为(例如钝伤和尖锐伤口)而受伤,导致周围神经被切断、挤压或牵拉[35]。周围神经损伤最明显的表现是肌无力或弛缓性麻痹,症状取决于神经损伤的程度。深腱反射减弱或消失。沿神经分布区域皮肤感觉功能改变或丧失。亦可能存在营养变化,如皮肤干燥、脱发、发绀、指甲变脆、无痛性皮肤溃疡,以及受累区域伤口愈合缓慢等。

如果发生挛缩、关节僵硬和定位不良,广泛的周围神经损伤可能会导致畸形。手部畸形尤其明显,并可能产生心理困扰。其他并发症可能包括骨质疏松症和关节表皮纤维化。关于臂丛神经外周病变临床表现的描述见表 37.4。

腋神经损伤

腋神经由 $C_5 \sim C_6$ 脊神经组成,起源于臂丛上支。

腋神经的运动分支支配三角肌和小圆肌(表 37.4)[19]。腋神经是"肩部最常受伤的神经,最常见的损伤原因是肩关节前脱位或肱骨颈骨折[25]",由于实际的脱位或减少,可能造成神经损伤;其他原因包括压迫(如拐杖)或创伤(如钝伤或撕裂伤),导致康复对象三角肌无力或瘫痪,引起肩关节屈曲、外展、伸展,以及手臂外旋无力。除了肌肉力量的减弱,三角肌的萎缩会导致肩部不对称,这可能会导致身体形象问题。

OT 评估见表 37.1。ROM 评估和 MMT,以及对康复对象使用手臂功能的能力的临床观察至关重要。

干预腋神经损伤需要减少肩关节脱位,并暂时使用肩带支撑上肢。当医生为恢复肩关节功能而开具 OT 处方时,干预措施包括肩关节屈伸以及肩关节外展和内收运动的被动和主动 ROM,康复对象仰卧或健侧卧位以减轻重力(表 37.5)。功能运动随着肌肉的增强而被分级。

表 37.5　周围神经损伤的作业治疗干预

神经损伤	干预方法	活动示例
腋神经	被动 ROM 可预防畸形、促进循环；进行被动 ROM 活动时，需要保护小圆肌和三角肌以防止牵拉	每天执行 2~3 次被动 ROM 训练，康复对象仰卧或健侧卧位，尽量减少重力的影响；在技术上指导家庭或照顾者；指导康复对象在日常生活中进行自我测量技术
	适应性设备	指导使用长柄辅助器械来弥补上肢外展受限
	关节保护	指导关节保护，允许神经时间愈合并防止进一步损伤；适应性设备指导，适用于日常生活和休闲活动、工作和娱乐
	肌电生物反馈	肌肉再教育课程中，肌电生物反馈可能有助于为康复对象提供视觉和听觉激励
	逆行按摩	如手部或上肢出现水肿，可使用逆行按摩；OT 指导康复对象、家属和照顾者一天数次实施相关技术
	分级活动	肩部运动对于恢复至关重要。在康复对象有意义的活动中融入长时间的肩膀动作；从水平到垂直分级
臂丛神经	被动 ROM 保持关节的灵活性	仰卧位进行一天两次被动 ROM 训练，重点进行肩关节屈曲、外展、外旋；给予家属和照顾者以技术指导
	对上肢进行触觉刺激以增强认知	按摩、振动，对上肢进行不同材质和纹理刺激
	上肢本体感觉刺激	通过渐进负重使关节相互靠近以提高意识；需要确保关节始终对线良好
	双边整合，以提高身体状态	使用适合发展的双边活动（例如玩具、工艺品或需要双手的活动）
	池疗法	在水中进行减重治疗练习；随着康复对象肌力的提高，可进行游泳或举重
	电刺激	医生在 EMG 后开的处方
	悬吊	C_5 和 C_6 损伤的康复对象，制作适合肱骨的吊带以支撑上肢，并允许手部从事作业活动。如果手臂松弛并且个体能够行走——对于防止神经的进一步牵引伤害尤为重要
	矫形器	在 C_8 和 T_1 损伤时松弛的手/手腕使用休息位矫形器，以保持部分功能位和防止挛缩；为特定关节提供或制造的其他矫形器；充气矫形器有时用于 C_7 损伤的康复对象，以维持肘伸展的稳定性并承受重量
	逆行按摩	手部或手臂水肿；OT 指导康复对象、家属和照顾者一天数次实施相关技术
胸长神经	当神经愈合时，肩膀稳定以限制肩胛运动	医疗后，鼓励在活动期间最大限度地发挥功能独立性，并在使用长手柄装置时进行教育以弥补肩部限制
	如果神经再生不完全，可能考虑手术以减轻肩胛骨运动的活动性	
	逆行按摩	手部或手臂水肿；OT 指导康复对象、家属和照顾者一天数次实施相关技术

EMG，肌电图；ROM，关节活动范围。

From Storment M：Margaret Storment's guidelines for therapists：treating children with branchial plexus injuries.www.ubpn.org/awareness/A2002storment.

臂丛神经损伤

支配上肢的神经根起源于 C_5、C_6、C_7、C_8 和 T_1 脊髓节段之间的前支。该周围神经网络被统称为臂丛神经。当头部和颈部向相反侧倾斜时，可以在胸锁乳突肌后缘之后触诊到这个重要的神经复合体[15]。

案例研究

William

William，60 岁，作为一名丈夫，亦是一名老师。在一次车祸中，William 的右肩脱臼。他被带到急诊室给予肩固定带后出院。在接下来的几天里，他注意到自己既不能前屈也不能外展他的肱骨超过 45°。他的医生审阅了他的 X 线片，重新定位肱骨，并确诊他为腋神经损伤。一旦盂肱关节稳定，William 就开始接受作业治疗以恢复手臂功能。

在治疗期间，他的作业治疗师 Marla 为 William 和他的妻子介绍关节保护相关知识、ROM 练习，以及如何使用取物夹。随着 William 肌力的提高，Marla 与他探讨了有意义的活动。在他热情讲述一个地图项目时，提及他和他的家人曾去过的地方之后，他们两人一起将地图挂在海报板上。Marla 对这项活动进行了分级，并鼓励 William 在涂胶时使用右肩进行长时间的侧向移动，进行屈曲/伸展和外展/内收运动。William 接着用砂纸打磨框架，然后再用滑动式的肩部运动作画。他的家庭项目还包括流畅的、滑动的肩部动作（例如擦拭柜台，他的妻子欣然同意）。

分析

腋神经损伤是最常见的周围神经损伤之一。一旦肱骨脱位减轻且神经开始生成，功能康复就有了可能。在这种情况下，作业治疗师能够确定与 William 扮演丈夫和家庭项目爱好者角色有关的活动，这种有意义的作业引起了他的注意，促使他参与并完成任务。

大多数臂丛神经损伤发生于单侧，并且在出生时发生[31]。在分娩过程中，如果婴儿的肩膀受到挤压，会导致分娩性臂丛神经损伤，这会导致臂丛神经牵拉或撕裂。例如，如果在分娩过程中婴儿的肩膀卡在产道中并拉动头部，那么颈部会被拉伸，这可能会拉伸或撕裂臂丛。在成年人中，创伤性臂丛神经损伤是由于各种原因（例如，汽车或摩托车事故、运动失误、跌倒、钝器或尖锐物体对颈部的打击、放射治疗）对神经根的损伤而引起的[30]。两种臂丛神经损害分别为 Erb-Duchenne 综合征和 Klumpke 氏（Dejerine Klumpke）综合征[15,31,40]。这些疾病也被称为 Erb 麻痹和 Klumpke 麻痹。

Erb-Duchenne 综合征见于臂丛神经上干，其由 C_5 和 C_6 神经纤维组成。新生儿发病率为每 1 000 名新生儿中 2~5 名，3~24 个月内全部康复率为 80%~90%[43]。成人的发病率尚不明确。通常，肩部和肘部的肌肉会受影响，而手部运动得以保留。三角肌、肱肌、肱二头肌和肱桡肌出现麻痹和萎缩（表 37.4）。经观察，手臂在肩膀内旋和内收时会出现臂垂跛行。肘伸展，前臂旋前，腕屈曲，导致"服务员等小费"的姿势。尽管手部肌肉不受影响，但上肢的功能运动极其有限[15,25,43]。

Klumpke 氏综合征是由于臂丛神经下干（从 C_8 和 T_1 发出的神经）压迫或牵引而引起的，且发生率低于 Erb Duchenne 综合征。出生后或生活中，上肢处于外展位时，对其强有力的向上的拉力可能会导致这种症状的出现。相关神经支配手腕和手指屈曲，以及手指的外展和内收（表 37.4）。因此，手腕屈肌的远端肌肉和手部肌肉的麻痹导致了"爪形手畸形"，也称为手内在肌畸形（图 37.2）[14,25,43]（OT 评估见表 37.1）。

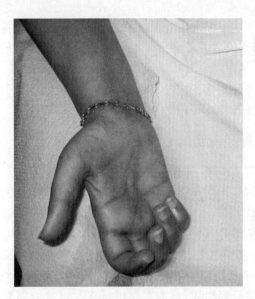

图 37.2　Klumpke 氏征：手腕屈肌的远端肌肉和手部肌肉的麻痹导致了"爪形手畸形"，也称为手内在肌畸形（From Chung KC, Yang LJS, McGillicuddy JE. Practical management of pediatric and adult brachial plexus palsies, Edinburgh, 2012, Saunders.）

OT 干预措施通常始于部分固定和摆位。被动 ROM 对于保持关节灵活性至关重要。应该教导康复对象的家人或护理人员每天与康复对象执行 2~3 次这样的练习。干预包括各种触觉和本体感觉输入练习，以促进感觉察觉。预防挛缩对于功能性结果也是很重要的。对于患有 Erb-Duchenne 综合征的康复对象来说，被动和主动辅助运动的表现，以及在肱部周围安装肩吊带来支撑手臂是很重要的介入。如果康复对象肌力提高，可以进行抗阻训练和活动，并在步行的过程中，将肩吊带移除或间歇性使用，以支撑肩膀[40,43]。对于那些患有 Klumpke 氏综合征的人来说，一个短的对掌肌矫形器可以用来支撑拇指。很重要的是,提供适合发展年龄和阶段的作业活动,吸引康复对象并鼓励其在双侧活动中积极使用患侧。如果在数月内无法观察到功能改善,可建议考虑行改善神经生长和上肢功能的手术[40,43]。其他干预措施见表 37.5。

胸长神经损伤

胸长神经,起自 $C_5 \sim C_7$ 神经根,支配前锯肌,它将肩胛骨的顶端固定在肋骨后部。前锯肌的作用是肩胛骨外展和向上旋转(表 37.4)[19]。尽管该神经的损伤并不常见,但其可能会因多种原因受伤,包括:肩膀负重(如背包)、颈部受到撞击、长时间侧躺所致压迫以及枪伤等。由此产生"翼状肩",肩胛骨内侧缘的下角和下部从胸廓凸出。康复对象表现为前屈盂肱关节过肩受限、肩关节伸展或肩胛骨外展内收受限[15,25]。墙上俯卧撑是一种常用的筛查评估技术。如果胸长神经受损,损伤侧肩胛骨会抬高并向内侧移动,肩胛下角向内旋转,从而产生翼状肩[25]。其他 OT 评估见表 37.1。

桡神经、正中神经和尺神经损伤以及影响手部的累积性外伤障碍在第 39 章讨论。

周围神经损伤的心理干预

臂丛神经、胸神经和腋神经损伤作为康复对象生活中的变化,影响着康复对象及其家人和朋友的心理和情绪状态。康复对象经常会出现抑郁,这可能是对造成伤害的或可能成为慢性和严重创伤事件的反应。作业治疗师可以通过发现对康复对象有意义的活动并将这些活动改造使康复对象获得成功。康复对象的自我形象受到挑战,可能需要进行修改以适应康复对象改变了的健康状况。例如,如果三角肌萎缩,康复对象可以在衣服下穿泡沫或热塑性垫来使肩膀变圆。使用这些美学垫可能会增加康复对象走出去融入社会的意愿。转介至支持团体或心理学家也可以帮助康复对象适应改变了的外观[38]。

研究已发现参与休闲作业可以帮助身体残疾的人重新定义自己(见第 16 章),因此作业治疗师应将休闲活动视为重要的作业领域,并将其纳入干预计划[2]。

神经肌肉疾病

神经肌肉接头重症肌无力

重症肌无力(myasthenia gravis, MG)是最常见的慢性疾病,它涉及神经-肌肉突触或神经-肌肉接点的化学传递紊乱。"重症肌无力"源于希腊语和拉丁语,意为"严重的肌肉无力"[21,34,49]。该病由自身免疫反应引起,其中产生的抗体阻断、改变或破坏突触后膜上的烟碱型乙酰胆碱受体,并干扰神经-肌肉连接处的突触传递。由于神经传递缺陷,骨骼(随意)肌,通常使头部肌肉变得无力、易疲劳。在美国,MG 的发病率在 10 万人中有 14~20 人,但有些可能未被诊断,尤其是在极高龄人群。最新的统计数据显示,随着人口老龄化,男性被诊断的概率高于女性,症状始于 50 岁以后[3,7,21,45]。

大多数被诊断为 MG 的康复对象最初在引起眼睑下垂的眼球运动肌肉中出现症状,被称为"眼睑下垂"和"双重视觉",称为复视。在一些康复对象中可见口咽肌无力,导致咀嚼、吞咽和言语困难。肢体肌无力通常不是最初的症状。MG 康复对象晨起肌力很强,但随着时间的推移,他们的肌力和耐力逐渐下降,并出现肌肉疲劳。因此,患者可能会经历复视加剧、眼睑严重下垂、言语困难或吞咽困难,以及重复性活动所致肌肉疲劳(表 37.6)。

表 37.6　重症肌无力:首发症状,描述和有症状康复对象的百分比

首发症状	描述	有症状康复对象约占百分比
眼球运动功能紊乱	眼睑下垂严重(上睑下垂),双重视力(复视),无法在特定方向移动眼睛	70%
咽喉肌无力	咀嚼、吞咽、言语困难,严重病例可能会因呼吸和咳嗽导致呼吸困难	20%
四肢无力	可能局限于特定肌肉,或可能发展为广泛性疲劳	10%

From Cabrera CS, et al: Myasthenia gravis: the otolaryngologist's perspective, Am J Otolaryngology 23: 169, 2002; Howard JF, Myasthenia gravis: a summary. www. myasthenia. org/information/summary; Brown RH, Cannon SC, Rowland LP: Diseases of the nerve and motor unit. In Kandel ER, et al, editors: Principles of neural science, ed 5, New York, 2012, McGraw-Hill; Kernich CA, Kaminski HJ: Myasthenia gravis: pathophysiology, diagnosis and collaborative care, J Neuroscience Nurs 27: 207, 1995; Yee CA: Getting a grip on myasthenia gravis, Nursing 32: 1, 2002.

大多数 MG 康复对象有胸腺异常,有些患胸腺肿瘤。去除胸腺(胸腺切除术)是大多数康复对象的标准疗法,但症状减轻的反应时间因个体而异,可能长达手术后 2~5 年。没有胸腺瘤的康复对象比患有肿瘤的康复对象对手术的反应更好。康复对象还接受皮质激素(泼尼松)和免疫抑制剂和胆碱酯酶抑制剂的治疗[7,21]。据报道,高剂量静脉注射免疫球蛋白能够在 50% ~

100% 的康复对象中减少症状,疗效持续数周至数月。对于症状突然恶化、即将接受手术或对其他干预措施反应不佳的康复对象,可用血浆置换作短期治疗的方案。几乎所有的 MG 康复对象在血浆置换后的几周至几个月内都会有所改善[21]。

大多数 MG 康复对象在诊断后的第一年通常会经历最严重的肌无力。疾病的过程是波动的,但通常是渐进的。然而,根据美国重症肌无力基金会(www.myasthenia.org)报告,目前大多数此病康复对象预后良好,大部分生活正常或接近正常。症状缓解或减轻以及肌力和功能的改善可持续数年。然而,情绪不适、过度劳累、感染、药物、甲状腺疾病、体温升高或分娩可能会导致不可预测的严重程度加剧[21]。随着现代诊断和治疗有效性的提高,MG 的死亡率几乎为零[45]。

作业治疗师的角色

由于运动单位疾病的诊断存在相似性,OT 评估采用相同的模式,根据疾病选择具体评估(表 37.1)。由于存在误吸的风险,MG 评估的一个重要方面是进食和吞咽。因为有些康复对象可能会面临横膈肌和肋间肌肌力障碍,所以咳嗽时可能无法清除分泌物。经过高级吞咽障碍训练的作业治疗师应对严重进食和吞咽功能障碍的康复对象进行评估和治疗(见第 27 章)。

案例研究

Jan

几个月来,一位 45 岁的摄影师 Jan 注意到她身体的异常变化。短时间阅读后,她的眼睑感觉很沉重,视力模糊不清,感觉像斗鸡眼。如果她长时间谈话,她的讲话变得模糊不清。最近,她已经意识到,当她喝咖啡等稀薄的液体时,会经常呛咳。当拜访她的医生看到医学检查结果时,听到她患一种称为重症肌无力的自身免疫性疾病,她感到震惊。Jan 的医生将她介绍给外科医生摘除她的胸腺,并为她开具泼尼松的处方。

训练吞咽困难的作业治疗师 Jeri 评估了 Jan 的吞咽能力,并建议在液体中加入增稠剂以减少呛咳。随着 Jan 的不断进步,Jeri 进行了吞咽评估,并逐渐添加较稀的液体,以便 Jan 可以再次享用咖啡。Jan 说,对她来讲最重要的事便是 Jeri 帮助她加入重症肌无力支持组。在那里她经历了同情,被赋予了资源,并且她惊讶地发现自己再次开怀大笑。

分析

重症肌无力康复对象可以通过多种治疗方法获得帮助,过上接近正常的生活。当出现吞咽障碍时,接受过高级训练的作业治疗师必须进行吞咽困难评估并作出评估建议,预防误吸和肺炎。社会支持系统对于这种疾病康复对象的健康和康复至关重要。

针对 MG 康复对象的干预取决于 OT 评估的结果,其中包括康复对象和照顾者的目标。治疗方案不应引起疲劳,因此治疗师必须了解康复对象的用药方案、耐受活动的能力以及康复对象在一天当中的什么时候最有活力。必须定期对康复对象的肌力进行监测,并且作业治疗师要保持动态记录,必须将康复对象的任何重要变化报告给医疗团队。MG 的具体干预措施少,但有一项研究描述了 MG 康复对象自我管理疲劳的方式。"有效的自我护理行动包括减压技术、调整所有活动节奏、增加休息和睡眠"[13]。

治疗的一个重要方面是教育康复对象和家庭成员在参与 ADL、IADL 和休闲作业时使用能量节约和工作简化技术(见第 10 章、第 14 章和第 16 章)。可以引入自适应和辅助器具来减少日常活动中的工作量。由于康复对象可能存在视力受损,作业治疗师应去康复对象家中访问,评估建筑障碍、浴室安全和家具布置,否则,康复对象可能会摔倒。如果咀嚼和吞咽存在问题,应该由经验丰富的作业治疗师设计和监测进食计划(见第 27 章)。

由于康复对象的面部的外观变化(例如下垂的眼睑)、担心窒息或类固醇相关的外观变化,MG 的心理社会影响可能令康复对象及其家人和朋友感到痛苦。治疗师应始终以同理心对待康复对象,并鼓励真诚的交流。对于一般健康状况,康复对象必须能够表达他/她对这些身体变化的感受[38]。康复对象和家庭成员也可能被转介到 MG 支持团体、心理学家或同时转介至两种服务。

肌病病症

肌营养不良

肌营养不良症(muscular dystrophies,MD)由 30 多种遗传疾病组成。肌营养不良症有普遍的肌纤维进行性退化,而肌肉和感觉神经元支配完好。随着肌纤维数量的减少,每个轴突支配的肌纤维越来越少,导致肌肉渐进无力。某些形式的 MD 在儿童时期发病,而另一些形式可能在中年或以后才出现。这些障碍在肌肉无力的分布和程度、进展速度和遗传模式方面也不同[33]。MD 的主要分型—假肥大型肌营养不良症(Duchenne)、Becker 肌营养不良症、面肩胛肱型肌营养不良症、肌强直型肌营养不良症和肢带型肌营养不良症的描述见表 37.7。

表 37.7　肌营养不良的主要分型

分型	描述	发病年龄和进展
假肥大型肌营养不良症（Duchenne）	只影响男孩是因为它被遗传为 X 连锁隐性特征 基因突变的结果,其调节参与维持肌肉完整性的蛋白质	发病年龄:3~5 岁,从骨盆带和腿部肌肉开始 至 12 岁无法走路、使用轮椅 肌无力向上传播至肩带和躯干 到 20 岁时,大多数需要呼吸机维持呼吸,通常在 30 岁之前死亡
Becker 肌营养不良症	类似 Duchenne,具有 X 连锁隐性的温和症状,影响男孩	发病年龄:2~16 岁 肌无力进展缓慢 存活到中年
面肩胛肱型肌营养不良症	影响男女 常染色体显性遗传 主要影响面部和肩胛带肌肉(此疾病名称的由来)	发病年龄:青春期 肌无力缓慢进展,因此接近正常寿命
肌强直型肌营养不良症	影响男女 造成肌无力,但也有肌张力——在剧烈收缩后,长时间的肌肉痉挛或延迟肌肉放松——尤其是在手指和脸上;懒散、高步式步态;长脸和眼睑下降	发病年龄:因人而异,通常是成人 涉及颅骨肌肉和远端肢体肌无力而非近端 可能轻微或严重 伴随症状包括心脏异常、内分泌紊乱、白内障以及男性睾丸萎缩和秃顶
肢带型肌营养不良症	影响男女 进行性肌无力首先影响骨盆带和肩带	发病年龄:青少年到成年早期 肌无力导致 20 年内丧失走路能力 进展相对缓慢 死于成年中后期

From the National Institute of Neurological Disorders and Stroke: Muscular dystrophy: hope through research, March 4, 2016; Brown RH, Cannon SC, Rowland LP: Diseases of the nerve and motor unit. In Kandel ER, et al, editors: Principles of neuro science, ed 5, New York, 2012, McGraw-Hill.

由于这种疾病是退化性的,肌肉功能的退化是无法预防的。到目前为止,尚无治愈的方法。医疗管理主要是支持性的。药物治疗包括:皮质类固醇,以减缓肌肉退化的速度;免疫抑制剂,延缓对垂死的肌肉细胞的损伤,缓解肌肉痉挛和无力;抗惊厥药物,控制癫痫和一些肌肉活动;以及对抗呼吸道感染的抗生素。目前正在对各种治疗方法进行研究,但尚未明确疗效,包括基因置换、基因修饰,以及基于细胞和药物的治疗[33]。

康复措施对于延缓畸形、在疾病和虚弱状态下最大程度上获得功能至关重要。除了作业治疗外,康复还包括物理治疗、言语治疗和呼吸治疗服务[33]。

作业治疗师的角色

OT 的主要目标是帮助康复对象尽可能长时间保持最大的独立性。促进康复对象在家庭、学校、休闲和工作活动中采取自我照顾行为和使用辅助器具是治疗

计划的重要组成部分[40]。在全面的干预计划中,需要考虑休闲、职业,以确保康复对象生活中各个方面的平衡。玩耍和欢笑对成长中的年轻人的健康、幸福和社会调节尤为重要(见第 6 章和第 16 章)。

应该对康复对象的能力和残疾进行全面的评估。该团队包括医生、作业治疗师、物理治疗师和心理学家。社会工作者可以就社区资源向家庭提供建议。作业治疗师评估康复对象在 ADL 和 IADL 中的功能状态、ROM、肌力、能否适当和正确使用适应性设备、参与休闲活动的情况以及情绪状态(表 37.1 评估部分)。

评估完成后,需要制订 OT 干预计划来解决康复对象的特定问题。主动锻炼可以帮助康复对象保持肌力,但必须防止过度用力和疲劳。由于 MD 康复对象可能会出现心脏并发症,因此作业治疗师必须了解康复对象的病史并谨慎锻炼,并在必要时遵守心脏相关的注意事项。将锻炼纳入由治疗师监测的、有意义的、与年龄有关的活动可促进康复对象参与。降落伞游

戏、障碍课程和游泳可以在多安排休息时间的前提下进行[16]。

两项预试验的研究表明,运动有可能改善 MD 的功能障碍,研究人员建议开展进一步研究。经过 3 个月的手部作业治疗干预后,患有肌强直性营养不良的康复对象在 COPM 评价手功能和自我评估作业表现时显著改善[1]。一项预试验对气功进行了定量评估,并确定气功可能被用作辅助治疗方案。与对照组相比,MD 受试者报告显示其在维持一般健康和积极应对方面有更好的效果。该研究结果还显示:"在气功训练期间,试验组可以更好地保持平衡功能,而未训练时,则有下降"。研究人员认为,气功延缓了 MD 的进展速度,值得进一步研究[47]。

适应性设备和环境改造经常用作 OT 干预措施。工作简化和节能指导,以及执行 ADL、IADL 和各种其他作业时的创造性和有效战略,是 OT 计划中非常重要的部分[16,40]。在康复对象肩胛带和上肢肌无力时,一个电动轮椅、一个轮椅上的搭板、悬吊或移动式手臂支架可用于促进进食、写作、阅读、电脑使用和桌面休闲活动的更大独立性。加粗的握柄在握力下降时很有帮助。对于大多数康复对象而言,家庭和工作场所的环境改造是必要的。康复对象和家庭教育是团队康复计划的重要组成部分[40]。随着功能的下降,新的移动辅具、辅助器具和社区资源变得越来越有必要,因此,对康复对象和家庭的支持性策略将有所帮助[16]。

OT 干预计划应包括轮椅处方和手动或动力轮椅的使用训练。轮椅可能需要特殊的座椅系统或支撑装置,以尽量减少脊柱侧弯、髋关节和膝关节屈曲挛缩以及踝关节跖屈畸形的发展[16,40]。通常推荐使用电动轮椅来节约能量并减少肩和躯干的疲劳。操纵电动轮椅的方法指导可能会导致过度劳累,而且这项活动与其他任何活动一样,必须按难度分级。有研究发现,对于驱动动力轮椅没有经验的被诊断为 MD 或脑瘫的年轻人(即年龄在 7~22 岁之间),通过使用模拟器训练可显著提高他们的轮椅驾驶表现。研究者认为,这种能量节约技术方法是有效的[18]。

患有肢体残疾的儿童、青少年和年轻人(即年龄在 8~20 岁之间的人)的慢性疼痛尚未被广泛研究,但近期研究指出慢性疼痛干扰了 MD、脑瘫患儿、脊髓损伤、后天性和先天性肢体缺陷以及脊柱裂康复对象的 ADL 和 IADL[27]。在日常生活中,女性似乎较男性更容易出现疼痛,它通常会影响身体活动,并对情绪产生负面影响。McKearnan 指出,这项研究中的年轻人经常报告与物理治疗、作业治疗和治疗性家庭计划相关的疼痛[27]。他们还抱怨使用矫形器和假肢有时会引起疼痛。治疗师必须了解其康复对象的疼痛程度,并根据需要修改活动和矫形器。帮助 MD 的康复对象进行疼痛管理很可能会改善其生活质量。

MD 康复对象意识到他们将经历逐渐丧失的身体机能,因此,他们的自我意识受到挑战。作业治疗师必须认识到,这些康复对象不断被迫重新定义自己,因为他们的生活,"随着功能的丧失而不断作出妥协"[38]。作业干预的一个关键因素是帮助康复对象和家庭成员找到有意义的活动,让其以个人或家庭身份参与。例如,康复对象和家庭在最深层次上的精神活动相互维系,对于获得希望和幸福是至关重要的[9]。另外,鼓励家庭使用幽默,一起玩耍和欢笑,可以促进亲密关系,减少恐惧和焦虑,产生积极的身体和情感感觉[5]。

与 MD 相关的心理社会问题涉及整个家庭。当疾病确诊,随着孩子年龄的增长以及功能下降(例如,当被建议使用轮椅时),父母会经历震惊、恐惧和绝望的阶段。鼓励父母不要过度反应,并继续支持他们孩子的独立性是治疗的一个重要方面。此外,治疗师可以预测儿童生长的时间,何时社会心理支持最重要,可以让其在干预期间提供相应的教育和支持。当孩子开始上学时(大约 5 岁时)、当孩子失去独立步行能力时(8~12 岁)、当青少年社交生活有限时,当然,当年轻人预期到死亡即将来临时,一些潜在令人不安的发展性节点会发生在康复对象和家庭中[16,40]。在上述情况下,应考虑转介给心理学家、家庭顾问或精神顾问。

案例研究

Edith,第二部分

回到本章一开始呈现的案例研究,并将您的答案与这里给出的答案进行比较。

1. 吉兰-巴雷综合征包含哪些阶段? 在各阶段哪些作业治疗策略可以采用?

GBS 的典型进展分三个阶段。初始阶段或急性期,开始于康复对象的第一个确凿症状,持续到身体状况没有进一步下降。该阶段可能持续 1~4 周[29]。在这个阶段,Edith 的病情从全身无力到四肢、躯干和膈肌肌肉瘫痪,她在日常生活活动方面完全依赖,需要呼吸机维持呼吸。分配到重症监护病房的作业治疗师 Jen 与 Edith 和她的家人建立了四个目标。

案例研究（续）

Edith，第二部分

Goal＝目标	intervention＝干预
Maintain full ROM in all Joints＝维持全关节范围的 ROM	Perform passive ROM two times per day to all joints.＝每天对所有关节进行两次被动 ROM 活动。
Prevent contractures＝预防挛缩	Fabricate resting hand splints, and educate client, family, and nursing aides in proper ways to position Edith in bed.＝制作休息位手矫形器，并适当教育康复对象、家庭和护理员助理让 Edith 维持良肢位。
Teach Edith and family about GBS＝为 Edith 向她的家人讲解 GBS 相关知识	Provide and discuss handouts, reading materials, and GBS websites.＝提供并讨论讲义，阅读资料和 GBS 网站。
Provide a strategy for Edith to listen to the Bible.＝为 Edit 提供倾听圣经的策略。	Instruct Edith in ways to use the control switch with her tongue to turn the CD player on and off.＝指导 Edith 用舌头控制开关，打开或关闭 CD。

第 2 阶段，稳定期，开始于 Edith 身体状况稳定，没有进一步恶化。她被转到常规医院。她能够自己呼吸，轻声说话，并在枕头支持下半躺着坐在床上。她的近端肌肉已经恢复部分肌力，但她的手仍然瘫痪，也容易疲劳。稳定期持续数周，在此期间，Edith 的身体状况未有改变。这一阶段的目标与急性阶段的目标基本相同，除了现在 Edith 可以选择通过用嘴棒转动页面来阅读圣经，或者使用嘴棒打开和关闭播放器听 CD。她还可以用嘴棒控制电视机，并能看她最喜欢的节目。鼓励家人和朋友去探望她，但要注意不要引起她疲劳。

恢复期开始于 Edith 的远端肌力和感觉恢复。她被转介到康复机构。作业治疗师 Lara 和 Edith 在恢复期提出了四个目标：使用自适应设备，例如组合手柄、简化工作和能量节约技术（如：将任务分解为不同步骤，且步骤间安排休息），在活动期间鼓励使用电器。Edith 在小组环境中与其他康复对象练习扑克牌。当她手部肌力太弱拿不到牌时，Lara 给她一个持卡器和一个电池洗牌机使他可以拿牌，Edith 最终可以独立地打牌。Edith、她的孙女和 Lara 一起去了商场。在郊游期间，Lara 教会他们如何在购物环境中评估疲劳，并在疲倦的时候休息 5~10 分钟，她也作了示范，将最初的购物之旅限制在 30 分钟，并鼓励随着时间的推移逐渐延长体验，Lara 向 Edith 提供了社区资源以帮助她独立。例如，吉兰-巴雷综合征基金会国际（GBSFI）为所有 GBS 幸存者和看护者提供当地支持团体、相关书籍和交流会议。此外，Edith 的家人还接受了来自跨学科团队成员的关于如何继续学习的策略以及在家庭和社区使用辅助器具的广泛培训。在住院期间没有解决驾驶问题，但是 Edith 被转介给了 OT 驾驶员培训项目，当她的力量恢复后，她将接受评估。

2. 在康复过程中，如何解决康复对象的社会心理需求？

Edith 对于瘫痪的担忧在几个方面得到了解决。Edith 和她的家人被传授疾病相关的知识，并被鼓励有恢复的希望，因为大多数 GBS 康复对象恢复良好。Edith 的精神需要得到满足，她能够继续晨读圣经的日常工作。她最初使用舌棒开关圣经 CD，然后使用嘴棒翻页，直到她的双手恢复力量。Edith 希望在日常生活中尽可能独立，为家人做饭，享受家庭出游和打牌。这些活动都通过作业疗法适应性干预措施得以实现。鼓励她的家人和朋友去拜访她，并逐渐延长他们的探望时间。

3. 请描述对 Edith 具有重要意义的烹饪过程中，你能想到的适用于她的能量节约技术。

首先，Edith 和 Lara 探讨了食谱，并坐在厨房的桌上列出了必要的物品。Edith 用一个轮式厨房手推车收集物品并将它们带到柜台。Lara 给她提供了一个可以在高架上获得物品的取物器。当物品被调配好，Edith 坐在柜台附近的一个吧台凳上休息，她和 Lara 研究了下一个步骤，用电动工具切割和搅拌食材。Edith 在这一步之后休息，Lara 向 Edith 展示了如何将柜子上的容器滑动到炉子上，而不用提起它们。在食物烹制时，她们走回桌子打牌。当食物煮熟后，Edith 将碟子和餐具放在厨房的餐车上，带着做好的食物，她把餐车推到桌子旁享用美食。

总结

运动单位由下运动神经元、神经肌肉接头和肌肉组成。一些运动单位功能障碍是可逆的，而另一些则是退行性的。作业治疗师的角色是评估康复对象在所有作业表现领域和环境中的作业能力。ADL 和 IADL（包括自我照顾、家庭管理、移动性和工作相关任务）、能量节约、工作简化、关节保护、精神方法和适当的幽默可用于恢复或维持功能。使用适当的定位、锻炼计划和疼痛管理技术以促进恢复和增加功能活动。矫形器、辅助器具、通信辅助器具和移动设备以及它们的使用培训可能是必要的。社会心理因素、康复对象和家庭教育是 OT 项目的重要方面。

复习题

1. 列出运动单位的组成部分，以及可能导致每个组成部分功能障碍的一种疾病。

2. 描述吉兰-巴雷综合征和用于患有此病的康复对象的作业治疗干预措施。

3. 描述脊髓灰质炎后综合征的症状。

4. 对伴有脊髓灰质炎后综合征的康复对象,作业治疗计划的要素是什么?

5. 列出至少六种周围神经损伤的临床表现。

6. 描述周围神经损伤的作业治疗策略以及禁忌证。

7. 描述一种作业治疗师可能使用的疼痛管理方法。

8. 讨论重症肌无力的临床症状。

9. 描述作业治疗对重症肌无力康复对象的作用。

10. 重症肌无力的主要治疗预防措施是什么?

11. 命名并区分四种类型的肌营养不良。

12. 肌营养不良的治疗目标是什么?

13. 讨论作业治疗师解决每个运动单位障碍康复对象心理需求的方法。

（赵美丹 译,郭秋娜 校,伊文超　张瑞昆 审）

参考文献

1. Aldehag AS, Jonsson H, Ansved T: Effects of a hand training programme in five patients with myotonic dystrophy type 1, *Occup Ther Int* 12:14, 2005.
2. American Occupational Therapy Association: Occupational therapy practice framework: domain and process, 3rd Edition, *Am J Occup Ther* 68:S1–S51, 2014.
3. Aragones JM, et al: Myasthenis gravis: a higher than expected incidence in the elderly, *Neurology* 60:1024, 2003.
4. Barohn R, Gooch C: Guillain-Barré syndrome: clinical features, diagnosis, and therapeutic strategies, *Adv Immunother* 11:3, 2004.
5. Berk L, Tan S, Fry W: Eustress of humor associated laughter modulates specific immune system components, *Ann Behav Med* 15:111, 1993.
6. Blaskey J, et al: *Therapeutic management of patients with Guillain-Barré syndrome*, Downey, CA, 1989, Rancho Los Amigos National Rehabilitation Center.
7. Brown RH, Cannon SC, Rowland LP: Diseases of the nerve and motor unit. In Kandel ER, et al, editors: *Principles of neural science*, ed 5, New York, 2012, McGraw-Hill.
8. Centers for Disease Control and Prevention: Poliomyelitis. In *Epidemiology and prevention of vaccine-preventable diseases (Pink Book)*, ed 13, 2015. <www.cdc.gov/vaccines/pubs/pinkbook/polio.html>.
9. Christiansen C: Acknowledging a spiritual dimension in occupational therapy practice, *Am J Occup Ther* 3:169, 1997.
10. Dillard JN: *The chronic pain solution: your personal path to pain relief*, New York, 2002, Bantam.
11. Eisendrath S, Matthay M, Dunkel J: Guillain-Barré syndrome: psychosocial aspects of management, *Psychosomatics* 24:465, 1983.
12. Gawne A: Strategies for exercise prescription in post-polio patients. In Halstead L, Grimby G, editors: *Post-polio syndrome*, Philadelphia, 1995, Hanley & Belfus.
13. Grohar-Murray ME, et al: Self-care actions to manage fatigue among myasthenia gravis clients, *J Neurosci Nurs* 30:191, 1998.
14. Guillain-Barré Syndrome/Chronic Inflammatory Demyelinating Polyneuropathy Foundation International: All about GBS. <http://www.gbs-cidp.org/gbs/all-about-gbs/>.
15. Gutman SA, Schonfeld AB: *Screening adult neurologic populations: a step-by-step instruction manual*, ed 2, Bethesda, MD, 2009, American Occupational Therapy Association.
16. Hallum A: Neuromuscular diseases. In Umphred D, editor: *Neurological rehabilitation*, ed 4, St. Louis, 2001, Mosby.
17. Halstead LS: Late complications of poliomyelitis. In Goodgold J, editor: *Rehabilitation medicine*, St. Louis, 1988, Mosby.
18. Hasdai A, Jessel AS, Weiss PL: Use of a computer simulator for training children with disabilities in the operation of a powered wheelchair, *Am J Occup Ther* 52:215, 1998.
19. Hislop HJ, Avers D, Brown M: *Daniels and Worthingham's muscle testing: techniques of manual examination*, ed 9, Philadelphia, 2013, WB Saunders.
20. Hollingsworth L, Didelot MJ, Levington C: Post-polio syndrome: psychological adjustment to disability, *Issues Ment Health Nurs* 23:135, 2002.
21. Howard JF: Myasthenia Gravis Foundation of American: clinical overview of MG. <http://www.myasthenia.org/HealthProfessionals/ClinicalOverviewofMG.aspx>.
22. Keefe FJ: Cognitive behavioral therapy for managing pain, *Clin Psychologist* 49:4, 1996.
23. Kling C, Persson A, Gardulf A: The health-related quality of life of patients suffering from the late effects of polio (post-polio), *J Adv Nurs* 32:164, 2000.
24. Law M, et al: *Canadian occupational performance measure*, ed 5, Toronto, Canada, 2014, Canadian Association of Occupational Therapy Publications.
25. Magee DJ: *Orthopedic physical assessment*, ed 3, Philadelphia, 1997, WB Saunders.
26. Mandel DR, et al: *Lifestyle redesign: implementing the well elderly program*, Bethesda, MD, 2000, American Occupational Therapy Association.
27. McKearnan KA: Chronic pain in youths with physical disabilities (unpublished doctoral dissertation), Seattle, 2004, University of Washington.
28. Meythaler J, DeVivo M, Braswell W: Rehabilitation outcomes of patients who have developed Guillain-Barré syndrome, *Am J Phys Med Rehabil* 14:411, 1997.
29. National Institute of Health, Genetics Home Reference: Guillain-Barre syndrome. <ghr.nlm.nih.gov/condition/Guillain-barre-syndrome#expand-collapse-start>.
30. National Institute of Neurological Disorders and Stroke: Brachial plexus injuries information page, p. 1. <www.ninds.nih.gov/disorders/brachial_plexus/brachial_plexus.htm>.
31. National Institute of Neurological Disorders and Stroke: Erb-Duchenne and Dejerine-Klumpke palsies information page. <http://www.ninds.nih.gov/disorders/brachial_plexus_birth/brachial_plexus_birth.htm>.
32. National Institute of Neurological Disorders and Stroke: Guillain-Barré syndrome fact sheet. <www.ninds.nih.gov/disorders/gbs/gbs.htm>.
33. National Institute of Neurological Disorders and Stroke: Muscular dystrophy: hope through research. <www.ninds.nih.gov/disorders/md/md.htm>.
34. National Institute of Neurological Disorders and Stroke: Myasthenia gravis fact sheet. <http://www.ninds.nih.gov/disorders/myasthenia_gravis/detail_myasthenia_gravis.htm>.
35. National Institute of Neurological Disorders and Stroke: Peripheral neuropathy fact sheet. <www.ninds.nih.gov/disorders/peripheralneuropathy/peripheralneuropathy.htm>.
36. National Institute of Neurological Disorders and Stroke: Post-polio syndrome fact sheet. <www.ninds.nih.gov/disorders/post_polio/detail_post_polio.htm>.
37. Netter FH: *The CIBA collection of medical illustrations* (vol 1): nervous system. West Caldwell, NJ, 1986, CIBA.
38. Pendleton HM, Schultz-Krohn W: Psychosocial issues in physical disability. In Cara E, MacRae A, editors: *Psychosocial occupational therapy: a clinical practice*, ed 3, Clifton Park, NY, 2013, Delmar Cengage Learning.
39. Postpolio Health International: Have you heard about the late effects of polio? <www.post-polio.org/edu/pabout2.html>.
40. Rogers SL: Common conditions that influence children's participation. In Case-Smith J, editor: *Occupational therapy for children*, ed 5, St. Louis, 2005, Mosby.

41. Schmidt A: How do people with Guillain-Barré syndrome (GBS) participate in daily life? A pilot study (unpublished master's thesis project), San Jose, CA, 2004, San Jose State University.

42. Stewart D, et al: The effectiveness of cognitive-behavioral interventions with people with chronic pain: an example of a critical review of the literature. In Law M, editor: *Evidence-based rehabilitation: a guide to practice*, Thorofare, NJ, 2002, Slack.

43. Storment M: Margaret Storment's guidelines for therapists: treating children with brachial plexus injuries. <www.ubpn.org/awareness/A2002storment.html>.

44. Taylor RR, Fan C-W: Managing pain in occupational therapy: integrating the Model of Human Occupation and the intentional relationship. In Cara E, MacRae A, editors: *Psychosocial occupational therapy: a clinical practice*, ed 3, Clifton Park, NY, 2013, Delmar Cengage Learning.

45. Thanvi BR, Lo TC: Update on myasthenia gravis, *Postgrad Med J* 80:690, 2004.

46. Walling AD, Dickson G: Guillain-Barre syndrome, *Am Fam Physician* 87:191–197, 2013.

47. Wenneberg S, Gunnarsson LG, Ahlstrom G: Using a novel exercise programme for patients with muscular dystrophy. Part II: a quantitative study, *Disabil Rehabil* 26:595, 2004.

48. Yarnell SK: The late effects of polio. In Sine R, et al, editors: *Basic rehabilitation techniques: a self-instructional guide*, ed 4, New York, 2000, Aspen.

49. Yee CA: Getting a grip on myasthenia gravis, *Nursing* 32:1, 2002.

50. Young G: Energy conservation, occupational therapy, and the treatment of postpolio sequelae, *Orthopedics* 14:1233, 1991.

51. Young G: Occupational therapy and the postpolio syndrome, *Am J Occup Ther* 43:97, 1989.

52. Young G: Treating post-polio syndrome, *OT Practice* 6:10, 2001.

推荐阅读

Ways of Coping Scale. Available at Mind Garden Inc., 1690 Woodside Road, Suite 202, Redwood City, CA 94961; <www.mindgarden.com>.

第 38 章

关节炎

Lisa Deshaies

学习目标

在学习本章之后,学生或从业者将能够完成以下工作。

1. 明确骨关节炎和类风湿关节炎的不同病理过程。
2. 明确骨关节炎和类风湿关节炎常见症状的相同点和不同点。
3. 识别骨关节炎和类风湿关节炎常见的关节改变和手部畸形。
4. 认识治疗关节炎常用的药物及其副作用。
5. 了解关节炎对身心方面及作业功能方面的影响。
6. 明确如何评估关节炎康复对象的关键部分。
7. 明确对关节炎康复对象进行作业治疗的干预目标。
8. 根据康复对象的临床诊断、疾病阶段、活动和功能受限情况、个人目标及生活方式,制订适当的个体化干预计划。
9. 明确对关节炎康复对象和医疗卫生服务人员有帮助的关键资源。
10. 明确与关节炎相关的评估和治疗预防措施。

章节大纲

关键术语

关节炎(arthritis)

捻发音(crepitus)

凝胶化(gelling)

关节松弛(joint laxity)

结节（nodes）

皮下结节（nodules）

骨关节炎（osteoarthritis）

类风湿关节炎（rheumatoid）

半脱位（subluxation）

滑膜炎（synovitis）

系统性的/全身性的（systemic）

腱鞘炎（tenosynovitis）

案例研究

Nina，第一部分

Nina，52 岁女性，有 4 年类风湿关节炎病史。她和丈夫住在一幢两层楼的大房子里。她的主要角色是家务料理者和两个孙子（7 岁和 9 岁）放学后的照顾者。此外，她还是一个与附近城市的三家小公司签约的自由职业会计师。Nina 注重积极和高效的工作态度。兼职对她来说，既是一种享受，也是家庭收入需要。在业余时间，她会参加教堂活动，参加孙子学校活动和体育活动。

Nina 已被转诊至作业治疗门诊，因为她的骨关节炎病情恶化导致她疼痛更加加剧、参与重要的日常作业活动的困难程度增加。在首次评估中，Nina 明确提出她的需求：最大程度恢复功能水平、减少疼痛促使她能够重新开始全部工作、房屋打扫和照顾孩子。临床检查显示，她所有上肢关节均有疼痛并伴有主动关节活动范围受限，尤其是腕关节和手指关节。腕关节和掌指关节检查提示存在轻度滑膜炎，但是其他关节并无显著异常。疼痛和关节僵硬不仅妨碍白天的活动，而且导致睡眠困难。所以 Nina 感到体能明显下降，而且疲倦。虽然她每天下午仍设法照看孙子 2 个小时，但她已无法自如地打理家务，而且她现在只能维持以前一半的工作时间（通常每周 20 个小时）；她害怕失去工作。

思辨问题

1. 你会选择哪一部分评估来评价 Nina 以前和现在的临床和功能状况？

2. 疾病发展过程中哪个方面的问题是最严重的；影响 Nina 参与工作和其他作业活动的主要表现技能、表现模式、环境、活动要求、个人因素是什么？

3. 你会采取什么干预措施来帮助 Nina 达到继续工作的目标？

风湿性疾病概述

关节炎（arthritis）这个词起源于希腊，字面意思是"关节炎症"。它曾经用于形容在风湿性疾病这个谱系下不同的疾病名称。风湿性病囊括 100 多种疾病，特征表现为：慢性疼痛、进行性关节和软组织（例如皮肤、肌肉、韧带、肌腱）损害等。这些疾病包括骨关节炎（osteoarthritis，OA），类风湿关节炎（rheumatoid arthritis，RA），系统性红斑狼疮，强直性脊柱炎，硬皮病，痛风和纤维肌痛等。1/5 的美国人有关节炎征象和症状，在 65 岁以上的人群中其出现率将近 50%[24]。关节炎是一个主要的公共卫生问题，每年美国在关节炎的医疗服务花费和因此产生的间接费用高达 1 280 亿美元[26]。风湿疾病是导致残疾的一个主要原因，且严重影响康复对象的经济、社会和心理，从而造成相对于没有关节炎的人群来说更糟糕的健康相关生活质量[25]。2010—2012 年间，大约 5 250 万美国人受到了关节炎和其他风湿疾病的影响，造成其中约 43% 的人日常活动能力受限和 31% 工作能力受限[24,118]。随着人口不断老龄化，到 2030 年关节炎相关疾病的患病人数估计有 6 700 万，致残率为 37%[24]。

不管是原发性的还是继发性风湿疾病，作业治疗师都有可能在工作中遇到此类康复对象。为了认识问题所在和制订有效的干预策略，作业治疗师应该知道这些疾病的特征、其潜在病理原因、典型的临床表现；治疗师还应熟悉常用的规定药物及其不良反应。鉴于本书所涉内容和要求所限，不宜充分论述所有风湿疾病。因此，本章重点讨论两种最常见的疾病：OA 和 RA。在了解了这两种疾病所代表的非炎症性和炎症性病程表现后，治疗师可以运用多种评估和干预原则于其他风湿疾病。表 38.1 简要介绍了 OA 和 RA 的特征对比[3,12,24,32,59,91,108,110,113]。

表 38.1　骨关节炎和类风湿关节炎的主要特征		
	骨关节炎	类风湿关节炎
流行情况	2 700 万美国人患病	150 万美国人患病
最高发病率	随着年龄增长会增加患病率。小于 50 岁男性和大于 50 岁女性,在这些年龄段会更常见	40~60 岁,男女患病率为 3:1
发病特点	通常在多年的时间里慢慢进展	通常在几周或几个月内突然进展
疾病过程	非炎性症的,以软骨破坏为特征	炎症性的,以滑膜炎为特征
全身症状	无	发热、疲劳、心神不宁、关节外的一些表现
关节问题	单关节	多关节,对称的
常常累及的关节	颈部,脊柱,臀部,膝,跖趾关节,远端指间关节,近端指间关节,拇指腕掌关节	颈部,下颌,臀部,膝,踝,掌指关节,肩,肘,腕,跖趾关节,拇指关节
晨僵	小于 30 分钟	最少 1 小时,常常大于 2 小时

骨关节炎

　　骨关节炎(OA),可归类于退行性关节疾病,是最常见的风湿性疾病,大约 2 700 万美国人患病[59,91]。它是发达国家的第三大健康问题[16]。它的流行程度与年龄密切相关。事实上,在 65 岁以上的老年人中,软骨损伤的现象几乎是普遍的[16]。在 50 岁之前,男性更容易罹患 OA,50 岁之后,女性则更容易患病[12]。除年龄和性别外,危险因素还包括遗传、肥胖、关节解剖结构异常、损伤和职业因素所导致的关节过用(over use of joints)[12]。有趣的是,因为 RA 可能会导致关节紊乱或失稳,所以常常导致 OA 的提早出现[27]。

　　OA 分为原发性或继发性。原发性 OA 病因不明,可能是局限性的(即一个或两个关节受累)或广泛性的(即通常弥漫地累及三个或三个以上关节)。继发性 OA 有明确病因,如创伤、解剖结构异常、感染或无菌性坏死[16,32]。

　　OA 是一种由于关节软骨被破坏而导致关节疼痛和关节僵硬的疾病。不像 RA,它是系统性的(影响全身),而 OA 是局限性的,只影响单个关节。与 RA 相比,尽管 OA 常见到因为关节损伤而导致继发性炎症,但是 OA 的基本病理过程是非炎症性的。曾经认为 OA 只是由于"自然磨损"所导致的关节炎,然而现在认为不仅仅是软骨的被动退化。虽然导致 OA 的机制虽然尚不清楚,但它一定是一个涉及生物力学、生物化学和细胞的复杂动态的病理过程[59]。关节软骨的易损性容易受到局部、全身、遗传、环境和力学因素的直接或者间接影响[12]。本质上也是各种病症的"最终共同

路径"[16]。

　　一个健康的关节会有一层薄薄的、很耐用的、可分散负荷和缓冲应力的软骨。软骨能很好地保护下方的骨质[16](图 38.1)。OA 破坏关节软骨和软骨下骨的正常分解与合成的平衡,并涉及可动关节周围所有组织(例如关节滑液)[12,16]。OA 有两个基本病理过程:关节软骨的退化和新骨形成[73]。关节组织的破坏的发生有几个阶段。首先,光滑的软骨软化并失去弹性,这种改

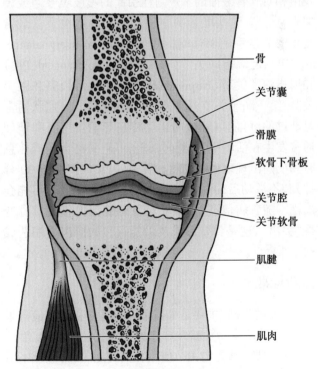

图 38.1　正常关节结构(图片出自 Ignatavicius DD, Workman ML:Medical-surgical nursing:patient-centered collaborative care,ed 7,St.Louis,2013,Saunders)

骨
关节囊
滑膜
软骨下骨板
关节腔
关节软骨
肌腱
肌肉

变使其更容易受到进一步损害。最终,软骨的大部分完全磨损,导致关节间隙减少,骨连接处产生疼痛。骨的末端变厚,在韧带和关节囊附着位置有骨赘(即新生骨)生成,关节将失去其正常形状(图38.2)。在关节附近的骨内形成充满液体的囊肿,骨或软骨颗粒松散地漂浮在关节间隙中[3,72]。

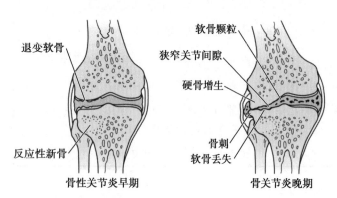

图38.2　关节炎后关节改变(图片出自 Magee DJ, et al. editors: Pathology and intervention in musculoskeletal rehabilitation, ed 2. St.Louis, 2016, Elsevier.)

临床特征

OA 的特征是关节疼痛、僵硬、敏感、运动受限、不同程度的局部炎症以及捻发音(关节内可听到或可触及由相对软骨表面的不规则性引起的嘎吱嘎吱声或爆裂声)[32,52]。这些可影响中轴关节和外周关节。最常受累关节是手上的远端指间关节(distal interphalangeal, DIP)、近端指间关节(proximal interphalangeal, PIP)和拇指腕掌关节(carpometacarpal, CMC);颈突和腰突关节;第一跖趾关节;膝关节和髋关节[32,59]。症状通常是渐进的,可能以轻微的运动疼痛开始。疼痛和僵硬通常发生在活动中,休息时减轻,但它最终会变成休息时和夜间出现疼痛和僵硬。晨僵(持续时间小于30分钟)和不活动后的僵硬(gelling,称为"凝胶化")可能会加剧。随着病情进展,康复对象可能会抱怨关节骨变得"突出",这是骨赘形成及可能存在的肌肉萎缩造成的结果[32,59]。

诊断标准

OA 的诊断,主要是根据患者的病史和体格检查来判断,且缺乏全身症状并排除炎症性疾病(如 RA 等)。OA 的主要症状是与关节使用相关的疼痛、晨僵或不活动后的"凝胶化"。临床诊断通常通过受累关节的 X 线片显示关节边缘处有骨赘形成,不对称关节间隙狭窄和软骨下骨质硬化来作出诊断[32]。磁共振成像(MRI)可以提高影像学诊断精确度;MRI 能够更敏感地检测到软骨的丢失,骨赘和软骨下囊肿。

药物治疗

OA 目前尚无治愈的方法。目前的治疗手段多是以缓解症状、改善功能、减少残疾,以及避免药物毒性为目的[59,94]。药物治疗可以是系统性用药,也可以是局部用药。一般系统性用药包括镇痛剂和抗炎药(表38.2)[5]。镇痛剂用于减轻关节疼痛,对于晚期严重的 OA 康复对象可以在其他药物无效的情况下使用非麻醉药物(非阿片类)或者麻醉药(阿片类)。抗炎药能在减轻疼痛的同时减轻局部炎症反应。但由于抗炎药存在胃肠道和肾脏毒性的风险,这些药物通常在镇痛药无效时才使用。非甾体抗炎药(NSAIDs)和环氧酶-2(COX-2)抑制剂等都属于这一类。虽然在治疗 OA 方面被证明是有效的,但是必须谨慎选择和监测非甾体抗炎药的使用,以减少潜在的严重副作用。环氧酶-2(COX-2)抑制剂与非甾体抗炎药有类似的临床效益,且对胃的副作用发生率较低,然而,这类药物由于可能增加心脏病发作和卒中的风险而被带上"黑框警告"(Black Box Warning)(译者注:黑框警告是美国食品药物管理局发出的警告,用于警告医生和患者该药品具有潜在风险和严重副作用及安全问题。警告后发出,必须以被黑框圈住的形式出现在此药品的包装盒外或盒内明显的地方。)[5]。OA 的局部药物治疗包括外用药和关节内注射皮质激素,通常单独使用或作为全身性治疗的辅助手段。局部药物有阿司匹林和辣椒素霜,以及首个获准治疗骨关节炎疼痛的外用非甾体抗炎药(Voltaren gel,扶他林凝胶)[5]。因为存在渐进性软骨损害的风险,关节内可的松的注射往往被限制每年少于3次[21]。

非药物治疗(众所周知的保健食品)是 OA 康复对象极为常见的作为药物治疗的替代或补充,一直备受公众青睐[6,57,59,94]。这些食品包括营养补充剂,如硫酸盐葡萄糖胺和硫酸软骨素。虽然这些食品对改善症状或延缓 OA 进展有一些作用,但证实他们的效果的研究质量欠佳[59]。然而,虽然这些食品的有益效果没有得到可信的证实,但使用营养食品一般没有什么风险。可是康复对象也要意识到补充剂没有处方药物规范。故使用补充和替代治疗时应咨询私人内科医生意见,以减少潜在的负面影响[57]。

手术治疗

手术干预可以减缓关节退化,改善关节的完整性,

表 38.2　常用的关节炎药物及其副作用

类别	药物	副作用
镇痛药		
非阿片类	伊克赛锭、泰诺	按医嘱服用一般无副作用
阿片类	诺科、泰诺、可待因、维柯丁	长期服用可能产生便秘、头晕、嗜睡、恶心、呕吐、情绪变化、药物耐受和成瘾性
非甾体抗炎药（NSAIDs）		
传统的	艾德维尔、萘普生、吡罗昔康、吲哚美辛、布洛芬、萘普生、双氯芬酸。	腹痛、晕眩、嗜睡，胃溃疡和出血，更容易淤青出血、胃灼热、消化不良、头晕，恶心、耳鸣、肝肾损害
环氧合酶-2（COX-2）抑制剂	西乐葆	与传统的 NSAIIDs 一样，除了不太可能导致胃溃疡和易淤青或出血外，它会增加心脏病发作和卒中的风险
水杨酸盐类	阿纳辛、拜耳百服宁、Ecotrin	腹部绞痛，腹泻，胃溃疡，头痛，胃灼热，增加出血倾向，混乱，眩晕，耳鸣，恶心，呕吐，耳聋
皮质激素		
	可的松、甲泼尼龙、泼尼松	库欣综合征（体重增加，满月脸，薄皮，肌肉无力，骨质疏松），淤青，白内障，高血压，血糖升高，失眠，情绪改变，紧张或不安，增加心血管疾病和胃出血的风险
病症缓解性抗风湿药（DMARDs）		
	硫唑嘌呤（依木兰）	免疫抑制
	氨甲喋呤	肝脏和血液的影响，生育率下降
	硫酸羟氯喹	长期使用有视觉方面的损伤
生物反应调节剂（DMARDs 的分支药物）		
	依拉西普	头晕，疲劳，头痛，注射点刺激（疼痛、发炎、过敏等），恶心，增加严重感染风险
	修美乐	注射点刺激，增加严重感染风险
	类克	输液反应，注射点刺激，增加严重感染风险

COX，环氧合酶。

恢复关节的稳定性，或减轻疼痛，其总体目标是改善康复对象的整体功能。常见的 OA 术式一般包括关节镜下关节清理术，软骨下骨切除术或穿孔以刺激软骨组织的再生，软骨移植替代损伤软骨，关节融合术和关节置换[21,59]。

类风湿关节炎

类风湿关节炎（rheumatoid arthritis，RA）是一种慢性、全身性炎症疾病，约 150 万的美国人患病[91]。除了猜测可能存在与遗传倾向相关的因素触发关节内自身免疫炎症反应外，RA 的病因仍是未知的[110,113]。RA 在任何年龄均可发病，其患病率随年龄增加而升高。高发年龄为 40~60 岁，女性患病率是男性的 2~3倍[4,108,113]。其发病通常较为隐匿，一旦发病后症状持续进展从数周到数月。

类风湿关节炎的病理表现为滑膜炎（synovitis），会在运动关节的关节囊的滑膜出现炎症反应。正常滑膜组织的功能是在关节内分泌一种透明液体以起到关节润滑作用[2,27]。但 RA 康复对象的滑膜细胞则会产生基质降解酶，破坏软骨和骨。滑液分泌过多、滑膜增生、关节囊增厚导致关节肿胀。这使得关节囊变弱、韧带和肌腱肿胀。随着炎症的不断进展，病变滑膜形成关节翳，这样更加剧炎症侵入和软骨、骨、肌腱和韧带的破坏（图 38.3）。使得瘢痕组织在骨端之间形成，并导致关节永久性的僵硬和固定。

RA 关节的临床表现可分为两大类：①急性炎性滑膜炎相关的可逆性症状和体征；②疾病过程中反复发作的滑膜炎导致的不可逆性累积性结构损伤。结构损伤通常始于疾病的第一年和第二年间，其进展与之前的滑膜炎程度呈线性相关[40,108]。在第一年，几乎 90% 的关节最终受到 RA 的影响[88,108]。大多数康复对象的渐进性关节损伤在 10~20 年内会导致显著的残疾。

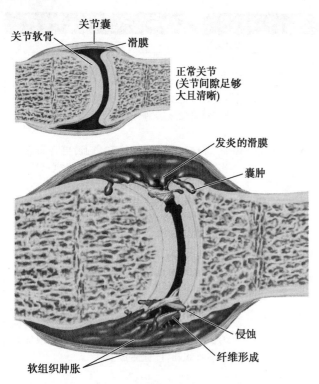

正常关节
（关节间隙足够
大且清晰）

关节软骨
关节囊
滑膜

发炎的滑膜
囊肿
侵蚀
纤维形成
软组织肿胀

图 38.3 类风湿关节炎的关节改变（出自 Jarvis C：Physical examination and health assessment，ed 7，St Louis，2016，Elsevier）

RA 病程因人而异。大约 20% 有一次炎症发作，会在一个持续较长时间内慢慢缓解。大多数 RA 康复对象经历了一系列伴随周期性炎症发作，随后完全或不完全缓解的疾病症状加剧与缓解[108,113]。疾病结局也有类似的变化。康复对象的功能情况取决于病程、症状的严重程度和关节损伤的程度。因为类风湿关节炎是一种系统性疾病，所以约一半的康复对象会出现特定的关节外症状[108,113]。这些症状包括疲劳、类风湿结节和血管炎。眼、呼吸道、胃肠道、肾脏、心脏、神经系统方面的临床表现也是继发性并发症。伴随感染，肺部和肾脏疾病，胃肠道出血，尤其是心血管疾病等严重并发症的 RA 康复对象可能比预期提前 10~15 年死亡[78]。

临床特征

类风湿关节炎的特点是对称性多关节的疼痛、肿胀、持续晨僵、萎靡、疲劳、低热。最常受累的关节有近端指间关节（PIP）、掌指关节（MCP）、拇指关节以及腕、肘、踝、跖趾关节及颞下颌关节；髋关节，膝，肩，颈椎也经常受累[108,110]。尽管关节受累是双侧的，但双侧疾病进展可能并不相同，例如，康复对象的利手可能比非利手存在更严重的问题，关节的改变或畸形程度也不同于非利手。RA 的临床特征因人而异，在同一个体

身上的表现也会于各种病程阶段有所差异。疼痛可表现为急性或是慢性。急性疼痛出现于疾病加重或突然发作时。慢性疼痛则是进行性关节损伤的结果。滑膜炎症表现为关节皮温增高，海绵状改变，有时伴红斑或发红。这些表现表明疾病进展到活跃期。类风湿结节（nodules）是 RA 的皮肤表现，在疾病活动增强时期，25%~30% 的康复对象出现。这种软组织肿块常见于尺骨近端或尺骨鹰嘴的伸肌表面[108,110]。晨僵是 RA 的一个普遍特征。不同于骨关节炎持续时间较短的僵硬，类风湿关节炎的晨僵会持续 1 小时或 2 小时。它一般在疾病的缓解期消失。晨僵持续时间往往与滑液炎症的情况有关，它的出现和持续时间是监测 RA 病情的有效方法[78]。忧虑、疲劳和抑郁的感觉也随病情波动，许多康复对象在下午症状会更糟。这些非特异性症状可能先于其他 RA 典型症状于数周或数月出现[108]。

炎症过程可分为四个阶段：急性期（acute）、亚急性期（sub-acute）、慢性活动期（chronic active）和慢性非活动期（chronic inactive）[72]。各个阶段的病情可重叠，并且根据康复对象的病程，他们的病情可能在这四个阶段间起伏。急性期临床症状包括活动受限；疼痛在活动时加重，休息时减轻；全身僵硬、无力、刺痛或麻木；以及关节发热、发红。在亚急性期，活动受限和刺痛感依旧存在。疼痛减轻和压痛是炎症消退的迹象。此时僵硬仅限于早晨，关节呈粉色且有温热感。慢性活动期的特征是几乎没有刺痛感、疼痛、压痛和活动耐受性增强，尽管耐力仍然较低。慢性非活动期没有明显的炎症征象。康复对象在此阶段因失用可造成耐力低下、疼痛和僵硬等问题。整体功能因对疼痛的恐惧、关节活动范围受限（ROM）、肌肉萎缩和挛缩而降低[72]。33% 以上的 RA 康复对象，特发性关节畸形的发展将作为其晚期表现。10% 以上的康复对象，其手指小关节将在 2 年内逐渐畸形[110]。最常见的关节改变有腕关节桡偏畸形、MP 关节尺偏畸形、鹅颈指畸形和钮扣状畸形。关节的改变或畸形是由多种机制引起的，包括关节僵硬、软骨和骨的破坏，以及肌肉、肌腱、韧带的改变[97]。腱鞘炎（tenosynovitis）（腱鞘的炎症）和屈肌腱鞘内存在的结节可引起扳机指。康复对象也可能出现腕部正中神经或尺神经受压症状。肌腱断裂通常出现在第三、四、五指的伸肌腱上。根据关节畸形和影像学改变而定义的疾病分期见于框 38.1。

框 38.1 美国风湿病学会类风湿关节炎进展分级

阶段 I：早期

X 线检查无破坏性改变*

可能存在骨质疏松的影像学表现

阶段 II：中期

骨质疏松症的影像学表现，伴或不伴轻微的软骨下骨质破坏，可能存在轻微的软骨破坏*

无关节畸形，但可能关节活动受限*

邻近肌肉萎缩

可能存在关节外的软组织损伤，如类风湿结节、腱鞘炎

阶段 III：严重期

影像学显示有除骨质疏松症以外的软骨和骨的破坏*

关节畸形，如半脱位、尺骨偏斜或过伸，无纤维性或骨性强直*

广泛的肌肉萎缩

可能存在关节外的软组织损伤，如类风湿结节、腱鞘炎

阶段 IV：末期

纤维性或骨性强直*

其他与第三阶段标准相同

* 在疾病的任何阶段和程度，必须符合标准才可以进行分级。

数据来自 Steinbrocker O, Traeger CH, Batterman RC：类风湿性关节炎的治疗标准，美国医学协会杂志 140：659，1949.

诊断标准

单一的测试无法明确 RA 的诊断。其诊断需根据临床特征、症状、实验室检查和影像学表现的综合评估来进行[78,108,110]。实验室试验阳性不是确诊 RA 的必要条件，但有助于确认临床表象。约 85% 的 RA 康复对象血清中发现存在类风湿因子这种抗体，但这种抗体也存在于其他与滑膜炎相关的炎症性疾病康复对象血清中。类风湿因子的存在与症状加重和全身临床表现增强有关。红细胞沉降率与滑膜炎炎症水平相关，都有助于排除非炎症性疾病（如 OA）和追踪炎症活动过程[108,110]。在 RA 早期，X 线片除显示软组织肿胀外没有其他表现，但超过半数的康复对象在发病后的前 2 年内会出现影像学改变[78,108,110]。

药物治疗

RA 目前还没有治愈的方法。治疗 RA 的主要目标是：①减轻疼痛、肿胀、疲乏；②改善关节功能、减少关节损伤和畸形；③预防残疾和减少发病率；④维持躯体、社会和心理功能，以及最小化药物的长期毒性[79,110]。在不可逆损伤发生之前控制疾病，才能维持正常的关节解剖结构。由于对 RA 发病机制有了进一步的认识、专注于病理过程的治疗方法的发展以及认

识到早期积极药物介入能改变疾病结果并减少 RA 康复对象的身体残疾和心理疾病的严重程度，RA 的治疗有了很大的进展[79,80,110]。

用于类风湿关节炎的药物包括非甾体抗炎药、糖皮质激素和病症缓解性抗风湿药（DMARDs；见表 38.2）。非甾体抗炎药起效快速，可以减轻关节疼痛和肿胀，但不能改变疾病的进展，故很少单独用于治疗 RA。且这类药物中大多数药物的抗炎作用是相同的。并没有证据显示 COX-2 抑制剂比其他非甾体抗炎药更有效，但它造成严重胃肠道副作用的风险较低[108]。皮质类固醇在 RA 的药物治疗应用中历史悠久，并且是其中重要组成部分。它能迅速有效地抑制炎症反应，改善关节疼痛和疲劳。由于皮质类固醇伴有明显的副作用，其常临时性应用于在 DMARDs 尚未完全发挥治疗作用前具有明显功能下降并且处在疾病活动期的康复对象。DMARDs 镇痛作用欠佳，但可以从本质上影响病程。因其缓慢作用的本质，在临床见效之前，药物持续治疗数周或数月是必要的。这些药物的药效要求严密监测康复对象的不良反应；这些戴上"黑框警告"的药物会增加严重感染风险。

传统治疗 RA 的方法为早期使用毒性小的药物，如非甾体抗炎药，逐步进展到在病程后期使用强效的药物。现在的方法更具积极性，早期使用 DMARDs 尽可能快速、完全、长效地控制疾病进程[78,120]。药物治疗在不断变化，这取决于患者的需要、对治疗的反应以及医生的治疗理念。这种不确定性可能令康复对象感到沮丧，因为他们也许要尝试无数种可能无效或者有副作用的新药物。因此，作业治疗师和其他团队成员了解康复对象服用的特定药物和可能出现的不良反应是很重要的。

手术治疗

由于 RA 导致的大量关节损害，手术干预经常被用于减轻疼痛和改善功能。有几种外科术式能使 RA 康复对象受益。滑膜切除术（切除病变滑膜）和腱滑膜切除术（除去患病的腱鞘）可以缓解症状，减缓关节破坏，但它们并不能阻止疾病的进展。这些手术最常用于腕和手。肌腱手术，包括移位肌腱重新安置术、断裂肌腱修复术和缩短肌腱延长术，可以用来矫正手部损伤。肌腱手术最常见于腕和手的伸肌腱。肌腱移位术与周围神经减压术（例如腕管减压术）用于改善功能。关节成形术（关节重建）和关节融合术（关节融合）在关节复位不能的情况下使用。这些手术用于缓解疼

痛、提高稳定性、矫正畸形、改善功能。关节成形术的常见部位包括髋关节、膝关节、和掌指关节。关节融合术的常见部位包括手腕、拇指（MCP）关节和指间（IP）关节，以及颈椎[21,72]。

作业治疗评估

认识到每一个关节炎的康复对象都有独特的临床问题和功能损害的表现相当重要。一个强有力的以康复对象为中心和基于作业为基础的评估手段，有助于确定每个康复对象的特定需求。关节炎康复对象的评估过程包含许多与肢体残疾康复对象相同的原理。关节炎需要密切关注疼痛、关节僵硬、关节变化/畸形、疲劳等问题以及康复对象的应对策略，特别是当其与活动限制有关。因为关节炎康复对象通常症状起伏，许多症状和问题都是不可预知的。周密系统地评估康复对象的功能、临床和社会心理状况是确定问题轻重缓急和制订有效治疗方案的关键。

根据康复对象被转介的主要原因决定着具体评估内容的范围。术前手功能评估，髋关节置换术后，诊断后宣教，疾病发作时矫形器的使用，功能下降的情况，都要求治疗师为康复对象量身制订评估优先级

由于风湿性慢性疾病的特性，一些康复对象能够清楚地阐述他们的具体需求，并有条件这样做。另外一些康复对象可能是难以承受多样的问题或新增的诊断，而指望治疗师引导这个干预过程。无论康复对象的状态如何，在康复对象、家属、治疗师和其他团队成员之间的密切沟通与合作是帮助实现最佳治疗可能的关键。

作业治疗（OT）评估过程包括：①康复对象病史；②作业概况；③作业表现状况；④认知、心理、社会状况；⑤临床状况。

病史

一个详细的病史是通过回顾康复对象的病历和报告获取的。重要的细节包括诊断，发病日期和诊断日期，继发疾病、现用药物和服药时间表，替代或补充治疗，手术史。向康复对象提出这些问题——"你是什么类型的关节炎？""生病多久了？""你正在服用什么药？"和"你还有做其他什么事情来治疗你的关节炎？"——可以提供关于康复对象对自己病情的了解程度，医疗和健康习惯等信息。先前的作业治疗师和物理治疗师对于该康复对象的治疗经验也应当明确被用

于完善这些信息。治疗师必须询问并积极倾听康复对象当前主诉，通过这样的问题："关节炎使你最困扰的是什么？""现在关节炎是如何限制你做事的能力？""你希望治疗能帮助到你什么？"

这是 Nina 第一次转介到 OT。她了解她的诊断和药物治疗，但不确定接受治疗的潜在益处。通过她对关键问题的回答，Nina 能够清楚表述她的疼痛并且从事家务和工作中遇到的困难，是她认为需要优先解决的问题。

作业概况

在评估作业表现的过程开始时使用作业概况是有益的。通过开放式的访谈，得到作业概况方面的重要细节：康复对象先前的和现在的角色、职业、总的活动水平、参与有意义活动的能力。它还可以让治疗师了解到康复对象的自我效能感、残疾调适能力、他或她生活主题的意义[60,68]。有效获得康复对象作业概况的方法是让康复对象描述他或她生活中典型的一天如何度过。这种典型日常生活评估可以让治疗师熟悉康复对象的日常生活，时间使用、睡眠/清醒习惯、有精力和疲劳模式，重要的人物和环境、活动场景和谈话中未提及的其他细节。因为关节炎症状波动，康复对象需要描述是如何度过关节炎病情较好的一天和较差的一天，以便治疗师比较这两天、理解关节炎如何影响患者的日常生活、了解康复对象如何有效平衡活动和休息。让康复对象估计 1 周或者 1 个月内关节炎较好的天数和较坏的天数所占百分比是有帮助的。对比工作日和周末花的时间占比同样是有帮助的；康复对象也许会透露其他作业活动，如精神活动、社交活动和休闲活动等。这种灵活的交谈有助于加强治疗关系，帮助康复对象确立自己才是他或者她的作业和生活方式中应重视的权威以及搭建 OT 在康复对象康复中的角色。

作业表现状况

一旦康复对象典型的、优先考虑的作业活动被确定，他或她参与功能活动的独立程度就可以通过访谈或观察来评估。如果使用观察法，活动就应尽可能接近康复对象平时活动发生的时间，因为康复对象的能力会在一天不同的时间产生波动。例如，僵硬和疼痛会使早晨穿衣非常困难，但如果在下午评估这项任务，患者的状况可能会表现得更出色。理想情况是康复对象自己的家、社区或工作情境中活动。除了评估康复对象在日常生活活动（ADLs），工具性日常生活活动

（IADLs），上学、工作、睡眠和休息、娱乐、休闲和社会参与中的独立程度之外，关注康复对象使用的辅助器具（例如，助行器或者适应设备）和代偿技术也是非常重要的。作业表现的活动要求（如工具、设备，和所需的技能），以及特定的任务场景（例如，康复对象的生活情况，家中的其他成员，以及涉及作业表现相关的搭建架构），应详细与目前康复对象的生理、环境或社交上遇到的阻碍相关联。最后，还需要探究完成特定活动需要的时间。一个晨僵或耐力有限的康复对象往往会在活动中选择接受帮助例如穿衣活动，以便节省时间或体能在当天晚些时候能参与更有意义的作业活动。这种策略有助于康复对象的综合满意度和生活参与度提升，因此我们应尊重这些策略。

该系统是卫生专业人员为快速全面地评估功能状况而设计的[52]。治疗师应熟悉本系统，因为它经常用于临床研究，也为进一步定义进展性残疾（advancing disability）提供大致框架[49,122]。Nina 的状况为等级三，由于工作活动受限。

在 RA 中，功能状况可以根据美国风湿病学会的 RA 康复对象的功能状况分类修订标准进行分级（表38.3）。

表 38.3	美国风湿病学会类风湿性关节炎康复对象总体功能状况分级
分级	说明
级别 I	完全能够料理日常生活活动（自我照顾*、职业和业余活动）
级别 II	能够料理平常的自我照顾和职业活动，但业余活动受限
级别 III	能够料理平常的自我照顾，但是职业和业余活动受限
级别 IV	平常的自我照顾，职业和业余活动均受限

* 平常的自我照顾活动包括穿衣、进食、洗澡、修饰及如厕。
业余活动（娱乐或休闲）和职业活动（工作、上学、家务）是依据康复对象喜好、年龄、性别决定的。
感谢美国风湿病学会提供© 2004[52]。

关节炎康复对象作业功能的下降是由于疼痛、关节改变或关节不稳定、动作受限、无力、疲劳、生活环境变化，或社会支持的变化，以及其他情况的影响。药物的作用也会限制作业表现。治疗师面临的挑战不仅是发现作业表现的不足，还要确定它们产生的原因。向康复对象询问为什么不能完成活动从中获得康复对象的观点是十分重要的[7]。Nina 在许多作业活动遇到困难，包括睡觉，和孙子愉悦地玩耍，料理家务，以及完成工作达到她满意的程度。她报告显示由于近期病情进展使得疼痛增加，僵硬和疲劳，让她不得不放弃或者减少活动。

认知、心理和社会状况

关节炎的影响不仅仅是身体和功能。关节炎康复对象还需要筛查认知和心理社会方面的问题。虽然关节炎不直接影响认知，但疼痛、睡眠障碍、抑郁和药物治疗都会对注意力广度、短期记忆力和解决问题的能力产生深远影响[72,83]。慢性病疾病康复对象必须开发处理残疾的应对策略。应对策略对于关节炎康复对象特别重要，康复对象可能要面对身体功能、生活角色以及畸形和药物副作用造成外貌的巨大变化。因为关节炎的痛苦是不可预测的，残疾的正常反应包括抑郁、否认、需要控制环境和依赖。社会心理适应受到复杂的相互作用包括身体、心理和情境因素的影响[60,82]。估计大约20%的类风湿关节炎康复对象患有较多的抑郁失调，高达的48%康复对象有显著的抑郁症症状。约有一半 RA 或 OA 康复对象的社交减少[121]。持续的疼痛和疼痛所致的恐惧，体貌的改变，定位自己为患者，病程和疾病进展的不确定性、性功能障碍、角色改变和由于无法工作而造成的收入损失都可带来显著的心理压力[60,82]。证据表明，心理社会因素与生物医学因素对于类风湿关节炎相关残疾的影响几乎是相同的[37]。理疗师必须了解康复对象处理生活中压力的方法，因为这些压力可能加剧疾病[60]。家庭关系和文化背景也会影响康复对象的医疗保健行为和对残疾的反应[87]。治疗师应该敏感地察觉影响康复的所有因素。如果需要，也可以将康复对象转介给其他专家（如精神病医生、心理医生和社会工作者）[82]。

Nina 报告提到她越来越难集中精力在活动中，因为她不能得到充足的睡眠。她因无法处理家务而感到受挫，因在习惯时间里无法工作以保证收入而感到焦虑。她也担心她的健康，因为在过去的几年里，她的关节炎得到很好的控制，没有突发恶化的情况。

临床情况

对于关节炎的康复对象，简单筛查或者详细评估应包括，炎症因子、关节活动度、肌力、手功能、僵硬、疼痛、感觉、关节不稳定性和畸形情况，身体耐力以及功能性移动等方面。进行功能评估时，评估时间和消炎或镇痛药物的使用情况都要记录下来，因为这些因素可能会影响评估结果。并且，再次评估也应该在相同的情况下进行[72]。当初次评估康复对象的功能障碍时,更应关注康复对象的个人因素。而且,向康复对象询问"哪些关节问题最大?"等问题有助于确定评估的优先顺序。根据 Nina 的初次评估,可详细评估滑膜炎、疼痛、僵硬、关节活动度、肌力、耐力和功能性移动等方面情况。尽管暂时没有出现关节畸形,但是治疗师仍然需要谨慎地查找可能导致 Nina 关节变形的风险因素。

临床评估需要相当的时间。应该系统展开并详细清楚地记录并保存结果。作业治疗师的评估可能需要跨过不同的阶段,尤其是当康复对象有明显的疼痛或疲劳时,干预治疗就可以即时而无需等待完整评估完成。其实在初次面谈时就开始对康复对象的体位姿、活动意愿以及疼痛表现等进行评估了。

应记录炎症反应或滑膜炎的症状和发病部位,因为这些迹象反映了疾病的进程。肿胀的不同类型应被体现并详细描述。关节积液(关节囊中的多余液体)会出现梭形肿胀,其形状如纺锤并且与关节的形状吻合。湿性肿胀,薄而充满液体。松软、松弛、触觉柔软,湿性肿胀常见于滑膜炎的早期活跃阶段。慢性滑膜炎触感坚硬,因为关节里充满了滑膜组织。

应测量主动和被动关节活动度。但是根据转诊的原因和康复对象的主诉,治疗师可不必测量所有关节,可以只关注有问题的关节。主动活动可以让治疗师了解康复对象进行功能活动时的关节活动范围,而被动活动会显示出康复对象关节实际活动的程度。康复对象的主动关节活动度可能会远小于被动关节活动度,称之为迟滞(lag),可由疼痛、肌力减弱或关节损伤导致力学效率低下等因素造成。手部关节变形会使测量关节的角度变得困难。评估整体的(所有关节联合运动)屈曲、伸展,以及拇指对掌可以提供更多的功能信息[9]。测量手的主动"开合"(opening and closing)度时,可通过将康复对象手背放置于桌面,手指主动伸展到最大限度("开"),并测量指尖到桌面的距离;评估手指的主动屈曲到最大限度("合")时,测量指尖到远端掌横纹的距离。进行关节活动度的评估时,治疗师应该记录康复对象的关节是否感到僵硬或不稳定。若挛缩部位出现坚硬的终末端感觉表示存在骨性阻碍[73]。强烈的终末端感觉表示关节囊或韧带限制了运动[51]。也应记录活动时是否出现骨擦音及触发位置,骨擦音通常表示存在大范围的关节损伤。原因可能是骨、滑膜、滑囊或肌腱等(详见第 20 章至第 22 章)[9,72]。

粗大运动的肌力应用特殊的徒手肌力评估方法测量。因为关节炎康复对象的肌力评估与一般流程不同。要在关节活动的无痛范围内进行抗阻评定,而不是全关节活动范围。对于关节炎的康复对象来说,疼痛常出现于关节活动的后 30°~40°。在无痛关节活动范围施加阻力,可避免出现由于疼痛无法用力的情况。在进行抗阻运动时应考虑关节保护原则,如果康复对象感觉疼痛应停止施加阻力。若不能进行抗阻测试时(关节炎急性或活动期,阻力会损害炎症组织和关节),可用功能性肌力测验或运动测验替代[72]。

手部力量和手功能是评估的重点,但在评估过程中一定要避免压迫疼痛或者脆弱的关节。可以用标准仪器测量握力和捏力,但是对于关节特别脆弱或畸形的康复对象,应采用更适合的方法,例如使用血压计袖带测量,用毫米汞柱为单位记录[9,72]。虽然这种测量方式对于康复对象更加舒适,但由于没有标准常模,测试结果可信度低。其他测量关节炎康复对象手的握力的工具可以在市面上买到,如气动球泡测力计等。由于关节畸形,无法在标准体位下测量康复对象的对指捏和拇指侧捏。但是因为捏力与相关功能的评估相当重要,所以捏力的评估始终要进行,此时应记录康复对象评估时的抓握方式(例如,"在拇指和第二个掌骨之间的指蹼处放置一个 4 磅的捏力计")。手部有无肌肉萎缩和萎缩以及其发生部位应被记录,因为这些提示可能存在神经损伤,需进一步检查。手内在肌萎缩表现为大鱼际和小鱼际扁平及手背掌骨之间凹陷。

手功能可以通过标准化测试来评估(例如,Jebsen-Taylor 手功能测试[55])或观察康复对象进行各种包含各种抓握方式的功能活动表现。这些活动包括打开药瓶、书写、抓握玻璃杯、拿起小针、转动门把手及钥匙、用刀切东西以及系纽扣等。除了注意康复对象是否能够执行每项任务,测试的价值还在于观察康复对象如何使用自己的手,以及找出干扰大多数活动的因素:失稳、动作缺失、畸形、疼痛、无力或其他。治疗师不能单纯依据手的外观预测其手的功能。关节炎导致的变形通常进展缓慢,在这个过程中康复对象会学会逐渐调适手功能。在这个过程中治疗师也许会为惊讶地发现明显变形的手在执行活动时,仍能保持良好的功能。所以治疗师在制订干预计划时要记住这一点,因为一些想要去除的问题可能对于康复对象来说还保有一定的功能。

关节僵硬(joint stiffness)与最终会消失的广泛性僵硬(excessive stiffness)不同[72]。它可以是由于轻度炎症、积液、滑膜增厚、肌肉缩短或痉挛造成的[13,73]。

僵硬感严重影响日常生活,康复对象需要花很多功夫才能适应。治疗师可以通过询问康复对象哪些关节感到僵硬,什么情况下会感到僵硬以及僵硬的持续时间等问题确定关节僵硬的程度。晨僵与关节凝胶化应该分开考虑,可以通过时间长短来记录。晨僵的持续时间通常看作是疾病活动程度的客观指标。关节凝胶化现象,长时间不活动出现的僵硬,因为关节及其周围组织中的液体像明胶一样凝固而命名[73]。

因为疼痛通常是关节炎的首要临床表现,所以应该对其进行详细评估。首要关注的就是会影响康复对象参与作业活动的疼痛。应记录关节疼痛的出现和位置。治疗师应该通过提问如"疼痛什么时候发生?""什么情况会导致疼痛加重?""什么情况会使疼痛减轻?"以引出重要细节。应区分关节(关节)疼痛和关节周围(关节周围的软组织)疼痛。肌腱炎和滑囊炎是疼痛的常见原因。疼痛具有个体差异,通常难以描述[100]。治疗师可以让康复对象在一个 1(无痛)到 10(最大疼痛)的数字表上标记疼痛程度或者通过视觉模拟评分法(在一条平分为 10 等分的 10cm 长的线段上标记疼痛程度)来评估疼痛[54]。这种方法也可用于评估其他主观症状,如疲劳或者僵硬程度等[48]。由于关节炎的疼痛是波动的,可评估康复对象目前的疼痛程度、状态最好时的疼痛程度,状态最差时的疼痛程度,以及每天各时段活动时和休息时的疼痛程度。有趣的是,关节炎畸形炎症前期出现的疼痛往往比后期严重变形期出现的疼痛更严重[9]。还应记录关节压痛的出现和位置。压痛是通过对关节的内侧/外侧施加徒手压力来评估的(详见第 28 章)[72]。

若存在潜在的周围神经因为水肿受到压迫或受损时需要评估感觉功能。治疗师应从康复对象注意到的麻木或刺痛的感觉得到其主观报告。通过使用单丝来检查指尖的触觉/压觉阈值,以继续跟进[10]。如果发现感觉障碍,则需要进一步评估。如可以通过激发试验来激发或者加剧症状来定位神经损伤区域。例如 Phalen 和 Tinel 测试就是用来检查康复对象是腕管内是否存在正中神经压迫[92]。当已知或疑似颈椎受累时,应评估轻触觉,刺痛-钝痛觉和本体感觉(详见第 23章和第 39 章)。

检查者通过对内/外和前/后方向上的各个关节施加应力来评估关节松弛(不稳定)。当测试掌指关节的内/外稳定性时,检查者必须首先将掌指关节置于屈曲位置以收紧在掌指关节伸展时自然松弛的侧副韧带。

记录下不稳的关节。韧带松弛可以分为轻微(超过掌指关节正常伸展角度 5°~10°),中度(超过 10°~20°)或严重(超过大于等于 20°)[72]。在手关节中,内侧/外侧不稳定运动表明侧副韧带松弛,而过度的前/后运动则表明关节囊和掌板的松弛。正常的关节稳定性变化很大,只要有可能,将其与康复对象的未受累关节进行比较是有帮助的[72]。

关节畸形(joint deformities)的评估主要通过视诊和触诊来完成。应记录畸形的位置和类型。如果可以的话,与之前的评估相比较,治疗师可以了解到疾病进展过程中关节变形的进程。如果畸形可以主动或被动矫正,则认为是可逆的;如果畸形无法减轻,则认为是无法改变的。康复对象的双手畸形类型可能不同,并且关节炎康复对象也可能存在由骨关节炎关节损伤引起的畸形。

关节炎康复对象常见的手部畸形有以下几种类型:

1. 纽扣指变形(boutonniere deformities)的特征是近端指间关节屈曲,远端指间关节过伸(图 38.4)。这种锯齿形塌陷表明了肌肉-肌腱平衡的改变。病理变化始于近端指间关节,然后远端指间关节发生改变。这种情况出现于当滑膜炎使背侧关节囊受到削弱、破坏、病程延长、并且指总伸肌群的中央束断裂,因此导致近端指间关节伸展不完全或无力伸展的时候。此时

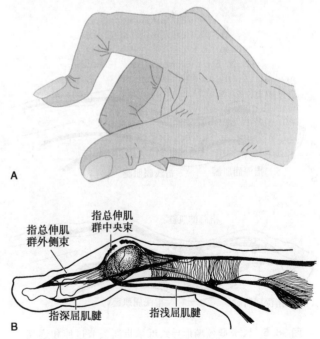

图 38.4 A.纽扣畸形导致远端指间过伸和近端指间屈曲;B.由于伸指肌群肌腱的中央束断裂或者过长导致的纽扣畸形(A,From Black JM,Hawks JH:Medical-surgical nursing, clinicalmanagement for positiveoutcomes, ed 8, Philadelphia,2009,Saunders.)

指总伸肌的外侧束向掌侧的近端指间关节的运动轴心下方移动,并成为该关节的屈肌。从而增加了施加在远端指间关节外侧束的力量,造成远端指间关节的过伸。手功能因为无法伸直手指,并在用指尖捏取物品时无法弯曲,受到限制[2,8,9,72]。

2. 鹅颈指畸形(swan neck deformities)的特征是近端指间关节过伸以及远端指间关节屈曲,掌指关节可能存在屈曲变形(图38.5),这种锯齿形塌陷也是肌肉-肌腱不平衡和关节松弛的结果。它可以源于任何手指关节异常。导致这种畸形的原因包括手指内在肌紧张,远端指间关节伸肌腱末端断裂或者牵拉以及慢性滑囊炎导致支撑近端指间关节结构的掌侧关节囊拉长等。在这个位置,指总伸肌群中的外侧带滑动到近端指间关节运动轴的上方,使得近端指间关节过伸和远端指间关节屈曲。手指的功能因为无法屈曲近端指间关节而受限,失去握拳或者抓握小物品的能力[2,8,9]。

3. 锤状指(mallet finger)的特点是远端指间关节屈曲畸形。是伸肌腱在穿过远端指间关节时断裂引起的,从而手指失去伸展远端指骨的能力。

4. 结节(nodes)是一种骨性膨大,是由OA引起的软骨损伤。受类风湿关节炎影响的关节也同时有退行性关节疾病,因此类风湿关节炎康复对象身上可以看到结节,摸起来坚硬但通常不会疼痛。在远端指间关节(Heberden 希伯登结节)和近端指间关节(Bouchard 布夏结节)处最常见(图38.6)[9,16,72,73]。

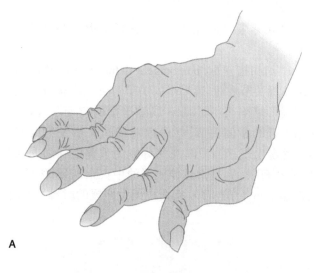

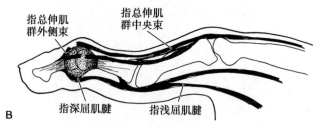

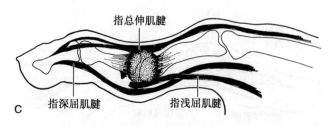

图38.5 A.天鹅颈畸形导致近端指间关节过伸和远端指间关节屈曲;B.指伸肌群外侧束断裂导致的天鹅颈样畸形;C.由于指浅屈肌腱断裂而导致的天鹅颈样畸形(A,From Black JM,Hawks JH:Medical-surgical nursing, clinicalmanagement for positiveoutcomes, ed 8, Philadelphia,2009,Saunders.)

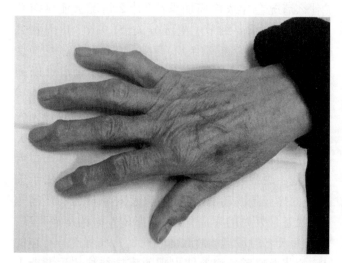

图38.6 骨赘形成于近端指间关节(Bouchard 布夏结节)和远端指间关节(Heberden's Nodes 希伯登结节)都是骨关节炎常见症状表现

5. 皮下结节(nodules)是肉芽肿和纤维软组织肿块,有时感觉疼痛。它们通常发生在承重侧表面,如尺骨或鹰嘴处(图38.7),可以预测风湿性关节炎的严重程度[9]。

6. 偏移(deviation)的特征是正常的关节位置发生改变。通常指的是桡骨或尺骨。类风湿关节炎最常见的偏移模式是腕关节的桡侧偏移和掌指关节的尺侧偏移(通常称为尺侧漂移)(图38.8)。偏离是由于韧带的弱化或断裂引起的。小关节更容易出现此症状,因为日常的活动中包括抓握和捏取的动作都会给小关节施加过大的力[9,72]。

7. 半脱位(subluxation)指的是关节不正常的掌侧或背侧移位。关节内结构一定程度的排列异常,导致关节结构仅部分接触。在类风湿关节炎康复对象中,半脱位最常见于手腕和掌指关节[72]。腕关节掌侧半脱位是由于慢性滑膜炎导致支撑韧带的弱化从而使腕骨

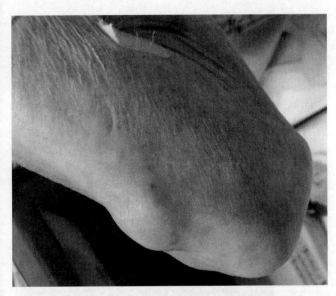

图 38.7　类风湿结节好发肘部伸肌表面（From Tilstra JS, Lienesch DW: Rheumatoidnodules, Dermatol Clin 33: 361-371, 2015.）

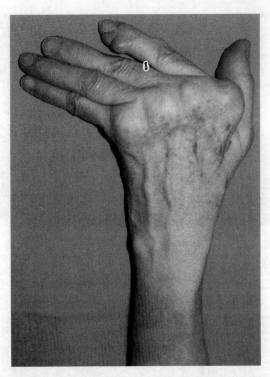

图 38.9　类风湿关节炎特有的伴随伸肌侧向外移位并出现在掌指关节的掌侧半脱位和尺侧偏移（From Chung KC: Hand and upper extremity reconstruction with DVD. A volume in the Procedures in Reconstructive Surgery Series, Edinburgh, 2009, Saunders. ）

带完整性遭到破坏而造成腕骨与桡骨的掌侧脱位或其他关节的脱位[2,72]。

　　9. 关节强直（ankylosis），关节骨性融合的特点是失去关节活动度。这种自发性的关节融合可以是骨性的（由关节内或周围的骨化导致）或纤维性的（由关节周围组织纤维化导致）[72]。

　　10. 伸肌肌腱断裂（extensor tendon rupture）表现为因为肌肉无力，不能主动地伸展关节（图 38.10）。小指伸肌通常第一个断裂。拇长伸肌和第三、第四、第五的指伸肌群也很脆弱[2,9]。肌腱断裂是由于肌腱直接摩擦粗糙的骨头表面或者是由于关节滑液直接浸润或压力增加导致血供不足导致的肌腱损伤所造成。

　　11. 扳机指（trigger finger）表现为非持续性的手指弯曲或伸展受限。通常是由屈曲肌腱上的皮下结节或腱鞘的狭窄导致的，影响肌腱的滑动能力[8,9,72]。康复对象经常在手指弯曲时会感觉"被拉住"或"被锁定"，并且必须被动地将手指伸直。

　　12. 残毁性畸形（mutilans deformities）的特征是松软的关节皮肤套叠（图 38.11）。原因未明，但结果会造成骨末端被吸收，骨头变短从而使关节完全不稳定。常发生于手的掌指关节和指间关节，腕部的桡腕关

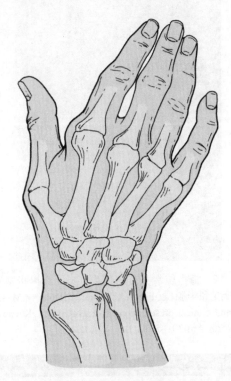

图 38.8　掌指关节的尺侧偏移（FromSchlenker E, Roth SL: Williams' essentials of nutrition and diettherapy, ed 7, St. Louis, Mosby, 2007. ）

相对于桡骨发生远端移位。由于髁状特性，掌指关节的运动平面更多，比指间关节更不稳定。掌指关节的掌侧半脱位经常发生，通常伴有伸肌腱尺侧偏移及侧向移位到掌骨头间的尺侧凹陷处（图 38.9）[2,8,9,72]。

　　8. 关节脱位（dislocation）指的是关节面完全没有接触。在严重的类风湿关节炎病例中，可能会因为韧

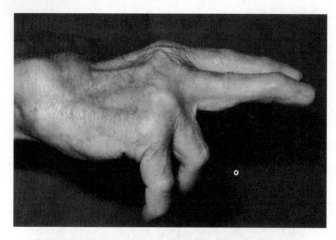

图38.10　第四、五指的伸肌腱断裂,导致无法主动伸指。原因包括类风湿关节炎造成的伸肌腱鞘炎和腕关节半掌侧脱位(From Evans RC:llustrated orthopedic physical assessment,ed 3,St. Louis,2009,Mosby.)

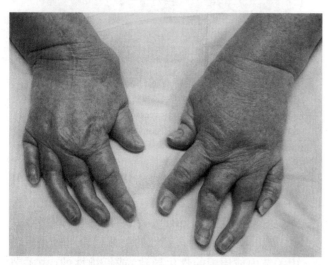

图38.11　残毁性畸形(From Weisman MH,Weinblatt-ME,Louie JS:Targeted treatment of the rheumatic diseases,Philadelphia,2010,Saunders.)

和桡尺关节[72]。

13. 拇指畸形(thumb deformities)可以表现为上文描述的任意一种畸形。Nalebuff 将拇指变形分成六种

类型(表38.4)[109]。Ⅰ型是类风湿关节炎中最常见的类型,其次是Ⅲ型,可见于骨性关节炎和类风湿关节炎[72,109]。纽扣指变形(Ⅰ型)的特征是掌指关节屈曲和指间关节过伸。天鹅颈畸形(Ⅲ型)的特点是拇指腕掌关节半脱位、内收并屈曲,掌指关节过伸,指间关节屈曲。在类风湿关节炎和骨性关节炎中也很常见的是,由于第一掌骨的半脱位、掌指关节桡侧偏移,或手指内在肌无力或短缩导致的拇指腕掌关节的内收挛缩[72,109]。半脱位会导致拇指腕掌关节产生一个独特的方形外观(图38.12)。通常认为拇指占手部功能的60%,因此拇指生物力学的破坏通常会导致手部功能的严重丧失[46]。

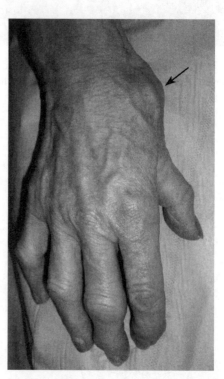

图38.12　拇指腕掌关节的骨关节炎导致拇指基底部方形改变和半脱位(From Abhishek A,Doherty M:Diagnosis and clinical presentation of OsteoArthritis,Rheum Dis Clin North Am 39:45-66.)

表38.4　类风湿病的拇指变形			
类型	腕掌关节	掌指关节	指间关节
Ⅰ(纽扣指畸形)	未影响	屈曲	过伸
Ⅱ(不常见)	屈曲并内收	屈曲	过伸
Ⅲ(鹅颈指畸形)	半脱位、屈曲并内收	过伸	屈曲
Ⅳ(守门员拇指)	无半脱位、屈曲并内收	过伸、尺侧副韧带不稳	未影响
Ⅴ	可能受影响	掌侧面不稳	未影响
Ⅵ(残毁性关节炎)	不同程度的骨头缺失	不同程度的骨头缺失	不同程度的骨头缺失

引自 Terrono AL,Nalebuff EA,Philips CA:The rheumatoid thumb.In Skirven M.et al,editors:Rehabilitation of the hand and upper extremity,ed 6.St.Louis.2011.Mosby.p 1345.

身体耐力可以通过评估过程的观察和患者主诉来评估。疼痛、无力、功能失调、睡眠不足和情绪紧张都可能造成耐力下降。应当记录疲劳的类型和严重程度[99]。功能性移动,包括行走、坐、站耐力和转移能力,应与相应的作业表现进行评估。跌倒风险的评估也相当重要,有研究发现,下肢患有严重的关节炎的康复对象的跌倒风险增加[33]。

目标设定

治疗目标的设定应由康复对象的既定目标、康复对象的个人需要和疾病发展阶段来决定。加拿大作业表现量表(COPM)是一个以康复对象为中心的评估工具,可以用来设定目标、制订计划和评估疗效[58]。它用来观察康复对象在整个过程中对个人作业表现的自我感知。康复对象可以在活动过程中发现自己的问题所在,并能更理解作业治疗的目的。加拿大作业表现量表 COPM 评估运用半结构化的面谈方式,要求康复对象找出自己想要做或者期望做的事情,但是对自己表现不满意的作业活动。作业目标包括自我照料、生产性活动和休闲娱乐领域[基于加拿大作业表现模式(CMOP)]被列出来,然后要求康复对象对这些作业活动的重要性,表现程度及满意度打分。通过与康复对象共同协作,可以确定作业治疗治疗目标,及各目标的优先顺序,并制订一个治疗计划,达到最佳治疗效果。出院时,可以重复上述流程来评估结果。加拿大作业表现量表已经被用于住院及门诊治疗的关节炎康复对象[7]。对于 Nina 来说,通过作业表现量表评估出来的目标是每周能工作 20 小时,独自打扫房间,并能在放学后带孙子去公园玩耍。

干预的目标和计划

关节炎康复对象的治疗一定要考虑该疾病渐进性的特性[27]。治疗的首要目标是减少疼痛、保护关节以及增加功能。作业治疗的一般目标为:①维持或增加从事有意义作业活动的能力;②保持或增加关节活动和肌力;③提高耐力;④防止畸形或减少畸形的影响;⑤增加对疾病的了解和找到处理其身体上、功能上和社会心理上的最佳方法;⑥协助适应残疾[72]。

治疗计划应该针对康复对象个人,并基于疾病阶段、症状的严重程度、一般健康状况、生活方式和双方接受的目标来制订。考虑到治疗的时间有限,所以治疗的优先顺序是至关重要的。治疗师应该专注于最重要的手段:"哪些使康复对象的功能水平达到最佳程度的干预措施是必要的?"让康复对象和其他重要人员积极参与到治疗过程中是非常有意义的。每一个参与者必须了解疾病的发展过程和各种治疗方法的基本原理。因为在疾病发展的过程中,干预治疗很可能是间歇性的,所以康复对象的依从性和进行自我管理的能力将极大地影响治疗的成功率。

表 38.5 概述了一些常见的症状、一般治疗目标,以及针对炎症性疾病每一阶段的作业治疗干预措施;它可以作为设计治疗的切入点。Nina 处于类风湿关节炎的亚急性期。之前列出的六个一般目标在她的作业治疗计划中都是非常重要的。

OT 实践要点

通常作业治疗师对每个康复对象特有的临床阶段的判断对于适当地调整治疗计划至关重要。

表 38.5　炎症疾病各阶段的治疗目标

炎症阶段	症状	目标	治疗注意事项
I 急性期	疼痛、发炎、皮温高、关节发红、压痛、整体僵硬、活动受限	减轻疼痛和炎症、维持关节活动度、维持肌力和耐力	全天穿戴休息位矫形器、卧床休息、关节保护、辅助器具和物理因子治疗 无痛范围内轻柔的主被动关节活动(无拉伸),体位摆放 可耐受的功能性活动,等长收缩运动
II 亚急性期	炎症减轻、皮温温热、关节微红、疼痛和压痛减轻、晨僵	减轻疼痛和炎症、维持关节活动度、维持肌力和耐力	白天减少矫形器配戴时间,晚上持续配戴、关节保护、辅具、物理因子治疗 主动/被动关节活动,轻微牵拉、体位摆放 增加可承受的功能性活动,等长收缩运动

表 38.5　炎症疾病各阶段的治疗目标(续)

炎症阶段	症状	目标	治疗注意事项
Ⅲ 慢性活动期	轻度炎症、轻度疼痛和压痛、活动耐受度增加、耐力低	减轻疼痛和炎症、增加关节活动度、增加肌力和耐力	关节保护、需要时提供矫形器、辅具及物理因子治疗 主动/被动关节活动,最大范围内的牵拉 抗阻运动(如果施加阻力对关节无害,可以进行等长和等张收缩)、有氧运动、增加功能性活动
Ⅳ 慢性稳定期	无炎症反应、失用性疼痛和僵硬、耐力低	减轻疼痛、增加或维持关节活动度、增加肌力和耐力	关节保护、需要时提供矫形器、辅具及物理因子治疗 主动/被动关节活动,最大范围内的牵拉 抗阻运动(如果施加阻力对关节无害,可以进行等长和等张收缩)、有氧运动、增加功能性活动

作业治疗干预

　　改善临床症状或功能性问题有效治疗手段包括休息、物理因子治疗、运动治疗和活动、矫形器、作业表现训练和健康宣教。考虑到家庭环境的影响,培养康复对象在家庭自我训练中的自我效能感是非常重要的,因为建立康复对象的信心可能会引发出所期望的行为。询问康复对象诸如"你有多大把握在家里执行这项活动能表现得与在治疗室一样?"这样的问题可以得到关于进一步训练与介入的反馈[63]。每当治疗师选择合适的治疗方案,这些所选择的干预措施都应反映个体康复对象的需要和选择。与关节炎相关的一般治疗注意事项列举在"框 38.2"。

框 38.2　关节炎治疗注意事项

重视疼痛。
避免疲劳。
避免在发炎或者不稳定的关节施加压力。
在抗阻练习或者活动时要特别注意。
注意感觉障碍。
注意因系统性疾病或者药物副作用导致的皮肤脆弱。

睡眠和休息

　　休息被认为是一种减少炎症和疼痛的有效方法。休息和放松让身体有时间进行自我疗愈,可以有效地打破疼痛、压力和抑郁的恶性循环。休息可以是系统性的,也可以是局部的。全身整体的休息,包括对维持健康必要的恢复性睡眠。然而,患有关节炎的康复对象有可能因为疼痛和抑郁而出现睡眠问题[97]。在系统性炎症疾病的急性期,建议夜间至少维持 8~10 小时的睡眠,早上和下午至少休息半小时到 1 小时[11,99]。系统性休息的需求因人而异,包括完全的卧床休息到及白天的小憩。类风湿关节炎和骨性关节炎康复对象有症状关节的局部休息方式包括穿矫形器,避免或调整活动,或在白天或晚上进行良姿位摆放避免关节压力[27]。重复的关节负荷或运动应与休息有序结合。休息的效能在于减少关节肿胀、疼痛和疲劳的情况下提高体能水平。

　　Nina 需要全身同时的休息和针对她手腕和手的局部休息。帮助她了解在症状突然恶化期间,可以从休息中获得生理方面的需求是非常重要的。这一认知可以让她在未完成的任务时减少内疚感,并使她明白,在短期内好好照顾自己时为了让她更好的活动。

物理因子治疗

　　物理因子治疗可以帮助减轻疼痛、维持或改善关节活动度。尽管研究表明单用理疗仪器在风湿性疾病中无法提供持续性帮助,但临床上,康复对象确实表示减轻了疼痛和僵硬[9,111,116]。最常用的理疗是表面热疗和冷疗。热疗对患有关节炎的患者的好处包括增加血流量、减轻疼痛、增加组织弹性,但也可能有增加炎症的副作用[17,50]。冷疗的好处包括缓解炎症和降低疼痛阈值,可能会存在增加组织黏度并降低组织弹性而导致加重关节僵硬的副作用[17,50]。热疗可以通过热敷、蜡疗、液体疗法、热水池中的水疗法,甚至是热水淋浴等方式进行;冷疗可以通过冰袋或凝胶包进行冰敷。在选择合适的治疗方法时,治疗师必须考虑活动和疾病的阶段。急性炎症期的关节可能会因热疗而加重症状,冰敷可能更有助于减轻疼痛和发炎。在亚急性或慢性期,热疗和冷疗可能同样有效[17]。Nina 倾向于使用热疗,并发现它有助于放松关节,减轻她的疼痛。尽管她处于亚急性期,但仍有一些炎症存在;因此,要密切监控她对热疗的反应,避免加重炎症症状。她接受了如何在家里安全使用热水浴和微波热敷袋的宣教。

　　一些与风湿性疾病相关的医疗情况是温度治疗的禁忌证。例如,手指有血管痉挛问题的雷诺(Raynaud)现象的康复对象禁止使用冰敷[17,50]。患有类风湿关节炎的康复对象通常对冷热有不稳定的血管反应,在感到热时会比正常人更敏感,受寒时寒冷和僵硬的感觉更强[50]。仔细监控康复对象对物理因子治疗的反应是至关重要的。在选择使用何种理疗仪器之前,还应该考虑康复对象的偏好和居家使用的方便性。家用蜡疗、微波热敷袋和持续低温热敷包可以从社区商店更方便并且更便宜地购得,这样为康复对象提供的选择就会更多[74]。安全永远是首要考虑的问题。应指导康复对象和其他人慎重地按指示进行正确应用,以避免烧伤或其他组织损伤。在使用任何仪器之前,治疗师必须完全了解组织反应和相关注意事项,并能安全运用仪器。除了入门的准备之外,通常仍需要专门的宣教。治疗师还必须具备执业资格或满足培训要求。

运动疗法

　　关节炎的活动治疗目的是通过保持肌肉力量、避免失用性萎缩、维持或提高关节活动度来保持肌肉和关节的正常功能[119]。有证据表明,对于骨性关节炎,手部活动可以增强体力、减轻疼痛,提高关节活动度和改善手功能[111],并且关节活动度训练,动态有氧运动,对于类风湿关节炎有积极作用[36,67]。有规律的体育锻炼也能缓解抑郁[117]。了解康复对象已经在进行的运动,以及这些运动建议是否来自专业人士或好心的家人朋友;许多自我发起的运动对患有关节炎的人来说可能是有害的。没有一个通用的运动项目适合所有关节炎康复对象。锻炼计划应该针对康复对象个人的需要和耐力而设计。根据以往经验,运动结束后的疼痛持续时间超过 1~2 小时,则需要修改运动计划或减少运动量[72,119]。对于关节炎康复对象一般的运动指导方针是避免过度的关节压力,避免疼痛和关节肿胀,并在患者舒适的关节活动度范围内活动[9,61,119]。应该教导患者缓慢、平稳地使用适当的技巧进行活动。康复对象还必须了解执行这些规定运动的原理[119]。维持关节活动的运动至少每天需要进行 1 次,即使是在症状发作期间。对于类风湿关节炎康复对象来说,每个主要关节的全部活动都应该维持在无痛范围。如果是全身性症状,运动部位也包括颈部和下颌。要特别关注最僵硬的关节。关节活动度训练的形式主要取决于疾病的活跃度和关节的位置。主动关节活动训练通常是首选,但如果有疼痛或肌肉无力,则使用辅助或被动的关节活动训练。在滑膜炎发作的病例中,主动关节活动训练对关节的压力比被动关节活动压力更大,因此被动关节活动度训练可能更安全[72]。肩关节的活动在仰卧位更容易做,因为仰卧位可以排除重力的影响。运动的重复次数应该要考虑潜在的炎症反应。在状况好的时候,重复 10 次可能是合适的;情况差的时候,可能只能在小范围内重复 3~4 次。如果运动的目的是增加关节的活动度,那么可以联合主动运动和被动牵伸。这适用于疾病的亚急性期和慢性期,不适用于急性期[72]。框 38.3 列举了一些适用于类风湿关节炎康复对象常规的主动关节活动运动。

框 38.3　类风湿关节炎康复对象关节活动度运动

指导

1. 每项运动 5 次一组,每天 1~2 次。
2. 逐渐增加到 10 次一组,每天 1~2 次。
3. 缓慢平稳的做所有运动。
4. 如果症状突然发作,减少运动次数,但不要完全停止。

下颌

5. 张大嘴再闭上嘴。
6. 张大嘴巴,将下颚左右两边移动。
7. 将下颌前移再放松。

颈部

8. 抬头看天花板然后低头看地板。
9. 将头倒向一边肩膀,然后再倒向另外一边肩膀。
10. 将下巴往前移再放松。
11. 将下巴向后移再放松。

肩关节和肘关节

12. 耸肩再放松。
13. 将双手放在肩上,顺时针和逆时针交替转动。
14. 将双手放在头部后面(如果做不到就将手放在肩上),将肘部在身前相碰,再分开。
15. 用双手触碰肩部,再伸直手肘。

前臂和腕关节

16. 将手肘在身侧屈曲,将手心向上向下交替翻转。
17. 将腕背伸并弯曲手指;然后腕屈曲并伸直手指。

手指

18. 握紧拳头,之后再张开手并伸直手指。
19. 将拇指与其他四指分别对指。
20. 将手掌放置于大腿或者桌子上,将大拇指移向远离四指的方向,然后将每根手指移向拇指。

courtesy Occupational Therapy Department, Rancho Los Amigos National Rehabilitation Center, Downey, California.

肌力训练可以是动态(等张收缩)的也可以是静态(等长收缩)的,并且主要目的是恢复功能[30,72,117]。肌力训练时必须谨慎,以免加重疼痛,避免增加变形的力以及避免破坏关节稳定性。握力训练,即使使用轻质治疗胶泥(therapeutic putty),也会给不稳定的手关节带来很大的压力[19]。此外,这类动态锻炼可能会加重关节症状或造成畸形的风险,一般情况下类风湿关节炎手部受累的康复对象应避免使用此方法[9]。在急性期或者炎症期禁用任何形式的抗阻运动,但是在其他阶段可以运用。对于类风湿关节炎的康复对象来说,等长运动是疼痛最轻的一种运动方式,因为可以避免关节运动,并且更有效的提高肌力和耐力[72]。等长收缩一般维持6~12秒[30],强度根据康复对象的整体活动情况调整。久坐不动的康复对象可能需要每日计划,而经常活动的康复对象只需要每周做1次特定的运动[72]。建议逐步增加运动次数和阻力大小[117]。

建议所有成年人都应该锻炼身体,保持健康,这是健康生活方式的一部分,也应该鼓励患有关节炎的患者进行运动。现有的证据表明,良好的有氧运动和训练对关节炎康复对象的髋关节和膝关节有好处,有氧运动和力量训练对稳定类风湿关节炎康复对象也有益处[36,53,67,117]。固定式脚踏车、步行和低强度的有氧舞蹈,曾经被认为会造成关节损伤,但现在发现,这些运动可以增加灵活性、肌力、耐力和心血管健康,而不会加重症状。研究表明,太极拳对下肢严重骨关节炎的老人的自我效能、生活质量、整体健康状况、疼痛、僵硬以及生理功能都有积极影响[47,98],同时也适用于类风湿关节炎康复对象。

无论是为了增加关节活动度、加强肌力还是促进整体健康而运动,作业治疗师都应该与康复对象紧密合作,以确保所有的运动计划能够顺利融入康复对象的日常生活中,并保持活动与休息之间的平衡。理想情况下,运动是在康复对象感到最灵活和不痛的情况下完成的。关节炎基金会为关节炎康复对象专门设计了陆地和水上社区运动课程。这些课程提供了社交互动和病友支持等额外好处,并且能有效安全地促进健康,提高肌力减轻疼痛和日常功能活动困难[14,36,53,102,106]。

为了改善Nina的运动和肌力,制订了每日运动计划:上肢主动关节运动,以及肩关节和肘关节轻柔地拉伸和等长运动。运动时间定在她早上沐浴之后,因为那时她觉得没那么僵硬和疲劳。治疗师建议Nina在症状减轻后,便开始参与一些关节炎基金会设计的运动课程中,以提高耐力和心血管情况。她有兴趣参与这些课程,并打算在工作较少的日子去参加。

治疗性活动

治疗性活动提供了很多生理和心理上的好处。讨论以前和现在的爱好或者让康复对象填写兴趣问卷可以帮助治疗师确定最适合康复对象的活动。可能会建议新的活动或者选择康复对象之前喜欢的活动。精心选择并按难度分级的活动是改善关节活动度和增加肌力的有效方法。在选择治疗活动时,治疗师应运用与运动疗法相同的原则[72]。活动应该是没有阻力的,避免关节变形的动作模式,并不会对关节造成过度的压力。并且,应该提供足够的重复次数以帮助改善关节活动度和提高肌力。应该注意活动对所有关节的影响。

通常不建议类风湿关节炎的康复对象进行那些需要手维持固定姿势的活动。然而,有时做一项喜欢的活动所带来的心理益处要大于存在的风险性,尤其是可以将风险控制在最小范围。例如针织和编织的活动常常是不被建议的。只有在掌指关节滑膜炎活跃期、鹅颈指进行性变形或者拇指腱鞘炎时,这些活动才真正被禁止。在进行活动时,让康复对象戴上手或拇指矫形器来支撑脆弱的关节,来避免出现潜在的问题。此外,让康复对象经常休息并做一些手指内在肌的伸展运动将有助于降低风险(其他关于治疗性的锻炼和活动详见第29章)。

矫形器

适应证

矫形器通常是治疗关节炎的一个必要手段。矫形器基于有各种理由发挥最大功能为目的而被运用。在制订适宜可行的矫形器计划时,治疗师了解懂得疾病过程的病理机制是非常重要的。不适当使用矫形器会造成伤害。关节炎康复对象适当地使用矫形器能减轻炎症、减少疼痛、支持不稳定关节、保持正确的关节位置、限制不当的运动和增加关节活动度。尽管普遍认为矫形器在类风湿关节炎急性期治疗中占有一席之地[36],但在疾病后期,几乎没有关于矫形器使用的相关记录[39]。表38.6总结了类风湿关节炎对关节损坏为基础的矫形器介入适应证[9,72]。

每个康复对象的个人需求必须仔细考虑。运用矫形器的首要目标是什么?矫形器能提供什么好处?矫形器有什么局限性?哪些关节受影响及并应该被包含在矫形器设计中?矫形器会对未受矫形器限制的关节产生什么影响?康复对象能接受穿戴矫形器吗?康复对象以前试过或戴过什么类型的矫形器?

表 38.6 类风湿关节炎进展的矫形器适应证分类

阶段	症状/影像学改变	矫形器应用
阶段Ⅰ:早期	没有结构改变,可能出现骨质疏松	休息位矫形器以减轻炎症、减少疼痛、保护关节
阶段Ⅱ:中期	可伴或不伴轻微软骨下骨破坏的骨质疏松、轻微软骨破坏、无关节变形、可能出现关节活动受限、肌肉萎缩、可能出现关节外软组织病变	日间矫形器固定提供舒适度 夜间矫形器缓解疼痛、保护关节防止出现畸形、增加关节活动度
阶段Ⅲ:严重期	软骨和骨损坏,关节畸形,大量肌肉萎缩,可能出现关节外软组织损伤	日间矫形器提高功能(减少疼痛、提供稳定性、限制不必要的活动、使关节处于合适的位置) 夜间矫形器提供姿势摆放和舒适
阶段Ⅳ:终期	除了第三阶段的症状,还会出现纤维性和骨性僵直	日间矫形器提高功能(减少疼痛、提供稳定性、限制不必要的活动、使关节处于合适的位置) 夜间矫形器提供姿势摆放和舒适

注意事项

类风湿关节炎的康复对象在运用矫形器治疗时有一些特别的注意事项。因为矫形器增加的重量会给上肢带来额外的压力,可能会导致疼痛和疲劳的问题,所以矫形器应该尽可能轻。力量也会从穿戴矫形器的关节转移到相邻的没有穿戴矫形器的关节。例如,一个没有覆盖手腕和手指关节的拇指矫形器,可能导致这些关节出现更多症状。皮肤的耐受性也是一个问题,由于类风湿关节炎的疾病过程和药物的作用,会造成皮肤变得更加脆弱。感觉障碍的存在也需要更密切地监控受压情况。最后,需要及时调整矫形器,以便在穿戴矫形器时能够增加舒适性和减少关节受压。

矫形器选择

如果使用矫形器治疗,治疗师必须确定哪种矫形器效果最好。越来越多的商业产品提供了更多的选择。矫形器应该选择硬的、半硬的还是软的?这通常取决于矫形器的用途和康复对象的偏好。硬性矫形器提供最大的固定或稳定性,软性矫形器允许更多的活动自由,半硬性矫形器结合了硬性矫形器的稳定性和软性矫形器的灵活性的特点。矫形器应该选择预制的还是定制的?要考虑关于矫形器和康复对象的相关因素来决定,包括矫形器可得性、购买价格或制造成本、耐用性、重量、易于护理、容易穿脱、外观和康复对象目前畸形的程度。

给康复对象提供选择权,将加强矫形器实用性和满意度。研究表明以下额外的因素可能会促进矫形器的使用:矫形器穿戴设计的灵活性、矫形器的用途和穿戴时间表的宣教、以康复对象的舒适程度和偏好为基础的个性化的矫形器处方、强大的家庭支持、医疗人员积极的态度和行为表现,以及对康复对象的立竿见影的效果等[22,38,43,77,81,104]。与康复对象良好的关系、信赖、康复对象学习方式的敏感度、矫形器测试评估、并为康复对象提供表达他们的担忧和挫折的机会也可以加强康复对象和治疗师的合作以及矫形器介入的疗效。治疗师可以推荐矫形器疗法,但最终是由康复对象判断矫形器的好处是否大于它带来的限制。

关节炎常用矫形器

休息位手矫形器可用于治疗腕和手部的急性滑膜炎。它主要功能是使发炎关节局部得到休息。它还可以缓解疼痛,减少肌肉痉挛,保护容易因滑膜炎造成挛缩或畸形的关节。它使关节处在内部压力最小并于潜在变形位置相反的休息位[9]。在休息位时关节所处位置是手腕轻微背伸(10°~20°),尺偏(10°~20°),掌指关节屈曲(20°~30°),近端指间关节和远端指间关节轻微屈曲(10°~30°),在掌指关节和指间关节轻微屈曲时腕掌关节处拇指轻微伸展及内收[39,72]。然而,患者的舒适度永远应该优先考虑以及不能用外力强迫关节摆放到理想位置。在症状发作时应继续穿戴矫形器,并且每天至少脱下以西以保持皮肤卫生,进行温和的关节活动训练。在症状加重后,矫形器至少持续使用 2 周,之后再逐渐减少穿戴时间让关节得以恢复[39,72]。在疾病后期阶段,矫形器常只在夜间使用来增加舒适度和防止变形。如果需要双侧矫形器时,患者可能会交替配戴矫形器或配戴在症状最明显的手上。

商业性矫形器,比如由泡沫金属复合物(composite metal foams,CMFs)或软垫覆盖金属框架制作成的矫形器(图 38.13),如果在它允许范围内做适当调整可以符合康复对象需求,则可以选择使用。通常不适用于已经存在关节变形的患者。一种定制的热塑性矫形器可精确地满足个别需求。没有任何症状出现的关节可以不使用矫形器。不固定正常关节的改良休息位矫形器(图38.14)可以减轻穿戴矫形器造成的关节僵硬,即使穿戴矫形器也能保留一部分手功能,并促进矫形器的穿戴和提高舒适度。

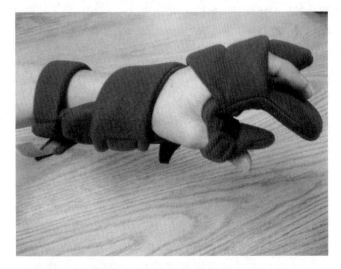

图38.13　预制型手休息位矫形器(Courtesy Occupational Therapy Department, Rancho Los Amigos National Rehabilitation Center, Downey, California)

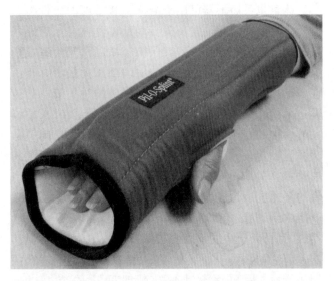

图38.14　预制的拇指可自由活动的腕-手矫形器(Courtesy Occupational Therapy Department, Rancho Los Amigos National Rehabilitation Center, Downey, California)

虽然休息位手矫形器的优势得到了医疗专业人士的认可,但研究表明,患者对穿戴矫形器的依从性最多达到中等程度[1,38]。在一项对比类风湿关节炎康复对象穿戴软性矫形器和硬性矫形器的研究中表明,配戴矫形器可以明显缓解疼痛,57%的患者喜欢软性矫形器。33%的患者喜欢硬性矫形器,10%的患者不喜欢使用矫形器。配戴软性矫形器的依从性比硬性矫形器高[20]。

腕部矫形器可以提供腕部稳定性、减轻疼痛、并改善功能。腕矫形器可以定制(图38.15)或预制。因为使用矫形器主要是在手活动时提供支撑,所以尺寸合适和配戴舒适度是很重要的。各种各样由不同材料制作的商业化矫形器,提供从软到硬的支撑选择。除了支撑作用之外,很多关节炎康复对象会受益于纤维材质的矫形器能提供适宜的温度。一项系统的综述表明腕部矫形器对于类风湿关节炎康复对象减轻疼痛是有效的[85]。研究表明,类风湿关节炎患者穿戴不同类型的矫形器在握力、灵敏度、缓解疼痛、手功能、舒适度、执行活动时的安全性、僵硬的影响、肌肉萎缩等方面有不同结果[79,85,104]。在一项针对矫形器偏好的研究中,当给患者三种型号的腕矫形器选择时,他们能在短时间内选出他们的理想型号[103]。这些研究表明给康复对象提供多样的矫形器选择的重要性。当掌指关节出现症状时,可以使用矫形器支撑掌指关节而不限制腕关节的自由活动(图38.16)。

掌指关节尺偏矫形器在缓解疼痛、制动、矫正以及减轻造成疼痛、半脱位或偏移的压力等方面有帮助。掌指关节尺偏矫形器可以延缓变形的进程,但不能阻止或矫正变形[9,71,84]。软性矫形器到硬性矫形器都可以定制或购买获得(图38.17)。虽然矫形器的设计和种类有很多,但研究表明掌指关节尺偏矫形器少见,并且患者也很少使用。掌指关节制动会限制手功能的应用或增加邻近指间关节的压力和疼痛[46,71,83]。笨重的或掌侧的矫形器会影响手掌部感觉以及影响抓握能力。但是,有些患者也因此缓解了疼痛,改善了手部力学对线。研究表明,康复对象更满意手背侧设计定制

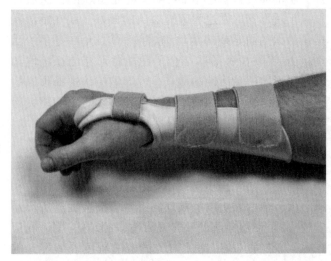

图38.15　定制的热塑板材型腕部矫形器(Courtesy Occupational Therapy Department, Rancho Los Amigos National Rehabilitation Center, Downey, California)

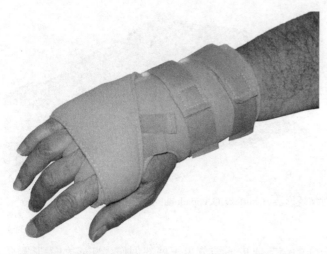

图 38.16 预制的腕部和掌指关节软性矫形器（Courtesy Occupational Therapy Department, Rancho Los Amigos National Rehabilitation Center, Downey, California）

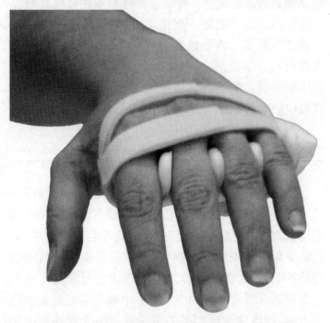

图 38.17 硬性预制的泡沫板掌指关节尺偏矫形器（Courtesy Occupational Therapy Department, Rancho Los Amigos National Rehabilitation Center, Downey, California）

的矫形器[86]。软性矫形器是可以商购或者定制的[42]。患者对于掌指关节尺偏矫形器的选择和使用的偏爱应该是要考虑的首要因素[46,71]。

鹅颈指矫形器也被称为限制近端指间关节过伸的矫形器，用来限制近端指间关节的过伸。鹅颈指畸形通常导致手很难抓握闭合，这是因为当近端指间关节处在一个过伸位时，近端指间关节的肌腱和韧带在运动过程中会卡住，使手指屈肌没有力学优势来充分屈曲。通过将近端指间关节限制在轻度屈曲的位置，康复对象能更好地屈曲近端指间关节，进而改善手功能。鹅颈指矫形

器可用低温热塑板材制作,适合短期使用或试验用。对于长期使用或用于几个相邻的手指上,金属或聚丙烯制作而成的商业性成品更适合,因为它们更耐用持久、体积小、容易清洗、更美观[112]（图 38.18）。鹅颈指矫形器或者类似设计的矫形器也常为不稳定的手指或拇指的指间关节提供侧向稳定支撑[9,46]。

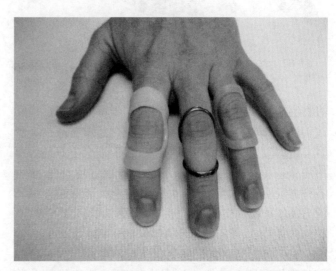

图 38.18 天鹅颈畸形的矫形器:定制的热塑板材型、商业定制尺寸金属型、预制的聚丙烯型（Courtesy Occupational Therapy Department, Rancho Los Amigos National Rehabilitation Center, Downey, California）

纽扣状畸形利用纽扣状矫形器限制近端指间关节伸展,并使远端指间关节自由屈曲。纽扣状矫形器可以由治疗师制作或者由制作天鹅颈矫形器相同的公司定制。由于纽扣状矫形器会给近端指间关节背侧施加直接压力,因此要密切关注皮肤状况。如果限制近端指间关节屈曲妨碍了手部功能,患者在白天可能会拒绝配戴矫形器。将近端指间关节固定在最大伸展位的夜间配戴矫形器可以用来维持关节活动度[9]。

使用拇指矫形器可以在疾病早期提供一个对抗拇指变形发展的姿势,并在疾病后期提供更稳定且无痛的捏指功能[9]。手部短型对掌矫形器可以让腕关节和指间关节自由活动,并可以用于掌指关节或腕掌关节上出现的问题。腕掌关节的矫形器有时可能包括腕关节或掌指关节,而且手部基础的或者前臂基础的（长型对掌矫形器）都被证实有效[46,107,114]。现有多种热塑型矫形器设计,也有用各种材质制作的多种预制矫形器。根据患者的症状和病程,软性矫形器可能就足够了（图 38.19A）或者康复对象可能需要硬性矫形器（图 38.19B）抵消在功能活动时作用于关节的压力。一项对比作用与关节炎康复对象腕掌关节的氯丁橡胶制作的短型对掌矫形器和量身定制的手部基础型热塑

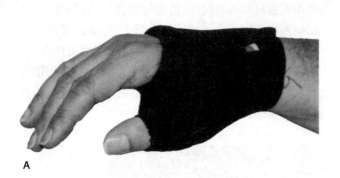
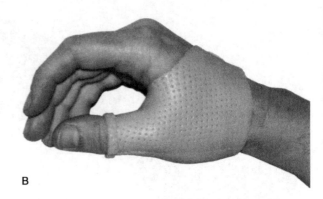

图 38.19 A.预制的软性拇指矫形器;B.定制的热塑板材短型对掌矫形器(Courtesy Occupational Therapy Department,Rancho Los Amigos National Rehabilitation Center,Downey,California)

板材制矫形器的研究表明,两种矫形器都能缓解疼痛和改善功能,减少半脱位的发生。热塑性矫形器减少半脱位发生的效果更好,但是氯丁橡胶矫形器会更好地缓解疼痛且患者喜欢使用[96,115]。一项系统的综述发现,很少有证据证明矫形器对于骨关节炎腕掌关节减轻疼痛和改善功能方面的有效性,也没有证据表明特定矫形器有特殊的优势,以及不同患者的偏好差异很大[35,56]。

动态矫形器和连续性静态矫形器可改善因关节周围软组织挛缩造成的关节活动度受限,或者维持关节置换术等外科手术后的最大关节活动度。如果关节间隙有保留(影像学检查确定),有软的终末感觉,并且只有极少炎症存在,可以运用较温和的矫形器。要严密监控介入方式可能会出现疼痛和肿胀的不良反应。静态矫形器常比动态矫形器更耐受一些,因为静态矫形器对关节施加的力更小[46]。

最后,硅胶指套和衬垫(图 38.20)有助于保护疼

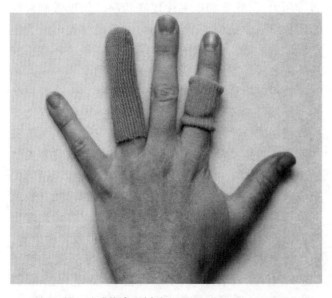

图 38.20 硅胶指套和衬垫(Courtesy Occupational Therapy Department,Rancho Los Amigos National Rehabilitation Center,Downey,California)

痛的结节或皮下结节免于外部创伤。Nina 的矫形器介入计划主要是针对减少疼痛和炎症,保护脆弱的关节。因为她尚未出现关节变形,预制矫形器是可行的选择,也是她更倾向的选择。夜间选择穿戴双侧软性休息位手矫形器。为了能做一些活动,白天选择使用半刚性的腕部矫形器。教导她监测症状,如果白天的活动导致疼痛或炎症加重,可以根据需要间歇性地使用休息位手矫形器。矫形器绑带可使用魔术贴进行调整,她就可以更容易地穿戴矫形器(额外信息参见第 30 章)。

作业表现训练

要求康复对象参与日常作业活动是一种可维持关节炎康复对象运动功能和肌力的有效方法[72]。在疾病的活跃期,作业活动可能仅限于进食和自我清洁层面。但随着康复对象病情的改善,正常的日常生活活动就应当回归正轨,因为这样才能促进康复对象的生理和心理健康。日常生活训练中有一个重要但容易被忽略的方面:性事咨询。如果关节炎或活动受限导致的疼痛,疲劳和关节活动度受限在关节置换术后出现,公开讨论这些问题对性功能的影响并演示一些更舒适和安全的性交体位对于康复对象和他们的伴侣有很大的帮助。这些优质资源对于存在性功能障碍的康复对象是可以获取的(详见第 12 章)[20,90,95]。活动需求和活动情境分析是帮助康复对象保持,恢复或加强他们对所需活动和职业的参与程度。环境改造、代偿手段或辅具使用,可以减少疼痛和压力让康复对象更加独立、方便和安全地完成一项有意义的作业活动。让康复对象主动参与有创意的问题解决活动,可以为许多独特的挑战提供解决方案。积极去了解康复对象的立场、角色的意义以及文化和物理环境,可以使得治疗师可以提出更有效的干预措施[7]。

辅助器具

大部分辅具可以定制或者购买。治疗师应该熟悉可用获得的各种类型的辅具，并且知道哪里可以用最少费用购买。以前仅由医疗供应商提供的许多辅具现在可以以更低的价格在零售商店中购买。常用于干预关节炎康复对象的辅具有延伸手柄装置（例如，拾物器、沐浴海绵、鞋拔、穿衣棒、长柄梳；图38.21A)，来代偿近端关节活动度受限和肌力减弱，加粗握柄的辅具（例如，梳子、牙刷、书写工具、餐具、旋钮扳手；图38.21B)，手功能受限时进行代偿（表38.7)。

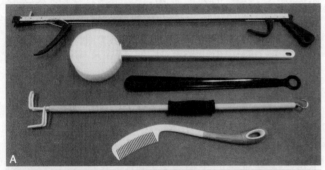

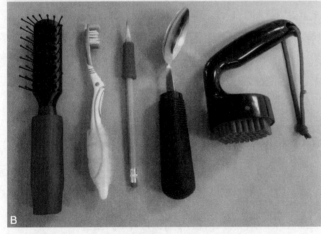

图 38.21　A.延伸手柄装置；B.加粗握柄的辅具（Courtesy Occupational Therapy Department, Rancho Los Amigos National Rehabilitation Center, Downey, California)

治疗师在建议康复对象使用辅助器具时应仔细考虑康复对象的目标，影响因素，活动需求，以及环境[72]。与患有关节炎的康复对象最相关的有以下几点：康复对象是否愿意使用辅具？该辅具是否能够成功减轻疼痛、压力、能量需求或时间消耗？该辅具是否易于使用？康复对象是否可以接受辅具的外观、成本和维护等要求？辅具是否与现实环境和环境中的其他设施兼容？该辅具是否会产生任何负面影响？

表 38.7　关节炎康复对象常用辅助器具	
活动	常用辅具
穿衣	穿衣棒、鞋拔、穿袜器、系扣器、拉链器、弹性鞋带
洗澡	手持花洒、沐浴椅、扶手、长柄海绵刷
如厕	加高型马桶、扶手、长柄会阴清洗器
洗漱和修饰	粗柄或长柄牙刷、吸盘式假牙刷、粗柄或长柄梳子、吸盘式指甲刷、改造指甲剪
进食	粗柄或长柄餐具、轻质 T 形手柄杯
备餐	电动罐和开罐器、调整型砧板、粗柄或者长柄餐具、符合人体工程学的直角刀、滚动式多用途手推车、炉子旋转开关、拾物器
其他	杠杆门把、粗柄或长柄钥匙器、长柄簸箕、粗柄笔、环或弹簧式剪刀，免持电话

有辅具样品供康复对象试用有助于为每个康复对象找到最适合的辅具。对于有些康复对象，在成功使用辅具前可能必须对现有辅具进行改造。例如，有抓握障碍的康复对象使用穿衣棒时需要将握柄加粗。意外的是：对关节炎康复对象辅具使用的研究以及辅具使用与不使用者的特性分析研究非常少，但临床经验表明，康复对象不太使用他们认为没什么帮助的，太复杂，太昂贵或会妨碍到别人的辅具[89,105]。研究表明，身体衰弱的老年人，其中包括一些关节炎康复对象愿意使用辅具，但需要协助确定辅具的来源[65,66]。有些康复对象可能仅在症状发作期或症状较多的时候才需要使用辅具。情况好的时候，适合鼓励康复对象在不使用辅具的情况下执行任务来促进力量和活动能力。

康复对象及家庭宣教

根据康复对象的病情和治疗，尽可能多地提供信息是作业治疗的一个关键部分，应该贯穿整个治疗阶段。无论是康复对象的首次探访还是其众多治疗之一，都需要探究康复对象的需求以进行宣教。必须考虑和培养康复对象的健康素养，以及它与功能状态密切关系[23]。康复对象对治疗师的信赖程度、治疗关系的质量以及康复对象体验是否符合治疗师的想法，这些都是成功改变康复对象认知和信念的重要因素[63]。研究表明，宣教可以增强康复对象的能力并在减轻疼痛，促进心理状态疾病管理，自我效能和整体健康等方面有积极的改变[18,20,36,45,62,64,67-69]。

伦理考虑

信息应该以适合每个康复对象及家属的水平来呈现,以及对学习风格、社会经济地位、教育水平、文化含义、个人的价值观、信仰和感受敏感。

不只关注于提供基本信息和一般技能,多鼓励康复对象的自我反思和转变康复对象观点已被认为是康复中非常重要的一部分[34]。重复、强化和实际应用到康复对象的生活是宣教的关键。通过关注康复对象的症状和顾虑,治疗师可以在宣教时间提供当前导向和基于问题的学习活动[15]。提供口头和书面的指导可能会有帮助。以下是宣教需要涵盖的一些方面:疾病过程、症状管理、关节保护和疲劳管理以及社区资源。

疾病进程

康复对象是否了解关节炎的类型、基本病理、药物和药物副作用? 康复对象是否了解类风湿关节炎持续性滑膜炎会导致不可逆转的关节损伤和潜在的功能障碍? 康复对象是否愿意与医生、护士、还是其他治疗人员讨论病情? 康复对象是否知道可以了解更多信息的可用资源?

症状管理

康复对象是否知道如何监测炎症的体征和症状? 康复对象是否明白在活动后持续超过 1~2 小时的疼痛表示需要修改或停止进行该活动? 康复对象是否能正确地将休息、锻炼、矫形器和物理因子治疗仪的使用适当地融入日常生活中,并理解背后的原理? 家庭成员是否了解康复对象的能力,以及他们应该何时辅助或不辅助康复对象完成活动? 康复对象是否知道对非传统的关节炎疗法采取保守的态度以避免陷入医疗骗局?

关节保护和疲劳管理

康复对象是否了解关节保护和疲劳管理的基本原理和原则? 更重要的是,康复对象是否能成功将这些原则运用到日常活动中? 挑战在于不仅要帮助康复对象了解其潜在影响,还要将学习转化为真正的行动。关节保护的目的是减少关节内部和外部的关节压力、受累关节的疼痛和炎症反应,并在执行日常活动时保持关节结构的完整性[72]。虽然没有证据证明使用关节保护技术可以防止病情恶化,但是疾病进程以及变形的病理机制和临床经验都认为关节保护是一个不错的概念[27,67]。研究表明,有疼痛缓解或功能改善经验的康复对象会更愿意改变他们的行为[31,44,76]。疲劳管理是能量节约更现代的说法,目的时更明智地节约和消耗能量(框 38.4)。调整环境,调整活动节奏,和休息可以成功缓解疲劳[31]。相关原则的指导应该以教授关键概念为基准,而不是只灌输普遍规则,并且应该适用于每个康复对象的生活方式和作业表现模式,以达到作业平衡[72,93,101]。由于遵循这些原则常常需要改变一些终身习惯,因此在治疗环境下实践能有助于改变。关节保护和疲劳管理的一般原则对于手、髋关节和膝关节受累的类风湿关节炎康复对象和骨关节炎康复对象来说特别有用[27,31,72]。

框 38.4　疲劳管理原则

态度与情绪	把自己从压力状态中解脱出来。 不要把注意力集中在使你紧张的事情上。 闭上眼睛,想象美好的地方和想法。
人体力学	当拿取比较低的东西时,弯曲膝盖并通过伸直腿部的力量来将东西抬起,尽量保持背部直立。 避免伸手取物(使用拾物器)。避免拉升、蹲下、提、爬。如果必须下蹲,要保持背部直立。 将好姿势融入日常活动中。 从椅子上站起来前,先向前滑动到椅子的边缘。当你的脚平放在地板上时,向前倾斜,并将手掌推到椅子的手臂或椅子上。通过伸直腿部使自己站起来。 累的时候,停下来休息一下。
工作节奏	每天计划休息 10~12 小时(午睡和晚上)。 按照自己的节奏工作。 将烦琐的任务分布在这个星期进行。 体力充足时完成最耗体力的工作。 将简单和困难的工作交替进行,每小时休息 15 分钟。
休闲时间	每天投入部分时间到自己觉得喜欢并且放松的活动中。 找到社区中可用资源。

框 38.4	疲劳管理原则（续）

工作方式　　　将物品放在容易拿到的位置。
　　　　　　　光线充足、适当通风、室温适宜。
　　　　　　　运用关节保护技术。
　　　　　　　工作平面需要合适高度。

组织　　　　　提前计划，不要匆促或逼迫自己。
　　　　　　　决定哪项工作是必须要完成的。
　　　　　　　与家人朋友共同承担一些工作负担。

如何开始　　　将每天要做的事情做成表。
　　　　　　　做一个任务清单，并将各项任务分散在日程安排中。
　　　　　　　将每天的休息时间穿插在那些耗能时间中。

时间	周日	周一	周二	周三	周四	周五	周六
7:00							
8:00							
9:00							
10:00							
11:00							
12:00							
1:00							
2:00							
3:00							
4:00							
5:00							
6:00							
7:00							
8:00							
9:00							
10:00							

（每周日程安排）

根据下列几点检查日程安排：
一周中是否有一天感觉比其他天长？
负担较重的活动是否分散在一周中？
长时间的任务是否可以分成几个步骤完成？
计划是否灵活可调？
有没有安排放松活动的时间？
计划是否运用能量节约原则？

关节保护和疲劳管理原则如下（更多信息请见参考文献）：

- 尊重疼痛。疼痛是身体出现问题时发出的信号。康复对象常常觉得自己可以忽视疼痛并忍痛工作，但其结果往往更痛苦。如果急性炎症发作时出现疼痛，则应注意休息和避免活动，以免疼痛和炎症恶化。在慢性阶段，完成活动后持续超过 1~2 小时的疼痛表明应该改良或是避免该项活动。应鼓励康复对象了解自己的极限，在疼痛出现前停止活动。忽视疼痛会导致关节损伤。

- 维持肌肉力量和关节活动度。灵活并且肌力平衡的关节不易受到进一步的伤害。一个活动受限的关节会将力转移到另外的关节,并可能使其他关节作出更多的动作来完成任务。例如,掌指关节活动受限会影响到指间关节。在完成日常功能和运动时应该运用关节保护和疲劳管理原则,以确保关节受到的压力最小。

- 在最稳定的解剖位置和功能平面上使用关节。在这个平面上,动作的阻力是由肌肉提供而非韧带。遵循这项原则能使韧带承受的力最小,并让肌肉力量可以在最佳的力学位置使用。例如,从坐到站时不要向两侧倾斜,以减轻作用在膝盖上的旋转力量;在指间关节弯曲的位置下和拇指指腹完成捏取动作,可以使作用在尺侧副韧带上的力最小化。

- 避免变形位置。执行活动的习惯方式可能会导致力量施加在关节变形的方向上。包含紧握、捏取或扭转动作的任务对关节的压力特别大。打开瓶盖、转动门把手、用刀切食物、端起咖啡杯都是促进掌指关节尺偏的活动。因此,可以鼓励康复对象用手掌配合肩部用力打开盖子或用开罐器打开瓶盖;用改良的操作杆辅具转动门把手;用握匕首的方式拿刀切食物、卷比萨刀,或改良后的刀具;用两只手端起咖啡杯。固定姿势也应予以考虑避免。例如,康复对象不应将下巴靠在手指背上,因为这个动作会给掌指关节施加相当大的使其弯曲的力。

- 使用较强壮的关节。使用更大,更强壮的关节可以减轻小关节承受的压力。使用肩膀或手肘提的手提包和钱包可以减轻手腕和手的负担。合适的双肩背包或腰包;或用推拉车替代背东西在身上也是个不错的选择。使用手掌而不用手指来抬起、推动或负重,更能平均分配受力。

- 确保正确的运动模式。由于疼痛、变形、肌肉不平衡或习惯,康复对象可能形成不正确的运动模式。例如,康复对象可能会使用手指背侧将自己由坐姿撑起。这个运动会提供使掌指关节屈曲变形的力。更合适的方式是使用手掌的掌面(图38.22)。手部,应保持利用指长伸肌进行动作的习惯。当保持掌指关节伸展位时,从远端指间关节开始弯曲,手指的弯曲应从远端指间关节开始,同时保持掌指关节伸直与内在肌引导的动作相对。

- 避免长时间保持在一个体位。长时间保持静态体位会导致关节僵硬和肌肉疲劳。姿势性压力会转移到可能已经相当脆弱的关节韧带上。改变身体姿势、抓握方式、频繁休息,并在一些如使用电脑键盘、写字、园艺、编织等活动中融入一些主动运动能

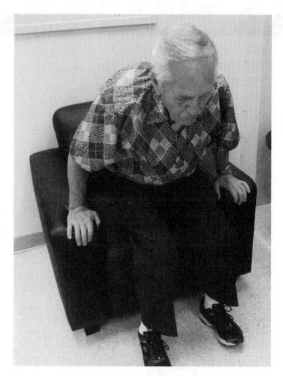

图38.22　用手掌支撑离开椅子有助于保护手指关节
(Courtesy Occupational Therapy Department, Rancho Los Amigos National Rehabilitation Center, Downey, California.)

有效预防酸痛、僵硬以及由此产生的不良运动模式。

- 避免开始做那些当出现过大压力时无法马上停止的活动。这可以预防当肌肉疲劳时带给关节囊和韧带负担。持续那些会导致突然或剧烈疼痛的活动会造成关节损伤,严重疲劳会造成不良的运动模式和安全风险。现实的方案规划可以帮助预防这些情况发生。例如,康复对象可以在浴室里放一个淋浴凳,以防他们在淋浴的时候需要休息。康复对象在计划购物时还要考虑他们要去的商场里椅子的位置。

- 在运动与休息中达到一个平衡。慢性疼痛和类风湿关节炎等系统性疾病会使人身心俱疲。帮助康复对象了解适当休息是一种生理需要,可以促进顽固的生活方式的改变。提高功能性耐力的关键是在过度疲劳之前休息,可以养成午睡的习惯或者在活动之间的间隙小憩一下。关节炎康复对象通常会遇到相同的情况:在状态好的那天要尽可能多地完成一些任务。伴随着状态好的日子结束后通常是因为身体机能需要恢复而状况较差的日子。可以通过计划和确定活动的优先顺序,平衡当日以及数周或数月的活动安排。

- 减少受力与发力。减少受力与发力会带来关节压

力,疼痛和疲劳的减少。使用改造的手柄、操作杆、更均匀地分配受力,替代方法以及前面描述的关节保护和疲劳管理技术可以帮助实现这一目标。例如:重新布置厨房环境,让所有东西能轻松拿到,安排计划并且提前备好所需的物品,在水槽或炉灶边坐下以及使用辅助器具都有助于更轻松地准备餐食。

社区资源

康复对象是否知道并使用可用资源? 应该让康复对象意识到自己的优势,并鼓励他们利用这些优势。阅读资料,运动和宣教方案,支持性团体可以支持医疗和治疗干预效果,并促进持续的积极的自我管理行为。互联网、图书馆、YMCA 和高级中心都可以提供信息和活动或运动方案。美国关节炎基金会是一个全国性组织,在全国各地有许多分会,为康复对象、家人和临床人员提供优质资源。在其他服务中,关节炎基金会提供宣教小册子、运动方案、自助提示,以及仅针对关节炎康复对象涉及的支持性团体。框 38.5 强调了一些与类风湿关节炎和骨关节炎有关的方案和资料。

框 38.5 可供选择的关节炎基金会方案和资料	
运动方案	轻松走。
	在线工具。
	移动应用。
	关节炎的锻炼视频。
	核心训练。
	强化训练上身练习。
	上肢运动。
	下肢运动。
	负重练习。
	太极拳。
	瑜伽。
书面资料	关节炎解答。
	关节炎今日杂志。
	关节炎今日药物指南。
	关节炎今天补充和维生素指南。
	应对关节炎。
	与骨关节炎一起生活。
	与类风湿关节炎一起生活。
	疼痛管理。
	关节炎幸福生活指南。
支持	关节炎协会社区 (www.inspire.com/groups/arthritis-foundation)。

作业表现训练是 Nina 作业治疗干预的重要部分。她通过修改活动,结合使用辅助器具和康复对象宣教

等手段,使她能够持续工作。康复对象宣教侧重于使她更好地了解疾病进程、管理症状、并将关节保护和疲劳管理原则融入生活中。Nina 和治疗师回顾了她每周日程安排,并共同计划了新的日程表,允许在疲劳和高峰模式下合理安排活动,达到一个休息和活动的平衡。治疗师建议改善 Nina 在家中的电脑工作区,包括将键盘和显示器移动到更合适的高度,调整椅子以获得最佳的体位,使用手腕支撑垫以及将标准鼠标换成轨迹球设备。辅助器具被推荐用于其他作业活动,例如烹饪和家务管理。解决这些共同问题使 Nina 的工作时间恢复到之前一样。在这些解决方案中 Nina 被要求在家做更多的工作,在家她可以根据需要随时休息,并将去签约公司报到的时间分配到几周时间,或者仅在需要时去完成。在去学校接孙子放学之前小憩一下,能让她有足够的精力带孙子们去公园玩耍。

案例研究

Nina,第二部分

Nina 现在和过去的功能状态的评估的重要部分包括作业概况与典型一天的评估,临床症状的评估包括疼痛、炎症、僵硬、关节活动度、肌肉力量、耐力和功能性移动等。疾病过程中对 Nina 影响最大的方面包括类风湿关节炎症状暴发时的炎症反应、疼痛和疲劳。她从事工作的能力受到她的运动功能和表现技巧;角色和日常表现模式;物理、社会、个人、时间和实际环境;睡眠、能量、注意力、关节和肌肉功能因素的影响。

Nina 受益于矫形器使用、运动疗法、热疗和活动改造后的作业表现训练、辅助器具、症状管理宣教、关节保护、疲劳管理和可用资源等。整个治疗过程整合多种治疗手段是促进长期疗效和提高参与有意义的作业活动的基本要求。

总结

关节炎是一种慢性疾病,会造成康复对象参与有意义的作业活动时能力受限。对于治疗师而言,了解骨关节炎及类风湿关节炎的疾病过程和病理机制是非常重要的。通过对身体、心理和功能障碍进行全面的评估,制订完善的治疗计划,作业治疗可以减轻疼痛、保护关节、促进自我管理,并促进运用生活技能来参与生活[10,28,29,41,51,70,75,87]。

复习题

1. 骨关节炎与类风湿关节炎的主要区别是什么?

2. 类风湿关节炎的三个系统性症状是什么？

3. 关节炎症的临床症状有哪些？

4. 类风湿关节炎适合进行抗阻训练吗？

5. 关节炎康复对象运用矫形器的适应证是什么？

6. 关节保护和疲劳管理的目的和主要原则是什么？

7. 什么样的辅助器具对关节炎康复对象通常有帮助？

8. 关节炎的一般治疗注意事项是什么？

（杨雯　徐睿 译，王骏 校，
伊文超　张瑞昆 审）

参考文献

1. Adams J, et al: The clinical effectiveness of static resting splints in early rheumatoid arthritis: a randomized controlled trial, *Rheumatology* 47:1548, 2008.

2. Alter S, Feldon P, Terrono AL: Pathomechanics of deformities in the arthritic hand and wrist. In Skirven TM, Osterman AL, Fedorczyk JM, Amadio PC, editors: *Rehabilitation of the hand and upper extremity*, ed 6, St Louis, 2011, Mosby.

3. American College of Rheumatology: *Osteoarthritis fact sheet*, Atlanta, GA, 2013, American College of Rheumatology.

4. American College of Rheumatology: *Rheumatoid arthritis fact sheet*, Atlanta, GA, 2013, American College of Rheumatology.

5. Arthritis Foundation: *Arthritis today 2015 drug guide*, Atlanta, GA, 2015, Arthritis Foundation.

6. Arthritis Foundation: *Arthritis today 2015 supplement and herb guide*, Atlanta, GA, 2015, Arthritis Foundation.

7. Backman C: Functional assessment. In Melvin J, Jensen G, editors: *Rheumatologic rehabilitation series, vol 1: Assessment and management*, Bethesda, MD, 1998, American Occupational Therapy Association.

8. Beasley J: Arthritis. In Cooper C, editor: *Fundamentals of hand therapy*, ed 2, St Louis, 2014, Elsevier.

9. Beasley J: Therapist's examination and conservative management of arthritis of the upper extremity. In Skirven TM, Osterman AL, Fedorczyk JM, Amadio PC, editors: *Rehabilitation of the hand and upper extremity*, ed 6, St Louis, 2011, Mosby.

10. Bell-Krotoski JA: Sensibility testing with the Semmes-Weinstein monofilaments. In Skirven TM, Osterman AL, Fedorczyk JM, Amadio PC, editors: *Rehabilitation of the hand and upper extremity*, ed 6, St Louis, 2011, Mosby.

11. Belza B, Dewing K: Fatigue. In Bartlett SJ, editor: *Clinical care in the rheumatic diseases*, ed 3, Atlanta, GA, 2006, Association of Rheumatology Health Professionals.

12. Berenbaum F: Osteoarthritis pathology and pathogenesis. In Klippel JH, Stone JH, Crofford LJ, White PH, editors: *Primer of the rheumatic diseases*, ed 13, New York, 2008, Springer.

13. Bland JH, Melvin JL, Hasson S: Osteoarthritis. In Melvin J, Jensen G, editors: *Rheumatologic rehabilitation series, vol 1: Assessment and management*, Bethesda, MD, 1998, American Occupational Therapy Association.

14. Boutaugh ML: Arthritis Foundation community-based physical activity programs: effectiveness and implementation issues, *Arthritis Rheum* 49:463, 2003.

15. Boutaugh ML, Brady TJ: Patient education for self-management. In Melvin J, Jensen G, editors: *Rheumatologic rehabilitation series, vol 1: Assessment and management*, Bethesda, MD, 1998, American Occupational Therapy Association.

16. Bozentka DJ: Pathogenesis of osteoarthritis. In Mackin EJ, et al, editors: *Rehabilitation of the hand and upper extremity*, ed 5, St Louis, 2002, Mosby.

17. Bracciano AG: *Physical agent modalities: theory and application for the occupational therapist*, ed 2, Thorofare, NJ, 2008, Slack.

18. Brady TJ, Boutaugh ML: Self-management education and support. In Bartlett SJ, editor: *Clinical care in the rheumatic diseases*, ed 3, Atlanta, GA, 2006, Association of Rheumatology Health Professionals.

19. Brand PW, Hollister A: *Clinical mechanics of the hand*, ed 3, St Louis, 1999, Mosby.

20. Brekke M, Hjortdahl P, Kvien TK: Changes in self-efficacy and health status over five years: a longitudinal observational study of 306 patients with rheumatoid arthritis, *Arthritis Rheum* 49:342, 2003.

21. Buckwalter JA, Ballard WT: Operative treatment of arthritis. In Klippel JH, Stone JH, Crofford LJ, White PH, editors: *Primer of the rheumatic diseases*, ed 13, New York, 2008, Springer.

22. Callinan NJ, Mathiowetz V: Soft versus hard resting splints in rheumatoid arthritis: pain relief, preference, and compliance, *Am J Occup Ther* 50:347, 1996.

23. Caplan L, et al: Strong association of health literacy with functional status among rheumatoid arthritis patients: a cross-sectional study, *Arthritis Care Res* 66:508, 2014.

24. Centers for Disease Control and Prevention (CDC): Prevalence of doctor-diagnosed arthritis and arthritis-attributable activity limitation—United States, 2010-2012, *MMWR Morb Mortal Weekly Rep* 62:869, 2013.

25. Centers for Disease Control and Prevention (CDC): Prevalence and most common causes of disability among adults, *MMWR Morb Mortal Weekly Rep* 58:421, 2009.

26. Centers for Disease Control and Prevention (CDC): National and state medical expenditures and lost earnings attributable to arthritis and other rheumatic conditions—United States, 2003, *MMWR Morb Mortal Weekly Rep* 56:4, 2007.

27. Chang RW: *Rehabilitation of persons with rheumatoid arthritis*, Gaithersburg, MD, 1996, Aspen.

28. Collins L: Helping patients help themselves: improving orthotic use, *OT Pract* 4:30, 1999.

29. Comfort A: *Sexual consequences of disability*, Philadelphia, 1978, George F Stickley.

30. Coppard BM, Gale JR: Therapeutic exercise. In Melvin J, Jensen G, editors: *Rheumatologic rehabilitation series, vol 1: Assessment and management*, Bethesda, MD, 1998, American Occupational Therapy Association.

31. Cordery J, Rocchi M: Joint protection and fatigue management. In Melvin J, Jensen G, editors: *Rheumatologic rehabilitation series, vol 1: Assessment and management*, Bethesda, MD, 1998, American Occupational Therapy Association.

32. Dieppe P: Osteoarthritis clinical features. In Klippel JH, Stone JH, Crofford LJ, White PH, editors: *Primer of the rheumatic diseases*, ed 13, New York, 2008, Springer.

33. Doré AL, et al: Lower extremity osteoarthritis and the risk of falls in a community-based longitudinal study of adults with and without osteoarthritis, *Arthritis Care Res* 67:633, 2015.

34. Dubouloz CJ, et al: Transformation of meaning perspectives in clients with rheumatoid arthritis, *Am J Occup Ther* 58:398, 2004.

35. Egan MY, Brousseau L: Splinting for osteoarthritis of the carpometacarpal joint: a review of the evidence, *Am J Occup Ther* 61:70, 2007.

36. Ekelman BA, et al: Occupational therapy interventions for adults with rheumatoid arthritis: an appraisal of the evidence, *Occup Ther Health Care* 28:347, 2014.

37. Escalante A, Rincon I: The disablement process in rheumatoid arthritis, *Arthritis Rheum* 47:333, 2002.

38. Feinberg J: Effects of the arthritis health professional on compliance with use of resting hand splints by patients with rheumatoid arthritis, *Arthritis Care Res* 5:17, 1992.

39. Fess EE, Gettle KS, Philips CA, Janson JR: *Hand and upper extremity splinting: principles and methods*, ed 3, St Louis, 2005, Mosby.

40. Fleming A, Benn RT, Corbett M, Wood PH: Early rheumatoid disease. II. Patterns of joint involvement, *Ann Rheum Dis* 35:361, 1976.

41. Furner SE, et al: Health related quality of life of US adults with arthritis: analysis of data from the behavioral risk factor surveillance system, 2003, 2005, 2007, *Arthritis Care Res* 63:788, 2011.

42. Gilbert-Lenef L: Soft ulnar deviation splint, *J Hand Ther* 7:29, 1994.

43. Groth GN, Wulf MB: Compliance with hand rehabilitation: health beliefs and strategies, *J Hand Ther* 8:18, 1995.

44. Hammond A: Joint protection behavior in patients with rheumatoid arthritis following an education program, *Arthritis Care Res* 7:5, 1994.

45. Hammond A, Bryan J, Hardy A: Effects of a modular behavioural arthritis education programme: a pragmatic parallel-group randomized control trial, *Rheumatology* 47:1712, 2008.

46. Harrell PB: Splinting of the hand. In Bartlett SJ, editor: *Clinical care in the rheumatic diseases*, ed 3, Atlanta, GA, 2006, Association of Rheumatology Health Professionals.

47. Hartman CA, et al: Effects of T'ai Chi training on function and quality of life indicators in older adults with osteoarthritis, *J Am Geriatr Soc* 48:1553, 2000.

48. Hawley DJ: Clinical outcomes: issues and measurement. In Melvin J, Jensen G, editors: *Rheumatologic rehabilitation series, vol 1: Assessment and management*, Bethesda, MD, 1998, American Occupational Therapy Association.

49. Hawley DJ, Fontaine KR: Functional ability, health status, and quality of life. In Bartlett SJ, editor: *Clinical care in the rheumatic diseases*, ed 3, Atlanta, GA, 2006, Association of Rheumatology Health Professionals.

50. Hayes KW: Thermal and electrical agents used to manage arthritis symptoms. In Bartlett SJ, editor: *Clinical care in the rheumatic diseases*, ed 3, Atlanta, GA, 2006, Association of Rheumatology Health Professionals.

51. Hayes KW, Petersen CM: Joint and soft tissue pain. In Melvin J, Jensen G, editors: *Rheumatologic rehabilitation series, vol 1: Assessment and management*, Bethesda, MD, 1998, American Occupational Therapy Association.

52. Hochberg MC, et al: The American College of Rheumatology 1991 revised criteria for the classification of global functional status in rheumatoid arthritis, *Arthritis Rheum* 35:498, 1992.

53. Hurkmans E, et al: Dynamic exercise programs (aerobic capacity and/or muscle strength training) in patients with rheumatoid arthritis, *Cochrane Database Syst Rev* CD006853, 2009.

54. Huskisson EC: Measurement of pain, *Lancet* 2:1127, 1974.

55. Jebsen RH, et al: An objective and standardized test of hand function, *Arch Phys Med Rehabil* 50:311, 1969.

56. Kjeken I, et al: Systematic review of design and effects of splints and exercise programs in hand osteoarthritis, *Arthritis Care Res* 63:834, 2011.

57. Kolasinski SL: Therapies from complementary and alternative medicine. In Bartlett SJ, editor: *Clinical care in the rheumatic diseases*, ed 3, Atlanta, GA, 2006, Association of Rheumatology Health Professionals.

58. Law M, et al: *The Canadian Occupational Performance Measure manual*, ed 5, Ottawa, Canada, 2014, CAOT Publications ACE.

59. Ling SM, Rudolph K: Osteoarthritis. In Bartlett SJ, editor: *Clinical care in the rheumatic diseases*, ed 3, Atlanta, GA, 2006, Association of Rheumatology Health Professionals.

60. Livneh H, Antonak RF: *Psychosocial adaptation to chronic illness and disability*, Gaithersburg, MD, 1997, Aspen.

61. Lockard MA: Exercise for the patient with upper quadrant osteoarthritis, *J Hand Ther* 13:175, 2000.

62. Lorig KR, Holman HR: Arthritis self-management studies: a twelve-year review, *Health Educ Q* 20:17, 1993.

63. Lorish C: Psychological factors related to treatment and adherence. In Melvin J, Jensen G, editors: *Rheumatologic rehabilitation series, vol 1: Assessment and management*, Bethesda, MD, 1998, American Occupational Therapy Association.

64. Mallison T, et al: Human occupation for public health promotion: new directions for occupational therapy practice with persons with arthritis, *Am J Occup Ther* 63:220, 2009.

65. Mann W: Assistive technology for persons with arthritis. In Melvin J, Jensen G, editors: *Rheumatologic rehabilitation series, vol 1: Assessment and management*, Bethesda, MD, 1998, American Occupational Therapy Association.

66. Mann WC, et al: The need for information on assistive devices by older persons, *Assist Technol* 6:134, 1994.

67. Manning VL, et al: Education, self-management, and upper extremity exercise training in people with rheumatoid arthritis: a randomized controlled trial, *Arthritis Care Res* 66:217, 2014.

68. Marks R: Efficacy theory and its utility in arthritis rehabilitation: review and recommendations, *Disabil Rehabil* 23:271, 2001.

69. Masiero S, et al: Effects of an educational-behavioural joint protection program on people with moderate to severe rheumatoid arthritis: a randomized controlled trial, *Clin Rheumatol* 26:2043, 2007.

70. Matcham F, Rayner L, Steer S, Hotopf M: The prevalence of depression in rheumatoid arthritis: a systematic review and meta-analysis, *Rheumatology* 52:2136, 2013.

71. Melvin JL: Orthotic treatment of the hand: what's new?, *Bull Rheum Dis* 44:5, 1995.

72. Melvin JL: *Rheumatic disease in the adult and child: occupational therapy and rehabilitation*, ed 3, Philadelphia, 1989, FA Davis.

73. Melvin JL: Therapist's management of osteoarthritis in the hand. In Mackin EJ, et al, editors: *Rehabilitation of the hand and upper extremity*, ed 5, St Louis, 2002, Mosby.

74. Michlovitz SM, et al: Continuous low-level heat wrap therapy is effective for treating wrist pain, *Arch Phys Med Rehabil* 85:1409, 2004.

75. Murphy SL, Smith DM, Alexander NB: Measuring activity pacing in women with lower-extremity osteoarthritis: a pilot study, *Am J Occup Ther* 62:329, 2008.

76. Nordenskiöld U: Evaluation of assistive devices after a course in joint protection, *Int J Technol Assess Heath Care* 10:283, 1994.

77. Oakes TW, et al: Family expectations and arthritis patients' compliance to a resting hand splint regimen, *J Chronic Dis* 22:757, 1970.

78. Oliver AM, St. Clair EW: Rheumatoid arthritis treatment and assessment. In Klippel JH, Stone JH, Crofford LJ, White PH, editors: *Primer on the rheumatic diseases*, ed 13, New York, 2008, Springer.

79. Orbai AM, et al: "Stiffness has different meaning, I think to everyone": examining stiffness from the perspective of people living with rheumatoid arthritis, *Arthritis Care Res* 62:1576, 2010.

80. Overman CL, et al: Change of psychological distress and physical disability in patients with rheumatoid arthritis over the last two decades, *Arthritis Care Res* 66:671, 2014.

81. Pagnotta A, Baron M, Korner-Bitensky N: The effect of a static wrist orthosis on hand function in individuals with rheumatoid arthritis, *J Rheumatol* 25:879, 1998.

82. Parker JC, Smarr KL: Psychological assessment. In Bartlett SJ, editor: *Clinical care in the rheumatic diseases*, ed 3, Atlanta, GA, 2006, Association of Rheumatology Health Professionals.

83. Parmalee PA, Tighe CA, Dautovich ND: Sleep disturbance in osteoarthritis: linkages with pain, disability, and depressive symptoms, *Arthritis Care Res* 67:358, 2015.

84. Philips CA: Management of the patient with rheumatoid arthritis: the role of the hand therapist, *Hand Clin* 5:291, 1989.

85. Ramsey L, Winder RJ, McVeigh JG: The effectiveness of working wrist splints in adults with rheumatoid arthritis: a mixed methods systematic review, *J Rehabil Med* 46:481, 2014.

86. Rennie HJ: Evaluation of the effectiveness of a metacarpophalangeal ulnar deviation orthosis, *J Hand Ther* 9:371, 1996.

87. Robbins L: Social and cultural assessment. In Bartlett SJ, editor: *Clinical care in the rheumatic diseases*, ed 3, Atlanta, GA, 2006, Association of Rheumatology Health Professionals.

88. Roberts WN, Daltroy LH, Anderson RJ: Stability of normal joint findings in persistent classical rheumatoid arthritis, *Arthritis Rheum* 31:267, 1988.

89. Rogers JC, Holm MB, Perkins L: Trajectory of assistive device usage and user and non-user characteristics: long-handled bath sponge, *Arthritis Rheum* 47:645, 2002.

90. Ruffing V: Sexual intimacy. In Bartlett SJ, editor: *Clinical care in the rheumatic diseases*, ed 3, Atlanta, GA, 2006, Association of Rheumatology Health Professionals.

91. Sacks JJ, Luo YH, Helmick CG: Prevalence of specific types of arthritis and other rheumatic conditions in the ambulatory health care system in the United States, 2001-2005, *Arthritis Care Res* 62:1576, 2010.

92. Seftchick JL, Detullio LM, Fedorczyk JM, Aulicino PL: Clinical examination of the hand. In Skirven TM, Osterman AL, Fedorczyk JM, Amadio PC, editors: *Rehabilitation of the hand and upper extremity*, ed 6, St Louis, 2011, Mosby.

93. Shapiro-Slonaker DM: Joint protection and energy conservation. In Riggs MA, Gall EP, editors: *Rheumatic diseases: rehabilitation and management*, Boston, 1984, Butterworth.

94. Sharma L: Osteoarthritis treatment. In Klippel JH, Stone JH, Crofford LJ, White PH, editors: *Primer on the rheumatic diseases*, ed 13, New York, 2008, Springer.

95. Sidman JM: Sexual functioning and the physically disabled adult, *Am J*

Occup Ther 31:81, 1977.

96. Sillem H, et al: Comparison of two carpometacarpal stabilizing splints for individuals with thumb osteoarthritis, *J Hand Ther* 24:216, 2011.

97. Smith MT, Wegener ST: Sleep disturbances in rheumatic diseases. In Bartlett SJ, editor: *Clinical care in the rheumatic diseases*, ed 3, Atlanta, GA, 2006, Association of Rheumatology Health Professionals.

98. Song R, Lee EO, Lam P, Bae SC: Effects of tai chi exercise on pain, balance, muscle strength, and perceived difficulties in physical functioning in older women with osteoarthritis: a randomized clinical trial, *J Rheumatol* 30:2039, 2003.

99. Sotosky JR, Melvin JM: Initial interview: a client-centered approach. In Melvin J, Jensen G, editors: *Rheumatologic rehabilitation series, vol 1: Assessment and management*, Bethesda, MD, 1998, American Occupational Therapy Association.

100. Spiegel TM, Forouzesh SN: Musculoskeletal examination. In Riggs MA, Gall EP, editors: *Rheumatic diseases: rehabilitation and management*, Boston, 1984, Butterworth.

101. Stamm T, et al: I have a disease but I am not ill: a narrative study of occupational balance in people with rheumatoid arthritis, *Occup Ther J Res* 29:32, 2009.

102. Stenstrom CH, Minor MA: Evidence for the benefit of aerobic and strengthening exercise in rheumatoid arthritis, *Arthritis Rheum* 49:428, 2003.

103. Stern EB, et al: Commercial wrist extensor orthoses: a descriptive study of use and preference in patients with rheumatoid arthritis, *Arthritis Care Res* 10:27, 1997.

104. Stern EB, Ytterberg SR, Krug HE, Mahowald ML: Finger dexterity and hand function: effect of three commercial wrist extensor orthoses on patients with rheumatoid arthritis, *Arthritis Care Res* 9:197, 1996.

105. Steultjens EM, et al: Occupational therapy for rheumatoid arthritis: a systematic review, *Arthritis Rheum* 47:672, 2002.

106. Suomi R, Collier D: Effects of arthritis exercise programs on functional fitness and perceived activities of daily living measures in older adults with arthritis, *Arch Phys Med Rehabil* 84:1589, 2003.

107. Swigart CR, Eaton RG, Glickel SZ, Johnson C: Splinting in the treatment of arthritis of the first carpometacarpal joint, *J Hand Surg Am* 24:86, 1999.

108. Tehlirian CV, Bathon JM: Rheumatoid arthritis clinical and laboratory manifestations. In Klippel JH, Stone JH, Crofford LJ, White PH, editors: *Primer on the rheumatic diseases*, ed 13, New York, 2008, Springer.

109. Terrono AL, Nalebuff EA, Philips CA: The rheumatoid thumb. In Skirven TM, Osterman AL, Fedorczyk JM, Amadio PC, editors: *Rehabilitation of the hand and upper extremity*, ed 6, St Louis, 2011, Mosby.

110. Turkiewicz AM, Moreland LW: Rheumatoid arthritis. In Bartlett SJ, editor: *Clinical care in the rheumatic diseases*, ed 3, Atlanta, GA, 2006, Association of Rheumatology Health Professionals.

111. Valdes K, Marik T: A systematic review of conservative interventions for osteoarthritis of the hand, *J Hand Ther* 23:334, 2010.

112. van der Giesen FJ, et al: Effectiveness of two finger splints for swan neck deformity in patients with rheumatoid arthritis: a randomized crossover trial, *Arthritis Care Res* 61:1025, 2009.

113. Waldburger JM, Firestein GS: Rheumatoid arthritis epidemiology, pathology, and pathogenesis. In Klippel JH, Stone JH, Crofford LJ, White PH, editors: *Primer on the rheumatic diseases*, ed 13, New York, 2008, Springer.

114. Weiss S, LaStayo P, Mills A, Bramlet D: Prospective analysis of splinting the carpometacarpal joint: an objective, subjective, and radiographic assessment, *J Hand Ther* 13:218, 2000.

115. Weiss S, Lastayo P, Mills A, Bramlet D: Splinting the degenerative basal joint: custom-made or prefabricated neoprene?, *J Hand Ther* 17:401, 2004.

116. Welch V, et al: Thermotherapy for treating rheumatoid arthritis, *Cochrane Database Syst Rev* CD002826, 2002.

117. Westby MD, Minor MA: Exercise and physical activity. In Bartlett SJ, editor: *Clinical care in the rheumatic diseases*, ed 3, Atlanta, GA, 2006, Association of Rheumatology Health Professionals.

118. White PH, Chang RW: Public health and arthritis: a growing imperative. In Klippel JH, Stone JH, Crofford LJ, White PH, editors: *Primer on the rheumatic diseases*, ed 13, New York, 2008, Springer.

119. Wickersham BA: The exercise program. In Riggs MA, Gall EP, editors: *Rheumatic diseases: rehabilitation and management*, Boston, 1984, Butterworth.

120. Wilske KK, Healey LA: Remodeling the pyramid: a concept whose time has come, *J Rheumatol* 16:565, 1989.

121. Wright GE, et al: Risk factors for depression in rheumatoid arthritis, *Arthritis Care Res* 9:264, 1996.

122. Yasuda YL: *Occupational therapy practice guidelines for adults with rheumatoid arthritis*, ed 2, Bethesda, MD, 2001, American Occupational Therapy Association.

推荐阅读

Lorig K, Fries JF, editors: *The arthritis helpbook*, ed 6, Cambridge, MA, 2006, Da Capo Press.

Melvin JL: *Osteoarthritis: caring for your hands*, Bethesda, MD, 1995, American Occupational Therapy Association.

Melvin JL: *Rheumatoid arthritis: caring for your hands*, Bethesda, MD, 1995, American Occupational Therapy Association.

资源

American College of Rheumatology and Association of Rheumatology Health Professionals: <www.rheumatology.org>.

Arthritis Foundation: <www.arthritis.org>.

National Institute of Arthritis and Musculoskeletal and Skin Diseases: <www.niams.nih.gov>.

第 39 章

手和上肢损伤 *

J. Martin Walsh , Nancy Chee

学习目标

学习本章后,学生或从业者将能够做到以下几点:

1. 讨论上肢损伤的发生率及其对作业表现的影响。
2. 指认 3 个上 1/4 象限的筛查测试,并解释它们在制订干预计划中的重要性。
3. 讨论关节活动在恢复手部功能的运动表现技巧中的重要性。
4. 描述用于评估周围神经功能的四类测试,并解释如何将结果用于制订干预计划。
5. 比较用于评估手功能运动表现技能的标准化测试。
6. 描述三大神经的感觉和运动神经支配模式;区分每个神经中近端和远端病变的影响;并解释他们如何影响作业表现。
7. 讨论复杂性区域疼痛综合征以及应包括在该疾病的作业治疗干预计划中的干预方法。
8. 比较用于肌腱损伤康复的技术。
9. 描述水肿在伤口愈合和关节活动方面的重要影响。
10. 讨论作业治疗师在受伤工人的评估和康复中所起的作用。

章节大纲

关键术语

复杂性区域疼痛综合征(complex regional pain syndrome)
功能性能力评估(functional capacity evaluation)
肌腱损伤(tendon injuries)
累积性损伤疾病(cumulative trauma disorders)
矫形器(orthotics)

上 1/4 象限(upper quadrant)
水肿(edema)
周围神经损伤(peripheral nerve injuries)
人体工程学(ergonomic)
诱发试验(provocative tests)

---

* 作者希望对已故的 Mary C. Kasch,OTR/L,CHT,FAOT(作业治疗师和手部治疗认证委员会前执行董事)表示感谢,他的鼓励和奠基工作对本章原始版本和所有后续版本至关重要。

案例研究

Gerry，第一部分

　　Gerry 男，32 岁，是一个体家具制造工。他在使用台锯时损伤到非优势手——左手。Gerry 左手的拇指、示指和中指在近节指骨水平被截断，随后由手外科医生使用显微外科技术进行再植。Gerry 单身，与室友住在一起，并与他的父亲在一家小而繁忙的家具店开展业务，Gerry 在工作和闲暇时间十分活跃。他非常善于交际，并且拥有朋友和家人的广泛交际圈。

　　Gerry 在再植术 5 天后停用抗凝血药物，并被立即推荐做手部治疗。Gerry 和他的作业治疗师/认证手治疗师（certi-fied hand therapist，CHT）在床边进行了首次面谈。随后的几天他将出院，并需要回医院继续进行门诊手部治疗。在第一次治疗期间，治疗师为他配备了保护性矫形器，并指导 Gerry 术后的注意事项、伤口护理和换药。在最初的评估中，Gerry 表示他对丧失左手功能感到非常沮丧，他希望在未来的几个月里实现他最有价值的三项作业目标。第一个目标是重新和他父亲一起工作，在家庭生意中制作橱柜；第二个是继续与球队队员一起打垒球；第三个是继续打高尔夫。第一个目标不仅是他的生计来源，而且他还将其视为可以获得高超技术和成就感的一项事业。后两项目标对他来说非常重要，它们不仅是 Gerry 放松的源泉，更重要的是，还是他与朋友和家人进行社交互动的活动。

　　Gerry 在康复急性期开始在医院进行手部治疗。从他受伤的日期起，他接受了 15 个月的手部治疗，并经历了几次额外的手术和康复过程的所有阶段：急性或制动期，中间（松动术）期，晚期或强化期。在最初的评估中，Gerry 明确表达了想恢复对他来说有价值的三项作业活动的愿望：做木工、打高尔夫和打垒球。

思辨问题

　　1. 在 Gerry 的恢复过程中，干预计划将如何调整？在他康复的三个阶段，将采用什么具体的干预措施？

　　2. 在恢复的不同阶段，将使用哪些特定的工具或手段来评估 Gerry 的表现技巧？

　　3. 在准备 Gerry 关于高尔夫的作业治疗活动时，可以使用哪些特定的准备方法和有目的的活动？

　　上肢的治疗对从事残疾人功能康复的作业治疗师来说是很重要的。上肢损伤发生率是显著的；它们约占全部急性损伤的三分之一[64]和工伤的 26%[101]。此外，疾病和先天畸形也会导致上肢功能障碍。据估计，在经历了严重的脑血管意外后，只有大约 15% 的人恢复了手部功能[64]。

　　手对人的功能和外观至关重要。它每天屈曲、伸展、对掌和抓握数千次，以此来完成必要的日常活动。手的敏感性让人无需视觉帮助便能感受到物体性状，并保护其免受伤害。手可以触摸事物，给予安慰和表达情绪。受伤或疾病所致的手部功能丧失，其影响远大于手部所执行的机械任务。手部受伤很可能危及康复对象的家庭生计，或至少会影响到日常生活。接受过体格和心理评估、假肢评估、矫形器制作和训练、日常生活活动（activity of daily life，ADL）评估和培训以及功能恢复方面培训的作业治疗师在上肢功能康复中独具优势。

　　手部康复治疗已经成为作业治疗（OT）和物理治疗（physical therapy，PT）中的一个专业领域。手部治疗师运用的许多手部损伤的干预技术都是从 OT 和 PT 这两个领域的治疗技术知识中发展而来的。本章的目的不是指导 OT 学生如何使用物理治疗，而是阐述那些有益于手部损伤的干预技术。一般来说，训练有素的治疗师能够提供这些技术。

　　正如本章所述，"手部治疗"这个术语，包括了整个上 1/4 象限（包括肩胛骨、肩和臂）的治疗。"上 1/4 象限"和"上肢"可互换使用。进行上肢康复的作业和物理治疗师都需要先进和专业的培训。关于手部治疗的理论基础知识和实践分析的研究已有报道[40]。干预技术，无论是热疗还是专门设计的运动，都是为了达到更高的功能恢复目标的方法。因此，某些治疗方法可以用作功能恢复准备前期的辅助和促进手段。因此，我们也会在本章中对这些手段进行阐述。

　　对上肢损伤的干预关键在于时机和判断。在创伤或手术后，会有一个愈合阶段，身体发挥生理功能使伤口愈合。在最初的愈合阶段之后，当细胞恢复已经完成，伤口进入其恢复期。在这个阶段，手部治疗是最有益的。在此恢复阶段进行早期干预，其结果往往比较理想，有些时候甚至是获得最佳结果所必不可少的。

　　尽管已有现成的治疗计划，治疗师仍然经常需要就任何的干预措施和转诊医生沟通。手术方法可能会有所不同，对于手部损伤患者不适当的治疗有可能导致手术最终的失败。

　　在这种情况下，外科医生、治疗师和康复对象之间的沟通尤为重要。一个适合团队合作沟通的环境可激励康复对象提高依从性。作为指导者和评估者，治疗师的存在是必不可少的，但如果没有康复对象的合作，治疗效果就会变得有限。另外，手部受伤康复对象的心理康复也是康复治疗不可或缺的一部分。

OT 实践要点

　　手部治疗可以在多种环境中进行，例如私人诊所、门诊、康复中心、病房甚至工作场所。治疗费用可能直接来自康复对象本人、私人医疗保险、工伤赔偿保险或各种管理式医疗项目。治疗费用的变化推动了市场和就业模式的变化。未来，OT 将服务于各种新环境中，并且作业治疗干预手段将继续发展。

在上肢康复中,变化主要体现在服务提供形式的改变。在一些情况下,不具备资质的治疗师就不能为这些患者提供治疗[(译者注:因为美国医保由民间保险公司经营,治疗师若不是某家医保公司认同资格(如某医疗团体会员),患者的治疗费用就无法申报支付]。费用支付方案里面的条款也发生了改变,因为受到相关限制或核退,患者被核准的治疗次数也受到限制。同时为给予康复对象康复治疗服务,治疗师需要提供功能评估数据作为依据。他们也需要高质量的信息,作为临床决策的依据。这也指出了临床循证实践的必要性[67]。

循证实践是根据最佳临床证据、结合临床专业知识和康复对象的价值观作出的临床决策[17]。基于功能性结果或目标完成度分析的结果导向或循证导向的干预计划,这些将可能成为作业治疗服务的支付标准。此外,康复对象对自身健康状况的满意度和认知度对于在消费型经济中提供医疗服务变得至关重要。服务管理程序经常被要求加入持续质量改进的医疗文档。由于授权门诊治疗次数较少,治疗师必须更擅长指导康复对象自行管理所治疗的病症。手部治疗师和康复服务提供者也受到多个监管机构的严密审查。此外,保险公司和政府机构还会审查康复对象的记录和账单文件。治疗服务费用的报销依赖于所提供服务的详细记录以及对持续服务需求的重新评估。确保所有这些机构服从的最佳方法是以图表审查的形式对康复对象的医疗记录进行频繁的审查[50a]。

从目前到未来的一段时间,作业治疗师应意识到证明作业治疗干预需要成为国家控制医疗费用体系的一部分的必要性。助手、专业认证助理和其他辅助人员正在越来越多地参与进来,但提供的服务质量必须继续符合所有专业和伦理标准。这种风气变化也为作业治疗师提供了绝佳的机会。临床专家正在寻找作为咨询和培训师的新角色。正如作业治疗指导康复对象适应健康状况的变化一样,作业治疗专业人员将需要继续适应社会和经济变化,才能继续成为健康管理的领导者。

检查和评估

作业治疗的理念是"以康复对象为中心",治疗师必须收集有关康复对象作业历史的信息,包括从康复对象的角度详细描述手部损伤如何干扰对康复对象本人最重要的日常生活活动的恢复。制订这种作业概况应将康复对象的日常工作情况、兴趣、价值观和需求等纳入考虑[2,3]。在了解作业概况后,治疗师和康复对象继续评估过程。治疗师必须能够评估损伤的性质及损伤造成的功能障碍。首先,必须通过与手外科医生沟通、阅读手术纪录和 X 线片,并与康复对象讨论损伤的结构;其次,必须尽可能使用标准化评估技术来评估伤口、骨骼、肌腱和神经功能。

在初次评估中应该考虑康复对象的年龄、职业和优势手。康复对象已经接受过的医疗和手术治疗的类型和范围,以及何时干预等信息对确定治疗计划非常重要,还应该了解之后的手术或保守治疗。治疗计划书应该得到转诊医生的批准。大多数医生欢迎来自治疗师的关于康复对象护理的观察和评估建议。

手部评估的目的是明确生理限制例如活动范围(range of motion,ROM)受限,功能受限例如无法执行日常任务,替代模式以代偿感觉或运动功能丧失和异常如关节挛缩。

手、臂的运动必须协调以获得最大的功能。肩部活动对于日常活动中手和肘的定位至关重要[22]。腕关节是功能位置上的关键关节[11a],手部动作的熟练表现取决于手腕的稳定性。尽管可活动的手腕是最理想的,但是能在手腕固定的情况下使手指的移动最大化,功能恢复就是有可能的。手功能还取决于用于固定或定位手的活动的臂和肩关节的稳定性和灵活性。拇指比其他任何手指都重要。如果没有拇指,有效的捏合几乎是不可能的,所以应尽可能尝试挽救或重建受伤的拇指。手部近端指间(proximal interphalangeal,PIP)关节对于抓握至关重要,被认为是最重要的小关节。近端指间关节屈曲或伸展的受限会导致显著的功能障碍。

手部治疗评估应包括两个同步阶段。一个阶段包括评估康复对象的作业概况,以帮助治疗师选择有效的干预措施来明确康复对象的作业特性。另一个阶段包括评估具体的表现技巧,如协调和力量以及个人因素,包括感觉功能、神经肌肉骨骼和运动相关功能以及手和相关结构的功能。通过评估康复对象的作业概况和个人的表现技巧,可确保康复对象的特性问题得到解决,并使干预更有意义。

观察和整体评估

作业治疗师应该观察康复对象整个上肢的外观。手、臂的休息位置和携物姿势可以提供有关功能障碍的有价值信息。治疗师应该观察康复对象对待疾病或损伤的方式。作业治疗师应注意手、臂是否被康复对象过度保护、小心保护还是忽视,以及康复对象是否将上臂靠拢身体、处于不恰当姿势,甚至被遮蔽。

治疗师要注意观察康复对象颈部和肩部的姿势,因为证据表明,颈突和胸突的曲率异常可能会降低肩部运动的潜能。如果康复对象长期有明显虚弱或肩袖撕裂,在肩胛区可能存在明显肌肉萎缩。如果出现肌肉长度或力量不平衡,肩胛骨可能会出现不对称或改变。

治疗师应该注意康复对象手、臂的皮肤状况;尤其要注意任何割裂伤、缝合或近期手术的证据,皮肤是否干燥或潮湿,是否存在鳞屑或痂皮,以及手是否肿胀或有异味。通常手掌皮肤较手背皮肤不易移动。治疗师应该判断皮肤的移动性和弹性以及瘢痕的粘连程度。治疗师还应该观察皮肤营养状况的变化。为了评估血供系统,治疗师应该观察手的皮肤颜色和温度,并评估是否存在水肿,同时应该注意虎口的任何挛缩。当康复对象移动患手并执行测试项目或任务时,治疗师应该观察手和臂的功能关系。

治疗师应该要求康复对象执行一些简单的双上肢日常生活活动,例如扣纽扣、穿衬衫、打开罐子和穿针。作业治疗师应观察康复对象自主运动的量和患手、臂的使用。类似的筛查测试可用于判断肩部活动性,例如抬手过头或摸背、摸头后部、模拟自我护理和卫生活动。

功能评估和影响康复对象的因素

许多标准化测试可以用来确定上肢的生理性限制。其中关节测量和徒手肌力测试至关重要,这些已在其他章节中进行了介绍(请参阅第 21 章和第 22 章)。本书对手治疗师使用的特殊测试进行了一般意义上的描述,但学生应该参考其他教科书,以了解诸如不良神经张力评估等方面的详细说明[15]。

颈部和肩部筛查

对手部状况的评估应包括颈部和肩部区域的筛查检查,以确定这些区域是否导致康复对象的症状或功能限制。

治疗师应该指导康复对象进行颈部的主动运动,并注意在颈部伸展或侧屈向同一侧期间产生的上肢症状。期间产生的症状可能提示神经根刺激。颈部向对侧侧弯诱发手部症状可能是神经张力不良的表现。很少有作业治疗师对颈部情况有所了解,因此必须注意不要加重病情。如果检查结果是阳性的,治疗师应该将康复对象退回给转诊医生,并建议转诊给适当的医生。

运动评估

手部功能评估时首先考虑创伤或功能障碍对解剖结构的影响。必须评估关节的主动和被动活动度、固有的畸形以及任何出现畸形倾向的姿势;评估韧带松弛或挛缩及其维持关节稳定性的能力也是必需的;同时也必须检查肌腱的完整性、挛缩或过度伸展的程度、测试肌肉的力量和功能[46]。

肩部活动受限

表 39.1 呈现了导致肩部区域力量下降、关节活动度减少或疼痛的情况示例。比较最初的反应和随访评估的结果有助于记录对治疗的积极反应。如果上肢的活动范围、力量受限模式和阳性诱发试验会影响康复对象的治疗计划或结果,应向转诊医生报告。治疗师不得试图治疗超出其知识范围的疾病。应和医生讨论后,根据指征转诊给合适的专科医生。

表 39.1　肩关节特定功能障碍的临床检查

诊断	功能障碍模式	体征/专科检查
粘连性肩关节囊炎	肩关节主被动活动受限,外旋受限最严重,其次是外展和内旋	• 在关节活动受限平面被动活动,感受关节囊的终末感
肩峰下撞击综合征	肩关节上抬出现 80°~100° 的疼痛弧,或主动外展终点出现疼痛	• 尽管撞击试验阳性,早期肌力测试可能无力量减弱或疼痛
肩袖肌腱炎	肩袖肌主动或抗阻活动时出现疼痛	• 肩胛骨平面肩外展、外旋的徒手肌力测试出现疼痛 • 被动活动无疼痛 • 冈上肌或冈下肌的压痛
肩袖撕裂	上肢上举时出现明显的肩胛骨代偿	• 落臂试验阳性 • 小于 3/5 的外展或外旋活动范围

撞击试验(impingement tests)：检查者将康复对象手臂被动抬高到活动范围终点,这种运动导致大结节卡在肩峰前下骨面[26]。如果康复对象出现疼痛面容,测试结果为阳性。Hawkins 和 Kennedy 描述了另一种测试方法[56]。检查者将康复对象手臂向前屈曲 90°,然后强制内旋,出现疼痛则提示测试结果阳性。

落臂试验(drop arm test)：为了评估可疑的肩袖损伤,康复对象手心向下,手臂被检查者放置在外展90°位。然后康复对象被要求主动放下手臂,过程中出现疼痛或不能通过良好的运动控制平稳地放下手臂被认为是阳性的测试结果[47,73]。

软组织张力(soft tissue tightness)

关节会在创伤、制动或失用后发生功能障碍。附属运动被描述为异常、非生理的动作,并且只能在其他人的协助下才能进行,例如关节旋转和分离。如果附属运动受限并且伴有疼痛,则该关节的主动运动不可能正常。因此,在尝试恢复被动或主动关节活动度之前,必须通过关节松动技术先恢复其附属运动。

关节松动技术(joint mobilization techniques)可以追溯到公元前 4 世纪,当时 Hippocrates 首次描述了脊柱牵引的使用[45]。1930 年,英国医生 James Mennell 鼓励医生在没有麻醉的情况下进行手法治疗。这一理论在现在仍被 James Cyriax[33]倡导应用,基于这一理论,他提出了一种椎间盘的手法。目前的理论家包括Cyriax、Robert Maigne、F.M.Kaltenborn、MaDland、Stanley Paris 和 James Mennell 的儿子 John Mennell。虽然最初是医生在操作手法,但治疗师已经继承并掌握了这项如今被称为关节松动术的技术。

这项技术既用于评估关节附属运动,也用于治疗关节功能障碍。在评估过程中,评估者通过拉紧关节中松弛部位来确定附属运动的范围和是否存在疼痛。一些操作者主张使用高速、低幅推力或分级振荡手法来恢复运动并减轻疼痛[57]。

在操作关节松动术时必须遵循指导方针,未经训练或经验不足的操作者不应尝试使用这些技术。研究生课程提供四肢的关节松动技术课程,治疗师除了操作技术之外,还必须熟悉每个关节的生物力学原理。

关节松动技术的适应证通常包括附属运动受限,或者由于关节囊的松弛、半月板移位、肌肉僵硬、韧带紧张或粘连而存在的疼痛。松动术的禁忌证包括感染、近期骨折、肿瘤、关节炎、类风湿关节炎、骨质疏松症、退行性关节病和许多慢性疾病。

关节活动的受限也可能是由于外在肌或内在肌和肌腱的紧张而引起的。如果关节囊不紧且附属运动正常,治疗师应测试外在肌和内在肌的张力。

为了测试外在伸肌的张力,治疗师应先将康复对象的掌指(metacarpophalangeal,MP)关节保持伸展并且被动屈曲 PIP 关节,然后将 MP 关节保持屈曲,同时 PIP 关节再次被动屈曲。如果 PIP 关节在 MP 关节伸展位,而不是屈曲位,可以被轻易屈曲,则存在外在伸肌粘连[4]。

如果外在屈肌紧张,将 MP 关节保持伸展位,PIP、DIP(distal interphalangeal,DIP)关节将处于屈曲位,手指不能被拉到完全伸展位。如果手腕保持屈曲,则 IP 关节将更容易伸展,因为屈肌腱松弛。

内在肌紧张度是通过被动保持 MP 关节伸直位,施加压力屈曲 PIP 关节来测试的。在 MP 关节屈曲时重复该动作,如果 MP 关节伸展时感觉到更大的阻力,则表明固有肌紧张[4]。

不管 MP 关节处于伸展位或屈曲位,如果 PIP 关节被动活动范围保持不变,并且 PIP 关节在任何位置屈曲都受限,则表明关节囊的紧张。如果还没有评估关节囊的松紧度,那么治疗师应该评估它。

表 39.2 总结了用于评估韧带、关节囊和关节不稳定性的诱发试验。关于这些测试实施的更详细和全面的信息,读者可以参考专注手部治疗这一特定主题的教科书[47,73]。

周围神经的评估

神经功能障碍可发生在从神经根到指神经的任意部位。治疗师对周围神经系统的良好理解是对给予康复对象适当的上肢治疗必不可少的。确定神经功能障碍的大致位置可以帮助制订治疗计划。

测试类别

可能需要进行各种测试来充分评估神经功能;这些测试可以分为四类：①疼痛、热、冷和触压觉的仪器测试;②评估感觉能力的功能测试,或 Moberg[79]所描述的触觉感知;③不需要康复对象主动参与的客观测试;④可重现症状的诱发测试。

功能测试的例子包括静止和动态两点辨别觉和Moberg 取物测试;客观测试包括皱纹测试、茚三酮汗液测试和神经传导研究[17]。电诊断试验是确定神经功能障碍最明确和被广泛接受的方法。

如果结果是阳性的,诱发试验高度提示神经损伤;但如果结果是阴性的,也并不能排除神经损伤。神经功能障碍检查见表 39.3。下文将介绍几种常见测试方法的实施。

表 39.2 腕关节特定功能障碍的临床检查

诊断	功能障碍模式	专科检查
拇指尺侧副韧带损伤"守门员或滑雪者拇指"	拇指 MP 关节疼痛及不稳	• 拇指 MP 关节受到外翻应力时出现大于35°的活动
舟骨不稳定	腕舟骨区域的疼痛(解剖上鼻烟窝部位)或腕关节活动时出现声响	• Waston 试验 • 测试时舟骨背侧会出现半脱位并伴随疼痛或声响
下尺桡关节不稳	腕关节疼痛,有压痛	• 琴键试验 • 在尺骨远端施压会引起疼痛及超出正常范围的活动
月骨脱位	腕关节中部出现疼痛或不稳定	• Murphy 征 • 握拳时第三掌骨头下沉,与第二、第四掌骨头在同一平面
月三角不稳	腕关节中部或尺侧的疼痛及不稳	• 月三角冲击试验 • 单独的月骨分离运动时出现捻发音、松弛或疼痛
三角纤维软骨复合体 TFCC(triangualr fibrocartilage complex)撕裂	腕关节尺侧的疼痛及不稳	• 腕关节造影或 MRI • 琴键试验 • 挤压试验 • 尺骨中心凹试验

表 39.3 上肢周围神经损伤功能障碍的临床检查

诊断	功能障碍模式	体征/专科检查
胸廓出口综合征	在肩上方、身体后方的主动活动或维持姿势时出现非特异性的感觉异常或沉重感	• Adson 试验 • Roos 试验
不良神经张力检查	臂丛神经牵拉时出现非特异性的疼痛或感觉异常	• 上肢筛查试验
腕管综合征	主要累及拇指、示指和中指的疼痛和麻木 通常夜间明显,可能与活动有关	• 腕关节 Tinel 征 • Phalen 征 • 反 Phalen 征 • 腕关节压迫试验
肘管综合征	肘部尺神经受压	• 屈肘试验
尺神经麻痹	拇内收肌麻痹	• Froment 征 • Jeanne 征 • Wartenberg 征

Adson 试验(Adson maneuver):检查者触诊测试侧桡动脉脉搏,康复对象将头部转向被测试侧、手臂外旋外展,康复对象伸展头部并保持深呼吸,如脉搏消失或减慢,则检查结果为阳性,提示胸廓出口综合征[1,73]。

Roos 试验(Roos test):康复对象保持双臂外展90°、肩外旋、肘关节屈曲90° 3 分钟,同时缓慢交替握拳和张手。不能坚持 3 分钟或出现症状被认为胸廓出口综合征阳性结果[73,89]。

上肢张力试验(臂丛牵拉试验)[upper limb tension test(brachial plexus tension test)]:这个试验通过牵拉臂丛神经产生的症状来筛选。所述手法主要应力施加在正中神经和 C5～C7 神经根。还可以测试尺神经或桡神经的不良神经张力。然而,我们发现使用正中神经试验作为筛查方法可以建立一个衡量治疗是否有效的指标。尽管一些作者建议使用神经牵拉试验既可以治疗也可以评估,但这还没有被我们采纳。作业治疗师应该采用这个筛选方法排除或确定涉及更多神经近端结构的损害。

康复对象仰卧位,检查者将康复对象的手臂外展和外旋置于肩部冠状面后方,肩带下沉固定,然后被动伸展肘关节、伴随手腕伸展和前臂旋后。肘窝处有牵伸感或疼痛和桡侧三指刺痛的症状提示正中神经有张力。颈部向对侧屈曲会通过增加硬脑膜的张力来放大症状。肘部伸展关节活动度应与未受影响的一侧进行比较,以明确受限的程度[15,73]。

Tinel 征(Tinel's sign):检查者轻轻沿着周围神经走行从远端开始向近端叩击,以诱发指尖的麻痛感。注意叩击开始诱发麻痛的点,此时提示其为神经受到压迫的大致位置。该检查也可用于神经修复后确定感觉轴突生长的范围[73]。

Phalen 征和反 Phalen 征(Phalen's test and reverse Phalen's test):Phalen 征是通过充分屈腕、双侧手背相互挤压来完成的。反向 Phalen 检查则将双手放在"祷告"位置 1 分钟,如果康复对象在 1 分钟内报告有正中神经分布区(拇指、示指、中指和环指的桡侧)刺痛,则测试结果为阳性[73]。

腕管压迫试验(carpal compression test):检查者对腕管中的正中神经施加压力 30 秒,如果正中神经分布区出现刺痛,测试结果为阳性。已经发现手腕屈曲和正中神经压迫 20 秒的结合检查比其他单独使用的诱发性测试更敏感[98]。

屈肘试验(elbow flexion test):屈肘试验用于筛查肘管综合征(尺神经在肘管内受压迫)。康复对象被要求充分屈肘、腕背伸 3~5 分钟。如果在前臂和手的尺神经分布区(环指尺侧和小指)有麻痛,测试结果为阳性[73]。

周围神经运动功能快速试验(quick tests for motor function in the peripheral nerves):周围神经运动功能快速试验要求康复对象拇指、示指对捏,触诊第一背侧骨间肌以检查尺神经。尺神经麻痹的另一项测试是要求康复对象用拇指、示指之间夹持一张纸,当检查者拉纸时,由于拇内收肌无力(Froment 征),拇指末节屈曲。如果拇指的 MP 关节同时伸展,这就是所谓的 Jeanne 征。Wartenberg 征是指当康复对象掌心向下放在桌上、小指被动外展,如果康复对象不能内收小指,提示尺神经压迫阳性征。

可以要求康复对象伸展手腕和手指以检查桡神经。要求康复对象将拇指对掌和屈曲手指以检查正中神经[73]。

感觉检查图示法(sensory mapping):详细的感觉测试可以从手掌的感觉检查图示开始[16]。为使康复对象在检查过程中获得稳定支撑,可将其手放在检查者的手上,或者放在中介物(如,运动黏土)上。检查者用铅笔的橡皮擦末端轻轻掠过皮肤,从感觉正常的区域到异常敏感区域。康复对象必须立即报告感觉变化的确切位置。方向上,从近端到远端,从桡侧和尺侧向中间检查。这些区域被仔细标记并转移到永久记录中。在神经再生期间,应按月间隔重复绘制检查图[7a]。

交感神经功能(sympathetic function):交感神经反应的恢复,如泌汗神经(出汗)、血管舒缩神经(温度辨别)、竖毛(鸡皮疙瘩)和营养(皮肤质地、指甲和毛发生长)的反应可能早期发生,但与功能恢复无关[36]。O'Riain 观察到失神经支配的皮肤浸没水中不起皱纹[82]。因此,神经功能可能可以通过将手浸入水中 5 分钟进行测试并记录有无皮肤起皱。这个测试对于诊断幼儿的神经损伤特别有帮助。出汗的能力也随着神经损伤而丧失,茚三酮试验可用于评估手指出汗[79]。

皱纹测试和茚三酮试验是交感神经功能的客观检查。出汗功能恢复与感觉恢复并未显示相关关系,但是不能出汗与辨别觉缺失是相关的。其他交感神经功能障碍的表现是皮肤光滑、有光泽、指甲改变和"铅笔指"或手指逐渐变细[43]。

神经压迫和神经再生(nerve compression and nerve regeneration)

感觉检查是为了评估神经割裂伤和修复后的恢复情况,为了诊断神经压迫综合征和明确手术减压后神经功能恢复情况,以及确定保守干预措施在减少压迫方面的疗效。因此,根据神经功能障碍的机制,像振动觉检查这样的测试可能会有不同的解释。在下一节中,将对测试进行介绍,并在适当的情况下,根据评估测量结果,帮助治疗师选择正确的评估方法和治疗计划。

在神经缝合后的最初 2~4 个月内,轴突以每天约 1mm 或每月 2.54cm(1 英寸)的速度再生。Tinel 征可用于跟踪神经再生。当神经再生时,会出现感觉减退。感觉过敏虽然会让康复对象感到不舒服,但这是神经生长的阳性体征。一旦皮肤愈合并且可以耐受温和的摩擦和粗细不同的纹理刺激,就可以启动对过敏区域脱敏(desensitization)的干预计划(脱敏治疗将在干预部分进一步讨论)。

振动觉(vibration):Dellon 早期倡导使用频率为 30 次/秒和 256 次/秒的音叉来评估神经修复后振动觉的恢复情况,当神经开始再生后,可作为启动感觉再教育计划的指导方针[35,37]。但是,许多临床医生发现使用音叉不足以发现感觉异常。

Lundborg 等人描述了使用振动测量计来检测异常感觉[71]。这种方法更加客观，并且被认为更加可靠。在诱发正中神经压迫的研究中，Gelberman 等发现由 Semmes-Weinstein 单丝测量的振动觉和触觉出现在两点辨别觉之前，因为它们测量的是支配一组受体细胞的单一神经纤维[51,52]。两点辨别觉是神经分布密度的检查，需要重叠的感觉单位和皮质整合。因此，在神经割裂伤和修复后，两点辨别觉会发生改变；但如果神经只是受到压迫，只要和大脑皮质的连接存在，两点辨别觉就会保持正常。Bell-Krotoski 也发现即使两点辨别觉正常，也还是伴有感觉功能下降[7]。

在存在神经压迫但神经通路完好无损的情况下，振动觉和 Semmes-Weinstein 单丝检查对神经功能的逐渐下降更为敏感。它们与神经电生理研究中测量的感觉神经传导电位波幅降低有相关关系[97]。

因此，Semmes-Weinstein 单丝检查和电生理检查是早期检测腕管综合征和其他神经压迫综合征的可靠、敏感的检查。Semmes-Weinstein 单丝检查可以运用在临床，它不会让康复对象感到不舒服，而且在怀疑有神经压迫时，它是一个很好的筛查工具。

触压觉（touch pressure）：用铅笔的橡皮擦末端进行移动性触觉检查，橡皮擦被放置在感觉正常的区域，并在施加轻压时向远端指尖移动，康复对象注意刺激的感知改变，轻和重的刺激都可以采用并让康复对象感知[34]。按压橡皮擦检查持续触觉，首先在具有感觉正常的区域检查，然后再提起铅笔向远端放置橡皮擦进行检查。当改变刺激轻重时，康复对象有所反应[34]。

Semmes-Weinstein 单丝是评估皮肤压力阈值最精确的仪器[7a]，最初的检查装置由 20 根有塑料手持杆的尼龙单丝组成。今天许多治疗师使用较小的五根单丝套装。这五根单丝分别对应于轻触觉检查的不同等级（稍后描述）。正确使用时，随着单丝直径增加，它们施加的力范围从 4.5mg 到 447g。单丝手柄上标记的范围从 1.65~6.65，但不对应每个棒的力克数。已发现正常的指尖感觉对应于 2.44~2.83 的单丝。

单丝必须垂直于皮肤施加力量，以便刚好出现单丝弯曲。应用单丝时，皮肤不应该发白。单丝（1.65~2.83）和单丝（3.22~4.08）均需测试 3 次，单丝（4.17~6.65）需测试 1 次。较粗的单丝不能弯曲，因此必须观察肤色以确定单丝的力量是否到达皮肤。

检查者开始应该在正常范围内进行检查，然后逐

步增加单丝的直径，以确定康复对象整个掌面触觉的阈值[7]。应该用网格法来记录康复对象的反应，这样可以展现不同区域的触觉情况。考虑到一个区域具有完整的感觉，3 次测试中康复对象必须有 2 次正确反应。单丝检查时不要集中在一个区域，最好随机选择检查区域，这样允许神经有恢复时间。单丝测试 3 次，每次应保持 1 秒，休息 1 秒，然后再测试。测试结果分级可以从正常轻触觉（单丝 2.83 及以上）到保护性感觉丧失（单丝 4.56 及以下）。减弱的轻触觉和减弱的保护感觉在中间阶段的单丝检查范围内（单丝 3.22~4.31）[7]。

两点辨别觉和动态两点辨别觉：两点辨别觉（two-point discrimination）是第二级的感觉评估，要求康复对象区分出两个直接刺激点的距离。静态两点辨别觉[static（or stationary）two-point discrimination]测量慢适应神经纤维。最初由 Weber 在 1853 年描述的两点辨别觉测试，由 Moberg 进行了修改和推广[79]，Moberg 对一种评估感觉功能水平的工具感兴趣。已经提出了各种工具来测量两点辨别觉，弯曲的回形针便宜但通常在金属尖端上有毛刺，其他工具包括工业卡尺（Central Tool Company of Germany*；Anthony Products）和盘形两点辨别觉检查器（Smith&Nephew）[72]。

检查工具具有两个钝端平行插脚，间距可以调节，其检查结果具有可重复性。其操作方法如下[70]：

1. 遮蔽康复对象的视线。

2. 先在正常感觉区域用钝头卡尺或弯曲的回形针检查作为参照。

3. 设置卡尺间隔 10mm，从指尖开始向近端沿着指神经方向纵向移动，随机采用一点或两点接触皮肤检查，按压力量要小，不能使皮肤变白。

4. 距离逐步减小，直到康复对象不再感觉到两个不同的点，并且测量该距离。

每次测试之间需间隔 3~4 秒，并且每 5 次测试中康复对象需回答正确 4 次。因为这个测试用于说明感觉功能情况，因此通常在指尖检查，但其也可能用于近端检查神经再生情况。指尖正常的两点辨别距离为6mm 或更小。

动态两点辨别觉（moving two-point discrimination）评估触觉快反应纤维的神经支配密度。它比静态两点辨别觉稍微敏感。测试执行如下[36]：

1. 遮蔽康复对象的视线。

---

* 本章提到的所有制造商和供应商的网站都可以在本章末尾的资源列表中找到。

2. 先在正常感觉区域用钝头卡尺或弯曲的回形针检查作为参照。

3. 指尖放在检查台上或检查者手中。

4. 将分开 5~8mm 的卡尺在指尖表面沿手指长轴从近端纵向移动至远端。随机交替采用一点或两点刺激。在检查者进入较小间距检查之前，康复对象必须在 8 次测试中正确识别 7 次刺激。测试重复至 2mm 的间隔。

男性女性两点辨别觉距离均随着年龄的增长而增加，最小值出现在 10~30 岁之间。女性的测量值往往小于男性，在优势和非优势手之间没有显著差异[70]（关于感觉评估的更多信息见第 23 章）。

改良 Moberg 取物试验（modified Moberg pick-up test）：普通物品的识别是感觉功能评定的最高等级。Moberg 使用术语"触觉感知"来描述手部通过感觉执行复杂功能的能力。Moberg 在 1958 年描述了取物测试[79]，后来由 Dellon 进行了修改[36]。这个测试既可用于正中神经损伤，也可用于正中神经和尺神经合并损伤。测试需要在视力没有遮蔽和遮蔽的情况下重复 2 次。过程如下：

1. 将 9 个或 10 个小物体（例如，硬币或回形针）放置在桌子上，要求康复对象睁眼状态下 1 次 1 个尽可能快地将它们放置在小容器中，过程计时。

2. 睁眼，对侧手重复测试。

3. 闭眼，双手重复测试。

4. 康复对象被要求 1 次识别 1 个对象，睁眼然后闭眼。

重要的是观察当康复对象看不到对象时可能使用的任何替换模式。

肿胀评估：测量手的体积来评估细胞外或细胞内水肿。体积测量通常用于确定干预和活动的效果。通过在一天的不同时间测量手部体积，治疗师可以对比休息时和活动时的肿胀程度来评估治疗效果，以及矫形器或控制肿胀的其他治疗方法的效果。

体积计[31]可用于评估手部肿胀。按照要求使用体积计，其精确度达到 10ml[102]。降低体积计精确度的因素包括使用水龙头和软管灌水期间混入空气、手在容器内活动、手作用在止动杆上的压力不均匀，以及体积计位置的变动。测量时应始终使用同一水平面[102]。评估方式如下（图 39.1）：

1. 一个塑料体积计装满水，并将水倒入大烧杯中，直到水达到出口水位。然后将烧杯倒空并彻底干燥。

2. 让康复对象将手浸入塑料体积计中，小心将手

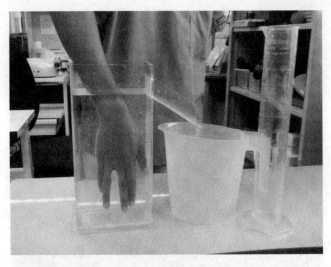

图 39.1　体积计测量双手的体积进行比较，体积增加表明存在水肿

放在中间位置。

3. 将手放下，直到中指和环指指蹼卡在定位杆上，重点是不要用力压定位杆。

4. 手保持静止，直到没有更多的水滴入烧杯。

5. 将水倒入量筒中，将量筒放置在水平面上读数。

评估单个手指或关节肿胀的方法是使用环形软尺（DeRoyal LMB；DeRoyal Industries）或珠宝商的标准戒指尺寸进行周径测量。对于手腕和手部的合并肿胀，可以用软尺 8 字缠绕方法测量手部尺寸[84]。应在治疗前后进行测量，特别是在热疗或使用矫形器之后。虽然康复对象经常有肿胀的主诉，但是关于周长或体积的客观数据将有助于治疗师评估组织对干预治疗和锻炼的反应。本章后面将讨论肿胀控制技术。

握力和捏力

上肢力量评估通常在创伤愈合后，但近期有创伤或手术康复对象的不适合进行力量测试。通常在伤后 8~12 周，明确康复对象能进行完全抗阻活动后，再进行肌力测试。

推荐使用标准的可调节手柄的握力计来评估握力（图 39.2）。康复对象体位为坐位、肩关节内收和中立位、肘关节屈曲 90°[50,92]、前臂中立位、腕关节背伸 0°~30°、尺偏 0°~15°。每侧都进行 3 次测试，握力计手柄置于二档[49,77]，检查者应轻轻扶住握力计，以防止仪器意外跌落；应该报告 3 次测试的平均值；健侧的握力可用来与患侧进行对比。常模可用于力量值的比较[9,63,76,77]。年龄等变量也将影响握力测量。

捏力应该用捏力计测试，捏力计被认为是最精确的[77,92]。

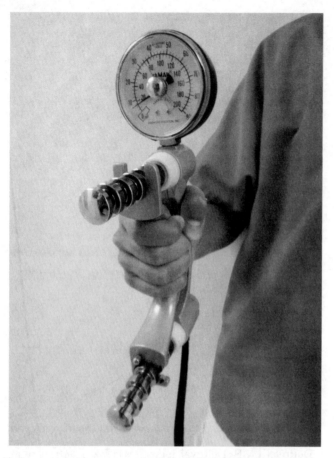

图 39.2　Jamar 握力计用于评估双手握力

对指捏(拇指指尖对向示指指尖)、侧捏(拇指指腹对向示指中间指骨的侧面)、三指捏(拇指指尖同时对向中、环指指尖)都应该评估。与握力计一样,应进行 3 次连续试验,并将双侧的结果进行比较(图 39.3)[92]。

徒手肌力检查也用于检查上肢力量。当康复对象

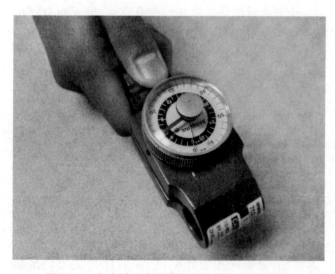

图 39.3　捏力计用来评估各种捏合方式下的捏力

准备做肌腱转位或其他重建手术时,准确的肌力评估尤为重要。希望研究上肢运动机能学的学生尤其应当参考 Brand 和 Hollister 的文献[12]。此外,肌力测试在第 22 章中讨论。

在握力、捏力或肌力检查期间康复对象最大的主观努力将受到手或上肢疼痛的影响,治疗师应注意康复对象的最大程度发力的能力是否受到主观疼痛的限制。疼痛的定位和观察到的疼痛是否一致将有助于治疗师评估疼痛在损伤恢复中所起的作用。本章后面会详细讨论疼痛问题。

功能性评估

手功能或动作表现的评估很重要,因为体格检查不能评估康复对象的灵活性和代偿丧失的力量、关节活动范围、感觉或其他异常的能力。

体格检查应该在功能评估之前进行,因为对生理功能障碍的认识可以使测试者分析引起康复对象功能障碍的关键,以及对其功能行为方式的原因的理解。

作业治疗师应该观察日常生活活动中手部功能障碍对手部使用的影响。此外,还应进行某种标准化的性能测试(如 Jebsen 手功能测试[49]或上肢功能定量测试[22])。Jebsen 测试的开发旨在为康复对象提供标准化任务的客观测量和规范比较。这个简短的测试,很容易实施而且价格便宜。测试包括七个子测验,写一个简短的句子、翻转 7.62cm×12.7cm(3 英寸×5 英寸)的卡片、拿起小物件并放入容器中、堆棋子、模拟进食、移动大的空罐子和移动大的重罐子。为每个子测验提供优势手和非优势手的常模,并按性别和年龄进一步分类。作者提供了测试的具体说明。这是一个已被认可的对整体手部功能测试的方法。

Carroll 设计的上肢功能定量测试(the quantitative test of upper extremity function)被用于测量日常生活中整体的手、臂部的活动能力[22]。它基于这样的假设:执行普通日常生活活动的复杂上肢动作可以简化为手抓握的特定模式、前臂的旋前和旋后、肘的屈伸以及手臂的抬高。

该测试由六个部分组成:抓取和提起四块大小尺寸渐变的方块以评估抓握功能;抓住并提起两个尺寸不等的管子来测试圆柱形抓握;抓握并放置球形物体来测试球形抓握;捡起并放置四个大小不等的大理石来测试指尖夹持或捏;把一个小垫圈放在一个钉子上、然后将熨斗放在架子上测试放置能力;将瓶中的水倒入玻璃杯、再将玻璃杯中的水倒入另一个玻璃杯。此

外,为了评估手臂的旋前、旋后和抬高功能,治疗师会让康复对象将手放在头顶、脑后和嘴上,让康复对象写下自己的名字。该测试使用简单,便宜且测试材料易于获取。Carroll 的文章中可以找到关于材料、安排、测试过程和评分的详细信息[22]。

其他可用于评估手部灵巧性的测试包括:Crawford 小部件灵巧性测试(Crawford small parts dexterity test)、Bennett 手工工具敏捷性测试(Bennett hand tool dexterity test)[8]、Purdue 钉板测试(Purdue pegboard test)和明尼苏达手灵活性测试(Minnesota manual dexterity test)[49]。许多标准化测试(如, Valpar Assessment Systems;Valpar International)已经被开发来评估个人执行工作中相关任务的能力。他们提供被测试者的测试结果,将之与行业标准做比较。所有的这些测试包括其与不同工作环境中正常个体工作表现的对比。这些信息可用于帮助预测康复对象成功地再次从事某项特定工作的可能性。这些测试在工作能力评估中很有价值,并且可以通过购买得到,其中包括它们的实施说明和标准化常模。关于作业评估的详细讨论请参考第 14 章。

干预

骨折

在治疗手部或腕部骨折时,外科医生会尝试应用闭合(非手术)或开放(手术)复位的方法达到较好的解剖复位。克氏针、钢板或螺钉等内固定可用于保持较理想的复位。除了内固定外,还可以使用外固定。无论何时,只要损伤情况允许,手通常需要固定在腕背伸,MP 关节屈曲和指间关节伸直位。骨骼的创伤还可能涉及邻近区域的肌腱和神经损伤。干预措施必须适用于所有损伤组织的康复,因此可能会影响骨折的治疗。

制动期可以开始作业治疗,作业治疗通常持续 3~5 周。未受伤的手指应该保持主动活动。治疗师应该仔细观察康复对象的水肿,不论何时,一旦出现水肿都需要督促康复对象抬高患肢。

康复对象的骨骼一旦具有足够的稳定性,外科医生就会允许康复对象的受伤部位进行活动。外科医生应该指导并告知康复对象骨折部位可以施加多大的阻力或力量。一旦康复对象的手不再感到疼痛,就应该马上开始纠正康复对象的不良运动模式,并鼓励康复

对象使用受伤的手进行活动。早期活动可以通过刺激淋巴管和血管来阻止肌腱粘连和减轻水肿。

一旦外固定或石膏移除,治疗师就可以评估康复对象的手部。如果仍然存在水肿,可以使用水肿控制技术(在本章后面的内容介绍)来减轻水肿。建立最初的关节活动度数据,可以开始使用适当的矫形器。矫形器可以用来矫正由制动引起的关节异常变化,或用于保护手指骨折部位免受额外的创伤(例如魔术贴孪生带[Velcro"buddy"]矫形器[图 39.4])。PIP 关节骨折或脱位后可以使用限制手指完全伸展的背侧阻挡矫形器。配戴动态矫形器可以帮助康复对象达到全范围关节活动,或在骨折 6~8 周后可以防止发生进一步的关节异常变化。

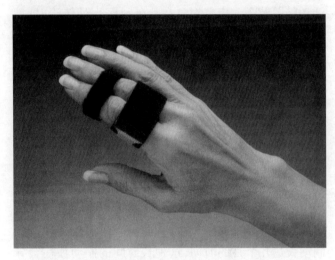

图 39.4　魔术贴孪生带矫形器可用于保护骨折后的手指或鼓励僵硬的手指活动(由 North Coast Medical Rehabilitation Products 提供,http://www.ncmedical.com.)

关节内骨折可能导致关节软骨损伤,引起额外的疼痛和僵硬。X 线检查会显示关节面是否损坏,关节面的损坏可能会限制其治疗。骨折但不伴有关节损伤,对于由这种情况引起的关节疼痛和僵硬,可以通过热疗、恢复关节附属运动、关节松动术、配戴动态矫形器和主动使用患手这几种方式结合起来进行治疗。一旦骨折愈合后,就可以开始进行抗阻训练。

腕部骨折是很常见的,这些骨折可能会给外科医生和治疗师带来一些特殊的问题。Colles 骨折(桡骨远端骨折向背侧成角)往往是康复对象跌倒时伸手撑地造成的一种常见损伤(a fall on an outstretched hand, FOOSH)[11]。这种损伤可能会导致腕关节屈伸活动受限,甚至由于累及远端尺桡关节而限制前臂的旋前和旋后功能。

如果骨折端具有并且可以维持足够的稳定性,就

可以采用保守治疗(即闭合复位和石膏制动)。为了防止前臂的旋转和手腕的活动,可以给康复对象配戴过肘关节的长臂石膏制动 2~3 周。根据 X 片上显示的骨折愈合情况可以改用较短的开放肘关节的石膏,这个石膏再穿戴 4~6 周[59]。这种方法通常应用于有腕部骨折的幼儿,以及由于特殊的医疗状况无法手术的康复对象。

如果骨折端不稳定或无法复位,手术的修复策略可以包括内部固定或外部固定。近年来,随着掌侧钢板系统的不断改善,桡骨远端骨折的切开复位内固定(open reduction and internal fixation,ORIF)更常用于帮助骨骼断端的对齐和恢复关节的解剖结构。康复对象在这种手术后,一旦得到外科医生的允许,就可以尽早活动腕关节[90]。康复对象在从外科医生处转诊时,就可以配戴腕部矫形器,为了防止关节僵硬可以开始进行前臂的旋转和腕关节在所有平面(屈伸、尺桡偏)以及未受伤手指的主动关节活动。根据 X 片上显示的骨折愈合情况,以及康复对象的活动、力量和回归各项日常生活活动的进展情况,在接下来的 3~6 周内逐渐减少矫形器的穿戴[24]。

舟骨是手腕中第二大最常受伤的骨头;当受伤时,如果手背屈,通常会造成舟骨骨折[11]。由于舟骨区域的血液供应不足,舟骨的近端骨折可能会导致舟骨骨不连。舟骨骨折需要长时间制动,有时需要使用石膏制动长达几个月的时间,这种长时间的制动往往会导致僵硬和疼痛。所以治疗师应该督促康复对象尽早小心活动未受伤的关节。

腕部月骨的一次性损伤或重复创伤,可能会导致月骨无菌性坏死或金伯克病(Kienb Öck's disease)。月骨骨折后通常需要制动 6 周。可以通过骨移植、移除近排腕骨或腕关节部分融合来治疗金伯克病。

僵硬和疼痛是骨折的常见并发症。但是控制水肿、早期活动以及治疗师对康复对象良好指导和沟通,可以最大限度减少这些并发症。

神经损伤

神经损伤可以分为三类:

- 神经性失用症(神经麻痹)(neurapraxia)是没有沃勒变性的神经挫伤。神经在几天或几周内没有任何干预就可以恢复功能。
- 轴索断裂(axonotmesis)是损伤部位远端的神经纤维发生退化,但神经的内部组织仍然保持完整。这种损伤不需要手术干预,并且通常在受伤后 6 个月内神经会产生恢复。根据损伤的平面,神经恢复的时间长短可能会有所不同。
- 神经断伤(neurotmesis)是神经和纤维组织的完全断裂。手术干预是十分有必要的。常见的是显微技术下的神经纤维束修复。当神经末梢之间存在间隙时,有必要进行神经移植。

周围神经损伤可能是由于骨折、割裂伤或挤压伤导致的。神经损伤的症状包括:受损神经的运动分支支配的肌肉无力或瘫痪和受损神经的感觉分支支配区域的感觉缺失。在评估康复对象的神经功能之前,治疗师必须熟悉由前臂的三大神经支配的肌肉和感觉区域。表 39.4 中可以找到上肢周围神经病症的总结。

表 39.4 上肢周围神经损伤的临床检查

神经	部位	影响	专科检查
桡神经(后束,来自 C_5、C_6、C_7、C_8)	上臂	三角肌及其以远的运动单位 桡神经浅支支配区感觉	• MMT(manual muscle test) • 感觉评估
桡神经	肘关节近端	肱桡肌及其以远的运动单位 桡神经浅支支配区感觉	• MMT • 感觉评估
桡神经	肘关节平面	旋后肌、桡侧腕长短伸肌及其以远的运动单位 桡神经浅支支配区感觉	• MMT • 感觉评估
骨间后神经	前臂	尺侧腕伸肌、指总伸肌、小指伸肌、拇长展肌、拇长伸肌、拇短伸肌、示指伸肌 没有感觉支配区	• 如果腕关节可以背伸,表示不是桡神经高位损伤

表 39.4　上肢周围神经损伤的临床检查(续)

神经	部位	影响	专科检查
桡神经在桡侧腕短伸肌、桡动脉、旋后肌腱弓、旋后肌起点平面	桡管综合征	骨间后神经支配肌肉的无力 没有感觉缺失	• 伸肌群处的触痛 • 腕关节屈曲和旋前时出现疼痛 • 腕关节背伸和旋后时出现疼痛 • 抗阻背伸中指时出现疼痛
正中神经(来自 C_5、C_6、C_7 的外侧束和 C_8、T_1 的内侧束)	高位(肘关节和肘关节近端)	桡侧腕屈肌、掌长肌、所有指浅屈肌、I 和 II 指深屈肌、拇长屈肌、旋前圆肌、旋前方肌、拇指对掌肌、拇短展肌、拇短屈肌(桡骨头)、I 和 II 蚓状肌瘫痪/无力 正中神经皮支感觉	• MMT • 感觉评估
正中神经	低位(腕关节平面)	仅大鱼际肌萎缩	• 拇、示指尖不能屈向掌心 • 不能完成拇对掌动作 • 灵活性下降
正中神经在旋前圆肌腱弓、旋前肌头下方、指浅屈肌弓、桡侧腕屈肌起点平面以远	旋前圆肌综合征	非骨间前神经支配的大鱼际肌无力 手部正中神经感觉支配区	• 诱发试验明确压迫的部位
正中神经在旋前圆肌起点下方、指浅屈肌中部平面	骨间前神经综合征	纯运动,无感觉 前臂疼痛的发生早于无力的出现 拇长屈肌、I 和 II 指深屈肌无力	• 不能屈曲拇指的指间关节和示指的 DIP 关节 • 抗阻旋前时疼痛加剧 • 局部挤压时出现疼痛
正中神经腕关节平面	腕管综合征	内侧内在肌无力 感觉	• 诱发试验 • Tinel 征 • 感觉评估
尺神经肘关节平面(来自 C_7、C_8、T_1 的内侧束)	肘管综合征	尺侧腕屈肌、III 和 IV 指深屈肌、尺侧内在肌的无力/萎缩 手掌、背侧皮肤感觉麻木 握捏力下降	• 肘关节屈伸时出现疼痛
尺神经腕关节平面	Guyon 管卡压	尺神经支配的内在肌的无力及疼痛	• 局部按压复制症状

DIP, distal interphalangeal joint:远端指间关节;MMT, manual muscle test:徒手肌力测试。

桡神经

桡神经支配前臂肌群包括肱桡肌、桡侧腕长伸肌、桡侧腕短伸肌、旋后肌、指总伸肌、拇短伸肌、尺侧腕伸肌、小指固有伸肌、拇长展肌、拇短伸肌、拇长伸肌和示指固有伸肌。桡神经的感觉分布区域在上臂和前臂后侧、拇指指背和食、中、环指 PIP 关节以近部分(环指仅桡侧半)。桡神经的感觉缺失通常不会导致功能障碍。

高位的桡神经损伤(在旋后肌上方)临床症状是前臂内旋、腕屈曲,及由于拇短屈肌和拇短展肌无法

对掌收缩造成的拇指掌侧外展。骨间后神经损伤使得桡侧腕长和腕短伸肌瘫痪。骨间后神经症候群的特征是:有正常的感觉,腕关节可以正常背伸,但是拇指和其他手指不可以伸展。低位的桡神经损伤临床症状是拇指和 2~5 指的 MP 关节不能完全伸展。骨间肌可以使手指的指间关节伸直,但是 MP 关节在休息时始终有 30 度屈曲。

在桡神经损伤的愈合期,为了防止伸肌腱被过度拉伸,可以制作动力或静力矫形器放置在患手的背侧,为患手提供腕关节背伸、MP 关节伸展和大拇

指伸展的力量,同时矫形器还可以将患手固定在功能位(图 39.5)。通常情况下,建议康复对象配戴动态矫形器。

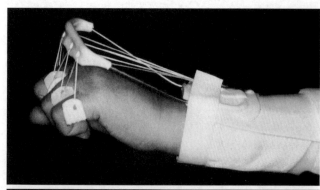

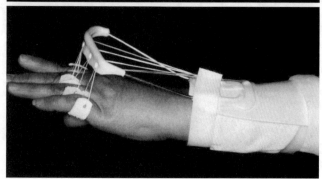

图 39.5 当腕关节屈曲时,桡神经动力矫形器为了使力量平衡,会把 MP 关节拉到伸直位;当腕关节背伸时,桡神经动力矫形器可以使 MP 关节轻微的屈曲;这样就保持了两个关节(腕关节和 MP 关节)之间正常的平衡状态和防止关节挛缩(感谢 Judy C. Colditz,HandLab)

正中神经

正中神经支配前臂和手部的屈肌。正中神经常常被称为是手的"眼睛",因为它在支配拇指、示指和中指的掌侧面感觉中起着十分重要的作用。割裂伤和腕部压迫综合征(例如,腕管综合征)可能会引起正中神经损伤。

正中神经支配的肌肉有旋前圆肌、桡侧腕屈肌、拇长屈肌、指深屈肌桡侧半、示指和中指屈肌、旋前方肌、指浅屈肌、掌长肌、拇短展肌、拇对掌肌、拇短屈肌浅头和第一、第二蚓状肌。

正中神经支配的感觉分布在拇指、示指、中指和环指桡侧半的掌侧面、示指和中指的远端到 PIP 关节的背侧面,以及环指桡侧远端到 PIP 关节的背侧面。

高位正中神经损伤的临床体征是,由于桡侧腕屈肌力量、掌侧外展力量和大拇指对指力量的缺失,造成腕关节向尺侧屈曲。康复对象前臂不可以主动内旋,但是可以在重力的帮助下被动内旋。在腕关节平面的

正中神经损伤,会造成隆起的大鱼际肌变得扁平,拇指屈指、外展和对掌功能缺失。

与正中神经损伤有关的感觉缺失是特定的功能障碍,包括拇指、示指和中指,以及环指桡侧半的掌侧面感觉缺失。当视觉被遮挡时,康复对象会用环指和小指作为代偿来拿捏物品,以此来弥补其他三指的感觉缺失。前臂范围内涉及骨间前神经的损伤不会导致感觉缺失,但是会造成拇长屈肌、示指和中指屈肌以及旋前方肌瘫痪,导致这些肌肉丧失运动功能。此外,旋前圆肌不受影响,但康复对象捏力会受到影响。

对于正中神经损伤的康复对象来说,将拇指固定在掌侧外展和轻微对掌位的矫形器可以使手部的功能得到提升(图 39.6)。如果示指和中指出现爪形症状,可以配戴矫形器防止 MP 关节过伸。康复对象描述说,他们会避免使用有正中神经损伤的手,不是因为患手肌肉瘫痪,而是因为患手的感觉缺失。尽管如此,作为治疗师,我们应该帮助康复对象保护已经变弱或瘫痪的肌肉。

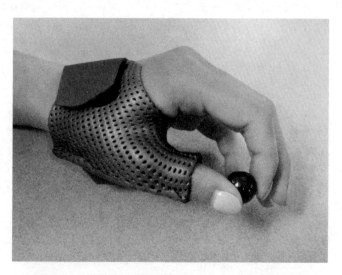

图 39.6 拇指稳定性矫形器适用于正中神经损伤的康复对象。由于正中神经损伤导致的拇指肌肉组织瘫痪,使康复对象无法做出正常的捏物品的动作。这种矫形器通过将拇指放置在对掌位(方便康复对象捏物体)来改善功能

尺神经

前臂的尺神经仅支配尺侧腕屈肌和指深屈肌的尺侧半。尺神经通过前臂内侧穿过 Guyon 管往远端支配手部的内在肌,这些内在肌包括掌短肌、小指展肌、小指屈肌、小指对掌肌,掌侧和背侧骨间肌、第三和第四蚓状肌以及拇短屈肌深头。尺神经的感觉分布区域在

环指尺侧半和小指的掌侧面和背侧面。

高位尺神经损伤会导致环指和小指 MP 关节过伸（也称为爪形手），是第三和第四蚓状肌失去神经支配无法控制，指总伸肌出现相对过度作用的结果。由于屈肌群的瘫痪，环指和小指的 IP 关节不会表现出很大程度的屈曲畸形。小鱼际肌肉和骨间肌缺失。由于尺侧腕屈肌无力，导致腕部向桡侧偏。低位的尺神经损伤后，环、小指的 MP 关节和指间关节呈现爪形改变，表现出由于指深屈肌力量的存在，而导致其较明显的屈曲倾向。腕关节可以正常背伸。

高位尺神经损伤的临床体征包括爪形手（如前所述）、小鱼际肌和骨间肌无力。低位尺神经损伤时，指深屈肌和尺侧腕屈肌功能存在，但内在肌的对指功能缺失，并且出现 Froment 征阳性。尺神经在 Guyon 管内长期被压迫会导致小鱼际肌和第一背侧骨间肌明显萎缩。

对于低水平的尺神经损伤康复对象而言，配戴小型矫形器可以在不限制 MP 关节屈曲活动的情况下，防止环、小指的 MP 关节过伸。矫形器在维持 MP 关节稳定的同时，使得指总伸肌的力量可以充分伸展指间关节（图 39.7）。

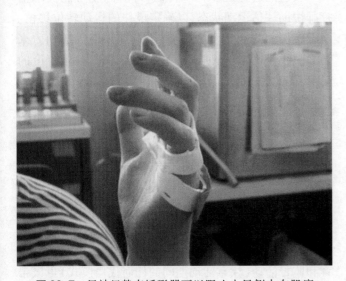

图 39.7 尺神经静态矫形器可以阻止由尺侧内在肌瘫痪引起的 MP 关节过伸，这个矫形器还可以使 MP 关节屈曲，从而保持其正常的活动范围

尺神经感觉缺失会导致手部的尺侧频繁损伤，特别是灼伤。治疗师必须指导康复对象利用视觉保护感觉麻痹的区域。

神经修复术后的管理

神经修复术后，应将患手摆放在神经张力最小的位置。例如，在正中神经修复术后，腕关节需要在屈曲位制动。制动通常需要 2～3 周，之后可以开始进行关节的保护性牵拉。治疗师必须非常小心，不可过度拉伸新修复的神经。指神经修复术后，为了保护修复术后的指神经，PIP 关节必须屈曲。

矫正挛缩需要 4～6 周的时间。虽然在此期间康复对象可以在外科医生的监督下配戴轻型的动态矫形器，但是主动活动仍然是恢复关节完全伸展的首选方法。在神经再生期间（可能需要较长时间），可以使用矫形器来辅助或替代康复对象弱化的肌肉组织。一旦情况允许，康复对象应尽快摆脱矫形器，开始主动锻炼已经弱化的肌肉。然而，为了使康复对象的代偿模式最小化，对于治疗师而言，指导康复对象运用正确的运动模式至关重要。

在神经损伤的急性期和再生期，干预最初是直接针对预防畸形和纠正不良姿势的问题。治疗师必须指导康复对象利用视觉对感觉缺失的区域进行保护，同时还应该评估康复对象的各项 ADL，以使康复对象可以独立应用新的方法或设备。治疗师还可以评估康复对象在工作中手的使用情况，以此通过任何有必要的工作职责的调整或设备的改造帮助康复对象重返工作岗位。

经常对肌肉、感觉和功能进行详细的检查。当神经再生时，可以调整或去除矫形器。训练和活动方式的修改应该要能体现康复对象最新进展，也要尽快去除原来已适应的矫形器。

当瘫痪的肌肉出现运动功能时，应仔细制订一个具体的锻炼计划以促进运动功能的恢复。本体感觉神经肌肉促进（proprioceptive neuromuscular facilitation，PNF）技术（例如保持-放松，收缩-放松，快速伸展和冰刷）可以帮助弱化的肌肉恢复力量并增加 ROM；神经肌肉电刺激（neuromuscular electrical stimulation，NMES）也可以提供外部刺激以帮助加强新的受支配的肌肉。当肌肉达到较好级别的时候，应使用功能性活动来使其恢复到正常力量。

感觉再教育（sensory reeducation）

本章前面部分详细介绍了感觉评估，这些内容可以用于准备神经修复后的感觉再教育方案。

当神经修复后，再生并不理想，导致修复远端的神经纤维和受体越来越少。感觉再教育的目标是最大化感觉功能水平或触觉灵敏度。

Dellon 等人在 1974 年[34]报道了一项高度结构化的感觉再教育项目，基于对早期阶段振动觉训练和后期阶段的移动觉、恒定触觉的感觉再教育，他们将这些项目分为早期训练阶段和后期训练阶段。研究人员还使用了刺激物的定位和物体的识别。通过视觉线索将注意力集中在刺激物上,并在视觉被遮挡时使用记忆,从而达到更高的皮质整合。通过提高特定的技能,并将其推广到其他感官刺激以教育这些康复对象来补偿感官缺陷。日常重复似乎是再教育的必要组成部分。

Callahan 概述了一种保护性感觉再教育和辨别觉感觉再教育方案,用于存在保护性感觉并且触觉已恢复到指尖的康复对象[16a]。Waylett-Rendall 描述了一种使用手工艺和功能性活动的感觉再教育计划,以及脱敏技术。所有这些方案都强调通过各种刺激方式大量反复作用于感觉感受器。在训练过程中使用闭眼、睁眼、闭眼的顺序来提供反馈。为了防止疲劳和沮丧,课程的长度有限。为了防止进一步的创伤,物体不得对不敏感区有潜在危害。另外,应提供家庭计划以加强临床环境中的学习。

研究人员发现,感觉再教育可以提高有积极性的康复对象的功能敏感度[36,43]。再教育后的感觉必须客观地衡量,并将结果与初始结果进行精确比较,以评估该项目的成功。

如 Moseley 和 Butler 所描述[80],分级运动图像包含三个连续的运动阶段,用于为患有疼痛、难以移动或开始运动困难或移动恐惧的康复对象重新训练大脑。这三个阶段涉及左/右辨别(也称为偏侧化认知)、运动想象和镜像疗法[80]。分级运动成像(graded motor imagery)的临床方法诊断减少了威胁性输入,减少了疼痛神经基质,靶向激活神经基质的特定成分,而不激活不需要的部分,并通过逐步暴露感觉和非感觉方面的威胁性输入来提高身体和功能的耐受性[80]。

I 期的练习:左/右辨别,包括用抽认卡或照片,上面显示的是人摆放在不同位置的手,以识别右和左位置。"研究表明,处于疼痛状态的人往往无法识别疼痛部位的左边或右边图像。这种能力对于疼痛的正常恢复是很重要的[81]"。II 期:明确的运动意象,包括思考没有实际运动的运动。据认为,这些想象中的运动开始激发大脑中的"镜像神经元",这些神经元可能会受到疼痛的影响。III 期:镜像疗法,观察镜子中未受伤的肢体,这样看起来就像是看到了受伤的肢体[86],并制造出一种错觉,即受伤的肢体在毫无疼痛的情况下运动。镜像疗法被认为是通过为未受伤的肢体提供虚假的但一致的视觉反馈,恢复感觉反馈和运动意图之间正常的无痛关系而起作用的[94]。这三种治疗技术是按顺序进行的,首先激活参与思考运动的皮质区,然后进行运动。

肌腱转位

如果运动神经在神经修复至少 1 年后尚未恢复支配其肌肉,外科医生可能会考虑肌腱转位以恢复所需的运动。肌腱转位的规则是评估什么是缺失的,对功能来说需要的是什么,什么是可以转位的[87]。

一些肌肉,例如桡侧腕长伸肌和环指指浅屈肌(flexor digitorum superficialis,FDS),通常被用来做肌腱移植,因为它们的运动很容易被桡侧腕短伸肌(extensor carpi radialis brevis,ECRB)和环指指深屈肌腱(flexor digitorum profundus,FDP)取代。例如在高水平桡神经损伤中,可能需要多次肌腱转位来替代丧失的运动功能。由于正中和尺神经支配的肌肉完好无损,常见的转位可能包括桡侧腕短伸肌(ECRB)到旋前圆肌(pronator quadratus,PT)以重建腕关节背伸功能,掌长肌(palmaris longus,PL)到拇长伸肌(extensor pollicis longus,EPL)以重建拇指伸展;桡侧腕屈肌(flexor carpi radialis,FCR)到指总伸肌(extensor digitorum communis,EDC)以重建手指伸展功能[42]。

移植的选择是多种多样的,外科医生可能要求治疗师协助评估运动状态,以确定最佳的运动转位移植。肌腱转位前的治疗至关重要,因为如果使用的动力来源力量不是正常的,肌肉在转移时会失去一定程度的力量;因此,加强渐进阻力训练计划、NMES 和独立运动将有助于确保转位成功。所有的关节必须有完整的被动 ROM 才能尝试肌腱转位。

转位手术后最初需要 3~5 周的时间制动来保护手术修复的部位。这可以通过石膏(对于那些依从性不好的康复对象)或者矫形器来实现。一旦与外科医生一起去除这些外固定,康复对象就可以在主动活动中通过感知正确的肌肉开始激活转移的肌肉。使用表面肌电图(electromyography,EMG)、生物反馈、肌肉再教育和监督活动(注意活动期间的任何代偿模式)可以帮助康复对象正确使用转位的肌肉。治疗必须在康复对象发展为不正确的使用模式之前开始。NMES 可用于分离肌肉运动并在术后使肌肉加强。

肌腱损伤

屈肌腱

肌腱损伤可能是独立的,也可能与其他损伤一起发生,特别是骨折或压伤。从远端手掌横纹到指浅屈肌止点之间的区域受伤的屈肌腱被认为是最难治疗的,因为该区域的肌腱位于纤维滑车系统下方的腱鞘内,任何瘢痕都会引起粘连。这个区域通常被称为Ⅱ区,或"无人区"("no-man's-land")[14]。

Ⅱ区屈肌腱的初次修复最常见于完全的割裂伤后。外科技术的进步伴随着肌腱修复术后管理的进步。根据手术修复的强度、肌腱的质量、修复的张力或是肌腱鞘或滑车是否恢复,治疗的选择也会有所不同。与外科医生密切合作对于了解这些修复的精确程度至关重要。

其他要考虑的因素是康复对象的年龄、认知水平(即遵循指令的能力)、财务或家庭支持、动机以及对治疗计划的遵守情况。

随着屈肌腱手术的不断研究和改进[96],术后的管理不断发展[85];所有方法的共同目标是保护修复结构、恢复力量、促进肌腱滑动,并最大限度减少瘢痕粘连的形成。

制动

虽然早期活动是优先选择,但是如果条件和情况不适合接受早期可控的安全运动,那么肌腱修复后的固定可能就是必要的。年幼的儿童、不配合的康复对象和认知功能障碍的康复对象可能需要先用石膏或热塑矫形器固定 3~4 周,手腕位于 10~30 度的屈曲位置,MP 关节位于 40~60 度的屈曲位置,PIP/DIP 关节位于伸直位置。手指部分以外的练习是由康复对象独自完成的。被动的运动范围(passive range of motion,PROM)和受保护的主动伸展可以在治疗中完成,主动活动和肌腱滑行练习可能在固定期后开始[95]。

固定不一定能获得良好的结果,而且这种技术可能会增加修复后肌腱断裂的风险,因为当肌腱修复部位受到轻微张力时,肌腱会获得抗拉强度[95]。

早期的被动活动

当肌腱修复的条件不理想时,可以考虑早期的被动活动。例如,损伤可能涉及额外需要手术修复的其他结构,如可能发生的骨折和软组织损伤。这可能会延长愈合期的炎症和水肿。其他因素可能包括修复的延迟、磨损修复或处于紧张状态的修复,或者无法早期开始治疗的康复对象,导致治疗延迟超过 1 周。在成纤维胶原细胞产生阶段中的 5~21 天期间肌腱的抗拉伸强度减弱,并且可能处于紧张或早期运动断裂的风险中。

Duran 等建议在初次修复后使用可控的被动运动达到最佳结果,允许 3~5mm 的肌腱滑动[44],他们发现这个量足以防止修复肌腱的粘连。在康复对象第一次

接受治疗时制作背侧阻挡矫形器,将腕部放置在屈曲20 度,MP 关节放松的屈曲,PIP 和 DIP 关节伸直。

在术后第三天,康复对象开始每日 2 次锻炼,每条肌腱被动屈伸 6~8 次。在被动锻炼期间,腕部保持屈曲,手指 MP 屈曲 70 度,在锻炼期间手指可以缠绕弹力绷带。在 4.5 周时,保护性矫形器被移除并且将橡胶牵引带接到腕带上。主动伸展和被动屈曲在接下来的 1 周内进行,并在接下来的几周内逐渐增加[44]。

在改良的 Duran 方法中,背侧矫形器的位置由腕关节屈曲改为伸展 0~20 度,MP 关节屈曲 40~50 度和IP 伸展(图 39.8)。增加在矫形器内被动屈曲和主动伸展的练习。除了练习外,任何时候应用胶带将手指始终固定在矫形器上,并取下橡胶牵引腕带。另一种不常使用的方法是 Kleinert 技术,该技术在屈肌腱Ⅱ区[65a,69]修复后使用动态牵引。应用橡皮筋牵引,手指被动弯曲,然后让康复对象主动将 IP 关节在背侧阻挡矫形器内完全伸展。康复对象每天 24 小时穿戴矫形器,持续 3 周,每小时进行 1 次锻炼。这种肌腱运动通过腱鞘和滑车系统有助于最大限度减少瘢痕粘连,同时增强肌腱营养和血流。

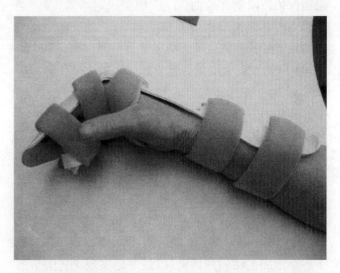

图 39.8　在屈肌腱修复后使用背侧阻挡矫形器。手腕和手指在矫形器中的位置由外科医生和治疗师选择的术后方法决定

背侧阻挡矫形器 3 周后被移除;橡皮筋连接到腕带上,并且根据手指活动的恢复程度,该腕带还会配戴数周。这种技术的主要缺点经常是由于橡皮圈牵引过度紧张或矫形器内 IP 伸展不完全造成 PIP 关节的挛缩。

早期主动活动

随着肌腱缝合方法和缝合材料本身的发展,许多

临床医生在术后数天内开始主动活动修复的肌腱。这些技术只有在有经验的外科医生和治疗师密切合作时才能使用。肌腱的状况和修复技术必须传达给治疗师，并且必须密切注意康复对象。在肌腱损伤后，随着修复强度的提高，断裂率降低、预后提高。

一些早期的主动运动方案已经被很好地记录，但是所有的方案都有重要的共同因素。首先，肌腱修复必须足够牢固，以承受主动运动的力量。应进行坚固的核心缝合修复，最少4根线穿过修复部位[96]并加上外周缝合[39,93]。其次，必须考虑治疗的时机和开始时间。有人建议治疗师在修复后2~4天内开始早期主动运动，以使炎症消退，并且治疗师还可以减少主动屈曲期间肌腱的力量。第三，康复对象必须能够理解并且遵守锻炼计划，以使肌腱康复成功；这也防止了由于修复部位的过度应力而引起的肌腱断裂。

Cannon已经描述了使用两个矫形器进行早期被动活动和主动保持的方法[20]。除锻炼外，在任何时候都要配戴背侧阻挡矫形器。在腕部使用活动的铰链矫形器，MP关节被锁定在50度。这种矫形器可以使腕关节完全屈曲，并同时伸展IP关节，随后腕关节背侧阻挡保护被限制在屈曲30度（肌腱固定术训练）。当手腕进入背伸状态时，手指被动屈曲，并且要求康复对象通过轻轻收缩肌肉来主动保持该屈曲位置。Silfverskiold和May[93]采用了这种方法，将手腕位置改为中立位。

Gratton[54]的主动活动方法是在腕关节屈曲20度和MP关节处于极限屈曲位（在80度和90度之间）的情况下使用背侧阻挡矫形器。在这种保护性矫形器中，康复对象每4小时进行1次练习，重复2次，其中：①IP关节完全被动屈曲；②在阻挡矫形器中完全主动伸展；③在第1周，主动屈曲PIP关节至30度，DIP关节屈曲达到5~10度。在随后的几周内，在该保护位置下逐渐增加主动屈曲活动，以最好地实现PIP关节屈曲80~90度，DIP关节屈曲50~60度。

因为新修复的屈肌腱早期主动活动有较高的断裂风险，因此需要密切监测并与康复对象一起操作，特别是那些依从性较差的康复对象。强烈建议所有这些早期活动方法应与外科医生密切合作，经验不足的治疗师谨慎使用。

术后急性期屈肌腱康复

当不配戴矫形器开始主动屈曲时，在采用前面描述的任何术后管理技术之后，应指导康复对象进行锻炼以促进肌腱滑动[108]。Wehbe建议三个位置：勾拳、直拳和复合拳——除了促进内在肌和伸肌装置的滑动外，还可以最大限度增加指浅屈肌和指深屈肌的单独滑动[107]。肌腱滑动练习每个动作重复10次，一天2次或一天3次。

辅助肌腱滑动的单独锻炼可以使用阻挡矫形器（图39.9）或对侧手（图39.10）进行。MP关节应在阻挡期间保持伸展，使作用在MP关节上的内在肌力量不能对修复的屈肌腱产生影响。应注意不要使PIP关节过度伸展和过度拉伸修复的肌腱。

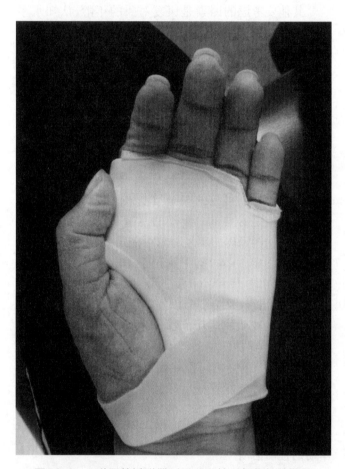

图39.9 一种阻挡矫形器可通过阻挡近侧指间关节而获得指深屈肌腱单独收缩滑动牵拉远侧指间关节活动。这种矫形器被用于促进指深屈肌腱修复后DIP关节的运动

6~8周后可以开始被动伸展，并且可能需要使用矫形器矫正PIP关节的活动受限[27]。如Bell-Krotoski（图39.11A）所述[6]，可以制作筒状石膏以施加恒定的静态压力来对抗屈曲挛缩。持续伸直位固定时要求康复对象最初每2~3天进行1次治疗，以便检查皮肤有无受压，并在治疗有进步时更改石膏。可以制作系列静态PIP伸直矫形器；按照正确的说明使用，这种矫形器可以让康复对象逐渐适应和独立进行调整[27]（图39.11B）。可以使用厚度为0.16cm（1/16英尺）的热塑

材料制作手指沟槽伸直位矫形器,并在夜间配戴,以帮助保持白天的伸展效果。也可以考虑使用成品矫形器柔和的动态牵引,如弹簧手指伸展辅助器具(图39.12)或治疗师制作的矫形器(图39.13)。如果康复对象难以恢复被动屈曲,则可能需要使用动态屈曲矫形器。

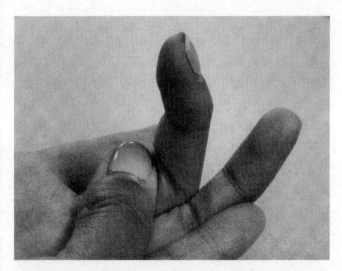

图 39.10　在近端指间关节屈曲时手动阻挡 MP 关节

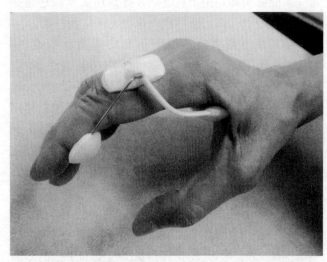

图 39.12　使用动态牵拉的手指矫形器来增加近端指间关节的伸展(由 DeRoyal Industries,Inc. 制造的手指矫形器 www.deroyal.com.)

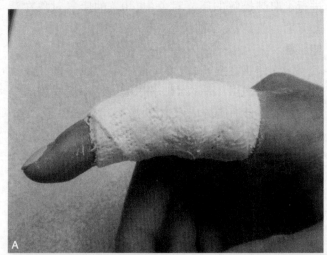

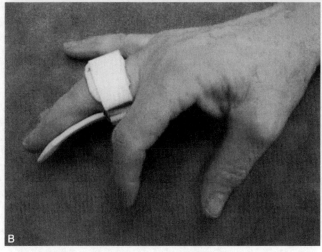

图 39.11　A.使用筒状石膏矫形器将静态拉伸应用于近端指间(PIP)关节挛缩。它不能被康复对象移除,必须由治疗师经常更换,并仔细观察皮肤状况;B.可以制造静态渐进式伸展矫形器以纠正屈曲挛缩,使康复对象可以逐步调整 PIP 关节伸展

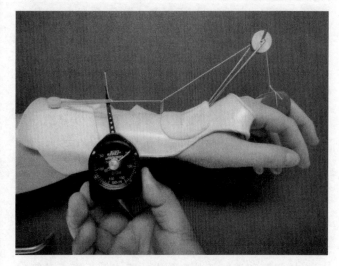

图 39.13　使用采用弹簧-钢结构矫形器可用于辅助 PIP 关节伸展,伸展外部屈肌瘢痕粘连或减少 PIP 关节挛缩。治疗师必须经常评估矫形器的适合度和橡皮筋的张力

　　手术后 6 周,手可用于轻微的 ADL 例如卫生、美容、进食和桌面活动,如书写和使用电脑。康复对象应该继续避免用受伤的手负重或过度的抗阻。在大约 8 周时,康复对象可以开始轻度锻炼并朝着正常活动前进。例如陶艺工作、木工和装饰工作等对于鼓励恢复运动、力量和协调是非常好的。完全抗阻和正常的工

作活动可以在术后 3 个月开始。应该禁止体育活动，直到获得外科医生的同意。

在手部肌腱损伤后，必须评估关节的被动活动与主动受限情况。主动运动的受限可能表明关节僵硬、肌肉无力或瘢痕粘连[83]。如果被动运动大于主动运动，治疗师应该考虑肌腱可能被瘢痕组织粘连。治疗师应该能够明确是由于肌腱粘连导致屈曲挛缩还是关节本身僵硬引起的。干预应以这种类评估为基础。

随着康复对象矫形器调整和功能活动的改善，ROM、力量、功能和感觉测试（如果指神经也受伤）应频繁进行。应不断评估和解决日常生活活动能力，以帮助康复对象最大限度回归工作。评估可能包括使用 ADL 检查表或治疗期间的模拟和观察日常生活活动能力。当康复对象对受伤手指过度保护时，可能发生失用或者忽略受伤手指的案例，这应该尽早解决并预防。

术后 6 个月可能会继续记录屈曲和伸展的进展。手术前一个关节间隙清晰、瘢痕形成较少的手指，会比一个僵硬、伤痕累累、皮肤营养状况改变的手指的术后功能要好。因此，重要的是所有关节、皮肤和瘢痕在重建手术前都应保持柔软和活动度。

如果在示指和中指上的 PIP 和 DIP 关节的关节活动复合损失小于 40 度，环指和小指复合损失小于 60 度[95]，如果手指可以弯曲到手掌，那么就可以获得良好的效果。

屈肌腱重建

如果肌腱由于挤压或者割裂导致无法一期清理修复，则可能需要延迟修复或阶段性重建来恢复肌腱功能。外科医生的修复可能包括肌腱转移、延长或移植[10,38]。在严重肌腱损伤时，可以进行屈肌腱分期重建。在第一次手术中，将硅橡胶棒（译者注：起占位作用，为后期手术做准备）通过滑车系统下方固定在末节指骨基底，其他重建程序（例如，滑车重建）同时执行。在术后恢复阶段，硅橡胶棒周围形成了一个内衬间皮细胞的假鞘和类似于滑液形式的液体[66]。修复的第二阶段大约在 4 个月后进行，当手指可以被动活动到手掌，插入肌腱移植物并移除硅橡胶棒。术后程序的执行方式与最初肌腱修复相同[38]。

在两阶段肌腱重建或初次修复后，如果康复对象已达到平稳期，并且主动和被动运动之间存在显著差异，则可进行肌腱松解术。如果运动可以但功能力量不足，也可考虑手术。取决于康复对象恢复过程中的功能受限程度，肌腱修复后 3 个月可以考虑肌腱松解术。

在肌腱松解手术时，从肌腱处去除粘连的瘢痕，并评估肌腱滑动。如果已经使用局部麻醉，康复对象需要在手术室松解时活动手指，以确定瘢痕清除的程度[32]。如果使用全身麻醉，则在手腕处做一个近端切口，将肌腱拉到那里，以确定粘连的滑动性。主动运动在第一个 24 小时内开始，包括肌腱滑动练习[108]和被动屈曲手指，然后是主动保持[53]。也可以进行特定关节的轻柔的锁定练习，以帮助改善肌腱的滑移[21]。经皮电神经刺激（transcutaneous electrical nerve stimulation, TENS）[19]和药物可用于控制疼痛。

LaSalle 和 Strickland 通过比较术前被动 IP 关节运动和术后 IP 关节运动，推荐了一种评估肌腱松解手术结果的系统[66]。通过这种比较，研究人员发现，在一组进行了肌腱松解的康复对象中，40% 的康复对象在活动方面有改善，比术前状态好 50% 或更多。

伸肌腱

治疗伸肌腱损伤，需要掌握手部伸肌解剖和生物力学的全面知识。手的伸肌装置是一个高度精密和复杂的系统。伸肌腱分成七个区域，拇指分为五个区域。受伤程度决定了治疗方案。制动时间、开始运动的时间和进行抗组运动的时间取决于肌腱的损伤程度和不同区域的结构特征。

在 MP 关节远端有四个区域，近端有三个区域。Ⅰ区和Ⅱ区位于远端指间关节和中节指骨处，该区域损伤后治疗方案类似。Ⅲ区和Ⅳ区位于近端指间关节和近节指骨构成，该区域损伤后的治疗方案也是类似的，细节变化取决于修复结构的不同。Ⅴ区位于 MP 关节，Ⅵ区位于手背部，Ⅶ区位于在腕关节处。

在拇指，T1 区位于指间关节，T2 区位于近节指骨，T3 区位于 MP 关节，T4 区位于掌骨部，T5 区位于腕掌（carpometacarpal，CMC）关节和手腕部。

背侧瘢痕粘连是伸肌腱损伤后最难处理的问题，因为背侧伸肌腱黏附在其下方的结构上，从而限制了屈曲和伸展过程中的正常滑动。另一个常见问题是伸肌腱的过度伸长，可能导致伸肌迟滞或在主动活动中欠伸。

MP 关节远端的伸肌腱损伤（Ⅰ区至Ⅳ区）通常需要更长的固定时间，通常为 6 周。与屈肌腱损伤一样，Ⅲ区和Ⅳ区的损伤可以进行有控制的关节活动训练，也可适当增加训练频率。这一训练方案由 Evans 发明，称为短弧运动方案（short arc motion protocol, SAM 协议）[48a]。允许近端指间关节主动屈曲至 30 度，然后被动伸直。Ⅰ区和Ⅱ区的损伤则需要完全固定 6 周或更长时间。

MP 关节远端的伸肌腱损伤会造成不同的手指畸形。当损伤区域在Ⅰ区或Ⅱ区时,伸肌腱终末端受到创伤性破坏,容易造成锤状指畸形。这种变化的特点是远端指间关节屈曲,无法主动伸直。在Ⅲ区随着侧束(伸肌装置的一部分)的背侧移位,导致近端指间关节过度伸展和远端指间关节屈曲,出现鹅颈畸形。当伸肌腱Ⅲ区损伤时,会出现另一种关节畸形——纽扣畸形。因为指总伸肌腱断裂,侧束向掌侧偏移,从而导致近端指间关节屈曲和远端指间关节过伸。

在Ⅴ区、Ⅵ区和Ⅶ区(MP 关节近端)的伸肌腱被包裹在腱旁组织和滑膜鞘中,容易形成粘连。损伤后的结果与屈肌腱类似,由于伸肌腱滑动减少,导致欠伸(伸展滞后)或屈曲受限。

Evans 研究了指总伸肌腱在Ⅴ、Ⅵ和Ⅶ区的正常滑动,制订伸肌腱早期被动运动的指导方法[48,48a]。总结出以下内容,修复术后,5mm 肌腱滑动对于减少肌腱粘连是安全有效的,并且她设计了一种术后矫形器,允许轻微的主动屈曲,同时提供被动伸展[48,48a]。矫形器配戴 3 周,在第 3 周和第 4 周时开始主动运动。在锻炼期间使用可移动的掌侧矫形器以再保护肌腱 2 周。如果需要,可以在手术后 6 周开始使用动力屈曲矫形器以恢复手指屈曲。

MP 关节近端伸肌腱的损伤需要固定 3 周。然后,训练时手指继续使用可脱卸的掌侧矫形器固定 2 周。第 3 周时开始逐渐增加活动范围,如果不能完成全屈曲活动范围,6 周后开始使用动力屈曲矫形器。

动力屈曲矫形器可以包括具有针对受影响手指个体化的牵引带矫形器,或者为所有手指提供牵拉的牵引手套。对于单独的手指,可以使用近端指间关节-远端指间关节矫形器(图 39.14)。这款矫形器由 2.54cm(1 英寸)宽的松紧带制成,并通过安全别针的位置来调整张力。

早期活动也可用于Ⅳ区到Ⅶ区的损伤,治疗方案被称为即时控制主动活动方案(immediate controlled active mobilization,ICAM)。需要至少一根可以为受伤肌腱提供支持的未受伤伸肌腱。制作一个 Yoke 矫形器,将相邻手指放置于 15~20 度的伸直位,从而消除修复的张力。另外制作一个手腕矫形器,将手腕保持在 20~25 度的背伸位。早期康复对象必须一直配戴这两个矫形器。

在手术后的第 1 阶段(术后第 1~21 天),康复对

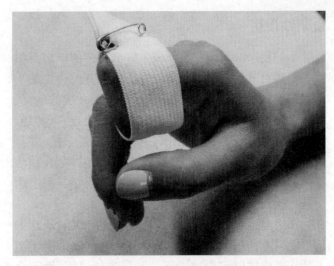

图 39.14　可以使用近端指间关节-远端指间关节矫形器来增加两个关节的屈曲角度。制作材料为睡衣上使用的松紧带,治疗师决定压力和配戴时间,可以通过改变安全别针的位置来调整矫形器

象配戴矫形器的情况下,进行被动和主动运动。鼓励康复对象使用患手进行轻微活动,但仍必须配戴矫形器。在第 2 阶段(术后第 22~35 天),康复对象在任何时候都继续使用 Yoke 矫形器,但可以取下手腕矫形器以进行轻微的手部功能活动。然而,在进行较重的抓握和抬举活动时,必须同时使用两个矫形器。在第 3 阶段(术后第 36~49 天)期间,康复对象可以停用手腕矫形器。当康复对象手功能恢复时,可以逐步停用 Yoke 矫形器或用限制较少的兄弟指套代替[58]。

总主动活动和总被动活动

总主动运动(total active motion,TAM)和总被动运动(total passive motion,TPM)是记录关节 ROM 的方法,用于比较肌腱滑动(主动)和关节活动(被动)。它们代表三个关节的屈曲总角度减去伸直受限总角度的值。美国手外科学会建议使用 TAM 和 TPM 来评估关节活动[4]。

TAM 是通过将 MP、PIP 和 DIP 关节在屈曲时形成的角度之和相加,减去每个关节主动伸直受限的角度。例如:MP 关节可主动屈 85 度,完全伸直,PIP 关节可屈曲 100 度,欠伸 15 度,DIP 关节可主动屈 65 度,完全伸直;因此:

$$TAM = (85° + 100° + 65°) - 15° = 235°$$

TAM 应在康复对象握拳时进行测量。它用于单个手指,应该和对侧手的同一个手指做比较或测量前后同一个手指对比。不应该用它来计算损失或损害的百分比。TPM 以相同的方式计算,但仅用于被动运动。

复杂性损伤

手的复杂性损伤或手部多个解剖结构的损伤是治疗中最具挑战性的。手的复杂性损伤与其他类型的手部损伤不同,因为它们涉及手的多个解剖系统的创伤,临床表现也不同。这些解剖系统损伤包括皮肤、神经、肌腱、骨骼和血管损伤。由于这些伤害的复杂性,并且由于每个受伤的结构具有独特的愈合时间框架、预防措施和治疗方法,所以没有一个固定的治疗方案适用于这种损伤。

在之前描述的复杂性损伤中,受伤组织的治疗方案可能是矛盾的。因此,治疗师面临的挑战是确定患者什么时候能够安全地向下一阶段进行过度,而不会对伤口愈合造成伤害。"治疗师必须对各种创伤性损伤的解剖学、伤口愈合、生物力学和治疗指南有全面的了解[23]",还有"需要彻底了解损伤和修复类型、包括修复的位置和质量、使用的缝线类型、相关的损伤以及任何受损但未修复的结构[23]"。因此,治疗师必须与外科医生保持密切沟通。

复杂性手部损伤的类型包括挤压伤、离断伤、离断再植以及撕脱伤;这些可能是由交通事故、爆炸、枪击和机械事故造成的。案例研究中的康复对象 Gerry 遭受了复杂性的手部损伤。他手的所有解剖结构都受到锯伤的影响;因此,如前所述,他的治疗计划需要考虑到每种解剖结构的独特愈合时间框架和注意事项。

一般来说(在 Gerry 的案例中),这些类型损伤的康复过程分为三个阶段:早期阶段或保护阶段(前 5~10 天);中期或活动阶段(术后 1~6 周);晚期或强化阶段(术后 6~8 周)。对这些损伤的康复治疗师和外科医生必须有熟练的技术和丰富的经验。

伦理考虑

缺乏经验的治疗师在治疗中需要有经验丰富的治疗师监督,同时在训练过程中需要熟知不同结构损伤的治疗方案,并学习更多关于治疗的知识。

水肿

虽然水肿是创伤的正常现象,但必须迅速和积极治疗,以防止产生永久性的僵硬和残疾。在创伤内几小时,会出现血管扩张和局部肿胀,受损区域的白细胞增多。炎症反应导致细菌减少,以控制感染。

早期应通过抬高、按摩、加压和主动运动来控制肿胀。在受伤时指导康复对象保持手部抬高,并使用加压敷料来减少早期肿胀。凹陷性肿胀一般出现在早期,也被认为是水肿,当受到按压时会产生凹陷。手背部表面凹陷可能更明显,这里的静脉和淋巴系统将液体回流到心脏。主动运动对于促进静脉和淋巴回流尤为重要。

如果持续肿胀,血清纤维蛋白渗出物会侵入该区域。纤维蛋白沉积在关节、肌腱和韧带周围,导致手部活动能力降低、掌弓变平、组织萎缩和进一步失用[41]。结果是组织的正常滑动消失、导致僵硬和手部疼痛。瘢痕粘连会进一步限制组织移动性(活动)。如果置之不理,这些损伤可能会变成永久性损害。

早期通过观察及体积和周长测量来判断肿胀是很重要的。以下几种肿胀控制技术在控制肿胀方面有较好的适用性。

抬高

在早期,很重要的一点是将手放置于比心脏高的位置上。若将手垂放在低于心脏的位置,会使血流量减缓。在坐位或卧位时可将手放置于枕头上。同时也建议将手放在头顶上,或者使用手抬高装置并保持肘关节伸直。

康复对象应该在医生限定的力量范围内尽量使用患手来进行日常生活活动训练。即使手在敷料包扎的情况下,也允许完成低强度的日常活动训练。

徒手消肿术

徒手消肿术(manual edema mobilization, MEM)是一种基于淋巴系统激活的消肿手法。这些方法包括徒手淋巴水肿治疗(manual lymphedema treatment, MLT)、按摩、加压包扎、主动活动和外部加压,适用于术后亚急性和慢性期,以及卒中后的上肢水肿。目标是刺激最初始淋巴液从间质中吸收过多的液体和大分子,并促进其向中心流动。MEM 不适用于所有的手部康复对象,但对于顽固性亚急性或慢性水肿非常有效。MEM 用于预防和减少高蛋白引起的水肿,常见的有术后、创伤后和脑血管意外(post-cerebrovascular accident, CVA)后的手部肿胀[5]。

MEM 是一种高级技能,需要实践者的专业培训。以下概述将使读者熟悉 MEM[5] 中涉及的技术:

- 在相关区域进行轻柔的按摩。需要注意的是,如果压力超过 40mm 汞柱将导致淋巴通路的塌陷。
- 遵循治疗指南,按照特定顺序在按摩前后配合训练。
- 按摩是分段进行的,先从近端到远端,再从远端到近端,始终跟随治疗师的手向近端方向移动。

- 沿着淋巴流动的方向按摩。
- 按摩遇到伤口时,需要改变路线(译者注:避开伤口)。
- 此疗法不会引起额外的炎症反应。
- 为康复对象提供家庭自我按摩计划。
- 指导干预措施以防实施其他治疗技术后肿胀加重。
- 尤其在夜间,需要采用低弹力加压包扎和温热治疗软化僵硬组织。

主动活动范围

正常的血液流动取决于肌肉活动。主动关节活动并不是随意摆动手指,而是全范围活动,并表现稳定。石膏和矫形器固定可以保护损伤结构,同时允许未受伤关节活动。肩关节和肘关节每天需要进行全范围活动数次。主动关节活动对肿胀控制、肌腱滑动和组织营养有重要的意义。

加压

在肿胀区域可利用 Coban(自粘绷带)缠绕(图39.15)(可从 North Coast Medical 获得)或压力衣,如 Isotoner[Isotoner 手套(可从 North Coast Medical 获得)或 Jobst][60](图 39.16)有助于控制肿胀,特别是在夜间。

伤口愈合和瘢痕重塑

手部治疗的基础是伤口愈合的组织学。急性期干预必须遵循组织愈合基础理论为指导。骨骼、肌腱、神

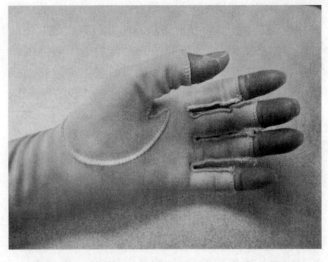

图 39.16　定制的 Jobst 服装(压力衣)可用于减轻肿胀,减少和预防烧伤或外伤后形成的肥厚性瘢痕。内置压力垫可以与压力衣一起使用,以增加凹陷部位(例如手腕背部)的压力

经和皮肤愈合都有其特定的恢复过程。干预方案必须遵行组织愈合理论,以促进其恢复并预防更大的损害。治疗师必须注意不能造成新的损伤,只有彻底理解愈合的生理机制才能做到这一点。

伤口愈合的第一阶段即急性炎症阶段,在损伤数小时内开始,当组织在创伤或手术中受损时,会引起血管扩张,局部肿胀以及白细胞和吞噬细胞迁移至该区域。吞噬细胞清除组织碎片和异物,对愈合至关重要。根据细菌感染的程度,炎症反应过程可以消退或无限期地持续下去[103]。

成纤维细胞与相关的毛细血管在开始的 72 小时内开始侵入伤口并逐渐取代吞噬细胞,导致第二阶段(第 5~14 天)——胶原或肉芽形成阶段。胶原纤维的形成伴随成纤维细胞的侵袭,从而在第 2 周结束时,伤口富含成纤维细胞、毛细血管网和早期胶原纤维。这种血管增生反应导致新生的瘢痕组织的红斑反应(发红)。

在第 3~6 周期间,成纤维细胞慢慢被瘢痕胶原蛋白纤维替代,伤口变得更坚韧并且能够更好地承受渐进的压力,逐渐向瘢痕成熟最后阶段过度。在 3 个月或更长时间内,组织强度持续增加。在此期间,胶原代谢和合成,使新的胶原蛋白取代旧的,而伤口保持相对稳定。胶原分子间的共价结合导致了致密的瘢痕粘连,形成了螺纹状的胶原沉积,随着时间的推移,伤口的结构和胶原纤维组织可能会发生改变[41]。

肌成纤维细胞是一种具有类似平滑肌细胞特性的成纤维细胞,它可以收缩并导致伤口挛缩。

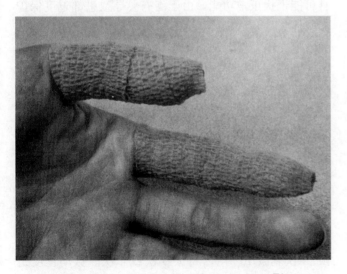

图 39.15　使用 2.54cm(1 英寸)3M TM Coban™ LF 无乳胶自粘绷带,用最小的张力,从手指的远端到近端缠绕。指导康复对象注意肿胀变化的情况,是否有变色、疼痛、麻木、刺痛或其他感觉变化。每天使用 Coban™ LF 不含乳胶的自粘绷带加压缠绕数小时以减轻肿胀(此照片经过许可转载,© 3M 2016。保留所有权利。)

恢复滑动功能的组织和没有恢复滑动功能的组织的瘢痕形态不同。恢复滑动功能的组织瘢痕与损伤前的组织形态类似,而未恢复滑动功能的组织与周围结构形成了粘连。研究已证明,适当的张力刺激有助于瘢痕重塑。瘢痕的形成也受年龄和瘢痕体积的影响。

伤口护理和敷料

伤口可以用三色概念来描述:红色、黄色或黑色伤口[103]。该系统简化了伤口的描述和治疗。三种伤口的治疗指南有助于治疗师选择清洁伤口和包扎敷料的适当方法。鼓励康复对象在治疗伤口之前对相关资料进行了解或学习更多的知识。

局部治疗(例如,抗菌药)可用于控制细菌感染。伤口上可放置各种敷料,包括凡士林纱布(例如 Xeroform 纱布或 Adaptic)。软膏(例如 Polysporin 或 Neosporin)也常常被使用。N-Terface(Winfield Laboratories;可从 North Coast Medical & Rehabilitation Products 获得)是一种干燥的网眼织物,其外观和感觉与衬垫相似,因为不具有黏性,可以直接用在伤口上。无菌敷料可直接施用于 N-Terface 而无需软膏或凝胶。材料的选择取决于渗出液的量和使用敷料的目的(包括清创、吸收渗液或保护新生细胞)。

伤口可以用无菌生理盐水清洗,然后用无菌棉签轻轻清理坏死组织。如果伤口与纱布粘连,可以使用无菌生理盐水浸泡,而不是直接将其取出。治疗师应在粘连的区域倒少量盐水,稍等片刻,然后轻轻移除敷料。使用眼科剪和镊子清除坏死皮肤。当伤口愈合或者拆线后,可使用软棉球擦拭伤口,并帮助其脱敏。只有在医生同意后,康复对象才可以用流水和肥皂正常地洗手。

压力

对于增生性瘢痕或生长无序的瘢痕组织可以使用压力治疗,常用的材料有压力衣(可从 Bio Concepts 获得)和 Cica-Care 硅凝胶片(可从 Smith & Nephew 获得)[60]。如果在压力衣内使用氯丁橡胶织物(可从 Benik Corp 获得)或硅凝胶垫或弹性胶泥(可从 Smith & Nephew 获得)[74],能更加贴合皮肤表面,增加舒适性。在一天 24 小时内应尽量长时间进行压力治疗;伴有增生性烧伤瘢痕的,压力治疗应该持续 6 个月至 1 年。研究显示,每天配戴硅凝胶片(例如,Cica-Care)12~24小时,可以减少增生性瘢痕。

按摩

使用软膏在瘢痕区域进行轻柔按摩,按摩时位置固定,可迅速软化瘢痕,然后即可进行手部主动训练,

使肌腱相对于被软化的瘢痕进行滑动[33]。用小型低强度振动器在瘢痕区域进行振动治疗也有类似的效果[33,61]。振动治疗后应进行主动锻炼,可以使用易化技术和抗阻训练或功能活动。按摩和振动治疗可以在受伤 4 周后开始。

在牵伸瘢痕组织前可使用热疗,常用的方式包括蜡疗、热敷袋和涡流水浴。在热疗的同时使用自粘绷带屈曲位缠绕僵硬手指或缠绕瘢痕,可增加该区域的活动能力。肿胀部位如果感觉缺失时,不宜进行热疗。

主动运动和电刺激

主动运动对于内在瘢痕的牵伸非常重要。如果康复对象由于瘢痕粘连或无力而无法进行主动运动时,可使用神经肌肉电刺激增加运动能力。刺激可由康复对象在家中进行每隔数小时治疗 1 次,可增加关节活动范围和肌腱滑动能力[78]。

一些手治疗师使用高压直流电作为治疗措施来增加失神经肌肉的运动功能。超声治疗也经常被使用,但如果在创伤后的前几个月使用,效果更理想。在家中可以使用持续的被动运动(continuous passive motion,CPM)装置来维持被动活动范围,但这并不会促进太多的肌腱滑动。为了获得最好的效果,每天的治疗时间应该达到数小时。

疼痛综合征

疼痛是由交感神经系统传递创伤的主观表现,并且可能干扰正常功能。由于疼痛会导致患部过度保护和肢体失用,应该尽早治疗。

脱敏

通过刺激粗大的传入神经纤维(A 神经纤维)可缓慢调节传导疼痛感觉的无髓鞘 C 神经纤维活动的总量来减少疼痛感觉。A 神经纤维的轴突可以通过压力、摩擦、振动、TENS、叩击和主动运动进行机械性刺激。脱敏技术可基于此抑制机制来进一步发挥作用。

Yerxa 等人描述了一种"采用纹理、颗粒和振动这三种感觉短时间接触刺激"的脱敏方案[110]。该方案允许康复对象根据刺激程度对 10 个带纹理的木钉和 10 种浸入式的颗粒进行排序。从可以忍受的刺激开始干预,每次刺激 10 分钟,每天 3 次或 4 次。振动程度是根据每秒振动的次数、振动器的位置以及持续时间预先设定的。有关组装 Downey Hand Center 脱敏套件的完整说明,请参见参考文献。Downey Hand Center 手部灵敏度测试可用于制订脱敏干预计划并测量减少过敏反应的进展程度[5a,110]。

神经瘤

神经瘤（neuromas）是神经缝合或截肢后出现的并发症。外伤性神经瘤是由意外或手术切割神经后形成的无组织神经纤维团块。连续性神经瘤发生在完整的神经上。神经瘤在临床上可根据特定的、尖锐的疼痛来进行鉴别。刺激到神经瘤通常会导致患者迅速将手抽离；许多康复对象反映会出现前臂的放射性烧灼痛。神经瘤可致康复对象残疾，因为任何刺激都会导致剧烈的疼痛，从而使康复对象避免使用敏感区域的功能。

普通的脱敏方案可能不奏效，因为康复对象从未增强神经瘤对于刺激的耐受度。注射醋酸可的松可能有助于分解神经瘤，使脱敏技术更有效。手术切除神经瘤或更深入地埋藏神经末梢可能也是有必要的。

复杂性区域疼痛综合征

复杂性区域疼痛综合征（complex regional syndrome，CRPS）（以前称为反射性交感神经营养不良，reflex sympathetic dystrophy，RSD）是一组"涉及疼痛和功能障碍的病症，其严重程度或持续时间与起始疾病的预期后果不相符[109]"。

"复杂性"体现在疼痛反应的复杂特性，其可能包括炎症反应和自主神经的表现，皮肤、运动和营养不良的改变。"区域性"体现在原始病灶区域以外的广泛分布症状。疼痛是这种综合征的主要特征，其中包括自发性疼痛、温度的变化、有时还会出现烧灼痛。Ⅰ型CRPS表现为反射性交感神经营养不良（RSD）；Ⅱ型CRPS表现为烧灼痛，烧灼痛这个名词是在美国内战期间首次被命名的[65]。

CRPS的诊断标准包括必须超出单根周围神经支配区域的自发性疼痛并与原发性损伤所致的后遗症不相符。一般来说，疼痛部位还会出现水肿、皮肤血流异常或汗腺活动异常。还需根据康复对象的情况排除其他可以解释疼痛的诊断。CRPS的特点主要是疼痛、水肿、皮肤有斑点、发亮以及四肢冰冷。另外，康复对象的感觉也可能会发生变化。患有相关交感神经功能障碍的康复对象可能会出现过度出汗或干燥的症状。创伤程度与创伤后可能发生的疼痛的严重程度并无相关性。Ⅰ型CRPS可能是由于受伤后血管痉挛和再充盈循环发生而引发。异常的水肿和过紧的敷料或石膏可能是引发血管痉挛的一个因素。血管痉挛引起组织缺氧和水肿，会导致更多的疼痛，从而进入恶性循环[105]。血液循环减少，会导致肢体变得冰冷和苍白。

组织缺氧后的纤维化和富含蛋白质的渗出物会导致关节僵硬。康复对象可能会更加呵护自己的患手，并更希望将患手保持包裹状态。一旦康复对象的患肢被轻微的碰触后就可能会表现出夸张的反应。在创伤8周后，康复对象开始积极使用患手，此时X线片上可能会表现出骨质疏松的症状。与CRPSⅡ型有关的烧灼痛的症状可以通过中断交感神经通路来缓解。

CRPS有三个发展阶段。第Ⅰ阶段（创伤阶段）可能持续3个月；它的特点是疼痛、凹陷性水肿和肢体颜色改变。第Ⅱ阶段（营养不良阶段）可能会持续6~9个月；在这个阶段通常会出现疼痛、实质性的水肿、僵硬、肢体颜色发红、发热和骨质疏松，并且手部皮肤发亮。第Ⅲ阶段（萎缩阶段）可能持续数年或无限期；疼痛通常于阶段Ⅱ达到顶峰，然后于阶段Ⅲ开始逐渐减轻。之后开始出现关节周围软组织的增生变厚，并可能出现顽固性挛缩。如果存在肿胀，抬高之类的消肿技术很难甚至根本不起作用。此时，手可能表现为苍白、干燥、发冷，肢体可能出现严重的功能障碍。

CRPS可通过减少交感神经的刺激来治疗。它在第一阶段的干预效果最好。干预的第一个目标是减轻对轻触的疼痛和过敏反应。这个目标可以通过应用温热疗法（不烫）、湿热疗法、水疗、轻柔触摸手部、针灸、脱敏以及主动关节活动前的TENS治疗来达到。同时应避免任何可能增加疼痛的干预措施（如被动关节活动训练）。许多康复对象对温和的徒手消肿治疗表现出了很好的效果[5]，这种治疗既有利于减少水肿，也有利于感觉再输入。早期对星状神经节进行有效的阻滞可消除疼痛；这种疗法应该与其他治疗配合起来进行，以便康复对象可以在阻滞后的无痛期进行主动关节活动训练和功能性锻炼。主动关节活动度是至关重要的。无论是在水中还是在桌面上，消除重力的锻炼可能会更容易被康复对象接受。

多种药物可用于治疗CRPS，包括通过减少外周血管收缩作用的交感神经抑制药物。加巴喷丁对于减轻疼痛和增加肢体温度方面通常是有效的，钙通道阻滞剂也是有效的。细心的指导使用麻醉药品，可能会打断疼痛的恶性循环，从而使康复对象开始主动使用手部。目前有一种能有效减轻CRPSⅠ型（RSD）症状的应力治疗方案[106]，它可以很容易地应用于家庭中。

应该立即开始水肿控制技术。抬高、手法消肿治疗、冷热水浴和涡流浴都被证明是有效的。表面肌电（EMG）生物反馈训练可以帮助缓解肌肉痉挛和增加血流量，同时还能减轻康复对象的焦虑。

CRPS常会引起肩部疼痛和僵硬，导致肩手综合征或肩关节周围炎（"冻结肩"）；因此，主动关节活动训练和功能性锻炼应该涉及全上象限。在早期利用滑板辅助肩关节进行运动锻炼是很有帮助的。矫形器可以被用来减少关节僵硬,但不能引起疼痛或增加肿胀,而且应该避免让康复对象依赖用于固定的矫形器。因为 CRPS 康复对象不愿意活动受影响的肢体,这最终会使他们的症状进一步恶化。

对于任何似乎极度抱怨疼痛,出现焦虑并抱怨手部出汗和温度变化过大的康复对象,都应怀疑可能发展为 CRPS 的倾向。有些康复对象反映对于触碰到患手的感觉非常厌恶,康复对象倾向于过度保护患手。早期通过一个有计划性的功能锻炼治疗方案,通过多种治疗相结合,同时将手部和肩部均进行锻炼可能会阻止 CRPS 的进一步发展。这个问题康复对象早期应该得到最佳的认识,并且保持积极的态度来面对。

经皮神经电刺激

经皮神经电刺激(transcutaneous electrical nerve stimulation,TENS)干预技术被认为可在高频模式下刺激传入 A 神经纤维,同时在低频模式中可刺激类吗啡神经激素(脑啡肽)的释放。其在医学文献中已被证明了作为疼痛控制干预的良好功效。如同作业治疗师可能使用的其他电疗一样,TENS 的效果应该与手功能关联。

为了达到控制疼痛的目的,TENS 每次不得超过 60 分钟[78]。应该书写 TENS 的治疗记录,记录干预前后的疼痛程度变化(1~10),以及会加剧疼痛的活动。为了防止过度使用,随着无痛期的增加,TENS 应用可能需要逐渐减少。只要疼痛有控制的必要,干预措施就可以继续进行。

关节僵硬

本章的其他章节已经讨论了关节僵硬,因为它几乎可以在任何手部创伤或疾病后出现。在急性期,它也可能是由于"内固定"造成的、康复对象无意识地避免疼痛引起的。早期关节松动术、控制疼痛、减轻水肿、主动关节活动和被动关节活动训练、使用 CPM 装置和适当的矫形器技术可能会阻止这种情况发生。I 级和 II 级关节松动术对被动和主动活动以及疼痛缓解具有特别的帮助。

对已形成僵硬的关节进行治疗更困难。其治疗方案中应包括热疗、关节松动术、超声波治疗和电刺激治疗、动力型矫形器、系列石膏以及准备功能性活动所需的主动和被动运动训练。

累积性外伤障碍

许多术语用于描述肌肉骨骼系统的损伤,包括过度使用综合征、重复性劳损、颈肩臂疾病、重复性运动损伤和累积性创伤性疾病(cumulative trauma disorders,CTDs)[13,104]。然而,累积性外伤障碍这个术语应该被视为对伤害机制的描述,而不是诊断。即使症状很复杂,尝试明确特异性的诊断仍然是有必要的,因为"每种疾病都有不同的病因、干预措施和预后"[88]。与累积性损伤相关的诊断通常分为三类:肌腱炎[例如,肱骨外上髁炎(网球肘)]或桡骨茎突狭窄性腱鞘炎、神经压迫综合征(例如,腕管综合征或肘管综合征)和肌筋膜炎。

当长期使用同一肌肉或肌群时,会发生累积性损伤,引起肌腱或肌肉的炎症反应[88]。肌肉疲劳是累积性损伤的一个重要方面。过度使用肌肉或身体系统(过度使用或过度用力)会出现肌肉痉挛。休息可缓解急性过度使用,但慢性疲劳不会因休息而缓解。疲劳的程度与力量的大小和力量应用的持续时间均有相关性。

使用的力量越大,疲劳发生越快。如果要保持力量不变,就要减少重复次数,使得肌肉获得充分的恢复。因此,如果力量减少,但重复次数不变、恢复时间充足,则伤害发生可能性就较小。在没有足够的恢复时间、重复次数和力量强度较高的使用环境下可能会导致损伤的发生。Byl 发现重复手部开合可能导致运动控制问题,以及相应皮质功能区退化导致手部肌张力障碍[16]。利用这项研究可能有助于治疗师开发更有效的针对累积性损伤和慢性疼痛的干预方案。

累积性损伤疾病干预可分为三个阶段。在急性期干预旨在通过动态休息来减少炎症。矫形器制动以减轻症状,同时也可通过类固醇注射来减轻症状。冰敷、超声波治疗、离子导入法(离子在电流的作用下渗透通过生物材料的运动)以及干扰电和高电位治疗仪均被证明可有效减轻疼痛和炎症。非甾体抗炎药也经常作为干预手段。使用矫形器时,应该在白天时常取下以允许受影响的肌肉组织进行伸展(例如,肱骨外上髁炎中的伸肌群)。这会维持或增加肌肉长度并防止关节僵硬。在动态休息阶段应该避免引起疼痛的活动。禁止局部振动刺激,因为它可能导致炎症加重。

随着急性症状减轻,康复对象开始进入锻炼的阶段。在缓慢牵伸使肌肉热身之后,康复对象开始进行控制下的渐进性抗阻练习。根据康复对象的疼痛和疲劳水平,应该缓慢地增加阻力,实时监测和调整锻炼的频率、强度和持续时间。

指导康复对象每天牵伸 3 次,特别是在运动之前,这种干预方式没有明确的一个持续时间的限制。正确的身体力学对于炎症问题的长期控制至关重要,因此,如果症状再次出现,康复对象必须意识到是什么引发了他们的症状,并学会早期干预。冰敷、矫形器、牵伸和结合正确的身体力学来改变运动方式通常是有效的。关键是确保康复对象学习自我管理技术并在干预中发挥积极作用。

累积性损伤疾病在工作中相关的风险因素包括:

- 重复
- 高强度的力量
- 异常的关节姿势
- 直接压力
- 振动
- 长期保持静态姿势

对需要工作的康复对象,应该对其工作场所进行评估,根据康复对象的症状对其所使用的工具以及工作活动期间的手部姿势进行指导。为了控制康复对象的炎症问题使其继续就业,应对其使用的设备进行改良,并对主要肌肉群及其拮抗肌肉进行强化。

肌腱炎(肌腱炎症)、腱鞘炎(肌腱鞘炎症)和肌腱变性(肌腱细胞水平的损伤导致的肌腱损害)常见于累积性损伤。这个恶性循环表现为过度使用会导致轻微损伤、肿胀和疼痛,康复对象因此会制动休息导致肢体的失用和无力。一旦开始恢复正常活动,此恶性循环将再次开始[68]。

康复对象通常表现为局部疼痛、肿胀、受影响的肌腱因疼痛拒绝运动、运动范围受限、肌肉无力以及肌腱运动时出现捻发音。症状可通过模拟平时的活动或工作来进行诱发。使用功能等级描述相关症状有助于评估和监测改善情况(表 39.5)。虽然等长收缩的握力可能是正常的,但手腕和前臂力量往往会下降并失去平衡。动态抓握可能受更大影响,因为肌腱滑动更可能加重炎症和疼痛。肌力不平衡会导致特定的代偿模式,这可能会导致症状进一步恶化或扩散。

腕管综合征是神经压迫综合征中比较常见的一种。腕管综合征是由于正中神经在腕管中的掌侧腕横韧带下方行走时受到压迫引起的[52]。该综合征与腕管内发生的创伤、水肿或液体滞留引起的压力增加相关,如:妊娠期水肿、屈肌腱鞘炎、手腕反复运动或手腕的静态负荷。

它的症状表现为夜间疼痛,甚至严重到可影响康复对象的睡眠,在拇指、示指和中指出现刺痛,并且如果病情进一步发展,则会由于神经的运动分支受到压

表 39.5	劳损性损伤的功能分级
分级	症状
I 级	• 活动后疼痛,休息可迅速缓解 • 工作量或速度没有减少 • 通常没有客观体征
II 级	• 工作时有一个痛点 • 工作时持续疼痛,但在工作停止时疼痛缓解 • 工作能力有时受到轻微影响 • 可能有客观的体征
III 级	• 工作时有一个或多个痛点 • 停止活动后疼痛仍持续 • 工作能力受到影响,有时需要多次休息才能继续工作 • 可能会影响工作以外的其他活动 • 可能有力量减弱、动作的可控制性和灵巧性下降、刺痛、麻木等其他客观体征 • 可能有潜在或活跃的扳机点
IV 级	• 50%～70% 的时间里,手和上肢的所有常见活动都会导致疼痛 • 可能无法工作或工作能力受限 • 可能有力量减弱、动作的可控制性和灵活性下降、刺痛、麻木、扳机点和其他客观体征
V 级	• 由于慢性的持续的疼痛,丧失了上肢的功能 • 通常无法工作 • 症状的持续时间时常不能确定

From Kasch MC:Therapist's evaluation and treatment of upper extremity trauma disorders. In Mackin EJ, et al, editors:Rehabilitation of the hand and upper extremity, ed 5, St Louis, 2002, Mosby.

迫而造成手掌部大鱼际肌肉的失神经支配。对神经进行详细的评估可以早期诊断出腕管综合征。

通常首先尝试保守治疗,其中包括将手腕固定于背伸位但不超过 20 度、通过冷热水浴减少水肿、穿戴压力手套以及作业活动分析。在腕管综合征中,可以使用半柔性或氯丁橡胶矫形器而不是完全刚性的矫形器来进行固定,这能允许少量屈曲和伸展活动度以减少对功能的影响。

超声波治疗和离子导入疗法可以用来减少炎症,另外冰敷对于腕管综合征也是有益的。在控制住疼痛和炎症后,应对腕部、手指和拇指进行特殊的强化性锻炼。

肌筋膜疼痛和纤维组织炎的疼痛往往是由于触发肌肉中的扳机点而引发的,其疼痛可向远端区域放射。Travell 和 Simons 研究了肌筋膜疼痛,并绘制出了传统的扳机点位置及其放射模式[99]。身体姿势异常以及身体位置偏离正常通常是引起肌筋膜疼痛的机制,因此

需要仔细检查康复对象及其日常生活活动方式。治疗师应该观察康复对象在日常生活活动中的表现，而不是依赖其口头描述。

如果直接对疼痛部位进行治疗并不能缓解疼痛时，应考虑为肌筋膜疼痛。扳机点的评估必须细致地完成，同时需要记录下扳机点及其放射区域的位置。如果有放射性的疼痛，必须针对扳机点进行治疗，而不是针对放射区域。也可以使用其他治疗炎症的方法（例如，冷敷和超声波治疗），另外对于扳机点的针对性治疗方法（例如，按摩和 TENS）也可以减轻疼痛。作业活动分析是治疗中的一项重要组成部分，因为治疗师能通过它来判断功能性活动对软组织的影响程度。

贴扎治疗

肌内效贴布（Kinesio Tape）（购买自 North Coast Medical & Rehabilitation Products）起源于 20 世纪 70 年代的日本，然后于 1994 年被引进入美国，随后它越来越受到专门治疗累积性损伤疾病的治疗师的欢迎[62]。贴扎技术（the technique of elastic therapeutic taping）会使用到诸如肌内效贴布或其他弹性或运动机能类型的胶布（例如，Spider-Tech 胶布和 KT 胶布）。与提供稳定性和限制关节运动的运动贴扎不同的是，弹性贴布主要"模仿肌肉、皮肤和筋膜的弹性特征"[29,30]。当弹性贴布使用得当时，其弹性不仅不会限制软组织的运动，还会支持弱化的肌肉，并通过抑制异常的肌肉张力或痉挛来实现关节的完全活动。

贴扎技术已经被广泛应用于临床治疗中。根据康复对象存在的问题，胶布固定在肌肉的起点或止点，然后轻轻拉伸并粘贴在缩短或拉长的肌肉上或其周围，从而将肌肉恢复到中立位置。贴布被认为会通过对浅表皮肤中的末梢神经感受器的影响，来引起皮肤和淋巴系统的改变（除了肌肉和关节功能），而皮肤和淋巴系统又与疼痛、本体感觉和运动控制相关。贴布的作用及其原理包括[29,30]：

- 通过增加其他感觉的输入来减轻疼痛。
- 通过刺激淋巴系统来减少炎症和水肿。
- 通过减少肌肉过度伸展和过度收缩来调节肌肉张力。
- 通过支持和增强弱化的肌肉的收缩来减少肌肉疲劳。
- 通过减轻疼痛来改善关节活动度。
- 通过加强薄弱的韧带来提供矫正关节的力线。
- 通过提供对肌肉和韧带的支持来预防日常生活活

动中的损伤。

强化训练

急性期处理之后，紧接着是要逐渐恢复康复对象的活动能力和本体感觉，并为康复对象回归正常的日常生活和工作做准备。

康复对象往往会因为担心遭到再次损伤和疼痛，而避免在家中强化训练因受伤而疏于锻炼的肢体。因为每个手治疗中心都有自己的强化训练的设备，所以在这里提供几点建议。

计算机评估和训练设备

BTE（Baltimore Therapeutic Equipment，BTE）职业能力操作模拟器（图 39.17）是一种带有 20 多个可拆卸工具手柄的机电设备，它可用于职业能力的评估和强化。它的阻力级别可以在无阻力到完全静态阻力范围内进行调整，而且工具高度和角度也是可调节的。当设备用于强化康复对象的力量时，阻力通常从较低开

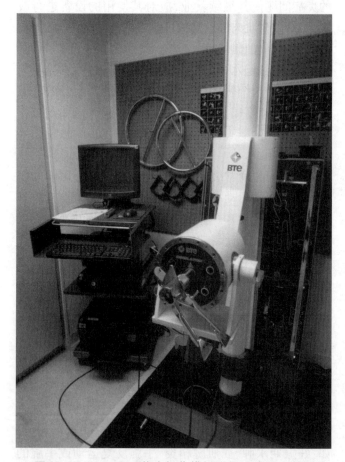

图 39.17 BTE 职业能力操作模拟器是一种用于模拟现实生活中职业操作的机电装置，它可以评估和强化上肢功能。康复对象的进步可以通过计算机进行计算和反馈，而且通过程序还可以增加阻力和耐力（感谢 BTE Tech，http://www.btetech.com.）

始,然后渐进性增加。当康复对象力量达到基础水平时,需要增加锻炼的持续时间。BTE 职业能力模拟器可以对现实生活中的工作进行很逼真的模拟,从而使康复对象很容易地回归职业生活中去。

其他类型的计算机评估设备允许治疗师记录评估结果并打印报告。损害的程度也可以通过电子化方式进行确定。便携式系统正在开发中,它允许治疗师记录每日治疗措施并将信息记载到计算机系统中,以便将各项数据进行比较。康复技术的进步正在帮助治疗师提高效率,并获取传统手段无法获得的重要信息。

许多从业人员使用以工作为基础的治疗方法,无论是在诊所还是在工作场所,它们能模拟康复对象所做的实际工作。这些方法有助于康复对象回归工作,并符合作业治疗实践框架。

重量井

重量井(the Weight Well)(图 39.18)是在加利福尼亚州唐尼市的唐尼社区医院手部中心开发的,并且可以在市场上买到[重量井上肢技术(可从 North Coast Medical & Rehabilitation Products 获得)]。具有各种手

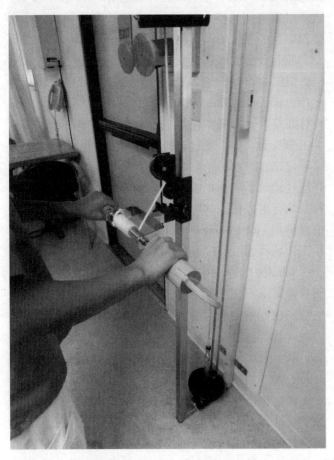

图 39.18　重量井用于通过对弱化的肌肉组织施加渐进阻力来加强上肢力量。它也可以用于重新训练对指捏和抓握

柄形状的杆通过盒子中的孔插入,并且将重物悬挂在杆上面。杆在整个活动范围中抵抗阻力以鼓励受伤的手完全抓握和释放、腕关节屈曲和伸展、对指捏以及旋前和旋后。重量井可以根据阻力和重复进行分级,是进行渐进抗阻训练很好的工具。

弹力带

弹力带(TheraBand)(可从 Patterson Medical 获得)是一种 15.2cm(6 英寸)宽的橡胶带可在市场购买,根据阻力等级对弹力带进行颜色编码。它可以切割成任何需要的长度并用于上肢的阻力运动。弹力带的用法仅受到治疗师想象力的限制,它可以采用对角线运动模式、腕关节运动、网球肘的后续干预以及其他锻炼方法。弹力带可以与木棒和其他设备相结合,以便整个活动范围内提供阻力。它价格低廉,易于纳入家庭治疗计划。

手强化设备

可以从康复供应公司和体育用品商店获得阻力分级的握力计。可以购买各种阻力水平,可用于手部渐进抗阻训练。

治疗师必须特别小心,不要使用经常在体育用品商店出售的阻力过大或装载弹簧的握力器械。这些装置可能对经验丰富的运动员有益,但通常对最近受伤的运动员来说阻力过大。

治疗泥可以批量购买;给康复对象的量取决于康复对象手的大小和力量。治疗泥也可以根据阻力分级,有些类型的治疗泥可以逐步增加阻力。治疗泥可以适应大多数手指运动,并且很容易纳入家庭康复中。

家用物品(例如弹簧式衣夹)被用于增加握力和捏力。对普通物品富有想象力的使用对手部治疗师来说是一个挑战。

目的性和作业性活动

有目的的作业活动是手部康复的一个组成部分。这些活动包括手工艺、游戏、灵巧活动、日常生活活动能力和工作样本。一些研究表明,康复对象更有可能选择与职业相关的锻炼活动,并且他们在使用这种类型的锻炼活动时比机械化的锻炼表现得更好[26a]。之前描述的许多干预技术都用来为有目的的手部活动做准备。

无论康复对象在什么活动水平,都应尽快开始活动,可以通过调整来代偿受限的活动范围和力量。它们应该与其他干预一起使用。作业治疗师必须不断评估康复对象的功能能力,并开始改变干预计划,以便尽

快在恢复阶段纳入活动。

职业和休闲目标应在初次评估期间制订,并在制订干预计划时予以考虑。泥瓦匠的需求可能与孩子母亲的需求大不相同,并且不能忽视康复对象的环境需求。

手工艺应该从轻抗阻到重抗阻,从粗糙到精细。已经发现手工艺有益于手部损伤恢复,包括手工编织、土耳其结编织、粘土塑形、皮革工具使用和木工。所有这些工艺都可以根据康复对象的能力进行调整和分级,同时我们发现康复对象对手工艺品有很高的接受度。当全面融入到手部康复计划中时,手工艺品被视为成就的另一个里程碑,而不是作为填补空虚时间的消遣。例如,Gerry 的成就感来源于能够完成他的第一个简单的木工项目,这证明手工艺对于手部康复是具有重大意义的活动。

活动没有最终结果,只是提供实践灵巧性和日常生活活动能力,技能练习也属于有意义活动的范畴。开发性游戏和需要捏或抓握和释放的活动可能会被分级和定时以增加难度。带有各种打开和关闭装置的日常生活活动能力板提供了手部的家庭练习,并增加了自信。弦乐和手指游戏是一种具有挑战性但有趣的协调活动,可以成对地进行。

业余爱好活动通过调整也适合在临床中使用。安放鱼饵是一项非常困难的灵巧性活动,但经常被热衷于钓鱼的人喜欢。高尔夫球杆和鱼竿可以适用于临床。在 Gerry 的案例中,用这些工具进行治疗可以早日恢复到他最喜欢的放松状态。

幽默和与其他治疗师、康复对象的互动给手部治疗干预带来重要而无形的益处。应指定干预计划,以促进这两方面的发展。

功能性能力评估

治疗受伤工人的最终目标是使之完全回归工作。从受伤到医生认为返回工作的时间点之间可能会有数周或数月的时间。尽管 X 线检查可能会显示完全愈合和恢复活动范围,但许多康复对象并不认为他们有能力、灵活性或耐力回归到以前的工作。疼痛可能仍然是一个限制因素,尤其是在繁重的工作中。可能无法获得较轻或兼职的工作,由于缺乏客观的方法来评估一个人的工作能力,医生、治疗师、保险公司,尤其是康复对象可能会感到沮丧。作业治疗师在评估、运动学和环境因素的适应方面的训练,加上对康复对象的有效接触,可能在功能能力评估中发挥关键作用。

对就业前评估的重新认识,使作业治疗专业全面发展(见第 14 章)。尽管在早些年被视为作业治疗的基石,但在 20 世纪 60 年代和 70 年代,许多中心依然忽略了职前评估。然而,自 20 世纪 80 年代初以来,作业治疗师重新发现他们的职业处于独特的地位。作业治疗师参与的就业前评估隐约暗示着他们所治疗的康复对象的职业需求。功能性能力评估(functional capacity evaluation,FCE)和工作耐受性筛查(work tolerance screening,WTS)更清楚地描述了衡量个人执行工作生理需求能力的过程。

功能性能力评估的结果让治疗师、工人、医生和职业咨询师通过可靠的数据,来建立一个明确的、可实现的就业目标。这种方法减轻了医生的责任,即让康复对象在没有客观信息的情况下工作,而不需要了解康复对象的工作能力。它还允许康复对象测试自己的能力,这可能会增加其返回工作的信心。

许多技术已经被提出来执行功能性能力评估[91]。无论采用哪种具体技术,都可以遵循一些基本步骤。康复对象应评估握力和捏力、感觉和活动度。在评估过程中也必须评估和重新评估水肿和疼痛。

职业分析也可以由康复咨询师和康复对象提供的信息提供。治疗师应该查阅职业分类大典(*Dictionary of Occupational Titles,DOT*)[100],以获得所需的预期工作特征信息。本词典包含 12 900 个职位描述和 20 000 个工作头衔。如果通过这些方法无法获得有关工作的足够信息,治疗师的现场工作分析可能是必要的。一旦已经记录了工作的身体需求特征,则可以评估康复对象执行这些任务的能力。美国劳工部提供在线职业信息网络(http://online.onetcenter.org),其中包括职称和工作场所,并允许用户使用多种标准搜索工作信息。

Schultz-Johnson 描述了一种基于美国劳工部建立的身体需求而对上肢损伤进行调整的功能性能力评估[91]。在评估之后,治疗师可能会推荐一个工作治疗方案,包括模拟工作任务[91],以改善工作表现。Matheson 撰写了多篇描述工作能力评估(work capacity evaluation,WCE)的手册和文章[75]。这项为期 8～10 天的工作评估包括评估康复对象的就业可行性(工人特点,如安全性和可靠性)、就业能力、工作耐受(例如,强度,耐力和疼痛对工作表现的影响)、工作的实际需求特征以及工作人员"完全的作出对明确的工作需求持续且可靠地反应"的能力。

具有公认可靠性的测试(例如,Purdue 钉板测试、

Minnesota 手工灵巧度测验和 Jebsen 手灵巧度测试）可作为筛查过程进行[28-90]。这些测试将通过观察为治疗师提供有价值的信息，无论是使用正常的表格，还是对单个工人进行测试。

许多评估和工作模拟设备都可用，在建立身体能力评估计划之前应对其进行评估。为了选择合适的工作样本，治疗师应该确定特定领域的就业市场。这可以通过咨询康复顾问和该地区职业学校和职业介绍所的代表来完成。

工作样本（例如，Valpar 工作系统）可用于测试特定技能。治疗师也可以通过使用当地工作信息来开发工作样本。废弃的电子组装板、割草机马达、汽车发动机或来自本地五金商店的其他物品都可提供有关工人能力的有价值信息。

使用工作样本进行工作模拟或 BTE 工作模拟器评估工作人员的具体身体能力，还有持续时间和因为长时间使用受伤部位而累积的症状（称为症状对活动的反应，symptom response to activity，SRA）。监控康复对象的 SRA 可以用于防止不适当的职业目标培训康复对象造成的时间和金钱损失。规范测试、工作样本、工作模拟和 WCE 设备的组合可以为治疗师提供关于工作者身体能力的最佳信息。

工作强化

工作强化（work hardening）是逐步使用模拟工作样本，以提高耐力、强度、生产力，通常还有可行性。职业锻炼可能会持续一段时间，而渐进的、持续的工作性质通常会提高身体的能力。作业强化项目是促成回归工作的重要部分。

由于 FCE 也随时间推移执行，因此识别 FCE 和工作强化之间的区别可能很困难。通常情况下，当康复对象停止使用传统的治疗方法，并且可能已经从急性药物治疗中解脱出来的时候，FCE 就已经完成了。康复对象可能无法回归到以前的工作，或者康复对象的能力做以前工作可能存在疑问。医生、康复顾问、保险调整员或律师可以启动 FCE。

工作强化或工作调整可能在康复过程的早期就开始了，也许是由治疗医生或治疗师认识到一个人可能难以回到他或她以前的工作。这些服务是在医疗处理结束前执行的，评估结果可以作为终止干预前的最后检查。

康复设备鉴定委员会（Commission on Accreditation of Rehabilitation Facilities，CARF）[28]制定了工作强

化的服务标准，以确保为受伤的工人提供高质量的项目，最大限度地有效地使他们回到有收益的工作岗位。Roy Matheson 和 Associates[75]为那些对建立 WCE，工作限度筛选或加强服务感兴趣的治疗师提供了许多出版物和资源。

FCE 和工作强化是职业康复过程的辅助手段。作业治疗师接受观察行为的训练，他们具备将观察转化为有用数据所需的技能。FCE 和工作强化不应与康复或职业咨询员的工作竞争；相反，他们应该提供关于劳动者的体能的重要信息，并鼓励他们重新进入就业市场。

工作现场调查

可能会要求作业治疗师访问施工现场，提出符合人体工程学改造的建议，包括工具改良，符合人体工程学的家具和配件以及对职工进行正确姿势培训，以减少累积性损伤疾病的概率。由于预防大大降低了工业成本，作业治疗师有独特的机会将他们的训练应用于新环境下的活动分析和环境适应。美国残疾人法案（the Americans with Disabilities Act，ADA）为残疾人提供合理的住宿条件。许多作业治疗师在帮助公司遵守 ADA 的要求方面变得积极起来。美国作业治疗学会是一个很好的资源，可以了解治疗师在社区中如何参与这些努力（另见第 15 章）。

手部损伤的心理社会学影响

手部受伤后可能会发生许多心理社会学反应。仅举几例，这些可能包括身体形象和自我形象的改变、抑郁、焦虑和自我价值的降低[正如 Gerry 所经历的那样，这个案例研究中的家具制造者（Gerry）的手指已经被截肢，然后手术重新移植]。对于创伤性手部损伤，急性应激障碍和创伤后应激障碍并不少见，并且可能对康复对象来说是有问题的，特别是如果他们没有及时解决。手部治疗师通常是康复对象受伤后的主要接触者，并且可以在一对一的基础上每周见康复对象几次。因此，手部治疗师在帮助康复对象恢复到受伤前的身体和情感功能方面起着非常重要的作用。擅长手部治疗的作业治疗师为康复对象提供重要的情感支持。然而，他们在识别康复对象可能面临的心理社会问题方面也起着关键作用；他们在评估和为这些问题提供干预方面受过教育；并且在必要时，由于问题的严重性，他们能够帮助转诊给合适的心理健康专家。

案例研究

Gerry,第二部分

本章开头的案例介绍了一名 32 岁的家具木工 Gerry,他的手遭受了复杂的急性创伤,进行了三个手指的截肢和再植术。Gerry 通过 15 个月的康复治疗,从急诊住院恢复到重返工作和参与娱乐活动。通过这个案例来看,康复计划在 Gerry 康复过程中是如何变化的,他的作业治疗师采用了哪些具体的康复方法?

在急性期,治疗师的目标之一是维持和改善康复对象未受伤关节的功能,这些关节会在保护姿势下逐渐出现僵硬。急性期的另一个目标是防止进一步的损伤或受伤关节的异常变化。为了保持康复对象未受伤关节(例如肩和肘)的功能,进行了关节活动范围的练习,并制作了保护性矫形器,使 Gerry 的手处于轻度屈腕、屈 MP 关节和伸指间关节的保护和功能位置。在这个恢复阶段,宣教是 Gerry 康复计划的重要组成部分。治疗师告知他适当的术后注意事项和矫形器的配戴和护理;他的家人也接受了关于伤口护理、换药和如何发现感染方面的教育。Gerry 还获得了关于家庭康复计划的书面材料。

在 Gerry 康复治疗的中期,主要是恢复手部的主被动活动范围、力量和协调能力,以便他可以回归以前的工作和娱乐(特别是家具木工、高尔夫球和垒球)。随着肌腱、神经和血管愈合,逐渐增加关节活动范围和活动。在恢复的后期阶段再增加力量训练,在这一时期 Gerry 可以在安全范围内尝试恢复以前的活动。此时,Gerry 的治疗方案也增加了有目的的作业活动;由于 Gerry 的手部活动度、力量和协调能力的受限,他的作业范围需要调整。在早期康复阶段,为了 Gerry 能完成的生活自理,在他没恢复使用受伤的手之前,指导他使用单手完成日常生活。对他的娱乐活动的需求也进行了调整,例如通过增粗他的高尔夫球杆的手柄,补偿在中后期仍未恢复的全关节活动范围。由于感觉的减退,指导 Gerry 通过视觉补偿技术来预防手部的进一步损伤,观察感染迹象并在损伤急性期遵循术后预防措施。

在 Gerry 的整个康复过程中,使用了各种工具来评估他的功能,从而发现存在的功能障碍。使用握力器、捏力器和徒手肌力测试用于评估握力、捏力和肌力。使用量角器评估关节活动范围,使用 Semmes-Weinstein 单丝评估感觉,使用容积法和围度测量来评估肿胀程度,并且使用 Jebsen 手功能测试来对 Gerry 的手进行标准化的功能评估。然后对所获得的评估结果进行分析,通过修改康复计划来达到预期的结果。

一旦确定康复计划,治疗师就会选择各种准备方法和有目的的活动来实现 Gerry 的作业目标。以高尔夫球为作业目标,在恢复的中期需要使用矫形器,增加 Gerry 僵硬关节和再植手指的被动活动范围,达到全范围屈曲,使他可以握住高尔夫球杆。在康复的中后期阶段进行有目的的活动之前,使用物理因子治疗(例如蜡疗和超声波治疗)。Gerry 进行有目的的活动,例如在治疗室挥动高尔夫球杆和 BTE 工作模拟器上模拟高尔夫挥杆,根据需要逐渐增加挥杆的阻力。早期 Gerry 还在治疗室配戴上特殊的屈指手套后练习击球,这样他就能继续留在高尔夫俱乐部,随着他功能的改善,可以不再使用手套,而是通过增粗高尔夫球杆的手柄来完成牢固的握持。

为了完成 Gerry 重新成为制作家具的木匠的职业目标,治疗师为他安排了一个志愿者活动,让他参与为急性期康复对象制作木制滑动/转移板和其他辅助设备。这个活动不仅受到指导并直接与 Gerry 的作业康复相关,也满足了他希望利用自己的木工技能帮助医院其他康复对象的愿望;这有助于提高他的自我价值感。在 Gerry 恢复的后期阶段,除了职业康复,还考虑到了他的业余爱好。因为在 Gerry 真正去打高尔夫球和垒球时,发现他手掌上的瘢痕存在感觉过敏情况。因此,在他的家庭康复计划中增加了脱敏治疗的内容,另外,他购买了带有硅胶的手套来吸收击球时手受到的冲击力。

总结

本章概述了上肢肌肉骨骼疾病的康复措施,讨论了基本康复技术以及康复评估程序,急性损伤和劳损性损伤(前文翻译的是累积性损伤)的治疗方案,同时包括工伤后力量训练方案。大多数作业治疗师应该熟悉基本的上肢康复方法,因为他们为那些有一定肢体残疾的康复对象治疗。手功能康复的专业化需要先进的学术研究和临床经验。擅长这一领域并且符合最低要求的治疗师可以选择参加手部治疗认证考试并成为认证手部治疗师(CHT)。更多信息可以从手部治疗认证委员会(Hand Therapy Certification Examination)(http://www.htcc.org)[55]获得;在这个网站上也可以找到相关的教育资源链接。另一些有价值的资源可以通过成为美国手部治疗师协会(http://www.asht.org)会员来获得。

多数上肢康复涉及使用一些前期准备治疗方法,例如锻炼、矫形器和物理因子治疗,这些康复措施应该在康复对象开始有目的的、基于职业的活动之前实施。目标始终是帮助康复对象尽可能地独立,并使用这些方法来实现康复对象回归作业活动的目标。由于空间和时间的限制,康复对象在治疗室应尽可能进行有目的的活动,鼓励康复对象在家庭或工作环境中使用他们的新技能,并反馈在实现他们回归作业目标过程中所遇到的障碍信息[26a,111]。

复习题

1. 接诊一个伴有肩关节活动受限或疼痛的手外伤康复对象,列出应该进行的三项检查。

2. 讨论屈肌腱损伤术后护理的三种方法,并说明这些方法之间的差异对作业治疗开展的影响。

3. "关节功能障碍"指的是什么？产生的原因是什么？

4. 讨论神经损伤的三种分类。

5. 明确何处是"无人区"。该区损伤有什么特点？

6. 使用什么方法来评估工作的实际需求？

7. 列出三种对增生性瘢痕施加压力的方法。

8. 手指外在屈肌割裂伤和修复术后，哪些功能活动可用于手功能训练？

9. 功能性评估包括哪些？

10. 列出 5 个用于评估手部关节完整性的测试。

11. 列出使用矫形器治疗桡神经、正中神经和尺神经损伤的 3 个目标。

12. Ⅰ型复杂性区域疼痛综合征的特征是什么？康复目标是什么？

13. 工作强度的定义。如何将工作强度的考虑加入作业治疗方案中？

14. 如何评估肿胀？列出三种消肿的方法。

15. 与劳损性损伤有关的主要的工作相关的危险因素是什么？作业治疗师如何介入以预防劳损性损伤的发展？

（王骏　杨惟翔 译，徐丽 校，
曹梦安　张瑞昆 审）

参考文献

1. Adson A, Coffey J: Cervical rib: a method of anterior approach for relief of symptoms by division of scalenus anticus, *Ann Surg* 85:834, 1927.
2. Reference deleted in proofs.
3. American Occupational Therapy Association: Occupational therapy practice framework: domain and process, *Am J Occup Ther* 68:S1–S48, 2014.
4. American Society for Surgery of the Hand: *The hand: anatomy, examination and diagnosis*, ed 4, Philadelphia, 2011, Lippincott Williams & Wilkins.
5. Atrzberger SM: Manual edema mobilization:an edema reduction technique for the orthopedic patient. In Skirven TM, et al, editors: *Rehabilitation of the hand and upper extremity*, ed 6, Philadelphia, 2011, Elsevier Mosby.
5a. Barber LM: Occupational therapy for the treatment of reflex sympathetic dystrophy and post-traumatic hypersensitivity of the injured hand. In Fredericks S, Brody G, editors: *A symposium on the neurologic aspects of plastic surgery*, St Louis, 1978, Mosby.
6. Bell-Krotoski JA: Plaster cylinder casting for contractures of the interphalangeal joints. In Mackin EJ, et al, editors: *Rehabilitation of the hand and upper extremity*, ed 5, St Louis, 2002, Mosby.
7. Bell-Krotoski JA: Sensibility testing with the Semmes-Weinstein monofilaments. In Skirven TM, et al, editors: *Rehabilitation of the hand and upper extremity*, ed 6, Philadelphia, 2011, Elsevier/Mosby.
7a. Bell JA: Sensibility testing: history, instrumentation and clinical procedures. In Skirven TM, et al, editors: *Rehabilitation of the hand and upper extremity*, ed 6, Philadelphia, 2011, Elsevier/Mosby.
8. Bennett G: Hand-tool dexterity test, Toronto, ON, Pearson.
9. Bohannon RW, et al: Reference values for adult grip strength measured with a Jamar dynamometer: a descriptive meta-analysis, *Physiotherapy* 92:11–15, 2006. doi:10.1016/j.physio.2005.05.003.
10. Boyes JH, Stark HH: Flexor-tendon grafts in the fingers and thumb, *J Bone Joint Surg Am* 53:1332, 1971.
11. Boyes JH: *Bunnell's surgery of the hand*, ed 5, Philadelphia, 1970, Lippincott.
11a. Burger RA: Anatomy and kinesiology of the wrist. In Skirven TM, et al, editors: *Rehabilitation of the hand and upper extremity*, ed 6, Philadelphia, 2011, Elsevier/Mosby.
12. Brand PW, Hollister A: *Clinical mechanics of the hand*, ed 3, St Louis, 1999, Mosby.
13. Brown PW: Psychologically based hand disorders. In Mackin EJ, et al, editors: *Rehabilitation of the hand and upper extremity*, ed 5, St Louis, 2002, Mosby.
14. Bunnell S: Repair of tendons in the fingers and description of two new instruments, *Surg Gynecol Obstet* 26:103–110, 1918.
15. Butler D: *Sensitive nervous system*, Adelaide, SA, Australia, 2006, Noigroup.
16. Byl N: Focal hand dystonia. In Skirven TM, et al, editors: *Rehabilitation of the hand and upper extremity*, ed 6, Philadelphia, 2011, Elsevier/Mosby.
16a. Callahan AD: Sensibility assessment for nerve lesions in continuity and nerve lacerations. In Mackin EJ, et al, editors: *Rehabilitation of the hand and upper extremity*, ed 5, St. Louis, 2002, Mosby.
17. Cameron M, Monroe L: *Physical rehabilitation: evidence-based examination, evaluation, and intervention*, St Louis, 2007, Saunders/Elsevier.
18. Cameron MH: *Physical agents in rehabilitation: from research to practice*, ed 3, St Louis, 2008, Saunders.
19. Cannon N, et al: Control of immediate postoperative pain following tenolysis and capsulectomies of the hand with TENS, *J Hand Surg Am* 8:625, 1983.
20. Cannon N: Post flexor tendon repair motion protocol, *Indiana Hand Center Newsletter* 1:13–17, 1993.
21. Cannon NM: Enhancing flexor tendon glide through tenolysis and hand therapy, *J Hand Ther* 2:122–137, 1989.
22. Carroll D: A quantitative test of upper extremity function, *J Chronic Dis* 18:479, 1965.
23. Chan SW, LaStayo P: Hand therapy management following mutilating hand injuries, *Hand Clin* 19:133, 2003.
24. Chisar J, Chee N: Fractures. In Jacobs M, Austin NM, editors: *Orthotic intervention for the hand and upper extremity*, ed 2, Philadelphia, 2014, Lippincott Williams & Wilkins.
25. Cifaldi Collins D, Schwarze L: Early progressive resistance following immobilization of flexor tendon repairs, *J Hand Ther* 4:111, 1991.
26. Codsi M: Clinical evaluation of shoulder problems. In Rockwood CA, et al, editors: *The shoulder*, ed 4, Philadelphia, 2009, Elsevier.
26a. Nelson DL, et al: The effects of occupationally embedded exercise on bilaterally assisted supination in persons with hemiplegia, *Am J Occup Ther* 50:639, 1996.
27. Colditz JC: Efficient mechanics of PIP mobilisation splinting, *Br J Hand Ther* 5:65–71, 2000.
28. Commission on Accreditation of Rehabilitation Facilities (CARF): 6950 East Southpoint Rd, Tucson, AZ 85756.
29. Coopee RA: Kinesio taping. In Skirven TM, et al, editors: *Rehabilitation of the hand and upper extremity*, ed 6, Philadelphia, 2011, Elsevier/Mosby.
30. Coopee RA: Taping techniques. In Jacobs A, Austin N, editors: *Orthotic intervention for the hand and upper extremity*, ed 2, Baltimore, 2014, Lippincott Williams & Wilkins.
31. Creelman G: Volumeters Unlimited, Phoenix, AZ, 1989.
32. Culp RW, et al: Flexor and extensor tenolysis: surgeon's and therapist's management. In Skirven TM, et al, editors: *Rehabilitation of the hand and upper extremity*, ed 6, Philadelphia, 2011, Elsevier/Mosby.
33. Cyriax J: Clinical applications of massage. In Basmajian JV, editor: *Manipulation, traction and massage*, ed 3, Baltimore, 1985, Williams & Wilkins.
34. Dellon AL, Curtis RM, Edgerton MT: Reeducation of sensation in the

<www.pearsonclinical.ca>.

hand after nerve injury and repair, *Plast Reconstr Surg* 53:297, 1974.

35. Dellon AL: Clinical use of vibratory stimuli to evaluate peripheral nerve injury and compression neuropathy, *Plast Reconstr Surg* 65:466, 1980.

36. Dellon AL: *Evaluation of sensibility and reeducation of sensation in the hand*, Baltimore, 2014, Dellon Institutes.

37. Dellon AL: The vibrometer, *Plast Reconstr Surg* 71:427, 1983.

38. Diao E, Chee N: Staged/delayed tendon reconstruction. In Skirven TM, et al, editors: *Rehabilitation of the hand and upper extremity*, ed 6, Philadelphia, 2011, Elsevier/Mosby.

39. Diao E, Hariharan JS, Soejima O, Lotz JC: Effect of peripheral suture depth on strength of tendon repairs, *J Hand Surg Am* 21:234–239, 1996.

40. Dimick MP, et al: 2008 practice analysis study of hand therapy, *J Hand Ther* 22:361, 2009.

41. Donatelli R, Owens-Burkhart H: Effects of immobilization on the extensibility of periarticular connective tissue, *J Orthop Sports Phys Ther* 3:67, 1981.

42. Duff SV, Humpl D: Therapist's management of tendon transfers. In Skirven TM, et al, editors: *Rehabilitation of the hand and upper extremity*, ed 6, Philadelphia, 2011, Elsevier/Mosby.

43. Duff SV, et al: Therapist's management of peripheral nerve injury. In Skirven TM, et al, editors: *Rehabilitation of the hand and upper extremity*, ed 6, Philadelphia, 2011, Elsevier/Mosby.

44. Duran R, et al: Management of flexor tendon lacerations in zone 2 using controlled passive motion postoperatively. In Hunter JM, et al, editors: *Rehabilitation of the hand*, ed 3, St Louis, 1990, Mosby.

45. Edmond SL: *Joint mobilization/manipulation: extremity and spinal techniques*, ed 2, Philadelphia, 2008, Elsevier/Mosby.

46. Eiji I, et al: Biomechanics of the shoulder. In Rockwood CA, et al, editors: *The shoulder*, ed 4, Philadelphia, 2009, Elsevier.

47. Ellenbecker T: *Clinical examination of the shoulder*, St Louis, 2004, Elsevier/Saunders.

48. Evans RB: Clinical management of extensor tendon injuries: the therapist's perspective. In Skirven TM, et al, editors: *Rehabilitation of the hand and upper extremity*, ed 6, Philadelphia, 2011, Elsevier/Mosby.

48a. Evans RB, Burkhalter WE: A study of the dynamic anatomy of extensor tendons and implications for treatment, *J Hand Surg* 11:774, 1986.

49. Fess EE: Functional tests. In Skirven TM, et al, editors: *Rehabilitation of the hand and upper extremity*, ed 6, Philadelphia, 2011, Elsevier/Mosby.

50. Fess EE: Grip strength. In Casanova JS, editor: *Clinical assessment recommendations*, ed 2, Chicago, 1992, American Society of Hand Therapists.

50a. Gault G: Preparing for a physical therapy audit. G&E Therapies, 2008, <http://www.gandetherapies.com>.

51. Gelberman RH, et al: Sensibility testing in peripheral-nerve compression syndromes: an experimental study in humans, *J Bone Joint Surg* 65:632, 1983.

52. Gelberman RH, et al: The carpal tunnel syndrome: a study of carpal canal pressures, *J Bone Joint Surg* 63:380, 1981.

53. Goloborod'ko SA: Postoperative management of flexor tenolysis, *J Hand Ther* 12:330–332, 1999.

54. Gratton P: Early active mobilization after flexor tendon repairs, *J Hand Ther* 6:285–289, 1993.

55. Hand Therapy Certification Commission: 1337 Howe Avenue, Suite 230, Sacramento, CA 95825. <www.htcc.org>.

56. Hawkins R, Kennedy J: Impingement syndrome in athletes, *Am J Sports Med* 8:151, 1980.

57. Hengeveld E, et al: *Maitland's peripheral manipulation*, ed 4, London, 2005, Butterworth-Heinemann.

58. Howell JW, Merritt WH, Robinson SJ: Immediate controlled active motion following zone 4-7 extensor tendon repair, *J Hand Ther* 18:182–190, 2005.

59. Jiuliano JA, Jupiter J: Distal radius fractures. In Trumble TE, Budoff JE, Cornwall R, editors: *Hand, elbow and shoulder: core knowledge in orthopaedics*, Philadelphia, 2006, Mosby.

60. Jobst Institute: 2109 Hughes Dr # 450, Toledo, OH 43606. <www.jobstcompressioninstitute.com>.

61. Kamenetz H: Mechanical devices of massage. In Basmajian JV, editor: *Manipulation, traction and massage*, ed 3, Baltimore, 1985, Williams & Wilkins.

62. Kase K, Wallis J, Kase T: *Clinical therapeutic applications of kinesio taping method*, ed 2, Tokyo, 2003, Kinesio Taping Association.

63. Kellor M, et al: *Technical manual of hand strength and dexterity test*, Minneapolis, 1971, Sister Kenney Rehabilitation Institute.

64. Kelsey JL, et al: *Upper extremity disorders: frequency, impact and cost*, New York, 1997, Churchill Livingstone.

65. Koman LA, et al: Complex regional pain syndrome: types i and ii. In Skirven TM, editor: *Rehabilitation of the hand and upper extremity*, ed 6, Philadelphia, 2011, Elsevier/Mosby.

65a. Kutz JE: Controlled mobilization of acute flexor tendon injuries: Louisville technique. In Hunter JM, Schneider LH, Mackin EJ, editors: *Tendon surgery in the hand*, St Louis, 1987, Mosby.

66. LaSalle WB, Strickland JW: An evaluation of the two-stage flexor tendon reconstruction technique, *J Hand Surg* 8:263, 1983.

67. Law M, MacDermid J: *Evidence-based rehabilitation: a guide to practice*, Thorofare, 2008, Slack.

68. Lee MP, Biafora SJ, Xelouf DS: Management of hand and wrist tendinopathies. In Skirven TM, et al, editors: *Rehabilitation of the hand and upper extremity*, ed 6, Philadelphia, 2011, Elsevier/Mosby.

69. Lister GD, Kleinert HE, Kutz JE, Atasoy E: Primary flexor tendon repair followed by immediate controlled mobilization, *J Hand Surg Am* 2:441–451, 1977.

70. Louis DS, et al: Evaluation of normal values for stationary and moving two-point discrimination in the hand, *J Hand Surg* 9:552, 1984.

71. Lundborg G, et al: Digital vibrogram: a new diagnostic tool for sensory testing in compression neuropathy, *J Hand Surg* 11:693, 1986.

72. Mackinnon SE, Dellon AL: Two-point discrimination tester, *J Hand Surg* 19(6 Pt 1):906, 1985.

73. Magee DJ: *Orthopedic physical assessment*, ed 5, St Louis, 2007, Saunders.

74. Malick MH, Carr JA: Flexible elastomer molds in burn scar control, *Am J Occup Ther* 34:603, 1980.

75. Matheson Education and Training Solutions. <https://www.roymatheson.com/>.

76. Mathiowetz V, et al: Grip and pinch strength: normative data for adults, *Arch Phys Med Rehabil* 66:69, 1985.

77. Mathiowetz V, et al: Reliability and validity of grip and pinch strength evaluations, *J Hand Surg* 9:222, 1984.

78. Michlovitz SL: *Modalities for therapeutic intervention*, ed 4, Philadelphia, 2005, Davis.

79. Moberg E: Objective methods of determining functional value of sensibility in the hand, *J Bone Joint Surg* 40A:454, 1958.

80. Moseley GL, et al: *The graded motor imagery handbook*, Australia, 2012, NOI.

81. Neuro Orthopaedic Institute. <http://www.noigroup.com>.

82. O'Riain S: New and simple test of nerve function in the hand, *Br Med J* 3:615, 1973.

83. Peacock EE, Madden JW, Trier WC: Postoperative recovery of flexor tendon function, *Am J Surg* 122:686, 1971.

84. Pellecchia GL: Figure-of-eight method of measuring hand size: reliability and concurrent validity, *J Hand Ther* 16:300–304, 2003. <http://dx.doi.org/10.1197/S0894-1130(03)00154-6>.

85. Pettengill KM: The evolution of early mobilization of the repaired flexor tendon, *J Hand Ther* 18:157–168, 2005.

86. Priganc VW, Stralka SW: Graded motor imagery, *J Hand Ther* 24:164–169, 2011.

87. Ratner JA, et al: Tendon transfers for upper extremity peripheral nerve injury. In Skirven TM, et al, editors: *Rehabilitation of the hand and upper extremity*, ed 6, Philadelphia, 2011, Elsevier/Mosby.

88. Rempel DM: Work-related cumulative trauma disorders of the upper extremity, *JAMA* 267:838, 1992.

89. Roos D: Congenital anomalies associated with thoracic outlet syndrome, *Am J Surg* 132:771, 1976.

90. Ruch DS, McQueen MM: Distal radius and ulna fractures. In Bucholz RW, et al, editors: *Rockwood and Green's fractures in adults*, ed 7, Philadelphia, 2010, Lippincott Williams & Wilkins.

91. Schultz-Johnson K: Upper limb functional capacity evaluation. In Skirven TM, et al, editors: *Rehabilitation of the hand and upper extremity*, ed 6, Philadelphia, 2011, Elsevier/Mosby.

92. Seftchick JL, et al: Clinical examination of the hand. In Skirven TM,

et al, editors: *Rehabilitation of the hand and upper extremity*, ed 6, Philadelphia, 2011, Elsevier/Mosby.

93. Silfverskiöld KL, May EJ: Flexor tendon repair in zone II with a new suture technique and an early mobilization program combining passive and active flexion, *J Hand Surg Am* 19:53–60, 1994.

94. Stralka SW: An overview on pain and motor imagery. American Society of Hand Therapists (ASHT), *Times* 2015. <http://www.asht.org>.

95. Strickland JW, Glogovac SV: Digital function following flexor tendon repair in zone II: a comparison of immobilization and controlled passive motion techniques, *J Hand Surg* 5:537, 1980.

96. Strickland JW: Development of flexor tendon surgery: twenty-five years of progress, *J Hand Surg Am* 25:214–235, 2000.

97. Szabo RM, et al: Vibratory sensory testing in acute peripheral nerve compression, *J Hand Surg* 9A:104, 1984.

98. Tetro A, et al: A new provocative test for carpal tunnel syndrome: assessment of wrist flexion and nerve compression, *J Bone Joint Surg Br* 80:493, 1998.

99. Travell J, Simons D: *Myofascial pain and dysfunction: the trigger point manual*, ed 2, Baltimore, 1992, Williams & Wilkins.

100. US Department of Labor, Employment and Training Administration: *Dictionary of occupational titles*, ed 4, Washington, DC, 1991, US Government Printing Office. <http://www.occupationalinfo.org>.

101. US Department of Labor, Bureau of Statistics, 2008. <http://www.bls.gov/news.release/osh2.htm>.

102. Villeco JP: Edema: therapist's management. In Skirven TM, et al, editors: *Rehabilitation of the hand and upper extremity*, ed 6, Philadelphia, 2011, Elsevier/Mosby.

103. Von der Heyde RL, Evans RB: Wound classification and management. In Skirven TM, et al, editors: *Rehabilitation of the hand and upper extremity*, ed 6, Philadelphia, 2011, Elsevier/Mosby.

104. Vranceanu A, Ring D: Psychosocial aspects of arm illness. In Skirven TM, et al, editors: *Rehabilitation of the hand and upper extremity*, ed 6, Philadelphia, 2011, Elsevier/Mosby.

105. Walsh MT: Therapist's management of complex regional pain syndrome. In Skirven TM, et al, editors: *Rehabilitation of the hand and upper extremity*, ed 6, Philadelphia, 2011, Elsevier/Mosby.

106. Watson HK, Carlson L: Treatment of reflex sympathetic dystrophy of the hand with an active "stress loading" program, *J Hand Surg* 12(5 Pt 1):779, 1987.

107. Wehbe MA, Hunter JM: Flexor tendon gliding in the hand. II. Differential gliding, *J Hand Surg* 10:575, 1985.

108. Wehbé MA: Tendon gliding exercises, *Am J Occup Ther* 41:164–167, 1987.

109. Wong GY, Wilson PR: Classification of complex regional pain syndromes, *Hand Clin* 13:319, 1997.

110. Yerxa EJ, et al: Development of a hand sensitivity test for the hypersensitive hand, *Am J Occup Ther* 37:176, 1983.

111. Zimmerer-Branum S, Nelson DL: Occupationally embedded exercise versus rote exercise: a choice between occupational forms by elderly nursing home residents, *Am J Occup Ther* 49:397, 1995.

资源

Anthony Products. http://www.anthonyproducts.com/
Baltimore Therapeutic Equipment (BTE). http://btetech.com/
Benik Corp. http://benik.com/
Bio Concepts. http://bio-con.com/
Central Tool Company of Germany (please see Anthony Products).
North Coast Medical & Rehabilitation Products. https://www.ncmedical.com/
Patterson Medical. http://www.pattersonmedical.com/
Smith & Nephew. http://www.smith-nephew.com/
Valpar International. http://valparint.com/
Winfield Laboratories. www.winfieldlabs.com

第40章

骨科疾患：髋部骨折及髋、膝、肩关节置换

Lynne F. Murphy, Sonia Lawson

学习目标

在学完这一章节后，学生或执业人员应具备以下能力：

1. 描述髋部骨折和髋、膝、肩关节置换的病因学及医疗处理，以及两者对于作业参与的影响。
2. 明确关于髋部骨折和关节置换的保护措施及其对于干预计划和作业表现的影响。
3. 概述适合纳入作业治疗评估的个人因素、作业模式和作业技能。
4. 利用作业概况和评估结果所收集的信息，确立能够促进作业参与的作业治疗目标。
5. 对日常任务中整合保护措施、确保治疗安全并促进作业表现的干预过程给予解释。
6. 就髋部骨折和关节置换对于作业表现和表现模式的情感及社会影响进行讨论。

章节大纲

关键术语

前外侧入路（anterolateral approach）

关节成形术（arthroplasty）

Codman 钟摆运动（Codman's pendulum exercises）

退行性关节疾病（degenerative joint disease）

髋关节保护措施（hip precautions）

膝关节制动器（knee immobilizer）

微创技术（minimally invasive technique）

开放复位内固定（open reduction and internal fixation）

骨性关节炎（osteoarthritis）

骨质疏松症（osteoporosis）

后外侧入路（posterolateral approach）

肩关节悬吊带（shoulder sling and swathe）

负重限制（weight-bearing restrictions）

骨科疾患介绍

　　髋部骨折和下肢关节置换是两种发生频率相对高的骨科疾患。疾病预防控制中心（the centers for disease control and prevention，CDC）报道 2010 年发生了超过 3 亿例髋部骨折，且多发生于老年人[41]。根据美国骨科医师学会（2014 年）的数据，2011 年实施了超过 100 万例关节置换手术，多数为髋和膝关节置换[23]。全美每年总共大约进行 53 000 例肩关节置换手术[62]。老年人的年龄相关性改变是发生导致髋部骨折的跌倒或产生关节置换需求的主要原因。当人们参与那些会对关节造成极大的活动或作业后，随着时间推移，在他们年龄变大时可能出现疼痛和退化。此外，作为老龄化过程的一部分，老年人更容易出现如骨质疏松症（osteoporosis）和关节炎性关节改变等骨科问题。特别是当关节问题发生在髋、膝或肩时，可能导致暂时性或长期性的残疾。如果人们需要修复这些关节，则会有一段关节不稳定期，限制个体在有意义的日常作业中的参与。然而，医疗和康复的进展不断使骨科疾患变得更易处理，并减少其对作业表现的影响。

　　老年人群发生髋部骨折的风险最高，主要是由于出现了老龄化相关肌肉力量、骨密度、姿势对线、感觉功能（如视力受损、本体感觉减退）和神经系统功能的改变[32]。平衡、协调和活动能力的下降也是跌倒的潜在危险因素[3]。尤其是绝经后妇女，罹患骨质疏松的程度重于男性，因此在跌倒时更易发生髋部骨折[20]。

　　老年人群由于灵活性下降、力量减弱、视力下降、本体感觉减退、反应时间延长，及使用辅助移动设备如拐杖和助行器等，活动能力变差。许多老年人在移动时变得更加谨慎，担心跌倒。这种担心可能导致其行为变得更加久坐不动，从而引起力量和活动的进一步下降。有时候，老年人使用拐杖或助行器的方式不当，反而导致跌倒。未能看到台阶或门槛，或绊在家居物品（如小块地毯、细绳）上，也可能导致跌倒[60]。

　　有骨性关节炎（osteoarthritis）、退行性关节病（degenerative joint disease）或其他限制作业表现的风湿性疾病病史的康复对象，是关节置换的主要候选人。选择接受手术治疗的康复对象通常已经经历了数月或数年的渐进性关节疼痛，他们完成日常活动的能力有限。通过置换疼痛的关节，他们希望重获更积极、满意的生活方式。作业治疗（OT）在明确由急性或慢性骨科疾患所导致的许多功能问题，促进代偿或修复措施，从而易化骨科康复对象重获安全、独立和有意义的作业表现方面，具有关键作用。

　　本章分为多个节段，包括对髋部骨折的讨论；髋、膝和肩关节置换；相关内科和外科治疗；以及对于这些情况的作业治疗评估和干预。利用第三版作业治疗实践框架对作业治疗在这类康复对象中的角色进行讨论。本章涉及的具体领域包括表现技能的作业治疗评估，特定作业的作业治疗干预措施，住院治疗和功能性能力减退的社会和情感影响，以及在急诊医院和康复机构中的跨专业医疗团队策略。

骨科康复对象的情感及社会因素

　　关注情感和社会因素对于骨科康复对象的整体康

复十分重要。许多这类康复对象都面临慢性残疾（如类风湿关节炎）、危及生命的疾病（如癌症）、慢性疼痛或衰老过程所带来的其他问题。活动和躯体能力的丢失或潜在丢失所导致的作业领域参与受限，是这类康复对象中大多数人所关注的问题。适应能力的丢失是有压力的，需要大量的躯体和情感能量[35]。对有骨科问题者所面临的社会心理挑战的感知力和敏感性，对于实施恰当的康复对象管理非常关键[48]。

患有慢性骨科疾患的康复对象通常会经历以下的一种或所有挑战：身体某部分的疾病，恐惧，焦虑，躯体形象改变，功能能力下降，关节畸形以及疼痛。尤其是在术前阶段或康复对象选择拒绝手术时，对慢性骨科疾患康复对象的干预必须处理这些问题。作业治疗实施者应该警惕抑郁、负罪感、焦虑或恐惧等可能阻碍其参与有价值的作业的征象。这类情感抑制了康复对象的进展，更会损害康复对象的自我形象。术后阶段，康复对象可能仍会经历疼痛、害怕使用手术肢体、担心跌倒或复原过程中非预期的延迟等情况，同样可能对情感健康产生有害影响[48]。

作业治疗师可以帮助康复对象认识和表达与他们的疾患相关的情感因素，使干预过程最终得以强化。一种减轻焦虑和恐惧的方法是确保康复对象理解过程和干预措施，以及积极结果的可能性。花时间来回答问题，提供额外的信息，对成功适应可能至关重要。此外，与整个医疗团队沟通以确保在医疗处理的各个方面考虑到这些情感需求。

那些伴有残疾的老年康复对象需要处理老龄化过程特定的额外问题，如恐惧依赖和转移创伤。晚年阶段一旦发生残疾，康复对象可能不得不放弃独立性和自主性[35]。这对于一些康复对象来说可能是毁灭性的经历，在适应前可能必须经历持久的悲伤。其他人则可能将依赖作为附带收获，滞留医院寻求额外的关注，或操纵他们的支持系统以避免承担对自身和其他人的责任。当个体被从他们熟悉的环境移出时，可能出现混乱性、定向障碍和情绪不稳。从业者在实施某项干预计划时需要考虑到这些因素，并按需提供支持。

学会应对和适应这些因慢性残疾或衰老过程所致的变化是复原的重要方式。从业者必须认识到康复对象由于疾病或残疾已经放弃了大量的功能独立性。作业治疗师在专注于最大化康复对象参与有意义的作业领域的能力同时，必须处理这种丢失所导致的情感和

社会问题[35]。

康复团队

对于本章所讨论到的骨科疾患，理想的康复需要跨专业团队的协作。该跨专业团队成员间的合作、沟通和对于角色的明确划定，是有用、有效的治疗程序所必需的。除了康复对象之外，团队通常包括主治医生或外科医生、护理人员、作业治疗师或助理、物理治疗师或助理、营养师、药剂师、照顾者，以及社工或个案协调员。许多机构都有条例或关键路径来界定每个团队成员的责任，并有完成康复相关的指定任务和目标的时间范围。召开定期团队会议讨论每个康复对象的进展和出院计划对于协调个体的干预程序是非常必要的。各专业服务成员通常会参加每次会议，并提供信息和咨询。康复对象是该团队最重要的成员。他们应参与到目标的制订和治疗计划的确立，且必须能够参与到其他团队成员所制订的干预当中。非专业照顾者（如配偶、伴侣和其他重要的人）也应被视为医疗团队的一部分，因为他们会在康复对象出院后在家中提供大量的照顾。关节修复后的限制条件和条例需要遵循数周，照顾者有责任确保那些指引能在家居环境中得以实施。

主治医生或外科医生的角色是处理医疗需求，并向团队通报康复对象的医疗状况。这包括病史相关的信息、目前问题的诊断和治疗，以及所进行的手术治疗相关信息。主治医生明确列出小组所有成员需要注意的事项或禁忌证。所提供的信息可能包括植入的固定器或假体的类型、术中采取的解剖入路、负重或其他类型的保护措施及禁忌证，比如活动可能导致康复对象危险或影响愈合。主治医生也对指导具体用药、监督康复对象的用药方案、指导疼痛管理方案负责。主治医生要确定具体治疗方案，审批因康复对象医疗状态变化所致的治疗程序的调整。

护理人员主要负责康复对象住院期间的身体护理，包括对手术切口的护理和监控，及根据医生确定的疼痛管理方案给予止痛药物。骨科护士必须深入理解

每个康复对象的手术过程和活动保护措施。护士使用枕头和楔形枕进行适当的体位摆放，尤其是在术后前几天内。随着康复对象的治疗程序进展，康复对象开始在适当的体位摆放和身体护理中承担更多的责任。护士与作业治疗师、物理治疗师和照顾者紧密配合，协助康复对象贯彻从治疗中学会的自我照顾和活动技巧。

物理治疗师主要负责肌肉骨骼状况、感觉、疼痛、皮肤完整性及活动（尤其是步态和床上活动）的评估和干预。在关节置换和髋部骨折手术修复的大多数情况下，术后首日物理治疗就与作业治疗一同开始了。在谨遵治疗方案中的保护措施的前提下，物理治疗师获取包括关节活动度（ROM）、肢体力量、肌肉张力及活动能力在内的基本信息。随后确定包含治疗性运动、关节活动度训练、转移训练、渐进性步态训练在内的治疗程序。物理治疗师还要推荐步行过程中所需要的适当的辅助设施。随着康复对象的步行能力提高，要对康复对象上下楼梯及路边和在室外活动给予指引[25,38]。对肩关节置换的康复对象，物理治疗师实施运动训练，使康复对象能够保护肩关节，并与作业治疗一起防止出现禁忌的动作，并协助康复对象从术后治疗方案逐渐进展，增加肩关节的关节活动度和力量。

营养师对每个康复对象进行咨询，确保其接受充足和适当的营养以促进愈合过程。药剂师监控康复对象的疼痛管理和日常用药，并为康复对象及其照顾者出院回家后的所有用药提供信息和协助。

个案协调员的任务是确保每个康复对象都能出院回到适合的生活环境或机构，并确保其可获得物理治疗师和作业治疗师所推荐的耐用的医疗设备。个案协调员通常是注册护士或社工，对可获得的社区资源及护理机构非常了解。在医疗团队的共同努力下，个案协调员与照顾者一起安排急性住院期后的治疗，安排转入康复机构或必要时转入资深护理机构接受进一步密集治疗，或适时安排回到家庭治疗。个案协调员与跨专业团队紧密配合，对协调出院计划有着重要作用。

作业治疗师是改善康复对象在日常活动和有意义的作业活动中表现的关键角色，对于一些影响作业表现的躯体神经肌肉骨骼功能受限/个人因素限制的基本问题，也可设计训练程序。重点需要放在功能活动的安全实施、日常生活活动的完成和工具性日常生活活动的表现。作业治疗师的具体角色将在后续节段具体讨论。

第 1 节 髋部骨折与置换

案例研究

Hernandez 夫人，第一部分

Hernandez 夫人是一位 70 岁的拉丁裔老太太，有三个小孙子。她在每周去锻炼 3 次的老年活动中心外发生了跌倒。她遭受了右髋的股骨颈骨折。跌倒后，由于骨性关节炎和退行性关节病，她的右髋疼痛持续加重，同时右腿的无力加剧也让她担心。她记得当她迈上活动中心的进门台阶时，因为她的右腿抬得不够高，被台阶绊住，她未能站稳，于是右髋着地跌倒了。她接受了前方入路的全髋关节置换微创手术，使骨折得以修复。活动禁忌包括禁止伸髋或交叉腿，也不能进行过度的右下肢负重。Hernandez 夫人平时非常活跃，每周参加 2 次游泳课，帮助她的女儿照料三个孩子，还在教会主持两个委员会。自从 5 年前她的丈夫去世之后，这些活动对她变得非常重要。它们为她带来目的感和与他人的连接感。Hernandez 夫人独居于一所公寓，住所有电梯。她女儿和孙子的住处离她有 15 分钟远的距离，他们经常来看她，并带她参加许多家庭活动。

由于功能活动和日常活动完成困难，Hernandez 夫人被转介来接受作业治疗。当被问到她的跌倒和随后的髋关节置换最困扰她的地方时，她回答说担心以后再也不能参与她如此热爱的游泳课，也不能开车去参加聚会和教会活动。这些都会使她依赖她的孩子和教会的朋友。她担心丧失她所珍视的独立性。她希望所接受的作业治疗能帮助她尽快重新驾驶，能让她尽可能保持独立，不增加任何人的负担。

思辨问题

1. 为了完善作业概况，作业治疗师还需要通过评估获得哪些其他的信息，以补充康复对象描述中已提供的部分？

2. 在教育 Hernandez 夫人安全地进行日常活动时，首先确定作业和表现技能的重要领域。

3. 在作业治疗师开始训练 Hernandez 夫人重新驾驶的能力前，应该先处理她的什么必备表现技能？

骨折的一般医疗处理

通常来说，当骨骼吸收张力、压力或剪切力的能力超负荷时，就会发生骨折[22]。骨折后即开始了愈合的过程。成骨细胞，一种来自骨骼的细胞，进行增殖以修复骨折区域。为了给这些细胞供氧以促进愈合，需要充足的血供。在术后愈合过程中，骨折部位可能被钢针、钢板、螺钉或钢丝等内固定器保护。有时还需要使用外展支架对髋关节进行额外的保护。根据骨科医生的要求，这种金属支架包绕骨盆并向下达到患侧大腿，

以防止活动,尤其是髋外展活动。其他类型的支架或石膏可能用于下肢其他部分的骨折(如膝关节固定支具,knee immobilizer)。骨折完全愈合可能需要数月时间。所需时间取决于康复对象的年龄、健康状况、营养状况,骨折部位和构型,骨骼的早期移位以及断端的血供。

骨折的病因学

创伤是骨折的主要原因。多数情况下创伤是因跌倒所致。光线不足、小块地毯、未标记的台阶都是环境中可能导致跌倒的危险因素。骨质疏松是一种导致骨量减少的典型骨病,尤其是椎体、股骨颈、肱骨和桡骨远端的骨量减少。由于骨骼变得疏松、脆弱,容易在跌倒或其他创伤性事件中发生骨折。病理性骨折可以发生在因患病或肿瘤生长而受损的骨骼,如骨髓炎或癌症骨转移[22]。

保守及手术治疗

骨折治疗的目标是帮助康复对象缓解疼痛,维持骨骼的良好序列,促进骨折愈合,并重建最佳功能。骨折复位意味着将骨折断端恢复正常的排列[22]。可以通过闭合过程(手法复位)或开放过程(外科手术)来完成。主治医生通过对移位的骨骼施力使其重新对位,从而实现闭合复位。根据骨折性质,复位或重整后通过石膏、支架、牵引或骨骼内固定器来维持。开放复位时,骨折部位需要手术暴露,使得骨折断端得以重排。骨折端以内固定器如钢针、螺钉、钢板、钢爪或钢杆等来维持序列。骨科医生可能还会采取石膏或支架进行进一步制动。闭合复位和开放复位内固定(open reduction and internal fixation,ORIF)后,在骨折愈合期间,必须保护其不受过度的力。因此,需要明确负重限制(weight-bearing restrictions)[22]。

负重限制有多种水平。主治医生需要根据所选取的手术技术和手术修复的稳定性,明确指出康复对象应该处于哪种水平。老年康复对象的上肢力量可能不足以支持其进行非负重训练。手术医生需要考虑到这一点,采用更稳定的(固定)方法,使康复对象可以使用患肢进行耐受下负重(weight bearing at tolerance,WBAT),从而避免上肢过度使用。随着骨折部位逐渐愈合、强化,负重限制应逐渐减少[15]。负重限制的水平如框40.1所列。

框40.1　负重限制

　　NWB(non-weight bearing)零负重,指患肢不能承受任何重量。

　　TTWB(toe-touch weight bearing)足趾负重,指站立时仅有足趾可以着地以提供一些平衡——90%的重量仍放在健侧。足趾负重时,康复对象可被引导想象其足下有一个鸡蛋。

　　PWB(partial weight bearing)部分负重,指患肢可以承受个体50%的体重。

　　WBAT(weight bearing at tolerance)耐受下负重,指康复对象可以决定其能放在患肢而又不引起功能受限性疼痛的重量。

　　FWB(full weight bearing)全负重,指康复对象的患肢可以承受100%的体重。

引自 Early MB: *Physical dysfunction: practical skills for the occupational therapy assistant*, St. Louis, 1998, Mosby.

髋部骨折的类型和处理

髋关节的解剖知识对于理解髋部骨折的医疗处理是十分必要的。可以在解剖和生理学参考教材上查询具体细节。图40.1及图40.2说明了正常髋关节和骨折的常见部位、方向(骨折线)。骨折的命名通常反映了其部位和受伤的严重性,并可能预示着需要用什么形式的医疗处理。举例来说,股骨颈骨折通常需要股骨颈稳定性治疗[50]。

股骨颈骨折

股骨颈骨折包括头下型、经颈型和基底型骨折,常见于60岁以上的成年人,尤其是女性。当患有骨质疏松时,即使是轻微的创伤或旋转力也可能导致骨折[35]。这一部位的骨折移位会伴随血供减少,疏松的骨骼不能承受金属固定器,以及覆盖骨骼的骨外膜薄弱等问题。手术治疗的类型取决于移位的程度和股骨头的血供,以及康复对象的年龄、健康状况和活动水平。

当骨折移位为轻至中度且血供完整时,常采取内固定或螺钉固定的方法(使用压力螺钉和钢板)。在主治医生许可下,康复对象通常可在术后1天开始部分离床活动。根据主治医生的医嘱,可能需要负重限制,并在骨折愈合期间至少使用助行器或拐杖辅助6~8周。若未实施保护措施或出现延迟愈合,负重限制可能需大于这一时限[50]。

在骨折移位严重,或股骨头血供不佳(缺血)、骨折不愈合(骨折部位愈合差,新骨未形成),以及退行性关节病情况下,手术切除股骨头,并植入内假体(简称假

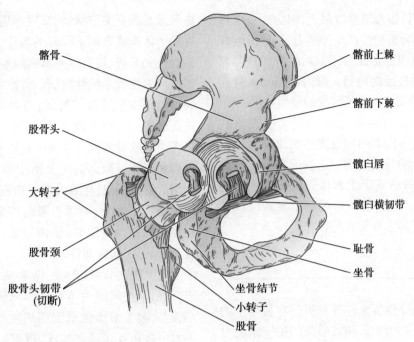

图 40.1　正常髋解剖（引自 Reese NB，Bandy WD：*Joint range of motion and muscle length testing*，ed 3，St. Louis，2017，Elsevier.）

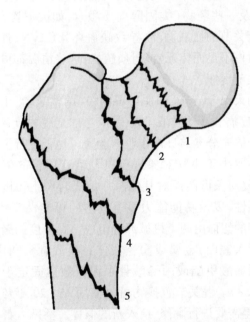

图 40.2　股骨骨折分型。1.头下型；2.经颈型；3.基底型；4.转子间型；5.转子下型（引自 Porter S，editor：*Tidy's physiotherapy*，ed 15.013，Churchill Livingstone，Elsevier.）

体）。这种关节置换被称为半极关节成形术（arthroplasty），常指半髋关节成形术[38,50]。数种金属假体可用于半髋关节成形术；每种都有不同的形状和优点以适应康复对象的身材。关节置换后，有时仍需进行负重限制。手术医生也可根据关节的完整性和康复对象预期的活动水平，选择进行全关节置换术。全髋关节置换可为那些活跃康复对象提供更高的满意度和更好

的功能结局[12]。根据半髋关节成形术或全髋关节成形术（置换术）所采取的手术方法，以及手术入路是后外侧还是前外侧入路，对髋关节体位摆放的具体保护措施需要进行严密观察，以防止脱位。这些保护措施与全髋关节置换的保护措施一致，将在本章稍后列出。半髋关节成形或全髋关节置换的康复对象通常能在主治医生的许可下在术后 1 天开始部分离床活动[38,50,56]。

转子间骨折

　　大转子和小转子之间发生的骨折属于囊外型骨折，位于髋关节的关节囊之外，其血供不受影响。与股骨颈骨折类似，转子间骨折通常发生于女性，但发病年龄略高。骨折通常由直接创伤或施加于转子的力量所致，如跌倒。推荐的治疗是开放复位内固定。使用钢爪或加压螺钉加侧钢板。移动时的负重限制需要根据手术医生的医嘱进行观察，直至 6~8 周，并在此期间逐渐增加患肢负重量[15]。若主治医生许可，康复对象在术后 1 天即可离床。

转子下骨折

　　发生在小转子下 2.54~5.08cm 的转子下骨折通常由于直接创伤所致，如跌倒、机动车交通事故或其他髋关节部位直接受创的情形。这类骨折占髋部骨折的10%~30%，最常见于年龄小于 60 岁的康复对象，或有严重骨量减少（明显的骨量丢失）并发生低速跌倒的老

年康复对象[43]。这类骨折修复难度最大,因为这一区域的肌肉附着点可能对骨折部位产生作用力,从而影响骨折愈合[17]。开放复位内固定是常用的治疗方法。可以采用钢爪和加长侧钢板或髓内钉。髓内钉被插入骨长轴的中央部分,帮助维持骨愈合所需要的适当对位。

在所有类型的髋部骨折中,医务人员需要观察和处理任何髋部骨折后可能影响康复进程和康复对象重获日常活动所需技能的后续问题。这些问题可以是机体对手术的反应,如骨折或手术部位周围软组织的创伤、水肿、挫伤[22,38,50]。这些组织可能对康复对象体验到的疼痛程度和不适感觉有很大的影响。

跌倒的预防

另一种老年人在跌倒所致髋部骨折后容易发生的问题是对跌倒的恐惧。老年人频繁的跌倒提示康复对象及其家庭成员功能减退的发生,后者可能导致在必需的、有用的作业活动中的独立性和表现改变。从心理学上说,频发跌倒的康复对象可能会恐惧独立性的丧失,并不让他人知晓跌倒的发生,或减少告知已发生的跌倒次数。恐惧跌倒也可导致老年人减少活动水平,以避免将自身置于社区中易跌倒的位置。他们待在熟悉的地方,发生社会隔离的风险增加,远期可导致力量和活动的进一步减退[60]。跨专业团队掌握康复对象跌倒史相关的所有信息和对跌倒潜在的负面心理反应是非常重要的。

作业治疗师可以与其他团队成员一起进行跌倒预防的教育和训练。作业治疗师可以教会康复对象适应策略,提供环境建议,探索社区资源,教会提高力量、移动和平衡的训练方法。物理治疗师也可通过治疗性训练和教育正确地使用适当的辅助器具行走进行跌倒的预防。提供以当地社区为基础的跌倒预防项目相关信息给康复对象及其家庭。这些项目通常在区域性的老年活动中心举行,包括以改善躯体结构和功能、减少跌倒风险为目的的教育和训练课程[16]。由 CDC 组织的预防老年事故、死亡和受伤(STEADI)项目是全面性跌倒预防项目的一种。医务人员和社区可以从 CDC 网站上获得相关材料和资源[16]。

髋关节置换

病因学与医疗处理

通过全髋关节置换术也称关节成形术或双极关节成形术来恢复关节活动、减轻疼痛,是因慢性疾病过程导致个体作业表现下降时的治疗方法。常见的例子包括骨性关节炎、退行性关节病或类风湿关节炎,以及其他类风湿性和系统性疾病。骨性关节炎和退行性关节病可能在中年时自然发展,随着关节的正常老龄化加速而进展。退行性改变也可由于创伤、先天性畸形或损害关节软骨的疾病导致。负重的关节,如髋、膝和腰椎容易受累。髋部的关节面中央软骨发生丢失,髋臼周围的骨赘形成,导致关节不协调。疼痛在骨骼、滑膜或纤维囊产生,或来源于肌肉痉挛。当髋关节活动引发疼痛和活动受限时,肌肉短缩,导致髋关节屈曲、内收和内旋,引起疼痛性跛行[45]。

类风湿关节炎(RA)(见第 38 章)可能使髋关节受累,但由于类风湿关节炎在影响躯体大关节前先累及小关节,髋关节通常直到疾病晚期才会受累。关节镜手术可以在疾病早期实施,以限制关节和肌腱组织的纤维化损伤[22]。然而,一旦发生了明显的关节受损,髋关节置换可能是唯一的选择。其他疾病(如狼疮和癌症)以及一些药物(类固醇皮质激素,如泼尼松)可能影响髋关节的血液循环,导致缺血坏死(AVN,骨细胞由于血供不足而坏死)或骨质疏松;这些情况都可能导致髋关节疼痛[45]。

如果保守治疗(如注射可的松、调整活动、止痛药物)对疼痛和活动受限无效,就应考虑全髋关节置换以重建个体充分参与日常作业的能力。是否进行全髋关节置换取决于康复对象进行康复治疗项目的依从能力,康复对象可能面对其他医疗情况时产生积极结果的可能性,以及功能能力显著改善的可能性[38,39]。这种类型的假体由两个机械部分组成。高密度的聚乙烯窝被置入髋臼,金属或陶瓷假体替换股骨头和颈部。甲基丙烯酸甲酯或丙烯酸骨水泥将假体固定于骨骼(图 40.3)。髋关节置换物可以使用 15~20 年乃至更长,直至需要进行翻修、植入新的假体。活跃人群的髋假体磨损更严重,可能比不活跃人群更早需要进行翻修。年轻时接受髋关节置换术的人可能多年后需要进行翻修手术[37]。

为了选择提供康复对象最佳稳定性、减少并发症发生的技术,可以采取不同的手术策略。具体入路取决于骨科医生的手术技能或技巧,关节受累的严重程度,康复对象髋关节的解剖和生物力学结构,以及髋关节既往手术的病史[13,50]。主要有两种入路,前方入路和后方入路,表明手术医生打开髋关节进行置换的方向。这两种技术都可能因为涉及髋周肌肉而发生较大

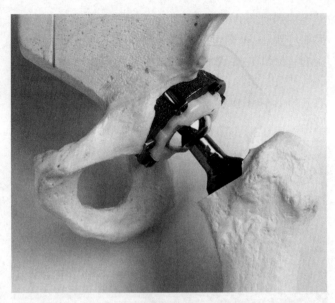

图 40.3　髋关节假体（引自 Black J, Hawks J: *Medical surgical nursing: clinical management for positive outcomes*, ed 8, St. Louis, 2009, Elsevier）

或较小程度的调整。手术时必须分离的肌肉不能在术后再支持这个关节。这会导致某些方向活动的不稳定性。若采用前外侧入路手术方式（anterolateral approach），术后康复对象会在外旋、内收和伸展患髋时出现不稳，通常在术后 6～8 周内必须注意观察这些保护措施，禁止这类活动。这种术式下也可能需要禁止髋外展。作业治疗师需要仔细了解手术医生的术后医嘱，这一点非常重要。若使用后外侧入路手术方式（posterolateral approach），术后康复对象主要会在屈髋时不稳定，需要在 6～8 周内禁止将患髋屈曲超过特定角度（通常是 90°），并且不要内旋或内收患肢。如果在肌肉和软组织愈合阶段不能执行这些髋部保护措施（hip precautions），可能导致髋关节脱位（框 40.2）。

框 40.2　髋关节保护措施

后外侧入路
- 髋屈曲不得大于 90°
- 不得内旋
- 不得内收（腿或足交叉）

前外侧入路
- 不得外旋
- 不得内收（腿或足交叉）
- 不得伸髋

引自 Early MB: *Physical dysfunction: practical skills for the occupational therapy assistant*, St. Louis, 1998, Mosby.

对于较年轻的人群，一些手术医生可能选择采用混合技术置换髋关节，不用骨水泥髋臼，但使用骨水泥股骨头。在这类情况下[17]，使用生物固定材料（骨长入而非骨水泥）保证了假体的安全性。这可以增加假体界面的固定强度，并降低假体松动的可能性。换而言之，新生骨会长入假体的开口，确保假体和骨骼的连接。这种非骨水泥的方法可以用于假体的两个部分。术后的保护措施与前方或后方入路髋关节置换术的保护措施一致，但后者还需额外注意限制负重[38]。

许多骨科医生使用微创技术（minimally invasive technique）来实施后外侧入路和前方入路的髋关节置换。这种技术减少了对肌肉和软组织结构的创伤，有助于加快修复。传统的后外侧入路手术技术需要较长的手术切口（约 25.4cm），并分离肌肉，以进入髋关节。采用微创技术时，只需要两个约 5cm 长的切口，不需分离肌肉。正因为没有分离肌肉，髋关节在愈合阶段更能保持稳定位置。同样，对于前方入路，将髋关节置于过伸位，在髋关节前方实施小的垂直切口。除了修复更快，这种特别的技术能最大程度减少脱位和术后跛行[46,50]。微创技术并不适用于所有的全髋关节置换或关节成形术。那些有严重髋关节损伤的人，或有解剖、生物力学禁忌证的人，仍需要传统的手术方式。接受微创技术手术的人，也需要根据后外侧入路或前外侧入路明确髋关节保护措施[55]。

为了强化作业表现中髋关节保护措施的恰当应用，并指导干预和出院计划，作业治疗师必须了解已实施的手术类型。举例来说，接受微创技术下全髋关节置换的人在术后可能比接受传统手术方式的人能耐受更多活动。全髋关节置换的康复对象通常在手术当天或术后第 1 天开始离床活动。

髋关节表面置换术是另一种修复损伤、疼痛的髋关节的方法。这种技术使用较少，较之全髋关节置换，其有效性仅有混合性的证据，是全髋关节置换的变种[45]。髋关节表面置换术专为较年轻的康复对象而设计，能为后期需要进行的全髋关节置换保留更多骨骼。股骨头的关节面被重新塑形，并安装上金属壳。髋臼腔也被金属杯或窝覆盖。两者皆由甲基丙烯酸甲酯（丙烯酸骨水泥）固定。这种技术保留了股骨头和股骨颈。采用这种技术时，不需进行负重限制[18,45]。

总之，作业治疗师在对髋关节置换术后康复对象进行评估和康复对象干预前，必须了解手术方式、活动保护措施和负重限制。不同技术的负重限制在负重量和负重时间长短上有所区别，骨科医生将会明确指出这些限制。助行器，通常是助行架或拐杖，也是髋关节愈合和肌肉逐渐加强的过程当中所需要的，至少使用 1 个月。作业治疗师有责任与跨专业团队一起工作，教育康复对象关于髋关节的保护措施和限制,使得手术后的恢复能良好进行,而不发生如脱位一类的不良事件。脱位的关节需要再次手术进行修复。在恢复阶段,要实施完成日常任务的策略,以促进康复对象尽可能保留其独立性,同时确保髋关节的保护措施和负重限制。

髋关节置换的特殊考虑

患有关节改变所致疼痛的人们可能同时有多个关节受累(如:双膝或双髋、双肩)。康复对象会倾向于在一次住院中完成双侧的髋关节置换,两侧手术中间间隔数天,这种情况在膝关节置换中更为频繁。这会使康复过程变得更加复杂,因为个体不能在行走、由坐到站转移,以及进行日常作业时依赖非手术侧的下肢。

作业治疗人员需要清楚在康复对象手术过程中的特殊问题和并发症,并向主治医生明确保护措施或风险。手术医生可能会根据康复对象的特殊情况、手术方式或术后情况进行具体建议。常见并发症可能在术后数天或数月发生,如髋关节脱位,假体部件退化,植入物旁骨折,假体部分松动,以及术后关节感染。在术后可能发生髋关节脱位的高风险康复对象可使用外展支架制动髋关节[22]。这个支架将会增加日常任务表现的活动限制。假体部件磨损、骨折和偶尔发生的脱位都需要手术修复。此外,髋关节置换的康复对象需要在未来接受修复治疗或手术时预防性服用抗生素,以预防关节置换部位的感染[47]。植入的金属和塑料部分使得该区域更易发生感染。髋关节置换后的康复对象需要在余生做好这些长期情况的管理。

术后疼痛通常使用药物治疗,如硬膜外或关节周围麻醉、镇痛泵、口服麻醉剂或阿片类药物,或外周神经阻滞剂,对不同个体的不良反应和有效性将会不同。疼痛可能由于软组织的创伤、髋关节周围水肿导致的切口压力增加或不恰当的体位导致。许多医院将疼痛管理整合到关节置换项目中,康复对象可以接受规律、及时的止痛药物治疗,以实现他们康复过程中最佳的恢复和参与。其他类型的疼痛管理方式可以由康复医疗人员实施,包括使用浅表冷疗、转移过程中恰当的体位摆放以及掌握活动与休息间的平衡。

医疗设备

作业治疗从业人员需要熟悉以下在髋部骨折和全髋关节置换治疗中经常使用的设备:

引流袋:手术期间会在手术区域置入引流管,以促进术后的血液引流。它会收集这一区域的引流物,并

可连接到便携的吸引装置上。这一单元在任何活动时都不可断开,否则可能导致系统的阻断。引流袋通常在术后保留 1~2 天。

外展楔形枕:康复对象在仰卧位时使用大的或小的三角形泡沫楔形枕(图 40.4),以保持下肢处于外展位。

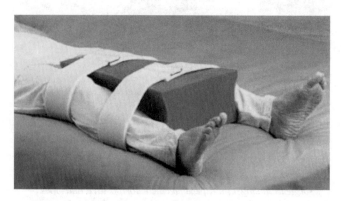

图 40.4 外展楔形枕(Courtesy Performance Health, Warrenville, IL.)

平衡悬吊:这是由骨科技术人员制作和安装的设备,在术后使用 3 天左右。它能通过滑轮系统末端使用的砝码来平衡抬高的肢体的重量。其目的是在术后早期支持受累肢体。康复对象的腿只能在训练时从此设备中取出[50]。

靠背轮椅:有可调节靠背角度的轮椅,能保证康复对象在坐位时因为屈髋禁忌而处于躺卧位置。

坐便椅:使用坐便椅而非常规的如厕辅助器具进行安全的转移,康复对象可观察髋关节屈曲是否在预警范围内。

序贯加压装置(sequential compression devices, SCDs):序贯加压装置在术后用于降低深静脉血栓的风险。它们是可充气的外穿腿套,为下肢提供间断的空气压力[22]。

防血栓袜:这是穿到大腿高度的弹性袜子,全天 24 小时穿着,只在沐浴时脱去。其目的是促进循环、预防水肿,从而减少深静脉血栓的发生[22]。

自控管理静脉装置:康复对象自控麻醉(patient-controlled analgesia, PCA)通过静脉装置实施;康复对象自控硬膜外麻醉(patient-controlled epidural analgesia, PCEA)通过硬膜外管道实施。主治医生和护理人员处方的药物可以程序化给药,使得康复对象可以通过按压按钮注射安全剂量的止痛药物,从而自行控制。当剂量达到阈值时,即使再按压按钮,机器也不会继续给药。

诱发式肺量计：这种便携式呼吸装置用于促进深呼吸，预防术后肺炎的发生。

作业治疗在髋部骨折或髋关节置换康复对象中的角色

在髋关节置换或髋部骨折的手术修复之后，作业治疗常在康复对象可以开始离床时启动，通常是手术当天或术后第 1 天。具体实施时间取决于康复对象的年龄和一般健康状况，以及手术情况和涉及的并发症。在开始躯体评估前，重要的是介绍和解释作业治疗的角色，并完成作业概况。这份作业概况包括收集康复对象作业历史相关的信息，术前在日常生活活动（ADLs）和工具性日常生活活动（IADLs）中的功能状态，表现背景的描述（如家庭环境和可获得的社会支持），以及康复对象的目标。作业治疗的目标是帮助康复对象最大化日常作业活动中的表现技能，并注意落实所有活动的保护措施。作业治疗师和助理的角色是教会康复对象安全完成日常作业活动的方法和策略。

评估与干预

作业治疗师的角色是承担完成评估的责任，包括进行所需的任何评定。除了作业概况外，手术相关社会心理因素以及手术对于康复对象生活方式的影响也要通过访谈的方式进行评估。基本的躯体评定对确定与手术无关的躯体受限是否会阻碍功能独立性是非常必要的。表现技能和个人因素，如上肢关节活动度、肌力、感觉、协调、认知技能状态都要在功能评估前进行评定，因为这些因素可能影响康复对象充分参与到康复项目中的能力。评估日常生活活动，工具性日常生活活动和功能性移动对临床思维和整体干预计划都是必需的。在评估过程中，观察和记录任何休息或活动时出现的疼痛、恐惧症状也是很重要的。

基于评估结果和深入的临床思维，作业治疗师制订功能活动的干预程序，以帮助康复对象逐渐重获参与有意义的作业活动中某些领域的能力和技能。治疗师向康复对象介绍和培训辅助器具的使用，恰当的转移技巧，ADL 和 IADL 技巧，同时注意保持髋关节活动和负重限制的保护措施。作业治疗助理在这一训练方面可能发挥更大的作用。作业治疗师和作业治疗助理都参与到拟定治疗计划、文书记录以及出院计划（包括设备推荐和家居训练项目）中。

康复对象教育

虽然髋部骨折不是预期发生的，但髋关节置换通常是按计划、按期进行的。作业治疗师通常对有骨折风险和计划接受髋关节置换的康复对象进行教育课程。如本章前面所述，对于那些有跌倒风险的人来说，参加跌倒预防课程是明智的选择。课程的话题可能包括家居改造（如：移除小块地毯、电话线和杂乱的物品），安全转移的技巧，使用公共交通设施，社区活动技巧。那些可能接受全髋关节置换的康复对象能在术前从这样的课程中受益，这些课程会解释手术过程和保护措施，介绍辅助器具，描述治疗过程，阐述常规的恢复时间，以便康复对象能做充分的准备。

作业参与中的特殊训练技巧

一些常用的辅助器具对于许多髋部骨折或髋关节置换的人来说都是有用的（图 40.5）。这些有用的辅助器具或改良的辅具包括穿衣杆、穿袜器、长柄海绵、长柄鞋拔、取物器、弹力鞋带、抬腿带、加高的马桶或坐便椅、三合一坐便器，以及淋浴椅或凳。助行包对使用助行器并需要携带小型物品从一处去另一处的人很有帮助。作业治疗诊所应该有这些器具的样品，以供康复对象在干预期间使用。

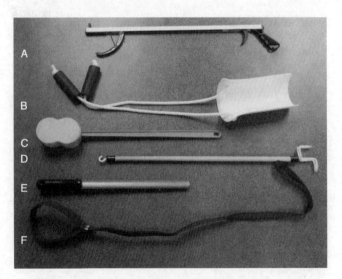

图 40.5　日常生活辅助器具。A.取物器；B. 穿袜器；C. 长柄海绵；D. 穿衣杆；E. 长柄鞋拔；F. 抬腿器

以下节段中列出的训练过程适用于髋部骨折和不同类型的髋关节置换。髋关节不稳定体位对于髋关节置换特定类型的手术方式是非常重要并需要牢记的。对后外侧入路（传统或微创方式），不稳定体位包括内收、内旋和屈曲超过 90°。对前外侧入路（传统或微创

方式),不稳定体位包括内收、外旋和后伸。

床上活动

仰卧位时推荐在床上使用外展楔形枕(图40.4)或枕头维持体位。若康复对象以侧卧位睡眠,在耐受的前提下推荐向手术侧卧位。当向非手术侧卧时,康复对象必须使用外展楔形枕或大的枕头支撑手术的肢体,保持腿部外展,避免髋内收和旋转。尽管早期向非手术侧移动更易实施保护措施,也要指导康复对象从双侧离床。要给予康复对象细致的指导,避免内收超过中线。确定康复对象在家中的床铺的类型和高度也非常重要。早期上床和下床时,康复对象可能使用抬腿带帮助术侧肢体从一个表面向另一个表面移动。一

些康复对象床上可能会有安置在头顶的吊架杆以协助其床上移动。帮助康复对象远离这类用具非常重要,因为他或她的家中不太可能有这种设施。

最好的从仰卧位向床边坐位转移的过程是让康复对象双肘支撑,随后将下肢向床边小幅度移动,再移动躯干和上肢(图40.6)。康复对象在能将下肢垂到床外、并支撑躯干至坐位前,应当逐渐学会使用这种方式。后方入路的髋关节置换术后,作业治疗师应观察康复对象的坐位情况,以确保康复对象没有将髋关节屈曲超过90度。如有超过,康复对象应伸展他的膝关节,以便减少髋关节的屈曲,扩大髋关节角度,以避免产生禁忌事项。

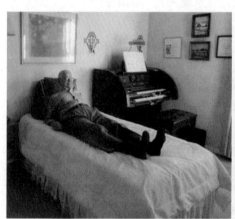 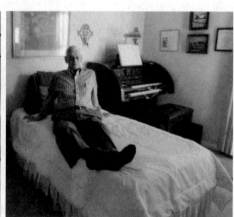 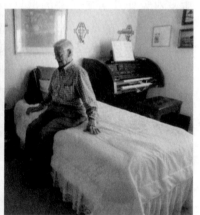

图40.6　床上活动

转移

对于康复对象来说,在尝试移动之前,观察恰当的转移技巧总是非常有用的。

> **OT 实践要点**
>
> 一种帮助作业治疗师理解在愈合过程中保持恰当的髋关节姿势的作用的方法是在髋关节屈曲90度时,在他或她自己的髋关节上绑上角度计,并尝试进行下面所列的转移活动。治疗师会很快发现在功能活动中保持恰当的髋关节姿势的难度!

座椅

推荐使用坚固的带扶手的座椅。要完成站到坐的转移,要指引康复对象背对座椅,将术侧下肢前伸,双手向后扶住扶手,缓慢降低到坐位。对后外侧入路的康复对象,需要注意不要在坐下时向前倾(图40.7)。站起来时,康复对象将术侧肢体伸展,用力推扶手。站起来后,康复对象可以伸手取移动辅助器具,如助行器。鉴于后外侧入路的屈髋禁忌事项,康复对象应该

坐在座椅前部并向后靠(图40.7)。结实的坐垫或毯子可以用于增加座椅的高度,对于身高较高的康复对象尤其有用。矮的座椅、软的座椅、躺椅以及摇椅都不应使用[1]。

坐便器

带扶手的三合一坐便器可以在医院和家中使用(图40.7)。对于后外侧入路的康复对象,坐便器的高度和角度可以进行调节,使得前腿能比后腿低一档,这样康复对象在坐下时不会超过髋关节屈曲角度的预警值。前外侧入路的康复对象出院时其髋关节活动度可能足以安全使用标准的座椅。所有的康复对象都应在坐位从腿间擦拭或在标准姿势下从后向前擦拭,并注意避免髋关节向前屈曲超过90度,或髋关节旋转。康复对象站起后,跨步转身面向马桶后再冲水,从而避免髋关节旋转[1]。可以考虑在家中安装舒适高度的座椅(座高43cm)作为永久改造的设施,使如厕的转移更加容易。

淋浴间

地板防滑条或背胶防滑垫推荐用于所有的淋浴间

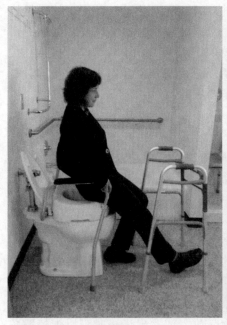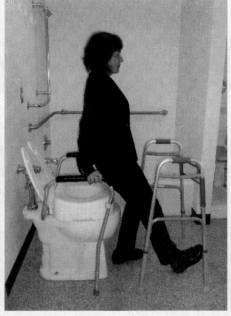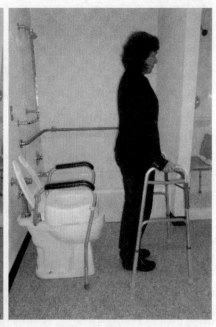

图 40.7 座椅/坐便器转移技巧。康复对象的右髋进行了髋关节置换。坐位时及从座椅/坐便器上站起时,使用非术侧下肢负重

和浴缸。当康复对象进入淋浴间时,助行架或拐杖先进入,然后是术侧肢体(若不允许康复对象进行主动髋外展活动时,应注意避免),随后是健侧肢体。强烈建议安装配有可调节椅腿的洗澡椅或高脚凳以及拉手,以避免康复对象失去平衡,并维持负重限制的保护措施。另一可选的进入洗澡间的方法是背对淋浴间的边缘,使用助行架保持平衡,随后目视脚下和淋浴间边缘以确保安全,步入淋浴间。

浴缸(没有淋浴门)

康复对象应禁止坐在浴缸底部进行洗浴。这个动作会将康复对象置于导致损伤关节再次损害和其他类型创伤的严重风险中。强烈推荐使用浴缸椅或浴缸转移凳来保证髋关节的保护措施。指导康复对象背对浴缸椅或凳,使用助行器或拐杖支撑,随后伸手够到靠背,前伸术侧下肢,慢慢降低体位到坐位。然后向后靠,将腿抬入浴缸,必要时使用抬腿带或浴巾支撑术侧肢体。手持式淋浴有助于引导水流,完成有效而舒适的沐浴。坐在水槽边的海绵擦身浴也是可选的活动[1],推荐使用长柄海绵或取物器,以避免洗下肢时出现髋关节屈曲。

汽车

应避免小汽车上的凹背座椅。指导康复对象使用辅助器具将前排乘客座椅尽可能向后移动,并将靠背放倒,以便观察屈髋的保护措施。指导康复对象背向汽车,靠在汽车的稳定部位,将术侧下肢伸展,慢慢坐进车内。记住向后靠,随后将臀部滑向驾驶座。上半身和下肢作为整体移动,转向前方。必要时在座椅中使用结实的枕头增加座位高度。应避免长时间在车内处于坐位。如果向前排座椅转移有困难,对四门汽车来说,也可选择向后排座椅转移。康复对象应背向座椅,伸展术侧下肢,慢慢坐入车内。随后向后滑,以便术侧下肢能够放在座位上并得到充分支撑。康复对象在骨科医生同意前不能再次开始驾驶,即使术侧下肢不是控制车辆需要的下肢。某些止痛药物可能使驾驶变得不安全。

穿脱下半身衣物

指导康复对象坐入扶手椅中或床的边缘,以便开始穿衣活动。指导康复对象在穿衣时避免髋关节屈曲、内收、旋转或交叉腿。康复对象必须避免将术侧下肢与非术侧下肢在踝关节或膝关节处交叉。必要时使用辅助器具进行保护措施(图 40.5)。为了保持髋关节的安全,康复对象使用取物器或穿衣杆来穿着和脱下裤子和鞋。对于裤子和内衣,先穿术侧下肢,用取物器或穿衣杆将裤子从足部向膝关节处提。使用穿袜器穿戴袜子或及膝袜,取物器或穿衣杆来脱下袜子。也可提供取物器、弹力鞋带和长柄鞋拔[1]。作业治疗师或作业治疗助理需要谨慎讨论康复对象的穿衣选项,以降低穿衣难度。例如使用适当的改良辅具后,鞋底防滑的懒人鞋就可能比带弹力鞋带的球鞋更容易穿着。

下半身沐浴

在转移的节段中,描述了进出淋浴间或浴缸的正

确方法。除非主治医生指明淋浴的安全性,否则只能进行水槽边的海绵擦身浴。许多手术医生都会在切口上使用防水的绷带,保护创面不受感染,因此在切口愈合前康复对象就可进行淋浴。对那些在恢复期早期就被允许进行淋浴的康复对象,应非常小心。止痛药和麻醉剂的影响都可能使康复对象在长时间站立或坐下时出现困倦。需要严密监督康复对象。这时,海绵擦身浴可能仍是安全的选择。使用长柄洗澡海绵或背刷能安全地洗下肢和足部。带绳香皂可以预防香皂滑落,将毛巾缠在取物器上可以擦干下肢。当获得淋浴许可后,推荐使用手持式淋浴喷头,引导水流完成舒适的淋浴。

洗头

在获得淋浴许可前,指导康复对象在帮助下洗头。可以请协助者在康复对象仰卧时帮助清洗头发,并使用枕头进行后背支撑,用水桶或盆接住从水罐中倒出的洗头水。另一种方法是让康复对象坐下、背对水槽,向后靠并将头放置在水槽上方,由协助者清洗头发。在康复对象能够独立洗头前,也可以去美发沙龙。如

果不能获取任何协助,康复对象可站在厨房的水槽边用手持式喷头洗头,并注意随时避免髋关节的禁忌事项。由于在厨房的水槽边可以向前弯腰同时保持髋关节屈曲小于 90 度,大多数康复对象都可以使用这种方法观察髋关节的防护措施。

家务活动

康复对象应当首先避免过多的家务活动,如吸尘、搬抬和铺床。治疗可从厨房活动开始,给予建议保持常用物品置于台面或易取得处。康复对象可以使用围裙或大口袋移动物品,在台面滑动它们,使用小推车,在助行器上挂上小篮子或袋子,或在腰间挂上腰包。使用取物器取橱柜低处的物品或从地上拾物(图40.8)。冰箱中的物品应该放置在上层,只有较轻的可以使用取物器拿取的物品放置在下层。进行烹饪活动时,推荐康复对象使用炉头或微波炉而非将物品放入烤箱,因为在将物品放入或拿出烤箱时难以维持髋关节的安全范围。洗碗应在水槽内进行或仅使用自动洗碗机的顶层。作业治疗实践者还应指导康复对象在进行工具性日常生活活动时的相关节能技术。

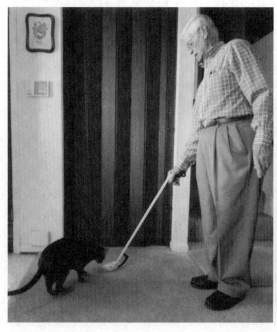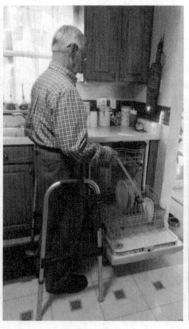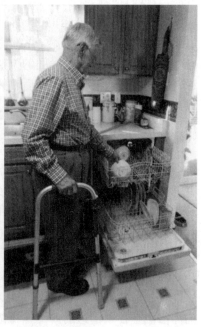

图 40.8　功能活动

性活动

髋部骨折或髋关节置换的人难以用习惯的方式完成性活动。推荐他们根据主治医生的建议暂时停止性活动数周,以便根据他们的情况维持安全的活动范围[38]。然而,作业治疗师必须营造舒适的氛围,使康复对象感到舒适,以便询问私人问题。治疗师可以以开

放的态度询问,并认识到性活动是重要且有意义的日常生活活动。对髋关节置换的康复对象,在他们得到进行性活动的许可后,治疗师可建议他们以非术侧肢体侧卧位进行性活动。通过膝间垫枕保持髋关节的外展位置。为了防止仰卧位时髋关节的过度外旋,康复对象可以在膝下垫枕[38]。在解决这类私人问题时,纸

质版的信息和示意图是有用的。康复对象可以与他或她的伴侣一起，私下阅读这些信息。

照顾者训练

家人、朋友或照顾者应该参与作业治疗干预环节，以便他们的所有问题都能得到回答。此时应针对活动的保护措施给予适当的监督建议和指导，以便他们充分了解髋关节安全措施的影响，鼓励照顾者也进行适应性活动的训练。髋部骨折和全髋关节置换手术的指导手册可以从美国作业治疗学会购得，作为补充训练[1]。

作业治疗干预的依据

一些研究评估了作业治疗干预对于髋关节置换和髋部骨折的效果。Mikkelsen 和同事将宽松式（不太严格的）髋关节后方安全措施加辅助器具的结果与严格的活动保护措施加辅助器具下的结果进行对比[40]。结果发现起初严格执行活动保护措施组的康复对象功能较好，但 6 周后两组并无差别。然而，宽松式保护措施组的康复对象重返工作的概率更高。本研究中两组康复对象都接受了适当的使用辅助器具进行日常活动的培训。治疗师仍应确保在髋关节保护措施上遵从手术医生的指导[40]。

Sirkka 和 Branholm 调查了 29 名发生髋部骨折的瑞典老年人的生活满意度。参与者报告他们在髋部骨折后参与兴趣活动和社交活动的能力明显下降，并认为这些活动比自我照顾活动更加重要[57]。Elinge 和同事同时也发现对于髋部骨折的老年人来说，社交互动较作业的其他领域所受的影响更大。治疗师可以利用这些研究结果处理作业的各个领域的问题，而非仅仅是 ADL[26]。通过设计一种以康复对象病前的表现类型及情感和社交需求为目标的干预措施，治疗师可以在康复对象对躯体受限的社会心理调适和促进其重新参与有意义的活动方面发挥关键的作用。

案例研究

Hernandez 夫人，第二部分

1. 为了完善作业概况，作业治疗师还需要通过评估获得哪些其他的信息，以补充康复对象描述中已提供的部分？

Hernandez 夫人的作业概况表明，她认为自己有多重有意义的角色：祖母、教会成员、游泳者。她看起来很重视独立。她不仅和女儿及其家庭一起活动，也有兴趣爱好以个人身份参与的活动。支持性背景因素包括可接近的家庭，住在附近并将她带入许多与孩子一起的活动的女儿，可以给她提供一些帮助的教友。非支持性背景因素包括不能再去游泳池，以及她独居的事实。从 Hernandez 夫人处获得的对作业概况可能有用的其他信息还包括但不限于家居环境中的家具和其他物品安排的具体信息，她的女儿有多愿意帮助她满足其需求或女儿是否已准备好在一些 IADL 方面给予协助，影响目前的治疗计划或导致再次跌倒的既往手术或疾病史，跌倒史，设备或已完成的家居改造。这些信息有助于作业治疗师进行出院计划和推荐具体的设备。

2. 在教育 Hernandez 夫人安全地进行日常活动时，首先确定作业和表现技能的重要领域。

在训练 Hernandez 夫人安全地进行包括驾驶在内的日常活动前，必须评估的个人因素包括肌力、关节活动度、感觉、认知、协调和疼痛。这些因素可能影响她实现 ADLs 和 IADLs 最大独立性所需的参与和学习必备表现技能的程度。作业治疗师必须确保 Hernandez 夫人理解髋关节的保护措施，并能记住这些事项。作业治疗师还需要处理她移动自己上下床和完成如厕功能并同时兼顾髋部保护措施的能力。这些必备技能能帮助她为更高级的技能如穿衣、洗澡、驾驶、家务活动做好准备。由于她一个人居住，她需要能够独立完成所有的 ADLs 和 IADLs 活动。治疗师应该确保首先处理这些必备技能，并帮助 Hernandez 夫人进行更复杂的 ADL 任务，以提升她重回家庭的信心和回归平常的日常作业及表现模式中。

3. 在作业治疗师开始训练 Hernandez 夫人重新驾驶的能力前，应该先处理她的什么必备表现技能？

由于驾驶能让 Hernandez 夫人上游泳课、参加教会聚会，到达女儿的家，因此应列为首要解决的问题，而且她清楚地说明这件事是最重要的。Hernandez 夫人在考虑再次驾驶前，应该在其他类型的转移上表现出相对独立性，尤其是汽车转移。重要的是她在继续驾驶活动前必须得到主治医生或手术医生的医疗许可。作业治疗师可以协助她明确在重新驾驶前可获得的其他社区活动资源，并完成与驾驶直接相关的其他评估，如模拟驾驶评估。

第 2 节　膝关节置换

病因学和医疗处理

50 岁以上人群的影响移动能力和功能表现的膝关节疼痛往往由骨关节炎引起，事实上，这种膝关节疼痛大多源于膝关节骨性关节炎或退行性关节病，创伤或损伤，或风湿性疾病，并可能因为肥胖或衰老加重。若保守治疗失败，为了缓解疼痛、增加活动、维持膝关节的力线和稳定，个体可能会选择行膝关节置换手术。作业表现提高了达到预期结果的可能性。和功能丧失是一些人选择膝关节置换的主要原因[42]。

膝关节置换过程包括切除损坏的骨(最小截骨量)和植入新的关节假体部件[61]。根据膝关节损伤的严重程度和区域,采用不同类型的假体(图40.9和图40.10)。股骨和胫骨之间出现内侧或外侧间室损伤时,需行膝关节部分或单髁置换术(partial or unicompartmental knee arthroplasty,UKA)。UKA常使用微创技术,使术后膝关节更快获得更好的屈曲角度(达到90°)[51]。由于破坏的关节韧带和结构有限,立刻就能获得稳定性的提高[44]。

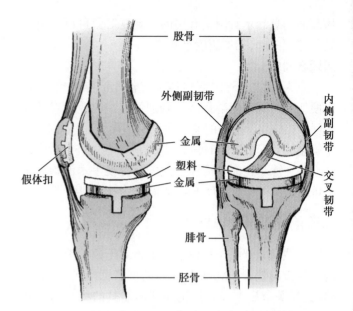

图40.10　全膝关节置换。假体的金属面覆盖在股骨远端和胫骨平台。聚乙烯塑料(塑料)负重面覆盖在两个金属表面之间。用一个聚乙烯扣置换髌骨。保留内侧副韧带(medial collateral ligament,MCL),外侧副韧带(lateral collateral ligament,LCL)和交叉韧带(cruciate ligaments,CL)(引自 Early MB:Physical dysfunction:practical skills for the occupational therapy assistant,ed 3,St. Louis,2013,Mosby;修改自 Calliet R:Knee pain and instability,ed 3,Philadephia,1992,FA Davis.)

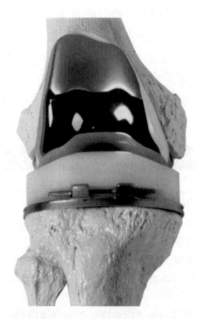

图40.9　膝关节假体(引自 Black J,Hawks J:Medical surgical nursing:clinical management for positive outcomes,ed 8,St.Louis,2009,Elsevier.)

当膝关节的两个或更多间室受损时,需要进行全膝关节置换或称全膝关节成形术(total knee arthroplasty,TKA)。不同假体装置的选择取决于康复对象的医疗状况和活动表现[36]。固定负重假体只能允许膝关节屈伸,因为聚乙烯胫骨植入物被锁定在胫骨托内[54]。旋转平台假体或移动负重假体由于胫骨部分没有锁定,通常允许膝关节处的轻微旋转。这种假体允许膝关节有更多的正常功能,但机械损伤的风险也更高[54]。旋转平台多用于年轻人、活跃人群或女性,后者往往比男性需要更多的膝关节旋转度[31]。这两种假体通常都可以降低疼痛,增加功能性活动,提高退行性膝关节疾患个体的生活质量。这些假体可以用各种不同的手术技术安装,如微创技术。微创技术较少损伤股四头肌肌腱和内侧副韧带,可以提高膝关节活动度,促进术后恢复[59]。假体可以用骨水泥粘合

在骨上或者不粘合。使用粘合假体的康复对象通常能够耐受手术侧下肢负重。对于未粘合假体的康复对象,早期常常要避免或限制负重。是否选择使用骨水泥将假体固定在位由手术医生决定。然而,只有康复对象不存在其他会减缓骨骼生长的健康问题时,才能不使用骨水泥粘合。这些问题会延长限制负重的时间阶段。

主治医生同意后,在适当的辅助或监督下,康复对象通常在术后第一天开始离床活动。为了更好地稳定性也可以使用步行设备,如助行器或拐杖。如果术后膝关节因为任何原因而不稳定,医生可以使用一个膝关节固定器或其他支具来保护膝关节的对线(图40.11)。术后12周以内康复对象应避免膝关节过度旋转。膝关节屈伸通常没有限制。事实上,维持膝关节的活动对于确保愈合期间足够的活动以及恢复正常的运动和功能非常重要[14,25,38,50]。虽然很少证据证明持续被动活动(CPM)仪器的长期效果,但为了提高功能性活动度、减少术后水肿,一些外科医生仍然建议使用持续被动活动仪器来进行缓慢可控的活动[7,10,25]。

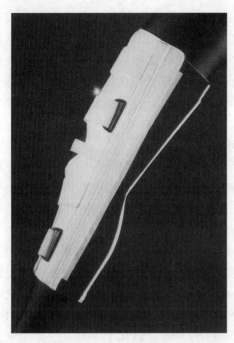

图 40.11　在移动中使用一个膝关节固定器来支撑和稳定膝关节(引自 lgnatavicius D,Workman ML:Medical-surgical nursing:patient-centered collaborative care,ed 8,St. Louis,2016,Elsevier.)

膝关节置换的特殊考虑

与髋关节置换一样,因关节疾患导致疼痛逐渐加剧的康复对象可能有多关节受累(例如双膝关节)。一些康复对象选择在住院期间同时进行双侧关节置换,接受一次手术或 3~7 天内分开进行两次手术。由于个体不能在行走、坐位-站位转移,以及进行日常作业时依赖非手术侧的下肢,这会使康复过程变得更加复杂。然而,在双侧膝关节都受影响的情况下,这样可以避免额外的住院治疗。骨科医生应该与康复对象讨论这些选项来确定出最适合的做法。

对于作业治疗从业者来说,重要的是意识到在康复对象手术中会出现的合并症或特殊过程,并与医生一起核查预防措施或风险。外科医生根据康复对象的特殊情况、所采用的手术过程或术后的关注点,来制订特别的建议。常见的合并症包括假体脱位、部分退化、植入部分邻近部位骨折、假体部分松动和术后关节感染[22]。

相较全髋关节置换,全膝关节置换的一些康复对象主诉术后疼痛更为明显。尽管副作用和有效性因康复对象个体而异,但术后疼痛还是经常用药物来治疗,例如硬膜外的或关节周围麻醉、康复对象自控镇痛泵、口服止痛药或阿片类药物,或外周神经阻滞剂[27]。康复专业人员可使用其他控制疼痛的方法,包括表面冷疗方式的使用,转移过程中适当的体位摆放,医生许可下在治疗后使用连续被动活动(CPM)器,以及掌握休息与活动的平衡。

与髋关节置换一样,康复的要点是维持和增加关节活动、缓慢增加周围肌肉的力量、降低肿胀,以及增加康复对象在作业活动领域的独立和参与,尤其是日常生活活动。在这个过程中,作业治疗师的角色主要是教育关节置换康复对象在有限活动的情况下使用适应性技术完成日常生活活动和工具性日常生活活动,并在活动或负重时保持所有的关节预防措施。

医疗设备

OT 从业者应熟悉以下普遍用于膝关节置换治疗的设备:

- 引流装置。手术期间会在手术部位置入塑料引流管,以促进术后血液引流。它会收集这一区域的引流物,并可连接到便携的吸引装置上。这一装置在任何活动时都不能断开,否则可能导致系统的阻断。引流管常常在术后保留 1~2 天。
- 坐便椅。使用坐便椅而非常规的如厕辅助器具进行安全的转移,如厕时允许康复对象膝关节进行有限范围的屈曲。
- 序贯加压装置(sequential compression devices,SCDs)。序贯加压装置在术后用于降低深静脉血栓的风险。这种可充气的外穿腿套为腿部提供间歇性充气加压[22]。
- 防血栓袜。根据医生的要求,使用高至膝关节上或过膝至大腿的弹力袜。每天 24 小时穿着,仅在洗澡时脱下。其目的是促进循环、预防水肿,从而降低深静脉血栓的风险[22]。
- 康复对象自控管理静脉装置。康复对象自控镇痛通过静脉装置实施;康复对象自控硬膜外镇痛通过硬膜外管道实施。主治医生和护理人员处方的药物可以程序化给药,使得康复对象可以通过按压按钮注射安全剂量的止痛药物,从而自我管理疼痛药物。当剂量到达限制值,即使按动按钮仪器也不会继续给药。
- 诱发式肺量计。这种便携式呼吸装置用于促进深呼吸,预防术后肺炎的发生。
- 连续被动活动(CPM)器。该仪器设备能支撑保护关节,并且可以在设定活动范围内进行缓慢运动,以此来促进手术关节的控制下运动。

作业治疗在膝关节置换康复对象中的角色

在膝关节置换后,OT 常在术后第一天开始介入,但也会根据康复对象的综合健康状况和对手术的生理反应来进行调整。在开始躯体评估前,重要的是介绍和解释作业治疗的角色,并完成作业概况。这份作业概况包括收集康复对象作业历史相关的信息,术前在日常生活活动(ADLs)和工具性日常生活活动(IADLs)中的功能状态,对作业表现背景的描述(如家庭环境和可获得的社会支持),以及康复对象的目标。作业治疗的目标是帮助康复对象最大化日常作业活动中的表现技能,并注意观察所有活动的保护措施[21]。这常涉及提高活动耐力,处理功能性活动以及提供关于适应性设备使用的教育。作业治疗师和助理的角色是指导康复对象安全地进行日常作业的方法[35]。

评估与干预

在完成作业概况后,推荐进行运动、认知、社会和情绪因素的评估,尤其是当这些因素与作业活动表现相关的情况下。必须评估运动技能表现,如上肢关节活动范围、肌力、感觉和协调,以确定是否需要采取功能性活动的适应性措施,或使用适应性的设备。鉴于潜在的注意事项、安全意识和作业表现,必须考虑到记忆力、问题解决能力和排序之类的精神功能状态。在环境和康复对象状况允许下,通过标准化评估、直接观察或面谈来评估日常生活活动和其他相关作业活动。有经验的作业治疗师能够确定康复对象是否有社会或情绪方面的表现,包括疼痛、跌倒恐惧、对恢复正常活动的迟疑,或是关于手术愈合的担心。

OT 的干预计划需要对评估数据认真考虑和临床推理技能来确定如何解决康复对象的需要和关注点,通过功能性活动程序,逐渐使人回到有意义的作业活动中。治疗师引导和训练康复对象对辅助装置、正确的转移技术以及 ADL 和 IADL 技术的使用,同时确保膝关节和假体部分的安全位置。如果 ADL 和 IADL 功能能够恢复,很多康复对象在几天内就可以回家,所以应尽早考虑出院计划。对于需要额外康复治疗才能恢复作业表现的康复对象、社区支持受限和有环境限制的康复对象,推荐在急性住院期后进行住院康复治疗。

作业参与中的特殊训练技术

在任何类型的膝关节置换后,作业治疗师应在医生指定下鼓励进行负重练习,促进在疼痛等级和手术结果允许下的膝关节屈伸训练。当康复对象从抬高腿的坐位,如坐在躺椅或老人椅中,转变为脚放在地上准备转移或站起时,鼓励作业治疗师辅助支撑腿。作为控制疼痛的方法,也可鼓励康复对象进行深呼吸和放松训练。

床上移动

当康复对象在床上休息时,推荐仰卧位并将膝关节完全伸直。虽然为了定期控制疼痛,可以接受在膝关节下方放一条小毛巾或垫枕使膝关节可以轻微屈曲,但还是鼓励康复对象在睡觉时保持膝关节伸直和髋关节中立位。这是为了促进步行所需的膝关节完全伸直。如果主治医生指示,可使用膝关节固定或其他支持性支具。和髋关节置换一样,当康复对象需要向非手术侧侧卧时,可在双腿中间放一个枕头或楔形垫。术后每天使用 CPM 仪器几个小时可以促进恢复和增加活动范围[33],但康复对象在使用时必须是仰卧位。然而,随着更多活动恢复,在回家之前通常可停止使用 CPM 仪器。为了完成上下床,康复对象应可以自由移动,并根据康复对象情况来确定特殊的技术。对床上移动过程没有任何限制。

转移

如果康复对象只置换了膝关节,通常可以自由屈曲髋关节,这一活动可以补偿疼痛明显的膝关节 ROM,通常是屈曲活动。在使用术后膝关节进行坐位和立位转移时,扶手普遍是有用的,可允许上肢有更好的支撑。

椅子或坐便椅

从立位向坐位移动时,指导康复对象后退至椅子,向前方伸直术侧下肢,向后抓住扶手,缓慢坐下。站起时,康复对象伸直术侧下肢并撑住扶手推起身体。站起后,康复对象可以够取步行辅具,如使用的助行器。与髋关节置换程序一样,应该避免低的、软的椅子,躺椅和摇椅。如果康复对象是双侧膝关节置换,在进行坐位与立位转移时任何一侧膝关节屈曲都会引起不适。在这种情况下,要从立位转移到坐位,康复对象一直后退到他或她感觉到椅背,然后双足向前一小步。之后向后触及扶手并缓缓降低身体到椅子上,必要时慢慢将双足前移,直到完成坐位姿势。从坐位到立位转移时,双足轻微前移,双臂撑起臀部离开椅子。之后康复对象可以前屈髋关节并慢慢将双足后移靠近椅子,直到双下肢完全支撑身体。此时康复对象才可放开扶手并够到放置在他或她前面的助行器或其他步行设备。推荐使用三合一椅子，这种椅子可以放置在马桶上方，从而提升高度并提供扶手，因而增加了移动时的安全性。另外，在各种情况的家庭里，当家庭环境不能提供去卫生间的便捷通道，有必要将三合一椅子作为独立的坐便器来使用。可以进行永久性的家庭改造，安装舒适高度的马桶（座高为43cm），以便康复对象更容易进行如厕转移。

淋浴间

推荐在所有的淋浴间和浴缸里放置地板防滑条或背胶防滑垫。可以使用一些方法进行淋浴间的移动，并且作业治疗师应该和康复对象一起解决问题以确定哪种方法是最安全的。同髋关节置换的方法一样，助行器或拐杖先走，然后是术侧下肢，再之后是健侧下肢。另一种进入淋浴间的方式是后退至淋浴间边框，同时使用助行器保持平衡，然后踏入淋浴间，并低头看脚和淋浴间边框以保证安全。强烈建议安装可调节椅腿的淋浴椅或凳子和扶手，来帮助康复对象保持平衡和维持耐力。

浴缸淋浴（没有淋浴门）

和髋关节置换的方法一样，禁止康复对象坐在浴缸底部洗浴，因为当康复对象从浴缸底部转移进出时，这个动作会带来引起膝关节损伤的严重风险。虽然可以像髋关节置换术一样使用浴缸椅技术，但并无必要，因为膝关节置换后髋关节屈曲不受限制。在转移期间为了保持平衡，建议康复对象站在浴缸旁边，双手扶在浴缸头部或尾部的墙面上。然后通过屈曲髋和膝，或伸展髋和膝，康复对象可以用上肢维持平衡侧跨入浴缸（图 40.12）。若有需要可以添加扶手以保证安全。

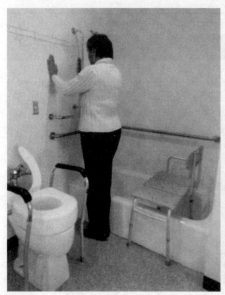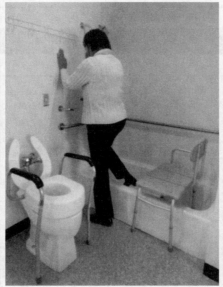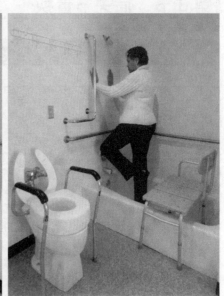

图 40.12　膝关节置换后浴缸的转移

车

应避免使用小车里的凹背座椅。推荐使用长条椅。指导康复对象在帮助下将前排座椅尽可能多地向后移动。然后指导康复对象后退至座椅位置，抓紧车的稳定部分，伸直术侧下肢，缓慢坐进车内。康复对象可以前倾髋关节使他们的前半身和头部进入车内。上半身和下肢作为整体转向正前方。应避免长时间坐在车内。如果向前排座位转移有问题，那么可以替换至向四门轿车的后排座位转移。康复对象背对座椅，伸直术侧下肢，缓慢坐进车内。然后他或她向后滑直到术侧下肢完全放在座椅上休息并得到充分支撑。在手术医生准许前，康复对象不可重新开车，即使术侧下肢不是进行控制操作的腿。越野车、面包车或卡车通常有高座位，可以使一些康复对象更容易转移。

穿脱下半身衣物和沐浴

只有康复对象不能够到他或她的脚趾时，穿脱下半身衣物才会出现问题，这常可通过前倾髋关节或把脚放在脚凳上来解决。如有必要，可使用髋关节置换章节所述的技术，包括适应性设备的使用。也应该指导康复对象穿脱膝关节固定器或其他所使用的支具。穿衣时若术侧下肢负重同时身体或腿未扭转，康复对象应注意防止膝关节扭转或旋转。在恢复的最初阶段康复对象可以进行海绵擦身浴，通常直到手术切口边缘愈合才允许进行淋浴[2]，是在术后 7~10 天。如果使用防水敷料覆盖切口，则允许进行淋浴。

家务

虽然髋关节活动不受限制,家务训练与照顾者训练还是应遵循与髋关节置换过程相同的技术。应注意长时间站立或坐位时,避免膝关节长时间的静态姿势,并进行疼痛管理。

性活动

正如髋关节置换的康复对象一样,膝关节置换者很难采用他们习惯的方式进行性活动。建议他们在数周内避免进行性活动,以便其维持适用于他们情况的运动防范措施[38]。对于那些对愈合过程中所允许的性活动水平有疑问的康复对象,治疗师需要对其在性活动中放置术侧下肢的方式给予建议,以保持防范措施或最小化不适感。非手术侧侧卧是一种可选的方式。

膝关节置换或有负重预警征的康复对象应该避免跪位[38]。在处理这类个人问题时,将信息用图表写出来是有帮助的。

作业治疗干预的依据

在膝关节置换后,经外科医生同意,作业治疗和物理治疗通常尽早从住院期间开始。事实上,已经证明术后高强度的康复可以改善康复对象结局,包括提高标准化 ADL 评估(例如功能独立性测量)在自我照顾、转移、移动和认知方面的分数[5]。对于在恢复期需要继续支持的康复对象来说,家庭照顾和门诊康复也很重要。从出院过渡到门诊服务开始之间的几天时间越短越可能带来更好的功能恢复和更低的疼痛等级[10]。

第3节 肩关节置换

案例研究

Green 夫人,第一部分

Green 夫人是一个患有退行性关节病的 80 岁老人,这个病影响了她身体的很多关节。她已经接受了双侧膝关节置换,现在,她的骨科医生说进行右侧优势臂的逆向肩关节置换对她有好处。Green 夫人独自生活,自己照顾自己,并独立完成大多数家务活动。她有一位清洁工每个月打扫一次卫生。她的房子进行了一些改造,使她不需要够到很远的位置。例如,她将微波炉和频繁使用的盘子和玻璃杯移到了厨房台面上。另外,她把衣服挪到卧室的门把手上挂,并且有一个手持式淋浴头。她在穿衣的时候使用拾物器和长鞋拔。Green 夫人开车并且只是最近才停止兼职。她通过探访好友和针织来保持忙碌。她是一个狂热的针织者,以给家庭成员编织漂亮的围巾和圣诞袜而出名。这是对她最有意义的活动,也是她选择去做手术的原因。

选择逆向肩关节置换技术是因为由于前肩袖问题所导致的肩带支持肌无力。当她出院回家时,Green 夫人在术后第二天接受了家庭康复治疗。她不得不依靠她成年的孩子帮助照顾她,她的妹妹也来和她生活了 2 周。由于术后疼痛和运动保护措施,Green 夫人很难完成自我照顾、床上移动和转移。这让她非常沮丧,尤其是她没有能力使用非优势侧手完成如

厕清洁。治疗环节大部分都用在来找出 Green 太太的代偿策略。

最后,Green 太太变得强壮起来,6 周后取消了运动保护措施,使她在躯体康复中进展更快。大约 4 个月后,Green 太太能够恢复之前所有的作业活动,包括针织和开车。她描述在活动中有极少量疼痛,但是仍有一些活动范围受限,而在术前她已被告知可能无法提高至正常范围。

思辨问题

1. 在已知她的优势手/臂要制动 6 周的情况下,Green 太太应该怎样进行更好的术前准备?

2. 在这个案例里治疗师应如何利用照顾者训练?

3. 根据她的运动和负重预防措施(不能进行被动或主动肩关节伸展或外旋;不能进行任何方向的主动运动;仅允许小于 80°的非负重被动肩关节屈曲和外展),确定会引起特殊问题的自我照顾任务。

4. Green 太太的右侧手、腕或前臂不需要任何运动防范措施。如何让 Green 太太在日常活动中使用右手作为辅助(右手仍被肩吊带保护),而不破坏她的肩关节运动防范措施?

肩关节复合体不是一个单一关节,上肢的功能性使用取决于盂肱关节、肩锁关节、胸锁关节和肩胸关节的考虑(图 40.13)。肌肉作用于关节,允许肩关节进行复合性运动,包括上抬和下沉、后撤和前伸,肩胛骨的旋转,以及通常对盂肱关节测量的屈曲、伸直、旋转和水平运动。作业治疗师必须仔细分析肩关节的功能障碍来确定潜在缺陷,制订干预措施,保护关节,最终

在作业活动中促进和易化上肢功能。

正如骨关节炎被描述为引起疼痛并常常导致髋关节或膝关节置换的原因,这种骨科疾病也可引起肩关节疼痛和功能障碍。其他可以引起肩关节复合体损伤的炎性或解剖问题、生物力学因素或者肱骨近端骨折经常是肩关节疼痛和功能障碍的源头[11,28]。保守药物治疗包括口服或注射旨在减轻疼痛和炎症的药物[34]。

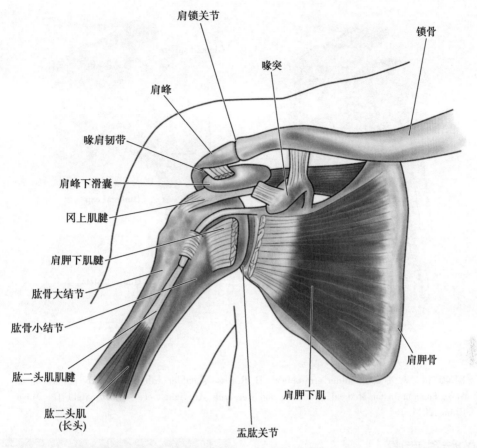

图 40.13　肩关节复合体(引自 Miller MD,Hart J,MacKnight JM:Essential orthopaedics.Philadelphia,2010,Saunders.经许可改编于 Anna Francesca Valerio,MD.)

此外,治疗性运动和活动调整可用于控制疼痛和促进功能。本章节中,鉴于手术干预后的康复需求,将只讲述可导致各类肩关节置换的情况。

病因学与医疗处理

肩关节复合体的损伤类型通常决定了骨科医生医疗干预的类型。肱骨骨折的康复对象通常接受半关节置换或肱骨头置换。在这一过程中,肱骨头和骨折部位被去除并用内假体代替。全肩关节成形术(total shoulder arthroplasty,TSA),也称为全肩关节置换术(total shoulder replacement,TSR),通常适用于患有退行性或炎性疾病如骨关节炎的康复对象(图 40.14)。在此过程中,用球形假体替换肱骨头,而肩盂则被假体部件所修复或替换[34]。反向全肩关节成形术(reverse total shoulder arthroplasty,RTSA)也被称作反向全肩关节置换术(reverse total shoulder replacement,RTSR),适用于患有肩关节复合体的退行性或炎性病变的康复对象,但也可用于一些肩袖的损伤或缺损。在一些案例中,当需要对传统的 TSA 术式进行改良时,也会使用这种手术方式。当肩袖严重无力或损伤时,肌肉无法为新修复的关节提供有效支持,则是反向技术的适应证。在 RTSA 中,盂肱关节的球和窝是反的;半圆形的球部被置于肩盂,聚乙烯帽则植入到肱骨。这种术式需要好的三角肌功能来稳定关节,而不需要像全肩关节成形术那样依赖于肩袖肌来支撑[6,34,53]。

上述的术式都预期能最终减轻康复对象的疼痛,逐渐改善肩关节的功能性运用,并提高生活质量[34]。然而,比起半关节置换或肱骨头置换,TSA 常会带来更好的关节活动范围,更高的康复对象满意度以及更低的翻修需求,因为不会引起长期的肩盂磨损[49]。所有肩关节手术最常见的术后并发症包括肩盂部件松动、肱骨部件松动、盂肱关节失稳或肩袖撕裂。这些并发症的发生率在术后 3~5 年内只有 10%~16%,在术后 10~15 年约为 22%[29,58]。肩关节置换后通常无法达到全范围关节活动,但是疼痛的缓解和关节活动范围的适度增加使得手术对很多康复对象来说是值得的。大部分康复对象的假体可以使用 15~20年,这取决于康复对象个体情况和对关节的使用或保护[34]。

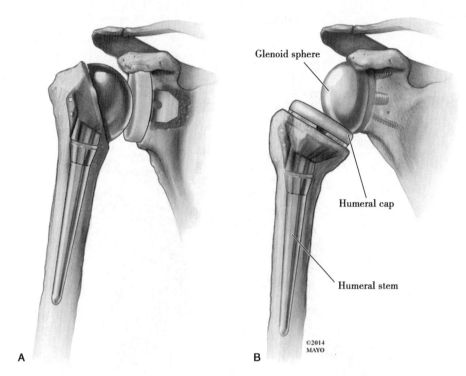

图 40.14　A. Total shoulder arthroplasty. B. Reverse shoulder arthroplasty. (By permission of Mayo Foundation for Medical Education and Research. All rights reserved. Copyright The Mayo Clinic,2014.)

肩关节置换的特殊考虑

由于不同的外科医生对骨科手术的关注点和手术技术不同,因此术后的预防措施也不一致。作业治疗师应该熟悉手术过程,并与外科医生充分交流以确保实施促进康复对象的安全性、预防并发症并尽可能有效地改善功能的肩关节活动。

在术后最初阶段,要保护围绕和支持关节的软组织以促进愈合,盂肱关节也必须保持在适当的解剖位置。根据医生的处方来控制疼痛和炎症。与全髋和全膝关节置换一样,为康复对象提供止痛药物治疗以提供持续的减痛效果,从而保证康复对象充分参与康复治疗程序。虽然鼓励进行肘关节、腕关节和手的主动关节活动,但对肩关节只允许在手术医生指定的范围内进行被动活动。应该恢复日常生活活动,但是对术侧肩关节常使用代偿或适应性的方式,以免对其施加过度的阻力。通常在肩关节术后 3~4 周使用肩吊带(shoulder sling),在康复对象活动或睡眠时配戴(图 40.15)。也可以使用绑带(swathe,一种长而宽的在吊带内包裹手臂和躯干的带子)来给手臂提供额外的支持和保护,避免出现应禁止的活动。当坐位下上肢获得充分支撑(肱骨头接近关节窝)时和进行治疗性活动时可去除肩吊

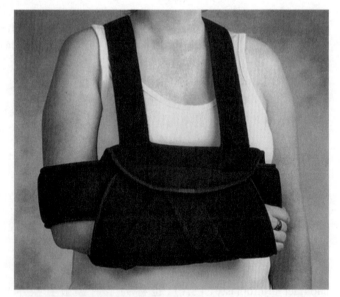

图 40.15　含有绑带的肩吊带(Courtesy North Coast 医疗公司,Gilroy,加拿大)

带和绑带。在功能性活动、步行以及睡眠时应配戴肩吊带(和绑带),来保护肩关节的位置。康复对象术侧上肢在 6~8 周内不可负重,上举重量不要超过 1~2 磅,并应避免以下活动:肩关节伸展超过中立位、肩关节外展超过 45°、外旋超过约 30°、内旋超过约 60°。术侧上肢不能参与到任何内旋或外旋抗阻活动。睡眠时,可在肩胛骨或肘关节下方按需放置

枕头或毛巾以改善舒适度，并确保肩关节放置在身体前方且遵循了保护措施（框 40.3）。

框 40.3　全肩关节置换预防措施

手术侧上肢不能负重。
手术侧上肢上举重量不能超过 1~2 磅。
避免肩关节伸展超过中立位。
避免肩关节外展超过 45°。
避免肩关节外旋超过 30°。
避免内旋超过 60°。
限制肩关节被动屈曲活动范围在 90°~100° 以内。

术后阶段常用康复对象自控镇痛来进行疼痛管理，通过置入手术部位的硬膜外管道或带泵管道来实施。可以辅以表面冷疗、限制运动、配戴肩吊带和活动调整。几天后可用口服止痛或抗炎镇痛药物替代硬膜外管道镇痛。

作业治疗在肩关节置换康复对象中的角色

与其他类型的关节置换一样，如果没有手术的不良反应，作业治疗常在术后第一天开始。在收集作业概况数据之前，先要介绍 OT 的角色和预期干预类型。在肩关节置换中，对优势手及其如何影响作业表现的理解至关重要，尤其在优势手是手术侧时。OT 的目标是使康复对象最大化的完成日常作业表现，但必须在考虑运动预防措施的和作业活动中上肢使用的常见方式前提下，小心推进治疗性练习和活动。术后 12 周内可谨慎的渐进性使用肩关节，但可能要到 9 个月才能实现功能完全恢复[4,9,19,63]。

评估与干预

在完成作业概况后，推荐进行运动、认知、社会和情绪因素的评估，尤其是这些因素与作业活动表现相关的情况下。测量肘关节、腕关节和手的上肢辅助关节活动范围（AROM）及肌力。然而，对术后阶段肩关节的运动、负重和抗阻预防措施必须仔细观察。在所有的肩关节活动中，只能开展温和的、控制下的被动关节活动（PROM）。虽然术后几天内经关节或硬膜外导管给予的镇痛药可能掩盖感觉功能，也要评估感觉功能和协调能力。考虑到预防措施，安全意识和作业表现，如记忆力、问题解决和排序之类的精神功能也需要进行评估。在环境和康复对象情况许可的条件下，通

过标准化评估、直接观察或面谈来评价日常生活活动和其他相关作业活动。社会或情绪方面的问题可能包括对参与适当治疗性运动的恐惧、对恢复正常活动的迟疑，或是对手术愈合的担心。

OT 的干预计划将集中在以下两个主要方面：①进行适当的治疗性运动和恢复正常的作业活动；②包括日常生活活动和工具性日常生活活动的主要日程。在预防措施下制订治疗性运动方案来促进控制下的运动，以便最终尽可能恢复全部的上肢功能，避免如肩关节冻结症、软组织挛缩或异位骨化之类的骨性异常的长期并发症。在愈合期间可能需要调整作业活动来促进康复对象主动参与，并适当地促进肩关节的使用。这些方面表现将用于制订出院计划，并为住院或家庭和门诊康复提供依据。

治疗性活动的保护措施

全肩关节置换

在术后急性阶段，仅允许康复对象在保护范围内进行肩关节主动辅助关节运动（AAROM）和被动关节活动（PROM）。被动关节活动常限制在肩关节屈曲 90°、外展 45°、伸展在中立位范围内。应遵循与内、外旋相关的特殊手术预防措施，但通常允许康复对象将手内旋至横过腹部，外旋至约 30°。术后第一天可开始 Codman 钟摆练习（Codman's pendulum exercises）。去除肩吊带后，指导康复对象屈曲髋关节使身体前倾，允许肩关节被动前屈至 90°，同时手臂垂直于地面下垂。非术侧上肢放置于台面或桌面，维持双脚分开站立支撑以避免跌倒风险。随着身体重心的转移，手臂可以被动进行前后向运动、侧向运动、小范围的顺时针和逆时针划圈运动（图 40.16）[52]。根据外科医生的要求，每天也应多次进行上肢远端的主动关节活动以避免远端水肿，并促进手的功能性使用。2~4 周后，可开始更大范围的肩关节被动活动。这些活动包括桌面滑动，即康复对象坐在桌边并将术侧上肢放置于桌面，缓慢前倾身体来让肩关节被动屈曲。一些医生允许康复对象进行插钉板练习（康复对象用双手抓住木钉），以便非术侧上肢可以辅助术侧上肢进行运动。

术后 4~6 周内，如果被动关节活动（PROM）渐渐增加，并能够观察到正常的运动方式，便可放开对于运动的保护措施。此阶段预期有更大的被动关节活动范围，但负重和上抬仍需限制。可以开始主动辅助治疗性运动，并谨慎地施行头上方的滑轮练习。为了确保正常的运动模式，治疗师应评估盂肱关节和肩胸关节

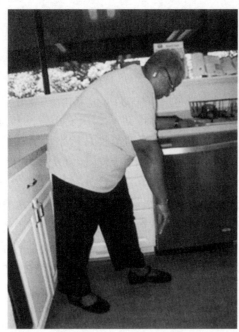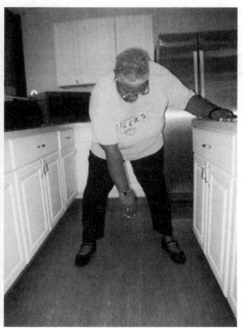

图 40.16   Codman(钟摆)练习

的运动。可以开始肘关节、腕关节和手的轻度力量练习,以便为更好的功能性使用做准备。一些医生允许在做 Codman 钟摆练习时添加轻度的重量。术后 6 周开始肩关节力量训练和所有平面上的全范围运动。术后 6 周至数月内应监督康复对象的治疗性运动,以确保恢复到全范围主动活动和正常肌力[4,63]。

反向全肩关节置换

和传统的全肩关节置换一样,在术后急性期内允许反向全肩关节置换的康复对象在保护范围内进行肩关节主动辅助关节活动(AAROM)和被动关节活动(PROM)。被动关节活动常限制在肩关节屈曲 90°、外展 45°、伸展在中立位范围内(框 40.3)。由于肩袖的支撑受限,不应有任何需要背手触及后背的动作,该动作由肩关节内收、伸展和内旋联合组成[6]。应遵循内旋和外旋相关的特殊手术保护措施,但通常允许康复对象将手内旋至横过腹部,在肩关节轻微屈曲时外旋约 30°。虽然治疗师在术后第一天开始介入,但由于肩袖不稳定,只能在外科医生允许时进行 Codman 钟摆练习(图 40.16)。术后 5~7 天只能进行被动关节活动。直到手术期间为了控制疼痛使用的所有麻醉剂或神经阻滞停止,同时运动控制恢复后,才开始远端肢体的主动运动。术后 5~7 天时,康复对象可以开始肩胛骨、肩节的等长练习和主动辅助关节活动,屈曲和外展可达到 90°,外旋可达到 30°。术后约 2 周时,只要盂肱关节保持稳定并且疼痛得到控制,就可开始主动关节活动。桌面滑动、插钉板练习和倾斜板推物训练有助于从主动辅助关节活动过渡到主动关节活动。从第 2 周到第 6 周,预期获得主动关节活动范围、等长控制和肩关节稳定性的改善。大约 6 周时开始轻度力量训练,但作业治疗师应该注意控制进展,并在 12 周左右开始中度力量训练[9]。

作业参与中的特殊训练技巧

不论手术过程以何种类型进行,作业治疗师必须确保康复对象能够安全有效地参与作业活动。在保护措施及许可的活动范围之内,通常首先处理基本的日常生活活动。如果没有平衡功能和其他下肢问题,步行通常不受肩关节置换的影响;然而,床上移动、日常生活活动能力(ADLs)和其他作业领域需要进行大量适应性改变。作业治疗师可鼓励康复对象用术侧的手来稳定物体,以及辅助进行不需负重或力量的轻度活动(例如拿牙膏、扣较低的扣子、写字时固定纸,或是在另一只手打肥皂时拿着毛巾)。

睡眠体位和床上移动

在肩关节置换后 4~6 周,睡觉时配戴肩吊带(和绑带)。为了舒适可在肩胛骨或肘关节下方放置枕头或毛巾卷,以确保肩关节放置在身体前方,轻微屈曲,并遵循安全措施。当上、下床或在床上改变位置时,康复对象只可向非手术侧翻身。康复对象可能需要调节睡眠安排以便进行最适宜的床上移动,从而保护术侧肩关节。核心和下肢力量与姿势可以支持上、下床的移动,但对于力量水平不足的康复对象,必须注意避免其使用术侧手臂将他们自己撑起。可使用床梯或拉环、床栏或抬腿器来辅助床上移动。应实施床上移动程序，包括夜间如厕相关的程序，解决预期可能出现的相应问题，如提供去卫生间的安全路径、在厕所内的穿衣和卫生管理、回到床上，以及调节前面提到的枕头或毛巾卷（见第 10 章处理 ADL 和 IADL 的建议）。

功能性移动

如果术前需要拐杖，则只能使用非术侧上肢。物理治疗从业者常处理康复对象的平衡、步行和步态。需要拐杖时，则作业治疗师应该确保在家务活动或其他工具性日常生活活动中安全地使用它。在转移中也应避免使用术侧上肢，以避免负重。

穿脱上半身衣物和沐浴

应选择容易穿着的衣服并考虑肩吊带的穿戴。前系扣衬衣最容易穿着，宽松弹性套头衫也合适。康复对象穿衣时应该坐着，向前弯腰来增加肩关节的被动屈曲，同时伸直肘关节将术侧手臂先伸入袖筒。一旦上肢完全伸入袖筒且康复对象回到直立坐位，他或她可以绕过后背将衬衣另一边拉过来，用非术侧手臂够到并伸入另一只袖筒。康复对象可以使用术侧的手来稳定和辅助系衬衣纽扣。女性应使用前系扣胸衣，以便像前系扣衬衣一样穿着。作业治疗师也应确保康复对象了解如何在衣服外穿脱肩吊带。对于非术侧肩关节活动也受限的康复对象，如典型的双侧关节受累的骨性关节炎康复对象，可能需要额外的穿衣适应或技术。

沐浴时，康复对象在坐位下去除肩吊带，可以完成海绵擦身浴。坐着洗浴时，可以使用毛巾卷来支撑手臂。若康复对象在术后第一周内淋浴，可以在手术部位覆盖防水敷料。拆线后康复对象就可以正常淋浴了。无论用什么方式，在洗浴时都应维持保护措施。非术侧手臂使用长柄海绵可以帮助康复对象够到后背。

穿脱下半身衣物和沐浴

为了保持平衡，避免在可能跌倒时使用术侧手臂来支撑身体，建议康复对象在坐位下穿裤子或内裤。坐位下前倾姿势也可以确保维持保护措施。还是应选择容易穿脱的衣服，例如用一脚蹬的鞋可以避免系鞋带。

家务

肩关节置换后，步行一般不受影响。然而，在最初的几周内，肩关节需要戴着吊带进行家务活动。可主要使用非术侧手臂进行烹饪和家务，而提举则应遵循保护措施进行限制。一些适应性辅助器具可能会有帮助，如圆弧刀或平底锅稳定器。作业治疗师应该分析康复对象如何完成家居活动来决定是否使用合适的辅助器具或代偿技术来保护术侧肩关节。

作业治疗干预的依据

仅有少量证据研究了肩关节置换康复对象的特殊作业治疗干预。有研究者调查了这一人群生活质量和回归之前活动的水平。Zarkadas 和同事收集了接受全肩关节置换或半肩关节置换康复对象活动水平的数据。康复对象报告在做越过头顶的活动、梳自己的头发、洗或擦干后背、术侧卧位睡觉、穿脱衣服以及其他娱乐活动时最困难[64]。

Boardman 和同事评估了 77 名肩关节置换的康复对象进行家庭训练计划的有效性[8]。由于很多康复对象在术后几天就回到了家庭场所，很多康复训练是在家里或以门诊治疗形式进行。研究者发现通过序贯性练习，即由手、前臂、肘的主动活动及使用滑轮进行被动肩关节活动，进展到进行棍或者拐杖练习、等长练习，最后进行 Thera-Band 练习，会得到好的结局，70%的康复对象维持了在手术过程中获得的活动，并且未引起影响软组织愈合的并发症[8]。

这些研究支持了干预的重点是改善日常活动参与能力尤其是自我照顾任务，并提供充分的家庭练习来帮助康复对象维持运动保护措施，预防软组织并发症，同时允许康复对象在愈合过程中进行最大化的功能性活动。

案例研究

Green 夫人，第二部分

1. 在已知她的优势手/臂要制动 6 周的情况下，Green 太太应该怎样进行更好的术前准备？

在决定进行肩关节置换术之前，Green 夫人可以去见作业治疗师或物理治疗师。治疗师了解到她之前的膝关节置换史和她已经使用的辅助器具。治疗师可以指导 Green 夫人练习非优势手使用她已有的辅助器具来完成 ADL 和 IADL 活动。另外，治疗师可以提供信息或建议她参加术前课程，来学习术后活动的要点。

2. 在这个案例里治疗师应如何利用照顾者训练？

与下肢关节置换不同，当康复对象的手臂制动，尤其是优势手臂时，完成日常活动的能力变得不可能，因此需要照顾者。重要的是帮助肩关节置换的康复对象进行准备，因此在手术前要确定照顾者，以便为辅助康复对象做最好的准备。教育照顾者关于运动和负重的保护措施，以及任何日常可以进行的家庭练习。照顾者需要学习在移动时辅助康复对象的方法（例如床上移动、转移和步行），以便他或她使用

案例研究(续)

Green 夫人,第二部分

正确的躯体力学并确保维持运动保护措施。如果在术前不能训练照顾者,那么在术后康复时包含这一训练是很重要的。

3. 根据她的运动和负重预防措施(不能进行被动或主动肩关节伸展或外旋;不能进行任何方向的主动运动;仅允许小于80°的非负重被动肩关节屈曲和外展),确定会引起特殊问题的自我照顾任务。

因为Green 太太可能会尝试主动使用她的手臂去穿脱衣服,或是用双手洗澡,因此在穿上衣或洗浴时她可能会有问题。如果她不能在不旋转躯干、不伸展术侧肩关节的前提下均衡地拉起双侧裤子,她会很难提起她的裤子或内裤。因为Green 太太不能使用她的优势手臂进行自我照顾活动,她可能会在努力完成任务时用非优势手臂进行更多的代偿运动,而这些任务她之前使用优势手可以更协调地完成。这增加了将肩关节向禁止的方向活动来完成主动活动或被动活动的可能。

4. Green 太太的右侧手、腕或前臂不需要任何运动防范措施。如何让 Green 太太在日常活动中使用右手作为辅助(右手仍被肩吊带保护),而不破坏她的肩关节运动防范措施?

当 Green 太太使用左手打开包装袋和做一些精细运动活动(例如拧牙膏盖,扣较低的扣子)时,可以使用右手固定物体(例如小食物袋)。在运送中她可以拿很轻的物品(例如笔、纸、牙刷)。

总结

在髋关节骨折,髋关节、膝关节和肩关节置换这类骨科情况中,OT 干预可以加速康复对象安全和舒适地回归到最适的日常活动中去。OT 评估和干预开始于获得康复对象作业概况,评估手术相关的情绪和社会问题以及手术对于康复对象生活方式的潜在影响。对这类骨科康复对象所面临的社会心理挑战的了解度和敏感度,是实施最优的作业治疗非常关键的因素[24,49]。

OT 干预方案的其他领域取决于所实施的手术过程和医生规定的保护措施。必须训练有负重保护措施的康复对象去观察他们在完成所有 ADL 和 IADL 程序中所使用的安全措施。家庭环境模拟或家庭环境评估将协助康复对象做好处理出院后可能发生的潜在问题的准备。评估的领域包括入口、楼梯、卫生间、卧室、座位表面和厨房。因为康复对象非常有可能使用辅助设备来行走,所以建议移除小块地毯、光滑的地板覆盖物和障碍物。可能需要使用厨房凳或工具车。重要的是要评估和指导康复对象及家属在 ADLs 和 IADLs 中

使用适应性设备以及任何运动保护措施。如果在住院期间未达到目标,可在住院周期后进行家庭治疗以确保日常作业活动的安全性和独立性。

除了之前说明的 ADL 和 IADL 策略外,作业治疗师还应确保处理对于患者来说困难的以及会引起安全风险的作业活动的各个方面。如照顾宠物,在自助餐厅寻找食物,非乘车旅行,参加宗教或其他社会活动这类的作业活动,要求特殊的转移的社区活动(例如去教堂做礼拜),都是康复对象典型表现模式活动的一部分示例,应该由作业治疗来进行处理。作业治疗师辅助康复对象安全地进行有意义的作业活动,并注意运动保护措施,建议和演示替代方法和辅助设备。

术前教育课程在帮助康复对象调节方面极为有用。这些课程使康复对象熟悉了医院、护理、物理治疗、作业治疗以及出院计划。过程和设备,对于住院、出院以及治疗的担心都得以处理。参与这种类型的课程可以缓解焦虑和担心,增加康复对象住院期间的自主权,并缩短住院周期。

复习题

1. 解释髋关节置换的前外侧入路和后外侧入路保护措施的区别。

2. 当康复对象从一个表面转移到另一个时,确保受累侧的安全和保护的常规程序是什么?

3. 列出在髋关节骨折和下肢关节置换康复期间最常使用的适应性设备,并描述它们的目的。

4. 描述个案协调员和作业治疗师是如何配合来确保康复对象安全出院的。

5. 列出两条髋关节置换康复对象进行性活动时的具体建议。

6. 在完成作业概况后可以获得什么信息?

7. 找出两条影响骨折愈合的因素。

8. 找出作业治疗师解决下肢关节置换和髋关节骨折的社会心理适应的两种方法。

9. 为什么在开放复位内固定后要注意负重保护措施?

10. 对比髋关节置换康复对象与膝关节置换康复对象的康复技术的区别。

11. 对有跌倒风险或计划实施关节置换的康复对象进行术前教育课程有什么好处?

12. 双侧关节置换可能如何影响康复对象的康复方案?

13. 肩关节保护措施是如何限制日常活动的？

14. 肩关节置换后，进行什么活动时作业治疗师会建议康复对象使用肩吊带或绑带？

15. 肩关节置换后，进行什么活动时作业治疗师建议康复对象不选择使用肩吊带？

16. 找出一种肩关节置换术康复对象可以每天多次训练的关键练习方法。在这一练习中你如何确保康复对象的安全？

（李攀　萧玉婷 译，张莹莹 校，

曹梦安　张瑞昆 审）

参考文献

1. American Occupational Therapy Association: *After your hip surgery: a guide to daily activities*, rev ed, Rockville, MD, 2001, American Occupational Therapy Association.
2. American Occupational Therapy Association: *After your knee surgery: a guide to daily activities*, rev ed, Rockville, MD, 2001, American Occupational Therapy Association.
3. Bello-Haas VD: Neuromusculoskeletal and movement function. In Bonder BR, Bello-Haas VD, editors: *Functional performance in older adults*, ed 3, Philadelphia, 2009, FA Davis, pp 130–1176.
4. Beth Israel Deaconess Medical Center: Total shoulder arthroplasty rehabilitation protocol.
5. Bindawas SM, et al: Trajectories in functional recovery for patients receiving inpatient rehabilitation for unilateral hip or knee replacement, *Arch Gerontol Geriatr* 58:344–349, 2010.
6. Blacknall J, Neumann L: Rehabilitation following reverse total shoulder replacement, *Shoulder Elbow* 3:232–240, 2011.
7. Boese CK, et al: The efficacy of continuous passive motion after total knee arthroplasty: a comparison of three protocols, *J Arthroplasty* 29:1158–1162, 2014.
8. Boardman ND, et al: Rehabilitation after total shoulder arthroplasty, *J Arthroplasty* 16:483–486, 2001.
9. Boudreau S, et al: *Reverse total shoulder arthroplasty protocol*, Boston, 2011, Brigham & Women's Hospital.
10. Brennan GP, Fritz JM, Houck KM, Hunter SJ: Outpatient rehabilitation care process factors and clinical outcomes among patients discharged home following unilateral total knee arthroplasty, *J Arthroplasty* 30:885–890, 2015.
11. Brox JI: Shoulder pain, *Best Pract Res Clin Rheumatol* 17:33–56, 2003.
12. Burgers P, et al: Total hip arthroplasty versus hemiarthroplasty for displaced femoral neck fractures in the healthy elderly: a meta-analysis and systematic review of randomized trials, *Int Orthop* 36:1549–1560, 2012.
13. Burstein AH, Wright TM: *Fundamentals of orthopaedic biomechanics*, Philadelphia, 1994, Williams & Wilkins.
14. Calliet R: *Knee pain and disability*, ed 3, Philadelphia, 1992, FA Davis.
15. Canale ST, Beaty JH: *Campbell's operative orthopedics*, ed 11, New York, 2007, Mosby.
16. Centers for Disease Control: STEADI: Older adult fall prevention. <http://www.cdc.gov/steadi/index.html>.
17. Chapman MW, Campbell WC: *Chapman's orthopaedic surgery*, ed 3, Philadelphia, 2001, Lippincott Williams & Wilkins.
18. Costa ML, et al: Total hip arthroplasty versus resurfacing arthroplasty in the treatment of patients with arthritis of the hip joint: single centre, parallel group, assessor blinded, randomised controlled trial, *BMJ* 344:e2147, 2012.
19. COSM Rehabilitation: Total shoulder arthroplasty/hemiarthroplasty protocol, 2006.
20. Crandell T, Crandell C, editors: *Human development*, ed 10, Boston, 2011, McGraw-Hill.
21. DeJong G, et al: Characterizing rehabilitation services for patients with knee and hip replacement in skilled nursing facilities and inpatient rehabilitation facilities, *Arch Phys Med Rehabil* 91:1269–1283, 2009.
22. Delisa J, Gans B: *Rehabilitation medicine: principles and practice*, ed 5, Philadelphia, 2010, JB Lippincott.
23. Department of Research & Scientific Affairs: Total joint replacement, American Academy of Orthopaedic Surgeons. <http://orthoinfo.aaos.org/topic.cfm?topic=A00233>.
24. Reference deleted in proofs.
25. Ebert JR, Nunsie C, Joss B: Guidelines for the early restoration of active knee flexion after total knee arthroplasty: implications for rehabilitation and early intervention, *Arch Phys Med Rehabil* 95:1135–1140, 2014.
26. Elinge E, et al: A group learning programme for old people with hip fracture: a randomized study, *Scand J Occup Ther* 10:27, 2003.
27. Elmallah RK, et al: New and common perioperative pain management techniques in total knee arthroplasty, *J Knee Surg* 29:169–178, 2015.
28. Farng E, Zingmond D, Krenek L, SooHoo NF: Factors predicting complication rates after primary shoulder arthroplasty, *J Shoulder Elbow Surg* 20:557–563, 2011.
29. Gonzalez JF, et al: Complications of unconstrained shoulder prostheses, *J Shoulder Elbow Surg* 20:666–682, 2011.
30. Gray H: *Gray's anatomy*, Philadelphia, 1974, Running Press.
31. Hanusch B, et al: Functional outcome of PFC Sigma fixed and rotating-platform total knee arthroplasty: a prospective randomised controlled trial, *Int Orthop* 34:349–354, 2010.
32. Hooper CR, Bello-Haas VD: Sensory function. In Bonder BR, Bello-Haas VD, editors: *Functional performance in older adults*, ed 3, Philadelphia, 2009, FA Davis, pp 101–129.
33. Kane RL, et al: *Total knee replacement*, Evidence Report/Technology Assessment No. 86, AHRQ Publication No. 04-E006-1. Rockville, MD, 2003, Agency for Healthcare Research and Quality.
34. Killian ML, Cavinatto L, Galatz LM, Thomopoulos S: Recent advances in shoulder research, *Arthritis Res Ther* 14:214–224, 2012.
35. Larson K, et al: *Role of occupational therapy with the elderly*, Bethesda, MD, 1996, American Occupational Therapy Association.
36. Luo S, Zhao J, Su W: Advancement in total knee prosthesis selection, *Zhongguo Xiu Fu Chong Jian Wai Ke Za Zhi* 24:301–303, 2010.
37. McAuley JP, et al: Total hip arthroplasty in patients 50 years and younger, *Clin Orthop Relat Res* (418):119–125, 2004.
38. Melvin J, Gall V: *Rheumatic rehabilitation series: surgical rehabilitation* (vol 5). Bethesda, MD, 1999, American Occupational Therapy Association.
39. Melvin J, Jensen G: *Rheumatic rehabilitation series: assessment and management* (vol 1). Bethesda, MD, 1998, American Occupational Therapy Association.
40. Mikkelsen LR, et al: Does reduced movement restrictions and use of assistive devices affect rehabilitation outcome after total hip replacement? A non-randomized, controlled study, *Eur J Phys Rehabil Med* 4:383–393, 2014.
41. National Hospital Discharge Survey (NHDS): National Center for Health Statistics. <http://205.207.175.93/hdi/ReportFolders/ReportFolders.aspx?IF_ActivePath=P,18External> Web Site Icon.
42. Nguyen US, et al: Increasing prevalence of knee pain and symptomatic knee osteoarthritis: survey and cohort data, *Ann Intern Med* 155:725–732, 2011.
43. Nieves JW, et al: Fragility fractures of the hip and femur: incidence and patient characteristics, *Osteoporos Int* 21:399–408, 2010.
44. Noble J, Goodall JR, Noble DJ: Simultaneous bilateral knee replacement: a persistent controversy, *Knee* 16:420–426, 2009.
45. Opitz J: Reconstructive surgery of the extremities. In Kottle F, Lehmann J, editors: *Krusen's handbook of physical medicine and rehabilitation*, ed 4, Philadelphia, 1990, WB Saunders.
46. Paillard P: Hip replacement by a minimal anterior approach, *Int Orthop* 31(Suppl 1):S13–S15, 2007.
47. Peace WJ: Joint replacement infection. American Academy of Orthopaedic Surgeons. <http://orthoinfo.aaos.org/topic.cfm?topic=A00629>.
48. Perry M, et al: Older adults' experiences regarding discharge from hospital following orthopaedic intervention: a metasynthesis, *Disabil Rehabil* 23:267–278, 2012.

49. Radnay C, et al: Total shoulder replacement compared with humeral head replacement for the treatment of primary glenohumeral osteoarthritis: a systematic review, *J Shoulder Elbow Surg* 16:396–402, 2007.

50. Richardson JK, Iglarsh ZA: *Clinical orthopaedic physical therapy*, Philadelphia, 1994, WB Saunders.

51. Saccomanni B: Unicompartmental knee arthroplasty: a review of literature, *Clin Rheumatol* 29:339–346, 2010.

52. Seitz WH, Michaud EJ: Rehabilitation after shoulder replacement: be all you can be! *Semin Arthroplasty* 23:106–113, 2012.

53. Sershon RA, et al: Clinical outcomes of reverse total shoulder arthroplasty in patients aged younger than 60 years, *J Shoulder Elbow Surg* 23:395–400, 2014.

54. Shemshaki H, Degghani M, Eshaghi MA, Esfahani MF: Fixed versus mobile weight-bearing prosthesis in total knee arthroplasty, *Knee Surg Sports Traumatol Arthrosc* 20:2519–2527, 2012.

55. Sherry E, et al: Minimal invasive surgery for hip replacement: a new technique using the NILNAV hip system, *ANZ J Surg* 73:157, 2003.

56. Singh J, Sloan J, Johanson N: Challenges with health-related quality of life assessment in arthroplasty patients: problems and solutions, *J Am Acad Orthop Surg* 18:72–82, 2010.

57. Sirkka M, Branholm I: Consequences of a hip fracture in activity performance and life satisfaction in an elderly Swedish clientele, *Scand J Occup Ther* 10:34, 2003.

58. Strauss EJ, et al: The glenoid in shoulder arthroplasty, *J Shoulder Elbow Surg* 18:819–833, 2009.

59. Thienpont E: Faster recovery after minimally invasive surgery in total knee arthroplasty, *Knee Surg Sports Traumatol Arthrosc* 21:2412–2417, 2013.

60. Tideiksaar R: Falls. In Bonder BR, Bello-Haas VD, editors: *Functional performance in older adults*, ed 3, Philadelphia, 2009, FA Davis, pp 193–214.

61. Tsai C, Chen C, Liu T: Lateral approach with ligament release in total knee arthroplasty: new concepts in the surgical technique, *Artif Organs* 25:638, 2001.

62. Wiater JD: Shoulder joint replacement. American Academy of Orthopaedic Surgeons. <http://orthoinfo.aaos.org/topic.cfm?topic=A00094>.

63. Wilcox R: *Total shoulder arthroplasty/hemiarthroplasty protocol*, Boston, 2007, Brigham & Women's Hospital.

64. Zarkadas PC, et al: Patient reported activities after shoulder replacement: total and hemiarthroplasty, *J Shoulder Elbow Surg* 20:273–280, 2011.

第 41 章

下背痛[*]

Ashley Uyeshiro Simon

学习目标

学习本章后,学生或执业者将能够做到以下几点:

1. 确定下背痛如何影响作业活动参与及日常生活、身体和情感。
2. 确定下背痛的最常见原因。
3. 定义脊柱中立位。
4. 识别人体生物力学的基本概念,以及与解剖学的关系。
5. 在基本日常生活和工具性日常生活中应用基本的生物力学技术。
6. 明确作业治疗师在评估和干预中的作用。
7. 了解下背痛的心理社会影响。
8. 识别可能改善功能的辅助器具。
9. 确定其他多学科的疼痛团队成员。

章节大纲

---

[*] 作者要感谢 Luella Grangaard 对本版和前两版所做的重要而杰出的贡献。

关键术语

活动节奏(activity pacing)

人体工效学(ergonomics)

脊柱中立位(neutral spine)

人体力学(body mechanics)

生活方式调整(lifestyle modifications)

自我调节(self-regulation)

体能节省(energy conservation)

案例研究

Maria,第一部分(评估)

Maria,47 岁的家庭主妇,与丈夫和成年儿子一起生活,家住在一楼。她背部受伤之前曾在一家零售店工作。背部受伤是 3 年前一次机动车事故造成的;Maria 患有腰部双侧肌筋膜(肌肉)痛,并且在 L_4 和 L_5 有椎间盘突出。她经常抱怨剧烈的肌肉酸痛,类似经过高强度锻炼后肌肉酸痛的感觉;并且当弯腰时大腿臀部和背部有时会感觉剧烈的疼痛,并短时间内持续。她目前正在接受物理治疗。

因为日常生活活动有困难(穿衣、上床、下床和准备膳食、家庭管理任务、洗衣、洗碗)及被诊断为抑郁症,Maria 被转诊去接受作业治疗。Maria 的目标是减轻疼痛,提高她独立完成家务活动的能力,并且能够和朋友一起去看电影。

在评估期间,作业治疗师采用加拿大作业表现测量表(COPM)来评估功能受限和作业参与受限[2]。Maria 反馈任何涉及弯腰或扭转的活动均困难而且产生疼痛,包括洗衣服、弯腰拾物、铺床、完成个人卫生活动。她说除了就诊,其他时间很少外出参与社会活动,并且容易感到疲劳,精力水平低。在疼痛数字分级法中,Maria 的疼痛基线水平是 5/10,自我护理和家务活动后,增加至 8/10,长期保持一个姿势后,增加到 7/10,这使得她睡眠质量很差。由于就餐准备困难,并且她的丈夫和儿子白天都要工作,导致 Maria 只能早上吃快餐和每天一顿正餐。

Maria 因为没有承担好母亲和妻子的责任而感到内疚,尽管下背痛剧烈,她还是经常强迫自己去做一些明显会加重疼痛的事情。她几乎没有意识到她的情绪是如何影响她的疼痛水平的,反之亦然。

Maria 的作业治疗干预计划将涉及人体力学、姿势矫正和抑郁管理策略;与 Maria 及家人一起解决如何将这些干预计划融入她的日常生活方面的问题,以减少痛苦,增加作业活动参与,这将是治疗的一个重要部分。她还将接受放松训练,必要时使用辅助器具。

思辨问题

1. 你认为 Maria 的下背痛还会影响到哪些作业活动(不包括在案例研究中)?

2. 你认为 Maria 的抑郁是如何导致或影响她下背痛的?

3. 对于 Maria 来说,她的作业参与存在的障碍和支持点是什么?

4. 当 Maria 弯腰或扭动引起疼痛时,脊柱会发生什么解剖结构变化?

引言

下背痛(low back pain,LBP)几乎可以影响所有的功能性活动,从自我照顾活动,到儿童照顾和人际关系,再到情感功能。下背痛是美国最常见的疼痛类型(27%),是造成 45 岁以下美国人残疾的主要原因[3]。这也是多年来在世界和美国生活中引起残疾的首要原因。

几乎每 12 个人中就有 1 人经历过不同程度的下背痛[4]。对一些人来说,这种痛苦会自行解决,对另一些人来说,它可以通过锻炼、增强核心力量、康复来达到最小化或消除疼痛。对于剩下的一部分人来说,下背痛可能会成为慢性疾病,而这些人将不得不在他们的余生中忍受背痛的折磨。

你是否曾因背部受伤、坐在不舒服的椅子上太长时间或者仅仅是用错误的方式导致下背痛或肌肉拉伤?即使你从来没有亲身经历过下背痛,也许你认识的人当中有下背痛,或者你可以想象下它是什么样的经历。思考一下下背痛影响的日常活动。如果久坐是痛苦的,那么开车,在办公室工作、学习,甚至吃饭都是很困难的。如果站着或身体前倾是痛苦的,那么做饭、洗脸、洗澡或化妆都可能会受到影响。对于很多下背痛的人来说,即使躺下也会很痛苦,这可能会影响正常的睡眠。

用心回想你一天的活动,你所做的所有活动都需要腰背部的运动,力量和柔韧性的参与。考虑一下下背痛如何影响这些活动。如果你想抱起你的孩子怎么办?你怎样锻炼才能不增重?你能专心学习吗?如果你一个人住,你将如何洗衣服?如果你处于痛苦之中,你会进行社交活动吗?根据下背痛的严重程度,即使是简单的捡起掉落的笔也会很困难。思考一下腰背痛影响的人群范围,这将帮助你更好地了解这类疾病,更好地服务康复对象。

下背痛常见的原因

掌握腰背部的解剖是帮助治疗下背痛康复对象的关键。作业治疗师必须熟悉正常的解剖结构以及病理机制,讲解给不同背景和不同理解水平的康复对象。为了让康复对象了解正确的身体力学原理,作业治疗师还必须理解解剖学和病理学是如何影响运动和日常活动的。了解疼痛的原因,康复对象往往能够在多种情境下运用不同方法,更有动力去缓解疼痛。

脊柱与肌肉学回顾

脊柱由椎骨和椎间盘组成。每个椎骨包含负重的椎体,以及从椎体后部产生的椎弓(图41.1)。椎弓由两个椎弓根(两侧各一个)延伸至椎板而组成。椎板连接形成椎孔,它构成了脊髓所在的椎管。椎板的椎弓根和连接处有三个骨突起,称为突起。这些外侧突连

接在一起,与相邻的椎骨上、下两处形成关节(图41.2)。邻近椎弓根的上下切迹共同围成椎间孔,内有脊神经通过。在脊柱的后面是棘突,是肌肉的附着点。腰部由5个腰椎组成。

椎体之间有椎间盘,椎间盘由纤维软骨、较硬的外壳和髓核组成,是较软的凝胶状组织(图41.3)。椎间盘可以减轻负荷,只有当身体仰卧时才能除去压力。椎间盘具有“弹性垫”样作用,提高了脊柱的灵活性。当一个人处于站立时脊柱中立位(最舒服的脊柱姿势和骨盆倾斜,对所有的椎骨和椎间盘都产生同样的压力),椎间盘所有侧面的压力都是相等的。例如弯腰、侧倾导致一侧的椎间盘受到牵伸,另一侧产生挤压和凸起(图41.4)。

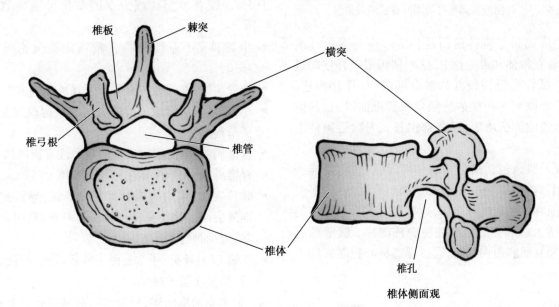

图 41.1　椎体的上面观和侧面观

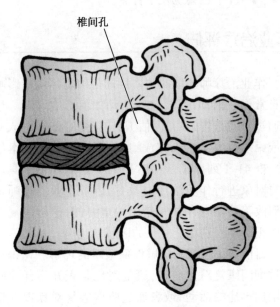

图 41.2　构成关节的两个椎骨。脊神经通过椎间孔出口

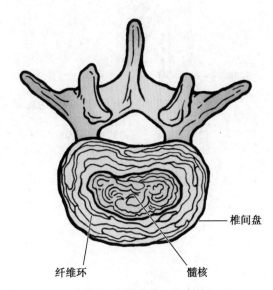

图 41.3　椎间盘的横切面

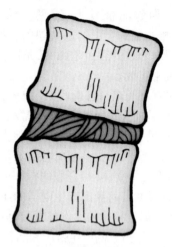

图 41.4 相同的椎间盘可能同时被压缩和伸展

前后纵韧带是椎体前面延伸的一束坚固的纤维束,并附着在椎体和椎间盘上,这些韧带限制脊柱的过度活动。骶骨是脊柱较低的融合部分,与骨盆相连。骨盆的活动改变了腰椎的前倾角和腰椎曲线:骨盆前倾斜导致腰曲前凸增加(下背部拱起),骨盆后倾使下背部变平。

腰椎的肌肉包括横突间肌和棘间肌,它们是连接横突和相邻椎体棘突的小节段肌肉(图 41.5)。多裂肌、最长肌和髂肋肌构成腰肌,这些肌肉主要是脊柱的伸肌,但腰大肌和髂肋肌也能使脊柱侧屈。腹壁的肌肉,包括腹直肌和腹内斜肌,通过提高核心控制有助于

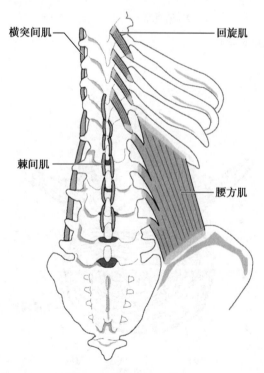

图 41.5 横突间肌和棘间肌

提高脊柱的稳定性。为了进一步了解背部和腹部肌肉在特定运动过程中的相互作用,我们建议读者在这一领域进一步的阅读。

常见下背痛诊断

通常情况下,下背痛是由于身体状况不佳、肥胖、肌肉力量和耐力下降或身体机能减退造成的。对于 90% 的康复对象来说,下背痛在 6 周内就能缓解;另外 5% 的康复对象会在 12 周内缓解。只有不到 1% 的下背痛是由于"严重"脊柱疾病(如肿瘤,感染)所致。低于 1% 的下背痛来源于炎症性疾病,真正的神经根痛低于 5%。腰背部结构或力学的变化可能导致的问题包括:

- 坐骨神经(神经根)痛:腰椎间盘突出导致神经压迫。
- 椎管狭窄:椎间孔狭窄限制了脊神经进出的空间。
- 小关节疼痛:脊柱关节的炎症或结构改变会引起小关节疼痛。
- 脊椎病:这是由于横突背侧应力性骨折所致。
- 脊椎滑脱:一个椎体在另一个椎体上滑动。
- 髓核突出:应力可撕裂椎间盘纤维,导致封闭髓核向外突出。这个突出可能压迫脊神经,引起各种症状,包括神经卡压。
- 压缩/应力骨折:通常是由于骨质疏松症导致椎骨骨折,易发于腰 5 椎体。

如本章后面所述,行为健康对疼痛有显著影响,而焦虑或抑郁等心理健康诊断通常会使疼痛恶化,或者在某些情况下也会诱发下背痛。

作业治疗评估

作业治疗师评估的主要目标是确定下背痛影响哪些日常作业活动,以及这些活动如何影响疼痛。这可以通过自我报告问卷、评估工具、康复对象/护理人员访谈或康复对象演示来完成,具体取决于治疗方案的制订。框 41.1 列出了一些常用的下背痛评估工具。对康复对象进行作业治疗的教育,以及作业治疗师帮助如何改善功能在评估中是至关重要的,这样康复对象才能正确地识别功能受限的区域。

目前对下背痛和缓解疼痛策略的理解和认识可以通过询问康复对象获得,康复对象是否知道任何减少或增加疼痛的活动,或者通过听取康复对象以动作为导向的陈述来描述康复对象经历各种治疗的体验,以

找到治疗疼痛的方法。作业治疗师的评估不应局限于身体功能,还应该包括对下背痛如何影响人的情绪、精神和社会功能的评估。

当制订一个治疗计划时,康复结局可以包括疼痛的恢复,应用背部稳定技术,应用辅助器具,将人体力学（body mechanics）和人体工效学（ergonomics）应用于康复对象,以及应用这些知识来预防继发问题的能力。根据支付方的不同,目标也可以定为压力和情绪管理、生活方式和习惯变化,比如减肥或控制血糖水平、工作/学校能力和社交能力。

术后作业治疗评估

腰部问题的外科治疗取得了许多进展,干预措施包括椎板切除、融合、神经减压、椎间盘剥离、椎体成形术和椎体后凸成形术。手术干预分为两种基本类型:解除神经压迫或者稳定脊柱来减少疼痛。解除横突孔神经压迫,增加脊神经出入脊髓的空间。一些手术可能会移除某个腰椎结构,比如椎间盘的一部分或者是给神经根施加压力的骨刺。稳定脊柱可以包括使用各种各样的固定物以稳定脊柱的骨结构,例如螺钉、导线、杆和骨移植。此外,椎体成形术和椎体后凸成形术都使用一种类似水泥的物质来稳定压迫/应力性骨折。椎体后凸成形术在注入粘合剂前会在骨折处放置一个充气后的气囊以帮助恢复高度和减少畸形[5]。

必须确定康复对象的预防措施。治疗师应与医生合作,制定特定手术的护理规程或标准。同样重要的是,要确定特定的医生可能用特定手术的支持类型和其他设备,这样作业治疗师就可以为日常工作中使用的设备提供预期的指导和注意事项。例如,有的医生会让康复对象在床边坐着时戴上背架,而有的医生可能会要求康复对象在进入坐姿前,先放入背架,并将其完全戴上。通常情况下,在手术前应订购和选配合适背架,以便康复对象在入院时就可以使用。

在术后第一次见到康复对象时,作业治疗师应获取康复对象的病史和作业活动概况,了解其家庭环境以确保安全地进行环境改造。在作业活动概况中,应区分日常生活和工具性日常生活的不同。在家庭环境评估中,工作简化技术方面的教育,以问题为导向,可以帮助康复对象了解进一步的需求。例如,当解释如何在较低或较高的地方储存经常使用的物品可以省力时,治疗师可以询问康复对象如何准备食物,以及如何将食物储存在家中。重复演示这一部分,可以帮助培训康复对象,并独立识别这个概念可能适用的其他家庭领域。家庭改造可能包括收起地毯来防止跌倒,提高宠物的警觉,以及选择一种容易进出的椅子,这为客户提供了很好的支持和帮助。治疗师还应确定家里是否有标准的卫生间和淋浴装置,为了安全和舒适是否需要进行改造。

作业治疗干预

在作业治疗评估的基础上,治疗师可以根据康复对象的需求和个人目标,实施以下任何一项干预措施。实施干预时应考虑的因素包括:改变行为习惯的意愿、教育水平、经济能力、社会支持、认知和自我意识。

康复对象教育

对有下背痛的康复对象来说,教育是成功的关键。学习解剖学和生理学知识可以帮助康复对象了解参与某一活动时发生的事情。了解生活习惯和压力水平是如何影响疼痛的,这有助于激励康复对象改变行为习惯。这些知识是建立其他干预计划的基础,并最终选择适当的干预措施。

要体现康复对象需求的信息个性化。许多书籍、视频、卡片系统和多媒体教育系统都是可用的。另外,图表和解剖模型可以帮助康复对象理解解剖学和生理学,同时可以将个人学习与小组学习相结合。

人体力学

结合人体力学,人必须在膝盖微微弯曲、重量均匀分布的情况下找到自己的“中立”脊柱位置。康复对象使用腹部的肌肉将骨盆前倾,腰椎屈伸直到达到他或她最佳功能和稳定性的平衡位置（图 41.6）。腹肌收缩,保持这种姿势,就像穿紧身胸衣一样。这个位置或稳态应保持并整合到康复对象的生活中。有的人腰部大范围的伸展或大幅度的扭转并没有感到疼痛,而另一些人则更喜欢屈曲中立位的姿势,并有更平坦的腹部。

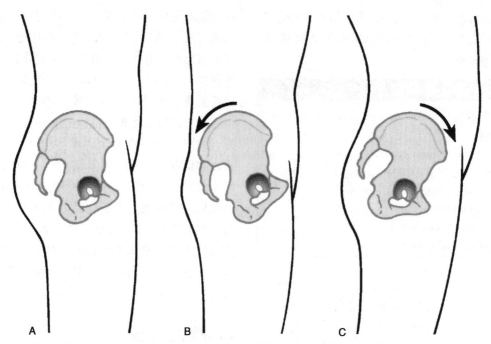

图41.6　骨盆的矢状面运动　A.骨盆中立位置展示；B.骨盆后倾展示（骨盆后倾，腰椎生理曲度变直）；C.骨盆前倾展示（骨盆前倾，腰椎生理曲度加深）。为了获得稳定的脊柱性，一个人必须在腰椎屈曲、伸展之间找到一个舒适的姿势（引自：Muscolino JE，Cipriana S：Pilates and the "power-house，" J Body Work Movement Ther 8：15-24，2004，Figure 6，page 20.）

除了保持脊柱的中立位，康复对象还将需要学习并在活动中融入不同的技术，以帮助站立和活动。这些姿势包括下蹲、斜撑和高尔夫式姿势。做下蹲要求没有膝盖或髋关节病变，保持背部挺直，同时保持一个中立的脊柱（图41.7A）。做斜撑需要一只脚在另一只脚的前面，与肩同宽（图41.7B）。高尔夫式姿势需要髋关节屈曲并向后抬高一条腿（图41.7C）。

重要的是，康复对象要了解如何使用人体力学来稳定背部，这包括保持背部伸直，从臀部弯曲，避免扭转，保持良好的姿势，将物品靠近身体，双腿承重以提高安全，扩大支撑面积。为了减轻站立活动时背部的压力，康复对象可以使用小凳子或者打开橱柜门，然后将脚放在柜子底部。在活动过程中避免背部扭伤的方法也很重要，如冲洗马桶等许多习惯性动作应注意。在这些情况下，康复对象必须注意到在保持脊柱中立位时身体是一个整体。

人体工效学

许多下背痛损伤是由工作引起或加重。无论是整天坐在电脑前还是在流水线上工作，脊柱与每一个动作都有关。对于劳动密集型的工作来说，采用人体力学的原理来引导正确姿势和限制背部的压力。对于办公室工作者，应用人体工效学原理（ergonomic princi-ples）来确保脊柱中立位并在久坐时尽量减少肌肉劳损。

经常更换姿势可以减少肌肉劳损，促进脊柱更好地保持中立。因此，允许员工在工作中可坐可站的工作设备（图41.8）能使那些患有下背痛的人受益。理想情况下，人应至少每30分钟换1次姿势以缓解椎间盘的压力、神经压迫和肌肉劳损。

符合人体工效学的椅子可以调整座位高度、座位深度、后角、背部高度或腰部位置，与使用者的身体相适应。台式办公椅必须提供靠背支撑（最理想的是能一直到肩部），能保持臀部和膝90度水平，脚能平放在地板上或脚踏上。斜靠在椅子上也能够使身体减压。通常康复对象把椅子放得太高，使得骨盆前倾，导致腰部承受压力。

作业治疗师评估康复对象的工作性质，帮助康复对象调整工作空间、设备和行为。告知康复对象要经常休息（每隔30分钟1次），经常改变位置和工作任务，并将物体靠近以防止长期的伸展或斜靠。应用程序、电话和日历提醒以及计算机软件程序可以用来提醒康复对象在工作时应适当休息。

作业治疗师是人体工效学咨询的主要人员，因为他们经过了专业培训，包括解剖实验，活动分析和问题解决能力的培训。人体工效学的设备制造商可以帮助

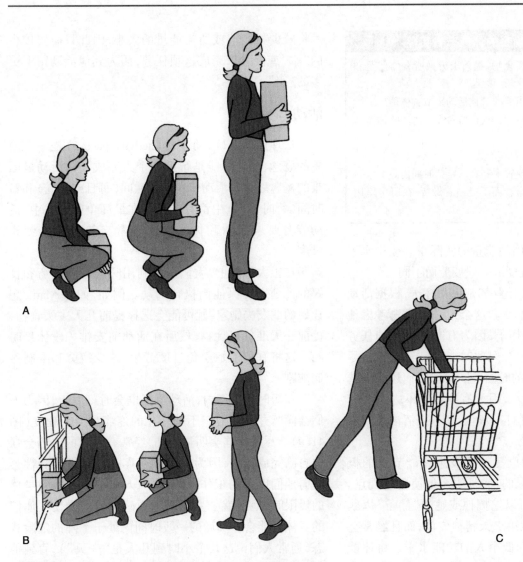

图 41.7　A.蹲下:蹲下和起立时双手举起依靠躯干上部的支撑。收紧腹部肌肉,但不要屏住呼吸。运动平缓以避免颠簸;B.斜撑式举起:蹲下并将物品拿近以便举起;C.高尔夫式举起:当伸手够购物车内物品时,当置物进入购物车时,抬起对侧腿以保持背部挺直

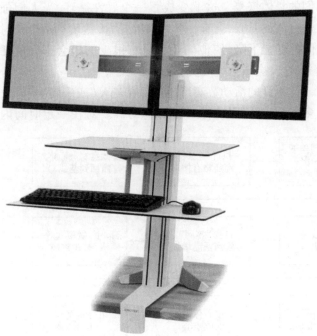

图 41.8　坐/站设备模型(Courtesy Ergotron,Inc.,St. Paul, MN)

治疗师识别适合康复对象需要的特定产品,治疗师应该与这些供应商保持联系。

第 14 章更详细地讨论了人体工效学原理。

体能节省

康复对象可能没有意识到,当他们背痛的时候,正常的活动会对他们造成伤害。例如,与一天只做 1~2 件事的人相比,在一天内完成他所有任务的人,他可能不知道这对他的背部产生多大的负担,以及这种模式是如何导致疼痛增加的。指导康复对象体能节省(energy conservation)的原则可以减轻或减少这方面的问题。

这些原则包括提前计划、设置优先级、掌握活动的耐受性、消除不必要的任务,以及为执行任务花费更少的精力(框 41.2)。

在教育康复对象如何将这个概念应用于他们的生活时,节能的类比是很有帮助的。用水桶打一个比喻,想象一下水桶代表一个人有多少势能,其中的水量是

框 41.2　与朋友共进晚餐的体能节省策略

- 提前计划：提前 2 天购买食物，提前 1 天做所有的切菜和食物准备工作。
- 设置优先级：不要安排当天的其他活动来节省体能。
- 消除任务：出去吃，以消除做饭、打扫和饭后清洁的体能需要。
- 委托：做拿手菜，让别人做其他菜。
- 学习活动的耐受性：将晚餐限制在一定的时间内。
- 减少任务所需的体能：坐着而不是站着做饭，在厨房里用风扇来减少热耗竭。

一个人在一天醒来时所用的能量的实际量。能量水平可能因睡眠质量、疼痛程度或一般疲劳而不同。

现在想象一下，每个作业都是一个杯子，根据活动的不同，杯子可能大小不一。这个人必须优先考虑他或她要将水倒入哪一个杯子，因为有时最主要的任务是在一天结束的时候进行，但此时能量已经消耗殆尽（食物准备，和家人一起的时间、性等）。人们还必须选择要往每个杯里倒多少水，因为有些杯子不一定要完全装满（一个人可以选择打扫灰尘，而不是清洁整个房子以减少所需的能量）。

这个类比经常帮助康复对象设想体能节省的概念，并传达出能量是有限的，必须明智地使用的观点。如果需要的话，一个人可以挖掘他或她的"储备"以获得更多的能量，但这导致第二天精神欠佳，而且经常会导致疼痛的暴发，从而降低个人的功能水平。将体能节省纳入日常作业生活的关键是让康复对象意识到他或她的个人活动的耐受性，包括关于疲劳触发的具体知识和恢复所需的剩余量。

对于 Maria 来说，在洗衣的过程中实施体能节省技术可能就像坐着一样简单，当她站着叠衣服时，她会把衣服叠起来，或者用熨衣板作为一张桌子。这项技

术将减少"杯子"或所需能量的大小，因此只需要较少的"水"或能量来完成这项任务，而为其他活动留下更多的"水"。

活动节奏

从理论上讲，活动节奏（activity pacing）是一个简单的概念，但它可能是帮助一个人完成日常活动最困难的概念之一。活动节奏在长时间（每日或每周）和短时间（每时每刻）中都有应用。在最简单的形式中，活动节奏要求活动和休息时间经常交替以防止劳累过度。

在很大程度上，人们可以利用时间管理技巧和良好的计划来确保他们执行活动。例如，如果 Maria 想让她的朋友去她家，她可能会选择提前几天去买食物，提前一天准备好食物，然后在活动前安排一段休息时间。这将有利于她避免过度劳累，减少疲劳和限制疼痛加剧。

在短时间范围内，活动节奏也会时刻发生，因为人们会倾听并回应他们不断变化的疼痛和疲劳程度（图41.9）。尽管疼痛会明显增加，经常有疼痛的人仍会强迫自己完成任务，因为他们担心疼痛的不可预测性会阻碍他们以后的工作。然而，当人们把自己推到身体的极限时，他们就会变得更加敏感和容易受伤。他们的身体功能会在随后的一段时间内处于下降的危险状态（通常人们说这几个小时到几天是"失灵"），直到他们的身体恢复。这就变成了一个恶性循环，当人们强迫自己的时候，会有一个疼痛的暴发，然后有一个长时间的功能下降，使他们认为只有很少的机会来完成任务，这又会导致过度劳累。

不良的活动节奏可能包括在一天（或一周）安排太多的活动，而没有足够的休息时间。对在一定时间内

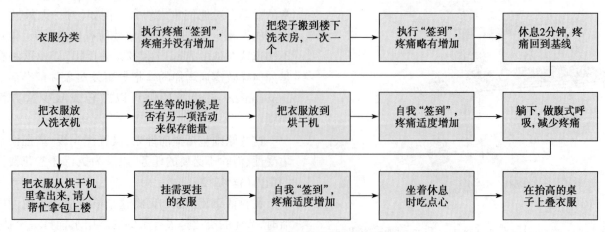

图 41.9　洗衣服时活动节奏的举例

可以完成的事情抱有不切实际的期望，处于过度劳累的时期，疼痛就会无规律暴发。

作业活动强度和耐受力

一旦将节省体能的原则教授并融入康复对象的作业活动中，就需要应用这些基础知识，使康复对象能够参与更多的活动来提高力量和耐力。温和缓慢的活动分级是治疗疼痛时建立耐受性的主要策略，因为身体对活动增加的反应可能有所不同。例如，每晚准备一顿饭，康复对象可以很快地提高为客人准备膳食的耐力。同样地，坐在电脑前写一封信，同时保持脊柱中立位，增强了腹部肌肉和坐姿的耐受性，这可以增加坐车的能力，让他们可以长时间坐在车里。

自我调节训练和应对技能

下背痛也会受到一个人行为健康状况的影响。压力、焦虑、抑郁和其他行为健康问题，都会对疼痛程度和人对疼痛的感知控制产生重大影响。同样地，疼痛（尤其是慢性疼痛）会影响情感和情绪（图 41.10）。根据美国疾病控制与预防中心的数据，患有下背痛的成年人遭遇严重心理困扰的可能性是没有下背痛人的 4 倍多[3]。

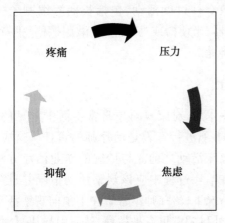

图 41.10　行为健康状况与疼痛的关系

压力和焦虑

疼痛会对身体造成压力，因为疼痛会向身体发出信号，表明身体出了问题。这会触发机体自动的反应，鼓励身体移除或处理疼痛的刺激（例如，把你的脚从火中移开）。此外，感到压力或焦虑会刺激交感神经系统，这增加已经过度兴奋的神经系统，造成一种压力、焦虑和痛苦的交替出现。这是难以控制的，因为它们相互影响。

抑郁症

在美国和全球，抑郁症和下背痛通常是合并症，其

是导致残疾的两个主要原因[4]。抑郁会引起身体症状包括痛苦的反应，同时抑郁也会通过神经递质失调引起疼痛[9]。对 Maria 来说，不仅她的痛苦和抑郁会彼此影响，而且她还说她的负罪感是由于无法完成她认为有助于家庭需求任务而产生的。她还在处理以前发生的事情的损失和变化，这使得她很悲伤但又必须学会接受。

行为健康干预

框 41.3 提供了鼓励康复对象自我管理压力和情绪的基本策略。列举的几种干预措施能引起副交感神经系统激活，从而减少交感神经系统的反应，这些被认为是自我调节技术，因为他们寻求调节和降低过度刺激的神经系统。这些策略不仅针对行为健康的康复对象，而且通常也可以通过抑制交感神经直接影响疼痛程度。具体可以参见第 7 章第 2 节关于心理学策略的内容。

框 41.3　疼痛的行为健康策略
每天有 20 分钟的直接或间接的阳光照射。 每天换衣服。 良好的个人卫生。 适当强度的运动。 每天进行户外活动。 按时服药。 使用腹式呼吸法。 使用渐进式肌肉放松法（被动或主动）。 可视化/图像的引导。 定期参与社交活动。

生活方式的改变

饮食

通过生活方式和行为的改变使血糖保持稳定，防止低血糖发作，可以帮助人们避免疼痛增加和体能下降。确定饮食计划，学习一般的血糖管理策略和问题解决能力，当他或她购物、准备食物时如何在不增加疼痛的情况下完成活动，这些都是作业治疗师可以解决的问题。

睡眠

缺乏睡眠质量会导致身体失调，从而增加疼痛程度。然而，疼痛会限制一个人获得足够高质量睡眠的能力，导致难以入睡，频繁醒来，焦虑或不适。对于一些患有下背痛的人来说，这是一个恶性循环，因为疼痛会干扰恢复性睡眠，导致第二天疼痛加剧。更多信息详见第 13 章。

作业治疗师可以向康复对象传授健康睡眠策略，帮助人们入睡、深睡或者在夜间频繁醒来时候再次入睡。在睡觉前进行的活动会极大影响一个人入睡的能力和睡眠质量。睡前至少30分钟(最好是60分钟)，避免刺激大脑或身体的剧烈活动是很重要的。这包括使用带有明亮屏幕的电子设备、锻炼、家务、回复电子邮件、有时还包括看社交媒体。酒精和尼古丁也应该避免，因为它们会干扰睡眠周期。

相反，应该鼓励人们在计划入睡前进行平静和放松的活动。阅读、听音乐、做轻松的伸展运动、芳香疗法和热水澡，这些都可以用来在睡前放松身心。重新聚焦于呼吸练习，引导肌肉放松、冥想、甚至只是听白噪声，都能帮助人们更容易入睡，因为他们会把注意力从紧张的想法中移开。健康睡眠计划应该根据康复对象的喜好和意见因人而异，以优化睡前的放松状态(图41.11)。

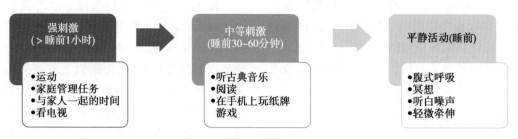

图41.11　健康睡眠计划举例

运动

维持肌肉张力对那些有下背痛的人来说很重要。改善受损部位周围区域的肌肉力量可以减轻疼痛症状，如椎间盘突出或关节炎。瑜伽、普拉提和其他力量锻炼活动在这些情况下是很有帮助的。如果人们害怕运动的话，可以降低运动强度，选择缓慢的、可控的、容易学习的运动。此外，有下背痛的人发现正确的运动方式可以减轻疼痛。关节的运动释放出滑膜液，对于关节炎或退行性疾病康复对象可以减轻疼痛和增加移动能力。

水中运动对那些有下背痛的人来说是非常有用的，因为水可以减少自身重力，减轻肌肉的压力，减少椎间盘的压迫。水也产生阻力，这有利于提高肌肉力量。

药物管理和认知

有些康复对象可能难以进行药物管理，可能是由于认识不足，药物副作用，或不知所措。这些困难可能包括：

- 经常忘记服药。
- 不按时服药。
- 不适当地使用药物(通过医生的指导解决)。
- 难以理解人体力学原理。
- 忘记辅助器具的放置。
- 医疗保健预约率低。

作业治疗师可以帮助人们提高药物管理技能，通过提供组织、追踪、提示策略来增加剂量的准确性，促进康复对象安全。

辅助器具

对于下背痛康复对象来说，辅助器具通常是有用的。下背痛康复对象最常用的辅助器具主要用于防止康复对象脊柱过度活动，包括长柄海绵刷子、长柄鞋拔、穿袜器、坐便椅或马桶座、洗漱用擦刷、手持淋浴喷雾器和脚凳。

术后干预

在手术后，对康复对象日常生活中常见的预防措施、注意事项进行宣教是治疗师的责任。这应该在康复对象离床活动之前。与传统的作业治疗方法相反，治疗师在治疗过程中应该观察活动情况并进行矫正，在这种情况下，治疗师不希望在干预前观察活动表现。相反，在外科领域重点是教育，然后引导康复对象避免造成压力的任何不适当的体位或姿势。作业治疗干预的目的是训练康复对象在保持背部挺直、避免扭曲、结合安全技术和使用辅助器具的情况下进行必要的日常生活活动。

最基本的日常生活活动必须在康复对象住院期间进行练习。重要的是要教会康复对象正确的睡眠体位，并让他们正确地反复演示这些体位。康复对象需要在床上使用同轴翻身技术来实现功能移动。适当的卧坐转移、床椅转移、如厕的方法、刷牙、洗脸、剃须的方法也需被指导；使用前面讲述的腰背部保护技术进行穿衣。指导康复对象在日常活动中使用辅助器具以防止背部扭伤,包括进出汽车。

因为住院时间通常很短,大多数人会出院回家,所以在住院期间,应该给他们提供一些常被忽视的生活资料。包括基本的人体力学信息、日常生活活动示范,以及解剖和手术信息。各种各样的出版物包括外科手术后可做和不可做的事情。许多医院都有电子版的教育内容,允许提供者发布有关外科手术过程的信息以及由此产生的预防措施。虽然大多数保险不包括辅助器具如台阶、淋浴椅和长柄海绵刷等,这些设备对于确保成功手术后良好结局是必要的。许多康复对象购买这些物品,并在出院前将它们送到家中。为了帮助康复对象进行家庭和生活改造,许多医院提供了术前教育指导。

以康复对象为中心的作业治疗分析

在为下背痛康复对象提供专业治疗服务时考虑以下问题:

评估

- 康复对象的目标是什么?
- 作业活动目标是什么?
- 从事作业活动的背景是什么?
- 参与存在的有利和不利因素是什么?
- 康复对象目前如何进行必要的作业治疗?

干预

- 活动中的哪些动作会增加疼痛?
- 在活动表现中涉及哪些解剖结构?
- 康复对象可以做什么或用什么来减轻疼痛?
- 如何改造环境或活动以适应康复对象的需求?

再评估

- 干预是否改善了康复对象的功能?
- 康复对象在活动期间和之后是否能够克服疼痛?
- 康复对象在出院后是否有需要解决工作雇用问题的教育

此外,考虑人、环境和作业活动在决定治疗干预措施时如何相互作用是很重要的(图 41.12)。考虑到这三个领域互相支持而又相互矛盾的复杂方式(特别是在康复对象自身的帮助下),引导有效的个性化护理计划。

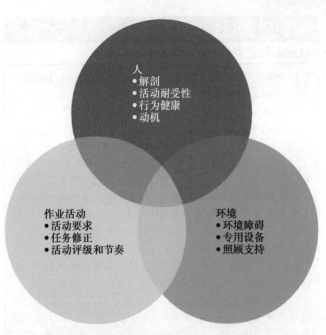

图 41.12　人、环境和作业活动的影响

案例研究

Maria,第二部分(作业分析)

Maria 表示,她的主要目标是独立完成洗衣,因为这会给她带来成就感和满足感。作业治疗师发现 Maria 试图使用直筒式洗衣机,并观察到 Maria 经常弯腰提起一篮子衣服,导致疼痛增加。当关掉洗衣机并将衣服放入前方的烘干机时,治疗师还观察到,Maria 再次向前弯腰以取回衣服,然后反向倾斜转身把衣服扔进烘干机。

个人

Maria 说独立洗衣服对她来说是非常重要的,因为这将给她一种成就感。这意味着寻求辅助可能不是她的第一选择。Maria 愿意改变自己洗衣服的方式,但有时抑郁让她很难开始工作。Maria 表示尽管在活动中疼痛增加,她还是愿意去干,她认为自己的疼痛是不可预测的,并且想要完成其他事情。

为了增加动机,作业治疗师使用激励手段来帮助 Maria 了解能洗衣为什么对她来说很重要。治疗师还让 Maria 在家里放上提示卡,让她知道即使完成很小一件事都是胜利(例如,把衣服放在篮子里而不是堆在一起)。

引起 Maria 下背痛(椎间盘突出,肌筋膜痛)的解剖原因是不变的,所以治疗的重点是控制和减轻疼痛,而不是消除疼痛。

作业活动

Maria 向前弯腰时,腰椎间盘的后部会拉紧,椎间盘的前部会向外凸出,并且还对腰椎产生压力,特别是当她拾起洗衣篮时及弯腰从洗衣机取回物品时。这些活动可以通过使用良好的人体力学原理来改变拾物方式。比如提一个沉重的洗衣篮可以使用高尔夫球式姿势来完成,并确保臀部和肩膀保持固定的姿势来防止扭曲。这种活动的速度和强度也可以改变。因为 Maria 会强迫自己,如果卸载洗衣机是这项

案例研究（续）

Maria，第二部分（作业分析）

活动中最痛苦的部分，玛丽可以分为两步来做，中间休息一下，以防止她的疼痛明显增加。

环境

Maria 独立洗衣的障碍是由于缺乏援助，没有任何辅助器具，以及向前弯曲的洗衣设备（顶部取衣物的洗衣机）。

Maria 可以换成前置式的机器，然后垫高洗衣机和烘干机（也是前置式）以减少弯腰的次数。这使她可以保持脊柱直立位蹲下或跪下打开机器门，不需要扭曲或倾斜（腰部）。如果不能这样做，Maria 可以使用长柄拾物器或撑衣杆从洗衣机取回衣服。如 Maria 洗衣服时间很长，她可以购买抗疲劳垫，用于限制站立时椎间盘的挤压。Maria 还可以在她的洗衣机附近放置一张小桌子，不必将洗衣篮放在地板上，这样她可以防止弯腰。她也可以使用这张桌子叠衣服。

如果 Maria 愿意，她可以让她的儿子和丈夫在他们下班之前把洗衣篮带到洗衣房，在衣服洗完后把它们带回去。这将帮助她节省体能。如果 Maria 不确定是否需要帮助，作业治疗师可以建议采用临时的方案调整活动方式，直到 Maria 能够承担更多的活动。

常见受影响的作业活动干预策略

洗澡

为了促进体能节省和限制弯曲，康复对象可以将所有物品放置在位于胸部和眼睛高度之间的淋浴架或壁架上。如果在站立时清洗下肢很难保持平衡和弯曲，使用淋浴椅或长凳可以有所帮助。使用长柄刷或海绵可以让康复对象无须弯腰和扭曲即可清洗背部、腿部和足部。手持式淋浴器可控制水流量并减少不必要的移动。为了安全起见，康复对象应使用浴垫以减少在洗澡期间打滑并溅出水的概率。

穿衣

将背部保持在中立位置是穿衣的主要目标。康复对象可以坐在椅子上或平躺在床上，同时髋关节屈曲使衣服放到脚的下方，而不是屈曲脊柱（图 41.13）。为了穿脱袜子和鞋子，康复对象应该坐下来，用臀部的外旋将脚放在膝盖上，或者髋关节屈曲的姿势将脚放在凳子上。Maria 更喜欢穿无鞋带的鞋，以减少和避免弯曲。长柄的鞋拔和弹性鞋带对于穿系鞋带的鞋是很有帮助的。背部保护技术应该用于穿衣和脱衣。

功能性移动

使用移动技术在床上活动需要把身体作为一个整体来移动（图 41.14A）。完成卧坐转移，康复对象躺在一侧，将膝盖弯曲置于床的一侧，然后向上用双腿的重量作为杠杆（图 41.14B）。躺下时，康复对象抬起双

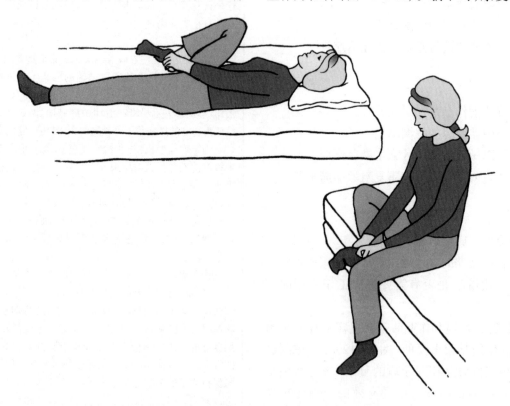

图 41.13　穿脱袜子。仰卧屈腿或者坐位屈腿并保持背部直立

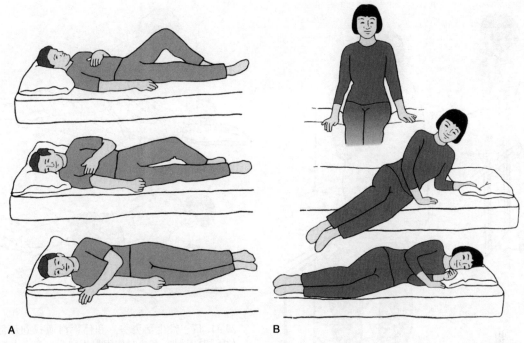

图 41.14　A.同轴翻身。仰卧,弯曲左膝,将左臂放在胸前。身体保持一致向左侧翻转;B. 起床和躺下运动。通过同时抬高双腿和降低头部来降低身体躺在一边,用手臂来帮助康复对象在不扭伤的情况下移动。如果需要,双膝弯曲靠近背部。坐起来时,先侧向一边,然后用同样的动作反过来。保持你的躯干与你的腿平齐

腿,用双臂将身体放低到床边。在两个动作中,康复对象必须保持背部伸直并收紧腹部肌肉以支撑背部。

　　在如厕转移时,康复对象必须保持脊椎伸直和中立位;如果疼痛较剧烈,他/她应该缓慢地移动。手撑在大腿上是有帮助的,或者如果需要的话,可在厕所旁使用马桶架或扶手杆。作业治疗师必须指导康复对象区分负重的扶手杆(嵌入墙面的)和非负重的毛巾架或架子。康复对象还需要接受关于安全使用其他表面稳定性物品的教育,因为人们经常使用台面、浴缸和墙壁来支撑跨越性动作,这可能危及安全并导致扭伤。对于一些康复对象来说,一个增高的马桶座圈是很有帮助的。

　　建议康复对象使用带有坚实靠垫的扶手椅,与超大的毛绒沙发相比,这是一种不错的支撑。康复对象可以使用椅子扶手支撑至站立位置(图 41.15),而在坐着的时候硬的腰背部垫枕会更好地支撑背部。为了减少僵硬,康复对象应该经常站立、行走或伸展(每 15~20分钟)。

个人卫生

　　浴室洗漱盆的活动可能会很困难,因为大多数水槽都是臀部或腰部的高度,这就要求大多数的成年人弯腰,从而增加背部的压力和张力。在刷牙、剃胡子或

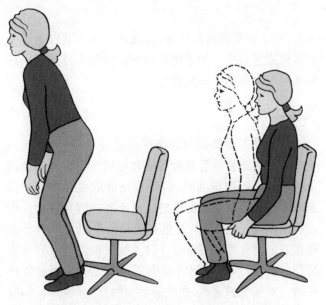

图 41.15　从站到坐,从坐到站。坐下时,弯曲你的膝盖,把你的身体降至椅子边缘的前部,然后再坐回座位上。站立时,相反的顺序,先将一只脚向前移动,然后挪到座位的前面。用钟摆的动作站起来

洗脸时,康复对象应将一只脚放在柜子底部,以减轻背部下方的压力,并在臀部弯曲时保持背部挺直(图41.16)。或者,康复对象可向前弯曲,通过单膝承受重量,同时向后伸直另一条腿来平衡和支撑,保持一个中立的脊柱位置。刷牙后漱口,Maria 更喜欢用一只手撑

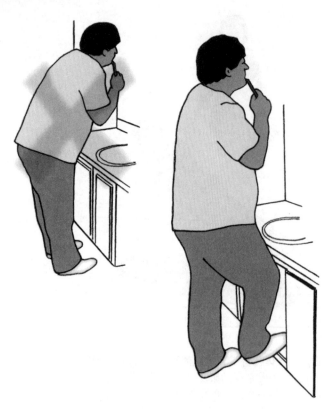

图 41.16　剃须。保持身体直立，一只脚在水槽下面的柜子边缘

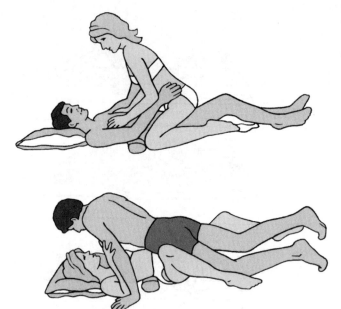

图 41.17　性生活姿势。和伴侣沟通找到最舒适的体位。提前计划，需要时使用枕头和毛巾卷来支撑

在台面上，来缓解背部的压力，或者用杯子漱口而不是直接使用水龙头。为了化妆，Maria 使用手持式镜子或贴在墙壁上的镜子来限制弯腰。

性活动

性活动需要姿势和动作保持腰部在中立位置，防止过度扭转或脊柱反复的弯曲和伸展。当康复对象的脊柱伸展后疼痛增加时，仰卧位臀部或者腰背部垫枕来减少伸展可能是最舒服的。对于那些因脊柱弯曲而疼痛的人，在腰背部下面垫一条毛巾卷也可以帮助保持中立的背部姿势（图 41.17）。如果康复对象喜欢抱膝位，大的楔形枕可以帮助康复对象保持中立的脊柱位置。对于男性来说，在性活动中站立，并将一只脚放在另一只脚前，可能是更好的方式。

在性活动中，活动分级和节奏是特别重要的，建议康复对象慢慢开始，并逐渐地根据耐受性进行更剧烈的运动。在性活动之前，适度牵伸、热身或者洗个热水澡，来放松肌肉以增强活动。

与伴侣的交流也是参与性活动的重要组成部分。当过程中出现疼痛时，康复对象经常感到尴尬、害羞，或兴奋地谈论耐受程度，并在运动变得痛苦时大声说话。向康复对象传授自信的沟通策略，帮助他们制订

个性化的性活动，这样可以预防受伤，增加康复对象的信心。

睡觉

我们几乎三分之一的时间都在床上，所以考虑睡眠姿势对我们背部的影响很重要。适合的床垫很重要，床垫太软或太舒服都不会保持中立位置。枕头应该支持颈部和头部，而不会导致颈部向前或侧面弯曲。许多波浪形状的枕头有助于达到这个目的。

睡觉时，康复对象应该在膝下放一个枕头，减少腰部的压力，帮助维持背部平衡（图 41.18A）。而在侧卧时，康复对象应该将枕头放在两膝之间，防止臀部倒向床面，扭伤下腰部（图 41.18B）。侧卧时将枕头放在胸前也是有帮助的，因为有时肩部也会向床上塌陷，如果需要，可以用等身长的枕头代替两个小的枕头。不建议俯卧，但是喜欢这个姿势的康复对象，应该在踝关节下面放一个小枕头，以弯曲膝盖，减轻背部的压力（图 41.18C）。如果背部后伸时疼痛，可以在髋部下方放一个扁平的枕头。有关睡眠和休息的信息，请参阅第 13 章。

如厕

如厕后清洁时，康复对象应用手扶着双腿，以避免背部扭伤，如有需要，可使用长柄纸巾夹，当转身冲洗马桶时，康复对象应该先站起来，然后转身面对马桶，而不是扭转身体伸手冲洗。在背部疼痛的急性发作期

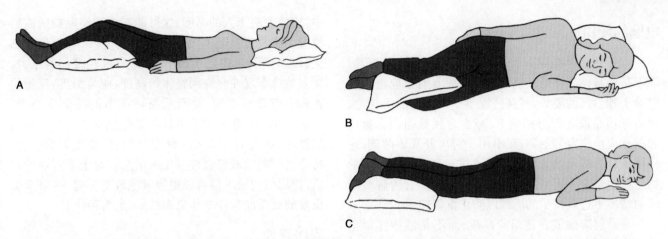

图41.18 A.仰卧,取一个枕头放置在膝关节下面。有颈部支撑的枕头和毛巾卷也是有益的;B.侧卧,取一个枕头放置在两膝之间,需要时,使用颈部支撑和毛巾卷;C.俯卧,如果这是你唯一理想的睡眠姿势,取一个枕头放置在踝关节下面,需要时,放置在腹部或胸部下面

间,康复对象可以跨坐在马桶座上,面对马桶的后部。这些提供了更广泛的支持基础,并让康复对象站立时使用便池变得轻松。

儿童照顾

对于下背痛的人来说,照顾儿童需要特别的预防措施。突然的动作会增加康复对象的疼痛,并影响安全照顾孩子的能力。在给孩子穿衣服时,康复对象应该使用升降桌子或高的物体表面。洗澡可以在厨房的水池里或在一个放置在高位置的可移动浴缸里进行。许多现代的婴儿床都有下拉式的扶手,这样康复对象就不需要伸展他或她的手臂来把孩子抱到婴儿床上。

在这些工作中,一定要提醒康复对象臀部和膝盖弯曲,同时保持背部伸直。要把孩子从地上抱起来,康复对象应该蹲下来,靠近孩子,然后使用双腿和臀部的肌肉力量站起来,同时还可以锻炼腹肌。为了把孩子放在汽车座椅上,康复对象应该站在汽车座椅的旁边,保持背部挺直,尽量减少任何扭曲的动作(图41.19)。治疗师也应该鼓励他们的康复对象考虑那些减少背部压力的复合型活动,例如阅读,做桌面拼图,或依偎在床上。

宠物照顾

根据宠物的大小和类型,康复对象可能需要不同的策略来保护腰部。建议使用适当的人体力学策略,如保持脊柱中立位蹲下或跪下来提供食物、水或抱起宠物。长柄的宠物粪便铲和自动清洁的垃圾箱也可以减少弯腰。自动分配食物和水的容器可以减少每天多次弯腰的需要。与体型较大的狗狗走路或玩耍时要小心,以免出现突然的扭转和剧烈的动作。

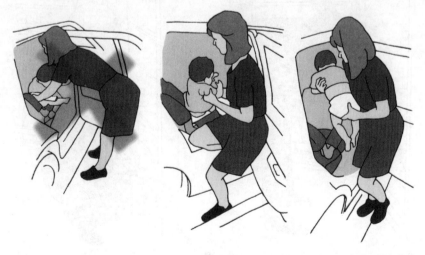

图41.19 照顾儿童进出汽车时,尽量靠近车门并保持背部直立,弯曲膝关节来抱孩子进出

电脑的使用

重要的是要提醒人们适应环境和使用辅助器具，而不是用身体去补偿环境的缺陷。康复对象应首先调整椅子和自己的姿势，将自己置于一个中立的座位上，然后把物品放在很近的地方，减少弯腰或扭曲。键盘和鼠标应该很容易触到，而不用手肘离开身体两侧，这样椅子就可以从骶骨到肩胛骨支撑背部。经常使用的物品应该是在手臂长度范围内，可以在没有肩胛骨活动的情况下进入椅子的后部以防止重复伸手。

显示器应该放在适当的高度，而不是懒洋洋地坐着。康复对象应该学会用眼睛俯视屏幕，而不是使用颈部和脊柱的屈曲。文件管理员可协助妥善放置文件和书籍，以防止重复或持续扭曲或弯腰。高个子用户可能需要与较矮个子的用户不同的办公桌高度，键盘（通常放在肘部下方）可能需要与书写（通常是肘部上方）不同的高度。

Maria 坐在沙发上用笔记本电脑，这让她很不舒服。为了限制脊椎弯曲，Maria 现在使用了外接键盘、外接鼠标和笔记本电脑支架（或一堆书）以防止过伸位或懒散地坐着。她现在在书桌上使用笔记本电脑，而不是坐在沙发上，这为自己提供更多的背部支撑。最重要的是，像 Maria 一样的康复对象会被鼓励至少每20~30分钟去伸展、休息和换姿势（请参阅第14章了解更多关于体工程学和座椅的信息）。

驾驶

在进出汽车时，康复对象应该坐在面向门的座位，并将身体作为一个整体转动，避免扭曲。在一些汽车中，座椅取决于人的高度，这可能需要调整座椅的前后位置。康复对象还应增加座椅的高度，以减少坐和站立，以及坐下时膝盖不高于臀部，以减轻腰部的压力。大多数汽车现在允许调整座椅高度、座椅角度、座椅位置和方向盘角度等，甚至配备可调节的腰部支撑带。一条小小的卷起来的毛巾放在腰部也够了。在长时间驾驶时，康复对象应安排休息时间，改变座椅的位置，将座椅倾斜以减轻脊柱受压的情况。对于下背痛的司机，使用恒速操纵器可以更频繁地改变姿势，并且至关重要的是要经常停车休息来站立、走路和伸展。

家居管理

组织

康复对象应该分配好所有的工作空间，以便完成特定活动所需的器具和材料都可以轻松获得，并且工作区的高度（通常是肘部高度）是最佳的。例如，如果康复对象计划烘烤饼干，面粉、糖、烘烤香料、碗、量杯、也许一个搅拌机都应该触手可及。经常使用的物品应该放在桌子上。不经常用的物品应放置在最低的柜子里，或者在最高的抽屉里，以限制背部伸展和弯曲。柜子下面的物品可以用半蹲或全蹲的方式拿到。同样的技能也被用来拿在冰箱下层架子上的物品（图41.20），上面的物品可以用脚凳来拿。橱柜可以用滑出的搁板/抽屉进行改装，这样就不用再把手伸到柜子里了。使用频率较低的物品可以存放在不易接触的柜子里。

洗衣服

要把衣服从一个顶开门的洗衣机里取出来，康复对象应该使用高尔夫式姿势进入机器内部（图41.21）。为了把衣服放在一个前开门的洗衣机或烘干

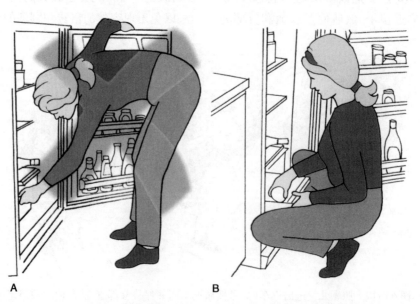

A　　　　　　　　　　**B**

图41.20　A.错误的冰箱取物方法；B.双膝分开蹲下，触及下面的架子和抽屉

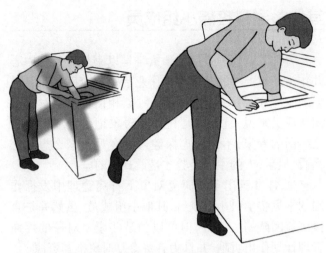

图 41.21　洗衣服:取所洗的衣物。取洗衣机底部的小衣物时,向后抬起腿的同时使用另一侧手取衣服

机里,康复对象被要求蹲下或使用一个不需要任何脊椎扭转或弯曲的下投式动作。为了从前开门的机器中取回衣服,康复对象会重复下蹲,取出衣服,并把它们放在附近的篮子里。当提着篮子的时候,康复对象应该把它靠近身体,用身体的力量来提起,这在本章前面讨论过。强烈建议客户在适当高度的桌子上折叠衣服,或者坐着,以减少长时间弯腰。

熨烫时,建议康复对象将熨烫板抬高至肘部高度,并尽量多用肩屈曲和肘部伸展来调节熨斗,而不是扭转背部。在熨衣服的时候,要求康复对象将一只脚放在低凳子上,以帮助减少背部的压力。如果熨烫板事先放低,熨烫也可以在坐着的时候完成。由于熨烫板的可调性,它可用于许多其他活动,如折叠衣服和包装包裹。

洗碗

类似于站在洗手间洗漱,洗涤有时会导致人们长时间脊柱屈曲站立。康复对象应打开水槽下面的橱柜,用一个低的架子作为脚垫,每次交替一只脚。此外,将碗柜置于高处,避免弯腰重复取回物品。

清洁

建议使用长柄刷子、海绵或拖把来清洁地面。如浴缸底部,使用手持喷雾器比擦洗和冲洗表面更容易。在吸尘的时候,康复对象应该移动他们的脚和腿,而不是向前伸或弯腰。他们被警告要避免扭曲;当他们在清洁桌子或椅子下部时,应该弯曲臀部和膝关节以保持腰部直立。

园艺活动

修剪草坪的时候,康复对象要面向前方,臀部与割草机保持一致。康复对象应保持背部挺直,脊柱处于中立位置,腹部肌肉紧绷;频繁的休息,避免扭曲或使用背部力量移动割草机。当使用铲子时,康复对象臀部和膝关节弯曲而不是腰部,并且把铲子和所铲的物品放在靠近身体的地方。排空铲子的首选方法是将整个身体转动,使臀部和肩部保持一致,同时保持铲子内的东西紧靠身体,并面对放置铲子的位置。当康复对象处于不稳定的急性疼痛状态时不应尝试这些园艺活动。

对于有背部问题的康复对象来说,园艺是很有挑战性的。种植花圃,在窗台上盆栽植物,以及轻的水管,这些都是减少背部疲劳的好办法。在地面工作时,可以购买许多手推车或移动座椅,这样可以有更安全背部姿势。伏地工作时膝盖垫会使体位更舒适。告诫园艺工作者只在他或她的可接受的范围内工作,以避免向前弯腰或扭动。

购物

当康复对象从较低的货架上取回物品时,应蹲下或跪下,同时保持背部挺直。在返回站立位置时可以使用大腿作为支撑,不建议使用货架来支持,因为货架不能承重,可能会翻倒。使用购物车时,康复对象应该找到他或她的中立的脊椎位置,保持腹部的收缩,站直,并将手放于扶手两边,用腿和臀肌来推动而不是背部力量。与购物篮相比推车更可取,因为即使是小物件,篮子也造成了背部不均匀的压力。康复对象也可以在购物车的上半部分放置物品,减少弯曲的需要。在卸货时,康复对象应使用高尔夫式姿势来回收物品。如果可能的话,应该将较重的物品放在推车下方的托盘中,因为蹲下或跪下时可以使物品更靠近身体。

工作

工作岗位的要求差别很大。许多公司都有体检中心,对雇员进行人体力学方面的教育,并决定是否可以作出调整(见第 14 章)。然而,在许多情况下,需要由个人来修改他或她的工作情况,可以通过使用正确的提举技术,使用合适的设备,调整活动节奏和寻求帮助来进行改进。

休闲

阅读时,康复对象应坐在有靠背的座椅上,不要卷曲在沙发上。有些坐位工作者,如缝纫和设计模型需要注意桌子的高度,椅子的舒适度和工作物件的位置。这些体位建议类似使用计算机的建议,将减少不均匀的拉伸和扭曲身体。

在旅行时,康复对象应该使用带轮子的手提箱,这样比背包更容易。在拉行李箱时,应注意不要扭动肩部或腰部。背包和轻负荷的包同样适用。我们鼓励康复对象轻装上阵,只带旅行所需的行李。检查行李,并要求帮忙把行李放在行李架上也是推荐的。如果需要的话,还可以在长途飞行中带坐垫或靠垫来保证适当的姿势。类似于在电脑上工作,久坐时鼓励康复对象经常休息(见第16章)。

许多康复对象,无论是男性还是女性,在日常生活中都会随身携带公文包、钱包或袋子。减轻包的重量和频繁地交换肩膀可以减少背部不均匀的压力,但是使用一个便携的手提电脑包或钱包是减轻背部压力的最佳选择。

使用手机,平板电脑或其他小型电子设备时,记住在本章中讨论的姿势矫正原则是很重要的。不要将手机拿在较低的水平,使颈部和背部弯曲向下看,应提示康复对象将设备保持在眼睛高度,类似于计算机显示器,而不是将头和脖子低下玩手机。如果长时间使用该设备,可以使用枕头(如果坐着的话)将手肘支撑起来,而不需要绷紧肩膀。再次,建议经常休息以避免长时间的脊柱不适。

对Maria来说,社交对她的健康非常重要。她需要帮助,解决不同的社会状况,包括如何最好地将她的健康需求传达给她的朋友和家人。分析不同类型的社交活动,找出可能影响成功管理疼痛的因素(如,在需要的时候,坐、站或伸展的能力;坐的时候,有能力带腰垫使用)是Maria成功社交活动的关键。

这里只描述了许多可能的干预措施中的一小部分。每个作业都必须进行分析,每个康复对象都应制订个体化干预措施。日常生活活动的身体力学卡片可以用来定制。这是一种卡片系统,可以根据个人需要选择和复制卡片,为每个康复对象制订干预措施。还有许多印制的小册子和电脑程序可以帮助指导康复对象。

案例研究

Maria,第三部分(多学科服务)

作业治疗师与疼痛小组的其他成员沟通,为Maria尽可能制订最好的团队康复计划。物理治疗师计划按摩腰部,加强脊柱肌肉的核心锻炼,希望这将减轻椎间盘突出的疼痛。由于抑郁而缺乏进行日常生活活动的动力,作业治疗师希望Maria去找一位心理医生来帮助控制她的抑郁症。疼痛心理学家使用认知行为疗法来帮助Maria改变她的思维模式,并学习如何使用积极的自我安慰和客观的推理来减轻她对自己失能的负罪感,做她以前为家人做的某些事情。随着Maria循序渐进的治疗,她的力量和动力都有所提高,作业治疗师利用这些改进逐步提高Maria的作业活动目标。

其他多学科疼痛小组成员

管理下背痛的最佳干预策略是以康复对象为中心并作为最重要的团队成员。作业治疗师应确认康复对象的意愿和目标,并提醒康复对象相信自己。对所有团队成员来说,重要的是让康复对象记住他或她是自己生活的专家,不管医疗保健人员客观上怎么想和怎么看,最后,人的主观经验才是最真实的。

框41.4列出了在康复对象下背痛管理中发挥作用的常见多学科小组成员,其他小组成员,虽然并是直接医疗团队的一部分,但可以为某些康复对象的疼痛管理计划作出贡献,并且为有些康复对象推荐资源。

框41.4　多学科和互助的疼痛小组成员
多学科成员
• 医生
• 作业治疗师
• 物理治疗师
• 疼痛心理学家
• 心理学家
• 个案管理者
• 护士
其他疼痛小组成员
• 外科医生
• 药剂师
• 营养学家
• 职业咨询员
• 康复协调员
• 社会工作者
互助的与可供选择的治疗
• 针灸
• 整脊
• 预防复发
• 宠物辅助治疗
• 瑜伽
• 按摩

医生

医生负责康复对象的初步评估,通常包括详细的病史、目前的症状和主诉、功能限制、姿势、步态、力量、反射和感觉以及既往诊疗史。作出诊断之前,医生可能会开额外的检查,例如神经传导测试、CT、MRI和血液检查。在确诊后,医生通常会开药物处方,确定活动的限制和锻炼指南,并可将康复对象转介至物理治疗、作业治疗或心理咨询。为重新评估治疗进展情况,医生将按他或她认为必要的住院时长,为康复对象提供随访。

物理治疗师

康复对象通常被转诊到物理治疗师,以解决疼痛,痉挛,灵活性,肌力和步态方面的问题。物理治疗师评估通常包括对损伤机制、损伤日期、症状进展、病史、近期的测试和流程、药物、既往治疗史、以前的功能状况、康复对象的治疗目标。回顾一下日常生活活动能力。客观评估里面应包括姿势评估、步态、脊柱的主动关节活动度、上下肢的关节活动度、骨盆对称性、神经紧张度、力量、反射、感觉、腿长、软组织触诊。根据收集的数据,物理治疗师制订的治疗计划应包括疼痛和痉挛控制,增加核心稳定性和力量,肌力训练,增加关节活动度,以及健康宣教。物理治疗的目标是减轻症状,提高康复对象力量和灵活性,减轻疼痛。

物理治疗师使用动态腰椎稳定术,整合肌肉群来控制脊柱和腹部肌肉扭动来提高背部稳定性。腹部肌肉扮演了束缚带的作用来提高腰部稳定性,康复对象应该学习在步行中平衡和协调肌肉功能来缓解脊柱的紧张感。

疼痛心理学家

我们已经知晓了疼痛与情绪是如何相互影响的。一些康复对象,特别是慢性疼痛者,或许需要疼痛心理学家来帮助解决心理健康状况。心理学家应用认知行为疗法来帮助康复对象解决负面情绪行为,教给他们应用前边讲到的自我管理方法,帮助人们消除疼痛所带来的愤怒、怀疑、悲伤情绪。心理学家同样可以帮助人们更好的管理焦虑、抑郁,以及能够影响康复对象疼痛程度和自我管理能力的健康行为。

总结

为下背痛的康复对象提供有效的作业治疗要求对解剖学、人体力学、健康行为学、生活方式是如何影响疼痛的知识有很好的了解。分析日常活动的能力和以康复对象为中心是达到成功结局的关键。与康复对象及各学科团队成员有效的沟通能减轻症状。交流知识并为下背痛的康复对象提供积极、有意义的活动也很重要[1,6,7,10,11]。

复习题

1. 识别五种下背痛影响活动参与,日常生活,身体,情绪的方法。

2. 识别三种常见的影响下背痛的原因。

3. 脊柱的定义。

4. 了解三种人体力学技术,与解剖有什么关系。

5. 了解作业治疗师在评估与干预中的作用。

6. 了解五种用于下背痛康复对象的作业治疗干预方法。

7. 确定其他多学科疼痛小组成员。

8. 了解术后康复对象的干预方法。

（徐远红 杜慧君 译,赵美丹 校,
曹梦安 张瑞昆 审）

参考文献

1. Brotzman SB, Wilk K: *Clinical orthopaedic rehabilitation*, ed 2, St. Louis, 2003, Mosby.

2. Carpenter L, Baker GA, Tyldesley B: The use of the Canadian Occupational Performance Measure as an outcome of a pain management program, *Can J Occup Ther* 68:16–22, 2001.

3. Centers for Disease Control. National Centers for Health Statistics: Chartbook on Trends in the Health of Americans 2006, Special Feature: Pain. <http://www.cdc.gov/nchs/data/hus/hus06.pdf>.

4. Global Burden of Disease Study 2013 Collaborators: Global, regional, and national incidence, prevalence, and years lived with disability for 301 acute and chronic diseases and injuries in 188 countries, 1990–2013: a systematic analysis for the Global Burden of Disease Study 2013. <http://dx.doi.org/10.1016/S0140-6736(15)60692-4> (TheLancet.com).

5. Luo J, Adams M, Dolan P: Vertebroplasty and kyphoplasty can restore normal spine mechanics following osteoporotic vertebral fracture, *J Osteoporos* 729257, 2010.

6. Nicholas MK: The pain self-efficacy questionnaire: taking pain into account, *Eur J Pain* 11:153–163, 2007.

7. Nielson WR, Jensen MP, Karsdorp PA, Vlaeyen JW: Activity pacing in chronic pain: concepts, evidence, and future directions, *Clin J Pain* 29:461–468, 2013.

8. Song CY, et al: Validation of the Brief Pain Inventory in patients with low back pain, *Spine* 41:E937–E942, 2016.

9. Trivedi MH: The link between depression and physical symptoms, *Prim Care Companion J Clin Psychiatry* 6(Suppl 1):12–16, 2004.

10. Wang YP, Gorenstein C: Assessment of depression in medical patients: a systematic review of the utility of the Beck Depression Inventory-II, *Clinics* 68:1274–1287, 2013.

11. Wong-Baker FACES® Pain Rating Scale. Retrieved with permission from <http://www.WongBakerFACES.org>.

第42章

烧伤和烧伤康复^{*,**}

Dawn Kurakazu, Agnes Haruko Hirai⁺

学习目标

通过本章的学习,学生或从业人员将能够做到以下几点:

1. 定义并辨识不同深度烧伤的特征。
2. 辨识皮肤解剖构造以及它对个体健康和安适感的重要性。
3. 理解并可描述恢复过程中的不同阶段以及作业治疗师在各阶段的角色。
4. 理解瘢痕形成对个体不同作业角色的影响。
5. 理解治疗中早期活动的重要性以及对康复对象完成日常生活活动能力的影响。
6. 理解严重烧伤的并发症以及它对履行作业角色所需功能的影响。
7. 明白大面积或严重烧伤个体的行为表现模式、作业角色及个人形象所受到的影响。

章节大纲

---

* 本章节中,患者和康复对象两个词均有使用,康复对象用于作业治疗内容。

** 虽然截至目前美国作业治疗学会还没有正式的烧伤亚专业,但是读者要明白,美国烧伤学会(进行烧伤中心认证——认证类型)建议在烧伤领域工作的作业治疗师应有以下几方面的丰富工作经验:①重症监护室和急诊室;②手治疗;③儿科;④上下肢矫形器。

\+ 作者诚挚感谢 Sandra Utley Reeves 和 Lisa Deshaies 对本版及之前多个版本的重要突出贡献。

关键术语

同种异体移植物(allograft)

自体移植(autograft)

筋膜室综合征(compartment syndrome)

深度部分皮层烧伤(深二度烧伤,译者注)(deep partial-thickness burn)

真皮(dermis)

表皮(epidermis)

焦痂(eschar)

焦痂切开术(escharotomy)

全皮层烧伤(三度烧伤,译者注)(full-thickness burn)

异位骨化(heterotopic ossification)

增生性瘢痕(hypertrophic scar)

局部缺血(ischemia)

瘢痕疙瘩(keloid scar)

瘢痕成熟(scar maturation)

真皮下烧伤(subdermal burn)

浅表烧伤(一度烧伤,译者注)(superficial burn)

浅表部分皮层烧伤(浅二度烧伤,译者注)(superficial partial-thickness burn)

总体表面积(total body surface area)

异种移植(xenograft)

案例研究

Tonio,Nora 和 Lee,第一部分

此处会进行三个案例研讨,展示作业治疗从业者在治疗烧伤康复对象时可能会遇到的情景。Tonio 是一个全身大面积烧伤,需要密集康复的康复对象。烧伤影响了他作为一位年轻人在各个方面的作业角色。Nora 的案例展示了烧伤对于儿童的影响。尽管她只是遭受了小面积烧伤,这也使她面临精细运动迟滞和外貌受损问题的威胁。这个案例也展现了家庭参与在她恢复过程中的重要性。最后,Lee 的案例展示了当康复对象在医疗/康复团队和家庭的共同鼓励和支持下,所能达到的完美的功能水平。

案例研讨:Tonio

Tonio 是一名 27 岁右利手(right hand-dominant,RHD)的男性,他在房屋失火中受伤。全身面积(total body surface area,TBSA;章节后面部分会做更详尽的描述)的 70% 有不同程度的烧伤,包括面部、胸部、背部、腹部、上肢背侧和下肢背侧。他有肥胖问题,但是过往病例中却没有体现。Tonio 有酒精和大麻油服用史。他有由交往两年的女朋友、哥哥、父母及朋友组成的支援团。Tonio 任职灭虫人员多年。在他受伤之后,先被送到一个没有烧伤中心的急诊医院进行评估和治疗,包括气管插管、镇静注射、配备呼吸机以防因明显的鼻毛烧灼而怀疑的吸入性损伤和呼吸道水肿。他也接受了体液复苏。他之后被转入有烧伤中心的大医院接受更好的治疗。在转入之后,Tonio 先接受了烧伤医疗团队的整体细致的评估。他接受了支气管镜检,确诊存在吸入性损伤。在入院当天,他还接受了上下肢的焦痂切除术(手术切除瘢痕组织),以防出现筋膜室综合征。尽管下肢已经进行了焦痂切除术,但是下肢还是出现了无脉动和斑点现象,数小时后 Tonio 又接受了下肢筋膜切开术(手术切开筋膜以缓解张力,预防局部组织或肌肉的循环降低)。在筋膜切开术后,在多普勒超声检查中发现他恢复

了脉动。在之后的 8 周,Tonio 接受了多次清创和植皮手术。因为烧伤面积大,在他胸部、腹部和右手处使用了 inte-gral(生物合成的伤口敷料)。这期间,因为电解质失衡导致的体液流失,他出现了少尿型肾衰竭。通过补液和补充电解质,Tonio 的肾脏恢复正常。这段时间,Tonio 仍然住在重症监护室(ICU),但是他不再使用呼吸机,而是换成了氧气面罩,最后转为正常自主呼吸室内空气。在 ICU 治疗 1 个月移去呼吸机时,他便从 ICU 转到了烧伤病房。Tonio 不再需要手术,但仍需住在烧伤病房进行复杂的伤口护理、疼痛治疗和康复。他继续接受了 3 个月的治疗,直到伤口愈合程度能承受每日 3 小时的治疗,即被转介到康复科病房。在康复病房治疗 1 个月之后,Tonio 出院回到家中。

Tonio 坚持家庭训练及物理治疗和作业治疗的门诊,他持续进步着。他恢复了基本的日常生活活动(ADLs)的独立性,并也在努力重获工具性日常生活活动(IADLs)的独立性。移除肘关节异常骨质生长的手术正在筹划中。Tonio 一直准备着重返灭虫人员的工作岗位,先以兼职的形式开始,在肘关节的问题解决后,再计划恢复全职工作。他也在咨询医生进行局部的烧伤治疗,对烧伤瘢痕造成的大面积畸形进行瘢痕重塑。

案例研讨:Nora

Nora 是一名 3 岁的女孩,她在 10 个月大的时候,左手掌触碰到热卷发棒,造成了 1% 的不完全接触烧伤。Nora 是一个正常健康的小朋友。她和父母及两名年长的兄弟姐妹一起生活。她受伤后左手掌出现了严重的增生瘢痕,造成了第二到五指的屈曲挛缩,左拇指内收挛缩。因她妈妈未听从烧伤医生的医嘱和治疗建议,她的烧伤恢复过程受到严重影响。这种不遵从治疗建议的行为影响了 Nora 抓握和操作物体的能

案例研究（续）

Tonio，Nora 和 Lee，第一部分

力，最终导致她面临精细运动功能发育迟缓的危险。Nora 最开始在一家大城市医院的儿童作业治疗部门接受门诊治疗，但是因为交通问题多次失约错过治疗。烧伤作业治疗师和儿童作业治疗师一起将 Nora 转介到一家乡镇医疗中心，在距离她家较近的位置提供治疗服务。此医疗中心将 Nora 安排在一家靠近她家的诊所进行治疗，她也更加准时赴约治疗。在 13 个月大的时候，她的左手畸形需要接受手术治疗。她进行了手术松解掌侧瘢痕挛缩及全皮移植。术后 5 天，医生打开包扎，观察裂口（伤口裂开或分开）。Nora 重新戴上 Xeroform/Bactrobn 包扎，并配戴手休息位矫形器来保护植皮。这之后她便出院回家，并在烧伤诊所和作业治疗门诊部复诊。Nora 接受了积极的门诊作业治疗服务，包括一系列的矫形器、关节活动度（ROM）治疗和瘢痕按摩，她的父母也接受了家长教育。烧伤诊所的复诊包括订制压力衣，评估增生性瘢痕，以及处理由门诊作业治疗提出的问题。

虽然在烧伤诊所和门诊治疗师均接受了积极的治疗，3 岁的时候，Nora 的关节再一次挛缩。生长挛缩（growth contractures）形成了，同时她妈妈还不按时在作业治疗门诊复诊治疗。在一次烧伤诊所的复诊时，烧伤团队再一次和她的妈妈讨论了在作业治疗师那里按时治疗对预防进一步挛缩的重要性。由于挛缩畸形的严重性，Nora 第二次进行了瘢痕修整，局部组织重塑，纠正畸形。Nora 回到门诊作业治疗，自此次手术后，她的妈妈紧密服从治疗安排、诊所复诊时间以及和压力衣制作公司的预约。通过 Nora 的烧伤治疗和康复过程发现，她的妈妈承受了非常大的压力，这些压力来源于家人的慢性健康问题，否认伤势的严重性，以及教育背景和语言的障碍。经过多年，Nora 的妈妈才明白严格执行 Nora 的医护和治疗照顾的重要性。

案例研讨：Lee

Lee 是一名 25 岁的韩国人，他在家中炸鱼的时候造成了左手和下肢背部，共 15% 的深度部分皮层热油烫伤。Lee 非常健康，过往没有受过伤，也没有健康问题。他已婚，在读神学院。他打算做一名牧师。Lee 和他的太太居住在公寓。他们都是虔诚的教徒。他喜欢踢足球，喜欢和朋友一起共度时光。

Lee 被送到一间大型烧伤中心进行伤口护理、疼痛治疗及治疗性介入。他最大面积的烧伤在双下肢背侧。这影响了 Lee 的步行能力，他需要借助前方滑轮助行器（front wheel walker，FWW）在平地步行 66m。Lee 在双下肢背侧和左手进行了手术清创，断层皮瓣移植。下肢背侧进行了网状植皮，左手进行了覆盖植皮。在术后第二天，手术医生拆开左手包扎，评估皮下积液（皮下体液积聚）。什么也没有发现，Lee 被重新包扎好，并更换了左手矫形器。在术后第二天拆除包扎后（术后拆除手术包扎），Lee 说他被植皮后的样子打击了。在他的治疗师解释了植皮的样貌会出现的变化以及几个星期或几个月的进步之后，他受打击的心情好了很多。Lee 说在他的心情被理解，担心得到舒缓之后，他感到很舒服。

在术后第 5 天，所有的手术包扎都被拆除了，因为他非常希望出院回家，所以 Lee 愿意在他的物理治疗师和作业治疗师的协助下下床，活动肢体，参与日常生活活动。在术后第 8 天，他借助前方滑轮助行器出院回家，并且他能够在活动改造下独立完成日常生活活动。Lee 按要求回到烧伤诊所的门诊复诊。医生发现他可以独立行走，不再需要前方滑轮助行器。他继续进步着，并且可以完全独立完成日常生活活动。在受访时，Lee 将他的痊愈和功能的进步归功于祈祷和上帝。他很高兴他可以回到家中，并且期待着可以回到神学院继续他的学业。他还说他期待可以尽快重新开始踢足球。

思辨问题

1. 为了获得最佳的治疗效果，作业治疗师应该在什么时间点开始介入？

2. 在上述的案例中，影响儿童家长治疗的主要因素是什么？

3. 在上述两例成人案例中，烧伤对他们的作业角色造成了哪些影响？他们的瘢痕会在接下来给他们带来什么影响？

4. 在学习了烧伤和作业治疗在烧伤中的角色后，考虑作业治疗的介入对每一位康复对象的影响。他们的表现，技能和模式会受到怎样的影响？每一位康复对象的作业表现会受到哪些长期的影响？

越来越多的人在致命的烧伤中存活下来。自 1970 年代早期，烧伤处理技术的进步，比如在复苏，早期切除和植皮，手术急救处理，已经显著提升了严重烧伤的存活率[14]。对烧伤康复的需求随着存活率的提高，明显增加，这样生命被挽救的时候，生活质量和对有意义的作业活动的参与性才可一并被挽救。

烧伤的发病率和烧伤相关的死亡

据调查美国每年有超过 50 万需要治疗的烧伤发生[3]。这说明烧伤的发病率在显著下降，在 1960 年代的时候，每年有 200 万烧伤发生[4]。目前火灾或烧伤相关的死亡共计为每年 4 000 例。这个总数包含了 3 500 例的住宅火灾和机动车或飞机坠毁；触电、接触化学制剂、热的液体或物体及其他原因的烧伤造成的 500 例[3]。火灾和烧伤造成的死亡在美国逐年下降。相反的，急救水平的进步帮助更多的伤者存活下来，因而烧伤入院的康复对象稳步增加。烧伤预防和火灾安全处理已经减少了严重烧伤的发生率，烧伤中心目前更多的入院康复对象为次严重烧伤，较少大面积深度烧伤康复对象[5]。

自 1970 年代早期，针对烧伤个体的医疗、手术和康复技术的进步，已经将烧伤团队的工作重心从单纯的确保康复对象存活增加到重拾生活质量和恢复受伤

前生活。虽然功能康复的过程会非常漫长和艰难,大部分烧伤幸存者可以期待重拾近似受伤之前的角色、功能、独立水平并继续参与到作业活动中来满足生活参与。然而,从受伤的那一刻,经过门诊阶段的治疗,对于高效的处理康复过程中会遇到医疗、功能和心理问题,一个多学科团队的模式是必需的。

皮肤解剖

皮肤是身体最大的器官。它在不同的部位有完全不同的厚度、弹性、毛发表象和数量、色素沉积度、血管质、神经支配和感觉、角蛋白含量、腺体类型。角蛋白是存在于皮肤内的坚硬蛋白质,它也是头发、指甲、手脚皮肤茧的主要成分。身体的大部分部位由薄的、有毛发的皮肤覆盖。然而,较厚、较坚韧、毛发少的皮肤被称为无毛皮肤,覆盖脚后跟和手掌及指腹部位。

解剖学上皮肤主要包括两层:真皮和表皮(图42.1)。真皮(dermis)或真皮层是由胶原蛋白和弹性蛋白构成的连接组织的纤维组成,并包含大量的毛细血管、淋巴管和神经末梢。这其中有毛囊和平滑肌纤维、皮脂腺和汗腺及他们的腺管[94]。

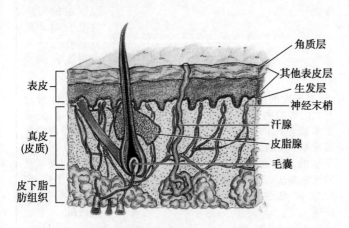

图 42.1 皮肤切面(From Potter PA, et al, editors: Fundamentals of nursing, ed 9 St.Louis, 2017, Elsevier.)

表皮(epidermis)是上皮的最外层,上面有甲床和皮肤附属器排列,皮肤附属器是上皮的口袋结构,其延伸至真皮层,包含毛囊,汗腺和皮脂腺。表皮根据所处位置和皮肤类型的不同,包括四层或五层结构。表皮最内层为生发层,是角质细胞合成角蛋白的位置。在此之上是棘层,角化作用的发展期在此发生。这一层的角化细胞有发育良好的吞噬作用,可通过吞噬和破坏细菌及残骸微粒来帮助控制感染。为皮肤和头发提供颜色的黑色素颗粒存在于棘层某些细胞的细胞质内。再下一层是颗粒层,排列至体表的细胞变得平整,

积聚了很多被称为透明角质的大的角蛋白颗粒。在这一层,细胞随着细胞核的消失,由有活力的细胞变为无活力的细胞,形成了主要由角蛋白纤维组成的角质化层。在此之上是透明层,这在无毛皮肤比较明显。最外面是角质层,由角化的,平坦的皮肤细胞鳞状死角化细胞紧密排列组成,它最终会一层层由表皮脱落。新生成的角化细胞由最底层分化到表层脱落需要45~75天。这是表皮持续自我更新的自然方式[95]。

皮肤功能

皮肤是一道环境屏障,保护身体免受紫外线、化学污染物和细菌的侵害。它还是一道湿度屏障,防止过度的水分吸收或蒸发。通过毛发的隔热功效和排汗的降温功效,皮肤还具有温度调节的作用。皮肤可以通过存在于真皮层的触觉感受器来感知伤害或感染。这些感受器通过感知触觉、压力、疼痛和温度来强化环境感受。当皮肤受到伤害时,各种系统的,生理的和功能的问题便会出现。烧伤造成的保护性环境屏障破坏,会造成神经末梢暴露,体热流失,体液渗漏,及易被细菌侵害。

皮肤还影响着个体的形象发展,个人的身份认同感,以及强化肢体社交互动。和年龄、性别、体型及声音一样,皮肤的气味、质地、颜色以及面部特征在很大程度上影响着一个人的外部特征(体格特征)及自我意识相关的内在特征(如:形象、自尊及社交和文化接纳度)。由于所有这些因素,大面积烧伤被认为是引起最大程度的身体和心理痛苦的创伤之一。

在烧伤之后,烧伤的严重性、功能康复的潜力和治疗的需求由多方面因素所决定。评估烧伤伤口主要要考虑受伤的机制、烧伤的深度和范围、特殊身体部位烧伤及连带或复合损伤,如吸入性损伤和骨折。在考虑严重烧伤对个体将来作业活动表现的影响时,个体的年龄、病史、受伤前身体状况和过往生活状况同等重要。

受伤机制和烧伤深度

烧伤在性质上可分为热烧伤、化学烧伤或电烧伤,可由火焰、蒸汽、热的液体、热的物体表面及放射造成。烧伤的严重性取决于受伤的体表面积和持续时间以及累及强度。热灼伤可由火焰、蒸汽、热的液体或物体的热量引起。液体或物体的种类需要重点查明,比如热

滚油的温度比热水高很多,而且热度会持续很久,从而造成更深的烧伤;另外,建筑用途或工业用途的热的物体的温度要比家用的温度高很多。热灼伤还会由极冷造成,比如干冰。电击伤的外表特征通常为一个带有入口和出口的小的烧伤,但是这种烧伤常常会被表象所蒙蔽,它会造成皮下软组织损伤,由内部烧伤康复对象。电击伤还会影响到心脏,所以这些康复对象常常需要心电图监测来确保心脏未受损伤。化学烧伤的受伤程度常常比较深,康复对象需要使用中和剂清洗。化学烧伤的康复对象常会被追问他们所使用物质的名称或类型,这些信息可以帮助烧伤团队尤其是药剂师,能够准确选择中和剂。

烧伤伤口按照烧伤的深度分类,深度由临床对伤口样貌、感觉和柔软度的评估决定[99],烧伤传统上分为一度、二度、三度和四度。现如今分为浅表(superficial,又称一度)烧伤、浅表部分皮层(superficial partial thickness,又称浅二度)烧伤、深度部分皮层(deep partial thickness,又称深二度)烧伤、全皮层烧伤(full thickness,又称三度)和真皮下烧伤[44]。烧伤的深度由其所累积的皮肤解剖层数而决定[91]。

浅表烧伤(superficial burn),过去称为一度烧伤,只累及表皮上层。累及表皮及真皮层上三分之一的为浅表部分皮层烧伤(superficial partial-thickness burn)。深度部分皮层烧伤(deep partial-thickness burn)是指累及表皮和真皮层上三分之二,全皮层烧伤(full-thickness burn)是指累及真皮全皮层的损伤。真皮下烧伤(subdermal burn)会一并累及脂肪层、筋膜、肌肉、肌腱、骨骼或其他皮下组织(例如:电烧伤会累及的部分,表42.1)。

表 42.1　烧伤伤口特征

烧伤深度	常见病因	组织深度	临床表现	愈合时间	瘢痕预估
浅表	晒伤,短暂的闪光灼伤,短暂的暴露于热液体或化学物质	表皮浅表	红斑,干燥,无水疱,短期中度疼痛	3~7天	无增生性瘢痕或挛缩风险
浅表部分皮层烧伤和捐皮区	严重晒伤或辐射烧伤,延长暴露于热液体,短暂接触热金属物体	表皮,真皮上层	红斑,潮湿,水疱,明显疼痛	少于2周	出现增生性瘢痕或挛缩的可能性很小,除非伤口愈合因感染或再次损伤造成延迟
深度部分皮层烧伤	火焰,与热金属物体紧密的或延长的接触,与热的黏性的液体接触	表皮及大部分真皮无法存活,但皮肤附件可存活,皮肤可由此再生	红斑,有毛发的皮肤常有大的破溃的水疱;手掌或足跟的无毛发皮肤;大的,可能完整的水疱在结实的红色真皮;及时轻轻触碰也会非常疼痛	大于2周,感染发生时可转变为全皮层烧伤	出现增生性瘢痕和关节位、缝隙位置、面部轮廓挛缩的可能性很大;如果累及手背侧手指,出现爪形手的风险很高
全皮层烧伤	极热或延迟至一定时间与热源,热物体,或化学物质接触	表皮和真皮,皮肤附件和神经模式无法存活	苍白的,非热烫的,干燥,毛细血管可能凝结,除非近似深度部分皮层烧伤,否则对轻触没感觉	大面积伤口闭合需要手术介入,小面积伤口可能可以经过长时间完成由边缘开始的内向愈合	出现增生性瘢痕或挛缩的可能性极高,取决于伤口闭合的方式
全皮层烧伤伴并发症	电烧伤和严重的长时间烧伤(如:房屋火灾,滞留在燃烧的摩托车之内或之上,或热的排气系统,在床上吸烟,或酒精相关烧伤)	全皮层烧伤,累及下层组织	可能导致表面炭化,或脂肪暴露,可能会在肌腱,肌肉出现小的外部的伤口;电烧伤可能会造成附带累及皮下组织和周围神经损伤的小的外部伤口	伤口闭合需要手术介入,可能需要截肢或重大重建术	除非截肢切除瘢痕,其他情况与全皮层烧伤类似

浅表烧伤常常由暴晒或轻微热接触后及时降温,非黏性的热液体或表面(例如:溢出的咖啡或热平底锅)。浅表部分皮层烧伤通常由长时间的暴晒,火焰接触,或短暂的与黏性液体接触(图 42.2A)。深度部分皮层烧伤(图42.2B)是长时间暴露在酷热中,如浸入热水中或皮肤接触到燃烧的物质。全皮层烧伤常由长时间的浸入滚水,接触火焰,或高温黏性物质,如热油或融化的焦油,长时间的暴露在化学物质中,以及接触电击(图 42.2C)。

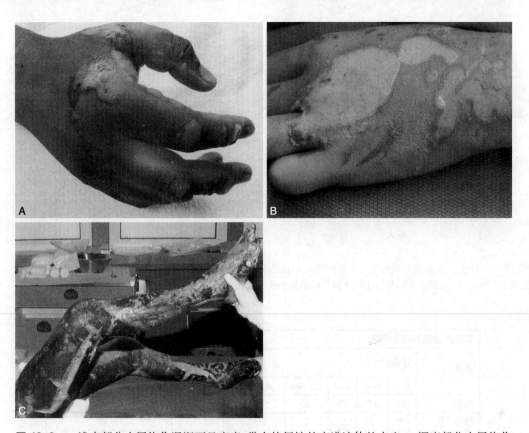

图 42.2 A.浅表部分皮层烧伤湿润而且疼痛,带有特征性的充满液体的水疱;B.深度部分皮层烧伤损伤,可见湿润的开放伤口;C.全皮层烧伤附着厚焦痂(C,From Song DH,Neligan PC,editors:Plastic surgery,ed 3,London,2013,Saunders.)

浅表部分皮层烧伤和深度部分皮层烧伤常常不需要手术介入即可愈合。然而,一旦愈合就会变得非常干燥、瘙痒而且随后容易因摩擦、磨损或其他外部伤害的切力引起脱皮(比如:皮肤表面磨损或撕裂)。这些切力会引起水疱,造成伤口再次开放而长时间影响皮肤的完整性。部分皮层烧伤和全皮层烧伤常常会引起愈合的瘢痕色素沉积不均匀。深度部分皮层烧伤和全皮层烧伤容易出现厚的增生性瘢痕,并因延期愈合而引起挛缩。这在因感染或反复破损致使的部分皮层烧伤转变为全皮层烧伤的情况中尤为显著。大部分全皮层烧伤的伤口需要手术介入或植皮来帮助愈合。植皮的捐皮区与浅表部分皮层烧伤的愈合情况类似,瘢痕形成和不均匀色素沉着较少。三个研讨的案例中,大部分为深度部分皮层烧伤损伤,并在愈合后伴有严重瘢痕形成。

身体表面所累及的百分比

烧伤的程度根据所累及的体表总面积的百分比(total body surface area,% TBSA)分类。最常用的两种评估体表总面积的方法是"九分法"和《隆德和布劳德表》(Lund and Browder chart)[34,57,89]。九分法将体表分为占体表总面积9%或几倍9%的各个区域,最后的1%为会阴部位。手部和颈部是 9% , 每一个上肢是9% , 每一个下肢是18% , 躯干前面和背面各为18% 。儿童的体表比例根据年龄有所不同,尤其是在头和腿部(图 42.3)。《隆德和布劳德表》是一种更加精细的计算体表面积的方法[67],多数烧伤中心都使用这个表格。这个表格根据不同的年龄组别将每一个百分比分配到身体的不同部位(图 42.4)。对于小面积受伤的康复对象,治疗师可使用康复对象的手掌部(不计手指的手部)作为体表面积的1%来简洁粗略的估算。

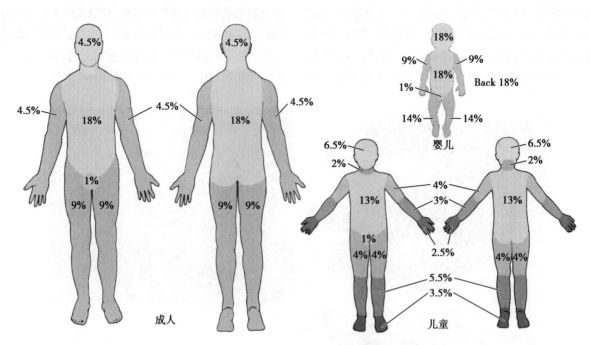

图 42.3 九分法。如图所示成年人、儿童和婴儿的体表比例。注意，与成年人相比，幼儿的头部占比相对大，下肢占比稍小（From Lovaasen KR：ICD-10-CM/PCS coding：theory and practice，St.Louis，2016，Elsevier.）

改进的隆德和布劳德表						% 部分皮层烧伤	% 全皮层烧伤	%总计
部位	年龄(年)							
	0~1	1~4	5~9	10~15	成人			
头部	19	17	13	10	7			
颈部	2	2	2	2	2			
躯干前侧	13	13	13	13	13			
躯干背侧	13	13	13	13	13			
右臀	2.5	2.5	2.5	2.5	2.5			
左臀	2.5	2.5	2.5	2.5	2.5			
会阴	1	1	1	1	1			
右上臂	4	4	4	4	4			
左上臂	4	4	4	4	4			
右前臂	3	3	3	3	3			
左前臂	3	3	3	3	3			
右手	2.5	2.5	2.5	2.5	2.5			
左手	2.5	2.5	2.5	2.5	2.5			
右大腿	5.5	6.5	8.5	8.5	9.5			
左大腿	5.5	6.5	8.5	8.5	9.5			
右小腿	5	5	5.5	6	7			
左小腿	5	5	5.5	6	7			
右脚	3.5	3.5	3.5	3.5	3.5			
左脚	3.5	3.5	3.5	3.5	3.5			
					总计			

图 42.4 改进的隆德和布劳德表。使用隆德和布劳德表可以更加准确的评估儿童的体表面积，它将体表面积随生长的改变也计算在内（Modified from Lund CC，Browder NC：The estimation of areas of burns，*Surg Gynecol Obstet* 79:352,1944.）

在案例研讨中,每一位康复对象的烧伤体表总面积均大有不同。Tonio 的烧伤面积为 70%。Nora 的烧伤面积小于 1%,Lee 的烧伤面积为 15%。

对于临床医生来说,明白烧伤体表总面积在伤后的 3~5 天会随着伤情的变化逐步显现这点非常重要。同时还要考虑到,需要手术介入的烧伤康复对象的捐皮区也要计入开放伤口的比例,即使这些伤口不是因为烧伤直接导致的。这对营养的优化、伤口包扎和出院计划非常重要。

伤情的严重性

烧伤的严重性由多个因素决定。面积、深度和受伤部位是烧伤康复对象的主要考虑因素,同时其他因素如康复对象的年龄、病史、社会支持和资源、功能水平和疼痛也是入烧伤中心和个体恢复能力的决定因素。通常一个 15% 或更大面积的部分皮层烧伤至全皮层烧伤的烧伤就需要入院,因为这类康复对象需要液体复苏。然而,烧伤中心有时也会收治一些小面积烧伤伴有营养不良,或者在地区医院疼痛控制不良的康复对象,或者功能严重受损的康复对象(如:因下肢烧伤不能行走的康复对象)。

大于 20% 的部分皮层烧伤,深度部分皮层烧伤,或全皮层烧伤常需要住院接受反复的伤口护理、疼痛管理、营养优化和康复。皮肤损伤之余,还存在吸入性损伤的烧伤康复对象伤势会非常严重。

小于 15% 面积的部分皮层烧伤不需要手术,可在门诊接受治疗,直至康复对象获得足够的资源,社会支持来在家中提供良好的伤口护理和功能运动。

即使是很小面积的烧伤,康复对象的病史也会影响他/她烧伤后的恢复能力。康复对象的并发症会增大烧伤康复对象的死亡率。心血管、神经性、肾脏或呼吸系统的慢性病变会增大死亡率,尤其是对于存在皮肤或吸入性损伤的康复对象。

伤口愈合的阶段

伤口愈合发生于三个相互重叠的阶段:炎症期、增生期和成熟期。

炎症期

炎症期(inflammatory phase)常在伤后延续 3~10 天。这个阶段的特点是血管和细胞的反应,中性粒细胞和单核细胞会聚集到伤口来杀菌、清创并启动愈合过程。此时的伤口会出现典型的疼痛、发热、红斑(红色)和水肿。

增生期

增生期(proliferation phase)从伤后第三天开始,一直持续到伤口愈合。血管再生、表皮再植和伤口收缩会在此阶段进行。内皮细胞在毛细血管末端萌芽、生长、为新的皮肤生长形成血管床。上皮细胞移至血管床并形成新的皮肤。成纤维细胞积聚胶原纤维收缩来缩小伤口面积。此阶段的伤口还是存在红斑,同时突起的僵硬的瘢痕会开始形成。新生成瘢痕的抗张强度差,很容易擦破或损伤。

成熟期

成熟期(maturation phase)由伤口愈合后第 3 周开始,会持续至伤后或末次重建手术后 2 年,甚至更久。在此阶段,成纤维细胞和胶原蛋白重建。红斑褪去,瘢痕软化并平复。瘢痕的抗张强度增加,但不会超过未受伤皮肤抗张强度的 80%[66]。

瘢痕形成

在初步愈合之后,大部分烧伤伤口会呈现红斑且平坦的样子。在愈合过程持续进行时,伤口的样貌会随着瘢痕增生和挛缩而改变。成熟瘢痕的长远质量会受到多种因素影响,有些因素存在于烧伤护理早期[40]。伤口闭合所需的时间是一个决定性因素。年龄、种族和烧伤深度也会影响[34]。伤口细菌感染会加剧炎症反应,进而延迟伤口愈合,加剧瘢痕形成。任何会延迟愈合的因素都会增加瘢痕增生的可能性。

增生性瘢痕(hypertrophic scars)是厚的、僵硬、发红的瘢痕,在伤口闭合后 6~8 周显现[1]。在组织学上,未成熟的瘢痕内的血管质,成纤维细胞,肌成纤维细胞,肥大细胞和胶原纤维增多,并呈螺旋形排列,导致瘢痕突起僵硬[10,66]。生化的研究发现,在增生性瘢痕中,胶原纤维和结缔组织合成增多。成熟的增生性瘢痕中,毛细血管,成纤维细胞和肌成纤维细胞显著减少,胶原纤维松弛呈平行环状,瘢痕变得较平坦且更柔软。每个人瘢痕成熟所需的时间明显不同,这和遗传,康复对象的年龄,原伤口位置和深度,慢性炎症出现的多少,伤口污染,及其他被提出的对增生性瘢痕有影响的因素有关[26,90]。2 周内愈合的浅表烧伤通常不会形成增生性瘢痕。更深,且愈合时间超过 2 周的烧伤有很大的可能性产生增生性瘢痕。虽然大部分增生瘢痕在12~24个月成熟[24],但是过度的瘢痕形成,比如瘢痕疙瘩,需要3年才可成熟(图42.5)。案例研讨中的三个康复对象分别属于不同的年龄组别和不同的种族/遗传背景,还接受了不同的作业治疗介入。然而,他们均经历了严重的烧伤后瘢痕。

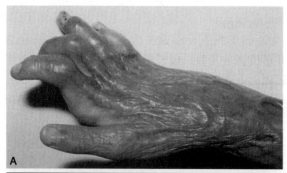
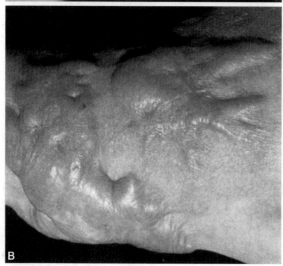

图42.5 A.手背和手指间隙的增生性瘢痕导致抓握功能受限,精细功能受损;B.严重的瘢痕疙瘩常常需要手术切除并配合加大力度的压力治疗来帮助预防复发(A, Courtesy Michael Peck, MD, University of North Carolina Burn Center, Chapel Hill; in Copstead L, Banasik JL: Pathophysiology, ed 5, St.Louis, 2013, Saunder, B, From Lafleur Brooks M, LaFleur Brooks D: Exploring medical language: a student-directed approach, ed 9, St, Louis, 2014, Mosby.)

所有的瘢痕在初始阶段均有血管质增多和红色样貌。持续出现红斑超过2个月的瘢痕非常容易演变成增生性瘢痕。它们会越来越僵硬、厚而且凸出皮肤表面。成纤维细胞、肌成纤维细胞、胶原及间质会明显增多,且全部带有收缩性,虽帮助伤口闭合但也会对瘢痕造成牵拉。疼痛和瘢痕变紧会减低大部分康复对象的积极性。这部分康复对象喜欢以脚放松屈曲内收的姿势舒适地休息。这会导致伤口处新合成的胶原纤维在挛缩处粘连在一起。纤维会变得越来越紧而且卷曲成

旋涡和结节,导致瘢痕表面凹凸不平,引起毁容。如果瘢痕在一个或多个关节间延续,逐渐的拉紧会会导致瘢痕挛缩,活动丧失。幸运的是,新生瘢痕的胶原连接不太稳固,未成熟增生性瘢痕挛缩的重建可通过持续的机械力如正确的位置摆放、运动、矫形器和加压来达成。瘢痕增生和挛缩在愈合后4~6个月最活跃[24]。

瘢痕疙瘩(keloid scars)是厚的凸起的,边缘超出原有受伤区域的瘢痕。它们会很难看,而且比增生性瘢痕需要更久的时间才会完全成熟。一些民族更容易形成瘢痕疙瘩和增生性瘢痕。如果康复对象有可能形成瘢痕疙瘩,治疗师察觉到这种可能性是非常重要的,因为此种瘢痕相比非瘢痕疙瘩的情况,会更迅速地破坏日常功能活动。

在Lee的案例中,康复对象是韩国人,在他伤口愈合的早期便被观察到开始形成增生性瘢痕。瘢痕的样貌震惊到他,尤其是网状的植皮。"它看起来像鱼的皮肤",Lee在第一次见到他愈合的皮肤时这样描述。Lee的兴趣是足球及与朋友一起相处交流。他皮肤的样貌使他很难为情,不情愿出门,严重影响了他进行业余活动和友谊。

很多烧伤幸存者表达了和Lee一样的忧惧。因此,他们趋向于宅在家中,以避免将自己暴露在大庭广众之下。相当多的烧伤幸存者说他们定期去烧伤中心复诊是唯一他们在白天出门的时间。这种孤立感是烧伤幸存者重新参与社会活动和作业角色的一道屏障。

瘢痕形成的心理影响长期存在。康复对象要在接下来的一生中都承受着烧伤瘢痕带来的困扰。他们会非常明显和显眼,尤其是在容易看到的部位,比如手部、面部和颈部。在烧伤中心工作的作业治疗师在心理和体格障碍方面有他们的理解,具有特别的从业资格以处理这些问题。支持和照顾烧伤幸存者重新参与日常作业活动可以帮助他们重建自我认知,自我价值和自我满足感。通过让他们重拾作业角色,作业治疗师可以帮助烧伤幸存者调整适应环境,重新融入社会。

初期医疗手段

液体复苏和水肿

烧伤之后即刻的炎症期,血管渗透率增加。这引起蛋白质丰富的血管内液体快速渗透到周围的血管外组织[60]。在大面积烧伤中,血管内液体过度流失会引起血容量过低或烧伤休克,因为血浆和血量减少,心排

出量降低[37]。静脉的液体复苏如乳酸钠林格液，对于快速置换静脉液体和电解质是至关重要的。所需要的液体体积由多种公式决定，比如帕克兰和改良的布鲁克公式（parkland and modified brook formulas）[8]，同时也要基于康复对象的烧伤程度和体重。补液的速率是由检测的脉搏、中心静脉压、血球溶剂和尿液输出所决定的。

淋巴系统，用于带走多余体液，常常会超负荷，皮下水肿便会发生。环状全皮层烧伤，烧伤皮肤的电解质流失加上水肿加剧会引起筋膜室综合征（compartment syndrome），这种情况下，组织间压力增高至可以压迫血管，肌腱，或神经，从而会带来次级组织损伤。当血管受压的时候，局部缺血（ischemia），或循环受限，会导致循环受限的部位，甚至整个肢体末端组织坏死。紧密的烧伤组织还会影响呼吸时胸部扩张。焦痂切开术（escharotomy），或切开坏死的烧伤组织，可舒缓焦痂（eschar）（深度部分皮层或全层烧伤中形成的附着在皮肤上的坏死组织）的紧缚力，缓解间质压力，并恢复末梢循环（图 42.6A）。在深伤口中，可能会需要切开肌肉筋膜或筋膜切开术，来获得足够的压力缓解（图 42.6B）。

呼吸管理

烟雾吸入性损伤是热伤害中很常见的二级损伤，会明显增加死亡率。当面部烧伤，并且烧伤是因封闭空间的火引起的，或者存在其他客观证据表明有吸入性损伤存在的可能时，支气管镜检、动脉血气检查和胸部 X 线检查会被用来确定诊断。更进一步的呼吸治疗还需要气管插管和机械通气支持。如果气管较难维系，或机械通气持续太久，便需要进行气管造口术[101]。这个过程需要手术切开气管并在颈部重置通气管，康复对象会感到比较舒适，可进行口腔护理，还可避免因长期口部插管而造成喉部和声带的永久损伤。

伤口护理和炎症控制

在专门的呼吸道和液体复苏建立之后，注意力便集中到伤口护理上。烧伤本身复杂而且是动态的伤害，需要特别的伤口护理。烧伤常常随着时间改变或转化，伤口愈合可能比原预想的深或大。如果康复对象很健康，营养充足，在受伤初期接受了足够的复苏，原烧伤会在 72 小时内稳定。如果康复对象复苏不良、烧伤延迟治疗、伤口护理不良或者营养不良，他或她的伤口会持续恶化，无法愈合。这会导致康复对象感染，

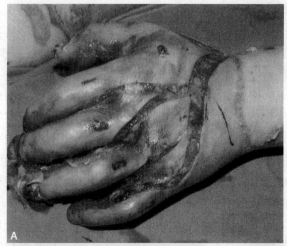

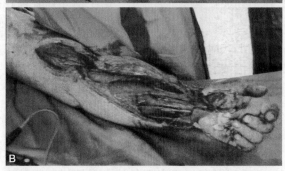

图 42.6　A.手背全皮层烧伤时在表面实施焦痂切开术；B.电击伤时需行筋膜切开术以允许前臂肌腹扩张从而预防出现手部血流受阻。注意切口边缘的距离（A，From Song DH，Neligan PC，editors：Plastic surgery，ed 3，London，2013，Saunders，B，From Herndon DN：Total burn care，ed 4，Edinburgh，2012，Saunders.）

增生性瘢痕形成和需要手术帮助伤口愈合的风险增加。

伤口的治疗可能需要手术和非手术的办法共同进行[45]。非手术治疗包括在部分皮层烧伤的伤口应用相关产品促进愈合。这些产品通常是以局部的抗生素，生物敷料及非生物皮肤替代敷料的形式。

局部抗菌药

局部抗菌药应用得当时被证实会减少烧伤伤口相关的感染及发病率。局部抗菌治疗的目标是控制微生物定植，从而预防侵入性感染。

可用于烧伤伤口护理的局部抗菌药的种类不断增长[98]。新霉素/多黏菌素 B/杆菌肽抗生素软膏常用于面部和浅表烧伤。使用药膏，烧伤伤口会保持开放。磺胺嘧啶银盐（烧伤宁霜，keltman 制药公司）是一种常用的抗菌膏，将它厚重的用于大的烧伤，并使用几层纱布包扎伤口。这些药物每天都要换。磺胺米隆醋酸盐（乙酰唑胺，UDL 实验室公司）和木瓜蛋白酶/尿素（木瓜酶，DPT 实验室公司）局部药膏可通过酶消化达到松

解焦痂并促进清创的功效[64]。磺胺米隆盐酸盐具有高渗性，应用于大面积区域时比较疼痛。不过，它经常被用于耳朵部位，此种药物可以渗过焦痂，预防软骨炎，或耳软骨炎症。莫匹罗星（百多邦，葛兰素史克）是一种可治疗伤口感染耐甲氧金黄色酿脓葡萄球菌和酿脓葡萄球菌的药膏[92]。制霉菌素（制霉菌素，利达实验室）可被用于与其他局部药联合用药治疗免疫抑制引起的真菌感染。真菌感染常常是由于长期使用抗生素造成的，常源于胃肠道，如果感染烧伤大面积伤口或侵入血流可致命。

随着 1960 年代，烧伤后复苏措施的进步，感染成了发病率和死亡率的主要原因。由于银盐和其他化学活跃银复合物抗菌和减少烧伤伤口感染的特有属性，被以多种形式应用。这些物质包括银溶胶，溶液，之后被硝酸银溶液替代，即银磺胺嘧啶。银磺胺嘧啶是一种水溶性药膏，与硝酸银需要持续浸润不同，它常常是每天涂抹 2 次。自 20 世纪 70 年代，银磺胺嘧啶成为被青睐的烧伤的抗菌银治疗的选择[25]。

先进的科技技术已经能够将银结晶成纳米晶体的形态，之后可以向伤口表面释放大量纯银。这种银纳米晶体传输系统是一种三股的敷料，包括内部的人造丝/化纤核心，上下两层为银镀的网丝。银灌注敷料也会以网眼织物和泡沫的形式存在。银离子和银自由基在遇水时会集中释放。伤口和银膜的中间层保持着湿润，以促进愈合，减少分泌物。直接在伤口表面的敷料可通过刺激细胞繁殖后的细胞去分化来促进愈合。包扎还具有抗菌，抗真菌，止痛的作用。已发现，这些敷料对需氧菌和厌氧菌（包括耐抗生素的菌株），酵母和丝状真菌具有很强的杀菌作用，它可保持活性达 7 天，以避免每 12~24 小时的更换。

美皮康（莫恩里克健康护理）是一种银灌注泡棉敷料，它通过轻黏合剂附着在烧伤区域。可持续使用 7~10 天。它抗菌而且泡棉非常柔软，肢体可以活动。它很贵，这影响到烧伤中心的使用。它对于小朋友来说非常好，因为它很舒适，而且不会因为在家里每天更换敷料而感到疼痛。使用额外的 kerlix 包裹可将其固定在康复对象身上，然后烧伤网可将其固定到一起。这对于浅表部分皮层烧伤非常有效。

另一种银灌注敷料是 Anticote（Smith & Nephew 公司）和 Exalt（Exciton 科技公司）。这种产品是银灌注网状的，可以通过 kerlix 包裹和烧伤网将其固定。因为它是织物，所以形状可根据需要进行塑造，可很便捷地在关节位使用。它需要轻轻用水灌洗，让银释放到

伤口上，也可预防敷料粘到伤口上，运动的时候疼痛。这些产品可以在手术前后包扎使用。可持续使用 5~7 天不更换。

爱康肤银（ConvaTec 公司）是一种与其他那些不同的银产品。这个产品是一种在与湿润的伤口接触后会变成凝胶状的银灌注织物材料。当敷料变成凝胶时，银聚集会被激活。它之后会变硬，形成人造痂，当烧伤上皮再造的时候脱落。它好像一层膜或者手套。它只对不需要手术的浅表部分皮层烧伤有效。这个产品会变硬，阻碍大部分的活动，所以在选择产品时要考虑这个因素。

生物敷料

生物辅料可作为临时覆盖闭合伤口使用，预防污染，减少体液流失，缓解疼痛[55]。理论上来讲，生物产品也会向伤口释放生长因子。传统的生物敷料，比如异种移植物（猪皮肤）和同种异体移植物（人尸皮），在烧伤护理中广泛的应用。异种移植物可以黏着在部分皮层烧伤的浅表表面膜上，促进焦痂清创。人体胚胎羊膜也被用作一种烧伤生物敷料，尤其是在发展中国家[87]。

生物合成品

生物合成品在烧伤护理中广泛的应用。用这些敷料闭合伤口可以减少疼痛，促进皮肤再生，从而减少瘢痕。它们可用到伤口愈合，大概 10~14 天，然后敷料脱落。

生物膜（Bertek 制药），是一种生物合成的皮肤替代伤口敷料膜，已经被广泛应用。它是一种外硅酮薄膜（表皮类似物），尼龙织物部分的嵌入胶原膜中。尼龙成分绑在伤口表面的纤维蛋白和胶原上，可以触发粘合（真皮类似物）。它上面有小孔，可以使分泌物排出，提高局部抗生素的渗透性。然而，如果使用不当，敷料会附着伤口死亡的组织，为细菌过度繁殖提供媒介，引起伤口感染[87]。

Integra（Integra 生命科学公司）是一种生物合成的伤口敷料，由外部的半渗透性的硅酮层和内部的牛胶原和黏多糖矩阵制成。根据 Integra，"胶原黏多糖矩阵可以提供胶原迁移和毛细血管合成的支架"。这个产品用于部分皮层和全皮层烧伤。因为这个产品可促进毛细血管在覆盖的伤口区域生长，它常用语肌腱暴露的区域，因为暴露的肌腱本身没有血供。这可以保护暴露的肌腱，维持肌腱的健康和完整，辅助自体移植物覆盖暴露的肌腱，保护整个关节的功能。在全皮层烧伤中，全部的真皮都损伤了，Integra 可以促进生成肥沃

的创面,来为植皮做准备,因此为植皮创造良好的黏附和生长的环境。

生物合成产品在烧伤护理中的伤口闭合方面应用的更加广泛。一些科研显示,应用这些真皮类似物可以改善瘢痕的样貌。然而,没有一种生物合成产品可以提供全部的真的皮肤的功能。生物合成产品看似在成为烧伤护理中必需的部分。然而,大部分学者认为还需要更多的科研来证实这些产品的功效。另外,烧伤中心使用生物合成产品是需要仔细考虑:产品的价格(有些产品非常贵),可获得性,及产品有效的安全的使用所需要的技术(手术和伤口护理)[18,35,86]。

水治疗法

一旦康复对象的情况足够稳定,水治疗法便会至少每天 1 次,以去除松散的残骸并去除局部抗生素。它可以清洁伤口和未受伤部位。水治疗法是将康复对象放在覆盖无菌的塑料薄膜的冲凉台上,冲洗伤口 20~30 分钟。这种使用非浸水的冲凉方法的水治疗法替代了原先的涡流法,是清洗伤口较常用的方法,它可以预防康复对象的伤口交叉感染[2,29]。

在水治疗法中,烧伤面会被清洁,通常只用清蛋白皂(Ivory 或 Dove)和水。创面会用软浴巾清洁。有时会每天清除伤口的死皮、焦痂和假焦痂,并换上新的抗菌敷料。新鲜的局部药物会涂抹上以延缓生物体定植,减少烧伤伤口的细菌数量。在水治疗的过程中,康复对象常常会预先使用止疼药和抗焦虑药,因为康复对象常常会对换敷料过程中的疼痛感到害怕紧张。因此,减少疼痛及水治疗过程中的自由活动是治疗师评估关节活动度和锻炼的绝佳时间。

败血症

烧伤伤口定植在一受伤后就会开始,革兰氏阴性的微生物代替了正常菌群。当严重感染迹象出现时,伤口活组织检查可以帮助监控生长[38]。严重的感染会导致败血症,此时感染会从原始聚集部位渗入血流,这种情况被称为败血症。败血症会引起一系列对血流和主要脏器的影响。细菌感染是败血症最常见的病因,但它也可由真菌,寄生性的和分枝杆菌感染引起,尤其是康复对象免疫功能不全的时候。常使用广谱抗生素治疗。然而,如果宿主防御无法支撑,细菌的副产品或内毒素在血液内积聚,毒血症便会暴发,这将最终引起脓毒性休克,心血管反应会阻碍血液流入脏器,引起循环衰竭。脓毒性休克的特点是局部缺血、尿量输出减少、心动过速、低血压、呼吸急促、低体温、意识障碍、昏迷。败血症和脓毒性休克常常需要多系统的支持才能

恢复,比如使用心血管药、血液透析、人工呼吸。

手术治疗

针对烧伤康复对象有不同的手术治疗方法。如果不能忍受换药,或者护士没办法在水治疗时将伤口清理的足够干净,烧伤中心会为康复对象进行清创手术。烧伤中心的一些手术医生是专门认证过,或可做清醒镇静的。在这些情况下,医生会为康复对象注射镇静,再清洁创面。这个过程中,医生可以评估康复对象的伤口是否可以自愈,是否需要植皮。

虽然所有的烧伤伤口都会使用局部抗菌药治疗,但是当伤口的深度和广度需要超过 2 周才能愈合的时候,手术介入会明显减低发病率和死亡率。烧伤的手术治疗通常包括切除死亡组织或焦痂,并进行生物的或合成的植皮。

本质上讲,有三类生物植皮:异种植皮(xenograft),或异种移植,如使用猪皮;同种移植,或同种异体移植(allograft),是使用人尸皮;这些植皮是被用作生物敷料来暂时覆盖伤口,缓解疼痛;自身移植(autograft)包括永久的手术移植康复对象自身捐皮区的皮肤上层或断层皮片(split-thickness skin graft,STSG)[79]。STSG 被用于烧伤伤口移植部位干净的离体组织。植皮是选取上等样貌和质量的皮片,快速覆盖大的表面,植皮可能是网状的,这样一块小的皮肤可以覆盖较大的面积(图 42.7)。网状和片状植皮是用一样的仿佛覆盖在烧伤表面,但是网状的皮肤空隙必须使通过上皮再生在肉芽组织上愈合。这会导致更多的瘢痕和永久的网状皮肤。

现在大面积烧伤的存活率已经提高,但可供自身移植取皮的捐皮区相反地减少了。这种原因下,研发了自身移植的替代方法。替代方法的范例有表皮培植皮肤替代品[36],培植表皮的自身移植[9,87],及真皮类似物如 Integra(Integra 生命科学公司)和 AlloDerm(Life-Cell 公司)[87]。一个伤口的面积是有限的,但是它的深度可至骨骼或肌腱也受到威胁。在这种情况下,STSG较难完成,可能需要全皮层皮瓣或微血管皮瓣移植[79]。

封闭式负压引流术

伤口的负压治疗也被称为封闭式负压引流术(vacuum-assisted closure,VAC),是一种使用封闭的敷料和受控的负压,用于疏散伤口液体,刺激肉芽组织生长,减少细菌定植的治疗方法,尤其适用于深度伤口[56]。VAC(VAC 治疗;KCI Concepts)敷料被推出后用于一些外科专业,包括烧伤。通过辅助清创坏死组织和清除可溶性炎性物质,VAC 治疗减少了敷料更换

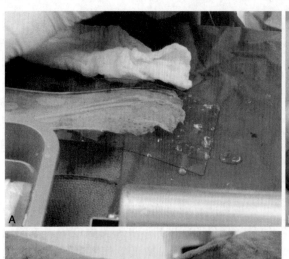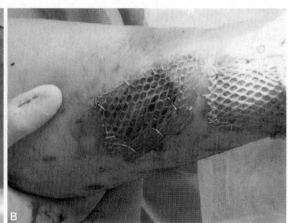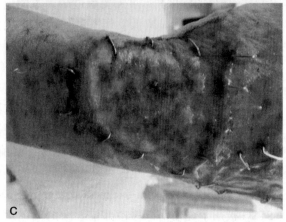

图42.7　A、B.网状植皮可以延伸覆盖较大面积区域,但产生增生性瘢痕的风险更高。皮肤也会愈合成网状;
　　　　C.片状植皮仅覆盖较小的面积,但是愈合后产生增生性瘢痕的风险低

的次数,缩短了清创和伤口闭合的时间。这被证实可以促进肉芽组织生长,即使是深伤口,因此可以提高皮瓣黏附的成功率[83]。

　　使用VCA装置来保障植皮,预防液体在皮瓣下积聚,确保创面和移植皮肤充分接触,并均匀整个表面的压力,创面凹凸不平的除外。然而,如果植皮区没有正确的摆位或使用矫形器,植皮区的活动会造成植皮效果下降[85]。在治疗过程中,治疗师必须注意到VAC敷料,避免发生会破坏密封区域敷料和漏气的活动。

营养

　　充足的营养对于伤口愈合是非常重要的,因为烧伤康复对象的代谢率大幅增加,对蛋白质,维生素,矿物质和卡路里的需求增加[54,81]。蛋白质对伤口愈合尤其重要,必须提供大量的蛋白质。营养需求根据烧伤体表总面积和康复对象入院时的体重计算。卡路里计数和康复对象体重紧密检测以确保足够的营养。如果康复对象不能通过饮食满足需求,就要通过口或鼻饲或胃管进行高蛋白和高卡路里的补充。如果胃肠道也伴有并发症,严重大面积烧伤的康复对象就需要频繁的静脉高营养输入。这种解决办法包含足够的氨基酸、糖、脂肪酸、电解质、维生素和矿物质,来延续生命,维持正常的生长和发育,并促进组织修护。它通常经过中心导管进入心脏的上静脉腔。

　　之后,随着伤口愈合,正常的进食得到恢复,营养需求减低,个体的饮食习惯必须恢复正常,以预防过度肥胖。如果自理进食有障碍,则需要作业治疗师和营养师的协作。作业治疗师可以辅助营养师了解康复对象在进食方面的肢体功能,这可以帮助更好地选择适合康复对象的食物。比如,有嘴和面部烧伤的在进食固体食物时会感到疼痛,他们会更愿意喝营养奶昔来满足等待愈合过程中的营养需求。

相关的问题和并发症

压力

　　带有烧伤损害的意外创伤包括自然和人为灾害,比如龙卷风、闪电、房屋火灾、机动车事故、战争或恐怖袭击、肢体或性暴力,及爱人或朋友突然逝世。因为痛苦的医疗过程(如:伤口护理、截肢、多次手术和治疗)

烧伤治疗会进一步给康复对象带来创伤。精神科的专业人员也在逐渐增加对与增高的精神疾病风险和烧伤康复对象，尤其是儿童，应对意外创伤带来的压力和疼痛的方法有关因素的了解。对主要压力的反应常包括事故再现、逃避和过度警觉；这些反应会在事件后持续很长时间。创伤后应激障碍是经历意外后，包括肢体伤害，比如烧伤，常见的精神问题[22,27,28]。情绪、焦虑、睡眠、行为、学习和注意力问题是常常出现的问题，尤其是儿童。治疗会首先进行疼痛评估，随后进行专门的疼痛治疗，心理疏导及在创伤后立刻发起的危机干预。干预应同时包括烧伤幸存者的家庭[17]。

疼痛

疼痛评估

最常用的疼痛评估工具包括视觉评分，颜色评分，文字和表情评分及描述评分。1998 年的一个实验表明，比起常用的视觉模糊和描述评分，康复对象更倾向于使用表情和颜色评分[33]。疼痛的水平应在一个安静时间进行，并在引起疼痛的活动后即可再进行评估。

疼痛管理

因为疼痛会带来非常不利的生理和情绪影响，疼痛管理是获得良好治疗效果的重要因素。恰当和具有文化敏感度的疼痛评估、疼痛舒缓和再评估方法在治疗过程中非常重要。疼痛控制指南应该介绍疼痛的背景和过程，以及相关的焦虑。作业治疗师应该协助护士监测烧伤疼痛及其有效的治疗方法[58]。

神经生物学，临床科学的最新概念强调药物治疗是首要的，新研发的有效药物带有更小的副作用和毒性。阿片制剂仍然是烧伤康复对象最常用的镇痛治疗形式，但是因为这些康复对象需要不断增加阿片的剂量，烧伤疼痛的最佳舒缓度很难达到。另一种替代疼痛控制的方法是对小面积烧伤使用对乙酰氨基酚（扑热息痛）作为镇痛剂。非类固醇的抗炎药和苯环类长于阿片制剂合并使用。抗抑郁药似乎会加强阿片引起的痛觉缺失。因此，抗痉挛药常被用于治疗烧伤后的持续疼痛。氯胺酮被广泛用于更换敷料时，但是精神上的副作用如精神错乱和幻觉限制了它的使用[63]。

应用各种催眠、认知、行为和感觉的非药物治疗方法越来越被认可。经皮神经电刺激、局部和系统的局部麻醉和心理学上的技术是常用的方法[64]。在阿片类止疼药会带来危险或无效时，催眠是很有用的替代方法；它已经在案例报告中得到有力的证实[62]。虽然对烧伤疼痛催眠止痛的机制了解得很少，然而烧伤康复对象相比普通人更能接受催眠治疗，可能是因为动机的增加、分离和退化的行为[65]。其他非药物治疗减少疼痛的方法可能有帮助。放松技术可能会有帮助包括渐进式放松，呼吸练习，引导意想，芳香疗法，音乐疗法和指导个体化的应对策略[72]。根据假设，分散注意力和放松的方法对警觉地有动力的康复对象最有效果[59]。

有严重烧伤的康复对象自然通过避免引起疼痛的动作或活动来避免疼痛。行为退化也是大部分儿童的常见反应（及一些成人）。当退化发生，治疗师应以康复对象能明白的语句事先解释应该怎么做及原因。

比起长时间的解释或提供技术信息，大部分康复对象对过程中是否会有伤害和持续时长更感兴趣。与止疼药服用时间相配合的治疗很有帮助并很受推崇，尤其是需要主动参与的时候。治疗师应该意识到并利用技术来减少可避免的疼痛（如站立或步行前，在下肢提供足够的血管支撑）。治疗师必须将可见的止疼药副作用，及目前所使用的药物时间表的作用告知护士。短期所需要的疼痛舒缓的突破应该和护士协作进行，以减少强化治疗过程中的不适和压力。如果康复对象的紧张或疼痛是因为对治疗的不适应，则需要服用抗焦虑药物来缓解焦虑及提高止疼药的效力。伴有疼痛的治疗时间应预先和所有能耐受的参与者制订。治疗师应严格遵守这些时间限定，培养信任和康复对象对治疗的把控感。通过减轻康复对象的焦虑，治疗师可减少会加剧疼痛感的恐惧因素[71]。随着伤口愈合，止疼药的用量会逐渐减低，康复对象在出院时通常需要很小剂量的止疼药（参见第 28 章）。

社会心理因素

在烧伤之后有社会心理反应的可能，包括抑郁，毁容造成的退缩反应；行为退化；对回归工作、家庭、社区、娱乐角色感到焦虑。个体应对烧伤创伤的方式受他受伤前的心理状态和伤害是否是由意外，纵火，袭击或企图自杀影响。心理上的影响会包括内疚、焦虑、抑郁、退化、敌意增加及存在危机[59]。当出现永久的功能丧失和畸形时，康复对象会因肢体功能的下降，个人形象的改变，职业丧失，或在同一事故中失去爱的人的原因感到巨大的悲痛。在毁容和截肢的情况下，康复对象可能也会因为朋友的抛弃，或重要的人无法调整适应康复对象的肢体改变而造成原有的支持关系减少或丢失。

无论永久的损失是社交性的还是肢体上的，康复对象可能都要经历与 Kubler-Ross 医生在他的 *On*

Death and Dying [49]一书中描述的被诊断绝症的案例一样五个悲痛阶段。阶段如下：

- 否认(denial)。在这一阶段烧伤康复对象可能会表述"为什么这会发生在我身上?""医生说我要做手术解决我的烧伤。"在这一阶段,烧伤康复对象相信他们一旦愈合了,或做了手术,他们的问题就会解决。他们不会关心持续的伤口护理,瘢痕管理和治疗介入恢复正常功能的需要。

- 发怒(anger)。"别理我!"或者"不要再碰我!"康复对象会对医务人员,他们自己或家人朋友发火。他们会在发怒阶段拒绝治疗或治疗性介入。

- 交涉(bargaining)。在此阶段,大部分烧伤康复对象不明白愈合和恢复正常功能所需要的时间。他们会说"我以后会做治疗。"

- 抑郁(depression)。当烧伤康复对象明白他们因烧伤会永久性的改变,并且他们必须在恢复过程中忍受一定量的疼痛,他们会很沮丧。

- 接受(acceptance)。康复对象接受了烧伤成为他的一部分。康复对象学着处理疼痛而不是回避。他们适应了新的运动和触摸的感觉。在这一阶段,康复对象会接受身体的改变,回归工作,如需要可做工作调整,他们会学会新的肢体和应对技巧来处理烧伤并恢复他们在社交和家庭内的位置,常常会创造新的额外的社会支持。

如果康复对象没有达到接受的阶段,康复的过程会严重受阻。提供情绪支持和教育能帮助康复对象开发应对机制和自我指引,可以促进烧伤康复对象的心理调节。然而,严重烧伤偶尔会导致对个人价值和关系的再评估,或新的生活评价。发病前的个性特点,受伤的程度,社会和环境情形这些因素是互相作用的复合体,当决定康复对象应该如何做心理调整来应对严重烧伤的时候,这些因素需要考虑在内[59]。

> ## OT 实践要点
>
> 作业治疗介入从首次评估,开始作业治疗,直至结束作业治疗都必须处理心理问题。即使结束了康复服务,康复对象可能仍需要作业治疗在心理社会方面的介入。因为他或她尝试积极参与融入社区,重拾社会活动和关系,回到或参与有偿的劳动。

烧伤康复

团队

为烧伤幸存者提供成功的康复服务需要一个多学科团队,并从康复对象一入院一直持续至出院后[8,77]。理想的烧伤服务团队包括医生、护士、物理治疗师、作业治疗师、呼吸治疗师、营养师、社工、精神科医生和心理学家、言语病理学家、假肢矫形师、儿童看护和文娱治疗师、牧师照顾者或牧师,翻译或文化支持者和职业顾问。然而,团队中最重要的成员是康复对象和康复对象的家属或支持系统[82,88]。

> ## OT 实践要点
>
> 所有的健康专业人员都必须不断更新自己的知识和专业技能,跟得上迅速变化的烧伤治疗手段。推荐的持续的专业学习方法包括:
>
> - 专业文献回顾,比如*Journal of Burn Care and Rehabilitation*,*Burns*,*Journal of Wound Care*,*Journal of Trauma, and Journal of Burns*。
> - 获取烧伤协会的会员,比如美国烧伤协会和国际烧伤会。
> - 参加当地的,地区的或国家的协会会议。参观区域性的烧伤中心,与其他烧伤治疗师交流。
> - 浏览专业的烧伤协会的网站,在网上与其他烧伤专业人员讨论。

康复的目标

整个烧伤团队融入烧伤康复过程的各个方面,无论是提供口头支持,为自我照顾活动做准备,强化主动活动的重要性,或者提供康复对象教育。作业治疗的长期目标与整个团队的长期目标很相似。尽管不同团队成员各自负责具体目标的内容,但是每个人都是朝着同一个结果努力的。作业治疗的治疗目标与其他治疗及整个康复团队相兼容。这就要求全部烧伤团队成员要有紧密的沟通。作业治疗应带领全部团队成员理解康复对象独特的作业属性,及全部相关因素和环境特点。不同专业的角色描述也不同,尤其是作业治疗和物理治疗可能是由保险赔偿条款而决定,而不是由传统角色或治疗师个人的专业特点来决定。因此各专业间紧密合作持续沟通非常重要,康复对象会从各个专业领域受益。烧伤专科的作业治疗,物理治疗,和言语治疗常使用合并治疗,来获得更好的活动和日常生活活动的独立性。

恢复的阶段

烧伤幸存者的康复管理可分为四个相互重叠的阶段,来帮助分类和界定介入目标。这些阶段为急性期、手术和手术后期、住院和门诊康复期,及重建期。

急性期通常是严重烧伤后的首72小时。然而,浅表部分皮层烧伤,并自发地在 2 周内愈合,不需手术介入,伤后到上皮愈合的时间均为急性期。

手术和手术后期在急性期之后,持续时间变化不等,主要取决于烧伤面积和相关的并发症。在这期间,伤口脆弱,败血症和脓毒性休克尤其严重,医疗治疗主要集中在促进愈合和减少感染。

康复阶段包括住院和门诊的治疗,时间长度不确定。这阶段紧随植皮后期,康复对象很稳定,大部分开放性伤口已经愈合。伤口愈合的质量、瘢痕形成及对康复的强烈需求决定了这对于烧伤康复对象、他的家人和治疗师来说是一个最有挑战的阶段。

急性期

在急性期,医学治疗主要是最大限度地救治康复对象,作业治疗的目标主要是预防。随着康复对象恢复,伤口闭合的进展,作业治疗的性质也随之改变,变为用于恢复功能。然而,最初,如果伤口是深度部分皮层或全皮层烧伤,急性期的康复目标如下:
- 提供认知再定位和心理支持。
- 减轻水肿。
- 预防关节和皮肤活动丧失。
- 预防力量和活动耐力丧失。
- 促进作业表现,比如自我照顾技能的独立性。
- 提供康复对象和照顾者的教育。

手术和手术后期

在支持手术目标的同时,手术和手术后期的康复目标也聚焦于预防和促进作业表现的技能和模式。切除和植皮通常都需要手术部位一段时间的制动以确保植皮黏合。所需要的制动姿势和时间根据医生的决定和烧伤中心的规定而变化,平均制动时间为 2~7 天。全皮层的植皮需要制动 10 天。当康复对象需要生物合成植皮时,植皮区需要制动 10~14 天。最好的手术后姿势是保持植皮区最大限度的打开。比如,手背烧伤需要矫形器将腕关节保持在中立位或轻微伸展位,掌指关节屈曲,拇指垂直外展保护虎口位。

这一阶段治疗的主要目标包括以下内容:
- 必要时通过提供定向活动促进认知,并持续提供心理支持。
- 使用矫形器保护植皮和捐皮区,使用摆位技术配合术后护理医嘱。
- 预防肌肉萎缩和活动耐力丧失,通过提供非制动部位的运动减少静脉血栓的风险。
- 通过教授替代方法和提供必要的辅助器具来提高自我照顾的独立性。

- 教育并解决康复对象和家属对于恢复阶段的疑虑。

康复期

恢复的第三阶段为康复期,此阶段由伤口闭合后开始。大面积烧伤的个体在此阶段仍会需要进一步的手术。然而,他们的大部分伤口已经闭合,瘢痕成熟开始。这一阶段的治疗集中于功能和参与作业活动的最大化,促进肢体和情绪的独立,处理瘢痕形成,预防或矫正畸形和挛缩形成。康复对象和家属的教育在培养伤口/瘢痕护理的能力,及出院准备治疗方面尤为重要。

康复期延续至出院后,直到所有烧伤伤口和手术区瘢痕成熟完全。在出院前,重点在独立性、自我管理和教育。一旦康复对象回到家中,情绪支持和介入必须持续下去,帮助康复对象维持信心,自尊和动力,康复对象要应对烧伤的肢体、社会和心理结果的品质。

这一阶段的治疗目标可以详尽描述烧伤瘢痕潜在的伤残风险。因此治疗师从康复过程一开始就结合康复对象自己的目标是非常重要的。

康复阶段的治疗目标可扩展为以下内容:
- 继续提供心理支持,因为康复对象趋向于肢体和情绪独立,将面临新的挑战。
- 提升关节活动,通过良好的摆位,持续的牵拉运动和所需的矫形器来减少挛缩。
- 重获肌肉力量,协调性和活动耐力。
- 通过穿着血管支撑衣物,瘢痕压力衣和压力辅助器具开始压力治疗和瘢痕管理项目,减少瘢痕增生,挛缩和毁容。
- 促进自我照顾技巧的独立性或在需要时指导他人帮助的能力,包括适当的摆位,运动和皮肤护理。提供指导和机会来练习使用工具性日常生活活动(IADLs),包括工作和家居活动。
- 继续指导瘢痕的进展特点,包括可能的感觉和样貌的改变,瘢痕管理技术和相关的安全预防,比如防晒和皮肤护理。
- 指导执行出院计划,提供重返学校,工作,社会和娱乐的机会。

重建期

这一阶段,烧伤幸存者可能已经重建他们的生活,重获作业角色。他们有效地进入了悲痛过程的接纳阶段,可以通过学习新的作业技能,获得新的作业角色来展现对未来的希望。这些康复对象常回到烧伤诊所的门诊部随访,一年 1 次或 2 次,来评估他们的瘢痕和功能水平。这些康复对象也随时准备好讨论改善瘢痕样貌的手术。在这一阶段,康复对象在心理上理解手术和瘢痕管理介入治疗瘢痕样貌的局限性。他们可以和医生讨论他们看起来的样子和他们的担心之处。他们会非常积极地参与选择手术改善瘢痕的决策。尽管作业治疗师在这一阶段的角色是有限的,但还是可以给康复对象力量,促进和医生对重建术的讨论。

作业治疗评估

尽管医疗状况是急性期主要考虑的内容,作业治疗师应随时启动评估,并在入院后 24～48 小时内完成首次评估。烧伤病理学,病史和任何二级诊断可从病历和团队中获得。伤口通过视觉评估受伤的范围和深度。任何会影响到作业活动表现的领域和情境都需要留意并记录。

当情况允许时,应访问康复对象和家属,以建立关系和获得康复对象受伤前的作业表现。这个过往史应包括受伤前的身体结构和身体功能(如,优势手,过往所受过的伤,活动受限的疾病),以及过往具体的表现技能和模式,日常作息,和活动(包括专业的,教育的和家居的)。获得受伤前的性格特质和心理状态的信息也一样重要。有了这些信息,治疗师可以检测康复对象的行为和认知功能改变,并选择最合适的互动方式来鼓励康复对象参与到目标设定和治疗过程中。在需要插管和人工呼吸的严重烧伤案例中,这些信息只能从家属和其他重要的人核实和补充康复对象无法交流的内容。

OT 实践要点

理想情况下,应在评估前获得康复对象过往的作业表现情况。但是受伤的紧急性,时间的限制,与服用止疼药的情况下的肢体评估,伤口敷料更换,及其他医疗手段会导致错过获得详尽的作业史。

受伤和未受伤的部位均要评估关节活动、力量感觉和功能使用。但是,在开始评估之前,治疗师需要解释作业治疗的目的和康复对象在评估期间应如何配合,包括可能出现的不适。评估前指引和持续的鼓励可以帮助康复对象消除疑虑和减轻焦虑,他们可以表现得最好。重点在于重新参与有意义的作业活动和生活最终的长期目标。

首次临床评估应强调所有可能的作业治疗介入的领域,包括评估伤口位置和严重性,有无水肿和严重性,被动关节活动度(PROM)和主动关节活动度(AROM),肌肉力量,粗大和精细运动协调,感觉改变和认知意识水平。理想状态下,这些评估应在更换敷料或水治疗,受伤部位暴露无覆盖的时候进行。

在初始评估时,基于样貌和感觉表现,浅表,浅表部分皮层,深度部分皮层及全皮层烧伤应被分辨。治疗师必须在受伤后尽可能快地看到伤口,在焦痂形成之前。焦痂会导致深度部分皮层烧伤向全皮层烧伤靠近,导致很难准确判断深度。应关注关节处的烧伤和环状烧伤。在评估关节活动的时候应评估关节活动度,力量应该在水肿之前或限制性敷料使用前测量。

通过指导康复对象运动的形式和重复的次数来指导康复对象特定的运动可确保关节活动度不受限。允许的时候,要用量角器准确测量记录基准关节活动度和之后的改变,如果有疼痛,水肿,紧缚的焦痂,或笨重的敷料限制了关节活动度,这些信息也要记录下来。受伤前已经存在的,可能影响主动关节活动度的情况应在访问康复对象和家属时调查清楚。尽管主动关节活动度更被青睐,如果康复对象不能作出反应或不能充分移动肢体,被动关节活动度也应测量。当使用被动关节活动度的时候,要注意不要用力过度,尤其是对有关节退化疾病的老年康复对象或关节过度柔软的儿童。

对于深度部分皮层和全皮层手背烧伤,清创预防需要在手的伸肌腱帽机制完整后才可进行。清创预防会限制手指的主动和被动屈曲。单独的掌指关节屈曲和指间关节伸展可预防可能产生的伸肌腱机制损伤。所有被动的近端指间关节屈曲都要避免,并要使用保护性矫形器来促使近端指间关节保持伸展。

应进行总体感觉筛查,包括所有感觉支配区域。这种筛查对于电烧伤的康复对象或有长期糖尿病的康复对象尤为重要,他们可能存在周围神经病变。

如果康复对象在受伤前肌肉功能力量正常,且主动关节活动度检查时足以抗重力,那么在首次筛查时则不用评估大肌肉力量。电相关的烧伤,如果存在严重水肿,则有可能出现筋膜室综合征,或者如果其他肌肉骨骼或神经的伤害存在则需要徒手肌力测量大肌肉力量。如果手部没有烧伤,或者是浅表部分皮层烧伤,可使用测力计和捏力计来客观评估握力和捏力。

日常生活活动的评估开始于访问康复对象或家属时获得受伤前的肢体,认知和社会表现技能及形式。当烧伤严重时,日常生活活动的评估应推后至康复对象的体征稳定并能够参与寻求更高的作业目标。非严重烧伤的康复对象和那些不需要呼吸器的康复对象应进行日常生活活动评估,包括进食,基本的修饰和穿脱住院服。任何用来完成活动的代偿性动作或笨拙的活动都应被关注。任何不正常的模式都应该被探究和讨论,并决定是否在受伤前已经存在。

初始评估完成后,应和康复对象共同制订短期和长期目标。在建立作业治疗目标时,应考虑康复对象过往的生活环境和模式,个人长远目标和现在的优先次序。短期目标应明确且现实,并建立执行时间表。当目标制订后,介入计划便可制订。作业治疗介入计划应可操作并且应该不足和支持其他团队成员的目标。

在进行烧伤康复时,两个基本的原则应谨记于心:①妨碍烧伤后功能恢复的主要因素是瘢痕挛缩的形成和增生性瘢痕;②严重的瘢痕和挛缩通常是可以通过积极的治疗方法预防的。因此大部分烧伤康复的手段和目标是集中在预防和恢复。

表 42.2　烧伤康复的评估内容

首次评估	住院评估	门诊评估
烧伤原因	植皮黏合	皮肤或瘢痕情况
体表总面积(%TBSA)	皮肤或瘢痕情况	压力衣试穿
烧伤深度	挛缩	容量说明如需要
累及部位	水肿(如果有)	ADL 表现水平
年龄,利手	ADL 表现水平	工作技能
功能水平	工作技能	主/被动 ROM,TAM
作业活动	主/被动 ROM,TAM	力量和活动耐力
关节活动度和力量	力量和活动耐力	发育水平(儿童)
运动和活动耐力	发育水平(儿童)	心理状态
发育水平(儿童)	心理状态	社会支持
心理状态	社会支持	娱乐活动
社会支持	娱乐活动	压力治疗需求
娱乐活动	压力治疗需求	家居安排
	家居安排	家居照顾理解
		回归工作的能力
		回归学校的潜力和重新入学的需求

ADL,日常生活活动;ROM,关节活动度;TAM,总主动活动度;TBSA,烧伤体表总面积。

作业治疗干预

急性护理期

预防性体位

预防性体位的目的是减少水肿,并将受损肢体维持于抗畸形体位(表 42.3)。正确的体位是至关重要的,因为对患者来说,最舒适的体位通常是挛缩的体位[50]。典型的舒适体位包含上肢内收与屈曲,髋关节与膝关节屈曲,以及踝关节跖屈。一般来说,脚趾会往背侧翘起。急性期手部的烧伤常因水肿呈现腕部屈曲、掌指关节伸展、指间关节屈曲,以及大拇指内收等所组成的功能障碍。这种姿势通常被称为"烧伤后爪形手"(claw hand)或"掌内肌阴性"(intrinsic minus)姿

势,若在瘢痕活跃期没有良好预防,将会引起严重的功能障碍。

通过评估烧伤表面区域、是否出现水肿,并且考虑康复对象倾向采用的姿势,以及评估此姿势是否将限制功能,以在初次伤口评估时判断康复对象需要的体位姿势。举例来说,如果烧伤涉及肩部、胸部以及腋部,应借由使用倾斜的枕头与上肢平板,或是以高于头部的牵引装置垂下的羊皮吊带支撑上肢,将康复对象的上肢抬高并大约摆放于外展 90°、外旋 45° 与水平外展 60°(图 42.8)。通过频繁地运动与活动可达到肩部全屈曲与外展角度,预防伤口愈合时出现的腋下挛缩,以及避免日后无法做出高于头部高度的够取动作。一旦决定了所需的体位姿势,应于床边贴上具有图示的指南,使护理人员与团队可协助进行正确的体位(图 42.9)。

表 42.3   烧伤后躯体特定部位的抗畸形体位

躯体部位	抗畸形体位	设备和技术
颈部	中立位至轻度伸展位	不使用枕头;软护颈、颈部固定器或三重结构的颈部矫形器
胸部和腹部	躯干伸展位,肩后缩位	降低床头、在胸椎下方防止毛巾卷、锁骨固定带
腋窝	肩外展 90°~100°	手臂平板、飞机式矫形器、调整型髋部外展枕头、锁骨固定带、高于头部的牵引
肘部和前臂	肘伸展位,前臂中立位	枕头、固定式矫形器、动态矫形器(当伤口愈合/闭合时)
腕部和手	腕伸展至 30°,拇指桡侧外展和伸展,MP 屈曲 50°~70°,IP 伸展位	用枕头垫高、掌侧烧伤手部矫形器
臀部和大腿	中立伸展位,大腿外展 10°~15°	摆放于股骨转子外侧的卷状物、双膝间摆放枕头、楔形垫
膝和小腿	膝伸展位,前部烧伤:轻度屈曲位	膝部固定器、石膏、端坐时垫高、动态矫形器
踝和足	中立位至 0°~5°背屈位	定制化矫形器、石膏、AFO
耳、面、口、眼	预防压力;保持张口位,能够闭合眼睑	不使用枕头;保护性头盔;口部矫形器

AFO,踝足矫形器;IP 指间关节;MP 掌指关节

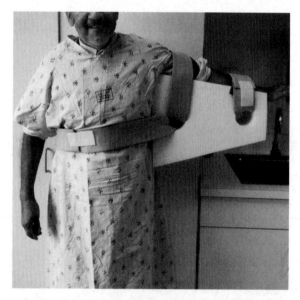

图 42.8   使用髋部外展枕头进行肩部术后体位摆放

　　住院后的体位主要是为了减少水肿的形成[69]。将整个肢体高于心脏平面可以减轻远端水肿的严重度,且若搭配主动关节运动,效果将更为显著。当水肿消退且伤口持续闭合,体位目标可转为预防关节表面处的皮肤紧缩(表 42.3)。

矫形器

　　矫形器主要用来维持正确的体位以及保护受损的组织。然而它并非需要持续配戴以预防挛缩。当在急性期使用矫形器时,通常设计静态的,并且于休息时使用,清醒时间应进行活动和运动。掌侧矫形器可用于

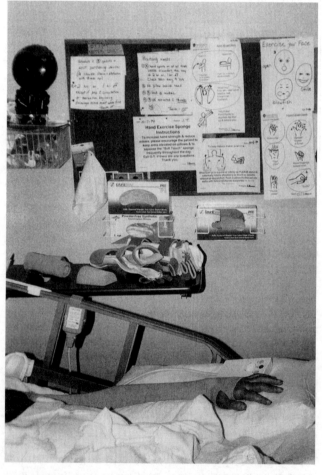

图 42.9   清晰可见的床边海报有助于提醒康复对象、医疗人员以及访客相关体位摆放、运动和矫形器说明

手部烧伤伴慢性水肿,主动运动受限,或因深度背侧烧伤及其他创伤性损伤而且禁止于未监督下进行运动时。典型的掌侧矫形器可将手部大约摆放于腕部伸展15°~30°,掌指关节屈曲50°~70°,全指间关节伸展以及拇指外展和伸展(图 42.10)[24,74]。肘部或双膝矫形器需保持中立位,用松紧带固定,再用胶带粘在金属夹上,以防止移植或周围完好的皮肤撕裂。

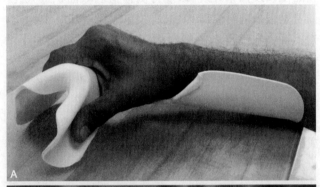
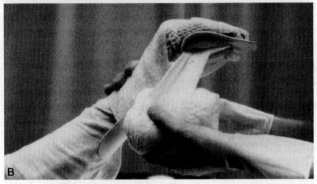

图 42.10　A.用掌侧矫形器摆放手部;B.手部烧伤术后矫形器用弹性绷带将其固定

当确认矫形器的使用时,治疗师应该考虑潜在的压力点以及确保正确的穿戴位置。在损伤后不久制作的矫形器需要每天评估,且可能需要根据水肿的消长进行修改。利用以 8 字形缠绕的纱布绷带或弹力绷带固定手部矫形器,且暴露指尖以监测血液循环。将 4 英寸×4 英寸的弹性海绵折起后置于近端指间关节与绷带之间,使手指保持且固定于矫形器中。可拆卸的固定带对于日后使用较为方便,但基于感染控制考虑以及可能限制远端水肿的变动,故急性烧伤期的矫形器较不适合使用可拆卸的固定带。

在 Tonio 的治疗过程中,建议他整日穿戴一种静态渐进性的掌侧矫形器。他的家人被告知如何穿上/脱下矫形器,这样他就可以在周末继续使用矫形器来改善双手的功能。这种治疗是十分有效的,同时 Tonio 可以用右手形成更安全的抓握方式。

当外耳遭受部分或全皮层烧伤时,需要给予保护,以预防因枕头、包扎或气管内导管造成的进一步损害。耳部保护矫形器应尽早配戴直到外耳烧伤愈合。可以用两个热塑性的耳罩制作矫形器,或是利用包扎或 3 点固定带来固定贴有软垫的氧气罩[23,46]。

日常生活活动

由于康复对象的医疗现状,故康复对象在急性护理期进行自我照护的能力通常是有限的。人工呼吸机、多重线管、导管以及其他辅助设备妨碍了日常生活活动的独立性,所以康复对象更依赖于护理人员进行自我照顾。

当康复对象使用呼吸机和气管插管时,日常生活活动可能仅限于口腔内的自我吸收,如果没有发生面部烧伤,还可包括基本的面部清洁。在拔管之后,口腔护理通常是下一步可尝试的日常生活活动。当医生允许康复对象经由口腔摄取水分或食物时,作业治疗师应该进行进食能力评估。伴有言语和吞咽障碍的气道损伤,通常是由于烧伤时的持续吸入性损伤或直接伤害引起。在这些案例中,作业治疗师需要与言语治疗师相互合作,完成促进有效沟通技巧与独立自我进食的共同目标。上肢烧伤伴随疼痛、包扎以及水肿可能会影响自我进食、个人卫生/洗漱和书写动作,并需暂时使用辅具。这种辅具包括加粗或加长型把手的餐具、护盘垫,或者附有盖子和吸管的隔热随身杯。洗头和剃须活动根据康复对象的肌力和活动耐受程度可在早期完成。辅具需要保守使用,因为最终的目标是让康复对象拥有和使用上肢及手的全关节范围运动。

在急性期,日常生活活动应当选择对于康复对象具有重要性与高成功率的,即使需要进行短暂性的调整。环境改造、设备或先前的表现模式是支持独立的必要条件。然而,治疗的长期目标最终为不需使用调整性方式与辅具,且在治疗过程中让康复对象了解以此为进步的标志。康复对象和治疗师的共同目标应当是用先前的表现模式,在适当的时间内,以最小的调整且独立地从事所有的日常生活活动。

治疗性运动与活动耐力

应于医生允许下床以及下肢负重后,尽早开始让康复对象训练坐位耐受度、转移以及步行活动。如果康复对象下肢烧伤,在坐起和足部承重前可以使用弹性绷带。从脚趾底部开始 8 字形包扎,沿着足跟至膝部,如有必要可包扎至腹股沟。当康复对象坐在椅子上时,下肢应该被抬高。应禁止足部垂放或静态站立,以避免引起远端静脉充血和不适。

除了功能活动,主动运动是每个烧伤治疗计划的主要组成部分。急性期使用的运动技术并不是只针对烧伤设计的。使用主动、主动辅助或者被动训练，将取决于康复对象的情况。急性照护期的运动重点是保持关节活动度与功能性肌力，建立心肺耐力以及减轻水肿。

一旦康复对象的病情允许，增强肌力活动就会被引入治疗计划中。这些活动包括从简单的主动运动到阻抗性活动，一旦可以耐受，即可抵抗住院期间带来的退化效应。严重的烧伤损伤后进行锻炼曾经认为对已经高代谢的患者会产生过度的压力。然而，研究和经验表明分级的渐进式运动有益于康复对象急性烧伤的恢复[43,100]。

康复对象宣教

康复对象宣教应当是需要持续进行的。新受伤的康复对象通常会受到最初创伤的冲击。他们会感到不知所措，难以处理信息。认知研究表明压力会对康复对象的额叶或大脑思维产生负面影响。这可能会使他们接受宣教更具挑战性。康复对象应该有多种选择来获取信息。病房和家庭康复程序在烧伤期间是开始宣教的良好途径，尤其是进行关节活动度训练，安全的预防措施以及预防挛缩。还可以提供给康复对象多种形式和机会来获取信息，例如口头指令、视频演示与示范，最终结果会有显著性提高。训练计划应该是常规治疗的一部分，因为康复对象可以学习如何进行日常常规的牵伸和运动直至回家。当康复对象可以耐受这种不知所措时，信息应该告知他们。治疗师应该每天对训练计划进行评估，以继续为康复对象提供足够的挑战，使其朝着目标方向努力。

虽然康复对象宣教是所有烧伤团队成员的责任，但作业治疗干预计划的成功将取决于康复对象对于长期活动需求、情景需求和角色责任感的认可。最初的宣教目标应该集中在对烧伤恢复阶段的认知，独立活动与运动的需求及重要性，以及疼痛与压力管理技巧。实现这些目标可以提高动机、主动参与与促进就业，而这些对成功的治疗效果是必要的[32]。

手术与术后康复期

体位与术后矫形器

完成清创与移植手术后，通常需要一段时间的术后固定，使移植的皮肤得以黏合与血管化[23]。对于作业治疗师来说，在手术前与外科医生讨论术后体位需求，有助于预先制作矫形器与体位摆放器材，并在手术完成后立即于手术室内开始使用。目前有各种各样的材料和方案可供使用。这些材料与策略的共同目标都

是为了达到固定移植区域，防止水肿以及协助伤口愈合[76]。

术后体位可以遵循标准的体位方式，或是针对特定手术程序设计独有的方法。虽然标准烧伤矫形器将肢体摆放在抗畸形体位，但术前或术后矫形器应当将肢体摆放于移植物放置区域面积最大化的姿势。若移植区域位于手部背侧，手腕应处于中立位置，掌指关节屈曲位以及拇指外展，以使背侧移植区域面积最大化。如若是腋下前移皮瓣术后，肩关节应保持外展45°。预先了解手术过程以及判断潜在术后并发症，有助于治疗师设计有效的体位和矫形器方案。

虽然术后固定通常是以大量的限制性包扎和标准体位器材来实现的，但是也需要使用矫形器来维持体位。大多数矫形器通常是用石膏绷带或热塑性材料制成的（图 42.11）。如果是湿敷材料覆盖在移植处，则可选择穿孔或方格织物矫形器材料，以保证持续引流并防止移植区域浸润[23]。在某些案例中，即使移植物不覆盖邻近关节表面，但相邻关节的移动也可能会破坏移植物的黏合性。这种情况下，矫形器设计也应该将这些关节固定在功能位。术后热塑性矫形器一般均以覆盖与修剪法制作[23]。大多数术后矫形器常作为短暂性使用直至移植良好黏合。然而，若矫形器是热塑性材料制成的，它可以重塑至抗畸形姿势。

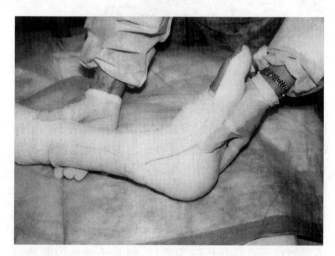

图 42.11　使用热塑性全接触性踝部背屈矫形器预防跖屈挛缩

治疗性运动与活动

历经术后的护理阶段，应尽可能继续进行未烧伤肢体的主动和阻抗性的运动，以预防关节活动度与肌力的丧失。在清创与移植手术后，邻近身体部位的运动通常会在短时间内停止。虽然每个烧伤中心的中断周期有所不同，但大多数断层皮片的平均固定时间为

3~5 日,而人工表皮移植物则为 7~10 日[16,32,42,79]。一旦移植黏合,就可以重新开始运动。在恢复运动之前,作业治疗师应该观察移植物和邻近区域,判断移植物的完整性以及是否有肌腱暴露或皮下组织的损伤。

如欲避免新的移植物出现剥落,治疗时应选择和缓的主动关节活动度。若康复对象术前关节活动度正常,且只固定 3~5 日,应于重新开始活动后的 3 天内便能达到基准关节活动度。如果取皮处 2~3 日没有活动性出血,便可开始进行该区域的主动活动。下肢供皮区的处理类似于下肢烧伤区;因此,标准治疗内容包含抬高以及弹性绷带缠绕。

下肢进行焦痂切除和移植术后,通常需要 5~7 天方可进行步行。在医生允许下鼓励康复对象进行短距离步行,然后逐渐增加距离。在开始移动前,应将两层弹性绷带包裹在蓬松纱布上,以防止移植物剥落或局部血液堆积。使用弹性绷带、抬高以及避免静态站立姿势对于保护下肢移植物是特别重要的。当康复对象能够行走时,使用固定功率自行车进行运动将有利于提高活动的耐力。

日常生活与康复对象教育

应持续进行自我照护与休闲活动,以及依照活动的要求、康复对象的生理能力及康复对象的活动耐力循序渐进地增加。在此阶段自我照护往往是困难的,因为必须要有固定体位来确保移植物的黏合度。若要求上肢制动,便需要一些创造性的日常生活能力器具来帮助客户继续参与活动和环境调控。虽然这仅是暂时的、简单的技术,比如用矫形器或万用套来固定,将有助于康复对象维持重获的独立性、培养自信心以及自我实现感。持续的社会心理支持和烧伤护理宣教,对于确保康复对象了解手术后禁忌事项与程序至关重要。

住院康复期

一般来说,当严重烧伤康复对象不再需要烧伤中心提供频繁伤口照护时,康复阶段就开始了。此阶段绝大多数的伤口已愈合,且康复对象已转至护理等级较低的治疗病房或康复机构。此时康复对象能较主动参与目标的制订、独立进行自身照护且充分参与治疗。采用进阶的运动计划,且提供多种自我协助与康复器材以及新的技巧,来帮助改善关节活动度、肌力、活动耐受度以及高阶日常生活活动与工具性日常生活活动之独立性。治疗与康复对象宣教集中于工作、娱乐以及自我照护技巧,有助于训练康复对象回归正常的日

常作息,包括重拾先前的表现模式与角色。在此阶段需预期并处理可能阻碍康复对象重新参与以往个人情境下作业活动的因素,包含重回社区的考虑事项以及心理调适。

重新评估和治疗目标

随着伤口的愈合,瘢痕会随之开始形成,康复对象反馈皮肤紧绷以至于限制其进行功能性活动和阻碍其完成日常生活活动。控制瘢痕生长影响的治疗技术包括皮肤调理、瘢痕按摩、压力疗法以及治疗运动之前缓慢持续的牵拉和矫形器固定。

在住院康复期间,作业治疗评估应该注重完整、不间断的表现技巧评估。进行主动与被动关节活动度测量时,应记录所有因关节受损或瘢痕紧缩引起的受限。可测量特定关节并记录个别关节的受限情况,但若皮肤紧缩影响了同一肢体中的数个关节,便应测量并记录所有关节进行复合动作时的主动动作或被动动作角度之总和。若为单侧损伤,从健侧开始评估,其数据可供患侧进行参考。肌肉力量可以用徒手肌力评定来评估。如果使用徒手肌力评定,治疗师在施加阻力时需要谨慎以避免撕裂新愈合的皮肤。其他部位的评估包括肌肉耐力和心肺耐力、自我照顾的能力、家庭管理活动、皮肤完整性、是否出现水肿以及是否因瘢痕生长而需要穿戴压力衣(表 42.2)。

住院期的治疗目标主要是增加关节活动度、肌肉力量和活动耐受度来实现独立自我照顾;开始皮肤调理;协助心理调整;以及教育康复对象和照顾者,包含让康复对象熟悉出院前必须具备的照护能力。虽然这些目标在门诊患者康复期是持续和逐渐增加的,但当康复对象准备重回居家与社区时仍需加入其他的目标。

皮肤调理和瘢痕按摩

皮肤调理技术可用于提高瘢痕的完整性和持续性,以防止因压力或剪切力造成轻微的创伤,减少超敏反应,滋润干燥且新愈合的皮肤。所有超过 2 周愈合的烧伤区域或手术部位皆应使用此方法处理。每天应当使用水性乳膏或化妆水进行润滑与按摩 3~4 次,或在皮肤感到极度干燥、紧缩或瘙痒时使用。由于烧伤会损害汗腺与皮脂腺,让皮肤极为干燥,此操作可使干燥的皮肤得到必要的润滑。按摩可以帮助降低已经完全愈合但高敏感的移植区域或烧伤瘢痕的敏感性,同时持续的牵伸活动还可以促进紧缩的瘢痕带软化。在按摩瘢痕带时,治疗师应该确定瘢痕是否充分被牵伸与预先润滑,以减少剪切力和预防不成熟或不稳定或

有问题的瘢痕组织分裂。按摩应以环状运动进行,且随着时间的推移逐渐增加压力。由于皮肤色素受损或缺失,烧伤幸存者具有较高的晒伤风险。因此康复对象出院前应教导相关禁忌事项,包括使用防晒霜以及避免长时间的日晒。

压力治疗

在住院期间,压力治疗应于大伤口愈合时尽早开始。暂时性的压力绷带或压力衣有助于促进皮肤脱敏、水肿控制以及早期瘢痕压迫。压力类型选择和压力梯度的大小取决于康复对象新愈合皮肤早期能承受多少压力与剪切力;而这两者会随着皮肤完整性的改善而增大。应基于施予压力的程度与一致性、使用方便性以及使用时因剪切力产生伤害的可能性,来决定选择使用临时性压力绷带或压力衣[15]。弹力绷带包裹、自粘弹性胶带、管状弹性支撑绷带、预设尺寸的弹性压力衣,成品或定制的弹力衣都是常用的选择(图42.12)[7,24]。可于拆除术后包扎 5~7 天,便开始使用临时性压力敷料或压力衣。轻便衣服外可穿着管状弹性绷带、预设尺寸或成品临时压力衣、弹性人造纤维制成的"骑行裤"以及 Isotoner 品牌样式的手套。当康复对象有需要少量敷料及纱布包扎的小型开放区域时,可于穿着管状绷带或压力衣前先穿上及膝或及大腿高度的尼龙长裤,以减少剪切力以及预防包扎移位。临时性压力装束以及压力衣仅允许洗澡、更换敷料、皮肤护理以及洗涤压力衣时脱下。可以在康复对象的日常生活活动训练中融入独立的穿脱临时性压力衣。

治疗性运动与活动

新愈合的皮肤容易因剪切力而产生水疱或由于过度拉伸而剥落,特别是皮肤干燥时更需留意。因此,每次治疗过程开始前应先用保湿乳液按摩瘢痕,让干燥或紧绷的皮肤为增进运动做好准备。康复对象应尽可能学会在安排好治疗前,先独立地照护自己皮肤。当充分滋润与润滑瘢痕后,可进行牵拉来增加运动的弹性与流畅性。应缓慢且持续牵拉,并避免强力的动态牵拉,此外进行牵拉时应留意邻近关节的体位。

在牵伸运动过程中另用润肤霜按摩,有助于缓解瘙痒与不适。在镜子前牵伸可为康复对象提供正向的视觉反馈以及帮助纠正异常的姿势。治疗师和康复对象应将瘢痕变得苍白视为有效牵伸的效果。

应于牵伸运动后进行主动关节活动、肌力训练,以及增强活动耐力的任务。康复期的运动重点为同时需要利用多关节的复杂动作的柔韧性运动。

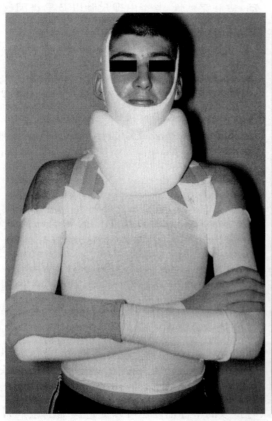
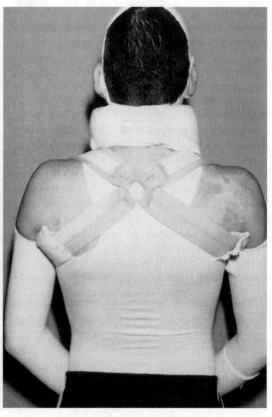

图 42.12　早期压力方式:管状弹性压力衣、成品手套与下巴固定带、定制化海绵护颈以及贴有软垫的锁骨固定带,可用于维持颈部与腋下的外形

例如伸手高举过头时同时需要进行手部操作的活动,对于烧伤康复对象来说包含肩部、肘部和烧伤手的复杂动作。大多数的日常生活活动需要复杂的动作,且训练的重点不只放在单个关节的活动度,而是强调功能性运动模式中的组合关节活动度(图42.13)。

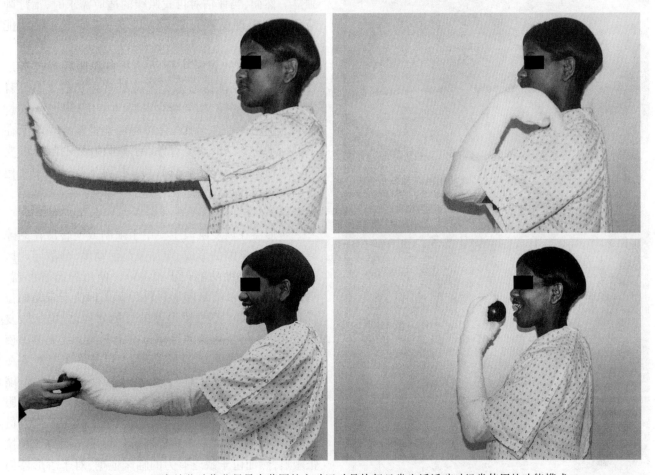

图 42.13　组合关节动作获得最大范围的主动运动是执行日常生活活动时经常使用的功能模式

为了让康复对象从严重的手和上肢烧伤中恢复,治疗活动可能包括各种锻炼活动治疗媒介。增强肌力活动包含使用沙包、哑铃、阻力训练带或模拟工作设备。针对手的力量和协调运动包括使用运动性黏土、手部操纵板、工作模拟器与工作样本、手工艺以及电脑打字、拨打手机、与访客打牌或桌上游戏等有意义的活动。

水肿管理

在康复期间,常因为功能降低、依赖体位且没有使用适当的外在压力,或是肢体环状瘢痕伴随相关的淋巴损伤而持续水肿。当水肿持续存在时,运动会受限并引起疼痛;如果水肿成为慢性的,可能会导致纤维化[51]。建议使用抬高、渐进性压力和活动的方式治疗肢体水肿。

通常使用自黏弹性绷带材料(Coban 或 Coflex 产品系列)进行手指、手和脚的早期加压。自远端到近端螺旋式缠绕,且前后两圈重叠约一半面积,持续以此方式自指头跨越手部或足部,并延伸至腕部或踝部。每个指间均要进行缠绕(图42.14)。手指或脚趾尖的远端需暴露以便监测皮肤颜色,正常应为粉红色,而非苍白或蓝色。其他部分的肢体则以弹性绑带缠绕,或是使用其他形式的临时压力衣。应当于日常生活活动以及其他功能性动作中使用被缠绕起来的手部,并于休息时将其抬至刚好高于心脏的高度。若为下肢水肿,建议在移动时缠绕双层绑带、在休息时抬高,做主动踝部运动以及避免静态站立。间歇性压力辅助治疗通常用于治疗肢体远端末梢的慢性水肿。建议于每次使用压力治疗处理手部或足部水肿前后,均使用周径或体积测量来监测治疗效果(图42.15)。

日常生活活动

当康复对象即将出院时,治疗师必须强调独立自我照顾的重要性。应着重于进食、穿衣、梳洗以及洗澡

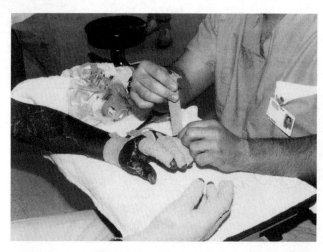

图 42.14　在新愈合手部与足部处使用自黏性绷带,提供外在压力治疗水肿以及早期瘢痕

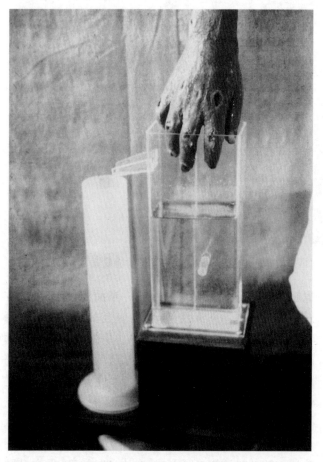

图 42.15　在治疗肢体水肿过程中,监测与记录治疗成效的方式为定期进行环状或体积测量

技巧等正常的日常事务,以提高独立性和活动耐力。当问题出现时,治疗师必须确定功能障碍是否源于生理受限、瘢痕挛缩、疼痛、水肿或预期的异常姿势反应。尽早辨别异常动作可协助康复对象于异常模式成为习惯前,理解并再学习正常的动作模式。

使用个人护理用品和家庭用品练习日常生活活动,有助于在出院前培养功能表现技能的自信心。严重烧伤的康复对象开始可能需要通过一些调适以达到独立。然而,当评估对自我照顾的适应需求时,治疗师应该辨别生理受限是否可以改善,或是永久性功能丧失。

除了基础的日常生活活动和自我照顾的任务之外,也应于出院前练习像是家务处理之类的工具性日常生活活动任务。如果对热水、火炉、电熨斗之类与烧伤相关的物品心生恐惧,会妨碍功能性复原。对于在家庭活动中受伤的康复对象,治疗师应该安排咨询、支持以及在诊所练习技能或活动。住院治疗计划中所包含的预防技巧也应为居家计划的一部分[105]。

矫形器

矫形器在恢复阶段主要用于限制或逆转潜在的障碍或毁容性挛缩的形成,增加关节活动度,分散问题区域的压力或协助功能(图 42.16)。使用静态矫形器、动态矫形器以及石膏塑形材料[11,47,77],取决于挛缩的位置和严重程度。不管矫形器的目的如何,应确保康复对象充分了解矫形器的目标与应用方式。优先考虑夜间和休息期间使用的矫形器,因为可允许康复对象在清醒时进行功能性肢体活动,并于未活动时提供挛缩治疗。当然,矫形器必须合身舒适,不应该导致不舒服反而干扰康复对象休息。尽管大多数的临床工作人员同意矫形器的价值基于矫形器可提供反作用力或是拉张瘢痕,然而由于缺乏有力的临床证据,对于矫形器何时与如何使用仍存在着争议[75]。治疗师必须不断权衡风险利益比,并以每位康复对象的功能性需求区考虑矫形器的穿戴时机、设计与持续时间。

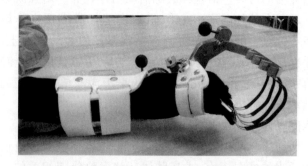

图 42.16　静态渐进式动态手部矫形器允许在个体治疗时间期间手指和手腕的关节活动范围的逐渐增加。家属或康复对象可以了解怎样使用矫形器,甚至可以将其纳入家庭训练项目中

康复对象宣教

在准备出院前,康复对象与照护者的宣教对于协助从医院转至家中显得愈加重要。需要增进对于以下

方面的了解：伤口愈合区域、保持日常生活活动和工具性生活独立的重要性、坚持活动和锻炼的必要性、瘢痕挛缩的原因与影响以及瘢痕管理的技术和原则。在出院或转至住院康复机构前，康复对象及家属需要得到一个全面的家庭护理宣教（表 42.4）[48]。为了强化学习成效，可通过各种方式呈现，比如口头指导、印刷讲义、示范以及教育视频。最重要的是，在出院前数周内应该提供机会给康复对象与照护者，在治疗师监督下练习伤口护理、压力衣与矫形器的应用以及所有的运动。只有让康复对象详细的了解居家照护技术以及预期的效果，才可能期待康复对象为自身照护与复原担起责任[105]。

表 42.4 家庭计划大纲	
项目	所需信息
伤口护理、体位	更换敷料方式、注意事项、抬高
皮肤和瘢痕护理	润滑剂频率、防晒、创伤预防措施如不要挠痒
自我照顾	技巧和设备使用最小化
矫形器	穿着技巧、时间表、注意事项
压力衣	目的、清洗、再订制、穿着技巧、穿戴时间
运动	频率、特殊区域的方法、预防挛缩

定制成品压力衣可向以下厂商取得：Jobst institute，http://www.jobst-compressioninstitute.com；Barton-Carey，http://www.bartoncarey.com；Bio-Concepts，Inc.，http://www.bio-con.com；Medical-Z，http://www.medicalz.com.

门诊康复期

再评估

再评估程序在出院后具有更大的意义。必须经常评估关节活动度、肌力、活动耐力、日常生活活动与工具性生活活动，以及皮肤和瘢痕状态以确定具体问题区域。此外，还应密切监测压力衣的效果、矫形器的贴合性与持续使用的必要性、居家照护活动、情绪应对技能，以及重新投入烧伤前作业活动的状况。

重新评估活动容忍度和工作技能，以帮助康复对象确定是否准备好重返学校或工作或被转介到职业康复中。也可借由使用模拟工作活动，或工作样本测试为严重烧伤的幸存者进行驾驶评估或职前评估。若因既有障碍而必须改变工作环境或职业角色时，应于康复阶段进行职业咨询与探索。

治疗性运动与活动

在门诊治疗期间，住院期康复技术、设备和治疗性

活动仍然适用。然而，渐进地针对运动以及活动的频率、强度和持续时间分级，才能成功地让康复对象恢复或提高肌力、活动耐受力、表现技能和模式以及在职业领域的表现能力。妥善安排介入活动的顺序对于预防损伤、使康复对象的不适最小化，以及预防过度疲劳是必要的。应于肌力训练和活动前进行皮肤润滑、按摩和牵伸[52]。在出院前，康复对象应该学习如何自己进行皮肤润滑，按摩和牵伸以便为锻炼和活动做准备。进行治疗前皮肤照护与牵伸将使门诊康复对象的实际治疗时间最大化，且可以促进这个习惯的培养，使其能贯彻居家活动与独立运动计划中。

瘢痕管理

大多数烧伤康复技术的主要目标是预防或治疗增生性瘢痕和瘢痕挛缩。为了有效治疗瘢痕问题，必须监控瘢痕特征才能在瘢痕成熟时辨认出来。活跃的瘢痕会发红、凸起且僵硬。当瘢痕已经成熟，其血管性色泽将变淡且较为平整，结构更为柔软且质地更为平滑。瘢痕成熟（scar maturation）通常在伤后 12~18 个月，这取决于原始灼烧伤愈合的时间长短。但重要的是要记住，每个患者的伤口愈合速度均有不同。有些瘢痕在不到 1 年的时间内成熟，而另一些则可能需要 2 年以上[77]。

目前已有设计好的评分量表，可连续地评估瘢痕的色素、血管分布、柔韧性以及厚度[93]。虽然有些评分较为主观且费时，但依旧是具有效用的临床工具。然而，使用数码摄影记录瘢痕外观变化是较为省时且客观的方式；可便捷地将影像的副本放入医疗记录中。

穿着过渡性压力衣可让皮肤做好后续适应定制化压力衣的准备。压力衣适用于所有取皮处、移植处以及超过 2 周才能愈合的烧伤创面[19,20]。这些压力衣的测量、订制与合身性通常由作业治疗师负责。作业治疗师必须经常在康复对象来门诊时当场修改压力衣，或是制作放置于压力衣下方确保压力均匀的塑型物。所有定制压力衣均需根据厂商的特定指示进行测量与订制。绝大多数压力衣厂商都提供多种设计选项，包含特殊拉链或魔术贴、硅胶衬里、订制嵌入物以及各种颜色。

理想情况下，康复对象应于伤口愈合后 3 周内穿上定制压力衣；不然就持续穿戴临时压力衣直到可使用定制压力衣为止。由于康复对象不同部位可开始进行压力治疗的时间点均不同，所以有时必须分部位逐一定制压力衣。定制压力衣的目的为提供梯度性的压力，远端自 35mm 汞柱起（图 42.17）。应每日穿戴 23

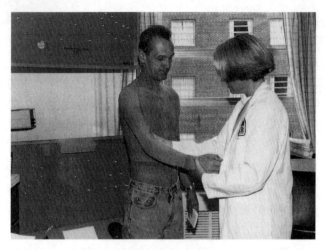

图 42.17　务必定期重新评估定制化压力衣的合身性，确保具有足够压力进行有效的瘢痕管理

小时，仅能于洗澡、按摩、皮肤护理或是性行为时移除。面罩与手套于用餐时可移除。烧伤区域应使用压力治疗 12~18 个月或直到瘢痕完全成熟。取皮处则需要看取皮厚度以及是否能于 2 周内愈合，来决定是否需要穿戴压力衣。

当压力衣确定合身后，建议康复对象随时至少拥有 2 套压力衣，才能全天候进行压力治疗与方便洗涤。由于压力衣为弹性结构，除非厂商有其他建议的方式，否则康复对象应以温和的肥皂手洗压力衣且自然晾干。为了延长压力衣的使用寿命，不可使用洗衣机、烘干机、直接热源、强力洗涤剂或是漂白剂。如果使用得当，大多数压力衣能够使用 2~3 个月才需要更换。孩童可能会因生长发育与积极的生活方式，而需要较频繁地更换压力衣。正在进行如厕训练的幼童以及患有失禁的成人可能需要额外的压力衣，以及能够使他们能更轻易地独立如厕的设计选择。于室内工作的成人通常可不受压力衣妨碍，而顺利回归工作以及昔日活动。然而，一些于温暖气候进行户外工作的人则可能会发现，在夏季月份时穿着压力衣会过度炎热，可能需要考虑更换工作环境，直至不再需要进行压力治疗。

压力衣务必对整体烧伤表面施予平均的压力以确保良好的治疗效果。由于身体线条、骨突部位以及姿势性调整会使压力衣的压力变得不平均，因此，通常需要于压力衣下方放入可随时灵活调整的嵌入物或压力调整塑型物，使压力分布更为均匀。胸部上半的上锁骨区域、女性或肥胖男性双乳间以及乳房下方区域、鼻唇沟、面部中央与下巴、肩胛与腋下皱襞之间的区域、臀皱襞、会阴以及手部与足部的指间缝隙均是普遍需要使用压力调整物的区域。

目前的压力嵌入物与塑型物由多种材质制成；可

根据待治疗区域与使用时的灵活性需求做选择。如同压力衣一样，应以固定的频率监控塑型物的效用，并观察其耗损度，适时更换，以维持压力衣的贴合度。硅凝胶片、硅橡胶、硅胶弹性土（Dreve-Otoplastik GmbH）、纯聚乙烯泡垫（Zotefoams Inc.）以及泡沫衬垫（North Coast Medical, Inc.）适用于处理手部瘢痕。厚度约 0.16cm 的 Aquaplast 以及硅橡胶可用于处理面部瘢痕；密闭气孔海绵、假肢用泡沫橡胶、硅凝胶片、硅胶弹性土以及泡沫衬垫也可用于其他身体区域。此外，海绵衬垫与硅凝胶片可有效使膝部、肘部的屈曲褶皱，以及踝部前方区域的压力平均化且预防活动中出现不适。

重要的是，虽然使用压力衣与硅凝胶片为司空见惯的做法，但他们的成效却尚未被证实。一篇于 2009 年发表的 Meta 分析检验了压力衣治疗于烧伤后预防异常瘢痕的效果，却发现甚少证据可支持其广泛使用[6]。一篇有关于硅凝胶片的系统性回顾则指出，支持使用硅凝胶片预防或治疗异常瘢痕的证据十分薄弱[61]。

日常生活活动

除了持续进行运动、皮肤照护以及瘢痕处理外，门诊介入计划在增进居家照护独立性的同时，也应强调重回昔日生活角色与情境，包含回归以往工作、学校、社交以及休闲活动。导致功能障碍的主要因素通常为瘢痕挛缩（图 42.18）。因此，治疗时进行的活动不应只通过促进肌力、活动耐受度以及功能性关节活动度对抗瘢痕的影响，也需维持与康复对象个人情景与兴趣相关的作业表现的独立性。

重回社区

回归学校或工作成为门诊康复期间的主要目标。然而，多数烧伤复原的幸存者在其瘢痕完全成熟前便能重拾正常的日常作息以及表现模式。

对于毁容、失去功能性表现或是活动受限的烧伤幸存者来说，重返昔日的社区机构（例如，学校、工作及社交场合）以及再度与朋友、同事变得熟识是个困难的过程。应在康复对象回归学校或工作前进行重回社区计划。在康复对象回归前先发送函文，有助于教育雇主、教师与同事，了解烧伤以及康复对象所经历的一切。这文件中应说明压力衣、矫形器、运动与皮肤照护禁忌事项的目的；使用数码照片会很有帮助。重回社区计划的目标可减少康复对象活动的限制，以及使康复对象较为容易地回归以往的职能领域[52]。

孩童或许难以重新融入以前的角色，比如学生和

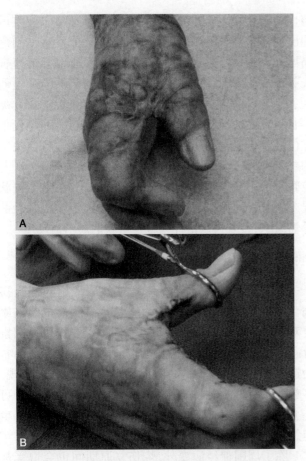

图 42.18　A.瘢痕挛缩常发生于紧密的瘢痕限制关节的自由活动时。这将会限制手部的功能活动;B.外科瘢痕手术可以重建手部和改善手部功能

玩伴。许多烧伤中心可以提供重回学校的计划,协助孩童克服回归学校环境时遭遇的情绪与生理挑战[52]。在父母亲同意后,可通过出院前计划的书面资讯,使孩童的教师、同学,以及(若可能的话)一位在学校系统工作的社区治疗师帮助他们了解孩童的外观改变与特殊需求。可通过孩童录制的录影带向其同学解释所发生的一切,特别是由能够回答孩童疑问的家人,或健康照护专业人员播放视频会更具效果。在烧伤孩童回归教室前,倘若合适,影带可同时呈现孩童穿上压力衣前后的状况,有助于满足同学的好奇心与担心。这些事前准备将使孩童更为容易地回归学生角色,且因为其他孩童可能会误解毁容的原因,以及不清楚需要矫形器、辅具与瘢痕压力衣的理由,所以此举有助于增进其他孩童的接受度。知情的同学通常会向其他年级或公交车上的学生传达信息,以及在有些学生因无知或恐惧而欺负嘲笑烧伤孩童时给予支持,成为烧伤孩童的保护者。通常当地消防组织或烧伤中心会资助举办地区性烧伤夏令营,此类活动也有助于让孩童们与其他烧伤同伴相处而进行自我调节。

让烧伤康复对象做好回归工作的准备并不一定是个长期过程。烧伤康复与工作技巧训练有许多类似之处;因此,设计的治疗活动不仅可以模拟功能性活动,也可融入多种工作技巧。肌力、活动耐受度以及灵活度经常被视为工作耐受度,都是烧伤康复的明确目标。在美国职业分类大典中所描述的工作所需的生理强度[96]也是功能性技巧的要素;抬、弯腰、推、拉、操纵与操作是当中的一些实例。作为活动需求分析中的一部分,工作分析面谈为将活动融入干预计划提供了信息,此计划不应只增进功能性能力,也需要为重返工作所需的能力创造条件。

让烧伤康复对象在烧伤后做好重回社区的准备,也须留意其他两种类型的耐受度:皮肤以及温度。多数康复对象在学校或工作时,将仍需穿着压力衣以及嵌入物,避免长时间日晒以及进行皮肤照护。在穿着压力衣时,进行皮肤调理活动与运动将可增进皮肤对于摩擦与剪切力的耐受度(图 42.19)。进行有关身体对于温度变化的反应以及处理极端温度之禁忌事项的教育,可让康复对象针对预期的温度耐受度问题做好计划。一篇系统性回顾文献指出,平均约有 66% 的康复对象在烧伤后可重返工作,而耗时为 4.7~24 个月。烧伤的范围与严重度为最显著的障碍;其他则为较长的住院天数以及手术次数[70](进一步资讯请参阅第 14

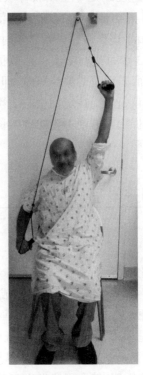

图 42.19　超过头顶平面的滑轮可用于增加上肢的关节活动度。也便于康复对象在家中准备并进行居家训练计划

节和第 15 节）。

心理调适

在门诊康复期间，客户可能会经历许多生理与情绪性的挑战。自出院那刻起，他们无法避免地必须处理因瘢痕不断生长以及自我意象改变而产生的压力，也同时需要面临让自己负担责任与自食其力的困难任务。由于损伤的生理与情绪反应，他们可能无法充分地参与治疗或适当的遵循居家照护活动。冷淡、逃避痛苦、瘢痕紧缩，以及过度敏感皆会导致损伤后依从度不佳以及后续的失能。康复对象会经历创伤后压力症候群的症状、做噩梦以及因食欲改变而造成体重上升或下降。他们可能变得孤寂或疏离昔日的人际关系。即便是出院前也可能出现抑郁症状[12,68,73]。

除了咨询、支持以及疼痛处理与放松等现有的治疗外，已复原的烧伤幸存者前来探视新烧伤康复对象常有不错的帮助。参与烧伤支持团体也可对烧伤幸存者与其家庭成员的心理调适有所帮助。研究指出在不同复原阶段的烧伤幸存者倾向于会提供彼此正向支持。烧伤幸存者间的团体讨论可促使他们接受已经历的一切，并让他们对于仍需完成之事的现实期望[12]。

治疗结果

应定期再评估门诊治疗计划，判断是否需要调整治疗频率、计划进度或是专业或教育状态（例如：回归工作或学校）[52]。当康复对象重返昔日活动时，便可中断门诊治疗。由于烧伤瘢痕成熟需耗时超过 18 个月，故需约定每 2~3 个月进行 1 次追踪照护，直到不需穿着压力衣。然而，若康复对象为孩童，即便是中断使用压力衣后，也建议每年前往烧伤中心 1 次，直到充分的生理成熟，以确保瘢痕僵硬不会妨碍生长（请参阅本章的康复对象研究）。

烧伤相关的并发症

异位性骨化症

异位性骨化症（heterotopic ossification, HO）乃是骨骼于正常来说不含骨骼组织的位置形成[30,97]。异位性骨化症的根本原因尚未完全明确。通常发生于关节周围的软组织或是关节囊与韧带内部，且经常形成跨越关节的骨桥、因而造成关节融合[41]。纵使异位性骨化症较常见于肘部后侧，但也可能发生于其他关节区域，像是肩部、腕部、手部、髋部、膝部以及踝部。有可能发生在其中一侧肢体或是双侧肢体，且即使肢体没有烧伤也可能会发生。异位性骨化症的症状通常于住院后期出现，康复对象于该关节活动度中某位置感受到疼痛增加。此疼痛感相当地局部且严重，通常会迅速丧失关节活动度，且在有效关节活动度的末端会产生僵硬、无法再移动肢体的感觉。而发红或肿胀等的发炎症状很容易被误认为是愈合中的烧伤伤口。一旦发生异位性骨化症，应频繁地于不疼痛范围内进行该关节的主动关节运动，以尽可能维持最大的关节活动[21]。应暂停使用动态矫形器或外力被动牵拉该关节。若状况未随着时间而改善，便需以手术介入切除限制性的骨骼组织，接着再以治疗来维持重获的关节活动度。

神经肌肉并发症

周围神经病变为烧伤康复对象最常见的神经疾病。高压电烧伤或伤及范围超过 20% TBSA 的烧伤康复对象较常发生此类疾病[39]。周围神经受损可能因素有感染、代谢异常或是神经毒性。周围神经病变通常会造成对称性远端无力，感觉症状则不一定会出现。多数症状会随着时间改善；然而，康复对象通常对于可能会持续数月的疲劳，以及活动耐受度下降产生抱怨[39]。

除了周围神经病变外，烧伤复原期间也会遭受神经局部压迫或牵拉损伤。局部神经损伤的原因包含卧床时或在手术台上不适应或长时间的体位、止血带伤害以及肢体水肿。常见的损伤处为臂丛神经以及尺神经与腓总神经。长时间蛙腿体位会导致牵拉损伤，而长时间侧卧会导致腓总神经压迫损伤[39]。若康复对象于坚硬的床面休息时屈曲肘部且前臂旋前，则会压迫尺神经。若采用不适当的肩部体位方式，则容易造成臂丛神经牵拉或压迫损伤。为了执行更为有效的预防与介入方式，治疗师应留意是否出现多种神经损伤的病因与症状。

接触高压电流通常会因电流入口与出口处的高温伤害，造成周围神经的永久损伤。因周围组织肿胀而出现的继发性缺血压迫，也可能伤害周围神经。这些直接性高温伤害或大脑、脊髓的血管受损，会导致去髓鞘化与神经细胞随后死亡，而出现延迟性神经并发症。此整体性伤害的表现为半身瘫痪、认知损伤、失语症、癫痫、平衡问题或是其他神经症状。治疗师应留意初期神经状态正常的康复对象，后续是否出现任何感觉或动作障碍的症状[102]。

面部毁容

面部瘢痕对于功能或心理层面都极具破坏性。紧缩或肥厚性瘢痕不仅扭曲了面部前额的平顺线条,也使鼻型扁塌、眼睑与嘴唇外翻以及限制眼角与口角接合处。口腔与眼睛周围挛缩会不利于视觉、言语、进食以及牙齿清洁。面部毁容也会伤害个人的自我意象以及妨碍重回社会。许多的沟通与互动有赖于非口语面部表情与眼神接触。严重的面部烧伤瘢痕不仅扭曲面部与限制表情,也使康复对象在遭遇社交拒绝时自尊心受损。

有两种主要的压力治疗方式用于预防或处理肥厚面部瘢痕。一种是可穿戴的弹性布缝制的面罩,并于下方置入弹性热塑塑型物。或使用坚硬、全面贴合的透明压力面具[78]。此两种方式各有其优缺点。

由于弹性面罩由弹性材质制成,通常全面覆盖头部与颈部且可于下方使用弹性塑型物,故可于动作或姿势改变时提供一致的多方向压迫。然而,由于弹性面罩遮蔽了面部,故在美观与社交上较不具接受度。压迫的成效依据康复对象主观的反馈,以及门诊治疗时治疗师的观察来判断。多数使用于下方的塑型物皆具有易于调整或更换的特性,才能于面部凹陷以及线条处提供有效的压力分布。

透明、坚硬的压力面具的传统做法相当复杂且昂贵。首先,先将康复对象的面部涂满牙科使用的藻酸盐印模材料,再覆盖上一层快干的石膏绷带,制作出康复对象的面部石膏模型。康复对象务必保持平躺,且透过吸管或藻酸盐印模材料剩下的小孔呼吸;这对患有幽闭恐惧的成人或幼童十分困难。基于此原因,有些康复对象若不麻醉的话将无法配合完成这些过程。在石膏自康复对象脸上移除后,用于呼吸与颈部的开口以更多的石膏绷带予以封闭,并于面部石膏内灌满熟石膏。接着将此精准复制的石膏模型上瘢痕或缺损所造成的不平整处予以修饰。必要时,可将多余的石膏剥除,以增加面部特定瘢痕区域的压力。将干净的高温塑性材料加热后展开并覆盖于面部石膏模型上,接着使用真空吸引塑型,或是使用双手进行徒手延展与塑型。塑型后的面具边缘需予以加工修饰,并安装固定带,最后贴合于康复对象的面部。由于材质为透明的,此坚硬透明压力面具的优点为允许治疗师观察面部,客观地评估瘢痕所承受的压力程度。通过观察透明面具下瘢痕苍白的情形,进行必要的精确调整。透明面具虽能让面部可见,但主要仅能提供单一压迫为其缺点,言语、面部表情或侧卧姿势可能会影响压迫品质。此面具无法让汗水蒸发,因此务必规律地移除并清洁皮肤;通常特别适用于气候较凉爽的地区。

电脑辅助设计以及加工系统可有效且经济实惠地制作透明压力面具[80]。利用整合形状截取、面具设计以及模型制作的软件系统,并搭配非接触式激光影像线性扫描获取面部的形貌。接着电脑与研磨机器整合,制作氨基甲酸酯泡绵材质的面部模型。通过电脑程式修饰泡棉模型,并布上一层聚丙烯使泡棉模型更为平顺。接着将此面部模型喷上硅胶,就如同之前石膏模型相同的方式,作为塑型用的面部模型。剩余的制作压力面具过程与前面所述相同。电脑化影像与模型制作的优点为制作快速,且不需要以石膏接触康复对象面部便可获得模型。

不管使用何种方式都需要频繁地修改,才能维持全脸的瘢痕得到适当的压迫(图 42.20)。根据康复对象与医生的喜好选择合适的方法。然而,两种类型混合使用可能更为有利:康复对象于社交场合配戴透明、坚硬的压力面具,于家中则配戴布料弹性面罩搭配塑型物。合适的皮肤照护教育也十分重要。1 日以乳液进行 2 次按摩有助于瘢痕脱敏并提供必要的润滑。面部按摩与运动 1 日需进行至少 4 次,才有助于牵拉紧缩的面部皮肤、维持眼睑与嘴巴的灵活度以及维持鼻孔的大小。

如同所有的压力治疗技巧,康复对象的依从度对于治疗成效相当重要。告知康复对象除了进食、洗澡或性行为外,其他时间皆需配戴面罩。康复对象应携带由医生开具、证明因病情需要而必须配戴面罩的诊断书。否则,康复对象应于进入所有公共场所前移除面罩,避免被怀疑有抢劫或施暴的意图。此举在进入银行、便利商店或政府机关等场所时特别地重要,即便员工熟识康复对象也需要照做。

配戴任一类型面罩的康复对象一开始会突然感到不自然,且可能会避免出入公共场合。父母在帮孩童配戴面罩时可能会有困难,且若孩童反抗也可能会引起父母的罪恶感。来自家人与治疗师的支持性介入,是成功处理这些社交与个人议题的重要方式。

持续追踪对于预防或矫正面部瘢痕与毁容特别重要。在使用面罩前,治疗师务必提供早期教育、不断的鼓励以及持续的支持,以确保康复对象愿意配戴面部相关的压力矫形器。当瘢痕成熟且不需要压力治疗时,应教导康复对象使用特殊的遮瑕美妆品遮盖面部微小的瑕疵以及矫正不均匀的色素分布,例如:Lydia O'Leary 研发的 Covermark。

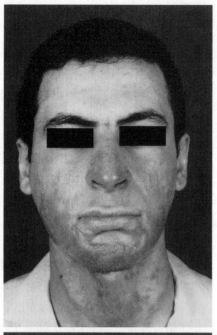

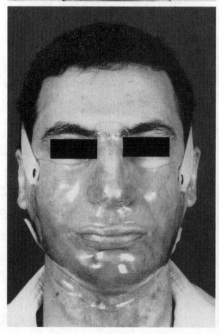
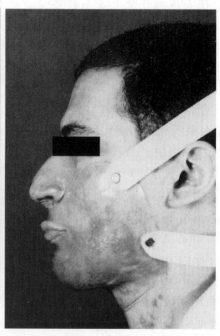

图 42.20　透明坚硬的压力面具全貌图。可通过改变面具的外形与固定系统，调整特定瘢痕区域所需的压力大小（请留意下唇与下巴外侧的瘢痕是否变为苍白）

案例研究

Tonio，第二部分

　　Tonio 因家中起火，其肺部遭受了吸入性损伤，并持续使用机械通气几周时间。他最终还是接受了气管切开术，才能虚弱地使用氧气面罩，最终过度至室内空气。气管插管直至出院前 1 周才进行拔管，再转介至院内康复机构。出院时，Tonio 能够进行正常饮食，但仍需要大量的日常生活能力辅助。他的躯干和下肢仍有许多细小的、散在的约占 5% TBSA 的开放性损伤。

评估与目标

　　Tonio 的初期评估包含伤口评估、水肿评估和双侧上肢关节活动度评估。因为他经历过插管和镇静，并且他的日常生活活动能力和移动能力仍是依赖的。他的长期女友需要积极进行照护，并提供作业的、环境的以及社交的历史记录。只要 Tonio 是清醒的并且能够回应简单的指令，他的初期评估还需包括认知成分。

案例研究（续）

Tonio,第二部分

随着 Tonio 治疗情况的改善,并且能够参与到作业治疗的区域,就可观察到其参与动机的巨大障碍。经过与 Tonio 和他女友的讨论后。总的来说,他的家庭和女友变得更加积极主动以促进其意愿。Tonio 的女友会告知探望人员如何鼓励其积极参与,并且陪同完成病房运动计划。由此 Tonio 变得更有动力,并可观察到积极参与到自己的治疗计划中。他可以参与目标的制订,并且在自我照顾技巧方面取得进展。

在急性康复期,治疗目标包括减轻上肢水肿、维持和增加上肢关节活动度、维持和改善认知意识和提升日常生活活动能力独立性。在术后康复期,治疗目标包含教导康复对象和家属使用持续的被动运动器械(CPM)进行运动以改善右手功能。

下一步的治疗措施将开始于急性期:为了预防和减轻水肿,Tonio 的上肢需要一直使用枕头或毯子抬高于心脏平面。每天与团队成员和家属进行认知重定向活动。关节活动度训练根据他的认知能力进行不断升级。例如,当他还是镇静时,需要进行被动关节活动度训练以维持上肢和手关节的活动。当他开始愈加清醒,并开始意识到周围环境和情形时,需要进行主动辅助关节活动度训练、主动关节活动度训练和其他治疗性活动。

一旦 Tonio 掌握了下床活动和正常饮食,他就可以进行自我照护的行为,如口腔清洁、自我进食和床边或轮椅边穿衣。他的餐具上可以用 Coban 或 Coflex 的薄带缠绕以提供额外的抓握力量。

在手术康复期,使用双侧手矫形器和双侧肘关节矫形器进行双上肢和双手制动。他的上肢需要接受 3 次手术和每次术后 5 天的制动。Tonio 的双手首先使用片状 STSG 植皮以保存功能。随后他的双侧上肢(前臂和上臂)将接受网状植皮。第三次手术需要覆盖一侧上肢皮肤移植失败的区域,从而增加了肢体的制动周期。

康复期

在早期诊断为 70% TBSA 合并吸入性损伤(面积大且严重的烧伤)、多次手术史、移动困难以及医疗相关并发症,Tonio 应转介至院内康复计划优于出院回家更利于其功能性能力的恢复。其中两个重要的医疗并发症就是 Tonio 左侧肘关节发生了异位性骨化症,并且在 ICU 期间遭受了肾衰竭。异位性骨化症限制了其进行双侧上肢日常生活活动,例如修饰、洗澡和穿衣。肾衰竭导致其易于疲劳,从而影响了其参与日常生活活动和关节活动度训练的能力。

手术完成后,Tonio 将会逐渐增加更多时间在下床活动和步行或坐椅子、轮椅或床边活动以参与功能性活动。

- 文娱活动比如棋类游戏和听音乐,可以融入治疗计划中以提升 Tonio 功能性运动的动力。
- 鼓励 Tonio 进行正常饮食以保证术后摄入量,且无须通过鼻胃管进食。

- Tonio 和他的家人将接受教育包含院内康复计划、住院重要性和出院回家以及尽可能功能性独立的参与需求。
- 持续地被动运动器械将融入 Tonio 的治疗计划中,以改善右手关节活动度促进功能性抓握。Tonio 和他的家人应当学会如何使用/关闭该器械,以至于可以进行长时间的关节活动度训练,并且治疗师周末休假时仍可进行周末训练。

预后

Tonio 在烧伤中心约 3 个月后就可以转介至院内康复计划。他选择了离家较近的康复机构,以便家人和朋友更多地参与他的康复。他花了 1 个月时间在康复机构。出院后,他将继续进行门诊物理治疗和作业治疗,接受每周 2 次的训练。Tonio 可以使用手杖进行独立步行,能够独立完成上身日常生活活动,下身日常生活活动仅需要少量帮助。门诊治疗期间,Tonio 有了进一步改善,他可以在无须使用辅助器具情况下独立进行步行。并且还能够独立完成上身和下身的日常生活活动。下肢水肿问题持续存在,并会带来偶尔的不适感。他的作业治疗计划包含强化训练和工作强化活动,为重返工作成为一名检验员做好准备。他的左肘关节因异位性骨化症导致关节活动受限(25°～130°),但并不产生活动中的功能性受限。从院内康复治疗出院 6 个月后,Tonio 被转介至骨科,并将准备进行外科手术移除左肘的异位性骨化。他从院内烧伤医疗及康复机构出院后,又进行门诊烧伤康复治疗 6 个月。从这 10 个月的烧伤治疗过程中,可以观察到他具有充沛的精力和积极复工的心态,他当下正准备重返工作的事宜。为了 Tonio 工作准备,双侧上肢要求穿戴定制压力衣,手套掌侧增加了抓握力量以提升抓握能力。下肢因持续水肿并未要求穿戴压力衣。Tonio 主要关注的是他的胸部和腹部区域,因削痂和皮肤移植遗留的缺损。他现阶段正准备在门诊烧伤中心的整形外科进行缺损修复手术。修复手术计划在左肘关节矫形和康复之后进行。

Tonio 继续与家人居住在一起。他计划在能够重返工作和足够经济支持后,与女友出去独自居住。

他的疼痛控制良好,并且没有反馈疼痛管理的相关问题。他的朋友和社交支持系统仍然存在,并且较之受伤以前还有所发展。Tonio 反应在受伤以前,他跟母亲的关系比较疏远,自从受伤后他们的关系有所缓和;他的母亲会陪同进行门诊烧伤治疗,并且提供充分支持他的选择和决定。

Tonio 对未来感到了希望,并且愿意去帮助其他的烧伤幸存者。他得到了一些资源,可以帮助幸存者团体和组织,并鼓励他们参加训练烧伤幸存者的项目,为其他幸存者提供咨询。同时,他被邀请参加世界烧伤论坛,与其他幸存者进行交流。

Tonio 对于照顾他的所有人都表示很感激。他感谢曾经那段复原的艰难时光,同时也得益于烧伤团队中的护士、治疗师、医生、营养师以及社工都积极鼓励他不要放弃,并继续前行。"我又感觉像我自己了。我感觉到对于未来充满希望。我迫不及待想要重返工作和生活。并感谢所有你们曾经为我的付出"。

案例研究

Nora,第二部分

此案例的主要目的是说明通过在 Nora 的照护和康复期间康复对象的需求和家属参与的重要性。尽管 Nora 的损伤轻微（手掌 1% TBSA），但是对于一个发育阶段 3 岁的小孩来说，仍有可能产生严重的并发症影响其手精细功能发育。

在初期评估和治疗阶段，主要关注在伤口状态、关节活动度和发育年龄评估；教育父母进行左侧患手关节活动度训练；预防关节挛缩的形成。治疗计划和干预不仅包含小孩作业治疗的参与，还包含母亲的参与。Nora 的母亲学习到适合该年龄段的娱乐活动，鼓励 Nora 的左手参与并且促进正常精细功能的发育，比如手指进食和使用蜡笔。与此同时，Nora 的母亲也需要了解到在烧伤中心持续进行治疗和门诊作业治疗积极参与的重要性。

最终预后

自烧伤 2 年之后，Nora 的左手掌瘢痕挛缩已经经历了 2 次瘢痕松解术。她仍然接受门诊作业治疗平均每周 1~2 次，主要在于瘢痕管理、关节活动度训练和精细功能发育训练。因为家庭成员对于烧伤中心和门诊治疗的疏忽，她的掌侧瘢痕严重挛缩，并且导致其所有手指的掌指关节屈曲畸形和拇指内收畸形。这些畸形影响了她进行有效抓握的能力，并且使她形成了使用右手的偏好，从而减少了左手的使用。经过烧伤中心治疗师和门诊治疗师的沟通协调，烧伤外科医生意识到了 Nora 和其家人的失误。康复医生与其家属进行面谈，再次强调持续治疗的重要性，以及如何避免或至少延迟接受手术治疗。来自烧伤中心团队们不断地讨论和宣教使得她的父母能够更好地理解，在他们认为自己女儿的手再也不可能看上去"正常"时，只要他们能够有良好的治疗和门诊预约治疗的依从性，Nora 的左手就可以自然地使用，发挥功能。自从 Nora 的母亲接受了这个观念，她对于门诊随访、治疗部分和持续穿戴压力衣的情况都有所改善。总的来说，在 Nora 接受了最后一次手术后，她可以获得全功能范围的关节活动度和正常的精细功能水平。在她的最后临床评估中，外科医生决定 Nora 除了需要进行生长发育伴随的左手挛缩矫正以外，不再需要接受外科手术的干预。

案例研究

Lee,第二部分

Lee 的案例是一个较为罕见的理想病案。他的烧伤是比较典型的，并且容易进行临床的处置。他的作业治疗需求也十分清晰和明确，因为他很有动力且有良好的支持系统。Lee 接受来自各方面的支持：包含家庭、教会和他的照护者。

在 Lee 的烧伤初期，他是因复杂的烧伤和疼痛管理问题入院的。他最终接受了左手和双侧下肢的外科植皮手术。术后，Lee 使用了 5 天的双侧下肢和左手矫形器。Lee 是一个非常活泼的年轻人，5 天的制动时间对于他来说是非常难以耐受的。考虑到他是一名神学院的学生，因此将其转介给医院的基督教牧师，由他在床旁给 Lee 提供精神上的支持。这有助于 Lee 释放他的无聊和不安感。同时他还有来自朋友和家人的精神支持，也还有营养的补充。在术后的第 2 天，外科医生评估了他左手的外科伤口。植皮附着和黏合良好。但是，他对于手的外观感到有些失望。当 Lee 表达了自己的焦虑，作业治疗师和护士都鼓励并且劝慰他，伤口表现是正常的，而且还会继续愈合直至重获正常功能。此后，他感到非常安心，因为他了解到以烧伤团队的经验，他的手还会恢复得更好。术后第 5 天，Lee 的敷料被移除，并且可以下床，还能够在可耐受范围内进行基础的日常生活活动。Lee 被鼓励尽快出院回家，这也激发了他尽快复工。术后第 8 天，他出院回家了，并且能够在使用前轮助行器（frontal wheel walker, FWW）下完成步行和独立进行所有的日常生活活动。

在他的第一次随访期间，他依然可以步行和完成日常生活活动，但是他表示他大部分时间只能是困在家里。在第二次随访时，Lee 可以不需要使用助行器进行步行，精神面貌更佳。他依然表示他大部分时间还是在家里，仅仅会和妻子去教堂，或者朋友到家里来探望他。他反馈学校现在是停课的，但是 2 个月后会开课。他希望在那时他可以继续去完成他的学业。他仍然较关注自己的皮肤形象，特别是网状移植皮肤看起来就像是"鱼皮"。烧伤中心团队成员要求他使用压力嵌入物，促进皮肤愈合和及时改变皮肤颜色。Lee 看到他的网状和片状植皮愈合的照片，并且认识到有很大的改善，从这些信息中得到了许多安慰。在他的第三次随访中，左手被要求穿戴定制压力衣。他表示感觉好多了，在看到愈合的皮肤和逐渐改变的外观。他将自己的恢复和进步归因于基督教的信仰和祷告。他很期待重新回到学校和踢足球。

▌ 总结

烧伤是极具痛苦和难以承受的毁灭性损伤之一。创伤中心和外科手术技术的发展提高了大量烧伤康复对象的存活率，同时也伴随着产生大量的相关医疗问题。烧伤的治疗与烧伤本身一样具有创伤性，还可能会导致康复对象许多负面的身心问题。作业治疗师在烧伤中心是不可或缺的团队成员之一，不仅仅是为康复对象提供生理的康复，也需要进行心理的康复。参与正常的、有价值的日常作业活动不仅可以改善康复对象的功能性能力和运动,同时还可以增加其完成作业表现的信心。烧伤幸存者通常需要忍受巨大的疼痛,是他们以往难以想象的,而且需要他们超越自己以往的优势和能力才能去忍耐完成他们的目标。随着康复对象参与治疗的过程和能力的恢复,他们学习到新的技能去适应和解决问题。这也给予了他们无穷的自信心和自我效能感。"幸存者"这个词被赋予了新的意义,除了从创伤中幸存以外,还可以理解为学习新技能和创造新的作业角色。正如 Tonio、Nora 和他们的父母以及 Lee 的例子所描述的,他们从烧伤康复对象的角色成功的过度到了幸存者角色。他们超越了否定、愤怒和沮丧的消极情绪,并进入了接受和希望的积极感觉中[13,31,40,53,54,78,81,103,104]。

▌复习题

1. 请说出皮肤的两个层次。神经和皮脂腺在其中哪一个层次?

2. 哪些因素可能会影响烧伤的严重程度?

3. 什么是焦痂切除术?为什么需要进行?它与筋膜切开术有什么不同?

4. 描述两种影响烧伤创面愈合质量的因素,并对瘢痕形成过程中的瘢痕形成进行探讨?

5. 在急性康复期,哪些因素会限制全范围关节活动度?

6. 什么是纽扣畸形?纽扣畸形有什么注意事项?

7. 以多数烧伤康复治疗技术为基础的两项基本原则是什么?

8. 在急性康复期,体位摆放的主要目的是什么?

9. 在急性康复期,早期使用矫形器的指针是什么?

10. 当急性期使用矫形器时,常规的穿戴流程是什么?为什么要这样做?

11. 在烧伤和康复开始,什么时候需要进行家属宣教?

12. 在急性康复期,什么会导致康复对象需要自我护理的临时适应?

13. 为什么康复对象术后需要制动?植皮术后平均一般需要多久才可以进行主动关节活动度训练?

14. 术后多久可以开始使用临时性压力绷带或者压力衣?

15. 对于面部瘢痕治疗,主要的两种压力治疗方式是什么?

16. 为什么烧伤康复需要进行皮肤调理活动?常见的皮肤调理活动有哪些?

17. 瘢痕形成平均需要多长时间?

18. 在康复期,限制日常生活活动的可能原因有哪些?

19. 出院前指导和家访需要包含哪些信息?

20. 烧伤后导致功能障碍的首要原因是什么?

（张莹莹　龙艺 译,李攀 校,
曹梦安　张瑞昆 审）

参考文献

1. Abston S: Scar reaction after thermal injury and prevention of scars and contractures. In Boswick JA, editor: *The art and science of burn care*, Rockville, MD, 1987, Aspen.

2. Akin S, Ozcan M: Using a plastic sheet to prevent the risk of contamination of the burn wound during the shower, *Burns* 29:280, 2003.

3. American Burn Association: Burn incidence and treatment in the US: 2007 fact sheet. <http://www.ameriburn.org/resources_factsheet.php>.

4. American Burn Association: Burn incidence and treatment in the US: 2000 fact sheet. <http://www.ameriburn.org/pub/BurnIncidenceFact Sheet.htm>.

5. American Burn Association National Burn Repository, 2009. Version 5.0. <http://www.ameriburn.org>.

6. Anzarut A, et al: The effectiveness of pressure garment therapy for prevention of abnormal scarring after burn injury: a meta-analysis, *J Plast Reconstr Aesthet Surg* 62:77, 2009.

7. Apfel LM, et al: Computer-drafted pressure support gloves, *J Burn Care Rehabil* 9:165, 1988.

8. Artz CP, Moncrief JA, Pruitt BA: *Burns: a team approach*, Philadelphia, 1979, Saunders.

9. Bariollo DJ, Nangle ME, Farrell K: Preliminary experience with cultured epidermal autograft in a community hospital burn unit, *J Burn Care Rehabil* 13:158, 1992.

10. Baur PS, et al: Wound contractions, scar contractures and myofibroblasts: a classical case study, *J Trauma* 18:8, 1978.

11. Bennett GB, Helm P, Purdue GF, Hunt JL: Serial casting: a method for treating burn contracture, *J Burn Care Rehabil* 10:543, 1989.

12. Blackenly PE, et al: Psychosocial recovery and reintegration of patients with burn injuries. In Herndon D, editor: *Total burn care*, ed 2, New York, 2002, Saunders.

13. Bowler PG, Jones SA, Walker M, Parsons D: Microbicidal properties of a silver-containing hydrofiber dressing against a variety of burn wound pathogens, *J Burn Care Rehabil* 25:192, 2004.

14. Brigham PA, McLoughlin E: Burn incidence and medical care use in the United States: estimates, trends, and data sources, *J Burn Care Rehabil* 17:95, 1996.

15. Bruster J, Pullium G: Gradient pressure, *Am J Occup Ther* 37:485, 1983.

16. Burnsworth B, Krob MJ, Langer-Schnepp M: Immediate ambulation of patients with lower extremity grafts, *J Burn Care Rehabil* 13:89, 1992.

17. Caffo E, Belaise C: Psychological aspects of traumatic injury in children and adolescents, *Child Adolesc Psychiatr Clin N Am* 12:493, 2003.

18. Capo JT, et al: The use of skin substitutes in the treatment of the hand and upper extremity, *Hand (N Y)* 9:156–165, 2014.

19. Carr-Collins JA: Pressure techniques for the prevention of hypertrophic scar. In Salisbury RE, editor: *Clinics in plastic surgery: burn rehabilitation and reconstruction*, Philadelphia, 1992, Saunders.

20. Covey MH: Occupational therapy. In Boswick JA, editor: *The art and science of burn care*, Rockville, MD, 1987, Aspen.

21. Crawford CM, Varghese G, Mani MM, Neff JR: Heterotopic ossification: are range of motion exercises contraindicated? *J Burn Care Rehabil* 7:323, 1986.

22. Cukor J, et al: The treatment of posttraumatic stress disorder and

related psychosocial consequences of burn injury: a pilot study, *J Burn Care Res* 36:184–202, 2015.

23. Daugherty MB, Carr-Collins JA: Splinting techniques for the burn patient. In Richard RL, Staley MJ, editors: *Burn care and rehabilitation: principles and practice*, Philadelphia, 1994, Davis.

24. deLinde LG, Knothe B: Therapist's management of the burned hand. In Macklin EJ, et al, editors: *Rehabilitation of the hand and upper extremity*, ed 5, St. Louis, 2002, Mosby.

25. Demling RH, DeSanti L: How can silver be delivered to the burn wound? In *The beneficial effects of a nanocrystalline silver delivery system for management of wounds: part II section III.* <http://www.burnsurgery.com/Modules/nano/sec3.htm>. Copyright 2002, Burnsurgery.org.

26. Deitch EA, et al: Hypertrophic burn scars: analysis of variables, *J Trauma* 23:895, 1983.

27. Ehde DM, Patterson DR, Wiechman SA, Wilson LG: Post-traumatic stress symptoms and distress following acute burn injury, *Burns* 25:587, 1999.

28. El hamaoui Y, et al: Post-traumatic stress disorder in burned patients, *Burns* 28:647, 2002.

29. Embil JM, et al: An outbreak of methicillin resistant *Staphylococcus aureus* on a burn unit: potential role of contaminated hydrotherapy equipment, *Burns* 27:681, 2001.

30. Evans EB: Heterotopic bone formation in thermal burns, *Clin Orthop Relat Res* 263:94, 1991.

31. Fleet J: The psychological effects of burn injuries: a literature review, *Br J Occup Ther* 55:198, 1992.

32. Giuliani CA, Perry GA: Factors to consider in the rehabilitation aspect of burn care, *Phys Ther* 65:619, 1985.

33. Gordon M, et al: Use of pain assessment tools: is there a preference? *J Burn Care Rehabil* 19:451, 1998.

34. Greenhalgh DG, Staley MJ: Burn wound healing. In Richard RL, Staley MJ, editors: *Burn care and rehabilitation: principles and practice*, Philadelphia, 1994, Davis.

35. Halim AS, et al: The use of dermal substitutes in burn surgery: acute phase, *Indian J Plast Surg* 43(Suppl):S23–S28, 2010.

36. Hansbrough JF: Current status of skin replacements for coverage of extensive burn wounds, *J Trauma* 30(Suppl 12):S155, 1990.

37. Hartford C: Surgical management. In Fisher S, Helm P, editors: *Comprehensive rehabilitation of burns*, Baltimore, MD, 1984, Williams & Wilkins.

38. Heggers JP, et al: Treatment of infection in burns. In Herndon D, editor: *Total burn care*, ed 2, New York, 2002, Saunders.

39. Helm PA: Neuromuscular considerations. In Fisher SV, Helm PA, editors: *Comprehensive rehabilitation of burns*, Baltimore, MD, 1984, Williams & Wilkins.

40. Helm PA, Fisher SV: Rehabilitation of the patient with burns. In Delisa J, Currie D, Gans B, editors: *Rehabilitation medicine: principles and practice*, Philadelphia, 1988, Lippincott.

41. Hoffer MM, Brody G, Ferlic F: Excision of heterotopic ossification about elbows in patients with thermal injury, *J Trauma* 18:667, 1978.

42. Howell JW: Management of the acutely burned hand for the nonspecialized clinician, *Phys Ther* 69:1077, 1989.

43. Humphrey C, Richard RL, Staley MJ: Soft tissue management and exercise. In Richard RL, Staley MJ, editors: *Burn care and rehabilitation: principles and practice*, Philadelphia, 1994, Davis.

44. Johnson C: Pathologic manifestation of burn injury. In Richard RL, Staley MJ, editors: *Burn care and rehabilitation: principles and practice*, Philadelphia, 1994, Davis.

45. Johnson RM, Richard R: Partial-thickness burns: identification and management, *Adv Skin Wound Care* 16:178, 2003.

46. Jordan MH, Gallagher JM, Allely RR, Leman CJ: A pressure prevention device for burned ears, *J Burn Care Rehabil* 13:673, 1992.

47. Jordan MH, Lewis MS, Wiegand LT, Leman CJ: Dynamic plaster casting for burn scar contracture—an alternative to surgery [abstract], *Proc Am Burn Assoc* 16:17, 1984.

48. Kaplan SH: Patient education techniques used at burn centers, *Am J Occup Ther* 39:655, 1985.

49. Kubler-Ross E: *On death and dying*, New York, 1997, Simon & Schuster.

50. Larson DL, et al: Techniques for decreasing scar formation and contracture in the burned patient, *J Trauma* 11:807, 1971.

51. Leman CJ, et al: Exercise physiology in the acute burn patient: do we really know what we're doing? *Proc Am Burn Assoc* 24:91, 1992.

52. Leman CJ, Ricks N: Discharge planning and follow-up burn care. In Richard RL, Staley MJ, editors: *Burn care and rehabilitation: principles and practice*, Philadelphia, 1994, Davis.

53. Lund C, Browder N: The estimation of area of burns, *Surg Gynecol Obstet* 79:352, 1944.

54. Mahon LM, Neufeld N, Mani MM, Christophersen ER: The effect of informational feedback on food intake of adult burn patients, *J Appl Behav Anal* 17:391, 1984.

55. May SR: The effects of biological wound dressings on the healing process, *Clin Mater* 8:243, 1991.

56. Mendez-Eastman S: Negative pressure wound therapy, *Plast Surg Nurs* 18:27, 1998.

57. Mlcak R, Buffalo MC: Pre-hospital management, transportation, and emergency care. In Herndon D, editor: *Total burn care*, ed 2, New York, 2002, Saunders.

58. Montgomery RK: Pain management in burn injury, *Crit Care Nurs Clin North Am* 16:39, 2004.

59. Moss BF, Everett JJ, Patterson DR: Psychologic support and pain management of the burn patient. In Richard RL, Staley MJ, editors: *Burn care and rehabilitation: principles and practice*, Philadelphia, 1994, Davis.

60. Nolan WB: Acute management of thermal injury, *Ann Plast Surg* 7:243, 1981.

61. O'Brien L, Pandit A: Silicone gel sheeting for preventing and treating hypertrophic and keloid scars, *Cochrane Database Syst Rev* (1):CD003826, 2006.

62. Ohrbach R, Patterson DR, Carrougher G, Gibran N: Hypnosis after an adverse response to opioids in an ICU burn patient, *Clin J Pain* 14:167, 1998.

63. Pal SK, Cortiella J, Herndon D: Adjunctive methods of pain control in burns, *Burns* 23:404, 1997.

64. Palmieri TL, Greenhalgh DG: Topical treatment of pediatric patients with burns: a practical guide, *Am J Clin Dermatol* 3:529, 2002.

65. Patterson DR, Adcock RJ, Bombardier CH: Factors predicting hypnotic analgesia in clinical burn pain, *Int J Clin Exp Hypn* 45:377, 1997.

66. Peacock EE, Jr: *Wound repair*, ed 3, Philadelphia, 1984, Saunders.

67. Pietsch J: Care of the child with burns. In Hazinski MF, editor: *Manual of pediatric critical care*, St Louis, 1999, Mosby.

68. Ptacek JT, Patterson DR, Heimbach DM: Inpatient depression in persons with burns, *J Burn Care Rehabil* 23:1, 2002.

69. Pullium G: Splinting and positioning. In Fisher SV, Helm PA, editors: *Comprehensive rehabilitation of burns*, Baltimore, MD, 1984, Williams & Wilkins.

70. Quinn T, Wasiak J, Cleland H: An examination of factors that affect return to work following burns: a systematic review of the literature, *Burns* 36:1021, 2010.

71. Reeves SU: Adaptive strategies after severe burns. In Christiansen CH, Matuska KM, editors: *Ways of living: adaptive strategies for special needs*, ed 3, Bethesda, MD, 2004, American Occupations Therapy Association.

72. Retrouvey H, Shahrokhi S: Pain and the thermally injured patient: a review of current therapies, *J Burn Care Res* 36:315–323, 2015.

73. Richard RL, Staley MJ: Burn patient evaluation and treatment planning. In Richard RL, Staley MJ, editors: *Burn care and rehabilitation: principles and practice*, Philadelphia, 1994, Davis.

74. Richard R, et al: The wide variety of designs for dorsal hand burn splints, *J Burn Care Rehabil* 15:275, 1994.

75. Richard RL, Ward RS: Splinting strategies and controversies, *J Burn Care Rehabil* 26:392, 2005.

76. Rivers EA: Rehabilitation management of the burn patient, *Adv Clin Rehabil* 1:177, 1978.

77. Rivers EA, Fisher SV: Rehabilitation for burn patients. In Kottke FJ, Lehmann JF, editors: *Krusen's handbook of physical medicine and rehabilitation*, ed 4, Philadelphia, 1990, Saunders.

78. Rivers EA, Strate R, Solem L: The transparent face mask, *Am J Occup Ther* 33:108, 1979.

79. Robson M: Overview of burn reconstruction. In Herndon D, editor: *Total burn care*, ed 2, New York, 2002, Saunders.

80. Rogers B, et al: Computerized manufacturing or transparent face masks

for the treatment of facial scarring, *J Burn Care Rehabil* 24:91, 2003.

81. Saffle JR, Hildreth M: Metabolic support of the burned patient. In Herndon D, editor: *Total burn care*, ed 2, New York, 2002, Saunders.

82. Salisbury RE, Petro JA: Rehabilitation of burn patients. In Boswick JA, editor: *The art and science of burn care*, Rockville, MD, 1987, Aspen.

83. Scherer LA, et al: The vacuum assisted closure device: a method of securing skin grafts and improving graft survival, *Arch Surg* 137:930, discussion 933, 2002.

84. Schmitt MA, French L, Kalil ET: How soon is safe? Ambulation of the patient with burns after lower-extremity skin grafting, *J Burn Care Rehabil* 12:33, 1991.

85. Schneider AM, Morykwas MJ, Argenta LC: A new and reliable method of securing skin grafts to the difficult recipient bed, *Plast Reconstr Surg* 102:1195, 1998.

86. Shahrokhi S, et al: The use of dermal substitutes in burn surgery: acute phase, *Wound Repair Regen* 22:14–22, 2014.

87. Sheridan RL, Tompkins RG: Alternative wound coverings. In Herndon D, editor: *Total burn care*, ed 2, New York, 2002, Saunders.

88. Simons M, King S, Edgar D: Occupational therapy and physiotherapy for the patient with burns: principles and management guidelines, *J Burn Care Rehabil* 24:323, 2003.

89. Solem L: Classification. In Fisher S, Helm P, editors: *Comprehensive rehabilitation of burns*, Baltimore, MD, 1984, Williams & Wilkins.

90. Staley MJ, Richard RL: Scar management. In Richard RL, Staley MJ, editors: *Burn care and rehabilitation: principles and practice*, Philadelphia, 1994, Davis.

91. Staley MJ, Richard RL: Falkel JE: Burns. In O'Sullivan SB, Schmitz TJ, editors: *Physical rehabilitation: assessment and treatment*, ed 3, Philadelphia, 1994, Davis.

92. Strock LL, et al: Topical Bactroban (mupirocin): efficacy in treating burn wounds infected with methicillin-resistant staphylococci, *J Burn Care Rehabil* 11:454, 1990.

93. Sullivan T, et al: Rating the burn scar, *J Burn Care Rehabil* 11:256, 1990.

94. Thomas CL, editor: *Taber's cyclopedic medical dictionary*, ed 18, Philadelphia, 1993, Davis.

95. Travis T, Moffatt L, Jorday M, Shupp J: Factors impacting the likelihood of death in patients with small TBSA burns, *J Burn Care Res* 36:203–212, 2015.

96. United States Department of Labor: *Dictionary of occupational titles*, ed 4, Washington, DC, 1977, US Government Printing Office.

97. Varghese G: Musculoskeletal conditions. In Fisher SV, Helm PA, editors: *Comprehensive rehabilitation of burns*, Baltimore, MD, 1984, Williams & Wilkins.

98. Vu H, et al: Burn wound infection susceptibilities to topical agents: the Nathan's agar well diffusion technique, *P&T* 27:390, 2002.

99. Wachtel T: Epidemiology, classification, initial care, and administrative considerations for critically burned patients. In Wachtel T, editor: *Critical care clinics*, Philadelphia, 1985, Saunders.

100. Walker J, III, McFarland KA, Vitale EC, Schneider JC: Functional outcome of burn patients during and after inpatient rehabilitation, *Suppl J Burn Care Res* 29:S66, 2008.

101. Weil RB, Capozzi A, Falces E, Ghatan J: Smoke inhalation injury, *Ann Plast Surg* 4:121, 1980.

102. Whittman ML: Electrical and chemical burns. In Richard RL, Staley MJ, editors: *Burn care and rehabilitation: principles and practice*, Philadelphia, 1994, Davis.

103. Wright PC: Fundamentals of acute burn care and physical therapy management, *Phys Ther* 64:1217, 1984.

104. Yin HQ, Langford R, Burrell RE: Comparative evaluation of the antimicrobial activity of Acticoat antimicrobial barrier dressing, *J Burn Care Rehabil* 20:195, 1999.

105. Yurko L, Fratianne R: Evaluation of burn discharge teaching, *J Burn Care Rehabil* 9:643, 1988.

资源

American Burn Association: www.ameriburn.org

Burn Survivors Online: www.burnsurvivorsonline.com

Burn Therapist: www.burntherapist.com

Cool the Burn: www.cooltheburn.com/home.html

Covermark Cosmetics: A vender of special camouflaging cosmetics for burn patients. 157 Veterans Drive, Northvale, NJ 07647, (800) 524-1120, www.covermark.com

Model Systems Knowledge Translation Center: www.msktc.org/burn/model-system-centers

Phoenix Society for Burn Survivors: phoenix-society.org

World Burn Foundation: www.burnfoundation.com

第43章

截肢与假肢

Annemarie E. Orr, Jennifer S. Glover, Chelsey L. Cook

学习目标

在学习完本章节后,学生或者从业人员将能够做到:

第1~2节

1. 认识作业治疗师在评估和治疗上肢截肢中的角色。
2. 识别上肢截肢的不同水平,并描述假肢系统和每一等级假肢组成部分。
3. 识别上肢假肢训练的不同阶段,并描述每个介入阶段的关键特征。
4. 列举5种类型的假肢系统,并说明每种系统的优劣势。
5. 识别针对上肢截肢所使用的结局测量。
6. 了解截肢领域的新兴技术和进展,分析它们如何影响上肢截肢康复对象的功能性结局。
7. 当与作业表现相关时,分析上肢截肢如何影响康复对象表现技巧和模式。

第3节

1. 列出下肢截肢的类型和原因。
2. 描述下肢截肢者可使用的设备类型。
3. 描述下肢截肢如何影响一个人的作业表现。
4. 识别下肢截肢可能对个人因素、表现技巧以及表现模式的影响。
5. 讨论下肢截肢康复对象潜在的心理社会结局。
6. 描述作业治疗师在处理下肢截肢者工作中的角色。
7. 说明如何通过改变情境与活动需求增进康复对象参与特定作业活动的能力。
8. 讨论老年下肢截肢者可能出现的其他问题。

章节大纲

关键术语

膝上截肢(above-knee amputation)

获得性截肢(acquired amputation)

膝下截肢(below-knee amputation)

人体动力假肢(body-powered prosthesis)

关节脱落(disarticulation)

混合型假肢(hybrid prosthesis)

肩胛间至胸廓(interscapular thoracic)

肌电假肢(myoelectric prosthesis)

肌点(myosite)

神经瘤(neuroma)

幻肢痛(phantom limb pain)

幻肢觉(phantom limb sensation)

穿戴假肢前阶段(preprosthetic phase)

假肢训练(prosthetic training)

连接管(pylon)

残肢支撑(residual limb support)

残肢(residual limb)

分段控制(separation of controls)

赛姆截肢(Syme's amputation)

终端装置(terminal device)

桡骨横断(transradial)

肱骨横断(traushumeral)

第 1 节　上肢截肢概论[a]

　　肢体丧失可能是由于多种原因造成的,包括疾病、创伤、感染、肿瘤或先天性肢体残缺。先天性肢体缺损或幼年时期截肢的康复对象通常发展出感觉运动技能与无肢体的自我认识。因此对于这两个群体,康复工作者所要解决的问题是不同的[7,99,100]。这个章节讨论成人康复对象的获得性截肢(acquired amputations),即因疾病或外伤导致的截肢手术。

截肢的原因和发生率

　　在美国,大约有 160 万人遭受上肢缺损[122]。到2025 年,这一数字预计将增加 1 倍以上,达到 360 万[122]。美国每年有超过 18.5 万人接受截肢手术。血管性疾病和糖尿病是导致下肢截肢的主要原因,而外伤是成人上肢截肢的主要原因[28]。大约 75% 以上的上肢截肢是因工作事故、枪伤和烧伤导致的[59]。"在活跃的战争时期,由外伤导致的上肢与下肢截肢的比率大约是1:3"[36]。截至 2015 年 6 月 1 日,超过 1 600 名美国军人因伊拉克和阿富汗战争而被截肢[73],第 2 节的案例中 Daniel 就是此类康复对象[2]。

截肢水平的分类

　　在图 43.1 中图解了上肢截肢水平的分类。肩胛间至胸廓(interscapular thoracic)(侧前部)这个词描述了整个上肢肩胛骨和锁骨的截肢;肱骨横断(transhumeral)描述的是横截肱骨的截肢;桡骨横断(transra-

　　[a] 作者衷心感谢 Denise D. Keenan 在本书前几版本中所做出的杰出工作。本章节的编写是建立在她前期工作基础上的。

dial)描述了贯穿桡骨和尺骨的截肢。这些水平的截肢通常也根据他们与肘关节的关系来描述：肘关节以上（above elbow，AE）和肘关节以下（below elbow，BE）。离断（disarticulation）一词是指在肩关节、肘关节、腕关节水平上贯穿关节的截肢。截肢位置越高，使用假肢的难度就会更高，因为可以用来控制假肢的关节和肌肉更少。

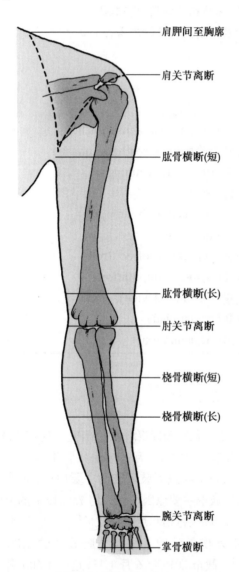

图43.1　上肢截肢水平的分类（来自 Saunders R，AstifidisR，Burke SL.et.al，editors：Hand and upper extremity rehabilitation：a practical guide，ed 4，St Louis，2016，Elsevier.）

康复治疗团队

截肢后的康复需要一个团队。跨学科团队的成员包括医生、作业治疗师、物理治疗师、假肢矫形师、社会工作者和心理学家。康复对象是这个团队的主要成员，应该被鼓励成为这个团队的康复计划的积极参与者。在截肢康复中，作业治疗师的主要角色是促进康复对象最大限度回归至日常作业活动以及回归至有意义的生活角色中去[52,96]。

手术管理

虽然损伤的机制可能不同，但截肢手术管理的主要目的是一样的——保持残肢的长度，提供最契合的假肢并最大化发挥功能[96,105]。较长的残肢通常会带来改善性的功能结果，更长的肢体和更多的关节保留使康复对象有更多的空间去安置残肢，并在她（他）的环境中感觉、抓住和操控物品。对外科医生以及跨学科团队来说，了解每个假肢设备的能力并使之能与截肢水平相匹配是非常重要的，这样才能使康复对象的功能达到最大化并且让其满意[105]。

肌肉和神经的手术治疗是上肢截肢中至关重要的一部分。肌肉固定术、肌肉成形术和肌筋膜闭合术等手术技巧被用来稳定残肢的肌肉和肌腱，并提供足够的软组织填充到骨头的远端。通过肌肉固定术，残肢的肌肉和筋膜被直接缝合到骨，使其结构稳定。肌肉成形术是缝合残余的对侧肌群一起至横切的骨端。肌筋膜闭合术是最不稳定的技术，即将残余肌肉和筋膜缝合到一起[96,105]。

残肢的神经管理对于限制神经瘤的发展和优化肌电控制的肌电信号也很重要[97,99]。牵引神经切除术是一种手术技术。通过隔离所有主要神经并使其收缩近端到残余肌肉的手术技术，使最终的神经瘤远离皮肤和肌肉。手术技术根据截肢的位置和原因而大相径庭，可能依状况选择急性闭锁或开放式手术。开放式方法在手术处愈合的同时允许进行引流，可以最小化感染的可能性[99]。闭锁式方法可缩短住院时间，但亦妨碍引流的通畅性并增加感染风险。外科医生可依据肢体截肢时的状况，谨慎地选择进行特殊类型的截肢方式。手术可仅为切除术（清除坏死组织）或是重建性。无论采用何种性质手术，医生皆需移除有清除必要的肢体，让伤口可进行一期或二期愈合。医生重建残余的肢体（有时候为残端），以达到穿着假肢的最佳状态与功能[99]。

第 2 节　上肢截肢

案例研究

Daniel，第一部分

在评估过程中，Daniel 说他开始应用单手技巧法用右手进行基本的日常生活活动（比如吃饭、梳洗和穿衣）。Daniel 是美国军队中一名 19 岁的工兵。在阿富汗巡逻时，他的车遭到了敌人炮火的袭击，Daniel 坐在副驾驶座被火箭发射的榴弹袭击，导致了非惯用左上肢创伤性肘下截肢。Daniel 在战场上病情稳定，并被直升机送至美国的一家军事医院继续接受医疗服务以及康复治疗。Daniel 接受了包括肌肉成形术在内的多种手术，以达到最优化的缝合和愈合。他在术后无并发症，残端闭合后作业治疗师提供了一次评估和咨询服务。Daniel 原籍是加利福尼亚，他高中毕业就直接应征入伍了。他和他高中的女朋友订婚了，计划就业后就结婚。

Daniel 和他的家人住在加利福尼亚的沙漠里，在那里他和他的父亲一起工作，修理汽车和骑尘土飞扬的自行车。在这个安排之前，Daniel 驻扎在乔治亚州的斯图尔特，他住在基地的营房里，而他的未婚妻逗留在加利福尼亚。受伤之前，他的所有日常生活活动（activities of daily living，ADLs）和工具性日常生活活动（instrumental activities of daily living，IADLs）都是独立的，他对摩托车越野赛情有独钟，他表达出对截肢后他是否有能力参加他热爱运动的担忧。他的主要身份是一名士兵，他不确定截肢后的他是否还能够维持现役，作为一名工兵留在军队中。

Daniel 的父母和未婚妻在他的首次评估时都在场，综合的作业治疗评估是在 Daniel 的病床边进行的。作业治疗师注意到抗压弹性绷带外包扎已经用在 Daniel 的残肢上，对他的双侧上肢的关节活动范围、力量和感觉进行了评估，除了左侧肘关节他的所有关节的运动都达到全范围。由于术后肿胀和疼痛，他左肘的屈伸都受限。针对截肢后会出现不同形式的疼痛，Daniel 接受了宣教，他可以将疼痛描述为幻肢痛，他说他感觉他的手在握紧成拳头，但是不能移动。Daniel 的远端肢体已缝合，没有其他开放伤口，为了协助残肢塑形，Daniel 和他的家人正在学习使用压力衣。

首次与作业治疗师会面中的情感是积极的，而且他很有动力来开始他的治疗和假肢训练。

思辨问题

1. 对于 Daniel 来说，他的左侧手臂缺失会如何影响到他的作业表现的各个方面（日常生活活动、工具性日常生活活动、工作、教育、休闲、玩耍和社会参与）？

2. Daniel 的作业概况和背景将如何影响和引导作业治疗干预措施？

3. 在 Daniel 的截肢后的生活的心理和社会适应中，作业治疗师的治疗性角色是什么？

穿戴假肢前训练

穿戴假肢前阶段（preprosthetic phase）的训练会在截肢后立即开始，并持续到假肢装配。在截肢后未装配假肢期间，康复对象参与一个装配假肢前的训练项目，促进他/她对缺失肢体的适应以及达到最大程度的生活自理[77,114]。这一阶段的首要康复目标是促进创伤愈合及疼痛管理，开始基本的 ADLs 训练，以及康复对象和家属教育[95,96]。

评估

展开一个综合的评估以确定关于康复对象的病史、功能状态和康复目标等基线信息。对康复对象和家庭人员进行访谈，以确定其作业角色、家居和工作环境以及受伤前的兴趣爱好。作业治疗师评估康复对象：病史、残肢关节的活动范围、残余和完整肢体的感觉、伤口和皮肤的愈合、测量水肿和肢体体积、残肢和幻肢疼痛、截肢后的心理和情绪调节[96]。通过一个基线水平的功能性评估，以确定康复对象在进行基本日常生活活动时的表现水平，比如吃饭、梳洗、洗澡等，以及进行工具性日常生活活动（IADLs）时的表现水平，如工作和休闲[1,2]（译者注：原文如此，实际上工作和休闲不属于 IADL）。最初的围术期的评估所得和康复对象的目标对于指导康复项目实现功能性目标是非常重要的[7]。

日常生活活动能力

作业治疗的主要目标之一是截肢后基本生活的自我照料。在这个恢复期的急性阶段，康复对象有典型的无助感。对于作业治疗师来说，为康复对象提供对他/她的环境的控制和基本的 ADLs 的独立感是很重要的。对环境的改良如自动呼叫器和术后镇痛（pain-controlled analgesia PCA），是迈向独立的第一步。适应性设备，如通用袖口、坐浴盆、魔术贴着装，可以为基本日常生活活动独立提供基础（图 43.2）。截肢后应立即处理的日常生活活动（ADLs）是：①吃饭；②如厕；③口腔卫生[96]。如果康复对象病情稳定，伤口已经愈合，额外的 ADLs（如穿衣和洗澡）可以开始了。创造性的适应和改良康复对象的环境以达到最大程度的独立是作业治疗师的角色。

在这个恢复阶段，利手截肢的康复对象要被告知转换利手。因为假肢在精细活动的把握和灵敏度上是受限的，转换利手以保持书面沟通的独立性是很重要的[121]。康复对象学习并快速适应肢体的丧失，常用自

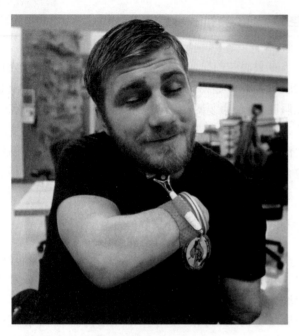

图 43.2　为帮助残肢刮胡子而制作的适应性袖套

已的非利手开始进行日常生活活动（ADLs）。作业治疗师也将会对康复对象进行单手技术的宣教以进行ADLs，并将根据需要在适应性设备上给予建议。作业治疗师教 Daniel 使用设备，比如泵式给皂器和摇杆刀以增强他在洗澡和吃饭中的独立性。

伤口的愈合和过渡

在创面愈合起始阶段，作业治疗师根据医生的指导方针进行伤口护理和穿着改变。手术后立即进行肢体包扎，以减轻水肿，促进最佳的肢体塑形以适应假肢。用弹性绷带八字形包扎肢体以对残肢进行从远端到近端挤压和成形。肢体一定不能以圆形的方式包扎，因为这会限制血液循环并形成止血带效应，一旦伤口已停止渗出，医生已做好清除工作，将开始进一步的使用压力衣。压力衣会缩小一定的尺寸，因此根据情况要做好残肢体积测量结果变化的记录。建议使用筒形管或多纳管来舒缓残肢上收缩机的使用（图 43.3），如果收缩机松动，就会显示较小的尺寸。无论何时，只要康复对象不穿假肢都应该戴上收缩机以保持残肢体积和形状。宣教康复对象每天取下收缩机 2~3 次以检查皮肤的任何发红或压迫。指导康复对象和家属穿脱压力衣以达到康复对象可以独立操作该技术的目标。

疼痛管理

残肢感觉过敏、幻肢疼痛、幻肢觉、神经瘤等是截肢后常见的问题，戴与不戴假肢，这些问题都会干扰到残肢的功能。

脱敏

术后的残肢可能会感觉过敏而需要进行脱敏。用无害的刺激物刺激高度敏感的外周区域，可以使中枢神经系统接受无害的刺激物，并尽量减少对它们的厌恶反应。残肢感觉过敏或过于敏感的肢体，会限制功能使用，引起不适。在伤口闭合后应用残肢脱敏技术。方法包括敲击、震动、恒压和用各种质地的物品摩擦肢体。最初，治疗师给肢体以柔软、轻便、平滑的纹理的纸巾刺激，当康复对象能够忍受它们，就进阶至粗糙、坚硬、不平整、较重质地的刺激。当使用这些技术的时

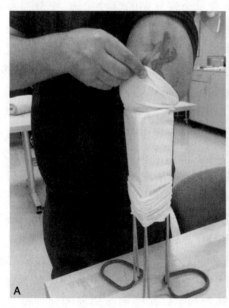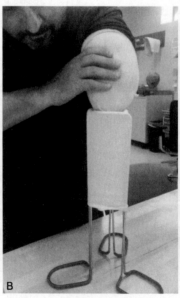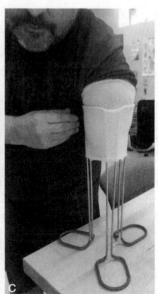

图 43.3　A~C.穿脱压力衣

候,治疗师会将使用方法教给康复对象、家属或者照顾者,以促进这些技术在家中的使用。

幻肢痛

大约 90% 的截肢康复对象有幻肢疼痛的经验。幻肢疼痛可以有很多不同的特征,如刺痛、卡压、烧灼和搏动,中枢神经系统和周围神经系统的变化被认为是幻肢疼痛的原因。时常的心理因素,如压力,会诱发幻肢疼痛。

幻肢疼痛及其原因和治疗是备受争议的话题。在这个领域的研究众彩纷呈,但是没有强有力的证据支持有任何一种方法成为管理幻肢痛成功的显而易见的方法。应该组织一个团队来解决幻肢疼痛,并为康复对象找到管理幻肢痛最好的方法。

幻肢疼痛的治疗方法包括镇痛、针灸、神经刺激、镜像治疗等。在截肢后的 5~7 天内即开始进行幻肢和残肢的等长收缩训练并每天进行多次可能可以帮助减轻疼痛。与幻肢有相关性的肌肉的主动活动可能是有益的,尤其是当感觉被描述为卡住、束缚或绷紧时。Daniel 经受过这种幻肢的疼痛,他描述他的幻手被冻结在一个拳头的姿势。他从幻肢的主动活动和可视化训练获得了积极的结果。镜像疗法在减轻幻肢疼痛方面取得了一些积极的效果[31,82]。现在这已经作为截肢后的一种标准治疗被广泛应用了[112]。生物反馈、经皮神经电刺激、超声、渐进式放松法以及控制性呼吸训练也已经被使用[95]。摩擦、轻拍及对幻肢施压等活动也可能是有益的。医生可能通过开服用口服药、注射麻醉剂到特定的软组织区域或者进行神经阻滞治疗来治疗疼痛[7,24,110]。也可以通过口服非药物类补品来减少疼痛。幻肢疼痛需要跨学科的团队进行管理。

幻肢觉

幻肢觉(phantom limb sensation)是指存在已被截断的肢体的感觉。最简单的描述,幻肢觉就是不存在的肢体的感觉。幻肢觉出现的原因是向身体中枢的输入神经虽已经被截肢打断,但大脑中的神经系统仍然存在原有肢体的映像[66]。几乎所有截肢者都报告了这种无痛的感觉[65]。虽然在外伤性截肢后幻肢觉更为常见,但已知先天性肢体缺失的人也存在这种感觉[81]。在先天性肢体缺失的情况下,肢体的远端部分是最常见的感觉,尽管有时康复对象感觉到了整个肢体,但最频繁被感知到的是肢体的末端。这种感觉可能会随着时间的推移而消散或会伴随一生。有些人可能感觉他的幻手已经缩回至残肢的末端,这种现象叫感觉性幻肢缩短。最近的研究开始关注于应用幻肢觉和它的潜

力来改善对肌电假肢(myoelectric prosthesis)的控制。

神经瘤

一些周围神经可能在残肢里形成神经瘤[63,67]。神经瘤(neuroma)是一种小的神经组织球,在生长轴突试图到达残肢远端时产生。随着轴突的生长,它们逆转向自身,产生一个神经组织球。如果神经瘤黏附于瘢痕组织或遭受着重复压迫的皮肤时,在按压时会疼痛。通过触诊就可以诊断并可经超声证实[10]。大多数的神经瘤发生在接近残肢末端的 1~2 英寸(2.5~5cm)处且并不麻烦。为了减少神经瘤的负面影响,外科医生施行牵引神经切除术从闭合的皮肤下除去终末的神经瘤[63,67]。

治疗疼痛性神经瘤的一种方法是局部类固醇注射。如果要进行手术干预,选择有:①将神经更改方向至最近的一个填充区域;②将神经末端系到一个最近的创面以保护它;③将两个神经末端连接在一起,以预防发展成为神经瘤。此外,可以制造或修改接受腔以适应神经瘤[7,11,114]。

上肢的活动范围、强度和耐力

截肢后的几天和几周是实施综合锻炼计划最关键的时期。一旦获得医疗批准,康复对象就开始进行旨在维持和增加运动范围并增强上肢和躯干肌肉的训练。每日上肢灵活性和力量训练为假肢的使用准备好的残肢是至关重要的。根据截肢的程度,康复对象可能会做一些特定的模拟操作假肢的动作训练。最重要的是保持关节活动度(ROM)和肩部屈肌、外展肌、旋转肌以及肩胛骨伸缩肌的肌力,因为这些部位运动的限制可能会增加对假肢的排斥风险[28]。治疗师手动放置好残肢并保持在想要的姿势,然后要求康复对象保持住以促进适当的肌力的增强。等长收缩能够使康复对象参与到没有设备的强化训练中,也可从用橡皮筋、弹力带或可捆绑的重量来练习。当康复对象进步了,随着康复对象的发展带 D 形环的适应性袖口缆线器械上使用(图 43.4)。作业治疗师可通过居家训练计划指导康复对象实现自我牵伸以及引导康复对象通过调整居家或健身房器材的使用法来完成运动。

身体对称和躯干正确的对位对线会减少上肢、颈部或背部的累积性损伤或过度使用损伤[96]。在镜子前增加康复对象的视觉反馈和身体意识可以促进治疗性活动的进行。在治疗活动中,提供必要的言语和触觉提示以提升恰当的身体力学和躯体对位对线。康复对象将参与物理治疗及作业治疗,以强化核心力量和心

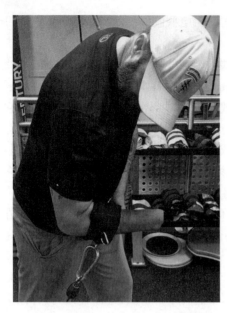

图 43.4 带 D 环的用抗重力袖套被用在缆机上以进行增强上肢肌力训练

血管健康。截肢后,假肢的使用增加了对心血管的需求。因此,让康复对象保持积极的生活方式和参与到规律的有氧运动是很必要的。

肌点测试和训练

如果早期不能配置假肢,可以先开始进行肌电假肢的装配前训练。肌电假肢通过侦测肌肉产生肌电(EMG)信号发挥功能。找出合适的表面肌肉部位是成功操作肌电假肢最为重要的一部分。对康复对象的上肢进行体格检查后,通常可于天然的主动肌与拮抗肌配对中发现有足够的力量,如桡骨横断截肢康复对象的腕部伸肌与屈肌肌群,以及肱骨横断截肢康复对象的肱二头肌和三头肌。短肱骨横断截肢康复对象的肌力充足部位,通常是前方的胸大肌或后方的棘下肌与斜方肌。利用收缩-拮抗配对以控制假肢被称为双位控制,首选的是远端肌肉部位,因它有足够的肌电信号,且允许假肢矫形师于接受腔内摆放并使电极牢牢地贴紧皮肤位置。有时,创伤或神经损伤会导致无法选出自然的肌肉配对。在这些案例中,单独的肌肉部位可以用来控制两个功能。一个强有力的收缩控制一个操作,一个较弱的收缩控制另一个操作,称为放松肌肉关闭系统[70]。另外还有其他的控制方法被开发出来(这些在本章后面会简要讨论)。

治疗师和假肢矫形师都可以进行肌肉位置测试,利用生物反馈系统或者肌肉测试装置(myotester)找出此肌肉产生的信号量。表面电极被安放在残肢上,并连接到肌电测试装置或生物反馈系统。常用的系统有

Myolab II(运动控制)、Myoboy(奥托博克)以及生物反馈电脑程序或电动示范手(图 43.5)。需确保所有电极与皮肤接触良好,且沿着肌肉纤维整体方向排列。用清水轻微湿润皮肤,可降低皮肤电阻,改善肌电信号。

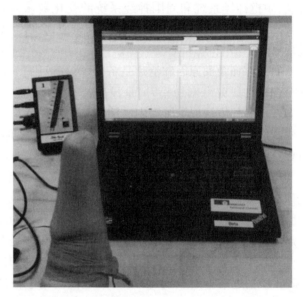

图 43.5 带有用来测试和训练肌肉部位的肌肉刺激器的 MyoBoy 系统(奥托博克)

此测试的主要目的是为找出 2 处适合穿入接受腔且之间具有最大电位差异的肌肉部位,而非是信号最强的 2 处。当康复对象持续产生足够的信号来操作假肢的基本功能[(如打开和关闭终端设备(terminal device,TD)]时,选择就完成了。治疗师与假肢矫形师一起替康复对象选择肌电系统所需的最小操作信号[75]。

当康复对象截肢的位置越靠近近端,假肢矫形师量制假肢与治疗师训练康复对象使用假肢发挥功能的挑战越大。为了让康复对象了解所需的肌肉收缩模式,治疗师教导康复对象时需以双臂模仿所需的收缩或动作。例如,治疗师应要求康复对象的健侧手于腕部处举起(腕部伸展)并想象截肢侧以幻手做出此动作。肌群总是被依据其生理功能使用。例如,腕伸肌用来做手打开动作,腕屈肌用来做手抓起动作。治疗师可于此运动期间触摸残肢上的腕部屈肌与伸肌。教导康复对象按照治疗师的指令个别地收缩与放松每个肌群。肌肉测试装置在此阶段会特别有帮助,因为它可在康复对象收缩肌肉时以肌电图(EMG)显示信号强度,以及在康复对象放松肌肉时显示降低的信号。许多康复对象难以完全地放松肌肉;这会妨碍肌肉个别信号的产生。

可利用肌肉测试装置搭配视觉与听觉回馈训练肌

肉。目前有多种模式可供治疗师选用。此时间点的训练目标是为增进肌力与肌肉独立的收缩。随着信心与准确度的增进,应可移除视觉和听觉回馈。不借助回馈训练肌肉收缩,可教导康复对象内化每个控制动作的感受。将恰当的肌肉控制转化为内化意识,可让康复对象在没有回馈装置的协助下,于疗程间持续保持控制与增进肌肉练习的成果[101]。治疗师务必学习辨认肌肉疲劳的征兆,这是此过程中常见的副作用,且务必让肌肉于疗程期间有足够的时间恢复。

理想情况下,截肢康复对象在假肢矫形师完成肌电假肢前,需先接受足够的训练与练习来启动这些肌肉的收缩模式。假肢矫形师通常会让康复对象在进行肌肉部位训练时,穿上暂时性接受腔与假肢。这样的训练模式可让假肢矫形师寻找摆放电极的最佳位置,与确认接受腔的合身性,对于多数康复对象来说,让他们立即且成功地操作假肢并不适合。训练使用肌电假肢时通常会伴随焦虑与挫折感,由治疗师与假肢矫形师进行训练的团队模式可以使这些反应最小化。康复对象能否成功且有效率地使用假肢,与穿戴假肢前训练的质量息息相关。

心理支持

社会心理的调整取决于各种因素:个人的性格和本质、可获得的社会支持系统的质量、对截肢的社会文化反应,以及康复的团队管理[32]。对于那些经历过截肢的人来说,社会的、个人的和精神上的情形都可能会发生重大改变。通过对 Daniel 的采访,治疗师识别出他已经成功的适应了并已有应对策略。

截肢者心理调适的过程类似于创伤后心理反应的过程。康复对象经历了否认、愤怒、沮丧、应对和接受等可识别阶段[32]。大多数康复对象都经历了这些阶段,最终适应了缺失。需要注意的是,截肢者在截肢后的 2 年里患抑郁症的比率要高于一般人群[46]。在任何阶段,康复对象都可能会对自己、家人和医疗团队产生愤怒。治疗师应该与康复对象建立信任与尊重的关系,这样可以鼓励康复对象公开讨论对截肢和肢体缺失的心理调整。通过参与康复过程积极强化以及和有类似截肢经历的人接触,可从帮助康复对象恢复以前的生活角色[32]。鼓励他们与同辈指导者或拜访者会面,以促进有关康复过程和恢复阶段的讨论和心理调整,同时也提供解决问题的策略。康复对象可能害怕回到家庭、社会、职业或性角色。经常讨论对现实或想象中的问题的恐惧和解决途径对于促进调整是很重要

的[32]。鼓励治疗师与康复对象建立好协作关系,去倾听和理解他或她的生活角色,并促进满足个人的未来目标的康复。

截肢后的反应是复杂的,因人而异。虽然作业治疗师在康复对象的心理调适中扮演着重要的角色,但重要的是,要按指示与心理医生、精神顾问或其他行为健康专家进行沟通并转介康复对象给他们[109]。

> ### OT 实践要点
> 整个康复团队都有责任为康复对象提供他/她所需要的信心和动力。该团队应注重作业治疗干预和促进参与并使其投入有意义的作业活动中去[76]。

选择假肢

作业治疗师和假肢矫形师首先要向康复对象介绍各种上肢假肢系统,这些系统适用于截肢的各个阶段。康复对象的年龄、医疗状况、截肢位置、皮肤包裹、皮肤状况、认知状况以及使用假肢的渴望为选择假肢时的重要因素。每个假肢系统与终端设备都有利弊,团队需要讨论后再作出合理的推荐。假肢矫形师通常给出特定假肢选择的信息;而当与他/她的作业表现领域有关时,治疗师需帮助康复对象理解这些选择。这个讨论能够让康复对象在整个假肢装配和训练过程中持续获取资料并建立起对假肢的功能性结果有符合现实的期望。

早期假肢装配显著强化了假肢使用和接受度。研究表明,在截肢后 30 天内为康复对象装配假肢,可以显著增高假肢的接受度[79]。这个 30 天周期被称为"黄金窗"[14,62]。早期的安装项目在帮助截肢康复对象更快地将新肢体融入日常活动方面非常成功。截肢后康复对象更快地统合他的新肢体进入到他的日常生活中[4]。

早期安装假肢的重要性无论如何强调都不为过,它是康复对象接受和使用假肢最重要的因素之一。

假肢系统的类型

五个最常见的上肢假肢系统是人体动力型、电力驱动型、混合的、特异性活动假肢和被动的假肢。如前所述,所推荐的假肢的类型是基于多种因素的。每种类型都有其优点和缺点;因此,往往需要一个以上的选择来最大限度发挥作业表现。

人体动力型假肢

　　人体动力型假肢是有线的动力驱动,通过身体粗大运动来控制。这种类型假肢利用从近端向截肢端肢体运动来拉紧终端设备的缆线上的张力来进行。康复对象必须有足够的肌肉组织和上肢象限的 ROM 来驱动人体动力型假肢。他或她必须能够执行下列动作来控制假肢:①盂肱的屈曲;②肩胛外展和内收;③肩下沉或上提;④扩胸;⑤屈肘[68]。由于它的简单设计,人体动力型假肢耐用、轻便、花销少。假肢上的悬吊带和缆线也给穿戴者提供了良好的本体感觉反馈[68]。然而,这种人体动力型假肢的悬吊带限制 ROM 和限制终端设备运行的功能。这种设计也限制了终端设备的潜在抓握力,对于一些康复对象来说,钩子可能会产生一个不良的外观(框 43.1)。

框 43.1　人体动力型假肢的优缺点

优点

- 耐用,且可以暴露于环境中(比如水和污泥)。
- 提供本体感觉反馈。
- 比肌电假肢保养费用较低。

缺点

- 有限制的悬吊带。
- 相比肌电假肢,抓握力量较弱。
- 受力于残肢。
- 对于高位截肢的来说较难控制。

电动假肢

　　一种电力驱动型假肢,也称为肌电假肢(前面提到过)是运用肌肉表面肌电流来控制终端设备操作。肌膜在收缩时产生电位差,接着控制装置感受到肌电信号,将其增幅与处理、产生动力,进而驱动末端装置[21]。将表面电极嵌入假肢凹槽中,消除了对悬吊带或缆线的需求。

　　具有外在动力的电动上肢假肢已为上肢截肢康复对象开拓自由与功能的崭新世界。微小型化电子的出现,让具有动力全自足服务、动作装置以及电极的假肢装置可顺利发展[49]。电力驱动型假肢已存在数十年,但临床上直到 1960 年代方才推出肌电控制假肢。位于德国杜德施塔特(Duderstadt,Germany)的奥托博克公司(Otto Bock Company)开始致力于发展电子器械驱动假肢手,满足人类手部技术与美观要求[72]。

　　用于操作终端设备的电动机显著增加了肌电假肢的抓握的力量,每平方英寸增加 20～32 磅(9～13kg)[68]。这些类型的假肢提供了一个更自然的外观,且在不受悬吊带或缆线限制下增加功能的操作。肌电假肢是电池驱动的,因此需要定期充电、维修和更换部件等维修。驱动假肢的电子组件也加重了整个设备的重量(框 43.2)。

框 43.2　肌电假肢的优缺点

优点

- 增进美观。
- 增加抓握力量[成人的肌电手的握力可达将近 25 磅(11.3kg)]。
- 固定带较少,甚至没有固定带。
- 提供一个大功能的工作封套以供使用。
- 控制需要最小的努力。
- 可在康复阶段早期安装。

缺点

- 增加开支。
- 需频繁的保养与维修电池。
- 缺乏感觉回馈。
- 易受潮湿或其他的环境因素的干扰。
- 重量较重。

　　为 Daniel 首要考虑的就是肌电假肢。装配假肢前他受到了肌肉部位测试和训练,表现出很好的肌力和控制。结合 Daniel 的年纪、截肢的位置、目标的功能、作业治疗师与假肢矫形师以及康复对象一起讨论后决定推荐肌电假肢给他。

混合动力型假肢

　　混合动力型假肢为结合人体动力型与电动控制的假肢款式。这些假肢最常用于肱骨横断截肢者可将多种组件组合起来创造多种多样的款式。人体动力型肘部装置可以与人体动力型钩状末端装置或手搭配[12,68]。所有钢索皆连接至同一组件,不像人体动力型假肢是连接至多个组件,此设计可减少穿戴假肢者在操作假肢时所需的整体力量。它的优势还包括肘部和终端设备的同时控制,降低假肢的整体重量以及减小成本(框 43.3)。

框 43.3　混合型假肢的优缺点

优点

- 同时控制肘和腕或终端设备。
- 比完全的电动假肢轻一些。
- 增加抓握力。

缺点

- 需要固定带来操作假肢,在短肱骨横断截肢或高位截肢情况下操作可能会有困难,因为需要操作肘关节的轴向力。

被动假肢

被动的假肢可以同时满足截肢后手的外观与功能恢复。被动的假肢是静态的,没有主动的抓握。通常手指可以被放置、携带或抓取物体。例如,对拇指截肢后的康复对象—个带有摩擦力的关节的静态拇指贴可被预先放置来进行对指活动。可以用橡胶手套或定制的表面涂有从康复对象残留手或手指上复制来的封套来实现外观的恢复(图 43.6)。通常这些假肢由柔性乳胶、硬质聚氯乙烯(PVC)或硅树脂制成[68]。它们重量轻,对保养要求更少也可以促进提升使用者积极的个人形象(框 43.4)。

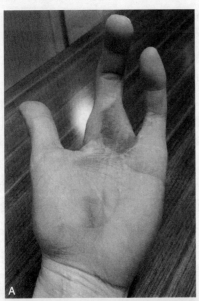

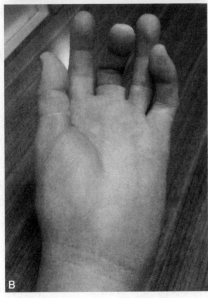

图 43.6　举例说明部分手指截肢者的被动外观手套　A.没有外观手套;B.带有外观手套

框 43.4　被动假肢的优缺点

优点
- 没有钢索或控制线缆。
- 提供外观保持和正面外表形象。
- 较低保养。
- 重量轻。
- 手指可以被放置好进行静态抓握或对指。

缺点
- 不提供主动抓握功能。
- 外观封皮用乳胶或聚氯乙烯(PVC)可以很容易弄脏。

特异性活动假肢

特异性活动假肢是为完成特别活动或任务而设计的(图 43.7)。当人体动力型或电力驱动型假肢不能完成需要的功能或者不能提供要求的持久性时,它们经常用于执行某一个特殊的活动。这些假肢通常用于运动、爱好和工具用途。该设计通常是一个带有较少的或没有悬吊带或控制缆线的轻量级插口。使用 hosmer Dorrance 快速断开的手腕组件可以很容易地更换特定于某活动的终端设备。活动特异性假肢优点是耐

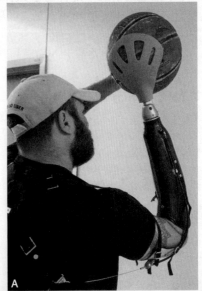

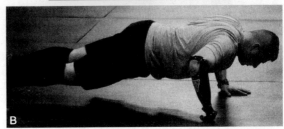

图 43.7　特异性活动假肢　A.米尔(Mill)的回弹性能的篮球手(TRS 假肢);B.蘑菇状滚筒以推起(TRS 假肢)

用,减轻主体的假肢的负担,并在某活动中可增加独立性和功能(框 43.5)[68]。

框 43.5　特异性活动假肢的假肢优缺点

优点

- 在一个多变的活动中可以增强功能和任务特异性参与。
- 钢索或缆线最少化。
- 耐用和低维修率。
- 减少穿以及脱下基本假肢的次数。

缺点

- 不能提供主动抓握。
- 只对特定的任务合适,功能范围不宽。

上肢假肢组件

不同水平的截肢都有不同的假肢适配。截肢位置越高,失去的上肢功能越多。功能失去的越多通常需要越多复杂的假肢系统。每个假肢都需要根据康复对象的截肢水平、生活方式和目标进行单独适配和定制,并开具处方。

人体动力组件

以下部分中描述的前五个部件对于人体动力假肢十分常见,适用于腕关节水平和更高水平(图 43.8)。

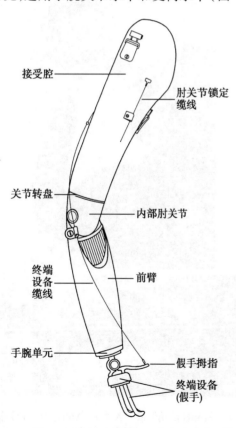

接受腔

肘关节锁定缆线

关节转盘

内部肘关节

终端设备缆线

前臂

手腕单元

假手拇指

终端设备(假手)

图 43.8　标准的经肱骨假肢的组件

这些部件是假肢袜(prosthetic sock)、接受腔(socket)、悬吊带和控制系统(harness and control system)、终端设备(terminal device)和手腕单元(wrist unit)(每个水平的截肢的假肢组件都有讨论)。

假肢袜

假肢和残肢之间配戴假羊毛、棉花或 Orlon Lycra 的假肢袜。假肢袜的功能是吸收汗水并防止皮肤与接受腔直接接触可能导致的刺激。袜子弥补了残肢的体积变化,并有提高了接受腔的合适度和舒适度[98,117]。

接受腔

接受腔是基础组件,其他组件都连接在接受腔上。使用残肢的铸模来构造接受腔以优化配合、舒适度和功能。临时接受腔由透明的热塑材料制成,可以快速修改以适应肢体体积的变化并更易优化。一旦肢体体积稳定并找到合适的位置,接受腔就会被制成最终的碳纤维形态。

接受腔应覆盖足够的残端部分,以保持稳定并提供支撑,但不需要覆盖太多导致影响残肢的关节活动度[98,114]。

接受腔通常由内部柔性接受腔内壁和外部刚性框架制成。外壁提供结构上的装饰性表面并容纳用于假肢的硬件。内壁保持与残肢的皮肤表面的充分接触,以均匀地分配接受腔的压力。结构柔韧的接受腔已受到青睐,因为它们允许肌肉收缩和放松时发生的体积和轮廓变化。另外,配戴者报告说这种类型的接受腔比传统的替代品更凉爽[5]。

悬吊带和控制系统

在人体动力假肢中,控制系统通过涤纶悬吊带和不锈钢牵引索的相互作用起作用。悬吊带由非弹性带系统组成,其为接受腔提供悬吊并容纳索控系统。有几种类型的悬吊带可用,包括标准的八字形、九字形和胸带形式。截肢水平越高,悬吊带设计系统越复杂。肌肉力量和 ROM 的损失可能需要改变悬吊带设计。正确安装的悬吊带对于舒适性和功能都很重要[89,98,114]。

经桡骨控制系统是单线控设计(图 43.9)。Teflon 外壳中的柔性不锈钢牵引索通过 T 形杆或吊架配件向近端附接到悬吊带,并且朝远端附接至抓握装置或终端装置[33]。近来,Spectra 纤维作为一种极其坚固的材料,已经开始用于取代不锈钢牵引索,因为它能以较小的摩擦力滑动穿过外壳。腋窝环放在未截肢的一侧,作为锚点以固定其他部件。

经肱骨假肢使用双索控设计。一根牵引索操作终端设备的打开和关闭,另一根牵引索允许肘关节单元的锁定和解锁。通过特定的上身运动在牵引索上产生

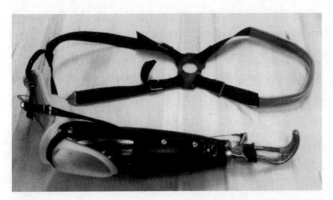

图 43.9　单线控设计合并 8 字形悬吊带的经桡骨人体动力假肢

张力,从而操作假肢的各种部件。正确安装的控制系统能最大限度地提高对假肢的控制,同时最大限度地减少了身体移动和劳累[4,89,114]。

终端设备

终端设备(或前置传感器)是假肢的最远端部件。身体驱动的终端设备(TD)被分类为主动开放(voluntary open VO)机制或主动关闭(voluntary close VC)机制[71]。VO TD 在松弛的位置保持关闭,并在穿戴者对连接的控制牵引索施加张力时打开到 TD 的"大拇指"。当释放张力时,橡皮筋或弹簧会关闭 TD 的手指,橡皮筋或弹簧的数量决定了 TD 的保持力。可以通过改变橡皮筋的数量(每个橡皮筋大约 1 磅)来调整捏的力量。VC TD 在轻松的位置开放;当张力施加到控制牵引索时它会闭合,并且当牵引索松弛时它会通过弹簧机构自动打开。VC TD 中的夹紧力的大小取决于施加在牵引索上的张力[4,5,12,33,70]。

通常规定两种类型的身体动力 TD,钩子和手(图43.10)。VO 分离钩是美国最规范的终端设备[33]。挂钩有两种基本设计,倾斜或七弦琴形状。"倾斜"描述了钩状指尖的倾斜设计,它在功能使用期间向康复对象提供视觉反馈。Lyre 形状的 TD 为抓握提供了对称性(例如,圆柱形物品的)。由于 TD 不提供感官反馈,康复对象必须在操作期间依靠视觉反馈。

钩状设计用各种材料制成,如不锈钢或铝。不锈钢的 TD 是专为完成耐久的活动而设计的 TD,例如庭院工作或建筑。推荐使用铝合金 TD 以减轻工作量并减少高位截肢康复对象的假肢总重量。大多数 TD 在手指之间有橡胶衬里或锯齿状网格。当康复对象拿着物品时,橡胶衬里可以增加握持摩擦力并减少损坏。

假肢手也可作为 TD 使用。它附着在腕部单元上,可以被动操作或者通过牵引索操作。用操作挂钩的同一根控制牵引索激活 VO 或 VC 假肢手。与钩 TD

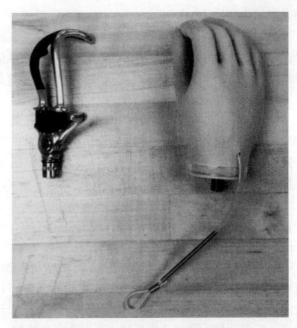

图 43.10　机动终端设备的示例。右侧型号 5X 钩,成人尺寸(Hosmer Dorrance Corp)左主动开放手(Ottobock)

一样,VO 手比 VC 手更受欢迎和更常见。肉色橡胶手套适用于保护和美容手术[98]。人体动力的手终端提供的捏力有限。另外,外观美化处理的手指通常在精细运动任务中阻碍视觉反馈[33]。

康复对象的生活方式和活动要求决定了什么是最合适的 TD。向配戴者提供有关每种 TD 款式的优缺点的信息很重要。许多接受过截肢的人选择可互换的TD,在社交场合中使用手 TD,在日常活动中使用钩子 TD[33]。

手腕单元

手腕单元将 TD 连接到假肢上。它作为交换单位并提供 TD 的旋前和旋后用于预定目的。配戴者可以被动地或主动地旋转 TD,通过用健侧手转动 TD,通过将 TD 推向物体或表面,或者通过稳定膝盖之间的 TD 并使用手臂旋转它。必须根据特定康复对象在日常生活和职业活动中满足个人需求的能力来选择手腕单位。由摩擦保持的手腕单元通过由橡胶垫圈或固定螺丝提供的摩擦将 TD 固定到位,拧紧垫圈或螺丝会增加摩擦力,手腕被另一只手被动旋转固定。摩擦足以使 TD 保持适度的负载,同时仍允许手动旋转终端设备。摩擦控制单元的机械构成简单,但不如锁定单元强力。锁定手腕单元允许 TD 手动定位并锁定到位。在解锁位置,TD 可以以几乎任何 360°范围内的旋转角度进行预定位。在锁定位置,锁定腕在负载下比摩擦单元提供更大的阻力[33]。可快速断开锁定的腕单元是最常见的。快速断开功能允许配戴者根据所执行活动的需要轻松交换 TD。

手腕弯曲单元允许 TD 手动弯曲并锁定到位。腕部单元可以手动定位到 0°、30° 屈曲或 50° 屈曲[70]。该单位通常用于双侧截肢的康复对象，用康复对象优势侧的身体完成中线活动，例如换药和上厕所[4,71,98,114,117]。

N-Abler V 五功能手腕（得克萨斯辅助设备）将旋转手腕与屈曲单元相结合，它也允许快速断开 TD[104]。该腕部单元为假肢康复对象提供执行 ADLs 的灵活性。

球窝手腕单元也是可用的。这个单元是独一无二的，因为它允许在多个手腕位置进行预定位，它具有恒定的摩擦力并且负载的大小是可调的[33]。

如上所述，假肢袜、接受腔、悬吊带和控制系统、TD 和手腕单元是所有身体动力假肢共同的部件。其余的人体动力假肢组件——经桡骨铰链、肘关节单元和肩关节单元最大限度地发挥特定截肢水平的功能。

经桡骨铰链

经桡骨假肢使用两个铰链，一个在肘部的两侧，连接到肘部下方的接受腔和肘部上方的垫或箍。这些铰链稳定并对齐残肢的经桡骨假肢。当正确对齐时，铰链有助于将假肢的应力分布在肢体上。

两种铰链形式，灵活和刚性，可用于桡骨截肢。灵活的铰链可用于前臂远端三分之一的截肢。它们通常由涤纶制成，并将接受腔连接固定到肱三头肌垫上，并盖过三头肌。他们的灵活性允许至少 50% 的解剖残余前臂旋转，从而减少了在手腕上手动旋转 TD 的需要[33]。刚性铰链用于中上臂截肢或以上，以保护残肢免受扭矩负荷[33]。刚性铰链通常由钢制成，并连接到位于手臂后面的叠层涤纶二头肌半袖口，这样更加坚固，并提供比三头肌垫更多的支持。然而它们现在使用的频率较低，大部分已经被采用自悬挂式接受腔的设计所取代，其中 Supracondylar flare 模仿了铰链和三头肌垫的一些功能。团队成员在为经桡骨假肢选择合适的铰链样式时要考虑剩余功能的数量和肢体的长度[71]。

肘单元

肘关节或更高水平截肢的人需开具假肢肘关节单元。肘部单元允许 5°~135° 的肘部弯曲并锁定在任意位置。肘单元的两种主要类型是内部和外部锁定单元。对于在肘部上 2 英寸以上截肢的人开具了更耐用的内部锁定装置，该装置将肱骨接受腔与假肢前臂相连。锁定机构包含在单元内并连接到控制牵引索。升力辅助装置由连接在肘单元和前臂外壳上的紧密盘绕的弹簧组成，有助于减少提升前臂外壳所需的能量。当人在肘部解锁的状态下行走时，升降辅助装置还可以使前臂轻微反弹，这增强了自然摆臂的外观。

定位在肘部单元顶部的持续摩擦转台允许假肢前臂手动朝向或远离身体转动。经肱骨假肢的外侧和内侧如图 43.11 所示。内部锁定单元的长度为 2 英寸，因此不适用于在肘关节附近截肢的人。外部锁定肘关节单位适合肘关节上方 2 英寸以内肘关节脱位或截肢的人。该单元由位于假肢两侧的一对铰链组成，将套管连接到前臂。牵引索连接到其中一个铰链，锁定和解锁单元。

肩单元

对于高位截肢，肩部和背部运动通常不足，可以使用牵引索操作的肩部单元。因此大多数肩膀单位需要

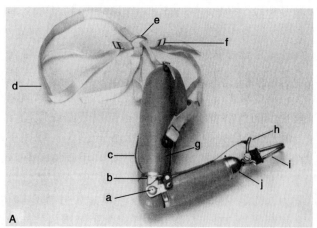
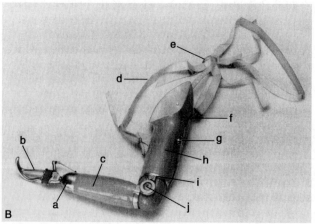

图 43.11　A.经肱骨假体的外侧面:a,肘单元;b,转盘;c,控制电缆;d,可调节的腋窝环;e,吊环;f,8 字形套索;g,肘锁电缆;h,终端设备（TD）拇指;i,钩状 TD;j,腕屈曲单元。B.经肱骨假体的内侧面:a,腕单元;b,钩状 TD;c,前臂;d,套索/挽具;e,吊环;f,控制电缆;g,底板和固定器;h,接受腔;i,转盘;j,弹簧加载装置

手动操作和保持摩擦。通常开具的两个肩部单元机构是可移动的摩擦负载肩部单元和锁定肩部单元。肩部单位根据假肢允许的运动程度进行分类。单轴关节提供外展;双轴关节提供外展和屈曲的定位;三轴和球窝关节允许全范围运动。锁定肩单元允许假肢以不同程度的肩部弯曲并锁定。这个肩部单元允许进行头顶上的活动,诸如触及橱柜中的物品。一些肩胛上胸廓截肢,肩胛骨和锁骨的全部或一部分同手臂一起移除。在这些情况下,标准的假肢组件可能使得该假肢太重以至于不能实际使用。通常采用由轻质材料制成的内骨骼假肢,例如用软泡沫形状包围的单一铝合金,以减轻重量。

该系统提供了其自己的假肢关节类型,不能承受重载使用。这种具有轻质化妆品罩的内骨骼假肢通常被规定为功能价值有限的美容假肢。

电动组件

所有动力机构常见的两种假肢部件是终端设备和腕部设备(后面还会讨论特定于每个截肢水平的肘部和肩部单位)。肌电组件的研究和技术进步正在迅速发展。本节概述了市场上可用并易于使用的组件(图43.12)。

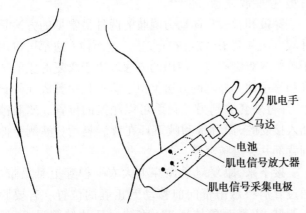

图43.12 典型的电动、肌电控制、经桡动脉假肢,具有由肌电图激活功能的机电手持终端设备(来自 Billock JN:Upper limb prosthetic terminal devices:hands versus hooks, Clin Prosthet Orthot 10:59,1986.)

标注:肌电手、马达、电池、肌电信号放大器、肌电信号采集电极

终端设备

电动终端设备或固定器有两种速度系统:数字控制和比例控制[5]。数字控制系统以恒定速度运行。在比例控制系统中,手的肌电信号(功率)与配戴者产生的肌肉信号的水平成比例;因此肌肉收缩的强度直接控制着手的速度和捏力[5]。

肌电终端设备有两种设计,钩子或手(图43.13)。电钩有两个"手指",以提供精确的捏。肌电 TD 将电动夹捏力与针尖捏合在一起,用于操作小物体。电动终端设备(运动控制)设计有一个非运动手指和相对运动的第二指。System Electric Greifer(Ottobock)有两个手指,它们相向对称地移动。

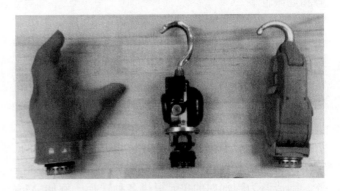

图43.13 电力驱动的终端设备举例。左边,肌电手系统(Ottobock);中间,电动终端设备(Motion control, Inc.);右边,Greifer 电子系统(Ottobock)

肌电手的发展已经看起来更加自然。我们的信念是:我们的环境是由人手设计的物体组成的。因此,它会遵循与人手相同的设计将提供最多的功能[94]。电动手持终端设备还提供了美观的质量和吸引力。已经证明,手抓取机制的美容是康复对象接受假肢的决定因素[13,18,69,74]。SensorHand 是最常用的肌电手之一(Ottobock)。

这种手具有驱动手打开和关闭成三点的捏掐的机制。如果设备检测到滑动,电动机还具有拇指功能,可自动增加施加在被保持物体上的压力[70]。

肌电控制技术的进步使多关节假手问世。多重关节手由多种自由度来定义,以提供各种抓握模式。这些 TD 具有动力单独的手指,为使用者提供了更多的功能性抓握模式,先前用单一自由度设计的肌电手无法与其相提并论[111]。每个手指中的单独电机将手的运动驱动到各种预设的夹捏和抓取模式中。两种最常见的商用多功能假肢手是 bebionic 3(RSL Steeper)和 i-limb ultra revolution(Touch Bionics)。除了手动定位的拇指之外,bebionic 3 还有 14 种可选的抓握模式和手部位置[9]。i-limb ultra revolution 提供了 24 种预设的抓握模式和一个动力拇指,可在侧捏和对指之间切换。这只手也提供了移动应用过程控制选项[47,48]。其他多关节手系统包括 VINCENT evolution 2(Vincent Systems)和米开朗琪罗假手(Ottobock)。每个制造商都提供产品详细信息。

多关节手终端使人手自然外观与手高级功能的结合成为可能。假肢使用者可以通过发送与所选择的抓

握相关联的信号来激活预设的抓握模式。例如,协同收缩,单次冲动或双冲动可能会触发手部完成对指或鼠标抓握。作业治疗师和假肢矫形师在为康复对象开具这些高级终端设备时,应提前向康复对象介绍其优势和局限性。

腕单元

电子手腕旋转器为前臂提供 TD 的附着点。旋转器还提供前臂旋后和旋前的重要功能,并对 TD 的功能性使用进行预置[5,40]。不建议将旋转器用于产生高转矩的工作[40],它只能用于 TD 定位和预置。目前没有电动腕部屈曲单元可用。然而,手腕屈曲的功能对于经历双侧上肢截肢的康复对象而言是十分重要的。它能使康复对象到达中线以完成诸如穿衣和进食等任务。制造商为腕部屈曲单元提供各种选择。例如,Motion Control 腕部屈曲装置可以手动将手腕锁定在三个位置:30°伸展、中立位和 30°屈曲。Ottobock System Electric Greifer 手腕单元使用摩擦接头手动将手腕定位在+45°～-45°之间[40]。康复对象对手腕运动的需求将继续推动电控手腕单元的开发工作[40]。

肘单元

电动肘关节减少了对盂肱关节活动度的需求,也减少了操作人体动力假肢需要的力量[68]。肌电肘能定位前臂,使 TD 进行各种活动。除了肘单元之外要手动转动肱骨,还可以使用摩擦接头或转台[40],肌电肘功能优势的增加伴随着重量的增加。肘部单元的锁定有两种方式:肘部维持一段时间或打开瞬时开关。肘关节的解锁由以下方式控制:控制肌肉的快速收缩,被称为速率控制;控制肌肉的缓慢收缩,被称为阈值控制;或使用瞬时开关。当肘部锁定就位时,原本用于控制肘部的肌点被用来控制 TD[40]。尽管电动肘单元的设计和性能已取得进步,但功能性能仍需改进。

肩单元

目前市场上没有电动肩关节。LTI-Collier 锁定式肩关节(Liberating Technologies)可配备电动锁执行器。这种锁定式肩关节具有两个自由度,屈曲-伸展和内收-外展。手动操作屈曲伸展包括启动微动控制装置,使关节上的锁脱离,使其自由摆动。释放微动控制装置将肩部锁定并保持在固定的屈曲度。如果配戴者不能操作微动控制器,则可以使用肌电信号或力敏电阻器进行控制[40]。

假肢训练

上肢康复训练在假肢最终安装后开始。最终调整可以用临时假肢而不是正式假肢完成。作业治疗干预是基于作业的,包括有目的的活动和准备方法以促进达成治疗目标。

假肢的评估

当接受假肢时,团队成员检查以确保其符合处方要求,功能有效并机械合理。根据个人配戴假肢的实际测试结果制定的特定机械标准检查假肢的适合性和功能。评估时要比较 ROM 与假肢打开和关闭、控制系统功能和效率、TD 在各个位置的开放、在不同程度的负荷或张力下残肢上的滑脱量、压缩配合和舒适性;以及屈曲前臂或打开/关闭 TD 所需的力量[4,89,114]。理想情况下,假肢矫形师和治疗师共同进行假肢的调试并开始治疗。康复对象、治疗师和假肢矫形师之间的沟通对于确保假肢适合且功能最大化至关重要。

假肢的穿脱

穿戴和脱去整个假肢系统是培训康复对象的关键的第一步。康复对象能够尽可能独立地穿上和脱下假肢是非常重要的。完整的假肢系统包括假肢袜、假肢衬垫、接受腔或悬吊带[95]。

穿戴和脱去身体动力假肢的两种最常见的方法是外套方法和套头(或毛衣)方法。这两种方法都可以用于单侧或双侧截肢。使用的方法取决于康复对象的选择和易用性。外套的方法类似于将一只手臂放在外套上,并将外套放到另一只手可以触摸的位置。残肢被插入接受腔,而背带和腋下环在背后晃动。健侧手伸到背部并穿过腋窝环。

接下来,康复对象像穿上大衣一样穿上悬吊带。通过耸肩将悬吊带向前移动到正确的位置。若要脱下假肢,康复对象使用 TD 将腋窝环从健侧滑下,然后将肩带从截断侧滑出。就像脱大衣一样将悬吊带滑落[4,89,114]。

双侧截肢的人可以使用外套方法,将假肢面朝上放置在一个平面上,将较长的残肢放置在接受腔中,并抬高假肢使其他假肢悬挂在背部。然后靠向一侧并将较短的肢体放置在假肢中[89,117]。若要脱下假肢,可首先从短侧移除假肢,将肩带从肩膀上甩出。在移除较长侧的假肢之前,康复对象应该将假肢放置在方便下次穿戴的地方。

对于套头方法,康复对象将假肢面朝上放置,将残肢放入接受腔中,并将另一侧的手臂穿过悬吊带。然后抬起双臂越过头部,使腋环向下滑动至腋窝,并使背带正确定位在背部和肩部上(图 43.14)。若要脱下假肢,应将双臂举在头上,并用健侧臂抓住并移除假肢,同时让腋窝环从胳膊上滑下[89]。

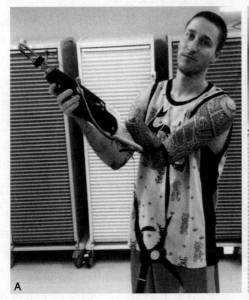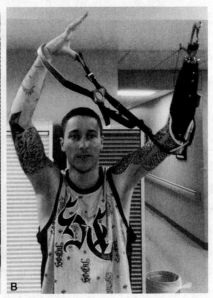

图 43.14　A、B.套头方法穿戴人体动力假肢

双侧截肢者通过将假肢放置在一个平面上,面朝上地使用套头方法来穿戴假肢。用较长的肢体稳定接受腔,较短的残肢放入接受腔和悬吊带内。较长的肢体同样放在接受腔中的吊带下方,并且抬起手臂,使吊带越过头部滑下并搭在背部和肩部。若要移除假肢,通过耸肩顶起悬吊带,用一个 TD 抓住它并将其拉过头部,同时让残肢从接受腔中拔出。在戴上电动假肢的情况下,康复对象可以用拉动袜套调整并减少皮肤和接受腔之间的空隙。

对于这种方法,将一只拉袜放在残肢上,并将拉袜的导入带穿过接受腔底部的孔。然后,康复对象将袜套从手臂上拉出并穿过接受腔上的孔,与表面电极建立最佳连接。Daniel 更喜欢拉袜套方法来穿脱假肢,因为肌电接受腔能与皮肤紧密贴合并有良好的吸力。

假肢的穿戴应在电子部件处于 OFF 位置的条件下,以防止出现任何不受控的运动。在穿上拉扯袜套之前,在皮肤上涂抹硅基皮肤洗剂,使得人能够更容易拉扯袜套。在确定最合适的材料和技术之前,可能有必要试验不同的袜套材料、皮肤上的粉末以及各种穿戴技术。穿上约 1 分钟后即可获得良好的电接触。穿用者可以润湿电极部位的皮肤以消除因等待皮肤变暖而产生的时间。在取下电池时,假肢应处在 OFF 位置。在存放假肢时,手应该完全打开,以保持拇指的充分舒展。

穿戴时间表

在第一次训练期间建立并检查假肢的配戴时间表。康复对象通过逐渐增加穿戴时间的方法,来形成耐受性并降低皮肤破损的可能性。假肢最初一天穿 3 次,每次穿 15~30 分钟。每次取出假肢时,都必须检查皮肤有无发红或发炎的情况。皮肤必须密切监测,只有皮肤保持良好状态,配戴时间才会增加。如果没有皮肤问题的发展,三个预定的配戴期可以每次增加 30 分钟的增量,直到假肢可以整天配戴。如果发生皮肤问题,必须通知治疗师、假肢矫形师或医生,并且在问题解决之前不应该配戴假肢。为了降低皮肤问题的风险,有时需重新制订开始穿戴的时间表[6]。

残肢肢体卫生

康复对象在假肢训练的早期阶段接受残肢清洁指导。配戴假肢时,由于残肢被封闭在坚硬的接受腔内,所以出汗是很常见的。过度排汗会导致皮肤发炎或浸软,因此在每次移除假肢时,教康复对象检查残肢的皮肤以寻找发红或破裂的区域是很重要的。康复对象还被要求每天用温和的肥皂和水清洗残肢并擦干。为了最大限度减少出汗,应教育康复对象使用止汗剂、袜套或衬垫,这不会影响假肢的穿戴或干扰肌电表面电极。

假肢操作知识

配戴者应该学习和展示关于每个假肢部件的术语和功能的知识。推荐以下术语的基本知识：接受腔和悬吊带的设计和使用、控制系统的类型、假肢的基本力学。这使得康复对象能够能理解术语，方便与康复团队沟通学习设备所需的任何操作以及修理[6,114,117]。

假肢的护理

提供和审查有关假肢护理的说明。一般来说，假肢矫形师在这方面与治疗师、配戴者一起审查处理信息。接受腔应每天用温和的肥皂和水清洗，或每周用酒精擦拭。建议在夜间清洁，使假肢在第二天完全干燥。接受腔的护理，每日检查假肢有助于问题的预防[6]。康复对象应熟练掌握基本的维护程序，包括日常接受腔的清洁和检查；假肢电池的充电程序、组件维护、悬吊带调整、索控系统更换和橡皮筋更换[70,95]。作业治疗师的角色是确保康复对象在假肢的维护和自理方面得到培训并独立。

中级假肢训练

假肢控制训练

治疗通过两个阶段的训练进行：①假肢控制训练；②使用训练。控制训练的目标是使延迟和笨拙的动作最小化，实现假肢的平稳运动并完成任务表现[6]。功能性使用训练旨在应用控制训练期间学到的技能，应用于假肢的功能使用。控制训练强调获得假肢操作的技巧。治疗师教育配戴者实践练习的重要性，这将确保假肢在日常活动中的使用更加成功。在培训的这个阶段，应该强调关节保护、节能和工作简化的原则和技术。每一个假肢部件都应该在参与功能性活动之前分别进行回顾和理解。

人体动力假肢

控制人体动力假肢的训练应从操作每个组件开始，TD 的操作应最先学习。对于经桡骨假肢，有一个控制系统来操控 TD。肩胛骨外展和盂肱关节屈曲是用于打开和关闭 TD 的动作。指导康复对象在空间中的不同位置上用胳膊激活 TD，例如在从头顶上方向地板倾斜[117]。如果处方不止一个，康复对象会被告知如何交换 TD。为了完成对经桡骨假肢的控制训练，应向

康复对象展示定位和操作 TD 所需的动作，并让他们模仿，直到他们在坐位和站立位中可以连续、顺畅且自然有序地完成[114]。

经肱骨假肢是通过使用双索控系统来使用的。当张力作用于连接到肘单元的牵引索上时，肘单元锁定和开放。锁定和解锁肘部所需的动作是肩胛凹陷、肱骨延长和外展动作的组合。这种运动会在悬吊带连接到肘单元的牵引索上产生张力。可能会重复向康复对象提示"下来，出来，拿开"等指令，直到康复对象发展出本体感受记忆。然后要求康复对象在不同的肘关节屈伸角度下练习锁定和解锁肘关节[4,6,117]。康复对象也可学会操作转盘，手动转动手臂的内侧和外侧，允许内外旋转。控制 TD 有两个动作：当肘关节锁定时，肩关节屈曲同时肩胛骨外展的运动；肘关节解开时弯曲前臂的运动可以控制 TD。指示康复对象首先以 90°锁定肘部，并执行运动来操作 TD。肘关节定位，肘关节锁定，TD 操作，肘关节解锁，肘关节重新定位和锁定的顺序在肘关节 ROM 中从各个点都可以重复完成[4,117]（图 43.15）。

用于肩关节离断的假肢可以具有手动操作的、摩擦力保持的肩部单元，这种肩部单元是可以使用健侧手臂预先定位的。如果康复对象没有足够的肩部运动来锁定和解锁肘部，则可以使用下巴操作通过微调控制来操作肘部单元。正如经肱骨假肢所描述的，康复对象仍然处于在双索控操作系统中。对于较高截肢的康复对象，如肩关节离断，TD 的操作是通过胸部扩张来完成的。

电动假肢

每个肌电假肢都有一个基于制造部件和人的肌肉骨骼完整性的独特控制系统。通常使用双位点系统，通过两个独立的肌群操作 TD。对于经桡骨假肢，手腕屈肌和伸肌通常用于打开和关闭 TD；肱二头肌和三头肌通常与经肱骨假肢一起使用。在较高水平的截肢（例如肩关节离断）时，用于控制的肌肉通常是胸大肌或冈下肌。控制训练通常以开放和关闭 TD 开始。在手臂不同位置进行的终端设备的简单打开和关闭训练，以确保电极在每个位置都保持与皮肤接触。接下来康复对象在三分之一、二分之一和四分之三的范围处训练开放 TD。如果使用比例控制系统，康复对象也可以练习快速和缓慢地打开和关闭。Daniel 在训练中最初表现出比例控制困难。为了提供更多的练习，治疗师通常会设计一个家庭程序，让他们以特定的模式操作终端设备。通过练习和其他阶段的训练，控制 TD

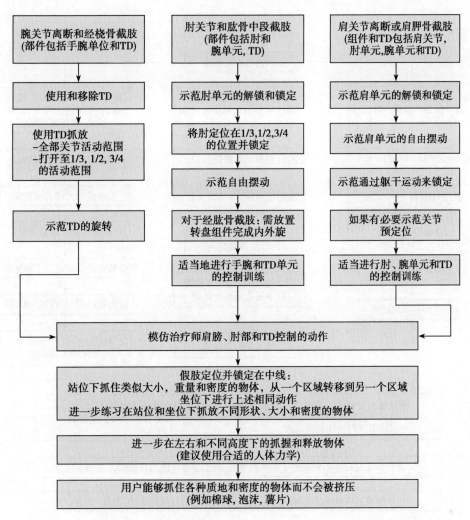

图 43.15　不同截肢水平对人体动力假肢控制的训练（来自 Smurr LM, Yancosek K, Gulick K, et al: Occupational therapy for the polytrauma casualty with limb loss.In Pasquina PF, Cooper RA, editors: Care of the combat amputee, Washington, DC, 2009, Department of the Army, the Borden Institute.）

的准确性和速度均有提高。图 43.16 描述了上肢各级截肢的肌电假肢的控制训练进程。

使用训练

　　一旦康复对象了解如何操作和控制假肢组件，他就可以开始将操作机制应用到活动中。关于预置假肢的说明是重要的，因为这涉及将假肢单元移动到最佳位置以抓取物体或以最有效的方式执行既定活动，从而避免代偿等笨拙的身体运动[89]。指导康复对象进行控制练习，以达到抓取和释放各种尺寸、重量、密度和形状的物体的能力。这种序列（进展）通常遵循从大而坚硬的物体到较小、较软的物体的规律。这些物体应放置在需要进行肘部和 TD 预定位和 TD 操作的位置，以便在桌面或房间周围的各种高度进行练习。随后在多个手臂位置上进行伸手可及的抓握和释放。康复对

象将尝试在柜台高度、桌面高度、头顶、地板上、橱柜高度、身体旁边以及身体后面抓住物体。康复对象可以在其中操作假肢的这个空间区域被称为功能区。

　　使用培训的另一个目标是掌握压力控制或 TD 的抓力。特别是对于肌电控制，此技能需要视觉的密切关注，以适当的肌肉收缩操控 TD，达到想要的结果。康复对象必须学会如何拾取物体而不用施加太大的力量并将其压碎。通过用泡沫、棉球或湿海绵进行培训，可以很好地掌握控制，帮助康复对象掌握处理纸杯、蔬菜、盒子、乳液瓶和三明治，甚至握住某人的手所需的控制[101]。

　　使用肢体动力或肌电肘的经肱骨截肢的康复对象应确保终端手的位置和肘关节屈曲角度适当，以自然方式完成抓握。康复对象常常会使用补偿性的身体动作自动调整身体（例如向前弯曲而不是调整肘部

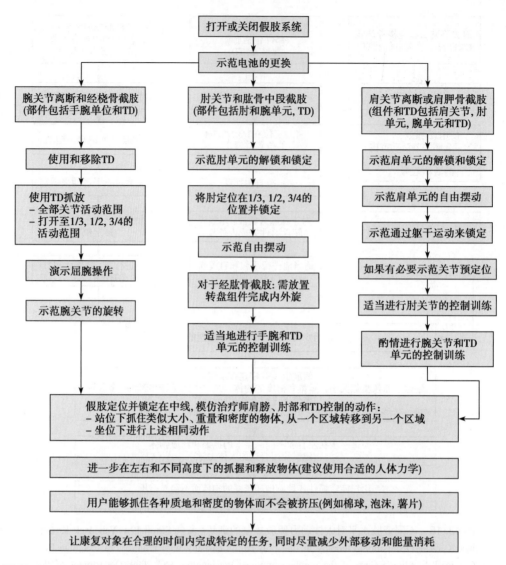

图 43.16　上肢各级截肢肌的电假肢控制训练流程（来自 Smurr LM，Yancosek K# Gulick K，et al：Occupational therapy for the polytrauma casualty with limb loss.In Pasquina PF，Cooper RA，editors：Care of the combat amputee，Washington，DC，2009，Depart-ment of the Army，the Borden Institute.）

位置或预置手部）。摒弃这种代偿调整很重要，因为它看起来不自然，易成为习惯，并且可能导致颈部、肩部或躯干的继发性肌肉骨骼问题。执行特定动作的能力渐渐不需要通过意识努力控制，而动作将自动进行。

配戴者现在增加了肌肉耐力和耐受性。接下来，功能活动被引入治疗计划。

高级假肢训练

功能性训练

功能性训练应用控制和假肢使用的概念来完成功能性和有意义的活动。目标是通过自动、自发、平稳的动作执行功能任务。高级假肢训练通过五个特点可以帮助指导治疗。首先，一个人的康复是个性化的，每个康复对象都有一套独特的目标。其次，康复对象要使用工具，如炊具或运动器材等（图 43.17）。高级假肢训练的第三个特点是它涉及复杂的多步任务，通常是双手的（图 43.18）。第四个特点是训练涉及康复对象所选择的假肢。培训应着重于推进和改进对功能性使用的首选假肢的控制。最后一个特点是培训和活动要对康复对象有意义[95]。成功的功能训练的关键是教康复对象解决问题的技巧和方法来分析每个活动的执行环境。康复对象要认识到环境的变化，并学会成功完成其中的活动。

虽然没有特定的技术来完成大多数任务，但治疗师将提供指导，以便以有效的方式完成活动。单侧截

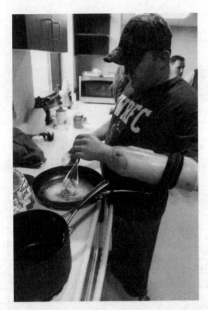

图 43.17　功能训练示例：操作诸如炊具之类的物体

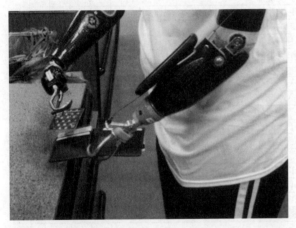

图 43.18　双侧上肢截肢者从钱包中取出信用卡。这是在高级假肢训练中教授的多步双手任务中的一个例子

肢的康复对象很快就学会了单手执行活动。因此，当将假肢运用于双侧任务时，假肢主要作用是稳定或支撑[114]。表 43.1 提供了一些关于如何用假肢完成一些活动的建议[120]。

在高级假肢训练期间，治疗将侧重于将假肢纳入 ADLs 和 IADLs 表现。在这个阶段的训练过程中，练习书写和要求灵活运动和精细运动协调的活动会有较大帮助[77,98,114]。由 Atkins 开发的评分指南"单侧上肢截肢：日常生活活动评估"提供了功能活动的综合清单，可用作显示高阶假肢训练进展的参考（图 43.19）[6]。职业和娱乐活动，包括驾驶，重新融入社会和适应性运动需要在这一阶段引入。作业治疗师应尽可能将康复对象带入实际环境中，以鼓励康复对象进行假肢切合实际的训练（图 43.20）。到培训结束时，

康复对象将学会以最有效的方式执行功能性任务和有意义的作业活动。这会为身体节省能量，并减少健侧肢体上的生物力学上的压力[95]。

表 43.1　假肢终端设备和健手在日常生活双边活动中的作用

活动	假肢终端	健手
切肉	叉子朝下握住叉子，抓握刀柄时握力增加	拿着刀，抓住叉子
打开一个罐子	固定罐子	打开盖子
打开一管牙膏	固定牙膏管	转动盖子
在碗里搅拌东西	牢牢握住碗	拿着汤匙或叉子搅拌
切割水果或蔬菜	牢牢抓住水果或蔬菜	用刀子切开
用剪刀剪纸	抓住要裁剪的纸张	正常使用剪刀
扣上皮带	握住皮带扣头保持稳定	操纵皮带的长端扣入
从下往上拉夹克拉链	按住拉链基座	在基座上操作拉片，然后向上拉
穿袜子	握住袜子的一侧	握住袜子的另一边，向上拉
打开伞	抓住伞的握把	正常打开

适应性运动和娱乐

适应性运动和娱乐活动是肢体丧失后康复的重要组成部分。各种水平的娱乐活动和适应性运动选项均可供选择，包含从低强度到高强度，一些活动专用和定制的假肢也可用于促进参与这些活动（图 43.21）。作业治疗师和跨学科临床团队的角色是鼓励参与适应性运动，并培训康复对象使用特定的假肢活动。可以对所有类型的运动和娱乐设备进行修改。此外，一些非营利组织的建立，也在参与适应性运动和娱乐方面支持了截肢康复对象。参与适应性运动已经被证明可以促进社会和心理健康，帮助残疾人关注他们的能力而不是他们的残疾[93,115]。

研究表明，残疾人适应性体育参与可以提高整体生活质量和满足身体、社会和心理领域的满意度[119]。医疗保健提供者的跨学科小组应该教育康复对象参与适应性运动和娱乐的好处，协助改良设备，并提供可用资源的信息，以支持康复对象重新融入有意义的活动。

姓名:		年龄:	职业:		测试日期:
治疗师:		性别:	终端装置类型:		

评级指南要点

0: 不能完成	1: 配合很多拉拽力, 或很多笨拙的动作完成	2: 有一些吃力, 或一小部分笨拙动作	3: 顺利完成, 最小量的延误和笨拙动作

日常生活活动(ADLs)	0	1	2	3	日常生活活动能力(ADLs)	0	1	2	3
个人需求:					**一般步骤:**				
扣衬衫的扣子: 袖口和衣服前面					操作门把手				
拉拉链和按按扣					在链条上放置链锁				
穿上/脱去裤子					把插头插入接受腔				
扣上/解开皮带					手表上设定时间				
系鞋带					**家务步骤:**				
穿上/脱去长筒袜					洗衣服				
打领带					叠衣服				
生/关火					架起熨衣板				
穿/脱手套					熨衣服				
修剪指甲					用手洗碗盘				
打磨指甲					用毛巾擦干碗盘				
拧上/拧开牙膏的盖子					装卸洗碗机				
挤牙膏					使用扫帚和簸箕				
打开药瓶盖					操作吸尘器				
整理头发					使用干的和湿的拖把				
从钱包中拿出钞票					铺床				
打开烟的包装袋					更换垃圾袋				
点亮火柴					开启/盖上罐子				
穿/脱假肢					打开罐头盖				
护理残肢					切蔬菜				
进食步骤:					剥蔬菜				
拿一个托盘					操作火锅				
切肉					穿针				
面包上加黄油					缝扣子				
打开牛奶盒子					**工具的使用:**				
办公步骤:					锯子				
使用电话和记笔记					榔头				
使用公共电话					螺丝起子				
削铅笔					卷尺				
使用剪刀					扳手				
使用尺子					电动工具: 钻头, 磨砂机				
取下和套上钢笔帽					木工刨				
折叠和密封信件					铲子				
使用回形针					耙子				
使用订书机					独轮手推车				
包好包裹					**汽车使用步骤:**				
使用电脑: 打字, 上网					开关车门、后备厢和引擎盖				
书写					按步骤要求去操作交通工具				

评价:	评价:

图 43.19 单侧上肢截肢康复对象的日常生活活动评估(摘自 kins DJ. In Atkins DJ, Meier RH, editors: 上肢被截肢者的全面治疗, New York, 1989, Springer-Verlag.)

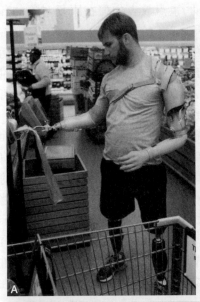
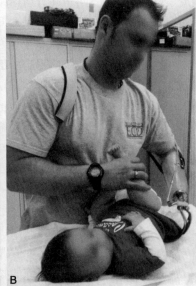
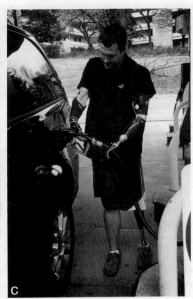
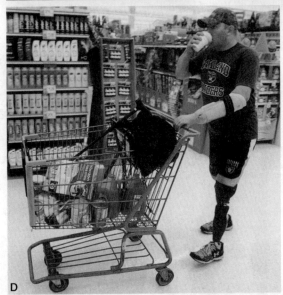

图 43.20　工具性日常生活活动　A.购物中心,一位双侧上肢截肢和双侧下肢截肢者正在取用塑料袋;B.一位父亲正在使用人体动力假肢为孩子穿衣;C.双侧上肢截肢康复对象用双侧上肢假肢给汽车加油;D.康复对象边喝咖啡边用他的肌电假肢推动购物车

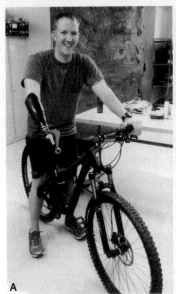
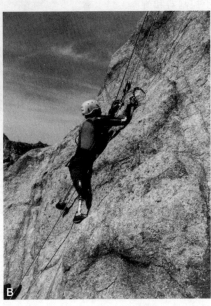

图 43.21　A.山地车配备一个活动专用的终端装置;B.有多个肢体缺失康复对象使用活动专用的终端装置攀岩

驾驶训练

驾驶能力在当今社会十分重要。对于许多康复对象而言,截肢后重返驾驶是主要目标。驾驶是一个复杂的过程,涉及个人的身体、认知、视觉和行为能力。作业治疗师将在适当的时候进行综合驾驶评估。驾驶康复专家将进行临床评估,并将对适应性设备或车辆修改提出建议。必要时,驾驶康复专家也可以向康复对象提供驾驶训练。也可以进行改良以提高安全性和舒适性。例如,可以为一名单侧上肢截肢的人安装一个旋钮或驱动环(图 43.22)。始终鼓励康复对象联系他们的机动车部门或驾驶执照机构,以确定对于截肢人员是否有任何驾驶限制。

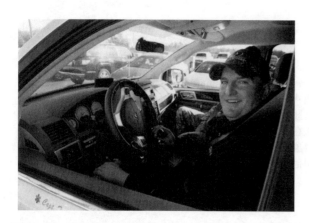

图 43.22 左上肢、双下肢截肢者正在使用手控制器和旋转旋钮开车

双侧截肢的考虑

在双边截肢的情况下,应尽快引入适应性设备,以提高康复对象的独立性。该设备可能包括一个通过弹性或魔术贴固定在残肢上的通用袖带,以帮助进食、写作和进行个人卫生活动;一种带钩的梳妆台,用于将衣物放在有利于穿上衣服的位置,以提高穿衣的独立性;并在诸如袜子和毛巾等物品中加入环形结构以方便使用。具有双侧截肢的个体可以学习使用足部技能完成活动,例如在脚趾间进行功能性夹放物品以完成穿戴、进食和取物等活动。治疗师还可以鼓励使用下巴、膝盖和牙齿完成活动[26]。治疗师和康复对象将共同解决

问题并分析活动,重点放在如何在康复对象的环境中最大化地完成具体的任务。

强烈建议在双侧上肢截肢时使用即刻或术后早期假肢(分别为 IPOP 或 EPOP)[107]。使用早期临时假肢不仅可以促进 ADLs 的立即参与和独立性,还可以促进永久性假肢的接受和使用[29,56]。

双侧上肢截肢在假肢选择、安装和训练方面面临独特的挑战。双侧上肢截肢的康复对象通常配有组合系统(图 43.23)。例如,一个人可以配备一侧的身体动力系统和另一侧的肌电系统。在决策过程中将康复对象引进康复团队一起讨论假肢选择和目标十分重要。双侧上肢截肢训练的进展和阶段与单侧截肢相同。为了适应两种假肢系统的设计变化,穿脱假肢、组件构成和控制训练的技术都略有不同。参考本章前面在假肢训练下提出的双侧上肢截肢的穿戴和脱落技术。

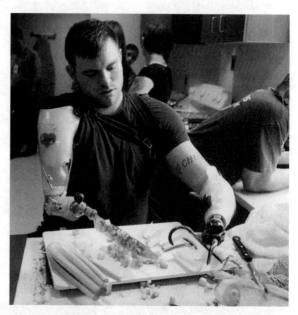

图 43.23 失去双上肢康复对象正在用集成假肢系统。他的右侧正在用带有特定活动的终端设备的肱骨横断人体动力系统。他的左侧正在使用带电钩的桡骨横断肌电系统

双侧截肢的康复对象通常会接受两个连接在同一悬吊带上的假肢。操作其中一个假肢可以将张力通过悬吊带传递到另一个假肢,使其运转。康复对象必须学会操作每个假肢部件,而不会影响两侧的部件。这种技能被称为控制的分离,康复对象可能需要大量的练习来掌握它。正如前面章节所述,每个假肢的操作取决于其截肢水平。

评估

上肢截肢的结局指标用于评估进展并分析假肢装

置[85,118]的有效性。评估上肢假肢的使用是一种不同寻常的挑战,因为可用于成人的评估方法非常有限[85]。传统的灵巧性评估,如九孔钉板试验和普渡钉板试验,为治疗师提供随时间推移的表现进展评估,但是这些测量方法都没有被证实为假肢使用效果的真正决定因素。上肢假肢结果测量(upper limb prosthetic outcomes measures,ULPOM)工作团队为此一直在为上肢假肢结果测量的发展方面做努力,他们的目标是制订出一套可信的评估上肢截肢结果测量工具包[44,85]。

为了本章节的目的,我们将讨论建议使用的五个评估的使用。针对评估肌电控制(assessment of capacity for myoelectric control,ACMC)发挥最大限度作用的标准是测评电控假肢在双手完成任务的表现。评估假肢在抓握、握持、释放和双手操作这些领域里的表现[42,43]。Trinity 截肢和假肢体验量表(trinity amputation and prosthesis experience scales-revised,TAPES-R)是一个自我评价方法,这种方法可以评价个人社会心理的适应能力、活动限制,和对假肢器具的满意程度[34]。南安普顿手评估程序(southampton hand assessment procedure,SHAP)通过操纵 8 个物体和 14 个 ADL 任务(图 43.24)检测上肢假肢的使用[61]。辅具组的康复对象调查(orthotics and prosthetics user survey,OPUS)是一个自我评价工具,这个工具评价功能状况、生活质量,以及康复对象对辅具设备和服务的满意度。这项调查可用于同时检测上下肢的功能[41]。这些被确认为最终测量结果是针对上肢截肢者的活动测量(activities measure for upper limb amputees,AM-ULA);这

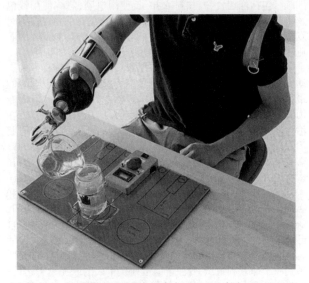

图 43.24　南安普顿手评估程序(SHAP)(来自 Berning K,Cohick S,Johnson R,et al:Comparison of body-powered voluntary opening and voluntary closing prehensor for activities of daily life,J Rehabil Res Dev 51:253-261,2014.)

是成人上肢截肢后活动表现的可观测方法,这种方法可以评价使用假肢后的任务完成,速度,动作质量,熟练程度和独立程度[85]。

如何测量上肢假肢使用的结果以及提高数据的规范性,还需要继续努力。对于这类人群评估标准的继续发展,有助于确定活动表现的依据,为干预和实践提供依据。

当前的研究和新兴科技

由于上肢假肢改革这一项目,上肢假肢的研究领域正在不断发展,这一项目是由国防高级研究项目机构(DARPA)建立,该机构是美国国防部的一个机构[22]。此项目的目标是提高上肢假肢功能,并且“在十年内创造一个完整功能(运动和感觉)的上肢,能够直接对神经控制产生反应”[22]。经过这一项目以及和许多机构的合作,在信号控制方案、接受腔设计和假肢组件方面已经取得了一些进展。

靶向神经肌肉再支配(targeted muscle reinnervation,TMR)是一项外科技术,用于增加可利用的肌肉位置(控制信号),从而增加改善假肢功能的潜能。此过程通过将残肢神经转移到失去神经支配的肌肉上,最大限度发挥残余神经的功能。其目标是针对靶向肌肉进行神经移植,以便于控制信号生理上地与假肢运动相关联[53,102]。靶向神经肌肉再支配(TMR)也已经诱发出靶向感觉神经移植反应,残肢感觉神经可以被胸部控制,作用于幻肢感知触觉。当一个假肢被用作提高控制时[54],靶向感觉神经再植术可以提供感觉反馈。TMR 也已经被认为在缓解疼痛和神经瘤治疗中具有很好的效果。

模式识别,肌电控制中的一个新的发展,为失去上肢的康复对象提供了一个自然、直观的运用肌电假肢的控制方法[80]。取代了传统的双位控制方法,模式识别使用多个电极来控制多个自由度以实现更复杂的运动。根据截肢位置或是否做过 TMR 手术,选用多种数据和配置的电极,这要求精确置放电极。模式识别的目的是让假肢使用者用假肢通过简单的再现截断掉的肢体的直觉性动作,来作出大量的运动,以增加整个残肢的肌肉活动[39,53,80,90,92]。

OT 实践要点

针对经历过 TMR 的康复对象的作业治疗程序已制订,并且应在整个康复过程中都使用。

目前,表面电极最多只能为前臂的肌电式假肢提供四个控制通道。一项新的控制方案正在研究当中,

即用可植入肌电传感器（implantable myoelectric sensors，IMES），通过外科手术植入到残余肢体的肌肉中。其目标是提高信号接收精准性，提供直觉性的控制，并且加强假肢手的多个自由度的同时控制[113]。

骨整合（osseointegration）是一项将植入装置固定在残肢的骨头上的外科手术。一部分的植入从皮肤突出并且使假肢直接固定于残肢，消除了代偿的需要[38]。骨整合已经在瑞典使用，并且被美国食品药品管理局（FDA）证实，在犹他截肢研究小组（UART）的主办下，该项研究在美国的犹他大学是一个可行性的试验[87]。对于那些不能够使用传统的假肢套的群体，比如因为皮肤被磨损、残肢的长度、形状和体积变化或是由于流汗导致的维修不善或暂停，该程序被开发为出来以供选择。

DEKA 上肢系统，DEKA 综合解决公司研制（曼彻斯特，新汉普郡）并且由 DARPA 的改革假肢项目提供资金[11,103,108]。该假肢是由多个机制，包括 EMG 信号、开关和运动感受器所组合控制的。运动感受器使用附着在使用者的鞋子的惯性测量单元（inertial measurement units IMUs），对应位置的脚操控终端设备[86]。该假肢向康复对象提供了使用多种多样的同时运动的能力；另外，它有多至 18 个自由度，其中 10 个是电力控制的。

John Hopkins 的应用物理实验室（applied physics laboratory，APL）与 DARPA 合作，已发展了 26 个自由活动度的假肢，其以模块化的假肢而著名（modular prosthetic limb，MPL）。这个假肢有 17 个马达并且包括超过 100 个传感器，他们提供了直觉的以及自然封闭环控的神经中枢接口[51]。假肢的目标是以在各种各样的指标中的表现，包括力量、灵巧度、形成因素、重量和触觉反馈为依据无限的接近人手[15]。

血管重建复合同种异体移植（vascularized composite tissue allotransplantation，VCA），又称复合组织同种异体移植（composite tissue allotransplantation，CTA），是上肢修复领域的一种新兴实践。VCA 被定义为："多种组织如肌肉、骨、神经和皮肤的移植，以一个功能单元（如一个手或脸）从已死的捐赠者遗体上转移到一个受了重创的可接收的人体[3]"。手的移植与假肢相比较是为达到提高功能、外观和心理恢复的目的而进行的[27]。尽管这是可行的治疗选择，但是也必须考虑外科手术的过程是有风险的。手移植带来的排异风险，迫使生活中离不开抑制免疫反应的治疗，并且要求花时间加强康复治疗[25,27]。截至 2011 年 6 月 1 日，全世界已有 46 位康复对象接受了 66 只手的移植。

案例研究

Daniel，第二部分

经过初次评估，治疗师为 Daniel 制订了常规的作业治疗方案，教授 Daniel 自我适应设备的使用，比如如何使用摇臂刀和钮钩，并且如何用单手技巧完成基础日常生活活动。他学习很快，不论从身体上还是心理上，他都对他的缺陷适应良好。他的家庭成员出席了每一次团队会议，并积极参与他的康复。他的未婚妻鼓励他最大程度地完成功能独立。社会支持网络对他的康复的成功起关键作用。

作业治疗师向 Daniel 和他的家人宣教多种可供选择的假肢，以及每一个假肢系统的优缺点。当 Daniel 仍在围术期但缝合完整时，假肢训练就开始了。为了使他能够控制肌电假肢，治疗师测试了他的残肢中可用来控制的可能的肌肉部位。作业治疗师和假肢矫形师，能够确定他前臂上屈伸肌的强壮的肌肉部分。配戴假肢前的训练开始于肌肉检测和模拟器的使用。教会 Daniel 加强他的残肢的肌肉力量并且进行隔离收缩以增加控制。Daniel 的残肢有良好的肌张力和肌力，但是在控制终端装置的独立肌肉收缩上是有困难的。在经过反复的训练和实践后，Daniel 能够通过模拟器精准的控制手的打开/合上和腕部的旋转信号。

一旦拆除缝线，Daniel 就被取模并配置了他的初期肌电假肢。因为 Daniel 的手臂通过前臂截肢（桡骨横断），他适合带有一个旋转体、一个屈腕的组件以及一个电动手的终端装置的两点肌电控制系统。Daniel 使用拉套的方法穿上他的假肢以确保假肢的牢固及皮肤与表面电极接触良好。假肢的所有零件的名称和操控方法都被核对过。Daniel 的汽车维修经验也帮助他很快学会假肢的操作。

Daniel 下一个阶段的治疗是使用假肢进行控制训练。包括在各种上肢位置开/合终端装置，旋前旋后进行腕的旋转，在腕的屈曲和伸展的各种角度进行终端装置的预备姿势。训练抓握和放下不同大小、形状和密度的物体，在完成这些活动时表现出良好的性能。Daniel 在训练中表现出线性控制困难，但是能够在继续训练中改善。

一旦 Daniel 掌控了控制训练的基本要素，就开始 ADLs 训练。包括像切食物、扣衬衣扣子、使用电脑、熟练使用钱包及银行卡。治疗师鼓励 Daniel 用他的假肢在双手完成任务时发挥固定和功能性辅助的作用。IADLs 训练针对 Daniel 的职业和娱乐兴趣包括熟练使用武器、汽车工作、木工和驾驶。

Daniel 的作业治疗目标之一是继续参与各种他喜爱的运动中去，像骑山地车和摩托车越野赛。为适应运动中功能的最大化独立，医生为 Daniel 制订出运动专用的假肢。活动专用假肢有一个快速分离的腕关节单元易于切换终端装置。在治疗期间，Daniel 将他的山地车带到诊所，作业治疗师和假肢治疗师教会他针对这个活动可获得的各种各样特定运动的终端装置如何使用。为了确保他在高水平活动中的安全，在诊所中，Daniel 对终端装置的使用和理解均被评估过。

通过作业治疗这段时间，Daniel 可以使用假肢在 ADLs 和 IADLs 表现上达到功能性独立的目标。在他的康复期间，Daniel 重新评估了他自己的职业目标。他表示他将总是把自己定位为一个军人，但是也意识到他可以通过参与适应性的运动有机会追求其他的作业角色。在他的康复期间，Daniel 联系到一个非营利组织，专注于退伍残疾军人的摩托越野运动。经过跟这群同龄的导师们接触并且参加各种适应性活动，Daniel 能够追逐他的梦想并且开始在全国各地摩托越野赛活动中参加竞技性的比赛。他从军队上病退了，娶了他的高中同学，并且离开军队，搬回到加利福尼亚州开始了新的生活。

小结

失去双上肢的康复对象的康复过程是富有挑战性和有价值的。对上肢假肢的训练来说，治疗师和跨学科康复小组所具备的专业知识是必不可少的。作业治疗师在康复过程中通过实施残肢的管理和护理，以及配戴假肢前后的训练，扮演着重要的角色。作业治疗的期望的结果包括肢体丧失后积极的自我形象、ADLs 的独立管理以及恢复康复对象职业、社交和休闲中的角色、以此来支持康复对象的健康和作业表现。

对康复对象需求的细致评估、一个有创意的治疗干预方法、注重于解决问题、并且与康复治疗团队密切沟通可以使挑战有价值并得到成功的结果。

第 3 节　下肢假肢

案例研究

Lena，第一部分

Lena 是一位 72 岁的女士，独自住在靠近市中心的单层住宅里，5 年前变成了遗孀，并且两个成年的孩子也住在城镇。Lena 有成人糖尿病和慢性阻塞性肺病（COPD）。她 50 岁之前曾在一家杂货铺做兼职的店员，因她不能够舒服的长时间的站立而退休。在退休以后，Lena 可以开车去购物和约会，并且可以短距离行走到教堂去。这几年 Lena 的腿部血液循环逐渐恶化，并且在家呆得时间逐渐延长。Lena 的日常活动通常包括看电视、看窗外的鸟、偶尔涂绘陶俑。

在 62 岁时，Lena 的左脚脚趾被绊了一下并被切断了。她脚部的血液循环影响了伤口修复，并且脚趾被截肢，2 年后另外一个脚趾也被截肢。由于旧伤口没有愈合，2 周前她的左腿膝以下（胫骨横断）也被截掉了。

Lena 刚被转移到她家乡的一个高级护理机构。作业治疗师今天与她见面，对 Lena 做了首次评估，在此之后他们一起为 Lena 的治疗设定了目标。

思辨问题

1. 什么样的作业活动会使 Lena 感觉找回自我？

2. 什么样的治疗性活动最能解决 Lena 截肢问题中呈现的挑战，并且帮助她回归到她所选择的作业活动中？

3. 作业治疗师如何能够不仅帮助 Lena 回归家庭，而且还能降低她再次入院的风险？

下肢截肢的水平

截肢层面在膝盖以上或膝盖以下是下肢（lower limb，LL）截肢讨论的最典型的两种类型，然而这些类

别中也存在特殊情况（图 43.25）。通常，截肢层面离心脏越近，康复对象所面对的功能挑战越大。近端下肢截肢包括偏侧骨盆切除术和髋关节脱位截肢术，导致失去整个下肢；这类严重的截肢特别会出现在外伤或恶性肿瘤案例中。这样的近端截肢中伤口的愈合通常很缓慢，并且皮肤移植可能要求全植。在半侧骨盆切除术中，肌皮瓣往往覆盖内脏。

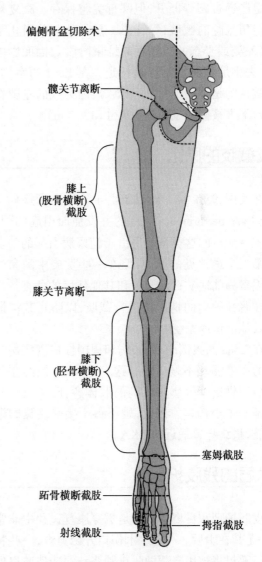

图 43.25　下肢截肢的平面（来自 Cameron MH，Monroe LG：Physical rehabilitation：evidence-based examination，evaluation，and intervention，St Louis，2007，Saunders.）

股骨横断的截肢，或是膝以上截肢（above-knee amputation，AKA），导致失去膝盖及远端的所有部位。经过 AKA 的残肢长度一般范围是 10~20 英尺（25.4~30.5cm），从股骨大转子测量[8]；股骨横断截肢也可以被分类到上、中或下三分之一，表示截肢距离从坐骨测量。一个膝关节横断截肢（关节脱落）导致失去膝关节

功能但是允许一个高层面的假肢控制和移动。

一个胫骨横断的截肢，或膝以下截肢（below-knee amputation，BKA），保留了膝关节，因此排除了安装机械膝关节假肢的必要性。经过 BKA 的残肢通常距离范围是 4~6 英尺（10.1~15.2cm），从胫骨平台测量[8]。塞姆截肢，或踝部关节脱臼导致踝关节和足部功能失调，通常在创伤或感染的情况下进行。跖骨横断截肢导致足底通过跖骨断开，但踝部完整保存。康复对象可能经历足趾的截肢；尽管第一足趾的截肢阻止了趾分离（站姿或步态的支撑相的结束阶段），因而影响行走，失去小足趾通常不影响行走。在 Lena 的案例中，截肢被认为是膝以下截肢（BKA），因为她的左腿在胫骨平台下方被截掉了大约 5 英寸（12.7cm）。

下肢截肢的原因

在美国，95% 的下肢截肢由于外周血管疾病（peripheral are performed，PVD）的并发症而引起的[50]；最后 25%~50% 的这类情况是由于糖尿病引起的[83]。外伤是第二个最常见的原因，但在一些发展中国家外伤主导因素为陆地矿石的开采和其他环境的危害[83]。也可能在恶性肿瘤的情况下进行截肢，以防止其扩散到身体其他部位或系统。

在 Lena 的案例中，糖尿病和周围性血管疾病导致下肢的血液循环不畅。由于这一并发症，她的左足和腿的血液供给不够影响了她的肢体愈合，甚至一开始就只是一个小伤口。因此，她不得不接受左腿的渐进性截肢，最终导致最近的 BKA。

手术后的残肢护理

皮肤护理和良姿位摆放是贯穿康复过程中非常重要的，尤其在术后。一旦手术伤口开始愈合，一些特殊的术后敷料将被用来帮助防止肿胀和塑造残肢以便后期假肢使用。缠绕弹性绷带（如肌效贴）是一个术后控制水肿的常见方法。然而，缠绕要求一定的技巧和技术，这对防止残肢的变形尤为重要。有些逐渐变小的残肢压力衣可以作为一个弹性包扎的替代物，以期长期使用，残肢的收缩可促进最终假肢的配戴。弹性绷带和压力衣可同时使用于术后早期，即使康复对象的外科伤口处仍有敷料。这一类情况应该首先使用尼龙袜，避免绷带或压力衣移动了敷料。一旦最后假肢被组装和调配好，当康复对象晚上不穿戴假肢时，也需在

白天频繁地继续穿戴压力衣。这一收缩和塑形系统需要坚持最多 3 个月甚至更长，具体取决于康复对象的情况。

如果康复对象（或康复对象的护理者）不能够使用绷带的缠绕或压力衣的使用技术，则可以使用 Jobst 压缩泵。压缩泵是一个充气式的接受腔包围残肢，施加持续的、均衡的压力，快速使残肢收缩。外科手术后经常使用刚性敷料或石膏铸模。石膏铸模使用结束时，应与一个简单的假肢训练相配合，所以康复对象可以直接开始接受站立和步行训练。可能需要在愈合过程中瘢痕按摩，以防止粘连和增强周围手术部位的舒适性，这种按摩技术可以教给康复对象。

Lena 的肌效贴绷带是在医院里由护士完成的。在 Lena 到达高级护理机构后，护理人员询问了作业治疗师，Lena 是否有认知和视觉障碍并且教授她运动技巧、学习怎么缠绕绷带和穿戴压力衣，以及如何进行瘢痕按摩。

下肢装备和假肢

在接受下肢截肢后，活动和离床时间显著减少。外科手术本身可以造成移动的不适，并且许多经历过截肢手术的康复对象先前就有进一步减少活动的条件。对于这类原因的康复对象，可能需要使用床栏杆或金属吊杆，帮助他们调整在床上的姿势，并完成仰卧位到坐位的转移。轮椅也是一项挑战，因为康复对象不再能够通过将脚放在地板上或轮椅上支撑身体。从根本上说，残肢支撑是一个垫板，铺在轮椅的座椅上；它在受影响的肢体的一侧有一个伸展的部件，从椅子的座位向前突出（图 43.26）。这种延伸为残肢提供了一个休息的台面，从而使肢体处于非依赖位置并减少

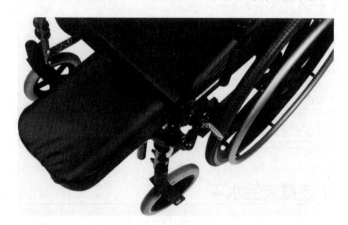

图 43.26　支持残肢的轮椅（Courtesy Comfort Company，Bozeman，MT.）

了髋关节的应力。接受过膝以下截肢的康复对象经常会有膝关节屈曲挛缩的风险,并且残肢支撑可以促进膝关节在坐位下的伸展,从而帮助防止残肢的水肿和挛缩[116]。残肢支撑有时仍然被引用,在不可接受的术语中:作为残端连接管。对于康复对象进行双侧截肢,必须将轮椅上的大轮放置得更远,以适应体重分布的变化。轮椅防倾杆,是一个用于商业的轮椅零件,也可以被用在轮椅椅座的背面,在转移时可以减少轮椅向后倾斜的可能性。

大多数康复对象在开始他们康复治疗期间,至少会用到一个助行器。一些下肢截肢康复对象将继续使用助行器行走。四足(标准)或两轮(滚动)助行器可能被使用,取决于康复对象本身的特点和需要。有人建议说使用两轮助行器可以使假肢更快的走动并且受到更少的阻碍[106],但步行者的选择应该总是建立在一个对康复对象能力和需要整体评估的基础上。

许多假肢的种类是下肢假肢,并且科技每天都在进步。所有假肢,舒服的、使用简单的、外观、功能、包括康复对象受影响肢体的 ADLs 和 IADLs 的能力,与康复对象步行距离非常相关,也与个人在接受下肢截肢后的生活质量有关[64]。康复团队在康复对象适应和假肢训练过程中记住这一点很重要。

一个下肢假肢的主要部件是接受腔、接受腔或凝胶衬里、一个悬挂系统、连接管和一个终端装置。对于一些假肢,安装人工关节也是有必要的,接受腔是残肢和假肢之间的直接连接。康复对象的残肢可能在白天某段时间体积有所改变,这对接受腔的设计是一个挑战。这对穿脱接受腔也是一个挑战,要随着残肢大小改变。智能可变式几何接受腔(smart variable geometry socket,SVGS)技术的发展解决了这一困难[37]。SVGS 从接受腔夹层中添加和去除流体,穿戴时改变接受腔夹层内的压力,持续的顺应残肢体积的改变并因此不需要卸下假肢,改变接受腔的大小。静态弹性线也用在假肢接受腔里;线的选择基于变量比如合适度、舒适度、摩擦力忍耐度、还有价位[88]。多种悬挂机制用于接受腔更好的贴合残肢,包括腰带、带子、楔形物或抽吸装置。有时候装置会组合起来,保证合适的穿戴。

连接管是将接受腔贴附于 TD(图 43.27)的一个结构。垂直的减震连接管功能就像下肢假肢减震器一样。许多有下肢假肢康复对象反应更愿意使用带有减震的设备[35]。这一类减震器在高强度的活动中能发挥特别优势,像跑步,并且对其他的活动,像下楼梯,也发挥优势。连接管可以是基础的、静止的装置,最小的美

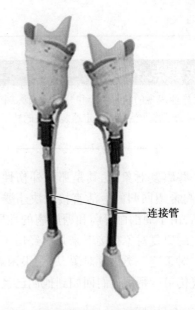

图 43.27 典型连接管,假肢的内部结构或骨架(来自 GettyImages.com.)

化作用;也可以是动态的,像在之前文章中列出的,并且能被修改成与康复对象健侧肢体相配的美化效果。

TD 是假肢的足,提供了稳定、沉重的表面,并且能够减震。根据康复对象的需要和能力,多种类型的可用 TDS 可提高机械性踝关节运动的程度和动态响应。专业的 TDS(事实上,是整个假肢设计,以容纳 LL)根据不同运动和活动的情况来设计(图 43.28)。为了挑选最好的假肢,Lena 的假肢矫形治疗师咨询了她的作业治疗师,满足 Lena 回归到日常生活和活动中的心愿。

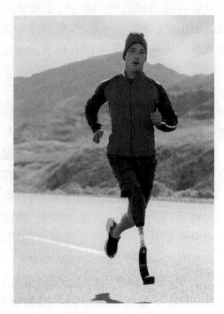

图 43.28 配有特殊跑步假肢的运动员在马拉松比赛中(来自 GettyImaes.com)

作业实践

对于一些康复对象,尤其是那些外伤性截肢的康复对象,他们希望回归的生活直接取决于受伤程度或疾病。然而,由于周围血管病和糖尿病的性质,许多有下肢截肢史的康复对象在接下来几年经历了功能的渐进性减退。对于这一类康复对象,尽管很困难,截肢和连续的康复仍可能帮助他们回归到他们已经离开的职业中去。

下肢截肢康复对象在大多数 ADLs 的参与中都会受到影响。虽然一个截肢的康复对象会接受物理治疗并学习新的转移技术,他或她必须参加作业治疗,去学习新功能以完成熟悉的任务。洗澡、穿衣、个人清洁、梳洗、厕所卫生可能需要作为作业治疗干预计划的一部分来解决。如果康复对象使用下肢假肢,则必须解决个人设备护理问题。IADLs 的参与将会受到影响。应特别注意照顾他人、照顾宠物、抚养孩子、社区移动、健康管理和维护、家庭建立和管理、膳食准备和饮食服务,安全、紧急事故处理和购物。休息和睡眠对于一个刚接受下肢截肢的康复对象也是一项挑战。例如,一个康复对象每日晚上可能在睡眠准备时期表现出来。一个康复对象可能与他或她的配偶,在睡觉时经历无法适应截肢的困难(睡眠参与)。作业治疗师应该评估这些作业通过什么途径被截肢影响和帮助康复对象适应,促进睡眠。对于患肢感觉治疗可能有助于康复对象的休息和睡眠(详见第 13 章)。

下肢截肢通常影响教育、工作、娱乐活动的参与,并且应该在作业治疗期间得到解决,社会参与也应该被涵盖。尽管介入和作业在康复后期过程中被认为是一个很重要的角色,然而它们也可以被安排在康复急性期,从而加强康复对象的作业治疗意识,这些作业可能是回归实践活动所需要的。重要的是,作业治疗师帮助康复对象探索他们希望参与的职业的所有途径,以保证以前放弃的一些活动可以重新参加[58]。由于截肢后功能的改变,康复对象可能不能回到以前的工作或娱乐活动,或是不能恢复到以前习惯的参与程度。在这种情况下,作业治疗师应该帮助康复对象探索其他的机会,他们可以通过识别兴趣、技能和机会来实现。

Lena 在高级护理机构的早期作业治疗课程中,他与她的治疗师说了她非常想走去教堂,并且在每年的秋季节日烘烤馅饼。Lena 说她在 10 年前就不再做这些事情,因为一切都变得困难,之后她表达了孤独感和无用的想法。Lena 说她做的馅饼在城中众所周知,并且她自豪地详细叙述每一年人们如何告诉她应该开自己的餐馆。尽管 Lena 和她的作业治疗师已经在最初设定了她的长期计划为独立照顾自己和基本的家庭管理,但是他们决定设定再进社区的目标,并将重点放在重新参与到她的作业活动中。

个人因素

影响运动的结构,除了皮肤和相关的结构,总是被下肢截肢所改变。然而,其他身体结构的状况应该也被评估,以确定这些结构可能在康复过程中呈现的利弊因素。

下肢截肢改变神经肌肉和运动相关的功能,并且这将影响到术后作业治疗表现。这种功能的改变不仅发生在受影响的肢体,也可能发生在身体其他部位。由于截肢的变化,身体其他部位的应力将变大;截肢康复对象的健侧下肢和他或她的手臂将承担更多的重量,而且手术伤口的愈合和卧床时间增加将对皮肤功能提出更高要求。

重要的一点是关注痛觉。多达 84% 截肢的康复对象经历过幻肢痛[20]。在这种情况下,康复对象可能感觉到已经被截掉的肢体,比如抽筋、挤压、射击或烧灼感。在这些情况下治疗师可以使用脱敏技术(如残肢按摩)、运动、冷热疗法或是电刺激来帮助减弱感觉并且有助于他们更容易参与到作业治疗中来[83]。

患有 PVD 的康复对象早已缺乏良好的心血管功能,并在治疗期间必须注意康复对象可以安全承受多少活动。康复对象的心理和感觉功能将影响治疗的方式,包括传授知识;这些也会影响假肢和器具的种类使用[57]。一些康复对象可能能够很快学习到新的技巧,从课程中,甚至从阅读材料中回忆到信息,并且可能能够独立将这些知识应用到新的环境中。然而,其他的康复对象将需要适应性训练并且可能需要延长治疗阶段来消化学到的新知识。理解康复对象的价值观、信仰和精神可以进一步帮助治疗师制订治疗方案,并选择适合于康复对象的治疗方案,最大限度地满足他或她的需要。

作业治疗师发现 Lena 需要增强她的上身力量，帮助她在使用助行器时支撑她自己进行转移和下床活动。她也需要改善她的术后姿势对线和步态模式以便参与到适当的作业中。Lena 当时正经历着残肢痛。然而，Lena 的心理是坚强的，她的视力和她的手部感觉虽然轻微的减弱，但一定程度上能够支撑她想做的活动。另外，Lena 相信努力就会有结果，加上她承诺希望在社区承担义务，将有助于她参与到她的作业治疗中。

表现技巧

证据证明，下肢截肢影响最明显是运动技能领域。调整姿势，协调动作，维持平衡，并且术后弯曲度改变，康复对象必须在治疗中应用这些技能，重返职业生涯。感觉和知觉能力可能会被截肢所影响，而康复对象可能因为感觉功能受损导致这些技能有困难。康复对象的处理技巧（如判断力，排序能力和多任务处理能力）和沟通、社交技能将影响他们的参与和治疗以及治疗师对治疗的选择。

Lena 的作业治疗师发现，正如她所预料的，Lena 在稳定身体对线、姿势、行走、到达、弯腰、移动、站立和举起等方面存在缺陷。治疗师也发现她的处理能力的功能性水平。然而，当 Lena 开始试图用不同的姿势完成活动时，表现的难以适应。作业治疗师也注意到 Lena 在社交互动技巧方面表现出困难，问题在许多作业活动中出现。治疗师将需要在治疗中解决这些问题，帮助 Lena 在作业中达到最佳的作业参与水平。

表现模式

无论康复对象在截肢前的表现模式如何，他们都可能在截肢后改变。康复对象可能已经具有的有用的习惯、日常惯例、仪式和角色。这些可以用到治疗中，促进康复对象回到先前的作业表现水平。然而，对于许多康复对象，作业治疗史将揭示先前的未养成习惯和缺乏或非适应性的日常，可能对康复进程提出挑战。尽管 Lena 的糖尿病和 PVD 曾经使她处在伤口难以愈合的高危阶段，她从未养成每天查看她的腿和脚的切口是否感染的习惯。这一习惯的缺乏导致她左腿的三次截肢。Lena 早上在厨房里的活动包括多次穿过房间，一手拿着多件物品。在与她的作业治疗师交流时，Lena 表示她已经在日常事务中掉东西了，差点摔倒了好几次，并且她担心是否能安全地在家做早餐。

社会心理的影响

肢体截肢意味着失去，并且因此经历悲伤情绪的过程。这一过程涉及面对身体结构的改变、功能障碍和职业变化后情感的处理。也涉及愤怒、承认健康状况这一不高兴的事实，并且恐惧未来功能上和财力上的压力。社会的接受和社区的功能对康复对象来说也是非常重要的方面。这些都是跨学科康复团队可以解决的问题，帮助康复对象适应，并且应当被告知作业治疗干预的各个方面。

作业治疗师可以使用一些技术帮助康复对象适应自己的截肢并建立一个新的自我感觉。治疗性关系和自我的治疗性使用提供了一个安全的环境以及催化剂以让康复对象来讨论失去的感觉、身体改变后的想法、对未来的担忧。除了提高术后改善身体形象的技术，治疗师可以教康复对象运用技能解决焦虑和抑郁[78]。面谈环节可以包括工作环境适应和如何使家庭环境变得更方便的建议。根据康复对象现在的能力水平，分等级的治疗性作业活动为康复对象提供了掌握技能和获取成功体验的机会。治疗师的鼓励不仅仅促进康复对象进步，提供了支持，而且为康复对象提供了讯息，功能的恢复和参与所选择的职业是确实是可能的[78]；这种讯息促进了康复对象对未来的希望和愿景。

重要的是要认识到外界观察者对下肢截肢康复对象的适应力评定可能和康复对象的个人评定不一样。外科医生可以根据手术创伤的愈合率来评定成功率，假肢矫形师对残肢和假肢之间的匹配度进行评估，一个物理治疗师定位在康复对象的转移步行能力，一个作业治疗师定位在康复对象对作业活动的参与能力。然而，康复对象可能将成功定位在其他的标准上。一些与康复对象相关的变量呈现出康复对象的基本诉求，包括在陌生人面前积极活动时感到舒适，不感觉是一个家庭的负担，能够照顾他人，能够进行娱乐的运动[64]。

情境、环境和活动需求

了解康复对象的情境、环境和日常活动的需求将帮助治疗师设计治疗项目，将更好地帮助康复对象重新参与所选择的作业。也将帮助治疗师改变康复对象的活动需求使他们更独立，更熟练地完成所选的作业。作业治疗师为 Lena 的卧室里做了一个详细的平面图，并且她房间中的家具被移到高级护理机构中，所以非常接近她卧室的环境。当 Lena 在卧室中进行日常活动时,将会感觉到更加自然。Lena 的治疗师最初在 Lena 每天早上的需求中做了很大的修改,用轮椅带 Lena 去浴室洗澡并且给她拿来衣服,她可以抓住扶手的情况下再站起来,所以治疗师可以帮她穿裤子。经过这段时间,当 Lena 提高了她的活动技能和她的活动模式,并纳入每日新的 ADLs 技术学习中,她的作业治疗师能够降低适应活动的需求,让 Lena 能够进步至可以在家维持独立生活。

关于老年康复对象的思考

尽管下肢截肢可以保留一些功能,拯救康复对象生命,但是随着康复对象年龄增加,死亡风险也会增加。一项关于患有 BKA 的老年人的研究,发现 1 年后 BKA 的存活概率是 77%,3 年是 57%,7 年半是 28%[60]。因为死亡率的增加不仅仅与截肢手术相关,也与先前存在的健康和环境因素相关,关注康复对象的整体健康状况尤为重要[16,17,19,21,23,30,45,55,72,84,106]。

许多老年人的身体结构和功能早已退化,使康复进程更长更慢。一个老年人可能花费更多的时间消散术后麻醉,包括认知和呼吸系统的影响。对于单边的下肢截肢者,健侧腿的平衡对于假肢的使用是一个重要的警示[91]。因为平衡可能已经减退以及认知技能可能已经减退,老年康复对象学习使用假肢可能经历更大的困难。他们早已经经历过许多失去,包括家人和朋友、家庭、健康和功能;截断后的心理创伤可能比以前的损失更为严重。

案例研究

Lena,第二部分

下肢截肢对康复对象的功能有很大的影响,但是回归到积极的充实的生活仍是可能的。Lena 在刚进入到高级护理机构时照顾她自己需要大量的帮助,但是她的目标是回归家庭能够独立的自我照顾以及照顾家庭。在作业治疗的过程中,Lena 意识到她已经慢慢减少了参与那些使她感到充满活力、帮助她确定自己是谁的活动。之后她决定与她的治疗师共同努力,面对这一类活动,尤其是去帮助教堂为即将到来的中秋节做馅饼。

在作业治疗期间,Lena 的治疗师列出了她应该参与的活动,以解决为达到她的目标所需要改善的区域。这些目标,Lena 认为是她感兴趣的,为了给她提供一个合适的挑战而做了改良。因为 Lena 以前喜欢看鸟并且喜欢装饰性的绘画,她的作业治疗课程包括搭建和画出鸟屋。这提高了 Lena 的上肢力量并且提高了她坐位和站位的平衡,帮她独立完成任务,激发她在家中活动的技能,并且她可以将她制作的物品在秋季节日到来时捐赠给教堂。

当 Lena 在高级护理机构的最后一段时间,她和她的作业治疗师参加了回归社区的课程。因为 Lena 已经提到过她想为中秋节帮助群众做馅饼,在课程期间,她和她的作业治疗师参观了教堂;这给她一个机会,与烘焙协会的人员接触,他们可以看到 Lena 自身的能力,减轻他们与残疾人交往的恐惧并且为 Lena 加入他们创造了条件。通过支持 Lena 加入这一社区作业,她获得了自信,她仍然是这个社区中一位可被接受和被期望的成员。Lena 和她的作业治疗师一同确认了厨房潜在的挑战。Lena 和她的治疗师一起制订了策略,以确定安全参与烘焙的方法。为能够返回教堂成为烘焙小组一员做准备,Lena 在机构作业治疗部的厨房中完美地使用了这些技能。

Lena 的作业治疗师也与 Lena 讨论了她住院前可能出现高风险情况的一些习惯,并且帮助她制订了如何降低风险的方案。Lena 学到了如何检查她下肢的皮肤,并且她在后期规律的完成检查。她每日回家都会让他整天保持良好状态,而且也加入了一些技术,以便缩短站立的时间并且减少完成任务的能量消耗。Lena 的家人根据 Lena 和她作业治疗师的建议,在她的厨房里重新组织了一些项目,这样她的环境减轻了她日常活动的压力。Lena 在日常活动中独立回家,能够参与个体的和社交的活动,使她觉得开心,并且找回了她放弃已久的角色。

复习题

1. 列出获得性截肢的常见因素。

2. 描述作业治疗师作为一名成员,在上肢截肢康复对象康复中的角色。

3. 截肢手术的目的是什么?

4. 说出三种截肢手术技术。

5. 说出三个应该在截肢后立即学习的 ADLs。

6. 压力衣的作用是什么?

7. 至少说出四个术后影响假肢训练和康复的因素,每一个因素是如何处理的?

8. 幻肢痛和幻肢觉的区别在哪里?

9. 讨论残肢状态对假肢成功安装和运用的影响。

10. 描述电动假肢的肌电测试的目标。

11. 描述典型的截肢术后社会心理后果,并讨论作业治疗师如何促进肢体缺损的调整。

12. 定义"黄金窗口"并且明确它在上肢截肢康复中的重要性。

13. 上肢假肢最常见的五类是什么？

14. 列出用作操作身体动力假肢的运动。

15. 说出至少两个穿上身体动力假肢动力技术，并描述他们。

16. 提前摆放终端设备的重要性是什么？

17. 说出三种电动终端装置，每一个的优点有哪些？

18. 哪些部件是特定于身体动力假肢？以动力性驱动假肢？

19. 列出应用于上肢假肢的高级假肢训练的五种特点。

20. 讨论应用于各种各样 ADL 和 IADL 任务中假肢的主要功能。

21. 在这一章中哪些特殊的考虑用于治疗双上肢截肢？

22. 明确并描述三个用于上肢截肢的结果测量。

23. 假肢技术和外科技术的提高是如何影响失去上肢的康复对象的？

24. 说出术后残肢立刻需要考虑的两个问题。

25. 压力衣的作用是什么？

26. 如何处理轮椅使残肢感觉更舒适？对于双侧 AKA 的康复对象呢？

27. 说出下肢假肢的重要组成部分。

28. 残肢使用袜套的作用是什么？

29. 下肢截肢将如何影响身体的其他部位？

30. 下肢截肢如何影响康复对象参与作业治疗？

31. 哪些表现技巧是最有可能在双下肢截肢后被影响？

32. 康复对象先前有的表现模式如何在截肢后影响他们的参与？

33. 下肢截肢的潜在社会心理的影响是什么？

34. ADLs 的需求是如何改变以促进下肢截肢后的独立？

35. 要为下肢截肢的老年人额外考虑什么？

（高峰　杨琼　樊巍 译，萧玉婷 校，

曹梦安　张瑞昆 审）

参考文献

1. American Occupational Therapy Association: Occupational therapy practice framework: domain and process, ed 3, *Am J Occup Ther* 62:625, 2014.

2. American Occupational Therapy Association: Occupational therapy practice framework: domain and process, ed 3, *Am J Occup Ther* 68:S1–S48, 2014.

3. American Society of Transplantation: Vascularized composite allotransplantation (VCA) research. <http://www.myast.org/public-policy/vascularized-composite-allotransplantation-vca-research>.

4. Anderson MH, Bechtol CO, Sollars RE: *Clinical prosthetics for physicians and therapists*, Springfield, IL, 1959, Charles C Thomas.

5. Andrew JT: Prosthetic principles. In Bowker JH, Michael JW, editors: *Atlas of limb prosthetics: surgical, prosthetic, and rehabilitation principles*, ed 2, St Louis, 1992, Mosby.

6. Atkins DJ: Adult upper limb prosthetic training. In Atkins DJ, Meier RH, editors: *Comprehensive management of the upper-limb amputee*, New York, 1989, Springer-Verlag.

7. Atkins DJ: Postoperative and preprosthetic therapy programs. In Atkins DJ, Meier RH, editors: *Comprehensive management of the upper-limb amputee*, New York, 1989, Springer-Verlag.

8. Banerjee SJ: *Rehabilitation management of amputees*, Baltimore, 1982, Williams & Wilkins.

9. Bebionic features: <http://bebionic.com/the_hand/features>.

10. Bennett JB, Alexander CB: Amputation levels and surgical techniques. In Atkins DJ, Meier RH, editors: *Comprehensive management of the upper-limb amputee*, New York, 1989, Springer-Verlag.

11. Berlin O, et al: Osseointegrated prosthesis for the rehabilitation of amputees: two-year results of the prospective OPRA study. In syllabus abstracts of the 2012 Orthopedic Surgical Osseointegration Society, Fourth International Advances in Orthopedic Osseointegration Conference, Orthopedic Surgical Osseointegration Society, San Francisco, 2012.

12. Billock JN: Prosthetic management of complete hand and arm deficiencies. In Hunter JM, Mackin EJ, Callahan AD, editors: *Rehabilitation of the hand: surgery and therapy*, ed 4, St Louis, 1995, Mosby.

13. Billock JN: Upper limb prosthetic terminal devices: hands versus hooks, *Clin Prosthet Orthot* 10:57–65, 1986.

14. Bowker JH: The art of prosthesis prescription. In Smith DG, Michael JW, Bowker JH, editors: *Atlas of amputations and limb deficiencies*, Rosemont, IL, 2004, American Academy of Orthopedic Surgeons.

15. Bridges M, Para M, Mashner M: Control system architecture for the modular prosthetic limb, *Johns Hopkins APL Tech Dig* 30:217–222, 2011.

16. Butkus J, et al: Occupational therapy with the military upper extremity amputee: advances and research implications, *Curr Phys Med Rehabil Rep* 2:255–262, 2014.

17. Chan BL, et al: Mirror therapy for phantom limb pain, *N Engl J Med* 357:2206–2207, 2007.

18. Chan KM, et al: A medical-school study of upper limb amputees in Hong Kong: a preliminary report, *Orthot Prosthet* 37:43–48, 1984.

19. Congressional Research Service, Federation of American Scientists: A guide to U.S. military casualty statistics: Operation New Dawn, Operation Iraqi Freedom, and Operation Enduring Freedom. <https://www.fas.org/sgp/crs/natsec/RS22452.pdf>.

20. Czerniecki JM, Ehde DM: Chronic pain after lower extremity amputation, *Crit Rev Phys Med Rehabil* 15:309, 2003.

21. Dalsey R, et al: Myoelectric prosthetic replacement in the upper extremity amputee, *Orthop Rev* 18:697, 1989.

22. Defense Advanced Research Project Agency. <www.darpa.mil>.

23. Desmond DM, Maclachlan M: Affective distress and amputation-related pain among older men with long-term, traumatic limb amputations, *J Pain Symptom Manage* 31:362–368, 2006.

24. DiMartine C: *Capturing the phantom*, inMotion 10:7, 2000.

25. Dubernard JM, et al: Functional results of the first human double-hand transplantation, *Ann Surg* 238:128–136, 2003.

26. Edelstein JE: Rehabilitation without prosthesis. In Smith DG, Bowker JH, editors: *Atlas of amputations and limb deficiencies: surgical and prosthetic rehabilitation principles*, ed 3, Rosemont, IL, 2004, American Academy of Orthopedic Surgeons.

27. Errico M, et al: History and ethics of hand transplants, *JRSM Short Rep* 3:74, 2012.

28. Esquenazi A, Wikoff E, Lucas M: Amputation rehabilitation. In Grabois M, Garrison SJ, editors: *Physical medicine and rehabilitation: the complete approach*, Ames, IA, 2000, Blackwell Science.

29. Fletchall S: Returning upper-extremity amputees to work, *O&P Edge* 4:28–33, 2005.

30. Flor H, Nikolajsen L, Jensen TS: Phantom limb pain: a case of maladaptive CNS plasticity?, *Nat Rev Neurosci* 7:873–881, 2006.

31. Franz EA, Rumachandran VS: Bimanual coupling in amputees with phantom limbs, *Nat Neurosci* 1:443, 1998.

32. Friedman LW: *The psychological rehabilitation of the amputee*, Springfield, IL, 1978, Charles C Thomas.

33. Fryer CM, Stark GE, Michael JW: Body-powered components. In Smith DG, Bowker JH, editors: *Atlas of amputations and limb deficiencies: surgical and prosthetic rehabilitation principles*, ed 3, Rosemont, IL, 2004, American Academy of Orthopedic Surgeons.

34. Gallagher P, MacLachlan M: Development and psychometric evaluation of the Trinity Amputation and Prosthesis Experience Scales (TAPES), *Rehabil Psychol* 45:130–154, 2000.

35. Gard SA, Childress DS: A study to determine the biomechanical effects of shock-absorbing pylons, *Rehabil R&D Progr Rep* 35:18, 1998.

36. Goodney PP, et al: National trends in lower extremity bypass surgery, endovascular interventions, and major amputations, *J Vasc Surg* 50:54–60, 2009.

37. Greenwald RM, Dean RC, Board WJ: Volume management: smart variable geometry socket (SVGS) technology for lower-limb prostheses, *J Prosthet Orthot* 15:107, 2003.

38. Hagberg K, Branemark R: One hundred clients treated with osseointegrated transfemoral amputation prostheses—rehabilitation perspective, *J Rehabil Res Dev* 46:331–344, 2009.

39. Hargrove LJ, et al: Principal components analysis preprocessing for improved classification accuracies in pattern recognition-based myoelectric control, *IEEE Trans Biomed Eng* 56:1407–1414, 2009.

40. Heckathorne CW: Components for electric-powered systems. In Smith DG, Michael JW, Bowker JH, editors: *Atlas of amputations and limb deficiencies: surgical, prosthetic and rehabilitation principles*, ed 3, Rosemont IL, 2004, American Academy of Orthopedic Surgeons.

41. Heinemann AW, Bode RK, O'Reilly C: Development and measurement properties of the orthotics and prosthetic user survey (OPUS): a comprehensive set of clinical outcome instruments, *Prosthet Orthot Int* 27:191–206, 2003.

42. Hermansson LM, Bodin L, Eliasson AC: Intra- and inter-rater reliability of the assessment of capacity for myoelectric control, *J Rehabil Med* 38:118–123, 2005.

43. Hermansson LM, et al: Assessment of capacity for myoelectric control: a new Rasch-built measure of prosthetic hand control, *J Rehabil Med* 37:166–171, 2005.

44. Hill W, et al: Upper limb prosthetic outcome measures (ULPOM): a working group and their findings, *J Prosthet Orthot* 21:69–82, 2009.

45. Hirschberg G, Lewis L, Thomas D: *Rehabilitation*, Philadelphia, 1964, JB Lippincott.

46. Horgan O, MacLachlan M: Psychological adjustment to lower-limb amputation: a review, *Disabil Rehabil* 26:837–850, 2004.

47. Advanced Arm Dynamics: I-limb ultra revolution. <http://www.armdynamics.com/pages/i-limb-ultra-revolution>.

48. I-limb ultra revolution: <http://www.touchbionics.com/sites/default/files/i-limb_revolution_product_sheet_april_2013.pdf>.

49. Jacobsen SC, et al: Development of the Utah artificial arm, *IEEE Trans Biomed Eng* 29:249, 1982.

50. Jelic M, Eldar R: Rehabilitation following major traumatic amputation of lower limbs: a review, *Crit Rev Phys Rehabil Med* 15:235, 2003.

51. Johns Hopkins Applied Physics Laboratory: Modular prosthetic limb. <http://www.jhuapl.edu/prosthetics/scientists/mpl.asp>.

52. Johnson SS, Mansfield E: Prosthetic training: upper limb, *Phys Med Rehabil Clin North Am* 25:133–151, 2014.

53. Kuiken TA, et al: Targeted muscle reinnervation for real-time myoelectric control of multifunction artificial arms, *JAMA* 301:619–628, 2009.

54. Kuiken TA, et al: Redirection of cutaneous sensation from the hand to the chest skin of human amputees with targeted reinnervation, *Proc Natl Acad Sci U S A* 104:20061–20066, 2007.

55. Kuiken TA, Schultz Feuser AE, Barlow AK: *Targeted muscle reinnervation: a neural interface for artificial limbs*, Boca Raton, FL, 2014, Taylor & Francis Group.

56. Lake C, Dodson R: Progressive upper limb prosthetics, *Phys Med Rehabil Clin North Am* 17:49–72, 2006.

57. Larner S, vanRoss E, Hale C: Do psychological measures predict the ability of lower limb amputees to learn to use a prosthesis?, *Clin Rehabil* 17:493, 2003.

58. Legro MW, et al: Recreational activities of lower-limb amputees with prostheses, *J Rehabil Res Dev* 38:319, 2001.

59. Leonard JA, Meier RH: Prosthetics. In DeLisa JA, editor: *Rehabilitation medicine: principles and practice*, Philadelphia, 1988, JB Lippincott.

60. Levin AZ: Functional outcome following amputation, *Top Geriatr Rehabil* 20:253, 2004.

61. Light CM, Chappell PH, Kyberd PJ: Establishing a standardized clinical assessment tool of pathologic and prosthetic hand function: normative data, reliability and validity, *Arch Phys Med Rehabil* 83:776–783, 2002.

62. Malone JM, et al: Immediate, early, late postsurgical management of upper-limb amputation, *J Rehabil Res Dev* 21:33–41, 1984.

63. Malone JM, Goldstone J: Lower extremity amputation. In Moore WS, editor: *Vascular surgery: a comprehensive review*, New York, 1984, Grune & Stratton.

64. Matsen SL, Malchow D, Matsen FA: Correlations with clients' perspectives of the result of lower-extremity amputation, *J Bone Joint Surg Am* 82:1089, 2000.

65. McMahon SB, et al: *Wall and Melzack's textbook of pain*, ed 6, Philadelphia, 2013, Elsevier/Saunders.

66. Melzack R: Phantom limbs, the self and the brain, *Can J Psychol* 30:1–16, 1989.

67. Michaels JA: The selection of amputation level: an approach using decision analysis, *Eur J Vasc Surg* 5:451, 1991.

68. Miguelez J, et al: Upper extremity prosthetics. In Pasquina PF, Cooper RA, editors: *Care of the combat amputee*, Washington, DC, 2009, Department of the Army, the Borden Institute.

69. Millstein SG, Heger H, Hunter GA: Prosthetic use in adult upper limb amputees: a comparison of the body powered and electrically powered prostheses, *Prosthet Orthot Int* 10:27–34, 1986.

70. Mitsch S, Walters LS: Yancosek K: Amputations and prosthetics. In Radomski MV, Latham CAT, editors: *Occupational therapy for physical dysfunction*, ed 7, Philadelphia, 2014, Wolters Kluwer Health/Lippincott Williams & Wilkins.

71. Muilenburg AL, LeBlanc MA: Body-powered upper-limb components. In Atkins DJ, Meier RH, editors: *Comprehensive management of the upper-limb amputee*, New York, 1989, Springer-Verlag.

72. Nader M, Ing EH: The artificial substitution of missing hands with myoelectric prostheses, *Clin Orthop Relat Res* 258:9, 1990.

73. National Limb Loss Information Center: Fact sheet: limb loss in the United States. (2007). Amputee Coalition of America. <http://www.amputee-coalition.org/fact_sheets/limbloss_us.html>.

74. Northmore-Ball MD, Heger H, Hunter G: The below-elbow myoelectric prosthesis: a comparison of the Ottobock myo-electric prosthesis with the hook and functional hand, *J Bone Joint Surg Br* 62:363–367, 1980.

75. NovaCare: Motion control: training the client with an electric arm prosthesis (videotape), King of Prussia, PA, 1997, NovaCare. <http://utaharm.com/>.

76. Novotny MP: Psychosocial issues affecting rehabilitation, *Phys Med Rehabil Clin North Am* 2:273, 1991.

77. Olivett BL: Management and prosthetic training of the adult amputee. In Hunter JM, editor: *Rehabilitation of the hand*, St Louis, 1984, Mosby.

78. Pendleton HM, Schultz-Krohn W: Psychosocial issues in physical disability. In Cara E, MacRae A, editors: *Psychosocial occupational therapy: a clinical practice*, Clifton Park, NY, 2005, Thomson Delmar Learning.

79. Pinzur MS, et al: Functional outcome following traumatic upper limb amputation and prosthetic limb fitting, *J Hand Surg Am* 19:836, 1994.

80. Powell MA, Thakor NV: A training strategy for learning pattern recognition control for myoelectric prostheses, *J Prosthet Orthot* 25:30–41, 2013.

81. Price EH: A critical review of congenital phantom limb cases and a developmental theory for the basis of body image, *Conscious Cogn* 15:320–322, 2006.

82. Ramachandran VS, Brang D, McGeoch PD: Size reduction using mirror visual feedback (MVF) reduces phantom pain, *Neurocase* 3:1, 2009.

83. Rand JD, Paz JC: Amputation. In Paz JC, West MP, editors: *Acute care handbook for physical therapists*, Woburn, MA, 2002, Butterworth-Heinemann.

84. Raney R, Brashear H: *Shands' handbook of orthopaedic surgery*, ed 8, St Louis, 1971, Mosby.

85. Resnick L, et al: Development and evaluation of the Activities Measure for Upper Limb Amputees (AM-ULA), *Arch Phys Med Rehabil* 94:488–494, 2013.

86. Resnick L, Klinger SL, Etter K: User and clinical perspectives on DEKA arm: results of VA study to optimize DEKA arm, *J Rehabil Res Dev* 51:27–38, 2014.

87. Rosenbaum-Chou T: Update on osseointegration for prosthetic attachment, *Acad Today* 9(2):A9–A11, 2013.

88. Sanders JE, et al: Testing of elastomeric liners used in limb prosthetics: classification of 15 products by mechanical performance, *J Rehabil Res Dev* 41:175, 2004.

89. Santschi WR, editor: *Manual of upper extremity prosthetics*, ed 2, Los Angeles, 1958, University of California Press.

90. Scheme EJ, et al: Selective classification for improved robustness of myoelectric control under nonideal conditions, *IEEE Trans Biomed Eng* 58:1698–1705, 2011.

91. Schoppen T, et al: Physical, mental and social predictors of functional outcome in unilateral lower-limb amputees, *Arch Phys Med Rehabil* 84:803, 2003.

92. Sensinger JW, Lock BA, Kuiken TA: Adaptive pattern recognition of myoelectric signals: exploration of conceptual framework and practical algorithms, *IEEE Trans Neural Syst Rehabil Eng* 17:270–278, 2009.

93. Sherril C: Social and psychological dimensions of sports for disabled athletes. In Sherril C, editor: *Sport and disabled athletes*, Champaign, IL, 1986, Human Kinetics.

94. Simpson DC: Functional requirements and system of control for powered prostheses, *Biomed Eng* 1:250–256, 1966.

95. Smurr LM, et al: Managing the upper extremity amputee: a protocol for success, *J Hand Ther* 21:160–176, 2008.

96. Smurr LM, et al: Occupational therapy for the polytrauma casualty with limb loss. In Pasquina PF, Cooper RA, editors: *Care of the combat amputee*, Washington, DC, 2009, Department of the Army, the Borden Institute.

97. Spencer EA: Amputations. In Hopkins HL, Smith HD, editors: *Willard & Spackman's occupational therapy*, ed 5, Philadelphia, 1978, JB Lippincott.

98. Spencer EA: Amputation and prosthetic replacement. In Hopkins HL, Smith HD, editors: *Willard & Spackman's occupational therapy*, ed 8, Philadelphia, 1993, JB Lippincott.

99. Spencer EA: Functional restoration. III. Amputation and prosthetic replacement. In Hopkins HL, Smith HD, editors: *Willard & Spackman's occupational therapy*, ed 8, Philadelphia, 1993, JB Lippincott.

100. Spencer EA: Musculoskeletal dysfunction in adults. In Neistadt ME, Crepeau EB, editors: *Willard & Spackman's occupational therapy*, ed 9, Philadelphia, 1998, JB Lippincott.

101. Spiegal SR: Adult myoelectric upper-limb prosthetic training. In Atkins DJ, Meier RH, editors: *Comprehensive management of the upper-limb amputee*, New York, 1989, Springer-Verlag.

102. Stubblefield KA, et al: Occupational therapy protocol for amputees with targeted muscle reinnervation, *J Rehabil Res Dev* 46:481–488, 2009.

103. Sullivan J, et al: Rehabilitation of the transfemoral amputee with osseointegrated prosthesis: the United Kingdom experience, *Prosthet Orthot Int* 27:114–120, 2003.

104. TAD reveals N-Abler V five function wrist. *O&P Edge* (serial online). <http://www.oandp.com/articles/news_2003-10-02_02.asp>.

105. Tintle SM, et al: Traumatic and trauma-related amputations. II. Upper extremity and future directions, *J Bone Joint Surg Am* 92:2934–2945, 2010.

106. Tsai HA, et al: Aided gait of people with lower-limb amputations: comparison of 4-footed and 2-wheeled walkers, *Arch Phys Med Rehabil* 84:584, 2003.

107. Uellendahl JE: Bilateral upper limb prostheses. In Smith DG, Bowker JH, editors: *Atlas of amputations and limb deficiencies: surgical and prosthetic rehabilitation principles*, ed 3, Rosemont, IL, 2004, American Academy of Orthopedic Surgeons.

108. U.S. Department of Veterans Affairs: DEKA advanced prosthetic arm gains FDA approval. <http://www.research.va.gov/currents/spring2014/spring2014-34.cfm>.

109. Van Dorsten B: Common emotional concerns following limb loss. In Atkins DJ, Meier RH, editors: *Functional restoration of adults and children with upper extremity amputation*, New York, 2004, Demos Medical Publishing.

110. Walsh NE, et al: Treatment of the client with chronic pain. In DeLisa JA, editor: *Rehabilitation medicine: principles and practice*, Philadelphia, 1988, JB Lippincott.

111. Waryck B: Comparison of two myoelectric multi-articulating prosthetic hands, Proceedings of the MEC '11 Conference, UNB, 2011.

112. Weeks SR, Anderson-Barnes VC, Tsao JW: Phantom limb pain: theories and therapies, *Neurologist* 16:277–286, 2010.

113. Weir RF, et al: Implantable myoelectric sensors (IMES) for upper-extremity prosthesis control—preliminary work. Paper presented at the Twenty-Fifth Annual International Conference of the IEEE Engineering in Medicine and Biology Society, Cancun, Mexico, 2003.

114. Wellerson TL: *A manual for occupational therapists on the rehabilitation of upper extremity amputees*, Dubuque, IA, 1958, William C Brown.

115. Wetterman KA, Hanson C, Levy CE: Effect of participation in physical activity on body image of amputees, *Am J Phys Med Rehabil* 81:194–201, 2002.

116. White EA: Wheelchair stump boards and their use with lower limb amputees, *Br J Occup Ther* 55:174, 1992.

117. Wright G: Controls training for the upper extremity amputee (film), San Jose, CA, Instructional Resources Center, San Jose State University.

118. Wright V: Measurement of functional outcome with individuals who use upper extremity prosthetic devices: current and future directions, *J Prosthet Orthot* 18:46–56, 2006.

119. Yaiciolu K, et al: Influence of adapted sports on quality of life and life satisfaction in sport participants and non-sport participants with physical disabilities, *Disabil Health J* 5:249–253, 2012.

120. Yancosek KE: Amputations and prosthetics. In Skirvin T, et al, editors: *Rehabilitation of the hand*, ed 6, Philadelphia, 2011, Mosby.

121. Yancosek KE, Howell D: Systematic review of interventions to improve or augment handwriting ability in adult clients, *Occup Ther J Res* 31:55–63, 2011.

122. Ziegler-Graham K, et al: Estimating the prevalence of limb loss in the United States, 2005 to 2050, *Arch Phys Med Rehabil* 89:422–429, 2008.

资源

Amputee Coalition
9303 Center Street, Suite 100
Manassas, VA 20110
Telephone: 888-267-5669
Website: http://www.amputee-coalition.org

Challenged Athletes Foundation
9591 Walpass Street
San Diego, CA 92121
Telephone: 858-866-0959
Website: http://www.challengedathletes.org

Disabled Sports USA
451 Hungerford Drive, Suite 100
Rockville, MD 20850
Telephone: 301-217-0960
Website: http://www.disabledsportsusa.org

National Amputation Foundation
40 Church Street
Malverne, NY 11565
Telephone: 516-887-3600
Website: http://www.nationalamputation.org

Sports and Recreation Technologies, LLC (formerly Therapeutic Recreation Systems, Inc.)
Sterling Circle, Studio A
Boulder, CO 80301-2338
Telephone: 800-279-1865 or 303-444-4720
Fax: 303-444-5372
Website: http://www.sportsandrectec.com
Email: bob.sportsnrectec@att.net

第 44 章

心肺疾病

Maureen Michele Matthews

学习目标

在学习本章节后，学生或治疗师将能够做到：

1. 初步理解心血管功能及心率、节律和血压对作业参与的影响。
2. 明确缺血性心脏病和心瓣膜病的重要性，以及这些疾病对作业表现的潜在影响。
3. 辨别心肺疾病的可改变与不可改变的危险因素，并讨论背景与环境可能将如何影响这些危险因素。
4. 明确心脏窘迫的症状和体征。
5. 描述心脏窘迫的症状和体征出现后可采取的一系列措施。
6. 定义开胸术后保护的注意事项，以及结合注意事项明确三种改良的日常生活活动。
7. 明确心脏或肺部疾病如何影响患者的表现模式。
8. 描述确定心率和血压的方法，以及根据心率和血压计算心率—血压乘积的方法。
9. 简要了解呼吸系统并明确其主要功能。
10. 定义慢性阻塞性肺疾病，明确该疾病可能对作业表现造成何种影响。
11. 从社会公平的角度去明确肺部的危险因素和社会心理因素。
12. 描述呼吸困难控制姿势、缩唇呼吸方法和腹式呼吸的方法。
13. 描述一个放松技巧，并从作业的视角解释放松的益处。
14. 列出能够帮助治疗师了解患者对于干预理解情况的问题。
15. 列出能量节约的原则，并且明确基于赡养院的环境如何对患者进行宣教。
16. 解释在日常生活活动、工具性日常生活活动中代谢当量表格的重要性并描述如何使用该表格。

章节大纲

关键术语

房颤（atrial fibrillation）

血压（blood pressure）

心脏消融（cardiac ablation）

慢性阻塞性肺疾病（chronic obstructive pulmonary disease）

腹式呼吸（diaphragmatic breathing）

能量节约（energy conservation）

心率（heart rate）

缺血性心脏病（ischemic heart disease）

代谢当量（metabolic equivalent）

心肌梗死（myocardial infarction）

吸烟史（pack-year history）

肺康复（pulmonary rehabilitation）

缩唇呼吸（pursed-lip breathing）

心率—血压乘积（rate-pressure products）

胸骨部位保护注意事项（sternal precautions）

案例研究

Rudy，第一部分

Rudy，男，64 岁，已婚，有糖尿病史，每天坚持跑步约 1 600m，跑步中突感疲劳、呼吸困难。急救室中测得心率 140 次/分，血压 128/70mmHg，呼吸 20 次/分，血氧饱和度 93%。他被诊断为心房颤动，曾经被诊断出有损坏的心房瓣膜正在垮掉推翻了原来心脏瓣膜缺陷的诊断。他接受了主动脉瓣置换术和心脏消融术。

Rudy 的胸骨有个很大的切口用金属丝固定着，医生为他制订了防护措施以保持正在愈合的胸骨的完整性。在评估中 Rudy 可以下床步行进入浴室、上下马桶、返回到床上。疼痛已经被药物控制到最小，但是他行为冲动，总是违反医生为他制订的防护措施。由于他的妻子在外工作，他需要独自在家度过部分时间。

Rudy 有一份办公室管理工作，他计划在 3 周内回到工作岗位，并希望能够做他过去所做的一切事情。Rudy 和妻子很焦虑，也问了很多问题。他表述说"我要自己去浴室，自己穿衣服"，而他的妻子怕自己对丈夫的期望过高会对 Rudy 产生潜在的伤害，也担心他会因为不限制活动强度而受伤。Rudy 还表示很担心妻子会因为怕自己受伤而逃避与自己亲密。另外他透露说自己有个很大的恢复障碍就是经常饮酒，医学记录中并未指出这是一个问题。

思辨问题

1. 作业治疗师应该问什么问题来确认 Rudy 所说的"过去所做的一切"具体指什么？

2. Rudy 应该掌握哪些技能来保护他正在愈合的胸骨？

3. 在接下来的干预治疗中，治疗师会选择什么作业领域？基于 Rudy 的作业轮廓，在他的作业治疗介入中将包含哪些治疗目标？

本章在描述心肺疾病的个体时用"患者（patient）"替换"康复对象（client）"，以此来反映干预的场所与该类疾病的急性本质。

心血管或肺部疾病的患者在日常生活活动（activities of daily living，ADLs）和工具性日常生活活动（instrumental activities of daily living，IADLs）的作业领域中，可能会出现严重的耐力与表现的受限。作业治疗（occupational therapy，OT）服务的介入对于这类患者可能有所帮助，并且可以在连续性健康照顾中提供服务。了解心肺系统的正常功能、心肺疾病的病理机制、常见危险因素、临床术语、药物治疗、注意事项以及标准介入可以帮助作业治疗师提供有效的服务，促进康复对象在心血管或肺部系统功能的恢复。

解剖与循环

心脏和血管的共同运作使体内血液稳定地流向身体各处。心脏位于两肺之间，呈梨形，大小似本人一个拳头。心脏的功能类似于一个两面泵，右侧将血液从身体泵入至肺部的同时，左侧将肺部的血液泵入身体。心脏两侧各有两个腔室：上面是心房，下面是心室。

血液从静脉系统流向心脏进入右心房，右心房收缩将血液挤压到右心室。接下来，右心室收缩并将血液射入肺部，二氧化碳与氧气在此交换。含氧血从肺部流向左心房，左心房收缩迫使血液进入左心室，而后左心室收缩将血液射入主动脉用于体循环（图 44.1）。血液从主动脉流向动脉，并通过逐渐变小的血管进入微小毛细血管网络。血细胞在毛细血管中将氧气交换为二氧化碳。

心室有两个瓣膜：一个负责输入，一个负责输出。瓣膜随着心肌的收缩与松弛而开关。这些瓣膜控制着

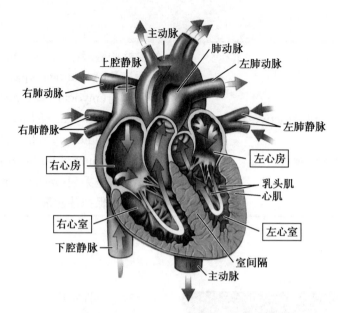

图 44.1　冠脉循环（From Herlihy B：*The human body in health and illness*，ed 5，St，Louis，2014，Saunders.）

血液的流量和流向。输入瓣膜包含二尖瓣（在左心房和心室之间）和三尖瓣（在右心房和心室之间）。输出瓣膜包括主动脉瓣和肺动脉瓣。

心脏的存活需要血液供应（通过自身的动脉和静脉系统），否则将会坏死。冠状动脉穿过心肌，为心脏提供含氧血液。冠状动脉因其在心肌上的位置而得名（图 44.2）。心脏病医生们通常用缩写表示这些动脉，

例如"LAD"代表"左前降支（left anterior descending）"，"RCA"代表"右冠状动脉（right coronary artery）"。LAD 动脉位于心脏的左前部并向下运行；负责部分左心室的血供，所以冠状动脉栓塞会中断左心室的血液供应，而由于左心室负责供应身体和大脑的血液，因此 LAD 动脉阻塞引起的心脏病发作会后果很严重。

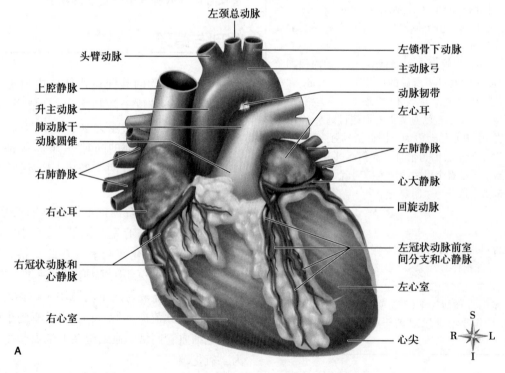

图 44.2　心脏解剖（From Patton K，Thibodeau G：Anatomy & physiology，ed 9，St.Louis，2016，Elsevier.）

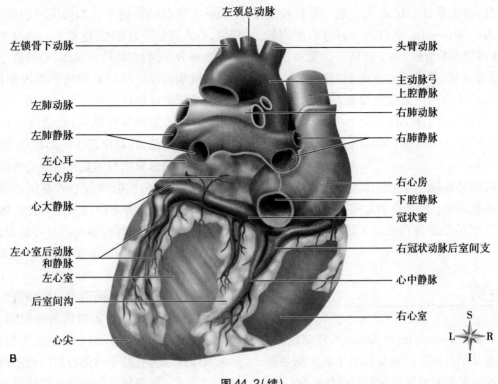

图 44.2（续）

左颈总动脉
左锁骨下动脉
头臂动脉
主动脉弓
上腔静脉
左肺动脉
右肺动脉
左肺静脉
右肺静脉
左心耳
左心房
右心房
心大静脉
下腔静脉
冠状窦
左心室后动脉和静脉
右冠状动脉后室间支
左心室
心中静脉
后室间沟
右心室
心尖

B

是什么导致心脏收缩

心脏除了一般肌肉组织外，还由两种其他类型的心肌组织：节点（nodal）和普肯耶（purkinje）纤维。这些组织是特殊电传导系统的一部分，可导致心脏收缩和放松（图 44.3）。动作电位通常由右心房中窦房结（sinoatrial node）发起。该动作电位从节间路径到达房室结（atrioventricular node），通过房室束（bundle of his），再经由左、右束支到普肯耶纤维。正常神经冲动在此路径传递 60~100 次/分，首先让心房收缩，推动血液进入心室，然后诱发心室收缩。可以很容易地发现，动作电位是由心脏传导系统传导产生的。将电极放置在人的四肢和胸部，取得心脏的动作电位，并将其转译到纸上成为心电图（electrocardiogram，ECG）。心电图的结果经常用于协助诊断心脏疾病。

由于窦房结会回应迷走神经和交感神经系统的输入[20]。因此运动和焦虑时心率（heart rate，HR）会增加，而执行放松技巧如深呼吸和冥想时心率降低。心脏电传导系统内的每个细胞都可以持续短时间的回应、传导和抵抗，并产生一个动作电位。由于有这种机制，所以电传导系统的任何地方都能产生导致心脏肌肉收缩的动作电位。当传导系统的一部分受损而无法运作时，这种机制是被需要的，但当危及生命的异常传导出现时，这种机制变得不被需要。

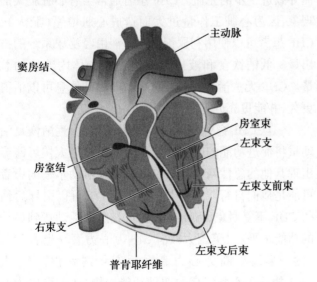

主动脉
窦房结
房室束
左束支
房室结
左束支前束
右束支
左束支后束
普肯耶纤维

图 44.3　心脏传导（From Benjamin 1, et al: Andreoli and Carpenter's Cecil essentials for medicine, ed 9, Philadelphia, 2016, Saunders.）

心动周期

心动周期（cardiac cycle）是指从一次心跳的开始到下一次心跳开始这个完整的过程。包括心脏舒张、心脏收缩和介于中间的停顿。心动周期发生在两个阶段：输入（舒张）和输出（收缩）。心率用于描述心动周期的频率，代表每分钟心跳次数。

在输入阶段,血液通过心房进入心室。心房收缩并推送血液进入心室,一旦心室内的压力与心房内的压力相同时,负责输入的瓣膜(右心室的三尖瓣和左心室的二尖瓣)便会关闭,紧接着心室收缩,导致心室压力迅速增加。当心室内的压力超过血管的压力时,负责输出的瓣膜(右侧的肺动脉和左侧的主动脉)便会打开,打开的瞬间产生舒张血压(blood pressure),即舒张压。

心室继续收缩并在越来越大的压力下将血液推送进入肺循环和体循环中。当排空的心室中压力低于血管中的压力时负责输出的瓣膜便会关闭,关闭的瞬间产生收缩压。

缺血性心脏病

缺血性心脏病(ischemic heart disease)(局部缺血)发生于当心脏的某部分短暂性缺氧以至于无法满足其需求时。心脏缺血最常见的原因是冠状动脉疾病(coronary artery disease,CAD)。CAD 是美国目前最常见的心脏病类型[33]。

CAD 通常会潜伏发展多年而不诱发任何症状,而动脉的内壁就可能会受损,一旦血管壁受损形状变得不规则就更容易沉积栓塞物(脂肪沉积物,如胆固醇)。血小板也会沿着动脉壁聚集并阻塞动脉(与铁锈堵塞管道是一样的道理),进而产生血管病变。动脉逐渐变窄后通过血管的血流量也会变少。这种疾病过程称为动脉粥样硬化(atherosclerosis)。

如果冠状动脉部分或完全阻塞,由该动脉供应的心脏部位可能无法获得足够的氧气以满足其需要。冠状动脉部分阻塞的康复对象可能在休息时没有症状,但在进食、运动、劳累或感冒时会伴有心绞痛。心绞痛的表现因人而异,疼痛呈压榨感、紧勒感、压迫感或胸部剧烈疼痛。疼痛也可能辐射到身体的其他部位,通常是手臂、背部、颈部或下巴。心绞痛也可能与消化不良相混淆。休息或药物治疗(或两者同时作用)通常会缓解心绞痛,一般不会造成心脏永久性损伤,但心绞痛是一个不应忽视的警告信号。

无法由休息或硝酸甘油缓解的胸痛则可能意味着心肌梗死(myocardia1 infarction,MI)或心脏病发作。当患者出现此类疼痛时应立即寻求紧急医疗帮助。若将患者的症状归因于焦虑和压力可能会延误紧急诊治[41]。胸骨下胸痛是一个警告信号,表明有一个或多个冠状动脉已经被堵塞。如果流向心肌的血流中断、缺氧,心脏就会开始坏死,这就是心肌梗死。如果心脏的主要部分受损,它将停止运作(心搏骤停)。

心脏病发作后的前 6 周内必须限制活动,因为刚损伤的心肌就像任何受伤的身体组织一样很容易再次受伤[14]。在心脏病发作期间,代谢废物积聚在受损心肌中使其易激惹,容易出现不规则放电现象,如室性早搏。因此必须谨慎把握休息和活动之间的平衡以使心肌受损部位愈合,同时维持心脏健康部分的肌力。临床上经常推荐 OT 为急性恢复期的患者建议一个安全水平的活动,这时治疗师需要指导心脏受损的患者:了解疲劳出现的征兆,何时需要休息,以及如何安全地进行活动。

心肌梗死后大约 6 周形成心肌瘢痕组织且心肌梗死扩大的风险降低。心脏肌肉的瘢痕部分没有弹性,每次心跳都无法收缩,所以心脏也无法完成泵血活动。分级锻炼计划将有助于强化心肌的健康部分并改善心排出量[18]。心脏康复一般用于心脏病发作和心脏手术后恢复的人。

CAD 还会导致充血性心力衰竭(congestive heart failure,CHF),感染也可能导致 CHF。这种疾病会随着时间的推移而逐渐发展,使心脏逐渐衰弱。当心脏无法有效推送足够的血液以满足全身需求时便会出现 CHF,并导致液体回流到肺部或身体,积聚在肺部的液体导致呼吸短促。液体超负荷是很严重的,因为当心脏尝试清除多余的体液时会带给心脏更大的工作量从而导致进一步的充血。CHF 患者通常会有心脏肥大的现象,因为心脏工作量过大而造成心肌增厚(肥大)。CHF 患者可以使用利尿剂增加体液由经泌尿系统的排出量。低钠饮食和液体限制也会减少体内液体的总量。CHF 无法治愈,但通过饮食、药物和休息可以活得更久,并能更充分地参与到生活中。

一旦 CHF 急性恶化的情况得到控制,逐渐恢复活动量将促进功能的改善。如果活动恢复得太快可能会出现其他的急性问题。难以恢复原来活动水平的患者可能是他们自行限制了恢复程度。OT 可以引导急性的 CHF 康复对象,借助分级的自我照顾活动达到最佳的功能水平。"美国大概有 510 万心力衰竭患者"[15],"约一半被诊断为心力衰竭后 5 年内死亡"[15]。表 44.1 描述了心脏疾病的四种功能分级。OT 可以为心脏疾病第三级和第四级的患者提供较大帮助,并为第一级和第二级的患者提供预防性治疗方案。

表 44.1　比较三种评定心血管残疾的方法

分级	纽约心脏学会（NYHA）功能性分级[49]	加拿大心血管病学会（CCS）不稳定型心绞痛严重程度功能性分级[29]	具体的活动刻度[16]
I 级	体力活动不受限。一般体力活动不会引起过度的疲劳、心悸、呼吸困难或心绞痛等症状	一般体力活动（如步行、登楼梯）不引起心绞痛。仅在工作或娱乐中大力、快速、长时间用力时引起心绞痛	可执行并完成任何≤7METs 的活动，例如：提起约 36kg 的物品、户外工作（铲雪、铲土）以及娱乐活动（滑雪、篮球、壁球、手球、慢跑或步行约 8km/h）
II 级	体力活动轻度受限。休息时无自觉症状，但在比一般体力活动还轻松一点的活动下会出现疲乏、心悸、呼吸困难或心绞痛等症状	一般活动轻度受限。包括快速步行或爬楼梯；上坡；在饭后、风中、寒冷、情绪紧张或是刚醒来的前几个小时步行或爬楼梯；还包括在平地上以一般的步伐在正常情况下步行 2 个以上的街区和爬楼梯 1 段以上	可执行并完成任何≤5METs 的活动，（例如：不中断的进行性生活，园艺，耕土，除草，滚轮滑冰，跳狐步舞，在平地以约 6km/h 的速度行走），但无法完成≥7METs 的活动
III 级	体力活动明显受限。休息时无自觉症状，但在比一般体力活动还轻松一点的活动下会出现疲乏、心悸、呼吸困难或心绞痛等症状	一般体力活动明显受限。包括一般情况下平地行走 1~2 个街区，爬楼梯超过 1 段	可执行并完成≤2METs 的活动（例如：不中断的进行淋浴、拆床单和铺床、清洗窗户、步行约 4km、排便、打高尔夫球、不中断地穿衣），但无法完成≥5METs 的活动
IV 级	从事所有体力活动都感到不适。休息状态下也可出现心功能不全或心绞痛等症状，体力活动后加重	从事所有体力活动都感到不适，休息时也可引起心绞痛	无法执行并完成任何≥2METs 的活动，以及上述等级提到的任何活动

注：METs＝代谢当量

From Goldman L, et al: Comparative reproducibility and validity of systems for assessing cardiovascular functional class: advantages of a new specific activity scale, *Circulation* 64: 1227, 1981.

瓣膜疾病

　　心脏瓣膜负责控制通过心脏的血流方向和流量，可能会因疾病或感染而受损。心脏瓣膜疾病会导致两种并发症：容量超负荷和压力超负荷。纤维性二尖瓣将无法适当的关闭，左心室收缩时血液会反流回心房。当体液聚积在肺部时导致容量超负荷，进而造成呼吸短促。容量超负荷会增加房颤（atrial fibrillation）的潜在风险，造成心房不规则、无效的收缩，使流经心脏的血液速度减慢，并且可能在心室内产生血栓。许多脑血管意外的产生便是由左心室射出的栓子进入大脑的循环系统所致。正是因为容量超负荷导致了 Rudy 的呼吸短促和心率加快。

　　如果主动脉瓣无法正常关闭（主动脉瓣关闭不全）可能引起 CHF 或局部缺血。另一种主动脉瓣的疾病是主动脉瓣狭窄，继而导致压力超负荷。左心室必须更用力地打开粘连的瓣膜，进一步导致心室肥大和心排出量减少。主动脉瓣狭窄可能导致室性心律失常（心律不齐）、大脑供血不足、精神错乱、晕厥（昏晕）甚

至猝死。通常会建议手术修复或置换受损瓣膜。

心脏病的危险因素

　　许多科学研究探讨心脏病的病因。其中最著名的是 Framingham 研究[11]，帮助确定了许多造成动脉粥样硬化的危险因素。危险因素分为三大类：不可改变的因素（遗传，男性和年龄）、可改变的因素（高血压，吸烟，胆固醇水平和缺乏运动的生活方式）和促进因素（糖尿病，压力和肥胖）。Framingham 心脏研究（Framingham heart study）确定了与心脏病、痴呆和卒中有关的特异性遗传和社会因素[13]，其他导致 CAD 的危险因素包括睡眠呼吸暂停、酒精依赖和先兆子痫[38]。CAD 和抑郁症之间存在双向联系，CAD 患者更容易发生抑郁症，而抑郁症患者也比其他人更容易产生 CAD[17]。

　　个体的风险因素越多罹患 CAD 的风险越大。所有团队成员（医生、护士、物理治疗师、个案经理、社会工作者、营养师和作业治疗师）应该支持患者降低风险因素的尝试。回顾 Rudy 的案例分析，几个风险因素都

明显存在,而其他的因素似乎不存在。

医疗管理

心脏病发作是一种急症,一般在确诊前就会给予阿司匹林和氧气治疗。早期治疗通常在确诊前开始,包括阿司匹林、硝酸甘油、氧气和胸部疼痛治疗[34]。在紧急治疗后心脏病发作幸存者通常在冠心病监护室进行管理,密切观察是否出现并发症。约90%心肌梗死发作后的人有心律失常[3]。心力衰竭、血栓形成和栓塞、动脉瘤、部分心肌断裂、心脏周围囊肿发炎(心包炎)甚至死亡也是MI的潜在并发症,所以密切的医疗管理是必要的。

通常情况下,患者在MI发作后1~3天会在重症监护病房进行治疗。一旦病情稳定下来,便会转到医院的监控病房,急性心肌梗死后患者一般会在医院停留5~10天。当活动逐渐增加时要密切监测生命体征,医生可能会要求OT人员监测患者活动后的反应,宣教疾病过程、风险因素和生活方式调整。

矫正CAD相关的循环系统问题有很多种手术方法,冠状动脉球囊血管成形术也被称为经皮腔内冠状动脉成形术(percutaneous transluminal coronary angioplasty,PTCA)以及冠状动脉绕道术(coronary artery bypass grafting,CABG)是最常见的[10]。

在PTCA中,导管插入股动脉并通过循环系统导入冠状动脉,将示踪剂注射到动脉中以确定精确的病变部位,然后使球囊在病变部位膨胀,对动脉壁上的斑块施加压力。当球囊消气并取出导管时,心肌的循环功能通常会出现改善。在PTCA中植入金属丝网管支架以保持动脉畅通[27]。

如果病变范围太广或PTCA后动脉再次阻塞可执行CABG。使用健康的血管(从身体其他部分取出)绕过病变的冠状动脉从而改善冠状动脉的循环。在进行CABG时外科医生通常会先切开胸骨(胸骨切开术),展开肋骨间的胸壁以接触心脏。在胸骨切开术后6~8周内会采取胸骨预防措施来预防受损胸部受到创伤。根据移植物的数量、患者的性别以及手术中募集的静脉或动脉的不同,CABG后10年的生存率在70%~93%[6]。

当心律异常(过快、过慢、不规则)不能支持正常活动时,提示需要医疗干预。用药物无法控制的心律失常可以通过胸腔插入起搏器来控制。导线连接心脏起搏器与心脏的特定部位。起搏器发出一个很小的电脉冲到心肌并设定心脏电传导速度,这个脉冲可以设定为传递固定冲动或仅当心率低于一定次数(需求)时传递一个电脉冲。现代起搏器可以监测生理反应,如血压和体温。植入式心脏复律除颤器(implantable cardio-verter-defibrillators,ICDs)也可用于治疗心律失常,如果产生某些危险的心律失常,ICD既可以起搏心脏肌肉,也可以传递高能电脉冲来重置心肌。

心脏消融(cardiac ablation)是一种医疗程序,用于摧毁心脏发出危险信号和导致心脏异常收缩的小部分区域。小导管穿过静脉到达心脏,向功能失调的心脏组织发送电脉冲,破坏异常组织[36]。

当心脏泵血能力受到心脏衰竭或心肌病过度影响时,可能需要考虑心脏移植或心肺移植,从最近死亡的身体上取得健康组织后,移除患者的患病部位,再将获得的健康组织移植入患者体内。移植患者通常会持续使用特殊药物来降低器官排斥风险。近50%的全心脏移植患者可继续存活10年。大部分移植者可以回归正常的生活方式,但只有约40%的人可以继续工作[39]。

对于末期心力衰竭或极度严重等待心脏移植的患者,心室辅助装置(ventricular assistive devices,VADs)和全人工心脏是比较新的选择。这些机械循环支持装置通过机械泵送血液来支撑受损的心脏。手术植入,体外配戴电池组,这些装置可以使患者在等待移植时回归家庭、回到更积极的作业水平。在接受临床试验中使用这些设备的人中有近80%幸存下来等待新的心脏[19]。

瓣膜狭窄可以通过瓣膜成形术进行手术治疗,手术中气囊在受损瓣膜内膨胀、伸展和破坏瘢痕组织从而打开和恢复心脏内的血流。瓣膜受损则可能需要更换以恢复最佳血流量。在更换经导管瓣膜的情况下,瓣膜置换术需要行胸骨切开术(打开胸骨)或者只需要一个小的切口[1]。Rudy就是行胸骨切开术后更换了瓣膜。

心脏病药物

了解心脏病药物的效果与副作用有助于了解患者对于活动的反应,表44.2列举了常见的心脏病药物。

社会心理因素

患者在心脏康复中出现抑郁、愤怒、焦虑和社交孤立等现象很常见。接受这些问题进行治疗的患者与没有接受治疗的对照组相比,生存率并没有提高。然而,在一项大型随机多中心试验中,接受治疗的患者的社

表 44.2　Common Cardiac Medications

Cetegory	Common Names	Purpose and Uses	Reason Prescribed
Anticoagulants (blood thinners)	Warfarin (Coumadin) Heparin	Decrease the blood's ability to clot	Prevent clot formation or enlargement; prevent stroke
Antiplatelet agents	Aspirin Clopidogrel (Plavix)	Prevent clots by preventing platelets from sticking together	Prevent clots after MI; with unstable angina, ischemic stroke, plaque
Angiotensin-converting enzymes—ACE inhibitors	Fosinopril (Monopril) Captopril (Capoten) Quinapril (Accupril)	Expand blood vessels, lower levels of angiotensin II; make the heart work more easily	Treatment of — Hypertension — Heart failure
Angiotensin II receptor blockers (or inhibitors)	Losartan (Cozaar) Irbesartan (Avapro)	Keep blood pressure from rising by preventing angiotensin II from having an effect on the heart	Treatment of — Hypertension — Heart failure
Angiotensin-receptor Neprilysin inhibitors (ARNIs)	Sacubitril/valsartan (Entresto)	Open narrow arteries, improve artery opening, improve blood flow, reduce sodium retention, decrease the work of the heart	Treatment of heart failure
β-Blockers	Atenolol (Tenormin) Propranolol (Inderal)	Decrease heart rate and cardiac output, lower blood pressure, and make the heart beat more slowly and with less force	Treatment of — Abnormal cardiac rhythms — Chest pain Prevent recurrent heart attacks; lower blood pressure
Calcium channel blockers	Amlodipine (Norvasc, Lotrel) Diltiazem (Cardizem, Tiazac)	Interrupt movement of calcium into cells of the heart and blood vessels	Used to treat high blood pressure, angina, and some arrhythmias
Cholesterol lowering medications	Statins (Lipitor, Crestor) Nicotinic acids: (Advicor) Cholesterol absorption inhibitors: (Vytorin)	Lower blood cholesterol levels	Lower LDL
Digitalis preparations	Digoxin (Lanoxin)	Increase the force of cardiac contractions	Treatment of — Heart failure — Arrhythmias — Atrial fibrillation
Diuretics (water pills)	Furosemide (Lasix) Hydrochlorothiazide (Esidrix, HydroDIURIL)	Cause loss of excess water and sodium by urination, thus relieving heart workload and buildup of fluid in lungs and body tissues	Lower blood pressure; reduce edema in lungs, stomach, and extremities
Vasodilators	Nitroglycerin Minoxidil	Relax blood vessels; increase supply of blood and oxygen to the heart while reducing its workload	Ease chest pain

LDL, low-density lipoprotein; MI, myocardial infarction.

(Reprinted with permission, http://www.hearLorgIHEARTORGIGonditions/HeartAttack/TrcatmentofaHeartAttacUCardiac-Medications-UC M-303937-Article js p#.WEG p3 E2QzⅣ

@2015, American Heart Association, Inc. The AHA does not recommend or endorse any specific product. Your healthcare provider and pharmacist are your best source of information.)

交和情绪相比对照组有明显改善[2]。"尽管如此，即使社会心理的干预最终不会改变 CHD 患者的预后，但可以改善心脏病患者的心理健康和生活质量，是心脏康复服务中不可分割的一部分"[23]。

随着患者开始恢复更多的正常活动，如自我照顾和在病房周围走动，无助感开始慢慢减少。当患者使用熟悉的应对机制应对压力时会更有安全感，但之前有一些应对策略（例如吸烟，饮酒，食用高脂食物）是有害的，应该被劝阻并由新学会的应对策略取代，这些策略通常由作业治疗师和干预团队的其他成员来教授。通常情况下营养师指导患者选择健康的食物，物理治疗师提供运动指导，护士负责监督患者的药物使用。

"否认"是心脏病患者常见的反应。在急性恢复期一定要密切监控有否认情绪的患者，这样的患者可能会忽视所有的注意事项产生高压力，并进一步伤害他们的心血管系统。临床证据表明心肌梗死后的心理咨询重点在于提升自我健康评估、改善社会支持、建立提高生活质量的有效方法[48]。患者家属必须被纳入宣教计划中，不要让他们的错误观念和焦虑增加患者的恐惧感。在 Rudy 的案例中他的妻子担心自己可能会意外伤害他，或者他可能会伤害自己，而 Rudy 担心他的妻子会躲避亲密关系，以及自我认同的饮酒问题，这些问题在他的干预计划中都必须加以解决。

抑郁和缺乏社会支持对 CHF 患者有不利影响，需要加以解决[43]。心脏病患者出院后 3 年内的生活质量都受到出院时的控制感和症状感的影响[22]。患者在急性冠脉事件后对疾病的认知可能会影响他们改变生活方式的能力,而改变生活方式的能力是健康生活的必备技能。作业治疗师对个人因素的理解,特别是价值观、信仰和精神可以帮助医疗团队更好地理解每个患者的独特性并对康复产生积极影响。

心脏康复

心肌梗死后第 1~3 天患者的病情通常会稳定下来,急性期之后是早期活动期。第 1 阶段,住院心脏康复,治疗包括在监测下进行低水平体力活动,如自我照顾活动、强化心脏和术后预防措施、指导能力节约策略和分级活动;出院时制订适当活动水平的指导方针。通过监测活动,可以避免长时间不活动的不良影响,同时可以解决患者对药物的不良反应和非典型胸痛等医疗问题,心脏窘迫的症状体征见表 44.3。

表 44.3 心脏窘迫的症状与体征

症状/体征	检查重点
心绞痛	检查是否有挤压感、紧绷感、酸痛、烧灼感或窒息感一样的胸痛。疼痛可放射至手臂、下颌、颈部或背部。疼痛加剧或持续时间长,提示严重局部缺血
呼吸困难	检查休息或活动时是否会呼吸短促。记录引发呼吸困难的活动以及恢复所需的时间。休息时,呼吸频率超过 30 次/分的呼吸困难提示急性充血性心力衰竭。患者需要送急诊来寻求帮助
端坐呼吸	检查是否有仰卧位引起的呼吸困难。记录患者睡觉需要多少个枕头来保持舒适地呼吸(需要 1~4 个枕头来缓解端坐呼吸)
恶心/呕吐	检查患者是否常出现呕吐或感觉胃不舒服
发汗	是否有寒冷、出冷汗的症状
疲乏	检查是否出现全身性疲劳。Borg 运动自觉强度量表是用来将疲劳分级的工具(框 44.1)。大脑缺氧表现:共济失调、头晕、精神错乱、晕厥
体位	检查收缩压是否下降以及体位由仰卧位到坐位或坐位到站立位时低血压超过 10mmHg

第 2 阶段治疗,门诊心脏康复,通常在出院时开始。此阶段在门诊密切监测患者的基础下增加锻炼活动。第 3 阶段治疗可以进行社区锻炼计划。部分患者需要在居住地进行治疗,因为他们的体力不足以承载门诊治疗。

强大的临床证据表明心脏康复可以提高生存率和生活质量并降低长期医疗护理成本。这使得医疗照顾和医疗辅助服务中心(Center for Medicare and Medicaid Services)扩大了心脏康复方案的适用范围[52]。这些方案以医生为导向、以运动为基础,包括定期监测运动、改良生活方式和药物治疗。教授患者如何监测他们对活动的反应以及在发生不良反应时应如何处理。

框 44.1 是 Borg 运动自觉强度量表(Borg rate of perceived exertion scale),用于测量主观费力感的工具。在患者活动前给出量表,并指示分级"6"表示毫不费力,分级"19"表示极度费力,与患者做过最费力的活动程度相当。活动结束后要求患者尽可能准确地评估自己的费力感,并将此活动分级。

框 44.1 Borg 运动自觉强度量表的使用说明

在评估中,我们希望你能将费力程度进行分级(例如:你感觉这项运动有多费力,以及你感觉到有多疲劳)费力感主要体现在肌肉的负荷和疲劳,以及呼吸急促和胸痛。所有的工作需要出力,即使是很轻松的工作,轻微移动(比如慢走)也同样需要力气。

此量表分级从 6~20,6 代表"完全不费力",20 代表"最大费力"。

6——"完全不费力",完全感受不到费力(例如:没有肌肉疲劳、呼吸急促或呼吸困难)。

9——"非常轻松"的用力,就像以自己的步调步行一小段距离。

13——"有些困难"的劳动,但持续下去也没有问题。

15——"困难"而且疲惫,但持续下去也没有非常困难。

17——"非常困难",非常费力的劳动。仍然可以坚持下去,但是非常勉强,而且感到非常疲惫。

19——"极度费力"等级。这是经历过最费力的劳动。

尽可能诚实客观的描述自己的费力程度和疲劳程度,不要去想实际的生理负担是多少。不要低估或者高估自己的费力程度。自身对费力程度的感受非常重要,不要与其他人比较。专心看完这份量表的描述后再给出一个数字,不要因为其中的一项说明而选择那个数字。

开胸术后预防措施

在手术后约 8 周时应采取预防措施以防止新移植部位、切口和胸骨基底部受伤,通常包括以下内容:不要提举超过 3.5kg 的重物,上下床或从椅子上起身时不要用手臂做推拉动作;不要将肘部抬到肩膀上方,避免扭转身体和深度弯曲;咳嗽或打喷嚏时抱枕头;未经外科医生的确认不要开车,并向外科医生报告胸骨是否发出咔嗒声或爆音。可能由于开胸术后预防措施（sternal precautions）是基于轶事证据和间接证据制订的，所以不同的医院、外科医生和治疗部门之间差异很大。文献中已有学者担忧过于严格的开胸术预防措施可能会影响长期功能性预后，个别化的预防措施需要基于手术缝合技术和每个患者的基本特征来制订，从而改善功能性预后[4]。

作业治疗师在评估和教育个人的胸骨部位保护预防措施方面扮演关键角色。经常参与功能性活动的患者要进行 ADLs 时遵守预防措施是一个挑战。治疗师需要评估哪些因素会影响患者遵守预防措施的能力，然后提出宣教改善和出院建议。认知障碍会限制依从能力，药物的影响则可能是暂时的，如果出现了痴呆症的潜在症状则要长期关注。鉴于手术后可能发生脑血管意外（cerebrovascular accident, CVA）或短暂性脑缺血发作（transient ischemic attack, TIA）等神经系统疾病，治疗师要先观察这些意外导致的功能缺陷，它可能影响遵守预防措施的能力。

监控活动反应

当评估患者对活动的反应时，症状可以表明患者是否耐受活动，心率（HR）、血压（BP）、心率—血压乘积（rate-pressure product, RPP）、心电图（ECG）读数都可用于评估心血管系统对活动的反应。

心率

心率或是每分钟心跳次数，可以从患者的桡动脉、肱动脉或颈动脉处测得。桡动脉搏动处位于手腕的掌面，刚好在桡骨头的侧面。肱动脉搏动处位于肘前窝处，前臂中线稍微偏内侧的位置。颈动脉搏动处位于颈部喉结的外侧，触摸时应轻柔，如果给予过度刺激可能会使心率降到每分钟 60 次以下（心动过缓）。确定心率时将示指和中指（指腹，不要用指尖）按于脉搏处。如果脉搏均匀则在 10 秒内计数搏动次数并将测量结果乘以 6。不要使用拇指来测量脉搏，因为它有自己的脉搏。

评估心率的临床工作人员以及患者本人都应该能够注意到心跳的均匀程度（规律性）。心率可以是规则的或不规则的。不规则的心跳可以是规律性不规则的，即存在固定的不规则模式（例如，每第三次搏动都过早），或者是不规律性不规则的，即过早或漏跳的心跳没有固定模式。心率不规则包括心跳遗跳、心跳过迟、心跳过早和源自正常心脏传导路径以外的心跳。虽然不规则的心率不是正常的，但许多心率不规则的

人功能很好。临床工作人员应该记录康复对象的正常心跳模式和每一个的变化。治疗师对康复对象进行首次评估时，应该将检测的心率和规则性的观察结果与患者自己的记录进行比较。当发现患者心率突然从规则变成不规则时应该通知其他临床工作人员并给予记录，以便可以预约心电图或其他的诊断测试。当心率不规则时，应该测量完整的 1 分钟心跳次数。治疗师可以教患者测量自己的脉搏并监测活动后的心跳反应，通常活动后的心率会有所增加。

血压

血压是心脏冲动时血液施加在血管壁上的压力。心脏收缩时左心室的血压最高，随着动脉与心脏的距离递减，离心脏越远血压越低[51]。用听诊器和血压袖带（血压计）可以间接测定血压。将血压袖带紧贴（不要过紧）于患者上臂，肘上方，袖带气囊位于肱动脉正上方。测量者在触摸肱动脉后开始充气，直到最后一次感觉到肱动脉搏动再升高 20mmHg。将听诊器的听筒放在测量者耳朵前方，听诊头放在患者的肱动脉上。测量时患者手臂伸直，在肱动脉搏动点手臂下方予以支持，血压计的测试点与心脏同高，测试者以约 2mmHg/s 的速度放气。在记录血压时一定要专心听。听到前两声对应的是收缩压，听到最后一次脉搏对应的是舒张压。

医疗机构中医生通常会注明患者心率和血压作为治疗参数。参数通常以缩写形式记录，例如"Call HO if SBP>150<90; DBP>90<60; HR>120<60"（意思是"如果舒张压大于 90mmHg 或小于 60mmHg; 如果收缩压大于 150mmHg 或小于 90mmHg; 如果心率高于 120 次/分或低于 60 次/分，请通知医生"）。

心率和血压会随着活动而波动，心排出量也会受心率和血压的影响。RPP 的测量可以为心脏泵血能力提供更准确的数据。RPP 是心率和收缩压的乘积（RPP=HR×SBP），通常是五位数，但是记录时会去掉后 2 位而汇报前 3 位（例如，HR100×SBP 120=12 000=RPP120）。活动中 RPP 会上升到一个峰值，并在休息恢复后回到基线（休息 5~10 分钟后）。

正确阅读和解读心电图（ECG）是需要长时间学习和练习才能熟练掌握的。大部分非急性情况下，是不会使用心电图的。读者可以参考 *Dubin's Rapid Interpretation of EKGs* [12]，这对于不熟悉心电图的人来说是很好的资源。

心脏病患者和肺功能障碍患者的评估与治疗有许多相似之处。以下是呼吸系统及其疾病过程的综述。

案例研究

Harriet，第一部分

　　Harriet 是一名 64 岁的独居老人以及一名成年女儿的母亲。她在 3 年前因疲劳和呼吸短促从家政工作退休。当时她被诊断为慢性阻塞性肺炎。她从 20 岁开始吸烟，目前每天一包烟。她与一只叫 Sir Filo 的狗共同居住在一个拥有一间卧室的小公寓里。在她的公寓一楼有一个洗衣房。Harriet 的女儿住在离她三个街区远的地方，并每天来探望她。Harriet 在 4 周前的功能水平基线包括慢慢地在附近街区遛狗、做饭、洗衣和独立完成日常生活活动。她喜欢在周二晚上在当地教堂玩宾果（bingo）以及同她所在的独居老年女性的团体打牌。她的女儿帮助她买菜和打扫卫生。

　　Harriet 3 天前从急诊医院出院，她的慢性阻塞性肺炎急性加重后情况现已稳定。自从她近期出院后，她的女儿负责清空她床边坐便器、买菜以及为她和她的狗准备食物。作业治疗师的评估结果显示 Harriet 在梳头时出现呼吸短促的现象。她无法安排和进行活动，也无法根据活动进行缩唇呼吸或在必要的时候进行呼吸困难控制姿势的使用。她持续地通过鼻套管吸 2L 氧气。Harriet 想自己喂食狗，她认为狗会与喂食它的人亲近。她不想让她的女儿清空床边坐便器并且她想自己准备晚饭。她不想为女儿增加负担，更希望女儿能够享受探望她的乐趣。

思辨问题

1. Harriet 可能在治疗中发现哪些相关目标？
2. 可能出现哪些安全相关问题？
3. 基于 Harriet 的功能水平，她的目标是否实际？

呼吸系统解剖与生理学[3,30,32]

　　心脏为身体提供富含氧气的血液并将二氧化碳及其他废物传输至肺部，呼吸系统进行氧气与二氧化碳的交换。心肺系统是相互依存的。如果氧气没有被传输至血液中，心脏将因缺氧而停止工作，反之，如果心脏停止跳动，肺将因缺少供血而停止工作。所有的人体组织都依靠心肺系统进行营养的供给。

　　呼吸系统将氧气供给血液并将废物（主要为二氧化碳）从血液中移出。空气由鼻腔和口腔进入身体并由鼻咽进入喉。从喉起，空气向下通过气管进入肺部。气管由约 10cm 的肋状软骨组成。当气管或咽阻塞时，将在气管施行小型的切开以保证空气能够畅通地进入肺部，这称为气管切开术。

　　气管分为两个主支气管，它们负责将空气运送到左右两肺。支气管继续分支成更小的气管，称为细支气管。细支气管分段成为小通道，称为肺泡管。每个肺泡管又分支并通向三个或更多的肺泡囊。而整个从气管到肺泡囊的呼吸通道常被称为"肺树"，因为它的结构像一个倒置的树，肺泡囊代表树上的叶子。

　　每个肺泡囊包含十个以上的肺泡。肺泡同毛细血管网不同的是肺泡具有精细、半渗透性的薄膜。氧气通过这层膜进行运输并与二氧化碳交换。二氧化碳通过"肺树"上升并在人体呼气时呼入空气（图 44.4）。

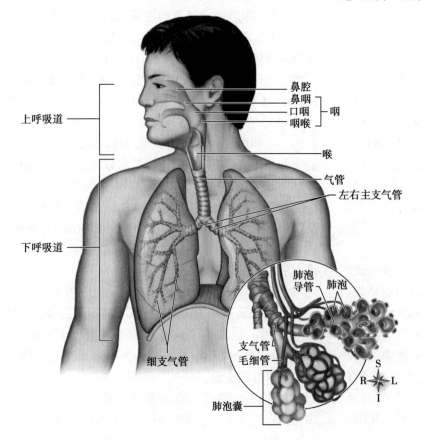

图 44.4　呼吸系统的主要结构（From Patton K，Thibodeau G：*Anatomy & Physiology*，ed9，St.Louis，2016，Elsevier）

除了鼻腔与口腔,整个气道布满了纤毛和黏液。纤毛与黏液为脆弱的呼吸系统提供了一道过滤网保护其远离灰尘与细菌。

胸腔的肌肉帮助吸气与呼气。在吸气时,横膈为吸气入肺提供主要的肌肉动力。由胸骨开始,到肋骨、腰椎、腰肋弓,横膈形成了胸腔的下部边界。横膈的肌肉纤维插入隔中心腱。横膈由左右膈神经支配,受到刺激时横膈进行收缩和向下压缩。横膈向下压缩能够增大胸腔体积、减小肺部相对于外界空气的压强。空气得以进入肺部使得体内与体外的压强一致。肋间肌与斜角肌为辅助呼吸肌,在吸气时也在起着作用。肋间肌维持肋骨的排列顺序,斜角肌帮助提升胸腔。

在休息时,呼气主要为吸气肌群的被动放松。当吸气肌群放松时,肺协助将胸腔向里拉。用力呼气要求腹肌主动收缩以压缩内脏并在胸腔内将横膈向上推挤。进一步用力呼气可由躯干前倾、手臂压胸或腹部完成。原理是当胸腔的容量减小,空气将被动地排出肺部。

当肺部患有疾病或其他呼吸肌群出现损伤时,颈部与锁骨部的辅助呼吸肌能够协助呼吸。

呼吸系统的神经支配

呼吸大部分是非意志控制的,人在呼吸时无须进行额外思考,自主神经系统控制着呼吸。当焦虑和活动增加时,交感神经系统将自动提高吸气的深度与频率。

吸气与呼吸具有意志控制的成分。意志控制让我们在游泳或在吹口琴时控制自己的呼吸。此外,当肺内部与外部的接收器受到刺激时,人体将调整呼吸的深度与频率。尽管脑桥、骨髓及大脑的其他部分对呼吸进行中枢控制,但这些结构还是要通过肺部、主动脉和颈动脉的接收器进行输入以进行呼吸的调整。

慢性肺部疾病[26]

当某个个体经历长期肺部问题并从功能上影响其参加日常作业时,作业治疗将被作为推荐的干预手段。慢性阻塞性肺疾病(chronic obstructive pulmonary disease,COPD)、肺结节、哮喘、特发性肺纤维化或肺部囊性纤维化的患者将通过学习更佳的呼吸方式与能量节约方式而受益。COPD 包括两种临床疾病:肺气肿与慢性支气管炎。肺泡将受到损害,失去其延展性并且可能被黏液堵塞[37]。患者将呼吸愈发困难并且随着疾病的发展经历工具性日常生活活动与日常生活活动

能力的下降。COPD 是不可治愈的,并且其造成的伤害是不可逆的。药物控制与生活方式的改变将延缓疾病的进程并且提升患者参与作业的能力。

肺气肿(emphysema)是一种肺泡逐渐受损的疾病。虽然吸烟是肺气肿的主要病因[28],空气传播的刺激物如空气污染、吸食大麻以及制造业产生的颗粒物同样也是致病因素。慢性支气管炎的患者在用力时出现呼吸短促,随着疾病的不断进展,患者在休息时也发生呼吸困难。

当气管与支气管道有炎症时,会导致黏液增多、咳嗽和气管阻塞。当气管不断地受到刺激,会导致长期的咳嗽伴黏液的症状。吸烟是慢性支气管炎的主要原因。慢性支气管炎患者可能更易有上呼吸道感染,这将进一步恶化其疾病。患有慢性支气管炎的患者一般不会完全康复。

炎症、肺纤维化(结缔组织增厚)与肺部终末气道狭窄都是外周气管疾病引起的生理变化。抽烟及其他环境污染刺激气道将导致终端气道的不正常形成。咳嗽与肺部黏液的咳出是该疾病的主要临床表现。疾病的进程可能永远不会进展超过最初阶段,或者可能进展成肺气肿和完全性的 COPD。

哮喘(asthma)是以肺气管易过敏伴偶然发生为典型症状的疾病[35]。哮喘患者会有气喘或呼吸短促的症状,但会自行缓解或在使用药物镇定气管后缓解。哮喘患者可能在哮喘发作的间隔期间是没有症状的。一些患者会表现出一定的哮喘遗传倾向。由于过敏所致的哮喘可能包括花粉或呼吸系统刺激物如香水、粉尘和清洁剂。暴露在寒冷空气或由锻炼引起的支气管痉挛有时会成为哮喘的首次临床表现。气道的易刺激性导致气道的狭窄并影响肺泡囊的通气情况。如果不对哮喘进行治疗,严重的哮喘发作期可能会导致死亡。具有严重哮喘的患者可能需要转诊向作业治疗以对其日常生活能力下降的问题进行重点干预。

肺部危险因素

吸烟者因慢性阻塞性肺疾病死亡的概率是不吸烟者的 12 倍[50]。吸烟者常导致肺气肿和慢性支气管炎。当吸烟史(pack-year history)增加,呼吸系统疾病的临床症状也相应增加。吸烟史由每天吸烟包数乘以吸烟年数来计算。一个从 20 岁开始吸烟的人现在 64 岁,其吸烟史为 44(64-20=44×1 包/年=44 包/年)。因为吸烟为肺部的刺激因素,因此这可能会成为哮喘发作的原

因。其他环境的刺激因素包括空气污染、暴露于化学物质和粉尘,都是 COPD 和哮喘加剧的可能因素[28]。

药物管理

慢性阻塞性肺疾病是渐进式的长期慢性疾病。疾病的发作具有潜伏性。当患者刚开始寻求药物治疗,他们往往会去医生的诊所而不是医疗中心。除了评估患者的病史和症状并进行体格检查外,医生将评估患者的吸烟史以及其暴露在呼吸刺激因素的作业史。为进一步检查患者的临床状态,医生还会开具血液检查和 X 线检查。大多数 COPD 的患者每天服药。处方药包括抗发炎药物(如类固醇和色甘酸钠)和支气管扩张剂(如沙丁胺醇和茶碱)帮助打开气道,祛痰剂(如碘化物和愈创甘油醚)帮助松散和清除黏液。对该类患者推荐进行流感疫苗注射和肺炎球菌疫苗注射。一定流速的氧气治疗有时也作为采用的治疗手段之一。有时当患者进行氧气治疗时,可能会产生以升/分钟为单位的氧气流速越高,治疗效果越好的错误观念。这种做法可能会造成二氧化碳滞留并且导致右心衰竭。

急性呼吸窘迫的患者可能会在缺氧气前使用呼吸机进行治疗。呼吸机为吸气的过程提供机械性的帮助,但不会增加健康肺泡囊的数量。呼吸机不会减缓 COPD 最终阶段的疾病进程。机械性呼吸常在肺炎、流行性感冒或 CHF 加重时使用。

肺康复(pulmonary rehabilitation,PR)是一个多学科的综合性治疗项目,它根据每一名患者的个人需求制订,并关注患者的心理、情绪、生理问题。医生主导的团队可能包括护士、呼吸治疗师、物理治疗师和作业治疗师、心理咨询师以及其他相关的专业技术人员。肺康复能够缓解 COPD 患者的呼吸困难现象,降低住院天数并提高医疗服务的有效率[44]。

OT 实践要点

通常,作业治疗师在介入 COPD 康复对象时,疾病已发展较晚,反而更应关注阻止疾病的恶化。作业治疗师的早期干预对于疾病的预防十分重要。

呼吸窘迫的征兆与症状

呼吸困难可能是呼吸问题最明显的征兆。在最严重类型的呼吸困难中,患者即使在休息时都可能呼吸短促。这类康复对象在说最短的词语时也需要吸气。当康复对象自诉有呼吸困难问题时,治疗师应该记录下造成呼吸困难的原因及呼吸困难时的情况,比如,

"Harriet 坐在洗手台前洗脸时出现呼吸短促"。

身体缺氧的其他征兆包括极度疲劳、无效率的咳嗽、困惑、判断力受损及发绀(因血液中缺乏氧气而皮肤出现蓝紫色)。

社会心理考虑

因为 COPD 是一个渐进性的、衰弱的生理疾病,因此该疾病会带来一定的社会心理影响。Chan 提出了在作业方面阻碍 COPD 患者参加作业的五大主题:对于疾病进程的不确定、对导致疾病的外部因素归因、逐渐限制活动的参与并逐渐受到孤立、焦虑和抑郁以及被动接受[5]。对于 COPD 患者,焦虑和抑郁与训练能力下降和呼吸短促关系最大[9,45]。渐进性肌肉放松对于控制呼吸困难和焦虑以及降低心率是一个成功的工具[42]。

大部分的心肺疾病都是可避免的。这类患者可能在应对方面,或是对自我和他人设定限制方面缺乏基本技巧。治疗师的角色包括鼓励患者参与能够促进其技能的活动,并促进患者恢复作业活动,这些作业活动能够为其带来价值、意义并帮助其回归个人生活。患者学习了这些技能后,将自己看待成一名能够自主作出决定并且病情不断好转的人。当 Harriet 因缺乏耐力无法行走时,作业治疗师与 Harriet 合作帮助其回归与狗互动的活动,作业治疗师不仅教会她能量节约的技巧,同时也在传达信息中传递积极有意义的信念。

肺康复

肺康复的目标是令肺部疾病的进程稳定或回转,帮助患者恢复功能并且回归其最高能力的活动或作业。一个多学科合作的团队能够通过个性化治疗方案的设计达到这一目标。精准的诊断、药物管理、治疗、宣教与情感支持是肺康复方案的组成部分。作业治疗师经常也是该团队的一部分,这个团队由患者带领并且包括医生、护士、患者家属与社会支持。呼吸治疗师,营养学家、物理治疗师、社工和心理治疗师也可能是该团队的成员。不同机构的肺康复团队成员角色会有些许不同。在治疗肺部疾病的患者时,肺康复技巧的知识对于每一名团队成员都是必备的。

目前有大量的肺康复的指南。低强度和高强度的锻炼都是有益的(高强度效果更佳);上肢锻炼需为无支持的(即患者自主运动无需外界支持),可抗重力或抗阻力;下肢锻炼需包含在肺康复训练中;在康复训练时提供氧气是有帮助的[44]。作业治疗师应在日常生活活动训练中应用这些指南。通过肺康复治疗方案持

续进行更高强度的活动,患者能够受益多年。

干预手段

呼吸困难控制姿势(dyspnea control postures)

采用该姿势能够缓解呼吸短促。在坐位,患者腰部稍向前屈曲,上半身通过前臂倚靠在桌上或腿上。在站立位,倚靠或支撑在柜台或购物车上能够缓解呼吸困难。

缩唇呼吸(pursed-lip breathing,PLB)

PLB 是在呼气时给予阻力以防止气道紧张。PLB 增加空气流动,释放肺部的阻滞氧气并帮助维持气道的打开。COPD 患者有时会本能地使用该技巧,而有些人可能需要学习。PLB 的指令如下:

1. 放松你的颈部和肩部肌肉。
2. 用鼻子慢慢吸气并数两下。
3. 缩起唇部仿佛要吹口哨一般。
4. 慢慢呼气并数四下,缩唇呼气仿佛你在吹一个蜡烛但是不能吹灭它。

缩唇呼吸可以在弯腰、举物或爬楼梯时进行[7]。

腹式呼吸(diaphragmatic breathing)

腹式呼吸是另一个提高胸腔容积的呼吸方式。许多人可通过将一本纸质书放在剑突下方的腹部(胸骨底部或胸骨)学习这一呼吸方式。纸质书能够为患者提供视觉提示。患者仰卧并在指导下慢慢吸气并令书随着呼吸被抬起。通过缩唇呼气令书下降。

放松(relaxation)

渐进性肌肉放松结合呼吸训练能够有效地缓解焦虑和控制呼吸短促。一个肌肉放松的技巧是在缓慢吸气时收紧肌肉,然后通过缩唇缓慢呼气放松肌肉,呼气的速率是吸气速率的一半。教导患者采用该方法收紧与放松一系列肌群是很有帮助的。常见的收紧与放松肌群的顺序为先面部,再面部和颈部,然后面部、颈部和肩膀,并依次往下从躯干到脚趾。平和安静和舒适的环境对于初学该方法的新手来说是很重要的。

其他治疗方法与考虑

物理治疗师一般会指导患者进行胸腔扩张训练,即一系列增加胸部延展性的训练。叩击与体位引流是利用重力并舒缓地敲击患者背部以帮助其肺部分泌物松动和引流。通过将上肢与手放在患者胸腔上进行等长收缩,治疗师利用振动方式传导到患者胸腔部位。这种振动在患者呼吸的阶段进行能够帮助分泌物松动。叩击与体位引流对于急性期病情尚不稳定的患者来说可能是禁忌证。

湿度、污染、温度过高与污浊的空气对呼吸系统不适的患者有所影响。治疗师与患者在计划活动时需考虑这些因素。

Migliore 关于呼吸困难的指南为呼吸困难控制技巧结合渐进性的活动提供了临床指导[31]。

因慢性呼吸与心肺系统疾病限制的个体的日常生活能力会受到局限。作业治疗干预能够提高康复对象的生活管理技巧和生活质量[31]。

评估

医疗记录回顾

医疗记录回顾可了解患者的病史(诊断、严重程度、并发症与继发疾病)、社会史、检验结果、药物与预防措施。

患者面谈

在每一次面对患者的开始时,首先要介绍自己并解释评估或治疗的目的是常见的礼仪与医疗操作。好的面谈技巧包括提问恰当的问题,倾听患者的回应,并且在患者回应时进行观察,这些都是构成治疗性应用自己的部分。关切地提出问题能够帮助患者和治疗师明确需要关注的领域并为建立双方都同意的目标打下基础。治疗师应该观察患者是否有焦虑症状、呼吸短促、迷惑、理解困难、疲劳、不正常姿势、耐力减少、移动能力降低和家庭关系紧张的问题。面谈的问题不应只关注在医疗记录中未明确的信息,还应关注患者对他或她自身的情况与治疗的理解程度。

对于有心绞痛史的患者应当要求其描述心绞痛的感觉。当患者同时还有心肌梗死,应当询问其是否能够辨别心肌梗死导致的胸痛与心绞痛的区别。在治疗前了解这些疾病的症状对于疾病发生时的应对是十分重要的。治疗师在评估 Rudy 或 Harriet 时应当问哪些辨别性的问题?

让患者描述其典型的一天或了解导致其呼吸短促或胸痛时所做的活动,或询问患者他们的生理限制如何影响他们需要做或喜爱做的活动或作业,这能够帮助患者辨明有意义和与其自身相关的问题所在。

临床评估

临床评估的目的是了解患者目前的功能能力与限制。作业治疗师的评估根据患者与医疗场所的情况而异。针对患有心血管系统疾病的康复对象需要其对心率、血压、心区不适的症状进行监控,并且在评估其对于姿势改变和在功能性活动的耐力时,可能需要心电图的监测。表 44.4 将患者对活动的恰当与不恰当反应进行了总结。针对患有呼吸系统疾病的康复对象应当对其呼吸不适的征兆和症状进行监控。如果氧饱和度的监控是可用的,患者的关节活动度、肌力和感觉可在日常生活能力评估的情境下进行评估。在面谈与观察中,有经验的治疗师将很容易地了解患者的认知与社会心理状态。

表 44.4　对活动的心血管反应

	恰当	不恰当
心率(HR)	当活动增加时心率的提高与休息位心率相比不超过 20 次/分钟	当活动增加时心率的提高与休息位心率相比超过 20 次/分钟,休息位心率≥120 次/分钟,活动增加时心率降低或不升高
血压(BP)	活动增加时收缩压升高	收缩压≥220mmHg,直立性低血压(收缩压降低≥10~20mmHg,活动时收缩压降低)
征兆与症状	无不良症状	过度呼吸困难,心绞痛,恶心与呕吐;过度流汗;过度疲劳(自我感知疲劳程度[RPE]≥15);血管症状

在完成评估后治疗师拥有足够的信息去形成治疗计划。在建立治疗目标时,治疗师应当确定患者同意治疗计划和预计的治疗成果。此时,评估患者对阻碍目标实现的因素的看法是有帮助的。通过提问"什么样的问题可能阻止你在……方面获得成功?"能够获得令治疗师意外的信息并且明确患者其他方面的顾虑。作业治疗师就是使用这一类的问题发现 Ruby 存在酒精依赖的问题。

干预

了解康复对象的目标、目前的病情状态、最近的作业表现历史、对目前活动与作业的反应以及其预后都可帮助治疗师对心肺系统疾病患者的干预进程进行计划。对具有严重心或肺疾病的康复对象,其近期的作业参与能力受限、对活动与作业或直立有不良反应和不良预后都将减缓病情的恢复。相对于心或肺几乎没有问题的康复对象,其近期正常的作业参与能力、对于活动与作业或直立的良好反应以及较好的预后都将使其病情快速恢复。

疾病进程与能量消耗

了解活动或作业的能量消耗以及影响能量消耗的因素能够进一步指导治疗师对患者的活动和作业的参与方面进行安全的治疗。氧气消耗能够显示心肺工作的强度并且对完成任务所需的能量数量起到指示作用。在床上安静的休息所需的能量为最低的每千克体重的耗氧量,大约为 3.5ml O_2/kg 体重,这可表示为 1 个基础代谢当量(metabolic equivalent,MET)。当活动强度增加,需要更多的氧气以满足任务的需要。例如,穿衣需要 2.5MET,几乎是卧床所需能量的 2 倍(表44.5)。通过 MET 表、患者对活动或作业的反应、预后和患者个人的目标,作业治疗师能够制订一个逻辑上可行的治疗渐进计划。一般来说,一旦患者能够耐受某种活动(如坐位用海绵洗澡),那么患者能够进一步渐进到更高的代谢当量级别的活动(如站位用海绵洗澡)。

表 44.5　自理与家庭任务基础代谢当量

代谢当量等级	日常生活活动	工具性日常生活活动、工作、游戏与休闲
1~2 级	进食、坐[25]、转移、从床转移至椅子、洗脸和洗手[25]、以约 1.6km/h 跑步	手工缝纫[8]、使用缝纫机、扫地[5]、开机动车、画画、针织[46]
2~3 级	座位用海绵洗澡[46]、站位用海绵洗澡[46]、穿衣和脱衣[21]、座位洗热水澡[46]、以 3~5km/h 的速度走路、以约 2km/h 的速度推轮椅	扫尘[25]、揉面[7]、手洗小件物品[8]、使用电动吸尘器[25]、准备一顿饭[21]、洗碗[46]、高尔夫[46]
3~4 级	站位洗澡、取暖[21]、在厕所排便[8]、以约 0.12m/s 的速度爬楼梯[46]	整理床铺[21]、打扫、拖地、园艺[46]
4~5 级	洗热水澡[21]、在便盆排便[21]、性交[46]	换床单被套[25]、园艺、耙土、除草、滑旱冰[16]、以约 0.3m/s 的速度游泳[46]
5~6 级	性交[46]、以约 0.15m/s 的速度爬楼梯[46]	在平地以约 16km/h 的速度骑自行车[46]
6~7 级	用保护带和拐杖走路	蛙泳[46]、滑雪、打篮球、以约 8km/h 的速度走路、铲雪、将土抹平[46]

当确定活动指导时,活动的时长应当纳入考虑。显然,有困难完成 2METs 的患者在进行大便控制时仍然会使用坐便器(3.6METs)或便盆(4.7METs)。一个人能够在短时间内实现比其通常代谢当量更高的活动而不产生任何不利影响也是可能的。

达到 5METs 时,性生活是心血管功能障碍患者及其伴侣的重要关注方面。性交对能量的要求是间歇性(intermittent)达到顶峰的。极少数患者在心脏病发作后会咨询性生活相关的问题[24]。治疗师在患者伴侣在场时提出性生活相关的话题是能够令双方开诚布公的技巧。一旦患者能够在 1 分钟内上与下两层阶梯并且表现出较好的心血管反应时,患者通常能够回归到性生活中[47]。为患者提供何时能够回归其性生活的信息能够帮助减缓患者的焦虑。治疗师与患者及其伴侣讨论性生活,并教导当其无法进行性生活时可采用的浪漫的亲密行为,如握手和亲吻,这可能能够使患者的焦虑得到进一步缓解。除了在性生活前后指导患者检测心率和心区紧张的症状,治疗师还应告知患者及其伴侣,心脏病药物可能影响患者的性欲。治疗师应鼓励患者告知其医生与性生活相关的问题。在许多病例中,医生可以调整患者的药物以控制这些症状。

能量节约

当患者学会能量节约的方法,他们能够在不耗费多余能量的情况下实现更高的功能水平。能量节约(energy conservation)和工作简化(work simplification)的原则是基于对导致心血管不良反应的具体因素的知识提出的。Ogden 确定了六种增加氧气需求的变量:增加速率、增加阻力、增加大肌肉的使用、增加躯干肌群的使用、抬手臂和等长活动(拉紧肌肉)[40]。上肢活动显示比下肢活动有更多的心排出量,并且站立位的活动比坐位活动需要更多的能量。极端的温度、高湿度和污染使心脏工作加强。有经验的治疗师将这些信息应用到工作中,提出降低任务所需能量的活动改造建议。

能量节约训练对每一名患者来说应当是个别化(individualized)的。时间管理对能量节约是十分珍贵的。包括学习对个人的活动或参与的作业进行计划,因此高能量的任务与低能量的任务能够穿插进行,并且对一天的休息时间进行计划,特别是在餐后。在宣教中最重要的部分是教导康复对象在计划一天的安排时融入自己主动的参与。康复对象的参与能够帮助促

进实际性目标完成的可能性。治疗师与其安排 Harriet 在典型的一天中日常生活活动、工具性生活活动和休息间隔,不如与她对话,询问她近来的表现模式中何种活动进行得较好或何种活动进行得较差。治疗师可能会问一些提示性的问题,如"你是否尝试过在一天中不同的时间洗澡?"和"在晚上将你的衣服放在外面是否会帮助你早上进行的更加顺畅?"。使用这样的以康复对象为中心的方式能使患者参与到具有实际性的表现模式的设计中并将能量节约与患者的处境与个人价值结合。通过这样的合作,治疗师了解患者的需求并增加了改变实施的成功率。

文字材料可能会帮助增加能量节约宣教的效果。治疗师应在提出能量节约建议后进行持续的随访,直到患者能够成功将这一策略应用到其活动中。这些训练与技能的实际应用,对于改变行为是至关重要的。

肺康复技巧包括 PLB 技巧、腹式呼吸、呼吸困难控制姿势与放松技巧已在本章节前文中进行阐述。用力呼气对于有心或肺功能障碍的患者来说是另外一项呼吸的原则。Franklin 在排便时可能会被教导使用用力呼气的策略而不是憋气和收紧肌肉。Harriet 可能会在举起或放下她宠物喝水的碗时被教导使用用力呼气的方法。这个技巧具有更高的能量有效性并且能够帮助控制应对活动时的收缩压。患者在治疗时进行这些技能的练习是十分重要的。治疗性支持在学习过程中是十分重要的。

生活方式改变

生活方式改变对促进心血管健康是一个重要的部分。锻炼宣教应当包括:锻炼的好处;增加活动与作业参与的升级项目;拉伸、增加肌力和有氧运动;检测心率、血压和自觉用力系数的监控;放松运动;穿衣的安全问题、环境因素与警告征兆;如果跳过了某段时间,如何继续进行运动的计划;应对意外的指南。虽然物理治疗师一般负责设计和监督训练项目,作业治疗师也可针对何种类型的活动对患者来说更有意义提供宝贵的看法。营养师关注饮食的改变,但同时在食物准备活动中同样能够加强这一方面的改变。对停止吸烟、酗酒和药物滥用的康复对象来说,改变这些习惯是十分具有挑战性的。支持性团队、咨询和药物管理在成功阻止或改变这些因素的过程中起到至关重要的作用。作业治疗师认为让康复对象参与到有意义的、健康的作业中同样能够支持康复对象的健康,同时控制相关的危险因素。治疗师同 Ruby 的治疗团队共同工

作,关注其酗酒问题并且帮助他意识到他曾经放弃的健康的作业模式(规律性的瑜伽)能够支持他回归并保持清醒的状态。

患者与家庭宣教

作为健康服务的团队成员,作业治疗师同样具有对患者及其家庭宣教的义务。团队必须教导患者及其家庭成员心肺解剖、疾病进程、症状管理、危险因素、饮食、锻炼与能量节约的知识并且不断加强宣教。宣教项目应将家庭成员纳入其中以间接地通过家庭层面支持患者。当患者依赖家庭成员进行每日活动的完成时,这样的支持是十分重要的。

案例研究

Ruby,第二部分

在思考 Ruby 的案例时(Ruby 在心脏问题后进行了瓣膜置换术),读者应考虑倾听患者的重要性并跟进检验性的提问,制订出以康复对象为中心的且更加相关的治疗目标。在第一部分中所提的问题为:作业治疗师可提出何种检验性的问题以理清 Ruby 所指的"他以前习惯做的所有事"? Ruby 在他的作业轮廓中提供了一些线索并将这些线索引向作业治疗师更多的探索。除了回归工作,能够自我穿衣并自己如厕外,一个治疗师应进一步循问:①Ruby 在家庭管理中的一贯角色为何,他从前如何洗澡,他从前参与那些非职业的活动;②他与妻子是否愿意与治疗师讨论如何安全地恢复性生活;③与他回归工作相关的特定任务。

关于第二个恢复性生活的问题,作业治疗师首先对 Ruby 进行评估,评估其对预防策略及任何有阻碍其完成预防策略因素的了解程度。除了询问 Ruby 写下预防策略并且提供一张预防策略的清单外,治疗师在活动前检查可能具有风险的姿势并且根据 Ruby 的能力进行活动步骤的安排以保证其配合。作业治疗师应当考虑止痛药可能影响 Ruby 的记忆力和预防措施的能力、他发病前的性格、任何与酗酒相关的神经疾病,或甚至是脑血管意外的可能发生。

最后,读者需思考的治疗师下一步治疗的作业活动领域,以及根据他的作业轮廓,何种目标可能包括在其干预计划中。对于下一阶段的治疗,完成座位用海绵洗澡的任务以及在加强胸部的预防措施的同时,可以选择进行重复的床上移动训练。Ruby 需要不断的提示和治疗性干预保证其安全。通过将安全性地规划活动、自我监督心率与胸部预防措施的结合,治疗师开始帮助其将技能进行实际应用,这些技能对安全自我管理心脏状况是十分重要的。作业治疗干预将基本在 Ruby 回归工作前结束。Ruby 学会在家中与工作中应用胸骨保护措施是十分重要的。作业治疗师采用谈话的方式对他进行宣教,教导其如何将这些原则应用在工作中。因此作业治疗师帮助患者将这些原则应用至家庭与工作场合中。

案例研究

Harriet,第二部分

在考虑 Harriet 时,读者被问及她在治疗中可能发现的相关目标。Harriet 在初次作业治疗师的评估中确定了一些有意义的目标,包括喂她的狗 Sir Filo,准备自己的晚饭并开始自己清理床边的坐便器。在治疗 Harriet 的过程中出现了另一个与安全相关的问题。另一个与她个人相关的目标包括学会安排她的活动、结合功能协调呼吸、在必要时提升她完成呼吸困难姿势的能力、在使用氧气时促进其安全。供氧的管道不仅对其行走造成潜在的危险,同时在其准备食物和吸烟时可能造成火灾。只要 Harriet 想戒烟,那么戒烟能够成为一个目标。最后,读者被问及根据 Harriet 的功能水平思考什么目标是较为实际的。根据她的功能水平,所有 Harriet 提及的目标都是现实的。

总结

健康人的心率与呼吸速率能够根据所需氧气进行调整以满足人的身体对氧气的不同需求。当心血管或肺或两者都受到危害时,进行正常活动或作业的能力随之下降。本章旨在指导作业治疗师对心肺功能障碍康复对象进行治疗并设计治疗方案,使服务对象在不同情境下将作业活动表现出最大的独立性与参与度。在本章节的两个案例以及相关信息描述了影响康复对象的个人能力并阻碍其参与日常活动与作业的种种因素,包括个人因素、背景问题、表现技巧和模式[13]。

复习题

1. 描述心脏,包括体积、解剖和功能分部。
2. 说出心脏瓣膜,并且说出它们的位置和功能。
3. 描述冠状动脉与心脏健康的关系。
4. 列出和描述心区不适的症状。
5. 心脏疾病诊断后较为典型的社会心理反应有哪些?
6. 对于监控的活动,心脏是如何反应的? 治疗师如何指导活动强度的改变是可行的?
7. 描述肺系统的功能分部。
8. COPD 是什么? 在作业表现中具有何种重要性?
9. 作业治疗师如何帮助预防和降低 COPD 的发生率。
10. 演示控制呼吸困难的姿势。

11. 比较缩唇呼吸与膈式呼吸。什么时候应该采用何种手段？

12. 描述心肺问题患者的恰当的评估与治疗策略。

13. MET 是什么？对于作业治疗师来说，MET 表格有何种临床价值？

14. 对于以下具有心肺疾病的患者，你将如何进行能量节约的宣教？

- 一名 40 岁的女性马拉松跑步选手。
- 一名 50 岁并且领养一名领养 8 名小孩的家庭主妇（其中 3 个小孩小于 6 岁）。
- 一名 60 岁的空调修理工。
- 一名 72 岁男性，根据他的描述，他的主要爱好为骑马、喝上好的肯塔基波本威士忌、吸雪茄和同可爱女性交往。

（冯丹玲　刘倩雯　译，徐远红　校，
曹梦安　张瑞昆　审）

参考文献

1. American Heart Association: Options for heart valve replacement. <http://www.heart.org/HEARTORG/Conditions/More/HeartValveProblemsandDisease/Options-for-Heart-Valve-Replacement_UCM_450816_Article.jsp#.VqR9fDbAeCc>.

2. Berkman LF, et al: Enhancing Recovery in Coronary Heart Disease Patients Investigators (ENRICHD). Effects of treating depression and low perceived social support on clinical events after myocardial infarction: the Enhancing Recovery in Coronary Heart Disease Patients (ENRICHD) randomized trial, *JAMA* 289:3106–3116, 2003.

3. Brannon FJ, Foley MW, Starr JA, Saul LM: *Cardiopulmonary rehabilitation: basic theory and application*, ed 3, Philadelphia, 1997, Davis.

4. Cahalan LP, Lapier TK, Shaw DK: Sternal precautions: is it time for a change? Precautions versus restrictions—a review of literature and recommendations for revisions, *Cardiopulm Phys Ther J* 22:5–15, 2011.

5. Chan SCC: Chronic obstructive pulmonary disease and engagement in occupation, *Am J Occup Ther* 58:408–415, 2004.

6. Cleveland Clinic: 10 year survival. <http://my.clevelandclinic.org/services/heart/lytle_imagraft10yrsurvival/>.

7. Cleveland Clinic: Diseases and Conditions, COPD, Treatment. <http://my.clevelandclinic.org/health/diseases_conditions/hic_Understanding_COPD/hic_Pulmonary_Rehabilitation_Is_it_for_You/hic_Pursed_Lip_Breathing>.

8. Colorado Heart Association: *Exercise equivalent* (pamphlet), Boston, 1970, Cardiac Reconditioning & Work Evaluation Unit, Spaulding Rehabilitation Center.

9. Dahlén I, Janson C: Anxiety and depression are related to the outcome of emergency treatment in patients with obstructive pulmonary disease, *Chest* 122:1933, 2002.

10. Dangas G, Kuepper F: Cardiology patient age, restenosis: repeat narrowing of a coronary artery: prevention and treatment, *Circulation* 105:2586, 2002.

11. Dawber TR: *The Framingham study, the epidemiology of atherosclerotic disease*, Cambridge, MA, 1980, Harvard University Press.

12. Dubin D: *Rapid interpretation of EKGs*, ed 6, Tampa, FL, 2000, Cover Publishing. updated 2007.

13. Framingham Heart Study: A project of the National Heart, Lung, and Blood Institute and Boston University. <http://www.framinghamheartstudy.org/about-fhs/research-milestones.php>.

14. Froom P, Gofer D, Boyko V, Goldbourt U: Risk for early ischaemic event after acute myocardial infarction in working males, *Int J Occup Med Environ Health* 15:43–48, 2002.

15. Go AS, et al: Heart disease and stroke statistics—2013 update: a report from the American Heart Association, *Circulation* 127:e6–e245, 2013.

16. Goldman L, Hashimoto B, Cook EF, Loscalzo A: Comparative reproducibility and validity of systems for assessing cardiovascular functional class: advantages of a new specific activity scale, *Circulation* 64:1227–1234, 1981.

17. Grippo AJ, Johnson AK: Biological mechanisms in the relationship between depression and heart disease, *Neurosci Biobehav Rev* 26:941–962, 2002.

18. Hambrecht R, et al: Effects of exercise training on left ventricular function and peripheral resistance in patients with chronic heart failure: a randomized trial, *JAMA* 283:3095–3101, 2000.

19. Heart & Vascular Institute: Temple Health, Mechanical Circulatory Support Devices. <http://heartsurgery.templehealth.org/content/mechanical_circulatory_support.htm>.

20. Kinney M: *Andreoli's comprehensive cardiac care*, ed 8, St. Louis, 1995, Mosby.

21. Kottke FJ: Common cardiovascular problems in rehabilitation. In Krusen FH, Kottke FJ, Elwood PM, editors: *Handbook of physical medicine and rehabilitation*, Philadelphia, 1971, Saunders.

22. Lau-Walker MO, Cowie MR, Roughton M: Coronary heart disease patients' perception of their symptoms and sense of control are associated with their quality of life three years following hospital discharge, *J Clin Nurs* 18:63–71, 2009.

23. Leon AS, et al: AHA scientific statement: cardiac rehabilitation and secondary prevention of coronary heart disease, *Circulation* 111:369–376, 2005.

24. Lindau ST, et al: Sexual activity and counseling in the first month after acute myocardial infarction among younger adults in the United States and Spain: a prospective, observational study, *Circulation* 130:2302–2309, 2014.

25. Maloney FP, Moss K: *Energy requirements for selected activities*, Denver, CO, 1974, Department of Physical Medicine, National Jewish Hospital. (unpublished).

26. Mason RJ, et al: *Murray and Nadel's textbook of respiratory medicine*, ed 5, Philadelphia, 2010, Saunders Elsevier. <http://www.clinicalkey.com>.

27. Mayo Clinic: Tests and Procedures, Angioplasty and Stents. <http://www.mayoclinic.org/tests-procedures/angioplasty/basics/definition/prc-20014401>.

28. Mayo Clinic: Diseases and Conditions, Emphysema. <http://www.mayoclinic.org/diseases-conditions/emphysema/basics/definition/CON-20014218>.

29. McGraw-Hill Concise Dictionary of Modern Medicine. © 2002 by The McGraw-Hill Companies, Inc.

30. Medline Plus: Lungs and breathing. <https://www.nlm.nih.gov/medlineplus/lungsandbreathing.html>.

31. Migliore A: Management of dyspnea guidelines for practice for adults with chronic obstructive pulmonary disease. In *Occupational therapy in health care*, Binghamton, NY, 2004, Haworth Press.

32. Mythos for SoftKey: *BodyWorks 4.0: human anatomy leaps to life*, Cambridge, MA, 1993–1995, SoftKey International.

33. National Center for Chronic Disease Prevention and Health Promotion: Division for Heart Disease and Stroke Prevention. <http://www.cdc.gov/heartdisease/coronary_ad.htm>.

34. National Heart, Lung, and Blood Institute: How is a heart attack treated? <http://www.nhlbi.nih.gov/health/health-topics/topics/heartattack/treatment>.

35. National Heart, Lung, and Blood Institute: What is asthma? <http://www.nhlbi.nih.gov/health/health-topics/topics/asthma>.

36. National Heart, Lung, and Blood Institute: What is cardiac ablation? <http://www.nhlbi.nih.gov/health/health-topics/topics/ablation>.

37. National Heart, Lung, and Blood Institute: What is COPD? <http://www.nhlbi.nih.gov/health/health-topics/topics/copd>.

38. National Heart, Lung, and Blood Institute: Who is at risk for coronary heart disease? <http://www.nhlbi.nih.gov/health/health-topics/topics/cad/atrisk>.

39. National Institutes of Health: What is a heart transplant? <http://

www.nhlbi.nih.gov/health/dci/Diseases/ht/ht_whatis.html>.

40. Ogden LD: *Guidelines for analysis and testing of activities of daily living with cardiac patients*, Downey, CA, 1981, Cardiac Rehabilitation Resources.

41. Perkins-Porras L, Whitehead D, Strike P, Steptoe A: Causal beliefs, cardiac denial and pre-hospital delays following the onset of acute coronary syndromes, *J Behav Med* 31:498–505, 2008.

42. Renfroe KL: Effect of progressive relaxation on dyspnea and state anxiety in patients with chronic obstructive pulmonary disease, *Heart Lung* 17:408, 1988.

43. Richardson LG: Psychosocial issues in patients with congestive heart failure, *Prog Cardiovasc Nurs* 18:19–27, 2003.

44. Ries AL, et al: Pulmonary rehabilitation: Joint ACCP/AACVPR evidence-based clinical practice guidelines, *Chest* 131(5 Suppl):4S–42S, 2007.

45. Salerno FG, Carone M: Anxiety and depression in COPD, *Multidiscip Respir Med* 6:212–213, 2011.

46. Santa Clara Valley Medical Center: *Graded activity sheets*, San Jose, CA, 1994, Santa Clara Valley Medical Center.

47. Scalzi C, Burke L: Myocardial infarction: behavioral responses of patient and spouses. In Underhill SL, et al, editors: *Cardiac nursing*, Philadelphia, 1982, Lippincott.

48. Sheikh A, Marotta S: Best practices for counseling in cardiac rehabilitation settings, *J Counsel Dev* 86:111–120, 2008.

49. *Stedman's Medical Dictionary*, Philadelphia, 2006, Lippincott Williams & Wilkins.

50. U.S. Department of Health and Human Services: *The health consequences of smoking—50 years of progress: a report of the surgeon general*, Atlanta, GA, 2014, U.S. Department of Health and Human Services, Centers for Disease Control and Prevention, National Center for Chronic Disease Prevention and Health Promotion, Office on Smoking and Health.

51. Venes D, Thomas CL, Taber CW: *Taber's cyclopedic medical dictionary*, ed 19, Philadelphia, 2001, Davis.

52. Williams MA, et al: Clinical evidence for a health benefit from cardiac rehabilitation: an update, *Am Heart J* 152:835–841, 2006.

第 45 章

癌症和肿瘤的康复

Brent Braveman, Lauro A. Munoz, Jennifer Kaye Hughes, Jennifer Nicholson

学习目标

通过本章节的学习,学生和相关的临床工作人员将能够:

1. 定义或描述癌症对康复对象在作业表现各个方面的改变。
2. 了解癌症类型,了解男性和女性中最高发的癌症类型。了解临床常见药物和其处理原则。
3. 了解作业治疗在癌症康复对象中进行介入的常用方式。
4. 可以解释手术、放射治疗、化学治疗的副作用,以及对作业表现的相关影响。
5. 阐明作业治疗在癌症康复对象康复中扮演的角色。

章节大纲

关键术语

癌症(cancer)

癌症相关的认知缺损(cancer-related cognitive impairment)

癌症相关的疲劳(cancer-related fatigue)

化学治疗(chemotherapy)

临终关怀(hospice)

淋巴水肿(lymphedema)

转移(metastasis)

缓和照顾(palliative care)

放射治疗(radiation therapy)

案例研究

Kay

Kay,36 岁,育有两子,与她的丈夫住在一起,有一份全职工作。她被诊断为侵袭性延展性乳腺癌,接受了手术治疗并且术后进行了放射治疗和化学治疗。她在住院期间接受过作业治疗,把对日常活动表现的担忧告知医生护士后也继续接受门诊随访服务。

Kay 的门诊作业治疗师给她做了评定,以确定其作业表现的所有角色(例如,父母,配偶、工人、家庭主妇、志愿者、体育爱好者和宗教参与者)。Kay 虽然能够在生活自理方面达到独立,但由于放射治疗和化学治疗引起的疲劳和轻度认知问题,她感觉已经接近自己的极限。

Kay 也经历了与她的身体形象和即将进行的乳房重建手术方面的社会心理危机。Kay 告诉她的作业治疗师:"我很艰难地度过每一天,当我照顾孩子,照顾家庭,并尝试做一些工作的时候,我试图尽量坚持完成。但我一直觉得精疲力尽,不断犯愚蠢的错误,为曾经如此简单的事情而感到困惑。我甚至不敢想象回归跑步或者在教堂里继续找志愿者的工作。我走到了我生命的尽头。"

思辨问题

1. 如果 Kay 可以自己盆浴和穿衣服,以及短期内得到她丈夫的帮助,为什么她还需要作业治疗呢?

2. Kay 将疲劳和认知问题列为首要问题,但她每天也都在努力试图扮演好自己的角色,所以作业治疗师应该从哪里开始治疗呢?

3. 除了 Kay 正在经历的生理症状,作业治疗师还应在对 Kay 的治疗中处理哪些社会心理问题?

癌症和肿瘤康复介绍

截止到 2015 年,在美国估计有 1 658 370 的新癌症病例被确诊,超过 589 430 人死于该疾病。大约 39.6% 的男性或女性在一生中的某个时候会被诊断出患有癌症[23]。男性最常见的肿瘤是前列腺、肺和支气管、结肠和直肠、泌尿器官和膀胱以及皮肤黑色素瘤。妇女最常见的肿瘤是乳腺、肺和支气管、结肠和直肠、子宫体和甲状腺[3]。总体来讲,男性在他们的有生之年中 50% 的机会患上某种形式的癌症,女性的风险率为 33%。美国癌症幸存者的数量预计在 2024 年底将达到 2 200 万人[24]。癌症(cancer)通常以其最常见类型产生的部位来命名,如黑素瘤(皮肤)、癌(皮肤或组织器官)、肉瘤(结缔组织)、白血病(骨髓或造血器官)、淋巴瘤(免疫系统)、多发性骨髓瘤(浆细胞和骨髓)和中枢神经系统(脑和脊椎)。

肿瘤康复(oncology rehabilitation)包括作业治疗、物理治疗、言语治疗和康复医学都得到了快速发展。在一些大型的国家级肿瘤中心如 Houston 大学的 Anderson 癌症中心、Texas 癌症中心、小的癌症中心、社区医院以及家庭医生都可以提供肿瘤康复服务。在癌症的各个阶段或被称为癌症服务连续体(cancer care continuum)都能提供康复服务。癌症服务连续体的阶段包括:①治疗前(新确诊但未开始治疗);②积极治疗(有目标地治疗);③维持(以缓解症状为目标的长期治疗);④治疗后或存活期(医疗性治疗已结束,无疾病体征);⑤缓和照顾(当癌症无法治愈时的治疗方式,着重于舒适和功能)。在肿瘤康复预防方面,作业治疗师通过对生活方式的重建和维持健康的作业活动表现来发挥着重要的角色。

治疗的选择

癌症治疗的内容取决于癌症的类型、癌症发现的早晚以及癌症的发展趋势。治疗持续的时间长短和对个体产生的影响是存在不定变化的,最常见的治疗方式包括以下几点[23]:

- 从体内手术切除癌细胞/肿瘤。
- 放射治疗用于杀死癌细胞和缩小肿瘤。
- 使用化学治疗药物杀死癌细胞。
- 免疫疗法用于加强和利用个人的免疫系统来对抗癌症。
- 激素治疗:使用激素来减缓或停止癌细胞增长。
- 干细胞移植:恢复被大剂量化学治疗、放射治疗破坏的造血细胞。

预防方式、禁忌证、医疗复杂性

为癌症康复对象提供安全的作业治疗是一件复杂的事情,这不仅要求我们有专业技能,有时对知识更深入的了解、对药物作用的了解和对康复对象躯体各系统状态已有的认识都会影响评估和治疗的进程。药物治疗和疾病发展过程可以影响到正在尝试维持自身平衡的机体。一些机体功能可能会受影响,包括心率和心律的改变、头晕、血压问题、视力变化、认知状态的改变、食欲或新陈代谢的改变。当康复对象正在接受癌症治疗时,身体功能的两个关键指标是生命体征和实验室("实验")检查。生命体征(如血压、动脉血压、颅内压、呼吸频率、心率和血氧饱和度)和实验室检查对于正在接受治疗的癌症康复对象来说是两个重要的监测指标。实验室检查为从业者提供了可能会对康复对象表现能力产生影响的生化状况的数据[30]。

在每项作业治疗干预实施之前，应该复查常见的实验室值，包括以下内容：

- 血细胞计数，如红细胞、白细胞、血红蛋白、血细胞比容。
- 凝血功能，如凝血酶原时间、国际标准化比值、部分凝血活酶时间。
- 基础代谢功能，包括血糖、钙、肌酐、钾和血尿素氮。

这每一项实验室值都有一个范围，以保证功能性活动和康复活动的参与是安全适量的。如果某项训练中的检查值严重超出正常值，那么该项训练会被禁止。

像完整的血细胞计数这样的检查能够帮助从业者制定安全的功能性活动指南，特别是对于那些正在接受或刚刚做完化学治疗、放射治疗或骨髓移植的康复对象。运动的标准会随着癌症的类型、康复对象接受的治疗项目和康复对象药物上和生理上的反应而变化。在某一阶段可以安全地进行某项课程训练的康复对象可能在其他时间却受到限制。表 45.1 列举了在肿瘤治疗中三项常见的检查值，包括：①血小板；②血细胞比容；③白细胞。与每一项指标的异常值相关的预防措施都应该引起注意。提供的这些范围是常用值。医疗和康复训练中需考虑的实验室检查可能是多种多样的，所以从业者应该熟悉在自己机构中被认为是正常的具体范围，并且与医疗团队协商以确定何时参与康复是禁忌的。

表 45.1　肿瘤康复中常见的检查值和康复训练内容

检查项目	正常范围	训练中可接受的范围	康复指征	其他发现
血小板	150~450k/µl	140~440k/µl	<5K：助动运动/无憋气 <20K：主动运动 >50K：抗阻运动 血小板值较低时，跌倒风险评估很重要	检查瘀斑：紫红色皮疹 检查任何出血倾向：鼻出血、伤口出血过多、痰中带血、关节肿胀等 少于 20K（+）会增加颅内出血的风险
白细胞	3.5~10.5k/µl	4~11k/µl	（+）感染风险 中性粒细胞减少症：中性粒细胞绝对计数少于 0.5 细胞/mm³	坚持手卫生和感染防控措施 中性粒细胞减少时康复对象可能持续发热
红细胞计数	男性：37%~49% 女性：36%~46%	男性：40%~54% 女性：37%~47%	<20%：可导致心脏衰竭/死亡 <25%：延迟治疗 25%~30%：允许 ADL 和运动训练 30%：可进行抗阻运动	医疗团队会诊

放射学和影像学

当出现急性骨折、癌细胞转移（metastasis）（癌症扩散的身体其他部分）或其他任何影响预防和治疗情况时，作业治疗师都要查阅和回顾影像报告，例如计算机断层扫描（CT 或 CAT 扫描）、磁共振（MRI）、超声或 X 线片。任何检查结果的变化都可能影响作业治疗师对评估项目的选择或改变治疗计划。例如，MRI 检查结果显示可能脑部有新的脑转移性疾病，这将引导治疗师对认知进行更多集中的检查。MRI 检查显示有新的病理性骨折，这会改变日常生活活动能力中需要负重或上举的日常生活活动。

一般来说，在评估和治疗前，作业治疗师应该查看血细胞计数、生命体征和影像学检查。在安排治疗之前，作业治疗师也应核实清楚任何与癌症类型相关的具体预防措施，包括移动、负重、徒手肌力检查或任何具有抗阻成分的活动。

作业治疗和癌症：领域和流程

由于癌症类型的多样性以及疾病和治疗引起的广泛效应，了解作业治疗过程和癌症需要考虑作业治疗的全部领域以及作业治疗实践框架[7]所列出的作业治疗过程的全部范围。表 45.2 提供了章节最开始介绍的案例 Kay 的例子。

表 45.2　肿瘤康复的作业治疗范畴和过程

作业治疗范畴	关于 Kay 的实例
作业活动	Kay 需要参与的作业活动中包括了扮演母亲、妻子、工作者、主妇、志愿者、运动爱好者和宗教参与者等角色。躯体的、认知的、情绪的、社会心理的因素都会影响包括基础性日常生活活动、工具性日常生活活动、休息/睡眠、教育、工作、玩耍、闲暇、社会参与在内的所有作业活动领域
个人因素	所有个人因素应考虑到,包括当 Kay 面对癌症对身体功能产生的各种影响时,她对健康和疾病的价值和信念。这些影响主要包括呼吸、感觉、认知和器官功能以及身体结构如骨骼、关节和肌肉
执行技能	取决于癌症的位置和治疗的影响,执行技巧包括了认知能力、运动技能、处理技能和社交交流技能
执行模式	Kay 在各种作业活动中使用的习惯、日常常规、角色和惯例都会被手术、化学治疗或放射治疗的治疗破坏,包括降低了精力、耐力、对生活角色和与他人互动的兴趣
背景和环境因素	文化、个人、时间和名义上的风俗环境会支持或抑制癌症康复对象的作业活动表现。物理和社会环境包括自然和建筑环境、客体和家庭成员之间的关系,同时朋友同事等也一定要考虑到
作业治疗过程	
评估	识别与 Kay 的需要、问题和担忧相关的信息
作业活动概况	对 Kay 的工作经历、日常生活模式、兴趣、价值和需要进行总结
作业活动表现分析	用评定工具识别 Kay 的有利条件和问题
干预	作业治疗师提供的技术服务有利于 Kay 的作业活动参与
干预计划	作业治疗师的行为指导和方法用于实现 Kay 的目标 把干预计划付诸行动
干预的施行 干预的回顾	持续再评估干预计划的过程来改善结果
目标结果	挑选出通过作业治疗干预实现目标的结果

作业治疗师在肿瘤康复中常用的评估

　　除了日常生活活动的常规评估、工具性日常生活活动的评估和需要通过观察评估的其他作业领域外,作业治疗师针对癌症人群还有一些特殊的常用评估和分类方法,以下是一些举例:

- 日常生活活动评估量表,如 Katz ADL 量表。
- A-ONE 是一项能将功能表现(基本日常生活活动和移动)与包括认知感知障碍和运动障碍在内的神经行为缺陷直接联系在一起的认知评估工具。A-ONE 适用于 16 岁以上中枢神经系统受损的康复对象。
- 简明疲劳量表(brief fatigue inventory,BFI)是一种针对在过去 24 小时内疲劳的严重程度对功能影响的短时评估。
- 执行功能表现测试(executive function performance test)是一种基于表现的认知功能标准化评估,该评

估可在公众域免费获得。
- 癌症治疗的功能评估(functional assessment performance test,FACT)是一种生活质量的常规评估。
- Kettle 测试是一种基于表现的认知功能表现评估。
- 多任务测试(multiple errands test,MET)通过一系列真实环境任务来评估执行功能缺陷对日常功能的影响。
- 疼痛量表,例如 0~10 的疼痛评分,0 是无痛、10 是可以想象得到的最疼痛难忍的状况,或者使用面部表情刻度尺(Wong-Baker face scale)来表达从"没有疼痛"到"最糟糕的疼痛"。

与癌症和癌症治疗相关的重要继发性问题

　　除了由癌症直接引起的问题外,还会有许多由癌症本身或癌症治疗(如,手术、放射治疗、化学治疗)所引起的重要的继发性问题。以下列举了几种继发性问

题,并给出了对作业活动表现影响的简要说明。

癌症相关的疲劳

美国国家综合癌症网络(the National Comprehensive Cancer Network,NCCN)已定义癌症相关的疲劳(cancer-related fatigue,CRF)为"一个令人痛苦的、持续的、主观的身体感觉,是与癌症或癌症治疗有关的情绪或认知疲劳或衰竭,这种疲劳与最近的活动不成比例,并干扰了正常的躯体功能(P. FT-1)"[25]。作业治疗师可以通过帮助康复对象从癌症相关的疲劳中区分其他不同类型正常疲劳来赋能于康复对象,比如休息、睡觉这样的活动只会加重症状,这似乎与大多数人的直觉相悖。康复对象需要进一步理解癌症相关的疲劳不仅局限于生理方面。Hann 和他的同事将癌症相关的疲劳描述为以下四个方面内容:①一般性疲劳;②情感性疲劳;③躯体性疲劳;④精神性疲劳[16]。作业治疗师在帮助康复对象找出与 CRF 有关的影响因素,并且制定出可以解决这些影响日常生活活动的相关决策方面发挥着重要作用。鉴于已发布的流行病学数据的限制,作业治疗师很难确定癌症康复对象的癌症相关疲劳的发生率[12]。然而一些研究表明,在治疗过程中大多数康复对象都经历过 CRF,且三分之一的康复对象在治疗结束后会持续疲劳[12]。在实践中几乎 80%的康复对象认为 CRF 是最令人痛苦的症状,因为它大大降低所有作业活动、角色和日常生活的参与和表现。

CRF 深深影响着康复对象及其家庭的生活质量(quality of life,QOL),包括精神、生理、社会心理和经济方面[12]。CRF 会导致生活方式的改变、参与度下降,以及体能降低导致的作业活动表现能力下降、失去控制力和身份认同感、意志力和动机水平受损、工作能力降低、自我效能降低、较低的生活质量、缺乏社交以及失去重要的角色。

所有的康复对象在整个治疗连续期内都应该接受 CRF 的筛查,以便识别每个康复对象独一无二的 CRF 经历。目前没有准确的客观报告,最常见的测量是康复对象自我报告(比如,使用 BFI)。重要的是要认识到症状的严重程度并不等同于在有意义的活动中症状对作业表现和参与的干扰程度,因此需要考虑的是 CRF 如何直接影响作业活动表现和参与[9,20]。

表 45.3 提供了适用于 CRF 的在"作业治疗实践框架:重点和实施"中确定的每一种类型的治疗干预措施的例子[7]。

表 45.3　与癌症相关疲劳问题有关的作业治疗干预案例	
作业治疗干预方法	**例子**
创建和促进	创建教育材料,指导康复对象管理与癌症相关的疲劳或者认知障碍
预防	监测 CRF 早期症状,并通过新的治疗方法对康复对象和家庭成员进行 CRF 发生的可能性的教育
建立和恢复	检查日常生活习惯,建立一些习惯和模式,包括休息和锻炼结合,以减少与癌症相关的疲劳
优化	简化基础性日常生活活动和工具性日常生活活动,并添加提示策略来代偿与癌症相关的认知障碍,如短期记忆受损和注意力下降
维持	确定对康复对象重要的作业活动和角色,并优先考虑有意义的作业活动,这样康复对象才能继续保持原有的角色。使用生活方式重整方法来保持康复对象的力量、耐力和在治疗前后的活动能力

备注:CRF:癌症相关疲劳

CRF 的作业治疗干预因其严重程度而有所不同,可以包括全部人类作业活动的参与形式。以下是对 CRF 干预的一些基本指南:

- 保持以康复对象为中心,使用积极倾听并使用治疗性运用自我(therapeutic use of self)的整体方法。
- 评估康复对象在作业活动和任务表现中的动机和意志。
- 评估所有的功能领域(生理、认知、社会心理/情感等)。
- 确保干预行动包括技能性的运用和作业活动的运用,而不是单纯的说教。
- 提供示范、给予居家作业,以促进技能和学习。
- 评估对治疗项目或居家作业的反应和指征,治疗或居家作业任务过重或不达预期效果。

癌症相关的认知功能障碍

高达 75%的癌症康复对象会出现癌症相关的认知损伤(cancer-related cognitive impairment),在癌症治疗期间或治疗后,会出现记忆力、执行能力和注意力的损伤。据估计,将近四百万癌症幸存者存在某些形式的认知障碍[17]。产生于癌症治疗中的认知损伤可以出现由微小到严重的急剧变化,也可以出现暂时的或永久的损伤。表 45.4 是癌症康复对象在不同的治疗后可能出现的认知障碍表现。

在癌症相关的认知障碍的介入治疗中,作业治疗师有不同的方法可选。表 45.5 列出了这些方法。通常会根据治疗环境和康复对象损伤的严重程度来选择相应的治疗方法。需要注意的是,这些方法不是互斥的,在护理的阶段可能会使用多种方法。

表 45.4	常见癌症的治疗方法和其潜在的认知损伤	
化学疗法		无注意力
		专注力缺失
		工作记忆力的下降
		大脑执行功能受损
放射疗法		无注意力
		记忆力下降
		大脑执行功能受损
		视觉感知技能受损
类固醇药物		行为改变
		言语记忆的下降
		无注意力
镇静药物		觉醒水平的下降
		谵妄
		混乱/方向障碍

表 45.5	与癌症有关的认知功能障碍的介入方法	
认知行为策略		应对技巧/放松
		睡眠卫生和教育
		自我/目标的管理
补偿/重建		锻炼和活动的反复练习
		贴近生活的任务
		基于计算机的训练
代偿技巧练习		环境或任务的改造
		任务特征/感觉提示的调整
		个体心理活动的参与,意象的使用
有意义的功能性活动		促进并保持注意力集中;专注力
		减少焦虑
		提高心理健康

化学治疗所致的周围神经病

化学治疗诱发的周围神经病(chemotherapy-induced peripheral neuropathy, CIPN)是由于康复对象接受某些如铂类药物这样的神经毒性化学治疗药物的治疗后,引起的周围神经功能障碍或功能受损的疾病。其功能恢复需要数月至数年,它取决于多种因素[18]。CIPN

可以表现为运动、感觉、自主神经性或混合损伤,通常是对称的、袜套式分布性损伤,症状最早出现在指尖和脚趾。妨碍作业活动的常见症状包括刺痛、麻木、感觉异常、温度敏感、疼痛、戴袜套的感觉、无力和平衡失调[31]。许多康复对象表示 CIPN 会出现疼痛、躯体障碍、显著的功能丧失和生活质量的降低。当出现严重症状时,可通过剂量减少或停止治疗来提高整体的生存率[21]。

以发现潜在问题与功能缺陷为目的的标准感觉测试、平衡测试、效度研究,以及功能性的计时测试,都十分适合 CIPN 康复对象。标准的感觉测试将有助于建立基线水平、确定感觉随时间变化的情况,以及分辨哪种类型的感觉会影响作业治疗疗效。评估平衡功能和康复对象在需要平衡功能的活动中的信心也是十分有益的[10]。

对 CIPN 康复对象的干预措施包括为安全所做的补偿策略、足部护理和适当鞋子的选择、减少缺血性和热性损伤的策略以及自主神经功能障碍的处理、跌倒的预防和辅助器具的使用,以此来补偿感觉或功能的丧失,从而促进生活独立并保持日常生活的主动性[31]。活动的调整和循序渐进的活动是有益的,如使用能量节省技术来调节肌肉疲劳度。功能性任务如进行脱敏训练时让康复对象暴露于不同接触面也可以减少 CIPN 带来的焦虑。

癌症相关的疼痛

癌症导致的疼痛是影响个人生活的一种复杂症状,包括躯体机能、日常生活中的表现、心理、情绪状态和社会交往[29]。据估计,有 33% ~ 50% 的癌症康复对象会经历不同程度的疼痛,晚期康复对象的疼痛估值更高(大于 70%)[15]。作业治疗师需要评估疼痛对康复对象期望完成的活动的影响以及对生活质量的影响。与此同时给予康复对象相应的帮助,包括通过一些技巧和策略进行疼痛管理。并为康复对象提供管理疼痛的技能和策略。从业人员必须使用他们的技能来验证康复对象的疼痛并建立彼此间的信任[5,22]。

癌症相关疼痛和对疼痛的恐惧对作业活动表现有显著的负面影响。促进作业活动表现的对策包括与康复对象协作的作业活动分析、分级活动、辨认疼痛触发方式、姿势评估、利用想象或精神策略来克服反复出现的疼痛循环。

肿瘤学中的去条件作用

作业治疗师在与肿瘤机构的康复对象协同合作

时,必须注重去条件作用和作业活动表现之间的关系。去条件作用(deconditioning in oncology)最好的理解是因缺乏作业活动而导致的功能丧失,通常来说这是受多因素影响的。与疾病进程和癌症相关治疗有关的去条件作用会对生活质量产生显著的影响。此外,去条件作用往往与对癌症相关治疗不敏感有关,其结果也是产生低存活率。其次还和低质量生存相关。文献已经表明,疲劳的机制可能与"疲劳、身体不活动和去条件作用之间的恶性循环"有关[33]。作业治疗师通过促使康复对象参与活动,帮助他们与这样的恶性循环作斗争,比如说让康复对象坐着进食而不是躺在床上进食,走去盥洗室而不是使用床旁便盆,在站立和短距离安全步行时,执行简单的日常生活活动。

心血管和呼吸系统的考虑

在肿瘤科,作业治疗师必须考虑到心血管和肺的状态,它们直接关系到康复对象的作业活动表现。由于心血管和肺的表现与活动耐受性之间的关系如此紧密,肿瘤科的临床路径变得很复杂。运动耐受性受多种因素的影响,包括肿瘤负荷、抗癌治疗、抢救性外科切除术和胸腔积液。癌症康复对象通常年长,所以基础肺活量和心血管损伤也必须考虑到。这些康复对象也常常缺乏活动,这会导致严重的肌肉萎缩以及心脏功能的下降。身体活动包括作业活动参与和锻炼,已经被证实能够提高心血管和肺的功能并降低疲劳感,也为针对此康复对象人群的作业治疗效能有重大的影响。

社会心理问题(身体形象、抑郁、焦虑)

每一个被确诊为癌症的康复对象都面临许多社会心理的挑战,例如在初次诊断或整个生存期间都持续存在的压力感。尽管现代医学领域将癌症归于慢性疾病,但世界上的癌症往往与"威胁生命"的疾病相关联。除了死亡的想法外,康复对象开始担心诊断和治疗不仅会影响他们自己的作业活动表现,还会影响其家人和朋友。Lyons 提出"对死亡的知晓和不确定性的结局会使癌症康复对象在生活中处于紧张状态"。许多社会心理问题都会对日常作业活动表现产生挑战,包括但不仅限于角色和日常习惯的改变或破坏、社会背景的变化、负面情绪的产生、失去控制和认同感、动机受损以及生活质量下降[19]。

身体形象和自我效能是癌症康复对象经历的常见心理社会问题,继发于不可避免的外观改变和功能下降。身体形象是一个复杂的概念,远远超出了一个人的体貌形象。身体形象被进一步定义为关于整个身体及其功能的多维结构,它涉及感知,思想,感受和行为等方面[13]。

此外,Zabora 和其同事们指出,60% 的癌症康复对象遭受心理困扰[34]。这种困扰可以被定义为一种多因素导致的、不愉快的、社会心理的或干扰有效应对能力的、精神实质方面的情绪体验[26]。一些文献中估计这一比例超过了 60%,这在临床实践中经常会出现。许多转介到作业治疗的康复对象比未曾转介到作业治疗的康复对象出现更多的社会的心理挑战,大多是继发性问题导致其功能和作业活动的下降。作业治疗师非常适合去面对这些康复对象的心理社会问题,并接受培训以评估康复对象整体在不同环境和背景下的需求,其中包括任何干扰作业表现和参与的心理社会问题[5]。

心理问题的作业治疗干预可以包括适应物理和社会环境以促进作业活动[5]。干预的重点可以包括以下几个方面:

- 压力管理和应对策略来增加控制感。
- 放松技巧,引导想象疗法和呼吸技巧作为个人焦虑管理计划的一部分。
- 生活方式的管理和重整。
- 认知行为技术和对于实践中遇到问题的改良方法。
- 积极的生活方式的改变和健康行为的使用。
- 与身体形象改变相关的干预措施。
- 性心理治疗包括交流训练、感官集中和身体形象展现。
- 表达性支持疗法着重于表达思想和情绪,接受和提供支持,应对技巧。
- 教育干预措施,包括以讲座形式传播信息、提高疾病和治疗知识以及提高自我效能。

虽然很容易将临床的视角指向癌症的身体变化和表现,但从事肿瘤专业工作的作业治疗师必须对不可观察的且对作业表现和参与产生有害影响的因素,即焦虑和抑郁,有敏锐的意识。癌症康复对象和其家属会产生严重的心理疾病。抑郁和焦虑会影响身体功能、生存质量和存活时间。Tang 和他的同事记录到癌症康复对象由于进行性功能减退、症状加速严重、缺少社会支持、自我感知对他人负担等因素容易罹患抑郁症[32]。与治疗相关的疼痛也与抑郁和焦虑有关。在肿瘤科室中发现并用于测量这些问题的典型评估包括医院焦虑和压力量表，Beck 抑郁量表（the Beck Depression Inventory，BDI）和 Beck 焦虑量表（the Beck Anxiety Inventory，BAI）。

淋巴水肿

淋巴水肿（lymphedema），是淋巴液引流不畅所造成的一种情况，也是一种与癌症治疗形式有关的常见继发性情况。淋巴水肿最常见于乳腺癌康复对象，但也见于其他形式的癌症如淋巴瘤。有多种因素都可能导致淋巴引流不畅，这包括肿瘤造成的淋巴液流动受阻、经过放射治疗后瘢痕化和炎症化的淋巴结、还有一个或多个淋巴结的外科切除，淋巴水肿可见于头部和颈部，但最常见于手臂和腿。阴囊水肿也可发生于术后。

根据美国癌症协会的信息，淋巴水肿可见于术后或放射治疗后不久，也可在治疗后多年才出现。需要让癌症存活者知晓他们仍有患淋巴水肿风险的这个事实[2]。80%的个体在术后 3 年内都会经历一次淋巴水肿的发作；剩下的人以每年 1% 的比率发生水肿[28]。O'Toole 和他的同事们[27]注意到淋巴水肿对功能有很重要的影响，随着存活情况的增多，淋巴水肿也得到了更多的关注。淋巴水肿的治疗方法包括伴随腹式呼吸的舒缓运动、压力衣和淋巴水肿包扎技术、徒手淋巴引流、气动加压和综合消肿疗法（complete decongestive therapy，CDT）。无论是作业治疗师还是物理治疗师均可以获得这样的淋巴水肿治疗处置认证。

缓和照顾和临终关怀

缓和照顾（palliative care）和临终关怀（hospice）是紧密联系的。对于这两种情况，从业人员都要与康复对象一起面对危及生命的疾病。美国作业治疗学会的官方文件表示"在临终阶段作业治疗的任务"声明如下：

> 缓和照顾和临终关怀不同之处在于前者可以在康复对象疾病历程的任何阶段开始。治疗性的干预措施也应该被用于缓和照顾中，然而在康复对象接受临终关怀时不会提供治疗性服务。当治疗性方法不再合适或者不被需要，以及生命的最后阶段即将临近时，接受缓和照顾和治疗性服务的康复对象会自然地过渡到临终关怀服务[6]（p. S67）。

缓和照顾和临终关怀中作业治疗的关键在于保持以康复对象为中心并且提供以作业活动为基础的干预。作业治疗师在临终关怀服务中与康复对象及其家属合作设定目标，并且帮助康复对象重获勇气认可自我。由于癌症康复对象是在去世之前接受很短时间或几个月的临终关怀服务，并且因为临终关怀服务一般都在住院和家庭环境中提供，所以康复对象可能希望继续履行他们角色所需的作业活动，包括工作者、家庭管理者、父母、配偶、宗教参与者等。作业治疗的实施对即将去世的人也是一样的，哪怕是那些即将面临死亡的康复对象也有目标保持自我的掌控力，并且需要自我认可。

总结

癌症幸存康复对象这一群体数量正在逐步增加，他们对于康复的需求包括在治疗期间的作业治疗介入和后期跟进的作业治疗也在逐渐增加。癌症可能导致一系列影响作业表现的问题，包括与癌症有关的疲劳、认知障碍、疼痛、癌症诱发的神经病变、淋巴水肿、抑郁症以及一系列影响到身体形象、生育和身份认同的心理问题[1,8,14]。

虽然癌症康复对象仍然可以参与基础性日常生活活动和工具性日常生活活动，但是癌症及其相关的治疗如手术、放射治疗、化学治疗的影响仍然是具有破坏性的。作业治疗的评估和干预应该具有全面性并且应当找出一系列影响作业表现的因素。治疗的策略应包括但不应局限于能量节省技术、工作简化技术、注意力和记忆力减退的代偿方式和对水肿及淋巴水肿的预防方法，也应强调社会心理学因素，如身体形象和性等方面的作业治疗策略。

作业治疗师在全面的肿瘤康复中首先要开展对康复对象作业表现的评估以及作业治疗文书书写。请记住，我们在整个介入计划和其他补充环节中都应遵循以康复对象为中心、以理论为指导并且基于循证医学的证据，才有助于获得积极的结果。

复习题

1. 男性和女性最常见的癌症类型是哪些？他们在患病之后的生活中最有可能经历什么？

2. 常见的癌症治疗策略是什么？这些策略将如何

影响癌症康复对象的作业表现？

　　3. 为什么对癌症康复对象进行作业治疗介入在临床上是复杂的？

　　4. 有哪些专业的、先进的知识是作业治疗师在服务癌症康复对象中必须掌握的？

　　5. 在服务癌症康复对象时作业治疗师常用的评估策略是什么？

（耿红荔 译，李睿 校，曹梦安　张瑞昆 审）

参考文献

1. Ahles T, Root J, Ryan E: Cancer and cancer treatment associated cognitive change: an update on the state of the science, *J Clin Oncol* 30:675–686, 2012.

2. American Cancer Society: What is lymphedema? <http://www.cancer.org/treatment/treatmentsandsideeffects/physicalsideeffects/lymphedema/whateverywomanwithbreastcancershouldknow/lymphedema-with-breast-cancer-what-is-lymphedema>.

3. American Cancer Society: Cancer facts & figures 2014. <http://www.cancer.org/research/cancerfactsstatistics/cancerfactsfigures2015/index>.

4. Reference deleted in proofs.

5. American Occupational Therapy Association: Occupational therapy services in the promotion of psychological and social aspects of mental health, *Am J Occup Ther* 64(Suppl):S78–S91, 2010.

6. American Occupational Therapy Association: The role of occupational therapy in end-of-life care, *Am J Occup Ther* 65(Suppl):S66–S75, 2011.

7. American Occupational Therapy Association: Occupational therapy practice framework: domain and process (3rd ed.), *Am J Occup Ther* 68(Suppl 1):S1–S48, 2014.

8. Reference deleted in proofs.

9. Bower JE, et al: Screening, assessment, and management of fatigue in adult survivors of cancer: an American Society of Clinical oncology clinical practice guideline adaptation, *J Clin Oncol* 32:1840–1850, 2014.

10. Campbell C, Hughes J, Munoz L: *Occupational therapy's unique contributions to cancer rehabilitation*, Bethesda, MD, 2012, AOTA Press.

11. Reference deleted in proofs.

12. Escalante CP, et al: Outcomes of a cancer related fatigue clinic in a comprehensive cancer, *J Pain Symptom Manage* 39:691–701, 2010.

13. Fingeret MC, Teo I, Epner D: Managing body image difficulties of adult cancer patients: lessons from available research, *Cancer* 120:633–641, 2014.

14. Reference deleted in proofs.

15. Goudas LC, et al: The epidemiology of cancer pain, *Cancer Invest* 23:182–190, 2005.

16. Hann DM, et al: Measurement of fatigue in cancer patient: development and validation of the Fatigue Symptom Inventory, *Qual Life Res* 7:301–310, 1998.

17. Janelsins MC, et al: An update on cancer-and chemotherapy-related cognitive dysfunction: current status, *Semin Oncol* 38:431–438, 2007.

18. Kautio AL, et al: Burden of chemotherapy-induced neuropathy—a cross-sectional study, *Support Care Cancer* 19:1991–1996, 2001.

19. Lyons K: Occupation as a vehicle to surmount the psychosocial challenges of cancer, *Occup Ther Health Care* 20:1–16, 2006.

20. McColl E: Best practice in symptom assessment: a review, *Gut* 53:49–54, 2004.

21. Miltenburg NC, Boogerd W: Chemotherapy-induced neuropathy: a comprehensive survey, *Cancer Treat Rev* 40:872–882, 2014.

22. Munoz L, Campbell C: AOTA Fact Sheet: the role of occupational therapy in palliative and hospice care. American Occupational Therapy Association. <http://www.aota.org/-/media/Corporate/Files/AboutOT/Professionals/WhatIsOT/PA/Facts/FactSheet_PalliativeCare.pdf>.

23. National Cancer Institute: Cancer Statistics. <http://www.cancer.gov/about-cancer/what-is-cancer/statistics>.

24. National Cancer Society: Cancer treatment & survivorship: facts and figures 2014-2015. <http://www.cancer.org/acs/groups/content/@research/documents/document/acspc-042801.pdf>.

25. National Comprehensive Cancer Network: NCCN Clinical Practice Guidelines in Oncology: cancer related fatigue. <http://www.nccn.org/professionals/physician_gls/pdf/fatigue.pdf>.

26. National Comprehensive Cancer Network: NCCN Clinical Practice Guidelines for Distress Management. <http://oralcancerfoundation.org/treatment/pdf/distress.pdf>.

27. O'Toole JA, et al: The impact of breast cancer related lymphedema on the ability to perform upper extremity activities of daily living, *Breast Cancer Res Treat* 150:381–388, 2015.

28. Petrek JA, Senie RT, Peters M, Rosen PP: Lymphedema in a cohort of breast carcinoma survivors 20 years after diagnosis, *Cancer* 92(6):1368–1377, 2001.

29. Portenoy RK, Dhingra LK: Assessment of cancer pain. <http://www.uptodate.com/contents/assessment-of-cancer-pain>.

30. Smith-Gabi H: *Occupational Therapy and Acute Care*, Bethesda, MD, 2011, AOTA Press.

31. Stubblefield MD, et al: NCCN Task Force report: management of neuropathy in cancer, *J Natl Compr Canc Netw* 7(Suppl 5):S1–S26, quiz S27–S28, 2009.

32. Tang ST, et al: Prevalence of severe depressive symptoms increases as death approaches and is associated with disease burden, tangible social support, and high self-perceived burden to others, *Support Care Cancer* 24:83–91, 2016.

33. Vermaete N, Wolter P, Verhoef G, Gosselink R: Physical activity and physical fitness in lymphoma patients before, during, and after chemotherapy: a prospective longitudinal study, *Ann Hematol* 93:411–424, 2014.

34. Zabora J, et al: The prevalence of psychological distress by cancer site, *Psychooncology* 10:19–28, 2001.

推荐阅读

National Cancer Institute (NCI). <www.nci.nih.gov>.
American Cancer Society. <www.cancer.org>.
Cancer Hope Network. <www.cancerhopenetwork.org>.
Coping with Cancer Magazine. <www.copingmag.com>.

第46章

老年人的特殊需要

Samia Husam Rafeedie

学习目标

学习本章之后,学生或临床工作者将可以:

1. 描述生育潮一代的健康和积极老龄化的重要性。
2. 描述作为一名作业治疗师可以为老年人在地老化做什么。
3. 了解美国政府为老年人推出的政策和它们对医疗服务的影响。
4. 描述在老年人中利用作业活动为首要媒介进行治疗的益处。
5. 描述老年人在学习需求和方式上与年轻人的区别。
6. 描述目前人们所接受的老龄化理论。

7. 描述随着年龄增长产生的精神状态变化。
8. 认识基础的感觉功能和身体结构的老龄化改变。
9. 认识基础的骨骼肌肉功能的老龄化改变。
10. 认识基础的心肺、血液、免疫、呼吸功能的老龄化改变。
11. 认识基础的发声和言语功能,消化、代谢、内分泌功能,泌尿系统和生殖系统的老龄化改变。
12. 认识基础的皮肤和相关组织的老龄化改变。
13. 描述"远离养老院"和辅助康复对象及同事的模式转变的概念。

章节大纲

关键术语

在地老化(aging in place)

非稳态(allostatic load)

男性更年期(andropause)

轻度认知功能障碍(mild cognitive impairment)

高龄老年人(old-old)

生产性老龄化(productive aging)

衰老(senescence)

共享管理(shared governance)

案例研究

Doris,第一部分

Doris 在当地会计公司做了几十年的助手,她的工作是管理书籍和负责家中的财政管理。她喜欢用自己的个人电脑发邮件和弹钢琴。事实上,Doris 曾经做过好几年的钢琴老师,在她的社区里兼职教授年轻人钢琴。她的丈夫 Don 也说这是她最近跌倒之前唯一一直在做的一件事。Doris 今年79 岁,在印第安纳州居住了 55 年,有一双儿女、四个孙子以及两个曾孙。

Doris 和 Don 最近搬到了一个养老社区中居住。门前就是护理和康复中心,1 个月前由于在家跌倒而她患有心脏疾病的丈夫无力帮助,Doris 住进了这里。Doris 的家人因她最近在新公寓跌倒后很担心,Doris 也出现了健忘和思维混乱的症状。最近她被诊断为阿尔兹海默病,既往史包括:高血压、椎管狭窄、憩室炎、骨关节炎、眼部激光手术和肠镜。她的入院诊断是右侧髋关节骨折。

Doris 的作业治疗评估是在丈夫陪伴下床旁进行的。她喂食上需要监护,个人卫生和洗澡上属重度依赖,她需要最大化的口头指导来周到细致地完成任务。Doris 需要监护来进行上身穿衣、下身穿衣和如厕轻度依赖。她需要随时帮助(stand by assistance)来进行床上活动,其他的日常活动过转移则是使用前轮助行器情况下的轻度依赖。她知道自己的名字和周围正在发生的情况并且可以听从简单的指令。她的长期记忆和短期记忆都受到了影响。通过观察,她的眼球运动能力和视野是正常的,尽管她有两副眼镜,一副用来读书,一副用来远视,但她对两副眼镜都很不适应,正在等待医生给她配的新眼镜。双上肢关节活动度正常,肌力良好(4/5),右利手。没有明显的肌张力问题,评估时未诉疼痛。双上肢的精细运动能力和粗大运动能力都在正常范围内,双下肢轻度水肿。

思辨问题

1. Doris 在康复中心期间,什么样的治疗活动可以帮助她参与到有意义的作业活动当中?

2. Doris 的照顾者和家居环境中需要关注的是什么?

3. Doris 目前的健康状况和既往病史会怎样影响她的康复进展?

简介

作业治疗师在为老年人进行医疗服务的前沿队伍中有着独特的机遇。作业治疗学全面的、以康复对象为中心的治疗方法在强调个人优势和资源的同时也帮助了这个年龄段的人群经历生理、认知、社交和情绪功能上的改变。这些改变可能会影响进行作业活动的独立能力及有意义的活动参与。因此,需要谨慎、详细的评估和干预手段来满足该人群的需求。

出生在 1946—1964 年的美国人属于生育潮一代,这一人群在 2011 年都达到了 65 岁以上[32]。Chop 的估计显示,从这一年起的 18 年里,每 8 秒都有一个美国人达到 65 岁[32]。在 2010 年,美国人口统计局报告中称,接近 4 030 万人,即总人口的 13% 都来自生育潮年代。Werner 报告称,2010 年的这一人口统计阶段,65 岁及以上的人群将达到最高值[159]。这一年龄段人口的增长速度达到了 15.1%,远超过美国人口的增长速度(9.7%)。在 2030 年之前,预计 22% 的美国人(7 020 万人)将达到 65 岁及以上[32]。

作业治疗学需要关注的另一组飞速增长的人群则是 85 岁以上的老年人。根据 Chop 这一人群被称为高龄老年人,预计将从 2010 年的 550 万人增长到 2020 年的 660 万人(增长幅度高达 19%)[32]。全世界预计将会有 13 亿 65 岁及以上的人口,为作业治疗展开了全球层面的机会。有史以来,65 岁以上人群的人数第一次超过了 5 岁以下儿童的数量,根据 Chop 的数据[32],这种情况将在 2015—2020 年间发生[32]。

这一人口走向提高了对服务于老年人的作业治疗临床工作者的注意,这其中包括且不仅仅限于以下的机构:家庭康复、辅助生活中心、康复护理院、住院康复、门诊康复、社区康复、成人日间活动中心、长期照料机构和缓和照顾等。作业治疗在老年人的医疗当中起到的角色不仅仅包括帮助有躯体功能障碍的老年人,还包括处理在地老化、保健和预防等问题。

本章节强调了作业治疗学不仅仅在处理老年人的躯体功能问题上,也针对他们在自然的老龄化过程当中经历的许多渐进的、生物-心理-社会功能上的改变进行的干预所作出的贡献。本章以作业治疗实践框架第三版[5]为基础构建,运用从上到下的手法,从保健和生产性老龄化开始,到作业活动和有意义的活动参与,最终,强调了随着年龄增长可能会变弱的身体功能和结构。

健康和生产性老龄化

医学技术的发展和生活方式在积极地影响着人民的寿命,人们现在活得越来越长,也因为生产性老龄化(productive aging)[22]生活得更加健康。根据美国国家老龄研究所[108]的说法,人类的寿命越来越长了。1970年,人们的预期寿命是 71 岁,这个数字也一直在不断增高。2008 年,人们的预期寿命达到了 78 岁,在即将到来的 2020 年,美国人口调查局[147]预计这个数字将达到平均 80 岁。由于寿命的增长,老龄化的神秘使得人们觉得它必将带来失能和受限,然而这并不一定是正确的。

关于营养、锻炼和健康管理的重要信息现在已经可以通过智能手机、电脑和其他的电子设备马上获得。如果不好好照顾身体的话,老年人确实会出现一些问题。美国国家老龄研究所[108]报告称造成躯体问题的因素包括暴饮暴食、营养不良、缺乏锻炼和长期暴露在毒素下(吸烟、酗酒等)等,所以这些问题的预防对老年群体是很重要的。

健康美国 2020(Health people 2020)包括了一个提高所有美国人健康和促进社区间合作的目标、赋予个人在知情的情况下作出健康决定的能力、检验预防活动对健康的影响[59]。这个组织针对老年人的工作体现了一种老年学的方法,包括社会经济学和生活方式对健康的影响。健康美国 2020(Health people 2020)强调了独立自主、在老龄化中保持活力和使用健康为主导的方法而不是疾病为主导的方法的重要性。根据健康美国 2020(Health people 2020),老年人常见的问题包括关节僵硬、体重增长、疲劳、骨密度降低和孤独。该组织的研究表明,这些活动都是通过锻炼、压力管理、营养咨询和药物使用控制等活动预防,甚至消除的[22]。

作业治疗师从老年人的每个生活角度对他们进行帮助,使得他们在向在地老化和全面参与生活努力的过程当中能够准备好面对各种挑战。作业治疗师将全面治疗带入到康复当中,在促进健康的过程当中做到个人和社区双层次是必要的。作业治疗的基础信条总是能够帮助人们认识、发现和改变自己、作业活动和环境来提高活动参与和生活质量[160]。随着越来越多在生育潮时期出生的人需要服务,社区康复也将会越来越重要。作业治疗师有机会为老年中心、社区中心和养老护理院工作,在这些地方,可以设计和实施创新项目。

创新项目的实例包括"告别跌倒(Farewell to Falls)"。"告别跌倒(Farewell to Falls)"是由斯坦福大学医疗中心创伤科设计的跌倒预防项目的一部分。根据 Corman 的研究[37],跌倒预防的最佳干预包括了多因素跌倒风险评估和干预,主要由家居安全、家居环境改造[96]、药物管理和经常锻炼组成。这个项目的设计也包括了通过个性化的评估和以家庭为基础的干预,为患者遵守以改变行为为基础的医嘱提供最佳机会。

2007 年 3 月,家庭安全委员会(the Home Safety Council)和国家老龄化委员会(National Council on aging)将这个项目作为全国十大最佳项目之一,感谢这一创造性跌倒预防项目和它对家居环境评估与改造上的贡献[37]。这个项目的设计就是派出一名作业治疗师进行两次家访,来完成一次健康和日常生活技巧访问以及一份安全问卷和感觉运动能力评估。完成了一次基本的跌倒预防筛查及提供简单的家居环境改造建议。这个项目甚至包含了某些改造的费用,比如扶手。一名住院药剂师也参与到了第一次的家访当中,对所有的药物进行检查,提供药物的相互影响和不良反应的信息。在第二次的家访当中,作业治疗师将根据药剂师提供的药物报告来为康复对象设计个性化的治疗方案。康复对象每月都将接到一个随访电话鼓励其遵守医嘱,在第一年的方案实施之后,作业治疗师将再次家访对康复对象进行评估[37]。

另一个由作业治疗师和作业科学家们设计出来的创新项目就是生活方式再设计项目,帮助参与者"将可持续的、个人满意度高的、促进健康的活动融入日常生活当中"[33]。在一项突破性的研究当中,南加州大学"健康老年人(Well Elderly Study)"[34]研究项目证明了作业治疗干预,基于健全的作业科学原则下,比其他的团体活动总体上对老年人更加有效和有益。在这项长达 9 个月的研究中,参与者被随机分配到生活方式再设计干预组、社交活动对照组或者无治疗对照组。被分配到生活方式再设计组的参与者保持甚至提高了他们与健康相关的生活质量和生活满意度[68]。这些改变都是有直接参与到特定的作业治疗干预中引起的，而不仅仅是参与到繁忙的工作或者社交活动中[33]。在本专业的早期，作业活动被视为促进健康和对于生产性和令人满意的生活必不可少的元素[112]。

在地老化

在地老化（aging in place）是指运用医疗服务，通过政策制定者和倡议组织，来继续居住在社区中，有着一定水平的独立能力，而不是进入养老院或者医疗机构[39]。随着医疗成本和老年人数量的增长，医疗项目的支出已经过高[22]。根据疾病预防控制中心，美国国家医疗支出中显示国家医疗保险（Medicare, Medicaid, veteran's medical care）在总支出的占比从 1962 年的 0.4% 提高到了 2013 年[27]的近 17.4%。老年人下降的健康水平使得长期养老护理院的支出比其他任何医疗保险的支出都要多[22]。

每个州的长期养老护理院的支出都不一样，平均下来，一个人居住在两人间每年的支出在 87 000 美元左右。预计在 2030 年，将会增长到 190 600 美元[22]。这项支出使得越来越少的老年人能够承担长期护理的费用，也不再是需要长期医疗时的现实性选择。一个人的健康和幸福跟他所处的环境息息相关。躯体功能和认知功能尚可的老年人都喜欢在家里生活，然而，有这些障碍或者其他复杂的健康问题的人可能需要更多的帮助和支持性的环境[124]。美国立法会和美国退休人士协会（American Association of Retired People, AARP）报告称 90% 的老年人希望老了以后可以待在家里，尽管他们退休后都需要某些程度上的帮助或者持续性的健康问题，83% 都希望待在家里[104]。少数的老年人（9%）希望可以入住养老院，更少的人（4%）希望可以跟家人一起住。AARP 发布了强调土地利用、住房和交通、有效的家居服务、交通工具选择规定和廉价住房的执行报告来预防社交孤立。

人们会希望在地老化是因为记忆、习惯、角色和规律或者环境等累积因素。网络上有很多跟老年人和在地老化相关的信息，也有很多资源可以用来帮助社区中的老年人和为他们服务的作业治疗师。有很多开发商在新建造的建筑中运用通用设计的原则来创造对老年人友好的居住环境——社区中的每个区域都是无障碍的，可供老年人和失能者使用。许多住房选择也都是针对理想化居住地老龄化的概念为老年人提供的。当个人和环境彼此合适时，个人更容易保持或者提高作业表现能力。这个环境可以是家庭楼房、公寓、辅助老年公寓或者仅仅是跟家人在一起。

直到居住地变得无障碍，家居环境将一直会是作业治疗干预的主要组成部分。不管是实地评估还是通过家庭或者社区报告，对环境的评估是全面评估个人的重要组成。在进行评估的时候，重点是考察环境和个人能力的匹配度，再根据这个对环境进行相应的改造以达到在地老化的目的。这需要我们将目光放到超过躯体和认知功能的心理社会能力、经济和支持相关的改变上。

在社区中正在进行着很多为老年人倡议的活动，来支持希望维持自己的独立能力和积极参与到有意义的活动中的老年人。其中的一项知名活动就是"Village to Village Network"[153]，这项活动的意义就是提倡在地老化，不论年龄、收入还是能力水平，来培养个人在自己家中尽可能安全、舒适、独立地生活。这项活动的倡导者相信被赋能的老年人可以掌控他们自己的生活，作为一个集体，他们可以自己来设计和实施未来的计划。

另一项运动就是"Green House"项目，从 20 世纪初就在不断扩大。各种组织在成功地推广运行这个项目，包括：养老护理院、辅助老年中心、老年康复中心、退伍军人之家和记忆功能护理中心。在 Robert Wood Johnson 基金会的官网上，这个项目被誉为"长期护理的改革"[121]，在提供个性化、高质量康复的同时，创造了将控制、尊严和幸福感回归给老年人的小家。根据该基金会的调查，老年人正过着更健康更开心的生活。这一改革提供给人们传统护理中心以外的选择，为老年人提供了为小家的每日运作作出贡献、参与到有目的的活动和在地老化的机会。

作业治疗师在老年人的社区康复和医疗机构康复中起到了重要的作用，赋予康复对象参与到有意义的活动和参与到令人享受的生产性活动来达到生产性老龄化的能力[124]。教会我们的康复对象、照顾者、同事支持和赋能改变了传统医疗机构，如养老护理中心等的观念。有一种组织结构叫做共享管理（shared governance），最初由护理发起，给予了团队化管理机构中领导层或者有意向领导层发展的作业治疗师一个巨大的机会。它对无阶级模型的强调，将责任和决定权交给了医疗机构中直接跟患者、康复对象、老年人接触的一线工作人员[56]。将医疗机构中的管理转化成共享管理有着许多的益处，根据 Myers 和他的同事的报告[100]，部分益处包括总体满意度、康复效果、医疗服务质量、员工责任感、工作满意度（直接导致员工留职或者辞职）、个人和专业的发展和成长、员工自主能力和决定能力、多团队合作中成员交流效率的提高。所有的益处都在提倡在地老化的文化和"颠覆"传统中对养老护理院的观点（通常都带有歧视），将养老护理院变成以康复对象为中心、以作业活动为基础的项目，使得临床工作者和康复对象共同提高。

通过共享管理，临床工作者作为有限资源的管理者，需要促进一种积极的工作文化，在与康复对象、照顾者、同事工作时运用最优证据[100]。作业治疗师是作业活动分析、作业平衡和健康方面的专家。因此，将有意义的活动结合到治疗当中是作业治疗师工作的重点——以日常活动和作业活动为基础为康复对象提供治疗。

作业活动

日常生活活动（ADL）

完成日常生活活动是老年人独立生活的重要内容。继续参与到基本的自我照顾活动和老年人自己的生活规律中对避免失能来说很重要。Robnett 和 O'Sullivan 的研究显示，75 岁及以上的人群当中有 88% 都可以独立完成基本的 ADL[124]。在 Jacobs 和他的同事们的研究中表明[69]，功能会随着年龄逐渐减退，从 70 岁时独立生活到 78 岁左右开始逐渐出现困难到 85 岁以后开始依赖。这项研究是一项样本为 1 861 名 1920—1921 年间出生的老年人的长期纵向研究[69]。

根据 Keeler 跟他的同事的研究[76]，功能和一个人的寿命预期（life expectation）有很大的关联，随着 ADL 和移动能力的降低，造成了不断下降的寿命预期和由于失能引起的生存年限减少。事实上，1~2 项 ADL 未能满足的依赖需求和减少 1 年的寿命之间的关联已经确认了，显示轻度失能老年人的寿命存在着更大的危机[58]。

跟老年人利益相关较大的 ADL 是喂食和吞咽、营养和慢性疾病之间的关联。根据 Thompson 的研究，大约有 15% 的老年人仍然居住在社区当中，50% 的住院老年人存在营养不良的问题，慢性疾病的发病率在这一人群当中很高。"80% 的老年人有一种慢性疾病，50% 有两种及以上的慢性疾病"[144]。在出现体重降低和营养不良的情况时，作业治疗师需要考虑很多因素。一个人出现体重降低的情况可能是因为牙齿不健康和假牙不合适造成的咀嚼困难[2]。配偶或者朋友的死亡可能会造成食欲下降或者在进食的时候感到很孤单[62,144]，限制了热量的吸收。一个老年人可能在舒适地坐在桌边和喂食吞咽时维持安全的坐姿上存在困难。他们体重下降可能也是和做不了饭、在厨房和超市中转移不了食物、去不了餐厅和商店等有关。

老年人如果在功能性移动上存在困难的话，也会影响其他的 ADL，包括使用马桶和大小便控制。失禁的发病率会随着年龄增长，Kuchel 和 DeBeau 的报告中显示[82]，60~79 的人群中，23% 的人存在失禁问题，80 岁及以上的人群中，这个概率达到了 32%。无论男女都会出现失禁的问题，他们很可能不愿意在评估的时候透露这个问题，但是，临床工作者可以谨慎地提出这个话题。生活质量、自尊和自我概念都可能会受到失禁的影响[82]。治疗可以在 ADL 的范围内进行，并且跟护士以及医生合作。相关专家的转诊可能也会有需要。需要注意的是，相关药物的副作用会影响平衡能力或者认知能力，厕所的可及性和功能损害（包括独立转移的能力）都是需要为失禁老年人考虑的问题。

失禁和功能性移动残损也是处理老年人性康复问题的关键因素。需要考虑的不仅仅是躯体功能和失能的因素，还有很多的慢性精神疾病、慢性病、药物副作用、性别相关的健康问题以及一生中出现的生活方式改变等。Hillman 的研究中显示[63]，直到最近人们才开始从临床的角度关注老龄化和性需求的问题。在她的工作当中，Hillman 强调了临床工作者在帮助生育潮出生者处理老龄化和性康复需求的时候会遇到的问题。老年人会因为性生活不满意寻求医学和心理学的帮助。性生活的困扰可能是潜在的社交问题导致的，反映了家庭结构随着时间的改变，比如：离婚、重组家庭和多次婚姻等。饮食失调、住院、开放程度、非传统的性别角色、网络的影响和相关科技也会影响老年人寻求专业帮助[63]。这是跟人类交流和生活满意度中很重要的一个领域，对于老年康复对象来说也是很敏感的问题。如果康复对象希望进行这方面的讨论的话，开放性问题和专业的作业治疗干预是很必要的。加长的 PLISSIT 模式（permission, limited information, specific suggestions, intensive therapy 许可、有限信息、特定建议、紧密治疗），或者 Ex-PLISSIT，是基于由 Annon 提出的原版加长[9]，是性生活问题的行为干预的概念方案。通过强调性康复治疗中的每个阶段获取详细信息的重要性，Ex-PLISSIT 模式是对临床工作者来说更加现代的手段[142]。读者可以参考第 12 章，同时还有 Kontula 和 Haavio-Mannila[81]、Bauer 及其同事[16]、Hinchliff 和 Gott[64]等更多的研究、临床、处理这一主题的代偿手段。

因为很多老年人都有功能性移动障碍，功能性移动的代偿性手段需要谨慎的评估。老年人可能会使用辅助器具来移动，尽管他们可能不会一直使用。有时候，人们在公共场合自我意识较强，可能只会在家使用拐杖和助行器[119]。另一些人在家步行觉得很舒适，也会用家具来维持平衡，只会在长距离步行的时候才会使用辅具。由于跌倒预防对这一人群十分重要，询问每位康复对象，在不同环境下的情况来了解他们是十分重要的。

对于老年人来说，跌倒是提前死亡、躯体损伤、不能移动、心理社会障碍和入住护理院的主要原因之一[145]。跌倒在 65 岁及以上成人中是最常发生的，每 3 个人当中就有 1 个人每年至少跌倒一次。跌倒过一次之后就会增加老年人再次跌倒的风险，令人担忧的是，在老年人中，2013 年的数据显示跌倒是致命和非致命损伤的主要原因，根据疾病预防控制中心（CDC）的数据，大约 25 500 老年人由于跌倒死亡[28]。2013 年，CDC 报告称跌倒的老年人中，20%～30% 也遭受了包括头部创伤、撕裂伤和髋关节骨折等损伤，通货调节之后，花费了美国医疗系统接近 340 亿美金[85]。如 Leland 和她的同事所说，"跌倒是美国老年人最需要关注的公共健康问题"。因此，作业治疗师应该基于当前的证据和临床指南来进行相应的评估和干预。更多的数据和社区、长期看护和认知残损的老年康复干预信息可以从美国作业治疗学学会（American Occupational Therapy Association，AOTA）[4]，美国老年人社区（American Geriatrics Society，AGS）和英国老年人社区（British Geriatrics Society，BGS）获得[3]。

工具性日常生活活动

根据 Robnett 和 O'Sullivan 的研究[124]，与传统观念相反，75 岁及以上老人中，80% 都没有影响 IADL 的功能限制。IADL 的表现能力决定了老年人能否在家居住，因此，在老年人治疗中需要处理 IADL 问题。IADL 上的困难与自我效能和生活质量的降低相关[111,113]。老年人家居管理能力的下降，有时是自己一个人在家需要协助首先释出的讯息，这可能会导致这个人最后决定搬到亲戚家或者搬去社区（辅助生活中心等）居住[52]。

在社区中居住需要有可行的交通方式，不管是开车还是使用公共交通。维持驾驶车辆的能力对老年人是很重要的，它允许他们的自主自由、促进健康老龄化、促进社区资源通路（包括购物中心、医院、拜访家属和朋友等）。据 CDC 的数据显示，2012 年全美超过 65 岁的司机有约 360 万人[30]，预计 2020 年这一人数将超过

4 000 万人[106]。随着年龄增长，驾驶车辆的风险和受伤程度也在不断增加，使得这一人群的作业治疗需求不断增长。作业治疗师可以针对多个领域进行干预，包括视觉、认知、功能性移动、上肢力量和其他（图 46.1）。

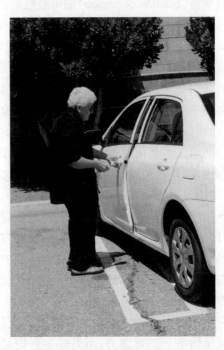

图 46.1 一名老年司机通过驾驶车辆在社区内活动以完成日常任务（摄影：Ramez Enthnasios）

Rosenbloom 的研究中显示[125]，老年人在 65 岁以后使用公共交通的可能性会下降，他们偏向于自己驾驶汽车。公共交通传统上主要用上班族使用，老年人群因为多种原因（费用、便利度和担心被歧视等）较少使用[125]。事实上，国家残疾人委员会（National Council on Disability）表示，有些失能者即使他们希望可以工作，也不能工作，完成基本的 IADL 活动（购物、拜访朋友等）也因为缺乏安全可信赖的交通选择而成了挑战[105]。安全是交通和驾驶领域、居家最重要的关键。

居家安全（safety when functioning in the home）是主要的问题，需要在多个层次上进行处理。通常需要评估的内容包括视觉（尤其是视力、视觉反差敏感度、眩光敏感度、黑暗适应能力、视野等）环境中是否有足够的光线和反差来帮助老人、环境维修良好与否、人能够在环境中顺畅移动、社区安全、老年人的认知能力是否可以帮助其认知危险。Doris 和 Don 最近搬到了新家，在他们还在忙着整理东西的时候，生活环境中到处都是箱子和书堆、杂志堆、衣服堆。这种环境导致了 Doris 处在跌倒风险中，缩小了走廊和房间的空间，降低了助行器使用的安全度。Doris 被诊断为阿尔茨海

默病,她本身就缺乏导向能力,新的生活环境使得她在半夜起来如厕的时候更加困惑了。清除走廊中的杂物和开辟一条通道可以降低 Doris 的跌倒风险,促进她的功能性移动。同时也应该和 Doris 和 Don 讨论一下使用床旁坐便器(bedside commode)的可能性。

另一个影响个人居家安全的因素就是疼痛。疼痛可以降低精神灵敏度,包括延迟记忆和即时记忆,甚至还有语言,它也可以导致躯体功能的下降[74,157]。抑郁可以影响认知处理能力,与认知功能下降有关[162],在评估居家安全时,就需要评估疼痛。当特定康复对象家居评估的躯体功能部分完成了,包括优势和劣势,就应该开始处理在地老化中环境的部分。社区中可以提供什么服务?这个人怎么使用这些服务?这个人愿意、可以使用这些服务吗?这个人是孤身一人吗?尽管视力不佳或者认知功能不全,这个人可以驾驶汽车吗?可以改造这个人的日常规律来保证他的安全和社交健全吗?这位康复对象的社交支持有什么?这就是当一位临床工作者在评估康复对象的在地老化和家居安全时需要去考虑的问题。

作业治疗师可以考虑使用很多类型的家居评估。一些家居评估基于表现能力,而另外一些则是基于家居环境的物理特点。较为完善的家庭评估包括:功能安全评估[86](safety assessment of function)、康复环境(environment of rehabilitation)、家居作业表现能力评估[135](in-home occupational performance evaluation)、家居和社区环境评估[77](home and community environment evaluation)。请参考第 10 章中的家居环境评估。我们对使用了机构中使用的家居环境评估量表进行了 Don 和 Doris 的家居环境评估来获得信息和做推荐。我们决定 Doris 可以通过半夜使用床旁坐便器来解决大问题,避免走去厕所。同时还推荐了洗澡椅(shower chair),以及长柄浴绵(long handled bath sponge)。Doris 不喜欢长柄拾物器(long handled reacher),最终她决定不需要这个工具。Don 的任务就是和长女一起整理和清除走廊中的箱子和杂物,Doris 也同意长女在他们"恢复原状"之前帮助管理财务。

社区作业活动,如送孙子去学校、抓药或者商场购物,对于健康状态出现改变的老年人是很令人担忧的。健康管理和维持是需要探索的重要领域,参与到信念活动当中和表达自己的信念也是 IADL 干预中的一部分。

疾病、慢性病或者受伤都可以导致 IADL 受限,导致老年人很难维持居家状态。老年人跟年轻人生活的责任是一样的,比如:照顾宠物、照顾伴侣或者配偶、育儿。根据 Brossie 和 Chop[22],最近由爷爷与奶奶抚养孙子女成了流行趋势。2012 年,美国人口调查局报告称大约 250 万爷爷奶奶担起了抚养孙子女的责任。这可以是令人享受、高回报的过程,也可以是一份有挑战性的责任,不仅有经济上的限制,要接受新的社会角色,还要处理因为孩子的父母存在问题不能照顾孩子带来的社会歧视[22]。财务管理是需要作业治疗师去评估需要照顾孙子女的老人的领域,尤其在这个人已经退休、收入有限的情况下。安全、紧急维护和准备也应该考虑到,包括准备一份紧急联络人名单和学习怎么面对自然灾害。

变成成人家庭成员或者朋友的照顾者也是老年人需要面对的现实。这种责任的发生是一种渐进的过程,照顾者和被照顾者通常不能认识到功能减退的各个方面[102]。对于很多照顾者来说,最初的照顾很细微,直到它变成他的全职工作,家属才会意识到照顾者提供了多大的支持和帮助。被照顾者都希望自己可以尽可能独立,在他们的功能减退到实在无法支撑自己进行这项活动之前,他们尽量拒绝他人的帮助。在美国,流行趋势是由大女儿(或者儿媳)来提供基本的 ADL 和 IADL 上的帮助,而儿子则是主要管理财务和不动产事务。其他的家庭成员也会经常收到求助,通常也会很乐意提供帮助[22]。

在许多家庭当中,在老年父母需要居家帮助之前,子女都不会认识到父母的习惯、角色和生活规律。很多老年父母不喜欢跟子女一起住,因为掌握他们自己的生活和独立很重要;但是,大约86%的帮助都是来自家庭成员。在你评估老年康复对象时,要记住照顾者的健康和幸福感是很重要的。照顾者压力过大就代表着可能需要外来的帮助来让照顾者可以休息,或者咨询服务来学习怎么样处理照顾者这样新的家庭角色。老年照顾者可能自己也有疾病和功能受限,使得被照顾人的需求和优先选择只能退居其次。这就是发生在 Don 身上的实际情况,他本身也有疾病,影响了他照顾妻子的能力。因为不希望让别人分散对他妻子的关注,Don 说"我心脏有一点问题,但我没事。"Don 在"不要让女儿担心他们"这件事上态度非常坚决,他很不希望依赖自己的女儿们,因为"他们有自己的孩子和家庭需要照顾"。评估 Don 照顾 Doris 的能力很重要,主要通过他在 Doris 每天的日常生活中扮演的角色和他是否有时间休息以及能否满足自己的需要。根据 National Alliance of Caregiving 的报告,57% 的照顾者在调查中称自己的健康程度达到健康和良好,17% 则表示自己的健康程度只有一般和差,他们照顾他人的时间越长,健康程度就越差。

在美国,当成人需要照顾自己的孩子和父母的时候,他们被称为三明治一族(sandwich generation),因为他们被夹在两代人中间,需要承担两份照顾者的角色——照顾孩子和照顾父母[22]。美国女性平均花费在照顾老年父母的时间比照顾子女的时间要多[41]。照顾者也需要作业治疗师的注意和支持。对临床工作者来说,重要的是了解环境、照顾者需要帮助的活动、在干预过程中为照顾者提供解决紧急需要的资源。这些资源包括咨询服务(counseling)、暂替服务(respite service)或者处理能力的评估和治疗(来处理在照顾者和被照顾者需求之间优先选择的问题)。在治疗中,作业治疗师和 Don 讨论了暂替服务并且鼓励他去参加当地一个为在照顾患有阿尔茨海默病的伴侣建立的支持小组。他表示这个想法很有趣,但是他不确定 Doris 在他参加活动的时候怎么办。治疗师和 Don 一起研究了一下这个支持小组,发现同一栋楼里有提供暂替服务来照顾他的伴侣,所以他和 Doris 可以一起去。Doris 在他参加活动的时候会很安全也会参加一些活动。Don 也询问了治疗师关于阿尔茨海默病治疗的资源和他在家可以使用的一些代偿方法来促进她的功能。Don 担心 Doris 会变得不能做她喜欢的事情——弹钢琴,而且之后问题会像滚雪球一样越变越大。

不幸的是,在照顾(caregiving)和老年人虐待(elderly abuse)之间是存在联系的。部分研究表明痴呆症(dementia)康复对象的家属比起没有痴呆症的康复对象的家属出现老年人虐待的概率高了 3 倍[8]。老年人虐待是指任何已知的、有意的、粗心的行为导致的老年人生理、精神、情感、经济上的伤害和危机[103]。老年人虐待的本质可以是身体上的、情感上的和性方面的。其他形式包括剥削、忽视、遗弃和自我忽视。老年人虐待可以发生在私人住宅、医疗机构和老年中心等,可以有家属和医护人员实施。

我们需要知道预警讯息和征象,因为在某些国家作业治疗师是法律规定的强制报告人,必须向相关权威机构汇报(按照机构、雇佣单位和当地政策,由个人直接或者通过个案管理人和社工上报)。一旦成人保护机构接到消息,就会开始调查。出现的讯息和症状取决于虐待的种类,可以从对老人吼或者不明来源的淤青、烫伤、可疑物体损伤到被撕烂的衣服、较差的皮肤状态或者老人回避接触他人的行为。其他的讯息包括较差的个人卫生、压疮、营养不良、脱水、胸口和生殖器淤青[23]。

休息和睡眠

因为睡眠的恢复性质,它是很重要的一项作业活动,包括它支持健康老龄化和有意义的活动参与[4]。根据作业治疗实践框架(第三版),睡眠和休息的作业活动也包括睡眠准备。准备活动包括脱衣服和洗漱等睡前活动、听音乐作为提前放松的形式、向家人说晚安、设定闹钟还有在进入卧室之前先关好大门[4]。

国家睡眠基金会(National Sleep Foundation)报告称 55 岁及以上的人群中有 65% 的人每周都有三次以上的睡眠问题[110]。基金会同时也建议 65 岁及以上的成人每晚需要有 7~9 小时的睡眠时间[110],如果没有达到这个睡眠时间,就会对个人在白天的心情和反应产生明显的影响。这对住院的老年人尤其重要,因为医院里要实现无干扰的睡眠是很难的。Missledine 和同事[98]在一项针对 48 位老年人的试验研究当中,噪声、光线和干扰导致每晚睡眠不佳,平均一晚醒 13 次。这就导致了每晚平均只有 3.5 小时在睡眠,远低于推荐的 7~9 小时。作业治疗师可以通过与护理团队合作减少光线和噪声、在病房门口贴上"请勿打扰"标志来帮助睡眠卫生和准备等帮助住院老年人。参考第 13 章来查看关于睡眠和休息的额外信息。

教育

2013 年,65 岁及以上的老年人中大约 25% 有本科学历,85 岁及以上的老年人中 83% 有高中学历[146]。教育水平在不断提高,工作时间也越来越长,通常男性中的较高学历的比例比女性的比例更高[43]。

有个项目叫"学者之路(Road Scholar)",之前被称为 Elderhostel,面对已经有高水平教育的老年人提供了上千的高等教育水平课程和丰富的文化。最受欢迎的课程包括:金融计划、健康和幸福、现代文明责任。老年人回到学校的原因有很多,包括生活过渡、学习感兴趣的学科、交新的朋友、充实自己和有事情做[43]。作业治疗师应该了解老年人的教育水平,可能的话,实地完成校园/教室的评估,进行环境改造、解决功能性移动问题。

工作

老年人的健康跟他们的工作能力有关。根据 Adams 和同事的研究,45~69 岁的成人相对于年轻一族(18~44 岁)因为身体原因不能工作的概率高了 3 倍。在 50 岁及以上的工作人士当中,研究者发现大约 22% 的人群减少了工作的时长,20% 尝试减少工作中的体力部分,5% 报告称自己在工作的时候会尽量减少较难的脑力活动[19]。

研究表明,由于健康因素导致的计划退休和意外退休在非技术性工作中存在扮演着更大的角色。根据 Goyer 的研究,超过 50% 的退休人士在他们真的想退休之前就开始过渡退休生活了,其中 32% 的人表示是因为健康因素[55]。Ewald 说:"退休的能力主要是由经济和健康来决定的,刺激退休和延缓退休的因素取决于个人所处的环境[43]。"许多老年人为了愉悦感和渴望而继续工作,也有人因为经济问题而决定继续工作,包括在 2008 年次贷危机中为了支持孩子或者孙子进行的第二次、第三次的贷款。

工作可以积极地影响健康和幸福。积极参加工作的老年人的压力更小、医疗依赖度更小并且更少请病假。这些老年人工作时间也比其他人更长。根据 Pitt-Catsouphes 和他的同事的研究,工作地点中针对老年工作者的健康和保健项目(health and wellness programs,HWPs)可能对促进积极的健康行为和增加他们继续工作的能力有益[115]。这是作业治疗师可以大展身手,支持老年人维持健康状态、幸福和工作的领域。

志愿者工作(volunteer work)也经常是老年人作业活动的一种,和有偿工作(paid employment)的重要性同样高。大约 25% 的 65 岁及以上的老年人会因为多种原因在社区中参与某种程度的志愿活动,包括:达到更高水平的自主控制、生活满意度和能量[126]。也有一些人因为其他原因参与到志愿者活动当中,比如为社会作贡献、认识他人、获得新事业的机会、减少负面情绪和加强社会关系[35,154]。有偿工作和志愿工作可能会需要实地的评估来让康复对象准备好回归到这些作业活动当中(图 46.2)。

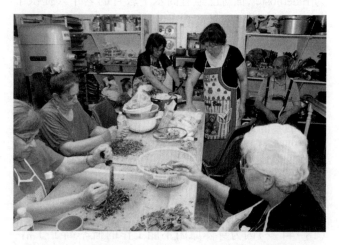

图 46.2   志愿者们在 Coptic Orthox 教堂筹备售卖的食物为社区筹集善款(摄影 Ramez Ethnasios)

休闲活动

"尽管老龄化进程是影响作业活动参与的一种因素,老年人的个人观念不仅仅影响着他能、需要去做什么,也包括他选择、想要去做什么"[136]。根据 Stav 等人完成的一篇综述[136],休闲活动可以积极地影响健康,当融入日常活动当中时,园艺、拜访友人、参加俱乐部或者读书等行为都可以产生不同的健康效果。有些活动(如桌游、参观博物馆、进行认知拼图等)在降低痴呆症的风险和加强认知能力当中起到了重要的作用[51,128,152]。还有一些集体的健康益处,包括增加生还概率、增加孤寡老人的处理能力和健康策略[70,71]。

由于第三方保险针对治疗目标的限制,作业治疗师很少能够在成人康复中直接获得休闲活动干预的医保报销。但是,在 Gray[56] 的描述中,在以进行作业活动为终点、作业活动为手段中,休息活动可以作为为康复对象建立的 ADL 或者功能性移动目标的补充活动,同时也可以是治疗工具来处理表现能力和康复对象在视觉、认知和运动控制的个人因素。有意义的活动和治疗计划时的创造力是成功帮助这一人群的终点。在护理养老院中,也有可能通过娱乐活动来处理特定的功能或者治疗目标,为一名康复对象设计一个功能维持项目(详情请参考第 16 章)。

社会参与

就像休闲活动一样,社会参与也能积极地影响健康。在 Stav 等的综述[136]中,综合了 33 篇不同的研究,结论中表明强大的证据显示了社会获得参与可以预防认知功能的减退和躯体功能的下降。文章中的社会活动包括了:参与家庭之外的小组活动、朋友之间的固定访问和联系、参与到社交网络当中。这类活动不仅仅提高了生理健康和作业活动表现能力相关的功能,还能降低死亡率和提高生活质量[136]。

作业治疗师可以特别从评估社区环境、作出环境改造上的推荐来促进老年人的活动参与和独立。虽然治疗是由康复对象主导,但在家人和朋友共同参与到治疗当中的时候,可以减轻康复对象对于安全的担忧,增加康复对象的社交活动参与度。

老年人健康项目[94](Wellness Program for Older Adults)表明了针对预防社区中的老年人生活能力减退的作业治疗干预能够加强 ADL、IADL,生理和心理健康、作业活动功能和生活满意度。作业治疗师在老年人的个人因素中起到了重要的角色。治疗师们可以通过小组或者个人治疗的方式,改造对老年人很重要的作业活动的进行方式,从而预防问题的出现。这可以通过社区模式进行,可以在总体上增加老年人的参与和提高生活质量。

影响老年人的政策

为了提供最佳的治疗,作业治疗师需要了解美国影响老年人的相关政策。政策不仅仅影响了临床工作人员的病案书写,也影响了医保在相关机构(如:医院住院部、急性康复中心、养老护理院、家庭康复、门诊甚至姑息治疗等)的报销和支付。

这里总结了重要的经济和医疗政策,作为服务这类人群的框架。治疗师和学生也应该去研究他们工作的州的相关政策,总的来说,也就是工作机构需要遵守的政策。在工作的过程中也会学习到政策是怎么样影响实践的。网络上,尤其是可信的网站上,也有大量的资源,比如 www.cms.gov(Center of Medicare and Medicaid Services),可以利用它们来获得更多的细节,同时可以随时了解千变万化的政策。

医疗政策的巨大改变就是 2010 年患者保护和医保法案(Patient protection and Affordable Care Act)的通过。这是奥巴马医改中的重要组成部分,要求在美国居住的大部分居民通过雇佣、医疗保险交换或者可选的跨州项目(包括 Medicaid)获取医疗保险[61]。这项政策中有特定的规定影响到了老年人,包括 Medicare Part D 的处方药计划解决了 Medicare 中处方药报销的部分,在每个州建立了一个中心来为每个有 Medicare 和 Medicaid 资格的人提供资金,包括了家庭中的延伸服务和 Medicaid 使用者社区[148]。

在 1935 年通过社会安全法(Social Security Act)后,美国政府强调了要实现老年人需要的支持和帮助,从那时起,社会安全法在经济上帮助了上百万的老年人。1961 年,首次老龄化白宫会议结束,这些会议再之后每 10 年在华盛顿举行一次(最近一次在 2015 年举行)。1961 年,老龄化委员会(Commission of Aging)正式创立。1965 年,美国老年人法(Older American Act)正式立法,是老龄化联邦管理法(Federal Administration on Aging)建立的催化剂。1965 年,Medicare 正式作为联邦为老年人提供的医保建立,Medicaid 也正式实行,为低收入的人群,包括失能者提供医疗上的帮助。1990 年,美国残疾人法(American with Disabilities Act)正式立法,帮助了失能者的工作、公共服务、医疗等[23]。当然,这些政策的实施方式都很独特,使得美国的现状

随着政策和人口发生了改变。

社会安全法是为老年人、生存者和残疾保险服务的项目。当前的纳税人为这一政策支付费用,一个人工作的时间越长,支付的时间就越长。这一项目是为了参与到社会安全项目中的老年人、退休者、残疾人和失能者、癌症生存者提供的。最早从 62 岁开始就可以享受福利,但是,这个政策对正常退休的工作人士更加有利(以他们的出生年限为基准)[131]。

补偿性社会收入(supplemental social income)为有资格的低收入者提供了每月的经济支付。条件就是达到 65 岁及以上、法律上失明或者残疾。这一规定是由美国国家金库提供资金,但并不像社会安全法,并不被认为是立法。支付的金额每个人都不同,主要取决于个人的收入、资源和住房安排[23]。

Medicare 是由政府支持的社会保险,主要涵盖 65 岁及以上的人群,部分 65 岁以下有长期残疾的个人和患有末期肾病、需要透析或肾移植的成人。Medicare 主要分为四个部分:A、B、C 和 D。A 部分是医院医保,主要包括住院医疗、有限的养老护理院(100 天,一生中可多次重新使用)、缓和照顾和家庭医疗。B 部分就是医保,主要包括医生的服务、门诊服务、家庭医疗、长期医疗用具和部分的预防服务。C 部分则是优势计划(包括 A、B 两个部分),但主要是由私人保险公司运营。D 部分是处方药的报销计划,也是由私人保险公司运营[132]。作业治疗服务(包括其他的康复服务)是由 Medicare A、B 和 C 部分报销的。报销跟提供服务的机构种类有关。病案书写要求和预期也根据机构不断改变,临床工作者需要学习细节并且了解具体工作单位的政策要求(详情请参考第 8 章中病案书写的要求)。

Medicaid 是一项公共辅助项目,为所有低收入的人群提供医疗服务,包括残疾人。它是一项由联邦政府和州政府联合的项目,不像 Medicare 是由联邦政府负责的。每个州的资格认证都不同,每个州都有不同的收入水平和资源数目要求。Medicaid 是美国最大的长期医疗服务支付政策,包括护理院、家庭和社区服务。护理院中的服务是每个州必须报销的服务,但是并不是每个州都必须报销家庭和社区服务的。为了获得该项目涵盖的服务,个人必须达到自己所在的州的要求来获得长期服务和支持。经济上必须达到一定的要求,如果个人的经济来源比最低要求多,当这些资产和收入被花费到一定水平以下的时候就可以作为达到要求了。家庭服务,比如说个人看护服务和社区服务,也会被提供[90]。

老龄化网络和美国老年人法将老年人定义为 60 岁及以上。这个法律也将老年人的看护人包含在内。按

照美国老年人法的规定,每个州和部分组织都会得到一定的资金来为老年人提供特定的服务。这些服务包括营养服务、集合服务和送餐服务(meals on wheels)。支持性的服务包括交通、居家医疗、成人日间中心和预防医疗服务。其中很重要的一项服务就是长期监察项目(long-term ombudsman program)和国家家庭看护人支持项目(National Family Caregiver Support program),提供了咨询顾问、培训和暂代看护服务[23]。

最终,部分老年人就会有长期的医疗保险。这些政策由私人保险公司售卖,只提供给全美长期服务机构中的7%。根据政策和报销类别[23],可能会提供家庭和社区服务,包括养老护理院。保险可能会很贵,金额会随着年龄增长。在服务老年康复对象的时候,了解他们的保险类型和涵盖的服务范围是很重要的。与康复对象、家属、康复对象管理员和社工的合作是最佳实践中的重要部分。医疗政策和保险影响着作业治疗服务,包括评价、测评和干预。

案例研究

Doris,第二部分

> 作为 Doris 作业治疗评估和干预计划的一部分,我们使用了几种评估工具。简单认知分级量表(brief cognitive ratings scale,BCRS)、是跟总体认知功能退化量表(global deterioration scale,GDS)配合使用的,主要是用于评估认知功能,建立基线数据。Doris 在 GDS 评估得分 4.6,代表了她的认知功能中度减退,进入思维混乱晚期。在这个阶段,注意力绝对存在缺陷,在传统的减 7 测试中存在明显的缺陷,也不能从 40 开始不断减 4。Doris 不知道当前的天气也不知道自己现在的地址。她在长期记忆上的衰退很明显,Doris 大多数的既往史都是从 Don 那边获得的。她记不起孩童时期的玩伴和老师,但是可以说出她高中的名字。在这个阶段,对自己个人每年的过往记忆很混乱。
>
> 认知表现测试(cognitive performance test)[24]也被作为评估工具之一,结果也跟阿尔兹海默病中期和细节任务完成困难相吻合。这个分数也跟 Don 报告中说的 Doris 在大部分 IADL 和 ADL 上需要帮助相吻合,这一评估的结果支持了 GDS 的最终结果。
>
> 同时,也对 Doris 进行了老年抑郁量表(geriatric depression scale)[163]的评估,结果显示 Doris 需要和她的医生预约进行抑郁症的诊断。作业治疗师立刻通知了 Doris 在护理中心中的主管护士,让她将这一信息传递给她的主治医生,让 Doris 能够及时获得相关医疗人员的评估。最后,评估中还对 Doris 和 Don 使用了加拿大作业活动表现测量表(Canadian occupational performance measure,COPM)[84]。这项评估是找出 Doris 想要做什么、需要做什么的最佳工具,在对 Doris 和 Don 的半结构化访谈中,获得她被期望要做什么的信息。这项工具不仅能够评估表现能力,也能评估对重要活动的自我认知,包括对三个领域:生活自理、工作和休闲活动的表现能力和对自己表现的满意度。

评估和干预

针对有躯体功能障碍的成人进行个性化的评估和干预是十分推荐的,也是本书中一直强调的。现在存在着很多针对老年人使用的评估工具和干预手段。Leland 和同事[85]发布了一本关于社区居住老年人的生产性老龄化的作业治疗指南,包括了这一人群的循证临床指南。如果需要这些标准化评估的详细介绍和案例,请参考 AOTA 出版的这些指南。

这些推荐也是也由国家诊疗指南(National Guidelines Clearinghouse)推出,来指明作业治疗师在治疗社区居住老年人和支持生产性老龄化中的角色。在临床干预领域中,特指的干预领域包括:提高 IADL、跌倒预防、家居环境改造、健康管理和维持健康。作业治疗师推荐使用标准化评估工具和治疗效果测试来持续、随时地进行作业活动表现的评估。有意义、个性化的以康复对象为中心、以作业活动为基础的干预对老年康复对象是有效的。在老年人生活的真实环境中进行功能性活动和作业活动可以帮助将治疗中学会的信息运用到生活中去。研究表明在躯体功能(康复对象个人因素和表现能力)上的提高并不总会提高 IADL 上表现能力[111]。

干预活动要有意义并且适合康复对象的年龄。许多老年人喜欢趣味性的作业活动,包括游戏和手工。进行这些活动的时候需要谨慎,并且,确定他们可以达到每个康复对象的需要。需要进行详细的访问,建立详细的作业活动档案(occupational profile)可以帮助使用以作业活动为基础和以康复对象为中心的实践。在研究对康复对象刚好形成挑战的活动的时候,可能使用可符合治疗规范的作业活动更容易,但可能会更贬低康复对象的能力。在进行作业治疗评估的时候,Don 提到:"我知道你们治疗师在设置圆锥障碍物的时候本意是好的,但是让 Doris 在它们之中行走对她来说好处很小。她需要做一些真实的事情帮助她回到家中并且能够照顾自己,因为我已经不能再继续照顾她了。"

如果一位老人觉得活动很幼稚或者对为什么使用这项活动产生疑问,参与到这项活动当中对他的好处可能就不大了。这种原始的治疗模式在很多医疗机构中都存在,康复对象被要求在自行车训练中锻炼上肢或者抬高举重棒 15 次并重复。这个时候,治疗师就像在操作自动驾驶仪或者使用饼干模型一样地进行治疗,这对老年康复对象或者说所有康复对象来说没有治疗意义。这导致了在很多医疗机构(养老护理院、住院康复和门诊)中人们对作业治疗师的角色感到很迷茫,对治疗很沮丧、很不满意。在这个年龄层中,治疗活动和年龄相合适尤其重要。和康复对象一起解决治疗中需要的手段和达到目标的最佳方案可以更好地帮助康复对象参与到治疗过程当中,提高他们的自尊和效率。完成作业治疗评估之后,治疗师和 Don、Doris 一起总结了结果,向他们提问了想要完成的作业治疗目标。没有任何犹豫,Doris 说:"再次弹钢琴",Don 则说:"可以自己行走,可以照顾好自己"。这些目标对 Doris 很有意义,可以在康复中执行到最后。

　　这里推荐作业治疗师在治疗中包括躯体运动、社交、休闲、宗教、工作或者志愿活动,使用循证治疗的方法来为老年人建立健康的生活规律和习惯。健康管理方法、自我管理项目和健康教育也很推荐[11]。同时,也鼓励治疗师作为顾问帮助关注老龄化的组织发展预防教育和干预项目,比如为了支持生产性老龄化进行汽车驾驶领域的干预[111,136]。

　　集中对老年康复对象和他们的家属或者看护人进行的宣教需要谨慎,尊重他们的健康读写能力。对于老年人来说,这可以代表听、说、读、写中的任何一样。在一项美国教育部进行的读写能力调查当中,65 岁及以上的成人对散文、文件和量化文学的读写能力是最弱的[83]。医疗工作者经常在使用高于他们理解能力的文字进行交流。据 Stableford[134]说:"许多老年人都存在读不懂或者听不懂医疗用语的状况。"虽然有的时候英语是第二语言会跟这个有关,但这个问题的主要原因并不是语言。

　　对老年人的学习需要有一些常见的假设。1984年,Knowles 发现了他相信的所谓成人教育的基础的特定概念,包括了解为什么要去学习一些东西(在学习这些东西之前)、运用内在因素去鼓励一个人学习、基于问题寻找解决方案、将学习跟社会角色联系到一起、运用丰富的生活经验加强学习、基于学习的自我指导。这些都是在一个人的人格成熟时发生的。这些常见的假设在作业治疗中所见的老年康复对象中并不适用的原因有很多。但最终,老年学习者都希望自己的发展目标和兴趣可以得到满足。因此,Knowles 推荐了互相信任、尊重和接受不同的环境[80]。

　　在对康复对象进行宣教的时候,可以遇到很多影响他们接受指令的因素,包括家属、医护人员的风格、使用的语言。学习经历会被他人对老年人的假设所影响,所以分析临床医护人员和宣教人员对老年人的学习能力假设很重要[31]。在对老年学习者的一篇分析当中,提到社会将老年学习者作为同质的一个群体,不受个人认知和身体中发生的老龄化改变影响。临床工作者应该关注老年人中由于年龄、种族、民族、教育水平、收入、生理或者认知能力产生的多样性。并不是所有老年人都有动力或者能力去学习[31]。也有人因为低社会经济状态和单独居住在偏远的乡村社区而失去参与到学习中的机会。

　　压力、焦虑、视力减退、听力减退等都可能造成对医护人员的口头、书面交流产生误会。老年人需要更长的时间来处理信息,反复地听到一项信息可以帮助他们更好地把它跟已有的知识联系起来,只在出院之前听到一次信息的话很可能造成一到家就遗忘的情况[87,88]。医学翻译或翻译手册会很有帮助,也十分推荐使用,同时推荐的还有"教育回馈"策略,要求康复对象重复一遍治疗师进行的宣教内容来证明已经学习到了相关内容[134]。Levy[87,88]推荐了另一种策略,比如讲信息整理分类,使得信息在大脑中的储存更加有效,在帮助康复对象在新环境中回忆的时候一定要考虑好内在和外在的各种因素,提供认识和匹配之前学习过的信息的线索。

　　美国医学会也推荐临床工作者使用以下的言语交流方式,帮助患者理解:慢速、使用日常用语、展示或者画出图片、使用"教育回馈"策略、创造无歧视的环境来鼓励康复对象提问。当使用日常用语的时候,写下康复对象应该怎么做、怎样去做和为什么去做很重要,这些文字提示可以帮助宣教时可能不在场的家属或者看护人。Stableford[134]也推出了额外的一些建议,包括在讨论之前整理好谈话框架,鼓励老年人带自己的朋友或者家人一起来参加预约。

　　在初次跟老年人接触的时候,治疗师一定要花时间去倾听、了解康复对象。在治疗开始的时候,治疗师会对康复对象的学习方式、可能需要特定的宣教方式的缺陷以及需要考虑的认知、知觉障碍。需要根据康复对象的学习能力制订个性化的治疗节奏和方式。如果因为心肺功能障碍导致休息时间延长,治疗师需要计划好休息时间和监控生命体征的时间。如果患者有需要的话,治疗师需要在治疗中融入节约体能或者简化工作的策略。康复对象是最明白什么最适合自己的生活的人,治疗师想要去尊重这一点并且将其结合到治疗方案中。Don 和 Doris 就收到了纸质版的代偿方法和长期医疗设备推荐信息。因为 Doris 有阿尔兹海默病,主要的康复对象宣教是针对 Don 进行的,因为他是主要的看护人和需要在家中实施这些策略的人。Don 使用了最"直接"的方式来学习这些信息,更偏向在治疗中进行手把手教学。他总是想要尝试功能性移动活动中各种手的摆放方式,还会写下日常生活活动中他需要在什么时候怎样为 Doris 提供提示。Don 说:"把这些内容写下来可以防止我忘记我学习过的内容。"Don 同时也要求帮忙一起制作记忆相册和顺序卡来帮助 Doris 自主完成任务。这些要求都被结合在了 Doris 的治疗中,他参加了所有的治疗。

面对生活中巨大变化的一个重要组成——尤其是健康的改变和环境的改变的时候,就是处理方式。不再强调环境的改变而是强调老年人怎样在现实中面对这种情况。老年人通常都有自己建立好的处理方式,无论他们的处理方式是否有效,在评估和治疗过程中我们都应该将其考虑为个人因素中的一种。作为一个群体,老年人在他们的一生中见证了科技、政治、社会、文化和经济的巨大改变。许多古老的支持体系,比如家人看护,对很多老人来说都产生了改变。另外一些老年人可能还要承担家庭中新的看护人的责任,比如照看孙辈,这在上一代中是很少见的现象。

通过科技和网络,这个人群开始有了新的支持体系。在各个州和某些国家,电脑和个人电子设备在老年人维持和家人、朋友和孙辈的关系中起到了巨大的作用(图 46.3)。这一人群也会使用聊天室或者在线约会服务来建立自己的社交网或者认识伴侣[14]。学习如何使用电脑和网络最初可能对他们来说很困难,但是,许多社区中心都有提供如何上网、发邮件和使用社交网络媒体的工作坊或者教学[22]。网络也是老年人学习某种主题的一种方式,他们可以通过网络学习到更多关于自己的健康状况、健康上的担忧的知识,更加了解信息。

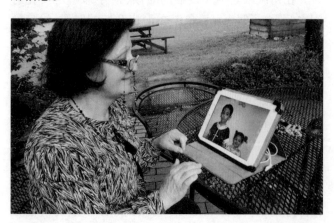

图 46.3　一位祖母正在通过她的个人电子设备与远在数英里之外的孙辈们交流(图片摄像 Julie Rafeedie Haar)

老龄化进程

老龄化进程很复杂,在老年学中已经有很多研究发表了许多关于人们为何和怎样老龄化的理论。老龄化是不可避免的,老龄化进程中必然会出现身体结构和功能的改变。Gregory 和 Sandmire 称:"从严谨的科学角度来说,老龄化和疾病的区别还是很模糊的"[57]。

老龄化和疾病的区别包括老龄化是普遍现象的事实,每个人身上都会发生,它是内在的,取决于遗传因素。我们一直在变老,这是一个进展性的过程,最终都会导致功能活动能力下降。老龄化是不可逆转的。疾病,则是可选择的过程,人与人之间都有所不同,它受内在和外在因素的影响,遗传和环境因素都需要考虑,同时也存在着进程、退化和治愈的不确定性。疾病可能会造成损伤,但是有可能逆转,疾病是可治疗的,通常都会有病因[57]。

许多跟老龄化有关的生理变化都可以因为生活方式的改变而减缓或者预防,比如说健康的饮食和规律的锻炼。许多老年人中常见的慢性疾病都可以通过调整行为和习惯来预防,然而,为了达到最佳的效果这些改变需要在青年或者中年进行。作业治疗师可以通过在全科治疗、保健医学和预防医学干预中老年康复对象帮助进行这类的预防。

许多老年学的生物理论可以粗略地分成两种,主要有两种假想:老年学遗传理论和老年学环境理论[45,57,97]。一种遗传理论认为衰老,或者随着年龄增长恶化的过程,来自身体中体细胞的渐变(脱氧核酸的变化,也就是 DNA)。这也就是知名的体细胞渐变理论,同时,人们也相信随着时间的改变,人们所处的环境中出现的放射和环境因素可以改变重要的基因编码,改变了酶和蛋白质中氨基酸的顺序[44,139]。其他的两种遗传理论与内分泌和免疫系统有关,会随着时间减退,但是,激素和"生物钟"调节和控制老龄化进程[57]。

老龄学的环境理论则指向了另一个方向,其中一个理论名为老龄化"wear-and-tear"理论(allostatic load,有时也叫统一负载)。这一理论阐述了细胞、组织和内脏会不可避免地随着时间退化[57]。有另一种理论叫作老龄化的生存频率(rate-of-living)理论,认为每个运作的器官一生中只能燃烧一定数值的热量,一旦达到了这个数值,器官就会死亡[78]。生存频率理论知道了自由基理论的诞生,和使用-损伤理论相同,将细胞和组织的老龄化与氧化代谢产生的高度活跃产物(自由基)的造成的大分子的随机的累积联系起来[57]。鉴于许多的理论都不断地受到挑战和重新评估,唯一清楚的就是老龄化是没有清晰的解释的。对于作业治疗师来说,从全面的角度看待一个人和认识到问题是很重要的,比如说,高血压、高胆固醇和糖尿病成倍地增加健康危机。一个人生活中的其他问题也可以从全面的角度去看待。低视力、听力障碍和因为糖尿病神经病变导致手指触觉缺失的老年人在通过适应日常生活活动来达到功能独立时存在更大的困难。因为老年化是可以从婴幼儿时期到老年时期预测的过程,认识和理解身体结构和各个系统的功能和它们是怎么随着老龄化改变的是很有用的。

精神结构和功能的改变

随着年龄的增长,大脑的大小和尺寸都在减小,即使他们的认知功能是正常的[127,138]。有些神经元因为老龄化缩水了,另外还有一部分消失了。因为我们只会使用大脑中很小一部分的神经元,所以这些改变的影响有可能是很小的。在老年时期的大脑中,神经纤维打结纠缠在一起是正常的[127,138],虽然过度的情况会造成阿尔兹海默病(详情见第 35 章)。神经系统中的信息传递可能也达不到以前的速度了[138],造成记忆等认知功能的减退。这一问题也可能会造成精神功能上的减退。

认知功能的改变之所以会影响功能,主要在于信息处理能力和解决问题能力是日常生活安全和独立的关键。实际认知功能减退可能对生活质量造成很大的影响,在生理功能,尤其是感觉出现问题时,尤其严重[87]。许多认知功能的改变与可以治疗的、临时的、可管理的医学问题有关。许多治疗老年人时需要进行的考虑包括:药物副作用、酒精、非处方药使用、视力和听力缺陷、营养不良、压力、睡眠不足、抑郁和糖尿病、高胆固醇、高血压等病症。这些情况可以由功能的减退来预测[40,122]。认知功能减退会随着新病症的出现更加严重。

作业治疗师发现康复对象的认知状态很大程度地影响他们康复的效果。可以从其他资源里发现更详细的关于认知功能的探讨[13,87,89,122]。在第 26 章中也对认知作为精神功能的一部分进行了讨论。年龄造成的区别可以从每个健康老年人的各个认知层面发现,虽然这些区别很小,只是需要更长的时间和更长的处理时间。与年龄有关的认知改变一般不会对 ADL 和 IADL 造成严重的影响[87,122]。研究者发现认知功能处理效率,尤其是工作性记忆、信息处理和反应时间,老年人所需的时间是年轻人的 1.5 倍[75]。总体来说,老年人经过训练和努力是可以跟年轻人同样准确地记住细节的。

Robnett 和 Bolduc[122]认为老龄化造成的认知功能改变与康复相关。在正常老龄化的成人中,定向能力,在大部分情况下,作为固定智力(crystalized intelligence,基本常识和生命中积累的技能)可以保持完好。随着生活方式改变,如退休,就会开始出现难以记住日期的现象。注意力(attention,保持注意力、集中完成任务、一心二用、分散注意力等)或者选择性注意力(selective attention,只关注相关刺激和忽略噪声)在正常老龄化老年人没有干扰的情况下都可以保持完好。但是,随着不断变老,老年人忽略干扰和集中注意力完成任务的能力也在减退(如驾驶)。固定智力可以随着年龄增长维持原样甚至增长,尤其是过度学习过的内容和工作技能。老年人常会关注到"灰质"区域而对越过"黑白"区域引以为豪。最后,流动智力也就是解决问题能力和在迷茫时寻找意义的能力,还有发展推理能力和再不学习新知识的情况下了解不同改变之间的关系的能力。这包括了:判断力、意识、解决问题能力(执行力)。随着老龄化进程到一定程度,流动智力也会减少。老年人在多任务中感觉会更加困难,因为学习正需要进行多任务,所以在正常老年人中这一过程可能会减缓但不会停止[121]。

老年人很多都在关注记忆问题,因为记忆包括了保留、储蓄和提取信息的能力。记忆在最初阶段需要感知觉来接收信息和编码信息[13,88,130]。老龄化被认为可以影响工作记忆——短期记忆的一个组成。老年人在复杂的思考处理任务(在进行认知活动的同时记住下一个任务的信息)中比自动处理(记住怎么进行一项活动)能力更差[75,122,130]。老年人在进行活动时抑制不相关想法的能力也在减退[88,122]。在提取信息时因为年龄造成的差距更加明显,尤其是在它是由储存的二次记忆中提取时,随着年龄增加更加恶化[87,89]。但是,老龄化在总体上对记忆的影响是最小的。大多数的健康老年人都可以通过情景中的环境、环境中的提示、提供环境支持、通过阐述复习和发展个人关联的新技能来代偿这一方面的缺失。

干预老龄化导致的认知障碍的方法包括在养老护理院或者长期看护机构使用日历训练定向或者在白板上写下日历。要治疗注意力障碍,作业治疗师可以在老年人完成复杂的任务的时候转移周围环境中会分散注意力的障碍。反复学习是很重要的,但是,治疗师不应该假设康复对象可以不写下宣教内容和策略就能记住内容。为了确保宣教内容完整传达或者实施,需要提供书写内容或者让康复对象记录内容。老年人更喜欢用书写好的清单来回忆重要对象,而不是年轻的时候那样[122]。总的来说,如果学习的材料趣味性强并且跟他们的生活息息相关,学习就会更容易。多模式的感觉输入,比如听到信息、阅读信息、写下信息等,都可以增加提取信息的概率。

当认知障碍(尤其是记忆)干扰了社会关系、造成功能减退、影响生活质量,就需要研究一下原因,大多数情况下都是可以治疗的。记忆任务的问题,不管是主观的还是客观的,都是最常见的认知改变问题[15]。即使记忆减退,也不代表这个人患有痴呆症。轻度健忘(mild forgetfulness)在年轻人和老年人当中一样常见。事实上,记忆的减退或者是老龄化造成的记忆残损(age-related memory impairment, AAMI),泛指比平均水平低的记忆能力。这不是严重的症状,也不一定与轻度认知障碍有关[122]。AAMI 是正常的老龄化进程,接近 90% 的老年人都会受到影响[87]。这不是精神疾病。这一症状的诊断条件之一,就是记忆减退并不足以使老人担忧,也没有超出正常的老龄化范畴,也就是没有达到痴呆症的情况。在通过认知测试对比康复对象与其他老年人群时,这种认知功能的减退需要在正常范围内。疲劳、压力过大、患病的或者注意力分散的老年人更可能经历较慢的思考和信息提取、注意力集中和组织信息困难、信息提取困难(尤指姓名、物品摆放位置和复杂任务)[87]。

根据 Peterson 以及同事的研究[114],记忆力在评估中在正常范围一个标准差以外、尤其是近期记忆能力严重减退的情况下,会开始影响工作和社交活动(非ADL),这就是轻度认知障碍。在 50% 有轻度认知障碍的人群中,痴呆会在 3 年后发作,尽管它的症状可能在 7 年前就出现了[87,114]。当认知障碍过于严重开始影响到日常生活活动,尤其是影响到 ADL 的独立时,通常都会被诊断为痴呆。这就是 Doris 的情况,Don 提到她已经开始需要日常活动的帮助,包括平衡账簿和准备餐饭。Don 鼓励 Doris 停止驾驶车辆,而 1 个月之后她在洗澡、穿衣和洗漱上需要帮助了。Don 经常发现Doris 迷茫地坐在一堆衣服当中,不知道自己在干什么。Doris 不再能够管理账务和教社区中的孩子弹钢琴了,这对 Don 和 Doris 来说都很艰难,不管是个人角度还是经济角度。

和痴呆不同的是谵妄(delirium),患病人数大约占住院老年人的 30%[151]。谵妄的中心特点就是短暂的流动认知能力减退,主要是由幻觉、注意力集中困难、记忆力较差和意识混乱[47]。谵妄康复对象经常不能听从多步骤命令,思维混乱,还会出现意识层次改变的状态。谵妄在白天的情况会不断变化,甚至会出现清醒状态。尽管谵妄可以治愈,大多数人在诊断后 6 个月内都还是会经历某些症状。治疗方法通常都是非药物的,需要使用重新定向方法,使用闹钟、日历、家中熟悉的对象和个人关系网来加强定向[66]。交流使用眼神和清晰的语音指令也会有帮助。保持尽量安静的环境、让康复对象参与自理活动和作出常见的决定很重要。

为老年人服务的临床工作者会或多或少地遇到认知减退的问题,评估认知能力和针对认知能力设计治疗方案和实施治疗是很重要的。Levy 指出作业治疗师可以通过在初次和接下来的评估中筛查认知问题[87],为认知减退的早期诊断和查探作出贡献。类似于 MMSE[48]等评估方法,可以根据年龄、文化和教育水平来调整分数,是很有效的筛查工具。其他的一些工具包括蒙特利尔认知评估表(Montreal assessment of cognition, MoCA)[101]、圣刘易斯认知评估表(Saint Louis university mental status, SLUMS)[141]、执行能力表现量表(executive function performance test, EFPT)[17]。功能性活动问卷[143]这样的评估工具可以用来评估功能来分辨老年人是否患有严重的认知障碍,还是轻度认知障碍[140]。

55 岁及以上的老年人当中大约有 20% 存在一定程度的精神问题[26],有些时候,看起来像是记忆减退或者认知减退的症状其实是别的病症的伪装。病理上的精神疾病在老年人中经常出现,主要原因是大脑的生理结构改变或者疾病。不常见的是,不能适应改变、损失和过渡阶段,或者这些情况加速了某些已经存在的症状的出现。老年人中存在之前应对压力适应较差、被迫承受过多压力、社会支持过少的情况的则尤其脆弱。抑郁、焦虑、严重的认知障碍、药物滥用和自杀是老年人群的大问题[122]。

抑郁

20 个居住在社区中的老年人中就有 1 个在临床上被诊断为抑郁(depression)[122]。在住院或者住在养老院中的老年人中抑郁的概率甚至更高[72]。抑郁经常会被误认为是其他的症状,如悲痛或者健康问题。但是,一个人可以同时经历认知残损和抑郁。抑郁和痴呆存在一定的差别,需要有资质的医疗人员根据康复对象和家属的报告进行慎重诊断。痴呆的标志和症状包括渐进的认识残损(多年)、对记忆残损无意识、多种神经心理测试显示障碍、逐渐恶化的症状[120]。抑郁的症状则是相对突发的认知障碍同时伴有其他的抑郁症状、自述记忆减退、多种神经心理测试中更多在范畴和程度上的障碍、认知残损没有加重并且在接受抑郁治疗中得到解决[120]。老年人很多不愿意寻求精神科人员的帮助,但是,由于抑郁可以导致停止社会参与和不能生活自理,干预是非常重要的。这会导致老年人被孤立和经历作业活动失能。

作业治疗师需要了解抑郁的标志和症状,筛查状况、作出转诊,在怀疑存在抑郁时帮助康复对象和家属寻求帮助。作业治疗师可以使用老年抑郁量表[163]和贝克抑郁量表[18]在临床上评估康复对象。总的来说,一个人可能会存在抑郁的心情、对活动兴趣降低、注意力、集中力、记忆减退、负罪感和自责、丧失动力、睡眠不足、食欲、体重、能量和性欲降低、自杀想法增加。尽管老龄化迷雾重重,很多老年人不会有抑郁,抑郁不是老年人的正常现象。自杀也不是常见的抑郁结果,死亡却是抑郁最常见的结果[122]。

自杀(suicide)是晚期生活抑郁的重要危险因素。60~85 岁的白人男性自杀的概率大大增加,尤其是患病或者独居 85 岁及 85 岁以上的男性。潜在自杀的常见预判因素包括自杀史、抑郁症状和其他的精神疾病、未遵医嘱出院、抑郁症自然康复、药物滥用、悲痛或者赠送他人个人物品[60]。通过心理治疗、电冲击疗法和药物管理,抑郁是可以治疗的,超过 80% 的抑郁老年康复对象都是可以有效诊断和干预,回归原来的功能的[107]。

焦虑

老年人不喜欢报告自己精神上的问题,反而喜欢强调生理上的问题,也因此,焦虑(anxiety)问题在这个人群中经常被忽略也没有接受到治疗。根据美国焦虑抑郁学会(Anxiety and Depression Association of America,ADAA)的报告,焦虑的老年康复对象年轻时患病概率就很大,焦虑在老年人中和在中青年当中一样常见[10],确认老年人患有焦虑会存在一定困难,因为他们同时会存在很多疾病和健康问题。ADAA 描述的焦虑症状包括:头痛、腰痛或者突然心跳加速。所以把焦虑跟其他的病症区分开来是很困难的。

因为出生在一个精神疾病备受歧视和很少被提及的年代,比起当今社会的人,老年人可能不会敞开心怀来跟别人诉说焦虑的问题,也不会去寻求专业帮助。他们可能会担心失去自己的朋友和亲戚、行动能力减少、被孤立和不断升高的压力,他们自己也意识不到焦虑是可以治疗的。焦虑综合征可以通过很多种症状呈现,包括突发密集性的胸痛和呼吸困难、恐惧和对危险过度的躲藏以及长期、慢性、过度的焦虑感[50]。治疗师可以使用 ADAA[10] 推出的问卷对焦虑综合征进行筛查,了解焦虑的诱因、康复对象是否对某事过于关注或者担心、生活当中是否有事件导致过度的忧虑。如果有需要,就应该转诊至医生或者心理咨询师处。

药物滥用

药物滥用(substance abuse)在老年人当中不如在年轻人中常见,但是问题还是存在的。事实上,根据药物滥用与精神卫生服务管理会(Substance Abuse and Mental Health Services Administration,SAMHSA)[137]药物滥用的状况一直在上升,生育潮一代可能在治疗中也需要使用上瘾药物。老龄化导致的生理和社交改变使得老年人群面对上瘾药物的负面效果变得极度脆弱。

SAMHSA 估计 50 岁及以上的成人当中有 430 万人在过去曾使用上瘾药物。但是,更值得担忧的问题则是酗酒。老年人可能会需要服用多种禁忌证为酒精的药物。酗酒的症状包括对酒精的耐受能力提高和饮酒量随着时间不断增加。老年人更容易受到酒精的影响,尽管他们可能喝得不多,但是由于老龄化导致的肝脏和肾脏功能减退、体内水分和体重的减轻,最终可能会导致发病、跌倒风险的增加、营养不良、不讲卫生、精神疾病问题和自杀风险的增高,甚至还有其他的疾病。

感觉系统结构和功能的改变

人体的感觉系统对老龄化也不能免疫。老年人经常患有多种疾病和慢性症状,或者长期患病,这很可能会对视觉和听觉系统产生影响。

视觉

视觉系统的正常老龄化表现的程度不同,主要受遗传因素和生活方式选择的影响。视觉系统的改变与眼睛本身的结构、老年人的视觉处理机制有关(关于视觉系统的具体描述,请参考第 24 章)。

由于视觉是人体重要的感觉系统,在社交和安全中都起到重要作用,任何视力的降低都对作业活动参与产生影响。作业治疗师在临床上会遇到主要诊断为低视力或者二次诊断为低视力的康复对象,有的时候部分病案甚至不会有具体的诊断结果。治疗师应该鼓励康复对象去看眼视科专家来取得最佳的矫正眼镜,确保康复对象的眼健康可以及时获得评估和有效的处理。同时,也需要向许多为眼盲或者视力受损康复对象服务的专业人士提供建议。

粗略估计有 33% 的成年人在 65 岁之前会患有影响视力的眼疾[42,156]。眼睛的正常老龄化导致了很多的改变。随着眼睛的老龄化,角膜变得更薄、更混浊,晶状体的弹性也在下降,使得眼睛的适应能力下降,或者从远看近时出现困难。这就是老花眼。老花眼的流行率很高,几乎每个 55 岁以上的老年人都需要各种类型的矫正眼镜来阅读[57]。晶状体也可能会逐渐变得混浊,最终导致白内障。晶状体的混浊是一个渐进的过程,老年人可能在疾病过度发展和影响到作业活动之前都不会发觉色彩视觉和总体视力发生的改变。收缩瞳孔的肌肉也会萎缩,导致瞳孔受到压迫。这导致了眼睛不能接受足够的光线来保证视网膜的有效运作。黑点(中央视觉),也就是视网膜的一部分,锥体的数量也会减少,导致色彩辨别能力下降。视网膜的光杆数目也在减少,使得适应亮光或黑暗的能力下降。夜视对老年人来说也很困难。对额外光线的需求每 10 年就会逐步增加,锥体也会需要更多光线去辨别色彩。对比敏感度也会因为眼部结构的改变降低。这些视觉系统前半部分的改变使得适应生活中视觉要求的改变更加困难[57,129]。

除了视觉系统的自然改变,黄斑变性和糖尿病视网膜病变的发生概率很高,都会影响中央视觉。脑部的神经病变也很可能会影响视觉。比如说多发性硬化和帕金森病。周围视觉则受各种疾病的影响,包括青光眼、视网膜色素变性和由于卒中等获得性脑损伤导致的视野残损。视觉跟我们进行作业活动时需要的很多种信息有关。当老年人出现常见的视力下降时,他们在 ADL 和 IADL 的自我满足能力就会下降,跌倒概率增加,可能会更容易患抑郁。这一系统的损伤会对其他的知觉系统产生很大的影响[92,156]。

功能上,视觉可以分为中央视野功能和周围视野功能。每一个类别都会有不同的影响和不同的治疗目标。中央视觉损失(常见于黄斑变性)损害了部分或者全部的精细视觉,影响阅读、购物、移动和休闲活动的参与[113]。在任何的评估和治疗过程中需要记住的关键是,如果康复对象需要配戴眼镜,目的应该是帮助康复对象达到最佳的活动表现。

加强参与的治疗关键领域包括放大、光线、对比和组织。放大主要指使物体在视网膜上放大,让大脑有更多的信息来处理。可以通过使物体靠近康复对象,比如镜片、放大镜、电子放大仪的使用。由于作业治疗师在辅助器具上的知识和科技在各方面的运用,未来电子放大设备在老年人当中的使用概率会逐渐增高。阅读的方式有很多种,现在对康复对象来说经济适用的选择很多。电脑会为视力受损的人群自主配置电子放大程序。为了帮助人们,其他的放大设备在各种机构的使用也很多。每个州都设立了一个机构为视觉受损或者眼盲的人群提供低视力服务。国家和当地也都会提供服务,还有一些厂商在生产设备[65]。

光线是视觉重要的组成部分,不仅仅是它的强度还包括它摆放的位置。它需要离任务点很近,同时还要避免出现光晕。光晕可以通过使用帘布或者改变摆放位置消除。光晕是对比敏感度的重要组成部分[65]。

对比敏感度是指在物体和背景的色层改变较为微妙时区分它们的能力。举例说明,康复对象不能看到白色的墙上安装的白色栏杆或者区别黑色杯子里倒的咖啡。对比敏感度较弱时,区分物体和背景几乎是不可能的。这不仅对生活中的任务有影响,对移动也一样。对比和对比敏感度是一个人能够在视觉上运作的重要决定因素。它们跟阅读能力、移动、驾驶和面部辨认息息相关[129]。中央视觉损伤的人们可能会因此被孤立,因为他们认不出自己的朋友和家人,这使得他们很尴尬。

整理好空间、根据功能将物品归类、更进一步地整理好物品可以解决被称为"视觉静态"的问题。低视力的老年人就可以在完成任务的时候更容易找到和使用工具[65]。

在周围视觉(通常是青光眼或者视网膜色素变性)残损时,由于视野的缺失,移动成了一个问题。中央视觉在疾病进程当中则会保持完好。在视野缺失时,老年人在有效、持续地使用周围环境时会出现困难。其他可能会受到视野残损影响的活动参与有驾驶车辆、购物、财务管理和准备食物。洗漱也会受到视野残损的影响[155]。许多周围视觉残损的老年人因为惯性定向在居住环境中可以独立生活。但是,当他们处于不熟悉的环境的时候,视野残损就会更加明显,对功能的影响更大。治疗手段包括更有效地使用视觉扫描和物品探测。作业治疗师的工作是帮助康复对象在熟悉的空间和完成 ADL 训练时进行移动。不熟悉的环境中的移动训练则需要转诊到定向移动训练专家处。

听力

听力是声音通过耳鼓的振动和听小骨的运动形成的多步骤过程。这种运动转移到了内耳耳蜗的液态中介中。耳蜗中的毛细胞将振动转化成神经冲动。阻碍听觉形成的元素包括耳蜡、耳部感染和死亡的毛细胞等[57]。一般来说,正常的老龄化会造成年龄相关性耳聋这一渐进过程。环境因素可能会造成这一过程加剧,比如遗传因素和性别差异。在老年人听来声音很沉闷。老年人在区别背景声音和前景声音[57]上存在困难。老年人中听力下降很常见。社区中有 33% ~ 87% 的老年人存在某种程度的损衰[113]。有更多的证据显示除了耳朵和它的组成部分,中央神经系统在接收自然环境中的声音中也扮演着很重要的角色[161]。随着听力损衰,这些领域的参与,如接听电话、社交、安全和参与可能会受到影响。由于老年人很难鉴别背景音和前景音,他们需要更长的时间听清楚说的内容。这种损衰是种渐进的过程,人们通常会通过阅读唇语来代偿。听力障碍的老年人可能会孤立自己,停止和家人、朋友的交流[65]。在制订治疗计划时一定要考虑到听力的损衰造成的影响,向老年人推荐适应策略,同时也要将患者转诊到听力专家处。

双重感觉损伤

当一种感觉残损时,对另一种感觉的依赖会更重,来帮助解释社交信号、物理提示和安全信号。如果视觉和听力都有残损,也就是一般来说的双重感觉损伤,影响就会更大。我们估计有 23% 的 81 岁以上老年人存在双重感觉残损[20]。尽管触觉的残损也会造成参与和适应困难,双重感觉残损通常是指视觉和听力的残损。超过两种感觉系统的损伤被称为多重感觉系统残损。

嗅觉和味觉

随着年龄增长,闻到味道和辨别味道的能力也会下降。许多 80 岁以上的老人都有嗅觉和味觉的残损[99],在 65 岁及以上的老年人当中嗅觉残损和丧失嗅觉的流行率很高[122]。这种感觉残损是作业治疗师在评估居家安全和独立生活能力需要考虑的关键问题。类似于天然气、烟雾探测器等代偿方法很重要,还需要家属和朋友来监控食品料理等。

由于嗅觉和味觉在内部存在联系,嗅觉的丧失也会消极地影响进食和营养。嗅觉残损和抑郁症状以及较差的生活质量有关,这些因素也会影响享受食物、饮品和社交的过程[54]。随着老龄化,分辨咸、酸、苦味的能力在下降,老年人会因此在食物中放过多的食盐。渴觉也会下降,导致老年人脱水的风险增加[123]。老年人可能会故意少喝水来避免频繁地使用洗手间这样耗费精力的行为。医院、长期看护中心和养老护理院会监测食物和水的摄入。对看护人和家属来说鼓励老年人在家中摄入适量的水和食物也很重要。

神经肌肉系统和运动结构和功能的改变

尽管老龄化会影响骨骼肌肉系统,老年人在晚年也可以保持甚至增强他们的肌肉力量。锻炼对老年人十分有效[22,57],功能活动项目,只要适合康复对象的个性化需求,也同样有效。

人体在早期会积累骨量,在第 35 年达到高峰期[38,127]。35 岁之后,骨骼中的钙逐渐流失,造成骨骼力量的减少。这种情况被称为骨质减少,是骨体积由于骨质吸收超过了骨合成的速度达到正常水平以下。这一过程和骨质疏松是不同的,骨质疏松中骨量的减少过大,甚至会出现骨折。初级骨质疏松是指骨骼开始疏松,但没有出现其他影响进程的疾病。二级骨质疏松可以有多种进程造成,包括风湿性关节炎、糖尿病和药物使用(尤其是糖皮质激素)[127]。美国官方数据显示大约 1 000 万人 50 岁及以上的老年人被诊断为骨质疏松,340 万名老年人骨质低于正常水平,使得这一人群骨折风险增加。骨质疏松的风险因素包括雌激素消耗、睾酮消耗、缺钙、吸烟、酗酒和缺乏锻炼。骨质损伤可能会造成脊柱椎骨的坍塌和驼背的出现,可能会对呼吸造成影响[57]。

关节也会出现正常的老龄化改变。关节活动度随着时间会下降 20% ~ 25%。随着老龄化,组织中的水分包括软骨也会减少,软骨也会逐渐变僵硬[127],导致它的缓冲作用下降。各个关节受压最重的位置中的软骨表面会变得更加坚硬[38],导致运动的流畅度减少。这些改变在消耗较重的区域更明显,但它们在静态当中更加常见。在病理的水平上,关节软骨可能会退化到一定程度导致疼痛和僵硬的产生,使得运动受限,甚至被诊断为骨关节炎(详情见第 38 章)。尽管疼痛和关节活动度降低通常都是会限制个人功能的因素,关节炎导致的改变会被关节产生放射性影响,就算这个人没有其他的症状。肌腱和韧带也会受到影响[127],它们当中的水分也会随着时间减少。胶原蛋白纤维的交叉开始出现，导致胶原蛋白开始僵硬。肌腱和韧带力量随着年龄减少，包括它们连接骨骼的力量，导致关节稳定性下降和受伤的风险增加。Doris 就有骨关节炎的诊断，她的髋关节的改变使得她受伤的风险增加，也就是她在新家跌倒时发生的情况。她的髋关节骨折通过开放复位和内固定术稳定了下来。Don 很庆幸她还没到需要全关节置换的阶段，因为，如他所说，他很担心治疗会如何进行和她该如何记住置换术后的禁忌措施。她的骨外科医生表示她的腿可以在可承受范围内承重。Doris 没有术后疼痛或者需要遵守的限制和预防措施（请参考第 40 章中提到的髋关节骨折和下肢关节置换的更多信息）。

通常来说，老年人都会有肌肉萎缩[127]。这跟老龄化和荒废使用都有关，且很难区分。某些运动单位和肌肉纤维会随着时间消失，大部分出现在快缩肌纤维中[127]。老龄化中的快缩肌纤维去神经支配化，紧接着就是慢缩肌纤维的神经再支配。老化的肌肉需要更多的时间修复，修复也可能不会是完整的，会导致肌肉耐力的下降。肌肉质量和收缩力的下降被称为肌力流失[91]，可以是老龄化的结果也可以是疾病造成的结果，最终导致肌肉力量的下降。不能过度强调老年人出院后开始锻炼或者重新锻炼的好处或者其治疗效果。规律的体能训练可以提高肌肉的力量和耐力[93]，对老年人来说也同样受用。这种类型的锻炼对心肺功能也有帮助（请谨慎并在医疗人员的监督下完成）。

心血管、免疫和呼吸系统结构和功能的改变

心血管系统负责将血液输送到全身，使得各个系统可以获得氧气和营养，清理身体中的废物。因此，这个系统的损伤可以影响全身的功能。心血管疾病是全球最常见的致死原因，但是，在饮食健康、加强锻炼和减少吸烟的情况下，死亡率在美国逐渐减少[57]。

尽管高血压（high blood pressure）是病理过程，不属于正常的老龄化，收缩压上升却是老龄化的正常现象，因为动脉会随着老龄化僵化[79]。运动人员比起静态人员的收缩压更低，但是收缩压整体还是比年轻人要高。静脉也会随着老龄化扩张和拉伸，它们的瓣膜功能也会下降[127]，使得回血速度下降。随着老龄化，心脏每跳一次需要的休息时间就更长，可能会影响到需要高心率的活动。心跳的最高值随着年龄降低，尽管不会像运动人士一样那么急剧。心脏输出也会减

少，解释了老年人在吃力活动的疲劳。锻炼时，老年人会比年轻人更快出现呼吸急促（呼吸困难）和疲劳的症状。老年人出现直立性低血压的风险也更高，也就是舒张压在体位（从俯卧位到坐位）改变时突然下降。这使得一个人感觉头重脚轻，增加了跌倒风险[57]。请参考第 44 章讨论的心肺疾病。

动脉硬化（arteriosclerosis）是指动脉僵硬，在老年人中比较常见。症状包括头痛和头晕[79]。动脉粥样硬化（atherosclerosis）是动脉硬化的一种，是指斑块导致的动脉直径减小，是老龄化血管改变的最常见的变化。这些肥大的斑块和它们与动脉壁连接的组织增生导致了动脉壁的损坏和血管的阻塞，尤其是产生血栓的时候。有证据显示动脉壁的这种斑块增生行为在生命的前 10 年就开始了，动脉粥样硬化可以在生命的第 40 年就开始[57]。心脏病多发于 50 岁以上的人群，冠状动脉病变导致的心脏病是美国死亡率第一的疾病[73]。由于老年人中动脉粥样硬化的多发，作业治疗师履行自己的职责，对饮食、锻炼、压力、体重管理、戒烟、生活方式改造、药物管理和遵守处方药进行干预，是很重要的。

老年人中比较常见的血液病是贫血（anemia）。贫血是指血液的负氧能力低于正常水平。这在出院和住在长期看护中心的老年人中比较常见[57]。这种疾病的原因很多，更多情况是将它作为一种多种因素导致的症状进行治疗。贫血人士通常都会皮肤苍白、疲劳和呼吸急促。作业治疗师在医院中针对这一人群进行治疗前最好获得医生或者护士的许可，因为康复对象可能会需要输血。

免疫系统是身体重要的抵抗炎症和癌症的防线。免疫系统中的白细胞必须作为健康细胞和入侵身体的微生物、寄生物或癌细胞区分开来[57]。免疫功能会在多层次减退，导致老年人患以下三种疾病的风险增高：炎症、癌症和自体免疫疾病。老年人皮肤较薄的话就会使得皮肤对感染源的防护作用不足，增加皮肤受损以及相对感染概率的增高。肺部纤毛减少，导致肺部对外来感染源的抵抗能力下降。有证据显示在细胞水平免疫力下降，导致免疫应答的适应性以及 T 细胞数目降低[127]。

呼吸系统的功能是通过血流输送氧气和清除二氧化碳[57]。呼吸系统会产生黏液，增加预防呼吸道感染的能力，增加老年人对疾病的抵抗能力。咳嗽反射则效果更差[127]。很多改变都会造成胸腔壁的硬化，比如脊柱后凸（驼背）、胸腔软骨钙化和脊柱侧弯。这些都

会导致胸腔扩张受限,呼吸对膈的负担加重。呼吸时需要的高能量消耗加重了老年人在休息和轻度活动时出现疲劳的现象。碳氧交换的效率也会随着肺部残余容量的减少而下降,50 岁以后,因为一些常见疾病的出现,呼吸系统的正常老龄化的速度会加快加重,使得情况恶化。这些疾病包括肺气肿、肺炎、慢性支气管炎和肺癌。肺气肿和支气管炎可以放在一起作为慢性阻塞性肺炎(COPD)看待,主要由吸烟和长期吸入废气(详情参照第 14 章)。能量节约和简化工作技术可以融入对呼吸功能受限康复对象的治疗当中。呼吸技巧(pursed lip breathing techniques)和腹式呼吸(diaphragmatic breathing)也可以融入压力管理技术当中去。

发声和言语功能的改变;消化、代谢和内分泌功能;生殖泌尿和生殖功能的改变

发声机制受老龄化的影响,会导致虚弱、密度下降、嘶哑、颤抖和音调改变,成为老年人发声的常见特点。发声系统的这些改变部分是因为喉部和支持结构以及喉部软骨钙化僵硬导致的。发声系统的血供可能会减少,也可能会出现声带水肿影响发声质量和言语功能。老年男性的音调会下降,而老年女性的音调则会升高。声音发颤则是因为对喉部肌肉的神经肌肉控制能力下降。这些改变很细微,通常只有受过专业训练的专业人士才能发现,它们对老年人的日常交流功能影响可能会很小[25]。

消化系统的主要功能是摄入营养并输送到全身。老年人常见的进食和吞咽问题通常是牙齿脱落和牙齿错落造成的。老龄化造成了下颌组织、腺体和肌肉的改变,还有舌头和分泌腺体、咽喉及减少的分泌腺体和味觉。这些改变可能会导致老年人吞咽费力费时。有些老人会选择质地较软的食物以方便吞咽,另一些则会减少进食,对营养和体重造成不良影响[7]。

进食也会受到唾液不足,影响食团(bolus)的形成。这种情况由唾液分泌减少、吸烟和药物副作用造成。如果一个人吞咽存在困难,需要推荐进行针对吞咽障碍的功能评估。这种评估是由具备相关高级资格证的作业治疗师或者言语治疗师针对舌头、软腭、咽部和食管的多个肌肉的协调能力进行的[57]。关于吞咽障碍和进食的评估和治疗详情请参考第 27 章。

在胃部,食物由胃酸进行化学消化。随着岁数增长,胃酸分泌减少,而胃溃疡和胃炎的概率上升。这一情况可以有药物摄入、阿司匹林、咖啡因或者酒精造

成,可能是遗传造成的胃部膨胀。肝脏化解进入身体或者身体产生的外来/有毒物质的能力也会随着年龄增长下降[57]。

另外在老年人中比较常见的是肠憩室病,也就是大肠中出现囊体,突出穿过了肠道的肌肉壁[57]。这些囊袋受到排泄物的影响,会造成穿孔和肠黏膜层的感染(肠憩室病)。对老年人来说这种经历非常痛苦,还会造成便秘等影响排泄规律的问题。极端个例中,甚至会导致肠梗阻[57]。作业治疗师必须通过和护理、营养和康复对象家属、朋友的合作,解决进食、消化和排泄规律的问题。Doris 就有肠憩室病的诊断,当问到她的经历的时候,Don 说她因此遭受了很多痛苦,有些时候他甚至觉得这种疼痛比髋关节骨折还要难以忍受。Don 认为 Doris 之所以会半夜经常起来上厕所,就是因为她的便秘和她在尝试排泄。Doris 已经停止摄入肠憩室病的药物了,但是 Don 认为她可能需要重新吃药,预防她住院之前遭受的困难。我们推荐 Doris 跟自己的全科医生预约一次相关咨询。

肾脏过滤血液,帮助清除身体中的废物和多余液体。它们也会帮助控制体内的化学平衡。肾脏和输尿管、膀胱、尿道连接来排出尿液和废物,这一过程会受到肌肉和生殖系统的改变对膀胱控制的影响。随着老龄化,肾脏和膀胱由于肾脏组织减少、过滤单位的减少和肾脏血管硬化产生改变,过滤速度变慢。膀胱壁也会硬化失去弹性,限制了膀胱可以储存的尿量。膀胱肌肉变弱会导致女性的膀胱或者阴道移位。男性中,输尿管可能会因为前列腺增生而阻塞。这些情况都会导致老年人的尿失禁和尿道感染风险。与护理团队、康复对象家属和朋友合作进行膀胱功能干预是作业治疗师的工作领域,是生活自理和 ADL 独立能力的重要组成部分[149]。

作业治疗师也会经常跟正在接受肾衰竭透析的患者接触。透析是代替肾脏的功能过滤身体中的废物、盐分和多余水分的治疗手段,预防废物在身体内累积。它也可以保证血液中的化学物质处在正常水平,比如钾、钠和碳酸氢钠,另外就是控制血压[109]。正在接受透析治疗的康复对象在治疗后会很虚弱、下肢虚弱、血压下降、肌肉痉挛、发痒、失眠、贫血、骨骼疾病、体液堆积和抑郁。作业治疗干预需要适当放缓,进行能量节约和简化工作的宣教。看护人和家属也应该得到治疗师的关注,因为家庭责任和关系可能会发生改变[95]。做饭计划和超市购物也可以包括到治疗计划当中,原因是正在接受透析的康复对象必须保持特殊的饮食供

应和超长的处方药单。

内分泌系统是人体的另一个管理系统,控制人体的许多生理功能,包括体温、基本代谢率、生长率、碳水化合物、血脂、蛋白质代谢、压力反应和生殖活动[57]。由于内分泌系统负责向人体释放激素,这一系统的障碍会导致老年人整体的健康和幸福受到广大影响。

Gregory 和 Sandmire 描述了一种控制阶层[57],从更高层的脑部中心开始影响下丘脑的活动,下丘脑控制激素的释放和垂体的活动,也就是释放激素控制下层内分泌腺体和组织的活动,这些内分泌腺体释放激素控制其他受甲状腺、肾上腺、前列腺和卵巢等控制的身体功能。激素总体的产生和分泌下降对人体产生远远超过本章能够讲述的内容,但是,老年人中比较常见的问题是糖尿病。

糖尿病(diabetes)是指人体不能适当地分解食物获取能量。胰腺会分泌一种叫作胰岛素的激素来帮助血糖进入细胞。出现糖尿病时,身体不能产生足够的胰岛素或是不能有效使用胰岛素,这就导致了血液中的糖分增高[29]。长期的副作用包括眼盲(主要由白内障和视网膜受损造成)、肾衰竭、神经损伤、动脉粥样硬化以及坏疽感染(最终导致膝盖以上或者以下的截肢),都会影响作业活动参与。非胰岛素依赖性糖尿病,也就是我们通常所说的 2 型糖尿病,占了糖尿病总数的 90%～95%。在美国,210 万人被诊断为糖尿病,65 岁及以上的老年人中有 27% 患病[29]。这是另一个作业治疗师可以使用生活方式改造干预的领域,体重管理、锻炼、饮食控制和压力管理。康复对象和家属需要紧密合作解决糖尿病老年康复对象的需求。

生殖功能也会随着老龄化改变。女性中,更年期与影响性活动的生理和心理改变有关。雌激素水平改变,影响了月经周期和阴道润滑。雌激素的改变还会导致血管和子宫生殖系统的改变。女性可能会出现性格、睡眠和认知功能的改变,导致低自尊、自我印象较差和性欲下降。处方药和当前的健康状态也会影响性生活和性欲。医学上,可以对此进行药物和激素代替疗法,心理治疗和咨询也会很有益处。

对于男性来说,相对于女性在生殖功能上面没有那么巨大的改变。改变本质是渐进的,这种情况被称为男性更年期。男性的改变主要出现在前列腺,睾丸体积变小,睾酮分泌水平逐渐下降,使得勃起非常困难。睾丸还是能继续产生精子,但是,产生精细胞的速度在降低,输精管也随着年老失去了弹性。随着前列腺变大,排尿和射精都受到了负面的影响。超过 50%

的老年男性都被诊断为前列腺增生[150]。老年人的生育能力都有所不同,老龄化不能预测男性的生育能力。射精的液体数量始终保持一致,但是精子的数量可能会有所减少。部分男性可能会经历性欲下降,这可能是由于心理问题导致的,没有伴侣、药物副作用和其他的慢性疾病[150]。

勃起障碍(erectile dysfunction,ED)也可能是老年男性存在的问题,但是,这并不是老龄化本身导致的,而是其他的医学问题和药物副作用造成的。高血压和糖尿病就可以是起因,这种问题是可以采取药物治疗的。前列腺癌和膀胱癌在这个年龄段发生概率也会增高,预防措施和规律的检查是早期发现的有效手段[150]。作业治疗师可以利用他们的访问技巧和性康复的 EX-PLISSIT 模式来获取信息,对性康复提供有效的信息。也有临床工作者有这方面的高级治疗资格证,可以提供更高强度和综合度高的治疗。同时,也可以将康复对象转诊至性治疗师处。

皮肤和相关结构的改变

外皮系统包括了皮肤和它的连接结构,比如:指甲、头发、脂腺和汗腺。老龄化最明显的标志就是头发变灰,同时还会出现头发变薄、脱发的现象,在很多老年人中都很常见。由于皮肤覆盖了整个身体,老年化的另一个明显标志就是皮肤状态的改变。随着老龄化进程,皮肤应对外来冲击更加脆弱,更易形成淤青和水疱[57]。重要的是,作业治疗师在功能性移动和 ADL 转移的时候保护康复对象在不同表面上,防止皮肤的冲击和拉扯,任何拉伤和伤口都需要被包扎好以保护康复对象和治疗师。

对老年人来说,防止皮肤晒伤也很重要。表皮每月的更新和脱落随着老龄化在不断变慢,使得表皮保护性的黑色素在减少。这使得曝晒变得十分危险,也增加了老年人皮肤癌的概率[57]。

皮肤变薄变皱是因为表皮减少的胶原蛋白和弹性蛋白。随着弹性蛋白的减少,皮肤随着老龄化失去了弹性,随着胶原蛋白减少,皮肤更容易撕裂或者损伤。这些改变还伴随着皮肤供血的减少,影响皮肤感染时的症状。老年人可能不会显示出组织损伤(如:晒伤、细菌感染和皮肤癌等)的症状。由于皮肤表层带有感觉接收器,这一表层的改变可能会导致老年人的触觉灵敏度降低,而指尖的痛觉阈值上升[57]。这使得老年人在从事精细运动时出现困难,比如打开助听器、系纽扣、戴耳环等。需要去评估精细运动和灵敏度,在进行 ADL 如洗漱等活动的干预时,需要融入代偿措施。

老龄化是自然的过程,这里描述的改变都是正常的现象。"是我们的各个系统之间的关联,一方面,允许年轻的身体通过代偿措施调节失衡,另一方面,造成年老身体内部紊乱的连锁反应"[57]。当出现慢性疾病或者残损的时候,老龄化进程就会变得更加复杂,因此考虑老年人的预防和保健问题是很重要的,在康复对象依然年轻的时候就实施干预是很重要的。

案例研究

Doris,第三部分

Doris 的肌力测试显示她的功能性移动应该在轻度依赖,喂食则只需要监管。这也是她不需要 Don 过多帮助的两个领域。Doris 也向我们展示了她上肢的主动关节活动度和肌力,都在功能范围内。Doris 在弹钢琴和教孩子们学习钢琴上很有热情,这是她的优势,在不断地给她动力、给她希望。她的支持还包括 Don 对她的支持和有爱的家庭。Don 和 Doris 就住在康复机构的后面,Don 可以每天去看望 Doris,并且学习作业治疗师提供的宣教内容。

鉴于她阿尔兹海默病的诊断,受她的认知障碍和未来的功能受限的影响,她可能受到干扰的作业活动领域包括:IADL 的参与和重新获得她在家庭中管理图书和财务的地位。由于她认知功能的影响,她在家庭和机构中的安全是很大的隐患,而这是一个渐进的过程,需要使用越来越多的代偿措施。同时,Don 的健康也是一个问题,他可能不能承担她出院之后唯一看护人的职责。

首要任务就是康复对象/家属宣教,尤其是对 Don,要准备他应对出院之后问题的能力。Don 认为有两个目标对 Doris 来说非常重要:安全完成如厕活动(尤其是在黑夜里)和重新开始钢琴教学。由于 Don 本人的躯体受限和心脏问题导致他可能不能完成部分需要帮助 Doris 进行的活动,作业治疗师同时也向 Don 推荐了看护人支持小组和家庭支持服务。

Doris 的案例有几个层面,包括全新的家庭环境和加重了老龄化进程的各种疾病。在为 Don 和 Doris 制订治疗计划的时候,需要考虑所有的这些层面。Doris 获得了代偿活动和环境改造的建议,看护人宣教也同时在针对这些策略在家居环境中的执行和还原。治疗计划给予了看护人很大的关注,因为 Don 作为一个看护人本身也存在很多疾病和躯体受限。

Don 把 Doris 的键盘带到了治疗当中,随着 Doris 在作业治疗中进步,她开始重新使用键盘。她可以在使用治疗师设计的次序卡的时候,在轻度口头提示的情况下进行洗澡和穿衣活动,不久她开始邀请其他的康复对象到治疗室中伴随着她的键盘演奏唱歌。Don 说她终于看着像是自己了。他开始参与针对阿尔兹海默病康复对象家属的支持小组,他也同意了使用家庭支持服务和替代服务,这样他可以有自己的时间。新公寓也重新整理,走廊和楼层都清理干净了。Doris 和 Don 都准备好出院回家了。

总结

老年人在作业治疗师治疗的人群当中属于非常多样化的人群,他们的情况很复杂但是对于康复和康复机构来说这种经历的收获是很多的。老年人为作业治疗过程带来了无数的人生经历、习惯、智慧和解决问题的能力,同时还有老龄化进程带来的不可预测的功能减退。从他们分享"我在你这个年纪"的故事到能够上网时的兴奋,作业治疗能为这一人群真正带来改变,而他们也理应得到综合全面的服务[1,6,12,21,30,36,44,46,49,53,58,67,116-118,137,158]。

赋予老年人、他们的家庭、他们的看护人能力,是对老年人应得的尊重和对他们自尊的体现。生育潮一代必须是社会和健康服务的首要关注,因为他们的需求也随着老龄化在增长。同时,在健康服务体系和政策影响的报销和病案书写方式也持续对服务的提供提出挑战。在处理老年人需求的时候需要使用以作业活动为基础、以康复对象为中心的服务模式,因为就像其他人群一样,老年人也渴望最充实的生活状态。

复习题

1. 描述针对低视力、听力受损、感觉受损和低耐力的老年人的四个治疗元素。

2. 说出三个跟老龄化有关的认知改变,提供三种加强学习能力的策略。

3. 面对一位 80 岁的康复对象,作为作业治疗师需要考虑的五种针对老龄化导致的躯体残损的策略。

4. 治疗近期体重锐减的康复对象时,需要评估的作业活动包括哪些?

5. 描述为在地老化评估老年人的家居环境时需要考虑的三个关键因素。

6. 在为老年人服务的机构中提倡分享管理结构的益处是什么?

7. 描述"翻转护理养老院"发生的模式转变。

8. 描述美国针对老年人病案书写和报销的政策。

(陈肖雨 译,耿红荔 校,曹梦安 张瑞昆 审)

参考文献

1. Adams PF, Kirzinger WK, Martinez ME: QuickStats: percentage of adults aged 18-69 years with a limitation in their ability to work because of health problems, by age group—National Health Interview Survey, United States, 2012, *MMWR Morb Mortal Wkly Rep* 63:519, 2014.

2. Ahmed T, Haboubi N: Assessment and management of nutrition in older people and its importance to health, *Clin Interv Aging* 5:207–216,

2010.

3. American Geriatrics Society and British Geriatrics Society: Clinical practice guideline: prevention of falls in older persons. <www.medcats.com/FALLS/frameset.htm>.

4. American Occupational Therapy Association: Falls prevention and home modification. <http://www.aota.org/-/media/Corporate/Files/Practice/Aging/Resources/Focus-On-Falls-Prevention-Home-Mod-Booklet.pdf>.

5. American Occupational Therapy Association: Occupational therapy practice framework: domain and process (3rd ed), *Arch Occup Ther* 68(Suppl 1):S1–S51, 2014.

6. American Psychiatric Association: *Diagnostic and statistical manual of mental disorders*, ed 5, Arlington, VA, 2013, American Psychiatric Association.

7. American Speech and Hearing Association: Let's talk: normal aging changes in speech, language, and swallowing. <http://www.asha.org/uploadedFiles/publications/archive/0499ashamag.pdf>.

8. Anetzberger GJ: Elder abuse. In Bonder BR, Dal Bellow-Haas V, editors: *Functional performance in older adults*, Philadelphia, 2009, FA Davis, pp 609–632.

9. Annon J: The PLISSIT model: a proposed conceptual scheme for the behavioural treatment of sexual problems, *J Sex Educ Ther* 2:1–15, 1976.

10. Anxiety and Depression Association of America: Older adults. <http://www.adaa.org/living-with-anxiety/older-adults>.

11. Arbesman M, Mosley LJ: Systematic review of occupation- and activity-based health management and maintenance interventions for community-dwelling older adults, *Arch Occup Ther* 66:277–283, 2012.

12. Bachmann GA, Leiblum SR: The impact of hormones on menopausal sexuality: a literature review, *Menopause* 11:120–130, 2004.

13. Baltes PA, Lindenberger U: Emergence of a powerful connection between sensory and cognitive functions across the adult lifespan: a new window to the study of cognitive aging?, *Psychol Aging* 12:12–21, 1997.

14. Bargh JA, McKenna KYA: The Internet and social life, *Annu Rev Psychol* 55:573–590, 2004.

15. Bartres-Faz D, et al: Neuropsychological and genetic differences between age-associated memory impairment and mild cognitive impairment entities, *J Am Geriatr Soc* 49:985–990, 2001.

16. Bauer M, et al: Sexuality in older adults: effect of an education intervention on attitudes and beliefs of residential aged care staff, *Educ Gerontol* 39:82–91, 2012.

17. Baum CM, et al: Reliability, validity, and clinical utility of the Executive Function Performance Test: a measure of executive function in a sample of people with stroke, *Arch Occup Ther* 62:446–455, 2008.

18. Beck A, Steer R: *Beck Depression Inventory manual*, San Antonio, TX, 1987, The Psychological Corp.

19. Benz J, et al: *Working longer: older Americans' attitudes on work and retirement*, Chicago, 2013, The Association Press–NORC Center for Public Affairs Research. <http://www.apnorc.org/PDFs/Working%20Longer/AP-NORC%20Center_Working%20Longer%20Report-FINAL.pdf>.

20. Bergman B, Rosenthal U: Vision and hearing loss in old age, *Scand Audiol* 30:255–264, 2001.

21. Brashers VL: Structure and function of the pulmonary system. In McCance KL, et al, editors: *Pathophysiology: the biologic basis for disease in adults and children*, ed 6, Maryland Heights, MO, 2010, Mosby.

22. Brossoie N, Chop WC: Social gerontology. In Robnett RH, Chop W, editors: *Gerontology for the health care professional*, Burlington, MA, 2015, Jones & Bartlett Learning, pp 17–50.

23. Bruner-Canhoto LA: Policy and ethical issues for older adults. In Robnett RH, Chop W, editors: *Gerontology for the health care professional*, Burlington, MA, 2015, Jones & Bartlett Learning, pp 293–321.

24. Burns T, Mortimer JA, Merchak P: Cognitive performance test: a new approach to functional assessment in Alzheimer's disease, *J Geriatr Psychiatry Neurol* 7:46–54, 1994.

25. Caruso A, Mueller P: Age-related changes in speech, voice, and swallowing. In Shadden BB, Tone MA, editors: *Aging and communication*, Austin, TX, 1997, Pro-Ed, pp 117–134.

26. Centers for Disease Control and Prevention: The state of mental health and aging in America. <http://www.cdc.gov/aging/pdf/mental_health.pdf>.

27. Centers for Disease Control and Prevention: Health Expenditures. <http://www.cdc.gov/nchs/fastats/health-expenditures.htm>.

28. Centers for Disease Control and Prevention: Falls among older adults: an overview, 2013. <http://www.cdc.gov/homeandrecreationalsafety/falls/adultfalls.html>.

29. Centers for Disease Control and Prevention: 2014 National diabetes statistics report. <http://www.cdc.gov/diabetes/data/statistics/2014statisticsreport.html>.

30. Centers for Disease Control and Prevention: Injury prevention and control: motor vehicle safety for older adult drivers. <http://www.cdc.gov/motorvehiclesafety/older_adult_drivers/>.

31. Chen LK, et al: A review and critique of the portrayal of older adult learners in adult education journals, 1980-2006, *Adult Educ Q* 59:1, 3–21, 2008.

32. Chop WC: Demographic trends of an aging society. In Robnett RH, Chop W, editors: *Gerontology for the health care professional*, Burlington, MA, 2015, Jones & Bartlett Learning, pp 2–15.

33. Clark F, et al: *Lifestyle Redesign®: the intervention tested in the USC Well Elderly Studies*, ed 2, Bethesda, MD, 2015, AOTA Press.

34. Clark F, et al: Occupational therapy for independent-living older adults: a randomized controlled trial, *JAMA* 278:1321–1326, 1997.

35. Clary EG, Snyder M: The motivations to volunteer: theoretical and practical considerations, *Curr Dir Psychol Sci* 8:156–159, 1999.

36. Clavelle JT, et al: Structural empowerment and the nursing practice environment in Magnet® organizations, *J Nurs Adm* 43:566–573, 2013.

37. Corman E: Including fall prevention for older adults in your trauma injury prevention program: introducing farewell to falls, *J Trauma Nurs* 16:206–207, 2009.

38. Crowther-Radulewicz CL: Structure and function of the musculoskeletal system. In McCance KL, et al, editors: *Pathophysiology: the biologic basis for disease in adults and children*, ed 6, Maryland Heights, MO, 2010, Mosby.

39. Davey J, et al: *Accommodation options for older people in Aotearoa/New Zealand*, Wellington, New Zealand, 2004, NZ Institute for Research on Ageing/Business and Economic Research Ltd, for Centre for Housing Research Aotearoa/New Zealand.

40. Deeg D, Kardaun J, Fozard J: Health, behavior and aging. In Birren JE, Schaie KW, editors: *Handbook of the psychology of aging*, ed 4, San Diego, CA, 1996, Academic Press.

41. Dychtwald K: *Age wave*, New York, 1990, Bantam Books.

42. Ellexson MT: Access to participation: occupational therapy and low vision, *Top Geriatr Rehabil* 20:154–172, 2004.

43. Ewald PD: Future concerns in an aging society. In Robnett RH, Chop W, editors: *Gerontology for the health care professional*, Burlington, MA, 2015, Jones & Bartlett Learning, pp 337–371.

44. Failia G: The aging process and cancerogenesis, *Ann N Y Acad Sci* 71:1124–1135, 1958.

45. Ferrini AF, Ferrini RL: *Health in later years*, ed 3, Boston, 2000, McGraw-Hill.

46. Fink A, et al: An evaluation of an intervention to assist primary care physicians in screening and educating older patients who use alcohol, *J Am Geriatr Soc* 53:1937–1943, 2005.

47. Flinn DR, et al: Prevention, diagnosis, and management of postoperative delirium in older adults, *J Am Coll Surg* 209:261–268, 2009.

48. Folstein MF, Folstein MF, McHugh PR: Mini-mental state: a practical method for grading the cognitive state of patients for the clinician, *J Psychiatr Res* 12:189–198, 1975.

49. Gallup Organization: Gallup study: engaged employees inspire company innovation, 2006. <http://www.gallup.com/businessjournal/24472/whos-driving-innovation-your-company.aspx>.

50. Gatz M, Kasl-Godley J, Karel M: Aging and mental disorders. In Birren JE, Schaie KW, editors: *Handbook of the psychology of aging*, ed 4, San Diego, CA, 1996, Academic Press.

51. Ghisletta P, Bickel J, Lovden M: Does activity engagement protect against cognitive decline in old age? Methodological and analytical

considerations, *J Gerontol B Psychol Sci Soc Sci* 61:253–261, 2006.

52. Gill TM, Kurland BF: Prognostic effect of prior disability episodes among nondisabled community-living older persons, *Am J Epidemiol* 158:1090–1096, 2003.

53. Golisz K: Occupational therapy interventions to improve driving performance in older adults: a systematic review, *Arch Occup Ther* 68:662–669, 2014.

54. Gopinath B, et al: Olfactory impairment in older adults is associated with depressive symptoms and poorer quality of life scores, *Am J Geriatr Psychiatry* 19:830–834, 2011.

55. Goyer A: *The Metlife report on the oldest boomers: healthy, retiring rapidly and collecting social security*, New York, 2013, Metlife Mature Market Institute. <https://www.metlife.com/assets/cao/mmi/publications/studies/2013/mmi-oldest-boomers.pdf>.

56. Gray JM: Putting occupation into practice: occupation as ends, occupation as means, *Arch Occup Ther* 52:354–364, 1988.

57. Gregory CJ, Sandmire DA: The physiology and pathology of aging. In Robnett RH, Chop W, editors: *Gerontology for the health care professional*, Burlington, MA, 2015, Jones & Bartlett Learning, pp 51–101.

58. He S, et al: Unmet need for ADL assistance is associated with mortality among older adults with mild disability, *J Gerontol A Biol Sci Med Sci* 70:1128–1132, 2015.

59. HealthyPeople.gov: Healthy people 2020: older adults. <http://www.healthypeople.gov/2020/topics-objectives/topic/older-adults>.

60. Hemphill BJ: Depression among suicidal elderly: a life-threatening illness, *Occup Ther Pract* 4:61–66, 1992.

61. Henry J Kaiser Family Foundation: Focus on health reform—summary of new health reform law (#8061). <http://kff.org/health-reform/fact-sheet/summary-of-the-affordable-care-act/>.

62. Heuberger R, Wong H: The association between depression and widowhood and nutritional status in older adults, *Geriatr Nurs* 35:428–433, 2014.

63. Hillman J: *An introduction including media, boomer, and cross-cultural perspectives. Sexuality and aging: clinical perspectives*, Reading, 2012, Springer, pp 1–27.

64. Hinchcliff S, Gott M: Challenging social myths and stereotypes of women and aging: heterosexual women talk about sex, *J Women Aging* 20:65–81, 2008.

65. Hooper CR, Bello-Haas VD: Sensory function. In Bonder BR, Bello-Hass VD, editors: *Functional performance in older adults*, ed 3, Philadelphia, 2009, FA Davis, pp 101–129.

66. Inouye SK, Fearing MA, Marcantonio ER: Delirium. In Halter JB, et al, editors: *Hazzard's geriatric medicine and gerontology*, New York, 2009, McGraw-Hill.

67. Reference deleted in proofs.

68. Jackson J, et al: Occupation in lifestyle redesign: the well elderly study occupational therapy program, *Arch Occup Ther* 52:326–336, 1998.

69. Jacobs JM, et al: Changing profile of health and function from age 70 to 85 years, *Gerontology* 58:313–321, 2012.

70. Jacobs JM, et al: Reading daily predicts reduced mortality among men from a cohort of community-dwelling 70-year-olds, *J Gerontol B Psychol Sci Soc Sci* 63:73–80, 2008.

71. Janke MC, Nimrod G, Kleiber DA: Leisure patterns and health among recently widowed adults, *Act Adapt Aging* 32:19–39, 2008.

72. Johnson JC: Depression and dementia in the elderly: a primary care perspective, *Compr Ther* 22:280–285, 1996.

73. Johnson D, Sandmire D: *Medical tests that can save your life: 21 tests your doctor won't order unless you know to ask*, New York, 2004, Rodale and St. Martin's Press.

74. Karpe JF, et al: The relationship between pain and mental flexibility in older adult pain clinic patients, *Pain Med* 7:444–452, 2006.

75. Kausler DH: *Learning and memory in normal aging*, San Diego, CA, 1994, Academic Press.

76. Keeler E, et al: The impact of functional status on life expectancy in older persons, *J Gerontol A Biol Sci Med Sci* 65:727–733, 2010.

77. Keyser JJ, Kette AM, Haley SM: Development of the Home and Community Environment (HACE) instrument, *J Rehabil Med* 37:37, 2005.

78. Kirkwood TBL: Evolution of aging, *Nature* 270:30–304, 1977.

79. Kitzman DW, Taffet G: Effects of aging on cardiovascular structure and function. In McCance KL, Huether SE, Brashers VL, Rote NS, editors: *Pathophysiology: the biologic basis for disease in adults and children*, ed 6, Maryland Heights, MO, 2009, Mosby.

80. Knowles M: *The adult learner: a neglected species*, Houston, TX, 1984, Gulf Publishing.

81. Kontula O, Haavio-Mannila E: The impact of aging on human sexual activity and sexual desire, *J Sex Res* 46:46–56, 2009.

82. Kuchel GA, DuBeau CE: Chapter 30: Urinary incontinence in the elderly. <https://www.asn-online.org/education/distancelearning/curricula/geriatrics/Chapter30.pdf>.

83. Kutner M, et al: Literacy in everyday life: results from the 2003 national assessment on adult literacy. <http://nces.ed.gov/Pubs2007/2007480_1.pdf>.

84. Law M, et al: The Canadian occupational performance measure: an outcome measure for occupational therapy, *Can J Occup Ther* 57:82–87, 1990.

85. Leland N, Elliott SJ, Johnson KJ: *Occupational therapy practice guidelines for productive aging for community-dwelling older adults*, Bethesda, MD, 2012, American Occupational Therapy Association.

86. Lets L: Assessing safe function at home: the SAFER tool, *AOTA Home Community Health SIS Q* 2:1, 1995.

87. Levy L: Cognitive aging in perspective: implications for occupational therapy practitioners. In Katz N, editor: *Cognition and occupation across the life span: models for intervention in occupational therapy*, ed 2, Bethesda, MD, 2005, American Occupational Therapy Association.

88. Levy L: Cognitive aging in perspective: information processing, cognition and memory. In Katz N, editor: *Cognition and occupation across the life span: models for intervention in occupational therapy*, ed 2, Bethesda, MD, 2005, American Occupational Therapy Association.

89. Levy L: *Cognition and the aging adult*, ed 2, Bethesda, MD, 1996, American Occupational Therapy Association.

90. LongTermCare.gov: Medicaid. <http://longtermcare.gov/medicare-medicaid-more/medicaid/medicaid-long-term-care-services/>.

91. Loeser RF, Delbono O: Aging of the muscles and joints. In Halter JB, et al, editors: *Hazzard's geriatric medicine and gerontology*, New York, 2009, McGraw-Hill.

92. Lotery AJ, et al: Correctable visual impairments in stroke rehabilitation patients, *Age Ageing* 29:221–222, 2000.

93. Mian OS, et al: The impact of physical training on locomotor function in older people, *Sports Med* 37:683–701, 2007.

94. Matuska K, et al: Outcomes of a pilot occupational therapy wellness program for older adults, *Am J Occup Ther* 57:220–224, 2003.

95. Mayo Clinic: Hemodialysis: risks. <http://www.mayoclinic.org/tests-procedures/hemodialysis/basics/risks/prc-20015015>.

96. McNulty MC, Johnson J, Poole JL, Winkle M: Using the transtheoretical model of change to implement home safety modifications with community-dwelling older adults: an exploratory study, *Phys Occup Ther Geriatr* 21:53–66, 2003.

97. Miller B: Theories of aging. In Lewis CB, editor: *Aging: the health care manager*, ed 4, Philadelphia, 2002, FA Davis.

98. Missildine K, et al: Sleep in hospitalized elders: a pilot study, *Geriatr Nurs* 31:263–271, 2010.

99. Murphy C, et al: Prevalence of olfactory impairment in older adults, *JAMA* 288:2307–2312, 2002.

100. Myers M, et al: Using a shared governance structure to evaluate the implementation of a new model of care: the shared experience of a performance improvement committee, *J Nurs Adm* 43:509–516, 2013.

101. Nasreddine ZS, et al: The Montreal Cognitive Assessment, MoCA: a brief screening tool for mild cognitive impairment, *J Am Geriatr Soc* 53:695–699, 2005.

102. National Alliance on Caregiving: Caregiving in the U.S. <http://www.caregiving.org/data/Caregiving_in_the_US_2009_full_report.pdf>.

103. National Center on Elder Abuse: Frequently asked questions. <http://www.ncea.aoa.gov/index.aspx>.

104. National Conference of State Legislatures and the American Association of Retired Persons: Aging in place: a state survey of livability policies and practices. <http://assets.aarp.org/rgcenter/ppi/liv-com/ib190.pdf>.

105. National Council on Disability: Transportation update: where we've

gone and what we've learned. <https://www.ncd.gov/rawmedia_repository/862358ac_bfec_4afc_8cac_9a02122e231d.pdf>.

106. National Highway Traffic Safety Administration: Older driver program: five-year strategic plan 2012–2017 (Publication No. DOT HS 811 432). <http://www.nhtsa.gov/staticfiles/nti/pdf/811432.pdf>.

107. National Institute of Health: Depression. <http://www.nimh.nih.gov/health/topics/depression/index.shtml>.

108. National Institute on Aging: Health and aging: can we prevent aging? <https://www.nia.nih.gov/health/publication/can-we-prevent-aging>.

109. National Kidney Foundation: Dialysis. <https://www.kidney.org/atoz/content/dialysisinfo>.

110. National Sleep Foundation: How much sleep do we really need? <http://sleepfoundation.org/how-sleep-works/how-much-sleep-do-we-really-need>.

111. Orellano E, Colon WI, Arbesman M: Effect of occupation- and activity-based interventions on instrumental activities of daily living performance among community-dwelling older adults: a systematic review, Am J Occup Ther 66:292–300, 2012.

112. Peloquin SM: Occupational therapy service: individual and collective understanding of the founders: part 1, Am J Occup Ther 45:352–360, 1991.

113. Perlmutter MS, et al: Cognitive, visual, auditory, and emotional factors that affect participation in older adults, Am J Occup Ther 64:570, 2010.

114. Petersen RC, et al: Mild cognitive impairment: clinical characterization and outcome, Arch Neurol 56:303–308, 1999.

115. Pitt-Catsouphes M, James JB, Matz-Costa C: Workplace-based health and wellness programs: the intersection of aging, work, and health, Gerontologist 55:262–270, 2015.

116. Raia P: Habilitation therapy: a new starscape. In Volicer L, Bloom-Charette L, editors: Enhancing the quality of life in advanced dementia, London, 1999, Churchill Livingstone, pp 61–75.

117. Reisberg B, Ferris SH: Brief cognitive rating scale, Psychopharmacol Bull 24:629–636, 1988.

118. Reisberg B, et al: The global deterioration scale for assessment of primary degenerative dementia, Am J Psychiatry 139:1136–1139, 1982.

119. Resnik C, et al: Perspectives on use of mobility aids in a diverse population of seniors: implications for intervention, Disabil Health J 2:77–85, 2009.

120. Riley KP: Depression. In Bonder B, Bello-Haas VD, editors: Functional performance in older adults, ed 3, Philadelphia, 2009, FA Davis.

121. Robert Wood Johnson Foundation: The Green House® Project. <http://www.rwjf.org/en/how-we-work/grants/grantees/the-green-house-project.html>.

122. Robnett RH, Bolduc JJ: The cognitive and psychological changes associated with aging. In Robnett RH, Chop W, editors: Gerontology for the health care professional, Burlington, MA, 2015, Jones & Bartlett Learning, pp 103–145.

123. Robnett RH, Bolduc JJ, Murray J: Functional performance in later life: basic sensory, perceptual, and physical changes associated with aging. In Robnett RH, Chop W, editors: Gerontology for the health care professional, Burlington, MA, 2015, Jones & Bartlett Learning, pp 147–170.

124. Robnett RH, O'Sullivan A: Living options and the continuum of care. In Robnett RH, Chop W, editors: Gerontology for the health care professional, Burlington, MA, 2015, Jones & Bartlett Learning, pp 259–291.

125. Rosenbloom R: Meeting transportation needs in an aging-friendly community, J Am Soc Aging 33:33–43, 2009.

126. Rozario PA: Volunteering among current cohorts of older adults and baby boomers, Generations 30:31–36, 2007.

127. Saxon SV, Etten MJ, Perkins EA: Physical change and aging: a guide for the helping professions, New York, 2010, Springer.

128. Scarmeas N, et al: Influence of leisure activity on the incidence of Alzheimer's disease, Neurology 57:2236–2242, 2001.

129. Scheiman M, Scheiman M, Whittaker SG: Low vision rehabilitation: a practical guide for occupational therapists, Thorofare, NJ, 2007, Slack.

130. Smith A, editor: Memory, San Diego, CA, 1996, Academic Press.

131. Social Security Administration: Benefits. <http://www.ssa.gov/>.

132. Social Security Administration: Medicare. <http://www.ssa.gov/pubs/EN-05-10043.pdf>.

133. Spillman BC: Changes in elderly disability rates and the implications for health care utilization and cost, Milbank Q 82:157–194, 2004.

134. Stableford S: Health literacy and clear health communication: teaching and writing so older adults understand. In Robnett RH, Chop W, editors: Gerontology for the health care professional, Burlington, MA, 2015, Jones & Bartlett Learning, pp 323–336.

135. Stark S, Somerville EK, Morris JC: In-home occupational performance evaluation (I-HOPE), Am J Occup Ther 64:580, 2010.

136. Stav WB, et al: Systematic review of occupational engagement and health outcomes among community-dwelling older adults, Am J Occup Ther 66:301–310, 2012.

137. Substance Abuse and Mental Health Administration: Increasing substance abuse levels among older adults likely to create sharp rise in need for treatment services in next decade, 2010. <http://www.samhsa.gov/newsroom/press-announcements/201001080530>.

138. Sugerman RA: Structure and function of the neurologic system. In McCance KL, et al, editors: Pathophysiology: the biologic basis for disease in adults and children, ed 6, Maryland Heights, MO, 2009, Mosby.

139. Szilard L: On the nature of the aging process, Proc Natl Acad Sci U S A 45:30–45, 1959.

140. Tabert MH, et al: Functional deficits in patients with mild cognitive impairment: prediction of AD, Neurology 58:758–764, 2002.

141. Tariq SH, et al: Comparison of the Saint Louis University mental status examination and the mini-mental state examination for detecting dementia and mild neurocognitive disorder: a pilot study, Am J Geriatr Psychiatry 14:900–910, 2006.

142. Taylor B, Davis S: The extended PLISSIT model for addressing the sexual wellbeing of individuals with an acquired disability or chronic illness, Sex Disabil 25:135–139, 2007.

143. Teng E, et al: Utility of the Functional Activities Questionnaire for distinguishing mild cognitive impairment from very mild Alzheimer's disease, Alzheimer Dis Assoc Disord 24:348–353, 2010.

144. Thompson KH: Nutrition and aging. In Robnett RH, Chop W, editors: Gerontology for the health care professional, Burlington, MA, 2015, Jones & Bartlett Learning, pp 191–211.

145. Tideiksaar R: Falls. In Bonder BR, et al, editors: Functional performance in older adults, Philadelphia, 2009, FA Davis, pp 193–214.

146. United States Census Bureau: Grandparents and grandchildren. <http://www.census.gov/population/www/socdemo/grandparents.html>.

147. United States Census Bureau: Facts for features: older Americans month: May 2014. <http://www.census.gov/newsroom/facts-for-features/2014/cb14-ff07.html>.

148. U.S. Department of Health and Human Services: Key features of the Affordable Care Act, by Year. <http://www.hhs.gov/healthcare/facts/timeline/timeline-text.html>.

149. U.S. National Library of Medicine: Aging changes in the kidneys and bladder. <https://www.nlm.nih.gov/medlineplus/ency/article/004010.htm>.

150. U.S. National Library of Medicine: Aging changes in the male reproductive system. <https://www.nlm.nih.gov/medlineplus/ency/article/004017.htm>.

151. Vasilevskis EE, et al: Epidemiology and risk factors for delirium across hospital settings, Best Pract Res Clin Anaesthesiol 26:277–287, 2012.

152. Verghese J, et al: Leisure activities and the risk of dementia in the elderly, N Engl J Med 348:2508–2516, 2003.

153. Village to Village Network: About VtV Network. <http://www.vtvnetwork.org/content.aspx?page_id=22andclub_id=691012andmodule_id=65139>.

154. Warburton J, Terry D, Rosenman L, Shapira M: Difference between older volunteers and nonvolunteers: attitudinal, normative, and control beliefs, Res Aging 23:586–605, 2001.

155. Warren M: Pilot study on activities of daily living limitations in adults with hemianopsia, Am J Occup Ther 63:626, 2009.

156. Watson GR: Low vision in the geriatric population: rehabilitation and management, J Am Geriatr Soc 49:317–330, 2001.

157. Weiner DK, et al: The relationship between pain, neuropsychological performance, and physical function in community-dwelling older adults with chronic low back pain, Pain Med 7:60–70, 2006.

158. Weiss B: *Health literacy and patient safety: help patients understand: a manual for clinicians*, ed 2, Chicago, 2007, American Medical Association.

159. Werner CA: *The older population: 2010. 2010 census briefs*, Washington, DC, 2011, U.S. Census Bureau. <https://www.census.gov/prod/cen2010/briefs/c2010br-09.pdf>.

160. Wilcock A: Population health: an occupational rational. In Scaffa ME, Reitz MA, Pizzi M, editors: *Occupational therapy in the promotion of health and wellness*, Philadelphia, 2015, FA Davis.

161. Wong CM, et al: Neuroanatomical characteristics and speech perception in older adults, *Ear Hear* 31:471–479, 2010.

162. Yaffe K, et al: Depressive symptoms and cognitive decline in nondemented elderly women: a prospective study, *Arch Gen Psychiatry* 56:425–430, 1999.

163. Yesavage JA, et al: Development and validation of a geriatric depression screening scale: a preliminary report, *J Psychiatr Res* 17:37–49, 1983.

第47章

人类免疫缺陷病毒感染与艾滋病

Michael Pizzi, Graham Teaford

学习目标

通过本章的学习,学生或从业人员将能够做到以下几点:

1. 了解 HIV 和 AIDS 的各个阶段。
2. 熟悉医疗干预对 HIV 的影响。
3. 熟悉如何全面的去评估一个 HIV 感染者或艾滋病患者。
4. 找出能够最大程度的促进作业参与者健康的作业治疗干预方法。
5. 了解在 HIV 及 AIDS 作业治疗服务中健康促进及预防方案的重要性。

章节大纲

关键术语

急性 HIV 感染(acute HIV infection)

抗反转录病毒疗法(antiretroviral therapy)

艾滋病痴呆综合征(AIDS-dementia complex,ADC)

机会性感染(opportunistic infection)

血清转化(seroconversion)

案例研究

Billy，第一部分

Billy 是一名律师和内科医生，与交往了 15 年的伴侣汤姆同居。Billy 被感染的途径并不清楚，但是他被确诊为 HIV 感染已有 20 多年。Billy 一直顺利地在医疗服务的岗位上坚守，并且作为一名律师，他还无偿地为患有 AIDS 和 HIV 感染的人们提供法律援助。大约从 15 年以前，他就开始接受高效能抗反转录病毒疗法。他的 CD4$^+$ 数量一直保持在 500 以上，并且没有任何的机会性感染。作为一名医生及无偿提供法律援助的律师，他一直积极地投身于工作中。

最近，他注意到自己的记忆力越来越差，精细运动及协调能力下降，动作协调性差，手脚有烧灼感，并感觉到下肢无力。这些变化已对他的生活造成影响，比如无法记住约会、不能按时服药、书写困难以及因为疼痛导致夜间无法入睡。

在描述作业概况的过程中，Billy 表示他很关心这些变化将如何影响他的职业活动。他重视自己作为医生和律师的角色，也就是他的有薪工作和无偿的公益活动。他的工作因书写能力的减弱（需要花更多的时间和精力才能使字迹清晰）和疼痛（影响休息导致无法专心于工作）而受到影响。然而，他最在乎的是记忆力的变化，因为这导致他忘记约会和错过最后期限，影响了工作质量，使他的专业能力和身份处于危险境地。记忆的减退成为 Billy 最大的担忧，因为他曾以记性好著称，并且引以为傲。作为一名医疗专业人员，Billy 拥有照顾自己健康和使自己幸福所需的知识，然而他并不能将这些知识落实在自己的日常生活中。他的伴侣虽然支持他但也越来越生气、易激惹和担心，这些情绪的出现也对他在工作、家庭和休闲娱乐活动中的作业表现产生影响。

HIV 感染的起源及现状

全球大约有 3 690 万人感染人类免疫缺陷病毒（human immunodeficiency virus，HIV）或是患有获得性免疫缺陷综合征（acquired immunodeficiency syndrome，AIDS）[55]。2014 年，约 120 万人死于 HIV/AIDS，而新感染 HIV 的人数约为 200 万人。自第一个 HIV 病毒感染者被检测以来，估计有 3 400 万人死于 HIV/AIDS[59]。

HIV 起源于非洲，大约于 19 世纪末在人类中出现[11]。HIV 病毒在 20 世纪 70 年代或更早的数十年，在美国出现，并从此传遍全球[27]。

1981 年美国确诊了首位 AIDS 病例[16]。美国的首批 AIDS 病例集中在与男性发生性行为的男性，注射毒品者以及被输入受污染血液的受血者（接受输血或凝血因子的血友病患者）。1983 年，HIV 病毒被检测，它是引发 AIDS 的原因[20]。HIV 的传播很快被认定是由于特殊体液接触（包含血液制品、精液和阴道分泌液）。致病病

毒 HIV 的最终发现表明，AIDS 的发生不分性别（表 47.1 和图 47.1）、种族（表 47.2 和表 47.4）、文化、性倾向（表 47.1）和年龄（表 47.3）。HIV 影响了全人类，它的影响不仅仅是被感染者，也包括其父母、兄弟姐妹、朋友、爱人、孩子以及同事。在确诊 HIV 阳性后，个案可能会停止或者彻底改变他/她的作业表现或社会参与，也可能将这个诊断作为积极行动、转化生命方式的原动力。

表 47.1　2015 年被诊断为 AIDS 的成人和青少年人数和感染途径的分布

传染途径	男性	女性	总数
同性恋和双性恋的男性	26 375	—	26 375
男-男性接触	1 202	—	1 202
注射性毒品	1 412	980	2 392
异性性接触	2 948	6 391	9 339

在 2015 年，美国有 39 513 人感染了 HIV。从 2005 年到 2014 年，新增的 HIV 感染人数下降了 19%。近年来，HIV 测试保持平稳或增加的趋势，确诊人数的减少，意味着新增感染人数真的在下降。新发感染率的下降可能是有针对性的预防工作产生的效果。然而，进展是不均衡的，有些人群的确诊率呈增长趋势。

引自 Centers for Disease Control and Prevention https://www.cdc.gov/hiv/statistics/overview/ataglance.html

表 47.2　按照种族/民族分类的感染人数的累积数量

在 2015 年，美国诊断为 HIV 感染的人数如下：

种族/民族	2015 年确诊感染 HIV 的人数
美国印第安人/阿拉斯加本地人	209
亚洲人	955
黑人/非裔美国人	17 670
西班牙裔/拉丁美洲人*	9 290
夏威夷土著/其他太平洋岛民	79
白人	10 509
多种族	801

* 西班牙裔/拉丁美洲人可以是其中的任何种族

更多有关种族/民族分类的 HIV 感染人数的详细信息可参考 CDC'S Population and Surveillance fact sheets.

表 47.3　按年龄分类的 HIV 确诊人数

年龄段	2015 年感染 HIV 的人数	百分比
13～19	1 723	4
20～29	14 594	37
30～39	9 631	24
40～49	6 720	17
50～59	4 870	12
60 岁以上	1 855	5

引自 Centers for Disease Control and Prevention
https://www.cdc.gov/hiv/statistics/overview/ataglance.html

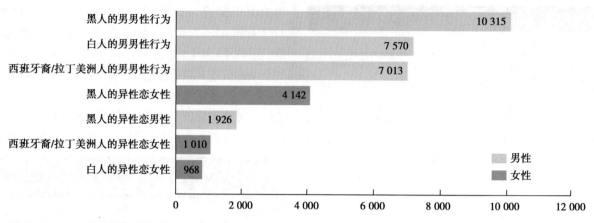

图 47.1　2015 年美国新增确诊 HIV 感染者中受影响最严重的亚群　源自：CDC.Diagnoses of HIV infection in the United States and dependent areas,2015.HIV Surveillance Report 2016;27.代表人数小于或等于 2% 的 HIV 感染者亚群没有在图中反应。引自 Centers for Disease Control and Prevention https://www.cdc.gov/hiv/statistics/overview/at-aglance.html

表 47.4　由 CDC 追踪的各个种族和民族 AIDS 患病情况*		
在 2015 年,在美国被确诊为第 3 级 HIV 感染（AIDS）的各个种族和民族的人数如下：		
美国印第安人/阿拉斯加本地人	96	3 543
亚洲人**	325	9 932
黑人/非裔美国人	8 702	506 163
西班牙裔/拉丁美洲人+	3 870	222 227
夏威夷土著人/其他太平洋岛民	22	845
白人	4 668	439 207
多种族	620	35 000

* 从流行初期到 2015 年。

** 包括亚洲/太平洋岛民

+西班牙裔/拉丁美洲人可以是其中的任何种族

更多有关种族/民族分类的 AIDS 人数的详细信息可参考 CDC'S fact sheets.

　　在全球,多数的 HIV 感染者是 1 型 HIV 感染（HIV type 1,HIV-1）,而 2 型 HIV（HIV type 2,HIV-2）感染则较少见并且主要分布在西非地区。全球的 HIV 流行病学模式是复杂的,并且因区域不同而存在较大差异。2013 年联合国全球艾滋病报告[54]显示出了一些趋势：

- 全球每年新增感染者由 2001 年的 340 万降低到 2012 年的 230 万,降幅为 33%。
- 2012 年估计有 160 万人死于 AIDS,与 2005 年的 230 万相比稍有降低。
- 52% 的女性 HIV 感染者来自低中收入国家。在受 HIV 影响最大的撒哈拉以南非洲地区,女性感染者占 57%。
- 随着抗病毒治疗的普及,接受治疗的人数在 5 年内增长了 3 倍。由于接受治疗的人数越来越多,HIV 感染者的寿命也随之增加。然而,放眼全球,目前只有三分之一的感染者能够接受到抗病毒药物治疗,很多地区的很多感染者依然面临严峻的挑战。其中最严峻的挑战是让更多的人意识到自己感染了 HIV。

- 肺结核死亡,导致 HIV 感染者死亡的原因,在全世界范围内都有降低。
- 医疗一体化是需要优先被考虑的,因为国家已从初级的应对 HIV 造成的健康危机方案转变成医疗体系内长期的综合性方案。而这些方案在不同的国家变化甚大,这取决于需求和目标人群的不同。
- 全球用于 AIDS 的资金远远不足以应对其造成的危机。
- 对 HIV 感染者的歧视仍然是影响其治疗和预防的一个障碍。

　　目前,在美国已经确诊或未被确诊为 HIV/AIDS 的人数大约有 120 万人[21]。截至 2012 年,12.8% 的 HIV 感染者并不知道自己 HIV 为阳性[10]。根据美国疾病预防控制中心的资料,在美国每年有超过 5 万的新发 HIV 病例。发病率是保持相对稳定的。然而,HIV 的患病率呈持续增长趋势,原因是抗病毒药物的可获得性和有效性很大程度降低了 HIV 感染者的死亡率[13]。在美国,现如今的人口统计学趋势较早期流行时已发生了变化。

　　虽然美国整体的新增感染率已经相对稳定,但某些族群感染 HIV 的风险较高,并且背负了不成比例的重担。在这些族群中,非裔美国人是受 HIV 影响最大的族群。非裔美国人约占美国人口的 12%,但是在新感染者中约占 44%,占携带 HIV 病毒者的 41%[12]。

　　西班牙裔/拉丁裔美国人也受到 HIV 的极大影响,

仅占 17% 美国人口,在 2013 年,占 HIV 新感染人数的 23%[9]。

美国最早的 HIV 感染者,虽然对社会有广泛的影响,但仅集中于白人男性[16]。然而,目前美国的感染模式显示,感染的高风险族群已出现变化,且需要强调的一个事实是,HIV 的感染已不仅仅限于某个种族[11]。

虽然男性同性间的性行为仍然是病毒传播的最主要方式,但异性性行为的传染也占新感染者的 1/4。

由于有效治疗方法的出现,HIV 的流行过程已经有了明显变化。对于接受了有效治疗的 HIV 感染者而言,HIV 的干预已经有所改变,医疗处理的重点转为关注 HIV 感染者的慢性医疗需求,而非针对机会性感染(opportunistic infection)的急性处理。在有效药物治疗出现之前的流行早期,一般在 HIV 感染 10 年内或 AIDS 发病后的 1~2 年患者便会死亡[7]。近几年,死亡率和机会性感染率都在显著下降,但这也产生了公共卫生问题。对于解决日渐增加的 HIV 感染者的慢性需求,而非流行早期常见的急性处理,美国的医疗卫生模式并不总是如此有效[19]。作业治疗从业人员可能在健康促进、慢性医疗需求处理、确保康复对象仍能积极参与有意义的作业活动方面扮演重要角色。

感染过程

引发 AIDS 的是 HIV 病毒[20],它属于反转录病毒(retroviruses)。反转录病毒是利用 RNA 而非 DNA 编码的病毒遗传物质进行独特复制过程的病毒。反转录病毒,也包括 HIV 病毒,会在宿主细胞中复制病毒的 RNA 并将其转录在 DNA 上。此细胞过程是复杂的,有许多的成分和过程。以下将简要的描述感染的过程。

一开始是病毒和细胞表面受体的结合[39]。在附着阶段,HIV 会和细胞膜上的表面蛋白质受体结合。受体会以锁-匙的方式运作,其中 CD4 是 HIV 最主要的受体(虽然在 HIV 细胞感染过程中,其他受体和过程也非常重要)。最初与表面受体结合是细胞感染的必要阶段。一旦与细胞受体的初始结合完成,病毒便会通过细胞膜进入细胞质。进入细胞质后,反转录病毒会借助反转录酶从病毒 RNA 模板合成前病毒 DNA(此过程被称为反转录)。在此过程中,反转录酶会读取 RNA 物质并反转录成 DNA,并将此段基因插入宿主细胞的遗传物质中。然而,这个复制过程往往会出现错误。结果是,无法让所有复制的 HIV 拥有全部相同的 DNA。在此过程中出现的修改和突变,都会导致病毒对人体免疫系统和一些抗病毒治疗产生抵抗。

前病毒 DNA 将进入宿主细胞的细胞核,插入宿主细胞的 DNA 或与之结合。一旦结合产生,整合的病毒 DNA(前病毒)便会成为正常细胞基因组成的一部分,并依照正常细胞的分裂过程进行复制。含有 HIV RNA 和 HIV 蛋白质的病毒粒子会在宿主细胞内进行组合,并且此过程需要一种蛋白酶将多肽链分割成离散的功能酶。组合完成的 HIV 病毒粒(包含 HIV RNA 和 HIV 蛋白质或酶)会从宿主细胞膜释放,此过程称为出芽。一旦病毒粒释放,并且酶已经完成蛋白质的分割,成熟的病毒便能够感染其他细胞。新产生的病毒和原来的病毒相似,但在复制过程中也会产生一些变异,造成治疗上的困难和复杂。

传播

HIV 通过与 HIV 感染者的特殊体液(血液、精液、尿道球腺液、直肠分泌液、阴道分泌液和乳汁)交换而传播。性行为和毒品注射是最常见的传播途径[22]。比较少见的传播方式包括在妊娠期、生产期或哺乳期的母婴传播,和意外暴露于被污染的针(主要是职业暴露)。日常的接触(非性行为)不会传播 HIV[7]。

在 AIDS 开始流行的早些年,许多人是因为接受了被污染的血液制品而感染 HIV(主要是通过输血或输给血友病患者凝血因子)。然而,在美国血液供应需经过 HIV 检测[8]。因此通过血制品、输血或器官/组织的移植而传染 HIV 是极其罕见的。

医务工作者被感染的风险很低[22]。针刺的 HIV 感染风险是 0.3%,而眼睛、鼻子或是嘴巴接触感染血液所导致的感染风险为 0.1%[18]。有破损的皮肤接触感染血液导致的感染风险小于 0.1%,而未破损的皮肤接触感染血液则基本没有感染风险。医务工作者或是其他任何人,与 HIV 感染者偶然或日常的生活接触是没有感染 HIV 风险的。CDC 推荐医务工作者应该执行一般预防措施。

工作场合的一般预防措施包括假设所有患者的血液和体液都有潜在的感染可能[23]。在为任何患者提供治疗时,医务工作者都要采取一定的预防措施。这些预防措施包括预期会有血液或体液接触时进行常规阻隔(手套)。在接触了血液或体液后工作人员应该立刻清洗手以及其他皮肤表面。最后,虽然因意外针刺导致的 HIV 感染率非常低,但对于医务工作者而言,这是造成感染的最高风险途径。工作人员应该小心处理并处置任何针头或是潜在的感染性尖锐物品。

诊断

HIV 的检测有很多种方法[7]。总的来说,常用的检测可以分为三大类:抗体检测、联合检测和核酸检测[10]。抗体检测用来检测 HIV 感染后抗体的存在。需要重点强调的是,在血清转化(seroconversion)(产生可检测抗体的免疫反应)阶段,人可能已经被感染,但却没有检测出抗体阳性的结果。血清转化的过程(产生可检测到的阳性抗体)可能要在最初感染的 2 个月后才能完成,但在这段时间感染者是具备转播 HIV 能力的。如果最初结果没有检测到抗体,推荐在暴露后 3 个月重复做抗体检测。联合检测 HIV 抗原和 HIV 抗体。核酸检测能检测出血液中是否存在病毒,并非检测是否有抗体存在。由于核酸检测比较昂贵,因此不用于常规筛查。

HIV 感染可以根据一个连续性变量进行分类,从高 CD4$^+$ 数量但无症状病例,到有临床症状的 AIDS 病例(代表最高等以及最严重阶段的 HIV 感染)。1993 年 CDC 修订了 HIV 或 AIDS 各阶段分类[17]。包括以下内容:

- 第 1 类(C1):每微升血含 500 或更多的 CD4$^+$ 细胞。
- 第 2 类(C2):200 到 499 的 CD4$^+$ 细胞。
- 第 3 类(C3):低于 200 的 CD4$^+$ 细胞。

另外一种是从临床角度描述 HIV 的相关分类:

- A 类:没有出现症状,除了持续全身淋巴结病血清转化综合征。这包括 HIV 接触后的初始急性症状。
- B 类:没有出现 AIDS 定义的疾病,但已经出现一些 HIV 感染的症状,如念珠菌感染、发热、顽固性腹泻、口腔毛状白斑、带状疱疹、原发性血小板减少性紫癜、周围神经病变、宫颈非典型增生或是盆腔发炎。
- C 类:出现一项或更多的 AIDS 定义的疾病。

如果每种分类中都有一个类别适用,则确定这个人感染了 HIV。举例来说,假如一位病例符合第 3 类定义(<200 的 CD4$^+$ 细胞),并且出现至少一种 AIDS 定义的疾病,将被诊断为 AIDS。第 1、2 类和 A、B 类视为 HIV 阳性(不那么严重的阶段),而第 3 类和 C 类则定义为 AIDS。这些分类主要用于确定在持续性 HIV 感染过程中的严重程度[37]。

作业治疗师和作业治疗师助理有机会对各阶段 HIV 感染者和 AIDS 患者的日常生活产生正面的影响。促进健康、提高生活质量和增强幸福感都是 OT 介入的重点[2]。

案例研究

Billy,第二部分

此时,相较于疾病造成的身体问题,精神健康方面的问题显得更为突出。他出现了疲劳以及轻微的记忆问题。作业治疗师可能会询问以下问题:

1. 疲劳是否与身体状况或是 Billy 所遭受的精神健康状态有关?

在此案例中,Billy 所陈述的疲劳感必然与其身体和精神健康问题都有相关性。他可能正在经受艾滋病痴呆综合征(AIDS-dementia complex,ADC),在作业表现情形中出现了认知处理过程的改变和记忆受损。ADC 的出现与中枢神经系统(CNS)皮层下结构的破坏有关,估计有一半以上的 AIDS 患者会出现此症状。在其他状况下也可能会出现周围神经病变。意识到这些疾病的过程可能会导致焦虑和恐惧的增加,并可能出现抑郁,特别是考虑到对工作角色的影响。应该鼓励 Billy 将日常生活作业表现情境中出现的这些问题提出来讨论。

Billy 在工作时合理使用有效的习惯和例行公事策略,可以降低其对记忆力下降的焦虑。类似电子记事本和日历等都是很有用的记忆辅具。对于这些问题的讨论能够让 Billy 对自己的健康状况有更多的认识,也体现了作业治疗以患者为中心的理念。

2. Billy 对自己身体状况的变化如此担忧,他该如何在工作、家庭、社区和其他环境中发挥自己的作用?

利用具体的问题来引导,在作业治疗介入前治疗师可以评估 Billy 的参与情形,以引出更多未知的资讯。而像 Pizzi 全人健康评估(Pizzi holistic wellness assessment)对他来说应该是很有帮助的。

3. 身体和精神方面的问题是否可以整合在作业治疗的预防和健康促进计划里?

Billy 可以通过自我反思的练习,探索人生中积极的方面和优势(比如,很好的社会支持、在健康领域有丰富的学识)。这些优势可以让他保持正能量,并积极参与更多身体层面的健康促进行为,比如规律的锻炼。

药理

HIV 在超过 1/4 世纪的流行后,依然没有治愈的方法。经过多年的研究,能改变疾病发展过程的药物已经取得重大突破。治疗 HIV 感染的药物能帮助 HIV 和 AIDS 患者促进健康,并有助于持续的作业参与[40]。

用于治疗 HIV 感染的抗反转录病毒药物有很多种[7]。根据限制病毒复制的原理可以将其分成不同的类别。这些药物作用于病毒复制所必需的酶上。通过限制病毒的复制,这些药物可以增加 CD4$^+$ 细胞数量、提高免疫能力、从而减少机会性感染的可能。常见药物及其分类已在框 47.1 中列出。

框 47.1　治疗 HIV 感染的抗反转录病毒药物

抗反转录酶抑制剂（reverse transcriptase inhibitors）：这些药物影响反转录酶将 HIV 的 RNA 转录成 DNA。

蛋白酶抑制剂（protease inhibitors）：这些药物影响蛋白酶活化新生病毒蛋白的能力，使未成熟的病毒无法感染其他细胞。

融合抑制剂（fusion inhibitors）：这些药物通过阻断特定的受体，限制 HIV 进入细胞。

整合酶抑制剂（integrase inhibitors）：这些药物作用在整合酶上，避免 HIV 的 DNA 整合在细胞的 DNA 上。

进入抑制剂（entry inhibitors）：这些药物（也称为融合抑制剂）干扰 HIV 黏合物与宿主细胞受体相连接。

资料来源 McCutchan JA: Human immunodeficiency virus（HIV）.In Merck manual online, 2009. http://www. merck. com/mmpe/sec14/ch192/ch192a.html.

如前所述，HIV 在传播过程中很容易出现变异。因为复制过程中产生的突变，HIV 可以迅速对任何单独使用的抗反转录病毒药物产生耐药性。最有效的抗反转录病毒治疗是联合用药。目前的治疗方案是同时使用多种抗反转录病毒药物，以限制病毒对单一用药产生的耐药性。相较于单一用药，联合用药更能降低血中 HIV 的水平、降低抗药性、并且某些药物的联合使用可以产生协同效应（增加其他 HIV 药物的血药浓度）。最常见的联合用药包括：3 种抗反转录酶抑制剂或 2 种抗反转录酶抑制剂和 1 种或 2 种蛋白酶抑制剂。

这些抗反转录病毒药物的联合使用被称为抗反转录病毒疗法（antiretroviral therapy, ART）。ART 的出现极大地改变了 AIDS 疫情的走向[53]。在美国，和从前相比有更多的人和 HIV 共存。导致存活率提高最可能的原因是意识到自己感染 HIV 的病例比例增加，并且接受 ART 治疗的病例也增加。能接受检测并意识到自己感染了 HIV 非常重要，这样便可以明显提高病例在适当时间接受 ART 疗法的可能性，注意到自己为 HIV 阳性的病例也能明显降低病毒传播的概率（使感染率进一步降低）。

ART 的使用显著延长了 HIV 感染者的寿命。许多接受 ART 治疗的病例在感染后依然能存活数十年[53]。由于此疗法的有效性，尽管感染率保持相对稳定（详见"HIV 感染的起源及现状"），但美国整体 HIV 的流行依然呈现增长趋势。从 ART 问世以来，整体医疗服务的使用随 HIV 发病率和死亡率的降低而降低[6]。对于 HIV 感染者的医疗服务也包括与老龄化和慢性疾病相关的多种医疗问题。

ART 的使用能提高生存率是控制 HIV 感染的一个关键。然而，ART 也并非灵丹妙药。尽管近年来

AIDS 的预防和治疗已初有成效（包括 ART），但人们仍然会死于 AIDS。虽然整体存活率增加的趋势令人欣喜，但也有很多人在 HIV 感染末期才被确诊，从而错失预防和治疗的良机[21]。药物副作用和其他问题可能导致 ART 有潜在的影响。

ART 的依从性与病毒抑制、免疫功能的改善、HIV 存活率的提升及生活质量的提高息息相关[25]。然而，除了药物副作用还有很多原因导致坚持药物治疗的依从性面临挑战。通常接受 ART 治疗的病例都比较年轻，接受 ART 之初只出现一些轻微的 HIV 感染症状。因为 HIV 感染是一辈子的，所以让患者坚持按照处方服药颇具挑战。低药物依从性的理由众多而复杂，但是有一些预测因素。文化程度低、社会心理问题（包括抑郁、缺乏社会支持、压力和痴呆）、滥用兴奋剂、认知损害、复杂的用药方案、与年龄相关的变化、服药疲劳以及服药日程表等问题都是药物副作用外的低药物依从性预测因素[25]。

HIV 药物治疗要有效果，需要持续的按时服药[25]。如果不能坚持按时服药，可能会导致 HIV 产生抗药性和病毒继续复制。ART 治疗可以减少病毒量、让免疫系统继续发挥作用，并预防机会性感染的出现。ART 治疗方案的成效可以通过检测当下病毒量等级和辅助 T 细胞的数量来判断。在很多情况下，接受 ART 治疗的病例可以几乎检测不到病毒量等级。然而，人一旦感染了 HIV，便一直会有传播病毒的能力。

遗憾的是，这些延长生命的药物都伴随着无数的副作用，许多接受作业治疗服务的康复对象都有经历。了解这些副作用是很重要的，因为这影响了作业表现。副作用包括中枢神经系统失调、多发性周围神经病变、胃肠功能失调、肝损伤、贫血、胰腺炎、骨质疏松和骨关节炎、脂肪代谢障碍、高血脂、糖尿病以及高血糖。由于广泛且多样的药物副作用，导致很多 HIV 感染者很难找到适当时机开始药物治疗[32]。已经接受 ART 治疗的病例也有无法坚持 ART 治疗的风险，尤其是出现副作用或药物管理不良时（举例来说，有 HIV 相关的神经认知障碍病例的药物不依从性比没有痴呆的高 2.5 倍）[31]。

ART 的有效性改善了许多 HIV 感染者的健康和幸福，进而显著地改变了 HIV 感染的现状。然而，让全球数百万的 HIV 感染者都能得到可以负担的健康照顾是困难的，甚至是不可能的，不过近期的努力已经让这些重要的药物更加容易获得[56]。尽管药物治疗已经很有成效，但是治愈 AIDS 依然是难以实现的。庆幸的是，由于医学的进步，使得人们在和 HIV 共存和斗争的同时可以继续过着充实且具生产力的生活。

老龄化与 HIV 感染

与 HIV 感染者老龄化相关的一些问题很重要,并且需要引起作业治疗从业人员的重视。ART 延长了 HIV 感染者的生命,HIV 与老龄化相关问题共存的情况变得非常普遍。研究表明 HIV 造成的住院和死亡数量都有减少。机会性感染与临床上 AIDS 的减少,使得老年 HIV 感染者死亡原因发生了改变。老年 HIV 感染者更容易出现额外的医疗共患问题[58]。

很多因素都会影响老年 HIV 感染者的健康状况[29]。在美国,感染 HIV 的老年人(CDC 定义为年龄大于 50 岁的人)的人口统计数据在增加。造成年龄大于 50 岁感染 HIV 数量增加的原因至少有两个。第一个原因是"老龄化时代效应"(aging cohort effect),这是用于描述年轻时感染了 HIV,因为接受 ART 疗法而延长生命的一群人。另一个原因是年龄大于 50 岁才确诊的新增感染者。大于 50 岁的 HIV 感染发生率和流行率都有所增加。

部分研究发现年龄大于 50 岁的 HIV 感染者,与年轻的 HIV 感染者相比治疗效果会比较差。一个重要的因素是,与年轻的对照组相比,年龄大于 50 岁的 HIV 感染者被确诊时已经是晚期阶段。

老年 HIV 感染者被确诊时已经到晚期可能的解释包括,这个群体很少会被定期筛查 HIV,HIV 感染的危险意识差,不懂得更安全的性行为,以及医生在临床工作中很少会联想到 HIV。HIV 感染的症状或体征也可能更容易被视为医疗共患问题或是容易被归因于其他和老龄化相关的状况。

HIV/AIDS 的神经后遗症

许多医疗并发症与 HIV/AIDS 相关,并且机体的很多功能和结构会受到 HIV/AIDS 的影响。与 HIV 感染有关的神经障碍很常见,并且可能对日常生活活动(ADLs)和工具性日常生活活动(IADLs)的表现造成不良影响[35]。关于神经障碍发生率的统计各有不同,但高达 66% 的 HIV 感染者会出现周围神经病变[34],至少 20% 的 HIV 感染者有某些类型的神经认知损伤[49],一些证据表明超过 50% 的接受 ART 治疗的人可能存在认知障碍[30,52]。神经认知损伤流行率的统计存在相当大的差异,部分原因取决于认知损伤的临床评定标准。如果以轻度认知障碍为基准,神经认知损伤的流行率将显著提高[48]。尽管 ART 能显著提高

整体的免疫能力,但是神经功能缺损是持续存在的,然而,与 ART 治疗出现之前相比晚期痴呆已变得比较少见[53]。

HIV/AIDS 康复对象的作业治疗介入会特别关注神经功能缺损。HIV 可以通过血-脑屏障进入中枢神经系统[36]。可以从 HIV 感染者,包括那些没有出现症状、免疫功能良好的康复对象的中枢神经系统结构和脑脊液中检测出 HIV。HIV/AIDS 的神经后遗症可能通过机会性感染(因为免疫功能受损)入侵的病毒间接造成,或主要是由于 HIV 病毒直接造成。自从抗反转录病毒疗法出现后,在美国,神经系统机会性感染的发生率已经大幅度下降[49]。然而,HIV 对中枢神经系统造成的影响仍然常见,在解决这一群体的需求时需要考虑到这些问题。各种各样的神经功能问题或是临床表现都与 HIV/AIDS 有关。本章的主要焦点是神经病变(HIV/AIDS 最常见的神经并发症)和艾滋病痴呆综合征(会对作业表现产生深远的影响)(框 47.2)。并非所有的康复对象都有明显的临床神经功能缺损,但是很多人在病程中会逐渐出现神经功能障碍的问题。

框 47.2　HIV-1 感染的神经并发症

HIV-1 相关

HIV-1 脑病

HIV 相关的认知-运动障碍

HIV-1 脑膜炎

脊髓空洞症

周围神经病变

末梢感觉多发性神经病变

抗反转录病毒毒性神经病变

上行性神经肌肉症候群

多发性单神经炎

炎症性去髓鞘多发性神经病变

HIV 相关的多发性肌炎

机会性感染

脑部弓虫病

肺结核

隐球菌性脑膜炎

巨细胞病毒性视网膜炎/脑炎/多神经根炎

进行性多发性白质脑病

其他病毒/真菌/细菌/原虫性中枢神经系统感染

肿瘤

原发性中枢神经系统淋巴瘤

转移性系统性淋巴瘤

转移性卡波西肉瘤

ART 治疗后，神经功能障碍的发展过程会出现一些改变。ART 治疗前，在 AIDS 临床晚期的病例身上发现末期的艾滋病痴呆症是很普遍的。ART 改善了免疫功能并降低了 HIV 感染进展到 AIDS 临床末期的病例数量，因此严重痴呆病例的数量也相应减少。虽然艾滋病性痴呆常见于 AIDS 晚期[47,51]，但也可能发生在 HIV 感染的早期且尚未出现 AIDS 症状时，或是因为机会性感染而产生。如果将只有通过神经影像学检测才能发现神经系统损伤，但没有出现临床症状的病例，或是将只有轻度认知功能障碍的病例也纳入统计的话，艾滋病性痴呆的流行率是极高的。

尽管 ART 在提高整体免疫功能方面疗效明显，但神经损伤的问题会持续存在[53]，并且痴呆的流行率，在包含了轻度认知障碍时，在 ART 问世之后还出现上升现象，虽然晚期的痴呆已经不常见[3,4,24,26]。一些证据显示认知障碍可能与老龄化过程、HIV 感染病程的延长以及药物副作用都有相关性，而且神经疾病的共患问题在老年人中也比较常见[5]。

神经病变

周围神经病变是 HIV 最常见的神经并发症。可能由于病毒的直接影响，或是治疗 HIV 的抗病毒药物副作用导致[36]。临床上很难区分神经病变究竟是由于哪种原因引起。虽然许多周围神经疾病和 HIV 相关，但是末梢感觉多发性神经病变是目前最常见的。有末梢对称性神经病变的病例常常在下肢远端出现烧灼感，并伴有麻木感和刺痛感。康复对象对冷热刺激的感觉也会出现下降。如果有下肢无力的症状，远端会比近端较容易出现。末梢感觉神经病变，如穿长筒袜和手套的感觉会在脚和手出现（一般起初影响下肢的情形较多），而且随疾病进展向近端扩展。

周围神经病变相关的功能损伤包括麻木感或感觉缺损。因为下肢本体感觉减退导致的平衡功能障碍，以及异常的疼痛（感觉障碍）。末梢神经病变导致有髓鞘神经纤维和无髓鞘神经纤维都被破坏，临床表现与糖尿病神经病变相似（细小的神经纤维都受到影响）。

作业治疗师应该对康复对象的疼痛进行评估。慢性疼痛是 HIV 感染后的常见问题，特别是当伴有末梢对称性神经病变时更容易出现。疼痛可能会影响作业表现，并且常常被漏诊和漏治。目前研究证据显示疼痛感很有可能是由于中枢神经和周围神经系统痛觉神经纤维失调造成的，疼痛的严重性与表皮神经纤维减

少程度不成比例。

在 HIV 相关的末梢感觉神经病变中，假设异常疼痛可能是因为周围神经纤维破坏导致，并造成多灶性发炎以及活化的巨噬细胞浸润到周围神经，随后邻近未受损的痛觉纤维出现异常的活动。异常的炎症反应和巨噬细胞浸润也会在背根神经节出现。这可能会造成神经元钙通道和钠通道发生改变，产生异位的神经冲动并导致异常的神经过度兴奋。最终，A 纤维出芽并且在脊髓第二层形成突触使脊髓背角可能出现神经重塑。

痴呆

艾滋病痴呆综合征（AIDS dementia complex, ADC）也被称作艾滋病相关的痴呆、HIV 相关痴呆、AIDS 脑病或 HIV 脑炎，这是一种与 HIV 感染相关且常见的神经问题[46]。HIV 感染相关的痴呆，从 HIV/AIDS 流行的早期就被证实，并且以动作和行为损伤的进行性痴呆为主要特征[41]。ADC 是在中枢神经系统中出现 HIV 导致的，主要是病毒的影响。在最初感染之后，HIV 便很快进入中枢神经系统，最可能的机制是受感染的单核细胞通过血-脑屏障而进入[52]。在中枢神经系统中是哪一种受感染的细胞被激活并导致痴呆的具体机制目前仍然不清楚。可能的原因是血-脑屏障能阻止 ART 进入中枢神经系统，让 HIV 躲进大脑进行复制，进而出现一座病毒库[43]。最常见受到感染的细胞是巨噬细胞、小神经胶质细胞和星形胶质细胞（虽然许多中枢神经系统内的其他细胞也可能受到感染）。神经元却很少被 HIV 感染。

尽管引入了 ART 治疗，ADC 仍然是 HIV 感染的一大并发症[50]。ADC 的特征是累及皮质下组织，并认为是皮质下痴呆。已有证据显示基底核和尾状核会受到破坏[28,42]，且 ADC 的临床表现与其他皮质下痴呆比如帕金森病和亨廷顿病有相似之处。ADC 病例常会出现运动障碍，比如不能保持平衡、步态不稳、震颤、精细运动（包括书写）困难、无力、动作迟缓以及运动反应速度减慢等（主要出现在 ADC 较晚期阶段）（框 47.3）。

ADC 可能会导致视空间功能、执行功能和信息提取功能受损，以及精神运动速度减慢。ADC 病例可能会出现情节记忆（记忆事件、地点及客观历史信息的能力）障碍，和信息提取功能受限，对语义记忆（与个人经验无关的事件和信息提取）和信息储存能力的影响较小，直到 ADC 较晚期才会受到影响。不同于阿尔茨海

默病型痴呆,早期 ADC 病例在命名或是其他与大脑皮质相关的语言功能上没有明显损伤,但可能在检索和操作已储存信息的功能上出现障碍,也会有信息处理速度减慢的问题[38]。

框 47.3   艾滋病痴呆综合征的临床表现

情感:情感淡漠(类似抑郁特征)
易激惹
躁狂症,新发精神病
行为:心理运动阻滞(说话或反应时间缓慢)
人格改变
社交退缩
认知:视空间记忆缺失(东西乱放)
视动协调障碍(眼球运动异常)
复杂排序困难
专注力和注意力障碍
言语记忆障碍(找词能力)
精神迟滞(mental slowing)
运动:步态不稳,丧失平衡感
掉东西
震颤、书写困难
精细运动技能降低

ADC 病例也可能会出现行为的改变,可能会更加的躁动、情感淡漠、分离或是个性出现变化。ADC 最初阶段也可能有认知障碍的问题。认知障碍最可能累及执行功能(包括信息处理速度减慢、参与任务的注意力受限以及视空间功能障碍)。ADC 早期并发的执行功能障碍与阿尔茨海默病型痴呆不同,阿尔茨海默病型痴呆的典型症状较偏向于显著的记忆障碍、字词检索障碍、理解力下降或是其他语言方面的困难和定向障碍。然而,随着痴呆进程的发展,到晚期阶段,障碍变得更加广泛时,就很难区分 ADC 和阿尔茨海默病型痴呆。

ADC 会影响多巴胺的生成,ADC 病例的亚型可能会出现狂躁症的情感障碍,这可能是由于 ADC 造成多巴胺分泌出现变化而产生的结果[38]。先前描述的运动障碍,也支持存在多巴胺影响的可能性。

HIV 痴呆或 ADC 发生率和流行率随着 ART 时代的到来而开始出现变化。ADC 的发生率在 ART 的使用后似乎有所降低,但是流行率依然在增加。其中一种假设是在 ART 问世后,ADC 出现一种新的复杂模式或病程[36]。第一种是在未接受治疗病例身上看到的亚急性进行性模式,与 ART 治疗出现之前严重的进行性痴呆相似。第二种是在虽然接受 ART 治疗,但是

依从性差或是出现抗药性的病例身上看到的慢性活动性痴呆。这些病例是发展成痴呆的高危人群。最后一种是慢性非活动性痴呆,这些病例接受 ART 治疗并且依从性好、病毒受到抑制并且神经功能保持稳定,但也会出现不同程度的认知损伤或是 ADC 早期症状。

ART 治疗前,晚期 ADC 是 AIDS 后期最常见的症状。ART 的使用可以减少 HIV 感染者出现晚期痴呆的频率,但是认知损伤和 ADC 的发生率并没有因为 ART 的出现而减少。由于 ART 的介入,轻度认知损伤和早期 ADC 比晚期 ADC 更加常见,并且 HIV 感染者整体认知障碍的发生率仍然高于 20%。

认识在不同阶段的痴呆中 ADC 的各种临床表现是很重要的[41]。

艾滋病痴呆综合征早期阶段

在疾病的早期阶段,损伤可能会被忽略或是归因为其他原因。早期阶段与皮下痴呆的临床表现一致,特征为专注与参与活动困难,信息处理延迟,可能需要更多的时间来完成日常生活活动,轻度健忘和执行功能出现困难是很常见的。运动障碍也很常见,包括震颤、步态不稳、下肢无力和运动迟缓。也可能出现行为改变,包括在日常生活活动和社交活动中表现退缩,躁动或易激惹,以及其他人格方面的改变。

早期 ADC 对许多日常生活活动和工具性日常生活活动都有潜在的影响。在工具性日常生活活动的执行功能方面可能面临挑战,并且可能在财务处理、服药、行程安排和赴约方面出现困难。特别是包含多种步骤和顺序的活动可能会出现问题,并导致工具性日常生活活动相关的困难。HIV 相关神经认知功能障碍的病例相较于无痴呆症状者,更容易出现药物不依从的问题[31]。康复对象也可能在需要持续性注意力的活动上出现困难(比如,无法阅读或是聆听较长的会话)。早期 ADC 造成的运动障碍较小,但在执行需要精细运动和协调的日常生活活动,比如书写、处理衣物扣件、使用餐具以及完成修饰时(如刮胡子、化妆)有明显的困难。康复对象也可能在行走时不能保持平衡,出现震颤和无力的症状。

艾滋病痴呆综合征晚期阶段

随着 ADC 的持续进展,障碍变得广泛而全面时,就很难和其他类型的晚期痴呆相区别。值得注意的是运用 ART 治疗之后,很多 ADC 或是有轻度认知损伤

的病例可以在相当长的一个时期保持相对稳定的认知功能而不会出现明显的症状加重。虽然这些病例存在障碍，但可能不会进展到晚期 ADC。晚期 ADC 仍然是严重 HIV 或是 AIDS 病例最常见的问题。到了晚期阶段，ADC 会出现全面恶化，包括认知、运动技巧和行为问题，并且康复对象会对自身的状态和障碍缺乏自知力。随着 ADC 的持续进展，康复对象可能会产生明显的认知障碍、定向障碍、广泛的意识错乱，以及言语和语言功能障碍。运动障碍也会在这个时候出现恶化，包括持续乏力、肌张力改变（特别是痉挛状态），共济失调和运动障碍。随着 ADC 的进展，行为改变也很常见，包括行为的去抑制和大小便失禁。疾病进展到此阶段，HIV 感染者可能在完成大部分日常生活活动和所有工具性日常生活活动时都需要帮助。ADC 各个阶段的概要可参考表 47.5。

表 47.5　艾滋病痴呆综合征的分期

阶段/分级	症状表现
0	正常
0.5	临床症状不明显或可疑——最轻微的或是可疑的症状，轻微的神经体征，对工作和日常生活活动没有影响
1	轻度——明确的认知或运动损伤，可以执行大部分工作，但是无法完成要求过高的工作
2	中度——无法工作或执行要求较高的日常生活活动，可以自我照顾，能走动，但可能需要简单支撑，严重认知功能障碍或无法独立行走
3	重度——严重认知功能障碍或无法独立行走
4	末期——几乎是植物人状态，认知退化，截瘫或四肢瘫

HIV/AIDS 病理：个人因素

由于药物治疗的进步、健康宣教和行为的改变，HIV 病例存活的时间更长，并且拥有更健康的生活。然而，药物很贵，只有能够负担或是有其他途径能够获取药物的人才可以接受治疗。因此那些不知道或是无法获得社区资源的康复对象，容易发生机会性感染（由于免疫功能低下而导致的感染），比如肺囊虫肺炎或是卡波西肉瘤（后者较少见）。

作业治疗介入时可能会见到各种各样存在很多作业活动障碍的 AIDS 康复对象。很多生理和社会

心理因素都表明他们需要作业治疗的介入。HIV 和 AIDS 病例可能会经历过以下这些状况，但又不仅限于这些：

- 疲劳和呼吸短促
- 中枢神经系统损伤
- 周围神经系统损伤
- 视觉障碍
- 感觉障碍（包括痛性神经病变神经性疼痛？including painful neuropathies）
- 心脏问题
- 肌肉萎缩
- 应对和适应疾病造成的变化的能力改变
- 抑郁
- 焦虑
- 内疚
- 愤怒
- 专注于疾病而非健康

所有这些因素都会对康复对象参与有意义、促进健康的日常作业活动表现产生影响。而经历过以上任何问题的 HIV 感染者和 AIDS 康复对象都可以从作业治疗介入中获益。

积极预防

针对 HIV 康复对象需求的改变，以及考虑到对抗疾病和继发状况的药物治疗的进步，CDC 发展并使用了积极预防（positive prevention）这个词[15]。抗艾滋病血清感染治疗（the Serostatus Approach to Fighting the Epidemic，SAFE）有助于减少传播的风险，补充了目前的风险降低计划。许多的行动步骤都建议关注 HIV 的诊断，将感染者与合适的预防性服务相连接，协助他们坚持配合治疗疗程，并提供支持以协助发展健康的习惯，维持那些可减少 HIV 感染相关风险的行为。这是第一批行为干预联合传统传染病控制的计划。虽然作业治疗师主要介入对象是已经受感染的人群，但预防概念仍然可以整合进全人的照顾计划中。

预防和健康促进是作业治疗介入的首要领域。在一级预防中，治疗师可以发展和实施健康宣教和风险减少策略，协助康复对象和社区了解降低感染风险对作业参与的影响。作业治疗的一级预防方案可以是在校园、宗教团体和社区中心建立一个可拓展的以性安全和节制为主题的讲座或工作坊。这些工作坊可以整

合心理健康策略、相关的文化信息和人际交往技巧,这些都是作业治疗师非常擅长的方面。

二级预防,为已经感染病毒的康复对象提供作业治疗服务,包括创造和促进健康的生活方式,进而预防将来可能发生的机会性感染,参与促进生活平衡和提升幸福感的活动。作业治疗对二级预防的关注可以显著影响那些有很多 HIV 感染者所在的社区。强调建立并维持参与作业活动的习惯和日常,都很适合作为二级预防的计划。

三级预防是康复对象在遭受疾病造成的残疾时提供。三级预防的内容强调康复;健康促进计划也包括正面的影响康复对象的生活方式,并给予康复对象维持健康功能的希望。重视协助持续参与作业的策略,即使是改良后的作业活动,是三级预防计划中应该被强调的。举例来说,当肌肉无力或是周围神经损害限制了作业活动时,可以利用辅具来帮助康复对象继续参与他想要参与的作业(如:木工、烹饪)。

评估

Pizzi 发展了两个关于提升健康和幸福感的评估(见第 5 章):一个是一般性使用,另外一个是针对 HIV 感染的人群[45]。这个特别针对 HIV 的评估是成年 HIV 感染者与 AIDS 康复对象的 Pizzi 生产性生活评估(Pizz assessment of productive living for adults with HIV infection and AIDS,PAPL;图 47.2)。

成年 HIV 感染者与艾滋病康复对象的 Pizzi 生产性生活评估(PAPL)

人口统计资料

姓名_____年龄_____

性别_____与谁一起生活(关系)_____

指定的照顾者_____

种族_____文化_____宗教信仰_____

修行吗?_____如果有的话,灵性在你的生命中扮演什么样的角色?_____

主要作业角色:

_____

主要诊断:

_____

次要诊断:

_____

HIV 阶段:

_____

既往史:

_____

药物使用:

_____

日常生活活动(可使用日常生活表现评估工具进行评估)

你现在还在做这些活动吗?

_____

图 47.2　成年 HIV 感染者与艾滋病康复对象的 Pizzi 生产性生活评估(PAPL)　LTG,长期目标;STG,短期目标(Courtesy Michael Pizzi © 1991.)

你有做家务吗?

_____

(对于有困难的活动)你希望能像过去一样再做这些活动吗? _____

哪些活动? _____

工作

职业_____最后工作是在何时_____

职业活动类型描述_____

工作环境_____

如果没有工作,你希望去工作吗? _____

你怀念自己具有生产力的时候吗? _____

业余活动类型_____

如果没有,你希望从事吗? _____哪些活动? _____

你是否也希望尝试其他活动? _____

日常生活活动独立是否重要? _____

娱乐/休闲(兴趣和最近参加的活动) _____

_____

睡眠问题(习惯、模式) _____

身体功能

主动和被动的关节活动度:

肌力:

感觉:

协调(粗大动作和精细动作的灵活性):

视知觉:

听觉:

平衡(坐位和站位):

行走、转移、移动性:

活动的耐受性/耐力:

身体疼痛:

疼痛的位置:

_____

疼痛会影响重要活动的执行吗? _____

性功能:

图 47.2(续)

认知

（注意力广度、问题解决能力、记忆力、定向感、判断力、推理能力、决策能力、安全意识）

时间管理

过去的日常（诊断之前）_____

确诊之后是否有改变？_____

如果有的话，如何改变？_____

在一天之中，你是否有某些时段能更好地执行日常活动？

_____

你觉得自己在时间安排上是很刻板还是富有弹性？

_____

对你一天的安排有需要改变的方面吗？

_____

身体形象和自我形象

最近 6 个月内，你的身体形象是否有任何变化，看起来如何？_____

_____感觉如何？_____

_____

社会环境（由康复对象描述的可获得和可利用的支持）

物理环境（描述康复对象执行日常活动的环境，以及受到支持或阻碍功能的程度）

压力

哪些事情、人或是情况是具有压力的？_____

_____

目前解压的方法有哪些？_____

_____

图 47.2（续）

情境应对

对于目前的处境有何感受:

a）你的诊断

_____

_____

b）执行重要事情的能力有什么变化吗?

_____

_____

c）社会心理

_____

_____

职业问题

你觉得现在对你来说重要的是什么?

_____

你觉得现在你能做自己觉得重要的事情吗? 未来呢?

_____

你能很好地面对这些改变吗?

_____

你的希望、梦想和抱负是什么? 你有什么目标吗?

_____

自从确诊后这些希望、梦想和目标有变化吗? 是怎样变化的?

_____

你觉得此刻自己的生命是在自己的掌控中吗?

_____

你希望在自己的余生里完成什么事情?

_____

计划:

短期目标（STG）:

长期目标（LTG）:

频率:

持续时间:

治疗师:

图 47.2（续）

Pizz 全人健康评估（Pizzi holistic wellness assessment，PHWA）是第一个以康复对象为中心的专门的作业治疗评估和健康促进工具[45]。运用的是作业历程格式（an occupational history format is used）。PHWA 强调探索康复对象的健康自我知觉和自我责任策略。很重要的一点是介入者能够按照服务对象所述，将目标、信念、价值观、态度和作业的意义进行整合。简化的介入（如关节活动度、肌力、认知训练）应该整合在有意义的活动中，而不应该分开处理。

PHWA 是一个自我问卷评估工具，结合了定性成分和定量成分。康复对象自测 8 个健康领域相关的问题从 1～10 分评分，之后介入者就协助康复对象对各领域中的作业参与和自我知觉进行分析和解决。这些对话可以帮助康复对象注意到影响他们日常作业表现的重要健康问题。在健康的各个领域中，康复对象探索可以提升健康的策略，并决定哪些策略可以用来促进健康和提升幸福感。

甚至在确认某个具体的介入可以改变作业表现时，康复对象仍然可以通过自我发现找出提升幸福感的最佳处理方式，进而体验健康。在自我发现之后，治疗过程中的康复对象与治疗师合作的治疗关系便建立了[45]。

通过评估可以确定即时的并且有意义的作业领域，以及康复对象所关心的问题。除了运用评估表中固有的全人观点，还需按照作业治疗的价值观和健康促进的原则执行评估。

PAPL（图 47.2）是一个全人的评估，治疗师可以收集康复对象生命中有关身体、社会心理、情绪和精神方面的各种资料。最终资料是介入者利用临床推理技巧和以康复对象为中心的服务理念，与康复对象共同合作产生的。所有的作业表现领域都会被评估。

全人评估对介入者而言相当有用，因为可以处理 HIV 和 AIDS 康复对象所经历过的许多领域的问题和麻烦。对介入者的挑战是要整合所有临床推理、作业治疗领域的知识和技巧，提供最符合康复对象需求的介入服务。

约 10% 的 HIV 感染者会有慢性疼痛的症状，但目前尚不清楚确切的原因。

干预

作业治疗干预过程包括实践者自身的治疗性应用以及治疗性的作业和活动。作业治疗从业者通过各式

各样的技巧、策略和干预计划，促进康复对象参与有意义并且具有生产力的日常作业活动。促进健康的生活方式，并与疾病共同生活，对于所有 HIV 感染者而言是非常重要的。干预的方式要根据 HIV 感染者和 AIDS 患者的身体、社会心理和背景问题进行个体化设计。HIV 感染者和 AIDS 患者有多重多样的特征，因此实践者在设定计划和目标时需要考虑很多方面的问题。以下章节将对这些问题及可实施的作业治疗干预方法进行介绍[44]。

残疾的预防

通过给不同的社区和团体提供以作业为基础的宣教以降低感染风险和健康促进的方式，作业治疗师可以在一级预防中扮演重要的角色。在二级预防中作业治疗师通过各种健康促进策略，改善作业参与和作业表现，重点是维持表现模式，包括重要的习惯、例行公事、仪式和角色。而三级预防的作业治疗干预重点在于健康促进和以强化作业表现为目标的康复。

宣教和健康促进

作业治疗师可以给康复对象提供宣教机会以解决许多问题，包括能量节省策略以缓解疲劳、全身无力和体能下降等由于 HIV 导致的主要身体症状。能量节省、工作简化和作业调整都会被用于提高生产力和参与。宣教可以处理适当的营养问题，这对 HIV 感染者和 AIDS 康复对象而言是非常重要的。此外，作业治疗还可以通过宣教改善康复对象的医疗状况和用药管理意识，及药物副作用的意识。

作业表现的维持和恢复

作业治疗师与 HIV/AIDS 康复对象共同努力尝试维持或恢复因 HIV/AIDS 相关的因子所造成的作业表现的改变。作业治疗师在进行干预时需要考虑的方面如下所列：

1. 尽可能提供多样的日常生活事件的控制和选择。当病毒缓慢的入侵身体系统，并造成进一步的作业表现受损时，HIV 感染者常常会有失去掌控权的感觉。当病毒局限了康复对象生活中的控制权，提供选择被证明是有益的。

2. 大部分已出现症状的 HIV 和 AIDS 康复对象会出现工作角色的改变。如果工作角色是有价值的，具体干预内容就一定要包括工作和生产性生活的调整。无论是身体还是社会心理评估，对于全面的工作强化

计划都非常重要。

3. 每日生活常规的习惯训练和调整都是必要的干预,包括康复对象喜爱的作业活动表现能符合身体和认知的状态,在这个水平上康复对象对日常生活常规的调整感到舒适、每日从事的次数、情境以及选择和谁一起来执行作业活动都要很恰当。只要有可能,一定要按照康复对象自身的日常规律来提供可选择的日程表,而非满足健康专业人员的日程表。

4. 短期目标和长期目标一定要能够根据康复对象的需求进行调整和改变。

在作业表现前和作业表现中将辅助疗法作为一种干预策略融入进来是很有必要的。辅助疗法包括渐进式放松、生物反馈、祈祷、治疗性触摸(therapeutic touch)、传统中医技术、筋膜放松、颅骶疗法(craniosacral therapy)、意向训练和意念形象法(visualization)。

改造、调整和代偿的干预方法

作业治疗师通过提供各种各样的改造、调整和代偿的技术来改善作业表现技巧和模式。这类方法包括以下内容:

1. 辅具和姿势控制可以用于协助康复对象恢复日常生活活动、工作和休闲活动的独立性。即使这些设备真的能够帮助他们,HIV 康复对象仍然常常会拒绝这类辅具。这些拒绝预示着康复对象拒绝成为患者的角色,有时候会否认其能力的减退。如果真的遇到这种情况,治疗师一定要尊重康复对象的这些态度,直到他们自己愿意选择使用辅具。

2. 可以对物理环境或是表现模式进行调整,以协助康复对象在面临疲劳等医疗状况改变时,仍能继续维持重要的角色。体能节省和工作简化对于继续参与日常生活活动是很有帮助的。

3. 可以运用很多策略来代偿认知改变对执行功能(药物管理、职业责任、财务管理)和运动功能相关的作业表现的影响。作业治疗师可以通过任务调整来代偿因为周围神经损伤导致的感觉缺失之类的神经功能缺损。治疗师也可以利用改造的方法来使 ADC 康复对象和认知障碍康复对象的功能得以最大化。

倡议与社会心理

作业治疗师可以为 HIV/AIDS 康复对象进行倡议,也可以帮助和支持康复对象进行自我倡议。相比于其他大部分有身体或社会心理问题的康复对象,HIV 康复存在着更多独特的社会心理方面的问题。

许多 HIV 康复对象在接受治疗时失去了很多朋友,由于歧视、拒绝和身体功能丧失导致失去工作和家庭,并且可能因为 HIV 失去了生命伴侣。对于许多康复对象而言,这些损失可能会发生在 40 岁之前。女性的 HIV 感染者除了经历以上的这些损失还常常面临贫穷和无家可归的问题,而女性在疾病流行时常常被忽视。

虽然目前的研究颇有进展,但是仍然没有 HIV 的治愈方法和疫苗。这是日常生活压力源的主要原因。

以上所述的各种干预方法可以帮助保持和恢复作业表现,并避免继发问题和损伤的出现。

案例研究

Billy,第三部分

Billy 需要经过评估来确定是个人因素和身体功能的哪些变化影响了作业各个领域和生活角色。在完成作业概况后,发现需要作业治疗的多种干预方式来强化他的脑、身体和精神。干预者运用自身治疗性作用,并保持不带批评、关怀和热诚的态度将有助于 Billy 在作业治疗过程中感觉到放松、进而引导他发现建立生活平衡和幸福的最佳方法。由于明显的抑郁和疲劳,他可能会出现作业角色表现的改变。抑郁和疲劳同样对认知功能不利。精确地了解作业角色是如何因为身体功能的损伤而受到限制有利于治疗过程的开展,并有利于确定具体干预方法的恰当实施。通过作业概况可以判定 Billy 是一个习惯导向的人。帮助他探索他的日常习惯和例行公事,了解 Billy 对哪些领域感觉到有障碍(结合 OT 评估的数据),鼓励他对这些变化作出调整,可以帮助他恢复良好的情绪和健康的身体。

利用以作业为中心或康复对象为中心的方法,了解疾病的进程,赋予作业治疗师独特的洞察力,并以最佳的方式评估和治疗 HIV 和 AIDS 康复对象。健康的促进和幸福感的提升也有助于生活质量的提高。作业治疗的重点在于增进有意义的生活和作业活动的参与,进而提高生活满意度和生活质量。

总结

从最初的 HIV/AIDS 流行以来,已经出现了很多变化。这些变化包括病毒感染的人口统计学、全球的感染集中地区、美国境内的感染人群、可获得的治疗方法、存活率以及针对各种状况的医学处理。庆幸的是,抗反转录病毒疗法的出现成功地延长了许多美国(以及全球范围内日益增加的)HIV 感染者的寿命。而这些鼓舞人心的进步也产生了很多与 HIV 感染者慢性健康和医疗需求相关的挑战[1,5]。

作业治疗在处理 HIV/AIDS 感染者的需求上扮演很多角色。可以协助处理由 HIV/AIDS 引发的个人因素和表现技巧范围内的问题。预防工作对于 HIV 的处理是非常重要的,作业治疗师能帮助强调预防的重要性,并降低 HIV 感染的发生率。作业治疗也能处理 HIV 感染者的需求。

作业治疗评估应该关注作业概况的发展,包括康复对象原来的作业表现模式、角色、习惯和日常作息,以更好地了解 HIV 对康复对象功能的影响。特殊的评估可以确定哪些个人因素受 HIV 的影响最大,并为 OT 干预提供指引。在常见的神经损伤中评估个人因素也尤为重要,即使没有机会性感染或 AIDS 也会严重影响功能表现。

作业治疗可以借助各种方法和干预策略促进康复对象在基本日常生活活动和工具性日常生活活动中的功能和独立性。这些方法包括残疾的预防、教育/健康促进、保持/恢复作业表现、改造/调整环境、代偿策略、倡议和对社会心理因素的处理。通过这些干预,作业治疗可以帮助 HIV 康复对象维持对有意义的日常生活活动和社区活动的主动参与。

▌复习题

1. HIV 感染和 AIDS 的区别是什么?

2. HIV 的传播途径包括哪些?

3. 说出 3 种会影响 HIV 或 AIDS 康复对象生活质量的药物副作用?

4. 区分一级预防、二级预防和三级预防计划的不同。

5. 指出一种在 HIV 或 AIDS 病例身上可能出现的神经功能、身体和社会心理问题。

6. 为什么康复对象可能会对有助于提高其作业参与的辅具使用产生犹豫?

7. 列出至少 3 个分别针对 HIV 病例和 AIDS 病例健康促进和预防的干预目标?

8. 当两位伴侣都处于性欲旺盛期时,应该如何解决照顾者对于性方面的担忧?

9. 如果 AIDS 康复对象向你倾诉受到其他健康照顾人员的偏见时,你该如何回应?

10. 列出并讨论 4 项可以提升 Billy 和伴侣 Tom 的健康和幸福感的策略。

（耿超　译，龙艺　校，曹梦安　张瑞昆　审）

参考文献

1. Reference deleted in proofs.
2. American Occupational Therapy Association: Occupational therapy practice framework: domain and process, 2nd edition, *Am J Occup Ther* 62:625–683, 2008.
3. Brew BJ, et al: Neurodegeneration and ageing in the ART era, *J Neuroimmune Pharmacol* 4:163–174, 2009.
4. Brew B, et al: Abacavir in AIDS dementia complex: efficacy and lessons for future trials, *PLoS Clin Trials* 2:e13, 2007.
5. Bruce RD, Kresina TF, McCance-Katz EF: Medication-assisted treatment and HIV/AIDS: aspects in treating HIV-infected drug users, *AIDS* 24:331–340, 2010.
6. Buchacz K, et al: Rates of hospitalizations and associated diagnoses in a large multisite cohort of HIV patients in the United States, 1994–2005, *AIDS* 22:1345, 2008.
7. Catchay ER: Human immunodeficiency virus (HIV) infection. In Merck manual professional version online, 2016. <http://www.merckmanuals.com/professional/infectious-diseases/human-immunodeficiency-virus-hiv/human-immunodeficiency-virus-hiv-infection>.
8. Centers for Disease Control: HIV/AIDS: Blood safety basics, 2013. <http://www.cdc.gov/bloodsafety/basics.html>.
9. Centers for Disease Control: HIV among Hispanics/Latinos, 2015. <http://www.cdc.gov/hiv/group/racialethnic/hispaniclatinos/>.
10. Centers for Disease Control: HIV/AIDS:HIV testing, 2015. <http://www.cdc.gov/hiv/basics/testing.html>.
11. Centers for Disease Control: HIV/AIDS: Basic statistics. 2015. <http://www.cdc.gov/hiv/basics/statistics.html>.
12. Centers for Disease Control: HIV among African Americans, 2016. <http://www.cdc.gov/hiv/group/racialethnic/africanamericans/>.
13. Centers for Disease Control: HIV surveillance report, 2014. <http://www.cdc.gov/hiv/pdf/library/reports/surveillance/>.
14. Reference deleted in proofs.
15. Centers for Disease Control and Prevention: CDC National Prevention Information Network (NPIN), 2004. <http://www.cdcnpin.org/scripts/hiv/programs.asp>.
16. Centers for Disease Control and Prevention (CDC): *Pneumocystis pneumoniae—Los Angeles, MMWR Morb Mortal Wkly Rep* 30:250–252, 1981.
17. Centers for Disease Control and Prevention (CDC): Revised classification system for HIV infection and expanded surveillance case definition for AIDS among adolescents and adults, *MMWR Recomm Rep* 41(RR-17):1–19, 1993.
18. Centers for Disease Control and Prevention: Exposure to blood: what healthcare personnel need to know, 2003. <http://www.cdc.gov/HAI/pdfs/bbp/Exp_to_Blood.pdf>.
19. Centers for Disease Control and Prevention: Health, United States, 2009 report. <http://www.cdc.gov/nchs/data/hus/hus09.pdf>.
20. Centers for Disease Control and Prevention: HIV/AIDS basics, 2016. <http://www.cdc.gov/hiv/basics/>.
21. Centers for Disease Control and Prevention: HIV/AIDS surveillance report: cases of HIV infection and AIDS in the United States and dependent areas, 2007. <http://www.cdc.gov/hiv/surveillance/resources/reports/2007report/index.htm>.
22. Centers for Disease Control and Prevention: HIV transmission, 2015. <http://www.cdc.gov/hiv/basics/transmission.html>.
23. Centers for Disease Control and Prevention: Preventing occupational HIV transmission to healthcare personnel, 2001. <http://www.cdc.gov/hiv/resources/factsheets/PDF/hcwprev.pdf>.
24. Cysique LA, et al: Undetectable cerebrospinal fluid HIV RNA and [beta]-2 microglobulin do not indicate inactive AIDS dementia complex in highly active antiretroviral therapy–treated patients, *J Acquir Immune Defic Syndr* 39:426–429, 2005.
25. Department of Health and Human Services: Panel on Antiretroviral Guidelines for Adults and Adolescents. Guidelines for the use of antiretroviral agents in HIV-1–infected adults and adolescents, 2009. <http://aidsinfo.nih.gov/contentfiles/AdultandAdolescentGL.pdf>.
26. Dore GJ, et al: Marked improvement in survival following AIDS

dementia complex in the era of highly active antiretroviral therapy, *AIDS* 17:1539–1545, 2003.

27. Gilbert MTP, et al: The emergence of HIV/AIDS in the Americas and beyond, *Proc Natl Acad Sci U S A* 104:18566, 2007.

28. Glass JD, Fedor H, Wesselingh SL, McArthur JC: Immunocytochemical quantitation of human immunodeficiency virus in the brain: correlations with dementia, *Ann Neurol* 38:755–762, 1995.

29. Grabar S, et al: Causes of the first AIDS-defining illness and subsequent survival before and after the advent of combined antiretroviral therapy, *HIV Med* 9:246–256, 2008.

30. Heaton RK, et al: The impact of HIV-associated neuropsychological impairment on everyday functioning, *J Int Neuropsychol Soc* 10:317–331, 2004.

31. Hinkin CH, et al: Medication adherence in HIV-infected adults: effect of patient age, cognitive status, and substance abuse, *AIDS* 18:19–25, 2004.

32. Hoffman C, Kamps BS: HIV medicine, 2003. <http://www.hivmedicine.com/pdf/hivmedicine2003.pdf>.

33. Reference deleted in proofs.

34. Letendre S, et al: Neurologic complications of HIV disease and their treatment, *Top HIV Med* 17:46–56, 2009.

35. McArthur JC, Brew BJ, Nath A: Neurological complications of HIV infection, *Lancet Neurol* 4:543–555, 2005.

36. McArthur JC, et al: Human immunodeficiency virus–associated dementia: an evolving disease, *J Neurovirol* 9:205–221, 2003.

37. McGovern T, Smith R: Case definition of AIDS. In McGovern T, Smith R, editors: *Encyclopedia of AIDS: a social, political, cultural and scientific record of the HIV epidemic*, Chicago, 1998, Fitzroy Dearborn.

38. Meehan RA, Brush JA: An overview of AIDS dementia complex, *Am J Alzheimers Dis Other Demen* 16:225–229, 2001.

39. National Institutes of Health: AIDSinfo: the HIV lifecycle, 2015. <http://www.aidsinfo.nih.gov/contentfiles/HIVLifeCycle_FS_en.pdf>.

40. National Institutes of Health: Panel on Antiretroviral Guidelines for Adults and Adolescents. Guidelines for the use of antiretroviral agents in HIV-1–infected adults and adolescents, 2009. <http://aidsinfo.nih.gov/contentfiles/AdultandAdolescentGL.pdf>.

41. Navia BA, Jordan BD, Price RW: The AIDS dementia complex: I. clinical features, *Ann Neurol* 19:517–524, 1986.

42. Neuen-Jacob E, et al: Frequency and topographical distribution of CD68–positive macrophages and HIV-1 core proteins in HIV-associated brain lesions, *Clin Neuropathol* 12:315–324, 1993.

43. Nightingale S, et al: Controversies in HIV-associated neurocognitive disorders, *Lancet Neurol* 13:1139–1151, 2014.

44. Pizzi M: HIV infection and AIDS. In Hopkins H, Smith H, editors: *Willard and Spackman's occupational therapy*, ed 8, Philadelphia, 1993, Lippincott Williams & Wilkins.

45. Pizzi M: The Pizzi Holistic Wellness Assessment. In Velde B, Wittman P, editors: *Occupational therapy in health care (special issue on community based practice)* 13:51, Binghamton, NY, 2001, Haworth Press.

46. Price RW, et al: The brain in AIDS: central nervous system HIV-1 infection and AIDS dementia complex, *Science* 239:586, 1988.

47. Price RW, et al: Neurological outcomes in late HIV infection: adverse impact of neurological impairment on survival and protective effect of antiviral therapy, *AIDS* 13:1677–1685, 1999.

48. Robertson KR, et al: The prevalence and incidence of neurocognitive impairment in the ART era, *AIDS* 21:1915–1921, 2007.

49. Sacktor N: The epidemiology of human immunodeficiency virus–associated neurological disease in the era of highly active antiretroviral therapy, *J Neurovirol* 8:115–121, 2002.

50. Schifitto G, Deng L, Yeh T: Clinical, laboratory, and neuroimaging characteristics of fatigue in HIV-infected individuals, *J Neurol* 17:17–25, 2011.

51. Selnes OA, et al: HIV-1 infection: no evidence of cognitive decline during the asymptomatic stages, *Neurology* 40:204–208, 1990.

52. Simioni S, et al: Cognitive dysfunction in HIV patients despite long-standing suppression of viremia, *AIDS* 24:1243–1250, 2010.

53. Tozzi V, et al: Persistence of neuropsychologic deficits despite long-term highly active antiretroviral therapy in patients with HIV-related neurocognitive impairment: prevalence and risk factors, *J Acquir Immune Defic Syndr* 45:174–182, 2007.

54. Joint United Nations Programme on HIV/AIDS (UNAIDS): Global report: UNAIDS report on the global AIDS epidemic 2013. <http://www.unaids.org/sites/default/files/media_asset/UNAIDS_Global_Report_2013_en_1.pdf>.

55. Joint United Nations Programme on HIV/AIDS (UNAIDS): AIDS by the numbers 2015. <http://www.unaids.org/sites/default/files/media_asset/AIDS_by_the_numbers_2015_en.pdf>.

56. Joint United Nations Programme on HIV/AIDS (UNAIDS): Report on the global AIDS epidemic, 2008. <http://www.unaids.org/en/dataanalysis/epidemiology/2008reportontheglobalaidsepidemic/>.

57. Reference deleted in proofs.

58. Valcour V, et al: Aging exacerbates extrapyramidal motor signs in the era of ART, *J Neurovirol* 14:362, 2008.

59. World Health Organization: Global health observatory data, 2014. <http://www.who.int/gho/hiv/en/>.

推荐阅读

Aberg JA, et al: Primary care guidelines for the management of persons infected with human immunodeficiency virus: 2009 update by the HIV Medicine Association of the Infectious Diseases Society of America, *Clin Infect Dis* 49:651–681, 2009.

Centers for Disease Control and Prevention: Blood supply, 2006. <http://www.cdc.gov/hiv/resources/qa/qa15.htm>.

Jaffe HW, Valdiserri RO, De Cock KM: The reemerging HIV/AIDS epidemic in men who have sex with men, *JAMA* 298:2412, 2007.

University of Arizona: HIV/AIDS pandemic began around 1900, earlier than previously thought; urbanization in Africa marked outbreak, *ScienceDaily*, 2008. <http://www.sciencedaily.com/releases/2008/10/081001145024.htm>.

第48章

多发伤的作业治疗 *

Sharon Dekelboum, Karen Parecki

学习目标

学习本章后,学生或从业者将能够做到以下几点:

1. 理解多发伤的定义。
2. 列举多种针对多发伤康复对象的标准化作业治疗评估方法。
3. 了解针对多发伤康复对象作业治疗师需要具备的能力。
4. 理解术语浅昏迷。
5. 了解跨学科的合作对多发伤护理的重要性。
6. 描述军人事务服务体系中连续性服务的过程。
7. 描述爆炸伤导致的多系统影响。
8. 了解创伤后应急障碍对复原过程的影响。
9. 确认辅助器具在此人群中的应用。
10. 描述如何能将回归工作或回归学校的项目融入康复服务中。
11. 了解将康复对象和家庭作为一个整体进行康复的重要性。
12. 了解感觉缺失在康复过程中的影响(了解感觉缺失在康复进程中的影响)。

章节大纲

关键术语

适龄治疗干预(age-appropriate treatment interventions)
截肢(amputation)
辅助技术(assistive technology)
爆炸伤(blast injury)
浅昏迷(emerging consciousness)
跨学科(interdisciplinary)

多发伤(polytrauma)
创伤后应急障碍(posttraumatic stress disorder)
感觉缺失(sensory loss)
弹片(shrapnel)
颅骨瓣(skull flap)
脑外伤(traumatic brain injury)
分流(triage)

---

* The opinions expressed in this chapter do not necessarily represent those of the Department of Veterans Affairs.

案例研究

Alex, 第一部分

Alex, 男, 25 岁, 在伊拉克服役期间由于遭遇简易爆炸物而遭受多重创伤。由于爆炸冲击, Alex 遭受了头部外伤 (弥散性轴索损伤和颞叶挫伤并伴随蛛网膜下腔出血), 右臂脱臼, 上下颌断裂, 右腿膝下外伤性截肢并伴随大腿骨骨折。另外, Alex 的眼球遭受了穿透性损伤, 手术清除了入眼的异物, 他同时出现创伤后应急障碍的临床表现。Alex 已婚, 他的妻子在他受伤的时候已妊娠 3 个月。他在被派往伊拉克前居住在夏威夷, 单层住宅入口有两级阶梯, 他的职位是海军医护兵。

Alex 受伤后 1 个月进入多重创伤康复病房, 病情稳定, 并转诊到作业治疗。最初时, Alex 的 Rancho 为 2~3 级伴随意识水平的改变, 并且接受了昏迷恢复量表 (修订) (coma recovery scale-revised, CRS-R) 的评估。此外, 对 Alex 进行了针对体位需求、手夹板需求、关节活动度, 以及整体力量的评估。由于觉醒度和清醒度的降低, 无法连续听从指令, 大部分的情况是通过采访他的妻子获得的。

1 周之内 Alex 的 CRS-R 评估显示认知功能得到改善, 并开始进行功能性移动、日常生活活动、认知及视知觉的筛查。Alex 床上活动只需要极少量的辅助, 在转移和轮椅活动时需要大量辅助, 在所有日常生活活动中需要中度到大量的辅助。在认知方面, 能够完成 80% 的简单单一指令, 除非在安静的环境下, 否则容易受到过度刺激并容易分心。他的耐心很差, 很易受挫, 并在定向、解决问题和其他执行功能方面有困难, 危险意识也有削弱。另外, Alex 的视知觉减退, 伴有辨距障碍及重影。他的左上肢力量和关节活动度正常, 但右侧肢体的力量和关节活动度降低。右侧的协调性有所降低, 但是左侧的协调性正常。Alex 亦表现出过度警觉和睡眠困难。

作业治疗的目标包括: ①增加日常生活活动的独立性; ②增加移动和轮椅活动的独立性; ③获得并保持右侧上肢所有关节的最佳关节活动度, 以保持所有关节在最佳坐姿和站姿时的功能和关节活动度; ④改善视知觉功能或者采用代偿策略来促进安全, 并降低日常生活活动以及工具性日常生活活动的难度; ⑤改善高级认知功能, 包括采用代偿性策略和认知辅助器具来增加所有功能的独立性与安全性; ⑥在工具性日常生活活动包括抚育孩子的技能方面获得最佳独立性; ⑦帮助康复对象获得重返社会的能力, 如交通; ⑧改善康复对象重回学校及重回工作岗位的能力; ⑨接受合适的医疗设备以满足长期或短期的需求 (包括轮椅、坐垫、日常生活设备以及假肢); ⑩促进康复对象放松, 改善康复对象睡眠质量; ⑪对患者及家属进行全面教育, 包括代偿策略和安全建议。

因为 Alex 认知功能受到很大的削弱, 于是采用了一个跨学科的队伍来保证代偿策略的实施。随着 Alex 对他受伤情况的了解, 他的情绪从沮丧到充满希望, 慢慢接受了他目前的状况。此外, 心理医生为家人提供支持, 并帮助 Alex 和妻子认识到两人关系中角色的改变。

在这一章中, 我们会考虑 Alex 受伤后的短期和长期后果。这类多重创伤后身体多个系统均会受到影响。考虑康复对象作业活动技巧及模式与活动之间的关系, 并选择适当的仪器及治疗方案以改善他生活各方面的功能。

思辨问题

1. 如何决定需要哪些作业治疗, 并按何种顺序进行作业治疗?
2. 考虑到个人因素, 如何决定治疗的优先顺序?
3. 如何根据康复对象及家属的需要整合治疗方案?

多发伤

多发伤 (polytrauma) 的定义来源于拉丁语 poly, 意思是多重创伤。该术语已经使用了很长时间, 对涉及多发性创伤的任何情况都适用。美国军方医生通常用这个词来形容伊拉克战争 (Operation Iraqi Freedom, OIF, Irap) 和阿富汗战争 (Operation Enduring Freedom, OEF, Afghanistan) 返回的重伤士兵[34]。

美国军事医务人员和退伍军人管理局 (Veterans Administration, VA) 一直使用 "多发伤" 一词来描述美国各个服役人员在战争中遭受的多重、极端、往往导致完全无能力的创伤性伤害, 这些多重伤害的严重性和复杂性在以前的战争中被证明是致命的。随着医学领域尤其是战场医学的发展, 这些伤员被快速撤离到综合的创伤中心从而降低了死亡率, 但弹片损伤会留下许多严重的问题, 如多次截肢、皮外伤、正常身体功能丧失和全身并发症、脑损伤、感觉障碍和部分至完全性瘫痪。这些类型的复合伤即使在经常发生帮派冲突的城市的创伤中心也不常见。

VA 将多发伤定义为 "多于一个身体区域或器官系统的受伤, 其中之一可能会危及生命, 导致身体、认知、精神或社会心理损害和功能障碍"[10]。其创建了许多多发伤中心, 以解决这些康复对象的医疗和康复需求。现在, 不仅 VA 面临寻找最佳康复手段的挑战以长期有效的维持康复对象的治疗成果, 民间部门也开始采用多发伤这一术语, 并开始为这一群体提供治疗。

爆炸伤的类型

多发伤最常见的原因之一是接触爆炸物, 例如来自简易爆炸装置或火箭弹爆炸。根据国防和退伍军人脑损伤中心 (Defense and Veterans Brain Injury Center, DVBIC)[8] 的说法, 基于接近爆炸和身体对爆炸的反应,爆炸伤害可能对身体产生不同的影响。DVBIC 指出"爆炸事件可能以多种方式影响身体,此外,这些不同的损伤机制可能会相互作用,并导致更多的损伤或长时间的恢复"。

- 原始的爆炸伤害是暴露于高压冲击波或由爆炸本身产生的复杂压力波。该冲击波高速传播,受周围环境影响;例如,在诸如车辆的封闭环境中可能会增加爆炸波的影响。充满气体的器官,如耳,肺和胃肠道以及充满液体的腔体(如脑和脊髓)所包围的器官特别容易受到初级爆炸伤害。高压冲击波迅速消散,是对最接近爆炸的人造成伤害的最大风险。
- 二级爆炸伤害是由于空中飞行的弹片造成的,这些碎片可能会导致穿透伤害。
- 爆炸使人体撞到实物(如相邻墙壁或方向盘)时可能会发生三级爆炸伤害。这些类型的伤害与大脑的加速/减速力量和钝力外伤相关,类似于高速机动车事故后观察到的情况。
- 最后,由于创伤性截肢所致的大量失血,甚至爆炸释放的有毒气体的吸入,可能导致四级爆炸伤害[9]。

多发伤的损害是不可预测的,每个人都有自己不同的结局。一些常见的后遗症包括脑损伤;脊髓损伤;截肢;感染;骨科问题,如骨折;创面;心理压力,如创伤后应激障碍;挤压伤;烧伤;听觉和前庭损伤;眼睛、眼眶和面部损伤;口腔并发症;肾,呼吸,心脏和胃肠功能受损;周围神经损伤;疼痛(表 48.1)。

表 48.1　爆炸相关损伤概述

系统	损伤或情况
听力与前庭	鼓膜破裂、听小骨损坏、耳蜗破损、异物、失聪、听力失真、耳鸣、耳痛、眩晕、噪声敏感
眼,眼眶,面部	眼球穿孔、异物、空气栓塞、碎片
呼吸	肺冲击伤、血胸、气胸、肺挫伤及出血、前静脉瘘(气栓源)、气道表皮破损、吸入性肺炎、脓毒症
消化	肠穿孔、出血、肝脏或胰腺损坏、脓毒症、空气栓塞引发的肠系膜缺血、腹膜刺激征、直肠出血
循环	心脏挫伤、气栓引发的心肌梗死、休克、血管迷走性低血压、外周动脉损伤、空气栓塞引发的损伤
中枢神经系统损伤	脑震荡、闭合性和开放性的脑损伤、点状皮下出血、水肿、脊柱损伤、空气栓塞引发的损伤、低氧或缺氧、弥散性轴索损伤
肾脏损伤	肾脏挫伤、撕裂伤、横纹肌溶解引发的急性肾衰竭、急性动脉闭塞、空气栓塞引发的损伤
肢体	创伤性截肢、骨折、压伤、间隔综合征、烧伤,割伤、拉伤、感染、急性动脉闭塞、空气栓塞引发的损伤
软组织损伤	压伤、烧伤、感染、伤口延迟愈合
情感及心理	急性应激反应、创伤后应激障碍、幸存内疚感,脑震荡后综合征、抑郁、泛化性焦虑症
疼痛	伤口急性疼痛、压伤或者创伤截肢、慢性疼痛综合征

摘自美国疾控中心:爆炸和冲击伤:临床医生入门读本。http://www.cdc.gov/masstrauma/preparedness/primer/pdf

虽然多发伤人群被定义为一个独特的人群,但治疗原则和规划治疗时必须考虑的因素适用于所有康复人群[16,28]。其中一些因素包括受伤时的年龄、发育阶段和社会角色,包括工作角色和家庭角色、对辅助技术和军队文化的熟悉度以及种族背景、PTSD/急性压力反应、以前或当前的药物滥用、高发的精神健康问题和自杀风险以及职业和重返社会等。此外,这个人群可能需要社会工作者长期的支持,因为他们的人生角色和继发性问题开始影响他们的功能(图 48.1)。长期的服务需要根据康复对象年龄的变化提供相应的治疗干预手段以满足其需求。

治疗及治疗分流的实施在伤害发生的急性期就要开始,一旦进入医院,首要解决的就是保持生命体征的

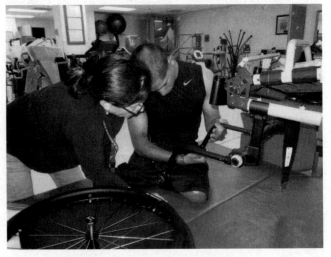

图 48.1　学习组装一台新的轮椅

稳定。一旦康复对象身体状况稳定,即使康复对象在重症监护室内,作业治疗师就可以开始康复治疗咨询[12]。只要康复对象可以开始康复治疗,就会根据康复对象的需求以查看哪种类型的康复计划最适合。在 VA 多发伤的康复系统内,将康复分为几个级别,其中最重要的是多发伤康复中心(polytrauma rehabilitation center, PRC-住院康复),多发伤过渡康复计划(polytrauma transitional rehabilitation program, PTRP-家庭治疗),多发伤康复网点(polytrauma network sites, PNSs-门诊康复)和多发伤临床支持小组(门诊康复)[10]。此外,VA 为那些无法前往当地康复部门的人提供多发伤远程指导(图 48.2)。

多发伤康复中心

多发伤康复中心(polytrauma rehabilitation centers, PRCs)为不同程度的康复对象提供急性、综合性的住院康复,RANCHO LOS AMIOS(RLA)认知功能评定量表[17]的任何级别的康复对象均可入院。PRC 还可以为康复对象提供综合的跨学科评估,这些评估有助于确定康复对象因战伤而导致的医疗、康复和社会心理问题所需的服务范围和类型,以及提供这些服务的最合适环境[10]。PRCs 拥有一支完整的康复专业团队,以

及其他与多发伤相关的专业顾问,同时也为其他有利于多发康复对象照顾的设施提供咨询。

作为一名在多发性创伤康复小组中的作业治疗师,必须具备治疗多种疾病的知识和经验。比如,面对一位颅脑损伤康复对象,治疗师必须具备创伤性脑损伤(traumatic brain injury, TBI)康复的专业技能,包括认知康复、视觉-感知技能训练,感觉缺失训练和行为技能训练[16,28]。除此之外,OTs 还需要对残障的康复有更深入了解,包括上肢康复、截肢护理、功能性移动、烧伤、压疮预防、平衡和手部治疗,包括手矫形器制作。再者,OT 必须熟练地进行心理社会康复,重点关注家庭护理,以及如何与 PTSD、焦虑和疼痛康复对象合作[18]。最后,OT 还必须精通日常生活活动能力(ADL)和 IADL 的再培训,训练康复对象重返社会。

OT 只是 PRC 的跨学科团队中的一员。小组其他成员包括康复医生、护士、社会工作者、言语治疗师、物理治疗师、娱乐治疗师、心理咨询师和神经心理学家。一些团队还包括家庭治疗师、军事联络员、盲人康复和门诊专家以及按摩治疗师。咨询服务在这些康复对象的护理中起着很大的作用,经常参与护理的顾问包括整形外科医生、矫形外科医生、疼痛管理专家、精神科医生、牙医、听力学家、神经科医生、眼科医生和内科医

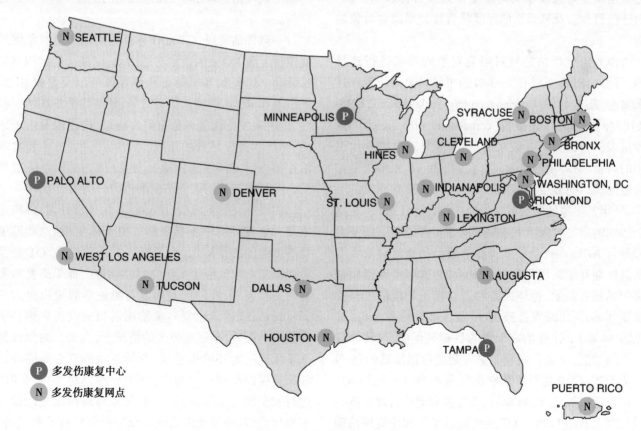

P　多发伤康复中心
N　多发伤康复网点

图 48.2　多发伤康复机构系统图

生。治疗急性多发性创伤康复对象的关键部分是有一个大型团队,大家共同合作,以便为患者提供最佳服务。这个跨学科团队定期召开会议,以确保所有治疗专家都以流动小组的形式工作,以解决主要问题,并确保治疗在临床上是适当的,以患者为中心的。跨学科沟通对于确保团队所有成员都能加强合作至关重要,由不同学科发起的技术和代偿,或就哪些技术和代偿措施可能最有效地为该康复对象实施,这往往需要在各学科之间进行协调处理,以确保获得最佳护理方案[7,35,36]。

一旦康复对象进入多发伤康复中心(PRC)作业治疗师(OT)就会介入咨询。作业治疗师会先查看医疗体征记录以及评估康复对象所需的预防措施。如:这些康复对象多数接受了颅骨瓣摘除术,因此在下床时必须配戴头盔;多发伤康复对象常受到感染,如耐甲氧西林金黄色葡萄球菌和鲍曼不动杆菌,需要接触隔离(长衫和手套);他们也可能有癫痫发作的风险;因为有视觉障碍,有跌倒的风险;行为困难以及创伤后应激障碍等。一旦OT了解了康复对象的背景和所需的保护措施,下一步就是联系治疗小组以确定是否有其他信息可用,然后与康复对象见面。要收集最重要的信息之一是康复对象及家属对康复计划的目标和期望,因为这些目标以及脑损伤的程度将直接关系康复对象的治疗。

作业治疗评估是针对康复对象的需求进行选择的。例如,RLA等级在1~3级的康复对象可使用昏迷恢复量表-修订版(coma recovery scale-revised, CRS-R)[14]和昏迷-类昏迷量表(coma-near coma scale)[31]两种量表进行评估。一般来说,如果康复对象表现出最小的兴奋,对环境的刺激只有轻微的反应,跟随指令和沟通的能力明显受损,以及很少或根本没有有意的动作,则康复对象通常会被认为处于浅昏迷状态[2]。在这个级别的康复对象无可使用的功能,这限制了康复对象参与ADLs。一个处于浅昏迷层面的康复对象将会从急性期开始采用不同的康复治疗,这些干预措施通常包括感官刺激,神经肌肉和运动相关功能的维持和恢复训练,预防继发性残疾,以及家庭教育和参与(详见第34章)。作业治疗干预的目标是促醒,改善康复对象的功能,与语言病理学家一起确定最准确的是/否交流形式,使康复对象能够执行基本命令。此外,OT还涉及通过被动ROM练习,矫形器和健康管理来维持或恢复上肢的ROM。OT还将通过坐垫和轮椅评估确保最理想坐姿和皮肤的完整性。一旦康复对象从浅昏迷状态苏醒,他或她将从促醒阶段进入下一康复阶段,即急性康复期(图48.3)。

急性期康复开始于对康复对象进行评估并根据康复对象的需要选择最佳康复治疗方案。目标的制订基于临床评估,并由康复对象和家属直接决定。目标必须反映康复对象的功能作业表现。常用评估工具侧重于评估身体功能主要包括:上肢的ROM;徒手肌力测试;协调测试,包括标准化评估,如Moberg Pickup试验,Purdue Pegboard测试,Jebson-Taylor手功能测试,以及Minnesota操作等级测试。如果需要进行感觉功能测试,可以使用Semmes-Weinstein单丝纤维进行测试。针对BADL和IADL,常用的评估量表有:Kohlman生活技能评估,执行功能测试,加拿大作业表现量表以及VALPAR 5职业分析。除了皮肤情况和坐姿以外,还要评估转移和功能性移动能力。针对视知觉评估,一些常用的标准化工具包括:Motor Free视知觉测试,BiVABA(译者注:Brain injury Visual Assessment Battery for Adults,BiVABA成人脑损伤视觉评估量表)和动态视觉扫描,以及对忽视、扫视、敏锐度和色觉的非标准化评估。最后,基础认知技能通过诸如Loewenstein作业治疗认知评估、日常关注测试、情境记忆测试和非正式评估(如功能性任务表现的组件)等工具进行评估。

一旦评估完成,OT的任务就是确保康复对象促进或维持上肢ROM的最佳功能活动,以进行后续的功能性活动。这包括基本的自我照顾任务以及健康管理、矫形器和ROM训练。除此之外,还有维护皮肤的完整性,许多多发伤康复对象有弹片伤口、烧伤以及由于床面、座椅和夹板导致的压疮。OT与医生、护士和物理治疗师一起工作以确保康复对象皮肤完好,至关重要的一点是减轻接触表面皮肤的压力。

如果存在感觉障碍,则必须对此进行处理,以确定康复对象在环境中正常工作。由于痛觉、触觉和温度觉等方面的感觉降低,为了康复对象的安全,OT必须确保康复对象已经接受感觉代偿训练。如果康复对象有听力损失,治疗师面对康复对象讲话时要以更大的音量说话,或者让康复对象使用适当的设备来弥补听力损失。最后,在视觉丧失的情况下,为康复对象保持一个无混乱的环境很重要,要始终将所有必需的物品和家具保留在同一个地方,并引导康复对象在房间内进行安全的功能性移动。OT还应与眼科康复门诊专家密切合作,通过使用低视力或失明康复技术和设备,确保康复对象能够执行基本的ADLs和IADLs。

JFK 昏迷恢复量表-修订ⓒ2004																
记录表格																

这个表格必须与"CRS-R 实施和计分准则"一同使用,该准则为此量表提供了标准的实施指南

患者:		诊断:		病因:
病发日期:		入院日期:		

日期																
星期	入院	2	3	4	5	6	7	8	9	10	11	12	13	14	15	16
听力功能量表																
4-根据指令连续运动*																
3-可重复根据指令运动*																
2-声音定位																
1-听觉惊吓																
0-无																
视觉功能量表																
5-物体认知*																
4-物体定位,接触*																
3-视觉追击*																
2-固定*																
1-视觉惊吓																
0-无																
运动功能量表																
6-功能性物品的使用†																
5-自动运动反应*																
4-物品操纵*																
3-对危险刺激定位*																
2-屈拔																
1-姿势异常																
0-无																
嘴部运动/言语功能量表																
3-可理解言语*																
2-发音/口腔运动																
1-口腔反射运动																
0-无																
交流量表																
2-功能:准确†																
1-无功能:有意的*																
0-无																
唤醒量表																
3-注意力																
2-无刺激睁眼																
1-刺激睁眼																
0-无法唤醒																
总分																

† 表示紧急 MCS

* 表示 MCS

图 48.3　JFK 昏迷恢复量表[From Giacino JT.Kalmar k.Whyte J:The JFK coma recovery scale-revised:measurement characteristics and diagnostic utility,Arch Phys Med Rehabil 85(12):2020-2029,2004.]

在对这些基本表现进行评估之后,OT 可以将重点放在基础性 ADL 上,这包括使用和培训能增加康复对象独立性所需的辅助设备或医疗设备。例如,康复对象可能需要长柄镜子检查皮肤是否有伤口或观察截肢部位的愈合情况。康复对象也可能需要专门的进食餐具,例如用于单手进食的固定餐盘或悬吊带。此外,如果存在平衡或移动问题,康复对象可能需要淋浴凳或扶手。基础性 ADL 表现的一部分包括能够安全到达目的地,如厕所或淋浴。因此,OT 必须为无法行走的康复对象解决坐和行动方面的需求。对于无法行走的康复对象,座位评估可作为轮椅评估的一部分。轮椅使用包括安全培训、移动培训以及安全使用轮椅的视知觉评估。那些因平衡问题或运动规划而影响安全上厕所或淋浴的可行动患者也需要作业治疗服务。护理人员的培训也由 ADL 和功能性移动培训开始,随着康复对象的进展,培训需要重新调整。

针对这一人群的 IADLs 训练,它可以从简单的膳食准备,基本的资金管理,或简单的打理家务的技巧开始进步到更高级别的资金管理技能;工作,学校和家庭护理相关技能;时间管理;和社区生活技能。将认知再训练和补偿策略结合起来以优化这些技能的独立性非常重要。康复对象通常使用和训练使用辅助认知工具,如电子认知仪器(electronic cognitive devices,ECDs)、报警手表、全球定位系统(globle positioning system,GPS)。使用这些工具提高康复对象的执行功能,如寻路、解决问题、组织和规划等问题,也让康复对象更好地重返社会。重返社会还包括关于公共交通的使用以及驾驶的培训。

许多多发伤的患者会经历创伤后应激障碍、焦虑和疼痛等障碍,OT 可使用生物反馈来进行压力管理,放松和疼痛管理。此外,OT 还与心理服务,医疗服务和护理一起解决睡眠问题。康复对象在多发伤康复中心(PRC)可以学习、练习这些睡眠技术,以便在出院后使用这些技能。

在整个住院期间,多发伤的康复对象可能会因为许多其他医疗问题,从而中断预定的作业治疗。这些医疗问题可能导致康复对象状态改变,从而需要重新评估康复对象的功能和认知状态。随着康复对象的状态或家庭目标的变化,康复目标和优先治疗事项必须随时更新。康复对象家属通常会参与康复对象护理的各个方面,并参与制订康复治疗计划。

案例研究

Alex,第二部分

Alex 在多发伤康复中心出院以后,可以独立进行基础性日常生活活动、在室内外转移和驱动轮椅。他装配了下肢假肢,右手的功能性抓握已具有足够力量并能够协调地穿脱假肢。Alex 配备了电子认知设备以补偿其记忆障碍、改善其 IADL 的作业表现和组织技能。他在准备食物、家庭管理和金融管理等基础的工具性日常生活活动方面仍需要较少的辅助。随着视知觉技能的恢复,Alex 不再抱怨重影,并能够准确地确认和触及目标物。通过使用代偿策略,包括深呼吸、生物反馈、睡眠卫生技能,Alex 能够睡眠好并更少焦虑,他对挫败的容忍度也有提高。由于还是容易分心,这对他的时间管理和完成任务能力有着负面影响。但是它能够在提示下为自己创造一个不会分心的环境。他的安全意识得到了改善,但在较高级的判断和安全方面仍需要监督。当 Alex 进入 PTRP 以后,他的作业治疗计划仍然继续进行且进度与住院治疗时的医嘱一致。过渡性作业治疗目标包括:①改善高级认知功能,包括采用代偿性策略和认知假体来增加认知功能;②改善工具性日常生活活动,包括抚养技能;③改善康复对象使用公共设施,包括交通设施的能力;④训练康复对象重返学校和重返工作的技能;⑤接受合适的医疗设备以满足长期及短期的需求。

多发伤过渡康复计划

多发伤过渡康复计划(polytrauma transitional rehabilitation program,PTRP)为已经不需要基本康复干预需求的 TBI 康复对象提供全面的、持续的认知再训练和重返社会康复,该计划的目标是让康复对象重返社会,协助他们实现独立生活并帮助他们回到他们的生活角色。并非所有进入 PTRP 的康复对象都通过多发伤康复中心(PRC)转入的,许多康复对象是直接从其他 VA 组织、PNSs、私立机构或军事医疗机构转介的。因为这些康复对象已经基本达到了住院康复对象康复的目标——即 ADL 的独立性和基本的功能性移动——所以他们参与 PTRP 的重点是训练重返社会需要的更高级别的技能,这里会进行更多的有关小组和社区活动的认知再训练。大多数康复对象都居住在 PTRP 机构内,还有一些康复对象已经回到社区,只是白天到机构内进行培训[20]。

与所有的康复项目相似,作业治疗计划从评估开始并引导临床决策。目标设定基于临床医疗情况、康复对象和家属的意见以及跨学科团队目标。PTRP 中的 OT 使用许多非标准化的功能评估工具,同时也使用许多标准化的 TBI 评估工具,如 Mayo-Portland 适应性清单(MPAI-4)[21]。MAPI-4 特别关注在康复或其他临床干预期间最常出现的后遗症,如身体、认知、情绪、行为和社会问题。MPAI-4 也可以评估由于脑损伤导致的阻碍康复对象重返社会的主要障碍,以及活动的环境和背景。整合其他团队成员包括心理学和神经心理学,语言病理学和物理治疗等意见以后,就可以开始实现目标和重返社会的训练了。

OT 会训练康复对象参与基本 IADL 如资金管理,包括建立银行账户、预算、财务规划以及支付账单的能力。其他包括烹饪技巧,家庭管理和组织,健康管理和维护,育儿,宠物护理,安全意识和应急反应以及购物等方面也是 OT 需要训练的内容。代偿和认知恢复的训练对于 IADL 再培训是不可或缺的,特别是对于记忆和执行功能障碍的康复对象,许多这样的康复对象被发放和培训了使用 ECD,这种能力在 PTRP 整个治疗过程中不断被强化。

重返社会培训有助于康复对象获得进入社会的能力,这包括培训康复对象使用公共交通,解决驾驶需求,或解决康复对象获得交通工具的能力。它还要求康复对象学会使用 GPS 设备获得寻路的技巧,以及提高执行功能,如制订旅行计划、预算、管理和解决问题。OT 还会训练康复对象练习使用认知代偿设备(如 ECD、智能手机或 GPS),以帮助康复对象在作业表现方面取得成功。

PTRP 的另一个关键部分是培训和干预,以帮助患者实现重返学校和学习的目标。这包括基础学术技能的培训,如数学、记笔记和一般学习习惯,它还包括对教育需求和兴趣的探索,其中一些可能会涉及职业前培训或职业参与。OT 还必须培训一些辅助技术,例如计算机访问,ECD 和一些专业的软件,以提高重返学校和学习的能力。

如果返回工作是康复对象的主要目标,OT 必须协助他或她获得恢复就业或志愿活动所需的技能。OT 可能会根据康复对象的功能级别以及喜好来确定和选择工作机会,提供职业治疗来训练康复对象寻找工作机会、填写和提交适当的申请材料,并准备面试。工作习惯,如出勤率、守时、适当的与同事的关系、适当的着装、任务完成的及时性和合规性等,也需要进行培训。认知恢复设备的使用,可以协助康复对象在这些领域

取得成功。最后,康复对象可能没有准备好接受全职甚至兼职的有薪工作,因此以志愿者的方式去探索和参与可能是重返劳动队伍的第一步。OT 也可以在工作场所或志愿者站点提供工作指导,以确定康复对象能够适应或者代偿完成现有工作,最终帮助康复对象重返工作岗位。

OT 还需要培训休闲娱乐、参与和社交技能,以提高康复对象重新融入社会的能力。解决这些技能的关键因素包括建立社交技能小组,在适当的环境中进行互动实践,以及角色扮演并进行反馈。无论是在项目内部还是在社区内部的同伴之间的互动,以及家庭和社区的互动,都为技能训练提供了更多的练习机会。休闲娱乐活动不仅包括掌握康复对象的兴趣爱好和评估康复对象现在的能力,它还包括规划休闲娱乐活动、取得和维护休闲娱乐设备和用品、平衡休闲娱乐活动与工作及自我照顾需求等方面的能力培训。OT 可以与物理治疗师和文体治疗师一起工作,以确保能根据需要提供相应的运动设备和辅助技术,以最有效地满足康复对象的休闲要求。

压力管理也需要解决。许多康复对象面对自身的缺陷、生活角色和模式的改变、疼痛、睡眠问题以及 PTSD 等方面都有许多压力,生物反馈技术可用于帮助这些康复对象学习以减少这些压力反应,管理疼痛并改善睡眠。睡眠管理以及各种身心康复技术也可以引进并纳入 PTRP 项目中作为常规治疗。

总体而言,在 PTRP 工作的 OT 必须根据康复对象当前的身体和认知能力来处理上述所有领域,同时还要改善他们当前的功能,解决 ROM、肌肉力量和协调等方面的问题都是为了改善康复对象的能力。如果康复对象存在感觉方面的问题,如过低的视力或者视知觉缺陷,则必须解决,同时相应的代偿机制也必须包括在前文提及的那些功能领域的治疗方案中。最后,认知技能,纠正和代偿等问题必须得到解决,以确保康复对象在这些功能区域中取得最佳效果。

当康复对象转出 PTRP 时,OT 可以帮助康复对象迁移到适当的住房,就仍然需要的康复治疗提出建议,必要时提供照顾者的培训,确保住房的必要措施已经到位,OT 还可以提供康复对象可能需要的任何医疗设备及环境改造。

案例研究

Alex,第三部分

在参与 PTRP 服务 3 个月后,Alex 能在 IADLs 的作业表现中更好地使用电子认知设备。他现在使用电子认知设备进行预约提醒、寻找方向、制作清单、笔记记录和药物管理,只偶尔需要治疗师的提醒。虽然 Alex 仍然不能够驾车,但他学会了使用公交系统去当地的餐馆,商场,超市和专卖店。依靠电子认知设备和电脑地图,他足以在熟悉的区域内寻找路线。Alex 的安全意识明显提高,能够长时间独自一人并独立操作工作设备,并在论证、决定和解决问题方面上有所改善。Alex 现在可以独立的准备简单的热食和进行基础的家庭管理任务,包括洗衣和打扫。他开始在当地的幼儿园当志愿者来训练工作技能和儿童照顾技能。生物反馈的训练仍在继续,自我调节的技能也有提升。

当 Alex 完成过渡性康复计划后,他与他妊娠的妻子搬回了家,并转诊到当地的 PNS 进行进一步的作业治疗。在 PNS 进行作业治疗的目的包括:①促进高级认知功能恢复,包括采用代偿性策略和认知假体来增加功能技能的独立性和安全性;②改善康复对象 IADLs 能力,包括抚养技能;③最大化的独立使用公共设施,包括交通设施;④改善重返学校和重返工作的技能;⑤接受合适并持久的医疗设备以满足长期及短期的需求;⑥提高压力管理和应对的手段,包括心身技巧。

多发伤康复网点

多发伤康复网点(polytrauma rehabilitation centers, PNSs)为多发伤康复对象提供门诊医疗并扮演两个角色。第一个是与康复中心咨询后提供专业的恢复期康复。作业治疗师根据住院治疗师的建议进行后续治疗服务。根据康复对象目前的状况和治疗效果,康复对象的作业治疗可以涉及从对照料者进行再教育,到重返学校或者重返工作的坐和行动的需求等多方面。因为平衡能力或者运动计划等因素导致上厕所或者洗澡有困难的非卧床康复对象也需要作业治疗服务。另一关注点应该是强化整合辅助技术和其他代偿技术用以优化康复对象的作业表现及独立性。作业治疗师根据康复对象的需要(环境,个人因素,康复对象和家庭目标,活动需求,和目前表现技能)而并非根据特定的诊断制订治疗方案,治疗的实施也是基于特定环境和背景中最合适且最能满足康复对象需求这一前提下进行的。

在对伊战争和对阿战争 (OIF/OEF) 的服役人员中,轻度创伤脑损伤(mild traumatic brain injury,mTBI)的病例显著增加。轻度创伤脑损伤并没有公认的定义。VA 在轻度创伤脑损伤筛查中使用了如下的定义:

mTBI 病例受到创伤后导致脑功能生理性中断,并表现为以下之一——[8,22,24,30]:

1. 任何时长的意识丧失。
2. 关于事故之前和之后的即时记忆丧失。
3. 事故时精神状态改变(例如,感到茫然,迷失方向和困惑)。
4. 一过或者非一过性的或者局部性的神经损坏,但是损伤的严重性不超过下列情况:

（1） 失去意识不超过 30 分钟。

（2） 30 分钟后 GCS 量表分数 13~15 分。

（3） 创伤后失忆不超过 24 小时。

轻度创伤脑损伤常见的症状包括头痛、眩晕、反胃和呕吐、睡眠紊乱、对光敏感、对噪声敏感、处理缓慢、记忆困难、易怒、抑郁和视觉改变。患者可能在轻度创伤脑损伤同时或者在数周之后出现这些症状。大多数持续轻度创伤脑损伤康复对象,症状在 3 个月内消失[33],但是,有 15% ~ 30% 的康复对象症状会一直持续,并有发展为脑震荡后综合征的危险[1,29]。在脑震荡后综合征中,以上提及的这些症状或者这些症状的组合将持续 3 个月以上[5]。

脑震荡后综合征会在多发伤康复的任何阶段产生影响,有时脑震荡后综合征直到许多危及生命的损伤稳定后才变得明显[19,30]。在急性康复期间,这些症状对功能会有影响,但此时注意力更多集中在急性损伤上,而非持续性的脑震荡后遗症,在恢复期,脑震荡后遗症对高级功能活动的影响就凸显出来了。康复对象也会在轻度创伤脑损伤和脑震荡后症状确诊后接受创伤后压力心理障碍症的治疗。

受到多重爆炸冲击伤的康复对象经历更复杂的轻度创伤脑损伤的危险性更高,这一情况,连同暴露于高压环境中,增加了轻度创伤脑损伤和急性压力反应/PTSD 的危险性。这与平时由于交通事故导致的轻度创伤脑损伤的情况一致。高压环境、多重暴露和急性应急反应/PTSD 对轻度创伤脑损伤的自然恢复有着严重的影响。

急性应激反应、抑郁和 PTSD 的症状与 mTBI/脑震荡后综合征非常相似,可包括记忆力和注意力困难、睡眠问题、注意力障碍,易怒和头痛。确认各种症状原因的最佳方案是组织一个治疗团队,PNS 使用跨学科团队模式来讨论决定这些症状中最有可能导致缺陷的原因及最适合的治疗方案(图 48. 4)。

PNS 在 2007 年开始发展时并没有针对轻度创伤脑损伤的标准治疗方案。当这一诊断在对伊战争和对

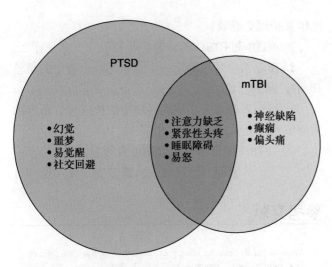

图 48.4　mTBI 及 PTSD 的常见症状（From Ruff RL, Riechers RG, Ruff SS: Relationships between mild traumatic brain injury sustained in combat and post-traumatic stress disorder, F1000 Med Rep 19:64, 2010 [government publication].）

阿战争中越来越普遍后, VA 制定了最佳实施准则[11]。此外,康复和重返社会办公室还制订了一项作业治疗和物理治疗的具体指导方针(作业治疗师/物理治疗师:临床实践准则:轻度创伤脑损伤的作业治疗和物理治疗)。这一临床准则推荐以康复对象教育、视觉功能障碍、头痛、认知、角色恢复和情感健康为中心的治疗。

研究表明轻度创伤脑损伤所需要的治疗与中度和重度创伤脑损伤不同。对于严重创伤脑损伤的目标是加深对缺陷的认识,但是对于轻度创伤脑损伤,对能力、压力管理/应对技能,以及代偿手段的关注可以增加治疗效果[3,6,8,27,32,37]。轻度创伤脑损伤的康复对象对错误过度的敏感及对自身能力的知觉下降会导致其缺乏自信心、抑郁和孤独,这些因素会对康复对象回归生活和重返社会产生影响。康复对象可以通过遵循例行程序完成熟悉的任务,但是可能在问题解决,洞察和自律方面有困难[26]。

在 PNS 系统中工作的 OT 与康复对象进行交流评估,这些评估包括使用标准评定方法,自我评估工具,以及观察在功能性任务中的表现。治疗师也会提供视觉知觉筛查,因为经历多重爆炸冲击伤的康复对象经常会有视觉损伤。根据筛查,如果需要,治疗师可以推荐康复对象进行进一步的评定,这些评估包括对日常生活活动需要,认知缺陷,当前对辅助设备的使用,家居改造需要,家庭管理技能,组织技能,驾车技能,物理康复需要,情感调节,睡眠卫生,疼痛,头痛和放松技能的筛查等。此外,作业治疗师也会对康复对象在学习技巧、职业技能、重返社会的能力,回归和过渡到生活角色(包括进入学校,工作或者两者同时执行),首次管

理家庭,更高阶的财富管理和育儿技能等方面的能力进行培训。

如果治疗师把重点放在康复对象活动需求和任何发现的有关障碍的目标上,治疗师会通过补救手段及代偿措施训练、辅助技术和生物反馈/身心技术等手段来处理上述那些方面的需求。这包括消除干扰,培养习惯和整合自我感知训练等,对康复对象的教育也是治疗不可或缺的组成部分。康复对象的教育可以包括讨论 mTBI 的影响,预后及常见的高压环境和睡眠问题会对功能产生的影响。在这个教育的背景下,治疗师必须为提高洞察力,使用代偿机制和有效地参与作业活动提供指导。总之,有记录表明当康复对象接受足够的教育时,轻度创伤脑损伤的治疗效果更佳[25,28]。

因为 PNS 的对象有许多在民间的退役人员,他们过去曾有专业的驾驶技能所以需要重新评估他们的驾驶技巧。这些驾驶技巧包括注意力,多任务能力,反应速度,视知觉技巧,以及对压力的反应和警觉性。许多康复对象现在逃避驾车,或者依赖其他人的辅助。作业治疗师通过评估和辅导手段培训康复对象驾驶需要的技巧,同时, VA 有专门的进行驾驶康复的治疗师,这些受训过的专家通过驾驶模拟器和真实驾车训练来评估这一人群的驾驶能力。他们还可以提供驾驶训练并按照指示提供适应的车辆及控制。

PNS 是以评估和追踪康复对象终身需求为任务的团队。这些网点为现况和会发生的情况提供积极的管理,并确认当地资源为退伍军人和非退伍军人提供照顾。

案例研究

Alex, 第四部分

刚开始 Alex 每周在 PNS 由作业治疗师进行评估,之后改为每月 1 次。 Alex 主要的担心是他即将出生的孩子。虽然他的志愿者经历包括照顾儿童的技能,但是他不确定如何照顾新生儿,同时也有其他压力因素包括缺乏睡眠,对挫败的低容忍度和容易分心。对可编程婴儿模拟器的试用和训练成功的整合自我调节手段和电子认知设备的使用,增加了他对自己能力的自信心。在受训使用 GPS 后, Alex 能够自信地在不熟悉的区域巡航。他也完成了驾驶康复计划并被批准独立驾驶。 Alex 享受他的志愿者经历,并将教学作为职业目标。他现在使用他在 PNS 进行康复时学到的学习技巧每学期在当地社区大学上一门课。

每个月 Alex 列举一张困难清单(使用电子认知设备)。清单上包括他在工作、家庭照顾、儿童照料和与作业治疗师工作时遇到的困难,以便进一步处理这些困难。在受伤 1 年后, Alex 表明他的生活在志愿者、学校、家庭和社会/休闲等活动中得到了平衡。

长期管理/多发伤临床支持团队

多发伤的长期管理(Long-Term Management/Polytrauma Support Clinic Teams)在康复对象的家庭社区环境中完成,并由 PNS 或者多发伤临床支持团队进行监测。这些团队是康复服务的提供者,他们根据地区或者网络专家意见为康复对象提供后续服务。他们通过直接照顾、咨询和在需要的情况下为多发伤的长期影响提供远程康复等手段辅助管理。多发伤的远程医疗是康复的一个新兴领域。远程医疗通过使用电子信息设备和远程通信技术为远程临床医疗、与康复对象及专业健康相关的教育、公共卫生和卫生管理提供支持[38]。

远程医疗使用的技术包括视频会议、互联网、网上播放媒体、地面及无线通信。即使这些技术的应用在不断增加,但将这些技术集成于日常的健康管理实践中仍是目前的主要障碍。作业治疗师在远程医疗中的职责是报告者、顾问或者直接的照料提供者。

多发伤的照料系统包含了之前提到的所有计划,并保证了对康复对象平稳的无缝连续照料,包括终生管理。

▋ 总结

多发伤可以导致相当严重的损伤,影响所有方面的作业活动。伤害可能从轻到重,会包括多个身体系统并影响作业表现。当治疗这些康复对象时,治疗师必须考虑康复对象的特殊因素和活动的特定环境因素。作业治疗的目的是帮助康复对象在恢复的各个阶段达到理想的功能独立。多发伤影响整个家庭,所以康复目标必须与康复对象及家属为中心,并在所有与康复对象一起完成治疗的人之间进行协调和强化[4,13,15,31]。

▋ 复习题

1. 多发伤的定义是什么?
2. 区分一级、二级、三级和四级爆炸冲击伤。
3. 多发伤的常见后遗症是什么?
4. 在今天的康复人群中,与 OIF/EOF 冲突相比,多发伤人群有什么样的独特性?
5. 在住院部/急诊部,什么决定了康复的路径?
6. 为什么在多发伤患者的治疗中,跨学科的团队

比单独护理更有效?
7. mTBI 和 PTSD 的普遍症状和治疗方案是什么?
8. 作业治疗师在治疗一个意识苏醒患者中的角色和治疗手段是什么?
9. 当患者在多发伤照理系统中取得进步后治疗的重心如何改变?
10. PTSD 如何影响多发伤患者康复过程?

（徐丽 译,高峰 校,曹梦安　张瑞昆 审）

参考文献

1. Alves WC, et al: Understanding posttraumatic symptoms after minor head injury, *J Head Trauma Rehabil* 1:1–12, 1986.
2. American Congress of Rehabilitation Medicine: Recommendations for the use of uniform nomenclature pertinent to patients with severe alterations of consciousness, *Arch Phys Med Rehabil* 76:205–209, 1995.
3. American Occupational Therapy Association: Occupational therapy practice framework: domain and process, ed 2, *Am J Occup Ther* 62:625–683, 2008.
4. Bryant RA, Harvey AG: Post-concussive symptoms and post-traumatic stress disorder after mild traumatic brain injury, *J Nerv Ment Dis* 187:302–305, 1999.
5. Carroll LJ, et al: Prognosis for mild traumatic brain injury: results of the WHO Collaborating Central Task Force on Mild Traumatic Brain Injury, *J Rehabil Med* 43:84–105, 2004.
6. Cicerone KD: Persistent postconcussion syndrome: the structure of subjective complaints after mild traumatic brain injury, *J Head Trauma Rehabil* 11:1–17, 1995.
7. Darkins A, et al: Enhancing access of combat wounded veterans to specialist rehabilitation services: the VA Polytrauma Telehealth Network, *Arch Phys Med Rehabil* 89:182–187, 2008.
8. Defense and Veterans Brain Injury Center: *DVBIC working group on the acute management of mild traumatic brain injury in the military operational settings: clinical guideline and recommendations*, Silver Spring, MD, 2006, DVBIC.
9. DePalma RG, Burris DG, Champion HR, Hodgson MJ: Blast injuries, *N Engl J Med* 352:1335–1342, 2005.
10. Department of Veterans Affairs: *Polytrauma rehabilitation procedures*, Washington DC, 2005, Department of Veterans Affairs.
11. Department of Veterans Affairs and Department of Defense: *VA/DoD clinical practice guideline for management of concussion/mild traumatic brain injury*, Washington, DC, 2009, VA/DoD Evidence Based Practice.
12. Directive from Department of Defense: *Screening and evaluation of possible traumatic brain injury in Operation Enduring Freedom (OEF) and Operation Iraqi Freedom (OIF) veterans*, Washington, DC, 2009, Department of Defense.
13. Elsayed NM: Toxicology of blast overpressure, *Toxicology* 121:1–15, 1997.
14. Giacino J, Kalma K: Coma Recovery Scale–Revised, 2006, The Center for Outcome Measurement in Brain Injury. <http://www.tbims.org/combi/crs>.
15. Giacino JT, Kezmarsky MA, DeLuca J, Cicerone KD: Monitoring rate of recovery to predict outcome in minimally responsive patients, *Arch Phys Med Rehabil* 72:897–901, 1991.
16. Golisz K: *Neurorehabilitation in traumatic brain injury. Self-paced clinical course series*, Bethesda, MD, 2009, American Occupational Therapy Association.
17. Hagan CM: *The Rancho Level of Cognitive Functioning: the revised levels*, ed 3, Downey, CA, 1998, Los Amigos Research and Educational Institute.
18. Harvey AG, Bryant RA: The relationship between acute stress disorder and post traumatic stress disorder following motor vehicle accidents, *J Consult Clin Psychol* 66:507–512, 1998.
19. Helmick K: Cognitive rehabilitation for military personnel with mild

traumatic brain injury and chronic post-concussive disorder: results of April 2009 consensus conference, *Neurorehabilitation* 26:239–255, 2010.

20. Klonoff PS, Lamb DG, Henderson SW: Milieu-based neurorehabilitation in patients with traumatic brain injury: outcome at up to 11 years postdischarge, *Arch Phys Med Rehabil* 81:1535–1537, 2000.

21. Malec J: The Mayo-Portland Adaptability Inventory, 2005, The Center for Outcome Measurement in Brain Injury. <http://www.tbims.org/combi/mpai>.

22. Mateer CA, Sira CS, O'Connell ME: Putting Humpty Dumpty back together again: the importance of integrating cognitive and emotional interventions, *J Head Trauma Rehabil* 20:62–75, 2005.

23. Mayorga MA: The pathology of primary blast overpressure injury, *Toxicology* 121:17–28, 1997.

24. Mild Traumatic Brain Injury Interdisciplinary Special Interest Group of the American Congress of Rehabilitation Medicine: Definition of mild traumatic brain injury, *J Head Trauma Rehabil* 8:86–87, 1993.

25. Mittenberg W, et al: Cognitive-behavioral prevention of post-concussive syndrome, *Arch Clin Neuropsychol* 11:139–145, 1996.

26. Montgomery SA: Managing depression in the community, *Prof Nurse* 1:805–807, 1995.

27. OT/PT MTBI Work team, Bolgla RD: *Clinical practice guidance: occupational therapy and physical therapy for mild traumatic brain injury*, Washington, DC, 2007, Office of the Surgeon General.

28. Ponsford J: Rehabilitation interventions after mild head injury, *Curr Opin Neurol* 18:692–697, 2005.

29. Ponsford J, et al: Factors influencing outcome following mild traumatic brain injury in adults, *J Int Neuropsychol Soc* 6:568–579, 2000.

30. Radomski MV, Davidson L, Voydetich D, Erickson MW: Occupational therapy for service members with mild traumatic brain injury, *Am J Occup Ther* 63:646–655, 2009.

31. Rappaport M, Dougherty AM, Kelting DL: Evaluation of coma and vegetative states, *Arch Phys Med Rehabil* 73:628–634, 1992.

32. Ruff RM, Camenzuli L, Mueller J: Miserable minority: emotional risk factors that influence the outcome of a mild traumatic brain injury, *Brain Inj* 10:551–565, 1996.

33. Ruff R: Two decades of advances in understanding of mild traumatic brain injury, *J Head Trauma Rehabil* 20:5–18, 2005.

34. Schnurr PP, Kaloupek D, Sayer N: Understanding the impact of the wars in Iraq and Afghanistan, *J Trauma Stress* 23:3–4, 2010.

35. Smits SJ, et al: Patient-focused rehabilitation team cohesiveness in Veterans Administration hospitals, *Arch Phys Med Rehabil* 84:1332–1338, 2003.

36. Strasser DC, Uomoto JM, Smits SJ: The interdisciplinary team and polytrauma rehabilitation: prescription for partnership, *Arch Phys Med Rehabil* 89:179–181, 2008.

37. Tipton-Burton M: Traumatic brain injury. In Pendleton H, Schultz-Krohn W, editors: *Pedretti's occupational therapy practice skills for physical dysfunction*, St. Louis, 2006, Mosby.

38. US Department of Health and Human Services, Health Resources and Service Administration. <http://www.hrsa.gov/telehealth/default.htm>.

第 49 章

临终关怀和缓和照顾中的作业治疗

Janice Kishi Chow

学习目标

学习本章节后,学生或实践者将能够完成如下内容:

1. 定义临终关怀(院)和缓和照顾。
2. 解释作业参与对危及生命疾病康复对象的治疗性价值。
3. 按照 OTPF-3 所描述的一样,描述在临终关怀和缓

和照顾中作业治疗的角色。讨论如何调整临床推理来协助适应死亡的过程。
4. 明确临终关怀和安宁作业治疗的效果测量方法。
5. 清楚描述临床人员自我照顾的策略。

章节大纲

关键术语

积极死亡(actively die)

慢性疾病(chronic disease)

慢性病(chronic illness)

临床人员自我照顾(clinician self-care)

死亡轨迹(dying trajectories)

哀伤(grief)

哀伤过程(grieving process)

临终关怀(院)(hospice)

丧失(loss)

缓和剂(palliative)

缓和照顾(palliative care)

末期(terminal)

绝症(terminal illness)

末期阶段(terminal phase)

过渡(transition)

案例研究

Kay

  Kay 看着 Kato 医生的嘴唇在动:"你有胰腺癌……",医生嘴唇的动作看起来和她所听到的不符。"……已经转移到肝并且有胆管梗阻……"Kay 慢慢地转向她女儿 Liz, Liz 在疯狂地记录每一个字。Kato 医生继续解释因癌症扩散的程度不能手术,但姑息性化疗可能可以减慢肿瘤的生长,胆管的支架可以减少黄疸。这些方法可以减少症状但不是治愈性的。Kato

案例研究（续）

Kay

医生停了一会又说："你患有绝症并且大概还剩下 6 个月的时间。"Liz 的笔停住了。她和 Kay 的目光都看向了 Kato 医生，他建议在这个困难时期用临终关怀服务来支持 Kay 和她的家庭。

Kay 不情愿地听从了医生的建议。50 岁就离婚的她长时间做清洁工的工作来支持自己和 4 个孩子，直到 62 岁退休。82 岁时，她对自己还能自我照顾并经济独立而自豪。她享受和家人朋友在一起的时光，周日去教堂参加每周的圣经学习、旅行和为别人烧饭。"我不能死去"，她对自己这么说，"我还要去旅行，看我的孙儿们结婚，成为太祖母！"

诊断后 3 个月里，Kay 开始觉得越来越累、身体虚弱和腹部不适。临终关怀院护士和医生调整了她的药物来控制疼痛，但她对失去自理能力感到很挫败，她越来越不能照顾自己。

她和家人越来越清楚她不会好起来并且会需要越来越多的帮助。她的孩子及孙儿们帮助她整理家务、财务和交通，但 Kay 坚持尽可能自己洗澡、穿衣和上厕所。她同意搬去和大女儿 Liz 同住，可以得到所需要的协助。看到 Kay 对失去独立性的焦虑，临终关怀院团队向作业治疗服务寻求咨询。

思辨问题

1. 对于一位每况愈下面对死亡的人，临终关怀院进行作业治疗咨询服务合适吗？

2. 随着 Kay 的身体衰退，作业治疗师将如何去帮助她实现目标？

3. 作业治疗师如何知道干预是有效的？

Kay 是美国每年 150 多万接受临终关怀服务人中的一位[92]。此外，约 1.33 亿美国人患有慢性疾病或还未进入末期的非治愈性疾病[32,45,88]。美国老年人口在过去 50 年增长了 3 倍，并且预计在未来 50 年也再增长 3 倍。未来可预见更多的慢性疾病康复对象将更长寿，但会因复杂疾病而离世。患有非治愈性疾病、慢性或绝症人口的需求将呈指数增长。对于此危机，作业治疗的角色是什么？通过作业参与而倡导健康和安适的作业治疗服务是否对这些身体衰退面对死亡的人提供有效的帮助？

本章节为临终关怀和缓和照顾提供背景介绍，为在此领域的作业治疗服务提供证据基础，根据目前作业治疗框架（2014 年）"作业治疗实践框架：过程和范围"—第三版（OTPF-3）描述针对此人群的作业治疗角色，并且为临床人员的自我照顾提供建议确保持续性的高质服务。

临终关怀和缓和照顾

"hospice"（临终关怀）英文一词来自两个拉丁词语，hospis 意为"主人和客人"，hospitium 意为"提供好客的住所"[35,93]。

17 世纪，这些收留所有了一次复苏。1633 年 St. Vincent de Paul 在法国建立了姐妹慈善团，意在收留照顾社区里的孤儿、生病和即将死去的人。1842 年 Jeanne Garnier 女士对那些为即将死去的人所提供的照顾第一次定义为"临终关怀"[7,35]。1879 年爱尔兰姐妹慈善团开设了都柏林圣母临终关怀院，并且逐渐发展到整个英格兰，包括 1905 年在伦敦开设的圣.约翰（St. Joseph）[7,93]。

伴随着临终关怀院服务的发展，20 世纪中叶现代医学也在快速前进。抗生素的发现和心肺复苏的发展给致命疾病的治愈带来了希望[14,45]。健康服务从恢复的模式转变到了以治愈和疾病抑制的生物医学模式，健康的定义是"没有疾病"[110]，但那些患有非治愈性疾病和绝症的人们却被忽视在最底层，是当时新健康模式下医疗进步的失败[14,45]。

针对被忽视的绝症康复对象，1967 年 Cicely Saunders 医生在伦敦南部开设了第一家现代临终关怀院，圣.克里斯托弗临终关怀院[14,45]。与其他过去的临终关怀院不同，Cicely Saunders 医生基于研究来开展服务。Cicely Saunders 医生强烈反对安乐死，她热衷于寻找有效的疼痛管理方法，帮助康复对象在生命的末期也可以全身心的生活[56]。通过她自己在 1960 年和 1967 年分别对 340 个案例和 1 100 个案例的研究，桑德斯定义"总疼痛"是生理、精神和灵魂上痛苦的结合体，并且她召集了跨专业团队一起为康复对象在生命末期提供医疗、社会心理和精神上的支持[14,93]。

现代临终关怀院的运动很快来到了美国。通过补助金和赞助，1975 年美国第一家临终关怀院在康涅狄格州和纽约开设[45]。1982 国会出台了具有里程碑意义的医疗保险临终关怀金，由国家提供资金开设临终关怀服务之家[23,89]。现今临终关怀服务的定义是：为寿命只有 6 个月或少于 6 个月的人们提供非治愈性安适服务和社会心理支持[114]。2013 年在美国共有约 5 800 个临终关怀项目,覆盖所有 50 个州、哥伦比亚特区、波多黎各、关岛和维尔京群岛[92]。66% 的临终关怀服务是在康复对象家中提供的(私有住宅、服务院或养老居所),26.4% 是在住院式的临终关怀机构,7% 在医院的急性期病房[92]。虽然医疗保险临终关怀金不能足够支付实际所需费用,而且未来 10 年《可负担服务法案》(the Affordable Care Act)将进一步减少 11.8% 的临终关怀经费,但所有美国人还都能够使用临终关怀服务[89]。

随着绝症康复对象的需求逐渐得到解决,慢性疾病康复对象的需求更加明显[45],因此出现了缓和照顾(palliative care),目的是为了那些还未到疾病末期但又受到疾病限制的人提供减轻病痛的服务[45]。临终关怀和缓和照顾两者都珍视生命,将死亡看作一个自然的过程,寻求提供减轻疼痛和令人苦恼症状的方法,帮助康复对象在生命结束前尽可能保持活力,既不是加速也不是拖延死亡,为康复对象和其家人都提供支持[87,119]。缓和照顾可以用于疾病的任何阶段,与治愈性治疗也可同时开展,而临终关怀是缓和照顾中的一个专科,为生命最后 6 个月而保留[1]。

当 Kay 考虑医生临终关怀的建议时,她担心临终关怀服务与强化治疗相比是否会让自己更快地死去。通过回顾性数据分析,Conner 等[24]对 4 993 位患有同等程度充血性心力衰竭、结肠癌、肺癌、胰腺癌、前列腺癌、乳腺癌的临终关怀康复对象和非临终关怀康复对象的中间存活率进行了对比。所有这 6 个诊断的中间存活率显示,临终关怀康复对象平均比追求治愈性治疗的非临终关怀康复对象多活 29 天。在另一个研究中,Ternel 等[109]发现在疾病早期接受缓和照顾的肺癌康复对象比那些等到肺癌末期才接受缓和照顾的康复对象多活了 2.7 个月,并且抑郁症的患病率更低。研究人员推测临终关怀康复对象可以活得更久是因为:避免了激进及对疲惫不堪康复对象进行高死亡率的治愈性干预(如高强度的化疗);更好的治疗检测;多专业团队之间提供更好的社会支持以及稳定病情的早期症状管理[24,109]。

基于目前这些证据及病情发展的广度,通过早期症状管理和临终关怀服务,Kay 很可能会活得更久并且有较好的生活质量。她的医生也举例说明健康专业人员需要明白临终关怀和缓和照顾的益处,知道所在当地的服务,启动对生命末期相关事宜的讨论,及时转介协助早期症状管理、提升社会支持、减少不必要的痛苦和支持生命末期最佳的生活质量。

循证作业治疗服务

Kay 的女儿想支持妈妈的独立性,使 Kay 能做她觉得重要的事情,但是她妈妈正在死去。是否有证据表明作业治疗对于像她妈妈一样的人是有效的?

作业治疗师具有独特的资质来满足绝症康复对象的关键需求[32,61]。根据国家缓和照顾质量的共识项目(2009 年),作业治疗优化功能,并通过一支跨专业团队来支持康复对象和其家人的最佳生活质量[87]。康复对象和其家人通常会通过作业角色的放弃、封闭和安排遗产的传承作为面对死亡的自然准备,因此作业治疗师通过对环境、背景和个人因素的考虑来支持作业参与,因为这些因素可能会限制康复对象的参与和满足感[9,48,51]。

尽管作业治疗在临终关怀和缓和照顾中具有独特的资质,但作业治疗服务未被充分利用而依赖于转介。根据医保临终关怀福利计划,所有临终关怀服务只有通过医生医嘱才能获得作业治疗服务[17],在临终关怀服务之外,医疗保险并不认可"缓和照顾"这一术语。然而,在医生的指令下,缓和照顾被纳入标准医疗保险 B 部分的家庭健康福利,每年的治疗费用上限为 1 920 美元,作为联邦医疗保险 A 部分的住院津贴;并且在医疗补助和私人保险的资助下有不同的补偿和补助[18,19,92]。在资金有限和保险报销的情况下,作业治疗依赖于转诊医生对作业治疗服务及其治疗效果的理解。

不幸的是,服务提供者常常认为他们的临终关怀和缓和照顾康复对象不需要作业治疗服务。尽管有文献显示,患有不治之症的康复对象渴望康复服务以解决他们尚未满足的作业参与需求[60,104,120],但绝症康复对象不会被视为"积极的、有能力从事作业活动的人……虽身患威胁生命的疾病,但可以有目的地从事一定作业活动作为生活的一部分"[78]。医疗机构通常认为由于康复对象注定的衰退,作业治疗服务是不必要的[9,72,104,120]。医疗保险也将作业治疗的角色狭义地定义为康复,即提供适应性器具的培训,家居安全评估和指导照顾者安全照顾的方法[20]。服务提供者可能没有意识到他们的康复对象独特的作业需求不仅只在于日常生活活动(activities of daily living,ADLs),也不了解作业治疗师在辅助器具培训之外的服务范围。作业治疗没有充分发挥其最大的作用来支持慢性疾病和绝症康复对象的需求。

进一步削弱作业治疗的原因,是缺乏支持作业治疗在临终关怀和缓和照顾中疗效的证据。安宁康复已被证明可以促进患有癌症、充血性心力衰竭和呼吸系统疾病的缓和照顾和临终关怀康复对象的生活质量和功能。然而,研究往往侧重于运动对功能的影响,或者没有将作业治疗自身疗效与多学科团队所完成的其他成果区分开来[54,85,122]。目前还没有高水平的研究证明生命末期作业参与的价值和作业治疗干预的效果[62]。一些研究人员推测,文献的匮乏可能是由于缺乏一个公认的和具体对作业治疗疗效的量化[82];难以区分作业治疗专业性的成果与跨学科缓和照顾团队中其他成员所实现的成果[34];以及伴随症状恶化的研究伦理性问题[121]。于是进入恶性循环——证据的缺乏导致了拨款和劳动力的短缺,进一步降低了治疗效果[44,61]。

终于文献的匮乏出现了亮光,Jacques 和 Hasselkus[53],Lala 和 Kinsella[72],Lyons 等人[78],Vrkljian 和 Miller-Polgar[116] 以及 Sviden 等人[108] 的研究中已经出现并强调了患有威胁生命疾病康复对象作业参与的治疗价值,因此意味着在临终关怀和缓和照顾中对于作业治疗的需求。基于质性研究设计方法、半结构式访谈和参与者观察,这五项研究发现作业参与有助于培养正常感、恢复力、健康、安适感和快乐感。不参与作业活动可能导致失控、无助感和自我认同感的破坏[72,116]。调整和修改和/或参与新的作业活动能够培养一种新的健康感、效能和意义[78,108,116]。这项研究表明,无论康复对象的残疾、诊断或预后情况如何,作业参与对于整个生命周期中的健康和安适至关重要。然而,迫切需要进一步的调查研究来直接支持作业治疗在临终关怀和缓和照顾中的作用[61]。

尽管缺乏证据支持在临终关怀和缓和照顾中对作业治疗的运用,但 Kay 的临终关怀团队已经从先前的康复对象身上看到了作业治疗积极的成果。该团队知道作业治疗不仅对辅具和照顾者的培训有效,而且还能以创新的方式解决问题,帮助人们"做重要的事情"。无论是 Kay 的预后、她的功能下降和所需大量的帮助,咨询作业治疗对于维护 Kay 认为有意义的东西是非常合适的。在接受医生的转介后,一位叫 Tess 的作业治疗师打电话给 Kay 来安排初次的拜访。

作业治疗的角色

在对 Kay 的服务中,Tess 的作用会是什么?类似于其他服务领域,临终关怀和安宁作业治疗旨在通过参与有意义的作业活动来促进健康和安适感,但通过其对哀伤过程、死亡轨迹和生命末期所特有的专业知识与其他服务区别开来。将这些因素整合到作业治疗框架中(OTPF-3),塑造了作业治疗为患有危及生命疾病康复对象服务的特有角色和目的。

哀伤过程

与 Kay 合作的核心在于了解她是如何应对她生命中的丧失。Rando[98]定义了两种类型的丧失(loss):物理丧失和象征丧失。物理丧失是有形的,如 Kay 失去了力量和照顾自己的能力。象征性丧失与心理社会意义有关,例如她丧失的独立性、自理能力和个人隐私。

哀伤(grief)是对丧失的一种正常的、普遍的、个体化的和情绪化的反应[69,97]。预期的悲伤也可能产生于对于最终丧失的预想[69]。哀伤反应可以基于文化性和社会性被定义,并且通过社交、肢体、认知、精神、心理和情感行为方面表现出来[69,99]。关于丧失的表达可以直接表达("我很生气,因为我快死了"),或者用间接的象征性语言("我很生气,因为我的轮椅不能正常工作")[70,98]。对于 Tess 来说,找出 Kay 物理和象征性的丧失以及这些丧失所赋有的意义是很重要的,这样才能充分去支持她的哀伤过程[69,98]。

Elisabeth Kübler-Ross 博士的五阶段哀伤模式是最广为人知及引用的哀伤理论[70,106]。虽然有研究驳斥了所有阶段的进展顺序[49],但 Kübler-Ross 的五个阶段理论(拒绝、愤怒、讨价还价、抑郁和接受)为临床人员提供了一个框架,以了解康复对象和他们的亲人在疾病恶化和死亡过程中可能经历的动态过程。

Tess 还未见 Kay 进行评估,但她有与处在不同哀伤阶段的康复对象一起工作的经验。Tess 的康复对象之一 Paul,心脏病晚期并处于抗拒阶段,他拒绝了作业治疗服务因为他认为"能照顾好自己"。不幸的是,他在家中发生了一次意外使他不得不接受自己生病而且需要帮助的事实。另一位康复对象 Simona 接受了服务,却在不断愤怒地指责 Tess 无法完全解决和"修复"她的身体机能的限制,而只是承认她的癌症正在恶化的现状。为争取到更多的时间,Bob 以极大的热情听取了 Tess 的所有建议。Tess 不得不反复温和地解释,治疗将协助他充分度过每一天,但不会治愈疾病。不同的是 Kevin 虽知其疾病无力回天,但仍受到抑郁症的困扰,并拒绝了 Tess 任何帮助,尽管他有可能取得一些康复效果。Joan 明白她的疾病正在恶化,也接受了她正在死亡的事实。她明白作业治疗不会治愈疾病，但愿意接受 Tess 的拜访，协助她获得转移到轮椅上的最佳能力，以便她可以坐在外面的门廊上。当 Joan 过渡到死亡过程的最后阶段无法起床时，她积极回想起那些能够坐在外面沐浴在阳光下的日子，平和地结束了作业治疗服务。

最初 Kay 拒绝承认自己的疾病。随着症状开始影响到她的日常生活，努力但当她的病况愈加严重，她开始接受她正在死去的事实。当 Tess 联系她时，Kay 认为对她来说和一位作业治疗师合作获得不了什么，但可能也没有什么可以失去的了，于是她同意在那个星期晚些时候约见 Tess。

死亡轨迹

虽然人们何时会死亡有着不确定性，但有一些基于证据的模式，或称死亡轨迹（dying trajectories），用来描述当康复对象走向死亡时健康状况的常见变化。Lunney 等人[76]采访了 4 190 位生命末期的美国康复对象及其他们的照顾者，从而确定了四种常见的死亡轨迹：突然或意外的死亡轨迹、慢性器官衰竭轨迹、痴呆/虚弱轨迹以及癌症轨迹。对死亡轨迹相关知识的了解有助于提供及时和适当的干预指导建议。

突然或意外的死亡可能是由于创伤、心搏骤停或脑血管意外[45,47]。临床人员此时无法为康复对象提供治疗；然而，对亲友的哀恸支持仍然是必要的。哀伤可能因暴力、在死亡之前缺失补偿或无法告别而变得复杂。幸存者可能对死者有情感、财务上或社会心理上的依赖，照顾者可能因失去照顾者的角色而迷失。多学科团队能够向这些人士提供丧痛支持，内容包括咨询服务、社会服务、支持团体和为了转换角色进行的生活技能培训以迈向他们人生的新阶段。

慢性器官衰竭轨迹（the chronic organ failure trajectory）适用于心力衰竭和慢性阻塞性肺疾病等疾病，其特点是处于慢性健康与急性期恶化之间，呈振荡或正弦波模式退化[45,86]。退化的时长可能为 2～5 年，在最后 6～24 个月的健康状况较差并且在最后 3 个月显著退化[45,86,102]。每一次急性发作，康复对象都会急剧退化并需要一段时间恢复；然而，康复对象通常不会恢复到原来的健康水平。虽然康复对象在医疗干预后可能好转回家，但经过一次次的发作后，整体功能是下降的。每次急性发作也有死亡的危险，尽管长期功能衰退，但死亡总是显得突然[86]。

通常康复对象经历了一系列的恶化后为了让其快速接受另一个康复项目，作业治疗师和物理治疗师才会接到咨询。康复对象及其家属不堪身处"衰退和短暂改善的过山车"的压力[45]。为了减轻不必要的痛苦和折磨，结合缓和照顾与康复对象及其家属宣教疾病复杂性、讨论服务目标、提供合理选择来促进生活质量就非常重要[45]。

不患有器官衰竭或癌症的人通常会出现痴呆症或整体多种机能退化[45,86]，此类型比癌症轨迹更难以预测。痴呆/衰弱（frailty trajectory）的轨迹是一个开始于基线较低的认知或身体机能功能的渐进式衰退，并可能在 6～8 年内变化[86]。痴呆症的典型特征是认知和功能的逐渐下降，而衰弱（frailty）则以虚弱（weakness）、体重减轻、疲劳、活动表现减慢和活动力低下为特征[39]。这种普遍下降通常导致面对小病都难以恢复[39,86]，死亡则可能在某些突发事件后尾随，如：突发股骨颈骨折、肺炎、感染或误吸[39,83,86,101]。Mitchell 等人[83]发现 323 位住在痴呆症之家的老人有 40% 在过去 3 个月至少有 1 次负担性干预，如：住院、管饲或肠胃外治疗，而那些了解老人不良预后和痴呆/虚弱轨迹的代理人更少让自己所代理的老人在过去 3 个月接受负担性干预治疗。鉴于这些慢性病的长期衰退期，缓和照顾非常关键：控制疼痛及其他负面症状、通过康复将功能最大化、健体项目、社会心理支持、对康复对象及其家属进行疾病及死亡过程的宣教、讨论如何避开不必要的治疗及服务计划[39,83,101]。

癌症的轨迹是最可预测的模式之一[45,86]。死亡前 5～6 个月，许多癌症康复对象仍能保持一定的功能[45]。在最后的 2～3 个月中，康复对象开始经历体重降低、自理表现减退以及更多的疼痛管理[45,86]。在急速衰退阶段，康复对象经常卧床不起，通常在几个月到几周内死亡[38,45,86]。

由于临终关怀护士报告说，Kay 仍然每天起床穿着衣服，在家庭范围内步行，Tess 预见了一个有意义的切入点帮助 Kay 朝着个人目标发展和努力。

末期阶段

通过在临终关怀服务和自学的经验，Tess 已经了解了死亡过程或末期阶段。知道死亡的"模样"不仅可以帮助康复对象及其家人克服恐惧，也能使 Tess 提供合理的干预。通常末期阶段有一定的共性特点，但康复对象如果是遇到急性事件或突发死亡会有一些不同。

在死亡之前的几个月中，患者忍受疾病引起的变化并为死亡做好准备。在死亡前的 6~12 个月内,康复对象可能活跃性降低;抱怨疲劳、虚弱及疼痛的增加;有肠和膀胱问题(失禁,便秘或腹泻);并且机能衰退[50]。在感到死亡临近时,他们可能会开始疏远他人,情绪多样化,并思考灵魂及存在的问题[50]。在最后的 1~3 个月中,濒临死亡的人可能更少交流,睡得多,吃得少[58]。

在康复对象过渡(transition)及积极死亡(active die)的过程中有许多明显的变化。在最后几周至几天内,他们可能会对环境的反应迟钝,对环境更加迷失,但却精力充沛和焦躁不安[50]。他们几乎不吃东西或吃得很少,表现出血流动力学变化(血压下降,脉搏加快或减慢,心动过速),并且排尿很少或没有排尿[47,50,58,84]。康复对象的肢体可能会变得斑驳(皮肤呈紫色),并且触摸上去感觉较冷[47,58]。他们可能会对已故的亲人产生幻觉,并表现出"离开"的迫切性("我要去赶火车")[45,50]。在最后几天到几小时内,液体可能会积聚在咽部,引起胸部发出吱吱声,通常被称为死亡之声[12]。照顾者和家人可能会观察到 Cheyne Stokes 呼吸,这种呼吸以阶段性濒死呼吸(快速、浅呼吸)为特征,期间会出现持续 1~3 分钟的窒息(无呼吸)[47]。当呼吸停止时,心脏会在几分钟后停止跳动[47]。当心跳停止、呼吸停止、瞳孔放大和固定后,就能够确认死亡[84]。

在康复对象从开始阶段进入末期阶段,为了向康复对象及其家属提供最充足的服务,与临终关怀团队针对管理生理症状、停止不必要的干预以及处理社会心理需求的定期沟通尤为重要。

OTPF-3——领域

该领域描述了作业治疗主要及专长的知识。其构造包括作业活动、个人因素、表现技能、表现类型、情境和环境。危及生命疾病的变化是如何重塑作业治疗领域?

作业活动

作业参与(occupational engagement)对于患有危及生命疾病的人来说至关重要[72,78,116]。无论表现水平如何,参与日常生活活动(ADLs)都会促进人们参与生活[108],并最大限度发挥身体和心理的功能[78]。休息和睡眠作为"对身体不适和心理压力的缓解"是必不可少的[31]。教育性及玩耍性的作业活动鼓励与同伴的社会交往、满足学习的需求、促进发现新的作业活动、建立自尊和成功、并促进目标设定[30,118]。工作性作业活动提供了为社区作出贡献的方法[78]。社会性及休闲性的作业活动则促进社会支持、归属感和快乐感(图 49.1)[78]。

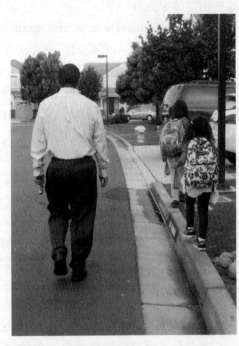

图 49.1 参与日常生活活动,例如父亲陪同女儿一同走路去学校,有助于患有危及生命疾病的康复对象保持生活的参与性

研究还找出了临终期间具体特有的作业活动。Jacques 和 Hasselkus[53] 发现,临终关怀的康复对象对"在意"的活动非常重视。在面对死亡的情境下,像打牌或与家人分享馅饼这样最平凡的任务都变成了意义非凡的事件。他们将宝贵的时间用于把自己的事情安排妥当,作为面对死亡的准备,作出补偿,并对所爱的人说再见。Bye[9] 指出,康复对象往往渴望做一个了断,如回家等待死亡。Bye[9] 和 Hunter[51] 都确认,通过分配财物或传递价值观来建立遗产是非常重要的。

虽然临终关怀团队对作业治疗服务的主要诉求是协助 Kay 的自我照顾,但 Tess 与 Kay 做了进一步的交谈,了解她有能力完成并感兴趣的其他作业活动。很重要的是,临床人员不要只根据康复对象的预后而排除其开展作业活动的机会,也不要仅被局限于日常生活活动。我们需要花时间来确定对康复对象有价值的作业活动;确定个人因素、表现技能、表现类型、情境和环境是否支持所选择作业活动的参与;并且查看通过改造是否能使参与得到延续。

个人因素

个人因素(client factors)是"存在于个人身上并影响

作业活动表现的具体能力、特征或信仰[4]"。(OTPF-3, p. 58)。OTPF-3 进一步将个人因素分解为价值观、信仰、精神、身体结构和身体功能[4]。疾病和死亡过程可以影响这些构建体中的每一个。

价值观、信仰和精神(values,beliefs,and spirituality)

价值观、信仰和精神都与我们的作业经历相联系。价值观是个人定义"什么是好的,正确的或重要的"的原则[4](OTPF-3, p. 522)。信仰是关于世界的假设,无论有无证据,都会塑造我们的价值观[4]。精神是在生活经历中寻找意义和与他人建立联系的过程[4,79]。当我们满足地参与有价值的作业活动时,我们体验到与我们信仰的一致性、对我们行为的肯定以及对生活有目标感。

无法治愈的疾病可能会引起焦虑,并与我们的价值观、信仰和精神力量发生冲突。尽管限制生命的疾病可能有助于确定剩下来的时间和资源优先确定"什么是重要的"[53],但疾病可能会限制其满意地维持有价值和自我界定的角色和作业活动[66]。面对死亡,康复对象可能会质疑信仰、生命的目的、遭受痛苦和丧失的原因[79]。临床人员需要确定康复对象的价值观、支持信仰及生命之意义所在,以帮助他们重塑感知、适应疾病、并在面临衰退和功能丧失时依然能体验到自我价值。

Kay 高度重视自给自足。当她还是孩子的时候她经常生病,无法像她的兄弟姐妹一样帮忙做家务。她的母亲称她为"一个弱小的孩子"。尽管她在青春期完全恢复了健康,但她仍然认为自己"软弱",因而表现出过度的自我依靠。现在,无法完全照顾自己的她感到自己一文不值,成了孩子的负担。虽然要克服这些自我标签,但 Kay 坚信努力一定会让她有一个"好"的结果。尽管功能上还需要依赖她的孩子们,Tess 能否利用 Kay 的精神信仰来帮助她找到目的、意义和内在价值?

身体结构和身体功能(body structure and body functions)

临终关怀和缓和照顾能够处理一系列疾病。虽然癌症是 20 世纪 70 年代临终关怀中流行的疾病,但癌症以外的诊断占临终关怀诊断的 63.5%,癌症诊断占 36.5%[92]。排在前四位的非癌症诊断包括痴呆(15.2%)、心脏病(13.4%)、肺部疾病(9.9%)和未说明的缺陷(5.4%)[92]。较小但突出的群体包括卒中、肾脏疾病、肝脏疾病、非 ALS 运动神经元病障碍和人类免疫缺陷病毒感染/获得性免疫缺陷综合征(艾滋病毒/

艾滋病)[92]。在慢性疾病中,疾病控制和预防中心(CDC)将心脏病、癌症、慢性下呼吸道疾病、卒中、阿尔茨海默病、糖尿病和肾病列为导致美国人死亡的主要原因,其中心脏病和癌症占所有死亡人数的 48%[15,16]。在临终关怀和缓和照顾中面对如此大范围的疾病,因此本章节无法一一处理所有涉及的病理问题。然而,有四项指导原则可以帮助临床人员思考不治之症是如何影响身体结构和功能,从而影响作业参与。

1. **学习康复对象主要诊断的病理学** 找出哪些结构受到影响以及疾病如何影响身体功能。注意疾病和症状如何随着疾病的进展而改变。要考虑这些变化会如何影响作业参与。在 Kay 的情况中,胰腺癌会影响胰腺的功能,胰腺会产生消化酶和激素来控制血糖水平[55]。在早期阶段往往很难发现胰腺癌,因为没有筛查测试而且症状也不明显甚至不存在[2,55]。随着肿瘤的增长,症状变得更加明显。胰腺头部的肿瘤可能会阻塞胆管,使胆汁进入肝脏和血管,导致皮肤和眼睛出现黄疸,尿液变黑,浅色的粪便[55]。肿瘤可能阻塞消化系统,导致恶心和呕吐[55]。随着肿瘤持续增长,它可能会推动周围的器官,导致腹部疼痛和膨胀[55]。在疾病的晚期阶段,随着癌细胞从正常细胞中夺取营养,康复对象会经历虚弱、疲劳和体重减轻(恶病质)[2,55]。每个发展阶段都会对 Kay 造成越来越大的困难,因为消化问题、疼痛、胀气和疲劳将逐渐限制她的功能(详见第 45 章)。

2. **考虑二次诊断或病前状态** 这些因素可能会使主要疾病的发展过程复杂化,并对身体结构和功能产生很快的影响。Kay 有慢性阻塞性肺疾病(COPD)病史,并有中度劳累性呼吸困难。随着她的胰腺癌病变,腹部压力可能导致呼吸急促和焦虑。Tess 需要解决她的慢性阻塞性肺疾病和在治疗中的癌症症状(详见第 44 章)。

3. **将身体系统视为一体** 某一身体结构的损伤可能影响多种身体系统。胰腺癌可以扩散到淋巴系统,损害周围区域的淋巴引流。腹部和下肢可能会出现严重的水肿,引起疼痛、无法移动和较差的皮肤完整性。

4. **注意身心的联系** 临床人员需要考虑疾病对心理的影响从而全面为康复对象服务。在疾病的早期阶段,Kay 有中度的呼吸困难。尽管当时她的症状与 COPD 更相关,但她认为呼吸困难是由于越来越多的肿瘤挤压到膈肌上造成的。Kay 会陷入焦虑,觉得自己即将窒息而死。带着使生命受限的疾病生活,增加了她的情绪反应和存在的痛苦[45]。看似过度或与器质性病理学不符的躯体疼痛很可能来源于心理因素[21]。此外，由于手术干预（例如截肢、乳房切除术或面部手术）或疾病恶化而导致的身体结构变化可能导致身体形象改变，极大地影响自尊、情绪安适感、精神、社交、亲密关系、性行为和日常活动中的功能[105]。使生命受限的疾病所带来的心理问题，会显著影响康复对象作业参与。

与 Kay 合作，Tess 需要了解癌症和 COPD 是如何影响疾病轨迹上的多种身体功能和系统。有了这样的知识，Tess 将有效处理 Kay 的受限性，并在死亡过程中支持她的作业参与。

表现技能和类型

价值观指引我们找到重要的事情。为了参与这些有价值的作业活动，我们依靠身体结构和功能来支持表现技能[4]。通过练习和表现技能的持续使用，我们精通、建立习惯并将习惯融入表现类型中[4,64]。这些表现类型构成了我们的日常生活，确定我们在社会中的角色，并提供了目的性[64]。

非治愈性疾病会损害身体功能和结构并使表现技能受限。表现技能的丧失会扰乱人们的习惯，打乱生活规律，并且破坏人们维持特定角色的能力[4,64]。尽管安宁医疗干预可能可以稳定症状，而作业治疗师可能可以找到帮助改善功能表现的窗口，但患有不治之症的人们仍然会面临衰退。无法履行角色可能会剥夺康复对象的自我认同感、社交的缺失、并削弱自我价值感[64]。在生物学意义上的死亡之前，社交性死亡就已发生[59]。

在处理表现技能和表现时，需考虑康复对象所定义的角色、习惯和规律。

- 疾病是如何打乱或限制了这些因素？
- 这些角色是否可以为了持续的参与进行调整或修改？
- 康复对象对角色的要求及期望是否可以重新构建？
- 康复对象履行角色时是否可以不需要执行技能？
- 是否可以引入和尝试新的职业角色？
- 不管目前履行角色的表现如何，康复对象是否可以肯定其固有的价值（图 49.2）？

环境和情境

Tess 走在通往 Liz 家单层住宅的小路上，她注意到前门既没台阶也没其他障碍。作为家庭临终关怀的作业治疗师，Tess 很重视能够去 Kay 的家中拜访。OTPF-3 指出作业参与发生在"特定情境的物理和社会环境内[4]"（OTPF-3, p. S8）。情境描述了康复对象周围影响其作业参与的不同但有相关性的情况，但"比物

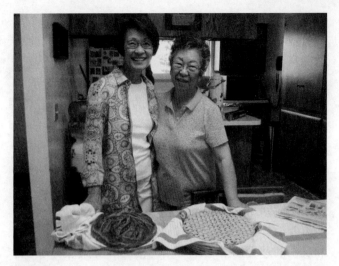

图 49.2　疾病会影响康复对象执行任务的能力，例如为家人烘焙

质和社会环境更无形"（OTPF-3, pp. S8, S27）。当与患有进行性疾病和表现衰退的康复对象合作时，作业治疗从业人员可能会发现，只有调整环境和情境因素才能促进作业参与的最大化。

物理环境（physical environment）

由于疾病影响表现，物理环境可能会限制作业参与，并且会使在家庭、学校、工作场所、社区和休闲场所中康复对象和照顾者的安全受到考验。根据康复对象的预后和可用资源，整体重塑不一定可行。但可以提供耐用的医疗器具（如轮椅、坡道、淋浴椅或升高的马桶座圈），调整家具的摆放，将物品移到更易获取的位置，或安装额外的支撑物（例如扶手把、扶手或床栏杆）将有助于部分或全部参与所选作业活动，增加安全性，并减轻照顾者的负担[82]。

Tess 想看看是否能够帮助 Kay 的环境更具可及性。因为 Kay 刚刚搬来和 Liz 同住，所以在建立一个安全、有效、能私密获取个人物品及自理的个人功能空间上可能需要一些协助。Tess 的经验告诉她，简单的变化可能会产生重大的影响，如清理走廊以便四轮助行器通行；在最喜爱的椅子上放置坐垫提升高度使站立更容易；移动床铺以便康复对象可以在起来时侧向不太疼痛的一边。其他时候 Tess 使用了更深入的干预措施，如提供可倾躺的仰躺轮椅，使受限在床的康复对象能够外出，或培训另一位康复对象使用小轮摩托车去公园看孙子的棒球比赛。明白在绝症中衰退是不可避免的，Tes 不断寻找方法来改变环境，以最大限度去提高作业参与。

社交环境（social environment）

对患慢性疾病或绝症的康复对象来说，社交环境

是获取支持的关键必要来源。然而,死亡和正在死去的情境可能阻碍康复对象与社交环境之间的积极互动。家人和朋友可能无意中隔离所爱之人并避免谈论死亡的话题[26]。在我们以治愈为中心的健康服务系统中,因缺乏针对限制生命的疾病的医疗和社会服务,康复对象和照顾者可能会感到被遗忘。随着身体的衰退,对照顾者的需求将会增加,从而增加了心理压力并与社会环境互动更趋紧张。Bye[9]发现,在生命的尽头,作业治疗师与照顾者的合作能比单独替康复对象解决功能问题带来更好的作业治疗效果。临床人员可能需要教育家人、朋友和照顾者积极沟通的策略、死亡和哀伤的过程以及当地可用的社会和健康服务资源。为了减轻照顾的负担,临床人员可以为照顾者提供在安全身体力学、使用器具和技巧来促进作业参与的培训[82]。为了发展康复对象的控制点,临床人员可以培训康复对象如何制订自己的服务[9,25,97]。

　　Kay 的家人似乎与社区和医疗服务有着密切的联系,但他们是如何应对 Kay 的衰退和即将到来的死亡,Tess 就不得而知了。他们是否能够自由地谈论他们的感受、恐惧、哀伤和担忧?根深蒂固的家庭观念是能更好地支持 Kay,还是将 Kay 与家人隔离开? Tess 回忆起与另一位康复对象 Joe 一起工作,协助他和他的家人一起建立新的沟通方式。随着 Joe 痴呆症的恶化,他的家人感到去探望他变得很吃力,因为他会在同一次谈话中多次重复自己。Tess 指导 Joe 的孩子们协助开展回顾生活的谈话,协助 Joe 回忆过去生活中新的细节。Tess 知道 Joe 对烹饪的热爱,在询问 Joe 关于祖传的菜谱后,他们一起在周五制作并留下很多剩余的食物。当他的孩子在周六来探访时,Joe 就会很骄傲地为他们呈上美食。一起进餐时,Joe 和孩子们会谈论如何制作食物,回想他们最爱的一道菜,一起建立新的体验。

　　除了考虑死亡及死亡过程的情境,社会环境中的时间因素可能会使哀伤过程复杂化。慢性疾病和绝症在人生的任何阶段都有可能发生。因为疾病而错失人生里程碑的经历会带给人深深的缺失感。残疾儿童的家长可能会因孩子成长过程中发育里程碑的缺失而反复哀伤[6]。孩子的去世会给遗憾的人生带来极大的痛苦[98]。我们会为那些逝去的生命哀悼,可能是育有两个孩童的年轻母亲、还有一年就退休的 63 岁的人、秋季即将进入大学的高中生,或是希望能抱上孙儿的 80 岁的人。我们期待人们能够完整地体验人生并且实现自我的人生目标(图 49.3)。临床人员需要记住人生中的时间情境,要明白疾病是如何打乱了原有的人生

计划,跟随其持续的哀伤过程去支持康复对象及其家庭,协助建立切实际的新目标,并且帮助康复对象为后人留下被记住的传承[30,51,97]。

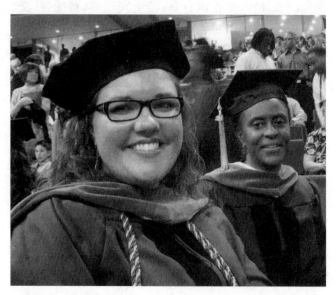

图 49.3 高中毕业典礼,如图所见是一个会被疾病干扰的人生经历的例子

　　Tess 会如何帮助 Kay 调和因癌症对她人生计划产生的干扰? Tess 是否能帮助 Kay 使她的曾孙有机会认识她并为其留下传承?

　　虽然死亡、死亡过程和时间情境可能会让威胁生命的疾病更复杂,虚拟情境(virtual context)可以提供支持并且促进作业参与。通过压缩将这些模拟、实时或即时的无接触互动[4],虚拟情境可以使行动受限的康复对象通过短信、邮件、社交媒介、视频会议和手机的方式与世界相连。住院的康复对象可以能够建立一个虚拟社交空间,并且在离家住院期间有一个居家的感受[103]。Tess 的一位作业治疗师同事曾经教会一位不能旅行的康复对象使用视频电话,使与他住外省的孙儿们保持联络。就算身处百里之外,这样的互动帮助他持续参与他所珍视的"祖父"角色。

　　尽管功能的表现在退化和消失,但可以通过调整物理和社会环境使康复对象有持续的作业参与。通过对死亡和死亡过程的特别考虑,时间和虚拟情境可以帮助康复对象及其家庭面对哀伤过程,对珍视的角色保有参与,并且可以发展新的虚拟空间与他人联系。

OTPF-3——过程

　　在哀伤和死亡的过程中,提供临终关怀和缓和照顾的作业治疗服务包括评价、干预和以干预结果为目标,支持康复对象在人生过程中的作业参与[3,4]。

当 Tess 敲了 Liz 家的前门，她听到了蹒跚而来的步伐。门锁响了，门把手转动了，Tess 看到 Kay 在门后张望。"你好，我是 Tess……你是 Shimada 太太？"Kay 答道："我是 Kay，我来了。"

评价

除了作业参与所需的支持和障碍，评价过程中需要找出康复对象的目标和功能基线[4]。通过准备、评价和分析，作业治疗师建立一个作业概况并且确定合适的干预[4]。

当作业治疗师接到评估治疗的咨询后，通过病历、工作人员和照顾者的报告以及临床观察，评估的准备工作就从收集资料开始了。[97]除了可能影响作业参与的领域，也会特别关注哀伤和死亡过程。有些信息会需要和康复对象以及/或其家人确认，但在准备时可以避免过多烦冗的问题，保存康复对象的体力，建立作业概况的基础，以及顺利转入治疗性的互动（表 49.1）。

表 49.1　作业治疗评估的准备指导

问题领域	分主题	信息来源	问题
病史	• 主要诊断 • 症状 • 次诊断 • 共病 • 过往医疗问题 • 精神健康状态	医生、护理和精神健康记录 工作人员和家属报告	• 是什么事件导致了入院治疗主要疾病？ • 首次诊断距离现在有多久？ • 康复对象如何应对/消化？ • 共病是否使治疗复杂化？ • 医疗问题是否影响了作业参与？
医嘱	• 禁忌 • 接触隔离 • 医疗指示	医嘱 医生、护理记录	• 是否有缺失的医嘱（如全髋术禁忌事项）？ • 回顾医疗指示 • 禁忌事项是否会影响治疗？
社交史	• 年龄 • 婚姻状况 • 工作经历 • 教育背景 • 文化背景	医生、护理、社工和精神健康服务记录 工作人员和家属报告	• 康复对象的这些因素是否支持或限制作业参与？
作业活动领域	• 价值 • 休闲兴趣 • 角色 • 常规 • 表现 • 目标	医生、护理、社工、精神健康服务、物理治疗或过往的作业治疗记录 工作人员和家属报告 观察	• 康复对象过往的作业参与表现是什么样的？ • 需要多少帮助？ • 是否有出院需求？ • 是否有人生末期的目标和愿望？
环境情境	• 物理环境 • 社交环境	居家健康服务、物理治疗、社工、护理、精神健康服务和医生的记录 工作人员和家属报告	• 查看出院计划清单（表 49.3）

在准备环节的基础上，评价始于确定康复对象的需求和目标，以及发展出一个作业概况。评价的过程可能不同，是根据康复对象的生理、情绪和认知上的持久力而定（表 49.2）。虽然患有致命疾病，缓和照顾中早期的康复对象可能会有较高的活动耐受力和作业表现能力。因此可能需要更正式的评估制定一种循序渐进的干预措施。对于一位活动耐受力较差的临终关怀康复对象，一个正式的评估过程可能会带有侵入性并难以承担[9,82,97]。在一个对提供临终关怀的作业治疗师的质性研究中，Bye[9]发现临床人员和康复对象、工作人员和照顾者经常使用一种"低调"的观察和访谈方法，而不是用正式的评估将其精力耗尽。虽然一个不完整的评估会影响信度和效度，评估中的分领域依然也可以解决康复对象某些特定的需求，与此同时又能够兼顾到康复对象有限的耐受力[5]。举个例子，只使用独立功能测量（Functional Independence Measure，FIM）中的梳洗部分[40,63]而不是整个自理领域，这样可以得到评估信息又能保留康复对象当日的体力来完成他/她唯一的康复目标刷牙。

表 49.2　OTPF-3 领域的评价策略

领域	评价策略
作业活动	
日常生活活动	• 病例回顾、面谈、家人汇报
工具性日常生活活动	• 关注与康复对象目标和兴趣相关的领域
休息/睡眠	• 只有在资料支持康复对象的目标,康复对象愿意,康复对象在情感、认知和身体上足够耐力参与时开
教育	展评估
工作	• 可采用的以作业活动为基础的评估
玩耍	• 作业活动情况评估面谈和评分测量(occupational circumstance assessment interview and rating scale,
闲暇	OCAIRS)(个案汇报)[36]
社会参与	• 加拿大作业表现测量(Canadian occupational performance measure,COPM)(个案报告)[74]
	• 功能独立性测量(functional independence measure,FIM)(如所示的分测验)[40,62]
个人因素	
价值观,信仰,精神	• 病例回顾、面谈、家人汇报
身体功能	• 观察
身体结构	• OCAIRS(价值观,信念和精神)
	• 只评估支持康复对象目标和兴趣的身体结构和功能。例如,不要进行全面的徒手肌肉测试,只需评
	估髋关节和膝关节屈肌和伸肌,以确定是否至少有 3+~5 和安全尝试功能性转移
表现技能	
运动	• 观察
过程	• FIM[a](按照指示进行分测验)
社交	• OCAIRS[a](个案汇报)
	• COPM[a](个案汇报)
表现类型	
习惯	• 病历回顾、面谈、工作人员和家人汇报
规律	• OCAIRS[a](习惯、规律、角色)
仪式	
角色	
情境和环境	
文化	• 病历回顾、面谈、工作人员和家人汇报
个人	• 若康复对象回家,参考表 49.3(出院计划清单)
物理	• OCAIRS[a]
社交	
时间	
虚拟	

[a] 仅在资料支持康复对象的目标,康复对象愿意,康复对象在情感、认知和身体上足够耐力参与时开展评估。

虽提到在评估患有致命疾病人士时遇到的挑战,但是否有一些能够适用于临终关怀和缓和照顾作业治疗服务的评估工具?目前来说,还没有针对临终关怀和缓和照顾照顾的作业治疗效果测量或评估工具[46,82]。尽管如此,有两个作业治疗测量可能可用于临终关怀和缓和照顾服务中的康复对象:作业情境评估面谈和评分(the Occupational Circumstances Assessment Interview and Rating Scale,OCAIRS)[36] 和加拿大作业表现测量(the Canadian Occupational Performance Measure,COPM)[74]。

OCAIRS 主要是一个针对作业参与的描述性评估。基于人类作业模式(Model of Human Occupation,MOHO)[65],OCAIRS 通过评估意志力、习惯和物理及社交情境中的表现,来解决 OTPF-3 中所有涉及的领域。这个 20~30 分钟、标准化、半结构式的面谈便于携带,并且可以根据康复对象的耐受水平灵活调整。OCAIRS 具有适当的信度[42,43,37]和较优的效度[8,71,117]。简短又基于 MOHO 的面谈方式可以使临床人员确定康复对象的目标,并且不需要给康复对象添加过多的负担而快速评估多种领域。目前还没有在临终关怀和缓和照顾领域运用 OCAIRS 的研究,但有一个未出版的质量促进研究发现 OCAIRS 是一个能丰富描述康复对象的有效评估工具[22]。

基于加拿大作业表现参与模式（Canadian Model of Occupational Performance-Engagement，CMOP-E）[10]，加拿大作业表现测量（COPM）[74]是被大量研究的评估工具并具有优良的信度[27,95]和效度[11,13,29,81,100]。这个便携且 15~30 分钟的半结构式面谈主要在自理、生产力和休闲领域评估作业参与，重点是在作业表现。[74]康复对象明确在作业表现方面的问题并且用 Likert 分值自评表现和满意度[74]。COPM 曾被认为对末期疾病者并不适用，他们要面对自己功能减退和疾病恶化的残酷现实，因此 COPM 对作业表现的关注会对康复对象的心理上造成压力[94]。尽管如此，以康复对象为中心及个体化测量，并且有较优良的心理状态，COPM 可以是一个测量原有表现水平[82]的不二选择，并且适用于更高功能的缓和照顾对象[94]。

OCAIRS 和 COPM 皆有可能用于临终关怀和缓和照顾领域的作业治疗评估。两者都是简短半结构化的面谈方式，并适用于低耐受力的人群。OCAIRS 很好地涉及意志力和环境的部分，而这往往可能是康复对象在功能表现衰退时所能调整的部分。[9,97]虽然更适合更高功能的康复对象，COPM 有更好的心理优势及临床应用性。未来需要对 OCAIRS 和 COPM 在临终关怀和缓和照顾领域的应用研究。

评价的过程需要临床人员去评估康复对象的耐久力，以及应用临床思维来确定适合的方法和所需的评估工具。在结合了大量不同来源的信息后，临床人员需要整合及分析评估的结果。基于确定作业参与中的限制和所获得的支持，临床人员就准备建立治疗计划和实施干预。

Kay 的评价

当 Tess 跟着 Kay 进入客厅时，她观察到 Kay 在坐到沙发上（运动技能功能转移）之前，她偶尔会用手去轻扶墙面以及借靠于桌面（运动功能/步态）。Kay 指着她对面的座位示意让 Tess 坐。Liz 进来做了自我介绍，并问她是否可以参与谈话。Tess 说如果 Kay 没问题的话就可以，Kay 点头表示同意。

Kay 立刻带着微笑（社交技巧）问道，"你到这儿是为了给我一份工作吗？"Tess 解释说，她的工作是帮助 Kay 能够"做"她认为重要的事，或者说是她的作业活动。虽然 Kay 的癌症会导致衰退，但 Tess 会尽可能地帮助改变和适应日常任务、生活规律和活动。Tess 首次拜访的原因是为了更好地了解 Kay，并确定她的目标和需求。

经 Kay 的许可，Tess 开始了 OCAIRS 面谈，并将 OCAIRS 的问题用一种较生活化的方式提问。Tess 得以发现 Kay 目前的角色是一位母亲、祖母和朋友。她喜欢旅游、烹饪和去教堂（兴趣），但由于她的疲劳、腹部疼痛和偶尔的气短（身体结构/功能），她的习惯慢慢改变了。Kay 曾经每周参加 3 次不同的活动——去教会或见朋友，但上个月只去了 2 次教堂（规律、表现技能）。虽然她仍然能够独立上厕所，但她在盆浴和穿衣时需要女儿的少许帮助。

当被问及她最看重什么时，Kay 回答的是她的家人和保持独立。Liz 补充说，她的母亲努力工作，让所有四个孩子都上了大学，并教他们自给自足。Kay 说，她最自豪的是（个人原因）孩子和孙子，她补充说，"他们都是很好的人，彼此相处融洽。我不能要求更多了。"她回顾到她的生活有时很艰难，但她觉得"通过所有这些磨难让我成了一个更好的人（精神）"。Tess 问她是如何在困难时期渡过难关的（对过去经历的释义），Kay 解释说她相信努力会使她保持着良好的状态（精神），Tess 问她在这段充满挑战时期的表现，Kay 停了一下，说道："很遗憾我将无法见到即将在 6 个月内到来的孙女，但我必须相信现在我是为努力所用（哀伤-接受，精神）。"然而，Kay 说，她觉得自己是孩子和孙子们的一个负担，因为他们都轮流从工作和学业中抽身来照料她（社会环境，信仰）。Liz 试图安慰 Kay 她不是一个负担，但 Kay 只是低着头。

Tess 接着问 Kay，"如果选两件事你可以更轻松地做，它们会是什么（目标）？"Kay 抬起头，毫不犹豫地说道，"可以不用劳累地自己穿衣服，自己洗澡。"Tess 问她用不同的方式做事情或者作出改变对她来说是否很困难（改变的准备）。Kay 说，"有时候，特别是如果这意味着事情都回不到原样了。"

Kay 开始对访谈感到疲劳（运动技能-耐受力）。为了让她休息，Tess 问她 Liz 是否可以让她看看 Kay 的卧室、浴室以及她喜欢打发时间的地方（物理环境）。Kay 同意了并留在客厅。Liz 带 Tess 看了主客厅以及 Kay 的卧室和浴室，她提到 Kay"仍常四处转转，但越来越虚弱了"。Tess 问 Liz 她自己怎么样，Liz 回答说她妈妈的病突然，而且全家人都看着精力旺盛的母亲和祖母因衰弱而挣扎，"她是我们家的黏合剂，我不知道没有她我该怎么办。我妹妹认为她应该接受更多的化疗然后去康复（哀伤-否认 vs. 讨价还价），但我知道这不会帮助她（哀伤-接受）。"Tess 专注地听着并提到 Liz 和她的家人看起来一起配合得很好，Liz 笑道："你在说什么呢？我们无法对事情达成一致。"Tess 回答说："也许是这样，但是你们彼此交谈，很多家庭并不会这样做。"Liz 停顿了一下。"我想我们是这样做的"Liz 说。

Tess 和 Liz 回到客厅，发现 Kay 在沙发上睡着了（运动技能-耐受力）。因不想让 Kay 更疲惫，Tess 问 Liz 她是否可以在第二天早上再来讨论能让 Kay 更加安全自我照顾和在房子周围活动的办法，Liz 欣然同意。

尽管 Tess 愿意花更多时间与她的康复对象在一起，但 Kay 显然太疲惫了。不过，根据她的 OCAIRS 和家居评估结果，Tess 能够确认 Kay 的目标，即尽可能独立穿衣和洗澡。Kay 因疲劳、腹痛和气短而受到限制，但她仍然拥有中等的运动强度、良好至不错的平衡性、适应能力和强大的社会支持。或许通过额外辅助器具、改变规律和采用节能原则（也称为疲劳管理），Kay 可以通过自我照顾变得更加独立，并且外出到社区的时间可以更长一些。Tess 也想到了 Kay 即将降生的曾孙，猜想 Kay 是否想以某种方式向宝宝分享自己的一部分。

干预

通过对评估资料的分析，临床人员与康复对象合作制订计划，实施干预措施，并不断重新评估治疗效果[4]。像评估过程一样，干预仍然集中在康复对象的目标及考虑在死亡及哀伤过程中变化的需求。死亡过程中的情境决定了对作业活动和干预的选择。

干预计划是服务的指南。以康复对象的目标为基础，临床人员将其转化为治疗目标。在临终关怀和缓和照顾中，康复对象的目标可能不现实（例如，"我想变得更好"）。临床人员需要深入了解是否有其他可以感觉"更好"方法，例如参与爱好或与家人共渡时光。临床人员和康复对象协作制订出最佳方案以得到预期的效果。

另一个经常提到的目标是"重返家庭"。在面对死亡的情境下，回家的愿望可能会更强烈。与其他服务领域相似，临床人员需要走入康复对象生活的物理和社会环境，从而确定出院回家是安全可行的。表 49.3 列出了出院计划清单。

Tess 和 Kay 与她讨论了在少量协助下穿衣和洗澡的目标。Kay 很乐意与 Tess 一起调整自己的日常规律和尝试适应性辅助器具。Tess 使用目标完成测量（goal attainment scaling，GAS）[67]来制订治疗目标，并在稍后作为治疗效果的结果测量。GAS（表 49.4）最初是用于精神健康服务领域。它的前提基础是通过康复对象的挑战能找出最佳的目标[52]。它提供了一种手段来检测与康复对象及其家人相关及有意义的变化，这

表 49.3　出院计划清单

物理环境清单

入口	• 无障碍入口？（主要和次要入口）
	• 对轮椅或小轮摩托车来说门是否够宽？
	• 转弯半径是否足够？
	• 是否需要坡道或扶栏？
	• 是否可进入车道或车辆下客处？
	• 在康复对象目前实际功能水平和所期望的功能水平下，康复对象是否能够安全地回家？出院时是否需要救护车/轮椅服务？
浴室	• 无障碍入口及空间有足够的转弯半径？
	• 浴缸/淋浴的可及性？需要改造吗？
	• 淋浴椅、扶手和淋浴管？
	• 床边座椅式便桶、升高的马桶座或厕所架是否需要？
	• 在康复对象目前实际功能水平和所期望的功能水平下，在此领域是否可安全提供服务？
卧室	• 无障碍入口及空间有足够的转弯半径？
	• 清除过道障碍和可获取物品？
	• 床：
	• 对转移来说过高/过低？
	• 需要床边扶杆？
	• 需要医院床？
	• 有足够的空间放医院床？
	• 需要床边座椅式便桶？有足够空间吗？
	• 需要的话是否有空间放置机械升降机？
	• 在康复对象目前实际功能水平和所期望的功能水平下，在此领域是否可安全提供服务？
客厅、户外区域、社区	• 轮椅或助行器可以无障碍进入此区域？
	• 无障碍座位区域？
	• 为促进作业参与而需要进行改造？
照顾者区域	• 为照顾者提供睡眠、自我照顾、休息和有隐私的生活空间？

社会环境清单

照顾者耐力	• 照顾者是否具有情感、精神和身体的耐力来提供所需的服务？
	• 照顾者的应对策略是什么？
	• 照顾者是否有支持系统？
	• 是否有多个照顾者允许喘息？
照顾者教育和培训	• 有如下知识：
	• 死亡及哀伤的过程？
	• 合理的身体力学？
	• 照顾者技巧？
	• 使用器具（例如电梯、医院床）？
	• 社区支持？
死亡过程及死亡情境	• 康复对象感受到支持或感到孤立？
	• 康复对象是否在谈论死亡过程和死亡上获得了支持？

表 49.4 目标完成测量 (GAS)

评级	等级描述
-2	远低于预期的结果
-1	比预期的结果稍差
0	预期的结果
+1	比预期的结果稍多一些
+2	远超预期的结果

来自 Kiresuk T, Sherman R: Goal Attainment Scaling: a general method of evaluating comprehensive mental health programs, Community Ment Health J 4:443-453, 1968; and Mailloux Z, et al: The issue is-Goal Attainment Scaling as a measure of meaningful coutomes for children with sensory integration disorders, Am J Occup Ther 61:254-259, 2007

些变化可能难以通过标准化测量来获得[37,80,112],并且可以在有效的时间内完成[37]。目标被分为 5 个等级,范围从 -2 到 +2; -2 是"远低于预期"的结果,0 是"预期"结果,+2 是"远远超过预期"的结果[67,80]。干预前和干预后的分数可转换为标准分数以显示变化的结果[112]。可用表格将结果分数轻松转换为 T 分值[68]。但还没有足够的证据来确定重测信度[33,52],另外同时效度呈良好到差[33,52],相容效度呈良好[52]。尽管 GAS 的心理测量强度呈低到中等程度,但 GAS 仍以其较佳的临床实用性被广泛应用,并且能够在没有标准化测量工具的情况下提供个体化、以康复对象为中心的结果测量[80](框 49.1 展示了 Kay 的 GAS 目标)。

框 49.1 Kay 的治疗目标

目标 1:利用节能原则和辅助器具,Kay 将能够独立完成自己的盆浴程序。

-2:Kay 将能够在 min A 下完成她的盆浴程序。

-1:Kay 将能够在 CGA 下完成她的盆浴程序。

0:Kay 将能够在 SBA 及物品准备好的情况下完成她的盆浴程序。

+1:Kay 将能够在物品准备好的情况下完成她的盆浴程序设置。

+2:Kay 将能够用调整过的独立标准来完成她的盆浴程序。

今天的得分:-2

目标 2:利用节能原则和辅助器具,Kay 将能够独立穿衣。

-2:Kay 将能够在 min A 下自行穿衣。

-1:Kay 将能够在 CGA 下自行穿衣。

0:Kay 将能够在 SBA 物品准备好的情况下自行穿衣。

+1:Kay 将能够在物品准备好的情况下自行穿衣。

+2:Kay 将能够用调整过的独立标准下完成穿衣。

今天的得分:-2

累计 2 个目标的原始分值:-4

标准化分值:+25

min A,最少的协助; CGA,触碰保护性协助; SBA,旁边协助。

干预计划确定后,干预措施开始实施。临终关怀和缓和照顾中使用的干预措施包括疼痛和症状控制[3,46,82],作业改造[3,60,82]以及对康复对象和照顾者的培训[9,97](表 49.5 列出了症状控制策略,表 49.6 列出了干预措施的例子)。虽然这些干预措施与其他服务领域的干预措施似乎相似,但临终关怀服务机构的定性研究发现,作业治疗从业者的独特性在于可以平衡发展康复对象当下最大化的作业参与度,同时在干预过程中通过作业活动为康复对象做好离开及面对死亡的准备[9,46,53]。

表 49.5 列出了症状控制策略[a]

症状	控制策略
疼痛、呼吸困难、焦虑	• 对日常使用药物和用药时间与团队协作 • 了解症状的来源(身体、心理或两者) • 识别症状的触发点 • 找出使症状恶化的体位 • 提供减少症状的较好体位和身体力学方法 • 呼吸困难:侧卧睡眠,避免压迫腹部/胸部 • 疼痛:每日活动具有良好的身体力学 • 焦虑:注意可能会使肌肉紧张的姿势 • 评估并处理睡眠质量和睡眠卫生问题 • 放松技巧 • 压力管理 • 正念训练 • 适应性呼吸技术(例如,噘唇呼吸) • 根据情况向其他专业转介(如按摩和物理治疗、心理治疗、牧师、社会工作)
恶心、呕吐	• 识别触发点 • 与团队(言语和物理治疗、护理)合作找出适合体位以避免吞咽困难 • 在执行日常活动时可以减轻症状的体位训练 • 放松技巧 • 正念训练
疲劳	• 识别并处理可能加剧疲劳的心理压力 • 评估及促进睡眠卫生 • 分析日常任务,教练简化和/或修改任务 • 指导节能原则(如速度、优先顺序、委托任务、坐位执行任务)

[a] 有关额外的资源和信息,请参阅第 7 章(作业治疗中的教学活动),第 2 部分(治疗性使用自我:作业治疗中体现正念),第 13 章(睡眠和休息),第 27 章(进食和吞咽),第 28 章(评估和疼痛管理),第 33 章[脑血管意外(卒中)],第 38 章(关节炎),第 41 章(腰背痛)和第 44 章(心脏和肺部疾病)。

引自 Cooper J: Occupational therapy approach in symptom control. In Cooper J, editor: Occupational therapy in oncology and palliative care, ed 2, West Sussex, England, 20C6, Whurr Publishers, pp 27 39; Miller J, Cooper J: The contribution of occupational therapy to palliative medicine, In Hanks G, et al, editors: Oxford textbook of palliative medicine, New York, 2011, Oxford University Press, pp206-213; and Thompson B: Mindfulness-based stress reduction for people with chronic conditions, Br J Occup Ther 72:405-410, 2009

表 49.6　干预措施的例子	
干预类型	例子
作业活动	• 使用辅助器具完成早晨例行活动 • 运用节能原则准备自己的早餐 • 使用小轮摩托车进行杂货购物 • 给孩子写一封表达希望、梦想和价值观的书信 • 缓解与兄弟姐妹疏远的关系 • 把私人物品赠予所爱之人 • 和朋友坐在门廊里一起喝杯咖啡
活动	• 练习使用扶手进出浴室 • 制订一份需要关注事务的清单 • 决定把私人物品给予谁 • 参与回顾抚养子女的生活
准备方法	• 用枕头翘起脚后跟防止皮肤破裂 • 提供逆行按摩以减少上肢（upper extremity, UE）水肿 • 提供淋浴椅和淋浴管 • 确定适当的轮椅和坐姿体位 • 建议器具安装（例如扶手、坡道、升降机） • 提供用于穿衣和盆浴的长柄器具
准备任务	• 用腻子或手部运动球强化手功能 • 上肢（UE）运动范围（ROM）项目 • 练习如何向照顾者寻求帮助 • 练习如何进行缩唇呼吸以控制呼吸短促（shortness of breath, SOB）
教育	• ROM 指导照顾者 ROM、水肿控制、体位摆放和身体力学 • 指导辅助器具在盆浴和穿衣中的使用 • 指导节能策略的使用 • 指导电动轮椅的使用
训练	• 在 ROM 中进行照顾者培训、水肿控制和体位摆放 • 对照顾者使用机械升降机和身体力学进行培训 • 对照顾者如何折叠轮椅并将其存放在车内进行培训 • 使用电动椅训练 • 手动轮椅移动训练 • 通过撅唇呼吸训练减少在日常生活活动（ADLs）中的呼吸短促（SOB）
倡导	• 治疗师在团队会议中倡导康复对象的兴趣 • 治疗师向家人解释康复对象不想再继续进行激进的康复治疗
自我倡导	• 康复对象决定自己的服务内容 • 康复对象请求缓和照顾
小组	• 日间临终关怀院计划 • 通过小组发现新的作业活动，例如画画或使用电脑 • 遗产书写小组 • 支持小组

有关额外资源和干预策略，请参阅第 10 章（日常生活活动[ADL]）；第 11 章（移动），第 1 节（功能性行走）和第 2 节（轮椅评估和转移）；第 13 章（睡眠和休息）；第 16 章（休闲性作业活动）；第 17 章（辅助技术），第 33 章（脑血管意外[卒中]），第 38 章（关节炎）；第 41 章（腰背痛）和第 44 章（心脏和肺部疾病）。

为了帮助 Kay 提高她在盆浴中的安全性和独立性，Tess 提议在浴室的使用辅助器具，如扶手、淋浴椅和防滑垫。Kay 用淋浴椅练习了进出淋浴间的转移。Liz 说，她会让人把扶手安装在淋浴间的入口处、浴池中和厕所旁。Kay 觉得有了扶手自己进出会更稳定，但让 Tess 放心，她还是会让女儿们在一旁。为了减少 Kay 的疲劳，Tess 指导了她节能的原则，指导 Kay 缓慢行走、将任务优先排序、坐下活动以及使用长柄的器具。他们讨论了可能引发 Kay 呼吸困难的情况和想法，并采取撅唇呼吸和正念技术来帮助她平衡自己。Tess 允许 Kay 不用每天洗澡，并将任务委派他人以便她可以专注于对她来说重要的事情。她还向 Kay 展示了如何利用四轮助行器，不仅是为了稳定性，而且还能运载她的物品和在助行器的座位上休息。起初 Kay 似乎犹豫不决，但当 Tess 提到有了助行器她可能会更加独立时，她决定尝试一下。

尽管不是 Kay 治疗计划的一部分，但 Tess 整合了治疗性运用自我的策略，以便与 Kay 建立联系并发挥 Kay 先前的作业角色。在某次治疗结束时，Tess 在床边注意到 Kay 孩子的照片，并评论道："我也有两个孩子，你有什么为人父母的建议吗？"

Kay 停了下来，"我从来没有想过必须自己抚养四个孩子；"她说。

Tess 问，"你是怎么做到的？"

"饶恕，"Kay 轻声回答。

"饶恕？"

"我浪费了很多精力生我前夫的气。当我撞上墙时，我意识到我需要作出改变，变得更好。我要选择原谅他，不要等到我觉得我可以原谅。当我终于做到了的时候，一个重担就解除了，我被释放出来过我自己的人生，陪在我孩子的身旁。"

"他请求过宽恕吗？"Tess 问道。

"你在开玩笑吗？当然不是……你有没有尝过牛至茶？"

Tess 对主题的突然变化感到惊讶，她回答说："不，从来没有听说过。"

"我的邻居告诉我这是一个对付咳嗽很好的家庭疗法。我当时认为太奇怪了。但有一次，当我无法克服我的感冒时，我决定吃一些。它非常苦涩，但起到令人惊讶的舒缓作用。有时你必须尝试一些完全不同的东西，才能有更好的变化。"[a]

---

[a] 作者不赞成使用牛至茶，并建议咨询个人医疗保健师，咨询它是否适合不同个体。

Kay 笑了,Tess 突然意识到他们的角色已被逆转。今天 Kay 成了作业治疗师,尽管这时她身体虚弱而疲惫,但在那一刻,Kay 是一位强大、充满活力、自力更生的母亲在教导着 Tess。

Tess 在后一周又来了。在 Liz 设置好物品后,Kay 能够自己洗澡。Kay 通过使用扶手坐着完成盆浴,Liz 也更放心地间歇性离开让 Kay 有更多的隐私空间,通过运用节能措施放慢速度,提前一天准备好衣物,用四轮助行器搬运东西、坐下和使用长柄的器具,Kay 能够通过调整而独立完成穿衣服且不会气短。她比一周前的气色更好,似乎对她自己的进步感到高兴。

在疗程结束时,Tess 对 Kay 的治疗计划进行了干预回顾(框 49.2)。Kay 在过去一周取得了很大的进步。尽管她的进步可能是暂时的,但显然拥有更多的独立性和隐私,对 Kay 来说是无价的。

框 49.2　回顾 Kay 的治疗目标

目标 1:利用节能原则和辅助器具,Kay 将能够独立完成自己的盆浴程序。

-2:Kay 将能够在 min A 下完成她的盆浴程序。

-1:Kay 将能够在 CGA 下完成她的盆浴程序。

0:Kay 将能够在 SBA 及物品准备好的情况下完成她的盆浴程序。

+1:Kay 将能够在物品准备好的情况下完成她的盆浴程序。

+2:Kay 将能够用调整过的独立标准来完成她的盆浴程序。

基线分值:-2

迄今取得的最高分值:+1

目标 2:利用节能原则和辅助器具,Kay 将能够独立穿衣。

-2:Kay 将能够在 min A 下自行穿衣。

-1:Kay 将能够在 CGA 下自行穿衣。

0:Kay 将能够在 SBA/物品准备好的情况下自行穿衣。

+1:Kay 将能够在物品准备好的情况下自行穿衣。

+2:Kay 将能够用调整过的独立标准下完成穿衣。

基线分值:-2

迄今为止取得的最高分值:+2

2 个目标累积的基线原始分值:-4

第二次治疗后的积累原始分值:+3

标准化分值:25

第二次治疗的标准分值:69

结果变化:+44

---

min A,最少的协助;CGA,触碰保护协助;SBA,旁边协助。

当 Kay 达到她的目标时,Tess 考虑结束服务,但问她是否愿意参与一项遗产项目——创造一些能让她的

家人记住她和她珍视的东西。Kay 有点吃惊。Tess 问:"你的曾孙女即将降生,你想给她留言还是告诉她一些关于你自己的事情? 或者是给你的孩子和孙子们?"Tess 继续说道,"最近我读到有人给他们的孩子写信,有时候只是几句话,表达他们的感受和对他们未来的期望。"Kay 说:"我的父母从未谈论过。我想他们认为只要我吃饱了,我就知道他们在乎我。"Tess 问道:"你有没有希望他们说过'我爱你'?"Kay 停了下来。Tess 打破了沉默:"写几封信给你的家人怎么样?"她问道。Tess 和 Kay 在接下来的 3 周时间制订了一个目标(框 49.3)。Kay 不知道她是否有时间和精力为每个人写信,所以她决定先给每个孩子写一封信。然后如果她还可以的话,她会给她所有的孙子们写一封信,以及给她的曾孙写一封信。在接下来的几周里,Tess 提示 Kay,例如:"你会如何描述你的儿子? 或者你最欣赏你的女儿是什么?"以帮助她将自己的想法变成文字。到 3 周结束时,Kay 已经完成了她的信件,并把它们放在一个大信封里,待她去世后再被打开。

框 49.3　Kay 更新的治疗目标

目标:Kay 将给她的家人写遗言信件。

-2:Kay 将决定将信写给谁。

-1:Kay 将完成 1 封或 2 封信。

0:Kay 将完成 3 封或 4 封信。

+1:Kay 将完成给她孩子的信和 1 封给孙子的信。

+2:Kay 将写信给她的孩子、孙子和曾孙。

基线得分:-2

迄今取得的最高分值:+2

基线标准化分值:30

3 周重新评估分值:70

结果分值变化:+40

在完成她的信件后,Kay 觉得她已经达到了自己的目标。她继续相对独立地自己穿衣和沐浴,平和地表达感受。Tess 也认为目前没有其他的作业治疗问题需要解决,但她敦促 Kay 和她的家人在事情发生变化时再次要求作业治疗。然后 Tess 终止了 Kay 的作业治疗服务。

在 Tess 停止为 Kay 提供作业治疗服务后大约 1 个月,Kay 再次为她的家人提供身体力学训练的咨询。Tess 知道 Kay 正在迅速地衰亡,距离 Kay 的离世可能仅有几周到 1 个月。她与指定的家庭成员一起努力,他们为她提供照顾,订购额外的器具,例如床边座椅式便桶那么 Kay 就可以在床边如厕而不是使用尿片。她

还订购了一个带减压坐垫的轮椅以便 Kay 可以外出。Kay 睡的越来越多,但当 Tess 来访时,她醒来,微笑着,问 Tess 她的女儿们怎么样了。

Tess 随后再一次拜访该家庭,看看目前的器具是否足够提供支持。家人已不需要提示就能为 Kay 提供安全的服务。由于家庭目标已经取得了积极的成果(框 49.4),且没有其他的作业治疗问题,Tess 再一次终止了 Kay 的作业治疗服务。

框 49.4 家庭目标

目标:家人将安全和独立地协助照顾 Kay。

-2:家人将说出对良好身体力学的理解。

-1:在照顾期间得到 3 个或 4 个口头提示后,家人就能够展示出良好的身体力学。

0:在照顾期间得到 1 个或 2 个口头提示,家人就能够展示出良好的身体力学。

+1:在照顾期间得到 1 个口头提示,家人就能够展示出良好的身体力学。

+2:在照顾期间无需提示,家人就能够展示出良好的身体力学。

基线得分:-2

2 次治疗后最高分值:+2

基线标准化分值:30

2 次治疗后标准化分值:70

结果分值变化:+40

以干预结果为目标 结果决定作业治疗干预是否有效,重要的问题是:

- 在临终关怀和缓和照顾中可推荐的作业治疗结果测量有哪些?
- 对生命受到疾病威胁的人群来说,哪些部分是需要测量的?
- 面对康复对象身体的退化,如何确定我们的干预是否有效?

在临终关怀和缓和照顾领域,目前没有受到公认并且特别指出作业治疗效果以干预结果为目标的结果测量[34,46,82]。然而,为了适应临终关怀和缓和照顾康复对象可能出现的功能衰退,文献建议使用可靠、有效和个体化的测量,而不是采用已定好表现水平的传统标准化的测量[73,82,112]。这种以康复对象为中心的测量可能对微妙的变化更为敏感,并更有效捕捉个人和有意义的结果[112]。例如,入院时,临终关怀院的康复对象疼痛卧床,无法忍受轮椅转移,这被《功能独立性评估》(Functional Independent Measure,FIM)评为 1 分或依赖。康复对象的目标可能只是为了能够容忍抬到到椅子上并护送到房子外面。在 GAS 上,容忍抬起转移和外出的康复对象可能会经历 3 个水平,从-2(远低于预期结果)到 0(预期结果)。虽然康复对象可以完成一个重要的个人目标,但由于功能转移的表现水平仍然为 1(依赖),因此 FIM 并不足以显示此进展。

在前面提到的例子中,GAS 测量作业参与度,而 FIM 则测量表现。这就产生了一个问题:对于功能在减退的康复对象,我们应该测量什么部分? Tess 测量了 Kay 通过适应和改造后在作业表现上的变化。作业表现(或功能表现)经常被用于健康服务中以确定功效。然而,对于限制生命的疾病,注重作业表现并不能阻止功能下降,并且还可能因疾病的恶化而导致情绪上的困扰[34,94]。由于 Kay 变得更加衰弱,使用作业表现结果测量就不那么有效。作业参与结果能做到更好的平衡,在不过度关注作业表现下,可以探测到对有意义的作业活动的参与度变化。作业参与是参与生活[4]及与生活互动,并不一定要求作业表现[123]。

大家通常认为临终关怀和缓和照顾的目的是提高生活质量(quality of life,QOL)。随着医学的进步,人们的寿命更长但会患有慢性和不可治愈的疾病[32]。长寿不能被认为与健康相关;因此生活质量的概念需确定治疗是否是改善生活而不仅仅是延长生命[75]。生活质量将其重点从功能表现转移到生活的价值上,这与作业治疗的哲学理念保持一致[75,96]。然而,将 QOL 用于绝症康复对象作为结果测量可能会产生问题,因为没有 QOL 的通用定义,结果会受到主观经验的影响,而且可能无法确定所带来的 QOL 结果是受益于作业治疗干预还是团队共同的努力[34,75,96]。

环境因素在文献中没有被特别引用作为临终关怀院的结果测量。然而,环境会影响作业治疗疗效,并且必须在临终关怀服务中加以解决。在生命的最后阶段,对环境的关注和改变可能会减轻功能问题所带来的负担,可能会影响作业治疗结果而不是功能状态,并且可能是在康复对象身体衰退过程中唯一可以变化的元素[9,82,97]。在死亡的情境下,那些再微不足道的作业活动都会变成人生重要的时刻[53],而文化和个人的情境可能会带来禁忌、恐惧和抑制使康复对象孤立[26]。对物理环境的关注可以将康复对象的作业参与性和照顾者所提供安全有效的服务达到最大化[9,97]。对社会环境的关注可以促进社会参与、加强社会支持、将康复对象和家庭与必要的社区和医疗资源做一个连接,并帮助促进人生的善终[9,26,53,82,97]。

总体而言,对于如何测量临终关怀和缓和照顾中作业治疗疗效并没有一个公认的结果。测量内容的选择取决于临床人员的临床推理来辨别,需考虑康复对象在面对死亡过程中的状态和阶段,以及所选择的内容是否能有效区分作业治疗与其他专业的干预结果。

最后,一个合理选择测量内容、可靠有效、并以康复对象为中心的测量能够确认作业治疗的有效性。如果有利于选定的测量内容,临床人员可以使用以康复对象为中心的测量(例如,GAS 和 COPM)。对于 Kay,Tess 能够通过 GAS 量化地捕捉到 Kay 在作业参与上和她的家人在提供照顾服务上的进步。然而,需要进一步的研究来验证这些措施是否有效和准确地捕捉了临终关怀和缓和照顾中的作业治疗疗效。

临终关怀和缓和作业治疗的作用是促进整个生命周期中的作业参与。临床人员将死亡和哀伤过程的知识整合到 OTPF-3 的领域和过程中,以满足生命受到疾病威胁康复对象的独特需求。在专注于康复对象目标的同时,临床人员通过临床推理来调整评估、干预和结果选择以适应死亡过程中不断变化的需求。这种方法满足了康复对象的需求,但临床人员如何照顾好自己以维持持续优质的服务?

临床人员自我照顾

在她最后一次拜访的 2 周内,Tess 接到了康复对象经理的电话,他说 Kay 平静地过世了,她所有的孩子在她的床前。人们经常问 Tess 是如何在充满不断丧失、死亡和悲伤的临终关怀和缓和照顾中工作的。因为与临终康复对象合作的压力以及要频繁直面自己的必死性,临终关怀和缓和照顾临床人员面临着倦怠的高风险[115]。其他因素可能包括工作量过高、经济补偿不足或者缓和照顾方案缺乏行政支持[41,115]。为了应对和维持优质服务,临床人员的自我照顾至关重要。研究发现,建立明确的工作与家庭边界、与亲人共度时光、专注于个人工作中令人满意的方面、保持自我意识和良好的身体机能、每日练习精神或冥想活动、对于疾病和死亡有自己的个人哲学观、知道人在生活中的角色可以为我们提供健康的策略并降低倦怠的风险[41,115]。对于 Tess 来说,在她打完电话之后,她回想了 Kay 在能够"做重要的事"时的光芒,以及与这样一位充满活力之人一起工作的荣幸。所以她怎么能不做这份工作呢?

总结

无论诊断或预后如何,患有生命威胁性疾病的人都需要有作业参与的机会和支持,以体验正常生活、目的、安适感和生命末期的联系。临终关怀团队合理咨询了作业治疗使 Kay 在有限的时间内"做重要的事情"。尽管 Kay 得到了充分的帮助,但自我照顾对她的价值观和自我认同来说至关重要。通过调整、代偿策略和辅助器具,Tess 帮助 Kay 将自我照顾的参与度最大化,虽时光有限但极具意义。Tess 还协助 Kay 继续履行作为母亲和祖母的角色,写信给家人分享智慧之语,而且也会和 Tess 讨论。当 Kay 情况恶化后,Tess 继续与她的家人一起合作,通过提供额外的器具和改造 Kay 的环境来支持她的作业参与。使用以康复对象为中心的结果测量,Tess 能够量化地确定作业治疗为临终生活带来了正向的作业参与。然而,看到 Kay 脸上的满足感,Tess 坚信治疗是有效且有价值的[21,57,77,90,91,107]。

后记

Kay 死后 1 个月,Tess 收到了一张来自 liz 的卡片。"我知道你帮助妈妈写信给我们所有人,"Liz 写道,"根据她的愿望,我在她去世的那个夜晚打开了给我的信,妈妈写道,'你已经成为我一直想成为的人,我爱你。'她之前从来没有告诉过我这些……谢谢你。附上的信是妈妈给你的。"

Tess 缓缓打开信然后笑了,当她读到:"喝一杯牛至茶。谢谢你为我做的一切。Kay"

复习题

1. 临终关怀和缓和照顾有什么相互联系,又有什么区别?

2. 对于患有威胁生命的疾病的人来说,作业参与有哪五项治疗益处?

3. 在康复对象、家人和我们自己身上常见的哀伤反应有哪些?

4. 确定四个死亡的轨迹。

5. 哪些作业活动被研究确认在生命的最后阶段普遍存在?

6. 角色参与的丧失是如何影响生活质量的,以及如何在疾病和衰退下改变和调整角色以维持参与?

7. 如果疾病限制了康复对象进行某重要任务的作业表现,这种限制会如何影响康复对象的自尊心,并且作业治疗师能如何开解康复对象不要只关注表现？

8. 如果疾病打断了他或她的人生计划，作业治疗师能如何帮助康复对象哀悼？以及作业治疗师如何帮助康复对象设定新的、有意义的和切实际的目标？

9. 不治之症和死亡的情境会如何影响作业治疗的范畴？

10. 对于衰退和面临死亡的康复对象，如何调整评估过程？

11. 对于衰退和面临死亡的康复对象，如何将作业参与融合到干预过程中？

12. 确定三种可能的临终关怀和安宁作业治疗结果测量方法。

13. 确定防止职业倦怠的五种应对策略。

（曹梦安 译，杨琼 校，伊文超　张瑞昆 审）

参考文献

1. American Academy of Hospice and Palliative Medicine: Position statements: definition of palliative care. 2013. <http://www.aahpm.org/positions/default/definition.html>.
2. American Cancer Society: 2015. Signs and symptoms of pancreatic cancer. <http://www.cancer.org/cancer/pancreaticcancer/detailedguide/pancreatic-cancer-signs-and-symptoms>.
3. American Occupational Therapy Association: The role of occupational therapy in end-of-life care, *Am J Occup Ther* 65(Suppl):S66–S75, 2011. doi:10.5014/ajot.2011.65S66.
4. American Occupational Therapy Association: Occupational therapy practice framework: domain and process, ed 3, *Am J Occup Ther* 68(Suppl 1):S1–S48, 2014. <http://dx.doi.org/10.5014/ajot.2014.682006>.
5. Barrett H, Watterson J: Occupational therapy in neuro-oncology. In Cooper J, editor: *Occupational therapy in oncology and palliative care*, ed 2, West Sussex, England, 2006, Whurr Publishers, pp 145–160.
6. Blacher J: Sequential stages of parental adjustment to the birth of a child with handicaps: fact or artifact? *Ment Retard* 22:58–68, 1984.
7. Bostock A, Ellis S, Mathewson S, Methven L: Occupational therapy in hospices and day care. In Cooper J, editor: *Occupational therapy in oncology and palliative care*, ed 2, West Sussex, England, 2006, Whurr Publishers, pp 161–173.
8. Broiler C, Watts JH, Bauer D, Schmidt WA: Concurrent validity study of two occupational therapy evaluation instruments: the AOF and OCAIRS, *Occup Ther Ment Health* 8:49–59, 1989.
9. Bye R: When clients are dying: occupational therapists' perspectives, *Occup Ther J Res* 18:3–24, 1998.
10. Canadian Association of Occupational Therapists: *Enabling occupation: an occupational therapy perspective*, Ottawa, ON, 1997, CAOT Publications ACE.
11. Carpenter L, Tyldesley B, Baker GA: The use of the COPM as an outcome of a pain management program, *Can J Occup Ther* 68:16, 2001.
12. Chan K, Tse DMW, Sham MMK, Thorsen AB: Palliative medicine in malignant respiratory diseases. In Hanks G, et al, editors: *Oxford textbook of palliative medicine*, New York, 2011, Oxford University Press, pp 1107–1144.
13. Chan CCH, Lee TMC: Validity of the Canadian Occupational Performance Measure, *Occup Ther Int* 4:229–247, 1997.
14. Clark D: International progress in creating palliative medicine as a specialized discipline. In Hanks G, et al, editors: *Oxford textbook of palliative medicine*, New York, 2011, Oxford University Press, pp 9–16.
15. Centers for Disease Control and Prevention: Chronic diseases: the leading causes of death and disability in the United States. 2015. <http://www.cdc.gov/chronicdisease/overview/#ref2>.
16. Centers for Disease Control and Prevention: Death and mortality. 2015. <http://www.cdc.gov/nchs/fastats/deaths.htm>.
17. Centers for Medicare and Medicaid Services: Hospice and respite care. 2014. <http://www.medicare.gov/coverage/hospice-and-respite-care.html>.
18. Centers for Medicare and Medicaid Services: Inclient hospital care. 2014. <http://www.medicare.gov/coverage/inclient-hospital-care.html>.
19. Centers for Medicare and Medicaid Services: Physical therapy/occupational therapy/speech-language pathology services. 2014. <http://www.medicare.gov/coverage/pt-and-ot-and-speech-language-pathology.html>.
20. Centers for Medicare and Medicaid Services: State operations manual appendix M: guidance to surveyors—hospice. 2014. <http://www.cms.gov/regulations-and-guidance/guidance/manuals/downloads/som107ap_m_hospice.pdf>.
21. Cherny N: Pain assessment and cancer pain syndromes. In Hanks G, et al, editors: *Oxford textbook of palliative medicine*, New York, 2010, Oxford University Press, pp 599–623.
22. Chow JK: Is the OCAIRS a suitable hospice occupational therapy outcome measure? Unpublished manuscript, Philadelphia, 2014, Department of Rehabilitation Sciences, Temple University.
23. Connor SR, Fine PG: Lessons learned from hospice in the United States of America. In Hanks G, et al, editors: *Oxford textbook of palliative medicine*, New York, 2010, Oxford University Press, pp 17–22.
24. Connor SR, et al: Comparing hospice and nonhospice patient survival among patients who die within a three-year window, *J Pain Symptom Manage* 33:238–246, 2007.
25. Cooper J: Occupation therapy approach in symptom control. In Cooper J, editor: *Occupational therapy in oncology and palliative care*, ed 2, West Sussex, England, 2006, Whurr Publishers, pp 27–39.
26. Costa A, Othero M: Palliative care, terminal illness, and the Model of Human Occupation, *Phys Occup Ther Geriatr* 30:316–327, 2012.
27. Cup EH, Scholteop Reimer WJ, Thijssen MC, Van Kuyk-Minis MA: Reliability and validity of the Canadian Occupational Performance Measure in stroke patients, *Clin Rehabil* 17:402–409, 2003.
28. Deleted in page proofs.
29. Cusick A, Lanin NA, Lowe K: Adapting the Canadian Occupational Performance Measure for use in a paediatric clinical trial, *Disabil Rehabil* 29:761–766, 2007.
30. Davies B, Siden H: Children in palliative medicine: an overview. In Hanks G, et al, editors: *Oxford textbook of palliative medicine*, New York, 2010, Oxford University Press, pp 1301–1317.
31. Delgado Guay MO, Yennurajalingam S: Sleep disturbance. In Yennurajalingam S, Bruera E, editors: *Oxford American handbook of hospice and palliative medicine*, New York, 2011, Oxford University Press, pp 115–126.
32. DeRosa J: Providing self-management support to people living with chronic conditions, *OT Practice* 18:CE1–CE8, 2013.
33. Donnelly C, Carswell A: Individualized outcome measures: a review of the literature, *Can J Occup Ther* 69:84–94, 2002.
34. Eva G: Measuring occupational therapy outcomes in cancer and palliative care. In Cooper J, editor: *Occupational therapy in oncology and palliative care*, ed 2, West Sussex, England, 2006, Whurr Publishers, pp 189–199.
35. Faguet G: *The war on cancer: an anatomy of failure, a blueprint for the future*, Dordrecht, The Netherlands, 2008, Springer Science & Business Media.
36. Forsyth K, et al: *A user's manual for the Occupational Circumstances Assessment Interview and Rating Scale (OCAIRS)*, Chicago, 2006, The MOHO Clearinghouse, Department of Occupational Therapy.
37. Fuller K: The effectiveness of occupational performance outcome measures within mental health practice, *Br J Occup Ther* 74:399–405, 2011.
38. Glare P, Sinclair C, Downing M, Stone P: Predicting survival in patients with advanced disease. In Hanks G, et al, editors: *Oxford textbook of palliative medicine*, New York, 2010, Oxford University Press, pp 81–110.

39. Goldstein NE, Meier DE: Palliative medicine in older adults. In Hanks G, et al, editors: *Oxford textbook of palliative medicine*, New York, 2010, Oxford University Press, pp 1386–1399.

40. Granger CV, et al: Performance profiles of the functional independence measure and rehabilitation, *Am J Phys Med Rehabil* 72:84–89, 1993.

41. Gupta S, Paterson ML, Lysaght RM, von Zweck CM: Experiences of burnout and coping strategies utilized by occupational therapists, *Can J Occup Ther* 79:86–95, 2012. doi:10.2182/cjot.2012.79.2.4.

42. Haglund L, Henriksson C: Testing a Swedish version of OCAIRS on two different patient groups, *Scand J Caring Sci* 8:223–230, 1994.

43. Haglund L, Thorell L, Walinder J: Assessment of occupational functioning for screening of patients to occupational therapy in general psychiatric care, *Occup Ther J Res* 4:193–206, 1998.

44. Halkett G, Ciccarelli M, Keesing S, Aoun S: Occupational therapy in palliative care: is it under-utilised in Western Australia? *Aust Occup Ther J* 57:301–309, 2010.

45. Hallenbeck J: *Palliative care perspectives*, New York, 2003, Oxford Press.

46. Hammill K, Bye R, Cook C: Occupational therapy for people living with a life-limiting illness: a thematic review, *Br J Occup Ther* 77:582–589, 2014.

47. Harlos M: The terminal phase. In Hanks G, et al, editors: *Oxford textbook of palliative medicine*, New York, 2010, Oxford University Press, pp 1549–1559.

48. Hasselkus BR: Death in very old age: a personal journey of caregiving, *Am J Occup Ther* 47:718–723, 1993.

49. Holland JM, Neimeyer RA: An examination of stage theory of grief among individuals bereaved by natural and violent causes: a meaning-oriented contribution, *Omega (Westport)* 61:103–120, 2010.

50. Hospice Foundation of America: A caregiver's guide to the dying process. 2011. <http://hospicefoundation.org/hfa/media/files/hospice_thedyingprocess_docutech-readerspreads.pdf>.

51. Hunter EG: Legacy: the occupational transmission of self through actions and artifacts, *J Occup Sci* 15:48–54, 2008.

52. Hurn J: Goal setting as an outcome measure: a systematic review, *Clin Rehabil* 20:756–772, 2006.

53. Jacques ND, Hasselkus BR: The nature of occupation surrounding dying and death, *Occup Ther J Res* 24:44–53, 2004.

54. Javier N, Montagnini M: Rehabilitation of the hospice and palliative care patient, *J Palliat Med* 14:638–648, 2011.

55. Johns Hopkins Medicine, Pathology: Basics of pancreatic cancer. 2012. <http://pathology.jhu.edu/pc/BasicTypes1.php?area=ba>.

56. Johnson S: Living fully until we die. 2009. <http://www.christianitytoday.com/ch/thepastinthepresent/storybehind/livingfully.html?start=2>.

57. Kaplan K: Short-term assessment: the need and a response, *Occup Ther Ment Health* 4:29–45, 1984.

58. Karnes B: Gone from my sight: the dying experience. 2001. <www.bkbooks.com/shop/gone-my-sight-dying-experience>.

59. Kaye P: *Notes on symptom control in hospice and palliative care*, Machiasport, ME, 2006, Hospice Education Institute.

60. Kealey P, McIntyre I: An evaluation of the domiciliary occupational therapy service in palliative cancer care in a community trust: a patient and careers perspective, *Eur J Cancer Care (Engl)* 14:232–243, 2005.

61. Keesing S, Rosenwax L: Is occupation missing from occupational therapy in palliative care? *Aust Occup Ther J* 58:329–336, 2011.

62. Keesing S, Rosenwax L: Establishing a role for occupational therapists in end-of-life care in Western Australia, *Aust Occup Ther J* 60:370–373, 2013.

63. Keith RA, Granger CV, Hamilton BB, Sherwin FS: The Functional Independence Measure: a new tool for rehabilitation. In Eisenberg MG, Grzesiak RC, editors: *Advances in clinical rehabilitation*, New York, 1987, Springer Publishing, pp 6–18.

64. Kielhofner G: Habituation: patterns of daily occupations. In Kielhofner G, editor: *Model of Human Occupation*, Philadelphia, 2008, Lippincott Williams & Wilkins, pp 51–67.

65. Kielhofner G: *Model of Human Occupation*, Philadelphia, 2008, Lippincott Williams & Wilkins.

66. Kielhofner G: Volition. In Kielhofner G, editor: *Model of Human Occupation*, Philadelphia, 2008, Lippincott Williams & Wilkins, pp 32–50.

67. Kiresuk T, Sherman R: Goal Attainment Scaling: a general method of evaluating comprehensive mental health programmes, *Community Ment Health J* 4:443–453, 1968.

68. Kiresuk TJ, Smith A, Cardillo JE: *Goal Attainment Scaling: applications, theory, and measurement*, Hillsdale, NJ, 1994, Lawrence Erlbaum Associates.

69. Kissane DW, Zaider T: Bereavement. In Hanks G, et al, editors: *Oxford textbook of palliative medicine*, New York, 2010, Oxford University Press, pp 1483–1501.

70. Kübler-Ross E: *On death and dying*, New York, 1969, Collier Books.

71. Lai J, Haglund L, Kielhofner G: Occupational case analysis interview and rating scale: an examination of construct validity, *Scand J Caring Sci* 13:267–273, 1999.

72. Lala AP, Kinsella EA: A phenomenological inquiry into the embodied nature of occupation at end of life, *Can J Occup Ther* 78:246–254, 2011.

73. Laver-Fawcett A: *Principles of assessment and outcome measurement for occupational therapists and physiotherapists: theory, skills and application*, Chinchester, England, 2007, John Wiley & Sons.

74. Law M, et al: *Canadian Occupational Performance Measure*, ed 4, Ottawa, Canada, 2005, CAOT Publications ACE.

75. Liddle J, McKenna K: Quality of life: an overview of issues for use in occupational therapy outcome measurement, *Aust Occup Ther J* 47:77–85, 2000.

76. Lunney JR, et al: Patterns of functional decline at the end of life, *JAMA* 289:2387–2392, 2003.

77. Lutz S: The history of hospice and palliative care, *Curr Probl Cancer* 35:304–309, 2011.

78. Lyons M, Orozovic N, Davis J, Newman J: Doing-being-becoming: occupational experiences of persons with life-threatening illnesses, *Am J Occup Ther* 56:285–295, 2002.

79. McClement SE, Chochinov HM: Spiritual issues in palliative medicine. In Hanks G, et al, editors: *Oxford textbook of palliative medicine*, New York, 2010, Oxford University Press, pp 1403–1409.

80. Mailloux Z, et al: The issue is—Goal Attainment Scaling as a measure of meaningful outcomes for children with sensory integration disorders, *Am J Occup Ther* 61:254–259, 2007.

81. McColl MA, et al: Validity and community utility of the Canadian Occupational Performance Measure, *Can J Occup Ther* 67:22–30, 2000.

82. Miller J, Cooper J: The contribution of occupational therapy to palliative medicine. In Hanks G, et al, editors: *Oxford textbook of palliative medicine*, New York, 2011, Oxford University Press, pp 206–213.

83. Mitchell SL, et al: The clinical course of advanced dementia, *N Engl J Med* 361:1529–1538, 2009.

84. Moneymaker KA: Understanding the dying process: transitions during final days to hours, *J Palliat Med* 8:1079, 2005. doi:10.1089/jpm.2005.8.1079.

85. Mueller K, Decker I: Impact of physical therapy intervention on patient-centered outcomes in a community hospice, *Top Geriatr Rehabil* 27:2–9, 2011.

86. Murray SA, Kendall M, Boyd K, Sheikh A: Illness trajectories and palliative care, *Br Med J* 330:1007–1011, 2005.

87. National Consensus Project for Quality Palliative Care: *Clinical practice guidelines for quality palliative care*, ed 2, Pittsburgh, 2009, National Consensus Project for Quality Palliative Care.

88. National Health Council: About chronic diseases. 2013. <http://www.nationalhealthcouncil.org/NHC_Files/Pdf_Files/AboutChronicDisease.pdf>.

89. National Hospice Foundation: The history of hospice. 2014. <http://www.nationalhospicefoundation.org/i4a/pages/index.cfm?pageid=218>.

90. National Hospice and Palliative Care Organization: Dying Americans using hospice care remains stable but new report reveals drop in length of service. 2012. <http://www.nhpco.org/press-room/press-releases/new-hospice-facts-figures>, 1/11/12.

91. National Hospice and Palliative Care Organization: *NHPCO facts and*

figs: hospice care in America, Alexandria, VA, 2013, National Hospice and Palliative Care Organization.

92. National Hospice and Palliative Care Organization: NHPCO Facts and figures: hospice care in America. 2014. <http://www.nhpco.org/sites/default/files/public/statistics_research/2014_facts_fig.s.pdf>.

93. Noe K, Smith PC, Younis M: Call for reform to the US hospice system, *Ageing Int* 37:228–237, 2012. doi:10.1007/s12126-010-9106-8.

94. Norris A: A pilot study of an outcome measure in palliative care, *Int J Palliat Nurs* 5:40–45, 1999.

95. Pan A, Chung L, Hsin-Hwei G: Reliability and validity of the Canadian Occupational Performance Measure for clients with psychiatric disorders in Taiwan, *Occup Ther Int* 10:269–277, 2003.

96. Pearson E, Todd JG, Futcher JM: How can occupational therapists measure outcomes in palliative care? *Palliat Med* 21:477–485, 2007.

97. Pizzi M: Environments of care: hospice. In Hopkins HL, Smith H, editors: *Willard and Spackman's occupational therapy*, Philadelphia, 1993, JB Lippincott, pp 853–864.

98. Rando TA: *Grief, dying, and death: clinical interventions for caregivers*, Champaign, IL, 1984, Research Press.

99. Reed KS: Grief is more than tears, *Nurs Sci Q* 16:77–81, 2003.

100. Rochman D, et al: Validity and utility of the Canadian Occupational Performance Measure as an outcome measure in a craniofacial pain center, *Occup Ther J Res* 28:4–11, 2008.

101. Sachs GA: Dying from dementia, *N Engl J Med* 361:1595–1596, 2009.

102. Sands MB, Piza M, Ingram J: The epidemiology of the end-of-life experience. In Hanks G, et al, editors: *Oxford textbook of palliative medicine*, New York, 2010, Oxford University Press, pp 58–77.

103. Seamon D: Physical and virtual environments. In Boyt Schell BA, Gillen G, Scaffa ME, Cohn E, editors: *Willard and Spackman's occupational therapy*, Philadelphia, 2014, JB Lippincott, pp 202–214.

104. Schleinich MA, et al: Palliative care rehabilitation survey: a pilot study of patients' priorities for rehabilitation goals, *Palliat Med* 22:822–830, 2008.

105. Shearsmith-Farthing K: The management of altered body image: a role for occupational therapy, *Br J Occup Ther* 64:387–392, 2001.

106. Steinhauser KE, Tulsky JA: Defining a "good death". In Hanks G, et al, editors: *Oxford textbook of palliative medicine*, New York, 2010, Oxford University Press, pp 135–140.

107. Stoddard S: *The hospice movement: a better way of caring for the dying*, New York, 1978, Stein & Day.

108. Sviden GA, Tham K, Borell L: Involvement in everyday life for people with a life threatening illness, *Palliat Support Care* 8:345–352, 2010.

109. Ternel JS, et al: Early palliative care for patients with metastatic non-small-cell lung cancer, *N Engl J Med* 363:733–742, 2010.

110. Thew M, Edwards M, Baptiste S, Molineux M: *Role emerging occupational therapy: maximizing occupation-focused practice*, Chichester, UK, 2011, Wiley-Blackwell.

111. Thompson B: Mindfulness-based stress reduction for people with chronic conditions, *Br J Occup Ther* 72:405–410, 2009.

112. Turner-Stokes L: Goal attainment scaling (GAS) in rehabilitation: a practical guide, *Clin Rehabil* 23:362–370, 2009.

113. United Nations Department of Economic and Social Affairs, Population Division: World population ageing: 1950–2050. 2013. <http://www.un.org/esa/population/publications/worldageing19502050>.

114. Centers for Medicare and Medicaid Services: Medicare hospice benefits. 2013. <http://www.medicare.gov/Pubs/pdf/02154.pdf>.

115. Vachon MLS: Burn-out in health care providers. In Yennurajalingam S, Bruera E, editors: *Oxford American handbook of hospice and palliative medicine*, New York, 2011, Oxford University Press, pp 449–464.

116. Vrkljian B, Miller-Polgar J: Meaning of occupational engagement in life-threatening illness: a qualitative pilot project, *Can J Occup Ther* 68:237–246, 2001.

117. Watts JH, Broiler C, Bauer D, Schmidt W: A comparison of two evaluation instruments used with psychiatric patients in occupational therapy, *Occup Ther Ment Health* 8:7–27, 1989.

118. Webb J: Play therapy with hospitalized children, *Int J Play Ther* 4:51–59, 1995.

119. World Health Organization: Cancer: WHO definition of palliative care. 2013. <http://www.who.int/cancer/palliative/definition/en/>.

120. Wu J, Quill T: Geriatric rehabilitation and palliative care: opportunity for collaboration or oxymoron? *Top Geriatr Rehabil* 27:29–35, 2011.

121. Yennurajalingam S, Bruera E: Research in terminally ill patients. In Yennurajalingam S, Bruera E, editors: *Oxford American handbook of hospice and palliative medicine*, New York, 2011, Oxford University Press, pp 439–447.

122. Yoshioka H: Rehabilitation for the terminal cancer patient, *Am J Phys Med Rehabil* 73:199–206, 1994.

123. Zhang C, McCarthy C, Craik J: Students as translators for the Canadian Model of Occupational Performance and Engagement, *Occup Ther Now* 10:3–5, 2008.

06检